"十四五"时期国家重点出版物出版专项规划项目

第7版

疫 苗

Plotkin's Vaccines

（上册）

主　编　Stanley A. Plotkin
　　　　Walter A. Orenstein
　　　　Paul A. Offit
　　　　Kathryn M. Edwards
主　译　罗凤基　李长贵　杨晓明
　　　　尹遵栋　吴　疆　孔　维

人民卫生出版社
·北京·

版权所有，侵权必究！

图书在版编目（CIP）数据

疫苗 /（美）普洛特金（Plotkin）等主编；罗凤基等主译．—3 版．—北京：人民卫生出版社，2023.7
ISBN 978-7-117-32976-7

Ⅰ．①疫… Ⅱ．①普…②罗… Ⅲ．①疫苗-研究 Ⅳ．①R979.9

中国版本图书馆 CIP 数据核字（2022）第 049202 号

| 人卫智网 | www.ipmph.com | 医学教育、学术、考试、健康，购书智慧智能综合服务平台 |
| 人卫官网 | www.pmph.com | 人卫官方资讯发布平台 |

图字：01-2019-5297号

疫　苗
Yimiao
第 3 版

主　　译：罗凤基　李长贵　杨晓明　尹遵栋
　　　　　吴　疆　孔　维
出版发行：人民卫生出版社（中继线 010-59780011）
地　　址：北京市朝阳区潘家园南里 19 号
邮　　编：100021
E - mail：pmph @ pmph.com
购书热线：010-59787592　010-59787584　010-65264830
印　　刷：北京瑞禾彩色印刷有限公司
经　　销：新华书店
开　　本：889×1194　1/16　总印张：120
总 字 数：3801 千字
版　　次：2011 年 10 月第 1 版　2023 年 7 月第 3 版
印　　次：2023 年 9 月第 1 次印刷
标准书号：ISBN 978-7-117-32976-7
定价（上、下册）：880.00 元

打击盗版举报电话：010-59787491　E-mail：WQ @ pmph.com
质量问题联系电话：010-59787234　E-mail：zhiliang @ pmph.com
数字融合服务电话：4001118166　E-mail：zengzhi @ pmph.com

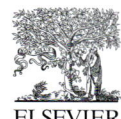

Elsevier (Singapore) Pte Ltd.
3 Killiney Road, #08-01 Winsland House I, Singapore 239519
Tel: (65) 6349-0200; Fax: (65) 6733-1817

Plotkin's Vaccines, 7E

Copyright © 2018 by Elsevier, Inc. All rights reserved.

Chapter 32: "Influenza Vaccine—Live" is in the public domain.

Chapter 45: "Plague Vaccines," by E. Diane Williamson and Petra C.F. Oyston, is subject to Crown Copyright. Crown Copyright © 2018. Published by Elsevier, Inc. All rights reserved.

Chapter 54: "Smallpox and Vaccinia": The Mayo Foundation retains copyright for the original artwork prepared by Richard B. Kennedy.

Chapter 76: "Immunization in Developing Countries": The World Health Organization retains copyright in the manuscript and provides Elsevier the permission to publish the manuscript as a chapter in this book.

Chapter 83: "Legal Issues" is in the public domain.

Previous editions © 2013, 2008, 2004, 1999, 1994, 1988 by Saunders, an imprint of Elsevier, Inc.

The cover shows the impact of the use of meningococcal Group A conjugate vaccine on the incidence of meningococcal disease in the African meningitis belt. The electron micrograph is a picture of *Neisseria meningitidis*, courtesy Ian Feavers, PhD, Head of Bacteriology, NIBSC.

ISBN: 9780323357616

This Translation of Plotkin's Vaccines, 7E by Walter Orenstein, Paul Offit, Kathryn M. Edwards, and Stanley Plotkin was undertaken by People's Medical Publishing House and is published by arrangement with Elsevier (Singapore) Pte Ltd.

Plotkin's Vaccines, 7E by Walter Orenstein, Paul Offit, Kathryn M. Edwards, and Stanley Plotkin 由人民卫生出版社进行翻译，并根据人民卫生出版社与爱思唯尔（新加坡）私人有限公司的协议约定出版。

疫苗（第7版）（罗凤基　李长贵　杨晓明　尹遵栋　吴疆　孔维主译）

ISBN: 9787894567062

Copyright © 2022 by Elsevier (Singapore) Pte Ltd. and People's Medical Publishing House.

All rights reserved. No part of this publication may be reproduced or transmitted in any form or by any means, electronic or mechanical, including photocopying, recording, or any information storage and retrieval system, without permission in writing from Elsevier (Singapore) Pte Ltd. and People's Medical Publishing House.

注　　意

本译本由人民卫生出版社完成。相关从业及研究人员必须凭借其自身经验和知识对文中描述的信息数据、方法策略、搭配组合、实验操作进行评估和使用。由于医学科学发展迅速，临床诊断和给药剂量尤其需要经过独立验证。在法律允许的最大范围内，爱思唯尔、译文的原文作者、原文编辑及原文内容提供者均不对译文或因产品责任、疏忽或其他操作造成的人身及/或财产伤害及/或损失承担责任，亦不对由于使用文中提到的方法、产品、说明或思想而导致的人身及/或财产伤害及/或损失承担责任。

Printed in China by People's Medical Publishing House under special arrangement with Elsevier (Singapore) Pte Ltd. This edition is authorized for sale in the People's Republic of China only. Unauthorized sale of this edition is a violation of the contracts.

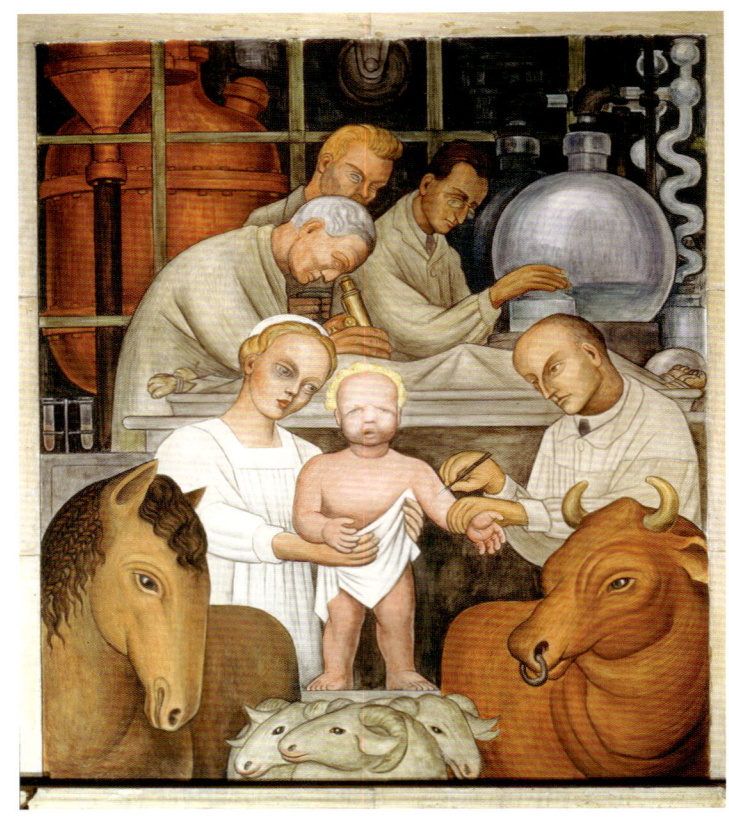

底特律工业,北墙,1933 年,(壁画)由 Diego Rivera(1886—1957 年)绘制。(Courtesy of Detroit Institute of Arts, USA/The Bridgeman Art Library)

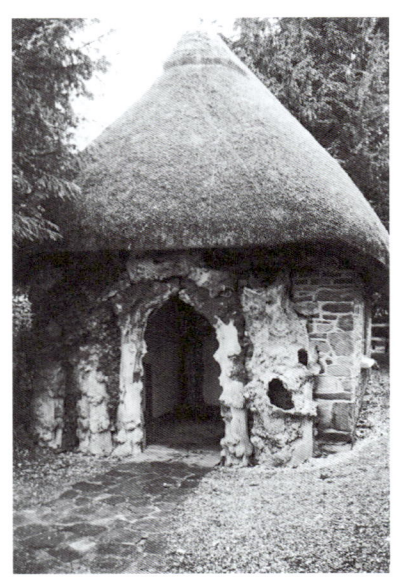

英格兰伯克利 Edward Jenner 家附近的"疫苗接种小屋",他曾在这里为数以千计的贫苦人民接种天花疫苗。(Photo by Stanley A. Plotkin)

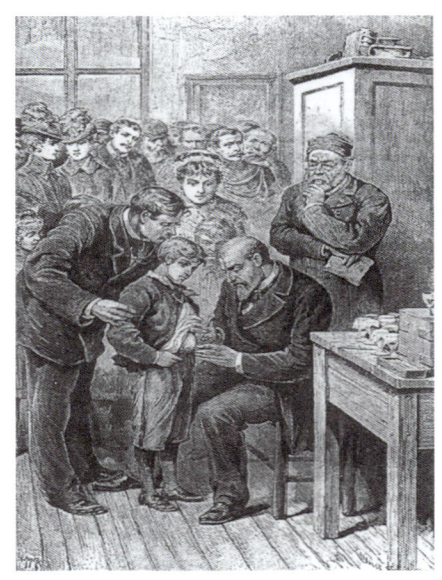

给少年接种狂犬病疫苗。

左起依次是 Viala 先生、Joseph Meister、Grancher 医生,以及 Pasteur 先生。"这种治疗据说仅是在肋下位置皮下注射一针,针内注射液含有一种 Pasteur 先生认为可以保护男孩使他避免患上狂犬病的病毒。"(Fr Bournand, Un bienfaiteur de l'humanité, Pasteur sa vie sa oeuvre Tolra, Paris 1896. From Vaccina-tion: a History by Hervé Bazin. Published by Editions John Libbey Eurotext, 127 Av de la République, 92120 Montrouge, France)

《疫苗（第7版）》

译　者

主　译　罗凤基　李长贵　杨晓明　尹遵栋　吴　疆　孔　维

主　审　时念民　朱凤才　王华庆　孙美平　黄仕和　陈直平　夏宁邵　孙晓东
　　　　　蓝恭涛　高晨燕　梁争论　冯子健　梁晓峰　杨　焕　张　军　尹卫东
　　　　　姜春来　樊　钒　张　译

译委会　刘瑶瑶　张华捷　吴　丹　卢　莉　黄守杰　邵　杰　李含硕　刘　颜

审　校（以姓氏笔画为序）
　　　　　王传林　王秉翔　王富珍　孔　健　叶　强　史　力　丘远征　吕　敏
　　　　　吕华坤　朱　为　朱昌林　朱德武　刘　波　刘大卫　刘大维　刘建凯
　　　　　刘晓强　安志杰　许文波　杜　琳　李　津　李　黎　李云春　李艺星
　　　　　李玉凤　李玉华　李冬梅　李克莉　李秀玲　李启明　李英丽　李靖欣
　　　　　李新国　杨云凯　杨北方　杨陵江　佘　清　余文周　邹全明　宋　鑫
　　　　　张　娟　张云涛　张正付　张国民　张建军　张效群　张家友　陈洪波
　　　　　邵祝军　周丽褒　屈　燕　赵玉良　赵国军　段　凯　莫兆军　徐　冰
　　　　　徐　苗　徐　鹏　徐葛林　高　荣　高　健　高文慧　黄　镇　黄维金
　　　　　曹玲生　崔富强　章健康　储含笑　舒俭德　曾　刚　谢忠平　褚尧竹
　　　　　樊　钒　潘红星

译　者（以姓氏笔画为序）
　　　　　卫江波　马　蕊　马宁宁　马守杰　马建新　王　珊　王小玲　王凤双
　　　　　王文瑞　王伟成　王传林　王华庆　王丽娟　王若涛　王秉翔　王富珍
　　　　　王慎玉　尹卫东　尹遵栋　孔　健　孔　维　邓　涛　石　晶　卢　莉
　　　　　叶　强　史　力　史如晶　丘远征　白云骅　包红红　冯子健　吕　勇
　　　　　吕　敏　吕华坤　年悬悬　朱　为　朱凤才　朱昌林　朱德武　刘　方
　　　　　刘　波　刘　洁　刘　颜　刘大卫　刘大维　刘东磊　刘兆秋　刘建凯
　　　　　刘晓强　刘瑶瑶　闫绍宏　安志杰　许文波　许洪林　孙美平　孙晓东
　　　　　孙爱武　纪文艳　严　龙　芦　强　苏锦锋　杜　琳　杜剑晖　杜洪桥
　　　　　李　津　李　倩　李　娟　李　黎　李　燕　李　臻　李艺星　李长贵
　　　　　李玉凤　李玉华　李冬梅　李克莉　李秀玲　李含硕　李启明　李英丽
　　　　　李国华　李贵凡　李晓梅　李靖欣　李新国　杨　焕　杨　景　杨云凯

译者

杨北方	杨红涛	杨柏峰	杨晓明	杨海艳	杨陵江	肖 雷	时念民
吴 丹	吴 克	吴 疆	吴佳静	吴晓文	佘 清	余文周	邹全明
宋 新	宋 鑫	张 军	张 译	张 建	张 靖	张 磊	张云涛
张正付	张吉凯	张华捷	张芮仙	张国民	张建军	张晓姝	张效群
张家友	张瑜翠	张霁颖	张燕平	张馨月	陈 勇	陈艺元	陈直平
陈秋萍	陈晓琦	陈维欣	邵 杰	邵祝军	苗 良	罗 丹	罗 剑
罗凤基	罗会明	周 旭	周丽褒	鱼 轲	郑 徽	郑东旖	郑慧清
屈 燕	孟凡岳	孟子延	赵玉良	赵春艳	赵雪琪	郝利新	胡月梅
胡苑笙	是 翡	段 凯	施金荣	姜 崴	姜春来	姜柯羽	洪小栩
宫玉琪	祝洪敢	姚 伟	袁敏学	耿淑帆	聂建辉	莫兆军	贾 维
夏宁邵	夏胜利	柴晓颖	徐 伟	徐 冰	徐 苗	徐 娜	徐 鹏
徐 静	徐葛林	徐程林	徐颖华	高 荣	高 健	高文慧	高晨燕
郭长福	郭盛琪	陶 航	黄 镇	黄仕和	黄守杰	黄维金	曹 阳
曹守春	曹玲生	崔 磊	崔长法	崔树峰	崔富强	章建康	梁争论
喻 刚	焦 磊	储含笑	舒俭德	舒雅俊	曾 刚	温 宁	谢忠平
蓝 天	蓝恭涛	解庭波	褚尧竹	樊 钒	樊绍文	潘红星	魏至栋

译 者 序

疫苗可以挽救生命，接种疫苗是预防疾病最经济、有效、便捷的方式。人体通过接种疫苗获得主动免疫，增强抵抗疾病的能力，使机体处于健康状态。预防接种也是国家与地区政府予以大众的最基本的公共卫生服务。*Plotkin's Vaccines* 英文第7版总结了疫苗使用的科学基础和理论依据，是疫苗相关领域的专业人员与公众关注疫苗信息的重要和可靠的来源，也是关于疫苗和疫苗使用的重要参考书。

在 *Plotkin's Vaccines* 英文第7版的翻译与出版之际，正值全球应对新冠肺炎疫情的危机时期。在防控新冠肺炎疫情初期，人们期盼能尽早研发出疫苗；当疫苗研发成功并获得紧急使用批准后，人们希望疫苗可及；在疫苗可及的地区，人们希望能尽快提高接种率构筑起人群免疫屏障。"预防胜于治疗"在全球抗击新冠肺炎疫情之时，再一次被证实是预防控制传染病的经典。

然而，在预防疾病控制发病、保护生命、降低死亡率，提高社会生产力、保障经济发展的过程中，既要面对新发传染病需要研发新的疫苗，也要对已有的疫苗进一步提高保护效力，更要为发展中国家开发出当地适用的、经济可负担和可持续供应的疫苗。目前，利用新技术研发新疫苗取得了令人瞩目的进展，并在新冠肺炎疫苗的研发中得到彰显，但确保重点人群接种到安全有效的疫苗更是至关重要。全球通过接种疫苗成功地消灭了天花，消灭了2型脊灰，目前，疫苗已由初期给儿童接种，发展到为成年人接种，并扩展到为孕妇接种，"预防胜于治疗"的科学认知已被社会广纳，但全球存在的疫苗犹豫的公共卫生问题也不容小觑。

感谢所有参与编译、审校的专家及工作人员在各自的工作岗位全力参加抗击新冠肺炎疫情之时，利用有限的业余时间辛勤地完成翻译工作，以自己的专业知识力求确保本书各章翻译内容的准确。尽管如此，我们在感谢译著既往版本的读者对本版译著的期盼之际，更敬请读者对发现译著中的不足之处予以指正。希望本版能使读者进一步和深入地认识疫苗的价值，并将"预防胜于治疗"的理念根植于心。

译委会
2021年8月

原 著 序

我生于1955年，正是在这一年开始广泛使用Salk脊灰疫苗。上了年纪的人还会记得脊灰病毒横行肆虐的日子和由此导致的可怕景象。如果你和他们谈及此事，你会开始认识到这一突破性进展有多么大的划时代意义，它是如何让千百万人的生活变得更好。

这一事件改变了世界。我生长在一个将脊灰、白喉、百日咳和其他传染性疾病的疫苗接种视为理所当然的环境中。今天，患脊灰的风险已经大大降低了。在1988年，这一年开始脊灰根除工作，估计有35万病例、125个流行国家；到2015年已经降低到不足100个病例、3个流行国家（巴基斯坦、阿富汗和尼日尔）。然而，只要脊灰病毒还在世界上任何一个地方流行，脊灰病毒输出、更多疾病暴发、导致更多残疾患者的风险就一直存在。在使用Salk脊灰疫苗已经超过半个世纪之后，为什么还没有根除脊灰？

部分原因是出于脊灰病毒的生物学特性，但是缺乏政治意愿以及卫生系统未能给风险儿童接种脊灰疫苗也阻碍了脊灰的根除工作。这条路我们已经走完了99%，只要我们联合最好的医学、后勤、教育并扩展社区服务范围，我们将会获得成功，我对此保持乐观。类似地，研究肺炎球菌已经超过一个世纪，但肺炎球菌侵袭性疾病每年仍然导致80万以上儿童死亡。自2000年起，GAVI（疫苗联盟）一直致力于让世界上最贫穷国家可以获得有效的肺炎球菌结合疫苗。从2008年到2015年，超过50个符合GAVI条件的国家在它们的常规免疫规划中快速纳入了该疫苗。

麻疹的预防也取得了显著进展。20世纪60年代批准了麻疹疫苗，但令人沮丧的是，在很多地方的接种率很低。即使在该疫苗上市30年后，每年仍有75万儿童死于麻疹。但是从2000年起，麻疹疫苗的覆盖率大大提高了，同时麻疹导致的死亡也下降了约80%，这相当于每天挽救了超过1500名儿童的生命，这是因为世界上几乎所有地方都可以定期接种麻疹疫苗。

免疫规划最关注的是儿童出生后最初的几年时间，但最易感的儿童是新生儿，他们因为太小而不能快速产生主动免疫。越来越多的工作致力于通过给孕妇接种疫苗、保护性抗体跨胎盘传输给胎儿，从而保护年幼儿童免于疾病的威胁，例如百日咳和流感。这种新的平台技术有可能发展成有前景的候选疫苗，用于预防呼吸道合胞病毒和新生儿期其他严重的病原体，在临床试验中证明是安全的、有效的。

一个简单的事实就是——疫苗挽救了生命！

这些疫苗绝大多数是安全的，并且很具成本-效益比，是我们在全球卫生系统中拥有的唯一的、最好的工具。在发展中国家，肆虐的疾病破坏了人类的潜能，而疫苗可以保护这种潜能。因此，疫苗是我们拥有的、不仅提升全球健康并且促进全球发展的最好手段之一。研究显示，中低收入国家在疫苗上每投入1美元可以获得16~44美元的回报。这不仅仅是科学的魅力，也是经济学的智慧。

如果说疫苗是一种十分重要的工具，那Plotkin's Vaccines英文第7版对于在全球尽可能多的受众中扩大免疫预防的影响就是一种十分重要的资源，它是我们目前所拥有的、最受尊敬的、关于疫苗信息的可靠来源；它总结了疫苗使用的科学基础和理论依据，以及为了将免疫预防的影响扩大到其他传染病领域而正在采取的行动。我很荣幸有机会为该书最新版作序。

有机会和阅读此书的科学家、研究人员、医学和公共卫生领域的专家交流，我亦感荣幸，他们的工作非常重要。有不负责任的言论宣称疫苗有时候获得和事实一样多的关注；在这个时候，在全球范围内对全面疫苗接种的必要性及其力量进行知情倡导就显得尤为重要。

当我在2016年写下这篇序言的时候，疫苗领域正处在一个激动人心的时代。即使在面对全球金融危机的时候，去年GAVI仍然收到来自捐赠人超过75亿的捐款承诺。政府、基金会和参加捐款承诺的私营机构的慷慨大方显著提高了贫穷国家给儿童提供疫苗接种的能力。通过扩大免疫规划，GAVI预计从2016年到2020年可以预防500万~600万人死亡。在研究前线，我们看到艾滋病疫苗在历经数十载的研究后正显示出一些积极的信号。类似地，我们看到下一代疟疾疫苗也取得了进展。最贫穷国家对这种疫苗的需求一点也不夸张。疟疾导致的代价是灾难性的，是无法计算的生命丧失、疾病折磨、能力受损和生产力下降。

贫穷国家正在不断增加使用肺炎球菌疫苗和轮状病毒疫苗，假以时日，这些疫苗可以挽救数百万的生命。十分有意义的是，在贫穷国家疫苗上市的时间相比于富裕国家已经从滞后十年以上缩短到几年。

世界已经目睹了首个为发展中国家开发的疫苗——脑膜炎球菌 A 群疫苗面世，这种疫苗可以为数以百万计居住在非洲脑膜炎带的人们结束这种可怕的威胁。在大规模免疫接种中，超过 2.5 亿人已经接种了这种疫苗。现在，常规免疫规划已经推荐接种该疫苗。

然而，仍有很多未竟事业，我们需要新的疫苗，仍需努力研发有效的结核、疟疾和 HIV 疫苗。

我们需要更好的疫苗。目前市面上用于预防结核的卡介苗在过去 90 年中已经接种了 40 亿剂。它是安全的并且可以预防婴儿严重结核病。但是卡介苗的保护效力很有限，不能预防成人肺结核。其他疫苗例如口服脊灰疫苗、轮状病毒疫苗和其他口服疫苗在极端贫穷国家的效果也欠佳。

为了加快研发和上市改进的疫苗，我们需要从机制上更好地理解与保护作用相关的免疫标记物。

我们需要确保更快地引入和使用目前已经批准的疫苗，相当一部分儿童仍未能获得疫苗接种，由此导致死于疫苗可预防疾病的人数是不可接受的。

我们需要负担得起的、可持续的疫苗供应，尤其是对于发展中国家而言。诸如肺炎球菌结合疫苗和人乳头瘤病毒（HPV）疫苗的生产成本很高，这阻碍了高疾病负担的发展中国家将这些高效疫苗纳入免疫规划中。HPV 疫苗对于预防男性和女性的癌症非常有效，但其供应很有限，尤其在发展中国家。GAVI 在帮助最贫穷国家获得这些疫苗中起着重要作用，但对这些疫苗的生产和条例进行简化可以帮助确保可持续的、负担得起的疫苗供应。

除了开发这些疫苗和生产负担得起的疫苗，我们仍有很多事要做。我们应该集中力量促使向最难抵达的地方、最需要疫苗的人群投送这些疫苗的机制在短期内发生改进。这包括推进创新的冷链设备解决方案、推广使用温度受控的冷链，有的时候还需要提高热稳定性。

疫苗拯救生命，但这不是疫苗唯一的效益。当卫生条件改善以后，贫穷的国家可以在学校、交通和其他方面进行更多的投资，促进发展，减少对救援的依赖。

对于某些疫苗，只需要投入每剂几美分的成本就可以带来所有这些效益。这就是为什么我会说，如果你想挽救和改善世上的芸芸众生，疫苗就是一个最好的投资。

应该使用我们可以动用的每一种工具以继续开发、改进和使用这些源自科学的神奇结晶。这是关乎人类最基本公平的事业，因此，我们尽一切所能，在全球推广这些拯救生命的措施。

比尔·盖茨
比尔-梅琳达·盖茨基金会创立者和联席主席

译者前言

1988年，时任美国国家疾病预防控制中心主任Stanley A. Plotkin召集组织全世界的疫苗和传染病领域的知名专家共同撰写了 *Plotkin's Vaccines* 英文第1版。

作为疫苗和疾病预防控制专业的工具书，该书以综述的形式对疫苗相关传染病的流行病学、临床诊断和治疗、病原微生物的研究、疫苗的研发和进展、疫苗的生产工艺和预防接种、工艺、检定和使用，以及疫苗的安全性、有效性及其成本-效益分析进行了详细介绍描述，得到了国内外的广泛认同，对疫苗学界产生了较大的影响。

2011年，中国疾病预防控制中心、北京生物制品研究会和中国生物技术集团将 *Plotkin's Vaccines* 英文第5版翻译成中文第1版，并由人民卫生出版社出版。*Plotkin's Vaccines* 中文第1版的翻译出版对国内疫苗研发、生产和预防接种使用起到了积极的推动作用，得到了国内疫苗学界、疾病预防控制领域及相关医学院校和研究单位专业人员的广泛好评。

2013年，*Plotkin's Vaccines* 英文第6版出版。2017年，由北京生物制品研究会牵头，与中国食品药品检定研究院、中国生物制品集团合作将 *Plotkin's Vaccines* 英文第6版翻译成中文第2版，同年由人民卫生出版社出版。中国疾病预防控制中心、中国食品药品监督管理局药审中心、北京市疾病预防控制中心及部分疫苗企业专家参与了 *Plotkin's Vaccines* 第6版的翻译工作。章健康、张孔来、乌正赉、楚金贵、梁晓峰、舒俭德、张苇、赵雷、黄仕和等国内疫苗界的专家参加了 *Plotkin's Vaccines* 英文第6版翻译的审校工作，赵铠院士、李凤祥、陈贤义、杨维中、杨焕、王华庆、谢贵林等我国疫苗界的知名专家也为 *Plotkin's Vaccines* 第6版的翻译作出了重要贡献。

2018年，*Plotkin's Vaccines* 英文第7版出版。2019年，北京生物制品研究会会同中国食品药品监督管理局药审中心、中国疾病预防控制中心、中国生物制品集团、北京疾病预防控制中心、长春百克生物科技股份公司将 *Plotkin's Vaccines* 英文第7版翻译成中文第3版，目前已进入出版阶段，将由人民卫生出版社出版。

Plotkin's Vaccines 中文第3版全书共有84章。与中文第2版相比增加了相关保护、肿瘤疫苗、肠道病毒71型、脑膜炎球菌荚膜A组、C组、W组和Y组结合疫苗、脑膜炎球菌荚膜B组疫苗、母体免疫、诺罗（诺瓦克）病毒疫苗、寨卡疫苗、提高免疫的技术等9章。

Plotkin's Vaccines 中文第3版具有内容翔实、知识更新快、参考意义强等特点。该书共聘请了160余位专家参加翻译和校审工作，他们的工作量大、专业性强、技术要求高、持续时间长，在此，对他们的付出致以诚挚的感谢！

如原文所述"疫苗是最有效和最经济的预防手段之一，也是唯一向所有儿童和一些成人持续推荐的医学干预措施。但是，疫苗自己不能挽救生命，接种疫苗才能挽救生命。"在人类疾病预防控制的进程中，疫苗还有很长的道路要走，但前景可期。

Plotkin's Vaccines 英文第8版预期会很快面世。北京生物制品研究会也希望更多合作者同我们一起参与其翻译出版工作。

我们希望 *Plotkin's Vaccines* 中文第3版的出版能作为国内的专业人士的一本翻译准确、通顺易读、具有较高参考价值的参考书，但限于时间紧迫，本书在翻译过程中难免存在疏漏，如不足之处恳请广大读者不吝批评指正。

罗凤基
2022年6月

第7版前言

自从本书上一版出版以来,又有6个疫苗在美国获得批准:一个霍乱口服减毒活疫苗、一个含有5种额外血清型的人乳头瘤病毒(HPV)疫苗——它可以增强对HPV相关癌症的保护、两个B群脑膜炎球菌蛋白疫苗——其中一个采用了反向遗传技术、一个针对老年人的佐剂流感疫苗、一个针对4~6岁儿童的白喉-破伤风-百日咳-脊灰联合疫苗。在这段时间里,既往获批的用于预防轮状病毒腹泻、HPV相关癌症、甲肝、霍乱和肺炎球菌感染的疫苗在全球的使用情况也取得了很重要的进展。特别值得一提的是全球脊灰根除行动所取得的进展:已经正式宣布消灭了2型脊灰,标志着通过疫苗接种消灭了第二个人类病毒(另一个是天花)。3型脊灰有望已经被消灭,其最后一个病例发生在2012年。1型脊灰病例又创下新低。此外,利用基因工程技术来研制新疫苗也取得稳步进展,HIV、登革热、疟疾疫苗的研发取得令人瞩目的进展,虽然还仅仅是部分成功。

然而,随着新发或再发病原体的出现,挑战依然存在,例如西非的埃博拉暴发、西半球最近寨卡病毒暴发,目前均没有疫苗。预测和快速研发针对这些疾病和其他新发病原的疫苗事关重大。

疫苗是最有效和最经济的预防手段之一,也是唯一向所有儿童和一些成人持续推荐的医学干预措施。但是,疫苗自己不能挽救生命,接种疫苗才能挽救生命。确保被推荐人群能接种到安全有效的疫苗至关重要。

自从本书上一版出版以来,在母亲疫苗接种方面也取得了很大进展。通过给孕妇接种疫苗,母婴均可获得保护。实际上,一些国家已经在孕妇中推行普种流感疫苗和百日咳疫苗。目前也正在研究给孕妇接种呼吸道合胞病毒疫苗和B群链球菌疫苗以预防婴儿中的这些常见病,这方面已经取得了很大进展。

疫苗的供应也很重要。亚洲和拉丁美洲出现了新的疫苗生产商,这提升了发展中国家疫苗的供应;这些国家经济实力的增长也使得更多的人可以获得疫苗接种。GAVI(疫苗联盟)得到比尔-梅琳达·盖茨基金会的大力倡导和资金支持,这对发展中国家成功引进新疫苗至关重要。尽管如此,新老疫苗所面临的资金支持问题仍然存在。

此外,随着全球范围内疫苗接种不断增多,反对疫苗的事件也在增多,互联网上到处充斥着散播的谣言。尽管疫苗接种已经成功地消灭了天花这个可怕的疾病,但疫苗犹豫就像琴纳的天花疫苗一样古老,知道这一点将有助于我们的工作。比起生病之后再进行治疗,公众更难接受在健康人中通过疫苗接种来预防疾病,对此也许不应感到惊讶。预防胜于治疗,这句话一如既往地彰显着科学的真知灼见。

最后,想对我们的作者和读者再说句话。感谢所有作者的辛勤工作和专业知识,确保了本书内容的正确无误;催促他们及时交稿,让我们深感抱歉!也感谢本书的读者,他们的溢美之词给了我们很大的热情来完成本书的编撰工作。遗憾的是,本书的参考文献只能放在网上(可以从ExpertConsult.com获得),但这对于保持本书的可买性来说是必需的。

任何时候,我们都希望本版是迄今为止最好的一版,以飨那些认可疫苗价值的读者,无论年轻还是年长。

Walter A. Orenstein
Paul A. Offit
Kathryn M. Edwards
Stanley A. Plotkin

第1版前言

> 机体遭到首次感染后会增强自身抵抗力，通常对将来的再次感染会产生有价值的保护作用，这是我们希望看到的。当然，前提是这样的感染不会导致太严重的损害。人为地使机体处于一种状态——相当于机体受到某种自然感染并获得痊愈之后的状态，这就是主动免疫或疫苗接种的目的。
>
> Jules Bordet, Traite de l'lmmunite dans les Maladies Infectieuses, 1920

一百多年前，第一个疫苗是在实验室里专门研制出来的。在那个时代，免疫接种获得的成功简直是惊人的。在人类所面临的主要瘟疫中，疟疾和蠕虫病还没有可用的疫苗，现在HIV感染亦在此列。当然，还有很多地方性流行病，主要是呼吸道的，针对这些疾病急需疫苗，数百个实验室正在努力研发预防这些疾病的疫苗。

诚然，自从巴斯德时代以来，医学界——某种程度上也包括普罗大众，已经意识到通过免疫接种来预防疾病是传染病研究的理想之地。

尽管有这些认识，但是却很少有书专门论述疫苗的实际使用，这不同于疫苗接种的基础免疫学，也不同于开发阶段的疫苗。此外，我们的经验表明，医生和学生对他们所使用的疫苗通常知道得远少于对抗生素和其他治疗性药物的了解，虽然疫苗对他们病人的影响可能更大。尽管疫苗被证明是成功的，只有美国和其他发达国家实施了良好的疫苗接种。在美国，疫苗的成功归功于教育和儿科医生由此形成的临床实践。即使是在美国，医学界的其他领域也很少使用或考虑疫苗接种。

此外，免疫接种一直遭受公民自由主义者的攻击，他们声称拥有生病的权利；也遭受宗教狂热分子的攻击，他们认为上帝的意愿包括死亡和疾病；也遭受法律界的攻击，他们因大多数人未能理解疫苗的风险-获益比或公共卫生问题而从中谋利。健忘症也使人们不记得疫苗时代之前我们处于何种境地。

除了上述问题，弥漫于医生和患者中的态度——治疗胜于预防，更是让疫苗接种雪上加霜。心脏移植、手术分离连体婴儿、重症监护中的高科技受到的关注很少，不是吗？这才是剧本设想中应有的场景。然而，一个医生穷其一生职业生涯也不要奢望挽救哪怕是一小部分由一个疫苗所挽救的生命。

因此，我们决定编撰一本关于疫苗和疫苗使用的教科书，目标人群是使用疫苗的医生，重点是在美国已经获批的疫苗，同时也会有章节论述研发中的疫苗。在一些情况下，我们认为某些话题足够重要，也会纳入处于早期阶段的疫苗。我们寄望于该书可以作为一本参考书，服务于对疫苗预防疾病感兴趣的所有人。

现代医学中，疫苗接种是疾病预防的有效方式，随后是关于疫苗的信息，它和环境卫生一起，使得现代社会成为可能。如果应用得当，将会如人们所云：预防胜于治疗。

Stanley A. Plotkin, MD
Edward A. Mortimer Jr, MD

致　　谢

Plotkin 博士感谢 Wendy D'Arcy 女士的忠实工作。

非常感谢 Dianne Miller 女士和 Amy Kinsey 女士在准备、修改和跟踪提交的手稿和校样方面提供的帮助。她们不计其数的工作时间对成功完成这次修订至关重要。

献　　辞

献给 Susan，我一生的挚爱，还有我的儿子 Michael 和 Alec。

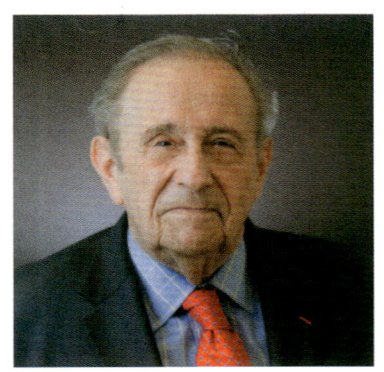

Stanley A. Plotkin

献给我的妻子 Bonnie，她让梦想成真，还有我们的孩子 Will 和 Emily，他们让一切都变得有价值。

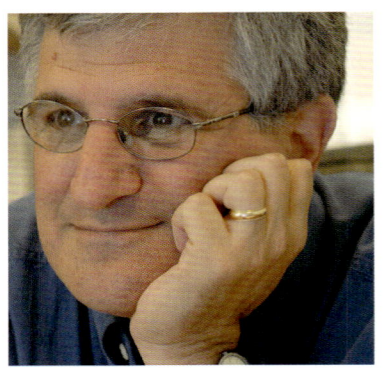

Paul A. Offit

献给我亲爱的妻子 Diane 和我们的孩子 Eleza 和 Evan，他们的支持使我的一生工作成为可能。

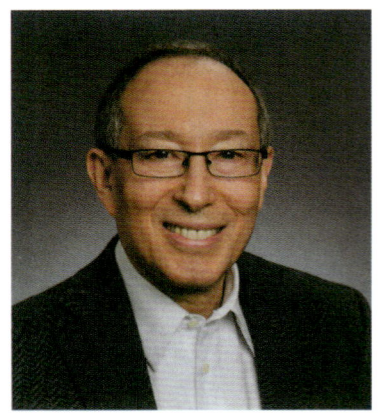

Walter A. Orenstein

献给支持我的家人们，他们慷慨地将时间分享在我的工作上。

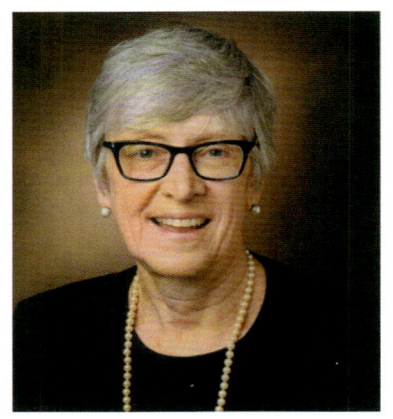

Kathryn M. Edwards

原书作者

STANLEY A. PLOTKIN, MD
Emeritus Professor of Pediatrics
University of Pennsylvania;
Emeritus Professor, Wistar Institute
Former Chief, Division of Infectious Diseases
The Children's Hospital of Pennsylvania
Philadelphia, Pennsylvania;
Former Medical and Scientific Director
Pasteur Merieux Connaught (now Sanofi Pasteur)
Marnes-la-Coquette, France

WALTER A. ORENSTEIN, MD, DSc (HON)
Professor of Medicine, Pediatrics, and Global Health
Emory University
Associate Director, Emory Vaccines Center
Atlanta, Georgia;
Former Deputy Director for Immunization Programs
Bill & Melinda Gates Foundation
Seattle, Washington;
Former Director, National Immunization Program
Centers for Disease Control and Prevention
Atlanta, Georgia

PAUL A. OFFIT, MD
Chief, Division of Infectious Diseases
Director, Vaccine Education Center
The Children's Hospital of Philadelphia;
Professor of Pediatrics
Maurice R. Hilleman Professor of Vaccinology
Perelman School of Medicine
The University of Pennsylvania
Philadelphia, Pennsylvania

KATHRYN M. EDWARDS, MD
Sarah H. Sell and Cornelius Vanderbilt Chair in Pediatrics
Division of Pediatric Infectious Diseases
Vanderbilt University
Nashville, Tennessee

原书编者名录

Sergio Abrignani, MD, PhD
Chief Scientific Officer
Istituto Nazionale Genetica Molecolare
 "Romeo ed Enrica Invernizzi"
Professor, General Pathology
Department of Clinical Sciences and
 Community Health
University of Milan
Milan, Italy

S. Sohail Ahmed, MD
Translational Medicine Leader
Immunology, Inflammation, and
 Infectious Diseases
Roche Pharma Research & Early
 Development
F. Hoffmann-La Roche Ltd.
Basel, Switzerland

Ian J. Amanna, PhD
Associate Vice President for Research
Najit Technologies, Inc.
Beaverton, Oregon

Teresa A. Anderson, DDS, MPH
Epidemiologist Consultant
Immunization Action Coalition
St. Paul, Minnesota

Peter R. Arlett, MD, MRCP, FFPM
Head
Pharmacovigilance and Epidemiology
 Department
Inspections, Human Medicines
 Pharmacovigilance & Committees
 Division
European Medicines Agency
London, United Kingdom

William L. Atkinson, MD, MPH
Associate Director for Immunization
 Education
Immunization Action Coalition
St. Paul, Minnesota

Francisco M. Averhoff, MD, MPH
Division of Viral Hepatitis
Centers for Disease Control and
 Prevention
Atlanta, Georgia

R. Bruce Aylward, MD, MPH
Assistant Director-General
World Health Organization
Geneva, Switzerland

Martin F. Bachmann, PhD
Immunology, RIA, Inselspital
University of Bern
Bern, Switzerland;
Jenner Institute
Nuffield Department of Medicine
University of Oxford
Oxford, United Kingdom

Carol J. Baker, MD
Professor
Department of Pediatrics and Molecular
 Virology & Microbiology
Baylor College of Medicine
Houston, Texas

Henry H. Balfour Jr, MD
Professor of Laboratory Medicine and
 Pathology
Professor of Pediatrics
University of Minnesota Medical School
Minneapolis, Minnesota

W. Ripley Ballou, MD
Head, GSK Global Vaccines R&D Center
Rockville, Maryland

Ralph S. Baric, PhD
Department of Epidemiology
University of North Carolina
Chapel Hill, North Carolina

Alan D.T. Barrett, PhD
Director, World Health Organization
 Collaborating Center for Vaccine
 Research, Evaluation, and Training in
 Emerging Infectious Diseases
Director, Sealy Center for Vaccine
 Development
Professor of Pathology and
 Microbiology & Immunology
University of Texas Medical Branch
Galveston, Texas

Elizabeth D. Barnett, MD
Professor of Pediatrics
Boston University School of Medicine
Boston, Massachusetts

Lahouari Belgharbi, MSc
Scientist, Group Lead Country
 Regulatory Strengthening (CRS)
Regulatory Systems Strengthening Team
 (RSS)
Regulation of Medicines and Other
 Health Technologies (RHT)
Department of Essential Medicines and
 Health Products (EMP)
World Health Organization
Geneva, Switzerland

Elliot M. Berinstein, MSc
Department of Medical Biophysics
University of Toronto
Toronto, Ontario, Canada

Neil L. Berinstein, MD
Professor of Medicine/Immunology
Department of Medicine
Odette-Sunnybrook Cancer Centre
Toronto, Ontario, Canada

Jeffrey M. Bethony, PhD
Professor
Vice-Chair for Translational Research
Microbiology, Immunology, and
 Tropical Medicine;
AIDS and Cancer Specimen Resource
 (ACSR)
School of Medicine and Health Sciences
George Washington University
Washington, DC

Hugues Bogaerts, MD, FFPM
Managing Director
H+B bvba
Huldenberg, Belgium

Adrian Bot, MD, PhD
Vice President, Translational Sciences
Kite Pharma Inc.
Santa Monica, California

Philip S. Brachman, MD†
Professor
Hubert Department of Global Health
Rollins School of Public Health
Emory University
Atlanta, Georgia

Joseph S. Bresee, MD
Chief, Epidemiology and Prevention
 Branch
Influenza Division, National Center for
 Immunizations and Respiratory
 Diseases
Centers for Disease Control and
 Prevention
Atlanta, Georgia

Alireza Khadem Broojerdi, PharmD
Scientist, Country Regulatory
 Strengthening (CRS)
Regulatory Systems Strengthening Team
 (RSS)
Regulation of Medicines and Other
 Health Technologies (RHT)
Department of Essential Medicines and
 Health Products (EMP)
World Health Organization
Geneva, Switzerland

---

†Deceased.

Arthur L. Caplan, PhD
Drs. William F. and Virginia Connolly
  Mitty Chair
Director, Division of Medical Ethics
NYU School of Medicine
New York, New York

Marco Cavaleri, PhD
Head of Anti-infectives and Vaccines
Scientific and Regulatory Management
  Department
European Medicines Agency
London, United Kingdom

Thomas Cherian, MBBS, DCH, MD
Coordinator, Expanded Programme on
  Immunization
Program and Impact Monitoring
Department of Immunization, Vaccines
  & Biologicals
World Health Organization
Geneva, Switzerland

Pele Choi-Sing Chong, PhD
Distinguished Investigator
Vaccine R&D Center
National Health Research Institutes
Zhunan Twon
Miaoli County, Taiwan;
Professor
Graduate Institute of Immunology
China Medical University
TaiChung, Taiwan

John D. Clemens, MD
International Centre for Diarrhoeal
  Disease Research
Dhaka, Bangladesh;
UCLA School of Public Health
Los Angeles, California

Stephen L. Cochi, MD, MPH
Senior Advisor
Global Immunization Division
Centers for Disease Control and
  Prevention
Atlanta, Georgia

Amanda Cohn, MD
National Centers for Immunization and
  Respiratory Diseases
Centers for Disease Control and
  Prevention
Atlanta, Georgia

Capt. Margaret M. Cortese, MD
United States Public Health Service
Division of Viral Diseases
National Center for Immunization and
  Respiratory Diseases
Centers for Disease Control and
  Prevention
Atlanta, Georgia

Nancy J. Cox, PhD
Guest Researcher Affiliate (retired)
Influenza Division
National Center for Immunizations and
  Respiratory Diseases
Centers for Disease Control and
  Prevention
Atlanta, Georgia

Felicity Cutts, MD, FMedSci
Honorary Professor
Department of Infectious Disease
  Epidemiology
London School of Hygiene and Tropical
  Medicine
London, United Kingdom

Ron Dagan, MD
Distinguished Professor of Pediatrics
  and Infectious Diseases
Faculty of Health Sciences
Pediatric Infectious Disease Unit
Soroka University Medical Center
Ben-Gurion University of the Negev
Beer-Sheva, Israel

Harry R. Dalton, BSc, DPhil(Oxon), FRCP, DipMedEd
Honorary Senior Lecturer
European Centre for the Environment
  and Human Health
Royal Cornwall Hospital
University of Exeter
Truro, United Kingdom

Robert S. Daum, MSc, MD, CM
Professor of Pediatrics, Microbiology,
  and Molecular Medicine
Department of Pediatrics, Section of
  Infectious Diseases
University of Chicago
Chicago, Illinois

Andrea Sudell Davey, JD
Senior Attorney
Office of the General Counsel
Public Health Division
United States Department of Health
  and Human Services
Rockville, Maryland

Raffaele De Francesco, PhD
Principal Investigator
Virology
INGM National Institute of Molecular
  Genetics
Milan, Italy

Kari Debbink, PhD
Postdoctoral Fellow
National Institute of Allergy and
  Infectious Disease
National Institutes of Health
Bethesda, Maryland

Michael D. Decker, MD, MPH
Vice President and Global Medical
  Expert
Scientific & Medical Affairs
Sanofi Pasteur
Swiftwater, Pennsylvania;
Adjunct Professor of Preventive
  Medicine
Vanderbilt University School of
  Medicine
Nashville, Tennessee

Sachin N. Desai, MD
International Vaccine Institute
Seoul, Korea

Frank DeStefano, MD, MPH
Director
Immunization Safety Office
Centers for Disease Control and
  Prevention
Atlanta, Georgia

R. Gordon Douglas, MD
Professor Emeritus of Medicine
Weill Cornell Medical College
Chairman, Vical Inc., Novadigm
Director, Protein Sciences
Niantic, Connecticut

Katrin Dubischar, MSc
Head, Clinical Research
Valneva SE
Vienna, Austria

W. John Edmunds, PhD
Professor of Infectious Disease
  Modeling
London School of Hygiene and Tropical
  Medicine
London, United Kingdom

Kathryn M. Edwards, MD
Sarah H. Sell and Cornelius Vanderbilt
  Chair in Pediatrics
Department of Pediatrics
Vanderbilt University School of
  Medicine
Nashville, Tennessee

William Egan, PhD
Senior Expert
Novartis Vaccines and Diagnostics
Cambridge, Massachusetts

Rudolf Eggers, MD
Department of Immunization, Vaccines
  & Biologicals
World Health Organization
Geneva, Switzerland

Falk Ehmann, MD, PhD, MSc
Manager, Innovation Task Force
Product Development Scientific Support
  Department
European Medicines Agency
London, United Kingdom

Ronald W. Ellis, PhD, MBA
Chief Technology Officer
FutuRx Ltd.
Ness Ziona
Jerusalem, Israel

Aadil El-Turabi, PhD
Senior Postdoctoral Scientists
Nuffield Department of Medicine
Jenner Institute
University of Oxford
Oxford, United Kingdom

Dean D. Erdman, DrPH
Deputy Chief, Gastroenteritis and Respiratory Viruses Laboratory Branch
Division of Viral Diseases
Centers for Disease Control and Prevention
Atlanta, Georgia

Hildegund Ertl, MD
Professor
Wistar Institute
Philadelphia, Pennsylvania

Paul E.M. Fine, AB, MSc, VMD, PhD
Professor
Infectious Disease Epidemiology
London School of Hygiene and Tropical Medicine
London, United Kingdom

Theresa M. Finn, PhD
Associate Director for Regulatory Policy
Office of Vaccines Research and Review
Center for Biologics Evaluation and Research
U.S. Food and Drug Administration
Silver Spring, Maryland

Allison Fisher, MPH
Health Communications Specialist
National Center for Immunization and Respiratory Diseases
Centers for Disease Control and Prevention
Atlanta, Georgia

Martin Friede, PhD
Coordinator
Initiative for Vaccine Research
World Health Organization
Geneva, Switzerland

Arthur M. Friedlander, MD
Senior Scientist
U.S. Army Medical Research Institute of Infectious Diseases
Frederick, Maryland;
Adjunct Professor of Medicine
School of Medicine
Uniformed Services University of the Health Sciences
Bethesda, Maryland

Alicia M. Fry, MD, MPH
Medical Epidemiologist
Influenza Division
National Center for Immunizations and Respiratory Diseases
Centers for Disease Control and Prevention
Atlanta, Georgia

Nathalie Garçon, PharmD, PhD
Chief Executive Officer/Chief Strategy Officer
BIOASTER Microbiology Technology Institute
Lyon, France

Paul A. Gastañaduy, MD, MPH
Medical Epidemiologist
National Center for Immunization and Respiratory Diseases
Centers for Disease Control and Prevention
Atlanta, Georgia

Mark D. Gershman, MD
Medical Epidemiologist
Travelers' Health Branch
Division of Global Migration and Quarantine
Centers for Diseases Control and Prevention
Atlanta, Georgia

Anne A. Gershon, MD
Professor of Pediatrics
Columbia University College of Physicians and Surgeons
New York, New York

Bradford D. Gessner, MD
Scientific Director
Agence de Médecine Preventive
Paris, France

Peter Gilbert, PhD
Member, Vaccine and Infectious Disease and Public Health Sciences Divisions
Fred Hutchinson Cancer Center
Research Professor
Department of Biostatistics
University of Washington
Seattle, Washington

Ann M. Ginsberg, MD, PhD
Chief Medical Officer
Aeras
Rockville, Maryland

Marc P. Girard, DVM, PhD
Professor
French National Academy of Medicine
Paris, France

Phillip L. Gomez, PhD, MBA
Principal
Pharma & Life Sciences Management Consulting
PricewaterhouseCoopers LLP
McLean, Virginia

James L. Goodson, MPH
Epidemiologist and Senior Measles Scientist
Center for Global Health
Centers for Disease Control and Prevention
Atlanta, Georgia

Robert R. Goodwin, PhD
Vice President and Global Norovirus Program Head
Takeda Vaccines Inc.
Deerfield, Illinois

Lance K. Gordon, PhD
Director, Neglected Infectious Diseases (Retired)
Bill & Melinda Gates Foundation
Seattle, Washington

John D. Grabenstein, RPh, PhD
Executive Director, Global Health & Medical Affairs
Merck Vaccines
Merck & Co., Inc.
West Point, Pennsylvania

Barney S. Graham, MD, PhD
Senior Investigator and Deputy Director
Vaccine Research Center
National Institute of Allergy and Infectious Diseases
National Institutes of Health
Bethesda, Maryland

Rachel L. Graham, PhD
Research Assistant Professor
Department of Epidemiology
University of North Carolina
Chapel Hill, North Carolina

Dan M. Granoff, MD, FPIDS
Clorox Endowed Chair and Director
Center for Immunobiology and Vaccine Development
Children's Hospital Oakland Research Institute
Oakland, California

Gregory C. Gray, MD, MPH, FIDSA
Professor
Division of Infectious Diseases, Global Health Institute & Nicholas School of the Environment
Duke University
Durham, North Carolina;
Professor
Program in Emerging Infectious Diseases
Duke-NUS Graduate Medical School Singapore
Singapore

Marion F. Gruber, PhD
Director, Office of Vaccines Research and Review
Center for Biologics Evaluation and Research
U.S. Food and Drug Administration
Silver Spring, Maryland

Scott B. Halstead, MD
Senior Advisor
Dengue Vaccine Initiative
International Vaccine Institute
Seoul, Korea;
Adjunct Professor
Preventive Medicine and Biometrics
Uniformed Services University of the Health Sciences
Bethesda, Maryland

Willem Hanekom, MBChB, DCP, FCP
Deputy Director, Tuberculosis
Global Health
Program Lead for Tuberculosis Vaccines
Bill & Melinda Gates Foundation
Seattle, Washington

Lee H. Harrison, MD
Professor of Epidemiology and Medicine
Infectious Diseases Epidemiology Research Unit
University of Pittsburgh Graduate School of Public Health and School of Medicine
Pittsburgh, Pennsylvania

Thomas R. Hawn, MD, PhD
Professor
Department of Medicine
Division of Infectious Diseases
University of Washington School of Medicine
Seattle, Washington

C. Mary Healy, MB, BCh, BAO, MD
Associate Professor
Pediatrics, Infectious Diseases Section
Texas Children's Hospital
Baylor College of Medicine
Houston, Texas

Donald A. Henderson, MD, MPH†
University Distinguished Service Professor
Epidemiology, International Health
Johns Hopkins Bloomberg School of Public Health
Baltimore, Maryland;
Professor of Medicine and Public Health
Center for Health Security
University of Pittsburgh School of Medicine
Pittsburgh, Pennsylvania

Allan Hildesheim, PhD
Chief
Infections and Immunology Branch
Division of Cancer Epidemiology and Genetics
National Cancer Institute
Bethesda, Maryland

Susan L. Hills, MBBS, MTH
Medical Epidemiologist
Arboviral Diseases Branch
Centers for Disease Control and Prevention
Fort Collins, Colorado

Jan Holmgren, MD, PhD
Professor and Director, University of Gothenburg Vaccine Research Institute
Sahlgrenska Academy
University of Goteborg
Goteborg, Sweden

Joachim Hombach, PhD, MPH
Senior Adviser
Initiative for Vaccine Research
Immunization, Vaccines & Biologicals
World Health Organization
Geneva, Switzerland

Peter J. Hotez, MD, PhD, FAAP
Dean, National School of Tropical Medicine
Professor of Pediatrics and Molecular Virology & Microbiology
Texas Children's Hospital Endowed Chair of Tropical Pediatrics;
President, Sabin Vaccine Institute and Director, Texas Children's Center for Vaccine Development
Baylor College of Medicine
Houston, Texas

Michael Houghton, PhD
Canada Excellence in Research Chair/Li Ka Shing Professor
Department of Medical Microbiology & Immunology
Faculty of Medicine & Dentistry
University of Alberta
Edmonton, Alberta, Canada

Avril Melissa Houston, MD, MPH, FAAP
Deputy Associate Administrator
Healthcare Systems Bureau
Health Resources and Services Administration
Rockville, Maryland

Barbara J. Howe, MD
Vice President and Director
Vaccines Medical and Clinical, US
GSK
Philadelphia, Pennsylvania

Jacques Izopet, PharmD, PhD
Head of Biology
Institut of Toulouse University Hospital
Department of Virology
National Reference Center for Hepatitis E Virus
Université Paul Sabatier
Toulouse, France

Denise J. Jamieson, MD MPH
Adjunct Professor of Gynecology and Obstetrics
Department of Gynecology and Obstetrics
Emory University School of Medicine;
Deputy Incident Manager
CDC Zika Virus Response
Centers for Disease Control and Prevention
Atlanta, Georgia

Courtney Jarrahian, MS
Technical Officer
Vaccine & Pharmaceutical Delivery Technologies
PATH
Seattle, Washington

Kari Johansen, MD, PhD
Expert Vaccine-Preventable Diseases
European Center for Disease Prevention and Control
Stockholm, Sweden

Ruth A. Karron, MD
Professor
International Health
Joint Appointment, Pediatrics
Bloomberg School of Public Health and School of Medicine
Johns Hopkins University
Baltimore, Maryland

Richard B. Kennedy, PhD
Associate Professor of Medicine
General Internal Medicine
Mayo Clinic
Rochester, Minnesota

Olen M. Kew, PhD
Division of Viral Diseases
National Center for Immunization and Respiratory Diseases
Centers for Disease Control and Prevention
Atlanta, Georgia

Yury Khudyakov, PhD
Team Lead
Molecular Epidemiology & Bioinformatics Team
Laboratory Branch
Division of Viral Hepatitis
Centers for Disease Control and Prevention
Atlanta, Georgia

Michel Klein, MD
CSO BravoVax Co., Ltd.
Wuhan, China;
Former Corporate Vice-President, Science and Technology
Aventis Pasteur;
Former Professor of Immunology
University of Toronto
Toronto, Ontario, Canada

Keith P. Klugman, MD, PhD
Director, Pneumonia
Bill & Melinda Gates Foundation
Seattle, Washington;
Emeritus William H. Foege Professor of Global Health
Hubert Department of Global Health
Emory University
Atlanta, Georgia;
Professor
Respiratory and Meningeal Pathogens Research Unit
University of the Witwatersrand
Johannesburg, South Africa

Jacob F. Kocher
Department of Epidemiology
University of North Carolina
Chapel Hill, North Carolina

Wayne C. Koff, PhD
President and CEO
Human Vaccines Project
New York, New York

---
†Deceased.

Herwig Kollaritsch, MD
Head, Epidemiology and Travel
 Medicine
Institute of Specific Prophylaxis and
 Tropical Medicine
Center for Pathophysiology, Infectiology
 and Immunology
Medical University of Vienna
Vienna, Austria

Karen L. Kotloff, MD
Professor of Pediatrics and Medicine
Center for Vaccine Development
Institute of Global Health
University of Maryland School of
 Medicine
Baltimore, Maryland

Phyllis E. Kozarsky, MD
Professor of Medicine and Infectious
 Diseases
Department of Medicine
Emory University
Atlanta, Georgia

Andrew T. Kroger, MD, MPH
Medical Officer
National Center for Immunization and
 Respiratory Diseases
Centers for Disease Control and
 Prevention
Atlanta, Georgia

Xavier Kurz, MD
Head of Surveillance and Epidemiology
Inspections and Human Medicines
 Pharmacovigilance & Committees
 Division
European Medicines Agency
London, United Kingdom

Seema S. Lakdawala, PhD
Assistant Professor
Department of Microbiology and
 Molecular Genetics
University of Pittsburgh School of
 Medicine
Pittsburgh, Pennsylvania

J. Michael Lane, MD, MPH
Professor Emeritus
Department of Family and Preventive
 Medicine
Emory University School of Medicine
Atlanta, Georgia

Kendra Leigh, PhD
Postdoctoral Fellow
Biodefense Research Section
Vaccine Research Center
National Institute of Allergy and
 Infectious Disease
National Institutes of Health
Bethesda, Maryland

Myron J. Levin, MD
Professor
Pediatrics and Medicine
University of Colorado Denver and
 Health Sciences Center
Aurora, Colorado

Emily Marcus Levine, JD
Senior Attorney
Office of the General Counsel, Public
 Health Division
United States Department of Health
 and Human Services
Rockville, Maryland

Myron M. Levine, MD
Associate Dean for Global Health,
 Vaccinology, and Infectious Diseases
Center for Vaccine Development
University of Maryland School of
 Medicine
Baltimore, Maryland

Lisa C. Lindesmith, MS
Research Specialist
Epidemiology
University of North Carolina-Chapel
 Hill
Chapel Hill, North Carolina

Per Ljungman, MD, PhD
Acting Director
Department of Allogenic Stem Cell
 Transplantation
Karolinska University Hospital;
Professor
Department of Medicine Huddinge
Division of Hematology
Karolinska Institutet
Stockholm, Sweden

Douglas R. Lowy, MD
Laboratory Chief
Laboratory of Cellular Oncology
Center for Cancer Research
National Cancer Institute
Bethesda, Maryland

Catherine J. Luke, PhD
Laboratory of Infectious Diseases
National Institute of Allergy and
 Infectious Diseases
National Institutes of Health
Bethesda, Maryland

Anna Lundgren, PhD
Professor
Sahlgrenska Academy
University of Goteborg
Goteborg, Sweden

Patrick Lydon, MPhil, MSc, MA
Manager
Supply, Technologies, & Financing Team
Department of Immunization, Vaccines
 & Biologicals
World Health Organization
Geneva, Switzerland

Richard Malley, MD
Kenneth McIntosh Chair
Pediatric Infectious Diseases
Boston Children's Hospital;
Professor of Pediatrics
Harvard Medical School
Boston, Massachusetts

Mona Marin, MD
Medical Epidemiologist
National Center for Immunization and
 Respiratory Diseases
Centers for Disease Control and
 Prevention
Atlanta, Georgia

Lauri E. Markowitz, MD
Team Lead, Human Papillomavirus
 Team
Division of Viral Diseases
Associate Director for Science, Human
 Papillomavirus
National Center for Immunization and
 Respiratory Diseases
Centers for Disease Control and
 Prevention
Atlanta, Georgia

Lieut. Valerie B. Marshall, MPH
United States Public Health Service
Commissioned Corps
Rockville, Maryland

Mark A. Miller, MD
Associate Director for Research
Fogarty International Center
National Institutes of Health
Bethesda, Maryland

Thomas P. Monath, MD
Chief Scientific & Chief Operating
 Officer
BioProtection Systems/NewLink
 Genetics Corp.
Devens, Massachusetts

William J. Moss, MD, MPH
Professor
Departments of Epidemiology,
 International Health, and Molecular
 Microbiology and Immunology
International Vaccine Access Center
Johns Hopkins Bloomberg School of
 Public Health
Baltimore, Maryland

Kim Mulholland, MBBS, MD, FRACP
Professor
Infection and Immunity
Murdoch Children's Research Institute
Melbourne, Victoria, Australia;
Professor
Epidemiology and Public Health
London School of Hygiene and Tropical
 Medicine
London, United Kingdom

Daniel M. Musher, MD
Distinguished Service Professor of
 Medicine
Professor of Molecular Virology and
 Microbiology
Baylor College of Medicine;
Staff Physician
Infectious Disease Section, Medical
 Care Line
Michael E. DeBakey VA Medical Center
Houston, Texas

Gary J. Nabel, MD, PhD
CSO Sanofi
Cambridge, Massachusetts

Thirumeni Nagarajan, MVSc, PhD
Deputy General Manager
Research and Developmental Center
Vaccines Division, Biological E. Limited
Shameerpet, Hyderabad
Telangana, India

GB Nair, PhD
Ag Regional Advisor
Research Policy Cooperation Unit
Communicable Diseases Department
World Health Organization
New Delhi, India

Srinivas Acharya Nanduri, MBBS, MD, MPH
Epidemiologist
International Vaccine Access Center
Department of International Health
Johns Hopkins Bloomberg School of Public Health
Baltimore, Maryland

Petra Neddermann, PhD
GCP-Service International
Bremen, Germany

Noele P. Nelson, MD, PhD, MPH
Medical Epidemiologist
Division of Viral Hepatitis
Centers for Disease Control and Prevention
Atlanta, Georgia

Paul A. Offit, MD
Chief
Division of Infectious Diseases
The Children's Hospital of Philadelphia
Professor of Pediatrics
University of Pennsylvania School of Medicine
Philadelphia, Pennsylvania

Jean-Marie Okwo-Bele, MD, MPH
Director
Department of Immunization, Vaccines & Biologicals
World Health Organization
Geneva, Switzerland

Saad B. Omer, MBBS, MPH, PhD
William H. Foege Professor of Global Health
Professor of Epidemiology and Pediatrics
Rollins School of Public Health
Emory School of Medicine
Emory Vaccine Center Emory University
Atlanta, Georgia

Walter A. Orenstein, MD
Professor of Medicine, Pediatrics, and Global Health
Emory University
Associate Director
Emory Vaccine Center
Atlanta, Georgia

Petra C.F. Oyston, PhD, BSc(Hons), CBiol, FRSB, FAAM
Research Fellow
Chemical, Biological, and Radiological Division
DSTL Porton Down
Salisbury, United Kingdom

Mark J. Papania, MD, MPH
Measles Elimination Team Lead
Center for Global Health
Centers for Disease Control and Prevention
Atlanta, Georgia

Umesh D. Parashar, MBBS, MPH
Lead, Viral Enterics Epidemiology Team
Division of Viral Disease
National Center for Immunization and Respiratory Diseases
Centers for Disease Control and Prevention
Atlanta, Georgia

Dina Pfeifer, MD, MSc
Medical Officer
Infectious Hazard Management
Division of Health Emergencies and Communicable Diseases
Regional Office for Europe
World Health Organization
Copenhagen, Denmark

Larry K. Pickering, MD, FAAP, FIDSA
Adjunct Professor of Pediatrics
Department of Pediatrics
Emory University School of Medicine
Atlanta, Georgia

Phillip R. Pittman, MD, MPH
Chief, Department of Clinical Research
U.S. Army Medical Research Institute of Infectious Diseases
Fort Detrick, Maryland

Aurélie Ploquin, PhD
Postdoctoral Fellow
Biodefense Research Section
Vaccine Research Center
National Institute of Allergy and Infectious Disease
National Institutes of Health
Bethesda, Maryland

Stanley A. Plotkin, MD
Emeritus Professor of Pediatrics
University of Pennsylvania
Philadelphia, Pennsylvania

Susan L. Plotkin, MSLS
Doylestown, Pennsylvania

Gregory A. Poland, MD
Director
Vaccine Research Group
Mayo Clinic
Rochester, Minnesota

Andrew J. Pollard, MBBS, BSC, FRCPCH, PhD, FMedSci
Professor of Paediatric Infection and Immunity
Department of Paediatrics
University of Oxford
Oxford, United Kingdom

Firdausi Qadri, PhD
International Centre for Diarrhoeal Disease Research
Dhaka, Bangladesh

Mary R. Quirk, BS
Consultant
Immunization Action Coalition
St. Paul, Minnesota

Raman D.S.V. Rao, MD, MBA
Vice President
Vaccine Operations
Takeda Vaccines
Singapore

Rino Rappuoli, PhD
GlaxoSmithKline Vaccines
Siena, Italy

Susan E. Reef, MD
Medical Epidemiologist
Global Immunization Division
Centers for Disease Control and Prevention
Atlanta, Georgia

Alison D. Ridpath, MD, MPH
Medical Officer
Accelerated Disease Control and Vaccine Preventable Disease Surveillance Branch
Global Immunization Division
Center for Global Health
Centers for Disease Control and Prevention
Atlanta, Georgia

James M. Robinson, MS, PE
Principal
James Robinson Biologics Consulting
Chester, Maryland

Lance E. Rodewald, MD
Expanded Program on Immunization Team Lead
World Health Organization
Beijing, China

Carmen A. Rodriguez-Hernandez
Scientist
Group Lead, Vaccines Assessment Prequalification Team
Department of Essential Medicines and Health Products
World Health Organization
Geneva, Switzerland

Martha H. Roper, MD, MPH, DTMH†
Consultant
Vaccine Preventable Diseases and Global Health
Weybridge, Vermont

---
†Deceased.

Steven A. Rubin, PhD
Senior Investigator
Center for Biologics Evaluation and Research
U.S. Food and Drug Administration
Silver Spring, Maryland

Charles E. Rupprecht, VMD, PhD
Chief Executive Officer
Lyssa LLC
Lawrenceville, Georgia

William A. Rutala, PhD, MPH
Director
Hospital Epidemiology
UNC Health Care
Chapel Hill, North Carolina

David Salisbury, CB, FRCP, FRCPCH, FFPH, FMedSci
Centre on Global Health Security
Royal Institute for International Affairs
Chatham House
London, United Kingdom

Vijay B. Samant, MS, SM
President and CEO
Vical
San Diego, California

Suryaprakash Sambhara, DVM, PhD
Team Lead, Immunology
Influenza Division
National Center for Immunizations and Respiratory Diseases
Centers for Disease Control and Prevention
Atlanta, Georgia

Mathuram Santosham, MD, MPH
Professor, Center for American Indian Health
Senior Advisor, International Vaccine Access Center (IVAC)
Johns Hopkins Bloomberg School of Public Health
Baltimore, Maryland

John T. Schiller, PhD
Senior Investigator
Center for Cancer Research
National Cancer Institute
Bethesda, Maryland

Mark R. Schleiss, MD
Minnesota American Legion and Auxiliary Heart Research Foundation Endowed Chair
Director, Division of Pediatric Infectious Diseases and Immunology
Co-Director, Center for Infectious Diseases and Microbiology Translational Research
Department of Pediatrics
University of Minnesota Medical School
Minneapolis, Minnesota

Anne Schuchat, MD
Acting Director
National Center for Immunization and Respiratory Diseases
Centers for Disease Control and Prevention
Atlanta, Georgia

Jason L. Schwartz, PhD, MBE
Assistant Professor
Department of Health Policy and Management
Yale School of Public Health
New Haven, Connecticut

Heather M. Scobie, PhD, MPH
Epidemiologist
Accelerated Disease Control and Vaccine Preventable Disease Surveillance Branch
Global Immunization Division
Center for Global Health
Centers for Disease Control and Prevention
Atlanta, Georgia

J. Anthony Scott, BM BCh, MSc, FRCP
Professor of Vaccine Epidemiology
Department of Infectious Disease Epidemiology
London School of Hygiene & Tropical Medicine
London, United Kingdom

Jane F. Seward, MBBS, MPH
Deputy Director
Division of Viral Diseases
National Center for Immunization and Respiratory Diseases
Centers for Disease Control and Prevention
Atlanta, Georgia

Daniel Shouval, MD
Professor Emeritus of Medicine
Hebrew University
Institute of Gastroenterology and Hepatology
Liver Unit
Hadassah-Hebrew University Medical Center
Jerusalem, Israel

Claire-Anne Siegrist, MD
Professor
Center for Vaccinology
Medical Faculty and University Hospitals of Geneva
Geneva, Switzerland

Mark K. Slifka, PhD
Professor
Division of Neuroscience and Department of Molecular Microbiology & Immunology
Oregon Health & Science University
Beaverton, Oregon

Samir V. Sodha
Global Immunization Division
Centers for Disease Control and Prevention
Atlanta, Georgia

Lawrence R. Stanberry, MD, PhD
Reuben S. Carpentier Professor and Chairman
Department of Pediatrics
Columbia University
New York, New York

J. Erin Staples, MD, PhD
Medical Epidemiologist
Arboviral Diseases Branch
Centers for Disease Control and Prevention
Fort Collins, Colorado

Allen C. Steere, MD
Professor of Medicine
Harvard Medical School
Director of Translational Research in Rheumatology
Massachusetts General Hospital
Boston, Massachusetts

Robert Steffen, MD
Emeritus Professor of Travel Medicine
Department for Public Health
Epidemiology, Biostatistics, and Prevention Institute
World Health Organization Collaborating Centre for Travelers' Health
University of Zurich
Zurich, Switzerland;
Adjunct Professor
Division of Epidemiology, Human Genetics, and Environmental Sciences
University of Texas School of Public Health
Houston, Texas

Peter M. Strebel, MBChB, MPH
Medical Officer
Accelerated Disease Control
Expanded Programme on Immunization
Department of Immunization, Vaccines, and Biologicals
World Health Organization
Geneva, Switzerland

Kanta Subbarao, MBBS, MPH
Senior Investigator, Laboratory of Infectious Diseases
Chief, Emerging Respiratory Viruses Section
National Institute of Allergy and Infectious Diseases
National Institutes of Health
Bethesda, Maryland

Nancy J. Sullivan, PhD
Chief, Biodefense Research Section
Vaccine Research Center
National Institute of Allergy and
 Infectious Disease
National Institutes of Health
Bethesda, Maryland

Catherine G. Sutcliffe, PhD, ScM
Associate Scientist
Department of Epidemiology
Johns Hopkins Bloomberg School of
 Public Health
Baltimore, Maryland

Andrea R. Sutherland, MD, MSc, MPH
Vaccine Safety Physician
GlaxoSmithKline
Rockville, Maryland

Roland W. Sutter, MD, MPH&TM
Coordinator
Research & Product Development
Polio Eradication Department
World Health Organization
Geneva, Switzerland

Stephen J. Thomas, MD
Deputy Commander for Operations
Walter Reed Army Institute of Research
Silver Spring, Maryland

Tejpratap S.P Tiwari, MBBS, MD
Medical Epidemiologist
Division of Bacterial Diseases
Centers for Disease Control and
 Prevention
Atlanta, Georgia

Theodore F. Tsai, MD, MPH
Vice President
Policy and Scientific Affairs
Takeda Vaccines
Cambridge, Massachusetts

Pierre Van Damme, MD, PhD
Professor
Faculty of Medicine and Health
 Sciences
Centre for the Evaluation of Vaccination
Vaccine & Infectious Disease Institute
University of Antwerp
Antwerp, Belgium

Johan Vekemans, MD, PhD
Director
Malaria and Ebola Clinical Research &
 Vaccine Development
Clinical Research & Translational
 Science
GlaxoSmithKline Vaccines
Rixensart, Belgium

Emmanuel Vidor, MD, MSc, DTM&H
Associate Vice President
Global Medical Affairs
Sanofi Pasteur
Lyon, France

John W. Ward, MD
Director
Division of Viral Hepatitis
National Center for HIV/AIDS, Viral
 Hepatitis, STD, and TB Prevention
Centers for Disease Control and
 Prevention
Atlanta, Georgia

Steven G.F. Wassilak, MD
Medical Epidemiologist
Polio Eradication Branch
Global Immunization Division
Center for Global Health
Centers for Disease Control and
 Prevention
Atlanta, Georgia

David J. Weber, MD, MPH
Professor of Medicine, Pediatrics, and
 Epidemiology
University of North Carolina–Chapel
 Hill;
Medical Director
Hospital Epidemiology and
 Occupational Health
Associate Chief of Staff
University of North Carolina Health
 Care
Chapel Hill, North Carolina

David B. Weiner, PhD
Wistar Institute Professor & WW Smith
 Chair in Cancer Research
Director, Wistar Vaccine Center &
 Executive Vice President of the Wistar
 Institute
Professor Emeritus, University of
 Pennsylvania School of Medicine
Philadelphia, Pennsylvania

Deborah L. Wexler, MD
Executive Director
Immunization Action Coalition
St. Paul, Minnesota

Melinda Wharton, MD, MPH
Director, Immunization Services
 Division
National Center for Immunization and
 Respiratory Diseases
Centers for Disease Control and
 Prevention
Atlanta, Georgia

Cynthia G. Whitney, MD, MPH
Chief
Respiratory Diseases Branch
Centers for Disease Control and
 Prevention
Atlanta, Georgia

E. Diane Williamson, PhD, DSc
Defence Science and Technology
 Laboratory
Biomedical Sciences
Porton Down, United Kingdom

David J. Wood, BSc, PhD
Department of Essential Medicines and
 Health Products
World Health Organization
Geneva, Switzerland

Ningshao Xia, MBBS
Director
State Key Laboratory of Molecular
 Vaccinology and Molecular
 Diagnostics
National Institute of Diagnostics and
 Vaccine Development in Infectious
 Diseases
School of Public Health
Xiamen University
Xiamen, China

Zhi Yi Xu, MD
Emeritus Professor of Epidemiology
Shanghai Medical University
Shanghai, China

Alessandro Zanetti, PhD
Professor Emeritus of Hygiene
Department of Biomedical Sciences for
 Health
University of Milan
Milan, Italy

Darin Zehrung, BS, MBA
Program Advisor, Portfolio Leader
Vaccine and Pharmaceutical Delivery
 Technologies
PATH
Seattle, Washington

目　录

上　册

第一篇　疫苗接种总论

第1章　疫苗接种简史 ··· 1
第2章　疫苗免疫学 ·· 19
第3章　保护相关指标 ·· 40
第4章　疫苗产业 ··· 47
第5章　疫苗生产 ··· 58
第6章　佐剂的跨世纪发展 ······································· 68
第7章　美国上市疫苗中的添加剂和生产工艺
　　　　残留物 ··· 83
第8章　被动免疫 ··· 94
第9章　免疫接种的一般规范 ··································· 107

第二篇　获准上市和研发中的疫苗

第10章　腺病毒疫苗 ·· 133
第11章　炭疽疫苗 ··· 148
第12章　生物防御和特殊病原体疫苗 ······················ 165
第13章　癌症疫苗 ··· 179
第14章　霍乱疫苗 ··· 207
第15章　联合疫苗 ··· 222
第16章　巨细胞病毒疫苗 ······································· 257
第17章　登革热疫苗 ·· 270
第18章　细菌性腹泻疫苗 ······································· 281
第19章　白喉类毒素 ·· 292
第20章　埃博拉疫苗 ·· 308
第21章　肠道病毒71型疫苗 ··································· 322
第22章　EB病毒疫苗 ··· 330
第23章　b型流感嗜血杆菌疫苗 ······························ 337
第24章　甲型肝炎疫苗 ·· 358
第25章　乙型肝炎疫苗 ·· 383
第26章　丙型肝炎疫苗 ·· 419
第27章　戊型肝炎疫苗 ·· 432
第28章　单纯疱疹病毒疫苗 ··································· 440
第29章　人类免疫缺陷病毒疫苗 ····························· 448
第30章　人乳头瘤病毒疫苗 ··································· 483
第31章　流感灭活疫苗 ·· 513
第32章　流感减毒活疫苗 ······································· 549
第33章　流行性乙型脑炎疫苗 ································ 574
第34章　莱姆病疫苗 ·· 615
第35章　疟疾疫苗 ··· 628
第36章　母体免疫 ··· 635
第37章　麻疹疫苗 ··· 648
第38章　脑膜炎球菌ACWY群结合疫苗 ·················· 692
第39章　脑膜炎球菌B群疫苗 ································· 720
第40章　流行性腮腺炎疫苗 ··································· 741
第41章　非传染性疾病疫苗 ··································· 771
第42章　诺如病毒疫苗 ·· 783
第43章　寄生虫病疫苗 ·· 791
第44章　百日咳疫苗 ·· 798
第45章　鼠疫疫苗 ··· 854
第46章　肺炎球菌结合疫苗和肺炎球菌常见
　　　　 蛋白疫苗 ··· 866
第47章　肺炎球菌多糖疫苗 ··································· 913
第48章　脊髓灰质炎灭活疫苗 ································ 939

下　册

第49章　脊髓灰质炎减毒活疫苗 ····························· 967
第50章　狂犬病疫苗 ·· 1018
第51章　呼吸道合胞病毒疫苗 ································ 1047
第52章　轮状病毒疫苗 ·· 1055
第53章　风疹疫苗 ··· 1076
第54章　天花与牛痘 ·· 1111
第55章　金黄色葡萄球菌疫苗 ································ 1142
第56章　A群链球菌疫苗 ·· 1151
第57章　B群链球菌疫苗 ·· 1159
第58章　破伤风类毒素 ·· 1166
第59章　蜱传脑炎病毒疫苗 ··································· 1198
第60章　结核病疫苗 ·· 1214
第61章　伤寒疫苗 ··· 1234
第62章　水痘疫苗 ··· 1268

第63章	黄热病疫苗 ········· 1309		第74章	欧洲免疫规划 ········· 1585
第64章	寨卡病毒疫苗 ········· 1405		第75章	亚太地区的免疫接种 ········· 1610
第65章	带状疱疹疫苗 ········· 1407		第76章	发展中国家的免疫接种 ········· 1629

第三篇　新技术

第66章	新型疫苗研制技术 ········· 1423		第77章	社区保护 ········· 1652
第67章	基因载体疫苗的研发 ········· 1447		第78章	疫苗策略的经济学分析 ········· 1674
第68章	改进免疫接种技术 ········· 1463		第79章	疫苗的监管和检定 ········· 1692
			第80章	欧洲的疫苗监管 ········· 1712

第四篇　特殊人群的疫苗接种

第81章	中低收入国家的疫苗监管 ········· 1720
第82章	疫苗安全性 ········· 1731
第83章	法律问题 ········· 1750
第84章	伦理学 ········· 1783

- 第69章　免疫缺陷个体的疫苗接种 ········· 1501
- 第70章　人类免疫缺陷病毒感染者的免疫接种 ········· 1518
- 第71章　国际旅行者用疫苗 ········· 1532
- 第72章　卫生保健工作者用疫苗 ········· 1547

附录一　包含免疫接种信息的网址和应用程序 ········· 1790

附录二　中英文名词对照 ········· 1798

第五篇　公共卫生与法规

- 第73章　美国的免疫接种 ········· 1565

第一篇　疫苗接种总论

第 1 章　疫苗接种简史

Susan L. Plotkin 和 Stanley A. plotkin

在漫漫历史长河中，人类一直寻求摆脱各种传染病的方法，疫苗接种（vaccination）作为一种成熟的方法来抵抗疾病却只有很短暂的历史。直到 20 世纪，大规模人群接种疫苗才成为预防疾病的常规手段。虽然人类使用疫苗的历史不长，但疫苗对人类健康的影响再怎么夸大都不为过，因为除了安全饮水，没有其他的干预手段能像疫苗一样在降低死亡率和促进人口增长方面有如此重大的贡献，甚至连抗生素也无法与之匹敌。

自 1798 年 Edward Jenner 尝试接种第一支疫苗以来（图 1.1），在世界部分地区通过接种疫苗已经有效控制了以下 14 种主要疾病：天花（smallpox）、白喉（diphtheria）、破伤风（tetanus）、黄热病（yellow fever）、百日咳（pertussis）、b 型流感嗜血杆菌（haemophilus influenza type b）疾病、脊髓灰质炎（poliomyelitis）、麻疹（measles）、腮腺炎（parotitis）、风疹（rubella）、伤寒（typhoid fever）、狂犬病（rabies）、轮状病毒（rotavirus）和乙肝（hepatitis B）。人类消灭天花的梦想已经实现，至少自然感染性天花已经在世界范围内消失[1]。由于接种疫苗，脊髓灰质炎病例减少了 99%，它也成为预期要消灭的传染病。美国官方已于 2015 年宣布消灭了风疹以及先天性风疹综合征（congenital rubella syndrome）[2]。接种疫苗在预防其他多种疾病方面也取得了重大进展，这些成功之路值得一试[3-5]。

早期进展

人类尝试疫苗接种早在 Edward Jenner 接种天花疫苗之前就开始了。虽然天花接种（variolation）确切起源尚不清楚，但在 10 世纪早期，它似乎在中亚的某个地方发展起来，然后向东传播到中国，向西传播到土耳其、非洲，最后到欧洲。

早在 7 世纪，一些印度佛教徒就试图饮用蛇毒以产生免疫力。他们可能也诱导了抗毒素样的免疫反应[6]。在 16 世纪，印度的婆罗门印度教徒尝试将天花脓疱中的干脓疱种入患者皮肤来进行人痘接种[7]。有文字记载，中国人在 10 世纪就采用了接种天花疫苗的方法[8-10]，但无从考证[11]。然而，18 世纪的文献记录了中国的天花疫苗接种。写于 1742 年的中国医学著作《医宗金鉴》中列举了 4 种自 1695 年以来中国预防天花的接种方法：

1. 将痘痂研磨成粉后裹在棉花里塞入鼻孔。
2. 将痘痂粉吹入鼻孔。
3. 让健康儿童穿几天天花患儿的内衣。
4. 用棉花蘸取天花疱浆液塞入鼻孔[8,11]。

由朝廷组织编写的这一专著使得接种天花疫苗在中国合法化，而此前仅仅是一种民间偏方。在另一

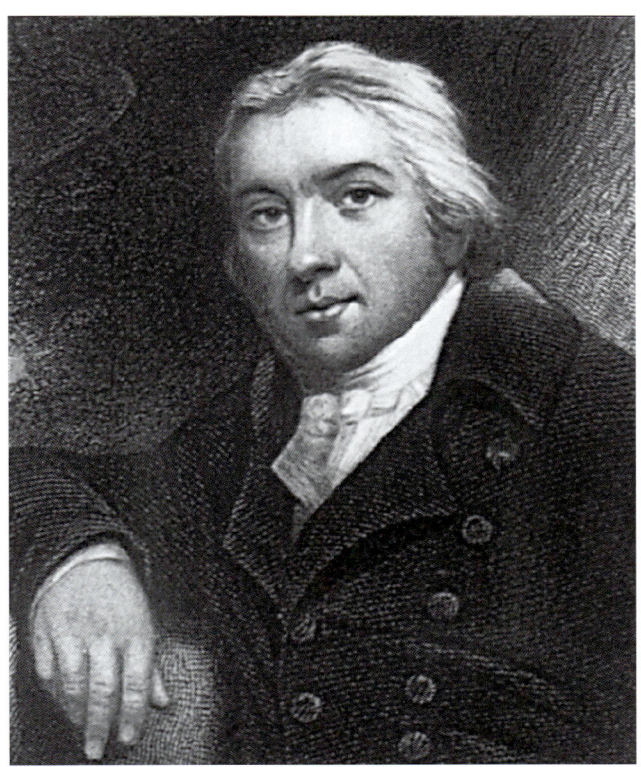

图 1.1　Edward Jenner
（照片由美国马里兰州巴尔的摩的约翰霍普金斯大学医学历史研究所馈赠）

本比Jenner接种牛痘早一个世纪的中国著作中,还记载了将奶牛身上的白色跳蚤研磨成粉后制成药丸来预防天花的方法[9]。

1721年,Mary Wortley Montagu从君士坦丁堡返回英格兰时,将接种人痘的技术引入英格兰,她们夫妻二人在那里居住了两年。Montagu曾被天花毁容,她20岁的弟弟也死于天花。在土耳其生活期间,她经常看到人痘接种,并写信给家里的一位朋友:"天花如此致命,又如此普遍,但在这里由于接种人痘技术的发明——这里的人们这样称呼它,它已变得毫无威胁。每年都会有成千上万的人接种,他们接种人痘就像在其他国家获得水一样容易,没有一个人因此而死去[12]。"这件事对她影响太深,在君士坦丁堡生活期间为自己的儿子接种了人痘。Charles Maitland医生在土耳其曾为Montagu的儿子接种,1721年又在她的女儿身上进行了英格兰的首次人痘接种。一般来讲,这种接种人痘是有效的,但结果并不稳定,仍有2%~3%的接种者会死于接种人痘引起的天花[13]。

英国医学界在1713年就已经得知接种人痘的消息,当时居住在土耳其的一个牛津大学毕业生Emanuel Timone博士曾就此事写信给英国皇家学会。1716年,另一位医生Giacomo Pilarino也向英国皇家学会报告了土耳其接种人痘的情况[14]。遗憾的是,这些报告并未引起重视,接种程序也未被采纳[15]。更早一些提到接种人痘的是在1675年,当时哥本哈根一位名叫Thomas Bartholin的丹麦医生就提到过那里有一个"市场",可以从一些有商业头脑的家庭主妇那里买到天花病毒。然而,并不清楚买来的病毒是用于健康人预防天花,还是治疗已经感染的患者[15-19]。1721年Voltaire曾在《波斯人信札》(Persian Letters)中称赞过切尔克斯妇女为了保持美貌而接种人痘。

有趣的是,1721年Charles Maitland医生在英格兰为Montagu的女儿接种人痘的同时,Cotton Mather从自己的非洲奴隶Onesimus那里学到了接种人痘的技术并在美国进行实践[15]。

Mather随后从1714—1716年的《伦敦皇家学会哲学汇刊》(Philoshophical Transactions of the Royal Society)第29卷中读到关于接种人痘的内容,包括前面已经提到的Timone和Pilarino的论文。当时波士顿恰有一场天花流行,1721年6月24日,Mather利用他的权威和声望给该地区的所有医生写了一封信,敦促他们考虑接种人痘。应者寥寥无几,只有Zebdiel Boylston医生在几天后成功地接种了他自己的6岁儿子和2个黑奴。大约6周后,Boylston医生接种了Mather的儿子Sammy,并公布了这一成功消息。Mather继续推动顽固的医生和公众去接受接种人痘,直到有一天,在极度愤怒中,一枚手榴弹投进了他家里[20,21]!

尽管知道存在风险,George Washington不得不在18世纪70年代下令陆军新兵接种人痘以预防天花。美国人对天花高度敏感,而他们的英国敌人中的大部分人都由于在童年时感染或接种过疫苗而具有免疫力[22]。也是在18世纪中叶,有几篇论文报道了通过接种预防麻疹,其中苏格兰医生Francis Home成功地进行了人体接种预防麻疹,并在1758年发表了他的研究结果[23-25]。

1774年,在英国多塞特郡的Yetminster,奶牛饲养工Benjamin Jesty从自己饲养的牲畜接触到牛痘(cowpox)后获得了对天花的免疫力,于是他给自己的妻子和两个孩子接种了牛痘以避免天花的流行[14]。这并不是一时的冲动,就像这一地区的许多其他农民一样,他知道挤奶女工在接触牛痘后就不会感染天花。对于主动接种牛痘,他已经考虑过很长时间,而且只是在有天花即将暴发的威胁来临之际才接种。他带着妻子和两个孩子来到两英里外,他知道在那里可以找到患有牛痘的奶牛。他的妻子与两个孩子进行了接种,最终他们没有受到天花流行的影响,他的两个孩子在15年后接种天花疫苗时仍具有免疫力[26-28]。

Jesty既不是医生,也不是科学家,但他注意到这样一个事实,那就是当地挤奶女工通过感染牛痘而获得了对天花的免疫力,并且他从中总结出这样一条原理:接种一种危害较小的疾病(如牛痘),可以对另一种危害大得多的疾病(如天花)提供保护。当邻居们得知Jesty的妻子接种部位发炎后需要医生治疗时,他就成了众人嘲笑的对象[28]。由于众人的反对,Jesty从来没有尝试过发表自己的实验结果,也未再尝试给其他人接种[27]。事实上,Jesty的行为是第一个已知的真正意义上的疫苗接种,即用牛痘来预防天花。

30多年后,当时Jenner已经推广了牛痘接种,在热情的接种员Rev Andrew Bell的协调下,1805年Jesty被Original Vaccine Pock研究所邀请到伦敦在研究所的研究者面前讲述他1774年"试验"的故事。在访问结束时,他们在《爱丁堡医学和外科杂志》(Edinburgh Medical & Surgical Journal)上发表了一项公开声明,承认了Jesty的牛痘接种试验。他们还制作了他的肖像,摆放在研究所内[27,28]。这是对事实的某种澄清,但遗憾的是,Jenner获得了丰厚的奖金,而 Jesty 并没有分享。当 1816 年 Jesty 去世时，他的妻子决定在墓碑上为子孙后代记录下他在这一伟大成就中的核心作用。

尽管 Jesty 为他的家人成功接种了牛痘，但 Jenner 的牛痘接种工作仍然被认为是第一个通过非疾病本身传播而大规模控制传染病的科学尝试[29]。

牛痘并不是一种广泛传播的疾病，它只是在英格兰的一些村庄散发流行，因而接触牛痘就不会感染天花的诀窍并没有被广泛知晓。Jenner 知道这一乡村民俗，是因为他 1768 年在 Chipping Sodbury 当药剂师学徒的时候，一个挤奶女工告诉过他牛痘可以预防天花的事实。其实在 1770—1773 年间，Jenner 在伦敦跟随 John Hunter 学习的时候，曾和他讨论过牛痘与天花之间的可能相关性。不知为何，在 1796 年之前 Jenner 再也未提及此事。他递交给英国皇家学会的第一篇有关接种牛痘的论文被拒绝了，因为他的受试对象只有一个人，不足以证明一条原理[20,27]。他在 2 年内拓展了研究范围，并证明牛痘能够直接从一个人传染给另一个人，从而提供大范围的接种而起到预防天花的作用，而不是依赖于零星的牛痘自然暴发。Jenner 于 1798 年在《天花疫苗》(Variolae Vaccinae)中自行发表了他的实验结果[29]。这篇论文的发表使整个医学界逐渐关注到接种一种相对较弱的动物疾病即牛痘来预防人类最致命的灾难之一即天花的价值。对世界而言这是幸运的，虽然 Jesty 未将牛痘与天花联系起来，但 Jenner 做到了。很快，接种疫苗取代了接种人痘。Jenner 使用了疫苗(vaccine)这一术语，但他不是疫苗接种(vaccination)这一术语的原创者。这一荣誉应当属于他的朋友 Richard Dunning，他在 1800 年就已经开始使用这一术语[30,31]。到 1810 年，Jenner 认识到对天花的免疫力不是终生的，但他并不知道原因所在[13]。

奇怪的是，在天花疫苗中使用的痘苗病毒(vaccinia virus)并不是 Jenner 使用的牛痘。痘苗、牛痘和天花都是正痘病毒科的病毒，可能来源于一个共同祖先[32]。S. Monkton Copeman 在 1898 年的 Milroy Lectures 中充分关注了这一问题，这使阅读变得引人入胜[33-35]。他记录了通过接种牛来维持牛痘供应的渠道、时间和方法，但这些记录进一步混淆了痘苗何时以及如何取代牛痘这一问题[33-35]。另有资料提示痘苗可能来源于现在已经灭绝的马痘(horsepox)[36]。然而现在唯一清楚的是：痘苗的确切起源和如何代替牛痘并不清楚。

在 19 世纪的前期几十年中，"arm-to-arm" 仍然是人体接种的主要方式[37]。人们也意识到其他一些疾病如梅毒(syphilis)和结核(tuberculosis)等有时也在未知的情况下随着痘苗接种在传播，因此人们开始通过寻找其他可替代的策略及能够确保牛痘稳定供应的替代途径。当时免疫物传代(从一个人或动物传播到另一个人或动物)的概念已经形成，但 1836 年 Edward Ballard[38] 提出应选择新牛痘株用于接种，因为老毒株经过多次胳膊到胳膊传代后已经很弱了(过度减毒)。他建议将含牛痘的淋巴液(痘疱液)回输到小牛体内以重新获得活力。

根据 Ballard 的建议，1805 年用动物强化牛痘疫苗的想法首次在意大利那不勒斯实现，但不是通过人胳膊到胳膊传代。Troja 用人来源的疫苗病毒接种牛，然后用牛痘疱来源的淋巴液接种人。这种接种方式称为反向接种(retro-vaccination)。Troja 的继承者 Galbiati 声明使用牛淋巴液的用意是为了避免传播其他人类疾病。到 1842 年，另一个意大利人 Negri 完全放弃了反向接种这一做法。他开始了一种称为动物接种(animal vaccination)的新方法，即从牛到牛接种来维持牛痘淋巴液的稳定供应，但它的初始病毒也来源于人！当 Calabria 暴发天然牛痘时，Negri 曾一度使用过他自己的淋巴液。由于他从事商业活动，他从伦敦买来了第 3 个牛痘毒株。这个毒株的来源值得怀疑，但不管怎样，Negri 从 1858 年后一直使用它。到 19 世纪中叶，胳膊对胳膊接种逐渐被动物接种所代替，但疫苗病毒的来源难以追踪，这也是很容易理解的[35,38]。

1864 年，法国医生 Lanoix 到那不勒斯学习动物接种，并带回了一头由 Negri 接种的小牛。他和 Chambon 在法国开始了人用牛传淋巴液疫苗的生意[15,35,38]。随之，法国政府对动物接种产生了兴趣并下令研究。用于这些实验的淋巴液来源于意大利 Negri，但实际上是上述存在疑问的伦敦牛痘淋巴液。碰巧，1866 年法国发生了 2 起牛痘暴发，Lanoix 和 Chambon 都采集了牛痘，混合后用于生产他们的疫苗[35,38]。从这些混乱的起点开始，动物接种很快在欧洲大陆盛行开来。

根据 Robert Koch 的建议，德国科学家开始用甘油杀死细菌来保存淋巴液[39]。这种处理使得提供效力一致的稳定牛淋巴液成为可能[15]。到 19 世纪 90 年代末期，使用甘油处理过的牛淋巴液在各地成为标准操作，胳膊到胳膊的接种方式以及非甘油化动物疫苗均被废除。

Louis Pasteur 与疫苗接种时代

19 世纪 70 年代晚期，Louis Pasteur(图 1.2)对鸡

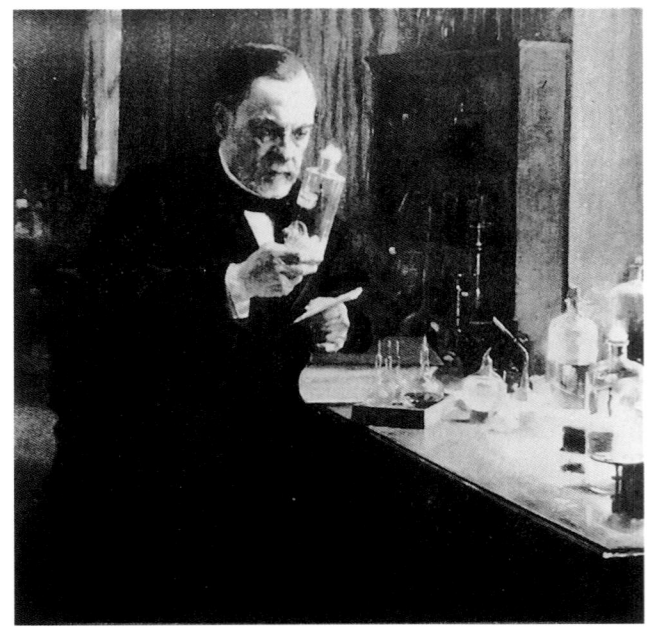

图 1.2　Louis Pasteur
（照片由巴黎巴斯德研究所馈赠）

霍乱弧菌进行减毒的研究是自 Jenner 发表《天花疫苗》(Variolae Vaccinae) 以来相关领域的第一个重大进展。Pasteur 借鉴了至少已经发展了 40 年的概念：减毒、传代修饰、毒力回复以及最重要的一点，那就是用更安全一致且更不容易传播其他疾病的方式来取代人传人（或动物传动物）的接种方式[40]。

流行的故事告诉我们 Pasteur 是在一个偶然的机会发现一份在空气中暴露了整整一个长假期的鸡霍乱培养物(pasteurella multocida)竟然在接种动物后具有保护作用，然而事实却比这要复杂得多。从 1878 年 10 月从 Henry Toussaint 那儿获得鸡霍乱培养物时起，Pasteur 一直想通过改造它来制备疫苗。Pasteur 试图通过鸡到鸡的传代过程中保持毒株活力，但该培养物毒性太大，杀死了很多鸡。到 1879 年 1 月，他发现能够使微生物在鸡汤培养基中存活。接种了该培养物的鸡死了，表明培养物具有原始样品的毒力。接下来，Pasteur 用接种部位发炎的鸡肌肉组织制备了肉汤培养物，他发现这种用受感染的肌肉组织制备的培养物生长有点异常，即变酸了。他用浸泡了以前那种肉汤培养物的面包喂鸡，然后用浸泡了后一种肌肉汤培养物的馒头再次喂鸡，这些鸡发病了但能够存活。他再用强毒的霍乱弧菌攻击，这些鸡能够继续存活，由此他认为找到了一种疫苗。这种疫苗能使这些鸡第二次发病但再次存活并恢复健康。因此到 1879 年 3 月，Pasteur 认识到他获得了对疾病的抗性，但还没有发现能安全地作为疫苗的培养物。在接下来的几个月中，Pasteur 对鸡霍乱微生物进行了各种实验，比如在接种前将霍乱弧菌培养物暴露于真空和空气中不同时间等，然而总体上只有吃了浸泡过酸性肉汤培养物的面包的鸡才能存活。

1879 年 7 月末，Pasteur 放下实验去休假。他在 10 月份回来后继续进行鸡霍乱弧菌实验，重点放在那些变酸的培养物上，因为看起来只有它们能够提供免疫力。他在实验上花了不少时间，其间这些微生物一直保留在酸性培养物中。1879 年 12 月 18 日，他注意到只有来源于一只未经免疫而攻击致死的鸡的两个培养物是酸性的。他把注意力集中在这两个培养物来研究疫苗，虽然他在它们导致鸡生病的问题上还存在很多疑问。到 1880 年 1 月中旬，Pasteur 最终认识到把微生物长时间暴露在酸性培养条件下能够使其减毒。

1880 年 1 月 22 日 Pasteur 做了一个决定性实验，他用高毒力的鸡霍乱弧菌接种了 19 只未经免疫和 8 只用他的酸性培养物免疫过 2 次的鸡。所有 8 只先前免疫过的鸡存活，大多数未经免疫的鸡却死亡。经过数月的高强度的精心研究，Pasteur 终于迎来了可庆祝胜利的时刻。Pasteur 在 1880 年 2 月 8 日和 10 日分别向科学院和医学科学院报告了他的结果。他宣布研究成功了鸡霍乱疫苗，但没有公开技术细节。他继续优化他的技术，并极力提高终产物的稳定性。最终，他在 1880 年 10 月发表了制造疫苗的部分方法[20,41]。Pasteur 的鸡霍乱疫苗又回到了经典的天花疫苗技术，即接种天花弱毒以预防天花。因此，现代疫苗接种的概念，包括在实验室内研发疫苗以及用可致病的同种病原体制备疫苗，确实起源于 Pasteur 的鸡霍乱疫苗，这比后来著名的 Joseph Meister 狂犬病疫苗接种早了 5 年。具有讽刺意味的是，鸡霍乱疫苗并不是每次都成功，而是经常失败。Pasteur 成名了，但疫苗最终被废弃了[20]。

Pasteur 对炭疽的研究开始于 1877 年，与他对鸡霍乱疫苗的研究同时进行。1850 年，Casimir Davaine 已经观察到了炭疽芽孢杆菌，并推测其可能是引起炭疽的病因[42,43]，但 Koch 首先获得该细菌的纯培养物，并描述了它以芽孢形式长期存活的能力[44]。他通过给几种实验动物接种证实了芽孢杆菌和炭疽病之间存在着因果关系。

Pasteur 知道 Davaine 和 Koch 以及兽医 Toussaint 所做的工作（图 1.3）[45]。实际上，他在研发炭疽疫苗过程中和 Toussaint 的竞争几乎是并驾齐驱的。Toussaint 于 1880 年 7 月在杂志上发表了 2 篇关于他研发和试验的炭疽活疫苗的论文，表明是能够对炭疽产生免疫力的[20,46-48]。他在 1880 年 5 月开始炭疽实

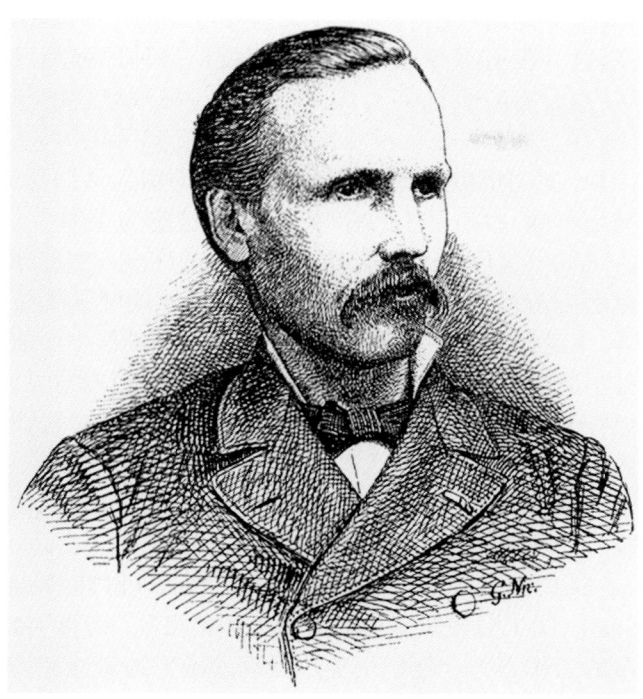

图 1.3　Henry Toussaint

验，表明他受到 Pasteur 描述的在 1880 年 2 月关于鸡霍乱疫苗实验的启发，虽然 Pasteur 并未公开他的方法细节。Toussaint 使用死于炭疽的牛血进行实验，注意到液体中有大量细菌。虽然其他人认为这是外来无关物质，但 Toussaint 认为是炭疽病原物质。他最初尝试用简单过滤的血液来作为疫苗，但很快认识到细菌也可能能够通过滤器。他接下来决定尝试 Davaine 使用的方法：血液在 55℃加热 10 分钟，或通过烯酚处理。他使用了这两种方法以及另一种使用 12 个滤器的新过滤方法来制备减毒疫苗，并接种了家兔、绵羊和幼年狗。所有接种了上述 3 种方法制备的疫苗的动物都得到了保护，虽然 Toussaint 最初认为热处理是最好的。

Toussaint 的论文在科学院引起了争议，Pasteur 和其他人质疑他的结果，Toussaint 不但被迫公开了方法，还去做实验证明他的结论。7 月 28 日，还是在 Toulouse，他用一只死于炭疽的绵羊的新鲜血液制备了 2 批疫苗，分别用 1% 和 1.5% 的酚处理。2 批疫苗都经过过滤，虽然使用了不同方法，但都未经热处理。他带着两批"疫苗"去了巴黎，他的实验在几位研究人员的监督下在 Vincennes 和 Alfort 继续进行。8 月 8 日 Toussaint 用第一种疫苗（1% 酚处理和滤纸过滤）接种了 20 只绵羊，其中 4 只很快死亡，16 只存活。8 月 22 日他用第二种疫苗（1.5% 酚处理和最简单的过滤）接种了 6 只绵羊，全部存活。这 22 只绵羊经有毒力的炭疽菌攻击后全部存活。仅仅通过用过滤和酚减毒的（部分）活疫苗一针免疫，Toussaint 就能够获得对炭疽的免疫力[20]。

需要强调的是 Pasteur 直到 1880 年 10 月才公开他制造鸡霍乱疫苗的方法。Toussaint 的疫苗工作是原创的，是他自己的，不是 Pasteur 的。它确实诱导了对炭疽杆菌的免疫力，他的疫苗是第一个炭疽疫苗。最终，他因这一工作获得了荣誉骑士勋章[20,46-49]。Toussaint 在 1881 年患了神经系统疾病，使他不能够继续他作为第一个炭疽疫苗的发明人的工作了。随着疾病继续恶化，他在 1890 年 43 岁时去世[20,46]。

第二年春天，1881 年 5 月 5 日，Pasteur 在 Pouilly-le-Fort 开展了炭疽疫苗接种的第一个公开对照试验[50]。Pasteur 的目的是平息对他的诸多批评，并获得对他的炭疽疫苗的认可。Pasteur 用减毒炭疽杆菌接种了 24 只绵羊、1 只山羊和 6 头奶牛。5 月 17 日，他用毒力更强但仍为减毒的炭疽杆菌再次接种这些动物。同时，设有 24 只绵羊、1 只山羊和 4 头奶牛作为不接种的对照动物。5 月 31 日，两组动物都用 Pasteur 实验室 1877 年保存的芽孢制备的炭疽杆菌强毒进行攻击。

到 6 月 2 日，未经免疫的 21 只绵羊和 1 只山羊中死去，接着又有 2 只绵羊当众死掉，最后 1 只绵羊也于当天死去。所有经过免疫的绵羊、山羊和奶牛均健康存活。未经免疫的奶牛没有死，但明显表现出炭疽感染症状，也许是较大的体格挽救了它们。Pasteur 兴奋地写道，他已经证明人类现在可以用一种通用的方法随心所愿地培养疫苗，因为他已经使用这一方法制造了鸡霍乱疫苗。他还声明，相对于 Jenner 的接种技术从未进行过严谨的对照实验而言，他的试验代表了巨大的进步。

曾有文献表明，Pasteur 的鸡霍乱和炭疽疫苗的结果并不像先前认为的那样明确，Pasteur 在和医学科学院的交流中故意保留了关键数据，即和疫苗保护程度有冲突的信息[51-53]。但这并未影响到他的发现的重要意义，即证明了人类可以制造出标准化的、可重复生产的疫苗。Pasteur 关于鸡霍乱和炭疽[41,50]的试验向全世界宣告了一个全新的、科学的疫苗时代的到来。

到 1885 年狂犬病疫苗第一次接种人体时[54]，公众和科学界都已经很清楚这种新型疫苗接种方式，但仅限于动物免疫。当 Joseph Meister 和 Jean Baptiste Jupille 作为人类首次被接种狂犬病疫苗时，公众的反应和预期的一样，那就是愤怒。Meister 是一个来自 Alsace 的 9 岁男孩，手和腿被咬伤了 14 处，在被患病狂犬咬伤60个小时后他才到达巴黎。和Pasteur一同工作的Joseph Grancher医生确信如果不对Meister采取措施,他就会死于狂犬病,因此他试图通过接种疫苗来挽救Meister。给Meister接种的方法和Pasteur在动物(尤其是狗)接种试验中采用的方法一样,即接种感染固定狂犬病毒后死亡的家兔脊髓组织,这种脊髓组织经过一系列干燥程度逐渐降低处理而毒性逐渐增强。几个月后,来自法国Jura地区的14岁男孩Jean Baptiste Jupille被狂犬多次咬伤后6天到达了巴黎(他赶走了一只攻击了多个儿童的狂犬),他也被给予了和Meister同样的治疗。这2个人在治疗后都存活[13]。

Pasteur故意向人体内注入一种致命病原体,这让人们感到惊骇。这种狂犬病毒已经被减毒的事实并不能平息公众和许多医学界人士的恐惧。随后在接种者中发生的狂犬病案例均被归因于疫苗的使用,这种疫苗接种也被视为医学谋杀。甚至连Emile Roux(一个和Pasteur共同研究狂犬病的牢固盟友)都对Meister的疫苗接种感到震惊,他认为根据当时所做的实验,那样做是不合理的。

查看Pasteur的实验记录表明,Roux的反对是正确的[52]。实验记录告诉我们,在Meister接种疫苗前不久,同年5月和6月,Pasteur在当地医院为另外两名以狂犬病诊断入院患者推荐接种了该疫苗。第一例是成人,对狂犬病的诊断并不明确。第二个病例是一个11岁的小女孩,她被一只患狂犬病犬咬伤了嘴唇,由于没有得到治疗,在一个月后直接以狂犬病入院。对这两例患者,Pasteur都使用了由狂犬病兔子的干燥脊髓乳化制成的狂犬病疫苗。到那时为止,他还没有发表过任何关于使用脊髓作为疫苗的论文。事实上,他还没有用这种疫苗成功地保护过任何动物免受狂犬病的侵害。第一个患者,即诊断不确定的成年人,在医生禁止注射更多剂量之前,只接受了一剂未经授权的疫苗,但这个患者存活了。而那个被确诊狂犬病的小女孩,在她住院的第一天接受了两次相同的疫苗注射,当Pasteur和他的侄子Adrian Loir第二天早上来注射第三针时,这个小女孩未来得及接受注射就死亡了[52]。几乎可以肯定的是,她是死于狂犬病,而不是因为接受过两次疫苗注射。这两个病例从未被Pasteur发表,是后来在他的实验记录中被发现的。

为了表示抗议,Roux离开了Pasteur实验室,直到1886年夏天几十个被患狂犬病动物咬伤的人成功获得免疫后才回来[13,52,55,56]。最终,成百上千的人得救于狂犬病疫苗接种,其数量远多于接种后死亡的人(大概是由咬伤后感染狂犬病毒造成的)。不幸的是,这并没有减少人们对狂犬病疫苗接种的强烈反对,也没有减少许多人认为疫苗本身导致死亡的想法。毕竟在Jenner的疫苗接种被接受前45年的时候,接种人痘也因为同样原因(即向人体内引入活病毒。与之不同,牛痘并不致命)在英格兰被定为重罪[13]。Grancher,这位曾给包括Meister在内的许多人实施狂犬病疫苗接种的内科医生,作为Pasteur的坚强支持者,无论在医学科学院还是其他一些顽固的医生面前都不遗余力地维护着Pasteur[56]。尽管存在反对意见,但在Grancher和其他支持者的努力下,Pasteur很快成为了世界医学界的大英雄。

疫苗发展的下一个主要进展发生在美国,它涉及一个同样重要的新概念,即灭活疫苗(inactivated vaccine)。1886年,Daniel Elmer Salmon(图1.4)和Theobald Smith(图1.5)发表了他们关于灭活猪霍乱"病毒"疫苗的工作[57,58]。他们用加热处理的微生物悬液免疫鸽子以预防疾病。这种疫苗实际上是针对霍乱样沙门菌病的一种细菌疫苗[59],但病毒一词在19世纪后半叶并不具有今天的特殊含义,那时人们对什么病原体能通过滤器并不清楚。他们发表的论文表明活疫苗和灭活疫苗的发展几乎是同步的。Salmon和Smith的开创性工作在15年后为人类带来了重要成果。

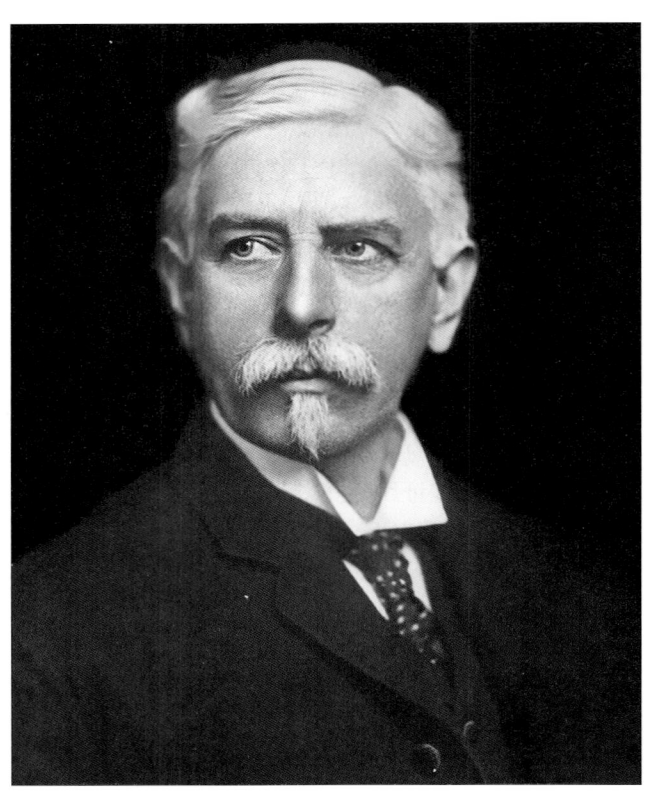

图1.4　Daniel Elmer Salmon
(照片由美国医师协会馈赠)

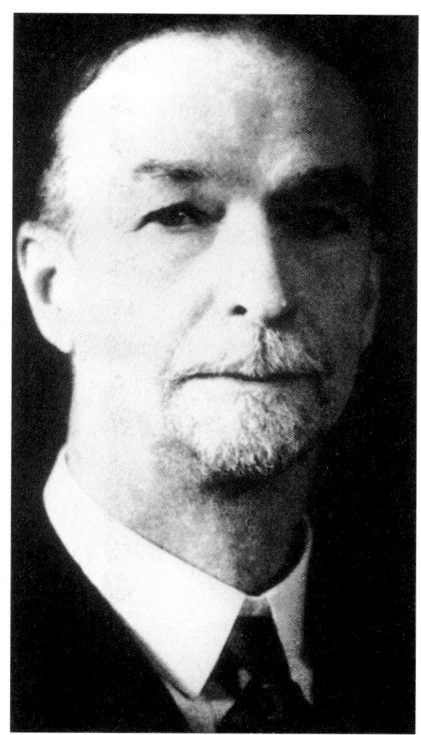

图1.5 Theobald Smith
(资料来源：科恩 B. 美国细菌学家学会编年史，1899—1950 年。华盛顿特区：美国微生物学会，1950：36.)

具有讽刺意味的是，他们研究灭活疫苗竞争对手是来自 Pasteur 实验室的 Charles Chamberland 和 Roux，他们在 Salmon 和 Smith 发表原创性论文16 个月后即 1887 年 12 月就同一主题发表了论文[60]。1888 年，Salmon 向美国科学促进会（American Association for the Advancement of Science，AAAS）宣读了一篇论文，为他们 1886 年的论文及他们首先研究成功第一个灭活疫苗进行了辩护[61]。然而，Pasteur 研究所于 1887 年刚刚成立，Pasteur 由于狂犬病疫苗正处于其名气和世界声誉的顶峰。毫不奇怪，对于当时正在美国农业部工作的 Salmon 和 Smith，只能眼看着他们的申诉败在了 Pasteur 及其团队的光环之中。就这样，甚至到 100 年前，Pasteur 研究所和美国政府还因灭活疫苗的发明权问题进行过争论，就像 20 世纪末是 Pasteur 研究所的 Luc Montagnier 还是美国国立卫生研究院（National Institutes of Health）的 Robert Gallo 先分离了人免疫缺陷病毒（human immunodeficiency virus）的争论一样。

跟随着 Salmon 和 Smith 的研究脚步，伤寒、鼠疫和霍乱的灭活疫苗也在研究中。德国的 Richard Pfeiffer 和 Wilhelm Kolle 以及英国的 Almroth Wright 分别独立从事伤寒灭活疫苗的研究[62-65]。直到今天，围绕着究竟是谁第一个给人接种伤寒灭活疫苗的争论还在继续。事实上这 3 个人都有贡献，因为现在已经清楚当时几个小组同时开展了伤寒灭活疫苗的研究[66]。

1894 年，Shibasaburo Kitasato 和 Alexandre Yersin 分别独立发现了引起鼠疫的致病菌，即鼠疫耶尔森氏菌（Yersinia pestis）（在 1970 年前一直名为鼠疫巴氏菌，Pasteurella pestis）[13,15,67,68]。与 Albert Calmette 和 Amedee Borelle 一起，Yersin 研制了兽用鼠疫灭活疫苗[69]，而 Waldemar Haffkine 承担起了研制人用鼠疫疫苗的任务[70,71]。当 Haffkine 在印度从事霍乱疫苗研究时，孟买暴发了腺鼠疫。他转而开始研究鼠疫疫苗，自己也成为他新研制的鼠疫灭活疫苗的第一个接种者。随后几周内，8 000 多人接种了该疫苗。一段时间内，Haffkine 被视为英雄。然而，由于 1902 年的 Mulkowal 事件中 19 人死于污染的鼠疫疫苗，Haffkine 被印度政府撤销了职位。疫苗污染破伤风杆菌并不是他的过错[15]，但他的科研生涯和名声还是遭到了严重损害，他再也没有从这件事件中完全恢复过来，55 岁时就早早地从科学界退出了。印度政府事后诸葛，将他曾经工作过的鼠疫实验室命名为 Haffkine 研究所。也许和 Haffkine 研制成功鼠疫疫苗同样重要的还有他关于采用合理的方式来进行现场控制试验的论文[72]。

1848 年，John Snow 证实霍乱是通过污染的水源传播的[73]，尽管他并不知道这种污染的实质。1883 年 Koch 分离出了致病菌霍乱弧菌，从而对这一问题给出了答案[74]。霍乱疫苗的早期尝试者为 Pasteur 的一名学生 Jaime Ferran 及 Haffkine。他们都采用活培养物，但 2 种疫苗都因为有严重的副作用而未被接受[13]。1896 年，Kolle 研制成功了加热灭活的人用霍乱疫苗[75,76]。他在琼脂中培养弧菌，在盐水中混悬，先 50℃加热几分钟（后改为 56℃加热 1 小时），再加入 0.5% 的苯酚。

19 世纪末在聚焦疫苗研究的同时，免疫学方面的研究也在进行着。1884 年，Pasteur 的另一名学生 Elie Metchnikoff 发表了细胞免疫学方面的理论[13,77]。他将那些摄取并破坏入侵微生物和其他外来物质的机体细胞命名为巨噬细胞（macrophage）。虽然他并不清楚血清和血浆在免疫中的作用，但他的工作仍然是开创性的。

1888 年，Roux 和 Yersin 证明白喉杆菌能产生很强的毒素[13,78]。两年后，在柏林 Koch 实验室工作的 Emil von Behring 和 Kitasato 在 Karl Fraenkel 研究的基础上发表了研究结果，发现注射过低剂量白喉或破伤风毒素的动物血清中有一种强效的抗毒素

(antitoxin)[79-81]。抗毒素能够在中和培养中的白喉或破伤风毒素。进一步试验表明,抗毒素可以在破伤风或白喉杆菌的动物攻击实验中提供保护。von Behring 在注射过白喉或破伤风毒素的动物血清中发现的物质是抗体(antibodies),但他没有使用这一术语。Koch 实验室的 Paul Ehrlich 首次将这些抗毒素称为抗体[82]。

这些报告发表后,疫苗研究的进展非常迅速,一年后,也就是 1891 年 12 月,就有了第一个接受了白喉抗毒素治疗的小孩。随后白喉抗毒素的商业化生产就开始了。von Behring 称含有抗毒素的兔血清为免疫血清(immune serum)。很快,用含破伤风或白喉抗毒素的免疫血清接种的过程第一次就被称为免疫接种(immunization)[15,81]。

Ehrlich 的免疫受体学说(他自己称为侧链学说)对疫苗的发展做出了重要贡献。这一理论在 1897 年首次被提出的时候,主要用来解释毒素与抗毒素的相互作用,后来则被用于解释抗原与抗体之间的关系。它很快便成为 20 世纪免疫学的一个奠基石[83]。这一时期 Ehrlich 的另一个重要贡献是指出了主动免疫和被动免疫的区别[13,84]。

19 世纪最后的 10 年,伟人们产生了多项重大科学进展。von Behring 在 1901 年被授予了第一个诺贝尔生理学或医学奖,Koch(1905 年)、Ehrlich 和 Metchnikoff(1908 年)随后分别获得了同一奖项。

20 世纪上半叶

到 20 世纪初期,总共有 5 种人用疫苗投入使用,分别为 Jenner 最初的牛痘疫苗、Pasteur 的狂犬病疫苗(均为活疫苗)以及伤寒、鼠疫和霍乱等 3 种细菌疫苗(均为灭活疫苗)。此外,白喉或破伤风抗毒素免疫成为一种公认的做法。曾经作为牛痘疫苗接种方式的"从胳膊到胳膊"的淋巴液接种也于 19 世纪末被废弃。1898 年这项技术被甘油处理的牛淋巴液接种所取代[13]。到 19 世纪晚期,大多数疫苗学基本概念已经建立,20 世纪早期的人们又对这些理论基础进一步完善。直到五十年后细胞培养的出现才使得这一领域再次硕果累累(表 1.1)。

在 1899 年 Boer 战争时,Wright 提议给英国军队大规模接种伤寒灭活疫苗,但是由于副反应导致的反对声,他只能给 14 000 个志愿者接种疫苗。由于反对的声势很大,疫苗在南安普敦码头的运输船上就被倒进了大海。此举的后果是灾难性的,英国军队中发生了超过 58 000 例伤寒,其中 9 000 人死亡[63]。Wright 和统计学家 Karl Pearson 在《英国医学杂志》(British Medical Journal)上围绕疫苗的价值发生了激烈的辩论。最后,由于 Wright 的坚持,战争委员会开展了大规模的试验,结果显示疫苗具有极好的效果。Wright 因此被封为爵士。到 1914 年第一次世界大战爆发时,虽然伤寒疫苗并未被强制接种,但已在英国军队中普遍使用[63,85,86]。

在 20 世纪最初几十年,细菌素(bacterins)开始被用作人用疫苗。细菌素是一种灭活的细菌抗原,通过非肠道注射诱生主动免疫。有时它们与免疫血清一起使用,因此称为血清细菌素(serobacterins)。在灭活的细菌抗原进入诱生长效免疫保护之前,血清能够提供短期的免疫保护。这是在 Metchnikoff 的吞噬学说(theory of phagocytosis)和 Wright 关于调理素(opsonin)的工作基础上自然产生的,由此认为细菌素的工作机制是由于抗原诱生的调理素能够介导入侵细菌的吞噬。许多细菌素在没有进行临床研究的情况下就被生产和销售。在 1908 年 HK Mulford 公司(Merck 公司的前身)的目录中列出了 9 种在售的细菌素,包括用于预防淋病、伤寒、肺炎球菌病和链球菌病的细菌素。由于联邦政府执行更严格的上市要求,人用细菌素在 20 世纪 30 年代被废弃[87,88]。特殊畜群的细菌素仍被用作动物的靶向疫苗。

在 20 世纪早期,通过化学法灭活白喉和其他细菌毒素制备了最早的类毒素(toxoid):白喉和破伤风类毒素。Theobald smith 在这一领域再次发挥了重要作用。1907 年,他在豚鼠中确定了类毒素提供的免疫保护。1909 年,他报道了用类毒素免疫豚鼠后可以诱生针对白喉的持久免疫保护,并建议考虑类毒素在人体的应用[59,89]。

1923 年,Alexander Glenny 和 Barbara Hopkins 证明可以用甲醛将白喉毒素变成类毒素[90]。这是在用甲醛清洗装过大量白喉毒素的容器时发现的(这些容器太大而不能采用高压灭菌)。容器中残留的甲醛让毒素变得很弱,以至于 1 000 倍正常剂量的毒素也不能杀死豚鼠。虽然这种类毒素比毒素安全,但它也只能与抗毒素联合注射。同年,Gaston Ramon 研制了一种可以单独使用(即不加抗毒素)的白喉类毒素,制备方法只需将毒素和甲醛的混合物在 37℃放置几周即可[91]。1926 年,Ramon 和 Christain Zoeller 将同一方法制备的破伤风类毒素首次用于人体免疫接种[92,93]。

结核病(tuberculosis)疫苗,也就是卡介苗(Bacille Calmette-Guérin,BCG),是继 1885 年 Pasteur 的狂犬病疫苗以来的第一种人用活疫苗。Calmette 是 Emile Roux 的学生,也是位于法国里尔和印度支那

表1.1 人用疫苗的发展概况(上市时间,已尽可能注明)

减毒活疫苗	灭活全微生物疫苗	天然蛋白或多糖疫苗	基因工程疫苗
18世纪			
天花(1798)			
19世纪			
狂犬病(1885)	伤寒(1896)		
	霍乱(1896)		
	鼠疫(1897)		
20世纪上半叶			
结核病(卡介苗)(1927)	百日咳(1926)	白喉类毒素(1923)	
黄热(1935)	流感(1936)	破伤风类毒素(1926)	
	斑疹伤寒(1938)		
	圣路易斯脑炎(1937年)		
20世纪下半叶			
脊髓灰质炎(口服)(1963)	脊髓灰质炎(肌注)(1955)	肺炎链球菌多糖(1977)	重组乙型肝炎病毒表面抗原(1986)
麻疹(1963)	狂犬病(细胞培养)(1980)	脑膜炎球菌多糖(1974)	莱姆病OspA(1998)[b]
腮腺炎(1967)	乙型脑炎(鼠脑)(1992)[b]	b型流感嗜血杆菌多糖(1985)[b]	霍乱(重组毒素B亚单位)(1993)
风疹(1969)	森林脑炎(1981)	脑膜炎球菌结合疫苗(C群)(1999)英国[a]	
腺病毒(1980)	甲型肝炎(1996)	b型流感嗜血杆菌结合疫苗(1987)[a]	
伤寒(沙门菌Ty21a)(1989)	霍乱(WC-rBS)(1991)	乙型肝炎(血源)(1981)	
水痘(1995)		伤寒(Vi)多糖(1994)	
轮状病毒(基因重配)(1999)		无细胞百日咳(1996)	
霍乱(减毒)[b](1994)		炭疽(分泌性蛋白)(1970)	
21世纪			
冷适应流感(2003)	乙型脑炎(Vero细胞)(2009)	肺炎链球菌结合疫苗(7价)(2000)[a]	重组人乳头瘤病毒疫苗(4价)(2006)
轮状病毒(减毒和新的基因重配株)(2006)	霍乱(全菌体)(2009)	肺炎链球菌结合疫苗(13价)(2010)	重组人乳头瘤病毒疫苗(2价)(2009)
轮状病毒(单价)(2008)			人乳头瘤病毒(9价)(2014)
霍乱(口服)(2016)			B群脑膜炎球菌(fH因子)(2014)
			B群脑膜炎球菌(反向疫苗学)(2015)
带状疱疹(2006)		脑膜炎球菌结合疫苗(4价)(2005)[a]	

[a] 与载体蛋白结合的荚膜多糖。
[b] 不再供应。

的Pasteur研究所的创始人[13]。1906年,Calmette和兽医Camille Guerin用一株分离自牛的分枝杆菌开始进行传代培养。他们也许认为这是结核分枝杆菌(*Mycobacterium tuberculosis*),但实际上是牛分枝杆菌(*Mycobacterium bovis*)。沿着von Behring的抗白喉血清疗法的路线,他们最初致力于研发一种血清疗法,但很快意识到这并不能很容易地抑制细菌的致病性,于是他们开始研制疫苗。这株菌在牛肉胆汁、马铃薯和甘油培养基中经过13年230代的传代减毒后,最终变成了BCG疫苗株。Calmette和Guerin总共用了二十多年时间来研究结核病的感染机制[94]。1921年该疫苗开始在儿童身上进行临床试验,1927年人类开始投入使用[13,95-99]。由于原始疫苗株被送往世界各地的许多实验室,各实验室都生产各自的存在一定变化的BCG疫苗,从而导致很难对该疫苗进行标准化。尽管存在多达10种以上免疫效果不同的主要疫苗株,即使不尽完美,但BCG依然是有效的抗儿童结核病疫苗[100]。

1931年,E. W. Goodpasture开始使用受精鸡胚的绒毛尿囊膜培养病毒[55,101]。这是一个很大的进步,因为此前一直认为人类病毒只能在雪貂和小鼠等动物中生长。雪貂非常昂贵,而鼠脑可能诱发变态反应性脑炎。鸡胚被证实为一种既便宜又安全的病毒培养基。更早的时候,在1898年的第二期Milroy Lecture中,Copeman报道了用鸡蛋培养痘苗病毒用于生产天花疫苗的成功实验[34,102]。

1927年2个独立的研究小组分别分离到了黄热病(yellow fever)病毒:尼日利亚洛克菲勒基金会的研究者分离到了Asibi株[103-105],塞内加尔Pasteur研究所的研究者分离到了French株[106,107]。French株被送往不同研究小组进行研究[107]。1928年,哈佛医学院的A. W. Sellards和塞内加尔Pasteur研究所的Jean Laigret对French株病毒开展了合作研究。当时为Sellards工作的Max Theiler研发了一个研究该病毒的动物模型[108]。通过鼠脑传代,其他研究者能够"固定"该毒株的神经毒力[109],从而可以用作疫苗。来源于Theiler在哈佛研究工作的French株黄热病疫苗是一种用鼠脑传代的活疫苗[110]。Sellards和Laigret打算在巴黎Pasteur研究所进行黄热病疫苗的人体试验,但当时的主任Roux不允许用小鼠病毒进行人体试验,他认为这太危险了[111]。最终于1932年,Sellards和Laigret在没有免疫血清的情况下将它用于人体[112]。然而,由于French株经过鼠脑组织传代,它的神经毒力存在着很大的危险性。

Theiler随后离开哈佛大学,加入洛克菲勒研究所,并试图用Asibi株研制一种毒力更弱的疫苗。Theiler和Hugo Smith根据Goodpasture的鸡胚接种法由Asibi株得到了17D株。尽管French株是高度有效的,但17D株不但有效,而且更安全[55,107,113-115]。French株挽救了很多生命,尤其是在广泛使用该疫苗的法属西非地区。该疫苗的改进版一直生产使用到1982年。虽然免疫效果显著,但出于对使用鼠脑组织的安全性考虑,最后还是17D株成为了更为理想的疫苗株[107]。由于这项工作,Theiler于1951年获得了诺贝尔生理学或医学奖。

1933年,Willson Smith、Christopher Andrewes和Patrick Laidlaw采用了洛克菲勒研究所的Richard Shope在1931年分离猪流感病毒的方法,从雪貂中分离到了人甲型流感病毒(influenza A)[116]。5年时间内,Smith小组和Shope都证实猪流感病毒其实是1918年流感大流行的幸存毒株[117,118]。Frank Horsfall、Alice Chenoweth及其同事于1936年通过鼠肺组织培养研制成功一种流感活疫苗[119,120]。Chenoweth声称该疫苗经非肠道免疫会失活或不复制[120,121]。同年又有2种用鸡胚生产的甲型流感病毒疫苗问世,即Willson Smith研制的活疫苗[122]以及Thomas Francis和Thomas Magill研制的灭活全病毒疫苗[123,124]。尽管这2种疫苗由于使用鸡胚生产而被认为很安全,但Chenoweth的鼠肺组织疫苗则具有更高的病毒产量,而且是第一种证实对人体有真正保护作用的流感疫苗,尽管这种保护作用是短暂的。

1937年,苏联的Anatol Smorodintsev及其同事通过人体鼻腔接种Willson Smith株流感疫苗,使用剂量相当于小鼠的致死剂量[125]。这种疫苗被认为是第一种人用流感活疫苗,尽管它达不到当今的签发标准(20%的疫苗接种者出现流感发热症状),但它确定无疑地证明了这种病毒在流感发病中的作用[121,126]。

20世纪40年代早期,Frank Burnet和D. R. Bull表明减毒流感病毒能通过鸡胚制备,但获得的病毒变异很快。因此,制备的疫苗减毒不稳定,常常引起疾病[127,128]。相反,Francis和Magill的灭活全病毒甲型流感疫苗没有病毒变异的问题,因而不引起疾病。

1940年,Francis和Magill分别独立分离到乙型流感病毒(influenza B)。此时,人们已经认识到至少有3种流感毒株同时流行。Francis研发了一种甲醛灭活的3价(2个甲型和1个乙型)流感疫苗,第二次世界大战期间大规模用于美国军队。这使得灭活流感疫苗具有一定的合法性,因为军方再也不必顾虑接种活疫苗带来的流感疾病导致的停摆。在同一时期,Burnet研发了一种喷鼻流感活疫苗,但流感季节已经开始,因此他的人体试验没有得到明确结论。此时,Francis的灭活疫苗已经在战争中应用得很成功了。澳大利亚政府认为Burnet的活疫苗太危险,因此不允许他继续进行人体试验[121,126,129,130]。除了苏联继续使用流感活疫苗,到20世纪90年代灭活流感疫苗已成为标准(见下文)。

1947年流感流行季,流感疫苗证明没有保护效果,明确地证明了不同年间流感毒株抗原变异的概念。这一概念最早由 Magill 和 Francis 在 1936 年提出。抗原漂移(antigenic drift)这一术语本身是 1955 年 Burnet 在《动物病毒学原理》(Principles of Animal Virology)中提出的[126]。

1909 年,Charles Nicolle 发现立克次体(rickettsiae)是引发斑疹伤寒(typhus fever)的罪魁祸首[13],很快人们就不断尝试研制立克次体疫苗。1938 年,Herald Cox 用鸡胚卵黄囊培养立克次体(Rickettsia rickettsii),从而第一次真正研制成功斑疹伤寒疫苗[131]。虽然 Cox 主要研究洛基山斑疹热(Rocky Mountain spotted fever),但在他发明培养立克次体的方法之后,斑疹伤寒和 Q 热(Q fever)的灭活疫苗很快就被研究出来。第二次世界大战期间,斑疹伤寒疫苗的需求量很大[13,132,133]。

Jules Bordet 和 Octave Gengou 在 1900 年第一次观察到百日咳的病原体,并在 1906 年培养成功[13,134]。一些疫苗进行了小规模试验。随后在 1923—1924 年,Thorval Madsen 在法罗群岛(Faeroe Islands)进行了首次全菌体百日咳灭活疫苗的对照临床试验,并于 1929 年进行了再次试验[135,136]。在 1923—1924 年百日咳流行期间,Madsen 报道说疫苗未能阻止疾病发生,但是大大降低了疫苗接种人群的死亡率以及疾病的严重程度。到 1929 年流行时,疫苗质量已经有了很大提高但仍不能预防该疾病[137]。20 世纪 30 年代,美国密歇根健康署的 Peal Kendrick 和 Grace Eldering(图 1.6,图 1.7)用 Bordet-Gengou 生长培养基提高了

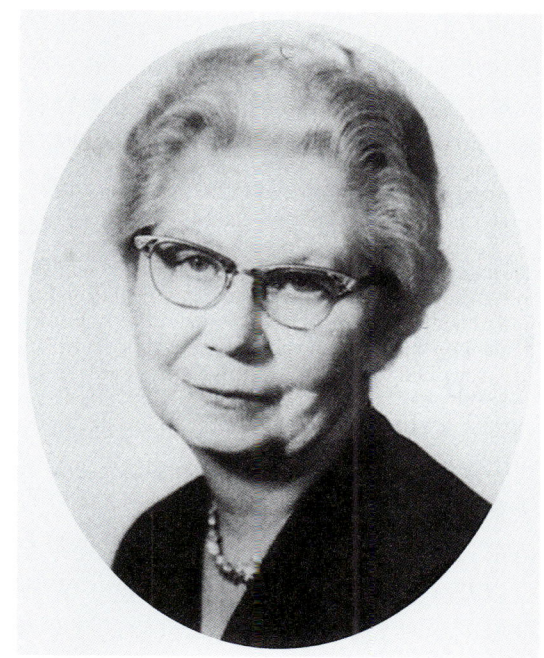

图 1.7　Grace Eldering

照片源自大急流城历史与特别收藏,档案馆,大急流城公共图书馆,大急流城港口)

细菌产量,由此研发了一种用硫柳汞灭活的疫苗,并成功地在 1 500 多名儿童中进行了试验。712 名接种者中只有 4 名患症状轻微的百日咳。他们从 Eleanor Roosevelt 那儿获得了更多的经费资助用于进一步研究,到 1940 年,该疫苗已在美国大范围使用[138]。美国儿科科学院和美国医学会分别在 1943 年和 1944 年批准了该疫苗。到 20 世纪 40 年代末,已有数种全细胞百日咳疫苗用于人体[139,140]。1948 年,第一个联合疫苗(combined vaccine)DTP(diphtheria,tetanus,pertussis:白喉、破伤风和百日咳)问世[141]。

20 世纪下半叶至今

20 世纪下半叶真的可以称得上是疫苗研发的黄金时代。这主要是因为病毒能够通过固定细胞静置培养传代。曼彻斯特大学的 Hugh 和 Mary Maitland 在 1928 年发明了细胞瓶组织培养技术[13,59],他们用含有兔血清和矿物盐的培养基无菌培养切碎的兔肾组织,并成功地扩增了牛痘病毒。这是病毒研究的一个转折点。Geoge Gey 通过连续滚动培养管以增加细胞的通氧量,从而提高了病毒产量[59]。

第二次世界大战后,John Enders、Thomas Weller 和 Fred Robbins 在波士顿儿童医院开展了细胞培养的研究。在使用了 Maitland 的组织培养技术(用猴肾代替兔肾)之后,他们决定尝试利用外植的人体细

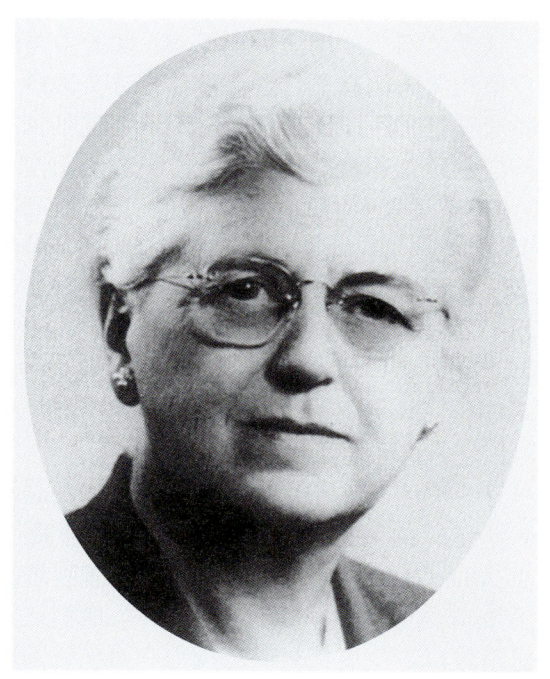

图 1.6　Pearl Kendrick

(照片源自大急流城历史与特别收藏,档案馆,大急流城公共图书馆,大急流城港口)

胞进行病毒培养,主要使用来自出生后不久死亡的新生儿的包皮和肌肉组织的成纤维细胞。第一次成功是在人单层细胞培养物上培养 Lansing Ⅱ型脊髓灰质炎病毒[142]。能够在体外单层细胞上以相对简单、安全的方式培养人类病毒,使得疫苗学迅猛发展,迄今势头未减(表1.1)。事实上,Enders、Weller 和 Robbins 因开创性地工作于1954年获得了诺贝尔生理学或医学奖。

直到19世纪下半叶在西欧和美国暴发流行小儿麻痹症(脊髓灰质炎),小儿麻痹症才被认为是一种流行病[143]。20世纪30年代在 Landsteiner 和 Popper 分离到病毒后[144,145],以 John Kolmer 和 Maurice Brodie 为代表研究脊髓灰质炎疫苗才开始兴起[146-148]。这些疫苗都只进行了草率的人体试验,结果导致至少6例死亡以及大量疫苗相关麻痹病例。这一情况迅速引起公众对这些设计错误的人体试验的强烈反对。1935年11月在圣路易斯召开的美国公共健康协会会议上,美国公共健康署的医学负责人 James Leake 直接指控 John Kolmer 为谋杀者!Kolmer 在这起灾难性事件之后停止了疫苗的研究,回到坦普尔大学教授公共卫生和预防医学。随后15年内脊髓灰质炎疫苗的研发很大程度上处于停滞状态[146]。

这一停滞期间的罕见例外是 Hilary Koprowski,他用小鼠培养(而不是细胞培养)的脊髓灰质炎病毒减毒变异株研制成功了第一个减毒口服脊髓灰质炎疫苗(oral poliovirus vaccine, OPV)。该疫苗于1950年进行了人体试验[149]。

1949年,Enders、Weller 和 Robbins 将上述相关研究发表在《科学》(Science)杂志上才打破了脊髓灰质炎疫苗研究的沉寂[142]。后续所有关于脊髓灰质炎疫苗的研究都是在减毒或细胞传代的基础上开展的。随后很快有论文表明 Lansing 株脊髓灰质炎病毒可以在多种人类和其他灵长类组织中培养[150-155],多个实验室又开始了脊髓灰质炎疫苗的研究[146]。于是"脊髓灰质炎战争"开始了。

第一个获批的使用细胞培养技术研发的脊髓灰质炎疫苗是 Jonas Salk 的甲醛灭活的3价脊髓灰质炎灭活疫苗(inactivated poliovirus vaccine, IPV),批准时间是1955年[156]。Salk 从导师 Thomas Francis 那里获得了疫苗研究的经验。1938年,他与 Thomas Francis 一起研制出了第一个灭活流感疫苗,第二次世界大战期间用于接种美军。Salk 关于灭活疫苗的大部分研究,以及1954年进行的超大规模临床试验(超过180万儿童),都是由1938年 Franklin Roosevelt 创建并由 Basil O'Connor 领导的小儿麻痹症国家基金会赞助的。基金会对试验设计的理念不包括安慰剂对照,相反,Francis 坚持需要安慰剂对照。

在经历了不太顺利的开始之后,临床试验由一个持两种观点的委员会来设计。该委员会的领导者是 Salk 的前导师 Thomas Francis,他最终主持了该临床试验。虽然 Salk 希望研究中的每个儿童都要接种疫苗,但 Francis 站在自己的立场上坚持使用安慰剂。这种具有争议的试验设计被称为"双对照"试验。在11个州,1到3年级的儿童接受脊髓灰质炎疫苗或安慰剂注射。在其他33个州,2年级的儿童接受了疫苗注射,1年级到3年级的所有儿童在脊髓灰质炎季节期间都受到"观察"。最终,42万儿童接种了 Salk 疫苗,20万人接种安慰剂,120万人被"观察"[146,157,158]。

脊髓灰质炎疫苗的研究受到公众的高度关注,这也增加了所有相关人员加快研制疫苗的压力。尽管 Salk 的公众形象引起了职业同事们的强烈不满,他们把他看作是一个喜欢自我宣传的人。然而当1955年4月12日临床试验的阳性结果揭晓后,这些结果被大力吹捧,美国大众为之狂喜,Salk 立刻成为一个"英雄"。Salk 的灭活疫苗很快获得批准,数日内就有6家公司被授权生产这种疫苗[143,146,159]。

这种匆忙是可以理解的,因为"夏季脊髓灰质炎季节"即将开始,家长们急于给他们的孩子接种疫苗。但这是短视行为。不久之后,Cutter 事件发生了[146],疫苗受种者中出现了多例脊髓灰质炎病例。流行病学调查证实疫苗生产商之一的 Cutter 实验室与绝大部分疫苗相关病例有关。这一事件导致美国停止整个脊髓灰质炎项目,直到后来通过生产工艺的回顾揭示出问题的可能根源[146,160,161]。在疫苗使用恢复之前,疫苗生产过程中增加了更严格的安全性试验,并增加了一道额外的过滤工艺,以去除聚团的部分灭活的病毒。污染的疫苗共造成了260例脊髓灰质炎和10例死亡,感染者包括疫苗接种者及其家人或社区接触者。虽然多个生产商都存在问题,但只有一家受到了牵连。脊髓灰质炎的广泛传播及其引起的恐惧使得对该疫苗接种的抵制现象并未持续下去[143,146]。

尽管 Salk 的灭活苗很成功,Lederle 的 Herald Cox、Wistar 研究所的 Hilary Koprowski 和辛辛那提儿童医院的 Albert Sabin 等人仍在继续研究细胞培养的减毒活疫苗。与 Jenner 和 Pasteur 一样,他们认为活病毒感染可以产生更持久的免疫力和对疾病的更强抗性[143]。由于 Salk 的疫苗已经在使用中,Sabin 无法在美国获得所需的临床试验资金,以证明一种活脊髓灰质炎病毒疫苗的有效性。或许是因为 Sabin

出生在俄罗斯,尽管冷战,他可以与俄罗斯科学家合作,在苏联进行大规模的临床试验。基于 Dorothy Horstmann 对苏联临床试验结果的肯定性评价,1960 年 Sabin 疫苗在美国得到批准。到 1963 年,Salk 灭活疫苗和 Sabin 活疫苗同时在美国使用。1964 年,美国儿科科学院传染性疾病控制委员会倾向于使用猴肾细胞培养且更易接种的 Sabin 减毒活疫苗(OPV),随后该疫苗得到了更广泛的使用[143,162]。

在接下来的 30 年里,美国以及许多欧洲国家但不是全部(瑞典、芬兰和荷兰继续使用 IPV)主要推荐使用 OPV 疫苗。尽管有人报道一些与 OPV 疫苗相关的脊髓灰质炎病例,但 Sabin 坚持为他的疫苗辩护,不相信它有可能导致脊髓灰质炎。但是到了 20 世纪 90 年代,美国和欧洲只发生极少数脊髓灰质炎病例,都是由 OPV 疫苗中活病毒的突变和毒力回复引起的。美国从 2000 年开始转而只使用 IPV。

得益于这两种疫苗的使用,脊髓灰质炎已经在西半球消灭,它是世界卫生组织自在世界范围内消灭天花以后预期要消灭的第二种疾病。2015 年 5 月世界卫生组织报告中建议在 2016 年 4 月之前从所有 OPV 疫苗中去除 2 型毒株(导致大多数疫苗相关脊髓灰质炎病例的毒株),同时尽可能情况下开始使用 IPV[163]。

细胞培养技术为许多其他人所用。Samuel Katz、Milo Milanovic、Enders 及其同事研制成功了鸡胚细胞培养的 Edmonston 株麻疹疫苗[164],后来 Maurice Hilleman 等[165]以及 Anton Schwarz[166]又对该毒株进行了进一步减毒。Hilleman 也通过鸡蛋传代减毒获得了腮腺炎病毒 Jeryl Lynn 减毒株(从他女儿身上分离并以其姓名命名),该疫苗于 1967 年被批准使用[167]。1962 年,Tom Weller[168]及 Parkman 和他的同事[169]都分离出了风疹病毒。该病毒通过细胞培养传代减毒。到 1970 年,Paul Parkman 和 Harry Meyer 通过在猴肾细胞中传代(Hilleman 进一步在鸭胚细胞中传代)[170]、Abel Prinzie 和 Constant Huygelen[171]通过在兔肾细胞中传代,以及 Stanley Plotkin[172]通过在人成纤维细胞中传代,先后研发出了几种毒株并投入使用。后来的 Wistar-RA27/3 株,是首个通过人成纤维细胞培养制备的疫苗,由于其较好的安全性和有效性,自 1980 年起成为唯一广泛使用的风疹疫苗。2015 年,泛美卫生组织(PAHO)正式宣布风疹在西半球已经被消灭[2,173]。

20 世纪 50 年代,人们从手术切除的扁桃体中发现了腺病毒(adenovirus)[174]。在腺病毒被分离出来之前,它引起的各种疾病都被归因于其他疾病。Hillman 研制成功了甲醛灭活的 4 型和 7 型腺病毒全病毒疫苗,仅被批准在军队中使用。在 20 世纪 60 年代早期,发现腺病毒毒种被猴肾病毒(simian virus SV40)污染[175]。各种努力去除 SV40 尝试失败之后,该疫苗于 1963 年被停止使用[176]。

然而,疫苗研究仍在继续。通过使用人类胚胎肾(HEK)细胞和随后的人类二倍体细胞株,从而消除了 SV40 问题。Chanock 及其同事研制成功了针对 4 型、7 型和 21 型腺病毒的肠溶疫苗[177-481],该疫苗获得了批准,但仅用于军队。因为监管问题以及军队缺乏兴趣,1996 年该疫苗停止了生产。不出所料,几年之内在招募的新兵中再次严重暴发了腺病毒引起的呼吸道疾病。数年后,美国军队与另一个疫苗制造商签订了合同,重新配制原疫苗[182]。2011 年 3 月 16 日,美国食品药品管理局(Food and Drug Administration,FDA)再次批准了 4 型和 7 型腺病毒口服活疫苗用于 17~50 岁的军方人员。

Michiaki Takahashi 在 20 世纪 70 年代研制成功了 Oka 株水痘减毒活疫苗[183,184],经过大范围临床试验后在日本和几个欧洲国家上市[185,186]。此后又经过一个长期复杂的过程,终于在 1995 年获得美国批准[187]。目前该疫苗被推荐用于所有 1 岁以上的儿童[188]。到 2009 年,水痘相关的住院率下降了 90%[189-193]。

水痘和带状疱疹之间的关系的发现可以追溯到 19 世纪晚期,匈牙利科学家 James Boxey 描述了曾与带状疱疹患者接触的水痘病例[31]。大约 30 年后,在一个今天肯定不会进行的实验中,一位名叫 Kundratitz 的德国科学家通过给儿童接种带状疱疹"脓液"来证明他是对的! 这些儿童得了水痘[31,194,195]。因此,高滴度的 Oka 减毒株可作为带状疱疹疫苗使用。

2006 年 5 月,美国 FDA 批准了 Zostavax,一种用于预防带状疱疹的高效价 Oka 株减毒活疫苗[196]。这种高滴度的疫苗减少了带状疱疹的发生,同时也减轻了疫苗接种者发生的带状疱疹引起的神经痛症状[197-201]。该疫苗最初推荐给 60 岁及以上人群,现在则推荐给 50 岁以上人群。一种基于病毒糖蛋白的新型带状疱疹疫苗可能会很快获得批准。

流感疫苗于 1945 年首先在美国获批[202],但直到 2004 年才首次被正式提议纳入儿童计划免疫。到 20 世纪 60 年代,可以在成人中安全使用的 Alice 株(H3N2)流感活疫苗研制成功[203,204],但由于这种疫苗可以引起发热而不能用于儿童[205]。每年注射灭活流感疫苗已成为标准,因为疫苗虽然安全有效,但不能诱生持久的局部免疫和细胞免疫。

20 世纪 90 年代发展起来的新的疫苗设计技术,

包括基因重配（gene resortment）、反向遗传学（reverse genetics）以及冷适应（cold adaption）等，再次使得研制具有长效免疫效果且无须注射的减毒流感活疫苗成为可能。

用于研制流感活疫苗的母本株有3种类型，即宿主范围、温度敏感和冷适应突变株，其中只有Hunein Maassab研制的冷适应株流感减毒活疫苗（cold-adapted influenza vaccine，CAIV）获得美国批准（2003年）[206]。其他2种类型毒株由于不能持续减毒、缺乏稳定性以及偶尔发生毒力回复而被放弃[207]。冷适应流感疫苗病毒株可以在宿主相对较冷的鼻腔内（32℃）增殖，而在体内温度较高的器官尤其在肺中（37℃）不能增殖[208]。

流感减毒活疫苗（live attenuated influenza vaccine，LAIV）可以通过鼻腔喷雾接种。它是使用基因重配技术的一个成功范例，这种技术只有对基因组分节段的病毒有效。用野毒株和减毒株病毒共感染细胞，使两种病毒的基因片段混合，然后分离含有2个母本毒株遗传物质的子代病毒。每年都会用Maassab母本毒株的6个内部基因片段和其他野生型流感病毒编码表面糖蛋白血凝素和神经氨酸酶的2个基因片段重配产生新的流感减毒活疫苗株[207,209]（每年用于生产灭活流感疫苗的新疫苗株也是通过基因重配或者重组技术获得）。起初认为活疫苗在儿童中与灭活疫苗同样有效，而且能够提供更持久更广泛的免疫保护[207,210-214]。此外，活疫苗更容易接种，并可对抗原漂移的野毒株产生交叉保护[215,216]。然而，最近的减毒活疫苗株显示出较差的免疫原性，疫苗的效力目前尚不确定。

1998年9月，由Albert Kapikian及其同事研发的4价口服轮状病毒基因重配活疫苗在美国获得批准[217-219]。在批准后的10个月内，疫苗不良反应报告系统（Vaccine Adverse Event Reporting System）就接到疫苗受种者发生肠套叠的报告[220-222]。根据流行病学研究，美国疾病控制中心（Center for Disease Control，CDC）认为在轮状病毒疫苗接种后的2周内肠套叠的发生率显著增加[223]。1999年11月，该疫苗正式退出市场[224]。

Wistar研究所和费城儿童医院的H. Fred Clark、Paul Offit和Plotkin以及辛辛那提儿童医院的Richard Ward和David Bernstein等研发了其他候选轮状病毒疫苗。Wistar研究所和费城儿童医院的轮状病毒疫苗是以对人类减毒的牛轮状病毒WC-3株为母本株，与来自不同血清型编码人轮状病毒vp4和vp7蛋白的5个RNA基因节段重排而来[225,226]。由此产生的5价口服疫苗2006年在美国被批准上市[227]。辛辛那提研究团队用细胞传代培养研发了一株包含G1和P1a血清型的减毒株，该疫苗2008年在美国被批准上市[228-230]。

出于对肠套叠的考虑，上述两种轮状病毒疫苗都经过了大规模临床试验（每种疫苗都超过60 000人），以评估肠套叠与疫苗接种是否存在相关性。两种疫苗都被证明是非常有效的，而且肠套叠的发生也很罕见[231-234]。进一步临床试验表明这些疫苗在发展中国家也是有效的，虽然保护效果低于发达国家。这使得WHO建议在全球范围内使用轮状病毒疫苗[235-239]。

由于效力有限、保护效果不明确以及不良反应等问题，非肠道接种的霍乱灭活疫苗没有被广泛接受，并最终撤市。几种预防霍乱及减少使人虚弱的腹泻症状的口服霍乱疫苗被研发成功并上市，包括2种灭活疫苗和1种活疫苗。由Jan Holmgren等研制的灭活霍乱疫苗，含有O1型霍乱弧菌全菌体和重组霍乱毒素B亚单位（WC-rBC）的重组体[240,241]。第二种灭活疫苗含有O1和O139型全菌体但没有重组亚单位（WC）。这使得其更容易接种，生产也更廉价。该疫苗目前主要在印度和越南使用。这两种灭活疫苗均由WHO预认证，并在许多国家获得批准，用于预防旅行者腹泻以及流行病的控制[240-243]。

马里兰大学的Mike Levine及其同事研制成功了一种基于569B伊纳达株的减毒口服霍乱活疫苗[244-251]。该疫苗需要冷链和特殊缓冲液。这种疫苗可提供快速的保护，已在许多国家获得许可。由于与疫苗本身无关的原因，生产被中断（公司破产和被接管）。最终，疫苗的使用权被归还给马里兰大学。2015年，一家生物技术公司与马里兰大学达成协议，向美国FDA申请该疫苗的上市许可。2016年，该疫苗被批准用于18~64岁前往霍乱疫区旅行的成人[251a]。

在灭活伤寒疫苗早期研究工作的基础上，相继研制出了热酚灭活或丙酮灭活的非肠道接种的全细胞伤寒疫苗[252-255]。这些疫苗均因不良反应发生率较高而不能令人满意。伤寒疫苗研究的一个重大突破来自Rene Germanier和E. Furer，他们获得了伤寒沙门菌（*Salmonella typhi*）Gal E突变的减毒株Ty21a株[256]。在美国进行初步疫苗研究后[257]，该疫苗在埃及[258]和智利[259,260]成功地进行了大规模临床试验。尽管疫苗的保护率并不一致，但其不良反应发生率很低，而且口服配方也降低了疫苗的生产和接种成本[261,262]。伤寒Vi多糖疫苗，一种组分纯化的灭活疫苗,由 Landy、Webster 及其同事研发[263-265],后来又被 Wong 及其同事[266]、John Robbins 和 J.B. Robbins 进一步改进[267]。

通过将狂犬病病毒在人二倍体细胞中传代适应,Koprowski、Tadeusz Wiktor 及其同事研制成功了灭活全病毒狂犬病疫苗[268]。这种疫苗比先前的狂犬病疫苗具有更强的免疫原性。此后,细胞培养的其他狂犬病疫苗也获得成功,其中包括兽用的重组痘苗狂犬病疫苗[269]。

流行性乙型脑炎(epidemic encephalitis type b)疫苗是在第二次世界大战期间开始研制的[270],后来日本在 1965 年研制成功了甲醛灭活的鼠脑全病毒疫苗[271]。尽管只有很少疫苗保护效果的报道,但它很快被用于免疫日本儿童。

自从 2 名美国公民在亚洲旅行时死于乙型脑炎后,美国国防部在泰国北部进行了临床试验[272],结果表明有效率为 91%。为了对不同地区的乙型脑炎病毒感染提供免疫保护,后来又研制了 Nakayama-NIH 株(先前单价疫苗中含有的毒株)和 Beijing-1 株的双价鼠脑疫苗[272-274]。

俞永新及其同事用原代地鼠肾细胞(primary hamster kidney cells,PHK)研发了减毒和灭活的乙型脑炎病毒疫苗[275-279]。虽然该疫苗在亚洲地区广泛使用,但原代地鼠肾细胞并未获得 WHO 认可[280]。

二价灭活鼠脑疫苗需要改进。20 世纪 90 年代这种疫苗的过敏反应逐渐增多,需要多次免疫才能引起持久的免疫力,而且该疫苗用动物的神经组织(鼠脑)制备而来[280]。2009 年 3 月,FDA 批准了成人使用的第二代乙型脑炎病毒疫苗,即由 Vero 细胞培养的灭活纯化疫苗。该疫苗名为 IXIARO,毒株是用于生产中国活疫苗的 SA14-14-2 株[281]。2013 年 5 月,该疫苗使用许可被扩大到 2 个月以上到 16 岁的儿童。它是在美国唯一获得批准的乙脑疫苗,先前使用的鼠脑疫苗于 2006 年停止生产[281-284]。

1979 年,Maurice Hilleman 和 Phil Provost 成功地用细胞培养了甲型肝炎病毒(hepatitis A virus,HAV)[285],从而为疫苗的研发开辟了道路。1986 年,他们与其合作者研制成功了世界上第一个甲型肝炎灭活疫苗[286],但是用于生产 HAV 抗原的细胞基质并不适合人用。后来在 1995—1996 年,美国批准了人成纤维细胞培养的甲醛灭活的甲型肝炎全病毒疫苗[287,288]。到 2004 年,美国 HAV 感染率下降到 1.9/10 万,达到了历史最低[289]。2006 年,甲型肝炎疫苗在美国被推荐用于儿童计划免疫[290]。

在森林脑炎病毒(tick-born encephalitis,TBE)被鉴定以及发现蜱为其传播媒介后不久,苏联于 1937 年研制成功了鼠脑生产的森林脑炎灭活疫苗[291,292]。20 世纪 60 年代,在 Benda 和 Danes 研究工作[293,294]的基础上,两个独立的研究小组,苏联的 Levkovich[295] 和奥地利的 Kunz[296] 各自用鸡胚细胞培养研制出了较低副作用的甲醛灭活疫苗。1980 年,Heinz、Kunz 和 Fauma 研制成功了灭活全病毒疫苗[297]。该疫苗对具有同源胞膜糖蛋白的不同森林脑炎病毒株均有保护效果[298-300]。1999 年以来,该疫苗的生产工艺经过了几次改进以提高疫苗纯度,其中最重要的改变是从原来的鼠脑生产变成了鸡胚细胞培养[301]。1991 年,第二个森林脑炎灭活疫苗在德国被批准使用[302]。随着 1989 年苏联的解体和东欧的开放,森林脑炎流行的地理范围趋于扩大。目前,森林脑炎流行于大多数欧洲国家、俄联邦以及中国、日本和韩国等亚洲国家。

很明显,到 20 世纪 70 年代末,疫苗的研发另有转机,技术已经发展到科学家可以鉴别出病毒或细菌传染性病原体的许多成分。一类基于细菌蛋白、多糖和蛋白质结合多糖的新疫苗出现了。减毒活疫苗和灭活全细胞疫苗仍然重要,但并不适用于所有疾病。亚单位疫苗被研发出来了,如果保护性抗原可以被鉴定和分离。一些全细胞疫苗被亚单位疫苗所取代。

自 20 世纪 40 年代,全细胞百日咳疫苗接种后引起许多不良反应,大多数比较轻微,但有些很严重。1975 年,在发生了 2 例儿童接种全细胞百日咳疫苗很快死亡后,虽然因果关系并不明确,但日本厚生劳动省停止了该疫苗的使用。随后百日咳出现了天文数字的增加,从 1971 年报告的 206 例增加到 1979 年的 13 105 例。日本厚生劳动省意识到了先前的过激行为,因此重新启用该疫苗,但仅用于 2 岁以上儿童[303]。英国也出现过类似问题,到 1977 年疫苗接种率下降到 33% 以下,随后出现了 3 次百日咳的流行,导致 10 万多例百日咳和 36 例死亡[304]。全细胞百日咳疫苗的副反应促使日本的 Yuji Sato 和 Hiroko Sato[303,305,306] 研制成功了副作用较低的无细胞百日咳疫苗(acellular pertussis vaccine)。1981 年,无细胞百日咳疫苗在日本被批准使用,它含有百日咳鲍特菌(bordetella pertussis)的 2 个主要保护性抗原,即百日咳毒素和丝状血凝素[303,305,307]。此后,美国(1996 年)和其他国家也批准了其他无细胞百日咳疫苗的使用,这些疫苗含有 1 到 5 个保护性抗原成分[308]。然而,即使进行了百日咳疫苗常规接种,自 2005 年以来百日咳病例的增加导致了对无细胞疫苗的重新评估,这种疫苗获得的免疫持久性较低。目前正在考虑使用新的配方来生产无细胞疫苗，同时考虑更频繁的加强免疫。

人用炭疽疫苗的现代研究工作始于20世纪下半叶。炭疽吸附疫苗（anthrax vaccine adsorbed，AVA）含有一种被称为"保护性抗原"的分泌蛋白，它是毒素的一部分。这种蛋白是从减毒、无荚膜和无蛋白水解活性的炭疽杆菌（Bacillus anthracis）的无菌滤过液中提取的[309-311]。1955—1959年，Merck公司在4家为服装业加工山羊毛的工厂里进行了类似炭疽疫苗的随机现场试验[312,313]。2002年，AVA被批准用于美国军队。

20世纪后期人们并未将人炭疽视为严重的疾病。在20世纪80、90年代，全球范围内每年的炭疽病例少于2 000例，大部分为皮肤型炭疽[314]。在2001年的生物恐怖事件中，恐怖分子通过美国邮政系统将高纯度的炭疽芽孢到处散发，从而改变了人们对炭疽的看法。保证军队和公众使用的炭疽疫苗的供应及其安全性得到了慎重考虑[315]。虽然美国FDA宣称，不管是什么感染途径，当前的炭疽疫苗都是有效的[316]。然而，通过重组技术或使用新的佐剂，研究人员正在加速研制基于保护性抗原的新一代炭疽疫苗。现代炭疽疫苗只需要更少的剂次就能获得全面的免疫力。

在20世纪70和80年代，几个由纯化荚膜多糖组成的细菌疫苗研制成功。

20世纪40年代就有过研制脑膜炎球菌疫苗的尝试，但却不能提供保护[319]。1966年，Walter Reed医院对细菌性脑膜炎体液免疫进行了研究，最终由Malcolm Arternstein[320]和Emil Gotschlich[321]及其同事[320-324]研制出了针对脑膜炎球菌A和C血清群的荚膜多糖疫苗。

到20世纪70年代早期，C群脑膜炎球菌多糖疫苗在美国新兵中常规接种，在军队中几乎消除了这一疾病[318]。然而该疫苗并不能在2岁以下儿童中引起有效的免疫应答，而且免疫持久性也不确定。此外，额外加强免疫会导致免疫反应的降低[325,326]。

多种A和/或C群脑膜炎球菌多糖蛋白结合疫苗也被研制成功，载体蛋白为白喉或破伤风类毒素。与多糖疫苗相比，它们的免疫保护更持久，并能在2岁以下婴幼儿中引起较好的免疫应答[325-330]。1999年，C群脑膜炎球菌结合疫苗在英国上市，并在同年11月被纳入计划免疫[327]。在英国经过大规模的上市后研究[326,328-330]，美国于2005年批准了一个可以同时预防A、C、Y和W135群脑膜炎球菌的4价结合疫苗，并于2010年批准了第二个类似疫苗[331-334]。

自首次分离肺炎链球菌（1880年Pasteur和George Sternberg同时分离）[335,336]，不到20年内就发现肺炎链球菌存在众多血清型，研制疫苗的复杂性就可想而知。1911年，Almroth Wright研制出了灭活的全细胞肺炎链球菌疫苗，并在南非的金矿工人中进行了试验，但该疫苗最终被放弃[337,338]。到20世纪40年代晚期，研究人员尤其是Colin Macleod对荚膜多糖做了大量的研究工作，最终研制成功了多价肺炎链球菌荚膜多糖疫苗（先是4价，后为6价）[339-341]。然而，抗生素的成功使用使人们把疫苗忘在了一边。

目前的肺炎链球菌多糖疫苗由Robert Austrian及其同事研制成功[342]。Austrian和Jerome Gold指出，尽管使用抗生素，但肺炎链球菌所引起的疾病仍然很严重[343]。随后Austrian研制出成人使用的肺炎链球菌荚膜多糖疫苗，1977年是14种抗原，1983年增加到23种[336,342]。

尽管肺炎链球菌多糖疫苗在成人中效果很好，但它并不能保护2岁以下婴幼儿，而80%以上的侵袭性肺炎链球菌疾病却发生在这一年龄段，所以蛋白偶联技术被用来研制一种能够保护这一重要群体的疫苗[344]。一种以无毒白喉类毒素突变体为载体蛋白，安全、有效的7价肺炎链球菌结合疫苗被研制成功。该疫苗对于肺炎链球菌感染的最高危人群即2岁以下婴幼儿也有免疫原性[345,346]。2000年2月，该疫苗在美国被批准使用[347,348]。Steven Black等在疫苗上市后进行了为期一年的随访，结果表明它能够显著降低特定年龄人群的侵袭性肺炎链球菌疾病的发生[349]。此外，该疫苗在儿童中使用引起的群体免疫显著降低了成人肺炎链球菌疾病的发生。2010年2月，13价肺炎链球菌结合疫苗被批准上市。PCV13被推荐用于预防婴幼儿、50岁以上成人和免疫功能受损人群的肺炎球菌疾病[350,351]。

Porter Anderson、David Smith[352]、Rachel Schneerson[353]及其同事研制出第一代b型流感嗜血杆菌疫苗。Richard Pferiffer在1892年分离了该菌，但他当时误认为是发现了流感的病原。开始一直称为Pferiffer杆菌（Pfeiffer's bacillus），后来命名为b型流感嗜血杆菌[117]。20世纪20和30年代，Margaret Pittman发现在6个不同型别荚膜多糖的流感嗜血杆菌中，b型是引起儿童严重疾病的最主要病原。她发现荚膜的成分是磷酸核糖醇的一种聚合物，现在称为多聚磷酸核糖醇（polyribosylribotol phosphate，PRP）[354]。20世纪70年代，几个研究团队开始研究b型流感嗜血杆菌疫苗，主要在芬兰和北卡罗来纳[352,353,355-357]。这些工作最终导致1985年PRP疫苗的批准上市。然而该疫苗对18月龄以下婴幼儿(细菌性脑膜炎的高危人群)并无保护,在较大龄儿童中的效力也有限。b型流感嗜血杆菌疫苗因此迅速发展到第二代和第三代疫苗。

研究发现细菌荚膜多糖和载体蛋白结合可以提高前者的免疫原性[359,360],因此Schneerson和John Robbins将b型流感嗜血杆菌的PRP与白喉类毒素偶联,从而研制成功第一个多糖结合疫苗,并于1987年获批[361]。该疫苗提高了免疫原性和效力,于1987年被批准用于15月龄以上儿童。但更低龄婴幼儿仍存在危险,于是3个免疫原性更好的多糖结合疫苗很快研制成功,载体蛋白分别为:来源于白喉杆菌变异株的无毒性白喉类毒素(HbOC-CRM197)、脑膜炎奈瑟菌外膜蛋白(PRP-OMP)和破伤风类毒素[358,361]。

重组蛋白疫苗

患者体内发现的乙型肝炎病毒表面抗原(HBsAg)颗粒具有免疫原性和保护性而不具有感染性[362-365],这为从乙型肝炎病毒慢性携带者血液中纯化这些颗粒奠定了基础。Hilleman和同事研制的血源乙型肝炎疫苗于1981年在美国被批准[365]。尽管该疫苗安全、有效[366],但在疫苗上市同时出现了AIDS流行,使得人们认识到人血液制品具有潜在的危险性。虽然疫苗经过严格的安全性检定,并在生产过程中有多个步骤灭活外源因子,但疫苗制造商仍不能克服公众和医生不愿使用这种AIDS病毒污染危险极小的疫苗的问题。同时,疫苗抗原生产所需的人血来源也极其有限。

这些问题促使了第一个重组疫苗(recombined vaccine)于1986年被批准使用。这一工作由加利福尼亚大学洛杉矶分校和西雅图华盛顿大学的Valenzuela、Medina和Rutter等完成。这种疫苗是通过将HBsAg编码基因克隆到酿酒酵母(saccharomyces cerevisiae)和哺乳动物细胞中获得的。HBsAg通过细胞生产,并吸附于铝佐剂而制成疫苗[367-370]。在酵母中表面抗原聚集成颗粒,很像血源疫苗中高度纯化的表面抗原[371]。前期临床试验和随后的研究都表明重组疫苗与血源疫苗一样有效[369,372,373]。此外,由于它来自基因重组,因此无污染,无被监测到的外源因子的可能。

莱姆病(Lyme disease)于1975年在美国被发现,在随后的四分之一世纪中成为美国最常见的虫媒传播疾病[374-377]。莱姆病的名字源于首次分离到病原体的康涅狄克州的莱姆镇,一直被称作莱姆关节炎(Lyme arthritis)。由于还存在一些其他相关疾病,1982年改名为莱姆病[378]。1982年在美国,Willy Burgdorfer发现了引起这种疾病的螺旋体[379],随后被命名为伯氏疏螺旋体(Borrelia brugdorferi)。

个人防护、喷洒消毒和抗生素都不能阻止莱姆病的上升流行趋势[380-383]。两种候选疫苗进入了大规模临床研究[384-388]。每种疫苗都含有重组大肠杆菌表达的美国莱姆株的外膜蛋白(OspA)[375]。一种OspA疫苗在1999年获得FDA批准,推荐用于生活或工作在疫区的15~70岁人群[377]。

尽管这种疫苗进行了大规模临床试验和上市后监测,但并未被人们很好地接受。这是因为它未得到美国CDC的大力推荐,并且在感染后可以使用抗生素治疗,而且使用疫苗还存在需要加强免疫等问题。还有一个同样重要的原因,虽无疫苗引起关节炎的证据,但许多团体或个人投诉疫苗制造商,声称这种疫苗会引起慢性关节炎和其他自身免疫病[376]。2002年4月,该疫苗由于缺少市场需求而退市[389]。

2006年,美国批准了4价重组人乳头瘤病毒(human papilloma virus,HPV)疫苗。这是一个具有里程碑意义的事件,因为它代表了第二种针对人类癌症的疫苗问世。乙型肝炎疫苗是第一个能预防人类肿瘤的疫苗,因为它预防乙型肝炎病毒引起肝癌的效果为95%。HPV疫苗的研制经过了至少15年的时间,两大洲的若干个实验室都在竞争这种疫苗研制的优先权。这种亚单位疫苗是由酵母表达的HPV主要衣壳蛋白L1自我组装形成的病毒样颗粒(virus-like particle,VLP)。

1991年,Ian Frazer领导的澳大利亚小组发表数据,表明利用HPV-16只有当L1和L2基因同时表达才能组装成HPV16型VLP[390]。他们意识到用这种VLP制备疫苗的潜力。一年后,美国国立癌症研究所(National Cancer Institute)的John Schiller和Douglas Lowy等证明在无L2存在的情况下,牛乳头瘤病毒L1衣壳蛋白也可以自我组装成VLP,并且能够诱生高滴度的中和抗体[391]。实际上,单独L1蛋白所形成的结构与天然HPV病毒十分相似。

1993年,Schiller小组发现杆状病毒表达的HPV L1比Frazer使用的HPV L1突变体能够更有效地组装成VLP[392]。乔治敦大学和罗切斯特大学的实验室也为这种疫苗的研发作出了重要贡献[393,394]。国立癌症研究所发表了这些研究的简要概述[395]。一种亚单位疫苗包括HPV6、11、16和18型的VLP,在美国后两种基因型与70%的宫颈癌发生相关。第二种疫苗是二价HPV疫苗,2009年在美国获批。四价疫苗对生殖器疣也有效,而二价疫苗只针对宫颈癌。

2006年首次获批时,四价疫苗仅用于女性。到2009年,男性也被明确可患由HPV诱发的癌症,也需要接种疫苗,该疫苗的应用范围扩大了。2014年,一种九价重组HPV疫苗获批用于9~26岁女性和9~15岁男性。

蛋白质、多糖和重组技术的使用极大地拓展了疫苗研发的可能性,但仍然存在挑战。有些疾病,如B群脑膜炎奈瑟菌,虽然不是因为缺乏尝试,但通过传统的方法无法研发出疫苗。B群脑膜炎球菌没有明显的保护性蛋白、多糖或抗原,其荚膜多糖不仅免疫原性弱,而且还会引起自身免疫反应。

1995年,第一个完整的细菌基因组序列被公布,它立即改变了疫苗研究中的游戏规则[396]。在随后的十年中,100多个其他病原体基因测序完成,而且数百个已经着手了。这些基因组序列使得可能作为候选疫苗的蛋白质抗原被迅速鉴定出来[397]。

B群脑膜炎球菌是第一个通过基因组测序成功鉴定此类候选疫苗抗原的例子。这是通过反向疫苗学(reverse vaccinology)技术得以实现的,该技术最先由Rino Rappuoli等在西耶纳研发成功[398,399]。在对B群脑膜炎球菌MC58株进行测序同时,利用计算机程序预测出了600个特异性候选疫苗抗原。在这些抗原中,350种(58%)可在大肠杆菌中表达,28种(5%)最终诱生了杀菌抗体。这项技术鉴定出来的B群脑膜炎球菌候选疫苗抗原比过去40年中考虑或测试过的总和还要多[397,400]。

通过蛋白质组学(proteomics)可以鉴定出细菌生命周期中任何特定时刻存在的所有蛋白质亚群。该技术的引入进一步增强了DNA序列分析和反向疫苗学的作用,从而缩短了寻找候选疫苗抗原的时间[397]。

2014年10月,第一种B群脑膜炎球菌疫苗在美国获得批准。该疫苗基于先前就很明确的细菌毒力因子——H因子结合蛋白,疫苗中含有它的两种变异体[401]。2015年1月,第二种B群脑膜炎球菌疫苗获得批准,它含有从28种诱导杀菌抗体的候选抗原中筛选出来的4种蛋白质。这是第一个基于基因组学(也称为反向疫苗学)研发成功的疫苗[402]。这两种B群脑膜炎球菌疫苗都是2012年FDA实施快速通道审评后获批的首个疫苗。

目前,在研的大多数疫苗使用的新技术都能够带来更好的安全性和更大的可能性。DNA序列分析、反向遗传学和蛋白质组学等一些强大新技术的加入,使得人们更加关注纯化亚单位疫苗、基因重组亚单位疫苗和载体疫苗。然而,一些古老的传统的方法如减毒和全病毒灭活等仍在继续使用,例如最近获批的带状疱疹疫苗。

随着进入21世纪的第二个10年,疫苗发展的前景是光明的。自2000年以来,美国和欧洲已经批准了13种重要的疫苗,包括7价肺炎球菌结合疫苗(2000年)、冷适应株流感疫苗(2003年)、4价脑膜炎球菌结合疫苗(2005年)、高效价带状疱疹疫苗(2006年)、4价HPV VLP疫苗(2006年)、5价轮状病毒基因重配疫苗(2006年)、减毒人株轮状病毒疫苗(2008年)、Vero细胞生产的第二代灭活乙脑疫苗(2009年)、2价HPV疫苗(2009年)、13价肺炎球菌结合疫苗(2010年)、9价HPV疫苗(2014年)以及2种B群脑膜炎球菌疫苗(2014年和2015年)。3种霍乱疫苗(2种灭活和1种活疫苗)也已在世界其他地区获得批准。

本章按照时间顺序记录了疫苗接种对世界人口健康的显著影响。在21世纪,随着新一代科学家的不断创新和深入探索基因工程、基因组学以及他们带来的其他大量技术,这种影响将越来越大。尽管存在许多不确定的自然和政治因素,但是新技术的发展预示着疫苗学的白金时代即将到来。

(许洪林　李冬梅　王丽娟)

本章相关参考资料可在"ExpertConsult.com"上查阅。

第 2 章 疫苗免疫学

Claire-Anne Siegrist

通过疫苗产生保护作用是一项复杂的挑战。目前所用的大部分疫苗是依据经验开发的，人们对其如何激活机体免疫系统所知甚少或没有了解。疫苗最初的保护效力主要是通过诱导抗原特异性抗体来实现的（框2.1）。然而，抗体介导的保护作用远不止疫苗诱导的抗体滴度峰值。这些抗体的应答质量（如亲

框 2.1　主要的免疫学定义

佐剂：
增强免疫系统应答的物质，通过增强抗原提呈（缓释制剂和递送系统）或共刺激信号（免疫调节剂）起作用。铝盐是当今疫苗最常用的佐剂。

亲和力：
抗体亲和力是指抗体与抗原表面特定表位结合的趋势，即相互作用的强度。亲和力指特定抗原的表位特异性亲和力的总和。亲和力直接与功能相关。

亲和力成熟：
指抗原特异性B细胞进行体细胞高突变和亲和力选择的过程，其结果是B细胞产生的抗体亲和力高于胚系抗体。

抗体：
免疫球蛋白家族成员，存在于B细胞表面，受刺激后分泌，通过特异性结合于抗原表面而中和抗原。

抗原提呈细胞：
抗原提呈细胞通过内吞和巨噬作用捕获抗原，将它们加工成小肽，通过主要组织相容性复合体（major histocompatibility complex, MHC）分子将小肽展示在细胞表面，并提供共刺激信号协同激活抗原特异性T细胞。抗原提呈细胞包括B细胞、巨噬细胞和树突状细胞，但仅树突状细胞能够激活幼稚T细胞。

B 淋巴细胞：
源自骨髓的细胞，在二级淋巴组织中成熟，当其表面免疫球蛋白与抗原结合后在脾脏/淋巴结中被激活，进而分化为抗体分泌细胞（浆细胞）或记忆B细胞。

载体蛋白：
用化学方法与多糖结合产生糖结合疫苗时作为模板的蛋白。目前认为载体蛋白可以提供CD4$^+$辅助性T细胞，特别是滤泡辅助性T细胞识别的抗原表位。

CD4$^+$Th1 细胞：
为CD4$^+$T细胞激活后分化而成的细胞，主要分泌白细胞介素-2（IL-2）、干扰素-γ（IFN-γ）和肿瘤坏死因子-β（TNF-β），具有直接抗微生物（病毒）功能，主要辅助细胞毒性T细胞和巨噬细胞。

CD4$^+$Th2 细胞：
为CD4$^+$T细胞激活后分化而成的细胞，主要分泌IL-4、IL-5、IL-6、IL-10和IL-13，具有直接抗微生物（寄生虫）功能，主要辅助B细胞。

CD4$^+$Th17 细胞：
为主要分泌IL-17、IL-21和IL-22的CD4$^+$T细胞，参与宿主抵抗定植于机体表面（呼吸道、皮肤和肠道）的胞外细菌。

CD8$^+$T 细胞：
通过直接接触或产生细胞因子（IFN-γ，TNF-α），专门杀死受感染细胞的淋巴细胞。

中枢记忆 T 细胞：
在淋巴结间循环的记忆T细胞，在受到特异性微生物多肽刺激时迅速增殖并产生大量的效应细胞。

趋化因子：
一类具有趋化作用的分泌性小分子蛋白，能够募集细胞在表面表达相应趋化因子受体，从而使细胞向更高浓度的趋化因子处迁移。

共刺激分子：
抗原提呈细胞激活后表达于细胞表面的分子，向T细胞和B细胞等其他细胞提供刺激信号。

树突状细胞：
能够不断摄取它们周围环境中的病毒和细菌等病原体、检测危险信号并启动免疫应答的一类细胞。未成熟巡逻的树突状细胞（dendritic cell, DC）具有高内吞活性和低T细胞激活能力。DC与病原体接触后受诱导而成熟，并表达某些细胞表面分子，从而大大增强了激活T细胞的能力。

效应记忆 T 细胞：
为体内巡逻的记忆T细胞，在检测到特异性微生物多肽后能够立即介导细胞毒性功能。

滤泡外反应：
受到蛋白和多糖抗原刺激后启动的生发中心外B细胞分化途径。滤泡外反应快速，产生的B细胞存活期短（仅为数天），产生低亲和力抗体，不诱导免疫记忆。

滤泡树突状细胞：
位于脾脏和淋巴结中的基质细胞，激活后表达趋化因子（如CXCL13），吸引激活的抗原特异性B细胞和T细胞，从而启动生发中心反应。滤泡DC向生发中心（germinal center, GC）B细胞提供抗凋亡信号，并促进其分化为浆细胞或记忆B细胞。

滤泡辅助性 T 细胞：
CD4$^+$T细胞，激活之后向滤泡DC迁移，并为生发中心B细胞提供重要辅助，影响其抗体型别转换、亲和力成熟和分化。

框2.1　主要的免疫学定义(续)

生发中心：
为机体受到抗原刺激之后在脾脏/淋巴结内形成的并于数周后解体的动态结构。GC 含有一个抗原特异性 B 细胞的单克隆群，在滤泡 DC 和滤泡辅助性 T 细胞的辅助下增殖和分化。免疫球蛋白型别转换重组、亲和力成熟、B 细胞选择以及分化为浆细胞和记忆 B 细胞都发生在 GC。

型别转换：
B 细胞分化过程中通过 DNA 重组产生的免疫球蛋白(immunoglobulin，Ig)表达和生产类型的转换，如 IgM 转换为 IgG、IgA 或 IgE。

边缘区：
为脾脏红髓和白髓之间的区域，其主要功能是截留来自循环的颗粒抗原并将其提呈给淋巴细胞。

模式识别受体：
为胚系编码的受体，其能够通过识别保守的病原微生物相关分子模式而感知感染的存在，从而启动固有免疫反应。

调节性 T 细胞：
是一群活化分化后能够表达 IL-10 和转化生长因子-β (TGF-β)/表面标志物等特定细胞因子的 T 细胞，其功能是通过各种机制抑制免疫系统活化，维持免疫系统自稳和对自身抗原的耐受。

常驻记忆 T 细胞：
为存在于特定组织(肺、肠和皮肤)中的效应记忆 T 细胞，对细菌和病毒病原体的感染形成即时早期防线。

体细胞超突变：
B 细胞增殖过程中 B 细胞受体(即免疫球蛋白)可变区在活化诱导的胞嘧啶脱氨酶介导下以极高频率发生随机突变的过程，并由此产生抗体多样性。

T 淋巴细胞：
即胸腺依赖淋巴细胞，起源于胸腺，在外周免疫器官成熟，在脾脏/淋巴结中被激活。T 细胞在其表面受体与 MHC 分子提呈的抗原结合并受到额外的共刺激信号后被激活，从而获得杀伤(主要是 $CD8^+$ T 细胞)或辅助(主要是 $CD4^+$ T 细胞)功能。

T 细胞非依赖性 B 细胞应答：
主要由多糖诱发的 B 细胞分化途径，发生在脾脏和淋巴结的边缘区和滤泡外区，特点是反应快速(几天)，产生短暂(几个月)的低亲和力抗体，不诱导免疫记忆。

T 细胞依赖性 B 细胞应答：
由蛋白抗原募集 T 细胞和 B 细胞进入脾脏/淋巴结的 GC 所诱导的 B 细胞分化途径，特点是反应较慢(几周)，但产生长期数年的高亲和力抗体，并诱导免疫记忆。

Toll 样受体：
为 10 个成员组成的受体家族(TLR1~TLR10)，位于很多免疫细胞的表面，通过保守的微生物模式识别病原体，并在检测到危险时激活固有免疫。

和力、特异性或中和能力)被认为是疫苗保护效力的决定因素。长期保护需要疫苗产生的抗体能够在保护阈值以上持续存在，和/或免疫记忆细胞的维持，这些细胞能够在日后微生物暴露时被快速有效地再激活。诱导免疫记忆的决定因素，抗体持久性和免疫记忆对预防特定疾病的相对贡献，都是疫苗长期效力的重要参数。

虽然 B 细胞在当前疫苗效力中占主导作用，但也不可忽视 T 细胞应答的重要性：T 细胞不但在诱导高亲和力抗体和免疫记忆方面必不可少，还直接参与卡介苗(Bacille Calmette-Guérin, BCG)等现有疫苗的保护作用，同时对百日咳等特定疾病的作用也可能比先前预期的更为重要，并且它将会成为肺结核等新型疫苗靶标(具有细胞内定位的优势)的主要效应物。

随着许多新方法的出现，我们对疫苗相关免疫指标的评价越来越多，其中包括人体中的指标。这一进展也带来了一些新问题，例如哪些是最好的评价指标、它们与疫苗诱导的保护作用的相关性如何。对开发新疫苗或利用现有疫苗的免疫策略优化来说，确定疫苗效力的机制和免疫相关指标(至少是替代指标)具有重要意义。因此，关于这些指标的确定引起了研究者极大的关注。在过去十年中，随着对免疫系统的复杂性及其决定因素(包括宿主遗传水平)的理解不断加深，已证明利用系统生物学方法来评价在免疫应答中各种过程和网络间是如何相互作用的要比试图分离和鉴定免疫应答的各个环节更为成功[1]。阐明疫苗免疫原性的特定分子特征不仅能发现疫苗新的保护性免疫指标，而且能够更好地解释疫苗应答在人群中的异质性。对特定易感人群(即年幼人群、年长人群和免疫抑制人群)量身制订的免疫策略，也在很大程度上依赖于更好地理解对特殊情况下在群体和个体水平上是什么增强或限制了疫苗的效力。最后，新疫苗的快速研发引发的诸多问题不仅限于目标疾病及对其预防所带来的潜在影响，还包括疫苗对免疫系统以及全身健康的特异性和非特异性影响。这些与免疫相关的问题已经在很大程度上扩展到整个人群，而且与疫苗免疫安全性相关的问题也备受关注，如疫苗引发的非抗原特异性应答可能导致过敏、自身免疫甚至夭折等。疫苗的某些"脱靶效应"也已得到确认，并要求对其进行研究，以量化其影响和确定其作用的机制。本章目的就是从免疫学这一复杂且快速发展的领域中提取出有助于我们更好地解决这些重要问题的主要概念。

疫苗是如何介导保护作用的

疫苗通过诱导效应机制（细胞或分子）来介导保护作用，这些效应机制能够快速控制病原体的复制或灭活其有毒成分。疫苗所诱导的免疫效应物（表2.1）主要是B淋巴细胞产生的抗体，它能够与毒素或病原体特异性结合[2]。其他可能的效应物是细胞毒性CD8+T淋巴细胞和辅助性CD4+T（T-helper,Th）淋巴细胞，细胞毒性CD8+T淋巴细胞限制感染原扩散的主要方式是识别并杀死感染的细胞或分泌特异性抗病毒细胞因子。这些Th细胞可能通过产生细胞因子提供保护，并为B淋巴细胞和CD8+T淋巴细胞反应的产生和维持提供支持。效应CD4+Th细胞最初根据其产生的主要细胞因子（γ干扰素和白细胞介素-4）分为辅助性T细胞1（Th1）和辅助性T细胞2（Th2）亚群。但因为越来越多的研究表明，Th细胞包括大量具有不同细胞因子产生和归巢能力的亚群（表2.1）[3]，故这种二分法早已过时。最近发现的疫苗诱导CD4+Th细胞的关键亚群是滤泡辅助性T（follicular T-helper,Tfh）细胞，它们在淋巴结中被特殊整装和定位，以支持B细胞的有效活化和分化为抗体分泌细胞[4]，并被认为直接控制抗体反应和介导佐剂效应[5-7]。另一个重要的亚群是辅助性T细胞17（Th17），主要通过募集中性粒细胞和促进局部炎症抵御皮肤和黏膜定居的胞外细菌[8,9]。上述效应物还受到维持免疫耐受性的调节性T细胞的控制[10]。大多数抗原和疫苗可以诱导B细胞应答和T细胞应答两种反应，因此没有理由反对有利于抗体产生（体液免疫）和T细胞应答（细胞免疫）的疫苗。此外，CD4+T细胞对大多数抗体应答都是必需的，而抗体能够显著影响针对胞内病原体的T细胞应答[11]。

疫苗应答的主要效应物是什么

疫苗的自然属性直接影响主要由其诱导的并介导保护效力的免疫效应物的类型（表2.2）。

荚膜多糖（capsular polysaccharide）传统上被认为是以T细胞非依赖的方式介导B细胞应答[12]。细菌多糖与蛋白载体的结合物（如糖结合疫苗）能够提供给免疫系统的外源肽，从而在T细胞依赖性抗体应答中募集抗原特异性CD4+Tfh细胞[13,14]。类毒素、蛋白、病毒灭活或减毒活疫苗（表2.2）都可以诱发T细胞依赖性抗体应答，其特点是可产生高亲和力的抗体和免疫记忆。此外，减毒活疫苗通常可产生CD8+细胞毒性T细胞。采用活疫苗/载体或特定的新型给药系统可能是诱导强效的CD8+T细胞应答的必要条件。现有疫苗大多数通过诱导疫苗抗体介导保护作用，而疫苗诱导的CD4+T细胞有助于巨噬细胞活化和控制结核分枝杆菌（Mycobacterium tuberculosis）[15]，以及防止水痘-带状疱疹的再激活。此外，CD8+T细胞也被诱导[16]。

免疫过程诱导抗原特异性免疫效应因子（和/或免疫记忆细胞），但并不意味着这些抗体、细胞或细胞因子是疫苗效力的替代物或相关物。疫苗效力替代物或相关物的确定需要明确证实：在受种者体内，疫苗介导的保护作用依赖于疫苗接种者体内特定标志

表2.1 疫苗引发的效应机制

- 抗体通过清除胞外病原体预防或降低感染：
  - 结合到毒素的酶活性位点或阻止其扩散
  - 中和病毒复制（如阻止病毒结合和进入细胞）
  - 促进对胞外细菌的调理吞噬作用（即增强巨噬细胞和中性粒细胞的清除能力）
  - 激活补体级联反应
- CD8+T细胞不能预防感染，但可降低、控制和清除胞内病原体：
  - 通过释放穿孔素和颗粒酶等直接杀死受感染细胞
  - 通过释放抗微生物细胞因子间接杀死受感染细胞
- CD4+T细胞不能预防感染，但通过其细胞因子的产生和归巢能力参与降低、控制和清除胞外和胞内病原体，其的主要亚群包括：
  - 滤泡辅助性T细胞（Tfh）：主要产生白细胞介素-21（IL-21），并为B细胞提供帮助
  - 效应辅助性T细胞1（Th1）：产生γ干扰素（IFN-γ）、肿瘤坏死因子-α（TNF-α）/肿瘤坏死因子-β（TNF-β）和IL-2，并主要参与对胞内病原体（如病毒、结核分枝杆菌）的防护
  - 效应Th2细胞：产生IL-4、IL-5和IL-13，并对胞外病原体（如细菌和蠕虫）作出反应
  - 效应Th9细胞：产生IL-9，也对胞外病原体作出反应
  - 效应Th17细胞：产生IL-17、IL-22和IL-26，并参与黏膜防御（如肺炎链球菌、百日咳杆菌、结核分枝杆菌）

物的存在,如高于某一阈值的抗体滴度或存在一些抗原特异性细胞[17,18]。

已证明疫苗诱导的抗原特异性抗体对很多疾病具有保护作用[19](表2.2)。被动保护可以来自生理性的母传抗体(如破伤风)、被动注射免疫球蛋白或疫苗诱导的高免疫血清(如麻疹、肝炎和水痘等)。这些抗体可以在外周中和毒素,如在感染伤口毒素产生处(破伤风)或咽喉处(白喉)。如果黏膜表面的抗体滴度足够高,则可以降低病原体结合或黏附到易感细胞或受体上,从而阻止病毒复制(如脊髓灰质炎病毒)或减少细菌定植(如多糖结合疫苗针对的产荚膜细菌)[20]。黏膜表面发生的病原体中和作用主要是通过疫苗诱导的血清免疫球蛋白G(IgG)抗体渗出物实现的。其要求血清中IgG抗体浓度具备足够的亲和

表2.2 影响疫苗诱导的免疫力的相关因素

疫苗	疫苗类型	血清 IgG	黏膜 IgG	黏膜 IgA	T 细胞
霍乱	灭活	++	+		
霍乱	活、口服	+	++		
白喉类毒素	类毒素	++	(+)		
甲型肝炎	灭活	+++			
乙型肝炎(HBsAg)	蛋白	++			
Hib 多糖	PS	++	(+)		
Hib 多糖结合物	PS- 蛋白	+++	++		
流感	灭活,亚单位	++	(+)		
喷鼻流感	减毒活	++	+	+	+(CD8$^+$)
乙型脑炎	灭活	++			
麻疹	减毒活	+++			+(CD8$^+$)
脑膜炎球菌多糖	PS	++	(+)		
脑膜炎球菌多糖结合物	PS- 蛋白	+++	++		
B 群脑膜炎球菌	蛋白				
腮腺炎	减毒活	++			
人乳头瘤病毒	VLPs	+++	++		
百日咳,全细胞	灭活	++			+?(CD4$^+$)
百日咳,无细胞	蛋白	++			+?(CD4$^+$)
肺炎球菌多糖	PS	++	(+)		
肺炎球菌多糖结合物	PS- 蛋白	+++	++		
脊髓灰质炎赛宾株	减毒活	++	++	++	
脊髓灰质炎索尔克株	灭活	++	+		
狂犬病	灭活	++			
轮状病毒	VLPs	(+)	(+)	++	
风疹	减毒活	+++			
破伤风类毒素	类毒素	+++			
肺结核(BCG)	活分枝杆菌				++(CD4$^+$)
伤寒多糖	PS	+	(+)		
水痘	减毒活	++			+?(CD4$^+$)
水痘(带状疱疹)	减毒活				++(CD4$^+$)
黄热病	减毒活	+++			

注:BCG:卡介苗;Hib:b 型流感嗜血杆菌;PS:多糖;VLP:病毒样颗粒。
本表可能并不全面,仅包括了目前批准上市的疫苗。

力和丰富性,从而在唾液或黏膜分泌液中形成"保护性"抗体滴度。一般说来,这种保护性抗体应答是由多糖结合疫苗、而非 PS 细菌疫苗诱发的,多糖结合疫苗除了防止侵袭性疾病外,还可以防止鼻咽部细菌定植或非细菌性肺炎[21]。

在大多数情况下,灭活疫苗并不能在黏膜表面诱导出滴度足够高且持久的抗体来防止局部感染。只有在病原体感染了黏膜表面之后,才能遇到疫苗所诱导的血清 IgG 抗体。这些抗体可中和病毒、调理细菌吞噬、激活补体级联反应(表 2.1)、限制病原体增殖和扩散、防止组织损伤,从而预防临床疾病。疫苗诱导无菌性免疫的失败并不是成功控制疾病的障碍,但对于开发一些针对慢性病毒性感染的特定疫苗,这的确是一个很大的挑战。

现有疫苗主要是通过诱导高特异性的血清 IgG 抗体介导保护作用(表 2.2)。口服或鼻喷减活病毒疫苗,如轮状病毒疫苗、口服脊髓灰质炎疫苗和鼻喷流感疫苗,可以诱导血清 IgA 和分泌型 IgA,从而控制黏膜表面病毒的排出。

然而,在某些情况下,被动抗体介导的免疫是低效的(如结核病)。虽然特异性 T 细胞的丰度和细胞因子表达谱与 BCG 免疫婴幼儿的保护作用无关,但有证据表明 T 细胞是 BCG 的主要效应因子[15,22],带状疱疹疫苗免疫的成人情况也是如此[23-24]。然而,也有间接证据表明其他疫苗诱导的 T 细胞应答也有助于疫苗的保护作用。在婴儿期接受过致敏并且疫苗诱导的抗体消退后的儿童中[25-28],CD4$^+$T 细胞似乎可以持续防止百日咳临床病症的发生,并可能有助于延长全细胞百日咳疫苗的疫苗效力[29-31]。另一个例子是 6 月龄婴儿的麻疹疫苗免疫,这些婴儿很大程度上未能产生抗体应答,因为免疫系统未成熟和/或残存的抑制性母传抗体,但是他们却产生了能明显分泌 IFN-γ 的 CD4$^+$T 细胞[32,33]。这些婴儿对麻疹仍然易感,但是不会发生严重的病症和死亡,这可能是由于疫苗诱导的 T 细胞效应物具有清除病毒的能力。因此,疫苗所诱导的抗体可以预防感染,而 T 细胞则在抗体缺乏的情况下减轻病症和并发症。理解疫苗免疫学需要了解 B 细胞和 T 细胞反应是如何被疫苗抗原所诱发、支持、维持和/或再激活的。

从固有免疫到适应性免疫的激活:免疫后的第一步

新型佐剂实际上是通过调节固有免疫、形成适应性反应来增强疫苗应答的[34-38]。实际上,抗原特异性 B 细胞和 T 细胞应答需要经过特异性抗原提呈细胞 (antigen-presenting cell, APC) 在引流淋巴结中将其激活,而这些 APC 实际上是被募集到反应中的树突状细胞 (dendritic cell, DC)。未成熟的 DC 在体内巡逻,当遇到暴露于组织或注射部位的病原体后,它们会经历快速成熟、调节特定细胞表面受体、向二级淋巴结转移并在其中诱发 T 细胞和 B 细胞应答等过程。成熟 DC 诱导疫苗应答的中心作用体现在它们为 T 细胞提供抗原特异性信号和共刺激信号的独特能力,这些"危险信号"对于激活幼稚 T 细胞是必需的[39]。诱导疫苗应答的首要条件是通过疫苗抗原和/或佐剂提供足够的"危险信号"(图 2.1),以触发由固有免疫系统细胞所介导的炎性反应[34-37]。

DC、单核细胞和中性粒细胞表达一系列受体,能够针对性地识别进化上保守的病原体模式。因为这些病原体模式在自身抗原中是不存在的,所以能够很容易地能将其识别为"危险"信号[40]。在这些模式识别受体中,Toll 样受体起到关键作用[40](表 2.3)。通过这些模式识别受体,宿主细胞遇到病原体时能够感受到潜在的危险并被激活(图 2.2)。它们调整自身表面分子的表达并产生促炎性细胞因子和趋化因子[34-37],吸引并使单核细胞、粒细胞和自然杀伤细胞渗透到脉管外,从而产生炎性微环境(图 2.1)。在此微环境下单核细胞分化为巨噬细胞,未成熟的 DCs 被激活[38]。DC 激活改变了其表面归巢受体的表达,并引发 DC 向引流淋巴结的迁移(图 2.2)。如无危险信号,DC 仍是未成熟的,而且与幼稚 T 细胞接触后 T 细胞不能分化为免疫效应细胞,而是分化成维持免疫耐受的调节性 CD4$^+$T 细胞[10]。

通过模式识别受体识别多种病原相关信号(如病毒 RNA),病毒活疫苗能够最有效地激活固有免疫系统[41](表 2.3)。疫苗接种后,病毒颗粒通过脉管网络快速分散并到达其靶组织。这与自然感染过程非常相似,通过鼻腔和口服接种的疫苗的初始黏膜复制阶段也与自然感染相似。病毒活疫苗接种并扩散后,DC 在多处受到激活,向相应的引流淋巴结迁移,并促发 T 细胞和 B 细胞多位点激活。上述情形可以解释为何活疫苗普遍比"非活"疫苗免疫原性高[42](表 2.4)。这种早期扩散模式的另一个影响是活疫苗的接种位点和途径不太重要,例如麻疹疫苗肌内或皮下注射的免疫原性和反应原性很相似[43],麻疹疫苗也许还可通过气雾剂接种。BCG 等细菌活疫苗既可在注射位点处增殖并诱导延时的炎性反应,也可在远距离的局部引流淋巴结处增殖。

非活疫苗,无论是只含有蛋白、PS、糖复合物或灭活微生物(表 2.2),都依然可能含有病原识别模式。

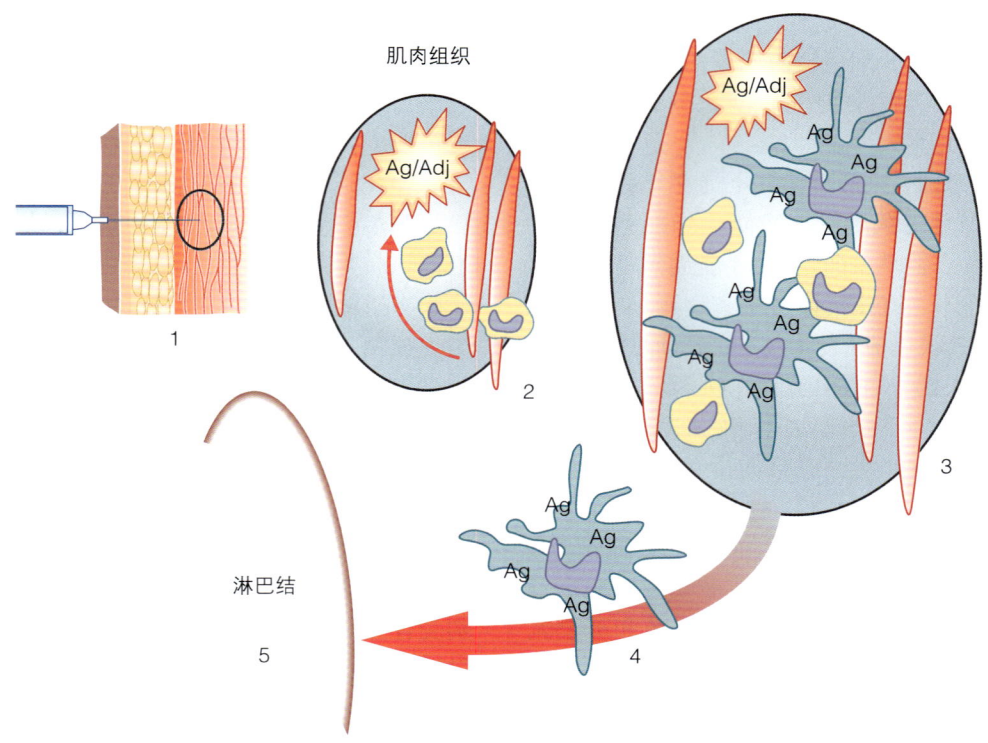

图 2.1 疫苗应答的起始

疫苗注射后(1),疫苗抗原中所含的病原相关分子模式吸引了在体内巡逻的树突状细胞、单核细胞及中性粒细胞(2)。如果疫苗抗原(antigen,Ag)/佐剂(adjuvant,Adj)诱导足够的"危险信号",将激活单核细胞和树突状细胞(3),激活改变了单核细胞和树突状细胞表面受体、并诱导它们沿淋巴管(4)迁移至引流淋巴结(5),T 淋巴细胞和 B 淋巴细胞将在此处被激活。

表 2.3 人类模式识别受体所识别的配体以及疫苗中已证实的配体

受体	配体	疫苗中已证实的配体
TLR1	某些细菌脂蛋白	
TLR2	肽聚糖,脂蛋白,糖脂,脂多糖	BCG、Hib-OMP、肺炎球菌 PS
TLR3	病毒双链 RNA	聚肌胞(在临床试验中作为佐剂)
TLR4	细菌脂多糖	BCG、肺炎球菌 PS、HPV-VLP、AS02 和 AS04 佐剂
TLR5	细菌鞭毛蛋白	鞭毛蛋白(在临床试验中作为佐剂)
TLR6	脂磷壁酸,脂肽	
TLR7	单链 RNA	黄热病疫苗、流感减毒活疫苗、流感全病毒疫苗、TLR7 激动剂(在临床试验中作为佐剂)
TLR8	单链 RNA	黄热病疫苗
TLR9	未甲基化 CpG 寡核苷酸	黄热病疫苗、TLR9 激动剂(在临床试验中作为佐剂)
TLR10	未知	
NALP3	多配体	铝佐剂
NOD1,NOD2	肽聚糖	肺炎球菌 PS

注:BCG:卡介苗;CpG:胞嘧啶磷酸鸟嘌呤;Hib:b 型流感嗜血杆菌;HPV:人乳头瘤病毒;NALP:Natch 结构域、富含亮氨酸的重复序列和含有 PYD 的蛋白;NOD:非肥胖型糖尿病;OMP:外膜蛋白;PS:多糖;TLR:toll 样受体;VLP:病毒样颗粒。

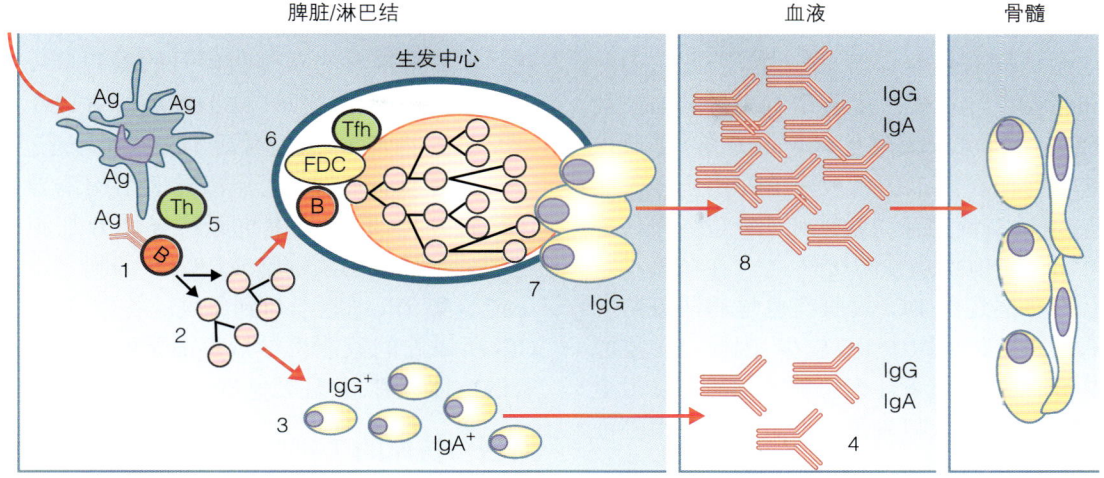

图 2.2　蛋白抗原的滤泡外和生发中心反应

当蛋白抗原到达淋巴结或脾脏时，B 细胞通过其表面的免疫球蛋白与该抗原结合(1)。在滤泡外反应中(2)，B 细胞迅速分化为浆细胞(3)，产生低亲和力抗体，即免疫球蛋白 M(IgM)± IgG/IgA 亚型，在免疫接种后数天以较低水平出现在血清中(4)。由携带抗原的树突状细胞(DCs)活化的抗原特异性辅助 T(Th)细胞(5)触发某些抗原特异性 B 细胞向滤泡树突状细胞(FDCs)迁移(6)，进而启动生发中心(GC)反应。在 GCs 中，B 细胞接收到来自滤泡 T 细胞(Tfh)的额外信号，开始大量克隆增殖，从 IgM 转变为 IgG、IgA 或 IgE，亲和力成熟(7)，并分化为能够分泌大量抗原特异性抗体的浆细胞(8)。在 GC 反应末期，少量浆细胞离开淋巴结/脾脏，迁移到主要位于骨髓的生存微境中，并获得支持性基质细胞提供的信号得以存活。

表 2.4　健康个体中初次疫苗抗体应答的决定因素

决定因素	机制(推测的)
疫苗类型	
活疫苗相对于灭活疫苗	活疫苗能够通过协同活化多种 PRR 产生高强度的固有免疫应答，通过复制产生更高的抗原含量以及更持久的抗原刺激，从而诱导比灭活疫苗更强的抗体应答
蛋白疫苗相对于多糖疫苗	蛋白疫苗(或其糖结合物)能够募集 T 细胞辅助并诱导 GC 反应(即诱导免疫记忆)，从而诱导比 PS 疫苗更强和更持久的抗体应答
佐剂	调节抗原递送和持久性(贮存或缓释制剂)和/或增强 Tfh 应答(免疫调节剂)可能促进或限制 Ab 应答
抗原性质	
多糖抗原	不能诱导生发中心反应，免疫原性有限
蛋白抗原	包括容易被 B 细胞识别的表位(B 细胞库)和容易被 Tfh 识别的表位，诱导有效的滤泡 T 细胞的辅助，以及抗原能够与 FDCs 结合/持续结合，从而诱导更强的 Ab 应答
抗原剂量	通常高剂量 Ag 可增强 Ag 与 B/T 细胞的结合和活化，以及与 FDCs 的结合
免疫程序	
针次间间隔	最少间隔 3 周以避免不同次免疫应答之间的竞争
遗传决定因素	Ag 表位与大量 MHC 分子结合的能力会增加人群中应答的可能性。MHC 限制性可能会限制 T 细胞应答。B 细胞和 T 细胞活化/分化中关键分子的基因多态性可能影响 Ab 应答
环境因素	尚不明确
免疫年龄	生命早期免疫不成熟或年龄相关的免疫衰老

注：Ab：抗体；Ag：抗原；FDC：滤泡树突状细胞；GC：生发中心；MHC：主要组织相容性复合体；PRR：模式识别应答；PS：多糖；Tfh：滤泡辅助性 T 细胞。

然而,如果缺乏微生物复制,疫苗诱导的活化无论是在时间上还是在空间上都比较有限。非活疫苗主要在接种部位激活固有免疫应答(图 2.1),因此它们的接种部位和途径更加重要。皮肤中有大量的 DC,故采用皮内免疫途径可以大幅度(例如 10 倍)降低抗原用量。这种特性在许多国家被采纳并用于狂犬病疫苗的预防接种,在使用新型微针和无针设备条件下还被证实可用于其他疾病预防接种[44]。在血管丰富的肌肉中有许多巡逻的 DC,故肌肉也是非活疫苗的优先接种部位。脂肪组织中 DC 较少,因此在免疫原性比较有限的情况下,皮下注射可能不如肌内注射更有效,这种情况已在成人接种乙型肝炎疫苗中得到证实[45]。尽管投入了很多努力,但通过黏膜途径进行免疫仍然局限于少数几种活疫苗。非活黏膜疫苗很难开发,需要克服物理、免疫和化学障碍,因而需要使用活疫苗或强效佐剂。这并不是无关紧要的小事,曾经有过一个不幸的案例表明,一种含佐剂的新型鼻喷流感灭活疫苗与贝尔麻痹(Bell's palsy)有关[46]。

DC 在激活后向局部引流淋巴结迁移,如在三角肌和四头肌注射后将分别向腋窝和腹股沟迁移。非活疫苗的主要免疫应答比较集中,这可能就是几种不同的疫苗可以同时接种而不发生免疫干扰的原因,因为疫苗接种在不同肢体的远端部位可以将 DC 引向不同淋巴结区域。大多数非活疫苗需要在配方中加入特定的佐剂,以便诱导危险信号并触发固有免疫系统充分激活。近年来,随着长期使用的铝盐对佐剂秘密的一些揭示,人们对现有佐剂和新型佐剂作用机制的理解有了显著提高[47]。虽然目前使用的佐剂还不能像活疫苗那样强烈地触发固有免疫应答(活疫苗的免疫效力远远超过非活疫苗),但是已经取得了一定进展。例如在健康儿童中,含 AS03 佐剂的 H1N1/09 流感疫苗单剂次接种后所诱导产生的抗体应答水平与在疾病恢复期儿童中诱导的抗体应答水平相当[48]。将水痘-带状疱疹病毒 IgE 蛋白配制到新的 AS01b 佐剂系统中,使得在老年人中获得了前所未有的疫苗效力[24]。

疫苗抗体应答

初次抗体应答是如何诱发的

B 细胞在注射部位引流淋巴结内被激活。疫苗抗原通过游离体液扩散到达被膜下淋巴窦,随后被特定的被膜下淋巴窦巨噬细胞吞噬并转移到 B 细胞区。B 细胞表面受体[49]可以结合疫苗抗原并激活 B 细胞,激活的 B 细胞迁移到 B 细胞区(滤泡)和 T 细胞区之间的交界处。在这里,B 细胞吸引 T 细胞并促进其增殖。B 细胞接收的共刺激信号的累积量决定了它们的命运[50]。蛋白抗原(被 APC 吞噬并以小肽的形式提呈在细胞表面)也能激活 Tfh 细胞。通过生发中心(germinal center, GC)这个特异性结构诱导一种高效 B 细胞分化通路,其中抗原特异性 B 细胞增殖并分化为分泌抗体的浆细胞或记忆 B 细胞[51]。多糖抗原不能募集 Tfh 细胞参与到免疫应答中,也就无法触发 GC,所以它们只能诱导短寿命浆细胞产生微弱和短暂的抗体应答,并且无免疫记忆。

对蛋白抗原的 T 细胞依赖性应答

滤泡外反应

幼稚 B 细胞在骨髓(bone marrow, BM)中产生并长期存在于淋巴结中,直到它们遇到与其特异性表面 IgM 受体相匹配的蛋白抗原。抗原结合 B 细胞后,启动了 B 细胞活化过程并上调 CCR7 的表达。CCR7 是一种趋化因子受体,它能够驱动抗原特异性 B 细胞向淋巴结的外层 T 细胞区迁移[52]。在此处疫苗抗原特异性 B 细胞暴露于不久前(<24 小时)被活化的、且已上调了特定表面分子表达的 DC 和 T 细胞,因而能够提供 B 细胞活化信号。T 细胞辅助 B 细胞快速分化为分泌性浆细胞,产生低亲和力胚系抗体的 Ig,这就是所谓的滤泡外反应[53](图 2.2 和图 2.3)。

在 B 细胞分化过程中,通过上调活化诱导的脱氨酶,Ig 发生类别转换重组,从 IgM 转换为 IgG、IgA 或 IgE。在滤泡外分化途径中,CD4⁺Th1 和 Th2 细胞都发挥了重要的辅助功能,其 CD40L 配体分子与 B 细胞的 CD40 分子作用可能使类别转换重组偏向特定的 Ig 类型和亚型。在啮齿类动物中,分泌 IFN-γ 的 Th1 细胞促进 Ig 向 IgG2a 的转换,而 Th2 细胞主要辅助 IgG1 和 IgE(通过 IL-4)以及 IgG2b 和 IgG3(通过 TGF-β)的产生[54]。这种情况在人体中没有那么明确。在人体中,无论 T 细胞辅助下的极化如何,IgG1 抗体总是占优势。滤泡外应答非常快,IgM 和低水平 IgG 抗体在初次免疫后几天内就在血液中出现(图 2.2 和图 2.3)。这些抗体具有胚系亲和力,因为在滤泡外反应中未发生高突变或选择过程。因为大多数细胞在几天内发生了凋亡,故这种滤泡外应答是短期的。因此,这种应答在疫苗效力中作用仅限于几个月。

生发中心反应

在收到来自抗原特异性 Tfh 细胞的充分辅助后,抗原特异性 B 细胞在被称为 GC 的特殊结构中增殖并分化为浆细胞或记忆 B 细胞[50,55]。诱导 GC 是作为少数抗原特异性激活的 B 细胞启动的，上调其 CXCR5 的表达，并向 B 细胞卵泡迁移，在那里它们被 CXCL13 表达的卵泡 DC（FDC）所吸引。FDC 在 B 细胞应答中起主要作用：它们吸引抗原特异性 B 细胞和 Tfh 细胞，并捕获/保留抗原一段时间。被携带抗原的 FDC 所吸引的 B 细胞成为了 GC 的创始者（图 2.2）。在接收到 FDC 和 Tfh 细胞激活和生存信号后[56,57]，特别是通过 IL-21[58]，B 细胞经历了大规模的克隆增殖，使得每个 GC 都由单一抗原特异性 B 细胞的后代细胞组成。这种大规模增殖与两个主要事件有关：从 IgM 到 IgG、IgA 或 IgE 的 Ig 类别转换重组；B 细胞对其特异性抗原的亲和力成熟。该过程产生大量具有高度抗原结合能力的抗体（图 2.3）。

免疫球蛋白可变区基因片段发生大规模的体细胞高突变，导致 B 细胞亲和力成熟[50]。在少数 B 细胞中，Ig 基因突变会增加其表面 IgG 对抗原的亲和力。这些 B 细胞能够有效地与 FDC 表面的少量疫苗抗原进行竞争结合（图 2.2）。B 细胞将这些疫苗抗原加工成为小肽，并通过主要组织相容性复合体（major histocompatibility complex，MHC）Ⅱ型分子展示在其表面。MHC-肽复合物可以被 CD4⁺Tfh 细胞的特定亚群结合[56,57]。这些表达 CXCR5 的 Tfh 细胞向着表达 CXCL13 的 FDCs 迁移。不同于 Th1 细胞和 Th2 细胞的趋化因子受体、转录因子、细胞表面标志和白介素[56,57]，它们可以通过包括 CD40L、ICOS（可诱导 T 细胞的共刺激分子）、B 细胞生长因子 IL-10 和 IL-21 等一系列共刺激分子提供高效的 B 细胞辅助作用[56,57]。经过抗原特异性 GC 的 B 细胞、携带抗原的 FDC 和抗原特异性 Tfh 细胞之间的相互作用（图 2.2），最终完成对具有最高抗原特异性亲和力的 B 细胞的增殖、存活和选择。上述几种细胞还给 GC 的 B 细胞后续分化提供了所需的信号，使之分化为分泌大量特异性抗体的浆细胞或记忆 B 细胞。因此，Tfh 细胞已被确定为成人和生命早期 B 细胞疫苗应答的主要决定因素[5-7]。

GC 反应过程需要数周时间，所以针对疫苗蛋白抗原的高突变 IgG 抗体在初次免疫后 10~14 天首次出现在血液中[59]（图 2.3）。反馈机制会在 3~6 周内终止 GC 反应，在这期间会产生大量抗原特异性浆细胞。GC 反应的强度，即 DC、B 细胞、Tfh 细胞、FDC 相互作用的质量，控制着 B 细胞分化为浆细胞的强度以及初次免疫后 4~6 周内出现的 IgG 疫苗抗体峰值（图 2.3）。

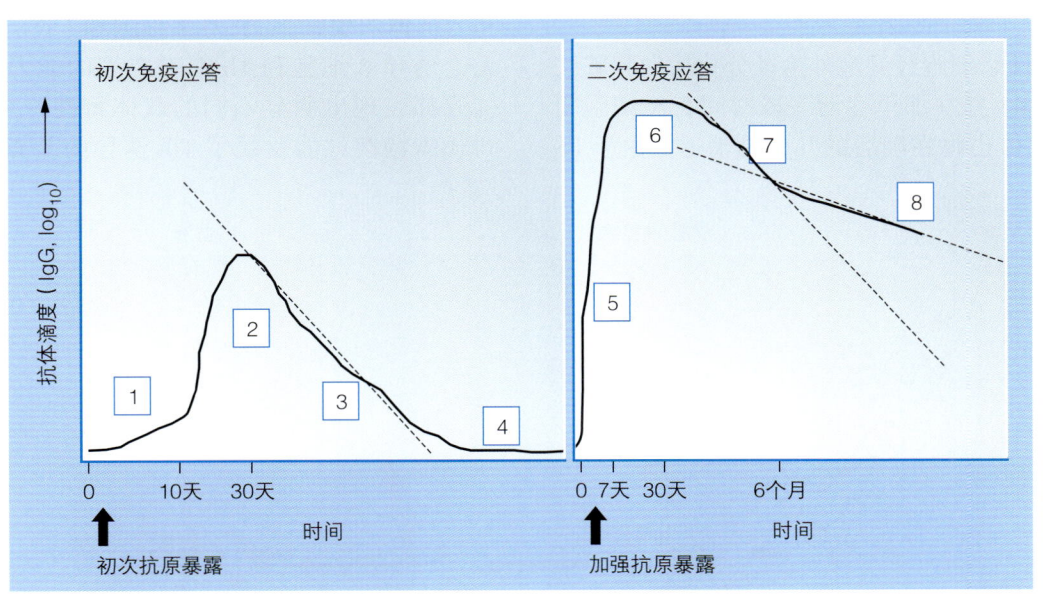

图 2.3　抗体滴度与疫苗不同应答期的关系

初次抗原暴露后引发滤泡外应答（1），从而导致较低滴度 IgG 抗体的快速出现。随着 B 细胞在生发中心增殖并分化为浆细胞，IgG 抗体滴度通常在免疫接种后 4 周达到峰值（2）。由于这些浆细胞寿命短，其抗体滴度迅速下降（3），最终回到基线水平（4）。在二次免疫应答中，加强抗原暴露激活免疫记忆并使 IgG 抗体滴度快速（<7 天）升高（5）。数周内，短寿的浆细胞使抗体保持在峰值水平（6），其后，血清抗体滴度下降，开始时的下降速度与初次免疫接种后的动力学相同（7）。到达骨髓生存微境中的长寿浆细胞继续产生抗原特异性抗体，其下降动力学较缓慢（8）。注：这种通用模式可能不适用于在较长时间内诱导长期 IgG 抗体的活疫苗。

对多糖抗原的 T 细胞非依赖性应答

通过血液，细菌（肺炎链球菌、脑膜炎双球菌、流感嗜血杆菌和伤寒杆菌）PS 抗原从接种部位到达脾脏/淋巴结的边缘区，该区域为巨噬细胞聚集区域，通过血液显示出一组独特的清除剂受体。在边缘区 PS 与 B 细胞结合，结合方式是多糖抗原的重复结构与 B 细胞表面的 Ig 受体交联[53]。进而激活滤泡外的边缘区 B 细胞[53]（图 2.4）。在免疫后一周内，B 细胞分化为浆细胞，并经历了一定程度的从 IgM 到 IgG/IgA 的类别的转换，从而在啮齿类动物体内快速产生基本未突变、低亲和力的胚系抗体。因此，PS 疫苗通常被认为诱导了 T 细胞非依赖性应答，其特征是诱导了中等滴度的低亲和力抗体，并缺乏免疫记忆。

在人体中，PS 免疫诱导中等亲和力的 IgG 抗体，其可变区具有一些体细胞突变[60,61]。有一种推测认为可能是 PS 免疫激活了"记忆"B 细胞，而这些细胞以前已被以某种方式与蛋白结合在一起的 PS 细菌抗原致敏过，因此触发 GC 反应[62]。另一种可能就是 PS 免疫应答中出现在血液中的 IgM+、IgD+、CD27+ 记忆 B 细胞可能是重复循环的脾脏边缘区 B 细胞[63]。这一推测与细菌性 PS 疫苗在幼儿中的免疫原性很弱是一致的，就是说，在脾边缘区成熟之前的免疫原性很弱[64,65]。

PS 特异性浆细胞经滤泡外途径分化后向脾脏红髓迁移（图 2.4），并在那里存活一段时间直至细胞凋亡，相应的抗体也将在随后的几个月消退。由于 PS 抗原不诱导 GC，因此不能诱导真正的记忆 B 细胞。故此后再暴露于相同的 PS 时，将发生与以前无免疫本底人群相同动力学的重复初次免疫应答[66]。用某些细菌 PS 重复免疫甚至可能诱导比第一次免疫更低的抗体应答，这种现象称为低应答[67-69]。低应答的报道越来越多[70-73]，其中分子和细胞机制包括疫苗诱导的 B 细胞凋亡[74,75]。这种现象是有时间限制的，因此，如果在使用 PS 疫苗之前有足够的时间，B 细胞库将得到补充。

初次疫苗抗体应答的决定因素是什么

很多因素调节疫苗诱导的 GCs 强度，即抗体应答的强度（表 2.5）。主要的决定因素是疫苗抗原的特性及其内在的免疫原性。例如，破伤风类毒素本质上比白喉类毒素具有更强的免疫原，这在早产儿等免疫能力较弱的人群中表现得尤其明显[76]。这种差异是否反映破伤风类毒素具有较高的能力提供抗原表位以结合幼稚 B 细胞，或有能力辅助 B 细胞生成同源的 Tfh 细胞，以及/或者与 FDC 有关，目前尚不清楚。

普通细菌 PS 和多糖蛋白结合物免疫结果的巨大差别表明滤泡外反应和 GC 反应的显著区别[67]。只有当荚膜 PS 结合到蛋白载体上，驱动 Tfh 的有效分化，PS 特异性 B 细胞才会趋向 GC 反应，接受载体特异性 Tfh 细胞最佳的相关辅助，进而分化为高亲和力抗体产生细胞、长寿浆细胞和/或记忆 B 细胞。无论诱导 B 细胞和 Th 细胞应答的能力如何，蛋白抗原都表现出明显不同的载体特性[77,78]。认为不同载体特性可能反映了 Tfh 诱导的差异，这可能是

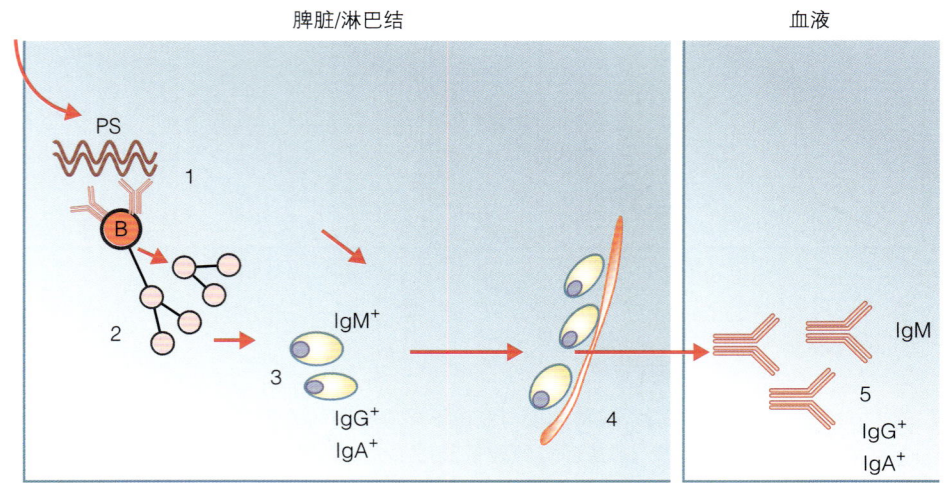

图 2.4 滤泡外 B 细胞对多糖抗原的应答

B 细胞以其特异性免疫球蛋白表面受体(1)与抵达脾脏/淋巴结边缘区的多糖重复结构结合。在缺乏抗原特异性 T 细胞辅助的情况下，B 细胞被激活、增殖(2)并分化为浆细胞(3)，在生发中心未经历亲和力成熟。这些浆细胞向脾脏红髓(4)迁移，并在那里存活数周/数月，分泌低水平、低亲和力的免疫球蛋白 M(IgM)、IgG 或 IgA 抗体(5)。

表2.5 健康人体中疫苗抗体应答持续时间的决定因素

决定因素	机制（推测的）
疫苗类型	
活疫苗相对于灭活疫苗	活疫苗通常会诱导更持久的Ab反应，可能是由于Ag在宿主体内持续存在
多糖抗原	不能产生Tfh细胞和GC，限制了记忆应答和高亲和力长寿浆细胞的诱导
免疫程序	
初免时间间隔	各次免疫之间至少间隔3周，以产生连续的Ag特异性初次免疫应答，避免不同次免疫应答间的干扰
加强前时间间隔	初次免疫与加强免疫之间至少间隔4个月，以便记忆B细胞亲和力成熟，从而产生更强的二次免疫应答
免疫年龄	生命早期免疫未成熟和年龄相关的免疫衰老限制了长寿浆细胞的产生/持久性
环境因素	尚不明确

注：Ab：抗体；Ag：抗原；GC：生发中心；Tfh：滤泡辅助性T细胞。

一种推测[79,80]。有效载体蛋白的数量较少，意味着越来越多的结合疫苗都依赖于相同的载体（如CRM 197、破伤风或白喉类毒素），其风险是降低了个别结合疫苗的抗PS免疫应答（载体介导的抗原表位抑制），并导致疫苗干扰[81,82]。这种现象或许可以通过缺乏B细胞表位的肽段代替全长蛋白来消除[83]，这表明载体介导的表位抑制，本质上反映了载体和PS特异性B细胞对活化/分化信号和因子的相互竞争。

初次疫苗抗体应答强度（表2.5）的另一个决定因素是使用最佳的抗原剂量，这只能通过实验来确定。一般说来，非活抗原的剂量达到一定的阈值后，其剂量越高，诱发的初次抗体应答越强。这条规律可能特别有助于免疫能力受限的患者，如对透析患者的乙型肝炎疫苗免疫[84,85]。值得注意的是低剂量的抗原可能限制初次免疫应答，但会增加B细胞对FDC相关抗原的竞争，从而导致对高亲和力GC B细胞更严格的选择，产生更强的二次免疫应答（参见下文）。另一方面，佐剂能够增强注射部位炎症，从而促进细胞募集和细胞介导的抗原向淋巴结转运，因此在降低抗原剂量情况下依然可以提高抗体应答[86]。促进或限制亲和力成熟的因素尚不清楚[87,88]，其可能由载体蛋白[89]和佐剂调控[90-92]。

疫苗本身的特性直接影响固有免疫的激活，从而影响疫苗应答。最强效的抗体应答一般是由"天然含佐剂的"活疫苗诱发的，因为活疫苗激活固有免疫，所以除了提供可复制的抗原外，它还支持诱导适应性免疫效应蛋白。非活疫苗通常需要佐剂，佐剂能通过多种机制增强和影响疫苗的免疫应答[34-37]。免疫系统的效力实际上具有高度多态性，从而提供充分的免疫多样性以抵抗大量的不同病原体。这种多样性影响疫苗应答[93]。研究宿主遗传标记如何引起疫苗诱导应答的变化，有望预测疫苗免疫成功或不良结局的基因多态性，而表观遗传学研究则有助于揭示环境因素如何影响固有免疫应答和适应性免疫应答[93]。这项工作还处于起步阶段，但大有希望，尤其是与新颖的系统疫苗学方法相结合[94-96]。免疫能力显著影响疫苗抗体应答，疫苗抗体反应在生命的两个极端受到限制（参见下文），并由于急性或慢性疾病、急性或慢性压力以及影响固有免疫和/或B、T细胞免疫的各种因素的限制。很少有非活疫苗，如甲型肝炎和人乳头瘤病毒（human papilloma virus，HPV）疫苗能够在一针免疫后诱导高水平且持续的抗体应答，即使在健康年轻人中也是如此。因此，初次免疫程序通常包括两针，最好在3~4周的最小间隔（较长的间隔会增强而不是减少免疫应答）后重复一针，以便产生连续几波初次B细胞和GC反应。这些初次免疫有时可以联合接种，如甲型或乙型肝炎疫苗免疫和HPV疫苗免疫[97-101]。但在任何情况下，非活疫苗初次免疫诱导的疫苗抗体终将消退（图2.3）。

控制疫苗抗体应答持久性的因素是什么

免疫后在脾脏/淋巴结中诱导的抗原特异性浆细胞只有短暂的寿命，因此疫苗抗体在免疫后的最初几周和几个月后快速下降。但是，一部分在GC分化的浆细胞获得向其长期生存微境迁移的能力，这些微境多数位于BM，它们可以在较长时间内在BM中产生疫苗抗体[102-105]。

部分GC诱导的浆细胞被一些能够提供其长期生存信号的细胞吸引迁移到BM腔室，[50,106-109]。浆细胞可在这些BM生存微境中存活并持续产生抗体达数年之久。抗体应答的持续时间反映了免疫产生的长寿浆细胞的数量和/或质量[103]：在无后续抗原暴露的情况下，抗体持久性是可以依据免疫后

6~12个月(即短寿浆细胞应答结束后)的抗体滴度来可靠预测的(图2.3)。上述论断可以用预测抗乙型肝炎病毒表面抗原抗体(hepatitis B surface antigen, HBsAg)[110]、抗甲型肝炎病毒抗体[111]或抗HPV抗体[112,113]的动力学数学模型的准确性来说明。

决定疫苗抗体应答持久性的部分因素(表2.5)已经明确。疫苗本身的特性起着关键作用:在缺乏后续抗原暴露和免疫记忆再激活的情况下,只有病毒减毒活疫苗或病毒样颗粒才能诱导抗体应答,抗体应答即使不是终身,也可以持续数十年。相反,PS抗原诱导最短期的抗体应答,它不能引发Tfh/GC反应,因此不能诱导能够抵达BM生存微境的高亲和力浆细胞。抗体的持久性也可以通过使用佐剂来调节[114,115]。疫苗免疫程序也控制着抗体强度和持久性。间隔密集(1~2周)的初次免疫程序可在需要快速诱导保护时使用,如在旅行前。但是,快速程序比同样剂量更长时间间隔(1~2个月)免疫程序的免疫持久性弱[116,117],这反映出能够长期存活的GC后B细胞的产生较少,因而需要日后加强免疫。最佳的回忆和记忆应答需要至少3~4个月的较长时间间隔,而较长的时间间隔通常与较大的应答相关(参见下文)。

免疫接种年龄也影响着疫苗抗体的持久性,在寿命的两极疫苗抗体持久性较短(参见下文)。某些条件也可能限制疫苗抗体应答的持久性,因为分解代谢加强(如在HIV中)[118]或抗体经尿道或消化道流失。

阐明促进或限制疫苗抗体应答持久性的机制是一项重大挑战。

B细胞记忆应答的特点是什么

记忆B细胞在对T细胞依赖的初次疫苗应答中产生[50,119]。记忆B细胞在没有抗原的情况下持续存在但不产生抗体(即不产生保护作用),除非再次暴露于抗原才能驱动记忆B细胞分化为产生抗体的浆细胞。这种再激活是迅速的,所以加强免疫应答的特点是抗体滴度快速升高,且抗体对抗原的亲和力高于初次免疫(表2.6)。

表2.6 记忆B细胞应答的特点

记忆B细胞:
只在诱导滤泡辅助性T细胞和生发中心反应的T细胞依赖应答中产生
是不产生抗体的静息细胞
在4~6个月内亲和成熟
再次暴露于抗原后快速(数天)分化为分泌抗体的浆细胞
分化为浆细胞,与初次免疫浆细胞相比能够产生更高亲和力的抗体

与浆细胞类似,在T细胞依赖性抗原的作用下,记忆B细胞在GC反应中产生(图2.5)[50,119,120]。在离开GC时,记忆B细胞获得了向脾脏和淋巴结滤泡外区迁移的特性。这种迁移借助血流进行,其中免疫后记忆B细胞会在向淋巴器官迁移的途中一过性

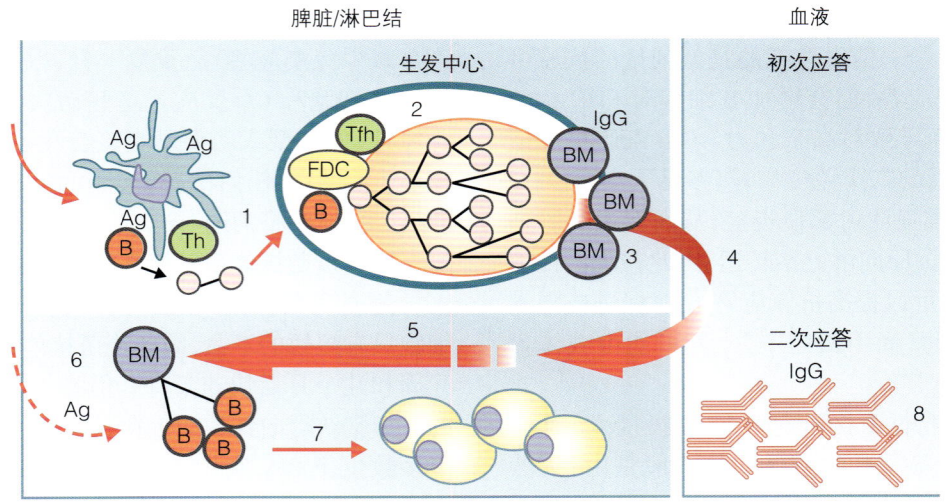

图2.5 与浆细胞类似,在T细胞依赖性抗原(1)的作用下,记忆B细胞在生发中心(GC)反应(2)中产生。在离开生发中心(3)时,这些B细胞不能分化为分泌抗体的浆细胞,而是以记忆B细胞(3)的状态经血液(4)一过性迁移到脾脏和淋巴结(5)的滤泡外区。滤泡外区的记忆B细胞以静息细胞的形式持续存在,直至再次暴露于特异性抗原(6)。在第二次抗原暴露后,记忆B细胞快速增殖并分化为浆细胞(7),分泌大量高亲和力抗体,这些抗体可在加强免疫后数天内的血清(8)中检测到。Ag:抗原;BM:记忆B细胞;FDC:滤泡树突状细胞;IgG:免疫球蛋白G;Th:辅助性T细胞。

出现。

理解记忆B细胞不产生抗体,即不提供保护作用是至关重要的。它们参与疫苗效力需要经过抗原驱动的再激活。激活因素可以是普遍存在的病原体,可以是定植或交叉反应的微生物("自然加强免疫"),也可以是疫苗加强免疫。记忆B细胞激活使之快速增殖并分化为可以产生大量高亲和力抗体的浆细胞[120]。由于记忆B细胞表面Ig的亲和力增强,它们对再激活的需求低于幼稚B细胞;因此,尽管T细胞辅助支持第二轮GC反应以进一步放大抗体水平/持久性,记忆B细胞也可以在没有CD4⁺T细胞辅助的情况下由少量抗原忆起[121]。初次免疫后产生的抗原特异性记忆细胞在数量(和适合度)上远高于最早识别抗原的幼稚B细胞[50,119]。因此,记忆应答的第一个特点(表2.6)是产生的抗体水平显著高于初次免疫。如果情况并非如此,记忆B细胞的有效产生或持久性就应该受到怀疑。

记忆B细胞的再激活、增殖和分化不需要诱导和增强GC反应。因此,这个过程比初次免疫应答更快地完成。据报道,对于预先经过初次免疫的婴儿来说,b型流感嗜血杆菌(H. influenzae b, Hib)PS疫苗在接种后4~7天窗口期内便可在血液中诱导高水平的PS特异性疫苗抗体[122]。因此,抗原特异性抗体在血清中出现速度是二次免疫应答的另一个特点(表2.6)。较慢抗体动力学表明记忆B细胞的诱导、持续存在和/或再激活可能未达最佳标准。

记忆B细胞另一个特点是展示和分泌比初次免疫浆细胞具有明显更高亲和力的抗体,这是体细胞高突变和选择的结果。GC反应结束后,在GC中引发的亲和力成熟过程持续数个月。因此,只有经过初次免疫后足够长的时间,才能够诱导出比本底亲和力(指抗原表位特异性亲和力的总和)更高的疫苗抗体[123-125]。"经典的"初次免疫-加强免疫程序在初次免疫和加强免疫之间留出4~6个月,所以通用程序是"0-1-6月"(初次免疫-初次免疫-加强免疫)。抗原再次暴露时(表2.6),可产生比初次免疫应答更高亲和力的抗体[126]。值得注意的是,如果免疫前发生"自然"致敏(如通过交叉反应的细菌),情况可能并非如此。

B细胞记忆应答的决定因素是什么

驱动抗原特异性GC B细胞向浆细胞或记忆B细胞分化的因素尚不清楚[50]。在对蛋白抗原的免疫应答中,这两种细胞都是在相同的GC中产生,它们的分化途径只在GC反应的后期才有所不同。一般说来,促进浆细胞分化和初次抗体应答的因素(如增加抗原剂量或使用佐剂)也同样支持诱导记忆B细胞(表2.7)。因此,初次免疫应答较强的人群加强免疫后抗体水平也较高。例如乙型肝炎疫苗初次免疫后,在抗HBsAg抗体高抗体滴度(如≥100IU/L)而非中等抗体滴度(10~99IU/L)的人群中发现加强免疫后的抗HBsAg抗体应答更高[127,128]。这很有可能反映出对一个更大量的记忆B细胞的诱导。

抗原剂量也是记忆B细胞应答的重要决定因素(表2.7)。初次免疫时较高的抗原剂量通常有利于诱导浆细胞,而较低的剂量可能优先驱动免疫记忆的产生[129]。间隔密集的初次免疫疫苗针次可能有利于初次免疫后早期抗体应答,但不利于加强免疫后抗体应答,正如C群脑膜炎球菌多糖结合疫苗所示[130]。一般说来,加速免疫程序如果在初次免疫和加强免疫之间不包括4~6个月的窗口期,就会导致在加强免疫后产生较低的免疫应答[125](表2.7)。在加强免疫时,较高的抗原含量诱发较强的加强免疫应答,这可能是募集了更多的记忆B细胞到免疫应答中。例如,用较高抗原剂量的百日咳疫苗免疫儿童能够诱导较高的

表2.7 二次B细胞应答的决定因素

决定因素	机制(假定的)
初次免疫后抗体滴度	浆细胞和记忆应答在GC中并行产生,初次免疫后的较高抗体滴度反映出较强的GC反应,通常预示着较高的二次应答
加强免疫时的残存抗体	中和活病毒疫苗;对非活疫苗的负反馈机制
初次免疫时较低抗原剂量	有限数量的抗原可以诱导B细胞从PC向记忆B细胞分化(?)
加强免疫与初次免疫间隔较长	记忆B细胞最佳的亲和力成熟需要最少4~6个月的间隔
加强免疫时较高抗原剂量	较高抗原剂量可以驱动较多的记忆B细胞分化
抗原可及性	
外源性暴露	暴露于外源性抗原可以再激活或有利于记忆B细胞的持续存在
定位	记忆B细胞的再激活需要抗原到达引流淋巴结且不受黏膜表面(HPV,百日咳)的限制
在体内的持续存在	抗原的持续存在可以再激活或有利于记忆B细胞的持续存在

抗体应答[131]，或多糖结合疫苗初次免疫的儿童用更高含量PS（20~50μg PS）加强免疫后的抗体应答高于一般多糖结合疫苗（1~3μg PS）[132,133]。加强免疫时疫苗抗体的残留滴度直接影响疫苗抗体应答。一般说来，减毒活疫苗的二次应答极少，因为在病毒于体内复制之前，预先存在的抗体就能中和疫苗病毒。因此，即使多剂次接种减毒活疫苗也不会产生不良影响。非活疫苗的免疫应答也受到残留疫苗抗体滴度的负影响。这可能反映出抗原抗体复合物的形成降低了抗原载量，而这些抗原可用于结合B细胞和/或通过例如片段c（Fc）受体直接作用于B细胞进行抗体介导的负反馈机制。因此，对给定抗原有残留抗体的人群可能只显示出有限的抗体应答增长。

记忆B细胞的持续存在对疫苗的长期免疫效力至关重要。抗原的持续存在可能延长了抗原在FDC表面的持续期（表2.7），并有助于免疫记忆的持续时间[134]。这可能有助于延长（不确定？）对减毒活疫苗的免疫记忆，最近的例子是在初次免疫后数十年重复接种天花疫苗[135]。幸运的是，即使没有再次暴露于抗原，记忆B细胞也可能存活相当长时间（例如数十年）[136]。已有研究表明，记忆B细胞经历了一定程度的自稳状态的多克隆活化[137]。虽然这似乎不足以维持抗体应答[138]，但它可能有助于记忆B细胞的持久存在和BM浆细胞的补充。

记忆B细胞在疫苗抗体消失后的持续存在和暴露于抗原后的快速再激活，对于免疫规划的实施有直接的重要影响。首先，它意味着不需要重新开始免疫程序，只需在中断处继续进行，且不论中断的时间长短。因此，不需要在低风险时期进行常规的加强免疫，这意味着旅行者仅需要在出发前进行一针加强免疫。其次，它意味着如果个体暴露于频繁地自然加强免疫，某些免疫程序就不需要包括加强针次。值得注意的是，虽然在婴儿期接受破伤风或乙型肝炎疫苗初次免疫，但如果儿童期没有加强免疫，多达50%的青少年或年轻成人可能不会诱发记忆应答，这表明婴儿期诱导的疫苗记忆也许不会永远持续[139,140]。

免疫记忆和疫苗诱导的保护：再激活和微生物侵入之间的竞赛

除了T细胞非依赖的PS疫苗，其他所有现有疫苗都能诱导免疫记忆，但是疫苗的效力可能是短期的，如针对C群脑膜炎球菌的婴儿免疫反应[141]。因此，出现已致敏或"加强免疫能力"并不是疫苗长期效力的替代标志。这就需要找到促进或限制疫苗效力持久性的决定因素。有一种假说认为这本质上取决于免疫记忆再激活与疾病发生之间的竞赛[142]。

通常认为类毒素疫苗的保护作用需要在毒素暴露/生产时存在抗毒素抗体。在疫苗诱导的抗体减少后，持续的免疫记忆也不足以预防急性乙型肝炎[143-145]。然而，在全程免疫的疫苗应答者中未曾报道过进展为慢性肝病。这种免疫记忆足以预防慢性乙型肝炎，这表明病毒复制和再暴露于HBsAg能够有效驱动疫苗诱导的记忆细胞在病毒潜伏期（4~12周）内分化为效应细胞。这个过程需要有足够数量的HBsAg特异性记忆B细胞被激发、持续存在，甚至在婴儿初次免疫数十年后仍然能够再激活。此外，在抗HBsAg抗体消退后，T细胞记忆应答是否有助于维持疫苗诱导的保护作用仍有待确定。

针对荚膜细菌的多糖蛋白结合疫苗表明了免疫记忆对疫苗效力的重要性及其局限性。多糖蛋白结合疫苗初次免疫引发了一个真正的GC反应，诱导高亲和力记忆B细胞，可以在PS免疫后（4~7天）快速诱发回忆应答[122]。有效的初次免疫（即诱导免疫记忆）在婴儿期初次免疫的儿童中很容易得到证实[146,147]，然而，免疫记忆可以在Hib疫苗免疫失败的儿童中看到[148]，表明他们的记忆B细胞库并不能保护他们免于侵袭性疾病，这可能与亲和力成熟失败有关[149]。记忆B细胞的存在与缺乏保护作用之间的矛盾可能再次反映了与入侵微生物之间的竞赛：产生足够水平循环抗体所需的时间太长，以至于无法阻止细菌入侵。值得注意的是，再次疫苗免疫失败的案例相对较少，主要发生在婴儿期采用无加强针次的早期加速免疫程序的国家[150]，使用白喉、破伤风和无细胞百日咳（acellular pertussis, DTaP）/Hib免疫原性较低的Hib疫苗也与疫苗免疫失败有关[151]。同样，C群脑膜炎球菌多糖蛋白结合疫苗在婴儿期初次免疫后1年内的效力被证明高于随后3年[141]。因此，虽然能够诱导和维持免疫记忆，但婴儿免疫接种不能诱导针对C群脑膜炎球菌的持久保护[152]。百日咳也很好地说明了需要加强免疫以便给予长期的疫苗保护，其需要加强免疫来延长儿童期以后的保护[153]。一个有趣的观察结果是，疫苗诱导的免疫记忆在百日咳免疫接种后仍然存在（正如对加强针次的记忆应答所示）但不足以起到保护作用。然而，百日咳的潜伏期超过4~7天。一个有趣的假设是，由于百日咳杆菌主要停留在黏膜表面，抗原可能无法有效地到达驻留在淋巴结中由疫苗诱导的B细胞和T细胞。例如，免疫记忆的快速再激活不足以控制脊髓灰质炎病毒在消化道中的病毒复制[154]。

虽然某些非活疫苗（甲型肝炎疫苗、HPV疫苗、灭活脊髓灰质炎疫苗和狂犬病疫苗等）也可诱导长期免疫,但减毒活疫苗(麻疹和风疹等)被认为是诱导终身免疫的原型。这在某种程度上源于它们可以诱导持续的抗体免疫应答,但是在缺乏再暴露的情况下,抗体应答会逐渐下降[155],并可能最终导致接种过疫苗的年轻人中(包括育龄妇女)血清抗体阴性的比例上升。关键问题是,免疫记忆的再激活能否限制麻疹、风疹或水痘病毒的复制过程并提供保护,以及微生物控制后是否需要成人加强免疫。流行性腮腺炎在充分接种过疫苗的年轻成年人中再次出现暴发,这可能反映出诱导记忆 B 细胞的数量低[156],并证明即使是减毒活疫苗,也可能会出现二次疫苗免疫失败[157]。这些问题对疫苗的持续效力至关重要,但往往在新疫苗注册时尚未解决。例如,年轻女孩接种 HPV 疫苗需要确保疫苗保护效果能够维持数十年。HPV 可在几分钟之内感染基底上皮细胞而且没有任何抗原暴露于免疫系统。因此,持久性保护需要抗体的持续存在。然而值得注意的是,在病毒侵入位点中和 HPV 所需的疫苗抗体浓度非常小[158],疫苗诱导的群体保护非常有效,因此可能确实不需要加强免疫。

因此,人们可能会认为,各种免疫程序诱导的记忆细胞库的性质(大小、类型和反应性等)以及长期抗体和免疫记忆对保护作用的相对贡献等有关的问题将成为未来十年许多疫苗研究的核心问题。

T 细胞疫苗应答

疫苗如何诱导 CD4+ 和 CD8+T 细胞应答

当 DC 在外周组织捕获抗原并迁移至引流淋巴结时,CD4+Th 细胞应答就开始产生了。在引流淋巴结中,T 细胞疫苗应答与 B 细胞应答是并行的(表2.1)。因此,DC 在启动和塑造对疫苗抗原的免疫应答方面发挥着关键作用。

未成熟的 DCs 被局部炎症反应激活后摄取蛋白疫苗抗原,炎症反应提供的必要的信号使 DC 向引流淋巴结迁移(图 2.1)。在迁移过程中 DC 成熟,其表面分子表达有所变化[159]。同时,抗原被加工成小片段并与 MHC 分子 [在人类中为人类白细胞抗原(human leukocyte antigen, HLA)] 的沟槽结合,展示在细胞表面。一般说来,MHC Ⅰ类分子展示受感染细胞胞质中产生的抗原肽,而 MHC Ⅱ类分子则主要展示吞噬的抗原[160-163]。因此,成熟 DC 在抵达淋巴结 T 细胞区时,其表面展示 MHC-肽复合物和高水平的共刺激分子[164]。CD4+T 细胞识别 MHC Ⅱ类分子所展示的抗原肽,而 CD8+T 细胞则结合 MHC Ⅰ类分子复合物(图 2.6)[165]。它们的识别仅限于在特定 MHC Ⅰ类或

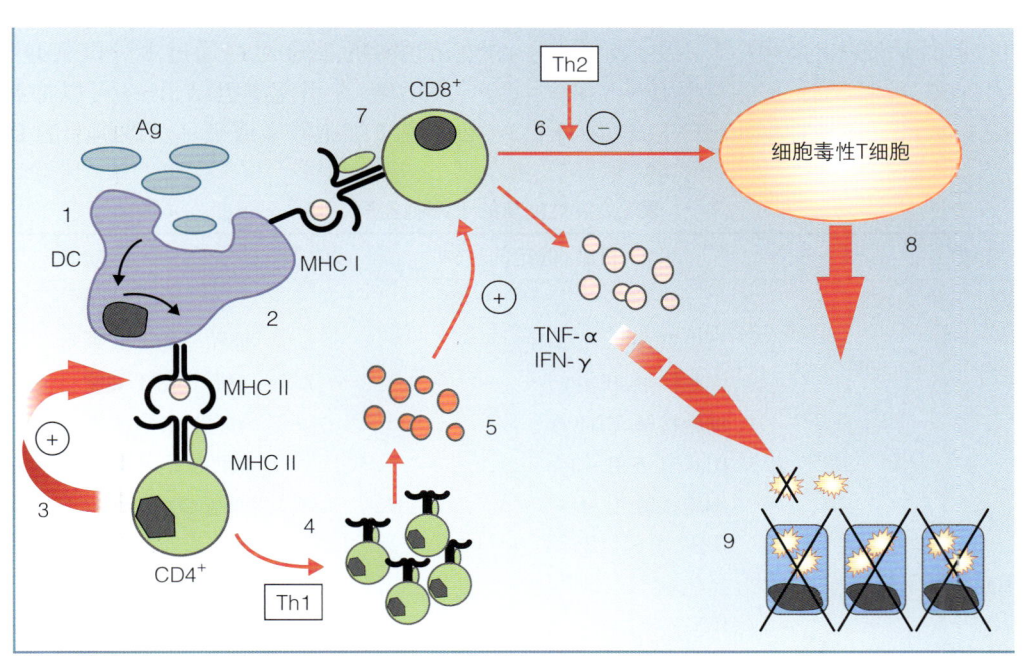

图 2.6 T 细胞效应应答的产生

树突状细胞(DC)(1)吞噬抗原,加工成小肽并展示在细胞表面主要组织相容性复合体(MHC 主要组织相容性复合体)Ⅰ类和/或Ⅱ类分子的沟槽中(2)。CD4+T 细胞被合适的 MHC-肽特异性敷活,向 DCs(3)提供激活信号,并分化为效应细胞(4),优先产生辅助性 T 细胞 1(Th1)或辅助性 T 细胞 2(Th2)的细胞因子。Th1 CD4+T 细胞辅助(5)CD8+T 细胞分化,而 Th2 样细胞因子则抑制 CD8+T 细胞分化(6)。CD8+T 细胞识别Ⅰ类 MHC-肽复合物(7)后分化为细胞毒性效应细胞(8),它能够杀死感染的细胞(9)或病原体。Ag:抗原;IFN:干扰素;TNF:肿瘤坏死因子。

Ⅱ类分子上分别展示的短肽[8~11（CD8⁺）或10~18（CD4⁺）个氨基酸］。抗原特异性T细胞受体可能只与特定的MHC分子结合（如HLA-A2），这在个体间和种群间都是不同的。因此T细胞应答在人群中是高度可变的。这些T细胞表位可以来自疫苗抗原的任何区域，无论肽段序列是在蛋白内还是在蛋白表面。这一点与B细胞识别形成对比，B细胞识别主要局限于抗原表面氨基酸所构成的构象决定簇。这种MHC-肽信号（信号1）还不足以激活T细胞，在缺乏共刺激因子（信号2）的情况下T细胞会保持无能状态或变成耐受状态。这确保只有与活化DC（即通过Toll样受体感知危险信号，并通过调节其表面或分泌的分子作出免疫应答的DC）表面结合的幼稚T细胞才能接收到激活所需的共刺激信号[164]。

活化的CD4⁺T细胞主要对DC起支持作用，它们向DC提供信号（CD40L等），从而进一步激活B细胞（图2.2）和CD8⁺细胞毒性T细胞（图2.6和表2.8）。除了MHC分子不能正确展示在细胞表面的多糖疫苗外，它们被各种类型疫苗所诱导。因此，免疫后出现CD4⁺T细胞应答并不意味着疫苗效力的直接作用。CD4⁺T细胞被DCs激活后，沿着不同的分化途径分化[164,166]。默认情况下，DC主要引发对Th2型CD4⁺T细胞的诱导，而Th2细胞产生IL-4、IL-5和IL-13，并参与对寄生虫等胞外病原体的防御[167]。更强活化的DC会释放IL-12p70，后者诱导主要产生IFN-γ和肿瘤坏死因子-α（tumor necrosis factor-α，TNF-α）的Th1细胞分化。因此有助于直接（细胞因子应答）或间接（通过巨噬细胞活化和辅助CD8⁺T细胞分化）清除胞内病原体（图2.6）[168]。Th1和Th2细胞在滤泡外应答过程中辅助B细胞活化和分化，而CD4⁺Tfh细胞向GC B细胞提供关键性辅助（图2.3）[169]。在某些情况下，活化的DCs还可以释放IL-23，支持TGF-β和IL-6诱导炎性Th17细胞。

众多因素影响着CD4⁺T细胞向Th1、Th2、Tfh或Th17途径进行优先分化[170]。尽管最近的一项观察表明，极化的CD4⁺T细胞应答可能是优先扩增而非致敏的结果[171]，CD4⁺T细胞分化的主要决定因素还是固有免疫系统激活DCs的程度和类型[164]。因此，DCs是特定佐剂的主要靶点，佐剂可能会优先使CD4⁺应答偏向Th1、Th2或Th17应答，并影响Tfh细胞分化，因此需要仔细设计和选择[34-37,39,172]。

CD8⁺T细胞应答主要为感染性减毒活疫苗诱发的交叉提呈所诱导，这些疫苗在细胞质中引入抗原，确保它们能够进入并结合MHC Ⅰ类分子[163,173]。然而，诸如活载体疫苗或DNA疫苗等将抗原直接注入细胞质的新型递送系统目前正在进行人体试验[174]。

幼稚T细胞被负载疫苗成分的DCs活化后还可以分化为调节性T细胞（Regulatory T cell，Treg），这是一种具有多层面复杂性的异质性群体（表2.8）[10,175]。疫苗诱导的Treg可以通过多种机制抑制T细胞的诱导或增殖：在引流淋巴结，Treg可以抑制DC成熟、阻断效应T细胞致敏或破坏负载抗原的DC。这些Treg

表2.8 对疫苗的T细胞应答

类型	机制（假定的）	功能
CD4⁺辅助性T细胞		
Th1	产生IFN-γ	辅助滤泡外B细胞
Th1	细胞接触、IFN-γ	激活CD8⁺T细胞
Th1/Th2	细胞接触、CD40L	树突状细胞活化
Th2	IL-4、IL-5、IL-13	辅助滤泡外B细胞
Th2	细胞接触、IL-4	抑制CD8⁺T细胞
Th17	IL-17、IL-21、IL-22	黏膜炎症
CD4⁺滤泡辅助性T细胞		
Tfh1	IFN-γ	辅助生发中心B细胞
Tfh2	IL-4、IL-5、IL-13	辅助生发中心B细胞
CD4⁺调节性T细胞	多种机制	抑制CD4⁺/CD8⁺应答
CD8⁺T细胞	IFN-γ、TNF-α	杀伤受感染细胞
记忆T细胞		
效应记忆性T细胞	Th1/Th2细胞因子、穿孔素、颗粒酶	在外周产生快速的二次效应应答
中枢记忆性T细胞	IL-2、IL-10、CD40L	在淋巴结中延迟活化/增殖
组织驻留记忆性T细胞	Th1/Th2细胞因子、穿孔素、颗粒酶	组织定位可即刻早期活化

可以作为一种反馈机制被引出,以避免过度的、因而潜在有害的炎症反应。通过抑制免疫应答,Treg 可能会限制疫苗效力,例如在慢性感染或癌症情况下,危险信号不足以引发免疫效力[176-178]。可能需要界定 Treg 分化的决定因素以用于新的免疫策略,如治疗性疫苗。临床前研究表明,佐剂能提高抗原特异性效应物与 Treg 的比例,从而增强疫苗免疫效力[179],这为疫苗开发提供了有趣的可能性。

疫苗诱导的 T 细胞记忆的决定因素是什么

效应性 T 细胞应答是短寿的,大多数(>90%)的效应性 T 细胞在几天内死于凋亡。因此,免疫记忆对于 T 细胞疫苗效力至关重要。它依赖于 4 个主要决定因素:抗原特异性记忆 T 细胞的频率、表型、持久性和定位,定位是最近确定的一个决定因素(表 2.9)[174,180,181]。尽管记忆 T 细胞质量和数量在初次免疫应答期间就被设定,但是它们仍可以在无抗原暴露情况下终身存在。

表 2.9 记忆 T 细胞应答的决定因素

主要因素	决定因素
记忆 T 细胞的频率	T 细胞的扩增幅度(初始抗原载量、抗原持久性)
记忆 T 细胞的表型	
效应记忆 组织驻留记忆	受长期抗原持久性的诱导
中枢记忆	受快速抗原清除的诱导
记忆 T 细胞的持久性	受 IL-15 和 IL-7 的支持

记忆 T 细胞的频率直接反映了 T 细胞的初始扩增幅度及后续衰减幅度,在衰减期间少数存活的细胞分化为记忆 T 细胞。扩增期的主要决定因素是致敏时抗原刺激的水平或持久性[182]。这是非复制性疫苗的一个主要局限,因为这些疫苗达不到足够的抗原含量,通常需要使用佐剂和 / 或加强免疫。衰减期和向记忆细胞转化发生在抗原清除后不久,这在非复制性疫苗中发生得更快。因此,当前的努力是通过佐剂和 / 或实施加强免疫优化最初的扩增期。由于疫苗诱导的免疫会通过诱导活疫苗的快速中和作用来限制后续的活疫苗"接种",因此一种有效方法是使用不同疫苗进行初次免疫和加强免疫,就像目前考虑针对埃博拉病毒的、腺病毒的致敏改良型痘病毒安卡拉(MVA)的加强免疫组合[183-186]。

记忆 T 细胞的表型也同样重要。根据记忆 T 细胞的表型和功能,已识别出两种主要类型的记忆 T 细胞(表 2.8):中枢记忆细胞和效应记忆细胞[187]。中枢记忆 T 细胞(central memory T cell,Tcm)与幼稚 T 细胞相似,但更有能力,优先通过淋巴结和 BM 转运,细胞毒性不强,但增殖潜能高。Tcm 的功能是识别由活化 DCs 运送到淋巴结的抗原,并快速进行大规模增殖和分化,产生延迟却大批量的效应细胞[188]。效应记忆 T 细胞(effector memory T cell,Tem)在表型上更接近新近活化的 T 细胞,细胞毒性潜能高,使它们能够立即识别病原体。由于 Tem 本质上缺乏淋巴结归巢受体,研究证实 Tem 通过非淋巴器官从血液中再循环,监视组织中是否存在特异性微生物肽[188]。第三种类型的记忆 T 细胞[常驻记忆 T 细胞(Trm)]最近被认为是记忆 T 细胞群,它们驻留在特定的器官内,如肠道、肺和皮肤[189]。Trm 细胞是如何在特定器官中诱导和维持的,目前还没有完全弄清楚。但是,由于 Trm 被证明是预防黏膜感染的核心,针对病毒[流感病毒、呼吸道合胞体病毒(RSV)]或细菌(百日咳杆菌)黏膜病原体的新疫苗策略将尝试诱导 / 维持它们[190]。

抗原的持久性主要控制着 Tcm 和 Tem 记忆细胞的比例(表 2.9):当抗原被快速清除时以 Tcm 为主,而当抗原持续存在,如慢性感染时以 Tem/Trm 为主[174,180,181]。这对于新型非复制性疫苗是一个挑战,这些疫苗应当诱导并维持充足的 Tem,以便在受感染组织中进行快速清除。经过充分证实,记忆 T 细胞能够长期持续存在。通过自稳增殖,即使缺乏抗原暴露,记忆 T 细胞也可以终身存在[180,181,191]。有关疫苗诱导的免疫记忆持久性的研究证实了这一观察结果在人类中存在[192-194]。

疫苗免疫应答的特异性如何

疫苗应答的特异性是很多争论的焦点。理想情况下,人们期望疫苗诱导的免疫应答足够广泛,以扩大对非疫苗株(如流感病毒、轮状病毒、肺炎球菌或 HPV 疫苗)的保护范围,但同时又应当有所限制,不诱发针对变应原或自身抗原的交叉反应,或产生其他不良的非特异性效应。由于一些研究也报告了低收入国家中疫苗接种相关的正面或负面"非特异性"效应,疫苗应答的特异性问题受到了更多关注[195,196]。

由于识别不连续氨基酸构成的构象表位,B 细胞可能结合序列截然不同的抗原肽;据估计,在针对 15 种病毒的单克隆抗体中,大约 5% 与人体蛋白发生交叉反应[197]。任何病毒感染都不会诱导或加剧自身免疫性疾病,这强调了调控机制抑制针对自身抗原应答的重要性。事实上,抗体应答的特异性得到了很好的控制。尽管多克隆刺激被认为能够激活具有明显特异性的记忆B细胞[137]，但这种应答与抗体应答无关。有人发现用破伤风类毒素接种可以扩大特定的和旁邻的记忆T细胞，但不能调节针对无关抗原的抗体应答[198]。总之，这表明对交叉反应抗体应答的诱导是十分有限的，这可能在预防不良反应方面很重要，但同时也限制了疫苗诱导的抗体应答效力，使抗体应答仅针对极少数交叉反应的非疫苗血清型[199]。

T细胞只需要识别MHC分子所展示抗原肽中的少量氨基酸，这为交叉反应提供了较大的潜力。据估计，每个T淋巴细胞都可能结合上百万种不同的肽[197]。此外，记忆T细胞易对自稳细胞因子反应，例如，在出现流感样疾病或免疫接种期间，具有截然不同抗原特异性的旁邻记忆T细胞可能被暂时激活并扩增[198,200]。然而，疫苗诱导的自身免疫性疾病加重是罕见的，这可能反映了调控机制限制免疫反应强度、范围和持续时间的效力[201,202]。

在小鼠实验模型中反复观察到对交叉保护性T细胞介导应答的诱导，这表明交叉反应的病毒疫苗有可能基于T细胞应答[203]。然而在人类中，令人信服的异源保护性免疫例子要少得多，包括新生儿BCG预防麻风病[204]，天花疫苗预防猴痘[205]。与此相反，对于单价口服脊髓灰质炎疫苗或流感毒株而言，共享数个T细胞决定簇并不足以提供交叉保护。因此，我们很容易得出这样的结论，异源保护性免疫主要对T细胞介导而不是抗体介导的保护性应答起作用。于是，流感减毒活疫苗赋予的异源亚型免疫[206,207]可由T细胞和/或黏膜IgA抗体介导。

疫苗的非特异性效应有时与可能发生的免疫超负荷和随之而来的感染易感性增强有关，但这一理论尚无证据支持[208,209]。

除了B细胞和T细胞，人们最近认识到，自然杀伤(natural killer, NK)细胞和单核细胞等固有免疫细胞在暴露于某些病原体后会获得"受过训练的免疫表型"，这支持了疫苗可能具有脱靶效应的观点。关于这个问题的流行病学研究大体上已经由一个在几内亚比绍工作的小组完成，他们的论点是，活疫苗[包括卡介苗、麻疹和口服脊髓灰质炎疫苗(OPV)]可以降低呼吸道病毒感染引起的死亡率，而死疫苗，尤其是白喉、破伤风和百日咳(DTP)，可以逆转这些效应，甚至增加死亡率[210-213]。来自其他一些地区的数据支持这一理论[214,215]。由于大多数流行病学研究都是非随机的，这一观点受到了怀疑，特别是因为死亡原因的定义不明确。经过系统综述后，世界卫生组织(World Health Organization, WHO)免疫战略咨询专家组(Strategic Advisory Group of Experts, SAGE)的结论是，现有数据表明BCG"已经"对全因死亡率存在有益的影响，而麻疹疫苗"可能"对全因死亡率存在有益的影响，但它既没有排除也没有证实DTP疫苗对全因死亡率产生有益或有害非特异性效应的可能性[216,217]。

免疫学家如今已经开始更全面地研究这个问题。已有证据表明，卡介苗强烈刺激细胞因子产生，并增强对其他抗原的反应[218,219]，而NK细胞（可形成记忆[220]）则受BCG刺激对分枝杆菌以外的抗原进行应答[221]。在这方面，几内亚比绍使用的丹麦BCG菌株特别强[222]。接种BCG的人群会产生Th1和Th17应答，且他们受激的单核细胞会表现出增强的受体表达[223,224]。野生麻疹病毒感染在猴子身上会破坏猴子对其他抗原的免疫记忆[225,226]，这使得麻疹疫苗有可能阻止野生病毒完全破坏儿童对其他感染的应答能力[227]。虽然非活疫苗一般会诱发Th2优先应答，且假设应答可能会减少活疫苗诱发的Th1极化，但仅凭观察，灭活疫苗对死亡率拟议的消极效应目前仍然存在[228]。这一问题属于进化论范畴，丹麦开展了一项随机研究，旨在阐明在发达国家中，非特异性或脱靶效应（若有的话）的重要性[228]。

寿命两极人群中的疫苗应答

新生儿和生命早期免疫的挑战

据UNICEF估计，每年有400万6月龄以下婴儿死于急性感染[229]。在比较发达的国家，死亡率已经降低，但感染在婴幼儿住院中仍占据重要比例。此类疾病负担由数量有限的病原体引起，因此如果能在出生后不久获得一些具有免疫原性的附加疫苗，情况将大为不同。生命早期免疫应答与在成年宿主中诱发的免疫应答显著不同。多年来，新生儿免疫应答的迟钝现象长期被认为是"新生儿耐受"的结果，这反映出免疫系统的抗原幼稚性以及伴随而来的不成熟。与此相反，最近的研究促使人们改变了看法，认识到新生儿和生命早期的免疫系统是特意适应出生后生命早期的独特挑战的，并通过定义不清但严格受控的程序随时间不断成熟。

这些特定的新生儿特点首先会影响固有免疫应答，因为模式识别受体诱发的应答会偏向于诱导促炎细胞因子，因而可能导致对母体抗原产生有害的同种免疫反应或过度的炎症反应[230,231]。此外，多种因素决定了婴幼儿抗体应答的质量和数量：这包括出生前和出生后免疫系统的发育状况、疫苗类型及其免疫原性、针次数量及其间隔时间以及母传抗体的影响[232-234]。

生命早期免疫应答的特点是应答强度有年龄依

赖的局限性(表2.10)。在2岁前不能诱导对大多数PS抗原的抗体应答,这可能反映了许多因素,包括脾脏边缘区成熟缓慢[65,235]、B细胞上CD21表达有限和补体因子供应量有限[236]。虽然使用多糖结合疫苗可以在一定程度上规避上述情况,但在年幼的婴儿中,即使是最强效的多糖结合疫苗,也只能诱发明显较低的初次IgG免疫应答[237]。

生命早期的抗体应答直接由产前(如胎龄[238])和产后的免疫接种的年龄决定[236]。在加速的婴儿疫苗接种程序中,间隔1个月(2-3-4月或3-4-5月)接种3针次疫苗产生的免疫应答,低于针次间(2-4-6月)或致敏和加强针次间(3-5-12月)间隔时间更长的免疫程序产生的免疫应答。然而,婴儿对多针次程序的抗体应答的强度既反映了针次之间的时间间隔,即间隔越长诱发的应答越强,也与最后一针疫苗接种时的年龄有关。通过在无免疫本底的不同年龄组婴儿中比较对单剂疫苗的抗体应答,可以最恰当地证明,出生后的免疫成熟需要更强的抗体应答[239,240]。这些研究可能会因为母传抗体的持续存在而受到干扰,这些抗体在表位和滴度特异性方面都对婴儿的抗体应答有负面影响[241,242]。因此,需要对大量婴儿数据进行多因素分析,以确定疫苗抗体应答的主要决定因素[243]。

对B细胞应答的诱导很大程度上依赖于局部微环境的组成。然而,在婴儿中血液是唯一可接触到的腔室,因而很难研究明确限制生命早期抗体应答强度的因素。对人类婴儿常规接种疫苗的研究实施于出生后不同成熟阶段的小鼠上,结果表明,在人类和小鼠身上都发现了相同的抗体应答限制,反映出相似的出生后制约因素[236]。这些动物模型表明,生命早期抗体应答的局限性起因于抗原特异性B细胞增殖和分化所需的GC反应受限和延迟。这基本上反映了成核和辅助生发中心反应所需的FDC的发育延迟[244],随后由引流淋巴结中Tfh细胞诱导产生[7,245]。在人类婴儿身上很难找到类似机制的直接证据[235]。目前正在努力发现用于生命早期的佐剂。MF59佐剂在小鼠中诱导Tfh/GC强应答的能力[7]也可能与该佐剂提高婴幼儿流感疫苗效力的能力有关[246]。

与生命早期抗体应答迟钝形成对比的是,新生儿免疫系统很容易诱导免疫记忆,因而反映出在生命早期GC B细胞优先向记忆细胞而非产生免疫球蛋白的浆细胞分化。因此,新生儿致敏可以用来启动对乙型肝炎或脊髓灰质炎的疫苗应答。近期研究证实,无细胞百日咳疫苗同样可以有效致敏新生儿免疫应答,从而快速获得婴幼儿免疫[247-249]。然而,新生儿初次接种DTaP联合疫苗却会钝化而不是致敏后续的婴幼儿百日咳应答[250],而且某种程度上减弱的Hib和HBsAg应答也见于新生儿初次接种无细胞百日咳疫苗后[248,251]。因此,疫苗干扰问题可能会在出生后的生命早期加重,这需要更进一步的研究[252]。

免疫记忆的持久存在具有重要意义,特别是对于婴幼儿免疫规划来说,如旨在保护整个成年一生的乙

表2.10 在寿命两极中疫苗应答的局限性(假定的机制)

生命早期	
对PS疫苗Ab应答强度有限	脾脏边缘区未成熟;B细胞上CD21低表达;补体供应量有限
对蛋白疫苗Ab应答强度有限	GC反应受限(FDC发育延迟?);母传抗体的抑制作用
对蛋白疫苗Ab应答持续时间短	骨髓浆细胞库的建立受限(生存微境?)
免疫记忆持续时间短(?)	GC反应受限(初始记忆B细胞库的大小?)
IFN-γ应答有限	抗原提呈细胞/T细胞相互作用未达最佳标准(IL-12、IFN-α)
CD8$^+$T细胞应答有限(?)	证据不足
母传抗体的影响	抑制B细胞而非T细胞应答
老年人	
对PS疫苗Ab应答强度有限	IgM$^+$记忆B细胞储量低;分化为浆细胞能力弱
对蛋白疫苗Ab应答强度有限	GC反应有限;CD4$^+$辅助性应答未达最佳标准;非最优的B细胞激活未达最佳标准;FDC网络发育受限? B/T细胞库改变
抗体质量(亲和力、亚型)有限	GC反应受限,B/T细胞库改变
对蛋白疫苗Ab应答持续时间短	浆细胞存活受限?
对CD4$^+$/CD8$^+$应答的诱导有限	幼稚T细胞储量下降(效应记忆细胞和CD8$^+$T细胞克隆的累积)
CD4$^+$应答持续时间有限	对新增效应记忆T细胞的诱导受限(IL-2、IL-7)

注:Ab:抗体;FDC:滤泡树突状细胞;GC:生发中心;IFN:干扰素;Ig:免疫球蛋白;IL:白介素;PS:多糖。

型肝炎疫苗。这类应答的持续时间(如在婴儿期致敏的乙型肝炎疫苗抗体应答的加强免疫能力)至少延长10年。然而,在儿童期缺乏加强免疫的情况下,婴幼儿时期所诱导免疫的加强免疫能力可能不会终身持续存在[139,140]。

12月龄前诱发的抗体应答迅速消退,抗体滴度很快回到近乎基线水平[152,253],使其可能与再次出现传染病易感性的有关[141]。这或许反映出抗原特异性浆细胞生存期有限。正如在小鼠中证实的那样[244],生命早期的BM基质细胞不能为到达BM生存微境的浆细胞提供充分的存活信号[254]。包括早产儿在内[238],类别转换和体细胞高突变(即疫苗诱导的B细胞亲和力成熟)在生命的第一年已经发挥作用[124,255-257]。很少有研究比较婴儿与成人疫苗应答的亲和力成熟过程,但这两者似乎是相似的(C.-A.S.未发表的研究)。然而,即使是在成人中,亲和力成熟仍需要数月[90],所以在年纪很小的婴儿中未观察到高亲和力应答。

新生儿和婴儿的T细胞应答也与生命后期所诱出的T细胞应答不同,特别是诱导更低水平的IFN-γ应答[236]和更高水平的Th2和/或Th17应答[258]。例如,口服脊髓灰质炎疫苗在婴儿中的IFN-γ应答明显低于成人[259];乙型肝炎疫苗在生命早期中初次免疫诱导的IFN-γ应答低于成人,而二次免疫诱导的Th2应答则高于成人[260];破伤风特异性IFN-γ CD4$^+$T细胞应答随年龄增长逐渐增加[261]。新生儿和婴幼儿初次接种无细胞百日咳疫苗的比较研究显示,新生儿初次免疫时会优先诱导Th2应答[262]。目前并不清楚这是什么因素所致,可能是新生儿APC对Toll样受体和其他病原相关分子模式受体应答产生了较成人细胞更低的IFN-α、IFN-γ和IL-12p70以及更高的IL-10[263-265],也可能是复杂的表观遗传调控或在新生儿血液中胸腺近期外迁细胞占优势[266]。其他因素的贡献也有待明确,如胎儿期Treg的数量优势[267]以及CD71$^+$免疫抑制红细胞的作用[268]。值得注意的是,BCG诱发类似成人的Th1新生儿应答是为人所共知的[269]。新生儿T细胞对抗原特异性活化是否有较高的内在要求还有待进一步研究。

重要的是,对生命早期B细胞和T细胞疫苗应答的诱导发生在可能受母传抗体影响的环境中。IgG抗体经FcRn受体通过胎盘从母体主动转移到胎儿的血液循环中[270]。免疫接种后,母传抗体与婴儿的B细胞竞争结合抗原表面特异性表位,因而限制了B细胞的活化、增殖和分化。母传抗体对婴儿B细胞应答的抑制作用影响到所有疫苗类型,尤以病毒减毒活疫苗最甚,即使是微量的被动抗体也可以中和病毒减毒活疫苗[271]。这种抑制作用是表位特异性的[272]。一般说来,针对载体蛋白(如破伤风类毒素)的母传抗体会减弱婴儿对破伤风类毒素的应答,而不会减弱婴儿对PS部分的应答[273,274]。如果免疫原性(如CRM$_{197}$结合物)需要抗携带者免疫,且母传抗体干扰其诱导,则对结合疫苗的免疫应答可能会减弱[275]。然而,据报道称,通过与抗原特异性B细胞上的抑制性/调节性FcγRⅡB受体相互作用,母传抗体抑制了棉鼠B细胞应答[276,277]。这一机制在多大程度上解释了人类婴幼儿应答的抑制作用,目前尚不明确。

母传抗体的抑制作用依赖于抗体滴度,反映了母传抗体与疫苗抗原的比例[90]。这在一项研究中得到了很好的证明,以色列婴儿在2、4、6月龄时分别接种了甲型肝炎疫苗[278]。总的来说,只有当母传抗体下降到300~400mIU/ml的阈值时,婴儿免疫应答才会诱出[278]。而只有通过实验才能界定诱出婴儿免疫应答时的母传抗体滴度,方法是根据初次免疫时母传抗体滴度将婴儿分组比较抗体应答。目前很少有疫苗能够得到这种由实验研究确定的精确抗体水平。

因此以胎龄等为例,母传抗体抑制作用的程度和持续时间随胎龄或母传免疫球蛋白数量的增长而增加[238],随出生后年龄的增长和母传抗体的消失而下降[90]。增加疫苗抗原剂量也许足以规避母传抗体的抑制作用,如甲型肝炎疫苗[279]、麻疹[280]疫苗以及比全细胞更高的无细胞百日咳疫苗中的百日咳毒素含量[281]所示。然而,即使是对无细胞百日咳疫苗的免疫应答,母传免疫产生的母传抗体滴度较高,终究也会对其有所干扰[275,282]。

通过尚不明确的机制,母传抗体通常允许一定程度的致敏(即诱导记忆B细胞)。一般说来,母传抗体对婴儿抗体应答的弱化在加强免疫后消失。重要的是,母传抗体不会对婴儿的T细胞应答发挥抑制作用,使应答在很大程度上不受影响,甚至还会增强[283-285]。这可以用母传抗体-疫苗抗原复合物的归宿给予很好的解释:免疫复合物被巨噬细胞和DCs吞噬,在它们的酸性溶酶体腔中被降解和加工成小肽。这些小肽展示在APC表面,用于结合CD4$^+$和CD8$^+$T细胞。

因此,进一步改进生命早期免疫策略寻找有效的疫苗制剂和策略,这些制剂和策略在存在母传抗体的情况下,有能力在初期1~2剂后诱导强力的初次免疫抗体应答,以满足抵抗某些生命早期病原体的需要。重要的是,这些制剂/策略必须证明在免疫未成熟的宿主中是安全的,这增加了挑战[286]。

疫苗应答中与年龄相关的变化

固有免疫和适应性免疫抗体以及 T 细胞介导的细胞免疫应答都随年龄增长而下降,这增加了感染的频率和严重性,并降低了疫苗的保护效果[287]。年老会影响蛋白疫苗抗体应答的强度和持久性[288,289],表现在对流感[290,291]、破伤风和蜱传脑炎(tickborne encephalitis, TBE)疫苗[292]的较低血清抗体。尽管方法学问题上的差异产生了不一致的结果,但是老龄化还会影响肺炎球菌 PS 疫苗的免疫应答[293]。值得注意的是,老龄化对抗体应答的限制在早年就已出现:在健康对照受试者和免疫抑制患者中,由强效且含佐剂的大流行性流感疫苗诱出的抗体滴度在 20 岁以后随年龄每增长 10 岁下降 31%[294]。老年人抗体应答受限也与性质变化相关,这些变化会影响抗体特异性、型别和亲和力,也就是作用效力(表 2.10)[295,296]。

它们源于大量更深层次事件的影响[232,297]。对 PS 疫苗的免疫应答取决于 IgM$^+$ 记忆 B 细胞库的减少,IgM$^+$ 记忆 B 细胞分化为抗体分泌细胞的效率较低,因此限制了老年人的 IgM 应答[298]。依赖于 GC 诱导的抗体应答也受到限制[299],这影响到抗体应答的大小,导致抗体亲和力/作用能力较弱[296]以及抗体亚类分布[300]。很多因素限制在老年人中诱导 GC,包括 B 细胞自身的因素[301]以及影响 Tfh 细胞在内的其他细胞类型的因素[302]。例如,对老年鼠的研究已经令人信服地证实了 FDC 存在与年龄相关的改变[303,304]。老年受试者产生高亲和力抗体应答的能力有限,也反映了他们抗体库的变化[304,305]。

年龄相关的 T 细胞应答变化表现在幼稚 T 细胞逐渐减少,反映了胸腺输出功能的下降。这与之相关的是显著地积累了可能来自以前感染的大量 CD8$^+$T 细胞克隆。这些大量的 T 细胞克隆(如对巨细胞病毒应答而诱生)已经达到一种增殖老化的状态,而且自稳机制会对幼稚记忆 T 细胞亚群和效应记忆 T 细胞亚群的大小产生负面影响[289]。在接种流感疫苗后的免疫应答中,健康老年人逐步增加的 CD4$^+$ 应答最初与年轻人相似,但这种应答不能维持或扩大[306]。这种现象并不反映记忆 CD4$^+$T 细胞功能受损[307],而是 T 细胞库已从幼稚细胞转变为效应记忆 CD4$^+$T 细胞。无法维持 CD4$^+$ 应答反映出对新增 Tem 细胞的诱导较差,这与 IL-7 水平较低有关[306,307]。其他研究表明,在体弱的老年受试者中,对流感疫苗 Th1 应答的弱化与延迟逐步增加,这与总抗体应答和 IgG1 抗体应答的下降呈正相关[308]。制约因素同样影响了感染驱动的流感特异性 CD8$^+$T 细胞的扩增[308]。增强疫苗对老年人保护作用的策略包括应用更高的疫苗剂量[309]和/或特定的佐剂。通过在新型 AS01E 佐剂中制定水痘-带状疱疹的 IgE 糖蛋白制剂,这些策略近来得以证实[24]。然而,老年人 T/B 细胞库的改变是难以回避的事实,效应记忆应答和 GC 反应的局限性可能不断需要更频繁地进行某些疫苗加强免疫(如破伤风或 TBE[308]),以弥补老年人群中疫苗所诱导 B 细胞应答和 T 细胞应答的短暂性。

(崔富强　姜春来)

本章相关参考资料可在"ExpertConsult.com"上查阅。

第3章 保护相关指标

Stanley A. Plotkin 和 Peter Gilbert

疫苗保护相关指标（correlate of Protection，CoP）的确定通常对一个疫苗的研发至关重要，因为它的检测结果能将很多理论和实践外推。除了用于识别有保护作用的免疫反应，CoP 还可用于疫苗批间一致性检测，以及识别疫苗接种者中的易感者。如果一种感染是罕见的或致命的，以致效力试验（efficacy trial）不可行或不符合道德标准，那么 CoP 可能使疫苗获得许可，因为建立了 CoP 就可以在一种疫苗制剂与另一种之间进行桥接试验。

这一领域的术语是混乱的，因为已经发布了各种各样的定义，但语义是重要的，如果能够理解所使用的定义，将避免混乱。表 3.1 给出了本章中使用的术语，这对理解这些术语至关重要。另外，CoP 只是一种与保护相关的、可变化的免疫反应，重要的是要区分保护机制相关因素（mCoP）和非保护机制相关因素（nCoP），mCoP 是直接反映疫苗保护效果的 CoP，而 nCoP 是易于测量的，但可能只是未知或难于检测的 mCoP 的替代物。此外，CoP 可能是绝对的，就是说存在一个阈值，高于该阈值就确定有保护作用；也可是相对的，即较高水平在数量上比较低水平更具保护性，但是在较高水平上偶尔会出现无法保护，在较低水平上也偶尔会出现保护。最后，也很重要的一点，存在相关性，即疫苗诱导的多个免疫功能与保护作用有相加或协同的关系。想深入了解这一内容的读者可参阅先前发表的文章[1-6]。

表3.1 本章所用术语的定义

术语	定义
保护相关指标（CoP）	一种统计上与保护相关的免疫反应
保护机制相关因素（mCoP）	负责保护的免疫反应
非保护机制相关因素（nCoP）	一种免疫反应，是真正与保护相关的免疫因素的替代指标，因为后者可能是未知的或不易测量的
绝对相关因素	与保护高度相关的免疫反应的特定水平；一个阈值

有时在疫苗研发的早期就确定了 CoP，这是理想的情况，因为这可以使之后的疫苗研发更容易，但有时需要完成Ⅲ期临床试验分析才能确定 CoP。在后一种情况，就要将免疫失败者的免疫反应情况与未被感染者的样本进行比较。理想的做法是测量感染暴露时的免疫反应，但大多数可利用的样本都是在接种疫苗后立即采集的。尽管如此，有用的 CoP 往往来自这些数据。其他推断 CoP 的方法包括：界定注射或者婴儿通过胎盘从母体被动获得的抗体的保护水平，对免疫缺陷或免疫抑制的接种者进行感染暴露后观察，用研究制剂对接种过疫苗的志愿者进行攻击试验，以及很少部分是由接种动物攻击试验外推。人体攻击试验模型往往提供了关于 CoP 的关键信息，如果攻击试验充分考虑伦理上的可接受性并对免疫反应进行了广泛研究，那就应该使用人体攻击试验模型。人体攻击试验提供了重要信息的例子包括流感、霍乱、登革热和巨细胞病毒。

本书的第 2 章介绍了疫苗接种相关的免疫学，但是要记住的是，许多不同的功能都可以作为一种 CoP。不同的同种型和功能的血清和黏膜抗体，以及 T 细胞（$CD4^+$ 或 $CD8^+$）能够以多种方式发挥作用，包括直接作用于被感染的细胞，辅助 B 细胞或其他 T 细胞，分泌细胞因子，甚至通过调节性 T 细胞下调免疫反应。本章试图简化免疫学以确定保护原则，但是读者应该记住，免疫系统是复杂且丰富的。此外，读者可到特定疫苗的章节，更详细地了解每一案例。

保护原则

原则 1：保护必须被界定为与特定现象相关的保护

预防感染与预防发病相比，可能涉及不同的免疫标志物。例如脊髓灰质炎，预防麻痹是通过血清抗体，因为病毒必须从咽部或肠道通过血液侵入到中枢神经系统；而预防感染是依靠黏膜抗体，这些抗体既包括局部产生的 Ig（A）抗体，也包括扩散到鼻咽部和肠道黏膜表面的 IgG 抗体。另一个有指导性的例子是肺炎球菌感染，预防菌血症需要 0.20~0.35μg［酶联免疫吸附试验(ELISA)法]的抗体水平,而预防肺炎、中耳炎以及鼻咽部携带状态可能就需要10倍以上的抗体水平[7,8]。

原则2:疫苗保护与感染恢复的机制不一定相同

预防麻疹的抗体水平已经确定。120mIU(ELISA法)的抗体水平可以预防临床意义上的麻疹和感染的发生[9];200~1 000mIU的抗体水平可以预防麻疹发病,但并不一定能预防由抗体升高指示的感染;1 000mIU的抗体水平能够提供确实的保护,即使是亚临床感染。然而,B细胞缺乏的疫苗接种者确实能从疾病中恢复过来,而T细胞缺乏者则可能出现持续的病毒血症,表现为严重的和致死性的麻疹。在猴子身上已经发现,麻疹特异性的$CD8^+$T细胞是抑制病毒血症所必需的[10]。

另一个例子是痘病毒。被给予痘苗病毒的个体需要B细胞和T细胞共同参与抑制病毒复制以及免疫力的产生。然而,在之前接种过疫苗的人中,仅需要中和抗体在1/32~1/20之间就具保护作用,尽管$CD8^+$T细胞应答在抗体缺乏时是有作用的。接种疫苗20年后抗体滴度显著下降,但抗痘病毒T细胞的存在使接种者在暴露后仅出现轻微的二次感染[11-13]。

原则3:大剂量攻击确实可以抑制免疫力

如上文所述,脊髓灰质炎疫苗诱导产生血清抗体,可以有效预防麻痹的发生。然而肠道免疫并不是完善的,可以被大剂量的感染所抑制。一项研究对之前接种过活疫苗和灭活疫苗的受试者进行攻击试验,给予800TCID50或600 000TCID50(半数组织培养感染剂量)的两种不同剂量的口服活疫苗。活疫苗接种者在低剂量攻击组的感染率是3%,在高剂量组是15%;而对于灭活疫苗接种者,低剂量组是30%,高剂量组是70%,表明高剂量攻击可以抑制肠道免疫[14]。

另一项研究是一种实验性巨细胞病毒疫苗的攻击试验。血清阴性、自然血清阳性和之前接种过疫苗的受试者,肠外给予10PFU、100PFU或1 000PFU的低传代率自然巨细胞病毒株进行攻击试验。血清阴性的受试者在最低剂量即被感染;自然血清阳性的受试者对10PFU或100PFU有抵抗力,但在1 000PFU时有些受试者可能被感染;接种过疫苗的受试者可以预防100PFU的病毒感染,但对1 000PFU无效[15]。

原则4:大多数现有疫苗的保护机制是抗体

表3.2列出了常用的获得许可的疫苗及其针对主要致病机制。许多病毒和细菌病原体通过病毒血症或菌血症到达靶器官,因此,很容易理解抗体可以阻断这一路径。有些病原体只在黏膜上复制,可见在黏膜上局部存在的抗体也是有预防作用的。对于白喉和破伤风等产生毒素的细菌,其致病机制可以被抗毒素抗体所抑制。狂犬病毒在皮下组织复制,复制发生在附着到神经元之前,因此在附着之前诱导抗体可预防狂犬病。只有在带状疱疹和结核疫苗的例子中,主要的保护机制似乎不是抗体,而是激活与保护有关的特异性T细胞亚群[16]。除了这些理论观点,事实上,被动注射抗体也像接种疫苗一样对许多感染起预防作用。甲肝疫苗诱导的抗体水平比注射丙种球蛋白高1 000倍,可见甲肝疫苗的效力是预料之中的[17]。如原则1所述,预防黏膜定植比预防发病需要更高的抗体水平,例如接种流感嗜血杆菌b型疫苗后的咽部定植情况就证明了这一点[18]。

原则5:相关因素可能是相对的

尽管高抗体水平比低抗体水平更具保护性,但某些疫苗可能在高抗体水平发生突破病例,即使这种情况比在较低抗体水平更不常见。图3.1展示了对流感血凝素抗体反应与疾病预防之间关系的回顾性分析。1/40的抗HA(血凝素)滴度通常被认为是一种

表3.2 获批用于人类的主要病毒和细菌疫苗(按照疫苗的防病机制分类)

病毒的	病毒血症	天花、黄热病、麻疹、流行性腮腺炎、风疹、脊髓灰质炎、水痘、甲肝、乙肝、乙脑、蜱传脑炎
	黏膜复制	流感、轮状病毒、人乳头瘤病毒
	神经侵袭	狂犬病
	神经元再激活	带状疱疹
细菌的	菌血症	b型流感嗜血杆菌、脑膜炎球菌、肺炎链球菌、伤寒(Vi)
	黏膜复制	百日咳、伤寒(ty21a)
	毒素产生	白喉、破伤风、百日咳、霍乱弧菌、炭疽
	巨噬细胞复制	结核分枝杆菌

摘自 PLOTKIN S. Vaccination against the major infectious diseases. *C R Acad Sci III*, 1999, 322(11):943-951.

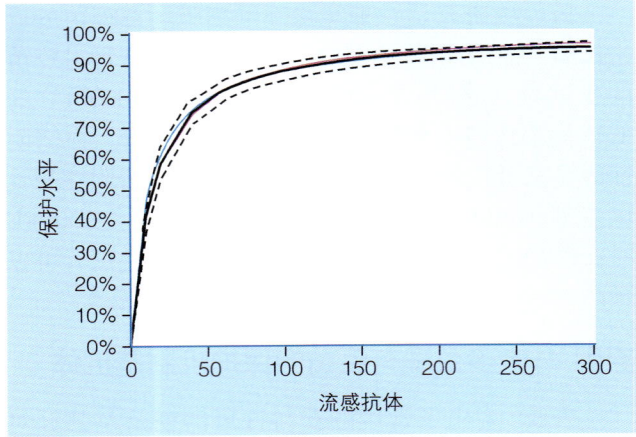

图 3.1 预防流感和抗-HA（血凝素）抗体
（资料来源：L. Coudeville，个人沟通获得）

可接受的应答，但此时也只有大约 50% 的疫苗接种者得到保护；即使在滴度升高 4 倍的情况下，也会出现突破性感染[19]。同样地，接种后高水平的百日咳抗毒素与保护相关，无论是在家庭暴露还是在非家庭暴露；在中等抗体水平时会发生轻型病例。由于暴露更多，预防家庭暴露引起的感染比非家庭暴露需要更多的抗体（表 3.3）[20]。

表 3.3 作为预防百日咳的保护相关指标的
百日咳毒素抗体（滴度）

症状	暴露	
	家庭	非家庭
重症	79U/ml	99U/ml
轻症	156U/ml	124U/ml
无症状	246U/ml	155U/ml

原则 6：抗体必须是具有某种功能的抗体

虽然中和病毒和杀死细菌是常见的 mCoP，但人们日益认识到抗体还有其他重要的功能。首先，图 3.2 显示了中和作用是绝对重要的，在这个例子中，接种两种不同毒株的风疹疫苗后，使用中和试验或血凝抑制试验测定抗体滴度。可以看出，这两种毒株均能诱导血凝抑制抗体，但 RA27/3 诱导的中和抗体明显更多，被证明是更有保护作用的疫苗[21]。

在加拿大魁北克实施的 C 群脑膜炎球菌多糖疫苗研究表明，ELISA 试验和杀菌试验所检测的抗体在功能上存在差异。成人可以诱导上述两种类型的抗体，获得高度保护；2~5 岁的儿童可以诱导较多的抗体，获得中度保护；1 岁婴儿可以诱导 ELISA 法检测的抗体，但几乎没有杀菌抗体，没有保护作用[22]。

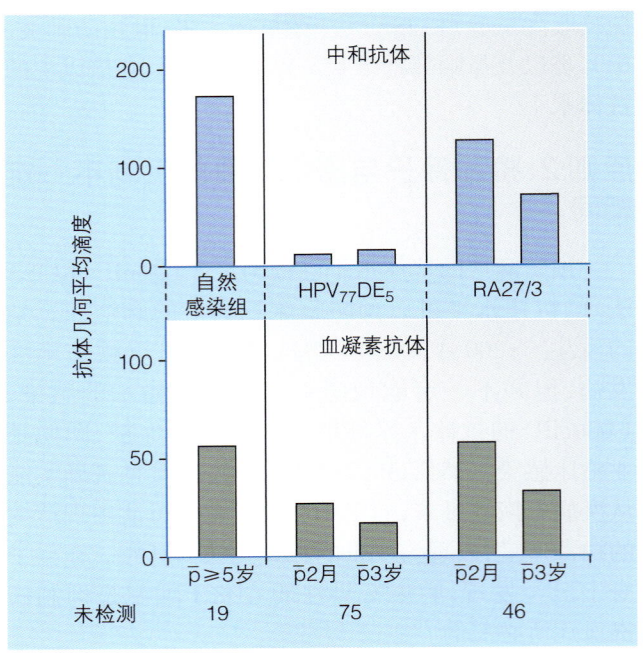

图 3.2 风疹疫苗的抗体反应

在泰国进行 HIV 疫苗试验后，报告了一个表明抗体功能重要性的突出例子。先用呈递病毒包膜的金丝雀痘载体初始免疫，再用包膜蛋白加强免疫，此方案产生的中和抗体很少，但确实产生了显著水平的抗体依赖细胞毒性抗体，增强了自然杀伤细胞的活性。针对病毒 V1-V2 环的抗体依赖细胞介导的细胞毒性（ADCC）抗体 IgG3，被证明与保护相关。这表明抗体可以通过多种机制实现保护功能[23-26]。

原则 7：T 细胞反应可能是相关因素

人们通常认为 T 细胞反应是卡介苗（BCG）和结核病的重要保护相关指标，但很难证明这一假设。一直认为 γ 干扰素的分泌是重要的。一项牛分枝杆菌的研究证明，分泌 γ 干扰素的 T 细胞与奶牛的保护性免疫之间存在关联[27]。然而，尽管推测与 T 细胞功能有关，但尚不确定是哪种功能，而且人类结核疫苗的 mCOP 仍难以确定[28-29]。另一方面，疟疾是一个例子，对疟疾来说 T 细胞反应似乎是至关重要的，虽然也可以诱导抗环子孢子蛋白（CSP）的抗体，但它们似乎不是 CoP[31-32]。含有 CSP 的 RTS,S 颗粒疫苗诱导 CD4+ 细胞产生肿瘤坏死因子（TNF）-α，后者似乎可以预测保护作用[33]。相反，静脉注射辐照减毒的子孢子疫苗，其效力取决于 CSP 诱导的、在肝脏产生干扰素的 CD8+ T 细胞，而天然子孢子必须先复制才能启动感染[34]。

虽然针对衣原体和兔热菌的疫苗接种仍在试验阶段中，但大量证据表明 T 细胞反应是产生效力所必需的[27,35-37]。

显然,由于T细胞的功能类别很多,对作为相关因素的T细胞反应有待深入研究。虽然$CD8^+$T细胞毒性明显是最重要的保护功能之一,但对B细胞和T细胞有多种辅助性功能的$CD4^+$T细胞,可以通过分泌细胞因子直接或间接影响保护作用[38]。

原则8:保护相关指标可以不止一个

保护相关指标不止一个,流感研究是一个很好的例子。活的、减毒的鼻内疫苗可以诱导产生血清抗体和鼻黏膜IgA抗体[39-41]。对接种过疫苗的儿童用另一剂量的鼻内疫苗进行攻击试验,缺乏上述两种抗体反应的接种者的病毒脱落率高,两种反应均存在的接种者的脱落率低,仅有一种反应的接种者的脱落率居中。可见,这两种反应是协同的,或至少是相加的。在灭活流感疫苗的例子中,两种独立的抗体反应似乎是重要的:一种是抗病毒血凝素的,另一种是抗病毒神经氨酸酶的[42-44]。前者阻止病毒进入细胞,后者阻止病毒从细胞中排出。老年人的抗体反应可能较差,但$CD8^+$细胞毒性T细胞产生的颗粒酶也可通过限制病毒复制来预防有症状感染的发生[45-48]。

无论是全细胞还是无细胞百日咳疫苗,都含有多种细菌成分。百日咳毒素和黏附素在致病过程中非常重要,研究表明针对其中存在任一毒力因子的抗体可以降低发病风险,而存在针对多种毒力因子的抗体更能降低发病风险[49-51]。辅助性T细胞(Th)1和Th17的反应对保护的持续时间也很重要[52-54]。

近期的一个可能的相关因素的例子是针对埃博拉病毒的黑猩猩腺病毒载体疫苗。虽然产生2 000及以上滴度(ELISA法)的猴子几乎总能在埃博拉病毒攻击试验中存活下来,但被动获得的抗体并没有保护作用,似乎需要$CD8^+$T细胞参与保护,特别是在抗体反应低时[55-58]。

原则9:记忆反应可能是一种保护机制相关因素

乙肝疫苗在出生时具有高度的免疫原性,但抗体常常随着年龄的增长而衰减。尽管如此,接种疫苗的人仍会受到保护,因为他们在暴露病毒时会产生一种记忆性的抗体反应[59-62]。事实上,记忆性B细胞在缺乏血清抗体的乙肝疫苗接种者中可以被检测到[63,64]。

最近在猴免疫缺陷病毒(SIV)感染的恒河猴身上有一个有趣的发现。一种含有多种SIV基因的恒河猴巨细胞病毒载体被构建,该载体可诱导针对SIV蛋白的效应$CD8^+$T细胞,能够在猴子中早期终止SIV感染[65-67]。因此,T细胞或B细胞的效应记忆对于早期播散的疾病是重要的,如HIV、B型流感嗜血杆菌和脑膜炎球菌,但中央记忆对长潜伏期疾病是重要的,如乙型肝炎,它可以活化记忆反应。

原则10:方便的非机制相关因素

带状疱疹是潜伏在背侧脊髓神经节的水痘病毒再活化的结果。现有疫苗是由大剂量的活的水痘病毒或病毒的gE蛋白组成。这两类疫苗均可以诱导抗体和细胞反应。最好的CoP是$CD4^+$T淋巴细胞增殖指数,但也与抗病毒糖蛋白抗体也具有统计相关[68,68a,68b]。这说明细胞免疫是一种mCoP,而抗体是一种nCoP;如果疫苗可以维持病毒在背根神经节的潜伏状态,这就是有道理的,但抗体中和皮肤中的病毒可能也同样重要。

另一个例子来自轮状病毒疫苗接种。口服或灭活轮状病毒诱导的IgG抗体可以预防感染,但可复制的活病毒疫苗能够诱导黏膜抗体并发挥作用[69]。但是,黏膜反应难于检测,而血清IgA抗体易于检测。因此,在缺乏公认的mCoP的情况下,血清IgA就是一个非常有用的nCoP[70-72]。

保护相关免疫因素开发过程中的统计学问题

CoPs的开发主要涉及两方面的统计问题:①在预防性疫苗的效力试验中,开发和选择值得作为相关因素研究的免疫学试验和免疫反应生物标志物;②在效力试验中,统计评估所选生物标志物作为CoPs的有效性。对于①方面,因为低信噪比的生物标志物会削弱发现CoP的统计效能[73,74](例如,来自工艺上的试验检测误差),这促使统计评估标准化以及效力试验之前和过程中不断优化检测试验成为开发CoPs的基本原则[25,75-78]。此外,随着关于接种后免疫反应的高维检测数据的疫苗学研究系统的建立[79-87],统计研究的一个重要领域是将接种者分类到低维的生物标志物特征群中[79,88-90],以便进行CoPs评估。下面我们将重点放在②方面。

在临床试验统计文献中,CoP是接种后检测的生物标志物的免疫反应,可用于可靠地预测相对于某个临床终点的疫苗效力(VE)。目前已经提出了几种基于效力试验的CoPs定义和统计评价方法[4,91-103]。现在已将CoP评价用于寻找生物标志物的阈值,并以此将接种者划分为病例组(未得到保护的)和非病例组(得到保护的)[9,104-108],或用于研究反应分布与保护的关系[109-111]。然而，这些CoP方法中的许多用来定义受保护亚组的生物标志物，其实与疫苗接种没有因果关系，因此这个生物标志物与疾病的关系可能并不反映其与VE的关联[4,112-115]，而是与病原暴露或内在的疾病易感性的关联。针对这一局限性，"VE曲线"法直接评估了VE是如何随着接种亚组的变化而变化的，而接种亚组是根据生物标志物水平划分的[4,113-119]。对于这种方法来说，最有效的CoP评估包括VE为0的免疫应答阴性/缺失的接种亚组，以及VE接近100%的应答超过阈值的接种亚组。举个水痘带状疱疹疫苗（VZV）效力试验的[120]例子说明这一方法，随着VZV抗体滴度的倍数增长，预防带状疱疹的VE会有很大变化（$P<0.001$），评估VE为90%时接种者的滴度为5.26倍增长，而VE为70%或0时则分别为2.39倍增长和零倍增长[6]。这些结果为高保护效果提供了一个基准。如前所述，有效的CoP可能与保护机制相关，也可能无关[6]。

VE曲线法的主要挑战是，它需要估计临床终点发生风险如何随着安慰剂受试者接种疫苗后的免疫反应的变化而变化的，但这个免疫反应是无法检测的；可以检测的是被随机分配到疫苗接种组的受试者。因此，VE曲线统计方法中加入了"填补"技术，即"填补"了与事实不符（未接种疫苗）的、安慰剂受试者的免疫反应[113,114,117,119,121-127]。"基线免疫反应预测因子"技术建立了一个疫苗受试者模型，通过基线变量去预测个体的生物标志物的免疫应答情况，并在该模型中使用基线变量拟合安慰剂受试者。"安慰剂接种收尾"技术是在研究结束后的随访阶段给安慰剂受试者交叉接种疫苗并直接测量免疫反应。至关重要的是，为了有效应用这些方法，需要收集（几乎）所有效力试验参与者的基线样本，以便对大多数病例检测作为候选CoP的免前预测因子；基线样本缺乏一直是效力试验评估CoP的最大局限因素。

最后，我们列举在效力试验开发COP中所面临的、其他5个统计问题以及解决方法。第一，通常只检测病例对照组[128-130]或病例队列亚组[131-134]的免疫反应，这激发了对最优抽样设计[117,135-139]和分析[129,130,140]方法的研究。第二，开发协同相关因素需要适合的统计方法，例如，交叉的接种亚组的VE曲线评估或单个的、复合生物标志物的VE曲线评估，交叉的接种亚组是指根据两种生物标志物[114,119]的免疫反应水平联合确定的接种人群亚组[126]。此外，在基于高维的、生物标志物免疫反应评价复杂的相关因素时，需要有监督的机器学习法来评估最佳的VE模型[88,89,141,142]。第三，通过在接种后不久的一个固定时点或是一系列时点（比如正好在暴露和感染或疾病之前）检测生物标志物的免疫反应来进行的CoP分析。这两种类型的分析都很重要，前者主要用于绘制切实可行的、针对预测终点的VE曲线，后者主要用于发现机制性CoP的线索。第四，针对某一特定的疾病终点、疫苗或研究人群具有高度预测性的CoP，对于其他的终点、疫苗或研究人群可能是无效的[143]，这意味着将CoP桥接到新的设定时需要对多个效力试验进行Meta分析，并结合对保护机制的了解[4,55,94,97,106,115,144,145]。

最后，对于具有遗传多样性的病原体，上述全部讨论均可应用于评估特定表型或基因型病原体（例如，通过特定类型病原体的VE曲线）的CoP，而既往通常用血清型或生物型特异的抗体滴度作为同型疾病的CoP[146-151]。在当代的效力试验中，可以对研究参与者所感染的病原体基因组进行测序，从而进行统计筛选分析，评估VE如何随序列特征变化而变化的[152]。免疫反应数据可以通过重点分析那些可能具有保护作用的表位，比如具有高疫苗反应性的多肽或是被认定为CoP的特定反应产物，从而为筛选分析提供信息[153,154]。此外，除了免疫反应，宿主特性[如人口统计学、生态因素、遗传学如限制表位特异性T细胞反应的人类白细胞抗原（HLA）类型]可能影响VE或型特异的VE，可见VE曲线进行CoP分析的首要目标是评价VE如何随着病原体序列特征、免疫反应生物标志物以及任何其他宿主特征变化而变化的[3,73,87,155]。

相关因素的复杂性

正如爱因斯坦所说，"一切都应尽可能简单，而不是比较简单。"我们曾试图将这一问题简化为简单的原则，但必须认识到，在实践中确定CoP是困难的。首先，需要重申的是，CoP不限于有中和作用的IgG抗体或细胞毒性$CD8^+$T细胞。其他免疫反应，如激活自然杀伤细胞的抗体[156]，防止黏膜感染的Th17 T细胞[157]，以及分泌细胞因子的T细胞，都可能成为CoP[158]。

流感疫苗的CoP最初看起来很简单：或是血凝抑制抗体，抑或可能是中和抗体。然而，儿童似乎需要更高水平的抗体，这可能是因为之前没有过流感感染[159]。老年人由于免疫衰老，其情况更加复杂，在抗体反应不足时，预防严重疾病可能需要细胞毒性T细胞的参与[46]。

长期以来，百日咳疫苗的CoP一直受到争议，但含有多种成分的无细胞疫苗是具有指导意义的。如上所述，针对百日咳毒素、黏附素和菌毛凝集素的、高滴度抗体各自可提供一定程度的保护,且这些抗体之间存在协同作用[52]。然而,T 细胞反应对于抗体的持续时间以及防止鼻咽黏膜携带状态是至关重要的;小鼠和狒狒模型证明 Th17 细胞也是重要的[160,161]。因此,B 细胞和 T 细胞反应共同作用才能达到最佳效力[162]。

上面已经探讨了 CD4+T 细胞免疫对基于 CSP 的 RTS,S 疟疾疫苗保护作用的重要性。然而,肝脏阶段多表位血凝素相关匿名蛋白(METRAP)抗原诱导的保护作用是由 CD8+T 细胞介导的[163],裂殖子 MSP-2 和 MSP-3 抗原是通过诱导调理吞噬抗体起作用的[164,165]。

按照免疫系统是复杂的学说,多数情况下抗体是第一道防线,因此是一种 mCoP,但细胞免疫是抗体较低情况下的备用选择。埃博拉病毒和黄热病病毒可能就是这种情况[56,166]。对于其他一些病原体,免疫系统的细胞免疫和体液免疫具有协同作用,例如 RTS 疟疾疫苗可以诱导两种类型的、抗疟原虫环子孢子抗原的反应[167,168]。在其他情况下,不同种类的疫苗有不同的 CoP。如上所述,金丝猴痘病毒载体/HIV 蛋白疫苗的效力取决于介导 ADCC 的抗体反应[156],而恒河猴巨细胞病毒载体疫苗则通过诱导效应 T 细胞使猴子获得针对 SIV 的保护[66,67]。抗表面蛋白的人巨细胞病毒抗体可以保护免受接触感染[169],但对内部抗原的细胞免疫似乎是防止造血干细胞移植者发生移植相关疾病的关键[170]。

还需要定义与黏膜免疫反应相关的 CoP。已确定疫苗接种产生的黏膜 IgA 抗体对预防流感[39,171]、脊髓灰质炎[172]和呼吸合胞病毒感染是重要的[173],对轮状病毒疫苗可能是重要的[70,174]。扩散到呼吸道、胃肠道和生殖道黏膜的血清 IgG 抗体无疑也能预防感染,但对其特征还不清楚。

结语

免疫系统是复杂的,但在大多数情况下,接种后的 mCoP 是抗体,其能阻断血液中的病原体。抗体有不同的功能,mCoP 将根据疫苗的不同而有所不同。细胞免疫可能与抗体协同作用或弥补其缺陷。效应记忆 T 细胞可能是短潜伏期疾病所必需的,而具有回忆反应的中央记忆适用于长潜伏期疾病。对于某些疫苗,我们不知道真正的 mCoP,但我们可以使用 nCoP,它不是保护性的,而是与保护有统计相关的。总的来说,存在一系列的相关因素,从纯抗体到炭疽疫苗中的保护性抗原,再到接种带状疱疹疫苗后重新激活的针对水痘病毒的细胞免疫。

表 3.4 给出了用于目前许可疫苗评价的最佳 CoP。

表 3.4 免疫接种后的保护相关指标 a

疫苗	免疫功能	保护水平	类型
腺病毒疫苗	Nt Ab	1/4	M
炭疽疫苗	毒素中和抗体,抗 PA IgG	1/3 000,10μg/ml	M
霍乱疫苗	弧菌抗体	?	NM
登革热疫苗	Nt Ab	不固定的	M
白喉疫苗	毒素中和抗体	0.01~0.1IU/ml	M
埃博拉疫苗	Ab+CMI	ND	M
流感嗜血杆菌结合疫苗	ELISA Ab d	0.15ng/ml	M
甲肝疫苗	ELISA Ab d	20mIU/ml	M
乙肝疫苗	ELISA Ab d	10mIU/ml	M
人乳头瘤病毒疫苗	ELISA Ab d	Ab,水平未定	M
灭活流感疫苗	HI Ab	1/40=50% 的保护,在儿童为 1/320	M
	Nt Ab	1/40=50% 的保护	M
减毒流感疫苗	HI Ab,IgA Ab,CMI	ND	M
乙脑疫苗	Nt Ab	1/10	M
莱姆病疫苗	ELISA Ab	1 400U/ml	M(蜱虫)
疟疾疫苗	ELISA Ab	>10U/ml	M
	CD4+T 细胞数量	?	M

续表

疫苗	免疫功能	保护水平	类型
麻疹疫苗	ELISA Ab[d]	≥120miU/ml	M
脑膜炎球菌疫苗	杀菌抗体	≥1/4	M
流行性腮腺炎疫苗	Nt Ab	ND	M
百日咳疫苗	抗PT、Prn、Fim抗体	ND	M
	Th1细胞	ND	M
肺炎结合疫苗	ELISA Ab	0.20~0.35μg/ml	M(侵袭性疾病)
肺炎多糖疫苗	OPA Ab	ND	M
灭活脊灰疫苗	Nt Ab	≥1/8	M
减毒脊灰疫苗	Nt Ab	≥1/8	M
狂犬病疫苗	Nt Ab	≥0.5IU	M
轮状病毒	血清分泌IgA	ND	NM
风疹疫苗	ELISA Ab	≥10~15IU/ml	M
天花疫苗	Nt Ab[c]	≥1/20~1/32	M
破伤风疫苗	毒素中和抗体	0.01~0.1IU/ml	M
蜱传脑炎疫苗	Nt Ab	≥1/10	M
结核疫苗	T细胞反应	ND	
伤寒疫苗	[b]	ND	M
水痘疫苗	GP ELISA[c,d]	≥5U/ml	M
黄热病疫苗	Nt Ab	≥0.7LNI	M
带状疱疹疫苗	CD4⁺T细胞	ND	M

[a] 同样参见特定章节的参考文献。
[b] 不同伤寒疫苗的保护机制不尽相同,包括由抗鞭毛、Vi荚膜、O抗原的抗体介导的和细胞免疫介导的。
[c] 细胞免疫反应同样重要。
[d] 中和抗体的替代指标。

Ab:抗体;CMI:细胞免疫;ELISA:酶联免疫吸附试验;Fim:菌毛;GP:糖蛋白;HI:血凝抑制试验;Ig:免疫球蛋白;LNI:对数中和指数;M:机制的;MNt:微中和试验;ND:未定义;NM:非机制的;Nt:中和试验;OPA:体外调理吞噬试验;Prn:黏附素;PT:百日咳毒素。

(孟子延　是翡　张家友　刘方)

本章相关参考资料可在"ExpertConsult.com"上查阅。

第 4 章 疫苗产业

R. Gordon Douglas 和 Vijay B. Samant

疫苗产业由以下公司组成：疫苗研究（包括工业和生物技术）、开发、生产、销售、市场和配送等的任何环节。公司主要从疫苗产品销售和预期获得回报。与制药行业相比，疫苗产业规模较小但持续增长。我们预估 2013 年全球传染病疫苗销售额超过 250 亿美元，2020 年将达到 350 亿美元。尽管疫苗产业的组成遍布全球 50 多个国家，但大型疫苗公司主要位于美国或欧洲，而且在获益方面这些公司占有疫苗收入的主要份额；但根据疫苗产量，地区性公司的市场份额在逐年增长（表 4.1）[1]。

表 4.1 2014 年疫苗公司的市场份额

公司	年终收入/10 亿美元[a]	市场份额/%
葛兰素史克	5.3	19.7
默克[b]	6.2	23.4
诺华	1.5	5.7
辉瑞	4.5	16.8
赛诺菲	5.8	21.9
其他	3.4	12.6
总计	26.7	100

[a] 来自 EvaluatePharma 公司 2014 年年终收益报告。(http://www.evaluategroup.com)
[b] 每一项包括 Sanofi Pasteur MSD 合资公司 50% 的收入。

在过去的 20 年里，疫苗业务在制药行业一直处于落后地位，在新的创新疫苗和优越的定价策略的推动下，疫苗业务显示了显著的增长（图 4.1）[2]。水痘、甲型肝炎（以下简称甲肝）、肺炎球菌结合疫苗、带状疱疹、轮状病毒、ACYW 群脑膜炎球菌结合疫菌、人乳头瘤病毒（HPV）疫苗以及各种联合疫苗都是导致这一惊人增长的特殊原因。

这一预期增长可能在 21 世纪 20 年代初趋于平稳，除非疫苗行业继续推出针对影响西方世界疾病的创新产品。维持这一增长将是一个挑战，因为高价值疫苗目标的数量正在减少，而生物学保护已为人们所熟知（表 4.7）。

疫苗业务是一项资本密集型业务，需要在生产资金、设施和人员等方面相当大地持续投入，以遵守不断增加的法规要求。巴克斯特和诺华最近离开了疫苗行业，这是一个不好的预兆，反映了对其余四大疫苗制造商持续的财务压力。这有可能进一步合并。此外，四大制造商和印度、中国和巴西的新兴企业将结成新的联盟，以利用这些国家不断增长的免疫接种率及其私人市场的增长。

美国在疫苗研发（R&D）方面取得了令人瞩目的成绩[3,4]。过去 20 年里，全球大多数获批上市的新疫苗是在美国研发成功的。从 1995 年到 2014 年，大约 15 个新疫苗在美国被批准上市[5,6]。从那时起，联合疫苗使儿童预防接种变得更简便易行，无细胞百日咳疫苗得到更广泛的使用。惠氏公司（现为 Pfizer 的子公司）推出的一种婴儿多价肺炎球菌结合疫苗已被广泛采用，使 Pfizer 成为疫苗行业的主力军。自 2006 年以来，一些新疫苗已获得许可，包括麻疹、腮腺炎、风疹（MMR）的联合疫苗和水痘，以及预防轮状病毒、带状疱疹、人乳头瘤病毒、脑膜炎球菌、流行性感冒（以下简称流感）及其他等的新疫苗。由默克和葛兰素史克公司研发的 HPV 疫苗，对拓展青少年疫苗领域是有意义的补充，同时它较高的价位也为市场所接受。

在过去的 10 年里，美国和欧洲的疫苗工业大大提高了作为供应商的可靠性。长期短缺已成为过去；这种转机主要是通过疫苗生产和分销基础设施的现代化实现的，由疫苗业务的盈利能力支撑。疾病控制和预防中心（CDC）储备的儿童疫苗缓解了人们对供应中断情况下严重短缺的担忧。但由于对单一来源疫苗的依赖，该行业的脆弱性仍然是一个悬而未决的问题。监管机构和行业必须积极制定解决方案，以应对这一严峻挑战，并避免在长期供应中断期间因疫苗短缺而引发的任何未来的公共卫生危机。

疫苗研发

疫苗研发是困难、复杂、高风险而且昂贵的，它包括临床研究、工艺开发和检定方法研究。疫苗研发高风险表现在大多数候选疫苗在临床前或临床早期就宣告失败，进入 II 期临床的候选疫苗中只有不到 1/15 个获得许可证。失败率高是多种原因造成的：

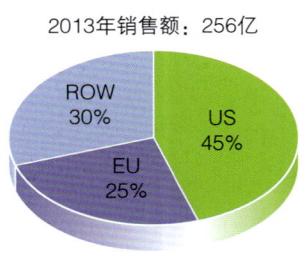
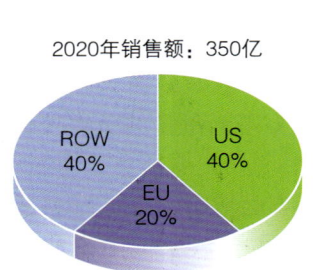
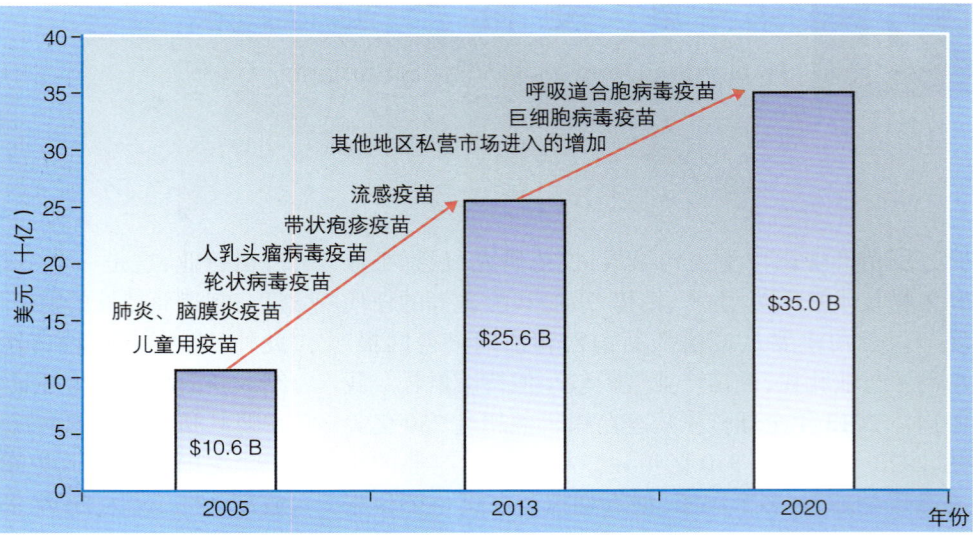

图4.1 全球疫苗市场增长。全球疫苗业务从2005年到2020年的预期增长。B，10亿美元；EU，欧盟；ROW，世界其他地区；US，美国。（公司盈利报告和介绍，EvaluatePharma Research；http://www.evaluateGroup.com.）

1. 没有完全理解生物学的保护。
2. 缺乏良好的动物模型来预测人类疫苗的行为。
3. 与免疫原性或安全性有关的人类免疫系统对抗原反应的不可预测性。
4. 在结合疫苗中多种组分影响的不可预测性

疫苗研发需要强有力的管理系统和控制以及科学家和工程师们必不可少的技能。指导利益相关者开发疫苗的关键战略文件是"目标产品简介"（TPP）。TPP总结了正在开发的产品的预期特征和特点，提供竞争优势的产品的关键属性，最后，总结了评估目标人群中产品有效性和安全性所需的非临床和临床研究的路线图。一个定义明确的TPP为所有利益相关者包括研究、工艺开发、制造、临床、监管和高级管理层等，提供了产品开发计划预期结果的明确声明。工艺开发包括准备测试疫苗，以满足临床试验的监管要求，包括临床批次、临床前毒理学试验和分析评估，最后，扩大的工艺方法与按照全部规模的1/10工艺开发要一致。通常检测连续生产的3批次疫苗供临床免疫原性研究用。检定方法研究涉及建立检测原料纯度、疫苗产品稳定性和效力及通过免疫学和其他标准预测疫苗功效的特定方法。是否继续研发的决定要贯穿临床试验和工艺开发的每个阶段，并要以数据为依据。临床、生产工艺以及检定的研发工作要成为一个整体。临床研发包括按一定程序在人体中进行的疫苗安全性、免疫原性和有效性研究：Ⅰ期，对少量受试者进行早期的安全性和免疫原性研究；Ⅱ期，在200~400名受试者中进行安全性、剂量范围和免疫原性研究；有时进行Ⅱb期试验，即非批准上市的功效概念验证（proof-of-concept, PoC）研究；Ⅲ期，按许可标准进行的安全性和有效性试验，这通常需要数千名受试者。

"工艺"可被笼统地分为2类：批生产和后处理。批生产包括基于细胞培养和/或发酵，以及后续的各种疫苗纯化的分离步骤。后处理包括佐剂/稳定剂的加入，然后西林瓶或者注射器灌装（包括活病毒疫苗冻干）、贴签、包装和受控储存。工艺开发可能像临床试验一样花费昂贵，对于整个疫苗研发的成功是至关重要的。研发进入申报阶段后，随着临床研究规模扩大、生产规模放大和生产厂房建设，费用逐步增加。获批后疫苗的安全性和有效性研究（Ⅳ期临床）也是很必要的，这需要大量的额外费用。需要重点指出的是，与药品不同，通常来说疫苗在通过了早期的人体临床概念验证研究后获得最终批准的可能性非常大。

临床研究比生物工艺开发更为直观，因为它直接决定了疫苗研发是否继续进行。这两个过程相互交织，每个过程都有限速步骤，因此必须协同一致。

疫苗研发第一阶段包括候选疫苗被基础研究实验室认可，临床Ⅰ期研究的小规模工艺和配方、分析检定方法、临床前毒理学研究、评估临床反应的免疫学检测方法、新药研究申请（IND）、设计合理的Ⅰ/Ⅱa临床试验。

第二步是在临床Ⅱ期剂量范围研究开始之前确定产品的定义和工艺，可能需要花费一年或更长时间。需要确定的内容包括合成/生物工艺步骤、组分数量和稳定性/配方。稳定性、签发和原料分析必须准备就绪。此外还必须建立支持剂量范围研究的免疫学和其他分析,以及撰写疫苗工艺和产品申请的监管计划。

第三步是确定临床剂量以及达到合适的生产规模,需要花费两年或更长时间。通常在中试车间完成临床级疫苗的辨识、生产、灌装和签发;在Ⅱ期临床试验中阐明疫苗的安全性和剂量反应;为Ⅲ期临床确定验证关键分析;批间一致性(基于验证的分析方法,按生产规模连续生产3批或以上符合质量标准的疫苗产品的能力);完成向最终规模生产的车间的技术转移,包括生产工艺和分析程序。对于那些不能用动物模型预测其在人体效果的疫苗,如人类免疫缺陷病毒(HIV)、疟疾和结核病疫苗(TB),基于适应性临床试验设计的小规模Ⅱb概念验证试验,这可为工艺开发、分析方法开发和工厂建设等重要资源的投入获得信任。

通常,分析和发布疫苗检定方法的研发是很困难的,因为大多数情况下,疫苗被监管部门认为是"不易界定"的生物制品。疫苗签发检测最初采用功能性效力试验,如动物免疫原性检测,然后接受能够反映疫苗效力的更强大和精确的体外检测方法。一般说来,生物学检测方法的不稳定性是实现工艺放大和生产一致性的主要障碍。

第四阶段是组织完成关键性的Ⅲ期临床试验和批间一致性研究,需要3~5年。Ⅲ期临床试验成功的关键点包括根据发病率准确估算样本大小、低试验退出率、将来要写入说明书的精确临床终点定义、按照最高标准进行严格的数据管理等。除了临床研究,还应进行扩大和生产稳定批次,包括向生产设施转移所有检测方法、设施验证、证明生产一致性和维持足够保质期的实时稳定性声明等。

最后一个阶段是生物制品许可申请(Biologics License Application,BLA)的准备、注册和疫苗投产,需要1.5~2年。这样,假设整个过程按照预先计划进行,大约需要10~15年。

生产工厂造价非常昂贵,根据生产规模、生产复杂性和按照cGMP(current good manufacturing practices)要求用于清洁和工艺验证的大约20%额外费用,需要5 000万~3亿美元。除了少数例外,每种疫苗需要不同的生产厂房,这是因为各有不同的生产要求,不同产品的切换会造成管理上的困难。一些工艺过程是可放大的,像细菌或酵母发酵,因此扩大生产设备(也就是发酵罐)的尺寸会在很大程度上提高产量,随着生产规模的扩大,单位成本也会降低。其他生产工艺,如用鸡胚或细胞培养生产病毒性疫苗,是不易放大的。为提高产量,就需要建造额外的工厂或者在现有工厂内建造额外的生产模块,因此随着生产规模的扩大单位成本不会明显降低。尽管疫苗批量生产非常复杂,但疫苗投产3~5年后大多数批量疫苗的全部成本会下降到每剂0.5~1.0美元以下,而且产品成本主要与灌装、封装和包装有关(表4.2)。对于生产厂家有限的成熟疫苗,能够在整个产品周期保持很高的利润空间。

表4.2 疫苗生产成本

	美元/剂
批生产[a]	0.20~3.00
灌装/后处理[b]	1.00~1.50
注射器填充(可选的)[c]	1.00~2.00
总成本[d]	2.00~6.50

[a] 最低值反映的是MMR和乙肝疫苗等老疫苗的成本,最高值反映的是带状疱疹和流感减毒活疫苗等新疫苗的成本。
[b] 主要反映了速度、容量和生产效率不同而导致的差异。
[c] 注射器填充产品反映了注射器成本和降低的生产线效率。
[d] 基于2012年美国生产商估计花费的运营成本。

生产工厂的建设承诺需要提前进行(在获批前4~6年),包括为了加速产品上市而建立产品库存所需要的6~12个月。否则,从获批到上市之间会有1~5年的延迟期。

此外,最好能够在最终疫苗生产车间内生产出连续稳定批次,以此证明疫苗稳定生产的能力并用于Ⅲ期临床效力试验。否则,需要通过免疫学研究来"桥连"用于效力试验的产品和商业化工厂生产出来的产品。如果免疫学方法重复性不高,就会尤其困难,类似情况经常发生在细胞免疫检测中。如果产品研发失败并需要获得大量资金,上述决策会带来巨大的财务风险,这往往局限于大型制药公司。

一个新药或者新疫苗的研发预计花费从1991年的2.31亿美元上升至2003年的8.02亿美元,到2010年达到10亿美元[7-9]。这些估算考虑到了所有的成本,包括产品研发失败的费用、获批后临床试验的费用和改进生产工艺的费用。大约只有50%的费用是有形的,其余的是资金利息成本。然而这些数字是有争议的(另有估计为1亿~2亿美元)。但是通过两种途径验证了较高的这一估价。第一,与其他产品相比,公司或业内每年报批的新疫苗数量很少,而且每个新产品研发费用为6亿~8亿美元。如果一个公司每年花费1亿美元用来进行疫苗研发,那么预期每6~8年有一个新产品,这与事实基本相符。第二,生物技术公司专注于一个疫苗并将其成功投放市场花费的研发费用为 5 亿~7 亿美元，如 Aviron（现为 Medimmune）开发的减毒活流感疫苗。总的来说，疫苗研发从概念到获批是一个漫长的过程，可用近年来批准的几种疫苗的研发时间为例说明（表 4.3）。

表 4.3 疫苗研发时间表

疫苗	研发时间/年
水痘	25~30
鼻腔喷雾流感疫苗	25~30
人乳头状瘤病毒[a]	14~16
轮状病毒[a]	14~16
儿童联合疫苗	10~12

[a] 从第一次申报临床研究到疫苗批准。

合作伙伴的作用

为了理解疫苗研发中主要制药公司所起的主导作用，必须了解疫苗研发公司与其合作伙伴之间的关系。疫苗研发合作网络中各合作伙伴的相对贡献如表 4.4[10]所示。美国政府的几个分支机构在疫苗研发中扮演了重要角色。

美国国立卫生院（National Institute of Health，NIH）是支持内部和外部（主要是学术单位）针对病原体（如 HIV）开展基础研究（如基因疫苗和 T 细胞记忆研究）的主要经费来源，这些研究有可能发现新的候选疫苗。通过其疫苗临床试验网络，NIH 在国内以及国际上临床开发领域的影响力得到了提高。此外，NIH 在 1999 年成立了 Dale and Betty Bumpers 疫苗研究中心，主要目的就是为了研发 HIV 疫苗。

疾病预防控制中心（Center for Disease Control and Prevention，CDC）作为美国主要政府机构负责疾病趋势的流行病监测，疾病预防控制中心进行疾病监测和流行病学研究，以确定特定疾病的流行率和发病率，这些信息为优先开发疫苗提供了理论依据。CDC 的这些研究是对疫苗公司进行研究的补充，例如Ⅳ期临床研究。CDC 通过美国计划免疫咨询委员会（Advisory Committee on Immunization Practices，ACIP）推荐疫苗的使用，并且负责大多数疫苗的公共采购（大约 41% 直接通过儿童疫苗计划采购，大约 16% 间接通过联邦、州和地方政府采购，总计大约为美国儿童疫苗的 57%）。这使得 CDC 在决定疫苗需求和潜在利润方面具有重要作用。美国儿科学会（American Academy of Peditrics）和美国家庭医师学会（American Academy of Family Physicians）等专业组织也为疫苗的使用提供建议。虽然目前美联邦还没有针对成年人的疫苗计划，但是国家医疗保险愿意为接种流感疫苗和肺炎结合疫苗付费。从历史来看，许多私人保险并不涵盖成年人的疫苗接种。然而，2010 年的平价医疗法案要求健康计划涵盖 2009 年 9 月之前 ACIP 推荐的疫苗，当这些服务由网络内提供商提供时，无须共同支付或其他费用分摊要求。

美国国防部（Department of Defense，DOD）针对疫苗的研发，以保护美国及其海外部署人员及其家人免受传染病的威胁。因此，国防部评估特定战区的传染病风险，确定目标疫苗的优先权，特别是那些在私营机构不能得到资助和开发的目标疫苗。

表 4.4 美国疫苗研发网络合作伙伴的相应作用

	研究			开发		
	基础及相关研究	目标研究	工艺研究	临床	生产	获批后研究
NIH	+++	+++	−	++	−	−
CDC	−	−	−	−	−	++
FDA	−	+	+	+	−	+
DOD	+	+	−	+	−	−
USAID	−	+	−	+	−	−
大公司	+	+++	+++	+++	+++	+++
小公司	+	+++	±	±	±	±
学术机构	+++	+++	−	+++	−	−
NGOs（PDPs）	−	+	±	+++	±	−

注：NIH：美国国立卫生研究院；CDC：疾病预防控制中心；FDA：美国食品药品管理局；DOD：美国国防部；USAID：美国国际发展署；NGO：非政府机构。
相对贡献：+++ 主要；++ 中等；+ 很少；± 随公司变化。
经允许改编自 MARCUSE EK，BRAIMAN J，DOUGLAS RG，et al. for the National Vaccine Advisory Committee. United States vaccine research：a delicate fabric of political and private collaboration. Pediatrics，1997，100：1015-1020.

美国陆军医学研究与装备司令部（USAMRMC）是 DOD 的一个主要机构，为军方提供基础和应用医学研究服务的机构。美国陆军医疗材料开发机构是其先进的产品开发机构，Walter Reed 陆军研究所（Walter Reed Army Institute of Research）、美国军方传染病研究所（US Army Medical Research Institute for Infectious Diseases）、海军医学研究中心（Naval Medical Research Center）紧密合作组织或支持监测研究以及疫苗试验。USAMRMC 的长期海外实验室（例如在泰国和肯尼亚）为美国提供了与东道国合作开发和评估共同感兴趣的疫苗的机会，最近的一些新的尝试集中在疟疾、登革热、艾滋病毒、诺如病毒和埃博拉的疫苗上。隶属于健康和人类服务部的 BARDA（Biomedical Advanced Research and Development Authority）成立于 2006 年，用于促进应对紧急公共卫生事件的疫苗和其他相关产品的开发和采购。BARDA 还负责生物盾牌计划（Project Bioshield），用于应对可能遇到的生物或其他威胁。目前已经成功建立了针对天花、炭疽、肉毒毒素的医学应急措施。此外，BARDA 还为各种流感大流行的新型疫苗的早期研发提供经费资助。BARDA 实际上的作用是覆盖和填补 NIH 资助的临床前或 I 期临床与处于 III 期或申报阶段的生物盾牌项目之间的空白。

美国国际开发署（United States Agency for International Development，USAID）对那些可能对发展中国家 5 岁以下儿童产生重大影响的疫苗研发提供有限的支持。隶属于美国食品药品管理局（FDA）的生物制品审评和研究中心（CBER）负责新疫苗的注册许可。CBER 建立了生产工艺、设施以及许可前和许可后临床研究的标准，以确保许可疫苗安全有效（表 4.4）。该标准对疫苗研发的性质、方向和成本发挥着重要作用。此外，CBER 在内部一直有着强大的研究基础，因此它更适合评估各种研究数据。CBER 一直是全球主要疫苗监管机构。

非政府组织（NGO）的作用正在逐步加强。比尔和梅琳达盖茨基金会（Bill and Melinda Gates Foundation）向国际艾滋病疫苗行动组织（International AIDS Vaccine Initiative）、疟疾疫苗行动组织（Malaria Vaccine Initiative）和 Aeras（致力于开发结核病疫苗）等多个组织提供了大量资金，用于那些可能对发展中国家产生重大影响的疫苗研发。此外，PATH（Programs for Appropprivate Technology in Health）也是一个非营利的相关组织，专门为发展中国家疫苗研发技术而打造私有组织之间的合作关系。这些产品研发合作伙伴组织（实际上是非营利性生物技术公司）不但为其生物技术和大型制药合作伙伴带来了专业知识、动物模型、免疫检测方法和疫苗试验现场，还提供了降低科技风险、机会成本和金融风险的早期资本投资。此外，他们还提供验证新型疫苗技术和平台的机会。

能够提供全方位服务的大型疫苗公司的主要作用是疫苗研发（表 4.5）[12]。他们基础研究有限，但对特定生物的针对性研究较多，优势主要在临床和工艺开发方面。工艺开发和化学工程的技术和人员主要在这些公司，而无其他来源。符合 FDA 标准的临床试验几乎全部由这些大公司完成，而这些项目的早期研发往往由学术界和合同研究组织（contract research organizations，CRO）完成。这些大公司还具备临床研究、监管事务、数据管理、统计、项目管理以及其他所需学科的技术和人员。或许更重要的是，这些公司的管理是结构化的，能够迅速做出是否继续研发的决定。这是降低风险和评估有效疫苗开发所必需的。

许多小的组织（主要指一些生物技术公司）也参与疫苗研发。他们通常由大学的科学家发起，风险投资人赞助，能够从事疫苗概念的基础研究。在此早期阶段，他们的工艺开发、生产和临床能力有限，也不能进行配送、销售或营销。如果研究结果满意，就必须自己提高或从合作伙伴获得工艺开发、临床和生产能力。由于提高生产能力和技能需要大量投入，因此许多生物技术公司在进一步产品研发时倾向于选择与能够提供全方位服务的大型公司合作。

虽然有 60 家左右小公司声称进行疫苗研发，但只有十余家将此作为主业，而且只有 Medimmune 等少数几家独自把疫苗推向市场或接近推向市场。他们中更多的是将产品或技术平台授权给大公司来完成研发，如乙型肝炎疫苗和 b 型流感嗜血杆菌疫苗。例如，乙肝疫苗的创新来自 Chiron 公司的研究实验室，该实验室成功地在酵母中制备了乙肝表面抗原，从而使默克和葛兰素史克能够将现代乙肝疫苗商业化。b 型流感嗜血杆菌（Hib）的情况是这样，Praxis 生物制品和 Connaught 实验室率先开发了 Hib 多糖和结合疫苗。这些公司最终分别被 Sanofi 和 Wyeth-Lederle 收购。

这些生物技术公司的最大贡献是在疫苗研发早期阶段引入了各种设想，并对其进行验证以决定这些项目是否应该继续。这些小生物支术公司的成功取决于以下几个因素：

1. 一个充满活力可以产生新设想的基础研究环境，这种学术研究项目往往是获得资金充足（NIH）资助的。

2. 一个把疫苗公司潜在资金可报视为与其他投

表 4.5　全球疫苗公司

全规模大型疫苗公司（~90% 全球市场占有率）		古巴	基因工程和生物技术中心
法国	赛诺菲		Finlay 学院
英国	葛兰素史克	丹麦	Statens 血清研究所
美国	默克	埃及	生物制品和疫苗控股公司（VACSERA）
	辉瑞	印度	Bharat 生物技术国际有限公司
有疫苗部门的其他大公司			生物工程有限公司
澳大利亚	CSL（CSL 生物技术）		Cadila 制药有限公司
英国	阿斯利康（医学免疫）		Hafkine 生物制药股份有限公司
美国	强生公司（Crucell）		Indian 免疫有限公司
生物疫苗公司			Panacea 生物有限公司
丹麦	Bavarian Nordic 公司		印度血清研究所有限公司
法国	Vivalis 公司	印度尼西亚	Bio Farma
美国	Dynavax 公司	伊朗	伊朗巴斯德研究所
	Emergent BioSolutions 公司		Razi 疫苗公司
	Genocea 公司	以色列	BiondVax 公司
	Novavax 公司	意大利	Okairos 公司
	PharmAthene 公司	日本	Astellas Pharma 公司
	Protein Sciences 公司		Denka Seiken 公司
	Vical 公司		Japan BCG 公司
地区性疫苗公司			Kaketsuken 公司
阿根廷	ANLIS Dr. Carlos G. Malbrán 国家实验室管理局和卫生研究院		Kitasato Institute 公司
			Kyoto Biken 公司
	Sinergium 生物技术公司		Takeda 公司
孟加拉国	Incepta 疫苗公司	韩国	Boryung Biopharma
巴西	Ataulfo de Paiva 基金会		Cheil Jedant（CJ Pharma）
	Bio-Manguinhos 免疫学技术研究所		Dong Shin Pharma
	Butantan 研究所		EuBiologics, Co., Ltd.
	Ezequiel Dias 基金会		Green Cross Corporation
保加利亚	BB-NCIPD		Korea Vaccine
加拿大	InterVax 公司		LG Life Sciences Ltd
	Medicago 公司		SK Chemicals
中国	北京民海生物技术有限公司	马来西亚	Malaysia 医药公司
	北京天坛生物制品有限公司	墨西哥	México, S.A. de C.V.（Birmex）生物和试剂实验室
	中国生物技术集团公司	荷兰	荷兰疫苗研究所
	华兰生物工程股份有限公司	波兰	IBSS Biomed
	辽宁成大生物技术有限公司	俄罗斯	Immunopreparat Research productive association, Ufa
	科兴生物股份有限公司		Products Immunologicals and Drugs, Irkustk
	沃森生物技术有限公司		RIVS, Saint Petersburg
	厦门英诺生物科技有限公司	塞内加尔	Torlak 免疫和病毒研究所
南非	生物网络亚洲有限公司	塞尔维亚	生物疫苗研究所
泰国	萨瓦巴女王纪念学院政府制药组织	荷兰	DSM 生物公司
越南	疫苗和医学生物制品研究所	瑞士	Lonza 生物公司
	疫苗和生物制品 1 号公司	**产品开发合作伙伴**	
合同制造商		韩国	国际疫苗研究所 DSM Biologics
德国	勃林格殷格翰 IDT 公司	美国	Aeras 全球结核疫苗基金会
			登革热疫苗倡议组织
			国际艾滋病疫苗倡议组织
			疟疾疫苗倡议组织
			Sabin 钩虫疫苗倡议组织

资料来源于世界卫生组织. Influenza vaccine manufacturers. May 13, 2009. Available at http://www.who.int/csr/disease/influenza/Influenza_vaccine_manufacturers2009_05.pdf.

资机会等同的强大风险资本和投资群体。

3. 强有力的专利法来保护商业成功所必需的知识产权。

疫苗研发的资金来源

疫苗研发资金来源于政府、产品销售收益、风险投资和慈善基金等。NIH 与其他联邦机构和项目竞争国家税收资金的支持，通常情况下比大多数人更容易获得资助。同样，DOD、FDA、CDC 和 USAID 赞助的疫苗研发项目也要与其他公共需求竞争资金，而且取决于政府的行政和立法部门。近来，针对生物恐怖疫苗（炭疽和天花）和新发病原体（埃博拉）、西尼罗河病毒和急性严重呼吸综合征（SARS）、中东呼吸综合征（MERS）/大流行性流感的经费投入不但可能对疫苗研发和生产产生深远影响，而且可能促生疫苗行业新成员。

私有投资者的风险投资是小公司的主要资金来源。投资者往往为新疫苗的潜在收益所吸引，这种预测部分基于现有疫苗的销售。大型疫苗公司，往往是更大型制药公司的子公司，通过销售产品来获得收益。平均来讲，制药公司无论是疫苗还是其他医药产品销售都会把大约18%的利润重新投入到产品销售及研发部门（药物研究制造商协会，2001年）。

疫苗公司隶属于大公司，因此疫苗研发和生产必然会与其他产品领域竞争资源。默塞尔咨询公司（Mercer Consulting Company）在1995年分别比较了欧洲和美国的疫苗产业和医药产业的经济状况（图4.2）[13]。在美国的调查结果表明，这两个产业在研发投入、利息、税收、扣除成本后的收益等方面非常接近（分别为44%和46%）。然而成本方面相差非常大。其中疫苗产业在生产和分销（包括产品的生产、分销和退货）方面的成本（32%）显著高于制药产业（19%），而后者在销售、市场和管理方面的成本则高于疫苗产业（分别为35%和24%）。

因此，这些公司内部的预期是疫苗的销售和成本比与其他医药产品相似，而收益则逐年递增。虽然增加收入可以随着增加销售量实现，但随着疫苗产品成熟，价格趋于稳定，收入也不再增长，因此需要不断地推出新产品。然而与药品不同的是，在多种情况下老的疫苗可以持续盈利，包括：

1. 复杂而昂贵的审批程序，监管程序的缺乏，对于一般疫苗阻止了潜在新成员。
2. 在大多数情况下，获取专业知识，例如专用细胞株、病毒株和内部开发的工艺等比专利保护更有价值。

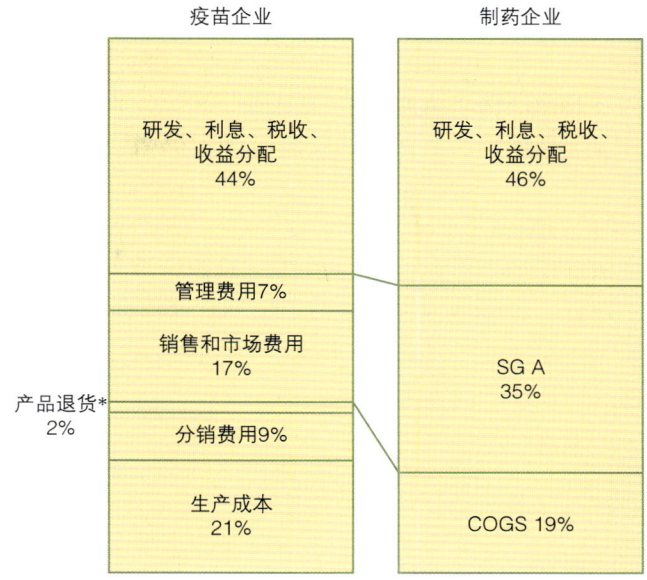

图4.2 美国主要疫苗供应商增值链（与制药行业平均水平相比）。
注：COGS：产品销售成本；R&D：研发；SGA：销售，市场和管理成本。* 在医药行业中可忽略不计的回报（销售和销售的产品）。（摘自美世管理咨询公司（Mercer Management Consulting）就疫苗政策在美国众议院商业委员会上的证词，1995年6月15日。）

3. 新生人口提供了持续的疫苗需求。

因此，利用完全折旧资产独家生产疫苗对制药企业来说是有利可图的。例如，一个MMR疫苗的例子，在美国上市40年后仍未出现竞争。在疫苗研发初期，一家典型的疫苗公司会有几种候选疫苗，根据I期临床试验的所有研究来确定（表4.6）[14-17]。然后根据疫苗的技术可行性、专利保护强度和潜在市场规模，那些最有希望的候选疫苗将得到进一步研发（I期临床后）。此外，其他候选疫苗可能从小公司获得授权。即使在最大的公司，也只能同时研发少数几种产品。因此，在对2种候选疫苗作出是否继续研发的选择时，在技术可行性和成功可能性相似的情况下，市场规模是一个主要决定因素（表4.7）。

当技术可行性被证实后，对于在拥有很大潜在市场的世界发达国家，这个疫苗研发系统运行得非常好。但它并不适用于那些在世界上最贫困地区流行的疾病（如结核病）的疫苗。在发达国家中，对于由于地域限制影响只有少数人所患的疾病（如莱姆病），或局限于特定易感群体的疾病（如移植病人的CMV感染），这个系统运行得也不尽完美。如果技术可行性未得到证实（如HIV/AIDS），这个系统也是不适用的。最后一个问题必须通过强大的疫苗相关科学领域的基础研究项目来解决，尤其是对于HIV、金黄色

表4.6 大型全规模公司的疫苗研发流程

赛诺菲	默克	葛兰素史克	辉瑞
Ⅰ期临床试验药物或指征			
肺炎链球菌	登革热	呼吸道合胞病毒	艰难梭菌
	巨细胞病毒		
单纯疱疹病毒2型			
轮状病毒			
Ⅱ期临床试验药物或指征			
狂犬病疫苗	肺炎结合疫苗	肺炎链球菌疫苗	金黄色葡萄球菌疫苗
ACYW群儿童流脑结合疫苗		疟疾疫苗	
结核病疫苗		不典型流感嗜血杆菌疫苗	
		结核病疫苗	
		丙型肝炎疫苗	
Ⅲ期临床试验或指征			
艰难梭菌疫苗	埃博拉疫苗	麻腮风疫苗	B群脑膜炎球菌疫苗
登革热病毒	带状疱疹灭活疫苗	疟疾疫苗	
		ACYW群儿童流脑结合疫苗	
		埃博拉疫苗	
		带状疱疹灭活疫苗	

资料来源于公司网站。

表4.7 疫苗研发机遇

腺病毒疫苗
艰难梭菌疫苗
基孔肯雅病疫苗
霍乱疫苗
巨细胞病毒(CMV)疫苗
登革热疫苗
埃博拉/马尔堡病毒疫苗
产肠毒素大肠杆菌疫苗
E-B病毒疫苗
1、2型单纯疱疹病毒疫苗
HIV疫苗
钩虫疫苗
改进型流感疫苗
利什曼病疫苗
莱姆病疫苗
疟疾疫苗
呼吸道合胞病毒
志贺菌疫苗
金黄色葡萄球菌疫苗
A、B族链球菌疫苗
结核病疫苗

葡萄球菌、疟疾和其他具有挑战性的目标疾病。相对于大制药企业,发达国家的缺口疫苗对生物技术公司的吸引力更大。这已在西尼罗河病毒、日本脑炎病毒、巨细胞病毒器官移植指征和登革病毒的疫苗研发中得到了证实。

为了吸引一些大公司参与研发和生产能够满足贫困国家生物安全或公共卫生需求的疫苗,有必要建立激励机制来说服他们研发和生产这些产品。这种激励机制可采取的形式包括承诺采购一定数量的达标疫苗、直接由政府机构下单或一些其他公共资助机制[18,19]。G8集团已经同意利用先进市场承诺(Advanced Market Commitments)去建立发展中国家所需疫苗的资助机制,试点项目将很快启动。这虽然不能解决这类疫苗相关的高技术风险和机会成本的问题,但如果与早期投资相结合,就有助于解决问题。疫苗公司可能愿意参与这类工作。实际上,他们可能已经捐献或以很低的价格出售疫苗给较贫穷国家。然而,这些措施并不能解决全球巨大的公共卫生问题。如果没有特殊激励,希望那些公司去研发仅仅或者主要在世界上贫困地区才发生的疾病的疫苗是不现实的[13]。

发展中国家的疫苗生产商(最初在印度、中国,最近在巴西)在满足这些需求方面的作用日益增强。

事实上,他们已经为这些国家提供了大部分的传统疫苗。随着在疫苗研发方面的知识和技能提升,他们有可能演变为发展中国家新疫苗的主要供给者。新兴国家中有大量疫苗生产企业,但仅有少数是突出的。

印度

疫苗业在印度发展缓慢,涌现出几家主要公司,包括 Bharat Biotech、Biological E 以及 Panacea Biotec 等,但最大的一家是私营的印度血清研究所。印度疫苗产业从西方的技术转让中获益匪浅。尽管该行业取得了成功,但现有的估计显示,研发支出占销售额的比例仍然相对较低[20]。

印度血清研究所(Serum Institute of India)是全球最大的疫苗生产商,每年生产 13 亿剂疫苗;其产品在 140 多个国家使用。血清研究所也是向联合国机构(联合国儿童基金会和泛美卫生组织)提供麻疹疫苗和白喉 - 破伤风 - 百日咳(DTP)疫苗的最大供应商之一。他们用 MRC-5 细胞代替鸡胚来生产麻疹疫苗,产量约高出默克和葛兰素史克麻疹疫苗的 10~20 倍。这一私有疫苗企业持续投资的生产设施甚至超过一些美国最好的生物技术生产设施。如此强大的成长使得世界上每 2 个儿童接种的疫苗中有 1 个使用了该所生产的疫苗。

血清研究所最近开发的疫苗有 Nasovac(三价流感减毒活疫苗)、MenAfriVac(A 群脑膜炎球菌结合疫苗)、Pentavac(DTP 乙型肝炎 -Hib 疫苗)和脊髓灰质炎灭活疫苗。该研究所继续投资研发,目前正在研制轮状病毒疫苗、多价脑膜炎球菌结合疫苗、肺炎球菌结合疫苗、人乳头瘤病毒疫苗、含无细胞百日咳的联合疫苗及其他疫苗等。

中国

中国是世界上最大的疫苗消费国和生产国,估计年产量为 10 亿剂[21]。原来的 6 大国有地区性生物制品研究所已经整合为中国生物技术集团(China National Biotech Group,CNBG),隶属于中国医药集团(China National Pharmaceutical Group 或 Sinopharm Group Co.,Ltd)。CNBG 在北京有一个大的研发中心,使 6 个附属研究所能够在最大程度上协同工作。目前,国药 / 中生提供了大约国家免疫规划疫苗 14 类中的 85% 剂量。中国疫苗生产能力目前主要用于满足每年 1 700 万新生儿的国内市场需求。中国有 46 家注册疫苗生产企业和 24 种获批疫苗。其中几家为发展中国家疫苗生产网络(DCVMN)成员。2013 年,世界卫生组织对成都生物制品研究所与 PATH 合作生产的中国产日本脑炎病毒疫苗进行了资格预审[22]。中国成为第一个批准戊型肝炎疫苗上市的国家,该疫苗由厦门因诺华生物科技有限公司开发。

巴西

巴西有 4 家著名的疫苗生产企业。BioManguinhos/Fiocruz 为政府所有,提供巴西国家免疫规划(NIP)所需的绝大多数疫苗。他们与葛兰素史克公司合作研发登革热疫苗。Butantan 研究所是国有另一个研究所,提供巴西国家计划免疫所需疫苗的一小部分。Ataulfo de Paiva 基金会是一个非营利私有机构,主要为巴西疫苗市场提供 BCG 疫苗。Ezequiel Dias 基金会是一个属于米纳斯吉拉斯州的公有机构,2009 年以来提供从诺华引进的脑膜炎球菌结合疫苗。

总结

印度的疫苗工业在这 3 个发展中国家中处于领先地位,不但提供了相当一部分全球所需疫苗,而且也研发新疫苗。中国正在由国内疫苗供应者向国际疫苗出口者过渡,在疫苗创新方面也有扎实推进。巴西即将达到疫苗自给自足,主要依赖从发达国家转让技术。今后这些中等收入国家的新兴疫苗机构将对全球疫苗产业产生更大的影响。

疫苗价格

价格对无论大公司还是风投资助的小公司来说都是成功的关键因素,因为潜在销售决定了投资意愿。近年来,随着一些高价新疫苗(如水痘、轮状病毒、肺炎结合疫苗、带状疱疹疫苗和人乳头瘤病毒疫苗)的出现,人们的观念有所改变,但还是期望低的疫苗价格(图 4.3)。大型公司不但认为疫苗应根据社会价值(如降低公共卫生成本、减轻病人疼痛、痛苦和 / 或预防死亡等)进行定价,而且还认为他们由于承担了早期疫苗研发的巨大风险而应获得回报。这样的价格远超过疫苗生产成本,但却是产生收益所必需的。足够的收益有利于疫苗在大型制药公司中竞争研发和生产资源,也有利于生物技术公司获得投资机会。一般来说,当两家以上公司在竞争同一疫苗市场时,疫苗价格会降低,利润也会猛跌。流感疫苗市场反映了竞争对手们周期性的盛衰,最近由于 2009 年 H1N1 流感暴发和疫苗短缺出现的扩张性竞争,结果导致了 2010 年疫苗过剩和价格下跌。

一个有活力的大型公司疫苗产业取决于以下几个因素:

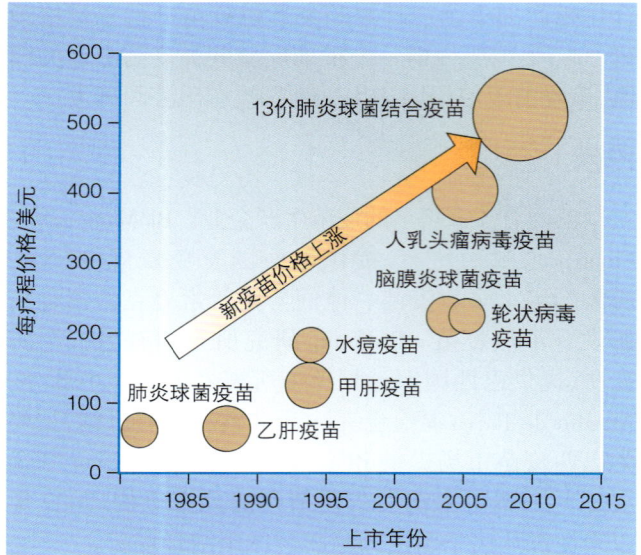

图4.3 美国疫苗价格演变。相对于传统的托管性产品,疫苗的价格正在上涨。USD 美元。
数据来自美国疾控中心、IMS 知识链接和纽约医药论坛-全球疫苗展望。由 IMS 的 Kevin Fitzpatrick 和 Nitin Mohan 提供。

1. 一个良好的研究环境,主要由 NIH 资助和学术机构承担,能够提供新创意。

2. 强有力的专利法和知识产权保护。

3. 根据产品的社会价值在合理水平上对产品自由定价。

4. 良好的计划免疫政策。

虽然前两个因素已经存在多年,但价格下降是现有公司的主要压力,也是新公司的不利因素。疫苗自由定价仅限于私有疫苗市场。在美国有不到 50% 的儿童疫苗在私有市场销售,其余的都是以较低价格出售给联邦或州政府。西欧和日本的控制更为严格,而且国际上一个疫苗从发达地区推广到欠发达地区面临着更大的价格下降压力。

除了承受部分价格限制,疫苗产业还受到严格的监管。只有在疫苗和生产设施经过 FDA 或其他监管机构批准后产品才可以上市销售,而且每批产品都必须经过监管机构的批签发。疫苗使用和市场规模主要取决于美国 CDC 和欧洲各国家监管机构。因此,疫苗产业不能在自由市场环境中运行,其行为则反映了这些限制性。

未来疫苗行业增长将有三个重要驱动因素:

1. 巨细胞病毒、单纯疱疹病毒(HSV)、呼吸道合胞病毒(RSV)、诺如病毒、艰难梭菌、肠毒性大肠杆菌(ETEC)等新疫苗和改良的流感疫苗等,使免疫接种的聚焦点逐渐从儿童转移到青少年和成人。

2. 印度和中国私有疫苗市场的扩大,这两个国家高收入家庭出生人口分别有 200 万和 600 万,与欧美的 800 万出生人数总和大致相当。这些国家的高、中收入人群有能力和意愿去购买价格相对较高的疫苗。

3. 对于大流行性流感、炭疽、SARS、肉毒杆菌和埃博拉等新发病原的公私合作伙伴或 PDP 将导致这些产品的大量生产机会。到 2020 年底,结核病、疟疾和 HIV 的 PDPs 合作结束时有望研发成功针对这些疾病的有效疫苗。波士顿咨询公司(Boston Consulting Group)最新一份报告显示,新结核病疫苗市场惊人的增长,超过每年 6 亿美元(个人通讯,2012)。假设这种疫苗成为现实,毫无疑问,国际捐赠机构(如全球疫苗和免疫联盟,Globle Alliance for Vaccines and Immunization,GAVI)和发展中国家将提供足够资金购买有效的疟疾、HIV 和结核疫苗。无论是从挽救生命的成本还是从贫困国家的宏观经济发展来说,这都是值得的。

疫苗市场

全球疫苗市场的销售收入估计为 250 亿美元。4 家最大的西方疫苗供应商(表 4.1)占据了大约 85% 的销售,其余的被一些地区性疫苗公司所瓜分,其中最大的地区性疫苗公司位于印度、中国和巴西(表 4.5)等中等收入国家。前四大公司的市场份额正在慢慢地被 DCVMN 来源的供应量所取代,当消灭脊髓灰质炎的目标实现时,它们的供应量将下降到全球剂量总量的 20% 以下。今后当消灭脊髓灰质炎成为现实时,发展中国家也会淘汰其口服脊髓灰质炎疫苗的生产。然而,由于发展中国家将灭活脊髓灰质炎疫苗纳入其儿童计划免疫,这一疫苗的需求将会得到增长。随着发展中国家注射用脊髓灰质炎疫苗需求的增加,地区性替代生产途径将会出现,包括进口分装注射用脊髓灰质炎疫苗原液、作为大型制药公司在发展中国家投资策略的技术转让,以及地区性公司研发和生产的注射脊髓灰质炎疫苗如 Sabin 株疫苗等。印度、中国和巴西疫苗市场的扩张将是另一个关键驱动因素。印度、中国和巴西的疫苗接种率与西方国家相比仍然很低(例如,印度 2014 年流感疫苗接种量为 100 万剂,而美国为 1.4 亿剂)[23,24]。预计其他低收入国家的免疫接种率也将提高,这将大大增加疫苗的需求量。低收入国家的大部分疫苗需求预计将由 DCVMN 网络的制造商来满足。随着 DCVMN 的作用不断扩大,人们预计疫苗价格将面临下降的巨大压力。

创新、政府支持、产业技能和研发以及市场力量之间的微妙平衡未来可以建立一个可持续发展的强大疫苗产业。然而，随着新兴经济体中新兴市场的增长以及发展中国家对新疫苗的紧迫需求，疫苗产业正在不断演变着。如果能够将疫苗产业的经验教训有效整合到政府和慈善驱动的实验中去，那么当前合作伙伴的努力和新兴市场的开拓都将会取得成功。

致谢

特别感谢 Andrew Hopkins 的综合支持。

（李冬梅　吴晓文　李玉凤　时念民　陈维欣）

本章相关参考资料可在"ExpertConsult.com"上查阅。

第 5 章 疫苗生产

Phillip L. Gomez 和 James M. Robinson

全球每年生产超过 10 亿剂次的疫苗，绝大多数都使用于完全健康人群[1-4]，这一事实促使疫苗生产规程成为当今生产中制定、监督以及合规最严格的产物之一。能否安全、稳定地生产这些疫苗产品基于以下四方面：

1. 规定产品制造过程的生产工艺。
2. 成功完成工艺的组织依从性。
3. 产品检测及辅助操作。
4. 放行和分发产品的监管授权。

本章探索了在新疫苗开发中，这些要素是如何形成的，以及疫苗生产领域如何应对产能增加（如大流感疫苗）、安全保障提升（如隔离器分装）、生产复杂度增加（如结合疫苗）的新发挑战，所有这些挑战还必须是在每年持续供应超过 10 亿剂次疫苗的情况下完成，而这些疫苗比同类治疗产品价格更低。

在美国，疫苗是按生物制品管理。美国食品药品监督管理局（Food and Drug Administration，FDA）的生物制品评价和研究中心（Center for Biological Evaluation and Research，CBER）负责疫苗监管。目前对疫苗的监管主要依据《公共卫生服务法案》第 351 条和《联邦食品、药品和化妆品法案》的特定部分[5-6]。《公共卫生服务法案》第 351 条赋予联邦政府批准生物制品上市和确定生产地址的权力[7]。疫苗要经历严格的实验室、非临床和临床数据的审核以确保其安全性、保护效力、纯度和效价。已批准上市疫苗也会被要求开展额外的研究以进一步评价该疫苗，而且经常需要回答关于疫苗安全性、保护效果以及可能的不良反应的特定问题[8]。

在欧盟，动物和人用疫苗由欧洲药物管理局（European Medicines Agency，EMA）负责管理，其主要职责是促进公众和动物健康。EMA 的人用药品委员会通过其疫苗工作组对人用疫苗进行监管。通过集中审批程序获批的疫苗可被允许在欧盟所有国家同时注册。人用疫苗的生产依照生产质量管理规范（GMP）指令 200/94/EEC 附件 16 和附件 2 进行管理。

在世界范围内统一疫苗注册和监管流程，对安全有效的疫苗快速进入市场具有明显的益处。统一流程存在的障碍包括：缺乏标准化的监管程序、国家和国际监管机构间对注册和核查的互认。随着 FDA-EMA 联合核查项目落实，并有望遵守国际协调会议（ICH）指南，法规统一也在持续取得进展。

新疫苗要经过一个明确的监管程序才能获得批准，批准程序包括四个主要内容：

- 在动物模型中开展概念验证试验的临床前样品制备；按现行 GMP 生产临床样品；在适宜的动物体系中的毒理分析。
- 递交新药研究申请（IND）供 FDA 审阅。
- 通过临床研究（Ⅰ期至Ⅲ期）和进一步的非临床研究评价安全性和保护效果。
- 以生物制品上市申请（BLA）的形式向 FDA 和 EMA 递交所有临床、非临床和生产数据供最后审阅和批准。

本章概述了疫苗生产的基本知识，并举例描述了一些当前批准的产品，然后转入疫苗生产的监管要求，包括现行 GMP 的合规性，讨论了新疫苗开发，最后探讨了该领域面临的巨大挑战，即疫苗安全性标准不断提高的同时，以合理成本为越来越多的疾病提供足够剂次的疫苗。

疫苗生产的基本概念

疫苗生产至终产品由几个基本步骤组成，表 5.1 以已上市疫苗为例总结了这些步骤。第一步是生产可诱导免疫应答的抗原，这一步骤包括生产病原体本身（用于随后灭活或亚单位分离）或生产源于病原体的重组蛋白，随后讨论用其他方式正在开发的疫苗。病毒采用细胞培养，细胞可以是原代细胞，如鸡成纤维细胞（例如黄热疫苗），也可以是传代细胞，如 MRC-5（例如甲肝疫苗）。细菌在生物反应器中培养，使用的培养基能优化抗原产量同时保持菌体完整；重组蛋白可以用细菌、酵母或细胞表达生产。毒种、菌种和生产病毒的细胞系需要严格地控制、储存、鉴定和保护。生产的第一步是建一个"主种子库"，这是由一组瓶装细胞组成的起始材料，用于今后所有生产，它需经过性状和无外源因子的全面鉴定。以主种子库制备的工作种子库用于日常生产批次的起始培

表 5.1 已获批疫苗生产工艺举例

疾病	商品名	通用名	细胞培养/发酵	分离	纯化	剂型	防腐剂
炭疽	Bio Thrax	吸附炭疽疫苗	无蛋白的化学合成培养基，微篇氧发酵无毒无荚膜炭疽杆菌	ND	培养基除菌过滤	氢氧化铝	苯乙醇和甲醛
流感嗜血杆菌	ActHIB	b型流感嗜血杆菌结合疫苗（破伤风类毒素结合）	半合成培养基发酵b型流感嗜血杆菌1482株	离心	苯酚抽提和乙醇沉淀；Hib多糖结合与破伤风类毒素	冻干	无
甲肝	Havrix	甲肝灭活疫苗	在MRC-5人二倍体细胞内增殖HM175株甲肝病毒	细胞裂解形成悬浮液	超滤和凝胶层析纯化后，甲醛灭活	氢氧化铝吸附	2-苯氧基乙醇
乙肝	Recombivax HB	乙肝疫苗（重组）	在含酵母提取物、大豆蛋白胨、葡萄糖、氨基酸和盐类的复合培养基中发酵酵母细胞，制备重组乙肝表面抗原（HBsAg）	酵母细胞破碎释放	经系列理化手段处理后（ND）甲醛处理	HBsAg与无定形羟基磷酸铝硫酸盐共沉淀	无
流感	Fluzone	灭活流感病毒疫苗	鸡胚中增殖	低速离心和过滤	连续流离心机线性蔗糖密度梯度纯化/浓缩后，再以化学方法纯化	以明胶为稳定剂的磷酸缓冲盐水	一些包装形式中含硫柳汞
乙脑	JE-VAX	乙脑灭活疫苗	小鼠脑内接种	收获脑组织/匀浆	离心收上清，甲醛灭活，40%蔗糖超离纯化	冻干	硫柳汞
麻疹、腮腺炎、风疹和水痘	ProQuad	麻疹腮腺炎风疹水痘（Oka/默克）活疫苗	在鸡胚细胞内增殖麻疹病毒；在鸡胚细胞内增殖腮腺炎病毒；在WI-38人二倍体肺成纤维细胞内增殖风疹病毒；在MRC-5细胞内增殖水痘病毒	ND	ND	冻干	无
流脑	Menactra	脑膜炎球菌（A、C、Y、W135群）多糖白喉类毒素结合疫苗	各群脑膜炎球菌株分别用Mueller-Hinton琼脂扩增，Watson-Scherp培养基发酵；白喉杆菌用改良Mueller and Miller培养基发酵	菌体中提取多糖	离心、去垢剂沉淀、乙醇沉淀、溶剂萃取、超滤纯化多糖；硫酸铵分级沉淀和超滤纯化白喉；系列超滤纯化结合物	磷酸缓冲盐水	无
肺炎	Prevnar	13价肺炎球菌结合疫苗（白喉CRM197蛋白）	肺炎球菌血清型1、3、4、5、6A、6B、7F、9V、14、18C、19A、19F和23F分别用大豆蛋白胨培养；含CRM197的白喉杆菌用水解酪素和酵母浸出物为基础的培养基培养	离心分离多糖；CRM197：ND	沉淀、超滤和柱层析纯化多糖；超滤、硫酸铵沉淀和离子交换层析纯化CRM197；还原胺法结合，超滤析纯化和柱层析纯化结合物	磷酸铝混悬液	无

续表

疾病	商品名	通用名	细胞培养/发酵	分离(方法)	纯化	剂型	防腐剂
脊髓灰质炎	IPOL	脊髓灰质炎灭活疫苗	以含新生牛血清的改良Eagle MEM培养基,微载体培养Vero细胞分别增殖1,2,3型脊髓灰质浆病毒	澄清(方法ND)和浓缩	3步层析纯化:离子交换、凝胶过滤、离子交换;甲醛灭活	M-199培养基	2-苯氧基乙醇
狂犬病	RabAvert	狂犬病疫苗	以添加人白蛋白、聚明胶肽和抗生素的合成培养基,鸡原代成纤维细胞增殖狂犬病病毒	β-丙内酯灭活	蔗糖密度梯度区带离心纯化	缓冲聚明胶肽和合氨酸钾稳定;冻干	无
肺炎链球菌	Pneumovax	多价肺炎疫苗	ND	ND	ND	生理盐水	苯酚
伤寒	Vivotif	口服伤寒活疫苗Ty21a	含醇母浸粉消化液、酸酪消化液、葡萄糖和半乳糖的培养基发酵	离心	ND	含冻干产品的肠溶胶囊	无
黄热病	YF-Vax	黄热疫苗	无禽白血病活鸡胚增殖黄热病17D-204株	匀浆	离心	明胶和山梨醇为稳定剂的冻干产品	无

注:数据来源于药品说明书。
ND:未公开。

养物。由于起始材料直接决定终产品,种子库的变更与重新开发一个新产品一样复杂。

下一步是从培养基中释放目标抗原并将其从周围的培养液分离开来。这一步可以是分离游离的病毒、细胞分泌的蛋白或是含有抗原的细胞。随后是抗原的纯化。由重组蛋白组成的疫苗,这个步骤可能包括多个柱层析和超滤环节。若是灭活病毒疫苗,可能就只是灭活分离的病毒而无需进一步纯化。疫苗配制在最大限度保证疫苗稳定性的同时,还要便于产品的有效分发和临床使用。配制的疫苗可以含有增强免疫应答的佐剂、延长效期的稳定剂和/或允许多剂量使用的防腐剂。

配制过程是将组成疫苗终产品的所有成分合在一起,并在一个容器中均一混合(图5.1)。该操作需在高度控制的区域进行,员工着特殊防护服以免污染外源因子。在操作过程中,环境和关键表面都需要监控。这个环节的质量控制(QC)检验通常包括安全性、效价、纯度、无菌以及产品特定的检测。

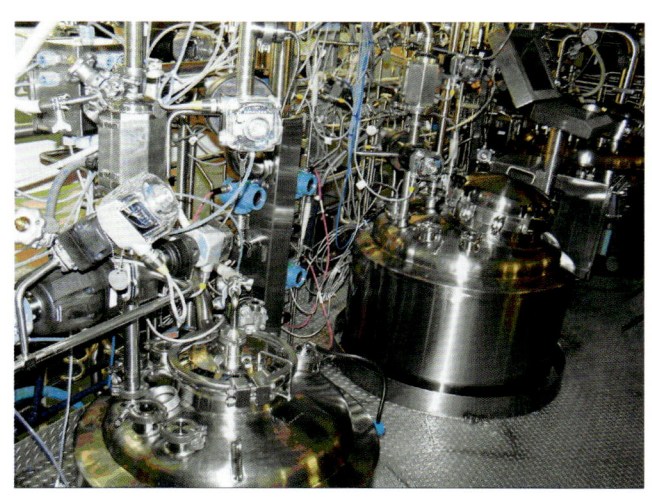

图5.1 全自动疫苗配制罐

在下个环节中,疫苗分装于各个经完全清洗并去热原的单剂或多剂量容器中,以无菌胶塞或活塞封装。如果疫苗需经冻干,则西林瓶的胶塞仅作部分压塞以便冻干过程中水分的逸出,然后将疫苗瓶移入冻干腔室。所有疫苗都需要在胶塞外加盖,以保证小瓶的密闭。为了防止引入活性或非活性的外源污染,所有灌装操作必须在高度控制的环境中进行,人员、设备和用品进入该核心区域是受控的。灌装后,用半自动或全自动设备对所有疫苗进行检查,以发现任何微小的外观和物理缺陷。与疫苗生产中的配制环节一样,操作过程中对环境和关键表面也需进行大量的监测和控制,此阶段的QC检验也包括安全性、效价、纯度、无菌以及产品特定的检测。

运输和储存条件不当会对疫苗的保护效力产生负面影响。疫苗因其组成而对不良的环境因素(特别是极端温度)的敏感度不同,减毒活疫苗就比灭活疫苗以及类毒素更敏感[1]。疫苗配制需要保证至有效期终止时的效价仍然高于人体临床试验证明的有效剂量。由于产品在2~3年有效期内可能发生降解,效价的放行标准就可能明显高于有效期结束时的规定,这种"过度配制"会明显降低成品的产量和增加成本,以确保疫苗分发和储存所需的前置时间,尤其是当疫苗作为滚动储备以应对供应中断或应急使用时。在可行的情况下,加入稳定剂或制成冻干剂型可以提高疫苗对温度的耐受性。生产供应链条中的极低温度储存也可用于减少疫苗储存期间的效价损失。

虽然许多疫苗已经有详细的推荐储存条件[9],疫苗生产商需负责提供注册前后的数据,以证明其疫苗在推荐的储存条件下、在设定的有效期内的稳定性。通常来讲,这些研究提供的数据需超过设定的有效期(最多3年),以支持临床用新产品开发、上市产品的常规支持、有效期延长和支持配送条件[10-11]。高温下开展的加速试验通常用于更好地了解短暂超温对疫苗的影响。生产商必须保证其控制的产品保存于适当的条件下,以使产品的特征、规格、质量和纯度不受影响[12]。

目前,联邦法规仅对个别疫苗要求有特定的运输温度[10]。尽管大多数疫苗生产商在短时(通常为24~72小时)运输时使用隔热箱和其他预防措施,但偶尔也会发生意外超温,这可能对运输的产品产生不利影响。在接受任何送达的疫苗前,接收方都需要检查运输条件是否有异常,包括运输时间过长和可能不当的环境温度[1]。

疫苗生产实例

灭活疫苗(流感)

肌注流感病毒疫苗是在鸡胚内培养流感病毒制成的无菌悬液,是预防流感及其严重并发症的主要手段[13]。

流感疫苗通常含有两种甲型流感病毒(H1N1和H3N2)和一种乙型流感病毒。含四种抗原的流感疫苗也于2012年首次获得批准[14],该疫苗额外增加了一种乙型流感病毒。两种甲型病毒通过其血凝素和神经氨酸酶的亚型来区分,甲型流感病毒的血凝素和神经氨酸酶糖蛋白是流感病毒的主要表面蛋白和最重要的抗原,这两种蛋白呈刺突状插入病毒包膜中,其比例约为4:1[15]。

三价流感亚单位疫苗是当今流感疫苗的主流,这种疫苗是使用世界卫生组织(WHO)、美国疾控中心(CDC)和美国生物制品评价中心(CBER)每年初确定的毒株生产出来的。美国批准的生产商的毒株通常来自 CBER 或 CDC,欧洲生产商的毒株通常由英国国家生物标准和控制研究所(NIBSC)提供,南半球毒株则由澳大利亚治疗用品管理局(TGA)提供。每个生产商会用这些毒株建立种子库,并最终用于疫苗生产。

流感疫苗生产商最常用的培养基质是11日龄鸡胚。从 CBER 或 CDC 得到单价病毒(悬浮液),接种鸡胚,接种后的鸡胚在特定的温度条件下、受控的相对湿度中孵育规定的时间,然后收获病毒液。在欧盟,从原始样本开始的传代次数有限定。收获的尿囊液含活的流感病毒,需检测感染性、滴度、特异性和无菌,然后在极低温下冻存以保证单价毒种(MSV)的稳定性[16],MSV 也需要 CBER 的确认。

MSV 经自动种蛋机接种后,在孵育温度下培育,收获尿囊液并用蔗糖梯度高速离心或层析法纯化,纯化后的病毒在最终过滤前常会用去污剂裂解。依据生产商的不同,病毒在初次纯化前或后会采用甲醛灭活。3种或4种毒株完成同样操作,每种毒株分别检定和放行形成灭活病毒浓缩液,然后混合并稀释至疫苗终浓度。图5.2概括了整个流程。

上述病毒灭活疫苗代表了现今生产和销售的大多数流感疫苗。近年来,哺乳动物细胞培养的流感灭活疫苗在数个国家获得批准,这一生产工艺用批准的细胞系替代鸡胚扩增病毒,其他下游工艺类似,但更侧重于将宿主细胞蛋白和 DNA 降至设定的标准以下。美国还批准了一个重组流感疫苗,它是以表达血凝素的重组杆状病毒感染昆虫细胞来生产。

重组蛋白疫苗(乙肝)

1986年7月,一种重组乙肝疫苗在美国获得批准。含乙肝病毒(HBV)和乙肝病毒表面抗原(HBsAg)的血清经过热灭活后无感染性,但具有免疫原性,并对随后 HBV 的暴露有部分保护,这是重组乙肝疫苗开发的理论基础[17]。HBsAg 是对乙肝提供免疫保护的成分[18]。为开发这种疫苗,将编码 HBsAg 的基因——也称"S"基因插入到一种表达载体中,该载体能在酿酒酵母中指导合成大量 HBsAg。酵母表达和纯化出的 HBsAg 颗粒相当于慢性乙肝病毒携带者血浆中分离的 HBsAg[17,19-20]。

表达 HBsAg 的重组酿酒酵母细胞在搅拌的发酵罐中培养,采用一种复杂的发酵培养基,由酵母浸粉、大豆蛋白胨、葡萄糖、氨基酸和矿物盐组成。发酵物需进行过程检测,以确定含有表达载体的宿主细胞的占比[7]。在发酵末期,通过裂解酵母细胞收获 HBsAg,以疏水作用和分子筛层析分离,获得的 HBsAg 会组装成直径22nm的脂蛋白颗粒。采用一系列物理化学手段将 HBsAg 纯化至蛋白纯度99%以上,纯化的蛋白在磷酸缓冲液中经甲醛处理、过滤除菌,然后与铝(硫酸铝钾)共沉淀形成含有无定型羟基磷酸铝硫酸盐佐剂的疫苗原液。疫苗不能检测到酵母 DNA,但可含有不超过1%的酵母蛋白[7,19,21]。在另一个重组乙肝疫苗中,酿酒酵母表达的表面抗原经多个理化步骤纯化,配制为氢氧化铝吸附的抗原混悬液。这种工艺制备的产品酵母蛋白不超过5%,生产中不使用人源物质[20]。重组酵母培养生产的乙肝疫苗无感染性[20],与人血和血液制品无关[19]。

每批乙肝疫苗需在小鼠和豚鼠上检测安全性,以及无菌检测[19]。关于纯度和性状的产品质控检定包括成品中的许多理化和生化项目,以保证产品完全鉴定以及批间一致性。采用单克隆抗体的定量免疫试验可以检测酵母来源 HBsAg 的关键表位含量。用小鼠效价试验检测乙肝疫苗的免疫原性,并计算使50%小鼠血清阳转的有效剂量(ED_{50})[21]。

乙肝疫苗是肌内注射的无菌混悬液,有四种制剂:儿童、青少年/高危婴儿、成人、透析患者。所有制剂每毫升疫苗都含有约0.5mg铝(无定型羟基磷酸铝硫酸盐)[19]。表5.2总结了重组乙肝疫苗放行的 QC 检测规程。

大多数疫苗仍需 CBER 逐批签发,但对于几个广泛鉴定的疫苗——例如利用重组 DNA 技术生产的乙肝和人乳头瘤病毒(HPV)疫苗,这些要求已被取消。它们的制备工艺包括高度纯化,也用它们的分析手段进行了充分的鉴定。另外,乙肝疫苗通过其持续的安

表5.2 重组乙肝疫苗放行检定规程

检定项	生产阶段
质粒保有率	发酵生产
纯度和鉴别	吸附或未吸附原液
无菌	半成品
无菌	成品
安全性	成品
热原	成品
纯度	成品
效力	成品

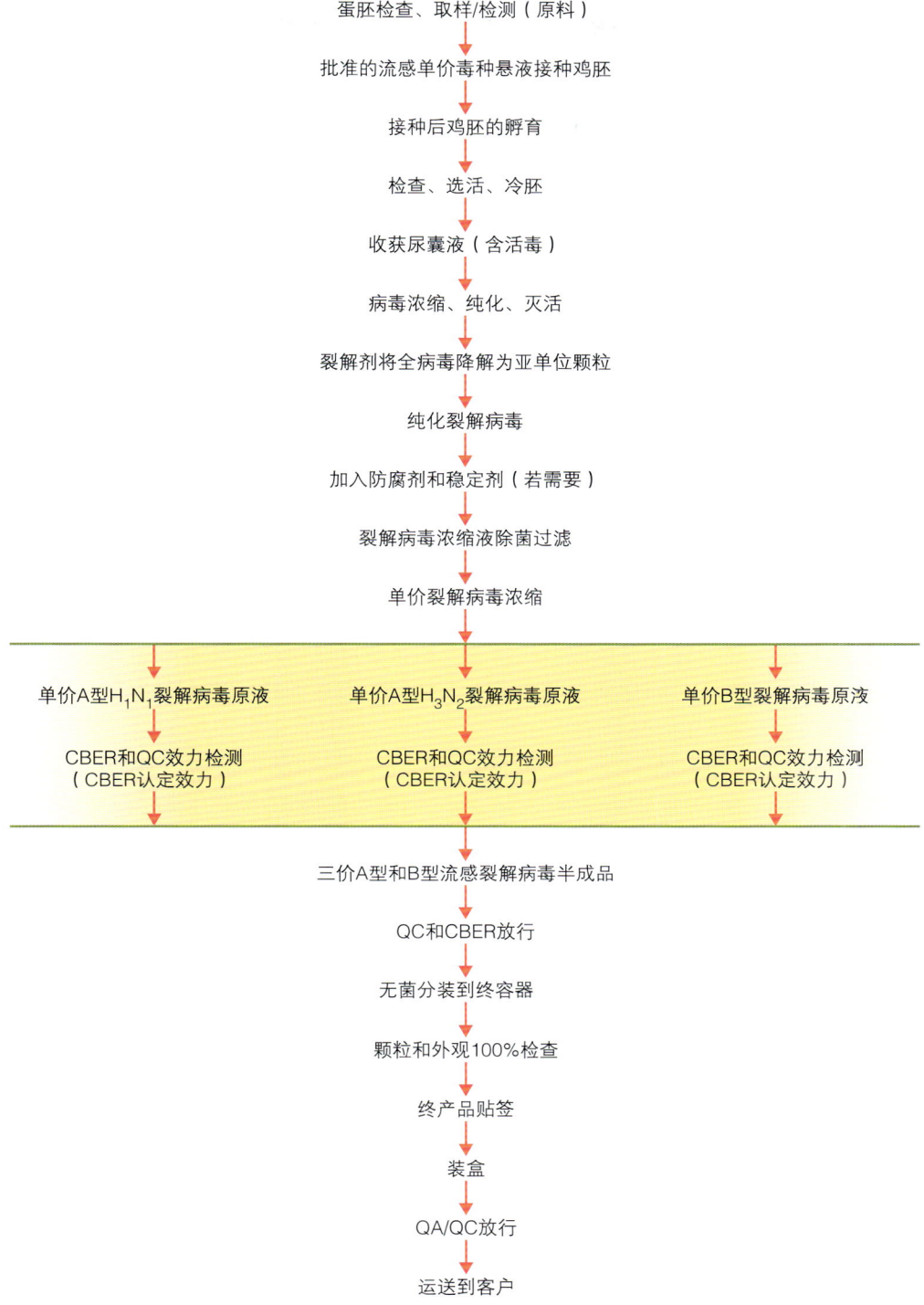

图 5.2 鸡胚流感疫苗工艺流程图

注:CBER:生物制品评价和研究中心(美国食品药品管理局);QA:质量保证;QC:质量控制。

全性、纯度和效价已经证明具有"良好记录",才满足了这一豁免条件[7,22]。

结合疫苗(b型流感嗜血杆菌疫苗)

b型流感嗜血杆菌(Hib)结合物的制备包含分别生产Hib荚膜多糖和某种载体蛋白,如破伤风梭菌来源的破伤风蛋白(即纯化破伤风类毒素)、白喉棒状杆菌来源的CRM蛋白、脑膜炎奈瑟菌来源的外膜蛋白复合物。

采用批准的Hib菌种在工业生物反应器中生产

荚膜多糖,用阳离子去污剂从发酵上清中回收粗中间体,连续流离心收获目标产物,将收获的糊状物再复溶于缓冲液中,通过提高离子强度将多糖选择性地从复溶糊状物中解离出来。利用苯酚抽提、超滤、乙醇沉淀进一步纯化多糖。经乙醇沉淀、真空干燥获得终产物,保存于 -35℃备用。

采用批准的破伤风梭菌菌种在生物反应器中生产破伤风蛋白,用连续流离心和透析从培养上清中回收粗毒素,硫酸铵分级沉淀和超滤相结合纯化粗毒素,获得的纯化毒素经甲醛脱毒、超滤浓缩后,保存于 2~8℃备用。

工业级别的结合工艺最早由位于马里兰州贝塞斯达的国立过敏与传染病研究所(NIAID)J. B. Robbins 领导的团队采用破伤风类毒素开发成功[23]。

结合物制备包括 2 个步骤:一是 Hib 荚膜多糖的活化;二是活化的多糖与破伤风类毒素通过桥连剂结合。活化包括天然多糖化学降解为特定分子量的片段和与己二酰二肼共价连接。活化的多糖然后通过 1-乙基 -3(3- 二甲氨基丙基)碳二亚胺介导的缩合反应与纯化的破伤风类毒素共价连接。纯化结合物以获取不含化学残留和游离蛋白与多糖的高分子结合物,然后以适宜的缓冲液稀释结合物原液,灌装为单剂量或多剂量,冷冻干燥。

减毒活疫苗(麻疹疫苗)

麻疹病毒分离于 1954 年,是副黏病毒科麻疹病毒属中的一员。目前的疫苗来源于 Edmonston、Moraten 或 Schwarz 株,这类疫苗自 20 世纪 60 年代上市,70 年代开发为联苗(麻疹 - 风疹 - 腮腺炎疫苗 MMR),最终的疫苗是可在 90% 以上受种者中诱导免疫应答的减毒活疫苗。

麻疹疫苗的生产始于孵育了数天的无特定病原体的鸡胚。收集胚胎,用胰酶处理制备鸡胚成纤维细胞用于细胞培养。所有的操作都在严格无菌条件下由培训良好的操作人员完成。

采用胎牛血清和 M199 Hanks 培养基,转瓶培养细胞以获得最佳的生长。用工作毒种感染鸡胚成纤维细胞,继续孵育数天以供病毒生长。在病毒培养末期,机械破碎细胞以释放病毒,通过离心和过滤纯化病毒并冻存。所有 QC 检测项合格后,麻疹病毒单独或与腮腺炎、风疹病毒联合配制成疫苗,冻干获得稳定的制品。疫苗在使用前复溶。

一些生产商使用不同的细胞基质,比如印度血清研究所就采用人二倍体细胞生产麻疹疫苗(见 http://www.seruminstitute.com/content/products/product_mvac.htm)。

病毒样颗粒疫苗

传统的病毒疫苗采用减毒株或灭活感染性病毒。以异源系统表达病毒蛋白为基础的亚单位疫苗虽对一些病原体有效,但常常因为折叠或修饰不当,免疫原性往往较差[24]。病毒样颗粒(VLP)的设计模拟了病毒颗粒的总体结构,从而保持了免疫原性蛋白的天然抗原构象。VLP 已被广泛应用于不同种类和结构的病毒,而且在安全性和免疫原性方面有传统方法不可比拟的独特优势[1]。VLP 不需要减毒或灭活过程,这点尤为重要,因为灭活处理通常会改变抗原表位[25]。但是,若表达系统为病毒载体(例如杆状病毒),而纯化工艺又不能去除残余病毒活性,则需要灭活。

一个 VLP 若想成为真正的候选疫苗,它必须是在一个安全的表达系统中生产,易于放大至规模化生产[1],在纯化和灭活过程中能保持天然结构和免疫原性,并且能满足当今全球监管机构的要求。许多表达系统可以生产多聚体 VLP,包括在 Sf9 和 High Five 细胞中表达的杆状病毒表达系统(BVES)、大肠杆菌、黑曲霉、中华仓鼠卵巢细胞、人类肝功能细胞、幼仓鼠肾细胞、转基因植物(马铃薯、烟草、大豆)、酿酒酵母、毕赤酵母、人胚肾细胞 293(HEK293)以及羽扇豆愈伤组织(一种植物细胞表达系统),产量从 0.3μg/ml 到 10μg/ml 不等,在大肠杆菌和 HEK293 中或可高达 300~500μg/ml(纯化后)[2]。

已知 BVES 用途广阔,可用于制备多种候选疫苗,如乳头瘤病毒、猫杯状病毒、戊型肝炎病毒、猪细小病毒、鸡贫血病毒、猪圆环病毒、SV40(猿病毒 40)、脊髓灰质炎病毒、蓝舌病毒、轮状病毒、丙肝病毒、HIV、猿免疫缺陷病毒、猫免疫缺陷病毒、新城疫病毒、严重急性呼吸综合征(SARS)冠状病毒、汉坦病毒、甲型流感病毒和传染性法氏囊病病毒[1]。

许多致病性病毒,如流感病毒、HIV 和丙肝病毒,都被一层包膜所包裹。包膜是来自宿主细胞的脂质双层,镶嵌有病毒糖蛋白刺突,该蛋白就是中和抗体的靶标,也是疫苗的关键成分。由于脂质包膜的固有特性,在昆虫细胞中组装这类病毒性疫苗的 VLP 与制备含多个衣壳病毒的技术挑战完全不同[1]。对于这些靶蛋白来说,制备 VLP 极具挑战性,因为可能需要合成和组装一种或多种重组蛋白。轮状病毒 VLP 就是个很好的例子。轮状病毒是一种 RNA 病毒,衣壳由四种蛋白形成的 1 860 个单体所组成。此外,大多数 VLP 的制备都需要同时表达和组装数个重组蛋白,而轮状病毒 VLP(RLP)还需在一个宿主细胞中完成[26]。VLP的纯化也极具挑战性，VLP是直径数纳米的结构，分子量在10^6Da范围内。而且，为了保证产品质量，仅证明没有蛋白杂质还不够，必须证明蛋白质正确地组装成了VLPs。

HPV的VLP制备又是另一种挑战。当HPV16型的主要衣壳蛋白L1(55kD)在某种重组表达系统(如酿酒酵母)中表达时，会形成形状不规则、大小不均一的VLP，这种VLP不稳定，在溶液中容易凝集。HPV疫苗配制面临的主要挑战就是在各种纯化、处理和储存条件下制备稳定的VLP水溶液。通过对HPV的VLP解聚和重新组装工序，该疫苗的稳定性和体外效价明显增强。此外，小鼠效价研究显示，该疫苗的体内免疫原性也提高了大约10倍[27]。解聚和重新组装对于去除生产过程中的残留蛋白(来自表达系统或宿主细胞)也很重要，是一个很大的工艺挑战，特别是对有包膜的VLP。

产品开发

疫苗产品开发包括研究发现新抗原或免疫原并将其开发成最终的疫苗，然后经过临床前和临床研究证明其安全性和保护效力。在这个过程中，需要确定产品组成、工艺原料、成品标准以及制造工艺。开发过程中的生产规模通常都小于最终的生产规模。I期临床研究用疫苗、有时也包括II期临床研究用疫苗通常是开发规模生产的。但通常来讲，III期临床研究使用的连续三批或更多批次中的至少一批需要在最终生产规模下生产。开发过程中的产品生产需符合cGMP[28]。

行业应对新挑战

扩产的灵活性：一次性使用技术的新趋势

早期的疫苗是体内生产(例如，用牛痘感染小牛、狂犬病病毒感染兔子；其实，大多数流感病毒疫苗仍然用鸡胚生产)，直接使用或经实验室的玻璃仪器纯化后使用。后来，先在体外培养(例如，转瓶)用于病毒疫苗生产的动物细胞，然后病毒感染细胞以扩增病毒和生产疫苗。再后来，通过细胞微载体深层培养，实现了大规模生产和高效生产。微生物制备的疫苗已在大型生物反应器(500~5 000L)中大规模生产，并在不锈钢设备中纯化。大规模生产用来提升产能，以满足对这些挽救生命的疫苗日益增长的需求。在过去的几十年中，设备的成本越来越高，自动化、清洁、无菌和生产设备验证的系统也越来越复杂。大型中央制造设施可降低生产成本，需要更高的产量来摊低建设、验证和运营的固定成本。大型中央设施的效率日益提高，但也仅局限在发达国家里有限的几个地方。

更高的产量和新制造技术，以及对个性化药物和小众产品(如用于罕见病的小批量产品)的日益关注[29]，催生了一种新的生产范式，即更小的生产设施和生物反应器。一次性使用设备的出现摆脱了生产设备清洁和灭菌的高成本，降低了生产设施的复杂性和成本，带来小规模的经济型制造。100%一次性使用的生产系统在小规模生产设施中具有价格和时间的竞争优势[30]。这项技术前景光明，引发了设备开发商对一次性用品领域的大量投资。

一次性使用技术的前景广阔，但与所有新出现的技术一样，也存在许多障碍。传统制造工艺中的玻璃和不锈钢设备常是惰性的，在制造过程中不产生杂质。而一次性设备中使用的高分子聚合物可能与所生产的产品有不同程度的反应性(溶出和析出)，已经发现会有微粒脱落，并可能发生泄漏。通过高分子工程和改变生产技术，大多数这种问题正得以解决。再者，摆脱了高成本的设备清洗和无菌环节也要求整个系统是一次性的。但许多工艺流程还未实现这种转化，这是由于产率(低产率意味着更大的体积；由于重量和水压，体积大于2 000L就具有挑战性)、压力(高氧需求、通气量或流速)、溶剂使用和温度控制(热传导限制)。层析法在一次性使用系统中也具有难度，尽管预装柱进展良好，而且选择越来越多[29]。

随着一次性使用系统的快速发展和诱人前景，疫苗生产商面临着众多选择，如何有效连接宛若批图一般的部件成为一个难题。由于是全新的行业，部件间的互联标准还很少，但已引起关注[31]。正在制定溶出和析出、颗粒物分类和控制、完整性、供应商评价和互换性的标准。主导和发起机构包括美国注射剂协会(PDA)、生物工艺系统联盟(BPSA)、溶出物/析出物安全信息交换平台(ELSIE)、产品质量研究所(PQRI)、国际制药工程协会(ISPE)、美国材料试验协会(ASTM)和美国药典(USP)等。标准的制定将是有效使用和整合技术的关键，以支持100%一次性使用的愿景、可靠的应急供应、强大的供应链和减少变化管理中的意外。

分布式生产的前景与挑战

适当规模、一次性使用工艺的一个主要优势是能够支持分布式生产。如今，绝大多数疫苗供应均来自少数几个发达国家，这是由于大规模生产设施的成本和复杂性，以及在那些市场的盈利能力可以支持上市公司进行大规模生产和临床投资，这种投资对于一个疫苗的批准和生产来说是必需的。一旦建立起一个大工厂，复制它是很困难的，因为支持系统很复杂，使每个工厂实际上都是独一无二的。低投入、一次性使用的生产平台的出现支持用"现成的"一次性使用系统搭建"可扩展"的生产工艺，真正复制最初批准的生产工艺，最大限度地减少新老设施生产的产品需提供可比性数据的挑战。也可以考虑以适当规模制造临床疫苗以避免为所有市场扩大规模带来的挑战。当需求量增长时，可以用多个一次性使用的生物反应器而不是大型不锈钢系统。该方法支持"现收现付"的投资方法，避免在概念验证前进行大规模投资，并可以在产品获批后，通过全球合作伙伴实现产品更广更快地投放，在更贴近市场的地方布局生产设施。这与多个新兴经济体当前的发展政策非常一致，即疫苗供应等基本服务实现自给。一个例子就是2009年葛兰素史克和巴西签订协议，前者将向后者销售肺炎球菌结合疫苗长达8年的就是协议约定将生产工艺转移到巴西，以备未来使用[32]。

分布式生产有许多优势，包括单个工厂发生灾难性事件不会造成全球供应短缺、为特定地区定制产品的能力（如，不同地区毒种/毒株有变化）、为当地创造工作岗位和产生税收从而摊销部分生产成本（可能由政府支付）。但也有挑战需要考虑。在生物制造过程中，在多个工厂间保持工艺的一致性就是一种挑战。在每个工厂中，工艺都可能出现"漂移"，拥有多个工厂就会增加偏离已批准工艺的机会。同样，原材料质量和来源控制、一次性耗材供应、供应商材质的变更以及类似的非故意、非预期的情况，就可导致一个地区疫苗供应中断，直到查出和解决问题。一次性使用系统也在不断改进，但与大型中央制造系统相比，为多个小设备购货商保留非常特定的工艺需求会相当困难。对于监管者来说，单一产品在公司内或公司间的生产方式多种多样，这给监管带来了困难。

尽管存在以上困难，但分布式模型的优势、一次性用品标准提高以及推广使用经验所带来的解决方案都将确保这一目标的及时实现。

脊髓灰质炎疫苗生产的未来挑战

脊髓灰质炎疫苗的生产始于1955年，广泛应用的产品有两个，分别是Salk株脊髓灰质炎灭活疫苗（IPV）和Sabin株脊髓灰质炎减毒活疫苗（OPV）。OPV通常在细胞系培养收获后，只需要简单地纯化，再加上产率又较高，因此制造成本较低。但由于在三剂次免疫程序中，与疫苗相关的麻痹型脊髓灰质炎（VAPP）的发生风险约为百万分之0.42[33]，在消灭脊灰的末期，将计划使用Salk IPV。然而，想要实现这一转换，还需要大幅提高IPV的生产能力。如若产能不提高，则需大幅增加向目标人群提供脊髓灰质炎疫苗的成本。

表5.1所述IPV的生产工艺显示，病毒通过细胞培养后，经三个层析纯化步骤，然后灭活。与所有生物工艺一样，每个纯化步骤都会有损耗，从而降低整体得率。而OPV经细胞培养后只经过简单的纯化，并且活疫苗剂量通常比灭活疫苗低得多，也有助于增加产量。这反映在疫苗价格上。联合国儿童基金会（UNICEF）公布的2014年疫苗采购价格中，印度血清研究所生产的20剂西林瓶装的OPV价格为0.14美元/剂，而同样由印度血清研究所所属的Bilthoven Biologicals公司生产的5剂西林瓶装的IPV价格为1.90美元/剂。[34]

另一个挑战是世界卫生组织（WHO）关于制造IPV需用野生型脊髓灰质炎病毒的指导原则。鉴于生产过程中若发生事故可能造成野毒株泄漏到环境中，WHO建议将IPV野毒生产限定在IPV覆盖率高（>90%且至少接种三剂）并且传播可能性低的地区[35]。目前，全球接种的大多数疫苗来自印度和中国，他们可以低成本生产和运送疫苗，但按照WHO全球行动计划第三版（GAPⅢ）的建议，这些地区现在还不是IPV生产的选择。

目前，正在制定各种策略来应对这个领域的挑战，包括聚焦于IPV制造技术，以及提升产率和降低单位成本的可能。已有的脊灰疫苗生产工艺都是多年前的，采用不锈钢固定设备生产。新的一次性技术可以降低初始生产设施的投入成本，可用于脊灰疫苗的生产。Lopes等的分析表明，使用包括一次性技术在内的新生产设施设计可以将IPV原液的成本降低40%，主要是降低了生产设施的投资成本[36]。另一条降低成本的路径是提高生产工艺的产率。

正在评价优化细胞培养条件和采用替代细胞系的工作，结果表明野生病毒具有更高的滴度，并可能降低疫苗成本。Thomassen等证明进一步优化Vero细胞的培养条件可以增加3倍的D抗原产量[37]。Crucell公司的数据表明，其PER.C6人源细胞系的产率是目前生产IPV的Vero细胞的30倍[38]。

为了扩大脊灰疫苗的生产商，一种替代方法是用Sabin减毒株来生产疫苗，但需要灭活病毒[Sabin-IPV（sIPV）]，这种病毒在细胞中产量较低，但正在进一步优化它们的表达和纯化率[39,40]。这项工作也是集中在细胞系选择、工艺优化以及生产设施设计。更重要的是，使用 sIPV 将有助于扩大潜在的生产地域，包括印度和中国，这些国家有大量的基础生产设施，可低成本生产疫苗。

就像最初发明脊髓灰质炎疫苗需要创新生产方法以保障其上市一样，消灭脊灰也需要创新生产方法，以保障疫苗对公众健康发挥全面影响。

初免-加强疫苗

考虑到 HIV、结核病（TB）和疟疾等老大难疫苗的复杂性，出现了一种新的"初免-加强"免疫策略，这种策略采用一种疫苗进行初次免疫，再用一种完全不同的疫苗做加强。最值得注意的是，采用这种策略已在泰国的一项 HIV 疫苗保护效力试验中取得了积极结果，这项试验用重组金丝雀痘病毒载体初免，用重组 gp120 蛋白加强[41]。金丝雀痘病毒和重组蛋白单独使用时都未显示保护效力，但当两者联合使用时，获得了积极结果。这种思路也已被用于其他 HIV 疫苗的保护效力试验[42]、TB 疫苗[43]、疟疾疫苗[44] 等等。

如果这种"初免-加强"策略用在将来批准的疫苗中，也有一些挑战需要克服。首先是多价疫苗的复杂性。初免-加强疫苗就如同多价疫苗一样，要想获得批签发就需要成功生产和放行多种成分。比如，NIH 疫苗研究中心开发并研究了其保护效力的一款 HIV 疫苗，初免疫苗含有 6 种质粒 DNA 组分，加强疫苗含有 5 种重组腺病毒载体[43]，这需要生产 10 余种单独的疫苗活性成分，然后组合成两种独立的疫苗制剂并检定。任何一种成分出问题都会延迟成分组合、延迟成品生产。每个成分的产量和成本可能存在较大差异，这就需要专门设计生产供应链，以满足对预期需求的稳定供应。

任何疫苗开发的核心检定项都是建立放行所必需的效价检测。由于需要评价两种疫苗成分的保护效力，在临床研究中，准确确定每种成分的效价要求十分重要，以确保将来上市的批次能够满足这些要求。可能需要在动物中进行初免-加强策略的免疫原性评价，以此作为批签发放行的依据，但会随着体外疫苗效价评价方法的改进而淘汰。

大多数初免-加强策略最后都会涉及多个机构或公司。大多数疫苗公司会专注于一套核心疫苗平台技术，这使得工艺开发、检定方法开发和生产设施建立更加专业化。基本上所有 HIV、TB 和疟疾疫苗都使用了来源于不同机构的产品。最终，若疫苗被证明是成功的，就需要有唯一一个上市许可持有人负责该疫苗的分发，这需要不同组织在疫苗批准和全生命周期管理上认真合作。

大多数试验中的初免-加强疫苗都处于早期临床试验阶段，以观察疫苗早期的保护效力信号。鉴于此，对将来生产供应链和生产成本的关注有限。然而，即便在临床研究早期，也必须明确疫苗开发者间的伙伴关系，而且临床设计能够证明初免-加强程序的真正要求，以及每种疫苗组分在免疫后所诱导的免疫应答的特性。早期成本建模可以帮助目标投资于工艺开发，以确保保护效力试验中的成功信号最终可转变为疫苗，进行生产并使用于目标人群。

最后一项挑战将是供应链间的配合。由于全程免疫需要两种独立的疫苗，而且免疫时间也可能不同，因此，疫苗的调配和供应必须与需求同步。对于常规免疫接种，这个相对简单，但对于任何查漏补种或大规模接种活动，就需要对疫苗的有效期进行仔细地管理和规划。不幸的是，疫苗供应短缺并不罕见，需要多种疫苗就会增加某种疫苗无法持续供应的可能性，产生部分免疫和未及时免疫个体。在 II 期临床剂量探索研究中或上市后监测期间，就需要探索这些情形的影响。

（杜剑晖　杜琳　丘远征）

本章相关参考资料可在"ExpertConsult.com"上查阅。

第 6 章 佐剂的跨世纪发展

Nathalie Garçon 和 Martin Friede

佐剂是为增强、调节疫苗中抗原免疫原性而加入的物质。最初研发佐剂致力于提高疫苗的抗体应答，且多有成效。然而在过去的二十年中，人们认识到单纯提高抗体应答不足以确保候选疫苗的有效性。现已认识到有效利用佐剂能发挥以下作用：

1. 在初免人群中诱导较强的初始应答，有效减少诱导保护性免疫所需接种剂次。
2. 增加免疫应答持久性。
3. 增强特定类型的免疫应答，如细胞免疫（CMI），其对许多无疫苗可用的传染病新疫苗研发至关重要。
4. 提高对多种抗原免疫应答的广度，增加交叉保护范围。
5. 增强低免疫应答人群的免疫反应，如老人及免疫抑制人群。
6. 在抗原供应受限情况下节省抗原用量。

一般来说，佐剂用于灭活、亚单位及重组蛋白抗原，在纯化过程中，这些抗原可能丢失病原体原有的启动免疫应答的某些免疫信息。减毒活疫苗不需要佐剂，因其本身会携带必要的免疫刺激信号。但后文会述及某些前期研究表明佐剂对活疫苗也会有一定作用。

机会与必然：佐剂的发现

佐剂的使用已超过一个世纪，归因于微生物学和免疫学的发展，直到最近才阐明佐剂的作用机制。最早有记录观察到"佐剂"免疫增强作用的很可能是Coley，其在1893年发现在某些情况下注射灭活的细菌（Coley毒素）可以治疗某种肿瘤。直到20世纪90年代，才证明这种作用由细菌DNA介导的免疫刺激引起。从那时起才发现，特定寡核苷酸序列能刺激免疫应答并能增强与其共同注射的抗原的免疫原性。

人们在接下来的20年里逐渐认识了佐剂增强体液免疫的作用：1925年Ramon[1]发现将白喉类毒素与淀粉、植物浸出液或鱼油等多种物质混合注射马匹，这些物质可以增强马匹对类毒素的抗体应答；一年后Glenny[2]观察到硫酸铝钾或明矾的类似作用。此后，明矾被用作多种人用疫苗佐剂，各类铝盐中，氢氧化铝或磷酸铝是迄今使用最广泛的人用疫苗佐剂。曾经被Ramon用作佐剂的淀粉和鱼油，在最近几十年分别以菊粉（inulin）和角鲨烯（squalene）的形式在疫苗中进行评价。在接下来的80年里，人们尝试将更广泛的物质用作佐剂，但很少能用于人用疫苗。20世纪40年代，Jules Freund开发了一种油包水乳剂——弗氏佐剂，疫苗抗原乳化成连续矿物油相中的微小液滴，分为完全弗氏佐剂（加有灭活分枝杆菌）和不完全弗氏佐剂（不加灭活分枝杆菌）。20世纪60年代，英国曾将不完全弗氏佐剂短暂用于商业化流感疫苗，但因副作用不可接受而被很快召回。然而，这为油滴分散于连续水相的水包油乳剂的开发奠定了基础。

最初水包油乳剂中使用的是不可代谢油（角鲨烷，squalane），之后以可代谢油（角鲨烯，squalene）代替，而非最初弗氏佐剂中的矿物油。然而，一种与弗氏佐剂结构相似的油包水乳剂已引入癌症疫苗，所用高纯度矿物油允许用于人用候选疫苗。

20世纪70年代，开发了吸附或包封抗原的脂质体和病毒体技术。组成脂质体的脂质层可形成纳米球或微米球包封抗原或将抗原整合到膜上。几种上市疫苗含有病毒体，为类似脂质体结构的重构流感病毒空壳。

转折点：免疫学的发展及其对佐剂开发的影响

在20世纪的多数时间里，佐剂的发现及开发基于观察与实验，对佐剂效应的机制并无清晰的免疫学认知。然而，1996年情况发生了巨变，Lemaitre和同事发现了果蝇体内Toll样受体（Toll-like receptor，TLR）家族及其与真菌抗性的关系[3]。一年后，Janeway[4]于1997年证明了人TLR4与其在启动适应性免疫应答中所起关键作用间的关系，是诱导持续性免疫应答的第一步。Poltorak及其团队[5]发现TLR4发挥着脂多糖（lipopolysaccharide，LPS）敏感受体的作用，从此使用LPS及其衍生物作为佐剂，促进了对TLR激动剂分子作用机制的认识[6]。

在20世纪80年代早期，Edgar Ribi[7]证明可以制备出一种保留 LPS 增强免疫应答活性而无相关毒性的分子。大约 30 年后的 2009 年，单磷酰脂质（monophosphoryl lipid，MPL）A 分子成为首个获美国食品药品管理局（FDA）批准用于疫苗（Cervarix，一种预防人乳头瘤病毒的疫苗）的新佐剂。

现在已经非常清楚地知道，免疫系统通过病原相关分子模式（pathogen-associated molecular patterns，PAMPs）活化病原，识别如 TLR 及其他一些最近发现的受体：视黄酸诱导基因（retinoic-acid inducible gene-based，RIG）Ⅰ样受体（RLR）[8]和胞质核苷酸寡聚化结构域（nucleotide oligomerization domain，NOD）样受体（NLR）[9,10]。这些受体结合不同病原体配体（从细菌细胞壁、细胞膜成分，到细菌或病毒核酸、真菌脂质），启动不同类型的免疫应答，如果与抗原联合免疫，可启动并增强针对该抗原的特异类别免疫应答。

读者可以通过其他文献详细了解病原体物质是如何刺激各种细胞因子通路，以及如何引起不同类别的免疫应答[11]，图 6.1 形象地展示出这些信息，在此不再赘述。如图 6.1 所示，位于胞质膜或细胞内的各种 TLRs 对各种来源于病原体的信号产生应答，诱导产生前炎症细胞因子，如肿瘤坏死因子（tumor necrosis factor，TNF）-α、白介素（IL）-6 或 1 型干扰素，主要引起 1 型辅助性 T 细胞（Th1）应答。然而，有研究证明某些 TLR2 激动剂激活 Th2 型应答[12]。

表 6.1 中列出了可以活化 TLRs 的各种激动剂、接头分子（adaptor molecules，TLR 激动剂）以及通过这些受体发挥作用的佐剂实例。

基于这些知识，今天我们可以解释绝大多数佐剂的作用机制，从而使我们能够快速地从复合物库中筛选出这些可能具有佐剂活性的受体结合分子，通过理

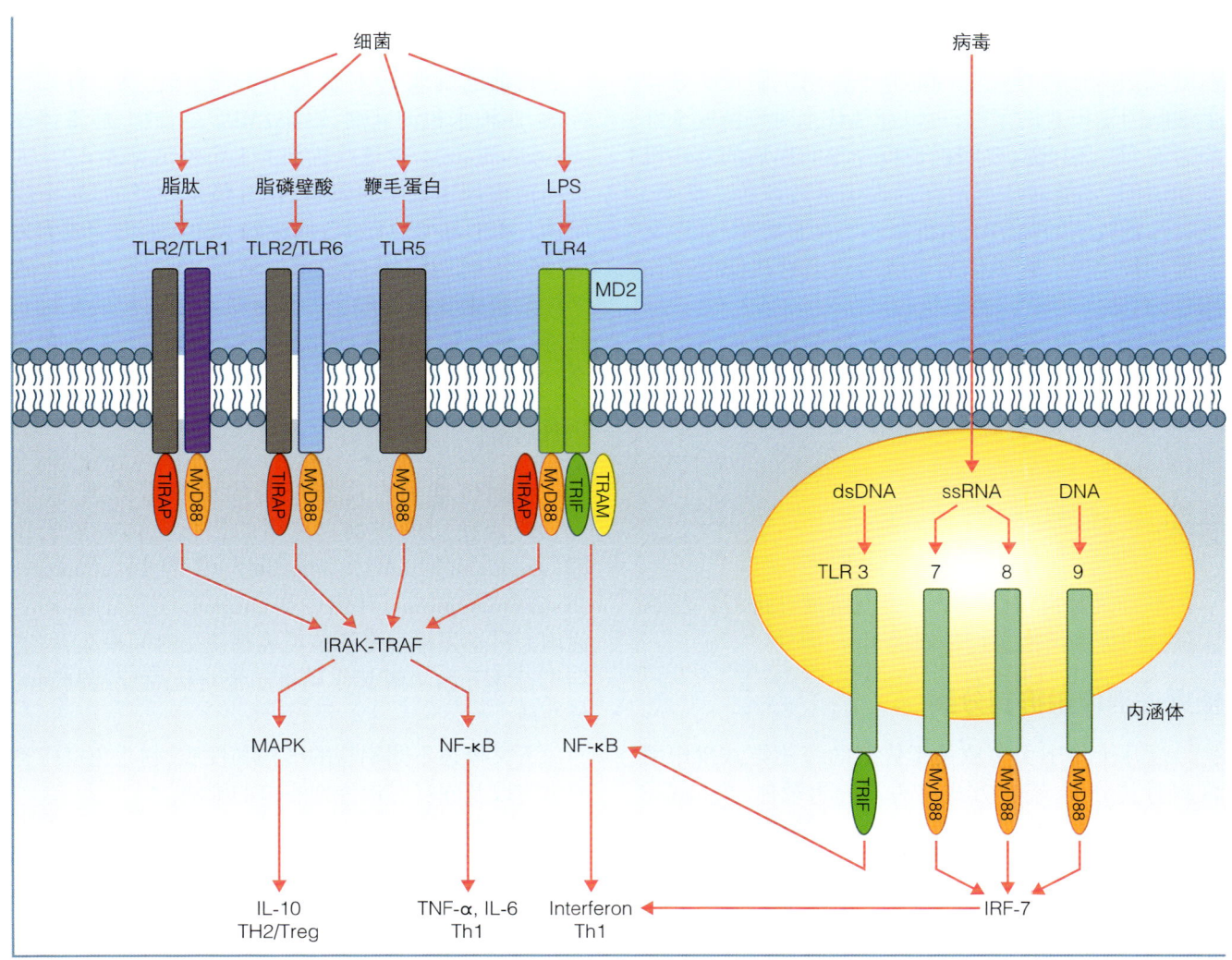

图 6.1 细菌或病毒组分与特定的 Toll 样受体（TLR）成分相互作用激活固有免疫系统，通过髓样分化因子 88（MyD88）和 TRIF 通路传递信息，诱导产生 IL-10，TNF-α 和 IL-6 或 1 型干扰素。dsDNA：双链脱氧核糖核酸；IRAK：白细胞介素受体相关激酶；IRF：干扰素调节因子；LPS：脂多糖；MAPK：丝裂原活化蛋白激酶；NF-κB：核因子 κB；ssRNA：单链核糖核酸；Th：辅助性 T 细胞；TRAF：肿瘤坏死因子受体相关因子；Treg：调节性 T 细胞；TRIF：含 TIR 结构域 β 干扰素诱生接头蛋白。

表 6.1 活化 TLRs 的激动剂、接头分子及佐剂实例

TLR	配体	配体定位	接头分子	佐剂
1	三棕榈酰-半胱氨酸脂肽	细菌膜	MyD88 MAL	
2	脂肽、β-葡聚糖、糖脂	细菌膜	MyD88 MAL	
3	双链 RNA	病毒 RNA	TRIF	Poly(I:C); poly(A:U)
4/MD2	脂多糖	细菌膜	MyD88 MAL/TRIF	MPL, GLA, E6020, RC529
5	鞭毛蛋白	细菌外表面	MyD88	VaxInnate
6	二棕榈酰-半胱氨酸脂肽	细菌膜	MyD88 MAL	
7	单链 RNA		MyD88	咪唑喹啉：咪喹莫特、洛索立宾
8	单链 RNA		MyD88	R848
9	细菌 DNA、未甲基化 CpG 序列、poly(dI:dC)	细菌	MyD88	CpG; IC-31 CPG 1018

注：CpG：胞嘧啶磷酸鸟嘌呤基序（cytosine phosphate guanine）；GLA：吡喃葡萄糖脂佐剂（glucopyranosyl lipid adjuvant）；MAL：MyD88 接头样分子（MyD88 adaptor-like）；MPL：单磷酰脂 A（monophosphoryl lipid A）；MyD88：髓样分化因子 88（myeloid differentiation 88）；TLR：Toll 样受体（Toll-like receptor）；TRIF：含 TIR 结构域 β 干扰素诱生接头蛋白（TIR domain-containing adaptor-inducing IFN-β）。

性设计开发出可以针对性刺激特定分子免疫应答的新型佐剂。通过对这些特定分子作用机制及诱导产生细胞因子模式的了解，可以评估佐剂对疫苗安全性的影响[13]。因此需要明确免疫介导的疾病的发病机制和诱因，才能对佐剂潜在的作用进行评价。然而，仍有几种佐剂的确切作用机制还不是很清楚（如后文会提到的皂苷），有些佐剂可能通过多种机制发挥作用（如铝盐）。

然而，这只是定义一个分子是否具有佐剂价值的第一步。对复合物进一步体内效力评估及其安全性评价将证明该分子是否真正具有作为疫苗佐剂的潜力[14,15]。

佐剂定义：分类与评价

本节仅对目前已用于上市疫苗或已进行广泛临床试验的佐剂类型进行举例说明。

根据佐剂作用机制分类

近几十年中大多数关于佐剂的综述尝试按作用机制对其分类，经典方式将佐剂分为载体（Vehicles）和免疫刺激物类。免疫刺激物是直接作用于免疫系统的物质，如 TLR 配体。载体通过将抗原提呈给免疫系统发挥作用，包括各种铝盐、乳剂、免疫刺激复合物（immunostimulatory immune complexes, ISCOMs）及可生物降解微球。目前已知绝大多数载体直接作用于免疫系统，递送抗原只是其佐剂活性的一小部分（如后文将讨论铝盐及水包油乳剂的作用模式）。这种分类方式似已过时，佐剂依受体、或受体未知时按其理化性质分类更佳。

目前已批准 10 种佐剂用于疫苗（包括三种铝盐佐剂、四种水包油乳剂、铝盐/MPL 结合物、病毒体及 polyoxidonium）。含这些佐剂的上市疫苗见表 6.2。大量疫苗佐剂正处于研发过程中，值得注意的是，由脂质体、MPL 和 QS21 组合而成的 AS01，很可能成为另一种新佐剂，用于获批疫苗—疟疾 RTS、S 疫苗。这些佐剂根据受体或理化特性分类见表 6.3，后文将予讨论。还有更多的佐剂处于临床前研究阶段，数量众多，本章不再述及[16]。

铝盐佐剂

含铝佐剂一直用作疫苗的免疫增强剂，且为持续广泛使用的佐剂。在用的铝化合物有氢氧化铝（aluminum hydroxide adjuvant）、磷酸铝（aluminum phosphate adjuvant）和铝佐剂（Alum）。这三种常用名称均为科学误称。尽管该类佐剂使用时间最久，但直到最近才开始了解其作用机制及与抗原配制制剂的复杂性。

下文概述不同铝盐的结构和性质、刺激免疫应答的机制以及冻存对铝佐剂疫苗的影响。

结构和性质

氢氧化铝佐剂并非 $Al(OH)_3$，而是羟基氧化铝（AlOOH）弱晶体[17]。这一区别很重要，因为氢氧化铝弱晶体表面积很低（$20\sim50m^2/g$），吸附性弱，而羟基氧化铝弱晶体的表面积约 $500m^2/g$[18]，是一种优良的吸附剂。高表面积因其形貌性质决定，主要颗粒是周边长约 $5nm \times 2nm \times 200nm$ 的纤维。

羟基氧化铝是一定比化合物（stoichiometric

表6.2 含佐剂的上市疫苗

疫苗	商品名[a]	佐剂
白喉破伤风疫苗（DT）	Diphtheria and Tetanus Toxoid Adsorbed USP(1)	磷酸铝钾
无细胞百白破疫苗（DTaP）	Tripedia(1)	磷酸铝钾
b型流感嗜血杆菌疫苗（Hib）	Liquid PedvaxHIB(2)	磷酸氢氧化铝硫酸盐
DTaP+Hib	TriHIBit(1)	磷酸铝钾
乙型肝炎疫苗	Recombivax HB(2)	磷酸氢氧化铝硫酸盐
乙型肝炎疫苗	Engerix-B(3)	氢氧化铝
乙型肝炎疫苗+Hib	Comvax(2)	磷酸氢氧化铝硫酸盐
甲型肝炎疫苗	Havrix(3)	氢氧化铝
甲型肝炎疫苗	Epaxal(6)	病毒体
甲、乙型肝炎联合疫苗	Twinrix(3)	氢氧化铝/磷酸铝
肺炎球菌结合疫苗	Prevnar(3)	磷酸铝
	Synflorix(3)	
流感疫苗	FLUAD(4)[b]	MF59
流感疫苗	Inflexal V(6)[b]	病毒体
大流行流感疫苗	Pandemrix	AS03
大流行流感疫苗	Focetria	MF59
大流行流感疫苗	Humenza	AF03
人乳头瘤病毒疫苗（HPV）	Gardasil(2)	磷酸氢氧化铝硫酸盐
人乳头瘤病毒疫苗（HPV）	Cervarix(3)	氢氧化铝+MPL
乙型肝炎疫苗	Fendrix(3)[b]	AS04（MPL+磷酸铝）
乙型肝炎疫苗	SUPERVAX(7)[bc]	RC529

注：MPL：monophosphoryl lipid A。
[a] 疫苗生产厂家：(1)赛诺菲巴斯德；(2)默克；(3)葛兰素史克；(4)原惠氏现辉瑞；(5)诺华；(6)Crucell；(7)Dynavax Europe。
[b] 欧洲上市。
[c] 阿根廷上市。

compound），表面由 Al-OH 和 Al-O-Al 基团构成。Al-OH 表面基团既能接受一个质子使表面带正电荷，也能放出一个质子使表面带负电荷。由图6.2可见，Al-OH 的等电点（isoelectric point，IEP）为11.4，因此羟基氧化铝在组织液（pH=7.4）中表面带正电荷。

磷酸铝佐剂化学上为非晶型羟基磷酸铝，其氢氧化铝的部分羟基被磷酸基团取代。无序非晶型状态使其具有高表面积和高吸附容量。

磷酸铝佐剂表面由 Al-OH 和 Al-OPO$_3$ 基团组成。根据磷酸根取代程度不同，等电点在4.5~9.4间[19]。商业化的磷酸铝佐剂的等电点在4.5~5.5间。因此，商业化的磷酸铝佐剂在pH7.4时带负电荷（图6.2）。

明矾溶于水，其化学组成为硫酸铝钾[AlK(SO$_4$)$_2$]。最早期含铝佐剂疫苗采用原位沉淀法制备。明矾溶液与溶于磷酸缓冲液中的抗原溶液混合。通常将通过原位沉淀制备的佐剂称为铝佐剂（Alum）。沉淀

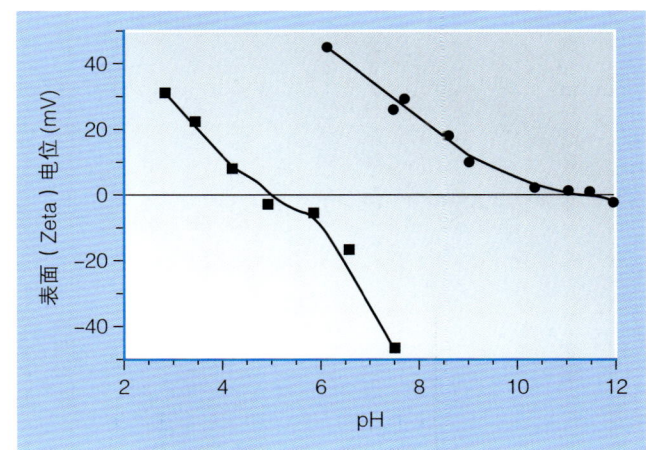

图6.2 氢氧化铝佐剂（右上）和磷酸铝佐剂的等电点（摘自 RINELLA JVJ, WHITE JL, HEM SL. Effect of pH on the elution of model antigens from aluminum containing adjuvants. J Colloid Interface Sci, 1998, 205: 161-165.）

表 6.3 在研或已批准疫苗中的部分佐剂列表

分类(依作用机制)	成分	佐剂名称和其他复合物	生产厂家	I期临床	II期临床	III期临床	获得批准
TLR4	MPL	Hiltonol (多聚赖氨酸)	Oncovir	肿瘤			
	MPL	AS04 (铝佐剂)	GSK				HPV、HBV
	MPL	AS02 (乳剂、QS21)	GSK		肿瘤	疟疾、带状疱疹	
	MPL	AS01 (脂质体、QS21)	GSK			肿瘤	
	MPL	AS15 (脂质体、QS21、CpG)	GSK			过敏症	
	MPL	(酪氨酸)	ALT				
	RC529	RC529 (铝佐剂)	GSK				HBV
	GLA	SE-GLA (乳剂)	IDRI	流感		肿瘤	
		Stimuvax	Biomira/Oncothyreon				
		E6020	Esai				
TLR5	鞭毛蛋白	与流感病毒血凝素融合	Vaxinnate	流感			
TLR7	咪唑莫特	局部用药		肿瘤	肿瘤		
TLR7	咪唑莫特	与ISA51联合使用			过敏症		
TLR9	CpG	1018 ISS	Dynavax			乙肝	
	CpG	CpG 7909	Coley/Pfizer	HBV	肿瘤		
	CpG	CpG 7909+铝佐剂	NIAID	疟疾			
		AS15 (脂质体、MPL、QS21)	GSK	流感、结核	肿瘤		
	dI:dC	IC31 (阳离子多肽)	Intercell				
皂苷	QS21	AS01 (脂质体、MPL)	GSK	HIV、流感		疟疾	
	QS21	AS12 (MPL、CpG)	GSK			肿瘤	
	QS21	QS21	大学	HPV、流感			
	Quil 组分	ISCOM (胆固醇)	CSL	HIV	肿瘤		
		Iscommatrix (胆固醇)	CSL	肿瘤			
	GPI-0100						
水包油乳剂	角鲨烯	MF59	Novartis	HIV	HBV、CMV		季节性流感、大流行流感
	角鲨烯	AF03	Sanofi Pasteur	流感			
		SE	IDRI	流感			

续表

分类（依作用机制）	成分	佐剂名称和其他复合物	生产厂家	I期临床	II期临床	III期临床	获得批准
	生育酚	AS03（角鲨烯）	GSK				大流行流感疫苗
	角鲨烯	CoVaccine（acyl sucrose sulfate）	Protherics	Angiotensin			
油包水乳剂			Nobilon	流感			
	角鲨烯	ISA 720	Seppic			疟疾,肿瘤	
		ISA 51	Seppic			肿瘤	
多糖	菊粉	Advax（铝佐剂）	Vaxine	疟疾			
阳离子脂质体	DDA	CAF（TDM）	SSI	HBV,流感			
				结核			
病毒体		JVRS-100（DNA）	Juvaris	流感			
			Crucell				HAV,流感
			Pevione	疟疾			
聚合电解质		Polyoxidonium	Microgen				流感

注：依佐剂受体或佐剂理化属性分类（为简洁,铝源佐剂未列入）。

ALT：美国艾尔特公司；CMV：巨细胞病毒（cytomegalovirus）；CpG：胞嘧啶磷酸鸟嘌呤基序（cytosine phosphate guanine）；DDA：二甲基双十八烷基胺（dimethyl dioctadecyl ammonium）；GLA：吡喃葡萄糖脂佐剂（glucopyranosyl lipid adjuvant）；GSK：葛兰素史克（GlaxoSmithKline）；HAV：甲型肝炎病毒（hepatitis A virus）；HBV：乙型肝炎病毒（hepatitis B virus）；HPV：人乳头瘤病毒（human papillomavirus）；IDRI：传染病研究所（Infectious Disease Research Institute）；ISCOM：免疫刺激复合物（immunostimulatory immune complex）；MPL：单磷酰脂 A（monophosphoryl lipid A）；NIAID：美国国立过敏症与传染病研究所（National Institute of Allergy and Infectious Diseases）；SE：稳态乳剂（stable emulsion）；TLR：Toll 样受体（Toll-like receptor）。

为非晶型羟基磷酸铝,与磷酸铝佐剂的组成和性质相似[17,20]。

White 和 Hem 对能分析铝佐剂特性的技术作了综述[21]。

冻存的影响

不应冻存含氢氧化铝或磷酸铝佐剂的疫苗,如疫苗疑似曾暴露于冻存温度下则不应再使用[22]。冷冻对佐剂和吸附的抗原均有影响。含铝佐剂的疫苗冷冻后会形成摇不散的凝结物。疫苗的热稳定性日益重要,如对铝盐,既要关注高温,也需关注低温,如冷冻改变其稳定性。

吸附机制

吸附抗原的主要机制有:静电吸附、疏水作用和配基交换。静电吸引是最主要的吸附机制。

通过确定抗原等电点、选择设计 pH 下表面电荷相反的佐剂可优化静电吸附作用。如在 pH=7.4 时,氢氧化铝佐剂(等电点 =11.4)吸附白蛋白(等电点 =4.8),但不吸附溶菌酶(等电点 =11.0)。相反,磷酸铝佐剂(等电点 =4.0)在 pH=7.4 时吸附溶菌酶,但不吸附白蛋白[23]。

选择含氢氧化铝佐剂疫苗的缓冲液体系需慎重。若用磷酸盐缓冲液可能削弱甚至逆转对酸性抗原的吸附。如醋酸盐和 Tris 两种缓冲体系不改变氢氧化铝佐剂的等电点[17]。

亦可用预处理降低氢氧化铝佐剂的等电点,优化对碱性抗原的静电吸附[24]。

疏水作用也会在铝佐剂吸附抗原时发挥一定的作用。可通过观察乙二醇的吸附效应确定疏水作用力[25]。乙二醇能稳定蛋白质表面的水化层,从热力学上抑制疏水作用。

铝佐剂作用机制

关于铝佐剂增强免疫应答的机制尚未达成共识。有几种机制常被引用解释铝佐剂如何增加抗体的产生。起初认为仓储机制发挥主要的作用,后认为铝佐剂促进抗原提呈细胞(APC)[26]摄取抗原,最近又提出了直接免疫刺激机制。

1. 仓储机制假设铝佐剂和吸附的抗原保留在注射部位,抗原缓慢释放刺激产生抗体。一些抗原结合铝佐剂晶体越牢固诱导产生的免疫反应越强,相关观察支持该假说。但注射后不久切除铝佐剂注射部位并未影响免疫反应性的现象又与本假说矛盾[27]。

2. 亦有推测吸附铝佐剂的抗原由可溶性转变为颗粒性,APC 吞噬摄取颗粒性抗原更有效,因而抗原可在吸附状态下被巨噬细胞和树突状细胞摄取。最近关于树突状细胞培养的研究[28]揭示:从铝佐剂上洗脱下的抗原经胞饮作用(macropinocytosis)内化,而吸附佐剂的抗原则通过吞噬作用(phagocytosis)内化。注射到体内的抗原仍吸附于含铝佐剂,且聚集佐剂颗粒小于树突状细胞时,树突状细胞内化抗原的作用更强。

3. 多个研究团队证明了铝佐剂通过固有免疫受体直接刺激免疫系统的作用,并证明铝佐剂通过激活 Natch 域、富亮氨酸重复区及含 PYD 蛋白(NALP)-3 炎性小体通路来发挥作用[29-31]。铝佐剂刺激 NALP3 通路的确切机制还不十分清楚。最近,进一步证明铝佐剂晶体直接与树突状细胞表面的膜脂相互作用,引起脂类重排(sorting)启动信号级联反应,不依赖于炎性小体,促进 $CD4^+T$ 细胞的活化[32]。

三种推测机制均可能在铝佐剂增强免疫应答中发挥作用。

铝佐剂疫苗的安全性

含佐剂疫苗中,铝佐剂疫苗的安全性溯源记录时间最长、规模最大,过去 80 年中用了 30 亿剂疫苗,具有正向风险-获益比。免疫后偶见弥散性肌肉综合征,包括持续性肌痛、关节痛、持续性疲劳(fatigue)接种者有局灶性组织损伤。在约 130 例病例研究中,这种损伤定义为巨噬细胞肌筋膜炎(MMF)[33]。经电镜、微量分析和原子吸收光谱检测证明浸润的巨噬细胞胞质包涵体内含铝。Gherardi 等人在三角肌活检中发现了铝,其来源于氢氧化铝佐剂[34]。然而直到今天铝与 MMF 和临床症状之间的关系仍未证实。世界卫生组织(WHO)全球疫苗安全咨询委员会(Global Advisory Committee on Vaccine Safety)在 1999 年的一次会议上回顾了 MMF。委员会未发现建议改变实施疫苗接种的根据,包括疫苗选择、接种程序、运送途径及铝佐剂疫苗的信息。委员会建议从临床、流行病学及基础科学等方面对 MMF 进行研究[35]。尽管美国 FDA 认为需要新的佐剂,但也支持疫苗使用铝佐剂[36]。评估肌内注射时铝的神经毒性的研究表明,对照组和铝佐剂疫苗试验组间存在差异[37]。然而,重复实验并未证实对照组和两种含铝疫苗间的任何差异。迄今为止,尽管已确定铝盐肌内注射后数月或数年注射部位还可测出,仍不能确定铝盐的存在与 MMF 之间有明确的关联。

油包水乳剂

弗氏佐剂是最广为人知的油包水乳剂,20 世纪 60 年代用于英国上市的流感疫苗。后因注射部位偶见脓肿而撤回该疫苗。1953 年在 18 000 名新兵中开展的大型临床试验导致部分注射部位结节,由表面活性剂 Arlacel-A 中的杂质（短链脂肪酸）引起[38,39]。该表面活性剂纯化后降低了囊肿的发生率。10 年随访发现有 0.1%~0.6% 的受试者因囊肿样反应而入院治疗，此外无其他疫苗副作用[40]。随后的 35 年随访证明：不仅未发生包括自身免疫性疾病在内的各种确诊副作用，还降低了一些疾病的死亡率[41]。相比大型临床试验的数据，1972 年啮齿类动物试验表明：注射矿物油乳剂的雄性 Swiss 小鼠会发生肿瘤[42]，于是认为矿物油乳剂不能用于人用疫苗。

因此，用可代谢的角鲨烯代替矿物油开发了油包水乳剂。其中 Montanide 类佐剂最广为人知，如 Seppic 公司生产的油包水乳剂 ISA 720 佐剂。ISA 720 已在超过 70 项临床试验中广泛试用，很少有其他佐剂诱导的免疫反应强度超过该佐剂。然而，与矿物油乳剂类似，其囊肿及无菌性脓肿在注射部位并不罕见，且加强免疫时发生率有所增加[43]。另外，观察到乳剂中的抗原稳定性较差[44]。由于注射时疫苗配制操作的重复性差，导致预制制剂与抗原稳定性不相容。这些困难提示研究预防性疫苗时宜避免用油包水乳剂。由于对治疗性疫苗囊肿发生风险及制剂操作难度的关注度略低，古巴批准用含矿物油的油包水乳剂 -Montanide ISA 51 疫苗（CIMAvax）治疗非小细胞肺癌[45]。

水包油乳剂

最初为替代油包水乳剂而开发水包油乳剂，由于黏度低更易注射。最早开发的人用疫苗水包油乳剂是由 Syntex 公司制备的 SAF 佐剂。这种乳剂含有不能生物降解的角鲨烷（squalane），即角鲨烯（squalene）的催化氢化（catalytically hydrogenated）物，角鲨烷作为载体携带合成的免疫刺激物苏氨酰胞壁酰二肽（muramyl dipeptide，MDP）[46]。尽管 SAF 表现出强佐剂活性，但由于其反应性过强（部分源于 MDP）不适合人用疫苗，同时由于没有免疫刺激物时其佐剂效应降低，这种乳剂被弃用。后来 Chiron 公司开发了一系列水包油乳剂，用角鲨烯代替角鲨烷作为胞壁酰衍生物的另一种载体。其中一种乳剂（MF59）证实有佐剂特性并进行了进一步评估。MF59 和大多数后来开发的水包油乳剂用角鲨烯制备，角鲨烯是一种天然、可代谢物质，作为胆固醇的前体存在于所有动、植物细胞中。商业化角鲨烯主要来源于含量丰富的鲨鱼肝脏。正在探寻其他来源如植物性角鲨烯（phytosqualene）[47]。然而直到今天，只有源于鲨鱼的角鲨烯产品达到人用疫苗可用的纯度。

尽管佐剂 MF59 与多种抗原进行了广泛的临床试验，但以之为佐剂而获批的疫苗只有 Fluad（一种老年人用流感疫苗），1997 年开始若干欧洲国家准其上市。虽然该佐剂有益于疫苗诱导目标人群抗血凝素抗体[48]，但 MF59 及其他水包油乳剂的优势在大流感疫苗研究中才得以明确。由于担心偶发 H5N1 禽流感人传人及可能演变成大流行，强化了从基础和药学上研究，以解决抗原量不足时使大量易感人群获得免疫保护的方案。这种情况对 H5N1 大流行株尤其重要，因为达到同等免疫效果所需抗原量是季节性流感疫苗的 6 倍（90μg：15μg）[49]。研究结果表明 MF59 可显著降低免疫所需抗原剂量至原来的 1/12（7.5μg/剂）[50]。

在开发 MF59 的同时，还开发了其他几种水包油乳剂。如 GSK 开发了以 α- 生育酚作为免疫刺激物的水包油乳剂。这种乳剂最早是在开发一种疟疾疫苗时研发的，单独使用（AS03）或与免疫刺激物 MPL、QS21 联合使用（后文述及）[51]。已证明 AS03 可以有效节省大流行流感疫苗抗原用量低至 3.75μg[52]。

基于节省抗原用量的需求及水包油乳剂显现的潜力，Sanofi Pasteur 开发了 AF03。这种佐剂也含有角鲨烯，然而与其他微流化加工组分制备的乳剂不同，AF03 的乳化过程不是通过机械能，而用一种温度诱导自乳化工艺（PCT application WO2007080308）。

为应对 H1N1 流感大流行的暴发，欧洲药监当局批准了三种含水包油乳剂的大流行流感疫苗，这三种佐剂分别是 MF59、AS03 和 AF03。

其他在研乳剂，如角鲨烯基乳剂 SE（稳态乳剂，stable emulsion），最初由 Corixa 的科研人员开发，用作 MPL 和合成 TLR4 激动剂的载体[53]。与其他乳剂不同，其乳化剂是一种天然磷脂而非吐温 -80 等表面活性剂。SE 曾与 MPL 联合作为一种利什曼原虫疫苗佐剂[54]，及在一种血吸虫病疫苗[55]和一种流感疫苗[56]中结合 TLR-4 激动剂 GLA（吡喃葡萄糖脂质佐剂）进行过临床测试。CoVaccine 是一种实验性佐剂，由蔗糖脂肪酸硫酸酯结合角鲨烷乳化而成。有研究证明该佐剂能降低流感疫苗的抗原用量[57]。单次免疫雪貂 CoVaccine 佐剂 H5N1 流感病毒疫苗可诱导保护性细胞和体液免疫应答，该疫苗正在进行临床评价。

表 6.4 概述了上市或在研疫苗佐剂的水包油乳剂情况。

水包油乳剂在初免及加强人群中的佐剂效果

当接种者为初免人群时，水包油乳剂能够非常有效地增强大流行流感疫苗的免疫原性并降低剂量。相反，其佐剂作用在健康成年人使用的季节性流感疫

表6.4　各种水包油乳剂的组成

名称	成分	审批状态
SAF	角鲨烷、嵌段共聚物、MDP	放弃
MF59	角鲨烯、吐温-80、司盘-85	获准用于老人用季节性流感疫苗；EMA批准用于大流行流感疫苗；临床获益证实可用于婴幼儿用季节性流感疫苗
AS03	生育酚、角鲨烯、吐温-80	EMA批准用于大流行流感疫苗
AF03	角鲨烯、吐温-80、氨基丁三醇	EMA批准用于大流行流感疫苗
SE	角鲨烯、卵磷脂、嵌段共聚物、丙三醇、维生素E	利什曼原虫、流感疫苗的临床评价
CoVaccine	角鲨烷、蔗糖脂肪酸硫酸酯、吐温-80	用于肝炎疫苗的临床评价

注：EMA：欧美药品管理局（European Medicines Agency）；MDP：胞壁酰二肽（muramyl dipeptide）；SE：稳态乳剂（stable emulsion）。

苗中非常弱[58]。提示该佐剂对初免很有效，但是不能很好加强既有免疫应答。初免的增强效果在使用MF59佐剂季节性流感疫苗的婴儿中也非常明显，婴儿通常对单次注射季节性流感疫苗的应答很弱。相关研究表明MF59能明显增强季节性流感疫苗的免疫原性[59]和效力，在最小年龄组的免疫效力最强[60]。在两个流感季里，佐剂疫苗对疫苗匹配毒株的保护率是89%，而非佐剂疫苗组的保护率只有45%。根据这些数据，加拿大于2015年初批准可对儿童（6月龄至2岁）使用以MF59为佐剂的季节性流感疫苗（FLUAD Pediatric）。

老年人群情况略有不同。老年人通常接触过季节性流感，然而，免疫衰退导致对传统流感疫苗诱导有效抗体应答的能力降低。含有MF59的季节性流感疫苗——FLUAD，过去十年里在多个国家获准上市，证明可以增强该无应答人群的免疫应答[61]。在老年人群中检测另一款AS03水包油乳剂类似候选疫苗对流感症状的影响，结果证明佐剂疫苗比无佐剂的疫苗具有优势[62]。

增强免疫应答谱

在H5N1大流行流感疫苗的研发中，观察到水包油佐剂既能增强免疫应答、降低疫苗剂量，又能够增强诱导抗体的多样性和亲和力，这有可能是近年佐剂研究最重要的突破之一[63]。从质和量上拓展抗体谱对免疫预防病原体如流感病毒抗原频繁漂移所致疾病意义重大，因可降低对抗原与流行病原体株型匹配度的要求。

用致死剂量病毒攻击AS03佐剂H5N1流感疫苗免疫的雪貂模型，观察到交叉中和抗体而首次证实前述现象[64]。在随后的临床应用中，使用相同的AS03佐剂H5N1流感疫苗证明了交叉中和抗体的作用[65]。已发表的MF59佐剂H5N1疫苗数据表明，该佐剂可诱导表位由血凝素HA2向HA1及神经氨酸酶扩展，提示这可能是该类佐剂的共同特点。MF59佐剂可提高大流行流感疫苗诱导抗体介导免疫应答的多样性和亲和力[66]。

作用方式

多年来水包油乳剂归类为载体，推测增强抗原提呈递送至抗原提呈细胞（APC）或淋巴结是其主要作用方式，即使根据物理性质多数抗原并不结合油滴。然而，最近证实乳剂可直接刺激免疫应答。Mosca等通过基因微阵列分析证明骨骼肌纤维是MF59的作用靶点，MF59在此处诱导产生PTX3和JunB，二者转而刺激TNF-α、IL-1β和CCLs（趋化因子C-C配基），引起局部APCs的活化，募集并活化周围的APCs[67]。最近亦证实含α-生育酚的水包油乳剂AS03通过类似的机制发挥作用，Morel等证明MF59与AS03类似，可诱导一系列细胞因子，在注射部位募集粒细胞，促进单核细胞摄取抗原并向引流淋巴结迁移[68]。在这类佐剂中，α-生育酚可调节一些细胞因子如IL-6的表达，还能提高免疫应答强度，提示α-生育酚不依赖油乳剂发挥免疫调节作用。该团队还证实佐剂效应发生在局部，这就需要短期内使抗原和佐剂有空间聚集，例如佐剂与抗原不同位点注射或佐剂的注射晚于抗原，佐剂将不发挥作用，证明佐剂对免疫系统局部、短暂的直接影响。

含角鲨烯水包油乳剂的安全性

H1N1流感大流行期间，以水包油乳剂为佐剂的两种流感疫苗在欧洲获准上市（Pandemrix和Focetria），但媒体广为宣称角鲨烯有害以致影响其接种。多数担忧源于2002年的一则报道：战争归来、患所谓"海湾综合征"的士兵体内有抗角鲨烯抗体，宣称因注射含角鲨烯疫苗而诱导产生[69]。尽管涉事疫苗明显不含角鲨烯，WHO全球疫苗安全咨询委员会还是评估了所获各项资料，包括含角鲨烯流感疫苗FLUAD的临床试验数据。动物实验也提示角鲨烯可能诱导关节炎[70]。然而，所用动物模型需特殊繁育并用了与疫苗接种无关的复杂程序，评价这些数据与人用安全的相关性非常困难。委员会得出的结论是没有证据表明角鲨烯可诱导病理性抗鲨烯抗体。在推荐H1N1流感疫情下使用含角鲨烯水包油乳剂前，WHO也评估了包括各年龄段、超过35 000名志愿者的所有临床数据，最终作出没有明显安全问题的结论。

2009—2010年流行季的周密安全检测证明疫苗获益-风险比为正向。从2010年8月起，北欧三国接种了AS03佐剂H1N1大流行疫苗的儿童和青少年中报告嗜睡病例数增加。对北欧三国流行病学研究的中期报告提示，部分接种者发生嗜睡病的风险增加[71]。

欧洲药品管理局人用医药委员会（CHMP）至2011年7月彻底审查了所有有效数据，得出AS03佐剂H1N1流感疫苗的总体获益-风险比仍为正向的结论。CHMP认为在下最终结论前尤其需要在遗传和环境因素领域内开展进一步研究。2013年10月，根据H5N1流感疫苗安全性和有效性结果，H5N1/AS03佐剂疫苗获疫苗和相关生物制品咨询委员会（VRBPAC）可供18岁以上成人使用的积极意见。

虽然含佐剂疫苗引起嗜睡症的原因未知，但已提出多种假设，包括病毒蛋白（如核蛋白）的潜在作用，提示疫苗中存在的流感病毒核蛋白可能导致嗜睡症[72,73]，而非佐剂。无论如何，没有明确的数据显示佐剂和嗜睡症的发生之间有关联。

替代角鲨烯的其他油类

关于其他可代谢油类的研究报道较少。前文提及，用于SAF乳剂的角鲨烷包含在CoVaccine佐剂中，然而还不清楚这种油剂是否可降解或经皮肤排出[74]。Miglyol作为一种可降解半合成混合甘油三酸酯，研究证实其为水包油乳剂能够增加免疫应答，但是诱导产生抗体滴度低于非降解矿物油[75]。将来合成油可能克服与动物来源角鲨烯相关的一些问题。

Toll样受体激动剂

尽管对TLR及其启动固有免疫应答机制的了解是在鉴别出其配体为佐剂之后，通过特异受体对这些佐剂分类仍有意义。

TLR4激动剂

尽管已知革兰氏阴性菌外膜主要成分LPS是免疫系统的有效刺激剂很久，但因其毒性而未能用作佐剂。早期研究表明，去除核心碳水化合物形成脂质A，可降低其致热原性而不降低免疫刺激活性。但脂质A致热作用仍过强而不能使用，而将脂质A制备成脂质体可降低致热原性100~1 000倍，脂质A脂质体佐剂疟疾候选疫苗在临床试验中未见严重副作用[76]。1984年Ribi证实依次以酸、碱水解LPS可获得毒性显著降低的分子[77]。通过弱酸水解除去明尼苏达沙门菌RC595脂质A还原末端葡萄糖胺的磷酸盐，得到比脂质A的毒性明显降低、仍可刺激免疫系统的单磷酰脂A分子（MPLA，TLR4激动剂）[7]。Ribi等进而观察到，若用更温和的弱碱水解MPLA可选择性地去除二糖骨架3'端的酰基链，得到3-脱酰基MPLA分子（3d-MPL或MPL），致热原性进一步降低，但仍保留佐剂活性。GSK开发了一种结合MPL与铝盐制备的复合佐剂AS04。AS04佐剂系统用于两种上市疫苗[Cervarix（HPV疫苗）和Fendrix（血透析患者用乙型肝炎疫苗）]。Cervarix疫苗可预防HPV感染及所致宫颈癌。大量临床试验表明该疫苗具有可接受的安全性，超过8年的临床试验随访数据证明可有效预防疫苗株HPV感染[78]，亦可预防非疫苗株HPV感染[79]。

TLR4激动剂的作用机制

血清中LPS-结合蛋白聚集体单体启动TLR4激动剂如LPS或MPL的免疫识别[80]。LPS单体从LPS结合蛋白转到另一辅助蛋白CD14，其随后转运LPS至MD2（一种分泌型糖蛋白），MD2与TLR4的胞外区结合形成生理识别LPS的异二聚体受体[81]。脂质A结合TLR4/MD2复合物后，活化分别通过两种TLR4近端接头蛋白介导的不同细胞内信号通路，两种接头蛋白分别为髓样分化因子88（MyD88）和含TIR结构域IFN-β诱生接头蛋白（TRIF）[82]。MyD88通路启动丝裂原活化蛋白激酶和核因子κB依赖性促炎性应答，而TRIF通路激活负责1型干扰素应答的激酶[83]。前述内容图解参见图6.1。TLR受体中仅有TLR4受体能同时诱导两条不同的信号通路。这些通路的活化依赖激动剂的结构，酰基链在数量和长度上的微小改变可对信号活化产生很大的影响。有报道，MPL可活化TLR4-TRAM（TRIF-相关接头分子）-TRIF信号通路和TLR4-MAL（MyD88接头栏分子）-Myd88信号通路[84]。

TLR受体的种属特异性

不同种属间受体特异性的差别给开发人用TLR4激动剂带来挑战。在人体内由六酰化LPS诱生TLR4-MD2应答传递炎性信号，而小鼠体内则为五酰化LPS[85]。此外，人体内四酰化和五酰化形式LPS可抑制佐剂活性，但这种情况较少出现在啮齿类动物中。同样，这些分子在啮齿动物中的作用与在人体内不一定相同，例如OM-174分子，一种在小鼠体内起作用的三酰化分子[86]，但在人体中明显不起作用。

其他 TLR4 激动剂

MPL 是从革兰氏阴性菌明尼苏达沙门菌分离的，这种提取过程很难用于生产，许多团队开始通过化学合成类似物来开发 MPL。MPL 和其类似物结构见图 6.3。

结构	名称
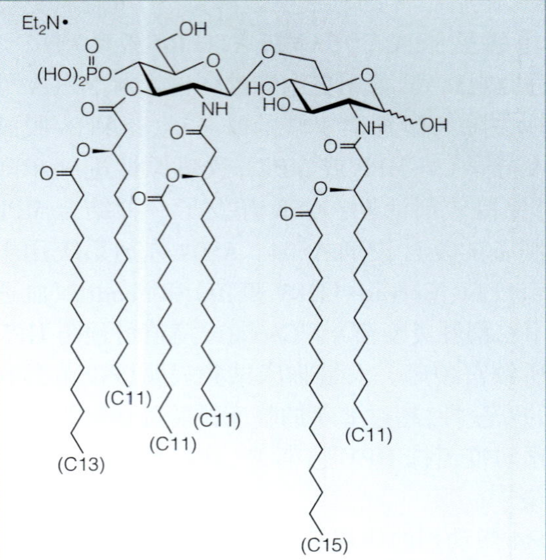	MPL
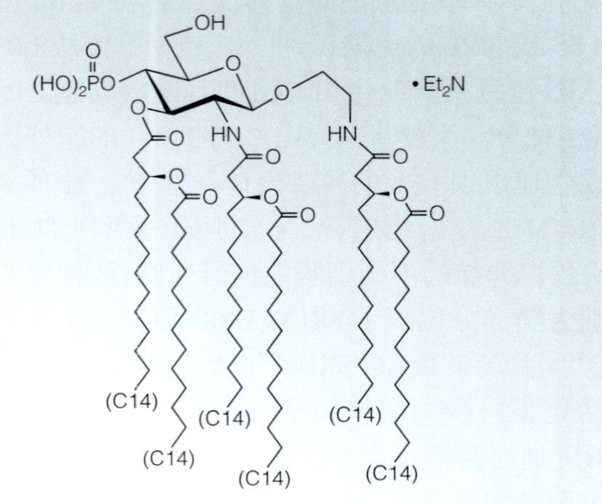	RC-529
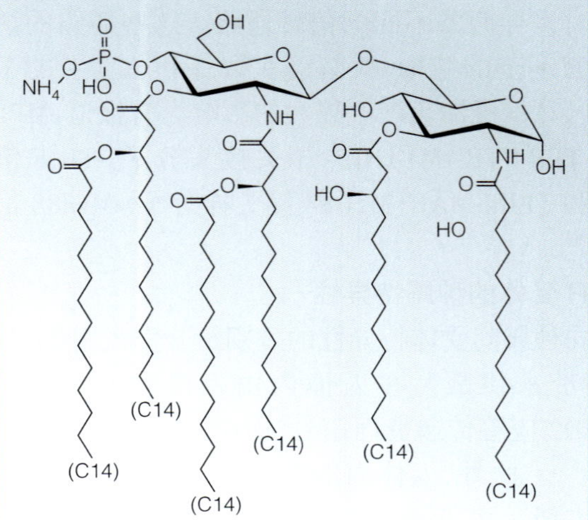	GLA

结构	名称
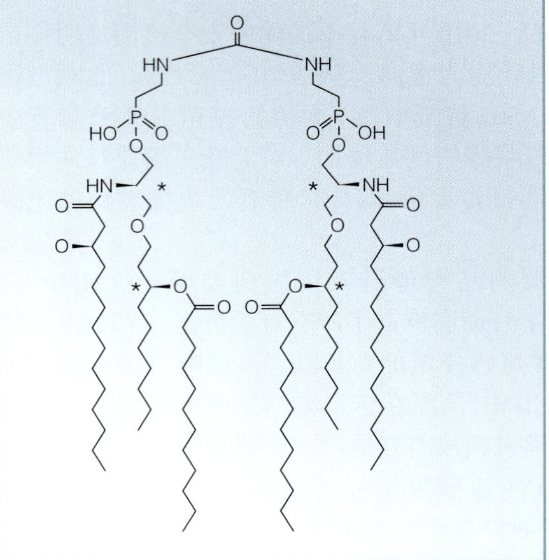	E6020
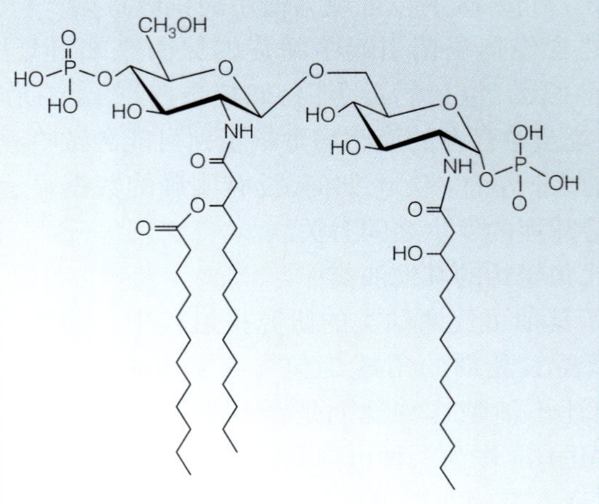	OM-174

图 6.3 新研发或已获得许可疫苗中 TLR4 激动剂的结构

注：GLA：吡喃葡萄糖脂佐剂（glucopyranosyl adjuvant）；MPL：单磷酰脂质 A（monophosphoryl lipid A）。

RC529 是一种氨基烷基葡糖苷,由 Corixa 科学家开发的一种 MPL 合成替代物,在结构上类似于一个六酰基 MPL,但还原末端葡萄糖胺由非糖骨架取代[87,88]。该分子与铝佐剂制备的乙型肝炎疫苗(SUPERVAX)在阿根廷获准上市,据报道免疫反应强于非 RC529 佐剂疫苗[89]。

吡喃葡萄糖脂佐剂(GLA)是一种人工合成六酰基形式的 MPL,基于大肠杆菌 LPS 的糖型设计而成,而非明尼苏达沙门菌 LPS。该分子在 2′氨基有一个单酰基链,3′羟基上有一个酰基链[90]。结核病(TB)[91]和流感[92]等不同领域的临床研究正在进行中。

E6020 是一种不基于糖骨架合成的 TLR4 激动剂,能够刺激 TLR4/MD2 通路[93]。该佐剂目前正处于 I 期临床试验评价阶段。

巴西疫苗生产企业 Butantan 启动了从百日咳博德特氏菌中提取 LPS 生产 MPL 项目,其为全细胞百日咳菌苗生产过程中的副产品,据报道可增强流感疫苗的免疫力[94]。庚酰基磺酰基蔗糖是 CoVaccine HT 佐剂的一个成分,目前处于临床试验阶段,与 TLR4 激动剂主链结构非常相似,也认为是通过 TLR4 发挥作用[57]。然而,还存在合成 TLR4 激动剂克服 TLR4 受体多态性的能力问题[95]。尚不明确的是:是否所有受种者均对某一特定 TLR4 激动剂分子、或不同自然来源的多种 TLR4 激动剂分子复合物产生同等程度的应答?是否有必要制备不同 TLR4 激动剂分子复合物以抵偿人类多样性?

制剂方面的挑战

确保佐剂效应最佳和可重复性需要一定的配方技术。目前已批准含 TLR4 激动剂的疫苗(Cervarix 和 Fendrix)组合使用 MPL 与铝盐,两种佐剂的组合称为 AS04。这种组合使用显示出用 MPL 和多酰基双糖 TLR4 激动剂类似物的一些问题。只有一个明确、可控制的工艺才能确保这些不溶于水的分子不堆积成聚集体,聚集体会导致过滤除菌困难和佐剂活性变化。也有许多其他方法制备 TLR4 激动剂,如并入小单层脂质体制备稳定制剂。佐剂活性取决于脂质激动剂之比和激动剂与脂质体的结合方式[96]。其他的方法包括将激动剂加入水包油乳剂,或用热或声波能量形成胶体,添加少量脂质可进一步增加稳定性。TLR4 激动剂诱导的免疫增强作用高度依赖于物理结构,确定物理结构一致性和稳定性需要翔实的理化参数[97]。因此成功使用这些佐剂,需仔细考虑如何配制及这些两性分子如何与疫苗其他成分如表面活性剂、铝盐和抗原相互作用。

TLR4 激动剂的安全性

MPL 是目前应用最为广泛的 TLR4 激动剂,具有可接受的安全性。对 11 项临床试验和 74 000 多名志愿者(2/3 接种含 AS04 佐剂疫苗,1/3 接种对照品)数据的综合分析表明:与单独铝佐剂疫苗或甲型肝炎疫苗对照组相比,AS04 佐剂疫苗组严重不良事件没有增加[78]。全世界已有数百万年轻妇女接种,很少有严重不良事件报道。AS04 佐剂作用机制进一步支持、证明其免疫增强效应需抗原和佐剂的时空上局部共域(colocalization),佐剂与抗原不同位点注射或抗原注射后数小时再注射佐剂均会导致佐剂效应消失[13]。

以一种合成 TLR4 激动剂 RC529(图 6.3)为佐剂的乙型肝炎疫苗获准上市临床使用时间不长,但未报道与所含 MPL 相关的严重不良反应。然而,不能确定其他 TLR4 激动剂具有相同的安全性。TLR4 激动剂微小结构不同可改变其启动 MyD88 或 TRAM-TRIF 通路的方式,促进 1 型干扰素或炎性反应,又如前所述,啮齿类和人类 TLR4 受体的物种差异可能阻碍在临床前模型研究中的相关评价。全细胞百日咳疫苗含残留 LPS,该疫苗历经长期使用且被广为接受,表明该通路可刺激免疫应答而无长期副作用。

TLR9 激动剂

哺乳动物细胞可循 PAMP 识别细菌 DNA,并借与细胞内 TLR9 的相互作用强力激活固有免疫系统。细菌 DNA 片段和含非甲基化 CpG 基序(CpG ODN)的合成单链寡聚脱氧核苷酸(ODN)亦证明为强效佐剂[98,99]。然而,在体内磷酸二酯键不稳定导致 DNA 寡核苷酸快速降解,已发现用硫代磷酸酯键替换寡核苷酸序列中这些不稳定的酯键可稳定寡核苷酸并显著提高其活性[100]。多数临床前和临床研究所用 CpG 寡核苷酸有此种修饰。

虽然高纯度 CpG 寡核苷酸易得,但因特定 CpG 六聚体基序在不同物种间诱导最佳免疫增强效应不同,此类人用疫苗分子佐剂的开发严重受挫[98]。因此,在啮齿类动物中的效力和安全性评价结果不能直接适用于人类。此外,TLR9 受体的分布及其活化免疫系统的通路在不同种属间也存在差异:在人体内,CpG 基序由自然杀伤细胞(NK)[101]、B 细胞和浆细胞样树突状细胞[98]上的 TLR9 识别[84],而非由髓样树突状细胞与单核细胞识别。相反,鼠中则由后者表达的 TLR9 识别 CpG 基序。CpG 基序在这两个物种中触发 B 细胞活化,直接或间接诱生 Th1 型和促炎细胞因子,包括 IL-1、IL-6、TNF-α、IL-18 和 γ 干扰素。在某些情况下,CpG 可再将原有 Th2 型应答转向 Th1 型应答[102]。亦证明 CpG 寡核苷酸可作为经黏膜途径递送抗原的佐剂[103]。

评价 CpG 佐剂效果的临床试验已开展过多项,多数用了证实最适合人类的 CpG 基序 7909 序列。CpG 已单独或结合铝佐剂用于疟疾疫苗[104,105]、肺炎结合疫苗[106]、乙型肝炎疫苗[107,108] 的评估。CpG 佐剂乙肝疫苗可在 HIV 感染者体内快速诱导持续的血清保护[107]。另已证明在老年人群中,CpG(1080 序列)化学耦联 HBV(乙型肝炎病毒)抗原可比上市的三剂乙肝疫苗(Engerix-B®)诱导的血清保护性反应更快、更强、更持久[109]。

CpG 也用于癌症疫苗,如非小细胞肺癌或黑色素瘤,但所列文献提示在人类无明显的阳性结果[110]。另证实一款含有 CpG 的改良乙型肝炎疫苗(Heplisav B)比现有铝佐剂疫苗诱导的免疫应答更快、更强,但预期人群安全数据库规模过小,没有得到 VRBPAC (2013 年 10 月)的积极意见并被要求在批准前扩大数据规模。

其他 TLR9 激动剂

很长一段时间人们认为 TLR9 受体特异性结合非甲基化 CpG 序列,但后来证实 poly(dI:dC)——已知 TLR3 激动剂 poly(I:C) 的 DNA 形式,也是一种有效的佐剂,通过 TLR9/MyD88 依赖途径发挥作用[111]。该寡核苷酸与阳离子肽结合后开发为佐剂 IC31,作为重组结核抗原的佐剂进行临床试验,据报道可诱导针对抗原的持久 T 细胞应答[112]。人们认为独立于 IC31 的作用模式不单单取决于 TLR9 激动剂 poly(dI:dC),还依赖于制备寡核苷酸与阳离子多肽佐剂过程中二者的相互作用。包裹抗原复合物在注射部位形成持续释放抗原和佐剂的物理储库[113]。与前述 TLR4 激动剂类似,制剂关键配方参数是该类佐剂开发成功的关键。

其他 TLR 配体

前几部分描述了大部分已进入临床试验后期或批准用于疫苗的佐剂分子。然而,还有许多其他 TLR 激动剂正进入或已进入早期临床试验阶段,以下简述这些 TRL 配体。

鞭毛素是一种蛋白,聚合形成鞭毛细菌的鞭毛,被 TLR5 识别。临床试验结果表明:将鞭毛素与流感病毒血凝素或流感 M2e 蛋白融合表达,可以发挥佐剂作用,增强流感抗原的免疫应答[114-116]。

已发现许多小分子可用作 TLR7 和 TLR8 的激动剂,其中小分子核苷类似物、咪喹莫特和瑞喹莫德(R-848)最广为人知[117,118],它们分别是 TLR7 和 TLR7/8 的配体(均由 3M 公司生产)。其他较为人知的激动剂还有洛索立宾[119]和溴匹立明[120]。这些分子用作佐剂的障碍在于其分子量很小,在注射部位很快被清除。已开发出几种制剂制备方法可将这些分子用作佐剂。批准用于治疗生殖器疣和基底细胞癌的 Aldara 乳膏(5% 咪喹莫特的局部制剂),已在试验用作抗原皮下或皮内局部注射佐剂[121,122]。已经在治疗人类肿瘤的临床试验中证明具有部分佐剂活性[123]。

其他佐剂

还有几种开发用于临床的佐剂不属于前面提到的任何一类,其中皂苷类最广为人知,其作用机制还不完全清楚。这些佐剂中还包括病毒体、阳离子脂质体和聚合电解质,一类包含 polyoxidonium(俄罗斯产流感疫苗 Grippol 的一种成分)和聚磷腈的聚合物正在多项临床试验评价中。

皂苷类

皂苷是从多种植物中提取的含复合糖骨架的三萜类分子。应用最广者是从南美洲的一种树 - 石碱木(Quillajia sapoaria)中提取的皂苷,称为 Quil-A。从 20 世纪 70 年代起用作兽用疫苗佐剂。这种皂苷混合物兼具多种佐剂活性及毒性,由于反应性太强而不适合用于人用疫苗。皂苷 Quil-A 对胆固醇有高亲和力,当接触含胆固醇的膜时在膜表面造孔。这一特性会明显提高在注射部位的反应性。然而,这种与胆固醇的亲和力也促进开发了两种含 Quil-A 皂苷人用佐剂:ISCOMS 和 AS01。Quil-A 经一定纯化获得的皂苷形成 ISCOMS 复合物,结合有胆固醇,形成直径为 50~60nm 的多孔颗粒,具有伯克明斯脱福勒烯形状及高密度[124,125]。起初通过包裹、结合或疏水作用将抗原与这类结构结合,工艺繁琐且不适用于大规模生产。后发现无须将抗原与颗粒结合,单纯将颗粒与抗原同时给药就足以发挥佐剂作用。因此,澳大利亚的 CSL 公司开发了只需与抗原简单混合的简化制剂(ISCOMATRIX 和 ISCOPRE)[126,127]。胆固醇 - 皂苷复合物与母体皂苷相比造成的副作用降低,但仍保留强佐剂活性。临床试验证明其副作用略高于安慰剂或对照组,但反应轻微、可接受。未见其他疫苗相关严重副作用报道[128]。

Kensil 等采用另外一种方法来降低 Quil-A 皂苷的毒性,他们从皂苷混合物中提取单一成分 QS21,其毒性降低并保留佐剂活性[129]。然而 QS21 有两点不足：即使在温和的碱性条件下也具有化学不稳定性；虽然毒性比天然混合物有所降低，但仍有副作用。之后发现 QS21 结合含胆固醇的脂质体可明显增加分子稳定性，并消除副作用[130]。加入 TLR4 激动剂 MPL 可进一步加强该结合物的佐剂活性，其开发商 GSK 称之为 AS01。临床试验证明，与相同免疫刺激物结合水包油乳剂相比，该制剂诱导针对疟原虫抗原的 $CD4^+T$ 细胞应答更强[131]。进一步的攻毒试验证明该配方效力更强，因而 AS01 作为候选疟疾疫苗Ⅲ期临床试验的佐剂[132,133]。这再次证明制剂工艺至关重要，确定最适工艺配方对于制备最佳佐剂活性无疑是一项巨大挑战。纯化 QS21 也用作肿瘤疫苗佐剂[134]。

QS21 的确切作用机制还未完全阐明。QS21 分子水解时佐剂作用及裂解活性消失提示膜裂解起一定作用[129]。然而，去除三萜类骨架的醛化功能也会失去佐剂活性[135]。已开发几种合成类似物，可更精细分析分子关键成分，更好地研究佐剂的作用机制[136,137]。除疟疾疫苗外，AS01 还选作基于重组抗原的带状疱疹疫苗的佐剂。与安慰剂相比，该带状疱疹疫苗使 50 岁及以上成人带状疱疹发病风险降低了 97.2%[138]，是首个证明对预防病毒潜伏个体疾病复发具有高效预防作用的重组佐剂疫苗。

中国和印度的研究者又在关注其他植物来源的皂苷佐剂。

病毒体

病毒体是脂膜上含病毒（典型者为流感病毒）蛋白的重构脂质体，抗原随机整合入脂膜或结合于脂膜上[139]。病毒体佐剂用于流感疫苗（Inflexal 在欧洲上市）和甲型肝炎疫苗（Epaxal 在欧洲上市）。病毒体正开发成多种疫苗的佐剂[140]。

聚合电解质和多聚阳离子

俄罗斯上市的流感疫苗 Grippol 含 polyoxidonium[141]，一种由 N-氧氮芥 1,4-乙烯哌嗪和（N-羧乙基）-1,4-乙烯溴化哌啶组成的多聚电解质共聚物，有免疫刺激特性[142]。尽管关于这种聚合物及其用作佐剂的报道较少，但与其类似的聚合物——聚(羧基苯氧基)磷腈（PCPP）作为疫苗佐剂已广为研究并证明具有佐剂活性[143,144]。

已经证明多聚阳离子如多聚精氨酸[145]、壳聚糖[146,147]及阳离子脂质[148]等亦有佐剂活性。对于多聚电解质的作用机制还不完全清楚，但可能与铝佐剂类似，参与同细胞膜的相互作用[32]。另一种基于脂质体佐剂的阳离子佐剂——CAF01，包含阳离子季铵脂质溴化二甲基双十八烷基铵（DDA）和合成的结核分枝杆菌索状因子类似物-海藻糖二山嵛酸酯（TDB）。最初开发 CAF01 是用于增强亚单位结核疫苗细胞免疫应答，但结果证明该佐剂可增强包括细胞免疫和体液免疫在内的多种免疫应答[149,150]，目前正处于临床评价阶段。

黏膜佐剂

疫苗领域对经黏膜途径接种疫苗高度关注。通过该途径接种具有易于操作及接种者无需经过特殊培训的优点，而且可在众多病原体入侵的入口诱导黏膜免疫。减毒活疫苗（如口服脊髓灰质炎病毒疫苗、口服轮状病毒疫苗、鼻腔接种流感减毒活疫苗）通过黏膜递送易诱导黏膜免疫应答，但非活性抗原则难以诱导系统免疫或黏膜免疫应答。非活性抗原通过黏膜接种无免疫原性或免疫原性减弱，因而已在研究评估多种用于增强免疫原性的佐剂。

研究最广的佐剂是细菌二磷酸腺苷（ADP）核糖化外毒素，如霍乱全毒素和大肠杆菌不耐热肠毒素[151]。它们具有很强的黏膜佐剂活性，然而其毒性在很大程度上妨碍了将其用作佐剂，故而尝试开发去除其毒性但保留一些佐剂活性的突变体[152]。这类佐剂包括 mLT（R192G）、dmLT[153] 和 LTK63[154,155]。这些佐剂通过鼻腔给药尤其要考虑安全性问题。以天然毒素为佐剂的鼻腔接种流感疫苗在瑞士获准上市，但有佐剂相关偶发严重副作用——贝尔麻痹（局部面瘫）[156]，也观察到以脱毒突变体 LTH63 为佐剂的试验疫苗有类似反应[157]。这些佐剂均含有毒素 B 亚单位五聚体，可结合神经上的神经节苷脂 GM1，循轴突逆传至神经根，认为神经性副作用或由这种作用引发[157]。目前正在开发一种不含 B 亚单位、不结合 GM1 神经节苷脂的替代佐剂 CTA1-DD[158,159]。在几个临床试验中也对这些外毒素通过口腔给药进行了评价，但因对酸环境敏感需要制备肠道剂型。正研究将双突变体 dmLT 作为一种口服或舌下免疫佐剂，用于抗产肠毒素大肠杆菌（ETEC）感染[160]。

未来发展方向

过去十年对佐剂作用机制研究取得了空前进展。尽管佐剂的发现和发展过程中存在着机缘巧合，但是现在可以理性地辨别、选择并运用佐剂。为研制针对无药可医疾病的候选疫苗——不仅可预防感染性疾病，也能治疗如癌症等威胁生命或控制如阿尔茨海默病等慢性疾病的候选疫苗开启了大门。部分现有疫苗在特定目标人群中可能不是很有效，需要对免疫系统进行更强的刺激以产生保护性免疫反应,利用或改进佐剂或是改善这类已批准疫苗效果的潜在途径。

然而,仍有许多因素和未知事项需要考虑。其中如何证明佐剂的安全性最为重要。如多次提及,若相关佐剂的科学性不牢靠,则应关注引起免疫介导性疾病的潜在可能。但缺乏合适的动物模型,动物与人的受体及受体分布存在差异,在某些情况下难以反向循证。

尽管一般人群中也发生自身免疫反应,但防范佐剂诱导或加重自身免疫病为随访和监测的关注要点。基于某一疫苗单一副作用进行临床评价证明了开发新佐剂疫苗面临的挑战。在研疫苗相关风险-获益平衡将始终是确定特定技术途径价值的指导原则。从这些研究中的大量安全性数据证明罕见副作用可行性不确定,凸显了新方法用于疫苗领域的难度。免疫介导性疾病的流行病学数据是建立疾病发生率背景资料的关键,需解决该数据的贫乏问题以利相关疾病发生时进行有效分析。

疫苗的安全性评价涵盖产品的所有成分。某佐剂与特定抗原制成某疫苗安全,不能假设将其加入另一种疫苗也安全,即使已证明该疫苗不用佐剂也安全。合理的研发过程需开展非临床毒理评价、佐剂作用方式研究、动物与人细胞受体及活性差异性评价、临床对照试验和上市后监测工作[161]。

制剂工艺配方对许多佐剂的活性至关重要。尽管获得佐剂工艺配方技术诀窍亦非易事,但预测佐剂理化参数及其与抗原间相互作用如何影响免疫应答是优化佐剂配方的关键。所有工作要点强调了工艺开发、耐用性、可重复性并有效评价佐剂特性能力的关键作用。

众多佐剂处于临床研发阶段,然而到目前为止,未检出哪种佐剂能诱生活病毒疫苗水平的功能性$CD8^+T$细胞应答。活病毒疫苗有其局限性,尤其涉及加强免疫及用在免疫抑制人群的问题。因此,需要研究能够诱导$CD8^+T$细胞应答的佐剂。

最后,疫苗是抗原和佐剂的组合,对具有免疫原性抗原的相关需求不容忽视。因越来越多的疫苗需要同时诱导体液免疫和细胞免疫,有必要探索如何提高抗原本身的免疫原性,如需添加佐剂应确保可诱导最优免疫应答。

只有根据目标疾病、相关保护性免疫应答和目标人群的选择进行抗原与佐剂优化组合,才能在促进人类健康事业中发挥疫苗佐剂的作用。

致谢

已故前同事 Dr. Stanley Hem 所写前版内容对编撰本章作出贡献。

(徐静 李玉华 李津)

本章相关参考资料可在"ExpertConsult.com"上查阅。

第7章 美国上市疫苗中的添加剂和生产工艺残留物

Theresa M. Finn 和 William Egan

除了一种或多种抗原物质外[1]，疫苗还可能含有佐剂或防腐剂等某种添加物质，生产过程中的残留物也可能以不同的数量出现在疫苗中。本章将阐述疫苗中添加物的种类和含量、添加的意义以及适应的联邦法规。此外，还将讨论疫苗成品中的生产过程残留物以及与这些残留物相关的联邦法规。最后，在一定程度上对当前疫苗中允许使用的一些添加物和疫苗中存在的残留物等相关问题进行分析。

本章主要针对已在美国获上市许可的疫苗，在美国境外获批上市的疫苗，尽管在特定疫苗中所含有的添加物和残留物的数量可能不同，但其中的添加物和残留物的种类可能是相同的。本章中的"添加物"是指生产商出于某种目的而在免疫原中添加的物质，包括佐剂、防腐剂（即抗微生物制剂）和稳定剂，以及用于调节疫苗 pH 和等渗性的物质。除添加物外，疫苗中也可含有经批准的生产过程中所产生的残留物。一种疫苗成品中的成分是免疫原加上添加物和残留物，虽然并非所有生产过程的残留物都能加以鉴别和定量，但由于生产工艺的稳定性，一般认为这些残留物的存在及其含量是稳定的。某些涉及添加物和残留物的信息由于被视为商业机密而加以保密，无法在本章中进行讨论。

疫苗生产包括工艺过程及出厂时按照各自的规范进行检测，以使疫苗中的添加物和某些残留物的含量在允许范围内。这些检测和相应的规范在生物制品许可申请（Biologic License Application, BLA）中有详细描述，部分规范还可见于疫苗的说明书中。生产商必须向美国食品药品管理局（U.S Food and Administration Drug, FDA）报告生产过程中的每一个变化，包括去除和调整所使用的添加物及含量。FDA 的生物制品管理规范第 21 条（CFR § 610.61）强调是否使用添加物及添加物和残留物的含量均应公开注明在疫苗说明标签上。规范中的相关内容陈述如下：

每一产品包装应标识下列内容：

(1) 使用的防腐剂及其浓度；

(2) 已知的致敏物质，或参考所附的含有相关信息的公众告知单；

(3) 生产过程中添加的抗生素种类及其计算量；

(4) 与安全有关的灭活成分，或参考所附的含有相关信息的公众告知单；

(5) 佐剂（如在疫苗中含有的情况下）；

(6) 与安全管理方面有关的产品来源；

(7) 生产中使用的各种微生物的特性，还有所使用的培养基和灭活方法（如适用）……

疫苗添加物

防腐剂

疫苗中加入防腐剂的目的是防止疫苗在使用中可能意外污染的细菌或真菌的生长。有些情况下，生产过程中会使用防腐剂（如在缓冲液和层析柱冲洗液中）来防止微生物生长。然而，随着生产技术的改良，在生产过程中用添加防腐剂控制生物负荷的需求已减少了。美国联邦法规（The Code of Federal Regulations., CFR）规定：除了特定的情况或经中心主任批准（讨论见后），必须在多剂次规格的疫苗瓶中加入防腐剂。过去，由于使用不含防腐剂的多剂次规格的疫苗曾导致了悲剧性的后果，在一定程度上促成了此项规定的出台（见 Wilson[1]关于疫苗未加防腐剂所导致接种事故的讨论）。美国联邦法规［21 CFR§ 610.15（a）］特别指出，"除了黄热病疫苗、口服脊髓灰质炎减毒活疫苗、使用无针头喷射式注射器接种的病毒疫苗、与含防腐剂稀释液配伍使用的冻干疫苗及含 50%（V/V）或更高比例甘油的变应原制剂外，多剂次疫苗容器中应加入防腐剂。"

虽然规程中未规定防腐剂的含量，但其要求所使用的防腐剂"应足够地无毒性，以保证推荐剂量疫苗中所含的防腐剂不会对受种者造成危害，且防腐剂与疫苗联合使用时，在推荐贮存温度下和保质期内不会使产品中的特定物质发生变性，以致其效力降至可接

---

[1] 免疫原是指含有全部或部分致病微生物、或编码一种或多种微生物蛋白质的核酸、或全部或部分人体组织的制品，接种至个体后能诱导机体产生针对免疫原的免疫应答，从而对一种疾病或状态起预防或治疗作用。

受的最低限度以下。"

然而,CFR 并未给出防腐剂的定义。FDA 针对疫苗和其他生物制品中使用的防腐剂定义(即抗菌效果)源于美国药典(U.S. Pharmacopoeia,USP)[2]。该定义是根据它的功能给出的,即用一定量的下列微生物:白念珠菌、黑曲霉菌、大肠杆菌、金黄色葡萄球菌、铜绿假单胞菌对含防腐剂的已确定最终组分的疫苗进行攻击试验。待测样品(含防腐剂的疫苗加以上特定的微生物)在 20~25℃下培养,于第 7、14 和 28 天测定活菌数。若满足下列条件,即可认为防腐剂合格:

- 细菌:与初始接种菌量相比较,第 7 天时的细菌计数减少幅度不低于 $1.0 \log_{10}$,第 14 天时的细菌计数减少幅度不低于 $3.0 \log_{10}$,以及第 28 天时的细菌计数相比第 14 天未增加。
- 酵母和霉菌:在第 7、14 和 28 天时的计数保持或低于初始接种水平。

应注意的是,这种试验并未对抗微生物制剂(防腐剂)本身进行检测,被检测的是疫苗最终配方。

防腐剂不能完全消除细菌或真菌污染疫苗的风险,并且也未解决任何潜在的病毒污染风险。虽然罕见,亦非近期发生,但确有科学文献报道,尽管使用了防腐剂,仍发生疫苗被细菌污染的情况[3,4](见 Wilson[1]),这就强调了在使用多剂次疫苗时要特别关注抽取技术的必要性。目前,在美国批准上市的疫苗中仅使用四种防腐剂:苯酚、苄索氯铵、2-苯氧乙醇和硫汞撒(某些国家称之为硫柳汞)。最近,FDA 修订了生物制品管理规范关于疫苗组成物质的规定(21 CFR § 610.15),允许有例外或替代的情况,包括防腐剂和佐剂。在管理规范中增加下面一节:"(d) 生物制品评价和研究中心(Center for Biologics Evaluation and Research,CBER)主任或药物评价和研究中心(Center for Drug Evaluation and Research,CDER)主任可以批准该节中任何必要的例外或替代情况。此类例外的申请必须采用书面形式"。

例如,所修订的管理规范允许使用特殊的安瓿接换器以避免无防腐剂的多剂次规格小瓶内的疫苗受到污染。如最终的规定中所述[5],生物制品评价和研究中心主任或药物评价和研究中心主任"不会在数据或使用条件不能为批准提供充分的科学和管理依据的情况下,包括疫苗接种的适应证和受种群体,批准这种例外或替代申请"。修订的管理规范于 2011 年 5 月生效。

如上所述,防腐剂"不应使产品的特定物质发生变性,以致其效力在推荐的贮存温度下和保质期内降至可接受的最低限度以下。"某些防腐剂不能与一些特定的抗原相容,所以必须确定他们之间的相容性。例如,多年来已发现硫柳汞对脊髓灰质炎灭活疫苗(inactivated polio vaccine,IPV)的效力有不良影响[6-7]。因此,必须为 IPV 寻找一种替代的防腐剂。2-苯氧乙醇是一种用于其他产品的防腐剂[8],因其与 IPV 疫苗组分有良好的相容性,已被在美国目前批准的两种 IPV 疫苗中用其作防腐剂[IPOL(Sanofi Pasteur SA)和 Poliovax(Sanofi Pasteur Ltd.;目前尚未在美国上市)]。

目前,有三种在美国获上市许可的疫苗使用苯酚作为防腐剂,分别是 the polysaccharide vaccines Pneumovax 23(默克公司生产的 23 价肺炎球菌多糖疫苗)、Typhim Vi(赛诺菲巴斯德公司生产的伤寒沙门菌荚膜多糖疫苗)和 ACAM2000(赛诺菲巴斯德公司生产的牛痘疫苗)。每种疫苗都含 0.25% 苯酚作为防腐剂(ACAM2000 的苯酚存在于稀释液中)。根据美国国立卫生研究院(National Institutes of Health,NIH)的最低要求[9-10],酚类化合物(如苯酚或各种甲氧甲酚)不允许用作含有白喉和破伤风类毒素产品[1]的防腐剂。这些规定也反映在其他一些规范或标准中,如世界卫生组织(WHO)的相关规范[11]。有报道表明[12],苯酚可"使其免疫效力迅速下降"。目前,含甲醛的苄索氯铵作为防腐剂仅用于一种美国获上市许可的疫苗,即由 Emergent BioDefense Operations Lansing 公司生产的炭疽吸附疫苗(BioThrax,其防腐剂为 $25\mu g/ml$ 苄索氯铵和 $100\mu g/ml$ 甲醛)。

近年来,围绕疫苗中使用硫柳汞(一种有机汞)的问题存在很大争议。尽管已有关于硫柳汞引发变态反应的报道[13],但近期发生于 20 世纪 90 年代末的一次争议主要集中在一个假说上,即乙基汞的衍生物硫柳汞可能与儿童自闭症和其他神经发育障碍有关。虽然尚无清楚或确切的数据支持硫柳汞与神经发育障碍之间存在关联,但美国公共卫生署(U.S. Public Health Service,PHS)在 1999 年 7 月首次提出[14],并在 2000 年 6 月再次建议[15],为减少儿童暴露于各种来源的汞,应尽快从儿童疫苗中去除硫柳汞。1999 年 7 月,PHS 与美国儿科学会联合发布 PHS 声明;2000 年 6 月,PHS 与美国儿科学会、美国家庭医生学会和美国免疫实施咨询委员会联合发布了 PHS 声明。FDA 生物制品评价和研究中心(CBER)于 1999 年[16] 和 2000 年[17] 分别向各个疫苗生产商发出信函,告知生产商在疫苗中不使用硫柳汞是值得的,并请他们提

---

1 在撰写白喉和破伤风类毒素这些要求时,美国疫苗的相关规定是由 NIH 负责。

供去除硫柳汞的时间表,以及对为何目前尚不能去除硫柳汞做出解释。

2004 年,美国医学研究所(Institute of Medicine,IOM)的免疫接种安全审查委员会针对含硫柳汞的疫苗与自闭症之间存在因果联系的假说发布了其最终报告,委员会得出结论,现有证据支持拒绝含硫柳汞疫苗与自闭症之间的因果关系,产生这种因果关系假说的生物学机制还只停留在理论层面上[18]。欧盟药品管理局(European Medicines Agency,EMA)也指出,作为一种预防措施,"虽然没有证据表明暴露于疫苗水平所导致的损害,但推广普遍使用无硫柳汞和其他含汞防腐剂疫苗是一种谨慎做法"[19]。值得注意的是,WHO 继续推荐使用含硫柳汞疫苗是出于对多剂次规格含防腐剂疫苗的需要,因为使用这种疫苗的益处大于其理论上的毒性风险[20]。另外,全球疫苗安全咨询委员会(Global Advisory Committee on Vaccine Safety,GACVS)申明仍保留其观点,即认为尚无证据支持神经行为障碍与使用含硫柳汞的疫苗之间存在因果关系[21]。有关疫苗中硫柳汞 - 自闭症假说更详细的信息更新见第 82 章。

目前,除了流感灭活疫苗,所有美国获批上市的常规推荐的儿童疫苗(乙型肝炎疫苗,无细胞百白破联合疫苗,b 型流感嗜血杆菌疫苗,IPV,肺炎球菌结合疫苗,人乳头瘤病毒疫苗,甲肝疫苗,轮状病毒疫苗,MMR 联合疫苗和水痘疫苗)均不含硫柳汞或仅含生产过程中残留的痕量硫柳汞(每剂次 <1μg 汞)(表 7.1)。在美国获批的可注射 3 价灭活流感疫苗中,六种是用于儿童的,即 Fluzone(Sanofi Paste Inc.)适用于 6 月龄及以上的婴儿,Fluvirin(Seqirus Vaccines,Ltd.)适用于 4 岁及以上的儿童,Afluria(Seqirus Pty,Ltd.)适用于 5 岁及以上的儿童,Fluarix(GlaxoSmithKline Biologicals)适用于 3 岁及以上的儿童,FluLaval(ID Biomedical Corporation of Quebec)适用于 3 岁及以上的儿童,Flucelvax(Seqirus,Inc.)适用于 4 岁及以上的儿童。这 6 种灭活流感疫苗,或无硫柳汞(Fluzone,Fluarix,Afluria,FluLaval,和 Flucelvax),或仅含痕量硫柳汞(≤1ug 汞 /0.5ml / 剂)(Fluvirin)。另外,还有 4 种美国获批的四价灭活流感疫苗(FluLaval Quadrivalent,Fluzone Quadrivalent,Fluarix Quadrivalent 和 Flucelvax Quadrivalent)可 以 用 于 儿 童。FluMist Quadrivalent(MedImmune,LLC)是一种四价流感减毒活疫苗,其中含硫柳汞。

两种 Tdap(适用于青少年和成人的破伤风 - 白喉 - 百日咳,小写英文字母表示疫苗中的白喉类毒素及一种或多种百日咳抗原含量减少了)疫苗已在美国获批,一种是 Adacel(Sanofi Pasteur Ltd.)适用于 10~64 岁年龄段的人群,另一种是 Boostrix(GlaxoSmithKline Biologicals)适用于 10 岁及以上的人群。两种产品均不含硫柳汞。四价脑膜炎球菌结合疫苗 Menactra(A、C、Y、W135 群,Sanofi Pasteur Ltd.)和 Menveo(Novartis Vaccines and Diagnostics,S.r.I.)均不含任何防腐剂。MenHibrix(GlaxoSmithKline Biologicals),一种针对 C 群和 Y 群脑膜炎球菌结合 b 型嗜血流感菌荚膜多糖(phatepolyribosyl-ribitolphos)的二价结合疫苗,同样不含硫柳汞。同样,两种 B 群脑膜炎球菌疫苗 BEXSERO(Novartis Vaccines and Diagnostics S.r.I.)和 TRUMENBA(Wyeth Pharmaceuticals Inc.)以及 Gardasil 9 价 HPV 疫苗(Merck Sharp & Dohme Corp.)均不含有任何防腐剂。

由 Sanofi 生产的、用于 7 岁以下儿童的白喉 - 破伤风类毒素疫苗(DT),仅含生产过程残留的痕量硫柳汞。

佐剂

佐剂是增强和改变免疫应答的物质(见第 6 章)。疫苗佐剂不需单独注册,而是作为注册疫苗的一个组分,与整个疫苗配方一起通过临床试验并获得上市批准。因而,一种上市疫苗,如果未向 FDA 提交疫苗注册的补充材料并获得 FDA 的批准,不得添加、去除佐剂或改变佐剂的用量。各种铝盐[氢氧化铝、磷酸铝、明矾(硫酸铝钾)或混合铝盐]是美国获批的各类疫苗中最常用的佐剂。最近,一种称作 Cervarix(GlaxoSmithKline)的疫苗已获上市许可,它含有一种由铝盐和脱毒的脂多糖(LPS)单磷酰脂 A 组成的佐剂系统 AS04。2013 年,作为美国政府应对流感大流行的储备,由 ID Biomedical Corporation of Quebec 生产的、含有独特佐剂 AS03 的 H5N1 禽流感单价疫苗获批用于 18 岁及以上人群。AS03 是一种由角鲨烯、α- 生育酚、聚山梨醇酯 80 组成的乳剂。2015 年,一种含有以角鲨烯为基本构成的 MF59C.1 佐剂的灭活流感疫苗,Fluad(Seqirus Vaccines Ltd.)获上市许可。

尽管铝盐在全世界已使用五十余年,但令人惊讶的是对其作为佐剂的作用机制却知之甚少(见第 6 章和 Hogen Esch[22])。多年来,普遍认为铝盐的作用是作为疫苗免疫原的贮存库。最近,有研究表明铝盐也能激活炎症小体,即存在于某些细胞内的蛋白质簇。炎症小体通过释放细胞因子对感染和损伤等应激做出反应,细胞因子反过来也可刺激免疫应答[23]。

许多常用疫苗中含有的某种铝盐(氢氧化铝、磷

表7.1 美国已获上市许可疫苗标签所标识的防腐剂、佐剂和灭活残留物

疫苗	商品名	防腐剂(含量/剂)或 μg Hg/剂[a](如有标注)	佐剂和铝含量/剂	灭活残留物(含量/剂,如标明)
细菌性疫苗				
Td(成人)	Decavac	无	明矾[$KAl(SO_4)_2$] 铝:≤0.28mg	甲醛(≤0.1mg)
	None/MassPHBL	≤0.3μg Hg		
		无	磷酸铝 铝:0.53mg	甲醛(≤0.1mg)
		≤0.3μg Hg		
DTaP	DAPTACEL	无	磷酸铝 铝:0.33mg	甲醛(≤0.50μg) 戊二醛(<50ng)
	Infanrix	无	氢氧化铝 铝:≤0.625mg	甲醛(≤0.1mg) 戊二醛(%NN)
Tdap	Adacel	无	磷酸铝 铝:0.33mg	甲醛(≤5μg) 戊二醛(<50ng)
病毒性疫苗				
甲型肝炎	Havrix 0.5ml 儿科用量	无	氢氧化铝 铝:0.25mg	甲醛(≤0.05mg)
	VAQTA 0.5ml 儿科用量	无	混合铝盐 铝:0.225mg/剂	甲醛(<0.4μg)
人乳头瘤病毒	Cervarix	无	AS04(MPL+氢氧化铝):0.5mg 铝:0.17mg	N/A
	Gardasil 9	无	混合铝盐 铝:0.5mg/剂	N/A
流感	Afluria(2014—2015)(0.5ml,单剂)	无	无	β-丙内酯(≤2ng)
	Afluria(2014—2015)(多剂)	硫柳汞 24.5μg Hg	无	β-丙内酯(≤2ng)
	Agriflu(2013—2014)(0.5ml,单剂)	无	无	甲醛(≤10μg)
	Fluarix(2014—2015)(0.5ml,单剂)	无	无	甲醛(≤5μg)
	Fluvirin(2014—2015)(0.5ml,单剂)	≤1μg Hg	无	β-丙内酯(≤0.5μg)
	Fluvirin(2014—2015)(多剂)	硫柳汞 25μg Hg	无	β-丙内酯(≤0.5μg)
乙型脑炎病毒	Ixiaro	无	氢氧化铝(250μg) 铝:NN	甲醛(≤200ppm,≤0.1mg/0.5ml 剂)
脊髓灰质炎	IPOL	2-苯氧乙醇(2.5mg)和甲醛(≤0.1mg)	无	甲醛≤0.1mg

注:DTaP:白喉-破伤风-无细胞百日咳疫苗;MPL,3-O-desacyl-4′-monophosphoryl lipid A:单磷酰脂质 A;NN:标签上未标识;%NN:成品标签上未标明百分含量;Td:青少年和成人用破伤风-白喉联合疫苗;Tdap:青少年和成人用破伤风-白喉-百日咳联合疫苗。

[a] 剂量均为每剂 0.5ml,另有注明的除外。

酸铝、硫酸铝或混合铝)及铝的含量见表7.1(表7.1所列的某些疫苗中铝含量为规定的上限,疫苗中的铝含量通常低于此)。目前,活疫苗不含佐剂。根据生物制品管理规范[21 CFR § 610.15(a)]的规定,一种疫苗铝含量的测定值不得超过每剂次0.85mg,或以添加的铝化合物来计算的话不得超过每剂次1.14mg。为了与WHO的建议相一致,1981年对该法规进行了修订,允许每剂次铝含量的上限增至1.25mg。然而,允许使用这种较高铝含量的前提是"向生物制品评价和研究中心主任提交相关数据证实所使用的铝含量是安全的、且对达到预期效果是必要的,并得到批准"[21 CFR § 610.15(a)]。欧洲药典也同样将铝含量的上限限制在每剂次1.25mg。应当指出的是,上述关于铝含量的规定参考了生物制品的单独剂量,由获批组分衍生的联合疫苗可能仍不能超过每剂次0.85mg。

最近,FDA修订了CFR关于使用的构成组分包括佐剂的规定[5]:在合理的条件下,允许一定的例外和替代,如在疫苗中增加铝的含量。相对于预防性疫苗而言,这一改变可能对某些治疗性疫苗的影响更大。

近年来,人们对疫苗中使用铝剂及潜在的不良后果更加担心,这种不良后果可能与单独使用的各种疫苗中铝含量水平有关,也可能与多次接种疫苗的叠加效应有关。这种担心促使美国国家疫苗项目办公室(National Vaccine Program Office,NVPO)在2000年5月举办了一个研讨会,就疫苗中普遍使用铝盐[24]和铝的毒物代谢动力学问题[25]进行研讨。Eickhoff和Meyers[26]在研讨会的总结中指出,"基于70年的经验,已证明在疫苗中使用铝盐作为佐剂是安全和有效的。"FDA科学家最近的一项采用毒物代谢动力学最新参数的评估研究,包括目前推荐的疫苗和铝从人体排出的数据,得出结论认为来自疫苗和环境的铝暴露对婴幼儿的风险极低[27]。

稳定剂

疫苗中添加各种稳定剂的目的是保护疫苗抵御如冻干过程(对冻干疫苗而言)或高温等不良条件。对冻干(干粉状)疫苗制品,还必须添加一些物质为疫苗提供缓冲基质。疫苗中的免疫原含量可能非常少,为数十微克或更低。如果在冻干前未在疫苗中加入足量的各种物质,人们将很难观察到疫苗的存在,免疫原还很可能会黏附在安瓿壁上。作为疫苗免疫原含量的例证,ActHIB(Sanofi Pasteur,SA)就是一种以冻干规格上市的多糖结合疫苗,因为仅含约10μg纯化的多糖抗原,故被结合于24μg的破伤风类毒素载体上。活疫苗中的病毒量更小,在纳克水平($10^3 \sim 10^5$个病毒颗粒/剂次)。因此,有必要在冻干过程中提供容纳这些疫苗成分的基质。

作为稳定剂被加入疫苗的物质包括糖(如蔗糖和乳糖)、氨基酸(如甘氨酸或谷氨酸单钠盐),以及蛋白质(如明胶)。表7.2列出了多种常见疫苗中使用的稳定剂。

关注所添加的蛋白质主要有两个原因:第一,动物源性或人源性蛋白可能含有一种或多种外源性物质;第二,动物源性或人源性蛋白可能在易感个体中引起变态反应。在美国获得上市许可的疫苗中作为稳定剂使用的两种动物源性或人源性蛋白分别是人血清白蛋白(HSA)和明胶。截至本章撰写时,FDA已做出规定,如果要在疫苗生产中使用血源性HSA,只能使用在美国批准上市的HSA。此外,FDA的一项指南建议,在含血源性HSA产品说明书的警告事项中,应含有下列内容[28]:本产品含有人血白蛋白,基于有效的献血员筛选和产品生产过程,本产品传播病毒性疾病的风险微乎其微。尽管理论上存在传播克-雅病(Creutzfeldt-Jakob Disease,CJD)的风险,但从未发现过与使用白蛋白相关的CJD或病毒性疾病传播的病例。

对使用重组DNA蛋白技术制备的HSA,既不需要单独通过FDA审批,也无需在产品说明书中提及上述的警告事项(因为这种HSA为非血液来源)。2005年8月,FDA批准了一项在MMR-II联合疫苗(Merck & Sharp Dohme Corp.)中使用重组HSA的补充申请。

明胶或处理过的明胶也可用于稳定剂。明胶可以是牛源的或猪源的。尽管在明胶的生产中采用了严格的工艺(极端的高温和pH),但还是担心牛源性材料中存在牛海绵状脑病(bovine spongiform encephalopathy,BSE)病原体。因此,所有在疫苗中添加或在疫苗生产过程中使用的牛源性明胶,都不能来自于有BSE报告的国家或不能满足世界动物卫生组织办公室关于BSE最新标准的国家(见"可传播海绵状脑病病原体")[29]。

对明胶的第二个担心与变态反应有关。对明胶的变态反应尽管罕见,但在医学文献中有过报道[30-33]。日本有人提出假说,认为使用含有少量高分子量明胶的部分水解明胶,增加了变态反应的发生率[33,34]。Nakayama和Aizawa注意到,改用水解修饰的猪明胶,并停止使用含明胶的DTaP疫苗,可能有助于降低日本的单价麻疹和腮腺炎疫苗接种后变态

表 7.2　美国已获上市许可疫苗标签所标识的疫苗稳定剂、生产工艺残留物和细胞系

疫苗	商品名	稳定剂/每剂量[a]	生产工艺残留物（灭活物质除外）/每剂量[a]	细胞系
细菌性活疫苗				
伤寒	Vivotif（1颗）	3.3-34.2mg 蔗糖；0.2-2.4mg 抗坏血酸；0.3-3.0mg 氨基酸混合物	NN	NA
病毒性活疫苗				
麻疹、流行性腮腺炎和风疹	MMR-Ⅱ	1.9mg 蔗糖；14.5mg 水解明胶；14.5mg 山梨醇；0.38mg 谷氨酸钠；磷酸钠；≤0.3mg 重组人白蛋白	25μg 新霉素；<1ppm 胎牛血清白蛋白；其他缓冲液和培养基成分[b]	鸡胚细胞（Chick embryo cell culture）（麻疹和腮腺炎）WI-38 细胞（风疹）
黄热病	YF-Vax	山梨醇和明胶（% NN）	NN	鸡胚（Chicken embryos）
病毒灭活疫苗				
脊髓灰质炎	IPOL	NN	<5ng 新霉素；<200ng 链霉素；<25ng 多黏菌素 B；<1ppm 小牛血清蛋白	Vero 细胞
乙型脑炎病毒	Ixiaro	无添加	≤50ng 牛血清白蛋白；≤100Pg 宿主细胞 DNA；≤200PPm 焦亚硫酸钠；宿主细胞蛋白（≤300ng/6μg 蛋白）；≤0.5μg 硫酸鱼精蛋白	Vero 细胞
甲型肝炎	Havrix（每剂 1ml）	NN	≤5μg/ml MRC-5 细胞蛋白；≤40ng/ml 硫酸新霉素	MRC-5 细胞
	VAQTA（每剂 1ml）	70μg 硼酸钠/mL	≤0.1μg 非病毒蛋白/mL；<4×10⁻⁶μgDNA/mL；<10⁻⁴μg 牛血清白蛋白/mL	MRC-5 细胞
狂犬病	RabAvert	<12mg 聚明胶肽；1mg 谷氨酸钾	<0.3mg 人血清白蛋白；<0.3ng 卵清蛋白；<1μg 新霉素；<20ng 金霉素；<2ng 两性霉素 B	鸡成纤维细胞（Chicken fibroblasts）
	Imovax	NN	<100mg 人血清白蛋白；<150μg 硫酸新霉素；<20μg 酚红	MRC-5 细胞
重组蛋白病毒疫苗				
人乳头瘤病毒	Gardasil 9	NN	<7μg 酵母蛋白	酿酒酵母（Saccharomyces cerevisiae）
	Cervarix	NN	<40ng 昆虫细胞和病毒蛋白；<150ng 细菌蛋白	昆虫（粉纹夜蛾）细胞（Trichoplusia ni）
乙型肝炎	Engerix-B（每剂 1ml）	NN	≤5% 酵母蛋	酿酒酵母（S. cerevisiae）
	Recombivax HB（每剂 1ml）	NN	<1% 酵母蛋白	酿酒酵母（S. cerevisiae）

续表

疫苗	商品名	稳定剂/每剂量[a]	生产工艺残留物 (灭活物质除外)/每剂量[a]	细胞系
流感	Flublok	NN	≤28.5μg 杆状病毒和昆虫细胞蛋白； ≤10ng 杆状病毒和昆虫细胞DNA； ≤100μg 曲拉通 X-100	昆虫(草地贪夜蛾)细胞(Spodoptera frugiperda)
病毒性疫苗				
流感(三价)	Afluria	NN	≤10ppm 牛磺脱氧胆酸盐； <1μg 卵清蛋白； ≤3ng/ml 硫酸新霉素； ≤0.5ng 多黏菌素 B	鸡胚(Embryonated chicken eggs)
	Flucelvax	NN	≤8.4μg MDCK 细胞蛋白； ≤120μg 非血凝素蛋白； ≤10ng MDCK 细胞 DNA； ≤1 125μg 聚山梨酯 80； ≤13.5μg 十六烷基三甲基溴化铵	犬肾细胞(MDCK)
	Fluarix	NN	≤0.001 6μg 氢化可的松； ≤0.15μg 硫酸庆大霉素； ≤0.05μg 卵清蛋白； ≤50μg 脱氧胆酸钠；	鸡胚(Embryonated chicken eggs)
	Fluzone	NN	≤150μg 辛基酚乙氧基化物	鸡胚(Embryonated chicken eggs)

注：NA：不适用；NN：标签上未标识；%NN：成品标签上未标明百分含量。
[a] 表中所列的疫苗每支的剂量均为 0.5ml，另有注明的除外。
[b] 所有成分的含量没有在标签中详细说明。

反应发生率[34]。对明胶的严重过敏反应是接种含明胶疫苗的一个禁忌证。

在疫苗中还使用了多种缓冲液(如磷酸盐缓冲液)以保持一定的 pH 范围，加入盐类(如 NaCl)是为了实现等渗性。

生产残留物

一般而言，生产过程中使用的任何一种或全部物质都可能在疫苗成品中出现。出于完成本章撰写的目的，本章将所有来源于生产过程、最终出现在疫苗成品中的物质定义为残留物。生产过程中的各种步骤都有可能去除或减少这些残留物的含量。然而，对各种疫苗来说，还没有可接受的去除生产残留物的技术，或者认为可能没有去除的必要(如出于安全性或对效力的潜在不良影响的考虑)。另外，通常情况下，完全去除某种物质是不可能的，而且也无法证实某种物质是否已经被完全去除。对于多种物质来讲，其残留量可能低于现行分析技术的检出限，这种情况下可认为其"不存在"。

疫苗说明书必须注明灭活细菌和病毒的物质[21 CFR § 610.61(q)]。残留的细菌或细胞培养物组分，如在生产中使用的抗生素和致敏物质(通常为蛋白质)，以及其他认为安全的灭活成分，也必须在说明书中注明[21 CFR § 610.61(l)(m)(n)]。这些物质在不同的分类中可能重叠，但是如此分类较为方便，有助于按照现行法规对所涉及的这些物质进行讨论。残留的细菌或细胞培养物组分可包括在这些分类中，但其他残留物如 DNA 和内毒素一般未在说明标签上注明。

灭活剂残留物

多种制剂可用于灭活细菌和病毒，或对细菌毒素脱毒。这些化学处理的目的是灭活细菌或病毒或去除毒性，同时仍然保留产品针对同源微生物或毒素的抗原性。病毒或细菌被灭活后，可对其做进一步处理以提供特定的抗原。例如，流感病毒灭活后，可用各种化学处理(如去污剂)将病毒裂解，以制备纯度更高的灭活疫苗。

甲醛广泛用于细菌和病毒疫苗的制备已有很长

的历史。1923年，Ramon用甲醛使白喉(毒素)脱毒，制得白喉类毒素疫苗，称之为类毒素(anatoxine)[35]。在NIH的最低限量要求[9]中对制备白喉类毒素时使用甲醛和允许的甲醛残留量做出了规定。NIH对破伤风类毒素的使用也有类似的要求[10]。这些标准规定，成品疫苗中残留的游离甲醛含量不得高于0.02%(即每剂0.5ml疫苗不超过0.1mg)。在疫苗制备过程中，甲醛也可用于灭活病毒(如脊髓灰质炎病毒和流感病毒)。表7.1中列出了上述疫苗及在美国已获上市许可的其他疫苗中甲醛含量和允许的甲醛残留量。白喉和破伤风类毒素中甲醛含量不得超过0.02%。

其他国家或地区对疫苗中甲醛的残留也有相同的要求，如在欧洲，对各种疫苗的要求在欧洲药典中就有所阐述。人们对疫苗中存在残留甲醛的担心源于甲醛的已知毒性效应及其潜在致癌性。美国国家环境保护署(Environmental Protection Agency, EPA)制定了甲醛经口摄入的参考剂量(reference dose, RfD)[36]。EPA对RfD的定义是"人群(包括易感人群)在其一生中持续的吸入暴露或每天接触某种估计量(剂量范围不确定，也许为一个数量级)的甲醛，可能不存在明显的非致癌性有害作用的风险"[37]。甲醛的RfD值(经口摄入)为每日0.2mg/kg体重[36]。疫苗中的甲醛残留量低于此水平(疫苗并非经常或每日使用)。

甲醛被EPA进一步分类为"可能的人类致癌物"(EPA的B1分类)[36]。甲醛致癌性的大量研究均集中于慢性呼吸道接触，因为这是工业和日常生活接触甲醛的主要途径。关于摄入或非肠道接触甲醛的数据较少，EPA未对经口或非肠道途径接触甲醛的风险进行评估[36]。关于甲醛致癌性的研究数据可在EPA[36]和国际癌症研究机构(International Agency for Research on Cancer)[38]的文件中找到。

关于甲醛，有一点应当指出，作为各种生物化学过程的结果，甲醛在人体中是天然存在的[38,39]。人体稳定状态下血流中的甲醛水平约为2.6mg/L[40]。人体血液中天然持续存在的甲醛量，或转换成某一天的甲醛量，都明显超过了疫苗中的甲醛含量。

2013年，一项署名FDA关于疫苗中残留甲醛所造成的风险研究[41]给出这样的结论："在没有任何已知内源性甲醛的不良健康影响的情况下，且这种内源性甲醛在人体稳定状态下以高出疫苗100倍以上的浓度在血液和体液中存在，我们认为与疫苗相关的、外源性的甲醛只是每日人体接触的一小部分，因而把疫苗相关的甲醛视为婴儿疫苗中不安全成分是没有道理的"。

除甲醛之外，还有多种灭活剂在美国获上市许可的疫苗中使用，如戊二醛，在7种含无细胞百日咳组分的疫苗[Adacel (Sanofi PasteurLtd.), Boostrix (GlaxoSmithKline Biologicals), DAPTACEL (Sanofi Pasteur Ltd.), Infanrix, KINRIX, Pediarix (each manufactured by GlaxoSmithKline Biologicals), Pentacel (SanofiPasteur Ltd.)]中用于灭活百日咳毒素(pertussis toxin, PT)；再如β-丙内酯，用于三种季节性流感病毒疫苗[Afluria (Seqirus Pty Ltd.) and Fluvirin and Flucelvax (manufactured by Seqirus Vaccines Ltd. and Seqirus, Inc., respectively)]，以及两种狂犬病疫苗[RabAvert (Novartis Vaccines and Diagnostics GmbH) and Imovax (Sanofi Pasteur SA)]的灭活。

残留细胞培养物

抗生素

美国联邦法规[21 CFR §610.15(c)]允许在病毒性疫苗的生产中添加抗生素[青霉素(penicillin)除外]。已使用的抗生素包括链霉素(streptomycin)、多黏菌素B(polymycin B)、新霉素(neomycin)和庆大霉素(gentamicin)。尽管生产企业不需对疫苗成品内的这些抗生素进行特定的检测，但说明书中必须注明计算得出的残留抗生素含量(根据添加量的稀释倍数算出)[21CFR §610.61(m)]。一些在美国已获上市许可的疫苗中的残留抗生素含量见表7.2。尽管已修订的关于组分材料的规则[5](21CFR §610.15)同样适用于抗生素，但与防腐剂和佐剂不同，抗生素管理规则可能修改的例证尚未在联邦注册公告中公布。

致敏物质

CFR的生物制品说明书管理规定[21 CFR §610.61(1)]要求"已知的致敏物质"应在产品说明书中列出。此外，21 CFR §610.15(b)提到，"已知的能引起人体变态反应的外源性蛋白不能被加入到生产注射用疫苗最终的病毒细胞培养基中"。这些法规中提到了成品疫苗配方中的动物源性蛋白可能使某些疫苗的受种者发生变态反应(在法规的其他章节还述及其他致敏物质，如防腐剂)。动物源性材料在疫苗生产，尤其是病毒培养中广泛使用。如采用鸡胚(流感和黄热病疫苗)或鸡胚细胞(麻疹或腮腺炎疫苗)培养制备病毒性疫苗，其标识上要注明成品中鸡蛋白的残留(见表7.2)。虽然对这类疫苗的任何组分的超敏性是疫苗接种的禁忌证，MMR-Ⅱ联合疫苗和黄热病疫苗(YF-Vax)的说明书还是特别标明了对鸡蛋或鸡蛋白过敏者属于接种禁忌。

美国获上市许可的两种乙型肝炎疫苗：Engerix-B（GlaxoSmithKline Biologicals）和 Recombivax HB（Merck Sharpe & Dohme Corp.），为采用重组 DNA 技术在酵母中制备的蛋白，其产品说明书指出，疫苗中可能有酵母蛋白残留（在 Engerix-B 中酵母蛋白<5%，在 RecombivaxHB 中酵母蛋白<1%）。有酵母过敏史者是接种乙型肝炎疫苗的禁忌，不过美国免疫实施咨询委员会（Advisory Committee on Immunization Practices，ACIP）指出，"尚无证据表明对酵母有过敏史者接种疫苗后会发生不良反应"[42]。HPV 疫苗：Cervarix（Merck Sharp & Dohme Corp.）和 Gardasil 9（Merck Sharp & Dohme Corp.），也是用酵母细胞制备的，按照产品说明书，两种疫苗中含有的酵母蛋白每剂均低于 7μg，对酵母过敏是使用该疫苗的禁忌证。另一种 HPV 疫苗 Cervarix（GlaxoSmithKline Biologicals），是用昆虫细胞制备的，昆虫细胞蛋白的水平已降至 40ng/剂以下。

有报道[43]认为，对 DTaP 和 Tdap 疫苗的过敏反应可能是由疫苗中的残留的酪蛋白引起的，这是用于疫苗生产培养基中的一种乳蛋白；过敏反应发生于对牛奶已经有明显反应的儿童中。然而，作者认为[43]，这类过敏反应极罕见，很多对牛奶高度敏感的儿童却对疫苗耐受。对牛奶过敏的一个亚组儿童是否处于过敏反应风险之中须有待进一步研究确定。然而，Slater 和他的同事[44]已经注意到在这个分析中存在的几个潜在的混杂因素。

疫苗瓶塞或注射器（活塞或套头）可能含有乳胶（一种天然橡胶成分），某些人对乳胶敏感。关于疫苗含有或可能含有乳胶的描述在疫苗说明书的警示和注意事项中有显示，以提示该疫苗会在对乳胶敏感的个体中导致过敏反应。

美国联邦食品、药品与化妆品法案[Sec.502(e)(1)(A)(iii)]规定，所有灭活组分应在说明书上标明，但若涉及泄露商业秘密则不必这样做。此外，CFR 还指出，如果灭活组分的存在被认为是安全性因素[21 CFR 610.61(n)]，则应在说明书上列出。有些情况下，即使无证据表明某种材料可能与安全性相关（属于一种安全性因素），生产商已选择了公示疫苗中这些残留物的存在，如去污剂、溶剂和螯合剂（生产工艺残留物的举例见表 7.2）。此外，许多生产厂商还提供生产方法的简要总结，包括在各种步骤中使用的试剂，如沉淀剂硫酸铵（ammonium sulfate）或细菌培养消泡剂聚二甲硅氧烷（polydimethylsiloxane）。在后续的工艺步骤中这些物质中有多种被去除或大大减少。

细菌和细胞残留物

对细菌性疫苗，生产工艺残留物可能包括各种细菌的细胞组分。全细胞疫苗自然会含有大量的细菌成分，如以前使用的全细胞百日咳疫苗。目前，在美国已不使用注射用的全细胞细菌性疫苗；但一种口服减毒活细菌疫苗，即伤寒口服活疫苗 Ty21a（Vivotif, Crucell SwitzerlandLtd.）已被批准使用。

由革兰氏阴性菌制备的疫苗可能含有脂多糖（Lipopolysaccharide，LPS），通常称为内毒素，它是一种细菌的外膜组分。LPS 刺激固有免疫系统产生的炎症反应可导致发热、休克和死亡[45]。不同的微生物有着不同的 LPS 结构，因此，其各自的反应潜能也是不同的。目前有两种方法用于检测疫苗中的 LPS：即家兔热原试验（适用于所有的致热原）和鲎试剂（limulus amebocyte lysate，LAL）试验。美洲鲎的变形细胞溶解液在遇到 LPS 可产生凝集是本试验的基础[46,47]。在致热性可能被归因于 LPS 的情况下，LAL 试验的应用更为普遍。鲎的细胞溶解液本身是一种在美国获得上市批准的产品，用于检测在美国获准上市的疫苗（和其他 FDA 管理的生物制品）中的细菌内毒素。成品疫苗最终配方中的内毒素残留量取决于多种因素，包括疫苗生产中的纯化步骤。尽管在生产工艺过程中，对源于革兰氏阴性菌的抗原内毒素进行了检测，且也有该试验的产品签发标准，但是疫苗说明书上可能无此信息。一种 DTaP 联合疫苗（Tripedia, Sanofi Pasteur）的说明书注明了灭活百日咳组分来源的内毒素含量（<50 内毒素单位/ml）。

成品细菌性疫苗最终配方中可能残留细菌蛋白。这种残留蛋白引起的后果不尽相同，可能无明显作用，也可能有害。例如，多年前就已发现，残留蛋白会增加白喉类毒素的反应原性[48,49]。然而，也有认为这些蛋白可增加疫苗的免疫原性[50]。

多糖疫苗、多糖结合疫苗和精制蛋白疫苗经过多个纯化步骤，以减少菌体蛋白的残留量。然而，这些纯化步骤不能完全去除细胞或培养基中的蛋白组分。在产品开发过程中，用多种方法对疫苗纯度进行评价，如银染色法或聚丙烯酰胺凝胶电泳（polyacrylamide gel electrophoresis，PAGE），凝胶免疫印迹法。批准上市后，疫苗抗原的纯度和质量通常用十二烷基硫酸钠（sodium dodecyl sulfate，SDS）-PAGE 法进行评价，并作为产品签发的一种检测方法。但是，这些检测方法的灵敏度有限，如美国国家变态反应与传染病研究所（National Institute of Allergy and Infectious Disease）发起的一项多中心无细胞百日咳疫苗临床试验[51,52]所发表的文章显示,一些接种了第4剂和第5剂Tripedia[DTaP,一种含PT和丝状血凝素(filamentous hemagglutinin,FHA)的双组分无细胞百日咳疫苗]的儿童,在接种Tripedia或在接种第4剂Tripedia前,曾用全细胞百日咳疫苗进行基础免疫,他们对百日咳菌的黏附素和菌毛产生了加强免疫应答,提示Tripedia中含有足够的抗原来刺激免疫应答。

生产病毒性疫苗所用的细胞基质包括两种人源二倍体细胞株(MRC-5和WI-38)、猴源传代细胞系(Vero细胞)、犬肾细胞系[MDCK(Madin-Darby canine kidney)cells]以及鸡胚细胞。几种重组DNA衍生病毒疫苗的生产采用的是昆虫细胞系。用这些细胞株制备的疫苗,其中残留的细胞株蛋白量不同。如前所述,有人担心残留的鸡胚蛋白会对敏感个体产生不良影响。

成品疫苗最终配方中含有源于生产用的原代细胞、二倍体细胞以及细菌细胞的残留细胞DNA成分,一般认为这类DNA不会构成风险。WHO的一个研究小组对源于传代细胞系(如Vero细胞)的残留DNA进行了研究[53]。WHO生物制品标准化专家委员会评估了发生转化事件的风险,认为可以忽略不计,并得出结论认为注射产品中的DNA含量低于每剂10ng均是可接受的[52]。该限值是对1986年WHO专家委员会较早建议、较为保守的限值(每注射剂次≤100pg)的修订[54]。1997年专家委员会在修订该限值时,对来自人和动物的数据进行了分析。其中包括来自非人类的灵长动物的数据,其表明来自人肿瘤细胞的毫克级活性癌基因DNA在10年评价期间并未致肿瘤发生;并考虑到人血浆中含有的大量DNA,以及生物制品中污染的多为小片段DNA,其不可能编码功能基因[53]。专家委员会得出结论,传代细胞系DNA可视为是一种污染成分,而非必须去除至极微量的重要危险因素。因此,专家委员会将该限值修订为每剂10ng。

生产企业不需要对每批产品都进行专门的检验来证明每批次均符合规定,而只需验证其纯化工艺能将DNA去除至该水平(每剂10ng)或低于该水平。每剂10ng残留DNA的限值不适用于微生物来源、二倍体细胞来源或原代动物细胞来源的产品,以及用传代细胞系制备的口服疫苗[53]。美国批准上市的乙型脑炎疫苗(Ixiaro,Valneva Scotland Ltd.)、IPV疫苗(IPOL,Sanofi Pasteur SA),以及DTaP-HepB-IPV联合疫苗中的IPV组分Pediarix(GlaxoSmithKline Biologicals)均采用Vero传代细胞系制备。IPOL的DNA含量低于每剂10pg[55]。一种流感疫苗,Flucelvax(Seqirus Inc.)是用MDCK细胞,一种犬的传代细胞系制备的,这种流感疫苗含有的MDCK DNA含量低于每剂10ng。

外源因子

在疫苗生产中使用动物源性原材料,如明胶、胎牛血清(通常指胎小牛血清),或原代动物源性细胞,使人们产生对疫苗中可能存在外源性物质污染的担心。美国联邦法规(21 CFR §610.18)要求疫苗生产用的培养物应无外源微生物污染,细胞系需进行微生物因子的检测。一份1993版的FDA指导文件指出[56],应对主细胞库进行外源因子的检测,动物源性原材料应无污染物和外源因子,包括病毒和BSE病原体。2010年2月FDA发布了最新指南[57]。

生产企业必须进行上述检测,并确保所提供的任何有关原材料的证明(如牛源性材料已经进行了外源性病毒检测的文件)是恰当的。确保疫苗生产中使用的细胞基质无细菌、真菌、支原体和分枝杆菌污染的外源因子检测的详细描述见美国[56,57]和国际[58,59]的指导性文件。在CBER给生产企业的一份信函[60]中提到了用逆转录-聚合酶链反应法(RT-PCR)检测外源性逆转录病毒。这种已用于检测病毒性外源因子的方法未在产品说明书上予以描述。但是,说明书上描述了包括所使用的细胞系和培养基在内的生产方法。

可传播海绵状脑病致病因子

可传播海绵状脑病(Transmissible Spongiform Encephalopathies,TSEs),如牛海绵状脑病(BSE)或克-雅病(CJD),由于缺乏敏感、特异和易于实施的早期诊断试验方法,使对这些病原体污染产品的监测和检测能力受到限制。TSE的确诊依赖于脑组织的尸检。然而,即便用这种检查方法,其灵敏度也有限,因为在疾病的较早阶段,脑组织中存在的TSE病原体含量可能低于可检出的限值。由于检测方法所限,动物源性TSE病原体的潜在污染是通过限制原料来源进行控制的。[29]

2013年,美国农业部USDA发布了关于进口牛产品的条件的最终规定,这项规定同时考虑了产品本身内在的疯牛病风险以及产品生产地区的疯牛病风险情况(9 CFR §92)。此项规定删除了USDA列出的已存在BSE或者有过度BSE风险的国家名单,并采用与OIE整体相似的方法对BSE风险地区进行分类描述。一项于2007年1月被提议的规定在对药用产品中牛科动物材料方面的要求与 USDA 监管的肉制品和 FDA 监管的食品和动物饲料的要求一致。[61]

总结

一个成品疫苗中除含活性免疫原外，还含有其他一些物质，生产企业在疫苗中添加这些物质（如稳定剂和佐剂）是为了达到特定的目的。其他物质还有生产过程中的残留物。虽然某种产品所附的说明书中并未包含疫苗签发检测和生产过程检测的所有结果，但 CFR 确实具体规定了疫苗说明书上应包含的信息。产品说明书中也涵盖了一些生产方法和生长条件的信息。

（李国华　邵杰）

本章相关参考资料可在"ExpertConsult.com"上查阅。

第 8 章 被 动 免 疫

Mark K. Slifka 和 Ian J. Amanna

被动免疫接种、被动免疫和被动免疫治疗都是指将抗体输入至不具有保护力的个体中,用于预防或治疗疾病。首次成功治疗白喉和破伤风的被动免疫可追溯到 1890 年发表于 Deutsche Medizinische Wochenschrift(德国医学杂志)的动物研究[1]。该技术很快在临床使用,早在 19 世纪 90 年代中期,白喉特异性抗毒素就开始在医院中成功应用,以降低白喉暴发期间的死亡率[2-4]。事实上,Emil von Behring 因发现这一重要的医学干预措施而于 1901 年获得了第一个诺贝尔生理学或医学奖[5]。这一临床进展的意义无论怎么强调都不过分。Behring 估计使用白喉特异性被动免疫疗法每年仅在德国就挽救了 45 000 人的生命[6]。在 19 世纪 90 年代抗生素前期,白喉住院患者的病死率为 47%~60%[7],Emil von Behring 及其同事 Shibasaburo Kitasato 的工作为这些患者提供了唯一的希望。

根据 Behring 的说法,如果不是他的早期工作专注于研究白喉主动免疫的保护机制,并通过他的合作者 Kitasato 就针对破伤风疫苗介导免疫机制的研究工作,就不会发现被动免疫。当豚鼠被白喉棒状杆菌感染时,动物常常死于该病。然而,当 Behring 免疫接种动物,在其体内产生抗白喉毒素的中和抗体时,他发现它们抵御正常致死剂量的白喉杆菌。为了确定转移到易感宿主的这种保护力是否为免疫宿主的内在特性,他给无免疫力的豚鼠注射了白喉毒素,然后用来自接种疫苗动物的免疫血清成功治愈了它们。同样,注射破伤风梭菌或纯化的破伤风毒素通常也是致命的,但是应用 Paul Ehrlich 开发的方法,通过用较低的、非致死剂量的破伤风毒素进行依次接种,动物最终对高剂量的破伤风毒素获得免疫[5]。Kitasato 使用这种方法证实了来自破伤风免疫过的兔的血液可以输入至无免疫力小鼠,并可完全保护它们免受正常致死剂量的强毒破伤风梭菌感染或含有破伤风毒素的破伤风梭菌培养上清过滤液[1]。Behring 和 Kitasato 在他们 1890 年具有里程碑意义的研究的最后一句话做了精辟的总结,"我们的实验结果无可辩驳地提醒我们一个事实:血液是一种非常不寻常的液体(Blut ist ein ganz besonderer Saft)"[1]。

自从 Behring 和 Kitasato 首次正式证实被动免疫治疗的保护作用以来,这项技术在随后的 125 年取得了长足进步[1]。在早期,使用人免疫血清治疗白喉是不可行的,因此通过接种奶牛首次实现大规模生产多克隆抗白喉免疫血清[5]。到目前为止,用于治疗多种毒素的商业化抗血清制剂仍然通过动物来产生(表 8.1)。应用动物源性抗体制剂进行的被动免疫治疗仅能在密切的医学监督下使用[9],否则由此导致的宿主对外来的免疫球蛋白和血清蛋白的免疫应答可引发血清病、荨麻疹和/或过敏反应[8]。幸运的是,由于一些创新技术的出现,减少了动物源性抗体需求,形成了新的途径,使被动免疫变得安全、可行和有效。随着单克隆抗体技术的发明[10,11],促进了进一步的技术革新,包括使用各种展示技术(例如:噬菌体展示、酵母展示)筛选大型抗体文库[12]。其他技术的发展包括开发嵌合单克隆抗体——通过将鼠免疫球蛋白的重链区域基因替换成人免疫球蛋白的相应区域实现"人源化"的鼠源抗体,以及使用转基因小鼠——小鼠内源性免疫球蛋白基因已被人免疫球蛋白基因取代[12]。后者技术的优点是来自免疫转基因小鼠的杂交瘤产生完全人源化的单克隆抗体而不需要进一步的基因修饰。最近,Epstein-Barr 病毒(EBV)转化的人类记忆 B 细胞被用于生产单克隆抗体,从而促进新的人单克隆抗体的生成迎来迅速发展,这种抗体对罕见的病原体具有非常好的抗原特异性,可以直接产生自免疫的人体受试者[12,13]。在抗生素时代之前,基于抗体的治疗是对抗许多细菌性疾病的唯一选择。时至今日,仍仅有少数抗病毒药物可用,并且对于大多数病毒性疾病没有治疗选择。然而,新的基于抗体的疗法正在持续发展,可针对广泛的细菌和病毒病原体提供保护。在本章中,描述了被动免疫在保护无免疫力宿主中的作用,讨论成功的免疫治疗所涉及的因素,并提供了动物模型以及人体临床研究中保护效力的实例。

母传抗体:初始被动免疫治疗

母传抗体代表被动免疫疗法的自然形式,母体预

表 8.1　美国已批准的用于传染病或毒素的被动免疫抗体制剂

产品	商品名称	生产厂家	批准的适应证[a]
标准免疫球蛋白（人源）			
免疫球蛋白，静脉注射	Bivigam	Biotest Pharmaceuticals	原发性体液免疫缺陷；多灶性运动神经病；慢性特发性血小板减少性紫癜；川崎综合征；慢性炎症脱髓鞘性多发性神经病
	Carimune	CSL Behring	
	Flebogamma	Instituto Grifols	
	Gammagard	Baxter	
	Gammaplex	BPL	
	Gamunex-C	Grifols Biotherapeutics	
	Octagam	Pharmazeutika Produktionsges	
	Privigen	CSL Behring	
免疫球蛋白，皮下注射	Hizentra	CSL Behring	原发性体液免疫缺陷；多灶性运动神经病；
	Hyqvia	Baxter	
	Gammagard	Baxter	
	Vivaglobin	CSL Behring	
免疫球蛋白，肌内注射	GamaSTAN	Grifols Biotherapeutics	甲型肝炎；麻疹；水痘；风疹
超免疫球蛋白（人源）			
炭疽免疫球蛋白，静脉注射	Anthrasil	Cangene Corporation	吸入炭疽的治疗
肉毒免疫球蛋白（人源），静脉注射	BabyBIG	California Department of Health Services	婴幼儿肉毒中毒治疗（A 或 B 型肉毒梭菌）
巨细胞病毒免疫球蛋白（人源），静脉注射	CytoGam	CSL Behring	器官移植相关巨细胞病毒病的预防
乙肝免疫球蛋白（人源），静脉注射	HepaGam B Nabi-HB	Cangene Corporation Nabi Biopharmaceuticals	预防乙肝及暴露后预防
狂犬免疫球蛋白（人源）	HyperRab S/D	Grifols Biotherapeutics	狂犬病病毒暴露后治疗，并与狂犬病疫苗联用
破伤风免疫球蛋白（人源）	HyperTET S/D	Grifols Biotherapeutics	破伤风的预防和治疗
牛痘免疫球蛋白（人源）	N/A	Cangene Corporation	治疗或减轻天花疫苗接种后的并发症
水痘-带状疱疹免疫球蛋白（人源）	VariZIG	Cangene Corporation	高危人群水痘暴露后的预防
动物源性免疫球蛋白			
抗蛇毒血清（红斑寇蛛）（马源）	Black widow spider antivenin	Merck & Co, Inc.	黑寡妇蜘蛛叮咬后治疗（红斑寇蛛）
A 型和 B 型 2 价肉毒抗血清（马源）	N/A	Sanofi Pasteur Ltd	肉毒中毒（A 型或 B 型）的治疗
7 价（A、B、C、D、E、F 和 G 型）肉毒抗血清（马源）	N/A	Cangene Corporation	肉毒中毒（A、B、C、D、E、F 和 G 型）的治疗
蝎子免疫 F(ab')2 注射液（马源）	Anascorp	Rare Disease Therapeutics, Inc	蝎子中毒的治疗
响尾蛇免疫 F(ab')2（马源）	Anavip	Instituto Bioclon S.A. de C.V.	响尾蛇中毒的治疗
响尾蛇免疫 Fab（羊源）	CroFab	Protherics, Inc.	响尾蛇、蝮蛇和水蛇中毒的治疗
地高辛免疫 Fab（羊源）	DigiFab	Protherics, Inc.	地高辛中毒或过量的治疗
白喉抗毒素（马源）	DAT	Instituto Butanta[b]	白喉的预防或治疗
单克隆抗体			
帕利珠单抗	Synagis	MedImmune	高危儿童由 RSA 引起的下呼吸道疾病的预防
瑞西巴库	N/A	Human Genome Sciences/GlaxoSmithKline	吸入性炭疽的治疗

注：N/A：不适用；
[a] 由生产厂家标示的适应证；按照产品种类将适应证归类。
[b] 作为研究中新药由 CDC 分发给医生。

先存在的介导体液免疫应答的免疫球蛋白（IgG）库通过胎盘转运给胎儿。在哺乳动物中母传抗体的获取差异很大[14]。在子宫内，母传 IgG 通过胎盘转运到人和猴的胎儿，并达到母婴之间相似的血清浓度，没有产后转运的证据。与之相反，在水貂、奶牛、马、绵羊、山羊和猪中没有产前母传 IgG 的转运。尽管这些动物出生时血清几乎没有 IgG，但在出生后的 24~48 小时内通过胃肠道吸收，这些抗体从摄取的初乳转移到血液中。在小鼠、大鼠和狗中，母传 IgG 的转运发生在子宫内以及出生后通过胃肠道吸收，表明它们与人类和非人灵长类动物不同，且不同于水貂和蹄类动物。这些差异也表明在选择合适的动物模型来研究母传抗体对传染病的作用时应多加留意，因为这些机制更具物种特异性。

在一项综合性研究中使用了来自 58 500 名患者的标本，分析了针对 16 种病毒的抗体，发现母体免疫力与婴儿免疫力有明确的关联（见图 8.1）[15]。不足 1 月龄婴儿中针对每种病毒的抗体流行情况与 20~40 岁成年人的非常相似，而后者代表了母亲的主要年龄。例如，对麻疹和腮腺炎等常见儿童疾病，新生儿与其母亲的免疫力相当。在 1971—1972 年的队列研究中，发现婴儿和成人对不常见病毒病原体，例如乙型流感的免疫力相对较低。但在 1973—1974 年、1975—1976 年和 1977—1978 年的队列研究中，发现其免疫力水平较高，这与 1974 年发生的乙型流感疫情相吻合[15]，表明母传抗体水平是动态的，近期特定病原体暴发将增加母体获得针对病原体免疫力的机会，同样在婴儿体内也会相应增加，至少获得针对该特定微生物暂时的免疫力。正如预期，母传抗体在出生后 6 个月内迅速减弱，并在随后的数月及几年内暴露于病原体，在从儿童至成人的成长过程中，体内产生不同的特异性抗体（图 8.1）。母传抗体的总体保护效力可能在遗传性免疫缺陷的儿童中最为明显，例如严重联合免疫缺陷（SCID）的患者缺乏功能性 T 细胞和 B 细胞，或无丙种球蛋白血症患者缺乏功能性 B 细胞但仍具有诱导针对病原体的特异性 T 细胞应答。SCID 的临床表现在出生时并不明显，但基本都在平均 6.59 月龄时得到诊断[16]，这时期也是母传抗体最低水平[15]（图 8.1）。同样，无丙种球蛋白血症患者也大约在这一年龄开始出现免疫缺陷的症状[17]。母传抗体在免疫学上是一把"双刃剑"，因为它们会干扰减毒活病毒疫苗，例如麻疹-腮腺炎-风疹疫苗（MMR）[18-20]和轮状病毒疫苗[21,22]，而在妊娠晚期直接免疫母亲可以显著增加婴儿对流感等常见呼吸道病毒的保护[23-25]。事实上，母亲接种疫苗可以使 6 月龄以下婴儿中与流感相关的住院治疗减少 45%~91%[23-25]。同样，早在 20 世纪 30~40 年代就已认识到，母亲接种百日咳疫苗的重要性。在接种疫苗母亲所生的婴儿中，发现较高的抗菌抗体水平以及针对百日咳的潜在保护力[26-29]。最近研究也进一步证实以前的研究结果，怀孕期间接种百日咳疫苗的母亲所生的婴儿在 2 月龄之前针对百日咳的保护效力为 90%~91%[30,31]，进一步支持目前关于孕妇接种百日咳疫苗的建议[32]。选择小于 2 月龄的婴儿，是因为这一年龄是婴儿基础免疫开始推荐的年龄，超过这个年龄的分析可能会受到儿童直接接种疫苗的保护作用的影响。然而，母传 IgG 抗体针对呼吸道病毒（例如流感）或细菌（例如百日咳博德特氏菌）病原体感染所提供的保护共同证明了母体疫苗接种和随后母传抗体转运可以对婴幼儿健康带来广泛影响。

表 8.2　单克隆抗体与多克隆抗体治疗的比较

	多克隆抗体	单克隆抗体
优点	多价的特异性；具有不同效应功能的多个同种型	抗原特异的活性高、标准化效价、可无限生产、最小的生物安全危害
缺点	抗原特异的活性较低、效价差异大、产量有限、人源血液制品存在生物危害风险	单价的特异性、单一同种型、存在逃逸突变株的可能

被动免疫治疗的关键参数

在疫苗和抗生素给现代医学带来革命性变化之前，基于抗体的疗法是许多危及生命疾病的唯一有效的药物治疗，包括白喉、猩红热、细菌性脑膜炎和细菌性肺炎[33,34]。除了著名的单克隆抗体——帕利珠单抗和瑞西巴库单抗（raxibacumab）之外，目前大多数针对传染病的商业化抗体免疫疗法仍依赖于人或动物来源的多克隆抗体（表 8.1）。使用多克隆抗体进行被动免疫治疗的主要优点是该方法包括针对多种表位特异性的抗体，具有不同生物学功能的多种免疫球蛋白同种型和亚类通过叠加或协同方式发挥潜在的作用（表 8.2）[35]。另一方面，使用多克隆抗体进行免疫治疗也存在若干局限性，包括抗原特异的活性较低、供应限制（特别是罕见疾病）、生产批次之间的差异性以及通常与人源性血液制品使用相关的安全性和质量控制问题。而根据定义，单克隆抗体仅限于单一表位特异性，但具有优于多克隆抗体的几个优点，由于在体外大规模生产，单克隆抗体具有其固有的

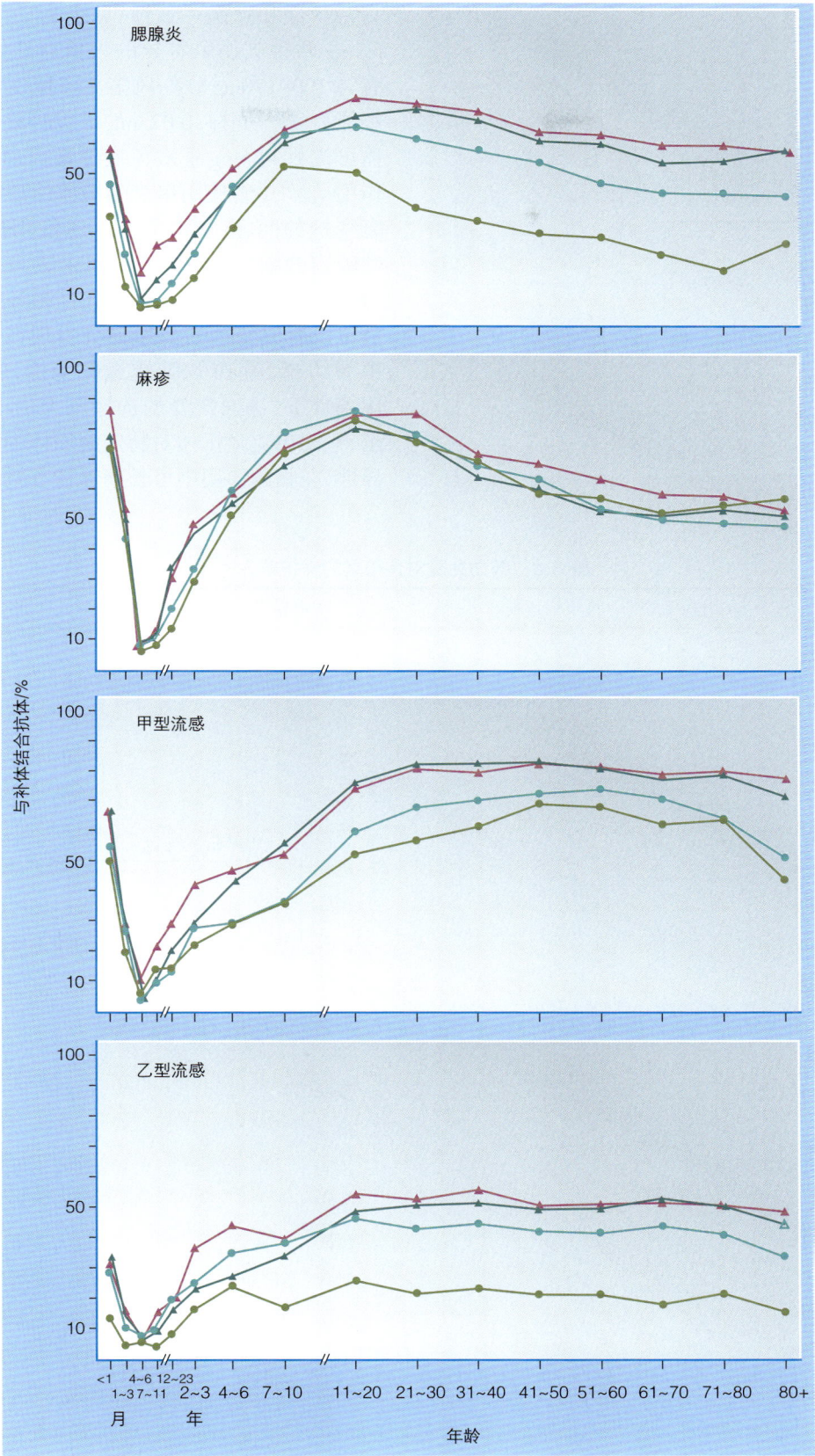

图 8.1 1971—1978 年间应用 16 种病毒抗原筛查患者中针对腮腺炎、麻疹、甲型流感和乙型流感抗体的年龄别流行情况。不同的流行曲线代表四个 2 年期：1971—1972（绿线）、1973—1974（浅绿色线）、1975—1976（红线）和 1977—1978（蓝线）（来自 UKKONEN P, HOVI T, VON BONSDORFF CH, et al. Age-specific prevalence of complement-fixing antibodies to sixteen viral antigens: A computer analysis of 58 500 patients covering a period of eight years. J Med Virol, 1984, 13: 131-148.）。

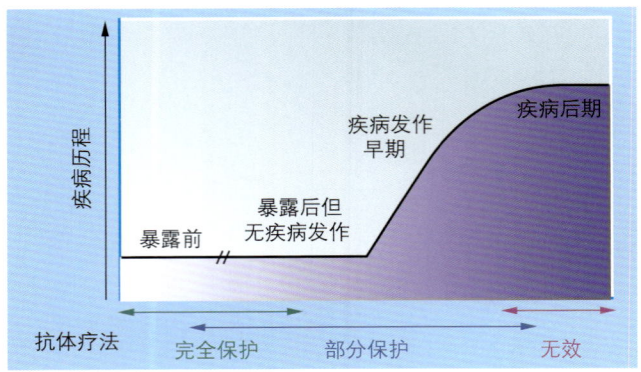

图 8.2 随着疾病进展被动免疫的疗效下降

在暴露或感染之前预防性输入抗体,可以最大限度实现对有症状疾病的充分保护。但在暴露后早期、疾病症状发作之前,抗体治疗也非常有效。在疾病症状发作后给予被动免疫通常效果较差,而一旦到了严重的疾病晚期,则几乎没有临床获益。

高特异性和批次一致性(见表 8.2)。例如,研究发现 0.7mg 两种破伤风特异的人单克隆抗体联合使用具有与 100~170mg 破伤风多克隆免疫球蛋白相同的中和能力[36]。同样,0.023mg 牛痘病毒特异的单克隆抗体可提供与 5mg 牛痘免疫球蛋白(VIG)相同的保护作用[37]。尽管使用单克隆抗体治疗时存在中和逃逸突变株的问题[38,39],但在临床使用帕利珠单抗治疗呼吸道合胞病毒(RSV)时尚未成为主要问题。起初对 371 株 RSV 分离株的测序结果证明 F 蛋白的中和表位没有突变[40]。后续研究发现在 146 个突破病例中大约 5% 存在 RSV 逃逸突变株,表明在当前的使用条件下,逃逸突变的选择压力仍不常见[41]。这提示,只要单克隆抗体对特定病原体的稳定表位具有特异性,在临床使用中可长期保持有效。

表 8.3 被动免疫对传染病的保护效力 a

	动物模型	临床研究
毒素		
炭疽毒素	预防[145,146]	预防:不可用
	治疗[145,146]	治疗[147,148]
肉毒毒素	预防[149-151]	预防:不可用
	治疗[151]	治疗[152-155]
白喉毒素	预防[156,157]	预防[159]
	治疗[157,158]	治疗[7,49,160,161]
蓖麻毒素	预防[162,163]	预防:不可用
	治疗[163]	治疗:不可用
破伤风毒素	预防[1,164]	预防[166]
	治疗[157,164,165]	治疗[166,167]:不支持[168]
细菌感染		
百日咳鲍特氏菌(百日咳)	预防[169,170]	预防[30b,31b,172,173]
	治疗[170,171]	治疗[173,174]
包氏螺旋体(莱姆病)	预防[175,176]	预防:不可用
	治疗[175]	治疗:不可用
沙眼衣原体	预防[177-179]	预防:不可用
	治疗:不可用	治疗:不可用
艰难梭菌	预防[180,181]	预防:不可用
	治疗[180,181]	治疗[182]
大肠杆菌	预防[183-185]	预防[110-113]:不支持[186]
	治疗[184,185]	治疗:不支持[187]
土拉弗朗西斯菌(兔热病)	预防[119,120]	预防:不支持
	治疗[121]	治疗[118,188]
流感嗜血杆菌	预防[189-191]	预防[102]
	治疗[191,192]	治疗[99,101]

第8章 被动免疫

续表

	动物模型	临床研究
结核分枝杆菌(结核病)	预防[124,193]	预防:不可用
	治疗[124,194,195]	治疗[128]:不支持[128]
脑膜炎奈瑟菌(脑膜炎球菌疾病)	预防[196-199]	预防:不可用
	治疗[198-200]	治疗[33,201]
铜绿假单胞菌	预防[202,203]	预防:不可用
	治疗[202-204]	治疗[205,206]:不支持[207]
伤寒杆菌(伤寒热)	预防[208,209]	预防:不可用
	治疗[210]	治疗[211]
志贺菌	预防[212b,213b,214]	预防[215]
	治疗:不可用	治疗:不支持[216]
金黄色葡萄球菌	预防[217-219]	预防:不支持[220-222]
	治疗:不支持[218]	治疗:不支持[223,224]
无乳链球菌(B群链球菌)	预防[225-228]	预防[229b,230b]
	治疗[225,226]	治疗:不可用 b
肺炎链球菌(肺炎球菌疾病)	预防[231-233]	预防[237]
	治疗[234-236]	治疗[33,235,238]
化脓性链球菌(A群链球菌)	预防[239-241]	预防[242,243]
	治疗:不可用	治疗[243-248]
霍乱弧菌(霍乱)	预防[249-251,251b]	预防:不可用
	治疗[250]	治疗[252,253]
鼠疫耶尔森菌(鼠疫)	预防[254-260]	预防[264]
	治疗[254-257,261-263]	治疗[257,255]
病毒感染		
基孔肯亚病毒	预防[266,267]	预防:不可用
	治疗[266,267]	治疗:传闻的[268c]
柯萨奇病毒	预防[269]	预防:不可用
	治疗[270]	治疗[271]
巨细胞病毒	预防[272b,273,274]	预防[275-277]
	治疗:不可用	治疗:不可用
登革热病毒	预防[278-280]	预防:不可用
	治疗[278-280]	治疗:不可用
埃博拉病毒(埃博拉出血热)	预防[281]	预防:不可用
	治疗[281-283]	治疗:传闻的[284]
EB病毒	预防[285,286]	预防[133]
	治疗:不可用	治疗:不可用
汉坦病毒	预防[287]	预防:不可用
	治疗[287,288]	治疗[289]
甲肝病毒	预防:不可用	预防[290-293]
	治疗:不可用	治疗:不可用
乙肝病毒	预防[294]	预防[295]
	治疗[294]	治疗[296,297]

续表

	动物模型	临床研究
丙肝病毒	预防[298]	预防[299]
	治疗[298]	治疗[300,301]:不支持[301,302]
戊肝病毒	预防[303]	预防[304]
	治疗:不可用	治疗:不可用
单纯疱疹病毒	预防[92,305,306]	预防[308]
	治疗[92,307]	治疗[309]
HIV	预防[310,311]	预防:不可用
	治疗[312,313]	治疗[140,314,315];不支持[316,317]
人乳头瘤病毒	预防[318,319]	预防:不可用
	治疗:不可用	治疗:不可用
流感病毒	预防[92,95,96]	预防[23-25b]
	治疗[92,95,96]	治疗[97,98,320]
乙型脑炎病毒	预防[321,322]	预防
	治疗[321,322]	治疗
Junin病毒(阿根廷出血热)	预防[70]	预防:不可用
	治疗[70-72]	治疗[68,69]
拉沙病毒(拉沙出血热)	预防:不可用	预防:不可用
	治疗[76,77]	治疗[78,79]
马塞堡病毒(玻利维亚出血热)	预防[323]	预防:不可用
	治疗[323]	治疗:不可用
麻疹病毒	预防[324,325]	预防[51,53,80-84]
	治疗:不可用	治疗:不可用
传染性软疣	预防:不可用	预防:传闻的[308]
	治疗:不可用	治疗:不可用
猴痘病毒	预防[326]	预防:不可用
	治疗:不可用	治疗:不可用
腮腺炎病毒	预防:不可用 d	预防[327-330]
	治疗:不可用	治疗[328]
细小病毒B19	预防:不可用	预防:不可用
	治疗:不可用	治疗:传闻的 e [331,332]
脊髓灰质炎病毒	预防[333,334]	预防[336,367]
	治疗[335]	治疗[54,338-340]
狂犬病病毒	预防[341]	预防[346]
	治疗[342-345]	治疗:不支持[347]
呼吸道合胞病毒	预防[348,349]	预防[55-58,60,352]
	治疗[350,351]	治疗:不支持[59,61,62]
裂谷热病毒	预防[353,354]	预防:不可用
	治疗:不可用	治疗:不可用
轮状病毒	预防[104,105,355-358]	预防[21b,103,104]
	治疗[104,358]	治疗[104-108]

续表

	动物模型	临床研究
风疹病毒	预防:不可用	预防[359-362]
	治疗:不可用	治疗[363]
严重急性呼吸综合征(SARS)冠状病毒	预防[364,365]	预防:不可用
	治疗[366]	治疗[320]
猿免疫缺陷病毒	预防[367]	不适用
	治疗[368,369]:不支持[367]	
猿/人免疫缺陷病毒	预防[46,370-376]	不适用
	治疗[141,374]	
蜱传脑炎病毒	预防[377,378]	预防[379]
	治疗[377]	治疗:传闻的[380]
牛痘病毒	预防[37,381-383]	预防[385]
	治疗[37,383,384]	治疗[386,387]
水痘病毒	预防:不可用	预防[388-390]
	治疗:不可用	治疗:不可用
天花病毒	预防:不可用	预防[64,65]
	治疗:不可用	治疗[65,66]
委内瑞拉马脑脊髓炎病毒	预防[391]	预防:不可用
	治疗[391]	治疗:不可用
西尼罗河病毒	预防[392-394]	预防:不可用
	治疗[392,394,395]	治疗:传闻的[396,397]
黄热病病毒	预防[398-400]	预防:传闻的[401]
	治疗[398,401]	治疗:传闻的[402,403]
寄生虫与真菌感染		
白念珠菌	预防[404-407]	预防[308]
	治疗[406]	治疗:不可用
新型隐球菌	预防[408-410]	预防:不可用
	治疗:不可用	治疗:不支持[411]
隐孢子虫	预防[412]	预防:不支持[414]
	治疗[413]:不支持[412]	治疗:不可用
疟原虫(疟疾)	预防[415-417]	预防:不可用
	治疗:不可用	治疗[418,419]
弓形虫(弓形虫病)	预防[420-422]	预防:不可用
	治疗:不可用	治疗:不可用
常规		
遗传性免疫缺陷病	不适用	预防[423-427]
HIV相关疾病	不适用	预防[308,428]
败血症/败血症性休克	不适用	治疗[245,426,429-432]

a 对于动物研究,预防定义为在实验性感染前输入抗体;治疗定义为感染后输入抗体。对于临床研究,预防定义为在疾病发作之前给予抗体;治疗定义为在疾病发作后给予抗体。
b 证据来自母体接种疫苗的研究。
c 传闻的结果定义为来自小型研究表明被动免疫可以提供临床获益,但范围太小,疗效不能确定。
d 虽然有两项研究[434,434]证明在接种前直接混合腮腺炎病毒和抗体有预防作用,但不可用。

用于被动免疫的免疫球蛋白的功能特性是决定其体内保护效力的重要考虑因素[35]。例如，血清IgG分子可渗透到血管外，而IgM主要局限于血管内[14]。IgM分子半衰期短（5天[14]），并且通常亲和力低，这就是IgM未用于被动免疫疗法的原因。血清IgA为单体，尽管也可渗透到血管外，但其半衰期仅有6天，且似乎在小鼠肺部的功能性IgA中不起主要贡献[42,43]。另一方面，人源IgG平均半衰期约为21天（除了IgG3，其半衰期仅为7天）[14,44]，亲和力高，并可跨过黏膜屏障，从而可以保护机体免受病原体经黏膜途径侵入。有趣的是，接种脑膜炎球菌疫苗后1个月以及1年时，疫苗诱导的血清IgG（和血清IgA）应答与唾液中存在的抗菌抗体水平密切相关[45]，表明血清循环抗体对于黏膜分泌物的抗体起着重要的贡献。事实上，在恒河猴静脉内注射HIV特异性单克隆抗体后，其血清抗体滴度为690~725μg/ml，导致阴道液中的黏膜抗体滴度为17~30μg/ml，并对阴道内SHIV（表达HIV包膜的嵌合猿免疫缺陷病毒）的攻击可提供完全保护[46]。流感病毒为另一种黏膜病毒，对呼吸道有严格的亲嗜性，在人体中流感特异的血清抗体滴度与保护相关[47]。在小鼠中通过分析流感病毒攻击后上呼吸道与肺部的抗病毒保护作用，比较分析了流感特异的IgA和IgG多聚体的作用。当流感病毒感染前4小时输入IgA多聚体时，可预防上呼吸道的病理改变，但在肺部无效。而输入IgG可阻止肺部的病理改变，但需要更高的剂量来防止上呼吸道感染。作者得出结论，不同的抗体类型可能在体内优先发挥作用的解剖部位不同。这些结果与试验性人类流感病毒感染相反，在该试验中，流感灭活疫苗产生的IgG被认为是保护鼻腔的主要原因[48]。总体而言，IgG进入非淋巴组织和渗透到被感染的黏膜部位的能力可能解释了为什么它通常被认为是常规被动免疫的最佳免疫球蛋白类型，并在许多传染病模型中显示了临床获益，包括从减轻临床症状到几乎完全保护个体免受致命感染（表8.3）。

在20世纪，已经明确特异性抗体滴度较高和疾病发作之前输入抗体是决定被动免疫的保护效力的两个最重要参数（图8.2）。在Behring和Ehrlich开发的白喉特异的免疫治疗的早期报告中[5]，最初用较低的或非标准化的白喉免疫血清治疗患者导致失败，Ehrlich认为成功的免疫治疗有三点很重要：①必须在疾病初期就开始治疗；②疾病进展越多，治愈所需的血清量越高；③根据病例的严重程度，可指定某些最小剂量。后来的研究证实了这些结果：如果在病程第一天开始白喉免疫治疗，死亡率为0%（n=183）[49]。但如果治疗延迟到疾病发作后的2、3或4天，白喉病死率随后分别增加至1.6%（n=905）、4.4%（n=632）和6.9%（n=436）[49]。这些结果与抗生素治疗细菌性败血症的结果相似。在理想的条件下，建议在严重败血症或败血症性休克作出诊断1小时内给予抗生素，因为这些药物仅在疾病早期给药时才能提供临床获益，而在疾病晚期通常无效[50]。

在出现疾病症候的最早期给予高剂量免疫治疗是很重要的，这并非细菌抗毒素疗法所独有，同样也适用于预防或治疗病毒感染。在1931—1932年的麻疹流行期间，72%未接受过被动免疫的暴露个体（n=32）患有麻疹。如果在病毒暴露后10天内给予恢复期血清，其发病率降至16%（n=219），而如果在暴露后12~16天才开始治疗，则约80%接触者发生麻疹（n=5）[51]。发表于1945年的一项研究共涉及1 024例麻疹病毒暴露病例，在暴露后0~2天内接受免疫治疗的个体中，有36%发生了麻疹；而在暴露后6~8天才接受治疗的个体中，48%发生了麻疹[52]。研究中使用的剂量也很关键：接受0.01ml/kg丙种球蛋白的患者中，67%发生了麻疹，而接受0.06ml/kg丙种球蛋白的患者中，仅有16%罹患该疾病。不同批次多克隆免疫球蛋白制剂之间，病毒特异的抗体滴度通常存在一定差异（表8.2）。在另一项研究中，当不同批次的麻疹特异的丙种球蛋白滴度从33IU/ml降低至16IU/ml时，尽管都是在暴露后5天之内进行被动免疫治疗，但麻疹发生率仍从17%增加到57%[53]。同样，对于肠道（例如脊髓灰质炎）和呼吸道病原体（例如RSV），进行被动免疫治疗的时机也非常重要。在1934年暴发2 992例脊髓灰质炎患者中，如果在脑膜炎后0~2天内给予恢复期血清，仅有5.4%患者（n=2 367）出现麻痹症状；若是拖延到脑膜疾病发作后3~6天才给予治疗，则有15.5%患者发生麻痹症状（n=536）；而如果治疗延迟超过6天，则在30.3%脊髓灰质炎患者中出现麻痹症状（n=89）[54]。对于RSV，在早产或支气管肺发育不良的儿童中，多克隆RSV免疫球蛋白可降低41%RSV相关的住院[55]。通过对先天性心脏病患儿进行帕利珠单抗预防性给药，可显著改善临床结果，降低了45%RSV相关的住院[56]。在早产儿或患有支气管肺发育不良的婴幼儿中，RSV相关的住院减少了55%[57]。帕利珠单抗第三项研究进一步证实了这些结果，可降低早产儿和慢性肺病患儿70%住院[58]。另一种单克隆抗体-莫他珠单抗[59]，与接受帕利珠单抗预防性用药相比，能进一步减少26%RSV相关的住院[60]。相反，一旦确定为RSV感染，使用帕利珠单抗[61]、莫他珠单抗[59]或RSV免疫球蛋白[62]均无临床获益，尽管RSV免疫球蛋白在最严重的病例中可能提供有限保护[62]。

被动免疫疗法可成功用于严重的、甚至威胁人类生命的疾病,例如天花或由沙粒病毒[包括胡宁（Junin）或拉沙热（Lassa）病毒]引起的出血热（见表8.3）。但成功的治疗通常应在症状出现之前或刚出现症状时就开始。在融合性或出血性天花的晚期阶段给予天花患者康复期血清,与未治疗的对照组相比,未观察到临床获益（病死率分别为80%和72%）[63]。在天花接触者中,与仅进行暴露后天花疫苗接种（即标准治疗）相比,在疾病发作前额外给予痘苗免疫的γ球蛋白（VIG）可减少70%的天花病例[64]。同样,在暴露后接种疫苗并给予动物源性痘苗免疫的血清,13例密切接触者中没有发现1例天花病例（0%）;而单独接种天花疫苗的对照组中,29例密切接触者中有13例天花病例（45%）[65]。在1941年天花暴发期间,接受标准临床治疗的10例患者中有3例（30%）死亡[66]。为确定额外的被动免疫治疗是否会降低天花诊断后的病死率,使用恢复期血清或血液治疗250例天花患者,无一例死亡。大约75名患者在治疗时为严重的或出血性天花,但所有患者均存活,这可能与所使用的恢复期血清来自正处于体液免疫应答高峰、刚从疾病中痊愈不久的患者有关,也与对严重患者给予优化后的高剂量治疗有关[66]。

阿根廷出血热是由胡宁病毒感染引起的,未治疗病例的病死率为15%~40%[67-69]。在胡宁病毒感染的动物模型中已证实恢复期血清具有保护作用[70-72],在症状出现后8天内给药,可将人类病例病死率降至1%~3%[68,69]。同样,在35%~50%的住院病例中,拉沙热病毒引起严重疾病,包括弥漫性毛细血管渗漏和出血素质[73]。预防性给予免疫血清可保护豚鼠[74,75]和非人灵长类动物免受后续的致死性病毒攻击[76,77],表明抗体对于保护机体免受该病毒的攻击具有明确作用。在一项小型临床研究中发现,如果在入院后0~5天内进行被动免疫治疗,4例患者100%存活;而如果在住院后7~9天开始免疫治疗,则3例中没有1例存活[78]。在另一项研究中[79],4例病毒学确诊的拉沙热患者住院10天内接受免疫血清,全部存活（4/4;100%）;但如果住院后超过10天才开始治疗,则4例患者中只有1例（25%）存活,这与未治疗组相似;在未治疗组中5例经病毒学确诊的拉沙热患者中只有1例（20%）存活。

对呼吸道和肠道病原体的被动免疫

尽管已成功研制针对毒素和全身性感染的被动免疫疗法,例如麻疹[51,53,80-84]和天花[64-66],但仍未充分认识这种疗法对于预防或改善由呼吸道和肠道病原体所致疾病的影响。然而,一些研究证实了被动免疫对黏膜病原体的作用（表8.3）,包括流感病毒（呼吸道病毒）、流感嗜血杆菌（呼吸道细菌）、轮状病毒（肠道病毒）和大肠杆菌（肠道细菌）等实例。流感是全世界发病率和死亡率的重要原因,包括季节性传播和大流行暴发[85-88]。在研制流感疫苗的早期就已证实流感病毒同型免疫力与疫苗保护作用之间的临床相关性[89-91]。早期动物研究也证实了这些结果,被动输入的抗体（通过全身和黏膜输入）能够保护无免疫力的动物免受后续攻击,或在暴露后使用也有利于治疗[92-94]。近年来使用明确的单克隆抗体进行的动物研究进一步支持并拓展这些早期结果[95,96]。被动免疫也成功应用于人类流感。对西班牙流感期间（1918—1925年）进行的8项被动免疫研究进行的综合回顾性荟萃分析中,观察到病死率显著降低达21%［95%置信区间（CI）,15%~27%;$P<0.001$］[97]。这些研究的亚组分析显示,早期治疗（出现肺炎并发症4天内开始治疗）与晚期治疗（出现肺炎并发症>4天开始治疗）比较,早期治疗具有显著优势,其病死率可从59%（49/83）降至19%（28/148）,这与针对传染病进行有效的被动免疫治疗的总体考虑相一致（图8.2）。在2009年流感大流行期间进行的一项双盲随机对照研究中,在34名严重感染的受试者中比较了超免疫静脉免疫球蛋白（IVIG）（来自康复期捐赠者）与通常的IVIG[98],发现超免疫球蛋白治疗组（n=17）比对照组（n=17）可以更快清除病毒,在治疗后第5天病毒载量下降超过90%。在症状出现后5天内接受免疫球蛋白治疗的患者中（n=22）,所有接受超免疫球蛋白IVIG治疗的12例患者均存活,而接受通常的IVIG治疗的患者中仅有60%存活（6/10,$P=0.02$）。

b型流感嗜血杆菌（Hib）是细胞外革兰氏阴性细菌,其最初通过呼吸道感染宿主,是可以通过被动免疫控制的另一种重要的、有代表性的人类病原体。一些早期研究报道,使用浓缩的兔源免疫血清可作为磺胺药治疗Hib脑膜炎患者的有效辅助疗法[99-101]。事实上,与仅接受磺胺类药物治疗的患者中78%（9例患者中7例）的病死率相比,除了抗生素外全程使用血清疗法能够将病死率降低到14%（19例患者中3例）[101]。最近一项研究确定了在高危人群中预防性使用人免疫球蛋白[102]。Santosham及其同事在婴幼儿2、6、10月龄时给予超免疫球蛋白（n=353）或生理盐水安慰剂（n=350）,并检测侵袭性Hib疾病的发病率。在实施被动免疫治疗后的前90天,没有一个接受治疗的婴儿患过侵袭性 Hib 疾病,而在 350 名安慰剂组患者中有 7 例儿童患病(发病率为 2.0%,$P=0.007$)[102]。

代表肠道病毒病原体的轮状病毒,其被动免疫疗法的保护性已被证实[103-108]。在一例婴儿暴露后治疗的实例中,与安慰剂对照相比,除了标准支持治疗外口服超免疫球蛋白能够有效减少轮状病毒排毒。接受超免疫球蛋白治疗的病人(n=26)在治疗后第 8 天没有出现排毒,而对照组(n=26)患者中有 25% 出现排毒[105]。在一项单独的随机、盲法研究中,对因呼吸系统疾患而住院的 3~15 月龄婴幼儿预防性给予来自免疫动物的牛初乳进行口服被动免疫[103];入院后,婴幼儿给予牛初乳或安慰剂 10 天。14%(9/65)接受安慰剂的婴儿出现轮状病毒感染的症状,而在给予牛初乳的婴儿中未观察到轮状病毒感染的症状(0/55;$P<0.001$)。对轮状病毒疫苗失败病例的分析结果也表明母传抗体在针对轮状病毒感染的被动免疫中发挥作用。在一项研究中有 177 名婴儿接种疫苗,发现轮状病毒母传抗体和婴儿接种轮状病毒活疫苗后血清阳转的能力呈现强烈的负相关[21]。这不仅对肠道病原体的被动免疫,而且还对疫苗接种时间具有重要意义,尤其在发展中国家已经存在相对较高的免疫力,会降低轮状病毒疫苗的免疫原性[109]。

大肠杆菌为一种重要的肠道病原体,临床研究已证实被动免疫可预防其感染[110-113]。Tacket 及其同事使用牛特异性抗体进行被动免疫,可保护受试者免受实验诱导的大肠杆菌腹泻[110]。使用热灭活或戊二醛灭活的大肠杆菌进行疫苗接种,怀孕奶牛被大量产肠毒素大肠杆菌 O 血清群超免疫。哺乳期的前 10 天内收集牛奶,纯化、浓缩、冻干、配制成口服给药制剂,使用轮状病毒抗原的类似制剂作为对照。受试者每日接受治疗(每天三次),共 7 天,在进入疗程 3 天后给予大肠杆菌攻击。接受大肠杆菌抗体预防的 10 位受试者在攻击后均未出现腹泻,而 10 位安慰剂组受试者中有 9 位出现临床腹泻($P<0.0001$)。使用相类似的临床研究方案,奥托及其同事使用超免疫的牛初乳片也证实了其良好的保护效力[111]。在该试验的第一项研究中,15 名安慰剂组受试者中有 11 名(73%)在细菌攻击后出现腹泻,但治疗组 15 名受试者中仅有 1 名($P=0.0005$)出现腹泻。在第二项研究中,探讨了无缓冲液对口服预防作用的影响,同时还研究了节约剂量。在这些研究中,给予标准剂量的 15 名受试者中仅有 3 名(20%)出现腹泻,而对照组 14 名受试者中有 12 例(86%)出现腹泻。而如果剂量减少一半,14 名受试者中有 5 名(36%)出现腹泻,表明剂量在被动免疫疗法取得成功方面发挥关键作用。

被动免疫:正在进行中的范式转变?

任何新的科学进步均存在争议。在 1890 年,当 Behring 证明了免疫血清疗法可以防御白喉,这与当时认为细胞吞噬作用是宿主主要保护机制的细胞理论相背[5]。早在 1896 年,也有怀疑论者讨论了为什么抗体免疫疗法不起作用[114]。然而,科学占了上风,时至今日,许多被动免疫治疗产品正在临床使用(表 8.1),且越来越多的人类疾病受益于这项技术的使用(表 8.3)。有人认为抗体在对抗引起细胞病变的病毒和胞外菌中发挥着更重要的作用,而 T 细胞是抵御非致细胞病变病毒和其他细胞内病原体感染所必需的[115]。尽管这点可被部分反驳,正如母传抗体和 IVIG 治疗对没有正常功能 T 细胞的 SCID 患者显示出疗效,但在免疫功能正常的个体中进行被动免疫疗法时,其抗体介导的保护作用并不是孤立地发挥作用,而是与其他免疫细胞一起发挥作用,包括宿主 T 细胞、B 细胞、自然杀伤(NK)细胞等。虽然抗体介导的针对胞内菌和慢性病毒感染的保护作用被认为相对较小,但这些场合的一些实例已经证明被动免疫可以带来临床获益。

如前所述,在抗生素出现之前,被动免疫疗法是临床治疗大多数细菌感染的唯一选择,包括兼性胞内菌土拉弗朗西斯菌,该菌引起土拉菌病,为一种严重的疾病,未治疗病例的病死率高达 30%[116,117]。当链霉素可用时,在 1946 年进行了一项比较研究,其中 542 例土拉菌病患者仅接受对症治疗、832 例接受免疫马血清、60 例接受超免疫马血清、9 例接受链霉素[118]。未经治疗的土拉菌病病例平均需要 3.78 个月恢复,而三种疗法均显示出实质性改善:在疾病发作 9 天内用免疫血清、超免疫血清和链霉素治疗的恢复时间分别为 2.41 个月、2.15 个月和 2.40 个月。其中详细描述了两例临床病例,具体摘要如下:"对每种药物[例如:免疫血清和链霉素]的临床应答相似,迅速改善中毒症状,例如头痛、精神萎靡、嗜睡、虚脱和严重不适;减少发热和腹股沟淋巴结的大小,加速溃疡愈合和肺部渗出物消退"。换而言之,被动免疫疗法在很多方面与抗生素发挥类似的疗效。但在使用马血清治疗的患者中,有 51% 引起血清病,并且相较于抗生素治疗,马血清治疗的结局更加多变,导致推荐链霉素作为未来治疗本病的首选[118]。随着近年来多克隆和单克隆抗体的发展,已在动物模型中显示对土拉菌病的保护效力[119-121],有可能在临床实践中联合使用被动免疫疗法和抗生素,这不仅适用于土拉菌病,对于其他细菌性疾病,特别是抗生素耐药的情况下将变得更加适用[122,123]。

结核分枝杆菌为另一种胞内菌,尽管有抗生素可用,但仍为最常见的人类疾病,估计感染人数占世界人口的三分之一[124]。随着广泛耐药(XDR)结核病(TB)[125]菌株的出现,其中一些对目前所有的抗生素均耐药[126,127],且鲜有处于研发阶段的抗生素,这一问题正引起越来越多的担忧[122,123]。关于抗体在控制结核病中的作用存在相当大争议,在保护性免疫中抗体被认为发挥作用很小或没有作用(综述于参考文献 124 和 128)。在 Glatman-Freedman 和 Casadevall 的综合性历史回顾中[128],抗体介导的免疫治疗的临床获益虽然变化很大,但有证据表明抗体在抵御结核病中发挥了作用。在 Paquin 于 1895 年报道的研究中,被动免疫治疗对一组肺结核患者产生了临床获益,这些患者通过痰中带菌而得以确诊。被动免疫治疗2个月后,82% 的患者表现出咳嗽减少、痰中细菌负荷减少、肺部浸润清除、咯血减少、食欲改善和体重增加[128,129]。治疗后 6 个月,所有接受治疗的患者均存活,超过一半的人出院。相比较,来自医院另一病房的 30 多名未治疗结核病患者在开始研究后 4 个月内死亡。Fisch 于 1897 年发表了抗体介导的抗结核病保护作用的实验证明[128,130]。豚鼠在接受致死性结核菌攻击后,在第 4、7 和 10 天进行免疫血清治疗,此后每隔一天给药一次持续 4 周,然后每周给药一次。Fisch 报道,在治疗 2.5 个月后,18 只动物中有 16 只存活(存活率 89%)。如果治疗延迟至攻击后第 14 天,则 3 只动物中有 2 只存活(存活率 66%),但已有疾病症候。如果没有进行抗体治疗,3 只动物在第 28 天无存活。相同的治疗方案用于治疗 50 名肺结核患者[131]。在疾病最早期阶段接受治疗的所有 19 名患者在被动免疫治疗后疾病迅速得到改善,并且在研究结束时结核菌素为阴性。在疾病"初期"阶段接受治疗的 11 名患者中,36% 患者痰液中不再有细菌,被认为治愈;64% 患者症状得到明显改善。20 例晚期结核病患者在治疗后仅表现出一定的改善或无改善,因此免疫血清仅对早期而非晚期病例有益[131]。

EBV 是一种引起慢性感染的常见的人类病原体,也是移植后非霍奇金淋巴瘤的主要原因,后者是由于接受免疫抑制治疗的患者中 EBV 感染的 B 淋巴细胞不受控制的增殖所致[132]。在一项 44 828 例肾移植患者参与的大型回顾性研究中,对巨细胞病毒(CMV)感染进行预防性用药以研究其对移植后非霍奇金淋巴瘤发生率的影响[133]。非霍奇金淋巴瘤的标准化发病率(SIR)表示为每 100 000 人淋巴瘤病例数,并在标准化年龄、性别和地理来源对其进行后计算。未接受 CMV 预防性用药的 30 255 例患者的 SIR 为 26.4,在接受抗病毒药物(阿昔洛韦或更昔洛韦)的 12 470 例患者中发病率保持不变(SIR=24.2, P=0.62)。明显不同的是,2 103 例接受抗 CMV 免疫治疗的患者在移植后第一年内均无淋巴瘤(SIR=0,与对抗病毒治疗比较 P=0.016)。最常见的抗 CMV 免疫球蛋白产品含有针对 EBV 的抗体,这也是移植后第一年产生保护作用的内在机制[133]。在以后 5 年随访中,所有三组中新的淋巴瘤病例发生率相似(P=0.97)。通常仅在移植后的前 4 个月内给予免疫球蛋白,并且估计抗病毒抗体半衰期约为 25 天[134],被动免疫疗法仅在第一年具有保护作用也就不奇怪。然而,无意中发现抗体在预防 EBV 诱导的非霍奇金淋巴瘤中的保护作用也意味着对这种易感患者的临床管理带来潜在突破。

尽管数十年研究旨在寻找 HIV 疫苗或治愈 HIV 感染的方法,但 HIV 仍是全球性灾难。早期尝试使用第一代 HIV 特异的单克隆抗体进行被动免疫治疗的效果并不理想[135-137],未对这种方法做进一步研究,直至发现新一代高效、广谱的中和抗体[138,139]。最近一项 I 期临床试验[140]研究了单次使用的广谱中和抗体 3BNC117,这重新燃起人们对被动免疫疗法用于 HIV 预防和治疗的兴趣。3BNC117 是抗 CD4 结合位点抗体,可中和来自六种不同进化枝的 237 株 HIV 毒株中的 195 株,并在病毒载量水平不同的 HIV 阳性患者中进行了剂量递增研究。在 10mg/kg 或 30mg/kg 剂量下,11 例患者中 10 例的病毒载量减少高达 2.5 $\log_{10}$(平均下降:1.48 $\log_{10}$)。对剂量为 10mg/kg 的抗体治疗无应答的那位受试者感染了 HIV 抗性株。尽管单次给药后抗体治疗对病毒血症的影响是短暂的,但在 56 天中 10 名患者中的 3 名的病毒载量仍低于其先前的水平,并且一名受试者在整个 56 天研究期内的病毒载量接近检测极限。目前尚不清楚这些患者的 HIV 病毒血症最终是否会恢复到原来的水平。对 SHIV 感染的恒河猴给予抗体治疗,也发现了类似结果,在输入的单克隆抗体降至不可检测水平后,大多数动物观察到病毒复制的反弹,但一部分动物在没有进一步输注抗体的情况下维持了病毒控制[141]。联合使用抗反转录病毒药物是目前 HIV 感染的标准疗法,单剂量的单克隆抗体不太可能足够为多数患者带来长期的临床获益。然而,联合使用强效的、广谱的中和性单克隆抗体与可激活潜伏病毒储存库的抗反转录病毒药物,从理论上可以长期减少病毒载量并降低其传播率,人们对此感到乐观。

被动免疫的未来

随着单克隆抗体技术的大发展以及日益重视抗体在控制传染病中作用,将继续加速新型的、巧妙的被动免疫疗法的发展。临床上的抗生素耐药菌日益受到关注,包括多重耐药(MDR)和广谱耐药的结核分枝杆菌、耐甲氧西林的金黄色葡萄球菌(MRSA)以及抗生素耐药的伤寒沙门氏菌优势株和其他革兰氏阴性菌[122,125,142-144]。同时考虑到耐药现象和很少正处于研发阶段的新抗生素的事实[122,123],可能将进一步推动抗体疗法的研究,以克服临床上治疗微生物疾病所面临的挑战。被动免疫的一个缺点是,由于体内的抗体半衰期,因此通常仅提供短暂的保护,除非重复给药。随着新技术的发展将增加单克隆抗体的半衰期。例如,motavizumab 是一种抗 RSV 的单克隆抗体,其 Fc 区通过突变增加了与新生儿 Fc 受体(FcRn)的结合能力,导致受试者的血清抗体药代动力学从典型的 19~34 天半衰期增加到 100 天半衰期,同时仍保留病毒特异的中和活性[144a]。然而,被动免疫虽然也可以为急性或间歇性疾病提供足够保护或疗效,但仍需要通过完善疫苗设计来进行主动免疫,以训练宿主的免疫系统并保持长期的保护性免疫水平。还有一点也很重要,被动免疫的成功实例可以为研制新的疫苗和改进现有疫苗提供有用的思路框架,而疫苗诱导最有保护性的抗体应答。

(徐颖华 曾刚 芦强)

本章相关参考资料可在"ExpertConsult.com"上查阅。

第9章 免疫接种的一般规范

Andrew T. Kroger、William L. Atkinson 和 Larry K. Pickering

有关对疫苗特性、免疫生物学、特定疾病流行病学和宿主特点的科学认知,是提出制定免疫接种规范建议的基础。此外,公共卫生官员、临床以及预防医学专家的经验和判断也在其中发挥重要作用,这些建议都是为了最大程度提高免疫接种效益、降低免疫接种风险和成本。制定免疫接种的一般规范是在美国当前的疾病流行病学和疫苗使用条件下,基于接种收益和风险及专家意见的综合考量。尽管如此,其中许多原则是通用的,同样适用于其他具有不同公共卫生基础设施的国家。

疫苗储存与处理

疫苗应妥善运输、储存和处理,以免失去生物活性。每个生产商的产品信息中都提供了每种疫苗的储存和处理建议[1]。有关正确的运输、储存和处理规范,也可参见美国疾病控制与预防中心(CDC)免疫实践咨询委员会(ACIP)、美国儿科学会(AAP)传染病委员会和世界卫生组织(WHO)等主要疫苗政策制定委员会发布的建议(见第76章)[2-5]。若不遵守这些规定,则可能导致疫苗效力丧失,造成受种者免疫应答低下。完好的疫苗遭到损坏未必会出现肉眼可见的变化。有关疫苗正确处理方面的任何疑问,应联系州/地方卫生部门或生产商。新疫苗或现有疫苗新剂型可能有不同的运输、储存和处理规定。《疫苗储存和处理工具包》介绍了美国最常用的疫苗的推荐储存方法[6]。

单独功能的冷藏冰箱或冷冻冰箱对维持疫苗储存所需的精准温度最有效,甚至优于组合式冷藏/冷冻冰箱。冷冻冰箱分为手动除霜型或自动除霜型(无霜),自动除霜冷冻冰箱可定期、瞬时提高冰箱温度,减少结冰,此类冷冻冰箱可用于储存必须在冷冻状态保存的疫苗,包括水痘疫苗、麻疹-腮腺炎-风疹-水痘四联疫苗(MMRV)、口服脊髓灰质炎疫苗(OPV)和带状疱疹疫苗。

疫苗的储存温度高于或低于推荐温度时,可能会对疫苗造成损坏。例如,口服脊髓灰质炎疫苗(OPV)、水痘疫苗、MMRV四联疫苗和带状疱疹疫苗等活病毒疫苗对零度以上的温度较为敏感,因此在使用前应冷冻保存。麻疹-腮腺炎-风疹(MMR,不含水痘疫苗)联合疫苗既可冷藏保存,亦可冷冻保存。轮状病毒疫苗和黄热病疫苗则应冷藏保存(2~8℃)[3,7]。某些由纯化抗原或灭活微生物组成的疫苗[(如甲肝疫苗、乙肝疫苗、b型流感嗜血杆菌(Hib)疫苗、人乳头瘤病毒(HPV)疫苗和流感灭活疫苗]冷冻时会丧失效力,因此务必冷藏保存[3,4]。稀释剂不得冷冻保存,应以室温或冷藏储存。从疫苗的生产到使用,其间应全程实施"冷链"管理(一种低温运输系统),这将有助于确保接种时的疫苗效力。温度监测和控制对于所有疫苗的储存和处理均至关重要,在运输现场使用期间尤其如此。应使用可记录实时温度、最高和最低温度的温度计监测,每日至少监测两次。虽然热带地区可能会面临保持冷藏和冷冻温度的难题,但数据表明:在寒冷和温带气候条件下,对灭活疫苗的不当冷冻,也会影响其稳定性。运输容器应坚固结实,大小与需运输的疫苗数量相匹配,并配有温度监测器。应使用适当的隔热材料(如聚苯乙烯、异氰脲酸酯或聚氨酯制成的包装板和包装盒)和制冷源(如装有冷冻液的瓶子)来保持所推荐的温度。干冰可能会使疫苗暴露在低于所建议的储存温度中,因此不得使用干冰运输冷冻疫苗。松散的填充物无法保证可靠的隔热性能[3]。

疫苗复溶后应立即使用。如未在生产商建议的间隔期内使用已复溶的疫苗,则应将其丢弃[5]。在复溶冻干疫苗时,只能用生产商提供的稀释液,解冻后的活病毒疫苗(OPV除外)不得再次冷冻。

某些疫苗采用多剂次分装,在打开使用后,剩余部分若储存得当且疫苗未受污染,则在标注的有效期内可继续使用,除非生产商有特别说明[5]。

疫苗接种

在有预防措施的情况下,疫苗接种不太容易造成感染。每次与受种者接触前应用肥皂水或含酒精的无水抑菌洗手液洗手,以减少细菌污染和微生物在疫苗受种者和医护人员之间传播的风险。通常情况下,接种疫苗时无须戴防护手套,除非医护人员有接触到具有潜在传染性体液或手上有暴露的伤口[2,5]。

如未遵循感染控制相关指南,则可能会引起血源性病原微生物传播或细菌感染和脓肿形成。注射部位皮肤上的细菌污染可能会造成该部位感染。为防止此类污染,应使用配制好的异丙醇(70%)或其他消毒剂处理注射部位皮肤(注射前应晾干)。如果接种时使用的针头、注射器、疫苗或其他设备受到污染,也可能导致病原体传播。为防止此类污染的发生,应采用无菌注射器和针头。此外,每次注射都应使用单独的针头和注射器。一次性针头和注射器在使用后应丢弃在有标记的锐器容器中,以防止针刺误伤和重复使用。回套针帽和从注射器上摘下的使用过的针头均可能会对使用者造成伤害,故使用后不得重新盖上针头帽[5]。针头和注射器应一同丢弃,不得从注射器中取出针头。一次性针头和注射器不得在消毒处理后重复使用。

如果只能使用可重复使用(非一次性)的针头和注射器,每次注射后须彻底进行清洁和消毒,以防止血源性病原体或其他病原体在受种者间传播。可重复使用的注射器通常由玻璃而非塑料制成,玻璃的特点是比塑料更易于清洗和消毒。皮下注射器针头会进入深层组织,因此使用时应格外小心,确保已清除针头和注射器中的所有污染物[8]。仅使用液体杀菌剂不足以对针头进行消毒,因为化学制剂无法直接进入针头内腔。在进行灭菌时应严格遵守所建议的时间和温度。

大多数疫苗被吸入注射器后外观相似。疫苗接种发生错误的原因通常在于使用了预灌装注射器、或提前将多剂疫苗注入多个注射器[5]。预灌装注射器的常规操作可能会造成接种错误,因此不建议这种做法。为避免发生接种错误,应在疫苗吸入注射器后立即接种。在仅使用一种疫苗的特定情况下(如社区流感疫苗接种),可考虑在立刻使用前提前灌装少量疫苗(10 支或 10 支以下)至注射器中。在疫苗接种前应注意确保冷链正常运行和疫苗处于无菌状态。在将疫苗灌装至注射器时,每支注射器上应准确注明疫苗类型、批号和灌装日期。灌装后应由同一灌装操作者尽快实施接种。在接种日结束后,对于已拆封(注射器盖已移除或针头已接上)但未使用的注射器(由生产商预灌装)应进行丢弃处理。同样,在接种日结束后,对于使用者(而非生产商)注入注射器的疫苗,也应予丢弃。

接种途径

针对每种疫苗,推荐了一种或多种接种途径(如肌内注射、皮下注射、皮内注射、鼻内注射和口服),具体接种途径参见生产商产品标签或免疫实践咨询委员会公布的建议(表9.1)[2,5]。这些接种途径通常以疫苗成分和免疫原性为依据,在注册前的疫苗研究中就已确定。疫苗应该接种在那些能够诱发预期免疫应答,并且局部组织、神经或血管受损伤可能性最小的部位[2]。为避免出现不必要的局部和全身性不良事件并确保适当的免疫应答,疫苗接种人员须采用产品标签上建议的接种途径。如未采用所建议的接种途径、或在所建议的注射解剖部位外的其他部位接种疫苗,则可能会造成免疫应答低下。例如,在臀肌(而非三角肌)注射乙肝疫苗或狂犬病疫苗将会大大降低疫苗的免疫原性[9,10]。免疫原性降低可能是由于不慎将疫苗注入皮下或深层脂肪组织(而非肌肉)造成。

皮下注射或皮内注射会导致明显的局部刺激、硬化、皮肤变色、炎症和肉芽肿的形成,因此,一般建议使用深部肌内注射的方式接种含佐剂疫苗[5]。但是,由于皮下注射可降低局部神经血管损伤的风险,所以,如果疫苗(如活病毒疫苗)反应原性较低且具有免疫原性,则推荐采用此接种途径。对于活的卡介苗(BCG)和单个品牌的灭活流感疫苗,建议使用皮内注射[11]。

在注射疫苗或类毒素之前(即在插入针头后和注入疫苗前拉回注射器推杆),无须进行吸气操作,因为所推荐的注射部位没有大血管。此外,吸气过程可能会使受种者感觉疼痛,对于婴儿尤为如此[12]。

皮下注射

皮下注射的疫苗通常推荐接种在 12 月龄以下婴儿的大腿部位和 12 月龄及以上儿童的肱三头肌上外侧区。此外,皮下注射也适用于婴儿的肱三头肌上外侧区。在大多数情况下,建议使用规格为 5/8″(16mm) 长、口径 23~25G(gauge)的针头[2,5],接种时针头插入皮肤真皮层以下组织。为避免将疫苗注射到肌肉中,应用拇指和其他手指轻轻捏住皮肤和皮下组织,将这些组织从肌肉层提起,随后以近似 45°的倾斜角将针头插入皮肤褶皱中[5]。

肌内注射

注射部位和针头大小的选择取决于疫苗注射量、皮下组织厚度、肌肉大小以及疫苗预期注入深度(肌肉表面以下)。

婴儿最常用的肌内注射部位为大腿前外侧股四头肌群,大龄儿童和成人的常用推荐注射部位为上臂三角肌。儿童学会走路后,首选注射部位变为上

表 9.1 选定疫苗的接种剂量和接种途径

疫苗	接种剂量	接种途径
无细胞百白破疫苗(DTaP);白破疫苗(DT、Td);减量白喉-破伤风-无细胞百日咳疫苗(Tdap)	0.5ml	肌内注射
无细胞百白破-乙肝-灭活脊灰联合疫苗(DTaP-HepB-IPV)	0.5ml	肌内注射
无细胞百白破-灭活脊灰/b型流感嗜血杆菌联合疫苗(DTaP-IPV/Hib)	0.5ml	肌内注射
无细胞百白破-灭活脊灰联合疫苗(DTaP-IPV)	0.5ml	肌内注射
b型流感嗜血杆菌结合疫苗(Hib)	0.5ml	肌内注射
b型流感嗜血杆菌-奈瑟氏菌脑膜炎C群Y群破伤风类毒素结合疫苗	0.5ml	肌内注射
甲肝疫苗(HePA)	≤18岁:0.5ml[a] ≥19岁:1ml	肌内注射
乙肝疫苗(HePB)	≤19岁:0.5ml ≥20岁:1ml	肌内注射
甲乙肝联合疫苗(HePA-HePB)	≥18岁:1ml	肌内注射
流感减毒活疫苗(LAIV)	两个鼻孔各喷0.2ml	鼻内喷雾
灭活流感疫苗(IIV)	6~35个月:0.25ml ≥3岁:0.5ml	肌内注射
灭活流感疫苗(皮内注射)	18~64岁:0.1ml	皮内注射(ID)
麻疹-腮腺炎-风疹疫苗(MMR)	0.5ml	皮下注射(SC)
麻疹-腮腺炎-风疹-水痘四联疫苗(MMRV)	0.5ml	皮下注射
四价脑膜炎球菌结合疫苗(MCV4)	0.5ml	肌内注射
四价脑膜炎球菌多糖疫苗(MPSV4)	0.5ml	皮下注射
B群脑膜炎球菌疫苗	0.5ml	肌内注射
肺炎球菌结合疫苗(PCV)	0.5ml	肌内注射
肺炎球菌多糖疫苗(PPSV)	0.5ml	肌内注射或皮下注射
人乳头瘤病毒疫苗(HPV.双价疫苗,2vHPV;四价疫苗,4vHPV;九价疫苗,9vHPV)	0.5ml	肌内注射
脊髓灰质炎灭活疫苗	0.5ml	肌内注射或皮下注射
轮状病毒(RV1或RV5)疫苗	(1ml或2ml)	口服
水痘疫苗(Var)	0.5ml	皮下注射
带状疱疹疫苗(HZ)	0.65ml	皮下注射

[a] 11~15岁人群可接种两剂Recombivax HB(默克),每剂1.0ml(成人剂型)。
由免疫行动联盟:http://www.immunize.org 改编。

臂[13],该年龄段儿童的三角肌足够大,可以进行肌内注射。据报告,在18月龄儿童的大腿上进行肌内注射会引起暂时性跛行。因此,尽管大腿前外侧可供注射,但并不推荐使用该部位[14,15]。如需在婴幼儿单腿注射两种以上疫苗,则建议在大腿上注射疫苗,因为这里肌群更大。此外,不同疫苗的注射部位应保持适当的距离(≥25mm),以便于区分任何的局部不良反应[13,14]。

在臀部进行常规的疫苗接种可能会损伤坐骨神经,因此不建议在该部位接种疫苗[2,5]。这一建议主要基于曾有受种者在臀部注射抗生素或抗血清后坐骨神经受损[16,17]。目前尚无关于臀部注射儿童疫苗直接导致神经损伤的报道。

如果在臀部接种疫苗,则应注意避免造成神经损伤。应避免在臀部中心区域接种,而应在外上四分之一区域注射,针头应向前倾(而非向后倾,亦不得垂直于皮肤表面)。如选择在臀肌进行疫苗接种,则应在髂前上棘、髂嵴结节和股骨大转子上缘围成的三角形中心区注,这些区域无重要神经血管。由于免疫球蛋白的注射量通常较大,而臀部肌群较大,因此臀部常用于此类制剂的被动免疫[2,5]。

大多数疫苗可使用22~25G的针头进行肌内注

射。针头的理想长度可能取决于选用的疫苗接种方法[18]。一种肌内注射方法是将针头垂直插入皮肤，同时用另一只手轻轻捏住肌肉；第二种方法是用拇指和食指将注射部位的皮肤拉平，同时将针头垂直插入并注射疫苗[18,19]。

超声波扫描术可确定大腿前外侧三角肌区域的皮下组织和肌肉层厚度[18,20,21]。根据所得数据，如采用上述第二种方法，则应使用5/8″(16mm)针头在婴儿大腿和初学走路儿童的三角肌进行肌内注射[18]。但是，如果采取上述第一种方法，则应使用7/8~1″(22~25mm)针头在4月龄婴儿大腿、初学走路儿童和大龄儿童的大腿和三角肌部位进行肌内注射[2,5,18,20]。如需在3~10岁儿童大腿上进行肌内注射，则针长须为1~1.25″(25~31mm)[22]。

对于青少年和成人，肌内注射时理想针长取决于受种者的体重和性别。青少年的首选接种部位为三角肌，但是如果针头长为1~1.5″(25~38mm)，也可选择大腿前外侧作为注射部位[23]。据Poland及其同事[21]报告：超声检查显示，与具同等体重指数的男性相比，女性三角肌部位的脂肪垫和皮肤褶更厚。相关研究者对于针长提出如下建议：对于体重在研究范围内（即59~118kg）的男性，推荐使用针长为1″(25mm)；对于体重低于60kg的女性，推荐使用针长为5/8~1″(16~25mm)；对于体重为60~90kg的女性，推荐使用针长为1″(25mm)；对于体重超出90kg的女性和体重超出118kg的男性，推荐使用针长为1.5″(38mm)[5,21]。

出血性疾病患者和接受抗凝治疗的患者的疫苗接种

对于出血性疾病（如血友病）患者和正在接受抗凝治疗的患者，肌内注射后出血风险可能会增加，如有可能，可在进行抗凝治疗前安排疫苗接种，以免患者因接受其他治疗而增加出血风险。

接种时应使用23G或更小号的针，注射后至少应紧压接种部位2分钟，并避免摩擦。另外，如果疫苗（如脑膜炎球菌结合疫苗和甲肝疫苗）推荐的接种途径为肌内注射，但出血性疾病患者对通过皮下注射和肌内注射的疫苗的免疫应答和临床反应相差不大，建议采用皮下注射[2,24,25]。

皮内注射

在美国，仅卡介苗和一种流感疫苗及天花疫苗获准进行皮内注射。流感疫苗皮内注射部位一般靠近上臂中部、三角肌插入点上方。在皮内接种流感疫苗时，使用预灌装3/50″微针注射器系统。

天花疫苗采用皮内注射，具体方法为使用独特的分叉针多次垂直插刺皮肤（见第33章），如果接种成功，那么在初种6~8天后接种部位会产生脓疱样病变（Jennerian脓疱），疫苗在再次接种后，皮肤反应可能没有初种后明显，进展和愈合更快[26]。

口服

对于口服疫苗，须吞咽并使其在口中停留一段时间。如果患者在口服脊髓灰质炎疫苗10分钟内吐出、未吞咽或回吐，应立即再次口服同剂量疫苗[24]。但是，如果患者在口服轮状病毒疫苗后吐出或回吐，不建议再次服用。目前，尚无数据显示轮状病毒疫苗出现回吐后再次服用的风险和收益，婴儿应按常规程序服用剩余轮状病毒疫苗的推荐剂量（各剂次之间的最小间隔为4周）[5,27]。

鼻内接种

流感减毒活疫苗(LAIV)是唯一一种鼻内接种疫苗，已获准用于2~49岁、健康、非怀孕的人群。它的接种装置为带有剂量分配夹的鼻喷雾器，可将0.1ml剂量的疫苗喷入每个鼻孔。接种前应将喷雾器头端轻轻插入鼻孔。即使患者在接种后马上咳嗽或打喷嚏或以其他方式喷出疫苗，也无须重复接种。接种LAIV时可能会将低量的疫苗病毒引入环境，然而，报告显示目前尚无医护人员或免疫缺陷患者因意外暴露于此类环境而患病或感染减毒疫苗病毒的情况，从环境中感染疫苗病毒的风险也不得而知，但感染的可能性较低。此外，疫苗病毒为减毒、冷适应病毒，不太可能引起有症状的流感。免疫功能受到严重抑制的患者不得接种流感减毒活疫苗，但其他流感并发症高危人群可接种此疫苗，其中包括有基础性疾病或其他有可能处于高风险的人，如孕妇、哮喘患者和50岁及以上人群[28]。

针头隐藏式／无针头注射器

对于医护人员而言，血源性疾病（如乙肝、丙肝和艾滋病）都是职业危害。2000年11月，美国颁布了《针刺安全与预防法案》，旨在减少医护人员被针刺伤的发生率以及从患者处感染血液性疾病的风险。该法案要求美国职业安全与健康管理局(OSHA)强化现有的血源性病原体管理标准。相关标准经修订后于2001年4月生效[29]。这些联邦法规要求采用工程控制和工作实践控制措施，以消除或尽量减少工作人员接触血源性病原体的风险[30]。工程控制是将血源性病原体从工作场所隔离或消除的控制措施（如锐器处置容器、自带保护套针、经设计具备防锐器伤害功能的锐器和无针系统等更加安全的医疗器具）[31]。工作实践控制措施是指雇主和作业人员为控制工作场所的危害所遵循的程序（如良好的后勤管理规范、封闭式转移/容器/工艺、卫生程序）。

在美国，符合职业安全法规要求的针头隐藏式器具或无针器具已上市，详情见多个网址[33]。有关这些法规实施和执行的其他信息，请访问OSHA网站[29]。

喷射式注射器

喷射式注射器（JIs）是一种无针器具，在高压下可通过喷嘴孔喷出液体药物细流，穿透皮肤将药物或疫苗注入皮内、皮下或肌肉组织中[35,36]。喷射式注射器可减少医护人员受针刺伤的次数，在经济尚处于发展阶段的国家里可解决对针头和注射器不当重复使用的问题及其他弊端[37,38]。据报道，在病毒性疾病和细菌性疾病的不同活疫苗和灭活疫苗接种方面，喷射式注射器安全有效[39]。使用喷射式注射器所产生的免疫应答与针头注射所产生的免疫应答相当，有时甚至更强。但是与针头注射相比，在使用喷射式注射器注射疫苗后，局部反应或损伤（如注射部位出现发红、硬结、疼痛、出血、瘀斑和暂时性神经病变等症状）的发生率可能更高[39]。

20世纪90年代，配有一次性针管的新一代喷射式注射器问世，该针管用作药剂储存腔和喷嘴。为每位患者提供新型无菌针管并按照要求使用，则可避免多用喷嘴式器具所带来的安全隐患。应按照这些器具的标签要求进行皮内、皮下或肌内注射。有一种灭活流感疫苗已获美国食品药品监督管理局批准，可与喷射式注射器联合使用[40,41]。

缓解与疫苗接种相关的疼痛和不适

据报道，目前有几种方法可减轻注射疫苗引起的疼痛和不适，但尚未得到广泛测试验证[39]。局部使用利多卡因-普鲁卡因乳膏或贴片进行预处理，可使表面产生麻醉，从而减轻婴儿接种百白破疫苗（DTP）和无细胞百白破疫苗（DTap）时产生的疼痛[42-44]。该产品不会干扰受种者对麻腮风疫苗[43]或灭活疫苗[45]的免疫应答。

无相关证据支持接种疫苗前或接种时是否可以使用退烧药，不过退热药可用于治疗疫苗接种后可能出现的发热和局部不适。对于有发热性惊厥病史的儿童，相关研究尚未证实退烧药在预防发热性惊厥方面的有效性[46]。

局部冷冻喷雾可缓解疫苗注射造成的短期疼痛，其效果与利多卡因-普鲁卡因乳膏相当[46,47]。在注射前口服甜味液对一些婴儿可能具有镇静或止痛作用[48]。在婴儿血液采集过程中，哺乳是一种有效的止痛干预措施，这种方法也可外推到疫苗接种中。听音乐或"把疼痛吹走"（言语表达）等分散注意力的方式也可帮助儿童应对疫苗接种所带来的不适[49,50]。此外，襁褓法和横向轻摇作为安抚手段也有助于缓解疼痛[51]。

疫苗的接种年龄

关于疫苗接种年龄和时间的建议要基于多种考虑因素，各个国家可能不尽相同。对疫苗的理想应答取决于多种因素，包括疫苗特性、受种者年龄和免疫状况。疫苗接种年龄的影响因素包括：年龄别疾病和并发症风险、特定年龄人群对疫苗的应答能力、被动接受的母体抗体或既往接受的含抗体血液制品对免疫应答的潜在干扰。疫苗通常推荐用于具有患病风险的最小年龄群，疫苗在此类人群的有效性和安全性均已得到证实。下文示例将详细阐述这些原则。

麻疹疫苗的最佳接种时间取决于被动获得的母体抗体的消失率和接触麻疹病毒的风险。大多数婴儿在出生时和出生后前6个月可通过母体获得麻疹抗体，因而对麻疹具有被动免疫力。这些抗体通过抑制疫苗病毒复制来干扰受种者接种麻疹活疫苗后产生的免疫应答。在麻疹流行严重且婴儿常受其害的许多发展中国家，建议在婴儿在9月龄时接种常规的麻疹疫苗（见第21章）[52]。但是，在麻疹流行率较低且婴儿出现麻疹概率也较低的美国，通常建议在婴儿12~15月龄时接种麻疹疫苗，因为该年龄段的所有婴儿体内几乎均无母体抗体残留[2,53]。

另一示例为百日咳疫苗所推荐的接种年龄。婴儿在低龄期接种百日咳疫苗出现严重并发症的风险最高，此外，相较于大龄婴儿，1月龄以下婴儿对全细胞百日咳疫苗（有可能是无细胞疫苗）的免疫应答更低[54-56]。美国建议在婴儿2月龄时开始常规接种百日咳疫苗[57,58]。这种接种安排是对免疫反应影响因素和疾病流行病学、以及及早预防百日咳进行权衡之后的结果。孕妇接种减量白喉-破伤风-无细胞百日咳疫苗（Tdap）会刺激母体产生抗百日咳抗体，该抗体可能通过胎盘转移至胎儿体内并为新生儿在早期提供百日咳防护[59]。Tdap还将保护母亲在分娩时免受百日咳感染，减少其感染百日咳以及将百日咳传染给婴儿的概率[59]。然而，在生命期内过早接种疫苗也可能影响对后续接种疫苗的免疫应答。例如,新生儿白喉和破伤风类毒素(DT)的使用可能会抑制对随后剂量的与这些类毒素形式共价相连的乙型流感嗜血杆菌结合疫苗的免疫应答[60]。如果儿童在1岁前已接种麻疹疫苗,那么他们再次接种疫苗时将会受疫苗诱导并产生免疫力;但是,与1周岁后接种疫苗的儿童相比,这类儿童的抗体反应可能会有所减弱[61,62]。

在美国,针对儿童、青少年和成人的推荐免疫接种程序每年修订一次,并由美国疾病控制与预防中心(CDC)免疫实践咨询委员会(ACIP)、美国儿科学会(AAP)传染病委员会(针对儿童和青少年的程序)、美国家庭医生学会(AAFP)、美国妇产科医师学会和美国医师协会(针对成人的程序)批准[63,64]。美国最新的儿童疫苗接种程序如图9.1所示[63]。最新版儿童和成人疫苗接种程序可通过美国疾控中心疫苗和免疫接种网站(http://www.cdc.gov/vaccines/schedules/index.html)获取。[65] 表9.2列出了美国本土使用疫苗的接种推荐年龄、最小年龄及各剂次接种推荐间隔、最小间隔。第74、75和76章将探讨其他疫苗接种程序。

疫苗剂次的接种间隔

同一种疫苗各剂次的接种间隔

某些疫苗注射一剂便可引起保护性抗体反应。

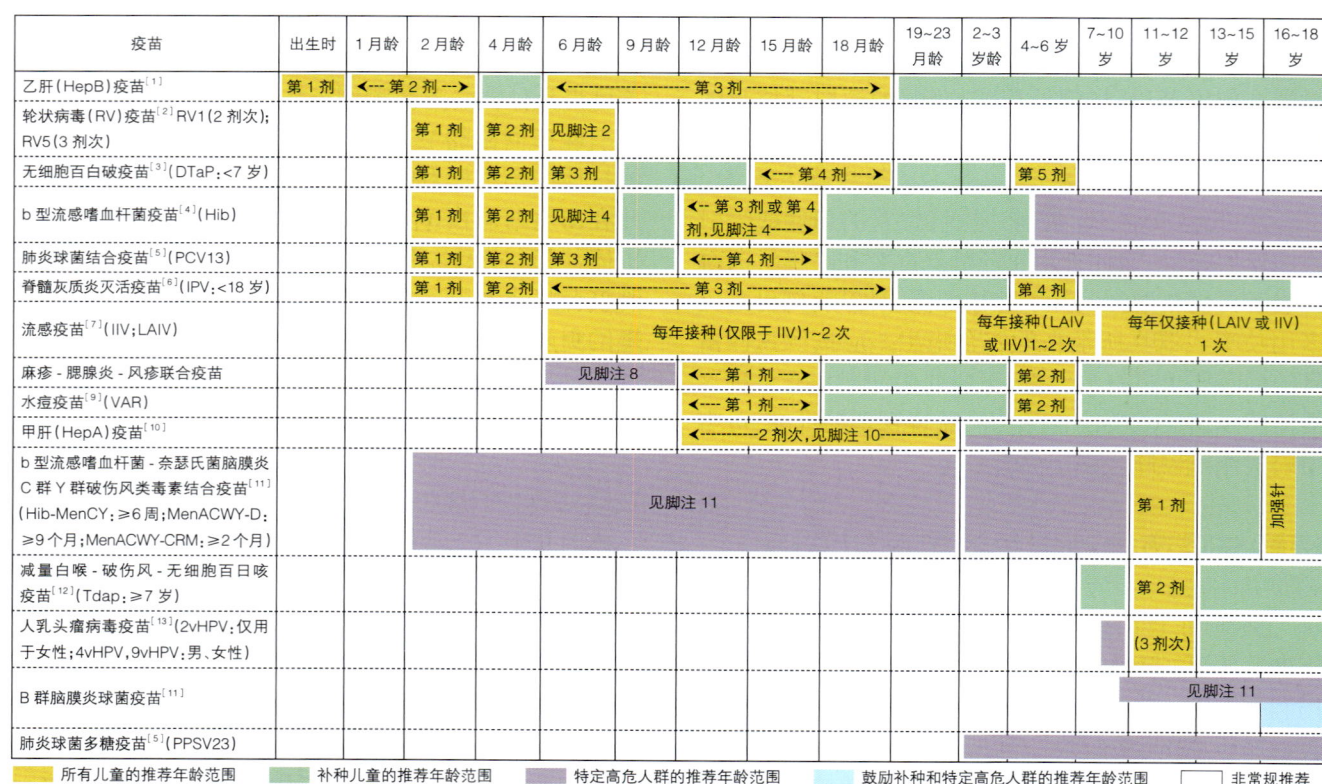

图9.1 免疫接种程序参考网址:www.cdc.gov/vaccines/schedules/hcp/child-adolescent.html.

2016 年美国对于免疫接种延迟或延迟超过 1 个月的 4 月龄至 18 岁人群的补种程序

下图提供了疫苗接种时间延迟儿童补种程序以及各剂次之间的时间间隔。无论两剂次之间的间隔多久,均无须重新进行连续接种。请参照适合孩子年龄段的章节内容。在使用此表时,请结合图 1 以及后续脚注。

疫苗	第 1 剂最小年龄	各剂次之间的最小间隔			
		1~2 剂次间隔	2~3 剂次间隔	3~4 剂次间隔	4~5 剂次间隔
4 月龄至 6 岁儿童					
乙肝疫苗[1]	出生时	4 周	8 周;与第一剂至少间隔 16 周;最后一剂接种年龄最小 24 周		
轮状病毒疫苗[2]	6 周龄	4 周	4 周[2]		
无细胞百白破疫苗[3]	6 周龄	4 周	4 周	6 个月	6 个月[3]
b 型流感嗜血杆菌疫苗[4]	6 周龄	如果在 1 岁以前完成第一剂接种,则间隔 4 周。如果第一剂接种年龄为 12~14 月龄,则第二剂作为最后一剂时与上剂间隔 8 周。如果第一剂接种年龄≥15 月龄,则无须再次接种。	4 周[4]:目前年龄 <12 月龄且第一剂在 7 月龄前接种,且至少接种过一剂、PRP-T (ActHib, Pentacel) 或未知疫苗种类。8 周和 12~59 月龄(健康儿童的最后一剂)[4]:如果当前年龄小于 12 月龄且第 1 剂在 7~11 月期间注射(至少需等到儿童满 12 月龄);或目前年龄 12~59 月龄且第一剂接种年龄 <1 岁,且第二剂接种年龄 <15 月龄;或如两剂疫苗均为 PRP-OMP (PedvaxHIB;Comvax) 且均在 1 岁(待到 12 月龄时)以前接种。若之前接种年龄≥15 月龄,无须再次接种。	8 周(最后一剂)仅适用于 12~59 月龄且 1 岁前接种过 3 剂疫苗的儿童。	
肺炎球菌疫苗[5]	6 周龄	若在 1 岁以前完成第一剂接种,则间隔 4 周。若第一剂接种年龄≥1 岁,则间隔 8 周(作为健康儿童最后一剂)。若健康儿童第一剂接种年龄≥24 月龄,则无须再次接种。	4 周:若目前年龄 <12 月龄且之前接种年龄 <7 月龄。8 周(作为健康儿童的最后一剂):之前接种年龄为 7~11 月龄(至少到 12 月龄时);或目前年龄≥12 月龄,且在 12 月龄前至少接种过一剂。无须再次接种:若健康儿童曾在 24 月龄之后接种疫苗。	8 周(最后一剂);仅适用于 12~59 月龄且 1 岁前接种过 3 剂,或高危儿童在任何年龄接种过 3 剂。	
脊髓灰质炎灭活疫苗[6]	6 周龄	4 周[6]	4 周[6]	6 个月[6](最后一剂:接种年龄至少为 4 岁)	
麻疹、腮腺炎、风疹三联疫苗[8]	12 月龄	4 周			
水痘疫苗[9]	12 月龄	3 个月			
甲肝疫苗[10]	12 月龄	6 个月			
脑膜炎球菌疫苗[11] (Hib-MenCY:>6 周;MenACWY-D:>9 个月;MenACWY-CRM:>2 个月)	6 周龄	8 周[11]	见脚注[11]	见脚注[11]	
7~18 岁儿童和青少年					
脑膜炎球菌疫苗[11] (Hib-MenCY:>6 周;MenACWY-D:>9 个月;MenACWY-CRM:>2 个月)	不适用 (N/A)	8 周[11]			
白喉破伤风疫苗;百白破疫苗[12]	7 岁[12]	4 周	4 周:在 1 岁以前接种第一剂 DTaP/DT。6 个月(最后一剂):在 1 岁时或 1 岁以后接种第 1 剂 DTaP/DT 或 Tdap/Td。	6 个月:在 1 岁以前接种第 1 剂 DTaP/DT。	
人乳头瘤病毒疫苗[13]	9 岁	推荐常规间隔时间[13]			
甲肝疫苗[10]	N/A	6 个月			
乙肝疫苗[1]	N/A	4 周	8 周,与第一剂至少间隔 16 周		
脊髓灰质炎灭活疫苗[6]	N/A	4 周	4 周[6]	6 个月[6]	
脑膜炎球菌疫苗[11]	N/A	8 周[11]			
麻疹、腮腺炎、风疹三联疫苗[8]	N/A	4 周			
水痘疫苗[9]	N/A	3 个月:年龄 <13 岁。4 周:年龄≥13 岁。			

注:上述建议须与下文脚注一起参考使用。

图 9.1(续) 免疫接种程序参考网址:www.cdc.gov/vaccines/schedules/hcp/child-adolescent.html。

脚注:2016 年美国 0~18 岁人群免疫接种程序建议
有关下述疫苗使用的进一步指导,参见 http://www.cdc.gov/vaccines/hcp/acip-recs/index.html。
关于 19 岁及以上人群的疫苗接种建议,参见成人免疫接种时间表(www.cdc.gov/vaccines/schedules/hcp/adult.html)。
其他信息
- 如需了解疫苗使用的禁忌证和注意事项以及关于该疫苗的其他信息,医护人员应咨询相关 ACIP 说明,参见 http://www.cdc.gov/vaccines/hcp/acip-recs/index.html。
- 各剂次之间的间隔计算:4 周 =28 天。4 个月或更长时间的间隔由日历月月确定。
- 在最小间隔前 4 天或 4 天内接种疫苗被视为有效接种。在比最小间隔或最年龄早 5 天接种疫苗视为无效接种,应按相应年龄进行重复接种。无效接种后,重复接种应按推荐的最小间隔执行。更多详情,参见"发病率和死亡率周报(MMWR),免疫接种一般建议和报告/第 60 卷/第 2 期:表 1:疫苗各剂次推荐年龄、最小年龄以及推荐间隔、最小间隔相关建议,可通过网站 http://www.cdc.gov/mmwr/pdf/rr/rr6002.pdf 获取。
- 针对旅行者的疫苗要求和建议等,可通过网站 http://wwwnc.cdc.gov/travel/destinations/list 获取。
- 有关原发性或继发性免疫缺陷病患者的疫苗接种,请参见以下文献:"免疫接种的一般规范"表 13:原发性和继发性免疫缺陷病患者的疫苗接种(可通过网站 http://www.cdc.gov/mmwr/pdf/rr/rr6002.pdf 获取);美国儿科学会:"特殊临床情境下的免疫接种"(Kimberlin DW, Brady MT, Jackson MA, Long SS eds);红皮书:2015 年传染性疾病委员会报告(第 30 版,Elk Grove Village,IL)- 美国儿科学会。

[1] 乙肝疫苗(HepB)(最小接种年龄:出生时)
常规免疫接种:
出生时:
- 所有新生儿出院前需接种单价乙肝疫苗。
- 母亲乙肝表面抗原(HBsAg)阳性的新生儿,应在出生 12 小时内接种乙肝疫苗、注射 0.5ml 乙肝免疫球蛋白(HBIG)。如接种出现延迟,那么应在 9~18 月龄(最好在儿童健康体验时)或者按接种程序完成乙肝疫苗全程接种的 1~2 月检测乙肝表面抗原(HBsAg)和乙肝表面抗体(抗 -HBs)状态。根据美国 CDC 最新建议,检测最佳年龄为 9~12 月龄,参见 http://www.cdc.gov/mmwr/preview/mmwrhtml/mm6439a6.html。
- 若不清楚新生儿母亲的 HBsAg 状态,那么无论新生儿体重多少,应在出生后 12 小时内接种单价乙肝疫苗。体重<2 000g 的新生儿在出生后 12 小时注射 HBIG 和乙肝疫苗。要尽早确定母亲的 HBsAg 状态,若为阳性,则应尽快为体重≥2 000g 的新生儿接种 HBIG(最迟不超过 1 周龄)。

出生时首次接种后的后续接种:
- 1~2 月龄时接种第 2 剂,6 月龄内的婴儿应接种单价乙肝疫苗。
- 若在出生时未接种乙肝疫苗,在可行的情况下应尽早开始接种 3 剂含乙肝病毒成分的疫苗,接种时间分别在 1 月龄内、1~2 月龄、6 月龄,见图 2。
- 第 2 和第 1 剂接种间隔时间 1~2 月(最短间隔时间 4 周),第 3 和第 2 剂最短间隔时间 8 周,第 3 剂和第 1 剂最短间隔时间 16 周,最后 1 剂(第 3 剂或第 4 剂)乙肝疫苗的接种年龄不能早于 24 月龄。
- 如出生时接种乙肝疫苗后再次接种含乙肝病毒成分的联合疫苗,可总共接种 4 剂乙肝疫苗。

补种:
- 未接种过的人群需完成 3 剂接种。
- 11~15 岁儿童可接种 2 剂成人剂型重组乙型肝炎疫苗(Recombivax HB,为基因工程疫苗),2 剂次间隔时间至少为 4 个月。
- 其他补种指导,参见图 2。

[2] 轮状病毒(RV)疫苗(最小接种年龄:RV1 [Rotarix]和 RV5 [RotaTeq]:6 周)
常规免疫接种:
所有婴儿均完成 RV 疫苗全程接种,程序如下:
1. Rotarix 疫苗为 2 剂次,分别在 2、4 月龄各接种一次。
2. RotaTeq 疫苗为 3 剂次,分别在 2、4、6 月龄各接种一次。
3. 轮状病毒疫苗全程接种中,如果任何剂次接种了 RotaTeq 或其他未知疫苗,则应共接种 3 剂轮状病毒疫苗。

补种:
- 首次接种年龄不得超过 14 周龄 6 天,年龄≥15 周的婴儿不得接种。
- 最后 1 剂接种年龄不超过 8 个月整。
- 其他补种指导,参见图 2。

[3] 无细胞百白破(DTaP)疫苗(最小接种年龄:6 周)
(例外:DTaP-IPV [Kinrix, Quadracel]:4 岁)
常规免疫接种:
- DTaP 疫苗全程为 5 剂,接种年龄分别为 2 月龄、4 月龄、6 月龄、15~18 月龄和 4~6 岁。
- 第 4 剂接种年龄可早在 12 月龄时开始,但应注意与第 3 剂隔时间最少为 6 个月。
- 早期意外注射第 4 剂 DTaP:如果第 4 剂 DTaP 疫苗在 4~6 月龄期间接种,且发生在第 3 剂 DTaP 接种之后,则无须重复接种。

补种:
- 如果在 4 岁以后接种第 4 剂疫苗,则可不接种第 5 剂。
- 其他补种指导,参见图 2。

[4] b 型流感嗜血杆菌(Hib)结合疫苗(最小接种年龄:PRP-T [ACTHIB、DTaP-IPV/Hib (Pentacel) 和 Hib-MenCY (MenHibrix)]、PRP-OMP [PedvaxHIB 或 COMVAX]:6 周;PRP-T [Hiberix]:12 月)
常规免疫接种:
- Hib 全程免疫接种程序为 2~3 剂次基础免疫和 12~15 月龄接种加强针(第 3 或第 4 剂次应根据基础免疫使用情况而定)。
- ActHIB、MenHibrix 或 Pentacel)实施基础免疫,均接种 3 剂次,分别在 2、4、6 月龄。PedvaxHib 或 COMVAX 实施基础免疫,接种 2 剂次,分别在 2、4 月龄。
- 任何 Hib 疫苗均需接种一次加强针(根据基础免疫使用疫苗种类决定使用第 3 剂次还是第 4 剂次),接种年龄为 12~15 月龄。Hiberix 疫苗例外。Hiberix 疫苗仅针对至少接种过一剂次 Hib 成分疫苗的 12 月龄至 4 岁儿童,作为加强针(最后一剂次)。
- 有关在脑膜炎球菌病患病风险增加的患者身上接种 MenHibrix 的建议,请参见脑膜炎球菌疫苗脚注及 MMWR,2014 年 2 月 28 日 /63(RR01);1-13(可通过网站 http://www.cdc.gov/mmwr/PDF/rr/rr6301.pdf 获取)。

补种:
- 若在 12~14 月龄时接种过第 1 剂,则应至少相隔 8 周后接种第 2 剂(最后 1 剂),无须考虑基础免疫使用的 Hib 疫苗情况。
- 若两剂次 PRP~OMP [PedvaxHIB 或 COMVAX]均在一岁前接种,则应在 12~59 月龄接种第 3 剂(最后一剂),与第 2 剂至少间隔 8 周。
- 若首次接种年龄为 7~11 月龄,则至少 4 周后接种第 2 剂,12~15 月龄接种第 3 剂(最后一次),并且与第 2 剂至少间隔 8 周,时间以较晚者为准。
- 如果在 1 周岁前接种第 1 次,在年龄<15 月龄时接种第 2 剂,则第 3 剂(最后一剂)与第 2 剂需间隔 8 周,仅需接种一剂。
- 未接种过疫苗的 15 月龄以上人群,仅需接种一剂。
- 其他补种指导,参见图 2。有关 MenHibrix 疫苗补种指导,请参见脑膜炎球菌疫苗脚注及 MMWR,2014 年 2 月 28 日 /63(RR01);1-13(可通过网站 http://www.cdc.gov/mmwr/PDF/rr/rr6301.pdf 获取)。

高危人群免疫接种:
- 年龄在 12~59 月龄的 Hib 疾病高危儿童,包括化疗患者、解剖性或功能性无脾患者(包括镰状细胞病)、HIV 感染者、免疫球蛋白缺失患者或补体成分早期缺陷患者,若在 12 月龄之前已接种 1 剂 Hib 疫苗或未接种任何剂次,则应间隔 8 周另外接种 2 剂次 Hib 疫苗,12 月龄之前接种过 2 剂或 2 剂以上 Hib 疫苗者只需再接种 1 剂。
- 5 岁以下儿童接受放化疗时,须在治疗 14 天内或者治疗期间接种 1 剂 Hib,治疗结束至少 3 个月后需再次接种。
- 造血干细胞移植(HSCT)的患儿需在移植成功后 6~12 内重新接种 3 剂次 Hib 疫苗,无须考虑之前的疫苗接种史,疫苗接种剂次间隔时间至少 4 周。
- 无效免疫*的儿童和青少年(>15 月龄)接受过选择性脾切除术者,均需接种单剂的任何含 Hib 成分的疫苗。如有可能,应在术前至少 14 天开始接种。
- 5 岁以上儿童不建议常规接种 Hib 疫苗。但是,无效免疫者*、年龄≥5 岁的解剖性或功能性无脾者(包括镰状红细胞贫血)、5~18 岁未接种过疫苗的 HIV 感染者例外,这些儿童应接种 1 剂 Hib 疫苗。
* 未接种任何已基础接种及加强针或 14 月龄以上至少接种过一次 Hib 疫苗的患者,考虑为"无效免疫"。

[5] 肺炎球菌疫苗(最小接种年龄:PCV13:6 周;PPSV23:2 岁)
PCV13 常规免疫接种:
- PCV13 疫苗全程接种 4 剂次,接种年龄分别为 2、4、6、12~15 月龄。
- 按年龄全程接种过 7 价 PCV(PCV7)的所有 24~59 月龄人群,再接种单剂 13 价 PCV(PCV13)。

PCV13 补种:
- 未按年龄完全接种的所有 24~59 月龄健康儿童均应接种 1 剂 PCV13。
- 其他补种指导,参见图 2。

高危人群接种 PCV13、PPSV23:
- 如有可能,所有推荐的 PCV13 剂次均应优先于 PPSV 23 接种。
- 2~5 岁儿童存在以下任何情况时:慢性心脏病(尤其是紫绀型先天性心脏病和心力衰竭)、慢性肺部疾病(包括使用高剂量皮质醇激素口服疗法的哮喘患儿)、糖尿病、脑脊液漏、人工耳蜗植入、镰状细胞病和其他血红蛋白病、解剖性或功能性无脾、HIV 感染、慢性肾衰竭、肾病综合征、需使用免疫抑制剂或放疗的疾病(包括恶性肿瘤、白血病、淋巴瘤和霍奇金病)、实体器官移植、先天性免疫缺陷。
  1. 未完成 3 剂次 PCV 疫苗(PCV7 和/或 PCV13)的接种者,接种 1 剂 PCV13。
  2. 未接种过或者未完成 3 剂次 PCV 疫苗(PCV7 和/或 PCV13)者,接种两剂 PCV13,其间至少相隔 8 周。
  3. 4 剂 PCV7 完成后或按年龄全程接种 PCV7 者,补种 1 剂 PCV13。
  4. PCV 疫苗(PCV7 或 PCV13)接种后至少间隔 8 周。
  5. 未接种 PPSV23 疫苗者,在 PCV13 接种后 8 周以上时接种 PPSV23。
- 6~18 岁儿童存在以下任何情况时:脑脊液漏;人工耳蜗植入、镰状细胞病和其他血红蛋白病、解剖性或功能性无脾、先天性或获得性免疫缺陷、HIV 感染、慢性肾衰竭、肾病综合征、需使用免疫抑制剂或放疗的疾病(包括恶性肿瘤、白血病、淋巴瘤和霍奇金病)、一般恶性肿瘤、实体器官移植、多发性骨髓瘤。
  1. 未接种过 PCV13 或 PPSV23 者,立即接种 1 剂次 PCV13,至少间隔 8 周后接种 1 剂次 PPSV23。
  2. 接种过 PCV13 而未接种过 PPSV23 者,应接种 1 剂 PPSV23,并与最近一次接种 PCV13 至少间隔 8 周。
  3. 接种过 PPSV23 而未接种过 PCV13 者,接种 1 剂次 PCV13,与最近一次接种 PPSV23 至少间隔 8 周后。
- 伴有慢性心脏病(尤其是紫绀型先天性心脏病和心力衰竭)、慢性肺部疾病(包括使用高剂量皮质醇激素口服疗法的哮喘)、糖尿病、酒精中毒性肝病、脑脊液漏的 6~18 岁儿童,未接种 PPSV23 疫苗者,接种 1 剂 PPSV23。接种过 PCV13 者,与最近一次接种时间至少间隔 8 周后接种 1 剂 PPSV23。
- 伴有镰状细胞病和其他血红蛋白病、解剖性或功能性无脾、先天性或获得性免疫缺陷、HIV 感染、慢性肾衰竭、肾病综合征、需使用免疫抑制剂或放疗的疾病(包括恶性肿瘤、白血病、淋巴瘤和霍奇金病)、一般恶性肿瘤、实体器官移植、多发性骨髓瘤的患者,若距离第一剂接种时间 5 年以上,需再次接种 1 剂 PPSV23。

[6] 脊髓灰质炎病毒灭活疫苗(IPV)(最小接种年龄:6 周)
常规免疫接种:
- IPV 疫苗接种 4 剂次,接种年龄为 2 月龄、4 月龄、6~18 月龄、4~6 岁。根据程序,最后 1 剂次接种应在≥4 周岁时接种,且与前一剂接种时间至少间隔 6 个月。

补种:
- 对于出生后 6 个月内的婴儿,如果存在暴露于脊髓灰质炎野病毒循环环境的风险(如,前往脊髓灰质炎野病毒流行或爆发地区旅行),则推荐按免疫接种的最小年龄和剂次最小间隔。
- 若 4 岁前已接种了≥4 剂次的疫苗,则 4~6 岁时应再接种 1 剂疫苗,且与上一剂至

图 9.1(续) 免疫接种程序参考网址:www.cdc.gov/vaccines/schedules/hcp/child-adolescent.html。

- 若第 3 剂在 4 岁以后接种，且与最近一剂接种时间间隔在 6 月以内，则无须接种第 4 剂。
- 若全程免疫接种程序中包含 IPV 和 OPV，则全程接种 4 剂而无须考虑儿童接种年龄。如果仅接种 OPV 疫苗且在 4 岁之前完成全程接种，在≥4 岁时应接种 1 剂 IPV，与上一次 OPV 接种时间至少间隔 4 周。
- 美国 18 岁以上人群不推荐常规接种 IPV。
- 其他补种指导，参见图 2。

[7] 流感疫苗（最小接种年龄：灭活流感疫苗［IIV］：6 月；流感减毒活疫苗［LAIV］：2 岁）
常规免疫接种：
- 所有 6 月龄以上儿童均应每年接种流感疫苗。对于大多数 2~49 岁未孕的人群，LAIV 或 TIV 均可使用。但有些人群不得使用 LAIV，包括：1）对 LAIV 或其中某些成分严重过敏，接种过其他任何流感疫苗者；2）服用阿司匹林或含阿司匹林成分制剂的 2~17 岁儿童；3）鸡蛋过敏者；4）孕妇；5）免疫抑制患者；6）2~4 岁儿童且既往 12 个月曾发生喘鸣者；7）接种疫苗前 48 小时曾口服抗流感病毒药物者。LAIV 疫苗接种的其他禁忌证和注意事项可参考 MMWR，2015 年 8 月 7 日 /64（30）:818-25（可通过网站 http://www.cdc.gov/mmwr/pdf/wk/mm6430.pdf 获取）。

6 月龄~8 岁儿童：
- 2015~2016 流感季节，初次接种流感病毒疫苗的儿童需接种 2 剂（至少间隔 4 周）。一些之前接种过流感疫苗的儿童仍需再接种 2 剂。更多指导，参见 2015-2016 年 ACIP 流感疫苗建议中的接种指南和 MMWR，2015 年 8 月 7 日 /64（30）:818-25（可通过网站 http://www.cdc.gov/mmwr/pdf/wk/mm6430.pdf 获取）。
- 2016~2017 流感季节，应遵循 2016 年 ACIP 流感疫苗建议中的接种指南。

≥9 岁人群：
- 单剂次接种。

[8] 麻疹 - 腮腺炎 - 风疹（MMR）疫苗（最小接种年龄：常规免疫接种：12 月龄）
常规免疫接种：
- MMR 疫苗接种 2 剂，接种年龄分别为 12~15 月龄、4~6 岁。
- 第 2 剂也可在 4 岁前接种，只要与第 1 剂至少间隔 4 周即可。
- 美国 6~11 月龄婴儿准备国外旅行时，可在离开本土前接种第 1 剂。随后，在 12~15 月龄（若婴儿仍停留在疾病高风险地区，则在 12 月龄接种）和至少 4 周后，还需接种 2 剂。
- 美国 12 月龄婴儿准备国外旅行时，需接种 2 剂，第 1 剂在≥12 月龄，至少 4 周后接种第 2 剂。

补种：
- 确保所有学龄儿童和青少年接种 2 剂 MMR 疫苗，剂次间隔时间最少为 4 周。

[9] 水痘（VAR）疫苗（最小接种年龄：12 月龄）
常规免疫接种：
- 水痘减毒活疫苗接种 2 剂，接种年龄分别为 12~15 月龄、4~6 岁。
- 第 2 剂也可在 4 岁前接种，只要与第 1 剂至少间隔 3 个月即可。若第 2 剂与第 1 剂至少间隔 4 周，也可认为接种有效。

补种：
- 确保 7~18 岁无免疫证明的人群接种 2 剂水痘疫苗（参见 MMWR，2007 年 /56［RR-4］，可通过网站 http://www.cdc.gov/mmwr/pdf/rr/rr5604.pdf 获取）。7~12 岁人群，建议接种间隔时间至少 3 个月（若第 2 剂与第 1 剂至少间隔 4 周，可认为接种有效），≥13 岁人群，2 剂至少间隔 4 周。

[10] 甲肝（HepA）疫苗。（最小接种年龄：12 月龄）
常规免疫接种：
- 12~23 月龄完成首次 2 剂接种，剂次间隔 6~18 月。
- 24 月龄接种过第一次甲肝疫苗者，间隔 6~18 个月后接种第 2 剂。
- ≥2 岁未接种过甲肝疫苗者，如需获取抗甲肝病毒感染免疫力，建议接种 2 剂，剂次间隔 6~18 个月。

补种：
- 2 剂次之间至少间隔 6 个月。

特殊人群接种：
- 居住在免疫接种针对大龄儿童地区、且无免疫接种史的儿童，或者高危感染儿童，建议接种 2 剂甲肝疫苗，剂次至少间隔 6 个月。这些人群包括：在甲肝高度流行国家旅行或工作的人，男男性行为者；违禁药品（无论是否通过注射途径）使用者；在研究实验室工作中接触感染 HAV 的灵长类动物者或接触 HAV 的人员；凝血因子障碍者；慢性肝病患者；将与来自甲肝高度流行地区且到达美国本土 60 天以内的被收养国际儿童有密切接触（如家庭成员或日常保姆）者，应尽早开始全程 2 剂接种，若能在被收养人到达前 2 周开始接种则更理想。

[11] 脑膜炎球菌（最小接种年龄：Hib-MenCY［MenHibrix］:6 月；MenACWY-D［Menactra］: 9 月龄；MenACWY-CRM［Menveo］:2 月龄；B 群脑膜炎球菌［MenB］疫苗、MenB-4C［Bexsero］和 MenB-FHbp［Trumenba］:10 岁）
常规免疫接种：
- 11~12 岁常规接种 1 剂 Menactra 或 Menveo，16 岁时接种加强针。
- 11~18 岁 HIV 患者，接种 2 剂 Menactra 或 Menveo，剂次至少间隔 8 周。
- 2 月龄至 18 岁高危人群，参考见后。

补种：
- 13~18 岁人群无接种史者，应接种 Menactra 或 Menveo。
- 若在 13~15 岁时接种第 1 剂，则 16~18 岁接种加强针，且两剂至少间隔 8 周。
- 若在≥16 岁时接种第 1 剂，无须接种加强针。
- 其他补种指导，参见图 2。

临床自由裁量权：
- 16~23 岁低龄成年人（首选年龄范围为 16~18 岁）可连续接种 2 剂 Bexsero 疫苗或连续接种 3 剂 Trumenba 疫苗，以针对大多数 B 群脑膜炎球菌菌株进行短期保护，这两种 MenB 疫苗不可交替使用，所有剂次均应使用同种疫苗产品。

存在高危情况人群或患病风险增加的其他人群的接种：
患有解剖性或功能性无脾（包括镰状细胞病）儿童：
脑膜炎球菌 -ACWY 结合疫苗接种：
1. Menveo
   ○ 儿童从 8 周龄时开始接种疫苗：接种时间分别为 2 月龄、4 月龄、6 月龄和 12 月龄。
   ○ 未接种过的儿童在 7~23 月龄开始接种疫苗：注射 2 剂 Menveo 疫苗，第 2 剂次与第 1 剂次和 1 岁生日至少间隔 12 周。
   ○ 年龄≥24 月龄儿童未曾接受全程接种：2 剂次基础免疫，至少间隔 8 周。
2. MenHibrix
   ○ 儿童在 6 周时开始接种：接种时间分别为 2 月龄、4 月龄、6 月龄、12~15 月龄。
   ○ 年龄≥12 月龄儿童接种第 1 剂 MenHibrix 疫苗，应接种 2 剂次疫苗且至少间隔 8 周，以确保对 C/Y 群脑膜炎球菌病的防护。
3. Menactra
   ○ 年龄≥24 月龄儿童未曾接受全程接种：2 剂次基础免疫，至少间隔 8 周。如果 Menactra 疫苗接种对象为患有无脾（镰状细胞病）的儿童，应在 2 岁和完成 PCV13 疫苗全程免疫至少 4 周之后接种 Menactra 疫苗。

B 群脑膜炎球菌疫苗接种：
1. Bexsero 或 Trumenba
   ○ 未曾接受全程免疫接种的 10 岁及以上人群：Bexsero 疫苗采用 2 剂次接种，至少间隔 1 个月。或者，Trumenba 疫苗采用 3 剂次接种，第 2 剂与第 1 剂至少间隔 2 个月，第 3 剂与第 1 剂至少间隔 6 个月。这两种 MenB 疫苗不可交替使用；所有剂次均应使用同种疫苗产品。

患有持续性补体成分缺陷儿童（包括在 C3、C5-9、丙咪啶、因子 D、因子 H 患有遗传性或慢性缺陷或服用 Soliriis® 依库珠单抗的人群）：
脑膜炎球菌 -ACWY 结合疫苗接种：
1. Menveo
   ○ 儿童从 8 周龄时开始接种疫苗：接种时间分别为 2 月龄、4 月龄、6 月龄和 12 月龄。
   ○ 未接种过的儿童在 7~23 月龄开始接种疫苗：注射 2 剂 Menveo 疫苗，第 2 剂次与第 1 剂次和 1 岁生日至少间隔 12 周。
   ○ 年龄≥24 月龄儿童未曾接受全程接种：2 剂次基础免疫，至少间隔 8 周。
2. MenHibrix
   ○ 对于在 6 月龄时开始接种的儿童：接种时间分别为 2 月龄、4 月龄、6 月龄、12~15 月龄。
   ○ 如果年龄≥12 月龄儿童接种第 1 剂 MenHibrix 疫苗，应接种 2 剂次疫苗且至少间隔 8 周，以确保对 C/Y 群脑膜炎球菌病的防护。
3. Menactra
   ○ 9~23 月龄儿童：2 剂次疫苗基础免疫，至少间隔 12 周。
   ○ 年龄≥24 月龄儿童未曾接受全程接种：2 剂次基础免疫，至少间隔 8 周。

B 群脑膜炎球菌疫苗接种：
1. Bexsero 或 Trumenba
   ○ 未曾接受全程免疫接种的 10 岁及以上人群：Bexsero 疫苗采用 2 剂次接种，至少间隔 1 个月。或者 Trumenba 疫苗采用 3 剂次接种，第 2 剂与第 1 剂至少间隔 2 个月，第 3 剂与第 1 剂至少间隔 6 个月。这两种 MenB 疫苗不可交替使用，所有剂次均应使用同种疫苗产品。

前往或居住在脑膜炎球菌病中高度流行国家（包括非洲脑膜炎地带或朝圣区）的儿童：
- 接种符合相应年龄剂型要求的 Menactra 或 Menveo 疫苗，以预防 A/W 群脑膜炎球菌病。早前接种的 MenHibrix 疫苗因不含 A/W 血清组，故效力不足。

在社区暴发（疫苗血清群引起）期间面临危险的儿童
- 接种符合相应年龄段剂型要求的 MenHibrix、Menactra 或 Menveo、Bexsero 或 Trumenba 疫苗（全程免疫）。

有关高危人群的加强免疫问题，请参见 MMWR，2013/62（RR02）;1-22（可通过网站 http://www.cdc.gov/ mmwr/ preview/ mmwrhtml/ rr6202a1.htm 获取）。有关此类人群的补种建议、脑膜炎球菌疫苗使用的完整信息（包括感染风险增加人群疫苗接种指导），请参见 MMWR，2013 年 3 月 22 日 /62（RR02）;1-22 和 MMWR，2015 年 10 月 23 日 /64（41）;1171-1176（可通过网站 http://www.cdc.gov/mmwr/pdf/rr/rr6202.pdf 和 http://www.cdc.gov/mmwr/pdf/wk/mm6441.pdf 获取）。

[12] 减量白喉 - 破伤风 - 无细胞百日咳（Tdap）疫苗（最小接种年龄：Boostrix 和 Adacel:10 岁）
常规免疫接种：
- 所有 11~12 岁青少年：接种 1 剂 Tdap 疫苗。
- 无论距上一次含破伤风、白喉和类毒素疫苗接种的间隔多久，均可接种 Tdap 疫苗。
- 无论距上一次 Td 或 Tdap 疫苗接种的间隔多久，应在每次妊娠期间（首选妊娠时间范围为 27~36 周）为怀孕的青少年接种 1 剂 Tdap 疫苗。

补种：
- 7 岁以上未完全接种 DTaP 疫苗的人群应在补种期间注射 1 剂 Tdap 疫苗（最好为第一次），如需额外注射，可使用 Td 疫苗。对于接种 Tdap 疫苗的 7~10 儿童（将其作为补种的一部分），不得在 11~12 岁时注射青少年 Tdap 疫苗。在 Tdap 接种后 10 年应注射 Td 疫苗作为替代。
- 未接种 Tdap 疫苗的 11~18 岁人群应在破伤风疫苗鳌种后注射 Tdap 疫苗，并在此后每 10 年注射一次 Td 加强针。
- 意外接种 DTaP 疫苗：
  - 7~10 岁儿童意外接种疫苗，可算作补种的一部分。此剂次可算作青少年 Tdap 疫苗剂次，或者儿童可在 11~12 岁时注射 Tdap 疫苗加强针。
  - 11~18 岁青少年意外接种疫苗，可算作青少年 Tdap 疫苗加强剂次。
- 其他补种指导，参见图 2。

[13] 人乳头瘤病毒（HPV）疫苗（最小接种年龄：2vHPV［Cervarix］、4vHPV［Gardasil］和 9vHPV［Gardasil 9］:9 岁）
常规免疫接种：
- 对于 11~12 岁青少年：HPV 疫苗采用 3 剂次接种程序（第 0、1~2、6 个月各接种 1 剂疫苗）。2vHPV、4vHPV 或 9vHPV 疫苗可用于女性，9v-HPV 或 4vHPV 仅可用于男性。
- 可从 9 岁开始全程接种程序。
- 第 2 剂与第 1 剂间隔 1~2 个月（至少 4 周），第 3 剂与第 1 剂间隔 24 周，与第 2 剂间隔 16 周（至少 12 周）。
- 有性虐待或性侵犯史但未曾接种或完成 3 剂全程接种的儿童和青少年，从 9 岁开始接种 HPV 疫苗。

补种：
- 如未曾接种过相关疫苗，则应在 13~18 岁期间进行疫苗全程接种（女性：2vHPV、4vHPV 或 9vHPV；男性：4vHPV 或 9vHPV）。
- 疫苗补种使用推荐的常规接种时间间隔（见上述常规免疫接种）。

图 9.1（续） 免疫接种程序参考网址:www.cdc.gov/vaccines/schedules/hcp/child-adolescent.html。

但是大多数疫苗在基础免疫时要求采用多剂次接种。例如风疹和黄热病疫苗便属于前者；而脊髓灰质炎病毒、乙肝、百日咳疫苗则属于后者。此外，为维持免疫力，特定疫苗还需定期再次接种（加强免疫），比如伤寒疫苗和白喉破伤风疫苗。

对于需要多剂次接种以完成基础免疫的活疫苗和灭活疫苗，由于存在免疫记忆，间隔长于常规推荐值也不会损害受种者的免疫应答。同样，延迟接种推荐的加强免疫并不会影响受种者对此剂次接种的抗体应答[2,5]。因此，若中断推荐的基础免疫程序或延迟加强免疫，也无须重新再来整个免疫程序的接种。例如延长脊髓灰质炎灭活疫苗（IPV）两剂次之间的间隔，可能会增强受种者对第2剂疫苗的抗体应答[66]，但口服伤寒（Ty21a）疫苗除外。在连续接种口服伤寒疫苗的情况下，尚不明确间隔延迟所带来的影响。但是，根据Ty21a疫苗接种经验，如果与上一剂次接种的时间间隔小于3周，则可以补上遗漏的剂次从而完成全程免疫，如果间隔大于3周，则需重新开始全程免疫。

疫苗接种人员应尽可能严格遵守所推荐的儿童、青少年和成人免疫接种程序。临床研究证实，按照推荐的年龄和各剂次之间的间隔进行多剂次接种可获得最佳保护效果。表9.2列出了常用疫苗各剂次之间的推荐间隔。

表9.2 疫苗各剂次推荐的接种最小年龄和最小间隔 a,b,c,d

疫苗和剂次	该剂次接种推荐年龄	该剂次接种最小年龄	至下一剂次的推荐间隔	至下一剂次的最小间隔
无细胞百白破疫苗（DTaP）-1[e]	2月龄	6周龄	8周	4周
DTaP-2	4月龄	10周龄	8周	4周
DTaP-3	6月龄	14周龄	6~12个月[f]	6个月[f]
DTaP-4	15~18月龄	15月龄	3年	6个月[e]
DTaP-5	4~6岁	4岁	—	—
b型流感嗜血杆菌疫苗（Hib）-1[e,g]	2月龄	6周龄	8周	4周
Hib-2	4月龄	10周龄	8周	4周
Hib-3[h]	6月龄	14周龄	6~9个月	8周
Hib-4	12~15月龄	12月龄	—	—
甲肝（HepA）疫苗-1[e]	12~23月龄	12月龄	6~18个月	6个月
HepA-2	≥18月龄	18月龄	—	—
乙肝（HepB）疫苗-1	出生时	出生时	4周~4个月	4周
HepB-2	1~2月龄	4周龄	8周~17个月	8周
HepB-3[i]	6~18月龄	24周龄	—	—
带状疱疹疫苗[j]	≥60岁	60岁	—	—
人乳头瘤病毒疫苗（HPV）-1[k]	11~12岁	9岁	8周	4周
HPV-2	11~12岁（+2个月）	9岁（+4周）	4个月	12周[r(1)]
HPV-3[l]	11~12岁（+6个月）	9岁（+24周）	—	—
脊髓灰质炎灭活疫苗（IPV）1[e]	2月龄	6周龄	8周	4周
IPV-2	4月龄	10周龄	8周~14个月	4周
IPV-3	6~18月龄	14周龄	3~5年	6月
IPV-4[m]	4~6岁	4岁	—	—
灭活流感疫苗[n]	≥6月龄	6月龄[o]	4周	4周
流感减毒活疫苗（LAIV，鼻内接种）[n]	2~49岁	2岁	4周	4周
麻疹-腮腺炎-风疹联合疫苗（MMR）-1[p]	12~15月龄	12月龄	3-5年	4周
MMR-2[p]	4~6岁	13月龄	—	—
肺炎球菌结合疫苗（PCV）-1[g]	2月龄	6周龄	8周	4周
PCV-2	4月龄	10周龄	8周	4周

续表

疫苗和剂次	该剂次接种推荐年龄	该剂次接种最小年龄	至下一剂次的推荐间隔	至下一剂次的最小间隔
PCV-3	6月龄	14周龄	6个月	8周
PCV-4	12~15月龄	12月龄	—	—
肺炎球菌多糖疫苗(PPSV)-1	—	2岁	5年	3年
PPSV-2^q		7岁	—	—
四价脑膜炎球菌结合疫苗(MCV4)-1^r	11~12岁	6周龄^s	4-5年	8周
MCV4-2	16岁	11岁(+8周)		
四价脑膜炎球菌多糖疫苗(MPSV4)^r	—	2年	5年	5年
MPSV4-2		7岁		
轮状病毒疫苗-1^t	2月龄	6周龄	8周	4周
轮状病毒疫苗-2	4月龄	10周龄	8周	4周
轮状病毒疫苗-3^u	6月龄	14周龄		
破伤风和白喉疫苗(Td)	11~12岁	7岁	10年	5年
减量白喉-破伤风-无细胞百日咳疫苗(Tdap)^v	≥11岁	7岁		
水痘疫苗-1^p	12~15月龄	12月龄	3-5年	12周^w
水痘疫苗-2^p	4~6岁	15月龄^x	—	—

^a 可提供联合疫苗。使用获批联合疫苗通常优于单独接种其等效组分疫苗。接种联合疫苗时,接种最小年龄为任何单独组分疫苗接种的最大年龄(例如:第1剂 MenHibrix 疫苗接种最小年龄为6周),各剂次之间的最小间隔等于任一单独组分疫苗剂次间最大间隔。

^b 有关旅行接种的疫苗(包括伤寒、流行性乙型脑炎和黄热病疫苗)信息,可通过网站 http://www.cdc.gov/travel 获取。有关已在美国获批但未上市的其他疫苗(包括炭疽和天花疫苗)信息,可通过网站 http://www.bt.cdc.gov 获取。

^c 在推荐的间隔及最小间隔栏中,"月"指日历月。

^d 在数值范围内,破折号表示"到"。

^e 可提供含乙肝组分的结合疫苗(见表9.1)。这些疫苗含其他组分(即Hib、DTaP、HepA和IPV),不得针对6周龄以下婴儿接种。

^f DTaP-3 和 DTaP-4 推荐的最小间隔为6个月。但是如果在 DTaP-3 疫苗注射后至少4个月接种 DTaP-4 疫苗,则无须重复注射。在回顾性评估记录时,可利用此特殊宽限期(2个月),不得在此宽限期上再增加4天时间。

^g 相较于全程免疫,年龄≥7个月儿童接种首剂 Hib 和 PCV 疫苗所需剂量更少。

^h 婴儿在2月龄和4月龄时已接种磷酸多核糖基核糖醇-脑膜炎球菌外膜蛋白(PRP-OMP;Pedvax-Hib,Merck 疫苗部)的,无须在6月龄时再次接种。

ⁱ 第3剂乙肝疫苗接种时间与第2剂次接种至少间隔8周,与第1剂次接种至少间隔16周,且不得早于24周龄前。

^j 带状疱疹疫苗接种:如受种者年龄≥60岁,建议采用单剂次接种。

^k 双价HPV疫苗已获批用于9~25岁女性,四价HPV疫苗已获批用于9~26岁男性和女性,九价HPV疫苗已获取用于9~26岁女性和9~15岁男性。

^l 第3剂HPV疫苗接种的最小年龄基于第1剂基线最小年龄(即9岁)以及第1剂和第3剂之间的最小间隔(24周)。如果在第1剂疫苗接种后至少16周之后注射第3剂疫苗,同时第1剂和第2剂、以及第2剂和第3剂之间的间隔分别保持在4周和12周,则无须再次进行第3剂接种。

^m 如果第3剂疫苗接种时年龄在4岁及以上,且与前一剂次至少间隔6个月,则无须进行第4剂接种。

ⁿ 对于大多数人而言,建议每季接种1剂流感疫苗。请参见流感疫苗特定章节,以确定年龄小于9岁的哪些儿童应在一季内接种2剂疫苗。

^o 灭活流感疫苗接种的最小年龄因疫苗制造商而异。有关疫苗特定最小年龄,参见说明书。

^p MMRV 联合疫苗可用于12月龄~12岁儿童。

^q 对于年龄≤65岁,感染严重肺炎球菌风险最高的人群,以及肺炎球菌抗体浓度可能迅速降低的人群,第1剂与第2剂接种间隔5年。(资料来源:美国CDC. 肺炎球菌病预防:免疫实践咨询委员会建议.MMWR 推荐报告,1997;46[RR-8]:1-24)。

^r 对曾接种疫苗但仍有较高脑膜炎球菌病患病风险人群,建议重新接种脑膜炎球菌结合疫苗。(资料来源:美国CDC. 免疫实践咨询委员会关于在脑膜炎球菌病患病风险持续增加的人群重新接种的最近建议.MMWR,2009;58:1042-1043)。

^s 对于高危人群,MenACWY-D(Menactra)疫苗和 MenACWY-CRM(Menveo)疫苗接种的最小年龄分别为9月龄和2月龄。对于高危人群,Hib-MenCY 疫苗接种的最小年龄为6周。Hib-MenCY 疫苗4剂接种时间分别为2月龄、4月龄、6月龄、12~18月龄。

^t 第1剂轮状病毒疫苗接种年龄须为6~14周6天。年龄≥15周的婴儿不得开始连续接种。年龄>8月的儿童不得接种轮状病毒疫苗,无论其6月龄至8月龄期间接种过多少剂疫苗。

^u 如果已按年龄要求接种2剂 Rotarix(GlaxoSmithKline),则无须接种第3剂。

^v 对于未怀孕人群,建议只接种1剂 Tdap 疫苗,后续疫苗应使用Td。对于曾接受含破伤风类毒素的疫苗基础免疫的人群,如需处理其易感染的破伤风伤口,则应与接种任一含破伤风疫苗的剂次最小间隔5年。

^w 对于年龄≥13岁开始接受连续接种的人群,水痘疫苗第1剂和第2剂的最小间隔为4周。对于年龄<13岁的人群,可将2个月的特殊宽限期应用于最小间隔,因此该年龄队列的最小间隔可为4周。但是不得在此年龄队列的宽限期上再增加4天时间。

^x 根据专家意见,在回顾性评估记录时,可将3个月的特殊宽限期应用于最小间隔(15月龄),因此可接受最小年龄为13个月,不得在此宽限期上再增加4天时间。

在某些情况下,多剂次疫苗的接种间隔需要小于推荐的间隔。例如,当一个人的接种计划落后于推荐的免疫程序而需要尽快赶上时、或受种者即将出国旅行。在这些情况下,可加快免疫程序、即各剂次之间的间隔小于常规推荐值[63]。

尽管时间表的有效性尚未经临床试验证实,但加速间隔的免疫应答可能会引起足够的保护[5]。表9.2列出来了可用于安排补种的加快或最小间隔和年龄。

如果疫苗接种小于最小间隔或早于最小年龄(见表9.2),则可能会造成免疫应答下降、疫苗效力降低,因此应避免这种做法[2,5]。对于一些活疫苗,建议采用多剂次接种,以刺激受种者对品种相同、类型不同疫苗(如Ⅰ型、Ⅱ型和Ⅲ型脊髓灰质炎病毒疫苗)产生免疫应答、或对接种早剂次疫苗(如麻疹疫苗)未产生免疫应答的人群促使产生免疫力[53,67]。这些多剂次接种仅含基础免疫接种,不含加强免疫接种。

不同疫苗的接种间隔

表9.2收录了不同类型疫苗的接种间隔相关指南[5]。目前已知灭活疫苗不会干扰受种者对其他灭活疫苗或活疫苗的免疫应答(但特殊情况如下)。灭活疫苗可与其他灭活疫苗或活疫苗同时接种,也可以在其他灭活疫苗或活疫苗接种前或接种后的任一时间接种。

有关动物和人类的研究证实:在间隔很短的时间内接种2剂相同类型或不同类型活病毒疫苗可能会抑制受种者对第2剂疫苗的免疫应答。据Petralli及其同事[68,69]报告:事先接种麻疹减毒活疫苗会影响对天花疫苗接种的免疫应答。据推测,先前接种的麻疹减毒活疫苗会抑制后续对天花疫苗的免疫应答。在美国两家健康保护组织进行的研究显示:与在MMR接种前、接种后30天或更长时间内接种水痘疫苗的受种者相比,在MMR接种后30天内接种水痘疫苗的受种者,其水痘疫苗接种失败(已接种人群出现水痘)的风险增加了2.5倍[70]。但是,Stefano及其同事[71]认为,接种单价麻疹疫苗后1~27天再接种黄热病疫苗,免疫应答不会受到影响。一般而言,口服活病毒疫苗不会干扰口服或非口服的活病毒疫苗的免疫应答,尽管报道显示在首剂单价轮状病毒疫苗接种后,阳转率相较于同时接种该疫苗与OPV有所降低[72]。尚不明确鼻内喷雾疫苗对其他不在同天接种的活疫苗的免疫应答的影响。

为尽量减少潜在的干扰风险,非同日接种的肠外或鼻内喷雾的活病毒疫苗的间隔时间应至少为4周或更长(如有可能)。如果肠外或鼻内喷雾的活病毒疫苗的间隔小于4周,那么第1剂与第2剂活病毒疫苗接种应至少间隔4周[5]。在接种单价麻疹疫苗后的任何时间均可接种黄热病疫苗(单价麻疹疫苗目前尚未在美国上市)。如符合接种适应证,口服和肠道外活病毒疫苗可同时接种,间隔时间长度和前后顺序均无特定要求[5]。

不同疫苗同时接种

对所有预期使用的疫苗进行同时接种是儿童疫苗接种方案的重要组成部分[2,5]。当受种者可能不会返回接种点接种后续疫苗、可能即将接触几种疫苗可防的疾病或短时间内准备出国旅行时,同时接种几种不同疫苗将尤为重要。世界卫生组织免疫接种战略咨询专家组(SAGE)支持并鼓励在一次访视中进行多剂次接种的做法[73]。

不同类型的疫苗同时接种时应分开注射,并将疫苗注射于不同的解剖部位,特别许可用同一注射器接种的情况除外。如果上下肢均须同时接种不同类型的疫苗,那么大腿前外侧通常用于肌内注射、肱三头肌区域通常用于皮下注射。如需在婴幼儿单肢进行多剂次接种,则通常选用大腿作为接种部位,因为这里肌群较大。同肢的两个接种部位应保持足够距离≥1″(≥25mm),以尽可能减少局部反应发生重叠的概率[5,13,14]。一般而言,含活病毒产品的不同疫苗可同时接种,不会降低其安全性和有效性(表9.3)[74]。根据接种后皮质醇浓度和行为反应研究,在一次访视中接种2剂疫苗的婴儿和一次访视中接种1剂疫苗的婴儿反应相似,这说明第2剂接种不会增加应激反应[76,77]。

在同时接种使用率最高的疫苗后,未观察到不良反应严重度或发生率增加的情况[5]。同样,同时接种疫苗通常不会引起免疫干扰,但两种情况除外,即在功能性或解剖性无脾患儿中,不得同时接种肺炎球菌结合疫苗和脑膜炎球菌结合疫苗(Menactra),因为Menactra疫苗会干扰受种者对七价肺炎球菌结合疫苗(可能还有PCV13)的免疫应答。功能性或解剖性无脾患儿感染肺炎球菌的风险较高,应先接种所有剂肺炎球菌结合疫苗,随后接种1剂Menactra疫苗,两种疫苗接种间隔应为4周。目前其他品牌的脑膜炎球菌结合疫苗和肺炎球菌结合疫苗是否会产生干扰尚不明确。肺炎球菌多糖疫苗可能会干扰对肺炎球菌结合疫苗的免疫应答。如需进行两剂次接种,则应在不同时间进行。对于免疫抑制高危人群,如预期接

表 9.3　活疫苗和灭活疫苗的接种间隔指南

疫苗类型	各剂次间推荐的最小间隔
≥2 种灭活疫苗[a,b]	可同时接种或在两剂次之间的任何间隔接种
灭活疫苗和活疫苗	可同时接种或在两剂次之间的任何间隔接种
≥2 种活疫苗（鼻内接种或注射接种）[c]	如未同时接种，最小间隔为 4 周

[a] 美国儿科学会建议如果不在同一天注射破伤风类毒素 - 减量白喉类毒素 - 减量无细胞百日咳疫苗和四价脑膜炎球菌结合疫苗，其接种间隔应为 1 个月[75]。

[b] 对于解剖性或功能性无脾患者，应同时接种 MenACWY-D (Menactra) 和 PCV13 疫苗，间隔为 4 周。同样，对于患有侵入性肺炎球菌病的免疫抑制高危人群，如预期接种 PCV13 和 PPSV23 疫苗，应首先接种 1 剂 PCV13，间隔 8 周后接种 1 剂 PPSV23 疫苗。对于患有侵入性肺炎球菌病的免疫能力高危人群和年龄 >65 岁的健康人群，如预期接种 PCV13 和 PPSV23 疫苗，应首先接种 1 剂 PCV13 疫苗，间隔 1 年后接种 1 剂 PPSV23 疫苗。

[c] 口服活疫苗[如伤寒 (Ty21a) 疫苗和轮状病毒疫苗] 可以在同一天接种，或在灭活或活疫苗（注射式）接种之前或之后的任何间隔内接种。

种 PCV13 和 PPSV23 疫苗，应首先接种 1 剂 PCV13 疫苗，间隔 8 周后再接种 1 剂 PPSV23 疫苗。对于患有侵入性肺炎球菌病的免疫力高危人群或年龄 ≥65 岁的健康人群，如预期接种 PCV13 和 PPSV23 疫苗，应首先接种 1 剂 PCV13 疫苗，间隔 1 年后接种 1 剂 PPSV23 疫苗，先接种肺炎球菌结合疫苗，随后接种肺炎球菌多糖疫苗，两剂接种间隔至少为 8 周[74,77,78]。

免疫球蛋白的干扰作用

被动获得的抗体会干扰对特定疫苗（包括活疫苗、灭活疫苗）和类毒素的免疫应答，这种干扰的后果是受种者无血清阳转或免疫应答减弱，最终使得疫苗抗体浓度降低。由于存在这一干扰的可能性，因此当乙肝疫苗和乙肝免疫球蛋白同时接种时，建议在不同的部位注射。被动获得性抗体不会影响对所有疫苗的免疫应答。

对活病毒疫苗的干扰

为了诱导充分的免疫应答，活病毒疫苗必须在受种者体内复制。被动获得的免疫球蛋白削弱免疫应答的机制可能是免疫球蛋白中的抗体中和了疫苗中的病毒，导致病毒复制受到抑制，抗原量不足[79]。例如持续经胎盘获得的母传麻疹抗体会抑制婴儿对麻疹活疫苗的免疫应答，其时间可能长达 12 个月甚至更长[80,81]。抑制作用的持续时间与母体或脐带血中抗体的浓度有关[82-84]。相比麻疹疫苗，风疹疫苗受母传抗体的影响较小[83,85]。虽然血液制品和免疫球蛋白制剂对腮腺炎和水痘疫苗免疫应答的影响尚不清楚，但市售的免疫球蛋白制剂含有针对相关病毒的抗体。血液制品和免疫球蛋白制剂对轮状病毒活疫苗及流感活疫苗免疫应答的影响亦不得而知。

在接种某些活病毒疫苗之前或者同一时间，肌内注射或静脉注射含免疫球蛋白的制剂（如血清免疫球蛋白、超免疫球蛋白、静脉注射用免疫球蛋白以及全血液）也会影响对疫苗的免疫应答。为了降低部分减毒的 Edmonston B 麻疹疫苗（在美国已退市）相关不良事件的发生率，将其与麻疹免疫球蛋白同时接种，此时血清阳转率不受影响，但血清中麻疹抗体的几何平均滴度降低[86]。在试验性细菌多糖免疫球蛋白 (BPIG) 的一项研究中，儿童在接种 BPIG 之后 5 个月内对麻疹活疫苗的免疫应答降低[87]。与注射安慰剂的儿童相比，接种 BPIG 儿童的麻疹抗体阳转率和几何平均滴度较低。接种 BPIG 后，儿童对风疹活疫苗的免疫应答也降低，但不明显且持续时间较短。

虽然被动获得的抗体会干扰对风疹疫苗的免疫应答，但在给产后妇女注射低剂量抗 Rh (D) 球蛋白后，并未发现针对风疹疫苗 (RA27/3 株) 的免疫应答受到抑制[88]。肠道外注射免疫球蛋白似乎也不会对黄热病疫苗的免疫应答产生不利影响[89]。虽然高浓度被动获得的抗体可能会降低脊髓灰质炎减毒活疫苗的血清抗体反应，但疫苗病毒的复制和胃肠道免疫应答几乎没有受到影响[55,89-91]。被动获得的抗体会在多大程度上对水痘疫苗、腮腺炎疫苗、流感减毒活疫苗、带状疱疹疫苗、伤寒 (Ty21 株) 疫苗等其他活病毒疫苗或活细菌疫苗的免疫应答产生干扰，尚未有足够的数据证实。一种人源化鼠单克隆抗体制品帕利珠单抗 (palivizumab) 可以保护婴幼儿免受呼吸道合胞病毒的感染，此制品仅含针对呼吸道合胞病毒的抗体，因此它不会干扰活疫苗的免疫应答[92]。

对灭活疫苗和组分疫苗的干扰

与活疫苗相比，现有灭活疫苗和组分疫苗受到的干扰要小得多，并且只有大剂量被动获得性抗体才能产生[93]。被动获得性抗体干扰灭活疫苗和类毒素疫苗免疫应答的机制尚不清楚。肠道外注射中等剂量的免疫球蛋白并未抑制 DTP、破伤风类毒素疫苗及 b 型流感嗜血杆菌结合疫苗的保护性免疫应答[94,95]。虽然同时接种灭活甲肝疫苗和免疫球蛋白所诱导的血清抗体浓度低于单独接种甲肝疫苗，但血清阳转率并未降低[96,97]。如果婴儿从母体获得的被动抗体浓度较高,则接种甲肝疫苗后血清抗体浓度会降低,但阳转率相似[98]。同样,对于体内含有针对3种脊灰病毒的高浓度母体抗体的婴儿,以2、4、6个月间隔接种脊髓灰质炎灭活疫苗引起的阳转率也较低[99]。

疫苗和免疫球蛋白接种间隔时间建议

免疫球蛋白对疫苗免疫应答的干扰作用与剂量有关,免疫球蛋白的注射量越大,其干扰作用越可能发生,且持续时间越长[87,100]。免疫球蛋白和疫苗的接种时间间隔取决于3点:有无证据表明免疫球蛋白对疫苗的免疫应答产生了影响;免疫球蛋白的注射量以及预期的免疫球蛋白G半衰期。免疫球蛋白和各种活疫苗及灭活疫苗接种的建议时间间隔详见表9.4和表9.5。

在美国,灭活疫苗和组分(亚单位)疫苗可以与免疫球蛋白同时、或在其前后任何时候接种[2,5]。疫苗和免疫球蛋白应该在不同部位注射,注射量应为相应疫苗推荐的标准剂量,无须追加额外剂量。

基于上述各种考虑因素,活病毒疫苗的接种建议多种多样。在注射免疫球蛋白或其他血液制品和麻疹疫苗后,风疹疫苗应按表9.5列出的间隔时间推迟接种[5,91,101]。由于人的血液和免疫球蛋白还含有风疹、腮腺炎和水痘抗体,高浓度的被动获得性抗体可对风疹活疫苗的免疫应答带来长达3个月的抑制作用[87,102]。免疫球蛋白对腮腺炎活疫苗和水痘活疫苗的免疫应答的影响尚不确定。

为降低干扰作用的可能性,遵照表9.5所示间隔时间推迟风疹、腮腺炎和水痘疫苗的接种是比较谨慎的做法[5]。

在MMR或水痘疫苗接种后短时间内给予免疫球蛋白会干扰疫苗的免疫应答。如果在MMR、MMR的组分疫苗或水痘疫苗接种后2周内必须注射免疫球蛋白,那么建议按表9.4和表9.5列出的相应间隔时间再次接种疫苗,除非血清检测表明有抗体反应[5,53]。例如,如果在接种水痘疫苗后14天内输全血,则应在输血后至少6个月内再次接种水痘疫苗,除非血清检测表明首剂水痘疫苗已经产生了充分免疫应答。

虽然尚未获得有关被动获得性抗体对轮状病毒疫苗免疫应答影响的数据,但免疫实践咨询委员会(ACIP)建议可以在给予血液制品(包括含抗体制品)同时或其前后任何时间接种轮状病毒活疫苗[27]。尚无证据表明免疫球蛋白对口服脊髓灰质炎疫苗(OPV)、带状疱疹疫苗及黄热病疫苗的免疫应答会产生不良影响,因此这些疫苗可以在注射免疫球蛋白的任何时候接种[89]。在接种口服伤寒(Ty21a)活疫苗时,无须考虑免疫球蛋白的影响[5,103]。流感减毒活疫苗可以在给予含抗体血液制品前后的任何时候接种[5]。

表9.4 含抗体制品[a]和疫苗的接种指南

同时接种(在同一次访视中)使用的制品	推荐的各剂次间最小间隔
含抗体制品和灭活疫苗[b]	可以在不同部位同时注射或以任意时间间隔先后接种
含抗体制品和活疫苗	不得同时接种。[c]如果一定要同时接种含麻疹疫苗或水痘疫苗,则应该在不同部位接种,且在建议的间隔时间(见表9.5)之后再次接种或检测抗体阳转率。
非同时接种所使用的制品	

先接种	后接种	推荐的各剂次间最小间隔
含抗体制品	灭活疫苗	无须间隔
灭活疫苗	含抗体制品	无须间隔
含抗体制品	麻腮风疫苗,水痘疫苗,以及麻疹、腮腺炎、风疹、水痘联合疫苗	取决于接受抗体的剂量[c,d]
麻疹、腮腺炎、风疹、水痘联合疫苗以及麻疹、腮腺炎、风疹、水痘联合疫苗抗原	含抗体制品	2周[c]

[a] 含大量免疫球蛋白的血液制品包括肌内注射和静脉注射用免疫球蛋白、特异性超免疫球蛋白(如乙肝免疫球蛋白、破伤风免疫球蛋白、水痘-带状疱疹免疫球蛋白和狂犬病免疫球蛋白)、全血、压积红细胞、血浆和血小板制品。对于高危免疫抑制人群,肺炎球菌多糖疫苗和肺炎球菌结合疫苗应该至少间隔8周接种,而对于健康或具有免疫能力的高危人群应间隔1年接种。对于无脾患者,不得同时接种肺炎球菌结合疫苗和Menactra品牌脑膜炎球菌结合疫苗,应该先接种PCV13,在PCV13最后一剂接种后4周再接种Menactra疫苗。

[b] 乙肝免疫球蛋白(HBIg)和乙肝疫苗需要在不同部位接种。

[c] 黄热病疫苗、轮状病毒疫苗、口服伤寒Ty21a疫苗、流感减毒活疫苗和带状疱疹疫苗是例外,这些减毒活疫苗可以在注射含抗体制品前后的任何时间或同时接种。

[d] 含抗体制品对含麻疹疫苗中麻疹组分免疫应答的干扰作用的持续时间与剂量有关,水痘疫苗可能也如此(见表9.5)。

表 9.5 根据所使用的制品或适应证,含抗体制品与含麻疹疫苗或含水痘疫苗接种的建议间隔时间

制品/适应证	剂量(包括免疫球蛋白 G/体重,剂量 mg/kg)和途径 [a]	含麻疹疫苗或含水痘疫苗 [b] 接种前的建议间隔时间/月
输血		
洗涤红细胞(RBC)	10ml/kg(可忽略),静脉注射(IV)	无
添加腺嘌呤-生理盐水的红细胞	10ml/kg(10mg IgG/kg)IV	3
压积红细胞(血细胞比容 65%) [c]	10ml/kg(60mg IgG/kg)IV	6
全血(血细胞比容 35%~50%) [c]	10ml/kg(80-100mg IgG/kg)IV	6
血浆/血小板制品	10ml/kg(160mg IgG/kg)IV	7
肉毒杆菌免疫球蛋白静脉注射(人)	1.5ml/kg(75mg IgG/kg)IV	6
巨细胞病毒静注免疫球蛋白(IGIV)	最大 150mg/kg	6
甲肝免疫球蛋白		
接触预防	0.02ml/kg(3.3mg IgG/kg),肌内注射(IM)	3
出国旅行,<3 个月停留	0.02ml/kg(3.3mg IgG/kg),肌内注射(IM)	3
出国旅行,≥3 个月停留	0.06ml/kg(10mg IgG/kg)IM	3
乙肝免疫球蛋白	0.06ml/kg(10mg IgG/kg)IM	3
巨细胞病毒静注免疫球蛋白		
免疫缺陷的替代治疗	300~400mg/kg IV [d]	8
免疫性血小板减少性紫癜治疗	400mg/kg IV	8
水痘暴露后预防 [e]	400mg/kg IV	8
麻疹暴露后免疫缺陷接触者的预防	400mg/kg IV	8
免疫性血小板减少性紫癜治疗	1 000mg/kg IV	10
川崎病	2g/kg IV	11
麻疹预防性免疫球蛋白,正常接触者(即非免疫缺陷接触者)	0.50ml/kg(80mg IgG/kg)IM	6
呼吸道合胞病毒 F 蛋白的单克隆抗体(如 Synagis[MedImmune]) [f]	15mg/kg IM	无
狂犬病免疫球蛋白	20IU/kg(22mg IgG/kg)IM	4
破伤风免疫球蛋白	250U(10mg IgG/kg)IM	3
水痘免疫球蛋白(VariZIG)	125U/10kg(60~200mg IgG/kg)IM,最高 625U	5

  [a] 此表不用于确定含抗体制品使用的准确适应证和剂量。在整个建议间隔期间,未接种人群可能无法完全防御麻疹。在麻疹暴露后,应另外接种免疫球蛋白或麻疹疫苗。免疫球蛋白制剂中麻疹抗体的浓度依生产批次而不同,注射免疫球蛋白后抗体清除率也可能不同。被动获得性抗体的半衰期估计为 30 天,而经观察注射一剂(80mg IgG/kg)免疫球蛋白对麻疹疫苗免疫应答的干扰长达 5 个月,根据上述结果推断出建议间隔时间。

  [b] 不包括带状疱疹疫苗,带状疱疹疫苗可以与含抗体血液制品同时接种。

  [c] 假定血清 IgG 浓度为 16mg/ml。

  [d] 轻微免疫抑制的 HIV 感染儿童建议接种麻疹疫苗,而轻微免疫抑制的儿童建议接种水痘疫苗,HIV 感染或任何其他免疫抑制性疾病导致严重免疫抑制的患者,则是这两种疫苗接种的禁忌证。

  [e] 获准的 VariZIG 与获准的水痘-带状疱疹免疫球蛋白(VZIG),是从含高效价抗水痘抗体(IgG)的血浆中经纯化而制成的人免疫球蛋白制品。

  [f] 只含有呼吸道合胞病毒的抗体。

不同生产商疫苗的替代性

在大多数情况下,由同一生产商生产的针对相同疾病、含相似抗原的联合疫苗和单价疫苗可以相互替换[2,5]。然而,对于全程免疫的不同剂次所使用的不同生产商的类似疫苗情况,通常缺乏疫苗安全性、免疫原性和效力方面的相关数据,或者这方面的数据有限。普遍认为,若无法使用相同疫苗完成一次全程免疫,那么不同生产商或同一生产商在不同国家生产

的同类疫苗也可接受，但必须按照批准的建议接种各疫苗。

某些疾病的免疫力与其血清抗体水平相关，可以用于评价疫苗的互换性。例如多项研究表明接种同一生产商生产的一剂或多剂乙肝疫苗后再接种另一生产商的乙肝疫苗，其免疫应答与只接种单一生产商的乙肝疫苗的免疫应答相似[104-106]。虽然 b 型流感嗜血杆菌结合疫苗的抗原成分各不相同，但根据与侵袭性 b 型流感嗜血杆菌疾病的免疫力相关的可接受血清抗体水平，已经证实了不同产品可以互换[107-109]。

某些疾病的免疫力与其血清抗体水平无相关性，互换起来就较困难。如果条件允许，整个基础免疫程序最好使用由同一生产商生产的无细胞百日咳疫苗[58]。百日咳杆菌感染缺乏相关性，因此难以评价无细胞百日咳疫苗的互换性。一项通过检测白喉、破伤风、百日咳类毒素及丝状血凝素的抗体水平来评价 DTaP 疫苗互换性的研究数据表明：在 DTaP 基础免疫的三剂次中，第一剂或前两剂先使用 Tripedia（由安万特 - 巴斯德公司生产），之后再使用 Infanrix（英芬立适，由葛兰素史克公司生产），与三剂都使用 Tripedia 的免疫原性相当[110]。不过，由于百日咳的保护效力与其血清抗体水平缺乏明确的相关性，因此尚不清楚这些免疫原性数据与百日咳的保护效力的相关性。如果不知道以前接种了哪个厂家的 DTaP 疫苗，或者目前无法得到，则可以使用任何其他厂家的 DTaP 疫苗完成全程免疫[5,58,111]。

对疫苗成分的过敏反应

过敏反应类型

疫苗接种后出现的过敏反应是局部性或全身性反应，严重程度有所不同，从接种部位的轻微不适到严重的过敏反应。过敏反应可能即时发作或延迟发作，但很少发生严重的过敏反应。过敏反应具体是由疫苗成分还是由不相关的环境过敏原引起的，难以确定。不过如果受种者在接种疫苗后即时出现过敏反应的症状征兆，则该受种者不可再次接种相同的疫苗[2,5]。

有报告指出：在接种 DTP、DT（儿童型白喉和破伤风疫苗）、Td（成人型白喉和破伤风疫苗）和破伤风类毒素后，出现了荨麻疹和过敏反应[112-114]。先前接种疫苗或疫苗成分引起的严重过敏反应作为相应疫苗的禁忌证。虽然在出现上述症状的某些患者体内发现了针对破伤风和白喉抗原的免疫球蛋白 E 抗体，但除非瞬时荨麻疹样皮疹在接种后几分钟出现，否则不作为后续接种的禁忌证，这是因为皮疹不太可能是过敏反应[114-116]。疫苗抗原和既往获得性抗体形成的循环抗原 - 抗体复合物引起血清病，这可能是上述反应的原因，而间隔 10 年后再次接种不太可能产生形成免疫复合物所必需的抗原和抗体浓度比例[114,117]。

接种含破伤风类毒素疫苗后出现速发型过敏反应的受种者，除非能对类毒素脱敏，否则不能再次接种破伤风类毒素[2]。破伤风免疫非常重要，但无法确定疫苗的哪些成分导致过敏反应，因此受种者需要向过敏专家咨询可能产生的原因以及相关脱敏方法[114,118,119]。在 20 世纪 60 年代之前，尚无人源破伤风免疫球蛋白，所以那时破伤风疫苗的过敏反应可能是指对破伤风预防的马源性破伤风抗毒素的过敏反应。在因所谓的过敏反应发作而停止使用破伤风类毒素之前，应该考虑皮试及可能的脱敏方法[118,120]。

在接种肺炎球菌结合疫苗、麻疹 - 腮腺炎 - 风疹联合疫苗、水痘疫苗和天花疫苗后，也有报告荨麻疹的例子[121-124]。

另有报告在接种使用鼠脑生产的乙脑灭活疫苗后，出现速发型或迟发型全身性荨麻疹和血管性水肿，并且可以发展成呼吸窘迫及低血压[125-127]。这些反应的发病机制尚不清楚。目前美国已经不再使用鼠脑生产的乙脑灭活疫苗，而是使用 Vero 细胞生产的乙脑疫苗，用于 2 岁及以上人接种[128,129]。

导致过敏反应的疫苗成分

蛋白

使用鸡胚生产的疫苗（如流感疫苗和黄热病疫苗）含有鸡蛋蛋白成分。在极少数情况下，这些疫苗会诱发过敏反应或其他速发型过敏反应，而有时相关反应归因于鸡蛋蛋白抗原[2,5,130-132]。因此，对于鸡蛋摄入有过敏反应史的人群，除非成功脱敏，否则一般不宜接种黄热病疫苗。例如，吃鸡蛋后有全身过敏反应类似症状的人群若需要接种黄热病疫苗，则应在接种前先做相应皮试，如有必要，可以进行脱敏[130]。

虽然接种流感疫苗后出现的过敏反应是进一步接种流感疫苗的禁忌证，但没有证据证明对鸡蛋过敏是接种流感疫苗后出现过敏反应的原因。鸡蛋过敏史并不是流感疫苗接种的禁忌证；但流感疫苗接种必须在能够识别和处理严重过敏情况的医护人员的监督下进行。麻疹和腮腺炎疫苗是在鸡胚成纤维细胞中培养制成的,鸡蛋过敏人群接种这两种疫苗后发生过敏反应的风险很低,而疫苗皮试不能预测免疫接种后是否会发生过敏反应[2,133-135]。鸡蛋过敏人群接种上述疫苗时,无须进行皮试或逐渐增加疫苗接种剂量[2,5,53,101,133]。

麻疹、腮腺炎、风疹、黄热病以及水痘疫苗等活病毒疫苗,含有明胶作为稳定剂。在极少数情况下,有明胶过敏史人群在接种此类疫苗后会发生过敏反应[121,124,134-136]。对明胶摄入后出现全身过敏反应类似症状的人群进行皮试,有助于确定疫苗接种后可能出现严重过敏反应的人群。已经公布了一个疫苗接种方案,适用于因这些疫苗中所含成分发生过敏反应的人群[137]。用作疫苗稳定剂的明胶可能来源于猪,而摄入的食品明胶可能来源于牛,因此对含明胶食物无过敏史并不意味着不会因疫苗出现过敏反应。

人二倍体细胞狂犬病疫苗加强免疫后,大约6%的人出现血清病[138,139]。人们认为这是由于疫苗生产中使用的病毒灭活剂通过化学修饰改变了人白蛋白,从而导致过敏[2,140]。

重组乙肝疫苗接种后发生过敏反应鲜有报道,通常因疫苗中的残余酵母蛋白引起[141]。

乳胶

乳胶是商用橡胶树的汁液。乳胶含有天然杂质(如植物蛋白和多肽),这些杂质被认为是引起过敏反应的原因。乳胶经过加工会形成天然橡胶乳胶和天然干橡胶,天然橡胶乳胶和天然干橡胶可能和乳胶含有相同的植物杂质,但含量更少。天然橡胶乳胶用于制作医用手套、导管及其他产品;而天然干橡胶用于制作注射器推杆、瓶塞及血管内导管上的注射口。合成橡胶和合成乳胶也用于制作医用手套、注射器推杆和小瓶塞,但它们不含天然橡胶、天然乳胶或与过敏反应相关的杂质。

最常见的乳胶过敏是接触型(Ⅳ型)过敏反应,其原因通常是由于长时间接触天然橡胶乳胶手套[142]。虽然有报告说糖尿病患者出现注射程序相关的乳胶过敏反应[143-145],但接种程序后出现相关反应的情况却极少见。仅有一例报告称已知对乳胶产生严重过敏的患者在接种乙肝疫苗后出现过敏反应[146]。

如果某人对乳胶严重过敏,则不得接种含天然橡胶成分的西林瓶或注射器装疫苗,除非疫苗接种的好处胜过疫苗引起过敏反应的风险。如果对乳胶有过敏反应(非严重的过敏反应),比如乳胶手套接触过敏,则可以接种含天然橡胶成分的西林瓶或注射器装

疫苗[5]。

抗微生物制剂

活病毒疫苗可能含有一种或多种微量抗微生物制剂,比如新霉素、链霉素及多黏菌素B。各疫苗的成分均在各生产商的产品标签上标明。对新霉素的最常见过敏反应是迟发型(细胞介导的)局部接触性皮炎,在疫苗接种后48~96小时出现红斑及瘙痒性皮疹[2,5,147]。此迟发型反应并非疫苗接种的禁忌证[2,5,147,148]。然而对新霉素或其他疫苗成分有过敏反应的人不得接种含有抗微生物剂的疫苗[2,5,149,150]。在美国注册的疫苗都不含青霉素或青霉素衍生物。

硫柳汞

硫柳汞是一种有机汞化合物,自20世纪30年代开始使用,添加到某些免疫生物制剂中作为防腐剂。1999年,美国公共卫生署和美国儿科学会(AAP)发表联合声明[151],确立了尽快将硫柳汞从婴幼儿常规接种疫苗中去除的目标。尽管没有证据表明疫苗中存在的低浓度硫柳汞会造成任何危害,并且这种风险仅仅是理论上的[152],但这一目标已作为预防措施确立。

自2001年中期以来,美国生产的常规推荐6个月以下婴儿接种的疫苗已经不使用硫柳汞作为防腐剂,目前这些疫苗不含或只含极少量的硫柳汞。硫柳汞仅用于某些其他疫苗作为防腐剂。例如破伤风类毒素、白破疫苗(Td、DT)、某些剂型的流感疫苗和多剂量瓶装脑膜炎球菌多糖疫苗[153]。含有低浓度硫柳汞或者不含硫柳汞作为防腐剂的某些剂型的流感疫苗已经在美国上市[153]。

有人认为,接种含硫柳汞疫苗会导致某些人出现过敏反应[154,155]。但这种说法缺乏科学依据。硫柳汞导致的过敏反应通常是局部迟发型过敏反应[156-158]。在接受硫柳汞皮肤斑贴试验的人群中,1%~18%出现阳性迟发型过敏反应,但这种试验缺乏临床意义[159,160]。大部分患者即使在硫柳汞皮肤斑贴试验或皮内试验中表明会出现过敏反应,但在接种含硫柳汞疫苗后并未出现过敏反应[156,160]。硫柳汞导致局部或迟发型过敏反应不是接种含硫柳汞疫苗的禁忌证[2,5]。

疫苗急性不良反应的处理

尽管疫苗接种后发生过敏反应的概率很小,但由于其发生迅速且危及生命,因此要求疫苗接种人员和

机构能够对可疑过敏反应进行初步治疗。肾上腺素和维持气道通畅的设备应随时准备可用。

过敏反应通常发生在疫苗接种后几分钟内,因此需要迅速识别并进行初步治疗,以防止病情发展为心血管性虚脱。如果接种疫苗后出现脸部潮红、水肿、荨麻疹、瘙痒、口腔或喉咙肿胀、气喘、呼吸困难或其他过敏反应的征兆,患者应平卧并抬高双腿。值得注意的是,荨麻疹并非存在于所有过敏反应病例中。应通过肌内注射肾上腺素水溶液(1∶1 000),可在5~15分钟内重复注射[161]。注射一剂盐酸苯海拉明可以缩短病程但起效慢。必要时,维持气道通畅并给氧。并且应该安排病人立刻转移到急救中心做进一步诊断和治疗。所有患者在出现症状后应观察4~24小时。[161]

接种疫苗后晕厥(血管迷走神经或血管降压反应)也时有发生,最常见于青少年和青壮年。2005年,美国疫苗不良事件报告系统(VAERS)发现晕厥报告呈上升趋势,当时正逢3种青少年疫苗获得批准:人乳头瘤病毒疫苗(HPV)、四价脑膜炎球菌疫苗(MCV4)和含百日咳的疫苗(Tdap)[162]。尤其值得注意的是,青少年有发生严重继发性损伤的风险,包括摔倒导致的颅骨骨折、脑出血和后续的头部受伤。2005年1月1日至2007年7月31日,VAERS收到463例晕厥报告,其中41例是伴有继发性损伤的晕厥,同时报告了疫苗接种后损伤发生时间的相关信息,而大多数晕厥病例(76%)发生于青少年中。在全年龄组报告中,80%的晕厥病例发生于疫苗接种后15分钟内(其他信息参见http://www.cdc.gov/concerns/fainting.html)。如果受种者变得虚弱、头晕或失去意识,接种人员则应采取适当措施以防止受种者受到伤害。在接种过程中,青少年和成年人应采取坐位或卧位。疫苗接种人员在接种疫苗之后应观察受种者15分钟(受种者取坐位或卧位),以降低受种者昏倒情况下受到伤害的风险,尤其在青少年接种疫苗时更应如此[162]。如受种者出现昏厥,应继续观察,直至所有症状消失。

特殊考虑事项

早产儿免疫接种

对疫苗接种的免疫应答是产后而不是妊娠期的功能[163-165]。相比于足月分娩的婴儿,早产儿经胎盘获得的母体抗体浓度更低、持续时间更短[164,166-168]。由于早产儿经胎盘获得的母体抗体较少,因此它们对免疫应答的抑制作用比足月儿小[164,169]。

在大多数情况下,无论早产儿的出生体重是多少,早产儿应该在与足月儿相同的实际年龄接种疫苗,并与足月儿和儿童遵循相同的免疫程序和注意事项[5]。除乙肝疫苗外,对于临床状态稳定的早产儿,其出生体重和大小并不是决定常规疫苗接种是否推迟的因素[170-174]。每种疫苗应当使用推荐的充足剂量,不建议分割或减少接种剂量[175]。

某些出生体重不足2kg的早产儿在出生时接种乙肝疫苗后,其阳转率可能会降低[176]。然而,出生后满1月龄的早产儿,无论初始出生体重和胎龄,其免疫应答可能与年龄体型较大的婴儿相当[177-180]。若出生体重不足2kg的早产儿的母亲为乙肝表面抗原(HBsAg)阴性,则应该在满1月龄或出院(若婴儿不满1月龄时出院)时接种首剂乙肝疫苗。HBsAg阳性母亲的低体重婴儿应在出生后12小时内接种乙肝疫苗。首剂疫苗接种不计算在乙肝疫苗的基础免疫中,而应该在1~2月龄时再接种3剂乙肝疫苗。若早产儿母亲HBsAg状况不明,则无论出生体重多低,均建议在出生后12小时内接种乙肝疫苗。

除乙肝疫苗外,若早产儿母亲HBsAg为阳性或状况不明,则建议给予乙肝免疫球蛋白(HBIG)。若早产儿母亲HBsAg为阳性,HBIG应在出生后12小时内给予。若早产儿母亲HBsAg状况不明,则接种人员应首先尝试确定母亲的状况。然而,若早产儿出生体重小于2kg,HBIG应在出生后12小时内给予。若早产儿的体重为2kg或以上,接种人员需继续确定母亲的状况,并应在7天内尽快注射一剂HBIG,除非发现母亲HBsAg呈阴性。

多项研究表明,早产儿接种疫苗后的不良事件发生率与同龄足月儿相同,甚至更低[168,181,182]。报告指出,DTP疫苗和HibTITER Hib疫苗接种之间存在时间相关性,且早产儿接种这两种疫苗后会出现呼吸暂停的瞬时增加或复发,这一发现的意义尚不清楚[183]。目前上述疫苗未在美国市售。

2月龄时仍然住院的早产儿可以按照常规免疫程序接种疫苗。然而在使用OPV的国家,可考虑给住院婴儿接种IPV。这是因为接种OPV后,脊髓灰质炎病毒疫苗株会从粪便中排出,而IPV可以降低疫苗病毒在医院中传播的风险[67,184]。美国ACIP支持早产儿接种轮状病毒疫苗,但早产儿必须与足月儿遵循相同的免疫程序和注意事项,并且必须符合以下条件:早产儿的实际年龄符合轮状病毒的接种年龄要求(第一剂接种时年龄为6~14周+6天);早产儿临床状况稳定;疫苗是在早产儿从新生儿重症监护室(NICU)或保育室出来之时或之后接种。虽然超早产儿体内母体抗体较低,在理论上可能会增加轮状病毒疫苗引起不良反应的风险,但美国 ACIP 认为,只要早产儿年龄符合要求、临床状况稳定、并且不再住院,则接种疫苗的好处胜过理论上存在的风险[27]。

母乳喂养和免疫接种

哺乳期母亲或者正在接受母乳喂养的婴儿接种灭活疫苗或活疫苗并不会产生不良后果[2,5]。这是因为灭活疫苗和组分疫苗不会在体内复制,不会对哺乳期妇女或者其婴儿构成特别的危险。哺乳期妇女接种活病毒疫苗(比如 MMR、LAIV、OPV 和水痘疫苗)也很安全,不必中断哺乳计划[5,53,184,185]。虽然含减毒活病毒或者细菌的疫苗会在受种者体内复制,但目前尚不清楚大多数活疫苗株是否会从母乳中分泌。风疹疫苗病毒属于一个例外,母亲接种疫苗后从母乳中发现了疫苗病毒,并且从母乳喂养婴儿的鼻咽部和咽喉部获得了疫苗病毒[186,187]。在一项研究中,25% 母乳喂养婴儿出现瞬时血清风疹病毒抗体阳转,但无临床表现[186]。母乳喂养婴儿从母乳中获得风疹疫苗病毒和风疹特异性抗体,在 15~18 月龄时接种风疹疫苗,有正常的免疫应答[188]。

母乳喂养不会对婴儿的保护性免疫应答产生不利影响,因此,母乳喂养不是任何常规接种疫苗的禁忌证[2,5]。与中等收入国家和工业化国家相比,发展中国家儿童接种口服轮状病毒活疫苗获得的免疫原性和有效性较低,婴儿在免疫接种时消耗母乳中高效价的轮状病毒免疫球蛋白 A 和中和活性被认为是免疫原性降低的原因[189]。然而,一项临床试验发现,在每次接种疫苗前后 30 分钟期间,母乳喂养婴儿和未母乳喂养婴儿的血清轮状病毒疫苗抗体阳转率没有差异[190]。哺乳期妇女应避免接种黄热病疫苗。在母亲已接种黄热病疫苗但自身未接种的婴儿中,已经发现了两例(1 例确诊病例,1 例疑似病例)黄热病疫苗相关急性嗜神经性疾病(YEL-AND),在这两个婴儿的脑脊液(CSF)中获得了疫苗病毒,但由于未在母乳中发现疫苗,因此无法完全确定准确的传播方式。然而,如果哺乳期母亲不能取消或推迟前往黄热病流行的高感染风险地区,则应该接种疫苗[191]。与配方奶粉喂养的婴儿相比,母乳喂养婴儿对某些口服疫苗和注射用疫苗(如 Hib 疫苗、OPV 和 DT)的免疫应答较强[192-194]。但这种影响的意义尚不清楚。

妊娠期间疫苗接种

妊娠期间母亲接种疫苗对发育中的胎儿的风险认识主要基于理论。没有证据表明,孕妇接种灭活病毒疫苗、细菌疫苗或类毒素会产生风险[195,196]。活疫苗理论上会对胎儿带来风险。当患病的可能性较大、感染会给母亲或胎儿带来危险、疫苗不太可能造成伤害时,孕妇接种疫苗的好处通常大于潜在风险。

在美国每年的成人免疫程序中可以看到有关妊娠期间免疫接种的各项建议[64]。从未接种过破伤风疫苗或者只是接种了部分剂次的孕妇应该完成基础免疫[197],应该接种完成基础免疫所需的剂次。其中一剂疫苗应是 Tadp 疫苗。Tadp 疫苗最佳接种时间为妊娠 27~36 周。符合疫苗接种适应证但孕期内未完成 3 剂基础免疫的孕妇应在分娩后接受随访,以完成基础免疫程序中的后续剂次。孕妇接种百日咳疫苗可使胎儿通过胎盘获得更高浓度的母传百日咳抗体,从而在出生后最初几个月内实现百日咳免疫,而这段时间正是百日咳高发时期[198]。因此建议孕妇每次怀孕时接种一剂 Tadp 疫苗,最好是在妊娠 27~36 周接种[59]。

孕妇在妊娠中期与后期因流感而住院的风险增高。因此建议计划在流感季节怀孕(早、中、晚期)的所有妇女常规接种流感疫苗,在美国流感季节通常是 11 月至第二年 3 月[28]。孕妇接种流感疫苗也会降低新生儿患呼吸道疾病的风险[199]。

有脊髓灰质炎野病毒感染危险的孕妇可以接种 IPV[75,200]。妊娠不是乙肝疫苗的禁忌证。现有疫苗含有非感染性 HBsAg,不会对胎儿造成危险[201]。如果孕妇存在较高的相关感染风险,还可以考虑接种甲肝疫苗、肺炎球菌多糖疫苗、脑膜炎球菌结合疫苗和脑膜炎球菌多糖疫苗[202-206]。

如果孕妇必须前往黄热病高感染风险地区,则应该接种黄热病疫苗,因为接种黄热病疫苗的风险理论上是存在且有限的,并且感染黄热病的风险远超疫苗接种的风险[203,207]。妊娠是接种天花(痘苗)、麻疹、腮腺炎、风疹和水痘疫苗的禁忌证。天花疫苗(痘苗)是唯一已知的、孕妇接种后会对胎儿造成伤害的疫苗。除孕妇本人不能接种外,孕妇的家庭接触者也不能接种天花疫苗(痘苗)。但在事件后或者在天花紧急情况下,出于不同的风险/好处考虑,怀孕或者有怀孕的家庭接触者不被视为禁忌证。虽然存在理论上的风险,但在孕期接种风疹或水痘疫苗的易感妇女分娩的婴儿中,并未发现胎儿感染致使出现先天性风疹或水痘综合征、或先天畸形的情况[53,208]。由于保护育龄女性不患风疹、水痘疾病很重要,因此在任何疫苗接种方案中均涉及相关合理做法:询问妇女是否怀孕或者是否会在未来 4 周内怀孕;不对孕妇接种风疹和水痘疫苗；在为孕妇接种MMR或水痘疫苗时说明对胎儿造成的理论上的风险；告诫接种了MMR或水痘疫苗妇女在接种后4周内避免怀孕[53,208,209]。

不建议育龄妇女在接种活病毒疫苗前进行常规孕检。[53]如果妇女在不知怀孕的情况下接种了MMR或者水痘疫苗，或者在接种疫苗后4周内怀孕，应该向医生咨询疫苗接种对于胎儿理论上存在的风险；而在妊娠期间接种MMR或者水痘疫苗不得作为终止妊娠的原因[185,209]。

应该评价孕妇对风疹和水痘的免疫力，并且在每次怀孕时检测是否存在HBsAg[53,185,201,210]。易患风疹和水痘的妇女应在分娩或妊娠终止后立即接种疫苗。对于HBsAg阳性的孕妇，应该严密追踪，确保婴儿获得乙肝免疫球蛋白，并且在出生后12小时内接种乙肝疫苗，同时按照推荐的免疫程序完成乙肝疫苗的接种[201]。为孕妇注射免疫球蛋白制剂被动免疫后对胎儿造成的危险不明。

家庭接触者的疫苗接种

家庭成员接种活疫苗和灭活疫苗给孕妇造成的危险不明。根据报告，一名12月龄的婴儿将水痘疫苗病毒传播给其怀孕的母亲，但选择性流产后在胎儿组织中并未检测到病毒[211]。婴儿的家庭接触者怀孕对于其接种水痘疫苗或儿童免疫程序中的其他疫苗来说并不是禁忌证[185,212]。

美国以外地区接种的疫苗

一名临床医生仅仅根据一个人所在国家及其接种记录而判断其是否对某种疾病有防御作用，这种能力是有限的。如果在美国以外接种的疫苗的免疫程序和美国推荐的免疫程序（即最小年龄和接种间隔时间）相似，那么在美国以外接种的疫苗通常可以认为是有效的（见表9.2）。只有书面文件才能作为既往疫苗接种的证明。如果疫苗名称、接种日期、剂次间隔和接种时的年龄均与美国推荐的免疫程序类似，那么记录文件很可能推测出一个人所具有的免疫力[5]。虽然有些其他国家生产过效力不足的疫苗[213,214]，但世界范围内使用的大部分疫苗是严格根据质量控制标准生产的，具有足够的效力。

近几年，收养其他国家儿童的美国家庭数量大幅增加[215]。被收养儿童的出生国的免疫程序通常和美国推荐的儿童免疫程序有所不同。其他国家免疫程序之间的差异通常反映在接种的疫苗、推荐的接种年龄、接种剂次及时间（见第74~76章）。ACIP已经发布了评估国际被收养儿童及其接种疫苗的指南[5]。美国家庭收养的其他国家出生的儿童应该根据美国推荐的免疫程序接种疫苗。

国际收养儿童的免疫接种记录在多大程度上能反映其免疫保护状况，这方面的数据无法确定。儿童的接种记录显示接种过MMR疫苗，但也许仅仅是接种了单价麻疹疫苗。一项研究显示：在来自中国、俄罗斯和东欧国家的被收养儿童中，只有39%（每个国家17%~88%）在收养之前就有3剂以上DTP疫苗接种记录、且血清白喉和破伤风抗体达到了保护性水平[216]。因此产生了疑问：所接种的疫苗是否有效？接种记录表明至少接种了3剂疫苗，这是否如实反映了实际接种剂次？然而通过血凝试验检测抗体水平，可能会低估保护作用，并且无法与其他试验测定的抗体浓度直接进行比较[217]。另一项研究检测了51位被收养儿童体内血清白喉和破伤风毒素抗体水平，这些儿童的接种记录显示接种了2剂或多剂DTP疫苗。其中大多数来自俄罗斯、东欧和亚洲国家，而78%的儿童都在一家孤儿院完成所有疫苗接种。结果显示，94%有白喉保护性抗体[酶免疫分析法（EIA）>0.1IU/ml]，84%有破伤风保护性抗体（EIA>0.5IU/ml）。在破伤风抗体达不到保护性水平的儿童中，所有儿童（除1名外）的接种记录都显示接种了不少于3剂疫苗，而大多数非保护性浓度被归类为不确定浓度（EIA 0.05~0.49IU/ml）[218]。这两项研究的发现不一致，可能是由于所用的抗体检测方法不同，使用血凝试验进行的研究可能低估了获得免疫的儿童数量，还需要使用标准化方法做进一步研究。

如果对于美国以外地区接种的疫苗是否具有免疫原性存有疑问，那么可以考虑以下几种方法：根据年龄重复接种是可接受的选择，这种做法通常很安全，无须进行血清检测并加以说明[5]；为了避免不必要的注射，可以审慎进行血清检测以帮助确定需要接种哪一种疫苗，尤其是对于DTP和DTaP疫苗而言。虽然没有确定的百日咳免疫作用的血清学相关指标，但白喉和破伤风抗体水平可以作为替代指标，以评价接种记录是否真实可靠、接种疫苗是否有效[5]。

有报告显示：接种第4剂和第5剂DTP或DTaP疫苗后中度和重度的局部不良反应发生率会增加[108]。如果进行疫苗再接种并且出现了重度局部不良反应，那么在接种后续剂次之前应该进行血清白喉和破伤风毒素特异性免疫球蛋白G抗体的检测，如果血清抗体已经达到了保护水平，则不需要进行额外剂次的接种，而后续的疫苗接种应该根据年龄来安排。

当对儿童接种记录上显示的接种了不少于3剂的DTP或DTaP疫苗存在疑问时,也可以选择检测血清中白喉和破伤风特异性免疫球蛋白G抗体,而不是重新接种DTaP疫苗。如果抗体达到保护水平,则可认为接种记录真实有效,根据年龄完成全程免疫即可。不确定的抗体浓度可能表明存在免疫记忆但抗体减少。接种人员在一剂加强免疫后可以再进行血清检测,以避免重复整个免疫程序[5]。

7岁或以上儿童如果被认为未完全接种百日咳疫苗,则应接种一剂Tdap疫苗。"完全接种"是指在7岁之前接种至少5剂DTaP疫苗或者如果第4剂在4岁以后注射,那么应在7岁前接种至少4剂DTaP疫苗。

建议对在亚洲、太平洋岛屿、非洲以及高发或中度地方病的其他地区出生的所有国际被收养儿童进行HBsAg血清检测[218]。对于确定HBsAg呈阳性的儿童,应该监测其肝病的发展情况。[201]HBsAg阳性儿童的家庭成员应该接种疫苗。如果儿童的接种记录显示已接种不少于3剂疫苗,则可认为该儿童已获得免疫;如果在6月龄时或之后接种了至少1剂,则不需要再进行接种。对于在不满6月龄时接种最后一剂乙肝疫苗的儿童,应在6月龄或更大年龄时再接种一剂[5]。对于接种不足3剂疫苗的儿童,应该按照建议的间隔时间和年龄完成全程免疫(表9.2)。

为脊髓灰质炎疫苗接种记录不确定的儿童接种疫苗的最简单方法是按照美国免疫程序重新接种IPV,接种IPV后很少发生不良事件。

有癫痫发作的个人史或家族史者的疫苗接种

如果婴幼儿有癫痫史或者婴幼儿的父母或兄弟姐妹有癫痫史,那么在接种全细胞百日咳疫苗、MMR疫苗(或单价麻疹疫苗)或MMRV疫苗后发生癫痫的风险将会升高[53,219-221]。在大多数情况下,这些癫痫是短暂的、自限性的并且伴有发热。研究并未发现这些癫痫和癫痫发作后遗症或者永久性神经系统后遗症之间存在因果关系[222,223]。与全细胞百日咳疫苗相比,无细胞百日咳疫苗导致的发热较少。美国已不再使用全细胞百白破疫苗。

以丧失标志性发育事件为特点的癫痫或者退行性病变等神经系统疾病,往往在婴儿期就表现出来,百日咳疫苗的接种时间可能与这些疾病的发作时间或确诊时间重合,因此在病因学上难以判断这些疾病是否由疫苗引起。建议有癫痫史的婴幼儿在排除进行性神经系统疾病或者在确定癫痫的病因之前,推迟接种百日咳疫苗[57,58]。由于接种麻疹疫苗时,儿童的神经系统状况很可能已经发育完善,因此不建议有癫痫史的儿童推迟接种麻疹疫苗[53,184]。

有癫痫家族史者不是百日咳和麻疹疫苗接种的禁忌证。尽管父母或兄弟姐妹有癫痫史的儿童自身发生癫痫的风险会增加,但有癫痫家族史的儿童接种百日咳和麻疹疫苗的好处远远超过风险。癫痫通常因发热所致,而且一般结局良好,因此不太可能与既往未发现神经系统疾病的表现相混淆[53,58,184,222,224]。2009年6月,ACIP对获准后数据和其他证据加以考虑后通过了关于第一剂和第二剂使用MMRV疫苗的建议,并确定癫痫个人史或家族(即兄弟姐妹或父母)史作为MMRV疫苗使用的注意事项。对于12~47月龄时麻疹、腮腺炎、风疹和水痘疫苗的第一剂接种,可以使用MMR疫苗和水痘疫苗或MMRV疫苗。考虑接种MMR疫苗的接种人员应同父母或监护人讨论两种疫苗接种方法的好处和风险。除非父母或监护人表示倾向于MMRV疫苗,否则疾控中心建议本年龄组以MMR疫苗和水痘疫苗进行第一剂接种。对于任何年龄组(15月龄~12岁)的第二剂麻疹、腮腺炎、风疹和水痘疫苗接种以及48或以上月龄的第一剂,使用MMRV疫苗比单独注射同等组分疫苗(即MMR疫苗和水痘疫苗)更可取。这一建议与ACIP 2009年关于联合疫苗使用的临时通用建议相一致。通用建议指出,联合疫苗的使用通常比同等组分疫苗更可取[5]。

急性疾病期间的疫苗接种

对于处于急性疾病期间或最近患过急性疾病的人而言,是按计划接种疫苗还是推迟接种,具体取决于疾病病因的诊断和症状的严重程度[2,5]。无论是否发热(≥38℃),轻症疾病不是疫苗接种的禁忌证。一项研究显示:相比于无上呼吸道感染史的儿童,最近或当前有上呼吸道感染的儿童在接和MMR疫苗后,麻疹组分抗体的血清阳转率会下降,而风疹和腮腺炎组分抗体不会[223]。根据其他研究,健康儿童接种麻疹疫苗后的血清抗体阳转率和患病儿童的血清抗体阳转率无差异[81,225-228]。

急性轻症疾病,例如上呼吸道感染、腹泻和急性中耳炎,在婴幼儿和儿童时期很常见[229]。若对患有轻症疾病(无论是否发热)的儿童推迟疫苗的接种,则使这些儿童错过了疾病免疫的机会,会导致疫苗可预防疾病暴发,从而大大阻碍对婴幼儿按计划进行免疫接种所作的努力[230-233]。对于那些可能不会再回来看病和接种建议疫苗的人,医务人员应抓住每一次机会接种符合适应证的疫苗,避免机会白白流失[2,5,234,235]。通过及时接种疫苗预防疾病的潜在好处远远超过了疫苗接种失败的小概率风险。

患有中度或重度疾病的人通常应推迟接种疫苗。在疫苗接种的预定时间出现中度或重度疾病迹象或症状的人,一旦病情好转,应该尽快返回接种点,以便能在建议年龄完成疫苗接种。待患有中度或严重疾病的人从疾病急性期恢复后再接种疫苗,这种做法可以避免疫苗的不良反应和原有基础疾病的叠合或者避免将基础疾病的临床表现错误地归咎于疫苗接种[2,5]。

疫苗接种的禁忌证和注意事项

疫苗生产商产品标签中描述了疫苗接种的禁忌证和注意事项,同时,在美国免疫实施咨询委员会(ACIP)和美国儿科学会(AAP)感染性疾病委员会制定的疫苗接种建议中也有说明。在美国,产品标签的内容是由食品药品监督管理局基于生产商经专项研究证明特定产品的安全性和有效性进行的规范管理。免疫实施咨询委员会的大多数接种建议与产品标签相同。由于该委员会需要评估接种建议的风险和好处,尽量使免疫接种具有可操作性,并且在疫苗的安全性和有效性数据有限而医生、护士和公共卫生官员又需要指导的情况下,负责制定免疫接种建议,因此有时会存在差异。例如,生产商产品标签建议女性接种水痘减毒活疫苗后在 3 个月内避免怀孕,而 ACIP 和 AAP 建议只需等待 1 个月[1,185,236]。同样地,ACIP 和 AAP 建议怀孕不被视为乙肝疫苗接种的禁忌证,而厂家产品标签标明乙肝疫苗只有在明确注明的情况下才可以给孕妇接种[1,201,237,238]。

禁忌证意味着不得接种该疫苗。相反,注意事项意味着在某种情况下,如果疫苗接种的好处超过风险,则可以接种疫苗[5]。禁忌证和注意事项可能通用,适用于所有疫苗,也可能只适用于一种或多种疫苗(表 9.6)。以下两条指南适用于所有疫苗:

(1) 对疫苗或疫苗组分发生过敏反应,是继续接种该疫苗或含有该组分疫苗的禁忌证(见上文"导致过敏的疫苗成分");

表 9.6 常用疫苗接种的禁忌证和注意事项[a]

疫苗	禁忌证	注意事项
无细胞百白破疫苗(DTaP)	既往接种后或因某一疫苗成分出现严重过敏反应 既往接种白喉类毒素 - 破伤风类毒素 - 百日咳联合疫苗(DTP)或 DTaP 疫苗后 7 天内出现原因不明的脑病(如昏迷、意识模糊、持续性癫痫)	进行性神经系统疾病,包括婴幼儿痉挛、不受控癫痫、进行性脑病,推迟 DTaP 疫苗的接种直至查明神经系统状态且病情稳定 既往接种 DTP 或 DTaP 疫苗后 48 小时内体温 ≥40.5℃ 既往接种 DTP/DTaP 疫苗后 48 小时内出现虚脱或休克样表现(如低张力低反应性疾病) 既往接种 DTP/DTaP 疫苗后 3 天内(包括 3 天)出现癫痫 既往接种 DTP/DTaP 疫苗后 48 小时内出现持续至少 3 小时、无法抚慰的哭闹 既往接种含破伤风类毒素疫苗后 6 周内出现吉兰 - 巴雷综合征 既往接种含白喉类毒素疫苗或含破伤风类毒素疫苗后出现 Arthus 型过敏反应,推迟接种直至至少距上一次接种含破伤风类毒素疫苗 10 年 中度或严重急性疾病,无论是否发热
白喉和破伤风疫苗(DT),破伤风和白喉疫苗(Td)	既往接种后或因某一疫苗成分出现严重过敏反应	既往接种含破伤风类毒素疫苗后 6 周内出现吉兰 - 巴雷综合征 既往接种含白喉类毒素疫苗或含破伤风类毒素疫苗后出现 Arthus 型过敏反应,推迟接种直至至少距上一次接种含破伤风类毒素疫苗 10 年 中度或严重急性疾病,无论是否发热

续表

疫苗	禁忌证	注意事项
b型流感嗜血杆菌疫苗(Hib)	既往接种后或因某一疫苗成分出现严重过敏反应 不满6周龄	中度或严重急性疾病,无论是否发热
甲肝疫苗	既往接种后或因某一疫苗成分出现严重过敏反应	中度或严重急性疾病,无论是否发热
乙肝疫苗	既往接种后或因某一疫苗成分出现严重过敏反应,对酵母过敏	婴儿体重<2 000g[b] 中度或严重急性疾病,无论是否发热
人乳头瘤病毒疫苗(2vHPV、4vHPV、9vHPV)	既往接种后或因某一疫苗成分出现严重过敏反应	中度或严重急性疾病,无论是否发热,妊娠
灭活流感疫苗(IIV、RIV)	流感疫苗既往接种后出现严重过敏反应	既往接种流感疫苗后6周内出现吉兰-巴雷综合征,中度或严重急性疾病,无论是否发热
脊髓灰质炎灭活疫苗(IPV)	既往接种后或因某一疫苗成分出现严重过敏反应	妊娠,中度或严重急性疾病,无论是否发热
流感减毒活疫苗(LAIV)	既往接种后或因某一疫苗成分(包括鸡蛋蛋白)出现严重过敏反应 接种者年龄不足2岁或者49岁以上 说明书中列出的禁忌证人群:服用阿司匹林或含阿司匹林产品的2~17岁儿童;对疫苗或其任何成分,或者对既往任何流感疫苗接种有严重过敏反应的人群;孕妇;免疫抑制者;有鸡蛋过敏人群;2~4岁患有哮喘或过去12个月内有哮喘发作病史或者医护人员表示其父母在过去12个月内有哮喘发作病史的儿童;过去48小时内服用过流感抗病毒药物的人群[c]	既往接种流感疫苗后6周内出现吉兰-巴雷综合征。患有潜在疾病的人群在野生型流感病毒感染后容易出现并发症[如慢性肺、心血管(孤立性高血压除外)、肾、肝、神经、血液或代谢性疾病(包括糖尿病)],其接种LAIV的安全性目前尚未确定,除哮喘(患者年龄≥5岁)以外,上述疾病应被视为使用LAIV的注意事项。中度或严重急性疾病,无论是否发热
麻疹-腮腺炎-风疹联合疫苗(MMR)[d,e]	既往接种后或因某一疫苗成分出现严重过敏反应 妊娠 已知严重免疫缺陷(如血液系统肿瘤和实体肿瘤、正在接受化疗、先天性免疫缺陷、长期免疫抑制治疗[f]、免疫功能严重低下的HIV感染者)[e]	最近(≤11个月)接受过含抗体血液制品(具体的间隔时间因制品而不同)[g] 血小板减少症或血小板减少性紫癜史 需要进行结核菌素皮试[h]或干扰素释放试验(IGRA) 中度或严重急性疾病,无论是否发热
肺炎球菌结合疫苗(PCV13)	既往接种PCV13、任何含白喉类毒素疫苗后或因疫苗(PCV13、任何含白喉类毒素疫苗)中的某种成分出现严重过敏反应	中度或严重急性疾病,无论是否发热
肺炎球菌多糖疫苗(PPSV)	既往接种后或因某一疫苗成分出现严重过敏反应	中度或严重急性疾病,无论是否发热
四价脑膜炎球菌结合疫苗(MCV4)和单价B型脑膜炎球菌疫苗	既往接种后或因某一疫苗成分出现严重过敏反应	中度或严重急性疾病,无论是否发热
四价脑膜炎球菌多糖疫苗(MPSV4)	既往接种后或因某一疫苗成分出现严重过敏反应	中度或严重急性疾病,无论是否发热
轮状病毒疫苗	对既往接种或某一疫苗成分(包括鸡蛋蛋白)出现严重过敏反应 严重联合免疫缺陷(SCID)肠套叠病史	除SCID外,免疫功能受损 慢性胃肠道疾病[i] 脊柱裂或膀胱外翻[j] 中度或严重急性疾病,无论是否发热

续表

疫苗	禁忌证	注意事项
减量白喉-破伤风-无细胞百日咳疫苗（Tdap）	既往接种后或因某一疫苗成分出现严重过敏反应 既往接种DTP、DTaP或Tdap疫苗后7天内出现原因不明的脑病（如昏迷、意识模糊、持续性癫痫）	既往接种含破伤风类毒素疫苗后6周内出现吉兰-巴雷综合征 进行性或不稳定的神经系统疾病，不受控惊厥或进行性脑病，直至已经制订治疗方案并且病情稳定 既往接种含白喉类毒素疫苗或含破伤风类毒素疫苗后出现Arthus型过敏反应；推迟接种直至至少距上一次接种含破伤风类毒素疫苗10年[j] 中度或严重急性疾病，无论是否发热
水痘疫苗	既往接种后或因某一疫苗成分出现严重过敏反应 已知严重免疫缺陷（如血液系统肿瘤和实体肿瘤，正在接受化疗，先天性免疫缺陷，长期免疫抑制治疗[f]，免疫功能严重低下的HIV感染者）[e] 妊娠	最近（≤11个月）接受过含抗体血液制品（具体的间隔时间因制品而不同）[k] 中度或严重急性疾病，无论是否发热
带状疱疹疫苗	既往接种后或因某一疫苗成分出现严重过敏反应 已知严重免疫缺陷（如血液系统肿瘤和实体肿瘤，正在接受化疗，先天性免疫缺陷，长期免疫抑制治疗，免疫功能严重低下的HIV感染者）[e,f] 妊娠	中度或严重急性疾病，无论是否发热

[a] 列为注意事项的事件或疾病应仔细审查，在这些情况下给某个人接种某种疫苗时应该仔细考虑疫苗接种的好处和风险，如果认为疫苗接种的风险大于好处，则不得接种疫苗；如果认为疫苗接种的好处大于风险，则应接种疫苗。确诊或疑似患有潜在神经系统疾病的儿童是否接种DTaP疫苗及何时接种，应该根据具体情况作出决定。

[b] 若出生时母亲的乙肝表面抗原（HBsAg）呈阴性并且婴儿体重小于2kg，则婴儿应该推迟接种乙肝疫苗，可以在出生后1月龄时开始接种或者出院时开始接种；若母亲为HBsAg阳性，则无论新生儿的出生体重如何，乙肝免疫球蛋白和乙肝疫苗应该在出生后12小时内注射。

[c] 资料来源：Fiore AE，Uyeki TM，Broder K，等．美国疾病控制与预防中心（CDC）以疫苗预防和控制流感：免疫实践咨询委员会（ACIP）的建议，2010.MMWR推荐报告，2010,59（RR-8）:1-62.

[d] 如果HIV感染儿童的CD4+T淋巴细胞计数>15%，则可以接种水痘和麻疹疫苗。（资料来源：改编自美国儿科学会．被动免疫．Kimberlin DW，Brady MT，Jackson MA，Long SS编．红皮书：2015年传染性疾病委员会报告．(30版，伊利诺伊州埃尔克格罗夫村：美国儿科学会；2015.

[e] MMR和水痘疫苗可以在同一天接种，如果不在同一天接种，则这两种疫苗的接种应该至少间隔28天。

[f] 导致严重免疫抑制的激素剂量：每天使用泼尼松或等效药物20mg或者2mg/kg体重，连续使用至少2周。

[g] 详情参见表9.5。

[h] 如果怀疑是活动性结核病，则应推迟MMR疫苗的接种。麻疹疫苗可能会短暂抑制结核菌素反应。含麻疹疫苗的接种可以和结核菌素皮试在同一天进行。如果要在MMR接种后做结核菌素皮试，则应该推迟到疫苗接种后至少4周进行。如果确实急需做皮试，也可以不推迟进行，但需要记住疫苗可能会抑制结核菌素反应。

[i] 详情参见Cortese MM，Parashar UD；美国疾病控制与预防中心（CDC）婴儿和儿童轮状病毒胃肠炎的预防：免疫实践咨询委员会（ACIP）的建议．MMWR推荐报告，2009,58（RR-2）:1-25.

[j] 孕妇除外，不论与上次接种含破伤风类毒素疫苗后间隔多久，每次妊娠都应该接种。

[k] 如果正在使用免疫球蛋白的替代产品，则疫苗接种应该推迟至合适的间隔（见表9.5）。

（2）中度或重度急性疾病，无论是否发热，是疫苗接种的注意事项（见上文"急性疾病期间的疫苗接种"）。

基础疾病或治疗导致的免疫抑制是接种大多数活疫苗的禁忌证[5,53,184]。建议受到免疫抑制不严重的HIV感染者接种MMR疫苗[172,209,217,239]。该人群还可以考虑接种水痘疫苗[185]。重症联合免疫缺陷（SCID）是婴儿接种轮状病毒疫苗的禁忌证[240,241]。类固醇皮质激素治疗可以抑制健康人的免疫系统，只是引起免疫抑制所需的最小剂量和用药的持续时间尚未明确。基础疾病、同步治疗及类固醇皮质激素用药的频率和途径也会影响免疫抑制。如果每天或隔天给予低剂量到中等剂量或者生理维持剂量的类固醇药物或者外部用药、气雾剂给药或局部（如关节内）注射，则类固醇药物通常不是接种活疫苗的禁忌证[5,184]。在大多数情况下，只要高剂量的类固醇皮质激素[即泼尼松或其等效药物≥2mg/（kg·d），或者20mg/d]全身用药不超过14天，停药后可以立即接种活疫苗[2,5]。然而，如果高剂量的类固醇皮质激素全身用药超过14天，则要停药至少1个月后才能接种活疫苗[5,184]。

孕妇通常是活疫苗接种的禁忌证，因为活疫苗理论上对胎儿存在风险（见上文"妊娠期间的疫苗接种"）。然而，感染疾病给母亲和胎儿带来严重后果的风险，有时远远超过了接种活疫苗给孕妇带来的理论上的小概率风险（比如黄热病疫苗）。

医务人员有时会不恰当地认定某种情况是接种疫苗的禁忌证或者注意事项[2,5]。在这种情况下，放弃接种疫苗可造成错失接种所需疫苗的机会（表9.7）。

表9.7 通常被误认为疫苗接种禁忌证的情况

疫苗	通常被误认为疫苗接种禁忌证的情况（即在这些情况下可以接种疫苗）
所有疫苗，包括无细胞百白破疫苗（DTaP）、儿童白喉和破伤风疫苗（DT）、成人破伤风和白喉疫苗（Td）、青少年-成人减量白喉-破伤风-无细胞百日咳疫苗（Tdap）、脊髓灰质炎灭活疫苗（IPV）、麻腮风联合疫苗（MMR）、b型流感嗜血杆菌疫苗（Hib）、甲肝疫苗、乙肝疫苗、水痘疫苗、轮状病毒疫苗、肺炎球菌结合疫苗（PCV）、三价流感灭活疫苗（IIV）、流感减毒活疫苗（LAIV）、肺炎球菌多糖疫苗（PPSV 23）、四价脑膜炎球菌结合疫苗（MCV4）、四价脑膜炎球菌多糖疫苗（MPSV4）、B群脑膜炎球菌疫苗、人乳头状瘤病毒（HPV）疫苗和带状疱疹疫苗	轻度急性疾病，无论是否发热 上次接种后出现轻度至中度局部反应（即肿胀、发红、疼痛），或轻度或中度发热 外表看上去健康但无既往体检结果 正在使用抗生素治疗[a] 疾病的恢复期 早产儿（乙肝疫苗在某些情况下是例外）[b] 最近暴露于感染性疾病 青霉素过敏史，其他非疫苗引起的过敏，过敏相关表现，接受过敏原提取物的免疫治疗 吉兰-巴雷综合征史[c]
DTaP	既往接种白喉类毒素-破伤风类毒素-百日咳（DTP）或DTaP疫苗后出现体温＜40.5℃、烦躁或轻度嗜睡 癫痫家族史 婴幼儿猝死综合征家族史 既往接种DTP或DTaP疫苗后出现不良事件的家族史 病情稳定的神经系统疾病（如脑性瘫痪、受到良好控制的癫痫、发育迟缓）
Tdap	既往接种DTP或DTaP疫苗后48小时内体温≥40.5℃ 既往接种DTP/DTaP疫苗后48小时内出现虚脱或休克样表现（如低张力低反应性发作） 既往接种DTP/DTaP疫苗后3天内出现癫痫 既往接种DTP/DTaP疫苗后48小时内出现持续3小时以上、无法安抚的哭闹 DTP/DTaP/Td疫苗接种后曾出现广泛的肢体肿胀，但不属于Arthus型过敏反应 病情稳定的神经系统疾患 臂丛神经炎病史 对乳胶过敏 哺乳期 免疫抑制
IPV	既往已经接种了1剂或多剂的口服脊髓灰质炎疫苗
MMR[d,e]	结核菌素皮试阳性 同时进行结核菌素皮试[f] 哺乳期 受种者的母亲或其他密切接触者或家庭接触者正处于妊娠期 受种者为育龄女性 免疫缺陷的家庭成员或家庭接触者 无症状或轻度症状的HIV感染 对鸡蛋过敏

续表

疫苗	通常被误认为疫苗接种禁忌证的情况（即在这些情况下可以接种疫苗）
乙肝疫苗	妊娠 自身免疫性疾病（如系统性红斑狼疮或类风湿关节炎）
水痘疫苗	受种者的母亲或其他密切接触者或家庭接触者正处于妊娠期免疫缺陷的家庭成员或家庭接触者[g] 无症状或轻度症状的 HIV 感染 体液免疫缺陷（如无丙种球蛋白血症）
三价流感灭活疫苗（IIV）	对乳胶、硫柳汞或鸡蛋有非严重过敏反应（如接触性过敏）同时使用香豆素或氨茶碱
LAIV	慢性疾病患者或免疫功能受损患者的诊治医生（例外的情形是，需要在保护性环境中诊治的严重免疫功能低下患者的医生不能接种。） 哺乳期 慢性疾病患者或免疫功能受损患者的接触者（例外的情形是，需要在保护性环境中诊治的严重免疫功能低下患者的接触者不能接种。）
PPSV	侵袭性肺炎球菌疾病或肺炎病史
HPV	免疫抑制 既往巴氏试验结果可疑或异常 已知 HPV 感染 哺乳期 生殖器疣病史
轮状病毒疫苗	早产儿 免疫抑制的家庭接触者 妊娠的家庭接触者
带状疱疹疫苗	接受低剂量的氨甲蝶呤[≤0.4mg/(kg·wk)]、硫唑嘌呤[≤3.0mg/(kg·d)]或 6-巯基嘌呤[≤1.5mg/(kg·d)]以治疗类风湿性关节炎、银屑病、多发性肌炎、结节病、炎性肠病或其他疾病 慢性疾病患者或免疫功能受损患者的诊治医生 慢性疾病患者或免疫功能受损患者的接触者 对于美国出生的人，水痘病史未知或者不确定

[a] 抗菌药物可能会影响口服伤寒 Ty21a 疫苗的效果，某些抗病毒药物可能会影响水痘疫苗和流感减毒活疫苗的效果。

[b] 若出生时母亲的乙肝表面抗原（HBsAg）呈阴性且婴儿体重小于 2kg，则婴儿应该推迟接种乙肝疫苗。在这种情况下，可以在出生后 1 月龄时开始接种或者在出院时开始接种；若母亲为 HBsAg 阳性，则无论新生儿的出生体重如何，乙肝免疫球蛋白和乙肝疫苗应该在出生后 12 小时内注射。

[c] 例外的情形是，接种流感疫苗或破伤风类毒素疫苗后 6 周内出现吉兰-巴雷综合征，这是流感疫苗或破伤风类毒素疫苗的注意事项。

[d] MMR 和水痘疫苗可以在同一天接种，如果不在同一天接种，则这两种疫苗的接种应该至少间隔 28 天。

[e] HIV 感染儿童在暴露于麻疹后应接受免疫球蛋白。HIV 感染儿童如果 CD4⁺T 淋巴细胞计数 >15%，则可以接种水痘和麻疹疫苗。（资料来源：改编自美国儿科学会. 被动免疫. Kimberlin DW, Brady MT, Jackson MA, Long SS 编. 红皮书：2015 年传染性疾病委员会报告（30 版，伊利诺伊州埃尔克格罗夫村：美国儿科学会；2015.)

[f] 麻疹疫苗可能会短暂抑制结核菌素反应，含麻疹疫苗的接种可以和结核菌素皮试在同一天进行，如果要在 MMR 接种后做结核菌素皮试，则应该推迟到疫苗接种后至少 4 周进行，如果确实急需做皮试，也可以不推迟进行，但需要记住疫苗可能会抑制结核菌素反应。

[g] 如果受种者在接种疫苗后 7~25 天内出现可能与疫苗接种有关的皮疹，则在皮疹期间应避免与免疫功能低下者直接接触。

（闫绍宏　王文瑞　屈燕　徐娜）

本章相关参考资料可在"ExpertConsult.com"上查阅。

第二篇 获准上市和研发中的疫苗

第 10 章 腺病毒疫苗

Gregory C. Gray 和 Dean D. Erdman

疾病历史

20 世纪 50 年代，多名研究者确定数种新型病毒是导致急性呼吸道疾病（acute respiratory disease，ARD）、咽炎、结膜炎和肺炎的病因[1,2]。之后不久，这些病毒被识别为相关的一组病毒，并被命名为现在的名称——腺病毒（adenovirus，ADV）[3]。

为何该疾病很重要

腺病毒是导致美军新兵[4,5]和儿童[6-13]呼吸道疾病的常见病因。20 世纪 60 年代，腺病毒导致了高达 80% 的新兵感染，其中 20% 需要住院[5]。美国北部和中西部军事基地中被感染的新兵最多，中位感染率达每月 6%~16.7%，南部和西部军事基地中，中位感染率为每月 2.3%~2.6%[14]。在某训练团队中，2 周时间内就有高达 40% 的新兵因病缺席，大多数曾住院的人不得不重新受训[15]。15% 的婴幼儿胃肠炎病例和 10% 的儿童住院肺炎病例是由腺病毒感染引起的[16-18]。特别是在幼儿、接受器官移植的病人和其他免疫功能低下的患者中，腺病毒感染可导致严重疾病甚至死亡。

腺病毒的发病率影响了新兵训练并增加了医疗费用，迫使人们开始研发腺病毒疫苗。在经历了一系列的失误之后，自 1971 年起，新兵开始常规口服安全有效的 4 型和 7 型腺病毒活疫苗肠溶片（Ad4 和 Ad7）[19]。但是，1996 年，该疫苗唯一的生产厂家宣称停产。所有储备疫苗耗尽后，美国新兵再次经历腺病毒的大规模暴发，甚至出现一些死亡病例，又一次给公共卫生官员敲响了警钟[20-22]。在 2006 年的一个全面研究中，Russell 和同事发现了在 4 周训练时间中 180 名易感的新兵 Ad4 的感染率为 98%[23]。最近新出现的多个 Ad3、Ad7 和 Ad14 毒株及其引起的疾病流行和导致的死亡，进一步强调了这类病原体的重要性[24-29]。

背景

临床症状

根据经典的分型方法，人腺病毒被分为 7 个基因型（A~G），包含多达 68 个独特的亚型（Ad1~Ad68），以及由限制性内切酶酶切方法确定的更多的基因型别（Ad7a、Ad7da 等）。不过，命名和分类系统正在发生变化。2013 年，国际病毒分类学委员会增加了一个属前缀[例如，人腺病毒 A 已成为人哺乳动物腺病毒 A（human mastadenovirus A）][30]。一些研究人员还认为，现在已经可以用基因分型方法替代需要进行中和试验和血凝试验的血清型分型方法了[31]。尽管基因分型的方法遇到了一些争议[34-37]，但这些病毒学家已经开始使用长片段 DNA 序列的比对来描述多达 68 种新的腺病毒类型[32,33]。

无论采用哪种腺病毒命名和分类系统，腺病毒显然影响人体大多数器官系统。单个腺病毒类型通常具有不同的靶向组织，进而导致特定的体征和症状（表 10.1）[39,40]。

儿童中的地方性呼吸道腺病毒感染

大多数儿童在幼年时就会被多数常见的腺病毒感染，但是仅有大约 50% 的感染会导致发病[39,41,42]。病毒分离研究显示 Ad1、Ad2、Ad5、Ad3 和 Ad6 是检出的流传最广的类型[39-43]，临床通常表现为咽炎、支气管炎、细支气管炎、哮吼和肺炎[43,44]。腺病毒引发的疾病在冬末、春季和初夏时发病率较高，男女发病率无差异[41,45]。

儿童中的流行性呼吸道腺病毒感染

在日托机构、新生儿重症监护病房、全托机构和孤儿院偶尔会发生腺病毒流行，特别是 Ad5 和 Ad7

表 10.1　人腺病毒感染相关的临床综合征

临床综合征	常见类型	高危人群
地方性呼吸道疾病	1,2,3,5,6	婴儿、儿童
流行性呼吸道疾病	7,14,56	儿童
急性呼吸道疾病	3,4,7,14,21	入伍新兵
咽结膜热	1,3,4,7,14	学龄儿童、青年人
流行性角膜结膜炎	8,11,19,37,53,54	所有年龄组
出血性膀胱炎	11,34,35	免疫功能低下病人、儿童
胃肠炎	31,40,41,52	儿童、免疫功能低下病人
其他综合征	2,4,7,12,19,32,37	儿童、成年人
免疫缺陷	34,35,43~49,50,51	接受移植的病人、艾滋病患者和免疫功能低下病人

注：在腺病毒 1~51 的分型方面意见一致，这些腺病毒已经用中和试验和血凝试验进行了经典分型。然而，腺病毒 52~68 的分型仍然有争议，因为这些型别主要是通过基因测序鉴定的，尤其是腺病毒 55 是 11 和 14 的重组体[126,148]。

引起的[46-49]。Ad7 除在封闭的人群中导致暴发流行外，还可在开放社区的儿童中引起大流行[50,51]。

军队新兵中的急性呼吸道疾病（acute respiratory disease, ARD）

居住于封闭环境社区如寄宿学校和新兵营的青年人中，腺病毒可导致类似感冒的疾病流行，包括气管支气管炎和肺炎，严重的甚至需要住院[2,4,52,53]。腺病毒肺炎可致死，特别是与 Ad7 毒株相关的感染[16,54-56]。此类疾病的潜伏期为 4~5 天[53]。在美国军队使用疫苗之前，因呼吸道疾病住院的新兵中 90% 是由 Ad4 和 Ad7 感染所致，而 Ad3、Ad14 和 Ad21 引起的感染则不常见[4]。在北部的一些基础训练基地，每周新兵急性呼吸道疾病的住院率为 6%~8%，即每周 600~800 人因急性呼吸道疾病住院[15]。有资料显示，最近新确认的 Ad55（Ad11 和 Ad14 的重组体）在中国受训新兵中导致了显著的 ARD 发病率[57]。

典型的 ARD 是一种发热性疾病，症状为咽喉痛、发热、咳嗽、鼻炎、流涕、头痛和胸痛[2,39,58]。随着病情发展，体检可查到肺部啰音和干啰音，胸部 X 线检查经常显示斑块间质浸润，通常在下肺野[2,53,59]。症状持续 3~10 天[39]。感染具有自限性的特点，没有特异的治疗方法，重复感染和死亡虽然少见，但确有发生[2,60]。研究认为，感染途径包括直接接触或雾化病毒被吸入肺部。暴露 2 周以上就能从病人口咽部分离出病毒[2,61]。在 2006 年的一个报告中，Russell 和同事证明了新兵营房表面遍布活的腺病毒[23]。

咽结膜热（Pharyngoconjunctival fever, PCF）

典型症状为咽炎、结膜炎和峰形热[62]。最早的报道见于 20 世纪 20 年代，由游泳引起，是氯消毒不彻底所致[63-65]。单侧或双侧眼均可感染，并观察到腹泻、鼻炎、扁桃体渗出、淋巴结病等病症。Ad3 和 Ad7 是最常见的病因，但是也观察到其他型别如 Ad1、Ad4 和 Ad14 型引起的感染[62]。疾病与夏令营、游泳池和湖泊有关，在儿童和青年当中发生，也经常扩散到其他家庭成员中[62,66,67]。潜伏期为 6~9 天，病毒可从游泳池水中分离出来[62,65]。很少发生细菌引起的重复感染，对眼睛不会造成永久性损害[59]。

流行性角膜结膜炎（epidemic keratoconjunctivitis, EKC）

由腺病毒引起的成人结膜炎的流行最早报道为"船坞眼"[68,69]。该病发现于造船的工业环境中，其传播可能是由于工人因化学刺激或油漆和锈渣造成的轻微损伤而求医，缺乏感染控制措施所致[68]。该病的潜伏期为 8~10 天，典型症状为结膜炎、眼睛水肿、疼痛、畏光和流泪，还可能发生角膜浅表糜烂和上皮下浸润[39]。还可观察到耳前淋巴结肿大并累及颈部和颌下淋巴结[39]。EKC 与 Ad8、Ad19 和 Ad37 相关，很少与其他型的腺病毒相关[70-74]。另外，在年轻的 EKC 患者的生殖道中也分离出了 Ad19 和 Ad37，因此考虑该病有性传播的可能[75,76]。据报道，许多临床 EKC 疾病与眼科操作有关，可通过被污染的眼科液体、手指和仪器传播[70,72,74,77,78]。

出血性膀胱炎

在美国和日本，儿童出血性膀胱炎有 23%~51% 是由腺病毒感染引起的[79]。尽管尚不清楚特定的传播途径，Ad11 和 Ad21 却是该病中最常被分离出的型别[79]。男孩感染率比女孩高出 2~3 倍。临床表现包括持续 3 天的严重血尿，排尿困难、镜下血尿、尿频等症状会持续数日或更长时间[79,80]。未见病毒血症或结构异常。免疫荧光分析显示,在脱落的膀胱上皮细胞中可见腺病毒抗原[79]。肾和骨髓移植后的急性出血性膀胱炎病例报道也日益增多[81-83]。Ad34 和 Ad35 也是 B 种腺病毒,虽最早从肾移植患者体内分离出来,但均与出血性膀胱炎的症状无关[84]。

胃肠炎

腺病毒也被认为是引起水性腹泻及发热的病原体。Ad40 和 Ad41 是流行最广的毒株,但 Ad50、Ad51 和 Ad52 也曾在免疫功能低下病人中检出。Ad52 与一次急性胃肠炎的集中暴发流行相关[124]。这些毒株通常要求特定的细胞系进行培养,且可能无细胞病变效应(CPE)[85]。对其的研究常需要电子显微镜和特定的试验方法[85]。已经有大量暴发流行的报道,多达的 12% 儿童腹泻可能由腺病毒引起[86-88]。

罕见的急性表现

一些病例和暴发流行的报道记载了人腺病毒感染所致的一些不常见表现。这些表现多见于儿童。尽管研究结果不一致,但腺病毒仍可能是一种致命病原体[89,90]。儿童腺病毒感染与婴儿猝死[91]、脑炎、脑膜脑炎[92,93]、脑水肿[94]、急性弛缓性麻痹[95]、百日咳样综合征[96,97]、单核细胞增多症样综合征[98]和新生儿播散性感染[99]有关。在成年人中,腺病毒感染与中毒性休克综合征(toxic shock syndrome)[100]、脑炎、生殖器损伤、睾丸炎、尿道炎和宫颈炎[101]有关。已有报道表明在易感的卫生工作者和患者中会发生医院内感染。这可能与被腺病毒感染的免疫功能低下宿主的长期病毒排出、可能存在的病毒气雾化以及医院设施的污染物传播有关[40,95,102]。

并发症

与免疫功能低下病人的关联

对于免疫功能低下病人,如艾滋病患者、接受化疗的癌症患者以及接受骨髓移植或实体器官移植的患者而言,腺病毒被视为一种机会性病原体[11,12,82,103-106]。这些病人易患肺炎,也易受播散性腺病毒感染。这些病人感染还可能引发腮腺炎[107]和尿道感染[108]。在艾滋病患者体内已发现一些新型腺病毒,如 Ad43 到 Ad51[108,109]。

对 201 名接受骨髓移植的患者进行了为期 4 年的跟踪调查,结果显示 20.9% 发生过腺病毒感染,且儿童患者的发病率(31.3%)高于成年患者(13.6%)[110]。在血清鉴定中最常见的是 Ad35[110]。Hierholzer 于 1992 年报道了免疫功能低下的肺炎患者中,因腺病毒感染的病死率高达 60%,而免疫功能健全的肺炎患者中腺病毒感染的病死率仅为 15%[9]。腺病毒感染患者的 X 线片常常显示下肺野的斑块间质浸润[111]。图 10.1 是一位因患弥漫性大细胞淋巴瘤(B 细胞型)而接受自体骨髓移植的 20 岁患者的胸部 X 线片,摄于移植后 45 天。该患者伴有全身性 Ad11 型感染,并于移植后第 80 天去世,在其结膜、尿液、支气管肺泡灌洗培养物中分离出了腺病毒。类似地,在患肝炎的免疫功能低下人群中,感染腺病毒的病死率高达 50%。相比之下,在免疫功能健全的肝炎患者中,腺病毒感染的病死率为 10%[9]。最近报道,聚合酶链反应(PCR)可以检测到血清中的腺病毒,以预测免疫功能低下患者中发生的严重播散性腺病毒感染[112]。在接受骨髓移植的成年人和儿童中都有由于腺病毒引起的肾炎和肾衰竭的报道[113,114]。一项对 1986—1997 年间接受造血干细胞移植的 532 名患者的研究发现,腺病毒感染率为 12%,其中儿童患者比成年患者更易出现阳性培养结果(阳性率分别为 23% 和 9%)[115]。

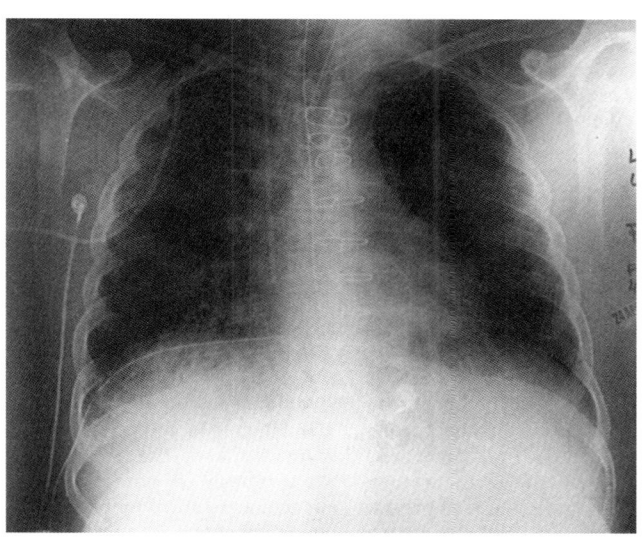

图 10.1　1 名 20 岁接受自体骨髓移植者感染 11 型腺病毒引起的肺炎

(资料来源:Stuart Ray,M.D.,Johns Hopkins University Baltimore, MD)

腺病毒导致的慢性疾病

采用新型分子技术,最近发现人腺病毒与多种慢性疾病有关。持续的腺病毒感染是导致慢性气道堵塞[101]、肺发育不良[116]、心肌炎和心肌疾病[117]的原因。尽管研究结果并不一致,但在人和动物中进行的一系列研究表明,多种人腺病毒血清型与肥胖症的发生有关[118-121]。

病毒学

人腺病毒是一种双链、无包膜 DNA 病毒,属于哺乳动物腺病毒属,腺病毒科[122]。根据其血凝特性分为 A~G 七个种类,根据其与马或兔抗血清的反应分为 1~51 个血清型[10,59,123]。同一血清型中的不同毒株又根据全基因组的限制性内切酶酶切图谱进一步区分。但是,由于很难获得分型血清样本,且基因测序的成本越来越低,病毒学家们考虑将全基因组测序作为检测特异毒株的更现代和更准确的方法,并且已经确定了多达 68 个独特的腺病毒型别[124-128]。

腺病毒被认为是大病毒,直径约 920Å[129]。该病毒呈二十面体的衣壳由 240 个六邻体、12 个五邻体和 12 个连在五邻体上的纤维组成(图 10.2)。4 种少量蛋白(Ⅲa、Ⅵ、Ⅷ和Ⅸ)增加了衣壳的复杂性。五邻体和六邻体衍生于不同的病毒多肽。

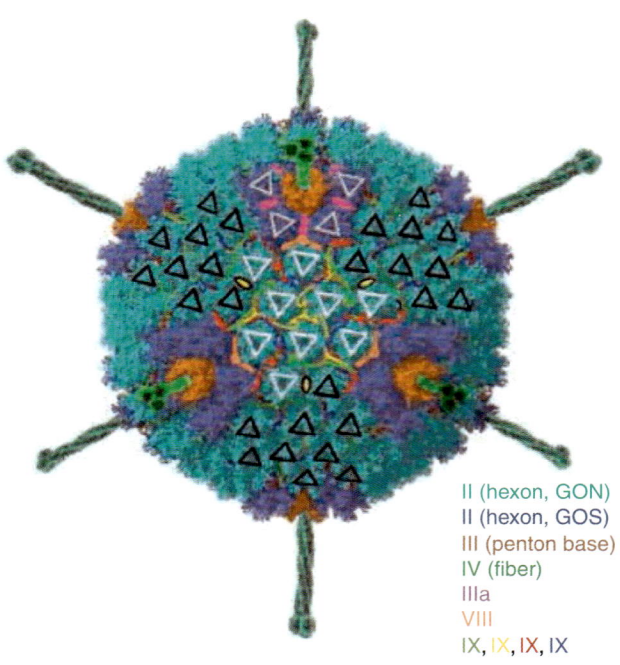

图 10.2 采用冷冻电镜术确定的腺病毒颗粒的图像,展示了最新了解到的主要成分(六邻体、五邻体和纤维蛋白)与少量蛋白(Ⅲa、Ⅷ和Ⅸ)的相互作用。蛋白与第九组(GON)以及第 6 组(GOS)壳粒相互作用。
(资料来源:Hong Zhu, University of California, Los Angeles, 改编自 HARRISON SC. Looking inside adenovirus. Science, 2010, 329:1026-1027.)

六邻体既是型特异性抗原,又是种特异性抗原,主要包括种特异性补体结合性抗体,而五邻体在血细胞凝集中具有活性[130]。纤维结构也能引起型别特异性抗体,在不同的人腺病毒毒株中长度不同,而在某些特殊的动物腺病毒毒株中则不存在[131-134]。腺病毒的基因组核心由 5 个额外的蛋白(Ⅴ、Ⅶ、u、Iva2 和末端蛋白)和一个分子量为 $26 \times 10^6 \sim 45 \times 10^6$ 的单分子线性双链 DNA 构成。G+C 碱基成分占人腺病毒基因组的 47%~60%[110,122,135,136]。

腺病毒具有非同寻常的物理、化学和 pH 稳定性,因此在宿主体外能够存活很长时间,并可传染给其他宿主。采用 56℃加热 30 分钟、紫外线照射、0.25% 十二烷基硫酸钠溶液、0.5μg/ml 的氯浓度以及甲醛等方法,可破坏腺病毒,但腺病毒可耐受乙醚和氯仿。

这些病毒可在细胞核中复制,且具有宿主特异性倾向。但是,有持续的证据显示人和动物可以交叉感染腺病毒。2009 年,美国一个研究中心发生了一种猿腺病毒在非人类灵长类动物中的流行,之后感染了动物饲养员,并有一些人传人的证据[137,138]。2011 年的一份报告记录了最近在非人类灵长类动物中发现的 45 种不同的腺病毒,其中大多数在系统遗传学上与人类腺病毒非常接近[139]。2012 年香港暴发禽鸟衣原体病,与人类感染一种新的鸟类腺病毒有关[140]。最后,很重要的一点是认识到 Ad4 和 Ad52 被认为起源于非人类灵长类动物[124,141-143]。

某些腺病毒型别已被证明对动物具有致癌性,也证明能转化细胞,但尚未观察到对人的致癌性。可能发生腺病毒多个毒株之间的杂交和基因重组。有时,这些重组毒株或其他新出现的腺病毒毒株可导致流行。最近已有很多这样的流行在医学文献中被报道[26,27,29,144-148]。

与预防相关的致病机制

由于感染路径、血清型和宿主免疫状况不同,腺病毒可在呼吸道或其他部位引起疾病或无症状感染。据推测呼吸道感染是由吸入带有病毒颗粒的气溶胶所致,而眼部感染、胃肠炎和医院感染可能是污染物、水或粪 - 口接触所致。潜伏腺病毒也可能再次导致感染[53]。在 50%~80% 手术摘除的扁桃体中也可以分离出腺病毒,提示该病毒可能潜伏存在数年[149,150]。从淋巴细胞、肾脏、血液、脑脊髓液以及大多数身体器官中也分离出了腺病毒[9,11,12,54,55,93,151-153]。在肺部,可见广泛病理学改变,伴有气管和支气管上皮的坏死[39]。除被清晰的晕轮环绕的嗜碱性粒细胞团外,在支气管上皮细胞内也观察到嗜酸性核内包涵体,提示可能存在病毒物质的聚合[54]。黏液腺的单核浸润、花环形成和中心坏死是常见的典型病变。

腺病毒与被感染细胞可能发生三种相互作用。

一是可能发生裂解性感染，病毒可能在这一过程中完成一个完整的复制周期[59]。每个细胞可能产生 10^5~10^6 个病毒后代，但其中仅有 1%~5% 有感染性[59]。第二种相互作用是慢性的或潜伏性感染，可能只产生少量病毒，和不明显的感染结果。胃肠道排毒可能持续数年[39]。事实是，这种潜在感染的重新激活很可能解释了腺病毒疾病导致严重危害的原因。相应地，监测移植患者粪便中的病毒载量可以预测疾病的传染性，并有助于抗病毒治疗[154]。

除了气雾途径外，呼吸道病毒通过肠道排出是一个重要的传播因素，在预防医院和慢性病疗养院的院内传播时需充分考虑[39,145,155]。曾有报道猴子上皮细胞能存在持续感染[156]。淋巴细胞被认为是这种持续感染的宿主细胞[157,158]。第三种相互作用是由于病毒 DNA 整合入宿主基因组并随着宿主细胞 DNA 的复制而复制导致的致癌转化，但这仅发生在病毒复制周期的早期，且不产生传染性病毒颗粒[159]。

腺病毒基因在细胞核内的表达分为两个阶段："早期"（E），即进行病毒 DNA 复制之前的阶段，以及"晚期"（L）[157]。早期基因编码具有阻碍免疫监测功能的蛋白，特别是来自 E3 转录单位的蛋白[157]。晚期基因主要编码病毒结构蛋白。E1 蛋白的功能包括诱导静止细胞内 DNA 的合成，与活化的 ras 或 E1B 蛋白合作使原代细胞永生化，反式激活延迟的早期基因，诱导或阻碍几种细胞基因以及诱导细胞凋亡。这些蛋白可调节腺病毒感染细胞对肿瘤坏死因子（TNF）的敏感性，即一种关键的具有抗病毒特性的炎性细胞因子的敏感性[157]。腺病毒在培养细胞中的复制并不需要 E3 基因，但是几种 E3 编码蛋白（10.4K、14.5K 和 14.7K）可抑制 TNF 细胞溶解[157,160,161]。由于 TNF 的主要功能之一可能是防止病毒复制，因此通过这些病毒蛋白抑制 TNF 可能是一个重要的致病机制。

另一个重要的 E3 编码蛋白是 Gp 19K。这种糖蛋白位于内质网，与主要组织相容性复合物（MHC）的Ⅰ类抗原形成一个复合物，防止细胞被细胞毒性 T 淋巴细胞（CTL）杀死[157]。Gingsberg 及其同事、Gingsberg 和 Prince 应用棉鼠模型，研究 Ad2 和 Ad5 的致病机制，这两型病毒在动物模型上引起的肺炎与人体中观察到的相似[160,162]。发现病毒感染分两个阶段，即以单核细胞和中性粒细胞浸润为特征的初始阶段和与淋巴细胞浸润有关的晚期阶段。病理学结果似乎可反映宿主免疫防御抵抗病毒感染的应答。Gp 19K 显著减少了Ⅰ类 MHC 向感染细胞的表面转移，阻止了 T 细胞的攻击[157,160,161]。现已知只有早期基因是在棉鼠模型上诱导腺病毒感染所必需的[161]。

尽管在棉鼠模型感染的最初 2~3 天，有几种细胞因子参与了复杂的反应，如 TNF-α、白介素 -1、白介素 -6，但是其中仅有 TNF-α 在发病机制中起重要作用[161]。类固醇几乎完全消除了肺部感染的炎症[161]。

腺病毒潜伏感染的病原学与慢性阻塞性肺疾病（chronic obstructive pulmonary disease，COPD）相关[158,162]。这在某种程度上提示儿童期的病毒疾病是一种 COPD 的独立风险因素[163]。腺病毒 E1A 蛋白能够刺激多种异源病毒和细胞基因的转录。这些蛋白拥有与多种细胞转录因子的 DNA 结合区相互作用的能力，并能活化多种不同基因[154,165]。在 COPD 病人的肺内发现的腺病毒基因组比对照组的多[166]。E1A 蛋白在人肺组织的上皮细胞中表达，且可能通过增加几种控制炎症过程的重要基因的表达，导致 COPD 的发病。上述情况可能会加重与吸烟有关的呼吸道炎症[161]。

一种可介导 B 组病毒黏附和感染的 46kD 腺病毒蛋白受体的分离，可能会促进减少腺病毒引发疾病的新策略的出台[167]。这一常见的受体被称为 CAR。这种蛋白已被确认为柯萨奇 B 病毒（Coxsackie B virus）和腺病毒的受体。最近，发现了 Ad3、Ad7、Ad11 和 Ad14 毒株上被称为桥粒芯糖蛋白 2（desmoglein 2）的另一种受体[168]。

实验室诊断

腺病毒感染通常不能单纯依靠临床症状诊断，因为感染的临床表现差异较大，且常与其他微生物引发的感染类似[101]。传统上，准确地诊断腺病毒感染仍然需要实验室的支持和训练有素的专业人员。需要考虑的因素有：样本类型和采样时间、采样和保存步骤、包括血清学试验在内的试验类型、新型诊断试验方法的可获得性等。

样本采集

最合适的样本取决于临床情况以及疑似的病毒型别[101]。腺病毒可从多种样本中检出，包括鼻咽分泌物、刮取或拭取的结膜样本、粪便、血液、脑脊液及活检组织样本等。样本应当在疾病早期采集，如果不能立即检测，则应在 4℃或者采用干冰立即运输至参考实验室。拭子和组织样本必须在合适的病毒运输培养液中运送[40,58,84,101]。而液体样本，例如尿液、粪便和脑脊髓液不能采用病毒运输培养液以免被稀释。培养时，在接种前非无菌样本应使用抗生素处理。粪便样本应加入缓冲盐水制成 10%~20% 的悬液，并低速离心取上清。用于培养或者分子检测的血液样本采集时应加入抗凝剂防止凝血。从凝血中分离的血清可用于血清学检测（见下文）。

细胞培养

通过生物扩增,细胞培养观察细胞病变效应（cytopathic effect,CPE），为腺病毒监测提供了一种敏感的检测方法。由于腺病毒具有宿主特异性,因此最容易在人体细胞中获得分离株[169]。多数人腺病毒都能在细胞培养中成功分离。包括 A-549、HeLa、HEp-2、KB、MRC-5 和含 A-549 的市售混合连续细胞等几种人二倍体细胞和连续细胞系,均被报道有良好的病毒回收率和产生典型的 CPE[170,171]。但是,要求苛刻培养条件的肠道腺病毒 Ad40 和 Ad41 例外。要获得高病毒回收率,多数 Ad40 和 Ad41 毒株都要求使用格雷厄姆（Graham）-293 Ad5 转化的次级人胚胎肾（human embryo kidney, HEK）细胞系做初始分离。

CPE 在接种的单层细胞中可能缓慢出现,需要数次传代才能肉眼可见。被感染的细胞变圆、增大、折光,并聚合成不规则的"葡萄样"集群[40]。推荐采用盲传方法培养 4 周。一种腺病毒培养鉴别的快速方法是壳瓶法。该方法为,在玻璃瓶或者多孔塑料细胞板中生长的单层细胞上接种临床样本,离心,孵放 2~3 天后用市售单克隆抗体染色[172]。细胞培养法作为一种人腺病毒检测和鉴别的常规方法,由于成本高、需时长,其使用已逐渐减少。许多实验室已采用抗原和分子检测技术取代了培养法（见下文）[169]。尽管直接检测的方法提供重大的诊断便利,培养法仍然是唯一获得充足病毒的方法,而病毒可用于免疫分型、评价病毒对抗病毒药物的易感性以及鉴别在临床和环境样本中的感染性病毒。

病毒颗粒的直接观察

电子显微镜和免疫电镜曾广泛用于检测和鉴别幼儿粪便中难培养的腺病毒[173],从而确认病毒与幼儿急性胃肠炎的相关性[40,102,174-177]。这些方法仍然用来在活检和尸检的样本细胞中定位病毒,确定疾病的相关性和研究疾病的病理学。

抗原检测

腺病毒抗原蛋白的检测可以通过与标记了各种报告基团的病毒特异性多克隆或单克隆抗体的抗原-抗体反应来实现,例如酶免疫分析法、免疫荧光法、时间分辨荧光免疫分析法、乳胶凝集试验等[178-181]。这些方法可以直接检测临床样本中的腺病毒蛋白,或鉴别病毒分离株。免疫分析方法容易操作、成本较低、比培养法或分子检测更快出结果,但是通常敏感性较低[181-182]。免疫荧光法常用于临床诊断实验室快速鉴别非冷冻样本中的腺病毒。医疗点抗原免疫测定[181,183]仍常用于快速腺病毒检测,免疫组织染色法仍常用于检测活检和尸检样本中的腺病毒抗原[182,184]。

分子检测

分子检测方法快速替代了经典的培养法和腺病毒感染诊断的抗体检测法。特别是 PCR 检测成为这些病毒流行的诊断方法,并如下文描述很快调整为种特异性和型特异性鉴别方法。在临床样本的腺病毒检测中,单独使用腺病毒群特异性引物[185,186]的 PCR 检测或者联合在多种人类病原检测方法中使用 PCR 检测[187],已经证明可与细胞培养法或免疫诊断法相媲美或者更好。美国食品药品监督管理局（FDA）已经批准了商业化复合检测方法,用于包括腺病毒在内的多种呼吸道病原体的临床诊断[188]。实时定量 PCR 检测的额外好处是可以监测腺病毒水平、预测病人预后、管理化疗和监测抗病毒治疗的效果[189]。

腺病毒分型试验

腺病毒一旦被检测到,可以通过多种免疫学和分子生物学方法进一步鉴定腺病毒的种类和型别,以支持暴发调查和患者临床管理。例如,骨髓移植或肺移植病人中的腺病毒感染可迅速致死。临床上确定导致感染的腺病毒的种类和型别能为患者的治疗带来好处,因为有些腺病毒对特定抗病毒疗法更加敏感[190]。了解腺病毒来源也很重要,包括社区获得性毒株、院内获得性毒株、捐赠者相关的毒株或者潜伏病毒的重新激活等。进一步鉴定腺病毒的工作中发现了非人类灵长类动物宿主中的猿腺病毒对人类的跨物种感染[138,191]。

使用特定超免动物抗血清的血清中和试验是用于对人腺病毒型别进行分类的金标准方法[40]。血清中和试验靶向腺病毒六邻体和纤维蛋白上的型特异性中性化表位,以及在较小程度上靶向五邻体蛋白上的型特异性中性化表位。血凝抑制试验也被用于腺病毒的免疫分型。血凝抑制试验靶向腺病毒纤维蛋白上的型特异性表位,并且当与血清中和试验结合使用时,可以鉴定六邻体/纤维重组病毒。由于免疫分型方法需要参考抗血清,这些抗血清很难获得和标准化,而且常常难以解释试验结果,因此分子分型方法通常已经取代免疫分型而用于快速的常规腺病毒分型。

已有多种用于腺病毒种类和型特异性鉴定的分子学方法,包括使用种特异性和型特异性引物和探针的常规 PCR[192-194]和实时 PCR 检测[195,196],联合限制性核酸内切酶分析[197,198]、基因芯片[199]和质谱[200]法,以及越来越多采用的靶向腺病毒六邻体或纤维基因的高变区或同时靶向两者的联合 PCR 基于基因序列的分型策略[194,200-208]。几种使用 PCR 鉴定人腺病毒种类的商业化检测方法已经上市[209-211]。由于分子分型策略通常只关注病毒基因组中特定的高变区,因此可能会忽略重组或突变导致的潜在重要病毒株。McCarthy 和他的同事们提出了一种分子分型算法,将六邻体和纤维基因的检测结合起来[212]。

全病毒基因组的限制性内切酶分析（Restriction enzyme analysis, REA）法可用于鉴定血清型的遗传变体、辅助流行病学研究和疾病暴发调查[213,214]。报道使用 REA 法对 Ad3、Ad4 和 Ad7 进行了深入研究[20,215-218]，并且因此鉴定了许多新的病毒[26]。然而，REA 法工作强度大，依赖于病毒分离来回收基因组 DNA，需要经验丰富的专业人员操作和解读试验结果，因此仅限于少数有经验的实验室进行。

经典的和新一代测序技术越来越多地用于获得人腺病毒的全基因组序列。所有人类腺病毒原型的基因组序列都可获得，新鉴定的基因组变异序列现在常规地被放置在公共数据库中，为腺病毒鉴定提供参考数据[126]。目前正在考虑一种新的基于全基因组的腺病毒表征系统，以代替用于指定新腺病毒类型的免疫分型[31,36]。

血清学检测

急性腺病毒感染也可以通过血清学检测，当急性期和恢复期双份血清抗体效价增高四倍或四倍以上即可诊断。发病后应尽早采集急性期标本，2~4 周后采集恢复期标本。对腺病毒的血清学检测包括补体结合、血凝抑制、血清中和、间接荧光和酶免疫分析法等试验[169]。经典的补体结合法检测腺病毒组特异性抗体，在大规模筛查中其敏感性较低。酶免疫分析法还测量腺病毒组特异性抗体，比补体结合试验更灵敏，并且易于自动化，因此目前更广泛地使用[40,101,219]。血凝抑制试验和血清中和试验比补体结合试验更灵敏，由于它们检测型特异性抗体，不适合用于常规诊断，且大多数试剂没有商品化[40]。尽管血清学检测对于暴发调查很有价值，并且对于血清学和疫苗效果研究是必需的，但是由于血清收集的不便和恢复期血清的采集需要等待 2~4 周，因此血清学检测在今天很少被使用。

用抗微生物剂治疗和预防

目前，并没有美国 FDA 批准的治疗和预防腺病毒感染的方法。有大量的药品核准标示外治疗病例或病例系列报道，结果有好有坏。很少有前瞻性的对照治疗研究[220]。20 世纪 60 年代，曾采用丙种球蛋白预防腺病毒感染，但结果不理想[221]。但是，Maisch 和其同事采用静脉注射免疫球蛋白治疗腺病毒引起的心肌炎，获得较好的效果[222]。一些研究提示，β 干扰素对流行性角结膜炎和病毒性心肌炎可能有效[223,224]。最近，对腺病毒特异性 T 细胞相关过继转移的研究取得了一定的成功，但目前这一研究仅限于对抗病毒治疗没有反应的免疫功能低下患者[225]。

报道的抗病毒药物的标示外使用，包括利巴韦林（ribavirin）、西多福韦（cidofovir）、更昔洛韦（ganciclovir）、阿昔洛韦（acyclovir）和阿糖腺苷（vidarabine），结果都令人失望[220,226]。利巴韦林和西多福韦最常用。值得讨论。采用利巴韦林喷雾剂治疗了两例腺病毒引起的儿童肺炎获得部分成功[227]。用静脉注射利巴韦林治疗免疫功能低下患者以及出血性膀胱炎和播散性疾病患者也有报道[219,228-231]。为 12 名接受血液和骨髓移植的成年人静脉输注利巴韦林，没有产生明显的效果[232]。最近发现仅有 C 种人腺病毒对利巴韦林敏感，这可以解释这些有好有坏的结果[190]。相反，所有人腺病毒种类显示对西多福韦敏感[190]。这也许可以解释为什么使用这种抗病毒药的效果较好。最近对 45 名用西多福韦治疗腺病毒感染的骨髓移植病人进行了回顾性研究，结果其中 31 人（69%）成功治愈，但 18 人（40%）产生了西多福韦相关毒性[233]。

最近，一个新的针对 DNA 病毒的试验性口服抗病毒治疗药物，Brincidofovir（之前成为 CMX001），具有良好的抗病毒前景[225,234,235]。其为西多福韦的类似物，但是没有西多福韦的肾毒性。目前正在评价 brincidofovir 抗包括腺病毒在内的 DNA 病毒的效果。该药物被美国 FDA 授予"快速通道药物"（fast track designation）。

流行病学

发病率和流行数据

由于仅有约 50% 的儿童期腺病毒感染导致疾病，因此多通过抗体研究确定其流行程度[42,236-237]。C 种腺病毒（Ad1、Ad2、Ad5 和 Ad6）通常具有地方性，且在童年早期一般是 2 岁以前感染[39]。到了上学年龄，多数儿童已暴露于几个型别的腺病毒。Ad4、Ad7、Ad14 和 Ad21 感染可能发生在较大的年龄。其他多数型别既可能是散发，也可能是流行性的。多数腺病毒感染仅出现亚临床症状或无症状，特别是 A 种和 D 种病毒的感染。相反，Ad4、Ad7 和 Ad21 经常引起有症状的呼吸道疾病[39]。

多数腺病毒型别被认为在世界范围具有地方性[45]。1983年,Schmitz和同事汇总了10年的腺病毒报告,递交给世界卫生组织。他们注意到Ad7、Ad8和Ad19的感染率有所升高,而Ad3和Ad4的感染率有所降低[45]。从年龄分布来看,婴儿中A种腺病毒(Ad12、Ad18和Ad31)感染率明显偏高;婴幼儿中C种(Ad1、Ad2、Ad5和Ad6)感染率高;学龄儿童中Ad3感染率高;学龄儿童和成年人中Ad7感染率高;成年人中Ad4、Ad8和B、D、E种的其他型别感染率高[45]。B种和C种的所有型以及Ad4和Ad19更容易感染男性[45]。

一份汇总了25个月中(2004—2006年)美国22个实验室收到的2 237例腺病毒感染病例的报告,揭示了Ad3(感染率34.6%)、Ad2(24.3%)、Ad1(17.7%)和Ad5(5.3%)是儿童中引发疾病的主要型别。作者还注意到Ad21感染率的逐步升高[177]。

多数腺病毒型别可见于世界各地,但是特定基因型的地理分布有显著变化。特别需要注意的是Ad3、Ad4和Ad7基因型的分布提示某些基因型更具毒性和竞争优势[238]。腺病毒毒力增高的清晰指标目前尚未确定。

2009年,Lebeck和同事报道了15个美国实验室采用限制性内切酶酶切的方法对516个Ad3临床样本进行的研究[26]。研究发现,最流行的毒株为Ad3a2(36.9%)、Ad3a50(27.1%)、Ad3a51(18.0%)和Ad3a17(4.6%)。Ad3a50和Ad3a51是最近确定的新毒株,在2006年更为流行。多变量模型显示,低于2岁的儿童、慢性疾病患者以及感染Ad3a2、Ad3a50或多个毒株或稀有毒株的患者发生严重Ad3临床疾病的风险增加。类似的,自1986年开始,新出现的Ad7h株在智利、乌拉圭和阿根廷逐步替代原来流行的Ad7c株[239,240]。在儿科患者中,Ad7h株感染者住院时间较长、体温较高、需要输氧较多,其兄弟姐妹的续发率为55%,且占腺病毒感染死亡率的94%[241,242]。类似的,Ad7d2最早于1992年在以色列检出,随后于1996年扩散到美国,5次有文献记载的美国民间Ad7[24]以及1次军队暴发[20]中有3次与其有关。这些Ad7d2暴发导致至少19人死亡,提示这一新的基因型毒株毒力更强。2005年美国艾奥瓦州报道,Ad7d2是目前最流行的Ad7株[243]。

最近,美国发现了罕见的Ad14株的一个新基因型(分型为Ad14p1),该基因型在美国出现,扩散到其他国家,引起了相当多的发病和死亡[28,146-147,244-249]。它与原型株Ad14p的不同之处包括与上皮细胞更强地结合、细胞毒性、蚀斑形态及小纤维结构和E1A基因的微小突变[250,251,251a]。

高危人群

据了解,几乎所有儿童都会被腺病毒感染,有时感染会很严重甚至导致死亡。另外,在免疫功能低下人群中,腺病毒感染也很常见,并可能导致很高的发病率。疾病流行常发生在特护病房和长期护理机构中。例如,1999年,新毒株变种Ad7b导致纽约一个长期护理机构中84%护理对象(年龄1~46岁)生病,26人住院,7人死亡[252]。在2007年美国的一项腺病毒研究中,研究者发现引起严重临床腺病毒疾病的风险因素包括年龄在7岁以下、患有慢性疾病、近期接受了器官移植及已经被Ad5或Ad21感染[177]。

军队中的流行,特别是无法得到腺病毒疫苗时的流行,有着特别完整的记录[4]。在美国军队中使用疫苗之前,所有因ARD住院的新兵中有60%系由Ad4和Ad7感染所致。Ad3、Ad14和Ad21感染也有发生,但并不常见[14]。高达80%的新兵被腺病毒感染,而季节性军事人员的感染率较低[4]。该类新兵中的暴发流行也报道发生于中国、芬兰、荷兰、英国、土耳其、新加坡和韩国[253-261]。

传播方式与感染的宿主

不同种属和型别的腺病毒引起的疾病的特征也不一样(表10.1)[39]。这种差异的原因尚不完全清楚。腺病毒通过直接接触、气溶胶、粪-口途径或水传播。尽管最近的资料表明人Ad4和Ad52可能来源于猿[124,141],一种新的腺病毒可能能够同时感染人和动物[137,262],但是人类仍被视为人腺病毒的唯一宿主[262]。

对卫生系统的沉重负担

家庭是腺病毒传播最常见的环境。易感人群聚集的地方易发生较高的腺病毒传播率。儿童机构和日托中心以及低收入人群中的传播率更高[46,47]。肠道腺病毒可能是日托机构中一种重要的致病原[264]。Ad3引起的流行通常与游泳活动相关[66]。Ad8与内科诊所中的传播有关[70]。

曾有报道英国一个大型眼科医院的急救和事故科发生腺病毒角结膜炎的院内暴发[265-267]。医院加护病房中腺病毒引起的结膜炎、咽炎和肺炎的院内感染也曾被人关注[17,268,269]。

随着医院中免疫功能低下病人数量越来越多,腺病毒感染导致的严重疾病与日俱增[9]。而且,潜伏感染的重新激活也可能导致院内感染的暴发。缺乏细胞介导免疫的人群出现不良后果的风险最大[39]。骨髓移植病人对腺病毒感染特别易感[80,110]。患肺炎的免疫缺陷病人的病死率可高达60%[9]。

AIDS病人的慢性腹泻常难以确诊。最近一个前瞻性调查采用多种诊断技术,例如十二指肠、空肠和直肠活检,显示6.5%的这类病人有腺病毒感染[270]。

尽管民用方面没有表现出对疫苗的需求,但20世纪60年代在新兵中的自然流行和广泛致病性显示了对腺病毒疫苗的巨大军事需求。对出现在美国新泽西州迪克斯堡的一次典型流行的研究,证实了这一需求[15]。对接受为期8周基础训练的一个排48人进行了前瞻性研究。结果共计92人次罹患呼吸系统疾病,其中24人次需要住院治疗。文献记载因Ad4引起的急性呼吸系统疾病的住院率为每周5/100士兵[15]。在大型基础训练营地,这一比例意味着每周有500~800名急性呼吸道疾病患者住院,这对于军队医院来说是灾难性的[15,19]。超额的医疗费用以及士兵由于损失训练时间不得不再次受训,给军队带来严重的经济损失。疾病对训练计划产生的严重干扰使得军方尝试从管理上控制流行,比如头对脚睡觉和把军事单位分开(分组)[19]。军队中腺病毒感染的影响导致腺病毒疫苗的开发。

被动免疫

多年前,免疫球蛋白疗法在预防军事受训人员腺病毒感染方面并不特别有用[220],但现代被动免疫策略可能证明是有用的。特别是,最近从干细胞供体中分离的Ad特异性T细胞已经有效地治疗了对抗病毒药物无反应的严重腺病毒感染的造血干细胞移植受者[37]。

主动免疫

第一种腺病毒疫苗原型是Ad4和Ad7双价疫苗注射剂,经猴肾细胞培养和福尔马林灭活制备[19]。在安全性试验后,于1957年进行了小规模临床试验,发现腺病毒感染发病率下降98%。另一项对8 238名士兵的大规模临床试验显示住院率减少90%[271,272]。对一种包含Ad3的三价疫苗也进行了试验[273]。疫苗的大规模生产导致了抗原性的改变,导致疫苗的保护率降低,结果因腺病毒导致的住院率仅下降52%[274]。即使是1965年报道的如此低的保护率,仍为军队每年节约了500万美元[274]。后来发现制备疫苗的毒株被一种致癌性动物病毒SV-40污染,疫苗生产许可证于1963年被撤销[15]。此事在当时引起了极大的关注,一项流行病学研究调查了1959—1961年期间在美国军队服役的男性退役老兵,结果没有证据显示暴露于SV-40可能造成罹患各种癌症的风险增高[275]。

研究人员对使用活疫苗预防Ad7引起的ARD进行了研究,并于1960年报告口服途径诱导了高水平抗体[276]。Couch和同事[277]及Chanock与同事[278]证实某些腺病毒可感染胃肠道,但在成年人中并未出现症状。这一发现导致使用这种病毒制成肠溶胶囊作为疫苗,该疫苗可导致一种无症状的肠道感染并产生中和抗体[277,278]。在志愿者中进行了多项安全性观察,包括分别接种Ad4和Ad7疫苗以及同时接种两种疫苗[277]。疫苗诱导中和抗体,在直肠样本中发现腺病毒证明了无症状感染。最初疫苗采用人胚肾细胞制备,之后改良为使用人二倍体成纤维细胞株WI-26和WI-38,因为原代细胞不适合大规模生产,同时也担心其他人病原体污染原代细胞[278]。由于某些腺病毒对动物有致癌性,因此地鼠模型和腺病毒转化细胞系上进行的安全性研究备受关注[279,280]。

研究人员还在美国南卡罗来纳州帕里斯岛(Parris Island)和美国伊利诺伊州大湖城(Great Lakes)对Ad4疫苗进行了现场观察,发现疫苗有很高的保护性、安全性和抗原性,且没有证据显示在军队受训人员中有传染性。疫苗的使用使ARD发生率降低50%[281,282]。疫苗效力高达82%[282]。

使用单价Ad4疫苗后,美国新泽西州迪克斯堡(Fort Dix)发生了Ad7引发的ARD。军队腺病毒监测计划开始启动,以确定急性呼吸道疾病的病因并评价疾病模式的波动[14]。

在开发和注册Ad7疫苗之前,对其进行了大量潜在致癌性研究[283-286]。一项对Ad7疫苗的临床观察显示该疫苗具有安全性、感染性、抗原性且无与Ad4疫苗相似的传染性[287]。其他临床试验显示,当Ad4和Ad7疫苗同时接种时,免疫原性没有下降,在大规模接种后,对Ad7相关疾病的抑制率达到95%[287-289]。美国和欧洲军队中多次出现Ad21的暴发流行,使人们开始研究Ad21原型疫苗的安全性和免疫原性[290-294]。还进行了以保护儿童为目标的Ad1、Ad2和Ad5疫苗的临床研究[295]。但是,Ad1、Ad2、Ad5和Ad21疫苗未能实现生产。

从1971年起,Ad4和Ad7口服活疫苗肠溶片开始常规使用,腺病毒的发病率大幅降低[19]。Ad4和Ad7疫苗于1980年被美国FDA批准上市,由惠氏公司生产。1994年,美国国防部被告知Ad4和Ad7疫苗的唯一生产厂家、位于美国宾夕法尼亚州玛丽埃塔(Marietta)的惠氏公司将永久停止生产该疫苗。从

1984年开始,惠氏公司屡次致函美国国防部,要求重新协商合同允许考虑更新疫苗生产设施[296]。但合同没有被重新协商[296]。疫苗原液于1995年停止生产,剩余的疫苗于1996年制成片剂。通过要求延长疫苗效期并将接种时间从全年接种缩短为从9月到次年3月接种,美国国防部试图将剩余疫苗的效益最大化。至1999年,所有疫苗供应全部耗尽。

自Ad4和Ad7疫苗停产后,美国军事培训中心出现了多次有记录的腺病毒引起的ARD暴发流行。第一次记录是1995年4~5月发生在美国南卡罗来纳州杰克逊堡(Ft. Jackson)的流行,系由后勤过失造成疫苗生产临时性中断,疫苗接种断档所致[21]。Ad4被确定为未接种疫苗士兵中的病原体,导致基础训练时的住院率达11.6%[21]。美国其他军营中还发生了数次暴发流行[20,22,297],一些导致大量住院[22,297,298],一些扩散至更高级别训练营中[299]。对美国全国范围内未免疫军事受训人员的血清流行病学调查确认,该人群缺乏抗Ad4和Ad7的保护性中和抗体,近90%的人对至少一种血清型易感[299,300]。在一组病人中进行了腺病毒感染的流行病学、临床和免疫学风险因素的评价,结果显示在新兵中抗腺病毒免疫力低,吸烟者疾病风险更高。对81%的患者采集了成对的血清样本,结果显示感染后抗Ad4的抗体滴度呈4倍以上升高[301]。

Gray和同事就美国4个军事训练基地在最后的库存疫苗耗尽后呼吸道疾病的人群监测发表了一篇简明综述[302]。1996年10月至1998年6月期间,在出现症状的受训者的1 814份咽部样本培养物中,有53.1%检出了腺病毒[302]。Ad4、Ad7、Ad3和Ad21分别占分离株的57%、25%、9%和7%[302](尽管近年来检测的Ad7流行已经下降[303])。Russell和同事检查了1999年至2004年间美国8个培训基地军事受训人员中的73 748个腺病毒感染病例[304]。他们观察到这些基地中52.3%~76.4%的发热性呼吸道疾病由腺病毒引起[304]。美国军事受训人员中腺病毒感染的总数因疫苗的可获得性和季节变化而产生波动(图10.3)。在某些冬季月份,2 200例以上可预防的临床感染记录在案。因为意识到检测到的腺病毒病例数远远低于实际的病例数,Russell和同事估计在这些军营中实际发生的腺病毒病例数达到每年45 000例,而如果有疫苗的话,90%可以被预防[304]。美国国防部内外的公共卫生官员并未丧失预防发病的意识,很多人在呼吁再度获得和使用疫苗[305-308]。

2001年9月25日,在惠氏宣布永久停止生产腺病毒疫苗7年之后,两名未接种疫苗的新兵死于与腺病毒相关的疾病的消息广为人知[309],美国医学研究

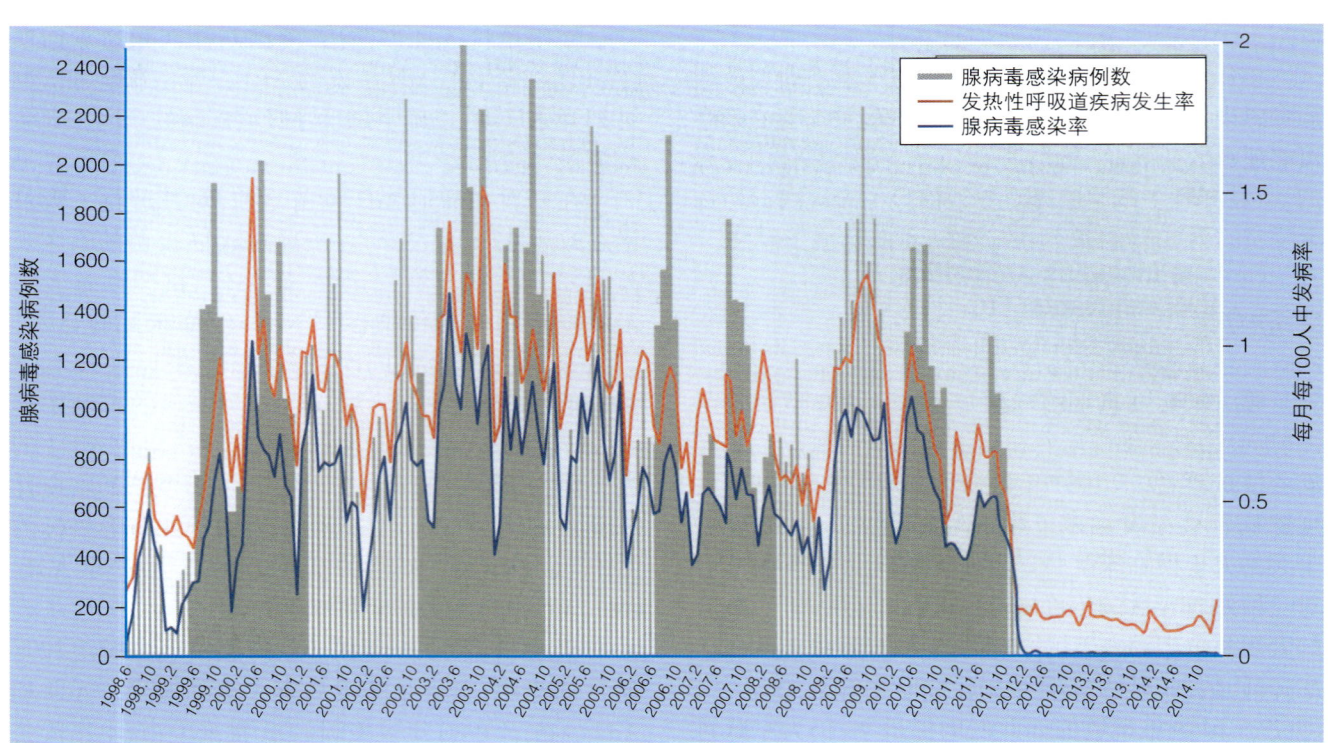

图10.3 1998年6月至2014年12月美国8个军事训练基地每月每100人中发热性呼吸道疾病(febrile respiratory illness, FRI)和腺病毒感染率与累计腺病毒相关临床疾病的对比。(资料来源:Anthony Hawksworth, Naval Health Research Center, San Diego, CA.)

所和武装部队流行病学委员会为加快合同工作发出了措辞强硬的信函,促使美国国防部签订了生产腺病毒疫苗的合同[296,306,310,311]。之所以决定恢复生产,是因为入伍人员中抗 Ad4 和 Ad7 抗体仍然很低[300],在未接种疫苗的情况下出现了文件记录的疫情[20-22,302],而之前在接种有效腺病毒疫苗的情况下有近 30 年没有发生过 ARD 疫情[19]。惠氏 Ad4 和 Ad7 疫苗株的基因组分析显示没有减毒的证据[312]。2001 年,该合同签署,惠氏的毒种被转移到 Barr Laboratories 公司(现在为 Pharmaceuticals Industries 公司的一部分)。

2004 年秋季,Teva 公司的 Ad4 和 Ad7 疫苗进行了 I 期临床双盲、安慰剂对照试验,包括 58 名刚刚完成美国陆军基础训练的陆军军医受训人员[313]。在先前在基础训练期间和入组前接触过腺病毒的受试者中,发别有 79% 和 78% 对 Ad4 或 Ad7 呈阳性。试验选择了 58 名初始血清阴性的受试者。30 人服用了两种疫苗,28 人给予安慰剂片。有 32 名受试者,允许在第 180 天进行最终随访。在 56 天的时间里,对受试者进行了密切观察,进行了样本培养、症状日记和临床检查,以寻找疫苗反应和腺病毒疾病的证据。报告的最常见的不良反应包括鼻塞(33 例)和干咳(33 例)、咽喉痛(27 例)、头痛(20 例)、腹痛(17 例)、恶心(13 例)和腹泻(13 例)。疫苗组和安慰剂组的症状报告无差异。Ad4 和 Ad7 疫苗病毒分别在 73% 和 71% 血清阴性受试者的粪便中排出,持续至接种后 21 天。接种 28 天后,73% 疫苗接受者针对 Ad4 血清阳转,63% 针对 Ad7 血清阳转。该疫苗的随机、双盲、安慰剂对照的 II/III 期试验(NCT00382408)于 2006—2007 年在两个军事训练设施进行。4 040 名美国军事受训人员按照 3:1 的比例,分别接受 Ad4、Ad7 疫苗或安慰剂。如上所述,该疫苗被发现具有与早前生产的惠氏疫苗相似的优异效力(针对 Ad4 达 99.3%)和安全性特征。

2011 年 3 月,经过艰苦的 10 年疫苗开发过程、8 例可能可预防的腺病毒相关死亡[314]、数千例住院和 1 亿多美元的资金[315,316],Teva 公司获得了美国 FDA 对其 Ad4 和 Ad7 疫苗的许可。这种疫苗适用于 17 至 50 岁的军人,孕妇、不咀嚼就不能吞下疫苗药片或对疫苗有严重反应的人禁止使用。

疫苗成分,包括抗生素、防腐剂、佐剂等

惠氏疫苗片剂含有活病毒,加入了维持病毒和细胞生长的材料和其他药品材料。采用人二倍体成纤维细胞(WI-38 株)培养疫苗病毒,其生长采用了最低必需培养基(MEM)、Eagle 氏液、抗生素(硫酸新霉素、硫酸庆大霉素、两性霉素 B)、胎牛血清和碳酸氢钠。收集培养液后,过滤去除病毒生长过程中的颗粒物质,然后冻干。在干燥过程中使用了保护剂保持病毒活性。在加工成片剂之前,用乳糖粉稀释病毒制剂[317]。

使用与惠氏公司一样的病毒种子株以及与惠氏公司类似的生产工艺,Teva 公司生产了 Ad4 和 Ad7 疫苗。Teva 公司的疫苗片剂包括三层:中心核心,包含与无水乳糖、微晶纤维素、聚乳酸钾和硬脂酸镁混合的至少 4.5 $\log_{10}$ 组织培养感染剂量($TCID_{50}$)的冻干腺病毒,外层为非活性赋形剂,保护性肠溶包衣由醋酸纤维素邻苯二甲酸酯、乙醇、丙酮和蓖麻油组成(图 10.4)[318]。Ad7 疫苗片剂还使用了 6 号 FD&C 黄色铝湖染料,使其具有独特的黄色。

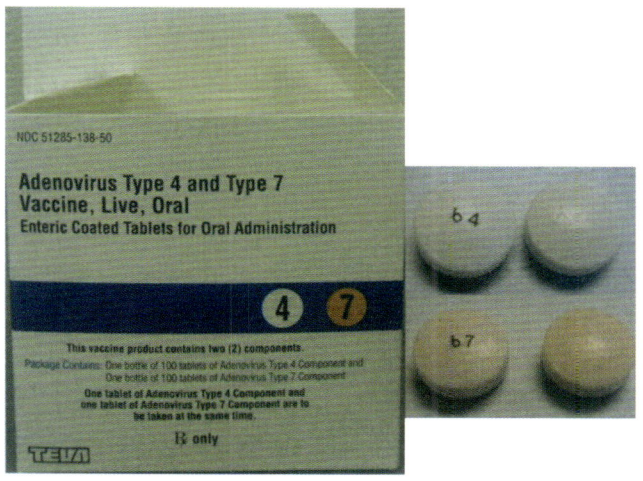

图 10.4 Teva Pharmaceuticals Industries Ltd. 公司的 4 型和 7 型腺病毒肠溶片疫苗包装和片剂。7 型腺病毒疫苗片剂(b7)为黄色。肠溶包衣设计为抗胃酸。

(资料来源:John Shaw,Teva Pharmaceuticals Industries Ltd.)

包括联合疫苗在内的现有制品

Teva 公司的腺病毒疫苗含活的非减毒 Ad4 或 Ad7 病毒,为肠溶片形式。其生产类似于惠氏疫苗(如上所述)的生产工艺。疫苗成品为两片(一片 Ad4 和一片 Ad7)组成,设计为完整地通过胃并在肠道中释放活病毒。每个肠溶片的内核含有无水乳糖、微晶纤维素、聚乳酸林钾、硬脂酸镁和 4 型或 7 型活腺病毒,每片的效力不低于 32 000 个组织培养感染剂量(4.5$\log_{10}$,$TCID_{50}$)。片剂外层含有微晶纤维素、硬脂酸镁和无水乳糖,肠溶包衣由醋酸纤维素邻苯二甲酸酯、乙醇、丙酮和蓖麻油组成。Ad7 疫苗片剂还使用了 6 号 FD&C 黄色铝湖染料,使其具有独特的黄色。

Ad4 疫苗(白色片剂)和 Ad7 疫苗(黄色片剂)分别密封,合并在一个包装中[318]。片剂可以同时给药,但必须在不咀嚼的情况下吞咽。呕吐和腹泻可能会

影响疫苗的效力。这些疫苗适用于有暴露于片剂所含特定腺病毒类型所致 ARD 风险的军人群体。

腺病毒疫苗与其他多种疫苗一起,在美国陆军新兵和海岸警卫队学员受训的最初 8 天中常规接种。被接种者体内产生针对腺病毒疫苗的型特异性中和抗体,可以提供抗 ARD 保护。腺病毒疫苗与其他疫苗同时接种对免疫应答的干扰作用尚未确定[319]。

剂量和接种途径:肌内注射、皮下注射和口服

最初的口服 Ad4 疫苗是含干燥的活病毒的肠溶胶囊,且被证明可有效预防感染[278]。Ad7 疫苗最早的临床试验,使用的是 0.05ml 1∶10 稀释的 Ad7 混合液(10^6 $TCID_{50}$),分装于硬明胶胶囊,以口服方式给药[277]。胶囊在肠内的崩解时间,可通过服用含硫酸钡的胶囊后用伦琴射线照相技术来测定,通常在 1~5 小时不等[277]。两项采用疫苗胶囊的小规模临床剂量研究,发现对于这 2 个型别,每个胶囊约 10^4 $TCID_{50}$ 的病毒滴度就可达到近乎 100% 的血清阳转率[289,313]。1969 年的一项临床剂量研究,采用了 Ad7 疫苗的 3 种剂量:每个胶囊 $10^{6.8}$ $TCID_{50}$、$10^{4.8}$ $TCID_{50}$ 和 $10 TCID_{50}$ 以下[277,289]。最高剂量可诱导 100% 的抗体应答,中等剂量诱导 95% 的应答,最低剂量诱导 56% 的应答。另一项研究评价了两种疫苗以相同剂量一起使用和不同剂量分别使用的应答情况。分别使用时,Ad7 的剂量为 $10^{5.4}$ $TCID_{50}$,Ad4 的剂量为 10^4 $TCID_{50}$[287]。结果表明 Ad4 疫苗和 Ad7 疫苗一起服用时,其免疫原性没有下降[289]。20 世纪 60 年代中期,惠氏实验室接管了该腺病毒疫苗的生产,并将该疫苗转为肠溶片。

疫苗的稳定性

目前注册的 Teva 疫苗存储温度为 2~8℃,储存效期为 30 个月。

疫苗的免疫原性

体液应答

口服腺病毒疫苗的接种对象在服用疫苗后通过粪便排出病毒,时间可持续达 6 周[292,320]。惠氏公司疫苗的接种对象可产生体液中和抗体(IgG、IgM 和 IgA)[292]。接种前体内无抗体的士兵在接种后,平均有 80%~95% 的人产生了中和抗体,抗体水平达到 1∶8,不足 50% 的人产生了补体结合抗体[289,321]。疫苗接种后 2~3 周可检测到中和抗体应答。总体来说,抗体滴度低于自然免疫后达到的水平[8,282]。口服疫苗不能诱导局部分泌型 IgA 抗体,仍可能再度发生呼吸道感染,但这种再次感染通常是轻微的或无症状的[322]。由于发热病人可能发生病毒血症和病毒尿症,跨越黏膜表面的浸润能力可能在致病性和感染过程中起到重要作用[323]。接种疫苗后产生的血清中和抗体可能会防止与自然感染有关的典型发热疾病[321]。实验表明,鼻内接种 Ad4 液体疫苗可产生局部 IgA 抗体[322]。Teva 公司新口服 Ad4/7 疫苗的一项Ⅰ/Ⅱ期临床研究,结果显示未曾免疫过的受试者接种 28 天后对 Ad4 和 Ad7 的血清阳转率分别为 73% 和 63%[313]。该疫苗Ⅲ期临床研究报告显示 Ad4 和 Ad7 的血清阳转率分别为 94.5% 和 95%[324]。

细胞应答

对惠氏公司 Ad4 和 Ad7 疫苗的细胞应答尚未进行详尽的研究。但是,某些腺病毒载体疫苗已经显示了很好的细胞免疫应答[325]。

保护的相关因素

抗特定型别病毒的血清中和检测抗体滴度达到 1∶4 或更高被视为具有保护[315]。抗体滴度的 4 倍升高被认为是感染。

特殊人群(如免疫抑制人群)

尽管 Ad1、Ad2、Ad4 和 Ad5 等早期疫苗在普通民众中进行了临床研究[320,326,327],Teva 公司的腺病毒疫苗仅用于健康军队受训人员。

疫苗的效力和效果

接种了 Ad4 疫苗的新兵显示出对该病毒引起的呼吸道疾病抵抗力增强[278,281,328]。1963—1966 年间,在军人中进行了一系列对照研究,涉及研究对象超过 42 000 名士兵[329]。疫苗的使用,使新兵中的 ARD 减少 50%,腺病毒感染减少 90% 以上。

对 Ad7 疫苗的现场观察始于 1969 年,显示了对易感个体的抗疾病保护作用[288,289,330]。另外,Ad4 和 Ad7 两种疫苗可以同时接种,而不会出现干扰或效力下降[288,289,331]。一个大型空军基地在使用疫苗 9 年后,腺病毒引起的 ARD 完全消失[332]。腺病毒监测项目显示,两种腺病毒疫苗联合使用对流行性 ARD 的控制非常有效[14]。1971—1999 年,为新兵接种 Ad4 和

Ad7 活疫苗肠溶片成功控制了由腺病毒引起的 ARD。

2006 年进行的 Teva 公司 Ad4 和 Ad7 疫苗的Ⅲ期双盲、安慰剂对照有效性临床研究发现，这些疫苗在降低 Ad4 引起的 ARD 方面有 99.3% 的效果[324]。再次使用疫苗两年后，Teva 公司疫苗使军事受训人员腺病毒病例减少了 100 倍，每年可预防 1 100~2 700 例住院[303]。

免疫力和保护作用的持久性，包括再感染的定义

对接种疫苗后免疫力的持续时间以及循环抗体的持久性尚未进行深入研究。已开发腺病毒疫苗用于美国新兵在入伍后第一个月内接种，以提供抗 Ad4 和 Ad7 引起的 ARD。腺病毒疫苗预防这类疾病非常有效，但对其 50 天以上的长期免疫力尚未进行研究。

安全性

常见不良事件

1976 年，在美国田纳西州拉克兰空军基地（Lackland Air Force Base）进行疫苗安全性和免疫原性临床研究时，对 4 组观察对象中的门诊和住院患者发病情况进行了随访。其中 1 组为安慰剂对照组，另 1 组同时接种了 3 种疫苗（Ad4、Ad7 和 Ad21），再 1 组同时接种了两种疫苗（Ad4 和 Ad7），最后 1 组只接种了 Ad21 疫苗[294]。各组门诊或住院患者的情况无显著差异[294]。

各种活腺病毒疫苗的研究已经证实了疫苗病毒的粪便和咽部脱落以及向未接种疫苗的研究参与者的传播[295,320,321,324,333]。尽管最近对 Teva 公司的临床研究表明，军事人员之间的传播很少[324]，但应考虑接种疫苗后，最长可达 4 周疫苗病毒传播给其他易感人员的可能性。

罕见不良事件

1973 年，一名海军受训人员在接种 Ad4 和 Ad7 疫苗后，因连续 11 天发热、全身乏力及呼吸困难而住院[334]，并在住院 10 天后死亡，经采用细胞培养法分离病毒，确诊为 Ad7 导致的肺炎。但在当时的条件下，无法确定其感染是由于在产生疫苗诱导的免疫力之前感染了野毒株所致，还是由于 Ad7 疫苗株所致[334]。

对免疫功能低下人群的安全性

由于腺病毒可能在免疫功能低下人群中导致严重的疾病，在 HIV 最初被发现后，美国陆军公共卫生官员非常担心腺病毒疫苗可能会在感染了 HIV 的军事受训人员中引起严重疾病。后来在感染 HIV 和未感染 HIV 的军事受训人员中进行了临床观察。尽管与健康的士兵相比，HIV 感染者对 Ad4 疫苗产生应答的人数明显减少，但未观察到明显的临床不良反应[319]。对 Ad7 疫苗的应答很难确定，因为两组中绝大多数接种者在接种时已经有了较高的中和抗体滴度[319]。对更严重的免疫抑制者还没有进行研究，因为他们极易因正常疫苗接种者粪便中排出的病毒而受到疫苗病毒感染。

对孕妇的安全性

由于缺乏适合的动物模型，没有有关口服腺病毒活疫苗的动物繁殖研究。因此，尚不清楚这些疫苗给孕妇接种是否会对胎儿产生危害或对生殖能力造成影响。对女性军事受训人员在接种腺病毒疫苗之前进行了孕检。在最近 Teva 公司疫苗的临床研究中，4 名受试者在接受 Ad4 和 Ad7 疫苗后发现怀孕[318]。4 名受试者均在怀孕 36 至 40 周后产下健康婴儿。没有报道表明孕妇接种疫苗会出现异常反应。

接触传播

因为病毒的随粪便排出可持续达 6 周，病毒可能通过粪 - 口途径传播给家庭成员或其他密切接触者[320,326]。因此，要求疫苗接受者保持良好的卫生，并在接种后 28 天内避免与 7 岁以下儿童、免疫功能低下者及孕妇接触[318]。除了疫苗的临床观察，还未对疫苗病毒的传播进行深入研究。在最近的 Teva 公司疫苗的Ⅱ期临床研究中，在第 0、7、14、21、28 和 56 天跟踪观察受试者。观察到接种后 7~21 天出现周期性粪便排毒[313]。

疫苗的适应证

惠氏公司腺病毒疫苗可用于预防和控制与特定腺病毒相关的 ARD，适用人群是有高暴露风险、高度易感且极易感染和患病的高危人群。建议为军队中可能因腺病毒导致 ARD 的高危人群接种腺病毒疫苗，而不建议为其他人群接种。现在和将来在儿童、慢性病治疗中心和其他公众机构、高级卫生组织及大专院校的人群中进行的病毒传播和发病情况的研究，可能会为腺病毒疫苗开拓其他应用场所。

1971 年，美国军队开始常规对新兵训练中心登记的男性使用两种疫苗，但仅在冬季使用[15]。新兵在抵达训练中心后数小时内就接种疫苗，以便在培训

项目中尽早获得保护。最初没有为女兵接种疫苗,因为在女兵中没有由腺病毒引起急 ARD 暴发流行的报道,且对于怀孕女性能否接种该疫苗也有所顾忌[19]。

只在疾病高发的冬季接种疫苗旨在控制由腺病毒引起的 ARD,而不是消除该疾病[15]。采用这一接种程序,出现了晚春和初秋季节的暴发流行。这促使美国陆军和海军迅速采取新的政策,自 1983 年开始全年接种这两种疫苗[19]。美国空军基于不同的考虑,于 20 世纪 80 年代中期,决定在其位于田纳西州唯一的新兵训练中心停止使用腺病毒疫苗,并开始进行检测,仅为适宜人群接种疫苗[19]。

当在军队中使用疫苗预防腺病毒引起的 ARD 的时候,新兵的培训课程是按性别分开进行的。自从将这种分开进行的课程合并后,人们担心由腺病毒引起 ARD 的风险对于男性和女性是均等的。美国军队规定,基于风险的考虑,陆军、海军和海军陆战队新兵需要同时接种 Ad4 和 Ad7 疫苗,仅接种 1 次[335]。在空军和海岸警卫队中,按有关当局的指示接种这两种疫苗[335]。该规定还要求注意避免怀孕期间意外接种疫苗,并就接种疫苗后 3 个月能否怀孕进行咨询指导[335]。

针对 1996 年腺病毒疫苗停止生产,美国陆军、海军和海军陆战队修改了全年疫苗接种的政策,以保留剩余的疫苗仅用于高危季节。修改后的政策要求仅在每年 9 月 1 日至次年 3 月 31 日期间对新兵进行免疫,直到 1999 年全部疫苗库存耗尽。

禁忌证和注意事项

Teva 公司在病毒传代过程中未使用抗生素。孕妇、免疫功能低下病人、非 17~50 岁目标人群的人员、不能完整吞咽疫苗片剂的人员或者对疫苗过敏的人不能使用疫苗。

公共卫生考虑因素

接种疫苗的流行病学效果,包括群体效应和接触免疫

在疫苗上市前,腺病毒引起的急 ARD 在军事受训人员中发病率较高。就增加医疗费用和损失训练时间来说,这些暴发流行造成了极大的损失[19]。实践证明,自 1971 年开始的常规接种 Ad4 和 Ad7 疫苗是非常有效且有着较高性价比和安全性的免疫项目[19,336-338]。最初,疫苗仅在高风险的冬季接种。春季和秋季的暴发流行,促使人们将这一接种程序很快改为全年接种[19]。1971—1999 年,除了 70 年代使用被溶剂污染的失效疫苗的一段时期外[15],在美军接种疫苗的单位中没有关于 Ad4 或 Ad7 导致的 ARD 暴发流行的报道。因 Ad21 引起的急 ARD 暴发流行虽出现过,但均属散在发生[19,294,339]。

美军疫苗采购管理系统中的问题导致从 1994 年春季开始持续到 1995 年 2 月末的腺病毒疫苗生产延迟[19]。据报道,仅有一次暴发流行与疫苗的延迟生产相关[21]。当惠氏公司 1994 年宣布不再生产腺病毒疫苗时,美国国防部和不同军事机构的官员仍在询问是否需要该疫苗。有些人认为用现代化的加热、排风和空调系统改进兵营设施,能够显著降低易感人群中腺病毒的传播及因此导致的疾病风险。因缺少现代新兵 Ad4 和 Ad7 血清阳性率的数据,同时由于疫苗的成功,也导致缺乏对腺病毒携带率、传播、感染及发病的研究,阻碍了对现行风险的评价。美国国防部也发现他们丧失了进行腺病毒感染血清学研究的能力。不幸的是,随着疫苗停止使用,腺病毒相关的 ARD 在包括空军在内的所有军种中都有所升高。

疾病控制策略

Ad4 和 Ad7 疫苗是控制美国军事受训人员中腺病毒引发的急性呼吸道疾病的基本手段。次级控制措施包括减少人群聚集、将受训人员的床头和床脚相对摆放、要求勤洗手、增加空气交换次数、尽量减少不同新兵人群的接触(集队)[340-342]。勤洗手这样的干预措施使受训人员中上呼吸道感染减少达 45%[340],而众多尝试性的干预措施,其减少 ARD 的效果远不如接种腺病毒疫苗。

成本-效益

美国军方非常关注过高的 ARD 发病率和与此相关的费用。已经进行了数个成本-效益分析,每项分析都表明使用疫苗具有显著的效益[336-338]。Radin 和同事估计,每年接受两种疫苗的费用为 150 美元,每年约有 20 万名军事受训人员全年使用这两种疫苗,国防部每年将防止 6 000~13 000 例临床腺病毒病例和 1 100~2 700 例住院,为美国政府每年节省约 2 000 万美元的培训和医疗费用[303]。

未来的疫苗

亚单位疫苗

1963 年,研究人员发现注射可溶性病毒亚单位

抗原在动物模型中具有很强的免疫原性[321,343]。Ad5的晶态六邻体和纤维抗原在接受攻毒试验的人体志愿者体内诱导了中和抗体和保护作用[344]。这些抗原作为潜在疫苗的研究尚无更多进展。但是,含有可溶性病毒亚单位抗原的腺病毒疫苗将不含DNA,且能够减少人们对腺病毒可能存在的致癌性的恐惧[321]。

重组疫苗

分子生物学技术的进步使采用不同的腺病毒载体在体内和体外将基因转移到哺乳动物细胞成为可能。基因工程腺病毒被改造用于携带众多的其他致病抗原基因,包括甲型流感病毒[345]、埃博拉病毒[346]和中东呼吸综合征冠状病毒[347],并将基因引入用于多种慢性病的治疗。对重组腺病毒疫苗的研究进展快速。详细描述已超出了本文的讨论范围。不过,最近发表了几篇精彩的综述,讨论重组腺病毒疫苗策略的优缺点[348-355]。

致谢

我们感谢 Pharmaceutical Industries Ltd. 公司的 John Shaw,和 AVP LLC 公司的 Andrew Towle 博士。感谢他们严格审核本文。

(杨陵江 刘洁 张云涛)

本章相关参考资料可在"ExpertConsult.com"上查阅。

第 11 章 炭疽疫苗[1]

Arthur M. Friedlander、John D. Grabenstein 和 Philip S. Brachman[2]

炭疽（anthrax）是由炭疽芽孢杆菌（*Bacillus anthracis*）感染引起的人畜共患病，包括皮肤炭疽、吸入性炭疽和胃肠道炭疽三种类型。如果不经治疗，皮肤炭疽病例的病死率大约为 20%，但只要合理使用抗生素则病死率低于 1%；未经治疗的吸入性炭疽病例病死率几乎为 100%，未经治疗的胃肠道炭疽病例病死率为 25%~75%，这三种类型炭疽的任何一种都可以并发脑膜炎。自然感染病例主要与工业、农业或实验室暴露有关。尽管会偶然发生流行，但在当今世界，自然感染的炭疽已不是主要的公共卫生问题。2001 年秋天在美国发生的恶意使用炭疽杆菌作为生物武器的事件，彻底改变了我们的公共卫生观念，当然不仅仅指炭疽，也包括很多其他有生物恐怖潜力的感染性疾病。

历史上，炭疽被认为是《出埃及记》（约公元前 1491 年）中所描述的第 5 次和第 6 次瘟疫。Hippocrates 在大约公元前 300 年就描述了这种疾病。欧洲人记录了 16 世纪家畜流行病和传染病。1750—1850 年，人类和动物炭疽都有了详细的描述，并且弄清其生物体的特点。1770 年，海地发生的摄入性胃肠道炭疽流行波及大约 15 000 例病例，其原因归因为大饥荒期间人们摄食污染了炭疽杆菌的牛肉[1]。

在 19 世纪 70 年代，Koch 在人工培养基上培养出炭疽杆菌，第一次明确证明了一种传染性疾病的微生物病原体。1881 年，Pasteur 制备了减毒炭疽杆菌，并用他研发的减毒疫苗菌株对牲畜进行了成功的现场试验，Greenfield 几乎在同一时间也进行了相同的研究[2]。19 世纪后期和 20 世纪早期，皮肤炭疽和吸入性工业炭疽病例波及德国的拾荒者和英格兰的羊毛分拣工[3]，Woolsorters' disease 这个名词即指吸入性炭疽。由于在英格兰出现了大量的报告病例，随后在利物浦开办了一座羊毛消毒站[4]，所有运来的羊毛和其他动物纤维都要在进一步处理之前先用甲醛溶液消毒。随后，这些工人中的炭疽病例数明显下降。

人类炭疽病例几乎在每一个国家都有报告，然而，世界上的实际病例数充其量也不过是估算数。1958 年，Glassman 估计全世界每年发生 2 万~10 万例炭疽病例[5]。20 世纪 80 和 90 年代，估计全球炭疽总报告病例数降至每年 2 000 例。

工业病例主要发生在欧洲和北美国家，与接触动物材料有关，如毛发、羊毛、皮革和骨头。农业病例主要发生在亚洲和非洲国家，与接触病畜及其产品有关，如毛发、羊毛、皮革、骨头和尸体，也包括其肉类。

在美国，动物炭疽最早报告见于 18 世纪早期，在现在的路易斯安那州，随后几乎每一个州都出现了零星的动物炭疽病例报告。最常报告动物病例的区域现在称作炭疽区，主要包括大平原的各州（Great Plains States）。人类炭疽病例 1824 年首次报告于肯塔基州，随后，人类炭疽病例遍布美国各州，而多数病例报告来自于东北部的工业化州。然而伴随着纺织工业向全国其他地方转移，人类炭疽也在新的地方出现。

自 20 世纪 70 年代后期以来，发生了几起不同寻常的炭疽流行。当代最大的炭疽流行发生在津巴布韦，1979—1985 年间共报告了大约 1 万例人类炭疽病例，其中约 7 000 例发生在 1979—1980 年[6-8]。大多数感染者有皮肤损伤，但也有一些胃肠型炭疽病例的报告。感染来源是被炭疽杆菌感染的牲畜。

另一起不同寻常的流行发生于 1979 年苏联的斯维尔德洛夫斯克。炭疽杆菌芽孢从军事微生物设施中意外泄漏。在这次流行中，暴露于含炭疽杆菌气溶胶的人群中出现了至少 77 例人类吸入性炭疽病例，且有至少 66 例死亡[9,10]。在远离该微生物研究室下风向大约 50km 放牧的羊群和牛群中也发现了一些病例。尽管以前该地区也有自然炭疽暴发，但仍认为这可能是同一次泄漏的结果。1995 年，伊拉克向联合国承认生产了含有炭疽杆菌芽孢的武器，并准备在 1991 年的波斯湾战争（Persian Gulf War）期间投放[11]。

2001 年 9 月末，一名佛罗里达州男子被诊断为吸入性炭疽，这是自 1976 年以来美国的第一例炭疽患者，他很快就死亡了[12]。起初这被认为是一个独立的炭疽病例，但是他成为了 11 例确诊的吸入性炭

---

[1] 本章的观点、解释、结论和建议都来自诸位作者个人，不代表美国军方。

[2] 已去世。

疽病例以及 7 例确诊的和 4 例疑似的皮肤炭疽病例的首例诊断病例，这些病例的报告来自佛罗里达州（Florida）、纽约（New York）、新泽西州（New Jersey）、哥伦比亚特区（District of Columbia）及康涅狄格州（Connecticut）[13-15]。在所有病例中，接触了污染的邮件是被确定的或明显的传染源[13-16]。在皮肤炭疽病例中，损伤多发生在前额、颈部、胸部和手指上[17]。在 11 例吸入性炭疽病例中，平均年龄 56 岁（43~94 岁），从暴露到出现症状的潜伏期为 4~6 天[15]，这些病例的附加细节尚可见后述。2009 年，欧洲出现由于注射海洛因而引发的炭疽流行并一直持续。自 2000 年报告首例海洛因成瘾者的注射性炭疽感染病例以来[18]，又已从四个欧洲国家报告超过 70 例实验室确诊病例，病死率高达 37%，有些病例表现的临床症状比较特殊[19-21]。部分病例发生筋膜间隙综合征或坏死性筋膜炎，部分病例表现为在大腿根注射海洛因时有急性腹痛和弥漫性腹膜炎症状，但大多数病例没有见到下文所述的初起小脓疱进展为结痂的典型损伤。

在发达国家中，人类炭疽发病率非常低。然而，研发改进型人用疫苗的动力是因为人类面临着炭疽杆菌被用作生物武器的威胁。而这种恐怖的可能性不幸被 1979 年斯维尔德洛夫斯克事件和 1991 年伊拉克事件所佐证，促使美国国防部（U.S. Department of Defense）从 1998 年 3 月 10 日开始尝试给一定数量的军人接种炭疽疫苗。2001 年，发生在美国东部的生物武器攻击事件更证实了我们的担心，人们努力开发新疫苗的兴趣高涨。炭疽杆菌芽孢被用作生物武器，可比以往在更大范围内攻击平民，这一"幽灵"很可能带来灾难性后果[22]。因为实验性感染的动物使用抗生素治疗以后，炭疽杆菌芽孢仍可以存活 30 天以上[23-26]，所以对这类事件的管理措施主要集中在包括早期诊断和暴露后使用抗生素和疫苗接种进行预防等方面。

背景

临床表现

炭疽主要可分 3 种基本类型：皮肤炭疽、吸入性炭疽和胃肠道炭疽[27]。继发性脑膜炎可发生于各种类型的炭疽，但最常见于吸入性炭疽，罕见于无原发部位者。曾有过一例未能确定其原发部位的炭疽脑膜炎罕见病例报告。在美国，大约 95% 的炭疽临床报告病例为皮肤炭疽，5% 为吸入性炭疽。

皮肤炭疽

皮肤炭疽的潜伏期为 1~7 天（通常为 2~5 天）。损伤首先表现为瘙痒型小丘疹，几天内丘疹发展成直径 1~2cm 的水疱。最初的丘疹四周偶尔会环绕一圈小水疱，随后融合成一个大水疱。小疱内的液体澄清或为血浆色，含有大量炭疽杆菌和少量淋巴细胞。损伤周围可形成非压陷性水肿和红斑。除非有继发性感染，一般无痛感。小疱可扩大到直径 2~3cm，有时可发展成出血性的。通常全身症状比较轻微，一般为不适和低热。可有局部淋巴管炎和淋巴结炎。在皮肤损伤 5~7 天后，水疱破裂，暴露出整齐、凹陷的溃疡口，随后形成黑色焦痂。经过 2~3 周后，焦痂松动、脱落，一般不留下瘢痕。结痂的进程不受抗生素治疗的影响。

皮肤损伤最常发生在身体裸露部位，如面部、颈部或手臂。也已经报告，在某些工业炭疽病例中，由于大量微生物侵入皮肤而形成大且形状不规则的皮肤损伤。有时累及眼部区域的损伤更常见，通常会影响眼眶，随后损伤眼睑和导管系统。

有时会发生更为严重的皮肤炭疽，被称为恶性水肿。恶性水肿表现为在原发损伤部位周围出现多个大水疱，并有广泛的局部水肿、硬结和毒血症出现。水肿有时是大范围的，可从颈部原发损伤部位延伸到腹股沟。

芽孢通过皮肤多处侵入可造成多发性皮肤病灶，这种情况极少发生。再感染病例的报道很少，且未经证实。

肌内注射是海洛因成瘾者患皮肤炭疽的主要原因，有多种临床表现，包括典型的自限性皮肤损伤、非典型性脓肿、蜂窝织炎、筋膜间隙综合征和伴有全身中毒和脓毒血症的坏死性结缔组织炎等。脓毒血症病例也可以源自外周损伤组织部位存在的其他共同感染微生物[19-21]。

吸入性炭疽

吸入感染剂量的炭疽杆菌 1~5 天后，会逐渐出现非特异性症状，一般为不适、乏力、肌肉疼痛、轻微体温升高以及轻微干咳，通常没有上呼吸道感染的症状[28]。临床症状可能还会有心前区胸闷，胸部听诊会有干啰音。在 2~4 天内可稍有好转，但随后会突然出现严重呼吸窘迫综合征，表现为呼吸困难、发绀、喘鸣和大量出汗。有些病例可能出现颈部和胸部的皮下水肿。查体可发现患者有脉搏加速、呼吸急促、体温升高等中毒症状。体检可能提示血性胸腔积液的体征。由于有可能是血性的胸腔积液,胸部X线检查经常可见纵隔变宽。淋巴细胞计数可中度升高。后期可出现休克,通常在呼吸窘迫综合征24小时内死亡。死亡可能是由于纵隔淋巴管/血管梗阻所造成,同时还有肺出血、肺水肿,并伴有大量胸腔积液和中毒等原因。

2001年美国事件收治的患者多报告寒战、持续性深度疲劳、恶心或呕吐以及胸部不适[15]。所有患者的胸部X线检查结果均不正常[14](表11.1),表现为气管旁和肺门充盈,胸膜渗出、浸润或兼具。某些患者的这些最初表现很轻微。所有8名确诊前未接受抗生素治疗的患者,初始检查在血液培养物中均发现了炭疽杆菌。11例患者有6例(55%)经积极有效的支持治疗和多种抗生素联合治疗后幸存[14,15],另5例患者就诊时就已出现了疾病的暴发症状,存在严重呼吸窘迫、低血压或脑膜炎,虽然接受了适当的静脉注射抗生素和支持性治疗,但还是全部死亡[13,14]。对所有死亡病例进行了尸检,均显示为典型的水肿性纵隔炎伴出血。

表11.1 10名与生物恐怖有关的吸入性炭疽患者的初期临床表现(2001年10~11月)

胸部X线片表现	
任何异常	10/10
纵隔增宽	7/10
浸润/实变	7/10
胸膜渗出	8/10
胸部计算机X线断层照片表现	
任何异常	8/8

来源:Jernigan JA, Stephens DS, Ashford DA, et al., for the Anthrax Bioterrorism Investigation Team. Bioterrorism-related inhalational anthrax: the first 10 cases reported in the United States. Emerg Infect Dis. 2001;7: 933-944.

一篇文献综述回顾了发表于1900—2005年的文章,其中包括2001年美国暴发的患者,报告了106例病例中82例病例的临床特征[29]。2001年患者的症状和临床特征类似于其他病例,但2001年患者在前驱症状期阶段多已受到治疗,多已接受复合抗生素,并做了胸腔积液引流。2006年[30,31]和2008年[32],鼓轮盖(drum-head)制造者也有发生吸入性炭疽病例报道。

胃肠道炭疽

食用污染了炭疽杆菌的肉制品2~5天后,患者会出现胃肠道炭疽症状。疾病的初期症状包括恶心、呕吐、厌食、发热,然后出现腹痛和腹泻,可能为血便,也可能伴有严重呕血。有些患者表现为急腹症而必须进行腹部手术探查。体检发现体温升高、脉搏加速和呼吸急促。毒血症型病例,败血症、休克和死亡均可能发生。

当摄入的微生物经过口腔或口咽的组织进入皮下组织时,可发生口腔-口咽部炭疽。这些病例可发生局部溃疡、发热、厌食、颌下或颈淋巴结肿大或水肿。

细菌学

炭疽杆菌(B. anthracis)是炭疽的病原体,是一种革兰阳性粗大杆菌,可形成芽孢,无动力,大小为$(1.0~1.5μm)×(3~10μm)$。细菌在有氧条件下的羊血琼脂培养基上生长迅速,无溶血现象。细菌菌落大而粗糙、颜色灰白色,边缘不规则地皱缩和卷起,形成典型的"水母头"(Medusa Head)形状。接种环挑取菌落,会出现像挑鸡蛋清一样的拉丝现象。在高浓度的二氧化碳条件下,细菌会产生具有抗吞噬作用的荚膜和两种外毒素,菌落明显地变为光滑的黏液型。在组织中,细菌有荚膜包被,表现为单个存在或两三个杆菌的链状。细菌鉴定可根据是否产生毒素抗原、是否能被特异性γ-噬菌体裂解、荧光抗体检测是否存在荚膜和细胞壁多糖、当注射进小鼠和豚鼠是否有毒力等而确定。聚合酶链反应(PCR)检测毒素和荚膜的基因也可作为鉴定依据。对不同分离株的基因分析显示,炭疽杆菌是已知的单态性、同源性最高的细菌之一[33,34]。

炭疽杆菌芽孢对极端环境的抵抗力特别强,在特定土壤条件下存活可达数十年(见下文"流行病学")。近期研究显示,炭疽杆菌感染了溶源性噬菌体后,繁殖体不仅可在土壤中存活,也可以在土壤蠕虫的肠道中长期定植,成为感染性炭疽杆菌芽孢的来源之一[35]。据文献报道,即使接受抗生素治疗,吸入到恒河猴肺部的活芽孢也可以持续存在数周到数月。一旦停止抗生素治疗,残存的芽孢仍可获得活力并造成致死性疾病[23-26]。

发病机制

炭疽杆菌最主要的致病性毒力因子是荚膜和致死毒素、水肿毒素两种外毒素。最近研究证实,其他毒力因子也与毒力相关,但在致病程度上略次于荚膜和外毒素。这些毒力因子包括:负责将荚膜附着在细胞壁肽聚糖上的荚膜解聚酶[36]、锰ATP结合复合物转运子[37]、铁载体生物合成基因[38]、NO合成酶[39]、酪素分解蛋白酶成分 ClpX[40]、涉及细胞黏附的表面蛋白（BslA）[41]和涉及细菌对压力应答的高温需求 A 基因[42]。

荚膜的重要性早在 20 世纪初就被认识了，当时，Bail 证明没有荚膜的炭疽杆菌是无毒菌株[43]。然而，Sterne 等[44]在 20 世纪 30 年代进行的深入研究表明，这种无荚膜的炭疽杆菌能够诱导产生针对炭疽的免疫力。Sterne 开发的菌株[45]经证明作为家畜活疫苗是极其有效的，并在世界范围内得到应用。

与很多细菌的毒力因子一样，编码炭疽杆菌荚膜的基因携带在染色体外的一个 96kb 的质粒（pX02）上[46,47]。缺失了荚膜质粒的炭疽杆菌不能产生荚膜，其毒力减弱[48]。荚膜是由多聚-D-谷氨酸组成的一种单一性多聚体，通过增强细菌抵抗吞噬作用而提高致病性，也可保护细菌不被阳离子蛋白裂解[49,50]。从表面释放的荚膜可能也干扰抵抗力[51]，干扰由肽聚糖诱导的抗原提呈细胞的成熟，导致这些细胞对趋化因子的趋化性[52]降低。

Koch 早期进行的研究中就猜测毒素在炭疽致病机制中起的作用[53]，但是直到 1954 年，Smith 和 Keppie 将实验性感染豚鼠的除菌血浆注射到其他动物中后可致死，才真正证实了毒素的致病作用[54]。Evans 和 Shoesmith 发现将炭疽杆菌培养的滤液注射到家兔皮肤上可产生水肿[55]。20 世纪 50 和 60 年代，做了大量的工作以评价毒素对疾病和免疫的影响[56,57]。自 20 世纪 80 年代中期以来，对毒素的分子生物学，以及其在体内、体外对多种细胞类型的效应方面的研究取得了诸多进展[58]，但它们在发病机制中的确切作用仍不清楚。炭疽被定性为由产生弱毒素的大型细菌所引起的疾病[59]。尽管我们很清楚炭疽是一种侵袭性疾病，与其他细菌毒素相比，炭疽致死毒素通过静脉注射时毒性相对较弱，但致死毒素和水肿毒素对细菌的致病性是必不可少的，在通过破坏宿主防御体系而致病的过程中发挥重要作用。

炭疽致死和水肿毒素像很多其他细菌毒素（如白喉毒素、破伤风毒素和肉毒毒素）一样，具有一个可以结合到靶细胞受体的结构域和一个与毒素生物化学活性（通常为酶活性）相关的活性结构域。然而，炭疽毒素的独特之处在于，其结合结构域和活性结构域分别位于两个不同的蛋白质上，而且两个毒素分子共用同一个结合蛋白质。结合蛋白质称为保护性抗原（protective antigen，PA），与被称为致死因子（lethal factor，LF）的第二种蛋白质分子结合组成炭疽致死毒素，注入实验动物体内可致死[60,61]。同样，PA 结合到被称为水肿因子（edema factor，EF）的第三种蛋白质上组成炭疽水肿毒素，注射到实验动物体内可导致水肿[60,61]，对某些动物也能致死[62]。水肿毒素可能是炭疽患者皮肤或纵隔出现大范围水肿的原因。89kD 的 EF 是一个依赖钙调蛋白的腺苷酸环化酶，具有提高细胞内环腺苷酸（cyclic AMP，cAMP）水平的作用[63]。85kD 的 LF 是锌金属蛋白酶，可灭活丝裂原激活的蛋白激酶活性，干扰宿主多条细胞信号途径[64,65]。在巨噬细胞内的毒性作用或许是通过激活半胱氨酸的天冬氨酸蛋白水解酶-1（caspase-1，一种细胞凋亡催化酶）介导的，此作用需要特异的炎性体蛋白质（inflammasome protein），产生溶酶体透化效应[66-68]。根据这一模型，任何一种单独蛋白质均缺乏生物学活性。

PA[69]、LF[70]、EF[71]的晶体结构已经全部确定。基于细胞培养研究的当前模型推断，PA 分子首先结合到宿主细胞炭疽毒素受体上（图 11.1），现已鉴定出这些受体的其中两种[72,73]，以及调节其活性的另一种细胞表面蛋白质[74]。随后，PA 被细胞表面的蛋白酶裂解，释放出一个 20kD 的氨基末端片段。与细胞结合的 63kD 的 C-末端片段寡聚化，形成二级结合结构域，能结合一种或两种活性蛋白质（LF 或 EF）。随后，复合物通过内吞作用进入细胞，同时 LF 和 EF 在内吞体的低 pH 诱导下通过 PA 逛道（近期冷冻电子显微镜观察[75]），发挥其在细胞内的毒素效应。PA 也可以被外周蛋白酶裂解，与 LF 和 EF 形成寡聚体，然后结合于细胞受体[58]。最近描述了一种替代途径，在细胞外小泡或外泌体中的 LF 可以不依赖于 PA 受体而进入和毒害细胞[76]。

编码毒素蛋白的基因携带在第二个被发现的 182kb 质粒（pX01）上[77]。消除了编码毒素基因质粒的菌株仍然可以形成荚膜，但毒性已经减低[48,77]。如历史上重要事例之一，巴斯德经高温传代所制备的各种兽用疫苗株就缺少了毒素基因的质粒，这解释了疫苗株毒力的缺失[77]。据信其所制备的疫苗含有混合的微生物，其中大多缺少毒素质粒而少部分是具备毒素质粒的全毒力细菌，发挥了疫苗的效力。进一步研究发现，单独删除 PA 基因也可消除细菌的毒性[78]，因此证实了 PA 在两种毒素的活性和毒力作用中的核心功能。

早期研究表明，粗制毒素制品或联用水肿毒素和致死毒素，可抑制中性粒细胞的杀伤作用[79]、趋化作用[80]或吞噬作用[49]。水肿毒素可抑制中性粒细胞的吞噬作用[81]，启动中性粒细胞的呼吸爆发[82]。研究显示，低浓度的水肿毒素和致死毒素也可阻断巨噬细胞促炎症反应细胞因子的产生[83,84]，直接抑制巨噬

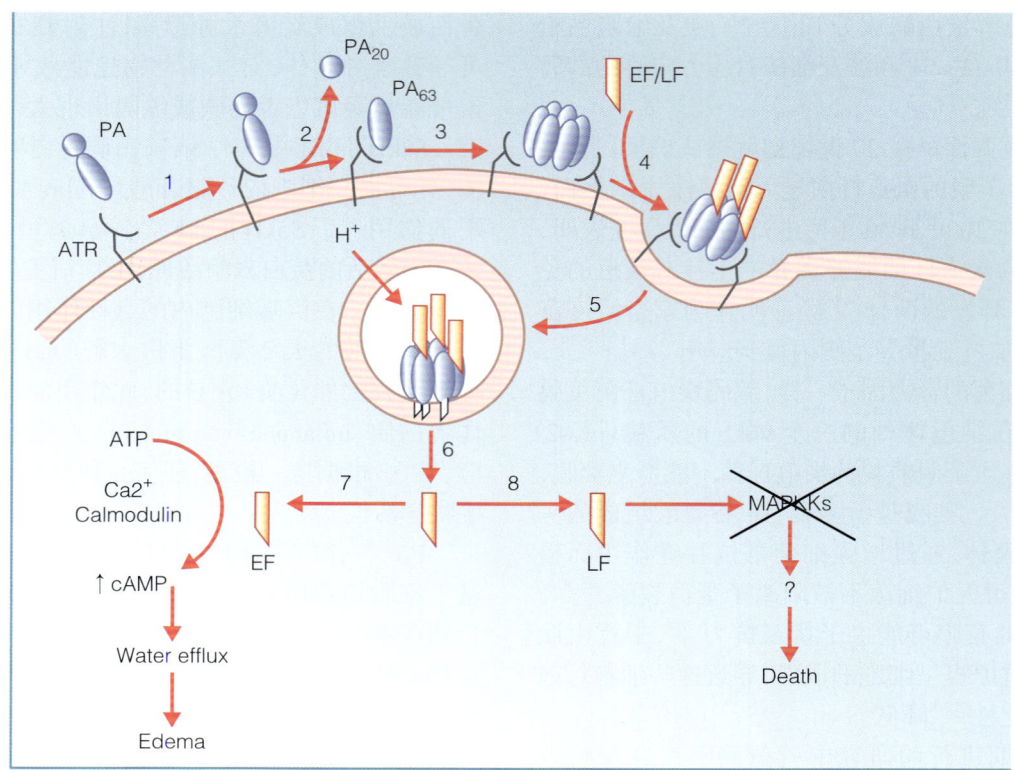

图 11.1 炭疽毒素作用模型。

炭疽杆菌分泌的保护性抗原(PA)与膜蛋白受体(membrane protein receptor, ATR)结合,其中的 2 种已描述(1)。PA 被 furin 蛋白酶裂解(2),释放出 20kD 片段,剩下的 63kD 单体形成七聚体(3)。然后,PA_{63} 寡聚体与水肿因子(EF)或致死因子(LF)相结合(4)。完整的毒素经内吞作用(endocytosed)(5)运输到胞内体(endosomes)。在胞内体的低 pH 下,寡聚体插入膜中使 EF/LF 转位到细胞质(cytosol)(6)。EF 使环磷腺苷(cAMP)升高(7),LF 裂解丝裂原活化蛋白激酶(MAPKKs)(8),造成某些类型的宿主细胞损伤和死亡。PA 也可被外周蛋白酶裂解为 63kD 单体并与 EF/LE 形成寡聚体,然后与宿主细胞受体结合。(Modified from Mourez M, Lacy DB, Cunningham K, et al. 2001: a year of major advances in anthrax toxin research. Trends in Microbiol, 2002, 10: 287-293.)

细胞的化学趋化性[85],干扰早期的保护性炎症反应。在高浓度水平,致死毒素则可裂解某些鼠种的巨噬细胞[86]。这些小鼠研究表明,其巨噬细胞和中性粒细胞对致死毒素具有抵抗性的某些鼠种(人类细胞即如此)对感染比较有抵抗性,其中的中性粒细胞在抵抗性方面起重要作用[87-89]。然而,用无荚膜弱毒菌株在小鼠体内进行毒素致病机制研究,进而研究毒素对人疾病的致病机制,二者的相关性尚难确定。致死毒素和水肿毒素还可以对其他多种细胞产生有害作用,包括淋巴细胞和树突状细胞[90-94],以及内皮细胞[95]、糖皮质激素受体阳性细胞[96]、心肌细胞[97],但感染宿主体内重要的细胞靶点还有待确认。就发病机制而言,致死毒素比水肿毒素更为重要,这通过小鼠模型已得到证实:与产生两种毒素的亲代菌株相比,只表达致死毒素的炭疽菌株仍有一些毒性,而只表达水肿毒素的菌株是无毒的;产生两种毒素的亲代菌株毒性最强[98]。最新的研究表明,在非人灵长类动物中作为基本毒性物质的是致死毒素而非水肿毒素[99]。

在皮肤炭疽中,当芽孢经皮肤进入后感染就开始了。在局部位置,芽孢发芽成繁殖体杆菌,同时产生抗吞噬作用的荚膜。细菌产生水肿毒素和致死毒素,损伤白细胞功能,导致特征性的组织坏死、水肿,局部损伤中白细胞相对缺乏。如果突破皮肤限制,细菌会扩散到中引流淋巴结,产生更多毒素,导致典型的出血性、水肿性和坏死性的淋巴结炎。细菌在淋巴结中继续增殖并进入血液,发生全身性感染。

在吸入性炭疽中,芽孢被肺泡巨噬细胞和肺部树突状细胞摄入并运送到气管和纵隔淋巴结,在其中发芽生长[100,101]。胞外细菌在局部产生毒素,引起吸入性炭疽以严重出血、水肿和坏死为特征的淋巴结炎和纵隔炎。随后细菌扩散进血液,引发败血症,约半数病例可发生出血性脑膜炎。疾病早期血液可检测到保护性抗原(PA)和致死因子(LF),之后毒素浓度升高[56,102],在疾病后期以 PA 和 LF 复合体形式形成致死毒素[103]。荚膜也呈高浓度水平存在[102]。致死毒素的作用位点和其在感染致死机制中的作用仍不清楚。死亡是严重的菌血症导致呼吸衰竭的结果,常伴有脑膜炎和蛛网膜下腔出血。

诊断

当发生有痒无痛的丘疹,随后发展为 1~2cm 的小水疱,在浅显溃疡底部出现黑色焦痂时,应考虑皮肤炭疽。革兰染色或小水疱内液体的培养能明确诊断,但早期的抗生素治疗会很快使感染部位细菌培养结果为阴性。在损伤皮肤边缘取样,用革兰染色、免疫组织化学和聚合酶链反应(PCR)检测,可用于已接受抗生素治疗的患者诊断。后两项测试可通过实验室响应网络(Laboratory Response Network,见后文)获得。另外,还需要明确炭疽杆菌污染物品的接触史。

吸入性炭疽诊断困难。有炭疽杆菌气溶胶暴露史,出现非特异性吸入性炭疽初期症状的病例,应当怀疑为吸入性炭疽。一旦发展到急性期,在胸部 X 线上可看到纵隔增宽,常伴随胸腔积液,可支持诊断。对未治疗的患者,血液和胸腔积液培养可辅助确立诊断,快速检测方法更有利于病例的诊断,包括 PA 基因的 PCR 检测、PA 和荚膜抗原的免疫试验、LF 质谱检测等[102,104]。这些试验可通过实验室响应网络和国立卫生机构获得(http://www.cdc.gov/anthrax/labs/labtestingfaq.html)。对既往使用抗生素治疗过的患者,血液和胸腔积液中荚膜和毒素的检测、胸腔积液或经支气管活组织检查样本的免疫组织化学检测都有诊断价值[14,15,17,105],即使采用抗生素治疗,在 6 天内仍可以检测到[104,106]。由于原发性肺炎并不具有吸入性炭疽的特征,因此痰液的检查对诊断没有帮助。X 线鉴别诊断应当包括组织胞质菌病、结节病、结核病和淋巴瘤。胸部计算机 X 线断层扫描(CT)有助于检测纵隔淋巴结出血和水肿、外周支气管增厚以及胸腔积液。

胃肠道炭疽比较少见,且与其他更常见的严重胃肠疾病相似,因而难以诊断。有摄食被污染肉类的流行病学史,特别是周围同时出现其他相似病例时,可支持诊断。只有在菌血症出现后,微生物培养才有助于确定诊断。口腔-口咽部炭疽可根据临床症状和体征作出诊断,细菌学培养在确定诊断中的作用仍不清楚。

抗生素治疗和预防

轻型皮肤炭疽可根据抗生素敏感性情况,通过口服青霉素(penicillin)、氟喹诺酮类(fluoroquinolone)、多西环素(doxycycline)或其他抗生素而得到有效治疗。当出现感染快速扩散或显著的全身症状,比如继发吸入性炭疽(见下文),应采取高剂量注射给药疗法,直到临床有效果。有效的治疗方案可以降低水肿和全身症状,但不会改变皮肤损伤的自身进程。对于继发吸入性炭疽应当开始注射抗生素治疗(见下文),外科清创术和筋膜切开术可能也需要。

吸入性炭疽由于易继发脑膜炎[14,15,107,108],因此需要高剂量抗生素(环丙沙星或其他喹诺酮类药物)静脉注射治疗,且至少是一种或多种易穿过中枢神经系统的抗菌药物,例如美罗培南和利奈唑胺(meropenem,linezolid)。这种疗法同样也适用于胃肠道炭疽的治疗。治疗全程应根据实验室响应网络和国立卫生机构可获得的抗生素敏感性试验检测结果和病例临床情况调整治疗方案。在 2001 年生物武器攻击事件中,采用有效的抗生素和现代辅助疗法,包括积极控制呼吸衰竭和胸腔积液等,11 例吸入性炭疽病例中 6 例经治疗痊愈,使吸入性炭疽的病死率与其他原因的败血症病死率相当。

暴露于炭疽气溶胶以后,暴露后预防或发病前治疗应包括口服抗生素 60 天或更久,依个体情况(如暴露程度、疫苗接种状况;见下文)而定[107,108]。推荐使用环丙沙星(ciprofloxacin)或多西环素(doxycycline),其他口服抗生素包括氟喹诺酮类、克林霉素(clindamycin)、阿莫西林或青霉素 VK,只要菌株对其敏感都可替代使用。左氧氟沙星(levofloxacin)由于其 30 天以上的安全数据较少,只做二线药物推荐[108]。根据微生物耐药性,建议对儿童、孕妇和哺乳期妇女使用阿莫西林(amoxicillin)[15,107]。暴露气溶胶前后接种疫苗可缩短抗生素使用的疗程(见下文)[107,109]。但仅暴露后免疫接种,并不能提供快速有效的保护[22]。

流行病学

解释炭疽杆菌芽孢污染土壤的生态学有几个理论。一个理论认为,炭疽杆菌芽孢在富含氮元素、有机物和适当的钙元素,pH 大于 6.0,周围环境温度大于 15.5℃的土壤中能存活很多年。对于在土壤中芽孢是否有发芽和复制的循环,或者在哺乳动物宿主体内的增殖辅助性维持了土壤中的芽孢数量,仍不清楚。

动物炭疽是由于动物食入了污染的饲料或在牧场上啃食青草,摄食了炭疽杆菌芽孢所造成。土壤受到污染是由于污染的肥料、污染的饲料,或由于染病动物在死亡前后其分泌物污染土壤[110]。

美国已报告的人类炭疽病例数稳步下降。1916—1925 年,年平均发病数为 127 例;1948—1957 年,年平均发病数为 44 例;1978—1987 年间平均发病数为 0.9 例;1988—2000 年间平均发病数为 0.25 例。1955—2000 年间报告的 235 例人类病例中,有 20 例死亡(图 11.2)。这些病例中,224 例有皮肤损伤(手臂 118 例,头或颈部 65 例,躯干 11 例,下肢 8 例,未知部位 22 例),其他 11 例为吸入性炭疽。这些病例只包括自然发生的病例,不包括 2001 年事件中涉及的病例。如前所述,2001 年与污染邮件有关病例为 22 例,其中,11 例吸入性炭疽,死亡 5 例;还有 11 例皮肤炭疽。2002—2014 年,美国报告了 6 例炭疽病例,最后一例发生于 2011 年[111]。其中 3 例与使用兽皮做鼓盖时暴露有关,2 例为吸入性炭疽,1 例为美国历史上首次确诊的胃肠道炭疽。其他包括 2 例皮肤炭疽病例、1 例吸入性炭疽病例,与前往动物间炭疽流行的四个州旅行有关[112]。

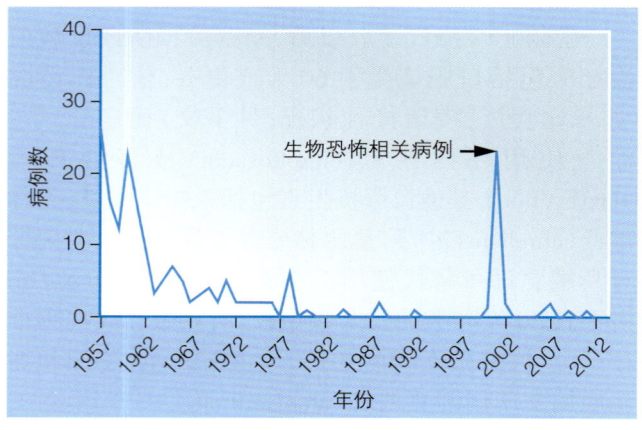

图 11.2 美国 1957—2012 年期间,自然发生和生物恐怖相关的炭疽年报告发病数[111]。

2009 年,英国报告了一种新的炭疽类型——注射型炭疽。自那以后,欧洲已经报告了超过 140 例实验室确诊炭疽病例与注射污染了炭疽杆菌的海洛因有关[19,21]。已经证明这些病例具有各种各样的临床症状和体征,而且死亡率很高,但并未查出是海洛因自身受到了污染还是炭疽杆菌存在于与海洛因混合的物质之中。

至于自然发生的炭疽,基本的流行病学规律在发展中国家和发达国家是一样的。农业炭疽在发展中国家是更为重要的问题,而工业炭疽在发达国家中更常发生。工业炭疽是由于易感个体暴露于污染的动物制品,包括羊毛、山羊毛、皮子或骨头等。这些材料或来自死亡前感染了炭疽杆菌的动物,或来自于死亡后被污染的动物(即尸体或动物制品接触到了受污染的土壤)。感染动物的毛发可在动物存活时从身体上剪下来,或动物死后从尸体上剥下来。动物皮可以从炭疽死亡动物身上得到。骨头可以从曾有动物死亡的放牧区或从处理死于炭疽的动物尸体的提炼工厂中收集到。

羊毛和山羊毛被处理成纱锭,用于纺织和地毯工业或用于制作其他布类物料。皮子被处理成皮革物品,骨头被用于制作骨粉饲料、明胶和肥料。在工业炭疽病例中,皮肤炭疽是由于芽孢通过已有的伤口或通过摩擦皮肤或附于刺入皮肤的毛发纤维上,从而进入皮肤。有时,山羊毛和羊毛的处理过程会产生传染性气溶胶,如吸入则可造成吸入性炭疽。动物油炼油厂则是另一个潜在的感染源。

2006 年初,报告了一名 44 岁的男性制鼓者吸入性炭疽病例。其携带了一些山羊皮从非洲进入美国,在清洁这些山羊皮时被感染,发展为吸入性炭疽,经过积极的治疗,逐渐康复[27,105]。从其工作环境中采集分离到了炭疽杆菌。此外,也报告了几例与非洲鼓有关的炭疽病例,包括在欧洲发现的 1 例播散性炭疽和 1 例吸入性炭疽[32],在美国发现的 2 例皮肤炭疽[113]和 1 例可能的胃肠道炭疽[114]。

与农业有关的病例源于接触染病动物或接触因炭疽死亡的动物制品。受影响的个体主要是农场工人、兽医,或捕杀、屠宰染病动物及处理死于炭疽动物尸体的人。这类接触会导致皮肤炭疽,如果食用了感染的肉类还会导致胃肠道或口腔 - 口咽部炭疽。

实验室相关的炭疽病例很少,基本上都为皮肤炭疽,但也有少数吸入性炭疽。更罕见的报告有因为接触污染衣物如羊毛外套或驾驶员的皮革头盔而感染的病例。表 11.2 列举了美国 1955—2011 年间报告的 264 例病例的感染来源。有 2 例疫苗相关的皮肤型农业炭疽病例,是因为无意中将动物疫苗注射到接种员的手上。另外 2 例疫苗相关的炭疽病例为生产疫苗的人员,可能是因为皮肤伤口感染了疫苗株所致[115]。

与生物恐怖事件相关的暴露代表了一个新的类别。2001 年秋天,炭疽杆菌芽孢的攻击事件在佛罗里达州(Florida)、纽约州(New York)、新泽西州(New Jersey)、哥伦比亚特区(District of Columbia)和康涅狄格州(Connecticut)共造成 11 例吸入性炭疽确诊病例、7 例皮肤炭疽确诊病例、4 例皮肤炭疽疑似病例[13-15]。所有患者均已证实明显的感染来源是暴露于污染的邮件[15,16]。在评估可能有潜在暴露后,3.2 万余人接

表 11.2 美国 1955—2011 年 264 例人类炭疽的感染源

工业来源（病例数）	农业来源（病例数）	生物恐怖（病例数）
羊绒（113）	动物（42）	吸入型
羊毛（34）	疫苗（2）	在邮件处理设施中工作（7）
羊皮（17）	未知（8）	接收邮件（确诊或推测）（4）
肉类（3）		皮肤型
骨头（4）		在邮件处理设施中工作（7）
实验室（1）		接收邮件（确诊或推测）（4）
兽皮鼓（4）		
未知（13）		
合计：189	合计：52 未知：1	合计：22（18 例确诊，4 例可疑）

受了短程的预防性抗生素治疗[116]，其中 1 万余人持续接受抗生素治疗 60 天或以上，并有一部分人进行了暴露后疫苗接种[117,118]。暴露极有可能是打开了污染的邮件，或在有高速自动信件分拣机的大楼里工作，或直接接触了被交叉污染的邮件及被芽孢污染的环境。

被动免疫

在抗生素问世以前，疾病恢复期动物的血清是常用的治疗产品[119]，最早制备的抗血清之一是抗炭疽血清，于 1895 年由法国 Marchoux 和意大利 Sclavo 研制[120,121]。尽管最初用于家畜炭疽预防和治疗，但 Sclavo 后来用他的产品治疗人类皮肤炭疽或败血症。他报告的 164 例治疗患者中有 10 例死亡（病死率 6%，相比之下，意大利未治疗病例病死率为 24%），可这些都不是对照临床试验。Sclavo 采用的是皮下注射 30~40ml 抗血清，24 小时后再次注射。对于严重病例，还通过静脉注射了 10ml 或更大剂量。

1910—1940 年间，欧洲和美洲的医生用抗炭疽血清治疗患者，每天使用 25~300ml，连续使用 5 天，有时联合使用含砷的药物[119-130]。一例严重皮肤炭疽的患者在注射了 2 265ml 抗血清后得以康复[131]，未设计对照研究来证明抗炭疽血清治疗的有效性。抗炭疽血清治疗皮肤炭疽先后于 1939 年被磺胺药、1947 年被青霉素，然后被其他抗生素治疗所取代[129,132]。

用活芽孢免疫生产的抗炭疽马血清已经在中国[133]、苏联及后来的俄罗斯进行注册，使用了几十年，尽管其使用了多少量并不清楚，但至今仍在使用。中国兰州生物制品研究所曾研制了冻干抗炭疽马血清 IgG 的 F(ab)$_2$ 片段，供人皮下、肌肉或静脉注射，但很少使用（董树林，个人通讯，2002）。还有几种 Fab 配方正处于早期动物实验阶段。

实验证据显示，在芽孢攻击前或攻击后尽快使用减毒 Sterne 兽用疫苗菌株或粗制毒素制备的马血清抗体进行被动免疫，能够在动物中预防炭疽[23,134]。在用低剂量气溶胶攻击恒河猴一天以后，使用一剂或两剂抗炭疽芽孢免疫马血清进行被动免疫，恒河猴可获得保护。45% 的免疫血清治疗动物存活下来，对照组存活率只有 10%。

Little 等最近的研究显示，抗 PA 血清在预防经肌内注射感染动物有效[135]。抗 PA 多克隆抗体可保护动物免于死亡，单克隆抗体可显著推迟死亡时间。Reuveny 和同事在豚鼠被动免疫研究中也获得同样的结果，多克隆抗 PA 抗血清对 40 个半数致死剂量（LD$_{50}$）皮内注射攻击具有保护力[136]。

Kobiler 及其同事以 25 个 LD$_{50}$ 剂量的芽孢攻击豚鼠[137]，感染 24 小时后，腹腔注射家兔抗 PA 血清可保护 90% 的感染动物，而抗 Sterne 抗体和抗 LF 抗体的效力较低。Beedham 及其同事证明，小鼠在使用以 PA 免疫动物制备的血清后可在炭疽活菌攻击时得到保护，而使用 PA 免疫动物的脾脏淋巴细胞则不能得到保护，这进一步支持了人们长期坚持的观点，即抗体是疫苗诱导免疫保护的主要机制[138]。

虽然炭疽毒素在致病机制中的重要性说明其毒素抗血清可在治疗中起作用，但一直没有此类产品，直至 2001 年秋季的炭疽生物武器攻击之后才重新产生了兴趣[139]。现代实验研究证据表明，动物受芽孢攻击前后，短时间内给予抗血清的被动免疫可以预防炭疽[140]，这包括豚鼠接受皮下注射攻击后的保护、恒河猴接受低剂量气溶胶攻击后的保护，以及大鼠接受腹腔攻击前的预防。非抗生素治疗制品的需要，其特别的重要性在于炭疽杆菌抗生素抗性菌株病例，尽管到目前为止尚无确切证据证明抗毒素在人体中的有效性。2007 年，美国政府从 Cangene 公司（加拿大温尼伯）购买了数千治疗疗程的人多克隆炭疽免疫球蛋白。该产品是从既往至少接种过 4 剂吸附炭疽疫苗[AVA（BioThrax）]志愿者采集的血浆提取组分制造而成。这个产品现在的商品名为 Anthrasil，于 2015 年 3 月被美国食品药品管理局（FDA）注册，用于与适宜的抗生素同时使用。2006 年，这种炭疽免疫球蛋白在成功治疗一例 44 岁男性因暴露于非洲毛皮而患吸入性炭疽中发挥了重要作用[105]，也曾在苏格兰用于治疗毒品使用者炭疽[141]，但其确切的用于人类的有效性证据尚未获得。其注册的有效性证明主要依赖于动物攻击数据,以交叉种属药物动力学数据做扩展[142],满足FDA动物法则。

自此开发了几种人用抗PA单克隆抗体。美国政府已经签订了供数千个静脉注射治疗疗程的 raxibacumab(ABthrax,Human Genome Sciences,Rockville,MD),raxibacumab是一种抗PA单克隆抗体。这种抗体可以保护家兔和非人灵长类动物,在针对气溶胶芽孢攻击时,预防性使用或治疗性使用可避免动物死亡[143]。2012年12月,FDA注册了raxibacumab将其与适宜的抗菌药物联合使用。虽然研究表明,与单独抗生素治疗相比,多克隆炭疽免疫球蛋白Anthrasil和raxibacumab都可提高动物存活率,但差异没有显著性[108,144]。其他单克隆抗体也在开发之中,如Pharmathene的MDX-1303(或Valortim)[145]。可以中和数个表位的多克隆抗体是否会优于只能针对一个表位的单克隆抗体至今仍不清楚[146]。一旦细菌原来的单一表位被修饰,这种单克隆抗体可能会马上失效。事实上,已有关于对PA做了修饰后即可造成具有中和作用的单抗失效的报道,而多抗仍具有中和作用[147]。

来自小鼠和人源化的黑猩猩的针对其他主要毒力因子以及荚膜的单克隆抗体,在小鼠模型中也表现出具有保护作用[148,149]。

主动免疫

疫苗研发历史

尽管巴斯德研发的第一个有效的细菌减毒活疫苗具有重大的历史意义,而且兽用减毒活疫苗至今仍在使用,但美国和欧洲注册的人用抗炭疽疫苗则是由提纯的炭疽杆菌蛋白质组成的,而非减毒活疫苗。早期的人用炭疽疫苗(推测是活疫苗)曾于20世纪10年代使用,但并未发现其优点[121]。Sterne于20世纪30年代研发了活的减毒菌株,得以在全球范围内家畜中广泛使用[45]。苏联研究人员也研制了用于动物和人的类似疫苗。1946年,Gladstone确定炭疽杆菌培养物中的PA成分是一种有效的疫苗[150],此后的研究才明确PA是炭疽毒素的细胞结合组分。Belton和Strange提高了PA产量以适合大规模生产[134],研发出英国现用的疫苗-炭疽沉淀疫苗(anthrax vaccine precipitated)。Wright及其同事采用相似的技术,在前者基础上研发出美国的疫苗[151-153]。

用保护性抗原来称呼一种毒素蛋白,这种毒素蛋白就是前面所提到的质粒编码的炭疽毒素的结合组分。培养物上清中虽然会有少量LF和EF,但主要的有效免疫原为PA。这三种组分在保护性免疫中的贡献仍存在争议[56]。较早的研究发现,EF可提高PA在某些实验动物中的保护效力[154,155],但这些研究的结果难以解释,因为使用的制品可能纯度不够,也可能未完全排除交叉污染。将PA基因克隆到枯草杆菌中进行研究,在无EF、LF或其他炭疽杆菌蛋白存在时,单独的PA就能够保护动物抵抗实验性感染[156]。尽管其他试验也表明,通过免疫学方法检测,不含LF或EF成分的较高纯度PA制品[157],或重组PA制品[158],对实验动物都有保护性,但至今仍不清楚加入EF或LF是否能增强PA疫苗效果。单独采用LF的N-末端结构域制备的DNA疫苗免疫家兔后,进行强毒菌株攻击,可以推迟家兔死亡时间,但不能提高整体存活率[159];在豚鼠中用抗LF血清也观察到类似的结果[137],尽管在小鼠免疫和减毒菌株感染攻击试验中发现,针对LF的抗体[160]、灭活LF或LF的N-末端结构域免疫产生的抗体[161]可起到保护作用。此外,腺病毒载体表达的EF也可在小鼠模型中观察到一定的保护效果[162]。

疫苗概述

在美国注册的唯一的人用炭疽疫苗是吸附炭疽疫苗(anthrax vaccine adsorbed,AVA,商品名BioThrax),由Emergent Biosolutions公司(Rockville,MD)生产,为无荚膜、非蛋白水解型炭疽杆菌减毒菌株(V770-NP1-R)的微需氧培养物的除菌滤液,这种无细胞培养滤液主要含有PA,吸附于氢氧化铝,成品每0.5ml剂量含氢氧化铝不超过2.4mg。作为防腐剂使用的甲醛终浓度不超过0.02%,苄索氯铵不超过0.0025%。目前制品含量标准要求总蛋白为$5\sim20\mu g/ml$,其中至少35%是83kD的PA蛋白。蛋白含量测定要求将12个亚批混合,经十二烷基磺酸钠-聚丙烯酰胺凝胶电泳(sodium dodecyl sulfate-polyacrylamide gel electrophoresis,SDS-PAGE)后,进行密度测定分析[163]。效力试验合格以后,疫苗的有效期定为3年。

通过在受种动物中诱导产生的抗体应答确定,20世纪80年代生产的某些批次疫苗中似乎含有少量的LF和微量的EF[48,157,164,165],而在对人类接种疫苗进行的有限观察中尚无这样的报告[165]。蛋白印迹(Western blotting)分析未发现可检测到的EF。酶联免疫吸附试验(Enzyme-linked immunosorbent assay,ELISA)研究发现,LF存在于吸附前的发酵滤液中,含量为10~30ng/ml[163]。然而,小鼠巨噬细胞的细胞毒性试验分析表明,LF是以无生物学活性的状态存在[153]。虽然已经很清楚 PA 自身是一种有效的免疫原,但仍不知道在某些批次疫苗中存在的少量 LF 或 EF 是否对疫苗的保护效力有贡献。2008 年一项对 AVA 受种者的血清样本研究表明,用蛋白印迹方法可测出低水平抗 LF 和 EF 的抗体,但对毒素没有中和作用[166]。

用 AVA 疫苗免疫豚鼠,以致死剂量的芽孢进行非肠道攻击,通过评价生物学活性进行效力试验。疫苗保存于 2~8℃。2008 年 12 月,FDA 同意推荐修订免疫程序为第 0、4 周和 6、12、18 月,肌内注射 0.5ml,替代过去的 0、2、4 周和 6、12、18 月皮下注射 0.5ml 的免疫程序[109]。传统做法建议对持续暴露者每年加强免疫。一项简化免疫程序的研究显示,在 43 月时,减少为 3 剂次接种组的抗 PA-IgG 几何平均浓度 (GMCs) 不低于原来的 8 剂次皮下注射组。在 43 月时,于 0、1、6、42 或 0、1、6、18、42 月接受肌内注射的志愿者的 GMC 应答高于原来的 8 剂次皮下注射组。注射部位征集性不良反应发生率在肌内注射组低于皮下注射组。免疫途径不影响系统性不良反应的发生率。在 0、1、6 月进行 3 剂次肌内注射的初免程序可激发长期免疫应答,于 42 月时加强免疫即可有效地刺激起强烈的免疫记忆反应。[167]

英国开发的另一种相似的疫苗是炭疽沉淀疫苗(anthrax vaccine precipitated),由英国健康保护局(Health Protection Agency, Porton Down, Salisbury, Wiltshire)生产,20 世纪 50 年代早期首次用于人体,1979 年在英国注册[168-173]。这种疫苗是无荚膜减毒 Sterne 株 $34F_2$ 变异株的除菌无细胞滤液,用硫酸铝钾沉淀制备而成[172]。该疫苗中 LF 和 EF 的水平高于美国 20 世纪 80 年代那些批次疫苗中所发现的含量[168,173]。疫苗添加硫柳汞作为防腐剂。英国疫苗免疫程序为第 0、3、6 周三剂肌内注射,每次 0.5ml,第三剂免疫后 6 个月加强免疫一剂,随后每年加强免疫一剂[165]。该疫苗的其他免疫程序也正在研究之中。

苏联及后来的独联体国家从 1953 年开始为人群使用一种由活芽孢悬液制备的疫苗,以卫生技术研究所(Sanitary-Technical Institute)名字将其命名为 STI-1[110,174]。这种菌株与兽用疫苗使用的 Sterne 菌株相似,为无荚膜株[174]。虽然这种疫苗以引起较多不良反应著称,但研制者声称其耐受性极好,并表现出一定程度上的保护力[174,175]。这种疫苗由格鲁吉亚的第比利斯疫苗和血清科学研究所(Tiblisi, Georgia)和俄罗斯的微生物研究所[Kirov(Vyatka), Russian Federation]生产,可能在其他地方也有生产。STI-1 疫苗可通过皮上划痕接种含 $1.3×10^8$~$4×10^8$ 芽孢的 10~20μl 液滴,或皮下注射接种[2,110,172,174,176-178]。初次免疫 21 天后接种第二剂,且每年加强免疫。

中国兰州生物制品研究所从 20 世纪 60 年代开始生产另一种皮上划痕人用活芽孢疫苗,疫苗株为无毒菌株 A16R 株[110,133]。每剂含 $1.6×10^8$~$2.4×10^8$ 菌落形成单位(CFU)。第一剂免疫后 6~12 个月加强免疫一次(董树林,个人通讯,2002)。

美国炭疽吸附疫苗的免疫原性

有两项研究结果显示,接种 AVA 疫苗可诱导针对 PA 的免疫应答(间接血凝试验检测)。第一项研究中,83% 的受种者在前三剂接种两周后发生了血清阳转[179]。另一项研究中,91% 的受种者在接种两剂或两剂以上后发生血清阳转[180]。抗体滴度随时间下降,但 100% 的受种者因存在免疫记忆对每年的加强免疫产生了免疫应答。应用比较敏感的 ELISA 法分析抗 PA 证明了第二剂接种后受种者血清抗体阳转率介于 96%~100%[181,182]。

Pittman 及其同事应用更敏感的已验证的 ELISA 试验发现,接种一剂次吸附炭疽疫苗,60%~84% 的受种者可产生抗 PA IgG 抗体[183]。接种两剂次后,95%~100% 的受种者产生抗 PA 抗体。多项研究还表明,在迟至 5~7 年时给予曾应于 6 月的接种,并不影响后续的加强免疫应答,不需要重启初免系列程序[184]。

AVA 疫苗经皮下接种和肌内注射比较发现,前两剂疫苗接种间隔 4 周比 2 周更能获得较高的抗 PA 抗体水平,并且肌内注射方式引起的局部和全身不良反应较少[182]。如前所述,基于大样本随机临床试验数据[185],FDA 修改了 0.5ml 剂量疫苗接种程序,由原来的第 0、2、4 周和 6、12、18 个月皮下注射变更为第 0、4 周和 6、12、18 个月肌内注射。Wright 于 2014 年的研究[167]可能会引导 FDA 进一步简化免疫程序,由于德国规程采用了 0、1、6 月三剂初免程序后间隔 3 年加强接种的版本。

虽然皮下注射变更为肌内注射途径减少了注射局部征集性不良反应,但没有减少全身性不良反应的发生。最重要的是,变更的肌内注射途径和第 2 周不接种,会导致 8 周~6 月期间,抗 PA 抗体浓度偏低,并具有统计学意义。第 6 个月接种疫苗后,第 7 个月检测抗体滴度,新的接种程序与旧程序相比具有非劣效性。分别在第 8 周、第 7 个月(完成第 6 个月的加强免疫),比较两种程序的抗体滴度 4 倍以上升高的应答比例,结果是一致的。由于血清学数据与免疫力有相关性,因此这种免疫应答偏低现象持续到 7 个月的意义还不清楚,需要更多的研究和动物模型数据来证实。然而,考虑到快速建立免疫应答的情况,比如暴露后同时给予疫苗接种和抗生素(见后文),就应当采纳原来的0、2、4周皮下注射免疫程序[186]。

人接种AVA后产生的应答可能有一些差异性,DRB1-DQA1-DQB1 HLA Ⅱ类单倍型的人接种AVA疫苗后产生的抗PA抗体明显偏低[187]。

细胞免疫应答

1957年,苏联科学家研制了被称为anthraxin的皮肤试验抗原试剂,其来源为无荚膜炭疽杆菌感染动物的水肿液[178]。1962年在苏联注册,该皮试产品是由不确定的热稳定多糖-蛋白-核酸复合物组成的高压灭菌液体,不含炭疽杆菌荚膜或毒素原性物质[178,188]。皮试阳性定义为:皮内注射0.1ml后,红斑不小于8mm,局部硬结持续48小时[168]。Anthraxin可用于鉴定炭疽病例[174,189],确定STI-1疫苗在豚鼠、羊和人群中诱导的免疫[174]。实验数据显示,接种过炭疽疫苗并且anthraxin皮试阳性的豚鼠对随后的非肠道攻击有免疫力[178]。个体试验的阳性和阴性预测值尚未公布。皮试抗原在西方人中应用的经验有限,其预测人群免疫力的作用仍未知。初步免疫学研究表明,经AVA接种后,人类可以建立具有T辅助细胞2型(Th2)细胞因子谱的PA反应性CD4$^+$T细胞[190],以及长效PA特异性记忆性B细胞应答[191]。另一项研究检测了在健康AVA受种者中HLA基因型、单倍体型、纯合子型与PA特异性记忆B细胞应答之间的关系。在个体HLA等位基因或单倍体型和对AVA有差异性的淋巴细胞增殖(LP)应答之间只观察到有限的关系,还证明在HLA全部8个位点中任何一个位点为纯合子的个体其PA特异性LP均显著低于杂合子个体[192]。

影响保护的相关因素

据报道,自然获得性感染后,根据采血时间分组,在不同组中有68%~93%的病例产生了抗PA抗体[173,180,181,193],42%~55%的病例产生了抗LF抗体,而很少检测到抗EF抗体[173,181],67%~94%的病例产生抗炭疽荚膜抗体[181,193]。这个结果与疫苗受种者不同,因为疫苗株不产生荚膜,所以疫苗受种者无针对荚膜的应答。在2001年吸入性炭疽流行时,所有确诊的幸存者均能检测到抗PA抗体。

实验动物接种AVA后,普遍存在免疫力和PA抗体滴度关联[194]。用减毒菌株做的小鼠模型中,系统性抗体与抗吸入性攻击保护之间的关系更好,而非黏膜抗体[195]。然而在实验动物中,即使活疫苗也常常只诱导出低水平的抗PA抗体,但兽用活疫苗比人用疫苗能提供更高的保护[156,164,165],这说明其他抗原可能参与了其保护作用。

最近多种活疫苗和蛋白疫苗相关研究已证明,抗PA抗体和免疫力之间有很强的关联。Barnard和Friedlander首次使用产PA量不同的活疫苗,结果显示疫苗保护力和抗PA抗体滴度密切相关[196],随后Cohen及其同事进一步证实了这一结果[197]。在吸入性炭疽的家兔模型中发现,免疫力与抗PA抗体(ELISA法和毒素中和试验检测)之间有相似的相关关系[194]。Reuveny及其同事使用PA疫苗保护豚鼠对抗皮内攻击,发现毒素中和抗体比ELISA检测到的抗体与存活的关系更密切[136],用鼻腔途径攻击家兔时也观察到类似结果[198]。然而在非人灵长类动物中的研究表明,作为抗吸入性攻击保护的相关因素,抗PA IgG比毒素中和抗体更精确[199]。随着各种抗PA单克隆抗体在中和作用中的协同效应、添加效应和拮抗效应的研究[201],对PA上不同表位抗体应答的进一步分析[200],将加深我们对各种保护性抗体自然属性的了解。基于抗体被动免疫和PA疫苗保护的研究结果,体液免疫是保护的主导机制。在某些动物模型中,疫苗诱导的保护可以表现为:影响感染进展的速度、受攻击时的抗体水平以及免疫记忆应答速率[202]。

美国国立过敏和传染病研究所(NIAID)和美国CDC资助,越来越多地通过家兔(NIAID)和非人灵长类动物(NIAID和CDC)开展抗体应答和保护力之间关系的研究。虽然NIAID用的是第二代炭疽PA疫苗(见后文),CDC用的是已注册的AVA疫苗,但这两种疫苗研究都表明两种动物的抗体水平与抗气溶胶攻击时的保护力相关。在家兔和两种非人灵长类动物中的多项研究结果均表明,一个动物种中的毒素中和抗体水平可以预测在其他物种中的疫苗效力[203,204]。关于毒素中和抗体水平可以预测交叉种属存活的发现,可以支持从动物数据预测炭疽疫苗人体效力的推断。希望这个方法可以适用于新型炭疽疫苗的注册,和/或适用于指导FDA建立对不能通过人类效力试验测试的各类新开发疫苗的注册通道[205]。

疫苗效力

多种用炭疽杆菌培养滤液制备的基于PA的实验性疫苗的保护效力研究已经用各种动物模型和攻击途径做了明确的证明[56,171]。美国科学院(National Academy of Sciences)所作的一个综合性、经过同行评议的评价称："委员会发现，从人类和动物研究中可获得的证据，结合合理的推理假设表明，已注册的 AVA 是一种有效的疫苗，可用于人类抵抗由所有已知的或可能的基因工程炭疽杆菌菌株所导致的炭疽，包括吸入性炭疽"[163]。美国 FDA 独家确认，吸附炭疽疫苗可以预防各种暴露途径的炭疽[206]。

20 世纪 50 年代后期，曾使用与当前注册的 AVA 类似但有效性较低的疫苗开展了一项对照现场试验[207]。这种疫苗株是用无荚膜、非蛋白水解型炭疽杆菌减毒菌株的无细胞培养上清经明矾沉淀制成。该菌株与用来生产注册疫苗的菌株略有不同，需在需氧条件下而不是微需氧条件下生长[142]。这项研究选择在美国东北部的四个纺织厂中工作的易感人群作为受试者，这些纺织厂使用炭疽杆菌污染的进口粗制山羊毛作加工。结果显示，与注射安慰剂相比，免疫接种可提供 92.5% 的抗炭疽保护，包括皮肤炭疽和吸入性炭疽病例（95% CI，65%-100%）。因为病例太少，该研究并不能单独进行疫苗对吸入性炭疽的有效性评价，未接种的个体中仅发生了一例吸入性炭疽病例。

美国当前注册的疫苗未在人群中做过有效性的对照临床试验，然而从监管的角度看[163]，AVA 疫苗和 20 世纪 50 年代由 Brachman 等的研究中所使用的基于 PA 的疫苗[207]差别很小。AVA 疫苗已在动物中做了广泛的试验，能够保护豚鼠抵抗肌内注射[164,165]和气溶胶[157]的攻击。最近的一些试验均表明，这种疫苗也能保护恒河猴抵抗致死剂量炭疽芽孢气溶胶的攻击[158,208-211]。接种已注册的人用疫苗和重组 PA 疫苗的非人灵长类动物的吸入性攻击研究见表 11.3。通过不同厂家生产的各种配方的重组 PA 进行的研究，已确认了其在非人灵长类动物中的有效性（E. Nuzum，个人通讯，2011.3.18）。

免疫持续时间

疫苗接种后诱导的免疫持续时间尚未明确。在评价一种与注册 AVA 疫苗类似的疫苗的现场试验中，4 周内 3 剂次基础免疫开始的 5 个月后发生了 1 例皮肤炭疽，恰好在免疫程序规定的 6 个月加强免疫之前[207]。这个孤立的事件说明，AVA 初始免疫程序所诱导的免疫持续时间可能不长，但这只是一个比 AVA 效力弱的疫苗，要通过皮肤接种达到完全保护几乎是不可能的。正在进行的临床保护关系的研究将有助于澄清这种观点[163,185,187]。

暴露后疫苗接种预防

由于炭疽这种疾病的潜伏期短、病程快，暴露后接种疫苗可能没有任何作用，动物研究结果支持这个结论[22]。但是，在临床疾病发作之前，疫苗接种和抗生素预防联合使用就可能提供对吸入性炭疽最可能的保护。这是因为停用抗生素后，炭疽芽孢在宿主体内会长期持续存在并可能继续发芽繁殖[19-22]。在抗生素预防期间，接种疫苗将产生免疫应答。因此暴露后接种疫苗可缩短抗生素预防所需要的时间。近期在非人灵长类动物中的研究证明，与单独使用抗生素治疗相比，暴露后的抗生素预防再加上疫苗接种能显著提高存活率[212]。一旦暴露，迅速产生抗体应答对于预防疾病来说极其关键。由于第 0、4 周和 6、12、18 月肌内注射的新免疫程序（见前文）所诱导的抗 PA 抗体应答偏低，FDA 推荐用以前注册的剂量程序和途径（0、2、4 周皮下注射），同时使用抗生素至少 60 天，直到有更准确的数据可用[109]。基于非人灵长类动物初步研究表明[212]，有可能进一步缩短推荐抗生素的使用周期，但现在仍然推荐 60 天。当前，AVA 疫苗与抗生素联合用做暴露后预防方案还没有获得许可，需要新药物使用程序数据的支持，或者在出现公共卫生紧急状态下，由 FDA 批准使用。因此，对于暴露后预防，如何确定最佳人用疫苗免疫接种剂量和程序以及抗生素使用周期，还需要开展进一步的研究。

疫苗安全性

常见不良反应

尽管没有详细的观察报告，注册的 AVA 疫苗首次使用时，局部反应的发生率与铝沉淀疫苗相似[153]。1966—1971 年在注册疫苗的开放性研究中，约 7 000 名纺织雇员、实验室工作人员和其他高风险的人群皮下注射了 15,907 剂疫苗[213]，其中 24 例（0.15%）报告为严重局部反应（经判定为水肿或直径大于 120mm 的硬结或上臂运动明显受限或腋下淋巴结触痛）；150 例（0.9%）报告为中度局部反应（水肿或直径 30~120mm 的硬结）；1 373 例（8.6%）报告为轻度局部反应（只有水肿或直径小于 30mm 的硬结）；4 例全身反应（不足 0.06%），报告为一过性的发热、寒战、恶心和全身疼痛。值得注意的是，这些研究均未使用现代的临床表现和症状收集方法[214]。

1996—1999 年，美国陆军传染病医学研究所（U.S. Army Medical Research Institute of infectious Disease，USAMRIID）开展的随机临床研究评价了注册 AVA 疫苗的安全性[182]，共 28 名志愿者按照注册程序接受了皮下注射免疫。每名志愿者在接种 AVA

表 11.3 非人灵长类动物暴露前炭疽疫苗抗吸入性攻击的效力

参考文献	疫苗产品	接种方式	攻击剂量	攻击菌株	接种-攻击时间	存活/攻击数量 接种动物	未接种动物
Wright 等, 1954[142]	铝沉淀苗 138	2 剂 1ml, SC, 16 天间隔	39 000~82 000 芽孢	Vollum	16 天	3/4	0/4
					34 天	3/4	0/2
Darlow 等, 1956[157]	铝沉淀疫苗	2 剂 1.25ml, SC, 10 天间隔	890 000~3 000 000 芽孢	Vollum			
			10~15 LD_{50}	M.36 Vollum	7 天	10/10	0/10
			10~15 LD_{50}	M.36 Vollum	1 年	10/10	0/10
			10~15 LD_{50}	M.36 Vollum	2 年	6/7	1/9
Ivins 等, 1996[187]	AVA	2 剂 0.5ml, IM, 2 周间隔	255~760 LD_{50}	Ames	8 周	10/10	0/5
			161~247 LD_{50}	Ames	38 周	3/3	
			239~535 LD_{50}	Ames	100 周	7/8	0/2
Pitt 等, 1996[188]	AVA	2 剂 0.5ml, IM, 28 天间隔	899 LD_{50} ± 62 LD_{50}	Ames	3 月	9/9	0/2
	rPA 50μg+各种佐剂	2 剂 0.5ml, IM, 28 天间隔	899 LD_{50} ± 62 LD_{50}	Ames	3 月	9/10	
Friedlander 等, 1999[189], 和 Pitt*	AVA	2 剂 0.5ml, IM, 28 天间隔	133 LD_{50} ± 43 LD_{50}	Ames	3 月	10/10	0/3
Ivins 等, 1998[148]	AVA	1 剂 0.5ml, IM	74.4 LD_{50}	Ames	6 周	10/10	0/3
	rPA 50μg+各种佐剂	1 剂 0.5ml, IM	78~117 LD_{50}	Ames	6 周	28/29	
Fellows 等, 2001[190]	AVA	2 剂 0.5ml, IM, 4 周间隔	398 LD_{50} (Ames 等量)	ASIL K7978-, 纳米比亚	6 周	10/10	0/2
			1 004 LD_{50} (Ames 等量)	ASIL K9729-, 土耳其	6 周	8/10	0/2
Chawla 等, 2009[235]	rPA 25μg 无佐剂	2 剂, IM, 4 周间隔	1 000 LD_{50}	IVRI	7 周	6/6	0/6
	rPA 50 μg 无佐剂		1 000 LD_{50}	IVRI	7 周	6/6	
	rPA 100μg 无佐剂		1 000 LD_{50}	IVRI	7 周	6/6	
FDA, 2010[184]	AVA	0.5ml, IM, 0, 4 周 6 月	200 LD_{50}	Ames	52 月	8/10	3/13
	AVA	0.5ml, 1:5 稀释, IM, 0, 4 周 6 月	200 LD_{50}	Ames	52 月	9/9	

注: IM: 肌内注射; LD_{50}: 半数致死量; rPA: 重组保护性抗原; SC: 皮下注射。
* 个人通信, M.L.M. Pitt, 2002

后观察30分钟,随后按预定程序在接种疫苗后1~3天、1周和1个月进行评价。4名志愿者在皮下接种后30分钟内报告了7种急性不良反应,包括红斑(3例)、头痛(2例)、发热(1例)和体温升高(1例)。在这些不良反应中,一名患者同时发生了头痛、发热和体温升高(38.2℃)。报告的最常见的局部反应为压痛、红斑、皮下小结、硬化、发热、局部瘙痒、手臂运动受限和水肿。局部反应在女性中更常发生。在注射部位没有观察到脓肿或坏死。全身反应包括不适、头痛、肌肉疼痛、发热、厌食、呼吸困难、恶心或呕吐(4%)。本研究中报告的所有局部和全身不良反应实际上都是一过性的。有一例报告在接种第1剂后3天发生了以损伤开始的迟发型超敏反应。

USAMRIID还分析了1583名工人(1249名男性和334名女性)的职业健康记录,他们在接种了32个不同疫苗批次10722剂次的注册炭疽疫苗后曾报告了不良反应[215]。在这一组中,273人接种了10剂次或以上,46人接种了20剂次或以上。关于注射部位不良反应,全部注射剂次的3.6%报告发生红斑、硬结、瘙痒或水肿。大部分报告有反应的人都毫无意见同意接种后续剂次注射,但曾报告注射部位反应的人在后续剂次接种后更容易发生局部反应。全部接种剂次的1%报告发生了头痛、发热、不适、肌肉或关节痛等全身反应,最常见的为头痛(0.4%)、不适(0.4%)和发热(0.1%)。女性比男性更常见发生局部(即红斑、硬结、水肿、淋巴结肿大、结块)和全身反应(即头痛、发热、眩晕、荨麻疹)。小于40岁的疫苗受种者报告的不良反应多于40岁及以上年龄的疫苗受种者。

两项无对照病例系列使用连续的自身管理调查方式评价炭疽疫苗皮下接种后的局部和全身反应。在(檀香山)火奴鲁鲁一所陆军医院工作的601名健康护理工作人员中[163,216,217],接种第1、2、3剂疫苗后,报告局部瘙痒的女性(56%~68%)多于男性(24%~31%),发生皮下小硬结的女性(81%~93%)多于男性(56%~65%),中度到重度注射部位反应(红斑大于10cm)女性(40%~51%)多于男性(17%~32%),报告前臂肿胀的女性(8%~15%)多于男性(7%~10%)。总之,接近20%的男性和女性经自己判断报告的症状可被忽略;15%报告了在短期内影响活动,但不影响工作能力的症状;8%报告了在短期内影响活动,但经非处方药物自我治疗可以缓解的症状;近2%报告了药物治疗不能缓解,使工作能力短期内受限的症状。1.5%~2.7%的女性和1.2%~2.1%的男性报告了导致其工作能力受限的全身不良反应。两组不同性别人群的不良反应均自行恢复,无后遗症。

其他疫苗所报告的不良反应事件发生率都有性别差异[214,218-220]。研究说明,女性、身体质量指数和接种前血清孕激素水平均与不良反应风险升高有关,疫苗接种前女性预存在的抗-PA IgG抗体水平也与接种炭疽疫苗后局部不良反应风险升高有关[221,222]。

驻韩国的美军基地开展的另一项无对照病例系列研究[163,216,223],包括2212名男性和610名女性受试者皮下注射了注册的AVA疫苗。女性报告的皮下硬结的发生率(50%~62%)比男性(21%~29%)高。个人报告发生直径大于12cm红斑的女性为2%~4%,男性为0.4%~1%。女性发生局部瘙痒(20%~37%,6%~8%)、发热(2%~4%,1%)、寒战(3%~6%,1%~2%)和不适(8%~15%,4%~7%)的比男性更多。总体上,0%~1.9%的疫苗受种者报告其工作活动在一定程度上受到了限制或要求减轻工作;0%~1.1%报告不能工作1天以上;0.4%~1.7%因发生不良反应而需要进行医学处理。若不考虑性别,几乎所有报告的不良反应都是局限性的,比较轻微且具有自限性,并不会对其从事的工作造成影响。

正如所指出的,2008年12月对AVA常规接种的途径进行变更,由皮下注射改为肌内注射,致使接种部位的不良反应降低,但并未影响全身性不良反应的发生率[185]。

罕见不良反应

评价注册疫苗总体安全性的最好的证据来自于陆军医学监测活动(Army Medical Surveillance Activity)和海军卫生研究中心(Naval Health Research Center,NHRC)的数据库研究[163,224,225]。这些研究表明,两种性别中接种和未接种过炭疽疫苗的个体,因患病(14种主要国际疾病分类中的任一种)以及不良反应(估计与炭疽疫苗接种有关的几种特异性诊断的任一种)而住院和就医的总体比例相当。例如,接种炭疽疫苗的人群中每年每35人住院1次,而未接种人群中每年每28人住院1次。

另一相似的队列研究,历时4.25年评价了154 456名接种炭疽疫苗士兵和562 377名非接种炭疽疫苗士兵[226]的残疾退伍率。残疾率评价在两组间差异无统计学意义,其校正危害系数(adjusted hazard ratio)为0.96(95% CI,0.92-0.99)。单独男性、单独女性、永久残疾、暂时残疾、肌肉骨骼系统残疾或神经系统残疾等各亚组分析同样显示差异无统计学意义。

有三份报告描述了99名男性实验室工作人员的长期健康状况,他们接种了多种已注册和观察性疫苗(用量为52~134ml),包括早期和当前的炭疽疫苗制剂[227-229]。第三个研究包括一个小型对照组。虽然这些男性疫苗受种者中某些人的肝、肾功能检测和白细胞计数升高，但未出现任何罕见疾病或重复接种多剂次疫苗导致的无法解释的症状。一项17年的随访研究比较了155名接种多剂次炭疽疫苗的实验室工作人员（其中144名接种过炭疽疫苗）与附近社区265名未接种疫苗的工作人员，发现可归因于炭疽疫苗的临床不良反应发生情况没有差异[230]。

所有报告到疫苗不良反应事件报告系统（Vaccine Adverse Event Reporting System, VAERS）所涉及注册炭疽疫苗的报告，都经过由平民医师组成的炭疽疫苗专家委员会（Anthrax Vaccine Expert Committee, AVEC）进行的评价[231,232]。AVEC评价了1 857件VAERS报告和在1998年3月至2002年2月间另外1 793例注册炭疽疫苗受种者有关的医学记录。这1 857个不良反应报告，依据其对疫苗受种者功能状态的影响，可分为3个主要类别组：住院治疗，丧失劳动能力24小时或以上，及其他。在1 857件报告中，64件涉及住院治疗。平民委员会发现64件中，11件"很可能/确定"或"可能"是由炭疽疫苗引起的。这11件报告都在注射部位发生过敏或炎症反应。另外的172件报告涉及24小时或以上丧失劳动能力（但未住院治疗）；根据AVEC，172件中94件肯定或可能由炭疽疫苗引起。这94件报告主要描述为注射部位反应、各种皮疹、急性过敏反应和病毒感染样症状。1 857件报告中剩余的1 621件既不涉及住院治疗，也不涉及24小时或以上丧失劳动能力。所有事件都经过了AVEC回顾，未发现意料之外的不良反应类别。详细分析VAERS的报告率，未发现任何因疫苗引起的重度非预期风险[233]。

有2例视神经炎的报告见于接种炭疽疫苗后的士兵中。1例发现有视神经抗体，但未发现在视神经和炭疽细菌之间有共同表位[234]。随后的数据库研究比较了AVA疫苗受种者和未接种个体，其视神经炎发生风险上未发现有统计学差异的升高[235]。

一项队列研究选择4 092名美国军队中现役女兵，评价了注册AVA疫苗对妊娠和分娩的影响[236]。这项队列研究对比了3 135例接种疫苗的女性和957例未接种女性，随访调查39 549人月。接种和未接种炭疽疫苗女性妊娠和分娩的概率相当。随后一项NHRC评价发现，与妊娠后期接种疫苗相比，妊娠早期前三个月接种疫苗，婴儿出生缺陷率或许有些高（$OR=1.18$; 95% CI, 0.997-1.41），但经多重比较调整，并未在缺陷率较高的婴儿中发现有特异性缺陷[237]。

由一辅助生殖技术医疗机构对军队男性进行评价分析，比较了254例接种炭疽疫苗的男性和791例未接种男性，在精液浓度、精子活力、精子形态、卵胞质内单精子注射的需要、成熟卵母细胞受精速度、胚胎移植和临床妊娠方面未发现差异[238]。

20世纪90年代后期和21世纪早期，AVA长期受到质疑，认为这种疫苗与多种不良健康效应有关。为了提供用来评价疫苗安全性的客观数据，开展了大量的疫苗上市后安全性研究，包括急性症状队列研究[167,182,183,185,214,215,217,221,223,224,235]、住院治疗[163,224,239,240]、生活质量[241,242]、致残评价[226]、定期体格检查和临床实验室参数[243]、生殖结局[236,238,244]，以及向VAERS首次和再次自发报告的回顾[231-233]。几种疫苗免疫后的队列研究持续多年[163,167,185,224,227,230,231,239-242,245-248]。很多研究采用主动监测模式，即在固定时间节点收集数据，而不依赖于被动报告其症状或状况[167,182,184,185,217,221,230,241,242]。其他研究则为系统调查，即数据收集自动化和电子化，不需要临床医生和疫苗受种者进行任何报告[163,224,226,235,237,238-240,243,245-248]。

在听取了炭疽疫苗受种者的表述和综合回顾了大量积累的科学数据之后，美国国家科学院作出结论，炭疽疫苗的不良反应状况与其他成人疫苗类似[163]。然而，炭疽疫苗免疫规划也指出，应当改进国防部与军人信息交换方式，并提供整体临床免疫接种服务。2001年秋季炭疽生物恐怖事件发生后，公众了解到炭疽芽孢致死性，对军人接种炭疽疫苗价值的担心才逐渐消失。

疫苗接种的适应证

暴露前常规接种为第0、4周，以及6、8、12月进行肌内注射。对于那些处理潜在污染的动物产品的工人，推荐每年加强接种，动物产品包括：从有报告炭疽持续流行国家进口的羊毛、山羊毛、皮子和骨头等。这些国家主要位于亚洲、非洲，个别位于南美洲和加勒比地区。有接触潜在感染动物可能的兽医和农业工人应当接种，同样，操作炭疽杆菌的实验室工作者也应当接种[109]。前文已述，暴露后预防要使未接种过疫苗的人群最快速度产生免疫应答，应在第0、2、4周皮下注射3剂疫苗，并联合使用60天疗程的敏感抗生素[108,109]。

保证能够接种炭疽疫苗的特殊情况，包括生物战争或恐怖分子的威胁。美国军队1998年开始向指定的服役人员接种炭疽疫苗，以预防用炭疽杆菌作为生物武器所造成的炭疽。1998—2016年间，超过300万军队人员接种了1 300万余剂次AVA[249]。

禁忌证和注意事项

接种的禁忌证主要是对疫苗有超敏反应。这种情况不常见,但是也有少数个体在接种了首剂或多剂疫苗后,发生了中度的局部反应,并伴随一些全身反应。如果有必要免疫这些个体,应提前使用抗组胺药物和非甾体抗炎药物,可能有益于缓解症状,尽管这种方式还未作科学评价[250]。接种后的过敏反应极其罕见,它是后续免疫接种的禁忌证[109]。

公共卫生考虑

在工业化人群中使用炭疽疫苗,对减少产业工人中的自然炭疽病例具有显著影响,也是工业炭疽得以控制的主要方法之一。改善工业条件,使用更好的生产设备和进行环境控制,也已辅助降低了工业中自然感染炭疽的风险。此外,使用合成纤维替代动物产品(主要是山羊毛)已经减少了炭疽感染的发生。具有讽刺意味的是,在 2001 年炭疽生物武器攻击中,邮件处理机取代羊毛处理机,成为工业风险的源头。

农业炭疽病例已经通过使用动物疫苗和更好地处理感染动物尸体来控制动物疾病而得以减少。在动物炭疽病例常发生地区常规免疫动物,对农业和工业领域暴露于炭疽杆菌的适宜人群进行免疫,都有助于减少人类自然感染病例的数量。

未来的疫苗

现行的各种无细胞炭疽疫苗因为很多原因而并不理想。这些疫苗由不完全精制的培养上清吸附于氢氧化铝组成。因为只有部分定量的疫苗 PA 成分或其他组分,其纯度没有完全明确,其标准是用动物效力试验中的生物学活性来确定的。当前在美国注册的疫苗的接种程序并不是最佳的,该程序在 18 个月内需要接种 5 剂次疫苗,随后还要每年加强免疫。显然,理想的炭疽疫苗应是更完全精制、低反应原性、能够在 30 天内产生长期免疫的疫苗[163]。由于新的免疫程序去除了第 2 周的接种剂次,并且免疫途径由皮下注射变更为肌内注射,从而导致较低的免疫应答,因此目前致力于提高和增强 AVA 疫苗的抗体免疫应答研究显得非常重要。CpG 佐剂的使用便是一个重要的进展,小鼠、豚鼠、非人灵长类动物[251,252]和 I 期人体临床试验[253]的结果表明,尽管在人体临床研究中不良反应有所增加,但是 CpG 佐剂的使用可以增强对 AVA 的抗体应答。在后续用低剂量 CpG 的 I 期研究中,局部反应原性有一些增加,有一过性淋巴细胞减少,并且与 CpG 有关的血清 C 反应蛋白的水平升高。峰值抗体应答比较高,提前 1 周出现,进一步的研究计划将确定最佳程序[254]。附加的研究显示,程序为 0、2 周的 AVA+CpG 共同免疫的峰值抗体应答高于 0、2、4 周 AVA 单独免疫组[255]。进一步理解炭疽的分子致病机制、PA 的结构及其与 LF 和 EF 的相互作用,有望使研发改进型疫苗得到更显著的进展。例如,在受体结合结构域[256,257]、蛋白酶敏感结构域[258]或分子的其他部分[259,260]中的遗传限制性突变,可能形成低毒、稳定的 PA 产品,单独使用或与水肿因子和/或致死因子组成复合体使用。以类似的方式,水肿或致死毒素的突变体也可以用于评价与 PA 组成的无毒复合体。在实验动物中的证据表明,非氢氧化铝佐剂即使单剂注射也可以显著增强 PA 的保护效力[261,262],包括前述的 CpG 佐剂,以及使用微荚膜[263]、脂质体[264]、纳米颗粒[265,266]的新疫苗配方,或者采用皮下[264,267]、皮内[268]或鼻腔[265,269]免疫途径,都可能是有价值的研究。

几种以重组 PA 为主要成分的候选疫苗可保护恒河猴抵抗吸入性攻击[158,205,270]。这些疫苗处于研发的后期,正在执行 I/II 期人体临床试验[271-273]。早期的小样本研究显示,PA 疫苗有很好的耐受性,反应原性小于或少于 AVA 所见。在一项研究中,PA 的免疫原性在两剂 5~75μg 免疫之后不优于 AVA,而在另一项无 AVA 对照组的研究中,50μg 组的抗体滴度高于 5μg 和 25μg 组。尽管有证据表明 AVA 在啮齿动物中抵抗注射攻击对于不同菌种有差异[164,165,173],但 AVA 可以保护恒河猴抵抗用各种菌种建立的更加活跃的气溶胶攻击[208,211]。然而,仍然有担心,即对于自然发生的或基因工程构建的菌株可能躲避用以 PA 为基础的单一成分疫苗构成的我们所知的保护。

另一个途径是研发人用减毒活疫苗,因为已有多份报道证明了活疫苗保护实验动物优于当前的注册人用 PA 疫苗[157,164,165,274]。将活疫苗用于人类的先例见于俄罗斯和苏联。已知的能保护动物抵抗炭疽的减毒活疫苗为依赖芳香族复合物(aromatic compound-dependent)、产毒素无荚膜的炭疽杆菌[274],以及经构建只含有克隆 PA 基因或突变 LF 和/或 EF 基因的炭疽杆菌[196,197,275]、枯草杆菌[274]、沙门氏菌[276,277]、李斯特菌[278]和痘苗病毒[279-281]。使用有代谢活性、能表达 PA、突变 LF 和 EF 的灭活的炭疽杆菌能够保护家兔抵抗强毒菌经气管攻击[282]。最后,单独使用 PA 或与 LF 或 EF 联合使用,以提供对动物有保护的方法还包括:非复制型 DNA 疫苗[159,283,284]、病毒复制子[285]、腺病毒载体[162,286]、噬菌体[261]和乙肝病毒核心颗粒[287]。然而,在首次人体临床试验中,一种表达突变 PA 和突变 LF 的 DNA 疫苗免疫原性较差,其不良反应还与剂量有关[288]。

除 PA 毒素外,可能对保护有贡献的抗原的尝试始终没有停止。芽孢组分[289]和荚膜[290-292]已被证明可在一些小动物模型中提供额外保护,对于非人灵长类动物,荚膜疫苗也可提供一定的保护[50,293]。在最新的研究中,一种荚膜疫苗能够完全保护非人灵长类抵抗吸入性炭疽[294]。当 PA 与芽孢成分结合时,保护作用增强,而芽孢单独使用时则没有保护[295-297],但寻找保护性芽孢抗原的研究仍在继续。近期研究表明,在用从炭疽杆菌分离的甘油醛-3-磷酸脱氢酶或 GroEL 免疫后,可在一定程度上保护小鼠抵抗减毒菌株的攻击[298,299]。此外,基于目前炭疽杆菌基因组序列[300],有望通过反向疫苗学技术寻找新的疫苗候选成分去鉴定表面暴露的或分泌性抗原[301]。

虽然这些工作尚处于实验阶段,但是它们有可能引领我们生产出较少接种剂次、快速增强免疫应答及长久保持免疫力的新疫苗。此外,给 PA 添加其他保护性抗原,比如荚膜,可以对炭疽菌株有更广谱的抵抗,对 PA 无应答个体提供保护,并可能增强 PA 疫苗的效力。

(王秉翔 马建新 张建军)

本章相关参考资料可在"ExpertConsult.com"上查阅。

第 12 章 生物防御和特殊病原体疫苗

Phillip R. Pittman 和 Stanley A. Plotkin

本章讨论军人和生物防御的研究人员所用的疫苗以及一些正在开发的罕见病或地方性疾病的疫苗。军人有暴露于多种感染性病原体的潜在风险,如传染病流行或遭受生物武器攻击等。一般公众也日益成为利用生物病原体(或其毒素)进行恐怖袭击的目标,2001年美国纽约世贸中心及五角大楼遭恐怖袭击后炭疽孢子蓄意散播就是一个例子。

美国军队已建立一个旨在应对此类生物袭击的疫苗开发长期项目。坐落于马里兰州FortDetrick的美国陆军医学研究和装备司令部(the US Army Medical Research and Materiel Command,USAMRMC),是隶属于美国国防部(Department of Defense,DOD)的负责疫苗和其他医学策略以应对生物战争的主要单位。在USAMRMC内部直接负责这项防御任务的部门是美国军队医学传染病研究所(USAMRIID),该部门也位于Fort Detrick。1969年之前,美国已经开展了侵入性生物武器研究,隶属于华盛顿Walter Reed陆军研究中心的美国军事医学研究所主要从事此项工作。

目前在USAMRIID及其他地方使用的许多用以保护实验室研究人员的生物战疫苗均为美国军事医学研究所提出,随后在目前已经关闭的国家药物实验室进一步开发(国家药物实验室也被称作Salk研究所的政府服务部门,The Salk Institute,Government Service Divosion,TSI-GSD)。由于多种原因,在Fort Detrick研发的大部分疫苗仍为研究中的新药(Investigational New Drugs,INDs)。然而,所有这些疫苗均已开展了广泛的临床前试验,并进入Ⅱ期临床试验多年。与此同时,USAMRIID研究人员和其他研究者继续应用新技术开发改良疫苗。

表12.1列出由USAMRMC/USAMRIID研发的所有IND疫苗产品,其中大部分疫苗目前只有通过USAMRIID的特殊免疫规划(Special Immunizations Program,SIP)才可使用[1]。其中一种疫苗,即Candid#1Junin[阿根廷出血热(AHF)]疫苗,在阿根廷的Ⅲ期临床试验[2]中显示出有效性,已被纳入该国的公共卫生规划,并已接种数千人。其他几种疫苗,包括委内瑞拉马脑炎(Venezuelan equine encephalitis,VEE) TC-83疫苗、东方马脑炎(eastern equine encephalitis,EEE)疫苗、西方马脑炎(western equine encephalitis,WEE) 疫苗、兔热病活疫苗株(tularemialivevaccinestrain,LVS)疫苗、裂谷热(Rift valley fever,RVF)灭活疫苗和全细胞Q热疫苗等,主要通过特殊免疫规划项目在超过1 000名的志愿者中进行接种。而且基孔肯亚出血热Chikungunya hemorrhagic fever,CHIK)病毒疫苗181株25克隆、裂谷热(RVF)减毒活疫苗MP-12、Q热氯仿甲醇残留疫苗(CMR)疫苗和汉坦疫苗的接种人数仅数百人。

所有这些疫苗均按批准的方案接种,所有的志愿者均在接种前填写了知情同意书。这些IND疫苗是在自愿基础上对有风险的实验室和现场工作人员给予接种。大多数SIP疫苗接种者是来自USAMRIID的科学家和技术人员,但也有来自学术界、其他联邦和政府机构和私营药物公司的科学家参加[1]。自愿接种这些疫苗的机构外科学家必须到USAMRIID进行疫苗接种并开展安全性监测。接种方案和知情同意书在递交食品药品监督管理局(Food and Drug Administration,FDA)之前,均经美国军队传染病医学研究所(USAMRIID)科学审查委员会、USAMRMC机构审查委员会总部及研究保护办公室(位于FortDetrick的USAMRMC总部内)进行审核。研究方案遵循Belmont原则、国防部指令3 216.02(保护"人类受试者和遵守DOD支持的研究中的道德标准")和其他DOD和FDA的规范和指南开展。这些疫苗中有许多自20世纪60年代和70年代以后开始使用,且所有疫苗均按照美国FDA要求进行定期效力试验和批签发试验。

安全性和免疫原性的持续监测通过IND疫苗管理机构进行,即美国军队医疗物资发展活动及USAMRIID的非临床研究部门。产品检测资金由弗吉尼亚州贝尔沃堡的医疗对策系统提供。到目前为止,除了不再接种的肉毒杆菌类毒素五价(ABCDE)疫苗[3],所有疫苗已显示出可接受的安全性和合理的免疫原性(表12.2)。反应性最强的是VEE(TC-83)减毒活疫苗,经常引起短暂的全身反应[4]。除全细胞Q热疫苗外,灭活疫苗需基础免疫以及定期的加强免疫

表 12.1 USAMRIID 清单中 IND 有限使用的疫苗的特点及接种程序

名称	IND 号	类型	剂量 /ml	接种途径	程序	加强免疫
VEE-TC83（NDBR 102）	BB-IND142	减毒活疫苗	0.5	SC	0	根据滴度确定，使用 C84
VEE C-84（TSI-GSD 210）	BB-IND914	灭活疫苗	0.5	SC	0[a]	是，根据滴度确定
WEE（TSI-GSD 210）	BB-IND2013	灭活疫苗	0.5	SC	0,7,28	在第 6 个月加强[b]
EEE（TSI-GSD 104）	BB-IND266	灭活疫苗	0.5	SC	0,28	在第 6 个月加强[c]
Chikungunya 181/clone 25（TSI-GSD 218）	BB-IND2426	减毒活疫苗	0.5	SC	0	未定
RVF（TSI-GSD 200）	BB-IND365	灭活疫苗	1.0	SC	0,7,28	是，根据滴度确定[d]
RVF MP-12, ZH-548（TSI-GSD 223）[e]	BB-IND4307	减毒活疫苗	1.0	IM	0	否
Junín, 或 Candid#1[e]	BB-IND2257	减毒活疫苗	0.5	SC	0	否
Q 热（NDBR105）[ef]	BB-IND610	灭活疫苗	0.5	SC	0	否
Q 热 CMR[e]（TSI-GSD 217）	BB-IND3516	灭活疫苗	0.5	SC	0	未定
TularemiaLVS（NDBR101,TSI-GSD213）	BB-IND157	减毒活疫苗	0.06	划痕	0	否

注：CMR：氯仿 - 甲醇残留；EEE：东方马脑炎；IM：肌内注射；IND：研究中的新药；LVS：活疫苗株；RVF：裂谷热；SC：皮下注射；TSI-GSD:Salk 研究所政府服务部；USAMRIID：美国军事医学传染病研究所；VEE：委内瑞拉马脑炎；WEE：西方马脑炎。

[a] 仅在 TC-83 且滴度 <1 : 20 之后使用 C-84。
[b] 第 6 个月后根据抗体滴度情况来确定加强接种 WEE 疫苗。
[c] 根据抗体滴度情况在第 6 个月前后给予 EEE 疫苗加强针（皮内注射 0.1ml）。
[d] 对 RVF（灭活）疫苗的初始应答者：在第 6 个月强制性加强，然后根据抗体滴度情况进行加强。初始无应答者：在低滴度 90 天内加强。
[e] 这些疫苗目前尚未在 USAMRIID 中使用。
[f] 在接种 Q 热疫苗（NDBR105）前 1 周进行一项皮肤测试（使用 Q 热皮肤测试抗原，MNLBR110，NDBR105 的稀释）。

表 12.2 部分有限使用疫苗的有效性和安全性评价

名称	有效性试验	有效性？	疫苗相关反应的严重程度和频率	
			全身 严重程度 / 频率	局部 严重程度 / 频率
VEE-TC83,活疫苗	实验室相关感染减少	有效	+++/+++	+/+
VEE C-84,灭活	数据不足	未知	+/+	+/+
WEE,灭活	实验室相关感染减少	可能	+/++	+/+
EEE,灭活	实验室相关感染减少	可能	+/++	+/++
Chikungunya,活疫苗	数据不足	未知	+/++	+/++
RVF,灭活	实验室相关感染减少	有效	+/+	+/+
RVF MP-12,活疫苗	数据不足	未知	+/++	+/+
胡宁,活疫苗	正式Ⅲ期现场试验	有效	+/+	+/+
Q 热,灭活	实验室相关感染减少	可能	+/+++	+/+++
Q 热 CMR,灭活	数据不足	未知	+/++	+/+++
兔热病 LVS,活疫苗	实验室相关感染减少	有效	+/+++	+/+++

注：EEE：东方马脑炎；LVS：活疫苗株；RVF：裂谷热；VEE：委内瑞拉马脑炎；WEE：西方马脑炎。

反应的严重程度：+，大多数反应是温和的，<5% 是严重的；++，大多数反应是轻度或中度，<15% 是严重的；+++，大多数反应轻微或中度，≥15% 是严重的。

反应频率：+，通常在 <10% 的剂次后发生；++，通常在 ≥10% 但 <30% 的剂次后发生；+++，通常在 ≥30% 的剂次后发生。表格显示了在基于已发表的工作[2,56,83,92,311-314] 和 USAMRIID 开展的未发表的研究的基础上对反应严重程度和频率的总体定性评估。

以维持可接受的中和抗体水平,均要进行多次接种。所有的疫苗都可以给男性和未妊娠的女性接种,没有年龄、种族和民族的限制。除 Junin 疫苗外,疫苗的有效性均通过接种者中实验室感染病例的减少情况来推断。然而,由于实验室的规范运作和工程控制技术在不断提高,因此对疫苗的效力进行连续的、量化的持续基础存在困难。

USAMRIID 一直积极致力于对实验室高危人群接种的自产疫苗和其他疫苗开展短期免疫反应性和长期安全性评价。其中一项[5]研究旨在发现多种疫苗反复注射后的长期反应,另一项[6]研究则是对参与生物医学研究的志愿者进行评价,他们也是"白衣行动"的参与者。

第一项研究包括参加多重免疫项目(MultipleImmunizations Program,MIP)的 155 名志愿者,以没有参加过任何 MIP 项目的 265 名社区志愿者为对照,按年龄、种族和性别进行配对[6]。大多数志愿者为男性(83%)和老年人(平均年龄 69.4 岁)。这个研究没有将疾病或身体状况与多种抗原或单一抗原重复接种相联系。研究中注意到在多重免疫(MIP)组的人群中更常出现乏力,但是这一现象与接种次数、抗原量或多重免疫的时间无关。尽管在一些临床实验室检测中观察到有统计学意义的增加或减少,但没有一项结果真正具有临床显著性差异。

研究中唯一重要的发现就是和对照组相比,MIP组人群的血清单克隆蛋白出现概率增加。而且,未发现这种血清单克隆蛋白的存在与某些疾病或健康状况有关[5]。这种发现的重要性及可能的意义尚不清楚,需要进一步研究。一项包括 1100 多名曾参与 SIP 的志愿者的大型研究已经完成,结果分析后有望对这些发现进一步做出解释。这项研究的结果预计 2017 年出版。

第二项研究包括了在冷战和越战早期反对战争却参与军事服务的男性。这些人有机会成为了 Fort Detrick 生物战防御项目的医学研究志愿者。超过 2000 人参加了被称为"白衣行动"的项目。美国国防部和安息日会教堂联合开展研究,对在 1954—1973 年间服役的"白衣行动"医学研究志愿者的健康现状进行评价[6]。

参加这项研究的许多志愿者作为"白衣行动"一部分都曾暴露于传染病病原体、疫苗或其他生物产品(研究组;n=358);其他人作为未暴露对照参与研究或选择不参加(对照组;n=164)。志愿者完成关于他们的健康状况、临床体征和症状、生殖结局、由医生诊断的疾病或病症的自填式问卷。除了 VEE 疫苗、兔热病疫苗的接种者和暴露于有毒力的伯氏立克斯体的人员外,其他某种疫苗、病原体或抗生素/惰性物质暴露后的临床症状、体征或疾病发生频率的研究都因例数太少而无法进行有意义的分析。在所有这些暴露中,观察到哮喘的发生可能与接种兔热病疫苗(而不是 VEE 或有毒力的伯氏立克次体)有关(研究组哮喘发生率为 13.3%,对照组为 2.4%)。在同一人群中,研究也提示接种兔热病疫苗可能与头痛发生率增加有关(研究组发生率为 35.6%,对照组为 18.3%),但差异并无统计学意义。没有证据表明参与在 Fort Detrick 进行的研究对这些"白衣行动"医学志愿者的整体健康产生了不良影响[6]。Loma Linda 大学将继续进行间断性随访研究。

有限使用的抗病毒疾病疫苗

甲病毒

甲病毒是一组通过蚊子传播的、脂质包膜、单股正链 RNA 病毒,属于披膜病毒科家族。甲病毒可导致 2 种截然不同的临床症状,一种是发热、寒战、头痛、肌痛、呕吐和脑炎(例如 VEE,EEE, 和 WEE);另一种是发热、出疹和多发性关节炎/关节炎[例如 CHIK、罗斯河病毒(RRVD,之前通常称为流行性多发性关节炎)和 O'nyong-nyong 病毒]。关于这些病原体的分类、流行病学和临床特点已有几篇全面的综述[7-9]。尽管美国国防部已经研发出了针对 VEE 病毒(VEEV),WEE 病毒(WEEV),EEE 病毒(EEEV)和 CHIK 病毒(CHIKV)的疫苗,这些疫苗仍然处于研究阶段。正在进行研究的针对这些病原体疫苗改进的研发[10]。例如,最近的一项使用复制子技术的研究显示,单个复制子 VEE 和 EEE 候选疫苗或联合的 VEEV/WEEV/EEEV 复制子颗粒疫苗激发强烈的中和抗体反应并在 VEEV 亚型 I-AB(特立尼达驴株)和 EEEV 气溶胶挑战实验中有保护效果。但单个 WEEV 复制子疫苗和联合的 VEEV/WEEV/EEEV 复制子疫苗仅激发低水平的 WEEV 中和抗体反应,且在猕猴中的保护效果较差[11]。Wolfe 及其同事[12]指出,FDA 认证的三价 VEE/WEE/EEE 疫苗这一克服了现有 IND 疫苗的安全性、免疫原性和免疫干扰等问题,应该进一步满足社区生物防御的需求。这样的疫苗对公共卫生和农业社区也具有重要价值。

根据美国军队传染病医学研究所后来使用甲病毒疫苗的经验,人们开展了一系列与免疫干扰有关的观察。先前接种过灭活 EEE 和/或 WEE 疫苗会降低接种减毒活疫苗 VEE（TC-83）后产生中和抗体应答的能力。但是，当疫苗接种顺序反过来时没有观察到干扰作用，比如说先接种 VEETC-83 疫苗[13]。同样的，当两种减毒活甲病毒疫苗，VEETC-83 和一种 CHIK 疫苗（CHIK181/克隆 25）顺序接种时也会发生干扰[14]。最初接种 VEETC-83 的志愿者对减毒活 CHIK 疫苗的中和抗体反应差（抗体应答率为 46%）。最初接种 CHIK 疫苗或安慰剂之后再接种减毒活 VEE TC-83 疫苗，CHIK 疫苗组的抗 VEE 抗体几何平均滴度（经 80% 噬斑减少中和试验[PRNT80]检测）同样低于安慰剂组[14]。在研发下一代甲病毒疫苗特别是多抗原疫苗时，免疫干扰可能是要重点考虑的问题。

委内瑞拉马脑炎病毒

目前有两种可用于人类的 VEE 疫苗，即减毒活疫苗（TC-83）和福尔马林灭活疫苗（C-84），两种疫苗都来源于同一病毒家系。TC-83 病毒株是 I-AB 亚型病毒，是从特立尼达岛的驴脑中分离，并在鸡胚中传代 13 次获得[15]。该毒株经豚鼠胎鼠心脏（fetal guinea pig heart，FGPH）细胞培养物中传代 78 代减毒，在鸡胚成纤维细胞（chick embryo fibroblasts，CEFs）中进行噬斑筛选，然后再于 FGPH 细胞培养物中传代 4 次[16]。VEE TC-83 正因在细胞培养物中传 83 代而得名。VEE C-84 疫苗是用 TC-83 的生产毒种 TC-82 在 CEFs 中多传 1 代后，经福尔马林灭活制备[17]。C-84 生产毒种在 CEFs 中多传 1 代来制备 C-84 疫苗，并经 0.1% 福尔马林灭活，并冻干。灭活工艺是在 Salk 等[18]用于灭活脊髓灰质炎病毒野毒株的工艺基础上建立的。TC-83 和 TC-84 都含有链霉素（streptomycin）和新霉素（neomycin），浓度均为 50μg/ml。自从使用这些疫苗后，与亲本毒株密切相关的实验室 VEE 动物流行株感染已基本消除。

在美国军队传染病医学研究所（USAMRIID），有 VEE 暴露危险的免疫学阴性人群会接种 TC-83 减毒活疫苗。血清阳转（PRNT80 滴度≥1∶20）者根据其抗体滴度判断是否需要加强接种，滴度 PRNT80 <1∶20 者需接受一剂次的 C-84 疫苗加强接种；TC-83 无应答者再接种 C-84 疫苗。对 TC-83 疫苗的应答率（PRNT$_{80}$ 滴度 >1∶20）为 82%[4]。如果在接种 TC-83 疫苗后再接种一剂次 C-84 疫苗，结果有 90% 以上的人产生了应答。女性应答者的滴度与男性应答者相似，但女性无应答者的比例高于男性。一项研究显示，女性和男性接种单剂次 TC-83 后的初始应答率分别为 74% 和 85%。这种性别差异的原因尚不清楚。

大约 23% 接种 TC-83 疫苗的人会出现不良反应，包括头痛、咽痛、不适、疲劳、肌痛、关节痛、寒战和发热等一系列类似于自然感染 VEEV 后出现的症状，但并不那么严重[4]。局部反应率低于 5%。灭活疫苗 C-84 的局部反应率约为 5%，但基本未发现与接种有关的全身反应。流行病学分析和/或动物研究显示，糖尿病、流产和畸胎与 VEE 野毒株自然感染有关[19-21]。在能够进行接种前妊娠测试以前，有 3 例自然流产或死胎被认为与接种 TC-83 疫苗存在时间上的相关性，但从 2 名患者的组织培养物中均未发现 VEE 病毒。（虽然这些病例已报告给 FDA，但这些病例从未作为病例报告发表过。）自从妊娠检测问世以来，人们已采取密切关注的态度，已确保女性在接种 TC-83 疫苗前没有怀孕[22]。处于谨慎考虑，尽管没有证据表明糖尿病和 VEEV 感染或 TC-83 接种之间存在因果关系，但有糖尿病家族史的人仍被认为不适合接种 TC-83。

理想的 VEE 疫苗具有高血清转化率（>95%）和较低的不良反应发生率（<5%）。按照这个标准，TC-83 具有反应原性，且用中和抗体检测的应答率为中等水平。另外，TC-83 疫苗并不能为关系较远的 VEE Ⅰ-AB 亚型变异株或其他地方性动物疾病 VEEV 亚型Ⅱ-Ⅵ提供足够的免疫保护。最后，TC-83 的制造过程需要在生物安全 3 级的实验室中对感染性病毒颗粒进行操作[10]。

一个新一代候选疫苗 V3526，是对具有毒力的病毒 RNA 的全长互补 DNA 克隆进行双位点诱变[23]。V3526 有两个缺失突变：E1 糖蛋白的 PE-2 裂解信号位点发生致死性缺失和在 253 位点处产生了抑制子突变。这两处缺失突变应该可以防止 VEE 病毒回复成野生型。这种疫苗候选物经蚊子传播的潜力也很有限，并且可以引发针对不同病毒株的交叉保护[10]。继临床前研究获得满意效果后[24]，V3526 在 I 期临床试验中也能在志愿者中刺激产生比较满意的中和抗体水平。然而，因疫苗接种和高发的发热及其他流感样症状有关，进一步的研究已经停止[25,26]。

VEE 减毒活疫苗的不良反应频繁发生且历史悠久，制造商决定将 V3526 灭活并进一步开发为灭活疫苗，以代替 C-84 作为初免疫苗。研究显示福尔马林灭活（fV3526）和 γ 辐射（gV3526）均降低了 VEE 的传染性。例如，两种灭活疫苗候选物接种在 BALB/c 乳鼠脑内后均显示神经毒力丧失，表明疫苗完全失活。fV3526 和 gV3526 都引起了强免疫反应；此外，在接种两剂次后，两种疫苗对 VEEV Ⅰ-AB Trinidad 驴菌株进行的皮下攻击试验均证明有保护作用。最近，研究人员已经使用各种佐剂和给药途径测试这些候选疫苗对皮下和气溶胶攻击的保护作用[24,27,28]。

除了 fV3526 和 gV3526 之外，其他技术也正在测试用于生产 VEE 疫苗。例如，Sharma 及其同事[29]发现，疏水烷基化合物 1,5-碘萘基叠氮化物可以有效地灭活毒力强的 VEEV 菌株 V3000。由此得到的灭活疫苗候选物在保护小鼠免受毒性 VEEV 攻击方面是有效的，并且通过使用佐剂可增强其效力。Rossi 及其同事[30,31]使用脑心肌炎病毒内部核糖体进入位点（IRES）开发了一种减毒活疫苗，IRES 是一种抑制蚊子细胞中病毒蛋白翻译的结构，从而阻止 VEEV 通过天然媒介而传播。这种基于 IRES 的 VEE 疫苗在用毒性 VEEV 气溶胶攻击后可完全保护小鼠和猕猴免受临床疾病的影响。

DNA 疫苗也正在开发中，并且正在研究其产生的保护效力，在小鼠和豚鼠实验中已证明效果良好[32]。最近研究已表明一种候选 DNA 疫苗对非人灵长类动物气溶胶攻击具有保护作用[33,34]。感染性 DNA（iDNA）是一种基于 DNA 研发新方法的疫苗候选物，在一项 BALB/c 小鼠攻击实验中有保护作用[35]。

西方马脑炎病毒

自 20 世纪 70 年代以来，在 Fort Detrick 已使用灭活的 WEE 疫苗 TSI-GSD 210 对具有暴露危险的实验室人员进行免疫。WEE 疫苗是由感染 WEE 病毒减毒株 CM4884 株的原代 CEF 细胞培养上清经冻干制备[36,37]。细胞培养上清经收获、过滤，采用福尔马林灭活病毒，最终产物冻干后保存在 −20℃。疫苗含有 50μg/ml 的新霉素。用于测量 WEE 疫苗免疫原性的主要终点是 $PRNT_{80}$，其滴度至少为 1:40 表明免疫反应良好。

在于 0、7 和 28 天皮下接种 3 针 0.5ml TSL-GSD-210 疫苗的 363 名志愿者中，有 151 人（41.6%）产生了应答，其 $PRNT_{80}$ 滴度达到 1:40 或以上，而 212 人（58.4%）没能达到这样的中和抗体滴度。在最初无应答的 115 人中，有 76 人（66.1%）加强免疫 1 次后产生了应答。Kaplan-Meier 曲线显示按 3 针基础免疫和一针加强免疫的程序接种后，50% 的产生应答者保护性抗体滴度（至少 1:40）可持续 1.6 年。接种这种疫苗后局部和全身反应均很少见。在接种 3 针 WEE 疫苗的 363 名志愿者中，仅报告 5 例局部或全身反应（来源：P.R. Pittman, P.H. Gibbs, and T.L. Cannon，未发表数据）。

在接种疫苗后产生中和抗体的实验室工作人员中，没有因职业关系感染 WEE 的报告。WEE 疫苗继续进行Ⅱ期临床观察，但没有进行过疫苗效力试验。

在最近一次临床试验中，一种新的 WEE 疫苗—西部马脑炎疫苗（Western horse Encephalitis vaccine, Inactivated, TSI-GSD 210, lot 3-1-92）证明是安全的，具有免疫原性（Dr. Robert Rivard, USAMRIID，私下沟通，2015）。在这次研究中，WEE 疫苗以每次 0.5ml 的剂量于肱三头肌上外侧进行皮下接种（第 0、7 和 28 天），并进行加强接种（第 180 天）。10 名受试者在第 56 天均产生免疫应答。10 名受试者中有 4 名在第 6 个月时滴度下降到阳性水平以下。在第 6 个月的加强接种后，所有受试者的滴度都超过了 1:40，并且所有人的滴度都保持在这个水平甚至更高 1 年以上。

DNA WEE 疫苗研究已显示对小鼠有明确的保护作用。一项研究对一种表达 VEE 病毒 71V-1658 株 26S 结构基因的 DNA 疫苗 pVHX-6 进行了评价，结果所有皮内接种了四剂次 pVHX-6 疫苗的小鼠在同源病毒株攻击后均存活，而用 Fleming 株和 CBA87 株攻击后，存活率分别仅为 62% 和 50%[38]。另有研究表明，表达 WEE 病毒衣壳蛋白和包膜蛋白的 DNA 疫苗在小鼠模型中有保护效果。另有两项研究应用复制缺陷型人 5 型腺病毒（HAd5）作为疫苗生产的载体。在第一项研究中，编码 E2 和 E1 的 HAd5 载体单剂接种后，产生了抗同源和异源 WEE 病毒株攻击的保护作用[39,40]。在第二项研究中，仅编码 E1 的 HAd5 载体 Ad5-E1 接种小鼠后，对同源和异源性 WEE 病毒株攻击试验中均产生了完全保护作用[41]。但这种方法应用于人体时，存在产生腺病毒抗体的潜在缺陷。

东方马脑炎病毒

EEE 疫苗（TSI-GSD 104）是由感染 EEE 病毒减毒株 PE-6 株的原代 CEF 细胞培养物制备的冻干疫苗。EEE 病毒的毒种在成年小鼠中传代 2 次，豚鼠中传代 2 次，鸡胚中传代 9 次，再于 CEFs 中传 3 代[42]。根据美国药典所述，细胞培养上清经提取和过滤后，含有 50μg/ml 的新霉素和链霉素以及 0.25%（w/v）的人血清白蛋白。然后用 0.05% 福尔马林灭活病毒，并用亚硫酸氢钠中和残留福尔马林，终产物冻干后于 −20℃保存。

在 1992—1998 年接受 EEE 疫苗（TSI-GSD-104）2 针基础免疫（皮下注射）的 255 名志愿者中，197 名（77.3%）产生了应答，其 $PRNT_{80}$ 滴度达到 1:40 或以上。在无应答人群中，有 66% 接受 1 次皮内加强免疫后出现血清抗体阳转。在最初产生应答但其抗体水平随着时间而下降的人群中,98.6%对EEE疫苗加强免疫产生了应答。接种EEE疫苗后的局部和全身反应并不常见,基础免疫后发生率不到1%,加强免疫1针后为3.7%。Kaplan-Meier表显示在接受2针基础免疫和1针皮内加强免疫后,50%最初产生应答者抗-EEE中和抗体达满意水平,且可持续2.2年[43]。

在最近关于新一代EEE疫苗的实验中,通过皮下注射的单剂次IRES减毒EEE疫苗候选物的小鼠100%被保护免于腹膜内攻击[44]。此外,还有一个EEEV复制子和一个联合的VEEV/WEEV/EEEV复制子保护猕猴免受气溶胶攻击[11]。

切昆贡亚热病毒

切昆贡亚热病毒可引起人类急性病毒感染,其症状特点是发热、出疹和关节炎[45]。某些白细胞抗原(HLA)B27阳性人群可发展为长期的关节疾病[46]。尽管这种疾病的流行病学早在18世纪后期就有记载,但直到1952-1953年坦桑尼亚流行时才分离到病毒[47]。在2004—2006年期间,该病毒肆虐马达加斯加东部的印度洋群岛-留尼汪岛、毛里求斯塞舌尔和马约特岛[48]。自该病流行以来,已有200多万人受到影响,该病已蔓延到加勒比和印度,来自美国、欧洲和其他地区前往加勒比地区的人中也有感染[49-52]。2014年12月,Kendrick和同事[53]报告了最初11例自美国(佛罗里达州)的CHIK病例。对来自印度洋暴发疫情中分离到的6个毒株进行基因组序列分析显示,引起暴发的毒株与东非分离株有关[49]。此外,序列数据证据表明,在疫情暴发过程中,引起印度洋暴发的CHIKV毒株进化了,形成了几个不同的变种。一个突变可能使CHIKV通过在留尼旺(白纹伊蚊)中最丰富的蚊子有效传播,这或许可解释疫情如此严重的原因[49,52,54]。

人们已经多次尝试利用鸡胚细胞培养、乳鼠脑和非洲绿猴肾生产有效的灭活疫苗,也取得了不同程度的进展[55]。一种是由非洲绿猴肾疫苗的种子制备的减毒活疫苗,使用的CHIK毒株15561最初是1962年泰国CHIK流行期间感染者中分离获得的[55,56]。Walter Reed军事研究所制备了该毒株的非洲绿猴肾11代培养物,将其转移至美国军队传染病医学研究所,在Medical Research Council(MRC)-5细胞中继续传代在MRC-5细胞中传18代后,根据生物标记将CHIK 181/克隆25作为疫苗种子株。CHIK 181/克隆25在乳鼠模型和非人灵长类动物攻击试验中显示有效[55]。

一项切昆贡亚热减毒活疫苗的随机对照双盲试验显示,甲病毒阴性的志愿者接种后,血清阳转率达到98%[56]。1年以后,85%的接种对象血清仍为阳性。接种部位和全身反应,包括流感样症状与安慰剂对照组相似。但是,在8%的接种对象中,疫苗与关节痛存在时间上的相关性。疫苗组的1名志愿者在接种部位出现发痒的湿疹样皮疹。关于CHIK 181/克隆25疫苗和VEE减毒活疫苗TC-83间的干扰作用已在前面讨论过。这种切昆贡亚热病减毒活疫苗需要进行Ⅱ期、Ⅲ期临床观察。最近在加勒比、印度洋和印度的流行,为这种疫苗的Ⅲ期临床观察提供了难得的机会。

研发安全有效的切昆贡亚热疫苗的其他策略正在运行中。这些策略包括以VEEV减毒活疫苗株TC-83(EEE病毒的自然减毒株)或Sindbis病毒为骨架,用CHIKV的结构蛋白基因制备嵌合甲病毒候选疫苗。Wang及其同事[57]发现,所有的嵌合体都可产生强烈的中和抗体反应,免疫小鼠可完全预防CHIKV攻击后的发病和病毒血症。一种表达CHIKV包膜糖蛋白组分的DNA候选疫苗可在小鼠和猴体内诱导中和抗体[58]。另一种DNA候选疫苗系采用编码CHIK衣壳、E1和E2的质粒制备。注射入小鼠体内后,这种疫苗诱导了广谱的细胞免疫,并产生了能够识别天然抗原的ELISA抗体[59]。另一个研究小组正在评价用目前印度流行株制备的适应Vero细胞的福尔马林灭活候选疫苗[60]。最近,一种包含病毒包膜的病毒样颗粒(VLP)疫苗已问世,在非人类灵长类动物和人类志愿者中可诱导高滴度中和抗体[61-63]。此外,接种单剂次以麻疹病毒为载体的CHIK疫苗可诱导产生高CHIKV抗体滴度并保护小鼠免受致死性CHIKV的攻击[64]。

罗斯河病毒

罗斯河病毒病,即流行性多发性关节炎,于1928年在澳大利亚首次被发现,但其病原体罗斯河病毒(RRV)却是在1963年从蚊子中分离出来的[65-67]。罗斯河病毒病基本上只在澳大利亚、斐济和周围的岛屿包括美属萨摩亚和库克群岛流行,每年报告几千病例[68,69]。人多发性关节炎可能伴有发热、出疹和嗜睡,症状多在3~6个月后消失[69,70]。在1997年参与澳大利亚昆士兰州联合突击行动的美国海军陆战队员中,有1.5%的人受到感染,9人发病[71]。

从典型的流行性多发性关节炎病例中分离病毒,经C6-36细胞系培养已制备一种疫苗候选株(A. albopictus)[72]。这种候选毒株经在MRC-5人胚肺细胞连续传代4次,再于Vero细胞中传代2次。细胞培养物含青霉素 100 单位/ml，链霉素 100μg/ml，用二元乙胺灭活。该疫苗在小鼠中诱导了中和抗体，可在小鼠受到活 RRV 静脉攻击时避免出现败血症[73]。

最近，又有研究表明，一种经 Vero 细胞培养、福尔马林灭活、核酸酶消化（消化宿主细胞 DNA）、蔗糖梯度纯化的候选疫苗诱导小鼠产生了中和抗体[74]。免疫后小鼠和豚鼠在静脉亲本株 RRV（T48）攻击后未发生病毒血症。在一项 I/II 期剂量递增研究[75]中，382 名健康、无 RRV 感染的成年人在 4 个剂量水平下按照第 0 天、第 21 天和第 6 个月的免疫程序进行 3 次免疫接种该疫苗（添加或不添加氢氧化铝作为佐剂）时是安全的、并具有免疫原性。佐剂剂量为 2.5μg 时可诱发最强烈的免疫应答。该研究团队最近完成了一项对 1 755 名 16~59 岁健康成年人和 209 名 60 岁及以上健康老年人的Ⅲ期研究[76]，疫苗耐受性良好。第三次接种后，91.5% 的成年人和 76.0% 的老年人中和抗体滴度均 ≥1:10。研制 RRV 疫苗过程中需注意，在体外实验中描述过可能出现抗体依赖性病情加重[69,77]。

布尼亚病毒

布尼亚病毒科是一个带有脂包膜的、分节段的负链 RNA 病毒大家族。抗该病毒 5 个种属中有代表性的 2 个，即裂谷热病毒（静脉病毒属）和汉坦病毒（汉坦病毒属）人类致病原的疫苗已问世。

裂谷热病毒

裂谷热是一种由蚊子传播的、在撒哈拉以南的非洲地区流行的疾病，主要感染反刍类动物。然而，在适宜的气候条件下，这种疾病也能在动物和人群中流行，并可能导致大量发病和死亡。近年来，研究已证明里夫特裂谷热有传播到埃及北部，并向亚洲大陆的也门和沙特阿拉伯蔓延的迹象。如果这种疾病继续向其他未感染过的动物和人类传播，将会导致灾难性的后果[78]。西尼罗河病毒的传播证实，病毒一旦在大西洋沿岸出现，就有可能跨越这道屏障。因此，研制抗裂谷热病毒疫苗或研究其他对策对于保护非洲和中东地区的人类和动物种群、参与这些地区战役的美国军事人员、美国和其他地区牲畜和人民都极为重要。

美国军队已开发了 2 种疫苗以对抗这种威胁，一种是灭活裂谷热疫苗（TSI-GSD-200），另一种是最近研发的减毒活疫苗（RVF MP-12）。从乌干达 Bwamba 县蚊群中分离出的裂谷热病毒 Entebbe 株是灭活疫苗的来源[79]。这种病毒在成年小鼠体内传代 184 次，然后在恒河猴胚肺（FRhl）细胞中传 2 代而成为疫苗生产毒种。尽管先前使用的疫苗是在原代非洲绿猴肾细胞中生产，但现行疫苗是在恒河猴胚肺（FRHL）细胞中生产[80,81]。疫苗经 0.05% 福尔马林灭活。对病毒灭活进行验证后，采用亚硫酸氢钠中和残留的福尔马林，使其含量降至 0.01% 以下。一项关于灭活裂谷热疫苗安全性和免疫原性的 12 年观察表明，在经过三剂次的基础免疫和一剂次加强免疫后，该疫苗具有安全性和免疫原性[82,83]。在这项研究中，598 名志愿者中有 540 名（90%）分别在 0、7、28 天皮下注射 1 针灭活 TSI-GSD-200 疫苗，结果其抗体滴度 ≥1:40（PRNT80）。无应答者在加强免疫 1 针后，有 3/4 抗体滴度 ≥1:40（PRNT80）。然而，仍有 10% 左右的接种对象需要反复加强免疫。在这些个体中，加强剂次通常可产生足够高的滴度。如一年后降到 1:40 以下，需要再次加强（P.R. Pittman，未发表）。

从 1977 年埃及首次流行期间的一例非致死性人类病例中分离到的裂谷热病毒株已用于制备减毒活疫苗。这个毒株（ZH548）在乳鼠脑中传代 2 次，在 FRhL 细胞中传代 1 次，然后通过在人肺细胞培养物（MRC-5 细胞，已注册用于疫苗）中按照先前描述的方法[84]，在有和没有 5-氟尿嘧啶的条件下交替传代 12 次而减毒。RVF MP-12 减毒活疫苗是将最终发生突变的代次的上清收获后经冻干制备而成。该疫苗已经在多种动物如啮齿动物、羊（包括怀孕母羊和新生小羊）、牛（包括宫内接种的牛）和猴中进行了大量安全性试验和攻击实验[85-89]。此外，米勒 Miller 和他的同事[90]还发现绵羊接种 RVF MP-12 疫苗能够产生持久的免疫力，并且传播给叮咬接种动物的蚊子的可能性有限。

RVF MP-12 减毒活疫苗已由美国军队传染病医学研究所（USAMRIID）在人类志愿者中进行了临床评价。在剂量逐渐增加且同时探索接种途径的随机、双盲 I 期观察中，56 名健康且未怀孕的对象被随机分组，其中 10 人皮下接种 RVF MP-12 疫苗（$10^{4.7}$ 噬斑形成单位，PFU）；6 人肌肉接种 $10^{3.4}$ PFU；27 人肌肉接种 $10^{4.4}$ PFU；13 人接种安慰剂[91]。接种组和对照组的不良反应都很少发生且很轻微。其中有 1 名志愿者经细胞培训物直接空斑实验检测，滴度为 1.3 log。6 名接种者通过扩增检测到短暂的低滴度病毒血症，这 6 名志愿者均来自肌肉接种 $10^{4.4}$ PFU 组。在 43 名接种疫苗的志愿者中，有 40 名（93%）检测到中和抗体（$PRNT_{80}$ 滴度）以及 RVF 特异性 IgM 和 IgG。肌肉接种 $10^{4.4}$ PFU 疫苗组的抗体几何平均滴度最高。总体来说，34 名接种 RVF MP-12 疫苗的志愿者中有28名(82%)在1年以后血清抗体仍为阳性(PRNT$_{80}$=1∶20)[91]。

一项由得克萨斯大学医学分院和美国军队传染病医学研究所共同开展的开发RVF MP-12疫苗的联合项目已经完成。这项研究由美国国家过敏和传染病研究所资助,涉及为19名未感染的男性和未怀孕的女性受试者肌内注射接种单剂次RVF MP-12疫苗。在这项疫苗试验中,疫苗具有安全性和免疫原性。19名受试者中共有18名(95%)产生了抗RVF的中和性抗体,其PRNT$_{80}$滴度达到1∶20或以上。结果表明,该疫苗最多只能导致低水平病毒血症。直接空斑试验未检测到病毒。然而在接种后14天内,经在Vero细胞中盲传2代扩增,在5名受试者中发现了9个MP-12分离株。在亲本株的减毒突变株中未发现有单核苷酸多态性或恢复性突变[92]。

另一个候选RVF减毒活疫苗是克隆13。克隆13是RVF病毒的空斑纯化克隆,其中在小S基因组片段中有一块较大的缺失,从而破坏了非结构蛋白NSs的生物学功能。克隆13已证明在小鼠、绵羊和山羊中具有高度的免疫原性,但在牛中仅表现出中度的免疫原性[93,94]。

其他抗裂谷热病毒疫苗的开发方法均处于临床前阶段,包括基于病毒载体的疫苗[95-97]、含分子佐剂的DNA疫苗[98]、基于纯化蛋白的亚单位疫苗[99-103]以及基于单周期可复制疫苗突变体的疫苗[104]。

汉坦病毒

引起肾综合征出血热(HFRS)的汉坦病毒已成为并将继续成为威胁驻韩国和欧洲的美国军队的重要传染病威胁[105]。目前在全球范围内至少有14个不同的可引发肾综合征出血热的汉坦病毒株[106]。有3种病毒蛋白可诱导保护作用,即2种表面糖蛋白G1和G2(也称Gn和Gc)以及N核壳蛋白。中和性抗体具有保护作用,而T细胞应答也可能具有这种作用[107]。除肾综合征出血热外,汉坦病毒还可引起汉坦病毒肺综合征[106,108]。汉坦病毒引起的这种综合征在美国西南部被称作辛诺柏病毒(SNV)。人类可通过吸入啮齿动物排泄物气溶胶而感染汉坦病毒[109]。汉坦病毒的原型Hantaan最早在韩国分离,且第一种预防HFRS的疫苗也是在那里研发成功[108,110,111]。这种灭活疫苗株POK84/105系从乳鼠脑中收获,经硫酸鱼精蛋白沉淀并离心浓缩,浓缩物再经福尔马林灭活,采用超滤和蔗糖梯度超速离心纯化。该疫苗含有氢氧化铝作为佐剂,硫柳汞作为防腐剂,明胶作为稳定剂。疫苗最终由Rhein生物技术公司生产,据报告,髓磷脂基础蛋白含量在0.01ng/ml以下。这种疫苗推荐的程序为接种2针,每针5 120个ELISA单位(0.5ml),间隔1个月,皮下或肌内注射。

关于这种疫苗发表的文献很少,但生产厂家报告耐受性良好,尽管有过敏反应发生,可能系由鼠脑抗原引起。采用间接荧光法,几乎在所有接种对象中均可检测到血清抗体应答。接种1针疫苗后,中和性抗体基本检测不出,但接种2针后,75%的接种对象可检测到中和抗体[112]。接种疫苗12个月后,抗体阳性率降至16%,因此这时建议进行加强免疫。尽管没有安慰剂对照资料说明疫苗的有效性,在朝鲜生产的类似疫苗报告有效率为88%~100%,Hantavax疫苗在韩国和南斯拉夫进行的无对照流行病学研究也证明其有效[113,114]。虽然中和性抗体应答持续时间不长,加强免疫也未能提高免疫持久性[107,115],一项在韩国开展的病例对照研究评估2剂接种的有效率为46%,3剂为75%,但可信区间很大[116]。

汉坦病毒和首尔病毒株的细胞培养疫苗在中国获得许可。基质为金黄仓鼠肾或蒙古沙鼠肾的细胞培养物。这种二价疫苗报告的有效率都在90%以上,且不良反应比鼠脑疫苗更少见[113,114]。

另一家韩国公司也利用Vero细胞生产出一种汉坦病毒疫苗,该疫苗能够诱导很强的抗病毒G1、G2和N蛋白的免疫应答,从而保护受攻击的动物[117]。

在美国军队传染病医学研究所(USAMRIID),技术的进步推动了生物工程汉坦疫苗的发展。两种实验方法包括携带包膜和核衣壳基因的重组牛痘载体汉坦病毒疫苗,以及将相同基因片段插入细菌质粒的DNA疫苗。这种重组牛痘病毒载体汉坦病毒疫苗在仓鼠感染性模型中有效,即使免疫前牛痘病毒抗体阳性,肌内注射第2剂候选疫苗后仍可以中和这些抗体[118]。在一项双盲的安慰剂对照临床观察中,142名志愿者间隔4周皮下接种2针疫苗,结果发现,免疫前牛痘抗体阴性者,免疫后汉坦病毒和牛痘病毒中和抗体阳性率分别为72%和98%,但免疫前牛痘抗体阳性者接种疫苗后,汉坦病毒中和抗体阳性率仅为26%,表明免疫前载体病毒免疫力会对疫苗效果产生一定影响[119]。该疫苗已被淘汰。

编码G1和G2蛋白的DNA质粒可保护猴子抵抗南美洲汉坦病毒的攻击,并可诱导能为仓鼠提供被动保护的抗体[120]。1-2年后对猴子进行加强免疫,结果表明可诱导免疫记忆[121]。甲型病毒复制子、杆状病毒蛋白体和嵌合乙肝病毒样颗粒目前都在用于汉坦病毒候选疫苗的研究[113,122,123]。

Boudreau和他的同事们[124]报告了一项一期临

床试验,该试验评估了汉坦病毒和普马拉病毒 M 段 DNA 疫苗预防肾综合征出血热的效果。每个志愿者或接受汉坦 DNA 疫苗(n=9),或普马拉 DNA 疫苗(n=9)或两种疫苗(n=9)。通过颗粒介导的表皮接种方式接种,每四周一剂次,共 3 剂次(每剂次含有 8μg DNA、4mg 金)。在接受单一汉坦病毒和普马拉病毒疫苗的志愿者中,各有 30% 和 44% 的志愿者产生了中和抗体。在接受联合疫苗的志愿者中有 56% 产生了一种或两种病毒中和抗体。为了增加血清阳转率,类似于 Boudreau 的研究,Hooper 和他的同事[125]对这两种 DNA 疫苗进行了 I 期临床试验。经肌肉电穿孔方式接种汉坦 DNA 疫苗、普马拉 DNA 疫苗或两种疫苗的混合物,志愿者(共 3 组,每组 9 人)分别接受 3 剂次疫苗,每剂次间间隔 28 天。每剂疫苗在总体积为 1ml 生理盐水中含有 2mgDNA,联合疫苗含每种 DNA 疫苗各 1mg。接种汉坦或普马拉 DNA 疫苗的志愿者中,中和抗体的比例分别为 56% 和 78%。联合疫苗的结果表明,78% 的疫苗接种者产生了抗普马拉病毒的中和抗体。三名抗普马拉抗体水平最高的志愿者也产生了抗汉坦病毒的中和抗体。两项研究均未发现疫苗引起的严重不良事件。

Hooper 及其同事[126,127]还发现,编码 SNV 或 ANDES 病毒的病毒包膜糖蛋白的 DNA 疫苗(这两种病毒都会引起汉坦病毒肺综合征)在动物模型中会诱导产生高滴度的中和抗体,接种三剂 SNV DNA 疫苗的仓鼠可完全避免 SNV 病毒的致命攻击。此外,使用 Andes 病毒,SNV 病毒,汉坦病毒及普马拉病毒制备的泛汉坦病毒疫苗可诱导产生针对四种病毒的中和抗体[126]。

西尼罗病毒

黄病毒属西尼罗病毒(WNV)自从 1999 年由纽约市传入后在全美的传播是新发感染性疾病的一个经典案例。WNV 是一种鸟类病毒,常致鸟类死亡,由多种蚊子传播。虽然最近人感染的发病率已经下降,但 WNV 常引起发热性疾病,约 1% 的感染引起脑膜脑炎并发症[128]。

WN-VAX 是一种福尔马林灭活的 WNV 疫苗,源于 1999 年在纽约市分离的一个毒株,已经在许多动物模型中进行了测试。此疫苗以两剂次腹膜内给药,对 4 周龄小鼠免受 WNV 致命攻击的保护率为 100%[129]。最近,Muraki 等人[130]发现用 WN-VAX 免疫小鼠血清被动免疫的小鼠也免于致死性 WNV 攻击;在猕猴体内 WN-VAX 可引发中和抗体[130]。疫苗的临床试验也已经在筹备中。

几种 WNV 候选疫苗的 I 期和 II 期临床试验已经完成。ChimeriVax 西尼罗病毒疫苗,含有黄热病病毒骨架并表达 WNV 的前膜蛋白和包膜蛋白,据报道在 I 期临床试验中是安全的且可诱导中和抗体[131,132]。在 II 期临床试验中,ChimeriVax 的耐受性良好,超过 96% 的接种者血清阳转[133]。

在 I 期临床试验中,一种 DNA 候选疫苗可引起针对 WNV 的中和抗体[134]。一种由 C-末端截断的包膜蛋白和含佐剂的天然 WNV 蛋白 80% 的 N-末端氨基酸(WN-80E)组成的重组亚单位候选疫苗,经 ELISA 方法以及中和抗体测定可检测出其产生的抗体。在攻击实验中,所有对照组恒河猴在感染病毒后至少 3 天均可检出病毒血症,而接种疫苗组均未出现病毒血症[135]。评价该疫苗安全性的 I 期试验最近已经完成。

沙粒病毒属

在分节段的负链 RNA 病毒中,几个沙粒病毒科家族的成员被视为人类病毒性出血热综合征的病原体。迄今为止,针对沙粒病毒的保护性疫苗的研究取得了一定的进展[136]。20 世纪 80 年代,第一种针对沙粒病毒(胡宁病毒)的疫苗由阿根廷政府与美国陆军成功研制。针对其他致病性沙粒病毒也已经研发了许多有潜能的疫苗,但都没有进展到临床试验阶段[137]。

胡宁病毒

胡宁病毒能引起急性心力衰竭(Acute Heart Failure,AHF),在阿根廷中北部潘帕斯草原地区流行。人类通过吸入感染啮齿动物分泌物和排泄物而感染[138-140]。未治疗的 AHF 患者中有 15%~30% 死亡。

几十年来,阿根廷试图开发出对 AHF 有效的疫苗。但因各种原因,生产的灭活疫苗和减毒活疫苗均以失败告终[136]。美国军队传染病医学研究所(USAMRIID)开发的产品 Candid#1 是由分离自因 AHF 而死亡的豚鼠的胡宁病毒原型 XJ 株传代制备。该株在豚鼠中传代 1 次,在新生鼠脑内传代 44 次,然后克隆入 FRhL 细胞并传代 19 次[136,141,142]。Candid#1 证实了对豚鼠和恒河猴致死胡宁病毒攻击有保护作用[140,143,144]。在人类的 I 期和 II 期临床试验中,Candid#1 是安全有效的[145,146]。超过 90% 的志愿者产生了胡宁病毒抗体,尽管其水平低于轻度自然感染后的水平[147]。99% 的志愿者产生了胡宁病毒特异性细胞免疫应答。在一项效力研究中,经随机分组,3 255 名志愿者接种疫苗,3 245 名接种安慰剂。在试验期间,按照临床 AHF 病例诊断标准,有 23 名志愿者发病[148,149],其中 22 人接种了安慰剂,1 人接种了疫苗。通过意向治疗分析得出疫苗的效力为 95%(95% CI,82%-99%;$P<0.001$)。阿根廷国家人类病毒病研究所生产了自己的胡宁疫苗,也称为 Candid#1。在 946 名人类志愿者中对其进行了测试,以将其安全性、免疫原性与先前研究中之前美国生产的 Candid#1 疫苗进行比较[150]。结果表明,这种疫苗的安全性和有效性与美国生产的疫苗相当,未发生与疫苗相关的严重不良事件。因此,阿根廷国家监管机构(ANMAT)批准了当地生产的 Candid#1 疫苗[151,152]。

建议有胡宁病毒职业暴露风险的人员(农业或实验室)接种 Candid#1 疫苗。该疫苗的开发是 USAMRIID 与阿根廷卫生和社会行动部在联合国开发计划署和泛美卫生组织的支持下的成功合作。多年来,阿根廷和其他国家的数十万人接种了该疫苗,其安全性和有效性得到了验证[153]。

拉沙病毒

另一种重要的沙粒病毒是拉沙病毒,由西非的啮齿动物传播,最近发生了大规模的流行。几种候选疫苗已在非人灵长类动物模型中显示出保护作用,包括重配株,水疱性口炎病毒载体重组体和甲病毒复制子。

中东呼吸综合征病毒

与曾在中国传播并在 2002—2003 年引起全球范围流行的严重急性呼吸综合征(SARS)病毒一样,中东呼吸综合征(MERS)病毒也是一种冠状病毒[154,155]。MERS 的宿主是骆驼,尤其是幼驼,病畜可将疾病传染给人类[156,157]。此外,在沙特阿拉伯和韩国多次观察到人间传播[158]。所有冠状病毒都具有诱导中和抗体的刺突糖蛋白,基于此蛋白的单克隆抗体和疫苗在猕猴等实验模型中均显示出良好的保护作用[159]。骆驼用疫苗和人用疫苗均在研发当中。

Novavax 研发的由 MERS 刺突蛋白和 ISCOMATRIX 佐剂组成的直径 0.2μm 的纳米颗粒,已被证明可在小鼠中诱导中和抗体[160]。德国科研人员使用 MVA 痘苗病毒作为 MERS 刺突蛋白的载体诱导产生了保护性中和抗体[161]。美国国家卫生研究院疫苗研究中心研发了代表完整的 MERS 刺突糖蛋白或糖蛋白 S1 结构域的质粒和重组蛋白。当两种抗原被施用于小鼠或猕猴时,可产生中和抗体并保护动物免受病毒攻击[162]。这些候选疫苗的进一步研发将取决于流行病学和市场规模。

使用有限的细菌性疾病疫苗

Q 热

Q 热是一种传染性很强的人畜共患病,通常由来自感染绵羊或山羊的含有贝氏柯克斯体(C. burnetii)的气溶胶传播引起[163]。病原体曾被认为是立克次体,但现在被认为与军团菌有关。发热和肺炎是 Q 热的最常见的临床表现,也可产生肝炎、心内膜炎和各种其他并发症[164]。抗生素虽有效但可能起效缓慢,见诸报道的 Q 热后慢性疲劳综合征可能与细胞因子失调有关[165]。

Q 热的免疫机制很复杂。虽然抗体对于清除细胞外生物非常重要,但清除胞内感染并形成免疫记忆则主要依靠 T 淋巴细胞和淋巴因子[166]。

Q 热疫苗是将 C.burnetii 在鸡胚卵黄囊中培养,早期的疫苗通过福尔马林灭活鸡胚中产生的微生物来制备疫苗[167]。该疫苗对包括实验性感染在内的患者有效,但偶尔会导致严重的局部反应形成脓肿,这可能是之前形成的 Q 热免疫有关。因此,接种疫苗前需要检测血清 Q 热抗体,并用稀释疫苗做抗原皮试以观察接种后是否形成局部硬结。

柯克斯体生物学和疫苗学的发展推动了新一代疫苗的产生。例如,有证据表明只有 Ⅰ 相 Q 热病原体(类似于光滑型细菌)才具有保护作用,如果生物体在鸡胚中传代次数太多,就会向 Ⅱ 相(粗糙型)过渡。因此,Q 热疫苗均基于 Ⅰ 相病原体开发[168]。此外,研究人员发现,通过提取、过滤或离心分离等去除鸡蛋白和脂质、分离完整的灭活的柯克斯体的纯化过程,将获得更清洁、反应原性更低、免疫原性更高的产物。两种全细胞疫苗已在高风险受试者中使用:由澳大利亚 Commonwealth 血清实验室[166,169]制造并获得许可的疫苗和由美国陆军生产并测试的疫苗(IND 610)[170]。两种疫苗均为单剂 30μg,皮下注射。澳大利亚疫苗 Q-Vax 使用高浓度的 NaCl 纯化以去除非保护性抗原。美国陆军生产的全细胞灭活 Q- 热疫苗 NDBR105,IND610 也先用 NaCl 提纯,再经乙醇 - 氟利昂 113 提纯,最后在 $CaHPO_4$ $2H_2O$(透钙磷石)柱上进一步纯化。然而,虽然进行了纯化,但为了防止感染过 Q 热的人发生严重反应,仍需对疫苗进行皮测。

全细胞疫苗已经过大量的临床试验。在澳大利亚,一项安慰剂对照试验[171]和屠宰场工人[172,173]的开放性试验显示保护率接近 100%(表 12.3)。在澳大利亚政府资助的疫苗接种项目期间，澳大利亚的Q热发病率从2002年到2006年下降了50%以上[166,174]。美国陆军疫苗在志愿者中的对照攻击试验也非常成功[175]。两项meta分析发现，Q-Vax的保护率分别为97%和83%~100%，但数据质量仅被视为中等水平[176,177]。2007—2011年，荷兰发生了一场由乳山羊引起的Q热病暴发，超过4 000人感染[178]。尽管疫苗接种覆盖的范围有限，对慢性Q热的高风险人群接种Q-Vax疫苗等措施仍在控制疫情中发挥了作用[179-181]。

表12.3　Q热疫苗的保护作用

疫苗	研究类型	Q热病例数		保护率/%
		接种疫苗组	对照组	
美国	随机，感染	2/32	5/6	92
澳大利亚	随机安慰剂对照	0/98	7/102	100
澳大利亚	观察	3ª/2 716	52/2 102	96-100

ª 在Q热的潜伏期内进行了接种

数据源于ORMSBEE RA, MARMION BP. Prevention of Coxiella burnetii infection: vaccines and guidelines for those at risk. In: Marne TJ, ed. Q Fever: The Disease, vol 1. Boca Raton, FL: CRC Press, 1990: 225-248.

为了消除反应问题，美国[182,183]和捷克斯洛伐克[184]已经制备了第三代无细胞Q热疫苗。这些疫苗用氯仿-甲醇或其他脂质溶剂提纯以去除脂质A（被认为是C. burnetii的主要反应物质），但尚未经过充分的临床试验来确定其保护效果是否等同于全细胞Q热疫苗。此外，尚不清楚这些疫苗是否能够避免在曾感染个体中引起严重不良反应[185,186]。

俄罗斯研发了一种在鸡胚卵黄囊中生产的减毒Q热疫苗，但其安全性受到质疑。正在研究的其他疫苗基于P1 29kD蛋白（一种67kD抗原）和编码多种蛋白质的DNA质粒[187-189]。

能够诱导抗体和1型辅助T细胞(Th1)细胞反应、即使曾感染过的个体也能良好耐受的疫苗是Q热疫苗研究的方向。这还需要对关键性保护性抗原做进一步研究[185,189]。

土拉菌病

土拉菌病，是一种细菌性生物恐怖威胁，能够在人群中造成流行甚至大流行[190]。土拉菌病的病原体弗朗西斯氏菌属土拉菌于1912年被分离；1919年Edward Francis发现它与当时被称为"鹿飞热"的人类疾病有关[191]。

Andersson和他的同事们[192]描述了人类发生溃疡淋巴结型土拉菌病(ulceroglandular tularemia)后外周血中的转录应答。他们鉴定出了可通过基因表达的变化来预测土拉菌病早期阶段的7种基因。除了确定宿主防御如何因土拉弗朗西斯菌侵袭开启或关闭外，这些资料对鉴定野兔病感染的潜在诊断标记十分重要。

美国医学文献记载了200多例弗朗西斯菌属土拉菌病病例，这些病例均为接种1针或1针以上石炭酸灭活的疫苗和/或丙酮制备的疫苗后而引起感染的实验室工作人员[193-196]。Foshay疫苗是这些早期灭活的疫苗中的一种，具有不完全的抗呼吸道或皮下途径感染的土拉菌的保护作用[197,198]。尽管有证据表明接种这些疫苗后可产生循环抗体，但产生的抗体不具备保护作用。因此可以得出结论，疫苗生产过程中的灭活步骤破坏了弗朗西斯菌属土拉菌的保护性抗原，尽管现在仅认为是抗体不足。

借鉴在灭活疫苗方面的部分经验，人们试图开发一种弗朗西斯菌属土拉菌病减毒活疫苗。通过避免破坏保护性抗原，人们认为引起实际感染的活疫苗产生的免疫力接近于自然感染产生的免疫力，特别是诱导产生预防疾病所必需的持续性抗体和CD8⁺T细胞介导的细胞免疫。

苏联的研究者于1942年率先开发了土拉菌减毒活疫苗[199]。1956年，Shope将装有该"活"疫苗的安瓿从俄罗斯流行病学和微生物研究所带到美国[200]。Eigelsbach和Downs从这些疫苗的安瓿中分离出疫苗株，并将其命名为LVS[201]。

20世纪60年代早期在美国Fort Detrick的研究证实LVS在小鼠和豚鼠受到攻击后可提供保护[201]。后来通过将免疫小鼠的脾细胞被动转移至未免疫小鼠，发现这种免疫保护作用是细胞免疫的结果[202]。在猴子中也进行了类似的免疫研究，结果也证明接种LVS株后会产生明显的免疫应答[203]。

1958年在Fort Detrick, LVS最初是采用皮肤划痕方式为志愿者接种[204]。对29名志愿者进行了接种程序与接种后不良事件评估[198]。接种后1个月只留下一个粉红色的瘢痕。在29名志愿者中，约有半数出现短暂性的腋下淋巴结炎，但没有人在接种LVS后出现发热或其他全身反应。所有的接种者都出现了细菌性凝集抗体，抗体滴度在接种后29~59天出现峰值，以后维持较高水平[205]。

当攻击剂量达到2 500个细菌后，在接种LVS的志愿者中观察到明显的保护作用；只有20%的接种对象出现临床疾病，而未接种的对照人群有85%发病。所有接种疫苗的人都没有出现严重到需要治疗的症状。但当攻击剂量更高时，免疫力不再发挥作用。

当攻击剂量为25 000个细菌后,90%的接种对象出现症状,而对照组有85%出现症状。然而,LVS可以控制疾病严重程度,使受种志愿者中只有60%病情严重到需要治疗,而对照组这一比例为100%[205]。

对以气雾形式接种土拉菌减毒活疫苗的效果也进行了评价[206,207]。在一项研究中[207],以气雾形式接种LVS的16人中,有6人产生了能对抗有毒力的弗朗西斯菌属土拉菌SCHU-S4株攻击的保护作用。所有受到保护的接种者中均能检出循环抗体,而在10个发病的接种者中仅有1人检出循环抗体。

早在20世纪60年代中期就已经开始使用LVS(也称为NDBR 101),这与Fort Detrick实验室内获得性感染的发生率明显下降有关[208]。由于对LVS的减毒突变和残余毒性缺少明确的认识,这种疫苗仍在研究阶段,需要根据方案并签署知情同意书后才能接种。该疫苗需由FDA按照IND产品的要求进行批签发和效力试验。

目前正在努力采用现代技术研制新一代土拉菌疫苗。弗朗西斯菌属土拉菌的脂多糖可通过诱导抗体提供部分保护,但很明显,针对其他抗原的细胞介导免疫应答是制备抗高毒性株的理想疫苗所必需的[209,210]。此外,喷雾给药可能比外周接种产生更好的保护作用[211]。目前对新的减毒活疫苗[211-217]和新型亚单位疫苗[218]的大量研究工作正在进行中。一项有前景的研究显示,弗朗西斯菌属土拉菌氧化敏感 *emrA1* 突变体LVS可以诱导小鼠产生强烈的体液免疫应答,而不引起不良反应。对小鼠进行单次剂量鼻内接种弗朗西斯菌属土拉菌 *emrA1* 突变体的LVS疫苗,可对致死性的呼吸道LVS攻击有保护作用。该疫苗同样对有毒力的弗朗西斯菌属土拉菌SCHU-S4株提供部分保护作用[219]。

布鲁氏菌病

布鲁氏菌病最初是一种动物疾病,1859年首次在人类中出现,最早认为是"地中海胃型弛张热"或"马耳他热"[220]。研究表明该病在马耳他的流行系由饮用未经巴氏消毒的羊奶引起[182]。Bruce于1886年从1例布鲁氏菌病死亡病例中分离到病原体[221]。最初将其命名为马耳他微球菌(*Micrococcus melitensis*),后来以它的发现者命名,也就是我们今天所知道的布鲁氏菌。布鲁氏菌是遍布全球的不形成孢子的革兰阴性菌,多种动物对其易感。人类通过接触感染动物,如食用未经巴氏消毒的已污染布鲁菌的奶或其他乳制品而感染,也可能通过在实验室操作该菌而感染。布鲁氏菌病主要表现为非特异性的流感样症状,也有少部分出现消化道症状[222]。由于布鲁氏菌可通过气溶胶传播感染,因此该菌也可能成为生物战的武器。

现在已有有效的菌苗,包括活菌苗和死菌苗。使用这些菌苗后,在有动物疾病流行的国家,人群中布鲁氏菌病的发病率已明显下降。然而,据估计全球每年仍有50万病例发生[223]。一种叫Brucella abortus S19的活菌苗已在俄罗斯被广泛使用,其保护率在50%以上,但有一定程度的反应原性[224]。

正在进行的研究尝试将动物用的活菌苗进一步减毒,以在膜蛋白和核糖蛋白或编码这些蛋白的DNA质粒基础上开发亚单位疫苗[225-234]。例如,使用外膜蛋白及其基因[235,236]、外周胞质蛋白bp26[237],通过鼻内接种复合脑膜炎奈瑟菌外膜蛋白的布鲁氏菌脂多糖[238,239],以及重组葡萄糖激酶蛋白布鲁氏菌疫苗[240],均能实现对动物的保护。

假单胞菌

铜绿假单胞菌是通气患者和烧伤患者中常见的病原体;但也会在囊性纤维瘤患者中引起致命的感染,主要由于它可产生了较厚的黏液囊。尽管囊性纤维化患者感染后产生脂多糖抗体,但该抗体亲和力低,不足以产生保护作用。相反,用源自8种不同菌株的脂多糖与假单胞菌外毒素A化学偶联后进行人工免疫,可诱导高亲和力IgG抗体[241,242]。细胞免疫应答研究结果显示能够诱导抗原特异性淋巴细胞增殖和Th1样细胞因子的分泌[243]。在一个历时10年的研究期间,经结合毒素A的O多糖免疫后,囊性纤维化患者很少出现假单胞菌感染,且黏液株的定植也呈减少的趋势(2002年11月26日Herzog C与S. Plotkin的私人交流)[244,245]。更重要的是接种者的肺功能也得到改善[244,246,247]。在一项Ⅲ期临床试验中,接受四剂次二价铜绿假单胞菌鞭毛疫苗治疗的囊性纤维瘤患者比接受安慰剂治疗的患者患一种或多种急性铜绿假单胞菌感染的可能性要小得多(疫苗接种组和安慰剂组分别为19.6%和30.7%)[248]。但要提供更多的保护,还需要有更多的抗原[249]。含有福尔马林灭活的全假单胞菌的疫苗通过口服途径为健康志愿者接种,结果未见不良反应,但产生了明显的血清IgA应答[250]。

许多实验性疫苗正在开发中,包括以鞭毛抗原、外膜蛋白OprF和OprI、外毒素A为基础的疫苗[251-254]。例如,一种编码假单胞菌外毒素A和PcrV的DNA疫苗在小鼠身上表现出了良好的前景[255],同时一种铜绿假单胞菌混合外膜蛋白OprE/I(IC43)疫苗在最近的一项随机、安慰剂对照的Ⅰ期研究中表现出了良好的耐受性和免疫原性[256]。研究发现铜绿假单胞菌的黏液胞外多糖与钥孔血蓝蛋白结合可在小鼠体内诱导调理吞噬抗体[257]。一种表达铜绿假单胞菌脂多糖O抗原的减毒沙门菌载体经鼻内接种后，对小鼠具有抗攻击保护作用[258]。更有意思的是，与其他黏膜细菌情况一样，Th17应答可能是产生保护作用所必需的[259]，且采用黏膜途径给药可能效果更好[260-262]。

毒力因子褐藻酸盐是由黏液型铜绿假单胞菌产生。在假单胞菌疫苗研制中有一个策略是提高抗褐藻酸盐的抗体调理作用。有一个研究团队将褐藻酸盐与脑膜炎奈瑟菌的外膜囊泡相结合，并将该结合物接种到小鼠体内可保护铜绿假单胞菌经鼻内感染的攻击[263]，从而验证了这一观点。

幽门螺杆菌

幽门螺杆菌是慢性胃炎、消化性溃疡和低度恶性胃淋巴瘤的病因[264,265]，在低年龄时定植在胃内，到成年时产生作用。发病机制与刺激Th1细胞和调节性T细胞，还可能与Th17细胞有关，且动物模型研究已显示抗体和细胞机制似乎与保护作用有关。临床试验检测了幽门螺杆菌分泌的脲酶、cagA致病性岛、VacA细胞毒素和中性粒细胞激活蛋白[266]，过去的研究结果并不乐观。而最近一项研究将铝佐剂与后三种抗原结合，在志愿者体内诱导出了较强的抗体和细胞应答，且将开展进一步的临床研究[267]。其他方法如VLPs[268]、表位疫苗[269-271]、烷基过氧化氢还原酶与甘露糖基化AhpC[272]以及硫过氧化物酶[273]等，使用小鼠模型做单组分和多组分疫苗研究中显示出了良好的前景。

肉毒中毒

肉毒中毒是一种由肉毒杆菌神经毒素引起的神经型中毒，它是已知的毒性最强的物质。肉毒杆菌毒素由肉毒杆菌产生。目前已知的有7种（A-G）毒素类型，除了G型以外的其他型都能引起人类疾病[274]。肉毒杆菌神经毒素是一种重要的生物战和生物恐怖威胁。神经毒素与突触前膜结合，阻止了乙酰胆碱释放，导致对称性的下行弛缓性麻痹，伴有典型的延髓麻痹，其特点为复视、发声困难、发声障碍和吞咽困难[275]。随着麻痹的进展，会出现全身无力，如果不进行治疗，会因呼吸道阻塞或隔膜肌麻痹而死亡。值得关注的是，这种毒素有许多治疗用途，尤其是对眼睑痉挛、斜视、颈斜颈和各种肌张力障碍的治疗，但不局限于这几种疾病[276-278]。

自1959年开始，五价（ABCDE）肉毒梭菌类毒素（pentavalent botulinum toxoid，PBT）作为一种预防性手段用于肉毒中毒的预防，直到2011年11月30日，因疫苗的效力降低和反应性增强，疾病预防控制中心根据IND 161的规定停止提供该疫苗[3]。虽然可以通过降低福尔马林浓度和提高肉毒蛋白纯度来改进传统的类毒素生产方法（比如生产PBT的方法），但最先进的备选方法是重组无毒蛋白。在一项临床试验中发现A型和B型毒素的HC亚单位具有免疫原性，目前该项研究正在进行中[279-282]。毒素的其他肽段，包括轻链和重链的N端也在试验中[283]（图12.1）。研究也表明通过鼻内或口服接种非复制型腺病毒载体单价（C）疫苗可诱导血清和分泌型抗体，对动物产生保护[284,285]。有一种重组二价疫苗（rBV A/B）已经在人群中完成了Ⅱ期临床试验的安全性和免疫原性试验[286]。按照惯例，新的肉毒杆菌疫苗必须通过在动物中证明有效性而获得批准。虽然人体中与效力相关的抗体滴度尚不明确，但在豚鼠中的研究显示，很低的浓度（<0.1U）即具有保护作用[287]。

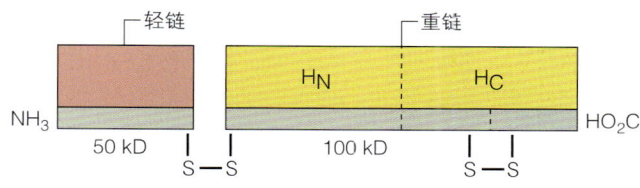

图12.1 肉毒毒素的结构

2013年3月，FDA批准了一种七价（ABCDEFG）马肉毒杆菌抗毒素，用于治疗暴露或疑似暴露于肉毒杆菌神经毒素后出现肉毒中毒症状的人[288,289]。加利福尼亚州在2003年就开始使用BabyBIG治疗婴儿肉毒中毒[290]。然而，在美国目前还没有可用于预防肉毒杆菌中毒的疫苗。

艰难梭状芽孢杆菌

艰难梭状芽孢杆菌通常寄居在人体胃肠道，在特定条件下可产生毒素而引起腹泻。艰难梭状芽孢杆菌感染（C. difficile infection, CDI）突发的致病原因可能是因使用抗生素治疗时消灭了其他肠道菌群。近年来该病发病率大幅增加[291-294]。需要能对抗艰难梭状芽孢杆菌产生的A和B两种外毒素的抗体来预防疾病[295,296]。

研发和使用毒素的单克隆抗体可用于预防和治疗的多项研究正在进行中[297-300]。目前赛诺菲巴斯德公司[301]和辉瑞公司[301a]的抗CDI疫苗正在临床研发中。两种候选的艰难梭状芽孢杆菌类毒素疫苗，均由高纯度的福尔马林灭活或传代失活的类毒素与铝佐剂组成，经肌内注射途径接种。早期的临床研究数据证实了毒素A和B免疫应答与原发性或复发性CDI病例的关系[297,302-305]。细菌定植后，抗毒素A的血清IgG抗体水平增加，表明对毒素A存在系统记忆反应，这与艰难梭菌的无症状携带有一定关系。抗毒素A的血清IgG抗体水平与抗毒素B的血清IgG抗体水平有显著的相关性，抗毒素B的IgG抗体水平在携带者体内也较高[303]。在CDI患者中，高水平的毒素A IgG抗体水平与防止复发有关。在最初的Ⅰ期临床研究中，候选疫苗诱导产生抗毒素A和B的IgG抗体，可缓解复发性腹泻[304]。在最近的Ⅱ期临床研究中，赛诺菲公司的候选疫苗经大剂量接种后，在成人和老年志愿者体内诱导出至少持续了180天的功能性抗体反应，且无安全性问题[306]。

另外，一些研究还利用定植因子作为疫苗抗原，包括一种蛋白酶（Cwp84）是一种黏附分子[307,308]，以及与白喉类毒素变异体CRM结合的细胞壁多聚糖[309]。而在另一个疫苗研发方法中，Baliban和他的同事们研制了一种合成DNA疫苗[310]，能编码艰难梭状芽孢杆菌毒素A和毒素B的受体结合域。该疫苗在小鼠和非人类灵长类动物中显示出较强的免疫原性，免疫后的小鼠对来自同源或异源艰难梭状芽孢菌孢子的攻击具有很好的保护作用。

致谢

感谢Elizabeth S. Brown博士对本章原稿的认真评阅。感谢George R. French对本章进行的前期编辑。

（张国民　尹遵栋　张效群　吴晓文）

本章相关参考资料可在"ExpertConsult.com"上查阅。

第13章 癌症疫苗

Adrian Bot、Elliot M. Berinstein 和 Neil L. Berinstein

癌症疫苗的概念起源于经典疫苗学

癌症疫苗旨在诱导或增强针对癌细胞的免疫应答,这一概念很大程度上来源于对各种传染性病原体预防接种的认识,而后者是医学领域中最重要、最出色的成就之一。将某个传染性病原体的一部分或其替代物作为抗原,使免疫系统事先充分暴露于该抗原,则可以使免疫系统可以有效对抗随后的感染。因此,免疫系统本身具有足够的可塑性和潜能,可以支持有效的抗微生物免疫接种。

癌症疫苗的第二个证据可追溯到 Coley[1]当年所提出的将增强免疫力作为应对癌症的手段的概念。感染[2]或暴露于微生物副产物[3]后发生了肿瘤退行,这一神奇的证据在过去二十年来一直诱使人们对这种方法进行研究,以加大对"癌症疫苗"的研究力度。尽管已经证明治疗性癌症疫苗的开发充满挑战——在数百个临床开发项目中迄今为止只有一个疫苗获得批准[4],但肿瘤免疫学还是得到了飞速发展。这得益于对免疫系统在癌症中的作用更深入的了解[5]、免疫检查点阻断的概念成功应用于临床[6],以及由肿瘤抗原导向 T 细胞介导的癌症疫苗所呈现的有希望的临床疗效[7]。

更具体地说,癌症疫苗的研发是在抗病毒免疫的模式指导下进行的[8]。病毒感染靶器官后,成功诱发细胞介导的免疫应答。其过程是先由次级淋巴器官中的专职抗原提呈细胞[antigen-presenting cell, APCs,特别是树突细胞(dendritic cell,DC)]将病毒抗原提呈给抗原反应性 T 细胞。然后,活化的 T 细胞随后增殖并分化成可分泌 γ 干扰素(interferon-γ, IFN-γ)和肿瘤坏死因子-α(tumor necrosis factor-, TNF-α)等细胞因子的细胞毒性 T 淋巴细胞(cytotoxic effector cell,CTL)。活化的 CTL 进入循环系统,在趋化因子和黏附分子的作用下到达病毒感染部位,并在那里通过释放颗粒酶和穿孔素或激活靶细胞表面的死亡受体来杀伤病毒感染的细胞。例如,当 EB 病毒(Epstein-Bar virus,EBV)感染时[9],CTL 应答需要达到足够的强度(每 100 个 CTL 中有 1~10 个病毒特异性的 CTL)才能清除病毒感染,同时需要维持足够长的时间(至少几周至数月[10])才能起作用。前者通常是由高亲和力的 T 细胞介导的,而后者则是通过诱导记忆 T 细胞来实现的[11]。理想的癌症疫苗也应模拟病毒感染中所出现的同样的步骤(图 13.1),但最终的靶标是癌细胞而非病毒感染的细胞。在癌症疫苗的研究中将会详细讨论这些步骤。

虽然肿瘤学免疫疗法正快速发展并呈现多样性的特征,本章的重点仍是"疫苗"。疫苗可以向免疫系统提供外源性抗原,从而重构、指引和赋能于免疫系统,以达到破坏癌细胞的目的。然而,我们期望免疫肿瘤学中的各种治疗性平台技术——包括疫苗和免疫治疗,将会相互联合使用,以发挥各自的优势,同时在作用机制上互补,从而更有效、更持久地防御疾病。因此,根据目前已有的证据,不能再将疫苗视为一个独立的治疗平台,而应该将其视为一个更广泛、综合性的癌症治疗组成部分,而这样的组成仍然在不断发展中。

制造有效的癌症疫苗的关键是理解肿瘤免疫生物学

肿瘤免疫生物学中有几方面对正确制造癌症疫苗非常重要。缺乏对肿瘤免疫生物学(尤其是免疫耐受和免疫逃避机制)足够的理解已经阻碍了癌症疫苗的研发,这一状况一直持续到最近。

肿瘤抗原

T 细胞可以识别肿瘤抗原。正如病毒抗原一样,肿瘤抗原是来自于和 APC 表面的人类白细胞抗原(HLA)分子相关的降解蛋白的多肽[12]。来自胞内蛋白的多肽,在蛋白酶体的作用下降解,然后与内质网上的 HLA Ⅰ类分子的重链结构域相结合,进而被 CD8+T 细胞所识别。而来自于内吞细胞膜或胞外蛋白的多肽在内涵体中被降解并与 HLA Ⅱ类分子相结合,进而被 CD4+T 细胞所识别[12]。

在少数情况下,癌症是由致癌病毒感染所致,这时可将外源病毒蛋白作为癌症疫苗的靶点。更常见

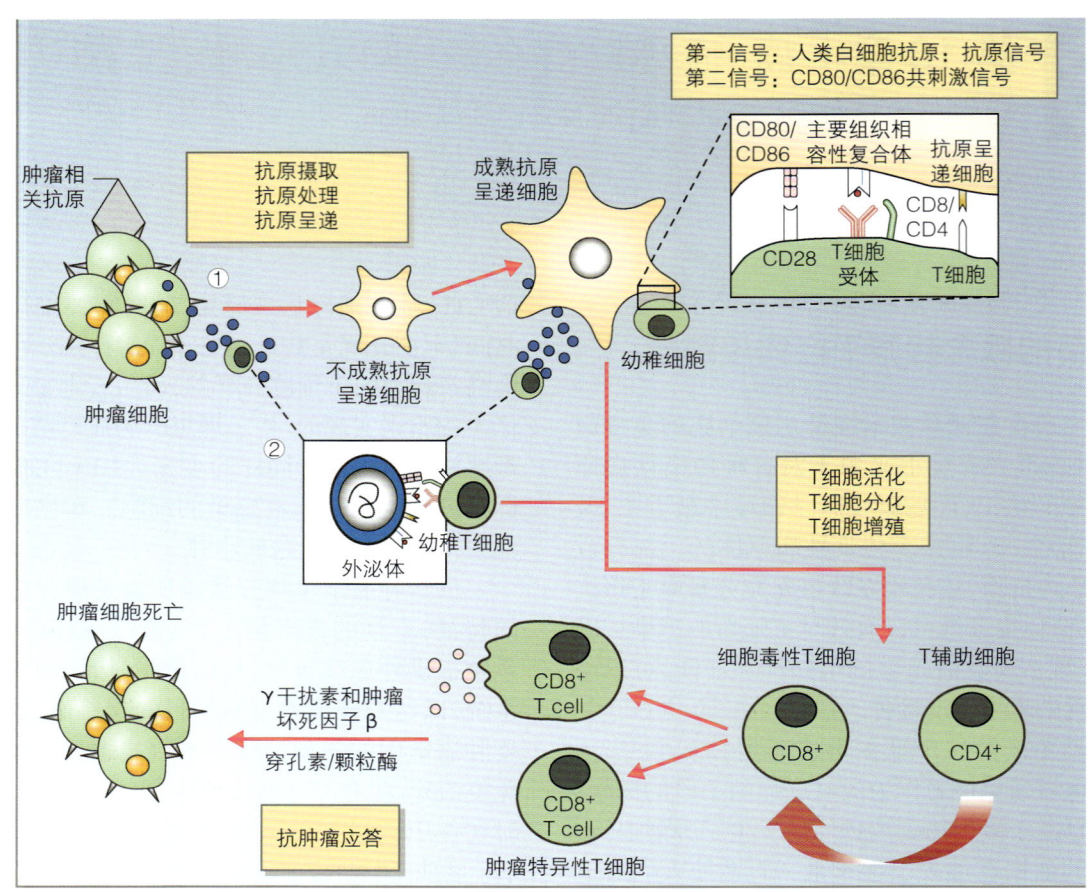

图 13.1 有效的抗肿瘤免疫应答的产生。

一般而言,不成熟的专职抗原提呈细胞(APC)摄取肿瘤相关抗原(tumor-associated antigens,TAA)后必须被活化,然后处理 TAA 表位,并将其提呈到 APC 表面的人类白细胞抗原(human leukocyte antigen,HLA)分子结合槽内部。APC 激活的机制包括:①免疫原性肿瘤细胞死亡:免疫调节(疫苗接种)、放疗、化疗可使肿瘤细胞死亡,从而诱导早期钙网蛋白转移到细胞表面、释放和暴露热激蛋白(heat shock protein,HSP)70 和 HSP 91、释放晚期染色质结合蛋白高迁移率族盒蛋白 1(high-mobility group box 1 protein,HMGB1)和核酸及其降解产物(如三磷酸腺苷)。这些危险相关分子模式被 APC 表面上的模式识别受体所识别。②外泌体识别:APC 来源和肿瘤来源的外泌体通过展示 HLA 分子 CD80 或 CD86 以及黏附分子来激活初始 T 细胞。这两条途径通过 T 细胞受体(T-cell receptor,TCR)识别呈递在 HLA 分子上的、被处理过的抗原表位,从而促使 APC 成熟与 T 细胞活化。为了活化的目的,T 细胞需要两个信号:抗原多肽/主要组织相容性复合体(major histocompatibility complex,MHC)(第一信号)、通过 CD80 和 CD86 与它们的配体 CD28 结合产生的共刺激信号(第二信号)。活化的 T 细胞随后增殖并分化成 $CD4^+$T 辅助细胞和 $CD8^+$ 细胞毒性效应 T 细胞。活化的肿瘤特异性 CTL 进入循环系统,被趋化因子和黏附分子引导至肿瘤转化区,在那里通过分泌 γ 干扰素(IFN-γ)和肿瘤坏死因子 -β(TNF-β)并释放颗粒酶和穿孔素来杀死肿瘤细胞。

的是,因 DNA 损伤、DNA 错误修复或染色体异常重排而导致的自身蛋白突变或形成新的断裂区仅见于肿瘤细胞中。这些被称作肿瘤特异性抗原(如 m-Ras 和 bcr-abl),因为它们并未出现在非癌变的细胞中。最近,它们被称为新抗原(neoantigens),在肿瘤形成过程中也许扮演一定角色。这与肿瘤相关抗原(TAA)的广泛的类别不同,TAA 也包括未经修饰的自身蛋白,这些蛋白在癌细胞中选择性上调或者表达(例如,癌-睾丸抗原)。通过致癌信号通路可以产生 TAA,该信号通路可以提高蛋白或多糖的表达水平,而这些蛋白和多糖在正常细胞中表达较低或者是一过性表达[13]。由于肿瘤特异性抗原是新型蛋白,中心淋巴器官中的发育 T 细胞不太可能识别出这些蛋白——肿瘤特异性抗原在这些器官中更常见(译者注:原文如此。正确的应为"肿瘤相关抗原在这些器官中更常见"),所以它们不会诱导产生免疫耐受,但可以被外周 T 细胞识别。有关肿瘤抗原的更多资料详见以下章节。

抗原提呈与 T 细胞增殖

为使肿瘤应答性的细胞毒性效应细胞（cytotoxic effector cell, CTL）增殖至足够数量并作用足够长时间以清除肿瘤细胞，除了要提供抗原信号（或称第一信号）外，还需要提供更多的信号[14]。APC 还必须同时提供协同刺激信号（或称第二信号），它们以细胞表面分子、细胞因子和趋化因子的形式存在。一般来说，在专职 APC 上可发现激活 T 细胞进入细胞周期所需的协同刺激信号[15]，其中效力最强的是 DC。然而，即使是成纤维细胞，在适宜的环境下也可在体内刺激 T 细胞增殖[16]。

重要的协同刺激分子，包括 B7 家族成员 CD80（B7.1）和 CD86（B7.2），可与 T 细胞上的 CD28 结合并可调节细胞快速增殖所需要的糖酵解代谢[17]。APC 上的其他重要的协同刺激分子将信号传递给抗原活化的 T 细胞，使它们存活并进入细胞周期。举例来说，黏附分子如 CD54、CD48 和 CD58 分别与 T 细胞上的 LFA1、CD2 和 CD24 结合，而 TNF 受体家族成员 CD40 和 CD70 分别与 CD40L 和 CD27 结合[18]。

肿瘤来源的外泌体

外泌体是膜性小囊泡，和质膜融合后将囊泡内容物释放到细胞外[19]。B 细胞和 DC 来源的外泌体含有丰富的主要组织相容性复合体（major histocompatibility complex, MHC）I 类和 II 类分子、协同刺激分子 CD80 和 CD86 以及黏附分子如 CD54 和 CAM-1[20-21]。APC 衍生的外泌体能表达这些配体并通过 MHC II 类限制性 CD4$^+$ T 细胞活化及 MHC I 类限制性 CTL 细胞活化介导抗肿瘤免疫。肿瘤细胞也分泌外泌体，依据条件不同，分别具有免疫刺激和免疫抑制特性。肿瘤来源的外泌体含有大量 TAA，这些 TAA 可被 DC 细胞处理并提呈给 CTL，启动肿瘤特异性免疫应答[22]。然而，肿瘤来源的外泌体也可以通过启动肿瘤特异性 CTL 凋亡（由表达 FAS 配体的外泌体介导）或通过抑制 T 细胞活化和信号转导来促进肿瘤逃避[23]。

免疫原性和非免疫原性细胞死亡

细胞和组织的死亡是持续发生的，这是由于稳态组织的不断更新（非免疫原性细胞死亡），或由于病毒感染、细菌感染及细胞转化所导致的自杀（免疫原性细胞死亡）（图 13.1）[24]。DC 负责区分非免疫原性细胞和免疫原性细胞死亡，并随后启动适当的免疫应答。DC 表面的模式识别受体可识别濒死细胞表面或从其内部释放的独特的免疫原性损伤相关分子模式（damage-associated molecular pattern, DAMP）[25]。免疫原性肿瘤细胞死亡的主要特点是钙网蛋白先转移到细胞表面[26]、释放并暴露热激蛋白（HSP）70 和 HSP91[27]，然后释放染色质结合蛋白——高迁移率族蛋白 1（HMGB1）[28]。核酸及其降解产物也具有类似于免疫原性 DAMP 的功能。DC 识别这些生化标志物，从而引发凋亡小体被吞噬（由钙网蛋白启动）、DC 活化（由 HSP70 和 HSP91 启动）、抗原加工和呈递（由 HMGB1 启动）过程。肿瘤特异性 HMGB1 与 Toll 样受体（Toll-like receptor, TLR）-4 结合之后，通过抑制吞噬体与溶酶体融合，促进 TAA 加工和呈递以及 MHC I 类和 II 类分子与协同刺激分子的表达[29,30]。类似地，HSP 通过与 CD91 结合来促进 DC 活化。DNA 或 RNA 降解产生的核苷酸作用于 TLR2、TLR7、TLR8、TLR9 及胞内受体 RIG-1、MDA5 和 LGP2[29]。三磷酸腺苷（adenosine triphosphate, ATP）及其降解产物可活化嘌呤 P2RX7 受体[31]。识别核苷酸产物可促使 DC 炎性小体分泌炎性细胞因子如 IL-1、IL-18 和 IL-33，而这些炎性细胞因子对于分泌 IFN-γ 的 CTL 发生充分极化是必需的[32,33]。

化疗诱导的免疫原性细胞凋亡

化疗不加选择地杀死正在快速分裂的肿瘤细胞，包括造血和免疫细胞，从而导致免疫抑制的副作用。抗癌化疗药物（如蒽环类、奥沙利铂）和电离辐射尽管具有免疫抑制的性质，但也可引起免疫原性细胞死亡。相反，依托泊苷、丝裂霉素 C、星形孢菌素、线粒体毒物和内质网应激剂（stressors）不能诱导免疫原性细胞死亡[34]。能诱导免疫原性细胞死亡的化疗药物是通过暴露和释放钙网蛋白、HMGB1、HSP70、HSP91、ATP22，暴露 DAMP 并启动有效的抗肿瘤应答而发挥作用的[31]。如果凋亡细胞不暴露 DAMP 或凋亡细胞通过半胱天冬酶活化、活性氧释放和 HMGB1 灭活而修饰现有的 DAMP，那么化疗诱导的肿瘤细胞死亡就是非免疫原性的[35]。化疗也能导致濒死细胞直接释放免疫抑制细胞因子如 IL-10 和转化生长因子（transforming growth factor, TGF）-β。这些细胞因子的产生会导致调节性 T 细胞（regulatory T cell, Treg）和辅助 T 细胞（T helper cell, Th）2 驱动的炎性抑制及 DC 对濒死肿瘤细胞的耐受[22]。

T 细胞分化

抗原活化 T 细胞进入细胞周期后可分化成效应

细胞。T细胞分化的主要途径可分为1型途径(Th1/TC1)和2型途径(Th2/TC2)[36]。Th17细胞与Tregs已经被鉴定为新型效应T细胞亚型。1型免疫应答介导细胞免疫,并且被认为是成功的抗肿瘤和抗病毒应答所必需的[37,38]。1型效应细胞分泌细胞因子如IFN-γ和TNF-α,表达趋化因子受体如趋化因子相关受体(chemokine-related receptor,CXCR)3和趋化因子受体(chemokine receptor,CCR)5[39],并通过穿孔素和颗粒酶杀伤细胞[40]。2型免疫应答与体液和过敏性反应有关。2型效应细胞分泌IL-4、IL-10、IL-5、IL-13并表达趋化因子受体如CCR3、CCR4和CCR8[41]。Th17细胞促进抗感染因子的保护性炎症反应,且在各种自身免疫性疾病中发挥着重要作用[42]。Th17可分泌IL-17,介导促炎性抗肿瘤免疫。抗肿瘤免疫主要是由Th1/TC1极化促进的,但Th17细胞也在其中发挥一定作用[43]。

效应细胞的维持

为了介导有效的抗肿瘤应答,需要保证CTL的活性维持在足够的数量并持续足够长的时间,这涉及多个不同的过程。最初,协同刺激分子可控制效应细胞的存活。例如,APC上的OX40L可促进CD4$^+$Th1细胞的持续活化[44],而41BBL与41BB结合可促进CD8$^+$TC1细胞的持续活化[17]。相反,Th2/TC2应答是通过CD30与APC的CD30L间的相互作用来维持的[45]。如果缺少协同刺激分子信号,抗原活化的T细胞既不能复制,也不能清除肿瘤细胞。除维持效应T细胞存活外,协同刺激分子还可介导效应T细胞的功能。例如,肿瘤细胞上的OX40L可能是激活CTL所必需的[45]。细胞因子也可维持活化T细胞和记忆T细胞的存活,并可提高效应细胞的活性[46]。举例来说,γc-细胞因子家族成员,如IL-2和IL-15,可维持活化T细胞的应答[47]。这类细胞因子许多是由CD4$^+$辅助T细胞分泌的。除放大CTL应答外,由CD4$^+$T细胞分泌的细胞因子还募集其他炎症细胞如嗜酸性细胞和巨噬细胞,以协助清除肿瘤细胞[48]。

T细胞追踪肿瘤

产生大量1型效应T细胞的过程很复杂,这需要次级淋巴器官中的细胞因子和共刺激分子微环境[49,50]。为发挥其效应功能,活化T细胞必须从淋巴结经血流到达病毒感染或肿瘤靶细胞部位。许多分子家族,包括凝集素与整合素,均参与将T细胞从血流汇聚到终末位点。趋化因子对于合适类型的效应细胞的定位(如CCL2、CXCL12、CXCL16)及Treg细胞的调节作用(如CCL22)尤其重要[51,52,53]。

癌症疫苗所面临的所有障碍有待全面克服

虽然细胞介导的抗病毒免疫模型可以指导潜在的癌症疫苗的开发,但是癌症的许多固有特性可能限制疫苗的有效性。因此,提高癌症疫苗的功效可能需要额外的免疫调节治疗策略[54]。

本质上,针对传染源的预防性接种和针对癌症的治疗性接种存在三个主要的差异,这些差异减缓了治疗性接种转化为有效药物的速度。

首先,癌症疫苗的目的是调节患者的免疫系统,而这些患者是已经出现明显临床症状的肿瘤患者或无症状的肿瘤携带者。在这一阶段,机体自身的免疫系统已经遭到肿瘤生物学行为的不利影响(免疫编辑);另一方面,对免疫力有越来越强的耐受性的肿瘤细胞已经被选择出来了(免疫塑造),使得免疫系统对治疗性癌症疫苗的应答产生了不利影响[55]。

其次,癌症疫苗需要消灭的目标是大块的肿瘤组织,这些肿瘤组织的抗原性存在异质性的特点并且有大量的免疫抑制机制,这不同于预防性接种中使用的小的同源微生物抗原。

最后,指导癌症疫苗研发所必需的临床前研究模型、技术平台尚不理想,对癌症疫苗的最佳靶点和伴随的生物标志物的认识有限,这些因素都阻碍了在这一领域中的进展,导致最初的热情转变为怀疑。

这些限制癌症疫苗效果的障碍从机制上可以分为以下几类。

抗原呈递细胞、基质细胞和肿瘤细胞介导的T细胞负调控

正如细胞因子和协同刺激分子能够正向调节T细胞的激活、增殖和效应功能一样,细胞因子和协同刺激分子基因家族的其他成员也可成为负调控因子(图13.2)。这些负调控因子可以是APC特异性的,也可以是肿瘤细胞特异性的,或者是两者共同具有的。例如,免疫细胞或肿瘤细胞产生的TGF-β直接作用于T细胞,抑制其增殖能力[56]。再例如,IL-10的主要效应是免疫抑制,这种效应部分是通过APCs抑制具有活性的协同刺激分子和细胞因子的表达来实现的[43]。

CD80和CD86与CD28结合后,对T细胞的活化和增殖有积极影响。但是,当CD80和CD86与CTLA-4(CD152)——诱导表达于活化的T细胞表

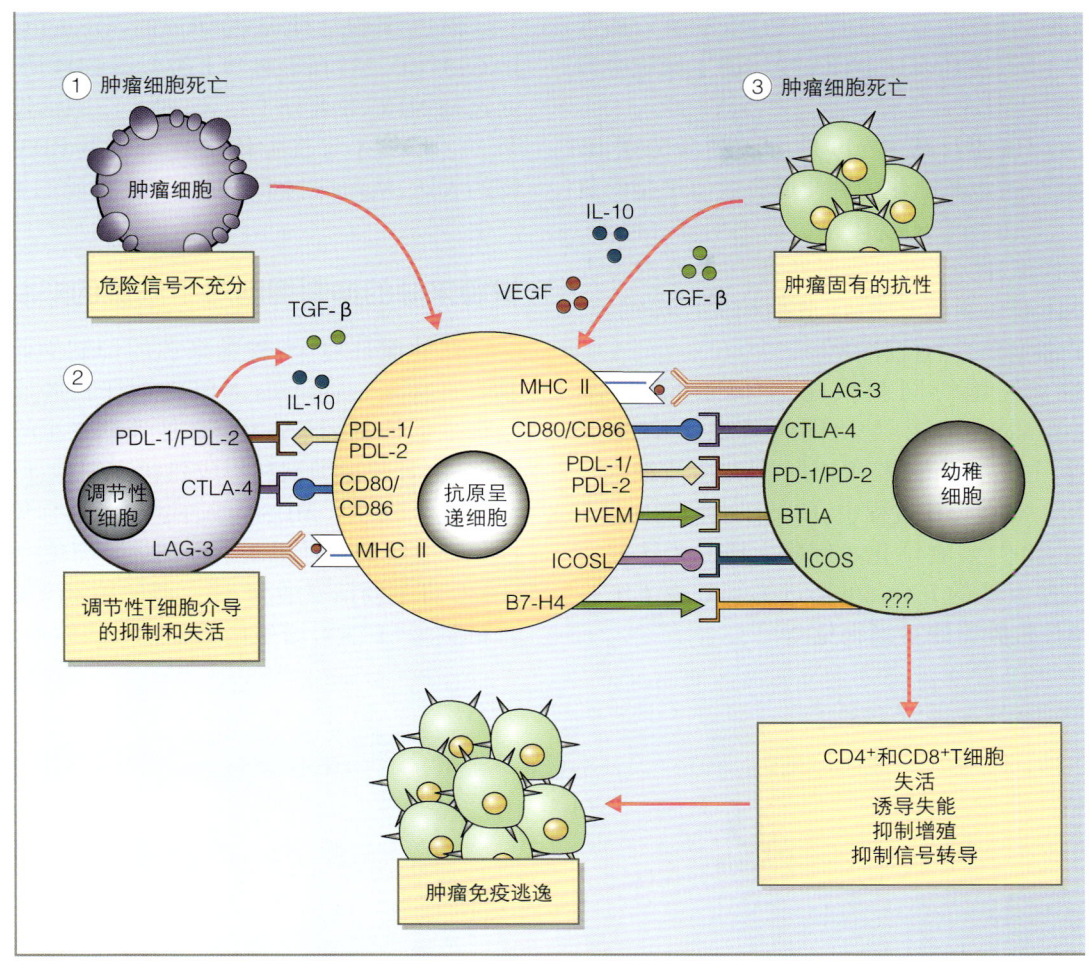

图 13.2 调节性 T 细胞（Treg）和抗原呈递细胞（antigen-presenting cells，APC）抑制抗肿瘤应答。在特定情况下，APC 和 Treg 可通过各种机制抑制肿瘤特异的 T 细胞免疫。APC 活化不足或危险信号不足可激活联合抑制通路。肿瘤本身的固有特性常常可以诱导细胞因子如 IL-10、转化生长因子（transforming growth factor，TGF)-β 以及血管内皮生长因子（vascular endothelial growth factor，VEGF）的表达，从而激活 APC 和 Treg 细胞中的联合抑制通路，募集更多 Treg 到肿瘤部位，直接抑制细胞毒效应 T 细胞的功能。募集到肿瘤部位的 Treg 可通过多种机制抑制抗肿瘤免疫：①Treg 分泌抑制性细胞因子如 IL-10 和 TGF-β，从而直接抑制效应 T 细胞的活化与效应功能。②Treg 通过穿孔素和颗粒酶依赖的杀伤机制诱导 T 细胞凋亡。③位于 Treg 的高亲和力 CD25（也称 IL-2 受体），使肿瘤特异的 T 细胞丧失 IL-2，而 IL-2 是 T 细胞生存所必需的细胞因子，从而导致细胞因子丧失介导的死亡。T 细胞的负调控降低了抗肿瘤免疫力，会导致肿瘤的免疫逃逸。④通过灭活 T 细胞、使效应 T 细胞失能和抑制 T 细胞增殖，APC 和 Tregs 细胞中的联合抑制通路（见图中和正文）降低了抗肿瘤免疫力。

面的 CD28 基因家族的成员之一结合后，会产生强烈的抑制信号，限制 T 细胞的进一步增殖与活化[57]。CTLA-4 与 CD80 和 CD86 结合的亲和力比协同刺激分子 CD28 高 10~20 倍[58]。CTLA-4 通过中断 CD28 信号通路及竞争 CD80 和 CD86 与 CD28 结合，直接抑制效应 T 细胞的活化[59]。调节性 T 细胞（Treg）上组成型表达的 CTLA-4 也可介导肿瘤特异性 T 细胞抑制[60]。

APC 或肿瘤细胞上的程序性细胞死亡配体 1（programmed cell death ligand 1，PDL1）（B7-H1 或 CD274）和 PDL2（B7-DC 或 CDC272）可抑制表达 PD1 的 T 细胞的活化。PD1 与配体结合可抑制 T 细胞受体（TCR）的信号通路和 T 细胞活化[61]，并导致所谓的 T 细胞耗竭。慢性病毒感染和其他感染的一个特点是上调 APC 的 PDL1，并抑制与这些感染相关的免疫应答和炎性应答。肿瘤本身表达的 PDL1 与 PDL2 通过增加肿瘤反应性 T 细胞的凋亡来促进肿瘤生长[62]。

B 和 T 淋巴细胞弱化子（B- and T-lymphocyte attenuator，BTLA）是一个协同刺激受体，其功能与

PD1 和 CTLA-4 类似[15]。表达在 APC 上的疱疹病毒侵入调节因子后，可在表达 BTLA 受体的 T 细胞中抑制 T 细胞活化[63]。

同样，B7-H4（B7x 或 B7s1）是协同刺激分子 B7 家族的成员之一，也是活化的肿瘤反应性 T 细胞的负调控子[64,65]，与其结合的受体至今尚不明确。最近，利用卵巢癌模型证实了在肿瘤微环境中，Treg 通过表达 IL-10 和 IL-6 来刺激 B7-H4+ 肿瘤相关巨噬细胞，从而抑制 T 细胞介导的抗肿瘤免疫[66]。

诱导性 T 细胞协同刺激配体（inducible T-cell costimulator ligand，ICOSL）是协同刺激分子 B7 家族的一个成员，主要位于专职 APC[18]、外周上皮细胞和内皮细胞上[67]。在炎症过程中，ICOSL 上调能促进 T 细胞分泌 IL-10[67]。在活化 T 细胞上诱导表达并在 Treg 上组成型表达的 ICOS，可通过抑制效应 T 细胞增殖而负调控抗肿瘤的 T 细胞免疫[15]。

淋巴细胞活化基因（lymphocyte activation gene，LAG）3（CD223）在形态学上类似于 CD4 协同受体，可通过与 MHC Ⅱ类分子结合，对 T 细胞活性进行负调节[68]。LAG-3 与其配体结合可下调 CD3-TCR 复合物的表达，从而抑制 T 细胞增殖和抗肿瘤细胞因子的产生[69]。

骨髓来源的抑制细胞对 T 细胞的抑制作用

在肿瘤环境中，骨髓来源的抑制细胞（Myeloid-derived suppressor cells，MDSC）对于抗肿瘤免疫来说是很强的抑制因子。MDSC 是骨髓来源的异质性细胞群，由骨髓祖细胞和不成熟树突细胞、巨噬细胞和粒细胞组成[70]。MDSC 可通过改变固有免疫和适应性免疫系统的各种机制来抑制抗肿瘤免疫（图 13.3）。MDSC 可上调精氨酸酶，而上调的精氨酸酶随后会消耗精氨酸（T 细胞增殖所必需的），从而抑制 CD8$^+$ 和

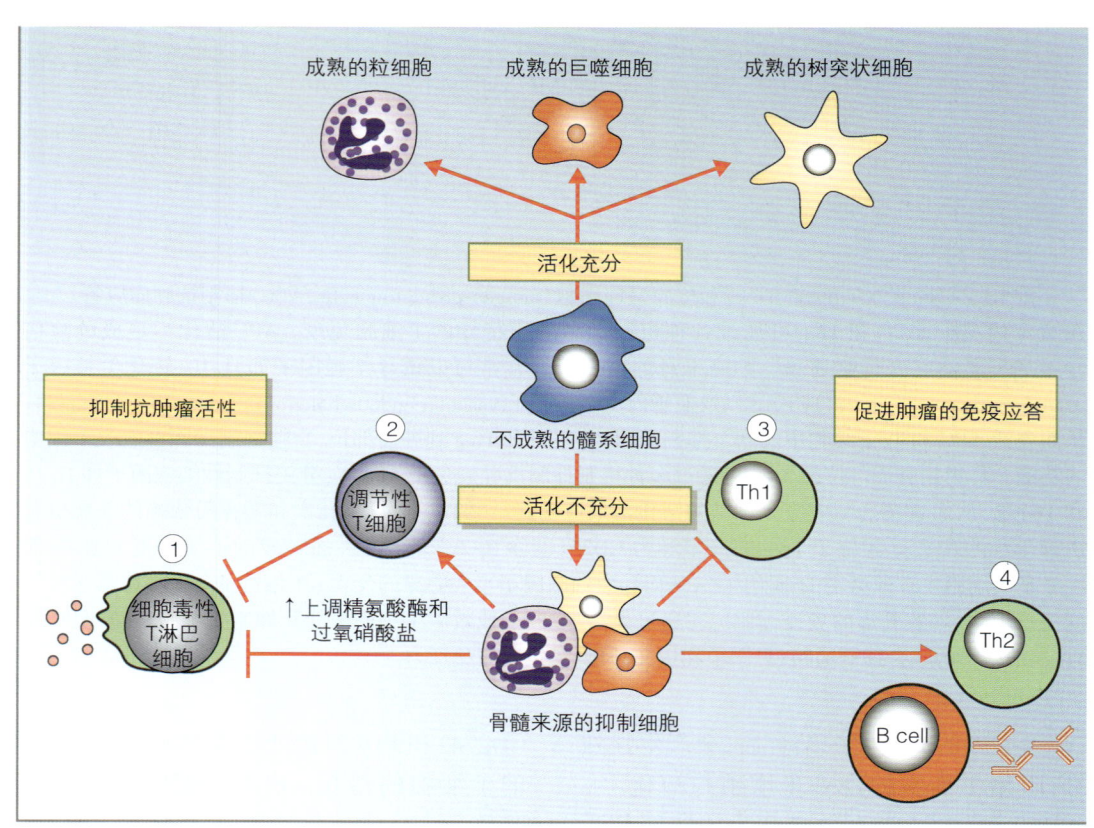

图 13.3　骨髓来源的抑制细胞（MDSC）抑制抗肿瘤免疫应答。

不成熟的骨髓细胞经充分活化后，可分化成为成熟的粒细胞、巨噬细胞和树突细胞（DC）。然而，未经充分活化的不成熟骨髓细胞会发育成由不成熟粒细胞、巨噬细胞和 DC 细胞组成的异质性细胞群，统称为 MDSC。MDSC 可通过各种机制来抑制抗肿瘤免疫。①MDSC 通过上调精氨酸酶、诱导反应性氧（reactive oxygen species，ROS）和过氧硝酸盐（peroxynitrite，iNOS）的产生以及隔离半胱氨酸（未显示）来抑制 CD8$^+$ 和 CD4$^+$T 细胞的活化；②MDSC 通过激活和募集调节性 T 细胞（Treg），间接抑制 T 细胞活化；③MDSC 通过抑制抗肿瘤的 Th1 细胞，直接促进肿瘤生长；④MDSC 将免疫应答扭转为促进肿瘤的 Th2 应答，从而抑制抗肿瘤免疫。

CD4+T 细胞的活化[71]。MDSC 被促炎性介质前列腺素 E(prostaglandin E，PGE)2、IL-1α、IL-6 和血管内皮生长因子(vascular endothelial growth factor，VEGF)激活后，将免疫应答扭转为促进肿瘤的 Th2 应答并下调巨噬细胞分泌的抗肿瘤细胞因子 IL-12，从而抑制抗肿瘤免疫[72]。通过诱导 Tregs，MDSC 也可间接抑制 T 细胞活化[73]。

调节性 T 细胞的免疫抑制作用

Tregs 是 T 细胞抑制性细胞因子和抑制信号的重要来源，可分为两大类。第一类 Treg 细胞(Tr1)可能是在胸腺中发育的独立的 T 细胞系[74]。这些 Tr1 细胞表达糖皮质激素诱导的 TNF 受体家族相关基因(glucocorticoid-induced TNF receptor family-related gene，GITR)、CTLA-4、PD1 和高亲和力 IL-2 受体(CD25)，其生长和存活需要 IL-2。Tr1 细胞也分泌 IL-10 和 TGF-β，其基因表达模式受转录因子、叉头框蛋白 P3(forkhead box P3，FOXP3)的调控[75]。第二类 Treg 细胞(Tr2 细胞)是在对外周抗原应答时发育的，前面已经描述过几种诱导/适应性 Treg 细胞。一些诱导型 Tr2 细胞为 CD4+/CD25+，表达 FXOP3 样 Tr1 细胞。其他细胞被称为 Th3 细胞，仅分泌 TGF[76]。在肿瘤微环境中存在各种来源的 Treg 细胞。CCL22 通过 CCR4(CCL22 受体)的表面表达来转运 Treg 细胞，其中有着丰富的肿瘤微环境[77]。肿瘤因子如 VEGF、IL-10 和 TGF-β 可抑制 DC 分化和 DC 的功能，并激活浆细胞样 DC 和 MDSC[78]，而这两种细胞反过来刺激 Treg 的分化和扩增[79]。Treg 通过多种机制抑制抗肿瘤免疫(图 13.3)。Treg 可通过 B7-H4+ 肿瘤相关的巨噬细胞负调控途径，诱导 T 细胞周期阻滞[66]。Treg 可通过穿孔素和颗粒酶 B-依赖途径，选择性杀伤肿瘤特异性 T 细胞和肿瘤特异性 APC[80,81]。CTLA-4+Treg 通过诱导 APCs 表达吲哚胺 2,3-双加氧酶(indoleamine 2,3-dioxygenase，IDO)表达来消耗色氨酸(T 细胞活化的前体物质)，从而抑制肿瘤特异性 T 细胞的活化[82]。Treg 可分泌抑制性细胞因子如 IL-10 和 TGF，直接抑制 APC 上 MHC 分子、CD80、CD86 和 IL-12 的表达[83]。Tregs 上表达的异三聚体 IL-2 受体复合物对 IL-2 的亲和力比传统 T 细胞上表达的二聚体高 100 倍。因此，在肿瘤微环境中 Treg 通过限制 IL-2 的可及性，进一步抑制效应 T 细胞的生长和存活[84]。

已经在许多恶性肿瘤患者的血液、淋巴结和肿瘤微环境中发现了 Treg，并且已经证明其可以抑制抗肿瘤 T 细胞的活性[52]。选择性减少或清除 Treg 细胞可以增强对疫苗的免疫应答。有临床意义的清除 Treg 细胞的方法需要使用细胞毒性药物例如环磷酰胺[85]。通过使用 CD25 抗体或地尼白介素(Ontak，由偶联到人 IL-2 结合区的白喉毒素的片段构成，从而使其可以结合和杀死 CD25+ 细胞)也可以清除 CD4+/CD25+T 细胞[86]。1-甲基色氨酸可以降低 IDO+APC 对 T 细胞的抑制作用。CTLA-4 阻断抗体可以降低抑制性信号、提高活化 T 细胞的增殖，从而有可能增强抗肿瘤免疫应答。然而，这一类抗体也激活自身反应性 T 细胞，因此自身免疫性疾病的副作用也是很大的[87]。此外，期望获得的效应 T 细胞应答可能会被激活的其他细胞所削弱。其他增加疫苗活化的肿瘤反应性 T 细胞的数量和活性的方法包括使用抗 IL-10 和抗 TGF-β 的抗体[88]。

其他调节性免疫细胞

T 细胞不是唯一具有可抑制适应性免疫应答功能的细胞。带有恒定 TCR 的 CD1 限制性的自然杀伤(natural killer，NK)T 细胞、带有正常 TCR 的非典型 NK T 细胞[89]、T 细胞[90]、巨噬细胞[91] 和效应 B 细胞[92] 也能分泌 IL-10，并抑制 T 细胞的应答。

低亲和力的免疫耐受 T 细胞

如上所述，肿瘤抗原通常是从正常的蛋白演变而来。在驱动肿瘤进展的致癌信号的作用下，这些蛋白的表达明显增加，从而更容易被 T 细胞所接近。但是，胸腺中央耐受机制导致所有 TCR 对这些肿瘤抗原衍生的肽段仅有很弱的亲和力，因为肿瘤抗原是"自身"演化而来的[93]。很明显，如果没有对疫苗抗原产生应答的 T 细胞，那么疫苗很可能是无效的。目前正在研制可行的 T 细胞治疗方法以解决这一难题[94]。此外，精心选择肿瘤抗原疫苗靶点是所有疫苗研制的关键(见"癌症疫苗技术平台")。

免疫偏离：Th2 极化

肿瘤细胞通常分泌 IL-10、IL-6 和前列腺素 E 等细胞因子，促进Ⅱ型免疫应答超过Ⅰ型免疫应答[56]。因为在最初遇到抗原时，细胞因子环境对决定诱导的免疫应答的类型起着关键作用[36]，因此癌症可能诱导无效的(有时甚至是促进肿瘤发展的)免疫应答。为确保产生Ⅰ型免疫应答，可能需要用细胞毒性化学疗法来减小肿瘤体积以降低免疫抑制因子的水平。另外，还可使用能够促进Ⅰ型免疫应答的细胞因子(如 IL-12 和 IFN-γ)以及多种细胞因子的组合(IRX-2)[95]。

肿瘤靶细胞对 T 细胞固有的抗性

考虑到靶细胞的性质,癌症疫苗与成功的病毒免疫相比几乎完全不起作用。正如上文讨论的趋化因子一样,病毒感染的靶细胞与抗病毒 CTL 之间并不是被动的相互作用,而是通过上调可在抗原识别基础上增强 T 细胞杀伤能力的分子的表达,从而与 CTL 共同发挥作用。病毒感染的细胞也可分泌细胞因子如 IL-15[96]和趋化因子,前者可维持 CTL 的活性,后者可引导 I 型效应细胞到达炎症区域。

与之相反,肿瘤通常是由于应对长期的细胞毒性损伤而导致的[97]。为了存活,细胞在遗传学上变得不稳定,并激活某些信号通路,从而使它们可以不受周围环境的控制而生长[98]。在肿瘤细胞中经常被激活的信号通路与那些在抗病毒应答中被激活的通路是互相对立的[56]。这些信号通路包括鼠肉瘤病毒癌基因类似物(rat sarcoma viral oncogene homolog,RAS)、v-Akt 鼠胸腺瘤病毒癌基因类似物(v-Akt murine thymoma viral oncogene homolog,AKT)、和信号转导与转录激活(signal transducer and activator of transcription,STAT)蛋白,它们激活抗凋亡基因,阻止 CTL 的杀伤作用,并上调可抑制 CTL 活性的细胞因子[如 IL-10、TGF-β 和血管内皮生长因子(vascular endothelial growth factor,VEGF)]的表达及可募集 Tregs 细胞的趋化因子(如 CCL22)的表达[52]。目前认为,STAT3 和 STAT5 转录因子被认为可以协调这样的肿瘤微环境,通过诱导并维持促进肿瘤的炎症微环境,从而促进肿瘤的发生与发展[99]。

不够理想的免疫监测

长期以来,在临床前和临床研究中都使用免疫监测以评价癌症疫苗。然而使用这样的免疫学结果经常导致错误的决策,一些疫苗被推进到后期研发阶段,而其成功的可能性并不大。

免疫学检测方法包括 ELISPOT(enzyme-linked immunospot)、胞内细胞因子染色以及多聚体多参数流式细胞术。对癌症疫苗进行免疫监测的最佳方式至今尚未建立。最初使用的检测方法存在重复性、灵敏性、标准化和预测性校验的问题。围绕这些检测方法存在一些挑战:哪种检测方法或哪些检测方法的组合最具预测性;何时、在何地、对何种细胞进行评价。基于这些重要的问题,主要协作网络提出了对 ELISPOT 和流式细胞仪检测进行标准化和一致性的倡议,并就癌症免疫治疗/疫苗临床试验应该采用的检测类型提出了建议[87,100]。通常认为至少要用两种不同的检测方法来确认免疫接种增加了肿瘤反应性 T 细胞,因为仅用一种检测方法确定患者为"有应答"时,可能会出现假阳性的结果[101]。此外,已采取措施来标化这些检测方法和以统一的方式报告"关于 T 细胞检测的最小信息"[102]。

在许多用于改善抗原特异性免疫分析方法的种类与质量的技术方面已取得了显著进展。这些进展包括使用更长的多肽以覆盖感兴趣的整个抗原,而不是 MHC 限制性九聚体和 II 类结合肽,这可以更全面地分析 $CD4^+$ 和 $CD8^+T$ 细胞应答,而不局限于单一 MHC 类型。此外,在多聚体的类型方面也取得了一些进展。这些进展增强了检测的灵敏性,提高了检测结果与功能活性之间的相关性[103]。依赖多参数模型鉴别特异性免疫亚型的技术也取得了一定进展[104]。

其他考虑事项包括 T 细胞来源(如血液、淋巴结、肿瘤)以及采用直接离体(ex vivo)分析还是体外(in vitro)致敏和细胞培养等方法。这一点尤为重要,因为已经证明血液和肿瘤组织的 T 细胞库并不相同[105],过度依赖血液的免疫监测可能会对疫苗诱导有用的免疫应答的能力产生误解。

然而,目前免疫监测方法面临的关键问题是:①标准化;②幅度和模式的意义,尤其是在临床前模型中;③通过"表位扩展"同时监测募集到这个过程中的其他 T 细胞克隆类型所需要的通量;④临床研究中的可靠性,因为几乎没有疫苗足够成功的基准评判标准,因此决策无从参考,是继续开发、还是停止前进,抑或对疫苗进行优化。

上面已经阐述了癌症疫苗面临的主要障碍,其中有些是可以解决的,但其他还有待阐明以充分开发这类疫苗。

癌症疫苗技术平台继续朝多样化方向发展

基于上述讨论,治疗性癌症疫苗所需的重要组分包括抗原、佐剂以及抗原提呈平台和疫苗其他成分。免疫调节因子可以逆转癌症患者体内限制免疫激活的障碍,这对于疫苗临床活性的最大化也非常重要。佐剂不在本章节讨论之列,会在其他地方讨论。

选择癌症疫苗中所用的肿瘤抗原是非常重要的环节。抗原将决定免疫应答的特异性、影响疫苗的整体免疫原性、影响癌症疫苗的临床效用(疗效/毒性比)。

在过去的 15 年中,已经鉴定出一系列的肿瘤抗原[106,107]。近来研究发现,肿瘤相关抗原(TAA)截短的隐藏片段具有肿瘤特异性和高度免疫原性[108]。更为普遍的是，已经对某些癌症相关的肿瘤抗原进行了评价。表13.1和表13.2列出了肿瘤抗原的主要分类，包括睾丸癌抗原(cancer testes antigen, CTA)、分化抗原、过表达抗原和癌胚抗原。还发现一类病毒抗原与某些恶性肿瘤有关，最为人所熟知的是人乳头瘤病毒的E6和E7蛋白[109]。肿瘤相关抗原对一种或数种肿瘤具有一定的特异性，其表达水平在正常组织、器官系统中受到限制。部分肿瘤相关抗原因其免疫原性，已通过重组cDNA表达文库的血清学分析(serological expression of complementary DNA expression, SEREX)或反向免疫学方法鉴别出来[110,111]。最后，包括蛋白质组学、基因阵列在内的多项新技术和免疫策略正用于鉴别表达水平更高、更具特异性和免疫原性的肿瘤抗原[112]。这些探索越来越多，最近发现了一类很激动人心的抗原。这是肿瘤和患者特异的抗原，包含严格的肿瘤特异性表位，来自体细胞非同义突变(代表了癌症突变体的总体集合)，由肿瘤细胞内的基因表达产生[113,114]。这样的新表位(neoepitopes)对于疫苗和其他免疫疗法来说是改进了的靶标，因为它们属于非自身抗原、免疫原性更强，并且只在肿瘤细胞中选择性表达，而不表达于正常组织中。将来的策略是使用高度个性化的疫苗，直接作用于这样的表位，详述如下。

可以通过许多不同的平台将肿瘤抗原提呈给免疫系统(表13.3)。这些平台既可以是抗原特异性的，也可以是抗原非特异性的。在抗原非特异性平台中，用肿瘤细胞自身作为免疫原。在这种情况下，肿瘤细胞既可从患者(自体)获得，也可从细胞系(异基因)获得。为了进一步提高免疫原性，可用协同刺激分子、细胞因子或半抗原等免疫原性分子对肿瘤细胞疫苗进行遗传学修饰。抗原特异性疫苗使用特别的肿瘤抗原作为免疫原，这些抗原可以是肿瘤相关抗原或肿瘤特异性抗原中的任何一种。可以通过各种各

表13.1　肿瘤抗原的分类和示例

肿瘤抗原的分类	示例
肿瘤特异性抗原	
突变的癌基因	mRas
免疫球蛋白独特型	独特型
隐藏的移码突变序列	可能具有肿瘤特异性
肿瘤相关抗原	
睾丸癌抗原	MAGE-A1, MAGE1, MAGE-A3
分化抗原	gp100, 酪氨酸酶
癌胚抗原	CEA
广泛表达的抗原	mP53, 5T4
病毒抗原	EBV, HPV

注：CEA：癌胚抗原；EBV：Epstein-Barr病毒；gp100：糖蛋白100；HPV：人乳头瘤病毒；MAGE1：黑色素瘤相关基因1；MAGE-A3：黑色素瘤相关基因3。

表13.2　肿瘤类型和抗原示例

肿瘤类型	肿瘤抗原示例
结直肠癌	CEA, KSA, 5T4
肺癌	CEA, MAGE3, Muc1
乳腺癌	CEA, HER/2-neu, Muc1
胃癌	胃泌素, CEA
胰腺癌	CEA
黑色素瘤	gp100, Mart1/Melan A, 酪氨酸酶, MAGE-A1, MAGE1, MAGE-A3, NYESO-1
卵巢癌	CEA, 存活素, NYESO1
前列腺癌	PSA, PSMA, PAP, 5T4, WT1
慢性髓性白血病	BCR/ABL, WT1
淋巴瘤	免疫球蛋白独特型

注：BCR/ABL：断裂点聚集区/Abelson鼠白血病病毒；CEA：癌胚抗原；gp100：糖蛋白100；MAGE1：黑色素瘤相关基因1；MAGE-A3：黑色素瘤相关基因3；NYESO-1：纽约ESO抗原-1；PAP：前列腺酸性磷酸酶；PSA：前列腺特异抗原；PSMA：前列腺特异膜抗原；WT1：肾母细胞瘤抗原1。

表13.3　抗原提呈平台

	多肽	蛋白	多糖	肿瘤细胞	树突细胞	DNA	病毒(痘)
免疫应答	CD8+或CD4+特异的	CD4+	CD4+	CD8+	混合	CD8+和CD4+	CD8+和CD4+
抗原特异性	表位特异	抗原特异	糖特异	非抗原特异	潜在广谱	单个或多个明确的抗原	单个或多个明确的抗原
治疗类型	异源性	异源性	异源性	自身同源或异源性	自身同源性	异源性	异源性
生产	明确	明确	明确	稳定性/鉴定	收集/培养/鉴定	明确	特化但明确
研发阶段	Ⅲ期研究(完成)	Ⅲ期研究(进行中)	Ⅲ期研究(完成)	Ⅲ期研究(完成)	Ⅲ期研究(完成，美国FDA已经批准了疫苗)	Ⅰ/Ⅱ期研究	Ⅲ期研究(进行中)

样的平台将肿瘤抗原提呈给免疫系统,这些平台包括蛋白、多糖、DNA或病毒载体。另外,来源于蛋白的MHC结合表位也可作为多肽疫苗提呈给免疫系统。

选择何种平台将抗原提呈给免疫系统影响到免疫应答的特性。例如,与 HLA Ⅰ类肽免疫原结合的九聚体主要诱导 $CD8^+T$ 细胞免疫应答和 Th1 CD4 免疫应答。另一方面,细胞外蛋白免疫原经内吞作用和Ⅱ类途径处理,可以激活 $CD4^+T$ 细胞,产生 Th2 免疫应答。类似地,多糖免疫原也主要诱导 CD4 和 Th2 免疫应答。病毒和 DC 疫苗可产生 CD4 和 CD8 型广谱免疫应答。

细胞疫苗——肿瘤细胞

基于肿瘤细胞的疫苗是最早的癌症疫苗[115]。直接来自患者或来源于异基因细胞系的肿瘤细胞经过灭活以提高其免疫原性。这些手段包括裂解细胞、辐照细胞和添加佐剂。采用肿瘤细胞疫苗,许多正常细胞的抗原和肿瘤抗原均会被提呈给免疫系统,可能会导致大量正常细胞的免疫原和肿瘤抗原竞争或稀释预期的抗肿瘤抗原免疫应答。该方法的潜在优势是任何肿瘤特异性突变抗原都会提呈给免疫系统,特别是使用自身同源肿瘤细胞疫苗。CD4 和 CD8 表位都将被提呈给免疫系统。自身同源疫苗的缺点是其获得、处理、生产和回输给每位患者本人的过程难以有效进行组织。

活肿瘤细胞免疫原性较差,且被证明能分泌抑制各种免疫应答的多种因子。凋亡或坏死的肿瘤细胞能释放具有各种免疫刺激特性的因子,如热激蛋白、HMGB1、尿酸或 ATP(见"免疫原性和非免疫原性细胞死亡")。有多种手段来杀死肿瘤细胞,包括冻融和辐照。有许多不同的策略对肿瘤细胞进行基因修饰以使其更具免疫原性,已经对这些策略进行了评估[116,117],包括引入免疫原性半抗原、异基因或免疫原性抗原、细胞因子、病毒裂解物和/或协同刺激分子。

外泌体是膜衍生的囊泡,来自多囊泡体,许多类型的细胞均可分泌,并可反映其来源细胞的蛋白质含量。已经研究了肿瘤来源的核内体作为肿瘤疫苗的可行性,与粒细胞-巨噬细胞集落刺激因子(granulocyte-macrophage colony-stimulating factor,GM-CSF)一起使用时,这类疫苗可激活各种肿瘤抗原特异的细胞毒性 T 细胞。肿瘤来源的全部 RNA 也被用于对 DCs 进行脉冲,且在一些黑色素瘤患者中观察到疫苗特异性 T 细胞应答。

对第一代肿瘤细胞疫苗(灭活疫苗或细胞裂解物疫苗)已完成了多项Ⅲ期临床试验。这些疫苗包括定制的自体和异体基因疫苗及基因修饰(GM-CSF)的肿瘤细胞。到目前为止,在各种肿瘤细胞疫苗开展的Ⅲ期临床试验中,尚未证实其临床有效性[118,119](表 13.4)。然而,联合使用表达 GM-CSF 的细胞疫苗(GVAX-Cell Genesis)和伊匹单抗(ipilimumab)(一种 CTLA-4 阻断抗体,可以阻断一个关键的免疫抑制检

表 13.4 处于Ⅱ期和Ⅲ期临床研究中的前列腺癌疫苗

疫苗	公司	类型	肿瘤相关抗原	其他成分	所处状态
Sipuleucel-T 或者 Provenge	Dendreon	自体的 PBMC 疫苗,特异性激活树突细胞	以 TAA、PAP 激活 PMBC	GM-CSF	美国 FDA 已经批准
PROSTVAC-VF	Bavarian Nordic	用牛痘病毒载体进行初免,用禽痘病毒载体进行加强	两种载体均含有转基因 TAA、PSA	两种载体也含有转基因的免疫协同刺激分子 CD80,ICAM-1,和 LFA-3。两种病毒载体和 GM-CSF 一起使用	Ⅲ期临床
AD5-PSA		腺病毒介导的体内基因治疗	PSA		Ⅱ期临床
PAP DNA 疫苗		裸 DNA	PAP	和 GM-CSF 或 Sipucel T 一起联合治疗	Ⅱ期临床
CV9103	CureVac	TAA mRNA	PSA,PSCA,PSMA 和 STEAP1		Ⅱb期临床
GVAX	Biosante Inc	两种射线照射的异基因前列腺癌细胞系		表达 GM-CSF 的细胞系	Ⅲ期临床

注:GM-CSF:粒细胞-巨噬细胞集落刺激因子;ICAM:细胞间黏附分子;LFA:淋巴细胞功能相关抗原;mRNA:信使 RNA;PAP:前列腺酸性磷酸酶;PBMC:外周血单核细胞;PSA:前列腺刺激抗原(译者注:原文如此,应为前列腺特异抗原);PSCA:前列腺干细胞抗原;PSMA:前列腺特异膜抗原;STEAP1:前列腺六次跨膜上皮抗原1;TAA:肿瘤相关抗原。

查点),其结果很让人鼓舞。已经发现疫苗诱导的肿瘤坏死与浸润的 CD8⁺T 细胞/FoxP3 Treg 细胞的比值具有相关性[120]。

细胞疫苗——树突细胞

从患者体内分离树突细胞(DC)前体或不成熟的 DC、并在体外培养和活化这些细胞的技术已经问世并得到优化[121,122]。这些 DC 可将肿瘤抗原提呈给免疫系统。DC 疫苗活化 T 细胞的类型取决于肿瘤抗原是如何提供给 DC 的。例如,如果用 I 类结合肽冲击这些 DC,免疫应答将主要是 CD8⁺T 细胞应答[123]。类似地,如果通过质粒或病毒载体等基因工程方法来提供肿瘤抗原,这些抗原将在细胞内表达、加工并通过 I 类途径提呈,主要产生 CD8⁺T 细胞应答。如果肿瘤抗原是通过这些构建的基因表达载体分泌的,也可通过 II 类途径提呈抗原,主要产生 CD4⁺T 细胞应答。RNA 亦可用于提供肿瘤抗原,也是主要通过 I 类途径提呈,产生 CD8⁺T 细胞免疫应答[123]。

许多途径可将抗原载入 DC。用自体肿瘤细胞裂解物或肿瘤细胞 RNA 冲击 DC,可以提呈多种抗原和肿瘤抗原[123]。RNA 有一些优点,包括可以在胞质中进行高水平翻译,这可以诱导 CD8⁺ 和 CD4⁺T 细胞应答。一项临床研究显示,含有多种多肽的疫苗可以诱导针对多种表位的广谱免疫应答,因此 12 表位的多肽疫苗比 4 表位的多肽疫苗的免疫原性更强[124]。联合使用 I 类和 II 类结合表位的临床研究正在进行中。

RNA 可有效转导 DC,这带来有效的 I 类加工和提呈蛋白抗原。此外,这种表达是暂时的,RNA 不会整合到基因组中。将 RNA 导入细胞的方法有脂质介导的转染、被动转染,或者最近发现的电穿孔。也可以通过产生 DC 细胞-肿瘤细胞杂交瘤来提呈一系列的肿瘤抗原。在该杂交瘤细胞中,利用 DC 加工和提呈抗原的能力来加工和提呈肿瘤蛋白[125]。将独特的抗原提供给纯化 DC 细胞的另一种途径是用自身 DC 产生的外泌体冲击 DC。外泌体是纳米级别的囊泡、从晚期核内体中释放出来、并含有包括肿瘤衍生抗原在内的多种抗原[126]。通过基因工程方法,或用 TAA 来源的 MHC I 类或 II 类表位冲击 DC,可将常见的 TAA 载入 DC[127]。最后,用可影响 DC 迁移(趋化因子)、活化(GM-CSF)或 T 细胞活化(细胞因子)的分子对 DC 进行基因修饰,可进一步提高 DC 活性[128]。

临床前研究表明,DC 疫苗可诱导特异性的 T 细胞应答,这种 T 细胞应答具有所期望的功能、可诱导抗肿瘤活性。基于这些结果,对大量不同的 DC 疫苗进行了临床评价。在 II 期临床研究中,使用患者特异的独特型抗原[129]进行的骨髓瘤和淋巴瘤研究及使用癌胚抗原多肽[130]进行的结直肠癌研究,均产生了预期的免疫应答,这表现为诱导或提高抗体滴度或 T 细胞免疫应答,也表现为一些临床抗肿瘤应答。

最近的一项 III 期临床研究使用经前列腺酸性磷酸酶-GM-CSF 融合蛋白冲击的患者自身来源的 DC〔Sipuleucel-T(Dendreon 公司)〕作为疫苗,相较于安慰剂对照组,该疫苗在激素难治性前列腺癌患者中延长了生存期——虽然小但有统计学意义[131-134]。观察到 CD54 APC 的数量与生存期延长的可能性存在着关联。这是第一个癌症疫苗延长生存期的例子,为癌症疫苗的概念论证提供了临床证据。尽管关于该疫苗是否真的含有分化的 DC 仍然存在争议,验证性临床试验已重现了这个重要的结果。最近,该疫苗成为第一个被美国 FDA 批准的治疗性疫苗,用于治疗去势抵抗性前列腺癌。

尽管 DC 的纯化技术已得到进一步完善和普及,但这种方法是个体化治疗方法,需要使用患者自身的 DC,这限制了其大规模应用。基于细胞的疫苗大部分都是含有 DC 的,在诱导 T 辅助细胞应答和 CTL 细胞应答方面是很有效的,但在诱导 B 细胞应答方面较弱。

多肽疫苗

可以预测并合成提呈给 MHC I 类或 II 类的表位,用作癌症疫苗的靶点[135]。以多肽为基础开发疫苗,必须明确患者的 MHC 类型,且多肽免疫原必须针对特定的 MHC 类型。最近鉴定出多种可与不同 MHC 亚型或类型结合的多肽(超表位)[136]。多肽疫苗研究的其他改进包括对多肽序列进行修饰,以增加其与 MHC 复合物(锚钩修饰)[137]或 T 细胞受体(构造畸形修饰)的结合强度[138]。临床前模型研究表明,这些改进提高了免疫原性,早期临床研究也表明这些改进能提高临床活性。由于多肽免疫原具有高度特异性,使用一个或多个蛋白抗原的多个多肽表位可扩大所诱导的免疫应答的范围。另外,联合使用 I 类和 II 类结合多肽可在体内联合诱导 CTL 和 Th 细胞协同作用。

尽管使用无佐剂的盐水配制的多肽免疫原观察到一定的免疫原性和临床活性,但更多的资料表明加入佐剂如弗氏不完全佐剂的多肽免疫原会更有效。然而,各种各样 I 类结合多肽疫苗单独治疗晚期癌症患者的总临床应答率很低。联合使用多肽疫苗和免疫调节因子如 IL-2 可促进 T 细胞迁移至肿瘤病灶，并提高抗肿瘤活性[139]。一项随机试验证实了抗肿瘤活性有所提高，在该项试验中，采用 gp100 多肽疫苗和高剂量 IL-2 联合治疗的患者，其应答率和总生存期均高于单独使用高剂量 IL-2 的患者。在一项临床研究中，比较了该 gp100 疫苗单独使用或与抗 -CTLA-4 单克隆抗体联合使用的效果。结果显示，联合使用的效果并未优于单独使用抗 -CTLA-4 单克隆抗体的效果[140]。上述证据和其他证据一起显示，持久的临床应答归功于抗 -CTLA-4 抗体，这促成了历史上第一个免疫检查点阻断抗体获得批准[141]。联合使用多种多肽比使用单一的Ⅰ类和Ⅱ类结合多肽，可以增强临床应答和免疫应答。增强型佐剂配方可提高多肽疫苗的免疫活性。在蒙特酰胺（Montanide）乳液中，将胞嘧啶磷酸鸟嘌呤（cytosine phosphate guanine，CpG）寡聚脱氧核苷酸加入到 MART-1 免疫优势表位中[142-151]可增强 T 细胞应答、更快地诱导 $CD8^+T$ 细胞、使应答水平峰值更高[101]。在含 ISCOMATRIX 佐剂[152] 或 RNA 佐剂[153] 的重组纽约食管癌抗原 -1（NYESO-1）蛋白疫苗中也观察到类似的免疫增强作用，表现为产生广谱的抗体、$CD4^+$ 和 $CD8^+T$ 细胞应答。

使用合成的长多肽（synthetic long peptide，SLP）疫苗是另一个很有前景的方法。使用的 SLP 通常是超过 30 个氨基酸的多肽，在理论上具有多种优势。这些 SLP 可以提供多个表位，这些表位具有与多种 MHC 类型结合的潜力，以向 $CD4^+$ 和 $CD8^+T$ 细胞提呈抗原。一项 SLP 的临床试验已经在人乳头瘤病毒（human papilloma virus，HPV）相关疾病的患者中完成，HPV 相关的外阴上皮内瘤患者中观察到频率较高的持续性临床退化[154]。

在高危或复发性卵巢癌患者中，一种多肽疫苗的新型脂质体配方［DPX-Survivac（ImmunoVaccine）］已经获得了很有前景的免疫应答结果，所有接受评价的患者在使用最优剂量时均产生了多功能的 T 细胞应答[155]。目前正在表达存活素的肿瘤如卵巢癌中，联合使用该疫苗和环磷酰胺进行节律化疗，以进一步评价该疫苗。

多肽免疫原具有免疫原性强且制备简单的优点，其主要缺点是 HLA 限制、诱导强大免疫力的能力明显受限、需要鉴别并产生多个多肽以诱导更广泛的免疫应答或产生 Th 细胞及 CTL 应答。

蛋白疫苗

肿瘤蛋白抗原用作疫苗时，可经 APC 细胞内吞、加工并通过 MHC Ⅱ类途径提呈抗原。经过加工的表位将提呈给 CD4 细胞，且在多数情况下可促进以 Th2 为主的体液免疫应答。在蛋白抗原中加入某些佐剂可改变免疫应答的水平，也可促进 Th1 型免疫应答。蛋白疫苗的优点是其制备相对容易，亦可避免多肽疫苗的 MHC 限制。事实上，蛋白免疫原的加工和提呈会导致肿瘤抗原的多个表位被提呈在患者的 MHC Ⅰ类和Ⅱ类复合物上。

在一项小规模随机临床试验中评价了 Stimuvax 疫苗（Oncothyreon，EMD Serono Inc.），显示出了积极的临床结果[156]。这是一种含有 25 个氨基酸残基的多肽疫苗，其氨基酸来自 MUC1 肿瘤抗原，用含有单磷酰脂质（TLR4 激动剂）的脂质体配制。然而，该疫苗在局部晚期的 3a 或 3b 期肺癌患者中开展的一项随机临床试验并未达到显著的临床终点。

在黑色素瘤和非小细胞肺癌（non-small-cell lung cancer，NSCLC）患者中评价了一种黑色素瘤相关基因（melanoma-associated gene，MAGE）A3 的全长蛋白疫苗，该疫苗以皂苷作为佐剂，有几种剂型。这种疫苗与独特型疫苗和热激蛋白疫苗比起来有个优势，它属于非特定设计的疫苗（即异基因疫苗）、不需要为每个患者专门合成疫苗。佐剂的选择对于该疫苗的活性很关键，含有皂苷佐剂的 MAGE-A3 疫苗在许多肺癌患者中可以诱导 $CD4^+$ 和特异的免疫应答，但没有佐剂的 MAGE-A3 疫苗的疗效差很多。在肺癌患者中进行的一项小规模（n=182）随机临床研究中，接种疫苗导致肺癌复发的风险相对降低 33%[157]。该疫苗 - 佐剂复合物随后在更大规模的随机临床研究中进行了评价，但没有达到主要的临床终点[158]。

已对两类基于自身蛋白的癌症疫苗进行了全面评价，第一类是独特型蛋白[159]。免疫球蛋白独特型是一种为患者量身订制的特异性自体疫苗。从 B 细胞淋巴瘤或骨髓瘤中分离患者特异的独特型蛋白的技术已经建立起来，包括杂交瘤技术或 PCR 方法。独特型蛋白纯化后可与免疫原性半抗原如钥孔戚血蓝素（keyhole limpet hemocyanin，KLH）结合，以提高疫苗的免疫原性。在临床前模型研究中，这些蛋白免疫原可诱导体液免疫应答，其结果可以重现[160]。这些免疫应答对表达独特型蛋白的肿瘤细胞的攻击具有保护作用。在鼠模型中，$CD4^+T$ 细胞的消耗会降低疗效。通过多种技术可提高独特型蛋白的免疫原性，如将独特型蛋白的可变区与异源蛋白的恒定区结合，或与佐剂 GM-CSF 或者 GM-CSF 转导的细胞一起接种[161]。

独特型蛋白疫苗已在 B 细胞淋巴瘤或骨髓瘤患

者中开展了临床研究。这种方法是可行的,无论采用杂交瘤技术还是更简单的 PCR 技术,均可在数百名患者中产生独特型蛋白[162]。疫苗使用安全,很少有严重不良事件。虽然该疫苗主要诱导体液免疫应答,但也有证据表明可诱导细胞免疫应答。在病情较轻的肿瘤患者中更容易诱导免疫应答,且与更长的缓解期有关。在一项研究中,接种独特型疫苗后外周血中淋巴瘤细胞减少或消失[163]。已在 3 项随机临床试验中评价了患者特异的独特型蛋白疫苗的免疫效果[164]。这些试验中有两项未显示出临床效果,但第三项试验却观察到患者的无病生存期明显延长。在这项试验中,接种疫苗前进行了积极化疗的患者的肿瘤明显地被破坏;但大多数患者并未接受利妥昔单抗治疗——现行标准疗法,而这是破坏肿瘤化疗的一部分。因此,进行更多试验以确定此疫苗对接受利妥昔单抗化疗后的患者是否起作用是很重要的。

对热激蛋白作为癌症疫苗也进行了评价[165]。可从轻微加热后的肿瘤细胞中分离得到热激蛋白。这些热激蛋白与细胞内蛋白和多肽连接在一起。虽然许多正常多肽可与热激蛋白结合,但肿瘤相关抗原的多肽也能与热激蛋白结合。制造与特异的肿瘤抗原相结合的重组热激蛋白也是有可能的。因此,热激蛋白 - 肿瘤多肽属于患者个体化的疫苗。热激蛋白通过特异性受体(DC 上的 CD19)进入抗原提呈细胞[166],然后内化、加工、通过蛋白酶体途径被提呈,并主要产生 CD8 免疫应答[167]。热激蛋白疫苗已在不同类型的肿瘤中进行了临床评价,结果表明这些疫苗安全且具有免疫原性。但在一项Ⅲ期临床试验中评价了热激蛋白疫苗在黑色素瘤中的疗效,并未达到临床终点[168]。

靶点为表皮生长因子受体(epidermal growth factor receptor,EGFR)[Rindopepimut(Celldex)] 的一种蛋白疫苗已经在胶质母细胞瘤患者中进行了评价,约 30% 的该肿瘤患者过表达 EGFR Ⅷ。Rindopepimut 疫苗含有与 KLH 结合的 EGFR Ⅷ蛋白,接种后可以产生针对 EGFR 的体液和细胞免疫应答。在 3 项Ⅱ期临床研究中,中位总生存期(overall survival,OS)为 20.4~21.8 个月,并且 23%~33% 的患者总生存期达到 2 年[169-171]。一项Ⅲ期临床研究正在进行中,接种疫苗的患者中 85% 产生了针对 EGFR Ⅷ的显著的抗体滴度。

多糖疫苗

肿瘤细胞的糖基化模式与正常细胞不同,其表面的多糖抗原通常被上调[172]。另外,癌症患者体内经常发现对各种糖蛋白的自身抗体应答,这种应答可能与患者较好的结局有关[173]。因此,已对几种糖蛋白免疫原进行了研究,以评价其作为肿瘤相关抗原(TAA)用作癌症疫苗的潜力。多糖肿瘤相关抗原的一个局限性是某些正常组织亦可低水平表达这些多糖靶抗原[174]。另外,肿瘤表达的多糖抗原具有高度多样性。

早期临床研究表明,多糖免疫原(包括 STN 部分)用于乳腺癌或结肠癌患者,安全且具有免疫原性,主要诱导体液免疫应答,特别是产生 IgM 和 IgG 抗体[175]。Theratope STN 癌症疫苗治疗乳腺癌的一项Ⅲ期临床研究已经完成。在这项研究中,疫苗接种前给予小剂量环磷酰胺以便减少或消除 Treg 细胞[176]。但是在该Ⅲ期临床研究中,未观察到有临床意义的疫苗疗效。

DNA 疫苗

肿瘤抗原可被重组入质粒载体并作为免疫原使用。细胞因子或协同刺激分子也可重组到质粒上[177,178]。免疫后,DNA 将进入邻近的细胞,重组质粒上的转基因得以表达。然后将通过Ⅰ类途径处理肿瘤抗原,其表位主要提呈在 MHC Ⅰ类复合物上。如果质粒在成纤维细胞或局部肌细胞中表达,加工的肿瘤抗原将逐渐通过专职 APC 进行交叉提呈,这些专职 APC 可以吞噬濒死的局部细胞。在某些情况下,低频 APC 将直接由质粒免疫原启动。在临床前模型中,DNA 癌症疫苗可有效诱导 CD8$^+$T 细胞应答,某些情况下也可诱导 CD4$^+$T 细胞应答[179]。随后用表达肿瘤相关抗原的同基因肿瘤细胞进行攻击,这些免疫应答具有保护作用。

在临床试验中,DNA 疫苗用于癌症或其他疾病患者很少得到令人鼓舞的结果。免疫应答水平较低、需要大量的质粒免疫原。正在研究提高 DNA 疫苗免疫原性的策略,包括使用不同的佐剂、研制不同的配方、将具有免疫原性的分子重组到质粒载体中、使用某些设备(如基因枪)以提高疫苗的传递效率[180]。另外,用 RNA 病毒来提呈抗原以便在局部产生大量抗原的临床评价也正在进行中(AlphaVax)。

最后,使用 DNA 疫苗最有希望的策略是进行异源性"基础免疫 - 加强免疫"的方式,并需要和其他平台技术如病毒、蛋白或多肽免疫原相结合[181-183]。除了最近的一项以裸 DNA 进行的关键临床试验外,目前还没有 DNA 癌症疫苗完成Ⅲ期临床试验;该裸 DNA 含有编码 HLA-B7 和 β2- 微球蛋白的编码序列,旨在诱导产生针对黑色素瘤的免疫应答,但该试验没有达到主要终点。

微生物疫苗

可将肿瘤相关抗原(TAA)重组到各种病毒载体并作为癌症疫苗。许多病毒可有效进入细胞并表达其遗传物质,因此病毒疫苗的优点是可在接种部位产生相对较高水平的肿瘤抗原。病毒疫苗的另一个潜在优点就是其危险信号通常是可知的,这有利于激活专职APCs。许多病毒(但不是所有病毒)的一个局限性就是它们在感染后可能复制并导致各种类型的疾病,包括细胞因子风暴。最后,病毒本身的免疫原性诱导抗病毒免疫应答,这种免疫应答会中和病毒、导致有害的炎症反应,从而降低或消除随后接种的疫苗的有效性,或与TAA的转基因竞争免疫应答。

研究发现痘病毒家族的许多成员是引人注目的癌症疫苗载体[184,185]。已经证实,修饰的牛痘Akara病毒、禽痘Avipox病毒和金丝雀痘病毒在人体细胞中不复制或复制能力有限,因此引起疾病的可能性很小甚至没有。痘病毒是大病毒,可用作基因工程的载体以插入多种外源基因,这些病毒能有效诱导CD4和CD8应答。

对某些痘病毒,尚未发现产生明显的中和应答,这包括MVA和禽痘病毒,因此可用于长期接种。痘病毒方法的主要局限性是需要专门对这些病毒进行基因工程改造并需要专门的生产技术。

临床前模型研究表明,这些载体可有效诱导针对插入基因的CD8和/或CD4免疫应答,在多种模型中,这些应答与肿瘤保护作用有关。基于禽痘病毒和金丝雀痘病毒(ALVAC)的癌症疫苗已经在临床研究中积累了大量经验,这两种疫苗证明都是安全的,所诱导的免疫应答类型取决于被研究的肿瘤抗原。如果ALVAC疫苗含有癌胚抗原的基因,则主要引起CD8应答[186,187,187a];相反,若ALVAC疫苗含有p53的基因,则未观察到CD8应答,而CD4应答更为常见[188]。这项研究以及一些临床前研究都提示,CD8对p53的应答可能存在高水平的中央耐受。在疫苗中加入协同刺激分子如B7或协同刺激分子的三合体(TRICOM)可以增强这些载体诱导的免疫应答[189]。通过"基础免疫-加强免疫"的方式、使用佐剂如GM-CSF、或加入免疫调节因子如干扰素,也可增强免疫应答[190]。用Prostvac疫苗[牛痘苗PSA TRICOMP和禽痘苗PSA TRICOM(Bavarian Nordic)]治疗激素难治性前列腺癌患者,其总生存期延长了8.5月,但该疫苗未延长无进展生存期[191]。目前正在激素难治性前列腺癌患者进行该疫苗的一项Ⅲ期临床研究。表达5T4的一种MVA载体疫苗(Trovax-Oxford Biomedica)在肾癌患者中进行了一项Ⅲ期临床试验,未达到临床终点[143]。

酵母载体也用于治疗性癌症疫苗。Tarmogen平台技术(GlobImmune)由热灭活的酵母组成,该酵母含有所选择的抗原。DCs摄取酵母后提呈给免疫系统。一种含有癌胚抗原的Tarmogen载体已经在甲状腺髓样癌患者中进行了研究,基于良好的Ⅰ期临床研究结果,目前正在进行Ⅱ期临床研究[144]。

单核细胞增多性李斯特菌(Listeria monocytogenes)也被用作癌症疫苗的载体,通过删除控制李斯特菌毒力的两个基因并插入一个目标TAA的基因从而得到双重删除的减毒活疫苗(live-attenuated, double-deleted, LADD)(Aduro),以提高该疫苗的安全性。一种表达间皮素的LADD疫苗已经在胰腺癌中进行了临床研究,胰腺癌通常表达间皮素。根据该疫苗和细胞疫苗GVAX联合使用的Ⅰ期临床试验结果,进行了一项随机对照临床试验以比较单独使用GVAX和先用GVAX初免然后用LADD-间皮素(CRS-207)进行加强免疫的效果[145]。在该研究中,在90个患者中,低剂量环磷酰胺和GVAX一同使用以降低Treg细胞。结果表明,该疫苗的安全性可以接受,联合治疗组的总生存期显著延长(9.7个月 vs 4.6个月)。在间皮素特异的CD8应答较高的患者中,有更长的总生存期。含有Her2、前列腺特异抗原(PSA)或HPV的类似疫苗正在开发中。

另外一种使用李斯特菌的技术是Advaxis LM(Advaxis Immunotherapies公司)。该疫苗为李斯特菌的减毒活疫苗,含有重组质粒,该质粒含有融合蛋白和靶抗原基因。APCs摄取李斯特菌后产生融合蛋白和靶抗原、然后处理和提呈给适应性免疫系统。该疫苗会同时刺激固有免疫系统和适应性免疫系统。Lm-LLO-E7是单核细胞增多性李斯特菌(Lm)减毒活疫苗,可以分泌HPV-16 E7抗原,该E7抗原融合到李斯特菌溶血素O(Listeriolysin O, LLO)的非溶血性片段上。一项Ⅰ期临床研究通过静脉注射该疫苗,目标是宫颈癌中的HPV;虽然3级不良事件的发生率达40%,该疫苗仍然被认为是安全的,并且观察到部分临床应答[146]。在110位复发性宫颈癌患者中,进行了一项ADXS-HPV疫苗的随机临床试验,单用该疫苗或者与顺铂联用,该临床试验已经结束,但未报道结果。妇科肿瘤学会(Gynecologic Oncology Group)正在进行进一步的研究。该李斯特菌疫苗与检查点抑制剂和 IDO 抑制剂 Epacadostat 联合使用的临床试验也正在进行中。

RNA 疫苗

在临床前模型中使用体外转录（in vitro transcribed, IVT）的 mRNA 作为癌症疫苗平台技术已经进行了广泛研究，并且已经进入Ⅲ期临床研究。已经研究了两种不同的方法：①在离体环境中将 mRNA 转入患者细胞中；②直接将 IVT mRNA 注射入患者的皮肤或淋巴结中。这两种方法都会产生 DNA 模板，然后使用无细胞体系转录成 mRNA[147]。该 mRNA 含有起始密码子和终止密码子、5′端帽和3′端多聚 A 区，并且两端外则还有非翻译区。这些 mRNA 通常在细胞内表达，然后加工并经 MHC Ⅰ类途径提呈翻译的蛋白。已经研究出了提高 mRNAs 稳定性和可翻译性的方法。RNAs 具有免疫刺激效应，一般经刺激模式识别受体而诱导免疫激活，而模式识别受体的正常功能是识别病毒 RNAs 并作出应答。在向细胞传递疫苗的时候，为了保护 mRNA 不被核糖核酸酶（RNAse）降解，已经开发了一些制剂，例如使用脂类物质。电穿孔是一种首选的疫苗传递方式。皮内或淋巴结内注射裸 RNA 或鱼精蛋白配制的 RNA 疫苗也有人使用。用 RNA 转染的 DCs 进行的初步研究显示，mRNA 转染 DCs 是可行的并且具有免疫原性，现在 Argos Therapeutics 公司正在晚期肾癌患者中用该疫苗进行Ⅲ期临床试验。皮内直接注射鱼精蛋白配制的 IVT RNA 疫苗，单用或者与 GM-CSF 联合使用都是安全的，并且可以诱导 CD8 T 细胞应答和抗体应答。Curevac 公司正在前列腺癌或非小细胞肺癌患者中对这种方法进行临床评价。一种含有 PSA、前列腺干细胞抗原（prostate stem cell antigen, PSCA）、前列腺特异性膜抗原（prostate-specific membrane antigen, PSMA）和前列腺六跨膜上皮抗原1（six transmembrane epithelial antigen of the prostate 1, STEAP1）的 mRNA 自身佐剂疫苗 CV9103 已经在激素难治性前列腺癌患者中进行了一项Ⅱ期临床研究[148]。44 位患者按照逐级爬坡的剂量接种了多达 5 剂的皮内注射疫苗；然后，另外 32 位患者接种了Ⅱ期临床研究推荐的疫苗剂量。结果显示，该疫苗耐受性良好，32 位患者中有 26 位产生了免疫应答，接种推荐剂量的 33 位患者中有 15 位对多种抗原产生了应答，中位总生存期有所改善，达到 31.4 个月。

溶瘤病毒疫苗

溶瘤病毒是一类能够在肿瘤组织中选择性复制但不能在正常组织中复制的病毒[149,150]。它们使用多种致瘤通路，可在激活后用于选择性复制。这些通路包括缺陷干扰素通路（水疱样口腔炎病毒，vesicular stomatitis virus, VSV）、P53 缺失（腺病毒）、弱化的双链 RNA 调节的蛋白激酶（PKR, protein kinase regulated by double-stranded RNA）应答（单纯疱疹病毒，herpes simplex virus, HSV）、缺失的胸腺嘧啶激酶活性（牛痘苗）、RAS 突变（呼肠孤病毒）以及结合素 -4 的升高表达（麻疹病毒）。虽然通过病毒复制来破坏肿瘤组织是一个重要的抗肿瘤机制，诱导系统性抗肿瘤应答也同样重要。因此正在探索增强诱导系统性免疫应答的策略，这包括使用重组免疫刺激细胞因子如 GM-CSF 或 TAAs、和其他免疫调节剂如检查点抑制剂联合使用。

根据初步的临床试验结果，有几种溶瘤病毒看上去很有前景。T-VEC 是一种表达 GM-CSF 的重组 HSV1 病毒（Amgen 公司）[151]，通过反复肿瘤内注射的方式给药。一项随机Ⅲ期临床试验比较了单独注射该病毒和单独注射 GM-CSF，初步结果显示，客观应答率分别为 16% 和 2%，总生存期具有改善的趋势。Pexa-Vec（Jennerex 公司）是一种表达 GM-CSF 的重组牛痘病毒，有证据表明，该病毒经静脉输注后可以在肿瘤细胞内复制。在肝癌患者中进行的一项随机临床试验中，高剂量和低剂量的中位生存期分别为 14.1 个月和 6.7 个月（HR=0.39, P=0.02）[192]。在这两项研究中，有证据显示在退行的肿瘤中存在病毒复制，尚不清楚适应性免疫应答是否在抗肿瘤应答中起着重要的角色。但有证据显示，接种 T-VEC 疫苗后，产生了局部免疫力和远距离的免疫力[193]。一种麻疹病毒疫苗（MV-NIS）经静脉内注射后在骨髓瘤患者体内观察到了两种客观的应答，这种溶瘤病毒目前仍在进行临床试验[194]。给 21 位转移性黑色素瘤患者静脉注射呼肠孤病毒血清型 3 的 dearing 株（呼肠孤溶素，一种溶瘤物），其中 2 位患者观察到了肿瘤坏死[195]。携带 TAA 的重组溶瘤病毒单独使用、或者与检查点抑制物、其他免疫调节因子或细胞治疗联合使用，已经在临床前研究中显示了令人振奋的结果。

临床开发中针对特定癌症的疫苗

各个制药公司利用各种平台技术正在开发一系列针对特定癌症的疫苗，并将进入Ⅰ期到Ⅲ期临床研究。下面概述了处于后期临床开发中针对常见肿瘤的疫苗。

正在研发的针对特定肿瘤的疫苗

前列腺癌

尝试了许多不同的前列腺癌免疫治疗方法(见表13.4)。处于领先地位的是 Sipuleucel-T (Dendreon 公司),这是一种自体 DC 疫苗。用重组前列腺酸性磷酸酶(prostatic acid phosphatase, PAP) 和 GM-CSF 在体外和体内激活外周血单核细胞(peripheral blood mononuclear cells, PBMC),特别是 DC[196]。在转移性去势抵抗的前列腺癌中成功完成了一项Ⅲ期临床试验之后,该疫苗被美国 FDA 批准。相比于安慰剂,该疫苗可使患者延长4.1个月的寿命。在该临床研究中,使用 Sipuleucel-T 疫苗的患者有73.0%发生 T 细胞应答,而使用安慰剂的患者只有12.1%[196]。正在进行一项 Sipuleucel-T 疫苗和伊匹单抗(ipilimumab)联用的Ⅱ期临床试验(NCT01804465)。

另一种充满前景的疗法是 PROSTVAC-VF (Bavarian Nordic 公司),该疗法使用两种重组病毒,它们含有 TAA(PSA)、协同刺激蛋白、CD80、细胞间黏附分子(intercellular adhesion molecule, ICAM)-1 和淋巴细胞功能相关抗原(lymphocyte function-associated antigen, LFA)-3 的重组基因[197]。先用牛痘病毒作为初免,然后用禽痘病毒进行加强。一项Ⅱ期临床试验的结果很令人鼓舞:使用 PROSTVAC-VF 治疗的患者中有30%存活达3年,而使用安慰剂的患者中只有17%有3年存活期[197]。疫苗组相比于对照组,中位生存期增加了8.5个月。PROSTVAC-VF 目前正在进行一项Ⅲ期临床试验,并且正在进行一项和伊匹单抗联用的Ⅰ期临床试验(NCT00113984)。

其他处于Ⅱ期临床研究、用于治疗前列腺癌的疫苗包括一种携带 PSA 基因的腺病毒疫苗(NCT00583024,NCT00583752)[198]、一种靶标为 TAA PAP 的裸 DNA 疫苗(NCT00849121,NCT01706458) 和由编码多种 TAAs 的 mRNA 组成的 CV9103 疫苗(NCT00831467,NCT01817738)。

乳腺癌

蛋白和多肽疫苗是研究最多的乳腺癌疫苗(见表13.5)。NeuVax(Cancer Insight 公司)是 HER-2 衍生的一种多肽 E75,在Ⅰ期和Ⅱ期临床研究中评价了和 GM-CSF 联合使用的疗效。该疫苗的毒性很小,相比于对照组,疫苗组的5年无病生存期有轻微增加[199]。一项Ⅲ期临床试验(NCT0147924)正在评价 NeuVax 和 GM-CSF 联合使用的疗效,另一项正在进行的Ⅱ期临床试验(NCT01570036)正在评价 NeuVax 和曲妥珠单抗联合使用的疗效。

Theratope 疫苗(Biomira 公司)含有多糖抗原——乙酰氨基半乳糖抗原,结合到载体糖蛋白 KLH 蛋白上。在一项已经完成的Ⅲ期临床研究中(NCT00003638),该疫苗和佐剂 Enhanzyn 一起用于治疗女性转移性乳腺癌,但和安慰剂组比起来,没有延长患者的生存期[200]。事后的分层分析表明,同时进行内分泌治疗的女性患者发展到肿瘤进展期的时间和总体生存期都显著增加[201]。

肺癌

在肺癌疫苗领域,有一种蛋白疫苗和一种脂多肽疫苗已经初步取得了令人鼓舞的结果[202]。Tecemotide 疫苗(Stimuvax-EMD Serono 公司)是一种连接到脂质体传递系统的 MUC1 脂多肽疫苗,该疫苗在一项Ⅲ期临床研究中(NCT00409188)未能显著延长无法手术切除的Ⅲ期 NSCLC 患者总体人群的生存期(见表13.6)[203]。然而,在进行同步放化疗的患者中,该疫苗可延长生存期到30.8个月,而安慰剂对照组为20.16个月[203]。在做过同步放化疗的患者中正在进行另外一项Ⅲ期临床研究(NCT02049151)。

大约35%的 NSCLC 患者会表达 MAGE-A3 抗原[204]。在一项Ⅱ期临床试验中,含免疫佐剂 AS15 的 MAGE-A3 蛋白疫苗(葛兰素史克)相比于安慰剂有改善结局的趋势。然而,由于没有达到延长无病生存期(disease-free survival, DFS)这一主要疗效终点,该疫苗的一项Ⅲ期临床研究(NCT00480025)停止了。另外一种多肽疫苗 GV1001(GemVax 公司)是一种来自

表13.5 处于Ⅱ期或Ⅲ期临床研究中的乳腺癌疫苗

疫苗	公司	类型	肿瘤相关抗原	其他成分	所处状态
Nelipepimut-S, E75 或 NeuVax	Galena Biopharm	多肽疫苗	HER2 E75	和 GM-CSF 一起使用	Ⅲ期临床,和曲妥珠单抗联用的Ⅱ期临床
Theratope	Biomira	糖蛋白疫苗	乙酰氨基半乳糖	KLH 和 Enhanzyn 佐剂	完成Ⅲ期临床

表 13.6 处于Ⅱ期或Ⅲ期临床研究中的肺癌疫苗

疫苗	公司	类型	肿瘤相关抗原	其他成分	所处状态
L-BLP25 或 tecemotide	Stimuvax-EMD Serono	脂蛋白疫苗	MUC1	单磷酰脂质 A	Ⅲ期临床
TG4010	Transgene	重组牛痘病毒	MUC1	和 IL-2 联用	Ⅱb 期临床
GSK15772932A	GSK	多肽疫苗	MAGE-A3	免疫佐剂 AS15	Ⅲ期临床
GV1001	GemVax	多肽疫苗	人类端粒酶反转录酶	和 GM-CSF 联用	Ⅲ期临床
CIMAvax EGF		多肽疫苗	EGF	油佐剂 Montanide ISA 51	Ⅱ期临床
Belagenpumatucel-L 或 Lucanix	NovaRx	癌细胞疫苗	TGF-β2		Ⅲ期临床
Tergenpumatucel-L	NewLink Genetics	癌细胞疫苗	α-1,3-半乳糖基转移酶		Ⅱ期临床
Racotumomab	Vaxira	抗独特型疫苗	Neu-羟乙酰基神经节苷脂		Ⅲ期临床

注:GM-CSF:粒细胞-巨噬细胞集落刺激因子;GSK:葛兰素史克;IL:白介素;MAGE:黑色素瘤相关基因;TGF:转化生长因子。

人类端粒酶反转录酶的多肽衍生疫苗,和 GM-CSF 一起使用。一项Ⅱ期临床试验显示,有免疫应答患者的中位总生存期明显长于无应答患者(分别为 19 个月和 3.5 个月),而 80% 的患者产生了免疫应答[205]。由于上述结果,一项Ⅲ期临床研究(NCT01579188)正在进行中。

CIMAvax EGF 是一种蛋白疫苗,旨在诱导体液免疫应答。在该疫苗中,TAA、表皮生长因子(epidermal growth factor,EGF)和一种载体蛋白融合,含有油佐剂 Montanide ISA 51。在一项Ⅱ期临床试验中,接受该疫苗的患者和接受目前标准治疗的患者的总生存期无显著差异[206]。然而,对该蛋白疫苗有良好抗体应答的患者的生存期显著延长(11.7 个月 vs 3.6 个月)[206]。

TG4010(Transgene 公司)是一种重组病毒疫苗,以 TAA MUC1 为靶点,该病毒含有来自 MUC1 的一个转基因,和 IL-2 一起使用。一项Ⅱb 期临床试验结果显示,和单独的标准化疗方案比起来,TG4010 和标准化疗联用对患者更有利[207]。

Belagenpumatucel-L(NovaRx 公司)是一种表达 TGF-β2 的癌细胞疫苗。在一项Ⅱ期临床试验中,产生了细胞和体液免疫应答的患者存活时间显著长于未产生应答的患者(分别为 32.5 个月和 11.6 个月)[208]。该疫苗的一项Ⅲ期临床试验中(NCT00676507),多个亚组的患者总生存期增加了,包括曾接受过放射治疗的患者(中位生存期为 28 个月,而安慰剂组为 16 个月)[209]。

Racotumomab(Vaxira 公司)是一种抗独特型疫苗,可诱导针对 TAA Neu-羟乙酰基神经节苷脂的免疫应答。一项Ⅱ期临床试验显示,和安慰剂组比起来,接受该疫苗治疗的患者有更长的中位生存期(分别为 8.23 个月和 6.80 个月)[210]。一项Ⅲ期临床试验正在进行中(NCT01460472)。

黑色素瘤

gp100 是一种多肽疫苗,已经在一项Ⅲ期临床试验中评价了其和 IL-2 以及油佐剂 Montanide ISA 51 联用的疗效(见表 13.7)。接受 gp100 疫苗和 IL-2 联合治疗的患者比只接受 IL-2 治疗的患者有更高的应答率(分别为 16% 和 6%)、更长的中位总生存期(分别为 17.8 个月和 11.1 个月)[211]。

伊匹单抗是一种完全人源化的抗体,靶标是 CTLA-4,可以阻断 CTLA 介导的 T 细胞抑制/失能。该疫苗在Ⅲ期临床试验中可以显著延长患者的存活期,目前已经获得美国 FDA 批准用于转移性黑色素瘤的治疗。在一项临床试验中(NCT00094653)评价了伊匹单抗和一种 gp100 多肽疫苗联用的疗效,接受伊匹单抗和安慰剂治疗的患者的完全应答(complete response,CR)、部分应答(partial response,PR)或疾病处于稳定状态(stable disease,SD)的比例为 28.5%,而使用伊匹单抗和 gp100 联合治疗的为 20.1%、单独使用 gp100 治疗的为 11%;单独使用 gp100 疫苗与使用伊匹单抗治疗之间在客观应答率和生存期方面存在统计学显著差异,这一结果促成了该抗体获得批准[212]。然而,并不清楚为什么疫苗和伊匹单抗联用会不利于客观应答率和生存期。

GSK2132231A(葛兰素史克公司)是另一种多肽疫苗,目前正在黑色素瘤患者中进行Ⅲ期临床研究(NCT00796445)。该疫苗含有衍生自 TAA MAGE-A3

表 13.7　处于 Ⅱ 期或 Ⅲ 期临床研究中的黑色素瘤疫苗

疫苗	公司	类型	肿瘤相关抗原	其他成分	所处状态
gp100 多肽疫苗		多肽疫苗	gp100	Montanide ISA 51 和 IL-2	Ⅲ期临床
GSK2132231A		多肽疫苗	MAGE-A3	Montanide ISA 51	Ⅲ期临床
黑色素瘤 TAA 冲击的树突细胞		过继树突细胞治疗	gp100、MAGE-A1、MAGE-A2、MAGE-A3、MART-1 和酪氨酸酶		Ⅱ期临床
黑色素瘤 MHC 表位冲击的树突细胞		过继树突细胞治疗	gp100 和酪氨酸酶		Ⅱ期临床
Seviprotimut-L 或 pol-103a	Polynoma	异基因癌细胞疫苗		卡介苗佐剂	Ⅲ期临床
CSF470	Laboratorio Pablo Cassará	异基因癌细胞疫苗			Ⅱ/Ⅲ期临床
初免 - 加强接种病毒疫苗		用牛痘病毒载体初免、用禽痘病毒载体加强	两种病毒均表达 NYESO-1		Ⅱ期临床

注：IL：白介素；MAGE：黑色素瘤相关基因；MART：T 细胞识别的黑色素瘤抗原；MHC：主要组织相容性复合体；NYESO-1：纽约 ESO 抗原 -1；TAA：肿瘤相关抗原。

的一种多肽，和油佐剂 Montanide ISA 51 一起使用。在一项 Ⅱ 期临床试验中，GSK2132231A 和 Montanide ISA 51 联合治疗可延长总生存期，并产生 MAGE-A3 特异的抗体应答[213]。

有多种针对黑色素瘤的异体肿瘤细胞疫苗正处于 Ⅲ 期临床研究中（NCT015465，NCT01729663），包括 Pol-03A（Polynoma 公司）和 CSF470（Laboratorio Pablo Cassará 公司）疫苗。

胰腺癌

Algenpantucel-L 疫苗（NewLink Genetics 公司）由 α-1,3- 半乳糖基转移酶转导的异体癌细胞组成。在一项 Ⅱ 期临床试验中，该疫苗和佐剂吉西他滨以及 5- 氟尿嘧啶联用，1、2、3 年生存率分别为 86%、51% 和 42%（表 13.8）。基于历史性数据，认为这一结果优于预期。该疫苗的一项 Ⅲ 期临床试验正在进行中（NCT01836432）[214]。

其他治疗胰腺癌的疫苗中，GV1001（GemVax 公司）疫苗是唯一进入 Ⅲ 期临床研究（NCT00358566，NCT00425360）的。这是一种多肽疫苗，衍生自端粒酶。基于有效的 Ⅱ 期临床试验结果，两项 Ⅲ 期临床研究已经开始。但是，其中一项（NCT00425360）由于缺乏疗效、未能延长生存期而提前终止了[215]。

结直肠癌

ONCO-VAX（Intracell 公司）是一种令人感兴趣的细胞疫苗，已经在一项 Ⅲ 期临床研究中进行了评价（参加表 13.8）。经射线照射的自身肿瘤细胞以卡介苗（bacille Calmette-Guérin，BCG）作为佐剂重新输入患者体内。在 Ⅱ 期结肠癌患者中进行的一项 Ⅲ 期临床试验发现无复发生存期和总生存期显著升高[216]。目前正在进行一项 Ⅲb 期临床研究（NCT02448173）以证实该疫苗的效果。

肾细胞癌

AGS-003（Argos Therapeutics 公司）是一种个体化的疗法，患者特异的肿瘤细胞 RNA 转导到自身的 DCs 中（见表 13.8）。在一项 Ⅱ 期临床试验中，患者的 DCs 和一种合成的、截短了的 CD40 配体以及舒尼替尼一起给药，中位无进展生存期（progression-free survival，PFS）和总生存期分别为 11.2 个月和 30.2 个月，均超过了历史性数据[217]。AGS-003 和舒尼替尼联用的一项 Ⅲ 期临床研究（NCT01582672）正在进行中。

IMA901（Immatics 公司）是一种包含 9 种多肽的联合疫苗，这些多肽衍生自肾细胞癌中通常表达的 TAA。一项 Ⅱ 期临床试验显示，接受 IMA901 和 GM-CSF 以及环磷酰胺治疗的患者有 67% 产生了免疫应答，而接受 IMA901 和 GM-CSF 治疗的患者有 54% 产生了免疫应答[218]。该研究结果显示，当患者对该疫苗有免疫应答时，IMA901 和 GM-CSF 联用可以减少 Tregs 的数量、有助于延长总生存期[218]，目前一项 Ⅲ

表13.8 处于Ⅱ期或Ⅲ期临床研究中的其他癌症疫苗

癌症	疫苗	公司	类型	肿瘤相关抗原	其他成分	所处状态
胰腺癌	GV1001	GemVax	多肽疫苗	人类端粒酶反转录酶	同步或随后化疗	Ⅲ期临床
	Algenpantucel-L	NewLink Genetics	异基因癌细胞疫苗	α-1,3-半乳糖基转移酶	吉西他滨和5-氟尿嘧啶	Ⅲ期临床
	合成的RAS多肽		多肽疫苗	RAS	GM-CSF	Ⅰ-Ⅱ期临床
结肠癌	ONCO-VAX	Vaccinogen	射线照射的自身肿瘤细胞		卡介苗佐剂	Ⅲ期临床
	PANVAC		痘病毒修饰的自身树突细胞	CEA和MUC1	GM-CSF	Ⅱ期临床
肾细胞癌	AGS-003	Argos Therapeutics	自身树突细胞	患者特异的肿瘤RNA	合成的、截短了的CD40配体以及舒尼替尼	Ⅲ期临床
	IMA901	Immatics	多肽疫苗	9种HLA-Ⅰ类结合的肿瘤相关多肽	环磷酰胺	Ⅲ期临床

注：CEA：癌胚抗原；GM-CSF：粒细胞-巨噬细胞集落刺激因子；HLA：人类白细胞抗原；RAS：鼠肉瘤病毒致癌基因同系物。

期临床试验（NCT01265901）正在进行中。

癌症疫苗进入后期临床开发不意味着成功

表13.9列出了有良好前景的癌症疫苗的7项临床试验结果。在早期的临床试验中，这些疫苗达到了临床终点，7项试验中有6项是随机试验。

尽管Ⅱ期临床试验的结果看上去前景广阔，只有Sipuleucel-T疫苗取得了令人瞩目的结果，因而获得美国FDA批准。在早期较小规模的随机临床试验中获得令人鼓舞的结果，似乎预示着成功的结局，然而除了Sipuleucel-T疫苗外，其他疫苗随后开展的更大规模的Ⅲ期临床试验并未取得有统计学显著意义的结局。

这些疫苗具有一个或多个特点，使得它们在Ⅱ期临床试验中有可能获得成功的临床结局：①进入临床试验的疫苗或疫苗和佐剂的组合已经进行了优化；②和免疫调节因子联合使用；③选择有免疫应答的患者人群；④疫苗具有很高的免疫原性；⑤使用代替终点做出决策。此外，所有这些进入Ⅲ期临床试验的决策都是基于生物学数据支持的一个临床终点。然而，早期的结果可能会误导人，这是由于一些研究的随机研究未采用盲法，可能会导致有利于疫苗组的偏倚、终点和统计学上的不确定性——例如在这些探索性的小规模Ⅱ期临床试验中把握度不够。

Sipuleucel-T于2010年4月被批准为治疗性疫苗，用于去势抵抗性前列腺癌的治疗，这是第一个获得监管部门批准的癌症疫苗。使其获得批准的关键Ⅲ期临床试验包括512名患者，按照2：1的比例进行随机分组，结果与安慰剂对照组相比，治疗组死亡风险下降了22%（P=0.03），总生存延长了4.1个月（Sipuleucel-T组为25.8个月，而安慰剂对照组为21.7个月），36个月生存期的概率分别为31.7%和23%。总体而言，虽然证明了统计学上有显著差异，但该疫苗的临床获益很小。该疫苗的主要毒性反应有寒战、发热和头痛[134]。该疫苗由Dendreon公司（华盛顿州西雅图市）生产。该疫苗采用的是自体策略，患者要经历三次成分采血以获得足够的APCs，然后与PAP-GM-CSF融合蛋白一起培养和孵育，随后每2周一次为患者进行静脉回输。另一项Ⅲ期临床试验称为PROTECT，目的是在接受局部手术治疗并且高PSA的前列腺癌患者中评价Sipuleucel-T的疗效。

MAGE-A3是一种重组蛋白疫苗，和一种专利佐剂一起使用，由葛兰素史克公司研发。MAGE-A3是一种癌症-睾丸抗原，在许多癌症（黑色素瘤、NSCLC、膀胱癌、头颈癌、食管癌和肝细胞癌）中过表达；但除了睾丸和胎盘，该抗原在其他正常组织中无明显表达。因此，以该抗原为靶点的疫苗应该是安全的、不会引起自身免疫性疾病。大约35%的NSCLC患者和大多数黑色素瘤患者表达该抗原。葛兰素史克公司在早期（ⅠB期和Ⅱ期）NSCLC患者中完成了一项随机、双盲、安慰剂对照的Ⅱ期临床试验，182位患者参加。疫苗的耐受性良好，大部分都是接种部位的不良事件。一次中期Cox回归分析显示，疫苗组的无病生存期提高33%（HR=0.66，P=0.12）[157]。根据

表 13.9 Ⅱ期临床试验的结果并非总能预测Ⅲ期临床试验的结果

疫苗	技术类型	申办单位	靶抗原	肿瘤类型	Ⅱ期临床结果	无进展生存期的延长情况[a]	总生存期延长情况[a]	研发阶段
Sepuleucl-T	自体细胞[134]	Dendreon	前列腺酸性磷酸酶	去势抵抗性前列腺癌	3项试验：OS延长4个月，有统计学显著性	中位数2.4个月	中位数4.5个月(25.9个月对21.4个月)[b]	FDA批准
Prostvac	痘病毒[190]	Bavarian Nordic	前列腺特异抗原	去势抵抗性前列腺癌	OS延长8.5个月($P=0.0061$), n=82	无差异	中位数8.5个月(25.1个月对16.6个月)[b]	已完成Ⅱ期临床
MAGE-A3	含佐剂的蛋白[248]	葛兰素史克	MAGE-A3	NSCLC（ⅠB和Ⅱ期）	危险比升高达66 ($P=0.12$), n=182	HR (DFS)降低26%	HR降低33%	Ⅲ期试验失败
BLP25	多肽与免疫调节因子[156]	EMD Serono	MCU1	NSCLC（ⅢB和Ⅳ期）	危险比升高达73 ($P=0.112$), n=163	没有描述	中位数4.4个月(17.4个月对13个月；在局部ⅢB期的患者中更高	Ⅲ期试验失败
HPV-SLP	长多肽[154]	ISA Pharmaceuticals	HPV-16和HPV-18的E6和E7蛋白	外阴上皮内瘤变	持久的比值比15/20，免疫应答良好	第12个月的客观应答率为79%(非随机)	没有评估	即将开始Ⅲ期试验
BiovaxID	自体蛋白[164]	Biovest	免疫球蛋白独特型	滤泡性淋巴瘤	少数患者MRD降低	13.6个月	没有评估	Ⅲ期试验失败
Rindopepimut	多肽[170]	Celldex	EGFRvⅢ	胶质母细胞瘤	OS有改善(21.8个月，和贝伐单抗联用改善了PFS和OS	没有描述	3.2个月	Ⅲ期试验失败

注：DFS：无病生存期；EGFR：表皮生长因子受体；FDA：美国食品药品监督管理局；HPV：人乳头瘤病毒；HR：风险比；MAGE：黑色素瘤相关基因；MRD：最小残存疾病；NSCLC：非小细胞肺癌；OS：总生存期；PFS：无进展生存期；SLP：合成长多肽。

[a] 与同期对照组相比生存期的延长。

[b] 有统计学意义。

这些结果，葛兰素史克公司启动了一项随机、双盲、安慰剂对照的Ⅲ期临床试验，在全球范围内入组处于ⅠB期、Ⅱ期或ⅢA期、曾接受过手术切除和辅助化疗（如果符合适应证）的NSCLC患者2 300名。然而，虽然一些基于生物标志物评价的临床结局表现出良好的前景[158]，该临床试验没有达到主要终点。仍然存在一种可能，就是根据生物标志物对患者进行分组，某些亚组的患者可能从该疫苗中获益。

Stimuvax或称L-BLP25，是一种基于一段25个氨基酸重复片段的疫苗，该重复片段发现于广泛表达的肿瘤抗原MUC1中。在NSCLC中，MUC1过表达并且发生异常糖基化。MUC1在许多其他恶性肿瘤中也发生过表达，包括乳腺癌、胰腺癌、和卵巢癌。该疫苗包含25个氨基酸的脂多肽、佐剂单磷酰脂质A和三种脂质形成的脂质体；通过反复皮下注射给药，但在接种该疫苗之前3天先注射低剂量的环磷酰胺以便降低Tregs数量。一项ⅡB期临床试验入组163名患者，随机接受疫苗治疗或最好的支持治疗。结果显示，危险比为0.739（$P=0.112$），接受疫苗治疗有利于患者[156]。在局部ⅢB期的患者中，接受疫苗治疗可产生最大的临床疗效，其危险比为0.524（$P=0.069$），未观察到明显的毒性反应。基于这些结果，EMD Serono公司启动了一项国际、随机Ⅲ期临床研究，旨在Ⅲ期NSCLC患者中比较L-BLP25和安慰剂的疗效。然而，该疫苗在最近的关键临床试验中未达到主要终点[203]，尽管处于疾病早期的患者有更好的结局。

Prostvac-VF是一种基于痘病毒的疫苗，用于去势抵抗性前列腺癌的治疗。该疫苗含有牛痘病毒和禽痘病毒，每种病毒均编码前列腺TAA、PSA和TRICOM协同刺激复合物，该复合物包括B7.1、LFA-3和ICAM-1。TRICOM复合物可以提高疫苗的免疫原性、诱导更高亲合力的抗原特异性T细胞。接种牛痘病毒载体一次，用于初次免疫；禽痘病毒载体以2或4周的间隔重复接种6次。每次接种疫苗和GM-CSF一起局部接种。随机化Ⅱ期临床试验入组82名患者，按2∶1的比例随机接种疫苗或安慰剂[190,191]。在该临床试验中，主要终点是PFS，两组之间在该终点上无差异。然而，在该研究进行3年后，Prostvac-VF组的总生存期为25.1个月，而安慰剂组为16.6个月（$P=0.006\ 1$）。正在进行一项Ⅲ期临床研究以验证这些结果，由Bavarian Nordic和BMS共同申办，该研究将会进行若干年。Prostvac-VF疫苗相比于已经获批的Sipuleucel-T疫苗有几个优势，两种疫苗的适用人群相同。Prostvac-VF疫苗不是个体化的疫苗，可以进行规模化生产，更具成本优势。申办方也开始了Ⅱ期临床研究，拟将该疫苗和伊匹单抗（CTLA-4阻断抗体）以及恩杂鲁胺（雄激素受体拮抗剂）联用。

ISA Pharmaceuticals公司正在开发一种全新的针对HPV相关肿瘤的多肽疫苗。HPV可以导致一系列生殖器疾病（生殖器疣、宫颈和外阴上皮内瘤变）以及几种癌症如宫颈癌和一些头颈癌。一些HPV型别的E6和E7蛋白被认为是致癌性的，通常发现于增殖的癌细胞中。已经在HPV相关非典型细胞增生的患者中评价了针对HPV E6和E7蛋白的合成长肽组。$CD4^+$和$CD8^+$的应答率很高，20个外阴上皮内瘤变的患者中有15位发生了持久的病变退缩，其中9个患者是完全应答[154]。临床应答最好的患者通常也有最佳的细胞免疫应答。该疫苗的Ⅲ期临床试验正在进行中。

Rindopepimut（Celldex）是一种以肿瘤特异的致癌基因EGFRvⅢ为靶标的试验性免疫疗法，EGFRvⅢ是EGFR的功能性和永久激活的突变，该蛋白作为癌症治疗的靶标已得到深入研究[170,219]。Rindopepimut通过皮内注射给药，含有结合到载体蛋白KLH的EGFRvⅢ特异的多肽片段。在小鼠模型中，EGFRvⅢ的表达和肿瘤的发生升高相关；在临床研究中，EGFRvⅢ的表达和胶质母细胞瘤患者较短的生存期有关。EGFRvⅢ的表达可能也与多形性胶质母细胞瘤（glioblastoma multiformae，GBM）中的肿瘤干细胞有关，这些干细胞导致对细胞毒性药物产生耐药和肿瘤复发。约30%的胶质母细胞瘤患者表达EGFRvⅢ，在正常组织中未发现其水平明显升高，因此以该肿瘤特异的分子作为靶标不太可能影响健康组织。

在Rindopepimut的临床试验中，85%的患者产生了明显的抗EGFRvⅢ抗体滴度，这一滴度随着时间的延长而升高，大部分（67%）患者的抗体滴度在1∶12 800以上，这样的免疫应答可能直接破坏表达EGFRvⅢ的肿瘤细胞。

在EGFRvⅢ阳性的胶质母细胞瘤新诊断患者中进行的三项（ACTⅣATE、ACT Ⅱ、ACT Ⅲ）Rindopepimut的Ⅱ期临床试验已经完成，获得了一致的结果，仍在继续随访多个患者的生存期。综合这三项研究，Rindopepimut总体耐受性良好，诱导产生了强烈的、特异的和持久的免疫应答。一项Ⅱ期临床研究评价了新诊断的患者行手术切除之后以Rindopepimut和替莫唑胺联用的疗效，结果显示延长了PFS[170]。然而，最近完成的一项Ⅲ期随机化临床研究却未能证明该疫苗和替莫唑胺联用对新诊断的胶质母细胞瘤患者有益。65例新诊断的表达

EGFRvⅢ（EGFRvⅢ+）的胶质母细胞瘤患者在进行了广泛的全切和放化疗之后，给予 Rindopepimut 和标准的辅助化疗，有 66% 的患者 PFS 达到 5.5 个月（自诊断以来大约为 8.5 个月）；相对于入组研究的时间，中位总生存期为 21.8 个月，有 26% 的患者总生存期达到 36 月。长期使用 Rindopepimut（最长达 3.5 年以上）耐受性良好。另一项研究评价了 Rindopepimut 和贝伐单抗联用相比于对照疫苗和贝伐单抗联用的疗效，结果很让人鼓舞：Rindopepimut 和贝伐单抗联用相比于 KLH 和贝伐单抗联用，6 个月无进展生存期的患者分别为 27%（9/23）和 11%（4/35）；总体应答率（overall response rate，ORR）分别为 24%（7/29）和 17%（5/30）。中位总生存期也延长了：接种该疫苗的患者达到 12 个月，而只使用贝伐单抗的对照组为 8.8 个月。在 80% 的患者中，Rindopepimut 可诱导强烈的抗-EGFRvⅢ抗体滴度。快速产生抗体应答和总生存期延长有关。

癌症疫苗有很大的潜力但需要继续优化并且需要重新定位其在所有抗癌疗法中的地位

在治疗性癌症疫苗开发方面已经取得了许多积极的进展。已经鉴别了很多高度特异的 TAAs，其中许多具有免疫原性，可以在健康人和癌症患者中诱导产生免疫应答。对于一些抗原来说，有证据表明，已经存在的抗体和 T 细胞免疫应答可以通过免疫接种的方式进一步增强。此外，已经开发了许多有前景的技术平台以向免疫系统传递肿瘤抗原，从而诱导 CD4、CD8 应答或者更广阔的 CD4 和 CD8 应答。此外，一些疫苗可使免疫系统向 Th1/CD8 应答极化。部分患者（但不是所有患者）接种这些疫苗后，产生了与抗病毒应答接近的 T 细胞应答。

最有前景的疫苗技术和方法包括如下：

（1）异源性初免-加强免疫的方法，通常使用 DNA 或者病毒载体进行初次免疫、用不一样的病毒载体或重组蛋白进行加强免疫[220]。

（2）以 TLR 激动剂作为佐剂的长肽，靶抗原为非自身抗原[221]。

（3）肿瘤衍生的 RNA 转导的 DC[222]，或其他对应于肿瘤突变组（也就是癌细胞基因组中非同义突变的组合，相当于免疫原性表位）的个体化疫苗[223]。

（4）基于 RNA 的疫苗，或者含佐剂的蛋白或多肽疫苗，并且可以传递给淋巴器官中的 APCs[224,225]。

（5）基因工程改造的 DCs 疫苗，赋予其比内源性 DCs 更强的免疫原性[226,227]。

（6）联合使用疫苗和免疫增强剂或检查点抑制剂以加强诱导免疫效应细胞并在肿瘤环境中激活这些细胞的活力。

在使用这些疫苗的患者中，仍有机会去提高免疫应答的幅度和质量；同时也要制定克服癌症诱导的免疫抑制途径的策略。这些进展加上对 T 细胞激活的分子需求和调整调节性 T 细胞应答的重要性的认识不断深入，正在不断提供合理的策略，这使得以治疗性癌症疫苗初步诱导的 T 细胞来介导抗肿瘤临床应答成为可能。

基于最新的进展和从许多疫苗失败的案例中学到的教训，这里提出治疗性癌症疫苗研究和转化将来的发展方向：

（1）理解疫苗作为单一治疗手段固有的局限性，亦即在大体积的肿瘤中疫苗诱导临床有效的 T 细胞应答的能力欠佳，这是重新摆正疫苗作用地位的一个必须重视的理由。一种方案是使用疫苗作为单一治疗手段用于辅助治疗，在最小的、残存的癌灶或原位癌中发挥作用，但在晚期癌症中考虑综合治疗措施，如图 13.4 所示。

（2）通过学界和产业界的联合努力，进一步优化疫苗的效价、同时对目前开发的疫苗技术平台进行优先排序。

（3）扩大靶抗原的范围：非自身抗原、新抗原-病毒抗原、免疫原性点突变、易位、融合、改变阅读框，主要是针对保守区和功能区的免疫表位库。

（4）根据生物标志物对患者进行分层，使癌症治疗性疫苗的临床开发过程更加合理。

通过和免疫调节因子或其他免疫疗法联合使用以增强癌症疫苗的活性

如前所述，在过去几年中，使用不同疫苗平台技术和抗原已完成多项Ⅲ期临床试验。表 13.10 总结了已经结束但未能证明疗效的一些主要临床试验。这些试验失败的原因可能有多种，包括疫苗的质量或效价、临床试验的设计问题（包括患者人群、病情严重程度及先前接受了多少治疗）、未能解决癌症相关的免疫抑制及小规模Ⅱ期临床研究中产生的误导人的试验结果——正如在"癌症疫苗所面临的所有障碍有待全面克服"一节所讨论的。

正如在"癌症疫苗所面临的所有障碍有待全面克服"一节中讨论的那样，癌症患者体内存在的多种免疫抑制途径限制了有效的、功能性免疫应答的产

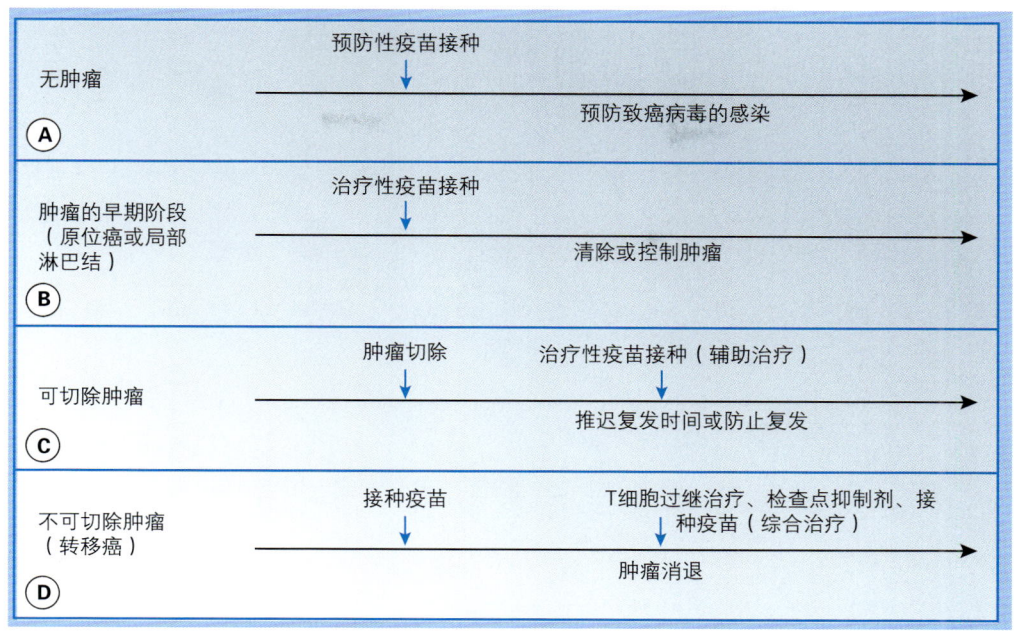

图 13.4 癌症疫苗的应用取决于癌症所处的阶段。
使用疫苗治疗癌症的不同方案取决于癌症所处的阶段。**A**：预防性接种疫苗用于预防致癌病毒如 HBV 和 HPV，可以间接但是非常明显地降低肝癌、宫颈癌或口咽部肿瘤的流行率。**B**：治疗性疫苗自身能够起作用的例子是局限于原发病变部位的早期癌症，例如 CIN 或局限于局部淋巴结的黑色素瘤。**C**：如果肿瘤可以切除，治疗性疫苗作为辅助治疗手段用于清除残存的癌细胞是有帮助的，这种辅助治疗手段需要产生患者特异的表位，也就是真正的个体化治疗。**D**：如果肿瘤不可切除并且处于晚期，接种疫苗有助于增加肿瘤浸润的淋巴细胞，从而使得癌灶对其他治疗措施例如检查点阻断剂更加敏感。此外，治疗性疫苗可以和其他治疗措施联合使用，包括 ACT、检查点阻断剂或其他靶向治疗方案。ACT：T 细胞过继治疗；CIN：宫颈上皮内瘤变；HBV：乙肝病毒；HPV：人乳头瘤病毒。

生。主要的障碍包括 APC 活化欠佳、诱导 T 细胞失能、诱导 T 细胞耗竭、产生抑制性细胞因子及诱导调节性 T 细胞和其他抑制性细胞。这些途径可能在肿瘤局部起作用，也可能在全身起作用。主要的抑制途径可能因肿瘤种类、肿瘤所处阶段和患者而异。对于不同的癌症和不同的临床环境，需要确定这些可变因素。

在一个特定的临床环境中，临床策略应能够扭转这些免疫抑制途径，或者至少是占主导地位的途径。这样做将会增强癌症疫苗诱导的 T 细胞应答的功能。在未来，可能会获得患者特异的、居于主导地位的免疫抑制途径的生物标志物全貌，以便为患者量身订制免疫刺激策略。

许多免疫调节疗法正在进行临床试验，或正在临床前模型中进行研究。美国国家癌症研究所曾举办了一次研讨会，以便对早期临床试验中正在进行评价的、用于癌症治疗的、最有前景的试验性免疫调节因子（例如细胞因子和检查点阻断剂）进行鉴别和分级，同时也对最有前景的抗原进行分级[228,229]。

因此，未来的癌症疫苗疗法可能是疫苗与免疫佐剂、免疫调节因子甚至是细胞疗法的结合，癌症疫苗可能是这些联合免疫疗法的关键组成部分。和癌症疫苗联合使用以便最大程度激活 APCs 的免疫调节因子包括 TLR 激动剂、CD40 刺激物、和细胞因子组合物。此外，旨在减少 Tregs 数量、逆转负向信号（抗 CTLA-4）或逆转 T 细胞失能[抗 -PD-1（programmed death-1，程序性死亡 -1）]的因子也是正在考虑的免疫调节因子。这些方法，加上选择最合适的患者，将是未来癌症疫苗取得成功的关键。

癌症疫苗和检查点抑制剂

虽然多种癌症疫苗可以诱导针对某种癌症的特异性免疫应答，癌症也可以通过多种免疫抑制机制来逃避免疫清除，这妨碍了有意义的临床应答的产生，尤其是在免疫抑制机制更加活跃的晚期癌症中。如前所述，通过 CTLA-4 或 PD-1 介导的 T 细胞信号检查点抑制作用是重要的免疫抑制机制。现在可以使用检查点抑制剂单克隆抗体来解决和逆转这些免疫抑制途径，这些单克隆抗体有些正在进行临床试验、

表13.10 未显示出临床疗效的主要Ⅲ期试验

疫苗／生产商	技术平台	抗原	既往的随机Ⅱ期临床	癌种	癌症分期	单药治疗	免疫调节因子
Canvaxin[249], CancerVax	细胞	异基因黑色素瘤细胞系		黑色素瘤	转移；辅助治疗	是	BCG
牛痘黑色素瘤溶菌物，Ribi[106]	裂解物	牛痘与黑色素瘤细胞系抗原		黑色素瘤	Ⅱ期	是	BCG
黑色素瘤疫苗，Ribi[250]	细胞	异基因黑色素瘤细胞系		黑色素瘤	转移；辅助治疗	是	无
OncoVAX, Intracel[251]	细胞（裂解物）	自身抗原		结直肠癌	Ⅱ期和Ⅲ期	是	无
THERATOPE, Biomira[252]	CHO	STn 多糖	无	乳腺癌	转移	是	环磷酰胺
Gastrimmune, Aplton[253]	多肽-DT 结合物	胃泌素	无	胰腺癌	转移	是	无
Oncophage, Antigenics[168]	蛋白（热激蛋白）	自身肿瘤抗原		肾癌，黑色素瘤	肾癌：未转移；黑色素瘤：转移	是	无
PANVAC, Therion[254]	病毒（痘病毒）	CEA 和 MUC1	无	胰腺癌	转移	是	无
MyVax, Genitope[255]	蛋白（抗独特型 KLH）	自身独特型抗原	无	胰腺癌	晚期	是	无
FavId, Favrille[255]	蛋白（抗独特型 KLH）	自身独特型抗原	无	非霍奇金淋巴瘤	晚期	利妥昔单抗治疗后	GM-CSF
GVAX, Cell Genesys[256] (自身抗原)	细胞（GM-CSF 修饰）	自身抗原	无	前列腺癌	晚期	是	无
GVAX, Cell Genesys[256] (异体抗原)	细胞（GM-CSF 修饰）	前列腺细胞系	无	前列腺癌	晚期	和多烯紫杉醇（泰素帝）联用	无
GMK, Progenics[257]	CHO	GM₂ 神经节苷脂		黑色素瘤	辅助治疗	是	无
TroVax, Oxford, Biomedica[34]	痘病毒	5T4	无	肾癌	晚期	否	无
MAGE-A3, GSK[258]	蛋白	MAGE-A3	有	肺癌	手术切除后，Ⅰb、Ⅱ、Ⅲa期	是	AS15 佐剂
Stimuvax, EMD Serono[203]	蛋白	MUC1 (BLP-25)	有	肺癌	Ⅱb、Ⅲ期	是	环磷酰胺
Rintega, Celldex (Rindopepimut)[170]	与 KLH 结合的多肽	EGFR vⅢ	有	多形性胶质母细胞瘤	新诊断的	和替莫唑胺联用	GM-CSF

注：BCG：卡介苗；CEA：癌胚抗原；CHO：多糖；GM-CSF：粒细胞-巨噬细胞集落刺激因子；GSK：葛兰素史克；KLH：钥孔戚血蓝素；MAGE：黑色素瘤相关基因。

有些已经被美国 FDA 批准。概括说来，抗 CTLA-4 单克隆抗体伊匹单抗和抗 PD-1 单克隆抗体帕博利珠单抗和纳武单抗均在转移性黑色素瘤和肺癌患者中显示了客观的肿瘤应答，已经批准了这些适应证的临床使用[230-232]。它们在疫苗联合疗法的研究中是非常强有力的候选药物。

这些检查点抑制剂在一些肿瘤中能起到更好的作用，这些肿瘤具有一些免疫应答的初始证据（例如肿瘤浸润的淋巴细胞增多）、具有产生颗粒酶和/或干扰素的证据。在这些情况下，肿瘤细胞或局部 APC 细胞的 PDL1 的表达通常会升高。据推测，这些预先存在的 T 细胞应答是直接针对肿瘤发生过程中产生的新抗原，因此突变负荷和对检查点抑制剂的应答之间存在关联。这些发现产生了一个假设，就是治疗性癌症疫苗和检查点抑制剂联合使用将会是一种有效的联合疗法。

已经开展了几项早期的临床试验来评价这些免疫治疗的联合疗法。在一项早期临床试验中，11 个处于 4 期的黑色素瘤患者接种 GM-CSF 细胞疫苗 GVAX 后再给予伊匹单抗[233]，从使用 GVAX 后 1~4 个月开始每 2 个月或 3 个月给予伊匹单抗输注。没有 3 级或 4 级毒性反应。治疗诱导的肿瘤坏死和肿瘤内 $CD8^+/FOXP3^+T$ 细胞的比例有关，证明 Treg 细胞在肿瘤环境中起着有害的作用。在 9 位 4 期卵巢癌患者中，自治疗之后 1 个月~3 年也进行了类似的评价。2 位患者出现 3 级胃肠毒性，在使用这种联合疗法的患者中观察到一些临床应答。在既往接受过治疗的 30 位胰腺导管瘤患者中进行了类似的临床评价，患者每 3 周接受伊匹单抗治疗，4 个疗程；然后每 3 个月接受伊匹单抗单独治疗或与 GVAX 联合治疗[234]。两个接受伊匹单抗单独治疗的患者病情稳定，而联合治疗组中有 3 位患者病情稳定。有意思的是，联合治疗组的 15 位患者中有 7 位出现 CA19-9 下降，而在伊匹单抗单独治疗组中未出现下降；虽然没有统计学显著差异，联合治疗组的生存期有改善的趋势。两组间的毒性反应相当。

已经在 676 名转移性黑色素瘤患者中完成了一项Ⅲ期临床研究，评价了伊匹单抗单独治疗、gp100 多肽疫苗单独治疗或 gp100 多肽疫苗联合伊匹单抗治疗的疗效[230]，已经在本节开头部分详述了该研究。

30 位去势抵抗性前列腺癌患者使用基于牛痘苗的癌症疫苗 Prostvac 和剂量逐渐升高的伊匹单抗进行联合治疗。30 位患者中，58% 的患者 PSA 发生下降[235]。无论是治疗前还是治疗后，总生存期和某些免疫细胞亚群之间存在相关性。在免疫治疗之前，更长的总生存期和某些免疫细胞亚群之间显示了相关性的趋势：更少的 PD-1+Tim-3+Th 细胞、更多的 PD-1- Tim-3+CTL 细胞及更多的 CTLA-4- Tregs 细胞。研究还发现，免后相比于免前，Tim-3+NK 细胞的增加和更长的总生存期之间存在关联。

基于科学原理和目前已有的证据，下一步应该评价癌症疫苗和已上市的检查点阻断剂联合使用的疗效。值得注意的是，一项Ⅱ期随机临床试验已经启动，以评价 Sipuleucel-T 疫苗和 CTLA-4 阻断剂联合使用治疗前列腺癌的疗效，包括即时联合使用和延期联合使用，目前正在招募受试者（NCT01804465）。这是一项开放式、随机、多中心的临床试验，在尚未接受化疗的、转移性、去势抵抗性前列腺癌患者中进行。所有患者将会接受标准的 Sipuleucel-T 疫苗治疗方案，每 2 周一次，连续 3 个疗程，然后这些患者将会随机分配到其中一组：即时联合使用组患者将会给予伊匹单抗，每 3 周一次，连续 4 个疗程，从最后一剂疫苗接种 1 天后开始给药；延期联合使用组患者将会给予伊匹单抗，每 3 周一次，连续 4 个疗程，从最后一剂疫苗接种 3 周后开始给药。伊匹单抗治疗后，每月随访患者，连续 3 个月，然后每季度随访患者，直到疾病进展。

在 19 位处于Ⅲb 期或Ⅳ期黑色素瘤患者中进行了一项疱疹病毒溶瘤疫苗 T-VEC 和伊匹单抗联用的Ⅰb 期临床试验[236]。6 位（32%）患者出现 3 级或 4 级毒性反应，其中 2 位患者发生伊匹单抗治疗患者中常见的 3/4 级的自身免疫毒性反应，包括结肠炎、垂体炎、肾上腺功能不全及淀粉酶和脂肪酶升高。客观应答率为 56%，包括 33% 的完全应答率。本研究观察到的客观应答率高于历史性对照观察到的、单独使用 T-VEC 疫苗的客观应答率（16%）。联合治疗后，肿瘤部位的 $CD8^+T$ 细胞增加了。促使药品监管机构批准 T-VEC 疫苗的随机临床试验的结果已经在 *Journal of Clinical Oncology* 上发表[151]：在 436 名随机分组的患者中，接受 T-VEC 治疗的患者总体应答率（16.3%，95% *CI*, 12.1%-20.5%）显著高于接受 GM-CSF 治疗的患者（2.1%，95% *CI*, 0%-4.5%；*OR*=8.9；*P*<0.001）；T-VEC 组的总体应答率也更高（26.4%，95% *CI*, 21.4%-31.5%；相比于 5.7%，95% *CI*, 1.9%-9.5%）。接受 T-VEC 治疗的患者中位总生存期为 23.3 个月（95% *CI*, 19.5-29.6 个月），接受 GM-CSF 治疗的患者中位总生存期为 18.9 个月（95% *CI*, 16.0-23.7 个月），*HR*=0.79（95% *CI*, 0.62-1.00；*P*=0.051）。在疾病处于ⅢB、ⅢC 或ⅣM1a 期或还未接受过治疗的患者中，T-VEC 的疗效更为明显。这些结果为联合疗法提供了动力，以进一步提高

临床应答率和临床获益的持续时间。在晚期黑色素瘤患者中正在进行一项随机临床试验以评价 T-VEC 和博帕利珠单抗联用的疗效。

这些临床试验中有一些已经或正在和抗-CTLA-4 联合使用。考虑到抗-PD-1 和抗-PDL1 抗体改善的毒性以及提高的临床活性，和这些抗体联合治疗的研究可能会越来越受到关注。

纳武单抗是针对 T 细胞 PD-1 检查点蛋白的一种人 IgG4 阻断抗体，对转移性黑色素瘤有活性，在黑色素瘤患者中评价了纳武单抗和多肽疫苗的联合疗法。在一项Ⅰ期临床研究中[237,238]，入组的患者为未使用过伊匹单抗治疗并且在既往接受至少一种治疗后肿瘤发生进展、不可手术切除的Ⅲ期或Ⅳ期黑色素瘤患者，或者既往使用过伊匹单抗治疗后肿瘤发生进展的患者，按每公斤体重 1mg、3mg 或 10mg 给予上述患者纳武单抗，每 2 周给药一次，连续 24 周，然后每 12 周给药一次，直到 2 年；单独使用或者和一种多肽疫苗联用，该多肽疫苗针对的是已被深入研究的抗原如 T 细胞识别的黑色素瘤抗原-1（melanoma antigen recognized by Tcell-1, MART-1）和 NYESO-1。结果显示，联合使用纳武单抗和该疫苗的耐受性、安全性良好——各种剂量均如此，在伊匹单抗难治性患者和未接受伊匹单抗治疗的患者中，客观应答率均为 25%。

同一个研究团队也在ⅢC 和Ⅳ期黑色素瘤患者中研究了纳武单抗与多肽疫苗联合治疗作为手术切除之后的辅助疗法[239]。HLA-A*0201、HMB-45、NYESO-1 和/或 MART-1 阳性的患者手术切除肿瘤后给予纳武单抗（每公斤体重 1mg、3mg 或 10mg，静脉输注）和一种多肽疫苗（gp100、MART-1 和 NYESO-1，含油佐剂 Montanide ISA 51, VG）联合治疗，每 2 周给药一次，共给药 12 次；然后是纳武单抗维持治疗，每 12 周给药一次，共给药 8 次。共入组了 33 个患者。纳武单抗和疫苗作为辅助疗法的耐受性良好，显示了免疫活性，在高危的、手术切除后的黑色素瘤患者中延长了生存期。具体说来，预计的中位无复发生存期为 47.1 个月。治疗之后，观察到四聚体特异性 CD8$^+$T 细胞群增加了。这些结果可以支持后续的随机临床试验。

另一项临床试验在前列腺癌患者中评价了一种基于李斯特菌的疫苗（ADXS31-142），单独使用或者和博帕利珠（MK-3475）联合使用（NCT02325557）。ADXS31-142 旨在诱导针对 PSA 的免疫应答。该研究的 A 部分是为了确定 ADXS31-142 单药治疗的剂量，而 B 部分是为了确定 ADXS31-142 和博帕利珠（MK-3475）联用的剂量。

由于这个领域正在快速发展，检查点抑制剂和新一代疫苗联合使用能够诱导有效的、广谱的肿瘤特异免疫应答，这应该是越来越有效的一种策略。

癌症疫苗和细胞治疗

在各种富有前景的免疫疗法中，细胞治疗是其中最激动人心的一种方法，因为这种方法可用于晚期癌症。过去十年，为了在晚期癌症患者中再造免疫组库，在方法探索和开发方面见证了巨大的进展。过继性 T 细胞治疗在临床上显示了显著的肿瘤退缩。细胞治疗的主要类型包括：① 从肿瘤病灶中获取肿瘤浸润的淋巴细胞（TIL）、在离体无免疫抑制的环境中进行扩增；② 重组 TCR 的 T 细胞；③ 重组嵌合抗原受体的 T 细胞。这些方法在现有的 T 细胞库中整合进一种全新的受体特异性[240,241]。

无论使用哪种方法进行 T 细胞库的再生/重构（TIL）或者重组（嵌合抗原受体和 TCR），输入的 T 细胞在肿瘤环境中仍然面临着非常强大的不利环境。专职 APC 细胞表达的抗原减少或者缺失，而这对于有效刺激细胞、获得理想的体内激活、扩增、分化和迁移到肿瘤部位都是必需的。此外，由于原来存在免疫抑制细胞，例如 Tregs 和 MDSC，肿瘤中通常存在免疫抑制环境。输入的 T 细胞需要和内源性的 T 细胞竞争重要的生长因子如 IL-15 和 IL-17。最后，如前所述，输入的 T 细胞仍然面临大量的免疫抑制机制的调节，这些免疫抑制机制在肿瘤环境中采取一致行动，包括那些由免疫活性 T 细胞反应性调动的机制，这是自然免疫内稳态机制（例如 PD-1-PDL1 轴）的一部分。虽然对过继转移的 T 细胞进行再激活不可能克服所有这些障碍，但通过增强这些细胞介导的杀伤肿瘤细胞的能力，还是可以使这些细胞的数量更多、效力更强。

因此，非常具有吸引力的是考虑使用综合性的方法，通过这种方法可以再生、重构或重组 T 细胞库，再加上同源性疫苗，则在晚期癌症患者中可以充分发挥过继疗法的潜能（图 13.5）。一种可能的情形是，对肿瘤标本进行 TAA 表达的分析，这可以选择一种或多种共同靶抗原，而这是同源性 TCR 重组的 T 细胞过继转移所追求的目标；随后进行疫苗接种，可以在体内有效刺激过继转移的 T 细胞。此类疫苗可以使用活的、表达目的抗原的微生物载体（痘病毒载体、减毒的李斯特菌等），也可以使用体外充分扩增、分化、脉冲或基因重组的 DC 以呈递同源表位；还可以使用含佐剂的重组蛋白。

另一种情形是真正的个体化治疗，尤其是当通用的癌症靶抗原表达程度为中等或者缺失时。基因测

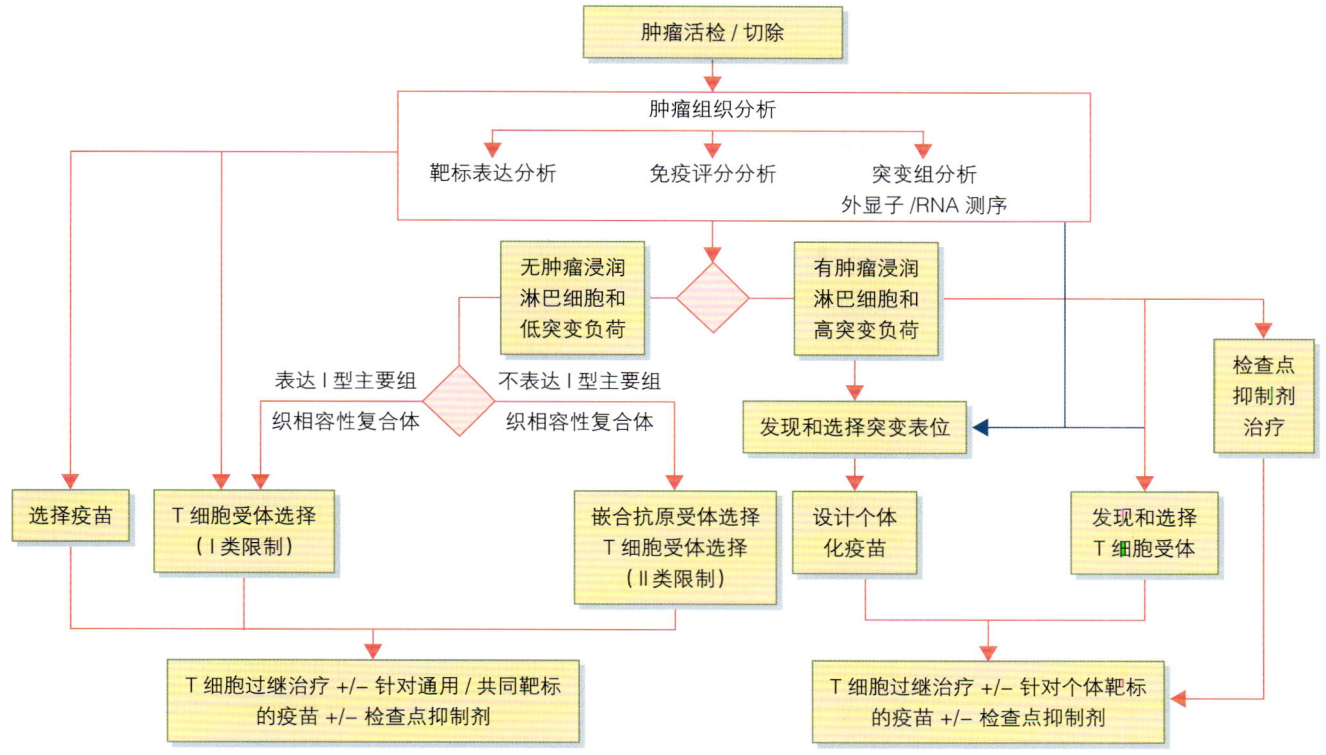

图 13.5 整合疫苗接种和其他治疗方案的联合疗法以获得对癌症的持久控制。
在肿瘤组织中应用新型技术如外显子组测序或 RNA 测序以明确突变组（所有非同义突变的集合），并结合免疫组织化学评估的免疫评分（代表 T 细胞浸润肿瘤的程度）。高突变负荷的肿瘤更常与增加的 TIL 浸润相关，可能是检查点阻断剂（如 CTLA-4 和 PD-1 结合抗体）最好的候选靶标。这一类型的肿瘤也有助于发现患者和肿瘤特异的表位、同源性 TCR 和 / 或 TIL，因而是高度个体化疗法的工具箱，可用作备选疗法或者和检查点阻断剂联合使用以获得对疾病更加持久的控制。相反，直接针对通用抗原的免疫疗法的候选靶标是低突变负荷的肿瘤，基于肿瘤抗原表达分析对这些通用抗原进行优先排序。此类免疫疗法可以包括 TCR 或者 CAR 重组的 T 细胞及针对这类通用抗原的疫苗，它们可以联合使用或者单独使用。TCR：T 细胞受体；TIL：肿瘤浸润淋巴细胞。

序技术的发展（外显子组分析、RNA 测序）提供了对肿瘤标本进行快速测序的手段。使用生物信息学工具，对含有假定的免疫原性表位的序列，可以进行预测、确定优先顺序并作出选择，然后使用这些序列来组装微小基因[242,243]，这些微小基因可以整合到某个疫苗技术平台中——例如 DC 或基于活病毒的疫苗。随着对 TILs 本质和特异性的认识不断增加、对使用肿瘤特异的和患者特异的表位作为疫苗的潜力的理解不断加深，基于新抗原的疫苗正在快速发展。最近的研究提出了这样一种可能性：突变组（肿瘤特异的非同义突变的集合）含有很大部分的潜在免疫原性表位或真正的免疫原性表位，尤其是被 CD4⁺T 细胞识别的表位[244]。令人意外的是，通过调动表位扩展机制，MHC Ⅱ类限制的突变组的构成成分具有很强的免疫原性并且对肿瘤有保护作用。这些机制可以和 MHC Ⅰ类限制性免疫力共诱导同时存在，导致广泛的抗肿瘤 T 细胞应答。虽然这种分析还处于临床前模型中的后期阶段，它提出了一种令人感兴趣的可能性，即突变组正在塑造免疫应答并使其偏离 MHC Ⅰ类限制的表位；测序技术结合生物信息学方法和一种可行的疫苗技术平台（例如基于 RNA 的技术）可以为癌症的个体化免疫策略铺平道路。

得益于外显子组测序和相关技术，现在从每个癌症患者中鉴别新抗原是可能的，构建患者特异的疫苗正在日益成为可行的途径。当癌症疫苗和 PD-1 阻断剂和 / 或 T 细胞疗法联合使用时起作用的可能性更大。一些创新型公司例如 Neon Therapeutics 正在探索这种方法。因此，两项创新的、研究者发起的临床研究，正在黑色素瘤和神经胶质瘤患者中评价患者特异的、以 TLR 激动剂作为佐剂、用聚肌胞苷酸稳定的多肽新抗原（NCT01970358；NCT02287428）。

类似地，另一个创新型公司 BioNTech AG 正在开发一种基于 mRNA 的方法，这种方法以 mRNA 表达新抗原，然后直接注射入淋巴结。他们已经在基于 RNA 的个体化疫苗临床试验中开始招募黑色素瘤、胶质母细胞瘤（http://www.gapvac.eu）、儿童急性淋巴母细胞白血病、肝癌（http://www.hepavac.eu/）和三阴性乳腺癌（http://merit-consortium.eu/）的患者[245]。整合了所有这些治疗方法（T细胞转移、疫苗接种和检查点阻断剂）的临床试验尚需时日。

一种有意思的观点是利用内源性TAA，这出自"原位"疫苗接种的概念。一种基于疱疹病毒的、能够有效动员全身免疫力以对抗远处肿瘤病灶的免疫干预（T-VEC疫苗）获得批准就很好地证明了这种观点[151]。通过使用高效的和靶向的免疫调节物或者方法以对这种机制进行优化，可以避免使用传统的、需要肿瘤特异的表位参与的疫苗。

迄今为止的临床前研究结果都强烈支持整合过继T细胞疗法和免疫接种的观念，不管这种方法是通用疗法还是个体化疗法[238,246,247]。个体化的或通用的疫苗可以和过继T细胞疗法联合使用；过继T细胞疗法可以使用TIL或TCR重组的T细胞，以直接对抗其中一种TIL同源的表位；这些表位通过系统性评价瘤内免疫组库而发现。除了显著增强抗肿瘤免疫应答外，疫苗接种可以避免使用预处理（preconditioning）——这是一种通过耗竭内源性淋巴细胞从而达到扩增过继转移的T细胞的策略。

最后，在这种T细胞疗法/疫苗接种的整合范式中，疫苗接种的时机可以是多种多样的，可以紧邻过继T细胞治疗之前或之后以诱导T细胞活化和扩增，也可以在过继T细胞治疗之后的不同时间点（数周、数月、甚至更长时间）以增加持久性并延长残存的抗肿瘤T细胞的活性。

虽然武装免疫系统以对抗癌症的工具正变得越来越多，但是仍然存在大量的挑战。我们需要在深思熟虑之后仔细结合癌症疫苗和新型免疫调节工具，以产生特异性的、有功能的T细胞应答。在临床试验的早期阶段需要仔细优化这些联合疗法。在这个领域需要继续推进免疫学生物标志物的开发和验证，并使用这些生物标志物以优化新的联合疗法。此外，我们应利用过去十年在疫苗临床试验中获得的经验，仔细选择最有可能获得成功的患者群体，包括在早期癌症患者中、在辅助疗法临床试验中评价疫苗单独接种，或者在晚期癌症患者中评价联合疗法。

（丘远征　曹玲生　赵春艳）

本章相关参考资料可在"ExpertConsult.com"上查阅。

第14章 霍乱疫苗

John D. Clemens、Sachin N. Desai、Firdausi Qadri、GB Nair 和 Jan Holmgren

疾病史

霍乱是一种导致快速脱水的水样便腹泻,由霍乱弧菌 O1 和 O139 血清群经肠道感染引起。霍乱或许已存在于印度次大陆几千年。历史文献中描述的霍乱临床症状和我们目前所指的重症霍乱一致:快速发作的呕吐、腹痛、暴发性水样腹泻、脱水和死亡。霍乱是一种能够改变人类历史进程的流行和大流行疾病。霍乱的传染性非同寻常,可以迅速感染大量人群,在世界范围内传播。感染霍乱后的病死率很高,在发明有效的静脉和口服补液疗法前,霍乱流行的病死率甚至超过40%,导致成千上万的人死亡。John Snow 确立了水作为主要媒介在霍乱传播中所起到的关键作用[1]。直到19世纪80年代初,Robert Koch 才从病人粪便标本中分离并确定此病的病原体[2,3]。

重要性

自古以来,霍乱就被认为存在于印度次大陆。从1817年到1923年,世界范围内发生了六次大流行。早期的大流行确定或可能是由古典型霍乱弧菌 O1 群引起的,而第七次大流行是由 El Tor 生物型取代古典生物型而引起的[4]。由 O1 和 O139 群霍乱弧菌引起的霍乱一直严重威胁着人类健康,特别是在亚洲、非洲以及近期在加勒比海的发展中国家。在中南美洲,霍乱过去是一个主要问题,但自1998年以来仅有少量病例报告[5]。自第七次大流行开始以来,非洲许多地区以及海地的霍乱已成为地方病,造成大量、经常性和致命性的流行。此病不仅威胁着上述地区的居民,也对到这些地区旅行的人群构成健康威胁。事实上,发达国家报告的霍乱病例几乎都是国外旅行期间感染的[6,7]。

临床表现与并发症

重症霍乱的临床特点是急性腹泻,常伴有呕吐,导致迅速(通常在4~18小时内)中度或重度脱水,典型表现为一个先前健康的人突然出现水样便和连续大量呕吐。在几小时内排便就可以达到10余次或更多,开始为持续的液体样便,然后会转成米泔水样便。霍乱的并发症是由于大便和呕吐物中的水和电解质,特别是钠、钾和碳酸盐的大量流失所致。这又会导致血压下降、代谢性酸中毒和低钾血症[8]。继发性并发症可能由于血容量不足,不适当的水和电解质补充而引起,包括肾衰竭、低钾血症、动脉闭塞(尤其发生于老年人)、肺水肿以及早产或流产。大多数患者在治疗过程中会经历血糖水平下降,但有一些低龄儿童会出现严重低血糖和癫痫发作[9]。

并非所有霍乱弧菌感染者都会表现上述的重度霍乱症状。事实上,大多数感染者并无临床症状或仅表现为轻度腹泻。既往研究估计病例与感染者的比例(表现临床症状的病例数占感染人数的比例)在1:3至1:100的范围之间,此比率主要取决于所在地域、细菌生物型、流行阶段和感染病原体的多少[10]。病例感染率似乎受流行特点影响,暴发流行易产生大量重度病例,这可能是由于大量病人的粪便污染了饮用水源,从而造成病人感染菌量较大所致。

细菌学

过去霍乱流行仅由产霍乱毒素的 O1 群霍乱弧菌引起。但是,1992年一个新发现的霍乱弧菌 O139 血清群在亚洲引起了霍乱流行,其临床症状和流行病学特点与 O1 群霍乱引起的流行完全一致[11-13]。这种新的 O139 群菌株是由 O1 群霍乱的 El Tor 生物型变异而来,特点是存在荚膜和修饰的脂多糖(lipopolysaccharide,LPS)[14]。因此,目前有两个霍乱弧菌血清群可以引起霍乱流行,分别是 O1 群和 O139 群。对于疫苗开发而言,新血清群更重要,因为人群对 O1 群霍乱弧菌具有的免疫能力,不能覆盖到 O139 群霍乱弧菌[15]。自从在孟加拉国和印度首次发现以来,O139 群霍乱弧菌已传播至亚洲其他国家,但未超出此区域。O139 群霍乱弧菌引起的霍乱的发病率从1992年后逐年下降,但2002年在孟加拉国又出现了疫情反弹[16]。此血清群在印度次大陆一直可以持续分离到,只是由其导致的病例所占比例随季节和地区的不同而有所变化[17]。

还有一些其他血清群的霍乱弧菌也可能引发散发的腹泻病例,或者可造成局部或全身感染,但均不会导致流行。它们被称为非O1,非O139群霍乱弧菌(过去称为非凝集或NAG霍乱弧菌,因其不与O1抗血清凝集)。O1或O139群霍乱弧菌的一些菌株,特别是在环境中发现的菌株,由于不产生霍乱毒素,也不会引发疾病流行。因此,流行株总是产霍乱毒素的O1或O139群霍乱弧菌。O1群霍乱弧菌根据O抗原的特定结构可分为Ogawa和Inaba两个不同的血清型。根据生化反应和其他表型特征又可分为两个生物型,即古典型和El Tor型。古典型和El Tor型霍乱弧菌的遗传标记最近已被确定。古典型菌株似乎比El Tor型菌株引发更严重的疾病,该型菌株近年已基本消失,最后检出的病例是于20世纪90年代中期在孟加拉国发生的。当前第七次大流行的菌株是El Tor型菌株,包括Ogawa和Inaba两个血清型。

兼具El Tor型和古典型霍乱弧菌表型特征的El Tor型霍乱弧菌变种,最初在孟加拉国分离获得,被命名为生物型杂合株[18]。新的分子生物标记也提示新出现了一些表型特征为El Tor型,但却产生古典型霍乱的霍乱毒素。这些新的El Tor型变种菌株,自2002年起已在孟加拉国逐步取代典型的El Tor型。随后,这种取代情况陆续在印度的加尔各答市、莫桑比克的贝拉港,以及亚洲和非洲的多个地方出现,最近出现在海地[19-23]。可以确定的是,El Tor型变种如同古典型霍乱弧菌一样,可引发比El Tor型所致更为严重的发病[24]。

过去常用噬菌体来做进一步分型,现在则应用分子技术[25]。应用多位点酶电泳技术能够区别古典型和El Tor型霍乱弧菌[26],并可以将产生毒素的El Tor型霍乱弧菌分为四个主要的克隆或电泳型(electrophoretic types,ETs),这四个类别分别代表了广大的地域范围,包括澳大利亚克隆(ET1)、美国墨西哥湾沿岸克隆(ET2)、第七次大流行克隆(ET3)和拉丁美洲克隆(ET4)[27]。另外,针对霍乱弧菌O1及O139群的标准核糖体基因分型方案,可以区分7种不同的核糖体基因型[28,29]。专家们建议完善El Tor生物分型,以解决新出现的杂合生物型和El Tor变异株的问题[30]。最近,利用先进的基因组测序,可以详细地研究当前第七次大流行期间至少三个不同波次流行霍乱的分子进化和全球扩散情况[31]。虽然这些方法和改进分类对于分子流行病学来说是无价的,但不为临床实验室所需。

与预防有关的发病机制

霍乱发病机制的关键步骤,包括细菌在小肠黏膜上定植和产生霍乱肠毒素[霍乱毒素(cholera toxin,CT)](图14.1)。霍乱弧菌的定植依赖于特定菌毛结构的产生,例如毒素协同调节菌毛素(TCP)[32]。通过细菌运动穿透小肠黏膜的外膜层,侵入肠上皮细胞。小肠黏膜定植依赖于三个关键毒力因子:TCP,血凝素/蛋白酶,细菌的单鞭毛[33-35]。Lee与其同事就霍乱弧菌毒力因子的时间表达及其在发病机制中的作用进行了充分讨论[36]。

如果有足够数量的细菌在肠黏膜定植,它们就可以分泌大量霍乱毒素作用于黏膜而致病。霍乱毒素是一种分子量为84 000的蛋白,其结构包括一个中心活性亚单位(A亚单位)和周围五聚体结合亚单位(B亚单位)[37,38]。A亚单位负责毒素的生理和毒力活性,B亚单位负责与小肠上皮细胞表面的GM1神经节苷脂特异性的紧密结合[39]。霍乱毒素基因(*ctxAB*)由一种名为CTXPhi的霍乱弧菌的溶原性丝状噬菌体所携带。CTXPhi能够在产毒型和非产毒型霍乱弧菌间传递,并能将基因整合入细菌染色体形成稳定的溶原性细菌[40]。在通过B亚基附着到细胞表面之后,CT的A亚基(或更具体地,其释放的A1多肽)会激活腺苷酸环化酶,其引发一系列生物化学反应,导致氯化物和碳酸氢盐的过度分泌以及伴随的水损失,远远超过肠的吸收能力[41],多余的液体排出形成腹泻物。

CT不会被吸收而引发全身反应,因此CT的活性作用仅限于肠黏膜。肠道产生的抗菌和抗毒素抗体,主要是分泌型免疫球蛋白(Ig)A,两者协同作用,阻止霍乱弧菌定植和抑制CT,进而预防疾病[42]。诱导保护性抗菌免疫的抗原主要是LPS[43]。有关针对TCP的免疫应答是否可以提供保护性免疫相关资料的结论并不一致[44-46]。对CT的保护作用直接针对霍乱毒素B亚单位,其不仅可以直接保护机体免得霍乱,而且可以交叉保护由肠产毒性大肠杆菌(ETEC)的不耐热肠毒素(LT)引起的腹泻[47]。

传播模式

霍乱因饮用或食用被污染的水或食物而引发,而且往往是受到综合污染的结果。污染物可以是粪

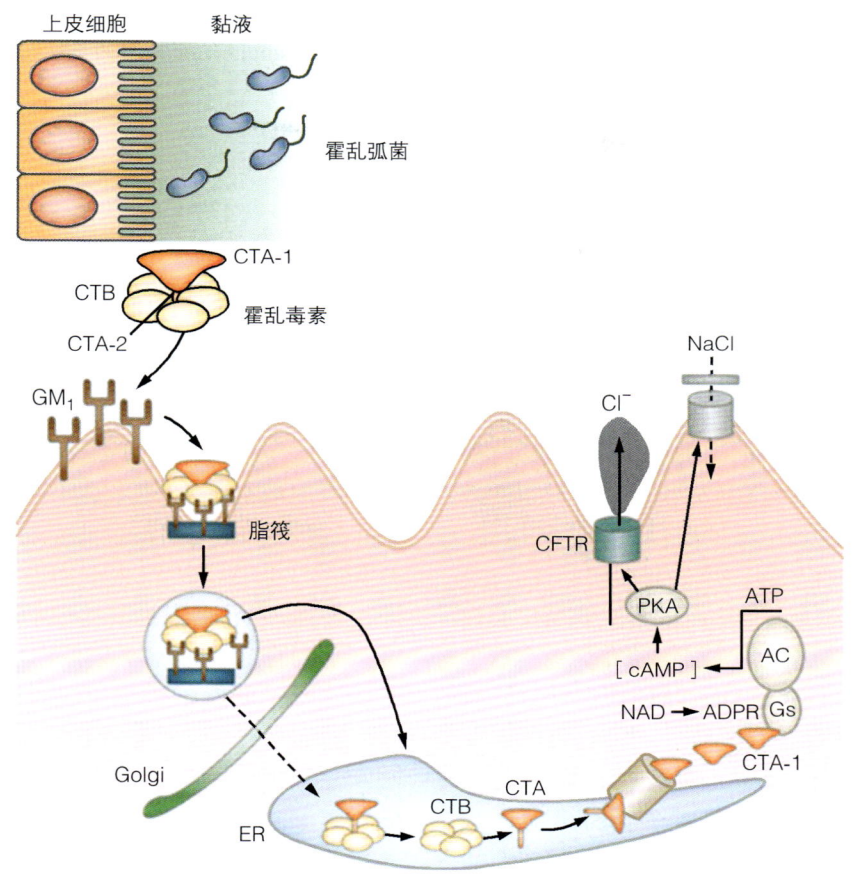

图14.1 霍乱的发病机制和霍乱毒素的作用。

霍乱弧菌进入人体后,定植于小肠并分泌霍乱毒素,它具有类似甜甜圈的结构,由位于中央的毒性酶活性A(A1+A2)亚基,与五聚体B亚基(B5)组成。与主要位于细胞表面脂筏中的GM1神经节苷脂受体结合后,毒素被内吞并通过逆行途径进入ER,这种途径依赖于细胞类型,可能通过,也可能不通过高尔基体。在ER中,A亚基从B亚基上解离,通过ER降解体途径易位,A1可以到达胞质,在那里它可以快速重新折叠,与ADP-核糖基化GS结合,刺激AC复合物以产生更高细胞cAMP水平,从而导致PKA的激活、主要氯化物通道的磷酸化、CFTR,以及氯化物(Cl⁻)和水的分泌。霍乱毒素诱导的氯化物(和碳酸氢盐)分泌从肠道隐窝细胞尤为明显,而在绒毛细胞中,cAMP水平的增加主要抑制NaCl和水的正常摄取[14]。AC,腺苷酸环化酶;ADP,二磷酸腺苷;ADPR,ADP核糖;ATP,三磷酸腺苷(ATP);cAMP,环状单磷酸腺苷;CTA,霍乱毒素A;CTB,霍乱毒素B;CFTR,囊性纤维化跨膜传导调节剂;ER,内质网;Gs,鸟苷三磷酸(GTP)-结合蛋白,Gs;NAD,烟酰胺腺嘌呤二核苷酸;PKA,蛋白激酶A。(Clemens J, Shin S, Sur D, et al. New-generation vaccines against cholera. Nat Rev Gastroenterol Hepatol. 2011;8:701-710.)

便,或来源于海洋中常存的霍乱弧菌。被污染的水常用于冲洗新鲜食物,因而污染食物,并成为传播媒介。污染的食物如保存于室温下,会促使霍乱弧菌生长繁殖,从而可能导致共源性的暴发[48,49]。

诊断

通过临床表现可诊断为霍乱疑似病例,确诊需通过粪便标本培养检出霍乱弧菌。霍乱弧菌在常规粪便转移培养基上即可保存良好,但Cary-Blair转运培养基更常用。首选的选择性培养基包括诸如硫代硫酸盐-柠檬酸盐-胆盐-蔗糖培养基(thiosulfate-citrate-bile salt-sucrose, TCBS)或牛黄胆酸-碲酸盐-明胶琼脂培养基(taurocholate-tellurite-gelatin agar, TTGA)[50,51]。基于流行病学的需要,对一个地区最初的病例进行细菌学确认是必要的;但在重大流行病期间,除了抽样调查外,并不需对病例进行实验室确认。已经有针对O1和O139群霍乱弧菌的,应用免疫色谱试纸的快速免疫学诊断方法[52,53]。这些试验具有可接受的灵敏度,但特异性较低。在碱性肽水中增菌6小时后,似乎可以提高检测的特异性。在疾病流行期间,诊断的灵敏度和速度非常重要,这些检测方法被广泛应用于流行时的治疗性诊断。较新的分子学方法,例如聚合酶链式反应(PCR)正在不断发展,但对于大多数需要快速获得可靠霍乱诊断测试结果的情况而言,这一方法仍不可行。

个体病例的临床管理不依赖于实验室确认,因为治疗的首要目的是补水,其次才是清除病原体。通过检测急性期和恢复期血清的杀弧菌或凝集抗体,以确定由O1血清群引起的霍乱的诊断;抗体滴度呈现四倍升高是近期感染霍乱的诊断依据[54]。类似的检测方法也可以用于O139血清群引起的霍乱的诊断,但由于细菌荚膜的存在,降低了抗体在补体介导下的杀菌作用及敏感度,所以采用这种检测方法比较困难,而且这种检测方法仅在少数几个研究型实验室开展。O139群霍乱的杀弧菌检测通常在试验中使用缺失荚膜的突变菌株作为目标菌株。在感染期间,也会产生可以检测到的抗毒素抗体;然而,这种检测特异性较低,因为其他弧菌、ETEC都能产生一种免疫学上类似的类霍乱毒素,并激活抗毒免疫应答。通常,无需采集急性期和恢复期血清来诊断单个病例,但这一检测可用于流行病学评估。

病例管理

过去20年间,通过采取静脉和口服补液治疗这种适宜的腹泻病病例管理方式,每年大约可减少300万因腹泻所致的死亡病例[55]。尽管在重度脱水和休克的情况下需采取多电解质溶液(如Ringer's lactate)的静脉补液治疗方式,口服补液盐溶液仍是霍乱的首选治疗方案[56]。最重要的治疗是快速补充液体以防止脱水,补碱纠正酸中毒、补钾以纠正低钾血症。如治疗措施得当,是不会有病人死于霍乱的。但若治疗延迟,治疗过慢或治疗方法不合适,即使现在,病死率仍会超过5%。

针对重度霍乱病例,有效的抗生素治疗可减少腹泻量和缩短霍乱弧菌从粪便里排出的时间。多西素(doxycycline)和四环素(tetracycline)是敏感菌株的首选抗生素,但对这类抗生素的耐药性也会发生[56]。不像其他许多肠道微生物,霍乱优势菌株常常会失去其耐药性,霍乱弧菌对抗生素的耐药性随时间和地点的不同而变化也是一个特点[57,58]。因而,在霍乱流行期间必须监测细菌对药物的耐受性,必要时可更换抗生素。临床有效的其他抗生素包括环丙沙星(ciprofloxacin)、复方磺胺甲噁唑(cotrimoxazole)、红霉素(erythromycin)、阿奇霉素(azithromycin)、氯霉素(chloramphenicol)和呋喃唑酮(furazolidone)。

流行病学

发病率

地方性霍乱是指随着时间的推移,霍乱在特定人群中反复发生,而不需要外源性地重新引入病原体。实际上,世界卫生组织(World Health Organization,WHO)对地方性霍乱人群定义为在过去的5年中至少有3年发生过霍乱[59]。在此类人群中,每年霍乱的发病率可能仍有很大差异。例如,在孟加拉国的Matlab,过去15年间霍乱的发病率在0.2‰~5.1‰间不等[60]。在霍乱流行人群中,5岁以下儿童通常发病率最高,可能是因为其接触霍乱弧菌的机会较少,对霍乱的自然免疫水平较低[61]。人们曾经认为,由于母乳喂养的保护作用,在流行人群中的婴幼儿患病风险较低[62,63],但最近在印度加尔各答和印度尼西亚北雅加达的研究发现,这一年龄组人群发病率很高[64]。

与地方性霍乱不同,流行性霍乱是指霍乱弧菌由外部引入、且不在同一地区周期性发生。在流行性霍乱的人群中,由于过去没有暴露于霍乱弧菌而缺乏对霍乱的免疫,霍乱发病率与年龄并没有关系,且临床症状往往较为严重。当前在海地的霍乱暴发就是一个实例,成人发病率和病死率都很高。地方性和流行性霍乱的概念虽然很好地区分了霍乱流行的两种趋势,但实际上,流行性大暴发也可能发生在地方性霍乱地区。

高危人群

儿童和成人都会发生霍乱。除食用特定的高风险食物外,霍乱感染的其他危险因素包括社会经济地位低下,这与不洁净水源的使用、卫生条件差和贫穷有关。境内或境外流离失所者或难民的安置营地也构成霍乱的主要危险,大约有75%的非洲难民营发生过暴发[65]。同样,自然灾害之后,人们普遍面临霍乱暴发的风险,例如最近海地连续发生的严重地震和飓风后发生的重大霍乱疫情就是一个例证[66]。

除了这些环境风险因素外,几个宿主因素也会影响到对霍乱的易感性,包括对婴幼儿非母乳喂养,胃酸过少[62,63,67-70]。婴儿从母乳喂养中得到的保护可能来自母乳中的抗体,但也可能来自较少接触受污染的食物和液体。O型血的个体更有可能患上严重疾病,尽管这种增加的风险似乎适用于 El Tor,但不适用于古典霍乱[71-76]。莫桑比克的一项研究表明,艾滋病毒合并感染是霍乱的一个危险因素,这增加了这两种感染持续流行趋同的可能性[77]。

怀孕是否是霍乱的危险因素尚不清楚,但妊娠中的霍乱与流产、死胎、早产和产妇死亡的高发有关[78]。据报道,霍乱病例中胎儿损失率高达50%,其中脱水和低血容量是导致胎儿损失的最主要因素[79]。

感染储主

一般认为霍乱弧菌通过粪-口途径传播,但没有持续的人粪便污染,它也可以在环境水体中持续存在[75]。流行期间,环境水体可能受到感染人群粪便中的霍乱弧菌严重污染,这种污染进一步加剧该病传播。一旦地表水受到污染,如果存在适当的盐分和温度条件,即便没有进一步的粪便污染,霍乱弧菌也可能在环境储主得以维持,如在路易斯安那州墨西哥湾海岸持续存在的 O1 群霍乱弧菌[80]。美国的例子证实,环境中存在的霍乱弧菌可以通过污染海产品而导致散发的原发病例,但如果卫生条件足够好的话,应该不会发生二代病例。但若卫生条件较差,散发病例后可能会发生额外的二代病例,通过细菌的增殖和进一步的水污染可能会导致新的流行。

在环境中,霍乱弧菌与一些特定的浮游生物(桡足类)、甲壳动物(如螃蟹)和植物伴生[81-86],这种伴生关系对霍乱弧菌的长期生存至关重要,而且增强了霍乱弧菌之间基因的水平传递[87]。重要的是,几丁质能诱导霍乱弧菌从环境中细菌摄取胞外 DNA,从而促进遗传转化[88]。此外,霍乱弧菌与几丁质的结合,也增加了食用螃蟹、虾和其他贝类的风险,其中许多贝类在食用时未完全煮熟。在一些地区习俗中食用生鱼,也成为霍乱的传播媒介。更有甚者,即使这些鱼是在未受污染的水域捕捉到的,当渔获物进入市场时,它们在清洗时可能会受到污染,而熟食可能会在厨房内被暴露于未煮熟食物的器皿而被污染。

重大公共卫生问题

最近对霍乱年度全球疾病负担的分析估计,地方流行国家每年有大约 280 万例霍乱病例和 91 500 例霍乱死亡,87 000 例病例和 2 500 例死亡发生于霍乱流行期间[89]。大约一半的死亡病例发生在非洲。1991 年拉丁美洲发生大暴发,在头三年时间里有 100 多万人发病,导致约 9 000 人死亡。而 1998 年以后报告的病例数大大减少,最后报告的霍乱死亡病例发生在 2001 年[5,90]。

向 WHO 报告的霍乱疫情常少于实际发生的情况。例如,孟加拉国没有向 WHO 报告霍乱疫情,而霍乱在该国的发病率一般超过 2/1 000,也就是说,仅这一个国家就有约 30 万的发病数[91]。考虑到报告的局限性,大规模的、长期的暴发在世界各地的发生似乎在增加。自 2005 年以来,每起超过 10 000 名病例规模的暴发,在阿富汗、安哥拉、埃塞俄比亚、海地、伊拉克、几内亚比绍、肯尼亚、尼日利亚、索马里、南非、苏丹和津巴布韦均有报告[92]。截至本文撰写时,始于 2010 年 10 月的海地霍乱大暴发,报告病例数大约有 730 000,死亡 9 000 例[93]。

除了发生于发展中国家的地方性或流行性病例外,美洲墨西哥湾沿岸地区,常会发生由于食用未煮熟贝类特别是蟹肉而引起的散发性病例[94]。2005 年美国墨西哥海湾沿岸飓风之后发生了 2 例产毒性霍乱病例,这两例病人是美国路易斯安那州的一对夫妇,都是由于食用了未煮熟或污染了的海产品而致病[95]。美国和其他一些发达国家发生的多数病例都是由于人们前往流行地区旅行所造成的[96]。

被动免疫

通过被动免疫来防控霍乱,虽然在理论上是可能的,但作为一项公共卫生策略从未采用过而且可能也不现实。

主动免疫

疫苗研发历史

霍乱疫苗的开发可以追溯到 19 世纪末罗伯特·科赫(Robert Koch)发现霍乱的细菌病原学之后不久。20 世纪末,现代霍乱疫苗是最先利用分子生物学技术开发的疫苗之一。尽管如此,霍乱仍是世界许多地区的一个主要的公共卫生问题。直到最近,霍乱疫苗仍未广泛用于地方性或流行性霍乱的控制。部分是因为人们更愿意将有限的资源用来提高水质和改善卫生设施,而不是对人群的免疫接种[97]。

科赫发现霍乱弧菌后不久,人们研制出了注射用灭活全细胞霍乱疫苗。1884 年,Ferran 在西班牙研制了一种灭活全菌体疫苗,在一个流行地区接种了成千上万的人,在接种者中,只有 1.3% 的人感染了霍乱,而未免疫人群中则有 7.7% 的人感染了霍乱[98]。

继 Ferran 之后不久,祖国俄罗斯霍乱的流行,促使 Haffkine 开始了霍乱疫苗的研究工作。由于不能返回自己的国家,他远赴印度,在那里开始给大批居住在新德里和加尔各答地区的人员接种疫苗。1894年,加尔各答贫民窟的116名免疫者没有感染霍乱,但84名未免疫人群中出现了9例病例,这让他开始相信疫苗会成功[100]。由于霍乱问题的持续存在且缺乏有效的治疗方法,疫苗在20世纪初得以进一步普及。著名的是Russell在20世纪20年代开展的大规模霍乱疫苗试验[101]。该评估疫苗效力的临床试验中,8 000多人接种2剂次疫苗,17 000人接种1剂次的注射霍乱疫苗,25 000人未接种。在3个月内,疫苗表现出了大约80%的保护效力。同样,印度进行的包括多达300万人的非对照试验的进一步研究中,注射疫苗似乎显示了很好的保护效力。此外,还有许多关于注射用疫苗有效性的新闻报道。

20世纪20年代,Russell在印度也开展了口服灭活霍乱疫苗(OVC)的临床试验。回头来看,下文提到的另一种20世纪80年代开发的口服霍乱疫苗,会发现这是一个耐人寻味的疫苗。第一个口服灭活疫苗,是由巴斯德研究所的Bezredka开发的,除灭活的霍乱弧菌O1外还含有胆盐成分,故称Bezredka胆汁菌苗。Bezredka把它和前述的注射疫苗一起在印度进行了评估。口服灭活疫苗的保护效力与注射灭活疫苗几乎一致(82%),可以更好防止霍乱相关的死亡。由于胆盐的存在,该疫苗也在一些人中引起了腹泻,导致潜在受种者不愿意接种,他们担心疫苗研究小组其实是在传播霍乱,导致口服灭活霍乱疫苗的研发停滞了五十多年。

这些早期,设计不严谨的临床研究显示的疫苗的显著保护效果,加之人们对霍乱大流行的恐慌和缺乏始终有效的治疗手段,使得注射用疫苗得以广泛使用。对生活在霍乱流行地区的外国人,像殖民者,在缺乏安全用水和制冷系统时,接种这种疫苗是明智的选择。霍乱是一直存在的风险,他们可以接受每6个月一剂的加强免疫。毫无疑问,疫苗在殖民早期防止了许多病例的出现。由于霍乱疫情引起的恐慌,许多国家开始要求跨越边境的国际旅客出示接种证明,当时的疫苗接种被误认为能够有效防止国家之间的霍乱传播。

人们不再热衷于使用注射灭活全细胞霍乱疫苗有多个原因。首先,20世纪60年代期间,东巴基斯坦(今孟加拉国)、印度、菲律宾和印度尼西亚的一些对照研究表明该疫苗仅有有限的预防效力(约50%),而且保护时间持续较短[100,101]。虽然一些疫苗具有高的免疫效力,但这些疫苗往往伴随着较高的副作用。类似于灭活全细胞伤寒疫苗,但反应相对较轻[101]。更主要的是要经常注射疫苗(每6~12个月)才能维持显著的免疫保护水平。霍乱流行地区不能获得强化免疫项目的资源支持,如果调动了这些资源,将挤占其他更有效的疾病干预措施的资源。因此WHO不再推荐灭活注射疫苗,在美国这些疫苗已经停止生产和销售。

尽管传统的注射用灭活全细胞霍乱疫苗已宣告终结,但人们对霍乱疫苗的依然兴趣盎然,只是研究方向侧重到口服霍乱疫苗。几项临床观察结果促进了口服疫苗的研发,感染霍乱弧菌的病人可以产生保护性免疫应答。这一结论既基于原来参加实验研究接受O1霍乱弧菌攻击的志愿者,5年之后再用O1霍乱毒株攻击的观察,也基于孟加拉国流行地区人群的队列分析[102,103]。有证据显示古典型霍乱疫苗可能引起比El Tor型更牢靠的免疫力,虽然由于疫苗血清型的不同会产生不同的结果,如Inaba型似乎比Ogawa型免疫力更好[103]。对霍乱的免疫保护主要是肠道分泌性抗菌、抗毒抗体作用的结果,这一观点也得到认可,观察显示口服抗原是诱导产生这种抗体的最有效方式[104-106]。除生物学上合理外,口服疫苗还有一些主要优点,包括容易接种、无须医护人员帮助注射、没有针具感染的风险。当前,批准上市的霍乱疫苗是由灭活全菌体和抗原,或是由基因减毒活疫苗株制备而成。

现代、已注册上市口服疫苗的免疫接种

近些年来,有三种口服疫苗,两种灭活疫苗和一种减毒活疫苗,已在不同国家注册上市(表14.1)。Dukoral是一种灭活疫苗,由O1群霍乱弧菌灭活全细胞和霍乱毒素B亚单位(B subunit of cholera toxin, CTB)组成;另一种疫苗只含灭活全细胞,但却包含了O1和O139两个血清群,在印度的商品名是Shanchol,在越南是mORCVAX,在韩国是Euvichol。活疫苗以前名为Orochol,在美洲也称为Mutachol,近期以Vaxchora注册。疫苗株衍生于霍乱毒素基因*ctxA*活性部分被去除的O1群霍乱弧菌株。以下面是这些疫苗的归纳总结。

灭活全细胞疫苗加霍乱毒素B亚单位

疫苗成分

这种疫苗含重组CTB以及灭活的两种生物型(El Tor型和古典型),两种血清型(Inaba型和Ogawa型)的O1血清群霍乱弧菌的混合物。其中有两个是加热灭活(古典型的Inaba型Cairo 48株和古典型的Ogawa型Cairo 50株),用以表达脂多糖抗原,两个是

表 14.1 灭活 WC-rCTB 疫苗、CVD 103-HgR 减毒活疫苗和重组灭活 WC-only 疫苗比较

特点	WC-rCTB	CVD 103-HgR	重组灭活 WC-only
商品名	Dukoral	Orochol 或 Mutachol	越南:mORCVAX 印度:Shanchol 韩国:Euvichol
疫苗类别/构成	O1 群霍乱弧菌(Inaba 和 Ogawa 型,古典型和 El Tor 型)灭活全细胞加重组霍乱毒素 B 亚单位(单价)	减毒活霍乱弧菌 O1 群古典型 Inaba 型 596B 株(单价)	灭灭活全细胞 O1 群霍乱弧菌(Inaba 型和 Ogawa 型,古典型和 El Tor 型)以及 O139 群(双价)。
程序	接种 2 剂,两剂间隔 7~14 天(2~5 岁儿童接种 3 剂)	1 剂	接种 2 剂,两剂至少间隔 14 天
接种年龄范围	≥2 岁	18~64 岁	越南:≥2 岁,印度和韩国:≥1 岁
免疫保护持久性	2 年(2~5 岁儿童 6 个月)	3 个月(只在北美志愿者确定)	至少 5 年
加强免疫要求	每 2 年(2~5 岁儿童每 6 个月)	不清楚	每 3~5 年
口服缓冲液需求	是	是	否
贮存温度	2~8℃	−25~−15℃	2~8℃
保质期	3 年	18 个月	2 年
国际认可	WHO 预认证	未经 WHO 预认证	WHO 预认证
公众使用价格	依量而定(2008 年 WHO 谈判价格:需求量 25 万剂的价格为 $5.25/剂)	目前未知	越南:$0.75/剂;印度:$1.85/剂;韩国:未知

福尔马林灭活(El Tor 型的 Inaba 型 Phil 6 973 株和古典型的 Ogawa 型 Cairo50 株)以更好地保存菌体蛋白抗原。CTB 是由一种能高效表达这种抗原的基因工程霍乱弧菌株产生的。该疫苗不含霍乱毒素 A 亚单位(CTA),因而无毒性。重组 CTB 保留了其结合细胞膜神经节苷脂 GM1 的能力。由于大肠杆菌不耐热肠毒素与 CT 的交叉反应性,CTB 能为 LT-ETEC 引起的腹泻提供交叉保护[47]。作为一种灭活疫苗,全细胞重组霍乱毒素 B(WC-rCTB)不会出现基因突变,毒力返祖的问题。CTB 对胃酸敏感,所以疫苗接种时需要缓冲液。而保护性菌体抗原,尤其是 LPS,则对酸不敏感。

该疫苗是液体配方,单剂为白色的 3ml 悬浮液,装于玻璃小瓶中。每剂量的疫苗含有 10^{11} 灭活细菌及 1mg 的重组 CTB。每瓶疫苗配有一个缓冲盐小袋,含有碳酸氢钠盐、柠檬酸、碳酸钠、糖精、柠檬酸钠和树莓香精等。缓冲盐为白色发泡颗粒,服用时加水溶解,将疫苗倒进缓冲盐水中一起口服。

疫苗生产

O1 群霍乱弧菌菌株在大容量发酵罐中发酵。然后,用福尔马林或加热对收获的细菌进行灭活,将不同发酵批次的细菌混合,混合物中的各种细菌浓度一致。生产工艺的发酵、收获、混合等所有操作步骤,都在一个封闭的、蒸汽消毒系统中进行的,以便于生产的开展和消除污染风险。CTB 是从一株基因工程改造的 O1 霍乱弧菌中制备的,它缺乏产生霍乱毒素 A 亚单位的基因。发酵后,将纯化的 CTB 加入全细胞疫苗中。

生产厂家

WC-rCTB(Dukoral)是由 SBLVaccin AB 公司生产(目前由 Vaneva 拥有),按照两个剂量包装,包括两个单剂的疫苗瓶和两个缓冲袋。WC-rCTB 已在 60 多个国家注册,但在美国仍然处于实验阶段。该疫苗已经通过 WHO 预认证,可被联合国机构采购。

接种剂量与接种途径

成年人需口服该疫苗两剂次,与液体缓冲液同服,每剂次间隔 1~2 周;2~6 岁儿童应免疫 3 剂次,每剂次间隔 1~2 周;持续暴露于霍乱风险的人群,6 岁及以下儿童每 6 个月需加强 1 剂次,6 岁以上人群每 2 年加强 1 剂次。

联合疫苗的可行性

该疫苗不能与其他任何疫苗联合使用。

疫苗的稳定性

该疫苗应冷藏(2~8℃),不可冻结。

免疫原性及免疫与保护作用的关联

接种 WC-rCTB 疫苗可刺激血清产生杀菌和抗毒抗体,并刺激肠道分泌 IgA 抗体[105,106]。与口服减毒活疫苗(见下文)相比,口服灭活疫苗产生的血清杀菌抗体滴度较低或更不常见,但肠道局部免疫反应与霍乱自然感染后的免疫反应相当[105]。用酶联免疫吸

附法(ELISA)检测,大多数接种者血清 IgG 和 IgA 抗毒抗体均有上升。免疫接种后,CTB 能刺激黏膜组织中 γ 干扰素的产生,但其与保护作用的关系尚不清楚[106,107]。

此前提及,主导免疫保护似乎是针对细菌的肠道分泌型 IgA 抗体,抗毒素抗体也可能对保护有一定贡献[104,105,108]。既不存在保护作用的血清学关联,也没有血清学替代终点。最常用的检测霍乱疫苗免疫效果的方法是测定血清杀弧菌抗体滴度。孟加拉国的一项血清流行病学研究发现,人群杀弧菌抗体滴度水平随年龄增加而增加,与当地人群霍乱的累积暴露相匹配。霍乱罹患风险也显示与当地人群血清杀弧菌抗体滴度水平呈负相关[109,110]。

然而,血清杀弧菌抗体滴度并非保护性作用的替代终点,也与保护水平无关,正如观察发现的,以往使用全细胞注射疫苗可以刺激产生高水平杀弧菌抗体滴度,但并没有发现其与持久保护相关[100]。再者,口服 WC-rCTB 产生的这些免疫应答只能持续几个月,但产生临床保护效果的持续时间要远远超过血清抗体衰减到忽略不计的时间[106]。虽然血清杀弧菌抗体并不适合作为免疫效果或保护效果的替代标志,但测量其水平对于比较不同口服灭活疫苗或这些疫苗与不同缓冲液联合服用的血清学应答仍然是有帮助的。

接种口服灭活疫苗后会产生血清杀弧菌抗体,但却是低数量级水平的。对于霍乱流行人群,WC-rCTB 疫苗通常会导致血清抗 Ogawa 型和抗 Inaba 型杀弧菌抗体大约两倍地升高,但对未经历过霍乱流行的人群可以产生更高倍数的升高[111,112]。有关 HIV 感染人群接种 WC-rCTB 疫苗产生血清杀弧菌抗体的研究很少,尽管有观点指出除重度 HIV 感染者之外,肠道分泌性免疫应答很少受影响[113]。

排菌与传播性

灭活疫苗的 WC-rCTB,既不会排菌也不会造成传播。

免疫和保护作用的持久性

1985 年在孟加拉国开展的一个大规模临床研究确立了 WC-CTB 疫苗的效力(表 14.2)[114-116](该疫苗中的霍乱毒素 B 亚单位是化学提取制备的,而不是目前使用的重组技术生产的)。该研究招募了 89 596 名 2~15 岁年龄组儿童和 15 岁以上妇女,参与者被随机分为三个组,分别接种 WC-CTB、无 CTB 的全细胞疫苗以及灭活的大肠杆菌安慰剂这三种配方中的一种,均接种三剂次,每次间隔 6 周。其中,62 285 人完成了 3 剂全程免疫。这次临床试验中,WC-CTB 疫苗总的保护效果在随访的头 4~6 个月达到 85%,第一年 62%,第二年 57%,之后可忽略不计。接种疫苗对成年人和 5 岁以上儿童的保护可达 3 年,对 5 岁以下儿童的保护大约 6 个月。接种 2 剂与全程接种 3 剂疫苗的保护效果相似,在 WC-CTB 疫苗的接种者中也观察到对 LT-ETEC 的交叉保护效果[44]。然而,WC-CTB 疫苗预防 EI Tor 型霍乱的效力要小于预防古典型霍乱[116]。

在秘鲁军队中进行的试验证实了 WC-rCTB 疫苗的有效性。1 426 名受试者,随机接种两剂疫苗或安慰剂,间隔 1~2 周[117]。接种疫苗后发生的 16 例霍乱中,有 14 例发生于安慰剂组(保护效果 86%)。在秘鲁进行的另一项为期 2 年的研究中,采取入户主动监测和医院就诊被动监测,两剂疫苗接种后,第一年期间,几乎没有入院就诊病例,通过主动监测发现的病例几乎都表现轻微,无法确立疫苗接种第一年的效力,尽管从方法学上可能解释这种无效[118]。初次免疫一年后给予了一剂加强,接下来的一年,霍乱疫

表 14.2　孟加拉国疫苗现场试验中含口服 B 亚单位的 WC-rCTB 疫苗和灭活全细胞(WC)疫苗的保护作用 [a,b]

随访时间	保护效力(PE)					
	WC-CTB			WC		
	全年龄组	2~5 岁	5 岁以上	全年龄组	2~5 岁	5 岁以上
4~6 个月	85%(62%)[c]	100%	76%	58%(14%)	35%	71%
第 1 年	62%(50%)	31%	78%	53%(38%)	31%	67%
第 2 年	57%(42%)	24%	61%	57%(42%)	24%	73%
第 3 年	17%(-15%)	2%	40%	43%(19%)	2%	62%

[a] 两种疫苗三年总体保护率均约为 50%
[b] 三剂免疫,间隔大于等于 6 周
[c] PE 的 95% 可信限的下限值

引自:CLEMENS J,SACK D,HARRIS J,et al. Field trial of oral cholera vaccines in Bangladesh:results from three-year follow-up. Lancet,1990,335:270-273.

情较严重,且大多数病例通过医院诊断。在第二年,WC-rCTB 疫苗显示了高水平的保护作用[119]。

在莫桑比克贝拉的高艾滋病病毒感染人群中开展 WC-rCTB 疫苗群体接种,以预防霍乱看来是可行和有效的[120]。在预期每年霍乱疫情暴发之前,这个港口城市一个贫困社区的所有健康、非怀孕的居民都被邀请接种 WC-rCTB 疫苗。超过 14 000 人(占目标人口的 57%)至少接受了两剂免疫程序中的一个剂次疫苗。接种后持续进行一年的腹泻监测。在一项病例对照研究中,接种疫苗后一年内对霍乱的保护效力为 78%,对重度脱水霍乱的保护效力为 89%。有趣的是,在此项研究监测中分离的所有霍乱菌株均为产生古典生物型霍乱毒素的 EI Tor 变异株[120]。

暴露后预防
没有暴露后采用疫苗预防的适应证。

安全性
WC-rCTB 疫苗耐受性良好,在 2 岁及以上人群是安全的[111,121]。胃肠道副作用可能发生,但发生率与安慰剂受试者相似。一个小型病例对照观察研究表明,孕妇意外服用 WC-rCTB 与不良妊娠结局无关[122]。小规模的研究发现为感染 HIV 的成年人接种是安全的,尽管在一项研究中提到疫苗接种后 HIV 病毒血症会短暂升高[123,124]。该疫苗注册上市后已接种超过一千万剂次,通过上市后监测没有发现重大安全问题。

适应证
WC-rCTB 适用于有感染霍乱风险的 2 岁及以上人群。WHO 推荐该疫苗应用于霍乱流行地区,并应考虑用于有霍乱暴发风险的地区(预防性接种)和正经历霍乱暴发的地区的人群(应急接种)[59]。

禁忌证及注意事项
对疫苗成分及其辅料过敏是 WC-rCTB 疫苗唯一的绝对禁忌证。孕妇和哺乳期妇女接种需要先评估医学风险与收益。

新配方灭活全细胞(WC)二价疫苗

在孟加拉国开展的大规模口服灭活霍乱疫苗现场研究表明,在接种三剂次不含 CTB 的 O1 群霍乱全细胞灭活疫苗后 3 年的随访,保护效果维持在约 50%[116]。这种疫苗无需与其他口服缓冲液联合服用,生产过程简单,成本低廉。1980 年越南政府在瑞典的协助下,着手为其公共卫生规划开发仅含灭活全细胞的疫苗[125]。1997 年,一种单价的 O1 群霍乱灭活 WC 疫苗(ORCVAX)在越南注册。这种疫苗很快就被做成双价(O1 群、O139 群)[126]。1998—2009 年期间,越南免疫项目共接种了 2 000 万剂疫苗。

2004 年,位于韩国的国际疫苗研究所与越南生产商 VaBiotech 合作,对双价 ORCVAX 做了几项重要改造,使其符合 WHO 口服灭活霍乱疫苗的标准。这些改造包括:使用两株其他 O1 群霍乱菌株替代原来产生用高产毒素的 O1 群霍乱菌株、调整细菌总量使得疫苗中 LPS 含量加倍、改造生产流程使其符合 GMP 要求、引入改进的质控与批签发检测方法[127]。经过在越南和印度成功开展的 II 期疫苗试验以及在印度的大规模 III 期疫苗试验,这种新配方的疫苗于 2009 年在印度被 Shantha Biotechnics 公司以商品名 Shanchol 注册上市(随后在越南以商品名 mORCVAX、在韩国以 Euvichol 注册上市)。

疫苗组分
每剂新配方的单剂霍乱 WC 疫苗含 600 ELISA 单位(指定值)福尔马林灭活霍乱弧菌 O1 群 El Tor 型 Inaba LPS(Phil 6973 株);300 ELISA 单位加热灭活,300 ELISA 单位福尔马林灭活霍乱弧菌 O1 群古典型 Ogawa LPS(Cairo 50 株);300 ELISA 单位加热灭活霍乱弧菌 O1 群古典型 Ogawa LPS(Cairo 48 株);600 ELISA 单位福尔马林灭活霍乱弧菌 O139 群 LPS(4260B 株)。每批次疫苗通过 GM1 神经节苷脂 ELISA 法(检测低限为 1ng/ml)证实检测不到 CT。疫苗被制备成 1.5ml 淡白色悬浮液。Shanchol 是单人份每瓶的规格,mORCVAX 则是 5 人份每瓶的规格,Euvichol 也是单人份每瓶的规格。作为灭活疫苗,此疫苗不会出现毒力回升现象。全细胞疫苗特别是菌体含有的 LPS 对酸不敏感,因而疫苗无需与缓冲液一起服用。

疫苗生产
霍乱弧菌 O1 群和 O139 群分别在大容量发酵罐中培养。培养物收集后,细菌用福尔马林或加热灭活。随后,细胞浓缩及洗涤菌体形成单价半成品。最终,通过混合所需单价半成品并加入磷酸盐缓冲液配制成含特定 LPS 抗原浓度的疫苗;加入硫柳汞作为防腐剂。所有生产过程均在无菌条件下进行,保证操作过程符合 GMP 要求,产品需通过严格的质量标准检测。

制造商及产品名称
在印度位于海得拉巴的 Shantha Biotechnics 公司以商品名 Shanchol 注册上市,在越南由河内 VaBiotech 以商品名 mORCVAX 注册上市,在韩国则是首尔的 Eubillogics 以商品名 Euvichol 注册上市。

接种剂量与接种途径
1 岁及以上人群,口服两剂次,间隔 2 周。说明书中没有规定加强免疫的时间,尽管临床试验数据显示完成初免后保护可以持续至少 5 年。

联合疫苗的可行性

该疫苗不能与其他任何疫苗联合。

疫苗的稳定性

该疫苗应冷藏（2~8℃），不可冻结。保存期 2 年。

免疫原性和免疫与保护作用的关联

和 WC-rBS 疫苗一样，检测血清杀弧菌抗体是评价口服灭活疫苗的基础，前面我们提及，这一检测指标既不是免疫替代终点，也与疫苗的保护作用没有相关性。由于是双价疫苗，需检测抗 O1 群和抗 O139 群的抗体。然而，与在流行区域建立的霍乱感染风险与血清抗 O1 群杀弧菌抗体相关相比，血清抗 O139 群霍乱的杀弧菌抗体检测方法仍未建立，也无从了解其与 O139 群霍乱感染风险的关联[128]。

在霍乱地方性流行区域，接种两剂次新配方全细胞疫苗后，血清抗 O1 群杀弧菌抗体反应较前期的 WC-rCTB 疫苗更为显著。在印度加尔各答的以儿童和成人为接种对象的大规模现场试验中发现，两剂次新配方全细胞疫苗接种后，血清抗 O1 群杀弧菌抗体几何平均滴度上升了 6 倍，而在孟加拉国对接种 3 剂次 WC-CTB 疫苗大规模现场试验，则只显示 2 倍增高[114]。接种新配方全细胞疫苗后，产生血清抗 O139 群的杀弧菌抗体水平较低，通常只有 2 倍增高或更低[129]。就 WC-rCTB 疫苗而言，针对新配方全细胞疫苗产生的血清抗 O1 群杀弧菌抗体，在免疫空白人群要比地方性流行人群要高。最近在海地进行的一项研究显示，与未感染艾滋病毒的人相比，HIV 感染者的血清弧菌抗体反应有所降低，但仍相当可观，而在艾滋病毒感染者中，这些反应的程度与 CD4 淋巴细胞计数成反比[130]。

在霍乱流行人群中，与第一次接种后相比，第二次接种 Shanchol 后的血清转化率没有上升[131]，因此单剂量方案的效力评估工作正在进行中，因为单剂量方案在控制霍乱流行方面具有重要价值。然而，对先前没有霍乱免疫力人群来说，这一方案的应用受到质疑，因为在给与 Dukoral 疫苗的人群研究中发现，给未接种疫苗的人接种第二剂疫苗后，肠道 IgA 的抗菌抗体和抗毒素抗体反应相对于第一剂后有所增加[132]。同样地，在海地和埃塞俄比亚的评价中也观察到对第二剂量的 Shanchol 的血清弧菌抗体的升高[133,134]。

排菌与传播性

作为灭活疫苗，WC 既不会排菌也不会造成传播。

免疫和保护作用的持久性

在印度加尔各答市区贫民窟，对 69 328 名 1 岁以上人群进行的大规模、随机、安慰剂对照试验中，接种两剂次新配方的单一灭活全细胞疫苗的，来评价其安全性和有效性（表 14.3）[135]。接种者的副作用发生率并不比安慰剂对照组高。监测期间，只监测到了 EI Tor 型霍乱，所有分离到的菌株都是产生古典生物型 CT 的 EI Tor 型变种。该疫苗的 5 年累积效力为 65%，1 至 5 岁儿童（42%）的效力较低。血清杀弧菌抗体滴度在 1 年后有所下降[136]，但在整个试验人群中，累积保护效果至少维持了 5 年，目前还没有关于加强免疫方案的正式建议。在最初的三期现场试验参与者中，初免 5 年后给予两剂加强免疫后，血清杀弧菌抗体的反应与初免之后观察到的相当[137]。此外，在加尔各答，标准的两剂 2 周间隔方案和两剂 4 周间隔方案的免疫反应相似，这表明，如果作疫苗接种整体计划时，剂次间隔可以灵活些[138]。由于未监测到 O139 血清群霍乱，未能评价针对 O139 群霍乱的免疫效果。尽管临床保护效果可持续至少 5 年，但本次现场试验显示血清抗 O1 群杀弧菌抗体 1 年后明显下降。

表 14.3 重组二价灭活全细胞口服霍乱疫苗（Shanchol）在加尔各答地区的保护作用[a]

随访时间	分年龄组保护效力[b]			
	全年龄组	1~4 岁	5~14 岁	≥15 岁
第 1 年	45%（-19%,74%）[c]	17%	81%	66%
第 2 年	76%（47%,89%）	81%	92%	62%
第 3 年	66%（40%,81%）	37%	89%	64%
第 4 年	58%（29%,75%）	48%	89%	86%
第 5 年	80%（40%,93%）	-10%	89%	86%

[a] 两剂，间隔 2~6 周给药一次。
[b] 累积 5 年保护效力为 65%。
[c] 括号中可能误差的 95% 可信区间。

引自：BHATTACHARYA SK, SUR D, ALI M, et al. 5-Year efficacy of a bivalent killed whole-cell oral cholera vaccine in Kolkata, India: a cluster-randomised, double-blind, placebo-controlled trial. Lancet Infect Dis, 2013, 13: 1050-1056.

暴露后预防

没有暴露后疫苗预防的适应证。

安全性

在越南和印度的 II 期临床试验以及在印度的大规模 III 期临床试验中未发现疫苗副作用发生率在接种人群中明显升高[129,135,139]。给 1 岁以上人群接种是安全的。目前没有怀孕期和哺乳期以及 HIV 感染人群接种的安全性的具体数据，尽管期望它对上述人群的安全性与 WC-rCTB 疫苗并无不同[130]。

适应证

疫苗适用于存在感染霍乱风险的 1 岁及以上人群接种。WHO 2010 年版霍乱疫苗规程中也建议在霍乱流行地区使用该疫苗[59]。

禁忌证及注意事项

对疫苗成分及其辅料过敏是重组 WC 疫苗唯一的绝对禁忌证。在仔细评估效益和风险后，可考虑对孕妇进行接种。

口服活疫苗（CVD103-HgR）

口服减毒活疫苗有很大的吸引力，因为有可能一剂就足以引起最高水平的免疫应答。人们曾试图通过研制不产生霍乱全毒素（CT）、无毒力的基因减毒突变株来开发这种疫苗。如果仅 CTB 被表达，这样的变异株可以如同自然感染一样刺激产生抗菌和抗 CT 免疫，但却不会发生霍乱弧菌自然感的症状。CVD103-HgR 就是这样一种减毒活疫苗株[140,141]。源自古典型 Inaba 血清型的 569B 疫苗株经生物技术改造，用以表达 CTB，但不表达具有酶活性的 A 亚单位，具有汞抗性作为该疫苗株的标记。当每次人用剂量不超过 5×10^9 时，CVD103-HgR 疫苗是安全的。这种安全性可能是因为疫苗菌在人体肠道的定植相对较差。由于是活疫苗株，必须要保持细菌的活力，要求冷链的维持，而且必须保证细菌免受胃酸的伤害，因此疫苗要与缓冲液一起服用。

疫苗成分

以商品名 vaxchora 出售的 CVD103-HgR 疫苗是一种双腔袋，一个腔含细菌冻干物与辅料的混合物，包括蔗糖、乳糖、二氯化镁、抗坏血酸、酪蛋白水解物等；另一个腔含有中性的碳酸氢钠缓冲液（2.16~2.41g 碳酸氢钠、抗坏血酸和乳糖）。使用时用 100ml 纯化水将两种成分一起混悬，每种疫苗剂量含有 4×10^8 到 2×10^9 菌落形成单位（CFU）的 CVD103-HGR。

疫苗生产

Vaxchora 是发酵后采用切向流过滤来收集细菌制备的。细菌浓缩物与稳定剂混合，冻干，冷冻干燥，然后磨成细粉，存放温度为 $-25 \sim -15^\circ C$。

制造商及产品名称

伯纳生物技术公司（伯尔尼，瑞士），现在属于 Crucell 公司，注册并商业化生产 CVD 103 HgR 疫苗，以 Orochol（10^8CFU）商品名供发达国家使用；以 Orochol E（10^9CFU）商品名供发展中国家使用。疫苗在多个国家注册，但在 2004 年暂停生产。最近，美国制造商 PaxVax 重新设计了该疫苗，并在美国以商品名 Vaxchora 申请了生产许可。

接种剂量与接种途径

Vaxchora 是单剂量包装，与缓冲盐一起给药以中和胃酸。对不生活在受霍乱影响国家的人，有效剂量为 4×10^8 至 2×10^9 活菌数。

联合疫苗的可行性

该疫苗不能与其他任何疫苗联合。

疫苗的稳定性

Vaxchora 含有冻干的活细菌；需要冷冻（在 $-25 \sim -15^\circ C$ 条件下），以保护疫苗的效价直至重新溶解。在重新溶解后 15 分钟内接种疫苗。

免疫原性及免疫与保护作用的关联

如前所述，血清杀弧菌抗体既不能作为疫苗效力的替代终点，也与疫苗的保护作用没有相关性。在口服疫苗该疫苗后，血清杀弧菌抗体应答仍是成功刺激抗细菌免疫的最佳判定指标，CVD103-HgR 疫苗的多数受种者能产生高滴度的血清杀弧菌抗体和抗 LPS 抗体，以及针对 LPS 抗原的肠道分泌型 IgA 抗体。之前无霍乱暴露史的人群（阴性志愿者）对 10^8 菌体的剂量反应很好，杀弧菌抗体滴度可以上升 4 倍及以上，而来自霍乱流行区域的志愿者则需要 10^9 活菌的剂量才可以刺激产生水平相当的免疫应答[141-146]。疫苗可以诱导血清抗毒素应答，但效价的上升并不稳定，与针对细菌细胞壁抗原的抗体升高相比幅度较低[142]。有报道提出 HIV 阳性患者产生的血清杀弧菌抗体水平较 HIV 阴性患者低[147]。Vaxchora 的许可前的临床试验证明其安全性和免疫源性与前期获得许可的 CVD 103-HgR 相当[148,149]。

排菌与传播性

在非地方性流行人群中少数 CVD103-HgR 疫苗接种者可以通过粪便排出疫苗株[150]，但这种情形在生活于地方性流行区域的人群中不常见[151]。在印度尼西亚城市进行的一项研究表明，接受 CVD 103-HgR 的儿童没有将疫苗株传播给他们的兄弟姐妹[152]。

免疫和保护持久力

在美国进行的一项双盲、安慰剂对照的效力挑战研究中，134 名志愿者接受 1 剂 Vaxchora 疫苗或安慰剂[143]。受试者对该疫苗耐受性良好。3 个月零 10 天后，志愿者亚组接受了冷冻霍乱弧菌 N 16961 的攻击，这是一种作为标准攻击毒株的 O1 群 El Tor 型菌株，并已被完全测序[153,154]。第 10 天，疫苗对中、重度腹泻的保护率为 90%，3 个月时为 80%。其他临床研究也提示接种此疫苗最早 8 天后可产生保护作用，并可持续至少 6 个月[146]。

印尼开展的随机、安慰剂对照的Ⅲ期临床试验中，67 000 名接受单剂口服 Orochol 或安慰剂的受试者中,疫苗效力为14%[134]。与早期北美志愿者挑战研究结果的差异仍无令人信服的解释[155]。米克罗西尼亚的波佩纳岛霍乱暴发期间使用Orochol E进行大规模应急接种;回顾性队列研究发现,该疫苗的效力为79%[156]。鉴于后者是观察性研究,及其与印度尼西亚随机双盲实验结果的差异,后者的结论还需进一步证实。

暴露后预防

没有证据表明疫苗能用于暴露后的预防。

安全性

CVD103-HgR疫苗及其各种不同配方的产品一直具有良好的耐受性,可以安全地应用于两岁及以上人群。注册前的临床研究中监测到的不良反应包括腹痛、腹泻、恶心、呕吐、发热、头痛以及出疹等,其发生的概率据统计并不比安慰剂受试者高[141,143-146,157,158]。Perry及其同事的一项研究表明,HIV阳性的病人使用该疫苗是安全的,尽管该研究中的受试者没有严重的免疫缺陷[147]。该疫苗没有对妊娠妇女使用的安全性数据。

适应证

基于北美志愿者的一项研究数据,CVD103-HgR疫苗适用于2岁及以上到霍乱地方性流行的欠发达国家旅行的人群接种。该疫苗尚未在霍乱地方性流行的人群中使用。

禁忌证

Vaxchora的包装说明书中列出了其禁忌证:既往对该产品的任何成分有严重过敏反应史的,既往接种过霍乱疫苗的,以及在过去14天内有口服或全身使用抗生素的。在开始使用氯喹预防疟疾之前至少10天,方可接种Vaxchora[142]。

公共卫生的考虑

流行病学情形

出于公共卫生目的在发展中国家使用现代霍乱疫苗,必须区分地方性霍乱和流行性霍乱。为了控制流行性霍乱,有选择地给确定的高危人群接种疫苗,或在流行之后不久进行应急性疫苗接种均是可以考虑的[159]。由于霍乱流行地区的人群对霍乱的自然免疫力往往有限,因此疫苗在免疫方面必须对免疫空白人群有效,它们应针对所有年龄组,因为霍乱流行的风险往往与年龄无关[159]。

对于地方性霍乱,疫苗针对的是反复暴露于霍乱的人群,其具有一定的自然免疫基础。疫苗应以学龄前儿童和学龄儿童为对象,而不是成年人。在地方病流行地区,较年轻的人群感染霍乱的风险较高。对地方性霍乱,疫苗提供的长期保护性要比接种疫苗后免疫应答的及时性更重要。相反,对于在流行情况下应急使用的疫苗,疫苗免疫后早期的保护作用重要性更大,而保护的持久性相对就不那么重要[153]。

疫苗影响

在为控制几内亚大规模霍乱流行而启动的反应性疫苗接种计划中,世卫组织目前储存的Shanchol疫苗(见下文)在6个月内证明了86%的霍乱保护作用。

几项研究评估了口服霍乱疫苗在实际应用条件下的预防作用。在为控制几内亚霍乱大流行而启动的应急疫苗接种计划中,证实了目前世卫组织储存的疫苗,Shanchol(见下文),在6个月内对霍乱有86%的保护[160]。在控制疫情稳定地方性霍乱的项目中,Shanchol在印度农村[161]保护水平的为69%,而在孟加拉国城市则为53%[162,163]。

疫苗群体保护,指因为附近疫苗接种者的存在而对未接种者的保护和对接种者的保护的加强,可大大提高对群体的保护作用。在孟加拉国使用WC-rCTB和WC疫苗,以及在印度使用WC疫苗开展的现场效力试验中产生的数据,都证明了群体免疫保护的存在[162,163]。这一效应归因于疫苗导致的霍乱弧菌在目标人群中传播的减少。此外,在一个灭活口服霍乱疫苗的效力试验中观察到,已免疫母亲为未接种疫苗子女提供了保护,这很可能是因为其阻断了母亲与孩子之间的疾病传播[166]。这些观察的机制之一可能是这些灭活口服霍乱疫苗可减少排菌者粪便中霍乱弧菌的载量[167]。

这些发现疫苗群体保护作用的一个意义是,即使在疫苗覆盖率不高的地区,灭活口服霍乱疫苗也可能在霍乱控制方面发挥重要作用。基于孟加拉国Matlab分析的数学模型表明,在孟加拉国农村高度流行的地区,霍乱的发生几乎可以在Shanchol这一灭活、仅包含全细胞、疫苗覆盖率约60%的水平上被消灭(图14.2)[168]。

尽管如此,疫苗接种应被视为预防霍乱的几项干预措施之一。改善水质、环境卫生和个人卫生的补充控制措施等也非常重要。在霍乱预防中这些措施与疫苗接种的协同作用是有理论依据的(图14.3)。

可行性和成本效益

将口服霍乱疫苗作为公共卫生措施时必须考虑

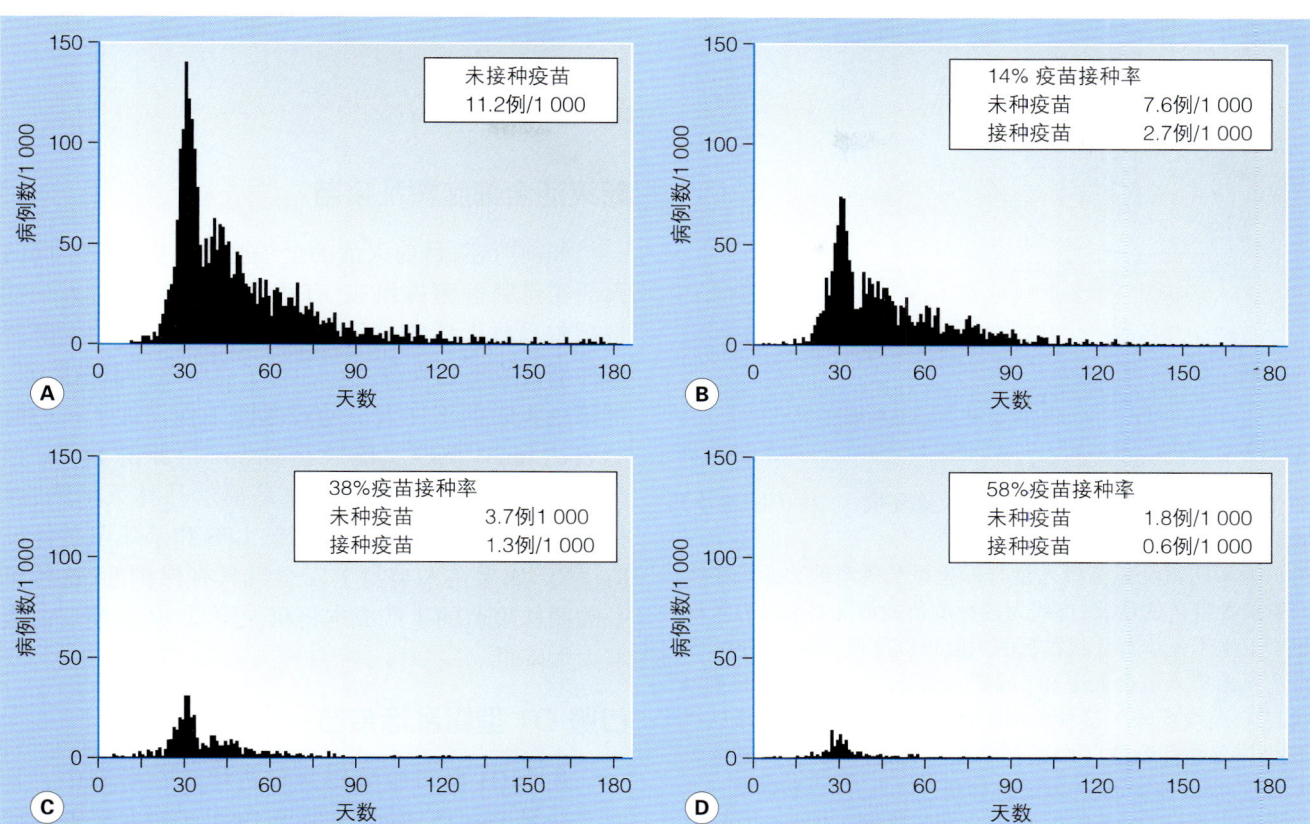

图14.2 在孟加拉国Matlab人口中进行的为期180天的研究中,模拟的单因素随机变量和每1 000人发生霍乱病例数的关系。数学模型分析表明,在孟加拉国农村高流行地区,疫苗覆盖率约为60%的水平下,霍乱几乎不再发生。A:未疫苗接种;B:14%的妇女儿童疫苗接种率;C:38%的疫苗接种率;D:58%的疫苗接种率。(摘自LONGINI JR IM,NIZAM A,ALI M,et al. Controlling endemic cholera with oral vaccines. PLoS Med,2007,4:e336.)

物流的可行性和方案的可接受性。如开展群体接种,在孟加拉国、印度、越南和莫桑比克流行区域,采用两剂口服灭活疫苗接种程序证明是可行的[162,163,169-171]。此外,在乌干达和印度尼西亚等地的难民营和一些复杂情况下,两剂WC-rCTB疫苗接种程序也是可行的[156,159,172]。由于WC疫苗的价格较低,而且不需要缓冲液,所以疫苗可以以更快、更方便的方式接种。最近在孟加拉国、印度、海地、南苏丹和几内亚的预防性和应急性接种就证明了这一点[66,166,173]。为控制密克罗尼西亚联邦的霍乱流行,口服霍乱减毒活疫苗CVD103-HgR也被用于应急接种[156]。一项已发表的有关霍乱口服灭活疫苗的成本效益分析文献,既考虑了疫苗的直接保护效果,又考虑了群体保护效应,结果显示,根据世卫组织的标准,该疫苗在印度加尔各答、莫桑比克贝拉、孟加拉国Matlab和印度尼西亚雅加达的目标人群应用,是非常符合或符合成本效益的[174]。此外,最近的一项系统投资分析发现,该疫苗在早期采用的30多个国家非常具有成本效益[175]。

旅行者

推荐旅行者和军事人员进行霍乱疫苗接种的原因与建议旅行者使用其他疫苗类似,即预防一种不太常见但可能甚为严重的传染病。由于口服霍乱疫苗安全、服用方便,多数旅行者都可能会接受这种疫苗,特别是这种疫苗还可以预防某些由肠产毒性大肠杆菌导致的腹泻[47,121]。加拿大热带医学和旅行咨询委员会认为接种灭活WC-rCTB疫苗、Dukoral以防止旅游者腹泻价值不大,但对特定的2岁以上的短期高风险旅行者可能有用[176]。美国免疫专家咨询委员会(ACIP)建议为18~64岁前往霍乱传播活跃地区的成年人接种口服活霍乱疫苗Vaxchora。

世界卫生组织口服霍乱疫苗储备

世卫组织于2010年发布了一项修订建议,规定应在霍乱流行地区使用OCV,并应考虑在有霍乱暴

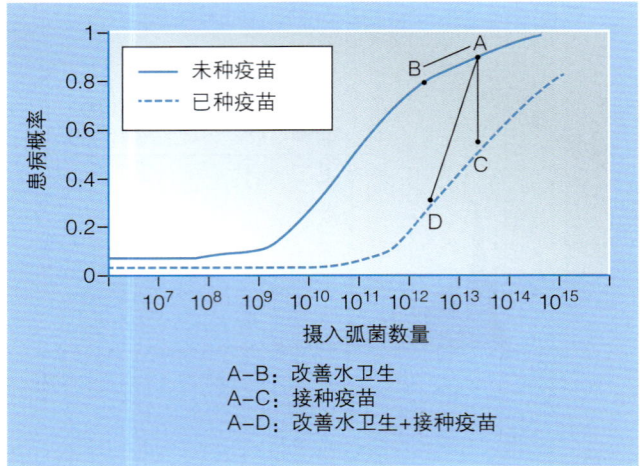

图 14.3 接种口服霍乱疫苗以及改善环境、个人卫生(洗手)对患霍乱风险的假设影响。

图示为不同霍乱弧菌摄入量与罹患霍乱概率的关系。实线为未接种疫苗的情况,虚线为接种疫苗的情况。实线大致描述了卫生干预后有症状霍乱的风险得以降低,这有助于减少霍乱弧菌摄入机会频率和/或摄入菌量(从 A 状态转移到 B 状态)。虚线反映了接种疫苗的情况(从 C 状态移动到 D 状态)。口服霍乱疫苗(OCVs)的作用应该是降低任何(或至少大多数)摄入菌量(从 A 状态转移到 C 状态)的患病概率。由于这些关系,与单独干预(从 A 状态转移到 D 状态)相比,卫生干预和 OCVs 的联合作用应该产生更大的预防效果。(摘自 CLEMENS J, HOLMGREN J. When, how, and where can oral cholera vaccines be used to interrupt cholera outbreaks? Curr Top Microbiol Immunol, 2014, 379:231-258.)

发风险的地区(预防性接种),以及在已发生此类暴发的地区(应急性接种)使用 OCVs[59]。目前,只有越南使用当地生产的 OCV,用于应对霍乱的流行[177]。直到最近,安全有效的 OCVs 还没有被发展中国家作为公共卫生工具使用。主要原因包括疫苗费用、疫苗保护水平有限、与储存和管理有关的后勤挑战,以及担心疫苗的使用可能干扰其他霍乱控制措施。2011 年,第 64 次世界卫生大会呼吁制定一项综合战略,建议"酌情与其他建议的预防和控制手段结合使用 OCV"[178]。2013 年,世界卫生组织建立了 200 万剂量的 OCV 储备,以协助控制霍乱流行病。同年晚些时候,GAVI 联盟宣布了在 5 年时间里,投资 1.15 亿美元用于到 2018 年资助和扩大疫苗储备到 2 000 万剂,希望打破目前疫苗需求低导致疫苗供应不足的循环。该储存疫苗必须通过世界卫生组织预认证,目前 Shanchol 因为成本相对较低,而且易于免疫而作为储备疫苗。在撰写本文时,非洲、东南亚和西太平洋地区以及海地已经使用了大约 350 万剂 Shanchol 储备疫苗[179]。据报道,疫苗在这些环境中的保护效果从 63% 到 87% 不等[160,180]。

未来的疫苗

新灭活全细胞霍乱疫苗

如前所述,目前灭活的全细胞疫苗由几种不同的灭活霍乱弧菌菌株组成,有些通过加热灭活,另一些是福尔马林灭活的。每个疫苗的几个菌株的发酵是这种疫苗成本的来源之一。为了克服这一制造障碍,哥德堡大学的工作人员通过基因工程设计了一种既能表达 Inaba 抗原又能表达 Ogawa 抗原的 El Tor 型菌株。这种 Hikojima 样菌株是福尔马林灭活的,并在小鼠诱导产生良好的血清抗 LPS 和杀弧菌抗体反应[181]。如果在人类身上安全且具有保护性,这种单一的菌株疫苗的生产成本将极大降低,从而使疫苗成本大大降低。

口服 O1 型霍乱活疫苗

几个 O1 群口服减毒活疫苗株正在研制中。其中之一是 Peru15,疫苗株是于 1991 年对在秘鲁分离到的 O1 群霍乱 El Tor 生物型 Inaba 血清型菌株进行减毒处理获取到的。减毒变异操作包括删除整个 CT 框,包括侧翼复合位点和通过插入受热休克启动子控制的 CTB 的编码区来使 recA 基因失活,从而使该疫苗失去通过 recA 介导的重组整合同源 DNA 的能力。该菌株也缺乏运动能力。该疫苗在美国志愿者的一项挑战研究中被证明是安全和高效的,12 个安慰剂接受者中的 5 个(42%)出现中度或重度腹泻,24 个接种者中没有(0%)中度或重度腹泻病例[182,183]。在孟加拉国成年人、儿童及婴儿中开展的安慰剂对照研究中发现,单剂次(10^8CFU)接种方案也是安全和有效的[184,185]。古巴研究人员通过删除 El Tor 生物型 Ogawa 血清型菌株的 CTXPhi 前噬菌体、灭活红细胞凝集素/蛋白酶编码序列(hapA)进行减毒处理,开发出了霍乱弧菌 638 疫苗株。古巴健康志愿者表现出了对这种疫苗良好的耐受性,并且在古巴的一项随机、双盲、安慰剂对照试验中,小规模的一组志愿者接种疫苗 1 个月后实验性地用 El Tor 型霍乱弧菌攻击,表明 638 疫苗株有 100% 的保护有效性[186]。这种疫苗株已经开始大规模的生产[187]。

中国研究人员已经构建了一种名为 IEM 108 的候选疫苗,该候选疫苗由一株天然缺乏 CTXPhi 的 El Tor Ogawa 菌株,其中含有一个 ctxB 基因和一个 rstR 基因;后者排除了疫苗获重新取伤 CTXPhi 的可能性[188]。

ctxB 和 *rstR* 稳定存在于一个基于基因 *thyA* 的平衡致死系统中。该菌株在家兔实验中免疫原性很好，在家兔中对预防野生病原菌有完全的保护作用[189]。

印度的研究人员已经开发出一种候选疫苗，该疫苗来源于一株无 CTX 噬菌体的临床非毒性菌株 El Tor 生物型霍乱弧菌 O1 群，Inaba 血清型。通过一系列基因操控，编码 CTB 的 *ctxB* 被导入到一个隐匿性溶血素位点。作为标志物也引入了用于耐氨西林抗性的基因。由此产生的一种称为 VA1.3 的菌株。在成年志愿者中证实，10^9 CFU 是安全的，具有良好的和免疫原性[190]。它已重新调整配方，后来改名为 VA1.4。

口服 O139 型霍乱活疫苗

两种预防 O139 群霍乱的口服活疫苗已在志愿者中得到评估，其中一种 O139 群疫苗株定名为 Bengal 15，该疫苗株与 Peru 15 类似，但来源于 O139 群霍乱。使用新鲜收获的生物细菌原液作为疫苗在对美国少量志愿者进行的早期试验显示疫苗安全有效[191]。另一株抗 O139 霍乱的减毒活菌 cvd 112 在美国志愿者试验中也被证明是安全有效的[192]。建立在 O1 群 638 疫苗成功的基础上，古巴研究人员已用 O139 群菌株构建出了一种类似的候选疫苗。该原型菌株包括 CTXPhi 的自发缺失以及 *hapA* 及 *thyA* 的缺失[193]。该疫苗候选株即将进入临床研究。

注射用疫苗

一种注射用脱毒 LPS-蛋白质结合疫苗已开发出来，并进行了 I 期临床试验。该疫苗由与 CT 结合的霍乱弧菌 O1 群 Inaba LPS 组成。在志愿者身上，这种疫苗刺激产生杀弧菌抗体和抗 CT 抗体，其中杀弧菌抗体在志愿者身上的持续时间比全细胞注射疫苗要长[194]。其他研究团队采用这一策略研制了针对 O1 或 O 139 霍乱的注射用结合疫苗，将霍乱弧菌 LPS 的 OPS 加核心区（原文错误，应为 LPS 的 LPS+Core，原文描述成 LPS+core，此处加以更正）与破伤风类毒素或白喉毒素突变体结合。在小鼠体内多次接种后，这些候选疫苗可诱导出具有杀弧菌活性的抗荚膜多糖和抗 LPS 抗体，在新生小鼠霍乱感染模型中具有保护作用[195-197]。

致谢

作者感谢 David A.Sack、Carol O. Tacket、Sunheang Shin 和 Binod sah 博士对此书的前几个版本中霍乱疫苗一章的贡献。

（郝利新　黄仕和　杨晓明　崔长法）

本章相关参考资料可在"ExpertConsult.com"上查阅。

第15章 联合疫苗

Michael D. Decker、Kathryn M. Edwards 和 Barbara J. Howe

引言

把多种抗原组合形成一种单个的疫苗并非新概念,联合疫苗一直是制定免疫程序的基础。自20世纪90年代初以来,我们已经从仅以DTP(百白破三联疫苗)和MMR(麻腮风三联疫苗)为代表的联合疫苗转变为发展中国家也常规使用,以预防白喉、破伤风、百日咳、乙型肝炎、b型流感嗜血杆菌或脊髓灰质炎、多种血清型流脑等疾病的各种现代联合疫苗。联合疫苗领域已经发展成熟,多种联合疫苗可供免疫接种,需要研发得所剩无几。有效的儿童疫苗种类不断增多,由此带来的巨大经济和物流成本上升,促使全球许多疫苗制造商以及研究院所为开发联合疫苗做出了巨大贡献。分别注射单个疫苗需要使用更多注射器,给家长、疫苗供应商和接种医生增加了诸多烦恼。额外的接种日程会导致每剂疫苗的成本增加及人员负担加重,并因为漏种的可能性增加而危及整个免疫规划。过多疫苗带来的运输、处理、储存及管理责任等问题令人难以应付,开支巨大,并且增加了失误出错的可能性。这些问题已经迫使人们不断尝试新的联合疫苗。然而,联合疫苗的开发与评价也带来诸多问题,这些将在本章进行讨论并在其他章节评述[1,2]。

在1990年以前就开始普遍使用的联合疫苗包括白喉破伤风类毒素二联疫苗(DT或Td)、全细胞百日咳白喉破伤风联合疫苗(DTwP)、三价脊髓灰质炎灭活疫苗(IPV)或口服三价脊髓灰质炎减毒活疫苗(OPV)、麻疹风疹联合疫苗(MR)及麻疹风疹腮腺炎联合疫苗(MMR)。

第一个获得上市许可的联合疫苗是美国1945年11月批准的三价流感疫苗,第二个是1947年批准的六价肺炎球菌多糖疫苗[3]。尽管DTwP早在1943年就研制成功,但直到1948年3月才获得上市许可。IPV于1955年获得上市许可,不同血清型的单价OPV在1961—1962年间相继获得上市许可。为解决同时接种三个血清型单价脊髓灰质炎减毒疫苗时发现的干扰现象,三价OPV联合疫苗推迟至1963年6月才获得上市许可。MMR和MR于1971年4月获得上市许可,四价脑膜炎球菌多糖疫苗于1978年获得上市许可。本书各疫苗章节中对这些传统联合疫苗已作讨论,本章仅作简要陈述。

大多数现代儿童联合疫苗始于DTwP或DTaP,并且加入了诸如IPV、b型流感嗜血杆菌(Hib)和乙型肝炎(HepB)等抗原。随着DTaP联合疫苗研制趋于成熟,一些制造商转向研发所谓的二针次或伴侣联合疫苗,其设计思路以DT(a)P联合疫苗为基础组合其他疫苗协同使用,例如DT(a)P与结合脑膜炎球菌(MnC)疫苗联合接种。第三个发展方向主要针对旅行者的联合疫苗,通常为基于乙肝疫苗(HepB)或甲肝疫苗(HepA)成分的联合疫苗。

在本章中,我们将重点关注与当前最为相关的联合疫苗,如IPV、HepB、Hib或者脑膜炎疫苗之间的彼此联合,或其与一种或多种前述传统联合疫苗的联合。对于已经过时但曾经受到关注的联合疫苗(例如黄热病/天花)或联合成分已经不再使用的联合疫苗(例如Acel-IMUNE,PRP-D)仍然感兴趣的读者,可参阅本书2003年版本。

术语

过去20年中,疫苗产业经历了引人注目的合并重组。具有悠久历史的公司和一些新兴生物技术企业进行了兼并重组,这些改变给疫苗的命名带来了一些问题。对于目前上市销售的疫苗,即便在描述由前体公司完成的研究工作,我们仍会使用当前生产商的现有名称。对于目前尚未上市销售的产品,我们会使用疫苗制造公司的名称,即使这家公司现在已经被其他知名公司合并或经营。为了进一步帮助读者理解,表44.6列出了当前绝大多数主要疫苗生产厂商,同时附有其前身公司、子公司或被收购公司的名称。

如框15.1所示,本章节中,在两个疫苗名称之间加入斜杠符号,如DTwP/IPV,表示两者形成的联合疫苗;加号表示所列疫苗是同时使用但需在不同部位分别接种(例如,DTwP+IPV)。在讨论某种特定联合疫苗时,使用单斜杠符号表示斜杠之后的成分已经预

框 15.1	排版符号说明框
符号	含义
+加号	由加号连接的疫苗同一时间但在不同部位接种。例如：DTaP+Hib，两种不同的疫苗在同一次门诊时分别接种
/单斜杠	单斜杠表示前后的两种疫苗已由制造商预混在一个注射器，使用时一次接种。例如：DTaP/Hib，表示两种疫苗混合入一个容器发运
//双斜杠	表示用双斜杠之前的液体疫苗用于重溶其后的冻干疫苗。例如：DTaP//Hib；制造商将一瓶液体DTaP疫苗和一瓶冻干Hib疫苗形成一个包装，DTaP用于重溶Hib，并将产生的混合物一次注射接种

DTaP，白喉，破伤风类毒素和无细胞百日咳疫苗；Hib，b型流感嗜血杆菌

混合进了斜杠之前的成分；使用双斜杠则表示双斜杠之后的成分通过双斜杠之前的液体成分进行重溶（例如，DTaP//Hib）。

因为某些种类的疫苗（DTaP//Hib）有多种不同的联合疫苗，并且缺少一个简单明确的通用性名称，因此商品名也用于表示特定的联合疫苗。表 15.1 列出了更新的联合疫苗的现状，表 15.2 列出了上市的联合疫苗更为详细的相关信息。

表 15.1 目前上市的或正在研发的联合疫苗[a]

联合疫苗[b]	现有联合疫苗的厂家			正在开发联合疫苗的厂家
	欧盟	美国	其他国家	
Td/IPV	SPMSD		SP	
DTwP/Hib	GSK		GSK,SII	
DTwP/HepB			Bio Farma,Biological E,SII	
DTwP/HepB/Hib			Bio Farma,Biological E,J&J,GSK,LG Life Sciences,Panacea,SII,SP	
DTwP/Hib/IPV				Biological E/GSK,SII,SP
DTaP/IPV	GSK,SP,SPMSD,SSI	GSK	GSK,SP	
Tdap/IPV	GSK,SP,SPMSD		GSK,SP	
DTaP/Hib	GSK		GSK	
DTaP/IPV/Hib	GSK,SP,SPMSD,SSI	SP	GSK,SP	
DTaP/IPV/HepB	GSK	GSK	GSK	
DTaP/IPV/HepB/Hib	GSK,SP,SPMSD	MCM	GSK,SP	
		Merck	Merck	
HepB/HepA	GSK	GSK	GSK	
HepA/Typhoid	GSK,SPMSD		GSK,SP	
MMRV	GSK,SPMSD	Merck	GSK,Merck	
MnC/Hib	GSK			
MnCY/Hib		GSK		
PhtD/PD/dPly				GSK

注：在本书正在出版印刷中时，默克公司和赛诺菲巴斯德公司宣布，他们在欧洲的合资企业 SPMSD 已被解散；在未来，由 SPMSD 上市的产品将以各自的制造商分别上市。

缩写词：aP，无细胞百日咳疫苗（儿童制剂）；ap，无细胞百日咳疫苗（青少年／成人制剂）；D，白喉类毒素疫苗（儿童制剂）；d 白喉类毒素疫苗（青少年／成人制剂）；GSK，葛兰素史克；HepA，甲型肝炎疫苗；HepB，乙型肝炎疫苗；Hib，b 型流感嗜血杆菌结合疫苗；IPV，增效型三价脊髓灰质炎灭活疫苗；J&J，强生公司；MCM，默克康诺特梅里欧（默克和赛诺菲巴斯德的合资企业）；MMRV，麻疹腮腺炎风疹水痘联合疫苗；Mn，脑膜炎球菌结合疫苗（包括下文以字母 S 表示的各种血清型，例如，C 群脑膜炎球菌结合疫苗，CY 群脑膜炎球菌结合疫苗）；PhtD/PD/dPly，肺炎球菌组氨酸三联蛋白 D，未分型流感嗜血杆菌和解毒肺炎球菌溶血素；SII，印度血清研究所；SP，赛诺菲巴斯德；SPMSD，赛诺菲巴斯德 - 默沙东；SSI，丹麦国家血清研究所；T，破伤风类毒素疫苗；wP，全细胞百日咳疫苗，有关制药企业曾用名信息可见表 44.6。

[a] 那些仅由单个病原体的多个血清型形成的联合疫苗，以及 DT（儿科用白喉和破伤风疫苗）Td（成人用白喉和破伤风类毒素 - 疫苗），DTP（白喉、破伤风、百日咳疫苗）DTaP（白喉、破伤风类毒素和无细胞百日咳疫苗），Tdap 破伤风白喉百日咳混合疫苗（破伤风、白喉、百日咳），OPV（口服脊髓灰质炎疫苗），IPV（灭活脊髓灰质炎疫苗）和 MMR（麻疹、腮腺炎、风疹），本表均未纳入。只有那些产品在国际市场上销售的制造商被列入本表；其他生产商生产一些产品仅供本地或局域性使用的疫苗（例如，DTP/IPV）。有些产品的含有的组分来自于多个生产企业或是由多个生产企业共同联合研制的，此种情况下，表中仅呈现其主要经销商。

[b] 对于产品是联合疫苗形式还是使用时才联合的独立包装形式未做区分。

表 15.2　加拿大、欧盟及美国现有的联合疫苗[a]

联合疫苗	商品名	来源	每 0.5ml 剂量含量（包括重溶后）（有关成分的具体信息，请参阅下面按国家列出的清单）
HepB/HepA	Ambirix	GSK	
Tdap/IPV	Boostrix IPV	GSK	
Tdap/IPV	Boostrix Polio	GSK	
DTaP/IPV	DiTeKiPol	SSI	
DTaP/IPV/Hib	DiTeKiPol/Act-Hib	SSI	
HepA/Typhoid	Hepatyrix	GSK	
DTaP/IPV/HepB/	Hib Hexacima	SPMSD	
DTaP/IPV/HepB//Hib	Hexaxim	SPMSD	
DTaP/IPV/HepB//Hib	Hexyon	SPMSD	
DTaP/IPV/HepB//Hib	Infanrix hexa	GSK	
DTaP/Hib	Infanrix Hib	GSK	
DTaP/IPV	Infanrix IPV	GSK	
DTaP/IPV/Hib	Infanrix IPV Hib	GSK	
DTaP/IPV/HepB	Infanrix Penta	GSK	
DTaP/IPV/Hib	Infanrix Quinta	GSK	
DTaP/IPV	Infanrix Tetra	GSK	
DTaP/IPV	KINRIX	GSK	
MnCY/Hib	MenHibrix	GSK	
MnC/Hib	Menitorix	GSK	
DTaP/IPV/Hib	Pediacel	SPMSD	
DTaP/IPV/HepB	Pediarix	GSK	
DTaP/IPV//Hib	Pentacel	SP	
DTaP/IPV/Hib	Pentavac	SPMSD	
DTaP/IPV/Hib	Pentaxim	SPMSD	
MMRV	Priorix Tetra	GSK	
MMRV	ProQuad	Merck	
DTaP/IPV	Quadracel	SP	
DTwP/Hib	QuattVaxem	Novartis	
Tdap/IPV	Repevax	SPMSD	
Td/IPV	Revaxis	SPMSD	
Td/IPV	Td Polio Adsorbed	SP	
DTaP/IPV	Tetravac	SPMSD	
HepB/HepA	Twinrix	GSK	
HepB/HepA	Twinrix Adult	GSK	
HepB/HepA	Twinrix Junior	GSK	
HepB/HepA	Twinrix pediatric	GSK	
HepA/Typhoid	Tyavax	SP	
HepA/Typhoid	ViATIM	SP	
HepA/Typhoid	Vivaxim	SP	

续表

联合疫苗	商品名	来源	每0.5ml剂量含量(包括重溶后)(有关成分的具体信息,请参阅下面按国家列出的清单)
加拿大			
Td/IPV	Td Polio(吸附)	SP	2Lf DT,5Lf TT,脊髓灰质炎疫苗Ⅰ型(Mahoney,40D),Ⅱ型(MEF-1,8D)和Ⅲ型(Saukeet,32D),1.5mg磷酸铝,微量多黏菌素B和新霉素,27ppm甲醛,0.5%2-PE
DTaP/IPV	Quadracel	SP	20μgPT,20μgFHA,3μgPRN,5μg2型和3型FIM,15Lf DT,5Lf TT,脊髓灰质炎疫苗Ⅰ型(Mahoney,40D),Ⅱ型(MEF-1,8D)和Ⅲ型(Saukeet,32D),0.6%+0.5%(v/v)2-PE,1.5mg磷酸铝,微量多黏菌素B和新霉素
	Infanrix IPV	GSK	不少于30IU DT,不少于40IU TT,25μgPT,25μgFHA,8μgPRN,脊髓灰质炎疫苗Ⅰ型(Mahoney,40D),Ⅱ型(MEF-1,8D)和Ⅲ型(Saukeet,32D),0.5mg氢氧化铝,2.5mg2-PE
DTaP/IPV/Hib	Pediacel	SP	20μgPT,20μgFHA,3μgPRN,5μg2和3型FIM,15Lf DT,5Lf TT,脊髓灰质炎疫苗Ⅰ型(Mahoney,40D),Ⅱ型(MEF-1,8D)和Ⅲ型(Saukeet,32D),0.6%+0.1%(v/v)2-PE,1.5mg磷酸铝,微量链霉素,微量多黏菌素B和新霉素
	Infanrix IPV/Hib	GSK	25Lf(30IU) DT,10Lf(40IU) TT,25μgPT,25μgFHA,8μgPRN 脊髓灰质炎疫苗Ⅰ型40D,Ⅱ型8D和Ⅲ型32D,每0.5ml剂量10μgPRP结合于20-40μgTT,铝佐剂(铝盐),残余甲醛,聚山梨酸酯(吐温)20和M199,甘氨酸,硫氨新霉素,硫酸多黏菌素B
DTaP/IPV/HepB/Hib	Infanrix hexa	GSK	25Lf(30IU) DT,10Lf(40IU) TT,25μgPT,25μg FHA,8μgPRN,10μgHBsAg,脊髓灰质炎疫苗Ⅰ型40D,Ⅱ型8D和Ⅲ型32D,每0.5ml剂量含以40μgTT结合的10μgPRP(PRP-TT),铝佐剂(铝盐),残余甲醛,聚山梨酸酯(吐温)20和80,M199培养基,甘氨酸,硫酸新霉素,硫酸多黏菌素B
Tdap/IPV	Boostrix Polio	GSK	不少于2.5Lf或2IU的白喉类毒素,不少于5LF(20IU),破伤风类毒素;8μg百日咳毒素,8μg丝状血凝素,2.5μg百日咳杆菌黏附素(69kD的外膜蛋白),40抗原单位(DU)的1型脊髓灰质炎病毒,8DU的2型脊髓灰质炎病毒,和32DU3型脊髓灰质炎病毒;铝佐剂(如铝盐),氯化钠,注射用水,M199,痕量甲醛、新霉素和多黏菌素
HepA/typhoid	Vivaxim	SP	每毫升的剂量包含25μg沙门菌Vi型多糖伤寒和160抗原单位的HA灭活病毒抗原
HepB/HepA	Twinrix Junior	GSK	不少于360EU的甲肝灭活病毒和10μg重组HBsAg蛋白0.025mg的Al(OH)₃,0.2mg的AlPO₄,2.5mg2-PE
	Twinrix Adult	GSK	每毫升剂量不少于720EU的灭活甲肝病毒和20μg重组HBsAg蛋白,0.05mg的Al(OH)₃,0.4mg的AlPO₄,5.0mg 2-PE
MMRV	Priorix Tetra	GSK	≥$10^{3.0}$CCID$_{50}$麻疹减毒活病毒(Schwarz株);≥$10^{4.4}$CCID$_{50}$腮腺炎减毒活病毒(RIT 4 385株,纯化自Jeryl Lynn株);≥$10^{3.0}$CCID$_{50}$风疹减毒活病毒(Wistar RA 27/3株);≥$10^{3.3}$PFU水痘减毒活病毒(OKA株);氨基酸,乳糖,甘露醇,山梨醇,残留硫酸新霉素,注射用水
	ProQuad(冷冻剂型)	Merck	≥$3.00\log_{10}$TCID$_{50}$麻疹病毒,$4.30\log10$TCID$_{50}$腮腺炎病毒;$3.00\log_{10}$TCID$_{50}$风疹病毒,≥$3.99\log10$PFU水痘OKA株病毒/Merck;20mg蔗糖,11mg水解明胶;2.5mg尿素;2.3mg NaCl,16mg山梨醇,0.38mg L-谷氨酸钠,0.14mg磷酸钠,0.25mg人血白蛋白,0.13mg碳酸氢钠,94μg磷酸钾,58μg氯化钾;MRC-5细胞基质残留包括DNA和宿主蛋白;5μg新霉素,0.5μg牛血清白蛋白及其他缓冲液和培养基成分

续表

联合疫苗	商品名	来源	每0.5ml剂量含量（包括重溶后）（有关成分的具体信息，请参阅下面按国家列出的清单）
欧盟			
Td/IPV	Revaxis	SPMSD	不少于2IU DT,20IU TT,和脊髓灰质炎疫苗1型（Mahoney,40DU）,2型（MEF-1,8DU）,3型（Saukett,32DU）;Al(OH)$_3$,2-PE
DTwP/Hib	QuattVaxem	Novartis	不少于30IU DT,60IU TT,2IU WP,10μgPRP与25μgCRM$_{197}$的结合物,1.36mg磷酸铝,0.05mg硫柳汞
DTaP/IPV	DiTeKiPol	SSI	不少于30IU(25LF)DT,不少于40IU(7LF)TT,40μg PT,不少于下列脊髓灰质炎病毒含量的60%：Ⅰ型（Brunhilde株）40DU,Ⅱ型（MEF-1株）8DU,Ⅲ型（Saukett株）32DU,1mg铝盐（如氢氧化铝）,0.3mg二水合磷酸二氢钠,<25μg甲醛,<0.2μg新霉素,微量酚红
	Infanrix IPV, Infanrix Tetra	GSK	不少于30IU DT,不少于40IU TT,25μgPT,25μgFHA,8μgPRN,脊髓灰质炎疫苗Ⅰ型（Mahoney,40DU）,2型（MEF-1,8DU）,和3型（Saukett,32DU）;0.5mg的Al(OH)$_3$,2.5mg 2-PE
	Tetravac	SP	不少于30IU DT,不少于40IU TT,25μgPT,25μgFHA,脊髓灰质炎疫苗,1型（Mahoney,40D）,2型（MEF-1,8D）,和3型（Saukett,32D）,0.5mg的Al(OH)$_3$,2.5mg 2-PE
Tdap/IPV	Boostrix IPV Boostrix Polio	GSK	2LF DT,5LF TT,8μg PT,8μgFHA,2.5μgPRN,脊髓灰质炎疫苗,1型（Mahoney,40D）,2型（MEF-1,8D）,和3型（Saukett,32D）,0.6%±0.1%（体积/体积）的2-PE,0.39mg铝盐（Al(OH)$_3$和磷酸铝）,微量甲醛,多黏菌素B,新霉素
	Repevax	SPMSD	2LF DT,5LF TT,2.5μg PT,5μgFHA,3μgPRN,5μg2型和3型FIM,脊髓灰质炎疫苗,1型（Mahoney,40D）,2型（MEF-1,8D）,和3型（Saukett,32D）,0.6%±0.1%（体积/体积）的2-PE,1.5mg磷酸铝,微量多黏菌素B,新霉素
DTaP/Hib	Infanrix Hib	GSK	不少于30IU DT,至少40IU TT,25μgPT,25μgFHA,8μgPRN,10μgPRP与TT的结合物;0.5mg的Al(OH)$_3$,2.5mg 2-PE
DTaP/IPV/Hib	DiTeKiPol/Act-Hib	SSI	不少于30IU(25LF)DT,不少于40IU(7LF)TT,40μg PT,不少于下列脊髓灰质炎病毒含量的60%：1型（Brunhilde）40DU,Ⅱ型（MEF-1）8DU,Ⅲ型（Saukett）32DU,10μgb型流感嗜血杆菌多糖与TT的结合物,1mg铝盐（如氧化钾）,0.3mg二水合钠磷酸二氢,<25μg甲醛,<0.2μg新霉素,微量酚红,氨丁三醇
	Infanrix IPV Hib, Infanrix Quinta	GSK	不少于30IU DT,不少于40IU TT,25μgPT,25μgFHA,8μgPRN,脊髓灰质炎疫苗,1型（Mahoney,40D）,2型（MEF-1,8D）,和3型（Saukett,32D）,10μgPRP与TT的结合物,0.5mg的Al(OH)$_3$,2.5mg 2-PE
	Pediacel	SPMSD	20μg PT,20μgFHA,3μgPRN,5μg2和3型FIM,15LF DT,5LF TT,脊髓灰质炎疫苗,1型（Mahoney,40D）,2型（MEF-1,8D）,和3型（Saukett,32D）,10μgPRP20μgTT的结合物,0.6%±0.1%（体积/体积）的2-PE,1.5mg磷酸铝;可能存在微量的链霉素,多黏菌素B和新霉素
	Pentavac,Pentaxim	SPMSD	不少于30IU DT,不少于40IU TT,25μgPT,25μgFHA,脊髓灰质炎疫苗,1型（Mahoney,40D）,2型（MEF-1,8D）,和3型（Saukett,32D）,10μg b型流感嗜血杆菌多糖与TT的结合物,0.3mg的Al(OH)$_3$,2.5μLl2-PE,12.5μg甲醛

续表

联合疫苗	商品名	来源	每 0.5ml 剂量含量（包括重溶后）（有关成分的具体信息，请参阅下面按国家列出的清单）
DTaP/HepB/IPV	Infanrix Penta	GSK	不少于 30IU DT，不少于 40IU TT，25μgPT，25μgFHA，脊髓灰质炎疫苗，1 型（Mahoney，40D），2 型（MEF-1，8D）和 3 型（Saukett，32D），10μg 重组 HBsAg 蛋白质，0.5mg 的 Al(OH)$_3$，0.2mgAlPO$_4$，2.5mg 的 2-PE
DTaP/HepB/IPV/Hib	Infanrix hexa	GSK	不少于 30IU DT，不少于 40IU TT，25μgPT，25μgFHA，脊髓灰质炎疫苗，1 型（Mahoney，40D），2 型（MEF-1，8D）和 3 型（Saukett，32D），10μg 重组 HBsAg 蛋白质，10μgPRP 与 TT 的结合物，0.5mg 的 Al(OH)$_3$，0.32mgAlPO$_4$，2.5mg 的 2-PE
	Hexyon，Hexaxim，	SPMSD	百日咳（FHA 25μg；PT 25μg），DT >20IU，TT ≥40IU，H. influenza type b polysaccharide 12μg conjugated to tetanus protein 结合与 22-36μgTT 的 12μghib 多糖，脊髓灰质炎病毒 1 型（Mahoney，40DU），2 型（MEF-1，8DU），3 型（Saukett，32DU），10μg 重组乙肝抗原，0.6mg Al3+ 水合氢氧化铝，磷酸氢二钠，磷酸二氢钾，氨基丁三醇、蔗糖、必需氨基酸、L-苯丙氨酸、痕量戊二醛、甲醛、新霉素、链霉素和多黏菌素 B（生产过程中使用过）
HepB/HepA	Twinrix 儿科剂型	GSK	不少于 360 单位的灭活 HA 病毒和 10μg 重组 HBsAg 蛋白，0.025mg 的 Al(OH)$_3$，0.2mg 的 AlPO$_4$，2.5mg2-PE
	Ambirix 2 剂次儿科剂型	GSK	1ml 的剂量包含不少于 720EU 的灭活 HA 病毒和 20μg 重组 HBsAg 蛋白；0.05mg 的 Al(OH)$_3$，0.4mg 磷酸铝，5.0mg 2-PE
	Twinrix 成人剂型	GSK	1ml 的剂量包含不少于 720EU 的灭活 HA 病毒和 20μg 重组 HBsAg 蛋白；0.05mg 的 Al(OH)$_3$，0.4mg 磷酸铝，5.0mg2-PE
HepA/Typhoid	Hepatyrix	GSK	1ml 的剂量包含 25μg 伤寒杆菌 Vi 多糖和不小于 1 440 ELISA 单位的灭活 HA 病毒抗原，0.5mg 的 Al(OH)$_3$，5.0mg2-PE
	ViATIM，Vivaxim，Tyavax	SP	1ml 的剂量包含 25μg 伤寒沙门氏菌 Vi 多糖和 160 抗原单位的灭活 HA 病毒抗原
MnC/Hib	Menitorix	GSK	5μg 的 C 群脑膜炎奈瑟菌（C11 菌株）多糖与 5μgTT 的结合物；5μgPRP 和 12.5μgTT 的结合物
MMRV	Priorix Tetra	GSK	≥10$^{3.0}$ CCID$_{50}$ 麻疹减毒活病毒（Schwarz 株）；≥10$^{4.4}$ CCID$_{50}$ 腮腺炎减毒活病毒（RIT 4 385 株，为 Jeryl Lynn 衍生株）；≥10$^{3.0}$ CCID$_{50}$ 风疹减毒活病毒（Wistar RA 27/3 株）；≥10$^{3.3}$ PFU 水痘减毒活病毒（OKA 株）；氨基酸，乳糖，山梨醇，残留的硫酸新霉素，注射用水
	ProQuad（冷藏剂型）	SPMSD	≥10$^{3.0}$ TCID$_{50}$ 麻疹病毒；≥10$^{4.30}$ TCID$_{50}$ 腮腺炎病毒；≥10$^{3.0}$ TCID$_{50}$ 风疹减毒活病毒（Wistar RA 27/3 株）；≥10$^{3.99}$ PFU 水痘病毒（OKA 株，Merck）；20mg 蔗糖，11mg 水解明胶，2.5mg 尿素；2.3mg NaCl，16mg 山梨醇，0.38mg L-谷氨酸钠，0.14mg 磷酸钠，0.25mg 人血清白蛋白，0.13mg 碳酸氢钠，94μg 磷酸钾，58μg 氯化钾，MRC-5 细胞基质残留包括 DNA 和宿主蛋白；5μg 新霉素，0.5μg 牛血清白蛋白及其他缓冲液和培养基成分，注射用水
美国			
DTaP/IPV	Kinrix	GSK	25 LF DT，10 LF TT，25μgPT，25μgFHA，8μgPRN，脊髓灰质炎疫苗 1 型（Mahoney，40D），2 型（MEF-1，8D），3 型（Saukett，32D），≤0.6mg 铝，≤100μg 甲醛，≤100μg 的吐温 80，≤0.05ng 霉素，≤0.01mμg 多黏菌素 B

续表

联合疫苗	商品名	来源	每0.5ml剂量含量（包括重溶后）（有关成分的具体信息，请参阅下面按国家列出的清单）
	Quadracel	SP	15 LF DT, 5 LF TT, 20μgPT, 20μgFHA, 3μgPRN, 5μg FIM, 脊髓灰质炎疫苗1型（Mahoney, 40D）, 2型（MEF-1, 8D）, 3型（Saukett, 32D）, 1.5mg 磷酸铝（0.33mg 铝）佐剂, 吐温80（约10ppm）≤5μg 残留甲醛, <50ng 残留戊二醛, ≤50ng 残留牛血清, 3.3mg（0.6% v/v）2-苯氧乙醇（非防腐剂）, <4pg 新霉素, <4pg 硫酸多黏菌素B
DTaP/IPV/HepB	Pediarix	GSK	25 LF DT, 10 LF TT, 25μgPT, 25μgFHA, 8μgPRN, 脊髓灰质炎疫苗型, 1型（Mahoney 的, 40DU）, 2型（MEF-1, 8DU）, 3型（Saukett, 32DU）, 和10μg 的重组 HBsAg 蛋白, 0.5mg 的 Al(OH)$_3$, 0.2mg 磷酸铝, 2.5mg2-PE
DTaP/IPV/Hib	Pentacel	SP	15 LF DT, 5 LF TT, 20μgPT, 20μgFHA, 3μPRN 克, 5μgFIM, 40DU 的1型（Mahoney）, 8DU 的2型（MEF-1）, 32DU 的3型（Saukett）, 10μgPRP 与24μgTT 的结合物, 1.5mg 磷酸铝（0.33mg 铝）, 吐温80（约10ppm）, ≤5μg 残留甲醛, <50ng 的残留戊二醛, <50ng 的残余牛血清白蛋白, 3.3mg（0.6% 体积/体积）2-苯氧乙醇（非防腐剂）, <4pg 新霉素, <4pg 硫酸多黏菌素B
DTaP/IPV/HepB/Hib	TBD	SP	15 Lf DT, 5 Lf TT, 20μg PT, 20μg FHA, 3μg PRN, 5μg FIM, 脊髓灰质炎疫苗1型29DU（Mahoney）, 7DU 2型（MEF-1）, 26DU 3型（Saukett）, 3μg PRP 与50μg OMPC 结合物, 10μg 重组 HBsAg 蛋白, 铝佐剂（铝总量319μg）, ≤100μg 残留甲醛, ≤50ng 残留戊二醛, ≤50ng 残余牛血清白蛋白, <5ng 新霉素, <200ng 硫酸链霉素, <25ng 硫酸多黏菌素B, ≤0.125μg 硫氰酸铵 and ≤0.1μg 酵母蛋白（不超过相对 HBsAg 蛋白含量1%）
HepB/HepA	Twinrix	GSK	1ml 剂量含有不低于720EU 灭活 HA 病毒和20μg 重组 HBsAg 蛋白, 0.45mg 铝盐（氢氧化铝和磷酸铝）, 5mg2-PE, 和微量硫柳汞（<1μg 汞）, 福尔马林（不超过0.1mg）, MRC-5蛋白（不超过2.5μg）, 氨基酸, 酵母蛋白, 新霉素, 和吐温20
MnCY/Hib	MenHibrix	GSK	5μgC 群脑膜炎奈瑟菌纯化荚膜多糖与约5μgTT 的结合物; 5μg Y 群脑膜炎奈瑟菌纯化荚膜多糖与约6.5μg TT 的结合物; 2.5μg 纯化 Hib 荚膜多糖 PRP 和6.255μgTT 的结合物, 96.8μg Tris-HCl, 12.6mg of 蔗糖, 和≤0.72μg of 残余甲醛
MMRV	ProQuad（冷冻剂型）	Merck	≥3.00 log$_{10}$TCID$_{50}$ 麻疹病毒; ≥4.30 log$_{10}$TCID$_{50}$ 腮腺炎病毒; 3.00log$_{10}$TCID$_{50}$ 风疹病毒; ≥3.9 log$_{10}$PFU 水痘病毒（OKA 株, Merck）; ≤21mg 蔗糖, 11mg 水解明胶, 2.4mg NaCl, 1.8mg 山梨醇, 0.4mg 谷氨酸钠, 0.34mg 磷酸氢二钠, 0.31mg 人血清白蛋白, 0.17mg 碳酸氢钠 72μg 磷酸二氢钾, 60μg of 氯化钾, 36μg 磷酸氢二钾; MRC-5 宿主细胞蛋白及 DNA 残留; <16μg 新霉素; 牛血清白蛋白（0.5μg）; 其他缓冲液和培养基成分

注：本文发表时，默克和赛诺菲巴斯德宣布，他们的欧洲合资企业 SPMSD 将被解散，将来，由 SPMSD 销售的产品将由各自的制造商销售。

aP：无细胞百日咳疫苗（儿童制剂）；ap：无细胞百日咳疫苗（青少年/成人制剂）；D：白喉类毒素疫苗（儿童制剂）；d：白喉类毒素疫苗（青少年/成人制剂）；DU：D 抗原单位；ELISA：酶联免疫吸附试验；EU：酶联免疫吸附（ELISA）单位；FHA：丝状血凝素；FIM：菌毛蛋白；GSK：葛兰素史克；HBsAg：乙肝表面抗原；HepA：甲型肝炎疫苗；HepB：乙型肝炎疫苗；Hib：b 型流感嗜血杆菌结合疫苗；IPV：增效型三价脊髓灰质炎灭活疫苗；IU：国际单位；Lf：絮状沉淀单位；MMRV：麻疹-腮腺炎-风疹-水痘疫苗；PCVn：n 价肺炎疫苗；PFU：噬斑形成单位；ppm：百万分之；PRN：百日咳杆菌黏附素；PRP：多聚核糖基核糖醇磷酸盐；PT：百日咳类毒素；SP：赛诺菲巴斯德；SPMSD：赛诺菲巴斯德 MSD；SSI：丹麦国立血清研究所；T：破伤风类毒素疫苗；TCID$_{50}$：半数组织培养感染量；v/v：体积比体积；wP：全细胞百日咳疫苗，有关制药企业曾用名信息可参见原版表44.6。

a 仅由一个病原的多个血清型组成的疫苗以及 DT、DTP、DTaP、OPV、IPV 和 MMR 均不列入本表 as are DT（白喉破伤风疫苗-儿科剂型），Td（白喉破伤风疫苗-成人剂型），DTP（白喉破伤风百日咳疫苗），DTaP（白喉破伤风无细胞百日咳疫苗），Tdap（白喉破伤风无细胞百日咳疫苗），OPV（口服脊髓灰质炎疫苗），IPV（灭活脊髓灰质炎疫苗），MMR（麻腮风三联苗）和 MMRV（麻风水痘四联苗）已获注册许可但未销售的产品不列入本表。仅将在世界各地有产品销售的生产企业列于本表中。那些仅生产一些供当地或地区使用产品（例如 DTP/IPV）的企业则被排除在外。对于产品是联合形式还是使用时才联合的独立包装形式未做区分。

联合疫苗的基本原则

同时使用的疫苗

联合疫苗是指由两种或两种以上不同抗原通过物理方法混合于同一容器制成的疫苗制剂。这个概念不同于同时使用的疫苗，后者尽管是同时接种，却是以各自的容器物理隔离，通过不同的免疫途径或注射部位实现。虽然已有研究表明，各类疫苗与其他疫苗在人体不同部位同时接种时会引起免疫应答的变化，但并没有证据表明一些常规免疫疫苗与其他一些在同年龄段使用的非常规疫苗同时免疫后能够引起效力的实质性改变[5]。同样，与绝大多数单独接种疫苗所引起的不良反应（如果发生）相比，多种疫苗同时免疫后所产生的不良反应一般略有增加。因此，我们不对已进行过评价的同时接种研究进行综述，除非能够提供更多与联合疫苗具有对比意义的参考数据。

联合疫苗与免疫系统

抗体能够识别蛋白质及多糖抗原上的构象决定性表位。在疫苗制备过程中，对于抗原的 B 细胞表位进行修饰可以减弱由疫苗诱导产生的抗体与病原体的结合能力。因此，疫苗的抗原生产技术对于含有这种抗原的疫苗的免疫原性（可能还包括有效性）有着重要的意义[6]。一项无细胞百日咳疫苗的多中心临床试验结果阐明了这一原理。该试验对比了 13 种无细胞百日咳(aP)疫苗，发现抗百日咳毒素抗体水平与疫苗中百日咳类毒素的含量几乎没有相关性[7]。例如，一种新研制的使用基因重组技术脱毒百日咳毒素的疫苗，每微克诱导产生的抗体水平明显高于其余一些经传统的化学脱毒的百日咳毒素疫苗[7]。

载体诱导的表位修饰

关于人类免疫反应的理论以及动物和人用疫苗研究表明，同时暴露于多种结合抗原可能导致免疫反应增强或减弱[8-12]。

载体诱导的抗原表位特异性修饰（抑制或增强）免疫反应的现象，是指预先将半抗原与特定载体结合后，其抗体应答被载体抑制或增强。动物实验研究表明，剂量、接种途径、载体蛋白的选择和佐剂都会对是否发生表位抑制或增强免疫反应造成影响。当初免疫苗中含有大量的载体蛋白，或者体内抗载体抗体效价较高时，抑制更频繁地发生[13]。同时接种两种使用相同载体的结合疫苗也会导致干扰。例如，一项对婴儿同时接种 HIb 结合疫苗[PRP-T, Hib 荚膜多糖(polyribosylribitol phosphate, PRP)，结合物为破伤风类毒素 T]，与四价肺炎球菌结合疫苗(PCV，结合物为破伤风或白喉毒素)的临床试验发现，婴儿对 Hib 疫苗的抗体应答水平降低，但对与白喉毒素结合的 PCV 疫苗没有造成影响[14]。另一项研究显示，当与 DTaP2/IPV//PRP-T 联合疫苗同时接种时，对 11 价肺炎疫苗 PCV11 与破伤风毒素结合的各血清型抗体应答显著降低[15]。

这些数据清楚的说明，先后或同时接种的结合疫苗使用的载体蛋白其免疫效果是不可预测的，必须评估每一个与其联合接种的疫苗的免疫效果，这些数据也促进了对替代载体蛋白的评价（例如，未分型的 Hib 提取的蛋白 D 可作为 PCV 疫苗的载体蛋白；见下文和第 46 章）。

另一个有趣的干扰例子是在婴儿出生时随机接种无细胞百日咳疫苗(aP3)或 HepB 疫苗的研究中观察到的，所有之后在 2、4、6 和 12~23 月龄接种 DTaP3/IPV/HepB//PRP-T 联合疫苗的婴幼儿，都对百日咳产生强烈的抗体应答，但是那些出生时接种无细胞百日咳疫苗的婴儿，在初免接种程序后，以及在幼儿加强接种后，对 HepB 和 Hib 的抗体应答都明显较低，在加强免疫前后，白喉抗体水平也较低[16,17]。

影响免疫应答的其他问题

联合疫苗中各成分之间化学的或物理的相互作用可导致疫苗免疫应答的改变[13]。氢氧化铝、磷酸铝等佐剂通过离子非共价键与灭活疫苗结合。通常含佐剂的疫苗与另一种不含佐剂的疫苗联合使用时，可能导致佐剂效用移位，并降低含佐剂疫苗的免疫原性。此外，佐剂可能与另一种疫苗抗原结合，从而改变不含佐剂疫苗抗原的免疫应答。

一种疫苗中含有的缓冲液、稳定剂、赋形剂和类似成分可能会干扰另一种疫苗的成分（例如硫柳汞可破坏 IPV 的效力）。虽然这类疫苗不能混合在一个小瓶中发运，但将这两种疫苗灌装在一个双腔注射器中分发就可以避免这个问题[18,19]。

不同减毒活疫苗联合使用时，病毒间的竞争是最常见的问题，可通过增加疫苗剂量（例如脊髓灰质炎减毒活疫苗）或调整疫苗中单个病毒株的浓度（例如 MMR 和 MMRV 麻疹-腮腺炎-风疹-水痘）来避免[20]。

抗体应答的阐释需要对抗体应答与疾病保护的关系进行说明。有关保护的相关讨论，请参阅本书第 3 章和前一版的本章[20]。

联合疫苗研发的其他障碍

在临床研究所需投入资金方面联合疫苗研发可能存在一些难题。通常一种新的联合疫苗发展到商业化推广应用时，如果疫苗价格超出消费者愿意为便利而支付的水平，联合疫苗的各组分疫苗会继续使用以替代该联合疫苗。因而这种联合疫苗的价格实质上已被限定，并且其研发成本必须在封顶定价内能够得到收回，否则不会研发该联合疫苗。此外，建立在接种疫苗数量基础上的补偿制度造成了不当激励，导致不使用联合疫苗。

专利和其他权属问题也使联合疫苗的生产复杂化。其中含有无所有权或未经许可抗原的疫苗，疫苗生产厂商无法上市销售。最佳的联合疫苗可能是由两家及以上生产企业的组分组合而形成的疫苗，但是如果这些企业之间没有协议，那么疫苗联合不会实现。近年来，尽管疫苗生产企业之间的迅猛合并已经缓和了这一矛盾，但由于交叉许可协议的存在，这一问题并未完全解决。

将多种抗原配制成一剂联合疫苗，需要在临床试验中证明这种联合不会显著降低各成分疫苗的安全性或免疫原性（而且在某些情况下还要求保留其有效性）[21-23]。最常用的策略有两种，一种是将新疫苗与已获批准的联合疫苗进行比较，区别在于后者只缺少添加到新联合疫苗中的单个成分。这种方法在欧盟得到了广泛的应用，欧盟已经批准了全系列的联合疫苗，每一种新联合疫苗添加一种新的抗原。当采用这种方法时，研发申报单位可能有几个先前的联合疫苗供选择：例如，DTaP/IPV+Hib 或 DTaP/Hib+IPV 均可作为 DTaP/IPV/Hib 疫苗研究的对照组。在这种情况下，会发现人们几乎总是选择一个失败风险最低的方案（例如，会选择与 DTaP/Hib+IPV 而不是 DTaP/IPV+Hib 对比，以避免与单独接种 Hib 疫苗相比，接种联合疫苗时 Hib 免疫应答减弱这一现象再次出现的风险）。另一种策略为把新的联合疫苗与疫苗中每一个主要组分疫苗单独接种进行对比评价。例如，一种新的 DTaP/IPV/Hib 联合疫苗可能会与同时接种但各自注射的 DTaP、三价 IPV 和 Hib 疫苗进行比较。美国一直采用这种策略，将单组分疫苗免疫效果作为标准结果。然而，2015 年美国 FDA 批准的一种 DTaP/IPV/Hib/HepB 疫苗，其临床评价采用了欧洲的方法。

将一个已批准的疫苗纳入进行比较研究的另一个优势是，它可能允许当前的结果与那些在其他部门先前研究中已获得的数据进行比较。瑞典曾经在 aP 疫苗与其他疫苗有效性比较的临床试验中使用这种桥接技术[24-26]。这种做法存在的方法学的风险可以通过收集类似疫苗在各自临床试验中的血清学和反应数据的可比性来调整。

多中心研究允许大量受试者从而有更多的部门一起参与，相比单个研究部门更有可行性，在监管部门对临床试验规模要求不断增加的情况下，这种选择已成为常态。正如在无细胞百日咳疫苗的多中心临床研究中所显示的[7]。通过精心设计的标准化的临床方案进行的多中心临床试验，对于评价多种疫苗或多成分疫苗产品是一个有效手段。另一个相关案例是瑞典和意大利开展的 DTaP 临床效力试验，采用协调制定的临床方案和对照疫苗[24,27]。

联合疫苗的注册许可

为了获得注册许可，必须证明联合疫苗是安全且有效的。比如，美国法律规定，当"将这些活性成分联合不会降低任一活性组分的纯度、效力、安全性或有效性"时，联合制剂可能会获得上市许可[21 CFR 601.25(d)(4)]。大多数的药品注册管理机构对这些参数的评价项目要求相似。

效力评价

对先前已证明有效性的组分形成的联合疫苗进行效力试验的要求并不常见，大多只是要求进行充分的免疫原性论证。一般通过实施非劣效性试验批准联合疫苗产品，这种试验可以提供统计学保证，即将临床观察中的产品与标准品进行比较，其结果不低于预先确定的边界范围（例如，在血清保护率方面的差异不超过 10%）。符合非劣效性试验标准的产品可能优于标准产品；也可能是等效的；但肯定不次于标准产品（或者至少不超出预定的差距范围）。

任何有限规模的研究，结果均代表了在可限定的置信区间内的一个估值。对于在可控范围内（例如，300~1 000 名受试者）的研究中所取得的有典型意义的结果而言，95% 的可信区间可以轻易地跨越出 10% 的范围（针对诸如血清保护率及发热比率测定）或 1.5~1 的比率（针对诸如抗体几何平均滴度的测量值而言）。至此，尽管非劣效性试验差距范围应该被设定至零以便完全排除存在低劣的可能性，但这样做实质上会使等效甚至于优效的新疫苗遭到不恰当的否决。

美国 FDA 指导性文件[28]关于联合疫苗的表述："如果联合疫苗诱导的抗体浓度比组成联合疫苗的各成分疫苗所诱导的抗体浓度低，仍可能获得'保护性'抗体水平",虽然这一原则是适当的,但可能难以应用于实际工作,因为存在以下不确定性:如提供保护所需的循环抗体浓度;对已建立免疫记忆的人所必需的最低抗体浓度(如果有的话);免疫记忆是否已建立;对于人群免疫保护是否要求最低血清阳转率;所获得的抗体浓度明显超出了个体保护所必需的最低浓度时能否提供任何更多的益处(例如,通过抑制定植从而降低传播或者提供更长久的保护)。

面对诸多困难,FDA 通常不愿推进那些免疫应答表现不符合统计学非劣效比较的联合疫苗产品的许可,并指出对于联合疫苗进行有效性或效力试验的选项一直存在,从而避免涉及疫苗接种程序方面的非劣效性试验的需求。令人遗憾的是,对于许多较为关注的抗原(包括白喉、破伤风、百日咳、Hib 及乙肝疫苗),不再可能去进行此类效力试验:简而言之,在世界范围内已经没有这些疾病普遍流行,有效疫苗不被推荐和使用的地域,因而大规模随机试验的实施仅在逻辑上是可行的。

安全性评价

将多种疫苗同时混合使用与其中最具反应原性的一种疫苗单独使用后所产生的反应进行对比,一般情况下全身不良反应略有增加。相对而言,联合疫苗注射部位局部不良反应更为普遍且较为严重,但是这种增加通常因接种剂次的减少而得以抵消。迄今为止,联合疫苗引发的不良反应没有一种是新型的、在各单组分疫苗中未曾出现过的。

可以看到近年来大多数注册机构,特别是 FDA,对安全性研究样本量的要求增加。另外,许多机构希望一些(或大多数)安全性试验数据能够从本国的研究对象中获得。这两种倾向延缓了疫苗的审批注册。几乎没有证据表明人群在疫苗相关联的不良反应发生率或性质方面存在着显著的不同,并且在样本量大规模增加的同时要求所投入的研究资源也要随之大量增加,而这对于统计功效而言增加有限。这些争论尤其对联合疫苗产生了很大的影响,毕竟联合疫苗一般来说并没有提供新的保护抗原,只不过是一种更为方便的剂型而已,正如先前所讨论过的,其被接受程度受到价格的影响。

多种抗原和免疫过载问题

有一种言论尽管被屡屡驳斥,但仍然在流传,特别是在互联网上,即正常儿童的免疫系统能够变得"过载",而且接种疫苗可以诱导这种过载。没有证据支持此类言论,相反却存在很多反驳它的证据[29-32]。

实际上,也许真实的情况是儿童免疫系统需要适度强化攻击而得以正常成长发育,而刺激不足会导致自身免疫功能紊乱的风险大为增加[33,34]。

考虑到新生儿在出生后的前几个月里必然要接触成千上万的抗原,对儿童免疫系统可能会因同时暴露于几种抗原而招架不住的担心是难以理喻的。此外,尽管目前接种越来越多的疫苗,但与过去常规使用 DTwP 及牛痘疫苗相比,接种的抗原实际减少了很多[30]。

美国国家医学研究所针对该问题,在一篇以"免疫接种安全性回顾:多重联合免疫和免疫功能失调"为题目的报告中得出的结论认为,现有的证据不支持拒绝接受多重联合免疫与 1 型糖尿病或异源性感染危险性增加之间存在因果关系,但不足以确定或否定与过敏性疾病(尤其是过敏性哮喘)之间的因果关系[35]。

疫苗上市后监测

在疫苗接种后很快发生的非预期意外事件,尤其是如果严重到需要治疗的话,全部应该上报。在美国,《国家儿童疫苗伤害法案》要求卫生保健机构及疫苗制造商向疫苗不良反应事件报告系统(Adverse Event Reporting System,VAERS)报告疫苗接种后所发生的严重不良反应事件[36],而 VAERS 的建立是为了提供一个对所有与疫苗免疫接种有关的不良反应事件报告进行收集和分析的系统。因为 VAERS 报告可以由家长、疫苗供应者、受种者或观察员等任何相关的个人提交报告,因此 VAERS 数据的收集是自发和被动的;该系统亦不能提供可靠的人样副作用发生率结果,其适用于提出假设而不适用于对其进行测试。越来越多的国家(例如美国、英国、加拿大)开展上市后监测,并获得了大量的数据,这些数据是基于与诸如药店、医护人员、医院及商业卫生保健机构等信息资源建立连接而获得的[37-40]。由政府部门为其公费医疗护理或住院医疗规划营运的综合数据信息系统也已经用于这些目的[41,42]。

基于 DTwP 或其组分的联合疫苗

正如前面提到的,DTwP 是在 1943 年研发成功并于 1948 年在美国批准上市。其组分抗原很早就开始单独使用:由马萨诸塞州公共健康生物实验室研发的第一个百日咳疫苗(见第 44 章)于 1914 年获得注册批准、由白喉毒素和抗毒素混合制成的白喉疫苗同年上市使用、明矾沉淀白喉类毒素疫苗(见第 19 章)

1926年注册上市、吸附破伤风类毒素疫苗(见第58章)于1937年注册上市[3]。全细胞百日咳疫苗是强效的佐剂,与分别接种这三种疫苗相比,接种联合三种抗原组分的DTwP可明显增强类毒素的免疫原性[43,44]。以铝佐剂吸附精制的疫苗进一步增强免疫原性的同时,降低了百日咳疫苗不良反应的严重程度[45,46]。

组织培养技术的进步使研制三价IPV(见第48章)成为可能,1954年已对其进行了大量的临床试验。这些临床研究发现三价IPV疫苗对脊髓灰质炎病毒2型和3型的有效性达到了90%,而1型只有70%[47]。调查研究显示疫苗中的防腐剂硫柳汞可使脊髓灰质炎病毒失活,其对1型的影响大于2型和3型。因此,硫柳汞被其他防腐剂取而代之。随着20世纪70年代后期疫苗生产技术的进一步发展,出现了能大幅提高免疫原性的增效型IPV疫苗[48-50]。与三价OPV不同,没有证据显示IPV中灭活的病毒株之间有干扰现象(见第49章)。

国际上广泛销售使用的基于DTwP的联合疫苗供应商有Bio Farma(DTwP/HepB和DTwP/HepB/Hib)、葛兰素史克GSK(DTwP/Hib和DTwP/HepB/Hib)、强生公司(Crucell;DTwP/HepB和DTwP/HepB/Hib)、Panacea(DTwP/HepB和DTwP/HepB/Hib),和赛诺菲-巴斯德SP(DTwP/Hib and DTwP/IPV/Hib),印度血清研究所(SII;DTwP/HepB,该疫苗也可用于重溶其公司的Hib,二者联合使用)。自本书上一版之前的列表和在表15.1和表15.2中反应的变化中显示,主要的欧洲制造商在DTwP疫苗市场份额上逐渐缩小,而亚洲制造商的市场份额在增长,且已供应全球市场和多家捐赠机构及世界卫生组织。与此同时,这些新进入全球市场的企业面临着日益增长的问题:2010—2012年间,巴拉特生物技术公司Bharat Biotech、Panacea和Shantha公司生产的疫苗因质量问题失去了世界卫生组织预认证资格(Panacea和Shantha生产的DTwP/HepB/Hib疫苗后来重新获得预认证资格)[51,52]。

随着IPV替代OPV的可能性越来越大,含IPV的联合疫苗对EPI规划国家具有巨大的吸引力。然而,仍然存在许多问题,包括:目前所有含IPV的联合疫苗都是基于DTaP的联合,造成了每剂费用的增长和每个儿童接种剂次的问题;与世卫组织DTwP/HepB/Hib联合疫苗相比,IPV每剂费用与其相当;IPV仍然是联合疫苗最昂贵的成分;只有欧洲的疫苗生产商拥有基于野生型脊髓灰质炎病毒的IPV制造能力;EPI程序需要多剂量包装,但如前所述,硫柳汞与IPV不兼容;而且,为保证成分的稳定性,Hib需要在使用前进行重溶;或者,对于大多数DTwP疫苗,使用不同的铝佐剂进行改进[53]。这些障碍正通过多种方式得到解决:经荷兰政府批准,SII从比尔托文生物制品公司(IPV的制造商和Sabin株IPV(sIPV)疫苗的开发者)获得了IPV;GSK与英国Biological E公司成立了一家合资企业以开发DTwP/IPV/HepB/Hib疫苗;善塔(Shantha)公司已经获得了赛诺菲巴斯德(已被该公司控股)IPV的使用权;而单价的IPV(sIPVs)市场供应也越来越多[53,54]。尽管如此,DTwP/IPV/HepB/Hib联合疫苗不太可能很快上市。

一般说来,目前使用的DTwP和IPV、DTwP和HepB和/或Hib联合疫苗,各组成成分疫苗之间在临床上并没有表现出明显的干扰,在不良反应发生的严重程度或频率上也没有明显超过分别接种的相同DTwP疫苗。针对各种类型基于DTwP的联合疫苗的概况将在下文予以介绍,对其他细节感兴趣的读者可以参考本书以前的版本。

DTwP/IPV,DT/IPV,和Td/IPV联合疫苗

白喉、破伤风及全细胞百日咳和IPV成分间的干扰,就现有合并上述抗原的联合疫苗而言在临床上并未得到普遍证实(表15.3)[18,19,55-76]。针对联合疫苗受种者所开展的研究显示,对白喉和破伤风的抗体应答减弱但仍全部或几乎全部达到了血清保护水平。类似地,百日咳和脊髓灰质炎病毒成分的血清阳转率及绝对抗体水平在联合疫苗中也仍然保持较高水平;对脊髓灰质炎和百日咳而言,平均抗体水平降低的临床意义尚不清楚。

含有或不含IPV的DTwP/Hib联合疫苗

许多研究表明,与分开接种DTwP和Hib疫苗相比,联合疫苗接种后所诱导的PRP平均抗体水平降低(表15.3)。然而,即使对于具有统计学意义显著降低的研究而言[18,55,56],抗体水平也仍然是相对较高的(虽然没有分别接种那样高),而且至少90%的儿童(一般大于95%)产生的PRP抗体水平高于1μg/ml。因此,当Hib与DTwP以联合疫苗形式接种时,其免疫原性的减弱在临床上来说似乎无关紧要。Gold等人[58]证实,与接种单组分疫苗相比,接种DTwP/IPV/Hib联合疫苗后,Hib、破伤风和一些百日咳抗体水平降低,但是这些结果可能只针对特定的联合疫苗而言。

监测数据进一步证明,使用DTwP//PRP-T联合疫苗与分别接种DTwP和PRP-T相比并没有减弱其疫苗效力。在智利进行的百日咳监测发现,分别使用DTwP和DTwP//PRP-T联合疫苗的地区,百日咳发病

表 15.3 DTwP/IPV、DTwP/Hib 和 DTwP/IPV/HIB 疫苗联合或同时不同部位接种对婴幼儿初免的比较研究

地区	月龄	疫苗	PRP	D	T	PT	FHA	AGG	脊髓灰质炎病毒 1	2	3
智利[55,56]	2,4,6	DTwPf//PRP-T₁,DTwPf+PRP-T₁	0.43[b]	1.00	0.85	0.97	1.07	0.62[c]			
温哥华[57]	2,4,6	DTwPc//PRP-T₁(lot 1),DTwPc+PRP-T₁	1.16	1.33	1.00	0.80	1.00	0.88			
温哥华[75]	2,4,6	DTwPc//PRP-T₁(lot 2),DTwPc+PRP-T₁	1.03	1.33	0.78	0.80	0.75	0.68[b]			
温哥华[58]	2,4,6	DTwPc/IPV//PRP-T₁,DTwPc/IPV+PRP-T₁	0.75	1.02	0.66	0.78	0.90	0.79			
智利[59]	2,4,6	DTwPu//PRP-T₁,DTwPu+PRP-T₁	0.70	1.32[b]	0.78	1.10	0.86	1.41			
美国[60]	2,4,6	DTwPu//PRP-T₁,DTwPu+PRP-T₁	0.88	1.09	0.94	1.01	1.00				
美国[61]	2,4,6	DTwPu//PRP-T₁,DTwPu+PRP-T₁	1.60	1.14	0.96	1.44	0.69		1.55	1.38	0.79
英国[626]	2,3,4	DTwPu//PRP-T₁,DTwPu+PRP-T₁	0.75	1.01	1.83[b]	1.68	1.11	1.12			
智利[63]	2,4,6	DTwP//PRP-T₁,DTwP				1.12	0.94	0.96			
以色列[64]	2,4,6	DTwPf/IPV//PRP-T₁,DTwPf/IPV		0.86	0.65[b]			0.70[b]	1.01	0.78	1.29
冈比亚[65]	2,3,4	DTwPf//PRP-T₁,DTwPf+PRP-T₁	0.96	1.11	1.16	0.91	0.77	[d]			
英国[66]	2,3,4	DTwPf//PRP-T₁,DTwPf+PRP-T₁	0.73								
比利时[18]	3,4,5	DTwPf//PRP-T₁,DTwPf+PRP-T₁	0.25[b]	0.78	0.79			0.70			
比利时[18]	3,4,5	DTwPf//PRP-T₁(DCS),DTwPf+PRP-T₁	0.61[b]	1.08	0.99			1.07			
智利[18]	3,4,5,6	DTwPf//PRP-T₁,DTwPf+PRP-T₁	0.37[b]	0.84	1.01			0.99			
智利[18]	3,4,5,6	DTwPf//PRP-T₁(DCS),DTwPf+PRP-T₁	0.79[b]	0.89	0.97			1.01			
法国[19]	2,3,4	DTwPf//PRP-T₁(DCS),DTwPf+PRP-T₁	0.64					1.14	1.03	0.95	0.82
法国[19]	2,3,4	DTwPf/IPV//PRP-T₁(DCS),DTwPf/IPV+PRP-T₁	1.41[b]					0.74[b]	0.79	0.88	0.72
巴西[67]	2,4,6	DTwPf//PRP-T₁,DTwPf+PRP-T₁	0.62	0.48	0.15[b]	0.83					
巴西[76]	2,4,6	DTwPf/IPV//PRP-T₁,DTwPf+PRP-T₁	0.79	0.33	0.11[b]	0.75		1.41			
美国[68]	2,4,6	DTwPu/PRP(非结合疫苗),DTwPu									
芬兰[69]	2,4,6	DTwP/PRP-D,DTwP		1.17	0.99			0.88			
冈比亚[70]	2,3,4	DTwP//PRP-OMP,DTwPu+PRP-OMP	1.03	0.80	0.71			2.22[e]			
美国[71,72]	2,4,6	DTwPv/PRP-HbOC,DTwPv+PRP-HbOC	1.51[b]	1.78[b]	1.82[b]						
美国[73]	2,4,6	DTwPv/PRP-HbOC,DTwPu+PRP-HbOC	[f]	[f]	[f]			[f]			
英国[62]	2,3,4	DTwPv/PRP-HbOC,DTwPe+PRP-HbOC	1.30	0.93	1.48[b]	1.06	1.39	1.10			
英国[74]	2,3,4	DTwPe//PRP-T₂,DTwPe+PRP-T₂	0.51[b]	1.73[b]	0.75	1.20	0.97	0.78			
西班牙[75]	2,3,4	DTwPg/PRP-CRM₁₉₇,DTwPg+PRP-CRM₁₉₇	1.86	1.26	1.16	0.88	[g]				
印度[76]	EPI	DTwPs/PRP-T₃,DTwPf//PRP-T₁	0.98	1.07	1.08	0.90[h]					

注：AGG：百日咳凝集素(pertussis agglutinins)；D：白喉毒素(diphtheria toxin)；DCS：双腔室注射器(dual-chamber syringe)；DTwP：白喉破伤风类毒素及全细胞百日咳联合疫苗；DTwPc：由 Connaught Laboratories 公司(加拿大)生产的 DTwP；DTwPe：由 Wellcome Laboratories 公司(英国)生产的 DTwP；DTwPf：由赛诺菲巴斯德公司(法国)生产的 DTwP；DTwPg：由德国 Ciron 疫苗公司生产的 DTwP；DTwPu：由 Connaught Laboratories 公司(美国)生产的 DTwP；DTwPv：由 Wyeth Laboratories 公司生产的 DTwP 扩大免疫接种计划(6、10、14 周龄)；EU：酶联免疫吸附试验单位；FHA：丝状血凝素；IPV：脊髓灰质炎病毒灭活疫苗；OPV：口服脊髓灰质炎减毒活疫苗；PRP：多聚核糖核糖醇磷酸盐；PRP-D：PRP- 白喉类毒素结合疫苗；PRP-HbOC：PRP- 无毒性白喉毒素变异体 CRM₁₉₇ 结合疫苗；PRP-OMP：PRP- 脑膜炎球菌外膜蛋白结合疫苗；PRP-T₁(AvP 公司生产的 ActHIB)和 PRP-T 2(GSK 公司生产的 Hiberix)：PRP- 破伤风类毒素蛋白结合疫苗(冻干，使用时以稀释剂或 DTwP 重溶，除非显示为 DCS)；PRP：破伤风类毒素蛋白结合疫苗(印度血清研究所 SII 生产)；PT：百日咳毒素；T：破伤风毒素。

[a] 小于 1 的比率表示联合疫苗免疫接种的平均抗体水平低于各组成成分单独免疫接种的平均抗体水平；大于 1 的比率表示联合疫苗免疫接种的平均抗体水平高于各组成成分单独免疫接种的平均抗体水平；空格表示不可能或没有比较。

[b] $P \leq 0.05$，差异有统计学意义

[c] P 值未注明，然而在联合疫苗组中血清阳转率($AGG \geq 320$)是显著性降低的(79% vs 92%，$P<0.05$)

[d] 凝集素滴度不确定。然而对百日咳黏着素和菌毛抗原的抗体比率分别为 0.55($P<0.05$)和 0.74

[e] 将联合疫苗组与英国历史对照对比，后者按相同免疫程序接种了相同的 PRP-T，但 DTwP 不同

[f] 仅在 DTwP/PRP-HbOC 组中(PRP，$8.20\mu g/ml$；D，$0.92IU/ml$；T，$7.52U/ml$；AGG，110.1/稀释度)进行血清学分析，并且据说是与其他系列报道的数据相仿

[g] 百日咳黏着素，0.56。

[h] 抗百日咳杆菌 IgG。

率并无显著差异[77]。在使用 DTwP//PRP-T 联合疫苗的地区，对侵袭性 Hib 疾病的保护效力大于 90%。加拿大监测发现，DTwP/PRP-T 联合疫苗获得注册许可并在全国普及使用后，侵袭性 Hib 疾病的发病率持续走低。疫苗免疫失败极低的比率并没有改变[78,79]。同样，自美国在 1993 年 DTwP//PRP-T 联合疫苗和类似的联合疫苗 DTwP/HbOC（PRP-Hib 寡糖结合疫苗，商品名 Tetramune，Wyeth Lederle Vaccines & Pediatrics 公司产品）上市后，侵袭性 Hib 疾病发病率没有增加[80]。

与单独接种的 DTwP 成分疫苗相比，没有一种含有 DTwP 和任何 Hib 结合疫苗的联合疫苗显示出不良反应有实质性地增加。一般来说，与分别接种含 DTwP 成分疫苗相比，接种含有 DTwP 和 Hib 结合疫苗的联合疫苗时，接种部位的反应仅略微增加，但是与各种疫苗成分同时分开接种时所产生的局部反应的总数相比却是减少的。

含有或不含 Hib 的 DTwP/HepB 联合疫苗

许多研究[81-107]对含有 DTwP、HepB 及最近加入的 Hib 等组分的联合疫苗进行了评价（表 15.4）。通常，将 HepB 添加到 DTwP 中会导致 HepB 平均抗体水平显著增加且不会影响对 DTwP 的应答；进一步添加 Hib 到上述联合疫苗中则会导致抗体应答变化不一致。

越来越多的国家逐步推广应用含或不含 Hib 成分的 DTwP/HepB 联合疫苗，这些国家中的许多发展中国家在其扩大免疫规划中采用了 6-10-14 周龄的免疫程序。

Crucell（现属强生公司）和诺华（现属 GSK）研发了一种 DTwP/HepB/Hib 全液体联合疫苗（商品名为 Quinvaxem），包含 10μg PRP-CRM197 和 10μg HepB 表面抗原[96]。其批间一致性研究数据表明，接种后 1 个月 Hib 抗体几何平均滴度为 7.9μg/ml，HepB 为 108mIU/ml；91% 的受种者乙肝抗体效价≥10mIU/ml[103]。Kanra 等人[101]将该联合疫苗与来自于同一个生产厂家的 DTwP/Hib（Quattvaxem）联合疫苗及 HepB（Hepavax-Gene）疫苗分别进行了接种对比，发现两组不良反应发生率和血清阳转率相似。与分开接种相比，联合疫苗所诱导的抗体几何平均滴度对于 HepB 而言显著提高，但对于 Hib、破伤风及百日咳却显著降低。Suarez 等人[91]评估了使用五联疫苗与分开接种 DTwP 和 Hib 对初免时接种了 DTwP/HepB//Hib 联合疫苗的婴幼儿进行加强免疫，结果发现两组的抗体应答没有实质性的差别。一项涉及 3 000 名危地马拉婴儿的安全性研究发现，Quinvaxem 接种后去医院就诊的人数较少，且严重不良事件（SAEs）或住院治疗者并没有增加[105]。另一项研究表明，Quinvaxem 与欧洲的 DTwP/HepB//Hib（Tritanrix HB+Hib）联合疫苗在初免接种时可以替换使用[106]。

葛兰素史克公司对一种降低 PRP-T 和硫柳汞含量的（两者含量分别为 2.5μg/剂和 6μg/剂，常规每剂剂量为 PRP-T 10μg；硫柳汞 25μg）DTwP/HepB/Hib 联合疫苗进行了评估。在印度[108]、拉丁美洲[109]、菲律宾[110]进行的研究将这种新疫苗与标准配方的 DTwP/HepB/PRP-T 疫苗进行了比较。菲律宾研究表明，在初免或加强免疫后，Hib 免疫应答没有降低；另外两个国家的研究表明，接种降低含量的联合疫苗后，Hib 血清保护率很高，但平均抗体滴度约为标准含量制剂的一半。

Shantha 生物技术公司研发的 DTwP/HepB/Hib 液体联合疫苗（商品名为 Shan5），据报道其针对 D、T、P、HepB 和 Hib 的血清阳转率分别为 99.4%、99.4%、89.9%、97.8% 和 98.3%[107]。Sharma 等人[94]评估了在 6、10 和 14 周龄对印度婴儿分别接种 SII 的 DTwP/HepB/Hib、Pentavac 和 Panacea Biotec 类似五联疫苗的免疫效果。不同联合疫苗不良反应相似，Pentavac 接种后接种部位疼痛和肢体运动障碍显著减少；在初免程序完成后或在 15~18 月龄接种一剂 DTwP/Hib 疫苗后，抗体应答没有差异[94,95]。其他由亚洲制造商生产的 DTwP/HepB 或 DTwP/HepB/Hib 联合疫苗普遍查不到临床试验数据文献。

基于无细胞百日咳疫苗的联合疫苗

概述

多种有效无细胞百日咳（aP）疫苗（参见第 44 章）的开发及其与白喉和破伤风类毒素组成联合疫苗（DTaP）的许可，迅速地促进了 DTaP 与其他诸如 Hib、IPV 和 HepB 等其他婴幼儿常规疫苗进行联合的努力。基于全细胞百日咳白喉破伤风联合疫苗（DTwP）的经验，人们将目光首先转向对由 DTaP 和 Hib 所组成的联合疫苗的评价，因为其免疫程序相似，在发达国家使用普遍，且无口服替代剂型。不久发现，DTaP 和 Hib 联合后常显著降低 Hib 抗体应答。这一发现延缓了基于 DTaP/Hib 联合疫苗的研发，并促使研发转向另一类诸如 DTaP/IPV、DTaP/HepB 及 DTaP/IPV/HepB 等联合疫苗的开发。同时也促进了针对免疫应答降低的相关临床研究，从而使含有 Hib 的五联

表 15.4 含或不含 Hib 的 DTwP/HepB 联合疫苗与其各组分疫苗同时不同部位接种对婴幼儿初免的比较研究

地区	月龄	疫苗	联合疫苗与其各组分疫苗抗体水平比率*				
			PRP	D	T	WBP	HBs
西班牙[81]	3,5,7	DTwP/HepB,[b] DTwP		0.79	0.70	0.79	
泰国[82]	2,4,6	DTwP/HepB(5μg),DTwP+HepB		1.18	0.73	0.92	0.54
		DTwP/HepB(10μg),DTwP+HepB		1.21	0.90	0.91	2.57
美国[83]	2,4,6	DTwP/HepB//PRP-T,[d] DTwP/HepB[b]+PRP-T[e]		1.63[c]	1.08[c]	1.47[c]	2.02
智利[84,85]	2,4,6	DTwP/HepB//PRP-T,[d] DTwP/HepB[b]+PRP-T[e]	0.70	0.95	0.98	0.86	0.94
缅甸[86]	1.5,3,5	DTwP/HepB/PRP-T,[d] DTwP/HepB[b]+PRP-T[e]	1.07	0.74[c]	2.23[c]	0.95	1.00[f]
澳大利亚[87]	2,4,6	DTwP/HepB/PRP-OMP,[g] DTwP/HepB+PRP-OMP[h]	0.53[c]				0.36[c]
		DTwP/HepB/PRP-OMP,[g] HepB/PRP-OMP+DTwP[i]	0.51[c]				0.28[c]
		DTwP/HepB/PRP-OMP,[g] DTwP+HepB+PRP-OMP[j]	1.18				0.07[c]
菲律宾[88]	EPI	DTwP/HepB/PRP-T,[d] DTwP/HepB[k]+PRP-T[i]	0.78	0.37[c]	1.16	1.07	0.90
		DTwP/HepB//PRP-T,[m] DTwP/HepB[k]+PRP-T[i]	0.60[c]	0.75	1.37[c]	0.88	0.72
缅甸[89]	EPI	DTwP/HepB/PRP-T,[d] DTwP/HepB[b]+PRP-T[n]	0.92	0.76	0.96	0.63[a]	0.67
菲律宾[90]	10	DTwP/HepB//PRP-T/MenAC,DTwP/HepB[b]+PRP-T[l]	0.54[c]				
萨尔瓦多[91]	15-24	DTwP/HepB/Hib,[o] DTwP[p]+PRP-T[q]	1.01	0.42	0.53	0.84	
印度[92]	EPI	DTwP/HepB,[r] DTwP/HepB[b]		1.07	1.11	0.85	1.78
印度[93]	EPI	DTwP/HepB,[s] DTwP/HepB[b]		1.06	1.28	0.79	1.00
印度[94]	EPI	DTwP/HepB/Hib,[t] DTwP/HepB/Hib[u]	1.02	1.03	0.98	1.10	1.03
印度[95]	15-18	DTwP/Hib(作为以上两行中两组的加强剂)	0.97	1.01	1.01	0.99	

注：AGG：百日咳凝集素(pertussis agglutinins)；D：白喉毒素(diphtheria toxin)；DTwP：白喉破伤风类毒素及全细胞百日咳联合疫苗；GSK：葛兰素史克公司；HBS：乙型肝炎表面抗原；HepB：乙型肝炎疫苗；MenAC：脑膜炎 A 群 +C 群破伤风类毒素多糖结合疫苗；OMPC：脑膜炎奈瑟氏菌外膜蛋白复合物；PRP：多聚核糖基核醇磷酸盐；PRP-T：PRP- 破伤风毒素蛋白结合疫苗；PT：百日咳毒素；T：破伤风毒素；WBP：全百日咳杆菌(1,2,3 血清型的百日咳杆菌混合物,用于固相免疫测定)。

[a] 比例小于 1 指接种联合疫苗后的平均抗体水平要比单独接种低。比例大于 1 指接种联合疫苗后的平均抗体水平要比单独接种高。空格表示不可比较或未获得比较数据。

[b] DTwP/HepB：Tritanrix-HepB,GSK；≥30IU 白喉毒素≥60IU 破伤风毒素,10μg HBs。

[c] DTwP/HepB/PRP-T：Tritanrix-HepB/Hiberix,GSK 公司生产；≥30IU 白喉毒素,≥60IU 破伤风毒素,10μg HBs,10μg PRP-T。

[d] OmniHIB,GSK 曾经生产的一种 ActHIB 疫苗。

[e] $P \leq 0.05$,差异有统计学意义

[f] PRP-T：Hiberix,GSK 公司生产；10μg PRP-T。

[g] 仅包括出生时血清抗体阴性的那些受试者。

[h] DTwPm/HepB/PRP-OMP：Merck 公司产品 Pentavax,；30 Lf D,6 Lf T,5μg HBs,7.5μg PRP 结合于 125μg OMPC(液体剂型)。

[i] DTwPm/HepB：Merck 公司产品 Quadrivax,30 Lf D,6 Lf T,5μg HBs. PRP-OMP：PedvaxHIB,Merck & Co；7.5μg PRP 结合于 125μg 的 OMPC(液体剂型)。

[j] HepB/PRO-OMP：Merck 公司产品 Comvax；5μg HBs,7.5μg PRP 结合于 125μg OMPC(液体剂型)。

[k] DTwP：CSL 公司产品,30 Lf D,6 Lf T. HepB：Merck 公司产品,5μg HBs. PRP-OMP：Merck 公司产品,15μg PRP 结合于 250μg OMPC(冻干剂型)。

[l] DTwP/HepB：由 GSK 生产,使用 GSK 公司匈牙利疫苗生产线所生产 D 及 T,CSL 公司生产的全细胞百日咳。

[m] DTwP/HepB/PRP-T：由 GSK 生产,使用 GSK 公司匈牙利疫苗生产线所生产 D 及 T,CSL 公司生产的全细胞百日咳,与 Hiberix 混合配制

[n] GSK 生产的一款新疫苗,含有 10μg 的 PRP-T。

[o] DTwP/HepB/Hib：Crucell 公司产品 Quinvaxem,≥30IU D T,≥60IU TT,≥4IU 灭活的 B 型百日咳,10μg HBs,以及 10μg 与 CRM 197 结合的 PRP。

[p] DTwP：印度血清研究所；≥30IU DT,≥60IU TT,and ≥4IU B 型百日咳。

[q] PRP-T：诺华公司产品 Vaxem-Hib,结合于 CRM_{197} 的 PRP 10μg。

[r] DTwP/HepB,Shantha 生产

[s] DTwP/HepB,SII 生产

[t] DTwP/HepB/Hib(Pentavac),SII 生产

[u] DTwP/HepB/Hib(Easyfive),Panacea Biotech 生产

表 15.5　2月龄接种 DTaP，4 及 6 月龄接种 DTaP、IPV 及 Hib 结合疫苗（全部分开或联合）的 120 名儿童的 PRP 抗体[106,107]

4 月龄和 6 月龄接种的疫苗	Hib 基础免疫 GMC/($\mu g \cdot ml^{-1}$)	
	6 月龄（No.）	7 月龄（No.）
DTaP3，IPV 及 PRP-T_2，全部单独接种	0.19（30）	3.94（30）
DTaP3 和 IPV 混合接种，PRP-T_2 单独接种	0.18（28）	3.10（30）
DTaP3 和 PRP-T_2 混合接种，IPV 单独接种	0.10（29）	0.38（30）
DTaP3，IPV 及 PRP-T_2 全部混合接种	0.09（27）	0.56（30）

注：DTaP3：白喉和破伤风类毒素和无细胞百日咳疫苗（Infanrix，GSK 公司）；GMC：抗体几何平均浓度；Hib：b 型流感嗜血杆菌；IPV：三价脊髓灰质炎病毒灭活疫苗；No：为研究分析提供血清样本的研究对象数量；PRP. 多聚核糖基核糖醇磷酸盐；PRP-T_2：PRP- 破伤风类毒素蛋白结合疫苗（Hiberix，GSK 公司）

疫苗（如 DTaP/IPV/Hib）及六联疫苗（如 DTaP/IPV/Hib/HepB）被欧盟及其他一些管辖区域所接受，尽管其中 Hib 抗体应答减弱。相反，北美国家的注意力最先集中于 DTaP/IPV/HepB 联合疫苗及基于 DTaP/Hib 的联合疫苗，后者是基于加拿大生产的五组分 DTaP 联合疫苗（详细名称参见第 44 章）基础之上的一种联合疫苗，其对 Hib 抗体应答似乎并未产生显著的影响。最近，欧盟生产的 DTaP/IPV/HepB/Hib 疫苗（婴护宁六合一疫苗，Infanrix hexa）在加拿大得到了广泛应用。

在全球使用最广泛的基于 DTaP 的联合疫苗由 SP 和 GSK 公司生产。GSK 销售种类齐全的基于英芬立适 Infanrix（DTaP3）的联合疫苗，包括刚上市的六联疫苗、各种五联疫苗和四联疫苗。SP 公司在欧洲和其他一些地区上市的产品主要基于法国生产的 DTaP2（如 Tetravac，TETRAXIM），在西半球、亚洲和其他一些地区上市的产品主要基于加拿大生产的 DTaP5（如 Quadracel，Pentacel，Pediacel）。

DTaP，Tdap 或 DTaP/Hib 中添加 IPV 的联合疫苗

概述

将 IPV 与 DTaP、DTaP/Hib 或 Tdap（青少年及成人配方的无细胞百日咳白喉破伤风联合疫苗）联合使用，所含有的各组分抗体应答影响并不一致，差异基本无统计学意义。在瑞典多年的连续监测结果显示，随着原来接种 DTaP 转变为接种更多价的 DTaP/IPV 及 DTaP/IPV/Hib，瑞典百日咳的发病率持续降低[111]。多家制造商正在开发 Sabin 株为毒种的 IPV 疫苗；早期数据没有显示 IPV 和 sIPV 或 DTaP/IPV、DTaP/sIPV 在免疫原性或安全性方面存在较大差异[54,112,113]。

开展的研究

尽管表 15.5~ 表 15.9 试图区分 DTaP/IPV、DTaP/Hib、DTaP/HepB、DTaP/HepB/Hib 及 DTaP/IPV/Hib 联合疫苗接种后的免疫数据，但实际上绝大多数的研究已经同时对若干这类联合疫苗进行了评价。仅在 DTaP/IPV 联合疫苗中能够看到在为数不多的情况下，百日咳抗体应答趋于恒定或增强[114-124]，而脊髓灰质炎病毒抗体应答则变化不一；这些变化几乎没有统计学意义。

在最早发表的研究中有一项对分别接种 DTaP、IPV 及 Hib 疫苗与接种联合疫苗进行的比较研究结果，对许多关键性问题给予了说明。芬兰婴幼儿在 2 月龄时接种 DTaP3，随后在 4 月龄及 6 月龄时分为四种免疫方式进行接种，分别为：DTaP3、IPV 及 PRP-T 三者单独接种、三者联合接种、DTaP3 和 IPV 二者联合接种、DTaP3 和 PRP-T 二者联合接种等[114]。如表 15.5 显示[114,120]，在含有 PRP-T 成分的联合疫苗（无论联合疫苗中是否含有 IPV 成分）免疫接种的儿童中，PRP 抗体应答显著降低，但如果 PRT-T 成分疫苗单独接种时（无论 IPV 是否也单独接种），情况则不同。对百日咳的应答基本没有变化（见表 15.6）。脊髓灰质炎病毒疫苗与其他联合疫苗同时接种使其免疫应答减弱。这些结果很大程度上是否是仅仅包含两剂 Hib 疫苗的非传统免疫程序造成，目前尚不清楚。后续跟踪研究对能随访到的受种者在 24 月龄时进行 DTaP3 和 PRP-T 加强免疫接种，初免时注射单组分疫苗的儿童，加强免疫时仍分别注射单组分疫苗；初免时接受联合疫苗的儿童则随机分为两组，加强免疫时分别接受单组分疫苗或联合疫苗[120]。尽管 PRP 抗体水平在 7 月龄时有很大差异，但在 24 月龄加强免疫之前却基本没有差异（考虑到抗体的对数衰减，该结果并不意外）。加强免疫接种后，各组抗体应答水平约为初免时接种单组分疫苗人群的 2 倍，显示了强劲增长。初次免疫接受联合疫苗的儿童，加强免疫接种时无论接种联合疫苗还是分开接种单组分疫苗，其抗体免疫应答水平大体一致。

表 15.6 呈现了诸如 Tetravac、Infanrix-IPV、Quadracel、TETRAXIM 或 KINRIX 等市售的 DTaP/IPV 联合疫

表15.6 DTaP和IPV联合疫苗二者同时不同部位接种的临床评估研究结果

地区	月龄	疫苗种类[b]	PRP抗体水平/GMC (g·ml^{-1})		联合疫苗与其各组分疫苗抗体水平比率[a]						脊髓灰质炎病毒血清型		
			%>1.0	PRP	D	T	PT	FHA	PRN	FIM	1	2	3
加拿大[125]	17–19	DTaP5/IPV, DTaP5+IPV (细胞基质为MRC-5细胞)			1.28	0.98	1.23	0.96	2.05^c	1.61	1.17	1.61^c	0.80
加拿大[125]	17–19	DTaP5/IPV, DTaP5+IPV (细胞基质Vero细胞)			0.90	1.01	1.08	0.96	1.41‡	1.14	1.17	1.30	0.74
法国[118]	3,4,5	DTaP2/IPV, DTwP/IPV			2.47^c	1.14^c					1.79^c	1.24	1.43
智利[117,118]	3,5,7^d	DTaP2/IPV+PRP-T, DTaP2+IPV+PRP-T$_1$	98,95	0.88			0.72	0.74^c			1.6^c	0.5^c	0.4§
智利[117,118]	2,4,6	DTaP2/IPV+PRP-T, DTaP2+IPV+PRP-T$_1$	97,96	0.53^c			0.89	0.87			1.1	1.2	1.0
韩国[119]	2,4,6	DTaP2/IPV, DTaP2+IPV			1.00	1.10	1.01	2.97^c			2.76^c	2.47^c	2.71^c
芬兰[120]	(2)^e,4,6	DTaP3/IPV//PRP-T$_2$, DTaP3//PRP-T$_2$+IPV	48,19^c	1.47	1.09	1.44	1.02	1.09	1.13		0.34^c	0.49	0.61
意大利,瑞典[121]	48–72	DTaP3/IPV, DTaP3+IPV			1.00	1.18	0.81	0.89	0.97		0.76^c	0.62^c	0.78
意大利亚[122]	48–72	DTaP3/IPV+MMR, DTaP3+IPV+MMR			1.06	1.24	0.88	0.84^c	1.04		0.92	0.86	1.02
澳大利亚[123]	48–72	DTaP3/IPV+MMR, DTaP3+IPV+MMR			1.02	1.08	1.12	0.98	1.30		1.00	0.98	0.90
美国[124]	48–72	DTaP3/IPV+MMR, DTaP3+IPV+MMR			0.99	0.92	0.88	0.92	1.01		1.25^c	1.26^c	1.06
美国[126]	2,4,6	DTaP5/IPV+PRP-T, DTaP5+IPV+PRP-T$_1$^{f}	83,75	1.58	1.16	1.12	1.76	2.53	1.33	1.50	1.08	1.64	1.22
美国[126]	15	DTaP5/IPV, DTaP5+IPV	100,97	1.11	0.94	0.88	1.42	2.14	0.87	1.77			
美国[127]	4–6y	DTaP5/IPV+MMR+V, DTaP5+IPV+MMR+V			1.20	1.17	1.96	1.56	1.50	1.34	1.28	0.90	1.35
美国[128]	42–60	Tdap5/IPV, Tdap5+OPV			0.65	0.67^c	1.02	0.76	0.71	0.83	10.0	6.7	66.9
英国[129]	13–17y	Tdap5/IPV, Tdap5+OPV			0.88	0.65^c	1.27	0.73	1.82^c	0.78			
意大利[130]	60–72	Tdap3/IPV+MMRV, DTaP2/IPV+MMRV			0.43	1.13	0.75	0.91	45.5		1.20	0.82	1.17

注意：在那些包含Hib的研究中，不同组别所使用的Hib没有差别（比如，所有的受试者都是接种单组分的Hib疫苗或者都接种含Hib的联合疫苗）。

缩写词：aP. 无细胞黏着素；D. 白喉毒素；DTaP. 白喉和破伤风类毒素以及无细胞百日咳疫苗；FHA. 丝状血凝素；FIM. 菌毛；GMC. 抗体几何平均浓度；Hib. b型流感嗜血杆菌；IPV. 脊髓灰质炎灭活疫苗；PRN. 百日咳黏着素；PRP. 多核糖基核糖醇磷酸盐；PRP-T. PRP. 破伤风类毒素；T. 破伤风类毒素；Tdap. 破伤风白喉百日咳疫苗；V. 水痘疫苗。

[a] 比例小于1指接种联合疫苗后的平均抗体水平要比单独接种低。比例大于1指接种联合疫苗后的平均抗体水平要比单独接种高。空格表示不可比较或获未得比较数据。

[b] aP2f: 法国的2组分aP疫苗（比如，Travax或类似的疫苗）；aP3: Infanrix（SP公司）；aP5: Tripacel（详见第44章）；PRP-T$_1$: ActHib（SP公司）；PRP-T$_3$: Hibcrix（GSK公司）；Tdap5/IPV=Repevax（SP公司）。

[c] $P \leq 0.05$，差异有统计学意义。

[d] DTaP和IPV在2,4和6月龄时接种；PRP-T在3,5和7月龄时接种脊髓灰质炎抗体水平从表中数据估算。

[e] 2月龄时仅接种DTaP，不包含IPV或PRP-T。

[f] 两组在2,4和6月龄时均接种了PCV7（7价肺炎疫苗），以及2,6月龄时接种HepB（乙肝疫苗）。

苗许多研究的代表性结果。总的来说,这些联合疫苗在血清保护/血清转化率方面并不差,产生的平均抗体水平与接种单独成分疫苗没有显著差异,并且可以与同年龄段其他常规推荐接种的疫苗同时使用[116-131]。

Baxter 公司的 Certiva(百日咳疫苗成分仅为百日咳毒素的 DTaP1 联合疫苗,参见第 44 章)中使用的无细胞百日咳疫苗 aP 组分,现已由其与丹麦国家血清研究公司(SSI)生产的 DT 和 IPV 组成联合疫苗 DiTeKiPol[132-134]。一项研究比较了分别在 3、5 及 12 月龄接种 DiTeKiPol(DTaP1/IPV),与在 5、6 及 15 月龄接种 DT/IPV 联合疫苗外加在 5 周龄、9 周龄及 10 月龄接种 wP 的免疫效果,结果显示接种联合疫苗 DTaP1/IPV 的儿童对白喉、破伤风及各型脊髓灰质炎产生的抗体均达到保护性水平。两组联合疫苗的不良反应发生情况基本一致。

尽管通常多种疫苗在不同部位同时接种时相互间不会产生干扰,但偶尔也可见到相互作用的报道。Rennels 等人[135]发现,接种 DTaP2//PRP-T(TriHIBit)联合疫苗同时接种 IPV 疫苗的受种者,在 2、4 和 6 月龄时依序接种 IPV-IPV-OPV 或者三剂 OPV,PRP 抗体几何平均滴度(GMTs)分别为 1.2、1.3 及 3.1μg/ml,PRP 达到或超过 1.0μg/ml 的受种者的比例分别为 54%、55% 及 79%,同时接种了 IPV 的均降低。与此相反,Daum 等人[136]发现对于同样的 DTaP2/PRP-T 联合疫苗,在 2 月龄及 4 月龄时与 OPV 或 IPV 同时接种,组间 PRP 抗体应答水平并无显著性差异,GMT 分别为 4.0 和 3.4μg/ml;PRP 达到 1.0μg/ml 的比例为 77% 和 74%),这两项研究结果的差异性仍然未能得到解释。

Tdap3/IPV (DiTekiPol 加 强 剂,SSI)、Tdap3/IPV(Boostrix-IPV,GlaxoSmithKline) 和 Tdap5/IPV(Repevax,Sanofi Pasteur MSD)作为加强免疫剂型已经获得上市许可,用于此前已接受过初次免疫的人群(各国管理机构批准的最低接种年龄从 3 岁到 10 岁不等)。这种联合疫苗的抗体应答水平与分别接种各组分疫苗所诱生的抗体应答水平相同,不良反应发生率也无显著差异[128-130,137-149]。在 4~6 岁接种后,白喉和百日咳的抗体反应和不良事件发生率略低于 DTaP 或 DTaP/IPV[130,148,149]。在 5 岁或 10 岁加强接种 Tdap3 或 Tdap5 可产生良好的抗体应答反应,但安全性无显著差异[142-144]。Zimmerman 等随机选择年龄≥60 岁的成年人同时或间隔 1 个月接种 Tdap5/IPV 和流感疫苗,免疫应答无显著差异[145]。同样,在同时接种或分开接种 Tdap5/IPV 和四价人乳头瘤病毒疫苗的青少年中,免疫应答也没有显著差异[146]。

Theeten 等人[147]评价了给 40 岁以上的成年人(他们已至少 20 年未接种过破伤风或白喉疫苗)按 0-1-6 月的免疫程序分别接种 3 剂 Tdap3、接种 2 剂 Tdap3 后给予 1 剂 Tdap/IPV 或 3 剂的 Td,结果显示各组间不良反应发生率和对破伤风或白喉的应答没有差别,百日咳和脊髓灰质炎的免疫应答与预期一致[147]。

在 DTaP 或 DTaP/IPV 中添加 HepB 的联合疫苗

概述

将 HepB 与 DTaP 或 DTaP/IPV 联合接种,与相同免疫程序分开接种相比,DTaP 或脊髓灰质炎抗体应答普遍略有升高。然而接种联合疫苗后 HepB 抗体应答与接种单价 HepB 疫苗相比较低,这不是疫苗的相互干扰,而是因为与单价 HepB 疫苗免疫接种程序相比,联合疫苗的免疫接种程序在时间间隔上过于接近。HepB 抗体应答水平与各接种剂次之间的时间间隔,特别是与第 2 剂和第 3 剂的时间间隔有直接关系。

开展的研究

表 15.7 概括了 GSK 公司的 DTaP3/HepB 联合疫苗与各组分疫苗分开接种以及不同免疫程序接种比较的研究结果[150-155]。联合疫苗的免疫原性与各组分疫苗单独接种时保持一致,并且各免疫程序均诱导产生了保护水平的抗体。

对 2、4 和 6 月龄接种 DTaP3/HepB 联合疫苗与美国目前推荐的免疫程序接种 DTaP3 和 HepB,即在出生后 0-1-6 月龄接种 HepB 和 2-4-6 月龄接种 DTaP3,进行比较发现,联合疫苗除 HepB 抗体应答水平显著较低外,其余各组分的抗体应答水平明显更高[153]。尽管如此,联合疫苗诱导的 HepB 平均抗体仍然很高(1 280mIU/ml),且 99% 的受种者抗体水平高于 10mIU/ml,达到保护性抗体水平。同时给予 Hib 和 OPV 两组的抗体反应无差异。

表 15.7 清晰地显示了该联合疫苗 HepB 抗体应答水平与联合疫苗接种时间间隔之间的关系。无论是接种联合疫苗还是接种单组分疫苗,从 2-4-6 月龄、3-4.5-6 月龄、3-4-5 月龄的免疫程序,随着接种时间间隔逐渐缩短,HepB 抗体应答得逐步减弱;所有免疫程序联合疫苗的抗体应答水平略高。意大利一项研究[152]评价了 3-5-11 月龄免疫程序,结果显示接种第

表15.7 DTaP3和HepB联合疫苗或二者同时不同部位接种的临床评估研究结果

地区	月龄	疫苗[b]	注释	末剂注射后1个月的平均抗体水平[a]					
				HepB	D	T	PT	FHA	PRN
土耳其[150]	3,4,5	DTaP3/HepB	第1组	343	2.05	4.35	56	89	129
	3,4,5	DTaP3+HepB	第2组	275	1.88	4.38	52	114	159
	3,4,5	DTaP3	第3组	6	1.59	4.03	47	89	125
立陶宛[151]	3,4.5,6	DTaP3/HepB	在小瓶混合	667	1.40	2.21	47.9	184	170
	3,4.5,6	DTaP3/HepB	注射时混合	518	1.06	2.00	46.7	131	124
	3,4.5,6	DTaP3+HepB	分开接种	438	1.10	1.76	46.7	158	148
意大利[152]	2,4,6	DTaP3/HepB	第1组	949	0.19		56.1	153	240
	3,5	DTaP3/HepB	第2组,接种2针次后	572	0.11		31.8	86	113
	3,5,11	DTaP3/HepB	第2组,接种3针次后	5 554	1.71		65.3	232	372
美国[153]	2,4,6	DTaP3/HepB	联合疫苗	1 280[b]	1.93	3.82	72.5	459	195
	2,4,6	DTaP3+HepB	0,1和6月龄接种HepB	4 620[b]	1.00	2.11	52.2	334	138
未注明[154]	2,4,6	DTaP3/HepB		929	1.96	3.08	66.5	285	233
	2,4,6	DTaP3			1.88	2.22	60.0	220	170
	2,4,6	HepB		1 895					
美国[155]	2,4,6	DTaP3/HepB	C组	919	1.2	3.1	72.8[c]	234[c]	155
	2,4,6	DTaP3+HepB	D组	805	0.8	2.3	47.5[c]	153[c]	109

注:D:白喉;DTaP3:葛兰素史克白喉和破伤风类毒素和无细胞百日咳疫苗;EU:ELISA单位;FHA:丝状血凝素;HepB:乙肝疫苗;PRN:百日咳杆菌黏附素;PT:百日咳毒素;T:破伤风毒素。
[a] 单位:乙肝疫苗,mIU/ml;百日咳含量,EU;白喉和破伤风,IU。空白单元格表示未获得数据。
[b] 所有疫苗均为葛兰素史克公司产品。
[c] $P \leq 0.05$,差异有统计学意义。

3剂后HepB抗体应答非常高。该研究再次提示免疫应答水平的增强与延长接种间隔有关。

对GSK公司的DTaP3/IPV/HepB联合疫苗（Infanrix Penta；Pediarix）已进行了多种免疫程序的评价,同时将其与各组分疫苗分开接种和以DTwP为基本组分的联合疫苗的免疫效果进行对比,并将其作为GSK六联疫苗临床研究的对照疫苗（参见下文）。

美国一项随机研究显示,在2、4和6月龄时接种DTaP3/HepB/IPV联合疫苗,应答率不比按相同免疫程序分开接种美国上市的DTaP3、HepB、OPV和IPV疫苗的应答率低（实际上是更高）[155]。美国进行的另一项随机研究比较了同时接种DTaP3/IPV/HepB加Hib和PCV7以及将三种疫苗在2、4和6月龄分开接种的免疫效果,发现联合接种组的抗体应答水平大于或等于分别接种组[156]。本研究还讨论了PCV7（Prevnar）疫苗可能改变联合接种的DTaP疫苗免疫原性的问题。该研究的另一个独立部门在接种DTaP3/IPV/HepB两周后接种PCV7,而不是同时给予PCV7;同时给予DTaP3/IPV/HepB和PCV7试验组的抗体反应相同或超过了间隔2周给予DTaP3/IPV/HepB和PCV7试验组,但后者的白喉抗体滴度明显高于前者。然而,同时接种疫苗组的白喉血清保护率的点估计值略高,符合统计学上的非劣效性[156]。一项研究进一步讨论了PCV可能干扰DTaP3/IPV/HepB应答的问题,在这项研究中,给予DTaP3/IPV/HepB和PRP-T的婴儿同时接受PCV7或PCV13;所有抗原的免疫应答均符合非劣效性标准[157]。

在摩尔多瓦的一项研究中,出生时接种过1剂HepB疫苗的320名婴幼儿在6、10和14周龄随机接种DTaP3/HepB/IPV+Hib或DTwP/IPV/Hib+HepB[158]。初次免疫程序之后,两组儿童有同样高的血清保护率和平均抗体水平。DTaP3/HepB/IPV+Hib组在接种第3剂前检测（14周龄）HepB血清保护率高于98.6%,而DTwP/IPV/Hib+HepB组为88.7%。爱沙尼亚的一项研究,在3、4.5、6月龄和15到27月龄时接种DTaP3/IPV/HepB或者DTaP3/HepB+IPV,结果显示接种第3剂和第4剂后,联合疫苗组中大部分受种者抗体应答比较高（有些更加显著）[159],除了第1剂接种后发热率增加外,接种DTaP3/IPV/HepB后的不良反应与分开接种的情况大体一致,这在德国[160]和美国[161]的上市前临床研究和上市后评价中已得到证实[162,163]。美国一项研究发现,每一剂接种后的4

日内发热率和发热程度(直肠温度,38℃及以上),以及第 1 剂接种后发热超过 39℃的比例联合疫苗组都显著性高于分开接种组[161]。

美国另一项研究对这一联合疫苗与分开接种 DTaP3 或 DTaP5 疫苗进行对比评价发现,全部 3 剂接种后,联合疫苗受种者出现 38.3℃及以上发热人数要比单独接种 DTaP3 的组多(接种 1-3 剂后的发热反应率分别为:4.2% vs 2.7%、8.8% vs 4.9% 和 5.7% vs 4.7%)[162]与 DTaP5 相比,第 1 剂和第 2 剂接种后,接种联合疫苗的发热者更多(4.2% vs 2.1%、8.8% vs 6.5%),但第 3 剂后发热两组几乎无差异(5.7% vs 5.6%)[162]。

美国的上市前研究也收集了那些接种疫苗后偶然就医的数据资料;疫苗接种后 4 日内由于发热而就医的比例:DTaP/IPV/HepB 接种组为 1.2%,分开接种者没有[161]。Thompson 等人[163]评估了由分开接种疫苗的方案变为以 DTaP3/IPV/HepB 为基础的联合接种方案所产生的影响,发现与接种 DTaP、IPV 和 HepB/Hib 的对照组相比,接种 DTaP3/IPV/HepB 联合疫苗的 6~10 周龄婴幼儿在接种疫苗后 3 天内去急诊和接受检查的可能性更大。接种后 7 日内,接种联合疫苗的人患败血症而需进行全程诊疗的危险增高 7 倍,接受抗生素治疗的风险增加 3 倍。然而,在美国批准 Pediarix 上市之后进行的一项大型安全研究没有发现任何安全问题[164]。特别是,DTaP3/IPV/HepB 受种者与历史对照组相比,在每剂疫苗接种后 4 天内,需要医疗介入的发热不良反应发生率没有差异,所有类型惊厥或发热性癫痫发作的发生率也没有差异。

已有几项研究对 DTaP3/IPV/HepB 与多种 Hib 疫苗[PRP-OMP,PRP-HbOC 和两种 PRP-Ts(GSK 和 SP 公司)]同时接种进行了临床评估,结果未发现干扰现象[155,165]。对首次接种过 DTaP3 五联疫苗的儿童以 5 种不同的方案进行加强免疫,研究显示这些接种方案免疫所产生的血清保护率或血清阳转率均较高,GMT 或抗体浓度也显著增长[166-168]。

超过 20 000 剂次疫苗使用后的安全性统计数据显示,以 aP 为基本组分的疫苗引起的轻微局部反应率低,大多数反应联合疫苗受种者的发生率更低一点[169]。结果又一次显示,同时接种 DTaP3/HepB/IPV 和 Hib 疫苗的受种者中直肠温度 38℃及以上者比同时接种 DTaP3 和 Hib 者更多。然而,虽然联合疫苗组体温超过 39.5℃的发生率较高,不过 DTaP3/HepB/IPV+Hib 组(1.4%)和对照组(0.8%)均不高。在同一研究的强化接种期不良反应的类型相似[170]。

在 DTaP 或 DTaP/IPV 中添加 Hib 的联合疫苗

概述

对各种 DTaP/Hib 和 DTaP/IPV/Hib 联合疫苗已进行了大量研究[108-110,117,118,126,148,155,171-243],结果惊人地一致(表 15.8 显示了 DTaP/Hib 四联疫苗的临床结果,表 15.9 显示了 DTaP/IPV/Hib 五联和六联疫苗的临床结果[244-252])。初免和加强免疫后的不良反应与疫苗分开接种时大体相似,常见低热反应率和局部轻微反应率轻度升高,但联合疫苗因接种次数减少而相抵消。对已接受过初次免疫的儿童,所有联合疫苗作为加强免疫时都产生了很高的免疫原性。用于初次免疫时,除了 Hib 外其他组分的应答大致与各组分疫苗分开接种时获得的应答水平相似。联合疫苗(除了含 PRP-D 弱免疫原的)亦能刺激机体对 Hib 产生良好的应答,GMT 通常为 2~5μg/ml,但基本上这些应答几乎总是低于分开接种 PRP-T 或 HbOC 时获得的高水平应答[253-255]。Hib 疫苗免疫原性降低与临床相关性阻碍了一些地区中特别是美国这些联合疫苗的注册许可,本书前几版及下文将详细讨论[20,256-273]。

开展的研究

DTaP1 丹麦 SSI 将 DTaP1/IPV 联合疫苗(商品名 DiTeKiPol)与 ActHIB 一起包装形成 DTaP1/IPV//PRP-T 联合疫苗(DiTeKiPol-ActHIB),已经上市销售。一研究比较了 3、5 和 12 月龄时接种 DiTeKiPol 和 ActHIB 联合疫苗或分开接种 DiTeKiPol 和 ActHIB 的免疫效果。在第二剂和第三剂后,联合疫苗诱导的 Hib 血清抗体 GMT 较低,但与单独分开接种相比,抗体水平大于等于 1.0μg/ml 的比例相当(第 2 针后 27%、第 3 针后 92%;见表 15.9)[186]。一项使用丹麦国家数据集进行的大规模安全性研究发现,DTaP1/IPV/HepB 联合接种在第一剂或第二剂接种(3 个月和 5 个月)时出现发热性惊厥发作的风险虽小但显著增加,但随后发生惊厥的风险没有增加[211]。

DTaP2 TriHIBit,是以 Tripedia(吸附白喉疫苗,现已不再使用)重溶 PRP-T(ActHIB)构建的联合疫苗,在美国用于 15~18 月龄儿童加强免疫,免疫接种后儿童所产生的 Hib 抗体水平与分开接种时相当[172]。当用于婴幼儿的初次免疫时,接种后平均 PRP 抗体水平(4.3μg/ml)要明显低于分开接种时的水平(7.0μg/ml)[176,178]。接种 TriHIBit 后而不是分开接种 Tripedia+PRP-T 有关的 PRP 抗体减少的幅度取

表15.8 DTaP3和Hib疫苗作为联合疫苗或将二者同时接种的临床评估研究结果

地区	月龄	疫苗[a]	PRP抗体水平/(μg·ml⁻¹)		联合疫苗与单独接种疫苗的抗体水平比率*						
			%>1.0	GMC	PRP	D	PT	T	FHA	PRN	FIM
美国[171]	18	DTaP2u/PRP-D, DTaP2u+PRP-D	53,76								
美国[172]	15~20	DTaP2u//PRP-T₁, DTaP2u+PRP-T₁	100,100								
美国[173]	15~21	DTaP4/HbOC, DTaP4+HbOC		26.9,32.4	0.83						
美国[174]	12~15	DTaP4/HbOC, DTaP4+HbOC	98,100	37.9,48.4	0.78	0.71		0.55[b]	0.93	0.96	1.00
美国[174]	15~18	DTaP4/HbOC, DTaP4+HbOC	98,96	50.2,43.3	1.16	0.94		0.79	1.32	1.04	1.00
德国[175]	2,3,4	DTaP2u/PRP-D, DTaP2u+PRP-D		0.58,0.44	1.34						
德国[176]	2,3,4	DTaP2f//PRP-T₁, DTaP2f+PRP-T	91,99	2.83,4.3	0.66[b]						
比利时[177]	3,4,5	DTaP2f//PRP-T₁, DTaP2f+PRP-T₁		1.78,6.19	0.29[b]						
土耳其[177]	3,4,5	DTaP2f//PRP-T₁, DTaP2f+PRP-T₁		5.02,11.7	0.43[b]						
美国[178]	2,4,6	DTaP2u//PRP-T₁, DTaP2u+PRP-T₁	85,100[b]	4.29,7.0	0.61[b]	1.67[b]	0.79[b]	1.00	1.29[b]		
美国[135]	2,4,6	DTaP2u//PRP-T₁+OPV, DTaP2u+PRP-T₁+OPV		3.17,4.43	0.72	0.80	1.45	0.97	0.86		
德国[179,180]	3,4,5	DTaP3//PRP-T₂, DTaP3+PRP-T₂	72,88	2.02,7.20	0.28[b]	0.92	0.85[b]	0.89[b]	0.77[b]	0.81[b]	
德国[179,180]	3,4,5	DTaP3//PRP-T₁, DTaP3+PRP-T₁	N/A,88	2.75,5.44	0.51[b]						
美国[181]	2,4,6	DTaP4/HbOC, DTaP4+HbOC	55,94[b]	1.15,16.4	0.07[b]						
中国台湾地区[182]	2,4,6	DTaP5//PRP-T₁, DTaP5+PRP-T₁	95,99	11.8,13.0	0.91			1.25	1.00	1.31	1.30

注:aP:无细胞百日咳疫苗;D:白喉毒素;DTaP:白喉和破伤风类毒素以及无细胞百日咳疫苗;FHA:丝状血凝素;FIM:菌毛;GMC:抗体几何平均浓度;HbOC:PRP-白喉CRM197蛋白结合疫苗;IPV:脊髓灰质炎灭活疫苗;OPV:口服脊髓灰质炎减毒活疫苗;PRN:百日咳黏着素;PRP:多核糖基核糖醇磷酸盐;PRP-D:PRP-白喉类毒素结合疫苗;PRP-T:PRP-破伤风类毒素蛋白结合疫苗;PT:百日咳毒素;T:破伤风毒素。

* 比例小于1指接种联合疫苗后的平均抗体水平要比单独接种低。比例大于1指接种联合疫苗后的平均抗体水平要比单独接种高。空格表示不可比较或未获得比较数据。

[a] aP2f:法国的2组分aP疫苗(比如,Triavax或类似的疫苗);aP2u:Tripedia;aP3:Infanrix;aP4:ACEL-IMUNE或者类似的Takeda(武田)型aP疫苗;aP5:Tripacel或等价5组分aP疫苗。PRP-T₁:ActHib(SP公司);PRP-T2:Hiberix(GSK公司)

[b] $P≤0.05$,差异有统计学意义

决于接种联合疫苗的剂次。此外,初免第三剂单独接种疫苗并没有克服与先前使用该组合有关的免疫反应降低的问题,这再次显示了初免用苗选择的持续影响[224]。

由SP公司用其法国公司双组分aP疫苗(Triavax,见第44章)配制的DTaP2//Hib或DTaP2/IPV//Hib联合疫苗已在许多人群中进行过评估[57]。与ActHIB联合使用的效果已在英国[223]、比利时[177]和土耳其[177,210]及其他国家的婴幼儿中进行了临床评价(见表15.8)[208]。英国的婴幼儿在2、3和4月龄初免后,

表 15.9 以 DTaP 为基本组分的五联和六联疫苗与分开接种其中一个或多个组分疫苗的临床评估结果

地区	月龄	疫苗[b]	PRP 抗体水平		分开接种疫苗与联合疫苗的抗体水平的比值[a]							脊髓灰质炎病毒血清型		
			%>1.0	GMC (μg·ml^{-1})	PRP	HepB	D	T	PT	FHA	PRN	FIM	1	2	3
法国[183]	15~24	DTaP3/IPV//PRP-T1, DTaP3/IPV+RP-T1	100,97	60.4,60.0	1.01		1.19	0.84	1.15	1.11	1.03		0.89	0.74	1.05
加拿大[184,185]	17~19	DTaP5/IPV//PRP-T1, [c]DTaP5/IPV+RP-T1	99,100	32.5,26.9	1.21										
瑞典[186]	3,5	DTaP1/IPV//PRP-T1, DTaP1/IPV+RP-T1	27,26	0.4,0.6	0.67		0.57[d]	1.86	1.04				0.80	0.92	0.75
瑞典[186]	3,5,12	DTaP1/IPV//PRP-T1, DTaP1/IPV+RP-T1	92,92	6.9,11.3	0.61[d]		0.77[d]	1.56[d]	1.11				0.94	1.00	0.89
法国[187,188]	2,3,4	DTaP2f/IPV//PRP-T1, DTaP2f+IPV+ PRP-T1	71,88[d]	1.9,5.2	0.36[d]		1.03	0.81	0.98	0.84			0.73	0.76	0.58
智利[117,118]	2,4,6[e]	DTaP2f/IPV//PRP-T1, DTaP2f+IPV+ PRP-T1	97,98	7.5,22	0.34[d]		0.42[d]	0.41[d]	0.73[d]	0.78			1.72[d]	1.88[d]	2.37[d]
中国[189]	3,4,5	DTaP2f/IPV//PRP-T1, DTaP2c+IPV+ PRP-T1	99,100	12.6,6.3	0.51[d]		1.26[d]	0.99	2.71[d]	2.30[d]			2.30[d]	2.03	2.36[d]
法国[190]	2,4,6	DTaP2f/IPV/HepB//PRP-T1, DTaP2f/IPV/PRP-T1+HepB		2.1,3.7	0.56[d]	0.44[d]	0.98	1.25[d]	0.74[d]	1.19[d]			1.37	1.60[d]	1.20
南非[244]	EPI	DTaP2/IPV/HepB/PRP-T1, DTwP-PRP-T1+OPV+HepB	80,92	3.3,5.2	0.64	2.23	1.85	0.80	1.74	5.53			2.92	1.39	4.28
泰国[245]	2,4,6	DTaP2/IPV/HepB/PRP-T1, DTaP3/HepB/IPV//PRP-T2	85,71	5.1,2.4	2.10	1.01	1.20	0.75	0.84	1.20			0.49	0.65	0.41
阿根廷[246]	2,4,6	DTaP2/IPV/HepB/PRP-T1, DTaP2/IPV/PRP-T 1+HepB	85,84	4.4,3.9	1.12	1.35	1.20	1.28	0.84	1.21			1.00	1.01	0.70
墨西哥[247]	2,4,6	DTaP2/IPV/HepB/PRP-T1, DTaP3/HepB/IPV//PRP-T2	93,91	12.2,6.7	1.83	0.72	1.13	0.84	1.05	1.31			0.64	0.71	0.51
美国[156]	2,4,6	DTaP3/HepB/IPV+PRP-T1, DTaP3/HepB/IPV+PRP-T1	94,98	6.2,7.1	0.87	1.81	1.08	1.19	1.33[d]	0.51[d]	0.97		1.95[d]	1.56	4.0[d]
美国[156]	2,4,6	DTaP3/HepB/IPV+PRP-T1, DTaP3+HepB+OPV+PRP-T1	94,95	6.2,7.8	0.79	2.06[d]	1.63[d]	1.61[d]	2.04[d]	0.78[d]	1.38		0.51[d]	0.41[d]	3.82[d]

第 15 章 联 合 疫 苗 243

续表

地区	月龄	疫苗[b]	PRP抗体水平/($\mu g \cdot ml^{-1}$)		分开接种疫苗与联合疫苗的抗体水平的比值[a]							脊髓灰质炎病毒血清型		
			%>1.0	GMC	PRP	HepB	D	T	PT	FHA	PRN	FIM	1	2	3
美国[156]	2,4,6	DTaP3/HepB/IPV vs DTap3/HebP+IPV, both+PRP-HbOC	96,91	9.6,9.2	1.04	1.68	1.27	1.80	1.69	1.18	1.18	1.18	3.01	2.54	2.79
爱沙尼亚[159]	3,4,5,6	DTaP3/HepB/IPV,DTaP3/HepB+IPV				1.72[d]	2.98[d]	1.91[d]	0.79	0.96	0.82		2.23[d]	2.21[d]	2.98[d]
爱沙尼亚[159]	15-27	DTaP3/HepB/IPV,DTaP3/HepB+IPV				2.79	1.43	1.14	1.07	1.16	1.72[d]		1.61	1.50	1.04
德国[191]	3,4,5	DTaP3/IPV//PRP-T2+HepB, DTaP3/HepB/IPV+PRP-T2,		1.8,5.6	0.32[d]	0.72	0.64[d]	1.00	0.78[d]	0.88	0.83		0.81	0.86	0.73
中国台湾地区[192]	2,4,6	DTaP3/IPV//PRP-T2,DTaP3/IPV+PRP-T2	93,96	8.4,20.6	0.41[d]		0.91	0.93	1.00	1.06	0.90		1.17	0.94	0.76
美国[193]	2,4,6	DTaP3/IPV//PRP-T2,DTaP3+HepB+PRP-T2	71,90[d]	1.63,6.15	0.27[d]	0.76[d]	1.08	0.88	1.12	1.01	1.15				
美国[194]	2,4,6	DTaP3/IPV//PRP-T2,DTaP3+HepB+PRP-T2	58,88[d]	1.16,5,45	0.21[d]	0.68	0.74[d]	0.91	0.86	0.88	0.61[d]		0.79		1.16
德国[191]	3,4,5	DTaP3/HepB/IPV//PRP-T2, DTaP3/IPV//PRP-T2+HepB		2.2,1.8	1.22	1.14	1.56	1.23	1.23	1.14	1.13		1.48	1.41	1.36
德国[191]	3,4,5	DTaP3/HepB/IPV+PRP-T2		2.2,5.6	0.39[d]	0.83	1.00	1.23	0.95	1.00	0.93		1.19	1.22	1.00
美国[195]	2,4,6	DTaP3/HepB/IPV//PRP-T2, DTaP3+HepB+OPV+PRP-T1	84,92	2.65,5.53	0.48[d]	1.33	1.40	1.33	1.60	0.92	1.25		0.41[d]	0.33[d]	4.19[d]
德国[205]	3,4,5	DTaP3/HepB/IPV//PRP-T2, DTaP3/IPV//PRP-T2+HepB	77,89	2.62,4.45	0.59[d]	0.75	0.94	0.78	0.91	0.98	0.95		0.82	0.97	0.75
法国[197]	2,3,4	DTaP3/HepB/IPV//PRP-T2, DTaP3/HepB/IPV+PRP-T2	62,63	1.5,1.6	0.97	0.78	1.13	0.9	1.02	1.07	1.11		1.38	1.03	1.50
斯洛伐克[198]	3,5,11	DTaP3/HepB/IPV//PRP-T2, DTaP3/IPV//PRP-T2+HepB	99,97	19.1,18.9	1.01	1.34	0.97	0.89	1.37	1.14	0.82		0.82	0.90	0.73
意大利, 德国[199]	3,5,11	DTaP3/HepB/IPV//PRP-T2, DTaP3/HepB/IPV+PRP-T2	99,98	38,32	1.19	0.78	1.03	1.06	0.92	0.87	1.13		1.14	1.33	1.18

续表

地区	月龄	疫苗[b]	PRP抗体水平/ (μg·ml^{-1})		分开接种疫苗与联合疫苗的抗体水平的比值[a]							脊髓灰质炎病毒血清型		
			‰>1.0	GMC	PRP	HepB	D	T	PT	FHA	PRN	FIM	1	2	3
西班牙[200]	2,4,6	DTaP3/HepB/IPV//PRP-T2, DTaP3/HepB/IPV+PRP-T2	85,94	4.7,5.0	0.93	0.53[d]	1.13	0.85	1.39	1.19	0.93		0.79	0.75	1.35
加拿大[184,182,201]	2,4,6	[c]DTaP5/IPV/PRP-T1, DTaP5/IPV+PRP-T1	89,89	4.86,3.83	1.27		0.81	0.68	0.84	0.94	1.37	0.83	0.88	0.92	0.69
菲律宾[202]	EPI	[c]DTaP5/IPV/PRP-T1, DTaP5/PRP-T1+OPV	91,89	5.4,5.1	1.06										
中国台湾地区[203]	2,4,6	[c]DTaP5/IPV/PRP-T1, DTaP5/IPV+PRP-T1	97,99	11.4,21.7	0.53[d]		1.49[d]	0.88	1.02	1.13	0.83	1.03	0.89	0.79	0.84
中国台湾地区[204]	18-19	[c]DTaP5/IPV/PRP-T1, DTaP5/IPV+PRP-T1	100,100	60,62	0.96		1.20	0.94	1.07	1.05	0.57	0.93	0.78	0.80	0.78
德国[205]	11-18	[c]DTaP5/IPV/PRP-T1+PCV7, DTaP5/IPV//PRP-T 2+PCV7	100,100	37.2,30.3	1.23		1.22	1.39	1.02	0.66	0.79	2.60	0.77	1.18	0.75
芬兰,瑞典[206]	3,5,12	[c]DTaP5/IPV/PRP-T1, DTaP3/IPV//PRP-T2	93,97	12.2,17.5	0.70		0.83	0.93	1.27	0.69	0.47	197	0.37	0.46	0.34
加拿大[184,185,201]	2,4,6	DTaP5/IPV//PRP-T1, DTaP5/IPV+PRP-T1	85,89	5.04,3.83	1.32		0.67[d]	0.61[d]	1.20	1.06	1.16	0.83	0.90	0.85	1.17
美国[207]	2,4,6	DTaP5/IPV//PRP-T1, DTaP5+IPV+PRP-T1	72.71	2.31,2.29	1.01		1.01	0.89	1.41	2.52	0.83	1.00	0.86	1.13	1.08
美国[207]	15	DTaP5/IPV//PRP-T1, DTaP5+PRP-T1	98,96	17.7,20.5	0.86		0.91	0.64	1.03	1.69	0.50	1.08			
美国[126]	2,4,6	DTaP5/IPV//PRP-T1, DTaP5+IPV+PRP-T1	75,75	2.52,2.38	1.06		1.00	0.78	1.46	2.38	0.97	1.07	0.60	1.03	0.81
美国[126]	15	DTaP5/IPV//PRP-T1, DTaP5+PRP-T1	98,97	30,32	0.93		1.02	0.69	1.02	1.47	0.71	1.24			
加拿大[248]	2,4,6	[f]DTaP5/IPV/HepB/PRP-OMP, DTaP5/IPV//PRP-T+HepB		7.3,4.3	1.69	1.39	1.00	1.86	1.33	0.80	1.03	1.23	1.26	1.05	1.33
加拿大[249]	15	[f]DTaP5/IPV/HepB/PRP-OMP, DTaP5/IPV//PRP-T+HepB	95,99	9.2,22.6	0.41		1.24	2.54	1.72	1.38	0.89	1.81	1.19	1.62	1.10

续表

地区	月龄	疫苗[b]	PRP抗体水平/($\mu g \cdot ml^{-1}$)		分开接种疫苗与联合疫苗的抗体水平的比值[a]							脊髓灰质炎病毒血清型		
			%>1.0	GMC	PRP	HepB	D	T	PT	FHA	PRN	FIM	1	2	3
美国[250]	2,4,6	[g]DTaP5/IPV/HepB/PRP-OMP,DTaP5/IPV//PRP-T+HepB	85,75[d,h]	4.9,3.1	1.62[d]				1.28[d]	0.64[d]	0.83[d]	1.28[d]			
美国[251]	2,4,6	[g]DTaP5/IPV/HepB/PRP-OMP,DTaP5/IPV//PRP-T+HepB	87,80[d]	5.6,3.4	1.63[d]				1.20	0.67[d]	1.03	1.51[d]			
欧洲[252]	2,3,4	[g]DTaP5/IPV/HepB/PRP-OMP,DTaP3/HepB/IPV//PRP-T2		3.9,0.65	6.0	0.97	1.00	1.32	1.55	0.47	0.60	120			
欧洲[252]	12	[i]DTaP5/IPV/HepB/PRP-OMP,DTaP3/HepB/IPV//PRP-T 2	96,98[h]	6.8,21.4	0.32	0.89	1.55	2.14	2.17	0.62	0.92	309	0.82 0.82	0.93 0.84	0.98 0.87

注：aP：无细胞百日咳疫苗；D：白喉毒素；DTaP：白喉和破伤风类毒素以及无细胞百日咳疫苗；EPI：扩大免疫计划(6,10,14周龄)；FHA：丝状血凝素；FIM：菌毛；GMC：抗体儿何平均浓度；HepB：乙肝疫苗；HbOC：脊髓炎灭活疫苗；PRP-T：PRP-破伤风类毒素蛋白结合疫苗；PT：百日咳毒素；IPV：脊髓灰质炎灭活疫苗；OMP：外膜蛋白；OPV：口服脊髓灰质炎减毒活疫苗；PCVn：n价肺炎结合疫苗；PRN：百日咳黏着素；PRP：多核糖基核糖醇磷酸盐；PRP-T：PRP-破伤风类毒素蛋白结合疫苗；PT：百日咳毒素；T：破伤风毒素。

[a] 比例小于1指接种联合疫苗后的平均抗体水平要比单独接种低。比例大于1指接种联合疫苗后的平均抗体水平比单独接种高。空格表示不可比较或未获得比较数据。

[b] aP1：仅包含PT的单组分aP疫苗（比如，Certiva或组分相同疫苗）；aP2：法国的2组分aP疫苗（比如，Triavax或类似的疫苗）；aP3：Infanrix或类似的疫苗；aP4：ACEL-IMUNE或类似的"Takeda(武田)型aP疫苗；aP5：Tripacel或等价5组分aP疫苗；aP2c：中国武汉生物制品研究所所生产的aP2疫苗（详见第21章）。PRP-T1：ActHib(SP公司)；PRP-T 2：Hiberix(GSK公司)。

[c] DTaP5/IPV/PRP-T联合疫苗，液体剂型，西林瓶装。

[d] P≤0.05，差异有统计学意义。

[e] DTaP5和IPV在2,4和6月龄时接种；PRP-T在3,5和7月龄时接种．脊髓灰炎抗体水平从表中数估算。

[f] 两组均接种PCV7。

[g] 两组均接种PCV13和RotaTeq。

[h] 从表中数据估计。

[i] 芬兰，德国和比利时。

[j] 两组均在出生时接种了乙肝疫苗，第2组在2和6月龄也进行了接种。两组均接种MMRV疫苗（麻腮风水痘四联疫苗）。

产生了低水平的PRP抗体（平均0.48μg/ml）[223]，但在13月龄加强一剂PRP-T后，产生了高水平的抗体（平均36.8μg/ml）。虽然比利时和土耳其的婴幼儿在3、4和5月龄接种疫苗，其平均PRP抗体水平明显高于初免使用联合疫苗的英国儿童，但其免疫应答水平明显低于分开接种疫苗时的抗体水平[177]。

Lagosdengr等人[117,118]将婴儿随机分为5个研究组：DTaP2/IPV//PRP-T、DTaP2/IPV+PRP-T、DTaP2/IPV、DTaP2+IPV或DTaP2+OPV，比较婴幼儿接种后的免疫效果，疫苗均在2、4和6月龄接种。此外，后三组在3、5和7月龄时接种一剂PRP-T疫苗。所有组的脊髓灰质炎病毒血清阳转率均为99%或100%，联合接种IPV组的抗体水平高于单独接种IPV或OPV组（见表15.6和表15.9）。所有组别的脊髓灰质炎病毒血清阳转率均为99%或100%。接种含IPV联合疫苗组的抗体水平高于接种单价IPV或OPV组。所有试验组都对百日咳毒素PT、丝状血凝素FHA以及PRP产生了强有力的免疫应答，但接受分开接种的婴幼儿中免疫应答强度超过了联合疫苗。不论PRP-T是以联合形式接种还是分开接种，3、5及7月龄接种了PRP-T的研究对象的PRP抗体水平要明显高于那些在2、4及6月龄接种所有抗原的受试者，尽管抗体水平是在7月龄时检测的（但正因如此，它不能反映前述各组接种第三剂后的效果）。这一结果是否是与年龄、载体致敏或者免疫干扰有关目前还不清楚。当在12月龄加强接种一剂DTaP2//PRP-T时，各组都产生强的PRP抗体应答（平均水平：48.6~95.2g/ml），但在3、5及7月龄接种PRP-T的受种者中抗体水平明显更高[111,112]。在7月龄时，在3月龄和5月龄时分别接种PRP-T的研究组中，PRP抗体水平明显较高，尽管那时他们只接受了两剂Hib疫苗，而其他组接受了三剂。这一结果是由接种年龄、载体触发还是免疫干扰引起的目前尚不清楚。当12月龄时加强一剂DTaP2//PRP-T后，所有组都产生了很强的PRP抗体反应（平均水平：48.6~95.2μg/ml），但在3、5和7月龄接种试验组的抗体水平明显要高。菲律宾[212]、印度[213]和南非[214]对联合疫苗DTaP2/IPV//Hib（Pentaxim）按EPI 6-10-14周龄接种程序免疫，发现抗体应答水平与之前报道的相似，无论HepB疫苗免疫程序是在0-6-14周龄还是6-10-14周龄。在印度和南非，将DTaP2/IPV//Hib联合疫苗以6-10-14周龄初免，18至19月龄进行第4剂加强接种的免疫程序接种，两国儿童均对所有疫苗抗原均产生了强烈抗体反应[215,216]。南非和印度幼儿PRP抗体分别从0.35μg/ml上升到47.1μg/ml和1.75~70.6μg/ml。泰国也对Pentaxim进行了临床评价，将它作为以DTaP2/IPV/HepB/Hib（Hexavac；参见本章后面）联合疫苗初免后的第4剂加强剂，或者以2-4-6月龄免疫程序用于初免接种[217,218]。抗体应答与先前报道的相似，除了Hib抗体应答明显高于菲律宾或印度的临床研究，这种差别也许是由于免疫程序不同造成的。在18~19月龄加强一剂后，PRP抗体从1.21上升到61.2μg/ml[219]。

中国一项临床研究对2、3、4月龄或3、4、5月龄接种Pentaxim或分开接种DTaP（武汉生物制品研究所）、IPV和Hib（均由赛诺菲巴斯德提供）疫苗的免疫效果进行了评估[189]。在血清保护和血清阳转率方面，联合疫苗组均不低于单独接种疫苗组；所有组的PRP GMTs均较高，但接种Pentaxim联合疫苗组则显著降低。

如前所述，曾经只由欧洲和北美供应商供应的联合疫苗，现在越来越多的亚洲和拉丁美洲制造商也可以供应。迄今为止，此类努力大多涉及基于DTwP的联合，但中国已开始出现新的基于DTaP的组合。李等人报告了一项临床研究，720名婴儿随机2:1接种DTaP/Hib疫苗（民海生物产品）或DTaP（成都生物制品研究所产品）+Hib-TT（兰州生物制品研究所产品）。虽然没有提供足够的细节，但似乎这两种百日咳疫苗都是基于DTaP2设计研发的，含有百日咳毒素PT和丝状血凝素FHA。受种者分别在3、4、5和18月龄时接种疫苗。各组间PRP抗体反应无差异；联合疫苗组接种3剂后百日咳抗体应答略高，破伤风白喉略低；接种加强剂后无明显差异[220]。

DTaP3 Schmitt等人[179,180]用Infanrix（GSK）重溶两个相似的PRP-T疫苗：ActHIB（SP）和Hiberix（GSK）。接种后这两个Hib疫苗诱导的PRP抗体水平和血清阳转率相当；但与分开接种相比，接种联合疫苗的应答水平较低。联合疫苗和分开接种疫苗后对DTaP3各组分均产生了高水平抗体；联合疫苗诱导的所有抗体水平均略低[179,180]。对可联系到的受种者在18~19月龄时加强一剂Hiberix、ActHIB或Infanrix混合Hiberix。加强接种后PRP抗体水平都高，用Infanrix//Hiberix加强者为24~40μg/ml，初免和加强剂均单独接种Hib疫苗的PRP抗体水平为87~137μg/ml[180]。对初次免疫后以及加强接种前后T淋巴细胞增殖应答和细胞因子产生进行评价，联合疫苗和单组分疫苗之间无显著差异[229,230]。

一项研究对GSK生产的DTaP3/IPV和PRP-T疫苗，按2、4和6月龄的免疫程序将二者联合或分开接种后的免疫效果进行了比较。结果显示，所产生的白喉类毒素、三种百日咳抗原和三个型别脊髓灰质炎病毒的抗体水平两种接种方式大致相同[233]。联合接种诱导抗破伤风类毒素抗体的效价较高，而平均PRP抗体效价则降低了一半。两组均在18月龄加强一剂，加强前和加强1个月后PRP抗体水平两组间无差异。第四剂免疫后，两组中所有儿童的PRP抗体水平均超过1μg/ml，接种联合疫苗组和接种单组分疫苗组的GMTs分别为32.9μg/ml和47.8μg/ml。

为了进一步评价初免使用PRP-T与DTaP3联合接种后出现的问题，以色列开展了一项研究，对2、4及6月龄接种过DTaP3/IPV//PRP-T的婴幼儿，在10或12月龄时加强一剂Hib疫苗（非结合的PRP）[234]。单由PRP诱发的抗体滴度在7~10天内明显升高，抗体水平高于在相同月龄时未使用PRP非结合疫苗初免儿童中的水平（几个临床试验所报道）。这些研究结果显示了PRP免疫应答的启动。

DTaP5 除了之前讨论过的DTaP5/IPV（Quadracel），其他以加拿大基于五种抗原的无细胞百日咳aP的联合疫苗，如DTaP5//Hib（Actacel），DTaP5/IPV//Hib（Pentacel）[235]以及DTaP5/IPV/Hib（Pediacel）[236]，已在多个不同地区进行了临床评价。在中国台湾地区的一项DTaP5//Hib联合接种与单组分疫苗分开接种比较的临床试验中，95%的联合疫苗受种者PRP抗体水平至少达到1μg/ml，两组百日咳和Hib抗体GMT均没有差别（见表15.8）[182]。另一项比较临床试验在婴幼儿2、4、6及18月龄接种，分三组进行：①液体型DTaP5/IPV重溶冻干的PRP-T（Pentacel）；②全液体型DTaP5/IPV/PRP-T（Pediacel）；③分开接种DTaP5/IPV和PRP-T[184,185,201]。初免和加强免疫后三组都产生了良好的免疫应答（见表15.8）。液体和冻干联合疫苗的表现相似[184]；对于任何抗原，液体联合疫苗诱导的抗体应答与单组分疫苗相比没有显著差异[184,185,201]。

Halperin等人[243]比较了加拿大儿童接种DTaP3/IPV//Hib和DTaP5/IPV//Hib作为第四剂加强剂的免疫效果，结果发现接种DTaP5/IPV//Hib加强免疫的受种者PRP抗体水平要高一些（29μg/ml vs 19μg/ml）。Guerra等人[207]报告了在2、4和6月龄时，分别接种Pentacel或分开接种其成分疫苗Daptacel、IPOL和ActHIB进行比较；在15月龄时，婴幼儿接种Pentacel或者Daptacel加ActHIB。接种联合疫苗Pentacel不良反应发生率与单独疫苗组相似或更低。两组间抗体反应无显著差异。

Chatterjee等人[216]比较了在2、4、6月龄及15月龄时分组接种Pentacel、Quadracel+ActHIB和Daptacel+IPOL+ActHIB以及该年龄段通常伴随接种的疫苗的免疫效果[126]，血清保护率和PRP抗体水平在两组间无显著差异。与单独疫苗组相比，联合疫苗组不良反应发生率略低。Pentacel上市后大规模安全性评价至今未发现任何安全性病例[274,275]。Lin等人[203]比较了Pediacel和Quadracel+PRP-T，发现两种方案都可产生良好的保护性免疫。受试者PRP抗体水平大于等于1.0μg/ml的比例分别达到97%和99%，GMTs非常高，分别为11.4和21.7μg/ml。两组受种者对含有的或同时接种的其他抗原的反应良好且相似，不良反应发生率无显著差异。接种Pediacel的受种者，一年后PRP抗体水平大于等于0.15μg/ml的比例为93%[204]。给予Pediacel加强剂次后，联合疫苗组和单独疫苗组抗体几何平均浓度（GMC）分别升至60和62μg/ml。

Grimprel等人[241]比较了婴幼儿在2、3、4、12和18月龄分别接种Pediacel与Infanrix/IPV//Hib并同时接种七价脑膜炎疫苗PCV7的免疫效果。两组大多数抗原的免疫效果相似，正如疫苗配方含量设计预期，Pediacel接种组丝状血凝素FIM的抗体应答水平较高，而Infanrix-IPV-Hib接种组PRN（pertactin百日咳杆菌黏附素）抗体应答水平较高。接种第三剂和第四剂后Pediacel组Hib的免疫应答明显更高，第三剂后两组分别为1.38和0.59μg/ml，第四剂后两组分别为32.4和19.3μg/ml。

Berner等人为初免接种了3剂六价疫苗的德国幼童，在11~18月龄时随机接种Pediacel或Infanrix hexa（婴护宁六合一疫苗）进行加强免疫，两组也同时接种了PCV7[205]。除了在Pediacel组中FHA免疫应答反应较低，FIM反应较高外，在不良反应率发生、血清保护或增强抗体反应率方面均无显著差异。两组均产生了强烈的抗PRP抗体应答。Vesikari和同事比较了在3、5和12月龄接种Pediacel或者Infanrix-IPV-Hib的免疫效果[206]。接种第2剂后两组间血清保护率无差异。接种第3剂后，Pediacel组的抗白喉抗体应答明显升高，而抗PRP抗体应答明显降低。脊髓灰质炎抗体GMC在Pediacel组也较低，但血清保护率为99%~100%。基于各疫苗配方含量不同，百日咳抗体水平有所不同。

Langley等人将加拿大婴儿随机分为2个实验组：在2、4月龄接种Pediacel、6月龄接种Infanrix（PPI），或在2月龄接种Infanrix，4、6月龄接种Pediacel（IPP）。两组不良反应发生率相似；IPP组对PT和FIM的免疫应答显著升高，对FHA的免疫应答显著降低[242]。长期以来，人们推测用DTaP5为基础的联合疫苗时，

Hib 免疫干扰明显较少可能与其使用磷酸铝佐剂有关。Mawas 等人发现[276]，与单独使用 PRP-T 相比，接种 DTaP3/PRP-T 降低了大鼠的 Hib 抗体应答，但接种 DTaP5/IPV//PRP-T 没有该现象。研究人员随后评估了接种不加佐剂的 Hib、以氢氧化铝或磷酸铝吸附的 Hib、DTaP3、PRP-T 与 DTaP3 合并接种以及 PRP-T 与 DTaP3 的各个不加佐剂单成分疫苗合并接种的免疫效果。结果发现，在 DTaP 中添加 PRP-T 并不影响 DTaP 的免疫应答，与接种联合疫苗相比，百日咳类毒素和 PRP-T 联合接种可增强 Hib 免疫应答，然而联合接种 PRP-T 和破伤风类毒素或 FHA 会抑制 Hib 免疫应答；最后发现以磷酸铝吸附的 PRP-T 免疫应答会降低两倍，而以氢氧化铝吸附的则会降低 5~11 倍[277]。

尽管已有观点认为 PCV7 可能会改变同时接种的 DTaP 的免疫原性，但几项研究表明，同时接种与间隔 1 个月分开接种 PCV7 与 Pentacel 之后，抗体应答无显著差异[278-280]。同时接种 PCV7 试验组的不良反应发生率尤其是发热现象有升高趋势[280]。Halperin 等人比较了 Pentacel 和 DTaP3/IPV/Hib 作为第 4 剂加强剂用于对已接种过 3 剂 Pentacel 初免儿童的免疫效果。接受 Pentacel 组的局部反应较为多见，而全身反应两组间大体相似。两组间血清抗体应答水平和血清保护率无差异。正如所料，分别接种两种配方的疫苗后，Pentacel 组平均 Hib 和 FIM 抗体滴度较高，而 PT、FHA 和 PRN 滴度较低。加拿大免疫接种全国咨询委员会的结论是，这两种联合疫苗以及 Pediacel 可以在第 4 剂（幼童）和第 5 剂（学龄前儿童）时互换使用，以促进初免儿童的加强免疫[281]。

年龄、免疫程序和早产的影响 许多研究表明，与 DTaP 联合免疫时，过小的免疫起始年龄会使 Hib 抗体应答降低。法国一项临床研究显示，婴幼儿在 2、3 和 4 月龄时将 PRP-T 与 DTaP2/IPV 联合或分别接种后，两组的 PRP 抗体水平分别为 1.95μg/ml 和 5.18μg/ml（见表 15.9）[187,188]。法国的另一项研究对 2、3 和 4 月龄或 2、4 和 6 月龄接种 DTaP2/IPV//PRP-T 的免疫效果进行了比较，结果发现较晚免疫组所有抗原的平均抗体水平均更高[188,225,226]。PRP 抗体应答两组差异明显，抗体水平超过 1μg/ml 的比例分别为 70% 和 89%；平均抗体水平分别为 1.7μg/ml 和 4.7μg/ml[188]。但在 15 月龄加强免疫后，对所有抗原的应答两组一样 (2-3-4 和 2-4-6 组 PRP 抗体水平分别为 36.8μg/ml 和 31.8μg/ml)[188,226]。在 3、5 和 12 月龄或者 2、4、6 和 13 月龄免疫的瑞典儿童中得到了相似的结果。不出所料，虽然抗体滴度达到保护水平或 4 倍以上升高的比例的差异不显著，但 2-4-6 月龄的基础免疫程序比 3-5 月龄基础免疫程序免疫后抗体水平更高[227]。12 或 13 月龄加强免疫后，两组间抗体水平几乎相同。

当与 DTaP 联合免疫时，早产儿也表现出 Hib 抗体应答降低加重现象。一项比较妊娠期不足 32 周出生的早产儿和足月产儿对 DTaP3//PRP-T 抗体应答的研究显示，早产儿的 Hib 抗体 GMT（分别为 0.27μg/ml 和 0.81μg/ml）和达到 1μg/ml 的比例（分别为 21% 和 46%）显著降低[228]。这些婴儿在一岁以内接种第 4 剂，其免疫应答良好[282]。与此相反，相同研究人员在另一临床研究发现，早产儿接种 DTaP5/IPV/Hib（Pediacel）+C 群脑膜炎球菌结合疫苗诱生的 Hib GMCs 远远高于接种 DTaP3//Hib 联合疫苗 (1.21μg/ml vs 0.27μg/ml)[283]。

Omeñaca 等人[284]比较了 94 名早产儿和 92 名足月儿对 DTaP3/HepB/IPV/Hib（Infanrix hexa）的应答，发现两组间百日咳应答相似，早产儿对其他抗原的应答较低，但脊髓灰质炎的血清保护率仍为 100%，而 HepB 和 PRP（Hib 疫苗抗原）的血清保护率仅略有降低。两组婴儿对疫苗均有良好的耐受。通过对该研究人群在 2 岁和 5 岁时进行加强接种进行跟踪[285-287]。在 18~20 月龄监测第四剂次接种前抗体水平，除了 PRP 抗体 (0.3μg/ml vs 0.5μg/ml)，其他抗体两组在本质上是相同。第 4 次接种后，两组均有较强的抗体应答：抗 PRP GMCs 在早产儿组更高 (70.9μg/ml vs 63.3μg/ml)。4 岁时接种 DTaP 加强后，两组的抗体水平基本相同。

在严密监控下，Faldella 等人[288]为 7 周龄时仍在新生儿重症监护病房的 45 名（23 名有慢性疾病，22 名健康稳定）妊娠期不足 31 周出生的儿童接种了 DTaP/HepB/IPV/Hib（Hexavac）；免疫接种与婴儿心电图监测或脑血流监测关系不大，这 45 名有慢性疾病的儿童中有 5 名 (11%) 因疫苗接种相关的窒息、心动过缓和/或氧饱和度降低而需要治疗[288]。作者的结论是，对患慢性疾病的婴儿最好在新生儿离开重症监护病房之前进行疫苗接种。

DTaP/HepB/Hib 和 DTaP/IPV/HepB/Hib 联合疫苗

多项研究对 GSK 的 DTaP3/HepB//PRP-T 联合疫苗进行了评价[193,194,289-292]。正如之前大多数 DTaP3//Hib 和 DTaP3/IPV//Hib 联合疫苗中所见，基于 DTaP3//Hib 的联合疫苗诱导产生 PRP 抗体水平一般比 Hib 疫苗分开接种低。例如，儿童于 2、4 和 6 月龄随机接种 DTaP3/HepB//PRP-T、DTaP3/HepB+PRP-T 或 DTaP3+HepB+PRP-T，7 月龄时平均 PRP 抗体水平分别为 1.6、6.3 和 6.2μg/ml，达到 1μg/ml 的比例分别为 71%、92%、90%[193]。没有观察到其他组分的抗体应答干扰。7 月龄时 PRP 抗体水平低于 1μg/ml 的儿童于 11~15 月龄时加强接种一剂；根据原始研究分组，加强后 GMT 的范围在 3~5μg/ml，说明所有免疫方案均达到初免目标。

Pichichero 和 Passador[194] 对接种 DTaP/HepB//Hib 联合疫苗与分开接种的效果进行了对比，发现接种联合疫苗的受试组中几乎所有抗原的抗体应答都较低，对 Hib 疫苗的应答更低（两组的 GMC 分别为 1.2μg/ml vs 5.5μg/ml；抗体效价大于等于 1.0μg/ml 的比例两组分别为 58% vs 88%）。初免抗体水平低的儿童在接种加强剂后获得了极好的免疫应答[194]。在德国进行的一项研究发现 PRP 免疫应答结果与以上相同，儿童在 3、4 和 5 月龄时分别接种 DTaP3/HepB//PRP-T 和 DTaP3/HepB+PRP-T，两组 PRP 抗体平均水平分别为 1.2μg/ml 和 5.5μg/ml[289]。Zepp 等人[290] 给曾在 3、4 和 5 月龄时接种过 DTaP3/HepB//PRP-T 联合疫苗的儿童 12 月龄时接种非结合 PRP 疫苗。结果再次显示，加强免疫后儿童很快产生了对 PRP 的良好应答，证明联合疫苗成功地启动了免疫系统。将三批 DTaP3/HepB 分别与三批 PRP-T 混合接种进行一致性研究，发现受试者 Hib 抗体应答水平 ≥0.15μg/ml 者为 100%；≥1μg/ml 者为 85%；GMT 为 4.05μg/ml[291]。

GSK 和 SP 公司生产的 DTaP/HepB/IPV/Hib 六联疫苗已在欧洲和其他地方获得上市许可。GSK 公司的产品婴护宁六合一(Infanrix hexa)，是以 GSK 公司生产的液体联合疫苗 DTaP3/HepB/IPV 复溶其冻干的 PRP-T。SP 公司的产品(Hexavac，现已退市，见后文)是其生产的 DTaP/IPV/Hib 液体联合疫苗中加入 Merck 公司生产的 HepB 抗原组成的全液体联合疫苗。为确定其免疫原性、安全性及其对各种基础免疫和加强免疫程序的适用性，对两个产品都进行了大量的临床研究[166,167,189,190,191,195-198,212-220,293-307]。根据之前四联和五联疫苗的结果所做的预期，两个产品的初期研究结果都显示，除了 Hib 应答稍低于单独接种 Hib 疫苗之外，联合疫苗所含的抗原均有良好的免疫原性，血清保护率或血清阳转率以及抗体 GMT 都与分开接种时相当(见表 15.9)。接种六联疫苗后局部和全身不良反应发生率与其他已批准上市的基本成分为 DTaP 的疫苗相似。

2005 年开始，出现了 Hexavac 中乙型肝炎组分免疫原性降低的报道[308-310]。欧洲的注册部门暂停了 Hexavac 的销售许可[311,312]。尽管默克的 HepB 成分疫苗的生产问题最终得到了解决，Hexavac 却没有被重新准入。随后对使用 Hexavac 或含有 HepB 的联合疫苗初免的儿童进行加强免疫研究发现，结果发现两组抗体应答无显著差异，这表明 Hexavac 成功启动了儿童体内抗体应答[313-318]。

对六联苗 Hexavac 或 Infanrix hexa 单独接种或与以 CRM127 为载体蛋白的 PCV7 同时接种的免疫效果进行的多项研究发现，同时接种 PCV7 对六联抗原的抗体应答没有实质性的改变[319-322]。同时接种 PCV7 的试验组，除了低热(38~39℃)人数较多之外，在婴儿初免和幼儿加强接种后，所有研究中两组不良反应率均没有差异[168,312,323]。

对 C 群脑膜炎球菌结合疫苗(Meningitec, 辉瑞制药)与 Infanrix hexa 在 2、4 和 6 月龄同时接种，或在 3、5 和 7 月龄分开接种的结果进行比较发现，血清阳转率和不良反应发生率没有本质的差别[324]。跟踪研究结果显示，18 月龄时分开接种组白喉和抗 C 群脑膜炎的抗体持久性更好[325]。在加强免疫一剂 DTaP/IPV//PRP-T 后，同时接种为初免组的 Hib、破伤风、脊髓灰质炎、PT 和 FHA 的抗体滴度明显更高，而白喉的滴度明显较低[325]。对 Hexavac 单独接种或与 NeisVac-C 脑膜炎球菌结合疫苗(Baxter BioScience 公司)[326] 及轮状病毒疫苗(Rotarix, GSK)[327] 同时接种比较，发现脑膜炎球菌疫苗对 Hexavac 中的乙型肝炎疫苗、IPV 或百日咳成分的免疫应答，结果同时接种对疫苗免疫原性和反应原性均没有影响。一项研究对 Infanrix hexa 与 ACWY-TT 结合脑膜炎球菌疫苗的同时、一个月前或一个月后的接种效果进行评估表明，Infanrix hexa 的抗体反应在同时使用和连续使用时没有显著差异[328]。

根据不同的国家免疫规划，许多研究评估了 Infanrix hexa 用于初免和加强免疫的抗体持久性。一般来说，抗体持久性与分别接种的疫苗相当[329-333]。在 4~6 岁儿童中，85%~86% 的儿童抗-HBS 浓度大于等于 10mIU/ml，72%~78% 的儿童在 7~9 岁时仍高于该阈值。几乎所有未接种加强剂的儿童(96%~99%)中血清抗体都具有保护水平。持续到 9 岁时，超过 90% 的儿童对白喉、Hib 和脊髓灰质炎，65% 的儿童对破伤风仍达到血清保护性抗体水平，但 PT 只有 38%[331]。斯堪的纳维亚儿童在 3、5 和 11~12 个月接种 Infanrix hexa 或 DTaP/IPV//Hib，在 5 岁时进行了抗体持久性监测，结果显示大多数儿童对白喉、破伤风、Hib 和 HepB(六合一疫苗组)达到保护性抗体水平；PT抗体的持久性较差，特别是在六合一疫苗组[323]。另一项研究人群在3、5、11~12月龄接种Infanrix hexa或HepB加DTaP/IPV//Hib，并在10~11岁时接种HepB疫苗[334]，两组的抗体滴度分布及对加强免疫后的反应相似。对Infanrix hexa的长期安全性监测研究没有发现任何不良信号[335-337]。

赛诺菲巴斯德研发了一个全液体六价联合疫苗DTaP2/HepB/IPV/Hib（商品名有Hexaxim、Hexacima或Hexyon，与上市区域有关），该疫苗中的乙肝疫苗成分采用阿根廷生产的一种新型HepB疫苗，与潘太欣Pentaxim DTaP2/IPV/Hib组成联合疫苗[338]。南非一项研究显示，婴儿在6、10、14周龄接种新的六价联合疫苗，在出生时接种或不接种HepB疫苗，与单独接种DTwP/Hib、HepB和OPV疫苗进行比较[244]，接种联合疫苗组的婴幼儿Hib抗体应答较低，其他抗体应答均较高。正如预期，出生时接种HepB疫苗的组有明显更高的HepB抗体应答。各组间不良反应无显著性差异。在15~18月龄时，给受试者接种了与之前相同的含百日咳的联合疫苗，以及同时接种的疫苗；六联组的抗体应答与DTwP/Hib组相同或超过后者[339]。在泰国进行的Hexaxim或Infanrix hexa免疫效果比较研究，在婴儿2、4和6月龄时分别接种两种疫苗[245]，两组血清阳转率和GMC相当，除了Hib较低（Hexaxim和Infanrix两组，PRP抗体≥1.0μg/ml的比例分别是85.2%和71.1%；GMC分别是5.07和2.41μg/ml），破伤风（两组抗体≥0.1mIU/ml为100%，但Hexaxim和Infanrix hexa接种组GMC分别是1.38mIU/ml和1.83mIU/ml），和脊髓灰质炎（血清阳转保护率达到100%，但Hexaxim组GMC显著降低）。阿根廷临床研究显示，将婴儿随机分为2、4和6月龄时接种Hexaxim或Pentaxim加HepB（对照组）。两组接种后的抗体应答无显著差异。Hexaxim组和对照组HepB抗体水平分别为1 148和848mIU/ml[246]。18月龄时，除HepB抗体外，两组的抗体持久性相当，最初使用Pentaxim+HepB组的抗体持久性更好（99.5% vs 85.5%，以抗体达到10mIU/ml计）[340]。秘鲁和墨西哥的一项研究显示，婴儿被随机分为两组：Hexaxim和DTwP/HepB//Hib+OPV接种组[341]。HepB抗体水平≥10mIU/ml比例两组均为100%，但DTwP/HepB//Hib受种组HepB的GMCs显著高（两组分别为3 376mIU/ml和1 075mIU/ml）。另一项在墨西哥开展的研究中，三批Hexaxim或Infanrix hexa随机给婴儿接种，结果显示Hexaxim批间和Infanrix hexa组间抗体应答无显著差异[247]。Hexaxim受种组PRP和FHA抗体GMC较高，Infanrix hexa受种组脊髓灰质炎病毒抗体的GMC较高。

不含DTP或DTaP的以肝炎疫苗为基础的联合疫苗

HepB/Hib联合疫苗

联合疫苗Comvax（Merck公司；SP MSD公司以Procomvax或其他商品名在欧洲上市），含有HepB疫苗（Recombivax，5μg）和PRP-OMP结合Hib疫苗（PedvaxHIB，7.5μg）。默克公司于2014年停止生产该联合疫苗。有兴趣进一步了解Comvax信息的读者请参阅本书2012年版。

乙肝（HepB）/甲肝（HepA）联合疫苗

包含HepB和HepA抗原的联合疫苗（双福立适Twinrix，GSK公司）在美国、加拿大、欧洲和其他地区已上市销售，包括含720 EU灭活甲型肝炎抗原和20μg重组乙型肝炎抗原的成人型联合疫苗（双福立适成人型），也有儿童用疫苗，抗原含量为成人剂量的一半（双福立适儿科型）。每个都需要进行3剂接种，Ambirix是含有成人剂量但可以给儿童接种2剂次的剂型。

一项对成人分别接种双福立适Twinrix和其单组分疫苗（贺福立适Havrix和安在时Engerix-B）的临床试验研究显示，接种时间分别为0、1和6个月时，抗体应答非常好。在第6月的疫苗接种前100%的联合疫苗受种者两种抗体均达到了保护水平[342]。另一项临床试验[343]证实，在0、1和6月龄时接种Twinrix和分开受种单组分疫苗获得的免疫效果相当：264名Twinrix疫苗受种者中99.6%产生了抗甲型肝炎抗体（GMT，4 756mIU/ml），269名单组分疫苗受种者为99.3%；95.1%的Twinrix疫苗受种者抗-HBs滴度达到保护性水平（GMT，2 099mIU/ml），单组分疫苗受种者为92.2%（GMT，1 871mIU/ml）。其他研究也提供了参照数据[344,345]。

0、7和21天快速免疫程序是为需紧急预防甲乙型肝炎的人员（如旅行者）制定的，Northdurft等人对以该程序接种Twinrix，一年后加强接种一剂，和以常规免疫程序接种HepB+在0天和1年时接种HepA（对照组）进行了比较[346]。接种一周第三剂后，100%Twinrix受种者和99%对照组对HepA抗体呈阳性（GMT两组分别为845和512mIU/ml），82%的Twinrix受种者对HepB产生保护作用，而对照组为84%（GMT两组分别为65与98mIU/ml）。在第一剂接种3个月后,100%的Twinrix受种者和98%的对照组对HepA有血清保护,95%的Twinrix受种者和91%的对照组对HepB抗体达到保护水平。在所有的研究中,Twinrix均显示了良好的耐受性,与单组分疫苗接种相比反应原性没有增加。

对儿童、成年人和老年人的几项长期跟踪研究发现,抗体持久性极好[347,348]。对17~43岁人群进行三剂次Twinrix成人系列疫苗接种17年后,96%~100%受种者对HepA抗体仍呈阳性,88%~92%受种者对HepB抗体依然达到保护性水平[348]。因抗体低于10mIU/ml接种HepB疫苗加强剂的受种者表现出强烈的免疫记忆。

对儿童剂型Twinrix两剂免疫程序也作了评估[349-353]。儿童在0、1和6月龄接种3剂儿童型,或在0和6月或0和12月接种2剂成人型疫苗,免疫应答及不良反应结果相当。因此在采用2剂免疫程序时,成人型Twinrix可以用于儿童和青少年接种,第二剂在第一剂接种后6~12月内接种。欧洲准许用于这一用途和免疫程序的疫苗称为Ambirix[354]。对按2剂或3剂免疫程序接种HepB/HepA疫苗的12~15岁的受种者进行为期10年的随访研究显示,两组均有极高的血清抗体保护水平,免疫程序未造成免疫效果的差别[355]。1~11岁之间接种2剂次Ambirix疫苗的受种者,10年后100%抗-HAV抗体阳性,82%抗-HBs滴度大于10mIU/ml。抗-HBs小于10mIU/ml的受种者加强接种一剂疫苗后都产生了强烈的抗体应答[356]。

甲肝/伤寒联合疫苗

临床上已证明由伤寒Vi杆菌荚膜多糖组成的伤寒疫苗(Vi疫苗)预防伤寒热安全有效。考虑到伤寒和甲型肝炎是旅行者中最常见的疫苗可预防疾病,并且流行地域重叠,Vi和甲型肝炎联合疫苗对需要预防这两种疾病的旅行者或其他人群极具吸引力。现在有两种甲肝伤寒联合疫苗,Hepatyrix(GSK)和Viatim(SP),还有一商品名为Vivaxim。Hepatyrix为单注射器预混合液体剂型,Viatim为双腔式注射器,两种液体组分注射时混合。

一项初步研究使这些疫苗联合的想法得到了验证,该研究发现Havrix和Typherix同时接种后诱导的抗体GMTs与联合疫苗相似[357]。后续将新联合剂型与每一单组分疫苗单独或两个组分疫苗同时接种进行了比较,接种疫苗1个月后,两组血清抗体GMTs没有显著性差异,血清阳转率Vi为94%~100%,HepA为98%~100%[357]。对462名15~50岁人群进行的批间一致性研究发现,Hepatyrix接种后14天95%以上受种者抗Vi抗体阳转,86%以上受种者甲型肝炎抗体阳转,1月后阳转率分别升至96%和100%[358]。加强一剂Havrix后,全部接种者血清甲型肝炎抗体阳转,GMT升高7.5倍。与单组分疫苗相比反应原性未见增长。

一研究比较了分开接种Typhim Vi伤寒疫苗和Avaxim甲肝疫苗与用双腔注射器一次注射Viatim以评估Viatim的效果,接种后14天联合和分开接种组的血清阳转率Vi分别为86.4%和88.2%,HepA分别为95.6%和94.2%,接种后28天Vi的血清阳转率基本未变,HepA血清阳转率分别升至98.7%和100%(由于血清阳转的定义不同,这些比率不能与前文中引用的Hepatyrix的比率直接对比)[359]。三年后两组99%的受种者血清抗HepA均达到保护水平,联合疫苗和单组分疫苗受种者分别有32%和36%达到抗伤寒血清保护水平,加强一剂后比率升至67%和70%。另一研究评估了三批Viatim的效果,发现受种者中Vi抗体4倍及以上升高的比率为92.1%;之前HepA血清阴性的受种者全部阳转[360]。

一项对Viatim和Hepatyrix接种后免疫效果比较研究显示,接种后14和28天时,Viatim组Vi和HepA血清阳转率和GMTs更高。尽管接种Hepatyrix后全身和局部反应发生率(主要是接种部位疼痛)较低[361]。

即时混合Typherix和Twinrix接种与单独接种比较,除了接种部位疼痛发生率较高(77% vs 57%)[362]外,两组免疫原性和不良反应发生情况无显著差异。

以MMR为基础的联合疫苗

经过大量不懈努力(在本书第5版MMR联合疫苗中有详细描述),现在上市的麻腮风水痘四联疫苗(MMRV),GSK为Priorix Tetra[363-367],Merck为ProQuad[368,369]。这两种疫苗所含的麻疹病毒疫苗株不同,但含相同的风疹病毒株(见第37章和第53章),再加上各自公司的Jeryl-Lynn株腮腺炎毒株和Oka株水痘毒株(见第40章和第62章)。对每个麻腮风水痘四联苗,多个临床试验比较了其与分开接种麻腮风疫苗和水痘疫苗的免疫效果,结果表明MMRV刺激的免疫应答与二者分开接种MMR+V的免疫应答相当(MMRV接种后风疹GMCs相对较低,但是血清保护率达到99%~100%)[363-369]。然而,12~23月龄婴幼儿初次接种后4~10天内的发热率,MMRV四联苗受种者(30~40例/100 000人)显著高于分开单独接种麻腮风和水痘疫苗的受种者。接种第二剂时发热率未见增加[370-375]。

由于以上原因,免疫实践咨询委员会(ACIP)建议对12~47月龄的婴幼儿在首次接种时最好分开接种 MMR 和水痘疫苗[319]。MMRV 用于第二剂免疫和那些年龄4岁及以上的首次接种较好,对于小一些的儿童,在父母知情同意的情况下第一剂接种选择 MMRV 仍可接受。有关这些联合疫苗详细信息见第62章。

脑膜炎球菌或肺炎球菌结合疫苗组成的联合疫苗

在没有疫苗的时代,Hib、脑膜炎球菌和肺炎球菌是最常见的引起儿童细菌性脑膜炎的三种病原体。现在对这三种病原体都有有效的多糖结合疫苗,将这三种疫苗联合使用在疾病控制上可产生显著的协同增效作用。遗憾的是,将肺炎疫苗组合并入这些联合疫苗时由于不同组分之间的干扰以及肺炎疫苗血清型的不断增加,该类联合疫苗的研发工作一直受到阻碍。

首个研发成功的该类联合疫苗是 GSK 用于婴幼儿的 MnC/Hib 联合疫苗,称为 Menitorix,已在欧洲获得上市批准。这种新的联合疫苗临床试验数据显示[376-382],在2、3和4月龄或2、4和6月龄时与 DTaP3/IPV 或 DTaP3/IPV/HepB 同时接种,与接种 MnC+Pediacel 或 MnC+Infanrix hexa 的对照组相比,所诱导产生的 Hib 抗体水平超过对照组,而对 C 群脑膜炎球菌的抗体应答非劣于对照组。12~18月龄时加强一剂 MnC/Hib 可产生极佳的抗体应答,且不干扰 MMR 的免疫应答。在早产儿和足月婴儿中也得到了类似的结果[383]。在3、5和11月龄接种 MnC/Hib 和 Infanrix penta 疫苗的婴儿,与接种 Infanrix hexa 加 MnC 疫苗对照组婴儿相比,Hib 和 HepB 应答显著升高,MnC 应答显著降低[384]。对在工作场所可能暴露于 Hib 或 C 型脑膜炎球菌的成年实验室工作人员,给予单剂次的 MnC/Hib,对 Hib、C 型脑膜炎球菌和破伤风有良好的抗体应答[385]。不良反应发生情况整体无显著性差异。一些受种人群随访长达5年,MnC/Hib 联合疫苗接种组与单独接种疫苗对照组抗体持久性相当[386-388]。

GSK 也已研发出 MnCY/Hib 联合疫苗(美国批准的商品名为 MenHibrix)每个多糖抗原均与破伤风类毒素结合。临床试验数据显示[377,389-396],将该联合疫苗与 Infanrix 和 PCV7 在2、4和6月龄给婴幼儿同时接种后,大多数抗原的抗体应答均与 Infanrix、PCV7 和 ActHIB 分开接种时相当,联合疫苗百日咳和肺炎的抗体应答稍低,但均符合非劣效性终点预定值;Hib 抗体应答明显更高。在12~15月龄时,以前接种了联合疫苗的受种者再次接种联合疫苗,以前接种了 ActHIB 的受种者随机给予 ActHIB 或者联合疫苗[391]。与接种过三剂单独 Hib 疫苗后给予一剂 MnCY/Hib 联合疫苗的受种者相比,第4剂接种与初免相同疫苗的两组,Hib 的免疫应答显著更高。正如预期,接种联合疫苗的受种者对 C 群和 Y 群脑膜炎球菌抗体应答明显高于3~5岁时接种脑膜炎多糖疫苗儿童组的抗体应答。接种加强剂五年后,给予 MnCY/Hib 组抗体水平仍高于单独给予 Hib 组[397]。在任一研究中,安全终点没有实质性差异[398]。

澳大利亚一项研究[394]比较了同一 MnCY/Hib 联合疫苗与 Meningitec 疫苗(以白喉毒素无毒突变体 CRM197 为载体蛋白的脑膜炎疫苗)+ActHIB 以及单一 ActHIB 的免疫效果,每个受种者都同时接种了 Infanrix penta(Pediarix)和 PCV7。12~15月龄时,前两组受种者接种了 MnCY/Hib,第三组受种者接种了 PedvaxHIB。接种第3剂和第4剂疫苗后,接种 MnCY/Hib 的受种者中 Hib 抗体水平最高,接种 Meningitec 的受种者中 Hib 抗体水平最低。在接种 MnCY/Hib 疫苗后进行了长达5年的血清学随访监测,以 MnCY/Hib 婴幼儿疫苗[390]作为加强剂进行第4剂接种[390]或者对接种过3剂 Hib 疫苗的单剂增强剂[391]进行比较,结果显示组间抗体水平无显著差异;以 MnCY/Hib 联合疫苗作为第4剂次免疫的 Hib 和脑膜炎球菌抗体滴度略高。

不再开发的联合疫苗

Wyeth Lederle 进行的 PCV/Hib、PCV/MnC 和 PCV/MnC/Hib 联合疫苗的临床试验[399-403]显示,总体来说,与分开接种各组分疫苗比较,联合疫苗无论对肺炎球菌还是 Hib 所产生的免疫应答水平均较低,可能是由于载体蛋白的抗原过载所造成。因此任何包含肺炎疫苗的联合疫苗都不太可能获得上市许可。葛兰素史克对一种七联疫苗临床试验[404,405]的结果表明,以 DTaP/IPV/HepB 重溶 MnC/Hib,由于联合使用比单独接种后 MnC 免疫应答低,该七联疫苗的研发被叫停[404]。一项研究报告比较了以 DTaP/IPV 重溶 MnC/Hib 与 DTaP/IPV//Hib+MnC 联合接种的免疫效果,据报道六联疫苗有良好的抗体应答,但这种疫苗已不再研制[406]。

一项液体联合疫苗研究显示,将 IPV 以全量、二分之一和三分之一剂量分别与 DTwP/HepB 混合,然后用来重溶 Hib 形成六价 wP 的联合疫苗,与分开接种 DTwP/HepB//Hib 加 IPV 进行比较,免后血清抗体保护水平和抗体阳转率没有显著差异。然而,对于每个六联疫苗配方,如有一种或多种抗原接种后 GMCs 或 GMTs 明显低于单独疫苗接种组[407],这种六联疫苗将不再研发。

未来的联合疫苗

SP 和 Merck 公司联合研发的液体 DTaP/IPV/HepB/Hib 六联疫苗,由 SP 公司的 DTaP5 和 IPV 与 Merck 公司的 HepB 混合组成,疫苗的上市前研究(研发期间称为 V419 或 PR5I)在北美和欧洲进行。该疫苗目前在欧盟以商品名 Vaxelis 上市[407],由 Merck-Sanofi 的合资企业 MCM 疫苗公司销售[407a]。

一项初步研究对几种有潜力的疫苗配方进行了评价,配方中 HepB 组分的含量,Hib 组分种类的选择和 Hib 组分(PRP-OMP 或 PRP-T)含量均不同[248-252,408-413]。根据初步评价结果,两种配方的疫苗可作为幼儿第四剂免疫[408],Halperin 等人按照 2、3、4、12~14 月龄免疫程序,对四个可选配方(12μg PRP-T、3μg PRP-OMP,或 6μg PRP-OMP,分别于与 10μg HepB 联合接种;或 6μg PRP-OMP 与 15μg HepB 联合接种;每一组合再与 DTaP5/IPV 合并接种)进行了评估。Diaz-Mitoma 等人[410]将 Pentacel+HepB 与液体六联疫苗的三个可选配方进行了比较(12μg 的 PRP-T、3μg 的 PRP-OMP、或 6μg PRP-OMP,分别与 DTaP5/IPV 和 10μg HepB 混合),免疫程序均为 2、4、6 和 12~14 月龄时接种。基于上述研究工作,研发出了 DTaP5/IPV/HepB/Hib 联合疫苗,沿用含 10μg 的 HepB(以改进工艺生产的)和 3μg 的 PRP-OMP 的配方。随后的一项研究将这种 DTaP5/IPV/HepB/Hib 联合疫苗和 PCV7 于 2、4、6 和 15 月龄同时接种或后者推迟一个月接种,同无细胞五联苗 Pentacel+PCV7 于 2、4、6 和 15 月龄与 Engerix-B 在 2、4 和 6 月龄同时接种进行了比较[248,249]。结果显示,所有实验组中白喉抗体水平都很高,但在不接种 PCV7 的试验组更为突出。另外,PCV7 的接种时间对六联苗的抗体应答未造成实质影响,同时接种也没有对肺炎疫苗的抗体应答造成影响。六联苗组分 DTaP、IPV 和 HepB 的抗体应答大于等于按标准免疫程序分开接种的单组分疫苗组抗体应答。所有实验组中 PRP 抗体水平都很高,但各有差别,六联苗组接受初免后抗体水平升幅更高,分别接种单组分疫苗组接种加强剂后 PRP 抗体水平升幅更高。随后的 III 期临床[250-252,411-413]对六联疫苗与同时段其他婴幼儿用苗同时接种时的安全性、免疫原性、批间一致性进行了评价。Marshall 等人比较了在 2、4 和 6 月龄时接种六联苗+PCV13+RotaTeq 与 Pentacel+PCV13+RotaTeq+HepB(2~6 月龄时)的免疫反应,结果显示除了 FHA GMCs 外,六联苗+PCV13+RotaTeq 的免疫应答不劣于对照组(但 FHA 血清阳转率并不劣于对照组)[250]。在 15 月龄时,两组均接种 Daptacel 加 PCV13;六联疫苗组同时接种 PRP-OMP,对照组接种 PRP-T。加强免疫后,以六联苗初免的接种组抗体应答不劣于对照组[250]。另一项美国研究中,Block 等人评估了 3 批六联疫苗的免疫原性和安全性,试验组在 2、4 和 6 月龄时接种 PCV13 和轮状病毒疫苗 RotaTeq,而对照组在 2、4 和 6 月龄时接种 Pentacel 和 PCV13,2 和 6 月龄时接种 HepB;两组受种者均于 15 月龄时接种五联苗 Pentacel+PCV13[251]。婴儿期免疫后,检测结果显示所有批间一致性均符合预期要求,除了 FHA 和 13 价 PCV 血清型中的一个血清型(6B)的 GMC 外,所有抗原的免疫原性非劣效性假设都符合预期(每一种抗原血清应答率的非劣效性都得到了证实)。幼儿使用该联合疫苗加强免疫后,除 PRN GMCs 外,所有抗原均符合非劣效性结果(PRN 血清应答率符合非劣效性)。两组不良反应发生率相似,六联疫苗组与对照组相比发热更常见(47.1% vs 33.2%)。Vesikari 等人评估了六联疫苗与婴护宁六合一 Infanrix hexa 按 2、3、4 和 12 月接种的效果,每组受种者还给予婴儿剂量的 PCV13 和 RotaTeq 及第四剂次的 MMRV[252]。试验组所有抗原免疫应答均不低于对照组,不良反应发生率两组间无显著差异。Silfverdal 等人对六联苗和 Infanrix hexa 分别在 2、4、11~12 月龄接种进行了评估,每一组同时接种了婴儿剂量 PCV13 和 RotaTeq 或 Rotarix 和第三剂次的 PCV13[411]。试验组所有抗原免疫应答均不低于对照组,且第二次接种后 PRP 抗体增长更强。六联苗试验组除了发热(6.4%)和嗜睡(5.8%)比例较高外,两组不良反应发生率相当。Martinon-Torres 等人研究了以混合免疫程序接种后的免疫应答,对出生时接种了 HepB 的西班牙婴儿,2 月龄时给予六联苗+MnC+PCV13+RotaTeq,4 月龄时接种 Pediacel+MnC+PCV13+RotaTeq,6 月龄时接种六联苗和 RotaTeq[412]。结果显示,7 月龄时 98.9% 的受种者血清 HepB 抗体(GMC:1 055mIU/ml)达到保护水平(≥10mIU/ml),100% 获得了 Hib 保护(≥0.15μg/ml,PRP 抗体 GMC:8.0μg/ml)。2 月龄和 6

月龄接种六联疫苗后发热的报告比例比4月龄接种对照组后低（4.9%和4.7% vs 6.3%）。最后，Oliver等人评估了2、3、4月龄接种六联疫苗与PCV13（2和4月龄接种）和MnC-TT或MnC-CRM（3和4月龄接种）联合接种的免疫效果。所有婴儿在12月龄时均接种MnC/Hib疫苗。MnC-TT接种组中，在第1剂、第2剂和加强免疫后，受种者血清杀菌抗体（SBA）效价大于等于1:8的比例均达到100%；MnC-CRM接种组中相应的比例分别为96.4%、99.1%和97.3%。接种3剂六联疫苗后97.8%~100%的受种者PRP抗体浓度≥0.15μg/ml，96.3%~96.8%的受种者HepB抗体水平≥10mIU/ml，所有受种者对D、T和三种脊髓灰质炎病毒血清抗体均达到保护水平[413]。

GSK正在探索研发一种可以对肺炎球菌、未分型流感嗜血杆菌（NTHi）或对两者均有效的广泛保护的疫苗（比如非血清型特异性疫苗）[414-416]。

第一项研究中，疫苗由肺炎球菌组氨酸蛋白三聚体D（PhtD）和/或脱毒肺炎球菌溶血素（dPly），加上明矾或AS02v佐剂系统（由单磷酰脂质A和皂苷QS21制备的水包油乳液），制定了不含蛋白或含有PCV8的两个制剂，评估了65~85岁成人接种1剂或间隔60天接种2剂的免疫效果[414]。AS02v组局部和全身不良反应报告发生率较高，与其他组相比免疫应答更好。另一项研究评估了称为HiP的联合疫苗，成分包含PhtD+NTHi蛋白D（PD）和dPly（dPly）。健康的青壮年被随机分为两组，一组间隔60天接种2剂HepB（作为对照），另一组接种不含或含有AS03佐剂（生育酚和角鲨烯类佐剂，在欧盟批准上市的GSK大流行流感疫苗中使用）的Hip。AS03佐剂组局部和全身不良事件较其他两组更为常见，且在接种第2剂次后，两剂HiP组不良事件的报告发生率高于HepB组。AS03组中GMC最高，且持续时间最长[415]。第三项研究评估了不含佐剂、明矾佐剂或AS02v佐剂PhtD疫苗的免疫效果，青年人（18~45岁）或老年人（≥65岁）接种。AS02v佐剂系统增强了体液和细胞免疫应答，老年人接种AS02v组的抗体应答水平与接种明矾或无佐剂疫苗的青年人组相当[416]。药明生物正在研发一种MnAC/Hib疫苗，以解决中国的脑膜炎球菌感染疾病的流行问题。胡等人将该疫苗与药明生物的MnAC+ActHib分开接种进行了比较，接种对象为6~23月龄或3~5岁儿童[417]。结果显示，联合疫苗安全性和血清保护终点均非劣于分开接种，试验组和对照组血清抗脑膜炎球菌抗体GMTs无显著差异，但PRP抗体水平有差异，两个年龄组均非常高，明显高于对照组（低龄儿童组为20.0μg/ml vs 16.2μg/ml，大龄儿童组为70.7μg/ml vs 45.2μg/ml）。在中国，智飞生物已经取得了同类MnAC/Hib联合疫苗的注册批准，但检索不到研究结果的相关文献[418]。

也有已获许可或正在开发的包含单一抗原的多种血清型联合疫苗。这些潜在的重要联合疫苗，包括人乳头瘤病毒疫苗（见第30章）；三价或四价流感疫苗，包括效力增强型和新给药途径的多价流感疫苗（见第31章和第32章）；多价肺炎球菌疫苗（见第46和第47章）和脑膜炎球菌疫苗（见第38章），特别是逐步取代旧多糖疫苗的多糖结合产品；多价轮状病毒疫苗（见第52章）；四价登革热疫苗（见第17章）。其他研发目标还包括蜱传疾病联合疫苗，虫媒病毒联合疫苗以及其他腹泻病病原的联合疫苗。

联合疫苗使用中的实际问题

选择联合疫苗还是单组分疫苗

美国免疫咨询委员会ACIP在2011年更新的《免疫接种的总体建议》中陈述道："当标明联合疫苗中的任何组分，且其他组分不属于禁忌时，就可以使用经许可的组合疫苗……批准上市的联合疫苗都可以使用，一般优先选择使用联合疫苗而不是分别注射等效的单价组分疫苗"[4]。类似地，红皮书强调："如果注射用联合疫苗已获得上市许可且受种者的年龄适于接种，注射用联合疫苗可替代等效的单价组分疫苗……当受种者已经接受推荐接种了联合疫苗中的某种组分，只要没有使用禁忌，接种含额外抗原的联合疫苗是允许的，这样做可以减少疫苗的接种次数。"[419]

当联合疫苗中含有同次分开接种的单组分疫苗时，接种医生显然更愿意使用联合疫苗。其他情况下（比如，联合疫苗中不含所要接种的相同组分；虽然组分相同，但医生可能要按不同的日程接种一种或者多种组分；患者不需要接种其中一种或更多的组分疫苗，但没有接种禁忌），接种联合疫苗可以接受但未必更可取。

随着去接种门诊需接种的疫苗数量的增加，漏种疫苗的风险也随之增加[420]。因此，使用联合疫苗可能有助于确保及时完成所需疫苗的接种。纽约卫生局工作者报告显示，采用新的DTaP/HepB/IPV联合疫苗后，按时接种疫苗人群比例由原来的84%提高到93%[421]。佐治亚州卫生局工作人员报告，使用联合疫苗后，联合疫苗中所含抗原的接种覆盖率和接种及时性都显著改善[422]。在美国进行的一项大规模卫生保健规划研究发现，使用以 DTaP 为基础的联合疫苗并未改变 DTaP 疫苗的接种及时性，但对所含其他组分疫苗的及时接种有明显的改善[423]。然而这些社会生态学研究，没有一项对有助于解释观察结论的其他混杂因素加以控制。例如，在每个研究中，联合疫苗未含组分的接种及时性也有改善；疫苗接种覆盖率提高可能是由于卫生保健体系、疫苗供应商、或者与疫苗选择无关的受种者行为的改善。

德国一项研究表明，对时间（例如，按出生时间排序）效应进行控制，评估儿童在 3、5 和 15 月龄前分别接种一剂、全部初免或全部免疫接种的比例[424,425]。与单独疫苗组相比，Hib 首次免疫平均年龄提高 0.5 个月，脊髓灰质炎平均年龄提高 0.4 个月，乙肝平均年龄提高 0.9 个月；全程免疫 Hib 平均年龄提高 2.2 个月，脊髓灰质炎平均年龄提高 3.2 个月，乙肝疫苗平均年龄提高 1.4 个月。一项使用 2012 年数据的研究（美国）全国免疫调查发现，24 月龄大的儿童中，使用联合疫苗与不完全免疫系列的可能性降低 60% 有关[426]。正如预期，联合疫苗的使用也被证明可以减少给药时间和相关的劳动力成本[427]。

接种冗余抗原

随着联合了不同抗原的各种疫苗的研发，医生们将越来越多地发现，最简单（也最划算）的选择，将是使用其中含受种者不需要的抗原的联合疫苗，即使该抗原已经按照其推荐量和时间进行了接种。现已知道过于频繁地接种一些抗原导致不良反应增加（例如，白喉类毒素），但这种现象极少。幸运的是，已经证明多数疫苗接种额外剂次后并未导致不良后果，尤其是反应原性较低的 Hib、IPV 和 HepB 疫苗，不会因这些抗原中的任一抗原过量接种产生问题。

联合疫苗的互换

当多个联合疫苗可供使用时，医生会问这些不同厂家的疫苗是否可以互换使用。这个问题对于单组分疫苗来说也很难回答，对多组分联合疫苗给一个确定的答案似乎希望渺茫。例如要考虑进行一项研究，对用于婴幼儿基础免疫的三种 Hib 结合疫苗的互换性进行评估[428]。对三种疫苗和接种三次在理论上可能有的 27 种组合，目前已经评估了 5 种组合。多种多样截然不同的 DTaP、DTaP/Hib、DTaP/Hib/IPV（等）联合疫苗，几乎没有可能对任何特定的替换进行研究。

免疫实施咨询委员会已经认识到某些疫苗可以在其各自的系列中互换：Hib、HepB、Hep A、轮状病毒疫苗和四价流脑多糖结合疫苗[5]。对于不同厂家上市的缺乏互换可能性试验数据的疫苗（例如DTaP[5,429,430]和更新的联合疫苗[5]），免疫实施咨询委员会建议基础免疫应全程使用相同厂家的疫苗。但如果先前使用疫苗的生产厂家不清或在儿童接种时该厂家疫苗缺货，任何适用于儿童接种状况和要求的许可产品均可替代使用。疾病预防控制中心（CDC）指出，"如果儿童符合接种疫苗的条件但后续无法接种相同厂家的疫苗，这不是错失接种一剂无细胞百日咳疫苗机会的理由"[431]。与此相似，加拿大国家疫苗接种咨询委员会（NACI）规定："基于专家的观点和至今得到的有限资料，NACI 推荐当前在加拿大批准上市的 DTaP-IPV/Hib 和 DTaP-IPV 两种联合疫苗产品可以分别在 18 月龄和 4~6 岁加强免疫时互换"[281]。

当今的大型卫生保障组织和政府都是采用招标竞价的方式来采购疫苗，儿童在每次接种时均使用相同疫苗，这种假定是不现实的。在美国，25% 的儿童为了接种各种疫苗至少要见到 2 名不同的卫生保健人员，而且对每个儿童来说纳入公共基金卫生保健计划的平均时间是 10 个月，从而使情况更加复杂。不同的接种人员可能会储备不同厂家的联合疫苗。由于互换疫苗的需求如此频繁，因此，只有明确不同厂家疫苗互换后不会导致意料之外的作用才能令人放心。

临时性联合疫苗

疫苗提供者不应通过在同一个注射器将几种单组分疫苗混合的方式创制临时的联合疫苗，除非有证据证明这种组合的联合疫苗具有稳定性、安全性和免疫原性，且应在疫苗说明书中进行说明。

公共卫生问题考虑

成本问题

不管联合疫苗的采购方是政府、卫生保障组织或其他某些中间商、医生和受种者，必须考虑到经济因素会影响采购决策。显而易见，联合疫苗昂贵的价格或疫苗供应商补偿减少（疫苗接种次数减少的结果）等问题可能会阻碍联合疫苗的使用。虽不太明显但同样重要的是，使用联合疫苗后带来的经济效益，包括简化了疫苗采购、储存、搬运等；劳动力和供应成本的降低；减少了接种剂次，以避免多次注射；当然，还提高了接种疫苗者的满意度且对免疫接种建议的依从性大大增加。

许多新疫苗如 DTaP、Hib 结合疫苗和一些多组分联合疫苗,其生产成本实质上要比 DTwP、OPV 以及一些传统的联合疫苗昂贵。毫无疑问,世界上某些地区对成本的考虑会阻碍一些联合疫苗的使用。以 DTwP 为例,在很多国家本地生产成本很低,而用 DTaP 替换则必须权衡对其他卫生保健开支的影响。其他一些比较昂贵的疫苗(如 HepB 或 Hib),由于使用后带来明显的好处,正在许多发展中国家得到使用。比如,一旦一个国家决定使用 HepB 或 Hib 后,会发现联合疫苗的购买、储存、运输、追踪和接种费用比单组分疫苗更低,因而采购既含有 HepB 或 Hib 又提供诸如 DTP 或 IPV 抗原的联合疫苗。

疫苗接种追踪

可选疫苗种类(包括那些含有多种抗原成分的疫苗)的不断增加满足了儿童期疫苗接种的需求,但也使得接种医生不再可能精确推断出一名新受种者的接种史。美国在 1988 年 3 月立法规定,疫苗接种的医疗记录应该包含疫苗的生产商、接种日期和疫苗批号,其他医生一般不可能查到这些记录。免疫接种登记档案系统(也称为免疫信息系统)是保密的,按人群、按地域收集所有儿童疫苗接种资料的计算机信息化系统。登记档案能够解释那些不确定的疫苗接种史,识别儿童是按期还是延迟接种疫苗,通过到期提醒和接种通告以保证儿童及时进行免疫接种,确认疫苗供应商网站和找出疫苗接种覆盖率较低的地域,为流行病学调查提供基础数据信息。美国 2020 年卫生目标之一是使 6 岁以下儿童参加人群免疫接种档案登记的比例增加到 95%,免疫接种档案被放置在全动态、按人群分类的免疫接种档案中心。截至 2009 年,约有 77% 的 6 岁以下儿童参加了免疫接种档案登记[432],仍需继续努力提高儿童免疫接种档案登记的比例。

利于疫苗接种信息准确方便地录入医疗记录的措施,促进了免疫接种档案登记比例的提高。现在,越来越多的单剂量疫苗包装容器提供了机读条码和/或可放在医疗记录中的可撕贴标签以方便将其附于接种档案。

自 2011 年以来,美国疾病预防控制中心(CDC)和 FDA 一直在朝着使用二维条形码的方向发展,二维条形码比线性条形码能在更小的空间里包含更多的信息[433]。条形码目前只包含疫苗产品识别信息,而二维条形码可以包含疫苗产品识别信息以及批号和有效期,这为显著提高医疗记录的准确性提供了可能。现在在美国分发的许多疫苗都贴上了二维条形码。

总之,联合疫苗极大地改变了疫苗接种操作,特别是在儿童中,允许在不增加相应的接种数量的情况下对越来越多的疾病提供保护,同时保持了疫苗组分的安全性和有效性。

(鱼轲 魏至栋 杨晓明 刘瑶瑶)

本章相关参考资料可在 "ExpertConsult.com" 上查阅。

第16章 巨细胞病毒疫苗

Mark R. Schleiss 和 Stanley A. Plotkin

巨细胞病毒(cytomegalovirus,CMV)为一种普遍存在的β型疱疹病毒,只在人类细胞中复制[1]。免疫力正常人群感染CMV后通常无症状,但在大龄儿童和成人原发感染者中,约有10%会产生嗜异性阴性单核细胞增多症[2-4]。与其他疱疹病毒一样,CMV原发感染后呈潜伏状态,但可以被激活,特别是在免疫抑制情况下,从而导致疾病的发生。典型的感染通常是通过体液接触(血液、尿液、唾液、乳汁)引起。感染无明显的季节性特征。原发感染率较高的人群包括吃母乳期的婴儿[5]、托儿所的幼儿和工作人员[6-8],也包括性活跃的青少年[9-13]。非白种人和社会经济地位较低的人群中血清阳性率较高[14,15]。

从公共卫生的角度来看,CMV带来的最主要影响是宫内感染对胎儿所造成的损伤。最近对已发表的研究综合分析表明,新生儿中先天性CMV感染率为0.64%,尽管该研究也同时指出,感染率可能在不同人群中差异很大[16]。目前估计在美国和欧洲,每年约有60 000个先天性感染病例(表16.1)。非白种人、社会经济地位低、早产和重症监护病房的新生儿是先天性CMV感染的危险因素。新生儿先天性CMV感染率与母体中CMV血清阳性率直接相关。最近正在努力开展的新生儿先天性CMV筛查项目将有助于在未来的研究中,更清晰地了解这种感染的整体分布[17,18]。有趣的是,发展中国家先天性CMV感染率更高,从0.6%到6.1%不等[19,20]。孕期原发感染时,宫内传播的危险性最高。如果妊娠前半程感染病毒,对胎儿产生不良影响的危险性会显著增加[21]。胎盘感染CMV后会干扰滋养层祖细胞的维持和分化,可能减少转运至胎儿的氧和基质,间接导致宫内生长迟缓[22,23]。先天性感染CMV的婴儿,约有10%在出生时会出现疾病的迹象和症状。据报道,这些有症状的婴儿中,40%~90%可产生神经系统后遗症,包括智力迟钝、小头畸形、发育迟缓、癫痫和脑瘫[24-26]。虽然90%的先天感染者在出生时无症状,但其中7%~20%后来会出现永久性后遗症,最常见的是神经性听力受损[27-30]。据估计,每1 000名先天感染CMV的婴儿中,会有170~190名产生永久性后遗症,其中1/3感染者在出生时有症状,2/3无症状(图16.1)[24]。

表16.1 美国和欧洲每年先天性巨细胞病毒感染和发病估计

类别	估计数
每年新生儿数	8 600 000
先天性巨细胞病毒平均感染率	0.7%
感染CMV新生儿总数	60 200
有症状感染数(12.7%)	7 645
死亡病例数(约4%)	306
有后遗症的幸存者数(40%~58%)	3 058~4 434
无症状感染数(87.3%)	52 555
发生后遗症(13.5%)	7 095
出现后遗症或死亡总数	10 459~11 835

资料来源:DOLLARD SC,GROSSE SD,ROSS DS. New estimates of the prevalence of neurological and sensory sequelae and mortality associated with congenital cytomegalovirus infection. Rev Med Virol,2007,17:355-363.

先天性CMV感染对公共卫生的影响很大,但人们对此认识有限[31-33]。这种感染的社会成本是巨大的。20世纪90年代初,据估计美国每年先天性CMV感染相关的疾病负担约为19亿美元。花在每个患儿身上的成本超过30万美元[34]。尽管拥有部分有效的抗病毒治疗手段[35-37],但开发疫苗是预防先天性CMV感染最有前景的策略。有效的疫苗可以预防神经系统后遗症和其他残疾,新生儿可受益终身。一项分析青春期女性常规接种疫苗经济影响的模型研究表明,这种策略具有很高的成本效益[38]。美国科学院医学研究所的一篇报告称开发青少年用CMV疫苗享有1级(即最高级)优先权[39]。预防先天性CMV感染的疫苗最佳接种时间可能取决于疫苗接种人群的年龄相关的血清学阳性率[40]。一些模型表明,对婴幼儿和儿童可能比对青少年进行免疫接种更合适,因为该策略可以通过减少或消除这些儿童尿液和分泌物中的传染性病毒来保护育龄妇女免于感染[41,42]。

除育龄妇女外,其他可从CMV疫苗获益的人群还包括免疫力低下人群,特别是实体器官移植(SOT)和造血干细胞移植(HSCT)者,他们在感染CMV后发病(表现为间质性肺炎、肝炎、肾炎、脑炎、骨髓抑制以及细菌和真菌感染加重)的风险较高[43-50]。接受HSCT的患者中,与造血干细胞供者和自身血清CMV均阴

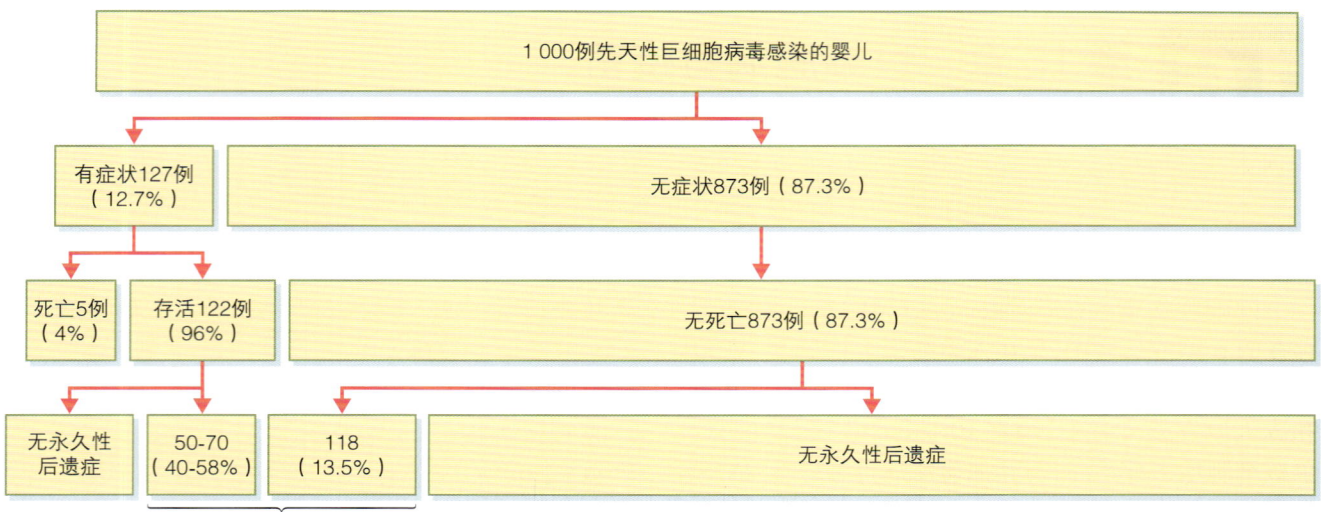

图16.1 美国目前婴幼儿先天性巨细胞病毒（CMV）感染长期后遗症的估计。每1000个先天性感染CMV的婴儿中，170~190个会有永久性后遗症，其中1/3有症状，2/3无症状。（数据来源：DOLLARD SC, GROSSE SD, ROSS DS. New estimates of the prevalence of neurological and sensory sequelae and mortality associated with congenital cytomegalovirus infection. Rev Med Virol, 2007, 17: 355-363.）

性的患者相比，那些自身血清CMV阳性或虽然自身为CMV阴性，但造血干细胞供者为CMV阳性的患者具有更大和持久的风险[47]。SOT接受者也是CMV疾病和移植物排斥反应的高危人群，特别是当血清阴性受者接受来自血清阳性供者器官的时候[43,44,46,48-50]。虽然高活性抗反转录病毒疗法的问世已明显降低了发达国家艾滋病毒（HIV）感染者患CMV疾病的危险[51,52]，但在发展中国家，HIV无法获得有效的治疗，HIV和CMV的相互作用仍然是一个重要问题，特别是垂直传播，因为母亲HIV感染时，发生先天性CMV感染的风险特别高，即使婴儿未感染HIV[53,54]。CMV疫苗在这种地区可能显得尤为重要。最新证据表明，CMV感染可能在动脉粥样硬化、自身免疫性疾病以及恶性肿瘤，尤其是多形胶质母细胞瘤的发病中发挥着一定作用[55]。CMV血清学状况也可能对烧伤、创伤和脓毒症的病程有一定影响[56,57]。CMV血清阳性也被证明会影响B、T和自然杀伤（NK）细胞对流感疫苗的反应[58-60]。最新研究表明CMV感染与免疫衰老有一定关系[61-67]。鉴于此，普及免疫CMV疫苗可能会使所有人群受益，而不仅仅是育龄期妇女和上述特殊人群。

巨细胞病毒免疫相关性：对疫苗设计的指导

先天性CMV感染可以源自原发感染、潜伏感染的再激活或再次感染新毒株。自然免疫预防先天性CMV感染及其后遗症的效果尚不确定。最近一些研究发现孕前有免疫力的妇女中也发生胎儿CMV传播，源自CMV新毒株的再感染[68-73]。这种感染可引起与孕期原发感染所致先天性CMV感染婴儿相同的后遗症。这些观察到的结果使疫苗的设计变得更加复杂并表明：①为获得完全保护，CMV疫苗应能诱导比自然感染更强的免疫应答；②可靠的科学依据显示，即使是CMV血清阳性者仍需接种疫苗，以实现提高免疫力和预防再感染的目标。

尽管存在局限性，但多项研究明确地表明，孕前有免疫力会降低先天性CMV感染的风险和感染后出现后遗症的风险。据估计，已证实在母体原发性感染的情况下，CMV传染给胎儿的比例较高，有报告显示为24%~75%；2007年一项综合分析表明，传播的平均风险约为30%[16]。孕前有免疫力但在孕期再次感染的妇女，其传播率（1%~2%）远低于原发感染[68-71]，但二次感染新毒株和潜伏病毒激活后感染的原因尚未明确[72,73]。至少有两项研究比较了血清阴性和血清阳性孕妇中其胎儿感染CMV的情况，以评估孕前免疫力的保护作用。其中一项研究发现保护率为60%，另一项研究为91%[74,75]。孕前免疫除可以降低胎儿感染风险外，也可降低宫内感染后出现严重后遗症的风险。据报道，原发感染CMV的母亲所生的先天感染CMV的婴儿中，有25%至少出现一种后遗症，而再次感染的母亲所生的婴儿中，这一比例为8%[76]。

CMV 疫苗开发的一个主要障碍是缺乏明确的保护性免疫相关指标。考虑到人 CMV 编码至少 200 个蛋白,病毒大且复杂,免疫控制往往涉及免疫系统多个组成部分不足为奇。一些证据表明抗体在预防先天感染和疾病方面发挥着关键作用。有证据表明抗体对豚鼠 CMV 先天性感染具有保护作用[77-79]。已经证明使用人 CMV 免疫球蛋白(CMV-IG)对实体器官移植受者具有一定价值,其对 CMV 疾病的保护率为 50%[80-87]。抗体在保护早产儿免受产后获得性 CMV 感染方面的重要作用,可通过母体被动免疫 IgG 具有抵抗输血传播病毒的临床效果得到证实[88,89]。高传播风险孕妇接种抗体可对胎儿产生保护作用[90]。Nigro 和同事进行的非对照研究表明,用超免疫球蛋白治疗可显著降低先天性 CMV 感染和疾病[91]。但 Revello 和同事进行的一个 IIB 期随机双盲研究(CHIP 研究)发现,与生理盐水相比,CMV 超免疫球蛋白对原发感染孕妇将病毒传播给胎儿的影响无统计学意义[92,93]。国立卫生研究院(NIH)支持的一个多中心研究目前正在进行中,旨在澄清被动 CMV 免疫球蛋白对原发感染孕妇将病毒传播给胎儿的影响[94]。推断 CMV 超免球蛋白对感染胎儿的预防效果在一定程度上是由胎盘胎儿接合部位介导的[95-97]。Nigro 研究中超声检查表明,与未接受治疗的对照组相比,用超免疫球蛋白治疗可维持正常的胎盘大小和结构,且胎盘组织学也更为正常[98,99]。最后,如下面所述,临床研究发现糖蛋白 B(gB)疫苗可保护妇女和实体器官移植受者免受感染,为抗体介导的保护提供了额外支持性证据。

直到最近,CMV 中和抗体一直在实验室检测,基于它们预防人成纤维细胞感染 CMV 的能力来衡量。2005 年 Wang 和 Shenk 证明 CMV 感染上皮细胞的能力取决于是否存在完整的编码蛋白 UL128~131 的基因,该基因通常在成纤维细胞中经多次传代后的病毒株中发生缺失或突变[100]。此外,这些蛋白质与病毒的 gH 和 gL 糖蛋白可形成五聚体复合物(PC)。尽管 gH/gL 蛋白能够诱导中和抗体,但疫苗配方中加入 UL128~131 亚单位后可提高中和作用[101-103]。许多实验室的研究表明,上皮细胞表面的病毒中和作用需要抗 CMV-PC 抗体(如下所述;见表 16.2)。最近通过一系列去除表面蛋白抗体的方法对 CMV 超免疫球蛋白的病毒中和特性进行的一项分析表明,主要的中和抗体反应为针对 PC 的反应,表明抗 gB 抗体对 CMV 的中和特性的贡献在早期研究中可能被高估[104]。在意大利帕维亚的研究表明,早期出现抗 PC 抗体与预防原发性 CMV 感染妇女经胎盘传播病毒有关,而 gB 抗体则没有保护作用[105]。

表 16.2 可用作亚单位疫苗的 CMV 编码的蛋白

CMV 基因产物	宿主免疫应答
膜糖蛋白	
gB	中和抗体主要靶标,也是 CTL 的靶标
gH/gL	中和抗体主要靶标;CTL 靶标
gH,gL,UL128-131(PC)	病毒包膜上 gH/gL/UL128/UL130/UL131 的 PC,中和抗体靶标;抗体可中和上皮和内皮细胞表面感染的 CMV
gM/gN	中和抗体应答靶标
结构蛋白	
pp65	CTL 主要靶标;非中和性抗体应答的靶标
pp150,pp28	CTL 和非中和抗体应答靶标
pp50	CTL 靶标
pp71,pp52	非中和抗体应答靶标
非结构蛋白	
IE1	CTL 的重要目标;非中和性抗体应答的靶标

注:CMV:巨细胞病毒;CTL:细胞毒性 T 细胞;IE1:即刻-早期抗原 1;PC:五聚体。

虽然抗体对于保护作用非常重要,但细胞免疫应答对控制 CMV 感染也很重要。多年的研究表明,在器官移植中宿主细胞免疫力的恢复与免于 CMV 疾病明显相关[106-111]。对病毒致敏的 CD4⁻ 细胞是解决先天性 CMV 感染患儿持续排毒的问题所必需的[112],且在受感染并可将病毒传播给胎儿的母亲中,已观察到 CMV 特异性 CD4⁺T 细胞应答产生延迟[113]。CD8⁺ 细胞毒性 T(CTL)细胞对 CMV 免疫也很重要,特别是针对那些以 CMV 被膜磷蛋白 pp65 为主要靶点的 CTL。其证据是在骨髓移植后,将 pp65 特异性和混合性 CTL 细胞过继转移给骨髓移植受者,可防止 CMV 疾病的发生[106,114,115]。引人注目的是,在有先天性感染,但出生后并未出现播散性疾病的患儿中,也发现了 CMV 特异性 CD8⁺ 细胞[116,117],尽管这些婴儿中的 T 细胞反应,在发生率和功能上都低于成人[118]。对保护性有重要作用的 CD8⁺ 细胞,其主要靶标是即刻早期抗原 1(IE1)和上述提到的被膜蛋白 pp65[119-121]。其他 CMV 蛋白编码的 T 细胞表位也可能是产生最佳 T-细胞介导的保护作用所必需的,并可用于未来的亚单位疫苗设计[122-124]。

表 16.2 列举了一些在正常的血清学阳性宿主中可诱导中和抗体、非中和抗体和细胞免疫(特别是 CTL)的 CMV 蛋白。其中许多候选 CMV 疫苗正在临床试验中进行评估(如下)。

临床试验阶段的疫苗

近年来,越来越多的 CMV 候选疫苗正在进行人体临床试验。相关的综述介绍了 CMV 疫苗开发的历史[125]。候选疫苗见表 16.3,并在下面有详细介绍。这些疫苗大致可分为三类:减毒活疫苗、基于重组蛋白和多肽的亚单位疫苗以及通过各种表达技术表达不同 CMV 关键免疫原组合的载体疫苗。以下各节将对这些类别进行分别介绍。

减毒活疫苗

CMV 疫苗研发的第一种方法是使用组织培养的减毒活病毒株。Elek 和 Stern[126]最初利用实验室 AD-169 株对正常成人进行免疫接种,但该毒株没有得到进一步研发。Plotkin 和同事[127]从一名先天感染的婴儿分离到 Towne 株,在人胚胎成纤维细胞传至 125 代,再通过三次蚀斑克隆纯化,制备了一些 128 代的病毒液用于疫苗临床试验[128-130]。最初的临床试验是在健康成人志愿者中开展[131,132]。这些研究疫苗采用皮下注射或肌内注射方式接种,结果血清阳转率接近 100%(图 16.2),但鼻腔接种却没有取得成功。接种后第 2 周会出现局部反应,包括红斑和硬结,持续大约 1 周,但未见全身反应。令人惊讶的是,咽部或尿液没有检测到排毒,血液也没有培养到病毒,常规实验室检验结果也没有异常。随后的研究表明,在接种 Towne 疫苗的成年女性儿科护士中,抗体可至少维持数年[133]。

在 Towne 疫苗的研究中,淋巴细胞增殖试验结果显示疫苗可诱导对 CMV 抗原的致敏作用,也可产生针对 CMV 感染细胞的 $CD8^+$ 细胞介导的人白细胞抗原(HLA)限制性细胞毒性作用[134,135]。因此 Towne 病毒株既可诱导细胞免疫,也可诱导体液免疫[136]。但通过对淋巴细胞亚群进行分类检测,没有发现抑制细胞增加,也未发现辅助细胞和抑制细胞比例出现降低,而这些是急性 CMV 感染疾病的特点[137]。Jacobson 等[138]研究 Towne 疫苗的细胞免疫应答发现,所有接种对象都产生了 $CD4^+$ 和 $CD8^+$ 介导的免疫反应,但在 12 个月后免疫应答水平出现下降,特别是对 pp65 蛋白的免疫应答。

在其他相关的研究中,对疫苗接种者血清中病毒早期抗原(early antigen,EA)和即刻早期抗原(immediate early antigen,IEA)的抗体进行了检测[139,140]。这些蛋白不存在于病毒颗粒中,只在病毒复制过程中合成。对血清学、组织活检和聚合酶链反应(PCR)的研究表明,接种 Towne 疫苗株可在接种部位产生无效感染,在一定范围内刺激产生与自然感染类似的抗体和细胞免疫应答,包括迟发型超敏反应。但免疫应答水平低于自然感染,可能是由于疫苗接种后没有病毒排出,或由于未出现全身反应[141]。

在器官移植患者中的疫苗效力

血清阴性者接受血清阳性者的肾脏移植所致的 CMV 发病率和死亡率都很高,由此可以评估 Towne 疫苗的效力[142-144]。疫苗的耐受性得到证明后,在 Pennsylvania 大学医院和 Minnesota 大学医院对肾移植者进行了双盲对照试验。将血清学阴性患者随机分组,在移植前皮下接种疫苗或安慰剂。肾移植术后,由对患者免疫状况不知情的第三方来进行临床观察、病毒学和血清学检测,并对 CMV 相关疾病的严重程度评分[145-147]。是根据以下症状或表现对 CMV 疾病进行评分:①发热;②实验室检查异常,包括白细胞减少和血小板减少;③肝炎;④肺炎;⑤胃肠道出血或溃疡;⑥中枢神经系统变化,包括嗜睡、麻痹或昏迷;⑦肾功能不全;⑧关节炎;⑨继发感染;⑩死亡[147]。尽管诱导的抗体和细胞免疫应答水平相对较低,但疫苗似乎可预防 CMV 引起的严重疾病,其保护作用与先前的自然感染相似。另有两项对肾移植患者的研究得出相同的结论,其中一项为多中心研究[148,149]。在双盲、随机、安慰剂对照的多中心试验中,接种疫苗后可显著降低 CMV 感染重症发病率,对照组发病

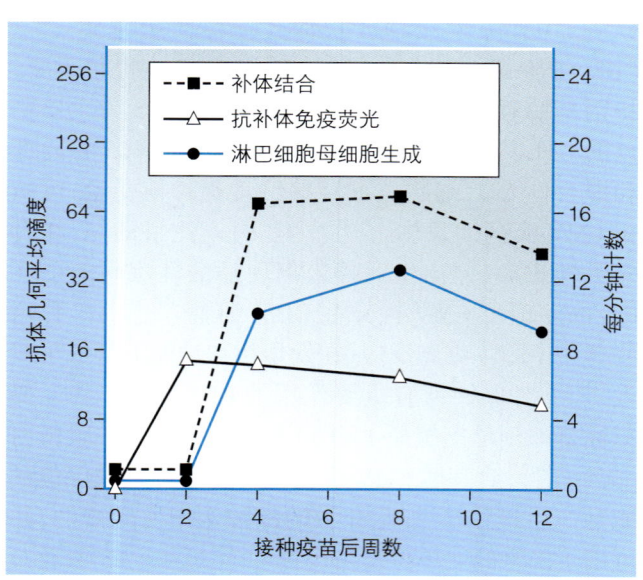

图 16.2 CMV 减毒活疫苗 Towne 株接种后的典型免疫应答:结果显示诱导出补体结合抗体、抗补体免疫荧光抗体和 CMV 特异性转化反应。

注:CPM:每分钟计数;GMT:抗体几何平均滴度。

表16.3 正在进行临床试验评价的巨细胞病毒疫苗

减毒和灭活病毒疫苗	
AD169疫苗	• 血清阴性者接种可诱导CMV特异性抗体 • 注射部位和全身反应明显
Towne疫苗(±rhIL12)	• 诱导体液免疫和细胞免疫应答 • 良好的安全性,没有证据显示接种后病毒潜伏感染或排毒 • 在肾移植受者中可减轻CMV疾病,但不能减低病毒感染 • I期研究显示,与重组IL-12合用可增强免疫原性
Toledo和Towne的嵌合疫苗	• 安全性良好,没有证据表明在血清学阳性者中会出现病毒潜伏感染或排毒 • 与HCMV Toledo株相比,毒力减弱 • 缺少有关效力的数据,对血清阴性者的研究正在进行中
亚单位疫苗	
糖蛋白B(CHO细胞表达)/MF59佐剂(赛诺菲)/AS01佐剂(GSK)	• 安全性良好 • 诱导高滴度中和抗体和较强的细胞免疫应答,在血清学阳性受试者中可增强体液免疫应答(gB/MF59) • 在年轻女性中可预防原发感染,在实体器官移植患者中可预防CMV疾病(gB/MF59) • gB/AS01疫苗在I期试验中证实了安全性和免疫原性,但没有效力资料
PADRE-pp65-CMV和Tet-pp65-CMV融合肽疫苗(含有或不含CpG DNA佐剂)	• 由pp65抗原的CTL表位构建脂化融合肽 • 结合到一个合成的pan-DR表位肽或Tet表位 • 正在进行I期临床研究
eVLP疫苗	
eVLP-gB疫苗(HEK细胞)±铝佐剂	• MMLV gag与gB共转染形成eVLP • 胞外结构域与VSV G蛋白的跨膜和胞质结构域融合 • 目前正在进行I期临床研究
载体疫苗	
糖蛋白B/金丝雀病毒载体	• 安全性良好 • 免疫原性欠佳 • 与Towne疫苗结合使用有"初免-加强"效应
Pp65(U83)/金丝雀病毒载体	• 安全性良好 • 诱导较强的抗体和细胞介导免疫应答
gB/pp65/IE1三价DNA疫苗;gB/pp65二价DNA疫苗	• DNA疫苗,佐剂为polyxamer和苯扎氯铵 • 二价疫苗gB/pp65在造血干细胞移植受者的II期临床研究显示对CMV疾病有作用 • 二价疫苗gB/pp65正在造血干细胞移植受者进行III期临床研究 • 三价疫苗与Towne疫苗一起进行了"初免-加强"策略评估
gB/pp65/IE1甲病毒复制子三价疫苗	• 利用复制缺陷型甲病毒技术进行工程设计 • 产生病毒样复制子颗粒 • 最近报告了I期临床研究 • 诱导中和抗体和细胞介导免疫应答
gB/pp65 LCMV二价疫苗	• 用LCMV主干做载体 • LCMV GP基因被GB pp65取代 • 病毒失能,单轮复制 • 无抗载体免疫(可以加强) • 病毒中和抗体,细胞免疫反应($CD4^+$,$CD8^+$)

CMV:巨细胞病毒;CpG:磷酸胞嘧啶鸟嘌呤;CTL:细胞毒性T细胞;HCMV:人巨细胞病毒;IE1:即刻早期抗原1;IL:白细胞介素;LCMV:淋巴细胞性脉络膜脑膜炎病毒;rhIL:重组人白细胞介素;IL:白细胞介素。

率为17%，而接种疫苗组为0%（$P<0.03$）[148]。因此，Towne疫苗可保护血清阴性者免受CMV感染。在接种者后期排毒毒株的分析确认这一结果。值得注意的是，没有证据表明任何Towne疫苗接种者出现排毒；这一点已通过在Towne疫苗研究中受试者身上的病毒株检查得到证实。DNA限制性核酸内切酶分析表明，接受血清阳性供者肾移植的患者如果出现排毒，其毒株为供者肾脏内的潜伏病毒，在移植后被激活，而不是疫苗病毒株。

免疫功能正常者接种Towne疫苗后的病毒攻击研究

在疫苗的安全性和效力得到证实之后，研究者为居住在封闭社区的血清学阴性天主教牧师志愿者接种Tonwe疫苗，随后对他们进行人为的病毒攻击试验，观察他们是否得到保护。一年后，他们与未曾接种疫苗且血清学阴性者、经自然感染血清学阳性牧师一起，皮下注射不同剂量的与Towne株无关的减毒的CMV野毒株（Toledo）（图16.3为Towne株和Toledo株基因组结构的比较）。尽管随后的分子研究表明，Toledo株不是一个真正的野毒株，因为它包含一个基因组反转和一个突变，从而不能合成完整的UL128（PC亚单位）[150]，接种剂量为1 000个蚀斑形成单位（PFU）可引起发病，即使在自然感染的血清阳性者中也不例外，因此，未在其他组采用这一攻击剂量[151]。接种剂量为100PFU，可在血清学阴性者中引发轻度传染性单核细胞增多症（mid infectious mononucleosis syndrome），并伴有病毒排出，但自然感染血清阳性者没有无症状[152]。接种过疫苗的人可抵抗100PFU病毒的攻击，但约有一半的人出现无症状的一过性排毒。接种剂量为10PFU，血清阴性者感染CMV并出现症状，而接种疫苗者和血清阳性者可抵抗攻毒感染。因此，正常人接种疫苗可抵抗人为的经肠道外病毒攻击，但保护效果比自然感染者差。

尽管有证据表明Towne疫苗可预防肠道外病毒感染，但另一个研究发现疫苗不能预防血清学阴性母亲接触排毒期儿童引发的感染，而自然感染后血清阳性的妇女则可受到保护[75]。这个对照研究发现，与接种安慰剂的血清阴性母亲相比，接种Towne疫苗母亲的感染率没有下降。作者推测，接种Towne疫苗的中和抗体滴度比自然感染的要低20倍，这可能是免疫失败的原因。感染途径可能也发挥一定作用，因为这些年轻女性可能接触感染性体液（尿液、唾液）后黏膜表面发生CMV感染，而Toledo疫苗攻毒研究中的接种途径为肠外途径。

提高Towne疫苗免疫原性的策略

多项旨在提高Towne疫苗免疫原性的策略正在

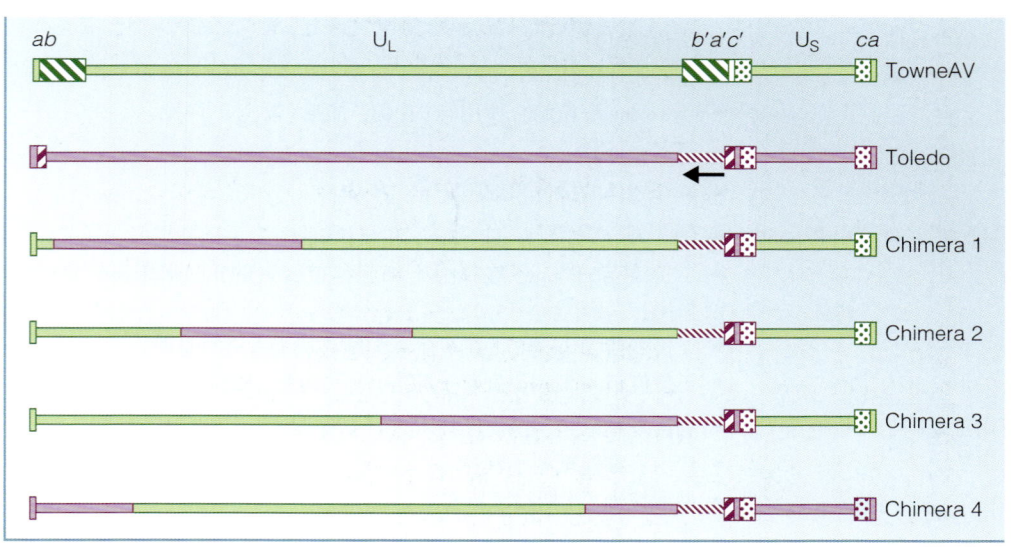

图16.3 巨细胞病毒（CMV）Towne株、Toledo株以及4种目前正在进行临床试验的候选减毒活嵌合疫苗株的基因组结构。

本处列出的是通过Towne和Toledo亲本株重组产生的代表性嵌合株的示意图。图中展示了Towne株（绿色）和Toledo株（粉红色）的每个嵌合基因组的特异区域。图中展示了基因组UL/b'、独特的长区（UL）、独特的短区（US）以及重复区（ab, b'a'c', ca）。（资料来源：HEINEMAN TC, SCHLEISS M, BERNSTEIN DI, et al. A phase 1 study of 4 live recombinant human cytomegalovirus Towne/Toledo chimeric vaccines. J Infect Dis, 2006, 193：1350-1360.）

探讨中。策略之一是将 Towne 疫苗与重组人 IL-12（rhIL-12）同时接种。对含 rhIL-12 佐剂 Towne 疫苗的免疫原性和安全性已在血清 CMV 阴性的健康志愿者中进行了剂量递增、随机的Ⅰ期临床试验[153]。rhIL-12 的佐剂效应与剂量相关性抗体滴度峰值提高和 $CD4^+T$ 细胞增殖反应有关。最高剂量为 2μg 含有 rhIL-12 的疫苗具有良好的耐受性，而且全血 CMV DNA 的 PCR 检测和尿 CMV 培养结果表明，与 rhIL-12 同时使用并没有导致 Towne 株的持续排毒。

在另一个旨在提高 Towne 疫苗免疫原性的策略中，采用一种 CMV DNA 疫苗（更多细节见下一章）VCL-CT02 进行初免，以诱导再次接种 Towne 疫苗的记忆性免疫应答。VCL-CT02 疫苗含有从 AD169 株克隆的 3 个基因 pp65、IE1 和 gB，该疫苗和 Towne 疫苗一起接种后攻毒的保护效果已在一系列对血清 CMV 阴性健康志愿者的Ⅰ期临床试验中进行了评价[154]。对于接种 Towne 疫苗后出现 pp65 T 细胞应答和 gB 抗体应答的中位时间，在 CMV DNA 疫苗为初免的人群中为 14 天，而在仅接种 Towne 疫苗的对照人群中为 28 天，这表明以 DNA 疫苗进行初免可以更快地诱导抗原特异性免疫应答。因此，接种 VCL-CT02 是一种安全的初免策略，可在接种 Towne 疫苗后产生记忆性免疫应答。采用 Towne 疫苗进行加强免疫后，所有接种对象尿液 CMV 培养结果均为阴性。在小鼠进行的 DNA 疫苗初免、Towne 疫苗加免的临床前研究通过检测干扰素（IFN）-γ 证明，初免可显著增强 T 细胞对 gB、pp65 和 IE1 的免疫反应[155]。

Towne/Toledo 嵌合疫苗

MedImmune（原名为 Aviron）研究机构的科学家发现，Towne 疫苗部分变种在其基因组的特定部分存在基因缺失（~13.5kb），被称为 ULb 区[156,157]。所有临床分离株的低传代株都有这一区域，至少包含 17 个基因，而 Towne 株没有发现这些基因。最近研究发现其中一些基因产物是宿主免疫应答、潜伏感染和致病机制的重要靶标[158,159]。Towne 株与临床分离株基因组的另一个差异是，Towne UL130 基因编码序列中存在一个突变，该突变导致不能合成功能性的 UL130 蛋白（PC160 的组成部分）[160]：该突变可能在 Towne 株减毒的过程中发挥作用。根据这些结果，推测在 Towne 株背景下恢复 Toledo-ULb′ 序列可能会产生一个或多个编码蛋白的基因，增加 Towne 株在体内的复制和免疫原性，从而产生更有效的疫苗。为解决这个问题，已经研制出 Towne 和 Toledo 低代毒株的 4 个重组突变体，在病毒的突变株中，Towne 株的不同区段被 Toledo 株的相似的序列所取代（图 16.3）[161]。最初在血清学阳性者中进行了重组疫苗的安全性和免疫原性的Ⅰ期临床试验。这些重组疫苗具有良好的耐受性，但不具有免疫原性。在最初的Ⅰ期临床试验中，血清学阳性者中免疫应答没有增强，可能会对血清学阳性者（或潜在的垂直传播）再次感染新毒株的保护作用产生影响。撇开这个理论上的缺点不谈，之后在血清学阴性者中进行这些嵌合疫苗的研究着重于了解各个重组疫苗在安全性和免疫原性方面的差别，将这些发现与遗传标记联系起来，可能有助于了解病毒基因变异对免疫应答和致病性的影响。Virginia Commonwealth 大学的 Adler 及其同事在血清 CMV 阴性健康男性中进行的嵌合疫苗的研究（NCT01195571, clinicaltrials.gov）已经发表[162]。所有这些嵌合疫苗安全性好，接种后没有出现排毒现象，再次证明了疫苗的安全性。特别是所有嵌合疫苗病毒在 UL128 都存在变异，推测这导致病毒不能产生功能性 PC。该变异对免疫原性和保护作用的影响需要进一步研究。

复制缺陷型病毒疫苗

最近，默克公司的 Tong-Ming Fu 和同事们在健康成人中对候选疫苗 V160 进行了随机、双盲、安慰剂对照、剂量递增的临床研究[162-165]。研究人员将 UL128/UL130/UL131 蛋白的基因插入到 CMV AD169 株的基因组中，可形成一个功能性 PC，目的是在上皮-内皮细胞界面诱导中和病毒感染性的高滴度抗体。此外，它还将两个 CMV 基因产物 UL51 和 IE1/2 链接，使 FK506 结合蛋白 ddFKBP 的结构域失去稳定性，在这个过程中，蛋白的稳定性取决于是否存在小分子屏蔽体 1（Shld 1）。因此只有通过稳定地转染提供 Shld 1 时，才能在细胞培养中形成病毒子代，这样可以生产复制缺陷型候选疫苗。因为 Shld 1 是一种合成配体，它不存在于任何自然生物系统中[166]，而且它只能在人类宿主中复制一个循环，因此所产生的病毒对于人类来说是安全的，但作为疫苗，其在理论上可诱导所有 CMV 相关抗原的免疫应答。临床前的动物试验表明，除了可诱导针对 PC 的高滴度抗体外，这种疫苗还可诱导细胞免疫反应。目前，Ⅰ期研究正在进行中（NCT01986010, clinicaltrials.gov）。

亚单位疫苗

糖蛋白 B 疫苗

迄今为止，在 CMV 疫苗试验中使用的纯化蛋白亚单位疫苗主要由可诱导病毒中和抗体的CMV病毒粒子外膜糖蛋白组成（表16.2）。多数糖蛋白存在于包膜中，但最受关注的是B型糖蛋白（gB）（因其与单纯疱疹病毒gB蛋白类似而得名）。所有血清阳性者都有gB抗体[167,168]。这些类似于gB的糖蛋白均从感染CMV豚鼠的细胞裂解物中纯化，和/或通过多种重组方法表达，且在母鼠怀孕前接种，随后在妊娠期攻毒，可使幼崽得到保护[169-172]。最初，gB蛋白是通过免疫亲和层析法从病毒中纯化获得，接种动物和人均可诱导产生中和抗体[173-176]。后来，通过将gB基因插入到多个表达载体，在体外进行蛋白表达和纯化。Chiron公司（被Novartis收购，之后又被GSK收购）的Spaete及其同事在中国仓鼠卵巢（CHO）细胞中表达了截短的gB蛋白[177]，经工程化后，可通过截短的未裂解多肽的形式分泌到细胞上清中。这种纯化蛋白已与水包油乳剂（称为MF59佐剂）结合，进行了临床试验。关于使用gB疫苗的最初报告来自一项在成人中进行的随机、双盲、安慰剂对照的I期临床试验，在这项试验中，gB与MF59或铝佐剂结合使用，免疫程序为0、1、6月[178]。接种第3剂疫苗后2周，检测gB特异性抗体水平和全病毒中和活性，发现其水平高于血清阳性对照组。含MF59佐剂的gB比含铝佐剂的gB免疫原性更好。疫苗的最佳免疫剂量为5~30µg。这项研究中的一个亚组在12月时接种了第4剂疫苗，中和抗体的GMT从26增加到113，尽管1年后降至57[178]。随后在95名血清CMV阴性的成人志愿者中进行了一项I期临床研究，以进一步评估抗原剂量和免疫程序[179]。该研究比较了gB-MF59的5µg与30µg两个剂量组，三剂次的程序分别为0、1、2月，0、1、4月或0、1、6月。结果显示，两个剂量组中的抗体无显著差异，但按0、1、6月程序接种的疫苗诱导的抗体滴度最高。随后在幼儿中也进行了重组gB疫苗的免疫原性和安全性研究[180]。15名儿童（12~35月龄）分别于0、1和6月接种3剂20µg疫苗后，产生的抗体应答水平高于自然感染的成人，且显著高于在其他研究中接种3剂相同疫苗的成人。在许多gB/MF59疫苗临床研究的接种者中，既可诱导产生黏膜IgG，也可诱导产生分泌型IgA抗体。接种者存在IgG抗体与血清中和抗体滴度高于1∶64有关[181]。

因为抗gB/MF59免疫应答针对的是CMV Towne株编码的gB序列，理论上讲这种疫苗诱导的抗体可能无法交叉中和临床分离的CMV株，而这些分离株在关键的gB表位可能编码不同的氨基酸序列。但这种担心似乎没有依据，因为接种者血清具有广谱交叉中和CMV临床分离株的能力[182]。此外，疫苗株中gB序列和结构的修饰似乎并没有影响gB免疫应答的可靠性，因为接种gB/MF59疫苗者的抗体可识别蛋白的主要中和区[183]。接种者产生抗体的亲和力与自然感染产生抗体的亲和力不相上下[184]。疫苗接种者还对gB的AD-2表位有抗体反应，这是抗体介导中和反应的一个重要表位，与自然血清阳性者相似[185]。近期对gB融合后构象的研究有助于更好地理解抗体介导的中和机制[186]。

Pass及其同事最近报告了在亚拉巴马州伯明翰大学进行评估gB/MF59疫苗免疫效果的II期临床试验结果。这项试验是在青少年和青年女性中进行，受试人群在怀孕期间感染CMV的风险较高，年化血清阳转率为7.8%[74]。该研究是一项随机、双盲、安慰剂对照试验，受试对象为血清学阴性的育龄妇女，其中21%育有一个13~36月龄的孩子。疫苗（20µg，含MF59佐剂）和安慰剂的接种程序为0、1、6月[187]。研究报告的主要终点是原发性CMV的感染时间，采用吸附gB的CMV IgG确定血清阳转率[188]。采用病毒培养或免疫印迹法，在接种疫苗组的225名受试者中发现18例（8%）原发性感染，相比之下，安慰剂对照组216名受试者中有31例（14%）原发性感染，疫苗效力为50%（95% CI, 7%-73%）。疫苗保护效果持久性似乎有点短暂，具有明显保护效果的时间大约为18个月，此段期间可检测到疫苗诱导的gB抗体。从本研究中获得的有关疫苗对先天性CMV感染影响的信息有限。疫苗组中母亲所生的81名婴儿中有1名（1%）出现先天性CMV感染，而安慰剂对照组中母亲所生的97名婴儿中有3名（3%），其中包括一例症状严重的先天性CMV感染。但因样本量太小，无法对预防先天性CMV感染的效果下结论。最近报道的另一项在血清阴性青少年女性进行的gB/MF59研究中发现，保护效力略低于之前Pass的研究。在这项研究中，完成三剂免疫程序后（164人接种疫苗，170人接种安慰剂），安慰剂组和疫苗组分别有18例和11例CMV感染，按意向治疗分析效力为38%（95% CI, −31-72; P=0.20）[189]。

除了血清CMV阴性人群外，在已经感染CMV的人群中也评价了gB/MF59疫苗潜在的免疫应答增强效果。在最近的一项研究中，为120名血清学阳性妇女接种了3剂gB/MF59疫苗（0、1、6月），结果表明CMV特异性抗体（ELISA和中和抗体滴度检测）和$CD4^+$T细胞应答水平均明显提高[190]。CMV感染者中抗体和T细胞应答水平得到加强，这可能对为血清学阳性妇女接种疫苗有所启发。在美国，75%的先天性CMV感染是因孕妇反复感染所致[191]，因此这些数据表明,为血清阳性人群接种疫苗有可能成为预防CMV再感染和先天感染的重要策略。

gB/MF59潜在价值的进一步证据来自最近在实体器官移植受者中进行的Ⅱ期安慰剂对照的临床研究[192]。通过对70名血清阴性和70名血清阳性的等待肾或肝移植患者随机接种gB/MF59佐剂疫苗（20μg,0、1、6月）或安慰剂,结果发现在血清阴性移植受者中诱导出了gB特异性抗体和中和抗体滴度,且得到显著加强。患者接受移植后,比较了各组CMV感染者中出现病毒血症的数量、持续时间以及抗病毒药物（更昔洛韦）治疗总天数。结果非常令人吃惊,特别是接受血清阳性供者器官的阴性受试者中,病毒血症的持续时间和更昔洛韦治疗总天数均明显减少（图16.4）。只有一名患者（安慰剂组）发生CMV感染引起的终末器官病,因此无法评估疫苗接种对CMV疾病发展的疗效。gB抗体滴度与血清病毒中和活性直接相关,而与病毒血症持续时间呈负相关。这些结果提示,gB亚单位疫苗不仅可预防或改善先天性CMV感染,还能减少实体器官移植后的CMV疾病。

之前的Ⅰ期临床试验对重组gB疫苗的其他配方进行了评估。GSK开发出一种分泌型、未分离的CMV-gB,其与一部分单纯疱疹病毒-2 gD蛋白融合后加入佐剂AS01,并对其免疫原性和安全性进行了评估（NCT00435396,clinicaltrials.gov）。该GB/AS01疫苗,命名为GSK1492903A,接种后可诱导病毒中和抗体反应和CD4⁺T细胞反应,产生的中和抗体维持时间比之前gB-MF59得更长[125]。其他基于合成Toll样受体(TLR)4激动剂的重组gB佐剂疫苗也进行了临床前研究评估,但尚未进入人体试验[193]。

肽疫苗

另一种进行临床试验评估的亚单位疫苗是肽疫

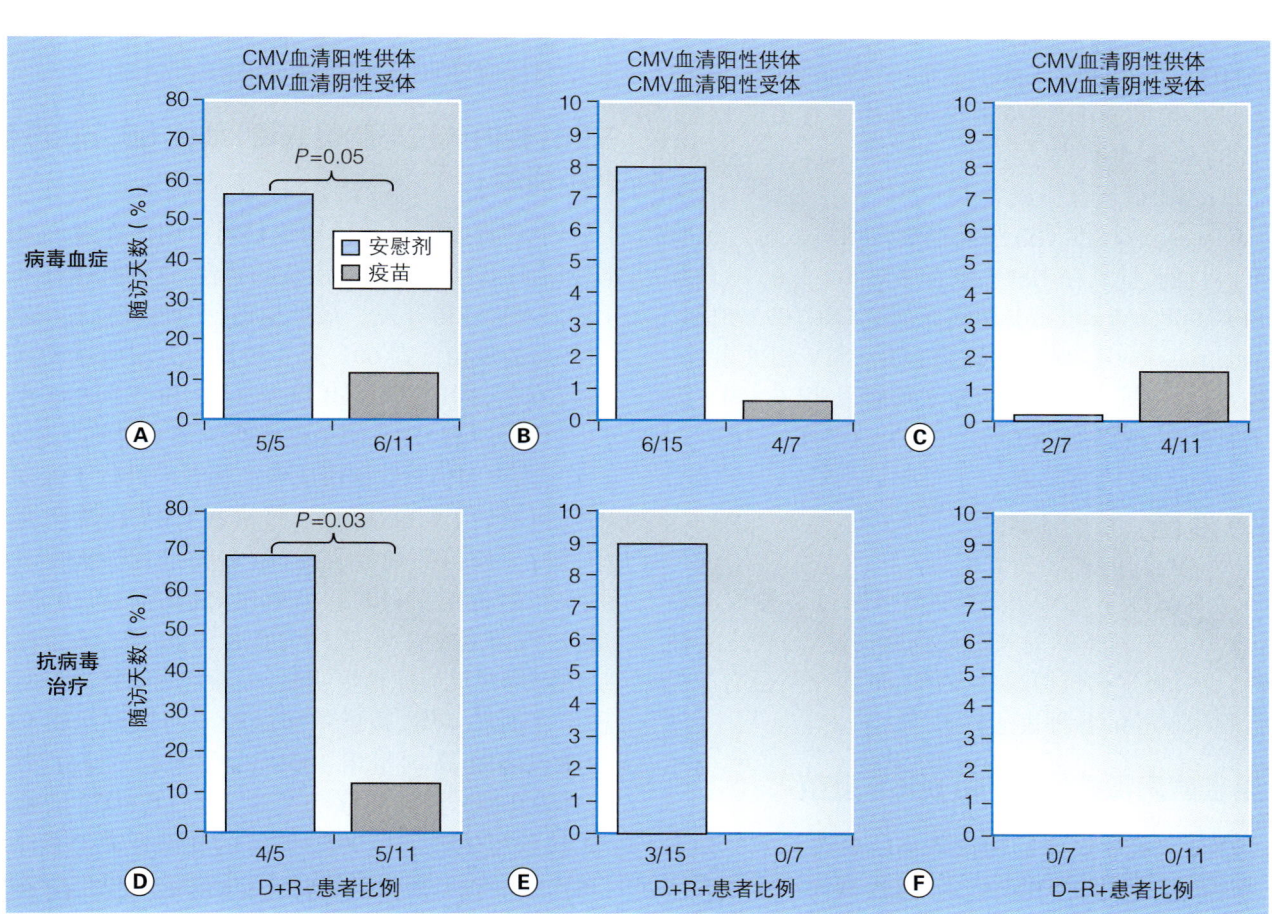

图16.4　gB/MF59疫苗对肾、肝移植患者的影响。
三组（A至C组）有CMV感染风险的患者出现病毒血症的天数比例（D+R-、D+R+,或D-R+）或需要抗病毒治疗（D至F组）的天数比例。病毒血症或需要抗病毒治疗的患者总数显示在各栏下方。D+R-组重组gB疫苗对两个终点都有统计学显著性的影响。D-,CMV血清阴性供体;D+,CMV血清阳性供体;R-,CMV血清阴性受体;R+,CMV血清阳性受体（数据来自:GRIFFITHS PD,STANTON A,MCCARRELL E,et al. A randomised placebo controlled pharmacodynamic trial of cytomegalovirus glycoprotein B vaccine with MF59 adjuvant in transplant patients. Lancet,2011,377:1256-1263.）

苗，其是基于鉴定 CMV 蛋白组中 T 细胞免疫应答的关键免疫原性序列。加州 HOPE 城 Beckman 研究所已经开发出一种肽疫苗，可诱导 CTL，正在进行 I 期临床研究评估（NCT00712634,clinicaltrials.gov）。构建多个 pp65 CTL 表位脂化融合肽，并与合成的 pan-DR 抗原表位肽（PADRE）或几个破伤风 T（H）表位连接[194,195]。这些表位覆盖白种人中最普遍的 HLA 等位基因，在 HLA A*0201/K（b）转基因小鼠中可诱导强大的细胞毒性细胞免疫应答。临床前研究表明，这些融合肽用生理盐水溶解并通过皮下或鼻内途径给药时具有免疫原性[196]。在融合肽中添加含 CpG 的单链 DNA（CpG7909；单链寡核苷核）可显著上调上述两种接种途径的免疫识别功能[197]。在 18~55 岁的血清阴性和阳性人群中，进行了一项含或不含 CpG 7909 DNA 佐剂的 PADRE-CMV 融合肽疫苗的 I 期临床试验[197]，结果表明可引起疫苗诱导的 pp65-特异性 T 细胞增殖，特别是在接种含佐剂疫苗的人群中[198]。近期一项 Ib 期临床研究（NCT 01588015,clinicaltrials.gov）证明了含佐剂 Tet-pp65 融合肽疫苗的安全性，疫苗接种者中没有出现 HSCT 相关的不良事件增加[199]。City of Hope 和 Fortress Biotech 公司最近合作成立了一家新的子公司 DiaVax Biosciences，这将推动这些候选肽疫苗进入临床试验研究。目前，计划在 HSCT 患者中对 Tet-pp65 融合肽疫苗 CMVPepVax 进行 II 期临床研究（NCT02396134,clinicaltrials.gov）。观察指标将包括 CMV 相关事件，如病毒血症、抗病毒药物的介入和使用，以及 CMV 终末器官疾病。

载体疫苗

通常情况下，CMV 载体疫苗可通过各种技术表达，表 16.2 中列举的为关键免疫原，可单独表达某种抗原，也可将多种抗原组合表达。下面介绍目前正在进行临床试验的各种表达技术。

金丝雀痘病毒载体 gB 和 pp65 疫苗

用适合临床试验的病毒载体已表达了多种有效候选疫苗所必需的 CMV 蛋白。这些载体不仅能诱导抗体，也可诱导针对插入的外源基因编码的异源蛋白的 CTL 应答。一种方法是用重组金丝雀痘病毒作为载体。由于禽痘病毒不能在哺乳动物细胞内复制，金丝雀痘病毒载体用于人类是安全的。赛诺菲巴斯德公司研制了金丝雀痘病毒 gB 和 pp65 抗原的重组疫苗，已在一系列临床试验中进行了评估[200-202]。金丝雀痘病毒 gB 疫苗在诱导抗体应答方面不如 gB 亚单位疫苗，但 pp65 重组疫苗效果比较理想。所有 14 个血清阴性受试者在接种 2 剂含有 pp65 基因的金丝雀痘病毒疫苗后，均产生了 CMV 特异性 CTL 应答。这种 CTL 是由 $CD8^+$ 细胞介导的，达到与自然血清阳性个体相似的前体频率[201]。也有临床试验探索了 ALVAC-gB 在"初免 - 加强"策略中的使用价值，其中 ALVAC 疫苗用于初免，随后用减毒活疫苗或重组蛋白疫苗加强免疫。在第一项"初免 - 加强"研究中，评价了 ALVAC-gB 单独使用或与 Towne 疫苗联合使用的效果[200]。ALVAC-gB 疫苗在血清阴性成人中诱导的中和抗体和 ELISA 抗体滴度较低，但用 ALVAC-gB 初免后，再用 1 剂 Towne 疫苗加强免疫，诱导的结合抗体滴度及中和抗体滴度与自然感染的血清阳性者相当。随后一项研究对三种免疫程序进行了比较：一组接种亚单位 gB/MF59 疫苗；一组用 ALVAC-gB 初免后，再用 gB/MF59 加强免疫；一组同时接种两种疫苗。结果三组均诱导产生高滴度的抗体和淋巴细胞增殖反应，但几乎没有显示出初免的作用[202]。

VEE（委内瑞拉马脑炎病毒）载体 gB、pp65 和 IE1 疫苗

甲病毒复制子载体系统目前正用于开发许多预防和治疗传染病和癌症疫苗的平台，这种载体技术也用于 CMV 疫苗开发。最近报道，一种由 Alphavax 公司开发的疫苗 AVX601，是一种双组分甲病毒复制子颗粒疫苗，同时表达 gB 以及 pp65 和 IE1 的融合蛋白[203,204]，含有 CMV 的免疫优势抗体和 T 细胞靶标，已在血清 CMV 阴性健康成年志愿者中进行了该疫苗的随机双盲 I 期临床试验[205]。在 CMV 血清阴性者中进行了疫苗的剂量研究：40 名受试者随机皮下或肌内注射低剂量（10^7 感染单位）或高剂量（10^8 感染单位）疫苗或安慰剂，程序为 0、8 和 24 周。皮下注射疫苗时局部反应原性更明显，但通常耐受性较好。接种第 3 剂后 4 周，微量中和试验表明低剂量组 93% 的受试者和高剂量组 100% 的受试者产生了中和抗体。IFN-γ 直接酶联免疫斑点（ELISPOT）试验显示，接种第 2 剂后有 90%~97% 的受试者产生了针对 CMV 抗原的 T 细胞应答，且两个剂量组免疫应答率相似。pp65 诱导的 T 细胞应答水平最高，gB 和 IE1 次之。多色流式细胞检测表明，所有受试者在肽刺激下均诱导出了 CMV 抗原特异性 $CD4^+$ 和 $CD8^+$ 效应 T 细胞反应，并产生了多种细胞因子。Alphavax 平台被诺华疫苗公司收购，后来（如前所述）又将其疫苗部分出售给 GSK。因此，目前还不清楚 AVX601 未来的

发展计划。研究人员开发了以类似委内瑞拉马脑炎病毒（VEE）载体的 CMV-gH 和 gL 疫苗，利用 VRP 平台在体外形成 gH/gL 复合物疫苗，并在小鼠体内进行研究。研究表明这些疫苗可以诱导强烈的交叉反应性中和抗体反应[206]。然而，到目前为止，这些疫苗还没有进入到人类的临床研究计划。

淋巴细胞性脉络膜脑膜炎病毒载体 GB/PP65 疫苗

最近一种利用减毒重组淋巴细胞脉络膜炎病毒（LCMV）为载体的新型疫苗进入 I 期临床研究。该载体利用生产细胞系统性表达 LCMV 病毒糖蛋白，可用具有免疫原性的目的抗原基因替换该糖蛋白基因[207]。这种载体具有复制缺陷，但可以诱导高水平抗体，而且还诱导 CD4+ 和 CD8+T 细胞应答，包括细胞毒性免疫应答。Hookipa Biotech AG（奥地利维也纳）基于截短的膜锚定形式的 gB 和 pp65 开发了一种复制缺陷型 LCMV 载体 CMV 疫苗（NCT02798692，clinicaltrials.gov）。在豚鼠动物试验中发现，LCMV 载体的 gB 和 pp65 组合疫苗对先天性 CMV 感染具有额外的保护作用[207]。目前这种二价疫苗和另一个二价疫苗 HB-101（含两种载体疫苗：一种表达 pp65，另一个表达截短的 gB）正在进行剂量增加的 I 期临床研究。主要研究终点是安全性，次要终点包括 ELISA 抗体和病毒中和抗体反应、细胞因子反应和 T 细胞反应。

gB、pp65 和 IE1 的 DNA 疫苗

Vical 公司（现为 Astellas 公司）已经开发了两种 CMV DNA 疫苗。VCL-CB01（现名为 ASP0113）为二价 CMV DNA 疫苗，分别含有编码 CMV pp65 和 gB（加入 poloxamer CRL1005 和苯扎氯铵以提高免疫原性[208]）DNA 的两个质粒，已在健康 CMV 血清阳性和阴性成人中进行了开放式剂量递增型 I 期临床试验[209]。完成免疫程序后第 16 周，采用 gB 结合 ELISA 和/或用 pp65 或 gB 抗原体外 IFN-γELISPOT，在 45.5% 的 CMV 血清阴性者和 25% 的阳性者中检测到免疫原性。另外采用培养 IFN-γELISPOT 评价疫苗是否在初免后 32 周或 16 周诱导了记忆性 T 细胞应答，结果发现 68.2%（15/22）的血清 CMV 阴性者产生了针对 pp65 和/或 gB 的应答，包括那采用体外 IFN-γELISPOT 或 ELISA 未检测到应答的人。这些结果表明，ASP0113 有能力在初免中诱导抗原特异性 T 细胞，而这些 T 细胞再次受到抗原刺激时，能增殖并分泌 IFN-γ[209]。ASP0113 疫苗的局限性是在 CMV 血清阳性者中不能诱导 gB 抗体应答，但可加强已有的 pp65 T 细胞应答。已在造血干细胞移植受者和供者中完成了一项随机、双盲、安慰剂对照的 II 期临床试验，以评价 ASP0113 的安全性和免疫原性[210,211]。初步免疫原性分析发现，与安慰剂对照组相比，于移植前 3~5 天、移植后 3~6、12 和 28 周接种疫苗的 33 名 CMV 血清阳性受者在移植后第 56 和 84 天 CMV 特异性 pp65 和 gB T 细胞阳性率较高。在 80 名 HSCT 受者中进行的一项 II 期临床研究的初步结果显示，与安慰剂对照组相比，接种 ASP0113 的受者 CMV 感染复发率下降，病毒血症持续时间缩短，移植后累积病毒载量曲线下面积减小，病毒血症峰值降低。中心实验室检测发现，AS8013 组中 CMV 病毒血症的总发生率较低，发生病毒血症首次发作时间较长[210,211]，这些发现为正在进行的安慰剂对照的 III 期临床试验分析奠定了基础，该分析旨在招募 500 名正在接受同种异体 HSCT 的受试者（NCT01877655，clinicaltrials.gov）。

另一种针对 gB、pp65 和 IE1 的三价 DNA 疫苗（VCL-CT02）已在 40 名健康成年人（24 名血清 CMV 阴性，16 名阳性）中进行了 I 期临床试验。该三价疫苗不含佐剂，剂量为 1 或 5mg，采用多个免疫程序，免疫原性中等。但是，当该疫苗作为初免，以 Towne 疫苗进行加强免疫时，可显著增强 pp65 T- 细胞应答和 gB 抗体应答[153]。研究人员正在研究采用阳离子脂质佐剂[212]和电穿孔[213,214]改善 DNA 疫苗免疫原性，但这些方法尚未进入临床试验。

另一个研究团队研发的适用于移植受者的 CMV 疫苗采用信使 RNA（mRNA）转染树突状细胞，然后将这些细胞转移给干细胞移植受者[215]。4 名 CMV 血清阴性的健康志愿者和 3 名同种异体 HSCT 受者按照这种方法进行免疫后，大部分受者诱导出或扩大了 CMV-pp65 特异性 T 细胞应答。目前正努力将这些技术用于大规模良好生产规范（GMP）生产[216,217]。

处于临床前研究或临床试验阶段的新型 CMV 疫苗开发方法

已有提议将多种其他开发疫苗方法用于 CMV 疫苗，其中部分方法已在动物模型中得到不同程度的验证[218,219]。其他策略开发的疫苗目前正准备进入 I 期研究。一个可能有价值的开发方法为表达 gB 的包膜病毒样颗粒（eVLP），该策略模拟病毒颗粒中的情况，将抗原以膜相关的形式传递。对表达全长 CMV-gB（gB-eVLPs）或 CMV-gB 胞外区与水疱性口炎病毒（VSV）G 蛋白（gB-G-eVLP）跨膜区和胞质区融合的

eVLP 进行临床前评估，结果表明该蛋白的 gB-G 形式在小鼠具有良好的免疫原性[220]。基于这些研究，将 Moloney 小鼠白血病病毒（MLV）gag 基因与 CMV-gB 基因共转染，制备了 eVLP 候选疫苗。在人胚肾（HEK）细胞中转录和翻译后，MLV 基质蛋白和 CMV-gB 形成全包膜 eVLPs，作为候选疫苗。这种疫苗被命名为 VBI-1501A，目前已进入Ⅰ期临床试验阶段。该 eVLP 疫苗由 VBI 疫苗公司研制，并进入临床研究（NCT02826798，clinicaltrials.gov）。这项研究目前正在比较四种剂量的疫苗的安全性和免疫原性，这些疫苗中 gB 含量为 0.5~2.0μg，以用磷酸铝（明矾）为佐剂，其中一组接种不含铝佐剂的疫苗，gB 含量为 1.0μg。另一种制备病毒样颗粒的方法，最初由 Redvax GmbH 股份有限公司（Redbiotec AG 的子公司[221]）利用杆状病毒表达系统开发，最近被辉瑞疫苗公司收购。对于以 RNA 为基础的疫苗，是通过在体外合成"自扩增"RNA，将其作为疫苗免疫，目前诺华疫苗（现为 GSK）公司正通过这种方式开发 CMV 疫苗[222]。对于重组载体疫苗方法，通过在重组水泡性口炎病毒中表达小鼠巨细胞病毒（MCMV）gB，经黏膜途径接种小鼠攻毒后发现有一定保护效果[223]。美国加州杜阿尔特市 Hope 研究所开发了另一种基于减毒痘病毒的方法：采用改良天花病毒安卡拉（MVA）表达 gB、pp65 和 IE1 的 CMV"三联"疫苗[224-226]。一项Ⅱ期临床研究目前正在招募 CMV 血清阳性的同种异体 HSCT 移植受者（NCT02506933，clinicaltrials.gov），但目前还没有报告结果。在恒河猴 CMV 感染模型进行的攻毒研究确定了 MVA 疫苗的效力[227,228]。重组腺病毒也可以经工程化后表达 CMV 蛋白，从而诱导抗体和/或刺激细胞靶点。与重组水泡性口炎病毒载体疫苗一样，鼻内接种表达 MCMV-gB 或 gH 的复制缺陷腺病毒载体可诱导全身和黏膜免疫[229,230]。一种新的复制缺陷型腺病毒载体疫苗，Ad-gBCMVpoly，已由昆士兰医学研究所的卡纳实验室开发，可诱导广谱 CMV 特异性免疫反应。Ad-gBCMVpoly 编码来自多个抗原，如 IE1、IE2、pp50、pp65、pp150、gB、gH 和 DNase 的 46 个 CMV T 细胞表位，通过与 CMV-gB 抗原的胞外结构域共价结合，可以表达 CMV 融合多肽和 gB 蛋白为一体的蛋白[231-233]。最近研究表明，通过加入 TLR4 和/或 TLR9 激动剂，可以进一步增强多肽疫苗的免疫原性[234]。加利福尼亚州红木市的 PaxVax 疫苗公司采用 4 型腺病毒开发的腺病毒载体疫苗尚处于早期开发阶段[235]。

另一种开发减毒活疫苗的新方法是通过对病毒基因组进行点突变，有针对性地删除调节各种宿主免疫应答的 CMV 基因，并将该基因组导入到大肠杆菌中作为细菌人工染色体（BAC）。这种疫苗理论上安全性更好，因为可把负责免疫逃逸的基因删除，同时保留活病毒疫苗才具有的对多种病毒蛋白的广谱免疫应答[236]。一种 BAC 源性的鼠 CMV 重组疫苗一共包含 32 个基因缺失，这些基因负责调节主要组织相容性复合物（MHC）-1 呈递和自然杀伤（NK）作用，可诱导体液和细胞免疫应答[237]。在先天感染 CMV 的豚鼠模型中，一种靶向删除 CMV 蛋白激酶 R 拮抗剂的减毒活疫苗具有免疫原性和保护效力，表明阻断病毒免疫逃避功能可能会提高活病毒疫苗的安全性和免疫原性[238]。最近，在恒河猴 CMV 感染模型中发现对先前免疫宿主可进行再感染，证明了促进逃避宿主 CD8⁺T 细胞应答基因的重要性[239]，强调规避这些病毒编码的功能在开发疫苗策略上很重要。近期的研究报道了一种基于表达宿主配体 ULBP2（为自然杀伤细胞受体 NKG2D）的重组 CMV 的减毒疫苗策略。该疫苗株易于被 NK 细胞控制，但仍能刺激 CMV 特异性 T 细胞[240]。另一种新报道的在临床前应用的疫苗策略为诱导 CMV 编码的天然细胞因子 IL-10 模拟物的抗体[241]。

最近的研究阐明了 CMV 黏附和进入上皮细胞及内皮细胞的机制，为其他疫苗新策略提供了依据。这些研究已证实是针对由 gH/gL/UL128/UL130/UL131 组成的 PC 蛋白复合物的宿主的中和抗体反应[100-105,242-244]，UL128、UL130、UL131 基因产物可与 CMV gH 和 gL 糖蛋白作用形成多聚物，作为疫苗的一个主要靶标。研究表明，针对 PC 不同成分的多克隆和单克隆抗体能够在细胞培养中有效中和病毒感染性，从而进一步支持了重组表达的开发策略，将这些蛋白作为潜在候选疫苗[245,246]。针对 PC 的抗体在预防 CMV 经胎盘传播给胎儿方面显得尤为重要[103,105,247]。而 Towne 疫苗和 GB-MF59 疫苗似乎都不能有效地诱导干扰这一感染途径的抗体反应[248,249]。

处于临床前研究阶段的另一种方法是基于 CMV 感染人体细胞后，可产生传染性病毒和非感染性"密集体"，后者是一种病毒颗粒，含有多种在病毒感染过程中出现的蛋白包括 gB 和 pp65[250]。由于密集体不含病毒 DNA，无法进行复制，但具有免疫原性，因此可作为疫苗，可诱导针对这些关键 CMV 蛋白的保护性免疫应答，且不存在病毒感染的风险。此外，通过基因工程方法，可以将其他病毒蛋白插入到密集体[251,252]。小鼠动物试验中，聚集体在无需使用佐剂的情况下即可诱导中和抗体和细胞毒性 T 细胞，但目前尚缺少在人体中研究的数据[253]。在小鼠试验中发现,源于Towne株的密集体可诱导广泛的细胞免疫反应和中和抗体,可以阻断成纤维细胞和上皮细胞感染[254]。

总之,目前处于临床前开发和临床试验阶段的候选疫苗很多并在不断增加中,为研发出预防先天性和移植相关CMV疾病的疫苗带来了很大希望。尽管通用CMV疫苗的最佳年龄仍不确定[40],疫苗获批后最初的主要目标人群很可能包括青春期男女性以及育龄妇女。在对新疫苗开发的经济效益进行成本效益分析时,医学研究所在对CMV疫苗的潜在影响建模时,假设青春期男女都接种疫苗[39]。疫苗获批后次要目标人群为HSCT和SOT患者,在这种情况下理想的疫苗应主要诱导T细胞反应[255],而不是中和抗机体反应,尽管所有易感患者(包括育龄妇女)可能同时需要适应性免疫的体液和细胞免疫以产生保护。基于CMV感染力进行了疫苗建模,这是瞬时的人均感染率,近似于血清阴性人群的感染发生率。模型研究表明,CMV感染力相当低(每年每100名易感者人有1.6人感染),即平均而言,一名受感染者每年将CMV传染给不到两名易感者[256]。因此,即使是效力不高的疫苗和中等接种率也有可能有效降低病毒传播和先天CMV感染率。2013年美国FDA召开了一个研讨会,探讨了CMV疫苗注册的临床方法,前提是预防先天性CMV感染是预期效力的主要研究终点[257]。分析性疫苗学方法旨在详细分析CMV感染后产生的B细胞亚群,这可能为未来的亚单位疫苗设计提供信息和指导[258]。除了HSCT和SOT受者外,CMV疫苗的其他使用对象仍然基于推测,并依赖于对病毒生物学的进一步阐明。有趣的是,CMV病毒本身可作为一种载体,用于开发其他病原体的新型疫苗,包括作为载体开发HIV疫苗,也在积极地进行研究[259]。CMV免疫的矛盾之处在于,由于在血清阳性者中缺乏持久性保护,可作为其他病原体疫苗的载体,因为以前CMV感染者的免疫力在理论上不会影响待研究疫苗的免疫。理想情况下,当CMV作为其他病原体的载体时,需对CMV进行修饰以删除涉及发病机制的CMV基因,更重要的是,要删除增加经胎盘传播风险的基因。考虑到CMV感染对所有人在整个生命周期的都具有不利的健康影响,通过普及CMV免疫而消除CMV感染可能会成为大规模免疫接种的最终目标[260]。

（尹遵栋　李艺星　佘清　解庭波）

本章相关参考资料可在"Exper-Consult.com"上查阅。

第 17 章　登革热疫苗

Scott B. Halstead 和 Stephen J. Thomas[1]

第二次世界大战以来,四种登革病毒(DENV)广泛流行于热带及亚热带地区,呈现大流行态势。据估计在 2010 年,有大约 3.9 亿人感染,其中 9 600 万人发病。100 万~200 万人因病情严重需要住院治疗,包括登革出血热(dengue hemorrhagic fever, DHF)和登革休克综合征(dengue shock syndrome, DSS), 0.1%~5% 死亡[1-3]。登革病毒给 120 多个热带国家的居民带来了巨大的经济和社会负担。此外,到登革热流行地区旅游的人也可能被感染。2012 年,有 9 170 万人到亚洲登革热流行地区旅游[4]。登革病毒引起的疾病严重影响人们的生活质量[5,6]。在亚洲和美洲国家,登革病毒对穷人造成的经济负担估计为每百万人口 1 289 伤残调整生命年(disability-adjusted life year, DALY),与儿童疾病、热带病及肺结核造成的经济负担相似[7-10]。一项在 8 个国家进行的调查显示,登革热的门诊和住院费用均较高,相当于 8~56 天人均国内生产总值(gross domestic product, GDP),这些国家每年的花费约为 5.87 亿美元(以 2005 年美元计算)[11]。登革病毒带来的全球负担既是重大的,又是被低估的[12,13]。

登革病毒与登革热

登革病毒有四种(DENV-1-4),属于黄病毒科的黄病毒属。黄病毒基因组为大约 11 000 个碱基对组成的 RNA,翻译成 3 个结构蛋白与 7 个非结构蛋白(见后文"嵌合病毒疫苗")。四种不同的登革病毒均进化于同一个普通的森林型祖先,通过不同的途径进入城市里的传播循环——从人到伊蚊,再到人[14,15]。四种 DENV 的病毒学基本特征与黄病毒(见第 63 章)和乙型脑炎病毒相似(见第 33 章)。DENV 表面蛋白的结构排列决定着抗体如何中和病毒。登革病毒是包膜正链 RNA 病毒,其球形病毒颗粒直径大约 500Å。RNA 和衣壳蛋白结合形成病毒颗粒的内核,病毒颗粒被双层脂膜包裹,镶嵌在外膜上的有 M 蛋白和 E 蛋白。M 蛋白是一个小分子蛋白,隐藏在 E 蛋白的下方,但是以未成熟形态突出在表面。刺激抗体产生的主要蛋白是 E 蛋白。每个病毒颗粒有 180 个 E 蛋白单体,组装形成 90 个紧密相连的二聚体,平铺在病毒膜的表层。每个 E 蛋白单体有 3 个结构域:DⅠ、DⅡ和 DⅢ[16-19]。DⅢ被认为参与了受体结合。DⅡ拥有融合环,可以与细胞内质膜相互作用,加速病毒融合进入细胞[19]。链接 DⅠ和 DⅡ的铰链非常柔韧,用于当内吞体处于低 pH 环境下伸展 DⅡ,使其暴露融合环[18]。病毒包膜上有两种跨膜蛋白,分别为包膜(E)和前膜(prM)。E 蛋白与细胞受体结合,介导病毒和细胞膜的融合而进入细胞,是中和抗体的主要靶标。E 蛋白单体由 3 个 β-桶结构域组成,分别标示为结构域Ⅰ(EDⅠ)、结构域Ⅱ(EDⅡ)和结构域Ⅲ(EDⅢ),与原生蛋白形成一个头对尾的同源二聚体。病毒疏水性融合肽链位于结构域Ⅱ的尖端,被结构域Ⅲ的相邻亚单位所保护。因为影响受体结合的突变都发生在结构域Ⅲ,这个结构域似乎与细胞受体结合有关系[20]。

人类感染是由于感染登革病毒的伊蚊(主要是埃及伊蚊、白纹伊蚊和波利尼西亚斑蚊)叮咬而引起。DENV-1(5 个基因型)、DENV-2(6 个基因型)、DENV-3(5 个基因型)、DENV-4(4 个基因型)的感染可能无症状,也可能引起轻度发热,甚或登革热(dengue fever, DF)或重症登革热,包括 DHF/DSS[21,22]。登革热是一种自限性发热疾病,潜伏期平均 5 天,主要临床特征表现为急性发热、以及包括头痛、肌肉/关节痛、食欲缺乏、虚脱、恶心、呕吐、腹痛,还有皮疹等各种症状。从 DF 发展到重症登革热有一定的连续性,在生理学上可通过登革血管通透性综合征(dengue

---

[1] Disclaimer: The opinions or assertions contained herein are the private views of the author (S.J.T.) and are not to be construed as reflecting the official views of the United States Army or the United States Department of Defense.

Research was conducted in compliance with the Animal Welfare Act and other federal statutes and regulations relating to animals and experiments involving animals and adhered to the principles stated in the *Guide for the Care and Use of Laboratory Animals*, NRC Publication, 1996 edition.

One author (S.J.T.), as an employee of the United States Army, has been assigned to work on dengue vaccine codevelopment efforts with numerous commercial entities, some mentioned in this article. The author discloses these relationships not because there is a conflict of interest, but for transparency.

vascular permeability syndrome，DVPS）的发生来辨别。当病毒感染的细胞被免疫系统清除时，便会表现为退烧，同时血管通透性出现（同第 6 版）（表 17.1）。以往 50 年发表的资料表明登革热血管通透性综合征是 DHF/DSS 最主要的病症[25,26]。轻度或重度出血可能是 DF 或 DHF 的症状之一。近期研究证据表明，在高浓度下循环的感染细胞分泌的非结构性蛋白（NS1）会激活 toll 样受体 4（TLR4），直接损伤内皮细胞，造成肝脏细胞损伤，激活补体，然后刺激细胞因子的释放，与此同时也伴随着 DVPS 发生[27,28]。

表 17.1 登革热血管通透性综合征

登革热血管通透性综合征发生在急性登革热病程晚期（正在或接近退烧期），并且包括：
• 血小板减少（<100 000/mm³）
• 凝血功能障碍：最常见的是出血时间延长，活化部分凝血活酶时间延长，纤维蛋白水平降低。
• 激活补体：经典或替代途径
• 肝转氨酶水平升高并伴有肝脏增大
• 血管通透性增加，表现为临床上大量液体和小分子（如白蛋白）流失进入组织间隙，通常是浆膜腔

资料来源：HALSTEAD SB. Dengue haemorrhagic fever-a public health problem and a field for research. Bull World Health Organ, 1980, 58: 1-21.

诊断

登革热既可以通过病原体检测、血液中病毒蛋白的检测，也可以通过检测感染后特异性抗体来诊断。急性期的病原检测采用几种宿主系统中的任意一种分离病毒或检测循环登革病毒 RNA。最近上市的一种方法是检测登革病毒非结构蛋白 1（nonstructural protein 1, NS1），该蛋白在急性期和恢复早期存在于血液循环中[29-32]。许多检测方法，能够用于检测登革病毒感染后的抗体应答，其中一部分已经上市。最常用的是使用酶联免疫吸附试验（enzyme-linked immunosorbent assay, ELISA）检测急性期末期和恢复早期血清 IgM 抗体[33,34]。美国食品药品监督管理局（Food and Drug Administration, FDA）已批准上市几种检测登革热的产品（IgM 捕获 ELISA）。这些检测可用于鉴别原发性登革病毒感染和继发性感染（病人已存在对另一种登革病毒或其他黄病毒的免疫）。原发登革热感染时，急性期血清中不应有 IgG DENV 抗体，而恢复早期血清中 IgM DENV 抗体与 IgG DENV 抗体的比例很高。不同型 DENV 二次感染时，会检测到 IgG DENV 抗体，而 IgM DENV 抗体有时会较低。

对登革热有免疫的母亲所生婴儿在 5~11 月龄时首次感染[35]，可能发生典型的 DHF/DSS；但总的来说，90% 以上的典型病例发生于 1 岁以上，属于异型二次（偶尔为三次）感染[24,36,37]。这两类共同的流行病学背景是，都产生单一免疫因子——IgG₁ 登革抗体。许多研究均表明，亚中和浓度的 DENV 抗体会促进具有 Fc 受体的细胞的感染，即抗体依赖性增强作用（antibody-dependent enhancement, ADE）[38,39]。人体研究表明，在 DENV 二次感染时，病毒血症峰值滴度与随后 DHF/DSS 的发生有关[40]。DHF/DSS 反应比较罕见，在 DENV 二次感染病例中仅有 2%~4%[41]。虽然支持疗法和精心的输液护理能够挽救生命，但尚无可用的抗病毒药物[42]。单纯的伊蚊综合控制措施也未取得好的效果[43]。

保护的相关性

早期，人们利用小鼠单克隆抗体研究抗体如何中和或增强 DENV。这些小鼠中大多数对 E 蛋白免疫，其产生的小鼠单克隆中和抗体被定位于所有三个结构域（ED）。最强的血清型特异性中和抗体与结构域Ⅲ结合。在 EDⅢ上两个部分重叠的表位，即侧脊和 A 链，是小鼠单克隆抗体中和 DENV 的主要靶标，侧脊表位与血清型特异性中和抗体相互作用较强。结合到 A 链表位的小鼠单克隆抗体与多个 DENV 血清型交叉反应，称为登革亚复合体中和性单克隆抗体。越来越清楚的是，由冷冻电镜和分子拟合所产生的成熟黄病毒粒子的假想结构并不总是可以预测表位暴露。一些 E 反应性抗体的结合依赖于蛋白质分子在病毒粒子中的动态运动（"呼吸"），进而暂时暴露隐藏的表位[44,45]。

最近，对登革抗体的研究转向了人体 DENV 抗体研究。技术的发展使人单克隆抗体得以迅速生产。人多克隆单型登革热免疫血清主要含有弱中和性、交叉反应性和增强性抗体[46,47]。DⅢ抗体虽然中和性强，但仅少量存在于人血清中。只有一小部分抗体具有血清型特异性和强中和性，这些抗体识别完整病毒颗粒上的四级结构[46,48]。在冷冻电镜下研究了一种类似 DENV-1 单克隆抗体[49]。就推测而言，四价 DENV 减毒活疫苗应该可以提高针对四种特异性四级结构抗体的中和性。美国国立卫生研究院（NIH）开发的减毒 DENV-1 已经证实了这种情况[50]。

后面会讨论到，赛诺菲巴斯德Ⅱb 和Ⅲ期临床研究表明，上皮单层细胞中检测出的疫苗诱导的中和抗体与预防登革热感染和疾病无关。然而，当人感染的是单一野生型 DENV 时，如 Sabin 进行的攻毒实验所示，同种型别中和抗体具有保护的相关性[51]。当人最初感染野生型 DENV 后,异型特异性中和抗体的产生防止了人在异型 DENV 感染期间发展成严重疾病[52]。虽然这些相关性的预测可能扩展到减毒活病毒,但完全保护可能需要感染完整的登革病毒,而不是嵌合体,因为保护性 T 细胞免疫可能取决于 DENV 非结构抗原的提呈[53,54]。值得关注的是,单价或四价 NIH 疫苗的接种会引起型别特异性和广泛反应的 T 细胞应答[55]。

登革热疫苗的开发

登革热疫苗学家面临的巨大挑战,使得开发一种安全有效的登革热疫苗的目标 40 年也难以实现[56]。每一种型别的 DENV 都能导致疾病和死亡,许多登革热流行区域还出现多种型别 DENV 的合并传播,需要开发四价(DENV-1+2+3+4)登革热疫苗。在志愿者自然感染 DENV-1 后,观察到对 DENV-2 感染的交叉保护作用会持续几个月,此后的异型病毒感染经常导致明显的疾病[51]。现已证实,当二次感染发生于初次感染的 2 年内,不论第一次感染何种 DENV 所产生的异型保护性免疫都会降低二次异型 DENV 感染导致重症疾病的风险;但随着两次 DENV 感染间隔的延长,重症疾病的风险会增加[57,58]。因为典型的 DHF 可在有 DENV-1 免疫力的成人间隔 20 年后感染 DENV-2 或 DENV-3 时发生,所以必须假定先前免疫过的人群终生都是患病高危人群[59,60]。早期异型保护的机制目前尚不明确。对于 DENV 免疫人群的研究和严重疾病小鼠模型的实验研究表明 T 细胞在保护机制中起作用[53,61]。但是,也有证据表明是抗体在起保护作用[62]。

赛诺菲巴斯德四价黄热登革热疫苗大规模临床试验表明,这种疫苗对四种 DENV,特别是 DENV-2 引起的感染和疾病的效果欠佳(综述见后文),进一步表明我们对 DENV 保护机制缺乏认识[63]。

登革热疫苗的开发仍然处于经验为主的阶段,所有试图将四种减毒株 DENV 配制成最终候选疫苗的尝试都受到干扰现象的困扰。由于动物模型的临床前功效实验的不确定性,在进行昂贵又耗时的大范围保护效果临床研究前,用减毒或部分减毒的 DENV 来对接种疫苗的个体进行攻毒来证明单价和四价疫苗的保护性免疫是比较谨慎的做法[63]。未来的 DENV 疫苗开发人员建议最好遵循 NIH 开创的模型,在测试四价疫苗之前,于易感志愿者中分别评估四种单价疫苗的反应原性和免疫原性。在一些情况下,疫苗的保护是通过使用候选单价 DENV 活疫苗进行攻毒实验来证明的[64]。无论登革热疫苗的组成如何,按照世界卫生组织的建议,一旦使用登革热疫苗,需要进行长期的Ⅳ期临床观察和检测来监测其有效性和安全性[65]。接下来会详细地描述开发人类 DENV 攻毒模型的进展。

开发中的疫苗

登革热疫苗的研制始于 1929 年,当时采用苯酚、福尔马林或胆盐灭活病毒来制备疫苗[66,67]。第二次世界大战期间,两个实验室各自将 DENV-1 在乳鼠脑内连续传代,开发了减毒活疫苗(live attenuated virus,LAV)[68,69]。对 DENV-2 也进行了类似的减毒[70]。由于担心将小鼠组织接种于人体内会产生安全性问题,这些早期研究减毒活疫苗的方法已被淘汰[71]。自 20 世纪 70 年代以来,大量新型登革热疫苗进入临床前和临床研究。目前,已有 6 种不同生产工艺的疫苗开展了临床试验,1 种候选疫苗已经完成Ⅲ期临床试验。赛诺菲巴斯德嵌合疫苗于 2015 年在几个国家已获得许可。NIH 和武田制药(Takeda)的登革热疫苗有望在 5 年内获得许可(表 17.2)。

相关的疫苗开发的信息可以从大量登革热疫苗开发的综述中获取[56,72-86]。

表 17.2 临床试验中的登革热疫苗

疫苗类型	登革病毒基因(No.)	研发阶段
减毒活病毒(传统)	10(所有)	四价Ⅱ期(沃尔特里德陆军研究院和 GSK)
减毒活病毒(分子重组)	10	四价Ⅱ期(Butantan, US NIH)
黄热嵌合体	嵌合,2(PrM,E)+8(黄热毒)	四价Ⅱb-3 期(Sanofi Pasteur);2015 年获得许可
登革热嵌合体	嵌合,2(PrM,E)+8(DENV-2)	四价Ⅱ期(Takeda)
纯化灭活	3(c,PrM,E)	四价Ⅰ期(GSK,Flocruz,沃尔特里德陆军研究院)
重组亚单位	<1	四价Ⅰ期(Merck, Inc.)
DNA	2+(PrM,E)	单价 DENV-1 Ⅰ期(海军医学研究中心和 Maxygen)

注:DENV:登革热病毒。

处于临床研究阶段的减毒活疫苗

病毒突变株的筛选

历史研究表明，黄病毒减毒活疫苗具有安全性和持久的保护效果，如黄热（yellow fever，YF）17D疫苗[87,88]和乙脑SA14-2-2疫苗[89,90]。减毒活疫苗在接种对象体内复制，所有的病毒抗原都会以类似于野生病毒的方式呈现，并诱导抗体应答和T细胞应答，这与自然感染后的情况极其相似。研制四价疫苗的目的，是同时诱导针对四种登革病毒的初始免疫应答，这已在易感恒河猴模型中证明具有保护作用[91,92]。在登革热流行的国家，大多数成年人一生中都要连续受到三次至四次DENV感染，产生已证明具有免疫力的抗所有四个型别DENV的循环中和抗体，对于严重的登革热有明显的保护作用。

夏威夷-玛希隆/安万特疫苗

登革热减毒活疫苗的开发工作最初是在夏威夷大学进行的，然后转移到曼谷玛希隆大学，研究人员采用经典方法，将病毒在动物宿主中连续传代。在夏威夷和泰国，DENV-1 16007、DENV-2 16681和DENV-4 1036毒株在原代狗肾（primary dog kidney，PDK）细胞中连续传15~50代，开发出候选疫苗，并完成了I期临床观察[93]。在泰国，对黄病毒易感成人志愿者进行的研究，确定了不同PDK传代水平的毒株制备的疫苗的反应原性和免疫原性，其中DENV-1、DENV-2和DENV-4病毒产生可接受的反应原性和免疫原性的传代水平分别为PDK13、PDK53和PDK48[94-96]。DENV-3因不能在PDK细胞内复制，所以通过在原代非洲绿猴肾细胞中传48代（DENV-3 16562），再于恒河猴胎肺细胞中最后传3代而减毒。接种DENV-2 PDK53减毒株的10名美国士兵在没有出现登革热样症状下，体内均产生了中和抗体[97]。该疫苗被授权给安万特巴斯德进一步开发。

在后续研究中，美国志愿者接种一针剂量为10^3~10^4空斑形成单位（plaque-forming units，PFU）的4种单价候选疫苗后，其血清中和抗体阳转率分别为3/5、5/5、5/5和5/5[98]。接种DENV-1、DENV-2，和DENV-4毒株配制的二价和三价候选疫苗后的血清抗体阳转率处于平衡状态[99]。但是，当4个型别的DENV配制成四价疫苗时，主要产生针对DENV-3的免疫应答[98]。使用较低剂量的DENV-3重新配制的四价疫苗，四价血清抗体阳转率更为平衡[100,101]。通过对接种疫苗的泰国儿童进行了长达8年的跟踪观察，没有观察到他们发生严重疾病[102]。尽管这一效果令人满意，但10名接种四价疫苗的澳大利亚成年志愿者均出现了DENV-3相关的全身反应，包括发热、头痛、关节痛、肌痛、眼痛和皮疹，即轻度DF[103]。类似的结果也发生在接种了分子重组的DENV-3毒株的亚洲成年志愿者身上。这种分子重组是为了降低反应原性，但结果恰恰相反[104,105]。目前玛希隆/安万特减毒活疫苗的进一步实验和开发已经停止。

沃尔特里德陆军研究所开发的疫苗

沃尔特里德陆军研究所（Walter Reed Army Institute of Research，WRAIR）开发的一种二代（同第6版）组织培养传代疫苗系将所有4个型别的登革病毒在PDK细胞内连续传代，最后在恒河猴胎肺细胞中传代。1987—1996年间，在65名未感染黄病毒的志愿者中对10种单价候选疫苗进行了试验[97-101]。对候选疫苗（特异的毒株、病毒浓度和PDK细胞传代水平）进行了评估。这些候选疫苗是DENV-1 45AZ5 PDK-20、DENV-2 16803 PDK-50、DENV-3 CH53489 PDK-20和DENV-4 341750 PDK-20，其单剂接种后的血清阳转率分别是100%、67%、50%和63%，且反应原性在可接受范围内，值得继续开发。

在后续研究中，为49名未感染黄病毒的志愿者接种了单价候选疫苗[83]。DENV-1、DENV-2、DENV-3和DENV-4的中和抗体血清阳转率分别为100%、92%、46%和58%。在第1次免疫后1~3个月进行第2次免疫，并没有提高免疫原性——这与Sabin观察到的首次攻毒后的交叉保护期相一致[40,103]。未观察到严重的不良反应。DENV-1候选疫苗的反应原性最强，单次接种后发热（>38℃）率为42%，第2次接种后反应原性有所降低。

将单价候选株混合制备成四价疫苗，给10名志愿者进行了接种[102]。结果显示，单次接种四价疫苗后，不同型别DENV抗体的血清阳转率分别为70%、60%、50%和30%。第2次接种没有提高抗体应答水平，但第3次接种后，抗体血清阳转率分别升至100%、75%、100%和50%。未出现严重的安全问题。

将4种型别的DENVs按高（$10^{5.6}$PFU/剂）或低（$10^{3.5-4}$PFU/剂）病毒浓度配制成四价疫苗，接种于64名未感染黄病毒的成年志愿者[104]。将配方1~15接种于54名志愿者，每个配方接种3~4名，分别于0和28天接种。配方16接种于10名志愿者，5名于0和30天接种，1名于0和120天接种，4名于0、30和120天接种。不同配方的反应原性不同，且与免疫原性呈正相关。DENV-1、DENV-2、DENV-3 的抗体血清阳转率相似(分别为 69%、78% 和 69%),但 DENV-4 抗体血清阳转率明显较低(38%)。有 7 种配方在血清学方面占有优势,其中 3 种无反应原性的配方值得进一步研究。

已生产数批新型四价登革热疫苗(TDEN),旨在减少理论上因在疫苗种子或细胞培养期间使用溯源资料不完整的动物产品而引起传染性海绵状脑病的风险。使用相同的制造方法从再分离疫苗株制备 TDEN 批次,除了每个菌株在恒河猴胎肺(FRHL)细胞中有三个额外传代,单价疫苗用碳水化合物稳定剂配制,而不是人血清白蛋白,成品是冻干形式的四价疫苗产品。对 TDEN 配方,不论是接种疫苗的志愿者还是未接受疫苗的志愿者,都具有可接受的安全性,并且接种疫苗的志愿者的抗体应答率要优于未接种疫苗的志愿者[106]。WRAIR 与葛兰素史克(GSK)合作,进一步开发四价候选疫苗,并且开展了大量的人体试验[107-110a]。以目前形式存在的 WRAIR/GSK 的 TDEN 疫苗,其前景尚不明确,其原因是生产过程的复杂性,以及两个组织都想通过改变剂量和接种程序来缩短产生保护作用的时间,或探索其他途径开发疫苗。

定向诱变

美国国立卫生研究院疫苗

美国国立卫生研究院(National Institutes of Health,NIH)国家过敏与感染性疾病研究院(NIAID)构建了多种 DENV-4 cDNA 克隆(WRAIR 814669,Dominica,1981),开创了登革热疫苗研究领域的新纪元[111,112]。将 3′端非翻译区(10478-10507)缺失 30 个核苷酸的 DENV-4 突变病毒(rDENV-4 Δ30)接种于易感恒河猴时,产生了与亲本株 DENV-4 相比较轻的病毒血症,但中和抗体应答水平可与其亲本株 DENV-4 相当[113]。在未感染黄病毒的志愿者中进行的 I 期临床研究表明,单次注射 10^1-10^5PFU/0.5ml 该疫苗会产生低水平的病毒血症,频繁出现轻度皮疹,没有其他症状或体征;罕见血清丙氨酸转移酶水平升高,偶见绝对中性粒细胞数降低,以及高水平的中和抗体[74,114]。被埃及伊蚊咬过的志愿者并未受到感染[115]。通过筛选获得了一株 DENV-4 突变株 NS5,其 200 和 201 位氨基酸被替换[116]。该病毒在重度联合免疫缺陷鼠、人肝癌细胞及恒河猴模型中的复制减弱[74,117]。在未感染黄病毒的人群中,接种该病毒能去除肝毒性和病毒血症,但保持完全的免疫原性[118]。将 Δ30 引入 DENV-1,成功产生了一种疫苗病毒[119]。通过使用 rDENV-4 Δ30 嵌合体,成功获得针对 DENV-2 的人用疫苗[117,120,121]。通过将整个 3′UTR 用 rDENV-4 Δ30 的 3′UTR 代替,获得一种 DENV-3 人用候选疫苗[122]。

含有这些病毒及 rDENV-1 Δ30 和 rDENV-4 Δ30 的四价疫苗已进行过猴体试验,结果显示毒性减低,并可诱导平衡的抗体应答[123]。在 15 项 I 期临床试验中,共对 8 种候选单价疫苗进行检测,以确定最佳四价疫苗配苗方案。80%~100% 的受试者皮下注射 10^3PFU 疫苗后,抗疫苗亲本病毒中和抗体出现血清阳转[64]。随后根据观察,大多数候选疫苗即使在剂量低至 10PFU 的情况下,也能提高易感成人的血清阳转率。四种疫苗中的每一种都会在人体产生一种轻微且不痒的黄斑丘疹,这种皮疹通常不会被受种者发现[124]。

在 113 名未感染黄病毒的成人中进行了 4 种不同四价候选混合疫苗(TetraVax-DV)的随机安慰剂对照试验。在 75% 到 90% 的疫苗接种者中,每个 TetraVax-DV 混合疫苗的单剂量接种均能诱导三价或更好的中和抗体应答。在黑人志愿者中,皮疹和疫苗病毒血症的发生率显著较低。混合疫苗 TV003 含有 rDENV-1 Δ30、rDENV-2/4 Δ30、rDENV-3Δ30/31 和 rDENV-4 Δ30 各 1 000pfu,该疫苗在 90% 的未感染黄病毒的接种者中提高了针对三价的,或更好的中和抗体应答[125]。为了改进 DENV-2 的血清阳转率并提高中和抗体滴度,另一个含有 10 000PFU DENV-2 混合疫苗 TV005 在 84 个易感志愿者中进行测试,与此同时另外 84 个志愿者则接种 TV003[126]。在接种后第三个月,TV005 要优于 TV003,其针对四种 DENV 的中和抗体血清阳转率为 90%。疫苗受种者在第 6 个月重新接种后,没有出现皮疹、病毒血症或中和抗体增强的症状。TV003 针对 DENV-2 攻毒产生了牢固的保护性免疫,并被选中进行 II 期和 III 期临床试验[126a]。该临床试验正在巴西进行。

NIH 已经将候选疫苗授权给巴西圣保罗 Butantan 研究所、印度海得拉巴 Biological E 公司、印度新德里 Panacea Biotech 公司、越南河内 Vabiotech 公司和默克公司。

嵌合体病毒疫苗

登革热与黄热嵌合体(CYD)

圣路易斯大学健康科学中心率先将登革病毒 *preM* 和 *E* 基因插入黄热(yellow fever,YF)病毒 17D 的 cDNA 骨架[127,128]。应用这一技术,Acambis 公司开发了 DENV 嵌合体,并授权赛诺菲巴斯德公司进行生产[98,129]。YF 17D 聚合酶的高保真性可能有利于疫苗的生产[130]。最新研究表明登革病毒与西尼罗病毒嵌合具有一定的减毒作用[128,129,131-133]。与 DENV 的情况相反,当乙型脑炎、蜱传脑炎和圣路易斯脑炎病毒的野生 *prM-E* 基因嵌入 YF 17D 病毒,它们维持了脑炎致病性,因此需对 *prM-E* 基因进一步减毒来制备疫苗病毒[128,131,134-136]。疫苗病毒使用 Vero 细胞生产。

已采用 DENV-1 PUO-359、DENV-2 PUO-218、DENV-3 PaH881 和 DENV-4 1228 病毒的 *PrM-E* 基因开发了登革热/黄热病毒嵌合体。针对黄病毒易感和黄病毒免疫个体进行的大量的临床前、临床 I 期、临床 II 期试验,其结果在本书第六版中做了详细的描述。

临床 IIb 期和 III 期试验已在 35 146 名儿童中完成。在 NCT00842530 中,4 002 名 4~11 岁的泰国学龄儿童被随机分配(2∶1)在第 0、6 和 12 个月接受三次登革热疫苗或对照(狂犬病疫苗或生理盐水)的接种[137]。试验开始时,在血清学抽样亚群中,90% 的儿童有抗 DENV 或 JE 病毒的循环抗体。通过检测血清型特异性逆转录聚合酶链反应(RT-PCR)或者在急性期血液中的 NS1,调查了接种疫苗者和对照组在初次接种疫苗后 25 个月以内的急性发热疾病的登革热病原学。在纳入初步分析的 3 673 名儿童中(2 452 名疫苗接种者,1 221 名对照),疫苗组和对照组中分别有 45 例和 32 例经病毒学确诊为登革热病例。2 年的总疫苗效力为 30.2%,并且在四种 DENV 引起的疾病的保护方面存在显著的个体差异(表 17.3)。

在菲律宾、越南、泰国、马来西亚和印度尼西亚进行的另一项独立试验(NCT01373281)中,6 710 名年龄 2~14 岁的儿童接种了三剂疫苗,另外 3 350 名接种安慰剂;两组样本中,79% 有 DENV 或 JE 循环抗体[138]。在这个试验中,疫苗组和对照组分别收集到 117 例和 133 例登革热病例,总的保护效力为 56.5%(95% *CI*,43.8-66.4)。其次,对四种血清型中的每一种所引起的疾病都有不同的保护作用,而 DENV2 的保护率高于泰国试验中的保护率(表 17.3)。

在波多黎各、墨西哥、洪都拉斯、哥伦比亚和巴西还进行了另一项 III 期试验。在 9~16 岁的接种儿童中,一个随机亚组 1 334 人中有 68%~75% 在接种疫苗之前有 DENV-1 到 DENV-4 的中和抗体[139]。疫苗组中有 176 例发生登革热(11 793 人年),对照组中有 221 例(5 809 人年),疫苗保护效力为 60.8%(95% *CI*,52.0-68.0)。在 DENV 型特异性保护效力中观察到了一定程度的差别(表 17.3)。

疫苗对血清阴性的亚洲和美洲儿童的保护效果较差,对血清阳性儿童的保护效果较好(表 17.4)。新

表 17.3　登革热/黄热病毒嵌合体血清型特异性保护

临床研究	DENV-1(*CI*)	DENV2(*CI*)	DENV-3(*CI*)	DENV-4(*CI*)
泰国	55.6%(−21.6-84.0)	9.2%(−75.0-53.3)	75.3%(−375.0-99.6)	100.0%(24.8-100.0)
东南亚	50.0%(24.6-66.8)	35.0%(−9.2-61.0)	78.4%(54.5-87.0)	75.3%(−190.3-97.2)
美洲	50.8%(29.1-65.2)	42.3%(14.0-61.1)	74.0%(61.9-82.4)	77.7%(60.2-88.0)

注:*CI*:置信区间;DENV:登革病毒。
资料来源:参考文献 137、138 和 139。

表 17.4　接种疫苗前血清 DENV 或 JE 抗体(东南亚)或 DENV 抗体(美洲)阴性或阳性人群,
接种一剂 CYD 疫苗两年后疫苗对需要治疗的保护效力分析

临床研究	血清阴性			血清阳性		
	疫苗组/(例·人年$^{-1}$)	对照组/(例·人年$^{-1}$)	疫苗效力/%*CI*	疫苗组/(例·人年$^{-1}$)	对照组/(例·人年$^{-1}$)	疫苗效力/%*CI*
东南亚	23/424	18/216	34.9%(−18.0-64.1) *P*=0.16	18/901	34/444	72.9%(54.3-86.3) *P*<0.001
美洲	9/258	9/149	42.2%(−42.3-76.6) *P*=0.24	8/1 073	23/512	83.4%(63.2-92.5) *P*<0.001
合并	32/682	27/365	34.9%(−4.2-61.4) *P*=0.08	26/1 974	57/956	77.9%(65.1-86.0) *P*<0.001

资料来源:HADINEGORO SR, ARREDONDO-GARCIA JL, CAPEDING MR, et al. Efficacy and long-term safety of a dengue vaccine in regions of endemic disease. N Engl J Med, 2015, 373(13):1195-1206.

加坡的血清阴性成年人在免疫接种5年后出现中和抗体水平迅速下降现象,也反映出疫苗对血清阴性人群的保护效果较差[139a]。许多"血清阳性者"一生有一次DENV感染,他们是伴随登革热感染而发病的高危人群。患有两次或两次以上DENV感染的人患住院疾病的风险较低[140]。另一项观察表明,嵌合黄热-登革热疫苗(CYD)对住院疾病的保护优于对轻度疾病的保护(表17.5),表现为疫苗对血浆渗漏(表17.6)、DHF或"严重"疾病(表17.7)的高保护率。

表17.5 CYD针对登革热住院病例的保护效力

临床研究	疫苗组(例/总数)	对照组(例/总数)	保护效力
泰国	32/2 669	30/1 333	53.3%
东南亚	40/6 851	61/3 424	67.4%
美洲	17/26 883*	43/13 204*	80.9%

* 观察人年数。[137-139]

表17.6 CYD对血浆渗漏的预防

临床研究	疫苗组(例/总数)	对照组(例/总数)	保护效力
泰国	4/2 669	3/1 333	33.3%
东南亚	29/6 851	46/3 424	68.6%
美洲	11/26 883*	26/13 204*	79.2%

* 观察人年数。[137-139]

表17.7 CYD对"严重"登革热的预防

临床研究	疫苗组(例/总数)	对照组(例/总数)	保护效力(CI)
东南亚(DHF)	28/6 848	46/3 424	68.6%(52-92.4)
美洲(重症登革热)	11/26 883*	26/13 204*	79.2%(68.8-99.9)

注:CI:置信区间;DHF:登革出血热。
* 观察人年数。[138,139]

2015年7月,赛诺菲公布了三项接种疫苗后第三年和/或第四年保护效力观察的监测数据[141,142]。在此期间,监测从发现高热病例,转变为对住院的队列成员的病毒学研究。与对照组相比6年内,在接种疫苗的5岁以下儿童中,因感染登革热住院的频率有所增加(表17.8,表17.9)。

表17.10提供了更明确的证据,表明伴有血管通透性增加的登革热感染在接种疫苗的幼儿中发生的频率更高。尽管在接种疫苗的儿童中出现了两例DSS,由于缺乏持续的病毒血症和细胞因子分泌等疾病增强时的典型表现,研究人员仍对幼儿中过多严重

表17.8 东南亚临床试验中9岁以下儿童和泰国临床试验中全年龄段的疫苗组和对照组儿童在临床研究第三年的血管通透性增加迹象

血浆渗漏	东南亚 CYD14		泰国 CYD23/57	
	疫苗组	对照组	疫苗组	对照组
任意证据	15/27	2/13	5/22	0/11
临床迹象	3/27	0/13	1/22	0/11
Hct增加	15/27	2/13	5/22	0/11
休克	0/27	0/13	2/21	0/9

注:Hct:血细胞比容;SE:东南。
资料来源:HADINEGORO SR, ARREDONDO-GARCIA JL, CAPEDING MR, et al. Efficacy and long-term safety of a dengue vaccine in regions of endemic disease. N Engl J Med, 2015, 373:1195-1206.

登革热可能是疫苗所致这一提法有所怀疑[141]。然而,这一观察结果的确表明了在血清阴性儿童中疫苗诱导的免疫下降导致疾病加重的可能性,这一点值得关注但尚未证实。安慰剂组中的住院疾病可能是继发性DENV感染造成的,而疫苗组中的住院可能伴有原发性DENV感染,因而不能使用传统方法计算保护效率。2016年4月,世界卫生组织免疫战略咨询专家组(SAGE)建议发展中国家的监管当局批准CYD疫苗,供登革抗体血清阳性率至少为70%的人群使用[142b]。迄今为止,CYD已在6个国家获批并基于数学模型展开了对9岁儿童的大规模免疫接种。该模型预测,长期为80%的9岁儿童接种疫苗可以使住院病例降低10%~30%[142b]。如果增强作用是疫苗接种后几年中导致过量疾病的原因,这也可能对接种疫苗却未曾暴露于自然感染的年龄更大的人产生影响。然而,据试验主办方所说,对所有三个试验中的9岁及以上儿童,有证据表明疫苗有一定效力。为了减轻对未感染登革病毒的人的担忧,需要对儿童和成人都进行仔细的后续研究。

对CYD登革热疫苗安全性与保护力的讨论

针对DENV减毒活疫苗,两个确定的安全性问题需要关注:①在受种者中预先存在的登革病毒或非登革黄病毒抗体可能增加针对疫苗病毒的反应性;②在初免或加强免疫失败,或中和抗体滴度降低的情况下,遭受野生型DENV感染可能出现感染和疾病的增强效应。针对赛诺菲巴斯德CYD疫苗的Ⅲ期临床试验,WHO确认会增加2~5岁免疫儿童住院的相对风险[142b,142c]。人们认为,登革热导致了住院风险的增加疫苗致敏的儿童的感染[142d]。

CYD登革热疫苗的设计目的是提高针对全部四种型别的登革病毒特异性抗体水平,以及通过后

续加强免疫来提高黄病毒免疫中的登革热群反应交叉保护中和抗体水平。目前尚不清楚 CYD 是否能在易感人群，抑或部分免疫（对单个野生型 DENV 的免疫）的个体中提高针对四种 DENV 中任何一种的，由 deSilva 实验室定义的型别特异性中和抗体应答水平[46]。无论使用一剂或多剂 CYD 后的免疫应答如何，都未能预防有症状的原发性 DENV 感染。亟需从根本上解决这个难题[142a]。此外，根据来自 5 岁或 5 岁以下儿童的数据分析，接种一剂或多剂 CYD 疫苗会引起免疫应答，当随后发生野生型 DENV 感染时，会由于血管通透性增加导致住院。有人建议，在测试四价 DENV 疫苗之前，应将四种单型 CYD 病毒中的每一种都接种到易感人群体内，然后在不早于 6 个月的时间间隔内用合适的同型疫苗病毒进行攻毒（见后文"登革热人类感染模型"）[63]。在赛诺菲疫苗临床试验中，血清阳性者的疫苗接种对重症 DENV 疾病提供了中等到良好的保护作用。据推测，这反映了一种增强效应，可以避免已有单次 DENV 感染的儿童在第二次异型 DENV 感染期间因增加血管通透性疾病而住院。

对于目前观察到血清阴性者获得的相较血清阳性者的较差保护作用有许多有趣但尚未证实的解释。首先，CYD 疫苗未将 DENV 非结构蛋白提呈给免疫系统，这很可能会导致保护性 CD8+T 细胞应答不太理想。在人体内，非结构 DENV 抗原可能使 T 细胞对 DENV-2 感染和疾病的保护中起着重要作用[55]。令人高兴的是，给部分免疫人群接种疫苗后观察到了对重症疾病的保护效果。问题是，如前面提及的，新证据强烈表明 NS1 是一种病毒毒素，是引起 DVPS 的直接原因，而 CYD 疫苗并未将 DENV NS1 抗原提呈给免疫系统[27,28]。

一些疫苗学家已经注意到，在给 2~5 岁血清阴性儿童接种 CYD 疫苗后第三年会导致疾病加重，并且预料相同的现象会在所有年龄段的血清阴性人群中发生[139a,142a]。已有建议通过检测血清中登革抗体来确定哪些人可以从疫苗接种中获得最理想益处[142a,142d,143,143a]。目前，泛美卫生组织不建议将 CYD 疫苗纳入常规免疫规划[143b]。与此相反，WHO 的 SAGE 委员会的立场是，没有经验性证据支持对目标人群的安全关切[142b,142c]，而且大规模检测以排除血清阴性人群接种疫苗是不切实际的。SAGE 进一步指出，在登革热感染流行率较高的人群中，疫苗可以预防相当多的重症疾病和住院。Wilder-Smith 及其同事[143c]和制造商[143d,143e,143f]也表达了这一观点。更广泛的安全性数据可以查阅 Gailhardou 等[143g]获取。

由于 CYD 疫苗已经在五个国家获得了许可，因此可能很快就会有来自 IV 期研究的证据来确定哪种观点是正确的。

登革 - 登革病毒嵌合体

美国疾病预防控制中心（CDC）病媒传播疾病分部通过将 DENV-1、DENV-3 和 DENV-4 prM 和 E 基因引入采自玛希隆大学 - 安万特巴斯德减毒活疫苗中成功减毒的 DENV-2 组分（DENV-2, 16681 PDK-53）（见上文）的 cDNA 中，研制出了一种四价嵌合登革热疫苗[97,144-146]。DENV-2 疫苗的减毒突变位于非结构基因中，据报道是稳定的[146-148]。利用 DENV-1 PDK-13 和其亲本 DENV-1 16007 结构基因，合成了 DENV-1-DENV-2 嵌合体[147]。利用亲本病毒结构基因构建的 DENV-3-DENV-2 和 DENV-4-DENV-2 嵌合体在细胞培养中是稳定的，当所有嵌合体接种于食蟹猴时，单价和四价配方都会产生中和抗体应答和低滴度病毒血症，但也有干扰存在的证据[146,149]。

登革 - 登革病毒嵌合体制备的一种 DENV-1/DENV-2、DENV-2、DENV-3/DENV-2 和 DENV-4/DENV-2 四价候选疫苗转让给 Inviragen 公司，随后又转让给 Takeda 制药公司。该候选疫苗（DENVax）已在小鼠和非人灵长类动物中进行了临床前试验，比较了皮内和皮下注射[150]。皮内注射 DENVax（每个 DENV 型别 10^5PFU）在食蟹猴体内产生较好的免疫应答；在用 10^5PFU 的 DENV-1 西太平洋病毒或 DENV-2 新几内亚 C 毒株攻击后未检测到病毒血症[151,152]。

在一个 I 期临床试验中，给哥伦比亚一个没有埃及伊蚊地区的 96 名成人通过皮下和皮内途径注射高剂量和低剂量的四价疫苗和安慰剂[153]。这两种制剂都有良好的耐受性，大多是轻微和短暂的局部或全身反应。在第二剂 30 天后，高剂量和低剂量 DENVax 制剂均在三分之二的受试者体内引起了对四种血清型登革病毒的中和抗体应答，其中对 DENV-4 组分的应答最低。皮内接种后的免疫应答略高于皮下注射后的免疫反应[153]。该疫苗已被证明具有可接受的热稳定性[154]。

另外的 I 期和 II 期临床试验正在进行中，III 期临床试验也在计划中。

载体疫苗

表达外源蛋白的重组痘病毒和腺病毒已被证实可诱导人类抗各种病原体的强的体液和细胞免疫应答[155-157]。这些病毒可以感染细胞，并在细胞中重新表达其蛋白。这些抗原被自然加工、糖基化、并与细胞膜相连。基因产物的胞内翻译和加工可诱导依赖主要组织相容性复合体（MHC）Ⅰ类分子的免疫应答。

痘苗病毒载体

用重组痘苗病毒表达 DENV-2 或 DENV-4 的结构蛋白未能获得成功[158,159]。这些表达 prM 和全长 E 蛋白的重组质粒不能诱导中和抗体或对野生型病毒攻击的猴子产生保护作用。表达截断的 DENV E 蛋白的重组子提高了小鼠和恒河猴体内的中和抗体水平，在两个动物模型中均可提供一定程度的抗野生型病毒攻击的保护作用[160,161]。

腺病毒载体

复制缺陷型腺病毒载体已被用于构建黄病毒候选疫苗[162,163]。多种腺病毒载体中插入一个或多个 DENV 中含或不含 prM 的 EDⅢ而构建的。这包括含有 5 型腺病毒的 DENV-2 新几内亚 C 株（NGC）[164]、其他以初免、加强免疫模式测试过的候选苗[165,166]、二价疫苗[167,168]、或单价疫苗混合制备的四价苗[169]、或在插入四种 DENV 结构域Ⅲ的单载体四价苗[169]。随后，为确保 prM 和 E 抗原以同样的水平表达，将来自每种 DENV 的基因置于相同的即刻早期巨细胞病毒（CMV）- 牛生长激素多腺苷酸化表达盒中，再插入到腺病毒载体（cAdVax）的任一末端。将 DENV-1 和 DENV-3 插入一端，DENV-2 和 DENV-4 插入另一端[168,170]。一种两剂次的四价疫苗被证明可以部分保护猴子免受病毒血症的攻击[171]。后来，又证明可以利用腺病毒载体获得登革基因组非翻译区的小干扰 RNA（siRNA），达到阻断 DENV 感染的目的[172]。

委内瑞拉马脑炎病毒载体

非繁殖型委内瑞拉马脑炎（VEE）病毒复制子颗粒（VRPs）允许在一轮复制的过程中进行翻译和表达插入基因[173-175]。已用 VEE VRPs 构建了单型 DENV-1 和 DENV-2 疫苗[176,177]。在一个初免 - 加强免疫方案中，在接种 2 剂 DNA 疫苗后，再接种 1 剂 VEE VRP 可对食蟹猴产生完全保护[177]。用 VEE VRPs 有可能克服小鼠模型中的母体抗体干扰[176]和提高免疫小鼠的四价中和抗体[178]。所产生的抗体具有型别特异性[179]。

麻疹病毒载体

将 DENV-1 EDⅢ蛋白基因与麻疹病毒附着蛋白（ectoM）膜外结构域融合并插入 Schwarz 麻疹疫苗（MV）株[180]。给麻疹易感的小鼠腹腔接种 2 剂这种构建物，结果产生了抗 DENV-1 中和抗体。初免 6 个月后，用活的 DENV-1 攻击小鼠，可见记忆性免疫应答，表现为 DENV-1 中和抗体和 eEDⅢ抗体滴度的明显提升（译者加）。ectoM 的存在对插入的 EDⅢ的免疫原性至关重要，ectoM 的佐剂作用与其促进树突状细胞成熟、前炎性和抗病毒细胞因子以及参与适应性免疫的趋化因子的分泌有关。随后，一种包含 4 种 DENV EDⅢ 与 ectoM 融合基因的重组 MV 载体疫苗被制备出来。MV 易感的小鼠经过 2 次注射后，重组载体诱导的抗体在被动转移给小鼠时，无法保护小鼠免受四种 DENV 脑腔攻击所致的死亡[181]。

复制缺陷型疫苗

衣壳基因删除

通过删除衣壳基因（C），并在该基因表达水平较高的细胞中繁殖病毒，已制备了多种黄病毒疫苗[182]。这样的病毒在接种疫苗的宿主中仅有一个感染周期。DENV-2 RepliVAX 是通过将 RepliVAX 西尼罗河病毒的 prM/E 基因用 DENV-2 中的相同基因代替而制备的，对用小鼠适应的 DENV 2 攻击的 AG 129 小鼠可产生部分保护作用[183]。

重组免疫复合物

将一段 DENV 结构域Ⅲ共有序列与 6D8 抗埃博拉单抗的结合表位融合，形成了一个杂交登革 - 埃博拉重组免疫复合物（DERIC）。这些人源和鼠源分子采用一种双生病毒表达系统在烟草植物中表达。用 G 蛋白亲和层析法从植物提取物中分离纯化后，用三剂次 DERIC 免疫小鼠，诱导产生了针对 DENV-4 但不针对 DENV-2 的中和抗体[184]。

灭活或亚单位疫苗

生产病毒疫苗最简单的方式是使用灭活全病毒或病毒亚单位。这些疫苗有两个潜在的优点；例如，它们不能恢复成更具致病性的表型，并且当它们联合使用时不太可能产生免疫干扰。因此，与活疫苗相比，它们适用于更广泛的年龄范围，免疫抑制不是接种的禁忌证，有可能采用加速免疫程序，且在理论上安全性问题更少。已证明一种灭活黄病毒疫苗能产生细胞和体液免疫应答[185]。应当注意的是，灭活的病毒体不向免疫系统提呈非结构抗原。这可能会破坏上述的保护性 T 细胞免疫。此外，灭活或亚单位疫苗产生的抗体只针对一部分结构蛋白而不针对基于正常病毒体的结构构象。其他缺点包括需要高浓度抗原、需要多次接种和预期会发生的随时间推移的免疫力衰减。灭活黄病毒疫苗已获得许可,并广泛用于预防JE[186,187]和蜱传脑炎[188]。因为免疫增强并不是病程的一部分,抗黄病毒脑炎的灭活疫苗可能获得成功。灭活或亚单位登革热疫苗是否可以单独使用尚存在争议。它们对于相对短期保护或初免-加强免疫策略可能是有用的。使用新型专利佐剂的灭活疫苗可能会改善生产并提高性能参数[189]。最近对呼吸道合胞病毒和麻疹病毒的研究表明,福尔马林不仅改变了病毒蛋白结构,还会导致树突状细胞对B细胞和T细胞抗体的提呈变差[190,191]。这一结果表明应该探索其他压力较小的灭活DENV的机制。补骨脂素灭活的DENV 1已用于免疫夜猴,但在攻毒中保护作用尚不清楚[192,193]。

基于细胞培养的灭活疫苗

WRAIR通过福尔马林灭活每一型DENV,研制出一种纯化的灭活病毒(PIV)登革热候选疫苗[194-196]。一项在少量未感染黄病毒的志愿者中进行的以氢氧化铝(AlOH)为佐剂的单价DENV-1 PIV候选疫苗的I期概念验证试验已在美国完成。间隔28天的两剂次给药产生了安全性可接受的低至中度免疫原性[197]。WRAIR向葛兰素史克疫苗公司授予了独家许可,他们两家正在跟Oswaldo Cruz基金会(FioCruz)共同开发一种以AlOH或葛兰素史克专有佐剂系统为佐剂的四价PIV配方(DPIV),已经证明对恒河猴有保护作用[198]。对于非黄病毒疫苗,佐剂,特别是新型复合佐剂系统(AS),已被证明可介导长期抗体应答。

这种疫苗的两个I期临床试验即将完成,一项在美国,另一项在波多黎各。每个试验都在探索两剂(在0天和28天接种)以AlOH、AS01E或AS03B为佐剂的DPIV候选疫苗在未感染DENV(美国)和感染DENV(波多黎各)的成年人中的安全性和免疫原性。公开数据表明,至研究第56天,所有疫苗配方的安全性均可接受,以更高剂量AlOH以及AS01E和AS03B为佐剂的DPIV配方的四价抗体血清阳转率大于90%。AS03B佐剂配方有GMT升高的趋势(Thomas SJ,未发表数据)。

重组亚单位疫苗

DENV结构和非结构蛋白上的T细胞和B细胞抗原表位已被定位[55,199,200]。在蛋白亚单位疫苗中表达的抗原表位的正确组合可能是以适度成本生产有效疫苗的基础[201]。DENV的结构和非结构蛋白能够在许多表达系统中大量生产,包括大肠杆菌[202,203]、甜菜夜蛾昆虫细胞中的杆状病毒[204-206]、酵母[207]、痘苗病毒[159,161,208]、和果蝇细胞[209,210]。夏威夷生物技术公司/Merck & Co正在采用最后一种方式,即在果蝇细胞中表达80% E基因开发疫苗(表17.2)。

一种由4个DENV型别中每种的80% E蛋白组成的四价疫苗已经问世,预期效果取决于以下实验,即1μg的DENV-2 E蛋白与葛兰素史克专有佐剂,SBAS5,能保护受到野生型病毒攻击的恒河猴不发生病毒血症[210]。早期的开发包括用80%E+非结构蛋白1(NS1)组成的DENV-2 E候选疫苗,但是NS1的作用几乎没有增加,该候选疫苗现已放弃。各种配方已在恒河猴中试验,结果产生针对4种DENV的中和抗体,并保护动物在野生型病毒攻击后不发生病毒血症[210]。一项评估DENV-1至DENV-4候选疫苗安全性和耐受性的I期单中心双盲随机研究近日已在美国健康成人中完成。试验纳入98名受试者,包含了18名安慰剂对照受试者,进行了三种剂量水平和三种不同佐剂配方的疫苗试验。目前正在等待结果(B.A.Coler-Griswold,个人通讯,2015年5月21日)。

古巴研究人员已经利用重组蛋白制备了登革热候选疫苗。将DENV-3 DⅢ蛋白与P64K脑膜炎奈瑟菌的载体蛋白融合,与弗氏完全佐剂联合使用,可保护受到攻击的非人灵长类动物[211]。但使用AlOH作为佐剂只获得部分保护作用,而且需要使用奈瑟菌血清A群多糖。作者还在大肠杆菌中表达了四种DENV的结构域Ⅲ衣壳嵌合蛋白,并将其作为疫苗进行测试[213]。作者建议用登革病毒蛋白初免,再用减毒活病毒加强免疫[214]。该小组还在小鼠体内测试了一种以AlOH为佐剂的四价疫苗制剂。三次免疫后,检测了四种病毒血清型的中和抗体滴度,血清阳转率最低的是DENV-4。最后一次免疫后一个月,用四种野生型DENV对免疫动物进行了攻毒,显示部分保护作用[215]。

基于核酸的疫苗

DNA疫苗由一个或多个含有DENV基因的质粒在细菌如大肠杆菌中高拷贝复制而成。质粒含有一个真核启动子和终止序列,以便在疫苗接种对象体内启动转录。转录的RNA被翻译成蛋白,蛋白被进一步加工并提呈给与MHC分子相关的免疫系统。其他基因如细胞内运输和免疫刺激序列也可加入到质粒中。表达的抗原可引起B细胞和T细胞应答。DNA疫苗与传统疫苗相比在理论上具有许多优点，包括易于生产、稳定和可在室温下运输，可在疫苗中加入新的基因，接种一种疫苗在有或没有佐剂的情况下均可对抗多种致病原，以及较低的反应原性[216]。

PrM-E DNA 疫苗

海军医学研究中心（The Naval Medical Research Center）的工作人员对两种表达 DENV-1 和 DENV-2 病毒 PrM 蛋白和 92% E 蛋白的真核表达载体（pkCMVint-Polyli 和 pVR1012；Vical,Inc.,San Diego,CA）进行了评价（表 17.2）。这些构建的疫苗在小鼠中诱导了中和抗体[217]，随后通过加入免疫刺激 CpG 序列和带有 PrM 的全长 E 基因对其进行改进[217-220]。在最近的研究中，一种 DENV-1 DNA 疫苗可在不同的时间内保护部分受到病毒攻击的猴子不发生病毒血症[221]。随着人们认识到树突状细胞是登革病毒复制的经皮入口[222]，瞄准这些细胞的 DNA 疫苗正在成为研究的方向[223]。将 DENV-1 DNA 疫苗肌内注射给 22 名黄病毒阴性的志愿者，半数接种高剂量，半数接种低剂量，共接种 3 次，时间分别为 0 天、第 1 个月和第 5 个月。完成这一免疫程序后，接种低剂量者均者未产生中和抗体，而 11 名接种高剂量者中有 5 名产生中和抗体[224]。最近，在恒河猴模型中，用四价 DNA 疫苗初免后再用四价减毒活疫苗加强免疫，结果产生了保护作用[215,225]。

通过将四种 DENVs 的被膜基因重组，已构建 TDENs。筛选的重组 DNA 被转染入人类细胞，经流式细胞仪分析，可与型别特异性登革抗体发生反应。抗体标记实现了抗体库的快速筛选以及新的表达的嵌合抗原的鉴定。一组筛选出来的嵌合克隆可表达由全部 4 种类型 DENV 的被膜和前膜抗原表位结合的 C 末端截断抗原，当其接种小鼠和猴子后，均成功诱导出了中和抗体，且猴子能抵抗 DENV-1 的攻击，但不能抵抗 DENV-2 的攻击[226,227]。目前已经讨论了在人类身上测试 TDENs 的计划[223]。

登革热人类感染模型

因为在使用抗原组合后对四种 DENV 中的每一个型都获得可靠的保护性免疫的需求存在，缺乏经过验证的登革热动物模型、缺乏对免疫保护相关性和/对保护性免疫的理解的欠缺，影响到登革热疫苗的开发。显然，对候选疫苗保护性免疫力的早期检测是有用的。为此，NIH 小组使用单价减毒 DENV 作为攻击病毒（上文描述）。值得注意的是，从 20 世纪初开始使用野生型 DENV 进行人类实验性感染积累了非常丰富的经验，没有不良结果[51,66,68,69,228-235]。鉴于这一经验，WRAIR 的一组研究人员建议重建登革热人类感染模型（DHIM），并使用部分减毒的 DENV 检测疫苗诱导的保护性免疫[236,237]。纽约州立大学（SUNY）上州医学院锡拉丘兹分校（Syracuse）正在对 DENV 候选物进行人体安全研究，目的是选择导致轻微登革热样疾病的毒株。人类感染这些毒株将极大地有助于更好地理解疾病应答的临床和免疫学相关性，有助于候选药物评估，有助于研究病媒 - 人之间的相互作用，并有助于简化、加速和降低登革热疫苗研制的成本。使用 DHIM 对候选疫苗进行早期测试的一个关键好处是及早发现不能保护人类免受登革病毒感染或致病的疫苗[238,239]。

结论

登革病毒感染给热带和亚热带国家近 40 亿居民造成很高的发病率和死亡率。此外，登革热感染一直是热带国家游客和外籍居民以及在热带国家担任战斗或维持和平任务的军事人员患上发热性疾病的主要原因之一。鉴于国家蚊虫控制计划的普遍失败，疾病的社会和临床影响为登革热疫苗创造了一个重要的市场，主要疫苗制造商的兴趣也佐证了这一点。一种疫苗已在几个登革热流行国家获得许可，目前正在使用。还有几个有前景的登革热候选疫苗即将进行Ⅲ期临床试验。如果制造商、WHO 和监管机构能够解决对登革热疫苗的安全性问题的担忧，那么市场需求应继续支持推出新的、改良的疫苗。对登革热保护性免疫的基本认识仍然存在严重不足。这些问题可能通过新开发的人类登革热感染模型以及严谨的Ⅲ期和Ⅳ期临床试验来解决。对登革热疫苗接种的巨大需求要求在疫苗生产方面和策略措施方面的巨大投入，以最大限度地减少病毒传播和减轻疾病负担。

（蓝天　赵雪琪　黄仕和　崔树峰）

本章相关参考资料可在"ExpertConsult.com"上查阅。

第 18 章 细菌性腹泻疫苗

Jan Holmgren 和 Anna Lundgren

腹泻感染主要发生在中低收入国家的儿童中,据估计,每年可引起 17 亿次疾病发作和 700 000 人死亡[1]。在疾病流行地区的旅行者也存在较高的感染风险。然而,现今仅有两种针对两种细菌性肠道病原体的疫苗获得了批准,即伤寒沙门杆菌(S. Typhi)和霍乱弧菌。目前,正在加快努力研制其他重要病原体的疫苗,尤其是肠产毒性大肠杆菌(ETEC)和志贺杆菌。本章重点介绍这两类病原体疫苗研发工作,同时也简要讨论了弯曲杆菌、产毒素志贺杆菌(STEC)和非伤寒沙门杆菌(NTS)疫苗的研发。虽然 ETEC 和志贺杆菌只有人类宿主,但是弯曲杆菌、STEC 和 NTS 却是人畜共患病的病原体,已知动物宿主(鸡、牲畜等)。我们这里讨论的仅限于人用疫苗,但应该指出的是,人们也在继续努力研发兽用疫苗以间接地减少疾病向人类的传播。

致病机制和保护性免疫机制

肠道病原体引起感染和疾病的方式不同,这会影响它们所引起的免疫应答类型,以及疫苗接种如何对感染和疾病的保护[2]。不同的细菌性肠道病原体可通过以下方式引起疾病:①在肠道黏膜上定植,无侵袭或形态损伤,但通过分泌强的肠毒素(如霍乱弧菌和 ETEC)引起腹泻;②黏附在黏膜上,通过将细菌蛋白"注射"到上皮细胞(例如肠致病性大肠杆菌)诱导肠细胞凋落;③通过产生强外毒素阻止细胞蛋白质合成[例如肠出血性大肠杆菌(EHEC/STEC)],诱导肠细胞死亡;④局部侵入和黏膜破坏(如志贺氏杆菌);⑤局部黏膜侵入并引起炎症(如 NTS);⑥跨黏膜移位,侵入血流并扩散到远端器官(如伤寒和副伤寒 A 和 B)。

肠固有层浆细胞产生的分泌性免疫球蛋白 A (SIgA)为预防肠道感染提供了重要的第一道防线[3]。免疫球蛋白(Ig)A 通过上皮屏障主动转运到管腔,它以具有抗降解能力 SIgA 的形式释放,可以中和细菌肠毒素(和病毒),并抑制上皮附着,从而阻止定植和细胞入侵。在于胃肠道分泌物中也可能存低水平的 IgG[3]。然而,在未发炎的情况下,小肠(至少在来自工业化国家的人们中)基本上不能透过血液蛋白。这与下呼吸道和女性生殖道不同,这两个部位相对更容易渗透 IgG 抗体。与这一观察结果一致,小肠非炎症性霍乱和 ETEC 感染是通过局部产生 SIgA 抗体介导疫苗保护的代表性例子,这可能需要通过口服途径进行疫苗接种。在发展中国家,许多儿童表现为环境性肠病,表现为一种包括近端小肠的慢性炎症、小肠内细菌过度生长和先天性免疫系统兴奋综合征[4]。在这些儿童中,循环中的 IgG 抗体可能会穿过肠道黏膜表面,在那里发挥一定的保护作用。然而,肠道蛋白酶可快速降解 IgG,加上正常情况在肠道分泌物中 IgG 的水平很低且缺乏补体功能,限制了 IgG 在肠道中的保护作用。长期持久性免疫记忆主要通过肠道派尔斑和淋巴滤泡中的长期记忆 B 细胞产生,急性 SIgA 抗体反应消失后可介导持久性保护。抗原再暴露后,记忆 B 细胞可迅速转变为分泌 IgA 的浆细胞,在引起疾病前,免疫性 SIgA 抗体反应可起到控制感染的作用[5]。黏膜记忆 B 细胞能存活很长时间;例如,初级霍乱疫苗口服接种后,也已证实抗原特异性 B 细胞的记忆功能超过 10 年[6]。

细胞介导的对通过黏膜表面进入宿主的病原体的保护可以通过上皮内和固有层 CD4$^+$ 辅助细胞和 CD8$^+$ 细胞毒性 T 淋巴细胞介导。据认为这些细胞介导的反应可以解释在使用一种伤寒口服活疫苗 Ty21a 的免疫受试者身上观察到的持久保护作用[7]。在整个胃肠道固有层中经常可以发现许多产 γ 干扰素(Th1)的 T 辅助细胞和产白介素(IL)-17A(Th17)的细胞[8]。虽然人们认为 T 细胞是对抗幽门螺杆菌和细胞内生物如伤寒杆菌和副伤寒杆菌的主要效应细胞,但还没有完全认识到它们在肠黏膜中的作用。也有数据表明,在促进肠道 IgA 产生和分泌中 IL-17A 发挥重要作用[9,10]。T-滤泡辅助细胞支持黏膜生发中心抗蛋白质抗原抗体产生和亲和成熟[11],从而在肠道保护性抗体反应形成中间接地起着重要作用。然而,仍有待充分阐明不同 T 细胞亚群在口服疫苗免疫应答中的作用。

黏膜与肠外疫苗接种

传统注射的疫苗主要诱导全身免疫应答,在诱导黏膜免疫方面通常效果较差。相反,通过口腔、鼻腔或舌下途径接种的黏膜疫苗通常会引起黏膜和全身免疫应答[12]。在解剖学上划分黏膜反应,反映了在不同的黏膜诱导位点激活淋巴细胞的迁移特性,从而对疫苗黏膜给药路径的选择造成了明显的限制[13]。一般情况下,免疫应答最强的部位是疫苗接种部位,其次是在解剖学上相邻的或进化的相关位点。一个后者刚提及的例子是哺乳期妇女的肠 - 乳腺连接,它确保哺乳期婴儿从母亲那里获得流行病学上逻辑相关的母乳 SIgA 抗体,这是由于母亲肠道暴露于当前的微生物所致。

通过口服途径接种疫苗能在当地预防所有肠道病原体引起的临床疾病,但肠外疫苗接种可能对病原体首先穿过肠道上皮移位的肠道感染有效。例如,菌痢(细菌性痢疾),移位性志贺杆菌感染了来自基底外侧的其他肠细胞。在这一点上,血清衍生抗体配合补体及有吞噬性的中性粒细胞可以很容易地攻击微生物。同样,血清抗体可以通过黏膜下淋巴组织(如 NTS 血清型和空肠弯曲杆菌)或进入血液(如伤寒沙门菌或副伤寒沙门菌)后诱导炎症,有效地攻击引起疾病的病原体[14]。先前暴露于引起黏膜免疫启动的病原体,也能增强经肠外疫苗接种保护免受黏膜感染的能力。一般规律似乎是,肠外疫苗可能对那些先前黏膜暴露于病原体或通过口服途径的疫苗受种者提供一定程度的加强作用,但它们无法在那些先前黏膜没有暴露于病原体或通过口服途径接种过疫苗的人中诱导有效的黏膜反应。如下所述,正在进行针对 ETEC 的疫苗研发工作主要集中在口服接种,而考虑针对志贺杆菌、弯曲杆菌、STEC 和 NTS 进行口服和肠外接种。

具体疫苗

肠产毒性大肠杆菌

流行病学

在发展中国家,ETEC 是导致 5 岁以下儿童腹泻相关疾病发病和死亡最常见细菌性原因。儿童 6~36 月龄为发病高峰,其中 ETEC、轮状病毒和志贺杆菌是最常见的病原体[15]。ETEC 也是引起旅行者腹泻的头号原因[16],据报道,占全球旅行者腹泻的 20%~60%,其中至少 20% 受感染的旅行者在旅行途中卧床不起,40% 的人因为腹泻改变行程(参考文献 17 综述)。主要由 ETEC 引起旅行者腹泻,也是发生在那些从工业化国家部署在亚洲或非洲欠发达地区的国家军事人员中最常见的医疗问题,月平均发病率为 29%,在高发病地区月发病率高达 60%[18]。

临床表现及发病与免疫机制

ETEC 引起疾病的特点是持续数天不断涌出的脱水性腹泻。感染通常具有自限性,但可能导致婴幼儿脱水和营养不良。在摄入受 ETEC 污染的食物或水后,ETEC 通过所谓的定植因子(CF)抗原(主要是菌毛)附着在小肠黏膜上,随后细菌繁殖并产生热不稳定毒素(LT)和 / 或热稳定毒素(ST)而致病[19]。在人 ETEC 分离株中,已鉴定出 20 多个型别的 CF 抗原,其中几个最常见的型别包括 CFA/I 和"大肠杆菌表面"抗原 CS1~CS6。另一个重要的 CF 抗原是 CS6,一种外膜抗原,而不是菌毛蛋白。拒信抗这些 CFs 的黏膜 SIgA 抗体应答是通过抑制细菌的上皮结合而起到保护作用的[19]。重要的是,尽管所选菌群之间存在一些交叉反应,但针对一种 CF 型的免疫应答通常不能产生针对其他几种类型的交叉保护作用。因此,一种有效的广谱疫苗需要包含多种 CF 抗原。

一旦附着在肠上皮细胞上,ETEC 就会产生 LT 和 / 或 ST 肠毒素,它们诱导产生特征性的脱水性腹泻。LT 与霍乱毒素(CT)高度同源,由单个催化 A 亚基和五个相同的 B 亚基组成,包含细胞结合域。A 亚基介导腺苷酸环化酶激活,导致环腺苷酸(cAMP)产量增加,激活离子通道并产生大量液体分泌物。也已证实,由于 CT B 亚基与 LT 之间存在免疫交叉反应,用含有 CT B 亚基的霍乱疫苗免疫人,可获得对 ETEC 疾病的短期保护[20-22]。ST 是一种小肽毒素(18~19 个氨基酸),刺激靶细胞中的鸟苷酸环化酶。由于这种小毒素的免疫原性低,以及稍后讨论的其他考量,阻碍了使用 ST 作为疫苗抗原的努力。

有几个证据支持研发一种有效 ETEC 疫苗的可行性。流行病学和对志愿者的研究已经证明了对 ETEC 再感染的同源保护作用。在动物模型中,抗 LT 和 CF 抗原的抗体已显示出协同保护作用[17,23]。用几种菌毛 ETEC 株及 LT 对母牛进行超免疫,90% 的志愿者口服此牛的乳源性免疫球蛋白后,采用可表达 CFA/I 菌毛、LT 和 ST 的 ETEC 攻击株,其肠抗体具有抗 ETEC 攻击的保护作用[24]。

肠产毒性大肠杆菌候选疫苗

虽然 ETEC 具有多样性,有 100 多个 O 型血清群和超过 25 个可识别 CF 抗原,这意味着疫苗开发面临着一个重大挑战,但人们正在研制几种 ETEC 候选疫苗。大多数疫苗都是口服的，并基于单一的或与 CFs 结合的毒素衍生抗原的，并且人们正在纯化，或者在细菌表面表达后者。这些疫苗正处在临床前和临床开发的不同阶段（表 18.1）。Dukoral 口服霍乱疫苗已在几个国家获得了批准，用于预防 ETEC 旅行者的腹泻，因为通过 B 亚基组分证明了其 50%~70% 的短期交叉保护作用，可预防 LT 介导的 ETEC 腹泻[20-22]。

类毒素和融合蛋白疫苗　开发一种仅基于毒素衍生抗原的 ETEC 疫苗似乎是一种合理的策略，因为所有的 ETEC 菌株都会产生 LT 或 ST 或两者兼而有之。然而，由于低分子 ST 不具有免疫原性，因此，研究了 ST 或 ST 衍生肽与各种载体蛋白之间的化学结合蛋白或基因融合蛋白，例如，LT（或其突变体）、CT B 亚基和 CFs。该方法通常只产生少量的与 ST 组件相关的适度免疫原性结合蛋白。即使用强的佐剂，用该种制剂对动物进行免疫，通常也只产生 ST 中和活性效价很低的免疫血清，并且值得注意的是该免疫原性制剂仍然保留了 ST 毒性活性[25]。一个特殊的直接 ST 抗体介导保护问题是，与 SIgA 抗体相比，需要大量的低分子量 ST 才能局部产生有效中和 ST 的抗 ST 的 SIgA 抗体。另一个疫苗开发的障碍是 ST 与人鸟苷和尿鸟苷的结构相似，这可能导致抗 ST 抗体与内源性配体发生交叉反应。令人惊讶的是，用 ST-LT 融合蛋白对母猪进行肠外免疫接种，以保护哺乳期乳猪免受产 STETEC 菌株的攻击，已经取得了初步成功[26,27]。但是，尚不了解这些融合蛋白诱导肠道抗体的能力。此外，与婴幼儿和儿童相比，残留的 ST 或 LT 毒性对动物的影响可能较小，因此，无论该种方法多么吸引人，仍有待观察能否成功地用于人类疫苗接种。

全细胞灭活细菌及 B 亚基的疫苗　一个更复杂但可以说更现实的预防 LT 介导和 ST 介导 ETEC 腹泻的策略是研发一种疫苗，能够抑制 ETEC 肠道黏附和定植，从而减少肠道毒素的产生，尤其是通过产 ST ETEC 产生的。为了进一步预防 LT 引起的腹泻，疫苗最好与 LT 的"类毒素"组件，如 LT 或 CT B 亚基结合，但不包括 ST。基于这一策略，哥德堡大学的研究人员开发了一种能表达各种流行 ETEC 细菌 CF 抗原和重组 CT B 亚基（rCTB）组件的福尔马林灭活的第一代 ETEC 口服疫苗，并在 I 期和 II 期试验中进行了广泛的检测[17,28-30]。在瑞典、孟加拉国和埃及，针对不同年龄的接种者，采用两剂或三剂口服方案，用缓

表 18.1　肠产毒素大肠杆菌的人用试验

疫苗	开发阶段	参考文献
灭活全细胞口服疫苗 ETVAX		
多价 ETEC 疫苗，重组大肠杆菌表达 CFA/I，CS3，CS5 及 CS6+LCTBA 类毒素 ± dmLT	在瑞典开展的 I 期临床试验	37
rCTB-CF 疫苗		
ETEC 菌株，表达 CFA/I，CS2，CS3，CS4 及 CS5+rCTB	针对北美旅行者到墨西哥和危地马拉开展的 III 期试验；在埃及的 III 期试验	31
口服全细胞减毒活疫苗 ACE527		
ETEC 菌株，aroC，ompC 和 ompF 基因缺失，表达 CFA/I，CS1，CS2，CS3，CS5 及 CS6 和 LTB ± dmLT	在美国开展 I 期试验；在美国开展 IIb 期试验	41,42,132
口服亚单位疫苗 Dukoral		
口服灭活全细胞霍乱疫苗的 rCTB 类毒素组分	在孟加拉国、在从芬兰到摩洛哥的旅行者和从北美到墨西哥的旅行者中开展上市许可 III 期试验；	20,21,22
dmLT		
双突变株 LT（R192G/L211A）	在美国开展 I 期试验；	133
CS6		
游离蛋白或微球形	在美国开展 I 期试验；	134
经皮 / 皮内给药亚单位疫苗 LT 贴片	在美国开展 III 期试验	46
CF 尖端蛋白		
CfaE 或 CfaE-sCTA2/LTB chimera+mLT（R192G）	在美国开展 I 期试验；	47

CF，定值因子；CS，大肠杆菌表面抗原；dmLT，双突变不稳定毒素；ETEC，肠产毒素大肠杆菌；LCTBA，不耐热毒素 B 亚基 / 霍乱毒素 B 亚基杂交蛋白；LT，不稳定毒素；rCTB，重组霍乱毒素 B 亚基。

冲剂口服该疫苗,70%~90% 的接种者是安全的,并能诱导肠黏膜免疫应答。但是,在针对前往墨西哥和危地马拉的北美旅行者进行的两项Ⅲ期试验和一项针对埃及 6~18 月龄儿童进行的Ⅲ期试验中,该种疫苗未能显著降低总体(通常是轻度)ETEC 腹泻[17,31]。(另见 2012 年 L. Bourgeois 的个人交流)然而,在两项成人旅行者的研究中,该疫苗减少了几乎 80% 的严重 ETEC 腹泻。因此,对 ETEC 的疫苗保护观察结果好像与已经获得许可的预防霍乱和轮状病毒病的肠道疫苗的一致,这些疫苗对更严重的疾病的影响比对更温和的疾病影响更强[12]。

最近开发了一种基于相同方法的第二代口服灭活 ETEC 疫苗,与第一代疫苗相比,有了几项改进[32,33]:①将疫苗株设计成表达增加了 4~15 倍的 CFA/I、CS3,和 CS5 抗原,并以免疫原性形式表达高水平的 CS6 抗原(先前疫苗中没有);②用一种杂交 rCTB/LTB 亚基蛋白(LCTBA)替代 RCTB,它能引起更强的抗 LT 免疫应答;③双突变体 LT(dmLT),一种黏膜佐剂和 LT 抗原的结合蛋白,可在疫苗中任意地包含,与天然 LT 毒素相比,在酶 A 亚基上 dmLT 分子(R192G/L211A)有两个突变,无毒,并且在小鼠和体外人源细胞上进行疫苗联合试验时,显示出强的佐剂活性[34-36]。当给小鼠接种 ETEC 改良疫苗时,每种疫苗 CFs 和 LTB 都诱导出强的肠黏膜 IgA 抗体反应(以及血清 IgG 和 IgA 反应),并且 dmLT 佐剂进一步增强了对疫苗应答[32]。以这些数据为基础,在一项针对瑞典成年志愿者(每组 30~35 名受试者)的Ⅰ期研究中,受试者或者接受单一疫苗接种,或者疫苗及 $10\mu g/25\mu g$ dmLT 佐剂联合接种或安慰剂[37]。受试者之间接受或不接受 dmLT 或安慰剂疫苗均无差异,不良反应少且轻微。多数疫苗接种的受试者(74% 的疫苗受种者和 83% 的加上低剂量 dmLT 疫苗受种者)对所有的 5 个疫苗抗原都显示出明显的黏膜 IgA 反应原性。从肠源性血淋巴细胞(淋巴细胞上清液中的抗体方法)和/或粪便样本培养物中提取特异性 SIgA 抗体,以检测黏膜 IgA 抗体。在疫苗中加入低剂量的 dmLT 可显著增强淋巴细胞上清液中抗 CS6 抗原的抗体应答,这是疫苗中 CF 含量的最低值。可能仅在成人人群中该疫苗已经具有很好的免疫原性,这就解释了为什么 dmLT 抗其他疫苗抗原的应答没有什么大的影响。在一项正在进行的研究中,针对在 ETEC 流行地区生活的儿童,考察接种含和不含 dmLT 佐剂改良口服灭活 ETEC 疫苗后的安全性和免疫原性,以及对旅行者的保护效果。

减毒活疫苗 几项观察证实了使用口服活疫苗对 ETEC 进行免疫预防的可行性。在成人志愿者 ETEC 腹泻的攻击模型中,由菌毛 LT/ST ETEC 株引起初始临床腹泻感染,在随后的同源再攻击中提供了约 80% 的临床疾病保护作用[38]。用单一 5×10^{10} 菌落形成单位(CFU)剂量的 ETEC 菌株(血清型 O6:H16 表达 CS1 和 CS3,该菌株缺失编码 LT 和 ST 的基因 3)进行的免疫显著地刺激了肠道抗 CF SIgA 抗体应答,并通过表达异源 ETEC 血清型(O139:H28)的 CS1、CS3、LT 和 ST 提供 75% 的抗攻击保护作用[39]。最近,研发出了 ACE527 活疫苗,包含三个 ETEC 减毒株,分别缺失 $aroC$、$ompC$ 和 $ompF$ 基因,它们共同表达 CFA/I、CS1、CS2、CS3、CS5 和 CS6,以及 LTB[40]。在Ⅰ期试验中,两种剂量的 ACE527(10^{10} 和 10^{11} CFUs)都具有良好的耐受性,疫苗剂量越高,淋巴细胞上清液中肠源性 IgA 抗体抗 LTB、CFA/I、CS6 的应答频率越高,CS3 的反应程度越低[41],无论剂量多少,抗其他抗原的免疫应答都很低且不常见。在Ⅱb 期研究中,对这些观察结果进行了扩展,受试者接受了两剂 10^{11} CFU,然后用 ETEC 菌株 H10407(O78、CFA/I、LT/ST)攻击[42]。在该项研究中,疫苗接种后,有 19% 的受种者,但非安慰剂接受者,出现了呕吐,并且疫苗组中其他胃肠道症状也更常见。主要终点后,虽然疫苗减少了攻击菌株的肠道定植,中度及重度腹泻下降了 27%,但统计学不显著。目前正在努力通过添加 dmLT 佐剂,进一步提高该疫苗的免疫原性。

经皮给药的不稳定毒素 已在志愿者中,通过皮肤贴剂经皮给药,对 E. coli LT 的安全性、免疫原性和保护效果进行了广泛的试验[43,44]。这些贴片没有引起任何显著性全身副作用,只有轻微的局部皮肤反应,但在大多数疫苗接种的人群中,它们会显著地诱导抗 LT 血清 IgA 和 IgG,以及 IgA 抗体分泌细胞应答。然而,两次使用 LT 的经皮免疫接种并不能预防产 LT ETEC 的攻击[44]。在一项安慰剂对照Ⅱ期研究中,前往墨西哥或危地马拉的成年旅行者接受了两次 LT 经皮免疫接种,但对 ETEC 疾病也没有显著的保护作用,但是,非常令人惊奇的是,已经观察到对旅行者任何来源的腹泻都有显著的保护作用[45]。然而,随后的Ⅲ期试验并没有显示出对由 ETEC 或其他病原体引起的旅行者腹泻具有有效预防作用[46]。在对 ETEC 肠毒素类型进行的亚组分析中,疫苗似乎仅对由 LT 阳性的 ETEC 引起的腹泻有一定的保护作用,但对 ST 阳性或 LT/ST 阳性的 ETEC 没有保护作用[46]。制造商已停止进一步开发 LT 皮肤贴片作为人类 ETEC 疫苗。

菌毛顶端黏附疫苗 另一种开发联合抗定植和抗毒性免疫的 ETEC 疫苗方法是通过将 CFA/I 菌毛（CfaE）的末端蛋白与 LTB 连接，在 ETEC CF 抗原和 LTB 亚基之间产生嵌合蛋白。最近 I 期临床试验采用了一种复杂的 CfaE 黏附素-类毒素嵌合体，其中 CfaE 取代了 CT A 亚基的 A1 域，并与 LTB 五聚体（CfaE-sCTA2/LTB 嵌合体）非共价组装。这些 ETEC 黏附素原疫苗与单突变型 LT（LTR192G）掺和作为佐剂和抗原，通过经皮贴片（仅 CfaE）和皮内（CfaE 嵌合体）给药进行剂量递增接种。虽然局部皮肤反应很常见，但无严重不良反应。初步免疫原性结果也表明，抗 LTB 和抗 CfaE-IgG 和 IgA 应答均出现在任何一种免疫接种途径后[47]。正在进行确定抗 ETEC 效果攻击影响的研究。

志贺菌

流行病学

志贺菌（*Shigella spp.*）是引起急性、出血性腹泻（痢疾）的最常见原因，在腹泻相关疾病发病率和死亡率中占很大比例。志贺菌病只影响人类，虽然所有年龄组都是易感的，但多数病例都发生在 5 岁以下的儿童中。志贺菌属包含四个种群：痢疾志贺菌、福氏志贺菌、宋氏志贺菌和鲍氏志贺菌，包括 50 个血清型和血清亚型；然而，痢疾志贺菌 1 型，在 20 世纪 90 年代曾引起过严重的疫情，现在几乎已经消失了。福氏志贺菌主要在发展中国家的流行，而宋氏志贺菌是高度工业化国家志贺菌病中最常见的原因。在撒哈拉以南四个非洲地区和三个南亚地区，志贺菌（主要是福氏志贺菌）是引起 5 岁以下儿童中度及重度腹泻的 4 种最常见的病原体之一，是引起 2～5 岁儿童腹泻的最常见病原体[15]。

临床表现及发病与免疫机制

志贺菌感染的症状从轻度脱水性腹泻到伴有发热、严重腹痛、脓血便的严重炎性细菌性痢疾而不同。志贺菌通过侵入人体下部肠道并引起强烈炎症和上皮细胞坏死而导致人体发病[48]。当经口摄入的生物体到达回肠和结肠末端时，它穿过滤泡相关的上皮细胞，被吞噬细胞吞噬，然后侵入邻近的基底外侧的上皮细胞，从一个细胞扩散到另一个细胞。受感染巨噬细胞的凋亡释放促炎性细胞因子，并随着大量中性粒细胞的积累和肠上皮的破坏而引起强烈的炎症反应。根据血清型的不同，志贺菌也能产生一种或多种致病性毒素，包括痢疾志贺毒素（*S. dysenteriae* 1）；志贺肠毒素 1（"ShET1"；福氏志贺菌 2a 及一些福氏志贺菌 2b 菌株）；和志贺肠毒素 2（"ShET2"；所有志贺血清型）。据认为，ShET1 和 ShET 是引起临床志贺菌病脱水性腹泻的原因，而脱水性腹泻常发生在痢疾的早期[48]。

目前还没有针对志贺菌病疫苗获得许可。因为志贺菌具有抗原多样性的，所以志贺菌疫苗应能预防所有 15 种福氏志贺菌血清型加上宋氏志贺菌（单一血清型）以及理想情况下的痢疾志贺菌 1 型。人们坚信，一种由 4～5 株志贺菌菌株（宋内、福氏 2a、3a 和 6，以及可能的痢疾志贺菌 1 型）组成的疫苗不仅能保护疫苗中包含的血清型，而且能保护其他 11 种福氏志贺菌血清型，因为它们有共享抗原[48]。

针对健康成人志愿者的研究表明，原发志贺菌感染临床发病几个月后，用同源的毒性血清型再次攻击人体，可提供对该病显著（约 75%）的保护作用[49,50]。在智利儿童身上也观察到了类似程度的抗同源再感染的保护[51]。抗 O 抗原血清和/或黏膜抗体似乎在保护作用中发挥重要作用[48]。口服和肠外志贺菌原疫苗均对临床志贺菌病具有显著的保护作用，在口服疫苗后 7～10 天血液中出现肠源性 O 抗原特异性 IgA 抗体分泌细胞，与疫苗效果相关的。细胞介导免疫，包括 γ 干扰素的产生，也可能起到作用[48]。

志贺菌候选疫苗

为了研制有效的志贺菌疫苗，我们采取了两种主要的策略：①主要是口服活的或灭活的全细胞疫苗；②经肠外注射的含有纯化的 O 抗原多糖（PS）和载体蛋白的结合疫苗。候选口服减毒活疫苗面临的主要挑战是如何在保持疫苗菌株在肠道内增殖和刺激免疫能力的同时，实现适当的减毒。口服灭活全细胞或非经肠注射的结合疫苗的反应原性不是问题，而主要的挑战是刺激正确的类型和免疫应答的程度。这些疫苗可能需要与有效的佐剂联合使用。表 18.2 总结了一些志贺菌候选疫苗和已在人身上进行过试验的疫苗。

口服活志贺杆菌疫苗 在 20 世纪 60 年代，Mel 等人在 I 期到 II 期试验中评估了第一代口服减毒志贺菌活疫苗。其中一种血清类型由链球菌依赖（SmD）的志贺菌组成，由于变化的血清型，它们已经丧失了侵袭上皮细胞的能力。第二种类型是自发突变的福氏志贺菌 2a 菌株（T32），由于侵袭性质粒结构的大量缺失，该菌株无侵袭性。总之，在罗马尼亚和中国进行的随机对照现场试验中，这些疫苗对成人和儿童均具有良好的耐受性和保护性[52,53]。这些早期口服

表 18.2 志贺杆菌候选疫苗的人用试验

疫苗	开发阶段	参考文献
口服减毒活疫苗		
SmD		
单血清型和多价自发侵袭能力丧失的链霉素依赖性志贺菌菌株	在罗马尼亚当地进行了几次上市获批的有限现场效果试验(但不再使用)	52,135,136,137,138
T32		
侵袭性质粒中自发缺失的福氏志贺菌 2a 型菌株	在罗马尼亚和中国进行了Ⅲ期现场试验(但不再使用)	53,139,140
SC602		
icsA(virG)和 iuc 特异性缺失的福氏志贺菌 2a 型菌株	在美国和孟加拉国进行了Ⅰ期试验;在美国进行了Ⅱb 期试验	54,55
SC599		
icsA、ent、fep 和 stxA 缺失的痢疾志贺菌 1 型菌株	在美国和法国进行了Ⅰ期试验	56,57
WRSS1		
icsA 缺失的宋氏志贺菌菌株	在美国和以色列进行了Ⅰ期和Ⅱ期试验	59,60
WRSd1		
icsA 和 stxA 突变的痢疾志贺菌 1 型菌株	在美国进行了Ⅰ期试验	62
CVD1208s		
guaBA 和 sen 缺失的福氏志贺菌 2a 型菌株	在美国进行了Ⅰ期试验	64
口服全细胞灭活疫苗		
历史疫苗		
热灭活痢疾志贺菌 1 型菌株	进行了几个效果试验	65
福尔马林灭活宋氏志贺菌菌株	在美国进行了Ⅰ期试验	66
非肠道结合疫苗		
宋氏志贺菌 O 多糖(PS)结合 rEPA 载体蛋白	在以色列进行了Ⅲ期试验	71
宋氏志贺菌 O PS-rEPA 和福氏志贺菌 -rEPA 结合物	在以色列进行了Ⅲ期试验	74
痢疾志贺菌 O PS-EPA 生物合成结合物	在瑞士进行了Ⅰ期试验	75
Flexyn2a		
福氏志贺菌 2a 型菌株 O PS-EPA 生物合成结合物	在美国进行了Ⅰ期试验	76
鼻内蛋白疫苗		
Invaplex		
侵袭性疫苗复合物;IpaA、IpaC、IpaD 及 LPS	在美国进行了Ⅰ期和Ⅱ期试验	77,78

注:EPA:铜绿假单胞菌外毒素 A;LPS:脂多糖;rEPA:重组铜绿假单胞菌外毒素;SmD:链霉素依赖。

志贺菌活疫苗后来被通过更好地定义基因工程志贺菌疫苗所取代,已经对许多菌株进行了人体试验(表18.2)。

SC602 疫苗是由巴斯德研究所的研究人员通过在 icsA(virG)基因中产生一个 S.flexneri 2a 菌株缺失突变而构建的,该基因编码一种参与志贺菌细胞内运动和细胞间扩散的蛋白质,而在 iuc 中,该基因编码铁清除蛋白杆毒素。在北美志愿者中,10^6 CFU 剂量具有很强的免疫原性但不可接受的反应原性,而 10^4 CFU 具有良好的耐受性和显著的免疫原性。当志愿者疫苗接种 2 个月后,受到强毒性福氏志贺菌 2a 的攻击时,观察到了显著的保护作用[54]。也在孟加拉国成人和儿童的Ⅱ期试验中对 SC602 进行了验证。所有剂量水平(10^4、10^5 或 10^6 CFU)均具有良好的耐受性,但在这一人群中,最高剂量甚至排毒量很小,而且免疫原性很差[55]。

SC599 疫苗是另一种痢疾志贺氏杆菌 1 型活菌株，它是通过 *icsA*（抑制侵袭）、*ent* 和 *fep*（抑制铁耦合）以及 STXA（阻断志贺毒素 A 亚基合成）基因缺失而减毒的。在Ⅰ期和Ⅱ期试验中，该疫苗在 10^5~10^8 CFU 的剂量下，具有良好的耐受性和免疫原性，但仅诱导不太高的 IgA 抗体应答[56,57]。尚未对该疫苗进行进一步的临床开发研究。

Walter Reed 军事研究所的研究者构建了一株宋氏志贺菌菌株，即 WRSs1 菌株，删除 *icsA* 基因[58]。在北美志愿者[59]以及随后在以色列成人[60]进行的安全性和免疫原性试验表明，疫苗菌株在高达 10^4 CFU 的剂量下具有良好的耐受性。对于所有受试者，在此剂量下都可检测到 IgA 抗 O 抗原抗体分泌细胞应答。另外构建了一种类似的痢疾志贺氏杆菌 1 候选疫苗，即 WRSd1，它是一种 *icsA* 突变和编码志贺菌毒素 *stxAB* 中染色体缺失菌株[61]。并给予北美志愿者注射 10^3~10^7 CFU 剂量的疫苗。然而，约 20% 的患者出现腹泻，60% 的患者出现可检测到的 IgA 反应[62]。由于观察到的 WRSs1 和 WRSd1 不良反应，人们致力于引入其他突变，试图在不损害免疫原性的前提下降低反应原性。现在已经开发出了几种新的疫苗菌株，但尚未进行人体试验。

疫苗开发中心（CVD）的研究人员已经构建了一些减毒活志贺氏杆菌疫苗候选菌株并对它们进行了临床测试。他们采用两个早期疫苗株 CVD 1204 和 CVD 1208，分别通过 *sen* 染色体上 *guaBA* 基因（导致抑制鸟嘌呤核苷酸的生物合成能力）和编码 ShET1 和 ShET2 的质粒基因，建立了菌株的减毒作用[63]。在此基础上，开发出了在 *guaBA* 和两个 *sen* 基因中都有缺失突变的 CVD1208S 福氏志贺菌 2a 疫苗株。当在北美成人中（10^7 或 10^8 CFU）进行 CVD1208s 试验时，它具有良好的耐受性和免疫原性[64]。现在也构建了其他血清型类似菌株的五价活口服疫苗（CVD 1213 福氏志贺菌 3a、CVD 121 福氏志贺菌 6、CVD 1233S 宋氏志贺菌和 CVD 1254 痢疾志贺菌 1）中与 CVD 1208S 结合，仍在对该疫苗的人体试验中。

灭活全细胞疫苗 该策略旨在开发一种安全的多价口服疫苗，该疫苗包含能对志贺菌感染进行广谱保护所需的细菌成分。在 20 世纪 20 年代，在许多地方口服热灭活痢疾志贺菌 1 细菌，以控制痢疾疫情[65]。这些试验既不是盲法也不是安慰剂对照，但结果明确表明疫苗是有效的，与未受种疫苗的受试者相比，受种疫苗受试者的痢疾发病率降低了 50%~70%。最近，在北美志愿者中进行的一项Ⅰ期临床研究中，对福尔马林灭活的宋氏志贺菌疫苗进行了评估[66]。这种疫苗具有很好的耐受性，并在大多数人中诱导出了抗志贺菌抗原的免疫应答。目前已研制出一种三价福尔马林灭活疫苗，除宋氏志贺菌成分外，还含有福氏志贺菌 2a 和 3a 成分，并将对它们进行临床试验[67]。

肠外结合疫苗 已证明，一种在流行环境中为成人和年龄较大的儿童提供保护的策略是使用肠外结合志贺菌疫苗方法[68]。在早期，经肠外注射灭活全细胞疫苗刺激了高水平的血清抗体，但在野外试验中不能保护猴子免受攻击或儿童免受自然感染[69]。这导致许多人得出结论，单靠血清抗体不能预防志贺菌病。这一观点受到了非肠道结合疫苗研究的质疑，该疫苗由志贺菌相关血清型的脂多糖（LPS）衍生物 OPSs 组成，这些衍生物与载体蛋白［重组铜绿假单胞菌外毒素 A（rEPA）］共价连接。单剂量的宋氏志贺菌 O PS 与 rEPA 结合具有良好的耐受性，可高水平地诱导血清 IgG 抗 PS 抗体[70,71]。一项在以色列士兵中开展的随机、对照、双盲Ⅲ期效果试验中，该疫苗对宋氏志贺菌腹泻提供了 74% 的保护作用[71]。之后，在以色列针对 4~7 岁和 1~4 岁儿童进行了Ⅱ期试验[72,73]，随后针对 1~4 岁的儿童进行了第三阶段试验[74]，在该试验中，对儿童先后接种了两种结合物疫苗，两剂次间隔 6 周，一种是宋氏志贺菌 PS 与 rEPA 结合疫苗，另一种是福氏志贺菌 2a PS 与琥珀酰化 rEPA 结合疫苗。然而Ⅱ期研究显示，两种血清型的疫苗在儿童组中都具有良好的免疫原，在Ⅲ期研究中表明对宋氏志贺菌疾病不具有明显的保护作用，总效果为 27%；由于用于分析的病例太少，还不能确定对福氏志贺菌引起疾病具有保护作用。对 3~4 岁年龄组儿童的宋氏志贺菌的保护效果是 71%，（95% CI，-4.4-92.0；$P=0.04$），而对 2~3 岁年龄组儿童的保护效果是 36%（95% CI，56.4-73.4；$P=0.36$），1~2 岁年龄组的保护效果是 4%（95% CI，-101-46.5；$P=0.91$）。这与年龄相关的血清 IgG 抗体水平增加有关。目前尚不清楚，年龄较大的儿童受到的保护明显，是由于血清 IgG 抗体水平升高，从而使更多的抗体进入肠道，还是因为年龄较大的儿童之前接触过宋氏志贺菌而产生免疫，因此能够产生黏膜 SIgA 介导的保护作用。

Glycovaxyn 的研究人员已经开发了一种用于预防各种肠道病原体的结合物疫苗，其利用基因系统在大肠杆菌中低成本地生产糖化蛋白。在针对瑞士成人的Ⅰ期试验中，不论是否有佐剂（氢氧化铝），均肌内注射痢疾志贺菌 1 OPS-EPA（铜绿假单胞菌外毒素 A）结合物。它具有良好的耐受性和很高的免疫原性，和剂量和配方无关[75]。人们还开发了另一种类似的福氏志贺菌 2A O PS-EPA(Flexyn2A)生物结合疫苗,不论是否添加氢氧化铝,当给健康成人志愿者肌内注射该疫苗时,是安全的且具有高免疫原性[76]。目前正在计划制备和试验一种多价志贺菌生物结合疫苗。

其他志贺菌疫苗策略 所有四种志贺菌都产生相同的Ⅲ型分泌蛋白(Ipa 侵袭蛋白)。基于这一概念,制备了一种含有 IpaB、IpaC、IpaD 和 LPS 的志贺侵袭蛋白复合疫苗(Invaplex)。在Ⅰ期和Ⅱ期试验中,鼻内注射 Invaplex,耐受性良好,并诱导出相关的对志贺菌免疫应答[77,78]。意大利诺华公司开发了其他疫苗,正在进行了临床前研究,包括基于外膜囊泡的可注射或鼻内给药疫苗[79],基于重组的共享志贺菌外膜蛋白疫苗,如韩国国际疫苗研究所开发的 PSSP-1 疫苗[80],以及在美国 CVD[48]或瑞典哥德堡大学开发的各种以志贺菌等为基础的表达 ETEC CFs 和 LTB 的口服活或灭活志贺菌联合疫苗。

空肠弯曲菌(Campylobacter jejuni)

在工业化国家和发展中国家,空肠弯曲菌都是引起腹泻疾病的主要原因。在美国这种病原体是最常见的引起腹泻的细菌,在英国这是第二大常见的原因。[81]在许多发展中国家,儿童早期感染几乎是普遍的,且反复的无症状感染和持续的病菌携带状态也很常见。[82]弯曲菌是引起旅游者腹泻[16]和在军队训练期间引起腹泻疫情的最常见原因之一。[83]重要的是,这种感染与许多危及生命的吉兰-巴雷综合征(GBS)病例有关,GBS 是一由自身免疫原因造成的对称性弛缓性瘫痪。[81,84]弯曲菌也与一系列胃肠道疾病有关,包括炎症性肠病(IBD)、巴雷特食管症和结直肠癌,以及一些胃肠外表症状[81]。另一弯曲菌亚属(Campylobacter spp.)是鸡肠道中常见的共生菌,常与食源性腹泻病有关[85]。在发展中国家,由于临床分离株的异质抗原特性,弯曲菌可能导致有些儿童每年多次感染,并确定为引起婴儿和幼儿中重度腹泻的重要原因之一[15,82,86]。另一方面,在流行地区 5 岁以上儿童和成人感染弯曲菌通常无症状[87]。

弯曲菌感染通常始于脱水性腹泻。感染通常表现为炎症、发热性腹痛和血便[85]。在发展中国家,感染通常是脱水性的,本质上没有便血[82]。未经治疗的感染可能 3~7 天后消退,但病情持续不见好转的并不少见。弯曲菌感染后发生的 GBS,通常具有自限性,但也会出现死亡,特别是临床治疗不当时[84]。尚不完全清楚弯曲菌相关的 GBS 的病理生理学,但是抗空肠弯曲杆菌脂寡糖(LOS)抗体可与人神经的鞘神经节糖苷发生血清交叉反应[88,89]。

弯曲菌候选疫苗

由于弯曲菌的异质性和 GBS 的威胁,采用菌苗接种方法抗弯曲菌感染是十分复杂的。目前使用两种抗原分型系统:即 Lior 系统和 Penner 系统。Lior 分型体系包括 108 个血清型,是在一种尚未被鉴定的不耐热表面抗原基础上建立的。Penner 系统可识别 60 多个血清型,是在脂多糖和脂寡糖抗原基础上建立的[90,91]。抗弯曲菌免疫表现出菌株特异性,但是尚不清楚免疫力产生的抗原反应。人体攻击研究已经证明了对某些但不是所有菌株的再攻击具有同源菌株特异性免疫。充分特征化的疫情菌株空肠弯曲菌 81-176 初次感染 1.5 个月后,对同源的再攻击具有完全的保护作用,一年后再攻击时已下降到 57%[92]。外周血单核细胞产生的弯曲菌特异性γ干扰素与疾病预防密切相关。相反,在人体攻击模型中,缺乏相应的抗空肠弯曲杆菌 CG8421 保护作用[93]。

由于不确定性的 GBS 机制,弯曲菌全细胞疫苗,无论是灭活的还是活的,都必须在极其谨慎的条件下进行开发和评估。一种含有经加热和福尔马林灭活的全菌体混合物是被研究最多的弯曲菌候选疫苗,其来源于原型株 81-176,且与作为黏膜佐剂的大肠杆菌 LT 结合[94]。在小鼠试验中,接种 1 剂该疫苗可提供抗肠道定植的同源保护作用。在Ⅰ期试验中,已经证实这种疫苗在人体是安全的和具有免疫原性的[95],但是用相同的菌株在Ⅱb 期攻击研究中,该疫苗是不成功的[96]。

目前也正在考虑其他抗弯曲杆菌菌苗策略。一种由 81-176 株与 CRM197(突变白喉毒素)相关的包膜 PS 组成的联合疫苗,经皮下接种后,对非人类灵长类动物的腹泻具有 100% 的保护作用[97],现正在计划该疫苗的Ⅰ期试验[98]。鞭毛蛋白抗原是一种有吸引力的候选疫苗,因为它具有较高的抗原保守性,并期望该分子不会诱发 GBS。在小鼠模型中,采用一种重组截短鞭毛蛋白亚基疫苗与单突变株 LT(R192G)一起经鼻内给药,在鼻内用异源空肠弯曲菌攻击后,对疾病症状和定植有 80% 以上的保护作用[99]。也对弯曲菌鞭毛分泌的其他蛋白作为候选疫苗进行了评估[100],但据我们所知,没有一种蛋白在人体进行过试验。

肠出血性大肠杆菌/产志贺毒素大肠杆菌

1983 年首次对出血性患者体内分离出的 EHEC 进行了描述。两次腹泻疫情均与该出血性腹泻患者在餐馆吃劣质汉堡包有关[101]。分离到的大肠杆菌菌株为O157:H7血清型,正如那些溶血性尿毒综合征病例所述(HUS),产生了相同的细胞毒素(肠毒素或志贺毒素)[102],也是由大肠杆菌O157:H7细菌引起。据认为EHEC是STEC的亚属。现已从人类疾病中分离出来大约450种STEC血清型。在大多数国家,EHEC O157:H7是最常见导致疫情的血清型。据估计美国肠出血性大肠杆菌流行发病率为1例/10万人。欧洲发病率较低但还在持续增加。由于缺乏恰当的诊断,很可能低估了许多中、低收入国家环境中存在病原体的重要性,但是还是有人报道了许多肠出血性大肠杆菌疫情[103]。

STEC感染通过受污染的食物、水或者人与人之间接触传播的。牲畜的肠道是一个天然的病原体储存库[104]。消灭牛群中的这种微生物面临很大困难,最好通过疫苗接种来控制这类疾病。是给牲畜接种疫苗还是给高危人群接种疫苗,还是给两者都接种疫苗,哪种是最好的方式仍然是一个有待探讨的问题。目前,已批准两种用于控制家畜EHEC的非肠道疫苗(加拿大的Econiche和美国的Epitopix)。这两种疫苗都能显著降低O157:H7的定植作用和粪便含量,但不能完全消灭这种微生物[105,106]。目前尚不清楚在年轻儿童和老年人中这些疫苗是否对其他引起HUS的STEC血清组有任何影响。

STEC感染伴有脱水性腹泻,经常发展为出血性结肠炎[104,107]。志贺毒素(Stx)是一种低聚物毒素,与痢疾志贺菌1产生的毒素有关[108],它的全身吸收会导致严重的后遗症,包括HUS,在大肠杆菌O157:H7感染儿童中,多达20%的患者会出现HUS。其他潜在致命的并发症包括肠穿孔和脑血管意外。此外,人们越来越多地认为非O157:H7 STEC菌株是引起HUS、血性腹泻和其他胃肠道疾病的原因[109,110]。与CT和大肠杆菌LT相似,Stx由一个具有催化毒性的活性A亚基和五个参与细胞结合的B亚基组成[108]。B亚基通过糖脂球蛋白三酰基神经酰胺(Gb3)介导与细胞的结合。A亚基催化28S真核核糖体RNA中一个残基的脱嘌呤作用,从而抑制蛋白质合成,并最终导致靶细胞死亡。

产志贺毒素大肠杆菌候选疫苗

最先进的候选疫苗似乎是一种结合物疫苗,这是一种基于与rEPA结合的O157 O特异性PS疫苗。在成人中进行的I期试验表明,单剂量肠外注射是安全的,并刺激了强O抗原特异性应答[111]。针对2~5岁儿童的II研究中,所有参与儿童均产生了抗O157 IgG滴度的,具有较高的杀菌性,但未报告疗效[112]。另一种替代方法是将O157 PS连接到StxB1亚基上,以引起抗毒素和抗包膜抗体应答。在幼鼠身上,这种配方疫苗诱导了抗大肠杆菌O157的杀菌性抗体以及抗Stx的中和性抗体[113]。

Stx在STEC疾病中的重要性使其成为免疫接种的天然目标。也已证明抗B亚基抗体可阻止毒素与靶细胞结合[114],并用与钥孔血蓝蛋白结合的Stx2 B亚基疫苗进行免疫接种,从而使小鼠具有对免受致死剂量的Stx2全毒素的保护作用[115]。然而,A-B亚基复合物比单独的B亚基更具免疫原性,因此将B亚基和A-B亚基复合物两种类毒素都作为候选疫苗进行了研究。人们已经总结了疫苗方法[116],并且包括采用灭活全毒素、位点定向突变的类毒素、遗传脱毒的杂交类毒素和携带Stx1和Stx2 B亚基的融合蛋白进行非肠道和黏膜疫苗接种。然而,类毒素方法将可能首先作为痢疾志贺菌疫苗进行试验,世界范围内该细菌是一种比STEC更重要的病原体。

已经将几种减毒载体修饰为表达STEC抗原的疫苗[117,118],但是,没有人认真地考虑将这些菌株作为疫苗候选株。口服兰道沙门菌是一种自然表达O157抗原的沙门菌菌株,能够诱导小鼠对O157大肠杆菌的定植保护作用[119]。这些结果表明,尽管暴露于STEC的人们在自然感染后不会产生高度保护性的O157应答,局部暴露于O157抗原可诱导活沙门菌产生耐药性。通过III型分泌系统转运的蛋白质,如Tir和外膜蛋白紧密黏附素,也被作为候选疫苗进行了研究,有时以融合蛋白的形式出现,也包括Stx亚基[116]。此外,人们还在继续寻找新的疫苗抗原,这些抗原可能诱导广谱保护作用。采用比较基因组学[120]或免疫蛋白质组学[121]的研究已经描述了一些由STEC菌株表达的抗原,这些菌株在共生大肠杆菌株中并不存在,可能是疫苗开发的潜在候选株。

非伤寒沙门菌

引起人类疾病的沙门菌分为数千种具有广谱宿主的NTS血清型和少量的侵入性伤寒血清型(例如,伤寒沙门肠杆菌和甲型副伤寒沙门肠杆菌)。NTS感染可通过食用动物和非动物食品、被污染的水或与动物接触而发生。在高收入国家的健康人中,NTS主要引起局限性和自限性胃肠炎,这与由血清变种伤寒沙门肠杆菌和副伤寒沙门肠杆菌引起的严重全身性疾病截然不同,后者主要在发展中国家发生。然而,在发达国家,侵袭性NTS疾病可导致严重的临床疾病、脑膜炎及婴幼儿、老年人和免疫功能低下者的死亡[122,123]。大部分侵入性 NTS 疾病，以及在北美和欧洲发生的胃肠炎都是由肠炎沙门菌、鼠沙门菌或者由未产生Ⅱ期鞭毛的后者单相突变株引起的。重要的是，现已确定 NTS 是引起撒哈拉以南非洲地区婴幼儿中侵入性细菌感染的主要原因[124]。这些菌株通常具有多重抗生素耐药性，并且具有很高的病死率（通常为 20%~25%）此外，在这一地区，一种不寻常的鼠伤寒沙门菌和肠炎沙门菌正在传播，它们会导致严重的、通常是致命性的侵入性疾病，患者往往没有胃肠炎史[124]。

非伤寒沙门菌候选疫苗

针对 NTS 的疫苗工作包括减毒活疫苗和结合疫苗策略。口服活疫苗包括一种候选疫苗，鼠伤寒沙门杆菌 WT05，它在 ssaV 基因上有缺失，ssaV 基因编码一种Ⅲ型分泌系统的结构蛋白，同时在 aroC 基因中编码分支酸合成酶，该酶对芳香氨基酸的合成和细菌生长至关重要。据报道，在人类志愿者中，口服 10^7~10^9 CFU WT05 具有良好的耐受性，但只有使用最高剂量才产生可检测到的免疫应答[125]。已经产生了大量含有额外或替代突变的鼠伤寒沙门菌疫苗候选菌株，以及两种减毒的肠炎沙门菌菌株。这些疫苗（见参考文献 126）在小鼠中均显示出良好的安全性和免疫原性，并且发现鼠伤寒沙门菌菌株在小鼠模型中也具有高度的保护作用。目前，还没有对这些候选疫苗进行人体试验。

结合疫苗是由肠炎沙门杆菌（D 群）和鼠伤寒沙门菌（B 群）中提取的 O-PS 与载体蛋白结合而成。对于鼠伤寒沙门氏杆菌 PS，所用载体蛋白包括破伤风类毒素[127]、菌孔蛋白[128]或最近使用的 CRM_{197} 结合物[129]。据报道，这些结合物疫苗在小鼠或兔子中具有良好的耐受性，很高的免疫原性和保护性。肠炎沙门菌的 O-PS 和 I 期鞭毛蛋白亚基之间的结合物刺激了高滴度的调理性和杀菌性 IgG 抗体，并且这些结合物在小鼠模型中也具有高度的保护作用[130]。现在正计划进行 I 期和 II 期临床试验。

疫苗接种的公共卫生前景、趋势和挑战

自 50 多年前沙宾口服脊髓灰质炎疫苗首次获得上市许可以来，只有少数肠道感染疫苗获得了上市许可。如上所述，目前正在大力开发针对其他主要腹泻病原体的疫苗。有强有力的趋势表明，一旦有疫苗可用于控制 ETEC 腹泻和志贺菌病，这两种疾病都主要是引起全球性肠道感染和疾病的原因。在 ETEC 和志贺菌病流行国家（即几乎所有热带和亚热带中低等收入国家），刚断奶的婴儿和幼儿是 ETEC 和志贺菌病疫苗接种的主要目标人群。前往流行地区的旅行者和军事人员是此类疫苗额外重要的目标群体。

同样，弯曲菌疫苗接种优先在发展中国家进行，在这些国家，婴儿承受着严重的威胁生命的腹泻负担。前往发展中国家的旅行者也有可能从弯曲菌疫苗接种中受益，特别是对于那些需要长时间旅行的人员，如士兵。尽管弯曲菌感染与大肠杆菌和志贺感染相比较少，但是 GBS 的风险增加了弯曲菌感染的重要性。同时，GBS 引起了人们对于预防接种的特别关注，很明显需要强有力的保护措施来阻止发病，而不是通过疫苗接种来预防 GBS。人们对兽用和人用的 EHEC/STEC 疫苗的安全性和有效性越来越有兴趣。同时，对于人用 STEC 疫苗接种也存在着重大的政策问题。鉴于严重感染和 HUS 的发病率较低，疫苗需要高度有效且非常安全。为牲畜疫苗接种不会提出同样的安全性要求，但是现有疫苗的实际有效性并没有完全发挥出来。针对 NTS 的疫苗正在开发中，对于控制侵袭性疾病可能非常重要。然而，由于易感者先天性免疫功能低下，这些疫苗的研发是非常复杂的。

尽管有很强的疫苗接种趋势，尤其是预防 ETEC 和志贺菌的，但目前还没有针对这些病原体的人用疫苗。有几个原因造成了这种局面，一种是病原体的特异性，其他的原因更普遍的。病原体相关研发疫苗的挑战包括各种感染性微生物菌株的抗原广泛多样性，以及在减毒活疫苗中实现足够安全性的同时保留具有保护性的免疫原性问题及对于某些细菌来说重要的动物贮存库或诱发神经炎症的风险。很大程度上更普遍的挑战仍然与我们对肠道黏膜免疫系统的知识有限有关。对于那些先前没有通过自然暴露而获得免疫的人和那些受到非侵入性感染而不能在血清中轻易查到血清抗体的人，通过黏膜接种疫苗来诱导出免疫保护很可能是非常重要的。它们本身更安全，比注射性疫苗更容易操作。然而，多种原因阻碍了黏膜接种疫苗的开发，包括，例如：①缺乏可靠的动物模型用于预测人用疫苗诱导的免疫保护作用，以及现有的成人攻击模型预测发展中国家中和儿童中实际疫苗效果的局限性；②通常缺乏黏膜保护作用的免疫学相关性；③缺乏安全且有效的黏膜佐剂，迄今为止限制了黏膜疫苗成为减毒或灭活全病毒和细菌疫苗的开发；④对发展中国家儿童口服疫苗（特别是活疫苗）表现不佳的原因了解有限；⑤直到最近，人们还没有

认识到通过口服肠道疫苗来保护群体健康作为一种提高公共健康影响手段的重要性（进一步讨论这些因素以及克服这些因素的可能方法，请参考最近的一篇综述[131]）。有理由相信，希望开发安全有效的黏膜佐剂和通过程序化地改善干预策略能够提高当前和下一代肠道疫苗的效果。正如本章所强调的那样，这对中低等收入国家特别重要，这些地方经常是由于肠道感染流行而形成地方病、环境性肠病（热带性肠病）和营养不良。

致谢

我们感谢 Drs. James P. Nataro 和 Eileen M. Barry，他们书写了关于本书主题章节的早期版本和那些对弯曲杆菌、STEC 和 NTS 的文章内容，我们在整理本篇文章时，很大程度上是更新而不是重写。

（徐伟　贾维　王凤双）

本章相关参考资料可在"ExpertConsult.com"上查阅。

第 19 章 白喉类毒素

Tejpratap S. P. Tiwari 和 Melinda Wharton

白喉是由革兰氏阳性白喉棒状杆菌引起一种急性上呼吸道传染病。临床表现为上呼吸道炎症,通常在咽部,有时在后鼻腔、喉部和气管,甚至损伤到其他器官,主要是心肌及周围神经。白喉杆菌产毒菌株产生的致病性很强的外毒素,可在局部和全身引起广泛的膜产生和器官损害。皮肤白喉通常发生在气候温暖的地区或热带国家。

疾病史

历史上首次提及白喉样疾病(咽喉膜、颈部肿胀、频发窒息)是在公元前 2000 年[1]古埃及的医学作品中,希腊的 Hippocrates(公元前 5 世纪)、Aretaeus(公元 2 世纪)和 Aëtius(公元 6 世纪)在医学作品中进行了更为详细的描述[2-4]。直到 17 世纪,西班牙白喉暴发流行期间,才有单独的白喉病例报告出现[3]。事实上,在西班牙的历史上,1613 年被称为白喉年(Año de los Garrotillos)[2]。整个 18 世纪,欧洲西南部大约每隔 12 年发生一次疫情。尽管以前在美国也有殖民地疾病暴发的记录[2,3,5],直到 1771 年,纽约的 Samuel Bard 才对白喉进行了明确的描述。19 世纪初,Bretonneau 清晰描绘了白喉的临床表现,令人信服地证实了白喉的传染性,成功开发了气管切开治疗术,并为疾病命名,名称源自希腊语 "leather" 或 "tanned skin"[2,3]。

19 世纪后半叶,日益严重的流行病席卷欧洲许多地区和美国的大多数城市,研究人员做出了巨大努力去鉴定细菌领域新的病原体[4]。1883 年,Klebs 首次通过染色描述了白喉膜的微生物特性,一年后 Loeffler 成功培养出这些病原体[3]。其他研究人员很快证实其对豚鼠组织的致病性。1888 年,Roux 和 Yersin 阐述了该病原体存在一种致病性较强的外毒素(见下文被动免疫)。随后 10 年,首次证明通过注射亚致死剂量或灭活的培养物在动物体内产生的抗血清,可以保护无免疫力动物免于病原体攻击导致的死亡,并证实它可预防儿童死于白喉[2,3]。

Theobald Smith 于 1907 年提出主动免疫概念,他指出,注射白喉毒素和抗毒素的混合物,可使豚鼠产生对白喉长期的免疫力,提示这些混合物可能对人类具有相同功效。继 Von Behring 用毒素与抗毒素混合物成功免疫儿童后,开始在欧洲和美国选定的城市进行免疫规划。虽然这些免疫反应通常是有效的,但并非无不良反应。1913 年,Schick 提出一项关于检测免疫力的皮肤试验,即注射微量的白喉毒素,如果是免疫过的人群,循环抗体会中和毒素,观察不到局部病灶[2]。Schick 皮肤试验广泛用于区分已免疫者和易感人群。在 20 世纪 20 年代初,Ramon 证实白喉毒素经加热或福尔马林处理后会失去毒性,但会保留免疫原性。从此,现代免疫制剂白喉类毒素应运而生[6]。

为何该病如此重要

在白喉疫苗接种之前,白喉是引起儿童死亡的主要疾病之一,至今仍在一些发展中国家流行。在 20 世纪 90 年代,苏联成员国出现白喉暴发流行,表明必须保证高免疫覆盖率,否则这一古老的病原体很可能会死灰复燃[7]。

背景

临床表现

典型白喉潜伏期为 1~5 天(少见更长时间),之后隐袭发病。与链球菌咽炎的暴发性临床特点不同,白喉表现为渐进性症状。其初始症状非特异且温和;整个病程发热通常不超过 38.5℃(101.3℉)。儿童其他早期症状主要是活动减少、烦躁等,在症状早期可检查咽部是否有膜存在。发病后约 1 天,咽部出现渗出物小块,2~3 天内,渗出物块蔓延融合形成一层膜,覆盖整个咽部区域,包括扁桃体、软腭及悬雍垂。膜变灰、变厚,紧贴附于黏膜上。强行除去菌膜会导致出血。颈前淋巴结明显肿大且变敏感。在部分病例中,淋巴结肿胀伴随严重的炎症和周围软组织水肿,从而产生所谓的"牛颈状外表",具有较高的发病率和死亡率。虽然少有高热,但病人出现特征性中毒,脉搏微弱急促。在未治疗的患者中,发病 1 周后膜开始软化,并逐步脱落,呈现片状和整块两种形式。当膜脱落后,急性全身症状如发热开始消失。

虽然在未接受免疫接种的人群中,咽白喉是最常见表现形式,但也有皮肤或黏膜白喉。25%的病例发生咽白喉,其中75%病例累及咽部症状,少见单独鼻白喉(约2%的病例)。皮肤、耳、阴道和结膜白喉,合计约占病例的2%,并常继发鼻咽感染。喉白喉可发生于任何年龄,但好发于4岁以下儿童。其临床特点是发病隐袭,并伴随逐步严重的声嘶及喘鸣,通常伴随轻微发热。当咽部症状不明显时,易导致误诊和病情延误。因气道阻塞和大面积膜吸收了更多的毒素,喉白喉往往具有更高的发病率和死亡率。

皮肤白喉是一种无痛的皮肤感染,通常发生在烧伤或其他创伤部位,很可能成为其他人呼吸道的感染源[8-12],在温暖气候和贫穷的社会环境条件下比较常见[8-11]。尽管皮肤病灶吸收了足够多的白喉毒素,使机体产生免疫力,但皮肤白喉的全身并发症并不常见。在温暖气候下,高发病率的皮肤白喉诱导的免疫力在无呼吸道症状的白喉病例中发挥了重要作用。

由白喉棒状杆菌导致的侵袭性疾病是罕见的,常见的是由非毒性菌株引起的。已有报道的有菌血症、心内膜炎、骨髓炎和关节炎[13-17]。分子流行病学研究表明,已报告的这几种侵袭性疾病与该病原体的复制相关[18-20]。

并发症

白喉的严重程度主要取决于并发症,包括局部表现和毒素对其他器官的影响。喉白喉的主要危险是呼吸道梗阻(哮吼)。危及生命时一般采用气管切开术。即使有气管套管,偶尔仍会发生部分喉膜移位和倒吸,导致致命的急性呼吸道梗阻。该膜可向下扩展到支气管,导致肺炎和呼吸道阻塞。由于上呼吸道、咽、鼻白喉水肿,因而常继发中耳炎及鼻窦炎。

大多数白喉死亡者是因吸收的白喉毒素对各种器官的影响,其严重的并发症包括急性全身性毒性表现、心肌炎、神经并发症,主要是周围神经炎。发生并发症的危险与局部病情程度成正比,可能与大面积膜产生和吸收毒素有关。此外,大流行时各种并发症的发生频率变化很大,至今仍未有合理的解释。在过去,人们错误地认为,疾病的严重程度可能与菌株的不同培养形态相关,其中有重型、中间型和轻型三种形态[21,22]。对并发症频率变化的一种可能解释是白喉抗毒素治疗的及时性不同,以及侵袭人群的易感性不同。

严重急性全身毒性如心肌损伤常发生在疾病后的3~7天,许多调查者把这种并发症归类于早期心肌炎[23]。但有人认为,对心肌的影响只是弥漫性全身毒性的一部分,还包括发热、血小板减少性紫癜、周边循环衰竭、烦躁、嗜睡及糖代谢障碍[24,25]。这种早期心肌炎通常是致命的。晚期心肌炎多见于患病后2周或3周,此时病人呼吸道局部白喉症状得到缓解且其他方面得以改善。

早期或晚期心肌炎的临床和心电图结果呈现多种形式[24]。有心动过速、心音微弱和脉搏微弱等。心电图通常显示传导变化及T波改变。严重性白喉可常见室上性和心室异位节律,即使是在缺乏心力衰竭证据的情况下也是如此[26]。心电图变化出现越早,患者的预后越差。常会发生完全的心脏传导阻滞,且容易致死;心室辅助起搏不会提高生存率[27-30]。超声显示的收缩力减弱和心室扩张与临床心肌炎的严重程度成正比;左心室射血分数低于35%意味着死亡风险增加[31,32]。虽然电子和超声显示大部分幸存者心动恢复正常,但也观察到一些严重的心肌炎幸存者在数年后仍有后遗症[26,31,33]。左束支传导阻滞在出院后预后不佳[34]。

白喉并发症主要是神经毒性和周围神经性病变,发生率约为病例的15%~20%[35,36]。运动神经表现多于感觉神经表现,通常在发病后2~8周开始。严重的情况下,在急性膜阶段,尤其是咽部大范围病变期间,可能发生腭麻痹并伴有鼻音和鼻液反流,可归因于毒素的局部作用。病情较轻者,腭麻痹常在第3周才发生。下肢对称性周围神经炎是一种常见神经系统并发症,通常发生在感染后3~10周。膈肌麻痹偶尔发生,通常是1个月或更长时间之后发生,并可能需要器械辅助呼吸。有时会发生眼肌麻痹,包括眼外肌或调节肌麻痹,通常在发病后5周或6周后出现。幸运的是,即使是严重的疾病,神经病变也能得到功能性恢复[37]。有报道称白喉与迟发性听力损失有关[38]。

细菌学

白喉棒状杆菌是一种细长的革兰氏阳性杆菌,通常一端粗大,所以常描述为棒状外观。在培养时,特别在最适合条件下,会出现特征性条带或颗粒。涂片时,生物体常有"棒状相连"关系,呈现平行(栅栏样的)、V型或L型模式。该生物具有抵抗环境变化的能力,例如冷冻和干燥。根据菌落的不同形态和生化特性鉴定,有4种生物型(重型、轻型、belfanti型和中间型),在实际中,只有中间型可按菌落形态区分[39]。在不同生物型引起的疾病严重程度方面未发现有差异。系统发育分析不支持该菌的生物型分类[40]。

与预防有关的发病机制

白喉棒状杆菌产生的外毒素是细菌最重要的致病因子。对白喉毒素生物学的深入研究在过去一个世纪已领先于许多生物医学的发展。尽管仍存在一些空白，但对白喉毒素的产生和作用机制等基础生物学性质已有相当多的了解[41,42]。

白喉棒状杆菌产毒能力是由于一系列含有编码病毒基因序列的相关噬菌体发生了非溶细胞感染。噬菌体整合到白喉棒状杆菌或其他棒状杆菌特定部位。噬菌体的存在被认为增加了细菌在易感人群中传播的概率；毒素引起的局部组织损伤可促进细菌传播[43,44]。白喉毒素基因序列在菌株之间呈高度保守，提示不同菌株产生的毒素引起的免疫学差别不大[45]。一旦整合，该毒素基因成为细菌基因操纵子的一部分，该操纵子下的其他细菌基因产物参与宿主对铁离子的释放和吸收[46]。整个操纵子受阻遏基因-(dtxR)的控制，该基因在铁的存在下与毒素基因结合并抑制毒素基因；毒素仅在低铁条件下产生[47]。

白喉毒素是分子量约为 58kDa 的多肽，以原酶的形式分泌，需要酶裂解为两个片段（片段 A 和 B）才能活化。片段 B 负责黏附和穿透宿主细胞。尽管片段 B 本身无毒，却与临床免疫力相关。片段 B 的受体结构域以 CD9 为核心受体与细胞表面受体-肝素结合表皮生长因子前体相结合[48,49]。在受体介导的细胞内吞和穿透作用后，片段 A 和 B 脱离[50]。被释放的片段 A 是有毒部分，通过抑制蛋白质的合成起作用，导致细胞死亡[44]。除非发生细胞穿透，否则片段 A 是无活性的。宿主受体和辅助受体的组织分布差异，可能解释了白喉毒素对不同器官的不同作用[51,52]。

含有毒性基因的噬菌体感染非毒性白喉棒状杆菌的能力，为下列事实提供了可能解释，即在白喉暴发期间，可通过分离培养获得产毒株和非产毒株两种白喉菌株。一些证据表明，产毒株引入社区时，可能会通过噬菌体转移毒力基因给定植于社区居民呼吸道的无毒株，从而导致疫情暴发，而不是因为出现新的菌株所致[53]。

毒素引起局部黏膜细胞裂解，裂解的碎片和纤维蛋白形成特征性膜。更重要的是，吸收的毒素可远程影响包括心肌、神经系统、肾脏各个器官的功能。由于白喉致死性几乎完全由病原体毒素决定，因此临床免疫主要取决于是否存在针对毒素的抗体。少量甲醛可使白喉毒素失去其黏附能力和酶活性，但保留免疫原性，因此成为类毒素，该过程是白喉进行主动免疫的基础。

白喉杆菌的细胞壁也被认为与人类疾病发病机制有关。细胞壁包含耐热的 O 抗原，是所有棒状杆菌共有的。细胞壁还包含 K 抗原，它是热不稳定蛋白，在各型白喉杆菌中具有差异，因此可将白喉杆菌分为不同的型别[54]。K 抗原在人体内发挥了两项作用：第一，它对感染的建立非常重要；第二，它可诱导产生局部的类型特异性免疫。对 K 抗原缺乏免疫力的原因可能使非产毒株引发局部上呼吸道表现，或使产毒株感染具备充足血清抗毒素的人群，但这两种情况与全身性反应和咽膜的产生无关[55]。引起生物体局部侵入的另一个因素是所谓的"索状因子"，这是一种有毒的糖脂。该糖脂可以破坏线粒体，抑制细胞呼吸，干扰氧化磷酸化[56]。"索状因子"这个词来源于结核分枝杆菌中发现的一种类似物，它可使菌株呈螺旋生长。毫无疑问，还有其他因子也有利于白喉杆菌定植并为其提供营养底物。

已经证明，另两种密切相关的棒状杆菌为溃疡杆菌（C.ulcerans）和假结核分枝杆菌（C.pseudotuberculosis），均能产生白喉毒素[57]，且无毒株与 β- 棒状杆菌噬菌体一起感染时可转化为产毒株[58]。测序研究显示，tox 基因的碱基序列和白喉杆菌的毒素氨基酸序列与溃疡杆菌的差异均是 5%[59]。临床上很难区分白喉产毒株和溃疡杆菌所致的疾病[60-63]。

诊断

白喉在美国很少见。但是需要提示医生注意白喉的体征和症状。在一些发展中国家，白喉产毒株仍高水平传播，20 世纪 90 年代大流行过后[64,65]，苏联的一些国家仍持续存在，且直到最近在一些发达国家仍有零星疫情报道[66,67]。

在该疾病流行国家，有大片咽渗出物的病人应被怀疑患有白喉，除非另有证明。病情通常在 1~2 天内逐渐加重，伴有低热。白喉的呼吸道特征是在咽部出现假膜。经验丰富的临床医生可以通过白喉引起的咽膜的某些临床特征（例如膜的颜色、附着力和气味）与其他渗出性咽炎区别开来。但目前在一些发达国家，只有极少数医生有足够的经验根据临床表现作出鉴别诊断。

因为喉白喉通常伴有咽部病变，因此除非有其他证明，否则伴有喘鸣同时出现咽膜炎应视为白喉。然而，大约 1/4 喉白喉病例不显示咽部病变，因此经常被误诊。在免疫的人群中虽然不常见，但要注意对 b 型流感嗜血杆菌（H. influenzae type b, Hib）引起的会厌炎、喘鸣性喉痉挛、异物存在、病毒喉气管炎进行鉴别诊断。前三种状况不容易混淆，因为个体的发病和临床特征都是众所周知的，与白喉的哮吼不同，白喉发病是渐进性的，2~3 天内从声音嘶哑到喘鸣逐步进展。但病毒性哮吼则难以区分，如果由于流行病学或其他原因怀疑白喉，则需要借助喉镜观察。

鼻白喉很难和别的流鼻涕的病例进行区分，因此如果病人曾暴露于白喉，例如在暴发流行期间，就应该怀疑鼻白喉。如果有浆血性溢液存在，上唇溃烂，虽然链球菌感染也可引起上唇溃烂，但应提高警惕如有假膜存在，则任何表皮或黏膜损伤均应视为可疑。

白喉的并发症和死亡率与诊断和治疗的及时性呈负相关性，因此，诊断至关重要，需获得合适的临床标本，并在患病过程中尽早决定是否给予抗毒素。若怀疑为白喉，在取得细菌样本后无须等待检测结果，应马上对患者进行治疗。即使延迟几个小时，都可能会增加并发症和死亡的风险。

棉拭子用肉眼观察即可，最好从膜边缘或缘下方采集。直接涂片染色通常会导致误诊，即使有经验的人员也不应使用。棉拭子应及时接种到含碲培养基和血琼脂上[68]。培养物应及时孵育并由经验丰富的微生物学家解释。并非所有从培养物中回收的白喉杆菌都具有产毒能力，因此必须进行毒素检测。用于检测毒素的改良的 Elek 免疫沉淀测试是标准的检测方法，但是通常需要 24~48 小时；其他更快速的毒素检测方法已有描述[69]。现在，许多实验室用聚合酶链反应（polymerase chain reaction, PCR）法检测毒性基因[70-73]。虽然 PCR 法能提供快速的检测，也可能分离出毒性基因，但在某些分离株中，毒力基因可被检测到，但无作用[74]。因此，PCR 检测阳性株必须通过免疫沉淀法确认。PCR 法也可直接用于检测临床标本[75]。现已经开发了检测白喉杆菌与溃疡杆菌产毒素基因的实时 PCR 测定法[76,77]。

研究者开发了几种白喉菌株分型的方法作为流行病学研究的辅助手段。在 20 世纪 60 年代，Saragea 和 Maximescu[78] 开发了噬菌体分型系统，显示出流行菌株在不同国家的多样性。随后，对瑞典[79]和美国[80]暴发流行株的分析中证明了分子分型方法的有效性。从那时起，核糖分型[81]、脉冲场凝胶电泳[82]和多位点酶电泳法[82]已被用于分子亚型分型，如聚合酶链反应单链构象多态性法（polymerase chain reaction-single strand conformation polymorphism, PCR-SSCP）[83]。已经描述了一种应用 PCR-SSCP 快速进行核糖分型的方法[84]。核糖分析已被广泛应用，并且建立了标准术语[85]。多位点序列分型技术也被应用于白喉菌株的分型，表现出一定的可靠性[86]。分子生物学方法已被用于鉴别前苏联[81]白喉暴发的优势菌株，并用于美国和加拿大的某些社区的地方性流行病分析[66,87,88]，但是这些方法仅用于实验室研究。

用抗生素的治疗和预防

尽管白喉抗毒素是治疗白喉的主要措施，但青霉素（penicellin）或红霉素（erythromycin）也会加速病原体的清除，防治疾病的传播并终止白喉毒素的产生[89]。在抗生素疗法建立之前，主要问题是恢复期病人携带白喉杆菌。发病后 2 周和 4 周，分别有多达 50% 和 25% 的患者持续携带白喉杆菌。据报道，发病后 2 个月，其携带率仍为 1%~8%[3]。对于恢复期长期病菌携带者，扁桃体切除术可能会有一定效果[90]。

青霉素或红霉素的治疗应持续两周，治疗完成后，应至少间隔 24 小时对患者进行两次菌株培养，以确定是否清除白喉杆菌。在经过青霉素或红霉素治疗后的仍携带有病原体的患者，应再接受 10 天的口服红霉素治疗，疗程结束后需进行后续的标本培养[89]。尽管青霉素或红霉素治疗对于临床病程无显著影响，但在大多数情况下，治疗后一周内就无细菌生长，且恢复期患者带菌的情况也不再常见。

流行病学

发病率和流行率数据

用白喉类毒素主动免疫儿童显著改变了白喉的流行病学，将发达国家和许多发展中国家（持续和良好的疫苗接种规划的国家）的白喉发病率降至极低水平。但在未完全实施儿童免疫规划的发展中国家，儿童中白喉发病率和死亡率仍然很高[91,92]。

1980—2014 年间，美国仅报道了 57 例呼吸道白喉病例[93-101]。2014 年，美国报道了最后一例白喉病例，为来自俄亥俄州的一名 17 岁白人女性[101]。然而，分离的白喉杆菌是不产毒菌株，且患者已完全免疫，并未发现其他家庭成员或密切接触者患病。

在美国，白喉病例数突然下降的部分原因是自 1980 年起，全国范围内皮肤白喉不再引起人们的重视（图 19.1）。然而，作为世界卫生组织（WHO）进行扩大免疫规划（EPI）的一部分，在 20 世纪 70 年代末

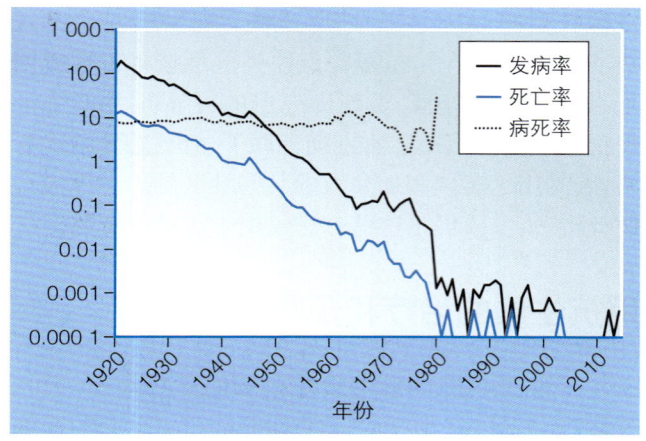

图 19.1 1920—2014 年美国白喉的发病率及 1920—1980 年美国白喉的死亡率。无病例的年份按 0.000 1/100 000 人口的发病率人口绘制。由于 1980 年以来白喉死亡人数少,死亡率不稳定,故此图上未显示。1980 年以来,由于病例数少,病死率(CFR)变化很大,但 1980—2010 年总病死率为 16%。(数据来源:佐治亚州亚特兰大疾病预防和控制中心)

开始墨西哥和其他发展中国家的儿童免疫状况有所改善,通过减少产毒菌株的输入从而改善白喉的发病情况。20 世纪 90 年代中期,美国报告的疾病很少,看起来产毒的白喉毒株不再流行[93]。但是,1996 年,监测显示菌株在北部平原一个美籍印度人社区大面积传播[102]。类似的,虽然确认的白喉病例仍然很少,但在加拿大的一些原住居民社区仍有白喉地方性传播记录[103-105]。通过核糖分型和多位点酶电泳法对美国和加拿大的菌株进行检测,发现菌型密切相关,提示来自于 20 世纪 70~80 年代的同一地区,出现的是地方性流行[66,88]。在澳大利亚中部的原住居民人群中同样有流行的报道[106]。这些地区的共同点是贫穷、拥挤和卫生条件差。

在温带气候,白喉全年都发生,但大多数发生在寒冷季节,这可能与儿童室内活动有密切接触相关。在热带地区,皮肤白喉较常见,与季节无关。

高危人群

未接种疫苗或疫苗接种不全的学龄前和学龄儿童常受呼吸道白喉影响。或许是由于母传抗体的存在,小于 6 月龄的婴儿白喉比较罕见。在成年人中,尤其是在城市地区的成年人中,由于获得性免疫,白喉很少见。据报道,免疫前白喉发病率无性别差异,但在 20 世纪 40 年代及以后,有几次疾病暴发均记录成年女性有更大的患病风险。20 世纪 90 年代,在俄罗斯和苏联其他一些独立国家疫情暴发时,成年女性白喉发病的风险很高[64,107-111]。

传播方式和传染源

人类是白喉唯一的天然宿主。人与人之间传播更可能是通过近距离呼吸道传播和密切接触传播。该菌体相当稳定,可从白喉患者所处的环境中分离得到[112-115]。尽管如此,空气飞沫、灰尘或污染物等间接传播尚未确定。有受污染的牛奶和奶制品引起暴发的证据报道[23,115,116]。在社会条件差的环境下,皮肤损伤似乎是重要的传播方式[9,10,117]。

引起白喉传播的确切生物情况尚不清楚。然而,分子流行病学数据显示,在西雅图[80]、瑞典[79]、俄罗斯[87]的大量感染者中检测到细菌具有同源性,该流行病学证据强烈提示大规模流行的原因是产毒菌株在人群中的传播。

作为公共卫生问题的意义

非免疫时代,未接种的人群大多由 Schick 试验获得白喉免疫力,也未罹患白喉。大多数婴儿在出生时即具有母体抗体,但在 7~12 月龄,抗体下降至无保护性水平。此后,未接种人群中免疫儿童(Schick 试验阴性)的比例逐渐增加到 75% 及以上,这可能是由于细菌的反复亚临床感染所导致[118]。

在 21 世纪,很难理解在过去什么是引起白喉发病率和死亡率的主要原因。在 1900 年以前的美国,马萨诸塞州的数据是最全的;在 1860—1897 年之间,每年白喉死亡率介于 46/10 万人 ~196/10 万人,平均为 78/10 万人,每年因白喉死亡的人数占总死亡人数的比例为 3%~10%[119]。到 1900 年,死亡率下降了很多,在接下来的 20 年内从 40/10 万人持续下降至 15/10 万人,原因可能是使用了抗毒素,或是其他治疗措施,如插管。不过,即使在 1900 年,和癌症一样,白喉在美国记录的病死率达一半以上[119]。在 19 世纪末和 20 世纪初存在一些有耐人寻味的白喉记录[120-122]。

在 1880—1940 年间加拿大的安大略省和其他一些城市积累了白喉发病率、死亡率以及病死率的完整数据[123]。在使用白喉抗毒素之前大多数年份的白喉死亡率超过 50/10 万人。虽然发病率并没有下降,但第一次世界大战后死亡率下降到约 15/10 万人。随着 20 世纪 20 年代后期加拿大开始广泛使用白喉类毒素疫苗,致使白喉几乎消失[124]。

20 世纪初,白喉是引起英国儿童死亡的主要原因。1934 年,白喉儿童死亡率是 38.5/10 万人。自 1940 年开始广泛使用白喉类毒素接种计划后,到 1944 年,白喉儿童死亡率减少到 9.2/10 万人。到 1949 年,发病率和死亡率相比 1940—1941 年间都降低了10倍以上(图19.2)[125]。

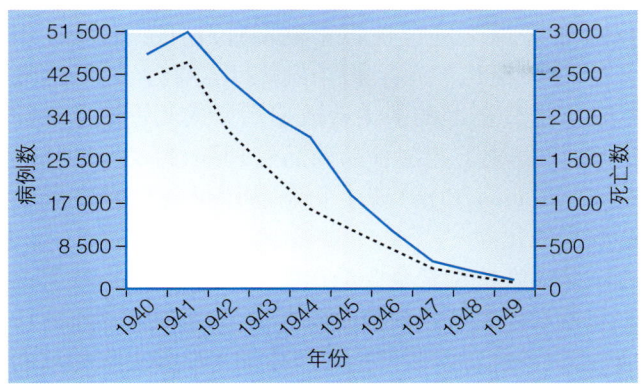

图19.2 1940—1949年英格兰和威尔士白喉病例和死亡情况。(资料来源:Mortimer PP, 白喉疫苗自1940年开始使用后逐渐在英国儿童免疫中广泛应用。Epidemiol Infect 139:487-493, 2011)

自白喉类毒素疫苗接种以来,工业化国家已暴发了许多起白喉疫情。第二次世界大战期间,疫情蔓延至整个西欧,报道的病例超过100万[126,127],疫情从欧洲蔓延至北美。1940—1941年冬天暴发了一次大规模疫情,影响了Halifax和Nova Scotia约1%的人口,据说该疫情是由一名挪威水手输入而传播[128]。1943年,在亚拉巴马州的德国战俘之间发生了疾病暴发[129]。

到20世纪50年代末,白喉在美国发病率显著降低,但在其他一些地区仍继续发生。1959—1970年,美国报道了5048例白喉,发病率最高的是东南部、中南部、北部平原地区。美国印第安人的发病率比白人高20倍,黑人比白人高7倍[130]。

白喉的发病率继续下降(图19.1);1971—1981年期间,在美国报道了853例非皮肤白喉和435例皮肤白喉[131]。南达科他州、新墨西哥州、阿拉斯加州、华盛顿州、亚利桑那州和蒙大拿州的发病率超过1/100万,美国印第安人的发病率是白人和黑人的100倍[131]。这一时期,有15人或更多病例数的暴发达到7次[131]。1972—1982年间,在华盛顿州西雅图Skid街的居民间发生了皮肤白喉的大暴发[10,80]。1969—1980年,西雅图和其他大部分地区暴发主要是白喉中间型菌株所致,而之前这些菌株并不常见;分子流行病学研究提示这些菌株来自西雅图[80]和西南部各州[132]。

尽管白喉在大多数发达国家较少见,但1990年在俄罗斯发生重大的白喉疫情,随后在整个苏联国家(图19.3)蔓延,1990—1998年,超过157 000人发病,5 000人死亡,对此次暴发的汇总报告已经公布[111]。

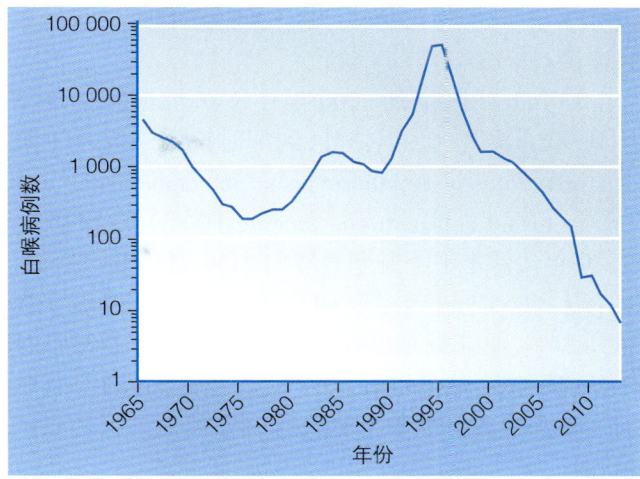

图19.3 按年报告的白喉病例(1965—2009年)

虽然疫情的原因不明朗,但它是多因素所致。如儿童疫苗接种率和覆盖率的下降,医师对不良反应的过度担心,在儿童免疫计划程序中使用三剂Td(成人-白喉和破伤风类毒素)代替DTP(白喉、破伤风、百日咳),以及因缺乏成人Td免疫程序而导致青少年和成人免疫力不足等。此外,疫情暴发后,对病例识别和公共卫生反应的延迟,以及不断变化的社会条件都有助于疫情的传播。在俄罗斯联邦,已检测到一株引起重症的流行白喉菌株[82]。该流行菌株早在1985年就开始出现,1985—1987年,在俄罗斯的不同地理区域均分离到该同源性菌株[134]。许多病例也由轻型菌株引起,尤其在一些中亚新独立的国家,这表明单独微生物因素并不能解释这一流行[135]。1994—1995年,俄罗斯的疫情达到高峰,随后因儿童和成人白喉类毒素免疫覆盖率得到提高使该疾病得到了控制(见下文进一步讨论)[64,111]。

自1974年以来,白喉类毒素就已被列入WHO的扩大免疫规划(EPI)中。自1980年以来,在发展中国家,EPI的实施,使全球的白喉病例报告数锐减,但在不同国家之间报告率差别仍然显著。有些国家对白喉控制的水平已经与发达国家相当。在其他国家,发病率已大幅度下降,但零星疫情仍有发生,例如泰国[136]、印度[137-139]、巴西[140]、印度尼西亚[141]和老挝[142]等,最近有证据表明这些国家存在产毒菌株的广泛流行。据报道,这些国家疫区的疫苗接种率和人群免疫力较低。

据估计,在WHO的EPI实施之前,第三世界国家每年白喉发病接近100万例,5万~6万人死亡[143]。1980—2013年,随着前苏联对疫情暴发的控制,全球范围内白喉病例报告从97 774例减至2013年的4 680例。2013年,WHO公布的全世界报告病例中近87%来自东南亚地区,其中该地区77%的病例来自印度(图19.4)[144]。

EPI 的目标是到2000年使1岁儿童的免疫率达到90%及以上。据估计,到那时接受三剂 DTP 疫苗(three doses of diphtheria toxoid in combaination with tetanus toxoid and pertussis vaccine,DTP3)的比例已从70年代低水平上升到全球的81%,其中非洲最低,只有大约55%[145]。到2013年,全球接种覆盖率提高到84%,而非洲地区79%的国家报告1岁时儿童DTP3接种覆盖率超过80%[144]。这些数据中反映的区域差异无疑反映了成员国间监测能力或质量的差异。

被动免疫

Andrewes 及其同事对白喉毒素的发展史进行了详细的评述[3]。简言之,Roux 和 Yersin 在1888年报告称,用含有白喉杆菌的肉汤培养液的无菌过滤液注射给动物,发现诱导了除局部膜病变以外的所有白喉症状[146],随之而来的是其他进展,进一步研究之后,Von Behring 证明注射灭活培养物到动物机体内,随后产生了对活菌的防护[147]。之后 Von Behring 证明动物之间免疫保护转移靠的是血清,该血清被命名为抗毒素。1891年,白喉抗毒素首先给孩子使用,1892年由德国进行抗毒素的商业化生产。1894年开始用马匹生产抗毒素,在随后几年普及。马白喉抗毒素监管标准的缺失造成了污染或假冒抗血清的出现,这促成了美国食品药品管理局(Food and Drug Administration,FDA)现生物制品评价与研究发展中心前身的建立[148-150]。

马白喉抗毒素至今仍在使用,主要是用白喉类毒素和毒素超免马匹制备而成[149]。为了减少马血清反应性,目前抗毒素制剂是通过浓缩 IgG 并去除尽可能多的外源蛋白质进行半纯化。每毫升必须至少含有500单位抗毒素,并使用微孔滤膜除菌。加入甲苯酚衍生物作为防腐剂。

白喉抗毒素用于治疗白喉,偶尔还可以保护接触疾病的人。尽管其不是白喉类毒素主动免疫的替代品,但其疗效值得肯定。目前尚无人源化的抗血清或高免疫球蛋白。

在全球范围内,用于生产和供应人类治疗性使用的马抗毒素越来越成问题。几乎所有传统上生产和供应抗毒素的工业化国家都已停止生产。抗毒素供给缺乏增加了死亡的可能性,正如苏联解体后新

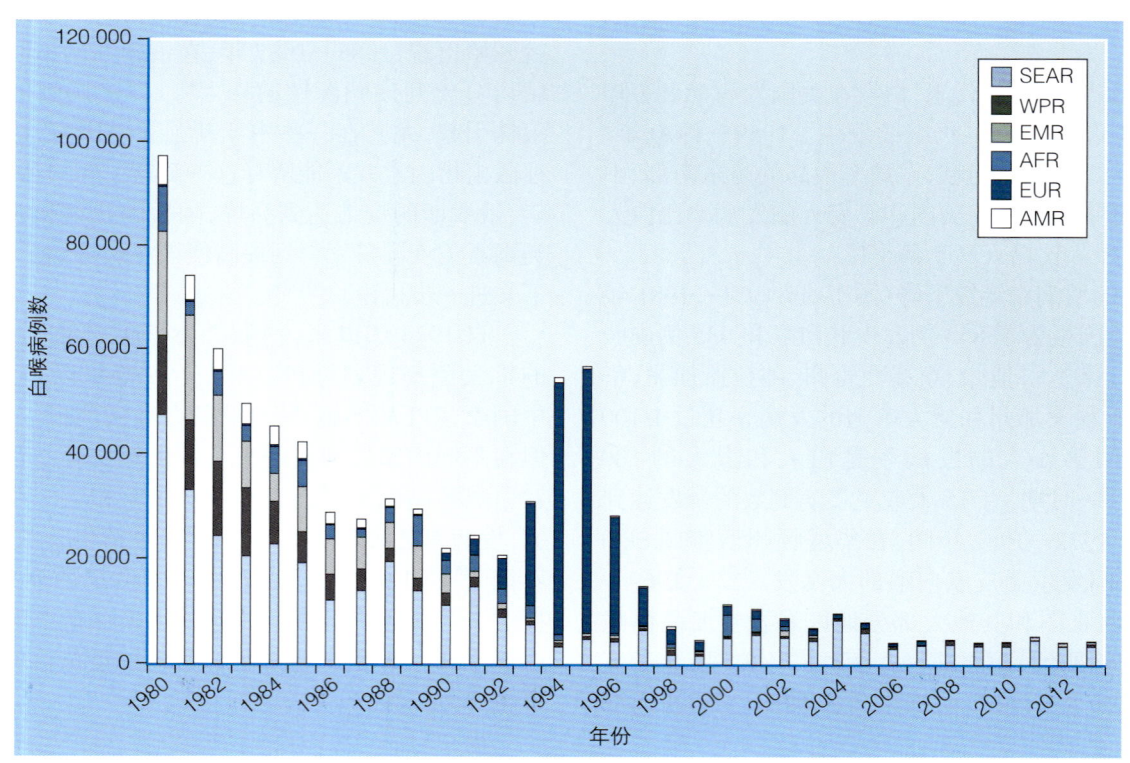

图19.4 1980—2013年按年份和地区报告的白喉病例。
AFR:非洲区;AMR:美洲区;EMR:东地中海区;SEAR:东南亚区;WPR:西太平洋区;EUR:欧洲区(数据来源:世界卫生组织,疫苗和生物制品部. 疫苗可预防的疾病:监控系统. 2014年全球综述 http://apps.who.int/immunization_monitoring/globalsummary/timeseries/tsincidencediphtheria.html.)

独立国家在流行期间出现的抗毒素短缺突出说明了这一点。因为产品需求较低，很多制造商已经离开市场，只有少数制造商向其他国家/地区供应白喉抗毒素，其中许多国家报道难以找到维持本国供应的供应商[151,152]。截至1997年1月6日，白喉抗毒素的生产许可到期，已不再在美国上市，也没有生产厂家提议生产。然而，为了在美国治疗该疾病时，疾病预防控制中心可以根据研究性新药协议供应抗毒素[153]。该抗毒素与美国以前生产的抗毒素产品相当，有需要可致电770-488-7100。

新的被动免疫方法包括已研制的抗人类白喉毒素的商业单克隆抗体，或重组修饰的白喉毒素受体分子[154,155]。已开发了一种人源的中和性单克隆抗体，并证明该抗体在体内试验中能完全保护豚鼠免受致死攻击。该单克隆抗体可与白喉毒素的受体结合域结合，阻止白喉毒素与其宿主受体的结合[156]。

暴露后使用抗毒素和类毒素

抗毒素在暴露后预防中的价值尚不确定。从理论上讲，由于毒素可在局部发挥侵袭作用，应该有助于预防暴露感染。但是，尚无可接受的预防功效的临床证据，现有证据仅来自未设对照的小规模实验[3]。即使有效，抗毒素在社区暴发中也几乎没有用，这是因为传播的主要来源通常是无症状携带者，而不是明显患病的人[157]。基于这些原因，不建议将抗毒素用于暴露的易感人群，特别是考虑到随后发生率较高的血清病和偶发的过敏反应。对于暴露后人群、未接受免疫接种或且无症状人群首先应取得喉部培养物，然后再使用含有适合年龄的白喉类毒素的制剂进行免疫，并用红霉素或青霉素预防7天，在此期间，须对患者的症状发展进行监控[89]。

抗毒素在白喉治疗中的应用

许多研究表明抗毒素治疗主要通过预防心血管毒性，降低了白喉死亡率[4,158]。不过文献中只讨论了单一对照的治疗性试验[159,160]。该非盲试验对用抗毒素隔日治疗的所有住院病人与非治疗日的住院病例的疾病结局进行比较，结果是使用抗毒素组病死率为8/242例（3.3%），而对照组的病死率为30/245（12.2%）。

此外，许多观察证实死亡率和发病后抗毒素的注射时间有直接关系，为抗毒素效力提供了充分的证据。例如，Ker观察了3 558例病人，有320例麻痹病例发生[158]。其中患白喉后瘫痪率和疾病发作后注射抗毒素的天数有直接关系。发病后前二天内免疫抗毒素后，1 168人中只有4.8%的病人发展成瘫痪，与此相比，发病后第四天或更晚时注射抗毒素，在1 375人中瘫痪率为12.1%。

抗毒素可通过肌内注射或静脉注射；许多机构为更迅速达到血液抗体治疗水平，更偏爱静脉注射，或至少部分剂量的静脉注射[161]。整个治疗剂量应一次给药，推荐抗毒素含量在2万~10万单位之间。具有大范围局部病变的人建议使用大剂量，因为产生的毒素量因假膜的大小而定。此外，发病后间隔时间越长，则必须使用更高剂量的抗毒素。不幸的是，如果毒素已经进入宿主细胞，那么抗毒素将不起作用。

主动免疫

疫苗发展史

19世纪白喉毒素的发现和抗毒素的开发，首次成功的主动免疫是注射毒素和抗毒素的平衡混合剂，该制剂成功地为动物和人提供了免疫保护[162,163]。毒素-抗毒素混合剂作为主动免疫制剂迅速被人们所接受。从1914年起美国广泛使用，约85%的免疫接种者得到了保护[164]。尽管研究缺乏良好的对照，但建立在Schick试验和临床观察结果的基础上，毫无疑问，由Von Behring研制的毒素-抗毒素混合制剂为预防白喉产生了积极作用[3]。

20世纪20年代早期，Ramon用少量福尔马林处理白喉毒素后，发现该产品保留了大多数免疫原性，但失去毒性[6]。Ramon称之为类毒素（anatoxine），这个单词在英语中已被类毒素（toxoid）取代。对于初次免疫，15年后毒素-抗毒素的混合物在美国、加拿大和其他地方逐渐被类毒素取代。1926年，Glenny以及其同事[165]发现，明矾沉淀的类毒素具有更高的免疫原性，到20世纪40年代中期，出现白喉类毒素、破伤风类毒素和百日咳全菌体疫苗联合制备成百白破联合疫苗（DTP）。随后三者都用铝盐吸附。显然，在百日咳疫苗和铝盐佐剂的作用下显著增强了白喉类毒素和破伤风类毒素的免疫原性[166-168]。近年来，无细胞百白破疫苗（DTaP）已获取生产许可，并开发出DTaP与Hib疫苗、脊髓灰质炎病毒灭活疫苗和乙肝疫苗的联合疫苗[169]。并证实联合疫苗与各单价疫苗具有相同的免疫原性。

疫苗成分

当白喉类毒素配制为多剂量包装时，需要使用防腐剂防止细菌生长。硫柳汞,含有乙基汞的防腐剂,从20世纪30年代以来即用于疫苗和生物医药[170]。在单剂量制剂(单剂量瓶或预装注射器)中,一些含白喉类毒素的疫苗只含有微量(<1μg Hg)或无硫柳汞。白喉类毒素被吸附到佐剂(最常见的为氢氧化铝或磷酸铝)上以提高疫苗的免疫原性。美国只有含佐剂白喉类毒素。

疫苗生产

全球白喉类毒素均实行同一标准方式生产,在美国,生产和检定方法均遵照联邦条例规定。具体而言,白喉菌株(如Park Williams 8株)生长在有利于产生大量毒素的液体培养基中,经过适当的培养后,离心和过滤除菌。效价测定后,通过在培养滤液中加入福尔马林孵育使毒素转化为类毒素,之后再进一步纯化和浓缩达到所需剂量,然后用氢氧化铝或磷酸铝吸附。每一步均应进无菌操作,并做效价检测。通过已有方法测定絮状单位(flocculating unit, Lf)确定类毒素的浓度;1Lf是絮凝1单位标准参考白喉抗毒素的类毒素量。目前在美国对白喉类毒素疫苗的纯度要求不低于1 500Lf/mg蛋白氮,与WHO建议的标准类似。类毒素效力使用体内试验,目前WHO、欧洲药典和美国食品药品管理局有不同的测试方法[148,171,172]。虽然不断努力使疫苗效价测试标准全球一致,但尚未有任何一种办法被普遍采用。

生产厂家

白喉类毒素由大型跨国疫苗公司和发展中国家的制造商生产,其中许多公司只生产供国内使用的疫苗。1995年全球制造能力评估报告称DTP在46个国家的63个厂家生产。据估计,大约三分之二的儿童接种由本国生产的DTP,并有一半的DTP供应量由发展中国家厂家生产[173]。据估计,2006年全球生产了5亿多剂DTP,许多制造商只生产供国内使用的疫苗。赛诺菲巴斯德和葛兰素史克公司已生产超过1亿剂的DTaP,是主要的生产商。

包括联合疫苗的现有疫苗

目前在美国,可用的白喉疫苗有儿童型白破联合疫苗(DT疫苗)、青少年/成人型破伤风白喉联合疫苗(Td疫苗)、白喉类毒素与破伤风类毒素和无细胞百日咳的联合疫苗(DTaP)以及以DTaP为基础的联合疫苗。还包括在欧洲、加拿大和澳大利亚等国家注册但未在美国使用的其他联合疫苗。在全球范围内,仍使用白喉类毒素与破伤风类毒素和全细胞百日咳联合的疫苗(DTP),以及包括DTP的其他联合疫苗。在美国该疫苗只是吸附类疫苗。

自2011年9月以来,美国婴幼儿使用的DTaP仅由两大制造商销售:Infanrix(由葛兰素史克公司制造和销售)和Daptacel(由安万特巴斯德公司制造,赛诺菲巴斯德公司销售)。两种五联苗被批准上市,可供2、4、6月龄婴儿使用:一种是GSK生产的DTaP与乙肝疫苗和灭活脊髓灰质炎疫苗的五价联合疫苗(Infanrix-IPV-HIB),另一种是赛诺菲巴斯德有限公司生产的Pentacel,该疫苗是由DTaP、Hib结合疫苗和灭活脊髓灰质炎疫苗联合而成,其中Pentacel还被批准可用于DTaP疫苗接种计划的第四针接种。GSK公司生产和销售的KINRIX,是DTaP-灭活脊髓灰质炎四价联合疫苗,批准用于4~6岁龄儿童DTaP疫苗接种计划的第五针接种。在美国赛诺菲巴斯德有限公司生产的四联疫苗Quadracel(DTaP-IPV)用于主动免疫。单剂Quadracel疫苗也可用于已接种了4剂Pentacel和/或Daptacel疫苗的儿童,作为第五针百白破(DTaP)疫苗,或第四针或第五针灭活脊髓灰质炎病毒(IPV)疫苗的接种。

目前在美国获批DTaP疫苗中白喉类毒素含量的范围是6.7~25Lf/0.5ml/剂。该疫苗诱导的血清抗毒素水平远低于接种全细胞DTP后所见的水平,这可能反映了全细胞百日咳组分的佐剂效应[174,175]。虽然DTaP诱导的较低的抗毒素水平比保护水平高出数倍,但可能仍然没有临床意义[169]。儿童的常规免疫接种,推荐进行五剂免疫程序(2、4、6、15~18月龄,7岁入学前)[176]。第4剂应在第3剂后至少6个月后进行接种[177]。

用于7岁或以上者使用的成人的破伤风和白喉类毒素联合疫苗(Td)已在美国上市。它们可用于7岁以上未接种者的3剂基础免疫,或是用作青少年和成人每10年一次的加强免疫。这些制品含有减量的白喉类毒素(<2Lf)。自2005年以来,美国批准了青少年/成人用白喉类毒素、破伤风类毒素和无细胞百日咳的联合疫苗(Tdap)。Boostrix(葛兰素史克公司)已注册用于10岁及以上年龄者,Adacel(赛诺菲巴斯德公司)已注册用于11~64岁年龄组。这些疫苗被批准用于曾接种过DTP或DTaP系列人群的1针加强免疫。美国ACIP推荐在11~64岁年龄组常规接种Tdap,其中最佳免疫年龄为11~12岁[178]。建议妇女在怀孕期间使用一定剂量的TdaP,以便为她们的新生儿提供母体抗体,以增强针对百日咳的保护,直到新生儿接种第一剂DTaP[179]。

剂量和接种途径

目前美国使用的所有产品均为 0.5ml 的接种剂量。含有白喉类毒素的产品应始终采用肌内注射，不应皮下注射。

疫苗稳定性

白喉类毒素有效期是由国家当局为每种疫苗发放生产许可的过程中确定的。含有白喉类毒素的制品应存放在冰箱中（2~8℃），不得冻结。如果疫苗已被冻结，则应弃用。

疫苗的免疫原性

有几种白喉抗毒素的实验室分析方法。Vero 细胞中和测定法非常准确，但在技术上非常烦琐，只在少数研究实验室使用[180]。酶免疫测定法因技术要求较低而被广泛使用，在样品浓度大于 0.01IU/ml 时检测结果与中和测定法具有相关性[181]。已开发出双抗原酶联免疫吸附试验（ELISA），双抗原延迟时间分辨荧光免疫分析法（time-resolved fluorescence immunoassays，TRFIA）和毒性抑制试验，比 EIAs 更准确，技术要求比 Vero 细胞中和试验更低[182,183]。

产妇抗毒素水平确实影响婴儿的免疫应答。当白喉抗毒素水平大于 0.1IU/ml 时则抑制主动免疫应答，但低于 0.02IU/ml 时无影响[184,185]。这对于白喉流行地区更具有重要意义，它可使母亲及其婴儿均具有高水平的抗体。但是，高滴度的母体抗体可以抑制但不能阻止婴儿对两剂疫苗的充分免疫应答，但这种抑制效应在注射第 3 剂后消失[186,187]。白喉抗毒素的半衰期估计为 30 天[188]。

经过 3 剂白喉类毒素免疫，几乎所有婴儿的白喉抗体效价都高于 0.01IU/ml[189]。不同疫苗诱导的抗体几何平均滴度（genometri mean titers，GMT）有所不同，如 DTaP 诱导的 GMT 比 DTP 诱导的水平明显降低[174]；然而，这些差异没有临床意义。给成人进行基础免疫接种类毒素后的数据显示接种 3 剂后，几乎所有成人产生的白喉抗毒素滴度均高于 0.01IU/ml，大部分接种者抗体滴度高于 0.1IU/ml[190]。

接种用白喉类毒素作为载体蛋白的结合疫苗后，可能会导致曾接受白喉类毒素免疫人群更强的免疫应答[191]。一种 4 价脑膜炎球菌多糖 - 白喉毒素结合疫苗已在美国获生产许可（Menatra，赛诺菲巴斯德），它的白喉类毒素含量约是成人型 Td 疫苗（diphtheria and tetanus toxoid，Td）的 6 倍。同时注射 Td 和 Menatra 会导致产生比单独注射 Td 更高的白喉抗毒素 GMT（分别为 120.0IU/ml，8.4IU/ml）；与白喉类毒素含量增加相一致，单独接种 Menactra 比单独接种 Td 也大幅度提高了抗体滴度（分别为 46.5IU/ml，8.4IU/ml）[192]。以白喉类毒素和 CRM_{197}（白喉毒素类似物）为载体蛋白的结合疫苗有交叉反应。在美国注册的另一种 4 价脑膜炎球菌多糖结合疫苗 Menveo（诺华疫苗和诊断试剂公司）就是以 CRM_{197} 为载体蛋白。接种 C 群脑膜炎 -CRM_{197} 结合疫苗的儿童比未接种该疫苗的儿童诱导了更高水平的白喉抗毒素滴度[193,194]。缺乏对白喉免疫力的个体免疫含 CRM_{197} 结合疫苗时免疫应答可能很差[195]。尽管同时注射含白喉类毒素或 CRM_{197} 结合疫苗后，免疫干扰是一个潜在担忧[196-198]。但迄今为止的临床数据表明，同时注射这些疫苗并没有对白喉类毒素的免疫原性产生不利影响。

影响保护的相关因素

一些证据表明，白喉抗毒素滴度低于 0.01IU/ml，应考虑为易感者。Ipsen 报告的研究结果中，先给家兔注射抗毒素，然后静脉内注射白喉毒素攻击；兔血清滴度为 0.01IU/ml 者，在标准致死剂量攻击下几乎完全得到保护[199]。然而，高剂量的毒素需要较高的抗毒素血清水平才能获得同等保护。对病程早期的白喉抗毒素水平的研究显示，血清抗毒素滴度低于 0.01IU/ml 者，对疾病高度易感，而高水平抗毒素滴度与症状严重程度呈反向相关[199-202]。也许没有任何一个循环抗毒素能提供绝对保护；伊普森报告了 2 例致死病例，他们的抗毒素水平在症状出现后一天时均在 30IU/ml 以上[199]。从历史上看，临床中白喉 Schick 试验阴性是罕见的；Schick 试验阴性相关的最低抗体水平约为 0.005IU/ml[203]。考虑到保护水平，在大多数情况下，可得出如下结论：0.01IU/ml 的抗毒素水平是能给予一定保护程度的最低水平，0.1IU/ml 被认为是循环抗毒素的保护水平。抗体水平为 1.0IU/ml 或以上时与长期保护有关[204]。

疫苗的效力和效果

从未实施过白喉类毒素的临床对照试验。但是，观察研究有强有力的证据支持疫苗的有效性。有些关于白喉类毒素保护效力的证据是在观察 Halifax 流行疫情时得到的[128]。在此次暴发中，对未接种白喉类毒素的个体进行了应急免疫，并在接下来几个月将这些儿童随后的白喉发生率与未免疫人群的发生率进行了比较。在免疫儿童中，白喉发病率下降至 24.5/10 万人，相当于同期未免疫儿童发病率的 1/7

(168.9/10万人)。1943年,英国临床白喉病例显示未免疫者发病率是接种者的3.5倍,死亡率是后者的25倍[127]。1970年得克萨斯州Elgin的一次暴发中,205名全程免疫的小学儿童暴露于疾病,但只有两名患病[205]。与之相比较,97名未全程免疫或未免疫儿童中有13%发病。

1970年,在得克萨斯州San Antonio进行了白喉暴发的家庭研究,疫苗的效力估计只有54%[206]。然而,由于已包括指示病例,且暴露的标准也未知,故这些数据难以解释此效力。此外,在免疫者和非免疫者之间发病率的差异会因家庭发现病例后对所有成员的抗生素治疗而缩小。因此,54%的效力可能被低估。在也门疫情暴发中,病例对照研究显示白喉类毒素的保护效力为87%[116]。

在苏联流行时的几个病例对照研究中,评估了俄罗斯生产的白喉类毒素的有效性。1992年在乌克兰进行了初步研究,1993年在莫斯科进行了后续研究,证明3剂或更多剂的白喉类毒素疫苗对预防15岁以下儿童白喉非常有效。在乌克兰,3剂或更多剂量的有效性为98.2%(95% CI,90.3%-99.9%)[207]。在莫斯科,3剂或更多剂量的有效性为96.9%(95% CI,94.3%-98.4%),5剂或更高剂量时有效性增加至99.0%(95% CI,97.7%-99.6%)[208]。此外,与那些在3~4岁或5~7岁接受末次免疫的儿童相比,两年内加强免疫白喉类毒素后,可减少6~8岁儿童患白喉的风险[209]。在俄罗斯成年人中,与未免疫人群相比,接种3剂或更多剂量的保护效果可以达到70%(95% CI,10%-90%)[210]。同样,在乌克兰成人进行的免疫也是高度有效的[211]。

白喉类毒素的效果虽然不是100%,但是很高。而且,大多数的报告显示,先前接受免疫的个体的疾病较轻,致命的可能性较小[130,131,205,212-214]。1943年英国未免疫儿童病死率(6.4%)是已免疫儿童(0.9%)的7倍[127]。白喉类毒素不能100%保护暴露者,表明在已消除白喉的发达国家,群体免疫具有重要意义[215]。

免疫和保护的持久性

白喉类毒素配方和免疫程序都会影响白喉抗毒素水平和保护的持久性。在全球范围内婴儿基础免疫程序是各不相同,但经过3剂免疫后大部分儿童抗毒素滴度均高于最低的保护水平滴度。但是,在没有持续暴露的情况下免疫力随着时间的推移而减弱,需要加强免疫以维持抗毒素的保护水平[216]。纵向研究表明,在抗毒素滴度迅速下降后,有一段较长时间的缓慢下降期,这可能与免疫系统的初次激活以及免疫球蛋白的半衰期状况有关,之后进入持续的、不再主动产生免疫球蛋白的阶段[217,218]。无论是在美国使用的4剂免疫程序,即分别在2、4、6和15月龄使用15Lf剂量进行免疫,还是瑞典、丹麦和挪威使用的3剂免疫程序,即分别在3、5和12月龄使用25Lf剂量进行免疫,在48月龄时GMT远远超过最低保护水平[219]。按照2剂、4剂和6剂免疫程序接种不同白喉含量的DT、DTP或DTaP疫苗,第3剂23个月后GMT均达到了相似的水平[218]。1990年,英国改用了加速程序,即2、3和4月龄接种DTP而不是3、5和9月龄的免疫程序。虽然按照加速程序接种的儿童的白喉抗毒素几何平均浓度较低,但是对于8~13个月龄,6~7个月龄,或小于6月龄完成该接种程序的儿童,其4岁时的抗毒素几何平均浓度并无差异,表明充分的保护将可以维持到入学前进行加强免疫[220-222]。

虽然基础免疫程序各不相同,但似乎都能提供出生后最初几年对白喉的充分保护,在4~6岁时如不加强免疫,则保护水平可能无法维持整个学龄期。在瑞典,直到10岁时才进行基础免疫后的首次加强免疫,导致该国家5~9岁儿童的抗毒素水平低于那些学龄前加强免疫的国家[223]。最新研究发现有12%的10岁儿童在加强免疫之前抗白喉毒素水平低于0.01IU/ml[224]。1986年苏联修改了免疫程序,即将加强免疫时间由6岁延迟到9岁。在20世纪90年代俄罗斯白喉暴发期间,6~8岁接受加强免疫的儿童降低了这一年龄组患白喉的风险[209]。在有长期儿童免疫规划的国家,成年人既没有感染过白喉也未进行白喉类毒素加强免疫,易因免疫力衰减而成为易感者[216]。苏联暴发的白喉疫情,有证据显示是因成年人免疫力减弱而导致了高发病率。尽管大部分成年人血清是阴性的,但他们之前曾经完成基础初次免疫或被白喉杆菌感染过,在接种一剂加强免疫后抗体滴度可达到保护性水平[225-228]。虽然成人病例的免疫史很难确定,但总的人口数据表明,许多已免疫者随着时间的推移失去免疫力。因此若所有年龄组都实施加强免疫,则疫情将受到控制。

这次大规模流行的经验有力地表明,在婴儿期保持高覆盖率的基础免疫,以及在入学时及随后整个生命周期进行加强免疫,对于维持人群免疫至关重要[114]。WHO建议,生活在低流行区和非流行区的人要在完成基础免疫后,每隔10年进行白喉类毒素和破伤风类毒素的加强免疫[229]。

暴露后预防和治疗性接种

除了应对与白喉病例密切接触者的免疫接种状

况进行评估外,应当给所有白喉类毒素免疫史不全者接种疫苗[90]。由于临床感染并不一定能诱导足够水平的白喉抗毒素,因此白喉病人可在疾病恢复期进行接种。不过,发病后再注射疫苗对治疗无益,白喉患者应及时用白喉抗毒素治疗(见前文的"用抗生素的治疗和预防")。

安全性

常见不良反应

由于白喉类毒素时常与破伤风类毒素联合使用,有时还与百日咳做成联合疫苗给儿童注射,因此无法获得有关目前可用的关于吸附性白喉类毒素注射后不良反应的大量数据。当它和百日咳疫苗联合使用时,局部反应通常归因于百日咳组分。在一些大规模临床试验中,比较了 DT 和 DTaP 对于婴幼儿初次接种后的反应原性。通常,注射 DT 后其引起的全身症状(即体温≥38℃、哭闹时间≥1 小时、烦躁、嗜睡、食欲缺乏、呕吐)和局部反应(如发红、肿胀、触痛)的发生率与 DTaP 相当[230-232]。在瑞典和意大利进行的临床试验中,超过 7 000 名的婴儿注射分别含有 15Lf 或 25Lf 的白喉类毒素和 3.75Lf 或 10Lf 破伤风类毒素的联合疫苗 DT 后,出现 38℃以上体温症状的频率分别为 35%(瑞典)和 9%(意大利)。其他常见的全身症状,在这两项研究中出现了类似频率:哭闹时间≥1 小时分别为 5% 和 6%,烦躁为 67% 和 55%,嗜睡为 54% 和 43%,食欲缺乏为 22% 和 26%,呕吐分别为 15% 和 9%。在瑞典的试验中接种任意疫苗剂次后红肿和疼痛发生率分别为 42% 和 22%,而意大利分别为 19% 和 9%;在两项研究中,明显发红或肿胀的频率大大降低,瑞典试验中婴儿中大于 2cm 红肿的报告发生率分别为 4% 和 6%[230,231,233]。不良反应的频率随 DT 剂次数的增加而增加[232,234]。

现有数据表明,Td 和 DT 的反应原性均与白喉类毒素和破伤风类毒素有关。在儿童时期曾完成基础免疫的瑞典医务人员中,发现接种 2.5Lf 白喉类毒素的不良事件发生率(局部触痛和肿胀 >5cm 或全身不适)为 11%,而接种 2.5Lf 白喉类毒素和 0.75Lf 破伤风类毒素联合疫苗的不良事件发生率为 20%[235],后者体现的是两种类毒素的累加效应。几项有对照的研究数据表明,注射 Td 后的发热和局部反应比仅注射破伤风类毒素后更常见。[236,237]

在一些人群中,许多之前完成白喉类毒素基础免疫的人,即使是低剂量加强免疫,也会出现局部反应和发热症状。在一项针对以色列部队新兵的小规模研究中,新兵中曾于儿童期接种过疫苗的,在加强免疫一剂不含破伤风的 2Lf 白喉类毒素后,38% 有注射部位轻中度疼痛,20% 有重度疼痛;8% 出现伸展受限。轻中度或严重的全身乏力分别为 24% 和 9%,发热 38℃或以上作为单项不良反应进行了报告(<1%)[238]。类似的,对 215 名白喉抗毒素水平小于 0.1IU/ml 的大学生加强免疫一剂 1.5Lf 的白喉类毒素后,8% 有注射部位触疼,13% 有伸展性疼痛,其中 2% 是严重的;检查中未发现红斑或肿胀[239]。

根据目前白喉类毒素配方,不良事件发生率因接种史、免疫前抗毒素水平、注射类毒素剂量的不同而有所不同。在 123 名白喉抗毒素水平低于 0.05IU/ml 的 30~70 岁人群中,使用接受不含破伤风抗毒素的、不同剂量的白喉类毒素疫苗进行加强免疫,发现 12Lf 发生的不良事件比 5Lf 或 2Lf 剂量组更严重,因此建议在成人中使用低剂量的白喉类毒素[240]。在对年龄为 18~25 岁的新兵进行的第二项研究中,给大多数儿童期完成全程基础免疫的新兵接种白喉类毒素和破伤风类毒素联合疫苗,5Lf 白喉类毒素组与 2Lf 白喉类毒素组的不良事件发生情况无任何差异[241]。在最近针对 180 名受试者的研究中,评估了 DTaP(9Lf)、Td(2IU) 和使用单价白喉类毒素(2IU)的反应原性。虽然单价白喉类毒素组的局部反应(如红斑、硬结、低热和触疼)比其他两个疫苗组都低,但 DTaP 组与 Td 组的反应增加情况并不一致[242]。

接种较低含量白喉类毒素的儿童在加强免疫时反应原性通常较低。曾经在 3、4 和 5 月龄接种过含 25Lf 白喉类毒素的 DTaP 的儿童,在 15~27 月龄加强免疫第 4 针含有不同佐剂和抗原含量的疫苗。117 例曾接种过减量的白喉类毒素(7.5Lf)和破伤风类毒素(7.5Lf,与 10Lf 相比)的儿童中,与 25Lf 疫苗组的 859 名儿童相比,发红(27% vs 50%)、肿胀(18% vs 39%)、疼痛(17% vs 30%)的比例明显降低。高剂量白喉类毒素接种组更易出现体温 38℃以上的情况(27% vs 18%)。第三组 117 名儿童接种了含 1.5Lf 的白喉类毒素、10Lf 的破伤风类毒素并减少了铝佐剂(0.3mg,与 0.5mg 相比)的疫苗;儿童发生局部反应的比例(发红 28%、肿胀 25% 和疼痛 14%)低于 25Lf 疫苗组,与 7.5Lf 组类似,但发热≥38℃的比例并没有下降(28%)[243]。在加拿大,对 593 名 4~6 岁儿童评价了 1/5 剂量的白喉类毒素,对 DTaP-IPV 联合疫苗(Quadracel 赛诺菲巴斯德,15Lf)与 Tdap(Adacel 赛诺菲巴斯德,2Lf)进行比较。其中,2Lf 组诱发红斑、肿胀、疼痛、发热的比例显著降低[244]。在英国,以前曾接种过以 CRM_{197} 为载体蛋白的脑膜炎球菌结合疫苗的 3.5~5 岁儿童,在接种 30Lf 和 2Lf 剂量的疫苗时,两组局部反应和发热的比例类似[245]。

据报道,使用吸附疫苗进行基础免疫接种增加了后续加强接种的局部不良反应发生率。在瑞典学龄儿童中发现,在婴儿期以吸附DT进行基础免疫者与以非吸附的、液体DTP基础免疫者相比,前者进行DT加强免疫后的局部不良反应更高。以DT进行基础免疫的儿童中有73%报有发红、56%有肿胀、47%有瘙痒,而DTP进行基础免疫的儿童中,发生率分别为23%、15%和21%[246]。相比之下,基础免疫时用DT,加强免疫无论是用吸附的、还是非吸附的DT,两组局部反应并无差异[247,248]。

虽然注射部位局部反应比较常见,但只有一小部分反应具有临床意义。疫苗安全数据链(Vaccine Safety Datalink)的一项研究发现,在9~25岁人群中注射Td后,需就医的局部反应发生率为3.6/10 000。虽然疫苗接种后注射部位的肿胀不太可能是感染所致,但因局部反应就医的人经常因蜂窝组织炎而使用抗生素[249]。有报道称接种Tdap后需就医的局部反应也有类似的发生率[250]。由于美国政府批准的四价脑膜炎球菌结合疫苗Menactra(赛诺菲巴斯德)含有较大剂量的白喉类毒素,可能使儿童期接种过白喉类毒素的人产生较高水平的白喉抗毒素,至少在理论上应关注Menactra接种后的Td或Tdap疫苗的使用问题[192]。在Menactra之后,接种Td或Tdap(非同时接种)的上市前不良事件数据未能获得。上市后的数据虽有限,但并未显示不良事件与连续接种包括Menactra在内的、含白喉类毒素成分疫苗显著相关[250]。同样,第二个在美国上市的、以CRM_{197}作为载体蛋白的四价脑膜炎结合疫苗Menveo(诺华疫苗和诊断),其上市前评估发现不管在Menveo接种之前、之后或者同时注射Tdap,与接种Tdap相关的、注射部位疼痛的发生率与前所述一样高[251]。

罕见不良反应

任何蛋白抗原都存在过敏反应的可能性,但这并不能归因于白喉类毒素。最近对一系列食物过敏性病例进行研究,发现有8例重度牛奶过敏儿童在接受DTaP或Tdap治疗后出现过敏反应,作者假设可能是由于残余酪蛋白而引起[252]。但这些结果在别的病人中并未重现。英国进行了全国儿童脑病研究,设计考察百日咳疫苗注射后脑损伤的发生率,结果显示在注射一剂DT后的7天内,急性脑病略有增加,但无统计学意义[253]。与婴儿痉挛症类似,这可能是由于DT的全身反应诱发了原已存在的中枢神经系统疾患[254]。最近的研究表明,许多接种DTP后发生儿童脑病是在婴儿期有严重肌肉阵挛性癫痫(Dravet综合征)的人群,这种疾病与钠离子通道基因编码发生突变有关[255,256]。

1994年,医学研究所(Institute of Medicine,IOM)审查了破伤风和白喉类毒素与吉兰-巴雷综合征(Guillain-Barré syndrome,GBS)或多发性神经炎可能的联系。在29篇医学文献报告中,多数发生在成人,其中21例单独注射了破伤风类毒素,4例注射了破伤风类毒素和破伤风抗毒素。很少有含白喉类毒素的疫苗引起GBS或多发性神经炎病例的报道。1994年,IOM的结论是,破伤风类毒素和GBS有因果关系[257];但最新的一份报告总结认为,没有足够的证据接受或者否定白喉类毒素、破伤风类毒素或无细胞百日咳与GBS的因果关系[258]。尽管很少有证据支持白喉类毒素与GBS有相关性,但在美国四价脑膜炎球菌结合疫苗的接种者中有GBS的病例报道,这些结合疫苗中的载体蛋白是白喉类毒素(Menactra,赛诺菲巴斯德)[259]。Menactra接种者和GBS的因果关系还不明确,研究仍在进行。

疫苗的适应证

DTaP通常不用于不足6周龄的婴儿,因为小婴儿对百日咳的应答不理想;但是小婴儿对破伤风和白喉类毒素的应答是理想的,不受母体血清抗体的影响,也不会诱导免疫耐受[260]。对早产婴儿接种的最佳年龄还不确定,尽管现有数据表明,不论妊娠期长短,常规免疫程序免疫DTP能获得令人满意的应答[261-264]。对孕期不足29周出生的部分婴儿跟踪研究显示,与足月出生婴儿相比,这些儿童7岁五剂免疫后白喉抗体滴度较低[265]。有证据显示,经胎盘的母源高滴度白喉毒素抗体抑制了婴儿对前两剂白喉类毒素疫苗的血清反应,但在第三剂时(瑞典在第12个月进行第三剂接种),其作用已不再明显[186]。

儿童型吸附白喉和破伤风类毒素(DT)推荐给有百日咳疫苗禁忌的7岁以下儿童进行基础免疫使用。DT含有10~12Lf白喉类毒素;1岁前开始基础免疫的婴儿,应在2、4、6月龄和15~18月龄接种DT。即使没有百日咳疫苗的佐剂作用,也能得到满意的应答[266,267]。对1~7岁的未免疫儿童,基础免疫程序为间隔2个月接种2剂,6~12个月后接种第3剂[268]。

成人用吸附破伤风和白喉类毒素(Td)的破伤风类毒素含量与DTP和DT中含量相同,但白喉类毒素量减少到不超过2Lf/剂。最大限度地减少了以往对白喉类毒素敏感人群的不良反应,并且能在以往免疫过的人群中诱导足够的记忆应答[216]。此外,以前未接受免疫的大龄儿童和成人,使用3剂Td免疫后诱导的基础免疫应答也令人满意[190,269]，其中第1剂后4~8周注射第2剂，第2剂后6~12个月后注射第3剂[262]。在完成儿童期的免疫接种后，Td约每隔10年应该再次免疫，其中第一剂首选使用Tdap。虽然Td比单价破伤风类毒素反应略高[235]，但为预防伤口导致的破伤风，选择Td优于单价破伤风疫苗，因为可以维持对白喉的、令人满意的群体免疫力。在美国，DT和Td是由赛诺菲-巴斯德公司销售。单价白喉类毒素在美国不再供应。

Tdap含有减量的无细胞百日咳组分、成人配方的白喉和破伤风类毒素。有两种Tdap疫苗在美国获准使用，可用于不同年龄段（见上述含联合疫苗的制品）。目前两种产品均被批准用于加强免疫。接种Tdap疫苗后随访10年发现，无论加强免疫使用的是与其他疫苗[如IPV或乙肝（HepB）]的联合疫苗或与其他疫苗同时接种[270-272]，有97%~100%的参与者具有保护性破伤风抗体水平（>0.01IU/ml），73.5%~85.9%具有保护性白喉抗体水平（>0.01IU/ml）。为了进一步预防百日咳，建议以前未接种过Tdap的人使用一剂Tdap来替代每十年一次的Td。在美国、英国、加拿大、新西兰和比利时等一些工业化国家，推荐在妊娠期使用Tdap来保护新生儿免受百日咳的侵害[273-277]。在拉丁美洲，建议在疫情暴发等高危情况时在孕期使用Tdap[278]。

有限的数据表明，与前3剂DTaP同时注射其他儿童疫苗，不会干扰对白喉类毒素成分的应答。有数据显示在注射第4、5剂DTaP时，可同时注射其他儿童用疫苗（如Hib结合疫苗、麻腮风疫苗和水痘疫苗），全细胞DTP的情况也是如此[177,279]。DTaP可在婴儿2、4或6月龄时，与其他常规使用疫苗同时接种，包括乙肝疫苗、Hib疫苗、脊髓灰质炎病毒灭活疫苗、肺炎结合疫苗和轮状病毒疫苗。

与破伤风类毒素和百日咳疫苗一样，剂次之间的间隔延长并不要求重新启动免疫程序，尽管在此期间机体未能得到保护，但在推荐间隔期后接种，获得的免疫力与常规程序免疫一样好。

在其他国家，DTP是按照其他的免疫程序进行接种的（见第72章和第74章）。根据WHO扩大免疫规划（EPI）推荐接种程序，接种时间是6、10和14周龄。在一些欧洲国家，在出生后第一年早期注射2剂DTP或DTaP，第2剂在第一年晚期或在出生后的第二年早期注射。随后的加强免疫因各国情况而异。鉴于苏联暴发的白喉疫情，苏联以外的一些国家已建议和恢复加强免疫。目前WHO建议，最早可从6周龄开始接种三剂基础免疫疫苗，每剂之间至少间隔4周。

如有资源，可在完成基础免疫之后给予加强免疫。一些国家，在第二年进行第一次加强免疫，在4~7岁时进行第二次加强免疫。WHO建议，生活在低流行区或非流行区的人在基础免疫后第10年进行加强免疫，之后每隔10年进行加强免疫，以维持针对白喉毒素的免疫力，尤其是要注意对医护人员的加强免疫[229]。

在一些国家，对一些年龄组会进行成人剂型的DTaP注射作为加强免疫。

禁忌证及注意事项

使用白喉类毒素几乎没有禁忌证。既往接种后的严重过敏反应被认为是下一次接种的禁忌证[268]。即使还未确定百日咳疫苗与脑病的因果关系，若接种DTaP或Tdap疫苗后7天内出现脑病，对不能将脑病归因于其他原因的儿童，不应接种含有百日咳抗原的联合疫苗。仅局部出现不良反应不能拒绝继续接种。严重的发热性疾病的人一般应推迟到康复后使用疫苗，但不发热或轻微疾病可注射疫苗。

白喉类毒素的一些产品通常使用含有乳胶的容器包装（玻璃瓶或注射器）。如果有人报告对乳胶严重过敏，则不应使用装在天然橡胶小瓶或注射器中的疫苗，除非接种疫苗的好处远大于对疫苗的过敏反应。对于乳胶过敏以外的其他过敏（如接触乳胶手套过敏史），可以使用含有天然橡胶或天然乳胶的小瓶或注射器提供的疫苗[280]。

具有出血性疾病或接受抗凝治疗的人，如果了解病人出血风险的医生认为肌内注射疫苗是安全的，可以在指导下接种疫苗。注射时应使用细针头（23号或更小），并按压住注射部位，2分钟或更长时间内不要去揉捏。应告知患者或家属注射后血肿的风险[281]。

公共卫生考虑

疫苗接种的流行病学作用

尽管许多国家成年人免疫力水平相对较低，但通过进行有效的儿童免疫规划，大多数国家白喉控制仍然良好。从历史上看，一直认为至少70%或以上的儿童必须进行免疫，以预防白喉大规模的社区暴发[281]；基于疫苗前时代白喉感染的平均年龄，群体免疫阈值估计要达到80%~85%[282]。一个特定传染病的暴发流行，除了流行人群中易感人群的比例外还受多种因素影响，包括人群中免疫者和易感者的年龄分布比例、社区中个体和特定人群的混合程度、以及病原体的传染性和传播途径等[215]。儿童预防白喉免疫接种率高的国家,在成年人中可能不会发生流行病,但其中多达一半可能是易感者,因为既往作为病原体宿主的儿童已不再是宿主人群,还有就是社区流行的白喉杆菌很少是产毒菌株。

欧洲和美国的血清学研究已经表明,这些国家的很多成年人仍然对白喉易感[223,283-289]。各国间血清阳性率的差异,反映了各国免疫程序和接种覆盖率的不同、服役期间接种的作用和自然暴露于白喉的未知影响[141,142,223];虽然各国之间有些不同,但对白喉血清流行率的研究都显示中老年人免疫力较低。1996年,在英格兰和威尔士的血清学研究表明,只有29%的60岁或以上成年人达到0.01IU/ml或更高的白喉抗体滴度[290]。在西欧其他国家的中老年人中也存在类似的易感性[223]。有一些研究还证明了男性的易感性较低,在某些国家/地区,这可能反映部队服役期的免疫接种状况[223]。

因苏联最近的白喉流行引起了对这些问题的关注。这种流行的一个显著特点是成年人发病,从1994年阿塞拜疆的38%到拉脱维亚和立陶宛的82%不等[290]。1986年以前,苏联常规注射的最后一剂白喉类毒素是在14~16岁;为应对20世纪80年代初白喉病例增加的状况,开始针对性的对某些职业群体进行免疫,但不建议成人常规加强免疫。在俄罗斯、乌克兰、波罗的海国家和格鲁吉亚的免疫原性研究表明,很多成年人对单剂量白喉类毒素未能形成加强免疫应答,说明他们可能在童年没有进行很有效的基础免疫[225-228,291]。20世纪80年代末和90年代初,一些地区儿童免疫接种率低,部分原因是规定了大量的疫苗禁忌证[292],这无疑助长了疾病流行[293]。WHO推荐对所有病例进行鉴定、隔离和适当治疗以控制疫情;最优化的管理是控制密切接触以防继发病例出现;通过对所有地区儿童接种4剂DTP而维持高覆盖率,并且对所有人群注射与年龄相应剂量的单剂白喉类毒素疫苗以迅速增强人群的免疫力[290]。到1997年,所有国家在儿童和成年人的免疫方面取得重大进展,免疫覆盖率很高的国家,疾病发病率的下降非常显著[64]。白喉发病率持续下降。2000—2009年期间,WHO欧洲区域有7 032例白喉报道,超过60%的病例报道来自俄罗斯联邦。在十年间,这个区域的白喉发病率下降达95%以上。到2009年,只有拉脱维亚的发病率大于1/1 000 000人[64]。在2001—2013年期间,WHO东南亚区域共报告了65 226例白喉,其中约84%来自印度[65,140]。

美国和其他国家的疾病控制策略

全球对白喉的主要预防控制策略是儿童常规免疫接种含白喉类毒素的DTP或DTaP。在通过高免疫覆盖率控制流行的国家中,WHO推荐常规3剂免疫后至少扩大一剂加强免疫,并强调对成人每隔10年进行再接种,以维持对白喉的免疫力。

在美国,儿童期接种5剂DTaP,接下来是从11~12岁开始每10年进行一次Td加强免疫。为了加强对百日咳的保护,Tdap是目前推荐用于11~12岁儿童加强的疫苗。应在急诊室、医生办公室或其他有可能导致破伤风的伤口治疗时使用Td而不是单价破伤风类毒素[294-296]。在美国或其他国家目前基本上没有使用单价破伤风类毒素的指南。

所有国家都应进行流行病学监测,以确保尽早地监测到病例。所有国家都应该加强实验室设施以提供可靠的对产毒白喉棒状杆菌的鉴定。对白喉疑似病例进行快速公共卫生措施,同时进行病例调查,以确定感染源和可能接触的其他人,有助于控制白喉传播。

成本-效益信息

白喉类毒素作为常规免疫疫苗DTP、DTaP的组分,其接种成本和效益已多次经过评估。1997年的评估结果显示,在一个410万儿童模拟出生队列中,与不接种疫苗相比,接种疫苗可预防15岁以下儿童中几乎所有276 750例白喉发病和27 675例白喉导致的死亡。从社会和卫生系统的角度来看,DTP和DTaP都可节约成本[297]。类似的评估分析也见于2001年推荐的儿童免疫程序中的DTaP部分,该免疫程序还包括Hib疫苗、灭活脊髓灰质炎疫苗、麻腮风疫苗、乙肝疫苗和水痘疫苗。据估计,若美国出生的儿童注射疫苗,可能会节省超过20亿美元的直接费用以及240亿美元用于预防白喉病例的总体费用。从直接成本(成本效益比5.3)和社会角度方面(成本-效益比16.5)看均可节约成本[298]。

消灭

尽管白喉棒状杆菌没有动物宿主,但溃疡杆菌可以携带编码白喉毒素[299]的β-棒状杆菌噬菌体,且溃疡杆菌和噬菌体确实存在动物宿主[300,301]。鉴于白喉棒状杆菌和产毒有关的噬菌体在全球普遍性存在,根除白喉似乎还很遥远。用白喉类毒素进行主动免疫仍然是控制白喉的关键。

未来的疫苗

以 DTaP 和 DTP 为基础的用于儿童的新型联合疫苗正在研制之中[302]。未来白喉免疫的改进方法可能包括经口服[303,304]或鼻腔途径[305]接种或使用高纯度、反应更少的抗原[306-308]或减少注射针次的白喉类毒素载体系统[309,310]。这种产品在发展中国家尤其有用,因为在发展中国家,医护人员和财务资源的严重限制是主要障碍。

（杨柏峰　杨海艳　刘方　李臻）

本章相关参考资料可在"ExpertConsult.com"上查阅。

第 20 章 埃博拉疫苗

Aurélie Ploquin、Kendra Leigh 和 Nancy J. Sullivan

埃博拉病毒(Ebola virus)因其1977年第一次暴发的地点埃博拉河谷而得名。该病毒及与之密切相关的丝状病毒、马尔堡病毒(Marburg virus),是一系列能够引起高死亡率出血热的病原体。20世纪70年代,随着一系列埃博拉病毒引起的疫情的暴发,人们首次认识到这些病毒的潜在意义。20世纪80年代这一疾病曾一度销声匿迹,随后在90年代中期又以更高的频率死灰复燃,其原因很可能是由于在非洲赤道地区病毒从非人灵长类动物(NHPs)向人类传播所致。在过去的十年中,埃博拉病毒几乎每年都呈规律性暴发,通常是下半年在非洲中部的同一地区发生一次。然而,2014年几内亚(西非)暴发了一场规模和死亡率都前所未有的埃博拉病毒疫情,而此前病毒对该地区的影响甚微。自几内亚开始,疫情又蔓延到其他几个国家,因而需要国际社会采取应对措施以控制疾病的蔓延[1,2]。最近的这次疫情表明:埃博拉病毒不仅可能被做为生物恐怖制剂,还构成严重的公共卫生威胁。由于埃博拉病毒发病机制独特,以及人们对其通过自然或故意手段在人群中传播,因此了解埃博拉病毒的传染性、分子发病机制和传播途径以及开发疫苗和治疗方法,已成为当务之急。

背景

临床表现

埃博拉病毒最初的临床表现为在感染后的2~21天(平均8~10天)开始出现"流感样"症状,包括发热、疲劳和肌痛。数日内即可出现与肝功能和凝血有关的异常表现,伴有恶心、腹痛、皮疹、瘀斑、腹泻以及呕吐。随着病情的发展,除了偶尔发生的呼吸系统异常外,病毒也会累及胃肠道,导致黏膜部位出现出血迹象,包括黑便和血便。在疾病后期,通常是感染后1~2周内,开始出现弥漫性感染,并伴有凝血参数异常,肝实质损伤,包括但并不限于静脉穿刺部位和结膜在内的多个部位的弥漫性出血以及心脏不适,最终在没有细菌重复感染的情况下导致终末期低血容量性休克或感染性休克[3-7]。在确诊的感染病例中,死亡率从36%到90%不等。

并发症

埃博拉病毒感染引起的临床并发症与病毒生命周期中感染的靶细胞的性质有关。在感染早期,病毒在网状内皮细胞、单核细胞、巨噬细胞以及树突状细胞中复制[8]。这些细胞受损后会释放细胞因子,可能引发了感染的早期症状,如发热。随着疾病的发展,肝脏和血管也受到损伤,导致血管完整性受损并引发伴有低血压的出血性病质[3]。在疾病发作后期,埃博拉病毒感染肾上腺也可能会引发低血压[9]。由于在发热、失血、大量呕吐和腹泻以及休克的状态下难以维持血压,因而死亡率很高,这种情况在缺乏有效的支持性治疗时尤为常见。2014年暴发的一些病例报告显示,快速就诊和仔细监测恢复情况可以改善病人的预后[3,10,11]。

病毒学

埃博拉病毒及与之密切相关的马尔堡病毒(MARV)均属于丝状病毒科成员,因病毒粒子在电子显微镜下呈丝状形态而得名。这一类病毒直径均为80nm左右,但长短不一[12]。埃博拉病毒属分为五种类型:扎伊尔埃博拉病毒(EBOV),苏丹埃博拉病毒(SUDV),之前命名为科特迪瓦的塔伊森林埃博拉病毒(TAFV),莱斯顿埃博拉病毒(RESTV)以及2007年最新发现的本迪布焦埃博拉病毒(BDBV)[13]。在这些种类中,RESTV是唯一没有引起任何人类死亡报道的毒株[14]。

埃博拉病毒基因组为非分节段的负链RNA,长度为19kb,包括7个呈线性排列的基因,其中的6个基因只编码一种蛋白。第7个基因包含两个开放阅读框:主要转录物,即分泌糖蛋白(sGP),是一个分泌二聚体,而三聚体的糖蛋白(GP)只有在病毒聚合酶的作用下,通过添加一个非模板腺苷才能得到,从而产生唯一的病毒表面蛋白[15]。一些细胞表面蛋白,如磷脂酰丝氨酸结合蛋白、C型凝集素、DC-SIGN和TIM-1,可以促进埃博拉病毒颗粒的黏附。随后病毒颗粒通过巨胞饮作用被带入细胞腔室内[16-22]。在这些酸性的内部腔室环境中,GP 被组织蛋白酶裂解从而暴露出一个封闭的受体结合位点,使得 GP 可以与内体或溶酶体的胆固醇转运体 Niemann-Pick C1(NPC1)结合,后者是丝状病毒的细胞受体[23-27]。利用从埃博拉病毒幸存者体内分离出的中和抗体 KZ52 与 GP 三聚体进行共结晶,结果成功解析出了一个分辨率为 3.4Å 且仅缺少几个区域的 GP 三聚体 X 射线结构[28]。随后几个结构的确定和组织蛋白酶裂解位点的定位,结合之前在细胞受体进入和识别过程中的酶处理工作,更加促进了对 GP 功能在分子层面的深入理解[25,29]。

在其他病毒蛋白(VPs)中,VP40/VP24 形成内基质,而核蛋白(NP)、VP30、VP35 和 RNA 依赖性 RNA 聚合酶 L 组成了核糖核蛋白复合体(图 20.1)。在没有其他病毒蛋白存在的情况下,NP、VP24 和 VP35 的过表达会形成核壳样丝状结构[30,31]。一个基于 T7 聚合酶的最小复制子系统表明,埃博拉病毒的最低复制机制需要 NP、VP30、VP35 和 L 的协同活性[32],而 VP40 和 GP 两者则足以形成病毒样颗粒[33]。利用 X 射线晶体学方法成功完成了对埃博拉病毒 VP35 羧基端结构域的原子分辨率结构测定,而该结构域同时拥有双链 RNA(dsRNA)结合活性以及干扰素抑制活性[34]。VP35 除了在病毒 RNA 复制和病毒粒子组装中发挥作用外,还在埃博拉病毒感染性以及抑制宿主固有免疫应答中发挥重要的作用,主要包括抑制 I 型干扰素应答[35],抑制 RNA 干扰(RNAi)[36,37],以及损害树突状细胞功能[27,38]。复制机制中的另一个成员 VP30 也可通过与 RNA 干扰通路的相互作用来抑制宿主细胞对病毒基因的沉默[36]。对于埃博拉病毒蛋白的分子认知进展,也为今后在结构-功能导向下识别干预治疗的易感性靶点奠定了基础。

与预防有关的发病机制

埃博拉病毒通过破损皮肤或暴露于黏膜表面进入人体,也可通过与感染者体液或血液接触传播(图 20.2)[39]。一般认为,病毒是从这些部位开始迅速传播,可能是通过树突状细胞或其他携带 DC-SIGN 或相关凝集素的细胞进行转运,因为这些细胞可以通过识别 GP 上的聚糖而与病毒结合[40]。病毒感染的首要目标是肝脏、肺、脾脏中网状内皮系统的细胞,随后向内皮扩散[9]。在有效的免疫介导的预防中,病毒识别最有可能在感染后早期发生,主要是通过固有免

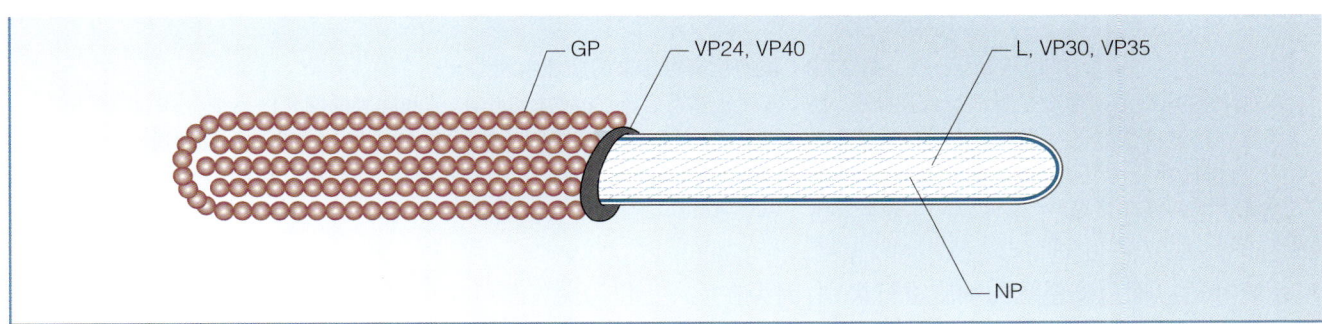

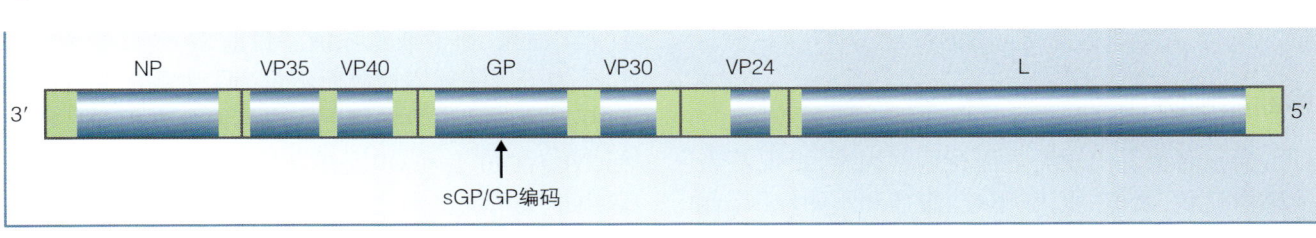

图 20.1 埃博拉病毒的组成成分及基因组结构示意图。
A,埃博拉病毒的模式结构。在病毒蛋白(VPs)中,VP40/VP24 和糖蛋白(GP)分别位于膜基质和外膜中,而核蛋白(NP)、VP30、VP35 和 RNA 依赖性 RNA 聚合酶 L 共同组成了核糖核蛋白复合体。**B**,埃博拉病毒基因组结构。长度为 19kb 的非分节段的负链 RNA 基因组包含 7 个呈线性排列的基因。蓝色区域为开放阅读框(ORF),浅灰色区域为基因组 3' 和 5' 端的非编码碱基。在连续 ORF 的终止和起始信号之间显示有附加序列,也称为基因间隔区(深蓝色线)。除了含有两个 ORF 的 GP 基因外,其余每个基因均编码一种蛋白。主要转录物是分泌性糖蛋白(sGP),次要转录物是只有在病毒聚合酶的作用下,添加一个非模板腺嘌呤核苷才能合成的糖蛋白(GP)。

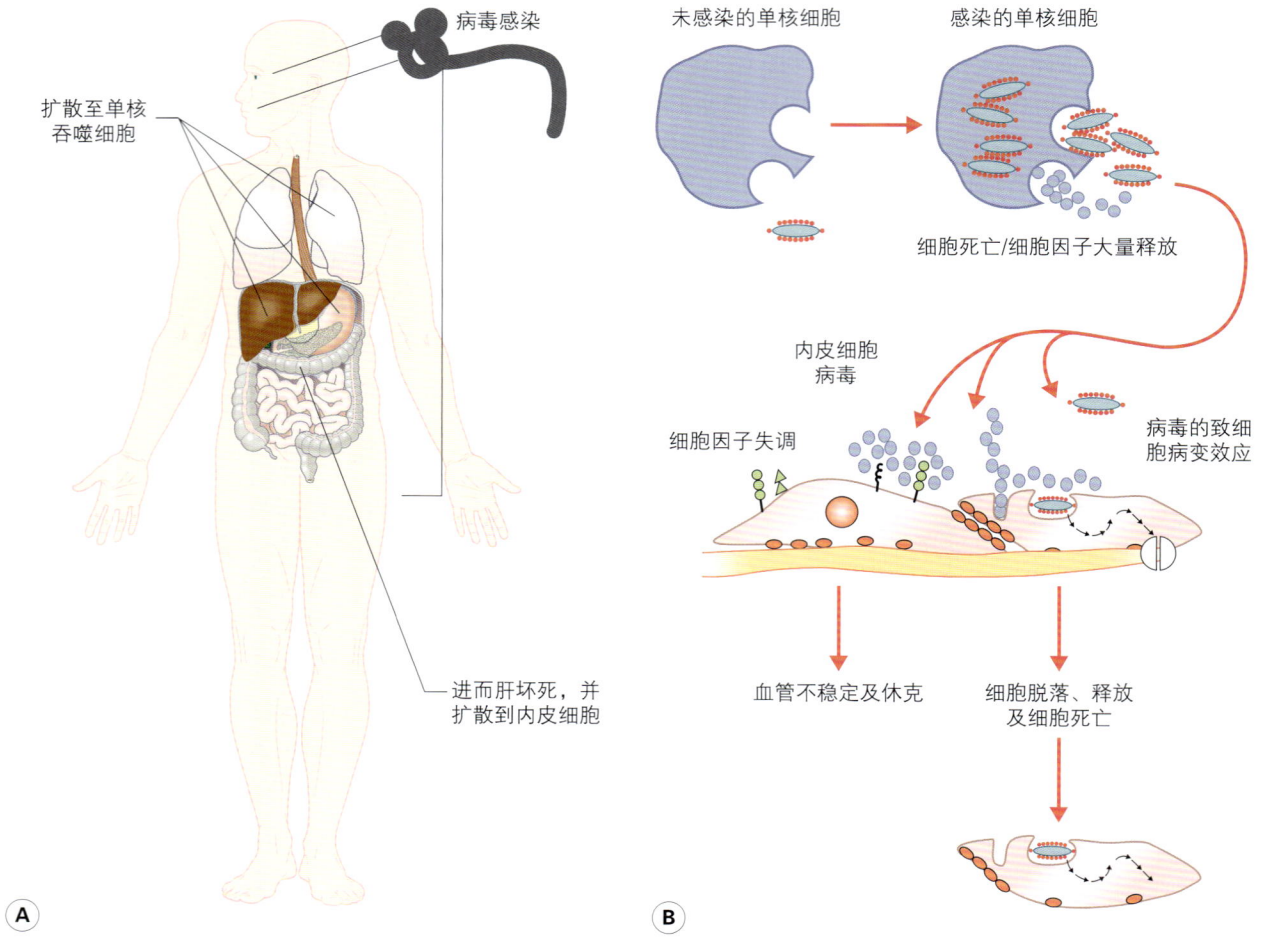

图 20.2 埃博拉病毒感染的病理生理学。

A,埃博拉病毒最初通过黏膜部位或皮肤的切口、破损处感染后,首先散播到肝脏、肺和脾脏的网状内皮细胞;**B**,据推测,病毒在这些部位的进一步繁殖会导致这些细胞发生损伤,从而引起细胞因子的释放,加重发热并改变血管的通透性/张力。此外,病毒在肝脏和内皮细胞中的复制会进一步使凝血、止血功能以及血管完整性受到破坏,引起出血并最终导致高死亡率的循环衰竭。

疫系统和适应性免疫系统的细胞进行识别,因为在埃博拉幸存者体内可同时检测到 $CD8^+T$ 细胞应答和体液免疫应答[41-43]。病毒清除的机制目前尚不完全清楚,但似乎需要细胞免疫应答的参与[27,185]。

诊断和预防

当一名患者出现高危流行病学因素,出现发热、流感样症状、淤斑、腹泻、呕吐、腹痛和不明原因出血等症状时,建议诊断为埃博拉病毒病(EVD)[44]。最好采用逆转录聚合酶链式反应(RT-PCR)方法进行确诊,并可通过 Vero 细胞病毒复制试验来进行确证。此外,还可以通过检测抗 VP 的 IgM 抗体以及其他各类更专业的试验方法来进行辅助诊断。在最近西非暴发的疫情中,使用流动实验室,成功实现了对疑似病例样本的迅速分析。此外,世界卫生组织(WHO)和美国 FDA 已经批准将埃博拉病毒体外快速诊断作为突发事件中的第一道筛查程序[45,46,46a]。这些快速检测手段大多数是基于 RT-PCR 方法,样本主要为开始出现疾病症状的患者的全血(静脉穿刺或手指针刺)、血浆、血清或者尿液。目前,大多数检测方法均是为了医院环境检测而不是为了大规模人群筛查而开发的。基因组扩增方法以不同的基因为扩增靶标,NP、VP40、L 和 GP 是单独扩增还是一起扩增主要取决于所用的试剂盒。EBOV 是目前主要的检测靶标,但在一些检测中,通过使用简并引物也可以检测出 SUDV、BDBV 以及 MARV。然而,当检测结果呈阳性时,这些方法并不能在种类上做出区分,因而这也对后续种特异性检测方法的开发提出了需求。除了基因组检测外,也有一些诊断方法是侧重于对抗原蛋白的检测。例如,一种快速检测试剂盒显示可以在 15~25 分钟内检出血液和血浆中任何 EBOV 变异株的 VP40,尽管该结果应该用更严谨的 RT-PCR 方法进行进一步确认[45,46]。随着像 BDBV 这样的新型埃博拉病毒的出现[47],在任何新暴发时都必须考虑到埃博拉病毒种间序列多样性,且应该至少使用两种诊断方法以防止假阴性结果的出现。尤其是在疫情暴发的早期阶段,即流行的变异株还没有被最终确定的时候,这种重复检测尤为重要。

在疫情暴发的情况下,接触者追踪对于阻止该疾病在人群中的传播至关重要[48,49]。当首发病例被确认后,应当采取严格的公共卫生措施,包括使用适当的个人防护用品(PPE),清洁和消毒所有设备,采取隔离和检疫以减少传播,查明并检测首发病例的所有接触者,然后立即对任何出现疾病迹象的接触者进行隔离。医护人员与地方社区代表之间的合作对于改善同群众的沟通以及确保公共卫生指令的传达和理解至关重要。为了在疫情期间提供有效的基本医疗保障,治疗中心的数量需要与易感人群的规模相适应[11]。美国疾病预防控制中心和 WHO 制定的指导方针宣布,如果在 42 天的窗口期(最长潜伏期的两倍)内没有患者被诊断为埃博拉病毒阳性,则视为该国无埃博拉病毒感染[50]。

流行病学

发病率与流行率

从历史上来看,埃博拉病毒感染的暴发是零星的,主要发生在非洲的亚撒哈拉地区,包括刚果民主共和国(DRC)、刚果共和国(布拉柴维尔)、科特迪瓦、苏丹和乌干达[51]。在过去的 20 年里,从距离人口密集中心的远近以及埃博拉病毒变异株毒力的大小来看,暴发已造成的死亡人数从数十人至数百人不等,累计死亡人数近 1 200 人。疫情暴发主要集中在刚果共和国(布拉柴维尔)和刚果民主共和国北部的雨林地区,特别是在 10 月和 11 月雨季到来之时,但不局限于这段时间。幸运的是,所有这些疫情仍仅限于局部地区,并得到迅速控制。

2014 年的暴发与以往有所不同,因为此次暴发的区域在近 2 年的时间里涵盖了多个国家(包括几内亚、利比里亚和塞拉利昂),这主要是由于病毒跨国界快速传播造成的,而且难以进行接触者追踪和长期检疫。由于存在来自疫区的国际旅行,因此在尼日利亚、马里和美国等较远的国家也首次发现了埃博拉病毒阳性患者,而且 2014 年暴发的病例总数超过了以往所有暴发的总和[52]。对此次暴发的临床病毒分离株进行测序后发现,当前流行的变异株(目前命名为马科纳)与此前已鉴定的 EBOV 变异株相比属于一个独立的进化枝[1]。

高危人群

在中非暴发的几次疫情中,在人类感染埃博拉病毒的地区附近也发现了 EBOV 检测阳性的猿类尸体[53-55]。尽管受感染的猿和人类之间还没有明确的传播链,但人们认为,传染源很可能就生活在距离类人猿很近的地方,因此丛林狩猎者及其家人和村庄的接触者就成了潜在的高危人群。另外,有推测认为,果蝠可能是埃博拉病毒的感染宿主[56],因而生活在其栖息地附近的人群可能也是高危群体,其中包括了可能接触到蝙蝠巢穴的矿工以及前来进行洞穴探索的游客。除此之外,其他任何可能引发疫情的致病因素目前仍尚未可知。

另一类重要的感染高危人群就是在疫情暴发后第一时间赶到现场的当地和国际医务人员[57,58]。2008 年,在菲律宾的养猪场检测到的 RESTV 说明猪很有可能是埃博拉病毒的另一个潜在宿主或中间宿主,养猪户也因此被视为是该疾病的另一个潜在高危人群[59]。除了自然传播造成的感染以外,实验室工作人员和 NHPs 管理人员受感染的风险也在不断增加。事实上,第一例丝状病毒出血热就是在德国马尔堡的一家灵长类动物饲养基地发现的,那里也是丝状病毒的原型马尔堡病毒的发现地。最后,由于该病毒一直是生物恐怖分子的开发目标,且被归为 A 类病原,因此人们也担心它可能会被开发成用作袭击军队和平民的大规模杀伤性武器。

传播方式与传染源

在疫情暴发期间,埃博拉病毒主要是通过直接接触感染者的体液(血液、尿液、唾液、粪便、呕吐物、母乳)或组织来进行传播的,比如可能发生在葬礼期间[60]。在被感染者的皮肤内已经检测到埃博拉病毒的抗原和病毒颗粒,且发现汗腺周围抗原含量很高[61]。先前丝状病毒的暴发已经表明,即便病毒血症和临床病症均已恢复正常,病毒仍可能在睾丸或眼睛等免疫豁免区持续存在[62,63]。2014 年疫情暴发后的观察结果显示,幸存者的精液在长达 3 个月乃至更长时间内检测仍为病毒阳性,这也再次强调了无保护的性接触传播病毒的风险[64-66]。另有一名幸存者在病情恢复数周后,在其眼部的房水中也检测到了埃博拉病毒,但是在结膜或眼泪中并没有检测到有病毒存在[67]。虽然有证据表明埃博拉病毒也可以通过气溶胶途径进行传播[68,69],且在实验中 NHPs 可以通过气溶胶途径感染埃博拉病毒,但一般认为,在暴发地点以这种方式传播的可能性很低[8]。另外,直接接触感染动物的血液或尸体也可能会导致病毒从动物向人类传播。尽管病毒感染的自然宿主尚不清楚,但埃博拉病毒病很有可能是一种人畜共患病,因为人类的首发病例与大猩猩、黑猩猩、小羚羊[55]和猪[59]都有直接接触,或在不知情的状况下与矿藏洞穴内或周围隐藏的多种蝙蝠有过接触[70]。事实上据报道,类人猿种群数量的下降与埃博拉病毒在人群中的暴发情况是相符的。然而,NHPs并不被认为是主要的感染宿主,因为病毒对这些宿主是高度致病的,而病毒在感染宿主中的长期传播应该是非致命的。来自主要病例的流行病学报告引发一种推测,即蝙蝠有可能是埃博拉病毒的自然传播宿主,而其他哺乳动物可能只是扩增宿主。对现场捕获的蝙蝠进行的研究表明,在某些蝙蝠身上重新发现了部分病毒序列,而其他动物则在采用埃博拉病毒或与之密切相关的马尔堡病毒抗原进行的酶联免疫吸附试验(ELISA)中表现为血清抗体阳性[56,71]。尽管没有从血清抗体阳性的蝙蝠体内直接分离到埃博拉病毒,但在蝙蝠身上成功复制出了马尔堡病毒,进一步强化了蝙蝠是埃博拉病毒自然宿主这一假说[72,73]。此外,猪也被认为是埃博拉病毒的另一个潜在宿主,因为一些研究表明,猪感染RESTV或EBOV后并不会致死,而且在肺内还产生了高滴度的病毒[74,75]。

作为公共卫生问题的意义——卫生负担

从1976年第一次确认埃博拉病毒暴发至2013年,所有疫情累计造成死亡人数约为1 500人。大多数疫情均发生在偏远的中非地区,而且规模很小,在一些规模较大的疫情中,死亡人数从少数致命病例到数百人不等[51,52]。与之相关的丝状病毒MARV也曾出现过类似的暴发模式[76]。尽管EDV死亡率很高,但这些暴发的有限特征意味着丝状病毒并不是全球公共卫生行动的主要重点。2014年3月,西非暴发了一场新的疫情,而这里是埃博拉病毒暴发的非典型地区,疫情不但持续了近两年没有减弱,而且还扩大到前所未有的规模和地理范围。2014年8月,埃博拉疫情被WHO列为国际突发公共卫生事件[77];然而,由于受到人口密度、文化信仰以及接触者追踪方面的挑战,疫情在接下来的一年里仍在持续。西非的这次疫情改变了公众对于埃博拉病毒重要性的看法,因为仅这一次疫情造成的死亡人数(截至2015年12月30日,共有11 315人)几乎比以往所有疫情累计死亡人数加起来还要多一个数量级[14,52]。2014年的疫情表明,这种规模的疫情可能会在世界范围内对经济、社会、医疗和公共卫生造成严重的影响,不仅影响国际旅行,而且可能限制用于治疗疟疾等其他重大疾病的资源,而这些疾病在受埃博拉病毒疫情影响的国家中流行率也有所上升。尽管就非洲的绝对疾病负担而言,埃博拉病毒并不是最严重的病原体,但西非的疫情突出表明,有必要继续将这些病毒作为重要的公共卫生重点。

暴露后抗病毒治疗

反义治疗和小干扰RNA治疗

试验性疗法包括抗凝剂治疗[78]和重组人蛋白C治疗[79]在NHPs抗埃博拉病毒感染治疗中均未显示出明显的保护作用。一种名为法匹拉韦的病毒RNA聚合酶抑制剂,抗流感病毒很有效,但对NHPs感染无明显抑制作用,尽管如此,在最新的疫情中仍把它当作"同情用药"对EVD患者使用[80,81]。利用先进的针对EBOV VP35和VP24或MARV NP和VP24的反义治疗技术在暴露后1小时内对恒河猴进行注射,结果显示该方法对EBOV仅有部分保护作用,而对MARV具有完全保护作用,这也表明对MARV的完全保护并不意味着对其他丝状病毒也有类似的保护效果[82]。同样地,在感染后1小时内使用靶向VP24、VP35和L蛋白的小干扰RNA(siRNA)进行重复给药,结果可以使NHPs在EBOV攻击中得到完全保护[83]。最近,一项研究显示,将靶向EBOV的siRNA包裹在脂质纳米颗粒中,然后在病毒暴露后第3天进行给药,结果表明对NHPs可以达到100%的保护作用[84]。2015年初,该方法在塞拉利昂启动了Ⅱ期临床试验,但由于治疗效果不佳而被迫终止。尽管反义疗法和siRNA疗法在NHPs中都显示出了明显的保护作用,但靶序列的自然突变以及感染后治疗的窗口期较短均可能会限制这些方法的使用,而产生这些问题的主要原因可能是由于埃博拉病毒蛋白对RNAi产生了抑制作用[36]。

被动免疫

包膜病毒如埃博拉病毒可以利用被动免疫进行治疗,因为通过疫苗接种或者适宜宿主的自然感染均可以产生高滴度抗病毒GP的免疫球蛋白。然而,由于病毒几乎可以入侵到所有组织,病毒粒子也比较大且表面GP三聚体数量很高,因此需要很高浓度的抗体才能完全灭活体内的病毒。病毒主要通过巨胞饮作用进入细胞，且只有当病毒进入细胞内的酸性区域后才能暴露出 GP 受体结合区，因而降低了被动转移抗体对关键抗原表位的可及性。

早期研究显示，被动免疫疗法在小鼠[85,86]和豚鼠模型[87,88]中取得了一定的成功，因为与灵长类动物模型相比，病毒对这些动物的毒性相对较低。然而，NHPs 却仍然是研究 EBOV 的首选动物模型，因为 NHPs 无论在致病性上还是免疫应答上均比啮齿动物模型更能反映人类疾病状况[89]。啮齿动物的感染仅发生在人 EBOV 在啮齿类宿主中连续传代之后，当疫苗或治疗方法在啮齿动物身上成功而无法在 NHP 上重现时，野生型病毒和适应型病毒以及/或动物模型之间的内在差异就变得显而易见了[42,88]。第一个成功的 EBOV 被动转移治疗研究是将超免疫的马免疫球蛋白注射到狒狒身上，然后再进行攻毒试验观察。结果显示，若在攻毒前 2 小时注射超免疫马血清（1∶8 192），则受试动物可以 100% 地阻止病毒复制[90]。相反，若在攻毒后 30 分钟进行注射，那么即便是注射更高滴度（1∶65 536）的血清也无法对所有动物产生保护。另一项研究显示，在 EBOV 感染后立即对食蟹猴注射马免疫球蛋白，结果也只是将死亡时间延迟了 1~2 天[91]。

令人惊讶的是，一株从埃博拉幸存者体内分离出的名为 KZ52 的单克隆抗体，在体外实验中显示出了很强的中和活性，然而当利用与马血清疗法相同的给药方案对恒河猴进行注射后，却未能产生保护作用，这一结果表明，很有可能需要一种多克隆制剂[42,92]。因此，有人开发了一种由鼠源嵌合单克隆抗体（mAbs）组成的三抗体混合物进行治疗，结果显示在 EBOV 攻毒后 5 天内注射抗体仍能保护受试动物不发生死亡[93-99]。根据一项"同情用药"条款，FDA 允许这些单抗混合物在紧急治疗时使用，利比里亚和塞拉利昂的临床试验将评估这一方法作为暴露后治疗的有效性。最近，一种简单的人源二抗混合物 mAb100 和 mAb114 在 NHP 中进行了试验，这两种抗体均是从 1995 年基奎特 EBOV 暴发中一名幸存者身上分离得到的，此次试验方案为攻毒感染 1 天后进行首次抗体注射。结果显示这种单抗疗法可以保护所有动物不发生死亡，但与以往的混合物疗法不同的是，这种方法还可以预防感染的所有临床症状或体征。其中 mAb114 也被进一步评价用作单药治疗使用，结果显示它可以对 NHP 实现完全保护，虽然有短暂的病毒血症出现但无临床症状[100]。最近的这些研究结果表明，单抗治疗可以优化，并暗示了这种简单有效的单抗疗法在人类疾病治疗上的潜力。

另有一些研究在探寻其他可能的人类免疫疗法，这些研究评价了向感染患者输注恢复期患者血液的情况。接受这种治疗的患者一般可以在 EBOV 感染后存活下来，但由于治疗时间较晚，因此自然免疫应答和/或临床护理可能在患者的恢复中起到重要的作用，此外，本次研究未设对照组[101]。目前，西非正在开展几项 Ⅱ/Ⅲ 期临床试验，以研究恢复期血浆作为一种可能的未来治疗方法的有效性[102]。

主动免疫

已被放弃的早期方法

尽管多年来 NHPs 试验性疫苗均以失败告终，但对人类样本的分析研究表明，建立针对埃博拉病毒的适应性免疫是有可能的，并提出一种有效的疫苗应该可以诱导产生细胞免疫应答。然而，由于埃博拉病毒历史暴发过程中人类临床样本的数量和可用性都很有限，无法确定与患者生存明显有关的因素。因此，对埃博拉病毒保护性免疫以及疫苗有效性的研究大都集中在动物感染模型上。NHPs（恒河猴或食蟹猴）的病程与人类的临床感染极其相似，而豚鼠和小鼠则可被适应性毒株感染，但病理变化与人类病例不同[103,104]。埃博拉病毒疫苗最早的试验方法之一是在豚鼠模型中检测经 Vero 细胞产生的、被福尔马林灭活的病毒在抗感染中的保护作用[105]。结果显示并未产生抗原特异性免疫应答，尽管在疫苗接种组观察到了保护作用，但接种无疫苗细胞培养液的对照动物，死亡率也在 30% 以下，表明这种保护作用可能是非特异的。然而，同样的疫苗在 NHPs 实验中却得到截然不同的结果，一项研究显示有 50% 的保护作用，而另一项研究则显示无保护作用[106,107]。小动物模型的结果无法在灵长类动物中重现，其原因很可能是由于豚鼠的保护作用具有非特异性，或者 NHP 模型具有更高的敏感性，也可能是缺少清除病毒感染细胞所需的相应细胞免疫应答。一项重组 GP 亚单位疫苗的研究显示，疫苗虽然在豚鼠中诱导产生了特异性中和抗体，但却只产生了部分保护作用，可能是由于亚单位蛋白疫苗通常无法有效的诱导细胞免疫所致，这也支持了后一种解释[108]。

早期开发埃博拉病毒疫苗的主要方法是将病毒灭活制成灭活疫苗，一般认为这种疫苗主要引起体液免疫应答[109]。EBOV 早期研究的目标是首先在灵长类动物中建立有效的免疫保护，然后最终在人类中建立有效的免疫保护,然而结果却相互矛盾,这提示也许设计一种能够同时激发体液免疫应答和细胞免疫应答的疫苗可能会更成功。而同时激发这两种免疫应答最常用的方法就是使用减毒活疫苗,但埃博拉病毒的致命性使这一选择无法施行,因为病毒减毒不完全的潜在风险仍然存在。

阻碍埃博拉病毒疫苗早期开发的种种限制最终通过引入基因免疫疗法得到克服,而这种疗法可以同时激发体液免疫和细胞免疫。人们最早是通过豚鼠感染攻击模型试验认识到这种方法在抗埃博拉病毒感染中的保护作用,同时也证明了这种方法的有效性[110]。在该项试验中,编码 GP 或 NP 的质粒 DNA 载体对致死性埃博拉病毒攻击具有完全的保护作用,而未经免疫的对照动物则全部死亡。对疫苗诱导产生的免疫应答进行分析,结果显示小鼠和豚鼠均产生了强烈的针对 GP 而非 NP 的 CD8$^+$ 细胞毒性 T 淋巴细胞(CTL)应答,且这两种抗原均诱导产生了较强的与存活有关的 IgG 抗体滴度。由于从这些动物身上被动转移的超免疫血清并不能使未受感染者得到保护,因此推测可能是 IgG 未达到足够的滴度,或者是产生保护作用所需要的效应功能并不存在于血清中。的确,后来对小鼠和豚鼠的研究表明,无论是质粒 DNA 还是病毒复制子传递的埃博拉病毒基因,都可能是通过细胞介导的机制获得保护作用,因为用疫苗诱导的免疫血清进行被动免疫并不能阻止实验动物的死亡[111,112]。利用可同时诱导体液免疫应答和 CD8$^+$CTL 应答的免疫程序进行试验时,可以观察到小鼠存活率提高[112,113],而当免疫小鼠体内的 CD4$^+$T 或 CD8$^+$T 细胞耗尽时,抗埃博拉病毒攻击的保护作用也随之消失[114,115]。

现有疫苗及其发展史

对于像埃博拉病毒这样致命的病原体,在伦理上不能进行疫苗有效性的人体观察,所以 FDA 于 2002 年制定了一项新规定,即联邦法规(CFR)第 314 条和第 601 条,允许批准通过适当的动物研究获得有效性证据的生物制品上市。若一种新制品的有效性能够在可预测人类相关反应的动物模型上得到证实,则该制品可被批准上市,无须进行人体有效性观察[116]。被埃博拉病毒感染的食蟹猴就是一种可满足疫苗注册要求的动物模型,因为它的病程、病理生理学特点和临床症状都与人类埃博拉病毒感染极其相似[9]。因此,这种非人灵长类动物感染攻击模型最适合用于开发潜在的人类候选疫苗。埃博拉疫苗的开发策略一直是在啮齿动物中寻找最有效的且有望用于灵长类动物实验的疫苗。多年来的努力证明这个目标很难实现,因为在啮齿动物模型中的成功免疫并不能在灵长类动物模型中简单重现[117]。尽管编码 EBOV GP 的重组牛痘病毒或委内瑞拉马脑炎病毒复制子在豚鼠(啮齿动物)抗埃博拉病毒攻击中显示出一定的保护性,但在 NHP 中却未观察到保护作用[118,119]。疫苗对猴子缺乏保护作用,并不是由于猴子缺少灵长类动物产生有效免疫应答的能力,因为研究发现在感染后存活的动物中产生了免疫记忆,使其在随后的感染攻击中可以得到保护[120,121]。这说明对 NHP 产生保护需要产生更广泛和/或更高水平的免疫力。为了开发一种更有效的灵长类动物疫苗,研究人员采用异源"基础-加强"的免疫策略,将基因免疫的效果进行加强,而该免疫方式在啮齿动物中已显示具有保护作用[110]。该策略首先利用表达埃博拉病毒 GP 和 NP 的质粒 DNA 载体进行初免,然后再注射编码相同基因产物的复制缺陷型重组腺病毒(rAd)载体进行加强免疫。试验结果显示,该免疫策略在食蟹猴中成功诱导了埃博拉病毒特异性的细胞免疫和体液免疫,被免疫的动物在致死剂量的埃博拉病毒攻击中获得了完全保护,这也首次证明了接种疫苗可以诱导灵长类动物产生抗埃博拉病毒感染的保护性免疫[122]。自此之后,埃博拉病毒免疫策略为预防灵长类动物感染提供了越来越多有前景的新方法[123]。单次接种编码埃博拉病毒 GP 和 NP 的 rAd 后,在接种 4 周内即可产生对同源病毒攻击的保护性免疫[124],这大大增加了在疫情暴发期间进行快速免疫的可能性[125]。此外,这种单次注射的方法也已经扩展应用到其他疫苗,包括复制型水疱性口炎病毒(VZV)载体疫苗[126]以及一种两剂量的人副流感病毒载体疫苗[127]。埃博拉病毒样颗粒(VLP)的产生是基于一些 EBOV 结构蛋白的自组装特性[30,128]。将一种 293T 细胞来源的含有 EBOV GP、NP 及 VP40 的 VLP 联合 RIBI 佐剂对 NHP 进行肌内注射,共三次,每次间隔为 42 天,结果显示免疫的 NHPs 可以成功抵抗大约 1 000PFU EBOV 的攻击。尽管在攻击后观察到了轻微的血液学和肝酶效应以及抗体滴度和 T 细胞库的增加,但并没有在接种的动物体内检测到病毒血症,表明未能诱导无菌感染[129]。

每种保护性疫苗在作为人类疫苗的开发上都有其潜在的优势和局限性。VLP 需要一种更复杂(多次注射)的疫苗程序,在大量生产时可能面临挑战[8]。另外,在快速适应新出现变异株或同时应对多种埃博拉病毒方面,基因免疫策略会比 VLP 更具灵活性。如果病毒载体疫苗是可复制的,那么就可能需要面对安全性或生产方面的诸多挑战,而且若体内预先存在针对疫苗载体的自然免疫或疫苗诱导的免疫,那么所有的病毒载体均可能表现出效力下降[130-132]。对于后者,已经通过开发人体血清阳性率很低的非人源 rAds 得到解决[133,134]。这些疫苗载体已在抗多种疾病的免疫中取得成功,例如黑猩猩(Ch)Ad3 用于埃博拉病毒[135]和癌症的免疫[136],ChAd63 联合改良的安卡拉痘苗(MVA)用于疟疾的免疫[137],ChAd32 联合rAd6 用于丙型肝炎病毒的免疫[138]。尽管非人源 rAd 对人体预先存在的抗人腺病毒免疫不敏感[133,136,139],但腺病毒载体间的遗传差异会影响载体特异性 T 细胞免疫的质量,这与疫苗对 NHP 保护性较差有关。单次注射 rAd26、rAd35 或 ChAd63 对 NHP 的保护作用均较差[134,135,140]。利用效力较弱的 rAd 载体通过基础/加强的方式进行免疫后可在接种后短时间内保护动物免受攻击,但长期免疫仍然无法实现,可能是由于抗体免疫和 T 细胞免疫诱导不佳所致[125,134,135]。

尽管之前以 Vero 细胞为宿主生产、用甲醛或 γ 射线灭活的埃博拉病毒在豚鼠和 NHP 模型攻毒保护试验中均失败[105,117,141],但研究人员仍然对灭活的埃博拉全病毒进行了重新评估以确定其对 NHP 的保护能力。单次肌内注射过氧化氢灭活且复制缺陷(VP30 缺失)的埃博拉全病毒可在接种后 4 周内实现对食蟹猴的完全保护[142]。然而,在病毒灭活过程中与制造商操作失误有关的潜在风险或者复制缺陷型病毒同环境中流行的野生型病毒发生重组事件的潜在风险均大大降低了这种方法在作为疫苗接种策略上的安全性。

正在开发的另一种疫苗是以人副流感病毒 3 型(HPIV3)为基础进行研制的。该疫苗策略是将编码 EBOV GP 的 HPIV3 以一种两剂量方案对 NHPs 进行鼻内和气管内联合接种,结果显示在第二次免疫后 39 天内仍可对 EBOV 攻击实现完全保护[127]。一项新的研究发现,单次气雾剂接种 HPIV3-EBOV-GP 也可在接种后 27 天内对 NHPs 实现完全保护,尽管在一些试验动物中检测到了低水平的病毒血症[143]。由于 HPIV3 属于一种常见的感染,因此人群中预先存在的免疫可能会影响疫苗在人体中的有效性,这一现象在 rAd5 的早期开发中就已被发现[144-147]。

由于疫情暴发需要快速有效的疫苗,按照 1988 年用于根除天花病毒的策略[148],暴发期间将需要像 VSV 和 rAd 埃博拉疫苗那样的快速保护措施[123,124,126,135,149-151],以便进行有效的环形疫苗接种。诱导长期保护对于确保接种疫苗个体尤其是医护工作人员在整个暴发期间都能得到保护也至关重要。研究发现,ChAd3/MVA 基础-加强组合策略在 NHP 中可诱导产生持久的免疫,甚至在疫苗接种约 1 年后,仍可在感染攻击中观察到保护作用[135]。

人用试验性疫苗从 2003 年开始通过临床试验进行转化开发,第一个主要候选疫苗 rAd5-GP 在 Ⅰ 期临床试验中证明了其安全性和免疫原性[124]。然而这一疫苗策略并没有继续开展,因为人类普遍存在着对 Ad5 的预存免疫,这可能会影响以 rAd5 为载体的疫苗的免疫原性[144-146]。在这项试验之后的十年里,研究人员又以一种重复和平行的候选疫苗策略在 NHPs 和人类中进行了多项试验(表 20.1)[116,123,140]。这些在早期临床试验中积累的大量安全性和免疫原性数据加速了在 2014 年疫情暴发期间对主要候选药物 ChAd3-GP 和 VSV-GP 的审评。这些疫苗在国际临床试验地点进行了试验,并通过加强科研机构、监管机构和制造商之间的合作,简化了向 Ⅰ 期和 Ⅱ 期临床试验的过渡,最终完成了第一个基于 VSV-GP 环形疫苗接种的人类有效性试验(表 20.2)[152]。

成分

在有可能成为免疫靶标的五种埃博拉病毒中,EBOV 和 SUDV 已成为候选疫苗的主要目标,因为它们相对于其他埃博拉病毒如 BDBV[47]、TAFV 和 RESTV 具有更高的发病率和潜在致病性。目前还没有证据表明 RESTV 会引起人类疾病,而且也仅有一例 TAFV 病例被报道。BDBV 是最近发现的一种埃博拉病毒,累计造成的病例总数为 185 人。然而,已经证实利用编码 EBOV/SUDV-GP 的 DNA/rAd5 进行接种后对 BDBV 也可产生交叉保护作用,原因可能是由于 BDBV 和 EBOV/SUDV 的 GP 基因具有足够的遗传相似性,从而也证明了以 EBOV 和 SUDV 为靶标的疫苗策略在预防 BDBV 方面的潜力[153]。

在食蟹猴身上进行的一项疫苗试验表明,在现有的埃博拉病毒 GP 疫苗中加入 SUDV 古卢株的 GP 基因,并不会降低该疫苗抗埃博拉病毒攻击的治疗效果。无论抗原是由多个载体表达还是由一个载体表达,疫苗的效力都不会发生改变[135,154]。此外,研究还发现,从疫苗中去除 NP 基因并不会降低保护作用,因而简化了未来人体试验用疫苗的开发[125]。GP 的跨膜形式对于确保对埃博拉病毒攻击的完全保护是十分必要的,但是引入一个点突变以降低由于 GP 过表达而产生的细胞病变效应并不会改变疫苗的保护效力[125]。2007 年 BDBV 的出现突出了对交叉保护

表20.1 丝状病毒疫苗I期临床试验(2003—2014年)

研究开始日期/年	研究机构（国家）	疫苗平台	组分	剂量	受试者数量	试验编号	参考文献
2003	NIH（美国）	DNA	(EBOV+SUDV)△TM GP	2mg 或 4mg 或 8mg	21	NCT00072605	152
2006	NIH（美国）	Ad5 载体	(EBOV+SUDV)突变 GP	2×10^9 或 2×10^{10} PFU	36	NCT00374309	157
2008	NIH（美国）	DNA	(EBOV+SUDV)WT GP 或 MARV WT GP	3×4mg	20	NCT00605514	161
2009	NIH（乌干达）	DNA	(EBOV+SUDV)WT GP 或 MARV WT GP	3×4mg	108	NCT00997607	159
2014	NIH（美国）	ChAd3 载体	(EBOV+SUDV)WT GP	2×10^{10} 或 2×10^{11} PFU	20	NCT02231866	158

注：这个表格列举了已在人体中进行了安全性和免疫原性评估的不同丝状病毒疫苗平台。
Ad：腺病毒；ChAd：黑猩猩腺病毒；△TM：跨膜删除；EBOV：埃博拉病毒；GP：糖蛋白；MARV：马尔堡病毒；mg：毫克；NIH：国立卫生研究院；PFU：空斑形成单位；SUDV：苏丹病毒；WT：野生型。

表20.2 丝状病毒疫苗临床试验(2014—2015年)

研究阶段[a]	接种策略	疫苗类型	插入基因	试验人数	国家	受试者数量	试验编号	参考文献
I期	单次注射或基础加强	ChAd3 MVA	EBOV GP 或 (EBOV+SUDV)GP 或 (EBOV+SUDV+MARV)GP	10	美国/英国/瑞士/马里/乌干达/塞内加尔	877	NCT02231866 NCT02408913 NCT02240875 NCT02451891 NCT02267109 NCT02368119 NCT02289027 NCT02354404 NCT02485912	158, 172, 173
I期	单次注射	VSVΔG	EBOV GP	7	美国/加拿大/德国/肯尼亚	782	NCT02269423 NCT02280408 NCT02283099 NCT02287480 NCT02374385 NCT02296983 NCT02314923	48, 167, 202
I期	单次注射或基础加强	Ad5	EBOV GP 或 EBOV 马科纳变异株 GP	3	中国	301	NCT02326194 NCT02533791 NCT02401373	192
I期	基础加强注射	Ad26 ChAd3 MVA	EBOV GP 或 (EBOV+SUDV+MARV)GP	6	美国/英国/坦桑尼亚/乌干达/肯尼亚/加纳	929	NCT02495246 NCT02313077 NCT02376400 NCT02325050 NCT02376426 NCT02543567	152
I期	基础加强注射	纳米颗粒	EBOV GP	1	澳大利亚	230	EBOV-H-101 NCT02370589	152
II期	单次注射	ChAd3	EBOV GP	1	塞内加尔	2 796	NCT02485301	152

续表

研究阶段[a]	接种策略	疫苗类型	插入基因	试验人数	国家	受试者数量	试验编号	参考文献
Ⅱ期/Ⅲ期	单次注射	ChAd3 或 VSVΔG	EBOV GP	1	美国/利比里亚[b]	28 170	NCT02344407	152
Ⅱ期/Ⅲ期	基础加强注射	Ad26 MVA	EBOV GP 或（EBOV+SUDV+MARV）GP	2	欧洲/塞拉利昂	1 052	NCTC2509494 NCT02416453	152
Ⅱ期/Ⅲ期	单次注射	VSVΔG	EBOV GP	2	几内亚[c]/塞拉利昂[d]	9 200	NCT02378753	152,195

注：Ad：腺病毒；ChAd：黑猩猩腺病毒；EBOV：埃博拉病毒；GP：糖蛋白；MARV：马尔堡病毒；MVA：改良的安卡拉痘苗；SUDV：苏丹病毒；VSVΔG：删除 G 糖蛋白的水疱性口炎病毒。

[a] Ⅰ期，安全性；Ⅱ期，免疫原性；Ⅲ期，有效性。
[b] 利比里亚埃博拉疫苗研究同盟（PREVAIL）。
[c] "Ebola ça suffit!"：是对研究试验的名称描述，字面意思是"埃博拉，够了！"
[d] 在塞拉利昂开展的抗埃博拉疫苗临床试验（STRIVE）。

性疫苗的需求，而这种疫苗不仅可以针对现存的埃博拉病毒，也应适用于未来可能出现的新埃博拉病毒。令人鼓舞的是，使用 DNA/rAd5 疫苗方案对 NHP 进行免疫后观察到了这种广泛的交叉保护作用，虽然该疫苗的主要成分为 EBOV 和 SUDV 的 GP，但在抗 BDBV 攻击中也可以有效的诱导 T 细胞应答，并产生均一的保护作用[153]。西非埃博拉病毒变异株（马科纳）与 DRC 暴发中的马因加病毒变异株显示具有 97% 的一致性，这表明对 DRC 埃博拉病毒变异株具有保护作用的疫苗对马科纳也会产生同样的保护作用[1]。最近，利用 VSV 疫苗进行的一些研究已经证实了变异株之间的交叉保护作用，这些研究采用传染性的马科纳病毒对已接种基奎特变异株 GP 的 NHPs 进行攻击，从而观察疫苗的交叉保护效果[155,156]。

生产厂家

埃博拉疫苗主要是通过政府公共卫生机构和制药公司之间的密切合作而进行开发的。例如，ChAd3 疫苗由美国国家过敏和传染病研究所（NIAID）和葛兰素史克公司联合开发。加拿大公共卫生局和纽琳基因公司联合美国默克疫苗公司正在进行 VZV 疫苗开发。强生子公司杨森公司旗下荷兰克鲁塞尔生物制药公司和巴伐利亚北欧公司正在联合开发一种由 rAd26 疫苗和 MAV-BN Filo 组成的以基础-加强策略进行免疫的疫苗。

剂量和途径

大多数 NHP 研究都是通过肌内注射途径接种埃博拉疫苗。最初在对灵长类动物进行异源基础-加强试验时，首先是用无针头注射系统以每次 8mg 的剂量接种 DNA 载体，然后再用常规针头和注射器以 10^{12} 个颗粒单位（PU）的剂量注射 rAd 载体。随后对食蟹猴进行的一项剂量范围试验表明，单剂量的 rAd 埃博拉病毒疫苗即使剂量减少 100 倍到 10^{10} PU，保护率依然可以达到 100%[125]。后来的一项研究也同样发现，单剂量的 ChAd3 10^{10} PU 就足以使 NHPs 在高剂量的 EBOV 病毒攻击中得到保护[135]。对于其他表达各种基因的 rAd 系统，该剂量也在人体耐受范围内。一项Ⅰ期临床试验证实了以 $2×10^9$ 或 $2×10^{10}$ PU 剂量肌内单次注射编码 EBOV 和 SUDV GP 的 rAd5 的安全性[157]。此外，以最高单位剂量 10^{11} PU 配制 rAd 载体疫苗时，可以实现大规模廉价地生产药用级疫苗，这也与Ⅰ期和Ⅱ期临床试验中使用的 ChAd3-GP 疫苗的剂量相符[158]。在 ChAd3 初免后，当继续注射 MAV 载体以延长保护性免疫的持续时间至 1 年时，无论是在猴子攻毒试验还是人类临床试验中均使用了 $1×10^8$ PFU 的 MAV 剂量[135,152]。

DNA 载体比较稳定且容易按照诱导人体免疫应答所需的剂量生产，这一点已经在Ⅰ期人体试验中得到证实。该试验采用压力注射器接种，剂量为 4mg，接种 3 次，每次间隔一个月，结果显示安全性和耐受性均较好[159-161]。

VZV 疫苗需要 $(1~2)×10^7$ PFU 的复制型载体才能达到对 NHPs 的保护作用[162,163]，在随后的Ⅰ期、Ⅱ期和Ⅲ期临床试验中也使用了类似的剂量。除了肌内注射途径外，一些研究还评估了通过呼吸道或舌下给药途径接种 Ad 载体的效力，但是这些替代途径在 NHPs 攻毒试验中只起到了部分保护作用，从而也说明了肌内注射途径是更有利的疫苗接种方式[164,165]。

疫苗的免疫原性

抗体

为了评价埃博拉疫苗的免疫原性,已建立多种体液免疫应答和细胞免疫应答分析方法,从而在动物有效性研究与人体临床试验之间架起了桥梁。抗原特异性抗体应答可以通过ELISA法检测血清中抗埃博拉病毒GP的IgG或IgM水平来评价。利用ELISA进行的检测显示,埃博拉疫苗中的DNA和rAd两种成分无论是单独使用还是通过基础-加强方式联合使用均可诱导产生高滴度的GP特异性免疫球蛋白,而小鼠、豚鼠和猴子模型的感染攻击试验表明该免疫球蛋白滴度与疫苗的保护作用密切相关[110,122,124,125,140]。对NHPs进行3次DNA疫苗接种,在最后一次接种后的1个月内即使样品被稀释1 000倍(10^3滴度),用ELISA法仍可以检出抗原特异性IgG,随后接种rAd进行加强免疫,滴度可增加至10^5。采用单次rAd注射进行快速免疫,通常可观察到抗体滴度在10^4左右,略低于基础-加强免疫方案,但出现滴度峰值要早于DNA疫苗[124]。单次注射ChAd3三周后,IgG的滴度约为10^3,用MVA加强免疫后IgG滴度开始增加,4周后达到高峰,约为10^5[135]。在NHPs中,单次接种复制型VSV载体2~3周后,抗体滴度日达到10^2~10^4之间[149,163,166]。

在一项随机的I期人体临床试验中,ELISA检测结果显示,20名接受了3剂埃博拉病毒DNA候选疫苗的接种者全部产生了抗至少一种编码抗原(扎伊尔NP、扎伊尔GP和苏丹GP)的阳性抗体滴度范围从1:30到1:4 000,且当疫苗剂量在2~8mg DNA之间时,这种阳转与疫苗剂量无关[160]。在一项类似的I期临床试验中,以2×10^{10}VP的剂量单次注射编码EBOV/SUDV-GP的rAd5(n=23)后,在接种者体内检测到了抗体,且在接种后4周滴度达到峰值,其中所有接种对象均产生了抗SUDV GP的抗体,而只有55%的接种对象产生了抗EBOV GP的抗体[157]。最近,一项人体研究显示,使用高剂量的ChAd3载体可以诱导产生滴度约为10^3的抗埃博拉病毒GP抗体,同时对SUDV GP和埃博拉病毒马科纳变异株也显示出了交叉免疫活性[158]。另外,VSV载体在剂量为2×10^7PFU时也可以诱导产生滴度为10^3的抗埃博拉病毒GP抗体[167]。DNA疫苗人体试验显示,在最后一次免疫4周后抗体应答仍低于预期(~10^2滴度)[159,161],除此之外,人体试验中抗体滴度的范围均与按类似方案免疫的NHPs中观察到的相似,说明猴子模型中的应答可以用来预测人体抗埃博拉病毒抗原的免疫应答。

细胞应答

在感染的恢复期,大约症状出现10天后,通过对CTL活化的观察证实了细胞免疫在患者存活中的作用[41]。此外,在SUDV感染后症状出现的早期,与致死性病例相比,在非致死性患者体内检测到了更多活化的$CD8^+$T细胞,这一结果可能与越来越多的感染细胞被清除有关[43]。最近,对来自西非疫情的四名EBOV感染患者进行了细胞应答的分析和描述[168]。然而这些患者同时接受了几种治疗方式,可能已经影响了天然免疫应答的进程[168,169],虽然四名患者均出现淋巴细胞减少症,但在症状出现后的10天乃至2个月内仍观察到了活化的B细胞、$CD4^+$T细胞和$CD8^+$T细胞。$CD8^+$T细胞应答主要是特异性针对NP抗原的应答,对VP40的应答相对较弱,对GP的应答很低。综上,这些数据表明,此前报道的EBOV的免疫抑制作用可能在这些幸存者体内得到了克服[170,171]。

在一项早期的猕猴保护性实验研究中,以DNA/Ad5接种NHPs后观察到了$CD4^+$T细胞增殖反应[122]。在后续单次接种rAd疫苗的研究中发现,$CD4^+$T细胞和$CD8^+$T细胞均在免疫后3周内出现了抗原刺激性细胞因子分泌[124]。在采用rAd5或DNA载体递送埃博拉病毒GP疫苗的I期人体试验中也得到类似的结果,接种疫苗的志愿者体内均检出了$CD4^+$和$CD8^+$抗原特异性应答[157,160]。最近,研究还观察到Ad载体诱导的$CD8^+$T细胞的性质与NHPs的存活相关[135,140],而且这种T细胞的性质在随后人体的疫苗接种中也被观察到[158,172,173]。

影响保护的相关因素及其机制

通过识别与暴露个体症状减轻相关的宿主免疫应答可以促进疫苗的开发。由于中非历史上暴发的病例数量相对较少且临床研究面临诸多挑战,因此过去有关存活病例的疾病预后以及宿主应答方面的信息相对比较有限。在最近西非暴发的疫情中,大量的感染者提供了新的发病机制信息,并有望提供与存活相关的新发现[7,11,174-177]。2014年暴发的疫情中还没有关于个体免疫应答的数据;然而,已有研究表明,与幸存者或未受感染的对照血清相比,暴发死亡病例血清中促炎细胞因子水平明显提高,这些细胞因子包括γ干扰素(IFN-γ)、白细胞介素(IL)-2、IL-10、肿瘤坏死因子(TNF)-α和IFN-α,这也说明过度的或者不受控制的免疫激活可能是有害的[1,41,178-181]。一项对于恢复期患者的研究显示，IgM或IgG水平的升高与病毒抗原的消失之间存在着一定的相关性[63,182]，这表明适应性免疫应答可能具有在EVD期间控制病毒载量的潜力。在对1996年加蓬疫情的人类病例研究中发现，所有的幸存者体内均可以检测到针对NP的IgG，而大多数幸存者在症状出现后可以检测到针对VP35和VP40的IgG[41,179]。有趣的是，对2000年SUDV疫情的一项研究发现，主要组织相容性复合体Ⅰ类基因（MHC Ⅰ）是病例转归的预测因子，该基因含有一个特定的等位基因亚类，即人白细胞抗原（HLA）-B位点，与较高的病毒载量以及死亡有关[183]。

尽管基因疫苗既能诱导体液免疫又能诱导细胞免疫，但实验动物模型显示，CD8$^+$T细胞免疫应答似乎对预防埃博拉病毒感染至关重要。利用埃博拉病毒适应株在啮齿动物模型中进行的研究首次证实了T淋巴细胞的潜在重要性。被动转移T淋巴细胞可以使受体小鼠产生与免疫供体相当的保护效果[112]。在后来的研究中还发现，缺乏T细胞效应功能的基因剔除小鼠比野生型小鼠更容易受到致命感染[114,184]，而将埃博拉病毒抗原特异性CTL过继转移到未感染的小鼠身上，则可使该小鼠在随后的感染攻击中得到保护[112]。此外，早期对DNA和rAd疫苗的研究表明，CD8$^+$T细胞应答越强，动物存活率越高[125]。利用免疫耗竭技术进行的最新研究已经证实，在接种的NHPs体内，CD8$^+$T细胞是负责病毒清除的关键细胞成分，且研究显示被动转移抗体未能使动物在致死性攻击中得到保护[185]。这项研究中使用的耗竭抗体（抗CD8α）可能同时也会消耗自然杀伤（NK）细胞。由于NK细胞在固有免疫应答和抗体依赖的细胞介导的细胞毒作用中均发挥重要作用，因此不能排除NK细胞参与保护机制的可能性。此外，在无BDBV直接抗体存在的情况下，接种EBOV特异性DNA/rAd疫苗的NHPs也可实现对BDBV感染的交叉保护，更加强调了T细胞在疫苗诱导的保护作用[153]。

然而，T细胞应答的强度并不是保护性免疫的唯一决定性因素，因为一些载体可以诱导产生很强的抗体应答和T细胞应答，但却未能产生相应的保护作用。在这些情况下，保护作用可能与抗原特异性CD8$^+$T细胞的质量以及效应功能的强弱有关，而这种抗原特异性CD8$^+$T细胞主要是在抗原刺激下可同时分泌IFN-γ和TNF-α的细胞[186,187]。若要维持持久的保护性免疫则需要这个细胞群与足够数量的可以同时分泌IFN-γ、TNF-α和IL-2这三种细胞因子的记忆细胞相结合[140,188]。在给NHPs和人类受种者注射ChAd3-GP后，也发现了这群多功能CD8$^+$T细胞[135,140,158,172,173]。而细胞应答在VSV EBOV疫苗保护中的作用尚不清楚。在一些研究中，似乎是细胞免疫发挥了作用，因为一些动物在无明显抗原特异性IgG存在的情况下存活了下来[162]。相反，在另一些研究中，CD8$^+$T细胞耗竭的动物在EBOV攻击中存活了下来；而这种CD8$^+$T细胞的耗竭主要发生在疫苗接种时[189]。由于疫苗接种是在攻击前几周进行的，因此推测可能是剩余未耗竭T细胞或恢复T细胞产生的抗原特异性细胞应答促进了保护。这一推测被猿猴免疫缺陷病毒（SIV）疫苗研究证实，该研究显示在输注抗CD8抗体后的一周内发现了CD8$^+$T细胞的恢复[190]。

虽然CD8$^+$细胞免疫是保护机制的核心，但以rAd为基础的埃博拉病毒疫苗已经证明，GP特异性的IgG ELISA滴度与保护作用也具有较强的免疫相关性，这也为疫苗接种诱导的全面的保护性免疫应答提供了一个显著的统计学标志。更具体地说，用基于rAd5的疫苗对NHPs进行的研究表明，抗体滴度为1∶3700就能预期产生100%的保护[116]。相关的ELISA强度可能也反映了IgG检测的强特异性和敏感性以及抗体应答的累积性。对于以VSV为基础的埃博拉病毒疫苗，推测是抗体在保护中起到了作用。然而，循环中CD20$^+$淋巴细胞的减少并没有使保护作用消失，且这期间没有进行被动转移，而被动转移中疫苗诱导的抗体在保护中起到了决定性的作用。循环中CD4$^+$淋巴细胞的减少确实导致了保护作用的消失，但这种保护消失不能确切地归因于体液免疫应答中观察到的缺陷，因为CD4$^+$T细胞在体液免疫应答和细胞免疫应答中均发挥重要作用[189]。对于VSV EBOV疫苗，还未见到抗体滴度与保护作用有相关性的报道。

目前的数据表明，埃博拉疫苗抗体应答和T细胞应答密切相关，体液免疫应答和细胞免疫应答的强度和质量决定了NHP模型抗埃博拉病毒的保护效果。IgG应答水平是一个与生存有关且容易衡量的参数，但由于T细胞的数量和质量影响生存，因此进一步评估T细胞应答也是必要的[135,140]。

疫苗效力

截至2015年初，感染人数已大幅减少，给疫情结束带来了希望；但是另一方面，对于疫情暴发期间启动的Ⅰ期和Ⅱ期临床试验来说，不同疫苗有效性的评估也会变得更加艰难[48,158,159,161,167,172,191,192]。

虽然在病例数不足的情况下,疫苗有效性试验被迫中止,但最初为评价西非 ChAd3 和 VSV 埃博拉疫苗的有效性而建立的临床试验将作为 II 期和幸存者随访研究而继续进行(见表 20.2)。利比里亚埃博拉疫苗研究同盟(PREVAIL)是一项 II/III 期随机对照试验(RCT),以随机双盲的方式评估 ChAd3、VSV 和安慰剂的三臂实验[193]。第二项试验为在塞拉利昂开展的抗埃博拉疫苗临床试验(STRIVE),是一项 VSV 疫苗的 III 期研究。该试验为非盲随机试验,由于担心最初的研究设计会因人群中 EVD 发病率的区域差异而变得复杂,从而无法统计确定真正的有效性,因此从阶梯楔形群组试验(SWCT)转变为 RCT[194]。最后,在几内亚进行了一项 VSV 疫苗的 III 期环形接种试验,名为 "Ebola ça sufft"(埃博拉,够了),该试验的设计方式是让所有的参与者均接受疫苗接种,但会把参与者按照立即接种或延迟接种进行随机分组。一份中期分析报告显示,在立即接种的接触者中,入组 10 天后均无 EBOV 发病病例出现,而在随机分组 21 天后接种的接触者中有 16 例发病,说明早期接种预估可能会获得 100% 的有效性[195]。作者报告了预估的疫苗有效性的 P 值为 0.003 6。然而,这个值并没有降到预定的成功阈值 0.002 7 以下[196,197]。此外,这项试验没有设立安慰剂对照组,这就意味着需要至少 190 组(每个臂 95 组)且每组大约 50 名受试者才能评价真正的有效性,而随着西非疫情的衰退,这个数字将很难达到[195,198]。

III 期结果初步显示出了一定的有效性,但是由于缺乏安慰剂对照研究,很可能疫苗有效性的测定不得不在 NHP 模型中继续进行,然后通过满足动物条例或利用加快审批监管途径来获得许可[116,199,200]。在这些途径中,NHP 保护性研究中的免疫应答水平将会与人类临床试验中观察到的免疫应答水平进行桥接。

一旦一种疫苗获准上市,即可为属于感染高危人群的专业医疗人员进行接种,届时可以对疫苗的效果做出进一步评价,同时也可对未来再次发生疫情时疫苗保护的持久性做出评估。

免疫持久性

评价埃博拉病毒疫苗保护性免疫应答的持久性,最好的办法是对免疫对象进行前瞻性长期随访,但是对于在接种后很长一段时间后受到攻击的 NHPs,需要经验来确定这种情况下的免疫相关性。在仅接种 DNA 载体的人类志愿者中,整个 52 周的随访期内均可检测到埃博拉病毒 GP 特异性体液免疫应答和细胞免疫应答,尽管抗体滴度在逐渐下降,半衰期为 6 个月左右[160]。利用 rAd 对 DNA 疫苗接种者进行加强免疫,可以增强抗体应答的持久性,这已在 SIV 抗原免疫猴子的试验中得到证实[201]。在这些研究中,利用 rAd 进行加强免疫后抗原特异性抗体滴度可维持在稳定水平达 2 年以上,虽然细胞应答水平与加强后的即刻应答水平相比略有下降,但仍明显高于用 DNA 疫苗初免后的应答水平。同样,对于埃博拉病毒疫苗也是如此,用 DNA 疫苗对食蟹猴进行初免,然后再接种 rAd 进行增强,产生的抗体滴度与单独接种 DNA 疫苗或单独接种 rAd 相比高出 100 倍以上[122,125]。此外,DNA 疫苗初免形成的免疫记忆可以维持至少 1 年[153]。在 NHPs 中,单次注射 ChAd3 在接种 10 个月后仍能提供 50% 的保护;若在 ChAd3 注射两个月后用 MAV 进行加强免疫则可使保护的持久性在 10 个月内提高到 100%,并维持着一个较高的 T 细胞应答水平,这种应答主要包括效应性 T 细胞应答和记忆性 T 细胞应答[135]。另外,人类受试者在单独免疫 ChAd3 后可诱导产生长达 6 个月的特异性 IgG 应答,在 ChAd3/MVA 基础加强联合免疫后可诱导产生长达 5 个月的特异性 IgG 应答[172,191]。每年需要对抗体动力学进行跟踪,抗体应答水平也需要与生存概率相关联。由于目前还没有与 NHPs 长期保护或人类接种者抗体滴度持久性相关的数据报道,因此 VSV-EBOV 疫苗的免疫持久性仍有待确定。

安全性

I 期人体试验证实,埃博拉病毒 DNA 疫苗和 Ad5 载体疫苗均具有较好的安全性和耐受性[157,160]。采用无针头注射系统进行接种后,会出现轻微的注射部位症状,包括疼痛或压痛,接种者报告的全身症状主要为轻度至中度头痛、肌痛、乏力和发热,而这些症状在安慰剂对照组中也有报道。在美国和乌干达研究现场进行的一项最新临床试验中,为受试者接种三针 DNA 疫苗后,一些受试者报告注射部位有轻度至中度疼痛并伴有头痛、肌肉疼痛、疲劳或关节疼痛,但这些症状很快便消失了[159,161]。在 ChAd3 试验中,所有研究现场[美国、欧洲(英国和瑞士)和非洲]报告的大多数症状均为轻度至中度发热(1 天内消退)、注射部位轻度疼痛、发冷、头痛和疲劳,且均在一天内消退[158,172,173,191]。

总的来说,在美国、欧洲和非洲试验的 EBOV

VSV疫苗显示,疫苗接种后主要症状为发热、注射部位轻度到中度的疼痛、头痛、肌痛以及疲劳[167]。然而,在瑞士日内瓦的研究现场,一些受试者出现了小关节炎,这在某些情况下,与水疱性皮炎以及含有VSV病毒的皮肤小泡有关,在极少数情况下,与一些皮肤血管炎有关,所有这些症状均是在疫苗接种后的前2周出现[48,202]。

公共卫生考虑

埃博拉病毒疫苗主要是针对那些可能被确定为有病毒感染风险的高危人群,如林区猎户或在森林中暴露于自然病毒源的其他人员,或者是在暴发第一时间赶到现场的国际或地方医务人员。尽管病毒向医务人员传播的方式尚不完全清楚,但很有可能是通过黏膜表面进行的传播。采取严格的阻断和全面的预防措施可以减少暴露,但病例仍然不断出现,因为急救人员通常是在病毒感染环境下直接接触病毒血症患者,而且通常是在临时搭建的野外医院,并于确诊前就已接触[58]。最近在猪体内也发现了埃博拉病毒,这引起了人们极大的关注,因为农场里人和猪的近距离接触可能会促进病毒适应成为一种更致命的类型,这一发现也提示养猪户可能面临潜在的风险。另外一个风险人群是从事传染性埃博拉病毒研究的实验室工作人员。尽管研究人员会穿着防护服在生物安全四级防护下进行实验,但这类人群仍会有暴露的风险,比如意外发生的针头扎伤。最后,如果有人利用埃博拉病毒作为生物武器或发起生物恐怖袭击,那么具备为军事人员或急救人员接种疫苗的能力将会十分有利。

到2012年为止,EVD的暴发仍仅限于小范围,且相对可控,但自2014年起,埃博拉病毒开始表现为高传染性和高死亡率,同时也证实该病毒具有人际传播的能力,因此从公共卫生角度考虑,已将其列为最严重的新兴传染病之一。在非洲,赤道热带雨林的感染流行区位于两个人口密集城市的邻近范围内,即金沙萨和布拉柴维尔。塞拉利昂的弗里敦和几内亚的科纳克里也均受到2014年埃博拉疫情的影响,这两个城市也是西非重要的经济和商业中心。此外,还出现了一个之前从未被意识到的公共卫生问题,即在EVD恢复后的几周或几个月内,"治愈的"受试者体内仍能发现病毒的存在[64,65,67,203]。因此,在任何接种策略中都应该将与幸存者有过密切接触的人考虑其中,因为这些人可能组成了一个新的风险人群[66,204]。

跨国旅行的便利可能会促进埃博拉病毒的传播,两起MARV输入病例就说明了这一点,第一例是一名来自荷兰的旅行者,随后是一名来自美国的旅行者,二者均是从乌干达返回。在最新的一次疫情中,又是一名旅行者,在从利比里亚返回得克萨斯后随即被诊断为埃博拉病毒感染[174,205,206]。若感染者暴露在高密度的人群中则很可能会导致灾难性的暴发。幸运的是,在最近的疫情中,美国已通过快速识别、隔离和积极随访等措施使来自输入患者的EVD新病例得到有效的遏制,从而迅速限制了疾病传播的可能性。有利的是,2014年的疫情引发了一场全球性运动,这场运动促进了实验室和制药公司之间的国际合作,从而加速了研发实验室和医院的建设以及协调治疗和疫苗战略的制定。尽管取得了这些进展,但在流行地区建立医疗应急系统(个人防护用品和治疗)以及优化方案以便在未来发生疫情时可以快速追踪接触者、并能高效地动员训练有素的医疗团队上仍需做出更多努力。

最后,除了埃博拉病毒引起的公众卫生问题外,苏联先前有关该病毒武器化的报道也引发了人们对其可能被用作军事威胁或制成生物恐怖制剂的担忧[207-210]。如果这些病毒被自然或蓄意地引入任何人群,那么及时地认识到对人类生命可能造成的潜在损失以及这种高侵袭性的可见感染可能造成的恐惧和混乱就十分重要了,因为如果不能迅速有效地应对,那么最终可能会导致经济发展的中断以及社会秩序的崩溃[211,212]。

(姜崴 张效群 徐伟)

本章相关参考资料可在"Exper-Consult.com"上查阅。

第 21 章 肠道病毒 71 型疫苗

Pele Choi-Sing Chong 和 Michel Klein

肠道病毒（Enteroviruses，EV）为单正链 RNA 病毒，属于小 RNA 病毒科，分为 A、B、C、D 四个种类，可以引起包括婴幼儿严重神经系统疾病在内的多种临床症状[1-4]。目前发现的肠道病毒血清型有 100 多种，包括脊髓灰质炎病毒、柯萨奇病毒 A 组（Coxsackieviruses A，CV-A）、柯萨奇病毒 B（Coxsackieviruses A，CV-B）、埃可病毒和其他血清型肠道病毒。1990 年以来，肠道病毒 A 组（EV-A）成为引起手足口病（Hand，foot and mouth disease，HFMD）的主要病原体。随着全世界范围内脊髓灰质炎的消除，肠道病毒 71 型（EV-A71）成为引起严重中枢神经系统并发症的主要嗜神经病毒，并严重威胁到婴幼儿的健康，这已成为亚太地区重要的公共卫生问题。

疾病的历史

EV-A71 的发现可以追溯到 1941 年，但直至 1969 年，才在美国加利福尼亚州一名患脑炎的病人中首次分离出病毒株 BrCr[5,6]。随后，在全世界范围内，尤其是亚洲地区，EV-A71 引起了散发流行[1-4,7-9]。1997 年马来西亚、1998 年中国台湾地区、2008 年新加坡及中国大陆地区分别暴发了 HFMD 疫情，引起了严重的神经系统并发症并出现了死亡病例，从而促使一些国家建立了 HFMD 和其他肠道疾病的监测体系[1-4]。2008 年到 2012 年期间，中国报道的 HFMD 病例超过 1 000 万，其中死亡病例 3 000 多例[10,11]。由于 EV-A71 给社会卫生医疗体系带来了巨大的影响，同时缺乏行之有效的治疗措施，因此，如中国、新加坡、马来西亚等亚洲的一些国家和地区迫切需要研发 EV-A71 疫苗并进行疫苗的临床免疫效果评价[4,12]。

临床学特征

EV-A71 主要感染 5 岁以下的婴儿和儿童。然而，约 70% 的感染者未表现出明显的临床症状[1-4]。EV-A71 与柯萨奇病毒 16（CV-A16）是引起疱疹性咽峡炎和 HFMD 的主要病原体。HFMD 是一种自限性疾病，表现为手掌、脚掌和臀部出现水疱和斑丘疹，并常伴有口腔黏膜溃疡。HFMD 具有高度传染性，在家庭中容易以口咽分泌物或粪 - 口途径传播，其传播性取决于卫生水平、使用水质情况和生活拥挤程度等[13]。EV-A71 感染可导致严重的神经系统疾病，包括脑干脑炎可继发急性神经原性肺水肿，死亡率很高[14]。据报道，中国台湾地区每年由 EV-A71 引起的严重疾病的平均死亡率高达 13%[15]。患脑干脑炎的儿童康复后常伴有严重的神经系统后遗症，包括长期的神经系统发育和认知功能损害[1-3,8,14-19]。EV-A71 感染后引起疾病一般经历四个阶段：HFMD 或疱疹性咽峡炎（第 1 阶段）、中枢神经系统（CNS）症状（第 2 阶段）、心肺功能衰竭（第 3 阶段）及恢复期（第 4 阶段）[20,21]。EV-A71 可以诱导体液免疫和细胞免疫反应，但中和抗体水平与疾病的严重程度没有相关性。这表明，细胞免疫反应引起的如辅助性 T（Th）细胞，Th1/ Th2 和 Th17/ 调节性 T 细胞（Treg）比率的变化在疾病转归中发挥着重要作用，同时对预后也具有潜在的作用[22-25]。中和抗体的存在并不能降低 EV-A71 以外其他血清型 EV 引起疾病的发病率[26]。

病毒学特征

EV-A71 可分为 A、B、C 三个基因型，近期又发现 D、E、F 和 G 4 个新的基因型[4,12,27]。病毒感染后，病毒 RNA 可翻译成含有 P1、P1、P3 三个前体蛋白的多聚蛋白（如图 21.1）。P1 酶切后可形成 4 种病毒结构蛋白：VP1、VP2、VP3 和 VP4（如图 21.1）。VP1、VP2 和 VP3 位于病毒晶体结构的表面[4,28]，发挥诱导免疫应答和与宿主受体结合的作用。VP1 含有主要的中和抗原表位，在病毒识别和病毒进化分析中起到重要作用。

与疾病预防相关的致病机制

病毒感染位点

EV-A71 可感染的细胞谱系很广，病毒的亲嗜性和致病性取决于宿主细胞表面受体和细胞反式作用因子[29-31]。鉴定病毒识别受体和应用转基因小鼠模型可以帮助我们了解 EV-A71 的致病机制[32-37]。病毒可经皮肤和黏膜损伤的鳞状细胞直接感染人体。病毒可在扁桃体隐窝上皮细胞及其他部位进行增殖引发病毒血症，也可能通过逆行性外周运动神经通路导致神经系统感染[38-41]。EV-A71 感染可引起神经细胞凋亡从而导致神经系统后遗症[42]。

宿主受体因素

EV-A71 通过受体依赖机制进入宿主细胞，感染宿主细胞后产生感染性和缺陷性的病毒颗粒，在细胞之间相互传播从而致病（见图 21.1）[43-45]。EV-A71 通过无处不在的人清道夫受体 B2（hSCARB2）和 P-选择素糖蛋白配体 1（PSGL-1）感染宿主细胞。EV-A71 病毒与 hSCARB2 结合后，再经脱壳和内化具有很高的感染性。相比之下，表达 PSGL-1 的细胞感染效率较低，是由于该受体不能诱导病毒脱壳[35,37]。由于 hSCARB2 无处不在，因此其可能引起全身神经细胞感染。事实也正是如此，hSCARB2 转基因小鼠在受到 EV-A71 攻击后可引发脑炎[36,37]。PSGL-1 是一种表达于白细胞上的唾液黏蛋白膜结合蛋白，在炎症早期发挥着重要作用。EV-A71 在内皮细胞、白细胞和树突状细胞上复制可介导炎症发生。IL-6、IL-10、IL-13 和 γ 干扰素（IFN-γ）等细胞因子水平异常可引起广泛炎症反应，干扰素诱导蛋白 10（IP-10）、单核细胞趋化蛋白 1（MCP-1）和 IFN-γ 诱导单核因子（MIG）水平升高以及血清和脑脊液（CSF）中的 IL-8 趋化因子同样可以促使 EV-A71 引起脑干脑炎、自主神经系统（ANS）失调以及肺水肿（PE）[46-49]。膜联蛋白-2、DC-SIGN、唾液酸聚糖和硫酸肝素等受体也在 EV-A71 致病过程中起到一定作用[50-52]。研究表明：静脉注射免疫球蛋白（IVIg）和米力农可以调节炎症反应、减少 ANS 和 PE 的发生[46]。使用 hSCARB2 和 DC-SIGN 单克隆抗体、聚阳离子多聚赖氨酸和/或抗肝素硫酸肽可以抑制 EV-A71 病毒侵入和感染宿主细胞[51]。

EV-A71 基因型与疾病的严重程度

EV-A71 基因型与其引发疾病严重程度之间的关系仍存在争议。有证据表明，病毒 5′UTR（非编码区）以及 VP1 和蛋白酶 2A 编码区是决定其毒力的关键位点[53-57]。C1 亚型很少引起中枢神经系统（CNS）并发症[58,59]，而 C2 亚型与重症中枢神经系统疾病密切相关[3,59]。尽管 B4 亚型被认为在马来西亚比其他亚型的病毒致病性要弱[60]；但也有其他研究表明，B 基因型病毒可能比 C 基因型病毒更易导致神经系统并发症[5]。而在中国台湾地区，轻症和致命性的 HFMD 病例中都曾分离出 B 基因型和 C 基因型的 EV-A71[61-63]。因此，确定 EV-A71 基因型与疾病严重程度的相关性还需要进行更加细致和系统的分析。

预防和控制措施

药物并不是预防和控制 EV-A71 感染的主要措施，为防止病毒的传播应该采取严格的卫生措施以及避免感染者和健康个体之间的接触。WHO 的统计报告显示，HFMD 是一种曾在日本（1993 年）、中国台湾地区（1998 年）、马来西亚（1998 年）、新加坡（2000 年）和中国大陆地区（2009 年）等国家和地区报道过的传染病[64]。这种疾病虽然少见但非常严重，疫情早期的发现是通过定点诊所医生的诊断、自动预警和反应系统识别，应用这种重要的识别原则可减少疾病的发病率和死亡率。WHO 提出了一个风险评估框架[64]，用于制定针对疫情采取适当干预措施的标准。尽管如此，安全和有效的疫苗仍然是预防 EV-A71 感染的最好方式。

诊断

病毒检测是判断是否为 EV-A71 引起 HFMD 的重要标准。采集的样本包括咽拭子/鼻咽拭子、溃疡、直肠、粪便标本以及从无菌部位如水疱液、脑脊液（CSF）、血清和尿液中采集的标本。病毒的分离和鉴定通常费时费力，有些临床标本需要在细胞接种前进行适当的预处理。随后，通过传统的中和试验对 EV-A71 进行进一步的血清分型。逆转录聚合酶链反应（RT-PCR）扩增也是一种可供选择的病毒鉴定方法[43,65-67]，该方法快速、简便和廉价，对血液样本而言具有 80% 或更高的灵敏度。检测中使用的 EV-A71 特异引物应与新分离的 EV-A71 基因型和变异株序列一致[43,66]。间接免疫荧光法（IFA）也可用于病毒的快速鉴定[70]，但检测费用相对昂贵。

选择合适的 EV-A71 参考病毒株和参考试剂（广谱的中和抗体）对建立标准的质量保证体系以及确保不同实验室之间检测病毒血清分型和/或基因分型结果的有效性而言都至关重要。高通量多重聚合酶链反应（PCR）技术能同时识别临床上多种 EV 毒株，这一技术的发展将极大地促进未来疾病的分子流行病学调查研究[71,72]。

抗病毒药物的发展

目前，尚无批准的有效抗 EV-A71 病毒药物。普可那利作为一种病毒衣壳蛋白活性抑制剂,其抗EV-A71的效果并不理想[73]。

流行病学

发病率和流行病学数据

自1969年EV-A71首次被分离以来,目前报道的EV-A71有两种流行模式:引起局限并发症的小规模散发流行和引起严重中枢神经系统并发症和死亡的大规模暴发流行[1,3,5,6,8,74-76]。图21.2总结了欧洲、马来西亚、中国、新加坡、日本、韩国、越南等国家和地区EV-A71大规模暴发流行的情况。日本是亚洲第一个建立肠道病毒监测项目的国家(http://idsc.nih.go.jp/iasr/index.html),该项目包括症状报告并运用分子分型方法鉴定病毒。2000年和2003年暴发了两次大规模疫情[75]。EV-A71每2~3年流行一次,但CV-A16是一种流行更加频繁的血清型[77]。2000年以来,中国台湾地区建立了一个疾病报告的监测系统,运用该系统对临床标本系统抽样,并从中分离病毒[74,75]。统计发现,2000—2009年期间,在每年分离的血清型中,EV-A71始终是位于前五位的肠道病毒血清型,也是引起最严重HFMD病例的血清型。在马来西亚,EV-A71每3年流行一次,而在流行期间和流行间隔期间均有CV-A16病例发生[75-78]。在新加坡,2002年和2005—2007年暴发了大规模HFMD疫情,2008年最大的一次疫情暴发期间报道了近3万病例,优势流行株为CV-A6和EV-A71,其次是CV-A10[79,80]。在中国,2007年HFMD首次流行,这次疫情主要由EV-A71血清型引起,病例数超过8万例,其中包括17例死亡病例(http://www.chinacdc.cn/)。2009—2012年间,疾病监测系统累计报道了超过1 000万例HFMD病例,其中3 000多例死亡[9-12]。

临床和分子流行病学

EV-A71仅存在一种血清型,但现在根据基因型可把EV-A71分成A~G七种[4,27,81]。A基因型仅包含BrCr一个原型毒株,B和C基因型分别有6种和5种基因亚型,即B0~B5和C1~C5。不同基因型和疾病的严重程度之间没有任何关联。20世纪90年代以来,欧洲和美国再次出现了伴有神经系统并发症和死亡病例的HFMD暴发流行[1-6]。最严重的一次EV-A71流行,曾蔓延至澳大利亚、中国、日本、马来西亚、新加坡和越南等亚太地区(见图21.2)[1-6]。1997年马来西亚第一次暴发大规模EV-A71流行,可导致神经系统症状的B3、B4、C1和C2基因型病毒株最终导致41名儿童死亡[82]。在新加坡7年期间统计的成千上万儿童HFMD病例中,30%是由EV-A71引起,而在2008年,B5和C2基因亚型病毒引起了一次最大规模的HFMD流行[80]。20世纪90年代末至2013年期间,在日本暴发的伴有严重神经系统并发症和疱疹咽峡炎的HFMD主要由B4、B5、C2和C4四种基因型引发[83]。中国台湾地区疾控部门报告,2000—2011年期间,每年出现9.3万~14万例HFMD和疱疹咽峡炎病例,其中82%的重症病例与EV-A71相关。1998年,C2和B4基因亚型EV-A71引起了150万感染病例和78例死亡病例,随后又出现了由病毒基因型转换引发的小规模暴发流行(见图21.2)[84]。2008年到2012年期间,中国报道C4基因亚型引发的HFMD病例超过700万,其中死亡病例超过2 450例[10]。最近,出现了C5基因亚型病毒引发的高致死率的疫情流行,并在2011年传播到越南,2012年扩散至柬埔寨[3,12]。

基因转换和基因重组

由于存在单个或多个基因型/基因亚型的感染以及不可预知的基因型/基因亚型变异(图21.1)[3,84,85],每2~4年会发生一次EV-A71暴发流行。在疾病流行期间,多种EV-A71基因型和CV-A16的交叉作用会引起基因间和基因内重组,进而产生新的变异株[3,83,85]。几乎所有主要HFMD的暴发都与EV-A71引起的遗传变异相关[3,83-86]。因此,持续监测病毒抗原变异和遗传进化情况,对流行病控制和疫苗设计至关重要。

高风险群体和危险因素

EV-A71的流行周期是每年还是每半年取决于不同国家的气候[1-9],温度越高、湿度越大的地方,其发病率也越高。在马来西亚,疾病的流行周期与新生儿出生情况保持一致[77-80,82]。HLA(人类白细胞抗原)-A33和HLA-A2分别与疾病易感性和心肺功能衰竭有关[87]。总体而言,幼儿园或托儿所2岁以上的孩子以及有2个以上子女的农村家庭出生的孩子,都更易受到EV-A71感染[13-88,89]。通过疾病的早期诊断可以显著降低出现HFMD严重并发症的风险[89-93]。

作为公共卫生负担的重要性

近期研究表明,EV-A71感染可导致永久的神经系统后遗症[90]。一项基于医院的前瞻性病例研究,统计了183例18个月以下儿童感染EV-A71的病例,

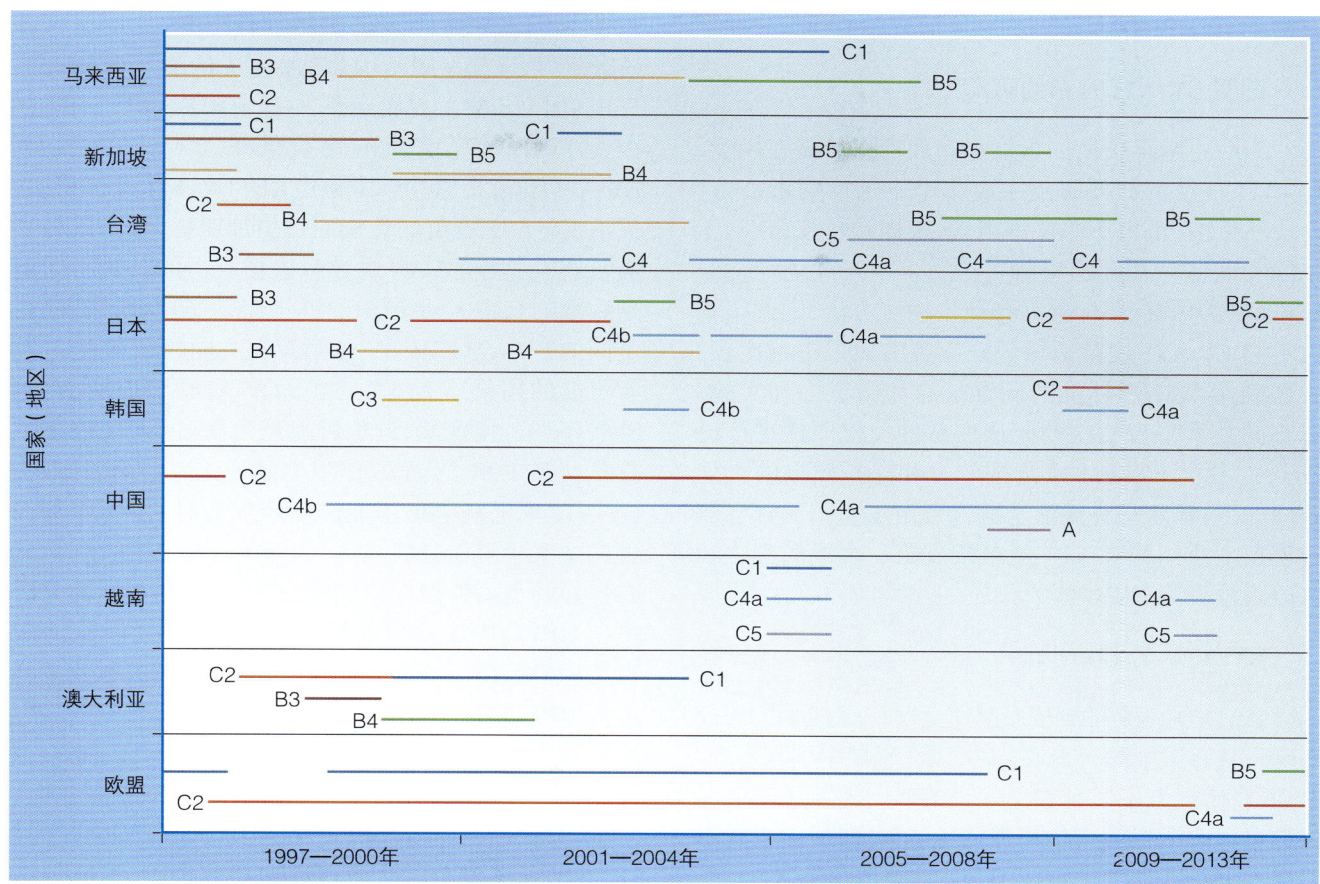

图 21.1　1997—2012 期间流行的 EV-A71 基因型和亚型地理分布。
(本图所报告的 EV-A71 基因型和亚基因型的年度分布是对相关参考文献 1、3、4、12 和 126 的数据汇总。来自欧盟的数据包括荷兰、英国、德国、法国、丹麦和奥地利等国的相关数据。)

其中 21% 的患者发生如脑膜炎和脑炎的神经系统并发症[21]。根据国家 EV 监测系统和两项交叉血清学调查结果，Lu 及其同事发现 1998 年中国台湾地区出现的 130 617 名 3 岁以下儿童感染 EV-A71 的病例中，有 273 名患者（占所有病例的 0.21%）出现神经系统并发症[91]。EV-A71 感染的病死率很大程度取决于医疗服务的可及性及治疗水平。

被动免疫

被动静脉注射免疫球蛋白（IVIg）适应证是基于以下理论：免疫血清不仅具有潜在的中和病毒活性[64,68,69,94,95]，而且具有非特异性消炎作用，这些可能有助于调节 ANS 失调以及与 PE 相关的促炎性细胞因子（IL-6、IL-10、IL-13）、趋化因子（IL-8、IP-10、MCP-1）和 MIG 的产生[47-49,64,94-96]。免疫血清的治疗效果可能取决于 IgG 亚型、IgG 浓度和基因型[95]。尽管早期 IVIg 对 ANS 失调儿童以及因促炎细胞因子水平降低和病毒血症等造成的脑干脑炎儿童具有良好的免疫调节作用[13,90,94-97]，但其治疗效果仍存在争议。一种运用来自中国的供体所获得的超免疫 IVIg，EV-A71 中和抗体效价高，具有良好的发展前景。在小鼠模型中，采用选择性供体产生的 IVIg 进行早期治疗，结果发现小鼠死亡率表现出一定剂量相关[94]。然而，大剂量的使用 IVIg 不仅存在一定风险，而且价格昂贵。因此，使用 IVIg 进行被动免疫之前，需要明确其功效。

主动免疫

疫苗发展史

首支 EV-A71 候选疫苗的诞生

1975 年，EV-A71 在保加利亚流行期间，在莫斯科诞生了第一支 EV-A71 灭活疫苗。该疫苗对 1~4 岁的儿童具有良好的耐受性和免疫原性[68]，但由于随后没有出现HFMD暴发,疫苗的临床效果没有得到评价。

近期EV-A71疫苗的研发

为防止减毒疫苗因毒性逆转而产生的潜在风险,EV-A71疫苗的研发重点主要集中于灭活病毒疫苗、合成肽疫苗、重组亚单位疫苗、病毒样颗粒疫苗、基于基因和载体为基础的疫苗[4,9-18,75]。由于缺乏评估候选疫苗效力的抗原标准品和免疫检测方法,因此很难对不同EV-A71疫苗诱导免疫应答的效果进行比较。我们利用"内部"标准的病毒抗原和微量中和实验,对不同技术平台生产的候选疫苗的免疫原性进行比较[99]。各类EV-A71疫苗按效力和保护效果的排列顺序如下:福尔马林灭活全病毒疫苗 > 重组病毒样颗粒疫苗 > 重组病毒VP1亚单位疫苗 > 合成病毒中和抗原表位疫苗(VP1-43)。

EV-A71合成肽疫苗

含有中和表位的合成多肽安全性好,免疫原的成分明确且具有很好的成本效益,可以在发展中国家生产。然而,疫苗配方中完全和不完全的弗氏佐剂(CFA/IFA)虽然可以刺激机体产生较强的免疫反应,但由于其不能在人用疫苗中使用,减少了合成肽疫苗的吸引力[99]。

EV-A71重组亚单位疫苗

人们普遍认为重组亚单位疫苗安全性好且性价比高,但重组亚单位疫苗需要强有力的佐剂。在不同表达系统中表达,经纯化后的重组VP1蛋白(rVP1)免疫机体后可产生较强的病毒中和抗体反应,保护新生小鼠抵抗致死剂量EV-A71病毒的攻击[1-4]。rVP1、rVP2和rVP3都可以诱导产生特异性亚单位的中和抗体[99],但只有rVP1和CFA/IFA配伍后使用才能使诱导病毒中和抗体的效价达到1/128。

EV-A71病毒样颗粒疫苗

杆状病毒或酵母表达系统表达的重组病毒样颗粒(VLP),可以模仿病毒真实的构象,由于它们不含病毒基因组,因此安全性好。VLP可在成年小鼠中诱导病毒中和抗体反应,被动免疫后可保护新生小鼠抵抗致死剂量EV-A71病毒的攻击。与合成肽疫苗和rVP1亚单位疫苗相比,VLP诱导中和反应的强度要更高[99-101]。VLPs疫苗具有良好的安全性和免疫原性且产率高,它们将成为未来理想的候选重组疫苗。

EV-A71灭活全病毒疫苗

将B4基因型EV-A71病毒甲醛灭活(FI-EV-A71)疫苗与铝佐剂按照一定比例进行配制,免疫后可以诱导产生针对不同基因型EV-A71的交叉中和抗体反应,但对CV-A16病毒不具有中和作用[99]。B4基因型FI-EV-A71疫苗的免疫效果与C4基因型FI-EV-A71疫苗相似。与其他类型的EV-A71疫苗相比,灭活EV-A71疫苗的免疫原性更加明显,在小鼠和非灵长类动物模型中可诱导产生强有力的针对不同型别病毒的交叉中和抗体反应[99,101-103]。这些结果表明,不同的EV-A71基因型/亚型存在共同的中和表位(最有可能的构象)。而EV-A71、CV-A16之间不存在氨基酸序列替换现象,这也可能是为何EV-A71疫苗不具备交叉中和CV-A16作用的部分原因。正因如此,CV-A16灭活病毒也不能诱导产生针对EV-A71基因型的交叉中和抗体[67,104]。由于EV-A71灭活疫苗具有良好的免疫保护作用,加之已有的脊髓灰质炎灭活疫苗(IPVs)的成功研发和使用经验,EV-A71灭活病毒被积极运用于临床研究,以开发稳定且成本效益高的HFMD疫苗。

EV-A71疫苗的生产工艺
灭活疫苗

EV-A71疫苗的生产过程包括几个阶段:遗传稳定性好的EV-A71病毒疫苗株的选择和鉴定、细胞基质和病毒种子的鉴定、生产用无血清培养基的评价和选择、上下游规模工艺开发、化学灭活工艺的优化、临床前动物免疫原性研究。

B4亚型EV-A71疫苗株E59分离于2000年,是从中国台湾地区疾控部门分离的100多个候选疫苗株中筛选而来[105],且按照规定,还需提供完整的资质证明文件和清晰的病历资料。此外,如表21.1所示,北京科兴生物制品有限公司(北京科兴)、北京微谷生物制品有限公司(北京微谷)和中国医学科学院(CAMS,昆明所)分别在中国开发了C4 H07、FY7VP5和FY23疫苗株,Inviragen公司使用的则是B2亚型疫苗株[4,13]。目前现有的EV-A71疫苗研发生产企业中,中国台湾、北京科兴、北京微谷和Inviragen公司使用的是Vero细胞,符合GMP要求的Vero细胞库来源于美国典型培养物保藏中心(American Type Culture Collection,ATCC)。而CAMS使用的是KMB-17细胞。NHRI根据美国食品药品监督管理局(Food and Drug Administration,FDA)指南建立了Vero细胞主细胞库和EV-A71疫苗株E59的病毒主种子库[2],并由英国BioReliance检测,从中未发现逆转录病毒、牛和猪相关病毒性污染物及其他外源性物质[105]。

细胞培养选用VP-SFM(Gibco)无血清培养基,

表 21.1 进入临床试验阶段的 EV-A71 候选疫苗汇总表

研发机构/企业	生产工艺		临床试验				参考资料(临床试验受理号)
	细胞基质和 EV-A71 疫苗株	工艺过程	剂量/μg	目标人群	样本量	阶段	
NHRI(中国台湾)	Vero 细胞 B4 亚型	转瓶培养(SFM) 凝胶过滤层析 甲醛灭活	5,10	成年组 20~43 岁	60	临床Ⅰ期	109,110 (NCT01268787)
北京科兴(中国)	Vero 细胞	细胞工厂/生物反应器培养(SFM)	0.25, 0.5,1.0	成年组, 儿童组(>5 岁)	10 245	临床Ⅰ期	113(NCT01273246, NCT01273233, NCT01507857)
	C4a 亚型	凝胶过滤层析	1	儿童组(18~60 月龄)		临床Ⅱ期	
	H07 株	甲醛灭活	1	儿童组(6~35 月龄)		临床Ⅲ期	
北京微谷(中国)	Vero 细胞	细胞工厂培养(SFM)	0.4,0.8, 1.6	成年组, 儿童组(>5 岁)	10 077	临床Ⅰ期	112(NCT01313715, NCT01399853, NCT01508247)
	C4a 亚型	凝胶过滤层析	0.8	儿童组(18~60 月龄)		临床Ⅱ期	
	FY7VP5 株	甲醛灭活	0.8	儿童组(6~35 月龄)		临床Ⅲ期	
CAMS(昆明所,中国)	人二倍体 KMB-17 细胞	细胞工厂培养(血清培养基)	0.25	成年组, 儿童组(>5 岁)	12 000	临床Ⅰ期	114(NCT01391494, NCT01512706)
	C4a 亚型	凝胶过滤层析		儿童组(18~60 月龄)		临床Ⅱ期	
	FY23 株	甲醛灭活		儿童组(6~71 月龄)		临床Ⅲ期	
Takeda(Inviragen,新加坡)	Vero 细胞 B2 亚型	细胞工厂培养(SFM) 凝胶过滤/离子交换层析 二乙烯亚胺灭活	0.6,3.0	成年组	36	临床Ⅰ期	4,12,108 (NCT01376479)

注:CAMS:中国医学科学院(CAMS,昆明所);NHRI:中国台湾地区卫生研究机构;SFM:无血清培养基。
中国医学科学院(CAMS)和北京微谷公司研制的疫苗已经获得国家食品药品监督管理总局(CFDA)批准[127]。
抗原剂量是根据梁争论等[122]科研人员的研究报告计算,中国制定的 EV-A71 抗原参考标准的比活力为 421.1U/比活。

病毒最佳培养温度为 37℃,最佳病毒接种感染复数(Multiplicity of infection,MOI)为 10^{-5}。生产中使用半数组织感染剂量(Tissue culture infective dose,$TCID_{50}$)方法检测病毒滴度,定量酶联免疫吸附试验(Quantitative enzyme-linked immunosorbent assay,Q-ELISA)检测 VP2 抗原表位含量[105-107]。病毒浓缩液经液相色谱纯化后,总回收率在 30%~57% 之间。NHRI 和中国企业生产的纯化后 EV-A71 原液使用终浓度为 0.025% 甲醛进行灭活,而 Inviragen 公司使用的灭活剂为二乙烯亚胺[108]。采用生化方法和免疫原性研究分析灭活后 EV-A71 病毒的各项质量指标,疫苗 18 个月内无菌检查应为无污染。疫苗于 4℃ 储存 18 个月应保持稳定,在小鼠免疫原性试验中,随着时间的推移,病毒中和抗体效价不应下降。在小鼠、大鼠、兔和猴的动物实验中,采用含一定比例铝佐剂的微克剂量疫苗后,应产生针对 E59 病毒较强的中和抗体反应以及针对其他如 B 和 C 亚型 EV-A71 较高的交叉中和抗体效价。在人体内进行疫苗Ⅰ期临床试验注册申报之前，需向监管部门提供这些研究结果信息。

EV-A71 灭活疫苗及其临床研究

过去的几年中，在监管部门、经济利益和市场需求各方面的共同推动下，五家疫苗企业对 EV-A71 灭活疫苗的研发得到了快速发展[4,12]。NHRI 疫苗研发中心研制了基于 B4 亚型的 EV-A71 灭活疫苗，于 2010 年首次在成人组进行了Ⅰ期临床试验。研究结果显示：单一剂量为 5μg 或 10μg 的疫苗是安全的，且具有较好的免疫原性[109]。在所有志愿者中，疫苗的血清阳转率为 100%，85% 疫苗接种者产生了针对疫苗株和 B1、B5 和 C4A 型毒株强烈的病毒中和抗体（Virus neutralizing antibody，VNA）反应，抗体几何平均滴度（Genometric mean antibody titer，GMT）达到 210[110]。相对而言，仅有 20% 的受试者产生了针对 C4b 和 CV-A16 弱中和反应，而 90% 疫苗接种者未产生针对非典型 C2 毒株的中和抗体反应。Inviragen 公司也报道了一项在成人组进行 B2 亚型 EV-A71 灭活疫苗的Ⅰ期临床试验结果。受试者分别于 0 天和 28 天接种 0.6μg 或 3μg 的疫苗，结果显示，血清阳转率为 100% 且都产生了中和抗体反应，GMT 分别达到了 323 和 452[12]。

中国的三家企业分别独立开发并评估了基于 C4 亚型的 EV-A71 灭活疫苗（见表 21.1）[4,12,111]。三家企业通过一项包括 30 000 多名 6~35 月龄健康婴幼儿的Ⅲ期临床试验，评估了三种含有铝佐剂 EV-A71 疫苗的免疫效果，受试儿童分别于第 0 天和 28 天接种两剂疫苗或安慰剂。结果显示，这三种疫苗都具有良好的安全性和耐受性[112-114]。最常见的副作用是注射部位出现硬结、红斑和疼痛以及 3 级发热反应，注射部位出现的硬结、红斑和疼痛一般会在 24~72 小时内缓解。疫苗组和对照组中偶发严重不良事件发生率（serious adverse events，SAE）无差异，表明其与疫苗接种没有直接关系。北京微谷公司[112]研发的疫苗可以预防 90%EV-A71 引起的 HFMD 和 80% 以上包括疱疹性咽峡炎在内的 EV-A71 相关严重疾病。科兴公司的临床试验中，疫苗组 EV-A71 相关疾病的发生率为 0.3%，而对照组为 2.1%，疫苗的保护率为 89.3%[113]。昆明所的临床试验中[114]，受试者接种两剂疫苗后血清阳转率为 100%，病毒中和抗体 GMT 为 170.6，EV-A71 相关疾病的保护率为 97.4%。所有的这些基于 C4 亚型的疫苗都可有效预防疱疹性咽峡炎以及 EV-A71 相关疾病。接种北京微谷公司和北京科兴公司疫苗受试者的免疫血清可以交叉中和近几年来流行的 EV-A71 以及 B4、B5、C2、C5 等其他基因亚型病毒[115]。此外，隐性感染儿童体内已产生的抗体并不会对 EV-A71 疫苗的免疫效果产生影响[115]。

免疫相关的保护作用

有趣的是，6 个月后当 VNA 效价下降一半时，疫苗的免疫保护效果并未减弱[111]。最重要的是，Ⅲ期临床试验结果表明，VNA 效价为 1/16 时即可起到保护作用，能够预防 EV-A71 相关的 HFMD[12,111-114]。当 VNA 效价为 14.7U/ml 时，对 EV-A71 相关疾病的保护率达到 50%[128]。尽管不同企业的疫苗种子和生产工艺存在一定差异，但这些 C4 基因亚型疫苗均显示出了良好的批间一致性和有效性[116]。

EV-A71 疫苗注册方面存在的挑战

针对其他 EV-A 病毒的交叉保护作用

尽管 C4 和 B4 基因亚型疫苗针对当前流行的 EV-A71 病毒具有一定的交叉中和作用[110-115]，但 B4 基因亚型疫苗却不能中和非典型的 C2 亚型病毒[110]。同时，这些疫苗对 D、E、F 和 G 基因型病毒的交叉保护能力还有待于进一步评估。此外，它们并不能预防 CV-A16 引起的感染，而 CV-A16 正是近年来造成 HFMD 暴发流行的主要病原体[110-115]。因此，灭活 EV-A71 疫苗的使用并不能有效减少 HFMD 暴发期间的临床病例数。基于此，需要加大力度研发 EV-A71 和 CV-A16 的二价灭活疫苗以同时预防两种病毒的感染[67,104]。此外，由于病毒毒力的增加可能会出现新的病毒变异株，只有通过在多个国家进行疫苗免疫保护效果试验，才能评估单价疫苗能否对病毒流行株起到广泛的保护作用。为此，迫切需要建立肠道病毒暴发流行的全球监测网络，以监测将来 EV-A71 疫苗的免疫效果。

免疫力持久性及保护作用

一般而言，对于脊髓灰质炎疫苗，在接种两剂疫苗后的 6 个月内，抗体效价会出现显著下降[117]。因此，WHO 建议疫苗首次接种后应定期进行加强免疫以保证抗脊髓灰质炎病毒抗体的持久性[118]。在 EV-A71 疫苗Ⅱ期临床试验中，受试者应至少接种一剂疫苗，同时应进行加强免疫[116,117,119]。与安慰剂组相比，加强免疫后受试者的中和抗体效价至少增加了 10 倍（$P<0.001$）。疫苗组和安慰剂组中不良反应发生率相近。因此，首次免疫 EV-A71 疫苗 1 年后再进行一次加强免疫具有良好的免疫原性和安全性。尽管北京

科兴 EV-A71 疫苗在超过 2 年的时间内都产生了有效的保护作用[127]，但是只有通过Ⅳ期临床试验才能确定最佳的免疫方案，并确定是否需要在 24 月龄进行第三次免疫以延长疫苗的保护期。由于肠外免疫保护作用的存在，开发黏膜疫苗的可能性和必要性不大。今后，应在 EV-A71 和柯萨奇病毒流行时开展前瞻性研究，以评估长期交叉保护作用中的细胞免疫作用以及病毒的发病机制。此外，还需进行纵向研究以评估 EV-A71 疫苗在控制病毒抗原漂移、病毒适配以及新发病毒方面的作用。

疫苗效价试验的标准动物模型

尽管在猕猴中接种 EV-A71 疫苗可以观察到和人类相似的抗体反应，但它们的使用受到伦理和经济因素的限制[37]。新生乳鼠和免疫缺陷动物已广泛应用于 EV-A71 疫苗保护效果的评价，但它们的感染模式与人类存在一定差异[120]。NHRI[36]和 Fujii 等研究人员[37]已经成功地开发了携带人类受体 hSCARB2 的转基因小鼠，这种小鼠感染病毒后可观察到与人类相似的临床症状。建立标准化的携带人类受体 hSCARB2 的转基因小鼠模型，将有助于评估疫苗对预防 EVs 的交叉保护能力。

疫苗工艺的思考

理想的 EV-A71 疫苗应具备价格便宜、安全性好、可大规模生产、易于接种并被婴幼儿的父母所接受等特征。为此，迫切需要研究机构和研发企业、亚洲和全球公司之间进行通力合作，以改进和扩大目前的制造工艺，供监管部门审核和批准。受知识产权和专利技术的限制，疫苗生产中关于培养基和生产工艺的信息还相当匮乏。尽管生产细胞培养转瓶和细胞工厂属于劳动密集型技术，但对于制备当前临床阶段所需的产品而言，其操作还是容易的。

临床试验结果显示，接种两剂 EV-A71 疫苗（400U/剂，1μg）具有良好的免疫效果[111-113]。2012 年发布的报告显示[99]，40L 培养规模的生产批可产出 5 万支 FI-EV-A71 疫苗，每剂含量为 1μg，疫苗成本为 0.4 美元/剂。如果按照 C4 亚型疫苗最低保护剂量（0.25μg），疫苗产量可换算成 20 万剂，那么Ⅲ期临床试验中每剂疫苗的成本价为 0.1 美元[114]。尽管目前中国的生物制品企业每年的产能为 4 000 万剂左右[127]，为实现大规模的 EV-A71 疫苗生产，仍需对当前的生产工艺进行改进。利用生物反应器、微载体和灌流技术可以将细胞生长密度和病毒产量提高一个数量级。为了降低生产成本，可优化技术，通过建立简单而有效的下游层析技术纯化出免疫缺陷性和感染性病毒颗粒[107]。Lee 和他的同事们预测[121]，常规免疫接种这种售价在 25 美元/剂、免疫保护率为 70% 的 EV-A71 疫苗将具有很大的经济价值。如此高的利润率以及亚太地区巨大的新兴疫苗市场将会吸引全球各疫苗企业研发和生产 EV-A71 疫苗以及多价 HFMD 疫苗。

公共卫生前景

基于目前的Ⅲ期临床试验，中国应将 EV-A71 疫苗纳入国家免疫规划，以建立起强大的群体免疫力。婴幼儿 6~7 月龄时应完成两剂疫苗接种，18~24 个月龄期间可进行第三剂强化免疫。通过不同国家的疫苗免疫效果评价，可以有效地评估 EV-A71 疫苗针对不同基因型及亚型病毒的交叉保护作用。同时，通过全球 HFMD 监测网络，法定开展连续的流行病学监测并发现新的 EV-A71 病毒变异株。此外，迫切需要建立国际水平的疫苗标准株、质量控制标准品和方法以及动物模型，以评估候选疫苗的效力，并确定最有效和最经济的产品制造工艺。在这方面，中国已经建立了疫苗评价的国家标准[122]。尽管 EV-A71 灭活疫苗与 Pediacel（赛诺菲-巴斯德）五联疫苗同时使用后，并不会影响五联疫苗各个成分的抗体应答，但 EV-A71 疫苗最终是否能与扩大免疫规划（Expand Program of Immunization, EPI）疫苗联合使用以简化免疫接种程序，仍需要进行相关的临床试验[123]。总体而言，EV-A71 疫苗的成功上市，已经为未来多价 HFMD 疫苗的发展迈出了第一步[124,125]。

（解庭波　黄仕和　曹阳）

本章相关参考资料可在 "ExpertConsult.com" 上查阅。

第 22 章　EB 病毒疫苗

Henry H. Balfour Jr

EB 病毒（Epstein-Barr virus，EBV）是一种普遍存在的人类病原体，全球 90% 以上的人群受到过该病毒的感染[1]。在发达国家由 EBV 感染引起的传染性单核细胞增多症导致学校或单位缺勤率显著增加[2]。EBV 还会引发多种癌症，包括 Burkitt 淋巴瘤、鼻咽癌、某些霍奇金淋巴瘤、艾滋病感染者的淋巴瘤、侵袭性 NK 细胞白血病/淋巴瘤、X 连锁淋巴组织增殖性疾病以及胃癌等疾病[3-10]。EBV 感染，尤其是表现为传染性单核细胞增多症的 EBV 感染，终被认为是导致多发性硬化症的主要危险因素[11]。关于 EBV 与多发性硬化症关联的其他证据将在下文"未来 EBV 疫苗开发建议"的内容中进一步阐述。

尽管 EBV 感染给人类造成了巨大的疾病负担，但是由于缺乏合适的非人灵长类动物模型、理想疫苗抗原和免疫佐剂选择以及对疫苗预期效果存在较大争论等原因，EBV 疫苗的研究进展仍非常缓慢[12]。一种理想的预防性疫苗应该能提供消除性免疫，即接种疫苗后，宿主不会再被相同的病原体感染。实际上，无论减毒活疫苗还是亚单位疫苗其实都不能诱导这种消除性免疫，但它们能够降低随后自然感染所致疾病的严重程度。包括 EBV 在内几乎所有的疫苗都是如此。事实上，亚临床感染或轻微的"再感染"可能还会有利于提高机体内疫苗诱导的免疫反应水平，延长疫苗的保护时间。

对开发预防性 EBV 疫苗的考虑

由于 EBV 的致癌性，因此预防性 EBV 活疫苗是不能被接受的。那么对于预防性 EBV 疫苗的开发首要问题就是确定能够预防感染的病毒抗原或抗原组合。1976 年由 Epstein 首次提出将 EBV 主要的包膜糖蛋白 gp350 作为一种候选亚单位预防性疫苗[13]。EBV 可通过 gp350 结合 CD21 分子，也可称之为 CR2 受体、C3d 受体或 EBV 受体，实现对人类 B 细胞的特异性精准识别[14,15]。因此 gp350 特异性抗体可阻断 EBV 与 B 细胞的黏附，从而防止病毒颗粒内吞入 B 细胞导致的感染和潜伏感染。鉴于此，认为 gp350 特异性抗体与 EBV 中和抗体密切相关[16]。

多项利用棉顶绢毛猴作为动物模型的实验证实，棉顶绢毛猴在接种含有 EBV gp350 蛋白的疫苗后可有效预防后续 EBV 攻击性感染和相关恶性肿瘤的发生[17-19]。然而，疫苗制备方法至关重要，有一种利用单克隆抗体免疫亲和层析法、而不是蔗糖密度梯度层析法制备的重要的高分子 EBV 膜抗原（EBV membrane antigen，EBV-MA）疫苗，虽能在棉顶绢毛猴中诱导产生中和抗体，但却不能保护 B95-8 病毒株 EBV 感染后淋巴瘤的发生[20]。最可能的原因是单克隆抗体的高特异性及错误地选择了病毒抗原。

恒河猴疱疹病毒（Rhesus lymphocryptovirus，RLCV）感染与人类 EBV 感染类似，病毒可经口感染并可从咽喉排出，造成淋巴细胞增多和淋巴结病变，并发展为潜伏感染[21]。Sashihara 及其同事最近的一项研究表明 RLCV gp350 疫苗可以预防攻击性感染，并减轻病毒血症[22]。该研究比较了可溶性 RLCV gp350 疫苗、表达 RLCV gp350 的复制子病毒颗粒疫苗以及表达 RLCV gp350、EBV 核抗原（EBV nuclear antigen，EBNA)-3A 和 EBNA-3B 三种抗原的复制子病毒颗粒疫苗的免疫原性和保护效果。结果显示给予可溶性 RLCV gp350 疫苗免疫的动物，其体内 gp350 特异性抗体滴度最高，病毒攻击后感染率发生率最低，甚至在病毒攻击感染后 2 年内，血液中病毒 DNA 载量也处于很低水平。这些结果表明，只含 gp350 的预防性疫苗可能比同时包含 gp350 和 EBNA-3 的疫苗能更有效地降低接种疫苗者暴露野病毒后的感染发生率和病毒载量。

预防性 EBV 疫苗的临床试验

目前已经开展人体临床试验的预防性 EBV 疫苗主要有两种不同设计形式。一种是诱导产生 gp350 抗体，另一种是诱导产生 EBV 特异性 CD8[+] T 细胞（图 22.1）。

基于 gp350 的亚单位疫苗

现有两种基于 gp350 的预防性 EBV 亚单位疫苗开展了人体临床试验。第一种疫苗是重组病毒载体

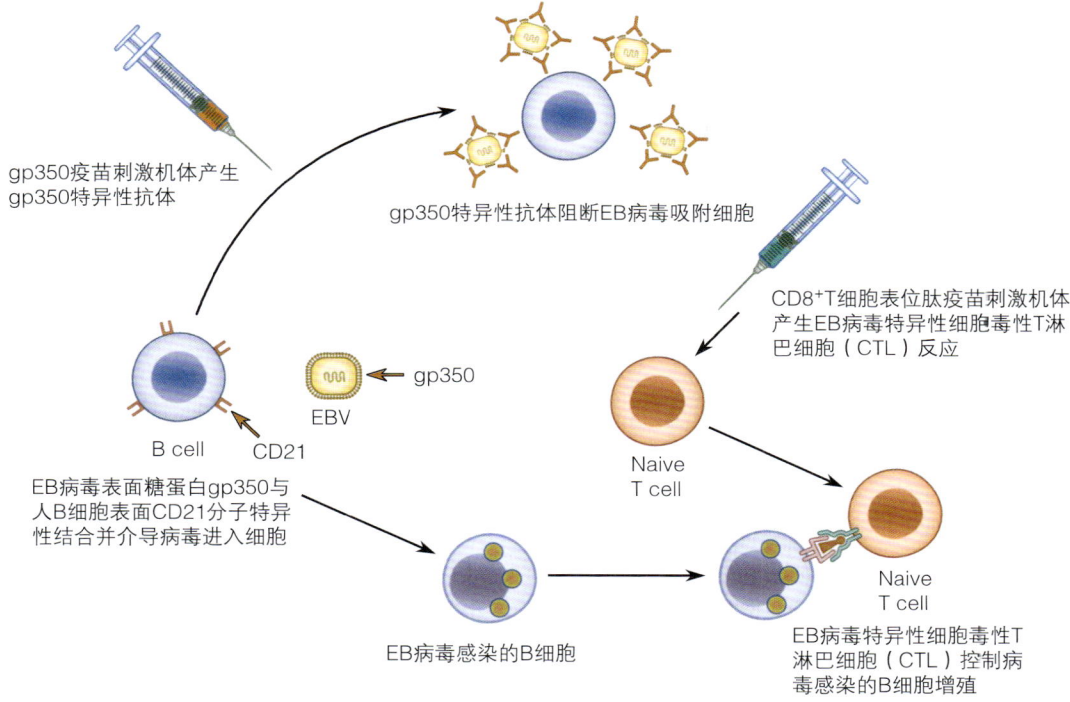

图 22.1　预防性 EBV 疫苗开发策略

疫苗,Gu 等人构建了能够表达 EBV-MA 的重组天坛株痘病毒,将其转染人胚肺细胞后获得高滴度的感染性重组病毒,并以此进一步制备成 EBV 候选疫苗[23]。

证明该候选疫苗在家兔中具有良好的免疫原性后,研究人员随即陆续开展了三项临床试验。第一项试验是在 11 名曾接种过天坛株痘苗病毒天花疫苗的健康成年评估该 EBV 候选疫苗的安全性。结果显示有 3 名受试者出现了发热反应和局部感染病变,这 3 名受试者也产生了针对痘病毒的抗体反应。其他 8 名受试者仅发生了接种部位轻微的炎症反应,但没有产生痘病毒的抗体反应。此外,11 名受试者的 EBV 抗体滴度均未上升。第二项试验对 6 名 8~9 岁有 EBV 潜伏感染且曾接种过天坛株痘病毒疫苗的儿童进行了 EBV 疫苗接种,证明了该疫苗具有良好的安全性。在免疫原性方面,接种后 1 个月,9 名受试者中有 8 名诱导产生了 EBV-MA 和痘病毒特异性抗体,但未见抗 EBV 衣壳抗原(VCA)抗体升高,这表明受试者 EBV-MA 特异性抗体反应并非因社区循环的 EBV 再感染所致。

最后一项临床试验招募了 19 名年龄在 1.7~2.8 岁未感染过 EBV 且未接种过天坛株痘病毒疫苗的儿童。其中对 9 名儿童接种疫苗,其余 10 名不接种的儿童作为对照。结果显示该候选疫苗具有良好的安全性,9 名受种者均产生了针对 EBV-MA 和痘病毒的特异性抗体。在 16 个月的随访过程中,疫苗组 9 名受种者中的 3 名,以及对照组中所有 10 名儿童产生了抗 EBV VCA 抗体,证明发生了 EBV 感染。这支持了作者的结论:"首次证实通过自然途径抵御和/或延迟人体 EBV 感染是可能的"。尽管研究人员认为活的痘病毒载体可用且有效,但考虑到与痘病毒疫苗会加强生物恐怖有关的严重不良事件,因此使用活的重组痘病毒载体作为预防性疫苗在当前不太可能被接受[24]。

第二种已开展了人体试验的 gp350 预防性 EBV 亚单位疫苗是由 Jackman 和其同事研发。该疫苗是利用中国仓鼠卵巢细胞(Chinese hamster ovary cells,CHO)表达系统表达制备的重组 gp350 蛋白,通过抗体和 CD21 结合试验表明该重组蛋白特性与病毒的天然 gp350 蛋白非常相似。将重组蛋白与弗氏佐剂或铝佐剂免疫家兔后可诱导产生 gp350 特异性抗体和 EBV 中和抗体[25]。基于该技术平台生产的 EBV 疫苗随后也在四项临床试验中进行了评估。

Moutschen 及其同事曾报道了两项双盲、随机、对照试验结果[26]。第一项试验是在 67 名 18~25 岁(平均年龄:21.4 岁)受试者中开展的评价 gp350 疫苗安全性和免疫原性的 Ⅰ 期临床试验。受试者按接种前血清 EBV 抗体状态进行分层,分别随机肌内注射辅以 3-O-脱酰基-4'-单磷酰脂质 A 和铝盐(AS04 佐剂)或仅铝盐佐剂的 gp350 疫苗 50μg/0.5ml/剂,接种程序为 0、1 和 6 个月。

在接种第二剂含AS04佐剂的gp350疫苗10天后出现了1例严重不良事件。一名之前EBV抗体阳性的受试者产生了严重的流感样症状,伴有头痛和假性脑膜炎,随后是膝盖、踝关节和下背部的关节炎。该名受试者在两个月内完全恢复。作者认为:"该事件不能排除与疫苗有关。"

对Ⅰ期临床试验中的51名受试者进行了免疫原性分析。所有接种前抗体阴性的25名受试者,在完成第三剂疫苗接种后1个月gp350特异性抗体检测阳性。AS04佐剂组的抗体几何平均滴度(GMT)显著高于铝佐剂组(727 vs 498)。所有接种前抗体阳性的26例受试者gp350抗体滴度至少增加了4倍,且接种AS04佐剂疫苗者的GMT略高(1 188 vs 1 076)。接种前抗体阴性的受试者在接种AS04佐剂疫苗后100%产生了中和性抗体,而铝佐剂gp350疫苗组中的抗体阴性者仅44%产生了中和性抗体。在接种前抗体阳性者中,接种AS04佐剂疫苗者中有71%中和抗体滴度增加了4倍,铝佐剂组的比例为56%。因此,在Ⅰ期试验中,辅以AS04佐剂的gp350疫苗始终比铝佐剂疫苗具有更强的免疫原性。

在Ⅰ/Ⅱ期临床试验中,对81名18~37岁未感染过EBV的受试者(平均年龄为21.8岁)按照1:1:1的比例随机分为3组,分别接种无佐剂疫苗、AS04佐剂疫苗或铝佐剂疫苗。接种程序同Ⅰ期研究,于0、1和6个月肌内注射gp350疫苗每剂50μg/0.5ml。

研究认为疫苗是安全的,但报告了1例值得关注的不良反应。1名有偏头痛病史的受试者在接种第二剂疫苗27天后出现了伴有呕吐的严重头痛。因为该受试者在疫苗接种前就有偏头痛史,因此偏头痛与疫苗接种不太可能相关。

所有的71名可评估受试者在接种第三剂疫苗后1个月均检测到了gp350抗体,3组GMT如下:无佐剂疫苗组为258,铝佐剂疫苗组为1 053,AS04佐剂疫苗组为1 251。无佐剂疫苗组的GMT明显低于其他两组。通过EBV感染的B细胞增殖抑制试验,或通过测定疫苗诱导抗体阻断鼠抗gp350单克隆抗体(72A1)与gp350蛋白结合的能力的竞争性免疫分析法,进行中和抗体滴度的测定,结果也呈现类似的趋势[27]。

总之,gp350疫苗的Ⅰ/Ⅱ期临床试验证实了Ⅰ期试验的免疫原性结果,显示AS04佐剂优于铝佐剂,也表明含佐剂疫苗的免疫原性优于无佐剂疫苗。

第三项试验是一项双盲、安慰剂对照的Ⅱ期临床试验,以评估含AS04佐剂的重组gp350疫苗在16~25岁未感染过EBV的青少年中的安全性、免疫原性和有效性[28]。疫苗含50μg gp350、每剂50μg AS04/0.5ml,按照0、1和5月的程序进行肌内注射。试验主要终点是接种第二剂疫苗18个月后,按照临床标准记录的疫苗组和安慰剂组传染性单核细胞增多症的发生率以及血清中非疫苗抗原的EBV特异性抗体反应情况。研究招募了181名受试者(平均年龄:20.6岁,52%为男性,97%为白人),按照1:1比例分配到疫苗组和安慰剂组。无严重不良反应报道。免疫原性结果显示,几乎所有未感染EBV的疫苗受种者(76/77;98.7%)都产生了gp350蛋白特异性抗体反应。采用72A1单克隆抗体竞争免疫分析法检测接种疫苗后血清中和抗体,发现中和抗体水平在第三剂后一个月达到峰值,且在该时间点受试者血清阳转率为69.86%(95% CI,58.00%-80.06%)。这些结果可能仅适于疫苗受种者。

然而,在19个月的随访期间,该EBV疫苗并没有阻止EBV的感染,90名疫苗受种者中有13人(14%)被感染,91名安慰剂受试者中有18人(20%)被感染。但接种疫苗对临床疾病的发展还是有着重要的影响。在意向性治疗人群中,90名疫苗受种者中只有2例(2%)发生传染性单核细胞增多症,而91名安慰剂受试者中发生9例(10%)(P=0.03;Fisher精确检验;偏倚)。

值得注意的是,该研究是第一个证明了EBV亚单位疫苗能保护人群抵御传染性单核细胞增多症的临床试验[29]。但该试验仍存在一些局限性,包括未测定受试者血液EBV载量,难以阐明血清中和抗体反应以及未评估细胞免疫应答水平等。

第四项临床试验是在16名儿童肾移植候选者中进行的含氢氧化铝佐剂重组gp350疫苗的Ⅰ期临床试验[30]。对受试者给予皮下接种3剂或4剂12.5μg或25μg的gp350疫苗(前3剂每周接种,如果尚未移植,则在第30~32周时再接种第4剂),全程共32周,耐受性良好。有3名受试者因未完成两项免疫原性评估而被排除出组。13名可评估的受试者均产生了抗gp350特异性抗体反应,但只有4名受试者产生了中和抗体。该试验因缺乏对照组,故无法对疫苗有效性进行进一步评估。通过这项小规模的Ⅰ期临床试验表明,对有慢性肾病且等待移植的儿童进行免疫接种是可行的,但给予少量含佐剂的gp350疫苗可能不足以诱导足够的免疫反应。

基于CD8$^+$T细胞表位的EBV疫苗

另一种疫苗的设计策略是通过诱导针对EBNA特异性的CD8$^+$T细胞免疫反应来控制EBV感染的

B细胞的扩增。EBNA蛋白在EBV感染后B细胞转化中具有潜在的作用,一般不会用于全蛋白疫苗设计。为此,研究者们设计了一种多肽疫苗,并在成年志愿者中进行了测试。该疫苗是将人类白细胞抗原(HLA)-B8限制性表位多肽EBNA-3A与破伤风类毒素偶联后联合油包水佐剂使用,以期诱导T细胞免疫应答[27,31]。在临床试验中,14名18~50岁未感染过EBV的成年人被随机分为三组,其中8人接种5μg含佐剂的多肽疫苗,2人接种50μg含佐剂多肽疫苗,4人接种安慰剂,所有受试者均接种2剂,间隔2个月。通过检测受试者外周血中分泌IFN-γ的表位特异性T细胞数量,发现大多数受试者在接种疫苗后都诱导产生了良好的表位特异性CD8⁺T细胞反应,说明免疫策略有效。在后续的2~12年随访期间,10名疫苗受种者中有5名感染了EBV野毒株,其中一名受试者极有可能在首剂接种后不久就发生了EBV感染,并患上了传染性单核细胞增多症。而4名安慰剂受试者中也有2名被感染,其中1名罹患传染性单核细胞增多症。尽管接种2剂疫苗后的4名受试者感染后均无症状,提示该疫苗可能会预防症状性EBV感染的发生,但因样本量太小,并不能有效说明问题。

多肽疫苗的实际应用受到限制,是因该疫苗可能只能对特定类型的HLA人群有效,因此不能适用于普遍的人群。当然,如果在明确器官移植受者具体的HLA分子类型之后,表位疫苗的应用也就很可能会达到预防移植后淋巴增殖性疾病(posttransplant lymphoproliferative disorders,PTLD)的效果。该试验可作为概念性证据,提示诱导CD8⁺T细胞免疫的EBV疫苗是安全的,且可以预防受试者在初次感染EBV野毒株后不会发病。

预防性EBV疫苗在小鼠中的免疫原性评价

目前已有多种类型的新型预防性EBV疫苗证明了在小鼠体内具有良好免疫原性。Ruiss和其同事报道了一种病毒样颗粒(virus-like particles,VLP)疫苗的制备过程。该VLP疫苗是通过将病毒EBNA-2、潜伏的膜蛋白1(LMP1)、EBNA-3A、EBNA-3B、EBNA-3C和BZLF1基因等被删除或功能失活后形成的不完整病毒[32]。因病毒基因组也缺少包装病毒DNA所需的末端重复信号序列,所以该VLPs不包含可检测到的EBV DNA。该疫苗在体外具有B细胞嗜性,在BALB/c小鼠体内也能诱导EBV特异性中和抗体和细胞免疫应答。

Cui和其同事们设计了一个含有gp350前470个氨基酸的四聚体蛋白,动物实验表明该四聚体在BALB/c小鼠体内诱导出的gp350抗体滴度比相应的单聚体大约高19~20倍[33]。如果最终证明前面所提到的含佐剂的单体gp350疫苗布不具有期望的免疫原性,该四聚体疫苗将有望成为一种新的选择。

Ogembo和其同事们开发了一种基于新型新城疫病毒(newcastle disease virus,NDV)-VLP平台的亚单位病毒载体疫苗[34]。该疫苗是将EBV gp350/220蛋白基因克隆构建至NDV融合蛋白F的基因形成重组病毒,实现EBV gp350/220-F融合蛋白在NDV表面的表达。由此产生的重组病毒粒子在直径和形状上与天然EBV相似,且能与CD21和CD35结合。用该疫苗免疫BALB/c小鼠后,诱导产生了较高水平的以IgG1亚型为主的gp350特异性抗体和中和抗体,而且这些抗体能够阻止Raji细胞被重组EBV感染,含有增强绿色荧光蛋白的构建物,可用于定量。

EBV有关疾病的治疗——转化或刺激细胞介导的免疫反应

治疗性EBV疫苗对很多EBV引起的疾病都有效,尤其是对鼻咽癌和EBV阳性的淋巴瘤。治疗性疫苗的目标是通过刺激抗EBV抗原的T细胞免疫反应来清除肿瘤细胞,如表22.1所示。一些报道表明,EBV特异性的T细胞治疗至少在短期内是有益的。

表22.1 EBV阳性肿瘤细胞表达的EEV潜伏基因产物作为EBV治疗性疫苗或过继性免疫治疗的靶点

EBV感染相关疾病	肿瘤细胞表达的EBV潜伏基因产物
移植后淋巴增殖性疾病(PTLD)	EBV核抗原(EBNA)-1,-2,-3A,-3B,-3C
	EBV潜伏膜蛋白(LMP)-1,2
X连锁淋巴组织增殖性疾病	EBV核抗原(EBNA)-1,-2,-3A,-3B,-3C
	EBV潜伏膜蛋白(LMP)-1,2
霍奇金淋巴瘤	EBV核抗原(EBNA)-1
	EBV潜伏膜蛋白(LMP)-1,2
鼻咽癌	EBV核抗原(EBNA)-1
	EBV潜伏膜蛋白(LMP)-1,2
Burkitt淋巴瘤	EBV核抗原(EBNA)-1

在造血细胞移植后有PTLD风险的儿童中,给予静脉输注HLA匹配的非亲属供者或不匹配的亲属供者的EBV特异性的T细胞(主要为CD8⁺T细胞)能够减轻EBV病毒血症,并能使10名患者中的3名

EBV 疾病消退[35]。对 50 例经组织学证实的 EBV 淋巴瘤患者 (其中霍奇金淋巴瘤 25 例,NK 细胞白血病/淋巴瘤 11 例,弥漫性 B 细胞淋巴瘤 7 例,其他病例 7 例) 分别给予靶向 LMP1 或 LMP1 和 LMP2 的自体细胞毒性 T 淋巴细胞 (cytotoxic T lymphocytes,CTL) 治疗。结果 29 名高危或多次复发患者在缓解期接受治疗后,2 年的无事件生存率为 82%,达到了预期治疗目标[36]。

在另一项研究中,10 名晚期复发的鼻咽癌患者接受了自体 EBV 特异性的 CTL 注射。结果发现 CTL 输注与 EBV 核酸血症水平的降低有关,显示 CTL 具有一定的抗肿瘤活性。在 6 名耐药或在强化化疗和放疗后复发的患者中,有 4 名患者出现完全或部分缓解。且在 CTL 输注时处于缓解期的 4 名患者在 19~27 个月后仍无病症出现[37]。

Smith 和其同事也采用了 EBV 特异性的自体 T 细胞治疗有局部复发或转移的鼻咽癌患者。他们将自体 T 细胞通过能够表达来源于 EBNA-1、LMP1 和 LMP2 蛋白的多个 $CD8^+$ T 细胞表位的腺病毒进一步激活 T 细胞免疫反应后回输患者。结果显示 22 例患者中有 16 例 (73%) 成功在体外扩增出了 EBV 特异性的自体 T 细胞[38]。14 名接受 CTL 治疗的患者中位生存期为 523 天,而 6 名未接受 CTL 治疗的患者中位生存期为 220 天。然而作者并未提到这一结果是否具有统计学意义。他们只是评论说,"这些初步观察需要在正式的 II 期临床随机试验中进一步确认。"

最后,还有一项免疫细胞过继治疗研究发现,35 例有转移性和/或局部复发型的鼻咽癌患者在化疗后接受了 EBV 特异性 CTL 治疗,其疗效和生存率均优于单纯化疗[39]。作者总结道:"我们的研究获得了一个晚期鼻咽癌患者最好的生存结果,为未来开展化疗联合/不联合 EBV-CTL 治疗的随机研究奠定了基础。"

在 EBV 引起的鼻咽癌治疗性疫苗领域,Lin 和其同事用自体树突状细胞与 LMP2 肽共孵育后,再将细胞注射给鼻咽癌患者。结果发现患者在接受 4 次腹股沟淋巴结注射后,16 例患者中有 9 例患者的 $CD8^+$ T 细胞对 LMP2 产生了良好的免疫应答,其中 2 例患者的肿瘤也有所减轻[40]。

Taylor 和其同事制备了一种以改良安卡拉痘病毒 (modified vaccinia virus Ankara,MVA) 为载体的 EBV 候选疫苗,该重组痘病毒载体疫苗可表达 EBNA-1 蛋白的羧基端 (用以刺激 $CD4^+$ T 细胞) 和 LMP2 (用以刺激 EBV 特异性 $CD8^+$ T 细胞) 融合蛋白 (MVA-EL)。研究发现将病毒载体感染的树突状细胞与来自 EBV 抗体阳性供者外周血单个核细胞共孵育后,可有效激活 LMP2 特异性 $CD8^+$ T 细胞和 EBNA-1 特异性的记忆 T 细胞反应[41]。

基于以上 MVA 载体的治疗性 EBV 疫苗还开展完成了 I 期临床试验。在对 18 名鼻咽癌患者连续皮内接种三剂不同剂量的 (5×10^7~5×10^8 个 PFU) 疫苗后,间隔 3 周,发现疫苗耐受性良好,观察期内未出现剂量限制性毒性。在免疫原性方面,18 例患者中有 15 例患者产生了针对一种或两种疫苗抗原的 T 细胞免疫反应[42],且高剂量的疫苗产生的免疫应答最强,具有剂量反应关系。同样地,一项来自英国 16 名受试者进行的 EBV MVA-EL 疫苗的剂量递增研究结果,也建议在后续的 I、II 期临床试验中使用最高剂量,即皮内 5×10^8 PFU,因为该剂量能产生最广泛和最强烈的免疫反应[43]。

未来 EBV 疫苗开发的建议

EBV 相关疾病造成了巨大的全球疾病负担,而 EBV 疫苗有望显著减轻这项负担。就预防性 EBV 疫苗来说,有可能通过疗效试验并获得成功的疾病包括传染性单核细胞增多症、PTLD 和地方性 Burkitt 淋巴瘤。含 gp350 抗原的疫苗依然是预防性 EBV 疫苗开发的第一选择,因为 gp350 疫苗已经在 II 期临床试验中被证明可以预防传染性单核细胞增多症[28]。评估疫苗预防或减轻传染性单核细胞增多症严重程度也将是下一阶段 II 期或 III 期临床效力试验的主要终点指标。该疾病的高发人群——数量众多的在校大学生也为疫苗临床试验的实施提供了方便。一项针对明尼苏达大学未感染过 EBV 的大学生的前瞻性研究表明,新生中 EBV 原发感染的发生率为 26%,且 75% 的感染者有典型的传染性单核细胞增多症[44,45]。疫苗临床效力试验实施过程中应对所有接种疫苗的受试者进行定期的病毒载量测定,因为血液中的病毒载量与疾病严重程度之间存在显著的统计学相关性[44,46]。如果接种疫苗后能降低感染野生病毒的受试者血液中的病毒载量,那么它就有望能够预防这些恶性肿瘤。研究表明人群血液病毒载量的增加与 PTLD 的发生有一定关系[47],血浆 EBV DNA 的增加与霍奇金淋巴瘤恶化也有关[48]。为进一步了解疫苗诱导免疫保护的持续时间,还需评价在疫苗受种者 EBV gp350 特异性的记忆性 T 细胞免疫反应,并确定受种者是否发生了由 EBV 感染导致的 T 细胞 IL-15 受体表达改变。

当然下一个需要研究的疾病无疑是PTLD,处于感染最高风险的未感染过EBV的造血干细胞或实体器官移植候选者,可以在移植前进行检测确认并给予疫苗接种。这项临床试验也需要评估接种疫苗后对血液中EBV DNA数量和持续时间的影响,这可能是没有PTLD的情况下引起移植后发病的原因。地方性Burkitt淋巴瘤和鼻咽癌也是EBV感染可能引发的严重恶性肿瘤,值得作为预防性EBV疫苗临床试验评价的目标。其中Burkitt淋巴瘤因疾病潜伏期较短,而且有已知的高发病率地域可供调查,可作为区域性临床试验评价的较合适的目标疾病[49]。gp350疫苗已被证实对传染性单核细胞增多症有预防作用,而有传染性单核细胞增多病史的患者罹患EBV阳性霍奇金淋巴瘤的风险增加了三倍以上[50],因此EBV疫苗也有可能会降低霍奇金淋巴瘤的发病率。

多发性硬化症(multiple sclerosis,MS)是一种常见的神经炎症性疾病,全球有200多万的患者,而EBV疫苗也有可能会降低MS的发病率和/或严重程度。EBV即使不是MS的首要危险因素,也是一个重要的环境危险因素。有证据表明,几乎100%的MS患者体内都有EBV抗体[51],他们的抗体水平尤其是EBNA-1特异性抗体水平都有显著的升高[52]。有传染性单核细胞增多症病史的人患MS的风险会增加[53]。在活动性MS期间患者体内EBV特异性的$CD8^+T$细胞免疫反应也会有所加强[54]。此外,用单克隆抗体消除患者体内潜伏EBV的B细胞或输注自体EBV病毒特异性的T细胞也对MS的治疗有益[55,56]。

在EBV治疗性疫苗方面,MVA-EL疫苗是主要的候选疫苗,该疫苗含有部分EBNA-1蛋白羧基端与LMP2融合的蛋白,其中前者能刺激$CD4^+T$细胞免疫应答,后者能刺激EBV特异性的$CD8^+T$细胞免疫应答[41-43]。研究显示,除鼻咽癌外,该疫苗还对EBV阳性的淋巴瘤有效,因为这些肿瘤细胞也表达EBNA-1和LMP2蛋白。

EBV疫苗开发的主要阻碍

只有克服了一些认知差距和实际问题后,EBV疫苗的良好前景才能实现。EBV疫苗开发的主要的问题是寻找愿意支持它的行业赞助者或投资者。找到了赞助者,则如何在人群中成功实施临床试验将会成为这些赞助者面临的重大挑战。例如,确定包括抗原制备和佐剂在内的最佳疫苗配方。关于最好的疫苗,是单独使用含佐剂的gp350,还是gp350与EBV gH、gL和gB抗原(用于诱导预防口腔上皮细胞感染

表22.2 EBV疫苗研究现状

疾病名称	临床试验概况	评论
传染性单核细胞增多症	预防性疫苗: 含佐剂的gp350蛋白疫苗:完成Ⅰ期临床试验4项[23,26,30],Ⅱ期临床试验1项[28]。 $CD8^+T$细胞表位疫苗:完成Ⅰ期临床试验1项[31]	下一步研发预防性EBV疫苗的合理目标
鼻咽癌	过继性免疫治疗[37-39] 治疗性疫苗:将自体树突状细胞与EB病毒潜伏膜蛋白(LMP-2)肽共孵育,完成Ⅰ期临床试验1项[40]。 病毒载体疫苗:表达EB病毒核抗原(EBNA-1)和潜伏膜蛋白(LMP-2)的改良安卡拉痘病毒载体疫苗(MVA-EL),完成Ⅰ期临床试验2项[42,43]	MVA-EL取得了目前为止最好的临床试验结果
移植后淋巴增殖性疾病	过继性免疫治疗[35]	下一步研发预防性EBV疫苗的第二个目标选择
EB病毒阳性淋巴瘤	过继性免疫治疗[36]	初步临床试验表明具有可行性,但可能更耗时,需要大量受试者
地方性Burkitt淋巴瘤	—	东非疾病流行地区开展的临床试验
其他疾病: 慢性活动性EBV 胃癌 X连锁淋巴增生综合征 多发性硬化		初步实验结果表明,具有进一步研究成为预防性或治疗性疫苗的可能

的保护性免疫)联合使用更有效[57,58]？新型佐剂是否比以往试验中使用的佐剂更有效？

如果将来第一项Ⅲ期试验选择的适应证是传染性单核细胞增多症，那么该疫苗的主要的受益者将是EBV抗体阴性的个体。如果试验的目标人群是选择一个50%的个体都未感染过EBV的群体，那么应该选择哪个年龄段是需要面临的问题，因为EBV的抗体流行率与年龄密切相关。有两项研究发现，不同年龄层的白人和非白人的EBV抗体阳性率也存在差异[59,60]。白种人直到青少年时期才达到50%的抗体阳性率，而非白种人则在4~6岁就达到了同等水平，这就给建立统一的疫苗接种政策提出了难题。

EBV治疗性疫苗的临床评估也面临一个严峻挑战，因为主要受试者人群将最有可能是鼻咽癌或淋巴瘤患者，其复杂的背景会对试验结果产生一定的影响。然而，基于上述取得的一些积极的试验结果，EBV治疗性疫苗试验仍有必要继续推进。

总结

EBV是一种世界范围内常见的人类病原体，可引起急、慢性感染、癌症和自身免疫性疾病。预防性和治疗性疫苗可预防或减轻其中部分疾病的严重性，但是目前还没有能够广泛应用的有效疫苗(表22.2)。我们需要从政府、企业和/或慈善机构寻找资源开展必要的研究，最终让所有能从中受益的人都能获得有效的EBV疫苗。

（罗剑　李克莉　史如晶）

本章相关参考资料可在"ExpertConsult.com"上查阅。

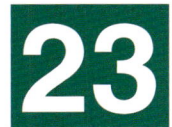

第23章 b型流感嗜血杆菌疫苗

Srinivas Acharya Nanduri、Andrea R. Sutherland、Lance K. Gordon 和 Mathuram Santosham

在使用疫苗之前,b型流感嗜血杆菌(*Haemophilus influenzae* type b,Hib)对全球儿童,特别是2岁以下儿童的发病率和死亡率都很高。与此同时,据一项研究估计,仅2000年Hib就在全球范围内造成813万次发病和37.1万例死亡[1]。一项疾病负担排名显示它是导致全球5岁以下儿童死亡的主要原因除了死亡率之外,30%以上患Hib脑膜炎的儿童还患有神经系统后遗症。

2006年11月,世界卫生组织(WHO)建议在全球范围内统一将Hib疫苗纳入儿童免疫规划,无论是否有当地或整个国家的监测数据支持[2]。2008年WHO估计有20多万名儿童死于Hib感染。尽管发展中国家引入Hib结合疫苗速度慢于发达国家,但除中国和泰国外,所有国家都将Hib疫苗纳入了全国免疫规划(UIPs),中国也通过自费疫苗接种方式使Hib疫苗获得了50%以上接种率。占全球儿童死亡率20%以上的印度已将Hib引入UIP。然而,截至2015年8月,该疫苗仅在美国36个州和联邦属地中的16个实施免疫接种。约翰霍普金斯大学国际疫苗获取中心(IVAC)的一份报告指出,由于缺乏疫苗引入或免疫接种不足,截至2015年5月,全球仍有超过35%的儿童无法获得Hib疫苗[3]。

Hib结合疫苗的常规使用已使发达国家和发展中国家Hib疾病显著减少。由于最严重的流感嗜血杆菌疾病是由b血清型引起的,所以疫苗研发工作主要集中在Hib上。本章主要关注针对Hib相关疾病的疫苗。然而,其他菌株的流感嗜血杆菌也是重要的致病因素,对于近年来针对其他菌株的疫苗开发方面所作的努力,本章也进行了简要的综述。

历史

流感嗜血杆菌病原体于1883年首次由Koch鉴定为病原体,被描述为一种由结膜炎患者的脓液中获取的较小革兰氏阴性杆菌[4]。在1889年流感大流行期间,Pfeiffer从死亡后患者的培养物中分离出了流感嗜血杆菌(称之为"Pfeiffer'杆菌"),并将其描述为流感的病原体[5]。直到1918年流感大流行,人们才将流感嗜血杆菌和流感的病原微生物区分开来[6]。

1931年,Pittman将流感嗜血杆菌分为两大类:荚膜型和无荚膜型[7]。荚膜型菌株产生多糖荚膜,是主要的毒力因子。这些荚膜可进一步分为6个抗原不同的血清型(a-f型),它们在化学成分和抗原成分上有所不同。

1933年,Fothergill和Wright证明了Hib脑膜炎病例的绝大多数发生在5岁以下的儿童中[8],年龄较大儿童和成人都有自然获得的抗体,可以预防严重的Hib疾病。在此后的数年中,兔免疫血清被用于Hib感染的免疫治疗,并发现抗血清中发挥治疗作用的成分是Hib荚膜多糖抗体[9]。

尽管在20世纪40年代中期发现了有效的抗微生物药物,但Hib仍然导致了很高的发病率和死亡率,病死率高达40%~90%,30%~40%的生存者留下了神经系统后遗症。因此,科学进步和对该病对公共卫生影响的共识,均促使加快了Hib疫苗的研发步伐。

第一代Hib疫苗含有纯的Hib荚膜多糖,这种多糖疫苗于20世纪80年代早期在美国批准用于常规接种,但在18月龄以下儿童中免疫原性较差,不能对Hib相关疾病负担最重的这个年龄组提供保护[10]。20世纪80年代中期,几种Hib结合疫苗在2岁以下儿童中的评估显示具有免疫原性。Hib结合疫苗在美国最初在12~18月龄儿童中批准使用[11]。随后在1990年,在两项效力试验的基础上,批准了两种疫苗[PRP-OMP(polyribosylribitol phosphate-outer membrane protein,多聚核糖磷酸盐-外膜蛋白)和PRP-CRM(PRP-CRM$_{197}$)]在6个月以下婴儿中常规使用[12]。应用疫苗后不久,Hib疾病的发生率就急剧下降。在美国应用疫苗之后不久,其他发达国家也引入该疫苗并取得了同样显著的效果。常规使用这些疫苗的地区基本上消除了Hib疾病[13]。

低收入和中等收入国家对Hib疫苗的引入较慢。2000年,没有一个亚洲国家使用Hib疫苗,撒哈拉以南非洲地区仅有南非1个国家在UIP中采用了Hib疫苗。少数国家在2000—2005年期间开始使用Hib疫苗,但中低收入国家的接种率仍然很低。2005年,在全球疫苗和免疫联盟(GAVI)的资助下,由4家机构(约翰霍普金斯大学、伦敦卫生和热带医学院、美国CDC和WHO)组成的Hib行动联盟成立[14]。Hib行动联盟帮助利益相关方和各国卫生部确定疾病负担,并强烈建议所有GAVI成员国使用含Hib的疫苗。目前,所有GAVI国家都已引进了包含Hib的疫苗。

背景(框23.1)

微生物学

流感嗜血杆菌是一种不形成孢子的革兰氏阴性球杆菌。该细菌在体外培养时需要两种均存在于红细胞中的辅助因子(X和V因子)。X因子为卟啉,比如氯高铁血红素,而V因子为烟酰胺腺嘌呤二核苷酸(nicotinamide adenine dinucleotide,NAD)[15]。需要这两种因子才能增殖是流感嗜血杆菌与其他嗜血杆菌的区别。

> **框23.1 背景要点**
> - b型流感嗜血杆菌(Hib)是最重要的人类病原体。
> - Hib是不形成孢子的革兰氏阴性杆菌。
> - Hib是严重疾病的首要原因,尤其在儿童时期。
> - 针对Hib荚膜多糖的抗体(PRP)可提供对Hib相关疾病的保护。
> - 与纯化多糖疫苗相比,Hib结合疫苗在低龄儿童中免疫原性更强,并且可诱导免疫记忆。

多糖荚膜是包括流感嗜血杆菌在内的几种细菌的主要毒力因子。荚膜被认为能够抵抗补体的杀菌和调理作用、保护细菌不被吞噬,从而帮助细菌逃避黏膜免疫应答[16,17]。相比其他型别的荚膜流感嗜血杆菌,致病潜力更强的b型荚膜流感嗜血杆菌的菌株已成为集中研究的对象[18-21]。Hib具有的一个荚膜是由多聚核糖基核糖醇磷酸盐(PRP)组成,其结构在1975年被首次描述[22]。Hib多糖荚膜被认为在细菌逃避补体介导的杀菌功能和逃避脾的清除功能中起作用[16,23]。

除了PRP的化学成分,PRP荚膜产生的遗传基础的某些方面也可以解释b型荚膜特殊的毒力。所有的荚膜菌株均含有荚膜产生所必需的基因cap位点。对于b型菌株,该区域的基因被命名为cap b。实验表明特定的侵袭性b型菌株的cap b区域含有DNA重复序列[24-26]。学者们已提出了几种机制来解释cap b的复制/增殖是如何导致毒性增强。首先,具有该重复序列的菌株能产生更多的亲水荚膜多糖,它可能使得菌株对传播或者黏膜侵入期间的脱水作用的抵抗性更强[18,27]。其次,研究表明cap b重复序列的存在导致它对补体介导的溶菌作用和调理素作用的敏感性降低[28]。一些从侵袭性Hib相关疾病病例的血液和脑脊液(CSF)中的分离出的细菌为厚荚膜的菌株,其cap位点可达5个及以上的拷贝[24,25]。(重要的是,在一些非b型的侵袭性流感嗜血杆菌菌株中同样发现了cap基因位点扩增现象;关于在非b型菌株中观察到的这一突变现象的重要性如何以及该现象是否普遍,进一步的研究正在进行中[29,30])。

一些非荚膜因素也对Hib和其他Hi菌株的毒力有一定作用。流感嗜血杆菌细胞膜的一个重要成分是脂寡糖(LOS),它含有内毒素。研究提示b型菌株编码LOS的基因会导致某些表面暴露的抗原表位的表达,它对动物的上呼吸道表皮细胞具有毒性[31-32]。某些Hib菌株的LOS具有影响病原体在巨噬细胞中存活和复制的能力,这可能也有助于保护病原体免受宿主的免疫防御作用[26,33]。另一种非荚膜毒力因子为菌毛的表达。一些Hib菌株能够表达菌毛,研究者认为它在对宿主细胞的黏附过程中发挥了调控作用[34]。体外研究表明,与无菌毛的病原体相比,Hib的有菌毛变异体表现出更强的与人口咽部细胞结合的能力[35]。此外,在菌毛和无菌毛形式之间转变的能力也可能增加了病原体的毒力[36]。一项鼻咽组织培养模型的研究表明,当Hib黏附到上皮表面的黏液上之后,有菌毛的细菌更容易生长。Hib病原体在感染12小时后就能进入到细胞内,在此侵袭阶段无菌毛的细菌更具有优势[37]。这种菌毛转换表达能使病原体适应不同阶段的入侵和感染,因此作为一个重要的毒力因子[38]。

免疫学

抗荚膜抗体和滴度

纯多糖抗原由B细胞受体识别,但是因为它们不能与主要组织相容性复合物(MHC)Ⅱ类分子相结合呈递给T细胞,所以引起的免疫应答为T细胞非依赖性[20]。T细胞非依赖性免疫应答不产生记忆性B细胞,不能诱导免疫记忆。因此,当使用纯多糖疫苗进行免疫时,再次接种后不会产生加强抗体应答效果[39]。此外,在2岁以下的儿童中,多糖抗原诱导的血清抗体滴度相对较低[39]。在年龄较小的儿童中抗体应答较差的原因尚不清楚,但基于动物模型的研究认为其原因在于免疫系统发育尚不成熟、T细胞活动抑制的增加、巨噬细胞对抗原加工的功能尚未成熟以及缺乏一种较晚出现的T细胞非依赖性B细胞[20,40]，这种B细胞在抗多糖抗原免疫球蛋白G抗体（IgG）的产生中发挥着重要作用。

蛋白质结合

在20世纪30年代早期，Avery和Goebel证明了寡糖或多糖小分子可以通过与蛋白质载体共价结合来增强其免疫原性[36]。将蛋白质载体和Hib多糖偶联用于研制Hib疫苗被证明是一种行之有效的方法，可以使得T细胞能够参与到免疫应答过程中去[20]。通过这种方法得到的T细胞依赖性结合抗原在两个方面与T细胞非依赖性多糖抗原有着重要的区别。首先，蛋白质-多糖结合抗原在6月龄以内的婴儿中具有免疫原性；其次，它能诱导出加强免疫应答[20,41]。

发病机制

Hib是一种仅感染人类的病原体，它通过直接接触呼吸飞沫和呼吸道分泌物在人与人之间传播。它通过上呼吸道进入人体，并定植在咽部黏膜。Hib经由呼吸道直接传播致病，或者通过侵入咽部黏膜表面、随后经血行播散引起发病。疾病发作时，可以从原本无菌的体液如血液、脑脊液或胸膜液中分离出Hib，这种情况被称为"侵袭性"。

Hib可在人体内定植长达6个月而不出现临床症状或感染疾病[42]。在疫苗前时代，发达国家中3%~5%的健康学龄前儿童为无症状Hib携带者[43-45]。咽部带菌率随年龄[43,44,46]、地理分布[44,46]、拥挤程度[43,44]以及人群中的疫苗接种率[47,48]而不同。在常规疫苗接种之前，美国白种人婴儿带菌率在6月龄以前较低（0.7%），6~11月年龄组升高到约2%[44]。学龄前组患病率最高（达5%），而成人患病率逐渐下降[43]。但是，在使用Hib结合疫苗之前，3月龄的纳瓦霍人和阿帕奇人婴儿带菌率为3%[46]，这可能是侵袭性Hib疾病在这些人种的低龄儿童中高发的原因[49,50]。印度和泰国的研究表明，在无疫苗的年代Hib带菌率为6%~8%[51,52]。家庭环境拥挤以及在出现感染病例的日托中心就读，都与带菌风险升高有关[44,53,54]。一项在阿拉斯加本地儿童中进行的研究显示，家庭中居住超过2个人的房间比例与Hib带菌风险的增加相关（$OR=1.2$；$95\% \ CI$，1.1-1.5）[55]。带菌个体中只有少数发病。人们推测，呼吸道上皮的破坏，比如通过病毒感染、吸烟和室内空气污染，会促进各种细菌黏附和/或穿透上呼吸道[56-58]。

近期病毒感染已经被证实为罹患侵袭性Hib疾病的危险因素[59]。病毒感染能够促进Hib对咽部上皮的黏附或促进其对血流的侵袭[60]，从而增加侵袭性Hib疾病的发病风险。一项研究表明，经鼻腔感染甲型流感病毒的大鼠随后再接种Hib，其菌血症的发病率和严重程度增加[61]。

一旦Hib进入血液，如果它未被宿主免疫系统清除，病原体则可在机体远端部位导致疾病。研究者认为，不同疾病症状的出现至少部分地取决于病原体在宿主血液循环中的密度[62]。灵长类幼崽模型试验中，Hib脑膜炎的出现需要血液中细菌浓度达到每毫升10^3菌落形成单位（CFU）并持续至少6小时[63]。针对Hib脑膜炎患儿的研究也证实，大部分患儿在入院时其血液中循环的Hib浓度大于10^3CFU/ml，意味着更高的血液Hib浓度更容易发生Hib脑膜炎等严重感染后果[64,65]。

实验室诊断

通过血培养很难分离到Hib。培养来自血液或其他感染的体液中的Hib需要特殊的运送和生长条件。理想情况下，应在标本采集几小时内对其处理。细菌生长需要巧克力琼脂或其他含有附加因子氯高铁血红素和NAD的培养基，3%~5%的CO_2环境，以及35~37℃的恒温条件。值得注意的是，在标本采集前使用抗生素会显著降低培养的敏感性[66]。

最新的、免疫的、非培养的诊断方法更加灵敏和快速，特别适用于因标本采集前使用了抗生素或用于细菌培养的实验室设施较差，造成传统培养方法分离Hib条件不理想的情形。研究显示，与CSF培养相比，通过PCR分析CSF具有100%的敏感性和75%~96%的特异性[67,68]。此外，PCR甚至能够在已使用过抗生素的情况下鉴定CSF中的Hib[68,69]。从CSF中检出Hib多糖抗原是Hib脑膜炎的诊断依据。可用的CSF抗原检测方法包括对流免疫电泳（counterimmunoelectrophoresis，CIE）、协同凝集反应（coagglutination，Co）、乳胶凝集实验（latex agglutination，LA）以及乳胶颗粒凝集实验（latex particle agglutination，LPA）。CIE法是通过在可扩散基质上设置一个应用电场来评估抗原抗体的结合情况。凝集反应法是在样本中加入凝集素后观察抗原的凝集情况。LPA法是将样品与被抗体包被的乳胶颗粒混合，然后观察是否有抗原抗体结合引起的凝集现象。一项研究将这3种检测方法与CSF培养进行了比较，发现LPA敏感性为78%，特异性为100%；CIE的敏感性和特异性均为67%；凝集反应敏感性为78%，特异性为97%[70]。在已采用了抗生素治疗的Hib脑膜炎病例的诊断中，采用PCR方法进行抗原检测比用培养方法检测更有效[71]。这些新的诊断技术对确定疾病负担非常必要,尤其是在亚洲,因诊断前使用抗生素,或诊断能力很差或有限使得CSF的Hib血培养率比较低。

在尿液中也能检测到Hib多糖抗原。尿液抗原检测对于帮助诊断Hib疾病有一定的意义,尤其是Hib肺炎。在对菌血症肺炎和脑膜炎的患者研究中,采用LPA检测尿液抗原的敏感性为90%~100%[72-74]。相反,CIE敏感性非常低,只有44%[74]。Hib尿液抗原方法的特异性受到4个因素的限制:第一,即使在没有临床症状的情况下,Hib携带即可导致尿液中出现Hib抗原[75];第二,可出现非特异性凝集[76,77];第三,与某些细菌具有交叉反应,如大肠杆菌K1和K100、6型肺炎链球菌[74,76,78];第四,接种Hib结合疫苗会使得尿液中出现短暂地一过性的Hib抗原[79]。在美国纳瓦霍和冈比亚婴儿中的研究显示,在接种Hib结合疫苗后第一周,有超过80%的儿童出现抗原尿,一些儿童在疫苗接种之后抗原排泄持续了数周[80,81]。与之相比,在孟加拉国开展的一项研究中,90名疫苗受种者中只有8%在接种后出现了短暂的一过性的抗原尿,且仅持续了1~4天[73]。尿中抗原检测是一种基于现场、更简单的方法;然而,因它在病原携带状态下也呈阳性而特异性较差,因此使用受限。由于疫苗的广泛使用和疾病负担的减轻,目前人们对探索这种诊断方法的兴趣已减少。

Hib所致的临床疾病

Hib可导致一系列临床综合征,如脑膜炎、肺炎、眶周蜂窝组织炎脓肿、骨髓炎、脓性关节炎、蜂窝织炎、无病灶菌血症以及其他器官系统感染[85]。其他与Hib相关的疾病还包括附睾炎、心内膜炎、腹膜炎和气管炎等。在使用Hib结合疫苗的地区,这些疾病几乎已经消失。但是,在未使用Hib疫苗的国家,对医务人员开展Hib相关疾病造成的严重后果的教育就显得非常重要。在疫苗前时代,全球细菌培养阳性的各种侵袭性Hib疾病的构成比。不幸的是,即使在已采用疫苗的发展中国家,最贫穷的儿童也可能无法获得疫苗,而他们患该病的风险最高、患病的后果也很严重。Hib还可引起呼吸道疾病,包括中耳炎、鼻窦炎和支气管炎。然而,大多数上呼吸道流感嗜血杆菌疾病是由非包膜病原引起的,而不是Hib。

Hib临床特征

中耳炎/鼻窦炎

Hib通过鼻咽定植部位的咽鼓管到达中耳可引起中耳炎。尽管90%以上的流感嗜血杆菌中耳炎是由非荚膜型流感嗜血杆菌引起的,一项在Hib结合疫苗出现之前开展的研究却显示,大约6%的流感嗜血杆菌中耳炎经中耳液培养确认是由Hib引起的[82]。此外,Hib中耳炎通常是其他更严重的侵袭性疾病的前兆。Hib中耳炎是一个危险因素,同时一些研究中也显示其是侵袭性疾病感染的原发病灶[83,84]。与中耳炎一样,未分型Hi菌株是急性和慢性鼻窦炎的最常见原因[85,86]。即使在Hib疫苗前时代,Hib也是细菌性鼻窦炎的确证原因[87,88]。

肺炎

Hib肺炎在临床上与很难与许多其他细菌或病毒引起的肺炎相鉴别。而且,由于血培养通常都为阴性,目前还没有无创、敏感且特异均好的实验室方法能确定肺炎病因是否为Hib[89]。在一些肺炎病例中,可通过培养经胸腔采集的外周实变渗出液或胸膜积液来确定致病原[90]。但是,该操作不能用于鉴定无渗出的非实变性肺炎的病因,同时经胸穿刺带来的创伤太大,不适合常规开展。对于Hib肺炎血液培养特异性高,但是敏感性很低(10%~20%)[91]。仅依赖血培养会造成对Hib肺炎的低估。支气管镜检查法对肺炎的病原体诊断有着85%以上的敏感性和特异性,但该方法为有创检查,同时要求配备专门设备和高度熟练的专业人员[92]。痰培养价值不大,这是因为低龄儿童通常不能提供足够的痰液标本,并且由于无症状Hib携带者多,使得痰培养结果的假阳性率高而难以区分携带者和感染者。同时,口咽部或鼻咽部的Hib携带与Hib肺炎的发生没有相关性。

因为缺乏敏感、特异、无创的检查来鉴定Hib肺炎病例,要估计Hib肺炎的发病率就相当困难。人们采取了一种替代方法来估计Hib肺炎的疾病负担,该方法称为"疫苗探针"法[93-95]。疫苗探针研究是一种已知效力疫苗的随机临床试验。此类研究通过计算疫苗免疫组和未免疫组疾病发病率的差异来估计疫苗可预防的疾病负担。需要注意的是,通过这种方法估算得到的Hib疾病负担比实际的负担要低,因为绝大多数的疫苗都不是100%有效,而绝大多数的研究也都无法把100%的病例确认清楚。在印度尼西亚和冈比亚的研究,以出现下胸壁塌陷为诊断标准,显示Hib疫苗预防了约5%的临床肺炎病例[93,95]。在冈比亚和智利,Hib疫苗预防了约20%有肺泡实变的肺炎病例[94,95]。相反的是,印度尼西亚在接种Hib疫苗后,经影像学确诊的肺炎病例并未出现显著下降[93]。孟加拉国的一项病例对照研究显示,接种 3 剂 Hib 结合疫苗后经影像学确诊的肺炎病例减少了 17%~44%[96](诊断结果随放射科医师和对照组选择的不同而不同)。南美的两项病例对照研究也发现,Hib 结合疫苗预防了相当一部分经影像学确诊的肺炎:巴西达 1%,哥伦比亚达 56%[97,98]。尽管采用了不同的方法和不同的病例定义,这些 Hib 疫苗对肺炎预防效果的研究得到的结果不尽相同,但它们均显示 Hib 是低龄儿童肺炎的重要致病原因(表 23.1)。一篇关于在 5 岁以下儿童中的疫苗探针研究的综述和 Meta 分析,估计 Hib 在全球范围内导致了该年龄段 5%(不确定度范围:1%~9%)的临床肺炎病例和 21%(不确定度范围:3%~36%)的影像学实变肺炎病例[1]。

脑膜炎

感染性脑膜炎是病原体侵入脑膜,导致炎症和水肿。数项动物模型研究显示,Hib 通过脉络丛进入脑脊液,在脉络膜中发炎的毛细血管允许病原体进入脑脊液[99]。随后病原体开始繁殖,并刺激细胞因子和其他炎症调节因子的释放。脑膜炎的典型症状为发热、前囟膨隆、颈项强直以及精神状态改变;但是,在低龄婴儿中,这些典型症状可能不会出现,而是表现为意识改变、纳差、低 / 高体温和 / 或易激惹。若不进行治疗,Hib 脑膜炎病例的病死率高达 90%。即使采取了适当的治疗,其病死率仍然在 3%~5% 至 60%之间波动,这取决于医疗卫生服务类型对儿童的可及性和是否出现并发症,常见并发症包括智障、脑瘫、听力丧失以及惊厥[100-102]。发达国家和发展中国家报告的 Hib 脑膜炎幸存者的神经系统后遗症发生率在 15%~30% 之间[103-105]。一篇 Meta 分析提到,罹患 Hib 脑膜炎后留下至少一种主要后遗症的中位风险为 9.5%(95% CI,7.1%-15.3%),而低收入国家的长期致残后遗症比例最高[106]。在发达国家,Hib 脑膜炎的病死率至少为 3%[107],而发展中国家报告的病死率在 20%~60% 之间,这可能是由于较难获得医疗卫生服务和适合的抗生素。

脑膜炎的诊断需要对通过腰椎穿刺获得的脑脊液样本进行分析。如果对样品的运输和处理恰当,CSF 分析对 Hib 脑膜炎诊断的敏感性非常高。然而,在没有合适的实验室支持的地区,或在采集脑脊液前使用了抗生素,Hib 脑膜炎的诊断就会比较困难。一篇综述和 Meta 分析估计,2000 年全球 5 岁以下儿童 Hib 脑膜炎的发病率为 31/10 万(不确定度范围:16/10 万 ~39/10 万)[1]。印度尼西亚的一项研究显示,2 岁以下儿童疫苗可预防实验室确诊 Hib 脑膜炎的发病率为 16/10 万(95% CI,1.4-31),但同年龄段儿童在接种 Hib 疫苗后,脑脊液检查与细菌病因学(不一定经细菌培养确认)一致认定的脑膜炎病例的发病率下降了 67/10 万(95% CI,22-112)[93]。该研究结果表明,在采集 CSF 标本前广泛应用抗生素的地区,细菌培养仅可鉴别 Hib 脑膜炎病例不足 25%。

表 23.1 疫苗探针试验中使用不同肺炎病例定义计算出的疫苗效力

参考文献	地方	病例定义	疫苗效力(95% CI)
临床试验			
Gessner 等[98]	印度尼西亚	影像学确诊[a]	-3.9%(未注明的)
		临床上定义[b]	4.0%(0.7%-7.1%)
Mulholland 等[96]	冈比亚	影像学确诊[a]	21.1%(4.6%-34.9%)
		临床上定义[b]	4.4%(-5.0%-12.9%)
疫苗评价			
Levine 等[97]	智利	影像学证实[a]	22%(-7%-43%)
		疑似细菌[c]	26%(7%-44%)
病例对照试验			
de Andrade 等[100]	巴西	影像学证实[a]	31%(-9%-57%)
de la Hoz 等[101]	哥伦比亚	影像学证实[a]	47%(2%-72%)
Baqui 等[99]	孟加拉国	影像学证实[a]	34%(6%-53%)对照组为社区人群
			44%(20%-61%)对照组为住院人群

[a] 确切的病例定义有所不同,但均符合 WHO 所给出的描述,即胸片 X 线显示有实变或胸膜积液。
[b] 依据 WHO 定义;包括呼吸急促和胸壁塌陷。
[c] 病例定义为包括以下任何一种情况:肺泡实变,胸膜积液,红细胞沉降率≥40mm/h,或支气管呼吸音。

会厌炎

急性会厌炎是指会厌和周围结构的水肿和炎症。典型的症状包括咽痛、吞咽困难、喘鸣及高热。如果发病早期没有进行适当的处理，包括气道建立及抗生素治疗，疾病可快速进展为气道梗阻从而导致死亡。在疫苗前时代，美国儿童中75%~90%的会厌炎病例是由Hib引起[108]。在其他发达国家，会厌炎也是Hib疾病的常见表现[109,110]。在斯堪的纳维亚地区，其发病率非常高；瑞典年发病率在4.5/10万~32/10万之间，其中3~4岁儿童发病率最高[109]。但是，在发达国家本土人群中（包括澳大利亚土著民和阿拉斯加/加拿大因纽特人）[111,112]以及绝大多数发展中国家[113]，会厌炎很少见。该地理分布差异的原因尚不清楚，但可能与暴露年龄有关。在会厌炎发病率低的人群中，大多数严重Hib病例出现在1岁以下幼儿中，这表明早期接触Hib可导致其他临床表现，而较晚的接触易导致会厌炎。

化脓性关节炎/骨髓炎

化脓性关节炎是由于病原体侵入滑膜液，最常见于下肢。常见临床表现包括关节痛、局部水肿和红斑、活动度受限以及发热。其后遗症相当常见，包括活动受限、跛行步态、肢体长度差异以及异常骨生长[114,115]。在疫苗前时代，Hib是美国2岁以下儿童中化脓性关节炎最常见的原因[116]。根据加拿大在Hib疫苗使用前进行的一项研究显示，在细菌培养呈阳性的化脓性关节炎病例中，41%的能检出了Hib[117]。在疫苗前时代，Hib并非骨髓炎的常见病因，据估计，培养阳性的骨髓炎中有5%是由Hib造成的[117]。

面部/眼眶蜂窝织炎

在结合疫苗面世之前，Hib是眼眶、眶周和面部蜂窝织炎的常见原因[118]。由Hib造成的眶周蜂窝织炎的病例中多达80%与菌血症有关，而菌血症通常与脑膜播散及后续的颅内感染相关[118-120]。Hib也可导致面部蜂窝织炎，包括颊部蜂窝织炎伴菌血症。在使用Hib疫苗之前，美国曾经出现过一批面部蜂窝织炎病例中，82%是由Hib造成的[121]。

非b型荚膜流感嗜血杆菌疾病

尽管非b型荚膜型流感嗜血杆菌也能导致脑膜炎和败血症，但与b型菌株相比，非b型荚膜型流感嗜血杆菌侵袭性疾病的总体疾病负担较低。1998—2000年间美国5岁以下儿童非b型流感嗜血杆菌侵袭性疾病的发生率为0.8/10万[122]。2011年，该病在加拿大的发病率为0.11/10万[123]。1992—2006年间，来自14个欧盟成员国和其他国家的监测数据显示，其非b型流感嗜血杆菌侵袭性疾病以每年3.5%（95% CI, 2.1-5.2）的速度增加[124]。

不可分型流感嗜血杆菌疾病

不可分型流感嗜血杆菌菌株普遍定植于儿童和成人呼吸道中[125,126]。研究已证明，其在2岁以下的儿童中咽部携带率约为50%[127]。不可分型流感嗜血杆菌是中耳炎、鼻窦炎和肺炎等常见的病因[128,129]。在极少数情况下，不可分型流感嗜血杆菌也能导致侵袭性疾病，尤其是在4岁以下儿童以及健康状况有潜在的严重问题者，特别是免疫抑制的人群[126,130,131]。

治疗和抗生素耐药

Hib相关疾病的临床治疗需要早期评价和诊断，并给予适当的抗生素治疗以及对后遗症的支持治疗。治疗应基于社区的抗生素耐药谱。在美国，美国儿科学会（American Academy of Pediatrics，AAP）推荐疑似Hib脑膜炎的初始经验性治疗药物为头孢噻肟（cefotaxime）和头孢曲松（ceftriaxone），美罗培南（meropenem）或者氨苄西林（Ampicillin）与氯霉素（chloramphenicol）联合用药作为替代方案[132]。WHO则推荐用氯霉素联合氨苄西林或苄青霉素（benzylpenicillin）作为疑似Hib脑膜炎病例的初始治疗方案[133]。鉴于耐药肺炎双球菌的广泛存在，一些专家也建议在病原体不明的情况下，经验性地增加万古霉素（vancomycin）[132]。后续治疗应根据病原体的抗生素敏感谱在临床/国家指南的指导下进行。

在一些情况下，建议对日常家庭的接触采取药物预防措施以预防续发感染。在疫苗前时代，多例有记载Hib病例是因为曾经密切接触指示病例而患病，如就读于日托机构或家庭接触[54,134,135]。有一项研究显示其继发率约为0.6%，其中2岁以下儿童被感染的风险最高[136,137]。一项美国的全国性研究显示，初始病例发病后30天内，家庭接触者患Hib脑膜炎的风险是经年龄调整的普通人群的585倍[138]。目前，对于出现了一个Hib病例的家庭，如果其家庭有以下情况之一，则推荐使用利福平对所有家庭密切接触者进行药物预防：①有未满12月龄且未完成基础免疫的婴儿；②有未完成规定免疫程序中全部针次的4岁以下儿童；③有免疫抑制的儿童。如果日托中心60天之内出现了2例或者更多的侵袭性Hib病例，则其接触者应接受Hib疫苗预防接种[132]。常规用于脑膜炎治疗的抗生素通常无法将 Hib 从上呼吸道清除，因此，可能需要其他种类的抗生素来清除指示病例携带的细菌[139]。

在广泛使用 Hib 疫苗的国家，应重新评估采用利福平来预防疾病这一建议是否适当。如果未免疫的儿童接触了指示病例，那么考虑用利福平进行预防是合适的。1972—1974 年，欧洲和美国报告首次分离到抗生素耐药 Hib 菌株。自此，世界各地 Hib 耐药菌株比例均有所提升[140]。研究显示，分离到的 Hib 菌株中有 20%~60% 可产生 β- 内酰胺酶并对氨苄西林耐药[141,142]。研究显示 Hib 菌株耐药的其他抗生素包括氯霉素、四环素和甲氧苄啶 - 磺胺甲噁唑（TMP-SMX）。Hib 菌株也已出现对头孢菌素的耐药，例如在马里，由血液中分离到的 207 株 Hib 菌株中有 0.5% 对头孢曲松耐药[143,144]。1992—1997 年在韩国进行的一项研究显示，55 株 Hib 分离菌株中，15% 对头孢丙烯（cefprozil）和头孢克洛（cefaclor）仅有中度敏感性[143]。多重耐药 Hib 也得到了证实。在孟加拉国 1999—2003 年进行的一项研究发现，有 31% 的 Hib 分离菌株出现多重耐药[145]。西班牙 2000 年开始的一项研究表明，有 11%Hib 分离菌株为多重抗生素耐药，其中 3% 的菌株同时对氨苄西林、四环素和氯霉素耐药[146]。在肯尼亚，为了解 Hib 对阿莫西林、氯霉素和 TMP-SMX 敏感性而开展的研究中，研究者总共分离到 236 株菌株，它们都来自因脑膜炎或者败血症入院的儿童的血液或脑脊液，在这些菌株中有 40% 至少对两种抗生素耐药，28% 对这三种抗生素全都耐药。此外，在开展该研究的 9 年间（1994—2002 年），细菌对这 3 种抗生素的耐药性随时间的推移显著增加[147]。拉丁美洲自 2000 年之前开始的监测研究结果表明，21% 的侵袭性流感嗜血杆菌（b 型和非 b 型）分离菌株能产生 β- 内酰胺酶，21%~32% 对氨苄西林耐药，26%~49% 对 TMP-SMX 耐药[148,149]。在其他亚洲和非洲国家同样已经观察到了产 β- 内酰胺酶菌株的增加趋势，以及对氨苄西林、氯霉素和 TMP-SMX 的显著耐药现象[145,150,151]。抗生素耐药的问题对发展中国家尤其具有挑战性，因为 Hib 通常会对经验性治疗中常用到的抗生素耐药，而对 Hib 依然有效的抗生素则价格昂贵或难以获得。尽管抗生素的合理使用以及持续研发新的抗菌药物仍被作为优先策略，但是，为了降低因抗生素耐药 Hib 导致相关疾病的负担，疫苗接种仍将是最强有力的工具。

疫苗前时代的流行病学（框 23.2）

在 Hib 结合疫苗常规使用之前，所有侵袭性流感嗜血杆菌疾病中有超过 95% 为血清 b 型引起[152]。据估计，美国普通人群中由 Hib 引起的侵袭性疾病在 5 岁以下儿童中的年发病率为 20/10 万 ~88/10 万[153-155]，在每年大约 20 000 例的确诊病例中，超过 50% 为脑膜炎病例[156]。欧洲各国报告的侵袭性疾病发病率存在着差异。西班牙和法国的研究显示，两国侵袭性疾病发病率分别为 12/10 万和 21/10 万[157,158]。斯堪的纳维亚地区报告的发病率相对更高；芬兰和瑞典 5 岁以下儿童报告发病率分别为 41/10 万和 54/10 万[158,159]。目前尚不清楚，上述报告发病率的差异是由于监测方法不同所致还是疾病发病率差异的真实反映[1]。

> **框 23.2　疫苗前时代流行病学要点**
> - 在常规使用 Hib 结合疫苗之前，所有侵袭性流感嗜血杆菌疾病中有超过 95% 由血清 b 型造成。
> - 在引入 Hib 结合疫苗之前，美国普通人群中由 Hib 引起的侵袭性疾病在 5 岁以下儿童年发病率为 (20~88)/10 万。
> - 小年龄（不足 2 岁）是侵袭性 Hib 疾病的主要危险因素。
> - 侵袭性 Hib 疾病的其他危险因素包括：包括某些种族和民族，较低的社会经济状况，拥挤的居住环境以及合并其他严重疾病，尤其是 HIV 感染。
> - 据 WHO 估计，在 2000 年（疫苗广泛使用之前），Hib 每年导致超过 800 万例严重病例和 371 000 死亡病例，其中的大部分出现在资源匮乏、当时尚未常规接种 Hib 结合疫苗的地区。

美国的某些人群发生 Hib 相关疾病的风险更高。比如，研究发现纳瓦霍和阿帕奇 5 岁以下儿童 Hib 侵袭性疾病的发生率分别为 152/10 万和 250/10 万[49,160]。研究证明阿拉斯加爱斯基摩 5 岁以下儿童侵袭性 Hib 疾病发病率为 491/10 万[161]。澳大利亚也报道过关于不同人群 Hib 侵袭性疾病发病率差异。5 岁以下非土著儿童的 Hib 侵袭性疾病发病率为 (33~60)/10 万，而同年龄段土著儿童发病率高达 500/10 万[162]。

非洲的研究也发现了 Hib 相关疾病发病率高。例如，在疫苗开始接种前的乌干达和冈比亚，5 岁以下儿童 Hib 脑膜炎发病率分别为 88/10 万和 60/10 万[162]。中东以及太平洋诸岛也有过 Hib 疾病高发病率的记录[163-165]。

在亚洲，近年来才出现有关 Hib 疾病负担的数据[166-168]。1998—2009 年发表的一篇亚洲综述文章显示，在亚洲所有细菌性脑膜炎病原学相关研究中，有 60% 的研究发现病原菌是 Hib，该综述还提到 5 岁以下儿童 Hib 脑膜炎发病率为 0.98/10 万 ~28/10

万[168]。斯里兰卡一项针对5岁以下儿童监测研究显示,在108例病原学已明确的脑膜炎病例中,Hib占50%[169]。印度一项基于人群的前瞻性监测研究显示,5岁以下儿童Hib脑膜炎发病率为7.1/10万(95% CI,3.1-14.0)[170]。一个专家组回顾了亚洲Hib疾病的相关文献并作出的结论:由于在诊断实验室检查之前使用抗生素、延迟就医、腰椎穿刺率低以及样本处理不当等原因,许多研究低估了Hib的真实发病率[166]。一些国家观察到Hib脑膜炎发病率低的另一种可能的解释是,广泛的抗生素使用可能通过改变疾病传播方式或者疾病发展进程,从而改变了Hib疾病的流行病学特征。为了解决这些问题,在印度尼西亚和孟加拉国开展了多项疫苗探针研究[93,96]。在印度尼西亚,使用Hib结合疫苗后,每10万名2岁以下儿童疑似细菌性脑膜炎减少了67(95% CI,22-112)例、临床诊断脑膜炎或惊厥减少了158(95% CI,42-273)例[93]。值得注意的是,在2岁以下儿童中,实验室确诊Hib脑膜炎发病率仅为16/10万,提示即使在临床试验条件下,实验室确认Hib脑膜炎仍旧显得困难重重。如上述所述,Hib肺炎的疾病负担很难进行量化评估,但有多项研究还是证明了Hib结合疫苗可预防儿童相当大比例的临床肺炎和影像学实变肺炎病例[1,93,96]。

危险因素

年龄

年龄是侵袭性Hib相关疾病的一个主要危险因素,2岁以下儿童风险最高。需要注意的是,在2月龄以下儿童侵袭性Hib疾病发病率很低,可能是由于经胎盘来源的母体抗体的保护。感染发病高峰期所出现的年龄段因地理区域不同而变化。图23.1显示的是不同地区Hib脑膜炎病例的年龄分布情况。1978—1998年,西欧大多数病例出现在出生后第2年,仅有不到20%的病例在6月龄以前出现[171],而在原住民和发展中国家人群中,大多数病例出现在出生后第1年,30%~50%的病例发生在6月龄以前[49,112,151,172]。

种族/民族

有报告显示,有一些族群罹患侵袭性Hib疾病的风险更高。在疫苗前时代,美国非洲裔儿童的Hib脑膜炎发病率比白人儿童高出4倍[173-175]。在前一节"疫苗前时代的流行病学"所述,在阿拉斯加和美国本土,美洲原住民是全球侵袭性Hib疾病发病率最

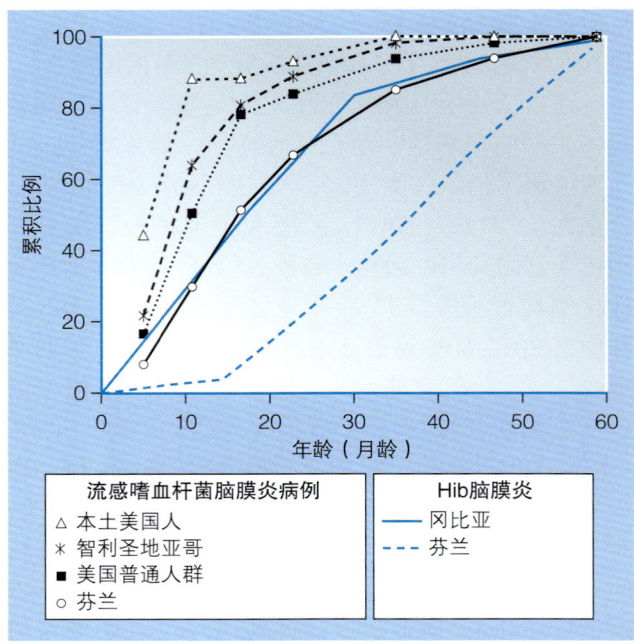

图23.1 各国流感嗜血杆菌脑膜炎病例的年龄累积百分比
该图显示了60月龄以下儿童中,圣地亚哥和智利的流感嗜血杆菌脑膜炎病例的月龄累积百分比,以及冈比亚和芬兰的Hib脑膜炎的年龄累积百分比。(数据来源:FERRECCIO C, ORTIZ E, ASTROZA L, et al. A population-based retrospective assessment of the disease burden resulting from invasive Haemophilus influenzae in infants and young children in Santiago, Chile. Pediatr Infect Dis J, 1990, 9:491. WATT JP, LEVINE OS, SANTOSHAM M. Global reduction of Hib disease: what are the next steps? Proceedings of the meeting Scottsdale, Arizona, September 22-25, 2002. J Pediatr, 2003, 143 [6 Suppl]:S165.)

高[49,50,112,160]。类似的观察结果也出现在澳大利亚,即土著居民群体中侵袭性Hib疾病发病率比非土著居民更高[111]。不同族群间Hib发病率的不同究竟是由宿主的生物学差异还是其他因素(包括遗传或环境)引起的,这一点尚不清楚[176]。一项研究发现在控制各种社会经济因素和镰状细胞疾病之后,非裔美国人Hib疾病发生率并不比其他种族高[176]。一些研究试图寻找可能与某些社区疾病风险增加有关的遗传标记[177,178],增加或减少Hib疾病易感性的基因已经被确定。例如,在阿拉斯加爱斯基摩人中,发现携带γ标记(GM)同种抗免疫球蛋白的儿童,如果与人类白细胞抗原(HLA)-DR8等位基因相关则对侵入性疾病的敏感性增加,如果与HLA-DR5等位基因相关则敏感性减少[179]。

社会人口学因素

一些常用的社会经济地位低下因素的替代指标

与 Hib 疾病风险增加相关,包括家庭收入低、父母受教育水平低及家庭人数多[173,180-182]。要将上述因素以及其他相关危险因素中每一项的独立作用区分开来会比较困难。在一项多变量分析中,Cochi 等发现,家庭拥挤导致 Hib 疾病的风险比增加了 2.7 倍(95% CI,1.3-5.6)[176]。其他研究者也发现家庭拥挤导致 Hib 疾病的发病风险增加[183-185]。也有研究表明随着兄弟姐妹人数增加,尤其是学龄前和小学年龄段的兄弟姐妹人数增加,以及随着家庭规模的扩展,Hib 疾病的风险也随之相应增加[175,181,182,184]。日托中心的托管也与侵袭性 Hib 相关疾病风险增加相关,尤其对 2 岁以下儿童[84,137,176,186]。研究显示,在被无症状 Hib 携带儿童放入口中的玩具上,Hib 细菌可存活长达 48 小时,显示公用玩具有可能成为 Hib 传播的媒介[187]。考虑到这些社会人口学的因素也会影响疫苗的获得和覆盖范围,它们对疾病的影响仍然具有相关性,而且难以量化。

合并疾病

合并严重的疾病,尤其是那些导致免疫抑制的疾病,也被认为是 Hib 疾病的危险因素。血红蛋白病(如镰状细胞病)、补体缺乏、抗体缺乏或无脾均会导致 Hib 相关疾病风险增加[188-191]。HIV 感染的成人和儿童中,Hib 相关疾病的发病率和严重程度也较高[192,193]。呼吸道病毒感染之后携带 Hib 的可能性会增加[47],而且罹患 Hib 脑膜炎的易感性也会增加[46,59]。这可能是因为呼吸道分泌物的增多增强了病毒的传播能力,或者病毒对呼吸道上皮细胞造成损伤,这些都导致 Hib 黏附或侵入血液的能力增强[194]。

母乳喂养

一些研究显示,在 6 月龄以下的婴儿中,母乳喂养对侵袭性 Hib 疾病具有保护作用[84,176,181,186]。虽然其保护机制尚不清楚,但认为是来自于母体的免疫或者营养辅助因子在发挥作用。研究已经证实,人乳汁中含有针对 Hib PRP 荚膜的分泌型抗体[195]。

被动免疫

细菌多糖免疫球蛋白

在 20 世纪 80 年代晚期,在高风险儿童中开展了用细菌多糖免疫球蛋白(Bacterial polysaccharide immunoglobulin,BPIg)超免疫球蛋白进行被动免疫试验。BPIg 由采自接种了 Hib 多糖疫苗、四价脑膜炎球菌疫苗以及肺炎球菌多糖疫苗(14 价或 23 价)的成人志愿者的血浆制备而成。与常规的免疫球蛋白相比,BPIg 中 Hib 多糖抗体的浓度高出 10~60 倍[196]。在美国亚利桑那州白山阿帕奇人婴儿中开展的一项双盲临床试验中,婴儿被随机分组,分别在第 2、6 和 10 月龄给予 BPIg 或生理盐水安慰剂。注射 BPIg 4 个月之后保护效力的点估计值为 86%(95% CI,−11%-100%)[197]。但是,出于对频繁大剂量注射的必要性的质疑及其相对高昂的价格,加之对该年龄组有效的结合疫苗随后问世,BPIg 在美国未获许可使用。

主动免疫(框 23.3)

在芬兰开展的一项试验首次明确证明,侵袭性 Hib 感染是可以通过疫苗预防的。该试验在脑膜炎球菌病流行期间进行,以正在研究的 Hib 荚膜多糖(PRP)疫苗作为对照,对 A 组脑膜炎球菌疫苗的疗效进行了研究[198,199]。在 24 月龄以上儿童中,Hib 疫苗的保护效果具有统计学意义。18~24 月龄组儿童数量太少,无法进行评估;而小于 18 个月儿童则没有得到保护[200]。疫苗保护效果的差异与抗体应答水平不同密切相关,而两者均与年龄有关。对儿童接种疫苗后 Hib 感染率的分析提示,在接种疫苗 1 个月后抗-PRP 抗体浓度达到 1.0μg/ml,就预示着针对 Hib 感染的保护至少可以持续 3 年,但要求抗体水平至少维持在 0.15μg/ml 以上。对儿童接种了脑膜炎球菌疫苗后的 Hib 感染率进行分析发现,自然获得抗-PRP 抗体、且浓度达到 0.15μg/ml 儿童对 Hib 感染具有抵抗力[201]。本研究所用的抗体检测是一种 Farr 型放射免疫测定总蛋白结合抗原的方法,虽然有用且标准化良好,但未提供关于免疫反应性质的信息。基于疫苗开发的目的,芬兰的研究提供了两个有用的基准信息:①接种疫苗 1 个月后抗-PRP 抗体水平达到 1.0μg/ml 的话,则预测其保护效力超过 3 年(要求抗体水平下限为 0.15μg/ml)。②高于 0.15μg/ml 的天然抗体水平与短期保护作用有关。疫苗研发主要需以下述目标为导向:①考虑到预测的保护效力,需要获得 1.0μg/ml 或

框 23.3　主动免疫要点

- 纯多糖(PRP)疫苗在年龄大于 24 个月的儿童中有效,但对 18 月龄以下儿童中无效。
- Hib 结合疫苗对 6 周龄以下婴儿安全有效。
- 在各种不同的状况下,侵袭性疾病发病率都因为 Hib 结合疫苗的常规使用而大幅下降。

更高的抗体水平；②达到一个通过长期跟踪随访的研究评估出的、可接受的免疫力持续时间，期间体内能保持一个最低的循环抗体浓度 0.15μg/ml。

多糖疫苗

免疫原性和相关保护

如上所述，首个临床试验的 Hib 疫苗是纯荚膜多糖（PRP）疫苗。对 PRP 疫苗应答的抗体水平取决于年龄。在接种 1 剂疫苗之后，有 8%~20% 的 12 月龄以下儿童体内的抗体浓度大于 0.15μg/ml，而浓度大于 1.0μg/ml 的比例只有 2%[159,202]。相比之下，12~17 月龄的儿童中有高达 45% 的抗体浓度大于 1.0μg/ml，而 18~23 月龄儿童中有 50%~75% 达到了这一水平[39,159,201]。超过 90% 的 4~5 岁儿童产生了强烈的抗体应答[203]。虽然不同剂量的 PRP 在年龄较大的儿童中引起显著的免疫反应，但在 12 个月以下的儿童中，给予 0.2~50fg 剂量的 PRP，反应没有差异[9,204]。

Hib 菌 PRP 荚膜多糖是一种 T 细胞非依赖性抗原。它可在成年人中引发强烈的免疫应答[205,206]，在 24 月龄以上的儿童中免疫应答相对温和，但仍达到了免疫保护水平[198]。然而，非结合 PRP 疫苗在 1 岁以下婴儿中未能诱导出保护性抗体水平[201,207,208]。多糖抗原诱导出的 T 细胞非依赖性抗体，其特征包括再次接种疫苗后没有加强免疫应答和再次暴露于抗原时不能诱导出免疫记忆。

免疫后抗体应答的持久性也与年龄有关。2 岁以下儿童在接种疫苗后的最初数月中，其体内抗体的浓度迅速下降至与未接种过疫苗的儿童类似的水平[39,209]。在一项针对 18~35 月龄儿童接种 1 剂 PRP 疫苗后的随访研究中，人们发现接种后 1.5 年的儿童其几何平均抗体滴度高于 1.0μg/ml，而接种后 3.5 年的几何平均滴度只有约 0.5μg/ml[39]。

效力

就如前面所讨论的那样，在一项旨在评估脑膜炎球菌疫苗在流行期间的有效性的临床试验中，研究者使用了 Hib 多糖疫苗作为对照。芬兰 3 月龄到 5 岁儿童随机接种脑膜炎球菌疫苗或者 Hib 多糖疫苗。18~71 月龄儿童接种了 Hib 多糖疫苗后，其菌血症性 Hib 疾病的发病率有统计学意义显著降低，疫苗有效性估计为 90%（95% CI，55%-98%）。需注意的是，在小于 18 月龄儿童中，菌血症性 Hib 疾病的发病率在两组间没有显著性差异[159,200]。基于这些结果，该疫苗于 1985 年在美国被批准用于 23 月龄以上的儿童，以及被认为处于侵袭性 Hib 疾病高风险的 18~23 月龄儿童[210]。随后在美国开展的一些病例对照研究证明了该疫苗在 24~72 月龄儿童中的效力范围为 55%~92%[211,212]。

总体而言，PRP 疫苗在临床试验和上市后研究中都显示出极好的安全性，在为期 1 年的上市后研究中没有发现它与严重不良反应的相关性[213]。有些人曾经担心接种 PRP 疫苗后 1 周内感染 Hib 的风险会增加[214-217]。这种担心源自在接种后的最初数天中观察到 PRP 抗体浓度有所下降[218]。Black 等发现接种疫苗后 1 周内该风险增加了 6.4 倍（95% CI，2.1-19.2），而美国疾病预防控制中心（CDC）在全美开展的一项研究显示该风险增加了 1.8 倍（95% CI，0.3-10.2）[214,216]。在两项研究中受感染的儿童均被认为是高危人群；即这些儿童是非洲裔美国人，受日托机构照看，并且具有潜在的疾病状况[217]。由于随后 Hib 结合疫苗的出现，人们对进一步弄清 PRP 疫苗的安全性和有效性的兴趣就减弱了。

结合疫苗

历史和发展

虽然从芬兰使用纯 PRP 疫苗进行的效力试验中，可以清楚地看到疫苗接种对预防 Hib 疾病的潜力，但直到 20 世纪 80 年代，创新疫苗的研发才开始加速。除了纯 PRP 多糖疫苗，疫苗研制的方法还包括：部分纯化的荚膜多糖与细菌外膜碎片的复合物[219]、全细胞百日咳疫苗佐剂共价结合 PRP[220-222]，以及 PRP 分别与白喉类毒素（PRP-D）[223]、CRM_{197} 白喉类毒素变异体（HbOC）[224]、B 群脑膜炎球菌外膜蛋白（OMP）[225] 或破伤风类毒素（PRP-T）[226] 相结合。

1986 年美国出台的《国家儿童疫苗伤害法案》也促进了 20 世纪 80 年代疫苗的发展，其中就包括建立全美疫苗规划。另一个对 Hib 疫苗发展富有成效的十年贡献主要是，美国卫生和公众服务部从 1980 年开始创建的一个疫苗加速开发项目[227]。通过国家科学研究院管理的一个咨询程序，评估了针对美国和全球重要疾病研发新疫苗的优先事项。至关重要的是，Hib 疫苗研发被放在了非常高的优先次序。因此，美国国家过敏和传染病研究所（NIAID）能够将资源集中用于新疫苗加速研发的方法。这一举措的核心是 NIAID 宣布将资助一种候选疫苗的Ⅲ期临床关键效力研究。NIAID 在提案中提出了两项要求，一是向临床研究人员提出的设计和开展Ⅲ期研究的要求，另一个是向疫苗研发人员提出的，以便在其赞助的效力研究中选择最佳的候选疫苗加速研发。除了提案中的书面要求外，NIAID 还成立了一个专家小组，就研究设计/地点以及研究所评估疫苗的选择提供建议。研究人员获邀参加专家小组的定期会议，在会上陈述他们的计划并进行答辩；然而，研究者获得参与例会资格的一个先决条件是，所有的陈述必须在竞争者均在场的情况下进行（但信息对公众保密）。这一过程不仅保证了专家小组各成员能够独立地发表意见，而且也保证了每一种疫苗和研究计划的主要研究人员深入掌握研究主题方面的专业知识。NIAID 资助效力研究[112,220]只是该机构帮助加速研发 Hib 和其他疫苗的几种途径之一。

在美国曾经使用的 Hib 疫苗包括 PRP（1985—1988 年）、PRP-D（1987—2000 年）和 PRP-CRM_{197}（1990—1997 年）；目前使用的是 PRP-OMP 和 PRP-T 疫苗，其最早获批时间分别为 1989 年、1993 年。与所有疫苗一样，在最初获得许可之后很长一段时间内，产品研发仍在继续进行。最初被批准用于 6 月龄以下婴儿的两种疫苗是 PRP-OMP 和 HbOC，二者均于 1990 年获批。HbOC 疫苗被批准在基础免疫中接种 3 剂，并在 15 月龄时或之后尽快再接种 1 剂作为加强免疫；而 PRP-OMP 是在基础免疫中接种 2 剂，并在 12 月龄时再接种 1 剂加强免疫[12]。虽然所有的 PRP 结合疫苗在基础免疫后都诱导出了良好的免疫应答，但只有 PRP-OMP 疫苗在 2 月龄婴儿中接种 1 剂次后产生了"保护性"抗体。一项在纳瓦霍原住民中开展的疫苗效力试验发现，安慰剂组发生了 8 例 Hib 病例，疫苗组在第 1 剂和第 2 剂之间无 Hib 病例（$P < 0.005$）[12,228]。随后在冈比亚进行了一项疫苗保护效力试验，这是第一次在发展中国家证明了疫苗对脑膜炎和血培养阳性肺炎的预防效果。此外，在一项事后分析中，该试验显示疫苗使通过 X 线诊断的肺炎减少了 21%[95]。

结合疫苗的分子学基础

研制 PRP 多糖-蛋白结合疫苗的目标是将 PRP 从 T 细胞非依赖性抗原转化为 T 细胞依赖性抗原。其基本原理最初由 Landsteiner[229]提出，后来由 Avery 和 Gobel 首次应用于细菌多糖[36]。该方法本质上是将 T 细胞非依赖性 PRP 多糖和 T 细胞依赖性蛋白通过共价结合成单分子。所得到的杂交分子具有刺激载体蛋白和 PRP 荚膜多糖抗原表位，进而引起 T 细胞依赖性抗体免疫应答的能力。载体蛋白刺激抗原反应性 T 细胞的活化和增殖，从而影响抗原反应性 B 细胞对结合物上的抗原表位的免疫应答。在 T 细胞依赖性免疫应答中，抗原反应性 B 细胞要么增殖使本身数量大增，要么可能分化为可分泌抗体的浆细胞。抗原特异性 T 细胞和 B 细胞的增殖，被称为克隆扩增，主要负责免疫记忆，即具有在再次暴露于抗原时产生免疫记忆或加速抗体应答的能力。然而，B 细胞分化为分泌抗体的浆细胞是分化过程的终末阶段。因此，结合疫苗的研制就涉及激发高水平循环抗体与高水平记忆细胞之间的平衡，从而实现对感染的记忆性免疫应答。尽管不同疫苗之间的平衡点会有所不同，但面对挑战，Hib 结合疫苗既能刺激机体产生循环抗体达到保护性水平，也具有激发产生记忆性免疫应答的能力[230-232]。

剂型

到目前为止已研制出四种 Hib 结合疫苗。表 23.2 显示的是能够在美国使用的疫苗剂型和生产厂家。通过 WHO 预评估、供联合国各代理机构购买以供全球使用的类似疫苗清单如表 23.3 所示。这四种结合疫苗的蛋白质载体、PRP 成分多少以及化学连接均有所不同，并且诱导的免疫应答也有一些差异。这些疫苗均应储存在 2~8℃。

PRP-D（PRP-白喉类毒素结合疫苗，PRP-diphtheria toxoid conjugate）由 Connaught 实验室生产。它含有中等长度的多糖，并通过后者与白喉类毒素载体结合。该疫苗不含佐剂，加入硫柳汞作为防腐剂。PRP-D 是首个在美国获得批准的 Hib 结合疫苗。该疫苗于 1987 年被获准用于 15~59 月龄的儿童。它的获批是因其在芬兰婴儿中进行的大规模现场试验显示出的有效性[233]，该产品目前已不再使用。

HbOC（b 型嗜血杆菌寡糖结合，Haemophilus b oligosaccharide conjugate）疫苗中含有的寡糖是由 Hib Eagan 菌株的纯化 PRP 制备而成。寡糖通过还原胺化作用与纯化 CRM_{197} 偶联，后者是一种从白喉棒状杆菌 C7（β197）中分离得到的白喉毒素的无毒性变异体。基于 Black 等在南加州 Kaiser Permanante 进行的一项临床试验的效果[234]，HbOC 疫苗于 1990 年 10 月获准在美国上市，用于 6 月龄以下婴儿的免疫接种。该疫苗目前已不再使用。

PRP-OMP（PRP-outer membrane protein）疫苗是由 Hib Ross 菌株的纯化 PRP，与 B 群脑膜炎奈瑟菌的 B_{11} 菌株外膜蛋白复合物共价结合制备。疫苗里加羟基磷酸硫酸铝和 0.9% 的生理盐水配制成混合

表23.2　在美国上市的b型流感嗜血杆菌结合疫苗

产品	商品名（生产厂家）	Hib蛋白载体	每剂中b型PRP含量/μg
PRP-OMP	PedvaxHIB（Merck & Co.）	脑膜炎奈瑟菌 B_{11} 菌株外膜蛋白复合物	7.5
PRP-T	ActHIB（Sanofi Pasteur）	破伤风类毒素	10
PRP-T	Hiberix（GlaxoSmithKline）（仅加强免疫）	破伤风类毒素	10
PRP-T/MenCY	MenHibRix（GlaxoSmithKline）	破伤风类毒素	2.5
PRP-OMP/乙肝疫苗	Comvax（Merck &Co.）（基础和加强免疫）	脑膜炎奈瑟菌 B_{11} 菌株外膜蛋白复合物	7.5
PRP-T/DTaP-IPV	Pentacel（Sanofi Pasteur）	破伤风类毒素	10

注：DTaP：白喉、破伤风类毒素、无细胞百日咳；Hib：乙型流感嗜血杆菌；IPV：灭活脊灰疫苗；MenCY：C、Y群脑膜炎球菌记忆性B细胞；PRP：多聚核糖基核糖醇磷酸盐；PRP-OMP：PRP外膜蛋白；PRP-T：PRP与破伤风类毒素复合物。

表23.3　已通过WHO预评估供联合国全球各代理机构购买的Hib结合疫苗

产品	商品名（生产厂家）	Hib蛋白载体	每剂中b型PRP含量/μg
PRP-T/DTaP-HepB-IPV	Hexaxim（Sanof Pasteur）	脑膜炎奈瑟菌 B_{11} 菌株外膜蛋白复合物	12
HbOC/DTwP	QuattVaxem（Novartis）	白喉毒素 CRM_{197}	10
PRP-T/DTwP	TETRAct-HIB（Sanof Pasteur）	破伤风类毒素	10
PRP-T/DTwP	全细胞百白破-Hib（SerumInstitute of India）	破伤风类毒素	10
HbOC/DTaP-HepB	Quinvaxem（Berna Biotech Korea Corporation, a Crucell Company）	白喉毒素 CRM_{197}	10
PRP-T/DTwP	Pentabio（Biofarma, Indonesia）	破伤风类毒素	10
PRP-T/DTwP	百白破（全细胞）-乙肝-Hib（Biological E, India）	破伤风类毒素	11
PRP-T/DTwP	Tritanrix-Hib（GlaxoSmithKline）	破伤风类毒素	10
PRP-T/DTwP	Euforvac-Hib（LG Lifesciences,韩国）		
PRP-T/DTwP	Easyfive-TT（Panacea Biotech, India）	破伤风类毒素	10
PRP-T/DTwP	Shan-5（Shantha Biotechnics Private Ltd., India）	破伤风类毒素	10
PRP-T	Quimi-Hib（古巴基因工程和生物技术中心）	破伤风类毒素	10
PRP-OMP	Pedvax（Merck & Co.）	脑膜炎奈瑟菌 B_{11} 菌株外膜蛋白复合物	7.5
HbOC	Vaxem Hib（Novartis Vaccines and Diagnosticss.r.l.）	白喉毒素 CRM_{197}	10
PRP-T	ActHIB（Sanofi Pasteur）	破伤风类毒素	10

注：DTaP：白喉、破伤风类毒素、无细胞百日咳；DTwP：白喉和破伤风类毒素与全细胞百日咳的复合物；HbOC：Hib寡糖结合；HepB：乙肝；Hib：乙型流感嗜血杆菌；IPV：灭活脊灰疫苗；PRP：多聚核糖基核糖醇磷酸盐；PRP-OMP：PRP外膜蛋白；PRP-T：PRP与破伤风类毒素复合物。

物。根据在纳瓦霍印第安原住民中进行的一项有效性试验[228]，该疫苗于1990年12月在美国被批准用于所有年龄段的幼儿。

PRP-T疫苗是通过将PRP与破伤风类毒素共价结合而制成，有时毒素来自破伤风梭菌Harvard菌株。目前在美国使用的PRP-T是以冻干粉的形式生产的，不含防腐剂，在使用时用0.4%的氯化钠复溶。由于PRP-T具有免疫相关的保护性，该疫苗于1993年3月在美国获准上市。没有任何一家生产商提到任何一种单价或联合Hib疫苗中存在抗生素。

免疫原性

141名15月龄及以上的一组儿童接种1剂PRP-D疫苗后，疫苗诱导出的几何平均抗体滴度就超过了1.0μg/ml[235]。在9~15月龄的儿童中，所有受试者在接种完2剂疫苗后抗体滴度均大于1.0μg/ml；虽然滴度在之后的一年中有所下降，但是加强免疫1剂后又诱导出强烈的抗体应答[236]。然而，在6月龄以下儿童中的免疫应答有限[221]。此外，在一些高风险儿童，包括癌症患儿中，抗体应答没有达到理想的水平[237]。

另外3种结合疫苗对18~24月龄或更大的儿童都具有高度的免疫原性[238,239]。而年龄更小的婴儿对这些疫苗的应答情况则不尽相同（图23.2）。尽管HbOC在2月龄接种1剂后和4月龄接种完2剂之后的免疫原性相对较差，但在6月龄接种完第3剂后大多数受试者的抗体滴度都大于1.0μg/ml[240,241]。在6月龄接种完第3剂诱导产生的抗体水平稍高于PRP-OMP，并与PRP-T的相似[242]。HbOC所诱导产生的抗体具有杀菌活性，与由PRP-OMP和PRP-T所诱导产生的抗体相比，亲和力明显更高，且在统计学上具有显著性差异[243]。这种更高的亲和力所能带来的临床意义尚不明确。

PRP-T具有与HbOC相似的免疫原性模式[240,242]。一些研究显示，在完成3剂基础免疫程序之后，该疫苗的免疫原性是现有3种Hib结合疫苗中最强的[240,241]，尚不清楚这是否意味着其保护效力更高。PRP-T所诱导产生的抗体具有杀菌活性，其诱导产生的抗体还与HbOC诱导出的抗体具有相似的同种异型体分布（isotype distribution）[244]。

与其他Hib结合疫苗不同的是，PRP-OMP疫苗在2月龄儿童仅接种了1剂后，70%~80%免疫儿童能够诱导产生出大于1.0μg/ml的抗体滴度[225,245-248]。一些研究显示，在4月龄时接种完第2剂PRP-OMP之后，90%以上儿童的抗体滴度都大于1.0μg/ml[249,250]。

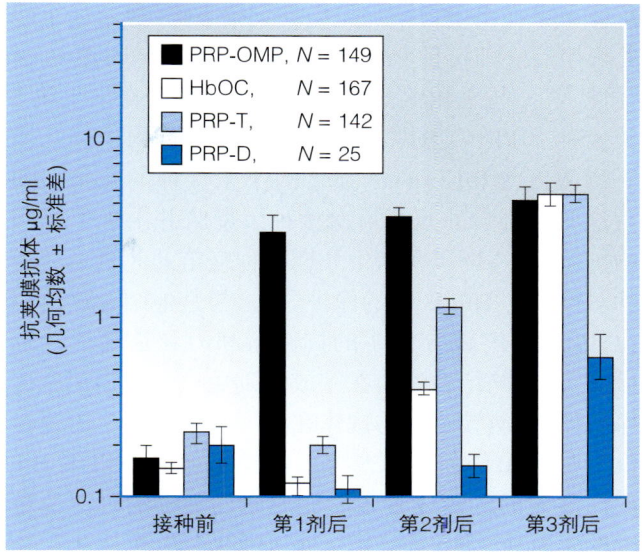

图23.2 婴儿在2、4、6月龄接种Hib结合疫苗后的免疫原性

注：HbOC：Hib寡糖结合；PRP：多聚核糖基核糖醇磷酸盐；PRP-D：PRP-白喉；PRP-OMP：PRP-外膜蛋白；PRP-T：PRP结合破伤风类毒素。（数据修改自GRANOFF DM，ANDERSON EL，OSTERHOLM MT，et al. Differences in immunogenicity of three Haemophilus influenzae type b conjugate vaccines in infants. J Pediatr，1992，121：87-194.）

一项针对高危的美国原住民儿童的研究显示，在4月龄接种完第2剂疫苗后一个月，67%的阿帕奇人婴儿和75%的纳瓦霍人婴儿的抗体滴度都大于1.0μg/ml[248]。大多数研究中接种第3剂后抗体浓度都没有明显升高，因此该类疫苗的基础免疫程序仅含2剂[240,241,247]。在12~15月龄的儿童中进行1剂加强免疫PRP-OMP疫苗时，人们观察到了明显的加强应答现象[251]。不过，PRP-OMP加强免疫后达到峰值的抗体滴度水平要低于另外两种疫苗。已有研究表明，与CRM_{197}和破伤风类毒素结合的Hib相比，耦合脑膜炎奈瑟菌外膜蛋白（OMP）的Hib能与人胚肾（HEK）细胞中表达出的TLR2受体相结合。在敲除了TLR2的小鼠中，Hib-OMP诱导出的抗体应答反应不像TLR2完好的野生型小鼠那么强烈[252]。OMP的这种免疫促进能力源于脑膜炎球菌PorB蛋白，人们在其他地方发现，该蛋白在TLR2的参与下，通过上调CD86来激活B细胞和其他抗原递呈细胞[253]。与其他载体蛋白相比，这种额外的免疫促进活性可能是Hib-OMP疫苗在首次接种后免疫原性相对较高的原因之一。

由于在幼龄婴儿接种1剂即能诱导产生抗体应答，人们曾尝试为新生儿接种PRP-OMP，然后评估其是否能对侵袭性Hib疾病提供早期保护；遗憾的是，抗体水平在出生后第一年中就大幅下降,提示如果婴儿出生后立即接种 PRP-OMP 疫苗可能会产生免疫耐受性[254]。与之相比,芬兰一项研究发现,在出生第2天接种了 PRP-T 的儿童到4月龄时其体内抗体几何平均浓度为 $0.12\mu g/ml$,显著高于未接种的儿童。随后这些4月龄的儿童再次接种了疫苗并出现了强烈的抗体应答,提示在新生儿期接种疫苗的儿童可获得针对侵袭性 Hib 疾病的保护[255]。与其他结合疫苗相比,PRP-OMP 诱导产生的抗体亲和力和杀菌活性较低[243]。不同结合疫苗在完成基础免疫和加强免疫程序后,它们诱导产生的抗体在滴度和亲和力上的差异没有显示出任何临床意义。在诸如6月龄以下 Hib 疾病高发的群体或者未能完成全程免疫的可能性更大的人群中,理论上 PRP-OMP 可能会更有优势。在6月龄以下儿童 Hib 疾病高发的人群中,如美国纳瓦霍人和阿帕奇人,常规接种 PRP-OMP 的确消除了侵袭性 Hib 疾病[256]。

一些研究显示某些民族对 Hib 多糖疫苗的免疫原性反应存在差异;例如 Siber 等人[239]发现,在24月龄时接种疫苗的阿帕奇儿童,完成免疫后5~6个月其 Hib 抗体几何平均浓度比白人儿童低10倍($0.34\mu g/ml$ vs $3.6\mu g/ml$;$P<0.01$)。类似的,PRP-D 在阿拉斯加本土婴儿中的免疫原性也比非本土婴儿较差[257,258]。然而,在许多发达国家和发展中国家环境中进行测试时,并没有显示其他 Hib 结合疫苗在免疫应答方面具有种族差异。

在基础或加强免疫程序中,替换使用 HbOC 和 PRP-OMP 以及 HbOC 和 PRP-T[244],与在整个程序中仅使用一种疫苗相比,具有相同或更好的免疫原性[259,260]。另有研究显示,接种2剂 PRP-OMP 完成基础免疫程序后,用 HbOC 比用 PRP-OMP 进行加强免疫可诱导出更高的抗体应答水平(几何平均抗体滴度 $7.46\mu g/ml$ vs $29.5\mu g/ml$;$P<0.05$)[261]。现已证实使用单一疫苗在许多不同背景下都非常有效;Hib 系列疫苗的某些疫苗组合是否能提高有效性尚未确定。[244]

前面已经提到,血清中抗-Hib 荚膜多糖抗体水平大于 $1\mu g/ml$ 与长期保护有关,大于 $0.15\mu g/ml$ 与短期保护有关。一个对群体 Hib 携带率明显降低的有趣发现是,在免疫的婴儿中,接种第3剂疫苗后1个月检测血清抗-Hib 荚膜多糖抗体水平大于 $5\mu g/ml$ 就具有对 Hib 保护力。防止细菌定植所需的抗体水平远远高于防止侵入性疾病所需的抗体水平。

联合疫苗:包含 Hib 结合疫苗的联合疫苗在各种情况下也都显示出了高度的免疫原性[262-264]。最初的联合疫苗包括 Hib 结合疫苗和包含全细胞百日咳的百白破(DTP)疫苗。实际上,它是目前在大多数的发展中国家使用的联合疫苗。然而,目前在发展中国家使用的含 Hib 的联合疫苗中也加入了乙型肝炎病毒表面抗原。在美国和其他发展中国家,由于疫苗的反应原性降低,含 Hib 和 DTP 的联合疫苗中后者已被白喉、破伤风和无细胞百日咳(DTaP)所取代。最初的一些研究证明,联合了 DTaP 的 Hib 联合疫苗的免疫原性降低;然而,这种降低并未显示出它的临床意义。目前,几种包含其他不同抗原的联合疫苗已经上市。所有这些新联合疫苗都是安全的,也能诱导出足够的 Hib 抗体水平。例如,在西欧和菲律宾的研究显示,无细胞百白破-乙肝-灭活脊灰-PRP-T(DTaP-HBV-IPV-PRP-T)六联疫苗在完成基础免疫程序1个月后,93%~100% 的儿童其 PRP 抗体滴度能达到了 $0.15\mu g/ml$[264]。

载体激活

在接种某种结合疫苗之前已经先行接种过与该疫苗所含蛋白载体相同的蛋白成分,人们称这种情形为"载体激活"。载体激活可能会引起对 Hib 结合疫苗的免疫应答加强,但该效应的免疫机制尚不清楚[265-267]。由于大多数儿童在年龄很小时就会接种含有白喉和破伤风类毒素的疫苗,因此有人建议使用白喉或者破伤风类毒素作为 Hib 结合疫苗的载体,这样可能具有免疫优势[268]。动物研究表明载体激活可使免疫反应水平增强[269,270]。一些临床试验已证实,以前曾经接种过 DTaP 疫苗的儿童在接种 PRP-T 时会出现抗体应答增强,表明该现象可能至少部分归因于载体激活效应[271-273]。在丹麦的一项临床试验中,5~6 月龄时接种了 PRP-T 疫苗的婴儿被随机分组,分别在接种 PRP-T 之前、接种同时以及接种之后接种含有破伤风类毒素的白喉-破伤风-灭活脊灰(diphtheria-tetanus-inactivated polio,DT/IPV)疫苗;通过先行接种 DT/IPV 激活了载体的儿童组其抗体水平比 DT/IPV 接种在后、无载体激活的儿童组高3倍。而同时接种与 DT/IPV 接种在后的两组间抗体水平没有差异[274]。载体激活效应对 Hib 结合疫苗效力的临床意义尚不清楚。

效力

在芬兰和阿拉斯加均开展过 PRP-D 的保护效力临床试验。1985—1987 年间,在芬兰进行的一项开放性、无安慰剂对照临床试验中,给所有在奇数日出生的儿童分别于第3、4、6 及 14~18 月龄接种 $25\mu g$ 的

PRP-D。结果显示接种 3 剂 PRP-D 后对侵袭性 Hib 疾病的保护效力为 90%（95% CI，79%-96%）；给予 1 剂加强免疫后，其保护效力达 100%[233]。1984—1988 年在阿拉斯加州进行的临床试验招募了阿拉斯加本土婴儿作为受试者。婴儿被随机分组，在第 2、4、6 月龄分别接种 PRP-D 或安慰剂。接种 3 剂疫苗后的保护效力为 35%（95% CI，-57%-73%）[257]。由于有其他免疫原性和效力更强的结合疫苗可用，特别是有针对年幼及高危儿童的疫苗，因此大多数国家不再使用和生产 PRP-D 疫苗。

两项大型前瞻性临床试验显示了 HbOC 的临床效力。20 世纪 80 年代末，在加利福尼亚州进行的一项非盲非随机化研究中，所有 6 周至 6 月龄之间的儿童按程序接种了 3 剂 HbOC 疫苗，研究者通过对比 7~18 月龄未接种过疫苗的儿童得到结论：接种 2 剂后的疫苗效力为 100%（95% CI，47%-100%），接种 3 剂后为 100%（95% CI，68%-100%）；然而仅接种 1 剂后的疫苗效力要低得多（26%，95% CI，-166%-80%），不过这一数据因接种 1 剂疫苗后的病例数很少而意义有限[234]。另一项芬兰的临床试验比较了 HbOC 与 PRP-D 在第 4、6、14~18 月龄接种后的疫苗效力。接种 2 剂后，PRP-D 的疫苗效力为 87%（95% CI，69%-96%），而 HbOC 为 95%（95% CI，76%-99%）。两组在完成加强免疫后均无侵袭性 Hib 病例发生[275]。

一项在纳瓦霍印第安原住民中进行的随机、双盲、安慰剂对照临床试验中评价了 PRP-OMP，而该人群已经被证实为侵袭性 Hib 疾病的高风险人群。婴儿在 2 月龄和 4 月龄随机接种疫苗或安慰剂。疫苗总体效力为 95%（95% CI，72%-99%）。需要注意的是疫苗保护作用出现于接种完第 1 剂之后。在接种第 1 剂和第 2 剂疫苗或安慰剂之间，安慰剂组中出现了 8 例 Hib 病例而疫苗组中无病例出现（疫苗效力 100%，95% CI，15%-100%）[228]。该 PRP-OMP 疫苗随后在加利福尼亚州洛杉矶县、纳瓦霍和阿帕奇印第安人、澳大利亚和以色列等人群中进行的上市后临床试验中显示有效[276-279]。在所有接种了疫苗的人群中 Hib 发病率均急剧下降。

在美国曾启动过两项关于 PRP-T 的大型临床试验，但都因推荐在婴儿中使用 HbOC 的建议出台而于 1990 年 10 月终止。在 20 世纪 90 年代中期，在冈比亚进行了一项大型疫苗临床试验，对联合接种 PRP-T 和百白破（DTP）与单独接种 DTP 的情况进行了比较。结果显示，接种 3 剂疫苗后对所有侵袭性 Hib 疾病的保护效力为 95%（95% CI，67%-100%）。而接种 1 剂后该效力为 44%（95% CI，-85%-85%）[95]。几个临床试验都发现 PRP-T 减少了临床肺炎和影像学定义的肺炎。疫苗对于预防由 WHO 定义的临床肺炎的效力为 4.4%（95% CI，-5%-12.9%），对于影像学定义的肺炎效力为 21.1%（95% CI，4.6%-34.9%）。接种 3 剂疫苗后对血培养阳性肺炎的保护效力为 100%（95% CI，55%-100%）[95]。在英国、智利和芬兰的临床试验中 PRP-T 也显示出预防侵袭性 Hib 疾病高度的有效性[280-282]。尚未开展过对 3 种常用 Hib 结合疫苗保护效力的比较性临床研究，3 种疫苗看起来均高度且同等有效。

在许多发展中国家，许多儿童没有按推荐的免疫剂次接种多剂量的 Hib 疫苗，如 Hib。对 8 个不同 Hib 结合疫苗的前瞻性对照临床试验的 Meta 分析发现，接种 1~3 剂疫苗后，针对侵袭性疾病的合并保护效力分别为 59%、92% 和 93%[283]。由于试验中仅对参与者进行了 24 个月的随访，因此该分析并没有提到结合疫苗的长期保护或加强免疫的要求。本章稍后将对此进行讨论。

疫苗有效性/作用

Hib 疫苗无论在发达国家还是在发展中国家都表现出高度的有效性。在美国，Hib 结合疫苗的使用已经使 Hib 发病率降低了 98% 以上[122,154]。该疫苗还产生了大量的间接影响（"群体免疫"）[278]。加拿大和西欧一些国家在 Hib 防控上也取得了类似的成就[284-289]。一些发展中国家也通过使用 Hib 疫苗使 Hib 发病大幅下降[162,290]。在智利，侵袭性 Hib 发病率下降了 90%[282]。在开始接种 Hib 结合疫苗之后，冈比亚 1 岁以下儿童 Hib 脑膜炎的年发病率从 20 世纪 90 年代初期的 200/10 万下降至 2002 年的 0/10 万，而 5 岁以下儿童 Hib 脑膜炎的发病率也从 60/10 万降至 0/10[47]。以邻近社区人群为对照组，乌干达接种 2 剂或以上疫苗后对 Hib 脑膜炎的预防有效性为 99%（95% CI，92%-100%），而以住院人群为对照组时则为 96%（95% CI，80%-100%）[291]。在塞内加尔，1 岁以下儿童 Hib 脑膜炎的年发病率从 33/10 万降至 1.4/10 万；马里也取得了类似的成功[292,293]。一些研究显示，接种 Hib 疫苗后，临床肺炎以及影像学实变兼临床肺炎的发病率有所下降[97,98,294]。智利将 Hib 疫苗纳入常规免疫之后，疫苗针对菌血症肺炎和脓胸显示出 80%（P=0.039）的有效性[295]。越南芽庄省在引进 Hib 疫苗的两年内，5 岁以下儿童经影像学证实的肺炎年发病率下降了 39%[294]。

在美国的一次 Hib 疫苗短缺事件中，遵照免疫程序全程接种对于 Hib 预防的重要性得到了凸显。这次短缺发生在 2007 年 11 月至 2008 年 3 月间，当时是因为某 Hib 疫苗召回使得市场上只剩一家企业能够供应 Hib 疫苗。在此期间，明尼苏达州和宾夕法尼亚州都报告了小规模暴发；其中明尼苏达州卫生主管机构在 2008 年接到了 5 例病例报告，这已经是自 1992 年以来的最高纪录[296]。尽管在此之前美国 CDC 已经着重强调在此期间所有儿童都应当完成基础免疫，但分布于全美的 8 个哨点的监测数据显示，当时 Hib 基础免疫程序的疫苗接种率相比 DTaP 和肺炎疫苗要低 7.8% 到 10.3%[297]。这一监测结果表明，让所有儿童都能完成全程基础免疫程序，并且需要保证疫苗稳定供应显得尤为重要。

有数据表明 Hib 预防接种可使咽部 Hib 携带水平大幅下降[298]。在美国 3 月龄至 4 岁的纳瓦霍人和阿帕奇人儿童中，Hib 携带比例因免疫不足而升高了 2.66 倍(95% CI, 1.00-7.05)[46]。而在该人群中施行常规免疫后，口咽部携带率降至 0.3%(95% CI, 0%-1.3%)[299]。冈比亚儿童 Hib 携带率在未接种疫苗时为 7.7%，而常规免疫后其携带率降至 3.8%[47,172]。

关于目前几种正在使用的 Hib 结合疫苗的有效性差异，有些数据是相互冲突的。曾经有一次阿拉斯加原住民儿童接种的疫苗从 PRP-OMP 换成了 HbOC，之后该人群中就出现了 Hib 发病率上升，这可能是由于延迟接种和 Hib 持续传播所致[300]。阿拉斯加的这一数据提示，在某些不寻常的特定流行病学环境下，PRP-OMP 也许比 HbOC 更有效。因此，PRP-OMP 成为了某些特定的阿拉斯加原住民和美国土著人群基础免疫的主要疫苗。与之相反，对从开始使用 Hib 疫苗的 1993—2013 年期间的监测数据进行的回顾性分析发现，将 PRP-OMP 换成 PRP-T 疫苗后的最初 4 年里，生活在高发病率地区的澳大利亚土著儿童 Hib 发病率没有增加[301]。然而，全部 3 种正在使用的 Hib 结合疫苗都曾成功使 Hib 发病率降低到一个非常低的水平。例如，尽管出现过很多延迟接种的情况，但 PRP-T 仍在冈比亚儿童中显示出非常好的有效性，提示那些只接种了 1 剂 PRP-T 的婴儿可能是受益于间接保护而免受 Hib 疾病侵袭[47]。由于在预防免疫项目开展得非常成熟的情况下常常会观察到 Hib 传播减少的现象，所以大多数时候 Hib 结合疫苗间免疫原性的差异可能不会转化成有效性上的差异[302]。

Hib 疫苗在特殊人群中的应用

早产儿

美国儿科学会(APP)建议在美国可根据早产婴儿的实际年龄来进行疫苗接种[132]。有关 Hib 结合疫苗在早产婴儿中免疫原性的研究数据结论不一致。有两项研究显示，在 2 月和 4 月龄时分别接种 1 剂 PRP-OMP 疫苗后，仅略超过 50% 的早产儿 PRP 抗体水平高于 1μg/ml，而 PRP 抗体水平高于 1μg/ml 的足月龄儿童的比例为 90% 以上[303,304]。类似的，在另一项研究中，接种 3 剂 PRP-T 之后，早产婴儿与足月婴儿相比抗体滴度小于 1.0μg/ml 的比例更高(77% vs 57%)[305]。然而，在其他一些对比早产婴儿和足月婴儿接种 3 剂 HbOC 或 PRP-T 后免疫应答的研究中，研究者却发现二者之间差异较小[306,307]。在一项关于抗体应答持久性的研究中，Heath 等[305]发现接种 3 剂 PRP-T 后 5~6 年，早产婴儿抗体几何平均滴度明显低于足月龄儿童(P<0.05)。人们尚不确定什么样的免疫程序对于早产儿来说最为理想，大多数专家仍旧建议根据早产儿的实际年龄接种 Hib 结合疫苗，从而在其出生后的前 2 年内提供针对 Hib 疾病的保护作用[132]。

免疫抑制人群

HIV-阳性个体：研究已经证明，与 HIV 阴性的人相比，HIV 阳性的儿童和成人罹患侵袭性 Hib 疾病的可能性更大，发病率和死亡率也更高[308-310]。最近一篇基于南非的 3 项研究的 Meta 分析提到，HIV 感染儿童罹患侵袭性 Hib 疾病的风险要高出 7.4 倍(不确定值范围：2.9-22)[1]。因此，Hib 结合疫苗在该人群中的免疫原性和有效性受到了极大的关注。

Madhi 等人对 66 名没有在接受抗反转录病毒治疗的 HIV 阳性南非儿童进行了研究[311]。这些儿童在接种 PRP-T 疫苗之后，其抗体浓度 ≥1.0μg/ml 的比例约为 HIV 阴性儿童的一半(相对危险度，RR=0.54, 95% CI, 0.43-0.69)。HIV 阳性儿童中根据几何平均抗体滴度估计出的免疫失败率比 HIV 阴性儿童高 35.1 倍(95% CI, 14.6-84.6)[311]。类似的，其他一些研究也显示 HIV 阳性人群，尤其是高 HIV 病毒载量个体的抗体应答水平非常低[312,313]。儿童所患 HIV 病情越严重或症状越明显，其抗体应答水平就越低[314]。与此相对应的是，接受抗反转录病毒治疗的 HIV 阳性个体对疫苗的抗体应答情况较治疗前有所改善[315]。Hib 结合疫苗在未经治疗的 HIV 阳性个体中的总体保护效力为 43.9%(95% CI, −76.1%-82.1%)；尽管这一数字低于它对 HIV 阴性个体的保护效力，但 Hib 预防接种仍被认为是对 HIV 感染儿童的一种重要保护措施[316]。曾经有专家建议，在常规免疫规划只包含基础免疫程序的国家，也许需要向 HIV-阳性儿童提供加强免疫；然而，由于尚不清楚抗体水平是否对艾滋病毒阳性者具有适当的保护作用，这一问题还值得进一步的研究[314]。

其他的免疫抑制情况：具有免疫系统缺陷的个体罹患侵袭性 Hib 疾病的风险增加。学者已在很多具有不同免疫缺陷状况的个体中对 Hib 疫苗进行了评价，包括器官移植和镰状细胞贫血症患者。在接受肾移植的患者中，Hib 疫苗已经被证明是安全有效的，但是因在慢性肾衰竭而行透析和移植的儿童中，有少数 Hib 结合疫苗免疫失败的记录，所以对这一类患者仍必须继续密切监测侵袭性 Hib 疾病的发生情况[317,318]。研究表明，与增加移植物中的淋巴细胞数量等其他技术相比，在移植前对骨髓移植受者进行免疫，将提高受者对 Hib 疫苗的抗体应答水平[319]。一些研究提示，在接受移植术后再接种疫苗的患者，有可能需要在 24 月龄时额外接受 1 剂加强免疫[320]。血红蛋白病患者在脾切除之前接种疫苗可能会使其从中受益[321]。在一项针对 5 岁以下的镰状细胞贫血症患儿的开放研究中，接种 1 剂 PRP-OMP 后的几何平均抗体滴度大于 3μg/ml，完成 1 剂加强免疫后则大于 18μg/ml[322]。

保护作用的持久性和 1 剂加强剂量

目前，尽管不同国家的基础免疫程序各有不同，但大多数发达国家均采用 2 剂或 3 剂的基础免疫程序，并在出生后第 2 年给予 1 剂加强免疫。芬兰的一项免疫原性研究显示，在 3 至 7 月龄间完成基础免疫的儿童中，Hib 抗体几何平均滴度在 18 月龄时降至约 0.3μg/ml。接种 1 剂加强免疫后其抗体滴度迅速上升，接着又在之后的 6 个月中降低到约 5μg/ml。然而，2~8 岁儿童接种最后一次 Hib 疫苗后抗体水平没有出现明显的进一步降低；该组的平均抗体浓度为 3.4μg/ml。此外，在婴儿时期完成了基础和加强免疫程序的 9~10 岁儿童，其抗体滴度比从未接种过疫苗的儿童高 3.6 倍[323]。瑞典的一项研究也显示了抗体的持久性。研究中 56 名受试儿童在 3、5、12 月龄分别接种 3 剂 PRP-T 之后 9 年，抗体几何平均滴度为 4.16μg/ml[324]。加拿大曾对之前随机接种了 4 剂 PRP-T（在 2、4、6 和 18 月龄时）或在 19 月龄时接种了 PRP-D 的儿童进行了一项随访研究[325]，这些儿童在 4~5 岁时，PRP-T 组中抗 -PRP 抗体几何平均浓度为 2.2μg/ml，而 PRP-D 组为 0.7μg/ml（$P<0.001$）。加强接种 1 剂 PRP-T 后 4 周，PRP-D 组的抗体几何平均滴度升至 98.4μg/ml，而 PRP-T 组上升到 102μg/ml（差异无显著性）。这些结果与持久的免疫记忆理论是一致的：在免疫记忆的作用下，免疫激活数年后再次接种即能出现加强免疫应答。

在英国，采用 Hib 结合疫苗进行常规免疫始于 1992 年，仅在 2、3、4 月龄接种 3 剂的基础免疫程序而没有加强免疫[110]。同时，在年龄更大的儿童中普种 1 剂 Hib 结合疫苗。Hib 发病率出现急剧下降；但是，从 20 世纪 90 年代后期开始，学龄前儿童中的 Hib 病例小幅增加（2002 年 0~4 岁儿童中出现 134 例，而 1996 年相同年龄组有 31 例）[308,326]。一项针对英国 3~5 岁儿童的抗 -PRP 抗体浓度研究显示，1991 年免疫的儿童其抗体浓度高于 90 年代后期免疫的儿童（$P<0.02$）；这种差异的产生可能是因为不同配方的疫苗免疫原性有差异（包括从全细胞到无细胞百日咳的改变），抑或是因为社区中 Hib 携带率随时间发生了改变（见下文）[327]。类似的情况也发生在爱尔兰，爱尔兰 1996—2003 年间每年出现 1~4 例病例，而 2005 年出现了 10 例病例[328]。因此，英国在 2003 年实施了第二次普种项目，给所有 6 月龄至 4 岁儿童再接种 1 剂 Hib 疫苗[329]。侵袭性 Hib 疾病的发病率随即迅速下降[110]。

目前，英国和爱尔兰推荐在 2、3、4 月龄时接种 3 剂疫苗的基础免疫，并在 12 月龄接种 1 剂进行加强免疫。相比之下，冈比亚采用的是没有加强免疫的 3 剂基础免疫程序，而 Hib 疾病在学龄前儿童中并未见到[47]。也有人认为英国的上述情况可能只是个特例，原因在于其实施的普种项目。普种项目中实现的高接种率减少了 Hib 的传播，从而可能使因自然感染导致的加强免疫的机会减少[330,331]。英国的一项研究比较了接种和未接种疫苗的儿童 Hib 相关疾病侵袭发生之后抗体几何平均滴度，发现按基础免疫程序接种的儿童抗体几何平均滴度比未免疫接种的儿童更高（$P<0.001$）[332]。该研究提示，完成了基础免疫程序的儿童对自然感染产生加强免疫应答，但是对于一些儿童来说，仅基础免疫程序不能为其提供对侵袭性 Hib 疾病的保护。

有趣的是，英国侵袭性 Hib 发病率的上升，恰好伴随着无细胞百日咳疫苗代替全细胞百日咳疫苗与 Hib 疫苗组成的联合疫苗在英国的推广使用。与全细胞百日咳联合疫苗不同，DTaP-Hib 联合疫苗中 Hib 组分的免疫原性（抗体几何平均浓度，0.38μg/ml；95% CI，0.19-0.78）要低于单独接种 Hib 疫苗时的免疫原性（抗体几何平均浓度，3.10μg/ml；95% CI，1.78-5.39），有人因此担忧，认为含无细胞百日咳成分的 Hib 疫苗会影响免疫激活[333]。有观点认为，相比抗体浓度，抗 -PRP 抗体与 Hib 抗原的亲和力可能可以更好地衡量免疫激活的程度[334]。有一项研究发现，接种

DTaP-Hib 的抗 -PRP 抗体与 Hib 抗原的亲和力，在加强免疫前（P=0.018 9）和加强免疫后（P<0.001）都比单独接种 DTaP 和 Hib 者要低[335]。在一项比较接种 DTaP-Hib 后抗体几何平均滴度的研究中，Goldblatt 等人[312]发现首次接种后立即测得的抗 -PRP IgG 抗体几何平均浓度为 1.23μg/ml（95% CI，0.98-1.58），但到加强免疫之前滴度为 0.25μg/ml（95% CI，0.21-0.30），而加强免疫之后的滴度则为 7.86μg/ml（95% CI，5.3-11.7）；这一结果提示，尽管 DTaP-Hib 的免疫原性相对较低，但基础免疫的确还是发挥出了充分的激活作用，不过由于到加强免疫时抗体浓度已降低了许多，因此进行 1 剂加强免疫还是很有必要的[336]。类似的，与单独接种 Hib 结合疫苗相比，DTaP-HBV-IPV/Hib 联合疫苗基础免疫产生的抗体水平更低。然而，实验也表明两种疫苗产生的抗体的亲和度和抗菌活性是相同的。基础免疫后到加强免疫前这一阶段亲和力的增加，反映了抗体应答反应的成熟度，它与分开接种 Hib 结合疫苗和联合疫苗产生的抗体应答成熟度相似[337]。后来一项对临床试验数据的分析得出结论，在研究者假定 IPV 组分可能具有额外的免疫刺激活性，DTaP-IPV-Hib 与 DTwP-Hib 两种联合疫苗的免疫功能活性无差异。此外，在被动的大鼠幼鼠被动保护实验中，所有不同的组合疫苗在加强 1 剂次疫苗免疫后，与白喉、破伤风类毒素与含 Hib 疫苗的全细胞百日咳（DTwP）具有相同的调理和杀菌活性，以及相同的保护能力[338]。

关于加强免疫和 Hib 持续暴露对于长期保护的重要性，目前依然存在争议。大多数已经开始接种 Hib 疫苗的发展中国家施行的是 3 剂基础免疫程序，并不进行加强免疫，而使用的疫苗则主要为含有全细胞百日咳成分的联合疫苗。在 4 个南美国家开展了一项多国家评估项目，即对 5 岁以下儿童的 Hib 脑膜炎和鼻咽部携带进行了评估，结果提示，无论是否进行了加强免疫，疫苗的高接种率都非常重要[339]。在冈比亚，自疫苗推出 15 年以来，西部地区的 Hib 疾病已经得到了控制；但在东部地区 Hib 疾病死灰复燃，因此该国一些人建议需要增加 1 剂加强免疫[340,341]。为了确定是否需要实施加强免疫策略，需要在这些发展中国家开展针对侵袭性 Hib 疾病的长期监测。

安全性

在过去 20 年里，所有 3 种 Hib 结合疫苗保护了数以百万计的儿童，严重不良事件报告极少[342]。仅有罕见的横贯性脊髓炎、血小板减少症、过敏以及吉兰 - 巴雷综合征报告从时间上与 Hib 疫苗接种相关[343,344]。美国医学研究所在对 Hib 多糖和结合疫苗进行的审查中，没有发现足以肯定或否定疫苗和这些疾病之间具有因果关系的证据[344]。学者对 1990—2013 年间报告至疫苗不良事件报告系统（the Vaccine Adverse Event Reporting System, VAERS）的不良事件进行了回顾，没有发现关于 Hib 疫苗任何新的或非预期的安全性问题[345]。HbOC 表现出了极好的安全性[346]。PRP-OMP 具有相似的安全性；在早期临床试验中观察到了局部反应和发热现象，但是随着在疫苗中加入磷酸铝佐剂，上述不良反应的发生率有所降低，这可能是由于佐剂减缓了反应原性成分的释放[228,245]。与 PRP 疫苗相比，PRP-T 局部反应发生率更高些，比如红斑或硬结；但是，在一项比较研究中，研究者并未观察到全身或者严重不良事件发生率更高的现象[324]。学者认为之所以局部反应发生率更高是因为年龄较大的儿童在接种之前就已经对破伤风具有高水平免疫力[281,324]。

免疫程序及建议：美国家庭医生学会（AAP）和免疫实践咨询委员会（Advisory Committee on Immunization Practices, ACIP）已经发布了 Hib 疫苗在美国的适应证和建议[132,347]。这些机构建议，对于 HbOC 和 PRP-T 疫苗，幼儿应该接种 3 剂、每剂之间间隔 2 个月，并在 12~15 个月龄接种第 4 剂。对于 PRP-OMP，基础免疫程序包含 2 剂，间隔 2 个月接种，并在 12~15 月龄加强 1 剂。免疫最早可从 6 周龄开始，但由于可能存在免疫耐受，不应过早接种 Hib 结合疫苗。全部 3 种结合疫苗均可在基础免疫或加强免疫程序中相互替换。对于早产婴儿，应当参照正常婴儿的免疫程序，根据其实际年龄进行接种。已经完成全程接种的儿童如果要接受脾切除手术，应当在术前 7~10 天再次接种。虽然有一些证据显示为免疫抑制的患者（因 HIV、免疫缺陷或恶性肿瘤造成的）追加接种 1 剂可能会使其受益，但目前尚无明确的建议。

WHO 建议 HbOC、PRP-T 或 PRP-OMP 的基础免疫 3 剂次要全部完成，接种时间与 DTP 相同。建议在 6 周龄时尽早接种第 1 剂，间隔 4~8 周接种第 2 剂和第 3 剂。经典的基础免疫程序是在 6、10、14 周龄时分别接种 1 剂[348]。大多数引入联合疫苗的发展中国家使用的是含 DTwP 联合苗。尽管有一些专家建议，未来如果有证据表明 Hib 相关疾病发病增加，则可能需要 1 剂加强免疫，但目前对此尚无明确的建议[302,348,349]。

未来，一些发展中国家可能转而使用含有 DTaP

的 Hib 联合疫苗。目前尚不清楚这种转变是否会导致疾病发病率上升,这需要认真地开展监测,以评估疫苗变更的长期影响。

禁忌证

Hib 结合疫苗唯一的禁忌证是既往对此类疫苗的成分过敏。

母体免疫

妇女在妊娠之前或妊娠期间接种疫苗可能会对预防早期新生儿疾病有效。亚利桑那州的一项研究比较了孕前随机接种 HbOC、PRP-OMP 或 23 价肺炎球菌疫苗(Pneumovax 23, Merck Research Laboratories)的妇女所产婴儿的 Hib 抗体水平。接种 PRP-OMP 或 HbOC 妇女所产婴儿出生时的抗 -PRP 抗体几何平均滴度高于接种 Pneumovax 妇女所产婴儿(P< 0.01)。此外,与接种 Pneumovax 妇女所产婴儿相比,接种 PRP-OMP 或 HbOC 妇女所产婴儿在出生和 2 月龄时抗体滴度小于 0.15μg/ml 的比例更低(P<0.01)[350]。在得克萨斯州和冈比亚的研究中,参与研究的妇女在其妊娠期最后 3 个月内接种了疫苗,结果也显示这些妇女所产婴儿具有明显更高的抗 -PRP 抗体水平[351,352]。由于新生儿的发病率相对较低,以及由于广泛使用 Hib 结合疫苗而产生的间接保护,未完全接种疫苗的婴儿发病率有所下降,因此没有将孕妇的免疫接种作为预防 Hib 疾病的一项战略。

免疫失败

虽然 Hib 结合疫苗非常有效,但是即使在完成全程接种的个体中也偶有侵袭性 Hib 疾病的发生。已经进行了大量研究以确定免疫失败的危险因素。过早接种或者接种间隔过短可能会导致疫苗免疫失败[331]。罹患严重疾病和免疫缺陷也可能与之相关。在英国和爱尔兰的一项研究中,Heath 等发现在 12 月龄之前接种过疫苗的免疫失败儿童中,有 20% 伴有某种临床危险因素(定义为早产、恶性肿瘤、发育迟缓 / 先天畸形、唐氏综合征或中性粒细胞减少症)[353]。而在 12 月龄以后接种疫苗的免疫失败儿童中,伴有临床危险因素或者免疫抑制,或者两者均有的比例为 67%[353]。在对 175 例免疫失败案例的长期随访中发现,突破病例发生后大约 4 年,57% 的个体抗 -PRP 抗体浓度低于 1.0μg/ml,16% 低于 0.15μg/ml,提示这些个体可能需要再接种疫苗[354]。对同一队列的另一项研究表明,与年龄匹配的对照组相比,Hib 疫苗免疫失败的儿童在接种肺炎球菌结合疫苗后,产生的血清特异性肺炎球菌抗体浓度更低。相对于年龄匹配的对照组,年龄较小的免疫失败个体产生的、针对较多肺炎球菌血清型的抗体更有可能达不到保护性水平,这提示 Hib 疫苗免疫失败的儿童或许能够产生出针对含荚膜微生物的抗体浓度,但只有当他们年龄较大时才有可能[355]。免疫系统中潜在的遗传易感性被认为是另一个可能导致免疫失败的宿主因素。在上文讨论过的英国和爱尔兰免疫失败案例队列中,TIRAP 和 IL10 基因中的两个急性单核苷酸多态性(SNPs)显示与侵袭性 Hib 疾病的特定临床表现相关[356]。

Hib 菌株的特点可能也与免疫失败相关。Cerquetti 等发现,从免疫失败个体中分离到的菌株与从未免疫的侵袭性疾病患者中分离到的菌株相比,前者含有多拷贝 cap 位点(≥3)的可能性更大[357]。cap 基因扩增对微生物毒力的确切影响及临床意义有待进一步的研究。

替代剂型

联合疫苗: 人们已经充分认识到需要通过联合疫苗来简化日益复杂的儿童免疫程序及提升依从性。有几种 DTP-Hib- 乙肝联合疫苗已经研制成功并被广泛使用[349]。人们对使用同一支注射器同时接种 Hib 结合疫苗与 DTaP 疫苗的应用进行了广泛的评价。在多项研究中发现,接受 DTaP-Hib 联合疫苗的儿童抗 -PRP 抗体滴度显著低于使用独立的注射器接种 Hib 结合疫苗的儿童[336,358,359]。但是,尚不清楚这种免疫应答水平降低现象的临床意义。大多数儿童抗体滴度仍然大于 0.15μg/ml[359]。接种全细胞 DTP 与 Hib 结合疫苗组成的联合疫苗后,没有观察到这样的应答降低现象[360]。完成了 DTaP-Hib 基础免疫程序的婴儿,在出生第 2 年接种 Hib 结合疫苗时出现了明显的加强免疫应答,这表明免疫记忆已经形成[331,336,359]。此外,DTaP-Hib 联合疫苗的临床有效性已经得到了证实[333,361]。在德国开展了一项针对侵袭性 Hib 疫苗有效性临床研究,研究显示接种至少 1 剂 DTaP-Hib 或 DTaP-IPV-Hib 后的有效性为 97.5%(95% CI, 96.3%-98.4%),接种 3 剂 DTaP-Hib 或 DTaP-IPV-Hib 后的有效性为 98.8%(95% CI, 98.2%-99.3%)[362]。

至今已经开展对多种联合疫苗的评价,包括 DTaP-IPV-Hib[362-364]、Hib-Hep B[365]、DTaP-Hep B-Hib[366,367] 和 DTaP-Hep B-IPV-Hib[331,368,369]。表 23.2 列出了已在美国和其他许多发达国家注册并广泛应用的含 Hib 的联合疫苗(也可见第 15 章)。

疫苗后时代：公共卫生考虑

群体免疫

接种 Hib 结合疫苗可以预防免疫后个体中的新发咽部携带[46]。如果免疫接种的儿童在人群中的比例足够大，那么 Hib 传播则减少，并且未经免疫的个体也得到了保护，因为他们对病原体的暴露减少了。这种在一个免疫接种人群比例很高的群体中，未经免疫的人群部分中的疾病下降常称作"间接效应"或者"群体免疫"。一些研究已经显示了引进 Hib 疫苗产生的群体免疫的证据[45,370,371]。在纳瓦霍族印第安原住民中，当疫苗接种率从 20% 上升到 60%，侵袭性 Hib 发病率下降了 56%~73%[278]。对加拿大安大略省 1989—2007 年的数据进行的一项研究表明，1992 年引入婴儿 Hib 疫苗之后所有年龄组的 Hib 病例均减少[372]。这具有重要的意义，尤其在基础设施缺乏、并可能影响人群的全程免疫接种的发展中国家。例如，冈比亚是在 20 世纪 90 年代中期开始接种 Hib 疫苗的，但疫苗的供应却不时中断，3 剂接种的完成比例始终徘徊在 62%~75%[47]。尽管如此，侵袭性 Hib 疾病在该国的确销声匿迹了[47]。

血清型转换

对于 Hib 结合疫苗的广泛使用是否会导致最有可能引起侵袭性疾病的流感嗜血杆菌血清型别发生变化，人们也进行了深入的研究。从理论上讲，Hib 带菌率的下降可拓宽人咽部的生态位，从而使其他血清型的流感嗜血杆菌带菌率和发病率升高。目前仍不清楚在 Hib 结合疫苗开始接种后，由非 b 型荚膜型或者不可分型的流感嗜血杆菌造成的疾病发病率是否发生了改变。美国 CDC 在 1998—2000 年间进行的一项基于人群的监测显示，非 b 型流感嗜血杆菌侵袭性疾病的发病率没有增加。同样，在欧洲也没有观察到相关变化[122,373]。在纳瓦霍人和白山阿帕奇人 5 岁以下儿童中开展的一项基于人群的研究中，人们没有发现开始接种 Hib 结合疫苗之后非 b 型侵袭性疾病发病率上升的证据[299]。但是，也有一些研究显示在疫苗后时代非 b 型流感嗜血杆菌的活跃程度有所增加，尤其是 a 血清型。一项针对阿拉斯加居民的研究显示，非 b 型流感嗜血杆菌引起的年均侵袭性感染率从 0.5/10 万上升到 1.1/10 万[371]。具体而言，虽然在 2002 年之前没有发现流感嗜血杆菌病例，但是在 2002—2011 年间，5 岁以下儿童流感嗜血杆菌疾病的年发病率为 5.4/10 万。在全部 29 例病例中，除 2 例外的其余病例均发生在阿拉斯加土著儿童中[374]。在澳大利亚原住民儿童以及一项针对英格兰 5 个大城市地区的监测中，研究者也观察到了疾病类似的小幅提升[375,376]。在纳瓦霍人和白山阿帕奇人群中，非 b 型流感嗜血杆菌疾病的发病在疫苗后时代没有升高，而 a 型流感嗜血杆菌引起疾病的发病率也依旧显著高于美国普通人群[256]。在加拿大安大略省，有人注意到不可分型和 f 血清型流感嗜血杆菌感染的发病率增加了近 3 倍[372]。值得注意的是，在 Hib 疫苗开始接种之后，所有关于非 b 型流感嗜血杆菌侵袭性疾病发病率增加的报道中，其增加的程度与 Hib 发病率降低的程度相比非常小。在疫苗开始接种后，非 b 型荚膜型侵袭性疾病和不可分型流感嗜血杆菌疾病的估计年发病率，比疫苗前时代美国和英国的研究中显示的 Hib 疾病发病率低大约 30 倍[131,376-378]。而开始接种 7 价肺炎球菌结合疫苗之后，人们观察到了肺炎链球菌血清型变化的现象。有文献报道，咽部带菌率、中耳炎和由非疫苗血清型造成的疑似侵袭性疾病有所增加[379-381]。与肺炎球菌疫苗接种相比，血清型转变与 Hib 疫苗接种更有可能相关的原因尚不清楚。一种假设是携带肺炎球菌的情况更为普遍，而多重的定植活动会导致菌株之间的竞争加剧；相反，荚膜型流感嗜血杆菌的携带率更低，定植活动更少，因此菌株间竞争较小[382]。

未来的疫苗

随着儿童免疫程序的复杂程度不断增加，人们热切盼望开发出更多的联合疫苗，对不可分型流感嗜血杆菌疾病和 a 型流感嗜血杆菌候选疫苗也非常关注。一些候选疫苗已经在动物模型试验中成功降低了耳部和鼻腔黏膜的带菌率[383-385]。一种针对不可分型流感嗜血杆菌的口服疫苗已经在一些小型临床试验中显示出在降低慢性支气管炎发病、减轻其严重程度方面的能力[386]。另一种脂多糖结合疫苗已经在成人的 I 期临床试验中显示出良好的安全性和免疫原性，可能很快就会在儿童中进行评价[387]。未来的重点可能是阐明预防不可分型流感嗜血杆菌疾病的相关关系，这将促进更多候选疫苗的开发和测试[388]。

结论（框 23.4）

在过去十年中，全球范围内对 Hib 疫苗的评估和接种实施一直是公共卫生领域的主要成就之一。据

GAVI 估计,到 2020 年,常规使用 Hib 疫苗可以预防超过 700 万例的死亡。

(刘晓强　孙爱武　宋鑫)

本章相关参考资料可在"ExpertConsult.com"上查阅。

框 23.4　结论

- Hib 是导致严重流感嗜血杆菌疾病最重要的原因。
- 针对 Hib 疾病,目前已有多种安全、高效的疫苗。
- 通过对 Hib 结合疫苗的有效使用,发达国家和已经开始接种疫苗的发展中国家已经从实质上消除了该疾病。
- Hib 疫苗已经在全球范围内得以扩大使用,但许多儿童仍然无法获疫苗而获得有效的保护。

第 24 章 甲型肝炎疫苗

Francisco M. Averhoff、Yury Khudyakov 和 Noele P. Nelson

尽管古人们就已经对传染性黄疸有了一定的认识[1],但是流行病学认定为甲型肝炎的黄疸性暴发疫情的最早记录却是在欧洲的17和18世纪[2]。20世纪早期,Cockayne[3]就得出结论,黄疸的散发和流行方式很可能为同一种疾病的表现。而且McDonald[4]假定黄疸的出现可能与病毒有关。几个世纪以来,肝炎流行一直成为军队的"问题"。第一次世界大战期间的英国、法国、德国和罗马尼亚军队,以及第二次世界大战期间的法国、美国、英联邦国家和轴心国军队中均出现过大规模的甲型肝炎暴发疫情。

通过在第二次世界大战期间受感染志愿者中开展的多项实验性研究,第一次科学地证实甲型肝炎是一种肠道传播的病毒感染性疾病。在一系列经典实验中,Havens[5]、Neefe 及其同事[6]表明,已感染肝炎的志愿者,对随后受到相同病毒及通过暴发疫情获得的传染性物质侵袭时可以受到保护。Havens[5]及其同事1[7]也证实肌内注射混合的正常人免疫球蛋白可以预防或减轻疾病,而且这一预防措施迅速得到了应用。第二次世界大战即将结束之际,在地中海战区的美国士兵中暴发了甲型肝炎流行,超过 2 700 名士兵接种了免疫球蛋白,结果被免疫的军队中甲型肝炎发病率下降了 86%[8]。

第二次世界大战结束时,志愿者研究已经明确传染性肝炎是经过肠道传播并由一种可滤过的病原体(假定为病毒)引起的。该病原体的特点是比较耐热,但是可以被氯灭活[6]。此种疾病似乎由单一病原体引起,感染后似乎可诱导终身免疫,还可通过注射正常人免疫球蛋白来预防。20世纪50年代,感染性肝炎在传播途径和病因学上与血清型肝炎已有明显区别[9-11]。MacCallum[12]较早提议将这两种在流行病学上有明显区别的疾病分别称为甲型肝炎和乙型肝炎,并用甲型肝炎替代感染性肝炎,用乙型肝炎替代同源血清型肝炎。该提议于 1952 年被世界卫生组织(World Health Organization,WHO)首次病毒性肝炎专家委员会采纳[1]。20世纪50年代研究中收集的粪便标本在后来的疾病病原体电子显微镜鉴定中起到了关键作用(图24.1)[13]。

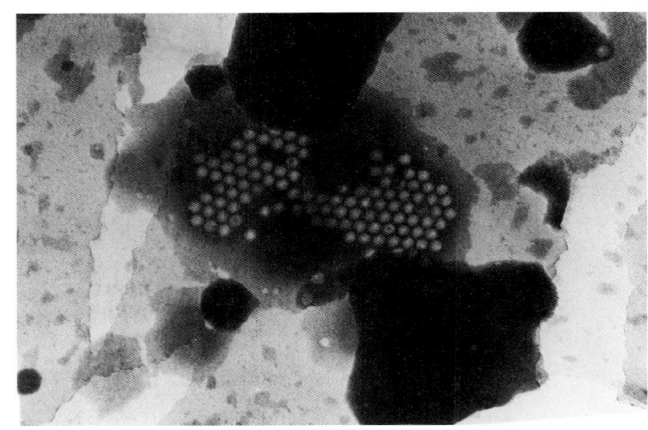

图 24.1 纯化甲型肝炎病毒颗粒的电子显微镜照片(放大 125 000 倍)

甲型肝炎为何重要

据估算,全球每年有 1 亿多人因感染甲型肝炎病毒(hepatitis A virus,HAV)而致病,15 000~30 000 人死亡;上述甲型肝炎疾病负担主要发生低、中收入国家。在最贫穷的国家,80% 或更多的人群在青春后期前已感染了 HAV[14-16]。在高收入国家中,由于卫生标准较高,HAV 感染风险非常低,当感染出现时,经常是由于到有甲型肝炎流行的国家旅行和食源性感染所致[17,18]。

背景

临床表现

甲型肝炎是一种肝部急性感染,其暴露后的潜伏期从 15 天到 50 天不等,平均潜伏期约 28 天[6,19,20]。与经口感染 HAV 者相比,有报道通过非胃肠道途径接触污染的血液制品而感染的患者以及胃肠外途径感染的非人灵长类动物平均潜伏期较短。潜伏期也取决于感染剂量[21-23]。

通过检测血清 HAV 特异性免疫球蛋白 M 抗体(immunoglobulin M,IgM)可证实 HAV 的感染。感染

HAV 的结果各异,包括隐性感染(无症状,无血清转氨酶升高)、亚临床感染(无症状,伴有血清转氨酶升高)以及临床感染(有症状)。急性肝炎的典型临床症状包括黄疸和尿色变深,但也可发生有症状、无黄疸的甲型肝炎。

急性甲型肝炎个别患者的临床表现与其他病毒性肝炎没有明显区别。甲型肝炎前驱期发作可能会突然出现(尤其是在年龄较大儿童和成人中),其特征性表现为下列情况加重:疲劳、不适、食欲减退、发热、肌痛、钝性腹痛、恶心和呕吐。儿科患者还可能出现腹泻,包括咳嗽和鼻炎的上呼吸道症状比较少见[24,25]。肝炎的典型表现和症状在前驱期开始之后的几天或 1 周出现,包括紧随黄疸出现的尿液颜色变深(胆红素尿)、黄疸(巩膜、皮肤和黏膜变黄)和浅色粪便。其体格检查还可能包括肝肿大和触痛。不足 50% 的患者可见由胆汁淤积引起的瘙痒,但可能很严重。

HAV 感染后临床症状出现的频率受年龄的影响较大。与成人相比,儿童感染后出现临床症状的比例较低;5 岁以内儿童感染后无症状者占 50%~90%,而 70%~95% 成人感染者均出现临床症状[26-28]。黄疸在低龄儿童中很少出现,更常见于青少年,但大部分成人甲型肝炎患者出现过黄疸[28,29]。

疾病持续时间各不相同,但是大部分患者在数周内感觉好转。1989 年上海甲型肝炎大暴发期间,对 8 647 名住院患者进行密切观察发现,90% 患者于 4 个月内完全康复,而且所有患者均于 1 年内完全康复[19]。美国对 59 名患者进行的一项研究中,约 2/3 的患者于 2 个月内康复,85% 患者于 3 个月内康复,至 6 个月时,几乎所有患者都康复[30]。10% 病例出现复发,即重新出现症状、肝功能检测值升高和粪便中检测到病毒,但是一般都可以康复[30-32]。HAV 感染并不会导致其慢性感染,而且感染后可以获得终身免疫。

并发症

已有报告指出胆汁淤积型甲型肝炎患者出现持续性黄疸,并常伴有瘙痒的症状[30,33,34]。其他非典型临床表现和并发症,包括免疫系统、神经系统、血液系统、胰和肾性肝外表现是罕见的(表 24.1)[30,35-76]。也有报道表明患有急性甲型肝炎的孕妇的并发症包括胎膜早破或胎盘剥离[77-81]。

甲型肝炎总体病死率随研究人群不同而有所变化。在澳大利亚的甲型肝炎住院患者中,估计死亡率为 0.14%[82]。1988 年甲型肝炎在上海流行期间,主要累及青少年和年轻成人,在 310 746 个诊断病例中

表 24.1 甲型肝炎病毒感染的非典型临床表现和并发症

| 复发性甲型肝炎 |
| 急性重型甲型肝炎 |
| 肝外表现 |
| 一过性皮疹或关节痛 |
| 儿童出现丘疹性肢端皮炎 |
| 皮肤血管炎 |
| 冷球蛋白血症 |
| 吉兰-巴雷综合征 |
| 其他神经系统综合征(如脊髓神经根病、单神经炎、眩晕、脑膜脑炎) |
| 肾综合征(急性肾衰竭、肾病综合征、急性肾小球肾炎) |
| 胰腺炎 |
| 血液系统疾病(包括再生障碍性贫血和血小板减少) |
| 胆汁淤积型甲型肝炎 |
| 甲型肝炎触发的自身免疫性肝炎 |

数据来自参考文献 30,35-76。

共记录了 47 例死亡病例(0.015%)[83]。在美国,社区内甲型肝炎暴发期间的病死率为 0.1%~0.7%[84,85]。美国的病死率从健康儿童中的接近 0% 到老年人中的不足 2% 不等[86-88]。该病最严重的形式——急性重型甲型肝炎较为罕见,但死亡率高达 60%[89,90]。报道与急性重型肝炎风险增加相关的宿主因素包括年龄较大[69,90-92]和基础性慢性肝病[92-101],尽管还有一些报道鉴定出慢性丙型肝炎是重症甲型肝炎的危险因素之一,但其他报道不这样认为[99-102]。

甲型肝炎在发展中国家儿童中的发病率和死亡率已有相关文献,但数据有限[103,104]。

治疗

对于甲型肝炎,没有特异性治疗方法,其处置方法为支持性治疗,大多甲型肝炎患者不需要住院。对那些能活动的患者不提倡限制包括锻炼在内的活动,因为没有证据表明运动对病程产生不良影响。尽管能证明戒酒对患者有益的客观证据比较少,但还是应提倡戒酒。有些药物使用应慎重,特别是通过肝脏代谢或有潜在肝脏毒性的药物,因为其半衰期可能会被延长,也可能促进肝脏其他损伤。对于因呕吐脱水或可能演变成急性重型甲型肝炎的患者来说,住院治疗可能是必要的。

甲型肝炎偶然会并发胆汁淤积,可导致瘙痒(发痒)。在一批 59 名住院患者中约有 7% 出现搔痒[30]。有报道短期使用皮质类固醇可缩短病程并减轻症状(主要是瘙痒),但即使没有治疗,通常也能恢复[34]。

对一些罕见伴有肝衰竭的暴发型肝炎,住院特别护理是非常必要的,许多患者都会存活[105,106]。在一些急性重型肝炎患者中,肝移植也是非常重要的,但因为不进行移植的存活率相对较高(可达 80%),且没有单一因素可预测不良结果,所以很难确立标准来选择移植候选者[35,69,70,106,107]。在一些移植接受者中已证实有持续性 HAV 感染,但这种情况是否会影响生存率尚不明确[71]。

病毒学

HAV 是小核糖核酸病毒科家族成员,后者包括人类肠道病毒和鼻病毒。虽然 HAV 在形态学和物理学方面大多与肠道病毒相似,但由于存在一些独特的性质,已被归入肝炎病毒属[108,109]。HAV 基因组由单链线性 RNA 组成,长 7 478 个核苷酸(HM175 株)(图 24.2)[110]。与其他小 RNA 病毒一样,基因组 RNA 呈正极性,有较长的含 735 个核苷酸的 5′端非翻译区(untranslated region,UTR),其后是大约 6 681 个核苷酸长的开放阅读框,用于编码含 2 227 个氨基酸的多聚蛋白,然后是较短的 3′UTR,并以病毒编码的 poly(A)尾结束。HAV 基因组的序列分析结果表明,其基因顺序也呈现出小 RNA 病毒的特征,结构蛋白由 5′1/3 开放阅读框编码,而非结构蛋白由剩余部分编码。尽管 HAV 的物理特性和分子结构与其他小 RNA 病毒相似,但在核苷酸或氨基酸序列水平上与其他小 RNA 病毒的相似性甚微[110]。

与其他小 RNA 病毒相似,基因组的 5′端无帽状结构,但有一个较小的共价结合的病毒编码蛋白,称之为 VPg(3B 蛋白)[111]。预测 5′UTR 具有和其他小 RNA 病毒 UTR 相似的二级结构,并包括一个内部核糖体进入位点,以进行非帽依赖性翻译[112,113]。翻译从框架中两个核苷酸位点之一 735 或 741 处的 AUG 密码子开始[114]。在翻译终止子序列之后,基因组以 3′端非编码区结束。该非编码区由 63 个核苷酸组成,带有小核糖核酸病毒基因组典型的不同长度 poly(A)尾。小 RNA 病毒的多聚蛋白分为三部分,称为 P1、P2 和 P3。4 个衣壳蛋白 VP1、VP2、VP3 和 VP4 由开始的 2 373 个核苷酸(P1)编码,非结构蛋白则由剩余部分(P2 和 P3)编码。HAV 的基因顺序和蛋白功能与其他小 RNA 病毒相似。但是,在蛋白质裂解碎片、衣壳蛋白大小、N 端十四烷基化和小 VP4 包含入病毒颗粒等细节方面存在差异[115-121]。

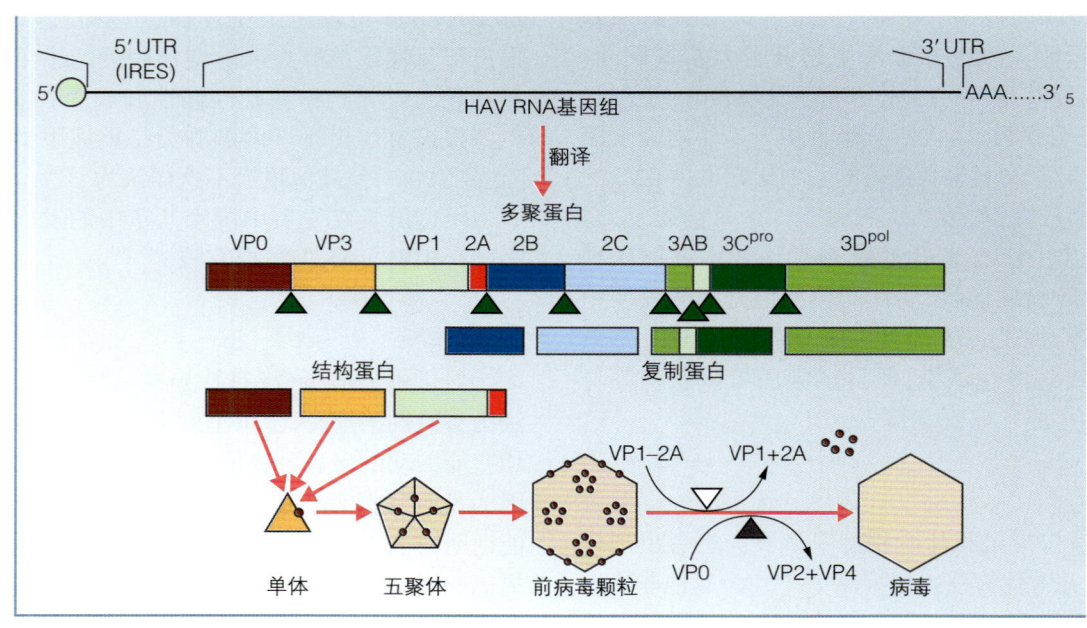

图 24.2 甲型肝炎病毒(HAV)RNA 基因组构成、多聚蛋白裂解和病毒装配。7.5kb 正链 RNA 共价附着于 VPg(5′端)且有 poly(A)尾。734 个核苷酸的 5′端非翻译区(UTR)作为 2 227 个氨基酸前体多聚蛋白开始翻译(垂直箭头)的内部核糖体进入位点(internal ribosome entry site,IRES)。单一病毒蛋白酶 3C^{pro} 将其本身从多聚蛋白中裂解,随后裂解多聚蛋白的其他部位,从而产生结构蛋白前体 VP0、VP3 和 VP1-2A(PX)以及复制蛋白 2B、2C、3A、3B(VPg)和 3D(RNA 依赖性 RNA 聚合酶)。VP0、VP3 和 VP1-2A(PX)可能仍以单体相联,随后形成五聚体,而五聚体是组成衣壳的稳定前体。12 个五聚体与 RNA 装配为原病毒粒子,随后 2A 被宿主细胞蛋白酶裂解(空心箭头)。最终 VP0 至 VP2 和 VP4(实心箭头)的成熟裂解依赖于已壳体化的病毒 RNA。(摘自 WASLEY A,FEINSTONE SM,BELL BP. Hepatitis A virus. In:Mandell GL,Bennett JE and Dolin R,eds. Mandell,Douglas and Bennett`s Principles and Practice of Infectious Diseases. 7th ed. Philadelphia,PA:Churchill Livingstone,2010,2367-2388.)

脊髓灰质炎病毒的 2A 蛋白具有蛋白酶活性，并可使 VP1/2A 裂解。然而，HAV 的 2A 无该功能且不是复制所必需的，但至少颗粒装配时需要 N-端[122,123]。2B 和 C 蛋白被认为与复制有关。已经在这些区域中绘制出导致细胞培养适应和在动物中减毒的突变[124]。除 VP0 裂解外，蛋白 3C 是负责 HAV 多聚蛋白中其余蛋白裂解的病毒体蛋白酶[115-117]。蛋白 3D 是负责基因组 RNA 复制的病毒聚合酶。

因为 HAV 可在环境中存活，可污染食物和水，并可在贝类中富集，所以已经对灭活这种病毒的方法进行了研究。与其他小 RNA 病毒相比，HAV 更耐热[125]。尽管 HAV 暴露于 60℃ 10~12 小时也可能不完全灭活（取决于条件），但已有报道暴露于 70℃ 4 分钟、80℃ 5 秒钟、85℃片刻即可完全灭活[126]。HAV 可在贝类、水、土壤或海底沉淀物中存活更长时间[127]。已报道在进食未完全煮熟的贝类后出现甲型肝炎暴发，提示通常用来烹调贝类的蒸煮条件可能不足以杀灭此病毒。HAV 可通过高压灭菌（121℃，30 分钟）灭活[128]。该病毒可耐受大多数有机溶剂和洗涤剂以及 pH 值低至 3 的条件[129,130]。HAV 可通过多种常用的化学消毒剂灭活，其中包括次氯酸盐（漂白剂）和含有 23% 盐酸的季铵制剂（见于多种抽水马桶清洁剂）[130]。最近已证实，添加了卟啉类的溶液可产生对 HAV 的光灭活作用[131]。目前已批准的疫苗是在室温条件下通过 1：4 000 的福尔马林灭活至少 15 天，此种做法超过了完全灭活条件至少 3 倍。

全球似乎仅有一种 HAV 血清型[132-134]。被全球一部分地区的 HAV 感染的个体不会在全球其他地区被重复感染，且许多发达国家制备的免疫球蛋白或由单一毒株 HAV 制备的疫苗可保护全球旅行者免受 HAV 感染。一种在美国批准的疫苗是用最初从澳大利亚患者中分离的基因型 I 病毒株（HM175）制备的。另一种疫苗则来源于最初从哥斯达黎加患者中分离的基因型 III 病毒株（PA21）。尽管这两个疫苗株在结构蛋白编码区有 16.8% 的核苷酸序列差异，但在交叉中和测定法中没有观察到任何显著的抗原性差异，并且这两种病毒与 18 种单克隆抗体的反应几乎一致[133,135]。

通过中和单克隆体和中和逃逸突变体的结合研究，HAV 衣壳的抗原组成得到了大量分析[136]。HAV 的中和表位主要包含在结构蛋白 VP1 和 VP3 中预测的环区内。但是，中和性单克隆抗体既不识别预测含有中和表位的寡肽，也不识别变性的单个病毒衣壳蛋白，并且抗这些合成寡肽的抗体不能中和，表明这些中和表位是构象表位而非线性表位。中和性单克隆抗体的结合竞争测定法已经表明，中和表位包含在一个密切相关的抗原位点内[136,137]。

由于 HAV 在体外生长不佳，所以尚未完全阐明其复制的细节。和其他小 RNA 病毒一样，HAV 被认为是通过插入质膜的特异性受体与细胞结合。被称为 havcr1 的猴肾细胞受体分子是一种黏蛋白样糖蛋白茎，顶端为免疫球蛋白样结构。HAV 与表达 havcr1 细胞的结合可被抗该受体的单克隆抗体阻断，并且编码 havcr1 的互补 DNA（complementary DNA, cDNA）可被转染至非允许细胞，使得这些细胞允许病毒结合、进入和翻译。但是，havcr1 cDNA 转染的非允许细胞通常不支持完全传染性病毒的复制[138]。havcr1 的富含半胱氨酸的免疫球蛋白样区域足以结合 HAV。含有半胱氨酸富集区与黏蛋白样区的 havcr1 可溶性形态可中和 HAV 并使 HAV 脱壳，而仅含有半胱氨酸富集区的 havcr1 不能使 HAV 脱壳，这表明黏蛋白样区既能为半胱氨酸富集区域的正确演示提供合适的骨架，又能与病毒颗粒相互作用[139]。HAV 受体 havcr1 已被证明与 T 细胞免疫球蛋白和黏蛋白域（TIM1）相同。TIM1 证实可调节 T 细胞活化，也可并发特应性疾病[140]。有些研究已确认 HAV 感染与人类特应性呈负相关，也提示与 HAV 感染对 TIM1 诱导的 T 细胞分化的影响有关[140]。

与许多活化 $CD4^+CD25^+$ 调节 T 细胞（regulatory T cells, Tregs）的病毒不同，HAV 在急性感染过程短暂损伤 Tregs 功能[141]。HAV 与 Tregs 上 HAVCR1 直接结合，抑制细胞功能[142]。Treg 过渡区可移走致病性 T 细胞，提供抗自身免疫和过敏状态的保护[143]。随着受体与入口结合，HAV 在破壳、转录、RNA 复制和组装方面遵循其他小核糖核酸病毒的一般复制原则。像其他小核糖核酸病毒一样，HAV 复制与细胞质膜密切相关，蛋白 2C 和 2BC 互相作用可诱导细胞质膜重排[144]。HAV 使用唯一"膜劫机"机制。至少 HAV 碎片在感染人群和黑猩猩血液中循环，被包装进入宿主细胞膜，这在酶联免疫试验中可防止被抗体识别。用宿主细胞膜包装 HAV 可影响与抗体中和，对 HAV 感染在肝脏扩散有潜在支持作用[145]。

HAV 在细胞培养中复制的特征也使其与许多其他小 RNA 病毒相区别，这些特征对于生产疫苗十分重要；比如，HAV 可在人肺成纤维细胞 MRC-5 中培养，使用培养基灌流生物反应器生产灭活甲型肝炎疫苗 VAQTA。病毒通常生长缓慢，且滴度低。大部分 HAV 毒株并不显著干扰宿主转录或翻译,而且病毒并不引起细胞病变或杀伤正在生长的细胞。相反,病毒可持续地感染细胞,而且在很大程度上与细胞有关。一些适应细胞培养病毒可快速生长,引起细胞病变,并通过凋亡作用导致细胞死亡[146-148]。

多种 HAV 毒株已通过细胞培养直接从临床材料中分离出来,但这一过程可能需要数周甚至数月的时间使病毒适应体外生长[148]。最近,一个来源于人恶性肝细胞癌的 Huh-7 细胞系似乎具有培养 HAV 现场分离株的能力[149]。此外,目前已经证实非灵长类动物细胞至少支持 HAV 的有限生长[150-152]。

HAV 的细胞培养已被用于改变病毒的表型,主要是为了病毒的生长特征和毒性减弱。通过多次组织培养传代,已经分离出了 HAV 的减毒株,并已通过在降低温度条件下传代实现了冷适应[153-155]。通过分子克隆、突变株测序并将其序列与亲本株相比较,已经检测出引起这些表型改变的一些突变。5′UTR 区内的突变和 HAV RNA 2B、2C 编码区内的突变与增强体外病毒复制有关[124,156]。

已知 HAV 可感染人类,其他大型猿类中至少感染黑猩猩,另外还感染一些种类的猴。研究最广泛的模型是黑猩猩和两种新大陆猴类:绢毛猴和夜猴(枭猴)[134,157,158]。一些灵长类在捕获时存在的抗体可能表明自然界中存在感染的宿主或与猴病毒的交叉反应抗体。在有 HAV 流行的一些非洲和亚洲地区,多种猕猴和长尾猴经常被猿猴或人类 HAV 病毒株感染。HAV 向灵长类管理者传播已有文献记录,但尚未确定这些猴类分离株是真实的猿猴 HAV 还是感染猴类群且持续存在和适应的人类病毒株[159]。现已证实 HAV 在豚鼠体内的复制是有限的[160]。因此,尽管 HAV 可转染至非人灵长类甚至是更低级的动物,但尚不明确这些物种是否在可能成为人类传染源的环境中充当 HAV 的宿主[160]。

与预防相关的致病机制

HAV 一般通过粪-口途径传播,并且这种耐酸病毒在通过胃部时仍会存活。研究发现在绢毛猴和黑猩猩中,经口传染的病毒剂量相当于同种动物静脉途径剂量的 $10^{4.5}$ 倍[23]。HAV 主要在肝脏进行复制,也有在黑猩猩中的实验数据表明 HAV 也可在口咽部进行复制[161,162]。用免疫荧光法在实验性感染的猴类的空肠和回肠的肠隐窝上皮细胞中鉴别出甲肝病毒[161,163]。用敏感的逆转录聚合酶链反应(RT-PCR)方法对 13 例自然感染人的病例和 5 只实验感染黑猩猩测量出病毒血症的过程。在谷丙转氨酶(alanine aminotransferase,ALT)达到峰值前平均 17 天可检测到 HAV RNA,且在峰值后平均可持续 79 天。病毒血症平均总持续时间为 95 天,但范围从 36 天到 391 天不等[164]。尽管 HAV 可在其他器官定植并引起病毒血症,但和许多其他小 RNA 病毒一样,HAV 似乎具有高度器官特异性,并且甲型肝炎的主要致病过程仅限于肝脏。病毒从感染的肝细胞中排出,进入肝血窦和胆小管,再进入小肠,并排泄至粪便中,因而在感染早期粪便中可检测到高滴度病毒[165-167]。

因为 HAV 在细胞培养中通常不引起细胞病变,所以在实验动物和人体中的病理学结果证实在病毒复制高峰期,肝细胞损伤甚微。已假定特殊的细胞介导免疫应答中的免疫机制是引起肝损伤的原因[168,169]。相比之下,血液循环中的抗体很可能对限制病毒扩散至未感染的肝细胞更为重要,循环抗体与特异性 T 细胞结合可使感染终止[169-171]。由于 HAV 为正链 RNA 基因组病毒,在其复制周期中要经历双链中间体,因此 HAV 感染应是 1 型干扰素的强诱导剂。HAV 利用多个分子机制来中断早期不成熟免疫应答而控制干扰素合成[172,173],这导致感染 HAV 的肝脏中 1 型干扰素应答是有限的。尽管急性感染期间肝脏内 HAV RNA 量超过其他肝炎病毒 100 倍以上,但实验动物模型显示 HAV 不能明显诱导干扰素刺激基因(interferon-stimulated genes,ISG)的表达[174,175]。细胞解旋酶 RIGI 和 MDA5 以及 Toll 样受体 3 是模式识别受体,可被双链 RNA(double-stranded RNA,dsRNA)活化并启动干扰素信号级联反应[176]。许多病毒已进化出逃避干扰素系统的机制。例如丙型肝炎病毒(hepatitis C virus,HCV)蛋白酶裂解 RIGI,因此阻断了下游的信号转导。最近的研究显示 HAV 有类似 HCV 的机制。HAV 3C 蛋白酶的前体 3ABC 是蛋白 3A 跨膜区域到线粒体膜的靶点,然后在那里裂解线粒体抗病毒信号蛋白 MAVS。MAVS 裂解反过来阻断下游干扰素通路并抑制干扰素和干扰素诱导的抗病毒蛋白产生[173]。

除 3ABC 中间体外,其他 HAV 多蛋白的不完全加工产物在减轻干扰素应答中发挥重要作用。比如,3CD 中间体阻断 TLR3 信号和干扰素生成[172]。

尽管肝损伤(以 ALT 升高衡量)与检出循环抗体同时发生,但研究尚未证实病理过程是抗体介导的,更有可能是由细胞毒性 T 淋巴细胞介导的。虽然用免疫球蛋白被动免疫可以完全预防感染,但没有数据提示已经被感染患者可以通过输入抗体进行治疗[177]。免疫球蛋白的有效性也提示预防 HAV 感染不需要黏膜免疫[178,179]。

诊断

尽管在疫情暴发期间对有典型症状的患者作出的诊断可能是存疑的,但甲型肝炎在临床上不能与其他急性病毒性肝炎相区别。诊断需要通过血清学检测抗 HAV 特异性抗体应答,并通过单份急性期血清样本中检出 HAV 特异性 IgM 来确诊(表 24.2)[180-182]。HAV 特异性 IgM 抗体在疾病早期即出现,通常在患者就医期间存在,并且大部分患者在 6~12 个月内降低至不能检出水平。血清中存在 HAV 特异性 IgM 被认为是目前或新近感染的证据[183](图 24.3)。约 10% 的甲型肝炎患者在症状出现不久血清学检测为阴性,如果临床上怀疑甲型肝炎,尤其是在甲型肝炎暴发的背景下,应重复开展血清学检测[184、185]。另已有报道,部分病例感染 HAV 1 年后,其抗 HAV IgM 检测结果仍为阳性。此外,在没有其他新近感染证据的人群中可观察到假阳性检测结果,这反映了血清学试验不适当地用于检测无症状人群时,试验的阳性预测值较低[186,187]。肝炎生化检查的证据包括血清胆红素

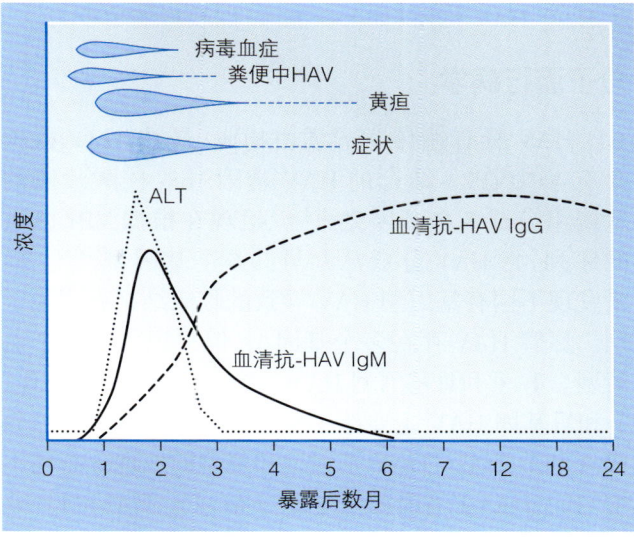

图 24.3　甲型肝炎病毒(HAV)感染后的临床、病毒学和血清学变化。

注:ALT:谷丙转氨酶;Ig:免疫球蛋白。

表 24.2　甲型肝炎病毒和抗甲型肝炎病毒抗体的检测方法

检测方法	用途和评价
抗 HAV/ 总抗体(放射免疫试验[RIA]/ 酶联免疫吸附试验[ELISA])*	接种前测定免疫力 / 易感性流行病学研究
抗 HAV/IgM 特异性(RIA/ELISA)*	当前或新近感染诊断的主要方法
抗 HAV/ 口腔液(ELISA)	应用于流行病学研究
中和抗体(放射免疫灶抑制[RIFIT];HAV 抗原减少试验[HAVARNA])	用于研究,特别是确定免疫接种诱导抗体的类型;工作量非常大;不能广泛使用或很好标准化
病毒培养(细胞培养)	仅用于研究,因为病毒最初分离时生长缓慢
HAV 抗原(RIA/ELISA)	用于研究检测不同样本(如细胞培养)中的病毒
HAV RNA(核酸检测 / 聚合酶链反应)	研究应用
	流行病学研究和暴发调查环境研究
肝脏活检(光学或荧光显微镜)	动物接种研究
	罕见的诊断困难或不常见的临床表现
	不适用于多数甲型肝炎病例

* 目前只有 ELISA 已商品化。

和血清肝酶水平升高,如 ALT、谷草转氨酶(aspartate aminotransferase,AST)、碱性磷酸酶和 γ-谷氨酰转肽酶。AST 和 ALT 经常一致性地升高,并且可能在症状出现前一周或更早时间出现(图 24.3)。除复发或胆汁淤积型甲型肝炎患者外,血清胆红素和转氨酶水平通常在发病后 2~3 个月恢复正常[31]。

对监测疫苗诱导的保护性免疫应答的期望促使人们开发出了几种体外检测 HAV 中和抗体的方法[188-190],以及区分通过感染和接种甲型肝炎灭活疫苗获得 HAV 免疫力的血清学方法[191-193]。这些方法没有一种适用于现场广泛运用或在市场上可买到。还开发出几种用来支持基于人群的血清流行率研究的检测口腔液 HAV 抗体的诊断方法[194-202]。尽管减少口腔液的收集可能会简化抗-HAV 检测的逻辑,但由于缺少商品化的检测试验,妨碍了口腔液试验在临床管理和实用流行病学研究中的应用。

其他方法极少用于 HAV 感染的诊断(表 24.2)。通常不使用病毒检测分析,因为野生型 HAV 极难在细胞培养中分离,而且分离病毒通常需要数周或数月。由于病毒排出高峰在临床发病之前,因此抗原检测系统通常对检测粪便样本中 HAV 没有足够的敏感性。聚合酶链反应(PCR)技术已经用于一些临床、流行病学和环境学研究[195-203]。尽管基于 PCR 的高敏感性核酸试验可用于诊断急性 HAV 感染,但尚无已批准的商品化试验。市场可以买到的总抗-HAV 抗体血清学检测最常用于流行病学调查或确定对 HAV 感染的易感性,既包括自然感染,也包括接种疫苗产

生总抗-HAV抗体（如IgG抗体）而获得的免疫力。

分子流行病学

HAV具有遗传学异质性[135]。最初，HAV根据含有VP1/VP2A结合的HAV基因168-核酸片段的基因组分成7个基因型[132]。但现在根据VP1区域的序列，将HAV分成从Ⅰ-Ⅵ共6个基因型[206]。尚未发现不同有基因型HAV导致的临床结果有明显区别。尽管HAV存在多个基因型，但只识别出一个血清型。Ⅰ、Ⅱ和Ⅲ基因型HAV主要在人群循环，而Ⅳ、Ⅴ和Ⅵ基因HAV主要感染猿猴[132,207]。基因型可分成A和B亚型。HAV基因型和亚型的地理分布是不均匀的，HAVⅠ基因型呈全球分布，ⅠA亚型和ⅠB亚型常常合并流行。ⅠA亚型分布在南北美洲、欧洲、亚洲和非洲，而ⅠB亚型主要分布在中东和南非。但是最近评估认为ⅠB亚型在南美洲比以前设想的数量更多[208]。Ⅱ基因型最初似乎主要在西非洲，但是不易常发现[209]。Ⅲ基因型全球循环，但其流行率因地理区域而异[207,208]。最近，在韩国、俄罗斯和爱沙尼亚报告ⅢA亚型感染在增多[210-212]。在一定地理区域存在超过一种基因型和亚型HAV循环，为合并感染和基因重组创造了机会。共同循环的HAV基因亚型间重组也有报告[213-215]。

HAV基因异质性可用于HAV毒株鉴别和暴发调查。从水、食物、感染HAV个体的血液或唾液中检测HAV RNA检测并进行序列分析，可为追踪HAV毒株和鉴定水源或食源性甲型肝炎暴发的源头提供重要信息[216,217]。分子研究主要利用短HAV基因组区域，通常是VP1/P2A结合[208]。但是全基因序列分析显示：VP1/P2A序列可能被不同HAV毒株共享，而且一次简单的食源性甲型肝炎暴发可能涉及不止一个密切相关的HAV毒株[218]。有报道在疫区人传人的甲型肝炎暴发过程中可暴露于多个HAV毒株[219-221]。

在暴发疫情调查过程中收集的HAV毒株的基因鉴定揭示了HAV在不同流行病学模式中的传播态势。比如，甲型肝炎暴发期间，在欧洲几个国家有男-男性行为的男性中鉴定出几个大单源组ⅠA亚型HAV株和这些毒株的共享，表明HAV毒株罕见于大MSM工作网络，该MSM网络能使引入的HAV变异株维持较长时间；从有疫情流行国家返回的旅行者发现许多独特的HAV变异株以及基因ⅠB和ⅢA小单源组群，强调了已引入大量不在欧洲广泛扩散的HAV毒株[222,223]。在注射吸毒者中检测到ⅢA基因亚型，可解释为通过最初在该亚型流行的南亚和中亚，经污染的药物将HAV频繁引入发达国家的社区[222,224-227]。

流行病学

全球疾病模式

甲型肝炎在全球均有发生，但在地方流行性及所致的流行病学特征方面存在较大地区差异[16]。地方流行的程度与卫生和清洁状况及其他发达水平的指标密切相关。在过度拥挤的条件下，尤其在清洁用水受限和人类粪便处理不充分的条件下（如高流行地区，图24.4），大多数人在生命早期即感染HAV，而罕有临床表现。卫生和清洁标准高的地区，大多数儿童到成年也不会感染病毒。HAV感染有多种独特的模式。每种模式都有独特的与年龄相关的抗-HAV阳性率和甲型肝炎发病率，系因不同的流行环境（卫生和清洁）和社会经济状况所致（图24.4）[16,227]。但是，由于一个国家内不同地区和不同社会阶层的甲型肝炎感染流行模式不同，对发展中国家的地方流行性进行概括变得越来越困难；此外，数据常常丢失或过时[227]。

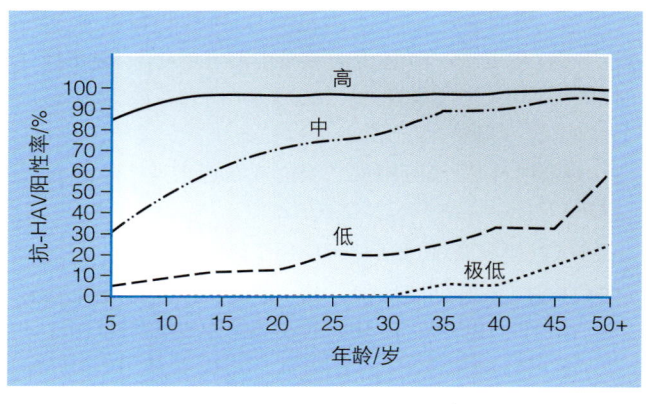

图24.4 全球甲型肝炎病毒感染模式。

高地方性流行地区，通常是最不发达国家（即非洲、亚洲、中美洲和南美洲的部分地区），较差的社会经济条件使得HAV易于传播[16]。在这样的国家，人群感染HAV风险超过90%，主要发生在童年早期[228]，多为无症状感染。不同年龄段的抗-HAV阳性率可证实，整个人群在青少年时代到来之前几乎都受到感染（图24.4）[229-231]。这些地区易感成人感染和发病的风险均较高，但由于群体免疫力较高，同时又缺少足够的监测，所以报告的发病率通常较低，且罕有暴发。高地方性流行模式也可在发达国家的一些种族或地域中出现，例如澳大利亚北部的土著儿童[232]。从发达国家到高流行地区的旅行者感染

HAV 风险也较高[233]。

在中等地方性流行的地区,因为卫生状况和生活条件较好,HAV 不易传播,而且感染的主要年龄组大于高地方性流行的地区(图 24.4)[16,234]。矛盾的是,总报告发病率和平均发病年龄通常高于高发病地区,因为在包括易感的较大儿童、青少年和年轻成人的人群有高水平 HAV 循环,这些人群感染 HAV 后很可能出现临床症状[235]。因为存在病毒高水平传播率和大量的易感人群,所以该地区可发生大规模与普通来源的食物和水相关的甲型肝炎暴发,尤其在社会经济水平较高的地区。一个极端例子是 1988 年在中流行地区的上海暴发了甲型肝炎,由于食用被人排泄物污染的蛤类而导致超过 300 000 的甲型肝炎病例[19]。无论如何,在社区范围内人与人之间的传播仍然是这些国家中疾病发生的重要原因。从发达国家来的没有免疫力的旅行者到中流行地区也有感染 HAV 的风险[24,233]。

在美国、加拿大、西欧大部分地区,以及其他发达国家和地区,甲型肝炎感染的地方性曾被描述为低,但现在趋向于非常低(图 24.4)[16];在低流行国家,儿童感染相对较少。低流行地区的特点是 HAV 感染率和发病率均较低,可出现社区范围内的甲型肝炎暴发。在美国,社区范围内的甲型肝炎暴发变得越来越罕见,最近传播特点是普通来源的甲型肝炎暴发、国际旅行以及与感染者的接触,传播模式与低流行地区特点非常相似[236]。低流行国家的循环流行模式是每隔 5~10 年出现甲型肝炎发病率高峰,这种现象在美国和其他气候温和的发达国家以前也引起过注意。人群血清流行病调查显示,随着年龄递增,人群抗-HAV 流行率呈现上升趋势,主要反映发病率的下降,地方性改变,以及随着时间的推移儿童感染率越来越低(图 24.5)[237]。在 HAV 流行非常低的地区(如斯堪的纳维亚国家,现在是美国和加拿大),大多数病例主要发生在从高或中流行国家旅行返回者以及注射吸毒者高风险人群[238]。通过为儿童推荐全面接种疫苗,影响了美国流行病学的变化。

在快速发展同时伴随着提高卫生标准和改善清洁用水供应的国家中,HAV 流行模式已发生改变[15]。不同年龄组分布模式的改变反映了从 HAV 高流行过渡到中流行,显示在儿童和青少年中 HAV 血清阳性率下降,而大量的老年易感人群发病率和死亡率均较高,大社区甲型肝炎暴发风险也在升高[15,239-251]。即使在发展中国家,甲型肝炎相关发病率和相关费用随着流行病学模式的转变也在增加[89,252]。在美国,由于儿童普遍开展疫苗免疫接种,导致儿童和青少年甲型肝炎发病率和死亡率下降,这是甲型肝炎发病减少的主要原因,同时也使因甲型肝炎导致住院和死亡人群的平均年龄上升[253,254]。尽管美国甲型肝炎总体发病率和死亡率已大幅下降,但近年来因甲型肝炎住院的患者中有一定比例的患者可能患有肝脏疾病和其他合并症[254]。

在美国的流行病学

尽管美国 20 世纪 50 年代发生多次大规模的全国性甲型肝炎暴发疫情,但有关甲型肝炎数据的收集是从 1966 年才开始的(图 24.6)。美国记载甲型肝炎发病最高的 1971 年,大约有 60 000 个病例(发病率约为 29/10 万)。1995 年甲型肝炎疫苗在美国获得

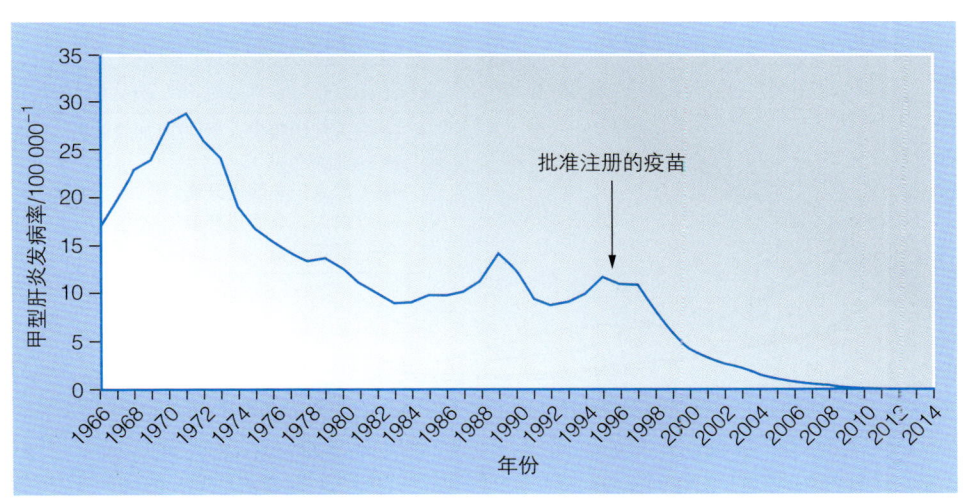

图 24.5　美国 1966—2014 年甲型肝炎发病率。
(数据来自亚特兰大疾病预防控制中心国家应具报疾病监测系统)

许可时,当年报告的甲型肝炎病例数超过3.1万(发病率为12/10万),这使甲型肝炎成为最常报告的疫苗可预防疾病之一(图24.5)[255]。在1996—1999年期间,免疫业务咨询委员会(Advisory Committee on Immunization Practices,ACIP)建议在甲型肝炎发病率高的州为2岁儿童开展有针对性的疫苗接种[256]。随着这些建议的实施,甲型肝炎发病率大幅下降(图24.6)[236]。2006年,美国所有的州的所有儿童开始从1岁起接种甲型肝炎疫苗[86]。2011年美国报告的甲型肝炎病例数为1 398例,创历史最低水平;自1996年首次推荐接种疫苗以来,美国报告病例数下降了95.5%。2012年是自1995年以来首次报告甲型肝炎病例增加的年份(病例总数1 562),2013年再次增加(病例总数1 781);这些增长与2013年多个州甲型肝炎暴发是一致的,也可能有部分原因是媒体对事件的大量报道提高了人们对疫情的认识,从而导致甲型肝炎报道病例数增加[17]。2014年,美国50个州疾控中心(CDC)共报告1 239例甲型肝炎,较2013年减少30.4%[236]。最重要的是,自从开展疫苗预防接种以来,甲型肝炎发病率已经下降,从1996年的11.7/10万下降到2011—2014年的0.4/10万~0.6/10万,降幅超过20倍[236,258]。

典型的低龄儿童HAV感染通常无症状或不能被认知。在疫苗引入之前,儿童作为HAV传播的主要宿主,在美国甲型肝炎流行病学中发挥了重要作用[259]。在疫苗引入之前的美国,报告的最高甲型肝炎发病率出现在5~14岁儿童,15岁以下儿童约占病例总数的1/3[257],而且无症状的HAV感染主要发生5岁以下儿童[260]。自疫苗引入以来,儿童甲型肝炎发病率比成年人下降幅度更大,而且自2009年以来,尽管甲型肝炎发病率有小波动,但成人和儿童发病率均一直低于1.0/10万(图24.6)[255,261]。2014年20~29岁人群患病率最高(0.55/10万),0~9岁人群患病率最低(0.10/10万)。

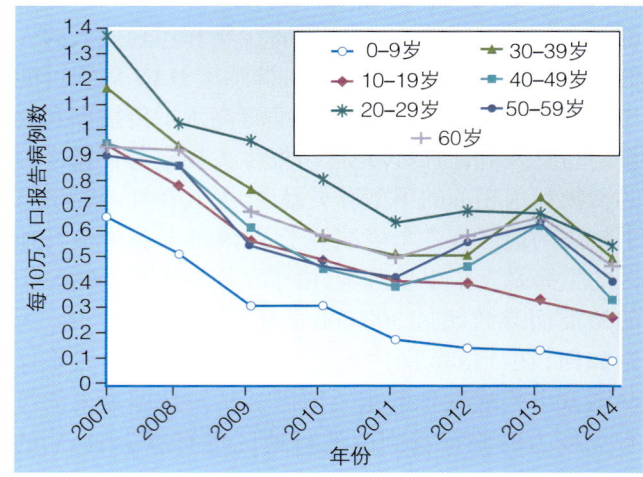

图24.6 美国2007—2014年不同年龄段的急性甲型肝炎发病率。
(数据来自亚特兰大疾病预防控制中心国家应具报疾病监测系统)

在美国,西班牙裔的甲型肝炎发病率历来高于其他种族/民族人口。从1997年到2007年,西班牙裔的发病率下降了94%(1.4/10万);2009年记录的发病率最低(0.8/10万)[255,261]。在美国,所有种族和民族甲型肝炎发病率都有相当明显的下降,包括历史上发病率曾经最高的阿拉斯加土著人/美洲土著人(图24.7)[236]。与甲型肝炎相关的死亡在美国并不常见,在2013年报告的80个死亡病例中,大多数是老年人,2014年没有报告一例死亡[236]。

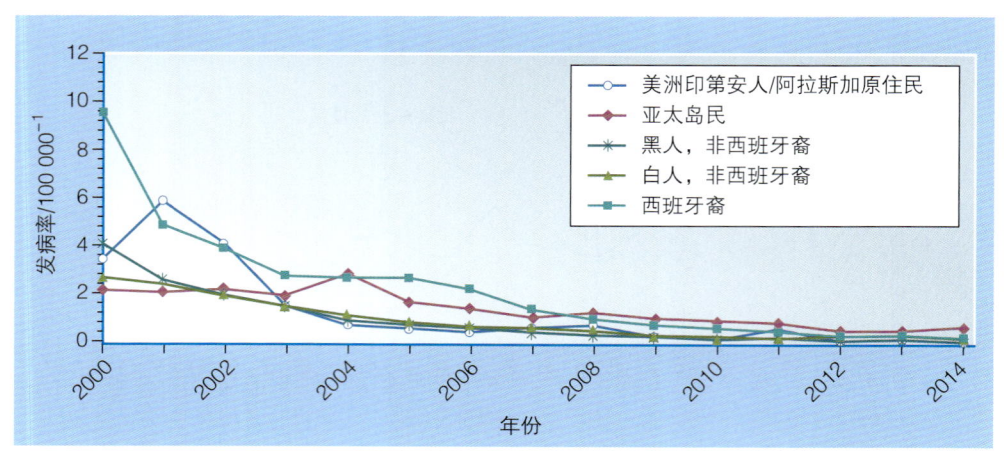

图24.7 美国2000—2014年不同民族/种族的急性甲型肝炎发病率。
(数据来自亚特兰大疾病预防控制中心国家应具报疾病监测系统)

美国在甲型肝炎疫苗广泛使用之前,大约每10年发生一次全国规模的甲型肝炎大流行[262]。西部和西南部各州甲型肝炎发病率最高,病例数也最多[86,257,263]。随着儿童常规接种疫苗的出现,大规模社区范围内甲型肝炎暴发和周期性高峰已经停止。过去存在的甲型肝炎发病率地理差异也已经消失[263]。

在引进疫苗前,美国社区和幼托中心甲型肝炎暴发是常见的。在暴发研究中,对家庭接触者进行血清学检测发现,25%~40%的6岁以下接触者有急性甲型肝炎感染的血清学证据[264,265],导致一些儿童在进入青春期和成年期时拥有免疫力[28,266]。美国于2007—2010年在全国范围内开展了一项针对6~19岁人群的血清学调查,通过检测抗-HAV抗体水平,发现37.6%人群对甲型肝炎具有免疫力;相对前疫苗时代(1988—1994年),抗-HAV抗体水平上升了13.1%,反映了儿童免疫力提升是接种疫苗的结果。然而,在1988—1994年、1999—2002年和2003—2006年期间开展的全国健康和营养体检调查结果表明,美国不同年龄段人群的血清抗-HAV抗体阳性率总体下降,从1988—1994年的32.5%下降到2003—2006年的26.7%,这可能是由于群体免疫在成年人中预防了HAV感染[267]。美国儿童HAV感染率的显著下降导致成年人中不同年龄段的血清抗体阳性率下降,从而增加了老年人对HAV的易感性[267,268]。2013年美国多个州的甲型肝炎暴发主要发生在成年人中,接种疫苗和未接种疫苗的儿童中很少有病例[17]。综上所述,美国HAV流行病学发生了根本性变化,地方性传播、托幼中心暴发以及大型社区暴发几乎已通过儿童甲型肝炎疫苗预防接种计划消除。尽管美国人群感染HAV的总体风险已大大降低,但由于旅行和与被HAV污染的进口食品相关的暴发存在,我们应可能继续看到成年人中出现更大比例的甲型肝炎病例。

潜在的感染源

2014年,美国报告甲型肝炎病例中,只有7%的病例有明确的危险因素;其余93%要么没有明确的危险因素,要么数据缺失[236]。在有明确危险因素的7%病例中,国际旅行是最常见的风险[236]。2014年美国发现HAV其他潜在感染源包括注射吸毒、MSM、日托机构(儿童或雇员)、公认的食物/水源暴发以及甲型肝炎患者的其他接触者。常见食物来源甲型肝炎暴发疫情可能会继续发生,欧洲和北美以及其他HAV地方性传播水平较低的国家也报告了零星的暴发疫情[17,269,270]。

特殊群体和场所

国际旅行。对来自发达国家未接种过疫苗的人群中前往高、过渡性或中度流行地区旅行者,甲型肝炎是一种风险[271-273]。2006年发表的一项针对瑞士旅行者研究估计,那些在出发前未接受免疫球蛋白或疫苗的人在发展中国家停数月,发生甲型肝炎的风险是6/10万~30/10万[274]。停留在卫生条件较差地区的旅行者感染HAV的风险可能更高,并因地区和停留时间长短而有所不同[275]。有报道由于HAV流行国家基础设施的改善,在来自欧洲国家的旅行者中甲型肝炎病例数有所下降[276,277]。在美国,国际旅行是一个经常报告的危险因素[236,278]。在美国和欧洲的旅行者,特别是儿童中,前往流行国家探亲访友而导致的甲型肝炎病例占报告病例的比例越来越大。与因工作或休闲原因的旅行者相比,这些人的旅行时间一般较长,由于住在居民家里而不是住旅馆,所以他们暴露于社区内循环的HAV机会更大。这些人也不太可能寻求或采纳旅行前的建议[279-286]。在旅途中感染HAV的旅行者也可能在返回时将HAV病毒传播给他人[287]。前往疫区的国际旅行者接种疫苗仍然是旅行前准备工作的一个重要考虑因素[288]。

国际被收养人的接触者。患有无症状甲型肝炎的国际被收养者可能将病毒传播给家庭成员和密切接触者。大多数与收养有关的甲型肝炎病例出现在被收养人抵达美国后的最初60天内的未接种疫苗也未旅行过的接触者中;二代和三代传播也有报道[289-292]。一项对270名被收养者在抵达美国后4个月内的血清学检测研究发现,1%的人有感染急性甲型肝炎的证据,且阳性率因来源国家而异;而且所有急性感染的被收养者均无症状。一项从2007年到2009年明尼苏达州的回顾性调查表明:21例甲型肝炎病例的年龄都小于60个月[293]。另一项对自2006年至2010年被收养者的筛查研究发现:该人群急性HAV感染率为4.6%;该研究也注意到护理和社会支持的实质性中断与看护者继发性感染有关[294]。建议将对从流行地区被收养人开展筛查作为一项预防控制措施;然而,有必要更好地了解国际被收养人将甲型肝炎引入社区的影响和在公共卫生方面的重要性,包括考虑与益处相比,筛查的人力和费用。

吸毒者和无家可归者。近几十年来,在北美、澳大利亚和欧洲的非法吸毒者中报告了多次甲型肝炎暴发疫情[84,87,226,295-302]。在美国,涉及注射和非注射甲基苯丙胺的使用者发生甲型肝炎的病例数占暴发期社区报告病例的30%[90,298,303,304]。横断面血清学调查显示,与一般美国人群相比,注射吸毒者抗-HAV流行率较高[305-310]。对469名美沙酮注射(70%)和非注射(30%)吸毒者进行了一项美沙酮维持治疗的随机干预试验,结果发现56%的使用者其抗-HAV抗体呈阳性[311]。注射吸毒者之间HAV传播可能通过经皮途径和粪-口途径发生[298]。类似地,美国和欧洲的无家可归者血清抗-HAV抗体阳性率明显增高,并在偶然暴发疫情中得到证实[312]。甲型肝炎危险可能与性行为和非法药物使用、无家可归的年数和来源国家有关[299,312-314]。

男性同性恋者。 有报道在美国、加拿大、欧洲和澳大利亚市区内的男性同性恋者中发生了甲型肝炎暴发,并且可能发生在较大社区内暴发的情况下[302,303,315-320]。在2008—2009年期间,在爱尔兰、波兰和意大利报告了男性同性恋者间甲型肝炎暴发[321-323];然而,与年龄相仿的一般人群相比,血清流行病学调查并没有显示在男性同性恋者中有较高的抗-HAV流行率[305,324]。在甲型肝炎暴发期间开展研究和血清流行病学调查都确定甲型肝炎与特殊性行为相关联,而其他研究没有显示出这样的相关性[306,315,318]。最近美国在男性同性恋者中开展一项自1994年至2000年期间的交叉面流行率的大型研究,结果发现男性同性恋者与年龄相仿的一般人群的抗-HAV抗体流行率相似[325]。该研究还发现,在非暴发环境中,男男性接触者中甲型肝炎感染相关的因素可能与非男男性接触者中类似,尽管社区暴发的男男性接触者中存在甲型肝炎感染的风险,并且可以通过接种疫苗加以预防。

输血和卫生保健相关的传播。 输血相关的甲型肝炎较为罕见(见下文"血源传播")[326]。血友病患者的感染风险尚不明确,但在甲型肝炎疫苗批准前进行的一项血友病患者血清学调查表明,这些患者面临的风险可能增加[327]。在欧洲和美国接受过第Ⅷ因子和第Ⅸ因子浓缩剂治疗的患者中已经报告了甲型肝炎暴发疫情[328,329]。但是,根据1998—2002年从美国140家血友病治疗中心收集的数据而进行的血清学监测分析表明,没有血液制品引起的HAV感染,提示改进HAV灭活程序、献血者筛查以及增加凝血因子接受者的甲型肝炎疫苗覆盖率均可降低HAV传播风险[330]。

在新生儿重症监护病房曾报告甲型肝炎暴发,起因是一名新生儿因输血而感染无症状的甲型肝炎病毒,随后传播给医院工作人员[331-334]。报告过一起传播与在受HAV感染的供者血清中培养的淋巴细胞的实验性治疗有关[335]。

甲型肝炎从成人患者向医护人员的院内传播也很罕见,因为大多数甲型肝炎患者是在黄疸发生后住院的,此时传染性很低,但已报告了与大便失禁患者相关的传播[336-338]。在1977年至1982年美国进行的血清学调查中,没有发现医务工作者与对照组人群相比,抗-HAV流行率有所增加[339]。

食源性和水源性传播。 全球对食源性甲型肝炎暴发关注度一直在上升,尤其是欧洲和美国。美国历史上甲型肝炎暴发通常与制备食物期间感染HAV的加工者污染食物有关[217,340-345]。零售前被污染的食物,例如在生长或加工阶段被污染的莴苣或水果,可以是甲型肝炎暴发的传染源,其中一些暴发可能是大规模的,或在一个比较广泛地理区域传播[205,346-351]。自2000年以来,常见食物暴露的食物在甲型肝炎低流行区和极低流行区日益得到认可,如2003年与受污染葱有关的暴发[350],以及最近从甲型肝炎呈地方性流行的国家进口的受污染的浆果[269,270,352-354]。根据欧洲食品和饲料快速警报系统数据库,1999—2013年期间8个欧盟国家报告了多种食品来源的甲型肝炎35例。在这样的暴发疫情中,追溯受污染的产品和分离HAV具有挑战性[270,352,353]。

2013年意大利混合冷冻浆果引发了基因型1A甲型肝炎暴发[270,352,355]。2013—2014年发生可能与从德国进口的冷冻浆果酸奶蛋糕有关的甲型肝炎暴发[357]。最近还报告了与中东食品有关的基因型IB甲型肝炎暴发。2012—2013年北欧(丹麦、芬兰、瑞典和挪威)发生一起受污染的草莓引发的甲型肝炎暴发,受污染的草莓被怀疑来自埃及和摩洛哥[358,359]。2012年加拿大发生一起来自埃及的冻石榴籽引发的甲型肝炎暴发疫情,2013年美国多个州也发生一起来自土耳其的进口石榴籽引发的甲型肝炎暴发[17]。来自土耳其的半干番茄被认为与2009—2011年欧洲和澳大利亚的甲型肝炎病例有关[269,360,361]。

在发病率较低和极低的国家,与受污染贝类有关的暴发已不那么常见,但仍偶有发现[362-366]。水源性甲型肝炎的暴发很少见,通常与污水污染或水处理不当有关[367-369]。

虽然在欧洲污水处理工人中进行的一些血清学调查结果表明可能增加了感染HAV的风险,但结果并不一致[370-372]。在美国污水处理工人和适当的比较人群中进行的三次血清学调查的发表报告中,没有发现污水处理工人中抗甲型肝炎流行率有实质性或一致性的增加[373-375]。在美国,污水处理工人中没有与工作有关的甲型肝炎传播的报道。

为发育残疾人士而设的机构

从历史上看，HAV 感染曾在发育残疾人士机构中流行过，但由于设施更小、条件改善和接种疫苗，其甲型肝炎感染的发病率和流行率有所下降，美国现在很少报告暴发疫情[86,255,376]。然而，在福利院中接受照顾的未接种过疫苗的残疾成年人可能面临住居住距离近而且经常失禁和失语带来的危险[377]。在福利院工作的未接种疫苗的工作人员在甲型肝炎暴发期间也可能处于危险之中。2013 年 4~7 月，密歇根州暴发了一起甲型肝炎疫情，5 个成年残疾人福利院的 8 名未接种疫苗的院民被诊断出患有甲型肝炎，其中 1 人死亡[377]。

传播方式

HAV 传染途径主要是粪-口传播。HAV 在肝脏中复制，经胆汁排泄，在粪便中浓度最高[378]。因为被感染者粪便中具有高浓度的 HAV，所以经粪便排泄的 HAV 是主要的病毒传染源。可以证实在黄疸出现前 14~21 天至黄疸出现后 8 天粪便中存在病毒。粪便中的最高浓度出现在黄疸发生前或肝酶值升高前 2 周内，在黄疸出现后迅速降低（图 24.3）[13,337,378]。流行病学研究证实传染性高峰和传播最大风险发生在症状出现前 2 周[10]。与成人相比，感染的婴幼儿排泄 HAV 的时间可能更长。随着 PCR 技术的使用，在新生儿感染后长达 6 个月内可以在粪便中检测出 HAV RNA[331]。已证实较大儿童和成人在临床发病后 1~3 个月有 HAV RNA 排出[164,331,379,381]。尽管不会发生 HAV 长期排泄，但在疾病复发期间，已经在粪便中检出病毒[30,32,382]。

人类 HAV 感染剂量不详。病毒血症期从前驱症状期开始，并延续至肝酶值升高期（图 24.3），期间，血液中的 HAV 浓度低于粪便中 HAV 浓度几个数量级[162,164,383,384]。但是，在非人类灵长类的实验中，与经口传播途径相比，HAV 经静脉途径的传染性高出几个数量级，并且通过静脉途径，低浓度的 HAV 能成功地感染动物[23]。尽管在实验性感染的动物中，可从唾液中偶然检出 HAV[162]，但经由唾液传播尚未被证实。

因为酶免疫测定法和 PCR 可检出有缺陷（无传染性）和具有传染性的病毒颗粒，所以通过酶免疫测定法从粪便中检出 HAV 抗原或通过 PCR 从血清或粪便中检出 HAV RNA，并不能说明感染者是否具有传染性。传染期有可能短于粪便 HAV RNA 可检出期。从实际应用出发，可认为患甲型肝炎的儿童和成人在黄疸出现 1 周后即无传染性。

人-人传播

经由粪-口途径的人-人传播是全球 HAV 传播的主要方式[303,385]。大部分传播发生在密切接触者中，尤其是在家庭成员和亲属中[264,265,386]。在 HAV 地方性流行的区域，低龄儿童 HAV 感染率最高，并且经常是其他人的传染源，因为该年龄段 HAV 感染通常无症状，且低龄儿童卫生标准通常低于成人[260,264,265,386]。

食源性和水源性传播

HAV 可在环境中保持传染性[387]，这使得接触排泄物污染的食物或水之后会发生共源性暴发和散发病例。许多生食可能是暴发来源。如果烹饪不足以杀死病毒或食物在烹调后被污染，熟食也可传播 HAV，与已被感染的食物加工者有关的暴发中常常出现这种情况[217,340,341,344,388,389]。HAV 可通过暴露于 90℃ 180 秒被灭活[390]。被污染的贝类是 1988 年上海大暴发的原因[19,391]。虽然类似报告持续发生[362-365]，但近年来美国和其他发达国家因污染 HAV 的贝类发生暴发疫情日益罕见[362,392]。已有报告，近年来美国、欧洲和澳大利亚数次大规模暴发可追溯至分销前的被污染产品[17,205,269,346,350,351,361,393]。水传播的甲型肝炎疫情在发达国家并不常见，但也有来自水卫生设施和基础设施薄弱国家的报告。

血源性传播

输血相关的甲型肝炎较罕见，因为 HAV 不导致慢性感染。在发达国家，献血者定期接受氨基转移酶水平升高的筛查，进一步降低了病毒血症前黄疸期感染的传播风险。通过输血或在感染的病毒血症期间从献血者收集的血液衍生物进行传播均有报告，包括在欧洲、韩国和美国接受了使用溶剂洗涤剂处理以灭活含脂病毒而制备的因子Ⅷ和因子Ⅸ浓缩物的患者中出现暴发疫情[326,328,329,384,395-398]。HAV 对溶剂-去污剂处理耐受，由此推断污染发生于处于甲型肝炎潜伏期的献血者。在美国自 2002 年以来，核酸扩增试验（如 PCR 技术）已经被用来筛查用于生产血浆制品的血浆。这些测定方法的敏感性足以除去绝大多数含有 HAV 的血液或血浆[326,330,396]。在不遵循此类程序的环境中，HAV 感染可能会在很长时间内存在。

垂直传播

罕见的已发表的病例报告描述了在妊娠后前3个月期间的HAV宫内传播,导致胎儿胎粪性腹膜炎[400,401]。分娩后,两名婴儿被发现有回肠穿孔。甲型肝炎在妊娠期的最后3个月从孕妇传播给新生儿的风险似乎很低[78,402]。但是,由此方式获得HAV感染的新生儿通常无症状,据报道,在医院工作人员中暴发了与接触受感染的无症状婴儿有关的疫情[403]。

作为公共卫生问题的意义

世界卫生组织(WHO)估计,每年约发生甲型肝炎病例1亿例,导致15 000~30 000人死亡[14,16]。疾病负担与一个国家的经济发展密切相关(见前文"全球疾病模式"和图24.4)[578,579]。在美国、加拿大、西欧和其他发达国家或地区,地方性传播率低或极低,报告病例数量很少,且与共同来源的暴发或国际旅行有关的比例很大。最近一项对美国数据的分析显示,不仅病例,而且住院和死亡人数均大幅减少[254]。自20世纪90年代美国开展甲型肝炎疫苗预防接种以来,甲型肝炎发病率大幅下降;2014年报告病例不到1 500例。然而,现有资料表明45%急性甲型肝炎病例住院治疗,无1人死亡[88,236,261]。甲型肝炎疾病的减少,加上美国疫苗接种计划的成功,导致了年轻成人从感染中获得免疫力下降,使该人群中的大部分没有获得自然免疫或疫苗诱导的免疫[267]。

被动免疫

在甲型肝炎疫苗获得批准之前,免疫球蛋白(以前称为丙种球蛋白或免疫血清球蛋白)是暴露后通过输入被动抗体来预防甲型肝炎的主要方式。现已证实免疫球蛋白能有效地预防下列人员的甲型肝炎:旅行者、维和部队志愿者、军人以及近期密切接触甲型肝炎患者的人,并可控制儿童保育中心内的暴发[404-406]。在美国,GamaSTAN(Grifols Therapeutics Inc., Research Triangle Park, NC)是目前唯一可用的甲型肝炎免疫球蛋白(抗-HAV IgG)产品[407]。免疫球蛋白是通过从成千上万的献血者的血浆中收集,并经过一系列冷乙醇沉淀制备的。献血者通过血清学和其他化验方法对乙型肝炎病毒(HBV)、HIV和HCV进行筛查[408,409]。自1995年以来,在美国制备的免疫球蛋白已被要求通过PCR扩增HCV RNA呈阴性或使用一种确保其他病毒被灭活的方法生产[409]。制造过程中去除污染的包膜病毒和非包膜病毒,包括HIV、HBV、HCV,以及低水平的克雅氏病(Creutzfeldt-Jakob disease, CJD)/变异型CJD(variant CJD, vCJD)病原体感染性[407]。

自甲型肝炎灭活疫苗上市以来,疫苗接种是暴露前和暴露后预防的首选方法,而使用免疫球蛋白进行暴露前和暴露后预防是有限的。免疫球蛋白适用于疫苗禁忌接种的人群,在某些情况下适用于国际旅行和HAV暴露后预防(见下文"暴露前和暴露后预防")(表24.3)[410]。

暴露前肌内注射免疫球蛋白后,血清抗-HAV抗体很快达到保护水平(即10~20mIU/ml)(见下文保护作用的相关因素)[177]。免疫球蛋白在注射后2天左右达到峰值[411]。在暴露前或暴露后2周内使用免疫球蛋白,可有效预防80%~90%的甲型肝炎[177,412-415]。免疫球蛋白是否完全预防感染或导致无症状感染和产生持续性抗-HAV(被动-主动免疫力)与HAV暴露与注射免疫球蛋白之间的时间长短有关[24,414,416]。免疫球蛋白在控制整个社区甲型肝炎暴发方面没有取得成功,部分是由于保护时间短暂和免疫球蛋白的覆盖率所致,也可能与群体免疫缺乏以及未识别的感染频率有关[417]。

虽然人群中抗-HAV流行率持续下降,而且美国在免疫球蛋白制剂中没有抗-HAV水平的标准,但没有观察到免疫球蛋白保护作用下降的临床或流行病学证据[86,418]。

免疫球蛋白的严重不良反应是罕见的。有报道IgA缺乏症患者反复接种后出现了过敏反应,所以这些患者不应接受免疫球蛋白治疗[419]。免疫球蛋白也禁止用于有严重血小板减少症或任何凝血性疾病的人[419]。妊娠和哺乳不是免疫球蛋白接种的禁忌。

免疫球蛋白仅适用于肌内注射,24月龄以下儿童最好在上臂三角肌或大腿前外侧接种。

免疫球蛋白可与大多数灭活疫苗同时接种。它不干扰对口服脊髓灰质炎疫苗或黄热病疫苗的免疫应答;然而,当单独或联合接种时,免疫球蛋白可干扰对减毒活疫苗[如麻疹、腮腺炎和风疹(MMR)疫苗和水痘病毒疫苗]的应答[86,419,420]。

主动免疫

疫苗发展史

用于主动免疫的甲型肝炎疫苗的研发方式与脊髓灰质炎病毒疫苗相似。和脊髓灰质炎疫苗一样,

表 24.3 推荐用于国际旅行者的暴露前预防和暴露后免疫预防

年龄/健康状况	免疫球蛋白(IG)剂量[a]	甲型肝炎疫苗
国际旅行者的暴露前预防		
<12月龄婴儿[b],对疫苗过敏者或选择不接种疫苗者	逗留时间: <3个月:IG 0.02ml/kg 3~5个月:IG 0.06ml/kg >5个月:IG 0.06ml/kg(对延长旅行者每5个月重复接种1次)	无;当婴儿12月龄时接种疫苗
12月龄~40岁	无	出发前尽快接种1剂疫苗
>40岁及有特殊状况者[d]	逗留时间: <3个月:IG 0.02ml/kg 3~5个月:IG 0.06ml/kg >5个月:IG 0.06ml/kg(对延长旅行者每5个月重复接种1次)	出发前尽快接种IG和1剂疫苗[c]
既往未接种过疫苗者的暴露后预防[e]		
<12月龄婴儿[b],有特殊状况者[d]	暴露后≤2周:IG 0.02ml/kg;暴露后>2周注射IG的效力尚未确定	无;当婴儿12月龄时接种疫苗
12月龄~40岁的健康人	无	尽快接种疫苗
>40岁人群	暴露后≤2周首选IG 0.02ml/kg	如果无法获得IG,可以使用疫苗

[a] 对于暴露前预防,出发前≤2周注射IG。肌内注射的IG制剂绝不能静脉注射,静脉注射的IG制剂不适于甲型肝炎预防且其球蛋白浓度较低。甲型肝炎疫苗应在出发前尽快接种。如果同时接种,免疫球蛋白和疫苗接种部位应分开。对于暴露后预防,应在暴露后2周内尽快注射IG。
[b] 小于1岁的儿童(疫苗未批准用于此人群)及疫苗禁忌人群应按0.06ml/kg注射IG,在暴露期间每5个月重复接种1次。
[c] 首剂接种后6个月应接种第2剂,以完成疫苗接种程序。
[d] 特殊状况:免疫损害者、已诊断慢性肝病者和疫苗禁忌者。
[e] 既往接种过1剂疫苗者应完成接种程序。既往接受过全程疫苗接种者无须进一步处置。

数据来源:NOVACK R, WILLIAMS I, BELL B. Update: prevention of hepatitis A after exposure to hepatitis A virus and in international travelers: update recommendations of the Advisory Committee on Immunization Practice (ACIP). MMWR Morb Mortal Wkly Rep, 2007, 56:1080-1084.

最初的突破来自适用于疫苗生产的细胞系中的 HAV 体外培养[153]。1979年在绒猴肝细胞中成功培养出 HAV[16]。从那以后,福尔马林灭活、细胞培养生产的全病毒疫苗已经在全球许多地方获得批准[421,422]。

经细胞培养适应的 HAV 株 CR326F 和 HM175 被发现在人类中高度减毒,并已作为候选减毒活疫苗在灵长类动物中进行了试验,也在人类中进行了有限程度的观察[423-426]。对于这两种毒株,在志愿者中诱导抗体应答,接种剂量需要大于 10^6 组织培养感染剂量(tissue culture infective dose, TCID)。从未证实疫苗可感染志愿者,因为血清阳转是仅有的依据,这种阳转可能是由接种物中所含的抗原物质所诱导,而不是通过复制产生的新抗原。

野生型 HAV 以及 HM175 疫苗变异株的全部核苷酸序列均已确定[114,156]。根据嵌合病毒的分子结构,构建了具有细胞培养适应性的病毒的全长、感染性 cDNA 克隆[427,428],并检测了负责细胞培养适应和减毒的突变[124,156,428]。5′非编码区的取代和缺失和 2B/2C 编码区的取代对细胞培养的适应性和毒力的减弱具有重要意义。然而,整个基因组的突变有助于改善体外复制[429]。

现有疫苗及其发展史

甲型肝炎灭活疫苗和减毒活疫苗已在全世界得到开发。世卫组织(WHO)建议在甲型肝炎呈中到低地方性流行的国家接种疫苗[16]。

1995年,美国食品药品管理局(FDA)批准的首个甲型肝炎疫苗 Havrix(葛兰素史克生物制品公司,比利时 Rixensart)在美国上市;1996年,美国引进了第二种灭活甲型肝炎疫苗 VAQTA(Merck & Co, Inc., West Point, PA)[86]。2001年,美国批准了一种甲型肝炎和乙型肝炎联合疫苗(Twinrix, GlaxoSmithKline, Research Triangle Park, NC),该疫苗适用于18岁以上的人群。这些疫苗已批准在世界大部分地区使用(表 24.4)[421,422]。

类似的灭活疫苗已在欧洲、加拿大、中国和其他国家获得许可或注册[430-432]。VAQTA 基于在哥斯达黎加分离到的 HAV 菌株 CR326F,是第一个在体外

表24.4　甲型肝炎灭活疫苗推荐免疫程序及主要成分[a]

生产商	商品名	HAV株	佐剂	剂量	年龄	容量/ml	免疫程序/月[b]
Merck & Co., Inc.	VAQTA	CR326F	磷酸氢铝	25U	12月龄~18岁	0.5	0, 6~18
				50U	≥19岁	1.0	0, 6~18
GlaxoSmithKline Biologicals	Havrix	HM175	氢氧化铝	720EL.U.	12月龄~18岁	0.5	0, 6~12
				1 440EL.U.	≥19岁	1.0	0, 6~12
Sanofi Pasteur, Inc.[377]	Avaxim	GBM	氢氧化铝	80U	12月龄~15岁	0.5	0, 6~18
				160U	≥16岁	0.5	0, 6~18
Crucell Vaccines Inc.[385]	Epaxal	RG-SB	病毒颗粒由10μg纯化流感病毒血凝素和100μg磷脂(免疫增效重组流感病毒颗粒)组成	25IU	≥12月	0.5	0, 6~12
Sinovac Biotech Ltd.	Healive	TZ84	氢氧化铝	250U	12月龄~15岁	0.5	0, 6
				500U	≥16岁	1.0	0, 6

注：EL.U.:酶联免疫吸附测定单位；HAV:甲型肝炎病毒；IU:国际单位；U:HAV抗原单位。
[a] 不同国家的许可使用年龄、剂量和时间表各不相同。所有疫苗均采用肌内注射2针程序。有些疫苗还含有其他成分。更多信息请参考产品说明书。
[b] 0月表示接种第一剂的时间；随后的数字表示接种第一剂后的月数。

成功培养的菌株[153]。CR326F最初是在恒河猴胎猴肾脏细胞系FRhK6中分离得到的。经15次传代后，转入人胚肺二倍体成纤维细胞（MRC-5），再传代28次[422]。Havrix是基于从澳大利亚一个家庭暴发的患者粪便中分离出的HAV株HM175[433]。它最初是通过在原代绿猴肾细胞中经30次传代，然后通过对MRC-5细胞的适应而适应于细胞培养的[421]。Twinrix含有灭活HAV和非感染性重组乙型肝炎表面抗原（HBsAg）。纯化HBsAg是通过培养基因工程酵母细胞获得的。每个抗原被单独吸附到铝盐上，并在Twinrix配方中汇集[434]。

Avaxim（赛诺菲巴斯德，法国里昂）基于HAV GBM株，在欧洲、加拿大和其他地区获得许可[435]。该毒株分离后经原代人肾细胞培养10代，再在人二倍体成纤维细胞中传20代以适应[436-438]。给黑猩猩预防接种表明该毒株已因传代而减毒[439]。这种疫苗也是在MRC-5人二倍体成纤维细胞株中生产的，生产工艺类与在美国获得许可的疫苗相似[430]。

瑞士血清研究所开发的一种疫苗称为Epaxal，由Crucell Vaccines公司（位于荷兰莱顿）在欧洲大多数国家、加拿大、南美许多国家和世界其他地区注册[431,440-443]。本疫苗中使用的HAV RG-SB毒株取自破坏的MRC-5细胞，经福尔马林灭活。脂质体佐剂、免疫增强重组流感病毒体（immunopotentiating reconstitute influenza virosome, IRIV）由来自A/Singapore/6/86样H1N1流感病毒株的磷脂酰胆碱、磷脂酰乙醇胺和血凝素组成。据推测，IRIVs可能通过与由流感病毒刺激的巨噬细胞和其他细胞结合而刺激体液和细胞免疫[440]。

中国有不止一种灭活疫苗。Healive（北京科兴生物科技有限公司）是HAV TZ84株经人胚肺二倍体成纤维细胞培养再经福尔马林灭活制备的。有儿童和成人两种剂型。1~15岁人群使用0.5ml/250U剂型；16岁或以上人群使用1.0ml/500U剂型[432,444]。

中国（浙江普康生物科技有限公司，杭州）也使用了冻干甲型肝炎减毒活疫苗[155,445-450]，在印度进行的临床试验证明其具有免疫原性[449,450]。该疫苗使用了H2株，这是一种细胞培养适宜的HM175减毒株的衍生物[424,428,429]。一项随机试验表明，无论是单次皮下注射，还是12个月加强免疫一次，接种疫苗8年后受种者均可检测出抗体，这表明免疫能力强的人不需要加强免疫接种[447]。由于该病毒是高度减毒的，因此需要大剂量接种[≈10^7TCID$_{50}$（半数TCID）]才能在人体内产生免疫应答。

成分

所有的灭活疫苗均包含HAV抗原，但每种疫苗表达抗原含量的单位不同（参见下文"制剂"）。由于采用的测定法不同，且缺乏公认的标准，所以无法比较各种疫苗的抗原含量。Havrix、VAQTA、Avaxim和Healive均以氢氧化铝或羟基磷酸铝为佐剂。Epaxal采用脂质体作为佐剂。Avaxim配方中采用2-苯氧乙醇作为防腐剂；其他疫苗不含防腐剂。甲型肝炎疫苗不含抗生素，然而，在 Havrix（新霉素）、Avaxim（新霉素）和 Epaxal（多黏菌素 B）中可能含有微量在生产过程中残留的抗生素。所有疫苗在生产过程中均进行 HAV 颗粒的浓缩和纯化。不同疫苗之间存在非病毒体蛋白含量的差异，但尚未发现这些差异与临床相关。

生产

甲型肝炎灭活疫苗采用相似的方式生产。疫苗病毒经细胞培养生长，通过细胞裂解收获，并用福马林灭活。病毒纯化工艺有所不同。

剂型

在美国批准的两种单价甲型肝炎灭活疫苗均有儿童和成人两种剂型。所有单价灭活疫苗均有适用于 1 岁以上人群的剂型，且均为 2 剂肌肉接种程序[442,451,452]。

甲型肝炎灭活疫苗和重组乙型肝炎疫苗的联合疫苗（Twinrix；葛兰素史克，比利时 Rixensart）在美国可按 0、1、6 月 3 剂程序用于 18 岁及以上人群，或按 4 剂"加速"程序（0、7、21~30 天和 12 月）用于成人[453-458]。该疫苗的效果与分别接种的单抗原疫苗相似[459]。Twinrix 的儿童用剂型在欧洲、加拿大和世界其他地区均可使用[453,454,460]。

Ambirix（葛兰素史克）是一种甲型、乙型肝炎联合疫苗，其成分和含量与成人剂型的 Twinrix（1.0ml）相同，即 720ELISA 单位的 HAV 成分和 20μg 纯化重组 HBV 表面抗原。Ambirix 在欧洲被批准按 2 剂程序（0,6~12 个月）肌肉接种于 2~15 岁儿童[454]。

一种用于成人和儿童的甲型肝炎灭活疫苗和重组乙型肝炎疫苗的联合疫苗（Bilive，科兴生物技术公司）已在中国生产上市。

一些国家拥有用于青少年和成人预防甲型肝炎和伤寒的联合疫苗。ViATIM（亦称为 Vivaxim，赛诺菲巴斯德）含有 160 个抗原单位的灭活 HAV（与 Avaxim 相似）和 25μg 伤寒沙门菌 Vi 荚膜多糖抗原，预填充在双腔注射器内。两种抗原的混合发生在注射柱塞被压下以开始肌内注射的时候。在最终的 1ml 疫苗中含有 2.5mg 2-苯氧乙醇防腐剂和 0.3mg 氢氧化铝佐剂。为了产生抗-HAV 长期保护作用，推荐在 6~12 个月后再注射 1 剂甲型肝炎疫苗；维持对伤寒沙门菌的免疫力则需要在 ViATIM 接种后 3 年再注射 1 剂单抗原伤寒疫苗（在美国批准的不含甲型肝炎抗原的伤寒荚膜多糖疫苗的加强免疫程序为每 2 年加强 1 次）[461,462]。Hepatyrix（葛兰素史克）含有 25μg 的伤寒沙门菌 Vi 荚膜多糖抗原和 1 440ELISA 单位的甲型肝炎抗原，在 1ml 盐水中混合，以氢氧化铝作为佐剂。第 2 次接种在首次接种 6~12 个月之后进行。甲型肝炎/伤寒联合疫苗的免疫效果与分别接种单抗原疫苗相似[458,463]。

剂量和接种途径

剂量和免疫程序因国家而异，特定国家的建议参见当前的许可信息和建议（表 24.5）。只有 Haxrix、VAQTA 和 Twinrix 在美国获得批准（表 24.4）。只有 Havrix 是世卫组织资格预审疫苗[464]。

疫苗的稳定性

疫苗应储存在 2~8℃ 的环境中，在这些条件下，Havrix 和 VAQTA 已被证明可保持效力至少 2 年[421,465,466]。冷冻会破坏疫苗，导致佐剂颗粒聚集。任何被冷冻的疫苗都应该被丢弃。Havrix 在 37℃ 保存 1 周后的反应原性和免疫原性，以及 VAQTA 在 37℃ 保存超过 12 个月后的稳定性与在推荐温度保存的疫苗无差异[467,468]。

疫苗的免疫原性

抗体

抗-HAV 浓度与世卫组织参考免疫球蛋白试剂进行比较，并以每毫升毫国际单位（mIU/ml）表示。Havrix 的临床研究通常使用酶免疫分析法和 VAQTA 的改良放射免疫分析法来检测抗体。在儿童和成人的大量临床试验中，美国现有的灭活甲型肝炎疫苗具有高度的免疫原性。两种疫苗均在单次肌内注射后约 2 周开始有效。尽管疫苗接种后抗体浓度随疫苗剂量和接种时间而变化，但单剂疫苗接种后抗体浓度高于多剂已知具有保护作用的免疫球蛋白。

6~18 个月后第 2 次接种疫苗可使抗体浓度升高，但终浓度一般低于自然感染后的浓度（图 24.9）[469-472]。在接种 1 剂疫苗 4 周后，90%~100% 的 1 岁或 1 岁以上的儿童和成人产生的抗体浓度被认为具有保护作用。第 2 剂后抗体浓度的增加可能对长期保护很重要[430,466,473-479]。如果在接种后尽早（即 4 周内）测量，通过标准方法偶然可检测到 HAV 特异性 IgM 抗体[430,469]。

大量研究结果显示，成人按混合接种两种目前美国批准的单抗原疫苗的程序接种后的免疫应答与按批准程序接种一种疫苗相同[480,481]。Epaxal 和

表 24.5 2014 年各国向 WHO/UNICEF 报告的儿童甲型肝炎疫苗接种策略

国家	纳入免疫年份	接种剂次	首针接种月龄	剂次间隔 / 月
阿根廷	2005	1	12	0
巴林	2004	2	18	0,6
巴西	2013	1	12	0
智利	2014	1	18	0
中国	2007	1	18	0
哥伦比亚	2013	1	12	0
希腊	2007	2	12	0,6
以色列	2002	2	18	0,6
哈萨克斯坦	2009	1	24	0
墨西哥	2012	1	12	0
蒙古国	2013	2	14	0,10
巴拿马	2006	1	12	0,6
卡塔尔	2010	2	12	0,6
沙特阿拉伯	2008	2	18	0,6
土耳其	2013	2	18	0,6
美国	2002	2	12-23	0,6~18
乌拉圭	2008	2	15	0,6

Havrix、Avaxim 和 Havrix 或 VAQTA 混合接种的免疫程序也显示出与接种一种疫苗相同的免疫应答[482-486]。基于有限的数据,第 2 剂推迟接种 20~31 个月(Harix)、24~66 个月(VAQTA)或 30~54 个月(Epaxal)后的免疫应答与按批准的程序接种后产生的免疫应答相似[487-489]。以较短时间间隔接种目前批准的单抗原疫苗的程序尚未进行研究。Healive 和 Havrix 在健康的中国儿童中接种后效果相当[490]。

甲型肝炎疫苗被批准用于 12 月龄或 12 月龄以上的儿童(表 24.4)。对 2~6 月龄儿童进行的研究显示疫苗对婴儿是安全的,且对既往没有因母亲感染而被动获得母传抗 -HAV 的婴儿具有免疫原性[474,491-497]。在按照不同免疫程序接种甲型肝炎疫苗的婴儿中,从母亲被动转移抗体的婴儿在接种时即对疫苗有应答,但最终抗体浓度约为无被动转移抗体但按照相同的免疫程序接种的婴儿的 1/10~1/3[474,491-497]。这些较低抗体浓度的临床意义,即便有,还不清楚。抗 -HAV 阳性母亲所生的大多数婴儿在 12~15 月龄时已检测不到母传抗体[474,493,495-501]。多数但并非全部在 2、4、6 月龄接种的有被动转移母传抗体的婴儿对 6~12 个月后或更晚的加强免疫产生回忆应答,提示他们已被初免程序启动免疫功能[491,497,498,502]。一项长期随访研究发现,在 2 岁以下接种疫苗的儿童中,无论是否存在母传抗 -HAV,血清阳性反应至少持续 10 年[503]。另一项研究发现,在童年时接种疫苗的成人,其抗 -HAV 至少持续 17 年[504]。最近一项评估疫苗不良应答者细胞免疫的研究发现,一剂甲型肝炎灭活疫苗可诱导甲型肝炎特异性细胞应答,传统的记忆 B 细胞、TCD8 细胞以及中枢记忆 TCD4 和 TCD8 细胞的频率增加,细胞因子产量也增加。HAV 特异性细胞免疫不受抗 -HAV 抗体水平的影响[505]。

保护作用的相关物因素

预防甲型肝炎感染所需抗体的绝对下限尚未确定。免疫球蛋白被动转移或疫苗主动诱导后的抗体浓度比自然感染产生的抗体浓度低 10~100 倍(图 24.8)。目前还不知道预防感染所必需的甲型肝炎的最低中和抗体水平,尽管它可能相当低,因为免疫球蛋白在预防甲型肝炎中提供了大约 90% 的效力,而且在免疫球蛋白接种对象中检测到血清中和抗体水平非常低[177,506]。接种免疫球蛋白 1~2 个月后,抗 -HAV 浓度为 10~20mIU/ml,可预防甲型肝炎[177]。关于细胞培养的 HAV 的体外研究结果表明,即使抗体浓度低于 20mIU/ml 也可起到中和作用[507]。使用不同的检测方法检测到抗 -HAV 水平从 10IU/ml 到 33IU/ml,被认为是保护人类免受 HAV 感染的阈值[508]。由于没有确定绝对保护水平,一般认为所使

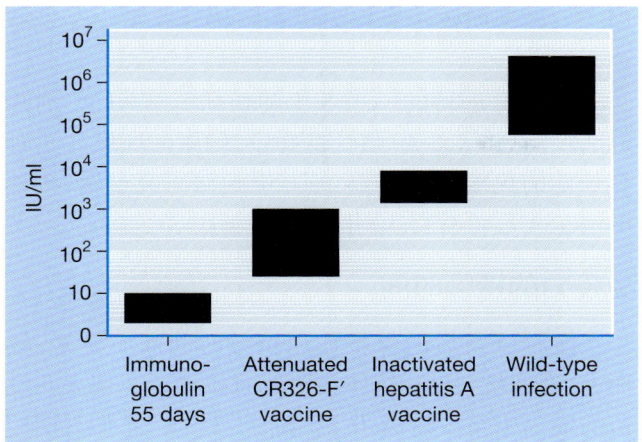

图24.8 接种免疫球蛋白、1剂甲型肝炎病毒（HAV）减毒疫苗、2剂HAV灭活疫苗和自然感染后的HAV抗体水平的比较。HAV抗体分析的检测限约为100mIU/ml。
（资料来源：LEMON SM. Hepatitis A virus: current concepts of the molecular virology, immunology and approaches to vaccine development. Rev Med Virol, 1992, 2: 73-87.）

用特定方法的检测下限为保护水平；尽管有人提出任何可检测到的IgG抗-HAV浓度均可起保护作用，但是一些疫苗接种后研究认为10mIU/ml抗-HAV为保护水平[178]。Havrix临床研究通过酶免疫测定来确定"保护水平"是抗-HAV浓度为20或33mIU/ml以上；而VAQTA研究使用改良的放射免疫测定法测定阈值是10mIU/ml（抗-HAV[HAVAB]）[474,491,510]。

一些研究表明，早在一剂接种后2周就可以检测到超过确定保护水平的抗体浓度[440,470,511]。但是，当比较不同测定方法得出的结果时，发现疫苗诱导产生的抗体和免疫球蛋白（应与感染诱导产生的抗体相似）接种对象中检测到的抗体之间存在显著差异（图24.8）[512,513]。在一项放射免疫测定（HAVAB）滴度相似的研究中，与接种1剂疫苗后4周检测的儿童组结果相比，成人免疫球蛋白接种对象通过放射免疫灶抑制试验（radioimmunofocus inhibition test, RIFIT）和抗原减少测定法（HAVARNA）测得的中和滴度较高，但放射免疫沉淀滴度可忽略不计[512]。在另外一项研究中，采用RIFIT分析，在接种后4周测量时，同时接受免疫球蛋白和甲型肝炎疫苗者的中和抗体几何平均滴度，比单独接种甲型肝炎疫苗者高出5倍[513]。但也已证实，用接种疫苗者血清制备的免疫球蛋白注射黑猩猩后，当其抗体滴度与接受免疫球蛋白预防的人类中滴度相似时，可使其免受HAV感染[514]。

从已发表的报告来看，由于检测方法、疫苗剂量和抗体测量时间的不同，疫苗接种后多久出现中和抗体并不清楚。在一项研究中，根据检测试验，42%~100%的儿童在接种1剂当前批准的疫苗1个月后检测到中和抗体[512]。在另外一项研究中，大约2/3的成人采用低于当前批准剂量疫苗进行1次接种后4周出现中和抗体阳性，并且所有受种者在第2次接种后2周均为阳性，第2次接种与首次接种间隔1个月[512]。还有一项研究中，84%的成人接种1剂脂质体疫苗后2周出现中和抗体[440]。

特殊人群

可能导致免疫原性降低的情况包括HIV感染、慢性肝病和老龄。在感染HIV的成人中，50%~95%在完成全程接种后可产生具有保护性浓度的抗体，而最终抗体浓度显著低于HIV阴性人群[515-521]。较高的基线CD4⁺ T淋巴细胞计数与疫苗接种应答有关[516-519,522]；采用高活性抗逆转录病毒治疗可增加CD4 T细胞数量，且降低血浆HIV RNA水平可提高疫苗应答率[523,524]。目前还不清楚性别是否与疫苗反应有关；一项研究发现男性比女性对疫苗更多产生应答（Arm-strong）[519]，另一项研究发现疫苗反应者更倾向女性（韦斯曼）[522]。一项回顾性观察研究发现，大多数感染HIV成年人最初对2剂甲型肝炎疫苗可产生应答，血清阳性可维持6~10年[525]。84%~100% CD4⁺细胞水平正常的HIV感染儿童接种2~3剂甲型肝炎疫苗后可产生达到保护浓度的抗体[526-530]。较高的CD4⁺ T淋巴细胞计数或恢复CD4⁺ T淋巴细胞计数以及较低的接种年龄与免疫应答水平提高有关[529,531]。在接种疫苗时，未检测到HIV RNA和较高的CD4⁺ T细胞百分比与较高的抗甲型肝炎应答水平有关[530,532,533]。3剂和2剂甲型肝炎疫苗免疫后血清转化率与感染HIV男男性接触者相似，但低于未感染HIV但接种2剂疫苗的男男性接触者。与接种Havrix相比，Twinrix接种对象可能对HIV RNA水平和高CD4⁺ T细胞百分比更敏感，血清阳转率可能性更低。这可能是Twinrix接种对象未完成疫苗全程免疫的结果[532]。

在慢性肝病患者中，血清保护率与健康成人中观察到的结果相似，但最终抗体浓度显著降低[534-538]。患慢性丙型肝炎的儿童最后1剂疫苗接种后8年，抗HAV IgG血清保护率和血清保护效价与对照组相当[539]。针对肝或肾移植受者的小样本免疫原性研究的有限数据表明，免疫产生血清保护率估计为从0%至97%不等[540-542]，还有一项研究表明，与其他患者相比，成功接种的移植受者的抗体水平下降更快[543]。40岁以上人群中最终达到的抗体浓度可能略低于年轻人，但应答率相似[477,509,543-545]。其他因素，如吸烟和肥胖,尚未在当前已批准的疫苗中进行评价。

高达 2% 的"正常"成年人可能是甲型肝炎灭活疫苗初免和加强免疫的低应答者或无应答者。在一项研究中,低应答和无应答与 CD4$^+$ T 淋巴细胞上缺乏一种甲型肝炎细胞受体(havcr1)T1M1 有关。没有资料可以确定这些人对 HAV 感染的易感性是否也有不同[546]。

疫苗的效力和有效性

甲型肝炎疫苗在预防有临床表现的疾病时非常有效。一项研究报道:在甲型肝炎发病率高且呈周期性暴发的社区内,有 1 037 名 2~16 岁血清阴性健康儿童接种了 1 剂 CR326F 毒株(用于制备 VAQTA)制备的福马林灭活疫苗或安慰剂。从接种后 17 天开始,接种疫苗组未出现甲型肝炎病例,而安慰剂组出现了 34 例甲型肝炎病例,估计疫苗效力为 100%,且 95% 置信区间的下限为 87%[547]。在一项针对约 40 000 名 1~16 岁泰国儿童的大规模现场试验中,2 剂(每剂 360ELISA 单位,间隔 1 个月)灭活疫苗(HM175 毒株,用于制备 Havrix)接种后的效力为 94%(95% CI,79%~99%)[380]。在尼加拉瓜 1.5~6 岁儿童中进行了一项旨在评估从 RG-SB 毒株(用于制备 Epaxal)中提取的病毒体制备的甲型肝炎疫苗疗效的一项随机双盲安慰剂对照研究,结果显示疫苗接种 6 周后的保护性效力为 100%(95% CI,79.8%-100%)[548]。

大量研究和示范项目已经评价了甲型肝炎疫苗在社区内控制和预防甲型肝炎的效果。在甲型肝炎发病率最高的地区,例如美国土著和阿拉斯加土著社区[549-551],对大部分儿童和某些情况下的青少年和年轻成人接种疫苗,导致甲型肝炎发病率迅速降低。随着正在进行的儿童常规接种,甲型肝炎发病率持续下降[255,261,552-557]。在更大、更多样化、甲型肝炎发病率较低但持续升高的社区,许多国家积累的证据显示,持续的儿童常规接种疫苗可以随着时间的推移显著降低甲型肝炎发病率(参见下文中的"公共卫生考虑")[18,217,223,255,261,263,489,490,558-560]。

2012 年,WHO 免疫接种策略咨询专家组(Strategic Advisory Group of Experts,SAGE)回顾了在尼加拉瓜进行的单剂甲型肝炎灭活疫苗接种的随机对照临床试验及阿根廷全国使用单剂甲型肝炎疫苗免疫程序后的效力证据[561]。SAGE 的结论:尽管另有证据表明需要长期免疫原性,且对高危和免疫功能低下的个人推荐使用 2 剂次免疫接种程序,但全国计划可以考虑采用单剂甲型肝炎疫苗免疫程序[16,562]。阿根廷实施是在 12 月龄接种单剂灭活甲型肝炎疫苗的免疫程序[561],已证明体液免疫力可在阿根廷儿童中至少持续 5 年[563]。

在印度进行的一项 5 年随访研究表明,单剂减毒活疫苗(Biovac-A)耐受良好,对健康的印度儿童具有长期的免疫原性[564]。另一项随访研究显示,接种 Biova c-A 后可获得 10 年保护[565]。

免疫力的持续时间

接种疫苗后的保护作用持续时间尚不清楚;然而,已证明抗 -HAV 抗体在童年时接种了 3 剂灭活疫苗的成人中至少持续了 17 年[504,566-572]。儿童时期按先前推荐的免疫程序接种 3 剂疫苗的受种者与接种 2 剂次疫苗的免疫受种者相比,可产生类似的保护作用,且持续 14 年以上[573]。另一项研究表明,成人在成年后接种 2 剂疫苗产生的抗 -HAV 抗体至少可持续 20 年。数学模型和抗 -HAV 动力学研究发现可检测到的抗 -HAV 抗体可持续 40 年或更长时间[574-576]。自然感染 HAV 后保护可持续终生,接种疫苗后的保护作用也可持续终生。

因为甲型肝炎平均潜伏期为 4 周,并且第 2 次接种后观察到的记忆性应答既迅速又强烈,因此有人认为,已经出现血清阳转的受种者即便在抗体水平降至保护作用水平以下时仍可被保护[577]。细胞免疫可能提供这种保护。在疫苗基础免疫后,可检测到 HAV 特异性 T 细胞,并在基础免疫完成后 28 周进行加强接种后迅速增加[546,578,579]。一篇关于单剂量灭活甲型肝炎疫苗免疫接种的综述发现,保护性抗 -HAV 抗体水平可持续近 11 年,并在加强疫苗接种后可增加或重新出现。这些结果显示,没有迹象表明在接种疫苗后 6 年内需要加强接种 1 剂甲型肝炎疫苗[580]。另一项评估单剂疫苗的研究证明了经典的记忆 B 细胞的保护作用,尽管在第一次接种后 HAV- 特异性记忆 B 细胞没有实质性的激活[505]。

安全性(不良反应)

常见不良反应

有报道,21% 的儿童和 56% 的成人接种疫苗后,出现轻微的一过性局部注射部位反应(疼痛、压痛或红斑)。不到 5% 的接种者会出现全身反应,包括疲劳、发热、腹泻和呕吐。高达 16% 的成年人和 2%~9% 的儿童因接种疫苗产生头痛[380,430,435,440,443,457,581-584]。

罕见不良反应

1995—2005 年,已在美国销售了 5 000 多万剂疫苗,并且在全球销售了超过 1.88 亿剂[86]。在此期间,疫苗不良反应报告系统(vaccine adverse event reporting system,VAERS,由美国食品药品管理局以及 CDC 进行维护)接到大约 6 000 例甲型肝炎疫苗接种后发生的不良事反应报告。最常见的反应为轻度反应且持续时间短暂,例如发热、注射部位反应、皮疹和头痛。871 例严重不良反应包括吉兰-巴雷综合征、变应性鼻炎、特发性血小板减少性紫癜和儿童癫痫发作[86,583]。上市后报告的罕见不良反应包括晕厥、黄疸、多形红斑、过敏反应、臂丛神经病变、横断性脊髓炎、脑病和其他反应[465,466]。未发现儿童或成人中发生明确与甲型肝炎疫苗相关的任何严重不良反应[582,583,585]。对于有发病率报告的反应,例如吉兰-巴雷综合征,所报告的发病率并不高于报告的背景发病率[86]。

免疫抑制人群

多数甲型肝炎疫苗为灭活疫苗,并且根据有限数据,与具有正常免疫系统的人群相比,免疫抑制人群接种后不良反应风险并未增加[516,528,540,586]。未获得关于在免疫抑制人群中使用甲型肝炎减毒活疫苗的安全性数据。

向接触者传播

因为不含有活性 HAV,所以灭活疫苗并不具有向接触者传播的风险。一项研究结果表明,用减毒活疫苗接种儿童后,没有发现同班级未接种儿童发生血清阳转[587]。

接种前和接种后检测

可考虑进行接种前的血清学检测,以减少对既往有免疫力者接种的费用,但应考虑到检测费用、疫苗费用以及人员因易感而返回再接种的可能性[588]。具有高感染率的人群可能包括出生于高甲型肝炎地方性流行地区的青少年和成人、老年男性同性恋者[86,315]以及违禁药品使用者[305,308]。可考虑为年长旅行者和出生于甲型肝炎高度或中度地方性流行国家的年轻旅行者进行接种前血清学检测。美国国家血清抗体数据显示,所有年龄组人群血清抗-HAV 抗体阳性率低于 50%;因此不建议进行预防接种前检测。对有免疫力的人接种疫苗是无害的。由于疫苗应答率高,疫苗接种后检测抗体也没有必要。此外,一些商业上可用的检测方法不能检测到免疫接种产生的低抗-HAV 抗体浓度。

适应证

以色列是第一个开展儿童甲型肝炎疫苗普种的国家,随后是巴林(2004 年)、阿根廷(2005 年)、巴拿马和美国(2006 年)(表 24.5)。到 2016 年,已有 17 个国家实施了普遍的儿童甲型肝炎疫苗接种[589]。下文中讨论了有关甲型肝炎疫苗在美国的使用建议(表 24.6)。推荐免疫接种程序见表 24.4。美国的建议由美国公共卫生署免疫业务咨询委员会(Advisory Committee on Immunization Practices,ACIP)、美国儿科学会及其他机构于 1996 年首次公布,并于 1999 年、2006 年、2007 年和 2009 年进行了更新(表 24.5)[86,256,257,289,410,590]。此外,甲型肝炎灭活疫苗适用于所有希望获得甲型肝炎免疫力的人群。

儿童

应根据批准的免疫程序完成接种,并纳入各国儿童常规接种程序(见 http://www.who.int/immunization/policy/immunization_tables/en/ 和 http://www.cdc.gov/vaccines/schedules/)。在美国,建议所有儿童在 1 岁时(即 12~23 月龄)接种甲型肝炎疫苗,以避免出生后头一年可能存在的被动母传抗-HAV 抗体的干扰。2 岁时仍未接种的儿童可在后续访视时进行接种,可考虑为 2~18 岁的儿童及任何希望预防甲型肝炎感染的人接种甲型肝炎疫苗[86]。目前不建议加强接种[86]。

甲型肝炎风险增加者或后果严重者

前往甲型肝炎高度或中度地方性流行国家旅行或工作的易感者应在出发前接种疫苗或免疫球蛋白(表 24.3)(见下文"暴露前预防")[410]。将要与来自甲型肝炎高度或中度地方性流行国家的被收养者密切接触者[289]、研究机构中接触感染 HAV 的非人类灵长类动物或研究 HAV 的人员、注射及非注射违禁药物使用者和青少年及成年男性同性恋者应接受甲型肝炎预防接种[86]。

通过输血和血浆衍生物传播甲型肝炎的风险极低,但两者都曾有报告[326,328,329,384]。尽管生产商一直在研究改善去除其产品中感染性 HAV 的方法,但免疫接种仍然需要谨慎。慢性肝病患者患甲型肝炎的风险并没有增加,然而,急性甲型肝炎可以产生严重或者致死的后果[94]。所有患慢性肝病人群,无论其病因如何,均应接种甲型肝炎疫苗。

暴发

采用甲型肝炎疫苗可以很好地控制正在发生的

表 24.6 ACIP 关于常规暴露前使用甲型肝炎疫苗的建议

组别	建议
12~23 月龄所有儿童[a]	纳入儿童常规接种程序；2 岁时仍未接种的儿童可在后续访视期间进行接种
2~18 岁的儿童	维持目前接种计划。[b] 可考虑在目前没有接种计划的地区使用
国际旅行者	旅行至加拿大、西欧、日本、澳大利亚或新西兰的人员除外，因为其风险并不高于美国境内（表 24.3）
将要与国际被收养者密切接触者	包括与来自于甲型肝炎高度或中度地方性流行国家 12 月龄或以上的被收养者接触的家庭成员或常规临时照看人员，在被收养者到达美国后 60 天内接种
男性同性恋者	包括青少年
违禁药品使用者	包括青少年
慢性肝病患者	因 HAV 感染引起暴发性甲型肝炎的风险增加
接受凝血因子浓缩剂者	
研究机构中的 HAV 研究者	
任何希望获得免疫力的人群	

注：ACIP：Advisory Committee on Immunization Practices，免疫业务咨询委员会；HAV：甲型肝炎病毒。
[a] 甲型肝炎疫苗尚未批准用于 12 月龄以下的儿童。
[b] 1999 年 ACIP 建议所覆盖的州（AL、AK、AZ、CA、CO、ID、MN、MO、NV、NM、OK、OR、SD、TX、UT、WA、WY，以及在其他州中选定的地区）[217]。
资料来源：Advisory Committee on Immunization Practices (ACIP), Fiore AE, Wasley A, Bell BP. Prevention of hepatitis A through active or passive immunization: recommendations of the Advisory Committee on Immunization Practices. MMWR Recomm Rep, 2006, 55 (RR-7): 1-23. Advisory Committee on Immunization Practices (ACIP) Centers for Disease Control and Prevention (CDC). Update: Prevention of hepatitis A after exposure to hepatitis A virus and in international travelers: updated recommendations of the Advisory Committee on Immunization Practices (ACIP). MMWR Morb Mortal Wkly Rep, 2007, 56: 1080-1084. Centers for Disease Control and Prevention (CDC); Advisory Committee on Immunization Practices. Updated recommendations from the Advisory Committee on Immunization Practices (ACIP) for use of hepatitis A vaccine in close contacts of newly arriving international adoptees. MMWR Morb Mortal Wkly Rep, 2009, 58 (36): 1006-1007.

社区范围流行。在已经实行儿童常规接种的地区，暴发是罕见的。通常，应更好地针对儿童持续开展常规疫苗接种，来保持较高的免疫水平。通过大规模疫苗接种实现高覆盖率，足以阻断传播并缩短社区暴发的进程，但尚未得到证实；然而，在出现暴发的社区中，易感人群可从疫苗接种中获益，并预防感染和患病。

对低龄儿童实施常规免疫接种后，托幼中心罕见甲型肝炎暴发。在发生暴发后，积极使用免疫球蛋白可有效限制传播[28]，而免疫接种对阻断暴发是有效的[591-594]。未接种疫苗的 12 月龄至 40 岁的健康人可接种疫苗进行暴露后预防；免疫球蛋白应用于 12 月龄以下的儿童、免疫功能低下的儿童、已诊断出慢性肝病的人以及禁忌接种疫苗的人。对于年龄大于 40 岁的人，免疫球蛋白是首选；如果无法获得免疫球蛋白，可以使用疫苗[410]。

医院、社会公共机构和学校内的暴发频率并非很高，故不需要这里的人员进行常规接种，并且关于在这些区域内采用疫苗控制暴发的相关数据有限[377]。尽管食品加工者并不因为其职业而面临甲型肝炎风险的增加，但他们会在接触甲型肝炎后向其他人传播 HAV[217,342]。为了减少对食品加工者进行甲型肝炎的评价频率，以及对顾客进行暴露后预防的需要，一些司法管辖区的公共卫生官员制定了措施，促进食品加工者接种甲型肝炎疫苗。但是，由于从受感染的食品加工者传播的病例只占全国病例的很少一部分，所以食品加工者接种疫苗不太可能对总体发病率产生影响，且尚未发现具有较高的性价比[594]。

禁忌证和注意事项

甲型肝炎灭活疫苗不得用于下列人员：既往对甲型肝炎疫苗有重度反应史，或者对疫苗或其任何成分过敏者。甲型肝炎灭活疫苗在孕妇中使用的安全性尚未确定。因为疫苗是用灭活 HAV 生产的，所以理论上对胎儿的风险很低。2014 年发表的一篇关于 1996 年 1 月 1 日至 2013 年 4 月 5 日期间 VAERS 报告的综述没有发现孕妇或其婴儿在母亲妊娠期间接种甲型肝炎（Havrix、VAQTA）或甲肝乙肝联合疫苗（Twinrix）后出现任何不良事件[595]。

暴露前和暴露后预防

在有效地使用免疫球蛋白进行暴露后预防几十年后，现有数据显示甲型肝炎疫苗对 40 岁及以下的健康人群预防有症状的甲型肝炎具有等效性[596-599]。鉴于甲型肝炎疫苗与免疫球蛋白相比更具有公共卫生优势,包括诱导主动免疫和长期保护,更容易接种,接受程度和可利用性高,因此在多数情况下,建议用甲型肝炎疫苗进行暴露前和暴露后预防(表24.3)[410]。

暴露前预防

对于计划到甲型肝炎高度或中度地方性流行国家旅行或生活的人的暴露前预防,甲型肝炎疫苗接种优先于免疫球蛋白。第1剂甲型肝炎疫苗应在考虑旅行后尽快接种。对于多数1~40岁健康人群,出发前任何时间接种1剂单抗原甲型肝炎疫苗都可以提供足够的保护。对于先前有免疫力的人,如出生在甲型肝炎高流行地区的成年人或较大青少年,可以考虑开展免疫前血清学检测(图24.4)。对于计划在2周或以内前往流行地区的40岁以上成年人、免疫损害人群以及慢性肝病或其他慢性病患者,应在接种1剂甲型肝炎疫苗的同时,在不同接种部位注射免疫球蛋白(0.02ml/kg)(表24.3)。为获得长期保护,应按批准的免疫程序完成全程疫苗接种。对1岁以下的婴儿以及对疫苗或其成分过敏的旅行者,应使用免疫球蛋白进行暴露前预防[289,410]。

已在成人中进行了甲型肝炎疫苗与其他可能用于旅行者的疫苗共同使用的研究。甲型肝炎疫苗与白喉、脊髓灰质炎(口服和灭活)、破伤风、乙型肝炎、黄热病、伤寒(口服和肌内注射)、霍乱、乙型脑炎或狂犬病疫苗同时接种时,对甲型肝炎疫苗的免疫原性或反应原性均无影响[474,600-604]。在婴儿中,同时接种甲型肝炎疫苗不影响无细胞百白破(DTaP)、灭活脊髓灰质炎、麻腮风(MMR)、乙型肝炎以及b型流感嗜血杆菌流感疫苗的免疫原性或反应原性[474,605,606]。

通常用于暴露前预防的免疫球蛋白剂量是单剂肌内注射0.02ml/kg或0.06ml/kg(表24.3)。较低剂量足以提供长达3个月的保护作用,而较高剂量的保护作用可持续5个月[607]。即使因延长旅行时间需要每5个月重复注射,如果没有禁忌证,这类旅行者应首选甲型肝炎疫苗。肌内注射用免疫球蛋白制剂绝不能静脉注射,并且静脉注射用免疫球蛋白不适用于甲型肝炎预防,而且这种制剂的免疫球蛋白含量较低。

有多项研究评估了甲型肝炎灭活疫苗与免疫球蛋白同时注射所产生的即刻和长期免疫力[608-611]。虽然同时接种免疫球蛋白没有降低对疫苗产生免疫应答者的比例,但诱导的抗体浓度低于单独接种疫苗。例如,在一项研究中,完成疫苗全程接种后1个月,那些首剂疫苗接种时同时接受免疫球蛋白(0.06ml/kg)的受试者的抗体几何平均浓度为4 872.3mIU/ml(范围:3 716.2~6 388.2mIU/ml),而单独接种疫苗的受试者为6 497.8mIU/ml(范围:5 110.9~8 261.0mIU/ml)[611]。由于免疫接种诱导的抗体浓度远远超过保护所需的浓度,因此这种降低被认为不具有临床意义。

免疫球蛋白不干扰对口服脊髓灰质炎或黄热病疫苗的免疫应答,通常也不会干扰灭活疫苗的免疫应答。免疫球蛋白可以干扰某些减毒活疫苗(如MMR、水痘)的免疫应答。在接受免疫球蛋白进行甲型肝炎预防后,应至少推迟3个月再接种MMR或水痘疫苗。接种MMR疫苗后至少2周内或接种水痘疫苗后至少3周内不应接种免疫球蛋白,除非接种免疫球蛋白的益处超过疫苗接种[420]。

免疫球蛋白应用于保护12月龄以下儿童和疫苗禁忌接种者(表24.3)[411]。甲型肝炎疫苗未被批准用于12月龄以下儿童;对婴儿进行甲型肝炎预防可以防止出现罕见的、从境外归来后发生并传播他人的严重病例[410]。

暴露后预防

最近暴露于HAV的未接种疫苗者应尽快接受暴露后预防。这些人包括甲型肝炎患者的密切接触者,以及当某一食品加工者确诊甲型肝炎后同一企业的其他食品加工者[217]。在托幼中心出现暴发时,在某些情况下可以考虑暴露后预防[404,512]。建议对12月龄至40岁的健康人使用甲型肝炎疫苗进行暴露后预防,如果无法获得免疫球蛋白,甲型肝炎疫苗也可以用于年龄较大者的暴露后预防(见表24.3)。当使用甲型肝炎疫苗进行暴露后预防时,应使用单抗原疫苗。暴露于HAV后使用联合疫苗的预防效果尚缺少数据。建议对小于12月龄的婴儿、免疫损害者或诊断为慢性肝病的患者、对甲型肝炎疫苗禁忌者,最好也对40岁以上的成年人,在暴露后2周内使用免疫球蛋白。暴露后2周或更长时间再接种免疫球蛋白的效力尚未确定。一旦与食品服务企业相关的病例被确诊,通常注射免疫球蛋白为时已晚,但顾客可以接种疫苗。免疫球蛋白用于暴露后预防的常用剂量为单剂肌内注射0.02ml/kg(表24.3)。

ACIP推荐年龄在12月龄到40岁之间的健康人接种甲型肝炎疫苗进行暴露后预防,这是基于一项比较2~40岁人群接种甲型肝炎疫苗和免疫球蛋白效果的研究结果[410,596]。甲型肝炎在老年人中更为严重;疫苗具有提供长期保护的优势,但在这一人群中疫苗应答可不太强烈。少数研究报告了40岁以上成年人在接种第1剂疫苗后2周免疫应答结果,表明在老年人中接种疫苗足可产生预防保护;然而样本量很小,并且/或者年龄不呈离散型分布[509,544,613]。一项研究表明接种1剂1 440EL U的Havrix 15天后,各年龄组的血清抗体阳转率如下:40~49岁74%(n=125);50~59岁54%(n=37);60岁及以上30%(n=10)[613]。另一项研究发现,在40~62岁(平均48岁)成年人中,77%(n=68)血清抗体阳转[544]。2013年,美国多个州暴发了甲型肝炎疫情,这凸显了需要更多为老年人接种疫苗来进行暴露后预防[509,544,613-615]。

疫苗覆盖率

与其他推荐的儿童疫苗相比,美国2剂次甲型肝炎疫苗的覆盖率较低;2014年,19~35月龄儿童1剂或1剂以上和2剂或2剂以上甲型肝炎疫苗的覆盖率分别为85.1%和57.5%[616]。2009年,13~17岁儿童的1剂和2剂疫苗覆盖率分别为42%和29.5%[617]。19~49岁成年人中,一组仅对高危人群推荐的2剂次或以上甲型肝炎疫苗在2013年的覆盖率为12.3%;而对去美国以外地区(1995年以后的欧洲、日本、澳大利亚、新西兰、加拿大除外)的旅行者的覆盖率为18.8%,对患有慢性肝病者的覆盖率为14.5%[618]。当考虑疫苗接种的其他成年人时,一项评估接种指南依从性的研究回顾了705名慢性肝病患者的记录,结果发现,在一个以教学医院为基础的肝病诊所中,只有63%的合格患者被推荐接种甲型肝炎疫苗[619]。这项研究认为有必要对疫苗接种提供者和咨询者进行更多关于疫苗接种重要性的教育。然而,甲型肝炎疫苗接种对HCV感染者的益处受到了质疑,因为在甲型肝炎低发病率地区,甲型肝炎超级感染的死亡率较低,而且疫苗接种的成本也较低[620]。从2004年到2007年,对美国6个城市8个HIV诊所1 329名感染HIV的男性同性恋者的病历的随机抽样调查表明,只有17%HIV感染者接种了甲型肝炎疫苗,47%进行了筛查[621]。这项研究也强调了在高危人群中加强筛查和接种疫苗的重要性。

在美国,甲型肝炎发病率的降低导致人群中甲型肝炎暴露减少。国家血清学数据显示美国易感成人的比例在增加[17,618],这可能使高危人群和老年人比过去更容易受到感染,而过去大多数美国成年人成年后都有自然获得性免疫。美国大规模社区疫情暴发的时代似乎已经过去,这在很大程度上是由于儿童普遍接种疫苗。然而,尽管总体公共卫生影响可能较小,但仍有必要警惕老年人和HAV感染并发症高危人群中潜在的更大易感性的影响[254,622]。

公共卫生问题

疫苗接种的流行病学效应

群体效果

甲型肝炎的传播模式受到许多因素的影响,包括免疫力在不同年龄段的分布、公共卫生条件以及甲型肝炎在环境中的扩散程度。许多没有儿童疫苗接种计划的欧洲国家的甲型肝炎发病率非常低。在美国,对儿童接种疫苗取得成功,使全国范围内疾病发病率持续下降。许多研究和示范项目评估了甲型肝炎疫苗在甲型肝炎呈过渡性流行和中度地方性流行以及发病率较高的人群中控制和预防甲型肝炎的有效性。群体研究倾向于相对较小的同质性社区,通常是农村社区,包括北美和澳大利亚土著社区,以及中欧、东欧和以色列的选定社区[257,552-557,623]。在没有甲型肝炎疫苗普遍接种的情况下,HAV呈过渡性或中度地方性的社区通常每5~10年会发生1次甲型肝炎流行[555]。15岁及以上人群中很少出现甲型肝炎病例;血清学资料表明,30%~40%的儿童在5岁前已感染HAV,几乎所有人到青年期都感染了HAV[549,550,624,625]。甲型肝炎疫苗上市后不久进行的示范项目表明,对生活在这些社区的儿童进行常规免疫接种是可行的,大多数儿童接种了疫苗,以及在某些情况下,青少年和年轻成人也接种了疫苗,结果甲型肝炎发病率迅速并持续降低[556,557]。例如,1992—1993年在一个农村地区阿拉斯加土著人中发生的社区甲型肝炎流行,由于对约80%的儿童和青年开展疫苗接种,4~8周内就结束了[556]。1995—2000年期间,在加利福尼亚州一个流行区开展了一项对2~17岁儿童接种疫苗的社区示范项目,结果显示所有年龄组的甲型肝炎发病率均大幅度下降[558]。儿童普遍接种疫苗对甲型肝炎呈中度或过渡性地方性流行的国家和人群中发病具有非常大的影响。美国最初疫苗接种建议是在1996年发表的,并呼吁对生活在甲型肝炎发病率最高社区的儿童进行常规疫苗接种[256]。在实施这些建议之后,包括美洲原住民和阿拉斯加原住民在内人群甲型肝炎发病率大幅下降,但是对全国总发病率的影响不大[554]。1999年,建议疫苗接种范围扩大到居住在甲型肝炎发病率持续升高的州、县和社区的儿童[257]。2006年,甲型肝炎疫苗许可证制度扩大到为12月龄及以上儿童接种(以前疫苗接种不能在2岁以前开始),从而通过更符合儿童常规疫苗接种程序的方式来促进项目实施。随后,2006年建议为儿童普及疫苗接种,包括全国12~23月龄的所有儿童[86]。在美国,这一策略导致报告的甲型肝炎发病率处于历史最低水平(图24.5)。2~18岁儿童的发病率降幅最大,目前全国各地的发病率均相似[236]。甲型肝炎死亡率也随着发病率的下降而下降[254]。在越来越多流行病学呈多样性和异质性的国家和地区进行了类似的观察,结果表明在这些国家全部或部分地区对一个或多个年龄组的儿童进行常规免疫接种之后,甲型肝炎发病率总体上出现了显著下降[363,559,560,626-635]。回顾疫苗覆盖率和监测数据表明,当疫苗接种覆盖率达到相对适度水平时,甲型肝炎发病率也下降,而未接种疫苗年龄组的发病率也下降,表明甲型肝炎疫苗预防接种存在群体免疫效应[263,559,636-638]。模拟美国反映发病率和疫苗覆盖率相关性的模型研究估计,预防的病例有1/3源于群体免疫[636]。

经济问题

21世纪初进行的研究发现,从社会角度看,在美国高流行地区为儿童或青少年接种甲型肝炎疫苗可能节省成本,其效果与其他推荐的疫苗相当[639,640]。另一项研究估计,将群体免疫效应纳入模型后,美国1岁时常规接种疫苗的性价比会大大提高,尽管效益会随着时间的推移而下降[268,641]。阿根廷通过对一些结果分析发现,对儿童进行甲型肝炎疫苗常规接种经济效益是令人满意的;这项研究假定阿根廷正在从高发病率向中等发病率过渡,这种情况下,预计发病率更高[642]。然而,中国和加拿大儿童常规疫苗接种的经济分析结果是复杂的[634,644]。潜在的假设,特别是基线地方性,极大地影响对成本效益的估计。

疾病控制策略

2006年美国ACIP推荐在12月龄儿童广泛开展甲型肝炎疫苗常规免疫接种策略[86],通过预防先前至少占病例数1/3并成为其他人群主要感染源的儿童和青年的感染,造就了甲型肝炎总体发病率持续下降。持续进行儿童常规免疫接种将使消除美国本土的HAV传播成为一个可以实现的目标。在此期间,仍有一群易感的美国成年人。

截至2014年,包括美国在内的17个国家已建议为儿童常规接种甲型肝炎疫苗(见表24.5)[589]。其他发病率极低的发达国家,例如西欧国家,除了为处于某些高危环境中的人接种疫苗外,还可能受益于儿童常规疫苗接种。由于大多数年龄较大儿童和成年人在低地方性流行地区仍对HAV易感,这些发达国家存在从外部来源(如受污染的食品或一些北欧国家所描述的国际旅行返回者)传入HAV后暴发甲型肝炎的风险[286,645-647]。尽管一项分析发现在迁入儿童中接种甲型肝炎疫苗的策略并未节省成本,但是针对移民社区儿童疫苗接种项目已提出,也可能会降低移民儿童及其接触者感染的风险[646]。在澳大利亚北昆士兰的土著儿童中,甲型肝炎高发病率导致建议对土著社区儿童常规接种疫苗,随后该社区土著和非土著成员的甲型肝炎发病率均大幅下降[523]。在世界各地实施针对特定儿童疫苗接种策略的国家,也有甲型肝炎发病率下降的类似记录[363,629,632-635]。实施和维持甲型肝炎疫苗常规接种项目对于防止社区暴发的再次出现非常重要。尽管在未接种疫苗的社区可能会出现小规模暴发疫情,但美国儿童疫苗常规接种项目有助于消除整个社区范围内的大规模暴发疫情。

目前,常规甲型肝炎疫苗接种在发展中国家通常不被推荐,特别是在最高地方性流行的国家,该地区儿童早期感染HAV具有普遍性,但据信疾病并不常见(图24.4)。但是,最近的血清阳性率和发病率数据提示,有些国家或国家的部分地区因为经济的发展而正向中等地方性流行转变[648]。印度监测数据表明,包括每年多次暴发在内的甲型肝炎疾病负担巨大[394];由于大多数发展中国家没有监测,因此甲型肝炎的影响仍然未知或未报告。这些国家应警惕下列可能性:这种相当迅速地向中等地方性流行国家典型的流行病学模式转变,会使人群中有相当比例人员在进入童年后期或成人期后仍然对HAV易感,很可能会导致甲型肝炎相关的发病率和死亡率升高。在那种情况下实施接种项目可能会变得更可行且性价比更高,特别是采用单剂疫苗接种程序[16]。印度和巴基斯坦等国需要建立监测病毒性肝炎趋势的监测系统,以便为疫苗接种政策提供信息[394,649]。此外,发展中国家需要进行甲型肝炎疫苗免疫的成本-效益分析并与其他主要公共卫生重点项目相比较,以制订适当的免疫接种政策[650-653]。由于生活条件和卫生标准不断提高,甲型肝炎相关的全球疾病负担在未来的数年内可能会增加[16]。如果不使用甲型肝炎疫苗,较大比例的人群在进入青少年和成年时仍然对HAV易感,当被感染后发生严重疾病,导致全球疾病负担增加,估计每年有1.5万~3万人死于甲型肝炎[14-16]。如果疫苗能以低价获得,且接种被证实有很好的性价比,一些具有相当数量易感青少年和成人的国家可能会发现将甲型肝炎疫苗纳入常规儿童期免疫中是有用的[654]。

消灭或消除

在美国儿童中成功进行免疫接种，最终会使全国疾病发病率持续降低，进而为消除 HAV 传播提供机会。有关疫苗安全性和免疫持久性的其他信息也很重要。HAV 可作为要消灭的目标，但国际机构尚未作出这种建议，主要是出于费用和可行性考虑[655]。目前，通过改善发展中国家的居住条件，并广泛接种疫苗，即可使该疾病得到最佳控制。

未来的疫苗

已经得到由 cDNA 转录而成的感染性全长 cRNA，然后转染至允许的细胞，完成 HAV 复制[367]。大量引起细胞培养适应和减毒的突变已在灵长类动物中得到证明，尽管截至目前，尚未制备出具有理想的体外生长特征、对人体减毒且有免疫原性的病毒[124,156,428]。开发出与 Sabin 脊髓灰质炎疫苗相似的口服甲型肝炎减毒活疫苗一直是人们兴趣所在。口服脊髓灰质炎疫苗是通过选择可以在肠道持续良好复制，但失去在中枢神经系统复制能力的脊髓灰质炎病毒株研发的。尽管 HAV 可在肠道内低水平复制，但似乎不足以诱导强免疫应答。选择在靶器官肝脏生长良好、能诱导较好免疫应答但不引发临床疾病的毒株很困难[423-425]。此外，甲型肝炎灭活疫苗十分有效，因此对活疫苗的需要已不是主要的焦点。在中国，甲型肝炎减毒活疫苗已于 2008 年获得批准[16]，但是目前 WHO 只对甲型肝炎灭活疫苗进行了资格预审[464]。研究者已经开始探索开发重组甲型肝炎疫苗[657]，但困难重重。HAV 的重要中和表位似乎是构象型表位，并且用合成肽或表达的衣壳蛋白免疫不能诱导出有效的中和抗体应答[658]。Stapleton 及其同事[659]和其他人[660,661]采用重组牛痘病毒或杆状病毒表达系统表达 HAV 基因组的整个开放阅读框。完整的或部分的衣壳组装似乎发生在感染了重组牛痘的细胞中，这些纯化的 HAV 合成衣壳产生的抗体在体外中和 HAV，并在动物体内起到保护作用。虽然这种疫苗的免疫效果可能不比灭活疫苗更强，但潜在的降低生产成本可能使其成为一个有吸引力的替代选择。

目前，已有一种甲型、乙型肝炎联合疫苗获得批准。此外，正在研发的甲型肝炎联合疫苗包括预防乙型脑炎病毒和戊型肝炎病毒的抗原[662,663]。基于现行对 1 岁儿童进行普种的建议，生产商可能会考虑其他可能的联合疫苗，以适应儿童免疫接种程序。

人们对单剂接种后可提供持久免疫的疫苗备感兴趣，且一些国家采用单剂接种程序[16,561]，尽管其长期效果尚不清楚且正在评估中。改进的佐剂或可能加大剂量的抗原可导致单剂量疫苗的持久性保护。在美国批准的两种甲型肝炎疫苗均使用铝盐作为佐剂。包裹在流感病毒体内的灭活 HAV 疫苗已在欧洲获得批准[441]。尽管尚无证据表明这种疫苗优于铝佐剂疫苗，但似乎能引起足够的保护性应答。其他佐剂可能提高免疫应答以达到单一剂量足以提供持久性保护的目的。这样的疫苗应可以降低免疫接种的成本，并解决某些需要进行甲型肝炎免疫接种的地区可能存在的疫苗配送问题。

致谢

我们非常感谢 Cheryl Isenhour DVM MPH、Anna Koscelski BS 和 Jane Yackley BA 对本章的贡献。

（宋鑫　孙爱武　吕勇　张效群）

本章相关参考资料可在"ExpertConsult.com"上查阅。

第 25 章 乙型肝炎疫苗

Pierre Van Damme、John W. Ward、Daniel Shouval 和 Alessandro Zanetti

人类从古代就认识到肝炎是一种临床疾病,但直到近来才认识到引起感染性肝炎的多种病毒。1883年,德国在一次大规模天花疫苗接种后发生了一起肝炎暴发疫情,这是人们首次发现并证实了直接由接种疫苗或注射血液制品导致的肝炎[1]。此次暴发中,接种了人淋巴细胞制备的天花疫苗的工人中,15%的人出现了黄疸症状;而没有接种的数百名工人中,没有人发病。20世纪初,发生了多起因重复使用未消毒的注射器和针头导致的聚集性黄疸疫情[2-8],由此,科学家们进一步证实了存在非消化道传播的肝炎。肝炎可以经过血液制品传播的认识,是通过对黄热病疫苗接种[9-10]、使用麻疹和腮腺炎恢复期血浆[11-13]和输血后[14]发生的多起黄疸病例暴发事件的调查证实的。

20世纪40年代,通过对志愿者进行的感染实验证实了肝炎病毒的病原学[15-20]。这些以流行病学调查为主要手段的研究结果,也证实了病毒性肝炎存在着两种不同传播途径的疾病,即通过粪-口途径传播,主要发生于幼儿的传染性肝炎和非肠道的、被认为是经破损皮肤暴露于血液制品而传播的、主要发生于成人的"血清型肝炎"。1947年,甲型肝炎和乙型肝炎的命名首次启用[21],并得到广泛认可[22]。20世纪60~70年代,开展了一系列的有关肝炎病毒传播方式的研究,证实存在两种不同类型的肝炎[23-25],并且每种肝炎病毒感染后均可产生同种免疫力。

最大的乙型肝炎暴发事件发生在1942年第二次世界大战期间,28 585名美国军人在接种了黄热病疫苗后黄疸暴发,其中62人死亡[9]。暴发事件与含有人血清的某批次黄热病疫苗直接相关。20世纪80年代,就此事件而开展的一项回顾性研究表明,乙型肝炎病毒(hepatitis B virus,HBV)是当年黄疸暴发的原因[26]。

在五种已知引起人类肝炎的病毒中,HBV导致的肝炎占全球慢性病毒性肝炎疾病负担之首。在乙型肝炎病原学、自然史、流行病学和公共卫生控制等方面,我们取得了巨大的进展。HBV的发现在科学史上具有里程碑的意义。1965年,Blumberg及其同事在澳大利亚土著人的血清中发现了一种沉淀物,并将其命名为澳大利亚抗原[27]。这种抗原普遍存在于世界各地的健康人群中,各地的携带率变化很大。这种抗原在北美和欧洲人群中呈低携带状态,携带率小于1%,但在热带和东南亚人群中却呈现高携带状态,携带率高达6%~25%。Prince的研究表明,澳大利亚抗原与HBV感染直接相关[28],并最终证实它就是HBV的表面蛋白。

HBV的形态学特征在电镜下是直径为42nm的病毒颗粒,能够与澳大利亚HBsAg抗原的抗血清发生免疫学反应[29]。随着HBV感染相关的抗原抗体免疫学检测方法的建立[27,29,30],HBV感染过程的确定、阻断传播策略的制定、乙型肝炎表面抗原(hepatitis B surface antigen,HBsAg)的血清学筛查以及预防因输血而感染乙型肝炎等目标得以实现。1970年,在对HBV的感染过程研究中发现,血清制备物被煮沸后,其感染性被破坏,而用这种灭活的制备物接种于受试的志愿者后,可以表现出针对HBV的免疫原性,部分志愿者对该病毒感染具有保护作用[31]。对HBsAg作为一种免疫原能够促进机体产生预防性抗体的认识,为乙型肝炎疫苗的研发奠定了基础[32,33]。20世纪80年代初,血源性乙型肝炎疫苗问世。此后,随着DNA重组技术的发展,HBsAg能够在酵母菌和哺乳动物细胞中大量表达,重组乙型肝炎疫苗随之问世[34,35]。

20世纪70~80年代,流行病学研究结果揭示了慢性HBV感染与慢性肝病间的关系,包括肝细胞癌(hepatocellular carcinoma,HCC)和肝硬化[36,37]。慢性乙型肝炎是全球成人主要死因之一,特别是在慢性乙型肝炎感染率高的国家[38-40]。鉴于乙型肝炎在全球的高发病率和高死亡率的情况,全世界都将乙型肝炎作为疾病预防和控制的重点。1992年世界卫生大会(World Health Assembly)提出在全世界范围内推广疫苗接种的预防策略,当时只有31个国家将乙型肝炎疫苗接种纳入国家儿童免疫规划;截至2014年底,已有184个国家(包括印度和苏丹部分地区)将乙型肝炎疫苗接种纳入国家儿童免疫规划中,较1992年成果显著[41]。全球免疫规划的推广也使最贫穷国家能够负担得起乙型肝炎疫苗的费用。随着全球新生儿和婴儿乙型肝炎疫苗免疫规划的开展,儿童中的慢性 HBV 感染率在不远的将来内将显著下降,并将减少由 HBV 感染所致的 HCC 和肝硬化的死亡人数。

背景

临床表现

HBV 感染后可引起一个各种不同的肝脏疾病,包括亚临床感染、有临床表现的急性自限性肝炎和急性暴发性肝炎[42,43]。人感染 HBV 后所形成的持续性感染,可进一步发展成为慢性肝病,并可最终死于肝硬化和 HCC。人感染 HBV 的年龄是引起急性肝病或慢性感染的决定性因素。HBV 的基因特征对 HBV 感染的转归也存在一定的影响[44]。在 5 岁以下的儿童感染者中,出现相应的临床表现或体征(例如急性乙型肝炎)的儿童不到 10%,而在大龄儿童和成人感染者中的比例为 30%~50%[45]。引起慢性感染的风险性与 HBV 感染的年龄成反比,在 1 岁以内的婴儿中,近 90% 的感染者会转为慢性肝炎;在 1~4 岁儿童的感染者中,慢性感染的比例为 30%;而成人的这一比例不到 5%[46]。患有慢性疾病者,例如肾衰竭者、人类免疫缺陷病毒(human immunodeficiency virus,HIV)感染者和糖尿病患者也是 HBV 慢性感染的高危人群,可能与这些人群体内病毒复制增加和免疫清除功能下降有关。全球 4 000 万 HIV 感染者中约有 10% 的人群合并感染 HBV。尽管 HBV 感染对 HIV 感染进展的影响极小,但 HIV 显著增加了 HBV 相关肝硬化和 HCC 风险[47-50]。

急性乙型肝炎

急性乙型肝炎的临床表现与其他病毒所致的肝炎难以区别,其确诊需依据血清学检测的结果。从暴露于传染源到黄疸发生的平均潜伏期为 90 天(范围:60~150 天);从暴露于传染源到血清谷丙转氨酶(alanine aminotransferase,ALT)异常的平均潜伏期为 60 天(范围:40~90 天)[51-52]。急性乙型肝炎前驱症状表现多样,其特征性表现为不适、厌食、恶心、呕吐、低热、肌痛和易疲劳等症状。在前驱期,5%~10% 的患者可出现血清病样综合征关节痛或关节炎、皮疹和血管性水肿。与急性 HBV 感染相关的其他肝外症状的报道很少,包括结节性多动脉炎(polyarteritis nodosa)、膜性肾小球肾炎(membranous glomerulonephritis)[53]、儿童丘疹性肢端皮炎(Gianotti-Crosti 综合征)[54-55] 和再生障碍性贫血(aplastic anemia)[56]。伴有黄疸的肝炎病例,黄疸症状通常在发病后 1~2 周内出现,茶色尿、陶土色大便发生在黄疸症状出现前的 1~5 天内。上述的前驱症状通常消失,而肝脏增大肿胀后的右上腹疼痛症状出现。10%~30% 的急性乙型肝炎病例可以在没有黄疸和其他临床表现的情况下出现肌痛或关节痛,其中 1/3 的患者可出现与关节症状合并的斑丘疹[57]。急性乙型肝炎的临床症状通常在 1~3 个月内消失。

在美国近 40% 的急性乙型肝炎报告病例是住院治疗的[58]。其他国家更高的住院率与其医疗服务模式相关而非疾病的严重程度。在报告的急性乙型肝炎成人病例中,急性重型肝炎的发生率占 0.5%~1.0%,但在婴儿和儿童中的发生率极低[59,60]。急性重型肝炎的高发与 HBV 和丁型肝炎病毒(hepatitis D virus)的合并感染有关[61]。急性重型肝炎病例常表现出肝性脑病(hepatic encephalopathy)的特征,包括睡眠障碍、扑翼样震颤、谵妄、定向障碍、嗜睡和昏迷等[62,63]。如果不采取肝移植手术,急性重型肝炎的病死率达 20%~33%,但肝移植后存活率可超过 80%[64]。

新型抗病毒药物降低重型或者爆发型肝炎的死亡率效果尚不明确。有限的证据显示核苷(核苷酸)类似物的拉米夫定、恩替卡韦及替诺福韦等可能对疾病进程有影响,并提高患者生存率[65-68]。

慢性 HBV 感染

由于乙型肝炎感染所发生的疾病负担主要存在于慢性 HBV 感染人群[69]。血清 HBsAg 持续阳性 6 个月以上的病例可诊断为慢性感染。HBV 的复制贯穿于慢性感染的全过程,慢性 HBV 感染的自然转归取决于病毒复制和宿主免疫应答相互作用的结果。其他因素也会加重慢性 HBV 感染的程度,包括性别、饮酒与合并其他嗜肝病毒感染等。

慢性 HBV 感染是一个动态的过程,可持续几十年。慢性 HBV 感染分为四期(图 25.1)[70]:病毒复制活跃和非活动性肝炎期(免疫耐受期)[71];病毒复制活跃和活动性肝炎期(免疫清除期);病毒复制减弱或消失和活动性肝炎缓解期(非活动性慢性 HBV 感染期)[72];在非活动性慢性 HBV 感染期后,某些患者可表现 HBV 复制再活跃。慢性 HBV 感染的四个阶段均可发生于围生期,而后三个阶段则发生于大龄儿童和成人。

发生于围生期感染的免疫耐受期,以 HBV 大量复制为特征性表现,且与乙型肝炎 e 抗原(hepatitis B e antigen,HBeAg)阳性和血清中的 HBV DNA 的高载量相关[73,74]。但并没有证据说明这些病例就是活

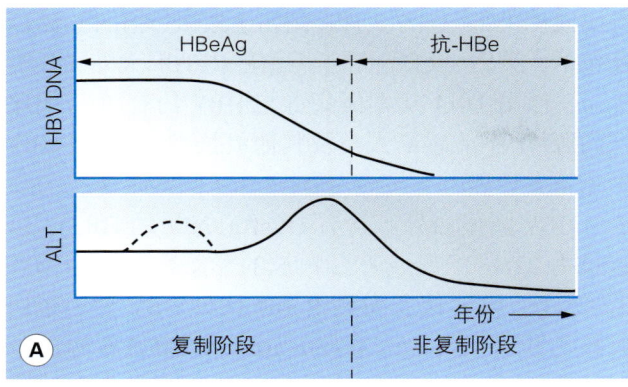

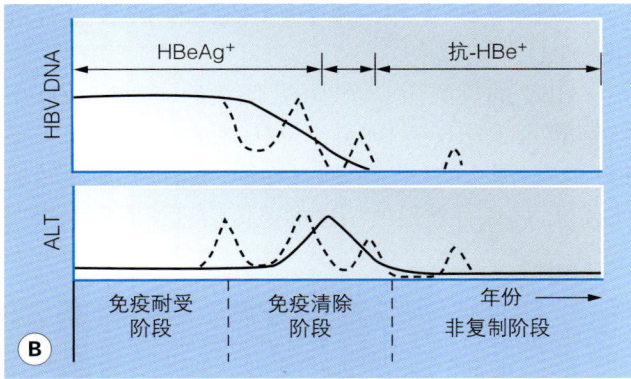

图 25.1 慢性乙型肝炎病毒感染的自然史。A 为成人感染；B 为围生期感染。实线表示慢性 HBV 感染患者不同时间血清丙氨酸氨基转移酶（ALT）水平及乙型肝炎病毒脱氧核糖核酸（HBV DNA）浓度变化的典型模式；虚线表示某些患者的血清 ALT 水平和/或 HBV DNA 浓度的波动情况（资料来源：Chan HL, Ghany MG Lok ASF. Hepatitis B. In Schiff ER, Sorrell Philadelphia: Lippincott Williams & Wikins, 1999, 1: 768. 已授权）

动性肝炎，没有 ALT 水平异常，没有肝炎的临床症状及体征，肝活检很少有肝坏死性炎症表现[71,75]。尽管病毒复制水平高，但却缺少相应的临床症状，其原因是免疫耐受的结果。感染的初始阶段通常可持续 10~30 年。在这 30 年中，血清 HBeAg 的自然阴转率每年不到 1%[71,75,76]。这种低 HBeAg 的清除率的原因在于高 HBeAg 阳性率的孕龄期妇女对围生期传播导致。

免疫清除期的特征是病毒大量复制和活动性肝炎（图 25.1）。此期病例通常表现为 HBeAg 阳性和血清 HBV DNA 的数量升高或波动。活动性肝炎的主要特征是血清 ALT 水平持续或间歇性升高，以及肝活检所见的坏死性炎症活动表现。肝组织纤维化导致肝硬化的发生，肝硬化进而造成不可逆的肝脏损伤。从慢性感染期到血清 HBV DNA 和 HBeAg 阴转期，在围生期和成人期感染的病例中，其 HBeAg 的自然阴转率每年为 10%~20%[76-79]。绝大多数的病例

在此期是无症状的，但也有伴随 ALT 升高，临床症状加重的 HBeAg 血清学转换发生[78-80]。在症状严重的病例中，肝功能失代偿的发生率约为 2%，在罕见情况下可以导致肝衰竭引起死亡[81]。在免疫应答障碍和免疫清除功能缺陷的病例中，可反复出现病情加重并伴随着血清 HBV DNA 和 HBeAg 短暂的消除和阴转[82,83]。反复发作的坏死性炎症加大了重症慢性肝炎发生的危险。慢性肝炎的转归主要取决于 HBeAg 的阴转和 HBV 复制消除时肝脏的损伤程度。

非活动性慢性 HBV 感染期的特征是病毒的低水平复制或消除以及活动性肝炎的消失（图 25.1）。典型病例是 HBeAg 阴转，抗 -HBe 阳性，并在血清中检测不到或仅能检测到低水平的 HBV DNA。大多数病例在 HBeAg 消除后，ALT 水平恢复正常，经肝活检后坏死性炎症恢复，表明活动性肝炎的消除[72,79,80,84,85]。但是，不论血清 HBeAg 转化与否，少数病例仍会维持中等水平的 HBV 复制、ALT 水平轻微异常以及肝活检所见的慢性炎症[84,86]。在其 HBsAg 阴转的情况下，这些病例仍有肝炎的残余症状，易被误诊为病因不明的慢性肝炎[87,88]。HBeAg 阴转，甚至在血清中检测不到 HBV DNA 的病例，其 HBsAg 也可长期呈现阳性。慢性 HBV 感染病例 HBsAg 的阴转率为每年 0.5%~2%[77,85,89,90]。在这些病例中，甚至是在 HBsAg 阴转后，通过 PCR 的检测方法，HBV DNA 的检出率仍为 50%[91]。

HBV 病毒复制再激活或 HBeAg 阴性慢性乙型肝炎的再活化阶段可在具有非活性的慢性 HBV 感染的人中自发地或作为免疫抑制的结果发生（图 25.2）[79,92,93]。一些慢性肝炎病例也可以从 HBeAg 阳性直接转为 HBeAg 阴性[94]。中国台湾的一项研究表明，在肝炎病例 HBeAg 自然转阴后随访 8.6 年，67% 的病例维持阴转结果，4% 的病例再次阳转，24% 的病例转为 HBeAg 阴性的慢性乙型肝炎[94]。

慢性 HBV 感染是全世界肝炎发病和死亡的重要原因[95]。中国台湾的一项队列研究表明，约有 25% 儿童期感染的慢性病例、以及约有 15% 成年期感染的慢性病例，最终死于 HCC 和肝硬化[36,96]。一项人口基线调查的结果表明，慢性 HBV 感染者的失代偿期肝硬化发病率为 0.5/1 000 人年[85]。慢性感染性疾病临床中心的研究表明，肝硬化的发病率每年高达 2%~3%[97,98]。慢性 HBV 感染病例发生肝硬化的危险因素包括老龄、HBeAg 阳性、酗酒（每天超过 40g）和 ALT 升高等[97-99]。

慢性 HBV 感染病例发生 HCC 的危险性很高[38,40]。在没有肝硬化的慢性 HBV 感染病例中，其发病率不

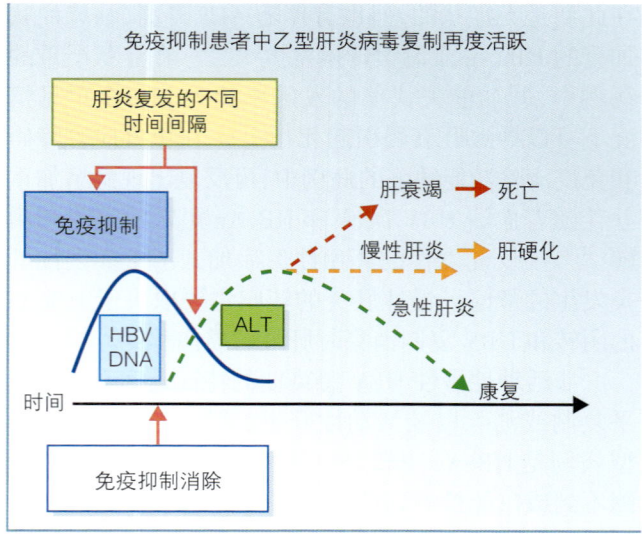

图 25.2　化疗诱导免疫抑制后,乙型肝炎病毒(HBV)复制再度活跃过程中 HBV DNA 载量和血清谷丙转氨酶(ALT)的动态变化。
(资料来源:Lalazar G, Rund D, Shouval D. Screening, prevention and treatment of viral hepatitis B reactivation in patients with haematological malignancies. Br J Haematol, 2007, 136:699-712. 已授权)

到 1%,但在有肝硬化病史的病例中 HCC 发病率则为 2%~3%[100]。中国台湾的一项研究显示,HBsAg 阳性者的 HCC 年发病率(495/10 万)约为 HBsAg 阴性者(5/10 万)的 100 倍[37,101]。HCC 多发生于男性,发病率男女性别比为 3.7:1。慢性 HBV 感染病例发生 HCC 的危险因素还包括高水平病毒定量、老龄、肝癌家族史、肝硬化、HBV 基因型(C>B)(见"病毒学")、合并感染丙型肝炎病毒(hepatitis C virus, HCV)和酗酒等[37,85,100,102-105]。尽管肝硬化是 HCC 的主要危险因素,但在与 HBV 感染相关的 HCC 病例中,30%~50% 的病例并没有肝硬化的病史[85]。HBsAg 阴转有可能降低 HCC 发生的风险[88],但在 HBsAg 阴转后的慢性 HBV 感染人群中也可发生 HCC[85,89,106]。

病毒学

HBV 曾被称为 Dane 颗粒,是一种直径为 42nm 的 DNA 病毒,属嗜肝 DNA 病毒科(*Hepadnaviridae*),包括两个属感染禽类的禽嗜肝 DNA 病毒属(*Avihepadnavirus*)和感染哺乳动物的正嗜肝病毒属(*Orthohepadnavirus*)禽嗜肝 DNA 病毒属包括鸭 HBV、鹭 HBV、鹅 HBV、鹳 HBV 和鹦鹉 HBV。有研究发现嗜肝 DNA 病毒的 DNA 整合到斑胸草雀的基因组中,这揭示 4 000 万年前嗜肝 DNA 病毒的进化起源比我们之前所了解到的更为复杂[107,108]。正嗜肝 DNA 病毒属能感染部分哺乳动物,例如土拨鼠、地松鼠、猪以及包括大猩猩、黑猩猩和长臂猿在内的旧大陆灵长类等。正嗜肝 DNA 病毒属病毒与 HBV 约有 70% 的序列同源性,不能感染人类及其他灵长类动物,但 HBV 可感染大猩猩。

HBV 脂蛋白外膜含有 HBsAg,过量的 HBsAg 以直径为 22nm 球形或管形颗粒的形态在血液中循环(图 25.3)。内部核衣壳是由 180 拷贝 HBV 核心蛋白或核心抗原(hepatitis B core antigen, HBcAg)构成的直径为 28nm 的二十面体结构。核衣壳包裹着一个部分双链的 DNA 和一个 DNA 依赖的 DNA 聚合酶(图 25.4)[109]。

HBV 的核酸由一个小的、环状的、含有 3 200 个核苷酸的部分双链 DNA 分子(完整的负链和部分正链)组成(图 25.5)[110]。通过在同一遗传物质上转换阅读框,病毒有效地使用它的遗传信息编码四组蛋白

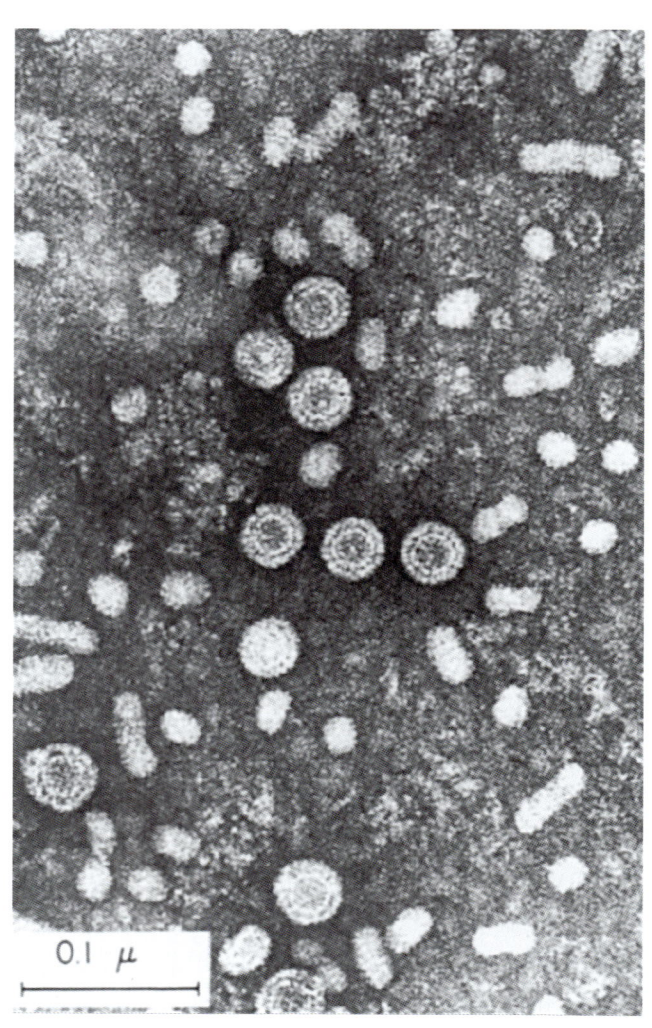

图 25.3　乙型肝炎病毒(HBV)的电子显微镜图。可见 Dnae 颗粒(直径 43nm)及球状、管状的 HBV 表面抗原颗粒(直径 22nm)。

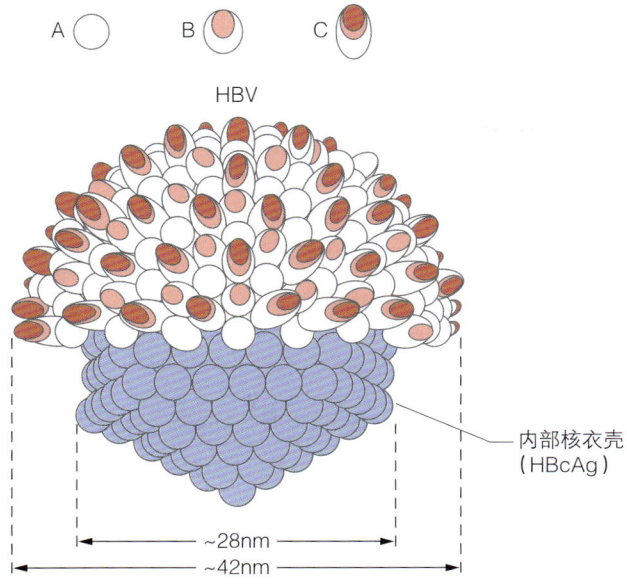

图 25.4　嗜肝病毒颗粒示意图。
A 为仅含 S 蛋白，B 为含 S 蛋白及 pre-S1 蛋白，C 为含 S 蛋白、pre-S1 蛋白和 pre-S2 蛋白的病毒亚单位。S 蛋白为白色，pre-S2 蛋白为浅紫红色，pre-S1 蛋白为深紫红色。图下方开裂部分为内部核衣壳（资料来源：NEURATH AR, THANAVALA Y. Hepadnaviruses. In: Von Regenmortel MHV, Neurath AR, eds. Immunochemistry of Virus, Ⅱ: The Basis For Serodiagnosis and Vaccines. New York: Elsevier Science, 1990: 403-458. 已授权）

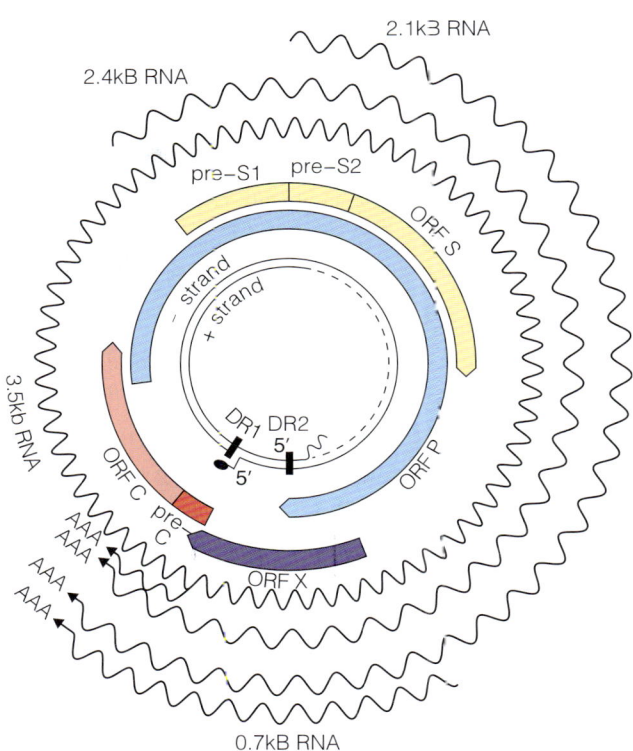

图 25.5　乙型肝炎病毒的编码组织结构。
内层圆圈为病毒 DNA，虚线部分为单股基因组区域，其外围绕的（彩色部分）为病毒编码区，箭头指示翻译方向。最外层的波形线为感染细胞内的病毒 RNA，箭头指示转录方向（资料来源：GANEM D. Hepadnaviridae and their replication. In: Fields BN, Knipe DM, Howley PM, et al, eds. Fields Virology, vol. 2. 3rd ed. Philadelphia: Lippincott-Raven, 1996: 2706 已授权）

及其调控元件[111]。pre-S/S 基因有三个独立的开放阅读框（open reading frames，ORFs），用于编码三种形式的 HBsAg，即病毒包膜的大、中、小结构蛋白。C 基因有两个 ORFs（C 和 pre-C），其中 C 基因的 ORF 编码 HBcAg，而 pre-C/C 的 ORF 编码的 e 蛋白用于合成可溶性的 HBeAg。X 基因编码 X 蛋白，它是一种小的转录反式激活因子，通过调控转录启动子的活性进而影响 HBV 基因转录[112]。P 基因编码大的聚合酶蛋白，它具有从基因组 RNA 合成负链 DNA 的反转录酶活性，以及以负链为模板合成正链 DNA 的内源性 DNA 聚合酶活性。P 基因与其他所有编码序列均有重叠，其重叠区的突变也能影响重叠的 S 基因，从而影响病毒感染性、肝病发病机制和耐药性。

完整的乙肝病毒颗粒包含 S 蛋白、前 S1 蛋白和前 S2 蛋白，每种蛋白都有糖基化和非糖基化两种形式。编码这三种蛋白的 DNA 开放读码框共享同一个羧基端（C 端），并向氨基端（N 端）延续不同的长度。S 蛋白由 226 个氨基酸构成，由 S 基因独立编码并且表达量最大。前 S2 蛋白由 S 基因和 pre-S2 区共同编码，在 N 端多 55 个氨基酸；前 S1 蛋白由完整的 pre-S/S 基因编码，在不同的基因型中前 S1 蛋白在 N 端较 S 蛋白多编码 108~119 个氨基酸。pre-S1 和 pre-S2 区编码的蛋白也可单独少量表达；它们含有一定数量的 T 细胞和 B 细胞表位，其中 pre-S1 蛋白对 HBV 黏附于肝细胞表面具有重要作用[113-117]。近期有研究发现，其黏附作用通过结合钠离子-牛磺胆酸共转运蛋白（NTCP）受体实现，NTCP 受体可同时作为 HBV 与丁型肝炎病毒（HDV）转运受体[118-120]。S 蛋白含有中和抗体的主要结合位点，命名为 a 决定簇。S 蛋白还有另外两个主要决定簇，一个决定簇为 d 或 y，另一个是 w 或 r，由 HBV DNA S 区 122 和 160 位点上相互排斥的氨基酸替换决定。a 决定簇与这些决定簇相互组合成为 adw、adr、ayw、ayr 四个主要亚型和九个次要亚型。在成人中，由 a 决定簇产生的抗体可为其他所有该亚型提供保护，而由其他决定簇产生的抗体则没有交叉保护作用[121]。HBV 的感染性和毒力与 HBsAg 的亚型无关。但是，这些亚型在全世界存在着不同的地域分布特征，流行病学调查正是利用这一特征来证实病毒传播的方式[122]。在美国的慢性 HBV 感染者中,最常见的亚型是 adw[123]。通过对全球数个 HBV 分离株的测序鉴定,HBV 可分为 A 至 J 十个基因型(基因组序列差异超过 8%),以及一系列基因亚型(基因组序列差异超过 4%),并且 HBV 各基因型具有不同的地理与种族分布[124-128]。例如,基因型 A 和 D 多见于欧洲、美国和非洲,而基因型 B 和 C 主要分布于亚洲。基因型 D 分布自地中海盆地、近中东地区直至印度。迄今为止,基因型 E 主要存在于西非地区,而基因型 F 和 H 多分离自美洲多个国家的美洲印第安人。最后,基因型 G 在世界范围内没有特异的地区分布特点,常与其他 HBV 基因型(主要为基因型 A)合并感染。最近,自老挝和日本的病例中分别分离出基因型 I 和 J 的 HBV[129,130]。越来越多的研究显示,HBV 基因型和基因亚型在肝炎发病严重程度和 HBV 感染治疗结局等多个方面起着重要作用[131-133]。

病毒 DNA 基因组的复制经前基因组 RNA 反转录介导,其中聚合酶起着重要作用。

核衣壳蛋白(HBcAg)和 e 蛋白均由 C 基因翻译。HBcAg 是病毒包装的基础,也是构成核衣壳的必需部分。常规的检测方法在血清中检测不到 HBcAg,只有在急性或慢性 HBV 感染者的肝组织中才能检测到 HBcAg。e 蛋白在内质网中裂解,并释放出 HBeAg(pre-C 区片段)。HBeAg 是一种可溶性蛋白,它不是病毒颗粒的组成部分,但在急、慢性 HBV 感染者的病毒载量高的血清中可以检测到 HBeAg。HBeAg 也可以在肝细胞表面表达[134],并可能是引发肝细胞免疫损伤的重要的靶抗原[135]。

HBV 的复制始于病毒附着于细胞表面,然后侵入细胞,这一过程可以直接通过细胞膜的融合完成(图 25.6)[117,120,136,137]。核衣壳是在肝细胞质中被分解后其 DNA 再被传递到细胞核内。在细胞核中,病毒基因结构的单链缺损部位被修复,形成双链的共价闭合环状 DNA(covalently closed circular DNA,cccDNA)。游离的 cccDNA 在肝细胞中稳定存在,类似于由组蛋白与非组蛋白组装的小染色体。相对于

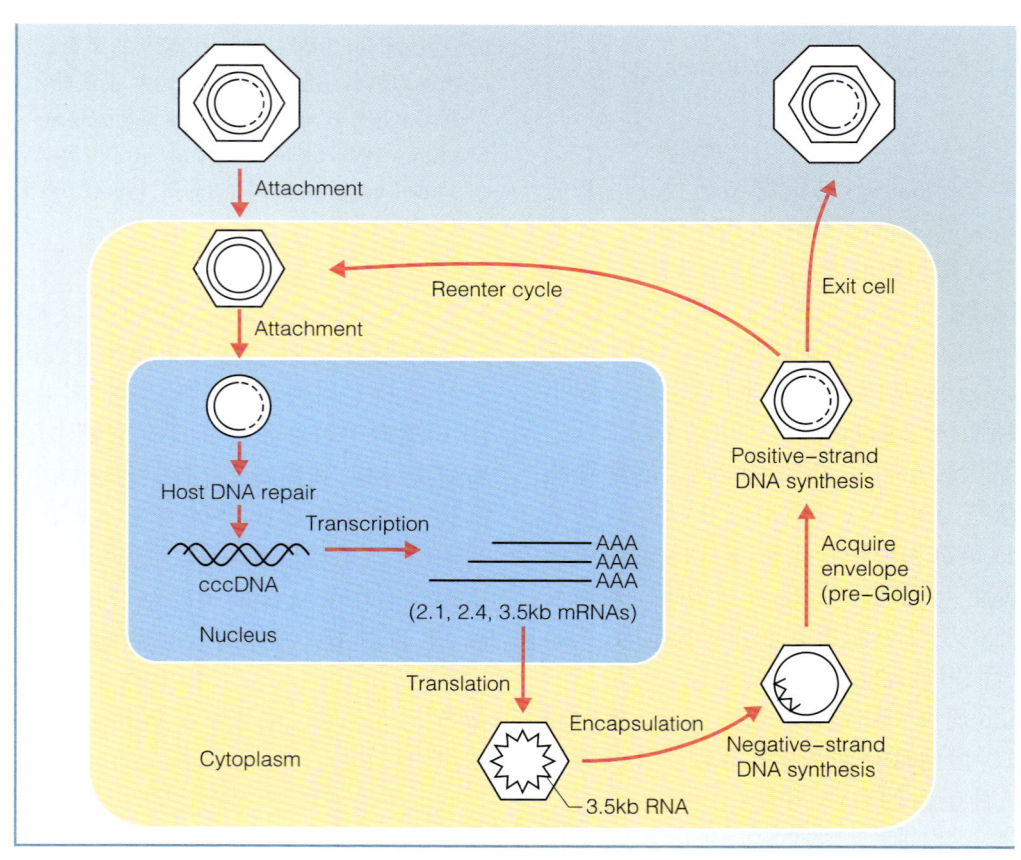

图 25.6 乙型肝炎病毒复制循环(详见正文)。
cccDNA 为共价闭合环状 DNA(资料来源:BUTEL JS,LEETH,STAGLE BL. Is the DNA repair system involved in hepatitis B virus-mediated hepatocellular carcinogenesis? Trends Microbiol,1996,4:119. 已授权)

典型的逆转录病毒，例如 HIV 来说，HBV DNA 与宿主基因的整合，无须病毒信使 RNA（mRNA）的合成或复制。但是，发生于慢性感染期的 HBV DNA 整合，对其发展成为 HCC 可能具有重要意义。cccDNA 作为四种 mRNA 的转录模板，每种 mRNA 的转录都使用各自的启动子[136]。0.7kb 的 mRNA 转录物编码 X 蛋白；2.1kb 的 mRNA 转录物编码 pre-S2 和 HBsAg 蛋白；2.4kb 的 mRNA 转录物编码 pre-S1、pre-S2 和 S 蛋白；3.5kb 的 mRNA 转录物编码 HBcAg、HBeAg 和聚合酶蛋白。这些 RNA 转录物被传递到细胞质内，产生病毒的包膜、核心、pre-C 蛋白、X 蛋白和病毒的 DNA 聚合酶。3.5kb 的 mRNA 也是一个前基因组 RNA，作为 HBV DNA 合成的模板。病毒在细胞质内包装，前基因组 RNA 被新合成的 HBcAg 包裹，聚合酶通过反转录合成负链 DNA，前基因组 RNA 随后被 RNA 酶（存在于聚合酶中）降解[138]。在负链 DNA 合成后，聚合酶开始合成 DNA 正链[139]。但 DNA 正链合成并不是一个完整的过程，结果是产生一个与完整负链长度相差 20%~80% 的正链 DNA。含有这些复制中间体的核衣壳颗粒从前高尔基体膜出芽，并获得了含有 HBsAg/pre-S 蛋白的包膜。病毒颗粒既能穿越到细胞外，又能再次进入细胞核并在同一细胞内启动新一轮复制。

由于 HBV 特有的复制策略，HBV DNA 较其他 DNA 病毒更容易发生突变（至少为 100 倍）。自发与抗病毒治疗压力下的突变与变异，在 HBV 传染性、致病力、疫苗效力与抗病毒药物耐药性中都起到了重要作用[140]。

HBV 突变

HBV 的基因突变率远高于其他 DNA 病毒，这是因为在病毒复制过程中，RNA 的中间产物使用缺少校对功能的反转录酶进行复制的结果。HBV 基因的突变可由多种因素引起，包括病毒聚合酶导致的自发性错配、宿主免疫系统或外源因素的压力，外源因素主要有被动或主动免疫、抗病毒药物治疗等。由于开放读码框重合，P 基因的突变常伴有 S 基因的改变，反之亦然。HBV 亚型的多样性与抗病毒治疗、疾病的严重程序、肿瘤形成和长期的临床结局相关。基因突变可发生于 HBV 四个编码基因中，但集中发生于 pre-C/C 基因、聚合酶基因和 pre-S/S 基因[141-149]。

基本核心启动子、pre-C/C 基因突变

现在已经发现两种能减少或阻碍 HBeAg 表达的基因突变。在 pre-C/C 基因的开放读码框最常见的突变是在 1896 位点发生的鸟嘌呤突变为腺嘌呤（G1896A），从而导致终止密码子的出现（TGG 突变为终止密码子 TAG）。TAG 终止了 e 蛋白的表达，而后者经后期处理形成 HBeAg[150,151]。但是，HBV DNA 的合成还在继续，并且可能导致肝脏损伤，并发展到肝硬化和 HCC。G1896A 突变主要与 HBV 基因型相关，在基因型 B 和 E 中最常见，而在基因型 A、F 和 H 中罕见，所有 G 基因型毒株中都存在此种突变。基本核心启动子（basal core promoter，BCP）区域的突变也可导致 HBeAg 表达减少，BCP 区可调节 HBeAg 和核心蛋白的表达[152]。这些突变与暴发型肝炎和严重的慢性肝炎病例相关[153,154]。但是暴发型肝炎病例也可能缺失这些突变[155-157]。确定突变类型与肝炎发病机制和临床转归的关系，还需要更多的研究。

X 基因突变

由于 X 开放读码框与 BCP 完全重合，启动子的突变可以影响 X 蛋白的氨基酸序列。BCP 区最常见的是 1762 位点（A1762T）和 1764（G1764A）发生的双突变，可引起 X 蛋白改变，进而影响 X 蛋白反式激活 BCP 的能力。BCP 区的插入或缺失通常使 X 基因读码框移码，从而将 X 蛋白截断。这些截短的 X 蛋白在 C 端缺乏功能区，不能反式激活 HBx 抗原[144,145,158]。

有研究认为，几种 X 基因突变与慢性乙肝进展和肝细胞癌的发生相关[159]。

聚合酶基因突变

聚合酶基因的突变与核苷或核苷酸类似物抗病毒治疗过程中的抗性以及病毒的持续存在相关[125,143-145,148,160-163]。突变多发生于第 180 个密码子（聚合酶模板结合位点）和 P 基因反转录酶功能区的第 204 个密码子。

在接受核苷或核苷酸类似物抗病毒治疗的病例中，有 80% 的病例能发生聚合酶基因的突变。这种突变显著降低了治疗的效力[165]。P 基因耐药性突变经常伴有病毒突破（病毒载量较最低点时高 1 个 log 值）、生化突破（ALT 升高）和肝脏症状加重[166]。位于 RT 区催化结构域的 Pol 基因通常在拉米夫定治疗后（80% 为治疗 48 周后）发生突变，而核苷酸类似物治疗后突变率较低[167]。为了减少耐药性的发生从而提高治疗的成功率，EASL（欧洲肝病协会，European Association for the Study of the Liver）指南推荐，抗病毒

一线药物应选择高效并且耐药率低的药物[168]。

由于HBV存在重叠读码框的基因组结构特点，在长期使用抗病毒药物治疗的病例中，聚合酶的突变可能导致S基因重叠区关键位点的变化，从而有可能引起S蛋白免疫反应性的变化[169-173]。在广泛使用这些抗病毒药物的背景下，可引起突变株产生，这些突变株有可能逃避疫苗诱导的抗-HBs的中和作用并感染疫苗受种者[174,175]。

pre-S/S基因突变

pre-S基因的缺失突变较为常见。有证据表明pre-S区、pre-C区和BCP区的缺失等一系列突变与进行性肝病及HCC显著相关[176,177]。

S基因突变可导致a决定簇结构的改变（见于所有基因型和亚型）。a决定簇位于HBsAg氨基酸序列的第124位和第147位之间，居于主要亲水基团（major hydrophilic region，MHR）中。a决定簇结构包含突起于病毒表面的双环结构和带有半胱氨酸-二硫化键的小环。其中第二个亲水环（氨基酸序列第139位-147位或149位）是自然感染或接种疫苗后诱导中和性抗-HBs的主要靶点（图25.7）[178]。人体接种疫苗产生的中和抗体（保护性抗体）主要与a决定簇的构象表位结合，可覆盖所有HBV基因型与亚型。因此，病毒表面抗原该区域的氨基酸残基的改变将导致a决定簇的构象变化，从而导致在免疫人群中发生HBV复制。

表面抗原表位G145R突变，是由S基因第587位碱基发生了鸟苷到腺苷的点突变导致，a决定簇第145位氨基酸随之由甘氨酸（glycine，G）替换为精氨酸（arginine，R），该种突变首次于25年前在意大利被发现[155,156]，来源于出生时完成乙肝免疫球蛋白（heaptitis B immunoglobulin，HBIG）联合乙肝疫苗阻断的HBsAg阳性母亲的婴儿[179,180]。因为G145R改变a决定簇的第二个环，接种疫苗产生的中和抗体不能再识别突变的表位。这种突变株可感染实验室黑猩猩[181]。除G145R突变外，在a决定簇其他区域的S基因的突变株（单独或联合突变）导致的乙肝表面抗体中和性降低在全世界均有发现[142,182-184]。值得关注的是，病毒突变株可在疫苗诱生的抗-HBs或乙肝免疫球蛋白（hepatitis B immune globulin，HBIG）中抗-HBs存在的情况下复制，导致免疫接种逃逸突变株的出现[183]，进而降低疫苗的保护率。并且，现有针对野毒株抗体的市售HBsAg试剂盒无法检测到这些突变株，从而造成潜在的献血及血液制品的安全风险（诊断逃避突变株）[185-188]。

S基因突变的HBV感染，见于接受过HBIG和/

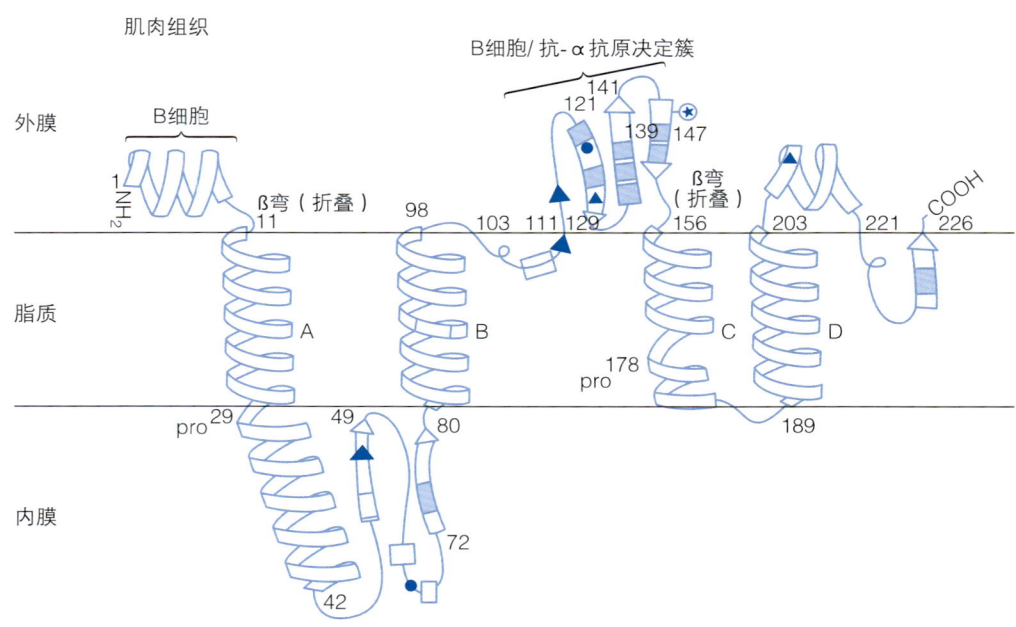

图25.7 计算机模拟的插入脂膜中的乙型肝炎病毒S抗原的二级结构。阴影部分为w/r(s)及d/y(1)亚型序列变异的位置（资料来源：Howard C, Smith Stinh HJ, Brown SE, et al. Toward the development of a synthetic hepatitis B vaccine. In: Zuckerman AJ, ed. Viral Hepatitis and Liver Disease: Proceedings of the International Symposium on Viral Hepatitis and Liver Disease, held at the Barbican Centre, London, May 26-28, 1987. New York: Alan R Liss, 1988. 已授权）

或接种过乙型肝炎疫苗的 HBV 感染母亲所生的有保护水平的抗-HBs 的婴儿[179-181,189-193]，也见于对疫苗接种有应答的儿童[194]和接受 HBIG 预防 HBV 感染复发的肝移植病例[195-197]。但是，针对 HBsAg 阳性母亲所生的婴儿开展的人群基线研究表明，并未发现 S 基因突变株与阻断围生期 HBV 传播失败有关。用市售的乙型肝炎疫苗（不含 pre-S 表位）对黑猩猩进行暴露前免疫，能防御 G145R 突变株攻击[198]。因此，目前还没有证据表明 S 基因突变株能在免疫人群中传播或这些突变株对乙肝免疫规划产生威胁[173-175,200]。对突变株、耐药株的研究与监测需要进一步加强，这在现行免疫策略的效果监测中应占有重要的位置。

发病机制

HBV 主要感染肝脏。虽然在其他器官组织中也能检测到 HBsAg，但没有证据表明 HBV 在肝细胞以外的其他位置复制。多数实验结果表明，HBV 感染并不直接造成细胞病变，肝细胞损伤是被感染肝细胞内的病毒蛋白引起细胞免疫产生的细胞免疫损伤[201]。发生于急性乙型肝炎前驱期（例如关节炎和荨麻疹）和慢性感染病例（例如血管炎和肾小球肾炎）的肝外症状，似乎是由免疫复合物的形成介导的[57]。显然，从慢性感染病例转化为 HCC，不是通过直接激活细胞肿瘤基因，就是通过抑癌基因失活，或是间接通过慢性肝损伤、炎症和肝细胞再生的促进效应[202]。

出生时感染的新生儿中病毒持续存在，主要是由于新生儿对病毒抗原的免疫耐受，但成人的 T 细胞反应低下及慢性感染机制还不清楚[73,74]。能够清除感染的急性乙型肝炎病人对病毒的多种抗原有强烈的 T 细胞免疫应答，这些抗原包括病毒的核心抗原、表面抗原和聚合酶蛋白。但慢性感染病例的细胞免疫应答低下或检测不到，表明缺乏 T 细胞免疫应答的人易于发生 HBV 的持续感染。

诊断

与 HBV 感染有关的抗原和抗体包括 HBsAg、抗-HBs，抗-HBc（IgG 和 IgM），HBeAg 和抗-HBe。在 HBV 感染的不同阶段至少会存在上述一种血清学标志（表 25.1）。因为在血液循环中不存在 HBcAg，因此市售的血清学试剂可检测到除 HBcAg 外所有血清学标志。使用免疫组化的方法，可以在肝脏组织中检测到 HBcAg。

HBsAg 阳性表明现行（或活动性）HBV 感染。所有 HBsAg 阳性者都应被认为是感染者，且传染性与其病毒载量成正比。在新感染病例中，感染后的 3~5 周内 HBsAg 是唯一可检测到的血清学标志（图 25.8）。从暴露到检出 HBsAg 的平均时间为 30 天（6~60 天）[51,72]。高度敏感的核酸检测方法，能在

表 25.1 乙型肝炎病毒感染血清学检测结果的经典解释

血清学标志物				解释
乙肝表面抗原	总的抗核心抗体	抗核心抗体 IgM	乙肝表面抗体	
−	−	−	−	未感染
+[a]	−	−	−	早期急性感染：疫苗接种后短期（至 18 天）
+	+	+	−	急性感染
−	+	+	+ 或 −	急性感染恢复期
−	+	−	+	从既往感染中恢复或免疫
+	+	−	−	慢性感染
−	+	−	−	假阳性（如易感）；既往感染；"低水平"慢性感染[b] 或抗核心抗体被动转运至表面抗原阳性母亲所生的婴儿
−	−	−	+	若抗体浓度 ≥10mIU/ml 则免疫；使用乙型肝炎免疫球蛋白后被动转运

注：Anti-HBc：乙肝病毒核心抗体；anti-HBs：乙肝病毒表面抗体；IgM：免疫球蛋白 M；+：阳性检测结果；−：阴性检测结果。
[a] 为确保表面抗原阳性检测结果不是假阳性，检测到表面抗原反复阳性的标本应使用合适的注册检测方法（如中和试验等）加以确认。
[b] 仅抗核心抗体阳性者一般不具有传染性，除非在特殊情况下，如他们是易感个体直接经皮暴露于大量病毒的来源（输血或器官移植）。

感染者的血清中测到 HBsAg 前 10~20 天检出 HBV DNA[203]。有报道指出,在使用标准剂量的乙型肝炎疫苗接种后,受种者可出现持续 18 天的一过性 HBsAg 阳性[204,205],而用更大剂量的疫苗接种于血液透析患者后,一过性 HBsAg 阳性可持续 28 天[206]。但这种一过性 HBsAg 阳转没有临床意义。

抗-HBc 出现于症状初期或急性 HBV 感染的肝功能异常期,并可携带终生(图 25.9)[125]。急性或新近感染可以通过检测抗-HBc IgM 加以区别,IgM 可在急性乙型肝炎的初期被检测到,如果疾病恢复,可持续 6 个月。对于转为慢性乙肝的病例,在病毒复制期间,抗-HBc IgM 维持在一个难以检测的低水平。但在慢性感染加重的病例中可测得抗-HBc IgM 阳性[207]。由于抗-HBc IgM 试验在无症状病例中的阳性预测值很低,实验室诊断受到很大的限制,因此急性乙型肝炎的诊断必须依靠临床证据或病例的流行病学史。

在 HBV 感染恢复者中,HBsAg 通常需要 3~4 个月才能从血液中清除,抗-HBs 产生于恢复期(图 25.8)。抗-HBs 的产生表明针对 HBV 感染的免疫机制的建立。另外,在接受了 HBIG 后的几个月中也能检测到抗-HBs[208]。经历过自然感染的人,其典型表现为抗-HBs 和抗-HBc 双阳性,而疫苗接种者的典型表现仅为抗-HBs 阳性。在慢性感染病例中,HBsAg 和抗-HBc 可持续终生(图 25.9)。每年仅有 0.5%~2% 的慢性感染病例检测不到 HBsAg,但其中大多数病例可产生抗-HBs[77,89,90]。

在一些病例中,抗-HBc 是 HBV 感染后唯一能测得到的血清学标志。抗-HBc 往往出现在 HBV 感染恢复而抗-HBs 水平下降之时,或难以产生抗-HBs 的慢性感染病例,以及用市售的检测试剂难以测到血液中 HBsAg 的病例。在抗-HBc 阳性者的血液中,HBV DNA 的检出率不到 5%[209,210]。这类隐匿性 HBV 感染病例通常表现为血清低水平的 HBV DNA,以及肝细胞核内 HBV cccDNA 阳性[211,212]。在这种情况下,抗-HBc 阳性者感染其他人的可能性不大,除非他们作为传染源直接经皮肤将大量病毒传播给易感者(例如通过输血或在接受肝移植后)[93,213]。抗-HBc 的阳性率与人群中 HBV 的感染率直接相关。在 HBV 感染率高的人群中,在抗-HBs 消失后,抗-HBc 阳性往往代表 HBV 的既往感染。在这些既往感染人群中,接种一剂次乙肝疫苗后抗-HBs 将会再次阳转,提示其对 HBV 的潜在免疫效应。

在 HBV 感染率低的人群中,在 HBV 感染者的各类血清学标志中,抗-HBc 的阳性率占 10%~20%[210],但往往是假阳性;其中大多数人是在接种了 3 剂乙型肝炎疫苗后所发生的初次抗-HBs 免疫应答[214,215]。HBsAg 阳性母亲所生的婴儿,尽管未被感染,但在其出生后的 24 个月内可测得母传抗-HBc 抗体。

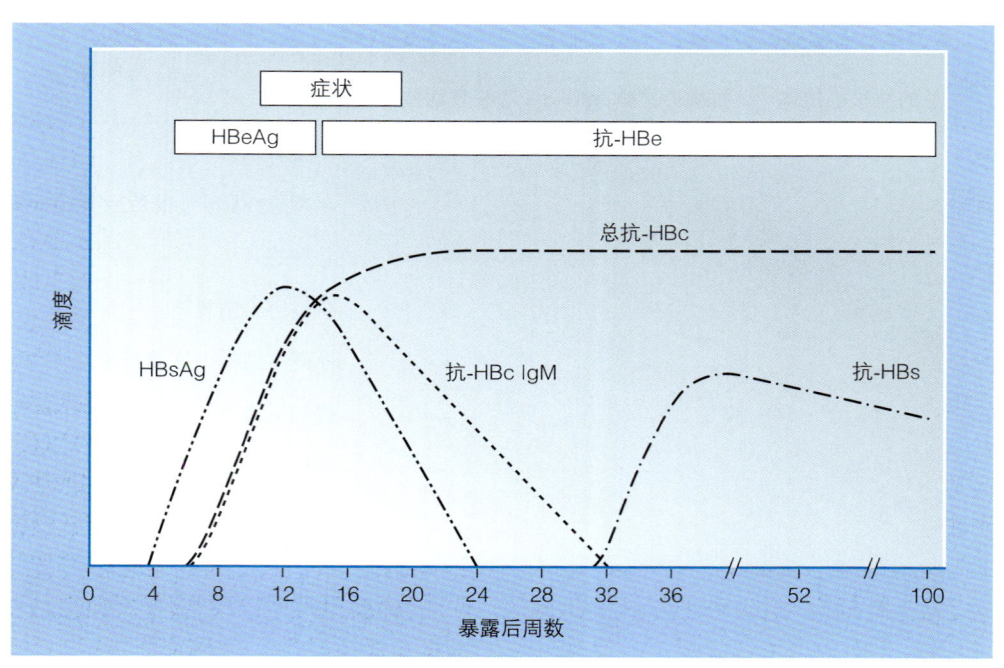

图 25.8 急性乙型肝炎恢复期患者的乙型肝炎表面抗原(HBsAg)、乙型肝炎核心抗体(抗-HBc)、乙型肝炎核心抗体免疫球蛋白 M(抗-HBc IgM)、乙型肝炎表面抗体(抗-HBs)的浓度。

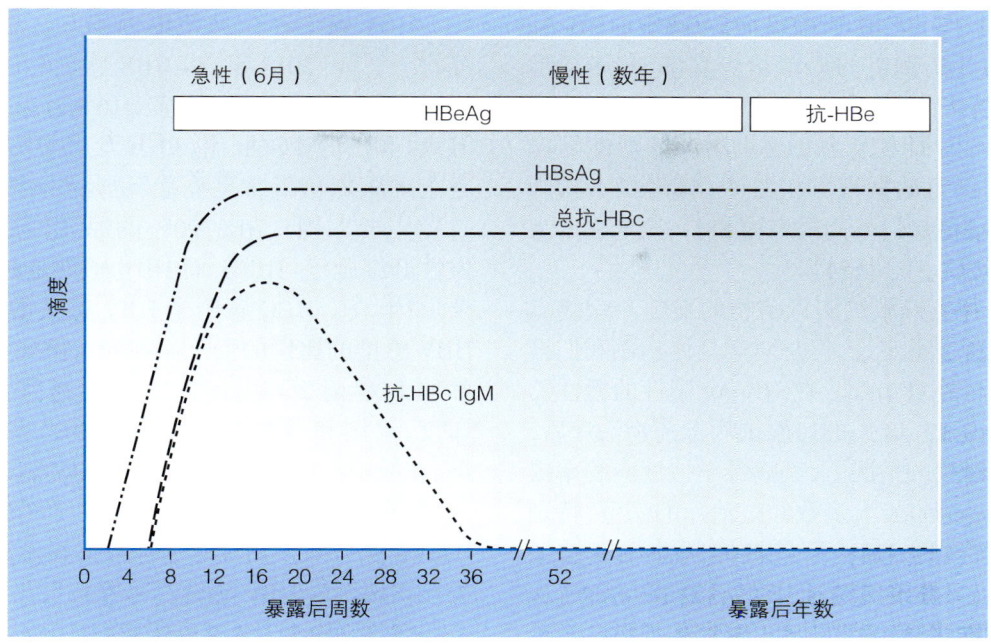

图 25.9 在急性乙型肝炎发展为慢性乙型肝炎过程中乙型肝炎表面抗原(HBsAg)、乙型肝炎核心抗体(抗-HBc)、乙型肝炎核心抗体免疫球蛋白 M(抗-HBc IgM)、乙型肝炎表面抗体(抗-HBs)的浓度。

在急性或慢性 HBV 感染者的血清中均可检出 HBeAg。HBeAg 的检出与病毒的复制能力直接相关(例如 HBV DNA 水平达到 10^7~10^9IU/ml，表明感染性很强)[216,217]。尽管从一些 HBeAg 阴性者中检出的 HBV DNA 水平能够达到 10^8~10^9IU/ml[100]，但 HBeAg 的减少可表明病毒复制水平的减弱(例如 HBV DNA 水平低于 10^5IU/ml)。现已发现，HBeAg 阴性但其 HBV DNA 水平高的人群是 HBV 基因的 pre-C 区发生突变的结果[150,218]。

治疗

对急性乙型肝炎病例来说，没有特效的抗病毒治疗方法，约 95% 的被感染的免疫功能正常的成人能自然康复，伴有血清抗-HBs 阳转[219-221]。因而，支持疗法是主要的手段。然而急性重型或暴发性乙型肝炎病例，可考虑使用抗病毒治疗[219,222]。而慢性乙型肝炎(chronic hepatitis B，CHB)病例需要进行长期抗病毒治疗。长期抗病毒治疗能减少疾病发展的风险，可减少约 50% 的慢性乙肝病例发展为 HCC[223]。美国食品药品管理局(Food and Drug Administration，FDA)批准了六种治疗慢性乙型肝炎的抗病毒药物，包括 α 干扰素(interferon alpha)(标准剂型[224]和聚乙二醇化剂型[225,226])和五种口服抗病毒制剂[拉米夫定(lamivudine)[227]、阿德福韦酯(adefovir dipivoxil)[225,228]、替比夫定(telbivudine)[229]、恩替卡韦(entecavir)[230,231]和替诺福韦酯(tenofovir)][232]。到目前为止，还没有联合用药比单一药物治疗更为有效的报道[226,233]。美国肝病研究学会(American Association for the Study of Liver Diseases)、欧洲肝病研究学会(European Association for the Study of Liver Diseases)分别于 2009 年和 2012 年更新了各自的慢性乙型肝炎抗病毒治疗指南[219,22．]。

抗病毒治疗一般用于慢性活动性乙型肝炎病例(例如，ALT 水平高于正常值上限的 2 倍)或有疾病进展的临床或组织学证据[234-236]。治疗的主要目的是通过抑制病毒复制最小化肝损伤[224,237-239]。疗效的评价指标包括 ALT 水平正常(生化应答);HBV 血清学标志的持续清除，包括血清 HBeAg 阴转和对 HBeAg 阴性的病例通过聚合酶链反应(polymerase chain reaction，PCR)的方法检测不到 HBV DNA(病毒学应答);肝脏活检组织改善(组织学应答);和 HBsAg 的持续清除(完全应答)。

α 干扰素和聚乙二醇化 α 干扰素的疗程通常为 4~6 个月，对 HBeAg 阳性的慢性乙型肝炎病例的持久应答率约为 25%，对 HBeAg 阴性的慢性乙型肝炎病例的持久应答率为 15%~20%[226,233]。在 HBeAg 阳性和 HBeAg 阴性的慢性乙肝病例抗病毒治疗的对照研究中，五种口服抗病毒药物的病毒学应答率由治疗48周后血清中不能检出HBV DNA确定。HBeAg阳性的慢性乙肝病例组的病毒学应答率，替诺福韦酯为76%、恩替卡韦为67%、替比夫定为60%、拉米夫定为44%、阿德福韦酯为21%。HBeAg阴性的慢性乙型肝炎病例组的病毒学应答率，替诺福韦酯为93%、恩替卡韦为90%、替比夫定为88%、拉米夫定为60%~73%、阿德福韦酯为51%[225,226,228,230,231,233]。

慢性乙型肝炎口服抗病毒药物的最佳治疗终点和应答持续期还没有定论，但是对于具体病例我们推荐长期或者甚至终身治疗。在HBeAg阳性的慢性乙型肝炎病例中，经过48周的口服抗病毒药物治疗后，甚至是在停止治疗的情况下，其病毒学持续应答率提高了16%~24%。但是，大多数经过治疗的病例，特别是HBeAg阴性病例，HBV只是被抑制并没有被清除，在治疗停止后仍会复发[240,241]。复发与病情加重直接相关，并可能引起肝脏的失代偿和死亡[224]。因此，口服抗病毒药物治疗一旦开始就难以停止。虽然这些药物有很好的安全性，但长期服用的安全性并没有被证实。长期服用的效果也同样没有被证实。涉及远期效果的主要问题是耐药性。拉米夫定的耐药性每年以15%~25%的速度增长，4年后将达到70%~80%[242]。阿德福韦酯在2年的疗程内几乎没有耐药性，但4年后可达到15%~20%[242]。尽管缺乏相关数据的支持，长期服用恩替卡韦所产生的耐药性只在已对拉米夫定耐药的病例中发现[243]，到目前为止对替诺福韦酯的耐药性还未观察到[244]。

疾病负担与流行病学

疾病负担

HBV感染在全球范围内广泛分布，其感染率与疾病负担在不同地区和不同人群中存在差别。大约30%的世界人口（约20亿人）有HBV感染的血清学证据[245]，其中有超过2.4亿人口为慢性感染[96,116,245,246]。通过系统性的文献综述和分析的数据，世界上约有3.61%的人口（估计为2.48亿人）为HBsAg阳性者。据世界卫生组织报道，西太平洋和非洲地区HBsAg阳性者人数最多，分别为人9 500万人和7 500万人，此类地区为HBV高流行区（≥8%）；而在美洲（例如海地）和欧洲的部分国家/地区也为HBV高流行区。HBsAg阳性者人数最多的国家有，中国（7 400万人）、印度（1 700万人）和尼日利亚（1 500万人）[247]。

HBV感染在全球范围内引起了显著的发病和死亡[248-251]。2013年，与HBV感染相关的死亡约为68.6万人，死因包括急性感染（6.9万人）、肝硬化（31.7万人）和乙肝相关肝癌（30万人），其中乙肝相关肝癌是全球第六位最常见癌症，也是癌症相关死亡的第二位主要原因。70%~90%的原发性肝癌病例为原发性肝细胞癌（HCC），而HBV感染是HCC发病的主要原因[252]。HCC病例中HBV感染的比例，因人群HBV感染的比例的变化而不同。例如在亚洲，中国、韩国和越南2/3以上的HCC病例为HBV感染，而印度、泰国和马来西亚50%的HCC病例为HBV感染；在撒哈拉以南的非洲，19%~64%HCC病例可归因为HBV感染。全球疾病负担项目（Global Burden of Disease Project，GBD）2013年数据显示，1/3的肝癌相关死亡病例为HBV感染。尽管新生儿乙肝疫苗免疫覆盖范围不断扩大，某些国家的HBV相关肝癌发病率仍居高不下，这反映了无免疫人群（出生于乙肝疫苗纳入常规免疫之前）儿童时期感染HBV至发展为HCC的过程长达数十年[253]。

慢性HBV感染人群HCC发病率为10%~25%，是未感染HBV人群发病率的15~20倍[38,40]。中国台湾的一项调查显示，HBsAg阳性人群中HCC发病率约为HBsAg阴性人群的100倍（年发病率分别为495/10万和5/10万）[37,101]。

不同人群HBV相关的HCC发病率也不同。例如，慢性HBV感染的女性人群中HCC发病率为120/10万至178/10万；而在男性人群中，该发病率为340/10万至804/10万[248]。HCC发病率性别差异的原因目前还不得而知。

其他因素也可增加慢性HBV感染人群HCC发病风险，包括高龄、HBeAg血清学状态、血清HBV DNA载量与ALT升高、HBV基因型、合并感染HCV、C基因型HBV感染、丁型肝炎病毒（hepatitis D virus，HDV）或HIV、肝硬化（在大部分HBV相关HCC病例中发现肝硬化，但并不是所有的HCC病例都有肝硬化）等[97-99,253-257,100,258-260]。行为因素也能增加HBV感染人群中HCC的发病风险，包括大量饮酒、黄曲霉毒素摄入等[261,262]。HBsAg清除（病毒极小量复制或没有复制）能降低HCC发病风险[85]，尽管已经清除病毒的人群中也有HCC发病[85,89,106,263,264]。

近几十年美国慢性HBV感染率稳中有降，乙型肝炎发病率下降得益于疾病控制预防中心（CDC）实行的婴儿常规乙肝疫苗接种[265-267]。在这项政策出台前20年，每年约有20万~30万人发生急性HBV感染[267,268]。而2012年仅报告1.9万急性HBV感染新病例，较之前 HBV 感染发病下降了 86%[269,270]。2013 年，急性 HBV 感染新发病例上升了 5%，这可能与静脉吸毒人群（persons who inject drug, PWID）血液途径传播增加和医疗保健中心暴发疫情相关[271-273]。

全国性调查也显示了美国 HBV 感染率下降，这得益于儿童常规免疫接种。美国国家健康与营养调查（National Health and Nutrition Examination Survey, NHANES）[258]的数据显示，从 1988 年至 2012 年，既往与新发 HBV 感染率自 5.1% 下降至 3.9%，即减少了 1 080 万人[266]。2011 年至 2012 年，美国约 0.3% 的人口（即 84.7 万人）为 HBsAg 阳性。6~19 岁人群 HBsAg 阳性率（0.03%）最低，该年龄段人群乙肝疫苗覆盖率最高；而 6~19 岁人群中亚裔美国人的 HBsAg 阳性率最高（3.1%），其中 93% 的人出生地不是美国。诚然国家调查数据显示非美国出生人群 HBsAg 阳性率较高，但该调查中的人群不具有代表性。考虑到美国每年接收 5.4 万移民以及各国家的 HBsAg 流行率不同，最多有 220 万非美国出生人口感染 HBV。

2010 年，美国共报告 1 875 例 HBV 相关死亡病例（死亡率 0.54/10 万）[274]。某些人群，例如亚裔和太平洋岛民（Asians and Pacific Islander, API），具有 HBV 相关死亡的高风险。美国 HCC 发病率最高的为 APIs（7.8/10 万）[275]，亚裔人群 80% 的 HCC 死亡病例与 HBV 感染相关[276]。在美国，API 死于乙型肝炎的概率是白人的 17 倍[277]。2013 年，美国报告 1 873 例 HBV 相关死亡病例。

HBV 感染占据了大量医疗费用，包括 HBV 抗病毒治疗的费用。20 世纪 90 年代后期至 21 世纪早期，美国门诊与住院病例中乙型肝炎相关诊断量增长了 4 倍，与之相应的医疗费用由 1990 年的 3.57 亿美元上升至 2003 年 15 亿美元。幸而在随后的几年医疗费用趋于稳定，并下降至 13 亿美元[278]。尽管如此，成本效益分析显示，在疫苗接种与乙型肝炎初级预防方面每花费 1 美元，可以净节约 1 美元医疗与误工费用[279]。

传播途径

HBV 可通过皮肤（例如针刺伤）或黏膜（例如黏膜的直接接触）暴露于感染者的血液或体液而传播。所有 HBsAg 阳性者都具有传染性，而同时有 HBeAg 阳性者的传染性更强，因为在他们的血液中含有高浓度的 HBV（典型病例每毫升 10^7~10^9 个病毒颗粒）。虽然能够在多种体液中检出 HBsAg，但只有血清、唾液、精液和阴道分泌液具有传染性[280]。HBV 的传染性在体外至少可维持 7 天，甚至是在见不到明显血渍的情况下，其浓度仍可达每毫升 10^2~10^3 个病毒颗粒[281-283]。HBV 感染的主要来源包括婴儿在围生期暴露于已感染的母亲、密切接触、忄生接触和经皮肤暴露于感染者的血液或体液。HBV 不会通过空气、食物和水传播。

围生期传播

慢性 HBV 感染的母亲所生新生儿可能发生围生期感染，围生期感染主要发生于新生儿出生时，宫内感染相对罕见，发生的概率不到围生期感染的 2%[284-287]，并且病毒不会通过哺乳传播[288]。传播的风险与母体感染 HBV 的时间相关，于孕期前 6 个月感染 HBV 的孕妇，将 HBV 传播给胎儿或新生儿的可能性极小[289,290]，而在孕期后 3 个月被感染的孕妇，其婴儿感染风险近于 60%[290]。围生期传播的危险与母亲血液中 HBV DNA 载量呈高度正相关，而后者又与血清中 HBeAg 的水平直接相关，HBeAg 阴性母亲所生新生儿发生慢性 HBV 感染的概率小于 10%[291-294]。HBeAg 阳性母亲所生的、出生后 6 个月缺乏暴露后免疫预防的婴儿，其转为慢性 HBV 感染的可能性是 70%~80%。

在许多国家中，围生期传播是 HBV 感染的主要来源[284-287,291,293-296]。一项数学模型预计，未来出生时未接种乙肝疫苗人群中 HBV 相关死亡病例的 21% 可归因于围生期 HBV 感染[95]。在美国，围生期孕妇按种族标化后的 HBsAg 阳性率约为 0.6%；在亚裔 HBsAg 阳性的孕妇中，其后代 HBeAg 的阳性率为 35%，在其他种族中为 20%[297,298]。按美国 2003 年的出生率和按种族标化后的 HBsAg 阳性率计算，2008 年有 25 600 名婴儿出生于 HBV 感染的孕妇，如果没有免疫预防的话，其中会有 9 600 名婴儿转为慢性 HBV 感染[299]。

密切接触传播

HBV 传播可通过与 HBsAg 阳性者的密切接触发生水平传播，传播的风险随暴露时间的延长而增加。密切接触传播可发生于经皮肤或黏膜暴露于感染者的血液或体液。例如，共用牙刷和剃须刀，接触皮肤损伤的渗出液，皮肤破损或被咬伤时接触感染者唾液，用咀嚼后的食物喂养婴幼儿，分享口香糖及其他食物，或直接接触 HBsAg 的污染物而传播[280,300-305]。

家庭内传播是密切接触传播典型模式，尤其是在高流行区[306]，因而 HBsAg 阳性者的家庭接触者是 HBV 感染的高危人群。慢性感染者的家庭内接触人群的 HBV 感染血清阳性率，各研究结果不一，为14%~60%[36,78,80,90,91,95,96,307-313]。对土耳其安卡拉302名HBV感染儿童的亲属调查显示,其中有38%的母亲、23%的父亲以及11%的其他兄弟姐妹也是HBsAg阳性。其他密切接触传播的典型场所包括幼儿园和学校[314-320]。Goldstein[95]的数学模型显示,全球2000年出生队列中HBV相关死亡人群中,48%由儿童早期获得HBV感染引起的(表25.2)。

表25.2 乙型病毒性肝炎疾病负担模型:未来HBV相关死亡人群中,不同感染年龄组未接种乙肝疫苗的人群比例

地区	感染HBV的生命阶段		
	围生期/%	儿童早期/%	后期/%
非洲	18	52	30
美洲	23	37	40
东地中海	13	47	40
欧洲	16	40	40
东南亚	17	48	35
西太平洋	26	47	26
全球	21	48	31

(资料来源:Goldstein ST,Zhou F,Hadler SC,et al. A mathematical model to estimate global hepatitis B disease burden and vaccination impact. Int J Epidemiol,2005,34:1329-1339. 已授权)

常规乙肝疫苗接种能预防密切接触传播,将乙肝疫苗接种纳入婴儿出生时开始的常规免疫接种程序,能够预防甚至消除幼儿之间的密切接触传播。尽管我们通常推荐HBsAg阳性人群的亲属及其他密切接触者接种乙肝疫苗,但在这些人群及其他高危人群中乙肝疫苗的覆盖率仍然偏低[321,322]。

性传播

HBV在异性性行为和男男性行为者(men who have sex with men,MSM)之间能有效传播[320,323-327]。

性传播在HBV低流行区,包括美国和欧洲,是成人间HBV感染的首要途径[234,328];在HBV中等流行区(例如印度、保加利亚[329,330])和高流行区(例如中国[320,331]),性传播也是HBV传播的促成原因。性传播最常见的危险因素包括:性活动的年数、终生性伴侣的数量、与感染者无防护的性行为、与多个伴侣进行无防护的性行为、其他性传播感染病史等。在性传播感染寻求治疗的人群中,MSM中HBV感染率是其他异性恋人群的数倍[332-337]。无防护的肛交能增加MSM人群和异性恋女性人群的HBV传播风险[338-340]。

皮肤暴露

在许多发展中国家,医源性的不安全注射和涉及皮肤、黏膜的不安全的医疗行为是血源性病原体(HBV、HIV、HCV)传播的主要原因[341-344]。在美国和欧洲,HBV暴发多发生于透析中心、内科病房、外科手术室、疗养院和护理院中[269,345,346]。通过针刺伤暴露于HBV之后的感染风险很高,暴露于HBeAg阳性血液后感染率将近30%~60%,经皮肤或黏膜暴露于HBeAg阴性血液后感染率为10%~30%[347-349]。相比之下,皮肤暴露传播HCV和HIV的风险分别为2%和0.2%[350,351]。

2000年在世界范围内,由不安全注射所致的HBV感染估计每年达到2 000万人。而之后的十年间,每年不安全注射所致的HBV感染下降了91%,即每年新发感染168万人[352]。

输血相关的感染曾经是HBV传播的常见途径。然而,通过采取以下三个措施:①捐献者排除标准指南的出现;②推荐从低风险人群中选取无偿志愿献血者;③对捐献的血液进行HBsAg、抗-HBc和HBV DNA筛查,在美国及其他工业化国家输血相关的乙型肝炎现在已经很罕见[353]。当前,通过对献血者进行筛查和血库检测,接受每单位血液后输入HBV感染血液的风险约为1/50万[354]。在这些措施未全部实行的国家中,感染风险仍较高。2000年,在撒哈拉以南非洲地区开展的一项调查显示,约30%的捐献血液未进行HBV筛查[355]。

很多撒哈拉以南的国家已经在献血者中开展了血源性传播病原体筛查,2000—2004年至2010—2011年36个撒哈拉以南国家献血量年中位数持续上升,并且献血者HBV筛查率也随之上升,达到95%;当前阶段,HBV中度流行区国家献血者HBV感染率由7%下降至4%[356]。

如果不对献血者的凝血因子浓缩剂进行HBV检测以及病毒灭活处理,将会对血友病和其他凝血障碍患者传播HBV及其他血源性疾病[357]。美国和其他工业化国家从1987年开始,利用已知的能灭活HBV的方法生产凝血因子浓缩剂[358]。

非医源性的皮肤暴露主要是注射吸毒,注射吸毒也是全球HBV传播的主要方式。每年静脉吸毒者(persons with illicit drugs,PWID)报告的发病率为10%~31%[359-363]。吸毒年限的延长、注射频率的增加、共用吸毒器具(例如药棉、炊具和冲洗液)以及共用注射器,都能增加HBV传播风险[359,361,364]。性危险因素(例如为钱或毒品卖淫)也可促成吸毒人群中的HBV传播[365]。

全球PWID人群中HBV感染率(抗-HBc阳性率)为42%~85%;HBsAg流行率也因地区而各异,巴西为

2.8%、美国为 11.8%、爱沙尼亚为 21.3%[366]。2010年，估计全球 PWID 人群中有 120 万（30 万~270 万）HBsAg 阳性者，其 HBsAg 流行率为 8.4%。

传播的地理模式

HBV 的传播方式和感染率在全世界有明显的地域分布特征。在亚洲（不包括日本和印度）、大部分中东地区、亚马逊盆地、太平洋群岛和非洲西部等中（≥2%）、高（≥8%）流行区，HBV 感染率最高；而在低流行区的特殊人群（例如澳大利亚原住民、新西兰毛利人和阿拉斯加美洲原住民）中，HBV 感染率持续升高。在 HBV 高流行区，如果没有疫苗接种，人群感染 HBV 的危险性大于 60%；也是慢性肝病和肝癌的高发地区[95]。

在 HBV 高流行区，大多数感染是发生在围生期和婴幼儿期，此时期发生慢性感染的风险最高。由于大部分幼儿的感染无症状，因此急性乙肝病例极少被发现。近年来，许多高流行区国家成功将乙肝疫苗纳入儿童常规免疫程序中，因而 HBV 感染率和 HCC 发病率有所下降[367-371]。

例如，中国自 2002 年开始，常规给新生儿出生时接种第一剂乙肝疫苗，随后完成全程乙肝疫苗接种。因而，5 岁以下儿童 HBsAg 阳性率自 1992 年的 9.7% 下降到 2006 年的 1%[367]。但是，在未接种过乙肝疫苗的大年龄组人群中，HBsAg 阳性率仍然很高。美国阿拉斯加州从 1984 年开始对新生儿和婴儿进行常规乙肝疫苗接种，该州儿童 HCC 发病率自 1984 年的 3/10 万下降至 1988 年的 0，并从 1999 年开始保持稳定。

在中等流行区，人群感染 HBV 的危险性是 20%~60%，感染可发生于各个年龄组。因为大多数感染发生在青少年和成人期，故通常表现为急性乙型肝炎，而慢性 HBV 感染主要发生于婴儿和儿童期。

在低流行区，大多数 HBV 感染发生于成人中的高危人群[95]，但是大部分慢性感染是围生期和婴幼儿期暴露的结果。在美国，在实施围生期乙型肝炎预防规划和婴儿常规乙肝疫苗接种之前，三分之一以上的慢性 HBV 感染是在围生期和婴幼儿期获得的[265]。

围生期传播所造成的疾病负担在总的乙型肝炎疾病负担中所占比例因地区而异。在东亚和东南亚以及太平洋群岛，在 HBsAg 阳性的母亲中，HBeAg 的阳性率占 35%~50%[300,372-375]。在这些国家中，出生时被感染而转为慢性 HBV 感染者占所有婴儿的 3%~5%，而 30%~50% 的慢性 HBV 感染儿童是由围生期感染所致。在某些高流行区（例如非洲、南美和中东），孕妇群体中 HBeAg 阳性率低，其围生期 HBV 传播对慢性 HBV 感染儿童的影响比对产后幼儿期传播的影响小[376-380]。总之，这些地区不足 10%~20% 的儿童慢性感染者是由围生期暴露所致。

危险人群（基于美国的数据）

在美国，HBV 的传播途径主要有性传播和注射吸毒传播。美国 CDC 病例报告数据及危险因素调查显示，2011—2013 年，注射吸毒传播超过性传播，成为急性 HBV 感染报告病例的首个传播途径。2013 年报告急性 HBV 感染病例 606 例，其中 55% 的病例经注射吸毒传播、37% 的病例为异性性传播、7% 的病例为 MSM 人群。在一些州，注射吸毒传播的 HBV 感染情况正在逆转近几十年来 HBV 发病率下降的趋势[271]。

经性传播的 HBV 感染危险人群

在性接触过程中，HBV 可从已感染的人传染到易感的性伴侣。在性传播疾病门诊部就医的成年人中，10%~40% 的人具有 HBV 感染的血清学证据（例如抗-HBc 阳性）[325,337,381]。在年龄小于 30 岁的 MSM 中，具有 HBV 感染的血清学证据者占 10%~40%。另有研究显示，急性乙肝患者的易感异性伴侣中，20%~42% 有 HBV 感染[382-384]。慢性 HBV 感染者的易感异性伴侣中，HBV 感染的血清阳性率为 25%~59%[307,308,385]。人群血清学调查也显示，HBV 感染与性健康和性行为相关。通过 National Health and Nutrition Examination Surveys（NHANES）收集的 1999—2008 年的数据显示，大约 4.6% 的普通人群有 HBV 感染的血清学证据[386]，而在单纯疱疹病毒 2 型抗体阳性人群与有超过 50 个性伴侣的人群中 HBV 感染的血清阳性率分别为 9.1% 和 15.5%[386]。

密切接触者

长期与慢性感染者共同生活的易感人群，其 HBV 感染率有较大的差异，从 15% 到 60% 不等[307-313]，这些接触者中 3%~20% 为慢性感染者[387]。在家庭接触者中，性伴侣和儿童感染的风险最高[311-313]。美国将乙肝疫苗纳入儿童免疫接种程序之前，除去产后期感染，每年约有 1.6 万 10 岁以下儿童通过密切接触途径感染 HBV[388]。那时，18% 的慢性 HBV 感染者是在幼儿期获得感染[279]。自从 1992 年采用婴儿常规免疫接种以来，儿童中 HBV 传播显著减少[389]。

血液透析患者

因为血液透析患者血液暴露的机会频繁，所以血液透析患者感染 HBV 的风险增加。然而,自从 20 世纪 70 年代以来,透析中心开始实行感染控制措施(例如常规 HBV 筛查、易感的透析患者接种乙肝疫苗和 HBsAg 阳性患者的管理等),HBV 传播显著减少。2013 年只有一个急性 HBV 感染病例为透析高风险人群[390]。美国透析中心最近的调查显示,透析患者中 HBV 感染率为 1.0%~2.4%[391,392],透析患者中 HBV 感染年新发病率为 0.12%(2002 年)[392]。尽管已经取得以上进展,鉴于发生多次未接种疫苗患者 HBV 感染暴发,血液透析患者仍有 HBV 感染的风险[345,393]。

监押人群

美国的监押人员和在监狱中同居的人群,其成人 HBV 感染率为 14%~47%,其中 1%~11.4% 的狱中同居人群为慢性 HBV 感染[394-399]。女性在押人员的 HBV 感染率最高[400]。如此高的感染率实际上反映感染是在被监押前获得的。但是,我们已知 HBV 可以通过惩罚设施传播,在此类场所的传播概率为 0.82%~3.8%[401-403]。回归社会之后,狱中同居人员感染 HBV 的风险仍然存在。一项关于女性惯犯的调查报告,在押期间 HBV 血清阳转率 12.2/100 人年[400-404],而在美国普通人群中为 0.03/100 人年[400]。阳转率升高可能与入狱后高危行为增加有关[405]。对美国 15~44 岁成年男子的抽样调查发现,近期入狱的人员更有可能有高危性行为[406]。

注射吸毒人群

2013 年,注射吸毒人群(injection-drug use,IDU)感染占 HBV 新发感染一半以上[269-271]。对美国 6 个城市接受药物治疗的 IDU 的一份血清学调查显示,64%(区间为 50%~81%)的人群为血清抗-HBc 阳性,并且其血清阳性率随年龄增长而增加[407]。在其他对 IDUs 人群的调查中发现,20%~70% 的 IDUs 曾经感染过 HBV,并且有 3%~6% 已经是慢性 HBV 感染[405-416]。IDUs 感染 HDV 的风险也会增加,在 HBsAg 阳性的静脉吸毒人群中还可能合并 HIV 感染。1999—2013 年,对 2 175 名美国退伍军人进行 HDV 筛查,73 人(3.4%)为 HDV 阳性,其中注射吸毒史是感染 HDV 的主要危险因素[417]。2005—2006 年,巴尔的摩总共有 50% 的感染 HBV 的 IDUs 血清 HDV 阳性[418]。一项国际临床试验中,招募的 115 名 HIV/HBV 合并感染的受试者,有 15 名(13.3%)受试者为 HDV 阳性[419]。

在没有接种过乙肝疫苗的 IDUs 中,HBV 感染率高达 10/100 人年 ~31/100 人年[361,363,420]。HBV 传播的风险随吸毒年限、注射和器材共用的频率增加而增高(见"皮肤暴露")[359,361,363,420]。在这部分人群中实施安全防护策略之后,其 HBV 感染率下降,从而巩固了 IDUs 乙肝疫苗接种的效果。针对 IDUs 的乙肝疫苗接种运动和注射器调换计划,能节约防控成本[421]。但是,在多数 IDUs 队列中疫苗接种率仍然偏低[422-424]。近期,美国注射吸毒行为的增多,导致了某些州病毒性肝炎发病率升高[272,425]。HBV 感染主要发生在 30 岁以上人群,而这部分人群在儿童和青少年时期并未接种过乙肝疫苗[271]。

职业暴露人群

在美国,1998—2008 年共报告 18 起、涉及 173 人的 HBV 感染暴发事件。疗养院和辅助生活机构的住院病例、门诊病例、需长期生活护理人员中发生的 HBV 感染,主要与不安全注射相关[426]。2008—2014 年,美国 CDC 共接报 23 起、涉及 175 人的 HBV 感染暴发事件,其中有 17 起发生在长期辅助生活机构。

美国报告的乙肝病例信息分析显示,糖尿病患者急性感染 HBV 的风险是普通人群的两倍[427]。NHANES 1999—2010 年的数据显示,18 岁以上的糖尿病患者的血清抗-HBc 阳性率(提示既往或当前的 HBV 感染)较 18 岁以上非糖尿病人群高 60%。不遵守标准的预防感染控制措施和长期未执行不可共用指尖检测器材的建议,增加了糖尿病患者获得 HBV 等血源性病原体感染的风险。共用血糖监测和其他仪器或胃肠道外治疗时,可引起 HBV 经皮暴露。血糖监测时发生的感染控制措施失误,可导致 HBV 传播,例如多人共用供一人使用的指尖检测仪器、血糖监测仪的清洁消毒不完善等。

20 世纪 70~80 年代,美国进行的一项调查表明,医护工作者的 HBV 感染率为 10%~30%[428-433]。当时,感染风险与他们接触血液、针刺暴露、与患者直接接触的频率、工作年限和专业分类(包括内科、护士、实验人员和急诊人员)有关。但是,在医护人员中进行了广泛的疫苗接种和对医护设施实施标准的预防措施后,现在医护人员的 HBV 新发感染率显著降低,已低于一般人群[434]。但是在其他国家,提高医护人员的疫苗接种率仍是挑战。

在理论上,经常接触血液的公共安全工作者也存在 HBV 感染的潜在风险[435-437]。但是,警察、消防人员等职业的 HBV 感染率经过种族、年龄等因素标化后,与一般人群相比没有差别[422,435]。相反,感染主要来自非职业的危险因素[435]。现在还没有 HBV 感染的危险与职业暴露相关的报告,特别是极少发生血液或体液接触的职业,例如病房管理员、饮食加工者、维修工人、家政管理人员、救生员、教师和日托工作人员等[432]。

长期护理机构中的发育性残疾人员

有报道指出,在乙型肝炎疫苗广泛使用并被纳入美国儿童常规疫苗接种程序之前,护理机构的长期居住者中,HBV的感染率很高[438,439]。在美国,这些机构中的HBV感染率在过去的30年里显著下降。但是,由于HBsAg阳性者仍可以居住在这些机构中,未接种疫苗的居住者和工作人员仍有HBV感染的风险。

前往HBV中等流行区和高流行区的旅游者

据报道,24%~49%前往HBV中等流行区或高流行区的旅游者,可能有增加HBV传播的行为或暴露,例如与当地人发生性接触、接受医疗或者牙科服务及其他直接的血液暴露等[440-442]。尤其危险的是,旅行者前往流行区的目的是获得当地医疗服务(例如肾移植),从而使这些患者暴露于HBV并导致患者及其密切接触者受到医源性HBV传播[441,443]。尽管接种乙肝疫苗能大幅度降低旅行者的HBV感染风险,但是从HBV低流行区前往高流行区的旅行者很少有人(19%~29%)记得在离开本国前接种乙肝疫苗[440-442,444,445]。

HBV感染率的研究提示,前往HBV中等流行区与高流行区的短期旅行者通常没有HBV感染风险[446-449]。然而,由于增加在流行国家的逗留时间可增加HBV暴露的可能性,因而在流行国家长期工作或旅行的人群HBV感染风险最高。对7 877名旅行者的前瞻性调查发现,所记录到的2名旅行相关HBV感染者都来自97名国外工作者[448],7 317名旅行度假者均没有感染HBV[444,445]。另一项对在发展中国家长期工作的传教士的调查发现,5.5%的人群抗-HBc阳性,HBV感染率为0.8/100人年[450]。阿姆斯特丹的一项对12年急性乙肝报告病例的调查发现,前往HBV流行国家的旅行者HBV感染率为4.5/10万,89%的感染者为长期旅行者,或者是前往高流行区原籍国访问亲友的移民[447]。

被动免疫

研究发现,暴露后及时被动获得乙肝表面抗体(抗-HBs)对急性乙肝和慢性HBV感染有预防作用,这一发现促成了HBIG(一种含有高浓度抗-HBs的特异性免疫球蛋白)的研制和治疗性使用。目前,HBIG仅在特定情况下被建议用于暴露后预防(通常与乙肝疫苗联合使用)[451]。

HBIG是从含有高浓度抗-HBs的血清中分离精制而成,同时需经过HBsAg和HIV、HCV抗体筛查。HBIG制备过程还包括从最终产品中灭活潜在的HIV[452,453]。从1999年开始,所有美国和其他国家上市的HBIG生产过程中都有HCV和其他病毒的灭活程序。

HBIG预防成人临床乙型肝炎发生或慢性感染进展的有效性为75%[349,454,455],但其保护作用仅能维持几个月而已。HBIG价格昂贵,发展中国家通常难以负担。

HBIG的一个主要用途是辅助乙型肝炎疫苗预防围生期HBV传播。不干预的情况下,70%~90%HBeAg阳性母亲所生的婴儿在出生时被感染,并发展成慢性HBV感染[296,456]。这些婴儿如果在出生后48小时内给予第1剂HBIG,并在3月龄和6月龄时完成后续2剂注射[295,457],75%的慢性HBV感染可以预防。然而,如果婴儿与HBV感染的母亲在一起生活,在1岁之后往往发生再次感染[300]。HBIG和乙型肝炎疫苗联合免疫预防可将预防围生期HBV传播的有效性提高至85%~95%,并可提供长期保护[296,297,458]。

HBIG也可用于针刺伤或其他皮肤损伤的暴露后预防,这一应用通过经针刺伤发生者中单独使用HBIG预防急性乙型肝炎的两项多中心试验研究证实[348,349]。与乙型肝炎疫苗的使用一样,应依据暴露者的免疫接种史和血清学状态进行暴露后HBIG免疫预防,建议对未接种过乙型肝炎疫苗或对乙型肝炎疫苗无应答者使用HBIG。

与急性HBV感染者发生无保护性行为者,在暴露后7天内使用HBIG,其预防临床乙型肝炎或慢性HBV感染的有效性约为75%[383]。目前,与HBV感染者发生过性行为者,推荐使用HBIG和乙型肝炎疫苗进行联合免疫预防。

对因暴发性或慢性乙型肝炎而进行肝移植的患者,也可单独使用HBIG或HBIG与口服抗病毒药物联合应用来预防肝移植术后的HBV再感染[459]。

HBsAg阳性母亲所生婴儿,其暴露后免疫预防的HBIG标准剂量为0.5ml,其他适用者的剂量为0.06ml/kg。HBIG为肌内注射,可与乙型肝炎疫苗同时但不同部位注射。对新生儿(不足1月龄)和婴儿(1~12月龄),应使用适宜长度的针头(新生儿为1.5cm,婴儿为2.2~2.5cm)在大腿前外侧肌内注射HBIG。对年龄较大儿童、青少年和成人,HBIG可在适当的肌肉部位注射(例如三角肌或臀大肌),针头长度与年龄和身高相适应[460]。

多项研究提到,肝移植术后的乙型肝炎患者使用大剂量 HBIG 静脉注射或小剂量 HBIG 肌肉或皮下注射[461,462]。

这部分需要长期保护的病人,以往仅使用 HBIG 单独治疗,目前更多的是 HBIG 与口服核苷或核苷酸类似物联合使用[463]。

主动免疫

疫苗的发展

安全、有效的乙型肝炎疫苗从 1982 年开始上市。默克公司的美国微生物学家 Maurice Hilleman 使用三种血清处理方法(胃蛋白酶、尿素和甲醛)以及严格地过滤,生产出一种安全的疫苗产品。Hilleman 假设,可以通过注射乙肝病毒表面蛋白产生乙肝疫苗。理论上讲,这是非常安全的,这些表面蛋白缺乏具有传染性的病毒 DNA。最早的疫苗是通过从慢性 HBV 感染者血浆中分离出的 22nm HBsAg 颗粒制备而成。虽然担心但并未发现通过血源性疫苗传播血源性病原体包括 HIV[464]。

随后,通过 DNA 重组技术的发展使 HBsAg 能够在其他生物体表达,提供了疫苗大量生产的潜能[465-467]。DNA 重组疫苗目前已经取代了血源性疫苗(表 25.3)。乙型肝炎疫苗每毫升含有 2.5~40μg 的 HBsAg 蛋白和磷酸铝或氢氧化铝佐剂[468],佐剂含量儿童用疫苗为 0.25mg,成人用疫苗为 0.5mg。另一种供肾脏功能不全患者使用的新型重组乙肝疫苗以明矾和脂质 A 作为佐剂[469]。从 1999 年开始,美国用于婴儿和儿童的乙型肝炎疫苗成分中不再含有作为防腐剂的硫柳汞,因为其中的汞可能对儿童的神经系统发育有影响[470]。但是,目前还没有证据表明,乙型肝炎疫苗中的微量硫柳汞对人体有任何有害作用[471]。许多国家仍然将硫柳汞作为防腐剂在乙型肝炎疫苗中继续使用,尤其对防止多剂量疫苗瓶的细菌污染具有重要作用。

重组 DNA 疫苗

当前上市的大多数重组 DNA 乙型肝炎疫苗由 226 个氨基酸的 S 基因产物(HBsAg 蛋白)组成[465],全球广泛使用的重组 DNA 酵母乙型肝炎疫苗通过含有 S 基因的基因工程酵母细胞(酿酒酵母)表达 HBsAg 蛋白[472]。表达质粒通常仅含有 S 基因的 3' 部分,并且仅仅产生 HBsAg 蛋白的主要部分而无 pre-s 表位。通过生物化学和生物物理学提纯,最终生产的疫苗产品检测不到酵母 DNA,仅能检测到微量的酵母蛋白(1%~5%)[473]。除了 HBsAg 蛋白的主要部分外,还含有糖基化 pre-s1 和 pre-s2 蛋白的哺乳动物细胞源性疫苗(如小鼠 c127 克隆细胞系等连续的哺乳动物细胞系),也已经在法国、德国和以色列生产,并在以色列、中国香港、印度、菲律宾和越南上市[35,474]。证据表明,含有 pre-s1 和 pre-s2 蛋白的疫苗能够诱导产生较高的抗-HBs 应答,并对遗传性 HBsAg 无应答者可能有效。但是,由于含有 pre-s1 和 pre-s2 抗原的疫苗生产成本较高,其使用和可及性受到了限制[475-477]。

在重组 DNA 乙型肝炎疫苗的生产过程中,工作种子来源于转化酵母的主种子。每当需要一批疫苗时,来自工作种子的酵母菌就开始在大罐中发酵。经过层析、过滤等各种物理分离技术去除酵母成分和纯化 HBsAg。表达的 HBsAg 多肽自动装配成免疫原性球形颗粒,与慢性 HBV 感染者血清中所发现的天然 22nm 颗粒高度相似。与天然 HBsAg 颗粒一样,对免疫应答起重要作用的 α 决定簇暴露于人工 HBsAg 颗粒表面。人工颗粒与天然颗粒的不同仅仅在于 HBsAg 的糖基化。与酵母源性非糖基化小包膜抗原的生产相反,转染了 2~3 个 HBV 包膜蛋白编码基因的哺乳动物细胞将糖基化病毒表面抗原颗粒分泌到生长培养基中,通过物理方法将其纯化。

联合疫苗

一些疫苗生产厂家生产的联合疫苗包含了乙型肝炎疫苗的成分。这些联合疫苗包括 DTwP-HBV 联合疫苗、DTwP-Hib-HBV 联合疫苗、DTaP-HBV 联合疫苗、DTaP-Hib-IPV-HBV 联合疫苗、DTaP-IPV-HBV 联合疫苗、Hib-HBV 联合疫苗以及 HAV-HBV 联合疫苗。生产厂家已经证实,所有这些联合疫苗都能够产生足够的免疫原性,抗-HBs 达到保护水平[478-481]。

然而,2000 年在欧洲获得许可的一种六价联合疫苗(DTaP-IPV-Hib-hepatitis B),由于担心其预防乙肝的长期保护效果而于 2005 年暂停上市。暂停之前,全球范围内约接种了 1 000 万剂次,其中 90% 在德国、澳大利亚和意大利。5 年后的研究发现,多数抗-HBs 未达到保护水平(≥10mIU/ml)的受种者给予单价乙肝疫苗加强接种后,显示出较强的免疫记忆[482,483]。

目前正在开展一项针对婴儿期接种该六价联合疫苗的青少年的随访研究,评估在 HBV 感染风险显著增高的青春期和成年期,是否需要加强剂次以维持对乙肝的长期保护。

表 25.3 经世界卫生组织预认证[b]的乙型肝炎疫苗[a]

厂商	国家	疫苗类型	商品名称	预认证日期	剂型	用法	2~8℃保存期[c]
赛诺菲巴斯德	法国	百白破(无细胞)-乙型肝炎-b型流感嗜血杆菌联合疫苗	Hexacim	12/19/2014	1剂西林瓶	肌内注射	36个月
印尼生物制药公司（Bio Farma）	印度尼西亚	乙型肝炎疫苗	Hepatitis B	05/13/2004	1剂预充式注射器	肌内注射	24个月
		百白破(全细胞)-乙型肝炎联合疫苗	DTP-Hep B	10/07/2004	5、10剂西林瓶	肌肉或皮下注射	24个月
		百白破(无细胞)-乙型肝炎-b型流感嗜血杆菌联合疫苗	DTP-Hep B-Hib	12/19/2014	5剂西林瓶	肌内注射	24个月
基因工程和生物技术中心	古巴	乙型肝炎疫苗	Heberbiovac HB	12/11/2001	1、10剂西林瓶	肌内注射	48个月
印度国际生物技术有限公司	印度	百白破(无细胞)-乙型肝炎-b型流感嗜血杆菌联合疫苗	DTP-Hep B-Hib	11/27/2014	1、5剂西林瓶	肌内注射	24个月
		百白破(无细胞)-乙型肝炎-b型流感嗜血杆菌联合疫苗	DTP-Hep B-Hib	08/31/2011	1、10剂西林瓶（Hib冻干粉）	肌内注射	24个月
		百白破(无细胞)-乙型肝炎-b型流感嗜血杆菌联合疫苗	DTP-Hep B-Hib	05/18/2012	1、10剂西林瓶（液体）	肌内注射	24个月
韩国生物制药公司（Crucell）	韩国	乙型肝炎疫苗	Hepavax-Gene	03/23/2004	1、10剂西林瓶	肌内注射	36个月
		乙型肝炎疫苗	Hepavax-Gene-TF	07/31/2012	1剂西林瓶 不含硫柳汞	肌内注射	36个月
		百白破(无细胞)-乙型肝炎-b型流感嗜血杆菌联合疫苗	Quinvaxem	09/26/2006	1剂西林瓶	肌内注射	36个月
		百白破(无细胞)-乙型肝炎-b型流感嗜血杆菌联合疫苗	Quinvaxem in Cpad	12/24/2014	1剂西林瓶，预填充自毁式装置	肌内注射	24个月
葛兰素史克	比利时	乙型肝炎疫苗	Engerix-B	01/01/1987	1、10、20剂西林瓶	肌内注射	24个月
		百白破(全细胞)-乙型肝炎联合疫苗	Tritanrix-HB	04/01/1998	1、2、10剂西林瓶	肌内注射	24个月
		百白破(全细胞)-乙型肝炎-b型流感嗜血杆菌联合疫苗	Tritanrix-Hib	04/16/2006	1剂西林瓶（Hib冻干粉）	肌内注射	36个月
		百白破(全细胞)-乙型肝炎-b型流感嗜血杆菌联合疫苗	Tritanrix-Hib	10/29/2003	2剂西林瓶（Hib冻干粉）	肌内注射	36个月

续表

厂商	国家	疫苗类型	商品名称	预认证日期	剂型	用法	2~8℃保存期[c]
LG生命科学有限公司	韩国	乙型肝炎疫苗	Euvax B	11/22/1996	1、2、6、10剂西林瓶	肌内注射	36个月
		百白破(全细胞)-乙型肝炎-b型流感嗜血杆菌联合疫苗(冻干)	Euforvac-Hib inj.	08/24/2012	1、2剂西林瓶+Hib冻干粉	肌内注射	36个月
Panacea生物技术	印度	百白破(全细胞)-乙型肝炎-b型流感杆菌联合疫苗	Easy Five-TT	10/02/2013	1、10剂西林瓶	肌内注射	24个月
印度血清研究所	印度	乙型肝炎疫苗	Hepatitis-B vaccine (rDNA)	11/12/2004	成人1、10剂西林瓶 儿童1剂西林瓶	肌内注射	24个月
		百白破(全细胞)-乙型肝炎联合疫苗	Diphtheria, tetanus, pertussis, and hepatitis-B	07/21/2006	1剂安瓿 10、20剂西林瓶	肌内注射	24个月
		百白破(全细胞)-乙型肝炎-b型流感嗜血杆菌联合疫苗	—	05/26/2010	1、2、10剂西林瓶+Hib冻干粉	肌内注射	24个月
		百白破(全细胞)-乙型肝炎-b型流感嗜血杆菌联合疫苗	—	09/22/2010	1、2、10剂西林瓶(液体)	肌内注射	24个月
Shantha民营生物技术有限公司	印度	乙型肝炎疫苗	Shanvac-B	06/10/2002	1、2剂儿童用量西林瓶,1、6、10、20剂西林瓶	肌内注射	36个月
		百白破(全细胞)-乙型肝炎-b型流感嗜血杆菌联合疫苗	Shan-5	04/29/2014	1、10剂西林瓶(液体)	肌内注射	24个月

[a] 由联合国儿童基金会和其他联合国机构购买。
[b] 截至2015年8月25日,更新详见:www.who.int/immunization_standards/vaccine_quality/PQ_vaccine_list_en/en。
[c] 保存期来自目前疫苗说明书的相关信息。

默沙东(Merck, Sharpe and Dohme, MSD)公司生产的两种乙型肝炎疫苗:Recombivax®(重组乙型肝炎疫苗)和Comvax®[Hib结合(脑膜炎球菌蛋白结合)和乙型肝炎疫苗(重组疫苗)]。Recombivax有三种剂型:儿童单剂量、成人单剂量和透析患者单剂量。Comvax只有儿童单剂量一种剂型。两种疫苗均为肌内注射,2~8℃保存36个月。这两种疫苗未经过WHO预认证。

除非得到生产厂家和国家疾病控制部门的批准,疫苗接种者不能将几种疫苗混装在同一注射器内进行接种,否则会产生难以预测的后果。一些厂家生产的DTP-HBV联合疫苗已经越来越多地在全球免疫规划中使用。新生儿出生时只能使用单价乙肝疫苗预防HBV感染。

疫苗的稳定性

乙型肝炎疫苗推荐的贮存温度是2~8℃,在此温度范围内贮存,疫苗的稳定性从出厂日期算起一般能保持3~4年。但是,不同厂家生产的乙型肝炎疫苗稳定性有所差别。因此,使用时必须参考生产厂家疫苗说明书推荐的保存期限。

大多数乙型肝炎疫苗对热相对稳定,在20~26℃贮存1年、37℃贮存2~6个月或45℃贮存1周,疫苗的效价会稍有降低[484,485]。使用冷链运输、贮存的乙型肝炎疫苗和在热带常温下贮存了1个月的乙型肝炎疫苗,分别用于两组婴儿首剂接种,发现其血清阳转率和保护性抗体水平没有显著性差异[486]。在没有冷链条件的地区,乙型肝炎疫苗良好的热稳定性对于家庭分娩婴儿的首剂乙型肝炎疫苗接种、阻断围生期HBV传播具有重要意义。一个示范项目显示，可在脱离冷链情况下使用的单人份预充式注射器剂型乙型肝炎疫苗（如Uniject），对于家庭分娩婴儿接种疫苗可简化物流，减少浪费，提高新生儿首剂接种的及时性和接种效果[486,487]。可脱离冷链贮存的乙型肝炎疫苗在外出接种过程中能够提供更为便捷的服务[488-491]。

乙型肝炎疫苗和含有乙型肝炎疫苗的联合疫苗都不可被冻结。冻结的乙型肝炎疫苗会使HBsAg蛋白从铝佐剂中游离出来，从而降低其免疫原性和效价[468,492,493]。乙型肝炎疫苗的冻结温度是–0.5℃[494]。

接种剂量和途径

在婴儿和儿童中产生保护性免疫应答的每剂乙肝疫苗HBsAg蛋白含量，不同生产厂家含量不同（每剂2.5~10μg），也与包膜蛋白的组成、不同的生产过程有关系。一般来说，婴儿和青少年的接种剂量比成人低50%。目前尚没有以微克水平HBsAg蛋白表示疫苗效价的国际标准，不同疫苗的相对效力也不能仅依据HBsAg含量进行评价[495]。

考虑到生产过程的差异，不同疫苗诱导保护性免疫应答所需HBsAg蛋白的含量因受种者的年龄差异而不同。各生产厂家的疫苗通过临床试验进行评估，从而获得达到最高血清保护率的年龄别剂量。按正确程序全程接种乙型肝炎疫苗后，血清抗-HBs滴度达到10mIU/ml及以上，对急性乙型肝炎和慢性感染具有预防作用。儿童的标准接种剂量为0.5ml，剂量不足时，使用标准带颈注射器接种一剂疫苗可能不足以产生所需的免疫应答。国际上上市的乙型肝炎疫苗免疫原性是相当的，可以相互替代使用[496]。

新生儿和小于24月龄的婴儿乙型肝炎疫苗应在大腿前外侧肌肉接种，大龄儿童、青少年和成人应在上臂三角肌接种。乙型肝炎疫苗不推荐臀部接种，部分研究显示，保护性抗体水平减低可能与皮下注射或注射到深部脂肪组织有关[497]。如果乙型肝炎疫苗和另一种疫苗需在同一天接种，最好分别接种于两侧上臂。如果必须在同一肢体接种一种以上疫苗，最好的选择是大腿，因其有较多的肌肉组织。注射部位要间隔2.5~5.0cm，以避免局部反应发生重叠[460]。

虽然经皮内接种小剂量乙型肝炎疫苗能够降低成人接种的成本和减少部分低应答[498]，因皮内接种技术本身存在困难，且在成人和儿童中的血清阳转率不一致，目前不推荐使用这种接种方法[499,500]。这种情况可能随着标准皮内接种设备的使用而有所改变[501-503]。皮内接种的长期保护数据资料也很有限。

成人和儿童在不同部位同时接种乙肝疫苗和其他疫苗，临床上均未观察到明显不良反应和免疫应答相互干扰现象[460,478,479,504-511]。乙型肝炎疫苗可以和其他疫苗同时接种（例如DTP、OPV、IPV、甲型肝炎疫苗、Hib、麻疹疫苗、卡介苗和黄热病疫苗）。乙型肝炎疫苗不会干扰其他疫苗的免疫应答，反之亦然[460]。因此，新生儿出生时首剂乙型肝炎疫苗可以和卡介苗同时接种，最好在出生后24小时内接种[512]。

免疫程序中断后的免疫原性数据表明，如果接种第1剂疫苗后被中断，则应尽快完成第2剂接种，第2剂和第3剂至少间隔2个月；如果仅是第3剂被延迟，应尽快补齐[513-516]。在任何年龄组中，乙肝疫苗免疫程序中断后都无须重新开始全程接种[517,518]。

疫苗接种效果

疫苗免疫原性和接种程序

传统的乙型肝炎疫苗接种程序为3剂次，第1、2剂间隔1个月，第3剂与第1剂间隔6个月。多种乙肝疫苗接种程序都是有效的，例如，出生时、1月龄和6月龄接种；2月龄、4月龄和6月龄接种；3月龄、5月龄和11月龄接种；8周龄、12周龄、16周龄和12或15月龄接种；6周龄、10周龄和14周龄接种（WHO推荐的扩大免疫规划程序）（表25.4）[519-525]。延长第1和第2剂的间隔对免疫原性和最终的抗体滴度影响不大[517,526]。延长第2剂和第3剂的间隔，能提高最终的抗体滴度，但抗体阳转率无明显差异[527]。部分人群完成全程免疫后建议进行血清学检测，这些人群后续的临床治疗取决于其免疫状态，主要包括卫生保健和公共安全工作者、长期血液透析患者、HIV感染者和其他免疫缺陷患者、HBsAg阳性者的性伴侣和共用针具者等。完成乙肝疫苗基础免疫最后1剂接种后间隔1~3个月，检测抗-HBs浓度达到10mIU/ml及以上被认为是抵御HBV感染的可靠标志。

无应答者的再接种

完成乙肝疫苗3剂次基础免疫接种后无应答者，25%~50%的人群加强接种1剂乙肝疫苗，44%至超过70%的人群再接种3剂乙肝疫苗[528-534]，或同一天在同一接种部位接种两种乙肝疫苗，2月后重复接种一次，可使其抗-HBs滴度达到10mIU/ml及以上。完成基础免疫后产生了抗体但滴度较低（<10mIU/ml）的人群，其再次免疫的效果比较好[528,529,532]。一项

表 25.4　世界卫生组织对儿童免疫程序中加入乙型肝炎疫苗的推荐选择

无出生剂量		其他抗原	乙型肝炎疫苗选择[a]		
年龄	访视		I	II	III
出生	0	卡介苗（口服脊灰疫苗 0）[b]	—	乙肝 - 出生[c,d]	乙肝 - 出生[c,d]
6 周龄	1	口服脊灰疫苗 1，百白破三联苗 1	乙肝 1[e]	乙肝 2[d]	乙肝 2[e]
10 周龄	2	口服脊灰疫苗 2，百白破三联苗 2	乙肝 2[e]	乙肝 2[d]	乙肝 3[e]
14 周龄	3	口服脊灰疫苗 3，百白破三联苗 3	乙肝 3[e]	乙肝 3[d]	乙肝 4[d]
9~12 月龄	4	麻疹疫苗	—	—	—

[a] 选择 I 推荐用于尚未对围生期乙型肝炎病毒（HBV）传播进行预防的国家；选择 II 和 III 推荐用于预防围生期 HBV 传播的国家
[b] 仅用于脊髓灰质炎高流行国家
[c] 为避免围生期 HBV 传播，出生剂量免疫接种越早越好，最好在出生后 12 小时内接种
[d] 单价疫苗
[e] 单价或联合疫苗

研究表明，再次接种 3 剂乙肝疫苗后与基础免疫应答无差异[530]。抗 -HBs 未达到保护性水平再次接种后 1~2 个月，抗体水平仍未达到保护水平者，要么是原发性无应答者，要么就是感染了 HBV。很多因素与乙肝疫苗无应答有关，包括年龄超过 40 岁、男性、肥胖、吸烟、慢性肾脏 / 肝脏疾病、HIV 感染、遗传因素、疫苗冷链破坏、臀部注射等[529,535-537]。最近，包含 pre-S/S 抗原的第三代乙肝疫苗被证实对大多数基础免疫无应答者能诱导产生足够的抗体[538]。

婴儿和儿童

多种乙型肝炎疫苗免疫程序在 95% 的婴儿中都可产生高水平的血清保护率（见前文"疫苗免疫原性和接种程序"）。3 剂乙型肝炎疫苗免疫程序的一个优点是可以与儿童期的其他 3 剂疫苗同时接种（例如 DTP、Hib、IPV），并且这一程序也适用于 DTP、IPV 和 Hib 的联合疫苗。乙型肝炎疫苗与 DTP 或 Hib 同时接种不仅可以预防儿童期的感染，也可以预防儿童期之后的感染。但是，这种接种程序不包括出生时的第 1 剂乙型肝炎疫苗接种，因此不能预防围生期 HBV 感染。联合疫苗的推广对预防围生期 HBV 感染的影响受到了人们的重视[539]。因此，在使用联合疫苗时，为预防围生期 HBV 感染，需要建立乙型肝炎疫苗 4 剂免疫程序，第 1 剂乙肝疫苗在婴儿出生时接种。高水平的母传抗体不会干扰新生儿对疫苗的免疫应答[540,541]。4 剂乙型肝炎疫苗免疫程序，包括出生时的第 1 剂接种不会增加疫苗的反应原性[542]。

出生体重不足 2 000g 的早产儿，出生时接种第 1 剂乙型肝炎疫苗后血清阳转率可能较低[543]。但满 1 月龄后，所有的早产儿，无论其出生体重和胎龄，对乙型肝炎疫苗产生的免疫应答与足月婴儿无差异[544-547]。

WHO 在现有的儿童免疫程序基础上推荐了多种乙型肝炎疫苗免疫程序，无须增加额外的访视（表 25.4）[468]。免疫程序应当通过尽早接种乙肝疫苗，提高儿童乙肝疫苗全程接种率[525]。WHO 推荐的第 1 剂和第 2 剂的最短间隔为 4 周，第 2 剂与第 3 剂的最短间隔也是 4 周。尽管最终抗 -HBs 滴度要低于长间隔程序，乙肝疫苗最短间隔免疫程序（例如 6、10、14 周龄）与长间隔免疫程序的血清阳转率相似。WHO 推荐的最短间隔比美国推荐的最短间隔还短。尽管对于短间隔免疫程序长期保护作用的资料有限，但其他替代程序通常是不可行的。此外，在 HBV 感染高流行国家中，绝大多数 HBV 感染为儿童期获得，长期保护作用并没有实际意义。

青少年

乙型肝炎疫苗接种程序在青少年中可产生 95% 以上的血清保护率，包括 0、1、6 月，0、2、4 月和 0、12、24 月的接种程序[514,526,548-550]。此外，11~15 岁的青少年可使用成人剂量乙肝疫苗按 0、4~6 月 2 剂程序接种[551,552]，2 剂免疫程序所产生的抗 -HBs 滴度与儿童剂量 3 剂免疫程序相当。捷克共和国一项 10 年随访研究显示，青少年（12~15 岁）按成人剂量 2 剂程序接种后，85.9% 血清抗 -HBs 滴度≥10mIU/ml，按儿童剂量 3 剂程序接种后，85.1% 血清抗 -HBs 滴度≥10mIU/ml[553]。但是，青少年按成人剂量 2 剂免疫程序接种 10 年后，其血清抗 -HBs 几何平均滴度稍低。比利时一项 5 年随访研究显示，青少年（11~15 岁）按成人剂量 2 剂程序接种后血清抗 -HBs 滴度≥10mIU/ml 的比例较低（79.5%，而 3 剂程序为 91.4%），但加强一剂后，所有受试者均产生快速的回忆应答，表明有免疫记忆[554]。

成年人

小于40岁的健康成人的第1剂乙肝疫苗接种后所产生的保护性抗体应答率约为30%~55%,第2剂接种后应答率上升到75%,第3剂接种后可上升到90%以上[34,555]。40岁以上的成人,其应答率随年龄的增加而下降,到60岁时接种疫苗后仅有75%的人可以产生保护性抗体[488]。因为HBV感染的风险增加是乙型肝炎疫苗接种的适应证,而每剂疫苗接种后可获得较高的血清保护率,因此即使不能保证3剂程序的完成,也应开始疫苗接种。

除年龄外,降低疫苗接种效果的宿主因素还包括吸烟、肥胖、HIV感染、遗传因素和其他慢性疾病(如糖尿病、非乙肝病毒感染引起的慢性肝脏疾病、血液透析患者)[497,537,556-564]。

免疫功能低下者(如HIV感染者、接受造血干细胞移植治疗者、接受化学治疗者)对标准剂量的乙型肝炎疫苗接种的免疫应答不是很理想[557,565-568]。通过调整免疫剂量,包括接种双倍的标准剂量或额外增加接种剂次,可能会提高免疫应答率。对骨髓和造血干细胞捐献者进行乙型肝炎疫苗免疫接种显示,通过免疫力的过继转移可诱导移植接受者血清抗-HBs阳转[569]。但是,有关这种疫苗剂量和接种剂次调整的长期保护效果数据资料很少。

保护作用的相关标志

抗-HBs是乙型肝炎疫苗接种后唯一可用血清学方法检测的保护作用相关标志。乙肝疫苗基础免疫程序第3剂接种后1~3个月血清抗-HBs滴度≥10mIU/ml,被认为是抗HBV感染的保护作用的可靠标志。疫苗有效性研究显示,免疫功能正常的人群,接种乙肝疫苗后血清抗-HBs滴度≥10mIU/ml就能够完全保护受种者不发生急性或慢性HBV感染,甚至在疫苗接种后血清抗-HBs滴度下降至10mIU/ml以下时,仍然具有同样的保护效果。事实上,乙型肝炎疫苗接种的保护效力与其诱导产生的抗-HBs滴度相关,同时也与诱导记忆B细胞和T细胞有关[570]。

因此,疫苗接种诱导产生的抗HBV感染的保护作用定义为:全程足量完成乙型肝炎疫苗3剂接种程序后1~3个月检测血清抗-HBs滴度≥10mIU/ml[324,326,493,571-575]。

然而,通过职业暴露HBV的医护人员接种乙肝疫苗后,仍可检测到特异性HBcAg和聚合酶特异性CD8+T细胞,这一点证实HBsAg疫苗诱导的免疫反应对预防未来的感染有保护作用,但不能提供消除性免疫[576]。

对持续暴露于HBV的免疫缺陷者,推荐每年进行一次血清抗-HBs检测并进行加强免疫,以维持抗-HBs滴度达到10mIU/ml及以上[265]。

效力

暴露前的疫苗效力

乙型肝炎疫苗诱导位于乙肝病毒HBsAg的α决定簇的抗体应答[577]。抗-HBs是乙肝疫苗诱导的保护作用的血清学标志。对MSM、医疗卫生工作者、血液透析医务人员者和患者等高风险人群开展的随机、双盲、安慰剂对照临床试验显示[324,493,571,575,578-581],暴露前乙型肝炎疫苗的效力为80%~100%(表25.5),而且血清抗-HBs滴度≥10mIU/ml者具有完全的抗急性和慢性HBV感染的保护作用,即使随着时间的推移其血清抗-HBs滴度下降至10mIU/ml以下仍有保护作用。

暴露后的疫苗效力

在HBeAg阳性母亲所生的婴儿中,用血源性疫苗或重组疫苗和HBIG作暴露后免疫预防,其预防慢性HBV感染的有效率均为85%~95%[285-287,458,582-593](表25.6)。

乙型肝炎疫苗的3剂或4剂接种程序的随机、安慰剂对照的临床试验表明,HBsAg和HBeAg双阳性母亲所生婴儿,在其出生后12小时内给以首剂疫苗接种但未注射HBIG,其预防围生期HBV感染的有效率为70%~95%[582,584,588,591,594]。在HBV感染高流行区开展的人口基线调查表明,婴儿出生后尽快接种第1剂乙型肝炎疫苗,并在1~2月龄给予第2剂、6~8月龄给予第3剂接种,这种主动的暴露后免疫对预防HBV感染有很好的效果[595-597](见表25.6)。这一调查结果为单独使用乙型肝炎疫苗预防围生期HBV感染提供了依据,特别是在对孕妇缺乏HBsAg筛查制度和对所有新生儿常规接种乙型肝炎疫苗的国家。

保护作用持续时间和加强免疫的需求

乙型肝炎疫苗初免后,抗-HBs滴度在一年内迅速衰减,之后的衰减速度大大减缓。完成3剂疫苗接种程序且血清抗-HBs滴度≥10mIU/ml的儿童,在其接种后5~15年,15%~50%的儿童抗-HBs滴度维持于较低或不可检出的水平[598-605]。

在成人接种者中,在完成接种程序后5年内,抗-HBs滴度降至10mIU/ml以下的比例为7%~50%,

表25.5 暴露前乙型肝炎疫苗效力的随机临床试验

人群（文献）	疫苗	剂量/μg	程序/月	受种人数/N	发病率[a] 接种人群	发病率[a] 未接种人群	效力/%
男男性行为者[324]	MSD-P	20	0,1,6	1 402	2.3	12.6	82
男男性行为者[571]	MSD-P	40	0,1,6	1 083	3.5	27.1	87
男男性行为者[580]	CLN-P	3	0,1,2	800	5.0	24.0	80
卫生保健工作者[579]	MSD-P	20	0,1,6	865	0.5	6.0	92
卫生保健工作者[578]	巴斯德-P	5	0,1,2	354	0	8.0	100
血液透析病人[578]	巴斯德-P	5	0,1,2	95	2.6	27.7	91
血液透析病人[581]	MSD-P	40	0,1,6	1 311	1.0	0.7	0[b]
血液透析病人[580]	CLN	3	0,1,2,5	388	1.6	12.0	86

注：CLN：荷兰红十字会输血服务中心实验室；MSD：默沙东公司；P：血源性疫苗。
[a] 乙型肝炎发病率（每100人年），指接种乙型肝炎疫苗后临床确诊的乙型肝炎患者和/或HBsAg阳性超过3个月者。
[b] 尽管该研究未证实其效力，但产生并保持对HBsAg有保护性抗体浓度的人群中无感染病例发生。

表25.6 HBeAg阳性母亲所生新生儿中重组乙型肝炎疫苗的效力研究

文献	出生时是否注射HBIG	疫苗	剂量/μg	程序/月龄	受种人数/N	HBsAg阳性数 N/%	效力/%[a]
Lee,1991[287]	是	GSK-R	20	0,1,2,12	54	4(7.4)	92
	是	GSK-R	10	0,1,2,12	56	1(1.8)	98
	是	GSK-R	20	0,1,6	60	2(3.3)	96
Pongpipat,1989[585]	是	MSD-R	5	0,1,6	20	2(10.0)	89
Poovorawan,1992[587]	是	GSK-R	10	0,1,2,12	64	1(1.5)	98
	是	GSK-R	10	0,1,6	59	0(0)	100
Stevens,1992[592]	是	MSD-R	5	0,1,6或0,1,9	351	19(5.4)	94
Stevens,1987[285]	是	MSD-R	5	0,1,6	83	4(4.8)	95
Assateerawatt,1993[593]	是	Pasteur-R	20	0,1,2,12	26	1(3.8)	96
	否	Pasteur-R	20	0,1,2,12	23	2(8.7)	90
Milne,2002[591]	否	MSD-R	5	0,1,2	82	12(14.6)	83
Poovorawan,1989[286]	否	GSK-R	10	0,1,2,12	55	2(3.6)	96
Poovorawan,1992[587]	否	GSK-R	10	0,1,2,12	57	1(1.8)	98
	否	GSK-R	10	0,1,6	54	1(1.9)	98
Lolekha S,2002[590]	否	MSD-R	5	0,1,6	50	5(10.0)	89
	否	MSD-R	5	0,1,2,12	47	7(14.9)	83

注：GSK：葛兰素史克；MSD：默沙东公司；R：DNA重组。
[a] 免疫效力计算的假定条件是无暴露后预防的感染率为88%。

接种后9~11年其比例为30%~60%[606-610]。

随着时间推移，抗-HBs的持久性与乙型肝炎疫苗初始免疫后抗-HBs的峰值浓度有关[611]。换句话说，初始免疫后疫苗诱导产生的抗-HBs浓度越高，抗体持续的时间就越长。然而，观察性研究显示，尽管疫苗诱导产生的抗-HBs会随时间增加而减少甚至消失，但乙肝疫苗基础免疫完成后预防HBV感染的时限可长达25余年之久[612-633]。

最近在阿拉斯加开展的一项针对乙型肝炎疫苗加强免疫应答和随访的研究，早期即观察到了长期保护效果，94%的人群产生保护(抗-HBs>10IU/L)，疫苗接种后30年未发生慢性HBV感染[633]。该结果与其他地区开展的 20~25 年疫苗长期保护效果的队列随访研究结果相似[630,631]。

事实上,免疫功能正常者对 HBsAg 的免疫力比疫苗诱导的抗体持续的时间更长久,这才使得即使抗-HBs 减少或消失后依然具有长期有效的抗急性 HBV 感染或 HBsAg 携带状态的保护作用[634-638],因此接种过疫苗者抗-HBs 阴性不一定表明缺乏免疫力,这可能与免疫记忆有关[639]。这种现象是通过抗原特异性 B 和 T 淋巴细胞分化后所形成的免疫记忆机制产生的[634,635]。

为了证实即使抗体消失后,乙型肝炎疫苗接种后仍然具有长期的抗乙型肝炎保护作用,一项疫苗基础免疫完成后 30 年的队列研究显示,给予加强接种后,短时间内即可观察到记忆性免疫应答[620,621,623,640-649](表 25.7)。

疫苗接种后 15~30 年,62% 至超过 80% 的受种者都表现出了免疫记忆,表明在乙型肝炎疫苗受种者中存在免疫记忆的比例较高,再次暴露于 HBV 时可产生免疫应答[633]。

最近,越来越多的证据表明,免疫记忆可能在接种疫苗二十年后开始衰退,但这并不意味着临床对 HBV 感染易感性增加,后续研究未出现急性或慢性乙型肝炎病例的报告[616,619,640,647,648]。因此,加强免疫后未观察到免疫记忆也并不意味着个体 HBV 易感性增加[620,639]。这一领域还需要进一步研究。

一些长期效果研究证实有突破性感染存在,表现为

表 25.7 过去十年间对不同乙型肝炎流行区域、不同人群的研究,通过测量对加强剂的记忆应答衡量免疫记忆

参考文献	免疫人群	受种人数 /N	国家/地区	剂次或免疫程序/月	随访时间/年	显示记忆应答的比例/%
Williams,2003[643]	婴儿	70+41	萨摩亚	3 剂,出生时开始按 0、1、6 月接种,5 岁或 9 岁加强	5 或 9	5 年后 100% 9 年后 93%
Boxal,2004[644]	携带者母亲所生婴儿	116	英国	3~4 剂,出生时开始	10	86%
Lu,2004[642]	携带者母亲所生婴儿+非携带者母亲所生婴儿	78+113	中国	4 剂,出生时开始	15	97.3%~96.7%
Gabbuti,2007[645]	青少年	620,11 人抗-HBs 消失	意大利	3 剂	11	91.7%
Duval,2005[646]	青少年	550	加拿大	3 剂	5	99%
Zanetti,2005[641]	婴儿和入伍新兵	1 212 儿童,446 新兵	意大利	3 剂,新兵 3、5、11 和 0、1、6 月	10	儿童 97%,新兵 96%
Jafarzadeh,2006[623]	婴儿	94	伊朗	3 剂,出生时开始	10	95.8%
Van der Sande,2007[621]	青少年	255	冈比亚	3 剂	15	92.3%
Samandari,2007[647]	婴儿,重组疫苗	166	阿拉斯加	3 剂,出生时开始	5~6.9	99%
	青少年,重组疫苗	138	阿拉斯加	3 剂,出生时开始	10~14.7	88%
	青少年,血源性疫苗	74	阿拉斯加	3 剂,出生时开始	11.7~14.9	71%
	携带者母亲所生婴儿	37	阿拉斯加	3 剂,出生时开始	15	2 周后 51%,1 月后 62%
Hammit,2007[620]	婴儿	872	中国台湾	3 剂,出生时开始	15~21	70.3%
Lu,2008[648]	年轻人	127	中国台湾	3 剂,出生时开始	18~23	1 月后 75.6%,1 周后 20%
Zinke,2009[649]	儿童	186	德国	3 剂+1 剂 DTPa-HBV-IPV/Hib	7~9	98.9%

注:记忆应答的定义为:基线(接种加强剂疫苗时)可检测到抗-HBs 者,接种 1 剂加强疫苗后 1 周、2 周或 1 月抗-HBs 浓度较基线水平 4 倍以上升高;基线未检测到抗-HBs 者,接种 1 剂加强疫苗后 1 周、2 周或 1 月抗-HBs 浓度从 <10mIU/ml 转变为 >10mIU/ml。(LEURIDAN E, VAN DAMME P. Hepatitis B and the need for a booster dose. Clin Infect Dis,2011,53:68-75.)

血清抗-HBc阳转,但实际上并未报告过无具有临床意义的感染(急性感染或携带状态)[607,622,623,642,644,648,650-654](表25.8)。从公共卫生的角度看,预防携带状态仍然是最重要的。Viviani及其同事对冈比亚全民乙型肝炎免疫接种规划的20年评价研究表明,乙肝疫苗预防抗-HBc的效力为67%,预防HBsAg携带状态的效力为97%[655]。最近冈比亚婴儿免疫规划评价研究观察到,完成乙肝疫苗全程接种的婴儿有效性为94%。这些完成全程接种婴儿在后续某一阶段被感染,且为无临床意义的突破性感染(抗-HBc阳性率为27%);慢性活动性肝炎不常见,可能是母亲围生期感染导致。此研究得出结论,婴儿完成乙肝疫苗全程免疫后对慢性乙肝病毒感染有很强的保护作用,但对既往乙肝病毒感染保护性较弱[656]。仅接受1剂或2剂乙肝疫苗接种也可产生可检出的抗-HBs,然而,只有免疫功能正常、完成乙肝疫苗全程接种程序、且血清抗-HBs滴度曾达到≥10mIU/ml者,才具有长期保护作用[639]。

现有的科学证据表明,美国和欧洲的疫苗咨询组不推荐乙型肝炎疫苗的加强免疫,也不主张对已产生免疫应答的受种者进行定期抗-HBs滴度的血清学监测[265,617,657]。

在今后十年中,需要更多数据支持关于乙型肝炎疫苗接种后对加强免疫的潜在需要以及预防感染和疾病的保护持续时间,也包括亚临床感染自然加强的潜在作用信息。

疫苗相关的不良事件

乙型肝炎疫苗接种后的不良事件是罕见和轻微的。除接种部位疼痛外,安慰剂对照研究表明,疫苗接种组报告的不良事件(如肌痛和一过性发热)的发生并不比安慰剂组多见(儿童<10%、成人30%)[658]。大量长期研究表明,乙型肝炎疫苗接种和严重不良事件之间无因果联系[659]。严重过敏反应的报道罕见,并没有数据表明乙型肝炎疫苗和吉兰-巴雷综合征(Guillain-Barré syndrome,GBS)或脱髓鞘疾病包括多发性硬化症之间存在因果关系。然而,乙型肝炎疫苗一直是法国多发性硬化症最为关注的问题。1998年,法国媒体报道乙型肝炎疫苗接种后可能发生多发性硬化症。同年,法国卫生部门突然终止了青少年的常规学校接种,而成人接种疫苗也开始减少。为了评估乙肝疫苗接种与多发性硬化症之间的关系,开展了几项流行病学研究,但研究发现两者之间并无关联。最近使用美国健康维护组织(2008—2011年)数据的一项巢式病例对照研究显示,乙肝疫苗接种与多发性硬化症或其他获得性中枢神经系统脱髓鞘综合征发生风险之间不存在长期关联,与因果关系判定相违背[660]。此外,也无流行病学数据支持乙型肝炎疫苗接种和慢性疲劳综合征、关节炎、自身免疫性疾病、哮喘、婴儿猝死综合征、脱发或糖尿病之间存在因果关系[661-664]。WHO全球疫苗安全咨询委员会以及医学研究所最近的报告证实了乙肝疫苗良好的安全性,并将继续对其安全性进行监测[665]。

乙型肝炎疫苗接种的适应证和目标

WHO代表其194个成员国与免疫接种专家策略咨询组协商提出了全球HBV预防和控制建议。2009年,WHO并发布了更新的立场文件《全球乙型肝炎免疫预防指南》[666]。2010年,成员国通过了WHA63.18决议[667],确定每年7月28日为世界肝炎日,要求综合预防和控制HBV感染并制定免疫接种目标时间表。WHO乙型肝炎免疫接种策略包括以下几方面:

1. 婴儿出生后24小时内常规接种乙型肝炎疫苗。
2. 婴儿按常规免疫接种程序全程接种乙型肝炎疫苗。
3. 对未接种人群进行补种。
4. 监测进展。
5. 评价乙型肝炎疫苗免疫接种效果。

乙型肝炎疫苗接种建议

婴儿出生时的疫苗接种

由于围生期和产后早期传播是全球慢性HBV感染的主要原因,因此,无论一个国家处于HBV低、中或高流行水平,婴儿出生后第1剂乙型肝炎疫苗都应尽早接种(出生24小时之内)[666]。

保证所有婴儿都能在出生后24小时之内接种第1剂乙型肝炎疫苗需要具体的实施方案。增加在医院出生或由专业医疗工作者看护的婴儿数,可提高出生接种的覆盖率。加强预防接种机构和母婴卫生保健机构之间的协作,对确保新生儿出生后在产科及时接种乙型肝炎疫苗至关重要。扩大疫苗管理体系,将乙肝疫苗推广至在家分娩的婴儿[490],使得无论在哪出生均可确保乙肝疫苗的可及性,努力研发耐热和耐冻结的乙型肝炎疫苗将有助于实现上述目标。此外,加强对新生儿出生24小时内接种乙型肝炎疫苗重要性的认识,还需要对家长进行健康教育,对疫苗提供者进

表25.8 过去十年间对不同乙型肝炎流行区域、不同人群的研究,通过测量乙型肝炎标志物衡量疫苗接种人群突破性感染情况

文献	疫苗接种人群	患者数/N	国家/地区	接种剂次或程序	随访时间/年	检测方法	(突破)感染:抗-HBc和/或HBsAg阳性
Dentinger,2005[650]	青少年	334	阿拉斯加	3剂;出生时(0~8天),24~103天,146~286天	16	连续2次抗-HBc;或1次抗-HBc和1次HBV DNA PCR检测	1.8%抗-HBc阳性,其中0.9%HBV DNA阳性
Mele,2001[652]	携带者母亲所生婴儿	522	意大利	出生时+3剂	5~14	HBsAg,抗-HBc	3.3%抗-HBc阳性,3个婴儿携带HBsAg
Young,2003[653]	携带者母亲所生婴儿	112	中国	3剂,0,1,6或0,2,8或0,1,2月	16	连续2次抗-HBc;HBsAg	8.9%抗-HBc阳性,3.5%携带HBsAg
Boxal,2004[644]	携带者母亲所生婴儿	116	英国	3~4剂,出生时开始	15	HBsAg,抗-HBc	1.7%抗-HBc阳性
Lu,2004[642]	携带者母亲所生婴儿	191	中国	4剂,出生时开始	15	HBsAg,抗-HBc	33.3%抗-HBc阳性;1个婴儿HBsAg阳性
McMahon,2005[651]	普通人群	1578	阿拉斯加	3剂;0,1,6月	15	连续2次抗-HBc;或1次抗-HBc和1次HBV DNA PCR检测;或HBsAg	1%抗-HBc阳性,3个婴儿HBsAg阳性,3个婴儿HBV DNA阳性
Jafarzadeh,2006[623]	婴儿	146	伊朗	3剂,出生时开始	10	HBsAg,抗-HBc	7.5%抗-HBc阳性
Van der Sande,2006[622]	青少年	1350	冈比亚	3剂	15	HBsAg,抗-HBc	13.8%抗-HBc阳性,0.7%HBsAg阳性
Lu,2008[648]	年轻人	6156	中国台湾	4剂	15~21	HBsAg,抗-HBc	4.1%抗-HBc阳性
Poovorawan,2009[654]	携带者和非携带者母亲所生婴儿	204	泰国	3或4剂:0,1,6月或0,1,2,12月	15~17	HBsAg,抗-HBc	26%(53/204)抗-HBc阳性;2.9%(6/204)HBsAg阳性,出生后第1年感染

注:抗-HBc:乙型肝炎核心抗体;HBsAg:乙型肝炎表面抗原;HBV:乙型肝炎病毒;PCR:聚合酶链反应。(LEURIDAN E, VAN DAMME P. Hepatitis B and the need for a booster dose. Clin Infect Dis, 2011, 53: 68-75.)

行培训[489]。

一些国家通过筛查母亲 HBsAg 状态加强对新生儿常规接种乙肝疫苗，HBsAg 阳性母亲所生的婴儿同时给予 HBIG 和 1 剂乙型肝炎疫苗。例如，在美国出生剂量的乙型肝炎疫苗接种根据母亲 HBsAg 状态而有所不同（框 25.1），且建议所有孕妇在产前常规筛查 HBsAg 状况。当孕妇有持续高危行为或肝炎的临床表现时，应再次检测。

框 25.1 美国对婴儿、儿童、青少年乙型肝炎疫苗接种的建议概要
母亲乙型肝炎表面抗原（HBsAg）检测
• 所有孕妇都应常规检测 HBsAg
婴儿疫苗接种
出生时
• HBsAg 阳性母亲所生的婴儿，应在出生后 12 小时内、在不同部位接种乙型肝炎疫苗和 0.5ml 乙型肝炎免疫球蛋白（HBIG）。接种程序应按照所有婴儿的推荐程序完成（见下方"出生剂量后"）。
• HBsAg 状态不清楚的母亲所生婴儿，应在出生后 12 小时内接种首剂乙型肝炎疫苗。母亲应尽快抽血确定 HBsAg 状态。如果其 HBsAg 阳性，婴儿应在出生后 7 天内尽快注射 0.5ml HBIG，并应按照 HBsAg 阳性母亲所生婴儿的免疫程序完成乙型肝炎疫苗接种。
• HBsAg 阴性母亲所生的婴儿应在出院前接种单抗原乙型肝炎疫苗。
出生剂量后
• 所有婴儿都应至少接种 3 剂乙型肝炎疫苗（无论是单抗原疫苗还是联合疫苗）。
• 出生时体重不足 2 000g 的婴儿，其乙型肝炎疫苗接种程序随母亲 HBsAg 血清学状态不同而有所区别。HBsAg 阴性母亲所生婴儿，首剂乙型肝炎疫苗应在出生后 1 个月或出院时接种；HBsAg 阳性或状态不明的母亲所生婴儿，其出生剂量不计作疫苗程序的一部分，婴儿还需在 1 月龄开始重新接种 3 剂乙型肝炎疫苗（共 4 剂）。
• 所有婴儿最后一剂乙型肝炎疫苗不可在 24 周龄（164 天）前接种。如果乙型肝炎疫苗程序被中断了，第 2 剂和第 3 剂之间应至少间隔 8 周。
• HBsAg 阳性母亲所生的婴儿应在 9~18 月龄完成乙型肝炎疫苗全程接种后检测 HBsAg 和抗 -HBs。
儿童和青少年疫苗接种
• 所有未接种乙型肝炎疫苗、年龄小于 19 岁的儿童和青少年，都应全程接种乙型肝炎疫苗。

出生后首剂乙型肝炎疫苗的及时接种应作为衡量免疫规划成绩的标准。为了更好地监测出生剂量乙型肝炎疫苗的接种并便于进行评估，出生剂量应与随后的第 2 剂和第 3 剂疫苗接种有所区别。全程免疫接种成绩将继续用总计 3 剂或 4 剂疫苗接种覆盖率进行衡量。

婴儿按照常规免疫程序全程接种

完成乙型肝炎疫苗基础免疫程序，在出生首剂接种后至少间隔 4 周还需接种 2~3 剂疫苗。为了确保免疫程序的完成，乙型肝炎疫苗应和 DTP 或其他婴儿常规接种疫苗联合接种。

当后续的乙肝疫苗接种需要与其他抗原联合接种时（通常称为 Combo 1、Combo 2 和 Combo 3），Combo 3 应包含第 4 针乙型肝炎疫苗。

根据国家免疫程序，体重小于 2 000g 的婴儿，出生时接种首剂乙肝疫苗后，还应接种 3 剂乙型肝炎疫苗（全程为 4 剂）。

常规免疫程序中不包括乙型肝炎疫苗的加强剂。一些低体重（<2 000g）的早产儿，出生时对疫苗的免疫应答不是很好。当早产儿满 1 月龄时，无论其出生时的体重和胎龄，均可产生足够的免疫应答[666-669]。

对于年龄较大的儿童和成年人，乙型肝炎疫苗基础免疫 3 剂间应有正确间隔。

未接种人群的疫苗补种

儿童疫苗接种覆盖率较低的地区应考虑开展疫苗查漏补种。各国应根据本国 HBV 感染的流行病学基线水平制订包括青少年和成年人在内的较大年龄组人群的疫苗补种方案。目标人群可定位于特定年龄组和有 HBV 感染风险的人群。

在 HBV 中等或低流行区国家，疾病的主要负担是大龄儿童、青少年和常规免疫接种实施之前出生的成年人的急性和慢性感染者。在这些国家中，婴儿常规免疫程序的实施可使得预防 HBV 感染的基础免疫人群扩大，并最终实现预防 HBV 在各个年龄组的传播。但是，查漏补种的目标是将大年龄组中未接种过乙型肝炎疫苗者尽快转变为基础免疫人群，降低急性乙型肝炎的发病率。查漏补种的目标人群包括特定的年龄组队列（如青少年）和 HBV 感染的高危人群，例如医疗卫生工作者[670]、前往 HBV 流行区的旅行者[671]、IDUs、MSM 和多性伴者等。

HBV 感染监测和血清流行病学研究可以帮助各国确定 HBV 感染的高危人群，制订更有效的预防措施。美国免疫实施咨询委员会（ACIP）建议为以下人群进行预防接种：经性、皮肤或黏膜暴露的 HBV 感染高危人群；前往 HBV 高或中等流行区的旅行者；特定医疗工作者；以及所有寻求预防 HBV 感染的人群。2011 年，ACIP 在审评 HBV 经被污染的血糖监测仪传播的风险和免疫预防对这部分人群 HBV 感染控制的作用后,建议对未接种过乙型肝炎疫苗的成年糖尿病患者进行预防接种(框 25.2)[672]。

> **框 25.2　美国推荐的需要接种乙型肝炎疫苗的成年人**
>
> **经性传播的乙型肝炎病毒感染高危人群**
> - HBsAg 阳性者的性伴;
> - 具有非固定性伴的性活跃人群(如既往 6 个月内有 1 个以上的性伴);
> - 正在寻求诊断或治疗性传播疾病的人群。
>
> **经皮肤或黏膜暴露于血液的乙型肝炎病毒感染高危人群**
> - 目前或近期注射吸毒的人群
> - HBsAg 阳性者的家庭接触者
> - 身心障碍的居民或工作人员
> - 卫生保健和公共安全工作人员,具有较高的血液暴露或被血液污染的体液暴露风险
> - 终末期肾病患者,包括预透析、血液透析、腹膜透析和居家透析病人
>
> **其他人群**
> - 前往 HBV 高或中等流行区(HBsAg 阳性率 ≥2%)的国际旅行者
> - 慢性肝病患者
> - HIV 感染人群
> - 所有其他寻求预防 HBV 感染的人群;
> - 所有未接种过乙型肝炎疫苗、年龄不足 60 岁和临床医生认为需要接种的超过 60 岁的糖尿病患者*
>
> *2011 年 10 月免疫实施咨询委员会(ACIP)推荐

免疫功能低下者的疫苗接种

免疫抑制性疾病,包括晚期 HIV 感染、慢性肾衰竭、慢性肝脏疾病和腹腔疾病患者,接种乙型肝炎疫苗后免疫原性降低。在 HIV 阳性患者中,病毒载量、$CD4^+$ 细胞计数、性别、年龄、高效抗反转录病毒治疗(highly active antiretroviral therapy,HAART)的类型和持续时间及 AIDS 的类型等因素可以影响乙型肝炎疫苗的免疫应答。为了确保对 HBV 感染有足够的预防作用,建议 HIV 感染者早期接种($CD4^+$ 细胞计数降至 <350/μl 之前)。一项双盲、随机对照试验显示,210 名未接种过乙型肝炎疫苗的 HIV 感染者接种标准剂量(20μg)和双倍剂量(40μg)重组乙型肝炎疫苗,双倍剂量组血清阳转率明显较高,但仅在 $CD4^+$ 细胞计数 >350/μl 亚组中出现[673,674]。尽管如此,对于血清学阴性或不确定者,乙型肝炎疫苗也不应推迟到 $CD4^+$ 细胞计数 >350/μl 时才进行接种[674]。因为一些 $CD4^+$ 细胞计数不足 200/μl 的 HIV 感染者也可产生免疫应答,因此,应按前文提到的建议接种乙肝疫苗,并全程免疫完成后 1~2 个月检测血清抗 -HBs。

慢性肾衰竭者 HBV 感染风险尤其高,一些机构对这些患者实施超过 3 剂和 / 或较大剂量的乙型肝炎疫苗免疫程序。两项 Meta 分析研究显示,虽然大年龄组免疫应答受损,但 3 剂免疫程序和其他免疫程序所提供的保护作用相似[675]。使用新型佐剂系统(磷酸铝和 3-O- 脱酰基单磷酰脂质 A)的重组乙型肝炎疫苗在欧洲上市,供 15 岁以上的肾功能不全患者使用。新型佐剂疫苗 4 剂免疫程序可产生较高的反应原性,但与标准疫苗双倍剂量 4 剂免疫程序相比,诱发的抗体应答更早、更高、更持久[675,677]。

HBV 感染的暴露后预防

经性传播或经皮肤暴露于 HBV 后及时注射乙型肝炎疫苗可预防 HBV 感染。研究显示,暴露于 HBV 后,同时给予 HBIG 和乙型肝炎疫苗的被动 - 主动暴露后预防(PEP)与单独给予乙型肝炎疫苗的主动 PEP 均可有效预防 HBV 传播[678-681]。尽早接种第 1 剂乙型肝炎疫苗是决定 PEP 有效性的主要因素。随着暴露与接种第 1 剂乙型肝炎疫苗的时间间隔延长,PEP 的有效性逐渐降低[51,682,683]。关于暴露后与有效 PEP 最长间隔的研究有限,但针刺伤后间隔不应超过 7 天[348,349,681],性暴露后不应超过 14 天。不同国家对 PEP 的建议不尽相同,美国 ACIP 建议,明确经血液或体液暴露于 HBV 者,应同时注射乙型肝炎疫苗和 HBIG(表 25.9)。

表 25.9　美国未接种疫苗人群暴露于血液或含血的体液后的暴露后免疫预防指南

暴露原因	措施
暴露于 HBsAg 阳性来源	
经皮肤(如咬伤、针刺伤)或黏膜暴露于 HBsAg 阳性血液或含血的体液	注射乙型肝炎疫苗和 HBIG[a]
经性行为或共用针头接触 HBsAg 阳性者	注射乙型肝炎疫苗和 HBIG[a]
遭受 HBsAg 阳性罪犯性侵犯 / 性骚扰的受害者	注射乙型肝炎疫苗和 HBIG[a]
暴露于 HBsAg 状态不明来源	
遭受 HBsAg 状态不明罪犯性侵犯 / 性骚扰的受害者	接种乙型肝炎疫苗[a]
经皮肤(如咬伤、针刺伤)或黏膜暴露于 HBsAg 状态不明的血液或含血的体液	接种乙型肝炎疫苗[a]

注:HBIG:乙型肝炎免疫球蛋白;HBsAg:乙型肝炎表面抗原。
[a] 免疫预防措施应尽快采取,最好在 24 小时之内。关于暴露后免疫预防措施有效的最长暴露后间隔的研究有限,但是经皮肤暴露后应不超过 7 天,经性接触暴露后应不超过 14 天。乙型肝炎疫苗应全程接种。

疫苗接种前后血清学检测

疫苗接种前易感性的血清学检测

在全球,疫苗接种前血清学检测不推荐为常规检测,然而,在实验室条件允许的情况下则符合成本-效益,一些人群已经对HBV有免疫力,接种前的血清学检测可有效减少不必要的接种。例如在美国,对HBV流行率超过20%的成年人(被监禁人群)进行接种前血清学检测,可能符合成本效益[684]。HBV低流行的国家,接种前血清学检测的目标人群为:出生在高或中等流行国家/地区的各年龄组人群、父母至少一方来自上述地区的儿童、与HBsAg阳性者同一家庭生活、性接触或共用针头者、MSM和IDU[387,684]。

疫苗接种前血清学检测也为慢性乙型肝炎患者的护理和治疗提供了机会。慢性乙型肝炎患者通常被认为是新发HBV感染的传染源,通过接种前检测和其他检测方法对这部分人群进行识别,可完善消除HBV传播的免疫策略,对持续HBV传播实施初级预防。无论血清学检测结果如何,被发现为HBV感染者都应获得关爱,防止被侮辱和歧视。

如有必要,疫苗接种前血清学检测可进行单项检测(例如抗-HBc),也可进行组合项检测(例如抗-HBs和HBsAg)。在进行单项检测时,选择抗-HBc作为检测指标,是为了鉴别既往HBV感染者,也包括慢性HBV感染者。如果进行抗-HBs检测以了解先前感染HBV后的免疫学状况,为了鉴别慢性HBV感染状态,HBsAg也必须同时检测。多数情况下,第1剂疫苗应在采集用于血清学检测的血液样本后立即接种,除非能确定血清学检测结果显示患者易感后其会返回接种机构,则可在检测结果出来后再接种。

疫苗接种后的血清学应答检测

无须为了解免疫状态进行常规接种后血清学检测,但疫苗接种后检测仅推荐用于临床管理中需了解其免疫状态的高危人群。以下人群应建议进行疫苗接种后检测:

- 存在职业暴露感染风险的人群*(如医护人员尤其是已经暴露的和公共安全工作者);
- HBsAg阳性母亲所生的婴儿;
- 慢性血液透析患者,HIV感染者和其他免疫功能低下者;
- HBsAg阳性者的性伙伴或共用针具者。

*(在美国,有乙型肝炎疫苗全程接种记录存档的医护人员和公共安全工作者除非有经皮肤或黏膜暴露于血液或体液史[597],否则无须进行疫苗接种后抗-HBs状态的血清学检测。如果已暴露于HBsAg阳性来源,或血清学状态不明或现场无法进行检测的来源,则暴露者应进行抗-HBs检测,如果测定结果显示抗-HBs滴度小于10mIU/ml,应给予暴露后预防措施。)

需进行接种后检测者,应在最后一剂疫苗接种后1~2个月内进行,以确定其血清抗-HBs的保护性水平(≥10mIU/ml)。基础免疫完成后,血清学检测抗-HBs<10mIU/ml时,被认为不具有免疫保护性,应进一步评估其是否为无应答者。免疫功能健全的人具有长期免疫保护性,不需要再定期评估其抗-HBs水平。免疫功能缺陷者,每年要定期进行抗-HBs水平检测评估。欧洲乙型肝炎免疫共识组建议对免疫功能低下人群每年检测抗-HBs水平[657],美国则建议对血液透析患者每年进行检测[684]。

血清学不能阳转者的再次接种

基础免疫完成后,血清学检测结果抗-HBs滴度小于10mIU/ml的高危人群,需进行再次接种。按照相应的3剂接种程序(表25.10),完成第3剂疫苗

表25.10　乙型肝炎疫苗:美国儿童、青少年和成人的免疫程序[a]

年龄/岁	免疫程序
儿童(1~10)	0,1,6月[b]
	0,2,4月[b]
	0,1,2,12月[b,c]
青少年(11~19)	0,1,6月[b]
	0,1,4月[b]
	0,2,4月[b]
	0,12,24月[b]
	0,4~6月[d,e]
	0,1,2,12月[b,d]
成年人(≥20)	0,1,6月[e,f]
	0,1,4月[e]
	0,2,4月[e]
	0,1,2,12月[d,e]

[a] 除了标注的事项外,儿童(出生后第1年未接种疫苗)、青少年和成人可按照上述任一程序进行接种。免疫程序的选择应考虑优化疫苗接种依从性的需要。

[b] 儿童和青少年剂量。

[c] Engerix B乙型肝炎疫苗4剂免疫程序可用于所有年龄组。

[d] Recombivax HB乙型肝炎疫苗2剂免疫程序成人用量(10μg)适用于11~15岁青少年。接种第2剂时,如果青少年大于15岁,转换为3剂免疫程序,第2剂和第3剂使用儿童用量和合适的免疫程序接种。

[e] 成人用量

[f] Twinrix甲乙混合疫苗 用于18岁以上成人,按0,1,6月程序接种。

接种后1~2个月内检测血清抗-HBs,这比完成一剂或多剂疫苗接种之间进行的测定更为实际有效(详见本章节前文"无免疫应答者的再接种"部分)。在前-S/S抗原疫苗批准使用的国家,可以考虑接种1剂或2剂此种疫苗。对于再次接种仍无免疫应答者,应进行HBsAg测定。如果HBsAg测定结果为阳性,则应采取相应的治疗措施。同时,其家庭成员、性接触者或共用针具者均应进行血清学检测和乙型肝炎疫苗接种。HBsAg的测定结果为阴性时,应考虑为HBV的易感者,并告知其要高度警惕HBV感染,无论经黏膜或皮肤暴露于已知或疑似HBsAg阳性血液,都需使用HBIG进行暴露后预防。

接种禁忌证

只有对酵母或疫苗的任何成分有过敏史才是乙型肝炎疫苗接种禁忌证。妊娠和哺乳期都不是接种禁忌证,早产儿和HIV阳性者也都可以接种疫苗。

公共卫生考虑和全球乙型肝炎疫苗免疫规划的影响

当前,消除HBV传播是一个可实现的公共卫生目标[265,686-689],特别是乙型肝炎疫苗的有效性和安全性都已被证实。预防乙型肝炎的免疫策略是有效、易行和可接受的;努力确保所有婴儿及HBV感染和传播的高危人群普遍接种乙肝疫苗。达到消除HBV传播目标的挑战包括制定国家乙型肝炎防控目标;对所有新生儿包括医疗机构以外出生的婴儿出生时接种首剂乙型肝炎疫苗;对所有高危人群包括边远地区和缺医少药地区的人群进行疫苗接种;建立并维持对现有乙型肝炎免疫策略和规划的支持。

HBV固有的流行病学和病原学因素使得其免疫策略不同于其他疫苗可预防传染病。例如,婴儿出生时或者幼儿期感染HBV具有发展为慢性HBV感染的最大风险,因此,婴儿在出生后24小时内接种乙型肝炎疫苗是最佳时机[527]。HBsAg阳性母亲所生婴儿,出生时接种首剂乙肝疫苗将HBV母婴传播风险降低72%,联合接种HBIG可将传播风险降低90%以上[294,589,666]。

此外,HBV感染的另一个特点是其高危人群,包括医疗卫生工作者、MSM、IDU和多性伴人群,以及患有恶性疾病和自身免疫性疾病的免疫抑制患者,除非在化疗或免疫治疗前预防乙型肝炎,否则容易感染或激活HBV。因此,这就要求免疫策略要满足高危人群需求,通过宣传教育使其获得目标信息,确保高危人群及其易感者接种乙型肝炎疫苗。

近几十年来,各年龄层已有数亿人接种了已被证明是安全和高效的乙型肝炎疫苗,没有发生与乙型肝炎疫苗接种相关的严重不良事件[666]。三剂乙肝疫苗接种程序完成后,疫苗接种者的保护率超过95%[666,684]。此外,研究显示,接种后保护水平将至少持续23~30年[612-633,639-655]。突破性感染罕见,很少导致临床显性疾病,最新研究数据表明,婴儿时期完成基础免疫后不推荐进行加强免疫,也没有必要[690,691]。

婴儿常规免疫已在超过90%的国家长期开展,为乙型肝炎疫苗接种显著降低或消除HBV传播的有效性提供了证据[692]。总体来说,在HBV高流行区进行的研究表明,在开展了婴儿乙型肝炎疫苗免疫规划后,儿童慢性HBV流行率已下降至2%以下(表25.11)[693]。

表25.11 乙型肝炎疫苗接种预防HBsAg携带状态的效果

国家或地区	HBsAg/% 疫苗接种前	HBsAg/% 疫苗接种后	效力/%
中国(农村)	14.6	1.4	90.4
中国(上海市)	11.0	0.63	94.3
埃及(亚历山大港)	2.2	0.8	63.6
冈比亚	12.0	0.9	92.5
印度尼西亚(龙目岛)	6.2	1.4	61.1
意大利(阿夫拉戈拉)	13.4	0.9	93.3
日本(岩手县)	0.9	0.03	96.7
日本(静冈县)	0.3	0.03	90.0
韩国	7.5	0.38	94.9
马来西亚	2.5	0.4	84.0
密克罗尼西亚	12.0	2.9	75.8
波利尼西亚	6.5	0.7	89.2
塞班群岛	9.0	0.5	94.4
萨摩亚	7.0	0.5	92.9
沙特阿拉伯	6.7	0.3	95.5
塞内加尔	19.0	2.0	89.5
新加坡	4.1	0.0	100
南非	12.8	3.0	76.6
中国(台湾省台北市)	10.0	0.7	93.0
中国(台湾省花莲县)	9.3	1.9	79.6
中国(台湾省台中市)	14.0	1.2	91.4
泰国	4.3	0.7	83.7
美国(阿拉斯加)	16.0	0.0	100

注:HBsAg:乙型肝炎表面抗原。(来源:CHEN DS. Hepatitis B vaccination: the key towards elimination and eradication of hepatitis B. J Hepatol, 2009, 50: 805-816. 已接收)

早期采纳并实施乙型肝炎疫苗接种的国家和地区包括中国台湾(1984年)、保加利亚(1989年)、马来西亚(1990年)、冈比亚(1990年)、意大利、西班牙、美国(1991年)和以色列(1992年)[694-696]。

中国台湾是最好的例子,之前是HBV高流行区,1984年新生儿实行大规模疫苗接种后,乙型肝炎和HBV相关疾病负担大幅减少。20岁以下人群HBsAg阳性率从1984年的9.8%,下降至1994年的1.3%,2004年下降至0.6%(图25.10)[693,697,698]。6岁到14岁儿童HCC年平均发病率从1981—1986年的0.7/10万下降至1990—1994年的0.36/10万[699]。2004年,6~9岁、10~14岁、15~19岁年龄组HCC发病率分别为0.15/10万人年、0.19/10万人年、0.16/10万人年,清晰地表明乙型肝炎疫苗是第一个对抗人类主要癌症的疫苗[700]。

同样,冈比亚自1984年开始实施婴儿普遍乙型肝炎疫苗免疫规划以来,儿童HBsAg阳性率从10%下降至2003年的0.5%[522,603,656,701]。马来西亚实施乙型肝炎疫苗免疫规划后,7~12岁儿童血清HBsAg阳性率从1997年的1.6%下降至2003年的0.3%[702]。在南非等其他乙型肝炎高流行国家也得到了相似的研究结果(表25.11)[703]。美国自1991年实施婴儿普遍乙型肝炎疫苗免疫规划后的数据表明,夏威夷州HBsAg阳性率下降了97%,新发急性乙型肝炎的发病率从1990年的4.5/10万下降至2004年的0/10万[704]。在布里斯托湾的阿拉斯加,1981年开始儿童普遍免疫接种,此后观察到急性乙型肝炎发病率急剧下降(几乎为零)。由于乙型肝炎疫苗的接种,儿童和年轻人现在免受慢性乙型肝炎感染,此外,还观察到30岁以下人群HCC发病率总体呈现下降趋势[705]。在儿童中观察到HCC发病率明显下降,从1994—1998年的3/10万下降至1999年至今零发病[368]。

来自意大利的监测数据显示,自1991年开始在儿童和青少年中实施广泛乙型肝炎疫苗接种后,急性乙型肝炎发病率总体下降,从1990年的5/10万降至2010年的0.9/10万。这一下降趋势在15~24岁组人群更为显著,其乙型肝炎发病率从1990年的17/10万下降至2010年0.5/10万以下。此外,新一代的儿童和年轻人(2011年32个年龄队列)几乎没有HBV感染标志[640,706-710]。

中国是另外一个HBV高流行国家,在通过疫苗免疫接种降低HBV流行率方面取得了很大的进展。1992年,全国HBsAg阳性率为9.8%,表示有1.2亿HBV携带者,每年导致30万人死亡[367]。这种严重情况促使中国卫生部推荐婴儿乙型肝炎疫苗接种。然而,尽管有卫生部1992年的建议,高昂的疫苗成本还是限制了这一建议的全国范围实施。2002年,政府承诺支付乙型肝炎疫苗接种相关成本,并将乙型肝炎疫苗接种纳入婴儿常规免疫接种程序,并优先在新生儿出生后24小时内接种首剂乙型肝炎疫苗[711]。2006年全国调查表明,1~4岁儿童HBsAg阳性率已下降至1%以下[367,712-714]。

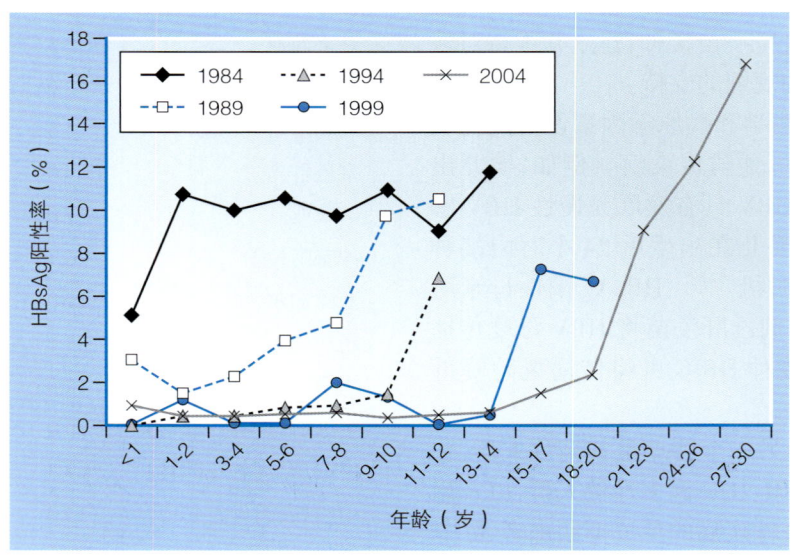

图25.10 1984—2004年中国台北市健康儿童乙肝表面抗原阳性率。中国台北市大规模乙型肝炎疫苗接种从1984年7月开始。(资料来源:CHEN DS. Hepatitis B vaccination: the key toward elimination and eradication of hepatitis B. J Hepatol, 2009, 50: 805-816.)

中国台湾的研究显示，20世纪80年代中期婴儿常规免疫接种实施之后出生的儿童，HCC发病率下降50%以上[699,715]。中国1992—2009年乙型肝炎疫苗免疫规划评估研究显示，乙肝疫苗接种预防了约2 400万慢性HBV感染，减少了430万肝硬化、肝癌和急性肝炎导致的死亡[712]。相比较而言，在此期间老年组HCC发病率和其他儿童癌症发病率都维持稳定或有所升高。这些研究都表明，婴儿常规乙型肝炎疫苗接种是一项周密的有利于后代的公共卫生策略[716]。

婴儿常规乙型肝炎疫苗接种的益处将产生连锁反应，远远超越保护疫苗受种者。婴儿和儿童往往具有高病毒载量，他们在HBV传播中发挥着重要作用。婴儿接种疫苗将限制易感的家庭和社区接触者水平传播的机会。此外，免疫接种的儿童长大后，针对新生儿和婴儿的免疫规划将对较大年龄组人群乙型肝炎患病率产生很大影响。例如，台湾地区大学生群体研究显示，作为婴儿常规乙型肝炎疫苗接种的结果，大学生HBsAg阳性率从1995年的14.3%下降至2009年的1.1%[717]。

乙型肝炎疫苗接种是最具成本-效益的公共卫生干预措施之一，在低收入国家将为每人节省4~36美元的成本[718]。成本效益分析表明，每投入1美元用于免疫接种，通过围生期乙型肝炎预防和婴儿乙型肝炎疫苗免疫接种即可净节约1美元的医疗和缺勤损失费用[279]。其他疫苗相关策略，包括青少年和高危成人普遍接种乙型肝炎疫苗，也被认为是符合成本-效益或节约成本的[421,719,720]。

尽管乙型肝炎疫苗在20世纪80年代早期即已问世，但由于高昂的疫苗成本、艾滋病流行期间使用血源性疫苗的担心、全球免疫策略的缺乏，阻碍了婴儿和儿童乙型肝炎疫苗接种。到1991年，仅有20个国家实施了婴儿常规乙型肝炎疫苗接种[721]。

乙型肝炎疫苗政策上的分歧在1992年首次提出，当时WHO为了刺激更广泛地采用乙型肝炎疫苗接种，要求所有国家将乙型肝炎疫苗纳入本国的儿童期免疫规划[721,722]。到1998年，90个国家对婴儿进行常规乙型肝炎疫苗接种。然而，到2000年年底，全球只有32%的出生队列完成3剂乙型肝炎疫苗接种，绝大多数未接种疫苗的婴儿生活在发展中国家[723]。

在接下来的十年中，乙型肝炎疫苗覆盖率快速提高（图25.11）。到2010年，乙型肝炎疫苗已覆盖全球75%的出生婴儿。取得这一成就与疫苗成本相关障碍的排除等方面的发展息息相关。20世纪90年代，乙型肝炎疫苗的价格为每剂3~6美元，然而，2010年疫苗价格降低到每剂0.185~0.40美元。此外，全球疫苗和免疫联盟（Global Alliance for Vaccines and Immunisation，GAVI）成立，对最低人均国内生产总值的国家提供有针对性的援助。2004年，50%接受GAVI支持的低收入国家将乙型肝炎疫苗纳入本国常规免疫规划。中国、印度和印度尼西亚都获得了GAVI的援助，意味着全球1/3的出生婴儿从中受益。在中国，GAVI的合作使得超过2 500万生活在中国最贫穷和边远的中西部省份的儿童免费接种出生剂

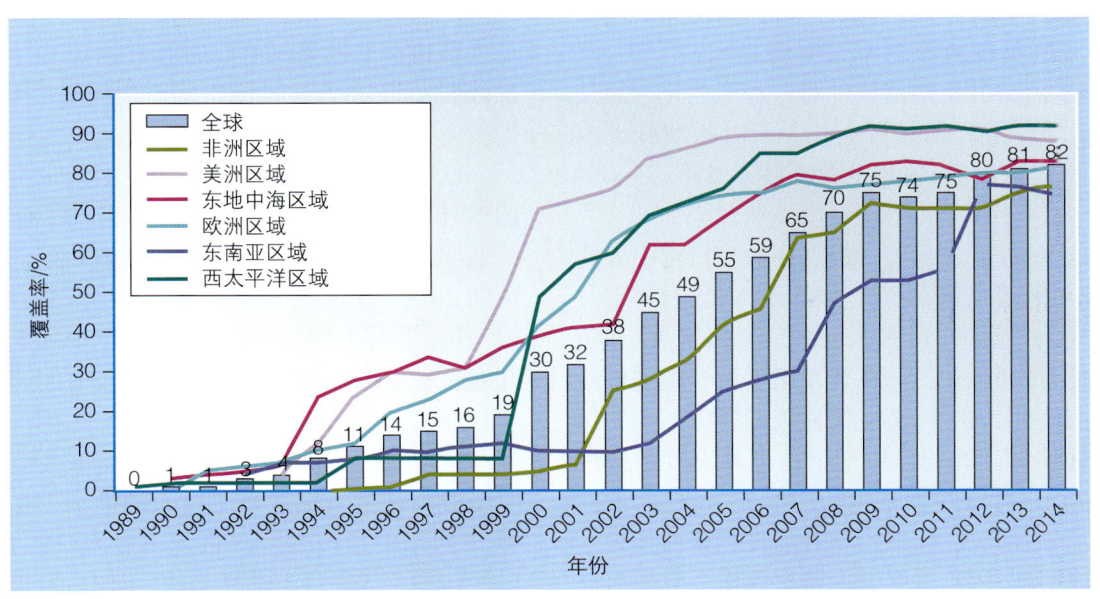

图25.11 1989—2014年全球和WHO各区域婴儿免疫规划中3剂乙型肝炎疫苗覆盖率评估（数据来源：WHO, Immunization Coverage With 3rd Dose of HepB Vaccines in Infants, 2014. 数据截至2015年8月）

量的乙型肝炎疫苗,2002年此项目扩展至中国所有新生儿都可以免费接种乙型肝炎疫苗[630]。在印度,每年出生婴儿中约有150万新发HBV感染者,GAVI基金改善了疫苗的基础设施(例如提高一次性注射器和疫苗的可及性),并对一些具有高质量的疫苗接种规划的邦提供乙型肝炎疫苗支持[727]。全球范围内都有类似的合作。截至2014年年底,全球184个国家将乙型肝炎疫苗纳入国家儿童期免疫接种规划。全球乙型肝炎疫苗全程接种率预计为82%,西太区更高可达到92%[41]。

全球乙型肝炎防控取得进步,大部分都应归功于婴儿免疫规划的实施,这一举措是值得肯定的,并可为其他疫苗可预防传染病的防控策略和规划提供借鉴。然而,要实现HBV消除目标,就必须克服建立和维持乙型肝炎疫苗接种规划过程中的各种挑战和困难,特别是在医疗卫生资源有限的发展中国家。

为了充分发挥乙型肝炎疫苗作为公共卫生干预措施的潜能,必须从出生剂量乙型肝炎疫苗接种开始,保护更多的易感人群。数学模型计算的结果表明,在2000年全球出生的婴儿队列中,出生剂量乙型肝炎疫苗的覆盖率达到90%,能够预防22.5万人(16%)死于慢性肝病[95]。2006年,只有27%的新生儿出生时接种首剂乙型肝炎疫苗[490]。2009年,WHO建议全球所有婴儿在出生后24小时内接种首剂乙型肝炎疫苗,以通过婴儿常规免疫接种最大限度地预防HBV传播[666]。这个WHO的指导方针最容易在卫生保健机构的产科病房中实施,因为产科病房出生的婴儿的乙型肝炎疫苗覆盖率比在家中或其他环境中出生的婴儿高。例如在中国,住院分娩的增加无疑使出生剂量乙型肝炎疫苗覆盖率大幅度提高[367,714]。然而,出生剂量乙型肝炎疫苗接种对一些工业化国家是一项挑战。2009年,美国新生儿3天内乙型肝炎疫苗覆盖率平均为61%,各州的覆盖率从23%到81%不等[729]。

根据这些数据,应致力于提高在医疗机构中分娩的比例。理想的情况下,应对产科医护人员进行培训,在产科工作人员(如产科医生、助产士、接生员)和免疫接种人员合作的情况下,在婴儿出生后立即进行乙型肝炎疫苗接种。此外,免疫接种规划还应与妇幼保健规划加强协调。改善出生剂量乙型肝炎疫苗接种的策略已经出台,这些策略包括产科人员培训、消除和降低住院分娩的成本、将乙型肝炎疫苗接种作为一项国家标准措施、将乙型肝炎疫苗接种作为常规医疗的一部分及做好记录存档以便进行规划评价[367,730]。

无论上述努力有多成功,并不是所有妇女都能在医疗机构中分娩,免疫策略应确保家庭分娩的婴儿在出生后尽快接种乙型肝炎疫苗。然而,由于有效的乙型肝炎疫苗接种的窗口期狭窄,实现这一目标很复杂。为了确保有效,乙型肝炎疫苗应尽早在出生后24小时内接种,但这并不是在所有机构都可实行。印度尼西亚免疫规划评审显示,由于免疫接种政策、接生员培训、待产通知系统、对乙型肝炎疫苗安全性的信心和社区支持等方面的不足,实现家庭分娩婴儿乙型肝炎疫苗高接种率的策略是极其复杂的[731-733]。

乙型肝炎疫苗恰当的运输和贮存条件也是一个问题[731]。尽管疫苗生产商建议乙型肝炎疫苗在2~8°C进行配送和贮存,但研究显示,通过WHO预认证的乙型肝炎疫苗是耐热的。这些数据为边远地区家庭分娩的新生儿或者缺少冰箱的卫生院接种乙型肝炎疫苗的可行性提供了支持,前提是能通过温控监测疫苗累积热暴露情况[488]。

要克服上述障碍,乙型肝炎疫苗接种就应纳入母婴预防服务系统。一些全球卫生举措将促进把出生时乙型肝炎疫苗接种作为母婴卫生规划的预防性服务项目,包括联合国千年发展目标,在1990—2015年间降低5岁以下儿童死亡率和孕产妇死亡率[723,737,738]。

随着乙型肝炎疫苗覆盖率大幅增加,需要长时间才能实现疫苗接种带来的HBV相关发病率和死亡率的降低,这将破坏乙型肝炎疫苗接种的竞争优势。为了确保持续的支持,现有疫苗接种政策和规划的成功之处必须进行估量和交流。全球都在努力记录乙型肝炎疫苗接种的成就,WHO建议所有WHO区域和相关国家根据本国流行情况制定适当的控制目标[666]。为了履行这一建议,很多国家都用HBsAg衡量疫苗接种的效果。可以通过HBsAg血清学调查获得数据,同时可与主动的疾病监测和死亡率数据一起衡量主要结果。

乙型肝炎疫苗接种的一些成功纪录可以作为上述WHO建议的成果。2005年9月,WHO西太平洋区域成为第一个制定乙型肝炎防控区域目标的地区,预期2012年达标。该区域在2007年已拥有18亿人口,其乙型肝炎防控目标为2012年全区5岁及以上儿童慢性HBV感染的患病率小于2%,终极目标为5岁以下儿童血清HBsAg阳性率小于1%[739]。西太平洋区域已通过新生儿和儿童乙型肝炎疫苗接种在乙型肝炎防控方面取得了巨大的进步。在该区域的37个国家中,27个国家(占该区域人口的87%)估计已经达到了5岁以上儿童2012年的阶段性目标[740]。

截至2012年,世界卫生组织欧洲区域53个欧洲国家中有47个(89%)实施了乙型肝炎疫苗免疫规划。

最近实施这项免疫规划的国家是爱尔兰（2008 年）和荷兰（2011 年）。尽管如此，仍有六个国家（丹麦、芬兰、冰岛、挪威、瑞典和英国）仅建议对高危人群进行乙肝疫苗接种，而非常规免疫规划。然而，随着人口结构不断变化，移民不断增加，以及当前疫苗成本的降低，使得这些乙肝低流行国家实施乙肝疫苗免疫规划的成本-效益比逐步提高[741-744]。

2014 年 9 月 17 日，欧洲区域委员会批准了一项 EUR/RC64/R5 号决议，通过了"2015—2020 年欧洲疫苗行动计划"，该计划确定了免疫和控制疫苗可预防疾病的区域愿景和目标，并概述了实现这些目标的优先行动。欧洲疫苗行动计划（EVAP）的主要目标之一是通过预防集中加强乙型肝炎防控。这一行动计划提出："区域办事处承诺制定控制 HBV 感染的计划和实施方案，并确定 2020 年的目标"。该地区控制乙型肝炎的首要目标是，该地区所有国家的儿童无慢性乙肝病毒感染，到 2020 年 5~10 岁儿童的 HBsAg 携带率低至 0.5% 及以下[745]。

将乙型肝炎疫苗接种与其他全球卫生举措相联系，也可有助于支持现行的乙型肝炎免疫规划。例如，乙型肝炎疫苗接种可以预防 HCC 和肝硬化，因此疫苗接种可减少慢性非传染性疾病。联合国大会认为非传染性疾病作为一种新兴的全球流行疾病，将阻碍联合国千年发展目标的实现[746]。在向联合国秘书长递交的一项报告中指出，乙型肝炎疫苗接种被认为是一项最值得购置的干预措施，因为它价格低廉，性价比很高，且文化上可接受。由于 HBV 合并感染是 HIV 感染者的一个卫生问题，慢性活动性 HBV 感染现在被认为可降低抗逆转录病毒治疗的效果。这使得 HIV 感染人群必需加强 HBV 筛查。为了加强全球应对 HIV/AIDS，联合国大会通过决议，快速扩大适当的乙型肝炎疫苗接种以降低 HIV 和 HBV 高合并感染率，以及诊断和治疗 HIV 和肝炎合并感染[747]。

将乙型肝炎疫苗接种与筛查、护理和治疗相结合，可对乙型肝炎的预防起到协同作用。HBV 感染的治疗在感染早期最有效，在过去的十年里治疗有很大进展，强调了对感染者的监护和治疗的重要性。通过筛检，公共卫生项目有机会确保感染者及其易感接触者能得到必要的监护，诸如咨询、医学评估和治疗。同样，乙型肝炎监护和治疗提供方可以为 HBsAg 阳性患者的易感接触者接种乙型肝炎疫苗，而治疗可提高免疫接种规划的效果。研究显示，在妊娠晚期对具有高 HBV 载量的 HBsAg 阳性母亲进行抗病毒治疗，可以降低接受乙型肝炎疫苗和 HBIG 的新生儿围生期感染率[748-752]。

这种协同作用的重要性在最近的病毒性肝炎防治政策中有所体现，例如，2011 年美国政府公布的一项行动计划，提出病毒性肝炎监护和治疗的协调方案，此方案经过修改后可满足其他寻求改善乙型肝炎预防的国家的需要。

2014 年 5 月，世界卫生大会批准了一项完善病毒性肝炎预防、诊断和治疗的决议。实施的重要性在于可以保护注射毒品者等群体免除 HBV 感染，并改善乙肝筛查、诊断和治疗[753]。2011—2015 年全球卫生部门 HIV/AIDS 战略已结束，该战略于 2011 年获得世界卫生大会（WHA64.14 号决议）的认可，一些会员国已要求世卫组织秘书处启动制定 2015 年后战略进程。2015 年 5 月举行的世界卫生大会技术简报会上，成员国承诺控制新发生的病毒性肝炎流行。WHO 艾滋病毒和全球肝炎规划司正在制定三项全球卫生战略，覆盖 HIV/AIDS、病毒性肝炎和性传播疾病防控。这些战略覆盖时间为 2016—2021 年，并在 2016 年第 69 届世界卫生大会上定稿。此次世界卫生大会，通过了第一项"2016—2021 年全球卫生部门病毒性肝炎防控战略"。这项战略突出了卫生保健全覆盖的关键作用，战略目标与可持续发展目标一致。该战略目标是消除病毒性肝炎这一公共卫生问题，这一目标现已纳入到全球目标中，即到 2030 年全球病毒性肝炎新发感染率降低 90%，因肝炎死亡人数减少 65%[754]。

在 1993—1999 年，专家委员会全面考虑疾病控制目标后，得出消除 HBV 传播是一项切实可行的公共卫生目标的结论[686,688]。几乎所有国家婴儿免疫规划的成功实施为消除 HBV 传播提供了依据。全球范围内在婴儿出生时开始普遍接种疫苗，并对所有 HBV 感染高危儿童和成年人开展针对性的疫苗接种，可将 HBV 感染风险降低到零。然而，消除 HBV 传播需要几代人的高疫苗覆盖率。扩大诊断性检测及乙型肝炎监护和治疗，将为 HBV 传播和相关疾病的防控提供更多的机会。对消除 HBV 传播的公共卫生资源投入的承诺，需要识别乙型肝炎巨大的全球疾病负担，证明疫苗接种的效益，以及耐心实现疫苗相关疾病降低的目标。

未来的疫苗

现有的乙型肝炎疫苗是高效的，尚无证据表明需要研发新疫苗来消除 HBV 传播。新型乙型肝炎疫苗潜在的用途包括提高对现有疫苗无应答者的血清保护作用（使用 pre-S1 和/或 pre-S2 抗原或新佐剂)[477,755-760]、减少达到血清保护作用所需接种剂数、对 S 基因突变的 HBV 感染提供防御作用[474,759,761,762]。在乙肝疫苗中加入 CPG7909 是可行的,因为这种佐剂的免疫刺激活作用有助于对乙肝疫苗免疫低应答人群实现长期保护,如 HIV 血清阳性者、血液透析患者、肿瘤患者、肥胖者和老年人[759,761,762a,762b]。目前正在美国进行上市前审核的上述试验性疫苗,对肾衰竭和血液透析患者、对常规酵母疫苗低应答者、只接种 2 剂疫苗而非 3 剂疫苗的免疫力强者,是有效果的[474,477,759,761,762]。与乙型肝炎疫苗常规 3 剂免疫程序(0、4 和 24 周)相比,2 剂程序(间隔 4 周)显示出更高的血清保护率。正如假设的那样,疫苗效力的缺乏可能是由疫苗基因型和 HBV 流行基因型(adw 与 ayw)不匹配引起,如果经证实,可以考虑在特定区域接种改良的乙肝疫苗[763,764]。

到目前为止,慢性乙型肝炎仍然是一种无法治愈的疾病,尽管有效抑制乙肝病毒复制的核苷/核苷酸类似物药物研发已取得了巨大进展,但这些药物并不能消除定植在感染肝细胞核内的共价封闭环状乙肝病毒 DNA。因此,研发慢性 HBV 感染者的治疗性疫苗,修复 HBV 免疫耐受缺陷仍然是一个重要的目标[765,766]。

研究中的新型乙型肝炎疫苗还包括可以通过纯化或重组的疫苗抗原成分诱导较强的 T 细胞免疫的疫苗,以及比注射疫苗更易使用和更廉价的皮内注射、口服或鼻喷疫苗[503,660,767-770]。

(刘瑶瑶 李倩 李靖欣 金雄渊)

本章相关参考资料可在"ExpertConsult.com"上查阅。

第 26 章 丙型肝炎疫苗

Sergio Abrignani、Petra Neddermann、Michael Houghton 和 Raffaele De Francesco

丙型肝炎病毒（HCV）是全球慢性肝脏疾病的主要原因。世界卫生组织发布的数据称[1]，全球有1.3亿～1.5亿人HCV慢性感染，这个数字约占全球人口总数的3%，并且每年大约有50万人死于HCV相关的肝脏疾病。更值得我们注意的是，每年有300万～400万的HCV新发感染人群。这些新发感染人群中会有相当一部分发展成为进展型的肝脏疾病，最终导致肝硬化或肝癌。这个惊人的数字提醒我们急需研究出免疫接种策略用以预防乃至消除HCV感染。

虽然用于预防HCV感染的疫苗尚未出现，但在开发更有效的治疗方案方面已经取得了很大进展。直到近些年，慢性HCV感染的标准治疗方案还是聚乙二醇干扰素（Peg-IFN-α）联合利巴韦林。但是，使用该种疗法的病人有半数以上没有能够清除病毒，并且该疗法有着较大的副作用。近几年，关于慢性HCV感染的治疗有了革命性的变化。新疗法使用纯口服的直接抗病毒药物（DAA），治愈率超过90%，包括之前使用干扰素治疗失败的病人，也能被治愈[2]。目前，市面上常见的DAA制剂包括索福布韦，一种广泛的RNA依赖的RNA酶抑制剂；达塞布韦，一种针对基因型1的非核苷聚合酶抑制剂；西美瑞韦、帕利瑞韦和格雷佐普雷韦；N3/4A蛋白酶抑制剂对基因型1和4有效；NS5A抑制剂奥比他韦、艾尔巴韦（基因型1和4），雷迪帕韦（基因型1、4、5和6），达卡他韦和维帕他韦（所有基因型）。根据不同的病毒基因型，肝脏病变的阶段，治疗史和所出现的并发症，这些药物有不同的组合方案，使用或不使用利巴韦林[3,4]。并且，新型的药物和治疗方法被不断的开发出来，使得治疗范围更广谱，治疗时间也在缩短。

事实上，在其他慢性病毒感染性疾病中，体内病毒的清除都是不可能的，因此，对于慢性HCV感染的病毒学治愈是具有里程碑的壮举。随着针对所有基因型的有效抗病毒药物的不断出现，利用治疗药物在全球范围内消除HCV在理论上是可能的。但现实情况是，在实现这一愿望的征途上，还有三个巨大的障碍。首先，由于缺乏有效的筛查手段，HCV的诊断不足；其次，新药高昂的费用和现在人数众多的HCV感染者，意味着即使是在发达国家，医疗体系也无力承担治疗所有感染者的费用，这一难题在中低收入国家更为突出；最后，治愈的患者也有可能再次感染。基于以上原因，有效的HCV疫苗仍是用来降低全球HCV感染所致疾病死亡率和发病率的最经济可行的手段。

在研发有效的HCV疫苗过程中，所需要克服的科研和理论上的困难，虽然是巨大的，但也不是不可逾越的。目前，HCV疫苗研发的主要问题是HCV病毒高度的变异性，以及缺少进行疫苗实验所需的小动物模型。事实上，用于在体外复制HCV病毒感染模型和进行中和试验的细胞系也是刚刚构建成功的。虽然有诸多困难，但在确定候选疫苗方面已经取得了很多进展，有些候选疫苗已经开始进入早期临床试验阶段。

病毒学

1989年，HCV被确认为是输血和社区获得性感染的主要病原体，是一种非甲非乙型肝炎病毒[5,6]。它是一类有包膜的单链RNA病毒，属于黄病毒科（*Flaviviridae*）丙型肝炎病毒属（*Hepacivirus*）[7]，单正链RNA长度约9.5kb，包含一个开放读码框，编码一条有约3 000个氨基酸组成的多聚蛋白，两侧是高度结构化的5′和3′非转位区（UTR），是RNA复制和翻译所必需的[8]。

病毒RNA通过位于5′UTR的内部核糖体进入位点（internal ribosome entry site，IRES）释放入宿主细胞的胞质内[9]，使约3 000个氨基酸长度的多聚蛋白切割为10段（核心衣壳蛋白C、E1、E2、p7、NS2、NS3、NS4A、NS4B、NS5A和NS5B）（图26.1）[10]。

HCV RNA复制发生在细胞质内，与被称"膜网"的由病毒诱导的细胞内膜结构有关[11]。复制需要在病毒NS5B基因编码的易错配的RNA依赖的RNA聚合酶指导下进行。这种低保真的聚合酶极易导致病毒基因组高频突变，产生准种[12]。HCV这种高度基因多变性为逃避免疫应答提供了选择优势，使HIV病毒相形见绌，被认为可直接导致病人体内长期携带病毒[13]。因此，3′和5′端非翻译区及核心基因高度

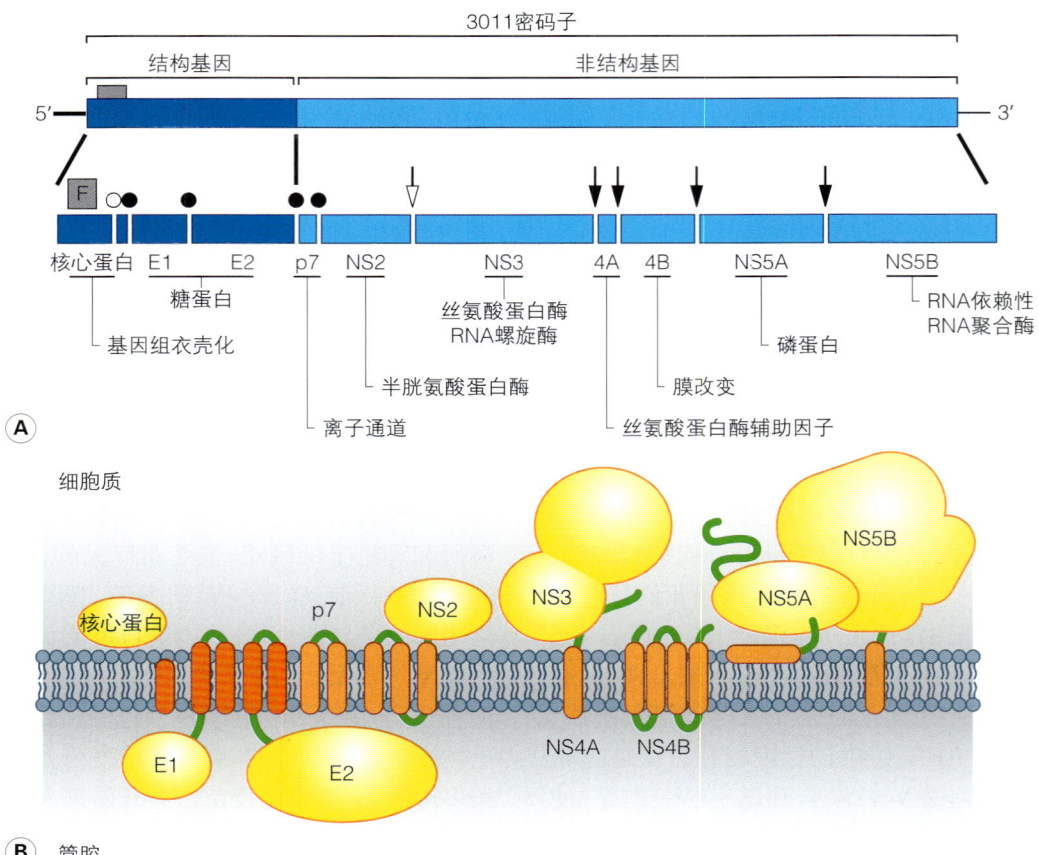

图 26.1 丙型肝炎病毒（HCV）基因及基因产物。

A. 病毒基因组结构,包括编码结构基因及非结构基因的长开放读码框以及 5′ 和 3′ 端的非翻译区。图中的多聚蛋白加工示意图。C 末端的第 3 个多聚蛋白,自核心蛋白至 P7 均是由宿主细胞信号肽合成的,进而组成命名为 N- 糖基化病毒包膜糖蛋白、gpE1、gpE2 和核心（C）蛋白的结构蛋白以及作为病毒孔蛋白家族离子通道的非结构蛋白 P7。实心圆圈代表信号肽酶酶切位点。核心蛋白会被宿主信号肽肽酶进一步酶切成更小的片段,出现在循环于血流的病毒体中。空心圆圈代表信号肽酶酶切位点。C 区翻译过程中的移码突变会合成 F 蛋白（又称 ARFP 或核心 + 11[193,194]）。这种蛋白的功能和意义尚不清楚,但是在 HCV 慢性感染者体内能检测到这种蛋白的抗体[195]。其余的多聚蛋白由两种病毒酶切。半胱氨酸蛋白酶位于非结构蛋白 2（NS2）,酶切位点在 NS2 和 NS3 之间（空心箭头）。NS3 丝氨酸蛋白酶通过与 NS4A 作用而被激活,并在 NS 区所有其他位点（实心箭头）催化加工。**B.** HCV 蛋白与细胞膜的拓扑（topology）结构。(授权转载自 Lindenbach BD, Rice CM. Unraveling hepatitis C virus replication from genome to function. Nature 436:933-938,2005)

保守,而其余病毒基因及相应蛋白显示出不同但持久的异质性[14]。包膜糖蛋白 gpE2（E2HVR1）的 N 末端区域为高度可变区,这一区域也是病毒中和抗体的主要靶点[15-20]。E1 氨基酸末端区和 E2 核心区结构研究的最新进展显示在类似病毒的糖蛋白中出现的意想不到的折叠,在该病毒中并没有出现[21]。最近,体外包装的 HCV 病毒颗粒才在电镜下可见[22]。已有数据显示,HCV 病毒是黄病毒科中结构最不规则的成员：球形的病毒颗粒带有尖状的突起,颗粒大小差异很大,从 40nm 到 100nm 不等。根据相似病毒结构推断,HCV 可能由一个 E1/E2 异二聚体的二十面体晶格结合到细胞的脂质双层膜上,包裹住多个核心蛋白构成的核衣壳,内里有基因组 RNA。HCV 总是与低密度脂蛋白（LDL）和极低密度脂蛋白（VLDL）结合生成所谓的脂-病毒颗粒[23]。HCV 感染肝细胞要依赖一组复杂的受体（CD81,B 类 I 型清道夫受体,Claudin-1 和 Occludin）,以及几种用于辅助病毒吸附宿主细胞的分子（如糖胺聚糖、LDL 受体）和辅助病毒进入宿主细胞的分子（如表皮生长因子受体、NPC1L1 受体等）[24]。其中,只有 CD81 和清道夫受体 B1（SR-B1）被认为直接与 HCV 包膜糖蛋白 E2 结合[25,26]。

多年来,HCV 一直无法在细胞培养中增殖 / 传代,首先建立的体外细胞模型是 HCV 1b 的亚基因组复制子[27]。如今,复制子模型的组合可以包含 1a、2a、3a、4a、5a 和 6a 这几个基因型[28-30]。然而,由于缺乏结构蛋白,亚基因组复制子不能用于对病毒免疫反应的研究。只有一株来源于一名日本急性重型肝炎患者血清中克隆出来的 2a 型 HCV 分离株(JFH1)[31],成功地在体外细胞培养模型中复制。这一突破使得我们可以通过使用其他 HCV 基因型的包膜糖蛋白基因来替代 2a 型的,从而使感染性杂交病毒在体外产生[32]。这些关键进展为研究丙型肝炎病毒复制、病毒粒子结构和病毒特异性免疫反应开拓了道路,在开发疫苗和新型抗病毒药物方面也同样有价值。

除了上述培养体系,一种基于 HCV 假病毒颗粒(HCVpp)的,方便的、安全的实验模型也开始用于 HCV 的研究。HCVpp 通过使用 HCV E1 和 E2 蛋白替代逆转录病毒内源性包膜糖蛋白而获得[33-35]。由于 HCVpp 可以表达来自不同分离株和基因型的一系列 HCV 糖蛋白,因此可以为建立病毒中和抗体检测提供一个良好的平台[36]。

HCV 只能感染人类和黑猩猩。历史上,对于 HCV 感染的小动物模型的建立是基于将人类的肝细胞移植到免疫缺陷小鼠体内[37]。虽然这些动物模型对于研究抗病毒药物很有用处,但是由于缺乏 B 细胞和 T 细胞介导的免疫反应,它们都不适用于研究免疫应答。直到最近才出现了具有人类免疫系统和肝组织的人源化小鼠[38]。这是在肝细胞特异性启动子的控制下,在 Balb/C Rag2 (-/-)γC-null 小鼠体内表达 K506 结合蛋白和 caspase8 融合蛋白从而诱导肝细胞死亡。将人 CD34+ 造血干细胞和肝初始细胞移植到转基因小鼠体内,可实现人白细胞和肝细胞的高效移植。这些 AFC8-hu HSC/Hep 动物模型,能使 HCV 感染肝脏,并产生人类 T 细胞对 HCV 的免疫反应,同时还能进展成为肝炎和肝部的纤维化。另一种使 HCV 感染突破物种屏障的方法是基于观察到 CD81 和 occludin 能组成允许 HCV 进入小鼠细胞的人源化因素最少的组合。因此,构建了稳定表达人 CD81 和 occludin 的转基因小鼠(Rosa26-Fluc mice[39])。这些动物虽然支持 HCV 进入细胞,但先天和适应性免疫反应限制了 HCV 在体内的感染[39,40]。然而,抑制这些人源化小鼠的先天抗病毒免疫反应,可以在数周内监测到病毒血症[40]。另外,表达人 CD81 和 occludin 的双转基因 ICR 小鼠能够支持持续的 HCV 感染,有完整的复制周期和肝部病理表现,而不需要破坏干扰素刺激基因[41]。在今后的工作中将会评估这些模型在疫苗研究中的有效性。

丙型肝炎病毒感染

HCV 主要在肝细胞内复制。也曾经有 HCV 感染其他类型细胞的报道,尤其是 B 细胞和树突状细胞[42-46],以及小肠[47]和中枢神经系统[48]内的细胞。然而,关于丙肝的肝外感染仍然存在争议[49]。

纵观 HCV 的历史,病毒主要是通过血液传播的。在被发现之前,HCV 在输血者中频繁传播,但是随着血液检测技术的发展,这种情况基本消失了。对于血液检查主要是检测病毒蛋白抗体和直接检测 HCV RNA。时至今日,静脉注射药物、与多名性伴侣发生无保护措施的性行为以及侵入性治疗(如手术、透析和牙科治疗)期间的病毒暴露是导致 HCV 感染的高风险因素。HCV RNA 在感染后几天内即可出现在血浆中,通常在最初几个月内达到峰值。感染后 1 到 3 个月内,炎症过程导致最初的肝损伤,可以通过 ALT 的升高来进行评估。HCV RNA 水平与肝损伤之间没有相关性[50],这说明 HCV 对受感染细胞没有直接的细胞病变作用。现在认为肝损伤主要是由炎症细胞的浸润引起的,炎症细胞的浸润导致炎症的延长,进而导致肝细胞损伤和死亡。尽管在 HCV 感染的肝脏中引发和维持炎症反应的机制还不完全清楚,但目前公认的模型表明,CD8+ 细胞毒性 T 淋巴细胞(CTL)介导的免疫反应参与了大多数与慢性病毒性肝炎相关的肝损伤[51]。根据该模型,肝细胞损伤是由 HCV 特异性 CTL 和 CTL 产生的细胞因子(如 IFN-γ 和 IFN-γ 诱导蛋白趋化因子 CXCL9 和 CXCL10 等)的溶细胞活性启动的,大量抗原非特异性炎症细胞被招募到肝实质细胞中,具有增强肝损伤的潜力。值得注意的是,在对病毒性肝炎动物模型的研究表明,血小板通过促进肝内 CTL 的积累,在 T 淋巴细胞诱导的肝损伤中发挥关键作用[51-53]。

如果感染问题不能在最初 6~12 个月内得到解决,患者一般会转为慢性感染,并伴随终生。慢性感染者每毫升血清中病毒载量通常为 $10^5 \sim 10^7$。病毒体更新很快,半衰期约为 3 个小时,一名感染者体内每天最多能产生 10^{12} 个病毒颗粒[54]。

HCV 感染的自然史

急性 HCV 感染通常为亚临床感染,典型的感染症状轻微或没有症状。15%~50% 的 HCV 急性感染者可自愈,而 50%~85% 的感染者转为慢性感染。在肝脏的慢性炎症期间,将会发生组织再生并达到某一特定的点,在这之后,肝细胞被能够破坏肝脏组织和功能的瘢痕纤维组织所代替。这种情况能够导致肝硬化,有些能够进而出现肝脏衰竭或者肝癌[55]。超过 20% 的 HCV 慢性感染者会出现进行性肝损害,通常在 10~30 年内导致晚期疾病[56]。由于丙型肝炎病毒对脂质代谢和葡萄糖代谢的直接和间接影响,慢性丙型肝炎感染也往往与肝脏脂肪变性和胰岛素抵抗有关,而这些具有与炎症性肝病协同作用的潜力[57,58]。HCV 相关的肝病严重程度及其进展速度,表现出来高度的个体差异,并受感染年龄、性别、宿主基因特异性、病毒基因型、是否接触酒精/毒品、免疫状况、共感染和代谢综合征的存在等多种因素的影响[59]。慢性 HCV 感染也与一些肝外疾病有关[60],如混合冷球蛋白血症、膜增生性肾炎、非霍奇金氏 B 细胞淋巴瘤、扁平苔藓和迟发性皮肤卟啉病。

最近发现,个体感染者自发清除或在接受抗病毒治疗后清除丙肝感染的能力是由遗传决定的,其证据是急性 HCV 感染的高自发清除以及接受 Peg-IFN 和利巴韦林抗病毒治疗后持续的高病毒应答率都与 *IL28B* 基因的特定多态性有关[61]。虽然 *IL28B* 基因型在预测患者对新的无干扰素全口服 DAA 方案的效果方面没有显著价值,但是这样一个与自发清除及抗病毒治疗诱导清除有关的基因决定子的出现,必然对宿主在接受免疫接种后产生保护性免疫应答的能力有重要影响,因此,在设计旨在评价 HCV 有效性的临床试验时必须考虑这一点。

流行病学

最近一项旨在估计丙型肝炎病毒流行所造成负担的 Meta 分析表明,在全球范围内,使用 HCV 抗体估计人群患病率 1990—2005 年期间由 2.3% 增至 2.8%(从 1.22 亿人增至 1.85 亿人)[62]。中亚和东亚以及北非/中东的患病率最高(>3.5%);南亚和东南亚、撒哈拉以南非洲、安第斯山脉、中部和南部拉丁美洲、加勒比海、大洋洲、大洋洲以及中欧、东欧和西欧地区为中度流行(1.5%~3.5%);而亚太、热带拉丁美洲和北美的患病率较低(<1.5%)。就单个国家而言,埃及被认为是世界上慢性丙型肝炎患病率最高的国家,估计为 15%~20%。导致 HCV 在埃及流行的原因是当年在全国范围内大规模使用的肠道外抗血吸虫治疗运动,而这一运动直到 20 世纪 80 年代才停止[63]。

从系统发生学的角度鉴定出 7 种 HCV 主要基因型和多种亚型,其中不同基因型的病毒序列差异为 30%~50%,而不同基因亚型的差异为 15%~30%[64,65]。

在全球范围内,1 型最常见(46%),其次是 3 型(22%)、2 型(13%)、4 型(13%)、6 型(2%) 和 5 型(1%)[66],目前关于 7 型的流行仍然没有确切数据。1b 型是最常见的亚型,占所有感染的 22%。不同国家和区域之间的基因型分布存在明显差异。欧洲、北美和拉丁美洲的感染主要是基因 1 型。北非和中东有大量感染 4 型的人群,这主要是由于这种基因型在埃及非常普遍的结果。除埃及外,1 型在该地区也占主导地位。亚洲主要受 3 型的影响,其次是 1 型,3 型在印度、尼泊尔和巴基斯坦也很常见。澳大利亚以 1 型为主,其次是 3 型[66]。

HCV 似乎是通过暴露于被污染的血液而传播的。随着检测抗体的血清学检验方法和直接检测 HCV RNA 的检测方法的建立,在发现病毒前频繁发生于输血患者中的 HCV 传播已经消失。目前,静脉注射吸毒史已成为新近获得性 HCV 感染的主要危险因素[67]。其他可能的非暴露途径包括外科和牙科手术以及文身、刺青等个人行为[68]。尽管性传播的危险性较低,但感染人群的性伙伴在 HCV 感染中仍占有一定比例[69]。垂直传播仍可能发生,特别是当母亲丙型肝炎病毒载量很高或合并感染 HIV 时[70-72]。在非法静脉注射吸毒者(IVDU)中,HIV 和 HCV 合并感染比较常见,与 HIV 感染有关的免疫抑制能够使 HCV 滴度升高,加快肝硬化和晚期肝病的进程[73]。

HCV 免疫应答

在大多数持续性感染的病例中,HCV 能够逃避宿主的免疫控制。此外,与许多其他病毒不同,急性 HCV 感染过后并不一定在再次接触该病毒时对其有免疫力。尽管如此,大约 20% 的急性丙肝感染是自发清除的,这表明 HCV 存在有效的适应性免疫反应。但是,在对人和黑猩猩进行了 25 年的研究之后,对于迅速控制急性 HCV 感染的免疫机制仍缺乏详细的了解。此外,体液免疫反应和细胞免疫反应对于控制感染的作用也依然不明确。

多项研究表明,急性 HCV 感染的康复与诱导抗病毒多特异性 Th1 型 $CD4^+$ 辅助性 T 细胞应答以及广谱的多特异性 $CD8^+$ CTL T 细胞应答有关[74]。例如,通过 I 类人白细胞抗原[75-77]和 II 类抗原[78]与自发性病毒清除的相关性,感染消退与 HCV 特异性 IFN-γ 分泌 T 细胞的时间相关性[79],在自发分解过程中,针对多个 HCV 抗原产生多功能、持久的 $CD4^+$ 和 $CD8^+$ T 细胞亚群就是证据[80,81]。此外,在黑猩猩身上进行的T细胞衰竭实验证实了CD4[+] Th细胞和CD8[+] CTL免疫反应在控制HCV感染中的重要作用[82,83]。

虽然细胞免疫在控制HCV感染方面的重要性已得到充分证实,但体液免疫的作用尚不清楚。然而,越来越多的研究表明,B细胞和中和抗体(nAbs)也可能在HCV感染的主动清除中发挥积极作用。结构蛋白和非结构蛋白在HCV急性感染中都是产生抗体的抗原表位。然而,所有已知的nAbs都针对HCV包膜糖蛋白E1和E2或E1/E2二聚体中的表位。多数典型的nAbs直接针对E2中病毒进入因子CD81和清除因子受体B1(SR-BI)相互作用的区域(图26.2)[84]。

关于HCV感染组的纵向分析结果显示,急性病毒血症的清除与出现能够阻止HCVpp进入肝细胞培养物的抗体的存在明确联系[85,86]。近期还有更多研究表明,急性感染早期出现的交叉保护性nAbs与HCV的主动清除密切相关[87-90]。nAbs对那些初次感染已经自发清除,但再次接触病毒并感染的人也有重要作用[91]。在该研究中,60%重复感染的受试者在急性感染阶段检测到nAbs,他们继续清除了再次感染,但在进展为慢性感染的两名患者中没有检测到nAbs。总的来说,这些研究表明,在感染早期,nAb反应的进程可能与病毒清除密切相关。即使是慢性感染,nAbs也可能在一定程度上调节HCV对肝部的侵害,因为低丙球蛋白的患者肝部病变发展更快,程度更严重[92,93]。与这一结果相呼应的,被动接受nAbs能够保护人或动物模型免受病毒的感染。使用人免疫球蛋白进行被动免疫,也能有效预防输血[94]、性行为[69]和肝移植[95]造成的HCV传播。最近,在黑猩猩模型中证明一种针对E2的单克隆抗体可以预防HCV感染[96]。在人肝嵌合体小鼠模型中发现,针对HCV包膜糖蛋白的抗体也能抵御异种病毒的攻击[97,98]。

现在HCV已经可以在细胞中培养繁殖,可以进行病毒抗体中和试验。实际上,最近的研究表明,通过细胞培养获得携带7种主要HCV基因型(JFH1基因型间重组)包膜蛋白的病毒,可以在体外进行交叉中和试验[32]。使用不同基因型间重组病毒感染后获得血清,1a和4a血清交叉中和1a、4a、5a和6a型病毒,但不能中和2a和3a型病毒[99],证明了基因型的聚类,如果能够确定,对今后的被动和主动HCV免疫预防策略的发展会有重大的作用。给黑猩猩模型注射高滴度体外交叉中和抗1a型HCV的免疫球蛋白,可以预防1a型和6a型HCV感染,但不能保护其免

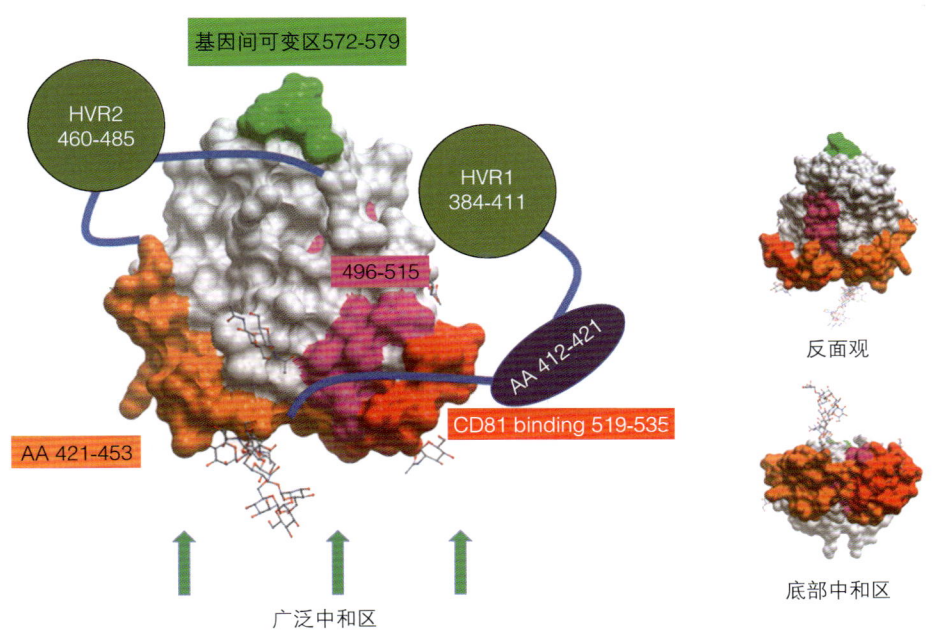

图26.2 丙型肝炎病毒(HCV)E2糖蛋白结构示意图。E2是一种球状蛋白,有三个高变区:HVR1、HVR2和基因间可变区,以绿色显示。当前结构未知的区域被称为结构外区域。HVR1可以屏蔽对中和抗体(nabs)敏感的疏水区。E2的广泛中和位置,可以与多种中和抗体结合,包括CD81结合环(红色)、残基421-453(橙色)、残基502-520(粉红色)和残基412-421(紫色)。一些聚糖的位置可能显示为棒状和球状。(授权转载 CASHMAN SB, MARSDEN BD, DUSTIN LB. The Humoral immune response to HCV: understanding is key to vaccine development. Front Immunol, 2014, 5: 550.)

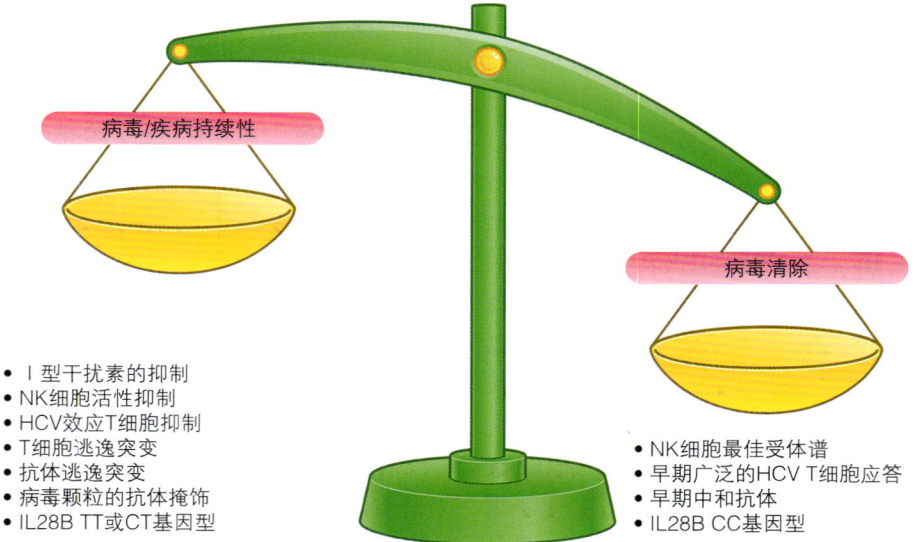

图 26.3　影响抗病性肝炎病毒（HCV）感染的保护性和慢性肝炎的免疫性因素的现代观点。NK：自然杀伤细胞。

受 4a 或 5a 型的感染[100]，这表明在该领域的研究还有更多工作要做。

HCV 逐渐产生了在人类宿主中长期存在并能逃避先天和后天免疫应答的机制。在先天免疫应答的基础上，病毒能够切断产生干扰素的细胞信号转导通路，以阻断干扰素敏感基因的抗病毒活动[101,102]。另外，gpE2 结合到 CD81 上可直接抑制自然杀伤（NK）细胞活性[103,104]，这使得病毒具有在感染早期限制 NK 细胞抗病毒活性的能力。

HCV 还能通过几种途径逃避获得性免疫应答。一是病毒以病毒准种的状态存在，后者在免疫学方面明显有别于前者，可产生能够逃避宿主体液免疫和细胞免疫应答的变异体[105]。因此，HCV 产生高频突变体，以逃避 CTLs[106] 和直接针对包膜蛋白的中和抗体[15,16,18,107,108]。同时，HCV 还产生了几种间接逃避抗体免疫的机制，包括 HCV 与脂蛋白[23,109-111]的关系可能会干扰抗体的结合。病毒包膜蛋白也严重糖基化，这些修饰的存在有效阻止了中和抗体的产生与结合（图 26.2）[112-114]。另外一个可能的免疫逃逸机制可能与发现 HCV 不仅可以通过在与特异性细胞受体结合后直接摄取细胞，还可以通过细胞间传播感染细胞有关[115]。不幸的是，后一种传播方式可受到来自 nAbs 反应的庇护[116]。最后，HCV 持续感染可以降低病毒特异性效应 T 细胞的活性[117,118]。在这方面，值得注意的是，使用腺病毒载体表达 HCV 核心蛋白或 F 蛋白的小鼠的免疫，T 细胞产生的效应分子如颗粒酶 B 或 IFN-γ 减少[119]。这些结果揭示了由 HCV 产生的 F 蛋白和核心蛋白调控免疫的潜在新策略，并可能在疫苗设计中具有重要意义。

尽管 HCV 的感染会削弱宿主的免疫反应，但如果宿主具有产生早期和广谱抗病毒 Th1 型 CD4$^+$ 和 CD8$^+$ T 细胞应答的能力[79,82,83,120-127]，且具有便于先天免疫系统清除病毒的所有 NK 受体[128]，就可以清除病毒（图 26.3）。

总之，不论是受感染的人类还是黑猩猩，如果在疾病早期就能够诱导多特异性 CD4$^+$ 和 CD8$^+$ T 细胞免疫应答，就能够清除病毒。另外，许多实验结果证明，在体内，广泛的 HCV 中和性抗体能够预防异源性病毒的攻击。

抗 HCV 保护性免疫

黑猩猩攻击模型研究和人群多次暴露研究均证实抗 HCV 自然免疫力明显是存在的。在一项黑猩猩模型研究中[20]，用从 HCV-1 型毒株（1a 亚型）中分离的感染性 RNA 对一只黑猩猩进行肝内接种。结果在急性感染消退后，该动物对同源病毒的再次攻击产生了抵抗力。再攻击后没有出现病毒血症，表明首次感染产生了消除性免疫。重要的是，后来采用异源性的 1a 或 1b 毒株进行再次攻击，结果在病毒从血浆和肝脏中消失之前出现了短暂的病毒血症[20]。在几项独立的黑猩猩模型研究中，通过注射不同病毒对黑猩猩进行攻击和再次攻击，也得出了相似的结论[129,130]。另一项黑猩猩模型研究则得到了相反的结果[131]，在该项研究中，只有在使用同源而不是异源基因型菌株进行再攻击后，才出现针对慢性丙肝病毒感染的保护性免疫。而且，近期的研究称早期感染的黑猩猩模型不能对同一 HCV 毒株的再次感染或再暴露后的持续感染产生稳定的保护作用[132]。

人群中交叉免疫保护作用的证据来自一项在美国静脉注射毒品者中进行的前瞻性研究。多变量分析表明，先前未感染过 HCV 的静脉注射毒品者与曾经感染过并且已经恢复者相比，持续病毒血症的发生率高 12 倍[133]。在黑猩猩模型中也能观察到，初次感染时病毒载量的峰值远高于再次感染时的峰值（约高出 2log）。另外，HIV 的合并感染会在所有病例中产生持续性 HCV 感染，提示完整的免疫应答在 HCV 恢复中所起的作用[133]。有趣的是，近期有报道称先前感染过 HCV 但已恢复的静脉注射毒品者出现 HCV 持续感染的风险有所降低，这与 T 细胞免疫应答有关，且维持体液免疫应答需要持续的抗原刺激[134]。

综上所述，这些通过黑猩猩模型研究和人体观察所得到的数据表明存在抗 HCV 免疫力，更重要的是，在常见 HCV 基因型间存在交叉保护性免疫。但需要注意的是，不是所有静脉注射吸毒者的二次感染都能消退而不转为慢性[133]，这就表明抗 HCV 自然免疫是不完全的，且不像抗甲型肝炎病毒和乙型肝炎病毒免疫那样有效。也应该注意到，早期在黑猩猩模型中的研究认为缺乏针对 HCV 的保护性免疫[135]。这一明显的矛盾可能是由于早期的研究主要关注的是消除性免疫而非防止慢性感染发生的能力。

近期一致的看法是在急性期病毒感染期间产生的早期、广泛而多特异性的 T 细胞免疫应答与自发清除感染有关。同样地，二次感染的保护性与广泛而重要的多功能 CD8$^+$ T 细胞免疫应答有关，也与 HCV 特异性 CD8$^+$ T 细胞的质量、功能效力和潜在细胞毒性相关，这些 CD8$^+$ T 细胞可产生针对不同的 HCV 抗原表位的免疫应答。目前已逐渐明确，针对病毒包膜糖蛋白的中和抗体具有保护性，且与快速清除病毒血症有关。因此，一种有效的疫苗需要能够诱导出较强的中和反应和细胞免疫应答。

HCV 疫苗策略

历来开发 HCV 疫苗的策略主要针对以下目标：①预防原发感染（即产生消除性免疫）；②阻止大多数自然感染中存在的慢性病毒持续状态；③清除慢性 HCV 感染患者中的病毒（即治疗性疫苗）[136]。考虑到 HCV 的遗传变异性，通过接种疫苗实现广泛的、消除性免疫几乎不可能实现。然而，由于临床需要解决的疾病是慢性肝炎而非急性肝炎，因此一种不产生消除性免疫，而仅能够防止病毒持续存在从而导致急性感染不会转为慢性感染的疫苗策略也是完全可以接受的。因此，目前正在研制的预防性丙型肝炎疫苗的目标不是预防感染，而是预防病毒的持续存在[137]。新型抗病毒药物在治疗方面取得了成功，与之相对的，治疗性疫苗的研究目前还没有突破性的进展。

到目前为止，一些丙型肝炎疫苗，包括亚单位疫苗和基因疫苗（即质粒 DNA 和病毒载体疫苗），已经在临床试验（表 26.1）或在黑猩猩模型上进行了实验。这些疫苗策略会在下文详细介绍。

表 26.1 接种含佐剂重组 gpE1/gpE2 疫苗的试验 / 攻击结果 *

病毒攻击	组别	总数	急性感染数	慢性感染数 /%	P 值
同源 HCV-1 攻击	佐剂 gpE1/GPe2	12	7	2（17）	0.03
	未免疫对照组	10	10	7（70）	
异源 HCV-H77 攻击	佐剂 gpE1/GPe2	19	19	3（16）	0.02
	未免疫对照组	14	14	8（57）	
总计	佐剂 gpE1/GPe2	31	26	5（16）	≤0.001
	未免疫对照组	24	24	15（63）	

注：gp：糖蛋白；HCV：丙型肝炎病毒。

* 这些实验进行了长达数年。通常，实验动物在 0、1 和 6 月，用 30~80μg 加入油 / 水佐剂的 gpE1/gpE2（MF59 ± MTP 或 MF75 ± MTP 或 MF59 ± CpG）免疫，随后 2~4 周，静脉注射 10~100 黑猩猩感染剂量的 HCV-1 或 HCV-H77 进行攻击。两种菌株均为 1a 基因型，为北美的主要流行株。攻击后至少 1 年时间，用 RT-PCR 方法测定 HCV 基因组 RNA，以评价病毒血症的循环水平。也采用定量 TMA 对一些动物进行检测。

P 值（Fisher 精确检验）是指对照组和接种疫苗组慢性携带率之间的比较。

注意：在使用同源 HCV-1 进行攻击的 5 只接种疫苗的黑猩猩中，接种后在血浆 PBMNCs 或肝组织标本中没有检测到病毒血症，因此被认为是消除性免疫。

含佐剂的重组丙型肝炎蛋白疫苗

从历史上看,第一个 HCV 预防性候选疫苗由 C 端截短的核心蛋白重组 E1 蛋白与氢氧化铝佐剂(T2S-918/InniVacc-C[138])配制而成。这种疫苗能在健康的志愿者体内诱导出抗 E1 抗体[138]。然而,由于未能对观察到慢性 HCV 感染者的病毒血症或进展为纤维化产生影响,目前该候选疫苗的研发已经停止[139]。

在一项对另一种候选疫苗的研究中[140],使用以昆虫细胞为载体的重组 HCV N2 毒株 gpE1、gpE2 以及用于筛选 HCV-6 株 HVR1 区的肽段,对一只黑猩猩进行免疫。这两个缺少 C- 端的跨膜锚钩的包膜蛋白各自独立进行表达和纯化。HVR1 肽段与血蓝蛋白结合,加入弗氏佐剂进行免疫。使用 HCV-6 对相同动物模型进行一系列的免疫和病毒攻击试验后,得出的结论是抗感染的消除效果取决于高滴度的抗 E2HVR1 抗体,而不是抗 gpE1 和抗 gpE2 总抗体的滴度[140,141]。但是没有使用其他毒株进行攻击的报道。

在近期的一项研究中[142],研究人员使用人类 Vero 细胞(HCV 1b BE11 株)产生的重组 E1 和 HVR1 缺失型 E2 评估了 E1 和 E2 各自单独的免疫原性。在接种的单独一种含有铝盐佐剂的蛋白之后,E1 和 E2 免疫黑猩猩后可诱导水平相似的特异性 Th 细胞因子。出乎意料的是,只有接种 E1 的动物血清中出现了能中和 HCVpp 的抗体。此外,使用 E1 进行免疫的动物在暴露于不同的 HCV 1b 疫苗株(J4 株)时,能够阻止病毒的持续感染。

与其他单独的胞外结构域相比,gpE1/gpE2 异源二聚体通常被视为 HCV 病毒体更天然的反映[143]。因此,全长 E1/E2 二聚体一直被认为是 HCV 疫苗的候选抗原。一种由来自哺乳动物细胞的重组 gpE1/gpE2 异源二聚体制备的疫苗已在临床试验中进行了广泛的有效性测试(表 26.2)[144-148]。用这种候选疫苗与油/水基佐剂结合后,对未经免疫的动物进行接种,可诱导针对 gpE1 和 gpE2 的抗包膜抗体和 Th 细胞免疫应答。当对已接种疫苗的动物进行同源性病毒攻击试验时,可以观察到免疫应答水平最高(通过抗 gpE1/gpE2 抗体滴度确定)的动物可产生抗感染的完全保护作用。在接受病毒攻击后,使用高敏感性的逆转录聚合酶链式反应对这些"已消毒"的动物血清和肝标本进行检测,但未能发现病毒血症。这种明

表 26.2 临床试验阶段的预防性和治疗性候选疫苗

疫苗	效果	研究阶段
候选预防性疫苗		
Chiron/Novartis:加入油/水佐剂的重组 E1/E2[144,151,152]	防止黑猩猩出现慢性感染[144]	Ⅰ期临床试验[151,152]
Okairos/GlaxoSmithKline:Ad6/电穿孔 DNA 载体/boost[186]Chd3NSmut/MVA-NSmut(猩猩腺病毒/MVA prime/boost)[188]	在进行异源型病毒攻击后保护黑猩猩出现急慢性感染[186];广泛的 CD4+ 和 CD8+ T 细胞[188,190]	Ⅱ期临床试验[178]
候选免疫治疗性疫苗		
Innogenetics(T2S-918/InnoVac-C):加入铝佐剂的 E1 糖蛋白[138]	增强健康志愿者[138]和慢性丙肝病人[139]对 E1 的体液和细胞免疫应答	Ⅲ期临床试验[139];因为对于病毒血症和肝脏纤维化没有效果,所以项目停止
Intercell AG(IC41):HCV 多肽混合多精氨酸[165,166]	旨在使用新型佐剂增强对保守 T 细胞表位的 CD4+ 和 CD8+ 应答	与 Peg-IFN 合用进行Ⅱ期临床试验[167,169]
Globe Immune(GI5005):热灭活酵母表达的核心 -NS3 融合蛋白[171]	在小鼠模型中诱导针对 CD4+ 和 CD8+ T 细胞[172];在慢性丙肝患者中有中等抗病毒活性[173]	联合使用 Peg-IFN 进入Ⅱ期临床试验[196,197]
Tripep(ChronVac-C):用表达 NS3/4A 质粒进行 DNA 免疫[175]	在转基因小鼠模型中诱导 CD8+ T 细胞来清除表达 HCV 蛋白的肝细胞;慢性肝炎病人中病毒载量少量下降[175]	Ⅰb 期临床试验[175]
CIGB-230:表达 HCV 结构抗原的质粒与重组 HCV 核心蛋白的混合物[176]	可能改善慢性肝炎病人的纤维化,但对病毒血症无效	Ⅰb 期临床试验[177]
Transgene(TG4040):表达的 NS 蛋白(NS3-NS5B)的改良安卡拉痘苗病毒[198]	在黑猩猩模型中诱导出 CD4+ 和 CD8+ 免疫应答;慢性丙肝患者的病毒载量下降 1.5 $\log_{10}$[181]	联合使用 Peg-IFN 进入Ⅱ期临床试验[182]

显的消除免疫与能够阻止 gpE2 或病毒自身与 CD81 的结合的抗 gpE2 抗体滴度直接相关[149]。而且，虽然免疫应答水平较低的动物受到了感染，但多数仅经历了顿挫感染，并没有导致持续带毒感染的状态[144,147]。总的来说，这些数据表明与未接种疫苗的对照组实验动物相比，接种组发展为慢性感染的比率明显降低[145]。这些开创性的实验支持了研制丙型肝炎疫苗的可行性，它表明重组包膜糖蛋白的免疫力可以诱导消除免疫，或在病毒攻击后，防止急性一过性感染发展成慢性感染。

这项研究随后需要解决的关键性问题是该疫苗是否能够对异源性 1a 毒株的实验性攻击产生保护作用（疫苗株 HCV-1 和攻击株 HCV-H 同属 1a 基因型，主要在美国流行，在全球范围也有发现）。虽然没有实验动物对异源病毒的攻击产生消除免疫，但是大多数都没有出现长期带毒的状态，这与未接种组动物以及人类感染者的情况大为不同（表 26.1）[145]。对病毒攻击的保护与疫苗诱导的抗 E1/E2 反应相关。重要的是，一些免疫黑猩猩的抗血清在体外表现出交叉中和活性[150]。根据这些临床前试验资料，一项关于中国仓鼠卵巢细胞系的 gpE1/gpE2 结合油／水 M59 佐剂疫苗耐受性和免疫原性的临床试验正在进行中[151,152]。

与受试黑猩猩的情况相似，人类志愿者中也出现了强烈的 Th 细胞免疫应答，同时产生了高滴度的抗 -gpE1/gpE2 抗体。另有研究显示，多数受试者产生的抗体能够中和带有来自 HCV-1 同源 1a 型菌株的包膜糖蛋白的 HCVpp 的感染性[151]。此外，最近的研究表明，来自接种疫苗的特定个体的抗血清——尽管效果不同——能够中和嵌合细胞培养衍生病毒（HCVcc），该病毒表达了代表所有 7 种主要 HCV 基因型毒株的结构蛋白[153]。目前还没有关于这种候选疫苗临床研发进展的报道。

有报道称 C-gpE1-gpE2 基因盒在昆虫细胞中表达会导致细胞质内产生 40~60nm 的病毒样颗粒[154]。经不完全纯化后，这些病毒样颗粒表现出对小鼠[155]和狒狒[156]的免疫原性。此外，在黑猩猩模型中证明这些 VLPs 可以诱导特定的 CD4$^+$ 和 CD8$^+$ 细胞反应[157]。接受同源的 HCV 毒株攻击后，四只实验动物均被感染，10 周后有三只主动清除了病毒，一只出现了间歇性的病毒血症，但是 HCV RNA 水平较低。虽然观察到了肝周和肝内 T 细胞的数量增加和对 HCV 结构蛋白的增殖反应，但没有检测到 HCV 特异性抗体反应。使用其他毒株攻击的结果，以及这一研究的临床试验结果尚未有报道。此外，E1/E2 疫苗的研发也存在问题。事实上，异质二聚体必须从哺乳动物细胞的内质网中提纯细胞内物质，这使得扩大其产量变得困难。

重组病毒核心蛋白也可能是疫苗的有效成分，其原因有以下几点。第一，广泛的 HCV 特异性 CD4$^+$ 和 CD8$^+$ T 细胞免疫应答，包括针对核心蛋白的免疫应答，都与 HCV 感染的恢复有关[79,121,125-127]。第二，核心蛋白是最保守的多肽，且包含 CD4$^+$ 和 CD8$^+$ 表位，在不同的基因型间均高度保守，这就有利于产生交叉免疫保护[158,159]。第三，重组核心蛋白能够自我组装成颗粒，并在动物模型中表现出很强的免疫原性[160]。通过来源于大肠杆菌的重组 HCV 核心蛋白抗原组成的免疫刺激复合物（ISCOMs）在恒河猴模型中诱导较强的 CD8$^+$ CTL 活性（和 CD4$^+$ 活性）[161]。（ISCOMs 是由抗原、胆固醇、磷脂和皂苷组成的微粒抗原传递系统，而 ISCOMATRIX 是由胆固醇、磷脂和皂苷组成但不含抗原的微粒佐剂。将抗原与 ISCOMATRIX 结合称为 ISCOMATRIX 疫苗。[162]）基于这些令人振奋的临床前数据，HCV 核心蛋白／ISCOMATRIX 疫苗在健康人群中的 I 期试验已经启动[163]，主要目的是评价疫苗的免疫原性。除 1 名受试者外，在所有其他受试者中均观察到抗体应答，但 8 名接种最高剂量疫苗的受试者中，仅有 2 名观察到 CD8$^+$ T 细胞应答[163]。这项研究的结果表明，HCV 蛋白疫苗诱导人体交叉反应性 HCV 特异性 CD8$^+$ T 细胞免疫应答尚需进一步研究。

在不同 HCV 基因型中存在多个高度保守的 CD4$^+$ 和 CD8$^+$ 抗原表位。它们属于不同的 HCV 编码病毒粒子和非结构蛋白[158,159,164]。疫苗配方中含有这些表位将有利于产生广谱的抗病毒细胞免疫应答，从而诱导抗不同 HCV 基因型的交叉保护性免疫。其中一种方法是组装由保守的 HCV T 细胞表位中连续序列构成的、以重组多肽或 DNA 疫苗形式存在的"HCV 多表位疫苗"[154,155]。这种情况下免疫应答会直接针对多种高度保守的表位，可由多种人 MHC I 类和 II 类分子提呈，因此可以产生较强的交叉免疫力，并可能避免"稀释"针对多种易突变 HCV 表位的免疫应答。另一种相关的方法是研发 IC41 疫苗，这是一种候选的多肽疫苗[165,166]。IC41 包含 5 个合成肽，编码 4 个 HCV 特异性 HLA-A2 限制性 CTL 表位及 3 个高度泛宿主性的 CD4$^+$ T 细胞表位（来自核心蛋白、NS3 和 NS4 蛋白），以多聚 -L- 精氨酸为佐剂，增强 Th1/Tc1（IFN-γ）应答。在目前流行的 HCV 基因型菌株中，这些表位中的序列均高度保守。在针对健康人群志愿者的 I 期试验中，多聚 -L- 精氨酸对于产生功能性泌 IFN-γ T 细胞具有重要作用[165]。令人沮丧的是,在慢性感染的情况下,该疫苗只是使病毒血症的严重程度有所降低,其降低程度与 T 细胞免疫应答的强度不成正比[167,168],同时,在标准 Peg-IFN/利巴韦林治疗时加入该疫苗也没有能阻止病毒性复发[169]。

采用一种不同的方法,Houghton 和同事们[145]为未经免疫的黑猩猩接种酵母源性多融合蛋白。这种蛋白由 NS3、NS4、NS5 和核心蛋白组成,经纯化并加入 ISCOMATRIX 佐剂。5 只黑猩猩于 0、1 和 2 月进行接种,之后在第 3 个月通过静脉注射异源性 1a 型毒株(HCV-H77)对其进行攻击。结果在进行试验性攻击和感染之前,肝脏就出现了高效的 HCV 多特异性 CD4$^+$ 和 CD8$^+$ T 细胞免疫应答。进行病毒攻击后,与未接种的对照组相比,实验组出现急性病毒血症和急性肝炎的状况有明显的改善。但令人惊奇的是,在接受病毒攻击后 18 个月,5 只实验黑猩猩的病毒血症均未消失。这一结果不仅与重组 gpE1/gpE2 异源二聚体疫苗所得的数据完全相反,而且还与许多其他候选疫苗在黑猩猩模型中的实验结果相反,在这些试验中急性病毒血症在病毒攻击结束后就会消失。虽然很难从一项仅涉及 5 只动物的疫苗研究中得出确切的结论,但这种疫苗可能增加而不是减少慢性感染的发生率,这一可能仍然令人不安[145]。

经基因改造并加热灭活的重组酿酒酵母表达靶向分子免疫原(Tarmogens)技术也在研究阶段,但是只适用于治疗性疫苗。Tarmogens 可被树突状细胞发现,并可刺激产生固有免疫应答及特异性免疫应答[170]。这种技术已用于设计编码核心-NS3 融合蛋白的 HCV 候选疫苗(GI-5005)[171]。GI-5005 在临床试验前的体内和体外模型中都显示出了稳定的免疫原性[172]。令人失望的是,在 HCV 感染者中,GI-5005 单一疗法仅显示出微弱的抗病毒效果[171,173],而且也没有在临床前阶段和临床阶段测试过其预防性效果。

HCV cDNA 疫苗

对小动物模型进行肌肉或皮内注射重组 DNA 质粒会导致编码蛋白的表达,从而引发特异性的免疫应答。然而这一成功在人体中尚未实现,因为 DNA 的吸收量和基因的表达随着免疫器官的增大而急剧下降。

在黑猩猩模型中,迄今为止只报道了一项小型 DNA 疫苗研究[174]。为了优化免疫原性,研制重组疫苗时将 gpE2 的外功能区(aa 384-715)与 C-末端即 CD4 细胞的跨膜区融合,以便将编码的 gpE2 糖蛋白隔绝在细胞外表面。使用生物注射器,在第 0、9 和 23 周将 DNA 注射入肱四头肌,并在 3 周后使用同源 HCV 进行实验性攻击。值得注意的是,2 只接种疫苗的动物急性感染都迅速消退,但未接种疫苗的对照组动物却在病毒攻击后转为了慢性感染。虽然仅在 1 只实验动物中观察到疫苗诱导的体液免疫和细胞免疫,但 2 只接种疫苗的动物与对照组动物相比,在攻击后病毒滴度较低,且出现肝炎较早,这就是疫苗初次免疫的结果[174]。

如今,有两种 DNA 候选疫苗进入临床试验阶段,均为治疗性疫苗而非预防性疫苗。第一种候选疫苗 ChronVac-C 是以密码子优化的 HCV 非结构 NS3/4A 基因表达为基础的,并被巨细胞病毒早期瞬时启动子所控制。此疫苗现在已经进入 I/IIa 期临床试验,针对感染基因 1 型 HCV 的病人评估其安全性、免疫原性和治疗效果[175]。在使用肌内电穿孔进行免疫接种后,两名患者均出现了病毒载量下降,并且在病毒载量下降的同时诱导出 HCV 特异性的 T 细胞免疫应答[175]。然而,关于该疫苗作为预防疫苗的有效性还没有新的研究报道。

另一个研究小组在 I 期研究中为慢性 HCV 感染者接种了治疗性疫苗(CIGB-230),这种疫苗结合了表达 HCV 结构抗原的 DNA 质粒与重组 HCV 核心蛋白[176]。患者为先前对抗病毒治疗无应答者,以 4 周的时间间隔肌内注射 6 剂疫苗。大多数患者出现了针对异源性病毒假粒子的中和抗体和针对 HCV 核心蛋白特异性的 T 细胞免疫应答。近半数患者在接种疫苗后[177],虽然持续存在病毒血症,但是在肝组织学方面却有改善,纤维化程度降低,这一结果很难解释。

HCV 载体疫苗

由于载体具有广泛的趋向性,使用缺陷型病毒株或减毒毒株作为载体提呈疫苗可提高免疫原性,包括抗原提呈细胞的免疫原性,并可刺激先天免疫应答,而该应答可反过来刺激针对编码疫苗抗原的适应性免疫应答。此外,使用本身已用作疫苗的载体,在疫苗的安全性、生产和发放方面都具有潜在的优势。最后,很多载体允许插入多个基因,有利于诱导广泛的交叉保护性免疫应答,特别适用于异源性免疫原如 HCV。

因其具有良好的安全性和免疫原性,修饰过的安卡拉痘苗(MVA)是一种良好的疫苗载体。MVA 作为一个增强载体尤其有效,能增加 T 细胞免疫反应的广度和强度[178]。Rollier 等人报道了这种 DNA 初免/MVA 增强的方法[179]。简言之,该实验中黑猩猩先用编码的 HCV 核心 -E1-E2 和 NS3 的 DNA 质粒进行初免，随后用编码的核心 -E1-E2 和 NS3 基因的重组 MVA 加强免疫。这种 DNA 初免、MVA 加强的免疫方案能够诱导较强的 Th1- 和 Th2- 细胞因子应答，同时出现强 HCV 特异性 CD8$^+$ T 细胞免疫应答和高滴度的 HCV 特异性抗体。随后使用异源型病毒进行免疫攻击，显示这种 DNA 初免、MVA 加强的免疫方案与急性期 HCV 病毒水平的控制相关。但是，虽然控制住了急性期血浆和肝脏中的 HCV，但 4 只免疫动物中有 3 只出现了持续感染。

TG4040 是一种重组多抗原 T 细胞疫苗，这种基于 MVA 的疫苗已进入临床试验。TG4040 编码 HCV NS3、NS4 和 NS5B 蛋白。它最初在 HLA31 Ⅰ型转基因小鼠中进行试验，显示能够诱导高效而持久的交叉免疫反应性 HCV 特异性 CD8$^+$ 和 CD4$^+$ T 细胞[180]。6 个月后再进行一次该疫苗的加强免疫，结果这些免疫应答很容易被加强，提示这种接种程序能够有效地诱导 T 细胞免疫记忆。TG4040 作为候选治疗性疫苗的安全性和生物活性已在Ⅰ期临床试验中进行评估，观察对象是 15 名未经治疗的 HCV 患者[181]。15 例患者中，6 例注射了 3 次疫苗，每周 1 次，其余患者在 6 个月后接种了第 4 次。15 例患者中有 5 例观察到疫苗诱导的 HCV 特异性细胞免疫反应。8 例患者的循环 HCV RNA 水平显著下降。获得最强烈特异性 T 细胞免疫应答的患者病毒载量下降幅度最大。在今后的临床研究中，TG4040 作为候选的治疗性疫苗结合 Peg-IFNα 和利巴韦林一起使用。TG4040 结合 Peg-IFNα/ 利巴韦林具有良好的耐受性，但对于已经有持续病毒学应答的患者来说，与标准的治疗（Peg-IFNα/ 利巴韦林）相比没有更大的益处[182]。

另一个研究小组使用表达 HCV 结构和非结构基因的复制型牛痘病毒免疫 4 只未经免疫接种的黑猩猩。使用同源性毒株进行实验攻击后，4 只黑猩猩急性感染后均未进入带毒状态，而 2 只对照组动物在受到同样攻击后转化为慢性感染[183]，进一步证明了预防性疫苗阻止疾病进展为慢性状态的能力。

表达 HCV 蛋白的腺病毒载体（Ad）也可以作为起预防或治疗（或两者兼而有之）作用的 T 细胞疫苗的候选。Ad 载体因其在灵长类动物和人类 T 细胞启动方面的优势而适于作为疫苗的载体[184]。Ad 载体的主要潜在缺陷是宿主对该载体的预先免疫，这可能导致宿主在对插入的免疫原产生反应之前将其清除。然而，这个问题可以通过使用低流行血清型或使用黑猩猩腺病毒作为基因载体来部分的克服[185]。

在黑猩猩模型的验证研究中首先对未经免疫的动物接种 2 次表达所有 HCV NS 基因（1b 型的 NS3 到 NS5b，BK 株）的复制缺陷的 Ad6 腺病毒[186]。随后，通过用编码同一 HCV NS 基因的裸 DNA 疫苗进行反复电穿孔，诱导加强免疫应答。按照这一方案，5 只接种疫苗的黑猩猩中有 4 只产生了 HCV 特异性和多特异性 CD4$^+$ 和 CD8$^+$ T 细胞。在用异源 1a 株进行延迟实验攻击后，这 4 只黑猩猩的急性病毒血症和肝炎得到了明显的改善，随后病毒血症消失。相反，对疫苗产生较弱应答的 1 只黑猩猩出现了与未接种疫苗的对照组相似的病毒血症和肝炎，随后发展成慢性携带者，与接受同样的 1a 毒株攻击的 5 只对照组中的 4 只情况相类似（图 26.4）。

基于这些令人鼓舞的数据，我们在健康志愿者中进行了Ⅰ期临床试验，测试了表达带有 HCV 功能缺失突变的 HCV 聚合酶基因盒[187]（分别为 Ad6-nsmut 和 ChAd3-NSmut）的 BK NS3-NS5B 基因的人类 Ad6 和黑猩猩 3 型腺病毒[188]。10 例患者接受最高剂量的 Ad 表现出强大的、多特异性的和交叉反应的 T 细胞反应。然而，可能是因为人类对 Ad 的交叉反应抗体水平较高，使用异种 Ad 增强的效果并不像在临床前实验中在其他物种中观察到的那么有效[188,189]。在健康人群中进行了Ⅰ期临床试验评价了携带相同 HCV 序列 MVA 增强的 ChAd3NSmut（MVANSmut）这一启动 - 增强方案[190]。本实验结果表明，由 ChAd3 诱导的 HCV 特异性 T 细胞在 MVA 的作用下得到了极大增强，并产生针对多种 HCV 抗原的 CD8$^+$ 和 CD4$^+$ HCV 特异性 T 细胞。产生了持续免疫记忆和效应 T 细胞群，在异种 MVA 的促进下，T 细胞的免疫记忆随着增殖性和多功能性的提高而提高。这个 ChAd/MVA 疫苗已经进入Ⅱ期临床，将未感染 HCV 的 IVDU 人群作为高危人群纳入到研究中（ClinicalTrial.gov Identifier：NCT01436357）。这项由美国国家过敏和传染病研究所（NIAID）赞助的研究旨在评估该方案是否能提高急性 HCV 感染的病毒自发清除率。

未来的方向

几年前，实现针对 HCV 的有效免疫还被视为一种遥不可及的理念，因为该病毒很容易引起慢性感染，其证据就是恢复期的患者和实验黑猩猩很容易在再次暴露后出现二次感染，同时还要考虑这种病毒的遗传异质性。如今，基于以下几个理由，我们对前景持乐观态度。首先，现在我们知道大部分的急性感染中都会出现对病毒的自发清除，且与针对病毒的特异

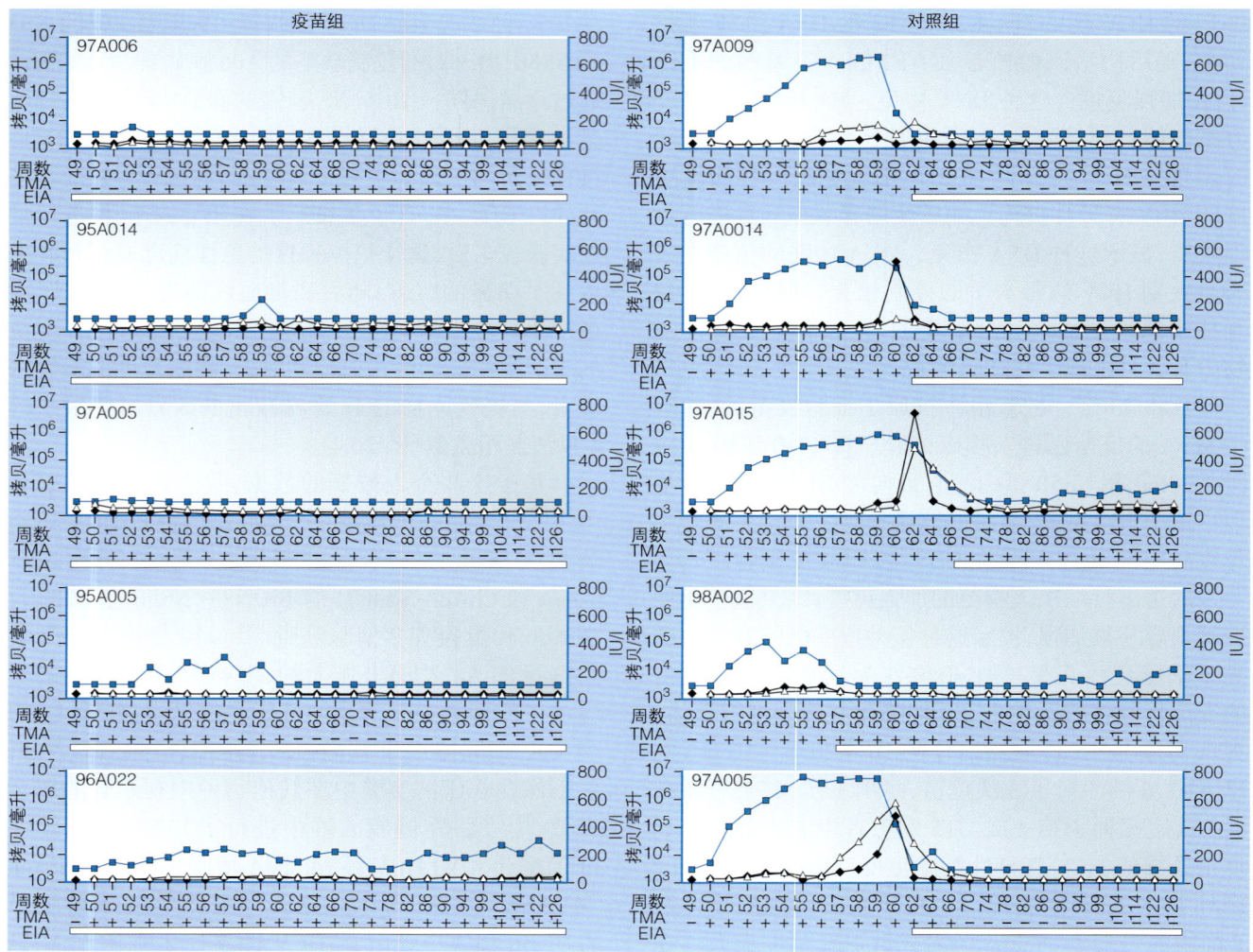

图 26.4 接种疫苗组和对照组黑猩猩病性肝炎病毒核糖核酸（HCV RNA）、丙氨酸转氨基酶（ALT）、谷氨酰转肽酶（GGT）和 HCV 特异性抗体应答的动力学。显示的是接种疫苗组（图左侧部分）和对照组（图右侧部分）黑猩猩急性 HCV 感染（随访 18 个月）的过程。蓝色方块表示血浆标本用分支 DNA 分析方法测定的 HCV RNA 动力学，黑色菱形块和白色三角分别代表肝脏酶 ALT 和 GGT 活性的动力学。在 T=49 处的数据点是根据攻击前 10 个时间点计算的 ALT 和 GGT 活性的平均值。定性 HCV RNA 分析方法[转录介导扩增法（TMA）的检测限为 50 拷贝 /ml]测定的结果在每张图下端以 + 和 - 表示。抗 HCV 血清阳转结果有穿过每张图底部的灰色条带表示。

性免疫应答相关。因此，采用合适的疫苗来诱导这些免疫应答成为可以实现的选择。其次，有明确的证据表明在人或黑猩猩模型中会出现天然免疫。这些研究显示，大部分恢复期的患者或黑猩猩模型再次暴露于病毒能防止出现慢性感染，即使是暴露于不同的病毒。

目前进行 HCV 免疫的方法包括使用重组包膜蛋白诱导中和抗体和 CD4[+] T 细胞以及多种缺陷型或减毒载体[144-148]，以增强针对多种载体表达的 HCV 基因产物的体液和细胞（CD4 和 CD8）免疫应答[186,188,190]。开发疫苗的有关策略似乎应包括诱导广泛的体液（抗 -gpE1/gpE2 抗体）和细胞免疫应答。几种预防性或治疗性候选疫苗已经进入人体临床试验阶段（表 26.2），还有更多方案正在进行临床前研究，包括重组 E1/E1 二聚体，然后用表达 E1-E2 糖蛋白的 Ad 载体进行异种引物增强免疫[191]。随着 HCV 体外培养系统的进步，对于灭活丙肝疫苗的研发也开始起步[192]。确定保护作用、疫苗诱导保护作用的免疫记忆以及对多种基因型的交叉保护作用的相关因素，对于将来优化疫苗配方具有重要意义。

然而，围绕预防性 HCV 疫苗的临床和临床前研究仍有一些问题亟待解决。在欧洲和美国，禁止使用黑猩猩模型的限制使研制预防性 HCV 疫苗面临着巨大挑战。因此，需要投放更多精力用于改进和验证适合于 HCV 感染研究的小动物模型,从而将其应用于评估疫苗的有效性,以及在临床前阶段评定免疫保护的相关性。此外,由于发达国家的新发感染率相对较低,因此很难招募合适的高危人群来进行疫苗有效性评价。

输血后感染的风险已通过供体筛查消除,对于其他高危人群采取有效的筛查却仍有许多困难,如依从性差(IVDUs),感染的发病率不高(医护人员),缺乏基本的设施(在许多发展中国家,感染的发生率很高)或者伦理问题(在犯人中患病率和发病率都高)。尽管有这些困难,当我在巴尔的摩写这篇文章时,第一个预防性 HCV 疫苗的双盲、随机、安慰剂对照试验的正在 IVDU 人群中进行[178]。这项试验的成功完成将决定由非结构性 HCV 蛋白启动的 T 细胞免疫是否足以降低急性感染后的慢性化的发生率。此外,这也将为此类疫苗有效性试验的可行性提供重要支持。综上所述,丙肝疫苗的前景在今天看来是近期的一个现实目标。考虑到慢性丙肝感染是原发性肝癌最常见的原因之一,这意味着导致全球发病和死亡的一个重要因素将得到控制并有可能被根除。

(刘洁 孟凡岳 白云骅)

本章相关参考资料可在"ExpertConsult.com"上查阅。

第 27 章 戊型肝炎疫苗

Harry R. Dalton、Jacquet Izopet 和 Ningshao Xia

1980 年,戊型肝炎(简称"戊肝")这一疾病首次被发现。当时,在印度出现了经水传播的流行性肝炎,最初认为是甲型肝炎病毒(hepatitis A virus,HAV)引起,但在对 HAV 具有免疫力的人群中也出现了病例[1,2]。3 年后,病原体(暂时命名为"流行性非甲非乙型肝炎"或是"经肠道传播的非甲非乙型肝炎")成功感染了志愿者和食蟹猴[3]。1990 年病毒的基因组被克隆和测序[4],并更名为戊肝病毒(hepatitis E virus,HEV),具有四种基因型(即基因型 1~4,HEV 1~4)。回顾过去,在 20 世纪上半叶或更早时间发生的大部分经水传播的流行性肝炎很可能并不是甲型肝炎,而是戊肝[5]。

多年来,戊肝被认为主要局限在发展中国家流行,而发达国家中仅在归国的旅行者发生。在过去几年中,这一概念被证明是错误的,因为戊肝同样在许多发达国家流行。在发达国家,戊肝主要由 HEV 基因型中的 3 型和 4 型(HEV3 和 HEV4)引起的猪人畜共患病,且人类感染十分常见[6]。

临床表现

急性戊肝

在发展中国家,戊肝由 HEV1 和 HEV2 导致,主要威胁青年人群。感染病例多为散发,偶可发生几百上千病例的暴发流行。戊肝的潜伏期约为 40 天,感染可导致亚临床感染乃至急性重型肝炎,报告病死率约为 1%。临床体征和症状包括疲倦、食欲减退、腹痛和压痛、恶心、呕吐、发热及黄疸。戊肝患者的生化指标表现为血清肝酶和胆红素水平升高,通常在发病后 6 周内恢复正常[7]。发达国家戊肝病例的临床症状与地方性流行的发展中国家相似,且与其他急性病毒性肝炎症状相同。然而,也存在一些重要的差异(表 27.1),其中最值得注意的是发达国家的急性戊肝通常无症状,临床病例常见于中老年男性[6-10]。

慢性戊肝

HEV 的慢性感染通常发生在免疫抑制人群中,包括器官移植受者,血液系统恶性肿瘤患者和 HIV 感染者[11-14]。迄今为止,仅发现 HEV3 引起的慢性戊肝。最主要的人群为发达国家器官移植受者,在感染 HEV 之后高达 60% 的器官移植受者可发展为慢性感染。慢性感染患者通常无症状、无黄疸,血清谷丙转氨酶(ALT)轻度升高(100~200IU/L)。若未经治疗,慢性肝脏病变将快速发展,约 10% 会在 2 年内发展为肝硬化[13]。

肝脏并发症

在发展中国家,急性戊肝的病死率约为 1%,其中主要是由孕妇急性肝衰竭伴流产导致的死亡[7]。急性肝功能衰竭常见于有慢性基础性肝病患者,病死率高达 70%[15]。在发达国家,病死率为 3%~10%。大多数死亡原因是在患有慢性肝病的老年男性中发生的急性肝衰竭。由于医院报告病例中不包含大多数无症状病例(>90% 的病例),因此这些数据可能高估了一般人群的病死率。在未治疗的慢性感染的器官移植受者中,10% 在 2 年内进展为肝硬化。在这些患者中,通常发展为慢性肝衰竭需要(再次)移植,并且许多此类患者已经死亡。

肝外并发症

与戊肝相关的肝外临床表现包括急性胰腺炎[16]、血小板减少症[8]、冷球蛋白血症[17]、自身免疫性甲状腺炎[18]、急性心肌炎[8]以及一系列神经损伤[19]。这些并发症在发展中国家和发达国家的急性、慢性戊肝病例中均有描述。神经系统并发症最为常见,8% 的患者在整个病程中会发生神经系统病变[8]。

最常见的神经系统症状包括吉兰-巴雷综合征(Guillain-Barré syndrome,GBS)、神经性肌萎缩症(neuralgic amyotrophy,NA)以及脑膜脑炎(meningo-encephalitis)。近期,来自欧洲的 GBS 及 NA 患者队列的最新研究显示,其分别有 5% 和 10% 的患者在神经系统症状出现之初存在急性 HEV 感染(HEV3 感染)[20,21]。在此类患者中,肝炎症状轻微或呈无症状,以神经系统症状和体征为主。目前,戊肝并发神经系统损伤的机制尚不清楚。在某些病例中,经由脑脊

第27章 戊型肝炎疫苗

表27.1 戊肝病毒(HEV)1、2型与3、4型比较

	HEV 1、2型	HEV 3、4型
地理分布	亚洲(HEV 1) 非洲(HEV 1和HEV2) 墨西哥(HEV 2)	全球性分布,包括发达国家(HEV 3) 日本、中国、欧洲(HEV 4)
感染来源	仅由人类传播	经由动物传播 血液传播
感染途径	通过被污染的水经由粪-口途径传播	食用感染猪肉经口传播 经肠外的,医源性传播(血液传播)
经血液传播风险	低	高
疾病暴发	有	无
家庭内传播	无	无
出现临床症状的比率	1:2	<1:10
感染人群	主要感染年轻人群	主要感染老年人(年龄中位数63岁;男性:女性=3:1)
慢性感染	无	有,在免疫抑制人群 如未治疗,则快速进展:10%的病人将在2年内进展为肝硬化 通常通过3个月的利巴韦林治疗可实现病毒的清除
是否会发生HEV再感染?	可以;尚无详细记录	可以; HEV 3型:尚无详细记录 HEV 4型:相对于原发感染,再次感染病例中女性比例较高,症状较轻
临床进展	绝大多数为自限性肝炎	绝大多数为自限性肝炎
对妊娠的影响	死亡率为25%	未见死亡率增加
有慢性基础性肝病者	死亡率增加	死亡率增加
神经系统后遗症	有;记录较少	有

HEV:戊型肝炎病毒

液分离出了HEV RNA。在一位患者身上,发现存在HEV准种,与从患者的血液以及脑脊液中分离出的HEV病毒序列存在差异[22]。这表明,至少在某些情况下,HEV病毒可能具有直接嗜神经性。

病原学及其发病机制

HEV为球形无包膜病毒,直径为27~34nm。急性或慢性感染时,血液中循环的HEV病毒含脂质,与粪便中排出的无包膜病毒颗粒不同[23,24]。HEV基因组为正链RNA病毒,全长7.2kb。基因组由1个短的5′端非编码区(其上存在7-甲基鸟苷)、3个开放阅读框(Open Reading Frame,ORF)及1个由腺苷残基的支链作终点的短的3′端非编码区构成。

ORF1

ORF1编码一个非结构蛋白,其含有若干功能结构域,由约1 700个氨基酸组成[25]。其中包括给病毒基因组加帽的甲基转移酶/鸟苷酰转移酶、木瓜蛋白酶样半胱氨酸蛋白酶、大分子结构域、呈现RNA 5′三磷酸酶(NTPase)解旋酶、RNA解旋活性的解旋酶结构域以及RNA依赖性RNA聚合酶。在蛋白酶和大分子结构域之间存在柔性、富含脯氨酸的"铰链"区域,称为聚脯氨酸区(PPR)。体外和体内测序结果显示PPR区是无序的区域[26-30],该区域可能参与到病毒适应宿主的过程中[31,32]。在HEV感染的急性期,发展为慢性感染的免疫缺陷患者中聚脯氨酸区(PPR)准种的异质性较治愈个体中更大[26]。

ORF2

ORF2编码病毒的衣壳蛋白,该蛋白含有660个氨基酸,以二聚体的方式形成病毒衣壳[33]。每个单体含有壳结构域(S)、中间结构域(M)和突出结构域

(P)[33-35]。在组装过程中,衣壳蛋白单体可自我组装成二聚体,随后形成具有包装 RNA 能力的十聚体。病毒衣壳是 T=3 的二十面体衣壳,而重组 HEV 衣壳蛋白可以自组装成 T=1 病毒样颗粒(VLP),保留了天然 HEV 病毒体的抗原性[36]。HEV 衣壳蛋白的免疫学和结构生物学研究推动了戊肝疫苗的发展[37,38]。不同 HEV 准种 M 和 P 衣壳结构域编码序列的异质性可能与免疫抑制患者 HEV 感染的慢性化相关[39]。

ORF3

ORF3 编码含有 133 或 114 个氨基酸的小蛋白质,其参与病毒从细胞释放的过程。ORF3 蛋白以依赖于 Ser80 磷酸化的方式与衣壳蛋白相互作用[40]。ORF3 蛋白还拥有一个 PSAP 基序,可与 TSG 101 特异性相互作用,TSG 101 是参与许多包膜病毒发育的宿主 ESCRT-1 蛋白[41,42]。

分类

HEV 属于戊肝病毒科(Hepeviridae,国际病毒分类委员会划分)。由于各种动物物种中新病毒株的数量不断增加以及新获知的全基因组序列,分类仍在不断发展。目前已在哺乳动物、鸟类和鱼类中发现了某些基因型。近期提出的一种分类方法计划将戊肝病毒科划分为两个属,即正戊肝病毒属(Orthohepevirus)和鱼戊肝病毒属(Piscihepevirus)[43]。正戊肝病毒属包含感染哺乳动物(Orthohepevirus A、Orthohepevirus C 和 Orthohepevirus D)和禽类(Orthohepevirus B)的四个种,正戊肝病毒属 A 包含能够感染人类的 HEV 毒株,并分为四种主要基因型(HEV1~HEV4)。HEV1 和 HEV2 仅从人类中分离获得,而 HEV3 和 HEV4 主要从人类和猪中分离获得[44]。其他基因型,包括来自兔[45,46]、野猪[47,48]和骆驼[49]的病毒株,也属于正戊肝病毒属 A 种。所有能够感染人类的 HEV 基因型都属于同一血清型,而正戊肝病毒属 B 种(感染禽类)、正戊肝病毒属 C 种(感染鼠和雪貂)、正戊肝病毒属 D 种(感染蝙蝠)以及鱼戊肝病毒属(感染鳟鱼)则不包含能够感染人类的基因型[50]。

诊断

通过在疾病潜伏期或急性发作的早期,在血清和/或粪便中检测到病毒 RNA(采用逆转录聚合酶链式反应,RT-PCR),或者采用更常见的方法,即通过检测疾病急性发作的晚期或恢复期的抗-HEV 免疫球蛋白(immune globulin,Ig)M 抗体或抗-HEV IgG 抗体滴度的增长,均可诊断戊肝[51]。目前已开发出用于检测此类抗体的商品化酶联免疫吸附(ELISA)试剂。不同试剂灵敏度与特异性差异较大[52],尚未在美国获得批准。

治疗

急性戊肝通常呈自限性,无须治疗。有慢性肝病的急性戊肝患者通常预后较差[53,54],其中少数患者使用利巴韦林可治愈[55]。慢性戊肝感染患者(定义为持续性病毒血症 > 3 个月)应予以治疗。在器官移植受者中,第一步是尽可能减少免疫抑制剂用量,可在大约 30% 的器官移植受者中实现清除病毒。若不具有可行性或未成功,则应给予 3 个月的利巴韦林治疗,可在大约 85% 的病例中实现持续的病毒应答。若 3 个月的疗程结束后在粪便中仍能检出 HEV RNA,则应延长治疗时间[56]。

流行病学

发病率、流行率及传播方式

在发展中国家,由于卫生条件较差,HEV1 和 HEV2 两种基因型通常通过被污染的水源进行传播。除全年发生的散发病例外,同样也会发生许多小规模和偶发的大规模暴发[57]。亚洲与非洲经常发生戊肝暴发,导致极高的发病率和死亡率,特别是在难民营中。据估计,全球每年大约有 2 000 万例 HEV 感染,造成超过 300 万例临床病例和 70 000 例死亡[58]。孕妇易感性极高,孕晚期(孕后期 3 个月)的病死率高达 30%[59]。HEV 可以通过胎盘屏障感染胎儿,导致每年约 3 000 例死产[58]。人群中的抗-HEV 血清阳性率可以达到 80%,并且在 15~30 岁时急剧增高,但是埃及除外,其 <10 岁儿童抗-HEV 阳性率已经达到较高水平[60]。HEV 感染率在不同国家、同一国家不同地区及不同时间均不同[60,61]。

在发达国家,虽然一部分散发病例是从亚洲和非洲返回的旅行者,且由 HEV1 和 HEV2 感染引起,但大部分是在本地经由动物宿主传播的 HEV3(全球范围)或 HEV4(主要分布在亚洲)引起的病例。在法国,自 2012 年完成诊断试剂的优化和诊断策略的调整以来,国家参比中心报告的 99% 的 HEV 感染发生于本土。感染的一个重要途径是生食或食用未煮熟的猪肉或野味肉(野猪、鹿、兔)[7]。现已证明,需要 71℃加热 20 分钟才能完全灭活 HEV[62]。来自英国和法国的几项研究表明,含有生猪肝的食物中的 HEV 污染率在 3%~30% 以上不等,具体取决于产品类别[63-67]。另一个可能的戊肝传播途径是直接接触感染 HEV 的动物宿主。在许多国家,兽医、生猪养殖人员和林业工人中抗-HEV 抗体的流行率均高于其他人群[68-70]。对于 HEV3 和 HEV4,经水传播途径也十分重要。不仅可在未经处理的废水、猪粪、猪粪贮存设施和河水中检测到 HEV3[60],在贝类中同样也检测到了 HEV3,一起游轮上的戊肝暴发就是食用贻贝所致[71]。最后,在日本、英国和法国都有关于输血传播戊肝的病例记载[72-80]。血浆,包括补骨脂素处理过的血浆、血小板和红细胞均可以传播 HEV,但是尚无血浆衍生产品传播 HEV 的记录。

使用相同检测试剂检测,发达国家的抗-HEV 血清阳性率从 10% 至 50% 以上不等。在欧洲献血人群中,英国的血清阳性率为 12%[81]、荷兰为 27%[82]、德国为 29%[83]、法国西南部为 52%[66]。抗-HEV 血清阳性率在同一国家的不同地理位置具有较大差异,原因尚未清楚。一个共同的特征是抗-HEV 血清阳性率随年龄增加而增大,表示病毒的暴露随年龄逐渐累积[66]。2005—2006 年,中国一般人群中抗-HEV 血清阳性率为 23%[84];而中国另一项研究显示一般人群抗-HEV 血清阳性率为 38%,生猪养殖人群的血清阳性率为 48%[85]。2009—2010 年,美国一般人群 HEV 血清阳性率为 6%[86,87]。然而,由于使用的检测试剂的灵敏度相对较低,这些国家真实的 HEV 血清阳性率有可能被低估。在发达国家,HEV 年新发感染率英国为 0.2%[81]、美国为 0.7%[88]、法国南部为 2%~3%[89,90]、中国约为 4.3%[91]。来自献血人群的微量血浆(24 至 96 个样本合并检测)口 HEV 检测结果显示,中国感染率为 1/1 430[92]、法国为 1/2 200[93]、荷兰为 1/2 700[82]、德国为 1/1 240 至 1/6 925[94-96]、英国为 1/2 848~1/14 520(表 27.2 和表 27.3)[77,97,98]。基于这些数据,法国和英国每年发生超过 100 000 例 HEV 感染,美国每年发生超过 200 万例 HEV 感染。

高危人群

在发展中国家,一般感染风险的人群是年轻成人,孕妇和慢性肝病患者感染后产生不良结局的危险性增加。在发达国家,一般感染风险的人群是中老年男性和使用血制品者,在免疫抑制人群和慢性肝病患者中尤为危险。

公共卫生意义

目前 HEV 的全球疾病负担尚不清楚。据估计,2005 年有 2 000 万人感染(见"发病率、流行率及传播方式"部分[58])。然而,此数据未包含 HEV 在发达国家中造成的影响,也未包括 HEV 相关疾病的新的临床表现(如神经系统并发症),因此数据可能被低估。欧洲移植中心 HEV 慢性感染的流行率为 1%~2%[7]。

表 27.2　高流行的发达国家中献血者 HEV 病毒载量与血清阳性率

国家/地区	献血者 HEV RNA 滴度	HEV IgG 血清阳性率	参考文献
荷兰	1:600		Zaaijer,2015[151]
	1:2 671	27.0%	Slot 等,2013[82]
法国西南部,比利牛斯山区	1:1 595	52.5%	Gallian 等,2014[93] Mansuy 等,2011[66]
法国[a]	1:2 218		Gallian 等,2014[93]
德国	1:1 200		Vollmer 等,2012[96]
	1:4 525		Baylis 等,2012[94]
		29.5%	Wenzel 等,2013[83]
日本	1:1 781		Fukuda 等,2004[152]
中国[b]	1:1 493	32.6%	Guo 等,2010[92]

注:HEV:hepatitis E virus,戊型肝炎病毒;IgG:immunoglobulin G,免疫蛋白 G。
"高流行"定义为献血者中 HEV 载量 >1:2 500 和/或血清阳性率 >20%。
- 由于其他检测试剂灵敏度较低,因此血清阳性率的研究仅限于那些采用高灵敏度和部分验证的万泰抗-HEV IgG 试剂检测的患者。若无特别说明,所有病例中 HEV 病毒 RNA 型别均为 3 型。
[a] 解构的溶解-洗涤-处理过的微量血浆。
[b] 在 HEV RNA 阳性患者中,HEV1 占 57%、HEV4 占 43%。

表 27.3　中/低度流行国家中献血者 HEV 病毒载量与血清阳性率

国家/地区	献血者 HEV RNA 滴度	HEV IgG 血清阳性率	参考文献
英格兰	1:2 848		Hewitt 等,2014[77]
	1:7 000		Ijaz 等,2012[98]
		12.0%	Beale 等,2011[81]
		16.0%	Dalton 等,2008[9]
瑞典	1:7 986		Baylis 等,2012[94]
奥地利	1:8 416	13.5%	Fischer 等,2015[153]
美国	零	16.0%	Baylis 等,2012[94]
	零 b		Xu 等,2013[154]
苏格兰	1:14 520	4.7%	Cleland 等,2013[97]
澳大利亚	零 c	6.0%	Shrestha 等,2014[155]
新西兰	NA	4.0%	Dalton 等,2007[156]
斐济	NA	2.0% a	Halliday 等,2014[157]

注:HEV:hepatitis E virus,戊型肝炎病毒;NA:未获得。
"中度/低度流行"定义为献血者中 HEV 载量 >1:2 500 和/或血清阳性率 <20%。
- 由于其他检测试剂灵敏度较低,因此血清阳性率的研究仅限于那些采用高灵敏度和部分验证的万泰抗-HEV IgG 试剂检测的患者。所有病例中 HEV 病毒 RNA 型别均为 3 型。
a 健康成人及儿童。
b 仅检测了 1 939 名献血者。
c 仅检测了 3 237 名献血者。

被动免疫

尽管低水平的抗-HEV(<7WU/ml)似乎不能保护免疫功能低下的器官移植受者再感染 HEV[89],但在戊肝流行地区,自然获得抗-HEV 的个体可获得对 HEV 再感染和重症戊肝的保护[99-101]。在猴子中进行的反复感染、被动免疫和中和抗体的研究表明,抗-HEV 可以预防 HEV 感染和肝炎的发生[102-105]。然而,在流行国家制备的免疫球蛋白并没有起到保护作用,原因可能是抗-HEV 滴度相对较低[106]。含高滴度抗-HEV 的免疫球蛋白制剂是否具有保护作用仍有待研究。

主动免疫

主动免疫通常通过接种预防性疫苗实现,但抗原的选择对疫苗有效性至关重要。例如,ORF1 编码的 HEV 蛋白是参与 HEV 生命周期的酶和其他细胞调节效应分子。因此,针对 ORF1 蛋白的抗体在病毒感染期间不会识别 HEV,并且可能仅通过细胞免疫机制来提供保护[107,108]。针对 ORF3 蛋白的抗体在细胞模型中无中和活性,并且使用重组 ORF3 对非人灵长类动物进行免疫也仅能提供部分保护[109,110]。相比之下,由 ORF2 编码的衣壳蛋白成为了研发 HEV 疫苗的最佳选择。开放阅读框 2(pORF2)的抗体可与所有的四种基因型的 HEV 发生交叉反应[111]。针对衣壳蛋白的抗体可在体外和体内中和 HEV,并可预防非人灵长类动物发生戊肝和感染 HEV[110,112,113]。

在研发现有的戊肝疫苗时,还没有成熟的可用于培养 HEV 细胞体系。尽管近期已建立 HEV 细胞培养体系,可以用于培养从慢性戊肝患者分离出的一些特定的病毒株[114-116],但病毒产量不足以用来开发 HEV 减毒或灭活疫苗。因此,人们采用了多种培养体系来生产作为潜在免疫原的重组蛋白。同时在大肠杆菌或杆状病毒载体的昆虫细胞-中,研究了中和表位形成和病毒颗粒装配的功能结构域。通过截短突变分析鉴定了昆虫细胞中病毒样颗粒(VLP)装配的几种元件和来自大肠杆菌表达体系的体外颗粒重组的关键区域[117]。

天然 HEV 病毒颗粒排列在 pORF2 的 T=3 二十面体晶格中,并通过带正电荷的衣壳 N-末端包装 HEV RNA 基因组。利用 X 射线晶体学和低温电子显微镜对各截断物的三维结构进行了近原子分辨率的特征研究[33-35,37,38,103,118],并且通过免疫测定、结构生物学和病毒学对 B 细胞和 T 细胞表位进行特征研究。由截短的 pORF2(aa112-608)形成的 T=1VLP 的晶体结构显示 HEV 病毒衣壳含有三个主要结构域：分别是 S 结构域、P1 结构域和 P2 结构域(也称为 E2 结构域)[35,37]。最外部的 E2s 结构域可能是含有大部分关键中和位点的 pORF2 的核心抗原区域,其中一些是病毒-宿主相互作用所必需的,用于诱导中和抗体。另一个截短形式包含氨基酸 14-608 形成 T=3 病毒大小的 VLP,可与 RNA 进行结合组装[36]。

目前已经开发出了两种 HEV VLP 疫苗,且均已进入临床试验,两者均含有 P2 结构域(E2s 结构域)[119,120]。一个是葛兰素史克(GlaxoSmithKline,GSK)(Rixensart,Belgium)公司研发的由杆状病毒表达 56kD(aa 112-607)的候选疫苗[119,121-123]。另一个疫苗则是进一步截短的 pORF2 aa368-607,命名为"HEV 239",其商品名为"益可宁®"(Hecolin®,厦门万泰沧海生物技术有限公司)。HEV 239 在大肠杆菌系统中表达,并可在体外自组装成直径为 20~30nm 的 VLP[120,124,125]。HEV 239 疫苗具有稳定的生产工艺,较高的产能和严格的质量控制[126],已于 2012 年在中国上市。这两种疫苗均经过临床试验评估。此外,另一种由大肠杆菌表达的 VLP 候选疫苗(包含 HEV 4 的 aa 452-617)与商品化的甲型肝炎灭活疫苗组成联合疫苗[127],联苗的各个成分均具有免疫原性,且 HEV 组分可以保护非人灵长类动物免受戊肝的侵害[128]。

其他类型疫苗的研发也在进行中,包括 DNA 疫苗、嵌合病毒颗粒、融合蛋白、口服疫苗和腺病毒(AAV)载体疫苗,但这些疫苗均未应用于人体[129-139]。

临床前研究：安全性、免疫原性及有效性

目前已经应用了多种不同的体系进行重组疫苗的研发,包括细菌、动物、昆虫及植物细胞等[140]。两种 HEV1 衍生的重组抗原——rHEV(重组戊肝疫苗)(杆状病毒表达的 56kD 抗原,葛兰素史克)[122]和 HEV 239(厦门万泰)[124,125,141],在临床试验评估前均在猴子模型中证明了疫苗的安全性、免疫原性和有效性。

rHEV 疫苗(葛兰素史克公司)在恒河猴中进行了实验,分别比较了两种剂量(1μg/0.5ml vs 10μg/0.5ml,铝佐剂)的疫苗及两种免疫程序(1 剂接种程序与间隔四周的 2 剂接种程序)[119]。在最后一剂接种后一个月,用 10 000 倍半数感染量(ID50)的 1、2 或 3 型 HEV 对猴子进行静脉注射攻毒,结果表明两剂次和单剂次方案都可以保护猴子免受戊肝的影响,效力分别为 100%(95% CI,65-100)和 78%(95% CI,29-94),且疫苗对同源 HEV 基因型 1 和异源基因型 2 和 3 均可提供相似的保护。另一项研究表明,在第 2 剂次疫苗接种后,针对戊肝的保护效果可以保持至少 12 个月[142]。

用大肠杆菌表达的 HEV 239 疫苗(厦门万泰)也进行了相似的评估[120]。两剂 5μg、10μg 或 20μg 吸附铝佐剂的疫苗间隔 4 周接种可诱导相似的抗体应答,于第 7 周达到峰值。随后应用 10^4 和 10^7 基因组当量的 HEV 基因型 1 或 HEV 基因型 4 对猴子进行攻毒实验。在低剂量病毒攻毒时,所有 HEV 239 疫苗制剂均可产生对肝炎和无症状 HEV 感染的完全保护。当用 10^7 基因组当量的病毒攻击时,HEV 239 疫苗可以完全保护猴子免于罹患急性戊肝,对 HEV 感染提供部分保护(75%；95% CI,46.2-90.9)。HEV 239 疫苗对同源 HEV(基因型 1)或异源 HEV(基因型 4)感染的保护效力相似。

临床试验：安全性、免疫原性及有效性

rHEV(葛兰素史克)和 HEV 239(厦门万泰)疫苗均进行了临床试验评估,其中 HEV 239 于 2012 年在中国获批上市[143]。

rHEV 疫苗开放性 I 期临床试验中,共入组 88 名 18~50 岁的血清抗-HEV 阴性的健康美国志愿者,并分配到 4 个不同的剂量组,在 0、1 和 6 个月时分别接种 1μg、5μg、20μg 或 40μg 疫苗[144]。结果显示疫苗具有很好的耐受性。在 5μg、20μg 或 40μg 剂量组中至少 88% 的受试者发生抗-HEV 阳转。1μg 剂量组免疫原性较低(血清阳转率 66%)。

基于这些支持性数据,一项双盲、安慰剂对照的 rHEV 疫苗 II 期临床试验在同源 HEV 基因型 1 高流行的尼泊尔进行[122]。II 期临床试验纳入 2 000 名基线抗-HEV 阴性或低滴度的受试者,其中 99.6% 为男性,平均年龄为 25.2 岁 ±6.25 岁(范围：18~62 岁),在 0、1 和 6 个月随机接种 20μgrHEV 疫苗或安慰剂,中位随访时间为 804 天。报告的大多数不良反应(Adverse Reactions)均较轻微,且在两组中的发生率相似,未发生与疫苗相关的严重不良事件(serious adverse events,SAE)。疫苗全程接种者均发生了抗体阳转,但近一半受试者抗体水平在随后 2 年降低至检测限以下。最后一剂接种后一个月,安慰剂对照组发生 66 例戊肝,而在疫苗组发生了 3 例戊肝,疫苗效力约为 95.5%(95% CI,85.6-98.6)。在至少接种了 1 剂次疫苗的受试者中,疫苗的有效性为 88.5%(95% CI,

77.1-94.2)。在第 2 剂次接种后 2 周至第 3 剂次接种期间，试验组共出现 1 例病例，安慰剂对照组共出现 7 例病例，尽管差异还不具有统计学意义，但这可能表明两剂次接种即可提供保护。rHEV 疫苗可能显示出了较好的安全性与有效性。然而，葛兰素史克出于商业原因停止了其进一步的研究。

HEV 239 疫苗在中国已完成 I 期、Ⅱ 期和 Ⅲ 期临床试验[124,125,141,145]。试验中的疫苗制剂分别含有 10μg、20μg、30μg 或 40μg 的重组颗粒性抗原 HEV 239，均吸附于 0.8mg 氢氧化铝佐剂，悬浮于 0.5ml 缓冲液中，肌内注射。临床试验结果显示，HEV 239 疫苗拥有很好的耐受性，未发生与疫苗接种相关的严重不良事件（SAE）。在 I 期临床试验中，共纳入 44 名血清抗体阴性的健康成人，按照 0、1 个月的程序接种 20μg 的 HEV 239 疫苗。疫苗具有良好的安全性，在首剂接种 60 天时血生化指标较基线时无异常改变[146]。Ⅲ 期临床试验共纳入 112 604 名受试者，按照 1∶1 匹配随机分配至试验组与对照组。试验组的局部不良事件发生率高于对照组。但 3 级及以上局部不良事件，征集性全身不良事件以及非征集性不良事件的发生率在试验组和对照组中基本一致[125]。不良反应以接种部位疼痛、肿胀和瘙痒较为常见，3 级及以上不良事件罕见。在 Ⅲ 期临床试验及之后的 4.5 年的长期随访中，试验组和对照组受试者 SAE 发生数相似[141]。所有发生的 SAE 均与疫苗接种无关。在 Ⅲ 期临床试验期间，试验组与对照组中分别有 37 名和 31 名女性在妊娠期间意外接种了疫苗[147]。疫苗在孕妇中耐受良好，仅一例接种部位疼痛 1 级。两组的新生儿在体重、身长及胎龄方面均相当。在乙型肝炎表面抗原（HBsAg）阳性受试者中也评估了 HEV 239 的安全性，数据显示具有良好的安全性[148]。

HEV 239 疫苗可诱导强健且持久的免疫应答，Ⅱ 期临床试验中的剂量递增和不同的接种程序的观察结果显示，100% 的基线阴性的受试者在接受 3 针 10μg、20μg、30μg 或 40μg HEV 239 疫苗后的 1 个月（第 7 个月）产生了抗 -HEV[124]。3 个高剂量组间免后抗 -HEV 的几何平均滴度（GMC）差异无统计学意义，均略高于 10μg 组；三剂次组 GMC 水平高于两剂次组。在 Ⅲ 期临床试验中，共有 11 165 名受试者被纳入到免疫原性亚组中，其中 5 567 人完成了 30μg HEV 239 疫苗的 3 剂次全程接种。在基线阴性的受试者中，在最后一剂次接种后 1 个月 99.9% 的受试者发生抗体阳转，到第 55 个月有 87% 的受试者仍保持血清抗体阳性。抗 -HEV IgG 抗体几何平均滴度（GMC）在第 7 月开始从峰值的 14.96WU/ml（高于 HEV 自然感染所产生抗体滴度 0.6WU/ml 的 25 倍）下降至第 19 个月时的 1.47WU/ml，随后缓慢下降至第 55 个月的 0.27WU/ml（WU/ml 指世界卫生组织，WHO 单位 /ml，根据 WHO 参比品，英国国家生物制品检定所 NIBSC 目录号 95/584 进行标定）[125,141]。对免前抗体阳性的受试者即使仅接种 1 剂次也可诱导较强的免疫应答[141]。回顾性分析显示，疫苗在 HBsAg 阴性或阳性受试者中的免疫原性相似[148]。

HEV 239 疫苗对戊肝和 HEV 感染均有较高的保护性。在 Ⅲ 期临床试验中，共有 112 604 名受试者随机分配到试验组和对照组，在 0、1 和 6 月分别接种 30μg 的 HEV 239 疫苗（试验组）或乙型肝炎疫苗（对照组）[125]。通过 205 个哨点（包括社区卫生中心，私人诊室和中心医院等）主动监测戊肝病例。在最后一剂次接种后的第一年随访期间，在方案规定的时间内全程接种的受试者（符合方案集，PPS）中，HEV 239 疫苗接种者均未感染戊肝，而在对照组发生了 15 例戊肝病例，HEV 239 疫苗对戊肝的保护效力达 100%（95% CI，72-100）。在至少接种 1 剂次的受试者（改良的意向性治疗集，mITT 集）中，0~18 个月期间的保护效力达到了 96%（95% CI，66-99）[125]。在第 2 剂次接种后至第 3 剂次接种前（第 2~6 个月）期间，共发生 5 例戊肝（全部发生于对照组），保护效力达到了 100%（95% CI，9-100）。

在一项长期效力研究中[141]，所有的受试者均在盲态状态下继续随访了 3 年。随访至 4.5 年时，在符合方案集中（PPS，7~54 个月），HEV 239 疫苗的长期保护效力达 93%（95% CI，79-98）；在改良的意向性治疗集（mITT，0~54 个月）中，HEV 239 疫苗的长期保护效力达 87%（95% CI，71-94）。从 29 例确诊的戊肝病例进行 HEV 病毒分离、测序，26 例感染了 HEV 基因型 4（试验组 3 例，对照组 23 例），3 例感染 HEV 基因型 1（试验组 1 例，对照组 2 例）。

HEV 239 疫苗对戊肝及 HEV 亚临床感染均显示出了较好的保护性。在 Ⅲ 期临床试验中，观察期开始至第 31 月期间，HEV 239 疫苗在至少接种 1 剂次的受试者中预防 HEV 感染（判定标准：间隔一年采集的血清样本中发生抗 -HEV IgG 抗体水平 4 倍及以上升高）的保护效力达到了 77%（95% CI，65-85）。据估计，较低的抗体水平（0.077~0.25WU/ml）即可保护 74% 人群免于 HEV 感染[99]。Ⅱ 期临床试验的数据显示，20μg HEV 239 疫苗按 0、6 月或 0、1 月两剂次免疫程序接种即可对 HEV 亚临床感染提供至少 6 个月的保护，保护效力分别为 85%（95% CI，10-99）或 86%（95% CI，13-99）[124]。

前景展望

近期面临的最紧迫的问题是要在最需要疫苗的地方进行戊肝疫苗供应,尤其是用于发展中国家的大规模疫情暴发。例如,2012—2013年间在南苏丹发生的戊肝暴发,造成了5 000例病例,超过100人死亡,其中50%为孕妇[149]。当时(现在亦是如此)HEV 239疫苗仅在中国获批使用,如果当时可以接种,则可以预防很多病例,减少发病率和死亡率。HEV 239疫苗在间隔1个月接种两剂次后,保护率可达100%,所以其在此类紧急情况应急接种可能有效[150]。需求国的疫苗供应问题十分复杂,有许多因素阻碍了HEV 239在中国以外的国家使用,包括缺乏疫苗预认证、孕妇中安全性数据不足,以及缺乏针对HEV基因型1的有效性数据等。这些问题亟须解决。

无论是发展中国家还是发达国家,慢性肝病患者罹患戊肝后往往预后不良。目前推荐在此类人群中接种甲型肝炎和乙型肝炎疫苗,戊肝疫苗同样值得考虑推荐接种。然而在此之前,需要更多关于HEV 239疫苗在慢性肝病患者中的安全性及有效性数据。现有数据显示疫苗对HBsAg携带者十分安全有效,但目前尚不清楚该研究中有多少人罹患肝硬化[148]。

最后,安全有效的疫苗可以在免疫抑制人群中应用,特别是针对器官移植受者,用以预防慢性HEV感染。然而,HEV疫苗在此类人群中的安全性和免疫原性仍待确定。

(夏宁邵　黄守杰　王富珍)

本章相关参考资料可在"ExpertConsult.com"上查阅。

第28章 单纯疱疹病毒疫苗

Lawrence R. Stanberry

2 500多年前，Hippocrates用"Herpes"命名了疱疹，它在希腊文中意思为"蔓延、爬行"，用来描述疱疹在皮肤损伤方面的一种蔓延扩散的状态[1]。此后，由于单纯疱疹病毒在皮肤黏膜的感染是自限性的，因而通常被认为是一种令人讨厌的疾病。甚至有一些人因为知识缺乏而没有意识到新生儿、严重营养不良和免疫功能低下的人群感染单纯疱疹病毒（herpes simplex virus，HSV）可以危及生命，即使存活也往往导致严重的神经损伤、失明，并可能诱发多形红斑症，而且生殖器疱疹患者较正常人群感染艾滋病病毒的风险可以高出3倍[2]。

背景

临床表现

HSV感染所引起的临床症状取决于病毒入侵机体的部位、机体的免疫状态，以及是初次感染还是复发。

生殖器疱疹的典型症状主要为发生在黏膜、角质上皮层和肛门及臀部等部位的水疱性溃疡引起的皮肤损伤。由于一些轻微感染没有典型的临床症状而被漏诊[3]，但轻微感染也可以造成机体组织的非特异性症状，包括皮肤出现麻刺感、灼烧感、瘙痒感、红斑以及小的皮肤裂纹。80%以上的生殖器疱疹病毒初次感染都是无症状或不易觉察的[4]，与临床上能检出单纯疱疹病毒的感染者相比，无症状的复发感染和排毒更为普遍存在[5]。虽然HSV-1和HSV-2引起的初次感染在临床上难以区分，但两个病毒引起复发感染的能力不同，HSV-1引起的生殖器复发感染明显少于HSV-2[6]，但口唇HSV感染的情况正相反。

HSV-1通常主要引起口面部的感染[7]。疱疹性龈口炎的临床表现为口腔疼痛、发热（40~40.6℃）和遍及口咽部的水疱溃疡性皮损。疱疹性咽炎较龈口炎的临床症状轻微，损伤通常仅限于扁桃体和咽部[8]。口面部HSV感染最常见的临床表现为疱疹性唇炎，在发展成疱疹型损伤前，常常出现麻刺、瘙痒、烧灼和疼痛等先期征兆；疱疹性损伤的典型症状以唇部的唇红缘为主，有时也会发生在鼻腔、下颚、脸颊或口腔黏膜等部位[9]。

HSV还可引起其他皮肤感染，包括角状疱疹或鳞屑痘、疱疹性瘰疬。HSV感染还潜在地危及罹患其他皮肤功能紊乱个体的生命[10,11]。

眼部HSV感染可为原发性或复发性，通常为单侧，可累及结膜、角膜或视网膜[12]。结膜炎是HSV在眼部感染中最普遍的一种病症。角膜树枝或地图样的溃疡改变是这类HSV感染鉴别诊断的重要指标。

HSV-1是新生儿期以后的小儿疱疹性脑炎的主要病原体，其侵犯常累及大脑颞叶、额叶皮质。同时，HSV也是复发性无菌性脑膜炎（Mollaret脑炎）的主要病原，在生殖器疱疹患者中，无菌性脑膜炎发病率可达15%[13,14]。

围生期HSV的感染由母婴途径传播，并可以危及生命[15]，临床表现不尽相同，但基本上分为三种类型：①皮肤、眼睛或口腔的局部病症（SEM）；②脑炎；③弥散性感染。

免疫缺陷病如艾滋病，尤其是细胞免疫缺陷患者感染HSV，临床表现可能更加严重，甚至危及生命[16,17]。

并发症

HSV感染可以引起多种并发症。急性生殖器疱疹感染能引起泌尿和神经系统的并发症，生殖器疱疹复发感染可以引起一系列间歇或持久的神经系统症状和心理病症[18]，并能显著增加HIV感染和传播的危险[2]。HSV黏膜感染可以导致多形红斑症，HSV眼睛感染可以导致失明。单纯疱疹性脑炎患者可留有严重的神经系统后遗症，包括失明、耳聋、脑瘫以及智力低下等。在免疫缺陷或免疫系统不成熟的患者以及皮肤功能紊乱的患者中，HSV感染可以导致死亡。也有更多的证据表明，HSV神经元感染在阿尔茨海默病的发展中发挥重要作用[19]。

病毒学和抗原学

HSV基因组为大小约152kb的双链DNA，编码至少84种蛋白。病毒基因组存在于二十面体的衣壳中，衣壳外有一脂质双层包膜，此包膜至少含有12种病毒糖蛋白（图28.1）。这些包膜糖蛋白是体液免疫

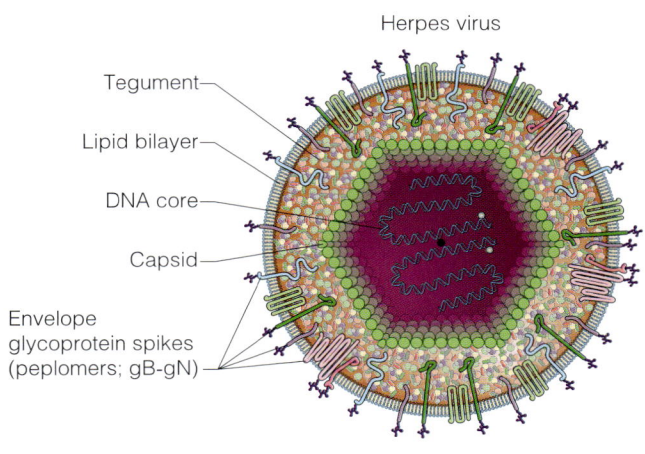

图 28.1　单纯疱疹病毒结构

的主要靶分子蛋白，gB、gC、gD、gH/gL 抗体在体外能够中和病毒或抑制 HSV 与细胞的吸附，在细胞培养系统中，gB 和 gD 蛋白的抗体能够抑制病毒从神经元到角质细胞的播散[20]。大量的 HSV 病毒蛋白能够诱发 CD4 和 CD8 细胞免疫，包括糖蛋白（gB、gC、gD、gE 和 gH）、衣壳结构蛋白和披膜蛋白（UL7、UL21、UL25、UL26、UL29、UL47、UL48、UL49 的基因产物，以及蛋白 VP5、VP11/12、VP13/14、VP16、VP22 和 ICP8），非结构蛋白（ICP0、ICP4 和 ICP27，以及 UL50 的基因产物[20]）。HSV-1 与 HSV-2 在遗传学特性和基因组结构上非常相似，且在 DNA 和蛋白方面具有高度的同源性。但在糖蛋白 G 的基因上，这两种病毒之间存在着显著的差异，这种差异是目前 HSV 病毒感染的型特异性血清学试验的主要依据，可以用来准确鉴别受检对象是否被 HSV-1、HSV-2 或两者同时感染[21]。

发病机制

HSV 的黏膜与皮肤感染过程首先是在入侵部位的病毒复制和摄取，继而通过神经纤维扩散至感觉神经节进行病毒复制，最终以潜伏感染状态存在于感觉神经节[22]。动物实验表明，低剂量的病毒攻击即可产生感染状态，但要观察到相应的临床症状，则必须使用高剂量病毒攻击才能实现[23]。在最初的感染中，机体可通过固有和适应性体液和细胞免疫反应限制病毒的复制和清除感染，使急性症状得到控制。尽管有这些免疫应答，但潜伏在感觉神经节中的病毒可以周期性复制和增殖，增殖的病毒进而转移至外周，进行新一轮复制。病毒转移至外周复制后，可以导致一些具有症状的复发感染或无症状排毒状态。值得一提的是，除了免疫系统不成熟或有缺陷的患者外，病毒的血行播散在疾病发生的机制中并没有发挥重要作用[16]。在发展预防性 HSV 疫苗方面，对于疾病发生机制的理解可以提供四种值得参考的观点：①HSV 并不在正常个体血液系统中播散，提示疫苗研究并不能将血液系统作为阻止病毒播散的主要目标，这一观点在其他类似病原体的预防中得到了验证；因此，HSV 疫苗可能需要在感染位点产生保护性免疫应答，即生殖器或口腔黏膜，或可能的感觉神经末梢和/或感觉神经节。②只有高剂量 HSV 才能引起相应的疾病，这一点提示即使疫苗不能预防病毒感染，但有可能使有明显症状的疱疹性疾病转变为亚临床感染状态。③尽管宿主可以产生不同的病毒特异适应性免疫反应，但病毒具有重新激活和激发复发的能力，提示疫苗的研发思路不能简单地依据自然感染所能诱发的优势免疫反应，这样的策略也在其他疫苗的研发中得到了成功验证。

诊断

HSV 暴露史和特异性水疱样皮损是判定 HSV 感染的基本条件。显然，仅凭临床生殖器疱疹确诊 HSV 的感染是不可信的[24]。这种感染的确诊还需一系列实验室诊断的支持。病毒培养试验仍是 HSV 黏膜与皮肤感染诊断的"金标准"。病毒分型可以预测容易复发感染的可能性，因此，结合病毒培养结果进行分型测试在 HSV 感染的诊断中尤为重要。虽然敏感性不及病毒培养，但是对临床样本中 HSV 抗原直接检测的特点是快捷而且特异性高[25]。以聚合酶链式反应（PCR）为基础的 HSV 病毒 DNA 的检测具有很高的灵敏度和特异性，尽管这种检测方法在使用中存在一定的技术限制性，但目前在常规临床中正在被更加广泛地使用，它还是临床上疑似 HSV 脑炎和脑膜炎患者脑脊液检查的备选检测项目[26]。

对于疾病急性期出现较晚的患者，无法用病毒培养、病毒抗原或 DNA 检测方法确诊，可以用血清学试验来支持 HSV 感染的临床诊断。由于 HSV 的复发感染可以激发 IgM 记忆性反应，IgM 是代表病原体急性初发感染指标的传统理论在这里并不可信。因此，若从常规检测意义的角度出发，IgM 的检测并不可靠。而 IgG 有病毒的型特异性[21]，在考虑疾病的临床表现和病史的前提下，其检测对 HSV 的感染有辅助诊断价值。

抗病毒治疗和预防

所有存在明显临床症状的 HSV 初发感染者都可以得到相应的治疗。阿昔洛韦、伐昔洛韦和泛昔洛韦都是临床上治疗 HSV 感染的主要药物。HSV 感染早期开始临床治疗效果更佳,但并不能阻止病毒的潜伏感染。对HSV复发感染患者的治疗也不能消除病毒的潜伏感染。治疗HSV感染的药物还包括膦甲酸、西多福韦、三氟胸苷、溴呋啶、碘苷等一些非常规临床用药。

一个值得关注的临床研究结果显示,长期使用伐昔洛韦治疗由HSV-2型病毒感染引起的生殖器疱疹,可以使病毒在异性伴侣中的传播率降低48%[27]。

流行病学

血清流行病学

HSV-1型感染常通过带有病毒的口腔分泌物传播。10岁以下儿童HSV-1血清阳性率在迅速上升,在欧美可以高达50%[28],美国10岁儿童人群中的70%~80%为HSV血清阳性,60~70岁的成人中,阳性率也同样高达70%~80%。即使在发展中国家,HSV-1型病毒的血清阳性率的数据有限,但数据表明亚洲和非洲该型病毒的血清阳性率高于90%[29]。相反,10岁以下儿童中HSV-2病毒的血清阳性率为零,而到了青春期,随着性活动的出现,血清阳性率迅速上升,这也说明了性传播是HSV-2型病毒的主要传播方式。在欧美,30~40岁成人HSV-2的血清阳性率在稳步上升,在低传播风险人群中欧洲可达20%,美国可达30%,但在高风险人群中,这种阳性率最高可分别达到46%和60%[28]。在中南美洲,HSV-2的血清学阳性率与欧美基本相近,非洲部分地区总体上有着更高的阳性率,而亚洲地区相对较低。无论在任何地区,不同人群中HSV-2的血清阳性率有很大的差异[29]。美国两个纵向研究报告提供了HSV-2病毒感染率的评估结果。一项疫苗临床试验结果显示,在性别比符合试验设计的高危人群志愿者中,男性HSV-2病毒的感染率为3.8/100人年,女性为5.8/100人年[30]。在这项研究中,原有的抗HSV-1病毒的免疫应答对HSV-2型病毒的感染率并没有影响,反而增加了带有临床症状感染者的比例。另一项在青春期有性行为的女性中进行的研究发现,HSV-2的感染率为4.4/100人年,原有的抗HSV-1的免疫应答可以对HSV-2病毒和相关疾病起到一定的预防和保护作用[31]。这些关于原有的抗HSV-1免疫应答对HSV-2病毒感染影响的研究结果是有争议的,因此,在设计针对预防HSV-2感染和相关疾病疫苗临床试验方案时需加以认真考虑。

由于大多数HSV-2感染者并没有明显临床症状,发病率数据显然存在一定的局限性,也并不具有代表性,与庞大的HSV感染人群相比,因为多数HSV感染都是无症状的[32]。在HSV疾病患者中的临床研究表明,新生儿期以后,大多数口腔和非生殖器皮肤感染以及中枢神经系统的感染是由HSV-1型病毒引起的[32]。

主动免疫

疫苗发展史

20世纪30年代就有HSV疫苗研究的记载[33]。最初研究主要集中在用于控制HSV复发性黏膜皮肤感染的治疗性疫苗方面。直到40年代后期,预防性疫苗的临床评估工作才开始启动[34]。在早期的疫苗研究中,并没有明确的疫苗产品,而且临床研究方案设计存在致命的缺陷,这两个主要障碍影响了研究进程。早期疫苗的制备相当粗糙[35],最为典型的是1938年Frank用甲醛处理HSV-2感染所致脑炎死亡的兔脑脊液来制备HSV疫苗。起初,对这些实验性疫苗的评价是在包括口腔、眼睛和生殖器HSV感染患者的开放式临床试验中,用患者是否改善的主观方法进行评价。直到1964年,Kern和Schiff用里程碑式的研究结果,阐明了随机、双盲及安慰剂对照临床试验在复发率观察中较自身报告方式的先进性后,人们才逐渐认识到双盲、安慰剂及对照临床试验的重要性[36]。20世纪40~50年代,HSV疫苗基本都是通过鸡胚培养病毒后物理灭活制成。60年代,发展为利用细胞培养增殖病毒后,再用物理和化学方法灭活。1946—1982年,报道了20多次实验性HSV疫苗的临床试验,但没有一种疫苗被证明是有效的[37]。

20世纪80~90年代,HSV疫苗发展进入了一个新时期,但仍然频频遭遇失败(如表28.1所示)。直到20世纪90年代开展的两项研究才验证了研发治疗性和预防性HSV疫苗方面的可行性。

治疗性生殖器疱疹疫苗

Stanberry及其同事使用重组HSV-2糖蛋白D(gD2)疫苗,获得了第一个支持用治疗性免疫接种控制复发性生殖器疱疹概念的实验证据[45,46]。Straus及其同事随后进行了一项双盲、安慰剂对照临床试验,调查了疫苗对生殖器疱疹患者症状发病频率的影响。在疫苗接种前,98名患生殖器疱疹的志愿者中每年有4~14名有复发现象,他们分别在0和2个月三角肌随机接种100μg gD2或只含铝佐剂的安慰

表28.1 在临床试验中未证明有效的HSV疫苗

疫苗	厂商或研发者	用途	结果	参考文献
细胞培养的灭活HSV-1	Skinner	预防生殖器疱疹	使用历史对照的临床试验,尚未确定疗效	37,38
细胞培养的灭活HSV-1	Skinner	治疗生殖器疱疹	在对照临床试验中无疗效	39
鸡胚培养的灭活HSV-1(Lupidon H)或HSV-2(Lupidon G)	Bruschettini	治疗皮肤黏膜疱疹	由于口腔及生殖器疱疹均纳入了试验,导致试验结论不明确	40
HSV-2删除突变株	Sanofi·Pasteur	预防生殖器疱疹	Ⅰ期临床试验结果显示,疫苗的免疫原性很弱	41
细胞培养的HSV-2型病毒糖蛋白	Merck	预防生殖器疱疹	在临床试验中证明无效	42
MF59佐剂的重组HSV-2糖蛋白B和D	Novartis	预防生殖器疱疹	在临床试验中证明无效	29
佐剂MF59的重组HSV-2糖蛋白B和D	Novartis	治疗生殖器疱疹	在临床试验中证明无效	43
糖蛋白H缺失的HSV-2突变株	Glaxo-wellcome/Cantab	治疗生殖器疱疹	在临床试验中证明无效	44

注:HSV:Herpes simplex virus。

剂。1年的临床观察和跟踪结果显示,在每个月的复发率方面,疫苗接种组(0.42 ± 0.05)低于安慰剂组(0.55 ± 0.05),病毒学证实每月复发率中,疫苗接种组(0.18 ± 0.03)较安慰剂组(0.28 ± 0.03)下降明显,而总体上疫苗接种组中复发的中位数[4(0~17)]较安慰剂组[6(0~15)]下降明显。综合来看,在临床试验期间前4个月中,疫苗的效果更加明显一些。这项研究中所有受试者均呈HSV-2血清学阳性反应,但gD2疫苗可以刺激HSV-2的中和抗体,与基础水平相比呈4倍增长,gD2特异性抗体呈7倍增长。总之,尽管这个疫苗的效果不十分显著,而且持续时间短,但从另一方面验证了用治疗性疫苗治疗HSV感染的可行性。接下来凯龙公司用HSV-2的糖蛋白B和D联合作为疫苗组分,并以一种含有鲨烯的水包油乳剂——MF59作为疫苗佐剂,在复发性生殖器疱疹患者中进行了试验,但以失败告终[44]。与第一次临床试验(100μg gD)相比,第二次临床试验的失败可能与疫苗中使用糖蛋白的剂量(gB2与gD2各10μg)过低有关。也有一种推测认为第二种疫苗的失败是由于使用了MF59作为佐剂,因为这个佐剂一般是用来刺激产生抗体反应的[48]。目前,一些重要的问题仍然无法解答,如在疫苗效果中哪种免疫反应更为重要(细胞免疫还是抗体免疫反应);哪个部位对于疫苗效果的发挥起关键作用(如生殖器、皮肤还是潜伏感染的感觉神经节);治疗性疫苗是否对无症状排毒和播散以及伴有症状的复发患者有效等。动物实验表明,诱导针对HSV的细胞免疫反应对患者的治疗至关重要,而且治疗性疫苗可以减少临床可识别的病症复发和病毒排出[49,50]。

预防性生殖器疱疹疫苗

20世纪80年代,凯龙公司研发和测试了一种预防性生殖器疱疹疫苗。该疫苗以截短的gB2和gD2抗原为疫苗组分,以MF59为佐剂。实验结果显示疫苗具有良好的免疫原性,但在两项随机、双盲、安慰剂对照的临床实验中却无效[30]。第一项研究(性伴侣研究)招募了531名HSV-2血清学阳性的HSV-2感染个体的性伴侣,第二项研究(性传播感染临床研究)招募了1 862名高风险人群。两项试验以安慰剂为对照,以0、1、6个月接种为免疫程序,持续观察18个月,主要观察指标以测量不包含在疫苗组分中的HSV-2抗原的血清转换作为判断HSV-2感染的指标。对这两项临床试验的数据进行联合分析的结果表明,虽然在整个试验期内,疫苗有效性仅为9%,但在前5个月内,与安慰剂组比较,疫苗接种组的HSV感染率低于50%。数据多重分析表明,疫苗的有效性按照性别有所不同,女性有效性为26%,男性为4%。在性伴侣临床试验中有一个值得注意的趋势,即接种疫苗的妇女与安慰剂组比较,疫苗能够提供保护(分别为4.0/100人和8.8/100人),然而在性传播感染临床研究中却没有观察到同样的趋势(疫苗接种组和安慰剂组的有效性分别为5.5/100人和5.4/100人)(表28.2)。

尽管佐剂亚单位疫苗诱导了高滴度的 HSV-2 特异性抗体,但疫苗失败的原因尚不清楚,同样的,在女性人群中的瞬时保护也是不确定的。在性伴侣研究中,接受疫苗接种的妇女能够得到保护,而在性传播(STI)临床研究中却不能得到保护,这样明显的趋向表明,两种人群对疫苗的应答是不同的,重复接受亚感染剂量 HSV-2 的妇女体内可能激发了有效的免疫学应答,随后对疫苗的免疫应答更好。

在凯龙公司进行 HSV 疫苗研发的同时,GSK 公司利用基因工程和佐剂研究方面的突破,研发了一种亚单位疫苗,该疫苗组分为由 CHO 细胞表达的 20μg 截短的 gD2 抗原,佐剂为 500μg 铝剂和 50μg 单磷酰酯 A(MPL)混合物。Ⅰ期临床试验中,该疫苗表现了较好的耐受性,而且在诱导体液和细胞免疫方面的能力均强于单独使用 gD2 抗原和铝佐剂[51]。在20世纪 90 年代,该疫苗以 HSV-2 型病毒感染者的配偶为对象,在两项跨国的随机双盲安慰剂对照临床试验中得到评价[52]。第一项临床研究(007 试验)募集了 847 名 HSV-2 型病毒感染者的配偶(其中女性 268 名),这些志愿者的 HSV-1 和 HSV-2 血清学反应均呈阴性。第二项临床研究(017 试验)募集了 1 867 名 HSV-2 血清学反应阴性的 HSV-2 型病毒感染者配偶(其中女性 710 名)。疫苗实验组和对照组(第一项试验中使用的安慰剂为铝佐剂和 MPL,第二项试验为单独铝佐剂)分别在 0、1、6 个月,通过肌内注射途径接受了相应的疫苗免疫。两项研究持续了 19 个月。主要的研究终点是评价疫苗对 HSV-2 型病毒的预防作用。在第一项临床试验中的初步评价涉及所有受试者,而在第二项临床试验中的女性受试者的感染与否作为主要评价指标,对男性受试者的评价作为次要评价指标。在第一项临床试验中 HSV-2 感染的配偶被要求停止所有针对疱疹的治疗,第二项临床试验中没有这方面的要求。

总之,以上两项临床试验研究中,在疫苗受试组和铝剂对照组之间,对 HSV-2 的预防效果方面没有明显的差异。在第一项临床试验(007 试验)中,疫苗对所有 HSV-1 和 HSV-2 血清学阴性受试者的保护率为 38%;而在第二项临床研究(017 试验)中,对 HSV-2 血清学阴性受试者的保护率为 42%(如表 28.2)。两项临床试验的女性受试者中,疫苗组针对 HSV-2 病毒的保护并不明显(第一项临床试验的疫苗保护效率为 46%,第二个临床试验中为 39%,两项试验的 P 值均为 0.08)。然而,含有 AL-MPL 佐剂的 gD2 疫苗在 HSV-1 和 HSV-2 血清抗体均呈阴性的女性受试者中可以诱发针对 HSV-2 型病毒的显著保护(73%~74%)。目前,还没有证据显示这个疫苗在出现 HSV-1 血清阳转的男性或女性受试者中具有保护效果。在整个Ⅲ期临床试验中,疫苗具有安全和较好的耐受性,并能诱导出 gD 特异性中和抗体和辅助性 T 细胞(Th1)介导的免疫反应。因为没有一项试验能够满足预期结果(即在第一项临床研究中,疫苗能够预防 HSV-2 血清学阴性男性和女性罹患生殖器疱疹,在第二项临床研究中,疫苗能够预防 HSV-2 血清学阴性的女性罹患生殖器疱疹),第三项临床试验(the HERPEVAC for women)已经开始进行。

在 HERPEVAC 研究过程中,获得了疫苗安全性和免疫原性研究的试验数据。这个研究包括了 7 460 名志愿者(疫苗组 4 968 名,安慰剂组 2 492 名)。研究发现疫苗总体安全性良好,但与安慰剂组相比,疫苗组的局部反应尤其是疼痛较多[53]。疫苗组中 7.0%、安慰剂组中 1.2% 观察到严重的局部反应,但这个反应的趋势是从温和到中等,持续时间少于 3 天。局部不良反应的发生率并没有随着后来的疫苗接种或者先前存在的 HSV 免疫而升高。引人注目的是,接种了疫苗或安慰剂的女性的不良反应发生率要高于男性。疫苗具有较好的免疫原性,相对于自然发生的 HSV 感染,可以诱导较高滴度的 HSV gD 特异性抗体。

第三项Ⅲ期临床研究(HERPEVAC)由 GSK 和 NIH 共同赞助,不同于前两项Ⅲ期临床研究的是,参与者是血清学阴性的年轻女性。与以前临床研究对象比较,这一人群更具有代表性,她们是罹患 HSV-2 感染的高风险人群,因为他们的性伴侣有生殖器疱疹复发感染史[54]。试验采用随机双盲法,共有 8 323 名 18~30 岁年龄的妇女。主要临床终点是观察Ⅰ型和Ⅱ型 HSV 引起的生殖器疱疹的下降率,但是最终的试验结果没有满足这个终点。对于生殖器疱疹疾病,疫苗的总体有效率是 20%(CI, 29-50),但发现疫苗具有型别特异性,即对 HSV-1 有效而不是 HSV-2。疫苗经 3 剂免疫后,以 HSV-1 病毒培养阳性作为判断指标,疫苗的有效率是 82%(CI, 35-95);以 HSV-1 感染(有或无患病)作为判断指标,疫苗的有效率是 35%(CI, 13-52);但是对于 HSV-2 感染,没有观察到疫苗的有效性(-8%, CI, -59-26)。

与动物中进行的实验方案相同,通过一个亚组临床试验,比较了已感染 HSV 的女性中免疫组与未免疫组的排毒情况,研究疫苗免疫对排毒量的影响[55]。因为无症状排毒现象具有重要的公共卫生意义[56]。该亚组试验招募了 43 名在试验期间获得 HSV-2 感染个体作为参与者(30 名 HSV 疫苗接种者和 13 名对照)。从发病后的 3~6 个月开始(24 人,HSV 疫苗接种组15人,对照组9人),或发生血清转换开始(19人,HSV疫苗接种组15人,对照组4人),在连续的60天内收集受试者的肛门分泌物,来定量测定HSV-2的基因组。虽然疫苗接种组以29%的病毒排出率高于对照组17%的排出率($RR=1.55$;95% CI,1.28-1.86),但两组之间逐日监测的HSV DNA排出平均量并无明显差异。

鉴于在先前的两个以gD2为疫苗组分的单阳性配偶研究中,发现了预防HSV-2感染的功效,而在HEPEVAC试验中,疫苗缺乏有效性,这样的结果很令人费解。单阳性配偶的特别之处在于这是一个高度选择性的群体,其中未感染伴侣很有可能通过感染伴侣被重复性地暴露于HSV病毒环境中。在先前进行的GSK的gD2疫苗的单阳性配偶研究中,HSV-2生殖器疾病在未感染女性群体中具有高感染率(19个月13.9%或每年8.4%),而疫苗可以显著降低HSV-2生殖器疾病的感染率(两次试验中VE(疫苗功效)分别为73%和74%,P值均小于0.05)。对于007和017试验,主要的临床终点为007研究中所有受试者和017研究中HSV-2血清阴性女性受试者HSV生殖疱疹的产生。根据Cochran-Mantel-Haenszel方法,疫苗的有效性定义为接种者终点频率相对于对照接种者终点频率的下降百分比;计算方法为1-(接种者的罹患率/对照注射者的罹患率),双侧CI为95%。同样,Chiron gB2/gD2疫苗对于单阳性配偶(伴侣)中的接种女性具有一定功效,但并不包括从性病门诊中招募的女性受试者。gD2疫苗可能保护那些与HSV-2男性感染者存在长期性关系(持续23个月)的女性,而并不能保护处于其他高危条件下的女性,可能原因有以下三点:第一,长期暴露在来源于感染伴侣的HSV-2抗原环境中,亚单位疫苗激发了某种未确定的免疫效应[57]。第二,选择性偏差:由于gD2疫苗的作用,一部分可以抵抗HSV-2的女性增强了对HSV-2的抵抗力。第三,稳定的性关系:处于稳定的性关系中的女性暴露于HSV-2的频率更低,或许暴露的强度也更低,外创性的暴露也更少。

HERPEVAC研究显示了疫苗对于预防HSV-1生殖器感染的有效性,但却没有在GSK最初的两项单阳性配偶研究中体现出来,因为在GSK最初的两项研究只有非常少的HSV-1生殖器疾病病例。由于HERPEVAC研究招募的女性来自一般人群,据预测,大约有症状的生殖性疱疹中的30%是由HSV-1引起的。gD2抗原来自于HSV-2却与HSV-1 gD抗原具有很高同源性,这解释了gD2抗原对HSV-1具有保护性的原因。在招募的来自一般人群的女性中,gD2疫苗保护了受试者免于HSV-1而非HSV-2的生殖感染,可能提示两种型别病毒在免疫学上有很大差异。对疫苗抗原的型特异性免疫应答揭示抗体对于HSV-1和HSV-2具有不同活性,或者说HSV-1更容易被疫苗诱发的抗体所中和。另一种可能是疫苗效力受到病毒传播方式的影响,因为通常认为大多数生殖性HSV-1感染是由于口交而非阴茎-阴道性交引起的[59]。分析原因可能有几点:第一个原因是前一种方式传播的病毒量更少;第二个原因是有可能是两种方式的暴露部位不同,前一种方式是阴唇细胞更多暴露于HSV,而后一种方式是宫颈上皮细胞暴露于HSV-1;第三个原因是可能宫颈上皮细胞比阴唇细胞对HSV更敏感。这些只能从生物学基础上来考虑疫苗对HSV-1生殖感染有效而对HSV-2生殖感染无效的原因。

比较凯龙和GSK的疫苗研究项目的结果,更值得注意的是两个疫苗使用的佐剂不同。凯龙疫苗佐剂为MF59,GSK疫苗佐剂含有铝和MPL。相对于凯龙的糖蛋白疫苗失败,GSK的糖蛋白疫苗具有一定的有效性。说明佐剂在促进诱发关键的保护免疫应答时是至关重要的。我们需要做更多研究,来探索gD2-alum-MPL疫苗效应中的佐剂作用和出乎预料的性别差异。另一个待解的问题是一种可以防止生殖性疱疹的疫苗能否预防由HSV感染导致的非生殖性疱疹疾病[60]。

保护的关联性

一种有效的预防性或治疗性HSV疫苗所需要的关键免疫反应目前尚不清楚,但普遍认为预防性和治疗性疫苗是两个不同类型的产品[61,62]。因为HSV已经演化出多种逃避机体免疫系统的策略[61],而且HSV病毒在某个解剖部位的感染只能为其他部位免受病毒的再次侵袭提供非常有限的免疫保护[63],宿主针对病毒感染反应性的评价对于甄别保护性免疫反应的有效性而言,可能并不是一种有用的策略。动物实验表明,对于预防性疫苗来说,中和抗体的产生是一个成功的关键[64],同时临床试验结果也说明了较强的T细胞反应是这种疫苗所不可或缺的,并且有效的免疫应答可能需要固有免疫和适应性免疫的平衡[62,65]。因此,一个可以提供有效保护的预防性HSV疫苗,其所诱发的中和抗体与T细胞反应可能应该高于一个被感染个体中所能呈现的水平。还有一点不清楚的是,$CD4^+$和$CD8^+$T细胞在预防感染方面哪一个更重要。对治疗性疫苗而言,抗体水平与治疗效果之间其实并没有相关性,而大多数证据表明,

表 28.2　四个疫苗临床试验中疫苗的有效性和 HSV-2 攻击率

	Chiron gB/gD-MF59 疫苗				GSK gD-AS04 疫苗			
	性伴侣中临床试验		性传播临床临床试验		007 试验 *		017 试验 *	
	疫苗	对照	疫苗	对照	疫苗	对照	疫苗	对照
总发病率	3.4	4.6	4.4	4.6	3.5 (1.7-5.3)*	6.0 (3.7-8.5)*	3.0 (1.8-4.2)*	3.6 (2.3-4.9)*
总有效性					38% (−18-60)		11% (−20-34)	
男性发病率	2.8	1.1	4.1	4.3	3.7 (1.5-6.0)*	3.7 (1.4-5.9)*	2.8 (1.4-4.2)*	2.8 (1.3-4.1)*
男性有效性					−11% (−161-50)		−10% (−127-47)	
女性发病率	4.0	8.8	5.5	5.4	3.1 (0.1-6.1)	11.6 (5.9-17.4)	3.3 (1.1-5.4)	5.0 (2.6-7.5)
女性有效性					73% (19-91)		42% (−31-74)	
HSV-1 阴性人群发病率	3.5	6.3	5.1	4.4	同整体	同整体	3.4 (1.2-5.6)	8.3 (4.8-11.8)
HSV-1 阳性人群感染率	3.4	3.5	4.1	4.7	NA	NA	ND	ND
HSV-1 阴性妇女中发病率	ND	ND	ND	ND	同上述女性组	同上述女性组	3.5 (0-7.4)	13.3 (6.3-20.3)
HSV-1 阴性妇女中有效性					同上述女性组		74% (9-93)	
HSV-1 阴性男性中发病率	ND	ND	ND	ND	同上述男性组	同上述男性组	3.3 (0.7-6.0)	5.3 (1.7-8.9)
HSV-1 阴性男性中有效性					同上述男性组		32% (−95-76)	

注：HSV：单纯疱疹病毒；ND：无可用数据；NA：不确定。
Chiron 试验：判断终点为 HSV-2 感染的预防效果。
GSK 试验：判断终点为 HSV-2 疾病的预防效果。
*007 试验：参与者为 HSV-2 和 HSV-1 血清学阴性
017 试验：参与者为 HSV-2 血清学阴性但 HSV-1 血清学阳性或阴性。
发病率为每年 100 人每年的发病率。
括号内的值是 95% 可信区间；Chiron 试验没有给出可信区间数据。
数据来自于 COREY L，LANGENBERG AG，ASHLEY R，et al. Recombinant glycoprotein vaccine for the prevention of genital HSV-2 infection：two randomized controlled trials. JAMA，1999，281：331-340. STANBERRY LR，SPRUANCE SL，CUNNINGHAM AL，et al. Glycoprotein-D-adjuvant vaccine to prevent genital herpes. N Engl J Med，2002，347：1652-1661，

与治疗性疫苗效果真正具有相关性的是 HSV 特异性的 CD8⁺T 细胞反应。最近在动物神经节上的 CD8⁺T 细胞研究表明，潜伏感染可能导致 CD8⁺T 细胞耗竭，因此减弱了治疗性疫苗引起 CD8⁺T 细胞扩增的能力[66]。

公共卫生问题

由于 HSV 所引起的疾病特征及其对 HIV 感染和播散的促进作用，HSV 感染已经成为一个全球性的公共卫生问题[2,29]。美国 HSV 生殖器感染一直在持续流行[4]。因为 GSK 公司的预防性疫苗效果的型别特异性和在 HSV-1 血清学阳性女性中保护效果的缺失，它在控制 HSV 生殖器感染流行方面的作用是有限的，而在发展中国家还有一个特别的问题是，大多数人都在早年经历过 HSV-1 病毒的感染。尽管如此，在美国年轻女性普及疫苗免疫的数学建模表明，即使一种部分有效的疫苗，也能对控制生殖性疱疹流行有着显著影响[67]。

未来的疫苗

目前有几家公司正在进行疫苗的早期临床开发；所有这些候选疫苗均拟用作治疗性疫苗。

Agenus 公司开发了一种由重组人热激蛋白（HSP）-70 与 32 个 HSV-2 多肽组成的复合物以及专有的 QS21 佐剂系统组成的疫苗 -HerpV plus QS21 疫苗（ClinicalTrials.gov 标识：NCT01687595）。II 期研究结果表明，疫苗耐受性良好，在超过一半的疫苗接种者产生了较强的 HSV 细胞毒性 T 细胞免疫应答，并且在这些患者中，病毒脱落率减少了 75%，统计学上具有显著性差异（$P<0.001$；CI，46.2%-88.6%）[68,69]。

由 Genocea Biosciences 开发的 GEN-003 plus Matrix-M-2 是一种亚单位疫苗，含有 HSV-2 ICP4 和 gD 蛋白以及一种基于皂苷的专利佐剂系统。一项 I/II 期临床试验（ClinicalTrials.gov 标识：NCT01667341）的结果表明，该疫苗具有良好的耐受性和免疫原性，可增强抗体和 T 细胞应答至少 12 个月。在 6 个月时，接种 30g 剂量疫苗组的复发率降低 65%，病毒脱落率降低 40%。12 个月时，平均病毒脱落率恢复至基线水平[70]。已经启动了含有不同剂量疫苗的一项 II 期临床试验（ClinicalTrials.gov 标识：NCT02114060）。

VCL-HB01 和 VLC-HM01 与 Vaxfectin 由 Vical 公司开发，是编码一种或两种 HSV-2 蛋白的质粒 DNA 疫苗，采用专利阳离子脂质体作为佐剂。I/II 期临床试验结果显示，单价和双价疫苗均未达到病毒脱落率较基线降低的主要终点。然而，与基线相比，双价疫苗在 3 个月时生殖器损伤率的前瞻性次要终点方面达到了统计学显著性降低（-49%；$P=0.031$），在 9 个月时间点的效应持续存在（-57%；$P=0.009$）。公司宣布计划在 2016 年将双价疫苗推进至 II 期试验[70a]。

澳大利亚公司 Coridon/Admedus Vaccines 正在开发一种 HSV-2 多聚核苷酸（DNA）疫苗[71]。I 期临床研究的结果表明该疫苗是安全的，并产生了 T 细胞应答[72]；已经于 2015 年 4 月启动了 II 期试验[73]。

Sanofi Pasteur 开发了一种 HSV-529 疫苗，该疫苗是一种复制缺陷型 HSV-2 病毒，病毒基因组中缺失两个必需基因 UL5 和 UL29，突变的病毒在互补细胞系上生长[74]。该疫苗正在伴或不伴 HSV 感染的健康志愿者中开展 I 期安全性/免疫原性研究，该项研究由美国国立卫生研究院发起，预计完成日期为 2016 年 10 月（ClinicalTrials.gov 标识：NCT01915212）。该研究计划的目标是将复制缺陷突变体与葡吡喃糖基脂质佐剂（Immune Design 公司开发的佐剂）结合，以开发有效的治疗性疫苗。20 世纪 90 年代，单缺失的复制缺陷疫苗虽然被证明具有安全性和免疫原性，但作为治疗性疫苗无效。在临床试验中未研究复制缺陷型 HSV 候选疫苗作为预防性疫苗[75]。

正在进行的研究将继续探索有趣的新疫苗策略。最近的临床前研究的例子包括 DNA 疫苗-福尔马林灭活 HSV-2 疫苗的初免-加强策略[65]、具有复制能力的、糖蛋白 E 缺失突变的 HSV-2 减毒活病毒候选疫苗[76]、一种免疫采用两步法（初免和吸引），即在使用传统的注射途径初免（prime）后，阴道趋化因子将活化的 T 细胞吸引到生殖道的免疫策略、基因工程构建的非复制型的显性负突变体重组病毒疫苗[77]、ICP0 缺失的 HSV-1 和 HSV-2 突变体[79,80]和一种含有 4 种 HSV 蛋白，既能刺激体液免疫又能激发 T 细胞特异性 HSV 免疫应答的疫苗[81]。

（卫江波　李启明　郝利新）

本章相关参考资料可在"ExpertConsult.com"上查阅。

第29章 人类免疫缺陷病毒疫苗

Marc P. Girard 和 Wayne C. Koff

获得性免疫缺陷综合征(acquired immunodeficiency syndrome, AIDS)在被发现前，可能已在非洲存在了几十年，但直到1981年夏天，美国男性同性恋人群中暴发肺孢子虫肺炎时，该病才首次在人类中发现[1,2]。有证据表明AIDS最初是从中非传播到海地，然后传播到美国，最终在全球传播[3,4]。AIDS是由HIV引起的，HIV是一种慢病毒，可以经性接触、注射感染的血或血制品传播，同时也可以通过母婴垂直传播[5]。$CD4^+$辅助性T淋巴细胞(Th)是HIV的主要靶点，因此HIV感染以进行性$CD4^+$ Th细胞减少及免疫系统慢性激活为特征。HIV感染会导致免疫缺陷综合征，从而使人类易发生机会性感染。机会性感染包括肺结核(常见的并发症)、卡氏肺孢子虫肺炎、鸟型分枝杆菌细胞内感染、弓形虫病、念珠菌病、隐孢子虫病以及各种病毒感染[巨细胞病毒(CMV)、丙型肝炎病毒、单纯性疱疹病毒]和癌症(如卡波西肉瘤和非霍奇金B细胞淋巴瘤)。自1981年以来，约7 000万人感染HIV，3 600万人死亡[6]。AIDS显然是非洲亚撒哈拉地区育龄妇女的头号杀手。

一些措施可以降低高危人群的HIV-1感染率，例如筛查献血人员、加强宣传和咨询、实行一夫一妻制、使用避孕套、推广性传播疾病的治疗和男性包皮环切[7-10]。研究发现，南非妇女在性行为前后使用替诺福韦阴道凝胶，两年半后其艾滋病发病率降低了39%。而那些谨遵医嘱坚持使用杀菌剂的妇女，其有效率实际可达到54%[11-13]。使用口服抗反转录病毒药物如特鲁瓦达丸(一种替诺福韦与恩曲他滨的联合制剂)进行暴露前预防(preexposure prophylaxis, PrEP)，可使包括男男性接触者(men who have sex with men, MSM)在内的高危人群感染HIV的风险显著降低[14]。暴露后立即进行抗反转录病毒治疗(antiretroviral therapy, ART)也是一种预防艾滋病传播的方法[15,16]。如果HIV感染者接受抗病毒治疗，其传染给未感染的性伴侣的风险会降低92%[17]。

感染HIV的母亲服用抗反转录病毒药物，可以成功预防HIV-1的母婴垂直传播[18-21]。正如在包括乌干达在内的几个地区观察到的那样[22]，全面采取这些预防措施有可能大大减少AIDS的传播，但在实践中仍存在很多障碍，包括扩大规模的困难、药物和医疗保健的成本以及对行为改变的长期抵制等。因此，遏制AIDS流行的契机有赖于研发有效的疫苗。随着该疾病的继续传播，高效疫苗的研发是刻不容缓的，这仍然是公共卫生需优先解决的问题[23]。

病毒的一些特性确实阻碍了高效艾滋病疫苗的研制(表29.1)。HIV感染后诱导的抗病毒免疫机制，无论是固有免疫应答、细胞介导的免疫应答还是特异性抗体应答，均不能清除病毒。原因之一是HIV以前病毒的方式整合到了长期储存的记忆T细胞染色体中，在那里以潜伏状态持续存在[24-26]。HIV在B细胞滤泡内的滤泡辅助$CD4^+$ T细胞(T_{FH})中寻求躲避[27-29]，同样的现象也见于恒河猴中的猴免疫缺陷病毒(simian immunodeficiency virus, SIV)感染[28,30]。特别是在儿童中，越早开始抗病毒治疗，病毒储存库越小[31-33]。目前，逆转HIV-1在HIV感染者中的潜伏已成为一个主要研究方向，但此目标尚未实现[34-36]。

表29.1 开发艾滋病疫苗的障碍

缺少自然感染后自发康复的病例
抗原多样性和病毒的高变异性
疾病通过黏膜途径传播
病毒通过感染的细胞传播
病毒基因组整合入宿主细胞染色体
免疫记忆T细胞处于休息状态时，病毒持续潜伏
在宿主体内快速出现病毒逃逸突变体
MHC I类抗原递呈的下调
屏蔽病毒体刺突的广谱中和表位
缺乏理想的HIV-1动物模型，需要长期和费用昂贵的人体临床试验

病毒的快速复制以及由此产生的高突变率和重组导致准种病毒株的快速出现，是高效艾滋病疫苗研发受阻的另一原因。该准种病毒株作为逃逸突变株，能够快速生长，可逃避宿主的细胞和体液免疫应答[37-41]。同时，HIV-1会导致感染细胞表面I类主要组织相容性复合体(major histocompatibility complex, MHC)表达减少，从而逃避细胞毒性T细胞(cytotoxic

T lymphocyte，CTL）的抗病毒免疫应答[42,43]。研究表明 HIV 感染初期病毒的大量复制和慢性免疫的激活，导致了抗病毒 CTL 的衰竭和细胞免疫的逐渐损伤，进一步发展为艾滋病[44-46]。

在这种情况下，如何用一种疫苗来诱导机体的保护性免疫应答仍然是一个巨大的挑战。自 1987 年以来，人们已经研制出 150 多种 HIV-1 型病毒疫苗或抗 SIV 的类似疫苗。研究表明这些疫苗在非人灵长类（nonhuman primate，NHP）动物模型中诱导了不同程度的保护性免疫应答[47-49]，且有许多已经进入到人体临床试验阶段[50-53]。然而时至今日，在所有的受试疫苗中，除 RV-144 疫苗外，还没有一种能在预防 HIV-1 型病毒感染或控制病毒复制及延缓人类疾病进展上表现出效力。RV-144 疫苗的 Ⅲ 期临床试验评估了重组金丝雀痘病毒载体疫苗（ALVAC）初免、铝佐剂 HIV-1 重组包膜 gp120 亚单位疫苗加强免疫的临床效果，结果表明其预防 HIV 感染的有效率仅为 31%[54,55]。

病毒学

已证明引起艾滋病的病原体有两种，即 HIV-1[56-58] 和 HIV-2[59]。两者均会引起疾病，但 HIV-2 感染似乎进展缓慢，且传播的地域范围较窄。HIV-1 可进一步划分为引起大流行的 M（Major）组、流行较少的 O（Outlier）组[60] 以及 N（non-M，non-O）组[61] 和 P[62] 组。迄今为止，仅报告了 15 例 HIV-N 感染病例和 2 例 HIV-P 感染病例，而在喀麦隆约 1% 的感染者中鉴定出了 HIV-O，在西方国家也出现了少数 HIV-O 感染病例[63,64]。M 组 HIV-1 可被进一步划分为若干亚型或分支（参见下文"病毒变异性"）。

HIV 属于逆转录病毒科慢性毒属。慢病毒是有包膜的 RNA 病毒，通常在长期潜伏于宿主后，引起慢性进行性感染，尽管存在宿主的主动免疫应答。慢病毒的复制依赖于一种有活性的逆转录酶，该酶可以将病毒的 RNA 基因组转变为前病毒 DNA 拷贝，并将其整合到宿主细胞染色体上。其他慢病毒有 SIV、猫和牛免疫缺陷病毒、绵羊脱髓鞘脑白质炎病毒、山羊关节炎-脑膜炎病毒和马传染性贫血病毒等。

HIV 的基因组是长度为 9.5kb 的单股正链 RNA 分子，编码典型的逆转录病毒结构蛋白 Gag、Pol 和 Env。其中 Gag 进一步裂解为 $p18_{gag}$（基质蛋白）、$p24_{gag}$（衣壳蛋白）以及 p7 和 p9（核衣壳蛋白）；Pol 可自行裂解为 $p12_{pol}$（蛋白酶）、$p68_{pol}$（逆转录酶）和 $p31_{pol}$（整合酶）；Env 是一种 160-kDa 的糖蛋白（gp），最终裂解为 $gp120_{env}$ 外膜亚单位和 $gp41_{env}$ 跨膜亚单位，两者在病毒体表面联合构成三联体刺突。另外，该基因组编码一系列的非结构蛋白，如调节蛋白 Tat 和 Rev 以及辅助蛋白 Nef、Vif、Vpr 和 Vpu（图 29.1）。病毒复制过程由逆转录酶启动，生成 RNA 基因组的前病毒 DNA 拷贝。前病毒迁入宿主细胞核，并在那里整合入核周边的宿主细胞基因，与核孔紧密对应并与各种核孔蛋白接触[65]。整合后的前病毒最终被以各种拼接方式转录成一系列的信使 RNA（mRNA），编码各种蛋白质；或者转录生成全长子代病毒 RNA，并被转运至胞质中，进一步组装成子代病毒体。

病毒体以出芽方式从感染细胞中释放，此时的病毒体尚不成熟，也不具有感染性，其中的 Gag 糖蛋白仍然完整，并呈辐射状排列[66]。最终病毒蛋白酶裂解 Gag 并使其重排，形成成熟病毒的核心，这时病毒便具有了感染力。新病毒颗粒的组装和释放通常发生在感染细胞和正常靶细胞的短暂接触位点，导致两种细胞膜形成手指交叉样突起物，即"病毒突触"[67-70]。病毒突触使能够直接蔓延到未感染的靶细胞[71]，并使子代病毒体免受中和抗体的清除[72]。

HIV 病毒体内部含有一个由 1 200 个 $p24_{gag}$ 衣壳蛋白分子构成的锥形病毒衣壳，衣壳外包裹着病毒脂膜，并且包埋于支架基质蛋白（$p17_{gag}$）中。衣壳上镶嵌有 15 个三聚体刺突，刺突由高度糖基化的蛋白质 gp160（gp120+ gp41）组成（图 29.2）[73-75]。有证据表明病毒的外膜还包含大量的 Ⅱ 型 HLA-DR 分子、来源于宿主细胞的 $β_2$- 微球蛋白和细胞膜蛋白，如 CD43、CD44、CD55、CD59、CD63 或 CD71，以及白细胞功能相关抗原（leukocyte function-associated antigen，LFA）-1 和胞内黏附分子（intercellular adhesion molecule，ICAM）-1[76]，而宿主细胞是病毒持续复制的场所。这解释了为什么病毒可以被抗 HLA-DR、LFA-1、$β_2$- 微球蛋白或者 ICAM-1 的抗体所中和[77]。

病毒的衣壳包含与核衣壳蛋白（$p7_{gag}$）相关的两个拷贝 RNA 基因组和作为逆转录引物的转运 RNA 分子。病毒的衣壳还包含病毒蛋白质 p1、p2、p6 以及病毒蛋白质 Vpr、Nef 和 Vif 的拷贝，主要在 HIV 复制的早期起作用；还有一系列的宿主蛋白质，例如亲环素 A、Tsg101、钙调蛋白、肌动蛋白、cofilin、埃兹蛋白和膜突蛋白[78]。亲环素 A 可与三方基序（TRIM）5α 结合，后者是先天性抗反转录病毒免疫的重要递质，而先天性抗反转录病毒免疫是旧大陆猴抵抗 HIV-1 感染的基础，同时也是决定恒河猴对 SIV 易感性的重要因素[79-83]。

Env 基因编码 HIV-1 包膜 gp160 糖蛋白，后者

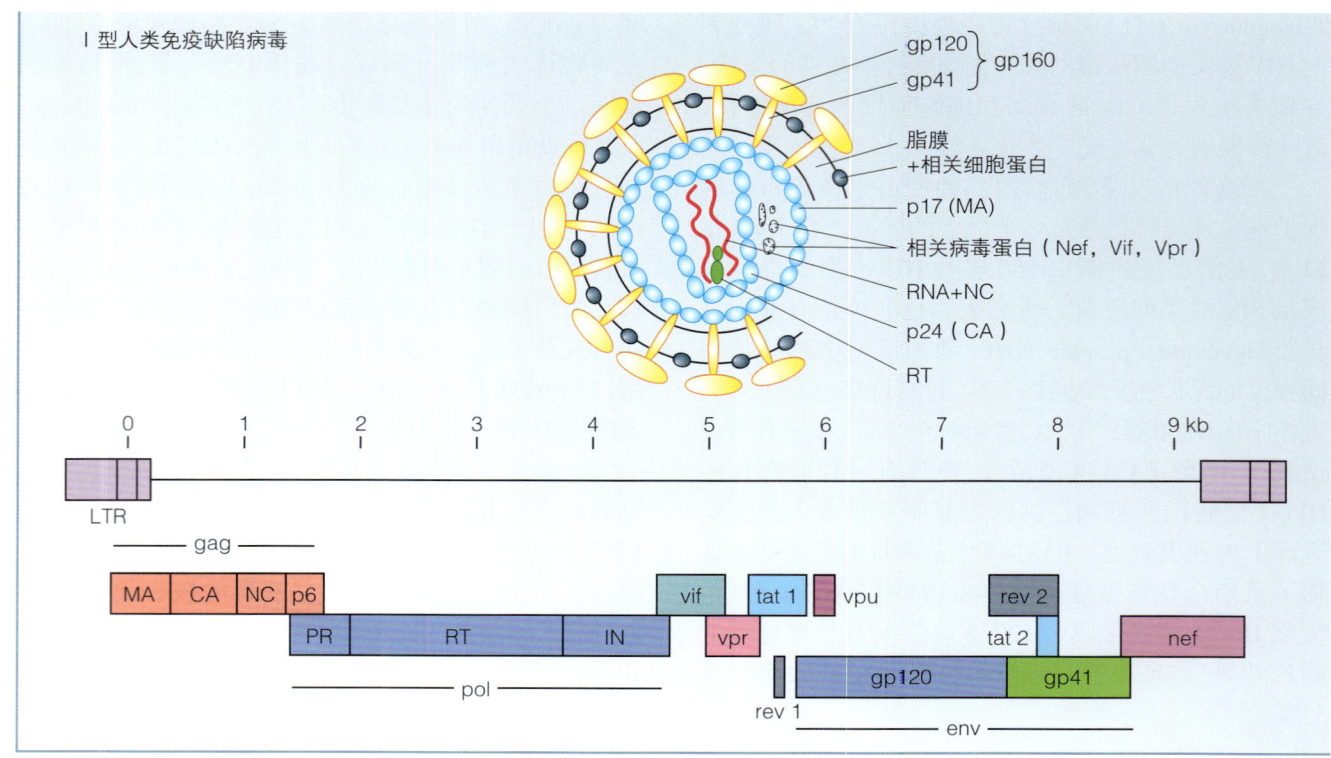

图 29.1　HIV-1 病毒基因组的组成及病毒体的结构
注：CA：衣壳；IN：整合酶；MA：基质；NC：核衣壳；PR：蛋白酶；RT：逆转录酶。

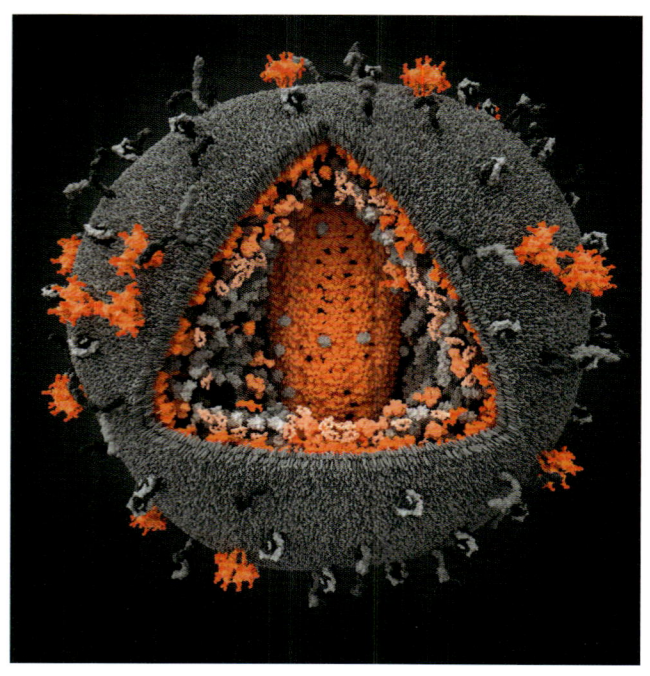

图 29.2　HIV-1 病毒子三维结构的重建

在病毒体表面形成三聚体刺突。gp160 在高尔基体中折叠并裂解成 gp120（外链）和 gp41（跨膜链），两者通过非共价键连接，之后经过三聚体化、糖基化，被转运到细胞表面，这一过程已被一系列研究详尽描述[83-85]。gp120 决定着病毒与靶细胞的趋近与结合：gp120 的一部分先与 CD4 受体结合，再与 CCR-5 或 CXCR-4 复合受体结合，而 gp41 将刺突固定于病毒包膜表面，并使其维持三聚体结构[86]。有证据表明在代谢活跃的 $CD4^+T$ 细胞中，α4β7 整合素、肠黏膜归巢受体与 CD4 分子结合成的复合物也可用作辅受体[87,88]。gp120 对 α4β7 的特异性亲和力是 HIV-1 靶向肠黏膜相关淋巴组织（gut-associated lymphoid tissue，GALT）中活性 T 细胞的机制[89]。gp41 的近膜端外部区（membrane-proximal external region，MPER）包含与黏膜型 HIV-1 受体半乳糖苷神经酰胺结合的位点和一个钙结合位点，是广谱中和抗体（broadly neutralizing antibodies，bNAbs）的主要结合位点之一（见下文）[90,91]。gp120 在 25~35 糖基化位点被一种富含甘露糖和唾液酸碳水化合物[73]的混合物高度糖基化[92]，为中和表位提供了 50kD 的"聚糖屏障"[93]。

gag 基因既可转录为 gag mRNA，也可转录为 gag-pol mRNA，对应的翻译产物分别是 $Pr55_{gag}$ 和 $p160_{gag-pol}$。$Pr55_{gag}$ 最终裂解产生 $p17_{gag}$ 基质蛋白、$p24_{gag}$ 衣壳蛋白和 $p7_{gag}$ 核衣壳蛋白。$p7_{gag}$ 核衣壳蛋白仍然与 RNA 基因组密切相关，它包含两个锌指基

序，这些基序可在四面体构象中结合一个锌离子，而这种构象是病毒 RNA 组装和感染力必需的[94,95]。

pol 基因编码病毒关键酶，如与 RNA 酶 H 活性有关的逆转录酶、允许前病毒 DNA 整合进入宿主 T 细胞基因组的整合酶以及天冬酰蛋白酶。天冬酰蛋白酶是由两个亚单位组成的同源二聚体，每个亚单位都提供氨基酸三联体 DTG 以形成酶的活性位点。病毒的蛋白酶对于病毒成熟是必需的。

tat 基因编码一种反式激活蛋白，该蛋白通过与位于被称为 Tat 反应元素的早期病毒 mRNA 分子 5' 端、由 59 个残基组成的茎环结合，防止前病毒转录的过早结束，从而使病毒 mRNA 的产量提高数百倍。该过程与 RNA 聚合酶 II 的 dTat-cdk9/cyclin T1 磷酸化有关[96]。Tat 还对 AIDS 的发病起作用，游离 Tat 分子从感染 HIV-1 的细胞释放[97,98]，并通过与细胞膜脂质筏的相互作用和内化，接着被转运进入细胞核，从而激活远处未感染的 CD4+ T 细胞[99]。抗 Tat 抗体与艾滋病的长期不进展有关[98]。

rev 基因编码一种可与特异性 Rev 反应元件结合的蛋白。Rev 反应元件存在于编码 Gag、Pol 和 Env 的非拼接或单一拼接的病毒 mRNA 上。这使得 mRNA 可以从细胞核转移至胞质，并使结构蛋白 Gag、Pol 和 Env 得以表达。因此 Rev 控制着病毒复制从早期到晚期的转换。在病毒复制的早期，多重拼接的 mRNA 只合成调控蛋白 Tat、Rev 和辅助蛋白 Nef、Vif、Vpu、Vpx；而在病毒复制的晚期，才会合成结构蛋白，使病毒体得以组装[100]。

nef 基因编码一种主要的毒力因子，即十八烷基化的 Nef 蛋白。Nef 蛋白通过选择性地与 p21 相关激酶 2 结合来维持高病毒载量和激活静止的 T 细胞[101-104]。细胞外的 Nef 通过与 CXCR-4 受体相互作用和 Fas 配基介导的未感染旁观者 CD4+ T 细胞凋亡来减少 CD4+ T 细胞[105,106]。细胞内 Nef 可以下调细胞表面 CD4 和 MHC I 类抗原的表达，使感染细胞逃避宿主细胞免疫应答[42,43,107,108]。在 CD4+ T 细胞内表达 SIV *nef* 基因的转基因小鼠也出现一种类似艾滋病的疾病，伴有 CD4+ T 细胞减少、激活和凋亡[109,110]。由此推断，*nef* 基因缺失的 SIV 毒性减弱（SIV Δnef），在猕猴中可以被用作减毒活疫苗[111-115]。SERINC3 和 SERINC5 是两种宿主-细胞抗病毒蛋白，*nef* 蛋白还通过抑制这两种蛋白与子代病毒体的结合来提高病毒感染性[116,117]。

Vif、Vpr 和 Vpu 的具体作用和重要性尚未被完全阐明（表 29.2）。Vpr 与亲环素 A 结合后使细胞周期停滞在 G2 期，并进一步诱导细胞凋亡[118,119]。它

表 29.2 HIV-1 辅助蛋白的作用

基因	主要作用
Nef	激活静止 CD4+T 细胞
	下调人类白细胞抗原
	使旁观者 CD4+ T 细胞凋亡
Vif	使 APOBEC3G 失活
Vpr	使细胞周期停滞在 G2 期
Vpu	阻塞 tetherin
Vpx	阻塞 TRIM5α 和 SAMHD1

注：SAMHD1：不育 α 基序和含有组氨酸-天冬氨酸结构域的蛋白 1；TRIM：三方基序。

还使病毒的前整合复合体进入细胞核，从而使巨噬细胞和非分裂细胞中 HIV 的复制得以增强[119]。Vpu 在细胞膜表面形成离子通道，促使子代病毒体从感染细胞释放，还可拮抗 tetherin（CD317/BST2）的作用。tetherin 可以阻止完全形成的病毒体从感染细胞表面释放[120,121]，而在 NHP 慢病毒[122,123]和 HIV-1 O 毒株[124,125]中，这是由 Nef 完成的。Vpu 还结合 CD4 分子并将其靶向蛋白酶体，导致该分子的降解。HIV-2 和 SIV 虽然没有 *vpu* 基因，但却有辅助基因 *vpx*，它似乎是 *vpr* 的拷贝[126-128]且可抵消限制因子 SAMHD1（不育 α 基序和含有组氨酸-天冬氨酸结构域的蛋白 1）的作用[129]。

Vif 可通过 APOBEG3G（A3G）阻止 HIV 失活，并通过使胞嘧啶脱氨基来编辑 HIV-1 的早期逆转录子，从而导致前病毒 DNA 的降解[130-132]。Vif 将 A3G 与聚泛素化复合物结合，进而使其被蛋白酶体降解[133-135]。A3G 的表达是抵抗人类 HIV 感染和猕猴 SIV 感染的先天性免疫的关键决定因素之一[136-143]。Vif 也与细胞骨架化中间产生的丝状物有关，并可帮助转运外来病毒到细胞核。

病毒-细胞作用

HIV-1 进入细胞是个多阶段的过程，在这个过程中 Env 糖蛋白与细胞黏附因子相互作用，先后约束 CD4 受体以及 CCR-5 或 CXCR-4 辅助受体。因此，通过使用复合小分子如 eCD4-Ig[144]或广谱中和抗体如 VRC01 或 3BNC117[145]靶向 gp120 上的 CD4 结合位点，可以有效地阻止病毒进入。病毒体与细胞的黏附是由 gp120 和细胞表面带电基团如硫酸肝素蛋白聚糖的非特异性作用引起的。HIV 的主要黏附因子是多配体蛋白聚糖[146]，如 DC-SIGN，它是一种位于树突细胞（denritic cells，DCs）和巨噬细胞表面的甘

露糖结合凝集素[147]。不成熟的树突细胞通过其表面的 DC-SIGN 来捕获病毒,并通过内吞作用将病毒摄入多囊泡的内体,再通过胞吐作用转移入 T 细胞的细胞外基质,该细胞基质与小泡性外来体有关。因此,从 DCs 转入 T 细胞不需要第二轮的感染,这给 HIV 逃逸免疫应答提供了方便[148]。

HIV-1、HIV-2 和 SIV 以 CD4(OK-T4)分子作为主要受体,该分子存在于辅助性 T 淋巴细胞(CD4[+] T 细胞)、单核巨噬细胞、淋巴结滤泡状树突细胞、皮肤的朗格汉斯细胞以及中枢神经系统的小胶质细胞的表面[149,150]。病毒也能以糖脂类半乳糖神经酰胺为受体来感染 CD4[-] 的细胞,如胶质细胞、自然杀伤(natural killer,NK)细胞、脑内皮细胞、肠内皮细胞和生殖道内皮细胞[151]。

gp120 分子的 CD4 结合区是一个复杂的构象基序,该基序包含一个以高度糖基化可变区为侧翼的凹陷口袋[152,153]。gp120 单体看似一个高度灵活的分子,其中既无受体(CD4)结合位点,也无辅助受体(CCR-5 或 CXCR-4)结合位点形成[154-156]。gp120 与 CD4 的结合使其分子构象发生改变,包括 V1-V2 高度可变环的替代,这导致了辅助受体结合位点的暴露(图 29.3)。是选择 CCR-5 还是 CXCR-4 为辅助受体,在很大程度上取决于 V3 环的氨基酸序列,这也决定了病毒可以感染哪种细胞[157-159]。

gp120 与辅助受体的结合依次引发了 gp41 胞外结构域的构象改变,从而导致了高度疏水性、富含甘氨酸的 - 端融合肽的暴露。该融合肽需要插入靶细胞膜来引发病毒和细胞的融合(图 29.3)[160-162]。

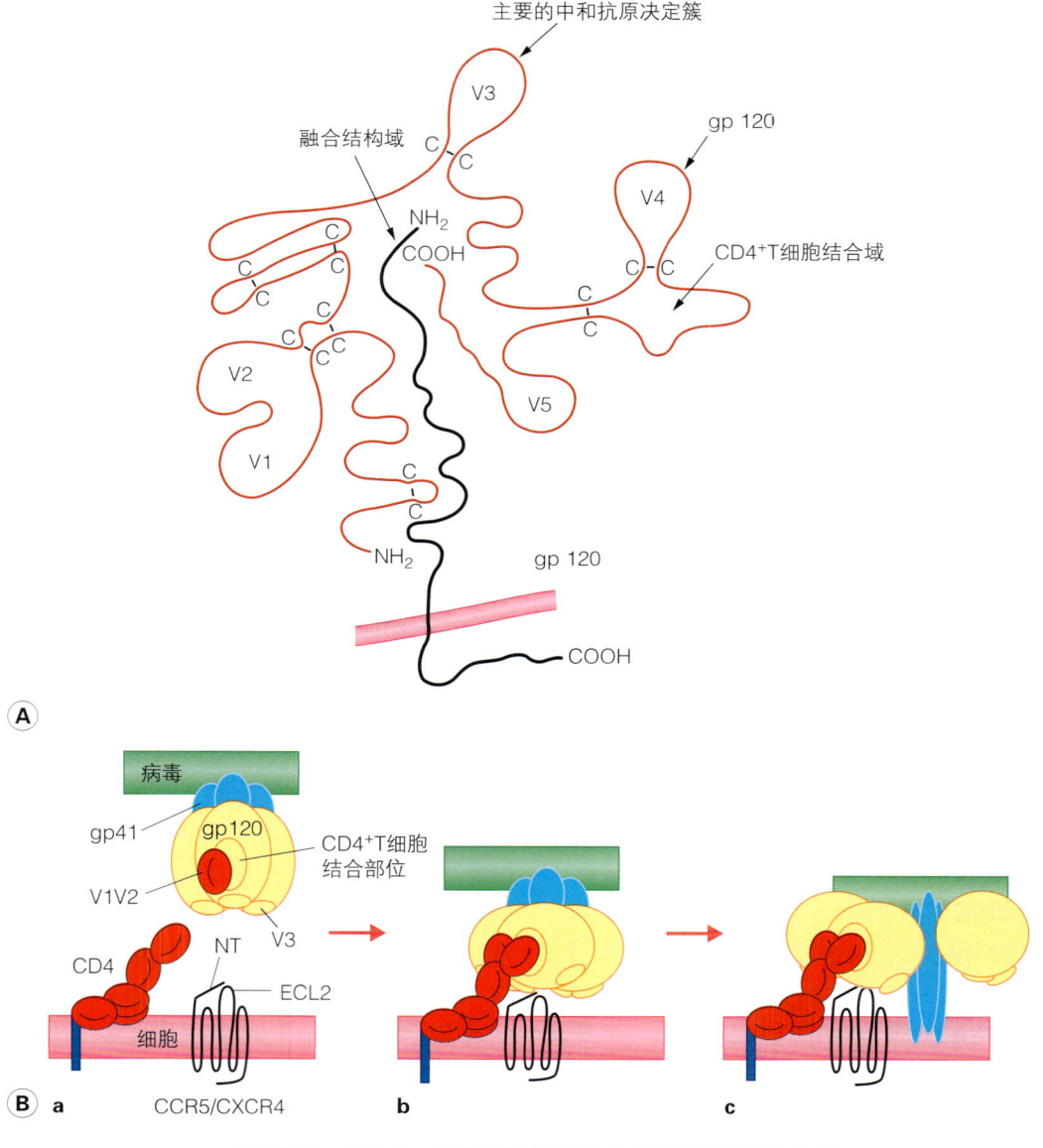

图 29.3 A-B:Env 刺突和靶细胞受体和辅受体的柜互作用

gp41 三聚体杆状结构包含三个平行的 N- 端 α- 螺旋（七肽重复区），在中心组装成一个卷，外部包绕三个反平行的 C- 端 α- 螺旋[163-165]。gp120 与细胞的结合引发了 gp41 的第一次构象改变，形成一个被称为"前发夹中间体"的扩展构象[166,167]。这使 N- 端融合肽得以插入靶细胞膜。gp41 的七肽重复区再次折叠为发夹构象，重构了六螺旋束，并使融合肽和 gp41 的跨膜片段处在相同的分子末端，从而使病毒和细胞膜在接触后发生融合。以上过程让人不禁联想到了由流感病毒血凝素（HA）分子介导的病毒 - 细胞融合机制[168,169]。研究表明多个 HIV-1 包膜三聚体必须共同组装形成融合孔，以便形成病毒核进口。gp41 的融合后形状可能为免疫系统提供独特的抗原基序[170]。

初次感染和疾病无症状时分离得到的绝大多数 HIV-1 病毒以 CCR-5 作辅助受体，因此被称为 R5。R5 HIV-1 株是亲巨噬细胞的（M-tropic），它能在外周血单核细胞（PBMCs）和 CD4$^+$ CCR-5$^+$ 效应记忆 T 细胞中复制，但在培养中不形成合胞体，也不能感染转化的 CD4$^+$ T 细胞系[171]。出现在与 AIDS 进展相关的感染晚期的病毒是亲 T 淋巴细胞（T-tropic）病毒株，被称为 R5-X4。它们最初以 CXCR-4 作辅助受体，可在永生的 T 细胞系中复制，并可在 CD4$^+$ T 细胞培养中形成合胞体[172]。一小部分亲 T 淋巴细胞 HIV-1 病毒株已适应了在 CD4$^+$ T 细胞系中生长，并已经生长成 T 细胞系适应（T-cell line-adapted，TCLA）株，因而失去了在外周血单核细胞中生长和以 CCR-5 作辅助受体的能力。它们因此被称为 X4。与 HIV-1 不同，亲巨噬细胞和亲 T 淋巴细胞的 SIV 分离株均以 CCR-5 而不是 CXCR-4 作辅助受体[173]。

编码 CCR-5 辅受体的 CCR-5 基因的两个等位基因上缺失 32 个碱基对，会对 HIV-1 产生显著的抗性[174-179]。研究认为这种缺失早在 4 000 年前的北欧就已出现，目前该地区部分人群发生缺失的频率高达 10%~15%，而非洲和亚洲人群的发生频率却完全处于未知状态[180,181]。普通白种人中出现 Δ32 纯合子的概率是 1%~3%，而在未感染 HIV 的血友病患者中却高达 25%[182]。然而人们发现一些 Δ32 是纯合子的突变个体也感染了 HIV-1，这表明他们可能是感染了 X4 病毒株[183]。研究还发现可以影响宿主对 HIV-1 感染的抗性或易感性的趋化因子受体具有其他遗传多态性[184,185]。

HIV-1 穿过生殖器或肠黏膜的黏膜屏障可能影响通过上皮内朗格汉斯细胞或 DC 摄取病毒，如在多层鳞状上皮如阴道和外宫颈、肛门、口腔和食管上皮中观察到的那样。也可以通过转胞吞作用机制，将病毒移位到简单的柱状上皮如宫颈内膜、直肠和肠道的上皮细胞[186]。

临床疾病

艾滋病可以被看作"两种感染的传说"：①急性感染时，病毒会使生殖器和肠黏膜相关淋巴组织的黏膜固有层和上皮中的 CD4$^+$ T 细胞数量大大减少；②慢性感染则使已受损的免疫系统发生进行性崩溃[187,188]。HIV 复制的主要场所是肠黏膜相关淋巴组织和肠系膜淋巴结[189]，因为这些组织富含高度活化的 α4β7$^+$/CCR-5$^+$/CD4$^+$ 记忆 T 细胞，而这些 T 细胞是病毒的主要靶点[171,190]。肠中每百万 CD4$^+$T 细胞中 HIV-1 前病毒 DNA 的平均含量比外周血中高 5 倍[191]。接受抗反转录病毒治疗的病人，即使其病毒载量已检测不到，但肠道中的病毒 RNA 和前病毒 DNA 的浓度却依然很高[192]。

发生性传播时，HIV-1 首先在生殖器黏膜的少量静止 CD4$^+$T 细胞中复制[193]。在 80% 的性传播病例中，尽管可能会传输多个序列变异的毒株，但只有一个（祖先）R5 病毒株会引起临床感染[194-198]。SIV 经阴道无损伤暴露的 1 天内，子宫颈内黏膜下层会出现浆细胞样树突细胞。树突细胞表达大量的炎性标志物，包括吸引子宫颈内 CD4$^+$/CCR5$^+$T 细胞的趋化因子。由此引发了一系列的炎症级联反应，并使潜在靶细胞大量涌入。与此同时，感染的祖先病毒进行着快速的变异，最终产生了一大群相关的分子克隆，形成一个"准种群"[199]，可从中选择出更易逃避宿主免疫应答的最佳变异株[37,39-41]。超深度测序显示，感染的第 1 周，病毒在逃逸最初的 CD8$^+$T 细胞应答时，有一系列超乎寻常的逃生路线。该过程中伴随着抗原表位变异频率的明显变化，这可能是病毒适应性和免疫逃逸间复杂的相互作用所致[41,200]。与异性传播相比，静脉吸毒似乎与多重祖先病毒的传播有关[201]。

最初的病毒隐蔽期只持续几天，之后便开始发生爆炸性病毒扩增，导致病毒在活化的 CD4$^+$T 细胞尤其是在肠系膜相关淋巴组织中持续大量复制[89]，由此形成了感染的初级阶段急性期。病人会经历急性发热期，伴随着持续性淋巴结肿大、皮疹和关节疼痛，表现经常令人联想到单核细胞增多症。也观察到淋巴细胞总数的一过性减少和 CD4 对 CD8 比例倒置，伴有 Gag p24 抗原血症和血浆高病毒载量。

HIV-1 感染后全身性慢性免疫会迅速激活，伴有 T 细胞倒置增加、多克隆 B 细胞活化增加、活化表型（CD38$^+$，HLA-DR$^+$）的 T 细胞比例增加以及前炎性细胞因子和趋化因子释放的增加[26]。慢性免疫激活被认为是由于肠上皮对细菌产物（例如脂多糖）的渗透性增加引起[202-204]。HIV-1 和 HIV-2 感染者的血中细菌产物的含量与病毒载量呈正相关，而与 CD4+T 细胞的数量呈负相关[205]。SIV 感染的猕猴中也可观察到类似的相关性，但在 SIV 感染的乌白眉猴中却观察不到，而乌白眉猴感染 SIV 后不会发展为艾滋病。感染患者血中微生物产物的大量涌入和炎性细胞因子的增多引起 PD-1（程序性死亡受体-1）对淋巴细胞和单核细胞的上调，导致白介素（IL）-10 的生成和 T 细胞应答的受损[206-209]。在感染 HIV-1 的人和感染 SIV 的猕猴中，微生物产物的大量涌入和炎性细胞因子的增多也会导致旁观者 CD4+T 细胞发生凋亡[210-212]，并大幅上调 PD-1 标志物的表达[213]。研究发现 PD-1 的表达与 HIV 病毒载量呈正相关，而与 T 细胞的数量呈负相关[214]。当今研究认为相比病毒载量来说，机体免疫激活的程度可以更好地预测疾病的进展。

在非人灵长类动物开展的致病性和非致病性慢病毒感染的研究表明，Th17 细胞在控制这些感染中发挥主要作用，因为 Th17 细胞可分泌 IL-17，而后者是一种有助于维持黏膜屏障完整性的细胞因子[215-218]。由于 Th17 细胞表达 CCR-5 辅受体，因此它是病毒复制所偏爱的靶点[219,220]，这可以解释 Th17 细胞早期损伤的原因。恒河猴感染致病性 SIV 和人类感染 HIV 与 Th17 细胞的减少和 CD4+ CD25+ Foxp3+ 调节性 T 细胞（regulatoray T cells，Tregs）的增多有关[221-225]。Foxp3+ 调节性 Treg 分泌转化生长因子 β 和 IL-10，可抑制对 HIV 感染的 CTL 免疫应答。

急性感染期在细胞免疫系统开始发挥作用时便结束了，接下来是与慢性感染期相对应的漫长的无症状潜伏期（图 29.4）。在慢性感染期，可以观察到 CD4+T 细胞数量的慢性进行性减少。体液免疫应答开始出现时，极少数病例快速进展成艾滋病，而绝大多数病人呈血清学阳性[226]。与急性期相比，病人的感染性降低，这是因为病毒复制持续处于抑制状态。病毒二次复制的主要场所是肠黏膜相关淋巴组织，特别是结肠和直肠部位[227]。血浆中的病毒载量在感染的急性期达到峰值，每毫升血浆含 10^6~10^7 以上病毒 RNA 拷贝，慢性期时下降并保持在相对稳定的水平。由于该调定点因患者而异，因此可用于预测疾病的进展。在疾病进展快的患者中，调定点较高，感染迅速发展成艾滋病。然而在疾病长期无进展的患者中，该水平较低，患者自发产生病毒血症，而疾病进展很慢。因此，调定点处每毫升血浆中 HIV RNA 拷贝数超过 10^5 的患者，在接下来的 5 年中发展为 AIDS 的概率

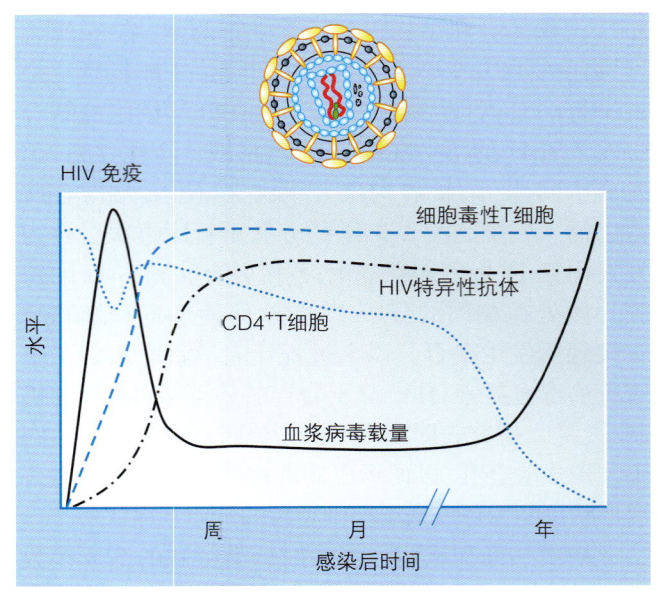

图 29.4 典型 HIV-1 感染过程中的病毒学和免疫学标志物的演变示意图

比低于 10^5 的患者高 10 倍。一些血清反应阳性的患者被称为"精英控制者"或"精英抑制者"，其体内的病毒载量可自发降至标准诊断方法（病毒 RNA 拷贝数 < 50~75/ml）的检测限以下[228,229]。然而，即使在这些患者中，病毒也一直在以较低的速度复制，固有的 HIV-1 毒株的 rt 和 env 基因一直在发生序列改变可以证明这一点[230,231]。

在某个体感染 HIV-1 过程中，HIV-1 快速逃避中和抗体应答[38,93]，且病毒很容易逃逸特异性 CTL 免疫应答[232-239]。值得注意的是，面对机体免疫系统的压力，病毒会产生一些病毒逃避突变体作为适应的策略[240]。当这些突变体进入新宿主体内后，最终又会回复为野生型序列[241-243]。不同组织部位微环境中的选择压力导致了具有组织特异性并独立进化出复制能力的准种出现[244]。

无症状潜伏期的持续时间从数月至 25 年以上不等，随后症状出现，伴随着机会性感染的发生。有时候，HIV 感染也可以表现为单纯的恶病质，非洲人称之为"苗条病"。它还可以引起神经症状如急性脑炎或进行性痴呆（艾滋病痴呆综合征）。艾滋病的有症状期伴随着 gag p24 抗原血症的重现、CD4+T 细胞数的剧减和病毒载量的陡增。产生 HIV-1 的外周 T 细胞比例可达 1/10，每天最多可产生 10^{10} 个病毒体[245-248]。

然而 HIV-1 对 CD4+T 细胞的直接杀伤不能解释 AIDS 的发病全程。适应大猩猩的 HIV-1 毒株在大猩猩的单核巨噬细胞中生长和复制，使 CD4+T 细胞产生细胞病变，但通常不会在动物中引起艾滋

病[249,250]。同样地,非洲非人灵长类动物如山魈或乌白眉猴感染SIVmac后,会引起持续性慢性感染,但几乎从不会进展到艾滋病[251-255]。非人灵长类动物宿主自然感染野生型SIV后,并无证据表明会损害其CD4$^+$T细胞,尽管其血浆中病毒载量很高[256-258],但并未表现出对病毒血症会产生较好的细胞免疫[259]。感染SIV的乌白眉猴确实失去了CD4$^+$T细胞,但却产生能够维持有效免疫应答并抑制艾滋病出现的双阴性(CD3$^+$、CD4$^-$、CD8$^-$)T细胞[260]。

值得注意的是,感染了SIV的非洲猴不会出现持续性慢性免疫激活[261]或CD4$^+$T细胞的凋亡,这与感染了HIV-1的人或感染了SIVmac的猕猴形成了对照[218]。这些结果进一步证实了感染时微生物易位导致的慢性免疫激活在T细胞的最终崩溃中所起的作用[202,262-264]。过度激活损伤了免疫系统,并逐渐引起了免疫保护机制的崩溃,进而导致了艾滋病。即使在"精英控制者"中我们也可以观察到这种现象,他们在病毒血症出现之前就存在T细胞的异常活化,导致CD4$^+$T细胞进行性减少[265]。另外,还有其他机制可以导致CD4$^+$T细胞的减少,例如旁观者CD4$^+$T细胞的HIV-1特异性CTL的杀细胞作用,而该CD4$^+$T细胞是与排毒的循环gp120分子结合在一起的;还有循环Tat或Nef蛋白质介导的旁观者CD4$^+$T的凋亡;gp41和IL-2胞外域之间"分子模拟"的发生,导致了抗IL-2抗体的产生,可以阻断细胞因子与其受体的相互作用[266];失败的HIV感染过程中不完全逆转录引发的旁观者T细胞的凋亡[267,268]。HIV复制失败可通过细胞焦亡作用导致CD4$^+$T细胞死亡,并使感染者CD4$^+$T细胞耗竭[268]。未感染的旁观者CD4$^+$T细胞的死亡也与NK细胞受体NKp44配体的表达有关,这使CD4$^+$T细胞对NK裂解反应敏感[269,270]。该机制与位于残基618和623之间的gp41基序,即3S基序有关,该基序能够通过与C1q补体因子gC1qR结合,诱导NKp44配体(NKp44L)的表达。事实上,在NHP模型中,抗3S抗体抑制CD4$^+$T细胞上的NKp44L表达,并诱导抗NK细胞介导的CD4$^+$T细胞丢失的保护作用[271,272]。

艾滋病患者对抗原无回忆反应,这可以从体内迟发型超敏反应(皮肤试验)的缺失和体外Th细胞增殖能力的缺失看出。患者对回忆抗原的无反应性是因为滤泡状树突细胞被HIV感染,严重损害了树突细胞体外递呈抗原的能力,并诱发了IL-10的分泌[273,274]。无反应性实际上与淋巴结滤泡的损伤相关[275,276]。艾滋病患者的肿瘤坏死因子(tumor necrosis faactor,TNF)-α、IL-1、IL-6、干扰素(interferon,IFN)-α、IFN-β、β$_2$-微球蛋白、新蝶呤,还有巨噬细胞应答TNF-α释放的白介素水平都有所升高[277]。

不是所有HIV暴露者都会感染HIV,而且也不是所有的HIV感染者都会发生艾滋病。未经治疗的HIV感染母亲分娩的新生儿中,只有1/3感染了HIV;异性性接触传播与暴露发生比例大约是1/100~1/1 000[278-281];不是所有接受感染血制品的血友病患者都会感染HIV-1[282];一些性工作者和血清学检查结果不一致的夫妇中血清阴性的一方,尽管反复暴露于HIV-1,也仍然未感染[283,284]。这些"高暴露持续血清阴性"(highly exposed persistently seronegative,HEPS)者也被简称为"暴露后未感染"(expoed uninfected,EU)者,一直是大量研究的观察对象。这些研究试图探寻与保护作用可能有关的因素,用于保护性HIV疫苗的研制(见下文)。

病毒变异

HIV-1在宿主体内表现出高度的遗传变异性,这是由逆转录酶的易出错特性(一个复制周期的错误率大约是3×10^{-5})、病毒的高复制效率(感染的急性早期每个感染者每天最多可产生10^{10}个病毒颗粒)和高重组率(每轮复制每个基因组7~30次交叉重组)决定的[245,285]。一般来说,一个人体内病毒克隆的遗传多样性为2%~3%。

全世界都可见到M组的HIV-1毒株,而且表现出很大的多样性。HIV-1 M组被进一步划分为10个亚型,以字母A到K命名[285,286]。它们近乎是等距相关,且其Env蛋白质表现出25%~35%的氨基酸序列差异。在发达国家、拉丁美洲和加勒比海地区,以HIV-1 B亚型感染为主,但引起的HIV感染占全球感染的12%以下[287,288]。相比之下,HIV-1 C亚型引起的感染占全球感染的48%,主要分布在南非、东非和印度。A和D亚型在中非更常见,而且A亚型似乎随着海洛因贸易路线进入了东欧[289]。东非的HIV-1感染主要是由C亚型引起的,还有一小部分是由A和D亚型引起的。

另外,大量HIV-1分支间的重组病毒株被发现,表明第二个HIV-1毒株造成的二重感染并非不常见[290-295]。携带至少来自两个亚型遗传物质且在人群中广泛流行的重组病毒株被定义为循环重组型(cirulating recombinant forms,CRFs)[285,296]。人们发现在中非的HIV-1亚型和重组体最具多样性。在西非,在主要流行病毒株CRF02_AG和G亚型的变异株也检出了所有分支。所有的主要亚型以及多数 CRF 和独特的重组体 URFs 都与在西欧和中欧发现的相似。CRF03_AB 流行于俄罗斯和中亚,然而东亚主要流行的是 CRF07_BC、CRF08_BC 和 CRF01_AE,而在东南亚,流行主要是由 CRF01_AE 引起的,经常被错称为 E 亚型[287]。

如此高的病毒变异度的生物学意义尚不明确。在亚型、CRF 序列和中和抗体模式间没有明显的基因型-血清型关系。由此猜想,人体内的优势重组病毒株比亲代病毒株更有选择优势,可能是由于重组病毒株的适应性或免疫逃逸能力更强。也肯定是由于选择优势,使其可以作为优势毒株在人群中流行。人们担心如果疫苗诱导的免疫应答过于局限,则 HIV 毒株可能会轻易逃避,因此特别支持研制针对多个 HIV 抗原的疫苗,而且,如果有可能,最好可以针对多个病毒亚型,以便尽可能提供更全面的免疫保护。这也促使人们开发源自理论上一致的或同一祖系的 HIV 膜序列的全合成基因[297-299],其在诱导交叉亚型的 T 细胞和 B 细胞免疫应答方面比野生型免疫原更有优势[300,301]。同样地,利用计算机模拟技术开发了嵌合抗原,可与全世界的天然 HIV-1 毒株序列高度匹配,且使两者之间的重叠最大化[302-305]。

有充分的证据表明 HIV 起源于非人灵长类动物[306,307]。非洲中西部的黑猩猩中几次独立地跨越物种屏障产生了人类 HIV-1 M 组、N 组和 O 组,而西非乌白眉猴中多次独立的传播 SIV 导致了 HIV-2 的出现[4,308-311]。因此 HIV-1 的 M、N 和 O 组在系统进化关系上与 SIVcpz 接近,后者是黑猩猩体内的一种共生病毒;而 HIV-2 与 SIVsmm 密切相关,后者是乌白眉猴体内的共生病毒;引起亚洲恒河猴艾滋病的 SIV 病毒似与乌白眉猴体内的 SIVsmm 密切相关。目前人们认识到 HIV-1 P 组与大猩猩体内的共生病毒 SIVgor 相关[62,312]。

所有这些病毒均属于慢病毒的同一群,它们可以广泛感染非洲的非人灵长类物种[313-315]。非洲有多个野生病毒跨物种传播的报告[316-318]。分子钟评估表明 HIV-1M 组可能于 20 世纪初(1884—1924 年)在人群中出现[319],O 组于 20 世纪 20 年代(1890—1940 年)进入人群[320],而 N 组出现在人群中的时间是 20 世纪 60 年代(1948—1977 年)[4]。事实上,SIVs 已经在非洲灵长类动物中存在了 30 000 多年,表明几千年来很多人都有可能已经与这些病毒发生过散发性接触[321]。在喀麦隆东南部的灵长类动物丛林中发现的慢病毒具有高频率和多样性,表明直到今天人们仍然暴露于多种 SIVs 的自然感染中[322,323]。

流行病学和疾病负担

HIV 的传播方式包括同性性行为或异性性行为传播、注射感染的血或血制品传播以及妊娠、分娩、哺乳时的母婴垂直传播。最近感染的患者比慢性期患者的传染性强:有证据表明高达 50% 的 HIV-1 新发感染是从新近感染者获得的[279,324-326]。急性感染期对后续传播的重要性与疾病早期的血浆病毒载量和病毒自身的特性有关[278]。因此从处于 SIV 感染早期的恒河猴体内分离得到的病毒株的感染性比处于慢性期的强[327],这可能是因为疾病的慢性期比急性期有更多的缺陷病毒颗粒在循环流动[198]和/或由于早期感染阶段缺乏保护性抗体而使病毒的感染性大大增强[328]。性行为的差异增加了男男性行为的感染风险,因为肛交的感染风险为 14.3%,比正常阴道性交大约高 10 倍[329]。

自 1981 年以来,已有 3 600 多万人死于艾滋病。HIV-1 是世界上第四大感染性杀手,每年大约导致 120 万人死亡[330,330a],主要发生于非洲的亚撒哈拉地区。截至 2014 年,联合国艾滋病规划署(UNAIDS)估计全世界有 3 690 万例 HIV-1 感染者,包括 250 万名 15 岁以下的儿童。这些人中,2 580 万人住在非洲的亚撒哈拉地区,大约 500 万人住在亚洲。每年大约新增 200 万例感染者,其中 95% 出现在发展中国家[330,330a]。新增病例中男女人数基本上各占一半,但是非洲年轻女性的感染率近于年轻男性的 3 倍,这反映了性别歧视对流行的推动。在亚洲情况也是如此,因为年轻女孩经常被家人引导从事性工作。

在 20 世纪 90 年代非洲的亚撒哈拉地区,HIV-1 的流行以一种惊人的速度在增加,世界上 80% 的带毒生存的女性出现在这里。人们发现性工作者、卡车司机和季节性外来务工人员的感染率最高,母婴垂直传播病例不计其数。在一些非洲国家,成人的总患病率超过 10%,某些地区高达 28%。最严重的是南非、博茨瓦纳、莫桑比克、津巴布韦、坦桑尼亚和埃塞俄比亚,感染总人数超过 550 万。另外,因为非洲的亚撒哈拉地区有大量的战争和内部冲突,导致大量的难民出现,而难民感染 HIV 的风险增加。通过加强宣传、教育和推广抗反转录病毒治疗,许多非洲国家目前的发病率稳定甚至下降。由于孕妇接受系统的抗反转录病毒治疗,非洲儿童的发病率也开始下降,在南非、斯威士兰、博茨瓦纳和纳米比亚实施的计划证明了这一点。

据估计,今天亚洲和太平洋地区带毒生存的 HIV-1 感染者数量为 500 万人,但鉴于 HIV 的流行速度之快,该数据的准确性尚不确定。性交易的增加、违禁药物的使用以及性传播感染率使这一地区的 HIV-1 感染变得更加难以防御。中国的不当献血行为和印度及周边国家医疗过程中存在不安全注射已经导致了成百上千的感染。男男性接触者也会导致大量的传播,据报道在印度、柬埔寨和泰国的男同性恋社区,感染率为 14%~20%。性别歧视对 HIV 的流行有重要影响。女性性产业促进了 HIV 在泰国、柬埔寨、印度、尼泊尔、越南及若干其他国家的传播。

据估计,2014 年底拉丁美洲和加勒比海携带 HIV-1 生存的成人和儿童数量是 170 万。然而在一些国家,HIV 感染仍然主要集中在男男性接触者和注射吸毒者,而在另外一些国家则是异性性传播率在增加。

自 20 世纪 90 年代中期以来,东欧各国的新增感染者持续增多,这些感染者大多是注射吸毒者、性工作者和男男性接触者。该地区 HIV 感染者的数量在 2000 年到 2009 年期间增长了近 3 倍,从 50 万人增长到了 140 万人,据估计其中约 94 万人居住在俄罗斯,44 万人居住在乌克兰[331]。

据估计发达国家的携带 HIV-1 生存者数量为 230 万人(仅北美就有 150 万人)。在法国、荷兰和西班牙,1/3~3/4 的新增 HIV-1 感染者是移民。对大多数人而言,高效抗反转录病毒治疗(highly active antiretroviral treatment,HAART)已经显著延缓了 HIV 感染向 AIDS 的进展,并使 HIV 感染从绝症变成了一种可稍加控制的慢性疾病。然而,预防方面的进步尚无法与治疗护理方面的成功相匹配。目前发现 HIV-1 感染率上升的新证据,特别是在一些边缘化群体中。例如,2010 年在华盛顿哥伦比亚特区,每 16 名黑种人男性中就有 1 名是 HIV 感染者,就像在纽约,每 10 名男男性接触者中有 1 名,8 名注射吸毒者有 1 名是 HIV 感染者[332]。在美国城市地区,男男性接触者的感染率高达 30%。据估计,2000—2010 年这 10 年间有 50 万美国人感染了 HIV,仅 2009 年就有 55 000 多人感染[333]。华盛顿哥伦比亚特区的 HIV 传播速度与一些发展中国家不相上下[334],仅异性恋者中的 HIV 感染率就高达 5.2%(女性 6.3%,男性 3.9%)[335,336]。目前西方各国青年人的 HIV-1 感染率比 21 世纪前 10 年高 3 倍。因此在这些国家,HIV 仍然是健康的主要威胁。

保护作用的免疫相关因素

抗人类 HIV 感染保护作用的免疫相关因素尚不明确[337,338],这主要是由于缺乏针对 HIV 的天然保护性免疫。可获得的数据多来自对慢性感染者的研究,不一定与疫苗引起的免疫保护有关[339]。其他数据来自在实验室感染 SIV 的猕猴中进行的疫苗保护研究。保护作用的免疫相关因素可能有 4 种类型:中和抗体、细胞免疫应答、非中和抗体和固有免疫应答。

中和抗体

对 HIV-1 的中和抗体应答出现得非常晚,通常在感染几周后才会产生[340,341]。另外,HIV 感染时机体产生的大多数抗体是非中和抗体,或是只能中和一小部分循环病毒株[93],许多是针对 gp120 分子上的高度可变环的,例如 V1 环[342]、V2 环[343] 或 V3 环[344-348]。事实上,大多数中和表位位于 gp120 和 gp41 分子上以及 gp120 和 gp41 的连接处,但由于表位的暴露因构象而异,且表位被多聚糖阻碍和被 gp120 高度可变环掩盖[349],因此它们几乎不能被机体的免疫系统所识别。HIV-1 感染者中有一小部分在感染几年后会产生 bNAbs,但只有极少数人会产生有效且广谱的抗体[350]。

HIV-1 Env:广谱中和抗体的靶抗原

HIV-1 通过几种方式联合作用来逃避中和。首先,病毒体上的天然 HIV-1 Env 刺突数量相对较少,主要是变性的刺突和宿主细胞抗原,后者能额外诱导机体的免疫应答[73,74]。其次,gp120 分子的可变区具有较强免疫原性,能使免疫应答避开保守抗原表位[344,345,347,351,352]。再次,HIV env 保守区的免疫原性很弱,其原因是 gp120 分子被聚糖屏蔽[93,353],此外还有其他原因,包括空间位阻现象[156,354] 和在某些情况下的暴露时间短暂[170]。Gp120 分子在 25~35 糖基化位点上高度糖基化,这些多糖中绝大多数的抗原性与宿主细胞中糖类相似。最后,研究表明一些抗原表位与宿主细胞蛋白同源,且机体针对这些抗原表位的免疫应答可能是多反应性的,因此免疫原性受到了免疫耐受机制的抑制[355,356]。

截至目前,研究焦点一直集中在四种几年前发现的具有广谱中和作用的单克隆抗体。第一种被发现的 HIV-1 广谱中和单克隆抗体是 b12,它结合于 gp120 分子的 CD4 结合位点[357-360]。b12 与 gp120 结合形成复合物结构表明 b12 结合固定的构象表面,覆盖着可以与CD4结合的位点[361]。另外两种广谱中和单克隆抗体是2F5和4E10,其作用靶点是gp41分子的MPER[362-366]。2F5与gp41的七肽重复2区的ELDKWA序列结合,而4E10与gp41插入脂质双分子层的部位的NWFDIT序列结合[367,368]。这些抗体还依靠其疏水的CDR H3环与病毒包膜结合,这是其发挥中和活性的先决条件[369,370]。最后,广谱中和单克隆抗体2G12作用于HIV-1聚糖屏障上的高甘露糖簇[371-373],并有一个独特的V_H结构域-交换结构,该结构上有包含两个主要糖结合位点的多价结合表面[374]。

自2009年以来,由于重组人单克隆抗体分离中新技术的应用,发现了大量新的、比以前的单克隆抗体更广谱、更高效的HIV-1特异性中和单克隆抗体。这些新技术通过在HIV-1 Env上提供新靶点,彻底改变了HIV-1疫苗研究领域,并已用于疫苗开发设计。首先发现的广谱高效中和单克隆抗体是PG9和PG16,识别位置是在三聚体HIV Env蛋白表面优先表达的抗原表位,该蛋白横跨gp120可变环的保守区[375]。这些抗体是采用高通量的中和抗体筛选而得到,其上清含有来自一名HIV-1感染者的约30 000个记忆B细胞。

PG9和PG16发现之后不久,抗原性表面重塑的糖蛋白,即分子工程设计的针对免疫应答的糖蛋白,被用作探针,鉴定具有抗CD4结合位点的中和抗体的供者血清。利用这样的供者的B细胞的免疫球蛋白基因鉴别出VRC01和相关单克隆抗体,这些单克隆抗体也有非常广谱和高效的中和作用,其目标是CD4结合位点[376]。除此之外,另一种被命名为HJ16的单克隆抗体针对一个新的识别位点,位于CD4结合位点附近,其中和广度与b12相当[377]。

最后,在"精英中和者"体内发现少量的抗体特异性介导广谱、高效的血清中和作用。"精英中和者"是根据其血清中和HIV-1病毒株标准品的广谱性和有效性定义的[378]。依据这些信息,已从其他"精英中和者"体内发现了另外一些广谱高效的单克隆抗体,目前正在研究它们在HIV-1上的结合位点[379]。图29.5显示了HIV-1 Env三聚体和这些单克隆抗体结合位点的结构模型,它们目前是疫苗设计的主要靶点。

这些位点包括gp120(VRC01家族)上的CD4结合位点、聚糖屏障、gp120(PG9和PG16家族)的V1V2区、gp120的V3区、以N332(PGT121家族)为中心的聚糖、包括来自gp120和gp41(35202 bNAb)的元件的刺突基部以及gp41(2F5、4E10和10E8家族)的MPER[380]。最近,使用HIV-Env三聚体BG505 SOSIP-664作为亲和试剂,从慢性感染者的血浆中分离出了另一种类型的广谱中和抗体—PGDM 1400[381]。PGDM 1400极为广谱高效,与其他分支的交叉保护率为83%,平均IC_{50}为0.003μg/ml,靶点为gp120三聚体顶端的三维表位。

最近,研究发现具有W614A突变的改进的3S gp41基序的抗体能够中和大批的交叉分支HIV-1株[382],提示gp41中的3S区域既可以作为中和抗体表位,也可以诱导对$CD4^+$ T细胞衰竭的保护[270,271]。

此外,随着单细胞B细胞克隆和下一代测序等分子生物学技术变得更加精细,HIV广谱中和抗体的数量、广度和效力已显著提高。与CD4受体结合的

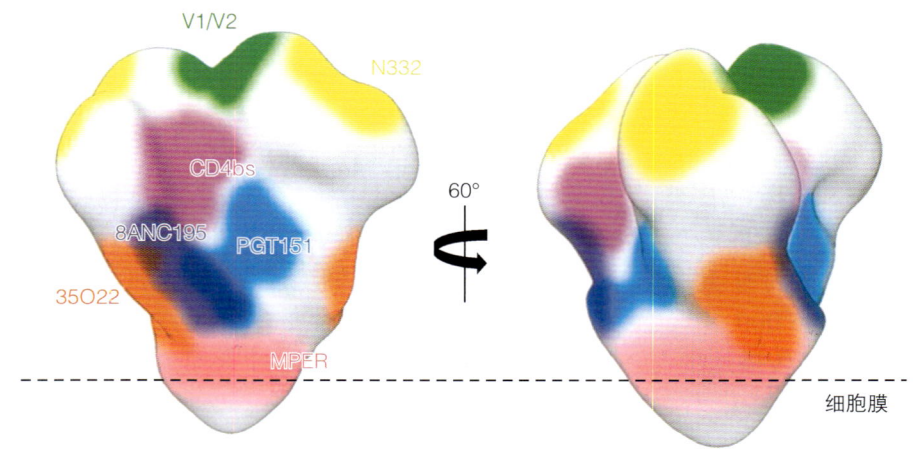

图29.5 易受攻击的Env位点:广谱中和抗体的靶点特异性

(资料来源:Ward AB, Wilson IA. Insights into the trimeric HIV-1 envelope glycoprotein structure. Trends Biochem Sci, 2015, 40(2): 101-107.)

HIV-1 gp120 上的位点可被多种 bNAbs 识别,其中许多 bNAbs 可以中和 90% 以上的 HIV-1 毒株。之所以能够有效识别这个 CD4 超位点,是因为这些抗体具有两个最佳几何取向的互补位,一个通过 CDR H3 个体发生来实现,另一个则是通过 V_H 基因限制性发生来实现的[383]。针对 gp41 MPER 10E8 的中和抗体是一种新型、广谱且有效的比较独特的中和抗体[384],它不结合磷脂,不具有自身反应性,且能与细胞表面的包膜结合。10E8 与完整 MPER 的复合物结构揭示了一个脆弱位点,该位点由高度保守的 gp41 疏水残基的窄段和跨膜区前的关键精氨酸或赖氨酸组成。这些发现为针对高度保守的 HIV-Env MPER 区域的疫苗设计注入了新的活力。

以 PGT 系列为代表的针对 HIV 包膜三聚体顶端的中和抗体,因其中和广度大、中和效力高而成为疫苗设计的首选[385-387]。然而,由于表位区的四级结构,针对该位点分离 bNAbs 受到了限制。

以抗体结合高甘露糖片段为特色的 N332 位点是疫苗设计的另一个主要靶点[378],也可用于从 HIV-1 分离物中和作用方式的角度描述多克隆血清中的抗体识别[388]。N332 位点的抗体识别是复杂的,部分原因是其邻近环和对表位至关重要的聚糖具有可变性。最近,在同一谱系中发现了两类针对 HIV 包膜高甘露糖片段的广谱中和抗体[389-390]。其中一类抗体以 PGT128 为代表,它们的 CDRH2 中有 6 个氨基酸插入,这对广谱中和作用至关重要。该类抗体多与 gp120 上 N332 糖基位点结合,而以 PGT130 为代表的另一类中和抗体 CDR H2 无氨基酸插入,并多与 N-334 糖基位点结合。PGT 128 与完全糖基化的 gp120 外功能区在 3.25 埃处结合,表明其之所以具有高结合亲和力和广谱的特异性,是由于它能穿透聚糖屏障,识别两个保守的聚糖分子和 gp120 V3 环的短 β 链[391]。值得注意的是,在筛选 R5 SHIV 感染的猕猴血浆时,用 bNAbs 鉴定了一只猴子,并且诱变研究将表位定位于 N-332 聚糖位点[392,393]。

最近,三个研究小组鉴定出了三聚体特异性抗体,这些抗体具有新的易损性位点,有可能作为纯化 HIV-Env 三聚体的工具[394-396]。单克隆抗体 PGT151 识别 gp41 融合前构象上的聚糖依赖性表位,并区分切割的和未切割的 Env 三聚体[395]。单克隆抗体 35022 也与延伸穿过 gp120 和 gp41 的保守表位结合[394]。单克隆抗体 8ANC195 的识别位点包括 gp41 的部分区域和 gp120 CD4 结合位点附近的 N-链聚糖[396]。

鉴别新型广谱高效中和性单克隆抗体促使人们进一步研究抗体特性,并观察大多数抗体具有高水平的体细胞突变和长重链互补决定区(HCDR3),这表明抗体亲和力已普遍成熟[397-401]。例如,针对流感的免疫反应中,平均突变数约为 5%,而 PG9/PG16 和 VRC01 的重链可变区基因的突变率分别为 11.9% 和 31.2%[52]。广谱中和性单克隆抗体 HCDR3 的长度是 14~30 个氨基酸,然而有证据表明 B 细胞的长 HCDR3s 在幼稚 B 细胞阶段可能会被淘汰,这是难以诱导广谱中和抗体应答的一个假说[402,403]。

事实上,广谱中和抗体在感染后平均 2.0~2.5 年才可检出,这表明抗体可能需要亲和力成熟的过程[404,405],且这些人的血浆内有更高的病毒载量,表明需要慢性抗原暴露[406-410]。然而,抗体也可以在被感染的婴儿中发现[411]。此外,免疫逃逸和重复感染机制似乎也促进了广谱中和抗体的开发[412-414]。高达 50% 的感染者都产生了有一定广谱性的中和抗体,然而只有大约 1% 感染者的血清对大多数 HIV 病毒分支都显示出非同寻常的中和活性,这些人被称为"精英中和者"[350]。

利用恒河猴模型进行的实验已经表明,SIV 或猴-人免疫缺陷病毒(simian-human immunodeficiency virus,SHIV)感染可以用广谱中和抗体来预防,无论是被动输注,还是通过能够持续表达来自广谱中和抗体的免疫黏附素的腺相关病毒(adeno-associated virus,AAV)进行载体转运均可[415]。AAV 载体表达诱导产生的广谱中和抗体对 HIV 感染的保护作用已在人源化小鼠模型中得到了验证[416,417]。类似地,用广谱中和抗体 b12、2 G12 和 2F5 进行被动免疫,也可使经口攻击 SHIV 的新生恒河猴受到保护[418,419]。在 SHIV 感染的成年猕猴中也证实了广谱中和抗体的疗效[420,421]。因此广谱中和抗体虽然与控制宿主体内的病毒血症无关[407,422-424],但它们对活病毒攻击具有免疫保护作用。Fc-γ 受体(FcγR)介导的效应功能有助于广谱中和抗体阻断病毒进入、抑制病毒血症和发挥治疗作用[425]。

目前开发 HIV 疫苗的主要挑战,是将这些发现应用到可诱导产生广谱中和抗体的免疫原设计上,该免疫原可用作疫苗[354,401,426-432](见下文)。

细胞介导免疫

多项研究已经表明 CD8⁺T 细胞的应答控制着感染的恒河猴体内 SIV 或 SHIV 的复制以及调定点的病毒载量。最好的证据是实验性降低 CD8⁺T 细胞会引起病毒血症的快速和显著增加,并会加快动物死亡[433-435]。人们发现接种过具有长期保护作用的DNA-MVA（modifed vaccina virus Ankara，修饰的痘苗病毒安卡拉株）疫苗的恒河猴感染SHIV-89.6P 4年后，偶然会有病毒再度出现和艾滋病发生，这与T细胞功能的丧失和CD8表位上逃逸突变体的出现有关[435]。恒河猴体内的CD8⁺T细胞控制SIVmac的复制1~5年，当CD8⁺T细胞出现一过性减少时，病毒血症会增加100~10 000倍；当CD8⁺T细胞恢复后，某些亚群的CD8⁺T细胞的数量比减少前的水平高2 500倍，这时又会恢复对病毒复制的控制[437]。注射过用作减毒活疫苗的非致病性SHIV₈₉.₆的雌性恒河猴在经阴道感染后，会诱导抗未控制的病毒复制的保护作用[438]。但是感染时CD8⁺T细胞的衰竭会再度彻底破坏这种免疫保护；这表明正是生殖道内的CD8⁺T细胞控制着病毒的复制，并延缓艾滋病的发生[439]。

用表达Gag、Rev、Tat、Nef和Env的复制型巨细胞病毒（CMV）载体免疫恒河猴后，用SIVmac239进行反复低剂量直肠攻击，发现大约50%的恒河猴SIV感染能得到有效控制，表明该载体可有效诱导效应记忆CD4⁺T细胞和CD8⁺组织驻留T细胞。无论动物经静脉、阴道内和直肠为攻毒，都观察到了保护作用。在24只恒河猴中，有13只在1年后病毒完全清除，没有任何证据显示这些猴子产生了中和抗体，但所有猴子的淋巴结和黏膜组织中都出现了CD4⁺和CD8⁺ T细胞[436,440,441]。疫苗载体的持久性似乎是可消除所有感染细胞的病毒特异性效应记忆T细胞（virus-specific effector memory T cells，T_EM）能够长期维持的关键。然而，50% SIV感染得到有效控制的猴子和另外50%未得到控制的猴子之间的差异仍然无法解释。

研究对HIV-1感染有抵抗力个体的潜在保护性免疫应答[442,443]有助于弄清细胞介导的免疫应答在免疫保护方面的作用[444]。精英控制者或精英抑制者似乎能完全控制病毒复制达30年，其间保持病毒载量低于标准检测方法的检出限水平，通常来说感染者不会出现疾病进展的迹象[445]。精英抑制者很少产生广谱中和抗体[409,446,447]，但是他们均表现出较强的细胞免疫应答[448]。在受到刺激时，其HIV特异性CD4⁺T细胞会增殖并分泌多种细胞因子，包括IL-2。然而，慢性进展者的CD4⁺T细胞不增殖，且只分泌IFN-γ。较强的病毒特异性CD4⁺T细胞应答的存在，还可将非致病性的HIV-2感染与致病性的HIV-1感染区分开来[449,450]。

与CD4⁺T细胞相比，HIV特异CD8⁺T细胞在精英抑制者体内对病毒复制起到更显著和关键的作用。这可以被以下两点证明：在精英控制者中存在某些HLA等位基因如HLA-B*57和HLA-B*27[451-453]的比例过高；带有MHC I类Mamu-B*08等位基因的恒河猴可以成为精英抑制者。国际HIV控制者研究项目凸现出HLA I类分子在控制HIV-1感染方面的核心作用[454-456]，他们跟踪调查了一个较大的HIV感染者群体。研究表明HLA分子中的B*57:01、B*27:05和B*14具有保护作用，而B*35和C*07与疾病向AIDS进展有关[457]。等位基因的组合，例如HLA-B*57:01-Cw0602、HLA-B*27:05-Cw0102和HLA-B*38:01-Cw1203对疾病的不进展影响最大[458]。

疾病进展的患者的HIV特异性CD8⁺T细胞只分泌IFN-γ，而精英抑制者的HIV特异性CD8⁺T细胞具有多种功能，分泌多种细胞因子[459-461]，表达CCL3（巨噬细胞炎症蛋白MIP-1α）和/或CD107a，进行脱颗粒[462]，且在对刺激产生应答后增殖[463,464]。它们在释放颗粒酶B和杀伤受感染的CD4⁺T细胞方面更高效[465,466]。更重要的是，它们一受到特异性抗原的刺激便会立即表达穿孔素，不需要提前增殖和添加外源性细胞因子[467]。人们发现HIV控制者的HIV Gag特异性T细胞应答，特别是那些针对p24_gag[430]和p7_gag的保守区的应答，无论在强度还是在广度上[468]，在HIV控制者的直肠黏膜都占主导地位，并且在胃肠黏膜中比血中要多[469]。长期不进展的患者与进展的患者相比，有更多的多功能应答、更高强度和更大广度的p24_gag特异性T细胞增殖以及更高的IL-2和TNF-α水平[470]。

在欧盟人群中证明存在对多重HIV抗原表位应答的HIV特异性辅助T细胞和CD8⁺细胞毒性T细胞（CTL）应答[471,472]。一些内罗毕的性工作者在停止性服务休假时发生了血清学转化。这与HIV特异性CD8应答的缺失有关，表明随着抗原暴露的减少，HIV特异性免疫出现消退[473]，因此需要持续的抗原刺激来维持CD8⁺T细胞应答的有效性。

T细胞，特别是CD8⁺T细胞可以限制病毒复制和控制病毒血症的结论也源于对恒河猴/SIV模型的疫苗实验研究。在印度恒河猴结直肠内免疫，首先用肽初免/MVA加强免疫，并以Toll样受体（Toll-like receptor，TLR）激动剂和IL-15为佐剂，恒河猴直肠内再有高剂量SIV暴露后，机体可以控制病毒复制。除了A3G（见后文）的强刺激外，免疫保护还与抗原特异的多功能CD8⁺T细胞相关[142]。只有高于阈值约2% CD8⁺T细胞时，该相关性才能被观察到。低于这个水平，则观察不到CD8⁺T细胞对病毒载量的作用。

疫苗如果能够在黏膜的靶位点产生具有高亲和力的效应记忆 T 细胞和可以通过颗粒酶 B 介导的杀伤感染靶细胞作用来抑制病毒的复制的多功能的 CTL，就可能长期控制病毒感染[474-482]。

非中和性抗体

经 Fab 片段与 HIV 感染细胞表面的 HIV 抗原结合的非中和性抗体，可通过其 Fc 片段募集拥有 FcγR 的固有免疫细胞，包括抗原递呈细胞、NK 细胞或单核巨噬细胞。这种 FcγR- 介导的固有免疫细胞的募集可以导致受感染细胞的杀伤，被称为抗体依赖性细胞毒作用（antibody-dependent cellular cytotoxicity，ADCC），也可抑制病毒复制，被称为抗体依赖性细胞介导的病毒抑制（antibody-dependent cell-mediated virus inhibition，ADCVI）[483,484]。

动物模型研究已经表明可通过被动免疫一种与 ADCVI 活性相关的非中和性抗 SIV 血清保护新生猴免受口服 SIV 感染[485]。在没有中和抗体应答时，用有复制能力的重组腺病毒初免后，再用 Env 亚单位疫苗加强免疫，可以在一定程度上通过 ADCC 和 ADCVI 应答保护恒河猴对抗 SIV 或致病性 SHIV 经黏膜暴露的感染[486-489]。虽然不能对生产性临床感染提供保护，但与 HIV-Env 结合的非中和抗体能够限制传播／初始病毒的数量[490]。另外，有证据表明感染的急性期和慢性期病毒载量的降低与 ADCC 和 ADCVI 显著相关[491-493]。而且，ADCC 和 ADCVI 的活力又与抗体亲和力直接相关，表明了抗体成熟对其发挥功能的重要性。因此，免疫诱导抗体的 Fc 依赖性效应子功能可能是有效预防感染的重要因素。研究显示，单独用 HIV-Env 免疫小鼠引起 Env 特异性抗体应答，Fc 效应子功能降低；而用含有 Gag-Pol 和 Env 的病毒样颗粒（virus-like particles，VLPs）免疫小鼠，能引起平衡的 Env 特异性体液免疫，伴有明显的炎性 Fc 糖基谱[494]。

大多数抗-gp41 抗体是非中和性的，直接作用于 gp41 分子的免疫决定簇 C-C 环（I 群）和近膜端外部区（MPER）片段上的表位（II 群）。II 群抗体可介导 ADCC 和其他 Fc- 介导的抗病毒活动[495-497]。最近的一项研究中，从感染者的记忆 B 细胞中成功克隆出 gp41- 特异性抗体，表明针对 II 群抗原表位的克隆占所有抗-gp41 反应性 B 细胞的 49%[498]。在 HIV 病毒体表面观察到的缺乏 gp120 的 gp41 残端可能呈具有触发作用的、由六个螺旋组成的束状结构，并且可能是这种类型的抗体应答的主要来源[499,500]。

抗-HIV-1 的广谱中和抗体也可能介导 ADCC，正如抗体 b12 那样，阴道灌注 b12 抗体可以保护 9 只猴子中的 8 只免受高剂量经阴 SHIV 攻击；然而注射相同剂量 b12 的突变形式，其 Fc 片段已经失去了与 FcγR 结合的能力，则只能保护 9 只猴子中的 4 只[501,502]。另一种广谱中和抗体 2G12 在体内起到的保护作用似乎比体外的中和能力强很多[373,503]。比较野生型的各种糖型和基因工程产生的各种糖基化形式，结果表明 2G12 抗体 Fc 片段的糖基化修饰能够通过增强 ADCC 和 ADCVI 来提高其抗病毒活性[504]。同样，当用于评估 HIV-1 中和作用的细胞系被改造用来表达 FcγRI[497,505] 或少量表达 FcγRIIb[506] 时，抗体 2F5 和 4E10 的体外中和活性会显著提高。2F5 抗体的浓度在每毫升几毫克水平时，即可使机体产生针对 X4- 和 R5-HIV 感染的单核细胞或单核细胞系的 ADCC 作用[507]。通常，增强广谱中和抗体的 Fc 受体功能可以显著提高其对 SHIV 黏膜攻击的保护作用[425,508]。

在人类，急性感染个体中 ADCVI 的出现与 CTL 应答一样早，也就是说比中和抗体应答更早[340,383]。精英控制者比病毒血症患者表现出更强有力的 ADCC 作用，然而相反的是病毒血症患者体内的中和抗体的活性更强[509]。许多早期研究[496,510]及临床试验检测到了 HIV-1 Env- 特异性 ADCC，其存在与抗感染保护作用有关[511,512]。母乳中也存在 ADCC[513,514]。Fc 受体的多功能性取决于免疫球蛋白（Ig）G 亚类的选择。因此，在较成功的 RV-144 临床试验中（见下文），通过选择性诱导短寿命 IgG3 产生了具有高 Fc 效应子功能的非中和抗体；而在不成功的 VAX003 临床试验中，gp120 疫苗诱导了具有 Fc 单功能的 IgG4 应答[515]。

一些非中和性抗体特别是 IgAs 的另一个重要功能似乎是抑制病毒转胞吞作用。已在自感染不一致的夫妇[516]或性工作者的女性宫颈阴道的分泌物中检测到黏膜胞吞阻断 IgA[517,518]。

高暴露持续血清阴性者（HEPS）也被称为暴露未感染者（EU）[519,520]，他们不分泌 HIV-1 特异性血浆 IgG[521-523]，但分泌 HIV-1 特异性黏膜 IgG 和 IgA[521,524-527]，特别是针对 gp41 的近末端外部区（MPER）的 Gal/Cer 结合位点的 IgA[528,529]。黏膜 gp41- 特异性 Fab IgA 库已经构建，且 HEPS 女性宫颈 B 细胞已用于构建 gp41 MPER- 特异性单克隆 IgA 库，而这些特异性单克隆 IgA 在体外能够扣制 HIV-1 通过上皮细胞膜的转胞吞作用[530]。来源于 gp41 MPER 的免疫原能够诱导可抑制转胞吞作用的非中和 IgA，在非人灵长类动物模型中提供黏膜免疫力[531,532]。

具有HIV-1中和活性的IgA也可以从HEPS者的血浆和唾液中获得[533,534]。经黏膜给药二聚体IgA，可在恒河猴中诱导有效的抗黏膜SHIV感染保护作用[535,536]。

固有免疫

病毒感染通常导致固有免疫系统的强烈激活，这发生在获得性免疫系统激活之前[537,538]。慢病毒感染也不例外。固有免疫应答是决定HIV-1感染结局的关键因素之一[136,139,140,539]。

研究发现非洲绿猴或恒河猴中可诱导强烈但能被迅速控制的固有免疫应答[540,541]。固有免疫细胞，尤其是浆细胞样DCs，可通过Toll样受体（TLR），特别是TLR7和TLR8识别HIV-1或SIV来激活[542,543]。这导致了抗病毒细胞因子的产生[538,544]，如TRIM22和1型IFN[545-548]。反过来，IFN α又会上调宿主固有的限制因子，如三方基序（tripartite motif，TRIM）蛋白包括TRIM5α[549]以及人APOBEC3G（hA3G），它们可以通过使胞嘧啶脱氨基，降解前病毒DNA[130,132]来编辑HIV-1的早期逆转录子。

HIV-1感染者体内的A3G mRNA水平与HIV的病毒载量呈显著负相关，而与CD4细胞数呈显著正相关[550,551]。恒河猴抗SIV黏膜免疫导致了A3G的持续表达[137]，而有证据表明升高的A3G可介导单核细胞来源的DCs抵抗HIV-1感染[138,552]。在恒河猴体内用Toll样受体（TLR）激动剂和IL-15作为疫苗的佐剂，可以对黏膜SIV暴露起到显著的保护作用。单独使用不含疫苗抗原的佐剂会提高DC、单核/巨噬细胞和CD4⁺T细胞的A3G mRNA表达，这导致恒河猴直肠暴露SIV后，调定点血浆和结肠组织中的病毒载量显著下降[142]。

APOBEC3家族的另一个成员APOBEC3B可能在对抗HIV-1感染的固有免疫中起作用。从APOBEC3B基因的自然缺失与机体对HIV-1感染的易感性增加、疾病进展成AIDS和病毒调定点显著相关这个事实可以推断出来[553]。

急性HIV-1感染也可导致CD3⁻ NK T细胞的活化和扩增[554,555]，它与适合的HLA I群配体结合，可以更好地控制HIV-1复制，并减缓疾病进展[556-559]。感染者体内受HIV-1肽刺激的PBMCs中，NK细胞占能产IFN-γ的细胞的一半[560]。NK细胞的活性在长期不进展者[561,562]和暴露后不感染（EU）者[562,563]体内明显增强。在大型队列研究中发现，NK细胞上杀伤细胞免疫球蛋白受体（KIR）等位基因，如与HLA-Bw4801结合的KIR3DS1或3DL1的表达，与疾病进展到AIDS的速度最慢有关[557]。

人们发现在缺少靶抗原刺激时，EU者体内的NK细胞活性增强，使机体对HIV感染免疫应答水平提高[559]。非洲非人灵长类动物急性感染SIV时，其体内的NK细胞活性也会增强。然而恒河猴不同，它感染SIV后会导致完全型艾滋病[564]。NK细胞和NK细胞受体的多样性使研究变得复杂，但NK细胞固有记忆的发现可能为疫苗研制展示了可观的前景[55,565]。细胞因子如IL-21和IL-15可能有助于诱导或提高NK细胞应答[566]。

固有免疫的若干其他因素也能控制慢病毒的感染，例如CD4⁺T细胞中的细胞周期依赖性蛋白激酶抑制剂p21[567,568]；促进CD8⁺T细胞表达IFN-γ、颗粒酶B和穿孔素[569]的主转录因子T-bet；IL-27[570]；还有控制恒河猴对SIVsmE的易感性[81,83]并预防某些性工作者感染HIV-1的TRIM5α[571]。p21抑制剂似乎可通过抑制前病毒DNA的转录降低活化的CD4⁺T细胞和人巨噬细胞对HIV-1复制的易感性，还可以阻断逆转录。精英控制者体内CD4⁺T细胞中p21和T-bet的表达被上调，如果实验性地敲除p21，会极大增加细胞对HIV-1的易感性[572]。另一个抗病毒固有免疫因素是TRIM21，它通过结合仍与病毒颗粒相连的抗体来中和细胞内的病毒-抗体复合物，并将复合物引导至蛋白酶体，从而介导细胞内的病毒失能[573]。

目前有证据表明固有免疫机制有助于控制病毒，但是否可以通过接种疫苗来利用以及如何利用这种应答尚不清楚[140,442,574]。目前利用系统生物学对恒河猴进行的SIV免疫研究侧重于确定可能预测适应性免疫应答的先天特征，从而调节固有免疫以更有效地增强适应性免疫。

艾滋病候选疫苗：临床前开发

HIV-1疫苗的研制是个巨大的挑战。有效HIV疫苗应该能诱导持久性免疫，预防获得性感染和/或减少感染者体内病毒的复制，以减慢疾病的进展和减少病毒的传播[574-578]。第一项疫苗I期临床研究是于1987年在美国开展的，所用疫苗为gp160亚单位疫苗。自从那时起，已对170多种疫苗开展了250多次I/II期临床试验，涉及27 000多名健康志愿者[50,51,579]。开发并进行人类观察的HIV-1疫苗最初是基于诱导中和抗体应答，随后是诱导细胞免疫应答[54,580-584]。研究表明强烈的黏膜免疫，高亲和力、多功能的T细胞以及广谱中和抗体是对抗HIV-1的保护性免疫的重要因素[585,586]。但研究也表明需要设计能诱导比自然感染更强有力的免疫应答的疫苗，因为自然感染不能提供充分的保护性免疫应答[49,52,587]。出于安全性和 HIV 的变异性的考虑，传统的以减毒活疫苗或全病毒灭活疫苗为基础的疫苗策略显示出严重的局限性，因此研制 HIV 疫苗的重点应集中在新疫苗策略的探索上。本节内容将讨论利用动物模型研制疫苗，人用疫苗的临床试验将在下一节介绍。

大部分疫苗的研制与评价工作是世界卫生组织（World Health Organization，WHO）和联合国艾滋病规划署（Joint United Nations Programme on HIV/AIDS，UNIAID）发起的，承担和资助单位有：公共卫生机构如美国的国家卫生研究院（the National Institutes of Health，NIH）、疾病预防控制中心（Centers for Disease Control and Prevention，CDC）和美国沃尔特里德陆军研究所（Walter Reed Army Institute of Research，WRAIR）、法国国家艾滋病研究机构和瑞典卡罗琳斯卡协会（Agence Nationale de Recherches sur le SIDA et les Hépatites Virales，ANRS）；国际发展机构如美国国际开发署（United States Agency for International Development，USAID）、英国国际发展部（United Kindom Development for International Development，UK-DFID）和欧盟机构与发展提供者以及非政府组织（nongovernmental organization，NGO）如纽约的国际艾滋病疫苗项目（International AIDS Vaccine Inititive，IAVI）、西雅图和华盛顿的比尔-梅琳达·盖茨基金会（Bill and Melinda Gates Foundation，BMGF）。2000 年国立变态反应与传染病研究所（the National Institute of Allergy and Infectious Diseases，NIAID）建立了 HIV 疫苗临床试验网（HIV Vaccine Trials Network，HVTN），它在 4 大洲有 25 个临床试验点，代表了临床 HIV 疫苗研究的主要资源。非洲和泰国的美军艾滋病病毒研究项目、非洲和印度的国际艾滋病疫苗组织已经发展成临床试验上的伙伴关系。为了帮助发展中国家培养测试新药物、杀微生物剂和疫苗的疗效的能力，欧盟已经建立了欧洲和发展中国家的临床试验伙伴关系（European and Developing Countries Clinical Trials Partnership，EDCIP）。疫苗行业在研发和测试 HIV 候选疫苗方面投入巨大，包括Ⅱb/Ⅲ期临床试验。

2003 年，由于认识到面临的巨大科学挑战，主导调查者和主要的基金组织成立了全球 HIV 疫苗企业，这是一个独立组织联盟机构，致力于共同努力加快 HIV 疫苗的研制[588]。2005 年起草了一个科学战略计划，并于 2010 年修订[589]。该计划旨在 HIV 疫苗领域加快对有希望候选疫苗的临床试验，架设基础研究与临床研究间的桥梁，促进试剂和数据的交流交换，加强全球合作和培养 HIV 疫苗领域的年轻科学家和临床医生。

动物模型

HIV-1 可以传播给黑猩猩[590,591]和豚尾猴，但两者都不能重现人类的艾滋病的病理变化。HIV-1 也可在移植人类胎儿淋巴组织（SCID-hu 小鼠）或成人外周血白细胞（hu-PBL-SCID 小鼠）的转基因免疫缺陷小鼠体内复制[592]，还可以在移植人类脐带血造血干细胞的人源化免疫缺陷小鼠体内复制[593-595]。最近，人源化小鼠已被用于研究载体递送的广谱中和抗体在预防 HIV 感染中的功效[596,597]。

SIVmac 容易传播给恒河猴并易于引起艾滋病，尤其是来自印度的恒河猴[598,599]。事实上，恒河猴感染 SIVmac 重现了 HIV-1 在人类中的致病效应，成为目前检测抗 HIV-1 病毒治疗和候选疫苗的最可靠的模型[600-603]。与 HIV-1 一样，SIV 的首要靶细胞是生殖道淋巴组织和肠黏膜相关淋巴组织中的 $CD4^+/CCR5^+$ 记忆 T 细胞，因其独特的解剖和功能特点而成为病毒聚集、停留和持续复制的主要场所[227]。恒河猴的肠固有层中的 $CD4^+$ T 细胞的比例从未受感染时的 67% 骤降至 SIV 感染后 21 天时的 6%[189,604-609]。HIV 的黏膜传播也可以在 SIV-恒河猴系统中建模，包括与细胞相关的病毒传播[610-612]。

恒河猴早期 SIV 感染高峰时和位于慢性感染调定点处的血浆病毒载量与从 HIV-1 感染的人类中观察到的情况一致[611]。一些动物维持高病毒载量并快速发展成艾滋病，类似人类中的快速进展者。然而其他动物则自发地保持病毒血症，且疾病进展缓慢，类似人类感染 HIV-1 后的长期不进展者，或在未经治疗的情况下其病毒载量几乎检测不到，类似人类感染者中的控制者[613]。人们发现若干猴的 MHC Ⅰ 群单倍型，例如 Mamu-A*01、Mamu-B*08 和 Mamu-B*17 与病毒载量的"精英控制"和抵抗动物发展为 SIV 引起的艾滋病相关[614,615]，就像在人类中观察到的单倍型 HLA-B*27、HLA-B*57 或 HLA B*58 与人类 HIV 控制者和精英控制者相关[452,616-622]。

然而在遗传多样性的病毒株中，只有限数量的 SIV 分离株可用于测试保护性，这是所有 HIV 疫苗检测方面所面临的主要障碍。而且因为 SIV 和 HIV-1 Env 的抗原性完全不同，所以 SIV/恒河猴模型无法用于评价 HIV 特异性中和抗体在疫苗诱导的保护中所起的作用[623]。为了缓解该困难，能够复制的重组 SIV/HIV 病毒株（SHIVs）被改造成功，它将 HIV-1 的 *env-tat* 基因、*rev* 基因和 SIVmac 的 *gag-pol-vif* 基因、

nef 基因结合起来，并能在猕猴和恒河猴体内复制至较高滴度[624,625]。这些杂交病毒在猴体内经几次传代后，可产生具有稳定致病性的 SHIV 毒株，如 X4 病毒 SHIV$_{89.6P}$[626,627]或 R5 病毒 SHIV$_{SF162P3}$[628]，可在动物中引起 CD4$^+$T 细胞衰竭和 AIDS。人类 R5 C 分支 SHIV（SHIV-1157$_{ipd3N4}$）通过不同黏膜途径的相对传播能力与在人群中的性传播风险相平行，直肠攻击需要的病毒量最少，接下来依次是阴道和口腔[629]，这与在人群中观察到的情况相似[630-633]。

因此，SHIV/恒河猴模型已被广泛用于 HIV 候选疫苗的临床前检测。然而矛盾的是，高毒性的 X4 SHIV，例如 SHIV$_{89.6P}$，却易于通过疫苗来控制。当它作为检测 HIV 疫苗效力模型时，人们会怀疑它的有效性，尤其当效力终点是控制感染时[226,602,623,634]。

在疫苗保护有效性猴体模型试验中，通常给猴接种高剂量的病毒，以使安慰剂对照组的猴在单次病毒暴露后能 100% 感染病毒。这个剂量远高于人类自然暴露时的病毒量[635,636]。有研究表明低剂量[10~50 TCID$_{50}$（半数组织感染剂量）]SIV 攻击产生的病毒和免疫动力学变化与高剂量攻击相同后，通过反复低剂量黏膜攻击解决了这一问题[637]。最近，在恒河猴中用类似的 HIV 候选疫苗进行保护作用临床试验，结果显示疫苗的保护效果依赖于 SIV 的攻击剂量[638]。

在 HIV 疫苗领域，与 SIV 和 SHIV 模型使用有关的一个变量是在疫苗和攻毒研究的背景下对"保护"的定义。虽然完全预防感染是保护的同义词，但当保护效果的衡量标准是抑制病毒载量或重复攻毒后的减少的每次暴露的风险时，情况就不那么清楚了[639]。猴体模型的另一个局限性是由于能用于疫苗试验的猴子数量很少，因此结果常缺乏足够的统计学意义。

减毒活疫苗

研究观察到 nef 基因缺失的 SIV 突变体毒性降低，可以作为活疫苗保护作为 HIV 减毒活疫苗动物模型的恒河猴抵抗致病性 SIV 攻击[111,113,640]。一个 SIVmac 克隆株可以通过 nef 基因上 12-bp 缺失而成为减毒株 C8，诱导对全长、致病性克隆 J5 感染的完全保护[112]，这一事实支持了上述结果。细胞培养时，单独 nef 基因缺失或联合 vpr 基因长末端重复序列基因缺失[641]对病毒生长无明显影响。

人们发现实际上 SIVΔnef 引起一种终生持续的低级感染，在猴暴露于致病性病毒后，可以保护其防止疾病进展，但通常不会保护其免于感染。与保护实际相关的因素仍不清楚[115]，但有证据支持应诱导持久的 CTL 应答[642-644]。最近研究表明，野生型 SIVmac239 静脉攻毒后 SIVΔnef 的保护效果与恒河猴淋巴结中 SIV 特异性效应分化 T 细胞的大小和功能密切相关，但与血液中此类 T 细胞应答或与其他细胞、体液和固有免疫参数无关。然而，其他潜在的保护相关因素包括局部抗体的产生、进入路径的病毒浓度以及降低靶细胞可用性的免疫复合物抑制性 Fc 受体的相互作用[645,646]。

类似地，非致病性 SHIV$_{89.6}$ 会引起猴持续性感染，之后经黏膜攻击 SIV，可控制病毒复制，但对感染无保护作用。CD8$^+$T 细胞在免疫保护中的明确作用已有报道[439,647]。预先暴露于低剂量 HIV-2 的恒河猴也会产生病毒特异性细胞免疫应答，当再次经直肠内 SIV 攻击时，可保护机体对抗不受控制的病毒复制[648]。

事实上 SIVΔnef 未完全减毒，因此当未成年猴口服该疫苗时，可能仍会发生艾滋病[649]。在一些动物体内 SIVΔnef 也可回复突变，从而具有全长 nef 的毒力[650]。额外的缺失或突变虽可进一步降低病毒的毒性，但疫苗的保护效力也会降低。研究者为提高病毒的安全性做出了很多努力，包括构建有复制能力、能够表达人 IFN-γ[651]或单纯疱疹胸腺激酶基因的 SIVΔnef 病毒[652]。

然而由于病毒的高突变率，人们一直非常担心减毒活疫苗的安全性问题，所以该疫苗并未进行人体试验。研究发现少数长期无艾滋病迹象的 HIV-1 感染者受到 nef 缺失病毒的感染[653,654]，但这些人最终会有 CD4$^+$T 细胞数的下降[655,656]，疾病缓慢进展为艾滋病[657]。因此 HIV 减毒活疫苗在预防 HIV-1 感染方面毫无进展。

全病毒灭活疫苗和病毒样颗粒

人们发现灭活 HIV 或 SIV 而不破坏病毒包膜糖蛋白最好的方法是用 aldithriol-2 轻度氧化病毒，使 Zn^{2+} 从 Gag 和 Int 蛋白移除[94]，或用 N-乙亚胺使 RNA 烷基化[658]或在补骨脂素的协助下用紫外线灭活病毒 RNA[659]。所制备的病毒免疫原性一般，这可能是由于每个病毒体的糖蛋白刺突数量少引起的[75]。用灭活的 SIV 疫苗免疫猴并不能预防 SIV 感染，但可以减少攻击后的病毒血症[660]。

当用杆状病毒作载体，在昆虫细胞中培养 HIV 或 SIV，或用痘病毒作载体，在哺乳动物细胞中培养 HIV 或 SIV 时，HIV 或 SIV 的 Gag 和 Env 蛋白会自发组装成病毒样颗粒（VLPs），该颗粒仅由病毒核心和包膜蛋白构成[661,662]。SIV 的 VLP 作为一种疫苗，以多种途径在非人灵长类动物体内进行了试验[663]，结果发现其免疫原性一般。即使同时改造了 gp41 分子的序列或其近膜端外部区（MPER），HIV-1 VLPs 在小鼠或豚鼠体内也不会诱发机体产生广谱中和抗体[664]。

人乳头瘤病毒（HPV）和乙型肝炎疫苗均为 VLP 疫苗，其成功使得许多研究人员专注于诱导 bNAbs 来评估不同的 VLP 疫苗。目前正在评估抑制非中和表位或使用病毒载体 -VLP 进行初免 - 加强的疫苗策略[665,666]。

通过将 gp41 分子的 MPER 融合到乙型肝炎病毒表面抗原的氨基端[667]或牛乳头瘤病毒 L1 衣壳蛋白，获得了杂交 VLP[668]。带有 gp120 的 V3 环序列或一个已知的 CTL 表位 P18 的多肽也被融合到 BPV-L1 VLP[669]。这些改造的嵌合 VLP 中，没有一种能诱导机体产生低滴度以上的 HIV 特异性抗体，也无一种能诱导 HIV-1 中和抗体。

亚单位疫苗

Env 亚单位疫苗

亚单位蛋白疫苗最初是在 HIV-1gp120 单体或 gp140 单体（gp160 删除了 gp41 跨膜和胞质内的结构域）基础上开发的，这些单体以其可溶形式或相关的合成肽（V3 环）形式呈递，使用铝作为佐剂。人们发现这些疫苗能诱导针对 gp120 分子的 V3 环的中和抗体，并可以保护黑猩猩免受同源病毒或类似同源的 HIV-1 X4 病毒株的攻击，但不能保护同源性低的病毒株或原代 R5 HIV-1 分离株对黑猩猩的攻击[670-675]。用针对 V3 环的单克隆抗体进行被动免疫也可以保护黑猩猩对抗同源性 X4 病毒攻击[676]。类似地，在 SHIV/恒河猴模型中，gp120 疫苗也能够保护机体对抗同源性 X4 SHIV 攻击[677]，但不能保护包膜特异性不同的异源性 SHIV 攻击[678]。相比之下，用 R5 SIVmac 的 gp120 联合各种佐剂、脂质体或免疫刺激复合物[679]免疫猕猴，均不能诱导机体产生对 SIV 攻击的免疫保护[680]。

重组可溶性 HIV-1 膜蛋白已成为大量研究的目标，因为 HIV 疫苗研发的主要障碍之一仍然是免疫原不能诱导广谱中和抗体。人们已探索了大量方法[681,682]，主要包括以下几种：

1. 三聚体 gp140 分子（gp120 + gp41 的胞外域），通过在 gp41 分子序列的 C- 末端加上异源性三聚体结构域以及缺失高度可变区 V2 环的类似三聚体来稳定其结构[683,684]，以更好地暴露与 CD4 结合位点重叠的中和表位[343,685,686]。将 ΔV2 gp140 亚单位疫苗与油包水型佐剂 MF59 乳化后，进行全身免疫或全身免疫联合黏膜免疫，能够保护雌性恒河猴对抗同源 SHIV 的阴道攻击[687]。

2. 三聚体 gp140 分子通过 gp120 和 gp41 分子（SOS 蛋白质）之间的一个二硫键来实现稳定。通过用编码 SOS 蛋白的 DNA 质粒初免并用纯化的 SOS 三聚体蛋白重复加强免疫，检测其免疫原性。这种策略可以产生对抗相同分支病毒株的高滴度中和抗体，但对交叉分支病毒株只能产生低水平的中和抗体[688,689]。最近，利用生物信息学方法鉴定了对 bNAbs 敏感的 HIV 病毒分离株，确定了 HIV-Env 的最近共同祖先（most-recent-common-ancestor, MRCA）序列，并发现来自分支 A 分离株 BG505 的 Env 与 MRCA 具有最高的同源性[690]。以 BG505 序列为模板，通过 X 射线晶体学和低温电子显微镜对裂解后的 HIV-Env SOSIP 三聚体进行稳定和分析，发现该三聚体在抗原上接近天然[691-693]。这种类似于天然三聚体的 HIV-1 中和抗体比单分子 gp120 具有更高的自体同源中和抗体滴度，但未能诱导出广谱中和抗体[694]。

3. 低聚体 gp140 分子与合成的 CD4 受体类似物共价结合或单链 gp120 衍生物与人类或猴 CD4 分子的前两个结构域共价结合，以诱导 Env 分子上发生与病毒侵入时相同的构象改变，或暴露与辅助受体结合位点重叠的潜在中和表位[695,696]。人们发现单链抗原确实能刺激恒河猴产生针对 CD4 诱导表位的中和抗体[25,697]，它能加速控制 SHIV$_{162P3}$ 攻击后的病毒血症[698]。旨在阐明保护力相关因素的研究表明，伴有限制性抗原特异性 T 细胞活化的抗体依赖性细胞毒性在保护中发挥重要作用[699]。

4. Env 免疫原混合物，含有全球 HIV 流行病毒株，简言之是代表每个不同分支[700-702]，目的是希望这种多价 Env 疫苗能够产生拓宽中和抗体谱[703,704]。

5. 全合成基因，根据理论同源序列或"祖先"HIV 的包膜序列设计合成基因[297-299]，与野生免疫原相比，可以诱导亚型交叉的 T 细胞和 B 细胞免疫应答和对 HIV Env 假病毒更广谱的中和抗体[300]。M 组的 CON-S 和分支 B 的 CON-B Env 蛋白[705,706]均可诱导针对第一层（tier-1）/HIV-1 病毒的高滴度和广谱免疫应答，但不能抵抗更难中和的毒株[301]。

6. 嵌合抗原，利用计算机算法使其序列最大限度地与世界范围内的天然 HIV-1 毒株序列匹配，并使它们之间的重叠最大化[302,303]。最近研究出了 HIV-1 嵌合 M 三聚体，但也未能诱导广谱中和抗体[707]。

尽管研究者采用多种尝试设计模仿病毒包膜刺突或特别设计的 Env 蛋白[349]，但到目前为止仍未找到一种能刺激机体产生高滴度广谱中和抗体的免疫原[86,354,428,430,431,708]。探索最佳的免疫原设计和抗原递呈方案一直是研究者的努力方向（见下文）。将 gp120 分子或 gp140 分子与皂苷衍生物奎宁 A，或与包含 QS21 或胞壁酰二肽类衍生物的油包水型乳化剂，或与特异性佐剂如 MF59 结合形成免疫刺激复合物，能产生高滴度的 gp120 结合抗体，该抗体对高度匹配的 X4 病毒株有中和活性，但对初级 HIV-1 株无中和活性[709-713]。

用重组低聚 gp41 分子或 gp41 的 MPER 免疫机体均不能诱导机体产生 2 F5 或 4E10 样融合 - 阻断抗体。各种蛋白骨架展示 2F5 限制性的表位能刺激机体产生针对该表位主要氨基酸序列的高滴度抗体，但不能产生针对 HIV-1 分离株的中和抗体[664,713,714]。这证实了需要恰当的模拟表位的天然构象[715,716]，也证实了脂质膜和疏水性环境对于 2F5 和 4E10 抗体与其相应表位结合的重要性[717-719]。诱导抗 HIV 的广谱中和抗体遇到的挑战将在后文详述。

Tat 疫苗

基于辅助蛋白 Tat 的亚单位疫苗也已开发，有望产生针对 Tat 抗原的免疫应答。Tat 在病毒复制周期的早期表达，可终止或抑制感染[720,721]。截至本书写作时，已经发现了 8 种 Tat 的遗传变异体[722]。抗 Tat 的抗体和特异性 CTL 均与减少病毒血症和延缓疾病发展成艾滋病相关[723,724]。有报道表明 Tat 蛋白、福尔马林灭活的 Tat（Tat 类毒素）或 Tat 多肽免疫恒河猴后，出现了不一致的结果。这些疫苗很少或不能诱导抗 SIVmac239、SHIV$_{33}$ 或 SHIV$_{89.6P}$ 攻击的保护作用[725-728]。相反，食蟹猴免疫 Tat 蛋白或编码 Tat 的 DNA 后可以控制 SHIV$_{89.6P}$ 病毒攻击后的感染[729-732]。一个 Tat 和 Nef 的融合蛋白联合 gp120 亚单位疫苗，以 AS02 为佐剂，可保护恒河猴在受到 SHIV$_{89.6P}$ 攻击后，至少两年半内不会发生 AIDS，特别是当作 DNA 疫苗使用的时候[733,734]。因此，HIV Tat 疫苗与其他 HIV 抗原联合使用可能会有更好的效力[735-739]。

核酸疫苗

鉴于没有一种成功的疫苗设计可以产生预防 HIV-1 感染的广谱中和抗体[424]，早期 HIV 疫苗研制目标是能够诱导 T 细胞应答，特别是旨在控制 HIV 感染的 CD8$^+$ CTL 应答的疫苗。不能指望刺激免疫应答的 T 细胞臂的疫苗能保护机体免受感染，但可以保护机体防止 AIDS 的发生，可以通过降低病毒载量、减慢 CD4$^+$ T 细胞下降速度，预防或至少延迟 AIDS 症状的出现[740]。在此策略的基础上，人们已经研制出裸 DNA 疫苗和活载体重组疫苗[50-52,741]。HIV 感染患者体内病毒载量的下降应该也能降低 HIV 传染给血清学阴性伴侣的风险。

DNA 疫苗（也称基因疫苗）是携带编码一种或多种目的抗原基因的细菌质粒。一旦被注入动物的肌肉或皮肤，就能原位表达目的抗原，诱导抗原特异性细胞免疫应答[742-745]。然而，DNA 疫苗在人类和非人灵长类动物体内的免疫效力通常很低，只能诱导较弱的 Th 细胞应答及极少量的抗体和 CD8$^+$ T 细胞应答[746,747]。可以通过以下方式来提高疫苗的免疫原性：使用密码子优化的合成基因[748]；插入基因工程改造的 B7 共刺激分子；细胞因子如 IL-12、IL-15 或可作为疫苗佐剂的 GM-CSF 共表达；连续 3 次注射疫苗[749-753]。这些策略都会促进多功能记忆 CD8$^+$ T 细胞的增殖。表达 HIV-1 M 组 Env 的潜在 T 细胞表位嵌合序列的 DNA 疫苗诱导的 CD8$^+$ T 细胞的免疫应答的广度明显大于表达天然序列的类似疫苗[304,305,480]。DNA 疫苗也能诱导针对保守抗原的广谱细胞免疫应答[754]。

提高疫苗效力的策略[755]包括改变疫苗给药方式，如无针头注射（生物载体递送）[756,757]；将 DNA 与微粒结合，如使用阳离子微粒[758]或用基因枪给药金微粒[759,760]；采用 Nanopatch 显微注射设备经皮注射 DNA[761-763]；电穿孔和电穿孔装置的使用[764-768]。IL-12 和电穿孔的联用极大提高了 DNA 疫苗在恒河猴体内的效力[765]。优化的编码大部分 SIV 蛋白的 DNA 疫苗经电穿孔方式免疫恒河猴，可诱导产生针对疫苗 Gag、Pol、Env、Nef 和 Tat 抗原的强细胞和体液免疫应答，并可减少 SIVmac 攻击后感染急性期和慢性期的病毒血症[769]。将表达 SIV 的 Gag 和 Pol 及 HIV-1 C 分支 Env 的 DNA 质粒通过电穿孔方式免疫后，能够针对 SHIV C 分支攻击产生类似的保护效果[770]。此外，经肌肉和皮内途径电穿孔免疫 HIV-1 DNA 疫苗，也能增强其免疫原性[771]。

一种引起关注的 DNA 疫苗 DermaVir 系采用聚乙烯亚胺 - 甘露糖和葡萄糖配制的纳米微粒，将 DNA 编码的抗原导入朗格汉斯细胞[772,773]。在编码 IL-15 的质粒存在的情况下，用 HIV-1 Gag 质粒配制的 DermaVir 能显著增强 Gag 特异性记忆性 T 细胞的诱导，这一作用可通过酶联免疫斑点试验测定 IFN-γ ELISPOT（酶联免疫斑点）来证实[774]。

DNA 疫苗也可与蛋白联合使用，这种策略可诱导小鼠和恒河猴产生强烈的体液免疫应答[775]。最好的免疫原性依然是由 DNA 疫苗采用初免 - 加强策略获得的，也就是说，首先使用 DNA 疫苗初免，接下来用活的重组疫苗来加强免疫[776]。这样，先用DNA-Env疫苗初免恒河猴，然后用多价Env疫苗加强免疫，可以引起更多样化的抗体应答，产生更高的抗体亲和力和交叉分支中和活性，但抗体只针对相对易于中和的HIV-1病毒株，并伴有交叉亚型T细胞应答。

由于DNA疫苗在人体内的成功率不高，现在核酸疫苗的研究集中于挖掘mRNA疫苗的潜力[777,778]。mRNA疫苗具有DNA疫苗的灵活性，但免疫原性和安全性更强。挖掘mRNA疫苗潜力的关键之一是如何将mRNA高效地递送到细胞质中，使其编码的抗原蛋白得以表达。自佐剂mRNA已被用于癌症免疫治疗的临床试验中。它具有良好的耐受性和免疫原性[777]，是第一个表达HIV-Env天然三聚体的mRNA候选疫苗。自佐剂mRNA有望在2016—2017年由IAVI和CureVac Inc.进行临床试验。基于聚乙烯亚胺-硬脂酸共聚物的自组装纳米细胞将编码HIV-1 gag的mRNA递送至Balb/c小鼠，并诱导其产生抗原特异性体液和细胞免疫应答[778]。

mRNA疫苗可以通过工程技术作为自扩增RNA疫苗进一步增强[779-784]。用阳离子纳米乳化递送表达HIV-1包膜的自扩增RNA疫苗，可诱导恒河猴产生强烈的免疫应答[779]。此外，用这种方法对流感、呼吸道合胞病毒、狂犬病、埃博拉病毒、巨细胞病毒和疟疾疫苗也进行了临床前验证[782]。

重组活（载体）疫苗

重组活（载体）疫苗系由活的细菌载体或病毒载体经基因工程改造，在靶细胞的胞质内表达各种外源抗原基因，如HIV-1基因。抗原最终在转染细胞的蛋白酶体中降解成一系列肽，并被MHC I类分子作为外源性肽递呈，诱导CD8+T细胞应答。另一种方式是抗原递呈细胞能吞噬已凋亡的转导细胞，将抗原肽交叉递呈给CTL。如果疫苗携带的抗原过少，那么很容易出现T细胞抗原表位突变的病毒逃避突变体[614]。表达包括Env在内的多种HIV-1蛋白的疫苗最好的效果是对病毒载量的控制[784,785]。

大量的载体已被改造用于重组活疫苗的研制（表29.3）[786-789]。大多数载体系通过删除必要基因如腺病毒的E1A基因和纽约牛痘病毒株（New York vaccinia virus strain, NYVAC）的一系列基因，被预先处理成复制缺陷型。其他载体如金丝雀痘病毒（ALVAC）、鸡痘病毒或减毒痘苗病毒株MVA在灵长类动物中基本上不能复制。复制缺陷型载体虽然更安全，但可能降低候选疫苗的免疫原性，因此需要显著提高疫苗的剂量（重组颗粒的数量）。

表29.3 用于基因工程改造重组HIV活载体疫苗或猴免疫缺陷病毒疫苗的载体

卡介苗（NIH；日本）[1007-1009]
沙门氏菌（IAVI；马里兰大学）[1010,1011]
其他细菌载体：乳酸菌、链球菌、李斯特菌[1012]
痘病毒载体[MVA、NYVAC、禽痘病毒、金丝雀痘病毒（ALVAC）][1013]
人类缺失E1A基因的复制缺陷型腺病毒Ad5、Ad11、Ad24、Ad26和Ad35[1014-1016]
有复制能力的人Ad5 hr突变株[486]
非复制型黑猩猩腺病毒AdC68、AdC6和AdC7[1017-1019]
小核糖核酸病毒载体（脊髓灰质炎病毒、鼻病毒）[805,1020]
委内瑞拉马脑炎病毒（VEEV；Alphavax）[799]
腺相关病毒（AAV；IAVI/靶向遗传学）[1021]
仙台病毒（NIH；日本）[824,1022]
水疱性口炎病毒（耶鲁大学/Wyeth；IAVI）[804,1023,1024]
新城疫病毒（Mount Sinai, New-York；东京大学，日本）[1025]
麻疹病毒（巴斯德研究所/GlaxoSmithKline）[1026,1027]
恒河猴巨细胞病毒（Oregon Health and Science University）[436,440,441,803]
风疹减毒疫苗载体（FDA）[1028]

注：FDA：美国食品药品监督管理局；IAVI：人类病毒学研究所；MVA：改造的Ankara痘病毒；NIH：美国国立卫生研究院；NYVAC：纽约痘病毒株。

重组活疫苗免疫原性面临的问题之一是机体对载体的免疫应答，这会抑制疫苗的成功接种和后来目的抗原的表达。这不仅影响同一载体疫苗的重复免疫接种，而且还要考虑普通人群中先前存在的载体免疫应答情况。Ad5尤其是这样，其在人群中中和抗体流行率很高。

重组活疫苗主要诱导T细胞应答，尤其是CD8+T细胞应答，但相同抗原不同载体的疫苗可诱导产生不同特异性的CD8+T细胞[790]。目前的研究观察到多种固有免疫途径能影响Ad5载体疫苗的免疫原性[791]。重组痘病毒安卡拉株（MVA）在非人灵长类动物体内可以诱导有效的CTL应答，该应答能够在动物受到致病性SHIV或SIV攻击后，部分控制病毒载量[792-794]。表达SIV的gag、env和pol基因的NYVAC载体能对经直肠途径SIVmac攻击提供免疫保护[795]，但不能对经静脉注射途径攻击产生免疫保护。相似地，表达SIV-Gag的Ad5载体能减弱致病性SHIV所致的感染和减轻疾病进展[796]，但相同或者相似疫苗对SIV所致的感染只能提供更低水平和瞬时的免疫保护[434,797,798]。最近，两种表达HIV-1 C分支可溶性三聚体gp140和gag VLPs的新型NYVAC载体HIV候选疫苗已经开发出来，正在进行临床前研究[666]。

复制缺陷型的甲病毒属"复制子"是非常吸引研究者关注的载体,因为它们在宿主体内的大量复制,而且能以 DCs 为靶细胞,更有效地递呈抗原。最发达的复制子系统是委内瑞拉马脑炎病毒（VEEV）[799,800],它能在恒河猴体内诱导强有力的保护性免疫应答[801]。另外,VEE 的复制子颗粒还可充当其他疫苗的有效佐剂,包括诱导黏膜免疫应答[802]。

目前复制型载体中,恒河猴的巨细胞病毒（RhCMV）显示出巨大的发展前景。24 只用此免疫过的猴在用 SIVmac 攻击后,有 13 只产生了能立即控制病毒的免疫应答[436,440]。事实上,12 只恒河猴一年之中血浆病毒载量均维持在检测不到的水平,只是偶尔可检测到病毒的短暂信号。其特征在于血液和淋巴结单核细胞中检测不到细胞相关病毒载量;无效应 $CD4^+$ 记忆 T 细胞的消耗;无诱导或加强 SIV Env 特异性抗体;诱导然后丧失对不包括在 RhCMV 载体中的 SIV 蛋白（Vif）的 T 细胞应答。保护效果与免疫期中峰值 SIV 特异性 $CD8^+$ T 细胞应答的程度相关,并且无记忆性 T 细胞应答。另外,表达 SIV 蛋白的 RhCMV 载体可诱导 SIV 特异性 $CD8^+$ T 细胞识别不寻常、多样性和高度混杂的表位,包括被 MHC II 类分子限制的表位[803]。值得注意的是,受保护的恒河猴无 SIV 感染迹象,超敏检测显示其血浆或组织中无可检出的病毒。使用超敏定量聚合酶链反应（PCR）和逆转录定量 PCR,对 RhCMV/SIV 载体免疫的猴子组织进行分析,结果显示,攻毒后 69~172 周,未检测到高于背景水平的 SIV RNA 或 DNA。此外,通过对组织的广泛共培养分析或通过将 6 000 万个血液淋巴细胞过继转移至幼稚恒河猴,结果与 SIV 感染的精英控制者相比,在这些猴子中未检测到具有复制能力的 SIV 而精英控制者的细胞在过继转移后感染了幼稚恒河猴。最近,研究表明表达功能性 Env[804] 的复制型水泡性口炎病毒（VSV）可保护恒河猴免受异源 SHIV 的攻击。

重组活疫苗也可诱导机体产生中和抗体,正如针对 HIV-1 2F5 的表位疫苗。构建一个展示 2F5 抗原表位（ELDKWA）的人鼻病毒组合文库,并用 2F5 单克隆抗体对其进行了筛选。与 2F5 结合最好的嵌合体能诱导产生中和不同亚型的 HIV-1 假病毒和使用辅受体的抗体,尽管和其他方法产生的中和抗体一样,只能中和敏感的病毒株[805]。在未来的疫苗设计中,嵌合体的分子特征可能有助于人们理解如何提高对 2F5 抗原表位的递呈[806]。最近,随着 HIV 三聚体的研究深入,载体正在被设计用于展示构象完整的功能性 HIV-1 包膜三聚体[804]。

初免 - 加强免疫方案

DNA 初免 - 重组活疫苗加强

在非人灵长类体内进行的多项对比研究表明,DNA 疫苗初免后,再用重组活疫苗加强免疫,重组活疫苗的免疫原性会显著提高[434,807-810]。例如：DNA-Ad5 初免 - 加强方案与单独使用 Ad5 重组疫苗相比,HIV-1 Env 特异性 T 细胞应答增强了 7 倍,诱导机体产生了多功能的 $CD127^+$ 中枢性和效性记忆性 T 细胞,并使针对 Env 的结合抗体免疫应答提高了 100 倍[811]。在非人灵长类动物体内也观察到了 DNA 疫苗和重组活疫苗之间的这种协同作用,无论使用的重组活疫苗是 MVA[812,813]、NYVAC[814]、水泡性口炎病毒[815] 或 Ad5[816]。用 DNA 疫苗初免后,再用重组病毒载体加强免疫,是诱导 T 细胞免疫应答和控制恒河猴受到 SHIV 或 SIV 攻击后的病毒载量最有效的方法[434,435,815,817-820]。

在恒河猴中进行了一项旨在探讨疫苗控制低剂量异源 SIVsmE660 攻击后病毒复制效果的 T 细胞相关因素的研究,研究中用表达 SIVmac 的 Gag、Tat、Pol、Rev、Vif、Vpr 和 Vpx 的疫苗,采用 DNA-Ad5 初免 - 加强方案免疫恒河猴[821]。经过疫苗免疫的动物用病毒攻击一年后,病毒载量峰值降低了 1.9 log,调定点病毒载量降低了 2.6 log,而 $CD4^+$ T 细胞数正常[819],这与通过 IFN-γ ELISPOT 检测 T 细胞针对 Gag 和 Vif 的免疫应答的广度相关。令人惊奇的是,病毒攻击之前外周血 $CD8^+$ T 细胞在体外抑制病毒复制的能力并不能预测其在体内控制病毒载量的能力,可能是由于该试验不能反映病毒集中复制的黏膜相关淋巴组织部位的 T 细胞。

对恒河猴进行的初免 - 加强免疫是先用表达 SIV 的 *gag*、*pol*、*vif* 和 *vpx* 基因的 DNA 进行初免,再用表达 SIV*gag* 的活仙台病毒（SeV）加强免疫。当恒河猴受到 SIVmac 攻击时,机体能长期控制病毒复制,并长期保存中枢性 $CD4^+$ 记忆 T 细胞[822-824]。与此相反,DNA 疫苗初免似乎不能提高表达 SIVGag、Pol、Nef 和 Env 的嵌合 Ad5 活疫苗六邻体超可变区 48（Ad5HVR48）对抗恒河猴 SIV 攻击的保护效力[825]。5 只先用含有 Gag 和 Env DNA 质粒的 DermaVir 疫苗进行初免,再用 gp140 加强免疫的恒河猴中,4 只在受到致病性 R5 $SHIV_{162P3}$ 攻击后,病毒载量的调定点（set point）得到了控制[826]。

在非人灵长类动物体内已经进行了多项 DNA-

MVA 初免 - 加强方案的研究[404,827-830]。经 DNA-MVA 疫苗方案免疫的猴用致病性 SHIV$_{89.6P}$ 攻击时，能有效控制病毒载量并显著减慢 CD4$^+$ T 细胞衰竭的速度[807]。将单次皮内或肌内接种 GM-CSF DNA 与用 DNA 初免结合起来，可促进血浆非中和性抗 Env IgG 抗体的亲和力成熟，并使恒河猴直肠分泌物中持续存在抗病毒 IgA，但不能诱导 T 细胞应答。抗 -Env 抗体亲和力最强和 IgA 应答增强的动物经直肠攻击 SHIV$_{89.6P}$ 后，病毒血症峰值最多会下降 1 000 倍，证明亲和力对非中和抗体亲和力介导的病毒感染控制的重要性[831,832]。用 HIV-1 分支 B（ADA 病毒株）或分支 C（IN98012 病毒株）的 DNA-MVA 疫苗对动物进行初免 - 加强免疫，在 R5 SHIV$_{SF162P3}$ 攻击后也观察到了类似的现象，抗 -Env 抗体的亲和力与攻击后病毒血症峰值呈负相关[833]。经 DNA-MVA 初免 - 加强免疫的恒河猴能产生高频、病毒特异性、功能齐全的 CD4$^+$/CD28$^+$ 中枢性记忆 T 细胞应答[834]，这与 SIVmac251 攻击后的生存优势有关[835]。最近，发现 CD40L 佐剂化的 DNA/MVA SIV 疫苗可增强对耐中和的黏膜 SIV 感染的保护作用[836]。表达 HIV 抗原的甲病毒复制子 DNA 也已被证明是 MVA 的有效启动子，或具有蛋白质亚基加强作用[837]。在 DNA 疫苗初免 - 痘病毒疫苗加强免疫的方案中使用嵌合 HIV 疫苗，可产生更广的 CD8$^+$ T 细胞的免疫应答，与同源性免疫原相比，会产生对每个病毒蛋白更多的 CTL 表位和每个表位的更多变异序列的免疫应答[305]。

用两种不同的重组活疫苗进行初免 - 加强免疫

另一种类型的初免 - 加强免疫方案是使用两种表达同一种抗原的不同活重组载体，例如：Ad5 载体免疫后再用痘病毒载体加强[838]；两种腺病毒载体先后免疫：例如先用 Ad11 初免，后用 Ad35 加强免疫[839]或 Ad26 免后用 Ad5 或 Ad35 加强免疫[435,840]；两种痘病毒先后免疫。恒河猴对 Ad5- 痘病毒（MVA 或 ALVAC）初免 - 加强免疫方案的应答显著高于使用单一载体进行初免 - 加强免疫。在用 BCG 初免，重组腺病毒加强免疫的方案中，也观察到了类似的现象[840]。

Ad26 初免 /Ad5 加强免疫与只使用同源 Ad5 进行单一免疫相比，可诱导更高强度、更大广度和更多功能的细胞免疫应答。与对照组动物相比，经 Ad26/Ad5 免疫的动物在病毒攻击后病毒载量峰值下降了 1.4log，而调定点的病毒载量下降了 2.4log，且 AIDS 相关的死亡率下降[435]。在恒河猴体内进行的一系列平行的初免 - 加强免疫方案的试验中，对表达 SIV Gag、Pol 和 Env 抗原的 Ad26 和 MVA 载体进行了比较。Ad26/MVA、MVA/Ad26 方案与 DNA/MVA 或 MVA/MVA 方案相比，能更好地诱导 Gag 和 Env 特异性结合抗体的免疫应答及 Gag、Pol 和 Env 特异性 CD8$^+$ 和 CD4$^+$ T 细胞的免疫应答。它们也可以在反复直肠内攻击 SIVmac 时，更好地控制感染[841]。

表达 HIV-1 mosaic Env、Gag 和 Pol 的腺病毒/痘病毒和腺病毒/腺病毒载体疫苗，在重复直肠内 SHIV$_{SF162P3}$ 攻击后，显著降低了每次暴露的获得风险。预防感染的保护效果与疫苗诱导的结合、中和抗体、功能性非中和抗体相关[639]。

活载体疫苗初免 - 蛋白疫苗加强

一种完全不同的初免 - 加强免疫方案已经出台，该方案系采用活载体疫苗初免后，再用蛋白亚单位疫苗加强免疫，目的是能诱导体液和细胞免疫应答。例如：用 ALVAC-SIV 对恒河猴初免后，再用 SIV 的 rgp120 蛋白加强免疫。12 只免疫的恒河猴经低剂量 SIVmac 反复直肠攻击，其中 3 只得到完全保护，2 只产生了很好的 ADCVI 应答[842,843]。RV144 临床试验采用了相同类型的初免 - 加强模式，即用 ALVAC-HIV 初免后，再用 HIV-1 gp120 蛋白加强免疫（见下文 "HIV-1 疫苗人体效力试验"）。

用 ALVAC-SIV 疫苗经肌肉途径进行初免，然后用阴道内 HPV 假病毒颗粒（HPV-PsV-SIV / gp120）加强免疫，结果扩增和 / 或募集雌性生殖道中的 T 细胞，可引发全身免疫应答。抗包膜 gp120 V1/V2 区的高亲和力抗体应答与延迟获得 SIVmac251 相关，而黏膜组织中的病毒水平与抗 ENV CD4$^+$ T 细胞应答呈负相关。此外，处于病毒血症控制期的动物中的 CD8$^+$ T 细胞耗竭导致一些动物中组织病毒载量的增加，提示 CD8$^+$ T 细胞在病毒控制中发挥作用[344]。

复制型 Ad5hr-SHIV 初免 /gp120 蛋白加强免疫恒河猴，在直肠分泌物中诱导出非中和抗体应答，当 SHIV 攻击后，可部分控制病毒复制[486,487]。采用表达 SIV Env 和 SIV Gag 的复制型 Ad5hr 重组体初免、SIV gp120 蛋白加强免疫恒河猴，在进行 SIVmac 直肠内攻击时，可以提高对感染的控制水平[845]。两项实验均发现 ADCC 作用和胞吞 - 阻断抗体的活性与攻击后慢性病毒载量的下降相关，表明在感染过程中，非中和性黏膜抗体有助于控制细胞间的病毒传播[491,492]。

最近，在初免 - 加强研究中发现，NYVAC 是一种比 ALVAC 更有效的载体，它与 C 分支 gp120 结合，刺激恒河猴的 HIV 特异性细胞和体液免疫应答,目前正处于人体试验阶段[846]。包括重组黑猩猩腺病毒载体和 F4 佐剂蛋白的异源初免 - 加强方案在猕猴中诱导了多功能 HIV-1 特异性 T 细胞应答,表明结合佐剂化蛋白和在低血清中分布较少的黑猩猩腺病毒载体的方案是一种具有吸引力的临床评估疫苗接种策略[847]。

最后,用表达 SIVsmE543 Env、Gag 和 Pol 的 Ad26 载体对恒河猴进行初免,再用 AS01B 佐剂化的 SIVmac32H Env gp140 加强免疫,在 50% 接种过疫苗的动物中显示出了对一系列重复的、异源的直肠内 SIVmac251 感染的完全保护,而所有的对照动物全部被感染。保护效果与 Env 特异性抗体反应的功能相关。类似的 Ad/Env 疫苗对重复的、异源的直肠内 SHIV$_{SF162P3}$ 攻击的保护作用与此不相上下[848]。这些策略现在正在向临床试验推进。

DNA 疫苗初免 - 蛋白疫苗加强

还有另一种初免 - 加强免疫方案,即用 DNA 疫苗初免后,再用 *env* 蛋白亚单位疫苗加强免疫,该方案能够对恒河猴 SHIV 攻击提供成功的免疫保护[849,850]。用 *env* DNA 质粒混合物初免后,再用来自不同分支 HIV-1 的 rgp120 蛋白混合物加强免疫[851],可诱导机体产生针对不同病毒亚型的 HIV-1 病毒株的中和抗体。以这种初免 - 加强方案免疫恒河猴,并以 QS21 作佐剂来增强 rgp120 分子的免疫原性,结果 6 只恒河猴中有 4 只能产生抗 R5 SHIV 直肠攻击的保护[852]。

最近,DNA+ 载体初免和 HIV-Env 蛋白质加强的疫苗策略被研究报道。使用 DNA+ 重组 NYVAC 进行初免,然后进行 HIV-Env 蛋白进行加强。研究中比较了初始传播 B 分支 Env(B.1059),全球 M 群保守 Env(Con-S)和全球三价嵌合 Env 蛋白在恒河猴中的加强作用。发现计算机系统设计的 HIV-1 抗原不仅能够引发 T 细胞应答,而且能够引发有效的抗 Env 抗体应答[853]。此外,DNA 和 VLP 疫苗接种可防止在异源 SIV 攻击时引起病毒血症。最后,使用单个 HIV-Env 共有序列或多个表达 HIV 亚型特异性的 Env 共有序列[854]。最后,使用单个 HIV-Env 共有序列或表达 HIV 亚型特异性的 Env 共有序列作为初免 DNA,在用佐剂蛋白加强后,可刺激非人灵长类产生交叉分支反应性功能抗体[855]。

合成肽疫苗

最初使用的大多数合成肽免疫原集中在 gp120 分子的 V3 环,还包括利用多重抗原肽系统递呈抗原[856]。用肽的多表位结合物、融合蛋白和长链脂肽单独免疫[857,858]或与活载体重组疫苗一起进行初免 - 加强联合免疫[859,860],都还处于临床研发的早期阶段。gp41 前发夹融合中间体的肽模拟物能诱导对抗 HIV-1 分离株的中和抗体[861]。具有 Gag、Pol 或 Nef 的 CTL 抗原表位序列的 HIV-1 脂肽能诱导 CD8$^+$ T 细胞应答[862],而且作为一种治疗性疫苗,正在被研制和测试[863-865]。

用复制型 NYVAC-C 与合成长肽(synthetic long peptide,SLP)一起进行初免 - 加强联合免疫,可诱导恒河猴产生对 HIV-1 保守区的平衡的 CD4/CD8 T 细胞和抗体应答[866]。此外,用 6 种不同的疫苗模式,即质粒 DNA、人 Ad5、黑猩猩腺病毒 63 血清型、MVA、塞姆利克森林病毒复制子和添加佐剂的重叠 SLPs 评估了表达 HIV 基因组保守区域的融合基因(HIVconsv)在恒河猴中诱导的体液免疫应答,结果显示,只有 SLPs 能诱导抗体识别线性 HIV consv 表位[867]。

黏膜免疫

泌尿生殖系统、直肠或口腔黏膜 HIV-1 经性传播途径进入机体的入口。尽管 HIV-1 经口腔传播远不如经阴道或经直肠传播常见,但在口交或母婴垂直传播中的确有所发生,因此需要以预防黏膜感染为目标的疫苗,且该疫苗应能够阻止病毒的入侵和 / 或感染的发生与传播[868-870]。口服接种通常能引起胃肠道和乳汁中的免疫应答,而经鼻腔接种会在女性生殖道和直肠中引起较强的 IgA 免疫应答[587,870-872]。小鼠阴道内接种表达 HIV-1 *env* 的 MVA 重组疫苗无免疫原性,而鼻腔内接种能在生殖道黏膜中诱导显著的免疫应答,尤其是当与霍乱毒素佐剂联合应用时[873]。腺病毒 -SIV 重组体疫苗经口腔 - 鼻腔 - 气管初免,再经单磷腺酯 A 乳化的 gp120 疫苗加强免疫,能诱导直肠抗 -gp120 的 IgA 和 IgG 免疫应答,对 SIV 经直肠攻击具有保护作用[874]。采用相同的初免 - 加强方案经口免疫或经口腔 - 鼻腔免疫,会产生明显的黏膜保护性免疫应答[875]。因此,非中和性黏膜抗体的活性可能对免疫保护非常重要。

一种 gp41 候选疫苗系通过将三联体 rgp41 和 gp41 MPER 肽插入到病毒体 [带有流感血凝素和神经氨酸酶(neuraminidas,NA)糖蛋白刺突的脂质体] 制备。将该疫苗先通过肌内接着又经鼻腔免疫雌性恒河猴,能诱导宫颈阴道分泌物中产生胞吞转运 - 阻断抗体 IgA 和与 ADCC 作用相关的 IgG 抗体,但不能诱导全身性中和抗体。此外,存在胞吞转运 - 阻断 IgA 抗体与免疫雌性恒河猴对反复 R5 SHIV$_{SF162P}$ 经阴道暴露的完全保护作用相关,还与对 C 分支 SHIV 经阴道暴露的部分交叉分支保护作用相关。总而言之,11 只接种该疫苗的动物中,有 8 只能够预防 SHIV 获得性感染和/或持续感染[531],正在进行的研究旨在重现这种疫苗方案所观察到的保护作用。这些发现也印证了当血清中缺乏常规检测方法能检测到的中和抗体时,免疫保护可能发生在黏膜部位[876]。

黏膜途径初免后,用包含霍乱毒素 B 亚单位和 gp41 分子的 MPER 肽的融合蛋白系统加强免疫,能诱导产生有显著阻断胞吞转运功能的抗 MPER IgA 和 IgG 抗体[877]。使用特异性的黏膜佐剂如 Eurocine L3 有利于诱导黏膜部位体液免疫应答[878]。

黏膜佐剂也被用来增强黏膜对 HIV 的免疫应答。α-半乳糖神经酰胺(α-galactosylceramide,GalCer)是一种合成的糖脂类 NK T 细胞受体激动剂,在啮齿类和非人灵长类动物模型中,其可增强经黏膜途径呈递的病毒载体 HIV 疫苗的免疫原性。用 α-GalCer 佐剂和表达 HIV Env 和 Gag 的 VSV 载体疫苗对小鼠进行鼻内免疫,可显著提高全身和黏膜组织中适应性免疫应答水平。当与 α-GalCer 佐剂组合时,通过鼻内和舌下途径免疫蛋白质或腺病毒载体抗原,可激活恒河猴全身和黏膜组织中的 NK T 细胞,并显著提高适应性免疫应答的水平[879]。

诱导抗 HIV-1 广谱中和抗体的挑战

HIV-1 的前所未有的变异性要求诱导广谱中和抗体,比如针对 HIV-1 Env 保守区的抗体,是 HIV-1 疫苗研制成功的关键。然而,用 HIV-1 Env 免疫人类,无论是作为亚单位蛋白疫苗,还是作为载体-亚单位的初免-加强免疫方案的一部分,均未能诱导出广谱中和抗体。研制一种安全和在全球均有效的 HIV-1 疫苗最大的障碍是诱导出广谱、有效、持久的、能预防全球范围内流行的不同 HIV-1 病毒株的中和抗体。

诱导产生 HIV-1 广谱中和抗体的策略

对 HIV 感染者的纵向研究揭示了 bNAbs 进化过程中的重要信息,这也为疫苗设计提供了依据[880]。CH103 中和了 55% 的 HIV-1 分离株,病毒和抗体基因测序显示了病毒进化和抗体成熟,因为病毒多样化先于中和广度的进化[399]。针对 V1V2 顶端的广谱中和抗体的进化表明,在最初选择具有长 HCDR3 区域的 B 细胞并限制随后的体细胞超突变后,广谱中和抗体迅速发展[414]。最后,在最近的谱系分析中发,两个 B 细胞系协同诱导了 bNAbs 的发育[881]。

人们尝试了若干策略[681]来诱导机体产生针对 HIV-1 的广谱中和抗体,但到目前为止均告失败。所有临床试验中没有一种候选疫苗可以成功诱导机体产生广谱中和抗体。这些策略可以被分为以下几类:模拟三聚体、抗原表位模拟、共有抗原与抗原鸡尾酒、抗独特型抗体。

模拟三聚体

这种方法旨在模拟病毒体表面的原始三聚体。通过在 gp41 序列 C-末端添加异源性三聚体基序稳定三聚体 gp140 分子(gp120 +gp41 的胞外域)[683,684]。相似的缺少高度可变的 V2 环的三聚体被设计出来,旨在更好地暴露重叠在 CD4 结合位点上的中和表位[343,685,686]。类似地,通过 gp120 和 gp41 之间的二硫键实现稳定的三聚体 gp140 分子被设计出来,并进行临床前的筛选[688,689]。用这些模拟三聚体和其他相关的模拟三聚体进行的免疫原性研究通常显示免疫原性与单体 gp120 相比提高有限[694]。

目前随着更加广谱有效的中和性单克隆抗体的发现,人们发明了高通量的筛选方法来识别优先与这些抗体结合的 HIV-1 Env 蛋白,并把这些蛋白作为新一代模拟三聚体设计的依据。关于 HIV-1 包膜糖蛋白寡聚体的免疫原性参见 Forsell 的综述[882]。

通过低温电子显微镜和 X 射线晶体学对 HIV-1 包膜糖蛋白三聚体结构进行研究,为三聚体设计的迭代改进提供了可能[692,693,883]。最近由抗体 PGT122 和 35021 在成熟闭合状态下捕获的 BG505 三聚体的结构揭示了 gp41 的融合前构象,并进一步确定了免疫逃避和免疫识别的参数[380]。为了系统地探索如何定制免疫策略以产生广谱中和抗体,研究者将人类 Ig 敲入特定小鼠,该小鼠能表达预测的生殖系或抗 HIV-1 Env CD4 结合位点的有效广谱中和抗体的成熟重链[884]。然而,迄今为止,与类似天然 HIV-Env 的三聚体未能激活表达这种生殖系抗体的 B 细胞。最近,通过阴性选择生成了有序的三聚体,并显示出类似天然的特性[885]。

对三聚体的混合物作为鸡尾酒或顺序使用的效果也正在评价中,以确定是否可以获得更广谱的中和作用。由 C 分支三聚体组成的四价鸡尾酒对 1A 和 1B 病毒产生的中和抗体比单独的 C 分支三聚体更强,这表明这种混合物比鸡尾酒的所有单独成分都有优势[886]。

抗原表位模拟

该方法采取一种反向疫苗工程策略,旨在研究并模拟广谱中和抗体的结合位点。目前结构生物学研究已经确定了 2F5、4E10、2G12 和 VRC01 的结合位点,其中 2F5 和 4E10 的抗原表位是线性的,2G12 的抗原表位则是独特的高-甘露糖碳水化合物模式,而 VRC01 的抗原表位以及上述三聚体特异性抗体在 CD4 结合位点是不连续的[883,887,888]。将线性表位与载体连接,利用核酸或病毒载体表达这些表位或将其放在载体支架中,这些都是探索中的诱导机体产生针对这些表位的中和抗体的策略[354]。一种使用来源于非糖基化的外部结构域的 HIV-1 gp120 免疫原的方法备受关注,已使中和抗体的广谱性有所提高[889]。目前在临床试验早期开发的第一个表位模拟是在纳米颗粒上的工程化外部结构域多聚体[890]。这种基于结构的计算机辅助生物学疫苗设计策略,已在基于表位的呼吸道合胞病毒候选疫苗设计中成功证明[891]。最近,工程化的外部免疫原诱导了具有 VRC01 类 bNAbs 特征的抗体,包括敲入小鼠中的短 CDRL3(轻链互补决定区)[892]。

合成肽作为实验性 HIV 疫苗也正在开发中[893]。目前设计合成的均质糖基化的肽,能模拟 V1V2 高变环,并且与广谱中和抗体 PG9 和 CH01 紧密结合。携带 Man5GlcNAc2 糖基的 V1V2 糖肽二聚体与未突变的初始 B 细胞上的共同祖先 B 细胞受体具有明显的纳米级亲和力,表明这些糖肽结构可能是引人注目的免疫原,其针对的是产生亚显性 HIV-1 包膜 V1V2 中和抗体的 B 细胞[894]。利用线性表位的骨架设计高亲和力表位也是一种诱导针对 MPER 表位的 bNAbs 的策略[895]。除此之外,gp41 前发夹融合中间体的模拟肽为诱导机体产生相应广谱中和抗体的免疫原提供了一个起点[861]。

共有抗原与抗原鸡尾酒

通过对全球多样化的 HIV-1 病毒株序列进行计算机模拟分析,促使人们开发共有抗原以诱导广谱中和抗体[300]。另外,还对以 HIV-1 Env 鸡尾酒作为蛋白亚单位、DNA 疫苗初免+蛋白疫苗加强免疫(如 DNA 疫苗初免+Ad5 加强免疫)或整合入病毒载体进行了尝试[700-704],但没有取得更多的成功。鉴定氨基酸基序的规则系统要求采用 HIV-1 中和性单克隆抗体进行识别[896-898],这可能有助于设计改进的共有抗原。

抗独特型抗体

用位于 HIV-1 感染后长期无进展者体内 CD4 结合位点的人 IgGs Fab 片段作为小鼠免疫原制备杂交瘤,结果两种杂交瘤细胞 P1 和 P2 均能识别广谱中和抗体 b12 的独特型,且在家兔体内作为免疫原使用时,能诱导强烈的抗-gp120 免疫应答,并在首次进行的抗-Id 方法临床前概念验证研究中,诱导出较弱的 HIV-1 特异性中和抗体活性[899]。

总结和未来的研究方向

诱导产生针对 HIV-1 的广谱中和抗体仍是 HIV-1 疫苗研制中的最大挑战。最近鉴定出 HIV-1 病毒体上几个广谱中和性单克隆抗体的新靶点,为疫苗的设计和研究重新注入活力,并提供了几个新的途径。然而,仍有若干关键问题未得到解决。这些问题包括:为什么 HIV 感染者在 2~3 年之后才会产生广谱中和抗体,而且只产生在一小部分感染者中[405]?为了解决这些问题,人们建立了急性感染队列,并成立了科学联盟来探索广谱中和抗体的进化[880]。人们还不是很清楚为什么 HIV 分离株在分子水平上会分成中和作用敏感株和中和作用抵抗株。理解敏感病毒株和抵抗病毒株之间 HIV Env 的区别可能有助于设计能诱导广谱中和抗体的疫苗。引人注目的是,HIV 病毒体包膜的多聚糖几乎都是低聚甘露糖抗原,与重组生成的 gp120 分子形成鲜明对比[900]。目前,在广谱中和抗体识别的超位点(包括 V1V2 位点和 N-332 位点)上,聚糖作为表位关键成分的作用得到了更大的认识[901]。最后,随着越来越多的抗原能结合广谱中和抗体,使用新型载体和佐剂配制这类抗原有可能会增强诱导广谱中和抗体的应答。

被动免疫预防与免疫治疗

单克隆抗体被动免疫在很多疾病都是有效的,但还没有一种单克隆抗体产品被批准用于 HIV 感染的免疫预防和免疫治疗[902]。从实际考虑,发展中国家的大量人群不太可能使用单克隆抗体制剂进行被动免疫来预防 HIV-1 感染。但是,可以考虑用被动免疫预防来阻断 HIV-1 的母婴垂直传播或进行暴露后免疫治疗[903]。值得注意的是,目前正在努力提高抗体的半衰期,因此未来的工程抗体可能被用于暴露前预防[904]。上文提到的最新研究进展以及更加广谱有效的中和性单克隆抗体的发现,为 HIV-1 的被动免疫预防和免疫治疗注入了新的活力。

暴露前免疫预防

使用广谱中和抗体进行被动免疫预防需要在人体中提供这种抗体能介导针对 HIV-1 的免疫保护的

证据。这种研究也可能显示免疫保护作用所需的抗体水平，这也有助于 HIV-1 疫苗的开发。然而，如果抗体的效力和寿命能够得到优化，那么这项策略可能会得到更广泛的应用。人们已经采用了各种各样的分子工程策略，以提高循环中抗体的效力和半衰期。

通过 FcRγⅢ 受体可增强 ADCC 效力[905,906]。修饰增强新生儿 Fc 受体可以显著延长抗体的半衰期[907]。新生儿 Fc 受体功能增强，可提高针对 HIV-Env CD4 结合位点的 bNAbs 对灵长类 SHIV 感染的保护作用[508]。此外，在感染期的中和 2F5 IgG 可以保护阴道免受 SHIV 的侵袭，而 2F5 Fab 则不能[908]。另外，修饰单克隆抗体的糖链异质体可以使其在特定疾病中发挥最大效力[909]。

最近，研究发现被动免疫适度滴度的广谱高效抗 HIV 中和单抗可以阻止恒河猴感染，而被动免疫高功能低剂量多克隆中和抗体则没有发现任何保护作用[910,911]。稍令人惊讶的是，尽管体外抗 CD4 抗体的中和效力与广谱中和抗体相当或更强，但 bNAbs 针对 HIV-Env-versus-SHIV 攻击的保护作用大于前者[912]。最后，与单独的 bNAbs 相比，bNAbs 联合使用在体外提供了更好的中和谱，提示临床应用时应考虑 bNAbs 联用[913]。未来的研究也应该评估 bNAbs 对细胞相关黏膜传播的保护作用[914]。

载体介导的基因提呈

由于 HIV-1 被动免疫预防制剂的开发和大规模应用在实践中有一定的局限性，人们开始探索其他策略，包括通过转基因技术使抗体长期表达，即载体介导的基因提呈。重组腺相关病毒（recombinant adeno-associated virus, rAAV）载体成功地将针对 HIV-1 的广谱中和抗体 IgG1b12 转移至小鼠肌肉，小鼠一次肌内注射 rAAV 载体后，血清中高活性的 HIV-1 中和抗体可维持 6 个月以上[915]。这些研究发现在猴体内可产生长期中和抗体活性，并有抗 SIV 的保护作用[415]。为了充分开发和利用该技术，可能还需要进行反复的临床试验，以优化 rAAV 亚型和选择基因插入。在本书写作的时候，表达广谱中和抗体 PG9 的原型 rAAV-1 制品正进行临床试验，以评价 PG9 中和抗体的表达水平和持续时间（P.R.Johnson，个人资料，2016）。

基于 AAV8 的载体也正在作为 bNAbs 的载体进行评估，并将很快进入临床试验[417]。VRC07 是表达猴源化 CD4bs bNAb 的 AAV8 载体，尽管需要环孢菌素进行免疫抑制以维持表达，但其在恒河猴中以高达 66μg/ml 的水平表达抗体 16 周。基因递呈的猴 VRC07 在治疗后 5.5 周可保护猴免受 SHIV 感染[916]。为使 AAV 介导的预防 HIV 感染取得成功，需要改进 AAV 的制造工艺，优化载体和插入物以实现表达和表达产物的持久性，并用效力临床试验证明对 HIV 感染的预防作用。最近开发的一种工程抗体样 eCD4-Ig 分子，是 CD4-Ig 与一个小的 CCR5-模拟巯基嘌呤的融合体，可与 HIV-1 包膜糖蛋白（Env）紧密结合，比最好的 bNAbs 更有效地预防感染。此外，恒河猴在接种 AAV 载体后，可在稳定产生 17~77μg/ml 的功能齐全的 eCD4-Ig 分子达 40 周以上，使这些猴子免受多次 SHIV-AD8 的感染[144]。因此，除了递呈 bNAbs 外，AAV 还可能是病毒抑制分子的传递载体，并可作为预防除 HIV 以外的其他病毒感染的工具[917]。

目前正在对用于人造血干细胞工程的慢病毒载体能否诱导广谱中和抗体进行评价。应用编码抗-HIV 单克隆抗体 b12（IgG1）的慢病毒载体转导人脐带血 CD34$^+$ 细胞，可对人 B 细胞进行编程，从而产生高达 1.5μg/ml 的广谱单克隆抗体[918]。类似地，用编码广谱单克隆中和抗体 2G12 的慢病毒载体转导的人造血干细胞进行基因治疗，能抑制人源化非肥胖型糖尿病（nonobese diabetic, NOD）/重度联合免疫缺陷（severe combined immunodeficiency, SCID）/γ(c)(null)小鼠体内的 HIV-1 感染[919]。最近，在慢病毒转基因研究中，突变的自切割 2A 肽被设计为分子变阻器，以同时形成膜和分泌抗 HIV 免疫球蛋白[920]。

暴露后免疫预防与免疫治疗

被动输注中和抗体可以阻断慢病毒的感染，但对其在暴露后免疫预防中的作用却了解甚少。病毒很容易逃避单一抗体的免疫应答，因此单克隆抗体的混合物或多克隆血清可能更有效。由于这个原因，用抗 SIVsmE660（SIVIG）的高滴度多克隆免疫球蛋白对恒河猴进行感染后被动免疫治疗，能显著控制 SIV 感染和加快中和抗体的再生[921]。

预先被动输注高亲和力人源化抗 HIV-1 单克隆抗体 KD-247，能为猴体提供抗异源 SHIV 感染的无菌保护，而感染后被动输注 KD-247，能预防 SHIV 导致的恒河猴淋巴组织中 CD4$^+$ T 细胞损失[922]。

在 HIV 感染者中进行 HIV-1 感染后广谱中和抗体的临床试验很少。在正接受 ART 阻断治疗的 6 名急性感染者和 8 名慢性感染者中评估了 2G12、2F5 和 4E10 混合物的疗效。结果只有 25% 的慢性感染者出现病毒反弹的延迟，而且似乎只有 2G12 可以在体内发挥重要作用[923]。中和性单克隆抗体的使用，甚至在无病毒血症的 14 名 HIV-1 感染者中也立即高度激活了补体系统[924]。

然而，最近发现的单克隆抗体具有更强的效力和更广泛的应用范围，人们对这些 bNAbs 可能产生治疗效益并成为功能性治疗策略的组成部分的潜力重新燃起了兴趣。在慢性感染致病性 $SHIV_{SF162P3}$ 的恒河猴中，混合使用 HIV-1 特异性 bNAbs 以及聚糖依赖性单克隆抗体 PGT121，可导致血浆中病毒血症急剧下降至检测不到的水平[421]。类似地，在感染 R5 热带 SHIV-AD8 的恒河猴中，对针对 CD4 结合位点和 V3 区（分别为 3BNC117 和 10-1074）的两种新抗体阻断感染和抑制病毒血症的能力进行了评估，结果发现在一些 $CD4^+$ T 细胞水平较低的长期慢性 SHIV 感染动物中，联合用药可快速抑制血浆病毒血症 3~5 周[420]。这些研究导致了 3BNC117 在未感染和 HIV-1 感染个体中的 I 期临床试验出现了试验剂量逐渐增加，同时表明 3BNC117 输注具有良好的耐受性，显示出良好的药代动力学。单次输注 30mg/kg 的 3BNC117，可使 HIV-1 感染者的病毒载量降低 0.8~2.5log10，且病毒血症持续减少 28 天[145]。

HIV 疫苗的临床试验

自 1987 年第一种预防 HIV-1 的疫苗进入临床试验以来，已对多种候选疫苗进行了安全性和免疫原性试验，四种候选疫苗已完成人体效力临床试验。表 29.4 总结了开展过临床试验的疫苗和相关的参考信息。本章节总结了过去几年里取得的进展和从 HIV-1 疫苗临床试验中获得的经验教训，详见参考文献 925 或 IAVI 数据库（www.iavi.org）。

HIV-1 疫苗的人体效力试验

gp120

第一种完成 III 期临床试验的 HIV-1 疫苗是 VaxGen 研制的重组 gp120 疫苗。两种 B 亚型（MN、GNE8，被称为 AIDSVAXB/B′）gp120 铝佐剂蛋白疫苗被用于首次临床试验。研究对象为 5 403 名属于 HIV-1 性传播高危人群的志愿者，被随机分成疫苗组和安慰剂对照组。I 期和 II 期临床试验证明该疫苗是安全的，并能诱导出抗 T 细胞实验室适应的中和敏感病毒的中和抗体，且在临床前研究中显示可保护黑猩猩免受感染。来自美国、加拿大和荷兰的受试者其接种 7 剂疫苗，分别在第 0、1、6、12、18、24、30 月接种，并在第 36 个月时进行最后随访。结果证明 AIDSVAX B/B′ 疫苗是安全的，但不能预防感染或改变感染的进程[580,581,926,927]。对中和抗体免疫应答的强度和广度的进一步分析表明：大多数疫苗针对实验室适应的 HIV-1 分离株如 HIV-1 MN 能产生有效的中和抗体应答，但针对流行的主要 HIV-1 病毒株中和作用很弱[928]。

基于 B 亚型和 CRF01A_E（AIDSVAX B／E）两种 gp120 的相关 HIV-1 疫苗效力试验首先在发展中国家（泰国）进行，为 RV-144 的研究铺平了道路（见下文）。该试验招募了 2 545 名注射吸毒者，并且得出了与其他试验相一致的结论。那便是该疫苗虽安全，但不能预防 HIV-1 感染[929]。总之，这两个 AIDSVAX 疫苗不能预防 HIV 感染或在接种对象随后发生 HIV 感染时抑制病毒载量，但加速了对诱导细胞免疫应答候选疫苗的临床评价工作，也推动了在基础研究和临床前阶段设计可诱导广谱中和抗体的疫苗（如前述）。

腺病毒 5 型

第一种进入临床试验的旨在诱导 HIV-1 细胞免疫应答的疫苗是 Merck 公司研制的复制缺陷型 Ad5-Gag-Pol-Nef 疫苗。该疫苗理念进入效力试验理论依据来自 I 期临床试验和 SHIV 模型 NHP 保护性试验的数据。I 期临床试验显示 Ad5-Gag-Pol-Nef 疫苗耐受良好，且经 ELISPOT 方法检测，在大多数试验者中产生了细胞免疫应答，但在先前存在高水平抗 Ad5 免疫力的受试者中应答减弱[930]。在猴体试验中，类似的疫苗可以控制 SHIV 感染，但对致病性 SIV 攻击却作用有限[931]（见前文）。

一项 IIb 期双盲人体效力概念试验（STEP 试验）在 3 000 名受试者中评价了 Ad5-Gag-Pol-Nef 疫苗的效力。受试者被随机分为安慰剂和疫苗组，按 0、1、6 月免疫程序接种 3 次。该研究被提前叫停，因为在第一次期中分析时，它居然达到了预设的无效标准，这表明继续临床试验不可能证明疫苗的优势。该疫苗能在 75% 的随机个体中诱导出细胞免疫应答，但却不能预防感染或降低病毒载量。在对所有受试者进行分析时，无论其 Ad5 抗体初始滴度如何，结果表明在疫苗组和对照组中，Ad5 血清阳性（$HR=2.3$；95% CI,1.2-4.3）和未接受包皮环切术（$HR=3.8$；95% CI,1.5-9.3）的男性发生 HIV-1 感染的危险比要高于 Ad5- 血清阴性（$HR=1.0$；95% CI,0.5-1.9）或接受包皮环切术（$HR=1.0$；95% CI,0.6-1.7）的男性[584]。

在南非对同一疫苗又进行了一次 IIb 期临床试验（Phambili 试验）。STEP 试验招募的是美国、加勒比海和澳大利亚的男性和女性，而 Phambili 试验招

表29.4 最近临床试验中评价的HIV-1候选疫苗概况

疫苗	免疫原性	备注
亚单位蛋白、肽和佐剂		
Gp120：Alum，MF-59；QS21 MPL，MDP，MTP-PE，脂质体/脂质A，AS02a	gp120：ELISA；ADCC；CD4结合抗体；抗TCLA毒株中和抗体；CD4淋巴细胞增殖	gp120铝佐剂疫苗的Ⅲ期临床试验显示无效[581,582]
F4/AS01（gag-pol-nef融合蛋白）	多功能CD4应答[971]	
脂肽	CD4⁺和CD8⁺细胞免疫应答[973]	
gp140三聚体		
DNA质粒		
裸DNA	在多次免疫后产生细胞免疫应答（CD4>CD8）[1029]	单独作为候选疫苗，裸DNA疫苗在人体中的免疫原性低于临床前小动物和NHP研究
佐剂DNA：CRL005，IL-15，IL-12	在佐剂和细胞因子的作用下没有检测到显著增强[820]	
电穿孔方式接种	电穿孔提高了免疫原性[1030]	
保守/嵌合DNA		
病毒载体		
腺病毒5、35和26型，5/48嵌合，ChimpAd63保守，Ad嵌合	腺病毒5型诱导出细胞免疫应答（CD8>CD4），抗载体免疫可抑制免疫应答[583]	Ⅱb期临床试验：美洲STEP试验和南非共和国的Phambili试验（Ad5-HIV-1三价疫苗）[584,932]显示无效
痘病毒：牛痘；MVA，MVA保守/嵌合；NYVAC；禽痘；金丝雀痘	痘病毒载体：CD4细胞免疫应答>CD8细胞免疫应答	
VEE	第一代VEE、AVV候选疫苗免疫原性低	
AAV		
复制型载体		
天坛痘病毒	多重复制病毒载体已被证明在非人灵长类动物中是安全和具有免疫原性的。第一次临床试验正在进行中	
麻疹病毒（Schwarz）		
水疱性口炎病毒		
仙台病毒		
腺病毒4型和26型		
初免-加强方案		
载体初免+亚单位加强 　金丝雀痘病毒+gp120 　Ad35初免+ASO1B佐剂gag-pol-nef融合蛋白	金丝雀痘病毒（gag，env，prot）+gp120诱导产生结合抗体、ADCC、抗一级病毒株中和抗体以及CD4淋巴细胞增殖反应	Ⅲ期效力试验：泰国的RV-144试验（ALVAC-HIV Vcp1521+AIDSVAX gp120 B/E）[54]，金丝雀痘病毒+gp120疫苗预防HIV-1获得性感染的有效率为31%
DNA初免+载体加强 　DNA+Ad5 　DNA+Ad35 　DNA+MVA 　DNA+NYVAC 　DNA初免+Ad35+MVA 　DNA初免+ChimpAd63+MVA	DNA+Ad5诱导CED4+和CD8+多功能T细胞[1031]	Ⅱb期效力试验HVTN 505在男性和与男性发生性关系的由男变女跨性别人群（VRC-HIVDNA016-00-VP；VRC-HIVADV014-00-VP）中显示无效[945]

续表

疫苗	免疫原性	备注
DNA 初免 + 亚蛋白加强 　DNA+gp120	DNA+gp120 诱导产生多功能 T 细胞应答和抗中和一级病毒株的中和抗体[969]	
DNA 初免 + 复制型载体加强 　DNA+ 天坛痘病毒 　DNA+VSV		
载体初免 + 载体加强 　Ad26 初免 +Ad35 加强 　Ad35 初免 +Ad5 加强 　Ad35 初免 +MVA 加强 　MVA+ 禽痘 　ChimpAd63 + MVA	DNA+NYVAC 或 MVA 诱导多功能 $CD4^+ > CD8^+T$ 细胞应答[958,1032]	
复制型载体初免 + 载体加强 　仙台病毒初免 + Ad35		

注：AAV：腺相关病毒；Ad：腺病毒；ADCC：抗体依赖的细胞毒性；ELISA：酶联免疫吸附试验；HIV：人类免疫缺陷病毒；IL：白细胞介素；MVA：修饰的安卡拉痘病毒；NHP：非人灵长类；NYVAC：纽约痘病毒株；TCLA：T 细胞系适应病毒株；VEE：委内瑞拉马脑炎病毒；

募的是南非的男性和女性，这些地方性传播的模式、HIV-1 风险、HIV-1 亚型和 Ad5 血清阳性率均不同，但两项试验均因在 STEP 研究的第一次期中效果评价发现超过无效标准而提前结束[932]。在试验终止时，Phambili 试验已经显示对预防和控制 HIV-1 感染无效。对 STEP 研究中的男性志愿者进行事后分析表明，与对照组相比，疫苗组 Ad5 血清阳性和未接受包皮环切术的男性中出现了大量的艾滋病毒感染者。对 Phambili 研究对象的非盲长期随访表明，63 名疫苗接种者（16%）和 37 名安慰剂接种者（9%）感染了 HIV-1，且感染风险与接受疫苗接种的数量、性别、包皮环切状态或 Ad5 血清状态无关[933]。

人们对 STEP 试验的样本进行了进一步的分析，以期发现为什么疫苗没有效力，并找出与对照组相比，疫苗组的感染人数增多的关键因素。通过 ELISPOT 和细胞内细胞因子分析，人们观察到了高应答率（90% 在男性接种者），同时发现 66% 的效应 T 细胞表达两种或两种以上的抗病毒细胞因子，且免疫应答可以持续 1 年以上[583]。因此，尽管这些试验可用于免疫原性的筛选，但不能预测疫苗的效力。目前的序列分析表明了疫苗的免疫压力，即疫苗接种者与对照组感染的病毒在特定位点序列不同，表明病毒可以逃避疫苗诱导的细胞免疫应答[934]。然而，在 ELISPOT 试验中反应阳性的接种者平均只能识别 1~2 个抗原表位，而相同情况下，在病毒得到控制的猴体内可识别 10 个以上的抗原表位[819]。因此，疫苗无效可能是由于免疫的效力不足和 / 或抗原表位识别位点广度不够。Ad5 血清阳性者和未接受包皮环切术者的 HIV-1 感染率增高的机制仍不清楚[935,936]。

金丝雀痘病毒初免 + gp120 加强免疫（RV-144）

临床前研究已经表明，与用同一种疫苗重复免疫相比，一种疫苗初免后再用另一种疫苗进行加强，经常能产生更高水平的细胞和体液免疫应答（见前文的表 29.4）。第一种被评估的初免 - 加强免疫策略是用金丝雀痘病毒载体初免 +Env 蛋白加强免疫，在泰国的 RV-144 试验中观察了效力。Ⅰ期临床试验数据表明该疫苗耐受良好，并能产生针对实验室适应的组织培养 HIV-1 分离株的 T 细胞增殖反应、结合抗体、ADCC 作用和低水平的中和抗体。

在一项以社区为单位的多中心随机双盲安慰剂对照效力试验中，用表达 B 亚型 gag/ pro 和 E 亚型 env 的重组痘病毒载体疫苗［ALVAC-HIV（vCP1521），Sanofi Pasteur］分别于 0 和 1 月注射 2 次进行初免，再用重组 VaxGen 开发的 ALVAC-HIV（vCP1521）和重组 gp120 亚单位疫苗注射 2 次进行加强免疫（AIDSVAX B/E）分别于 3 和 6 月注射 1 次作为加强免疫。观察对象为泰国罗永府和春武里省的 16 402 名健康男性和女性。在改进的意向性治疗分析中，疫苗预防 HIV-1 感染的有效率为 31.2%（95% CI，1.1%-52.1%；P=0.04）。相比之下，疫苗对以后发生的 HIV-1 感染的研究对象的病毒血症程度或 $CD4^+$ T 细胞数没有影响[54]。这是首次证明 HIV-1 疫苗可以预防 HIV-1 感染，对该领域未来的发展方向有显著影响。

自从 RV-144 试验证明有一定的效力以来，研究者做了大量工作寻找与保护相关的免疫因素，然而还没有一种被证实[55,937]。对临床试验数据的初步分析表明，几乎所有的个体都能产生抗 B 亚型和 E 亚型 gp120 的结合抗体，而且 6 个月后这些抗体大幅减少。90% 以上的免疫人群早期出现 ADCC 应答，也是在 6 个月后消失。另外，间隔 6 个月的事后分析发现，免疫有效率在初次接种 12 个月后达到 60%，然后快速下降。且与低风险组相比，根据自我管理调查问卷结果划为高风险组的人群的疗效有限[938]。最近对 RV-144 试验进行了一次统计学评价，结果有一定证据表明疫苗可产生低水平的阳性保护效力，但无效的可能性仍在 22% 以上[939]。

对于 RV-144，免疫风险相关因素分析表明，针对 gp120 V1V2 区域的抗体，尤其是介导 ADCC 的 IgG1 和 IgG3 亚类，似乎在保护中发挥作用，且与血浆 Env 特异性 IgA 呈负相关[940,941]。此外，研究显示 ALVAC-HIV / AIDSVAX 疫苗可诱导 V2 特异性抗体，其与多个 HIV-1 亚群发生交叉反应并识别构象和线性表位[942]。最近，使用计算框架对抗原特异性 T 细胞亚群（COMPASS）进行无偏组合多功能性分析，CD4$^+$ 抗原特异性辅助性 T 细胞在 RV-144 试验中也被确定为保护作用的潜在相关因素[943]。虽然针对 HIV-1 突破性病毒基因组的 V1/V2 靶向比较发现了疫苗组和安慰剂组之间的两个 V2 氨基酸位点不同，但将 V1/V2 分析扩展到整个 HIV-1 基因组确定了其他特征位点，而这些位点不优先限于疫苗免疫原。这些数据表明，突破性病毒的基因差异很少与 RV-144 疫苗引起的免疫压力密切相关[944]。

在这项试验中获得的中和抗体的效力比仅用 gp120 疫苗进行的早期临床试验要低，而后者显示无效。细胞免疫应答微弱且不规则，与在该初免 - 加强疫苗组合的 I 期试验中观察到的一致。旨在探求潜在的保护作用相关因素的其他临床前和临床研究及一系列效力试验正在计划实施，包括在泰国进行的具有相同或密切相关方案的试验，以及在南非进行的针对南非流行株 C 分支的痘病毒 - 亚单位疫苗初免 - 加强方案的相关试验。

DNA 初免 + 重组 Ad5 加强免疫

基于初免 - 加强免疫的机制，一项 IIb 期人体效力概念试验正在进行，旨在评价 DNA 初免 +Ad5 加强免疫策略控制 HIV-1 感染的能力，比如通过降低免疫接种后 HIV-1 感染者的病毒载量终点来实现这种控制。试验观察对象的 HIV-1 感染是免疫后诊断的。DNA 疫苗包括 HIV-1 B 亚型的 *gag-pol-nef* 基因和 HIV-1A、B、C 亚型的 *env* 基因。Ad5 加强免疫疫苗与 DNA 疫苗有类似的基因，但不包含 *nef* 基因。

这项 IIb 期临床试验（HVTN505）招募了 2 504 名健康男性和 1 253 名与男性发生性关系的变性女性作为疫苗免疫组，安慰剂组有 1 251 人参与。在第 0、4、8 周给予六质粒 DNA 疫苗初免，在第 24 周用 Ad5 载体加强。DNA/rAd5 疫苗方案既没有降低 HIV-1 感染率，也没有降低研究人群的病毒载量调定点。初步分析显示，在第 28 周以后，疫苗组 27 名和安慰剂组 21 名观察对象被诊断为 HIV-1 感染（疫苗效果：−25.0%；95% CI，−121.2-29.3；P=0.44），平均病毒载量调定点分别为 4.46 和 4.47 HIV-1 RNA log 10 拷贝 /ml。在研究期间对所有感染的分析（疫苗组 41 例，安慰剂组 31 例）也显示疫苗无效（P=0.28）[945]。

由于 iPrEx（Iniciativa Profilaxis Pre-Exposición）的研究报告称，每日服用替诺福韦—富马酸二氧吡酯 / 恩曲他滨的 PrEP 使 MSM 中的 HIV 感染减少了 44%，随后的试验证实了其在异性恋男性和女性 HIV 感染中的疗效，所以 HVTN 505 是首次提供 PrEP 的 HIV 疫苗效力试验。大多数受试者（92%）认为采用 PrEP 不会改变他们继续参与疫苗试验的意愿。随着新预防技术的出现，在扩大样本量和开发主要终点时，HIV 疫苗有效性试验将需要考虑疫苗对 HIV 发病率的潜在影响[946,947]。

未来 HIV-1 疫苗的 I、II 期安全性和免疫原性试验

接下来有两种疫苗策略可能进入到人体效力临床试验阶段：异种腺病毒载体初免 -HIV Env 加强和 DNA 初免 / 痘病毒初免 -HIV Env 加强免疫。

异种腺病毒载体

先前存在对腺病毒血清型 -5（Ad5）的免疫会削弱以 Ad5 为载体的疫苗的免疫应答。以其他 Ad 血清型作为疫苗载体可能会解决这个问题，特别是血清 Ad5 抗体阳性率超过 80% 的发展中国家。临床前研究已经表明，两种腺病毒载体的联合使用与只用一种载体相比，会明显增强对恒河猴 SIV 感染的免疫保护作用[304]。此外，Ad26 + MVA 或 Ad26 + 蛋白的异种载体组合也具有更好的保护作用[639,848]。在 I 期临床试验的小规模探索阶段研究了 Ad5 初免 -Ad6 加强免疫策略，结果表明在使用单一血清型 Ad 进行免疫无效的情况下，两种 Ad 载体的联合使用可能是一种有效的疫苗方案[948]。

最早使用腺病毒载体进行初免 - 加强免疫的是由强生公司牵头的哈佛医学院波士顿贝斯以色列女

执事医疗中心、美国过敏与传染病研究所（NIAID）HIV 疫苗试验网、雷根研究所和国际艾滋病疫苗组织（IAVI）组成的联盟，他们主要关注 Ad26、MVA 和 gp140 三聚体亚单位的联合加强免疫[949-951]。表达 HIV-Env 的 Ad26 具有安全性和免疫原性，可诱导抗体特异性体液和细胞免疫应答，且不伴有可检测到的黏膜炎症[949-951]。临床前研究表明用表达 HIV-1 嵌合体抗原的 Ad26 进行免疫，能增加恒河猴细胞免疫应答的广度与深度[952]。目前，强生集团正在评估 Ad26 和表达 HIV 内部抗原和 Env 的 MVA 组合初免，以及 gp140 亚单位加强免疫在 I 期临床试验中的效力，以确定最佳效力试验方案（H. Schuitemaker，个人资料，2015）。

作为 HIV 疫苗的载体，Ad35、chAd63（黑猩猩腺病毒 63）和嵌合 Ad5/48 也已被评估，已经用黏膜传递的 Ad4 和具有复制能力的 Ad26 启动了 I 期临床试验。无论单独使用或是与亚单位蛋白联合使用，Ad35 作为 HIV 载体都是安全且具有免疫原性的[953,954]。有趣的是，Ad35+ 亚单位加强免疫的接种程序具有强大的免疫原性，可能是一种简化免疫程序的新策略。Ad63 为表达 HIV 蛋白组功能保守区 T 细胞免疫原（HIVconsv）的 MVA 加强免疫提供了重要的初免刺激[955]。表达 HIV-Env 的嵌合 Ad5/48（Ad5HVR48.ENVA.01）安全且具有免疫原性，载体诱导的 Ad48 中和抗体应答大于 Ad5，证实人类 Ad 特异性中和抗体主要（但不完全）针对六邻体超变区[956]。

DNA 初免 + 痘病毒加强免疫

几个研究组正在跟踪 DNA 初免 + 痘病毒加强免疫策略的进展。GeoVax 正在开发一种 DNA+MVA 的候选疫苗，目前处于 II 期临床试验阶段。I 期临床试验表明疫苗耐受良好，$CD4^+$ 和 $CD8^+T$ 细胞应答率分别为 77% 和 42%。相比之下，用 MVA 连续免疫 3 次的体液免疫应答率要高于初免 - 加强免疫方案[957,958]。

Sandstrom 及其同事[959]评估了另一种 DNA+MVA 疫苗的安全性和免疫原性。采用无针注射系统为受试者接种 DNA 质粒，这些质粒分别表达 A、B、C 亚型的 HIV-1 gp160 分子、Rev B、p17/p24 GagA 和 B 以及 RTmut B。这些疫苗单独免疫或联合 GM-CSF 免疫，然后再用表达 CRF01A_E 的 Env、Gag 和 Pol 的异种 MVA 加强免疫。该疫苗具有良好的耐受性，且在 92% 的接种对象中诱导出 HIV 特异性 IFN-γ 免疫应答，55% 的接种对象中诱导出 $CD8^+T$ 细胞应答，100% 的接种对象中诱导出 $CD4^+T$ 细胞应答。人们还单独对 MVA 疫苗进行了测试，48 名对 HIV-1 感染风险较低的健康志愿者在研究的第 0、1 和 3 个月经肌内或皮内接种 MVA 或安慰剂。结果细胞免疫应答水平不高（IFN-γ ELISPOT 中位数为 78 SFC/10^6 PBMCs），但应答率较高（70% ^{51}Cr 释放阳性，90% ELISPOT 阳性，100% 胞内染色阳性）。各免疫组均可检测到 gp120 和 p24 结合抗体，而 ADCC 作用只在最高剂量组可以检测到（40% 阳性）[960]。人们还评估了先前存在的抗牛痘病毒免疫力对健康志愿者经 HIV-1 DNA 疫苗初免 -MVA 加强免疫后诱导 HIV- 特异性免疫应答的影响，结果发现先前存在的免疫力并未减少对 HIV-1 抗原产生免疫应答的个体比例，但降低了免疫应答的水平[961]。最近，用 DNA + MVA 免疫后，接着用表达 HIV 抗原的 MVA 进行二次免疫，可诱导受试者产生广泛而有效的细胞和体液免疫应答[962]。研究发现 DNA + 表达 HIV 印度 C 分支的 MVA 多基因组合的免疫方案也是安全且具有免疫原性的[963,964]。

DNA 初免 +NYVAC 加强免疫方案也具有良好的耐受性和免疫原性。在第 0、4 周经肌内接种 DNA 疫苗初免，第 20、24 周接种 NYVAC 加强免疫，结果 90% 的个体用 ELISPOT 检测到了主要针对 Env 的免疫应答[965]。DNA+ NYVAC 的免疫方案也可诱导肠黏膜 $CD4^+$ 和 $CD8^+$ HIV 特异性应答[966]；83% 的 NYVAC 特异性 CD4 T 细胞表达 α4β7 整合素和 CCR-5。这些结果表明，DNA-C/ NYVAC-C 的 HIV 疫苗方案诱导了肠道中 HIV 特异性 CD4 和 CD8 T 细胞的归巢。此外，NYVAC 的初免 - 增强顺序十分重要，Ad5 初免 -NYVAC 增强比 NYVAC 初免 - Ad5 增强的免疫方案更能诱导强的免疫应答[967]。

中国也在研究 DNA + 可复制型天坛痘病毒载体（表达 Env、Gag、Pol 和 Nef）疫苗，已完成 I 期临床试验。天坛痘病毒在中国消灭天花活动中被使用过，且经进一步减毒后用作 HIV 疫苗载体。该疫苗具有良好的耐受性，且能诱导细胞免疫应答[968]。用 DNA 疫苗免疫 3 次后，再用天坛痘病毒加强免疫，能在胞内细胞因子染色的基础上诱导针对 Env、Gag 和 Pol 的高水平细胞免疫应答(10/11)，而对 Nef 只产生低水平的免疫应答(4/11)。

DNA + 蛋白质

DNA 初免后用蛋白亚单位加强免疫也是一种 HIV-1 疫苗策略[810]。在 I 期临床试验中，用表达五价 Env 和单价 Gag 的 DNA 的疫苗初免后，再用五价 Env 加强免疫，能够诱导机体产生多功能 T 细胞免疫应答和针对 HIV-1 敏感病毒株的中和抗体应答[969]。

然而人们还观察到了以 QS21 为佐剂的 DNA + 蛋白疫苗的不良反应,包括 43% 的受试者在先前接种 DNA 的部位发生了迟发型超敏反应,两名受试者因接种蛋白和 QS21 佐剂加强免疫而发生了一过性的系统性血管炎[970]。

亚单位蛋白

正如前面提到的,自 gp120 的人体效力临床试验失败以来,临床前试验集中在研究能诱导广谱中和抗体的亚单位蛋白,但是到本书写作为止,尚无候选疫苗可以进入到临床试验阶段。另外,继 RV-144 疫苗之后,其他 HIV Env 亚单位疫苗也正在开发中,旨在与痘病毒初免结合起来用于初免 - 加强策略。在撰写本书时,第一种基于 HIV-1 C 亚型的 HIV-Env 亚单位疫苗刚刚在南非进入 I 期临床试验。

旨在诱导细胞免疫应答的新型佐剂蛋白亚单位疫苗也在研制之中。葛兰素史克开发了一种以 AS01 (含有 3-O- 脱苄基 -4′- 单磷酰脂质 A 和皂苷 QS-21 的脂质体) 为佐剂,包含 4 种 HIV-1 B 分支抗原 (Gag p24、Pol RT、Nef、Gag p17) 的融合蛋白 F4 的 HIV 疫苗,已完成 I 期临床试验。将 2 剂重组 F4 蛋白 (10、30 或 90μg) 以 AS01 佐剂或注射用水复溶,间隔 1 个月注射到 180 名健康受试者体内。实验发现该疫苗具有良好的耐受性,并能诱导多功能 $CD4^+T$ 细胞免疫应答,其中 10μg F4/AS01 组的免疫应答率最高 (100% 产生对 3 种 HIV-1 抗原产生免疫应答,80% 产生对 4 种 HIV-1 抗原的免疫应答)。疫苗引起的 $CD4^+T$ 细胞应答对来自 HIV-1 A 和 C 分支的四种抗原具有广谱的交叉反应性[971]。目前该疫苗已在与 Ad35 载体以初免 - 加强的方案联合使用的临床试验中进行评价[954]。

最后,研究证明婴儿 HIV-1 型 gp120 疫苗 (在 0~20 周龄之间接种) 是安全的,并且能引起强烈且持久的抗 V1V2 IgG 应答,但极少引起包膜特异性 IgA 应答[972]。

脂肽疫苗

法国国家艾滋病和病毒性肝炎研究所的 HIV-LIPO-5 疫苗包含 5 种 HIV-1 多肽,含有多种 CD8 和 CD4 T 细胞抗原表位,并耦合到一条棕榈酰尾。I/II 期临床试验发现,该脂蛋白具有良好的耐受性,并能诱导 60% 的个体产生 $CD4^+$ 和 $CD8^+T$ 细胞免疫应答[973]。最近,由于脂肽疫苗可能引发脊髓炎,金丝雀痘病毒载体 ALVAC 初免 - 脂肽疫苗加强的免疫方案研究被叫停。只有 42% 的受试者接受了全部四次免疫接种。在本研究中未发现明显的细胞免疫应答[974]。

核酸和病毒载体

研究发现,IL-12 质粒与电穿孔 DNA 联用可增强 DNA 疫苗的免疫原性,近 90% 的受试者在 3 次免疫后出现了细胞免疫应答[975]。最近,包括腺病毒 (4 型和 26 型)、麻疹病毒、仙台病毒和 VSV (表 29.4) 在内的更多基于复制型病毒载体的 HIV 疫苗已进入临床试验,基于 CMV 的更多载体可能很快进入临床试验。

HIV-1 疫苗临床试验总结

在 RV-144 试验证明 ALVAC+ gp120 具有一定的效力后,相关和改进方案的人体效力临床试验有望在 2016 年或 2017 年开始进行。除此之外,表达嵌合抗原的异种腺病毒载体和 DNA 初免 + 痘病毒载体加强免疫在未来的几年也可能会进入人体效力临床试验阶段。我们也期待看到更多的复制型载体进入 I 期临床试验,并希望第一种 HIV Env 亚单位蛋白可诱导广谱中和抗体。

治疗性疫苗和功能性治愈

由于 HIV-1 感染进展缓慢,且细胞免疫应答与急性感染的最初控制短暂相关,人们对 HIV-1 治疗性疫苗的研发表现出了极大的兴趣。然而,研究发现第一代疫苗,包括亚单位疫苗、病毒灭活疫苗和其他策略在 HIV 感染者中表现出短期安全性,但因对感染者免疫原性弱或者很有限而无结论性的临床意义[976,977]。最近,对此类疫苗的研究着眼于提高其免疫原性和评估其在抗病毒治疗中或分析治疗障碍中的潜在作用。此外,最近在抗 HIV 免疫应答激发和调控方面取得的进展,促使人们越来越关注利用这些反应来减少 HIV "残留疾病"。这些 "残留疾病" 通过细胞介导的免疫应答和 / 或 bNAbs,存在于接受抗反转录病毒治疗的 HIV 感染者中[978]。以下几个部分简要总结了用 HIV-1 疫苗进行治疗性干预的几种方法。

灭活病毒

研究表明,在感染 SIV 的恒河猴的扁桃体注射一种治疗性疫苗,那么在抗反转录病毒治疗中断后,猴体病毒载量仍被控制在较低水平。动物经直肠感染 SIVmac 9 周后,接受 40 周的 ART 治疗。在 ART 期间,动物们接种 (或未接种) 经 AT-2 灭活的 SIVmac239,以 CpG-C ISS-ODN (C274) 或 polyICLC 为佐剂。结果接种疫苗的动物体内病毒载量较低,这支持了治疗性免疫策略中经黏膜接种可能控制 HIV-1 感染[979]。结合 ALVAC 和 Remune 的治疗性疫苗、不含 gp120 的灭活 HIV 疫苗, 或单独使用 ALVAC 24 周后治疗中断, 监测至第 48 周, 每个疫苗接种组的病毒载量超过 50 拷贝/ml 的平均时间较安慰剂组更长, 但随后的病毒载量调定点在各组之间没有差异[980]。

亚单位蛋白和多肽疫苗

对 HIV-1 gp160 亚单位疫苗进行了Ⅰ期临床治疗性免疫试验, 结果在第 0、1、2、3、4、6、9 和 12 月重复使用该疫苗可以增加 $CD4^+$ 中枢性记忆细胞的数量[980]。

HIV-1 的 Tat 蛋白作为一种候选治疗性疫苗, 是基于 Tat 特异性免疫应答可以控制感染的假设。这种疫苗具有良好的耐受性, 而且能诱导产生抗 tat 抗体以及 Th 应答[981,982]。LFn-p24C 的安全性已在 30 名接受以稳定的方案进行的抗反转录病毒治疗的 HIV 阳性感染者中进行了试验, 所有受试者的 CD4 计数均在 400 以上。所用疫苗 LFn-p24C 是一种减毒炭疽芽孢杆菌衍生的多肽与 HIV C 亚型的 gag p24 蛋白的融合蛋白。该疫苗具有良好的耐受性, 且免疫后 HIV 特异性免疫应答与 CD4 细胞数量升高有关[983]。

对一种佐剂蛋白治疗性 HIV-1 疫苗的初步研究显示, 其具有临床上可接受的反应原性和安全性, 并且可诱导接受过 ART 和未接受过 ART 治疗的受试者产生多功能 HIV-1 特异性 $CD4^+$ T 细胞应答[984]。

另一种候选治疗性疫苗 Vacc-4x 正在由 Bionor Immuno AS 研发。该疫苗由 HIV 高度保守的核心蛋白质 p24 内的 4 个合成肽序列组成, 这些 p24 多肽被认为可诱导 T 细胞表位。在 51 名 HIV-1 感染者中进行了试验, 结果发现该疫苗安全, 且具有免疫原性, 能够诱导细胞介导的免疫应答。目前该疫苗正在进行Ⅱa 期临床试验, 通过与安慰剂对照比较, 来评估其对病毒载量的控制效果[984,985]。最近, 用这种治疗性疫苗进行的Ⅱ期随机双盲安慰剂对照试验表明, 它是安全的, 且具有免疫原性, 并可使感染者的病毒载量降低 3 倍[986]。

另一种基于肽的治疗性 HIV 疫苗(Opal-HIV-gag)已经在Ⅰ期临床试验中进行了评估。疫苗经自体白细胞体外培养后静脉注射。由于产生严重的、可能危及生命的低血压反应, 该研究被叫停且该疫苗不会进一步开发[987]。

脂肽疫苗也被用作一种治疗性疫苗, 在 HIV-1 感染者中评价免疫应答和阻断治疗。在一项前瞻性开放性导向研究中, 对 24 名感染 HIV-1 后接受 HAART 治疗、血浆中病毒载量低于检测限、CD4 T 细胞计数超过 350/mm 的患者用由 6 种 HIV 脂肽组成的疫苗在第 0、3、6 周分别进行免疫。结果免疫的 23 名患者中, 有 13 名(57%)产生了新的 CD8 特异性免疫应答。在第 24 周时, 开始对志愿者中断 HAART 治疗, 并对其监测到第 96 周。到第 96 周时, 24 名患者中有 8 名一直没有恢复 HAART 治疗, 其病毒载量一直维持在较低水平, 表明将来有理由用对照手臂进行随机研究[865]。

脉冲处理的树突细胞

ANRS 开发的 HIV-脂肽疫苗被用于对单核细胞来源的树突状细胞(DC)进行脉冲处理。该疫苗由 Gag、Nef、Pol 的 5 种脂肽组成。单核细胞系从感染 HIV-1 后接受 HAART 治疗的病人中富集而来, 在含有 GM-CSF 和 IFNα 的培养液中培养 3 天。用脂肽对 DC 进行脉冲处理后重新注射到宿主中, DC 能诱导 HIV-1 抗原特异性应答。这种 DC 疫苗的安全性和免疫原性正在进行Ⅰ/Ⅱ期临床试验, 受试者是接受 HAART 治疗的 HIV-1 慢性感染者[836]。该疫苗可诱导多功能 HIV 特异性 T 细胞免疫应答, 从而降低病毒载量[988]。

在 HIV-1 感染者中进行的Ⅰ期临床试验中表明, 经 HIV-1 多肽脉冲处理的 DC 用于治疗性免疫具有良好的耐受性。对接受 ART 治疗的 18 名血清阳性感染者采用白细胞分离术, 以获得 PBMC, 用于 DC 制备。这些 DC 用特异的 Gag、Env、Pol 三种多肽和一种甲型流感基质肽刺激, 通过静脉或皮下注射方式免疫患者, 剂量是 3 000 000 或 10 000 000 个细胞。免疫接种显著增加了 HIV-1 多肽特异性 IFN-γ 阳性细胞出现的频率[989]。

将金丝雀痘苗载体-HIV 疫苗靶向 DC 能在体外诱导抗 HIV-1 免疫应答, 该方法已经进入Ⅰ/Ⅱ期临床试验, 以评价将 DC 加到金丝雀痘苗载体-HIV 疫苗中是否能提高在分析治疗中断情况下的病毒控制水平。结果该疫苗虽具有很好的免疫耐受性, 但与单独使用金丝雀痘苗载体疫苗相比, 并不能降低病毒载量调定点, 这表明需要发明新的方法来提高脉冲处理的 DC 疫苗的免疫原性[990]。

针对 HIV-1 的治疗性疫苗能提高 $CD4^+$ 调节性 T 细胞的比例和抑制其功能, 从而屏蔽对 HIV-1 特异性 $CD8^+$ T 细胞免疫应答的增强作用, 这种假设已用免疫接种负载 HIV-1 Gag 肽的自身 DC 进行了评估。用针对 HIV-1 的 DC 疫苗进行免疫接种, 在一定程度上提高了调节性 T 细胞的比例, 增强了 HIV-1 特异性调节性T细胞的免疫抑制功能。调节性T细胞的免疫抑制效应能屏蔽疫苗诱导的抗HIV-1特异性多功能免疫应答的增强[991]。

用自体DC进行免疫接种也是治疗性免疫的一种策略。在用自体DC进行过免疫接种的12名HIV-1感染者中观察到HIV-1特异性CD8+T细胞免疫应答的减弱与病毒复制的部分控制有关[992]。

用RNA-电穿孔的自体树突细胞在ART成功治疗的10名HIV-1阳性者中进行了试验。用编码CD40L和HIV抗原（Gag、Vpr、Rev和Nef）的RNA对自体单核细胞来源的树突细胞进行电穿孔，在受试者接受抗反转录病毒治疗的同时，每月注射1次该树突细胞。结果出现流感样症状、疲劳和注射部位反应等轻微的不良反应，未发现自身免疫力、病毒载量改变和CD4+和CD8+T细胞绝对数的明显改变[993,994]。目前正在考虑对这种新理念进行进一步的试验。

病毒载体

对一种复制缺陷型的Ad5 HIV-1 Gag疫苗开展了一项随机盲法治疗性免疫研究，接种对象为正在接受抗反转录病毒治疗的HIV-1感染者。接种HIV-1疫苗或安慰剂的受试者中断治疗16周，以便对其进行分析。研究发现该疫苗总体来说是安全的，且具有良好的耐受性，但未观察到明显的对病毒载量的控制作用[995]。

表达多种HIV-1蛋白的MVA和禽痘病毒载体重组疫苗已在20名HIV感染者中进行了安全性和免疫原性评价，这些感染者体内的病毒复制处于抑制状态，并正在接受HAART治疗。该疫苗具有良好的耐受性，可提高CD4+T细胞的增殖能力，需要进行进一步的研究来评估病毒载量[996]。

一项研究观察了治疗性免疫接种对序列多样性的影响。通过比较慢性感染者接种MVA-Nef前后体内HIV序列变异情况，发现MVA-Nef疫苗降低了序列的变异程度。与之相反，Vif或Gag序列的变异程度却没有改变[997]。

然而，在几种情况下观察到了病毒载体治疗性疫苗的负面影响，ALVAC-HIV-1疫苗便是其中之一。在采用多中心双盲安慰剂对照法进行的Ⅱ期临床试验中，65名接受抗反转录病毒治疗的患者被随机分配到实验组和对照组，分别接种重组HIV-1金丝雀痘病毒疫苗（vCP1452，ALVAC）或安慰剂，之后中断治疗。研究发现接种疫苗者体内有更高的病毒复制水平，并且在更短的时间内需要恢复治疗。试验还发现：与对照组相比，疫苗接种者体内分泌IFN-γ和IL-2的HIV特异性CD4+T细胞明显增多。与此相反，疫苗接种者体内CD8+T细胞群的表型和功能却未发生改变。这些结果表明：疫苗诱导的HIV特异性CD4+T细胞的瞬间激活，而非CD8+T细胞的激活，可能对艾滋病的结局产生不利影响[998]。

NYVAC免疫可诱导慢性感染HIV并接受抗反转录病毒治疗的患者产生多功能HIV特异性T细胞免疫应答，并可进一步用于治疗性免疫[999]。

核酸疫苗

DNA疫苗已经用于治疗性免疫研究中。一种治疗性DNA疫苗已经在儿童的Ⅰ期临床试验中进行了安全性和免疫原性的评价。共接种20名垂直感染HIV-1的患儿，入选儿童（6~16岁）均接受了至少6个月稳定的抗反转录病毒治疗，在进入研究随访观察的12个月内，其HIV-1 RNA病毒载量低于50拷贝/ml，CD4细胞计数稳定（>400细胞/mm³或25%）。试验证明，多亚型多基因的HIV-DNA疫苗具有良好的耐受性，其免疫原性正在评估之中[1000]。

一项随机双盲的安慰剂对照Ⅰ/Ⅱ期临床试验研究评价了HIV-1 DNA疫苗（VRC-HVDNA 009-00-VP）的安全性和免疫原性。受试者在HIV-1感染的急性期/早期便接受了抗反转录病毒治疗。20名无症状HIV-1感染者被随机分配到试验组和对照组，他们均接受了抗反转录病毒治疗，且体内HIV-1 RNA低于50拷贝/ml。免疫接种后，受试者停止抗反转录病毒治疗，人们对其体内的调定点HIV-1病毒载量和CD4 T细胞计数进行监测。研究表明实验组和对照组的免疫原性、调定点病毒载量或CD4+T细胞计数无显著差异[1001]。

最后，表达15种抗原的质粒DNA治疗疫苗DermaVir在接受联合抗反转录病毒治疗的患者中主要诱导中枢记忆应答；该疫苗仍在继续研究中[1002]。

治疗性疫苗的总结

尽管已有多种新思路正在进行临床试验，但没有多少证据能表明治疗性疫苗对HIV-1感染有效。这可能是由于HIV-1感染后，宿主免疫系统的关键因素受到抑制。一些新的疫苗策略不久将会用于对HIV感染者的临床试验，包括使用新佐剂或更强的佐剂，旨在诱导机体产生长期控制感染的免疫应答。

最近，对HIV病毒库的认识以及组蛋白去乙酰酶抑制剂在刺激病毒库中原病毒方面取得的进展，使治疗性疫苗和基于抗体的功能性治疗策略方面的工作重新活跃起来[1003]。然而，仍存在一些挑战，包括为病毒库开发生物标志物,以及同时使用组蛋白去乙酰化酶抑制剂和免疫干预进行临床试验。

HIV 疫苗研制的总结及其未来走向

由于三方面的最新进展,HIV 疫苗领域正处于复兴阶段[1004,1005]。

第一,首次证实 RV-144 疫苗的效力,使人们将临床研究重点放在免疫保护的相关因素上,并计划重复和扩大 RV-144 人体效力临床试验。在写本书时,已经有计划申请在南非开展相关免疫原的临床试验。

第二,目前许多新的疫苗已经进入或即将进入临床试验阶段,在临床前试验研究中,它们在控制猴体感染或在某些情况下预防获得性感染方面优于正在进行临床试验的一些疫苗。这些候选疫苗的临床试验进展也会推动 HIV 疫苗研究领域的认知发展,优先推动最有潜力的候选疫苗进入效力临床试验。

第三,近来发现的针对 HIV-1 广谱且有效的中和性单克隆抗体推动了对疫苗设计新靶点的鉴定,其目标是诱导广谱中和抗体。随着该领域不断取得新进展,人们可以期待在不久的将来,会产生能诱导广谱中和抗体的新型或改进的候选疫苗[1006]。

致谢

感谢 Sandi Glass and Lisa Gieber(IAVI),为本书编写和文献查阅付出。

(吴佳静 黄维金 张效群)

本章相关参考资料可在"ExpertConsult.com"上查阅。

第30章 人乳头瘤病毒疫苗

John T. Schiller、Lauri E. Markowitz、Allan Hildesheim 和 Douglas R. Lowy

人乳头瘤病毒（human papillomavirus，HPV）感染在人群中非常普遍，能引起非生殖系统和生殖系统的上皮和黏膜病变。虽然大多数的 HPV 感染是良性的、自限性的，但是在 150 多种 HPV 型别中，仍然有部分型别的持续感染能导致上皮的恶性病变[1,2]。20 世纪 70 年代，Orth 及其同事在一种被称为"疣状表皮发育不良"的疾病中首先发现了 HPV 的潜在致癌性，疣状表皮发育不良是一种较为罕见的、播散性的非生殖系统疣病，该疾病有时会进展为鳞状细胞癌[3]。20 世纪 80 年代，Zur Hausen 及其同事从大多数的宫颈癌样本中分离出了 HPV DNA[4]，后续的流行病学研究进一步证实大多数宫颈癌病例是由约 12 种具有致癌性、高危型 HPV 型别通过性传播所引起的，HPV16 和 HPV18 是其中最主要的两种[5-7]。在女性癌症中宫颈癌位列第三位，每年约有 530 000 个新发病例、275 000 人死于该病[3]，预计上述数字随着时间进展会进一步变大[8,9]。超过 80% 的新发病例和死亡病例发生在发展中国家[10]。

随着 HPV 感染和宫颈癌之间因果关系的确立，该组病毒对于公共卫生的重要性日益凸显。此外，现有的认识表明 HPV16、HPV18 和其他一些不常见的高危型 HPV 导致了相当一部分的其他肛门生殖器癌和口咽癌（图 30.1）[10]。虽然细胞学筛查在一些发达国家是一项有效的预防宫颈癌的措施，但是在大多数发展中国家由于文化传统和昂贵的价格而难以实施[11,12]。而且对于其他类型的 HPV 相关肿瘤，并没有建立起行之有效的细胞学筛查策略。

用于预防最具致癌性的 HPV（HPV16 和 HPV18）感染的第一代疫苗，以及最近上市的包含其他致癌性型别的疫苗，对于预防和控制疾病流行及潜在的致命感染迈出了重要一步。正如下文详述的一样，虽然该类疫苗可以有效地预防新发感染和异常增生，但好像并不能改变已感染的 HPV16 或 HPV18 的疾病进程[13,14]。由于女性和男性在性行为开始之后 HPV 感染的风险非常高，因此在性行为开始之前接种疫苗将会收到最好的效果[11,15]。

由于宫颈癌发病率较高且与 HPV 感染密切相关，因此大多数 HPV 疫苗致力于宫颈癌的预防。得益于

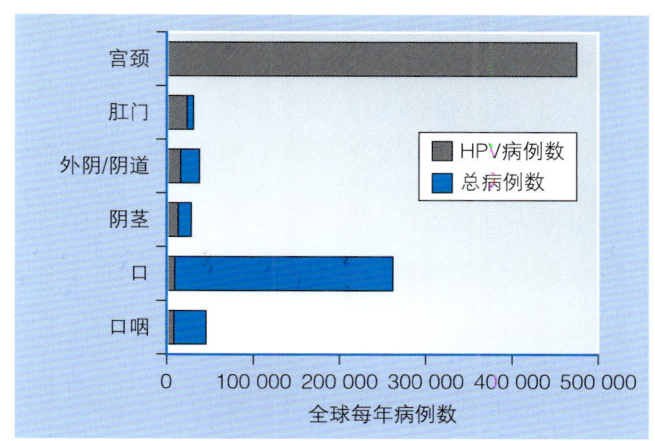

图 30.1 全球每年人乳头瘤病毒相关癌症发生率及其归因于 HPV 感染的比例。

资料来自 ORTH G. Host defenses against human papillomaviruses: lessons from epidermodysplasia verruciformis. Curr Top Microbiol Immunol, 2008, 321: 59-83; CHATURVEDI AK. Beyond cervical cancer: burden of other HPV-related cancers among men and women. J Adolesc Health, 2010, 46(4 Suppl): S20-S26.

有效的宫颈癌筛查工作，发达国家的宫颈癌发病率已明显下降[10]，而发展中国家的宫颈癌发病率依然很高。然而在许多发达国家，HPV 相关的肛门癌，特别是 HPV 相关的口咽癌的发病率呈明显的上升趋势[16]。由于该类癌症也主要是经性传播的，HPV 疫苗对降低该类癌症的发病率也应该有积极的作用[17]。

目前商业化的 HPV 疫苗价格相对较高，有些高危型 HPV 并未包含在该类疫苗的预防之列。因此，研究者们在努力开发第二代疫苗，来预防更多高危型 HPV 的感染，并降低疫苗的成本[18]。由于已经发生的持续感染非常常见，且预防性疫苗对其没有作用，因此研究者们也在致力于治疗性疫苗的开发。

临床表现

生殖系统的 HPV 感染可能临床症状不明显，或只是产生良性病变，例如：肛门或外生殖系统疣（尖锐湿疣）、宫颈扁平疣以及宫颈、肛门、外阴、阴道或阴茎的低度异常增生[19]。大多数感染是自限性的，仅导致低度

的宫颈病变,并能在6~12个月内自行清除[20]。然而有些病人的感染是持续性的。如果感染是由高危型HPV引起的,持续性感染可能会导致异常增生不断进展,并最终发展为浸润癌。HPV感染在免疫功能抑制的女性体内,例如人类免疫缺陷病毒(human immunodeficiency virus,HIV)感染者,更容易引起持续感染并最终进展为癌症[21]。HPV感染在HIV阳性的男性体内也更容易引起持续感染并最终发展为肛门癌。HPV基因型和临床表型之间有很好的相关关系(表30.1)。

相对年轻的妇女更容易罹患宫颈癌[7]。在许多发达国家,20岁左右至40岁左右的年龄段宫颈癌发病率逐渐上升,之后发病率水平相对稳定。大多数宫颈癌发生在外宫颈的鳞状上皮和内宫颈的柱状上皮的结合处,该部位被称为转换区。宫颈癌始于癌前增生性病变,通常首先表现为轻微的异常增生,而后进展为高度异常增生和原位癌,最后发展为癌症(图30.2)。大多数的高度异常增生都是由于转换区特殊的上皮细胞感染引起的,这些细胞保留了胚胎细胞特性[22]。宫颈的轻微细胞异常在细胞学上被定义为低度鳞状上皮内病变(low-grade squamous intraepithelial lesions,LSIL),而在组织学上被称为宫颈上皮内瘤样病变(cervical intraepithelial neoplasia,CIN)1度(CIN 1)[23]。更严重的细胞异常最早可以在感染12个月后在低度的宫颈病变内部出现,在细胞学上被称为高度鳞状上皮内病变(high-grade squamous intraepithelial lesions,HSIL),在组织学上被称为CIN 2/3[24]。最近,

表30.1 HPV基因型的大致分类

组	感染部位	病变	与癌症相关	常见例子	病毒属
良性皮肤	角质化的上皮细胞	掌/跖疣	无	HPV1,2,4	μ,α,γ
EV相关	角质化的上皮细胞	扁平疣或亚临床症状	在EV中有	HPV5,8	β
生殖器疣	生殖器的上皮细胞和黏膜	疣	无	HPV6,11	α
高危型生殖器	生殖器的上皮细胞和黏膜	扁平疣或亚临床症状	有	HPV16,18,31,45	α

注:EV:疣状表皮发育不良;HPV:人乳头瘤病毒。

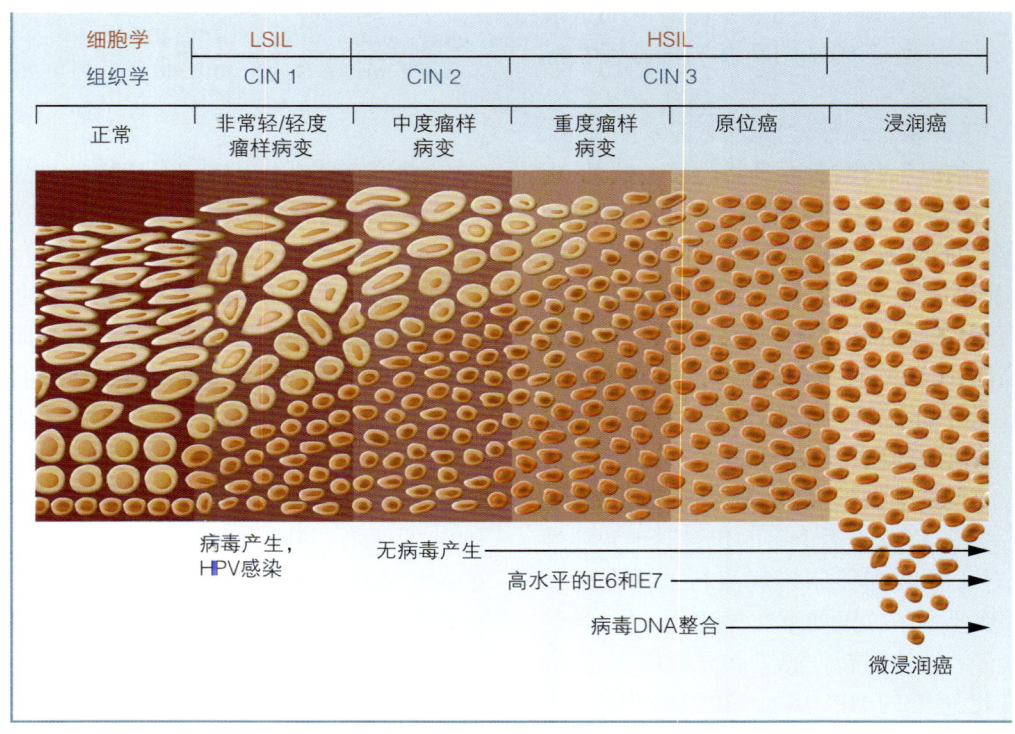

图30.2 人乳头瘤病毒(HPV)从感染至发展为宫颈癌的过程。
该示意图为宫颈复层鳞状上皮。细胞学和组织学分类见图上方,病毒相关事件见图下方。
注:CIN:宫颈上皮内瘤样病变;HSIL:高度鳞状上皮内病变;LSIL 低度鳞状上皮内病变。
资料来自 LOWY DR,SCHILLER JT. Prophylactic human papillomavirus vaccines. J Clin Invest,2006,116(5):1167-1173.

研究者提议用两级的 LSIL 或 HSIL 的组织学定义替换 CIN1-3，但在本书中仍然沿用之前的定义方式，因为引用的文献中大多采用之前的定义方式[25]。从感染到发展为宫颈癌通常需要十几年至三十几年的时间[20]。

所谓低危型（非致癌性）HPV 感染通常不会导致恶性肿瘤。大约 90% 的肛门生殖系统疣病是由低危型的 HPV6 和 HPV11 引起的[26]。虽然有些疣可以持续存在几年，特别是在细胞免疫受损的病人体内尤为常见，但与高危型 HPV 感染相比，大多数低危型 HPV 导致的病变都是自限性的。非致癌性 HPV 还可导致复发性呼吸系乳头瘤病（recurrent respiratory papillomatosis，RRP），一种罕见的上呼吸道反复发作的乳头瘤病变。根据发病年龄将 RRP 分为少年 RRP（juvenile-onset RRP，JORRP）和成年 RRP。RRP 发病率低于生殖器疣，但两者是由相同型别的 HPV 引起的[27]。乳头状瘤可以导致声音嘶哑，在婴幼儿中由于呼吸道部分堵塞和对治疗的依从度较低可能会造成死亡。JORRP 主要是由母亲在生产过程中将生殖系统感染的 HPV 传染给婴儿所致。

虽然对非宫颈的肛门生殖系统的癌前病变——3度肛门上皮内瘤样病变（anal intraepithelial neoplasia，AIN3）、外阴的癌前病变、3度外阴上皮内瘤样病变（VIN3）和 3 度阴道上皮内瘤样病变（VaIN）研究较为深入并证实其有癌变风险[28,29]，但是对非宫颈的生殖系统和口咽部高危型 HPV 感染的自然过程研究得尚不透彻。虽然非宫颈的生殖系统 HPV 相关肿瘤的发病率较低，提示这些部位患该类肿瘤的风险较低，但是对高度的生殖系统病变的癌变风险研究，也不像对宫颈部位研究得那么透彻。

HPV 阳性的口咽部癌症被认为是起因于该部位 HPV 的长期持续感染[17,30]。与该假设一致，血清中 HPV16 特异性抗体阳转与罹患口咽癌的风险呈正相关，该类抗体的检出时间可能在癌症发生前 10 年[31]。该类癌症为鳞状细胞癌，常会累及扁桃体，且患者一般无吸烟史。相反地，吸烟和酗酒是罹患 HPV 阴性的口咽癌的重要危险因素。对于口咽癌来说，HPV 感染的癌前阶段还不明确，因此还没有针对该类高危人群的筛选方法。

在世界所有地区，HPV16 和 HPV18 与大约 70% 的宫颈癌相关。在全世界与 HPV 相关的外阴/阴道癌、肛门癌和口咽癌中，发现这两种型别 HPV 的比例更高。

病毒学

乳头瘤病毒（papillomavirus，PV）的病毒颗粒没有包膜，其衣壳为约 55nm 的正二十面体，衣壳内包装其基因组，为双链环状 DNA，长约 8kb（图 30.3）[2]。在许多脊椎动物的体内都发现了乳头瘤病毒，该类病毒在复层鳞状上皮细胞的细胞核内复制。该类病毒有很高的种属特异性，根据其宿主种类对其进行命名，例如：人乳头瘤病毒为 HPV，牛乳头瘤病毒为 BPV，绵尾兔乳头瘤病毒为 CRPV。乳头瘤病毒根据其系统进化可以分为不同的属（如 α、β、γ 等）、种（如 1、2、3 等）、型、亚型和株[32]。该分类方式的依据是 L1 开放读码框（open reading frame，ORF）的同源性，并且 L1 编码乳头瘤病毒的主要衣壳蛋白，是其最保守的 ORF[33]。乳头瘤病毒的变异方式主要是基因组内散发的点突变，而不是重组变异，因此，当对基因组的其他区段进行比较时，其系统进化关系是相似。150 多个型的 HPV 大多属于 α、β、γ 或 μ 属。α 属的 HPV 包括可以引起生殖系统感染的高危型（α5、α6、α7、α9 和 α11）和低危型（如 α10 的 HPV6 和 HPV11）HPV，以及大多数只是引起非生殖系统的普通疣病的 HPV（图 30.4）。尽管 β 属的 HPV 能在疣状表皮发育的不良病人中引起表皮疣，但多数情况下的感染是无症状的。γ 和 μ 属的 HPV 的感染通常也是无症状的或引起足部疣病（表 30.1）。动物的乳头瘤病毒也包括在上述病毒属中。

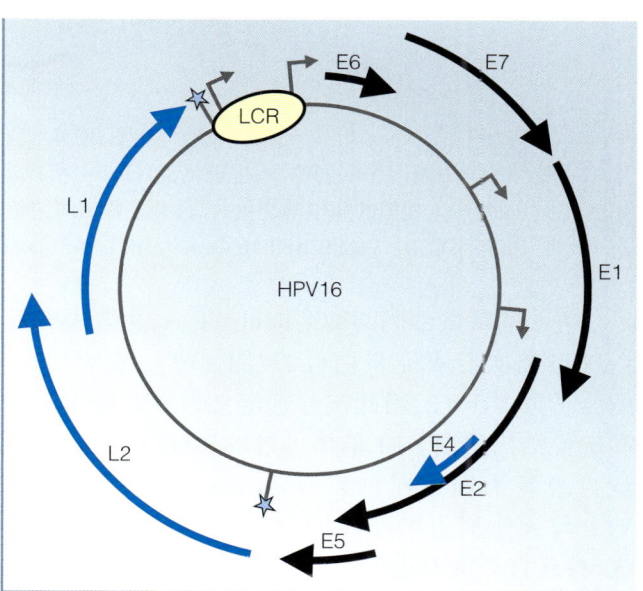

图 30.3 16 型人乳头瘤病毒（HPV16）双链 DNA 基因组示意图，全长 7.9kb。

大箭头表示开放读码框（open reading frame，ORF，蛋白编码区）和转录方向。黑色箭头，在上皮层的下层表达的 ORF；蓝色箭头，在上皮层的上层表达的 ORF；灰色箭头，转录起始位点；灰色五角星，多聚腺苷酸位点。

注：LCR：long control region，长调控区。

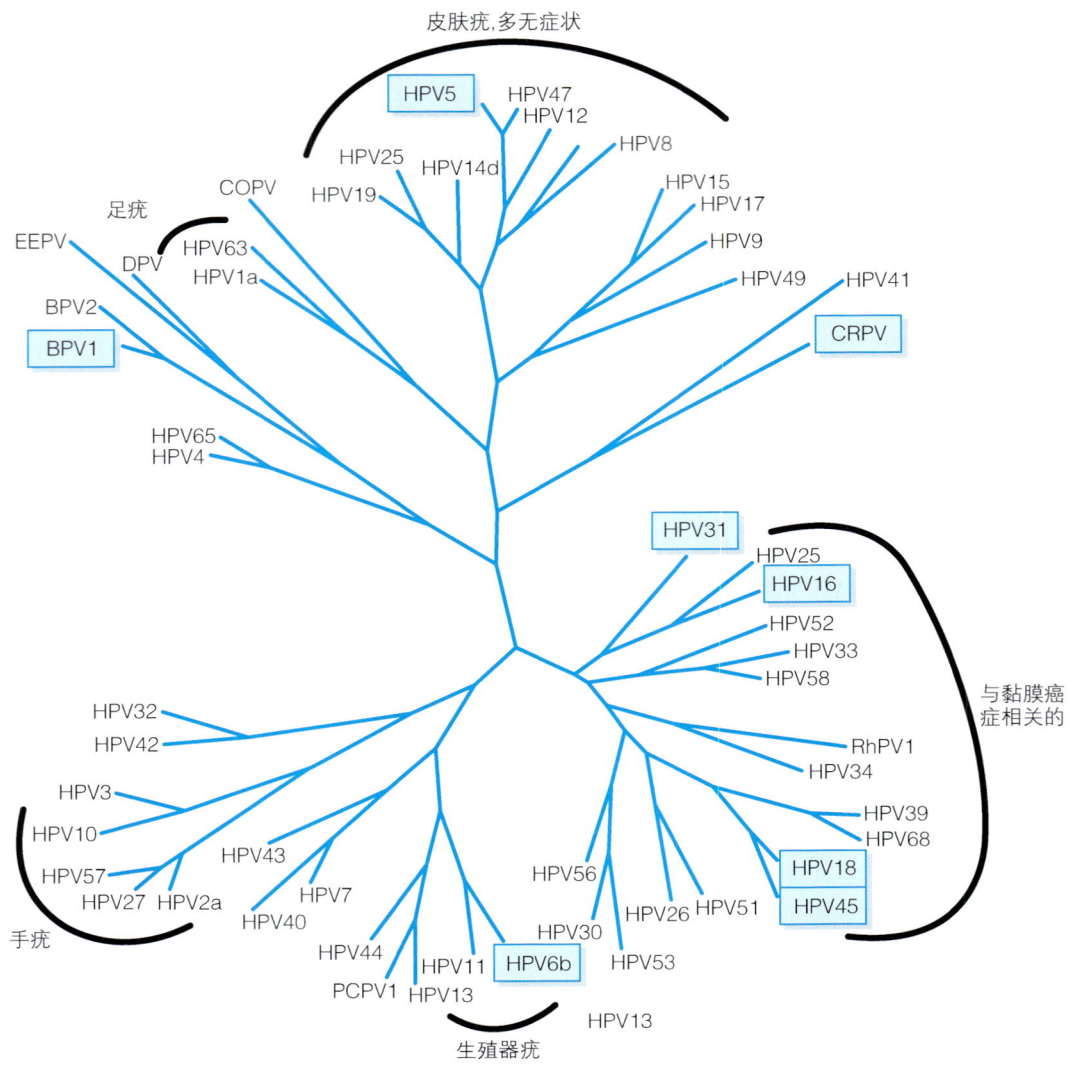

图30.4 乳头瘤病毒的分类。

根据L1基因序列同源性,主进化支(clades)可以进一步分为次进化支(subclades)。一般,关系比较近的基因型产生相似的病理学变化,并具有某些相同的免疫反应性。

资料来自 DE VILLIERS EM. Cross-roads in the classification of papillomaviruses. Virology, 2013, 445(1-2): 2-10.

乳头瘤病毒编码两种结构(L)蛋白,主要衣壳蛋白(L1)和次要衣壳蛋白(L2)(图30.5)。衣壳中L1的分子数多于L2,因此被分别定义为主要结构蛋白和次要结构蛋白。L1单体可自发形成五聚体,进一步自组装为病毒样颗粒(virus-like particles, VLPs),VLP与天然病毒颗粒相同,都是由72个五聚体组成,并且含有构象依赖的免疫显性中和表位,这些表位大多为型特异性的[34]。本章后续讨论的商业化的预防性HPV疫苗即是由几种不同型别的L1 VLP组成。在病毒颗粒中有72个L2分子,位于L1形成的五聚体轴心下方[35]。L2的许多功能是病毒有效感染所必需的[36]。其氨基端包含有隐藏的广谱中和抗体表位[37]。

乳头瘤病毒还编码几种非结构(E)蛋白,这些蛋白只出现在被感染细胞中,在成熟的病毒颗粒中并不存在(图30.3)。E1可以结合至病毒DNA的复制起始点,发挥解旋酶的功能。E2是一种转录和复制调节因子,可结合至病毒基因组中几个E2结合位点[38]。E4可以破坏角蛋白中间纤维网络[39]。E5、E6和E7是主要的病毒癌基因[40]。高危型HPV的E5似乎可以通过与表皮生长因子受体的相互作用来致癌[41]。高危型HPV的E6和E7编码具有多种功能的癌蛋白[42]。它们众所周知的生化功能包括:E6可以通过泛素依赖的降解作用使抑癌蛋白p53失活[43],E7可以使视网膜母细胞瘤抑癌蛋白失活[44]。病毒基因组还含有一个不包含ORF的长控制区,该区域包含病毒复制起始点和多种顺式调控元件(图30.3)。

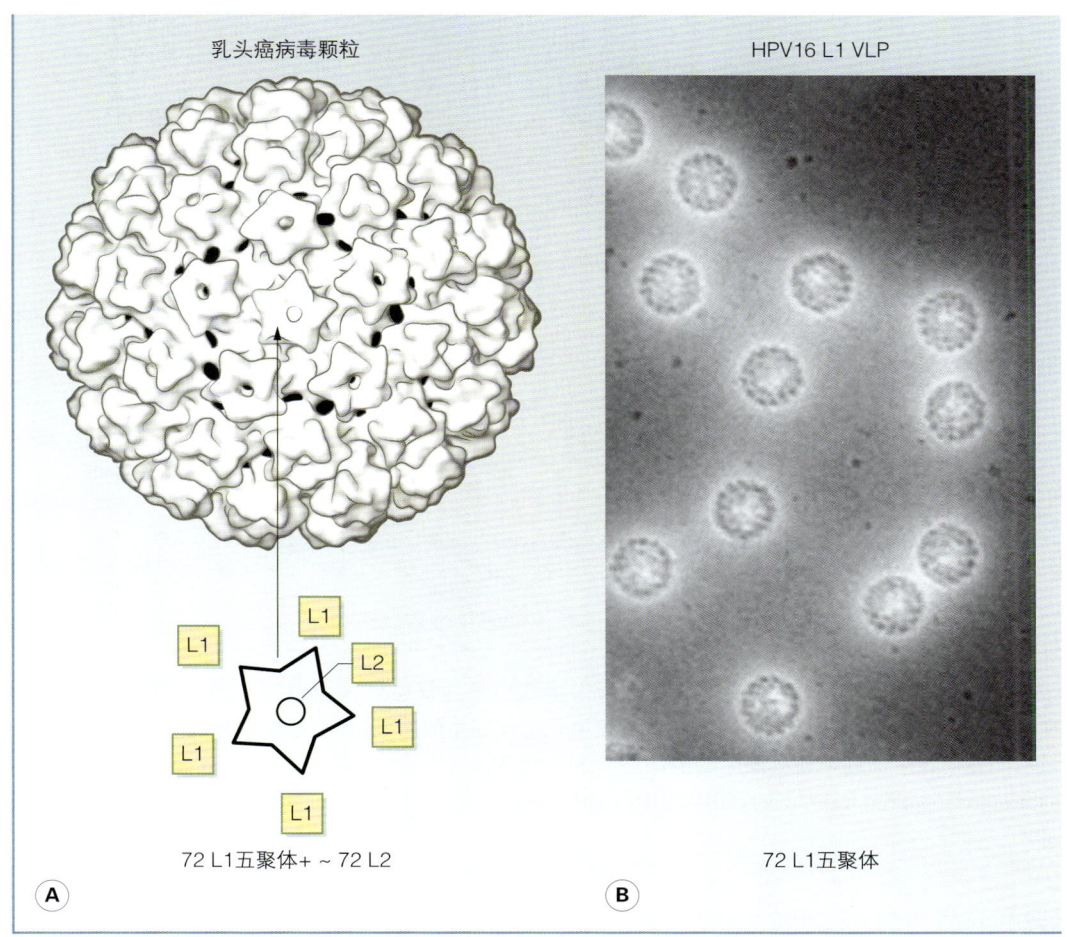

图30.5 **A**，上部，计算机生成的乳头瘤病毒颗粒三维图像。下部，L1五聚体及箭头所指的L2位置的示意图。**B**，人乳头瘤病毒（HPV）16 L1病毒样颗粒（VLP）负染电镜照片，该VLP是由L1重组杆状病毒感染的昆虫细胞表达的。

乳头瘤病毒有一个复杂的生命周期，与上皮的损伤和分化过程相适应（图30.6）[2]。在复层鳞状上皮中，病毒的增殖只发生在基底膜细胞，并随着基底上层细胞的进一步分化而最终释放入组织外环境。因此，只有当病毒感染并长期寄生在基底膜上皮细胞时，才能引起长期的感染症状。小鼠阴道病毒攻击模型研究发现，乳头瘤病毒的生命周期起始于其与基底膜的结合，基底膜位于真皮和上皮之间，这种结合发生于有微损伤的基底膜与病毒的接触[45]。当病毒颗粒结合至基底膜时，其L2上隐藏的交叉反应中和表位暴露出来，该暴露过程一直延续到病毒转移至基底膜角化细胞上[46]。

病毒在角化细胞中的生命周期可以分为三个阶段：病毒基因组的维持、病毒颗粒成分的产生和病毒的组装（图30.6）[47,48]。病毒基因组的维持发生于基底膜细胞，病毒基因组以游离基因的形式维持在低拷贝水平。E1、E2、E6和E7在此过程中都发挥了作用。第二阶段包括病毒基因组的扩增和衣壳蛋白的表达，该过程发生在基底上层细胞中。病毒的组装发生在更上层的上皮细胞层，并最终导致病毒的释放。

发病机制

对于女性生殖系统感染的发病机制已进行了详尽的研究[20,23,40]。如前所述，生殖系统HPV感染是经性传播的，通常发生于性生活开始后不久。如果感染的是低危型HPV，如HPV6或HPV11，会引起生殖器疣，通常无癌变风险。如果感染的是高危型HPV，如HPV16或HPV18，感染的急性期通常会伴有低度细胞学异常。大多数感染会自发清除，但一小部分会成为持续感染，病毒不能从宫颈移行区清除。这样的病例有发展为高度异常增生的风险，有些病例会发展为浸润癌。

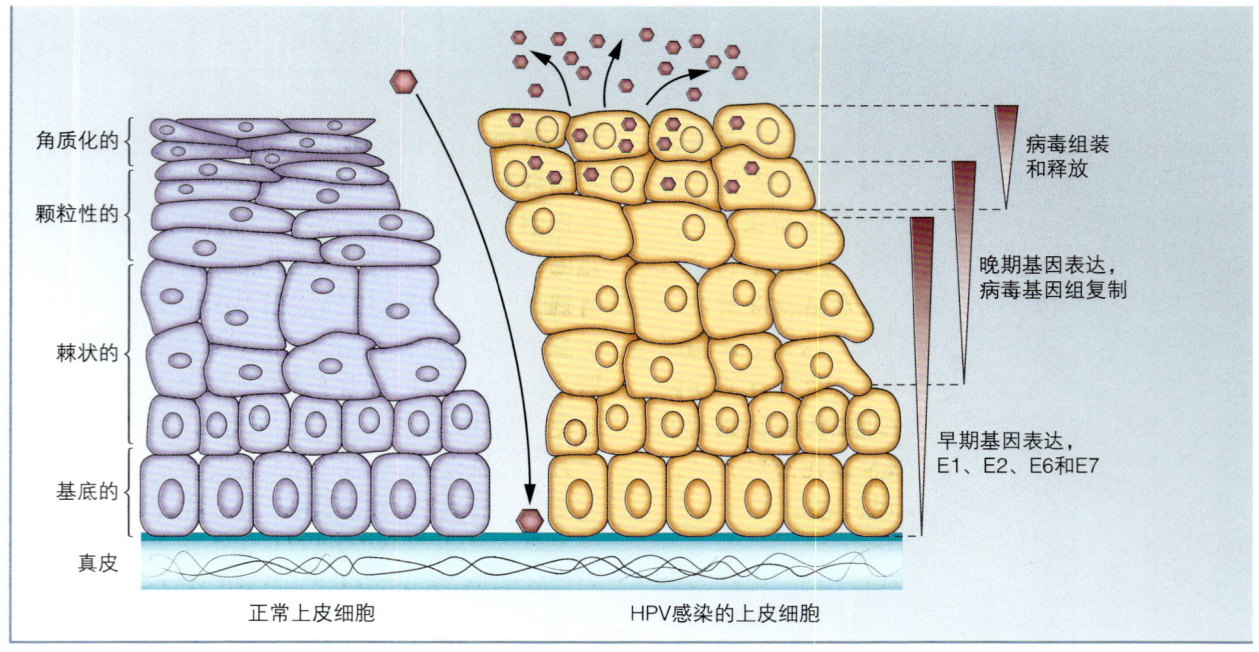

图30.6 人乳头瘤病毒（HPV）的生命周期。左侧为未感染病毒的复层鳞状上皮，右侧为病毒感染后的复层鳞状上皮。病毒在创伤部位与基底膜的结合促成了基底层角质化上皮细胞的感染，在细胞核中形成能独立复制的病毒基因组复制子。最右侧是病毒生命周期连续发生的事件。（资料来自 Moody CA, Laimins LA. Human papillomavirus oncoproteins: pathways to transformation. Nat Rev Cancer, 2010, 10(8): 550-560.）

病毒感染和发展为癌症之间的时间间隔较长，提示虽然病毒感染是宫颈癌的必要条件，但不是充分条件。很可能是细胞的其他改变与病毒基因的协同作用导致了癌症。除了免疫活性外，导致持续感染的主要遗传和环境因素还未阐明。吸烟、使用口服避孕药、孕产次数多和性生活开始早都可能会轻微地增加HPV持续感染和罹患相关癌症的风险[49]。

目前对于由HPV感染导致的宫颈上皮异常增生已研究得较为清楚（图30.2）。巴氏筛查中检出的低度宫颈异常增生通常只是增殖性HPV感染。与之相反，高度异常增生和癌症并不产生病毒颗粒，因为该状态下的细胞并不进行正常的鳞状分化，L1和L2蛋白的表达水平很低或根本检测不到。在大多数的高度病变中病毒基因组仍以游离基因的形式存在，但在相当一部分的浸润癌中病毒基因组整合入宿主基因组中[50]。不同型别HPV病毒DNA的整合概率不同的原因并未研究清楚。HPV18及与其亲缘关系相近的HPV45导致的几乎所有癌症中都能检测到整合的病毒DNA，HPV16阳性的癌症中整合概率为2/3，HPV31和HPV33阳性的癌症中只有很少一部分能检测到整合的病毒DNA。病毒DNA整合之后，部分病毒基因会丢失，但E6和E7基因会被优先保留和表达。病毒基因（特别是L1基因）的甲基化与疾病的进展具有相关性[51,52]。

E6和E7编码主要的病毒癌蛋白，两者共同作用降低宿主基因组的稳定性，导致非整倍体的形成，进一步进展为癌症。E6和E7好像对于维持肿瘤表型是必须的。在宫颈癌细胞系中抑制E6和E7会导致细胞的凋亡。有些证据表明E5在癌症发生中也发挥了一定的作用，特别是当病毒DNA以游离基因形式存在时[53]。宿主基因组稳定性降低与其一系列的遗传学和表观遗传学改变有关，并与病毒癌基因协同作用导致癌症的发生。

不同型别的高危型HPV的致癌性不同[54,55]。HPV16的致癌性最强，与其他型别HPV相比，HPV16持续感染的比例更高，感染导致高度异常增生和更坏结果的概率更高，感染该型HPV的疾病进展也更快（图30.7）。接下来致癌性最强的是HPV18、HPV31和HPV33。致癌性不同的分子机制还不清楚。

HPV感染后的免疫反应还不完全清楚[56]。HPV已经进化出多种逃逸固有免疫应答和适应性免疫应答的方式。例如E6和E7的活性可以破坏干扰素和促炎症反应，干扰抗原递呈，使局部抗原递呈细胞功能失调，从而抑制细胞免疫应答[57,58]。中和抗体通常在初次感染后几个月产生，可能会有利

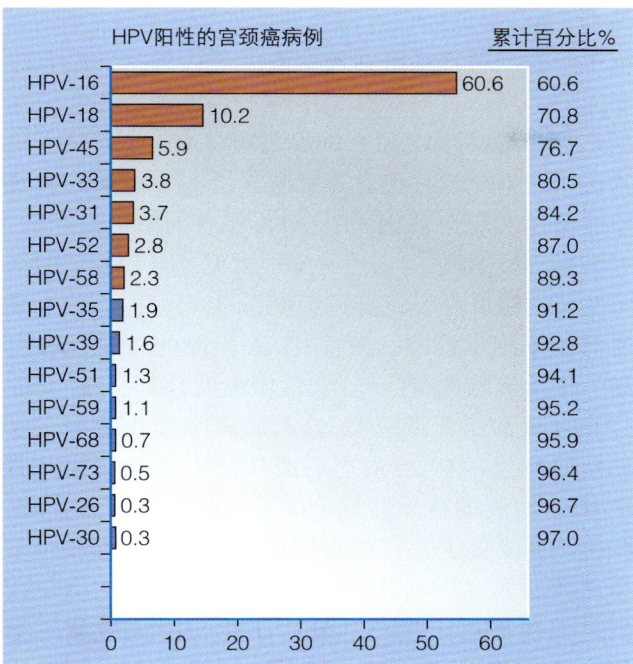

图 30.7　人乳头瘤病毒（HPV）DNA 阳性的浸润性宫颈癌中的 HPV 型别。Merck 的九价疫苗佳达修 9 中包含的 7 个高危型用红色表示。
资料来自 QUINT WG, ALEMANY L, et al. Human papillomavirus genotype attribution in invasive cervical cancer: a retrospective cross-sectional worldwide study. Lancet Oncol, 2010, 11(11): 1048-1056.

于预防重复感染，但对病毒清除没有作用[59,60]。如前所述，细胞免疫缺陷会提高 HPV 持续感染和进展为浸润癌的风险。该结果提示，感染的清除是由宿主的 T 细胞免疫反应介导的，针对感染的免疫反应缺陷，或活化 T 细胞无法有效转运至感染上皮，会导致持续感染[61]。然而，免疫反应介导的良性乳头瘤病毒病变转归的主要效应机制和靶抗原并不十分清楚。

流行病学和传播

对宫颈感染的大规模流行病学研究使人们对生殖系统 HPV 感染的流行病学有了深入了解[15,23,62,63]。生殖系统 HPV 感染经性接触传播。估计大约 80% 有性生活的男性和女性在其一生中会感染至少一种 HPV，其中一半是高危型 HPV[64]。女性性生活开始后短时间内的感染风险尤其高，超过 40% 在性生活开始后两年内感染。感染风险随着性伴侣数量和其性伴侣的性伴侣数量的增加而提高。而且感染非常普遍，第一次性生活即有感染的风险[65]。

由于样本采集方法及 HPV DNA 检测方法的不同，以及基于人群研究资料的缺乏，很难将不同国家的宫颈 HPV 感染流行情况进行比较。然而，在大多数研究中，流行高峰出现在较早的年龄段（<25 岁），之后流行率下降。在全球中年妇女（35~50 岁）中的流行率为 15%~20%。在大多数研究中，与中年妇女相比，老年妇女中的流行率维持不变或出现下降，但也有例外，特别是在一些中美或南美国家，在 40 岁以上的女性中会出现第二个流行高峰，该地区 30 岁左右的女性人群中也未出现流行率的下降[66]。

大多数 HPV 感染为亚临床感染，检查中没有明显异常，但感染者能继续感染他人。同时感染几个型别 HPV 的现象非常常见。大多数感染是自限性的，50% 的感染会在 6~12 个月内清除，大约 90% 的感染会在接下来的几年内清除[67,68]。当妇女的年龄达到 25 岁左右之后，其感染 HPV 的概率会下降。因此，在性生活活跃的年轻女性中，HPV 感染的时点患病率往往较高，一旦年龄达到 25 岁左右，其 HPV 感染的时点患病率急剧下降。感染清除的百分比是由 HPV DNA 检测结果确定的，该检测采用的方法是灵敏的聚合酶链反应（polymerase chain reaction, PCR），阴性的检测结果也可能处于隐性感染状态，隐性感染状态的再激活是否与癌症风险相关尚不确定[69]。男性的包皮环切术与 HPV 传播风险及伴侣罹患宫颈癌的风险降低有关[70,71]。规律地使用避孕套也会降低 HPV 传播的风险[72]，但是 HPV 感染也可以发生在避孕套遮盖的部位之外。

在男性人群中的生殖系统 HPV 感染研究相对较少[73-75]。男性中影响 HPV 性传播的危险因素与女性中的情况类似。男男同性恋（MSM）人群中 HPV 感染率和 HPV 相关疾病的患病率都较高[76-78]。与女性相比，男性异性恋人群中 HPV 感染似乎更多是无症状的。近期研究数据提示，男性人群中不同年龄段的 HPV 感染率比较稳定，不同于女性人群的随着年龄增长感染率降低的特点[73]。

HPV 感染研究大多数集中在宫颈/阴道感染，但女性肛门部位的感染也很常见。生殖系统 HPV 感染、HIV 感染以及被动肛交与肛门感染和异常增生风险提高有关[79]。男男同性恋人群的肛门 HPV 感染和相关疾病的流行率在男性中是最高的，特别是其中的 HIV 阳性人群[80]。然而大多数的肛门癌患者为女性，其中很多人并没有被动肛交史。

与生殖系统感染相比，口腔部位 HPV 感染比较少见[81]。而且似乎大多数口腔部位感染都是经性接触传播的,其传播风险与其生命中的口交及阴道性交性伴侣的数量有关,也与近期口交性伴侣数量及湿吻次数有关[82]。一生中阴道性交性伴侣和口交性伴侣数量的增加与罹患口咽癌风险的提高有关[83]。JORRP 与低危型 HPV 的感染有关,特别是 HPV6 和 HPV11,是在生产过程中由 HPV 阳性的母亲经产道传染给婴儿的[27]。

诊断

生殖系统 HPV 感染通常是通过病毒基因组 DNA 检测来诊断的[84]。研究中常使用聚合酶链反应(PCR)方法。通常使用针对基因组的保守区的通用引物或简并引物进行扩增,然后通过点杂交技术确定 HPV 的型别。临床检测(后续讨论)大多是基于一项称为"杂交捕获"的信号放大技术,该技术应用特异性的单克隆抗体检测 HPV DNA/RNA 杂交产物。最近,许多其他类型的 HPV 核酸检测技术也进行了临床验证和商业化生产[85]。对于血清学检测方法在 HPV 感染检测中的应用价值进行了评估。基于 L1 VLP 的酶联免疫吸附试验(ELISA)和体外中和抗体检测(后续讨论)都是型特异性的方法,但检测 HPV 感染的灵敏度相对较低。PCR 方法检测的女性生殖系统 HPV 感染阳性患者中,只有大约一半相应型别的血清检测检测为阳性,血清阳转的时间平均为 6 个月[86]。针对非结构蛋白的血清学检测很少为阳性,但在浸润癌病例中可以检测到针对 E6 和 E7 的抗体[31,87]。

生殖系统和非生殖系统疣病的诊断通常依赖于临床表现。HPV 相关的异常增生和癌是通过细胞学和组织学方法确诊的。对于肛门生殖系统癌症来说,肿瘤中检测到的 HPV DNA 对于临床处理方式和预后没有太大的意义。但是对于口咽癌来说,HPV 阳性的肿瘤相比于 HPV 阴性肿瘤治疗的效果更好,而且预后也更好[88]。

定期的巴氏涂片能检测出大多数妇女宫颈部位的癌前病变,进而能根治这类疾病,该成功经验也进一步说明了宫颈癌的常规筛查对于预防该疾病的重要性[15,89]。经细胞学和组织学确诊的高度癌前病变可通过局部手术根除,消除病变和后续癌变风险的成功率高于 95%。尽管单独巴氏涂片在检测 HSIL 时的灵敏度较低(约 50%),但特异性较高,重复的细胞学检查能提高高度病变的检出率。因为由癌前病变发展为浸润癌的周期很长,如果巴氏筛查系统能建立很好的随访机制,保证处于危险期的女性能定期进行筛查,可以避免大多数宫颈癌的发生。然而,宫颈细胞学筛查的普查系统在大多数发展中国家并没有建立起来。

为了提高单次筛查的灵敏度,HPV 宫颈拭子检测被用来补充或替代宫颈细胞学检查。HPV 的核酸检测可以实现自动化,并且对操作者的依赖性降低。因为高危型 HPV 的急性感染很常见,所以 HPV DNA 阳性检测结果对于癌前病变预测的特异性,总的来说要低于细胞学检测。然而,DNA 检测的特异性有很高的年龄依赖性,在年轻女性中最低,因为年轻女性阳性者通常是新近感染,这类感染会很快清除。前瞻性研究显示在 25 岁之后或年龄更大的女性人群中 HPV 检测的特异性显著高于细胞学检测,其特异性也是可以接受的[90]。美国食品药品监督管理局在 2014 年批准了一种用于宫颈癌筛查的 HPV 诊断试剂[91]。虽然巴氏涂片对 HPV16 的检测灵敏度高于其他型别,但对于 HPV 疫苗免疫人群,基于 HPV 的筛查似乎比巴氏筛查具有更好的应用前景[92]。一项在印度农村进行的临床试验显示,单次 HPV DNA 检测可以将宫颈癌导致死亡的风险降低一半[93]。值得注意的是,在单次细胞学检查或运用乙酸的宫颈视觉检测组中,死亡率没有降低。HPV DNA 检测的另一个用途是作为非典型细胞学改变患者的筛选,HPV 阴性结果与细胞学检测阴性结果预测未来 HSIL 的能力是相同的,HPV 阳性结果与细胞学检测的低度细胞学异常结果有相似的阳性预测值[90]。

预防性疫苗

临床前研究

一旦某病毒被确定为许多人类癌症的主要病因,这就为开发预防癌症的疫苗提供了极好的机会。但是乳头瘤病毒的某些生物学特征及其与宫颈癌的关系对研发有效的疫苗提出了挑战。20 世纪 80 年代的早期研究表明,用纯化的灭活牛乳头瘤病毒接种牛后,可以保护牛不受该类病毒的感染[94]。在比格犬的犬口腔乳头瘤病毒诱发的口腔病变研究中也观察到了类似的结果[95]。在比格犬中,中和抗体是防止病毒感染的必要和充分条件,表明疫苗是通过诱导中和抗体这一传统途径来抵抗乳头瘤病毒感染的,所以疫苗的保护作用依赖于构象型"中和"抗原表位的呈现。减毒活疫苗和灭活的病毒颗粒已被成功应用于其他病毒的预防,如脊髓灰质炎和麻疹。但此策略不能直接应用于 HPV,原因有两点:第一,病毒难以进行大规模培养[96]；第二，病毒基因组中有癌基因存在[42]。活的和灭活的 HPV 疫苗诱发癌症的风险太大，毕竟这种预防性疫苗将用在健康年轻人身上，而其中的大多数即使不接种疫苗也不会得宫颈癌。因此，预防性疫苗的设计主要集中在亚单位疫苗的研究上。

目前商业化的预防性 HPV 疫苗都是基于病毒样颗粒（virus like particle，VLP）的疫苗，主要衣壳蛋白 L1 的五聚体可以自行组装成 VLP（图 30.5）。乳头瘤病毒的 VLP 可经多种细胞生产[34,97-101]，临床使用的 VLP 的生产工艺已经在 L1 重组杆状病毒感染的昆虫细胞和酿酒酵母系统中建立起来（表 30.2）[102,103]。因为 VLP 由单一病毒蛋白形成，所以没有感染性和致癌性。VLP 经柱层析方法纯化，纯化还包括将 VLP 解聚为五聚体，之后再重聚为 VLP，该过程可以提高结构均一性、稳定性和免疫原性，并且能去除胞内组装过程中包入的核酸[103,104]。这些 VLP 不仅在形态上和真正的病毒颗粒相似，而且更关键的是，通过小剂量肠外注射即能诱导产生高滴度的病毒中和抗体[34,105,106]。与之相反，变性的 L1 单体和 L1 多肽都不能诱导产生中和抗体（详见综述[107]）。

兔、狗、牛等动物中的试验研究表明，VLP 接种后能很好地抵抗高剂量同型病毒的实验性攻击[108-110]。兔实验动物模型在免疫一年之后对高剂量病毒的实验性攻击仍然有很强的预防保护作用[111]。这种保护力可通过血清被动传输，表明中和抗体本身足以提供保护力。虽然这些结果非常令人鼓舞，但其对 HPV 疫苗的提示作用有限。这是因为 HPV VLP 疫苗介导的保护作用不能直接在临床前的动物模型中进行评价，原因是 HPV 不能有效地感染动物。而且动物模型中不能使用生殖系统感染或性接触的方式导入病毒，而性接触却是人感染乳头瘤病毒而患宫颈癌的途径。然而，有数据表明，用 HPV VLP 免疫小鼠或兔子后能得到高滴度的抗体，并且在小鼠移植瘤模型中，能够预防来自植入的培养细胞或人皮组织的 HPV 感染[105,106,112-114]。然而，VLP 抗体的中和活性多为基因型特异性的。由此推论，在人体中，即使保护作用主要是由中和抗体引起的，该保护作用可能也是基因型特异性的。

现有的疫苗

配方

两家公司——葛兰素史克（GlaxoSmithKline，GSK）和默克（Merck）公司根据以上描述的临床前试验数据，进行了 HPV VLP 疫苗的商业研发[103]。它们都是以自组装的 L1 颗粒为基础，但有几点不同（表 30.2）。GSK 公司的疫苗希瑞适（Cervarix）是双价疫苗，由 16 型和 18 型的 VLP 组成，全球约 70% 的宫颈癌是由这两型病毒引起的（图 30.7）。疫苗由感染了 L1 重组杆状病毒的昆虫细胞生产，并使用了专利佐剂 AS04，该佐剂主要成分为氢氧化铝和 3-脱酰单磷酸酯 A（MPL，一种脱毒的脂多糖，Toll 样受体 4 的激动剂）。Merck 公司最初的疫苗佳达修（Gardasil）是四价疫苗，由酿酒酵母生产，它也是由致癌的 16 型和 18 型 L1 VLP 组成，并增加了 6 型和 11 型的 L1 VLP，后两者引起约 90% 的生殖器疣，但均为良性。最近升级版的佳达修 9 获得了批准，在原有佳达修的基础上增加

表 30.2 商业化 HPV VLP 疫苗的比较

	希瑞适	佳达修	佳达修 9
生产商	GSK	Merck	Merck
VLP 型别	HPV16，20μg	HPV6，20μg	HPV6，30μg
	HPV18，20μg	HPV11，40μg	HPV11，40μg
		HPV16，40μg	HPV16，60μg
		HPV18，20μg	HPV18，40μg
			HPV31，20μg
			HPV33，20μg
			HPV45，20μg
			HPV52，20μg
			HPV58，20μg
生产细胞	草地贪夜蛾 SF9 细胞，粉纹夜蛾 Hi 5 细胞	酿酒酵母	酿酒酵母
佐剂	500μg 氢氧化铝，50μg 3-脱酰单磷酸酯 A	225μg 羟基磷酸硫酸铝	500μg 羟基磷酸硫酸铝
接种程序	0，1，6 月	0，2，6 月	0，2，6 月

注：HPV，人乳头瘤病毒；VLP，病毒样颗粒。

了31型、33型、45型、52型和58型抗原。该疫苗可以在全球范围内预防约90%的宫颈癌（图30.7）[115]。Merck公司的疫苗使用简单的铝佐剂（羟基磷酸硫酸铝）。两种疫苗均未使用防腐剂，均通过肌内注射途径接种，共注射3次，周期6个月，但第二次接种时间点有所不同（表30.2）。在Ⅲ期临床试验开始之前，单价HPV16和HPV11疫苗，以及后续的双价和四价疫苗的一期和二期临床试验结果都显示出了很好的安全性、免疫原性和初步的有效性[102,116-120]。

Ⅲ期临床试验设计

Merck和GSK都独立开展了针对宫颈肿瘤的Ⅲ期临床有效性研究[121-123]。在佳达修和希瑞适Ⅲ期临床有效性研究开始之前，关于临床终点的确定都展开了激烈的讨论。大家一致否决将宫颈癌作为临床终点，因为对临床研究的受试者会进行定期随访，在其癌前病变发展为宫颈癌之前即对其采取有效的手术治疗。世界卫生组织（World Health Organization，WHO）的顾问委员会和相关的国家监管部门，如美国食品药品监督管理局（Food and Drug Administration，FDA）和欧洲药品管理局（European Medicine Agency，EMEA）提出，将由与疫苗同型的病毒感染引起的CIN 2或更严重的情况（CIN 2+）及宫颈原位腺癌（adenocarcinoma in situ，AIS），作为评价宫颈癌预防的临床终点是比较合理的[124]。通常宫颈癌也会被包括在临床终点之内，但在临床试验中一般不会发生。该癌症的临床替代终点是被普遍接受的，因为在HPV自然感染研究中，由HPV感染导致的CIN和宫颈癌是紧密相关的[5]。此外，对于CIN 2+的感染者通常采用手术治疗。在一项佳达修的临床试验中，阻止外阴部病变的治疗也被作为主要临床终点（表30.3）[122]。

以CIN 2+作为临床终点的所有临床试验的设计都非常相似（表30.3）。每一项随机对照临床试验都包括几千名女性受试者（年龄在15~26岁之间），随访约4年时间。对照组受试者接受单纯的铝佐剂（佳达修临床试验）或已上市的甲肝疫苗（希瑞适临床试验）。临床终点是基于阴道镜活检和组织学检查，由专家组确定其CIN/AIS分期。宫颈感染HPV的分型则依赖于灵敏度较高的PCR方法。因为临床试验的主要目标是预防由偶发感染引起的疾病，所以入组标准规定受试者生活中性伴侣的数量不超过4个或6个，以此限制流行性感染的女性入组（表30.3）。Merck和GSK进行的都是世界范围的多中心临床试验。

一项独立希瑞适的临床试验（CVT）是由美国的癌症研究所和哥斯达黎加政府联合开展的，是一项以社区为基础，以Guanacaste省为中心的临床研究[125]。在该研究中型特异性HPV持续性感染和高级别的CIN被用作主要临床终点。与偶发感染相比，持续性感染作为临床终点更为合理，因为与癌症有因果关系的是持续性感染而非一过性感染。此外，至少两次的HPV DNA检测也可以把真正的感染与一过性的污染区别开来。"持续性"是指在同一受试者间隔6或12个月的连续样本中都能检测到同型的HPV DNA。

表30.3 年轻女性人群3期临床试验概要

特性	Patricia研究	Future Ⅰ	Future Ⅱ	哥斯达黎加	V503
疫苗	希瑞适	佳达修	佳达修	希瑞适	佳达修9
对照	甲肝疫苗	225μg羟基磷酸硫酸铝	225μg羟基磷酸硫酸铝	甲肝疫苗	佳达修
参与人数	18 644	5 455	12 167	7 466	14 215
平均年龄（年龄范围）/岁	20（15~25）	20（16~24）	20（15~26）	21（18~25）	22（16~26）
生活中性伴侣数量	≤6	≤4	≤4	未限制	≤4
筛查频率/月	12	6	12	12	6
平均随访时间/月	35[a]	42[b]	42[b]	48	54
主要有效性终点	HPV 16/18 CIN2+	HPV 6/11/16/18 CIN1+和外生殖器病变	HPV 16/18 CIN2+	HPV 16/18 持续感染	HPV 31、33、45、52或58 CIN2+、VIN2+、VaIN2+

[a] 48个月临床试验的中期分析。
[b] 针对FUTURE Ⅰ/Ⅱ的研究。

CIN，宫颈上皮内瘤样病变；CIN1+，CIN1度或更高；CIN2+，CIN2度或更高；Future，波生坦制剂在肺动脉高压的研究；Patricia：年轻成人中的抗癌乳头瘤临床试验；ValN+：阴道上皮内瘤病变2度或更高；VIN2+：外阴上皮内瘤样病变2度或更高。

因为在佳达修9Ⅲ期临床试验开始之前,佳达修和希瑞适已被批准上市并取得了广泛认可,在该第二代疫苗的临床有效性评价中采用佐剂对照是不人道的。因此在该临床试验中,受试者被随机分组,分别接种佳达修9或佳达修,后者作为活性疫苗对照。主要疾病终点是与佳达修中不包含的五个高危型(31、33、45、52和58)相关的高级别的异常增生,包括宫颈、外阴或引导部位的异常增生。此外,与四价疫苗相同的四个型别的抗体反应的非劣效也是关键判定指标。

免疫原性

VLP临床试验免疫原性评价主要集中在抗体反应的检测,其原因将在后文陈述。因为疫苗是经肌内注射途径接种的,所以主要是对血清抗体滴度进行分析。由于Merck和GSK所采用的血清学检测方法不同,难以对两种疫苗免疫原性结果进行比较[126,127]。GSK主要采用的是VLP ELISA方法,该方法虽然灵敏度较高,但难于区分与VLP结合的中和抗体与非中和抗体[128]。Merck主要采用的是基于Luminex的方法,该方法是通过型特异性中和单抗的竞争抑制进行检测的[化学发光方法(cLIA)][129]。选择单克隆抗体的原因是其没有型之间的交叉反应,因此cLIA的型特异性非常好。然而,该方法检测的只是血清中一部分的中和抗体,因为VLP诱导的是多克隆的中和抗体,这些中和抗体结合于VLP的不同表位[130,131]。

虽然检测的方法不同,但两种疫苗在年轻女性体内诱导高效抗体的能力是毋庸置疑的,两个疫苗免疫后的血清阳转率都高达100%。每次免疫后血清抗体滴度几何均值(geometric mean titers,GMTs)都会升高,第三次免疫后一个月达到峰值,在接下来的两年中,滴度会有一个很快的1~2log的下降,之后会维持在一个稳定的水平(图30.8)。平台期的抗体滴度通常远高于自然感染后的抗体滴度[132]。在青春期的女孩和男孩(小于16岁)中也观察到了类似的抗体反应,而且其血清抗体滴度高于16岁及以上的人群[133-137]。

在18~45岁的女性人群中进行了一项有趣的研究,来平行比较希瑞适和佳达修的免疫原性[138]。该研究使用了一种基于携带报告基因的假病毒体外中和试验[113],在不同年龄组人群中其结果存在差异,总的来说,免疫两年后希瑞适诱导的针对HPV16的中和抗体滴度的几何均值比佳达修高2.4~5.8倍,针对HPV18高7.7~9.4倍[139]。用VLP ELISA方法检测也得到相似的结果。免疫后60个月,希瑞适的血清抗体滴度仍高于佳达修[140]。原则上高滴度的中和抗体更好,但仍需确定高滴度的中和抗体是否意味着针对疫苗型别或相关型别病毒的更长期的保护效果。

有一项研究结果引起了大家的关注,免疫4年之后,佳达修诱导的针对HPV18 VLP的抗体在一小部分

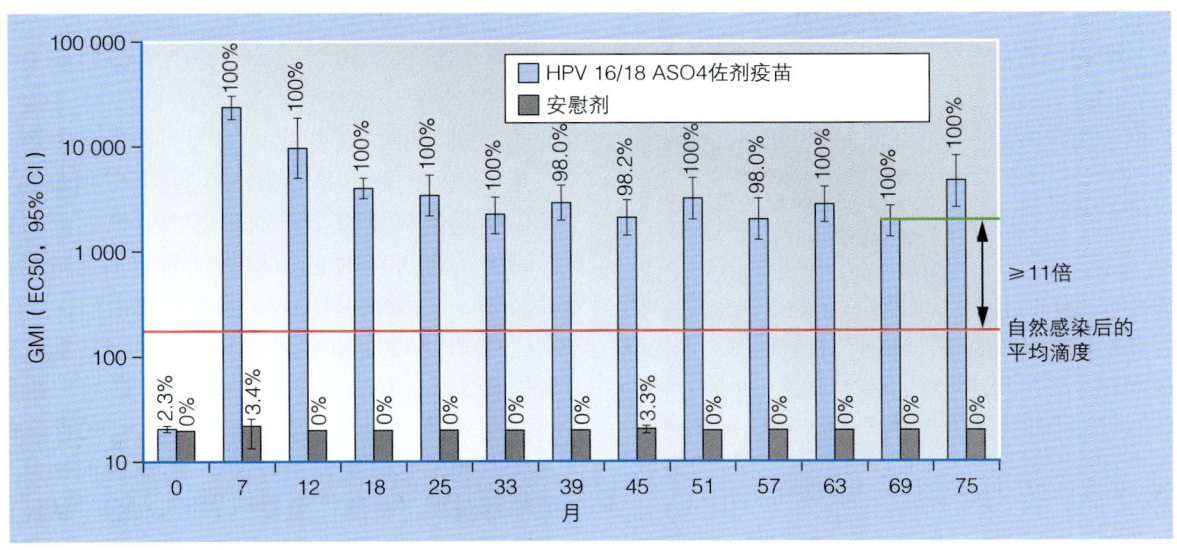

图30.8 体外假病毒中和试验检测希瑞适诱导的人乳头瘤病毒(HPV)16中和抗体的持续性。血清阳转百分比标注在柱状图上方。红线表示未免疫的、自然感染HVP16且已清除病毒的、血清阳转女性体内抗体的GMT。绿线表示疫苗免疫女性体能检测到的最低的抗体GMT。第7个月为三针免疫后的一个月。
注:CI:置信区间;GMT:滴度几何均值EC50,半数有效浓度。
资料来自ROMANOWSKI B,DE BORBA PC,NAUD PS,et al. Sustained efficacy and immunogenicity of the human papillomavirus (HPV)-16/18 AS04-adjuvanted vaccine: analysis of a randomized placebo-controlled trial up to 6.4 years. Lancet,2009,374 (9706):1975-1985.

女性(35%)体内降到了检测限以下。然而最近研究用表位限制性较低的方法和体外中和试验进行检测,发现这些女性体内一直存在可以检测到的针对HPV18 VLP抗体,这提示她们体内的优势抗体与之前检测方法中的竞争性单克隆抗体没有表位重合[141,142]。没有研究发现在佳达修免疫的女性中存在针对HPV18的保护性消退现象[143]。

在一项CVT的事后分析中对希瑞适接种少于三剂的免疫原性进行了研究。经VLP ELISA和体外中和试验检测,针对HPV16和HPV18的抗体反应,间隔6个月免疫两剂的人群不低于按照既定免疫流程6个月免疫三剂的人群。出乎意料的是所有免疫一剂的受试者均发生了抗体阳转,四年的随访过程中抗体反应一直维持在一定水平。另一项出乎意料的结果是,单剂免疫受试者的抗体水平只比三剂受试者低四倍,而比自然感染者抗体水平高9倍(图30.9)[143a]。

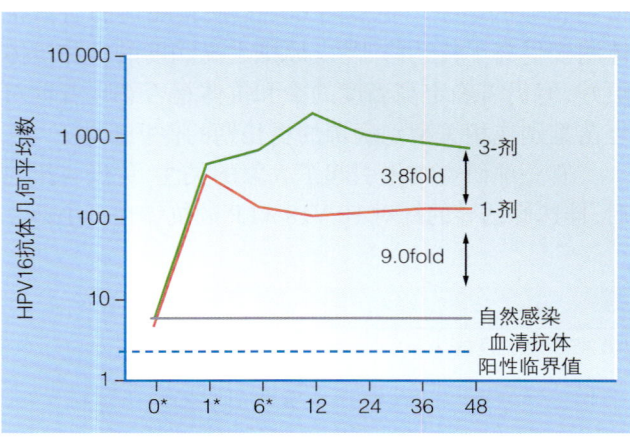

图30.9 希瑞适免疫一针后HPV16抗体反应的稳定性。哥斯达黎加疫苗临床试验中一剂和三剂希瑞适受试者的抗体水平,用病毒样颗粒酶联免疫吸附试验的几何均值表示。x轴表示首次免疫后的时间(月数)。星号表示三剂受试者各剂的接种时间。EU/mL,酶联免疫吸附试验单位每毫升。
资料来自SAFAEIAN M, PORRAS C, PAN Y, et al. Durable antibody responses following one dose of the bivalent human papillomavirus L1 virus-like particle vaccine in the Costa Rica Vaccine Trial. Cancer Prev Res (Phila), 2013, 6(11): 1242-1250.

在年轻女性中,佳达修9诱导的与佳达修相同型别的L1抗体水平不低于佳达修[144],经型特异性cLIA方法检测,佳达修9也能诱导针对其他五个型别较强的免疫反应。上述结果提示,增加疫苗的价型,同时增加HPV6、HPV16和HPV18的抗原含量,不会造成不同型别VLP之间的竞争。一项在9~15岁女孩中进行的佳达修免疫原性比较研究也报道了类似的结果[145]。

女性人群中的有效性

最初的效力分析包含符合方案(per protocol, PP)队列,也被称为根据方案(according to protocol, ATP)队列。PP/ATP队列入组的为年轻女性,在免疫过程中其宫颈细胞学检测、宫颈阴道HPV DNA检测及VLP抗体检测均为阴性,并且在规定的时间内完成所有3次免疫。与之相对的是全部免疫(total vaccinated, TVC)队列或意向处理(intention to treat, ITT)队列,该队列入组标准为接受至少一剂免疫的随机女性,不考虑其是否感染HPV或是否患有相关疾病。虽然性伴侣数量上的限制使其无法完全模拟普通人群,但是TVC/ITT分析能最好地评价疫苗对该年龄组的普通人群的影响(表30.3)。HPV阴性队列或TVC阴性队列入组标准是接受至少一剂免疫,并且免疫前疫苗型别的HPV DNA和血清学检测均为阴性,此外宫颈和阴道其他型别的HPV DNA检测也为阴性。对这些队列研究的原因是其能最好地代表预防性疫苗免疫的目标人群——未开始性生活的少女。在效力研究中不包括少女受试者,主要是因为产生足够数量的感染或病变所需的时间太长。

Merck佳达修的临床试验终点研究结果,以及GSK和美国癌症研究所进行希瑞适CVT临床试验结果均已发表[146-150]。对于所有的临床试验,在PP/ATP分析中都报告了很高的效力。引人注目的是两个临床试验针对疫苗型别病毒导致的CIN 2+的有效性接近或达到了100%(表30.4)。因为在受试者中同时感染几个型别的病毒是非常常见的,所以很难确定其病理损伤是由具体哪个型别病毒感染引起的。指定的检测方法包括GSK的新检测到的型别的持续性感染以及Merck活组织切片中基于PCR的HPV DNA检测。在PP/ATP和TVC-/HPV-阴性队列中,针对疫苗型别相关的CIN 1和持续性感染的有效性也是很高的。在疫苗免疫组中,即使使用灵敏度较高的PCR方法也很少能检测到一过性感染,这说明大部分疫苗接种者获得了消除性免疫(sterilizing immunity)。

正如预期的一样,在TVC/ITT队列中的疫苗保护效果非常低(表30.4)。在该临床试验中,在较短的时间内出现了很多的CIN病例,其产生的原因是受试人群中的已存在感染而非偶发性感染,由于采用了随机分组的方式,在疫苗组和对照组中已存在感染率是类似的。需要注意的是,在该类临床试验中疫苗的有效性不是一个确定数值,而是一个随时间变化

表30.4 针对疫苗型别病毒导致的中等程度异常增生或更高程度病变的L1 VLP3期临床有效性试验*

	希瑞适				佳达修			
	女性受试者数量（对照组/疫苗组）	对照组发病率[a]	疫苗组发病率	有效性（95% CI）	女性受试者数量（对照组/疫苗组）	对照组发病率[#]	疫苗组发病率	有效性（95% CI）
CIN 2+								
ATP[c]/PP[d]	7 312/7 344	0.32	0.02	92.9 (79.9-98.3)[b]	7 865/7 864	0.5	0.0	98.2 (93.3-99.8)
TVC/ITT[e]	8 682/8 668	NR	NR	52.8 (37.5-64.7)	8 860/8 823	1.0	0.5	51.5 (40.6-60.6)
TVC 阴性[f]	5 436/4 549	NR	NR	98.4 (90.4-100)	4 680/4 616	0.3	0.0	100 (91.9-100)
CIN 3								
ATP[c]/PP[d]	7 312/7 344	0.06	0.01	80.0 (0.3-98.1)[b]	7 865/7 864	0.3	0.0	96.8 (88.1-99.6)
TVC/ITT[e]	8 682/8 668	NR	NR	33.6 (-1.1-56.9)	8 860/8 823	0.6	0.3	45.1 (29.8-57.3)
TVC/HPV 阴性[f]	5 436/4 549	NR	NR	100 (64.7-100)	4 680/4 616	0.2	0.0	100 (90.5-100)

[a] 每100人年的发病率。
[b] 如果对HPV16/HPV18阳性的样本进行病变诊断,结果为:对CIN 2+为98.1(88.4-100),对CIN 3+为100(36.4-100)。
[c] ATP(根据方案)队列,接受3剂免疫,在第一天时疫苗型别HPV血清学/DNA检测为阴性,6个月时疫苗型别HPV DNA检测为阴性,第一天时巴氏筛查结果正常或低度病变;第三剂免疫后一天开始记录病例数。
[d] PP(符合方案)队列,接受3剂免疫,疫苗型别HPV血清学/DNA检测为阴性,直至3剂免疫后1个月HPV DNA检测仍为阴性,第三剂免疫后1个月开始记录病例数。
[e] TVC(完全免疫)和ITT(意向处理)队列,至少接受一剂免疫,不考虑之前是否有HPV相关的感染或疾病;第三剂免疫后一天开始记录病例数。
[f] TVC阴性和HPV阴性队列,至少接受一剂免疫,入组时,HPV16、18、31、33、35、39、45、51、52、56、58、59(对于TVC阴性再增加66和68)PCR检测阴性,对于TVC阴性队列还要求HPV66和68阴性,疫苗型别HPV血清学检测阴性,并且巴氏细胞学检查正常;第一天后即开始记录病例数。
CIN 2+,2度或更高的宫颈上皮内瘤样病变;CIN 3,3度宫颈上皮内瘤样病变;HPV,人乳头瘤病毒;NR,未报道;Pap,巴氏细胞学检测;PCR,酶联免疫吸附试验。
数据来源于参考文献[89,92,95]。

的变量。随着时间的延长疫苗有效性会提高,这是因为由于已存在感染导致的疾病在疫苗组和对照组都会逐渐消失,而由于偶发性感染导致的疾病在疫苗组中会被有效预防。这一现象在生存曲线中非常明显(图30.10)[151]。因为不同的队列人群在选择入组时,其感染的流行率不同,即使一个疫苗的免疫在两个不同的队列人群中CIN降低率一致,也不能说明疫苗的有效性是相同的。因此,除了广泛报道的有效性指标(表30.4)之外,疾病发生率的降低水平也是一项评价预防性HPV疫苗对人群潜在影响的有效指标。这样的考虑对于TVC/ITT分析尤为重要,因为这样的队列人群中包括许多已感染病毒的女性受试者。这样的指标对于PP/ATP研究也是有意义的,因为在PP/ATP队列人群中,在入组时至少有一小部分女性是隐性HPV感染,这样的感染在临床试验的过程中会显现出来。这或许可以解释在疫苗接种者中突破性感染(breakthrough infection)往往发生在随访之初而不是临床试验后期[143,150]。

在CVT临床试验中,4年后Cevarix针对HPV16/HPV18的6个月持续性感染保护的有效性在不同队列人群中有所不同,在ATP研究中为93.6%(95% CI, 88.0%-96.9%),在ITT研究中为52.3%(95% CI, 44.3%-59.3%)[150]。但是,ITT研究中有效性有很高的年龄依赖性,随年龄增长呈逐渐下降的趋势,从18~19岁人群的68.9%(95% CI, 53.1%-79.9%)降至24~25岁人群的21.8%(95% CI, -16.9%-47.9%)。该趋势反映出该人群中两种影响因素的叠加,随着年龄的增长,已存在感染率增高,而发病率会降低。

对两个疫苗针对非疫苗型别病毒的有效性都进行了研究。对于非疫苗致癌型别的有效性总体较低(表30.5)。有研究表明,部分与疫苗型别较为接近的病毒感染可以被疫苗预防。在PATRICIA(年轻成人中针对癌症的乳头瘤临床研究)和CVT临床研究中都证实,希瑞适对于HPV31和HPV33感染有预防保护作用,这两个型与HPV16较为接近,对于HPV45感染也有预防保护作用,该型别与HPV18较为接近。对于佳达修,进行交叉保护研究的受试者相对较少,疫苗只是对于HPV31和HPV33感染有交叉保护作用。有趣的是,对于HPV45感染没有预防保护作用。两个疫苗对于HPV52和HPV58感染都没有预防保护作用。因此,这两个疫苗在感染预防保护方面有型限制性,只对疫苗型别的病毒感染具有高度保护作用,对于非疫苗的高危型病毒感染,只对少数几个具有部分的保护作用。

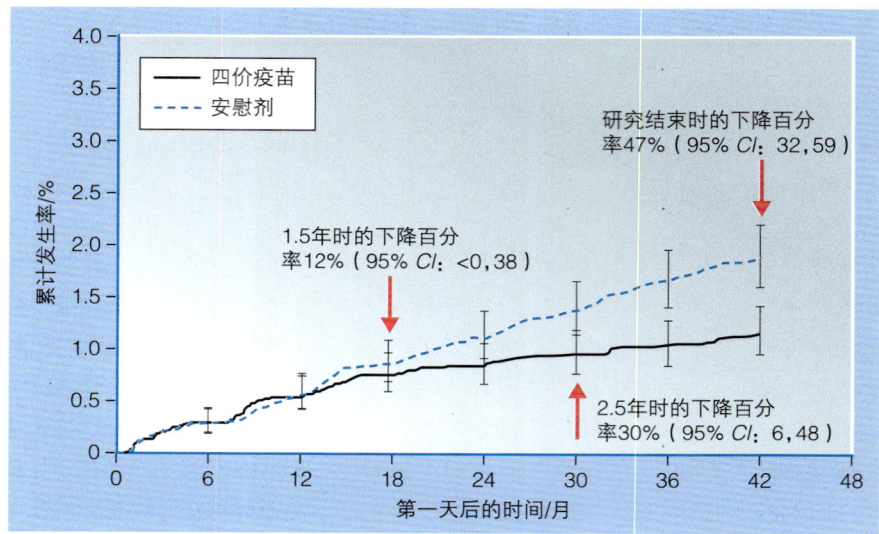

图30.10 佳达修（四价疫苗）FUTURE（波生坦制剂在肺动脉高压的研究）Ⅰ/Ⅱ临床试验中合并 ITT 队列中与人乳头瘤病毒（HPV）6、11、16 和/或 18 相关的 3 度宫颈上皮内瘤样病变（CIN）或原位腺瘤（AIS）的 Kaplan-Meier 生存曲线（每间隔 6 个月的估计值和 95% CI）。

资料来自 MUNOZ N, KJAER SK, SIGURDSSON K, et al. Impact of human papillomavirus (HPV)-6/11/16/18 vaccine on all HPV-associated genital diseases in young women. J Natl Cancer Inst, 2010, 102(5): 325-339.

表30.5 疫苗针对非疫苗型别病毒持续感染（至少6个月）的有效性

	希瑞适:PATRICIA-ATP	希瑞适:CVT-ATP	佳达修:HPV 阴性队列
HPV31	78.7 (70.2-85.2)	64.7 (42.6-78.9)	46.2 (15.3-66.4)
HPV33	45.7 (25.1-60.9)	32.1 (−41.1-68.2)	46.2 (15.3-66.4)
HPV45	63.0 (18.4-84.7)	73.0 (45.3-87.8)	7.8 (−67.0-49.3)
HPV52	7.8 (−8.7-21.8)	19.6 (−8.1-40.4)	18.4 (−20.6-45.0)
HPV58	1.8 (−26.0-23.4)	2.8 (−48.0-36.2)	5.5 (−54.3-42.2)
HPV31/33/45/52/58	30.2 (21.5-38.1)	NR	25.0 (5.0-40.9)
除 HPV16/18 外的 HR-HPV	12.1 (4.7-19.0)	NR	NR
任何型别 HR-HPV	25.0 (18.9-30.6)	16.2 (4.3-26.3)	NR

数据为有效性 (95% CI)

注：ATP：根据方案队列；CI：置信区间；CVT：哥斯达黎加疫苗临床试验；HR-HPV：高危型人乳头瘤病毒；NR：未报告；PATRICIA：年轻成人中针对癌症的乳头瘤临床研究。

资料来自 PAAVONEN J, NAUD P, SALMERON J, et al. Efficacy of human papillomavirus (HPV)-16/18 AS04-adjuvanted vaccine against cervical infection and precancer caused by oncogenic HPV types (PATRICIA): final analysis of a double-blind, randomised study in young women. Lancet; 2009; 374 (9686): 301-314; HERRERO R, WACHOLDER S, RODRIGUEZ AC, et al. Prevention of persistent human papillomavirus infection by an HPV16/18 vaccine: a community-based randomized clinical trial in Guanacaste, Costa Rica. Cancer Discov; 2011; 1 (5): 408-419; BROWN DR, KJAER SK, SIGURDSSON K, et al. The impact of quadrivalent human papillomavirus (HPV; types 6, 11, 16, and 18) L1 virus-like particle vaccine on infection and disease due to oncogenic nonvaccine HPV types in generally HPV-naive women aged 16-26 years. J Infect Dis, 2009, 199 (7): 926-935.

如果不考虑病变部位 HPV DNA 型别检测结果，希瑞适在 PATRICIA TVC 阴性队列研究中针对 CIN3 有效性非常高[91.4%(95% CI, 65.5%-99.0%)][152]；Gardasil 在阴性队列研究中针对 CIN3 有效性相对较低[43%(95% CI, 13.0%-63.2%)][153]。上述差异产生的原因尚不清楚，可能与疫苗本身的差异以及临床研究方法的差异有关，如入组标准、实验室检测方法和/或研究人群[154]。

在 CVT 临床研究中，对由于各种原因接种少于三剂的受试者进行了针对宫颈感染的保护性研究。出乎意料的是四年后针对 HPV16 和 HPV18 的预防作用，接种两剂或一剂的受试者与接种三剂的受试者同样高[155]。在 GSK PATRICIA 临床试验的一项事后分析中得到了类似的结果(表30.6提供了合并分析数据)[156]。有趣的是只在间隔6个月的两剂免疫受试者中观察到了针对HPV31/33/45的部分保护作用，在单剂免疫或间隔1个月的两剂免疫受试者中未观察到该部分保护作用。对上述结果的解释必须慎重，因为上述受试者并未按照免疫的针剂数进行随机分组，并且对少于三剂的保护持久性也需要进一步的评估。

表30.6　少于三剂希瑞适对HPV16/18持续性感染(至少6个月)的有效性[a]

免疫剂数	女性受试者人数	发病数	发病率/100人年 (95% CI)	疫苗有效性 (95% CI)
三剂				
HPV疫苗组	6 634	38	0.15 (0.10-0.20)	93.6% (91.2-95.5)
对照组	6 660	567	2.28 (2.10-2.48)	
两剂				
HPV疫苗组	273	2	0.18 (0.03-0.59)	100% (67.4-100)
对照组	276	16	1.47 (0.87-2.33)	
一剂				
HPV疫苗组	138	0	0.00 (0.00-0.53)	100% (64.7-100)
对照组	100	8	1.99 (0.92-3.77)	

注：CVT(哥斯达黎加疫苗临床试验)和PATRICIA(年轻成人中针对癌症的乳头瘤临床研究)合并分析。

阴性队列

2010年印度政府终止了一项两剂和三剂佳达修的随机对照临床试验，是许多年轻女性未完成预期的三剂接种程序[157]。疫苗接种18个月后，接种一剂或间隔一个月接种两剂的女孩(10~18岁)体内产生的针对VLP的抗体水平低于接种三剂的女孩，而间隔六个月接种两剂的女孩抗体水平不低于三剂接种者。HPV6/11/16/18的偶发感染率在所有疫苗接种者并无差别[157a]。尽管并未按剂量进行随机分组，针对该项目受试者的持续随访可以为佳达修一剂、两剂和三剂的相对保护效果研究提供数据支持。

在CVT临床研究中，对初次免疫四年后的受试者，进行了肛门和口腔HPV16/18感染的保护性研究。在宫颈HPV16/18 DNA和HPV16/18血清抗体均阴性的队列人群中，针对肛门感染的有效性为83.6% (95% CI, 66.7%-92.8%)，该队列中针对宫颈感染的有效性为87.9% (95% CI, 77.4%-94.0%)[158]。口腔HPV16/18 DNA的检出率只有0.5%，远低于宫颈或肛门样本。相似的分析发现，在该队列人群中针对口腔感染的有效性为91.7% (95% CI, 52.3%-99.6%)[159]。虽然该项分析受限于无法获得免疫前口腔和肛门的感染数据，但该分析结果提示希瑞适针对口腔和肛门HPV16/18感染的保护效力与针对宫颈感染的类似。

因为佳达修包括的HPV6和HPV11与90%的生殖器疣有关，所以对该疫苗还进行了外生殖器病变保护的评价[122]。在HPV阴性队列人群的有效性终点研究中，对于生殖器疣、1~3度外阴/阴道上皮内非典型增生(VIN1~3和ValN1~3)的有效性超过95%(表30.7)。在ITT研究中的有效性超过75%，也相对较高，这也提示偶发性感染发生后很快即出现了外生殖器病变[153,160]。

表30.7　佳达修针对疫苗型别HPV导致的外生殖器病变的3期疫苗有效性临床试验

	女性受试者数量对照组/疫苗组	对照组发病率	疫苗组发病率	有效性 (95% CI)
人乳头瘤病毒阴性队列				
生殖器疣	4 735/6 689	0.3	<0.1	96.4 (91.4-98.8)
VIN 1/ValN 1	4 735/6 689	0.1	<0.1	95.2 (70.0-99.9)
VIN 2+/ValN 2+	4 735/6 689	0.1	<0.1	95.4 (71.5-99.9)
意向处理队列				
生殖器疣	8 702/8 689	1.0	0.2	79.5 (73.0-84.6)
VIN 1/ValN 1	8 702/8 689	0.2	<0.1	76.0 (54.2-88.3)
VIN 2+/ValN 2+	8 702/8 689	0.1	<0.1	78.5 (55.2-90.8)

注：CI：置信区间；HPV：人乳头瘤病毒　ValN：阴道上皮内瘤样病变；VIN：外阴上皮内瘤样病变。

不幸的是没有证据表明VLP疫苗有治疗作用[161]。在哥斯达黎加的临床试验中，对于在疫苗免疫前已感染HPV的受试者，希瑞适不会影响宫颈部病毒的清除[14]。对于免疫时HPV DNA检测阳性的受试者，佳达修和希瑞适都不能改变由感染发展至CIN2或CIN3的过程[121,148]。这些结果进一步说明了在病毒暴露之前免疫的重要性,即在性生活开始之前免疫。然而,有证据表明,对于之前接受过 HPV 导致的异常增生治疗的受试者中,免疫佳达修可以预防 HPV 相关的生殖系统疾病[162]。该保护效果产生的原因很可能是预防了新发感染,而不是抑制原有感染的进展。

在中年女性(24~45 岁)中进行了一项佳达修的有效性临床试验[151,163]。与在年轻女性中的临床试验不同,该研究对生活中的性伴侣数量没有限制。在 PP 队列分析中,有效性为 90.5%(95% CI,73.7%-97.5%),该研究中采用混合的主要临床终点,包括疫苗型别相关的持续性感染、CIN 1+ 和外阴部病变。针对 HPV16/HPV18 相关临床终点的保护率为 83.1%(95% CI,50.6%-95.8%)。疫苗有效性在 24~34 岁年龄组和 35~45 岁年龄组是相似的。在 ITT 队列分析中,针对所有疫苗型别的有效性为 30.9%(95% CI,11.1%-46.5%),但对于 HPV16/HPV18 特异临床终点的有效性并不明显,只有 22.6%(95% CI,-2.9-61.7)[151]。ITT 队列分析中较低的有效性说明,与年轻女性相比,年龄较大的女性人群感染/疾病的流行率较高并且新发感染率较低。根据这些结果,FDA 没有通过佳达修在中年女性人群中应用的申请。一项在中年女性中开展的希瑞适临床研究中,对 ATP 队列数据的中期分析发现疫苗对 CIN1+ 也具有较高的保护效力[164]。

佳达修 9 关键Ⅲ期临床试验的数据最近已发表[144]。与免疫佳达修的对照组相比,佳达修 9 对 HPV31、HPV33、HPV45、HPV52 和 HPV58 引起的宫颈、外阴和阴道的高度疾病的保护效果达 97%,上述五个型别为佳达修 9 所特有(表 30.8)。与之类似,疫苗针对上述型别感染的保护为 96%。与预期一致,与 HPV6/11/16/18 相关的疾病发生率很低,两个疫苗之间无显著性差异。根据上述疫苗有效性研究结果以及相同型别抗体反应的非劣效结果,FDA 和 EMA 最近批准了佳达修 9 上市申请。

男性人群中的有效性

在男性人群中只开展了一项有效性研究。佳达修在男性人群(4 065 人,16~26 岁)中有效性试验的终点数据已经发表[165,166]。该研究的混合主要临床终点包括疫苗型别相关的外生殖器病变,如生殖器疣,阴茎、肛周及会阴部的上皮内瘤样病变,以及这些部位的癌变。研究中出现的大多数为 HPV6/HPV11 相关的生殖器疣。对于 PP 队列人群的有效性为 90.4%(95% CI,69.2%-98.1%),对于 ITT 队列人群的有效性为 65.5%(95% CI,45.8%-78.6%)。如果不考虑 HPV 型别,在 ITT 队列人群中对外生殖器病变的有效性也相对较高,为 60.2%(95% CI,40.8%-73.8%),这与疫苗型别 HPV 造成的外生殖器病变比例较高有关。

在一项临床试验中将前文研究中提到的男性同性恋人群也包括了进去,将肛周感染及相关的 AIN 作为研究指标。PP 队列人群针对 HPV6/11/16/18 相关的 AIN 和 AIN2+ 的有效性分别为 77.5%(95% CI,39.6%-93.3%)和 74.9%(95% CI,8.8%-95.4%)[166],由于该临床试验受试者较少(每组 300 人),并且随访时间较短(3 年),有效性的置信区间较宽。PP 队列分析对疫苗型别肛周持续感染有效性为 94.9%(95% CI,80.4%-99.4%)。

临床试验中的安全性评价

Ⅲ期和其他临床试验中的安全性数据证实,虽然希瑞适和佳达修免疫原性很强,但两者在女性和男性人群中都有良好的耐受性[122,135,148,165,166]。疫苗引起的一般副反应包括注射局部短期的疼痛、肿胀和红斑以及低热和头痛。正如预期的一样,如此大规模的临

表 30.8 佳达修 9 针对疫苗型别 HPV 导致的高度宫颈、外阴和阴道疾病及 6 个月持续感染的有效性

临床终点	佳达修 9		佳达修		风险降低率 (95% CI)
	阳性/总数	发生率[a]	阳性/总数	发生率[a]	
CIN/VIN/ValN2+					
HPV 31/33/45/52/58 相关	1/6 016	0.1	30/6 017	1.6	96.7(80.9-99.8)
HPV 6/11/16/18 相关	1/5 883	0.1	3/5 898	0.2	66.6(-203.0-98.7)
6 个月持续感染					
HPV 31/33/45/52/58 相关	35/5 939	2.1	810/5 953	52.2	96.0(94.4-97.2)
HPV 6/11/16/18 相关	59/5 812	3.6	80/5 830	5.0	26.4(-4.3-47.5)

[a] 每 1 000 人年的病例数

注:CI:置信区间;CIN:宫颈上皮内瘤样病变;HPV:人乳头瘤病毒;ValN:阴道上皮内瘤样病变;VIN:外阴上皮内瘤样病变。

床试验也记录到了一些严重的不良事件,但未发现与疫苗有关。一项Cervirax的研究发现在疫苗免疫期间或免疫之后怀孕的女性,疫苗免疫不会增加流产的风险[167]。在一项平行对比研究中,希瑞适和佳达修9更容易引起注射部位的副作用,但这些细微差别并未影响三剂免疫程序的完成率[138,144]。

免疫原性桥接试验

进行免疫原性桥接研究的目的是将疫苗的适用范围扩展至无有效性研究数据的人群,特别是青少年。在9~15岁年龄段人群中所有上市疫苗都被证明是安全的,并且有很高的免疫原性,相对于有效性研究中入组的16~26岁年龄段女性,其血清抗体的GMT提高了2~3倍[133-136]。许多国家的监管部门根据这些结果批准疫苗可以用于女性青少年,有些国家还批准可以用于男性青少年。与之类似,一项佳达修9的安全性-免疫原性桥接试验证实,佳达修9在9~15岁女孩和男孩中诱导的抗体反应非劣效于16~26岁的女性。针对所有九个型别的抗体阳转率超过99%,在青少年中的GMT比在年轻女性中的高2~3倍[168]。

在成年人中,所有HPV疫苗GMT水平会随着免疫时年龄的增加而降低。在一项希瑞适的安全性-免疫原性研究中,与青年女性相比,中年女性的血清阳转率更高,但其VLP抗体滴度要低于青年女性[169]。在佳达修的临床试验的中年女性中也发现了类似的现象[151]。在18~45岁女性中开展的佳达修和希瑞适的平行比较研究中,免疫48个月后,希瑞适针对HPV16和HPV18的中和抗体滴度比佳达修高2.0~12.8倍,但该差异所代表的临床意义尚不清楚[170]。

对于希瑞适来说,在诱导VLP结合抗体方面,0、1、6月的免疫程序与0、1、12月的免疫程序相比并没有优势[171]。与之类似,推迟佳达修第二剂、第三剂或后两剂的免疫时间并不会降低疫苗诱导的免疫反应。事实上,推迟第三剂免疫时间可以显著地提高免疫反应。综合几个研究的结果(详见参考文献[172]的综述),发现将免疫周期延长至一年以上并不会造成不良影响。

这两个疫苗在青少年中都进行了与其他疫苗的相容性研究[173]。对于希瑞适和佳达修都进行了与百白破-灭活脊髓灰质炎疫苗同时免疫的研究,在青少年的两只胳膊上分别注射两种疫苗,结果证明这样的注射方式是安全的,并且针对每一种抗原产生的抗体与单独注射时没有差异[174,175]。佳达修与脑膜炎球菌多糖疫苗(Menactra)同时免疫也被证明是安全的,并且也不比单独免疫效果差[176]。佳达修与乙型肝炎疫苗同时免疫也被证明是安全和有免疫原性的[177]。与之类似,希瑞适与GSK的乙肝和甲肝疫苗同时免疫时诱导的免疫反应非劣效于单独免疫[178]。

佳达修在HIV感染儿童(7~12岁)和HIV感染男性人群中的效果进行了评价[179-182]。疫苗组的安全性数据与安慰剂对照组和/或其他临床试验免疫组类似。疫苗免疫不会改变CD4细胞数或血浆HIV RNA水平。针对所有四种抗原的血清阳转率超过了95%。但是,HIV感染儿童体内抗体的GMTs比相似年龄的对照人群中低30%~50%。希瑞适在18~25岁HIV感染的女性人群中进行了评价。所有受试者血清抗体阳转,但抗体GMTs水平低于非HIV感染者的女性[183]。在一项HIV感染的男性和女性人群中进行的佳达修和希瑞适的直接比较研究中,希瑞适诱导的针对HPV18的中和抗体水平更高一些,而两种疫苗诱导针对HIV16的中和抗体水平类似[184]。

一项研究比较了佳达修两剂和三剂免疫程序在诱导中和抗体方面的差异[119]。在加拿大女性青少年(9~13岁)中进行两剂免疫(0和6月)的效果,并不比在青年女性人群(16~26岁)中标准三剂免疫的效果差,两种方式均能在首次免疫后7个月诱导的抗体水平达到峰值,首次免疫后36个月抗体水平到达平台期[185,186]。与之类似,希瑞适在9~14岁女孩中0和6月免疫两剂诱导的免疫反应,非劣效于完成0、1和6月标准免疫程序的15~25岁女性,抗体水平均在首次免疫后7个月达到峰值,在48和60个月达到平台期[187,188]。根据上述结果,WHO战略咨询专家组(Strategic Advisory Group of Experts,SAGE)建议在15岁之前开始免疫程序的女孩中推行间隔不少于6个月的免疫程序,该建议适用于希瑞适和佳达修,但对于年龄较大的接种者仍保留标准的三剂免疫程序。EMA最近也给出了类似的建议。在缺少疾病终点保护持久性数据的情况下,专家对上述建议的潜在风险进行了综述[172]。

在最近报道的一项佳达修9的临床试验中,比较了疫苗在16~26岁男性和女性中的免疫应答水平。异性恋男性体内初次免疫7个月后针对所有九个型别的抗体水平不低于女性。男男同性恋人群的抗体GMT水平相对较低,但针对所有型别的抗体阳转率高于99%。上述数据支持佳达修9在年轻女性和年轻男性之间的效力桥接[189]。佳达修9针对HPV31/33/45/52/58的抗体GMT水平很高,但接种过佳达修的比未接种过的女性针对上述型别的抗体水平要低一些,这可能是由于所谓的"原始抗原痕迹"[190]。

保护机制

在有效性临床试验中,还没有确立免疫保护的相关因素。其中,部分原因是迄今为止疫苗保护失败的案例非常少。保护失败率很低,而且其中的许多突破性感染可能并不是真正的偶发感染,而是已存在感染的再现或再激活。截至目前,突破性感染和抗体滴度之间的关系还没有确立[143]。但是有几个理由可以认为中和抗体是 VLP 疫苗主要的免疫效应因子。首先,中和抗体在其他预防性病毒疫苗中被认为是主要的效应因子[191,192];第二,在动物模型中,VLP 疫苗接种者的血清能抵抗病毒的试验性攻击[108,110,193];第三,疫苗所展现的种属特异性保护作用与动物和人经 VLP 疫苗免疫后所得的血清抗体的体外中和活性所表现的种属特异性一致[106,113,194]。抗体依赖的细胞毒作用(antibody-dependent cytotoxicity,ADCC)在疫苗保护中起到的作用可能不大,因为 HPV 颗粒是细胞核内自动组装的、无包膜的二十面体[96]。所以,与许多有包膜的病毒颗粒的刺突蛋白不同,L1 蛋白不会暴露在细胞表面。记忆性 B 细胞反应是否在免疫保护中发挥作用尚不清楚,来源于性伴侣的病毒可能并不足以诱导出既往的免疫反应。幸运的是,HPV VLP 疫苗免疫后将产生长寿的浆细胞,使血清抗体维持在稳定的水平。

尽管人 HPV VLP 能诱导很强的针对 L1 的 T 细胞应答,但还有另外一些原因提示在 VLP 疫苗中细胞免疫未发挥直接的保护作用[195-197]。首先,在感染的基底膜内皮细胞中没有检测到 L1 的表达(图 30.6)[96];第二,在动物模型和临床试验中,没有迹象表明 VLP 接种可使已经形成的感染消失[14,108,121];第三,佳达修主要诱导 Th2 应答,而希瑞适主要诱导 Th1 应答,这是因为它们所用的佐剂不同[198,199]。无论如何,这两种疫苗都能较好地预防 HPV 的感染和其导致的疾病。

如果抗体确实是保护作用的主要效应因子,那么它们是怎样到达感染部位的呢?导致宫颈癌的 HPV 感染主要在生殖道上皮,不会全身扩散[96]。因此只有在生殖道黏膜上的抗体才能对引起宫颈癌的病毒感染具有预防保护作用。佳达修和希瑞适都是肌内注射,以这种途径接种疫苗通常不产生足量的分泌性 IgA,而分泌性 IgA 是黏膜表面的主要抗体[200,201]。幸运的是,女性宫颈黏膜分泌物中还含有大量的 IgG,大多是从血清中经新生的 Fc 受体漏出的[202]。在一项临床试验中,比较了女性肌内注射 HPV16 VLP 后的血清和黏膜抗体,宫颈分泌物中的特异性 VLP IgG 抗体滴度为血清水平的十分之一[137]。然而,月经周期正常的女性,总的 IgG 与疫苗特异的 IgG 水平在排卵期都比平时低十倍。

也有可能创伤部位血清抗体的渗出是保护作用的直接原因,因为创伤部位是病毒感染基底膜角化细胞的主要进入位点[45]。事实上佳达修在男性和女性人群中都能有效预防生殖器疣,而生殖器疣发生在表皮,不能接触到黏膜分泌物[122,165],这提示疫苗的保护作用是通过后一种方式实现的。渗出依赖的保护作用可能更有利,因为保护性抗体水平不会随月经周期而变化。

如前所述,小鼠生殖道 HPV 感染攻击模型研究表明,感染的最初步骤是病毒结合至表皮和真皮之间的基底膜[46],这是病毒需要通过创伤或穿过上皮层才能产生感染的原因(图 30.10)。疫苗诱导的或被动免疫的高水平 L1 VLP 抗体可以在动物体内阻断病毒与基底膜的结合[193]。低水平的 VLP 抗体虽然不能阻断病毒与基底膜的结合,但能阻断病毒向角化细胞的转运,从而阻断病毒感染(图 30.11)。病毒结合至基底膜后会发生一系列构象变化,来暴露位于 L1 上的角化细胞特异的受体结合位点,该过程需要几个小时的时间[46]。这为中和抗体结合至病毒衣壳提供了足够的时间,这也能帮助解释 HPV VLP 疫苗高效的预防效果。在小鼠的阴道宫颈感染模型中,被动免疫 VLP 抗体的最低保护水平大概比体外中和试验的检测限低 100 倍,提示体内保护机制中的部分作用在体外中和试验中并未检测到[203]。

保护的持久性

作为刚上市不久的疫苗,HPV VLP 疫苗保护的持久性还不确定。有几个理由可以让我们对疫苗保护的持续性持乐观态度。

第一,在随机分组临床试验中,在随访 9.4 年时仍能观察到希瑞适对 CIN2+ 的有效保护性[204-206],佳达修有效保护性在 7 年时仍能观察到[108]。Merck 单价 HPV16 VLP 疫苗的保护作用已持续了 9.5 年[207]。接种佳达修的青少年可在其开始性生活后保护其免受病毒的感染,这种保护作用已持续了 8 年[137]。

在青年和少年中,两个疫苗的抗体滴度大多在两年后进入平台期(图 30.8)[132,137,141]。例如佳达修免疫九年后四个型的 cLIA 抗体滴度是其免疫四年后的

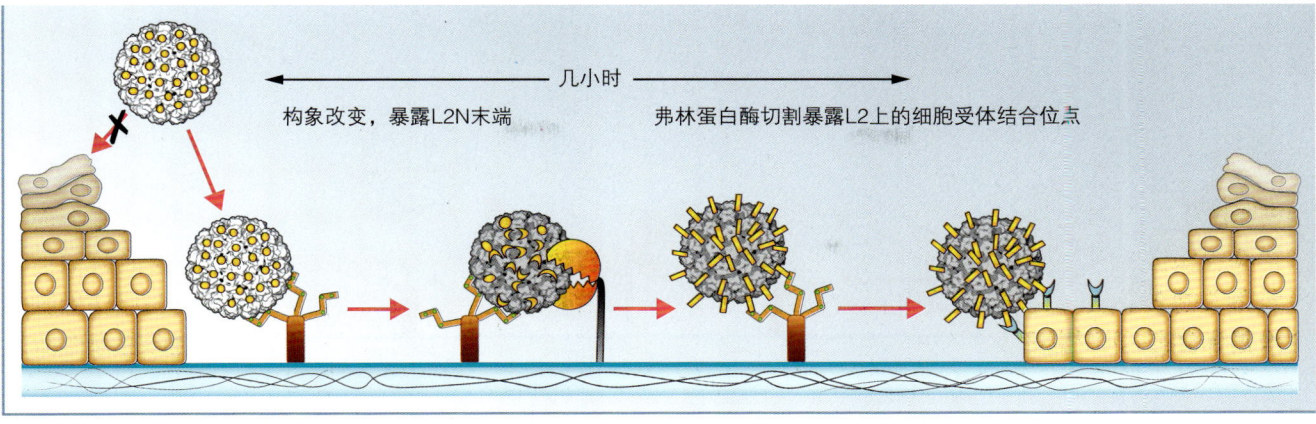

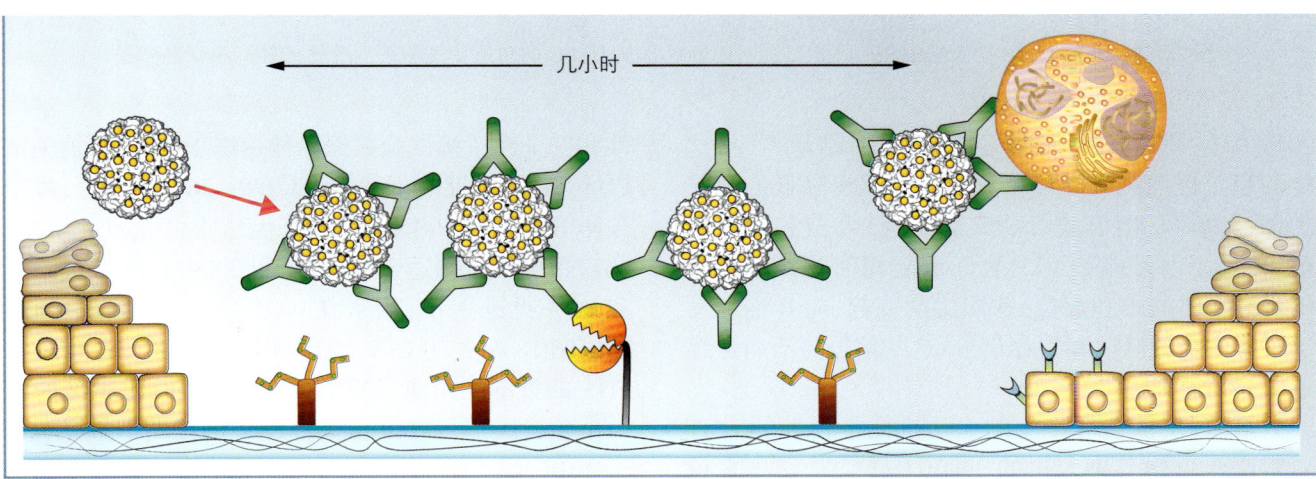

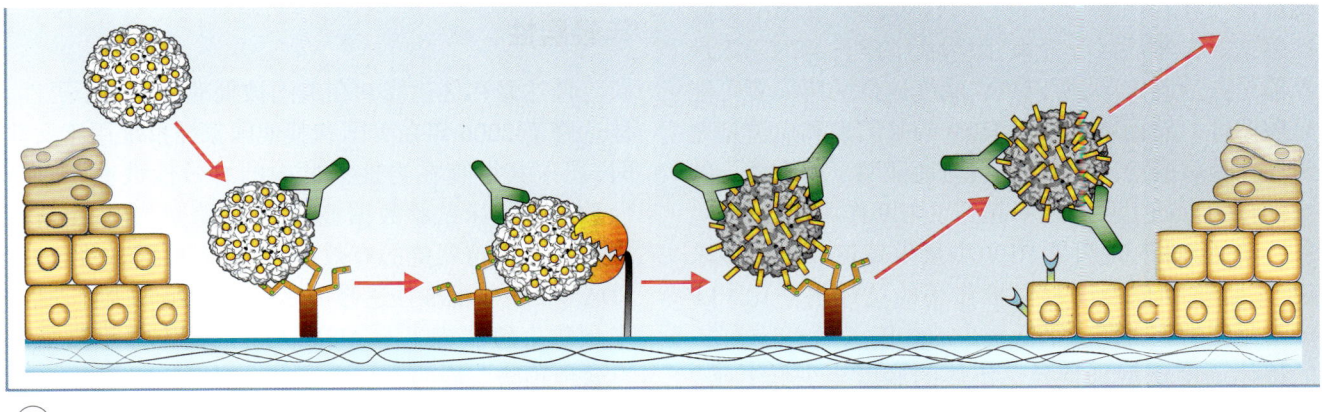

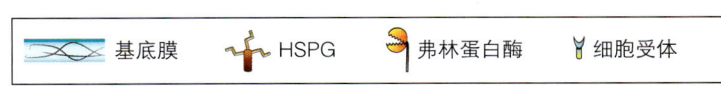

图 30.11 体内宫颈阴道人乳头瘤病毒（HPV）感染及 L1 病毒样颗粒（VLP）和 L2 疫苗诱导的抗体阻断病毒感染机制的模型。L1 病毒颗粒表面为灰色，L2 在病毒颗粒表面暴露的部分为黄色。**A.** 病毒颗粒首先结合至基底膜的肝素硫酸蛋白聚糖（HSPG），发生构象变化，L2 被弗林蛋白酶（Furin）酶切，之后才能与角质化细胞表面作用。**B.** 高水平的 L1 VLP 抗体（蓝色）通过阻断病毒与基底膜 HSPG 的结合来预防感染。**C.** 低水平的 L1 VLP 抗体（蓝色）通过阻断病毒从 HSPG 向角质化细胞表面受体的转运来预防感染。

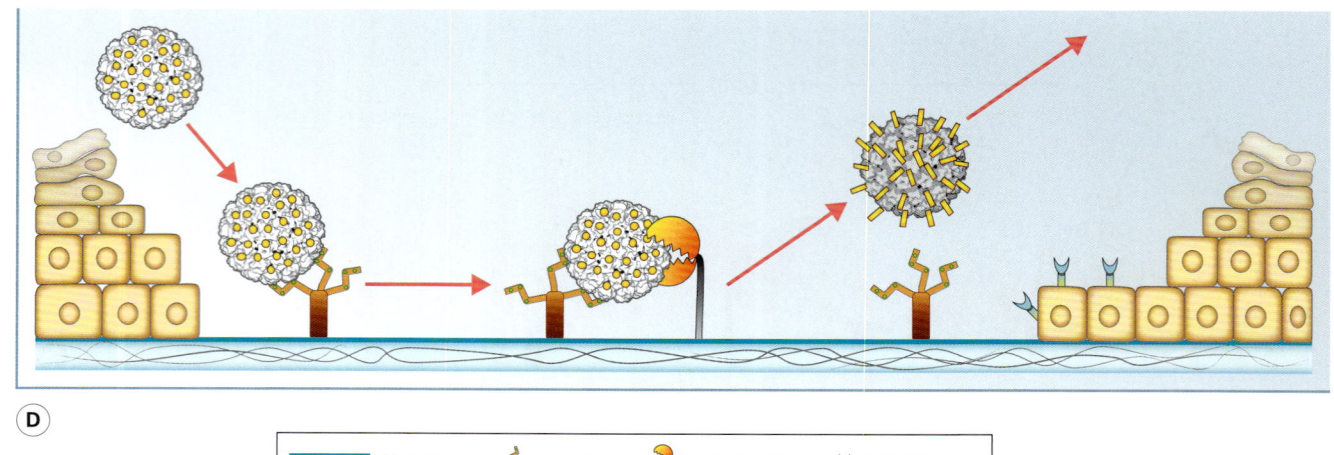

图 30.11（续） D. L2 N 末端中和抗体也是通过阻断病毒从 HSPG 向角质化细胞表面受体的转运来预防感染。

70%~93%[208]。佳达修 9 也是类似的结果[144]。这样的稳定性与减毒活疫苗抗体水平缓慢降低的情况类似，如麻风腮（麻疹、风疹、腮腺炎）疫苗和天花疫苗[209]。原因可能是 VLP 表面重复相邻的针对多个 B 细胞受体的中和表位，连同佐剂一起，向 B 细胞发出了非常强的激活和生存信号，这些信号与活病毒感染引起的类似[210]。

第二，疫苗诱导产生的血清抗体平台期的 GMT 通常高于自然感染产生的（图 30.9）[132,141]。越来越多的证据表明自然感染产生的抗体反应可以预防再感染的发生[60,211]。如前所述，很难将新发感染与隐性感染的再激活区分开来，因为血清学检测的阴阳性界值是人为确定的，所以抗体滴度较低的感染者可能是假阳性。然而事实表明 HPV 的基因型和血清型之间存在很好的对应关系，这有力地证明了感染诱导的抗体在病毒的生存周期中起到了阻断作用。

第三，对于高剂量 HPV 小鼠生殖道攻击模型来说，通过被动免疫能起保护作用的抗体水平比 VLP 疫苗免疫的平台期水平低至少 500 倍[193]。交叉保护的抗体滴度比型别特异性抗体的滴度至少低 1 或 2 个 log[194,212]，针对非疫苗型别病毒保护作用的持续时间可能会短一些。

适应证

年轻女性

希瑞适和佳达修已在世界大多数国家批准上市，批准的依据主要是有效性临床试验的有效性和安全性数据，以及前文中讨论的，在低年龄组中的免疫原性和安全性桥接试验数据。佳达修于 2006 年被美国 FDA 和 EMA 批准上市，用于在 9~26 岁女性人群中预防 HPV6/11/16/18 相关的外生殖器病变、CIN、AIS 及宫颈癌。希瑞适于 2007 年和 2009 年分别被 EMA 和 FDA 批准上市，用于在 9~25 岁女性人群中预防 HPV16/18 相关的 CIN、AIS 和宫颈癌[213]，希瑞适被 FDA 的批准上市意义重大，因为这是 FDA 批准的第一个包含特异性 Toll 样受体配体的疫苗。佳达修 9 于 2014 年 12 月被 FDA 批准上市，其在女性中的适应证与四价 HPV 疫苗相同[214]。

年轻男性

佳达修和佳达修 9 在美国被批准可以用于男性。佳达修于 2006 年在美国和其他国家被批准用于女性时，还未获得其在男性人群中的有效性数据。安全性数据和临床试验数据显示，佳达修对 HPV 疫苗型别相关的生殖器疣的有效性为 89%，根据这些数据，FDA 于 200 年批准佳达修可以用于 9~26 岁男性人群，来预防生殖器疣[215]。MSM 人群的研究显示疫苗能有效地预防肛周的癌前病变[166]，根据这些数据，FDA 在 2010 年对四价疫苗的适应证进行了扩展，包括在 9~26 岁的男性及女性人群中预防 HPV16 和 HPV18 相关的 AIN 和肛周癌症[216]。将适应证扩展至女性，是因为肛周 HPV 感染及相关的 AIN 在男女之间不存在生物学特性的差异。基于免疫桥接的数据，2014 年 12 月 FDA 批准佳达修 9 可用于男性，其适应证与四价 HPV 疫苗相同[214]。

年长女性

虽然在美国 HPV 疫苗在 26 岁以上人群中的应

用没有获得批准,但在其他许多国家获准了在该人群应用[217]。在 24~45 岁女性人群的临床试验中,佳达修和希瑞适都能有效预防疫苗型别病毒的偶发感染和相关疾病[151,163,164]。然而在 ITT 队列分析中,由于与年轻女性相比,年长女性已存在感染率较高,而新发感染率较低,最终得出的有效性较低。在欧洲和其他许多国家,佳达修和希瑞适的适用人群为不低于 9 岁的女性[217,218]。

建议

目标人群

虽然对于疫苗免疫的建议在不同的国家有所不同,但常规免疫的目标人群通常为女性青少年。美国疫苗接种顾问委员会(Advisory Committee on Immunization Practices,ACIP)在 2006 建议 HPV 常规接种人群为 11~12 岁的女孩,2011 年增加了男孩。免疫程序最早可以从 9 岁开始[219,220]。11~12 岁人群被选定为疫苗接种目标人群,该人群尚未开始性生活。在美国确定该年龄段作为目标人群,可以使 HPV 疫苗免疫进入青少年计划免疫之中。另外两个建议 11~12 岁免疫的疫苗是脑膜炎球菌结合疫苗和无细胞百白破疫苗(Tdap)。对于 13~26 岁的女性人群和 13~21 岁的男性人群,如果之前没有免疫或没有完成整个免疫程序,也推荐进行 HPV 疫苗补种免疫。对于 MSM 和免疫功能不全的男性人群建议延长至 26 岁。虽然疫苗免疫最好在通过性接触暴露病毒之前,但对于已开始性生活而未感染疫苗型别 HPV 的女性,也会通过接种疫苗受益。但不建议在任何年龄组通过接种前检查(如巴氏涂片检查和 HPV DNA 或抗体筛查)来确定疫苗接种的适用性。

HPV 疫苗可应用于由疾病或药物导致的免疫抑制人群。虽然研究表明疫苗在 HIV 感染人群中具有良好的耐受性和免疫原性,但有些研究显示,HIV 感染者体内诱导产生的抗体 GMT 水平低于非感染者[179-183]。HPV 疫苗在免疫功能抑制和免疫功能健全人群中的效力是否存在差异尚不清楚,目前正在上述人群中进行 HPV 疫苗有效性和长期保护性研究。

免疫程序

在美国,2016 年之前 HPV 疫苗在所有目标人群中都是进行 3 剂免疫。第二剂在第一剂免疫之后 1 或 2 个月,第三剂在第一剂免疫后 6 个月。在 9~14 岁人群中间隔 6~12 月免疫两剂诱导的免疫反应不比有效性临床试验中三剂免疫的年轻女性差[214],基于上述免疫原性数据,ACIP 于 2016 年改变了推荐的免疫程序[220a]。对于 9~14 岁开始首次免疫的人群,推荐使用两剂的免疫程序,第二剂应在首剂免疫后 6~12 月之间注射。对于不小于 15 岁开始首次免疫或大多数免疫功能不全的人群,推荐采用三剂免疫程序[220a]。如果免疫程序出现中断,无须重新开始免疫程序[219]。依据首次免疫的年龄来确定推荐的免疫剂数。WHO 于 2014 年改变了其早期推荐的三剂免疫程序[221],建议 15 岁之前开始首剂免疫的女孩采用两剂免疫程序。15 岁之后开始首剂免疫的建议采用三剂免疫程序[222]。

注意事项和禁忌证

针对疫苗成分的超敏反应或过敏

因为佳达修和佳达修 9 是在酿酒酵母(面包酵母)中生产的重组疫苗,所以对酵母或任何疫苗成分有速发型超敏反应史的人,不能使用该疫苗。对任何疫苗成分有速发型超敏反应史的人也不能使用希瑞适。对乳胶过敏的人不能使用预冲注射器剂型的两价疫苗,因为注射器的橡皮塞中含有乳胶成分。希瑞适的单剂西林瓶剂型中不含乳胶。

妊娠期免疫

不建议将 HPV 疫苗用于妊娠期女性。疫苗与妊娠的不良后果和胎儿发育异常没有因果关系[167,223,224]。免疫程序应该推迟至妊娠结束后开始。如果在疫苗接种开始后发现怀孕,应该在妊娠结束后再进行剩余剂次的免疫。FDA 同时终止了针对两价和四价疫苗用于收集妊娠期女性疫苗的登记工作[220],开始了一项针对佳达修 9 的妊娠女性数据收集工作。

免疫后晕厥

疫苗安全性

佳达修上市前临床试验中入组了 20 000 多名 9~26 岁的女性,希瑞适入组了 30 000 多名 10 岁及以上的女性,佳达修 9 入组了 15 000 多名 9~26 岁的受试者[220,225]。最常见的注射部位的反应为疼痛。对于严重不良反应、新发的自身免疫病和慢性病或死亡事件,在所有疫苗组和对照组之间并无差别。两价和四价疫苗已有非常翔实的上市后安全监测数据[223,226-234]。一些国家通过被动监测系统搜集了许多安全性数据，但也存在一些缺陷，例如疫苗免疫后的偶合事件和不完整报告。

报告最多的疫苗免疫后不良事件（adverse events after vaccination，AEFIs）是注射部位反应、眩晕和头疼[223,226,234]。在年轻女性中，同时免疫其他疫苗后再注射佳达修，引起的疼痛会轻度加重[235]。

四价疫苗引入之初，疫苗不良事件报告系统（Vaccine Adverse Events Reporting System，VAERS）中报告的最常见的不良事件之一即是免疫后晕厥，其发生率为每 10 万剂免疫中 8.2 例[226]。在英国和荷兰引入希瑞适后，在其被动监测系统中也有类似报告[223]。晕厥是一种注射后很容易辨别且可以预防的不良事件，特别是在青少年中[236]。大多数晕厥在免疫之后立即发生，或发生于免疫后 15 分钟内。为了避免免疫后的严重受伤，被接种者在接种后的 15 分钟内应静坐或平躺。

上市后的主动安全性评价评估了特异的不良事件，可以研究疫苗免疫与 AEFI 之间的相关性。美国疫苗安全性数据链（Vaccine Safety Datalink）系统评估了大约 60 万剂佳达修免疫女性疫苗接种者的数据，显示疫苗不会提高发生预设的不良反应的风险（包括：吉兰-巴雷综合征、卒中、静脉血栓栓塞、阑尾炎、惊厥、晕厥、过敏反应和过敏症）[228]。作为对 FDA 上市后承诺的一部分，在 189 000 名至少接种一剂四价疫苗女性受试者中，开展了一项一般安全性和自身免疫病的评估。免疫当天晕厥和两周内皮肤感染被认为与疫苗免疫可能有关[230]。自身免疫病发生率也在评估范围内，该研究并未发现免疫四价 HPV 疫苗的女性有罹患自身免疫病的风险[227]。丹麦和瑞典国家登记系统可以提供安全性数据。在一项研究中分析了 997 000 名女孩的数据，其中 296 826 人接种了四价疫苗[237]。没有一致的数据支持四价疫苗与评价情况之间有相关性。应用国家登记数据在 160 万名女性中进一步研究了静脉血栓栓塞[232]，在大约 400 万名女性中研究了多发性硬化或其他脱髓鞘疾病[233]，并未发现与四价疫苗免疫有关。在美国管理式医疗组织中开展的一项巢式病例对照研究中也未发现四价 HPV 疫苗与脱髓鞘疾病有关[231]；法国进行的病例对照研究中也未发现与自身免疫病的相关性[229]。目前的安全性数据已在美国医学科学院（2011 年）[238]和 WHO 全球疫苗安全咨询委员会（Global Advisory Committee on Vaccine Safety，GACVS）的多次会议中进行了审阅。

虽然已有大量的安全性数据，但对于 HPV 疫苗的安全性仍有许多担忧，仍有许多关于疫苗相关事件的轶闻报道。反疫苗组织已在许多国家利用关于 HPV 疫苗的犹豫和争论，积极地散播关于 HPV 疫苗免疫的误解[240]。由于对安全性的顾虑，许多国家已经出现了疫苗接种率的大幅下降。在 2013 年，由于疫苗免疫后出现的复杂局部疼痛综合征的报道，在进一步调查不良反应时，日本暂停了对 HPV 疫苗免疫的推荐[240,241]。虽然一篇综述中得出结论该现象与 HPV 疫苗无关，但对于 HPV 疫苗的推荐并未恢复。在法国，由于对不良反应的担忧，大多是与其他疫苗相关的无根据的担忧，影响了其 HPV 疫苗的接种，是西欧国家中接种率最低的[242]。

疫苗免疫女性人群的宫颈癌筛查

为了预防其他致癌型别引起的癌症仍然建议在疫苗免疫的女性人群中进行宫颈癌筛查[220,243,244]。此外，在疫苗接种前已开始性生活的女性有可能在接种前已感染了疫苗型别的 HPV。在美国，并没有因为疫苗的接种而改变宫颈癌筛查的建议。佳达修 9 的引进似乎需要重新评估对筛查的推荐，特别是在疫苗覆盖度较高的国家[244a]。

目前认为高覆盖度的佳达修或希瑞适接种可以消除或至少大大降低与 HPV16 和 18 型及相关型别有关的癌前病变和癌症的发生率。佳达修 9 的覆盖将会进一步降低其他型别造成的异常。人群中 HPV16/HPV18 相关疾病的消除将会导致细胞学及 HPV 筛查的阳性预测值（positive predictive value）降低[245,246]。在美国针对疫苗接种者建立不同的指导原则非常困难，因为 11~12 岁女性人群的疫苗接种率较低，对于在免疫之前已接触到疫苗型别病毒的人，虽然建议补种，但保护效果并不完全。未来筛查的指导原则必须考虑到人群中疫苗接种率及其对检测的影响。

公共卫生考量

疫苗的引进和成本效益

仅 2014 年，HPV 疫苗已引入世界范围内的 60 多个国家[247]。所有引进该疫苗的国家都建议对青少年女性进行计划免疫，具体的年龄段和补种建议不同[248,249]。很多国家对错过建议免疫年龄的女性进行补种。各国补种的年龄段各不相同。美国和澳大利亚分别于 2011 年和 2013 年将男性纳入了计划免疫[250]。加拿大的部分省也将男性纳入 HPV 疫苗计划免疫[251]。奥地利也于 2011 年推荐男性接种 HPV 疫苗，但没有相关的经费支持。

WHO 于 2009 年发布了 HPV 疫苗免疫指南，指出应将 HPV 疫苗纳入国家计划免疫中，预防宫颈癌和/或其他 HPV 相关疾病，将其作为公共卫生优先事项；疫苗的引入在程序上是可行的；国家或地区层面要考虑保证持续的财政支持和免疫策略的成本效益[221]。推荐的首要目标人群为 9~13 岁的青少年。WHO 同时也声明 HPV 疫苗的引入不应占用有效宫颈癌筛查项目的资源，而是作为预防宫颈癌和其他 HPV 相关疾病策略的一部分。

决定是否引进一个疫苗需要考虑很多因素，包括成本效益。HPV 疫苗模型非常复杂，这是因为 HPV 自然感染过程的特殊性，我们对型特异型别的传播和进展速度缺乏足够的认识，而且性行为的影响也要包括在该模型中。为评价成本效益开发了许多不同的模型[252,253]，大多数模型发现在宫颈癌筛查项目上增加青春期前女孩两价或四价的 HPV 疫苗免疫是符合成本效益的，每质量调整生命年可节约成本 3 000~45 000 美元[254-262]。对年龄较大人群免疫的成本效益在不同模型中表现不同，所有的模型都显示，随着免疫人群年龄的增长，其成本效益逐渐降低，因为随年龄增长，更多妇女已暴露在疫苗型别 HPV，而年长妇女中发病率通常较低[252]。模型发现，即使考虑到价格的因素，九价比四价疫苗具有更高的成本效益，九价疫苗免疫两剂的费用比四价高 13 美元[263]。

一项经济学分析发现，为了使资源缺乏地区能负担得起且符合成本效益，每个女孩 HPV 疫苗免疫的价格控制在低于 10~25 美元[219]。没有引进宫颈癌筛查的国家需要考虑引进疫苗和宫颈癌筛查的成本效益，以及这些预防策略操作时面临的挑战。

将男性加入到只有女性的免疫计划中，其成本效益由女性疫苗的覆盖率和疫苗价格决定[253]。早期的成本效益分析只是关注了宫颈癌预防[252]。当将其他 HPV 相关癌症加入模型后，男性人群的免疫变得更为合理，特别是有些国家 HPV 相关的口咽癌（主要为男性发病）发病率在持续增高[252,264]。然而考虑到疫苗免疫的优先性，根据 HPV 感染的传播模型，在一个性别中实现高覆盖率的疫苗免疫，足以在女性和异性恋的男性中达到预防疾病的效果[265]。综合考虑宫颈癌在医学和经济学上的重要性，在女性开始性生活之前进行疫苗免疫是最好的选择。模型对 MSM 作为疫苗免疫目标人群也进行了分析，该人群肛门癌发病率很高，并且该人群不会从女性人群的免疫中获益。在美国对疫苗适用年龄段的 MSM 人群进行 HPV 疫苗免疫是符合成本效益的，即使考虑到免疫前的 HPV 暴露也是如此[266]。

美国

HPV 疫苗于 2006 年被引入美国女性人群，于 2011 年引入男性人群。通过公共或私立的基层医疗保健机构对 11~12 岁的人群进行疫苗接种。在美国 HPV 疫苗接种率低于其他青少年疫苗。在 13~17 岁女孩中，至少 1 剂 HPV 疫苗的接种率从 2007 年的 25% 增加到了 2015 年的 62.8%。该年龄段男孩中从 2011 年的 8.0% 提高到 2015 年的 49.8%。2015 年在女孩和男孩中的 3 剂接种率分别为 41.9% 和 28.1%。不同州之间的差异较大，2015 年在女孩中疫苗接种率从 47.7% 至 87.9% 不等[267]。疫苗提供者应该强烈推荐接种 HPV 疫苗，但内科医生的调查提示许多提供者直到青春期后期才强力推荐接种，而且许多未免疫女孩的家长并未收到疫苗提供者的推荐[268]。目前正通过多层面的干预提高临床医师和其他免疫利益相关者的认识，鼓励疫苗提供者进行强力推荐，避免错失提高 HPV 疫苗覆盖率的机会。

澳大利亚

澳大利亚于 2007 年开始了一项国家出资的基于学校的佳达修免疫计划，该免疫计划的目标人群是 12~13 岁的青少年。从 2007 年至 2009 年，在 12~17 岁的女孩和 26 岁之前的女性中，分别由学校和社区开展了一项补种项目。从 2009 年开始，持续的学校免疫计划对中学一年级的女孩进行常规疫苗接种（12~13 岁）；从 2013 年开始，该年龄段的男孩也被包含到该免疫计划中[269,270]。澳大利亚通过基于学校的免疫计划项目，使适龄人群中 73% 的女孩接受了 3 剂 HPV 疫苗免疫[226]。澳大利亚是首个报道 HPV 疫苗免疫项目正面效应的国家[271]。

加拿大

加拿大建议由公共基金项目支持，对 4~8 年级（9~13 岁）中至少一个年级的女孩进行疫苗免疫，不同省的免疫年龄和免疫计划的其他情况不尽相同[272]。2009 年，魁北克省采用了一种两剂免疫方式。在 9~10 岁时间隔 6 个月免疫 2 剂，并可在 5 年后选择免疫第 3 剂。魁北克省在四年级的女孩中改为两剂的佳达修免疫程序，而在年长女生组中仍保留三剂免疫程序。不列颠哥伦比亚省在六年级女孩（11~12 岁）中，于 2010 年将最初的标准三剂免疫程序变更为延长的三剂免疫程序,并于 2014 年变更为两剂免疫程序[273]。许多省份将男性也纳入 HPV 疫苗免疫项目中。

欧洲国家

截至 2015 年,大多数欧洲国家已引入 HPV 疫苗免疫,其中 16 个国家有特定的组织计划,可以系统地为免疫目标人群提供疫苗;11 个国家较少进行有组织的免疫[248]。目前建议的目标人群是女性青少年,并且对于年龄大的人群提供不同程度的补种[175]。有组织计划的 16 个国家中,46% 为基于学校的疫苗免疫系统,20% 为基于内科医生或健康中心的疫苗免疫系统,其他为混合的疫苗系统。目前没有基于学校的疫苗免疫系统的欧洲国家的疫苗覆盖率通常较低。英国于 2008 年将 HPV 疫苗纳入计划免疫,通过社会资助的学校免疫项目来实施,使用的是希瑞适。免疫目标人群是 12~13 岁女孩,同时配有一个 17 岁女性的补种项目。该项目执行一年后,80.1% 的 12~13 岁适宜接种疫苗的女孩完成了 3 剂免疫。英国于 2012 年将计划免疫的疫苗改为佳达修,并于 2014 年改为两剂程序[274]。在基于门诊疫苗免疫系统的国家中,丹麦是少数几个实现高疫苗覆盖率的国家之一,其在 12 岁女孩中三剂接种率高于 80%[275]。

中低收入国家

巴拿马和墨西哥是首批将 HPV 疫苗纳入国家计划免疫的中等收入国家[249]。截至 2014 年中期,已有 18 个中美和南美国家通过公共免疫项目提供 HPV 疫苗[276]。卢旺达是非洲第一个引入 HPV 疫苗免疫的国家[277]。疫苗是于 2011 年通过企业捐赠获得的。通过基于学校的疫苗免疫计划,6 年级女孩中三剂接种率高达 93%。不丹于 2010 年通过捐赠项目引入疫苗,同样采用基于学校的疫苗免疫计划[278],免疫项目首年目标人群接种率高达 99%。

全球疫苗和免疫联盟(Global Alliance for Vaccines and Immunizations, GAVI)于 2009 年建议优先考虑 HPV 疫苗,并于 2012 年向其成员国提供 HPV 疫苗[279]。成员国可以通过两种途径申请 HPV 疫苗:①如果有能力免疫至少 50% 的目标人群,可以通过国家引进的方式引入;②如果不能满足上述条件,可以通过示范项目引入[280]。在 GAVI 赞助 HPV 疫苗最初的两年,没有国家将其引入国家计划免疫。大多数拥有示范项目的国家通过基于学校的疫苗免疫计划来实施。该方式意味着失学的女孩很可能没有机会接种疫苗,这是未来亟待解决的问题[281]。

疫苗免疫对流行病学的影响

在疫苗引入几年之后,HPV 疫苗在人群水平上对 HPV 相关疾病和感染的影响就已显现[282,283]。特定型别 HPV 的流行[270,284-288]、生殖器疣[275,289]、宫颈病变[271,290-293]作为早期或中期的 HPV 相关指标被用来监测。疫苗对 HPV 相关癌症的影响需要更多年之后才能获得。在没有疫苗国家注册系统和早期 HPV 相关指标的国家,监测 HPV 疫苗免疫的影响是非常困难的。WHO 表示,监测 HPV 相关的疾病或者感染不是启动疫苗免疫的前提条件[294]。

澳大利亚是首先观测到四价疫苗引入影响的国家。一项生态学研究发现,疫苗引入两年内,去性病诊所的年轻女性中新发生殖器疣的病例急剧减少[289]。疫苗引入五年内,诊断为生殖器疣的小于 21 岁和 21~30 岁的女性分别减少了 93% 和 73%(图 30.12)[295]。在异性恋男性中也观察到了大幅的下降,提示群体免疫已发挥作用。在一些疫苗覆盖率较低的国家如美国和比利时,也在佳达修疫苗免疫的目标人群中观察到了生殖器疣发病率的下降[282,296,297]。

在疫苗(两价疫苗)覆盖率较高的英格兰和苏格兰,与疫苗免疫前的时代相比,疫苗免疫后,人群疫苗型别的 HPV 流行率出现了下降。在英格兰,疫苗免疫的 16~18 岁人群中 HPV16/18 的流行率从 19.1% 降低到了 6.5%,而非疫苗免疫的 22~24 岁人群中未观察到下降[286]。在 2009—2012 年参加宫颈癌筛查的 20~21 岁的苏格兰女性中,发现 HPV16/18 的流行率从 28.8% 降低到了 16.7%[284]。数据也提示疫苗对 31 型、33 型和 45 型有一定程度的交叉保护。在美国,来源于一项有代表性的全国性调查——美国国民健康与营养调查(National Health and Nutrition Examination Survey, NHANES)的数据显示,疫苗引入四年后,在 14~19 岁女性自助收集的宫颈-阴道样本中疫苗型别 HPV 的流行率下降了 56%,但在高年龄组中并未观测到下降[285]。

虽然许多有宫颈癌筛查和疫苗登记系统的国家已经发现癌前病变发生率降低了(图 30.13)[271,290,293],但是在美国监测癌前病变仍面临许多挑战,以州为单位的青少年疫苗免疫报告系统尚不完善,缺乏全国性的宫颈筛查登记制度,更重要的是宫颈癌筛查的方案一直在改变[298,299]。在过去的十几年中,宫颈癌筛查开始的推荐年龄提高到了 21 岁,基于 HPV 的筛查逐渐推广,筛查的间隔时间也已延长。无论如何,数据显示疫苗免疫女性人群中由 HPV16/18 导致的

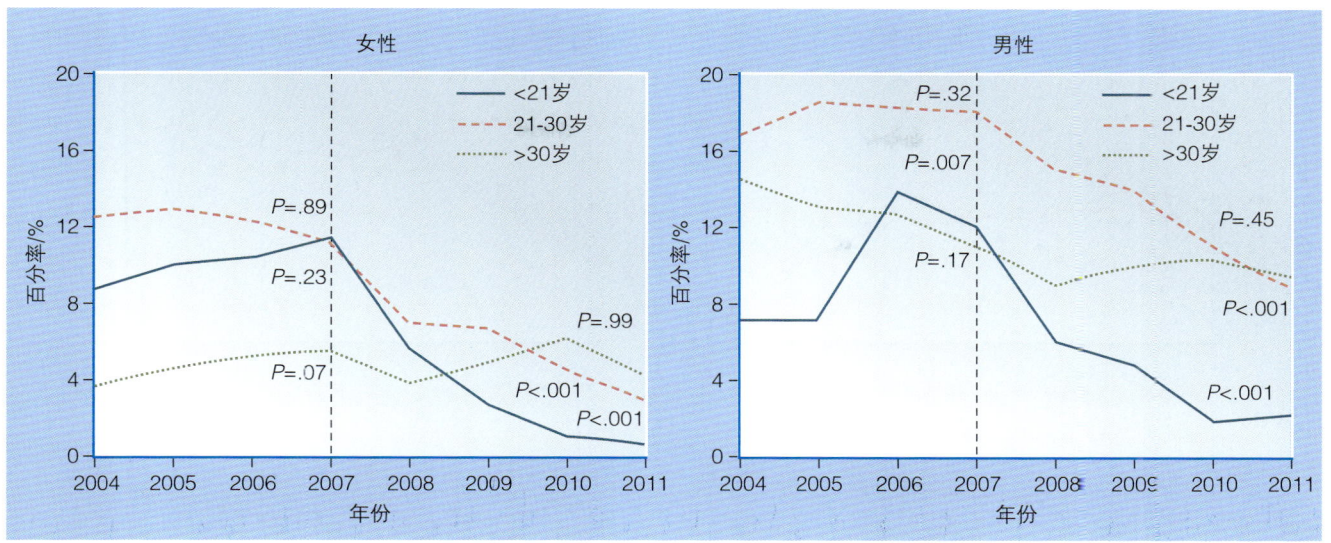

图 30.12　澳大利亚启动佳达修免疫计划后年轻人中生殖器疣治疗率下降。垂直虚线代表项目启动的年份[295]。

癌前病变的发生率已降低，提示疫苗免疫已对人群癌前病变发生率产生了影响，同时也提示在筛查策略不断变化的情况下，研究 HPV 疫苗免疫对发病趋势的生态学影响异常困难[300,301]。

针对感染流行率、生殖器疣和宫颈病变，开展了一系列的疫苗有效性的上市后评价[285,302-305]。在最年轻的疫苗免疫人群中观察到了最高的有效性。例如 Leval 及其同事发现，在瑞典 14 岁之前免疫的人群中，针对生殖器疣的有效性高达 93%，而 18~22 岁免疫的人群中只有 48%[303]。许多有效性研究发现，针对疫苗型别相关的非疫苗型别也具有一定保护作用（即交叉保护）[270,282,284]。其他项目研究了不同免疫剂次的有效性[306]。由于已存在感染的不均一性会对少于三剂的疫苗接种者产生影响，结论混杂的可能性也已出现[307,308]。

保护持久性的长期监测也很重要，由于疫苗免疫是针对青少年的，可能之后接触病毒，保护需要持续很多年。两家疫苗公司都在北欧国家进行长期随访，以确定保护的持久性[309,310]。而且进一步的上市后有效性研究将非常重要。

第二代预防性疫苗

除了佳达修 9，目前还开发了几种第二代预防性疫苗，处于不同的评价阶段[18,311]。它们针对现有疫苗的一些缺陷，包括型别限制性、相对较高的生产和使用成本、缺乏治疗功效。

为了生产成本较低的疫苗，厦门万泰生物技术公司应用其拥有专利的 L1 突变体，在大肠杆菌中生产了 HPV VLP，该 HPV16/18 两价疫苗的商品名为"馨可宁"，其 I 期和 II 期的安全性/免疫原性临床试验数据已于近期报道[312-314]。令人鼓舞的是，在 0、1、6 月免疫程序的最后一针免疫 1 个月后，能诱导出针对上述两个型别的高滴度中和抗体。该疫苗制剂被确定为含 40μg HPV16 和 20μg HPV18 VLP，使用氢氧化铝佐剂[314]。目前正在中国开展 III 期有效性临床试验（ClinicalTrials.gov NCT01735006）。许多企业也开展了在不同种类酵母中生产 VLP 的项目，与酿酒酵母相比，以期进一步提高产量，例如印度血清研究所的汉逊酵母，印度免疫制剂公司布坦坦研究所和中国上海泽润的毕赤酵母。然而上述研究中，只有上海泽润公布了其开展 I 期临床试验的信息（NCT01548118）。

目前唯一一个临床试验结果已发表的第二代疫苗是通过女性上呼吸道给药的、纯化的 VLP 疫苗[315]。在一项小规模的预试验中，有一半通过冷超声雾化器接受两次雾化吸入无佐剂、50μg 剂量的女性与两次通过肌内注射接受 50μg 组的女性相比，对 VLP 产生抗体的反应相似。所有接受 250μg 呼吸道给药的女性均反应良好。通过上呼吸道给药的 VLP 免疫原性良好，能在生殖道产生分泌型 IgA 并产生血清 IgG 抗体[200]。然而要将雾化吸入 HPV VLPs 作为一种替代接种途径，必须先改进处方或给药机制，但该方法的商业价值有限。

有许多新方法应用于第二代 L1 疫苗的临床前研究中并发表，但只有少数可能进入了临床评价阶段，

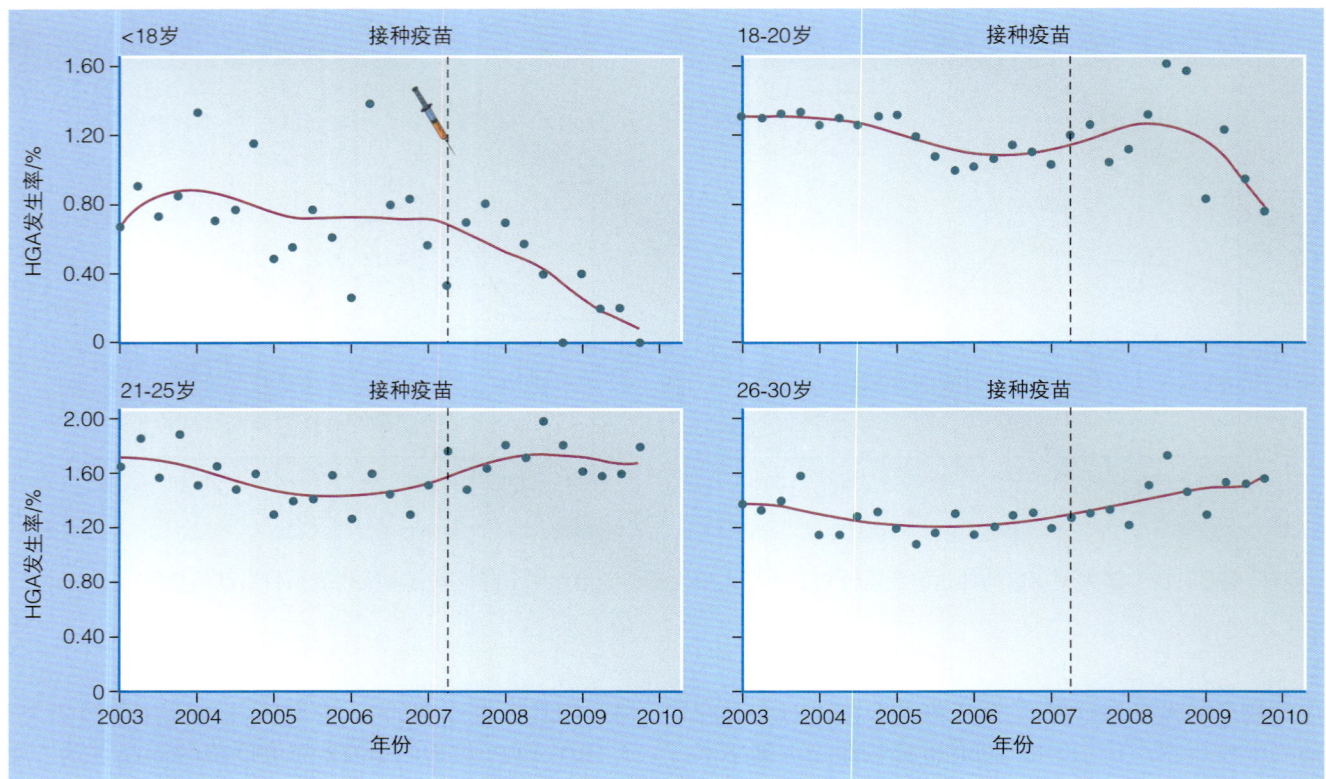

图30.13 澳大利亚启动佳达修免疫计划后2级及以上的宫颈上皮内瘤样病变的发生率下降。
注：HGA：高度宫颈异常。

资料来自 BROTHERTON JM,FRIDMAN M,MAY CL,et al. Early effect of the HPV vaccination programme on cervical abnormalities in Victoria,Australia:an ecological study. Lancet,2011,377(9783):2085-2092.

多采用学术界和企业界合作的方式来进行[316,317]。有两个候选疫苗试图将HPV预防加入到已投入使用的活疫苗中。Zydus Cadila公司创造了一种基于麻疹病毒疫苗株Moraten Berna的HPV L1重组疫苗。对表达人麻疹病毒受体的转基因小鼠免疫后,能产生针对该病毒株的相似水平的麻疹病毒抗体,并且产生的HPV 16中和抗体水平与注射纯化VLP时相当[318]。如果麻疹的预防作用不受影响,该重组疫苗可以在麻风腮预防项目中再加入对HPV的预防保护,前者已在很大范围内实施,特别是在资源缺乏地区,而且可能不需要额外增加费用。印度免疫制剂公司正在开发一种基于减毒伤寒沙门氏菌Ty21a株的HPV16 L1重组疫苗,在小鼠模型中表现出了很好的免疫原性[319]。该疫苗生产成本较低,并且可以经口服途径免疫。

在临床前研究中,虽然与VLP相比,L1五聚体亚单位诱导的中和抗体水平较低[320,321],但可以在大肠杆菌中生产,可以降低生产成本[322]。另一项研究中,将癌蛋白E7的一段多肽与L1融合表达,可以提高五聚体疫苗的治疗作用[323]。Bio Sidus公司有望在不久的将来进行这类L1-E7融合蛋白疫苗临床试验[316]。

基于次要衣壳蛋白L2的疫苗也在开发中。早期动物乳头瘤病毒研究表明,在兔和牛的型特异性病毒攻击中L2抗体可以发挥保护作用[324,325]。L2蛋白中含有隐藏的中和表位,只有当其从正常的VLP或病毒颗粒中分离出来之后,才能诱导有效的抗体反应[326]。与L1不同,L2的短肽也能诱导产生中和抗体[327]。针对有些L2表位的抗体对黏膜和皮肤不同型别的病毒有广谱的交叉保护作用[37]。在宫颈阴道组织中,只有当病毒结合至基底膜后引起构象变化,通过细胞弗林(Furin)蛋白酶切除L2 N末端的十几个氨基酸后,其中和表位才能暴露出来(图30.11)[46]。与许多其他病毒的隐藏中和表位不同,在病毒衣壳被细胞内吞之前,这类表位的暴露时间可达几个小时[46]。在兔子的皮肤、口腔模型及小鼠的皮肤、宫颈阴道模型中,L2疫苗都能交叉保护不同型别病毒的攻击,这说明广谱的交叉中和作用不止发生在体外评价中[193,328-330]。在小鼠的生殖道模型中,L2抗体允许病毒结合至基底膜,但阻止病毒衣壳向角化细胞的转运(图30.10)[193]。因此,体内L2中和抗体的作用与低水平的L1中和抗体类似。

在标准体外中和试验中，L2 诱导的型特异性中和抗体滴度通常会低于 L1 VLP 疫苗诱导的中和抗体滴度[326]。但是体外中和试验好像低估了 L2 疫苗的效力。L2 免疫的小鼠虽然通过体外中和试验在血清中检测不到中和抗体，但在宫颈阴道病毒攻击模型中能保护小鼠不被同型病毒感染。造成这种差异的原因可能是，在体内环境中早期附着因子——类肝素硫酸蛋白聚糖与内化受体在空间上是分开的[331]。前者在基底膜上，后者在角化细胞上。在体外试验中，两者都在细胞膜上，这样 L2 交叉保护中和表位的暴露时间缩短了，因为该表位是在衣壳结合 HSPG 之后而结合第二受体之前的中间状态时暴露给抗体的[332]。在这些 HPV 感染机制新发现的基础上，建立了一种模拟体内感染的体外中和试验方法，其检测 L2 免疫小鼠血清中 L2 特异性中和抗体的灵敏度提高了 100~10 000 倍[333]。

在大肠杆菌中可以生产包含 5~8 个型别 L2 相应肽段融合蛋白，这样的融合蛋白可以有效地诱导广谱中和抗体[334,335]。L2 疫苗有望通过廉价的单价疫苗来诱导针对黏膜和皮肤 HPV 感染的广谱保护作用。其他有趣的 L2 疫苗构建策略包括偶联至免疫原性蛋白（如硫氧还蛋白或鞭毛蛋白）[328,336]，或展示在病毒颗粒表面（如 2 型腺相关病毒或噬菌体）[337,338]。

在该领域的大多数专家中正在逐渐形成一种共识，基于前期疫苗有效性临床试验结果和对 HPV 感染机制的认识，第二代预防性 HPV 疫苗的上市审批不应该再依赖于对高级别异常增生的有效性保护数据[339]。对于变更免疫针剂数或免疫途径，或现有疫苗生物类似药的审批，基于体外中和试验的免疫原性非劣效数据就足够了。对于新型疫苗，建议将病毒学终点（对至少 6 个月持续感染的保护作用）作为主要临床终点。上市后监测可以进一步确认新疫苗的保护效果。推荐的主要临床终点的改变，可以减小上市主要临床试验的规模，并缩短临床试验周期，从而激励持续的和更快的疫苗研发。

治疗性疫苗

针对的疾病

HPV 诱导的增生性疾病是免疫干预治疗的理想靶标。这些疾病在肿瘤形成阶段持续地表达病毒癌基因 E6 和 E7，从感染初始阶段到恶性肿瘤阶段都是如此，并且不能通过蛋白表达减少或蛋白缺失来逃避免疫应答[42]。因为 E6 和 E7 非自身抗原，它们可能比细胞来源的肿瘤抗原更少受到免疫耐受机制的影响。

HPV 引起的增生病变在什么阶段应该成为治疗性疫苗的靶点还存在争议。最重要的公共卫生目标是预防 HPV 引起的肿瘤所致的死亡，这可通过成功地治疗肿瘤或在病变转为恶性前就去除癌前病变/感染而实现。从肿瘤的角度看，去除癌前病变可能属于肿瘤的免疫预防，但在这里却应该被认为是免疫治疗，因为该过程是去除之前存在的病毒感染。

针对癌症阶段开发有效免疫治疗方式可能是治疗 HPV 所致疾病中最困难的阶段。最初几个以 HPV 为靶点的免疫治疗在宫颈癌患者临床试验中显示出了安全性和免疫原性[340,341]。但并没有观察到临床疗效，疫苗接种引起的 T 细胞应答也不是总能检测到。直至最近，这些结果与其他实体瘤免疫治疗的疗效是类似的。然而，随着近期研究的深入，特别是肿瘤微环境免疫学、过继性 T 细胞疗法、联合免疫疗法（特别是免疫检查点抑制剂如 CTLA-4、PD-1 和 PD-L1 单抗），以及放化疗和免疫疗法的结合等方面，使其他实体瘤的治疗成功率大幅提高，特别是黑色素瘤[342-344]。由于 HPV 相关癌症中病毒癌抗原可以作为治疗靶点，在不久的将来，这些概念和实践上的进步很有可能转化为 HPV 相关肿瘤治疗上进步。有一个很有希望的实例，将体外扩增的 E6 和 E7 反应性体细胞输注到 9 名转移性宫颈癌患者体内，其中两名病人出现了完全应答[345]。

目前多数学术和商业上的兴趣转移到对 HPV 引起的癌前病变的治疗上。除了有更高的治疗成功率外，宫颈癌前病变的发生率也远比癌症发生率高，所以在商业上也更具吸引力。举列来说，美国每年约有 1 万例宫颈癌病例，约 30 万例高度异常增生病例，200 万例低度异常病变，1 000 万例亚临床感染[247]。虽然 80% 的宫颈癌发生在发展中国家[8,346]，但是除非是进行大规模的免疫接种推广，针对癌前病变的治疗性疫苗在发展中国家中可能很少有作用，因为那里的女性很少有机会接受筛查而发现癌前病变，进而得到治疗。

宫颈癌前病变的几个特点使其成为治疗性疫苗很好的靶点。第一，宫颈癌是从被研究得很清楚的前期病变经过多年演变而成的[20]，所以有较长的窗口期来进行癌变前的治疗。第二，前期病变可在常规的巴氏筛查中被检测到，因此为疫苗的临床试验和最终被批准的疫苗产品的应用提供了现成的候选人群。第三，宫颈异常增生已有有效的治疗方法，受种者即使不能通过疫苗接种清除感染，也不会被弃之不顾而任其发展为癌症。

最近,大多数治疗性HPV疫苗的临床试验以中度的宫颈疾病,即CIN2和CIN3为靶点。与低度病变相比,普遍认为CIN3是癌前病变,应进行治疗。然而,目前的手术疗法有很好的有效性(>90%)和接受度使其他的治疗方式很难介入[347]。对CIN2是进行治疗还是随访,决定起来也非常难,尤其对年轻女性[348]。因此如果能有一种非手术的替代方法非常有意义。很多临床试验都包括了CIN2和CIN3的患者,这种混合可能会使结果分析复杂化,因为终点指标包含了相当广的HPV疾病范围,从新近感染所致的组织分化程度降低到长期的原位癌变[63]。对新近发生的病变治疗效果可能更好。CIN2和CIN3会自发消退,这使得无对照临床试验的结果难以解释。

随着接受基于HPV DNA初筛检测的人越来越多,将会有更多没有临床症状的女性被诊断为高危型HPV持续感染[15],虽然这些女性罹患癌前病变和癌症的风险大幅提高,但目前还没有理想的治疗方式。一种针对高危型HPV持续感染的治疗性疫苗可能会有广阔的市场。

除了宫颈异常增生外,HPV诱导的外阴、阴道和肛门的增生病变为治疗性疫苗接种提供了相似的机遇[74]。这些病变不太常见,并且不能通过常规检测发现,在很多情况下更难用手术方法治疗。相当数量的口腔癌,尤其是扁桃体和口咽部癌,含有HPV DNA,特别是16型,也表达E6和E7[349]。然而,这些癌前病变没有被明确定义。因此目前对HPV引起的口腔病变的治疗仅限于癌症阶段。

生殖器疣是治疗性手段的理想靶点,因为这些疾病发病率和患病率高,并经传统治疗后易复发[350]。另外,在临床试验的长期随访中,与CIN 2/3患者不同,对生殖器疣患者无替代疗法,而前者接种疫苗6个月后无免疫应答者,将接受传统的切除手术以防止进一步发展为癌症。

动物模型

目前用来研究抗生殖器HPV感染的免疫治疗方法的动物模型数量较少且存在一些缺陷。HPV不能在动物中诱导产生增生性病变,而在动物模型中使用动物的乳头瘤病毒又不能引起肛门生殖器的增生性病变。大多数HPV治疗性疫苗的研究使用表达HPV癌基因的可移植肿瘤小鼠模型。对具有H-2D[b]背景的小鼠,给予皮下注射表达HPV16 E6和E7蛋白的TC-1细胞是最常用的模型[351]。另一个常用的类似模型,是在A2转基因小鼠中引起肿瘤的与人的HLA-A.2一起表达E6/E7多肽的鼠细胞株[352]。在这些模型中,抗肿瘤保护和诱导肿瘤消退的主要是由CD8 CTL细胞介导的。这些快速增长的皮肤肿瘤与临床上作为免疫治疗靶标的大多数缓慢生长的原位上皮肿瘤相比,有不同的生物学特性,并且目前尚不清楚CD8或其他细胞介导的应答是否为临床上肿瘤消退的主要原因[353]。另外,这些模型似乎不够严谨,许多治疗性疫苗接种策略在这些模型中证明是成功的,但临床试验结果却并不令人满意[354,355]。

一种评价HPV治疗性疫苗的原位小鼠模型更接近生理状态,该模型将TC-1来源的肿瘤细胞植入小鼠的阴道上皮内来模拟天然状态的肿瘤[356]。此外,在一个皮肤移植模型中,研究了针对原位表达HPV基因的病变所诱导的有效免疫反应,将由基底膜角化细胞特异启动子控制表达HPV16 E7的小鼠皮肤移植至同系的小鼠。在免疫功能健全的受体鼠或接受治疗性疫苗注射前的受体鼠体内不会立即发生移植物的排斥,而疫苗注射后会发生移植肿瘤的排斥。几种治疗方案在该模型中可以产生移植物的排斥,这样的排斥反应可以突破局部免疫抑制微环境,免疫抑制微环境对肿瘤形成至关重要(参见综述[357])。

针对疣病的治疗性疫苗的临床前研究主要是采用棉尾兔乳头瘤病毒(cottontail rabbit papillomavirus,CRPV)感染家兔,或犬口腔乳头瘤病毒(canine oral papillomavirus,COPV)感染犬。COPV模型比较好,因为涉及了黏膜感染。但是,在这个模型中研究免疫治疗很困难,因为感染的自愈速度很快[358,359]。相反,CRPV引起的表皮损伤一般是持续性的,而且大多数免疫治疗不能稳定地诱导已有CRPV疣的消退[360-362]。这些研究中得到的主要经验是E2是免疫治疗的最有效靶点,增加病毒靶蛋白数能提高肿瘤消退率。

临床试验

在临床中已经尝试了许多不同的策略来诱导T细胞应答和HPV引起的异常增生衰退,包括多肽、融合蛋白、裸DNA、病毒载体以及基于树突状细胞的方法(参见综述[354,355,357,363])。几个在CIN 2/3病人中进行的1期和2期临床试验的结果已经发表。通常在大多数疫苗接种者体内能检测到抗原特异性T细胞反应,但大多数研究缺乏安慰剂对照,或对照数量太少,不能严谨地评价疫苗的临床疗效。然而,近期有几项较大规模的安慰剂对照试验获得了令人鼓舞的结果。

Zycos 公司（后来的 MGI Pharma 公司，现在的 Eisai 公司）在 CIN 2/3 病人中进行了一项安慰剂对照研究，该研究所用的疫苗是将 HPV16 和 HPV18 的 E6 和 E7 抗原表位的 DNA 包装入可生物降解的多聚微球内。在该研究中观察到了明显的临床疗效，但只在 43 位 25 岁以下的年轻女性中观察到了疗效，其病变衰退率为 70%，而对照组衰退率为 23%[365]。

Transgene 公司开发了一种基于减毒的改良痘病毒安卡拉株（modified vaccinia Ankara, MVA）的病毒载体疫苗，该疫苗表达 HPV16 E6、E7 和白细胞介素 12。在临床试验中，21 位 HPV16 阳性 CIN2/3 病人接种 3 剂疫苗后，有 10 位观察到了疗效（48%），即 6 个月后 CIN2/3 消失[366]。HPV16 相关的 CIN2/3 的自然衰退率约为 20%，研究结束时，10 名有疗效的受试者中有 8 名 HPV16 DNA 检测为阴性。

Stressgen 公司（后来的 Nventa 公司，现在的 Akela 公司）采用一个分枝杆菌热激蛋白 65-HPV16 E7 融合蛋白进行了几项无对照的 1/2 期临床试验[367-369]。细菌的热休克多肽作为分子佐剂来激活树突状细胞以诱导固有性免疫应答，得到了一些疫苗有效性的数据。例如，对 58 名 CIN2/3 的病人接种 3 剂疫苗后 6 个月，13 人（22%）有完全的病理学反应（CIN1 或更好），32 人（55%）有部分反应（病变衰退 >50%），11 人（19%）病情稳定[368]。感染 HPV16 和感染其他型别病毒的女性受试者病变衰退率没有差异。

Medigene 公司发起了一项有安慰剂对照的临床试验，此试验中使用了一种 HPV16 VLP 嵌合体，有部分 E7 蛋白融合到 L1 上，因此形成了一个既有潜在的预防作用又有潜在治疗作用的疫苗。这种不含佐剂的疫苗经肌内注射到 CIN2/3 患者 6 个月后，在嵌合 VLP 组和安慰剂组的病变衰退率分别为 39% 和 25%，两者无显著性差异[370]。针对 E7 的 T 细胞反应只有中等水平，且与病变衰退没有相关性。

另一种不同的、基于 MVA 的疫苗也在研究中。它是将表达 1 型 BPV E2 的 MVA 直接注射到 CIN 患者的子宫中[371,372]。之前讨论的其他疫苗都是以 E6/E7 为基础、经肌内或皮下注射。而该疫苗原理上主要是通过 E2 介导 HPV E6/E7 表达的肿瘤细胞的凋亡（E2 抑制病毒癌基因转录），从而诱导针对 E6/E7 的免疫反应，同时 MVA 载体会在肿瘤部位诱导炎症反应环境。在一项入组了 1 176 名女性和 180 男性的单臂 3 期临床试验中，入组受试者均患有 HPV 感染引起的上皮内异常增生，在 14 周的观察期内经常看到临床缓解的受试者。在未经治疗的低度和高度异常增生的女性人群中，完全缓解率分别为 95% 和 73%；未经治疗的尿道和肛门尖锐湿疣男性中缓解率为 100%[373]。这些结果令人鼓舞，但 E2 在诱导免疫应答方面的作用仍不清楚，而且对 MVA 载体作用未进行评价。疫苗诱导的病变衰退主要是由于肿瘤抗原特异性应答还是抗原非依赖性应答，这一点尚不清楚。

高度 VIN 是一种慢性疾病，其自发衰退率较低，而且切除治疗后容易复发，是 HPV 免疫治疗的理想靶点。在一项研究的 19 位 VIN 3 的受试者中，用 HPV16 E6 和 E7 长肽（25~35 个氨基酸）和不完全弗氏佐剂免疫 3 或 4 剂随访 12 个月后，有 9 位（47%）受试者的 VIN3 完全消退[374]。虽然反应率远高于 VIN3 2% 的自然消退率，但该临床试验中没有设立对照组。有趣的是，完全的临床反应与病变变小程度有相关性，在这类病变中，可以检测到 E6/E7 特异的、γ 干扰素相关的系统性 CD4 和 CD8 T 细胞反应，以及 $CD25^+/Foxp3^+$ 调节性 T 细胞数量的减少[375]。

最近一项 VIN 2/3 病例的临床试验中，首先通过使用 8 周外用咪喹莫特（一种 TLR7 配体）激活局部的固有免疫反应，之后通过肌肉免疫 3 剂 HPV16 E6/E7/L2 融合蛋白疫苗（无佐剂）诱导系统性 HPV 免疫反应[376]。经过 12 个月的随访，19 位病人中的 12 位（63%）发生了完全消退。正如之前的研究结果，病变消退与抗原特异性 T 细胞反应呈正相关性，而与调节性 T 细胞水平呈负相关性。但是在这种组合疗法中疫苗起到了什么作用还不清楚，因为一项研究中在只用外用咪喹莫特的情况下，VIN2/3 消退率与联合应用疫苗时相似[377]。

有几项无对照的 1 期临床试验结果显示治疗性疫苗可能对肛门生殖器疣的缓解有帮助。然而在一项大规模安慰剂对照试验中，320 名患者感染了 HPV6 和 HPV11，HPV6 L2-E7 融合蛋白加上 GSK 的 AS02 佐剂（单磷酸酯 A 和 QS21 混合在油水乳液中）制备的治疗性疫苗并不能提高传统疗法的效力[378]。

为什么治疗性 HPV 疫苗的成功是有限的

迄今为止，治疗性 HPV 疫苗取得的成功有限的，这可能是由于以下几点原因：第一，除了重组的 E2 MVA 疫苗外，在临床试验中都产生并监测到了系统性免疫应答[379]，但是局部黏膜或上皮细胞介导的免疫应答对于清除 HPV 感染很可能更为重要[353]。有些证据表明，T 细胞产生的针对系统抗原暴露的免疫应答不能有效地到达黏膜相关的淋巴组织，特别是在没有局部炎症反应信号的情况下[380-382]。因此，在黏膜和上皮部位产生 T 细胞应答或更好地将这些免疫应答召集到感染部位,将是获得更有效的治疗性疫苗所需要的[382]。可以通过疫苗免疫后局部使用免疫应答调节剂(如 TLR 刺激剂或趋化因子),在局部诱导免疫反应或将系统性免疫反应召集至局部[383-384]。第二,HPV 持续性感染可能会由于使免疫系统长期地、低剂量地在非炎症上皮环境下接触抗原而诱导免疫耐受或主动免疫抑制[58]。正常上皮组织向 CIN 及最终癌症的转变,通常伴随有 γ 干扰素的降低,以及白细胞介素 10、Foxp3⁺T 细胞、IDO⁺ 细胞及巨噬细胞的升高,所有这些都提示免疫抑制微环境的产生[363]。病变部位的调节性 T 细胞数量与临床疗效的负相关性,说明了改变局部免疫微环境对疫苗有效性的重要性。第三,宫颈癌和高度增生病变在遗传上很不稳定,所以经常能逃避免疫诱导和识别。多数宫颈癌和许多 CIN 3 病变在主要组织相容性复合体 I 型分子的提呈上有缺陷,通常是因为下调了特异性 I 型分子的等位基因,或在 I 型分子提呈的多肽加工上有缺陷[385,386]。前面提到的 Zycos 的临床试验中,在年龄较大的女性中没有测到明显的临床反应,这可能是因为在大龄女性中感染的平均持续时间较长,所以对 E6/E7 的免疫耐受和(或)发生免疫逃避的可能性增加。

尽管到目前为止 HPV 治疗性疫苗的成功很有限,但还是有理由认为未来的疫苗开发前景比较乐观。关于诱导和抑制细胞免疫应答的分子机制及其所针对的组织特异性方面的认识越来越多,这将有助于未来疫苗的合理设计。另外,学术界和工业界对这些疫苗的兴趣在持续增加,更多的临床试验正在开展,也预示着未来疫苗的开发必定有重大突破,尤其在持续性感染和低度疾病的治疗方面。

(聂建辉 张磊 宋新)

本章相关参考资料可在"ExpertConsult.com"上查阅。

第 31 章 流感灭活疫苗

Joseph S. Bresee、Alicia M. Fry、Suryaprakash Sambhara 和 Nancy J. Cox

发展历史和重要性

疾病及疫苗的历史

在年度流行病及偶发全球大流行病中,流感是全球罹患率和死亡率的主要成因。五次全球流感大流行已有详尽描述,始于 1889 年,随后分别发生于 1918 年、1957 年、1968 年和 2009 年[1]。每一次的流感大流行都伴随着高罹患率和重大疾病影响。然而,此类疾病可能已存在上千年,最早可以追溯到 12 世纪的流感流行及 16 世纪的流感大流行[2-4]。直到 1933 年[5],甲型流感病毒的分离迅速使人们证实流感病毒是引起呼吸系统疾病流行和大流行的病原体。虽然人们发现流感疾病的严重程度和时间逐年变化,但将流感病毒确定为季节性流行(及过去大流行)的诱因使得研发和检测工作迅速开展,并最终在 20 世纪 30~40 年代开始使用流感疫苗[6-9]。

早期流感疫苗是为军事人员研发并接种的。1960 年,经历 1957—1958 年流感大流行之后,美国公共卫生署首次向高危易感的非军事人员提供季节性流感疫苗[10]。当初所遵守的流感疫苗接种计划的基本原则也被现代疫苗计划所采纳。首先,在很大程度上,以高危人群为目标的免疫战略成为全球流感疫苗接种计划和政策的标准范例。美国除了决定扩大流感疫苗政策,推荐所有 6 月龄以上人群进行年度接种(即"普遍接种")之外[11],国家流感计划同样根据年龄、潜在疾病或妊娠状况[12,13]的严重性或复杂程度关注高危易感人群的接种。其次,直到 2003 年减毒活疫苗首次获得批准[14],流感疫苗的生产一直是通过将病毒接种于鸡胚后进行灭活、纯化得到的,给药途径为肌内注射。虽然流感的免疫方式已经扩大到包含其他的给药途径(例如,减毒活疫苗黏膜给药、皮内注射)和种类(例如,重配蛋白疫苗)[15],但世界范围内大多数人群仍在接种流感灭活疫苗[16]。第三,由于流感病毒的基因和抗原不断变化,流感疫苗需随着同期的流型毒株更新,每年疫苗计划必须针对接种者,确保其免受流型毒株的感染。疫苗的研发、生产以及免疫活动的年度需求使得流感疫苗具有独特性和挑战性。

此类疾病的重要性

每年在全世界各年龄段人群中,季节性流感流行都与重大疾病负担密切相关。尽管罹患率随年份显著变化,但是每年预计有 5%~15% 的人群感染流感[17]。大多数感染会引起自限性疾病,不需就诊;但是,特别针对具有潜在疾病人群、幼儿和老年人,严重的并发症可能会导致住院治疗和死亡[18-23]。例如在美国,流感每年预计与数千至数万人口的死亡相关,[24,25]并导致数十万例住院治疗[22,26,27]。因此,流感相关疾病是造成失业、误学、医院及地区医疗保健系统不堪重负、卫生系统和家庭承受巨大经济负担的重要原因[28-31]。同流感一样会对全球人口健康和经济持续而广泛地造成不利影响的其他种类传染病少之又少。

由于流感在全球疾病负担中占有重要比例,长期以来,接种季节性流感疫苗被推崇为预防流感的最佳方法。然而,甲型与乙型流感病毒的两种表面抗原——血凝素(HA)和神经氨酸酶(NA),其持续发生抗原变异的能力使得疫苗的接种复杂化。此类抗原变异称为抗原漂移,是编码 H 和 N 蛋白质的 RNA 基因位点突变累积的结果,并导致出现新的变异株(图 31.1)[32]。由于人群中针对旧变异株的抗体普及率升高,抑制了其流行,使得新抗原变异株成为优势株。当人群中针对新变异株的抗体普及率升高,又会出现另一种抗原变异,循环往复。这种持续性抗原漂移过程导致易感宿主的不断更新及流行的重复发生。抗原漂移的发生需要稳健的全球监测系统,以期监测新毒株的出现,仔细审核所得数据有助于每半年的流感疫苗配方更新[33-39]。

最后,流感的重要性还体现在其引起全球大流行的能力。"抗原转换"会导致流感大流行,即当一类具有 H 或 H-N 组合结构的甲型流感病毒从未感染或最近未感染人群,获得了感染、引起疾病和快速传播的能力(图 31.1)[32]。在这种情况下,针对新亚型的群体免疫极低,会加快个体间传播,并增加感染者患病的严重性。因此,与季节性流感相比,大流行通常伴随着更高的罹患率和死亡率[40]。20世纪共暴发了四次大流行:1918年(新H1N1出现)、1957年(H2N2)、1968年(H3N2)和2009年(H1N1)。

流感大流行,就像1918年的"西班牙流感",造成了巨大的灾难[41,42]。然而,2009年(H1N1)流感大流行期间证明,只要病毒变异株的H亚型与当前流行株具有相当的抗原性差异,则足够引起流感大流行;因此,一旦存在大量无免疫力人群,即使不出现新的流感病毒亚型,也有可能造成流感大流行(图31.2)[43]。

通常大流行流感病毒均为甲型,因为在动物种群中,特别是人类缺乏免疫的禽类和猪群中,存在着大量流感病毒。动物流感病毒的持续传播和进化不

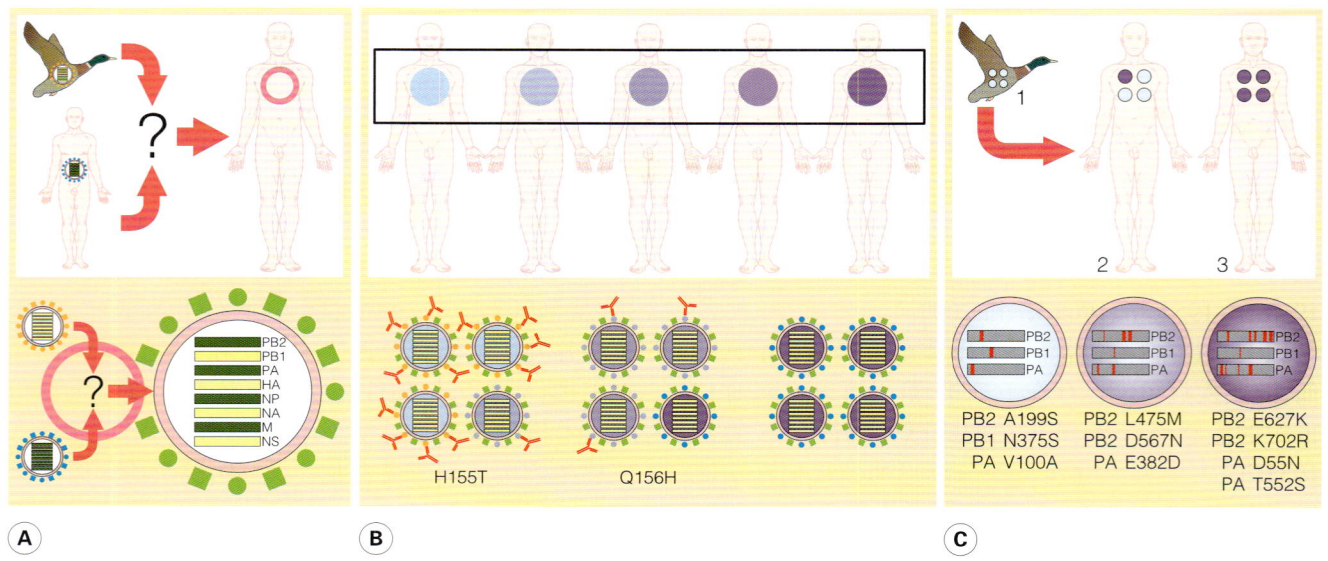

图31.1 甲型流感病毒变异机制。

A. 抗原转变,为1957年大流行时发生的人H1N1病毒与禽H2N2病毒的重配;**B.** 抗原漂移,人群中流行的流感病毒在血凝(HA)抑制抗体的选择压力下发生突变的过程;**C.** 实验显示这种改变与哺乳动物对流感病毒的适应性有关,或者会对病毒与受体结合或毒力产生影响。

资料来源:DOHERTY PC, TURNER SJ, WEBBY RG, et al. Influenzaand the challenge for immunology. Nat Immunol, 2006, 7: 449-455.

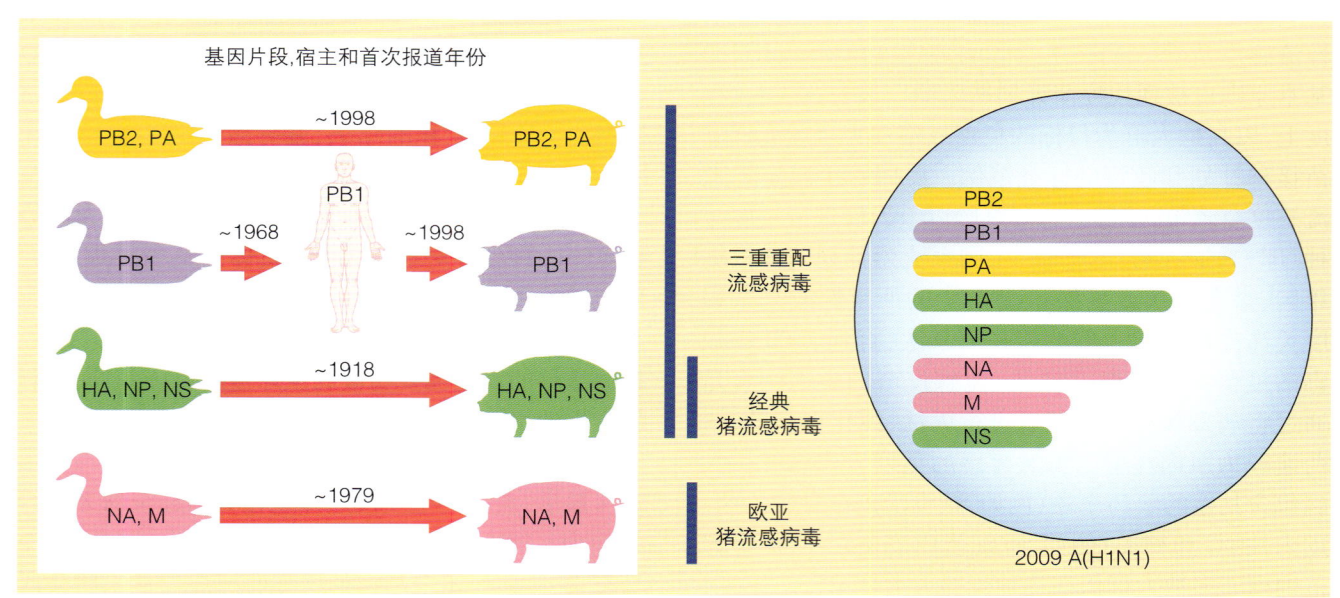

图31.2 2009年甲型(H1N1)流感病毒基因片段的宿主及病毒谱来源。
圆圈内带不同颜色的基因片段分别表示该病毒近年来的不同宿主来源。

注:HA:血凝素;M:基质;NA:神经氨酸酶;NS:无结构;PA:酸性聚合酶;PB1:碱性聚合酶1;PB2:碱性聚合酶2。

断地威胁到人类,即病毒中的一种可能会引起大流行[44]。1997年,高致病性甲型禽流感病毒(H5N1)在亚洲迅速传播,并具有引起大流行的能力[25,26],导致全球和各国为应对流感大流行而加强固防[45]。尽管乙型流感病毒不会构成大流行威胁,但此类病毒之间也会发生持续性抗原"漂移",从而导致大量的流行间期疾病负担[46]。自1997年以来,各方在扩大新兴病毒全球监测、制定更稳健的大流行应急预案、前瞻性大流行疫苗和抗病毒药物的研发和储备、建立更和谐的国际伙伴关系方面,投入惊人[37,39,47-50]。在2009年的应急过程中,这些努力得到了回报,但人们同时认识到,需要继续努力才能更有效地应对未来的大流行。

虽然流感灭活疫苗的质量、可及性和使用频率大幅增加,但大多数国家未充分接种流感疫苗,因此流感仍然是一种难以控制的传染病。

背景

临床表现

流感通常表现为呼吸系统症状,如咳嗽和咽痛,伴随全身症状,如发热、头痛、肌痛、寒战、乏力和食欲缺乏[19,23,37,38,51-54]。较轻的流感病例,症状突然发作,并普遍持续约7天,可使用非特异性疗法。在流感流行期,无论成人还是儿童,通常咳嗽和发热是患流感的基本特征[54-57]。发热一般在38~40℃范围,但可能会更高,持续时间3~5天[52]。咳嗽但无痰,常见流涕。胸骨后侧触痛,畏光发生的频率较低。胃肠道症状,如呕吐、腹泻和腹痛,并不常见,但很可能发生在儿童身上。乙型流感病毒感染有偶发皮疹[58]。新生儿可能仅出现不明原因的发热或败血症样综合征,无明显的呼吸系统症状。因为儿童一般伴随高热,所以流感在此年龄段可触发高热惊厥[19]。老年人可能无发热症状,但表现出包括食欲缺乏、乏力或晕厥[59,60]。症状通常在一周内好转,但咳嗽和不适可能将持续2周或更长时间。少数患者的疲劳感可能会持续数月[61]。

约30%以上的流感感染无症状[62-67],但是用于确认流感感染的方法和研究设计不同,这个估值会有很大差异[68]。无症状的感染者可以传播流感病毒并感染其他人[69]。

流感并发症

虽然所有流感都可能导致严重症状及并发症,但与健康成年人相比,存在潜在疾病的人群[18]、儿童和老年人罹患流感并发症的风险更高[22,24,70-76]。此外,妊娠女性,特别是存在潜在疾病孕妇[77],与季节性流感疾病相关的住院率更高[77,78]。尽管没有观察到妊娠女性因季节性流感导致死亡率增加的现象,但是在大流行期间,记录到此类人群罹患并发症的概率和死亡风险增加[79-82]。在2009年大流行期间,妊娠女性的数量占需要住院治疗及死亡患者总数的6%~10%[80,81,83,84]。在此期间,发现了其他严重疾病的风险因素,包括病态肥胖[85-87]、原住民或种族差异(例如,美国印第安人、阿拉斯加原住民、原著印第安人、澳大利亚原住民)[88-90]。尽管对并发症的风险因素了解甚多,但每个流感季还是会有人因未知的风险因素患上严重的并发症和导致死亡[72,91-93]。

流感最常见的严重并发症包括潜在慢性肺炎和心肺疾病的恶化[22,73]。据报告,流感增加了慢性阻塞性肺炎[59,94]、哮喘[76,92,95-97]及充血性心力衰竭[98,99]患者住院治疗和门诊就诊的数量。此外,在流感期间,患有其他慢性病人群的并发症比率较高。可能由于现存的呼吸系统分泌物处理困难或肺炎,有潜在神经系统疾病的儿童其住院治疗及死亡的风险将增加[100]。已发现流感会导致糖尿病[98-101]、肾病[98,99]和血红蛋白病的恶化[100,102]。有免疫缺陷疾病的患者,包括癌症、造血器官和其他器官移植者以及艾滋病患者,患流感引发的严重或长期疾病的风险更高,排毒期更长[99,100,103-108]。

除了导致潜在呼吸系统疾病恶化外,流感还可引发下呼吸道疾病,如原发性病毒性肺炎或继发性细菌性肺炎。在发达国家及发展中国家开展的为期至少一年的研究表明,约10%的下呼吸道感染住院治疗与流感相关,这个比例在流感季则更高[19,27,31,109-111]。原发性病毒性肺炎的范围可从轻度的放射科确诊的肺部感染到重度的呼吸衰竭[52]。任何流感都可引起原发性病毒性肺炎及局限性肺炎,但在大流行期间更为普遍,例如2009年,出现多例惊厥及呼吸衰竭[30,96,112-115]。感染新型甲型流感病毒也可导致原发性病毒性肺炎,如甲型禽流感病毒(H5N1)[26]。流感也可因继发性细菌感染而导致肺炎,最常见的是感染肺炎链球菌及金黄色葡萄球菌。20%~40%的儿童流感死亡病例[76,113,114,116-120]为细菌感染[17,118]。

儿童中最常见的流感呼吸系统并发症包括中耳炎、喉气管支气管炎,而成人则是支气管炎。流感引发影响所有其他系统的非呼吸系统并发症的情况较为少见[23,121]。神经系统并发症包括儿童的高热惊厥、脑炎/脑病变、无菌性脑膜炎、横断性脊髓炎和吉兰-巴雷综合征[122,123]。使用水杨酸治疗时在儿童中首次发现与流感相关的瑞氏综合征,这是一种伴有肝炎的脑病变[124-127],在20世纪80年代美国发布警告并推荐使用阿司匹林治疗后其罹患率急剧降低[125,126,127a]。在儿童中,心肌炎和心包炎也与流感相关,尤其是乙型流感病毒感染。出现过横纹肌溶解性肌炎和肌红蛋白尿肌炎病例,但并不常见[128,129]。新生儿流感可表现为脓毒症样综合征,出现血液异常现象,包括淋巴细胞减少及弥散性血管内凝血[23]。

病毒学

分类和命名

正黏病毒科分为流感病毒属和索格托样病毒属[125]。根据流感病毒两种主要结构,核蛋白(NP)和基质蛋白(M)抗原性的不同,进一步将流感病毒分为甲(A)、乙(B)、丙(C)3型。根据甲型流感病毒主要膜糖蛋白 HA 和 NA 的性质,将其再划分为不同亚型(图31.1)[125]。目前已知 HA 有18种亚型,NA 有11种亚型[130]。人类流感病毒的命名包括分离类型、分离地点、分离年份、实验室编号,以及 HA 和 NA 的亚型(例如 A/Panama/2007/99 [H3N2])。动物流感病毒命名还需包括分离动物的类型(例如,A/chicken/Hong Kong/ 220/1997 [H5N1])[125]。

自然宿主

甲型流感病毒自然感染人类。目前在人群中传播的有 H1N1、H3N2 和(很少)H1N2 亚型,而 H2N2 亚型曾在20世纪中叶流行。然而,已经从野生水禽中分离出18种甲型流感病毒 HA 亚型中的16种及11种 NA 亚型中的9种,是大流行流感病毒新基因的温床和来源。甲型流感病毒也会感染家禽、猪、马、狗,偶尔还会感染海洋哺乳动物[125]。甲型流感病毒可发生种间传播,并导致严重疾病,例如甲型流感病毒(H5N1)可以从家禽传染给人类[131-134]。2009年,新型甲型流感病毒(H1N1)是造成全球流感大流行的罪魁祸首。这种病毒具有独特组合的基因片段,基因来源包括猪、禽类和人类,最早在北美和欧洲的猪群中发现(图31.2)[43]。据报道,2009年在 H1N1 流感病毒在人群中先于在猪群中暴发,感染了2009 H1N1 病毒的人类可以感染猪[135]。高致病性甲型流感病毒(H5N1)也会导致许多以前不知道可被感染的动物患病和死亡,例如猫[136]。最近,在蝙蝠中分离了两种新亚型(H17N10 和 H18N11);以上两种均未从野生水禽中分离过[137-139]。虽然有海豹感染乙型流感病毒的记载[140],但人类是乙型流感病毒的主要宿主。丙型流感病毒只能感染人类和猪,出现散发病例或引起局部轻微的上呼吸道感染。

病毒结构

流感病毒外覆包膜,基因组为负链 RNA 片段(图31.3)[125]。病毒的 RNA 片段有利于同型流感病毒(见下文)之间的基因交换(即基因重配)。基因组 RNA 与核蛋白及三种病毒聚合酶蛋白(PB1、PB2和 PA)结合形成螺旋结构的核衣壳,核衣壳外是基质蛋白和来源于宿主细胞膜的包膜。病毒颗粒呈80~120nm 的多形性球状,表面有由 HA 和 NA 蛋白形成的10~14nm 长的棘状突起。HA 是引起宿主产生保护性抗体应答的主要抗原,在感染早期负责将病毒吸附于细胞表面带有唾液酸受体的低聚糖上(图31.4)。禽流感病毒的 HA 优先通过 $\alpha_{2,3}$ 连接键与半乳糖上的 $(\alpha_{2,3}Gal)$ 唾液酸(SA)残基结合,人类病毒主要与 $\alpha_{2,6}Gal$ 结合;然而,猪病毒可与 $\alpha_{2,3}Gal$ 和 $\alpha_{2,6}Gal$ 结合,为禽流感病毒和人流感病毒的混合提供了

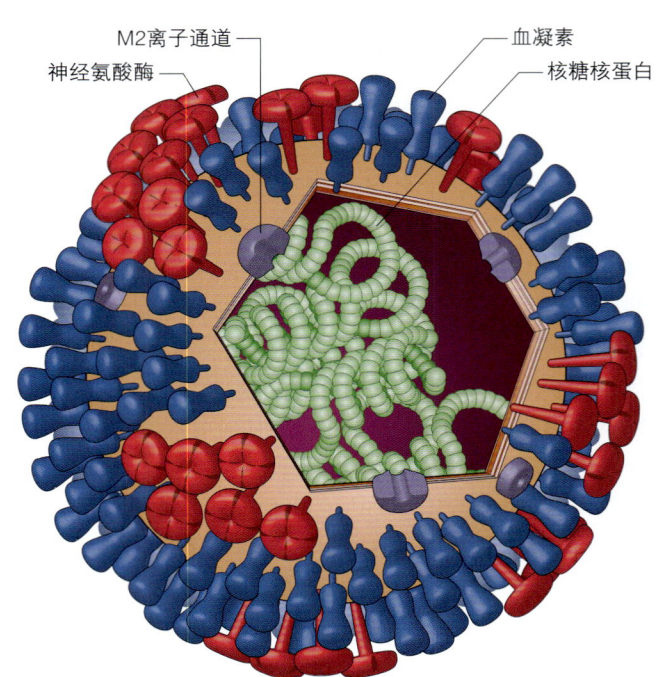

图31.3 描述甲型流感病毒结构中某些关键组分示意图。血凝素(HA)和神经氨酸酶(NA)是两个最主要的引发宿主免疫反应的病毒表面糖蛋白。流感病毒暴露(自然感染或疫苗接种)后产生的保护性抗体主要是针对 HA 蛋白。NA 抑制剂(奥司他韦和扎那米韦)能阻断神经氨酸酶功能,从而治疗或预防流感病毒感染。M2 离子通道能控制外部物质进入病毒核心。金刚烷类药物(金刚烷胺和金刚乙胺)虽然能抑制 M2 离子通道功能,但由于目前流行的甲型流感病毒对其具有较高耐药性,因此不推荐常规使用。核糖核蛋白(RNP)由病毒遗传物质与核蛋白组成。

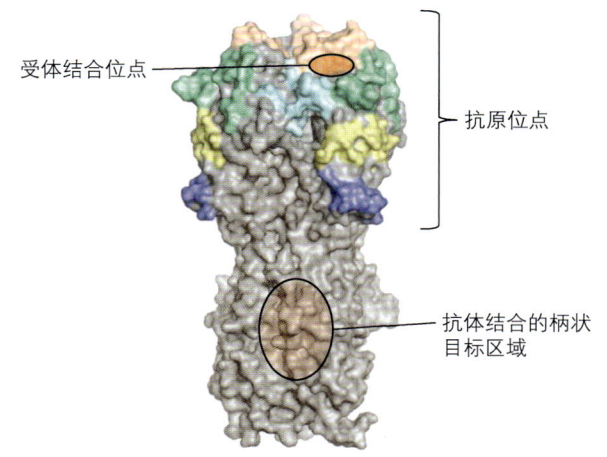

图31.4 甲型流感病毒（H3N2）血凝素可变头部区域和更深层柄状区域的受体结合位点示意图。

分子基础，从而促进了新流感病毒的产生[141]。此外，在禽类、人类和猪呼吸道中，SA 残基的分布各不相同。然而 SA $\alpha_{2,6}$Gal 主要存在于人类气管中，而 $\alpha_{2,3}$Gal 则在细支气管及肺泡之间的无纤毛立方细胞和肺泡细胞中表达，这是人类偶尔感染禽流感病毒的原因。再则，SA $\alpha_{2,3}$Gal 在人类下呼吸道中的分布限制了禽流感病毒通过气溶胶的人间传播[142]。此外，禽类 HA 的裂解点存在多种碱性氨基酸，通过弗林内蛋白酶裂解后对易感物种具有致病性[143]。由于弗林蛋白酶在各组织和器官中分布广泛，因此含有多种碱性氨基酸的禽流感病毒能够感染不同细胞，导致严重疾病。HA 是一种由球状头部（HA1）和与膜相连的 α 螺旋链柄（HA2）组成的同源三聚体跨膜蛋白。RNA 聚合酶的易错配特性与免疫选择压力相结合，导致球形头部的超突变。HA 的系统差异导致流感病毒分为 1 组或 2 组。H1、H2、H5、H6、H8、H9、H11、H12、H13、H16、H17 及 H18 HAs 属于第 1 组，H3、H4、H7、H10、H14 及 H15 Has 属于第 2 组[144]。显性免疫反应包括针对头部（HA1）的病毒特异性抗体，以及针对高度保守的柄状结构（HA2）的中和抗体（见此后"通用疫苗"）。广泛中和抗体能中和 1 组或 2 组中的多种流感病毒[145]。病毒表面的 NA 含量较少，帮助成熟病毒从被感染细胞中释放。它是一种具有蘑菇头的同源四聚体蛋白，通过短柄与膜相连。与 HA 相似，九种流感病毒 NA 型分为两组。第 1 组包括 N1、N4、N5 和 N8，第 2 组包括 N2、N3、N6、N7 和 N9[146]。N10 和 N11 与其他 NA 有基因差异。抗 NA 抗体可以限制病毒传播，降低流感感染的严重程度。根据定义，不同亚型的 HA 和 NA 有血清学差异[125]。来自不同物种的同一流感病毒亚型 HA 或 NA 可能存在血清交叉反应，还不清楚这种交叉反应所提供的交叉保护。在 2009 年 H1N1 流感大流行期间，大多数研究表明，以前接种过疫苗或感染过季节性甲型流感病毒（H1N1）的人群对新型 H1N1 病毒引发严重疾病没有明显的保护力；加拿大的某些研究显示，接种季节性流感疫苗还可能会增加新型 H1N1 病毒症状感染的风险[147-152]。

甲型流感病毒包膜包含基质蛋白（M1）和跨膜蛋白（M2）。M1 蛋白位于包膜内，能增加脂质双分子层的刚性，而 M2 蛋白则作为 pH 激活的离子通道[125]。非结构基因可编码两种蛋白质：一种是多功能 NS1 蛋白，仅存在于被病毒感染的细胞中的；另一种是 NEP 蛋白，也称作 NS2，是一种微小病毒成分，与含病毒 RNA 核衣壳的核外转运有关[125]。

与预防有关的发病机制

季节性流感病毒的感染和复制主要发生在呼吸道柱状上皮细胞[153,154]，但病毒可以在整个呼吸道内复制。感染后，上皮细胞空泡化，纤毛脱落并坏死。细胞再生需要 3~4 周，在此期间，肺部异常可能持续存在。呼吸道外很少分离到流感病毒，即使感染可导致涉及其他几个系统的病状，并且感染与体质显著相关。季节性流感病毒感染[155-159]很少引起病毒血症，但在人类感染甲型禽流感病毒（H5N1）时发生频率较高[160]。

因此，流感病毒可通过感染者含有病毒的呼吸道分泌物传播。最可能的传播方式是通过感染者咳嗽或打喷嚏时产生的大小飞沫。较大飞沫与气溶胶传播的关系尚未明确，但是大小飞沫中均含有流感病毒，现有数据表明极细飞沫气溶胶是重要的传播方式[161,162]。与感染者的呼吸道分泌物直接接触也可患病，包括污染物[163]。没有证据表明病毒可经血液或性传播。

流感的潜伏期范围为 1~4 天，一般为 2 天[164]。症状出现前 1 天及成人患病后 3~5 天内均可在上呼吸道检测到病毒。发病后 1~3 天是病毒脱落的高峰期[165-167]，此时传染性也最强。儿童病毒脱落可能会持续 2 周，并且上呼吸道的病毒滴度更高[168]，这是流感在学校广泛传播的一个因素。具有严重免疫缺陷的人排毒期可长达数月[169-171]。

流感病毒的传播率或生殖数（Ro）为 1.5~2，并且系列间隔（病例患者症状发作与被感染的接触者症状发作之间的间隔）通常约为 2~3 天[172-176]。然而，由于流感典型的潜伏期短，流感可呈爆炸式暴发，特别是在高度易感人群中，甚至出现大流行[172,177-179]。

诊断

其他病原体感染,包括呼吸道合胞体病毒(RSV)、腺病毒、副流感病毒、鼻病毒、许多其他呼吸道病毒、肺炎支原体、肺炎衣原体和嗜肺军团菌均可导致流感样疾病。在冬春季社区或单位中出现广泛而持续并伴有发热的呼吸系统疾病乃是流感暴发的特征,尽管呼吸道合胞病毒的流行方式也相似。在大多数情况下,单独通过临床和常规实验室检查很难可靠地确诊流感个例,可以适当使用流感诊断方法。诊断包括病毒分离(培养)和鉴定、临床样本中病毒直接检测、快速现场检测、分子生物学方法和血清学检测。

虽然经细胞培养或鸡胚分离流感病毒后进行血凝抑制(HI)检测鉴别一直是流感病毒诊断的"金标准",但逐步已被逆转录聚合酶链式反应(RT-PCR)所取代。病毒分离法对于识别用于流感疫苗用毒株仍然至关重要。病毒培养的敏感度依赖于临床样本采集的时机和质量[180]。通常得到病毒分析结果至少需要3天,如果采用快速培养检测方法则需要18~24小时[181]。卫生部门实验室和有些医院实验室能区分病毒的型和亚型,而抗原性则一般由专业实验室进行分析。

有多种敏感且特异性方法,如放射免疫试验、免疫荧光以及酶联免疫试验,能直接检测临床样本中的病毒抗原。虽然可在数小时内得出结果,但灵敏度均低于标准的病毒分离法,并且都需要专业的实验设备和试剂[180]。

目前很多商业化"护理点"可以进行流感的快速诊断检测。使用免疫分析法,检测流感病毒蛋白或检测样本中病毒 NA 的活性。有些只能测试不能区分甲型流感和乙型流感病毒,另一些只能检测甲型流感病毒,或者可以检测及区分甲型流感和乙型流感病毒。一般来说,这些诊断试剂有利于快速确定流感是否在特定人群中暴发以及统计流行状况。检测的灵敏度一般为20%~100%,特异性为52%~100%,生产商报告中给出的灵敏度估值高于此范围[182-184]。2009 年 H1N1 大流行期间,护理点检测的敏感度为11%~70%,阴性检测结果所提供的信息不足以帮助判断是进行治疗或是感染控制[185-187]。快速诊断试剂对禽流感病毒检测同样不敏感[188]。强烈建议收集额外的临床样本用于病毒分离或 RT-PCR 检测,以确认流感感染快速抗原检测的结果。然而,对于疑似感染了 H5N1 禽流感的患者,应至少隔离在生物安全3级加强的实验室中。诊断 H5N1 感染的首选方法是在生物安全2级条件下进行 H5N1 特异性 RT-PCR 检测。在美国,所有州立公卫实验室、一些地方公卫实验室以及疾病控制和预防中心(CDC)都能够进行流感 H5N1 RT-PCR 检测,是推荐的初步诊断地点[189]。

目前分子生物学方法普遍应用于流感病毒感染的诊断,并取代病毒培养法成为检测的"金标准"。该方法采用逆转录聚合酶链式反应(RT-PCR),比病毒培养法更快速、更灵敏。[180]目前出现一种新的流感病毒型和亚型检测的分子方法,即使用含有核酸探针的 DNA 微阵列[190,191]。

对于是否发生流感病毒感染也可以通过测定急性期和恢复期血清样本中特异性抗体增加水平确定[192]。测定血清中流感病毒特异性抗体技术包括 HI 试验、病毒中和抗体试验、酶联免疫试验和补体结合试验。一般来说,这些测试多数用于研究,因为可能会低估近来接种疫苗的个体的感染率[193]。

抗病毒药物

在美国已有两类处方药,金刚烷和 NA 抑制剂,已批准用于流感病毒感染。金刚烷衍生物,盐酸金刚烷胺和氢氯金刚烷胺通过阻断甲型流感病毒 M2 蛋白形成的质子通道来抑制病毒复制。在复制的早晚期,通道活性对于病毒脱壳至关重要[194]。M2 蛋白的五个残基(26、27、30、31、34)中的任意一个发生突变会产生对所有金刚烷衍生物的耐药性[195,196]。这种现象广泛存在,目前人类甲型流感病毒 H3N2、H1N1 以及动物流感病毒均出现了高度耐药性,严重限制了此类药物在流感治疗或预防中的使用[197-200]。

NA 抑制剂,扎那米韦、奥司他韦、帕拉米韦及拉尼米韦均可对抗甲型流感病毒及乙型流感病毒的NA。阻断 NA 的活性位点使病毒聚集在宿主细胞表面,从而减少病毒的释放[201-204]。NA 活性位点或邻近位点的置换降低了药物结合的亲和力会产生耐药性[205,206]。单一位点置换会对多种 NA 抑制剂产生交叉耐药性,通常耐受程度不同[206-208]。此外,据报道,多位点突变也会对多种 NA 抑制剂产生耐药性[209-212]。2008 年,季节性甲型流感病毒(H1N1)因 NA 突变而对奥司他韦及帕拉米韦产生耐药性,造成了广泛传播和难以预料的流行;但仍对扎那米韦敏感[213-215]。2009 年,含有 H275Y 的甲型流感病毒(H1N1)被含有 pdm09 的甲型流感(H1N1)病毒取代,此病毒对所有抑制剂敏感。目前,在人类或动物之间流行的流感病毒中很难发现具有 NA 抑制剂耐药性型别[211,212]。虽然不常见,但在用药期间或用药后也可能出现耐药性[209,210,212,216,217]。

流行病学

季节性

流感在世界大部分地区呈现季节性高发。流感通常出现在北半球温带国家的秋冬末期（10月至次年4月）以及南半球热带国家的5~9月[218]。尽管在热带气候中，全年都会出现流感传播，但是许多国家每年也会观测到一两个高峰期[219-225]。国土面积较大国家，内部可以观察到流感发生的季节性差异[220,226]。尽管疫苗术语使用"南半球"和"北半球"，随着来自亚热带和热带国家的数据积累，很明显地，流感的季节性高峰不会整齐地分为两种模式：北部和南部[218]。数据显示中美洲[12,218]和东南亚国家出现夏季流感高峰[223]，导致更改疫苗建议而使用南半球配方，尽管这些国家地处在北半球。

一年中任何时间，包括夏季，都可能出现散发病例和机构性疫情。频繁出现于一年中非流感季的大规模暴发，可能与大批国际旅客有关[227,228]。在社区内，流行或暴发通常将持续6~8周或更长时间。尚未完全了解流感季节性的原因，但可能与多种因素相关，包括温度和湿度对病毒存活率的影响[229]以及群体行为的季节性差异（冬季室内拥挤及上学）[230-232]。

即使在每年均出现季节性流感的地区，每次暴发的起始、高峰、持续时间和规模差异性很大而且不可预测。在美国过去的30年中，大约80%的季节性暴发在1~3月之间达到高峰，但最近的三次，高峰出现在12月。流行的时间、规模和影响与几种因素的相互作用有关，包括病毒抗原变异程度、毒力、传播能力；群体免疫能力；被感染的特定人群。

罹患率

流感罹患率因季节、地理位置、环境（如单位、封闭环境与社区环境）、优势亚型/型和年龄组而异。此外，公布的罹患率可能会由于确定感染的方法（如病毒分离法、RNA检测法、抗体检测法等）不同而具有很大差异。一般来说，病毒分离法确定感染的敏感度要远低于RT-PCR或血清学检测；然而，并非所有通过病毒分离确定感染的人群都有经记录的血清阳转现象，反之亦然。然而，在流感季后通过血清学方法确认感染的人群中，有30%~50%是无症状感染或病情非常轻微[66,233]。在2009年大流行期间，轻微或无症状感染的概率也类似[67]。

西雅图的一项家庭研究显示，1965—1969年间，经血清学确定的甲型和乙型流感感染的年罹患率分别为19%和20%[234]。在1978—1979年的同一项研究中，甲型流感（H1N1）自1977年暴发后再度出现，在1956年后出生的人群中其感染率达到31%[235]。1966—1971年密西根的一项社区研究发现，经血清学确定的甲型和乙型流感感染的年罹患率分别为17%和8%，但使用病毒分离[236]方法确定的罹患率分别只有1.4%和1.5%[17,236]。根据甲型流感的血清学检测，5岁以下儿童的罹患率为15%~24%，5~19岁儿童为17%~21%，19岁以上人群为12%~18%。乙型流感的发生率则低于以上数值。在休斯敦，1976—1984年期间，5岁及以下的儿童的罹患率为36%~45%，6~17岁儿童为40%~48%，18岁以上人群为21%~23%[236]。

2009年H1N1流感大流行期间，一名家庭成员经实验室确认感染后，其他家庭成员的特异性抗体浓度增加了四倍，罹患率为20%；13%的接触者通过RT-PCR确定有病毒脱落。一些在2009年夏秋H1N1流感大流行期间采集到的代表性的血清阳转率数据显示，其总体罹患率为11%，其中5~14岁人群占43%，15~19岁人群占16%，20~29岁人群占12%，30~50岁人群占5%[237]。机构内人群的罹患率可能更高。据报道，在军队及寄宿学校人群中，罹患率高达87%和90%。针对疗养院人群的一项调查预计平均罹患率为43%[238]，但存在罹患率更高的情况[239]。医院[240-242]和游轮上也出现了流感疫情[227,228]。

与疫苗接种有关的当前流行病学

随着时间的推移，流感疫苗接种策略不断发展，以提高对风险群体的认识，更新流感病毒的流行病学，并最大限度地提高特定目标人群的效力。重要的是，疫苗策略主要针对特定的流感并发症高危人群。第一项美国疫苗政策明确了推荐接种疫苗的主要高危人群[10,243]。大多数国家及全球免疫计划[245]都把包括老年人、潜在慢性病患者和孕妇在内的人群作为特定接种人群[12,244]。然而，随着时间的推移及可靠数据的积累，许多国家免疫计划中添加了更多的高危人群。值得注意的是针对婴幼儿的政策，与大龄儿童或非老年的成人相比，婴幼儿与流感相关的住院治疗和与死亡风险更高。2009年大流行期间，数据表明肥胖症患病者[85,87,246]和原住民[246-248]住院治疗的风险较高，已添加到高危人群中。最后，由于流感风险普遍存在，不同人群患严重疾病的风险也不同，美国在2010年将流感疫苗接种政策扩大到全部人群[147]。政策扩大化的目的不仅为了预防严重疾病及死亡[243]，同时也为了显著预防轻微疾病及治疗，并降低相关费用。

因为意识到甲型流感（H3N2、H1N1）和乙型流感可以同步流行、型或亚型特异性免疫的需求以及每年流行毒株的不可预测性，早期单价疫苗已经被多价疫苗所取代[243]。近来，出现了两种不同谱系且交叉反应较少的乙型流感病毒，并且同步流行，促使了包含针对每个谱系病毒的四价疫苗的研发和获批[11]。已经使用模型预估了包括两种乙型谱系病毒疫苗带来的公共卫生效益[249]；与成人相比，儿童接种乙型流感疫苗时产生的型间抗体反应较差，所以此举对儿童效益更大[250]。

虽然在全球季节性免疫计划中使用多价疫苗，单价流感疫苗也同时用于应对特定的流感疫情。最值得注意的是，近来每一次大流行中都生产和使用了单价疫苗[8,251-255]。最近的例子是2009年H1N1大流行。2009年4月，出现首例人类感染新型甲型流感病毒（H1N1）的病例[256]，在接下来的几个月内，该病毒迅速传播，导致全球范围出现疫情[257]。2009年H1N1流感大流行株具有独特组合的基因片段，基因来源包括猪、禽类和人类，最早在北美和欧洲的猪群中流行[43]。先前感染或接种疫苗产生的季节性甲型流感（H1N1）病毒抗体对当时流行的2009大流行甲型流感病毒（H1N1）几乎或根本没有交叉保护力[258]。因此，生产出一种针对该病毒原始分离株的单价疫苗，对预防与病毒相关疾病很有效[255]；使用多价季节性H1N1流感疫苗无法提供保护力[149]。类似的，1957—1958年和1968—1969年大流行时也使用的是毒株特异性疫苗。1986[259,260]年出现的抗原漂移H1N1病毒，同样使用了单价疫苗。最后，唯恐1976年出现的新型猪流感H1N1病毒造成大流行，美国生产并使用了单价疫苗[261]。2014—2015年出现了一种抗原漂移H3N2病毒，导致疫苗有效性降低，激发了人们重新研发及生产单价或多价疫苗的兴趣，意图通过更快速地疫苗生产来应对季节性或大流行的威胁。

流感大流行

流感大流行的发生不可预测而相对较少。具有新HA或新HA及NA组合的甲型流感病毒出现并传播，并且人类对其几乎没有或根本没有免疫力，将会导致流感大流行。大流行性流感病毒的另一个特征是极易在人间传播[262]。最近若干年未曾在人类中传播的流感病毒被认为是新病毒，新病毒出现的方式为抗原转换或者动物病毒通过适应了人类宿主的方式而直接感染人。

甲型流感病毒之间的抗原转换至少有两种方式。第一种机制，两种不同亚型流感病毒感染同一宿主，不同病毒的相应的基因片段可发生交换（或重配）。例如，当甲型禽流感病毒与甲型人类流感病毒同时感染猪的时候，就可能发生两种甲型流感病毒的基因重配。由此产生的人类和禽流感基因的"重配体"可以产生含有许多不同基因组合的新型流感病毒。某些新子代病毒将含有禽流感病毒的HA或HA-NA基因。猪则作为甲型流感病毒基因重配的"混合器"，因为猪对禽流感、猪流感和人流感均易感，猪呼吸道上皮细胞中既有禽流感病毒优先结合的SA $\alpha_{2,3}$ 受体，又有人流感病毒优先结合的SA $\alpha_{2,6}$ 受体[156]。禽类被认为是甲型流感病毒的终极宿主，因为目前已知的所有的HA亚型在野生禽类中均可传播[44]。有证据表明导致1957年、1968年和2009年大流行的病毒即为禽流感病毒及人流感病毒两者的基因重配体[4,256]。

第二种机制，禽流感病毒直接传染人类，并随后适应了新的宿主。普遍认为1918年大流行流感病毒是以这种方式出现的[263]。对大流行性流感的恐惧是由于H5N1和H7N9此类禽流感病毒的出现，有证据显示，此类病毒可以感染人类并导致严重疾病[264-267]。自从1997年甲型H5N1禽流感病毒在香港[131]出现以来，确诊病例达到600人以上，致死率约为60%[134,160]。同样，2013年中国出现的禽流感病毒（H7N9），确诊病例超过500人，致死率约37%[268]。在美国偶发了甲型猪流感病毒感染人类的病例，主要导致轻微的呼吸道疾病[269,270]。除了偶发的禽流感及猪流感病毒的人间传播之外，几乎所有的人类感染都是由患病的家禽或猪直接引发[270-272]；这些病毒中没有一种已经被证明有持续性人间传播的能力。然而，这些病毒广泛分布于各地禽类和猪群中，最近在美国禽类中发现了含有H5的病毒，可能会导致更广泛的人间传播[273]。

大流行对公共卫生的重大影响在于其极高的致死率和罹患率。此外，由于大流行传播迅速，暴发不止一次，所以可在短时间内影响到整个国家和地区，造成医疗保健服务和其他社会功能的中断。从1918年春到1919年春，由甲型H1N1流感病毒引起的三轮流感席卷全球，导致美国55万人以上死亡，全世界死亡人数达到2 000多万[262]。从1957年出现的甲型流感病毒（H2N2）大流行开始，分别又出现了1968年H3N2大流行及2009年新H1N1大流行，但致死率均低于1918年大流行[262]。实际上据估计，美国最近一次大流行的特点是 60 岁以上人群的罹患率相对较低,导致死亡率低于许多年度季节性流感[274,275]。然而,与常规冬季流感相比,在儿童及青少年中,大流行导致严重疾病的比率更高,其中死亡率超过 90% 和 65 岁及以上人群住院治疗的概率大约为 60%[73,275]。2009 年,即 H1N1 病毒出现后的第一年,在美国约有 6 100 万相关病例,其中 274 000 例住院治疗及 12 400 例死亡[276]。在此期间,预计儿童及青少年的罹患率最高,5 岁以下儿童的住院率最高,65 岁以下人群的死亡率约为 90%。在一项预计中,2009 年 H1N1 流感大流行导致的死亡人群的平均年龄为 37 岁,相比之下,甲型季节性流感(H3N2)死亡人群的平均年龄为 76 岁[277]。自 1997 年 H5N1 病毒出现以来,因为存在出现更高致死率的新型大流行毒株的可能,大多数国家都将应急预案作为要务。应急预案至关重要的是大流行单价疫苗的研发计划,以期规避只有在大流行开始后才能获得疫苗的问题,并导致有效性降低[49]。2009 年,此类计划有效地应对了 H1N1 大流行,虽然获得疫苗相对较晚,但是有效[49,255,278]。目前已加快大流行疫苗的研发和交付使用进程,包括不断更新候选疫苗毒株,研发应用范围更广泛的疫苗,以增加大流行前期的储备疫苗价值。

公共卫生问题的意义

流感大流行作为一种严重的公共卫生威胁,是在于其极高的罹患率,以及引起需要治疗的严重疾病的能力。在流感季,5%~15% 的美国人口会感染流感[17,279],但在诸如疗养院等机构内,罹患率通常达到 40%~50%[280,281]。在社区,流感病例往往首先出现在学龄儿童中,其中罹患率也最高[62,235,279,282,283]。由于模式和先存免疫力不同[284],老年人的罹患率普遍较低,但在大多数季节性流感流行期间,重病率在老年人、婴幼儿及某些潜在慢性病患者中最高[22,24]。流感流行通常会增加就诊、住院和死亡的可能,并造成缺课及缺勤[65,285,286]。世界卫生组织预计,每年有 25 万~50 万人死于流感[245]。来自发达国家的数据已详细记录,但越来越多来自中等收入和低收入国家[24,26,287]的数据已证实,由于潜在疾病的发生,例如 HIV[110,288,288a],在这些地区流感的严重疾病发生率可能更高。流感导致大量的诊疗需求可能会重创医疗保健系统,需要医院和急救中心分流[28]。因此,每个流感季都会产生大量的医疗和社会成本[29]。大流行性流感可能会导致病患总数和医疗系统压力增加。例如,2009 年一项研究发现,72% 的重症监护病房(ICU)患者需要使用呼吸机,7% 需要同步使用体外膜氧合器治疗[82]。在许多地区,大流行的高罹患率导致学校和公司关闭。

一般无法通过流感特异性实验室检测来确认与流感相关的严重疾病(如导致住院治疗或死亡的病例),首先检测率较低,或因为患者处于疾病晚期,检测敏感度较低。因此,流感相关致死率和住院率通常采用模型预估。最常用的是"超额"事件,即与流感相关的死亡或住院人数,是用总死亡人数减去无流感疫情时的死亡人数(即"基线")得来的[72,92,289,290]。

使用这些方法预计在美国 1976—2007 年间,与流感相关的循环或呼吸道疾病的超额死亡人数为 3 300 人到 48 000 人不等[24]。使用类似的方法得到的数值大体相同[291]。自 20 世纪 70 年代以来,占流感死亡人数 90% 的 65 岁及以上人口不均衡增长,导致每年流感预计的死亡人数增加。对于多数死亡病例,流感充当了其他潜在疾病并发症的催化剂,并可能未被视为一个重要的辅助因素[21,72]。通常在甲型流感病毒(H3N2)流行的年份,与流感相关的预计年死亡人数较高[24,289]。在美国,1979—2001 年与流感相关的年平均住院人数约为 226 000 人(范围:55 000~431 000)[22]。

最近,美国对住院治疗(和门诊就诊)率使用了模型计算,通过医院主动监测系统收集的流感确诊病例推测全国性数据,然后使用已知系数来估计非严重结果。2005—2013 年还预计了大量与流感相关的病例和治疗,该模型评估出来的疾病负担要比基于非实验室确认的超额事件计算模型高[26]。根据模型计算,美国在 2013—2014 年流感季,约有 40 万例住院治疗、1 460 万例门诊治疗及 3 500 万例流感病例[27]。

被动免疫

被动免疫是指将从已免疫或感染后恢复的个体中提取的抗体血清输送到未免疫个体中以提供保护或治疗疾病。19 世纪抗生素及抗病毒药物出现之前,超免疫血清或康复期同源、异源多克隆抗体血清,都成功地用于预防和治疗包括狂犬病、破伤风、白喉和流感在内的多种传染病[292]。1918 年流感大流行期间,如果在症状出现后 4 天内注射康复期人血清,可将患者死亡的绝对风险从 26% 降低至 8%。然而,延迟治疗会降低疗效[293]。在确定致病原后,Francis 和 Magill 在其里程碑式的研究中证明,将经流感病毒感染的雪貂、小鼠或病毒免疫的兔子的血清注射到未免疫的小鼠体内,可以保护小鼠免受同源病毒的攻击,从而为一系列动物研究以及针对流行性流感的医学干预策略提供了基础[294]。流行期间，在儿童或成人呼吸道中使用马超免疫血清或人血清可以预防流感并发症。此外，对于流感病患来说，血清被动免疫不仅降低了病情严重程度，而且缩短了病程[295]。

尽管早期研究证明被动免疫在预防和治疗流感方面具有临床实用性，但由于使用恢复期人血清和异源超免疫血清的安全性问题，此方法并未受到太多关注。然而，禽流感大流行迫在眉睫，利用多种方法产生单克隆抗体和多克隆血清的技术进步，以及对HA结构细节的阐述等因素，重新激发了探索针对大流行性流感及流行性流感的被动免疫策略的兴趣[296-302]。

针对HA及细胞外M2e的人或人源化单克隆抗体或多克隆血清可保护动物免受致命威胁并减少病毒复制。这些抗体在病毒挑战前24~72小时和72小时后所提供的保护能力各不相同。此外，与其他途径相比，鼻腔给药更为有效，且剂量较少，与单克隆抗体相比，其混合物在预防逃逸突变体方面更为高效[303-314]。抗HA蛋白保守柄状区域的抗体，通过抑制病毒融合、抗体依赖性细胞介导的细胞毒性功能、Fc受体表达的巨噬细胞或自然杀伤细胞溶解被病毒感染细胞，达到广泛中和病毒或提供保护的作用。相反，针对HA头部受体结合位点的抗体仅对很小一部分病毒亚型有效[145,315-317]。除了探索被动免疫潜在效力的动物研究之外，最近一份病例报告证明了被动免疫的临床效力，即通过将H5N1感染康复患者的康复期血清注射给另一名H5N1感染者，给药后前8小时内将病毒负载降低10倍，32小时内负载降至无法检测水平，从而使患者恢复健康[318]。

主动免疫

疫苗的研发历史和现今灭活疫苗

在甲型和乙型流感病毒被公认为临床流感病原之后，随即展开了流感疫苗的研发工作[5,319-323]。根据在新兵和大学生中使用全病毒流感灭活疫苗的效力研究，1945年第一批商用疫苗在美国获准使用[324,325]。美国军方在第二次世界大战期间对流感疫苗特别关注，部分原因是在第一次世界大战后期，1918—1919年的流感大流行对军队和平民造成了毁灭性打击。能够在鸡胚中大量培养流感病毒，病毒物理特性的阐明以及化学灭活原理的发展使制备数百万剂疫苗成为可能[326]。

目前商业化生产的流感灭活疫苗其生产过程具有某些关键特征。所有流感病毒都是在动物源性基质中复制，并以液体形式收获。大多数流感疫苗病毒都是在鸡胚的尿囊腔中复制，但目前也有商业化疫苗使用哺乳动物细胞系（MDCK [Madin-Darby犬肾]或Vero）生产[327-331]。收获后的流感病毒通过受控手段，例如甲醛或β-丙内酯灭活，再通过后续一些纯化步骤降低生产过程中引入的非病毒蛋白质和其他物质得到单价原液。将单价原液合并配制成为多价半成品后灌装。

尽管一些国家仍在使用全病毒疫苗且效力很高，但自20世纪70年代以来的大多数疫苗均使用亚病毒颗粒（有时称为"裂解"）。此类疫苗保留了病毒蛋白的免疫原性，大大降低了反应原性[332-335]。亚病毒颗粒疫苗是通过溶剂（如乙醚或表面活性剂）溶解或破坏病毒脂质包膜制备而成。可以采用额外的纯化步骤来降低病毒蛋白（主要是流感基质蛋白和NP）含量，从而产生出亚单位或纯化的表面抗原疫苗。利用重配DNA技术[336-339]生产纯化的流感病毒HA和NA疫苗，目前已有一种使用该技术的疫苗获得许可[340,341]。

早期灭活全病毒流感疫苗为粗制品，随后，流感疫苗的纯度通过减少蛋白质残留的离心及色谱提纯步骤的使用而稳步提高[328]。由于溶解脂质包膜可使免疫原性得以保留，同时反应原性降低，"裂解"流感病毒来生产亚病毒疫苗成为常规操作。完整的病毒膜对包膜病毒的传染性至关重要。因此，破坏病毒包膜为病毒灭活提供了保证。亚病毒颗粒疫苗最初使用乙醚和聚山梨酯80生产，但现在有许多表面活性剂，包括脱氧胆酸盐、磷酸三正丁酯、Triton X-100、Triton N101和十六烷基三甲基溴化铵，都已用于疫苗商业化生产。

"快速增殖"甲型流感病毒的研发，使病毒在鸡胚中的复制最大化，有助于提高疫苗产量。自20世纪70年代初以来，A/Puerto Rico/8/34（PR8），是一种非常适合在鸡胚中复制的毒株，目前已用于研发野生型病毒HA、NA与PR8供体病毒快速增殖特性相结合的流感病毒重配体[342,343]。从PR8衍生的甲型流感病毒重配体与野生型病毒[343]相比，为更均匀的球形，有利于多个工艺步骤中的病毒回收。重配体的生长特性不同，是由于HA和NA会影响病毒在生长基质中的适应性和复制能力。可在鸡胚中良好复制的毒株的总体优势意味着，在过去35年间，大多数，可能不是全部疫苗，都在使用"快速增殖"甲型流感病毒重配体。持续研究的一个领域是研发可靠的、适合疫苗生产的快速增殖乙型流感病毒供体毒株。

疫苗的组分，包括抗生素和防腐剂

血凝素是流感灭活疫苗的主要免疫原(也是获得许可的重配疫苗[344]中唯一的免疫原)，其含量(即效价)采用单向免疫扩散法(SRID)进行标定[345-347]。流感灭活疫苗因工艺不同，其 NA、M 和 NP 的含量也不同，并没有明确定量。在 2009 年大流行期间[348]，抗 NA 抗体可以增加疫苗的保护力，提高血清中抗 HA 和抗 NA 抗体含量，减少分泌物中 H1N1 流感病毒浓度，降低健康青少年患病率。此外，抗 NA 和抗 HA 抗体是流感感染免疫力的独立预测因子[349]。目前对其他病毒蛋白(如 M2)[350]的免疫应答正在研究中，但其对保护力的相对作用与抗 HA 的抗体相比较小。因此，HA 含量仍然是制备灭活疫苗的首要问题。

经 SRID 测定的 HA 含量与裂解疫苗和全病毒流感灭活疫苗的免疫原性有关[333,334,351]。检测商业化流感疫苗时，大多数权威部门更倾向采用特异性标准抗原和抗血清进行 SRID，而其他方法与免疫原性相关性不佳。因为 SRID 需要毒株特异性 HA 抗原和抗体，所以使用 SRID 必须通过监管审批过程且非常耗时。建立其他方法，如质谱法[352]，酶联免疫法[353]和色谱法可加快这一进程[354]。大流行预防计划的一个关键目标就是缩短疫苗生产周期。

流感灭活疫苗中添加的抗生素不作为活性成分。某些生产厂家在生产过程中添加氨基糖苷类抗生素，以便抑制随后工艺步骤中细菌的生长。但是，生产工艺的任何步骤中，不允许添加与过敏型超敏反应相关的抗菌药物。在生产过程中添加的抗生素在随后的病毒纯化、稀释和最终产品中已经降低到痕量或者无法检测的水平。在疫苗的成品阶段中会存留少量的裂解剂，但是纯化和稀释工艺通常已将其降到检测限值。

硫柳汞是一种含汞元素的有机化合物，具有广谱、高效的抗菌性能，目前已用于生产多剂量流感灭活疫苗。硫柳汞可以降低基于鸡胚的流感疫苗生产过程中的生物负载(细菌和真菌的负担)，或作为防腐剂防止细菌和真菌繁殖。虽然单剂量疫苗不含硫柳汞或含量太低而不能起到防腐作用(此类疫苗称为"无防腐剂")，但多剂量疫苗可能存在多次抽取的可能，增加了细菌或真菌污染的可能性[355]。为了限制疫苗中的汞含量，目前使用 2-苯氧乙醇和苯酚等替代防腐剂已成为趋势，但尚未发现硫柳汞的理想替代品[356,357]。

流感疫苗中使用甲醛或 β-丙内酯使病毒失活。如果处理得当，β-丙内酯将会发生化学降解，在最终产品中的含量将低于检测限[358]。如果使用甲醛进行病毒灭活，随后的纯化工艺可以降低游离甲醛的含量，但如果疫苗中甲醛浓度较高，则会降低疫苗的效价，或干扰 SRID 方法测量的效价[359-362]。

佐剂是一种增强对疫苗抗原免疫应答的物质，在季节性、大流行性和禽流感疫苗中均有使用。在美国，一种含有水包油佐剂(MF59)的季节性流感疫苗已批准在 65 岁及以上人群中使用[355,362a]。此外，美国食品药品监督管理局(FDA)于 2012 年批准了一种含有 AS03 佐剂(水包油)的甲型禽流感(H5N1)疫苗[363]。在一些欧洲国家和加拿大，含有 AS03、MF59 或其他佐剂(病毒颗粒和磷酸铝)的流感疫苗已批准使用[364]。此外，有些政府储备佐剂(如 AS03、MF59)用于生产抵御潜在的禽流感大流行的疫苗，未免疫人群接种后，可增强其免疫应答。老年人和婴幼儿此类对无佐剂灭活疫苗免疫应答较差的人群，佐剂疫苗尤为重要。在 H1N1 大流行期间，许多国家广泛使用佐剂疫苗[253]。

由于大多数流感灭活疫苗都是基于鸡胚生产的，所以在最终疫苗配方中卵清蛋白的存在通常以卵清蛋白含量表示[355]。基于细胞培养的疫苗同样使用鸡胚中繁殖的病毒，因此也可能存在极低浓度的卵清蛋白。由于重配体抗原疫苗不使用鸡胚，故无卵清蛋白存在[365]。

疫苗的生产

国家药监部门对流感疫苗的要求与 WHO 的指南是一致的[366]，但是各国还可能出台一些特别要求。为了促进和标准化新流感疫苗上市前的临床试验，FDA 和欧洲药品监督管理局(European Medicines Agency，EMA)颁布了行业指南[367-369]。WHO 每半年就流感疫苗的抗原组分提出建议(南北半球各一次)，以确保当前流感疫苗对南北半球流行毒株的有效性[370,371]。决策性的数据是通过 WHO 全球流感监测系统采集的(GISRS)。GISRS 是由 120 多个国家的监测系统和实验室组成的向 WHO 传送数据的网络，并与 WHO 五个合作实验室共享样本和分离产物，用于确定最佳疫苗株的病毒抗原性和遗传特征[371,372]。系统会监测流行中的流感病毒其抗原和基因的变化。监测表明，抗原不仅会发生点突变(抗原漂移)，还存在抗原转换(不规则且不可预测)。国家药监部门一般采用 WHO 关于流感疫苗组分的建议。

流感疫苗病毒一般是通过 GISRS 获得的分离株。WHO 和国家药监部门推荐使用的疫苗株主要考虑的是 HA 和 NA 的抗原特性。除重配蛋白疫苗外，原始分离株在鸡胚或原代鸡肾细胞中传代,下发至生产商,再由生产商制备种子批。通常原始野生毒株在鸡胚中的繁殖能力相对较差,因此在大规模生产中,需要进行很多工作,研究数个抗原性相近的备选株,分析它们制备快速增殖重配体的潜能、生长特性及最优培养条件。由于多价流感疫苗需要在秋季使用,所以生产时间受限,因此疫苗的总产量会受到增殖能力较差毒株的限制[370]。

由于大多数流感监测实验室在进行组织培养时,不具备避免引入外源因子能力,所以令人担忧的问题是,在随后传代过程中,外源因子的引入和扩增可能损害疫苗的安全性[373]。然而,鸡胚可以为繁殖中的流感病毒提供了抵御临床样本中外源因子的屏障。对哺乳动物细胞培养的兴趣主要源于对鸡胚供应的担忧,一旦产蛋母鸡数量大幅减少(如禽流感或新城疫病毒暴发)可能会影响疫苗的产量;另外鸡胚培养的病毒HA抗原性可能发生改变,理论上将限制疫苗的效果[374-377]。因此,现在开始用哺乳动物细胞培养法直接分离流感病毒,以便提供合适的病毒种子。

无论使用何种生长递质,都需要注意防止引入外源因子。使用鸡胚时主要关注的是来自产蛋鸡群的外源因子的引入,如禽白血病病毒。然而,外源因子有多种引入方式:从最初的人类宿主引入到哺乳动物组织培养、从实验室分离流感病毒所用的组织培养中引入、从用于生产的细胞基质或从细胞基质促生长的材料中引入[378-381]。对于鸡胚或哺乳动物组织培养方法生产的流感灭活疫苗,只要证明其生产工艺能够有效灭活其他微生物,则可以不用担心。

流感病毒培养之后将经过一系列工艺步骤,以便增加疫苗中的免疫组分(主要是HA)浓度,降低其他物质(主要是非病毒)的含量。使用鸡胚或哺乳动物组织培养生产的流感灭活疫苗,在整个生产工艺中应设法去除和降低卵清蛋白或组织培养蛋白,初始纯化工艺是蔗糖梯度离心、色谱层析。然后经过透析或洗滤进一步纯化,最后当调整好HA最终浓度时进一步降低残留的卵清蛋白或组织培养蛋白含量。

可以通过破坏脂质包膜进一步纯化病毒蛋白,特别是HAs和NAs。这些蛋白质结构呈莲座状,蛋白质的亲水头部位于外侧,疏水尾部埋在内侧。裂解工艺的有效性各不相同,因此HA和NA仍然可以附着在脂质包膜上,但碎片比原来的病毒更小。裂解病毒包膜和去除其他病毒成分可以降低疫苗产品的反应原性[332-335,382-384]。

使用化学灭活步骤可以降低病毒单一收获液的微生物负载,小心处理和使用试剂和缓冲液有利于灭活疫苗的无菌性。此外,过滤步骤可确保清除多余的微生物。虽然无菌过滤步骤不能去除产品中细菌产生的内毒素,但一些纯化工艺有助于降低内毒素含量[383]。因为在接种疫苗后,内毒素会引起发热反应,因此对最终产品的内毒素控制标准远低于临床设立的反应阈值[384]。

有一种重配HA疫苗可在连续的昆虫细胞系中生产,在该细胞系中,编码疫苗株HA蛋白的基因可以插入到杆状病毒载体中,从而表达HA蛋白[341]。此类疫苗纯化步骤与鸡胚和细胞培养的疫苗类似。因为疫苗生产中没有使用鸡胚,所以最终产品中没有鸡胚抗原。

生产商

一些生产商生产的流感灭活疫苗,可供全球销售及满足国内需求。每个生产商的工艺都具有独特性,但其生产的疫苗都必须达到疫苗的质量标准,保证HA的免疫原性。过去十年,全球流感灭活疫苗的供应量随着需求的增加而显著升高,部分原因是作为流感大流行预防工作的附属产品,此举突显了季节性流感的负担及建立季节性疫苗接种计划作为大流行应对基础的价值[16,386,387]。例如,在美国过去的20年中,随着目标群体的扩大,流感灭活疫苗的年销售量大幅增加。2014—2015年,美国共销售了超过1.47亿剂疫苗[388]。WHO预计,三价流感疫苗的生产能力由2006年的5亿剂增加到2010年的10亿剂[389]。大多数疫苗是由跨国生产商生产的,但WHO的全球行动计划提高了亚洲、东欧、拉丁美洲和非洲的疫苗的生产能力,有望在未来增加全球供应并降低疫苗价格[387]。尽管如此,2009—2010年期间生产的季节性流感疫苗中有80%以上来自美国、加拿大、澳大利亚、西欧、俄罗斯、中国和日本的7家大型生产商。保证流感大流行期间和新兴市场内的充足供应,需要更大的生产能力,也会出现更多的生产商[390]。流感疫苗生产商的信息可从国家药监部门处获得。

现有产品

本章提及的所有疫苗都是由经鸡胚或细胞培养[355]的流感病毒所生产的灭活疫苗,但有一个例外(表31.1)。2013年,美国批准了一种由杆状病毒感染的昆虫细胞制备的重组的HA蛋白疫苗[341]。因为该疫苗生产步骤中未涉及活病毒,因此不需要灭活步骤。这类疫苗在本章中进行了描述。尽管如此,在美国和欧洲大多数经批准的疫苗使用的还是鸡胚及细胞培养法[364]。细胞培养的建立在一定程度上强化了

表 31.1　美国 2016—2017 年流感季获批疫苗[a]

商品名	生产商	剂型	年龄段	给药途径	HA/抗体/剂（μg）
灭活，IIV4，鸡胚					
Fluarix Quadrivalent	GlaxoSmithKline	0.5ml SD PFS	3 岁及以上	IM	15
FluLaval Quadrivalent	ID Biomedical Corp. of Quebec (distributed by GlaxoSmithKline)	5.0ml MDV	3 岁及以上	IM	15
		0.5ml SD PFS	3 岁及以上	IM	15
Fluzone Quadrivalent	Sanofi Pasteur	0.25ml SD PFS	6~35 月龄	IM	7.5
		0.5ml SD PFS	36 月龄及以上	IM	15
		0.5ml MDV	36 月龄及以上	IM	15
		5.0ml MDV	6 月龄及以上	IM	15
Fluzone Intradermal Quadrivalent	Sanofi Pasteur	0.1ml SD PFS	18~64 岁	ID	9
Fluad	Seqirus	0.5ml SD PFS	65 岁及以上	IM	15
灭活，IIV3，鸡胚					
Afluria	Seqirus	0.5ml SD PFS	9 岁及以上	IM	15
		5.0ml MDV	针头接种：9 岁及以上；喷射器接种：18~64 岁	IM	15
Fluvirin	Seqirus	0.5ml SD PFS	4 岁及以上	IM	15
		5.0ml MDV	4 岁及以上	IM	15
Fluzone	Sanofi Pasteur	5.0ml MDV	6 月龄及以上	IM	15
Fluzone High-Dose	Sanofi Pasteur	0.5ml SD PFS	65 岁及以上	IM	60
灭活，IIV4，细胞					
Flucelvax	Seqirus	0.5ml SD PFS	4 岁及以上	IM	15
重配蛋白，RIV3					
FluBlok	Protein Sciences	0.5ml SDV	18 岁及以上	IM	45
减毒活，LAIV4					
FluMist Quadrivalent[c]	MedImmune	0.2ml SD prefilled intranasal sprayer	2~49 岁	IN	[b]

[a] 美国获批流感疫苗清单更新参见以下网站 http://www.cdc.gov/mmwr/preview/mmwrhtml/mm6430a3.htm.
[b] LAIV4 剂量为 106.5-107.5PFU/剂.
[c] 2016—2017 年流感季不推荐使用.
注：ID：皮内注射；IIV3：三价灭活疫苗；IIV4：四价灭活疫苗；IM：肌内注射；IN：鼻腔给药；MDV：多剂量西林瓶；RIV3：三价重配疫苗；SD PFS：单剂量预充注射器；SDV：单剂量西林瓶

大流行的准备工作，不仅可以满足大流行期间疫苗需求的增加，还可以防范禽病毒衍生的大流行株危及产蛋鸡群[386]。

目前已经出现了单价、二价、三价、四价甚至五价的流感疫苗。多价疫苗中通常包括甲型流感和乙型流感病毒的成分。近年来，单价疫苗仅在特殊情况下使用，例如流行株与季节性流感毒株的抗原性有显著差异时。实例包括 1986[261,391]年，A/Taiwan/21/86（H1N1）补充疫苗的研发和销售，以及 2009 年单价 H1N1 大流行疫苗的研发[392]。自 1978 年以来，大多数疫苗均为三价，包含甲型流感（H1N1）、甲型（H3N2）和乙型流感病毒。在 20 世纪 90 年代，乙型流感病毒分化为 HA 抗原性明显不同的两个分支。这催化了包含两个乙型病毒在内（每支系各一）[394]的四价流感疫苗的研发；四价疫苗自问世以来，在全球市场中所占比例越来越大，并将继续变得更为普遍[395]。

灭活疫苗可根据其生产方法分为三类：全细胞（全病毒）、亚病毒（或"裂解病毒"）和纯化亚单位疫苗[396]。全细胞疫苗由于局部反应发生率相对较高，并导致发热，已不常见[335,382,397]。裂解疫苗是在使用裂解剂破坏脂质包膜的同时保留病毒蛋白质的免疫原性。与全细胞疫苗相比，反应原性较小[332-335,383,384,397]。纯化亚单位疫苗是通过进一步纯化以降低非HA蛋白（如结构蛋白）的含量[396]。

佐剂

大多数经批准的流感灭活疫苗（IIV）是无佐剂的，但一些含有佐剂的产品旨在提高疫苗免疫原性的范围及程度[364,398]。流感病毒本身的成分（可能包括脂质包膜）也会在免疫应答中起作用[384]。全病毒疫苗中已经包含了病毒脂质包膜，所以在一些研究中，其免疫原性的提高可能与佐剂的作用有关。佐剂疫苗一般针对的人群为对标准疫苗免疫应答较弱的人群，例如，对未免疫人群接种大流行性疫苗或针对老年及婴幼儿接种疫苗[399]。佐剂疫苗已经过了数十年[400]的研发及使用，测试了不同种佐剂[364,401-416]。大多数佐剂都是将脂质或脂肪酸与细菌细胞壁或细菌蛋白结合在一起，但也尝试使用其他物质，如壳聚糖、聚肌醇、铝和细胞因子。在一些国家，季节性或2009H1N1大流行流感疫苗批准使用三种佐剂：水包油乳剂、磷酸铝和病毒颗粒[364]。两种水包油乳剂AS03和MF59也被纳入许可之中；AS03被批准用于大流行H1N1流感疫苗和H5N1疫苗（用于大流行），而MF59则用于季节性和大流行性的疫苗中[328]。还有两种疫苗使用免疫增强的流感病毒重配体[417]。匈牙利批准一种使用明矾的全细胞疫苗季节性流感疫苗[364,418]。

一般来说，佐剂可以提高疫苗的免疫应答，但同时可能增加反应原性。在一些临床试验中发现佐剂导致局部反应的发生率增加，包括注射部位疼痛、触痛和红斑[419]。接种针对三种流感病毒成分且含有MF59佐剂流感疫苗的老年人产生的HI抗体平均滴度是接种无佐剂标准亚单位疫苗人群平均滴度的1.5~2倍[406,420]。

此外，滴度也增加了四倍，有证据表明针对疫苗接种后1年和2年内流行的抗原漂移毒株有更广泛的血清学保护[406,410,419,421-424]。2009年H1N1流感大流行期间，许多国家使用了佐剂疫苗[253,425]；免疫原性数据表明，2009年H1N1佐剂疫苗接种一剂次后产生了高抗体滴度[425-431]。使用甲型流感病毒亚型（包括H5和H9）制成的实验性疫苗进行的研究也表明，以MF59或AS03作为佐剂的疫苗可获得更好的免疫应答[413,432-435]。然而，一些经验表明，在流感疫苗中加入佐剂（特别是铝基佐剂系统[435-437]）未必总能改善无免疫力人群的免疫应答[436]。除了传统的佐剂方法以外，正寻求其他系统来作为增强灭活疫苗免疫原性和可能有效性的手段。正在探索的几个系统结合了许多流感病毒蛋白质[病毒样颗粒（VLPs），其中含有与M或NP结合的HA]，或将病毒蛋白质与其他药剂或化合物结合在递呈系统中，以引起强烈的细胞和体液免疫反应（例如先天免疫反应的诱导物）[438-441]。

对于病毒颗粒疫苗，首先流感灭活病毒，然后提取HA和NA蛋白并与卵磷脂相连，以产生流感糖蛋白在脂质颗粒中暴露的构象。与灭活疫苗相比，该疫苗在老年人中产生的免疫应答相似或略高[403,442,443]。一项针对患囊性纤维化儿童的小型研究表明，病毒颗粒疫苗在接种一剂次后可能比亚单位疫苗更具免疫原性，但差异并不明显[416]；在小部分老年受试者中，免疫应答并不优于无佐剂疫苗。目前还没有关于标准灭活疫苗与佐剂疫苗的临床效力比较研究。

流感疫苗生产的时间表

流感病毒疫苗的生产每年遵循一个类似的时间表，反映出在每个流感季节之前需要生产和接种疫苗（图31.5）。流感疫苗生产的基础是全年都在两个半球进行的全球流感病毒监测。来自全球监测的信息用于向制造商通报流感病毒抗原变化的趋势，特别是可能意味着需要改变疫苗成分的趋势。检测显示抗原发生变化的毒株，且一旦需要，开始制备高产重配株。

由于每年生产流感病毒疫苗需要几个月的时间，为确保疫苗成分的最佳建议所分配的收集和评估监测数据的时间必须与制造商生产所有疫苗成分所需的时间相平衡。如果建议太早，可能会遗漏重要的抗原变化。但是，如果建议太晚，疫苗总产量可能会受到阻碍。除了收集和分析病毒监测数据外，还需要时间来获得处理疫苗候选毒株的经验，并生产标化新疫苗成分病毒所需的试剂。

生产单价疫苗组分越早开始越好，直到积累了足够的原液可以制备出足够多的终产品。在配制三价疫苗之前必须确定单价疫苗组分的效价。目前，单价和三价疫苗组分的效价采用SRID方法定量[346,347]。这项技术需要HA特异抗原和HA特异抗血清。抗血清的制备方法是采用纯化的HA免疫动物至少3~6周后采血制成。

在疫苗三个组分的效价全部确定后，开始进行配比，然后是灌装、贴标签、包装和分销。尽管需要生产和分销数以百万计的疫苗，但所有的生产步骤都必须在6~8个月内完成，因为大部分疫苗要在北半球

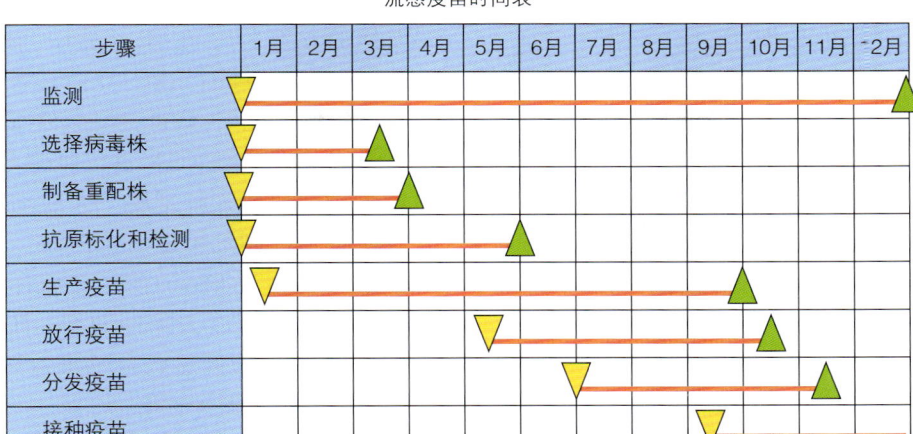

图31.5 北半球流感疫苗大约的生产时间表。南半球流感疫苗大约从每年10月份开始。

的10~12月和南半球的4~7月接种完毕。生产抗新型流感大流行毒株单价疫苗所需的时间,从确立候选疫苗病毒株到第一剂疫苗可以使用,需要4~6个月。在2009年H1N1大流行期间,这些时间表大致正确。但是,H1N1流感疫苗全球范围的供应速度还是大大滞后于大流感的发病高峰;这再次凸显了对更快速鉴定疫苗生产用候选病毒株、研发病毒株候选疫苗及批量生产安全有效疫苗的迫切需求。

剂量和途径

已采用的流感灭活疫苗接种途径是肌内、皮下、皮内、鼻内和口服。对于不含佐剂的流感灭活疫苗,目前推荐肌内注射的使用剂量是每组分血凝素15μg(根据SRID含量,三价疫苗每剂45μg总抗原,四价疫苗每剂60μg总抗原)[355]。对于6~35个月大的儿童,用7.5μg血凝素生产疫苗,计划接种两次以确保这一年轻人群有足够的免疫反应。流感灭活疫苗的剂量是根据广泛的临床试验而确立的,这些临床试验主要是在20世纪70年代后期甲型H1N1流感病毒再次出现时进行的[333,334,382]。这些研究表明儿童和成人如果以前未接种疫苗或未自然暴露,需要接种2剂疫苗以达到最大抗体滴度;如果有某种程度的预存抗体,只需接种1剂[444-447]。最近的研究证明9岁以下儿童需要接种2剂以达到最优的疫苗效果。剂量的选择需要平衡在最大覆盖人群(剂量越小,则可接种的人数就越多,有可能会诱导产生一定程度的群体免疫)中实现免疫反应最大化(剂量越高,则达到最大抗体滴度的可能性越高)和不良反应最小化(剂量越高,则产生局部和全身不良反应的可能性越高)。

通常针对特定人群,目前有可提供高低HA抗原含量的疫苗制剂。2009年,一和三价高剂量疫苗获准用于65岁及以上的人。根据对老年人剂量反应的研究,该疫苗每种疫苗株含有60μg血凝素抗原,总剂量为180μg抗原。研究表明,增加现代亚病毒颗粒疫苗的剂量可以增加抗体反应,而不会大幅增加反应原性[201,448-450]。一项大型临床试验表明,在65岁或65岁以上的人中,高剂量疫苗与标准剂量疫苗相比具有更好的效力[451,452]。在这项研究中,接种标准剂量疫苗的人之实验室确认的流感发生率为1.9%,而接种高剂量制剂的为1.4%(相对效力为24.2%)。在对国家电子医疗索赔数据进行的一项大型观察研究中,观察到对流感相关住院治疗的相对有效性也有类似的提高[453];然而,在一项大型研究中,仅在85岁以上的人群中发现更好的有效性[454]。根据与标准剂量疫苗具有相似免疫原性和效力的研究,一种重组抗原疫苗[每剂含有45μg的总抗原(每剂含有135μg的总抗原)]已被批准用于18岁以上的成人[452,455,456]。通过使用预充微注射装置,虽然真皮内给药制剂(例如,每剂总抗原的9μg)中的抗原含量较低,但在该装置中发现它们提供与标准剂量疫苗相当的免疫反应,不过局部反应的发生率增加[202,203,457-462]。产品中设计不同的抗原含量是用于产生足够的免疫反应和保护作用(或在高剂量灭活疫苗的情况下提供更好的保护),同时将反应原性降至最低。

尽管有不同抗原含量的配方可供选择,但只要该产品适合受种者(例如,根据人的年龄批准),大多数国家并没有表示出对任何产品的偏好高于另一种产品。随着全球疫苗供应量的增加,可能需要进一步的研究来确定是否只需增加其他特定人群(对标准剂量疫苗反应不佳,如艾滋病毒感染者)接种疫苗中的HA量,就能提高疫苗的有效性[463]。

虽然流感灭活疫苗通常使用一次性无菌针头和注射器,但有的疫苗已是通过喷射注射器装置经皮注射的,其中一种已于2014年获得FDA批准[204,355]。该装置是一种可重复使用的弹簧动力装置,通过一次性无菌注射器将疫苗注射到三角肌中。在许可前评估中,与使用针头和注射器接种的受试者相比,虽然使用喷射注射器接种的受试者具有更高的注射部位不良事件发生率(压痛、肿胀、疼痛和发红),但显示出了非劣效性免疫反应[204]。

鼻腔内接种流感灭活疫苗的研究还没有其他给药途径那么广泛。由于与脑神经麻痹有关,一种市售经鼻给药制剂被撤回[442]。口服诱导保护性抗体反应的能力已经研究了几十年。最近的研究表明,虽然有足够的免疫反应和安全性,但这种途径往往需要非常大的剂量或佐剂以促进黏膜和全身免疫反应[464-466]。

疫苗稳定性

美国和世界各地的疫苗厂家会对所有疫苗产品的稳定性进行评估。产品稳定性来自几个因素,包括产品的特别配方、促稳定化合物(如明胶或聚山梨醇酯)的添加,产品与包装容器和瓶塞的相容性,产品与制备处理方法(用于降低容器对疫苗组分的吸附或化学相互作用)之间的相容性,以及疫苗的特定温度限度。稳定性评估通常也检查无菌、pH、防腐剂和其他化学组分的可检测含量。

经验表明流感灭活疫苗足够稳定,在4~8℃保存一年后仍保留足够的效价。但是,个别流感疫苗的效价会下降。例如,1996年某厂家的甲型H3N2组分在保质期内效价降低速度超过预期,但甲型H1N1组分和乙型流感病毒组分则未受影响[467];2009年甲流大流行期间,注意到在一些疫苗产品中出现加速效力降低[468],以及2015年,2家疫苗产品也出现在流感季结束前,效价加速下降超过阈值的现象。

疫苗接种的免疫应答及影响保护的相关因素

抗体的检测

虽然流感疫苗接种主要诱导针对主要表面糖蛋白、HA和NA的抗体,但含有NP和M1蛋白的疫苗也可以诱导针对NP和M1蛋白的抗体[469]。虽然血凝抑制试验(HI)和中和试验均能检测病毒株特异性抗体,但HI试验是检测人体针对流感灭活疫苗抗体最常用的方法[180]。在HI试验中,血清中的抗体与红细胞(red blood cells,RBC)竞争结合病毒血凝素。在没有抗体的情况下,病毒会凝集红细胞。最常用的红细胞来自鸡或火鸡,如果禽红细胞与病毒结合不佳,可以采用豚鼠或人红细胞。人或动物血清中的非特异性血凝素抑制剂可以干扰HI试验,因此需要用霍乱弧菌(Vibrio cholerae)的受体破坏酶或高碘酸盐对血清进行预处理以去除抑制剂。HI滴度为40代表了对人群50%的流感病毒感染保护率,并作为血清保护滴度的一个黄金标准[470]。

中和试验是检测流感病毒毒株特异性抗体的另一种方法,有时比HI试验更敏感,还能检测防止病毒感染的功能性抗体。中和酶免疫测定试验或微量中和试验可以检测少量血清中的中和抗体[471,472]。当检测到对人流感病毒株的血清抗体反应时,用该方法测得的中和抗体滴度与HI法获得的滴度有很好的相关性[472]。血清保护性HI滴度为1:40,相当于微量中和滴度约为1:160[473]。此外,当HI抗体水平较低或检测不到时(例如,HI抗体结合到血凝素的球形头部),可能存在中和抗体。但是流感病毒也可以用针对血凝素柄状区域的抗体中和,而HI试验检测不到这种抗体[474]。

在检测人体对禽流感病毒的抗体时,因为在传统的HI试验中禽红细胞不够敏感[475],所以中和试验或微量中和试验更合适。人们对HI试验进行了革新:试验中采用马红细胞,马红细胞表面唾液酸α-2,3受体能与大多数禽流感病毒结合,这样就可以检测针对禽流感病毒血凝素的抗体[476]。酶免疫试验可以检测相对应病毒型别的免前、免后血清或呼吸道样本中的型特异性IgG、IgM或IgA抗体。当采用浓缩或纯化的病毒抗原检测抗体时,酶免疫试验的检测效果较好,与中和抗体有关联性[477]。

抗体应答

人体对灭活疫苗产生血清抗体的强弱与年龄和接种前抗体水平有关。Thomas Francis指出,接续暴露于具有共同表位的流感病毒变体的个体产生的抗体反应倾向于针对先前暴露的病毒,降低对当前毒株的反应,并将这种现象称为"初始抗原原罪"[478]。当疫苗株与以前的病毒株相似时,初始抗原原罪可能对疫苗的免疫原性和疫苗效力产生重大负面影响;然而,在动物研究中,使用佐剂注射流感疫苗可克服初始抗原原罪[479]。在之前接触过抗原的个体中,这种反应主要是产生抗HA IgG,但是在没接触过抗原的儿童中，主要以系统 IgM 抗体为主[480,481]。在有基础免疫的人群中，能够通过 HI 检测出针对疫苗株特异性的抗体，或可与之前的抗原性相关的毒株产生交叉反应的抗体。在外周血中，流感病毒特异性抗体生产细胞的数量在接种后 1 周达到高峰；在接触过抗原的健康人中，血清抗体的水平在疫苗接种后 2~4 周后达到高峰；但是，可能在未接触过抗原的人和老人中要 4 周或更长的时间才能达到高峰[480,482-485]。抗体分泌细胞反应的强弱与血清抗体反应相关，扩增的 B 细胞克隆使用特异性免疫球蛋白基因[485]。此外，女性比男性容易产生更高的抗体滴度和疫苗效力，这些差异反应的分子基础尚不清楚[486]。在 9 岁和更小的儿童中，对于未接触过抗原的个体，需要两剂灭活疫苗来诱导最佳的血清抗体应答[444-447,487]。肌肉内注射的灭活疫苗也可能在口腔和呼吸液中诱导局部流感病毒特异性 IgA，这在之前自然感染的个体中反应更为明显[483]。此外，除了诱导亚型特异性中和抗体外，三价灭活疫苗还在一些个体中诱导广泛中和抗体，这些抗体可与血凝素的柄状区域发生反应[311]。

对有佐剂和无佐剂的 2009 年 H1N1 单价疫苗进行的多个免疫原性研究表明，其在所有年龄组的健康人中具有极好的免疫原性[427,428,431,488-492]。然而，带佐剂的 2009 年 H1N1 疫苗克服了由于接种者先前接种三价季节性疫苗所带来的低反应性[493]。对于 9 岁以下的儿童，H1N1 疫苗的免疫原性相当或超过了通常所见的季节性流感疫苗。然而，11 岁以下儿童接受两剂 15μg 无佐剂的 HA 抗原或一剂 7.5μg 含 MF59 佐剂的血凝素抗原，其血清转化率更高，疫苗接种后抗体水平也更高[427,491]。每一疫苗剂量超过目前推荐的 15μg 水平的流感 HA 量通常会导致剂量相关的血清抗体应答的增加，而注射部位反应的发生仅适度增加[487]。在老年人中，增加剂量的灭活三价疫苗导致显著增强和更频繁的血清抗体反应，并可能作为一种方法来提高灭活疫苗在该高危人群中的保护作用[448-450]。多项研究表明，将流感病毒血凝素增加四倍（每株 60μg）可显著提高抗 HA IgG 的水平，美国已为 65 岁及以上的成年人批准了一种高剂量疫苗。高剂量疫苗使 65 岁及以上人群的几何平均血凝素滴度增加 1.8 倍，临床效力相对增加 24.2%[451]。正进行研究以确定更高的滴度是否能意味着更好的疫苗效果。以水包油乳剂或铝制剂为佐剂的 2009 年单价 H1N1 疫苗以与无佐剂疫苗相似的剂量，或低 2~4 倍的剂量诱导出了高 HA 抗体滴度[426,431,494]。此外，一些国家使用了 2009 年全病毒颗粒单价 H1N1 疫苗；这些国家的免疫原性数据表明，在大儿童和成人中单次给药后抗体反应令人满意[428]。一项随机对照试验比较了全病毒 2009 H1N1 疫苗（7.5μg 血凝素）与 AS03 佐剂疫苗（3.8μg 血凝素）的免疫原性，结果为基于抗体反应的佐剂疫苗的免疫原性更强。在接种一剂 AS03 佐剂疫苗或全病毒疫苗后的第 21 天，两种疫苗的滴度均为 1:40 或更高的人的百分比随着年龄的增长而下降，分别从 18 岁至 44 岁的 94% 和 71% 降至 65 岁或更大年龄的 51% 和 32%。在第 42 天（第二次给药后 21 天），在 18~44 岁接种佐剂疫苗与全病毒疫苗的参与者中，100% 和 73% 的受试者之病毒滴度分别为 1:40 或更高。然而，只有 76% 和 36% 的 65 岁或 65 岁以上的受试者对佐剂疫苗和全病毒灭活疫苗的滴度为 1:40 或更高[494]。通过 HA 或微量中和试验检测的疫苗诱导抗体反应在孕妇中与未怀孕妇女相似；最近的一项研究发现，接种疫苗的孕妇的血浆母细胞比对照组的多[494a,494b]。

慢性疾病或免疫损害的人群对疫苗接种的血清学反应率通常比较低。三价流感灭活疫苗或 pH1N1 在人免疫缺陷病毒（HIV）感染但未出现或仅出现极轻获得性免疫缺陷综合征（acquired immunodeficiency syndrome, AIDS）症状的人群（包括高效抗反转录病毒治疗缓解者）中能产生足够的抗流感病毒抗体反应[495-499]。在 HIV 疾病晚期且 CD4$^+$ T 淋巴细胞计数低的患者中，三价灭活疫苗或 pH1N1 可能无法产生保护性抗体滴度水平[498,500]；即使两针接种也无法改善免疫应答[500-502]。一项随机、安慰剂对照临床试验证实，三价流感灭活疫苗能有效预防 CD4$^+$ T 淋巴细胞平均计数在 400 个/mm^3 的 HIV 感染者出现实验室确诊流感症状；但对 CD4$^+$ T 淋巴细胞平均计数低于 200 个/mm^3 的 HIV 感染者而言则保护效果有限[501]。一项非随机临床研究证实，流感疫苗接种在 CD4$^+$ T 淋巴细胞平均计数大于 100 个/mm^3 的 HIV 感染者和 HIV-1 病毒拷贝量低于 30 000 个/ml 的 HIV 感染者中保护效果最佳[105]。初步研究显示，HIV 感染者对 2009 年 H1N1 抗原的反应性也同样出现降低[503]。例如，有研究显示，接受高效抗反转录病毒治疗的 HIV 感染者接种无佐剂 H1N1 单价大流感疫苗后免疫原性较低；接种含佐剂大流感疫苗的免疫原性升高（接种后 HI 抗体滴度≥1:40 阳性率为 68%），接种两针佐剂疫苗后免疫原性效果良好（HI 抗体阳性率达 92%）[504]。此外，两剂量的 pH1N1 佐剂疫苗方案不仅能诱导疫苗接种后持续达 12 个月的血清保护滴度，而且还能增强对随后接种的无佐剂季节性疫苗的记忆反应[505]。

流感灭活疫苗在实体器官移植者中的免疫原性

（评价指标为 HI 滴度≥40 的血清抗体保护率）随移植手术类型和移植时间长短而不同。与健康人相比，疫苗在肾移植或肺移植患者中的免疫原性基本相当或略有降低，但在心脏移植或肝移植患者中的免疫原性则较差，特别是对于接种前 4 个月内接受过移植手术的人来说[506-510]。在接受高剂量或加强剂次的患者中，体液免疫反应得到改善[511,512]。其他给药途径，如皮内途径、有佐剂或无佐剂疫苗的加强剂次或高剂量疫苗，可能有助于诱导免疫受损人群的保护性免疫反应。此外，被动转移超免疫血清或混合单克隆抗体可能有益于那些对疫苗接种没有反应的个体。

细胞免疫反应

$CD4^+$ 和 $CD8^+$ T 淋巴细胞也同样在流感免疫中起到重要作用，与毒株特异性的抗体应答相比，细胞免疫能识别病毒表面/内部蛋白中更多的保守位点，对不同亚型病毒有更好的交叉反应[223]。识别 T 细胞抗原表位的能力由个体的人白细胞抗原（human leukocyte antigen，HLA）表型决定。$CD4^+$ T 细胞辅助抗体应答并诱导 $CD8^+$ T 细胞，而 $CD8^+$ 细胞毒性 T 淋巴细胞（$CD8^+$ cytotoxic T lymphocytes，CTL）与病毒的加速清除和感染的快速恢复有关[224,513]。对接种流感灭活疫苗后人体的 CTL 应答并不像体液免疫应答那样进行了深入的研究。健康成人接种灭活全病毒流感疫苗能在外周血中引起较强的 CTL 应答，而亚单位疫苗只能引起微弱的 CTL 应答，除非该疫苗是为了促进抗原的细胞质传递而制备的（以便与 I 类主要组织相容性复合物一起加工和表达以诱导 $CD8^+$ T 细胞[351,513-515]）。这种应答的持续时间依据个体不同而变化，可以持续几个月或 1 年。在一项研究中，与无佐剂疫苗相比，水包油乳剂佐剂（AS03）能诱导抗原特异性记忆 B 细胞数量增加。该佐剂疫苗一针接种能诱导产生交叉反应性和多功能 H5N1 病毒特异性 $CD4^+$ T 细胞，且第二针接种后该效应进一步增强[434]。含 AS03 佐剂的 2009 年 H1N1 大流感疫苗（3.8μg 血凝素）能显著增强抗体反应和 $CD4^+$ T 细胞反应[494,516,517]。

老年人流感病毒特异性 $CD8^+$ T 细胞的数量相对于青壮年有所下降[518-520]。然而，流感疫苗接种在老年人中能短时间内增强 CTL 应答[514]。越来越多的证据表明细胞免疫在保护老年人免受流感侵袭中起到部分作用[521-522]。在有充血性心力衰竭的 60 岁以上老年人中，接种疫苗后产生一种端粒酶 B，其在介导病毒感染细胞的凋亡中起到关键作用；研究发现患流感的老人比未患流感的老人其端粒酶显著增多[521]。这些结果表明对疫苗接种后细胞介导的免疫应答的评价，特别是在老年人中的评价还需要进一步的研究。

影响保护的相关因素

抗 HA 的毒株特异性中和抗体是保护免受感染和发病的主要免疫效应物，而抗 NA 抗体能够通过加快病毒清除，减缓疾病严重程度[523]。根据流感血清学研究，1:32 至 1:40 的 HI 滴度通常被认为是保护性抗体水平。需要注意的是这个滴度范围代表了大约 50% 的人群被保护，没有一个滴度值能确保所有人都免于感染[235,470,524,525]。然而，血清中抗 HA 抗体水平的提高一般都可以提高对流感的抵抗力，而较低的抗体水平意味着暴露于流感病毒时患病风险增加[251,525-527]，但是老年人即使 HI 滴度高于 1:40 可能仍然对流感易感[528]。由于 HI 试验固有的敏感性问题，考虑到微量中和试验与 HI 试验的高度敏感性和相关性，用微量中和试验对流感反应进行血清学评估时应给予一定考量。使用活病毒进行的挑战性研究表明，对流感的保护也与黏膜表面发现的局部中和抗体和分泌性 IgA 有关[481]。尽管 NA 抗体不能有效中和流感感染，但它们限制了被感染细胞的病毒释放，降低了感染强度，并增强了恢复能力[529]。

疫苗的效力和有效性

流感疫苗的效力和有效性的测定可能受病毒和宿主因素以及研究方法的影响。因此，已发表的疫苗效力/有效性之点估计值在研究中有所不同，结果比较需要考虑多种因素。在流行病毒与疫苗病毒抗原不同的几年中，疫苗的益处可能会降低。然而，相对于疫苗病毒的抗原漂移程度以及漂移病毒的流行比例可能会有所不同，因此在某些季节中，虽然报告有漂移病毒的流行，但疫苗仍然总体有效[455,530-532]。由于多年疫苗效力和有效性研究需要大量充足的样本量，所以流感病毒的每年的型别变异和相应的疫苗不同，使得对疫苗效力和有效性评估更加复杂化。

除病毒因素外，宿主因素（如年龄、潜在疾病、既往感染史和既往接种疫苗史）也会影响对疫苗的反应和疫苗的有效性。

影响疫苗有效性的一个重要因素是在特定流感季节，疫苗中的病毒与流感流行病毒之间的抗原匹配水平或抗原相关性。当疫苗中的病毒在抗原性上与流行病毒不可区分时，流感疫苗最有效。然而，由于病毒持续的抗原变异、与鸡胚适应有关的问题，以及偶尔发生的一种变异株(在毒株推荐以后,该变异株相对于疫苗病毒发生显著漂移,)的晚期出现。所以,虽然后者每6~10年才发生一次,但很有可能使疫苗的特定成分不会发挥任何有益的作用。

在实验室中通过使用感染后雪貂的血清,在血凝抑制试验和中和试验来测定疫苗和流行病毒之间的抗原匹配水平。雪貂血清用于这些检测是因为这些血清样品通常被发现是可以非常敏感地检测低水平的抗原分化。重要的是,预防接种前和接种后的人血清也被测试以确定疫苗是否已经诱导产生了针对当前流行病毒的良好水平的抗体,包括最近可能出现的任何抗原变异体。也要对流感流行病毒进行基因测序,以便确定遗传分化的程度。必须注意的是,特定的单一突变可以使血凝素其他区域产生更大限度地抗原性分化。

无疫苗接种史的幼儿需要第二次、加强剂次的接种,间隔至少4周,以获得对疫苗的最佳免疫反应[533-537]。几项研究表明,第一剂和第二剂之间的时间间隔可能在4周到1年之间。65岁以上的成人可能会有先天免疫的改变;随着时间的推移,这种改变会影响疫苗免疫,而先前的感染可能会由于"初始抗原原罪"而影响对感染的易感性[538]。此外,潜在疾病,特别是免疫抑制,会影响对疫苗免疫反应的能力[539,540]。

安慰剂对照随机临床试验以最小的偏倚衡量疫苗的效力,并为疫苗的益处提供最有力的证据。近年来,每年向老年人、有潜在疾病的人、孕妇和儿童推荐流感疫苗的国家数量有所增加。因此,安慰剂对照的随机临床试验越来越难进行,而且对于推荐接种疫苗的人群来说,常常是不可能的。当不能使用安慰剂时,可以通过观察性研究来估计疫苗的有效性;但是,需要适当地减少和/或控制与接种疫苗相关的偏差。近年来,"测试阴性设计"已成为一种日益流行的研究设计。在这种方法中,急性呼吸系统疾病或流感样疾病的受试者在医疗过程中被纳入研究,所有受试者的呼吸样本都用敏感的诊断化验方法(如RT-PCR)进行检测;病例为流感检测呈阳性,对照组则呈阴性。"测试阴性设计"通过允许选择具有与病例相似的寻求医疗保健行为的对照组来最小化选择偏倚。该方法已针对门诊医疗环境中常见的假设进行了验证[541-543]。

最后,疫苗效力/有效性研究中检测结果的特异性很重要。具有非特异性结果的研究(如临床综合征(如流感样疾病或肺炎))的疫苗效力/有效性通常低于实验室确认结果的研究估计值[544]。对于这些综合征,流感感染仅占可能致病因素的一部分[545,546]。然而,有些结果是罕见的,或在检测到流感病毒后不可能出现的,例如死亡或心血管事件,这样就不可能确认流感感染。在这些情况下,具有非特异性结果的研究仍然可以提供信息[546,547]。但是,必须注意尽量减少选择偏倚,因为这些偏倚可能会影响最终疫苗的效力/有效性结果。例如,通常更健康、死亡或住院可能性更低的老年人可能更容易接种疫苗,而那些更虚弱、更不健康的人则不太可能接种疫苗[548-551]。

实验室确认的流感病毒感染通常是疫苗效力/有效性研究的最特异性结果。病毒分离和逆转录-聚合酶链反应(RT-PCR)是检测流感病毒感染的特异性诊断方法,RT-PCR是目前最敏感和最特异的检测方法。在广泛应用RT-PCR之前,经常使用血清学分析来检测流感感染(即针对流行病毒的抗体滴度上升4倍)。然而,如果感染前抗体水平很高(正如在接种流感灭活疫苗后很常见),感染可能与抗体升高4倍无关[193,233,552];在疫苗接种和先前疫苗接种的血清学反应中也发现了类似的现象[553-555]。因此,一些随后被感染的接种疫苗的人可能被误认为是阴性感染(偏倚观察到的疫苗效力/有效性估计高于真实估计值)。有限的数据表明,错误分类的程度可能不同,其可能取决于感染和疫苗病毒及先前疫苗的类型[233,552]。

来自随机临床试验的、检测疫苗对实验室确认的流感相关疾病的效力证据

老年人

在老年人中,没有一项安慰剂对照随机临床试验检测疫苗对经RT-PCR或培养法证实的流感感染的效力。一项随机临床试验(受试者为60岁或60岁以上)依靠血清学对流感感染进行实验室确认,并报告对有症状的、经血清学确认的疾病的疫苗效力为58%(95% CI, 26%-77%)[394]。然而,还不清楚疫苗接种者中是否有因血清学问题而使感染有遗漏。两项随机临床试验评价了与标准剂量(15μg)无佐剂灭活疫苗(表31.2)相比,用于提高老年人免疫应答的新疫苗[有佐剂和高剂量(60μg)灭活疫苗]的优越性[451,556]。然而,与标准剂量灭活疫苗相比,只有高剂量灭活疫苗达到了具有统计学意义的、更高的相对效力(22%)[451]。在事后分析中,与无佐剂疫苗相比,AS03佐剂灭活疫苗对H3N2病毒感染的相对效力为24%(95% CI, 5.68-35.49)[556]。

表 31.2 随机对照试验选编汇总—评价季节性和大流行性流感灭活疫苗以及重组蛋白疫苗针对经 RT-PCR 或病毒培养法确定的症状性流感之效力(VE)或相对效力(RE)

参考文献	疫苗比较	诊断检测	年龄	研究年限（地点）	疫苗效力(VE)/相对效力(RE)结果(95% 置信区间)	注释
季节性疫苗						
老年人						
556[a]	AS03 佐剂疫苗 vs 无佐剂灭活疫苗	RT-PCR	65 岁+	2008—2009 年，2009—2010 年（3 个北美国家，10 个欧洲国家，俄罗斯，泰国）	RE A/B：12.11（-3.4-25.29）	未能满足 FDA 对优效性的监管要求
451[a]	高剂量灭活疫苗 vs 标准灭活疫苗	RT-PCR	65 岁+	2011—2012 年，2012—2013 年（美国，加拿大）	RE A/B：24.2（9.7-35.6） RE H1N1：11.1（-159-70.2） RE H3N2：23.2（6.0-37.5） RE B：25.5（-15.7-52.4）	满足 FDA 对优效性的监管要求
成人						
530[b]	高剂量灭活疫苗 vs 安慰剂（减毒活疫苗 vs 安慰剂），灭活疫苗 vs 减毒活疫苗	RT-PCR 或培养法	18~46 岁，健康	2004—2005 年（美国）	IIV VE A/B：75%（42-90） LAIV VE A/B：48%（-7-74） IIV vs LAIV RE A/B：53%（-5-80）	H3 型中度基因漂移和乙型的两个谱系
552[b]	高剂量灭活疫苗 vs 安慰剂（减毒活疫苗 vs 安慰剂），灭活疫苗 vs 减毒活疫苗	RT-PCR 或培养法	18~48 岁，健康	2005—2006 年（美国）	IV VE A/B：16%（-171-70） LAIV VE A/B：8%（-194-67） IIV vs LAIV RE A/B：9%（-110-60）	大多数感染为 H3N2，没有漂移；B 谱系不匹配（低罹患率）
557[b]	灭活疫苗 vs 安慰剂	培养法	18~49 岁，健康	2005—2006 年，2006—2007 年（美国）	两季 VE A/B：49%（LCI20）	有限的/无 H3 型基因漂移；B 谱系不匹配；罹患率低
559[a]	灭活疫苗 vs 安慰剂	培养法	18~64 岁，健康	2005—2006 年（捷克）	VE A/B：22%（-49-59） VE B：NS 22%（-65-62）	无病毒基因漂移，低罹患率
558[a]	灭活疫苗 vs 安慰剂	培养法	18~64 岁，健康	2006—2007 年（捷克）	VE A/B：62%（46-73）	
531[b]	灭活疫苗 vs 安慰剂（减毒活疫苗 vs 安慰剂），灭活疫苗 vs 减毒活疫苗	RT-PCR 或培养法	18~49 岁，健康	2007—2008 年（美国）	IIV VE A/B：68%（46-81） LAIV VE A/B：36%（0-59） IIV vs LAIV RE A/B：60%（33-77）	无 H3 型基因漂移；B 病毒谱系与疫苗不同
329[a]	MDCK 细胞培养三价灭活(CCIV3) vs 安慰剂，灭活疫苗(禽胚) vs 安慰剂	培养法	18~49 岁，健康	2007—2008 年（美国、芬兰、波兰）	IV3 VE A/B：63%（LCI 47） CCIV3 VE A/B：70%（LCI 55） IIV3：VE H1N1：82（LCI 61） CCIV3 VE H1N1：89（73） IIV3 VE H3N2：49（LCI -9）NS CCIV3 VE H3N2：77（35） IIV3B VE：53%（LCI 22）NS CCIV3 B VE：50（LCL 18）NS	B 病毒谱系与疫苗不同

参考文献	疫苗比较	诊断检测	年龄	研究年限（地点）	疫苗效力（VE）/相对效力（RE）结果（95%置信区间）	注释
455[a]	重组三价血凝素蛋白疫苗 vs 安慰剂	培养法	18~49岁，健康	2007—2008年（美国）	VE A/B：44.6%（18.8-62.6）	病毒发生偏移
560[b]	Vero细胞培养灭活三价 vs 安慰剂	培养法	18~49岁，健康	2008—2009年（美国）	VE A/B：72（55-82） VE H1N1：75%（55-86） VE H3N2：50%（-173-91） VE B 72%（55-82）	A/B匹配VE：78%（61,88）
495[b]	灭活疫苗 vs 安慰剂	RT-PCR	18~55岁，HIV+ART	2008年（南非）	VE A/B：75.5%（9.2%-95.6%）	无疫苗免疫史；CD4>100个细胞/ml
儿童						
563[b]	灭活疫苗 vs 单价乙型流感疫苗	培养法	1~15岁，健康	1986—1987年，1987—1988年，1988—1989年，1989—1990年（美国）	IIV3 H1N1 years（86-87和88-89）：VE 91%（64-98） IIV3 H3N2 years（87-88和89-90）：VE 77%（20-94）	接种者在1985年接种过H1/H3双价灭活疫苗；1986-87/1987-88报告病毒基因漂移
564[a]	灭活疫苗 vs 安慰剂	培养法	6~24月龄，健康	1999—2000年，2000—2001年（美国）	1999-00：VE A/B：66%（34%-82%） 2000-01：VE A/B：-7%（-247%-67%）	2岁组罹患率低，所有受试者接种2剂
570[b]	MF59佐剂灭活疫苗 vs 对照疫苗，无佐剂灭活疫苗 vs 对照疫苗；三价佐剂灭活疫苗 vs 无佐剂三价灭活疫苗	RT-PCR	6~71月龄，健康	2007—2008年，2008—2009年（德国和芬兰）	MF59 VE A/B：86%（74-93） IIV3 VE A/B：43%（15-61） MF59 vs IIV3 RE A/B：75%（55-87） 6-24月龄亚组 MF59 VE：77（37-92） IIV3 VE：11（-89-58） MF59 vs IIV3 RE：73（29-90）	儿童无疫苗免疫史，85%H3型无基因漂移
565[b]	三价灭活疫苗 vs 安慰剂	RT-PCR	6~17岁	2009—2010年（中国香港）	VE B：66%（31-83）	疫苗不包含流行的甲型病毒（H1N1pdm09）
567[b]	四价灭活疫苗 vs 对照疫苗	RT-PCR和培养法	3~8岁，健康	2010年12月—2011年10月（3个亚洲国家，3个中北美国家，2个中东国家）	VE A/B：59.3（45.2-69.7） VE H1N1：55.6（21.3-74.9） VE H3N2：55.6（21.2-74.9） VE B Vic：47.2（12.4-68.2）	乙型山形株太少以致无法评价
886[b]	三价灭活疫苗 vs 安慰剂	RT-PCR	6~35月龄，HIV+ on ART	2009年（南非）	VE A/B：17.7%（<0-62.4%）	H3N2为主要流行株流感季；测序提示基因发生漂移；给予加强剂次

续表

参考文献	疫苗比较	诊断检测	年龄	研究年限（地点）	疫苗效力（VE）/相对效力（RE）结果（95%置信区间）	注释
妊娠妇女						
887[b]	三价灭活疫苗 vs 安慰剂	RT-PCR	18~36岁；妊娠20~36周；HIV and HIV+	2011年，2012年（南非）	HIV阴性母亲s：VE A/B：50.4%（14.5-71.2）HIV阳性母亲：VE A/B：57.7%（0.2-82.1）母亲为HIV阴性的婴儿：VE A/B：48.8%（11.6-70.4）	无法评价母亲为HIV阳性的婴儿（数量少）
2009单价大流行流感疫苗						
儿童						
571[a]	AS03佐剂单价灭活 vs 无佐剂单价灭活疫苗	RT-PCR	6月龄~10岁	2010年2月—2011年8月（澳大利亚、哥斯达黎加、墨西哥、2个中北美国家、3个非洲国家）	RE A/B：76.8%（18.5-93.4）	给予加强剂次

[a] 医药资金.
[b] 由政府或基金资助.

注：CI：置信区间；IIV：流感灭活疫苗；LAIV：流感减毒活疫苗；LCI：低置信区间；MDCK：马丁达比犬肾；NS：无统计学意义（未报告完整的置信区间）；RE：相对效力；RT-PCR：逆转录聚合酶链反应；VE：疫苗效力。

成人

在65岁以下的健康成人中，已经发表了几项关于检测灭活（卵细胞生长和细胞生长）疫苗效力、一种旨在预防经RT-PCR或培养法证实的流感感染的重组三价HA蛋白疫苗的安慰剂对照试验（表31.2）。根据年份的不同，对所有流感病毒（A和B）疫苗效力的报告点估计值从2004—2005年美国和2008年南非之有统计学意义的75%到2005—2006年美国之无统计学意义的16%不等[329,455,495,530,531,532,557-560]。

在2005—2006年期间，低流感感染率可能导致效力评估值较低且无统计学意义[552,557,559]。报告的流行病毒相对于疫苗病毒之抗原漂移现象与疫苗效力的估计值并不持续相关[455,495,530,531]。

2007—2008年间，相对于安慰剂组，重组三价HA蛋白疫苗在健康成人中的疫苗效力为45%[455]。两个安慰剂对照试验分别检测了基于细胞的流感灭活疫苗的效力，一个在2007—2008年，另一个在2008—2009年；并分别报告了70%~72%的点估计值[329,560]。一个基于细胞的流感灭活疫苗（Flucelvax）目前在美国获得上市许可。2004—2005年、2005—2006年和2007—2008年期间，灭活疫苗、流感减毒活疫苗和安慰剂的三组临床试验表明，流感减毒活疫苗在成人中可能劣效于灭活疫苗，这在第32章中有详细讨论[530,531,552]。

2011年2月公布的一项荟萃分析，包括来自已上市的灭活疫苗安慰剂对照临床试验的数据以及成人中经RT-PCR或培养法证实的流感感染结果，报告了疫苗的综合有效性为59%（95% CI，51-67）[561]。几项安慰剂对照随机临床试验通过使用血清学来确认流感感染以检测灭活疫苗的效力；效力估计值在47%~73%（1983—1988年和1997—1998年）之间，等于或大于70%（1940年；1985—1990年）[7,66,233,285]。一项荟萃分析包括来自流感灭活疫苗的随机临床试验数据，这些试验采用血清学、RT-PCR或培养法来确诊成人的流感感染；其报告了疫苗对匹配病毒的综合有效性为70%（95% CI，55-80），对不匹配毒株的有效性为55%（95% CI，42-65）[562]。

儿童

在儿童中，只有少数安慰剂对照随机临床试验检测了无佐剂流感灭活疫苗的疫苗效力，其结果为经RT-PCR或培养法证实的流感感染（表31.2）。1986—2000年，一项随机试验评估了三价流感病毒疫苗对经培养法确认的甲型流感病毒感染的疫苗效力，其将一种单价乙型流感病毒疫苗作为对比疫苗[233,563]。报告显示在甲型 H1N1 病毒流行的两个流感季节（1986—1997 年和 1988—1989 年）的疫苗效力为 91%，在两个甲型 H3N2 流行的流感季节（1987—1988 年和 1989—1990 年）的疫苗效力为 77%。另一项研究只招募了 6~24 个月大的幼儿，并报告了 1999—2000 年期间对所有流感 A/B 病毒的疫苗效力为 66%，而在 2000—2001 年第二年期间，疫苗效力为 -7%（CI, 247%-67%）[564]。两个季节的流行病毒与疫苗病毒相比都没有发生抗原漂移，但是第二年的罹患率却非常低。在 2009—2010 年间的香港，报告了 6~17 岁儿童之预防乙型流感病毒感染的疫苗效力为 66%[565]，没有证据表明疫苗接种儿童的症状严重程度或持续时间减少[566]。2010—2011 年间，与对照疫苗相比，3~8 岁儿童的四价流感灭活疫苗对感染有流感样疾病症状的流感 A/B 病毒的效力为 59%，对流感 A/B 病毒相关的"中度至重度感染"的疫苗效力为 74%（95% CI, 51.5%-86.2%）；中度至重度感染定义为以下任何一种：发热超过 39℃［66 例中有 53 例（80%）经 RT-PCR- 确诊］，或医生确诊的急性中耳炎（1.5%），下呼吸道疾病（18%）或肺外并发症（0%）[567]。对无佐剂灭活疫苗的几项研究包括了经血清学证实的流感感染结果，并报告疫苗的效力为 45%（3~9 岁参加日托所的儿童，1996—1997 年），56%（3~19 岁的儿童，1986—1987 年），和 70%（学龄男孩，1972—1973 年）[391,568,569]。

两项随机临床试验表明，与无佐剂灭活疫苗相比，佐剂灭活疫苗对幼儿可能具有更好的效力（表 31.2）[488,570]。一项研究比较了 6~71 月龄的、无疫苗接种史的儿童中 MF59 佐剂灭活疫苗与无佐剂灭活疫苗[570]。2008—2009 年间，MF59 佐剂疫苗的疫苗效力为 86%，无佐剂疫苗的疫苗效力为 43%，佐剂疫苗与无佐剂疫苗的相对效力为 75%。在 2~24 个月龄的儿童中，与无佐剂疫苗相比，佐剂疫苗的相对效力为 73%（95% CI, 29-90）。2009 年大流行期间，在 3~8 岁儿童中进行了 AS03 佐剂单价灭活疫苗与无佐剂单价灭活疫苗的比较[571]；与无佐剂疫苗相比，佐剂疫苗的相对效力为 77%。

三个在幼儿中比较减毒流感活疫苗与无佐剂流感灭活疫苗的随机临床试验表明，流感减毒活疫苗比灭活疫苗有更好的效力[572-574]。这些研究在第 32 章中有详细讨论。

在 2008—2009 年期间，在加拿大哈特雷特社区 6 个月至 15 岁儿童中进行的一项群组随机试验报告了一个三价灭活疫苗的联合效力值为 59%（95% CI, 5-82），直接效力定义为疫苗在已招募儿童中预防经 RT-PCR 确认的感染；间接效力定义为疫苗在未接种疫苗的社区成员中预防经 RT-PCR 确认的感染。甲型肝炎疫苗作为对比疫苗[575]。

衡量疫苗对实验室确诊流感相关疾病有效性的观察性研究证据

观察性研究通常是衡量疫苗对更严重、更不常见的流感结果（如住院）有效性的唯一选择。许多观察性研究已经评估了疫苗预防成人经 RT-PCR 或培养法证实的流感相关住院的有效性。2006—2007 年至 2008—2009 年间，田纳西州进行了一项为期 3 年的研究，采用"测试阴性设计"（例如，流感检测阴性的住院患者为对照组，阳性患者为病例），报告 50 岁及以上成年人的疫苗有效性为 61%（95% CI, 18-83）[576]。同一组研究人员在这项分析中额外增加了两个流感季节，包括了 2006—2012 年（不包括 2009—2010 年），并报告了 65 岁或 65 岁以上的人在五个季节的联合疫苗效力为 58%（95% CI, 8%-81%）[577]。在 2010—2011 年流感季里，甲型（H1N1）PDM09 病毒的比例很高；一项西班牙队列研究报告疫苗对 60 岁及以上住院成人或慢性病患者的有效性为 58%（95% CI, 16-79）[578]。当使用试验阴性设计分析数据和使用试验阴性设计进行单独的西班牙研究时，结果是相似的[579]。在 2010 年澳大利亚，疫苗对与住院相关的 H1N1PDM09 感染的有效性为 49%（95% CI, 13%-70%）；这项研究采用了测试阴性设计，但试验由临床医生指导[580]。相比之下，在 2012—2013 年间，两个欧洲医院网络报告了疫苗对流感 A/B 病毒感染相关住院治疗的有效性分别为 33%（95% CI, 11-49) 和 21%（95% CI, 25-50)；流感甲型（H3N2）、流感甲型（H1N1）pdm09 和流感乙型病毒共同流行[581,582]。在 2014—2015 年间流感季节中，加拿大对住院成人进行了研究，并采用了试验阴性设计［这是一个甲型（H3N2）病毒流行比例较高的季节］，但未能发现与甲型（H3N2）相关的住院治疗的有效性[583,584]。西班牙的一项队列研究报告，在 2011—2012 年间，相对于病毒颗粒三价灭活疫苗，65 岁及 65 岁以上的成人接种皮内三价灭活疫苗的相对疫苗有效性为 33%（95% CI, 15%-48%）[585]。

很少有观察性研究报告了儿童中经 RT-PCR 或培养法证实的对流感相关住院的疫苗有效性估计。在 2010—2011 年和 2011—2012 年期间，一项研究招募了美国儿童重症监护室收治的重病儿童；他们报告了使用试验阴性设计方法的疫苗有效性为 74%（95% CI, 19-91)，使用从类似临床病例中选择的对照组的疫苗有效性为82%(95% *CI*,23-96)[586]。香港2009—2013年间在6月龄至17岁的儿童中进行了一项研究,报告了一种疫苗预防与甲/乙型流感病毒感染相关的住院之有效性为62%(95% *CI*,43-74)[587]。与A(H3N2)型病毒感染相关的住院治疗的疫苗有效性估计值大约为37%(95% *CI*,-25-68),A(H1N1)pdm09病毒感染的估计值为72%(95% *CI*,39-87),流感乙型病毒感染的估计值为69%(95% *CI*,42-83)。2010—2012年间,在美国,在所有年龄段的人中,报告了疫苗预防经RT-PCR确认的流感相关之社区获得性肺炎住院治疗的有效性为57%(95% *CI*,32%-73%);年龄组特异性估计值无显著性意义[588]。

2009年流感大流行期间,几项研究试图检测单价流感大流行疫苗对甲型(H1N1)pmd09病毒感染相关住院治疗的疫苗有效性。2009年疫苗上市时,因为感染率已经开始迅速下降,所以许多研究发现了少量接种疫苗的病例;因此,可能存在与日历时间和/或稀疏数据偏倚相关的残余混杂[589]。美国一项招募经RT-PCR确认的病例对照研究显示,6个月及以上的住院病例与社区对照组相比,其无佐剂单价大流行疫苗的疫苗有效性为50%(95% *CI*,13-71)[590]。美国一项将6个月至9岁、经RT-PCR确认甲型(H1N1)pdm09感染的住院儿童与免疫登记处的匹配对照组进行比较的研究显示,单剂量无佐剂灭活或减毒单价疫苗的有效性为82%(95% *CI*,0-100)[591]。在加拿大6月龄至9岁的住院儿童中,报告单剂量AS03佐剂单价灭活大流行疫苗预防经RT-PCR确认感染的有效性估计值为85%(95% *CI*,61-94)[592]。

自2003年以来,许多采用试验阴性设计的观察性研究报告了对经RT-PCR或培养法证实的流感相关医学疾病的疫苗有效性估计值;大多数研究从门诊护理机构招募参与者,而最近的一些研究发现并报告了针对住院治疗的疫苗有效性[593-605,605a]。澳大利亚、加拿大、欧洲、新西兰、英国和美国的多个网络从许多合作伙伴/网站收集数据以报告年度疫苗效力估计值,并经常报告流感季中中期估计值,以为本季度的沟通工作提供信息,并可能为毒株的选择提供信息[606-612]。关于甲型流感亚型特异性和乙型流感谱系特异性疫苗的有效性评估已被越来越多地发表,进而允许与个别疫苗成分进行更直接的比较。来自不同地理位置以及北半球和南半球区域的年度疫苗有效性估计突显了疫苗病毒表征对疫苗有效性估值的重要性,例如在鸡胚培养过程中诱导的替换以及流行病毒株相对于疫苗病毒的抗原和遗传漂移[250,609-611,613-616]。此外,年度疫苗效力估计报告了先前季节疫苗接种对当前季节疫苗效力的变化性影响;对当前季节疫苗效力的影响因季节和研究而异[250,595,613,617,618]。有限的随机试验也报告了关于先前接种疫苗对本季疫苗效力影响的相互矛盾的证据[66,619]。最后,能够收集年度数据的网络允许按季节和亚型不同来比较儿童减毒流感活疫苗和灭活疫苗的有效性,包括在疫苗的随机临床试验期间,对未流行的流感甲型(H1N1)pdm09病毒相关疾病的有效性[595,596,620]。

2010—2011年至2013—2014年期间,报告预防需就诊的甲型流感(H1N1)pdm09感染的疫苗有效性估计值:加拿大2011—2012年间为80%(95% *CI*,52-92),欧洲2013—2014年期间为48%(95% *CI*,16-67);自2009年以来,疫苗病毒和流行病毒的抗原性都没有发生显著变化[593,596,598,605,613,614,618,623-626]。在这些季节,针对需就诊的甲型(H3N2)病毒感染的疫苗有效性估计值范围从2011年澳大利亚无统计意义的13%(95% *CI*,20-36)到2011—2012年加拿大的51%(95% *CI*,10-73)[250,593,595,596,603,613,614,616,618,623,627-629]。几项研究报告了乙型流感谱系特异性疫苗的效力估计值。在北美2011—2012年间,当乙型维多利亚谱系被纳入三价疫苗时,其对乙型维多利亚谱系的疫苗有效性为52%(95% *CI*,8-75)和71%(95% *CI*,40-86);对流行频率较低的非疫苗乙型山形株谱系的疫苗有效性为66%(95% *CI*,58-73)和27%(95% *CI*,-21-56)[595,618]。在随后的一个流行季,即2012—2013年,当三价疫苗中加入了乙型山形株病毒时,针对乙型山形株和乙型维多利亚株病毒感染的疫苗有效性估值相似,分别为51%(95% *CI*,36-63)至75%(95% *CI*,29-91)[250,613]。

一项荟萃分析采用了试验阴性设计观察研究,通过经RT-PCR证实的流感感染,对60岁及60岁以上的成人进行了疫苗有效性评估。据报告,在流行季节或区域性暴发期间,当疫苗病毒与流行病毒相匹配时,疫苗有效性值为52%(95% *CI*,41-61);58%(95% *CI*,30-70);当不匹配时,疫苗有效性值为36%(95% *CI*,22-48);43%(95% *CI*,21-59)[630]。

孕妇及其婴儿中针对经实验室确诊流感的疫苗效力和有效性

在南非进行的一项随机对照试验报告在2011年和2012年期间,接种疫苗的HIV阴性孕妇中(处于第三孕期),对经RT-PCR确认甲/乙型流感的疫苗效力为50%(表31.2)[631]。艾滋病毒感染孕妇(处于医疗看护中）的疫苗效力为58%。美国2010—2011年和2011—2012年的一项观察性研究采用试验阴性设计，报告了疫苗在孕妇中针对流感甲/乙型感染的有效性为44%（95% CI，5-67）[632]。

6月龄以下的婴儿不建议接种疫苗，尽管一些研究表明婴儿的免疫反应相对较好[633,634]。有记录在孕期母亲接种疫苗后，流感抗体被动转移到新生儿身上[631,635,636]。南非的一项研究检测了孕期接种疫苗的妇女的疫苗效力，也检测了孕期接种疫苗对婴儿至产后24周的效力。据报告，艾滋病毒阴性妇女的婴儿的疫苗效力为49%（表31.2）[631]；该研究无法评估疫苗在艾滋病病毒感染妇女的婴儿中的效力[636a]。在孟加拉国进行了一项随机对照试验，其在妊娠晚期为孕妇提供了流感或肺炎球菌疫苗接种；报告称，流感疫苗接种妇女所生的婴儿在生命的前6个月罹患经快速流感诊断试验确认的流感情况减少了63%（95% CI，5-85）；对于孕妇未使用经实验室证实的流感结果[637]。马里孕妇接种流感灭活疫苗的一项大型随机对照试验发现，在婴儿出生前6个月内，疫苗针对实验室确诊的流感疾病的效力为33.1%（CI，3.7-53.9）；本研究中，疫苗效力在出生后4个月的儿童中最高[67.9%（CI，35.1-85.3）][637a]。同样，在南非的试验中，对婴儿的保护只在分娩后的前8周内发现[637a]。

已经开展了几项研究来估计母亲接种疫苗对出生结果的影响，例如早产风险或小于胎龄的风险。孟加拉国的一项随机试验发现，在怀孕期间接受三价灭活疫苗接种的母亲所生的婴儿不太可能早产，平均出生体重比未接受疫苗接种的母亲所生的婴儿高200克[638]。发达国家和发展中国家的一些观察性研究发现，接种疫苗的母亲所生的婴儿早产或低出生体重的风险较低，但这种影响尚未得到一致证实[638-643a]。最近在南非进行的一项随机试验发现，母体免疫对婴儿出生体重没有影响[631]。

免疫力和保护持续时间

灭活疫苗诱导健康青年人产生快速的全身和局部免疫反应[217]。已经表明，高达90%的正常受试者在接种后2周内产生1：40或更高的血清HI滴度，并且第二剂量接种后很少或没有进一步增加滴度。疫苗接种后4~6周内血清抗体水平达到峰值[219]，然后抗体水平在6个月内下降多达50%[333]。

与年轻健康成人相比，老年人对流感疫苗的反应一般不好，而那些慢性身体衰弱的人对流感疫苗的反应一般比同年龄的健康受试者差。高达50%的老年疫苗接种者可能对灭活疫苗没有反应，即HI抗体没有增加4倍[311]。此外，老年人的抗体反应可能比年轻人有所延迟[644]。尽管一些研究指出，与年轻人相比[645,646]，抗体反应恢复到基线的速度更快，但这些观察结果与预防流感疾病的相关性尚不确定[647]。

已在若干临床试验中研究例如流感疫苗接种后预防疾病的持续时间。在1968年，一组学童接种了A/Hong Kong/68疫苗，并在连续3个由A/Hong Kong/68病毒引起的流感流行期进行了观察。疫苗接种三年后，预防流感的有效率仍为67%[282]。在健康大学生中进行的随机试验中，1982—1983年流感流行前用三价灭活疫苗免疫，第一年分别对流感H3N2和H1N1感染相关疾病有92%和100%的预防效力；第二年在无复种疫苗的情况下，流感H1N1感染减少了68%[648]。由于反复接种流感疫苗的老年人出现了较低的血凝素抗体峰值，并且这些抗体水平比首次接种流感疫苗的健康青年人更快地恢复到基线水平，因此该目标群体的免疫期可能比上述研究中首次接种流感疫苗的健康青年人短。

几项关于流感疫苗有效性的观察性研究报告称，有在单一流行季内疫苗的保护作用下降，特别是针对甲型流感（H3N2）和老年人[648a-648e]。然而，这种效应并没有在不同年龄组和季节间持续观察到，而且观察到的保护作用下降可能归因于其他因素，如流感季节期间抗原发生漂移的变体病毒流行增强。最后，用于检测疫苗有效性季节内变化的方法上的差异也会导致不一致。流感季内疫苗保护减弱的证据不一致使得得出结论比较困难，需要在更大型的研究和不同季节中进一步评估该效果。

虽然在年轻的健康成人中接种疫苗后的保护期可能会持续一年以上，但建议每年接种灭活疫苗，因为每年通常会更新一种或多种疫苗抗原以及免疫后血清抗体水平的降低已得到充分证明。特别是，在接近流感季时对65岁及65岁以上人群进行年度免疫将有助于最大限度地提高这一重要目标群体的抗体水平和保护作用。

与疫苗接种后相对短暂的抗体反应相比，对血凝素的免疫力在自然感染后可以持续数十年。在1977年和1978年，类似于1950年流行的甲型H1N1流感病毒再次出现并在全世界传播。1950年以前出生的人没有受到影响，这表明20多年后该人群仍然具有很强的免疫力。此外，对甲型H1N1病毒疫苗免疫原性的研究发现，在1957年以前出生的人中存在免疫力的很多[261]。相比之下，疾病发生在20岁以下的人群当中，而不管以前是否感染过甲型流感病毒（H3N2）；抗体研究证实，这些人更可能需要两剂含有 H1N1 的疫苗来使其免疫反应与无免疫力人群相当,这显示出人类中病毒亚型间的免疫能力较弱。在 2009 年甲型 H1N1 流感大流行期间,自然感染产生持久免疫的能力得到了显著证明,大约三分之一年龄在 60 岁以上的成人对大流行株有交叉反应抗体,这可能是由于 50 年或更多年前暴露于抗原性相似的流感病毒株所致[258]。此外,全世界老年人的严重疾病负担之低表明自然感染后未检测到的部分或全部免疫力仍保留在更大比例的老年人中[649,650]。

疫苗减少接触者传染的有效性

流感疫苗接种已显示在某些环境下,如疗养院和学校,为未接种疫苗的接触者提供了间接益处[251,568,651,652];这一发现与疫苗诱导的群体免疫模型一致。此外,在最可能获得和传播流感的人群(通常是适龄儿童)中进行大规模免疫可能会减少社区流感的总体发生率,包括未接种疫苗的人[251,653]。1968 年大流行期间,儿童接种疫苗的社区级保护效果显示,与另一个未接种的社区相比,一个社区中超过 5% 的学童接种疫苗可使所有年龄组的患病率降低[251,654]。最近的几项研究评估了给学龄儿童接种流感疫苗的益处。总的来说,无论是在家庭还是在社区,儿童流感相关疾病有所减少,对成人也有一定的益处[286,575,653,655]。然而,儿童接种对发病率和死亡率的社区影响在家庭影响之外难以量化,需要更多的研究来评估接种疫苗对儿童、更大的学校社区以及疫苗普种计划带来的成本和效益[656]。(关于进一步的讨论,见第 75 章)多年来社区及生态研究也显示了人口水平的影响。一项回顾性的生态研究表明,日本学龄儿童的高疫苗接种率降低了老年人的超额死亡率,并且停止该疫苗接种计划导致了日本老年人的超额死亡率增加[657]。因为人口老龄化和其他变量可能没有得到充分控制,故这项研究仍然存在争议[658,659]。对提高疫苗总覆盖率的社区效应进行最大规模的研究是一项生态研究,该研究描述了加拿大安大略省的经验;该省是 2000 年开始实施流感疫苗普种计划的唯一省份。根据行政和病毒监测数据建立的模型,项目实施后安大略省的流感相关死亡率、住院率、急诊科使用率和内科就诊率比其他省份下降了很多,其中低年龄组的下降程度最明显[660]。此外,与其他省份相比,流感相关抗生素的处方量也大幅减少[661]。

减少来自护理者和家庭接触者的流感传播可能会减少高危人群中的流感样疾病和并发症。观察性研究表明,在疗养院设施中对医护人员进行疫苗接种与降低患者死亡率有关[240,662]。最近,有对照试验显示,在工作人员中达到更高疫苗覆盖水平的设施中,死亡率和流感样疾病有所下降[663,664]。一项全面回顾研究得出的结论是,在患者也接种疫苗的环境中,医护人员接种疫苗可显著减少老年患者的各种原因死亡和肺炎导致的死亡[665]。

安全性

常见不良事件

在儿童和成人中,导致注射部位疼痛或红斑的局部炎症反应是接种流感灭活疫苗后最常见的不良事件。在安慰剂对照研究的成人中,疫苗接种部位的疼痛最为常见,10%~64% 的受试者出现疼痛;疼痛通常持续不到 2 天;这些症状较轻,很少干扰日常活动。对美国成人疫苗不良事件报告系统(VAERS)的数据进行回顾后发现,在此期间最常见的不良事件是注射部位反应、疼痛、发热、肌痛和头痛。该回顾没有发现任何新的安全问题。安慰剂对照试验发现,在老年人和健康青年人中,与安慰剂相比,接受三价灭活疫苗与较高的全身症状(如发热、虚弱、肌痛或头痛)发生率无关。

在儿童中,发热、肌痛、关节痛和头痛在 15% 以下的疫苗接种者中被发现,最常见于婴幼儿,以及在那些首次接触流感病毒疫苗或疫苗中某一抗原的儿童中[333,335,351,383,667,668]。在一项对 791 名 1~15 岁健康儿童的研究中,1~5 岁儿童中有 12% 出现疫苗接种后发热,6~10 岁儿童中有 5%,11~15 岁儿童中有 5%。然而,这种全身性副作用在最近的灭活疫苗随机试验中没有观察到,其安慰剂组和疫苗组之间的唯一区别是手臂酸痛和注射部位发红[667]。在幼儿中,全病毒流感疫苗和较大的疫苗剂量似乎比亚病毒颗粒疫苗产生更多的全身反应,包括发热[335,382]。数据显示,与三价疫苗(以及单价疫苗,如 2009 年无佐剂大流行性 H1N1 疫苗)相比,四价疫苗接种者的局部或全身不良事件没有显著增加[488,489,669]。在美国,在健康保护组织登记的儿童中进行的大规模上市后研究有力地支持了灭活疫苗的安全性。在一项研究中,约 25 万名儿童在疫苗接种后 2 周内与接种前 2 周和接种后 15~28 天相比,接种相关的医疗事件没有增加[670]。一项对大约 45 000 名 6~23 个月大的儿童进行的研究发现,除了胃炎和十二指肠炎(典型的自限性恶心和呕吐)的轻微增加外,疫苗接种与任何医疗事件均无统计学意义的关联。然而,上呼吸道疾病、哮喘和中耳炎的发病率也显著下降[671]。随后对 66 283 名 24~59 个月大的儿童进行的疫苗安全性数据链研究发现,发热、胃肠道症状和胃肠道疾病的诊断与灭活疫苗显著相关(相比于接种前和接种后风险期,发病风险比分别为 1.71、1.18 和 7.70)。本研究未发现严重的需药物治疗的不良事件证据[672]。

对于高剂量疫苗,与接受标准剂量疫苗(45μg)的受试者相比,接受含有 180μg HA 抗原的灭活疫苗受试者在接种后有更高的注射部位反应和发热率;然而,这些反应通常是轻微和一过性的。在一项大型试验中,2 572 名接种高剂量疫苗的人中,915 名(36%)报告了注射部位疼痛,而接种标准剂量疫苗的人中,306 名(24%)报告了注射部位疼痛;同样,1.1% 的高剂量受试者报告了中度至重度发热,而接受标准剂量灭活疫苗的人中,0.3% 的受试者报告了中度至重度发热[449]。在第二次随机对照试验中,高剂量和标准剂量疫苗接种者的严重不良事件发生率无差异[673]。与肌内注射流感疫苗相比,非老年成人中其皮内注射灭活疫苗与注射部位反应率(包括红斑、硬结、肿胀和瘙痒)较高相关;然而,注射部位疼痛率没有显著差异;全身症状(如头痛、肌痛或发热)的发生率也没有显著差异[674]。

佐剂灭活疫苗可能与较高的局部反应率有关。例如,在接种含 MF59 疫苗的受试者中,有更多的局部反应(在一项对老年人的研究中,与不含 MF59 的疫苗相比,含 MF59 疫苗的受试者其第一次注射后疼痛率是不含 MF59 的疫苗的 6 倍,红斑发生率是不含 MF59 的疫苗的 2 倍[194])以及更多的全身反应(诸如不适或肌痛等)[422,424]。即便如此,在 2009 年 H1N1 流感大流行期间,使用含水包油乳剂佐剂疫苗的国家其安全监测系统通常发现不良事件很少且不严重,主要由局部反应、发热和/或不适组成[675,676]。值得注意的例外是嗜睡症与 AS03 佐剂单价大流行疫苗的关联(见下文)。

严重不良反应

流感免疫接种可能与严重的不良事件有关,尽管它们并不常见。对国家数据的两次回顾发现,接种疫苗(不一定归因于流感疫苗)后报告的严重不良事件发生率在美国为 3.4 例 /100 万[666],而在韩国为不到 1 例 /100 万[677]。两项研究报告中最常见的严重不良事件是吉兰 - 巴雷综合征(GBS)。在 1976 年猪(H1N1)流感疫苗接种期间,GBS 首次与接种灭活疫苗相关联。当时估计每接种 10 万人就增加一例 GBS[678](高于估计每年每 100 万成人发生 10~20 例[679])。最常见的 GBS 病例与先前的胃肠或呼吸道疾病有关,包括流感感染[679-683]。自 1976—1977 年流感疫苗接种以来开展的研究在许多年中未能发现与季节性流感疫苗相关的显著风险[684-686];然而,在一些研究中发现,接种者中发生 GBS 的风险虽然很小但显著增加[687,688]。因此,GBS 的估计风险已近似为每 100 万接种者中增加一例 GBS[689]。2009 年接种甲型 H1N1 流感大流行疫苗的人估计有相似的发生率[690-692]。大多数与疫苗相关的病例将在疫苗接种后的第二周发生。虽然已经确认了疫苗相关的 GBS 低风险,但一项研究估计,与流感感染相关的 GBS 的风险要高得多,这可能表明疫苗净降低了接种疫苗人群的 GBS 风险[683]。由于有 GBS 病史的人具有较高的病例风险,因此通常不建议对有流感疫苗相关 GBS 病史的人进行流感疫苗接种,提供者应考虑为有任何原因导致 GBS 病史的人接种疫苗的风险和益处。即便如此,一项为期 11 年、基于人群的大型研究发现,在先前有 GBS 病史的 107 人中没有发现 GBS 病例,其中包括两名与先前疫苗接种有关的病例[693]。

2010 年,在接受南半球流感灭活疫苗产品的幼儿中观察到热性癫痫高发作率(每 100 名接种疫苗儿童中有 9 例)[694,695]。热性癫痫以前没有与灭活疫苗相关[670-672]。在观察到 2010—2011 流感季节接种灭活疫苗的美国儿童中出现安全信号[696,697]后,从 2010—2011 年和 2011—2012 年的进一步研究中发现了升高风险,即每 1 000 名接种疫苗的儿童中就有不到 1 例[697,698]。接种疫苗后 1 天内,6 月龄至 4 岁儿童的风险增加;4 岁以上儿童没有风险。当儿童同时接种肺炎球菌结合疫苗(PCV13)时风险更高,并在大约 16 个月大时达到高峰。2012—2013 年流感季节未观察到风险增加。疾病预防控制中心免疫实践咨询委员会确定,接种流感疫苗的益处大于热性癫痫发作的风险,不建议改变政策[699]。

其他神经疾病在流感灭活疫苗接种后也有报道,包括视神经炎、横断性脊髓炎、贝尔麻痹、多发性硬化和抽搐。然而,接种疫苗与这些疾病之间的因果关系尚未确定[666,677]。嗜睡症与 2009—2010 年使用的一种佐剂单价大流行性 H1N1 疫苗有关。在 2009 年底和 2010 年开展大流行性疫苗接种计划后,报告了单价 AS03 佐剂 H1N1 疫苗接种者中的嗜睡症病例,其中儿童的风险最大[700]。在使用这种疫苗的几个欧洲国家进行的流行病学研究表明,该病与疫苗的接种有着一致和密切的联系[700-704]。据估计,英国的归因风险为 1/5.75 万至 1/5.2 万名疫苗接种者[701],芬兰的归因风险为 1/1.6 万名疫苗接种者[702]。加拿大生产的一种使用 AS03 佐剂的类似疫苗的可能相关风险低得多,即每 100 万名疫苗接种者中约多 1 例嗜睡症额外病例;本研究中的关联不能排除被季节性H1N1混淆[705]。没有发现与其他无佐剂H1N1疫苗有关,也没有发现与使用水包油佐剂MF59大流行疫苗有关联[706,707]。季节性流感疫苗与嗜睡症之间没有发现关联。虽然风险的机制还不完全清楚,但一些数据表明,下视丘分泌素或人脑神经节苷脂蛋白的自身抗体可能在遗传性易感宿主中起作用[708-710]。最近的一项研究发现,在与嗜睡症相关的疫苗中,针对流感NP产生的抗体与下视丘分泌素发生交叉反应,并且疫苗中的NP含量高于其他佐剂大流行疫苗,这可能解释了与特定产品的相关性。

眼动呼吸综合征(ORS)是一种罕见的、急性的、针对灭活疫苗的自限性反应,在加拿大2000—2001流感季节中首次报告[711]。受影响的患者报告在接种疫苗后2~24小时内开始出现红眼、咳嗽、喘息、胸闷、呼吸困难、喉咙痛或面部肿胀,并在48小时内痊愈[712]。在最初暴发中,ORS与特定的疫苗制剂有关;但随着该疫苗的生产发生变化,ORS的报告发生率大幅下降[713]。然而,自这一事件以来的其他系列事件已被报道[714,715]。研究表明,这种反应不是由IgE介导的,尽管报告的症状与速发超敏反应有一些相似之处[716]。再次接种疫苗的ORS复发风险似乎很低[717,718],但还是存在针对有疑似ORS的人进行疫苗再接种的指南[698]。

特殊人群

孕妇。研究发现,灭活疫苗在孕妇中的安全性与健康成人相当;未发现特别的安全问题[78,719,720]。该人群中的局部或轻度全身不良事件或妊娠结局无差异[721]。关于2009年季节性和单价(H1N1)流感疫苗的研究综述表明,在怀孕期间接种灭活疫苗对胎儿没有损害;但是,在怀孕前期进行流感疫苗接种对胎儿影响的安全性数据有限[640,719,720,722-727]。在医疗机构进行的一项病例对照研究发现,在季节性流感疫苗接种后的4周内,流产的风险没有显著增加[728]。同样,尽管在挪威,接种H1N1大流行流感疫苗的孕妇没有增加胎儿死亡的风险,但研究人员确实注意到,2009年大流行性H1N1病毒感染和胎儿死亡有关联[729]。2000—2003年,在大约有200万孕妇接种灭活疫苗期间,报告显示疫苗不良事件报告系统(VAERS)收到了20例不良事件;这些不良事件包括9例注射部位反应、8例全身反应(如发热、头痛和肌痛)和3例流产[730]。

免疫功能受损者。现有关于HIV感染者中流感灭活疫苗安全性数据表明,没有证据显示灭活疫苗对HIV感染或免疫抑制的影响具有临床意义[698]。虽然早期的研究表明,接种疫苗后,HIV感染者的血浆或外周血单核细胞中的HIV-1复制短暂增加[731-733],但最近具有良好设计的研究表明,与未接种的HIV感染者相比,HIV感染者接种疫苗后,HIV复制数没有增加[734-737]、CD4⁺T淋巴细胞计数没有变化,HIV疾病没有发展[498,738]。在其他罹患免疫损害疾病的人中,关于灭活疫苗安全性的数据是有限的。在少数肾移植[508,739]、心脏移植[506]或肝移植受者中[510,740],免疫接种不会影响同种异体移植功能或引起排斥反应。有关于灭活疫苗接种后角膜移植排斥反应的报道,但其因果关系尚不清楚[741-743]。

疫苗适应证

任何年龄在6个月或以上、希望降低流感及其并发症风险的人都需要接种流感疫苗[355]。在大多数国家,国家政策将建议重点放在严重流感或并发症风险较高的人(如果他们被感染)或有向工作场所或家中的高危人群传播流感风险的人(表31.3)[12,245,744,744a]。针对高危人群的政策侧重于年龄范围内每一个年龄节点段的人(通常是5岁以下的儿童和60或65岁以上的人)、那些患有特定潜在疾病并会增加并发症风险(无论是由流感还是由潜在疾病引起)的人以及孕妇。此外,许多国家建议为医疗工作者接种疫苗,以防止感染者传染给高危患者。尽管这种风险的大小难以衡量,但医疗工作者对患者的感染已经被记录在案[745-747]。2012年,WHO战略咨询专家组(SAGE)发布了针对流感的建议,重点关注五个目标群体:5岁以下的儿童(特别是2岁以下的儿童)、老年人、潜在疾病患者、孕妇和医护人员[245]。在这些建议中,鉴于发现孕妇有很高的并发症和住院风险,且疫苗是安全的,数据也表明接种疫苗也可以保护她们的幼儿(处于疫苗未被批准或使用的年龄)免受流感的侵袭,再加上与其他一些目标群体相比,在许多国家,孕妇接种疫苗可能在方案上是可行的,因此世卫组织建议孕妇接种疫苗作为最高优先事项。这一建议促进了中低收入国家流感疫苗政策的制定和疫苗的使用[12,748]。

美国在2010年通过了一项疫苗"普种"建议[147],其中建议所有年龄在6个月以上的人每年接受流感疫苗接种[355]。这一战略是对建议目标群体稳步扩大的结果;特别是在2000年至2009年期间,据估计,该国84%的人至少属于一个建议目标群体;但该战略尚未被其他国家采用。普种建议认识到所有人都有罹患流感甚至严重疾病的风险;该建议可以简化关于

表 31.3 处于由感染流感导致严重流感或并发症风险的人群组

- 儿童 <5 岁（尤其是儿童 <2 岁）
- 年龄 ≥65 岁的成年人
- 患有疾病的人，包括：
  - 哮喘
  - 神经和神经发育疾病[包括大脑、脊髓、周围神经和肌肉的紊乱例如脑瘫、癫痫（癫痫病）、中风，智力残疾（智力迟钝），中度到重度发育迟缓、肌肉营养不良或脊髓损伤]
  - 慢性肺病（如慢性阻塞性肺疾病和囊性纤维化）
  - 心脏病（如先天性心脏病、充血性心力衰竭和冠状动脉疾病）
  - 血液疾病（如镰状细胞病）
  - 内分泌紊乱（如糖尿病）
  - 肾脏疾病
  - 肝脏疾病
  - 代谢紊乱（如遗传性代谢紊乱和线粒体疾病）
  - 由疾病或药物导致的免疫功能损伤（如艾滋病毒感染者、艾滋病患者或癌症患者，或那些服用慢性类固醇的人）
  - 19 岁以下接受长期阿司匹林治疗的人
- 病态肥胖者
- 处于长期护理设施的居民
- 土著人口
- 孕妇

注：由疾病控制和预防中心（CDC）修正。
流感（流感）：有发生流感相关并发症的高风险人群。网址：http://www.cdc.gov/flu/about/disease/high_risk.htm.

哪些人群应接种疫苗的信息，从而提高高危人群的疫苗覆盖率[11]。

禁忌证和预防措施

已知对鸡蛋或鸡蛋抗原过敏或对流感疫苗过敏的人，在医生对其进行评估之前，不应使用灭活疫苗。除了鸡蛋抗原，其他成分也有可能致敏（与任何疫苗一样）。有关疫苗成分的信息位于每个制造商提供的说明书中。在对鸡蛋抗原过敏的人群中，疫苗的禁忌证延伸到使用蛋源毒株生产的细胞培养疫苗[355]。然而，由于生产过程中没有使用任何鸡蛋，因此重组流感疫苗可用于已知对鸡蛋过敏的人[355]。

流感灭活疫苗的严重过敏反应罕见。尽管疫苗的其他成分可能引起过敏反应，但多数与鸡蛋过敏相关，因为多数灭活疫苗在生产过程中使用鸡胚。许多生产商检测并报告其产品中的卵清蛋白含量；其提供的报告表述每剂卵清蛋白最大含量等于或小于 1μg/0.5ml[18]。虽然尚不清楚疫苗不会引起反应的阈值，但每 0.5ml 中含有高达 0.7μg 卵清蛋白的疫苗在儿童中是可以耐受的[749,750]。一项针对 4 172 名鸡蛋过敏患者的大型研究中发现，没有出现与流感疫苗接种相关的过敏反应病例[751]。尽管有鸡蛋过敏史的人不应接种流感疫苗，但如果具有特定的安全措施，大多数鸡蛋过敏者可以安全接种流感疫苗[355]。CDC 建议有鸡蛋过敏史的人可以接种任何获批的疫苗。但对鸡蛋有更加严重反应的人（如血管性水肿、呼吸窘迫、头晕或反复呕吐），以及在鸡蛋暴露后几分钟到几小时内，需要肾上腺素或其他紧急医疗干预的人，这些人一旦再次暴露于卵清蛋白后，会有发生严重全身或过敏反应的风险。因此，该类人群也可以接种任何获批的疫苗，但疫苗应在住院或门诊医疗环境下使用，并由能够识别和管理严重过敏状况的医护人员进行监督。

针对过敏反应的其他类型，需要仔细评估疫苗接种的风险效益比。例如，对硫柳汞过敏反应的特点是迟发型超敏反应，最常导致局部炎症或硬结病变，类似于结核菌素皮肤试验（用于记录结核病感染）的阳性反应[752]。即使该反应可能引起囊泡或溃疡，但并不危及生命，可通过局部类固醇治疗。目前，"无防腐剂"的流感疫苗可能含有痕量硫柳汞，但许多国家的流感疫苗都不含硫柳汞。

流感疫苗的橡胶瓶塞或注射器推杆会含有乳胶，因此加强对乳胶过敏反应的关注[753]。含橡胶部件的接触面经过处理（通常用硅树脂）以减少将乳胶橡胶抗原引入疫苗的可能。尽管如此，因为针孔可能会刺入小块胶塞，所以乳胶抗原仍可能通过针头多次穿插多剂量容器胶塞而进入流感疫苗。

出于对这些问题的认识，一些生产商使用了不含乳胶的替代弹性体产品，而另一些生产商正在进行改变。疫苗中乳胶暴露和致敏的风险很低，需要权衡这类风险与疫苗的潜在收益。[754]关于容器组件中乳胶含量的信息可以在每种疫苗的包装说明书中找到。

接种流感疫苗的预防措施涉及该疫苗接种第一针剂后 6 周内出现的，有或无发热[755]的中度或重度急病和 GBS。

流感病毒疫苗的其他说明

流感灭活疫苗是非常安全和有效的。然而，对异型毒株提供更广泛保护和更持久保护的流感疫苗的研发将大大改善流感预防免疫计划。

第 32 章详细描述了流感减毒（冷适应）活疫苗。这些疫苗的研制是为了引起免疫应答，包括呼吸道黏膜组织中产生的分泌性 IgA 抗体，该抗体与自然感染后免疫应答产生的相似，同时尽量减少与病毒复制相关的症状。自 20 世纪 80 年代以来，苏联国家广泛使用了流感减毒活疫苗（LAIV）。自 2004 年获得上市许可以来，美国的 LAIV 使用量逐渐增加，特别适用于学校和其他大规模疫苗接种场所的免疫规划[11]。最近，又有其他国家批准使用 LAIV，并将其纳入免疫规划中。此外，中国、印度和泰国的生产商已经研发或正在研发 LAIV，这将进一步扩大其使用范围[387]。

灭活疫苗中利用哺乳动物细胞复制流感病毒可能会有一些好处，比如产品对鸡蛋过敏人员或对卵清蛋白过敏人员的潜在适用性。当人类流感病毒通过鸡胚进行传代而不是同种病毒仅在哺乳动物组织中培养时，往往会发生更适合禽细胞的病毒抗原选择。因此，仅在哺乳动物组织培养中复制的人流感病毒也有可能产生与流行病毒抗原性更相似的疫苗，以提高产量和疫苗有效性[328,331,375,377]。与其他疫苗不同的是，流感疫苗一般必须在新疫苗病毒公布后 9~12 个月内接种使用，因此没有时间进行研究（和记录）以确定种子病毒是否具有外来因子。因流感疫苗生产和销售时间紧张，以及现场设施的缺失，该设施能够维持在避免引入外来因子的条件下进行组织培养，所以阻碍使用组织培养分离物生产流感疫苗。由于鸡胚中发生的抗原变化不可逆，因此在组织培养中使用最初从鸡胚获得的种子病毒而生产的流感疫苗不能预计其疫苗效力。需要一种能够支持仅在哺乳动物组织培养中传代的流感病毒所使用的基础设施，以实现完全的理论效益。到目前为止，临床研究表明，细胞培养来源疫苗的免疫原性和有效性可以等同于鸡胚来源疫苗并符合 FDA 上市许可的免疫原性标准[329,756,757]。然而，对于细胞培养来源疫苗是否能大幅缩短生产时间、是否需要改变效价检测和其他上市许可要求，或是否存在疫苗污染等不可预见性风险，仍存在不确定性[328,373]。

快速增值的流感病毒重配体在推进流感疫苗的大量生产中起着核心作用。然而，使用经典的重组方法并不一直能产生具有所需特征的快速增值重配体，因为这些方法依赖于两种不同病毒的共感染，然后选择具有特定基因型和表型特征的病毒克隆。反向遗传学技术提供了一个强有力的工具，以提高生产具有所需特性的重组剂的能力[758,759]。最近的反向遗传系统只依赖于细胞的转染，需要所有的基因形成一个完整的病毒，所以甲型流感和乙型流感重组病毒可以依据生长基质进行特殊定制，例如鸡胚和哺乳动物组织培养。使用反向遗传学技术对病毒进行重组是生产甲型流感（H5N1）疫苗候选病毒的必要手段，这些技术目前正用于生产 LAIV。

其他生产流感疫苗的技术已经利用最新的进展，包括允许快速测序流感病毒基因，以及能够为 $CD8^+$ T 细胞诱导提供抗原的佐剂和配方。例如，含有流感血凝素或神经氨酸酶基因的载体已被用于感染组织培养物，其中关注的病毒蛋白（血凝素或神经氨酸酶）经大量生产并可被纯化用作疫苗制备。利用杆状病毒载体生产的纯化血凝素或神经氨酸酶疫苗的临床试验表明，这种制剂可以标准化生产出疫苗，该疫苗的反应原性与病毒复制型疫苗具有相似性[337-339]。临床研究表明，杆状病毒载体疫苗在成人中产生的免疫原性与亚病毒体疫苗相似[340,760]，并被 FDA 批准用于 18~49 岁的成人[761]。尽管在 65 岁及以上人群中，Flublok 的免疫原性、血清转化率和血清保护率并不低于鸡胚来源性裂解疫苗，但对于儿童人群，与标准制剂相比，Flublok 的免疫原性显著降低[452,762]。

非感染性 VLP 由关键抗原组成，例如在重组病毒载体中表达的 HA 和 NA，以及在昆虫或植物细胞培养物中表达的类似野生型病毒颗粒，这些在动物实验、Ⅰ期和Ⅱ期临床研究中显示具有免疫原性[328,763-771]。针对健康成人，在第 21 天和第 42 天，不含佐剂的 pH1N1 VLP 达到所有主要和次要终点，分别在 62.2% 和 70.3% 的受试者中出现血清转化。然而，在第 21 天和第 42 天，含有水凝胶佐剂的 VLPs 的血清转化率分别为 25.6% 和 51.2%，其抑制的原因可能是吸附后的 HA 抗原结构改变，或含有水凝胶的 HA 稳定性差[772]。同样，2009 年在疫苗接种后第 14 天和第 36 天，在 79% 和 85% 的受试者中，不含佐剂的 pH1N1 VLP 疫苗诱导血清转化[773]。尽管这些数据表明 VLP 疫苗可能不需要佐剂来增强免疫原性，但最近对 H7N9 VLP 的研究结果表明，由于在第 35 天 5μg 抗原加上 30 个或 60 个单位的免疫刺激复合物（ISCOM）基质，与仅用 45μg 抗原在健康成人中实现的 9.5% 血清阳转率相比，其血清转化率达到 64.9% 和 80.6%，因此需要佐剂[774]。目前正在等待Ⅱ期剂量范围的临床研究结果，其评估了四价 VLP 季节性疫苗与 3 价流感灭活疫苗安全性和免疫原性。

DNA 疫苗，是其质粒生长在含有相关病毒基因的细菌上，针对其也进行了研究。与哺乳动物 DNA 不同，细菌 DNA 含有非甲基化胞嘧啶磷酸鸟嘌呤（CPG）基序，已知这些基序通过 Toll 样受体（TLR）[9]

刺激哺乳动物的先天免疫系统。在动物模型中，DNA疫苗可以刺激体液和细胞免疫机制[775]。虽然DNA疫苗相对容易生产，而且成本低廉，并且在动物模型[775,776]和一项小型临床研究中已显示具有保护作用，但人用DNA疫苗在体液和细胞免疫机制方面的进展缓慢，部分原因是人类的免疫反应相对较差[777,778]。质粒DNA中的特异性CpG基序对免疫应答有不同的影响，但需要额外的工作来确定人体中免疫原性和保护作用的最佳基序[779-782]。在一项双盲、随机、安慰剂对照的Ⅰb阶段临床试验中，健康成人受试者分别接种4μg三价流感DNA疫苗和2μg三价流感DNA疫苗加上由大肠杆菌或安慰剂经装置表皮给药的DNA热不稳定毒素。在接种后第56天用H3N2病毒对受试者进行挑战，并通过定量聚合酶链反应（qPCR）监测病毒排毒情况。4μg剂量的疫苗效果对任何有无发热或上呼吸道感染的效力分别为41%和53%[778]。在一项双盲安慰剂对照的Ⅰ期临床研究中，健康成人接种两针肌内注射vaxfectin佐剂H5 HA或H5HA、NP和M质粒DNA疫苗或安慰剂，间隔21天，分别用针或无针装置注射。观察到用无针组没有一直增高。HI滴度等于或大于40的受试者中有47%~67%发生血清阳转。在75%到100%的疫苗接种者中也检测到了H5特异性T细胞免疫应答[783]。尽管这些数据令人鼓舞，但如何提高体内表达的质粒载体设计，以及有效的配方方法，这将使DNA疫苗向前发展。

在临床前和Ⅰ/Ⅱ期临床研究中，复制能力低下和复制能力强的人和非人腺病毒载体被研究作为季节性和大流行性流感中独立于鸡胚疫苗的使用战略[439,784-791]。腺病毒载体的艾滋病毒、癌症和埃博拉病毒疫苗已被研究，在人类临床试验中拥有极好的安全性[786,792-794]。这种方法无论是单独使用还是作为一种主要的初始强化策略，都有几个优势，因为它们可以在疫苗确定的细胞系中培养且滴度高、可以通过肠外、黏膜或经皮途径给药，并且可以克服抗原免疫原性差[439,785,793]。此外，来自多个毒株的HA和NA可通过单个载体传递，以对多个毒株产生更广泛的免疫应答[795]。与传统的裂解或重组蛋白抗原不同，腺病毒载体疫苗可诱导针对目的抗原的体液和细胞免疫应答。因此，含有内部蛋白或表位的腺病毒载体流感疫苗是开发通用流感疫苗的一种潜在途径。现有的腺病毒载体免疫可通过其他给药途径或使用非人类腺病毒载体来克服[790,793]。最近的Ⅰ期临床研究，利用复制能力强的腺病毒载体疫苗，经口服给药至疫苗接种者，随后使用H5N1疫苗进行增强；这些方法诱导了广泛交叉反应的体液和细胞免疫应答，以对抗其他分支流感病毒[786,796]。

通用疫苗

流感病毒亚型的多样性和基于HA生产疫苗的时间压力，促使人们通过对保守的流感病毒蛋白的先天和适应性免疫应答，重新努力研发出具有广泛保护作用的疫苗。研发通用流感疫苗的方法主要关注可被免疫识别的流感保守蛋白/表位，产生体液和/或细胞免疫应答以便预防严重疾病和死亡。

研发的通用流感疫苗包括以NP、M1和HA蛋白为接种靶点[145,328,797]，M2的胞外区（M2e）在甲型流感毒株中具有很高的保存性。研究表明，抗M2单克隆抗体的被动转移降低了小鼠的病毒复制，但不能防止感染[798]。在随后的临床前研究中，用乙肝核心蛋白作为微粒或合成肽或VLP，在无论是否有佐剂诱导情况下，免疫M2e小鼠产生的抗体应答，都能保护小鼠免于死亡，但在病毒挑战模型中不能防止感染和产生疾病[799-802]。由于M2e在病毒颗粒表面的表达量很低，但在病毒感染细胞中大量表达，因此M2e疫苗可能无法预防感染，但有助于降低发病率，以及通过抗体依赖性细胞介导的细胞毒性（ADCC）或补体介导的死亡机制帮助病毒清除。事实上，已经报道了对Fc受体和肺泡巨噬细胞针对M2e抗体介导的保护要求[803]。在Ⅰ期临床试验中，受试者在第0天和第28天接种两次剂量，分别为0.3μg、1.0μg和3μg重组融合蛋白，这个重组融合蛋白由四个M2e串联同时与鞭毛蛋白融合而组成。这里的鞭毛蛋白是TLR5的配体，起佐剂作用。尽管最初试验的15μg候选疫苗被发现具有反应性，但所有这些剂量均被发现是安全且耐受性良好。一次给药后，接受0.1μg或1μg抗原的受试者，其血清阳转率（增加4倍）在63%~72%之间，两次给药后分别增加到75%和100%[804]。然而，尚不清楚诱导的抗体水平是否具有保护性。

流感NP蛋白高度保守，NP特异性$CD8^+$ T细胞反应不能预防病毒感染，但有助于病毒清除和死亡[805]。在许多临床前研究中，NP-DNA疫苗、腺病毒-NP或改良型痘病毒((MVA)-NP产生了NP特异性$CD8^+$ T细胞应答，使其免受异亚型病毒的攻击[806-814]。在一系列健康成人和老年人的Ⅰ期临床试验中，表达病毒内部蛋白NP+M1的MVA流感候选疫苗被证明是安全的、耐受性良好的，并且能够诱导/激活有效的$CD8^+$ T细胞反应[815,816]。当受到A/Wisconsin/67/2005病毒的挑战时，11名受试者中的2名和11名对照受试者中的5名出现流感症状和病毒排毒；但是，与对照组受试者相比，受试者的症状温和，持续时间较短[817]。此外，在临床前和I期临床研究中，MVA-NP+M1与季节性流感疫苗联合使用，增强了对季节性疫苗的抗体应答，增强了CD8+ T细胞应答[818,819]。在临床前研究中，用分别表达NP、HA柄、M1、M2、病毒聚合酶碱性蛋白1价或4价M2的MVA载体疫苗对小鼠进行免疫，其中NP蛋白位于病毒细胞核内，是甲型流感病毒的保守特征。当受到致命剂量的H5N1、H7N1，或H9N2病毒的攻击时，只有MVA-NP具有显著的保护作用，这与诱导CD4和CD8 T细胞应答有关。其他保守的蛋白在单独使用时不能提供实质性的保护[820]。

合成重组肽疫苗[821-823]，由来自HA、NP和M1的保存序列组成，以单体或多聚体的形式与鞭毛蛋白等佐剂一起提供，诱导交叉反应性抗体和T细胞反应，对动物模型中异源亚型病毒试验中的动物提供保护[821-826]。在I期临床研究中，60名受试者接种250μg或500μg合成重组疫苗，其中含有来自甲型流感和乙型流感毒株的HA、NP和M1蛋白的保守线性表位，每隔21天接受两次，使用或不使用Montanide矿物油基质佐剂。疫苗耐受性良好，在兔补体存在的情况下，疫苗接种者的血清溶解了能够感染几种流感病毒株的MDCK细胞，表明疫苗接种者的血清结合了病毒抗原，这些病毒抗原通过补体介导的死亡在随后溶解的MDCK细胞上表达。此外，在接种者外周血单个核细胞中观察到疫苗特异性T细胞增殖反应和细胞因子分泌[827]。在随后的一项随机、安慰剂对照研究中，对120名老年参与者进行了该疫苗诱导免疫应答的启动能力评估。与安慰剂相比，用合成重组疫苗（无论是否含有明矾）接种可提高三种IIV3毒株以及未包含在IIV3中的毒株的血清阳转率。此外，合成重组疫苗诱导T细胞应答的显著水平在体外接种IIV3后进一步增强[828]。这些结果表明，该候选疫苗有可能作为一种独立的通用流感疫苗，以及与IIV3一起使用，以扩大对几种不同HA类流感病毒的免疫应答，除了疫苗中包含的三种毒株外，由于候选疫苗含有甲型病毒和乙型病毒的保守共性线性表位。

与易受抗原漂移影响的HA球型头部（主要是HA1）不同，由部分HA1和所有HA2组成。此外，对该区域具有特异性的抗体显示了对几种异源性HAs的交叉反应[145,311,474,829]。在动物模型中，这些抗体的被动转移对致命性有所保护[311,830]。这些抗体可能通过阻止膜融合，通过ADCC活性和补体介导的溶解发挥作用。因此，该研究吸引了人们对研发通用流感疫苗的关注。事实上，小鼠用表达无HA球柄的质粒DNA，免疫两次，随后用含有重组结构区的VLP进行增强，从而在一个致命的挑战模型中保护其免于死亡。然而，小鼠确实表现出发病率，这表明抗HA球柄抗体可能不能防止感染，但可以降低疾病的严重程度[831]。抗HA球柄抗体很少在人身上发现，一般不由疫苗诱导[832]。然而，在接种了2009年pH1N1或H5N1疫苗的人身上发现了抗HA球柄抗体，这表明一种特异的头和柄组合产生了广泛交叉反应的抗HA球柄抗体[833,834]。这一观察结果在动物研究中得到证实，在动物研究中，用来自H9、H6、H1的特异头和柄联合体依次对小鼠进行免疫，但是来自第1组HA的相同柄导致柄的特异性抗体反应，从而保护小鼠免受来自第1组的H5N1病毒的攻击[835]。目前，计划采用一种主要的增强免疫方案，对具有相同柄的H5和H8嵌合体HA的流感疫苗进行人体临床试验[836]。

大流行疫苗和新型流感疫苗

除了每年研发和生产季节性流感疫苗以应对季节性流感病毒的抗原漂移风险外，公共卫生部门还必须制订疫苗免疫规划，以应对具有大流行潜力的新型流感病毒的出现[837-839]。大流行流感疫苗的制备面临着几个挑战。首先，流感病毒固有的不可预测性，以及通过疫苗接种引起亚型特异性免疫的需要，使得在大流行之前制备灭活的大流行疫苗具有风险。虽然一些政府已经提出并建立了疫苗储备计划，旨在在流感大流行早期加速向主要目标群体提供疫苗，但禽流感和猪流感病毒的持续变化构成了最大的威胁，令人担忧的是，随着疫苗与流行毒株之间不匹配的风险增加，使储备疫苗很少有用处[50,840]。例如，在疫苗出现后的早期，使用分支1、2.1、2.2和2.3禽流感病毒（H5N1）制备的储备疫苗在抗原性上越来越不同于当代的H5N1病毒[386]。这一挑战已通过持续风险评估，并使用当前毒株更新疫苗毒株，计划使用佐剂以增强对潜在异型暴露的免疫应答来解决。第二个挑战是生产足够剂量的疫苗以满足大流行病毒的快速传播所需生产时间。由于灭活疫苗需要几个月的时间才能生产出来，因此在许多国家，在疾病的初期阶段，它们在预防疾病方面的效用可能有限。这在2009年甲型流感（H1N1）大流行期间是很明显的，在这期间，一种安全有效的疫苗迅速发展起来，在发现人类第一次感染新型H1N1病毒后的8个月内，生产和使用了数亿支疫苗[255,390]。即便如此，大多数国家在疫苗普及之前都经历了大流行浪潮的高峰期。疫苗的前期储备是疫苗快速反应的一种解决方案。此外，简化目前的灭活疫苗生产步骤、加快政策、监管和销售障碍的准备计划以及新的疫苗技术（如重组抗原疫苗）是公共卫生和行业机构之间的积极配合和合作的领域。最后，对于新毒株免疫不敏感的人，需要更高剂量的疫苗达到有效地免疫，多于一剂接种或用佐剂来产生保护性免疫反应。这一挑战突显出需要更大的生产能力来满足更高的给药需求和全球需求，需要开发和批准佐剂，以及潜在的新疫苗方法[386,839]。

最后，由于安全原因和技术问题，用传统方法从致病性禽流感病毒中制造疫苗是不可行的。克服这些问题所采取的方法包括使用反向遗传系统来产生改良的重组毒株[841]，使用杆状病毒表达的HA或相关的非致病性禽流感毒株，以及使用佐剂来增强免疫原性[328]。1997年人类出现高致病性禽流感H5N1病毒后，制定了两种疫苗策略来克服这些局限性。一种方法是使用与高致病性禽流感H5N1株抗原性相关但不完全相同的"替代"无致病性的H5疫苗株，克服在高度控制条件下生长和纯化疫苗的需要。基于无致病性的A/duck/Singapore/97（H5N3）病毒的表面抗原疫苗，其具有与A/Hong Kong/156/97（H5N1）抗原性相似的HA，在有/无MF59佐剂情况下接种两剂7.5μg、15μg或30μg的H5 HA剂量，间隔3周[413]。尽管两种疫苗都耐受性良好，但非佐剂疫苗免疫原性较差，只有36%的人在两次接种30μg疫苗后抗体增加了四倍。接受了用MF59佐剂配制的H5N3疫苗的个体获得显著性更高的抗体应答，大多数个体表现出对疫苗毒株的血清阳转。16个月后进行随访，使用相同的疫苗配方，在接受佐剂的患者中抗体滴度大大提高，但非佐剂疫苗没有[842]。用1997年的H5N3佐剂疫苗（而不是非佐剂疫苗）进行增强免疫，可以与2004年人体分离出的H5N1毒株产生交叉反应抗体[843]。这些结果表明，使用佐剂不仅有助于节省疫苗剂量，而且有助于提高抗体的交叉反应。另一种方法是利用从原型H5N1株克隆的HA基因在杆状病毒上表达纯化H5 HA蛋白，从而克服在鸡胚中培养大量病毒的需要。以前的临床试验已经确定，对15~45μg的重组H1和H3抗原的免疫应答与经许可的灭活疫苗诱导的免疫应答相似[844]。然而，在未接种疫苗的人群中，即使是最高剂量（两剂90μg）的杆状病毒表达的重组H5疫苗也只能在52%的受试者中引起血清阳转，这是通过微中和试验测定的[845]。

2003—2004年，H5N1病毒再次在人类中出现时，一种与流行H5N1毒株抗原性密切匹配的替代性低致病性H5亚型病毒没有被识别出来。因此，用于生产实验性H5N1疫苗的种子病毒是使用质粒复原系统（也称为反向遗传学技术）从人类H5N1分离得到[846]。该过程首次用于生产重组疫苗候选物，该候选物基于1997年从人类分离出的H5N1毒株的HA和NA基因以及A/Ann Arbor/6/60疫苗供体病毒[847]或PR8的内部蛋白基因，其为灭活疫苗的快速增值供体[848]。在此过程中，对H5 HA基因进行基因修饰，以去除与鸡致病性相关的多碱基氨基酸序列，从而使产生的重组疫苗株对实验感染的鸡无毒副作用，并在哺乳动物中减弱[849]。1997年的H5N1重组疫苗候选物均未在人体中进行评估。以A/Vietnam/1203/2004（H5N1）病毒为基础的质粒复原衍生的亚病毒体疫苗，对450名接种两剂7.5μg、15μg、45μg或90μg抗原的健康成人进行评估。在接受90μg两种剂量的受试者中，血清抗体应答的频率最高；54%的接种疫苗剂量的个体获得中和抗体滴度为1∶40或更大，并且没有严重的副作用[48]。在另一项研究中，对300名健康成人进行A/Vietnam/1194/2004（H5N1）病毒灭活裂解疫苗的评估，该疫苗以两剂量7.5μg、15μg和30μg（含或不含氢氧化铝佐剂）给药。在两次接种后，含30μg佐剂制剂是安全的，并且诱导了最高的反应率（67%）（相比之下，在接受30μg剂量而无佐剂的人中为52%）[437]。

在一项脂质佐剂H5N1疫苗的研究中，该疫苗使用重组反向遗传工程种子病毒，对400名18~60岁的成人随机接种两剂3.8μg、7.5μg、15μg或30μg抗原疫苗（有或无佐剂）。即使在最低抗原剂量的情况下，接种佐剂组的免疫应答也明显较高；66%和86%接种3.8μg剂量的佐剂疫苗受试者分别在一剂和两剂后出现血清阳转，相比而下，14%和22%接种3.8μg剂量的非佐剂疫苗受试者分别在一剂和两剂后出现血清阳转，而57%和65%接种30μg剂量的非佐剂疫苗的受试者分别在一剂和两剂后出现血清转化。然而，反应原性（手臂酸痛、发红、疲劳和头痛）在接种佐剂疫苗的患者中更为常见[850]。在临床研究中，针对成人和3~8岁儿童流感疫苗免疫原性接种3.8μg佐剂疫苗能出现符合许可标准的体液反应[851,852]，以及对6~23月龄儿童接种1.9μg剂量的免疫原性符合标准[429]。含铝或MF59佐剂疫苗的研究也表明，与非佐剂疫苗相比，具有潜在的节省剂量和广泛的免疫应答作用，包括产生更好的交叉保护性抗体[853,854]。佐剂疫苗似乎也能促进广泛和持久的交叉免疫，这可能使它们成为全效疫苗的候选者[855]。综上所述，这些研究证实了先前的研究结果，在大多数受试者中，需要非常高剂量的非佐剂H5疫苗来引发抗体反应，而且佐剂的加入可能有助于在一定程度上的剂量节省,并对其他亚型有交叉保护,以及可能减少所需剂量的数量。此外,在14个月后,接种佐剂疫苗的受试者对异型抗原(不同的H5N1分化体)有更好的反应[856]。一种MF59佐剂H5N1分支1疫苗,向6年前接种过H5N3分支0疫苗的人接种从而增强剂量,能够引起H5N1分支1和分支2.2抗原抗体水平的大幅增加。在接种了H5N3佐剂疫苗的受试者中,增强应答率更高[857]。最近的一项研究发现,先前接种过分支1毒株随后接种分支2毒株的受试者对分支2病毒的HI抗体滴度高于那些接种过两剂量分支2疫苗的受试者[857a]。

目前,两种H5N1疫苗已获得FDA的批准。这两种疫苗都是根据与美国卫生和人类服务部签订的合同制备的,以便在大流行之前储存备用。一种是基于分支1 H5N1病毒(A/Vietnam/1203/2004)的非佐剂灭活疫苗,90μg两针剂,间隔28天[858]。与安慰剂组0%的受试者相比,43%的受试者的抗体升高4倍或更高,HI滴度大于1:40[858]。第二个疫苗于2013年11月获批,含有3.75μg A/Indonesia/05/2005(H5N1)流感病毒株的HA和AS03A佐剂(11.86μg生育酚)[859]。疫苗每隔21天,进行两次肌内注射,并批准给18岁及以上的人使用,这些人感染疫苗中所含甲型H5N1亚型流感病毒的风险较高。在该疫苗的免疫原性研究中,92%的受试者的HI滴度大于1:40,而且87%的受试者在疫苗接种后21天对毒株的抗体滴度增加了4倍或更多[860]。在疫苗接种后6个月,62%受试者的滴度至少为1:40。这些结果与非安慰剂对照试验中发现的抗体反应相似[851,861,862]。异型反应(对当前流行的毒株和疫苗研发中的毒株)差异很大[860]。这些研究的安全性数据表明没有严重的不良事件;因研究规模太小,无法得出诸如嗜睡症等罕见疾病的数据[851,860-862]。此外,已研发出29种疫苗候选病毒,另有4种正在研发中,突显出这些病毒的巨大多样性和持续变化[863]。目前,既不建议将批准的疫苗在流行期间使用,也不建议在预防暴露H5相关疾病人群中使用(如实验室工作人员)或作为日后暴露在类似流行病病毒的初始剂量。两种疫苗的疫苗效力数据均不可用。2013年,世卫组织关于流感疫苗和免疫的SAGE工作组制定了在流感大流行期间使用获批的H5N1疫苗的全球建议。在这些建议中,强烈建议参与某些高风险活动的实验室工作人员接种疫苗,例如大规模生产病毒的人。疫苗也推荐给第一反应者和管理病人的医护人员使用,但不推荐给只可能接触感染性动物的人员及在病毒具有酶解性地区工作的人员或一般人员使用[840]。

除H5N1疫苗外,自2014年中国对H7N9疫苗开展大量工作。对有或无佐剂的灭活疫苗和VLP疫苗进行了免疫原性研究。与以前的禽流感疫苗一样,研究表明非佐剂疫苗的免疫原性较差,需要两针剂才能最大限度地提高免疫应答。在美国的一项研究中,大多数受试者都有明显的免疫反应,但接种AS04佐剂疫苗的受试者比接种MF59佐剂疫苗的受试者免疫应答好[864]。这些反应不是剂量依赖性的,通过检测HI,86%接受2次3.75μg剂量的受试者抗疫苗毒株抗体增加4倍。在美国的另一个多中心试验中也观察到了类似的结果,其中59%的受试者接种MF59佐剂疫苗产生血清阳转[865]。最近一项使用Iscomatrix佐剂的H7N9 VLP候选疫苗的研究发现,60%以上的受试者出现血清转移,但在缺乏佐剂的情况下,免疫反应仍然较差[774]。

禽流感H9和其他H7亚型也引起人类疾病,猪病毒(尤其是H3N2变型病毒)也引起这些毒株疫苗的开发[432,866-869]。此外,2009年H1N1流感大流行表明,目前在人群流行的HA亚型抗原变体或在当前人口大部分出生前流行的亚型,可导致大流行。例如,由于从1957年到1968年H2N2病毒在人体内传播,因此在这之后出生的个体对H2亚型缺乏免疫力,因此他们是感染H2亚型的易感人群[870]。由于动物源性流感病毒的不断变化和出现,以及对人类的潜在风险,全球合作伙伴之间已经建立了一个评估新型流感病毒相关风险的替代程序,从而更新候选疫苗研发和疫苗试验[871]。此外,已经开发出快速模型来了解新甲型流感疫苗的潜在影响,这将有助于进行有关投资和战略决策[872]。疫苗将继续是全球大流行计划的核心部分。

公共卫生考虑

全球疫苗接种工作

在过去十年中,在全球范围内扩大季节性流感疫苗的使用方面取得了实质性进展。许多因素促成这一进展。第一,亚洲出现的甲型禽流感(H5N1)病毒及其向西扩展,这为各国制订大流行疫苗使用计划提供了动力。世卫组织的流感疫苗全球行动计划(GAP)也促进了这些计划的产生[387]。GAP战略计划基于这样一个原则:大流行性疫苗接种的实施必须建立在健全的国家季节性流感疫苗接种计划的基础上。第二,2009年的大流行既是国家免疫计划发展的一个例证,也是大多数国家仍在进行的工作。最后,2012

年世卫组织更新的SAGE建议对低收入和中等收入国家起到了催化作用[245]。这一点在观察到疫苗接种计划扩大到美洲得到了证实[12]。虽然美洲以外的低收入国家开始接种疫苗，例如老挝人民民主共和国（老挝）与国际流感疫苗伙伴关系合作的案例为其他低收入国家提供了可能的途径[748]。

进一步扩大全球疫苗的使用将需要更低的成本或补贴疫苗，需要更多信息，如低收入环境下疫苗价格数据、热带和亚热带国家最佳接种时间的信息[872a]、关于某些关键人群的疫苗特征的数据（如作为免疫受损人群），关于成本效益的可靠数据，以及克服针对非感染人群的免疫挑战方法。每年不需要供应但可能引发更广泛的免疫应答的新疫苗，将加速许多国家扩大疫苗接种的意愿。

疫苗接种覆盖率

全球范围

尽管世卫组织已向所有国家推荐对高危人群和医护人员接种流感疫苗[245]，但主要在高收入和中等收入国家实施流感疫苗接种免疫规划。世卫组织已敦促实施流感疫苗接种策略的会员国提高所有高危人群的疫苗接种覆盖率，但2003年制定的目标尚未实现，包括到2006年的老年人流感疫苗接种覆盖率至少达到50%和到2010年其覆盖率至少达到75%[873]。很少国家达到该目标。尽管如此，在过去十年中，许多国家已经扩大疫苗目标群体，提高疫苗覆盖率。在拉丁美洲，2008年该地区35个国家实施国家流感免疫规划，而2004年仅为13个国家[12]。此外，这些国家扩大疫苗接种，并覆盖至孕妇和儿童以及老年人和医护人员等传统目标群体。最后，该地区加强监测，并依据数据将几个中美洲国家使用的疫苗配方从北半球配方转向南半球配方，以更好地确定该地区的流感季节性。尽管亚洲太平洋地区低收入国家的增长幅度较小，但报告接种目标群体数量正在增加[16,244]。

随着各国加强季节性流感疫苗的免疫规划，其全球生产量也在增加，已经生产或计划生产疫苗的生产商也在增加。据估计，疫苗生产能力的增长已从2009年的8.76亿剂三价流感疫苗增加到2011年的14.2亿剂，尽管那年生产的三价流感疫苗稍少一些，也有10.29亿剂[874]。一项行业调查估计，2004—2011年期间销售的流感疫苗数量增加87%[16]。在此研究中，世卫组织区域仅销售其中3.7%的数量，销售至非洲、南亚和中东的许多低收入国家。然而，一项后续研究表明，疫苗销售的扩张速度减慢。2008—2013年期间，销售数量增加12%；但在此期间，欧洲的销售数量减少32.5%[875]。几乎全世界的疫苗生产能力都包含在西欧、西太平洋和北美的世卫组织区域，但世卫组织GAP计划可能会扩大在其他区域生产[389,390]。

能够向广泛人群每年提供流感疫苗接种的项目可能成为一个提供疫苗或其他医疗援助的平台，以及监测其他迫切需要的公共卫生干预结果。季节性流感疫苗接种计划也被推广为预防大流行的工具。

美国

在2015—2016年流感季节，美国疫苗总覆盖率估计为46%；成人为42%，6个月至18岁儿童为59%[876]。在过去的十年里，美国的疫苗接种率稳步上升，特别是在儿童中。2004—2012年期间，儿童的疫苗接种率从16%上升到47%，在此期间，也在提倡从幼儿到所有儿童的疫苗接种建议[877]。流感在6~23月龄的儿童中发病率最高，其中75%已经接种疫苗[876]。在儿童中未观察到疫苗接种率的性别差异，但在社会经济弱势人群中发病率仍然较低[876,878]。

在成人中，65岁及以上人群的发病率最高。1989—1999年期间，该类人群的疫苗接种率从约33%上升至66%，并保持稳定，但在2015—2016年流感季出现了小幅下降[11]。在2015—2016年流感季，该组63%的人接种疫苗，而18~64岁的人接种疫苗的比例为36%[876]。非老年人、至少有一种高危疾病的人（46%）比无高危疾病的人（34%）更容易接种疫苗，这一趋势在过去几年也有[879]。与儿童一样，流感疫苗接种率的种族差异仍然存在。

近年来，特定风险群体的疫苗接种取得一些进展。在孕妇中，发病率从2001年的11%上升到2011年的38%~50%，这在很大程度上是由于认识到2009年大流行期间的严重后果[880]。2014—2015年流感季，针对该组人群的最新预估接种率为50%[881]，可见自大流行年以来几乎没有任何进展。近年来，医护人员的疫苗接种率有所上升，在某种程度上是因为在工作场所更容易接种疫苗，在某些医疗环境中更容易达到工作场所的要求。2014—2015年，77%的医护人员接种流感疫苗，其中医生、护士和药剂师的接种率最高[882]。

美国为疫苗接种率提升所做的努力，包括确保流感季节进入诊所的人员接种疫苗，使用客户提醒/追溯系统[883,884]，以及扩大至药店、工作场所和学校[885]。此外，通过接种流感疫苗有助于降低严重疾病风险和减少住院总人数的宣贯可能提高流感疫苗的价值[26]。

疾病控制策略

与某些疾病的控制策略不同,流感疫苗免疫规划的主要目标是降低由流感感染引发的严重并发症数量,包括死亡。在大多数国家,预防免疫的主要重点是为并发症风险最高的人及其密切接触者接种疫苗,流感对老年人、慢性病患者和非常年轻的人产生了不成比例的严重影响。在美国,建议所有6月龄及以上的人接种疫苗,普遍建议的原因是广泛宣传比基于风险的对策更适用,从而增加脆弱人群的疫苗覆盖率。此外,直到最近,在尝试每年为整个人群接种疫苗的工作中发现存在实操困难(例如,疫苗供应和项目基础设施)。作为流感大流行预防工作的一部分,也为了应对2009年的甲型H1N1流感大流行,这些障碍已经减少,并在疫苗开发、生产和免疫规划方面进行了大规模投资。然而,人们越来越有兴趣通过对风险人群进行疫苗接种和通过提高所有人的疫苗覆盖率来减少社区传播以实现该目标。此外,新发现的疾病危险因素(如病态肥胖、土著人,如美洲原住民)的确定以及对健康的老年人、儿童和年轻成人疾病负担的认识日益增强,在美国形成了对所有人接种疫苗的建议,并在许多其他国家逐步扩大建议。

2011年,美国每年对6月龄或6月龄以上的人进行疫苗接种的建议使疫苗覆盖率有所提高,并导致疾病结果有所下降。其他政府也尝试每年对大部分人口进行疫苗接种,包括1962—1987年期间开展的日本疫苗接种项目,重点是对儿童进行免疫接种[657],以及最近在加拿大安大略省提供流感疫苗普种[660]。虽然可以假设,社区内的高疫苗覆盖率将减少社区传播,并减少严重的流感病症。但还没有一项大型前瞻性研究可以证明,对整个人群或流行病学上重要亚群进行疫苗接种,如学龄儿童,将为其他群体提供显著的抗流感相关并发症(如死亡或住院)的保护。由于流感流行病学的每年发生变化及不经常使用特殊实验室检测而不能获得可靠的监测数据,需要对大量人群进行研究以获得足够的不良反应数据,导致在建议全体接种疫苗的地区仅有相对较低的覆盖率。这些很难显示与流感相关并发症的显著降低。

如果可行,根除或消除

流感被认为是一种不可根除的疾病有几个原因。最重要的是,鸟类是甲型流感病毒的天然宿主,某些其他动物物种,特别是猪,可以支持某些甲型流感病毒亚型的流行。在所有能够承载甲型流感病毒的动物物种中,根除甲型流感病毒的传播是不可能的。此外,病毒迅速改变其抗原性的能力、频繁更新疫苗的必要性和疫苗的有效性水平,通过快速接种足够的疫苗以消除流感病毒在人类流行传播是难以逾越的实际障碍。

(李长贵 胡苑笙 姚伟 郑慧清)

本章相关参考资料可在"ExpertConsult.com"上查阅。

第32章 流感减毒活疫苗

Catherine J. Luke、Seema S. Lakdawala 和 Kanta Subbarao

流感病毒在人群中可反复流行和引起广泛疾病分布。接种疫苗是预防流感感染的最有效手段。流感病毒灭活疫苗(inactivated influenza virus vaccine, IIV)在人体中的应用已经进行过多项研究,其重点在于能否在抗原量最小的情况下提供有效的疫苗保护。另一种有效途径是通过鼻腔喷雾来接种减毒活病毒疫苗。本章回顾了流感减毒活疫苗(live attenuated influenza vaccine, LAIV)在美国获得许可和其后的临床研究。在本章中,流感灭活疫苗通常称为IIV,或在特定情况下称为三价流感灭活疫苗(trivalent inactivated vaccine, TIV)。关于流感更广泛的背景资料可以在本书的第31章流感灭活疫苗的章节中找到。

为什么这种疾病非常重要?

流行性感冒是下呼吸道感染最常见的原因。流感病例数的变化取决于人群对病毒的易感性以及暴发时该病毒的感染力。此外,流感流行季节的长度和严重程度是可变的。在美国,1990—1999年流感流行估计造成平均每年36 000人死亡,而1979—2001年间平均每年约226 000人因此住院治疗[1,2];超过90%的流感死亡病例发生在65岁及以上人群[3,4]。2010年,美国疾病预防控制中心(CDC)发布了修订后的流感死亡报告,估计1976—2007年每年死亡人数3 000~49 000人[4]。其中以甲型流感病毒感染最常见,是发病和死亡的主要原因;而乙型流感虽然不引发大流行,但也可以引发区域性流行,其危害程度一般低于甲型流感。

流感发生率与流感病毒毒株的性质和受影响人群相关。通过对患有上呼吸道疾病患者监测数据进行分析认为,每年流感约占所有呼吸道疾病的10%~20%[5,6],其中甲型流感略高于乙型流感。大多数研究发现学龄前和学龄期的儿童感染率要高于成人,尤其是在乙型流感流行期间[5-8]。因此,拥有学龄或学龄前儿童的家庭其流感疾病负担相对较高[7,9]。这些研究结果表明,流感病毒易感染免疫力低的人群,而儿童是流感流行的主要来源。

流行性感冒

流感病毒主要是通过流感患者的咳嗽和喷嚏在人与人之间传播,流感的潜伏期为1~4天,平均2天[10]。成人和儿童通常在症状出现前一天到发病后约5天之间的这段时间内具有传染性。儿童的传染期可能更长,幼儿可能在症状出现前6天就开始排毒,而严重免疫功能低下者可以连续排毒达数周。

单纯性流感疾病的特点是突然出现的全身性和呼吸道症状与体征(如发热、肌肉痛、头痛、严重不适、干咳、咽喉痛和鼻炎)。单从症状上难以区分流感引起的呼吸道疾病和其他呼吸道病原体引起的呼吸道疾病。而且临床诊断的敏感性和预判性也会随着其他呼吸道病原体伴随流行的程度以及流感病毒的活动水平而改变。

流感通常在持续几天后会自愈,尽管咳嗽及疲倦症状可能持续2周以上。然而流感可能会加剧或恶化其他疾病(例如,肺或心脏疾病);导致原发性流感病毒性肺炎、继发性细菌性肺炎;或同时伴有其他病毒或细菌性病原体的感染。流感病毒感染也与脑病、急性非特异性脊髓炎、Reye综合征、肌炎、心肌炎和心包炎相关。

人体中有多种机制抵抗流感感染[1,12]。流感的获得性免疫主要由血清中和抗体,呼吸道黏膜表面抗体以及流感特异性T细胞介导。抗体自身即可提供足够的保护,T细胞在疾病的恢复过程中扮演着重要的角色。天然免疫应答也有助于抵抗流感感染,如巨噬细胞分泌产生干扰素或其他抗病毒因子。通过自然感染产生的免疫力可以提供长期的保护,预防感染无抗原漂移或转换的流感病毒。这种作用通过1977年流行季节得到证明,在那一年H1N1流感在消失20年后再度出现。流行病学调查结果显示,与1955年以后出生的人相比,1955年以前出生的人在1977年流感流行中罹患率较低。推测认为这是由于1955年以前出生的人在20世纪50年代接触了与1977年流感毒株几乎相同的H1N1病毒株。2009年,当猪源性甲型H1N1流感大流行病毒出现时,之前曾经接触过抗原相近的甲型H1N1流感病毒抗原的老年人对大流行病毒产生了交叉反应的抗体[13]，产生的疾病严重程度比年轻者轻[14,15]。H1N1pdm09毒株已取代了以前的流行季节性H1N1病毒，因此在本章中，2009年后分离的H1N1病毒是指H1N1pdm09。另外，自然感染产生的获得性免疫也可以提供一定的保护，预防已经抗原漂移的毒株。

病毒学

由于流感病毒学方面的复杂性，本章不可能对其所有方面进行解释。因此，本节仅进行了简单地阐述，深入了解流感病毒的生物学特点，可以参阅其他篇章[16,17]。

流感病毒属于正黏科病毒，它是一种分段的单链负RNA病毒。甲型和乙型流感病毒具有8个RNA片段，编码至少10种蛋白质（表32.1）：血凝素（HA）、神经氨酸酶（NA）、3种聚合酶蛋白（PA、PB1和PB2）、核蛋白（NP）、非结构蛋白（NS1）、核输出蛋白（NEP）和基质蛋白（甲型流感病毒为M1和M2，乙型流感病毒为M1和BM2），PB1基因的第二个开放阅读框编码PB1-F2蛋白。保护性抗体应答由两个主要表面糖蛋白HA和NA刺激产生。甲型流感病毒同时具有抗原漂移[18]和抗原转换[19]的特性，而乙型流感病毒仅具有抗原漂移特性[20]。抗原漂移是由HA和NA基因的点突变引起的，这些点突变是由免疫耐受和RNA基因组复制所固有的高突变性造成。尽管不受抗原变化的影响，其他基因也同样经历了突变漂移[20]。漂移的速率因不同基因和病毒的亚型而异[21-24]。但是对于抗原转换而言，需要完全替代一个或两个表面糖蛋白基因，这是流感病毒基因组分段的结果。目前认可的解释是这些新的基因是通过两个亲本病毒的重配而获得的，在混合感染中，来自两个亲本病毒的基因片段可以重配产生新的基因簇[25,26]。由上述任一机制引发流感病毒新的抗原变异，使其能够克服既往宿主已有的免疫力。

与预防有关的发病机制

流感病毒的病理学目前已经被广泛地揭示[27-30]。上呼吸道上皮细胞最有可能是病毒感染的主要位点[31]，常引发气管炎、支气管炎[32]，也可能引起一些肺部疾病[33]。在儿童中以中耳炎较常见。偶尔会引起病毒血症[34,35]，但大部分为阴性报告[36-38]。乙型流感的病理学和甲型流感相似，在儿童中较常见。流感在人类通常局限于上呼吸道和气管感染，然而在严重的流感期间，可能发生肺部损伤[39]。病毒复制的数量可能决定了症状的严重程度和累及范围[40,41]。

最精确的流感诊断是通过逆转录-聚合酶链式反应（RT-PCR），或者通过鸡胚或细胞进行鼻咽或气管吸液的病毒分离培养来鉴定。血清学诊断可通过血凝抑制（hemagglutinin inhibiting，HAI）中和抗体水平四倍增长来确定。

减毒活疫苗

正黏病毒分节段基因允许基因重配，可被用来制备疫苗生产毒株，此生产毒株包含新出现的野生型（wild-type，wt）病毒表面抗原基因HA和NA，并同时保留减毒株的其他基因。必须证明主供体减毒株不会引起人类致病，并且通过保留除HA和NA基因外的其他基因，将减毒特性传递至重配株。开发流感减毒活疫苗的方法包括宿主范围突变体[42-48]、温度敏感（ts）突变体[49]、冷适应（ca）突变体[50]、NS1缺失突变体[51]、M2细胞质尾突变体[52]、复制缺陷病毒[53]和密码子去优化流感病毒[54]，但本章将重点介绍在美国和其他几个国家获得许可预防季节性流感的冷适应LAIV（见下文）。

表32.1 甲型和乙型流感病毒基因产物

RNA	基因产物	功能
1	PB2	病毒聚合酶组成部分，与宿主细胞5'前mRNA帽子结合
2	PB1	病毒聚合酶组成部分，具有RNA的转录和复制活性
	PB1-F2	具有促凋亡功能的重叠阅读框产生的病毒蛋白
3	PA	病毒聚合酶组成部分，具有RNA和DNA核酸内切酶活性
4	HA	病毒粒子表面吸附和融合糖蛋白；主要抗原靶标
5	NP	核糖核蛋白主要成分和型特异性抗原
6	NA	病毒粒子表面糖蛋白，具有唾液酸切割活性，主要抗原靶标
	NB	糖蛋白，膜离子通道，仅存在于乙型流感
7	M1	膜基质蛋白和型特异性抗原
	M2	非糖基化膜离子通道，仅存在甲型流感
8	NS1	病毒非结构蛋白，调节宿主细胞的反应
	NS2/NEP	参与病毒RNA核输出的非结构蛋白

冷适应鼻喷减毒活疫苗的开发与应用历史

冷适应株 A/Ann Arbor/6/60（H2N2；A/AA ca）和冷适应株 B/Ann Arbor/1/66（B/AA ca）是美国上市流感减毒活疫苗的供体株，由密歇根大学研发[50,55-57]。A/AA ca 病毒株是从一位患病儿童中分离并在原代鸡胚肾细胞（primary chick kidney, PCK）中传代而衍生出来的。此病毒在 PCK 细胞中成功低温生长后通过 7 次空斑纯化筛选。该病毒具有以下三个特征：ts，意味着疫苗病毒株在较高的温度下（39℃）复制能力降低；ca，意味着该病毒在低温（25℃）和最适温度（33℃）时生长情况相当；att，意味着在雪貂中的减毒特性。B/AA ca 冷适应供体株也是通过同样的方式制备。与 A/AA ca 相比，B/AA ca 的中间传代次数更少[56]。野生型 B/AA/1/66 流感病毒株分离时在 36℃生长缓慢，因此其 ts 表型是通过其在 37℃时的病毒滴度与 25℃或 33℃时可达到的滴度相比有所降低来确定的[55,56]。A/AA 冷适应减毒株所有 8 个基因与野毒株对应的碱基序列比较，已明确变化的碱基序列。通过反向遗传学确定 4 个主要位点是 ts 表型的决定因素，包括 PB1 基因的 1 195 位及 1 766 位、PB2 基因的 821 位和 NP 基因的 146 位。另外 PB1 基因的 2 005 位也与病毒的 ts 表型相关[58,59]。B/AA 冷适应供体株的 ts、减毒（att）和 ca 的表型也由多基因决定：PA 和 NP 基因决定病毒的 ts 表型；PA、NP 和 M 基因决定病毒的 att 表型；PA、NP 和 PB2 基因决定病毒的 ca 表型[60-62]。使用 ts 病毒作为减毒活病毒疫苗的基本概念是，疫苗病毒将在较冷的上呼吸道中复制并诱导免疫，但复制会受限且将在较温暖的下呼吸道体温中减毒。

包括 LAIV 在内的重配疫苗病毒以前是由疫苗供体毒株和野毒株通过共感染的经典重配来实现，但现在它们是通过基于质粒的反向遗传学产生，制备过程稍后进行讨论（图 32.1）。所得到的重组重配病毒含有当年流行的两个抗原的编码基因区段，HA 和 NA 及减毒供体株的六个内部基因区段，可称为 6:2 重配株。已使用 A/AA 冷适应病毒和 B/AA 冷适应病毒作为供体产生诸多重配株，这些重配株中减毒特性、抗原性和遗传稳定性都保持不变，也与供体株保持一致[56,57,63,64]。俄罗斯也为 LAIV 开发了甲型和乙型流感 ca 供体毒株。目前俄罗斯甲型流感供体毒株 A/Leningrad/134/47/57 包含至少一个聚合酶基因以及 HA、NA、NP 和 M 基因的变化[65,66]。

反向遗传学

流感病毒基因组由 8 个不同的负链 RNA 片段组成，不能直接作为信使 RNA（mRNA）翻译产生蛋白质；为启动病毒基因组复制，病毒中的聚合酶蛋白必须先从病毒的基因片段中转录 mRNA。完全从克隆质粒 DNA 来生产重组流感病毒的系统已经开发出来[67-69]。Hoffman 及其同事进一步完善了这些技术并开发了 8 质粒系统[68]。在这种方法里，每种病毒互补（c）DNA 被置于具有 RNA 聚合酶Ⅰ（POLⅠ）和 RNA 聚合酶Ⅱ（POLⅡ）双启动子的双向质粒中。因此，8 个负链病毒 RNA 和正链 mRNA 均由 8 质粒系统产生。

现在这种 8 质粒系统用来常规构建美国季节性 LAIV 的毒种。将预测流行株的 HA 和 NA 基因片段和减毒疫苗株的其他六个基因片段质粒共转染到细胞中，如冷适应的 A/AA（图 32.1A）。由此产生的重配病毒包含减毒疫苗株内在的 6 个基因片段以及 2 个编码表面糖蛋白的基因片段、HA 和 NA。反向遗传学的另一个应用是利用减毒活疫苗技术对流感大流行病毒进行质粒拯救[70,71]。将致病因素，如 H5N1 HA 的 HA1 和 HA2 亚基之间的多碱性氨基酸剪接信号，通过重组 DNA 技术进行改良或消除[72]。质粒拯救技术在流感病毒的基础研究和疫苗的开发上是具有优势的。

流感减毒活疫苗的特征和配方

基于 A/AA ca 和 B/AA ca 主供体毒株的 LAIV 于 2003 年[73]在美国作为三价疫苗首次获得许可。最近几年来，人们一直争论是否需要生产一个四价季节性流感疫苗，以完全预防乙型流感病毒流行的两个谱系。乙型流感流行株是很难预测的，且经常发生流行的乙型流感病毒和疫苗株不匹配。例如，2001 年和 2010 年间，10 个流行季节中只有 5 个季节疫苗中包含正确的流行性乙型流感病毒[74]。由 CDC 最近的研究发现生产四价季节性流感疫苗是可行的，并且会增强疫苗的保护能力，防止乙型流感疾病[75]。使用三价 LAIV 制剂进行的临床试验结果也支持四价 LAIV（Q/LAIV）的许可，因为两种疫苗使用相同的生产工艺流程，含毒株剂量相同，且这两种制剂在相同的稀释剂中以相同的方式使用。除三价 LAIV 的临床经验外，桥接的非劣效性临床试验结果也支持 Q/LAIV 的获批[76,77]。Q/LAIV 在成人和儿童中具有与三价

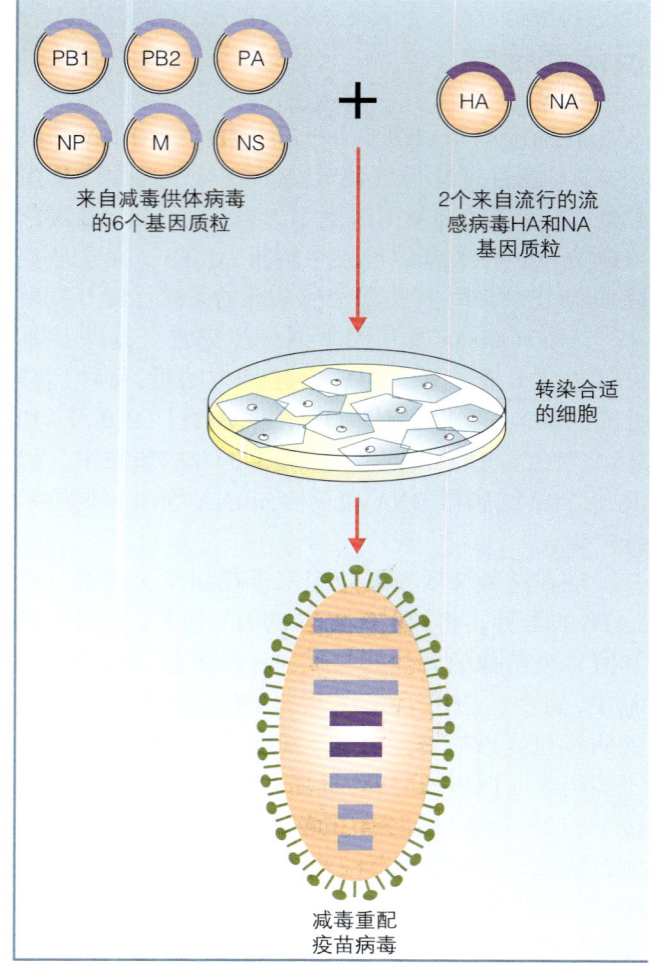
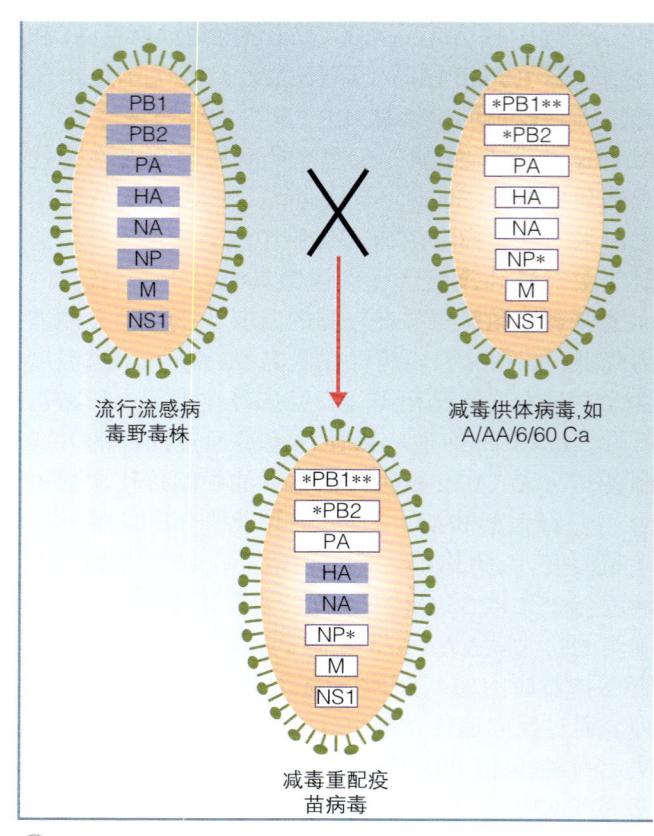

图 32.1　A. 8 质粒反向遗传学系统产生重配的流感减毒活疫苗病毒。6 个编码减毒供体病毒的内部蛋白基因[(3 个聚合酶蛋白(PA、PB1、PB2)和核蛋白(NP),非结构蛋白[NS]和基质蛋白(M)]的质粒与编码流行季流感病毒血凝素(HA)和神经氨酸酶(NA)基因的 2 个质粒混合,8 质粒转染合适的细胞之后可分离出减毒重配株。B. 传统重配方法获得流感减毒活疫苗毒种。该病毒基因组由供体减毒病毒提供 6 个内部蛋白基因(A / AA 冷适应[ca]供体病毒的 5 个主要减毒突变用星号表示),和流行流感病毒 HA 和 NA 基因组成。用这种方法得到的 6∶2 重配株必须在含有针对减毒供体病毒 HA 和 NA 特异性抗血清存在的情况下进行筛选获得。

改编自 LUKE CJ,SUBBARAO K.Vaccines for pandemic influenza. Emerg Infect Dis,2006,12∶66-72.

LAIV 相似的安全性,同时也证明在免疫原性方面不逊于三价 LAIV(参见下文"支持四价 LAIV 获批的非劣效性研究")。在 2012 年初,美国食品药品监督管理局(FDA)批准 LAIV 四价疫苗上市。Q / LAIV,在美国作为四价 FluMist 上市,用于 2013—2014 年流行季,而且包含两种乙型流感病毒组分,B / Victoria 和 B / Yamagata。Q / LAIV 包含四种 $10^{6.5}$~$10^{7.5}$ 噬斑(focus forming units,FFU)的流感病毒,与三价 LAIV 具有同样的接种方式和装量。Q / LAIV 已取代三价 LAIV。Q/LAIV 由 MedImmune 在美国制造和销售。它还在加拿大、英国、奥地利、芬兰、德国、挪威、西班牙、瑞典和以色列获得许可。在加拿大,Q/LAIV 以四价 FluMist 销售;在其他地方,它以商标 Fluenz Tetra 销售。

LAIV 使用简单的注射器状装置喷入鼻子,该装置将 0.1ml 体积的大颗粒气雾剂送入每个鼻孔,总体积为 0.2ml(图 32.2)。接种儿童只需要最少配合。装置易于使用,与采用针头和注射器的注射接种相比,更易被接受。研究表明 LAIV 的自己给药也是成功的,而且也会是在需要大规模免疫情况下的一种选择[78,79]。

LAIV 中的流感病毒毒株每年都会按照国家卫生当局的建议进行更新。每种重配 6∶2 疫苗毒株

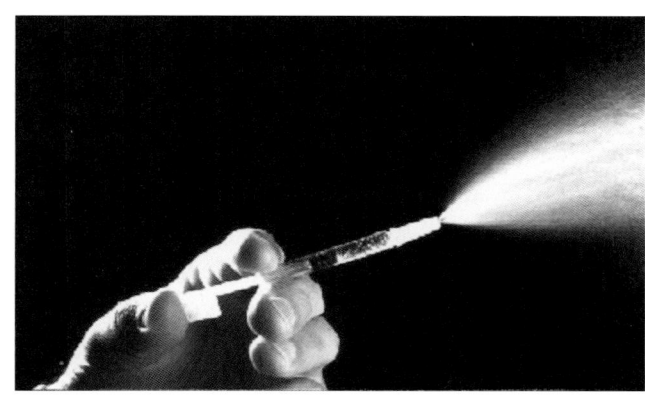

图 32.2　鼻腔内接种产生气溶胶大颗粒的透照图。将鼻喷接种器（applicator）的顶端插入鼻前孔，推压芯杆（柱塞）将减毒活疫苗喷入一个鼻孔内，更换柱塞上的喷头再喷入另一侧鼻孔。

在无特定病原体的鸡胚中产生单价疫苗原液。尿囊液通过离心澄清并加入稳定剂：每 0.2ml 剂量含有 0.188mg/ 剂谷氨酸钠，2.00mg/ 剂水解猪明胶，2.42mg/ 剂精氨酸，13.68mg/ 剂蔗糖，2.26mg/ 剂磷酸氢二钾，0.96mg/ 剂磷酸二氢钾。每剂包含残留卵清蛋白（<0.24μg/ 剂），还可能含残留硫酸庆大霉素（<0.015μg/ml）和乙二胺四乙酸（<0.37μg/ 剂）。其不含防腐剂；然而，由于使用无特定病原体鸡胚生产疫苗，这些疫苗不能应用于对鸡蛋过敏的个体。该制剂由四个毒株各自的单价原液和稳定剂合并而成，每一个毒株在制剂中的病毒滴度含量为 $10^{6.5} \sim 10^{7.5}$ FFU/剂，然后分装至喷雾装置中。四价 FluMist 是一种冰箱冷藏（即 2~8℃）的 Q/LAIV 制剂。Q/LAIV 的保质期为 18 周。

流感减毒活疫苗的遗传和表型的稳定性

LAIV 的毒株在疫苗制造过程中和在人类体内复制后，其基因型和表型均是稳定的。

在生产中疫苗的稳定性

流感病毒低保真 RNA 依赖的 RNA 聚合酶造成了每次基因组复制具有 $10^{-4} \sim 10^{-5}$ 核酸序列的错配率[80]。由于 LAIV 的制造过程中，需要种子病毒在鸡胚中连续扩增，由于突变的积累可造成疫苗病毒生物学性质的改变，也可能导致减毒特性的丢失和抗原性的改变。对单价 LAIV 基因序列的分析显示在制造过程的几个阶段，疫苗病毒具有高水平的遗传同质性[81]。疫苗生产的上游阶段，病毒在鸡胚中连续扩增，即在基因重配和克隆分离过程中，在四种甲型和五种乙型流感疫苗病毒中，与其各自的冷适应主供体病毒相比，共发现有 6 个碱基的变化导致了氨基酸替换，这些突变集中在内部蛋白基因。而决定冷适应病毒的温度敏感（ts）和减毒特性（att）的位置并没有发生任何的变化[58-60,62]。四种甲型和五种乙型流感疫苗病毒与其各自的野毒亲本株（6 个病毒中每个有 1~2 个变化）相比，HA 和 NA 基因共有 14 个核苷酸变化，但 HA 的抗原特性并没有受到影响。

在人体复制后病毒基因型和表型的稳定性

在 LAIV 的早期评价中，将 ts 和 ca 表型的稳定性作为病毒遗传稳定性的替代指标进行了监测。随着测序技术的进步以及 LAIV 供体病毒的表型遗传基础的确定，可以从疫苗接种者体内分离病毒来进行遗传稳定性和表型稳定性的评价。几种基于 AA 冷适应株的单价 LAIV 的 ts 和 ca 表型在人体内复制后仍然稳定[82]。在一项研究中，恢复了一种 AA 冷适应重组病毒，该病毒在儿童体内复制后部分失去了 ts 表型，但在雪貂中检测发现病毒仍然保留着 att 表型[83]。

Cha 和他的同事报道了包含冷适应甲型 H1N1，H3N2 和乙型流感重配病毒的三价冷适应流感病毒疫苗的遗传稳定性[84]。他们从接种后的 17 个儿童中获得鼻咽拭子标本，分离出病毒，通过多重 RT-PCR 和基因分型的方法进行亚型鉴定。结果表明，疫苗接种 2 周内检测到的所有病毒均为疫苗毒株，并且都保持 6:2 的重配株基因型，包含 ca 和 ts 表型。

两项关于三价 LAIV 在幼儿中的遗传和表型稳定性的研究是在托儿所开展的。在未满 3 岁的儿童研究中发现，所有病毒都保持 ts 和 ca 表型（n=135）[85]。在这项研究中的一个安慰剂接种者感染了 LAIV 中的乙型流感病毒组分。此病毒保留了疫苗株 ts、ca 和 att 表型，它与同一玩耍小组中的疫苗接种者中分离的乙型流感病毒具有相同的基因序列。在另一项研究中，Buonagurio 和同事[86]从接种后的儿童中分离出的 56 株病毒进行检查。80% 的分离株与疫苗毒株相比具有 1~7 个的核苷酸变化，但没有发现 ts、ca 和 att 等表型的改变。

流感减毒活疫苗的安全性

美国已批准 LAIV 在 2~49 岁（对鸡蛋成分不过敏并无哮喘）的健康成人和儿童中使用。审批前后在儿童和成人中进行了很多研究来评估 LAIV 疫苗的安全性。这些研究评估发热、流鼻涕和充血、咳嗽、支气管炎、头痛、乏力、呕吐和任何严重不良事件（SAE）而导致住院的风险。成年人一般对 LAIV 耐受性良好,与三价流感病毒灭活疫苗(TIV)或安慰剂接种者对比发现,LAIV 接种者只有流鼻涕和鼻塞频率较高[87]。儿童在接种单剂 LAIV 后流鼻涕、鼻塞、发热等症状显著增加,但这些症状在第二剂后不再出现[88-95]。

一些研究报告指出,与安慰剂相比,儿童接种 LAIV 后可能出现与疫苗接种有关的严重不良事件(SAE)如气喘、上呼吸道感染发生率增加、小儿住院率增加等,这些可能是接种疫苗造成的[88,90,91]。虽然儿童接种疫苗组和安慰剂组的反应发生率之间无显著差异,但一项事后分析报道确定,严重不良事件全部发生在年龄小于 24 个月的儿童中[88]。所以该疫苗对 2~17 岁的儿童是安全的,而不允许用于 2 岁以下儿童[96]。

对三价 LAIV 获批后 2003—2004 年和 2004—2005 年流行季节[97]和 2005—2013 年各季度[98,99]所有报告给美国疫苗不良事件报告系统(VAERS)的不良事件(AE)的分析已有报道。在前两个获批后流行季中,约 2 500 000 人接种三价 LAIV,VAERS 收到 460 例接种的不良事件(AE)报告[97]。没有死亡病例报道。有 7 份疑似过敏症的报告,两份吉兰-巴雷综合征的报告,一份贝尔氏麻痹的报告,有 8 名有哮喘病史的人哮喘加重。73 份报告(16%)不能证明与疫苗质量相关。2005—2013 年间,分发了约 5 000 万剂三价 LAIV 供成人和儿童使用[98]。对成人[99]和儿童[98]独立的综述报道已经提交给 VAERS。但特别对成人来说,可获得的安全性数据有限。在 8 个流行季,18~49 岁接种人群中的 1 207 起向 VAERS 报告的不良反应事件中,严重的占 8.9%,据报道有 9 例死亡。死亡和非致命性 SAE 仅在美国国防部人员中被报告,其中包括在军事诊所或医院接受治疗的军事人员和国防部受益人。报告的最常见的严重非致命性事件类别是神经系统(39%)、心血管(14%)或其他非传染性疾病(19%)。国防部报告的 GBS 和心血管事件的发生率高于普通民众。这一发现需要进一步调查。最常上报的 AE 性质不严重:如头痛、发热和恶心。有 207 份关于接种过期疫苗的报告,155 份关于给 50 岁以上的成年人接种疫苗的报告,还有一些关于孕妇无意中接种疫苗的报告,这些都没有导致 SAE。在 2005—2012 年间的 7 个流行季中,向 VAERS 报告了 2 619 起与儿童使用三价 LAIV 有关的 AE 报告,其中严重的占 7.5%,有 5 例死亡[98]。5 名死者中的 4 名是患有慢性潜在疾病的儿童。从 2005 年到 2011 年,报告数量增加,主要是由非严重不良事件报告的增加造成。2~4 岁儿童的 SAE 报告在 2007—2008 年流行季达到峰值 25%(60 名疫苗接种者中的 15 名);这是批准在该年龄组使用 LAIV 后的第一个流行季。报道最多的两类非致命性 SAE 是神经系统事件(29.2%)和呼吸系统事件(22.4%)。最常见的神经学诊断是癫痫和 GBS,最常见的呼吸系统诊断是肺炎和哮喘或支气管痉挛。最常报的疫苗给药错误是使用过期疫苗,这与 AE 无关。对于儿童和成人人群,提交给 VAERS 的三价 LAIV 的报告综述与 FDA 批准前的安全性分析和批准后前两个流行季的安全性数据一致。因为 VAERS 是一个被动的监测系统,所以不可能评估疫苗和 AE 之间的因果关系[98,99]。

对 Q/LAIV 获得许可证后的第一个流行季节,即 2013—2014 年[100],进行了类似分析,当时在美国分发了大约 1 270 万剂 Q/LAIV。VAERS 收到了 779 例 2~49 岁批准接种年龄范围患者的 AE 报告,其中 95% 为非严重报告。在儿童中,最常见的 AE 报告是使用过期疫苗(42%),其次是发热(13%)和咳嗽(8%)。总的来说,Q/LAIV 的安全性与三价 LAIV 相似。成人中最常见的不良反应是头痛(18%),使用过期疫苗(15%),怀孕期间接种(12%)。据报道,儿童中有 1 例死于脑肿瘤并发症,成人中没有死亡报告。神经系统疾病是儿童和成人中最常见的非致命性严重事件。儿童中报告了两例 GBS 病例,成人中无报告;这种 AE 的不均衡性报告没有在其他疫苗中见到。有 100 份报告为 Q/LAIV 超年龄范围接种;28 名 2 岁以下的儿童和 72 名 49 岁以上的成年人接种了 Q/LAIV。在这些超年龄范围接种的人群中,75% 上述儿童和 87.5% 的成年人没有发生 AE。有 49 例报告疫苗接种者的年龄不详。与三价 LAIV 获批后 VAERS 报告一样,过期疫苗的接种是最常上报的疫苗接种错误。使用过期疫苗可能与 2007 年 LAIV 剂型从冷冻改为冷藏有关,其导致疫苗有效期缩短,或是因为与 IIV 相比,LAIV 的保质期相对较短[101]。这种错误会导致疫苗失去保护作用,而不是产生不良反应。过期疫苗的接种,对批准年龄组外人员的接种,以及对 LAIV 被禁忌使用人群(例如孕妇)的接种,强调了对卫生保健工作者进行持续教育和培训的必要性。总之,疫苗获批使用后,对上报 VAERS 的关于三价或四价 LAIV 不良事件审查未发现任何意外的严重风险。

流感减毒活疫苗的传播

LAIV 毒株在接种者的鼻咽腔复制后通过呼吸道分泌物排毒。目前根据已经出版的文献资料,在各年龄组别中没有发现来源于冷适应病毒的疫苗病毒的传播[63,83,85,102-109]。在对一家托儿所 8 到 36 个月儿童的直接传染试验的评价中，98 名 FluMist 接种者中 80% 排出一个或多个型别的疫苗株病毒，平均排毒期为 7.6 天。在 99 名安慰剂接种者中观察到一例可能的传播事件，该事件也由表型和基因型分析得到证实。此名被传染的儿童，其安全性与其他在研究中接种疫苗或安慰剂的儿童相似，没有生病或发生严重不良事件（SAE）[85]。Mallory 和他的同事报道了一项开放、单臂、多中心 II 期临床研究结果[110]，季节性 LAIV 的至少一个病毒组分在 79% 的 6~59 个月的儿童中排出。在这项研究中，排毒最常见于 6~23 个月的儿童，而且主要发生在接种疫苗后第 1~11 天，超过 11 天仍然排毒的全部在年幼的儿童中。疫苗病毒滴度峰值在接种后第 2 天，其平均峰值滴度一般低于 10^3 $TCID_{50}$（median tissue culture infective dose, 半数组织培养感染剂量）/ml。

在 FDA 批准 LAIV 后的最初几年，因为理论上担心减毒活病毒可能从已接种疫苗的医院员工传染给未接种疫苗的病人，在一些研究中 LAIV 的临床应用受到限制。但数年的使用经验证明这种担心是毫无根据的，LAIV 在人群中是很难传播的。Izurieta 和他的同事[97]总结了 LAIV 疫苗不良反应（AE）的报道，并未发现确认的传播实例。而在一个疑似传染的病例中，通过获得的病毒分离物证实了该患者感染了野生型流感病毒而不是疫苗株病毒。CDC 免疫接种实践咨询委员会（ACIP）已经修改了其最初的建议，认为疫苗在医院内使用具有可行性。目前传播只是理论上的担忧。接种疫苗的医护人员 7 天内不应该接触免疫抑制患者（如骨髓移植病人），免疫抑制患者应该采取措施隔离。除此之外，其他所有情况下使用 LAIV 均被认为是可接受的。

流感减毒活疫苗的免疫原性

LAIV 在上呼吸道的复制可诱导体液免疫和细胞免疫应答。本节将讨论在健康成人和儿童中这些免疫应答的诱导。

抗体反应

血清抗体滴度是在疫苗研究中最常见的免疫应答检测方法，部分因为流感病毒感染诱导的抗体足够提供对机体的保护。由 IIV 诱导的血清 HAI 抗体滴度通常被认为与保护程度相关[111]。通过 HAI 试验检测的流感特异性抗体滴度可作为病毒中和试验的替代方法。酶联免疫吸附试验（ELISA）可检测广泛交叉反应性的结合抗体[112]，而 HAI 和中和抗体检测更倾向于毒株特异性和功能性抗体的检测。

许多研究发现，以前未接触过流感病毒的人群在接种 LAIV 后血清阳转率更高。成年人多年来已经反复接触流行性流感病毒抗原，因此与安慰剂接种者相比，LAIV 的成人接种者血清阳转率往往不显著[87,113,114]。与幼儿相比，成人接种 LAIV 其疫苗病毒排出减少，这一观察佐证了以上结论[113]。在未接触过流感的儿童中，应用 HAI 和中和试验可检测到 LAIV 诱导出强的血清中和抗体反应[89,92,115-118]。Lee 和他的同事[116]和 Belshe 及其助手[89]在 1~5 岁的血清阴性儿童中接种单剂三价 LAIV 疫苗后，通过中和试验或 HAI 检测的血清抗体反应，分别产生了针对甲型 H1N1 流感 58% 和 16% 血清阳转率，针对甲型 H3N2 血清阳转率为 100% 和 92%，针对乙型流感血清阳转率为 100% 和 88%。在 28~60 天以后接种 LAIV 的第二剂，针对甲型 H1N1 流感病毒的血清阳转率分别提高为 77% 和 61%。

流感病毒的 HA 由同源三聚体组成，其球状头部具有受体结合位点和 5 个抗体结合位点，及 1 个相对保守的茎干区。球状头部区域也是蛋白质抗原性发生变化区域，可诱导产生大部分抗 HA 抗体。在 HA 的茎部含有保守表位，可诱导产生广谱的交叉中和抗体，这些抗体可中和不同亚型甲型流感病毒，使研究者们对此区域重新产生了兴趣[119-126]。应用噬菌体展示文库和来自自然流感病毒感染或接种 TIV 产生人类记忆 B 细胞的永生化等灵敏的新技术可检测到针对 HA 茎部的交叉反应性抗体。LAIV 也可以诱导针对茎部抗体，但是在血清中含有针对抗-HA 抗体和针对共有茎部表位的抗体比例是未知的。该茎部疫苗表位的递呈有可能成为一种广谱流感病毒疫苗的潜力[127,128]。

与接种 TIV 相比，接种 LAIV 疫苗后的健康成人血清抗体反应较低，但 LAIV 接种者可产生高比例的黏膜抗体和循环抗体分泌细胞[129-131]。Clements 和他的同事[132]发现成人接种 H1N1 或 H3N2 单价 LAIV 疫苗，与接种 TIV 的受试者相比，鼻洗液中的流感特异性免疫球蛋白（Ig）A 的滴度较高（LAIV 为 83%，TIV 为 38%）。然而有趣的是，鼻洗液中流感特异性 IgG 滴度是相反的：接种 TIV 的人中 94% 抗体滴度增加，而 LAIV 接种者中 59% 抗体滴度增加。虽然目前还不清楚黏膜抗体如何提供保护，但鼻洗液样本 IgA 的水平与对野生病毒攻击的保护性相关[132]。与儿童相比，成人接种 LAIV 疫苗后 6 个月黏膜 IgA 开始下降[129]。对接种过 LAIV 的 79 名成人进行研究，33% 的受试者鼻腔冲洗液中 IgA 抗体效价增加了两倍或更多，9%的受试者血清抗体效价增长四倍[133]。已证明，接种LAIV的成年人比接种IIV的受试者，具有更显著的疫苗特异性IgA浆母细胞反应[134]。在对接种LAIV或TIV后继续接种LAIV的儿童进行的一项小型研究中，接种了第一剂LAIV后的儿童，通过动力学ELISA或Luminex检测的黏膜IgA水平略有升高，但无统计学意义[135]。在Ambrose和同事发表的3个前瞻性、2年的随机临床试验中，接种LAIV的儿童组疫苗特异性鼻腔IgA抗体明显高于安慰剂组[136]。虽然黏膜IgA应答为LAIV诱发，但它们在疫苗有效性中的确切作用仍有待阐明。较新研究表明，循环记忆B细胞也是成人[130,131,134]和儿童[137,138]中疫苗诱导免疫的重要指标。年轻人接种LAIV和TIV后，实验人员对B细胞和抗体反应，特别是浆母细胞反应也进行了对比[134]。接种疫苗6~8天后，TIV接种者浆母细胞产生的多克隆抗体滴度显著升高，但在LAIV接种者中观察到，可产生较高的能与前一年流感疫苗的异源毒株结合的交叉反应性浆母细胞多克隆抗体。在儿童中，LAIV接种后30天外周血中的幼稚、记忆和转化性B细胞显著增加[137]，而TIV在接种后7天引起浆母细胞的增加。

LAIV临床研究中检测的多数抗体是针对流感病毒HA蛋白的。有证据表明，抗NA抗体可以控制流感在人群间传播的严重程度[139]。然而，接种LAIV后是否引起针对NA的免疫反应还没有得到广泛的研究。近年来，对NA的保护抗体在抵抗疾病的贡献重新产生兴趣。在这方面的研究中，已采用改进的测定血清中NA抑制（NAI）抗体的方法[140,141]。在最近的一项比较TIV和LAIV相对有效性的研究中，血清NAI抗体水平与那些有HAI应答的个体保护性相关[142]。对IIV接种者通过HAI和NAI试验分别检测到77%和37%的应答，LAIV接种者分别是21%和6%。IIV接受者的NAI滴度越高，疫苗失败的频率越低。

细胞免疫应答

与病毒表面糖蛋白诱导的抗体应答相反，流感的细胞免疫反应主要目标是病毒内部的保守蛋白。虽然细胞介导免疫应答在流感病毒的自然感染后病毒清除中起着重要的作用，但目前还不清楚疫苗诱导细胞免疫应答到什么水平，细胞免疫应答在病毒保护的作用有多大。因为流感病毒复制的速度非常快，记忆性T细胞的唤醒最有可能发生在病毒复制的高峰期后[143]。可以预期的是，疫苗诱导强的T细胞应答可以防止并发症或严重的疾病。由于LAIV在宿主细胞复制，它能够诱导CD4$^+$和CD8$^+$T细胞免疫。然而，在临床试验中对LAIV细胞免疫的检测落后于抗体检测，目前主要集中检测1型辅助性T细胞（Th1）和自然杀伤细胞介导的细胞免疫。通过计数可以产生IFN-γ的T细胞来定量Th1细胞免疫；通过流式细胞术、ELISA和酶联免疫斑点检测（ELISPOT）等方法评价自然杀伤细胞介导的细胞免疫。最近的研究发现在儿童和成人接种LAIV之后IFN-γ$^+$、CD4$^+$和CD8$^+$T细胞显著增加[137,138,144-147]。

总之，在未接触过流感的儿童中，更容易检测到LAIV产生的免疫应答，与成人相比，其免疫应答更强。要注意的是，尽管可以检测到LAIV引起的体液免疫和细胞免疫应答，但LAIV的免疫保护相关指标还不得而知（参见后文的"减毒活流感疫苗具有保护的免疫相关性研究"）。

先天免疫反应

随着先天免疫系统对病原体的感知和应答途径被解开，先天免疫反应对病原体和疫苗的适应性免疫应答起到决定性的作用。系统生物学在疫苗学领域的应用有望对这一相互作用得到新的认识[148-150]。在一项研究中，比较了儿童接种TIV或LAIV后外周血单核细胞的全基因组转录谱，发现由两种疫苗诱发的早期免疫反应是存在差异的[151]。从LAIV免疫的成人黏膜RNA样本中观察到IFN应答基因的表达增加[133]。在儿童中，LAIV和TIV均诱导IFN应答基因的过度表达，但在接种TIV的所有年龄组中都发生在早期（接种后第1天），而对于小于5岁的儿童LAIV接种者，仅在接种后第7天出现[137]。这些数据表明，早期诱导IFN应答基因可能对抗体应答的发展很重要。

流感减毒活疫苗的效力和效果

疫苗的效力数据最初来源于随机、双盲、安慰剂对照的成人临床试验，通过同源野生型病毒感染后，评价疫苗的保护能力。证明流感疫苗能够有效对抗自然感染流感，应在流感流行前接种人群，并与一组接种安慰剂组的人群比较病毒的感染率。流感病例的确认根据不同研究有所不同，应该包括病毒培养后感染为阳性，流感流行期间抗体滴度增加超过4倍的人群，或临床观察到流感样症状（ILI）的人群。通过RT-PCR阳性或培养阳性鉴别病例以排除其他病毒引起的类似ILI样的病例，理想地获得疫苗效力的特异性点估计值[152]。以病毒培养阳性为试验终点的现场效力试验常在幼儿中进行[89,153]。儿童具有高发病率且会连续几天排出大量的病毒,这样能增加培养方法检出病例的敏感性和特异性。而在成人效力研究中更普遍地采用诸如发热性呼吸系统疾病作为临床终点。流感是成人中发热性呼吸系统疾病最常见的病因,然而目前利用病毒培养方法在成人中鉴定流感是有难度的,因为成人中病毒释放量少且持续时间短。因此,在成人研究中通常采用流行前后血清抗体4倍增长的方法来评价,即病例定义为在流感流行后抗体反应呈4倍以上增长的任何个体。但是,部分个体由于具有疫苗免疫产生的抗体,自然感染后不能产生足够的可检测抗体,抗体也不能呈4倍增长。因此,这一定义具有内在偏差,这个定义与上面提到的成人临床终点或是儿童临床效力的病毒分离培养终点都不一样。此外,很难直接比较攻毒试验与现场试验获得的疫苗有效率,因为攻毒试验通常只招募少量血清阴性的志愿者进行病毒攻击,而现场试验通常人数要更多,受试者以前是否接触过流感也存在不确定性。

疫苗的效果和疫苗的效力可能容易发生混淆。在这一章中我们提到疫苗的效力是指,在实验室(病毒培养阳性)确诊流感病例发生率的降低,计算公式为$(1-R_V/R_P)\times 100\%$,其中R_V为疫苗接种人群流感发病率,R_P是安慰剂接种人群流感发病率。

疫苗的效果是指在预期的与流感相关的临床和社会经济活动的减少,但它也可以由其他因素所致。临床终点如流感样病例,就诊的急性呼吸道疾病(MAARI),伴有咳嗽的急性呼吸系统疾病、发热急性呼吸系统疾病,监护人的误工开支和托儿所的缺席已经被用来确定疫苗的效果。

在本节中,我们将介绍通过双盲、安慰剂对照法,利用攻毒试验和病毒培养阳性的现场试验采集确定的数据来评价LAIV对培养确症流感在健康成人和儿童的效力。除了试验室确认诊断的,其他终点研究用来确定疫苗的效果。

疫苗在成人中的效力

在成人中进行的一些攻毒试验结果,归纳于表32.2[103,114,154-157]。许多单价LAIV疫苗的研究发现,攻击后LAIV接种者中呈现呼吸系统疾病临床症状的人数显著降低。但是,接种疫苗并没有显著减少排出攻击毒的人员比例(表32.2)[114,154-157]。平均滴度和排毒时间因流感型别和亚型而异[103,114,156],H3N2型病毒平均滴度和排毒时间统计学显著降低。一项攻毒试验中,以安慰剂作对照比较三价LAIV在成人中的效力,采用病毒培养确诊感染和呼吸系统疾病为临床终点,在攻击野生型流感病毒后,LAIV疫苗的效力为85%[114]。

2项随机、双盲、安慰剂对照研究评估了多年来LAIV和TIV对自然感染的流感病毒的效力(见后文"流感减毒活疫苗与三价流感减毒活疫苗的效力比较");这2项研究中都使用病毒培养阳性的确诊流感的方法为主要终点[87,158-160]。当流行毒株与疫苗株的匹配度较好时,LAIV的效力在1988—1989年流行季对甲型H1N1流感病毒为90%(95% *CI*,72%-96%),在1989—1990年对甲型H3N2流感病毒为56%(95% *CI*,1%-81%),在2005—2006年对甲型H3N2流感病毒为43%(95% *CI*,15%-70%),在2007—2008年对甲型H3N2和乙型流感病毒为36%(95% *CI*,10%-59%)[87,158,159]。需要指出的是,1988—1990年的研究是在1~65岁的志愿者中完成,而后来的研究是在18~49岁的成人志愿者中进行的。

疫苗在儿童中的效力

鉴于幼儿感染流感病毒会有发生严重疾病的风险,因此该人群不能进行野生型病毒攻击研究。因此,在儿童中的疫苗效力是通过评估减毒疫苗病毒的复制来替代野生型病毒的攻击(表32.3)[154],或通过评估接种疫苗的儿童在一个流行季对自然接触到流感病毒的抵御能力。研究中以安慰剂为对照对健康儿童攻击甲型H1N1减毒疫苗病毒来评估疫苗的效力。与LAIV疫苗接种的儿童相比,安慰剂接种者中病毒排出的比率更高,其疫苗的效力为83%(95% *CI*,60%-93%)[154]。

许多研究评价LAIV对儿童的效力,是以通过对自然感染病毒培养呈阳性确诊病例为首要终点,多数研究中小于2岁的儿童也计入受试者[88,89,91,93,94,161,162]。表32.3总结了在大量的儿童队列研究的结果,以及只对2岁以上儿童事后分析所得出的LAIV有效率。这些研究发现LAIV对抗原相似的毒株有效率达到70%~94%[163,164]。更令人称奇的是Kaplan-Meier曲线反映了接种单剂或两剂疫苗的儿童从疫苗接种到最先确诊流感(病毒培养阳性方法)的时间(图32.3)[91,164]。这些研究数据表明,LAIV对年幼儿童是有效的,即使以单剂量免疫也可以保护血清阴性的儿童。

对抗原漂移变种病毒的效力

抗原漂移是一个持续的过程,它常发生在疫苗制造后,因此流感疫苗能够对抗原漂移突变(drift variants)的病毒有效是疫苗的一种理想特性。通常在抗原变异的病毒蔓延时期进行一个大规模、以社区

表32.2 LAIV在野生型流感病毒攻毒试验中的效力

研究	人群[a]	疫苗毒株，剂量	攻毒时间	攻毒剂量	LAIV接种者人数 总数	感染[b]	患病[c]	安慰剂接种者人数 总数	感染[b]	患病[c]
Clements等，1984[155]	大学生	单价H3N2，$10^{7.5}$ TCID$_{50}$	5~8周	H3N2，$10^{6.0}$TCID$_{50}$	16	3	0	24	23	11
		单价H3N2，$10^{6.5}$ TCID$_{50}$			12	11	5			
		单价H3N2，$10^{5.5}$ TCID$_{50}$			13	6	3			
Clements等，1986[156]	18~35岁	单价H1N1，$10^{7.8}$ TCID$_{50}$	7个月	H1N1，$10^{4.0}$TCID$_{50}$	16	11	2	27	25	12
		单价H3N2，$10^{7.5}$ TCID$_{50}$		H3N2，$10^{6.0}$TCID$_{50}$	14	7	4	15	11	6
Sears等，1988[157]	18~40岁	单价H1N1，$10^{7.5}$ TCID$_{50}$	4~7周	H1N1，$10^{6.4}$TCID$_{50}$	20	6	1	28	23	12
		单价H3N2，$10^{7.5}$ TCID$_{50}$		H3N2，$10^{7.0}$TCID$_{50}$	11	5	0	10	10	3
Clements等（1990）[103]	18~40岁	单价B，$10^{7.5}$ TCID$_{50}$	6周	B，$10^{7.0}$TCID$_{50}$	13	9	0	12	10	5
Treanor等，1999[114]	18~45岁	三价，每型$10^{7.0}$ TCID$_{50}$	4周	H1N1，$10^{7.0}$TCID$_{50}$	10	3	1	12	6	6
				H3N2，$10^{7.0}$TCID$_{50}$	9	3	1	10	2	4
				B，$10^{7.0}$TCID$_{50}$	10	1	0	11	2	4
Belshe等，2000[154]	34~91月龄	三价，第一年$10^{6.7}$ TCID$_{50}$；三价，第二年$10^{7.0}$ TCID$_{50}$	第二年接种后6~8个月	caH1N1[d]，$10^{7.0}$TCID$_{50}$	144	6	ND[e]	78	19	ND[e]

[a] 对所有受试者进行了筛选，接种前血清抗体HAI滴度≤1∶8。
[b] 以鼻洗液分离病毒来确定。
[c] 呼吸系统疾病的所有特征，详见临床症状的描述文字。
[d] 用冷适应(ca)疫苗株攻击，A/Shenzhen/227/95-like H1N1，研究第二年1997—1998年流行季的疫苗甲型H1N1组分。
[e] 研究中未检测。
注：HAI：血凝抑制；LAIV：流感减毒活疫苗；TCID$_{50}$：半数组织培养感染剂量。

为基础、随机、干预性的研究来评估疫苗效力。有趣的是，许多效力研究都持续了2年或以上，且包含一个主要流行季，该流行季主要流行病毒株与疫苗株抗原性明显不同（表32.4）。研究显示，LAIV对漂移毒株的效力在儿童中比在成人中高，正如疫苗对抗原相似的毒株一样。对抗原漂移突变体的交叉保护作用可能是因LAIV疫苗接种引发的广泛的免疫应答（参见前文"流感减毒活疫苗的免疫原性"），它包括对保守病毒蛋白，例如M和NP蛋白引起的免疫应答。在接种LAIV的年轻人中，与接种TIV相比，观察到更高水平的NP特异性浆母细胞，且LAIV疫苗接种者对来源于前一年疫苗的异源流感毒株的交叉浆母细胞反应也更大[134]。然而，在2014—2015年流行季，LAIV对H3N2漂移变异株无效，这表明LAIV交叉保护的广度受抗原变化程度的影响[165-167]。

流感减毒活疫苗的效果

表32.5总结了在健康成人劳动者接种单剂LAIV或安慰剂后的关键性效果。疫苗接种后显著减少了重症发热性疾病的发病人数和上呼吸道发热性疾病患者的患病天数。接种疫苗也降低了缺勤率、就诊率以及处方类抗生素和非处方药的使用率。以上

表 32.3 接种两针剂 LAIV 与安慰剂的儿童对抗自然感染抗原性相似病毒的效力比较

研究人群（年龄）	地点	事后分析结果				参考文献
		研究年限[a]	% 有效率[b]	95% CI	人数	
2~6 岁	美国	1996—1997	94.6	88.6-97.5	LAIV 组 713 安慰剂组 335	89
2~3 岁	南非,巴西,阿根廷	2000—2001	81.8	66.8-90.8	LAIV 组 344 安慰剂组 332	91
1~3 岁[c]	东南亚	2000—2001	72.9	62.8-80.5	LAIV 组 1 653 安慰剂组 1 111	93
0.5~3 岁[c]	欧洲	2000—2001	83.5	72.6-90.6	LAIV 组 1 059 安慰剂组 725	94

[a] 数据来自每个研究的第一年,当流行株与疫苗株抗原性相似时。
[b] 主要效力终点是与疫苗株抗原性相似的病毒引起的,经由病毒培养阳性判断的流感感染病例的发生率。
[c] 包括小于两岁儿童的数据。
注：CI：置信区间；LAIV：流感减毒活疫苗。
数据来源于 BLOCK SL,TOBACK SL,YI T,et al. Efficacy of a single dose of live attenuated influenza vaccine in previously unvaccinated children：a post hoc analysis of three studies of children aged 2 to 6 years. Clin Ther,2009,31：2140-2147.

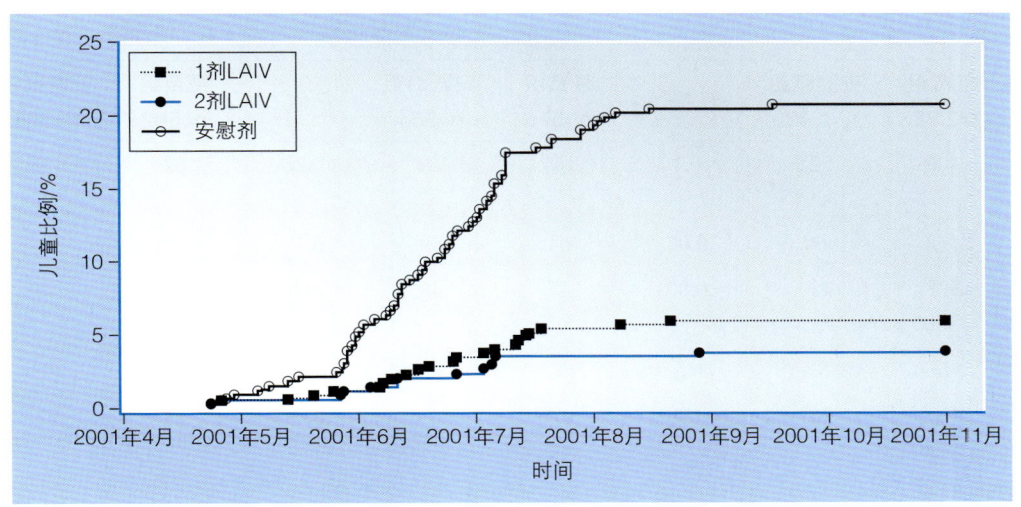

图 32.3 从第一年接种一剂或两剂流感减毒活疫苗（LAIV）到首次培养确诊流感的 Kaplan-Meier 曲线。
资料来源于 BRACCO NETO H,FARHAT CK,TREGNAGHI MW. et al. D153-P504 LAIV Study Group：Efficacy and safety of 1 and 2 doses of live attenuated influenza vaccine in vaccine-naive children. Pediatr Infect Dis J,2009,28：365-371；BLOCK SL,TOBACK SL,YI T,et al. Efficacy of a single dose of live attenuated influenza vaccine in previously unvaccinated children：a post hoc analysis of three studies of children aged 2 to 6 years. Clin Ther,2009,31：2140-2147.）

有益结果是在主要季节流行株 A/Sydney/5/97（H3N2）与疫苗株 A/Wuhan/359/95 不匹配的季节中观测到的[78]。相反,在同一流行季节对相似年龄段成人进行类似的 TIV 预防效果研究,却并未发现优于安慰剂组受试者的保护性效果[168]。

用流感相关性中耳炎（OM）和 MAARI 的发病率来检测 LAIV 对接种的儿童的保护效果。OM 和 MAARI 在 3 个流行季以上、多中心的临床试验中均逐年减少[94,169,170]。Belshe 和他的同事得到的结论是,LAIV 在 1996—1997 年流行季减少 OM 的有效率为 98%,其中疫苗组 OM 发病人数为 1 例,而安慰剂组为 20 例；在 1997—1998 年流行季（抗原漂移的病毒流行）减少 OM 的有效率为 94%,其中疫苗组 OM 发病人数为 2 例,而安慰剂组为 17 例[169]。Gaglani 和他的同事在 2000—2001 年流行季考查 LAIV 对 1.5~18 岁的儿童降低 MAARI 的情况,得出 LAIV

表 32.4 LAIV 对抗原漂移的流感突变株的效力

研究人群（年龄）	研究年限	抗原漂移株	效力 /% 点估计值	效力 /% 95% CI	备注	参考文献
26~85 月	1997—1998	H3N2	86	75-92		153
6~36 月	2001—2002	B	33.3	−5.7-57.6	美国 / 每年单剂 LAIV	91
6~36 月	2001—2002	B	24.1	−28.5-55.7	美国 / 第 1 年两剂 LAIV	
12~36 月	2001—2002	B	56.7[a]	30.3-73.8	亚洲 / 单剂 LAIV	93
12~36 月	2001—2002	B	64.2[a]	44.2-77.3	亚洲 / 重复 LAIV	
6~36 月	2001—2002	B	70.2	42.7-85.3	欧洲；两剂 LAIV	94
1~65 岁	1986—1987	H1N1	78	49-91		158
1~65 岁	1987—1988	H3N2	59	21-79		
成人	2004—2005	H3N2 和 B	57	−3-82	乙型病例太少无法判断效力	160

[a] 该研究第 2 年对任何毒株的效力数据。流行的乙型病毒与疫苗组分的乙型病毒抗原性不相似。

注：CI：置信区间；LAIV：流感减毒活疫苗。

表 32.5 LAIV 在 1997—1998 年和 1998—1999 年流行季对成年工人的预防效果

	LAIV[a]：1997—1998 年流行季[c]			TIV[b]					
				1997—1998 年流行季[c]			1998—1999 年流行季		
	疫苗组 n=2 833	安慰剂组 n=1 420	P 值[d]	疫苗组 n=576	安慰剂组 n=554	P 值[d]	疫苗组 n=582	安慰剂组 n=596	P 值[d]
流感样疾病 / 发热疾病	406	225	0.1	161	132	0.25	82	128	**<0.001**
就医	118	69	0.07	64	48	0.19	29	51	**<0.001**
服用处方药物治疗[e]	525	459	**<0.001**	47	45	0.6	26	40	**0.005**
住院	NA	NA	NA	1	0	0.5	0	0	NA
误工	465	267	**<0.001**	167	111	**0.04**	48	72	**0.002**

[a] 数据来源于 Nichol 等[78]。
[b] 数据来源于 Bridges 等[168]。
[c] 在 1997—1998 年流行季节主要流行株为 H3N2 亚型病毒，其抗原性与疫苗株不同。
[d] 黑体 P 值代表统计性显著。
[e] Nichol 组报道了只服用抗生素的人数，Bridges 组报道了服用任何处方药的人数。

注：LAIV：流感减毒活疫苗；NA：不适用的；TIV：三价流感灭活疫苗。

疫苗有效性较弱，其直接有效率为 20%（95% CI，14%-25%）[170]。如果用请假、误工、托儿所误学时间和门诊或急诊发生率来衡量的话，流感相关的 OM 和 MAARI 的减少也可导致 LAIV 有效率有所增加。Vesikari 和同事以社会经济学为终点在两个流行季衡量了 LAIV 的效果[94]。在第一个轻度流感流行季节 LAIV 是有效的，但在第二个流行季中安慰剂组人群高发病率，从监护人请假的需求，误工天数和托儿所旷课时间的减少可以证明，该疫苗具有显著作用[94]。在第二个流行季（2001—2002 年），疫苗株与流行的乙型病毒不匹配，表明 LAIV 不仅有效，而且在抗原漂移的病毒流行季节中对儿童也有效。

自 2010 年以来，在由美国流感疫苗有效性网络组织的研究中，已评估 LAIV 与 IIV 对 MAARI 的相对效果。其采用检测 - 阴性研究设计，流感病例定义为 MAARI 患者并通过 RT-PCR 方法确诊为流感。以未用 RT-PCR 确认的流感类似症状患者作为对照，以检测 - 阴性设计对照来控制一些如疾病严重程度和就医意愿等因素[171]。在 2011—2012 年流行季，接种 LAIV 和 IIV 的 9~17 岁儿童的疫苗效力点估计值相似［校正疫苗效力（VE）：LAIV 为 60%（95% CI，−15-86），而 IIV 为 61%（95% CI，28-79）］，而 LAIV 在 2~8 岁的儿童中比 IIV 更有效［校正 VE 分别为 61%（95% CI，16-82）及 40%（95% CI，6-62）］[172]。在 2012—

2013年流行季，对2~17岁儿童，LAIV并不比IIV更有效，对甲型H3N2流感[校正VE:LAIV为46%(95% CI,13-66),IIV为36%(95% CI,15-51)],B/Yamagata流感[校正VE:LAIV为53%(95% CI,20-73),IIV为68%(95% CI,54-77)][173]。Q/LAIV制剂在2013—2014年流行季首次应用，此时的主要流行毒株是H1N1pdm09。IIV具有显著有效性，但Q/LAIV较差[174]。在2~17岁全程接种疫苗的儿童中，Q/LAIV对任何流感都没有效果[校正VE 17%(95% CI,-39-15)]，而IIV在这个年龄组有效[校正VE 60%(95% CI,36-74)]。Q/LAIV疫苗针对H1N1pdm09的有效性，在2~17岁的儿童或在任何年龄分层模型中，均未显现[2~17岁的儿童校正VE为18%(95% CI,-38-51)]；但IIV有效[校正VE 58%(95% CI,50-65)]。在上市后研究中，报告了2013—2014年流行季的类似有效性评估[175]：Q/LAIV对H1N1pdm09无显著效果[校正VE13%(95% CI,-5-51)]，但对该季流行的B/Yamagata流感病毒有效[校正VE 82%(95% CI,12-96)]。在这项研究中，IIV对H1N1pdm09[校正VE 74%(95% CI,50-86)]和B/Yamagata株[校正VE 70%(95% CI,18-89)]都有效。制造商进行的上市后研究，采用与美国流感疫苗有效性网络研究类似的检测-阴性设计。在2014—2015年流行季，在选择了北半球疫苗毒株后不久，出现H3N2抗原漂移突变株，导致疫苗与流行毒株不匹配。2014—2015年美国流感疫苗的疫苗效果评估值为19%[165,166]。一项疫苗效果中期分析报告表明，Q/LAIV和IIV在2~17岁的儿童中都没有提供显著的保护；LAIV在这个季节没有提供比IIV更好的保护[167,176]。对美国流感疫苗有效性网络的2010—2011年度至2013—2014年度流行季[177]数据进行进一步分析发现，在研究的前3个季节，LAIV和IIV接种者患流感的几率相似。在2010—2011年和2013—2014年，与2~8岁的IIV接种者相比，LAIV接种者患H1N1pdm09流感的概率明显更高。

由美国疾控中心（CDC）从美国流感疫苗有效性网络对2015—2016年流行季中期VE评估报告中加剧了人们的担忧，即Q/LAIV对H1N1pdm09无效[178,179]，尽管制造商提供的数据与此发现不一致[180]。对自2009年猪H1N1流感流行以来，LAIV对H1N1pdm09毒株的预防效果将在下文"LAIV抗击2009 H1N1病毒大流行"一节中详细讨论。

美国流感疫苗有效性网络研究中没有报道LAIV和IIV在成人中的相对效果，因为关于LAIV在成年人中的数据较少。

比较LAIV和TIV有效性的回顾性研究是在美国军队中进行的，对正在接受训练的新兵和每年接受流感疫苗接种的其他军事人员（非新兵）进行了比较[181,182]。这些分析依赖于接种记录，在大多数情况下，无法确认培养法确证流感的有效性。对2005—2006年和2006—2007年流行季的军人进行回顾性队列分析表明，对于两个季节的非新兵，TIV比LAIV对ILI略有效。然而，在陆军和空军新兵中，观察到LAIV对ILI的效果要明显更好[181]。另一项对LAIV和TIV[182]有效性的回顾性队列分析检查了美国军队现役非新兵在三个流行季节中的就医率。对每年超过100万人的数据进行了分析，与未接种疫苗相比，TIV疫苗接种者导致与肺炎或流感诊断一致的就医率在统计上显著降低。LAIV疫苗接种只在一个季度观测到一致效果，这种效果在总队列和倾向匹配队列中都小于TIV。在疫苗接种服务人员中，这两种疫苗的有效性是相当的。在2006—2009年的流行季，LAIV和TIV在军事人员中的相对有效性是相似的：没有观察到ILI、流感或肺炎的比率差异[183]。在2010—2011年流行季节，发现流感疫苗的整体有效性较低，尽管TIV对临床上较明显的、实验室确证流感的保护效果略好一些[184]。没有观察到疫苗对H1N1pdm09病毒感染的保护效果。另一项对军人的研究将这归因于环境中的H1N1pdm09毒株的抗原漂移引起的疫苗接种者对H1N1pdm09的血清反应降低[185]。虽然很难确定抗体在成人LAIV有效性中的作用，但血清抗体反应与保护性不相关，这些发现与2010—2011年LAIV对H1N1pdm09效果不佳的其他报道一致。

总而言之，LAIV和TIV在特定人群中的相对有效性各不相同，LAIV疫苗在儿童和新兵中似乎比在成人中更有效。

支持四价流感减毒活疫苗许可的非劣效性研究

FDA批准Q/LAIV上市是基于三价和拟上市四价制剂以下相似之处：疫苗成分基于相同的减毒ca主供体毒株，使用相同的工艺制造，疫苗中的所有辅料都是相同的；它们有相同的剂量、相同的体积、相同的给药方式，采用相同的冷藏稳定剂型。因此，支持三价LAIV许可的大量临床数据与Q/LAIV相关[186]。采用桥接策略，已设计2项大型临床研究，以证明Q/LAIV在成人[77]和儿童[76]中的安全性和免疫原性不逊于三价LAIV。

一项随机、双盲、阳性对照的临床试验在1 800名18~49岁的健康成人中进行[77]。受试者被随机分成4:1:1接种Q/LAIV(n=1 200)、含B/Yamagata

株三价LAIV（n=300）或含B/Victoria株三价LAIV（n=300）。该研究主要终点是比较接种后毒株特异性几何平均HAI效价，如果疫苗中所有毒株的三价LAIV HAI滴度与Q/LAIV的几何均值之比的双侧95% CI的上界为1.5或更低，则满足非劣效性标准。尽管成人在免疫LAIV后常不可检测到HAI抗体反应，且其并不等同于效力，但它们已成为其他桥接研究的试验终点，包括从冷冻到冷藏配方的改变，多种疫苗间的一致性评估，以及与LAIV联合接种其他活病毒疫苗的有效性研究。除了主要的免疫原性终点外，还比较了各组之间的征集性症状和不良反应。Q/LAIV符合成人免疫学非劣性标准，三价LAIV和Q/LAIV诱发症状和不良反应相似。对上市后监测AE报告数据的分析证实了这一观察结果[100]。

在2~17岁的儿童中也进行了类似的研究[76]。受试者被随机分为3:1:1分别接种Q/LAIV（n=1 385），含B/Yamagata流感毒株的三价LAIV（n=300）或含B/Victoria流感毒株的三价LAIV。2~8岁儿童接种两剂，9~17岁儿童接种单剂LAIV。免疫学非劣势标准与成人研究相同。虽然H3N2和H1N1疫苗组的免疫原性低于预期，但Q/LAIV符合免疫学非劣效性标准。Q/LAIV在儿童中的安全性与三价LAIV相当，尽管在第一次免疫Q/LAIV后，在统计学上2~8岁的儿童发热略有增加。Q/LAIV于2012年获得FDA批准，并在2013—2014年流行季首次使用。

流感减毒活疫苗引起免疫应答的持续时间

能够诱发更长时间的免疫应答是LAIV引起宿主反应的一个特征。在血清阴性儿童中比较接种TIV或LAIV诱导的血清抗体和鼻腔黏膜抗体的持续时间，应用HAI和ELISA法测定，结果发现LAIV接种人群中这些抗体水平明显偏高且持续时间更长[187,188]。LAIV接种人群的持久性体液免疫可以提供对抗原漂移变异株保护。接种LAIV的儿童B细胞和T细胞免疫反应在接种后持续至少1年[138]。在2004—2007年密歇根州的一项安慰剂对照效力试验中，发现接种IIV或LAIV后18个月内，成人的血清中可检测到的HAI和NAI抗体反应下降[87]。IIV接种者HAI滴度≥1:32或更高，NAI滴度≥1:40或更高，高于LAIV接种组，但两组抗体滴度均缓慢下降；HAI和NAI抗体滴度在大约600天内下降了1/4[189]。以社区为基础的研究发现，接种LAIV 12个月，仍可提供保护[190]。此外，在儿童中评估了降低MAARI直接效果的持久性，对1999—2000年流行季接种了单剂LAIV疫苗的人群在2000—2001年流行季节时给予安慰剂，然后在监测之前一年接种单剂的LAIV，与两年均未接种疫苗的儿童进行比较，对降低MAARI的直接效果为22%（95% CI,11%-32%）[170]。大流行LAIV（PLAIV）的最新调查性研究已经证明长期免疫记忆：接种H5N1或H7N7 pLAIV的人对多年后免疫的相应IIV有快速、强劲的抗体反应[191,192]（参见"流感减毒活疫苗对抗其他潜在的大流行流感病毒"）。

与IIV一样，有人担心重复每年接种疫苗可能会导致LAIV的有效性降低。目前没有专门为回答这个问题而进行的多个流行季系统性临床试验的数据。在一项为期5年的研究中，比较了IIV和LAIV对甲型流感病毒的效力[158]，没有观察到效力的持续下降。然而作者指出，研究第一年的血清阳转率比随后几年要高。在另一项研究中，在成人接种IIV或LAIV后的18个月内，对HAI和NAI抗体效价进行比较，得出了同样的观察结果[189]：在研究的第二年，两种疫苗接种者的HAI滴度明显较低，尽管两组之间的抗体持续率没有差异。对IIV或LAIV流感疫苗的抗体和B细胞应答的分析表明，前一季接种的疫苗类型会影响免疫应答[193]；上一季IIV的接种者，在下季度接种IIV或LAIV后，HAI抗体应答降低；另外只有下季度接种IIV会使B细胞免疫应答降低，而LAIV对此无影响。从美国流感疫苗有效性网络上得到的一个研究表明，疫苗在2011—2012年流行季的整体有效性似乎受到前一个流行季苗接种的负面影响[172]，但是这一分析并没有考虑疫苗类型，因此无法确定IIV和LAIV的效果是否相似。据报道，在过去和现在的流行季节接种疫苗，导致家庭[194,195]和社区的流感疫苗有效性降低，但同样，分析没有按疫苗类型进行分层。有必要进一步研究前一季疫苗接种对LAIV效果的影响，但与IIV相比，接种LAIV的成年人相对较少。

流感减毒活疫苗诱导免疫保护的相关指标

1:40（或1:32）的血清HAI抗体滴度,作为健康成人流感攻毒实验50%的保护性效价。人们普遍认为，HAI血清抗体滴度与流感灭活疫苗[196]诱导的免疫保护有关，这一基准是美国和欧洲流感灭活疫苗上市许可的标准基础[197]。此外，Ohmit和他的同事发现，TIV或LAIV疫苗接种后诱导的HAI滴度并不能完全预测对流感感染的保护作用[198]，这种免疫相关性在儿童中的适用性一直受到质疑[199]。

除血清抗体外，鼻腔给药LAIV还可引起黏膜和细胞介导的免疫[146]。由 LAIV 诱导的不同类型免疫的保护作用已经在小鼠和雪貂中进行了评估[200-202]。在小鼠中，细胞免疫和体液免疫都有助于 LAIV 介导的保护，它们对病毒清除的相对贡献取决于接种位置和疫苗病毒的复制。在小鼠中，对野毒株攻击的最佳保护需要中和抗体的形成；体液应答的强度和抗体进入呼吸道的多少同样是保护性的重要决定因素[202]。然而，小鼠模型的研究结果与人类处境的相关性尚不清楚，因为 LAIV 在小鼠的下呼吸道复制，而在人类的下呼吸道不复制。在雪貂中，$CD4^+$ 和 $CD8^+T$ 细胞应答可以保护攻击毒在上呼吸道复制[200]。

在人类中，对流感病毒的保护性抗体反应主要针对 HA 和 NA 糖蛋白。血清 IgG 和黏膜 IgG 和 IgA 抗体对阻止病毒都有独立贡献[102,132,142]，血清 IgG 抗体主要保护下呼吸道，IgA 抗体主要保护上呼吸道（见参考文献 82）。在英国的一项攻毒研究和最近的两项前瞻性研究中，评估了人类 T 细胞对流感病毒感染的保护作用。在 H1N1 病毒的攻毒研究中，预先存在的交叉反应性流感特异性 $CD4^+T$ 细胞与对重症疾病的保护和减少排毒有关[203]。在一项队列研究中，Sridhar 和他的同事发现，在没有交叉反应中和抗体的情况下，在 2009 年流感大流行期间，针对保守病毒表位的 $CD8^+T$ 细胞与症状性流感的交叉保护相关[204]。症状较轻的个体有较高频率预存的针对保守表位的 $CD8^+T$ 细胞[204]。在另一项对 2006—2010 年中 1 414 名未接种疫苗的人群队列进行的单独研究中，Hayward 和他的同事发现，在那些感染季节或大流行性流感的人中，预先存在的针对 NP 特异性 T 细胞应答水平与降低鼻病毒排出的几率相关。甲型流感 NP 特异性 T 细胞的含量水平与聚合酶链反应（PCR）阳性的甲型流感感染的症状减轻相关［总体校正优势比，0.27；95% CI，0.11-0.68；$P=0.005$，大流行期间（$P=0.047$）和流行季期间（$P=0.049$）］。保护作用不依赖于抗体水平。综上所述，这些研究数据表明，预先存在的 T 细胞免疫不依赖于抗体水平，可以预防流感相关症状和病毒排毒。

IIV 诱导的血清 HAI 和 NAI 抗体滴度高于 LAIV，但 LAIV 在诱导黏膜 IgA 抗体应答方面更有效[132,142]。在人类攻毒和现场研究中，LAIV 即使在血清 HAI 反应适中的人中也是非常有效的[73,114,158]。血清抗体或鼻腔 IgA 都是保护性的指标[154]。已证实 LAIV 在儿童中可诱导流感特异性 T 细胞[132,145,146]。在一项针对幼儿的季节性 LAIV 大规模现场研究中，用 IFN-γ ELISPOT 法考察对培养确诊流感的保护性，结果显示保护性与大于 100 斑点形成细胞 /10^6 个外周血单核细胞[162]相关。

此外，研究表明 LAIV 能改变 IFN 相关基因的表达，而 IIV 不能，这表明天然免疫应答在 LAIV 介导的保护中起着重要作用[149]。用 LAIV 接种者的外周血单核细胞培养 LAIV，可观察到强劲的 I 型干扰素（IFN-γ）应答[147]。LAIV 和 TIV 免疫后 7 天幼儿全血全基因组转录谱的比较表明 LAIV 诱导 I 型干扰素和干扰素应答基因的表达高于 TIV[151]。综上所述，我们对 LAIV 诱导免疫反应的理解将随着细胞和先天免疫应答检测方法被应用于临床研究中而得到加强，这些临床研究旨在探索 LAIV 保护的免疫相关性和 LAIV 早期应答的生物标志物。

流感减毒活疫苗与三价流感灭活疫苗的效力的比较

LAIV 与 TIV 效力的相互比较可提供有用的数据，用以指导在不同人群中确定接种何种流感疫苗的公共卫生决策。虽然在许多研究中比较了一些 LAIV 和 TIV 的临床试验结果[205]，仍不能得到它们之间相对效力的确切结论，主要是由于实验或者没有随机对照研究，或者没有按照临床上通过检测减少病毒培养阳性而确诊的流感样病例造成的。

流感减毒活疫苗与三价流感灭活疫苗在儿童中的相对效力

1985—1990 年之间在范德堡大学进行了单剂量接种双价甲型流感减毒疫苗，与灭活疫苗或安慰剂作为比较的随机对照临床试验[158]。2001 年，Neuziland 和同事分析了年龄小于 16 岁的受试者的数据结果[206]。该效力的结果是基于疫苗对病毒培养阳性或血清学证实为流感的保护性。一般来说，病毒培养阳性的流感疾病的发病率太低，以至于不能按年龄组来评估发病率或疫苗效力（VE），而且对于不同亚型的病毒其发病率也是不同的。

在甲型 H1N1 流感病毒流行的时候，灭活疫苗和 LAIV 对病毒培养阳性确诊的流感样病例具有非常相似的效力。虽然在甲型 H3N2 流行年，灭活疫苗和 LAIV 的效果也是相似的，分别为 77% 和 68%，但其置信区间（CI）非常宽泛。安慰剂组中流感的患病率低并且血清阳转率较高；如果以血清学方法评估，后者影响了疫苗的效力（VE）。

一个大规模、国际多中心的临床研究结果显示，在婴幼儿的人群中，LAIV 比 TIV 更有效[88]。与 TIV 接种者相比，由甲型 H1N1 和 H3N2 流感病毒引起的病毒培养阳性确诊病例数统计学显著减少。两种疫苗均未观察到对乙型流感病毒引发的病例数显著减少。在 LAIV 接种者中,也观察到了病毒培养阳性确诊的下呼吸道疾病和流感相关的 OM 在统计学意义上的显著减少。然而,由于这项研究未包括安慰剂组,所以不能确定这两种疫苗的绝对效力。

在罹患严重流感疾病的高风险儿童中也进行了 LAIV 与 TIV 的效力比较研究。Fleming 和他的同事在患有哮喘的青少年和儿童中比较了 LAIV 和 TIV 效力[207]。临床诊断为哮喘的 6~17 岁之间的儿童接种单剂量 TIV 或冷藏稳定型的 LAIV。该研究的主要终点为流感发病率,此流感是在社区获得并与疫苗抗原相似的病毒经培养阳性确诊的流感病例,且只报道了相对有效性。总的来说,LAIV 比 TIV 有效率高 34.7%。总的趋势是 LAIV 对甲型 H1N1 和乙型流感病毒更为有效,但两种疫苗对甲型 H3N2 流感病毒在效力上无差异。乙型流感病毒是该研究中流行季节期间的主要病毒,LAIV 对所有流感病毒总体效力比 TIV 要高 31.9%。以药物经济学为终点评价,两种疫苗之间无差异,如是否使用处方药或抗生素、发病导致的不定期的就医次数、住院率以及旷课或误工天数。

Ashkenazi 和同事报告了双剂量接种 LAIV 和 TIV 对具有反复呼吸道感染病史的婴幼儿的效力[208]。在这项随机、非盲试验中,接种 LAIV 的儿童发病人数减少 52.7%,该发病人数是由与疫苗抗原性匹配的流感病毒经病毒培养阳性确诊的流感病例。LAIV 对甲型 H1N1 和乙型流感病毒有更显著的相对效力,但对甲型 H3N2 流感病毒则没有。LAIV 的接种者中因呼吸道疾病就医及幼儿园或托儿所缺课的人数也略有减少。

总之,虽然一些研究具有实验设计上的局限性,但在儿童中 LAIV 比 TIV 更有效的结论是显而易见的,几个 Meta 分析也得出同样的结论[205,209,210]。对刚才提到的几个研究进行事后分析,目的是:①评价在儿童不同年龄组中 LAIV 与 TIV 的相对效力[161];②确定免疫后有效时间的变量[211];③衡量对与流感相关 OM 的效力[212]。在三项针对儿童进行的研究中,LAIV 与 TIV 的相对效力未随年龄而变化[161],表明之前感染流感或接种疫苗可能不会导致 LAIV 效力的降低。在三个针对儿童的大型随机临床试验中,LAIV 与 TIV 对匹配毒株的相对效力,在接种后 4~8 个月大于 0~4 个月(范围,49%~89% vs 25%~60%)[211],在两个 TIV 对照临床试验中,观察到 LAIV 接种者对流感相关 OM 有更高保护效果[212],这种效果在 2 岁及 2 岁以上的儿童中最为明显。但由于大部分的研究没有包括安慰剂组,所以这些研究的意义是有限的。

流感减毒活疫苗与三价流感灭活疫苗在成人中的相对效力

几个比较成人接种 LAIV 和 TIV 的研究被报道,这些研究大多衡量疫苗针对有症状的流感的效力。表 32.6 总结了在这些研究中估计的 LAIV 和 TIV 的相对效力。Vanderbilt 大学进行多年的安慰剂对照研究中,对成年人病毒培养阳性确诊甲型流感[158] LAIV 和 TIV 的效力并无显著不同。两种疫苗均能有效产生血清阳转,而在甲型 H3N2 病毒流行时 TIV 比 LAIV 更有效。

LAIV 和 TIV 的成人中最全面的效力比较研究是多年前在 Michigan 大学进行的,以安慰剂做对照[87,159,160],主要终点是实验室确证的流感症状,通过病毒分离或血清学检查来确定。该研究的第一年,2004—2005 年,抗原漂移变异的甲型 H3N2 病毒和乙型流感的两个谱系病毒是主要流行的病毒,与疫苗中包含的毒株不匹配,所以有机会检测疫苗对不匹配毒株的效力(VE)[160]。虽然数据显示 TIV 具有更高的效力,但因为实验室确诊的病例太少,而无法证明 TIV 在效力方面相对 LAIV 具有显著的优势。LAIV 可预防流感疾病,但绝对效力不显著。这些研究结果与以往在成人和儿童的研究中得出的结论相悖,即 LAIV 针对抗原漂移变种的甲型 H3N2 病毒是非常有效的[78,153]。流感活跃度在随后的一年(2005—2006 年)是比较低的。TIV 的效力在流感病毒感染的血清学证据得到证明,而 LAIV 的统计学效力并没有安慰剂组高[87]。实验室确诊流感病例率在研究的第三个年头较高,因此可能对绝对和相对效力进行更全面的分析[159]。数据显示 TIV 比 LAIV 对病毒培养阳性确诊的甲型流感(表 32.6)具有更高的效力。由于对乙型流感毒株分离的很少,两种疫苗对乙型流感的效力不能确定。Michigan 大学的研究中强调在良好对照的临床试验中确凿证明流感疫苗的效力是困难的。不可预知的发病率,流感病毒不同季节循环的类型,以及流感病毒的抗原变异性都是必须考虑的因素。

Treanor 和同事报道的一项攻毒研究旨在论证 LAIV 和 TIV 在人类的效力[114]。人们被随机分配接种 LAIV、TIV 或安慰剂,28 天后他们接受抗原匹配的野生型流感病毒的攻击。LAIV 和 TIV 之间观察到对利用病毒分离或血清学转换的实验室确诊流感病例效力无显著差异。但是,接种 TIV 显著减少了攻击病毒排出率和感染发生率。本研究的弊端是研究人数较少,并且安慰剂组的攻击病毒的感染力低于预期。

表 32.6　LAIV 和 TIV 在成人中的相对有效率

研究设计	研究终点	针对指示终点的估计效力 LAIV %（95% CI）	针对指示终点的估计效力 TIV %（95% CI）	参考文献
多年、双盲、随机、安慰剂对照	病毒培养确证的 H1N1，任何一年	85（70-92）	76（58-87）	158
	病毒培养确证的 H3N2，任何一年	74（52-86）	58（29-75）	
	病毒培养确证的甲型，H3N2 流行年	32（17-44）	73（65-79）	
双盲、随机、安慰剂对照	病毒培养确证的任何病毒	57（-3-82）	77（37-92）	160
	病毒培养确证的甲型流感	74（-12-95）	74（-11-95）	
	病毒培养确证的乙型流感	40（-103-87）	80（8-97）	
	由 RT-PCR 或病毒培养确证的流感症状	48（-7-74）	75（42-90）	
	由培养或血清学确证的流感症状	30（-57-67）	67（16-87）	
双盲、随机、安慰剂对照	由培养或血清学确证的流感症状	43（-15-71）	54（4-77）	87
双盲、随机、安慰剂对照	病毒培养确证的任何流感病毒	36（0-59）	68（46-81）	159
	病毒培养确证的 H3N2	29（-14-55）	72（49-84）	

注：CI：置信区间；LAIV：流感减毒活疫苗；RT-PCR：逆转录-聚合酶链反应；TIV：三价流感灭活疫苗。

流感减毒活疫苗在高风险人群的应用

幼儿、哮喘患者、囊性纤维化患者（CF）、免疫缺陷症患者以及 60 岁以上的老人是高风险人群，因为此人群一旦感染流感将具有极高的危害性。根据多项儿童队列研究显示，LAIV 目前适合用于两岁及两岁以上儿童接种。虽然大部分儿童对该疫苗有耐受性，但是 18~35 个月的儿童疫苗接种后，患有支气管痉挛风险显著增加[90]。另外一项对比 LAIV 和 TIV 的大规模队列研究表明，对 6~11 月龄婴儿接种疫苗，接种后 180 天内因任何原因引起的住院率 LAIV 试验组高于 TIV 组[88]。然而此研究也表明，在幼儿接种人群中，LAIV 比 TIV 更有效；接种 LAIV 组比 TIV 组病毒培养阳性的流感感染率低 54.9%（$P<0.001$）。虽然 LAIV 可能对低于 2 岁的儿童有效，但国家免疫实践咨询委员会（ACIP）和美国儿科学会不推荐使用，理由是考虑到研究中支气管痉挛和住院率的增加。

在美国，LAIV 目前尚未获准用于哮喘患者。由于儿童哮喘患儿具有特别高的感染严重流感风险，对于青少年哮喘患者的接种疫苗的安全性目前正在进一步的研究中。在一项对 9~17 岁的中度到重度哮喘儿童中[213]以安慰剂作对照评价 LAIV 的安全性研究中，LAIV 的接种者中，24 人中有 2 人哮喘轻度发作，而安慰剂组的 24 人中无人发作。最近的一个非盲临床研究中比较了 TIV 与 LAIV 疫苗在 2 000 多名 6~17 岁的哮喘患儿[207]接种的安全性。有严重的疾病和接受免疫抑制剂治疗者被排除在外。虽然接种 LAIV 后流涕和鼻塞较多见，但关于喘息、呼气峰流速、哮喘发作、哮喘症状评分或夜间觉醒评分等指标，两个疫苗接种组间无显著差异，表明 LAIV 对哮喘儿童是安全有效的[207,214]。LAIV 疫苗对哮喘儿童预防流感的效力为 34.7%（95% CI，3.9%-56.0%），高于 TIV。此外，在 2~5 岁患有哮喘或喘息反复发作的儿童中，接种 LAIV 或 TIV 后 42 天内急诊就诊或住院的比例相同[215]。

在囊性纤维化（CF）患者中严重发病率与流感病毒感染相关[216]，因此建议所有 CF 患者和他们的家庭成员都接种 TIV。在一项 3 年的研究中发现，LAIV 和 TIV 对 CF 患者和他们的家人同样有效[217]。

对免疫缺陷患者无意中接触到活疫苗的关注，促使应用 LAIV 对感染 HIV 和癌症人群进行了小规模研究，以便得知该疫苗的安全性和免疫原性。在一项研究中，接种人群为未感染艾滋病毒的成人和感染艾滋病毒但 $CD4^+$ 细胞计数大于 200 个细胞 /mm^3 的成年人，结果显示在这两类人群中，由于接种 LAIV 导致流鼻涕和轻微症状的比例相似。在艾滋病病毒感染者中长达 6 个月的观察发现，疫苗接种组与安慰剂组艾滋病病毒载量和 $CD4^+$ 细胞水平无差异[218]。对少数因艾滋病病毒感染或癌症而导致免疫缺陷的儿童进行了其他研究，以评估 LAIV 的免疫原性和疫苗病毒的排出[219-222]。这些研究报道，在儿童中没有任何严重不良事件（SAE）或流感样病例（ILI）。此外，感染艾滋病病毒的儿童接种 LAIV 疫苗后产生抗流感中和抗体并增加了唾液 IgG 抗体[222]。这些研究表明，LAIV 的暴露不会对艾滋病病毒感染者产生危险，LAIV 疫苗可能有效保护艾滋病病毒感染者免于流感感染。

65岁及以上的人群是流感流行而导致的严重疾病和死亡的最高风险群体之一[223]。虽然LAIV仅批准用于年龄2~49岁之间的健康人,但这些疫苗已在50岁及以上的成人,包括健康人群、患有慢性心肺疾病或糖尿病人群中评估其安全性和有效性。表32.7总结了这些研究结果[224-231]。在大多数研究中,LAIV与TIV同时使用,LAIV安全且耐受性良好。TIV和LAIV联合接种,可以加强局部的HA特异性IgA抗体应答[225,229,230,232]。然而,这两种疫苗的联合接种与单独接种TIV的有效性仍然存在争议。Forrest和同事们最近开展的一项研究,其目的是确定在60岁及

表32.7 LAIV在50岁及以上人群中的安全性和效力

疫苗	研究中的人群和年龄范围	安全性	效力/效果		参考文献
			测量方法	% 效力 (95% CI)	
单价A型/H1N1 LAIV 单独或联合TIV	卧床老人,65~83岁	非常罕见报道鼻炎(LAIV)和咽炎(LAIV+TIV)	N/A	ND	230
双价A型LAIV(H1N1和H3N2)单独或联合TIV	健康老人,60~90岁	非常罕见报道低烧并伴鼻炎和局部反应(LAIV+TIV)	N/A	ND	229
三价LAIV联合TIV	养老院的老人,平均年龄84.1岁	没有明显症状的报道	实验室记录的甲型流感 呼吸系统疾病相关的爆发 流感样病例相关的爆发	60.6%(18%-82%) 56.8%(23%-76%) 65%(17%-86%)	231
双价A型LAIV(H1N1和H3N2)联合TIV	慢性病老人,超过60岁	疫苗的耐受性良好	N/A	ND	227
三价LAIV联合TIV	心血管、肺部慢性病或糖尿病老人,65~75岁	LAIV接种者发生更频繁的喉咙痛和流鼻涕	N/A	ND	228
三价LAIV联合TIV	慢性阻塞性肺疾病成人,50岁以上	LAIV+TIV组流涕、呼吸气短、寒战、头痛和接种部位的瘙痒显著增加	实验室记录的流感病毒引起的疾病: 任何流感病毒 甲型H3N2流感 乙型流感 在该研究结尾时,以肺功能和症状为指标,衡量在减少流感病毒感染所造成的呼吸道后果方面具有可能的优势	统计学不显著 16%(-22%-43%) 26%(-17%-53%) 5%(-113%-48%)	225,226
单独三价LAIV	社区居住的门诊成人,60岁以上	LAIV组出现咳嗽、喉咙痛、流鼻涕/鼻充血、头痛、肌肉痛、疲倦、食欲不振频率更高。LAIV组有1例支气管肺炎的报告和1例哮喘的报告	培养确证的流感,任何疫苗株 培养确证的流感,任何毒株 培养确证的甲型H3N2 年龄≥70岁受试者对甲型H3N2的效力 60~69岁受试者对甲型H3N2的效力 对乙型流感的效力	42.3%(21.6%-57.8%) 41.6%(20.9%-57.1%) 52.5%(32.1%-67.2%) 65.7%(37.3%-82.2%) 41.8%(8.3%-63.7%) 无效果	224

注:CI:置信区间;ILI:流感样病例;LAIV:流感减毒活疫苗;N/A:不适用的;ND:并不确定;TIV:三价流感灭活疫苗。

以上的人群 LAIV 与 TIV 的相对效力[233]，但由于两个疫苗组的流感发病率都很低，该研究尚无定论。

流感减毒活疫苗提供的社区保护

对于病毒和细菌性传染病，已证明对社区内未接种疫苗的个体的间接保护是由社区免疫个体的免疫力所提供的，这种现象在流感中被人们普遍接受[234]。尽管美国流感疫苗的政策一直侧重于 65 岁及以上年龄的老人，其 1989—1997 年间的接种率更是从 31% 上升到 67%，但流感疫情在这个年龄组仍引起广泛的发病率和死亡率[234-236]。

许多证据都表明，对其他健康人群的普遍接种可能导致流感病毒传播的中断，从而间接保护那些高风险群体。例如，在美国医护人员的疫苗接种能够降低养老院居民中流感的发病率与死亡率[237-241]，所以目前医护人员成为接种流感疫苗的优先群体[223]。

因为儿童是流感的重要传播媒介，目前已经提出对学龄儿童广泛接种疫苗，以作为减少社区流感蔓延负担的措施。一些研究中已经证明可利用对学生接种疫苗来改变流感暴发时的进程。密歇根州的 Tecumseh 学龄儿童单价灭活疫苗接种率为 86%，与邻近学龄儿童没有接种疫苗的社区相比，在过剩的攻击率下，流感发病率减少到三分之一[242]。社区之间因病旷课的发生率也有明显差异，并有证据表明，该保护并不仅限于学龄儿童。1977—1987 年间，日本对学龄儿童进行强制接种流感疫苗。到 1987 年该法律放宽，父母可以决定他们的儿童是否接种疫苗。1994 年出于对疫苗有效性的怀疑，疫苗接种率下降到较低水平。Reichert 及其同事在分析了日本和美国 1949—1998 年之间各种原因的死亡率和流感引起的死亡后，发现老年人的超额死亡率的显著降低是由学龄儿童的疫苗接种程序引发的，下降率为美国的 3~4 倍[243]。而学龄儿童中止疫苗接种计划又增加了日本的超额死亡率。

从实际情况来看，如果提高学龄儿童的疫苗接种率能有效中断流感传播到社会的其他部分，LAIV 可以成为达到社区保护的一个非常有效的方法。因大量儿童可以在很短的时间内接种，鼻内给药优于灭活疫苗的注射。有几项研究的证据表明，这是一种有效的方法。在 20 世纪 90 年代进行的一项研究表明，学龄儿童接种灭活疫苗或俄罗斯的 LAIV 疫苗均能带来显著的保护。在儿童接种过 LAIV 的学校，接种率与教职工和未接种的儿童患病率呈负相关，表明接种疫苗后传播减少。这种相关性在接种灭活疫苗或接受安慰剂的儿童所在的学校中并没有出现[244]。

在得克萨斯州中部一个社区的几项研究也报告了儿童接种疫苗对防止流感样病例产生的直接和间接的保护。这些研究中，在流感流行季节期间，将儿童接种 LAIV 的干预社区与儿童不接种 LAIV 的其他社区进行比较，考察年龄特异性的患 MAARI 的比率。1.5~18 岁的儿童，接种率为 20%~25%，在干预社区 35 岁以上的成年人中导致 8%~18% 的对 MAARI 的间接保护。这种较小的影响可能在群体水平时转化为实质性的影响。此外，由于采用临床而非实验室终点，这种影响的规模可能被稀释[245]。在另一项研究中，以实验室确诊的流感疾病、肺炎及流感感染作为临床终点，接种 LAIV 的儿童具有显著的保护，而接种 TIV 的人群中则没有保护。在 5~11 岁的儿童和在 35~44 岁的成年人中观察到了对 MAARI 间接保护[246]。在第三项研究中[247]，当学龄儿童接种的 LAIV 与流行的流感病毒抗原不匹配时，除了 12~17 岁年龄组外，其他各年龄组均具有显著的间接保护。结合病毒学监测和 MAARI 患病数据表明，单剂量 LAIV 可提供比 TIV 更好的免疫保护。

King 和他的同事报道了小试研究后的更大、多州的及以学校为基础的 LAIV 免疫干预研究[248,249]。在小试研究中[248]，干预（目标）学校家庭组与对照学校家庭组相比，发热或呼吸道疾病相关结果显著减少（45%~70%），这些结果包括成年人的就诊、儿童的就诊、家庭成员购买处方或其他药物以及家庭成员的缺勤（旷课）率。在流感高发季进行的大规模的临床试验中，干预学校家庭组儿童流感样病例相关的就医显著减少；儿童和成人发热加咳嗽或咽喉的疼痛发作减少；用于流感样病例相关的处方、非处方和草药治疗减少；小学和高中的学生缺勤率降低；以及成人每周因照顾自己或他人的流感样病例的误工时间减少。在这些结果中，下降率从 25% 到 40% 不等，再次证实间接和直接保护的好处。这项研究的局限之处是缺乏安慰剂对照组，并且用问卷调查的形式报告流感样病例。

在 2012—2015 年的三个流行季中，在加拿大 52 个 Hutterite 社区进行了一项群集、随机、盲法试验，以确定给儿童和青少年接种三价 LAIV 是否会比 IIV 提供更好的社区保护[250]。LAIV 组流感病毒感染率为 5.3%（5560 人年中 295 例），而 IIV 组为 5.2%（5810 人年中 304 例）。比较 LAIV 和 IIV 对甲型或乙型流感病毒的危害比为 1.03（95% CI, 0.85-1.24）。作者的结论是，用 LAIV 免疫儿童与 IIV 比并不会提供更好的社区流感保护。

总之，大量数据显示，在学龄儿童中接种流感疫苗,从接种的直接和间接效果看,对控制病毒在社区的流行起到干预的效果。在儿童中,LAIV 和 TIV 同样是非常有效的,LAIV 如何能够起到更好的间接保护的机制尚不清楚。这些研究数据都支持在校儿童广泛接种疫苗是降低社区中其他高危人群的发病率和死亡率的有效手段。

不同亚型间的交叉免疫

不同亚型间的交叉免疫是指因一种 A 型流感病毒感染可以提供对另外一个 HA 或 NA 亚型病毒感染的保护。这种现象在 1957 年流感大流行后第一次被提出,因可能先前感染过甲型 H1N1 流感的成人产生了对流感大流行的甲型 H2N2 毒株的保护[251,252]。不同亚型间的交叉免疫在动物模型已经报道[253-256],但这种现象发生在人类的证据薄弱。鉴于已知接种 LAIV 可以引发广泛的抗保守流感病毒蛋白的免疫应答(参见前文"流感减毒活疫苗的免疫原性"),LAIV 可能具有不同亚型间的交叉免疫。为了阐明在儿童中 LAIV 诱导的不同亚型间的交叉免疫,做了如下的实验[257]:具有抗甲型 H1N1 或 H3N2 病毒 HAI 滴度的儿童,用单价其他亚型的 LAIV 进行攻击,预先具有的免疫力可以限制疫苗株病毒的复制,这种实验设计可以证明是否存在不同亚型间的交叉免疫。而实验结果是尽管之前血清阳性,病毒感染率是一样的,这表明 LAIV 没有引起不同亚型间的交叉免疫。以大人群为基础的研究正在进行,以确定人类是否存在稳定的不同亚型间的交叉免疫。

毒株之间的干扰

同时感染两种密切相关的病毒时,如果一种病毒的复制会干扰另一病毒的复制,则可以导致该病毒占优势。这种现象在多价减毒活疫苗中令人关注,因为它可以导致不同组分效力的变化。只有少数研究探讨了 LAIV 三价流感病毒株之间是否存在干扰。评估干扰最准确的方法是在受试者中可以产生强的血清抗体反应,因此,血清阴性的年幼儿童是此类研究的理想受试者(见前文中"抗体反应")。虽然没有足够的证据证明 LAIV 疫苗株之间确实存在干扰,但儿童在接种第一剂后的甲型 H1N1 病毒株的血清阳转率比甲型 H3N2 和乙型毒株低,但可以通过接种各疫苗株均为 $10^{7.0}TCID_{50}$(大约是上市疫苗的剂量)的疫苗来挽救,或通过接种第二剂疫苗来解决[89,116]。

当研制四价 LAIV 时,关于病毒成分间的干扰问题又出现了。在动物模型的非临床研究中以及一项临床研究中考察毒株间干扰的综述中,得出结论:LAIV 疫苗成分中没有干扰现象[258]。然而,因观察到近期的 LAIV 有效性下降现象,尤其是针对 2009 年大流感 H1N1 样病毒,大家考虑到毒株间干扰是否是一个因素[178]。四价配方的改变可能与 H1N1 毒株的低有效性相关。值得注意的是,在 Bandell 和他的同事进行的支持 Q/LAIV 在人类中的免疫原性桥接研究中[76,77],以及关于干扰的动物实验中[258],LAIV 中 H1N1 成分为 2009 年前的 H1N1 毒株。干扰加剧了影响疫苗有效性降低的其他因素,如 HA 热稳定性或每年重复接种疫苗来提高人群免疫力[259]。

减毒活疫苗对抗大流行性流感

LAIV 对抗季节性流感的经验表明,接种活疫苗可能是对抗大流行流感的一种有效的策略。LAIV 的潜在优势包括单剂量接种后可产生免疫保护,可诱导体液免疫和细胞免疫,对抗原漂移的变种病毒有广泛的交叉保护,产量高,并且可有效地使用已经存在的用于生产季节性 LAIV 的基础设施。为了尽量减少将新的 HA 和 NA 基因引入环境的危险,在确定新型大流行流感病毒可在人群中传播之后才可以进行 LAIV 的接种。

针对 2009 年甲型 H1N1 流感病毒的流感减毒活疫苗

为应对在 2009 年出现的 H1N1pdm09 病毒,MedImmune 很快生产出单价 LAIV[70,260]。其疫苗株的 HA 和 NA 基因均来自 A/California/7/2009(H1N1)型流感病毒[70]。在随后的随机、双盲、安慰剂对照临床试验中,健康儿童(2~17 岁)和成人(18~49 岁)免疫后,单价 H1N1pdm09 LAIV 与季节性 LAIV 有相似的安全性。与季节性 LAIV 的结果相似,其血清阳转率(定义为血清 HAI 效价 4 倍或 4 倍以上升高)是中等的。在儿童接种者中,接种单剂或两剂疫苗受试者到第 29 天(第一剂免疫后)和 57 天(第二剂免疫后)血清阳转率分别为 11.1% 和 32.0%,而安慰剂接种者为 6.3% 和 14.5%,去除基线血清数据。在成人中,到研究第 29 天和 57 天时,血清阳转率分别为 6.1% 和 14.9%,而安慰剂组分别为 0% 和 5.6%[260]。

在美国四个社区进行的针对 H1N1pdm09 流感疫苗的有效性研究中,1 057 名疫苗接种者中,21% 接受活疫苗[171]。在 2~49 岁的人群中,只有当发病前超过 7 天时进行疫苗接种,活疫苗的效果才显现出来,调整后的有效率估计为 61%(95% CI,12%-82%)。世界卫生组织已经推荐冷适应 A/California/07/2009(H1N1)

毒株在随后的季节性三价 LAIV 中，以及 2013—2014 年的 Q/LAIV 中使用。

表 32.8 汇总了 LAIV 针对 A/California/07/2009-like H1N1pdm09 流感的疫苗有效性数据。2013—2014 年流行季，美国报告针对 H1N1pdm09 流感的 VE 很低或无显著 VE [174,175,261]。这被认为与 HA 的热不稳定性有关，由于 A/California/07/2009-like H1N1pdm09 病毒 HA 的茎区存在特定的氨基酸残基 E47 引起的[259]。Q/LAIV 中 A/California/07/2009-like H1N1pdm09 被一种在 HA 茎中没有这种残基的病毒 A/Bolivia/559/2013（H1N1）所取代。尽管毒株发生了变化，但美国流感疫苗有效性网络报告称，在 2015—2016 年流行季的中期分析中，当 H1N1pdm09 为优势流行株时[179]，Q/LAIV 对儿童和青少年的 H1N1pdm09 没有效果，而 IIV 有效。然而，由制造商提供的一项上市后研究［ICICLE（儿童流感临床调查）］数据报告中 LAIV 调整后校正 VE 为 50%[180]，相比之下，美国疫苗流感疫苗有效性网络报告的 VE 为 –21%[179]。应该注意的是，IIV 相对于 H1N1pdm09 的校正 VE 值是相似的，Q/LAIV 在两个分析中都不如 IIV 有效。LAIV 对任何流感的评估 VE 值在两项研究中也有很大的不同［ICICLE 研究为 46%（95% CI, 7-69），而美国流感疫苗有效性网络研究为 3%］。虽然人们普遍承认观察性研究的局限性，但报道的研究采用了测试-阴性的研究设计，并在近似数量的受试者中进行。截至撰写本文时，关于 Q/LAIV 有效性的研究结果与迄今进行的各种研究的结果不一致，尚无明确的解释。尽管如此，美国流感疫苗有效性网络对 2015—2016 年流行季节的中期分析结果进一步加剧了人们的担忧，即 LAIV 的 H1N1pdm09 成分特别有问题，这导致 ACIP 建议在 2016—2017 流行季节不使用 Q/LAIV（见下文"使用流感减毒活疫苗预防流感的适应证"）。值得注意的是，在 ACIP 建议之后发表的一份报告中，在加拿大 Hutterite 社区的一项整群随机试验中，三价 LAIV 和 IIV 在 2013—2014 年季节预防 RT-PCR 确认的 H1N1 流感方面显示出同等有效性，风险比为 1.09（95% CI, 0.34-3.49），由于研究没有包括安慰剂组，因此没有评估疫苗的保护效果[250]。

流感减毒活疫苗对抗其他潜在的大流行流感病毒

虽然目前没有批准对抗其他具有大规模流行潜力的流感病毒减毒活疫苗（pLAIV），但目前正在评估以 A/AA ca 和 Len/17 ca 为减毒病毒骨架的大流行流感减毒活疫苗[71,262]。基于 A/AA 重配的冷适应疫苗，如 H9N2、H5N1、H7N3、H7N7、H6N1 和 H2N2 等亚型流感疫苗已生产，并且已在临床前研究和临床试验中进行评估[191,263-267]。在健康成人中进行的一期临床试验中，A/AA 冷适应 pLAIV 疫苗是安全的，但其复制能力受限且免疫原性存在变化[191,263-267]。尽管初次接种 pLAIV 缺乏可检测到的抗体反应，但接种 H5N1 或 H7N7 pLAIV 的受试者在接种 pLAIV 数年后接种相同亚型的单剂灭活亚病毒疫苗（ISV）时，表现出快速而强大的抗体反应[191,192]。表 32.9 总结了这些结果。受试者在接种 H5N1 pLAIV 大约 5 年后接种 ISV，先前接种过 pLAIV 的个体产生对 ISV 的抗体应答的频率比先前未接种 pLAIV 的高，如：滴度及亲和力均更高[192]。此外，在先前免疫 H5N1 pLAIV 受试者中，抗体可与其他几种抗原性不同的 H5N1 分支病毒发生交叉反应。在先前接种了 H7N7 pLAIV 的受试者中也看到了类似的观察结果，他们在大约 2 年后接种了 H7N7 ISV[191,268]：免疫受试者的血清滴度较高，并与抗原性不同的 H7 流感病毒发生交叉反应，包括最近出现的 H7N9 流感病毒[191,269]。这些发现表明，接种 pLAIV 会导致长期的 B 细胞记忆反应。这些观察结果对预防流感大流行有重要意义，评估首剂和加强针之间的最佳间隔时间以及 LAIV 和 ISV 接种顺序的研究正在进行中。pLAIV 的临床研究将为确定 LAIV 的保护相关因素提供有效信息。

为应对 2013 年中国出现的 H7N9 禽流感，研发了候选 H7N9 LAIV，其携带 A/Anhui/1/2013（H7N9）病毒的 HA 和 NA。这种候选疫苗对雪貂具有免疫原性和有效性[270]，目前正在进行 I 期临床试验。基于俄罗斯 Len/17 ca 供体毒株的大流行 LAIV 也在开发中[262]。其他针对流感大流行的减毒活疫苗的方法正在跟进。一种基于 NS1 缺失突变体的 H5N1 疫苗[271,272]已在欧洲进行了一期临床试验。在所有受试者中，没有观察到疫苗病毒的排出，因此认为该疫苗是安全的并具有免疫原性[273]。M2 胞质尾突变体[52,274]，和以新城疫病毒载体疫苗[275]也正在探索，但它们仍然在临床前研究阶段。

应用流感减毒活疫苗预防流感的适应证

FDA 批准 LAIV 在 2~49 岁之间的健康儿童、青少年和成年人中进行主动免疫接种来预防由甲型和乙型流感病毒引起的疾病。2014 年，ACIP 发布了一项建议，当可及时供应时，对于没有禁忌证或预防措

表 32.8 2009 年以来 LAIV 对抗 H1N1 流感的有效性

季节	LAIV	研究描述	年龄组(岁)	接种 LAIV 的受试者人数 流感+病例	接种 LAIV 的受试者人数 流感-对照	接种 IIV 的受试者人数 流感+病例	接种 IIV 的受试者人数 流感-对照	评估校正 VE 值(95% CI) LAIV	评估校正 VE 值(95% CI) IIV	参考文献
2009—2010 年	单价	4 个美国社区	2~49	8/860	230/2 931	14/999	875/5 504	61%(12-82)[a]	62%(25-81)[b]	171
2009—2010 年	单价	缅因州学龄儿童	2~9	2/330	140/977	7/373	390/1 647	82%(14-96)[a]	89%(15-99)[c]	281
2010—2011 年	三价	美国流感疫苗有效性网络	5~14	4/73	135/693	19/87	458/865	81%(−37-97)	58%(−39-87)	177[d]
2013—2014 年	四价	美国流感疫苗有效性网络	2~17	7/61	95/640	9/63	27/182	15%(−110-65)	75%(49-88)	174
2013—2014 年	四价	上市后研究(ICICLE)	2~17	24/172	132/773	27/182	433/1 113	17%(−39-51)	60%(36-74)	175
2013—2014 年	三价	定点医师监控网,加拿大	2~17	26/94	145/389	14/82	272/516	13%(−5-51)	74%(50-86)	282
2013—2014 年	四价	国防部(美国空军航空航天医学院)季中分析[f]	2~19	1/75	15/74	3/77	26/185	86%(−11-98)[e]	75%(16-93)[e]	261
			2~8	1/41	11/84	2/42	7/80	83%(−33-98)[e]	48%(−163-90)[e]	
2015—2016 年	四价	国防部(美国空军航空航天医学院)季中分析	未陈述	未陈述	未陈述	未陈述	未陈述	40%(−5-66)	74%(60-83)	
2015—2016 年	四价	美国流感疫苗有效性网络	2~17	23/156	未陈述	41/174	未陈述	−21%(未陈述但包括 0)	65%(未陈述但包括 0)	179
2015—2016 年	四价	上市后观察研究(ICICLE)	2~17	未陈述	未陈述	未陈述	未陈述	50%(未陈述但包括 0)	71%(未陈述但包括 0)	180
2015—2016 年	四价	国防部流感监测实验室	2~17	23/156	未陈述	18/156	未陈述	15%(未陈述但不包括 0)	68%(未陈述但不包括 0)	179

[a] 初步分析不显著;只有在发病前 7 天而不是 14 天接种疫苗时。
[b] 总体(年龄 0.5~65 岁)。
[c] 10~49 岁。
[d] Chung 等人[177]也讨论了 Gaglani 等人报告的 2013—2014 年数据[174]。
[e] 未校正评估 VE 值。因为样本数少,未校正 VE 值。
[f] 季中分析,未进行子类型分析。

注:CI:置信区间;ICICLE:AstraZeneca 赞助的儿童流感临床研究;IIV:流感灭活疫苗;LAIV:流感减毒活疫苗;VE:疫苗效力。

表 32.9 H5 和 H7 大流行 LAIV 的免疫启动

pLAIV 疫苗	剂次	ISV,剂量	pLAIV 和 ISV 的间隔时间	N	指示时间点血清 HAI 抗体滴度		应答者（ISV 接种后 28 天）[a]	
					ISV 接种前 GMT（范围）；所有受试者	ISV 接种后 28 天 GMT（范围）；所有受试者	%	GMT
H5N1 VN04[b]	2	H5N1 VN04,45μg	56 月	11	5[b]	87[c] (5-1 280)	73	222
H5N1 HK03[b]	2	H5N1 VN04,45μg	54 月	10	5[d]	29[c] (5-480)	50	146
H7N7 NL03[e]	2	H7N7 NL03,45μg	19~24 月[f]	13	2[d]	181[g] (2-512)	69	234

[a] 阳性定义为接种 ISV 后滴度增加大于等于 4 倍。
[b] Talaat 等人[192]。
[c] 对 H5N1 VN04 野毒株的 HAI 滴度。
[d] 无法检测到 HAI 滴度对于 H5N1 研究被赋值为 5,对于 H7N7 研究被赋值为 2。
[e] Babu 等人[191]。
[f] 两个独立的队列。
[g] 抗 H7N7 NL03 ca 疫苗病毒 HAI 滴度。
注：GMT：几何平均滴度；HAI：血凝抑制；ISV：亚病毒灭活疫苗；LAIV：流感减毒活疫苗；pLAIV：大流行流感减毒活疫苗。

施的 2~8 岁健康儿童，应使用 LAIV 而不是 IIV[276]。指南还规定，如没有 LAIV 应使用 IIV，如没有 LAIV 则不应延迟接种疫苗。这项优先推荐是基于比较儿童 LAIV 和 IIV 的效力数据。年龄范围是根据幼儿接受两剂 LAIV 的现有年龄上限规定的。然而，这一建议在 2015 年 3 月被推翻，因为据报，前几个季节 LAIV 对 H1N1 流感的有效性较低[100,176]。

2016 年，根据 2015—2016 年美国流感疫苗有效性网络对 LAIV 抗 H1N1pdm09 的低效性评估，以及自 2010 年以来前几个流行季的数据，这些数据与在同一研究中 IIV 在统计学上的显著有效性形成了对比，ACIP 建议美国 2016—2017 年流行季不接种 LAIV。然而，FDA 发表了一份立场声明，称该机构持续发现 Q/LAIV 的好处大于潜在风险，目前没有必要采取具体的监管行动[277]。FDA 的声明提到了 ACIP 建议所基于的观察性研究存在固有局限性，以及流感疫苗效果的季节变异性。在英国，Q/LAIV 是儿童流感疫苗接种计划的基石，英国公共卫生部门认为没有理由改变目前关于 Q/LAIV 使用的建议[278,279]。在英国和芬兰进行的研究显示了 2015—2016 年 Q/LAIV 的总体效果[180]，这些研究的有效性数据为他们的决定提供了依据。

在 2016—2017 年 ACIP 的建议前，ACIP 关于使用 LAIV 的指南建议 2~8 岁儿童在接种流感疫苗的第一年应至少间隔 4 周接种两剂疫苗；这个年龄段的儿童，如过去至少接种过 2 剂流感疫苗，只需接种 1 剂。对于 9~49 岁人群，建议在接触流感之前每年接种 1 剂。IIV 主要用于流感导致死亡或其他并发症的高危人群，与之相反，LAIV 目前被认为可用于无潜在高危疾病风险人群的流感预防。表 32.10 对 LAIV 和 IIV 进行了对比。

LAIV 最初也在超过 49 岁的健康人群中进行临床应用，因为该年龄段有足够的安全性和有效性数据。有效率临床试验中，在健康就职成人人群（18~64 岁人群）中专门设计试验来检验 LAIV 与安慰剂对照相比在临床上的优势，但在 50~64 岁人群的获得的有效性数据不足，这一群体普遍建议接受三价灭活疫苗[78]。对 50~64 岁之间人群的事后分析[4 561 名成年人的 641 名（14%）]并未显示出在疾病指标（发病率、症状或病程）有统计学上的显著性降低，但是与疾病相关的误工时间和就医次数显著减少。在疾病预防控制中心（CDC）对 1 000 多名 18~64 岁的成年人进行的类似有效性研究中，对 TIV 与安慰剂在同一季节进行了比较；所有年龄组均未出现任何疾病指标的下降[168]。在加拿大，LAIV 批准接种的年龄上限是 59 岁。

特别注意事项及禁忌

在美国接种 Q/LAIV 前的注意事项：
- Q/LAIV 不可以接种小于两岁的人群。
- Q/LAIV 不可以接种 50 岁及以上的人群。

表 32.10　流感减毒活疫苗（LAIV）与流感病毒灭活疫苗（IIV）的比较

	LAIV	IIV
接种方式	鼻喷	肌内注射
疫苗类型	活病毒	灭活病毒
包含病毒株数量	4（甲型两株，乙型两株）	4（甲型两株，乙型两株）也使用三价制剂（甲型两株，乙型一株）
疫苗病毒株更新	每年	每年
接种频率	全年	全年
是否可以用于流感并发症高风险[a]的儿童和成人	不能	能
是否可以同时接种其他疫苗	是[b]	是[c]
如果不同时给药，是否可在4周内给予另一剂活疫苗	是，但需等到满四周	是
如果不同时给药，是否可在几周内给予另一剂灭活疫苗	是	是

[a] 流感感染的并发症高危人群包括：年龄大于65岁者；养老院和其他慢性病护理的机构治疗的患有慢性疾病的人；患肺部或心血管系统慢性疾病的成人和儿童；具有慢性代谢性疾病（包括糖尿病）、肾功能不全、血红蛋白病或免疫抑制的成人和儿童；长期接受阿司匹林治疗（野生型流感病毒感染后具有患Reye综合征的风险）的儿童和青少年；预计在流感流行季节正好赶上妊娠中期和晚期的女性。

[b] 没有对有效率影响的数据；经过系统的评价，在儿童中可以与LAIV同时使用的仅有麻疹-腮腺炎-风疹联合疫苗（MMR）Ⅱ和水痘（VARIVAX）疫苗。

[c] 经过系统的评价，在成人中可以与三价灭活疫苗同时使用的只有肺炎球菌多糖疫苗。

- 有过敏史，尤其是对Q/LAIV的任何成分（包括鸡蛋）过敏的人不应接种LAIV。
- Q/LAIV不应在服用阿司匹林或其他水杨酸酯的儿童和青少年中使用（因为Reye综合征和野生型流感感染有关）。
- 有吉兰-巴雷综合征病史（GBS）的人不应接种Q/LAIV。
- 孕妇不应接种Q/LAIV，除非确实需要。这一建议是基于理论上的担忧：已有动物研究表明LAIV不能对胎儿造成伤害，但尚不了解LAIV免疫孕妇后是否会对胎儿造成伤害，或影响生殖能力。
- 哮喘、支气管痉挛、肺或心血管系统其他慢性病患者；正处于诸如糖尿病、肾功能不全、血红蛋白病等代谢性疾病治疗期的患者；已知或怀疑患免疫缺陷疾病或接受免疫抑制治疗的人，不应接种Q/LAIV。

如果严重免疫抑制患者（例如处于无菌保护环境的骨髓移植患者）的密切接触者接种了Q/LAIV，应在接种疫苗后7天内避免与免疫抑制患者密切接触。

对于与所有其他免疫活性高风险人群（例如心脏病、肺病、糖尿病患者）密切接触的2~49岁的健康人，IIV或Q/LAIV都是可接受的接种选择。

流感减毒活疫苗接种时间表

在流感流行季中，可以在疫苗上市后立即开始接种LAIV。在北半球，9岁以下的儿童第一次接种LAIV应该在10月或更早的时间接种第1剂，因为该人群需在接种第1剂至少4周后接种第2剂疫苗。有研究采用TIV单独两剂、LAIV单独两剂、接种LAIV后再接种TIV或接种TIV后再接种LAIV四种方案，所有方案免疫间隔时间为1个月，在6~35个月儿童中耐受性良好，并引起相似的HAI抗体水平[146]。研究也比较一个月前接种LAIV或TIV的儿童的LAIV复制水平。与一个月前接种TIV的儿童相比，以前接种过LAIV的儿童在随后接种的LAIV复制效率较少[135]。这两项研究都是在少数儿童中进行的，但研究结果表明，灵活的免疫方案可能是为幼儿接种流感疫苗的有效途径。在12~15月龄儿童中评价了LAIV与麻疹-风疹-腮腺炎疫苗（MMRII）和水痘疫苗（VARIVAX）联合免疫的安全性和免疫原性[280]。结果显示，联合免疫是安全的，并有良好耐受性，不管是联合接种还是分别接种，对相应病毒抗原产生的免疫应答是相似的。在缺乏与其他疫苗相互干扰的具体数据的情况下，应谨慎遵循ACIP的基本免疫建议。由于灭活疫苗不影响其他灭活疫苗或活疫苗的免疫反应，因此，灭活疫苗可与LAIV同时接种，也可在接种LAIV之前或之后接种。不能在同一天接种活疫苗，最好与LAIV间隔至少4周接种。

流感减毒活疫苗的接种与抗流感病毒药物的使用

使用抗流感病毒药物是否会影响LAIV的安全

性和效力仍是未知的；应在停止服用抗流感病毒药物治疗 48 小时后使用 LAIV，并且在接种 LAIV 后 2 周内不应使用抗流感病毒药物。

结论

LAIV 有助于显著地控制流感及流感相关疾病。其最大的优势在于接种方便。与 TIV 相比，在一些季节中，观测到的 LAIV 疫苗对相应流行毒株和变异株预防的高效力是其在儿童中应用的主要因素，并且 LAIV 在成人中的效果也得到了证实。然而，在最近流行季的一些关于四价疫苗的研究中，LAIV 的低有效性令人担忧，特别是在 IIV 显著有效性的对比下。应努力进一步研究并确定致病因素，以确保这一重要的公共卫生措施的持续有效性，以预防流感感染和疾病。

致谢

作者受美国国立卫生研究院国家过敏和传染病研究所院内研究项目的支持。

（姜春来　张家友）

本章相关参考资料可在"ExpertConsult.com"上查阅。

第33章 流行性乙型脑炎疫苗

Scott B. Halstead、Susan L. Hills 和 Katrin Dubischar

流行性乙型脑炎（Japanese encephalitis，JE）是一种以蚊虫为传播媒介的黄病毒属病毒感染，是亚洲地区儿童脑炎的主要病因。尽管JE可以用疫苗来预防，每年仍然报告数千例JE病例发病和死亡[1]。并且，许多地方缺乏对JE的系统监测，官方报告无疑低估了真实的病例数[2-4]。乙脑病毒（JEV）在亚洲大部分地区，以及部分西太平洋地区都有传播，有32亿人口在此区域生活，占世界总人口的近50%。因此，区域JE的相关发病率可能超过全球疱疹性脑炎发病率[3,5,6]。随着脊髓灰质炎的基本根除，JE成为亚洲儿童神经系统病毒感染和残疾的首要原因[7]。在一些高收入亚洲国家和地区，如日本、韩国、中国台湾地区和泰国，已将JE疫苗纳入常规免疫规划，基本上消除了JE。目前，这种疾病的负担主要存在于亚洲那些最不发达国家身上（图33.1）[7]。不论以何种标准来衡量，JE都是一个重要的公共卫生问题。幸运的是，这种疾病是可以用疫苗来控制的[8]。

疾病史

人类最早记载的一次与JE相吻合的夏、秋季脑炎暴发发生在1871年的日本。当地最大的一次在1924年，造成超过6 000例病例，其中60%死亡[9]。同年，在兔子中分离出来自人脑组织的可滤过因子。1934年，Hayshai在猴体上进行了这种疾病的动物感染实验[10]。不久以后，JE和相关的圣路易斯脑炎（St. Louis encephalitis，SLE）病毒被成功分离，这使得利用血清学方法在区域内其他地区确诊该病成为可能，这期间也包括了分别在1934年中国和1935年日本对两例美国人JE病例的诊断[11]。为了与冯埃科诺莫甲型脑炎（Von Econmo type A encephalitis）相区分，这种疾病最初被称为日本乙型脑炎（英文原名：Japanese B encephalitis，后来字母"B"不再使用），两者有着完全不同的临床和流行病学特征。1938年在三带喙库蚊中分离出了JE病毒，从而阐明了JE的蚊媒传播方式。随后，通过现场研究确定了水生禽类和猪在病毒地方性动物传播中的所起的作用。1935年和1949年先后分别在日本和中国北京，从人病例标本中分离到原型的Nakayama株、北京株和P3株，这些毒株在以后多年中被广泛用于疫苗的生产。

在20世纪上半叶，JE主要在亚洲温带地区，如日本、韩国和中国常年暴发[12]。直到1966年，JE每年都在日本造成数以千计的病例。在韩国，1949年记录了5 616例病例和2 729例死亡，当年JE即被规定为法定传染病，之后每两年或三年都会出现一次大流行，并在1958年出现了有史以来最高的6 897例JE病例[13]，即便在1982年，也有1 197例病例报告[14]。JE对驻韩美军也有过重大影响，1950年就有约300例病例报告[15]。在中国，对JE病例的报告始于1951年，之后许多省份即记录了20世纪50年代初发生的暴发疫情[16,17]。1965—1975年之间，中国报告了超过100万例JE病例；仅1971年就曾报告了175 000例。直至20世纪90年代，中国每年仍有2万~4万病例发生[16,17]（图33.2）。而在日本、韩国和中国台湾地区，由于JE疫苗的广泛使用（日本始于1967年，中国台湾地区始于1968年，韩国始于1983年），上述地区并未再发生大的疫情（图33.1）。在这些地区，由于疫苗的作用，以及职业分工和环境的变化，JE在人群中的传播基本被扑灭了，但病毒在动物循环中的传播仍然存在。在中国，随着20世纪80年代末JE疫苗更广泛的使用，JE发病率也有所下降。2001—2007年，中国每年报告病例不到1万例。2008年JE疫苗

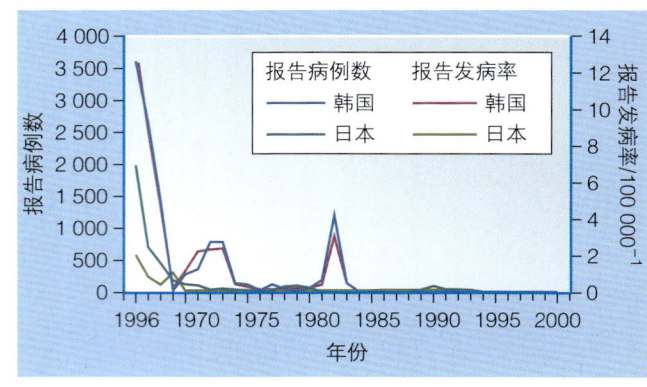

图33.1 1966—2000年日本和韩国的乙型脑炎报告病例数及发病率。
（数据来自WHO的报告）

纳入国家扩大免疫规划(national Expanded Program on Immunization,EPI),在 JE 流行省区由政府承担接种费用,目前中国每年报告病例已少于 5 000 例[17,18]。

在东南亚,尽管在 20 世纪早期,人们就已经注意到零星出现了一些病毒性脑炎病例,但直到 1969 年泰国北部清迈流域出现 JE 流行并报告了 685 起病例后[19],东南亚地区才认识到 JE 是一个主要的公共卫生问题。在北部地区,每年 JE 的暴发造成了数千例病例及数百例死亡,JE 成为儿童死亡和残疾的最主要原因[20,21]。经过持续努力把 JE 疫苗纳入儿童常规免疫。随后,1974 年,在邻近清迈流域的缅甸地区首次记录了数次 JE 流行[22,23]。在越南,20 世纪 60 年代末和 70 年代开始出现 JE 流行,其中个别年份发病率超过 18/10 万[12,24]。20 世纪 70 年代末越南恢复疾病报告,随后每年都有数千起 JE 病例被报告。到 20 世纪 70 年代,JE 也被认识到是菲律宾、马来西亚和新加坡发生脑炎的重要病因[25,26]。随后,整个东南亚都意识到了 JE 带来的疾病负担,并且部分国家开展了 JE 疫苗接种计划。

在南亚,通过 1952 年的血清学调查和 1955 年印度临床病例的血清学检测,首次确证了该区域 JE 的存在[27,28]。但直到 1973 年在孟加拉国的 Burdwan 和 Bankura 地区出现 JE 大暴发以前,仅在印度南方地区有 JE 暴发的记录[29]。随后,在印度各邦都报告了大规模的 JE 暴发流行,常见于成人。1978 年,尼泊尔在其沿印度边界的南部 Terai 地区经历了第一次 JE 大流行,有 422 例发病,119 例死亡,之后定期都有大规模的暴发[24,30]。在斯里兰卡,虽然病毒在 1968 年就已分离到,且 JE 呈地方性流行数十年,但直到 1985 年才首次出现大的疫情[31,32]。在南亚其他地区,孟加拉国于 1977 年报告了一次小暴发,但直到 2003 年之前,当地对这种疾病并不认可,也没有系统性的评估[33,34]。在南亚西部,JEV 已经扩散到巴基斯坦境内的印度河流域[35]。尽管印度已经开展了大规模的疫苗接种计划,但 JE 在印度仍然是一个问题。而在尼泊尔和斯里兰卡,JE 病例已经显著下降(图 33.3)。

在西太平洋地区,1947 年关岛和 1990 年塞班岛均发生了自限性疫情暴发[36,38]。20 世纪 90 年代期间,澳大利亚北部开始出现 JE 病例,提示 JE 病毒传播的地理范围已向南扩展。另外,1995 年外托雷斯海峡群岛首次报告 JE 病例,1998 年澳大利亚大陆北部约克角半岛也发现了一例 JE 病例[39,40]。

乙型脑炎为什么重要

JE 病毒是亚洲最常见的,但可由疫苗预防的脑炎病因,大约每年会有 67 900 例病例发生[2]。这些病例中约 75% 是 15 岁以下儿童,儿童发病率为每年 5.4/10 万[2]。目前没有抗病毒治疗或其他治疗方法可减轻 JEV 感染病情,而疾病结局往往很严重。该病病死率为 20%~30%,即使幸存,也有 30%~50% 的幸存者有长期的身体或认知后遗症[41,42]。鉴于 JE 的发病率和严重性,它已经成为一个主要的公共卫生问题。随着对 JE 问题认识的日益增进,JE 疫苗接种得到了公共卫生当局的广泛支持。然而,在许多亚洲国家,仍然需要引进或扩大疫苗接种计划。此外,即使在疫情已控制良好的地区,JEV 的地方性传播仍在继续,因此必须长期维持高质量的疫苗接种和监测计划。

背景

临床描述

绝大部分 JE 病毒感染为隐性感染,在亚洲易感

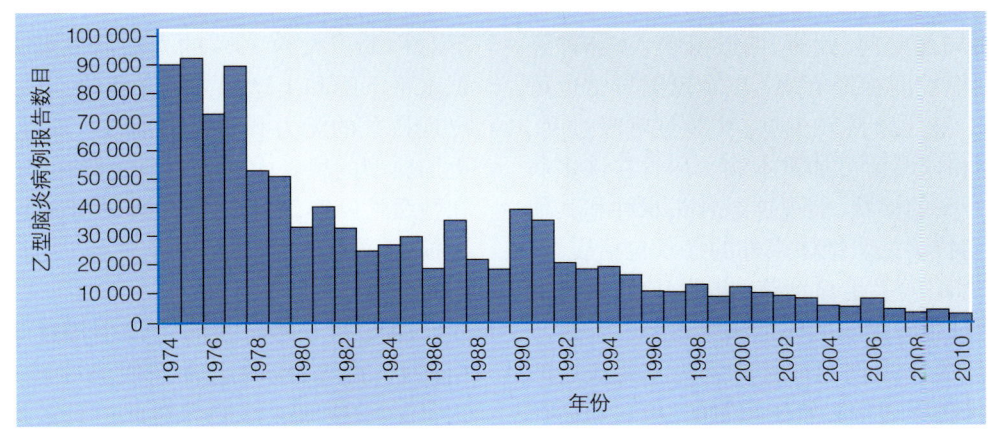

图 33.2　1974—2010 年中国报告的乙型脑炎病例数目。
(数据来源于中国卫生部)

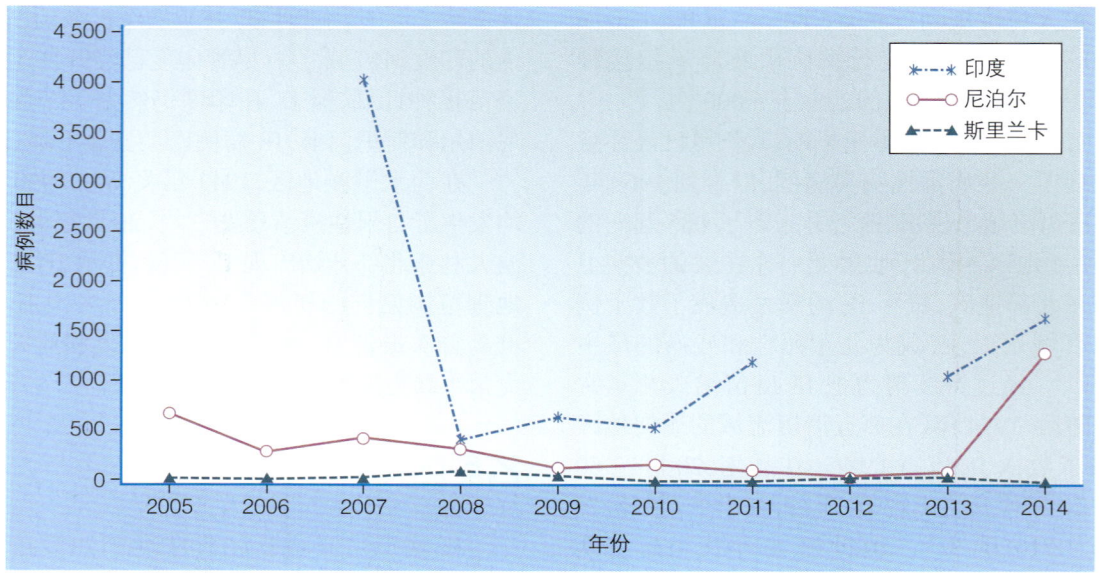

图 33.3　2005—2014 年印度、尼泊尔和斯里兰卡报告的乙型脑炎病例。
（数据来自 WHO，无 2005 年、2006 年和 2012 年印度的数据）

者中,大约每 250 个感染者中仅一人出现疾病症状。在非亚洲人群中出现症状的比例更高[43,44]。疾病的主要临床表现为脑炎。一些病例可能表现为较轻微的症状,如无菌性脑膜炎,以及单纯的头痛、发热,但这些病例往往被漏诊[15,45-53]。也偶尔有患者会出现类似脊髓灰质炎的急性弛缓性麻痹[54]。

通常 JE 的潜伏期为 5~15 天。疾病常以突然出现高热、精神状态改变、胃肠道症状以及头痛为首发症状,然后逐渐出现语言、行走或其他运动功能障碍。烦躁、呕吐、腹泻或急性痉挛可能是婴儿或儿童最早的疾病体征。55%~85% 的小儿患者中出现惊厥症状,但在成人患者中较少见[53,55-58]。

意识的逐渐下降最终会导致患者昏睡或昏迷。患者会彻底丧失意识并需要辅助呼吸（图 33.4）。全身乏力和肌肉张力变化,特别是肌张力亢进和反射亢进是常见的,而局部麻痹、偏瘫、四肢瘫痪、头部神经麻痹（特别是中枢性面神经麻痹）,以及反射异常也可能出现（图 33.5）。感觉紊乱较少见。中枢性呼吸过度、高血压、肺水肿和尿潴留可加重本病。尽管在许多病例中有颅内压升高的症状,但视神经乳头水肿和其他颅内压升高的症状罕见。锥体束外的症状包括震颤、面具样面容和舞蹈样手足徐动症,也是 JE 的典型症状,但最开始常被患者虚弱的体征所掩盖。

以脊髓灰质炎样急性弛缓性麻痹为主要表现的患者的典型临床病程通常起始于短暂的发热,随后在一个或多个肢体迅速发作弛缓性麻痹,但意识水平正常[59]。虚弱多发生在腿部,而不是手臂,而且通常是

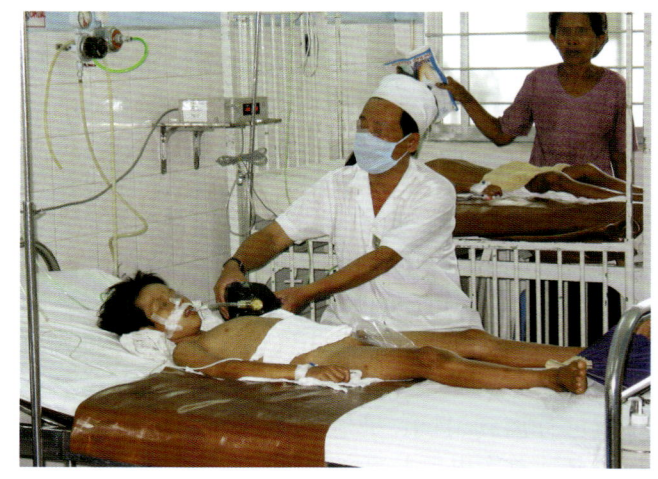

图 33.4　需要呼吸支持的乙型脑炎患者。
注意图中的人工通气。2003 年越南河内。

不对称的。大约 30% 的人随后发展为脑炎,出现意识水平下降和上运动神经元症状。1~2 年后,患肢会出现持久的无力和明显的消瘦。而在乙型脑炎症状更加典型的患者中也曾有弛缓性麻痹的报道[15,58,60]。在弛缓性麻痹患者中,电生理学研究证实了前角细胞有损伤,脊髓的磁共振成像显示 T2 加权像存在异常信号强度[59,61]。

印度北方邦暴发的疫情中描述了 JE 患者的两相症状,即 2.7% 的患者在明显好转后再次出现症状[51]。一项回顾性研究对此进行了进一步描述,在研究的 62 例患者中,6 例患者发生了表现为前柱细胞损坏的进行性神经紊乱的早期复发[62]。神经系统

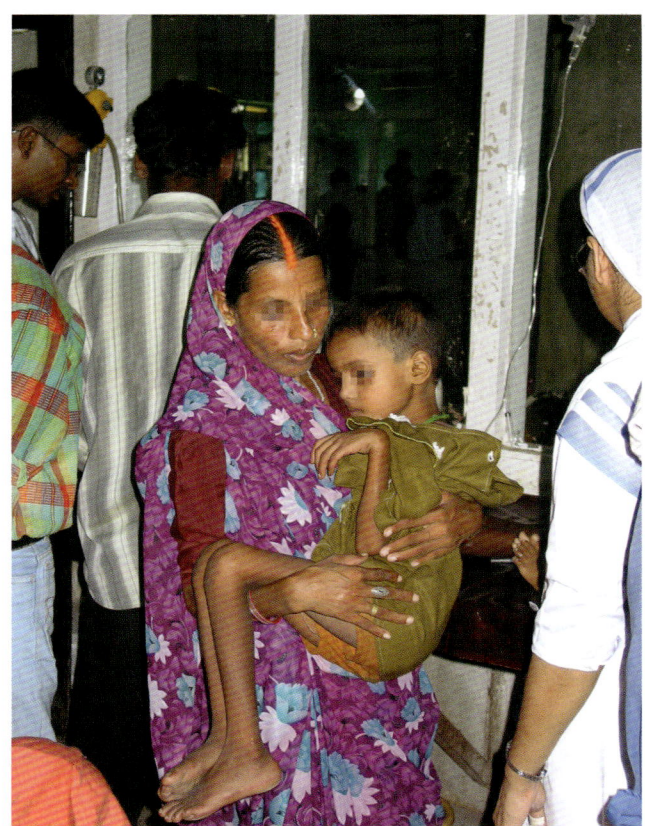

图 33.5　2005 年印度 Gorakpur 一名乙型脑炎患儿送往医院。在流行高峰期，每天有 40 人住院、20 例死亡。

症状和体征也可在痊愈后 8~9 个月再次出现[63]。尽管可以从再次出现神经系统疾病症状者的外周血细胞中分离出 JE 病毒，但并没有观察到抗体滴度的升高[63]。神经系统疾病的复发不一定带来更严重的后果[62,63]。

并发症

报告的 JE 病例死亡率和致残率差别很大，病死率为 5%~30%[37,50,52,55,56,64-73]。一些患者在出现短暂的前驱症状和暴发性的重症几天后就死亡，而有些患者则在较长时间昏迷后死亡。JE 严重程度在不同年龄组差异较大。据报道，幼儿（不到 10 岁）比成年人更容易死亡[66]，如果存活，也更有可能留下后遗症或导致更严重的神经系统损伤[37,55,65]。残疾率差异很大，感染后 1 年的残疾率从 29% 到 76% 不等，平均为 49.4%；感染后 10 年，幸存者的残疾率为 30%~80%[37,50,52,55,56,64-73,75]。

但是，不同的残疾率可能在一定程度上是反映了对患者随访的强度，例如对神经系统后遗症的检查，进行正式的认知和神经系统的检查，随访检查的完整性，或者是根据病人的总人数还是幸存者的人数计算

（图 33.6）。据报道，高达 45% 的存活患者会表现出长期及严重的神经系统后遗症[52,56,65,66]。

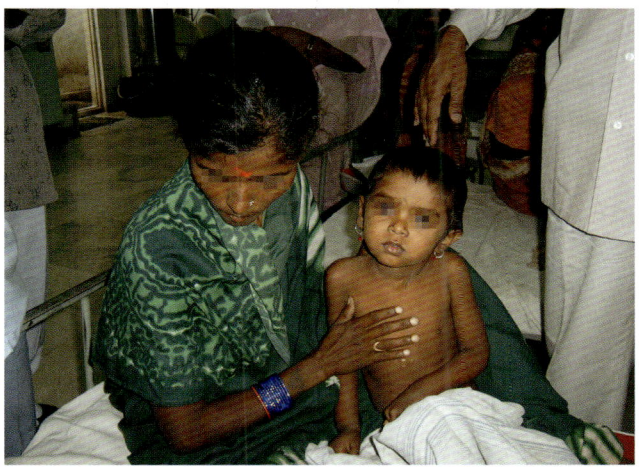

图 33.6　2002 年印度 Adoni 私人诊所里一名正在康复的乙型脑炎患者。
虽然在印度乙型脑炎是报告疾病，但私人诊所未纳入报告系统，导致漏报。

后遗症主要为三大类：心理、智力和身体后遗症。这些后遗症包括失忆、认知障碍、行为障碍、癫痫、运动无力或瘫痪以及语调和协调障碍等。随着时间推移，运动障碍可改善或最终痊愈，但也有一些后遗症可能恶化，新的功能异常可能出现。在中国，发现在急性感染 3~17 年后，一些患者会出现其他神经系统症状和体征，包括视神经退化和癫痫[76]。

预后不佳与一些症状有关，如较短的前驱症状间隔、入院时较严重的迟钝、不规则性和中枢性过度换气、局灶性神经缺失、癫痫状态、存在锥体外系征、屈肌和伸肌姿势或病理反射[52-54,68,77-79]。在某些地区，超过 25% 的 JE 病例并发脑囊虫病，而这会增加 JEV 神经侵袭性疾病的风险，并导致更高的 JE 死亡率[80-82]。另外也有证据显示之前已有的登革热免疫力与 JE 更好的预后有关，但接种黄热病疫苗却不如此，其他黄病毒如西尼罗病毒的效应目前尚不清楚[33-85]。

病毒学

JE 病毒是黄病毒科黄病毒属 70 多种病毒之一[86,87]。形态上，黄病毒为球形单股正链 RNA 病毒，直径 40~50nm，等距直径 30nm 的核衣壳核心由脂质包膜包裹[88]。膜表面的每一凸起由一个糖基化包膜（envelope，E）蛋白和膜（membrane，M）蛋白组成，M 蛋白是前膜蛋白（premembrane，prM）的成熟形式。JE 病毒 RNA 有 10 976 个碱基，编码一个不间断的开放阅读框（open reading frame，ORF），两侧 5′ 端和 3′ 端

分别是95个和585个碱基的非编码区域[89,90]。蛋白质翻译从靠近5'端的第一个AUG密码子开始，产生一个3432个氨基酸的聚合蛋白前体。该前体在共翻译时或翻译后被病毒特异性非结构（nonstructural，NS）蛋白酶复合物、NS2B-NS3、宿主细胞信号肽酶或不明的宿主特异性蛋白酶加工成至少10个成熟的病毒蛋白。与其他黄病毒一样，JE病毒ORF的蛋白质次序为5'-C-prM-E-NS1-NS2A-NS2B-NS3-NS4A-NS4B-NS5-3'。

黄病毒可在节肢动物和脊椎动物的各种培养细胞中复制。病毒通过受体介导的内吞作用进入细胞并形成包被小泡，或通过与质膜直接融合进入细胞[91-94]。核衣壳在酸依赖性条件下与内涵体膜融合发生去包被，释放出病毒基因组RNA到细胞质，在细胞质中病毒继续复制并通过未包被的病毒基因组迅速翻译[94]，产生的蛋白聚合体，随后被加工和装配成病毒特异性的复制复合物。

疏水的E蛋白羧基端提供了一种膜相关的位点，而广泛的胞外结构域则通过二硫键桥接稳定，折叠成三维结构和抗原结构域（Ⅰ、Ⅱ和Ⅲ）。这些结构域是可变的，与代表黄病毒属、亚属和病毒特异性抗原表位以及生物功能的决定簇有关联[95]。JE病毒颗粒与中枢神经系统（central nervous system，CNS）特定细胞的结合连接可能与特定神经递质受体有关[96]。登革热2型病毒选择性地联结黏多糖（glycosaminoglycan，GAG）的蜂窝硫酸乙酰肝素，这种结合是通过E蛋白羧基端内的GAG序列以及外部可及的结构域Ⅰ和Ⅲ来完成的[97,98]。类似的机制可能也适用于JE和其他黄病毒[99]。

病毒特异性和交叉反应中和表位已经被定位到了黄病毒E糖蛋白的特定区域[100,101]。广泛的交叉中和反应研究显示JE病毒与SLE病毒、West Nile病毒、Koutango病毒、Usutu病毒以及几种在澳大利亚发现的黄病毒（例如墨累河谷脑炎病毒、Alfuy病毒、Stratford病毒和Kokobera病毒）有密切的抗原性关系，并被归类为一个单一的抗原性组[102,103]。没有发现与丙型肝炎病毒有血清学交叉反应[104]。

已经通过使用多克隆抗体和单克隆抗体、T1核糖核酸酶切病毒RNA的双向电泳以及基因测序的方法，对从不同地区和不同时间分离到的JE病毒的抗原性、生化特性、遗传特性进行了比较[105-107]。JE病毒的分子进化，基于病毒prM240碱基的核苷酸序列，并因此可将JE病毒分离株划分为五个不同的基因型（Gs），其中最大差异可达21%（表33.1）[108-114]。历史上，许多次JE疫情都由GⅢ基因型病毒导致，GⅢ型也是从1935年到20世纪90年代间亚洲大部分地区最常见的分离基因型。三种基因型（Ⅰ型、Ⅲ型和V型）被证实在中国的高流行区和低流行区同时流行[115]。GⅢ型由大陆支和台湾支两个进化支组成。最近的两项进化研究对中国GⅢ型被GI型替代的问题进行了调查[116,117]。与大陆GⅢ支相比，GI型和中国台湾GⅢ支是新近引入的，而且进化更快。近年来，多项报告显示，GI型已取代GⅢ型成为多个亚洲国家中最常见的分离病毒基因型[118]，包括泰国[119]、韩国[120]、日本[111]、马来西亚[121]、越南[122]、印度[123]、中国台湾地区[124]。最近的一项研究重建了GI型在整个亚洲范围内出现的时空年代表，并确定了基因型移位之所以在整个亚洲展开的遗传决定因素。这种移位的一种可能解释是，与GⅢ型病毒相比，有观察发现GI型病毒在鸡和/或蚊子体外细胞培养中的增殖能力增强，这表明其在自然界中的蚊子-鸟类蚊子传播周期中的能力有所提升[125]。

表33.1 JE病毒基因型及其早期分离地（国家）

基因型	国家或地区（分离年份）
1	日本（1935，1955，1957，1959，1979，1982）
	中国（1949，1960）
	韩国（1982，1987，1991，1994）
	冲绳（1968—1992）
	中国台湾（1972，1987）
	菲律宾（1977，1984）
	越南（1964—1988）
	尼泊尔（1985）
	印度（1963，1970，1972，1975，1978—1980，1982，1985）
	斯里兰卡（1969，1987）
2	泰国（1979，1982—1985，1992，1993）
	柬埔寨（1969）
3	印度尼西亚（1970，1978，1979，1981）
	泰国（1983）
	马来西亚（1970）
	马来西亚沙捞越（1968）
	澳大利亚（1995）
4	印度尼西亚（1981）
5	新加坡（1994）

数据来源：参考文献108-114，117，125-128。

使用五个病毒特异性单克隆抗体的抗原分析可将毒株划分为四种抗原性类型，与上述的基因型无对应关系[129]。

来自同一地区、不同年份的JE病毒分离株表现出高度的核苷酸相似性。越南1964—1988年间分离的 16 个毒株和冲绳 1968—1992 年间分离的 23 个毒株，分别只有 3.2% 和 4% 的差异[108,111]。然而，按时间顺序可以区分冲绳 1986 年前后以及越南 1975 年前后的分离株。虽然出现新病毒的记录，显示有基因型替代的可能性[38,112]，但是 RNA 的复制错误和瓶颈效应（例如在恶劣的生态条件下单一病毒株的存活）似乎是 JE 病毒进化的主要机制。可是，当分析基因文库中含有完整包膜序列的 92 个基因组时，观察到基因组间的多样性水平明显低于脊髓灰质炎病毒或登革热病毒。这一基因分析结果支持所有已知 JE 病毒株形成了单一血清型的观点[130]。这一信息对 JE 疫苗的设计十分重要。

与预防有关的发病机制

经过蚊子叮咬传染，JE 病毒在身体局部部位和局部淋巴结内复制。然后病毒颗粒散布到其他部位，并可因进一步的复制导致低水平的病毒血症。入侵 CNS 的过程可能是从血液开始，通过血管内皮细胞对病毒颗粒的反向运输进行的[131,132]。CNS 感染病毒后再通过细胞外的空间或直接通过细胞进行病毒传播[133]。致敏辅助 T（T-helper, Th）细胞通过将巨噬细胞和淋巴细胞聚集在血管周围、软组织和 CNS 而刺激形成炎症反应，在这些地方炎症反应会清除感染的神经细胞，并形成神经胶质结[131,134-136]。在脑脊液（cerebro spinal fluid, CSF）和软组织中主要细胞类型是辅助/诱导（CD4$^+$）T 细胞，B 淋巴细胞主要限于血管周围的空间[135,137]。

病理异常情况主要发生在 CNS，但是心肌、肺的炎症变化，脾、肝及淋巴结网状内皮细胞增生也有报道[134]。脑部病理大体检查可见脑水肿和软脑膜充血，并且可见灰质"凿除状"坏死性损害[134,136,138,139]。组织病理学检查发现，在死亡或变质的神经细胞周围出现神经胶质增生及小结形成。在死亡或变质的神经细胞中可以通过组织免疫染色发现病毒抗原[131,136]。病毒抗原主要分布在丘脑、中脑、海马和颞叶，但也存在于小脑和脑干网状中的颗粒细胞以及浦肯野细胞中。在保存完好的不依赖神经胶质的神经元细胞中也可发现病毒抗原，急性期疾病恢复后也可见细胞内病毒持续存在[140]。在大脑内和脊髓前柱细胞可看到网状内皮组织结节的平行分布。急性期结束几年后，在由于残余神经功能损害而死亡的患者中，可见丘脑、黑质和海马状突起处损伤呈瘢痕病灶的特征性分布[140]。也可通过小鼠胚胎纤维原细胞培养法，从首次感染 8 个月后无症状儿童的外周血单核细胞中分离出病毒。这个比例占无症状儿童的 38%(3/8)[63]。

为什么在流行地区的非免疫居民中，只有几百分之一感染后会出现有症状的神经侵袭疾病，其原因尚不得而知，但可以肯定的是，蚊子皮下叮咬进行 JE 病毒传播是很难直达人类大脑的，即使是在遗传上易受感染的白种人中也是如此[43]。一些罕见的事件或宿主因素可能控制 CNS 的入侵。促成神经系统被入侵的一些因素，其中包括在 Guam 观察到的儿童比成人患脑炎的风险有所增加，以及基于实验动物工作的遗传获得性宿主因素[36,141-144]。人群长期暴露于致命病毒感染产生的遗传抵抗的选择性压力也许可以解释为什么外来居民感染病例的比例相比亚洲本土人群更高。先天免疫如干扰素水平和一些影响细胞蛋白的遗传因素，可能与个人是否发展成临床疾病相关。病毒复制依赖于正常的细胞蛋白，有些宿主细胞有这些蛋白质的等位基因形式，可能会干扰或较少支持病毒的复制[145,146]。这也是相对于非亚洲人群，亚洲人发病率降低的细胞机制的一个例子。

巨噬细胞对于非特异性病毒的清除十分重要，它的去除会导致试验感染的小鼠病毒血症时间延长、CNS 的入侵和死亡[147]。然而，在神经被侵入前，循环抗体起到关键作用，它通过限制病毒血症来控制感染。JE 特异性抗体和异源（例如登革热）抗体有保护作用，即使是低水平的中和抗体，也足以防止病毒血症[83,148-151]。接种过 JE 减毒疫苗的豚鼠或小鼠，即使检测不出中和抗体（小于 1 : 4），也可抵抗腹腔攻击感染，而且它们的血清可被动保护小鼠[152]。对环磷酰胺免疫抑制的猴子进行试验性感染，检测不出抗体反应，并表现出对致残性脑炎易感性增加和 CNS 炎症反应的降低[153]。相反，主动感染后被动转移特异单克隆抗体能增加脑内攻击小鼠的神经毒性[154]。

临床上，脑脊液中高水平的干扰素和低水平的 IgM 和 IgG 抗体与致命的疾病结果有关，表明延迟或低水平的抗体反应与病毒在 CNS 内不受抑制地扩散决定疾病的后果[155,156]。脑脊髓膜内和血清中的抗体在免疫印迹分析上的反应性存在不同，其反应模式与疾病结果的关系尚未知。康复的患者会产生针对结构蛋白和 NS 蛋白的抗体，并显示出对 JE 病毒裂解物的 CD4$^+$ 和 CD8$^+$T 细胞增殖反应，而不只是针对含有结构蛋白 E 和 prM/M 蛋白的抗原[157]。在一项大型临床研究中，只有 24% 的患者产生对整个病毒或病毒 E 蛋白（结构蛋白）的 T 淋巴细胞反应，并且细胞反应与生存无关联[158]。

其他一些研究发现，免疫病理在 JE 发病机制方面有重要作用。针对神经抗原（神经丝蛋白和髓磷脂碱性蛋白）的抗体与死亡相关，这表明神经损害会引起破坏性的自身免疫反应[139,159-161]。脑脊液中病毒免疫复合物的形成与死亡率也相关,这进一步提示自身免疫伤害的可能性。

细胞介导的免疫机制已经在无胸腺裸鼠中得到揭示,其中,相对于正常成年鼠,在身体四周部位接种后,裸鼠会死亡或发展成疾病并伴随病毒血症[162,163]。在裸鼠中没有出现抗体,显示出 Th 细胞功能的重要性。有趣的是,虽然病毒在脑组织中复制滴度较高,却没有脑炎的病理证据,表明需要 T 细胞进行病理变化的介导。环磷酰胺免疫抑制的小鼠接种减毒活疫苗后,而不是灭活疫苗,能够抵御攻击实验。特异的 JE 病毒的免疫力可以由免疫小鼠的脾细胞进行被动转移,这些免疫过的小鼠为减毒活 JE 疫苗免疫的小鼠,但不是灭活疫苗免疫的小鼠[152,164,165]。在保护成年小鼠抵抗脑攻击时,Lyt2.2$^+$ 和 L3T4$^+$ 细胞都是必需的;效应细胞直接进入脑内也是必需的,这表明局部 T 细胞对增强 CNS 中抗体产生的重要性。

怀疑血-脑屏障完整性的破坏可能增加神经系统侵袭和神经系统传播的风险。几项研究表明,伴随其他病原体的双重感染,特别是引起脑囊虫病的猪带绦虫是一个风险因素[80,138,166-168]。在 JE 患者尸检的过程中偶然发现存在不相称的囊肿,这可能暗示它们对发生死亡所起的作用。在对 JE 患者的尸检中,也曾发现过疱疹和 JE 病毒的双重感染[168]。关于双重感染增加有症状疾病风险的机制尚不明确,但 JE 和疱疹病毒共同感染小鼠的实验研究显示,共感染可增加 JE 病毒在 CNS 中的播散[168]。其他损害血-脑屏障或脑血管完整性的生理或结构性因素也可能增加风险。动脉粥样硬化和高血压脑血管疾病,被怀疑为 SLE 的风险因素,而异质体(如心室分流器)使病人更易于被脊髓灰质炎病毒侵袭神经[169]。微波辐射破坏小鼠的血-脑屏障也使小鼠易被流行性 JE 病毒侵袭神经系统[170,171]。

人类免疫缺陷病毒(human immunodeficiency virus,HIV)和获得性免疫缺陷综合征对 JE 预后的影响尚无报道;然而,HIV 感染似乎会增加 SLE 或西尼罗河感染后出现显性 SLE 或西尼罗河脑炎的风险[170,172]。

诊断

虽然有疾病流行地区的蚊虫暴露史和特定的临床特征可能预示 JE,但单纯的临床诊断是不可靠的。实验室确诊(通常是血清学检测)是必需的[173]。JE 病毒偶然可以在神经侵袭前(感染后 3~7 天)从血液中分离到,但大多数患者直到临床表现为脑炎时,病毒血症水平都较低或无法检测[45,156,174,175]。在使用华丽巨蚊(Toxorhynchites splendens)的高度敏感检测系统时,病毒或病毒 RNA 可从 68% 的患者脑脊液中分离到,其他分离方法或核酸扩增试验也能分离到,但较少见[176-178]。但是,无论是病毒分离还是通过核酸扩增试验检测病毒 RNA,对常规诊断来说都不够敏感。对于一个样本,尽管可能并没有分离到病毒或检测到病毒抗体,但在该样本脑组织中却经常可以检测到病毒抗原或病毒 RNA。JE 病毒可在 Vero、LLCMK$_2$(猴肾上皮细胞)和 PS(猪肾细胞系)细胞上产生病变效应,并可导致脑内接种后的乳鼠死亡。C6/36、AP61 蚊子细胞系和通过胸内接种的华丽巨蚊是敏感的病毒分离系统。感染 C6/36 细胞后不产生细胞病变效应,因此,接种后的培养物必须用免疫荧光(immuno-fluorescent,IF)抗体技术或其他技术来检查病毒抗原。利用病毒特异单克隆抗体建立的 IF 技术或中和试验可以较容易地对病毒分离株进行鉴定。

最广泛使用的血清学检测方法是检测 IgM 抗体的酶联免疫吸附试验(ELISA)[156,179-184]。大多数患者在症状出现后 4 天可在脑脊液中检测到 JE 病毒特异性 IgM 抗体,在症状出现后 7 天可在血清中检测到 IgM 抗体[77,156,177,185]。在一个已经很明确的暴发中出现的病例,应考虑将急性期血清样本中 JE IgM ELISA 阳性结果作为诊断。然而,对于单独的脑炎病例或来自多种登革热病毒流行国家的病例,需要在脑脊液中检测到 JE IgM 抗体才能实验室确诊。如果在发病后 10 天内收集的急性样本缺乏可检测到的 IgM,则应从脑脊液中收集和检测正在康复的样本[186]。

当噬斑减少中和试验(PRNT)可用时,它们可用于测量病毒特异性中和抗体,并在原发性黄病毒感染中鉴别交叉反应抗体。在亚洲,除已纳入世界卫生组织(World Health Organization,WHO)JE 实验室网络之外的其他实验室常规进行 PRNTs 可能受限[8]。新近 JEV 感染的证据可以通过收集急性期和间隔两到三周后的恢复期血清标本,对比其中病毒特异性中和抗体的四倍或以上增长来证实。血液凝集抑制试验也可用于检测抗体是否有四倍或以上的增长,并以此确认是否有急性 JEV 感染。在解释结果时,应考虑疫苗接种史、症状出现日期以及已知在检测中可能交叉反应的地理区域内传播的其他黄病毒的信息。对于那些过去曾感染过其他黄病毒的病人(二次黄病毒感染病人),或已接种过黄病毒疫苗(例如黄热疫苗或蜱传播脑炎疫苗)的患者,交叉反应抗体可能很难确定是哪种黄病毒导致患者的疾病。

WHO 给出了急性脑炎综合征(acute encephalitis

syndrome，AES)的定义，即精神状态的改变(包括诸如意识模糊、定向障碍、昏迷或失语等症状)和/或在急性发热后新出现的癫痫(不包括单纯性高热惊厥)(框33.1)[186,187]。JE疑似病例是指符合AES临床病例定义中的病例。疑似病例分为四类：①实验室确诊JE病例；②可能的JE病例；③其他病原体引起的AES；④未知原因的AES(框33.1)。实验室确诊的病例必须符合以下WHO的JE确诊实验室标准：①在开始发热后7天或以上的脑脊液单一样本或血清样本中存在JEV特异性IgM抗体；②免疫组化分析检测到组织中有JEV抗原；③通过逆转录-聚合酶链反应或同等敏感度和特异程度的核酸扩增试验检

框33.1	WHO推荐的乙型脑炎(JE)的病例定义及试验室诊断标准：现场检测版
临床病例定义	一例急性脑炎综合征的定义为在任何年龄段和一年中任何时间中发生的急性发热以及精神状态的改变(包括诸如意识模糊、定向障碍、昏迷或失语等症状[a])和/或在急性发热后新出现的癫痫(不包括单纯性高热惊厥)。其他一些早期的临床症状可以包括烦躁、嗜睡或比常见发热疾病更严重的异常行为
病例的分类 疑似病例	病例应符合AES临床病例的定义，疑似病例应该按照下面四种方法之一归类
实验室证实的JE病例	一个疑似病例已经由实验室证实为JE病例
JE可能病例	在JE暴发时，与实验室确诊病例在地理范围和时间上有密切关系的疑似病例
其他病原体引起的AES	对疑似病例进行诊断检查，已确定病原体不是JE病毒
未知原因的AES	没有进行诊断检测，或在进行检测后，没能发现病原体或试验结果不确定的疑似病例
确诊的实验室标准	JE的临床症状与其他原因引起的AES区别不明显。因此，实验室确诊对于精确诊断JE是必要的。JE病毒感染的实验室确诊包括如下： 1. 在一个单份脑脊液或血清样本中存在JE病毒特异性IgM抗体[b]，可由JE病毒特异的IgM捕获酶联免疫吸附分析检测到[c] 2. 在组织中可由免疫组织化学研究检测到JE病毒抗原 3. 通过逆转录酶PCR或相同灵敏度和特异性的核酸扩增分析的方法在血清、血浆、血液、脑脊液[d]或组织中检测到JE病毒基因组 4. 在血清、血浆、血液、脑脊液[d]或组织中分离到JE病毒 5. 用血凝抑制(hemagglutination Inhibition，HI)试验或噬斑减少中和试验(plaque reduction neutralization test，PRNT)在病人急性期和恢复期血清中JE病毒特异性抗体滴度呈4倍及以上升高。进行免疫球蛋白(immunoglobulin G，IgG)抗体检测时，两份标本的采集时间至少应相隔14天。IgG抗体检测应与其他确诊方法同时进行，以消除交叉反应的可能性[c]。

大多数JE感染是无症状的。因此，在JE高度流行地区，AES是有可能不是JE病毒引起但仍可在血清中存在JE病毒特异性IgM抗体。为避免错误地将无症状JE作为其他AES的病因，只要是可以的话，推荐对所有AES的病人的脑脊液进行无菌采集和检测。
在一次暴发中仅需要对前5~10个病例进行实验室确诊，在JE病毒暴发传播期间，不必要对每一病例进行实验室确诊

[a] 单纯的热惊厥指在6个月到6岁前的儿童身上发生的，且唯一的发现是发热且产生一次持续不超过15分钟的惊厥，并且儿童的意识在60分钟以内恢复。
[b] 在入院时应获得一份血清样品，因为JE感染者的第一份样品有可能不是阳性，应出院或疾病后的第10天或出现死亡时获得第二份血样品检测JE病毒特异性IgM。
[c] 当区域内存在进行中的登革热或其他黄病毒的暴发时，或疫苗接种率很高时，或没发现流行病学及昆虫学方面支持JE流行的数据时，应进行进一步的确诊检验(如与区域内存在的其他黄病毒的交叉反应)
[d] 检测病毒的基因组或者从血清、血浆或血液中分离病毒对JE诊断是特异性的；但由于在临床上JE病人的病毒水平通常是不可检测的，所以这样的检测并不灵敏。因此，这些检测的阴性结果不能在疑似病例上排除JE。同样，通常只能在死亡病例的脑脊液中检测到病毒基因组或分离出病毒，因此检测也不是足够灵敏可以用于JE的排除诊断。
JE，乙型脑炎
资料来自HILLS S，DABBAGH A，JACOBSON J，et al. Evidence and rationale for the World Health Organization recommended standards for Japanese encephalitis surveillance. BMC Infect Dis，2009，9：214；和Solomon T，Thao TT，Lewthwaite P，et al. A cohort study to assess the new WHO Japanese encephalitis surveillance standards. Bull World Health Organ，2008，86：178-186.。

测到血清、血浆、血液、脑脊液或组织中有 JEV 基因组;④从血清、血浆、血液、脑脊液或组织中分离出了 JEV;⑤采用血凝抑制试验或 PRNT 法,通过检测患者恢复期和急性期相比血清中的 JE 抗体有 4 倍或以上的增长。这些试验应与其他验证性试验同时进行,以消除交叉反应的可能性[186,187]。

建议的调查类型

JE 的调查应全年进行,如果可行的话,JE 的调查和报告应该在整合疾病调查的背景下进行,并应与类似的调查活动协同地联系起来,如对急性软瘫或脑膜炎的调查联系起来[186,187]。

在所有亚洲国家

建议对聚集报告的 AES 病例进行全面的调查。在哨点医院,调查应以病例为基础且应获得样品用于实验室检测确诊。哨点医院的数量应在可能的情况下逐渐增加。

在高水平控制 JE 的国家

调查应以病例为基础在全国进行并且应包括对所有疑似病例的实验室检测确诊。

不管调查的类型如何,应每周或每月进行报告,即使是零病例也应报告(即,在报告表格中无空白项,数字 0 用来表示没有侦测到病例)。如果出现病例的突然增加或报告病例的季节、地理区域、年龄段或病例致死率等信息与历史信息不同的话,应启动暴发调查。

治疗

JE 没有特异的治疗方法,但支持治疗可显著降低伤残率和死亡率。良好的护理和密切注意供氧、补液、营养状况以及预防压疮二次感染可有效改善预后状况。用甘露醇和其他方法来控制颅内压往往是必要的,控制癫痫发作也很重要。对于咽反射减少的病人,吸入性肺炎需要特别关注。盐酸苯海索和中枢多巴胺受体激动剂已用于治疗急性外锥体征[64]。在老鼠和猴子的实验研究中也表明,干扰素有潜在的益处[188]。在未设对照的 14 个患者中使用重组的 α 干扰素治疗,13 人存活[189,190]。但是最近在越南 87 个已确诊 JE 的儿童中完成的双盲安慰剂对照试验中,IFN-α 未对总体的预后产生影响[191]。多年来,可的松一直用于治疗 JE,但对 40 名患者进行的地塞米松随机、安慰剂对照试验显示,这种治疗没有任何益处[192]。在印度的一个试验中,70 个病人接受口服利巴韦林治疗,83 人接受安慰剂。两组早期的死亡率没有区别,在次级预后结果的测量中也差异无统计学意义[193]。

JE 抗体或免疫球蛋白制剂的使用将在"被动免疫和交叉保护"一节中讨论。

流行病学

发病率和患病率数据

2010 年,估计全年有 67 900 例 JE 病例发生,但 JEV 传播强度的变化使得每年的数目都会有波动[2]。在亚洲发达地区(如日本、中国台湾和韩国),几十年来 JE 的发病率一直在降低,目前每年报告的 JE 病例通常不到 10~20 例(图 33.2)。在过去 10~20 年里,其他国家,包括泰国、尼泊尔和斯里兰卡报告的病例也大幅度减少。病例数降低最主要的因素是疫苗免疫,此外其他一些因素,包括生活水平的长期提高,耕种面积减少,农药杀虫剂的广泛使用和猪的集中饲养等也起到了作用。经济发展和社会因素的影响在新加坡最为明显,因为新加坡没有国家规划免疫程序。虽然以前 JE 在当地流行,但自 1992 年以来仅有散发病例,并且血清调查显示年龄小于 15 岁的儿童没有抗体,表明现代城市基础设施、蚊虫控制和禁止饲养猪的间接效应使新加坡几乎消灭了 JE 的传播[194-196]。禁止饲养猪虽然很可能有效,但在其他地区不可复制。

尽管在 25 个 JE 流行的国家中,一些国家现在发病率已经较低,但疾病负担仍然高。中国每年估计发病 34 000 例,柬埔寨 15 岁及以下儿童、印度尼西亚 10 岁以下儿童发病率分别高达 11.1/10 万和 8.2/10 万[2,197,198]。疾病监测提升了历史资料有限的国家对疾病负担的理解,如孟加拉国和菲律宾[26,34]。

在通过灭活疫苗免疫接种控制儿童 JE 发病的国家,病例的年龄分布已转向成人,特别是向老年人转移。在日本,以前病例数的年龄分布双峰分别是幼儿和老年人,现在已转向成人(图 33.9)[199-201]。这种变化并不一定意味着大年龄组人群病例绝对数的增加,但年幼人群中的免疫力已使老年人的流行病学显得更加突出。韩国和中国台湾有类似的模式,这种模式在中国大陆的一些城市也已经出现[14,199,202]。上海某区每十年的年龄特异性发病率显示,自 1961 年以来,发病率下降最为明显的是儿童,这反映了免疫接种的效果;然而,发病率在其他年龄组也有所下降,反映了疾病威胁有类似的减小(图 33.10)。最后的结果就是,

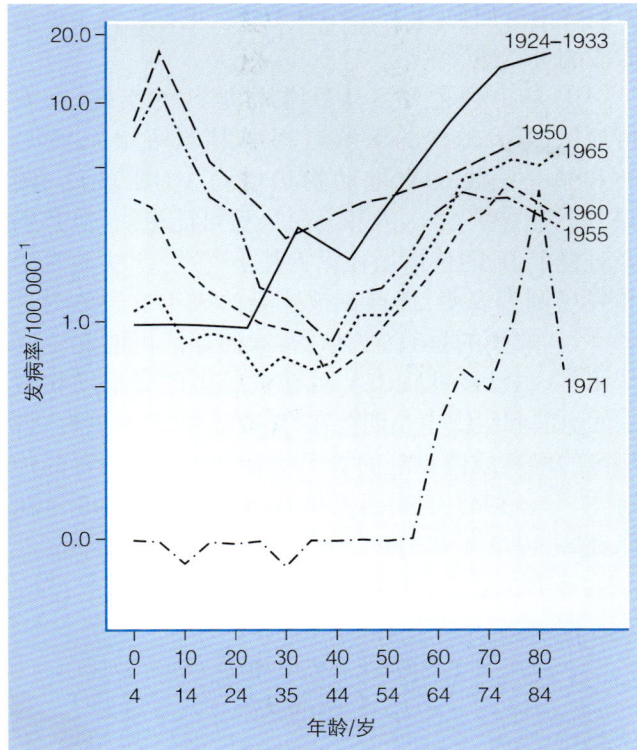

图33.7 日本1924—1971年乙型脑炎年龄别发病率。虽然乙型脑炎多被认为是儿童疾病,但其年龄别发病率呈双峰分布,儿童和老人的发病风险均增高。由于儿童普遍实施免疫接种,现在散发病例几乎都是老人。高龄带来风险增加的原因尚不清楚。

资料来源:OYA A.Epidemiology of Japanese encephalitis, Rinshoto Biseibutsu.ClinDiagn Microbiol,1989,16:5-9.

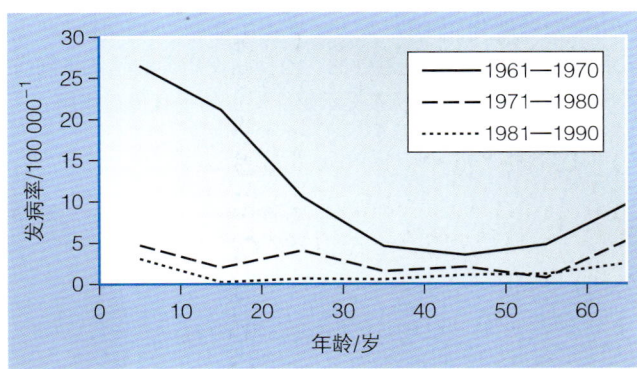

图33.8 上海南市区十年中乙型脑炎的年龄特异发病率。（资料来自徐志义,个人通讯）

成人和儿童的发病率相近。

在中国台湾,灭活的鼠脑疫苗诱导的免疫力的不足可以根据JE抗体阳性率的减少来推断,在小学为49%,初中学校为38%,大专为34%和大学为29%[203]。同样的趋势在日本也观察到,那里在出生后十年内通过疫苗接种来诱导和维持免疫,之后免疫力下降,反映出疫苗诱导抗体的降低。疫苗诱导抗体的下降,年龄依赖的宿主因素及由于城市人口不断增加导致"加强免疫"似的自然感染暴露机会的减少,都增加了成年人获得JE的风险,即便那些年幼时已被自然感染过的成年人,也是如此[204]。应该进行监测成人JE的发病率和探查疫苗第二针接种失败的情况,以便决定是否需要在儿童长大后进行加强免疫。

近几十年来,JEV在亚洲各地分布的地理范围有所增加,且不断地有新出现的传播地区被记录下来[205]。一些研究把JE在新地区明显地传播或扩大与农业发展和灌溉计划支持的水稻集约种植联系起来[206]。在斯里兰卡,1985年第一次确认的大规模疫情发生在一条河流改道到以前干旱的农业区之后。随后的病媒努力控制未能预防第二年的疫情。类似地,在尼泊尔南部,一次疟疾和JE的高地方性传播被记录在案,而这就发生在Terai地区砍伐森林和发展之后。携病毒候鸟或风驱赶的蚊子是JE病毒远距离输入的其他可能机制。据推测,这些因素导致了新几内亚和澳大利亚大陆北部之间的塞班岛和托雷斯海峡岛屿的疫情[38,40]。

JE发病率可能出现年度或地区性波动,但持续的儿童免疫规划是必不可少的,因为要想把JEV维持在一个地方性循环和把病毒从自然界根除是不可能的(图33.9)。日本的例子很好地说明了这一点,在那里,使用猪和马做哨兵似的病毒监测每年都记录着高水平的JEV传播[207]。2005年日本暂时停止JE疫苗接种的建议后,儿童的疫苗接种率下降,2006年和2009年报告了两名未接种疫苗的儿童患JE,当时儿童常规疫苗接种的建议尚未恢复[208]。

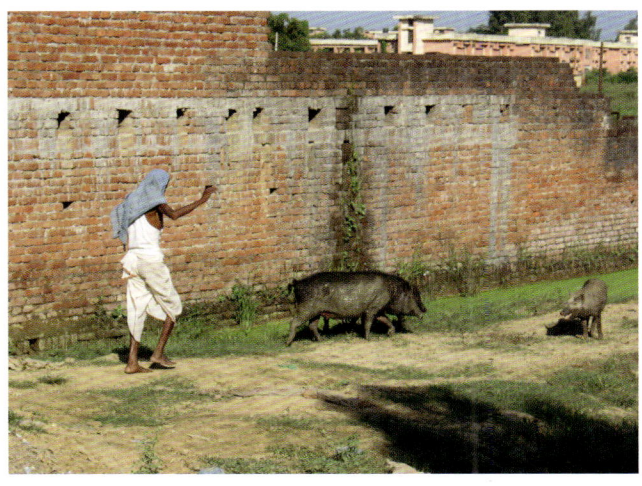

图33.9 2005年,印度北方邦暴发疫情,人们把猪赶到城市街道上。

传播方式和感染源

亚洲的流行病区域

在亚洲几乎所有国家,JE 是以流行病或地方病的模式,或同时以这两种模式传播(表 33.14)。因为存在漏报,官方报告的病例明显地低估了 JE 地理分布范围或风险程度(图 33.10)。JE 的传播是季节性的,在亚洲大部分温带地区 5~9 月发生。再往南,传播季节较长,延伸至从 3 月到 10 月(图 33.11)。在亚洲的热带和亚热带区域,传播可全年发生,并经常在季风降雨后加强,并在一个日历年度里存在两个传播时段的可能性[26,197,198]。

JE 是一种主要发生在农村地区的疾病,在农村地区,媒介蚊子的繁殖与鸟类、猪紧密相关,而鸟类和猪是病毒的脊椎动物扩增宿主(图 33.12~图 33.14)[1,2,45,209,210]。人和马感染后可能患病,但其感染对整个 JE 的传播循环影响甚小[211,212]。实验观测和现场调查表明,病毒在被感染的成年蚊子体内过冬[210]。蚊子的垂直感染对病毒的存活可能起主要作用[209]。已经发现 JEV 可在被感染的脊椎动物宿主的血液和组织中长期存在,如蝙蝠和爬行动物。带病毒的候鸟或风驱赶的蚊子也有可能进行病毒的传播[209,213]。1947 年在西太平洋岛屿关岛、1990 年在塞班岛、1995 年和 1998 年在澳大利亚 Torres Strait 上

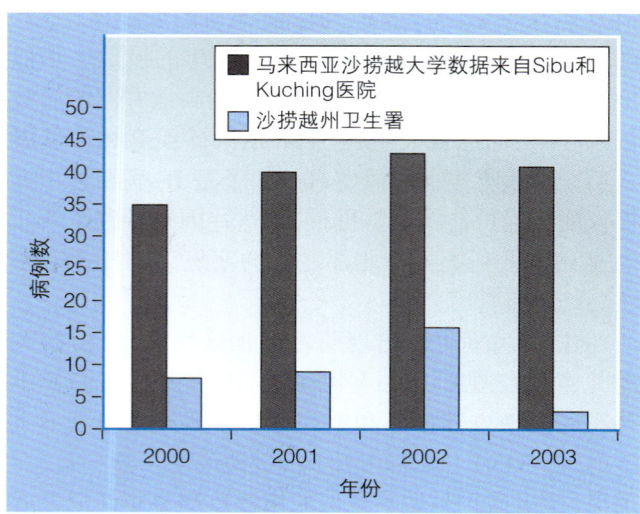

图 33.10 由于缺乏认识,缺少诊断、政治压力或记录保留贫乏等多方面原因,乙型脑炎的发生被低报了。在马来西亚的这个例子中,乙型脑炎病例由医院上报到当地的卫生部门,但此信息最终没有传递到中央一级(个人通讯,Jane Cardosa, PhD, University of Malaysia Sarawak)

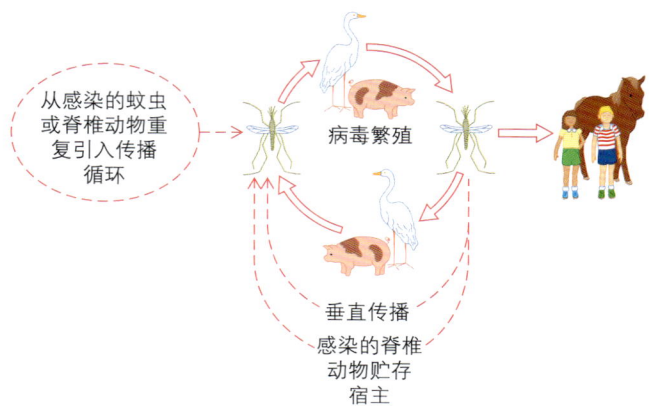

图 33.12 乙型脑炎病毒的传播循环。空心箭头表示传播循环中已知的部分,虚线箭头表示推测的部分。在传播循环中人和马的感染及发病是意外的。乙型脑炎病毒的越冬机制尚未确定,但是现场试验观察提示媒介蚊虫的垂直传播作用。

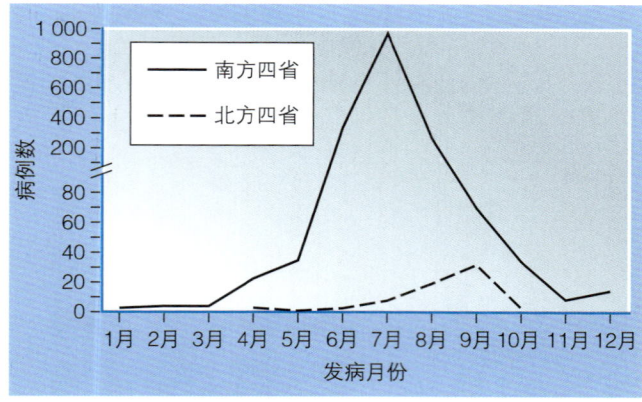

图 33.11 1993 年乙型脑炎在中国南方四省和北方四省的季节分布。
资料来源:YU YX. Japanese encephalitis in China, South East Asian J Trop Med Public Health, 1995, 26S3:17-21, 已授权。

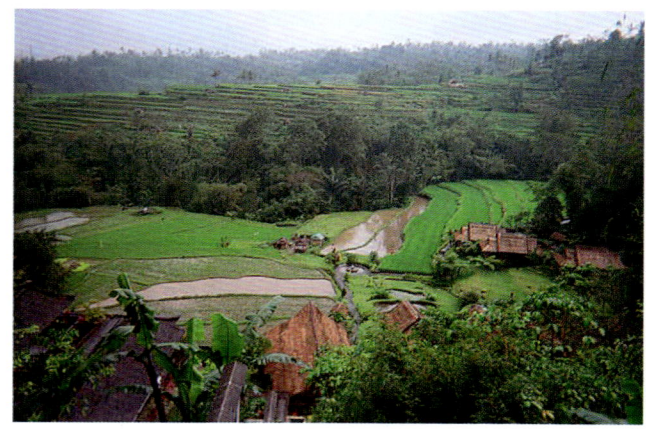

图 33.13 在印度尼西亚,水稻秧田是乙型脑炎病毒的传播媒介——蚊虫幼虫的主要繁殖地。该疾病主要在农村地区传播,特别是在有灌溉系统的地区,那里靠近人类住所处存在大量的媒介蚊虫及病毒繁殖的主要脊椎动物宿主——猪。

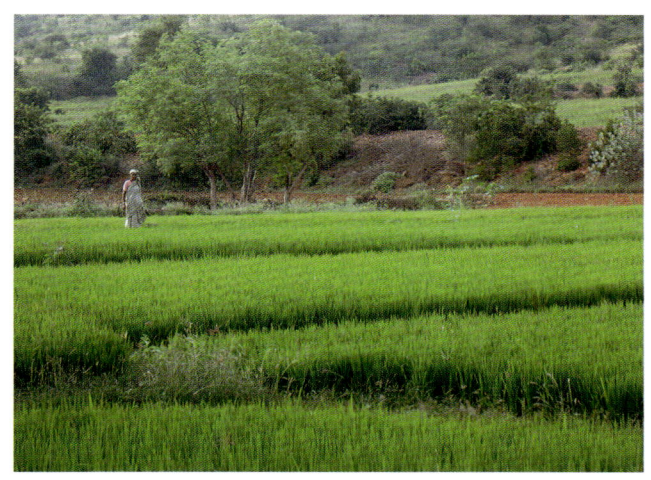

图33.14 印度Kurnool地区的水稻种植。仅Kurnool地区的乙型脑炎病例就占印度安德拉邦病例数的46%。

出现的自限性暴发,都有可能是通过候鸟迁徙传播病毒的,在最后一个例子中,可能是风吹来的蚊子传播了病毒[36,38,40,214]。

三带喙库蚊(Culex tritaeniorhynchus)是亚洲大部分地区JE病毒的主要传播媒介,但其他各种在水池和稻田中滋生的蚊虫种类,包括C.vishnui、C.pseudovisnuri、C.gelidus、C.fuscocephala、C.bitaeniorhynchus、C.infula、C.whitmorei、C.annulus等在局部地区的传播作用也很重要[209,210]。JE病毒已在印度16种不同的蚊子,在印尼19种蚊子中被发现[45]。JE病毒还在城市地区的C.pipienspallens和C.pipiensquinquefasciatus中被发现。此外,C.annulirostris是西太平洋地区JE病毒的传播媒介。西伯利亚森林中的Aedestogoi以及印度东北部的Anophelesyrcanus家族成员都是JE病毒的传播媒介[112,209,215]。虽然蚊虫媒介的丰富和人类感染风险与降雨有关,但水稻种植和稻田灌溉已经影响了蚊虫媒介的生态学。一个稻田一天可以滋生出3万只以上成蚊。总的来说,这些人工湿地超过了自然资源的影响。在这些环境中,蚊子数量随稻田水位周期性波动,可以在一年的任何时间甚至旱季达到高峰期(图33.13和图33.14)[216,217]。

在温带地区,蚊子在5月出现,在经过病毒几代繁殖扩增后,可以检测到猪血清抗体的高阳转率。随后紧接着会出现人类病例,通常在7月和8月。鉴于猪感染后病毒血症的长时间和高强度以及被饲养的广泛性,猪是病毒扩增的关键宿主(见图33.9)。成年猪感染后无症状,但感染会造成妊娠流产和死胎,从而带来显著的经济损失。在一些地方,病毒在水鸟中的动物性传播已被证实。在一些暴发的疫情中,因为没有猪的存在,这些鸟类在流行中起到了扩增宿主的作用[218]。其他一些饲养的动物如牛、狗、羊、奶牛、鸡和啮齿动物也可以被感染,但这些动物不能形成足够的病毒血症支持病毒扩增[219]。JE的媒介——蚊子是亲动物性的,可以利用母牛和其他特定的动物对蚊子的吸引以降低对人类的风险(动物预防法)[220]。对猪接种疫苗可预防流产和死胎,同时也限制了猪作为病毒扩增宿主的作用从而减少了病毒的传播。实验证明,在一个岛屿上对几乎所有猪进行疫苗接种可以显著减少人类病例[220-222]。但这种方法太昂贵,并且对猪高出生率的地区而言不易复制。在猪放养的环境中也是不可能的,而放养却是低资源地区的常见做法。因此,在亚洲农村地区对猪进行疫苗接种不是有效的公共卫生措施[223]。对人而言,无论是使用氯菊酯浸渍过的蚊帐,或是未处理的蚊帐,都不能提供具有显著统计学意义的保护作用[224-227]。

其他罕见情况下的传播方式也有一些记录。在印度,从一个流产的胎儿中分离出了JEV,这表明JEV可以在宫内传播[228-229]。基于对类似黄病毒的经验,输血和器官移植也被认为是JEV传播的潜在模式[230,231]。有文献报道了至少22例实验室获得性JEV感染[232]。实验室环境中的传播可以在针刺的情况下发生,而且理论上也可以通过意外的黏膜或吸入暴露发生。

高危人群——当地人群

行为及其他与感染JE风险有关的因素,因地区而异。一些研究显示,居住在农村地区、家庭拥挤、宗教信仰、种族、接触到家畜、夜晚的户外活动和没有空调都可成为风险因素[9,38,233-236]。15岁以下儿童患JE的风险最高,因为大多数成年人在儿童期感染后已经获得了自然免疫(图33.15)[81,237,238]。虽然感染JE的风险在农村地区最大,但在很多亚洲城市内或周边地区都存在病毒在动物间传播的条件。病例也经常出现在大城市的城郊,如曼谷、中国北京和上海、印度德里[238-243]。来自中国香港和新加坡的零星病例报告证明,在靠近高度发达的城市地区病毒有经动物传播的可能性[196,238]。新加坡一个离岸岛屿上的野猪JE抗体阳性的报告和中国香港马匹中JE传播的报告,进一步支持了这些猜想[195,244]。

高危人群——旅行者和外籍人士

尽管JE疫苗主要用于保护亚洲当地居民,在发达国家针对前往亚洲的旅行者,特别是外籍人士和军事人员的疫苗也已上市(见表33.14)。出于本次讨论的目的,外籍居民的定义是指要经过疾病传播季节的

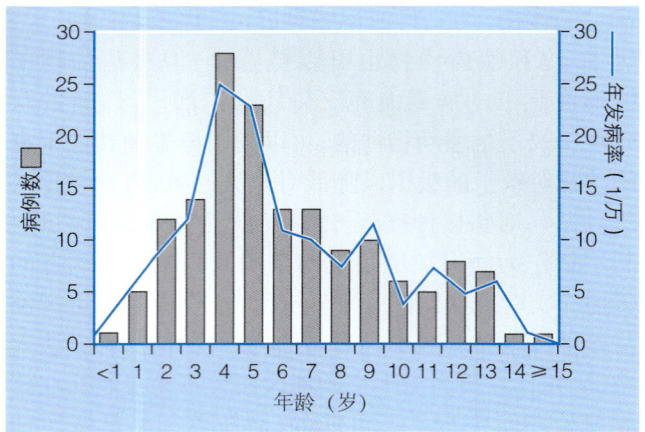

图 33.15 印度塔米尔纳德邦南 Arcot 区 Nallur 初级卫生保健中心 1986—1990 年间报告的乙型脑炎病例及年龄别发病率。资料来源：GAJANANAA，THENMOZIV，SAMUELP，et al. A community-based study of subclinical flavivirus infections in children in an area of Tamil Nadu，India，where Japanese encephalitis is endemic.Bull World Health Organ，1995，73：237-244. 已授权，有所改动。

外来居民。在来自北美、欧洲、俄罗斯、以色列、澳大利亚和新西兰的旅行者中已有零星的病例报告，更奇怪的是，日本和中国台湾前往其他亚洲流行地区的游客中也有病例出现[248-252]。对来自非流行区的旅行者的病例数据做了刊发[251-256]。在 1973—2008 年期间，有 55 个病例发生在 17 个国家的公民中，平均每年有 1.5 个公开发表的病例。病人的年龄从 1 岁到 91 岁，中位值为 34 岁[252]。在这些患者中，10 例（18%）死亡，24 例（44%）由轻度到重度后遗症。37 人有旅行史，其中 24（65%）在 JE 流行区域逗留 1 个月或更长时间，并且大多数病例已发现有增加感染风险的因素。据估计，每一个发表的病例外，可能还有一个未被发表的旅行者病例[256]。美国运输部的统计数据表明，2004 年有 400 万美国公民乘坐飞机前往亚洲旅行。这些人并非都是风险人群，大多数旅客行程短暂，且在非流行季节，没有在高风险地区的户外或夜间活动。并且一些人可能已经接种过疫苗[257]。美国旅行者每年的发病率可粗略估计为 1/100 万以下。

可以从美国、澳大利亚和英国在亚洲的未免疫军事人员的发病率来推断风险。在暴发流行的情况下，密切暴露在外部环境的士兵中，每周的发病率为每 10 万人群 0.05 至 2.1（表 33.2）[43,47,252,256,258-262]。这些发病率与居住在疾病高发地区的儿童类似，他们的发病率通常为每 10 万人群 0.1 至 2。按高的估计值和大部分地区病毒的传播季节大约为 5 个月来计算，每月发病风险可估计为 1/5 万，或每周 1/20 万。可通过考虑以下疾病和感染的概率，评估被蚊子叮咬一次后患 JE 的风险：

1. 只有被携带病毒的蚊虫叮咬才可能导致感染。
2. 即使在流行环境下，蚊虫携带病毒的概率也很少能超过 3%。
3. 非本土的人感染后出现神经侵袭疾病症状的概率为 1/50~1/30[43]。

此外，由于三带喙库蚊和其他病毒携带体多为昆虫类，他们嗜动物多于嗜人类宿主，这也可进一步降低感染性叮咬的风险。它们主要是在黄昏和黎明时觅食，尽管这些蚊虫也可进入房子内觅食，但它们主

表 33.2　1945—1991 年在未免疫美国人及西方军事人员中的乙型脑炎

地点	年份	病例数	有风险的人口数	比率/10 000	参考文献
冲绳岛	1991	3	19 000	0.1[a]	263
菲律宾	986	2		?	264
泰国	1972	9	2 500	2.1[b]	47
越南[c]	1966—1967	2	2 000	0.9[d]	258
韩国	1958	3	860	1.6[d]	43
韩国[e]	1950	103	114 813	0.4[d]	262
韩国	1946	3	1 500	0.9[d]	261
冲绳岛	1945	11	77 000[f]	0.05[a]	265

[a] 比率按照在 6 个月传播季节中暴露计算。
[b] 比率按照在 6 个月传播季节中暴露计算。
[c] 澳大利亚人员。
[d] 比率按照在 5 个月传播季节中暴露计算。
[e] 美国和英国人员。
[f] 部分免疫人群。

要在非人类活动区活动并主要寻找户外宿主。为了减低感染风险,旅行者可以穿着抵抗蚊虫叮咬的长袖衣物,避免在傍晚到户外活动,用氯菊酯浸泡蚊帐或在有窗纱或空调的房间中睡觉[224,266,267]。

获得 JE 的风险随旅行的目的地、季节和旅行者的活动而变化(表 33.3,另见表 33.14)。长时间在农村地区停留的旅行者风险最大。虽然行程短暂并只在度假胜地或城市停留的旅行者中也有病例报告,但大多数人都是因为具备一些因素使他们面临被蚊子叮咬和 JEV 感染的风险[249-251]。例如,2010 年,美国报道了 2 个 JE 病例,他们分别在亚洲停留了 21 天和 10 天[268,269]。其中一例是去往菲律宾的儿童,该儿童住在马尼拉市的有蚊帐的房子但曾四次到过海边和郊区包括曾在晚上在海边散步[268]。另外一例是去往中国上海的成人,曾在当地进行了三次旅行,每次大约 2 天的时间,到访了三个边远地区。在他的至少一次短途旅行中,他参加了户外活动,包括游泳和徒步。

表 33.3　去亚洲旅行获得 JE 的风险因素和保护性因素

风险因素
到发展中国家旅行
在流行季节旅行
到郊区旅行
较长时间的逗留或旅行
在户外活动,特别是在黄昏和傍晚
岁数较大
怀孕(对胎儿有风险)
保护性因素
驱虫剂
防护衣
在有空调或防虫良好的房间居住
氯菊酯处理过的蚊帐

被动免疫和交叉保护

目前还没有商业化的 JE 免疫血浆和免疫球蛋白。对小鼠、山羊和恒河猴的实验数据表明,多克隆抗体或单克隆抗体的混合物对 JE 有预防和治疗可能性,但需要将外周注射与脊柱内或硬脊膜内注射联合使用,以获得最好的效果[270-273]。一个小规模对照人体临床研究显示,使用抗体的被动免疫有潜在的治疗效果[270]。最近,在一项探索性双盲临床试验中,受试的尼泊尔 JE 儿童通过静脉注射接受了从居住在 JE 流行地区供体中获得的人类免疫球蛋白。这些球蛋白的注射符合试验方案要求,并显示了良好的耐受性。试验发起方建议进行更大规模的临床试验[274]。然而,使用人蜱传脑炎(tick-borne encephalitis,TBE)特异性抗体预防 TBE 的经验显示,必须在暴露于蜱后较短的时间内使用抗体才有效,而较长时间后(如 4 天以后)使用抗体反而可使病情恶化[275]。这种增强现象已经在乙型脑炎和墨累河谷型脑炎的动物模型中得到了复现[276]。虽然数据有限,但在已知暴露后(如实验室事故)的早期使用 IFN-α 或与免疫血浆相结合进行治疗也许可以预防疾病,尽管未发现单独使用 IFN-α 有效[45,189-191]。

所有黄病毒都带有许多共同抗原。对某些黄病毒的免疫力可提供对其他种类黄病毒疾病的低水平保护,这可能归因于抗体。例如,一个型或多个型的登革热感染可以降低随后脑炎病毒包括 JE 和圣路易脑炎病毒感染所造成的发病率和后遗症的严重性。这最早是在 1947—1948 年关岛一处之前从未发生过流行的 JE 暴发时观察到的。当地许多人由于第二次世界大战期间的登革热暴发而获得了登革热 I 型病毒的免疫[36,277]。类似的情况在美国佛罗里达圣路易脑炎暴发时也有发现,当地一些人曾感染过登革热 II 型病毒[278]。而在泰国前瞻性研究中,进一步发现了先前登革热感染对 JE 临床发病率可能存在保护作用[55,83,279-281]。

主动免疫

在世界范围内,至少有 8 种不同类型的 JE 疫苗被生产和使用,各个国家有所不同(表 33.4)。在发达国家,许多年里只生产鼠脑灭活 JE 疫苗[283]。过去的几十年里,日本主要的鼠脑灭活疫苗生产厂家 Biken,通过赛诺菲巴斯德(Sanofi Pasteur)公司在国外销售了 200 万剂疫苗。但是,这种疫苗在 2005 年 12 月停止了生产,所有剩余的库存在 2011 年初也已经过期[284,285]。目前国际上最广泛使用的两种疫苗是中国成都生物制品研究所(CDIBP)生产的 SA14-14-2 JE 减毒活疫苗和由奥地利 Valneva 股份有限公司(前 Intercell AG)授权、苏格兰 Valneva 公司生产的 Vero 细胞培养的 JE 灭活疫苗。SA14-14-2 减毒活疫苗已在至少 10 个国家使用或获得许可,并于 2013 年通过了 WHO 预认证,用于 8 月龄及以上儿童接种。在截至 2011 年的十年中,SA14-14-2 减毒活疫苗向 JE 流行国家出口了 1.45 亿剂,而中国国内市场使用了 2.45 亿剂[286]。基于 Vero 的灭活疫苗的生产商罗列如下。在接受 Valneva 的技术转让之后,Biological

表33.4 获得许可的JE疫苗

疫苗类型	培养基质	病毒株	生产商
灭活	鼠脑	Nakayama, 北京1(P1)	韩国：绿十字，保宁生物医药 中国台湾 泰国：政府制药组织 越南：Vabiotech
	Vero	Beijing-1	Biken（日本大阪大学微生物疾病研究所）
	Vero	Beijing P-3	中国：北京天坛生物制品有限责任公司， 辽宁成大生物技术有限责任公司
	Vero	SA14-14-2	英国：苏格兰Valneva有限公司 印度：Biological E
	Vero	Kolar 株（JEV 821564XY）	印度：Bharat Biotech
	原代地鼠肾细胞	Beijing-1	中国：辽宁依生生物制药有限责任公司
减毒活疫苗	原代地鼠肾细胞	SA14-14-2	中国：成都、武汉、兰州生物制品研究所
嵌合病毒疫苗	Vero	SA14-14-2/黄热17D	泰国：政府制药组织-Merieux生物制品有限公司 赛诺菲-巴斯德

E 公司在印度生产了一种类似的 JE 疫苗，并以 JEEV 的商标进行销售。JEEV 于 2013 年通过了 WHO 预认证，用于 18 至 49 岁成人接种，并在 2014 年拓展可用于 12~36 月龄的儿童接种[287]。YF 17D-JE 嵌合活疫苗（商品名 IMOJEV、IMOJEVMD 和 THAIJEV）由赛诺菲巴斯德公司和 GPO-MBP 公司（Government Pharmaceutical Organization-Merieux Biological Products Co.）生产。GPO-MBP 公司是一家由 GPO、泰国政府和赛诺菲巴斯德公司共有的合资企业（图 33.16）。它已在澳大利亚、泰国、文莱、马来西亚、缅甸和菲律宾使用或获得了许可[286,288]，并于 2014 年获得了预认证，可用于 9 月龄及以上的个体接种[287]。

灭活鼠脑 JE 疫苗

疫苗开发史

已被放弃的初始途径

20 世纪 30 年代，俄罗斯和日本开始生产灭活鼠脑 JE 疫苗[289]。第二次世界大战期间，美国简单地将鼠脑未经离心上清液稀释 10 倍后，经甲醛灭活，作为疫苗在军队中使用。这种疫苗的免疫原性差别很大，对疫苗效果的现场研究也没能完成[265,290-292]。

随后，美军又研制了更稳定的灭活鸡胚 JE 疫苗，在日本儿童中联合使用鼠脑疫苗，该疫苗的有效性为 80%[293-297]。但这种疫苗在成年人中的免疫原性较低，并且单独使用的有效性没有被评估过。尽管美军曾在 1948—1951 年期间，对驻亚洲的士兵使用了这种疫苗，但由于不能提供令人信服的免疫原性和有效性的数据，1952 年停止使用这种疫苗[258-262]。

当前使用疫苗的描述和开发历史

日本的研究所通过连续改进，最终生产出了在世界各地销售的高度纯化的鼠脑疫苗。但目前 Biken 公司已不再生产该疫苗[298,299]。不清楚发展中国家制备的鼠脑灭活疫苗是否使用与 Biken 公司同样的纯化工艺。Biken 公司疫苗的成分和生产方法的信息仍然有用，因为一些国家的人仍然会继续用类似的疫苗免疫。JE 灭活疫苗加强接种的实施和时机问题需要在接下来的几十年里解决。

成分（包括抗生素、防腐剂和佐剂）

JE 病毒 Nakayama 株，是 1935 年从病人的脑脊液中分离到的，并通过在鼠脑中连续传代进行维持，Nakayam 株是亚洲生产鼠脑疫苗最主要的毒株[283]。选择该毒株是因为其良好的扩增特性，并可在小鼠身上提供对多个 JE 毒株的保护。对小鼠进行的来自亚洲各地 JE 毒株的交叉免疫研究显示，JaGAr01 株/北京型（如，北京-1 株，中国称为 P1 株和相同的 P3 株，见后讨论）可对各种 JE 毒株提供比 Nakayama 株更广泛的抗体反应[106,300,301]。与 Nakayama 株相比，北京-1 株可生长到更高的滴度，制成的疫苗可为小鼠提供更高滴度的异源抗体。尽管以上两个毒株都可符合标准小鼠保护试验的效力标准，但 P1 株疫苗的制备只需一半的体积。作为日本主要的 JE 疫苗生产商，Biken 从 1989 年起已开始使用 P1 株生产日本国内使用的疫苗，而 Nakayama 株则被用来生产出口的疫苗。

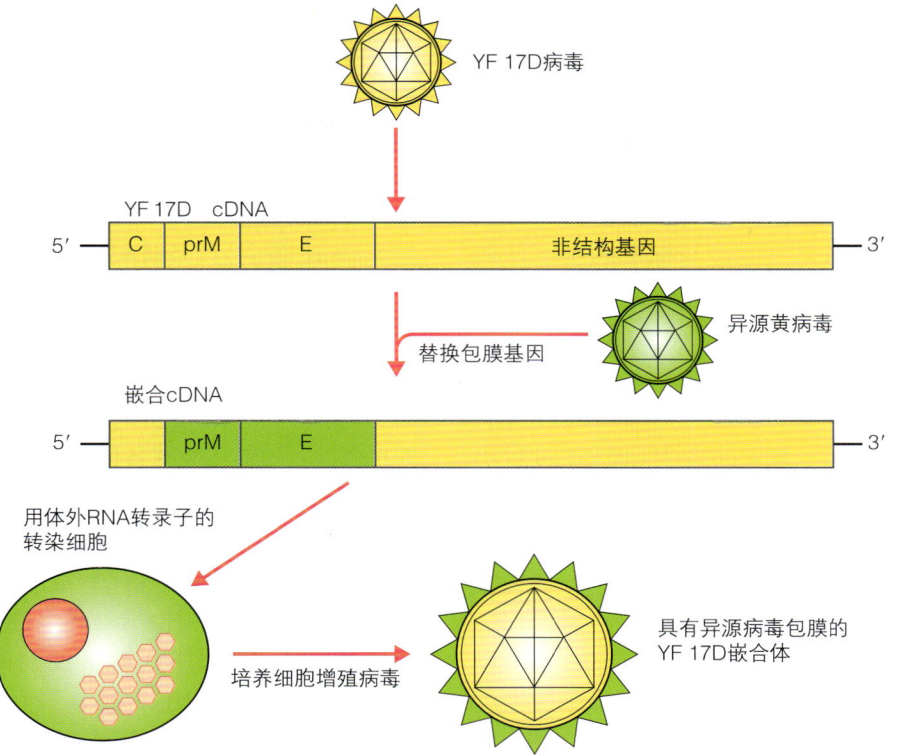

图 33.16　嵌合乙型脑炎疫苗的概念。这种嵌合疫苗是在黄热疫苗 17D 非结构基因中插入 SA14-14-2 毒株的 prM 及 E 结构基因而产生的。

数据来源：Acambis，Inc.

疫苗的生产

在泰国、越南、中国台湾地区和韩国生产鼠脑疫苗，是通过对 3 周龄的小鼠进行脑内接种来进行的。当小鼠显示疾病体征时，收获鼠脑，合并制成悬液。然后进行离心、超滤、硫酸鱼精蛋白沉淀和甲醛灭活，随后进一步纯化，进行超滤、硫酸铵沉淀，连续蔗糖密度梯度区带离心制成疫苗。日本国家标准规定了最低的小鼠免疫原性和效力标准（与疫苗标准品比较），最大总蛋白（80μg/ml）和髓鞘碱性蛋白（MBP）含量（2ng/ml），及其他标准。疫苗原液用 199 培养基和磷酸盐缓冲液稀释，以达到效力标准[302,303]。虽然没有规定 JE 病毒 E 蛋白的含量，但有研究显示大约含 50μg。疫苗中利用明胶和谷氨酸钠作稳定剂，硫柳汞作防腐剂。

生产厂家

灭活 JE 疫苗在亚洲国家是由政府生产厂生产，具体见表 33.4。

制剂类型和联合使用

在越南、中国台湾地区、泰国生产的疫苗是液体制剂，没有相应的联合疫苗。但是，在一些国家的免疫程序中，JE 疫苗经常与其他疫苗同时接种。一项对 15 月龄婴儿进行的研究表明，麻疹、腮腺炎和风疹疫苗与灭活 JE 疫苗同时接种，没有减少免疫原性或增加副作用[304]。在泰国的扩大免疫规划中，在 18 月龄时同时接种 JE 疫苗与第 4 剂百白破疫苗和口服脊髓灰质炎病毒疫苗[305]。

剂量和接种途径

在亚洲大部分地区，Nakayama 株生产的疫苗通常在至少 12 月龄时开始接种，皮下接种 2 剂，每剂 0.5ml，间隔 1~4 周（大于 3 岁后，每剂 1ml），1 年后加强接种 1 剂，随后再加强接种 1 剂或多剂（具体时间点见后述）[283]。实际上，免疫接种程序变化很大。Biken 的疫苗说明书推荐初次免疫接种间隔 1~2 周，然而，很多免疫研究却间隔 4 周。在泰国，建议在 18 月龄时进行初次免疫，中国台湾 15 月龄时进行初次免疫，韩国 12~23 月龄时初次免疫。虽然没有有效性数据的支持，但通常在初次免疫接种 1 年后进行加强接种。在韩国，以前每年都进行加强接种直至 15 岁，但现在已建议修改为 6~12 岁实施加强接种；在中国台湾，儿童入学时（5~6 岁）需要再加强接种一次。

北京株生产的疫苗由于抗原浓度高,因此建议每剂0.5ml(小于3岁时,0.25ml)。

虽然在临床研究中,JE疫苗的初次免疫与百白破疫苗在2月龄时共同接种,但由于JE很少发生在1岁以下儿童中,因此通常都建议儿童至少1岁以上才接种[305]。一项免疫途径的比较研究显示,在成人中皮内接种0.1ml的免疫原性与标准的皮下注射1.0ml相当,至少在加强接种时是这样的[306]。

疫苗的稳定性

Biken的冻干疫苗在4℃至少1年是稳定的,22℃28周内可保留超过90%的效力,37℃4周后仍可保留其原来效力的95%[299]。

原代地鼠肾细胞JE灭活疫苗

疫苗开发史

由于原代地鼠肾细胞JE灭活疫苗仅在中国生产且目前已被更新的疫苗取代,该疫苗的开发历史、成分、生产和使用的具体信息在本书中略去。读者可参阅本书以前版本的同一章节。

Vero细胞JE灭活疫苗(SA14-14-2病毒株)

当前疫苗的描述和开发历史

在中国,疫苗株的野毒母本株SA14,是在中国西安从三带喙库蚊的幼虫中分离到的,分离后在鼠脑中连续传代11次。而SA14-14-2衍生株是在中国北京通过在PHK细胞一系列根据经验的传代过程,得到了SA14的14-2克隆株(也称为SA14-14-2)[307]。在Walter Reed军队研究所(WRAIR),SA14的14-2克隆株首先在原代狗肾细胞(PDK),然后在Vero细胞上进行了适应传代:SA14-14-2在验证过的PDK细胞上先传代了8次,然后用PDK细胞传代的病毒在验证过的Vero细胞上传代并作为生产灭活疫苗的种子株[308]。WRAIR进行了Ⅰ期和Ⅱ期临床试验,然后授权给位于奥地利的公司Intercell AG(即现在的奥地利Valneva股份有限公司)进行进一步的开发[308,309]。2009年疫苗用IC51的命名进行了测试,后在美国和欧洲获得上市批准用于成人,商品名为IXIARO,在澳大利亚商品名为JESPECT。2013年被批准可用于儿童。

成分

与鼠脑灭活疫苗相比,Vero细胞SA14-14-2灭活疫苗不含明胶保护剂,并且不含抗生素或防腐剂。疫苗含0.1%的氢氧化铝作为佐剂。其他成分包括磷酸盐缓冲液(PBS)、氯化钠、磷酸二氢钾、磷酸氢二钾以及注射用水。Vero细胞SA14-14-2灭活疫苗还含有制造过程中的成分福尔马林(不超过200ppm、牛血清白蛋白(不超过100ng/ml)、宿主细胞DNA(不超过300ng/6μg蛋白)以及硫酸鱼精蛋白(不超过1μg/ml)。

疫苗的生产

病毒的工作种子在Valneva Scotland Ltd.(英国利文斯顿)生产。JE疫苗的生产毒种是通过对转瓶培养的Vero细胞接种制备的。经过病毒接种和繁殖,病毒收获物被过滤、合并及浓缩。然后用硫酸鱼精蛋白处理浓缩的病毒原液以去除Vero细胞DNA。随后用蔗糖梯度离心来纯化病毒原液。纯化后的产物含有凝血的病毒,用福尔马林灭活,随后用焦亚硫酸钠中和。中和后,用0.2μm滤器除菌过滤,并稀释特异抗原浓度到12μg/ml。最后制品用1.5mg/ml的氢氧化铝吸附,并被分装为每单剂0.5ml,注射器包装。

生产厂家

在欧洲、北美、中国香港、新加坡和以色列,该疫苗以IXIARO的商品名被批准和销售,在澳大利亚和新西兰则是JESPECT在IC51疫苗的生产技术转让给了印度公司Biological E之后,该公司在位于Hyderabad的工厂生产了一种类似的疫苗,商品名为JEEV。

制剂类型及联合使用

灭活Vero细胞SA14-14-2疫苗是分装在预充式注射器中的,每支含有一剂0.5ml疫苗供成人或3岁及以上儿童单次使用。用于2月龄至2岁年龄段内的幼儿时,每剂次为0.25ml,注射器上的标识可允许注射半剂量疫苗。无联合疫苗可用,但疫苗可与灭活甲肝疫苗、狂犬病疫苗和流脑疫苗同时接种,而不会降低免疫原性[310-312]。暂无与麻腮风联合减毒活疫苗或其他儿童疫苗同时接种的资料。

剂量及接种方式

对于成人和3岁及以上儿童,每剂次剂量为0.5ml。每剂0.5ml疫苗含有6μgSA14-14-2株JE病毒蛋白,用0.25mgAl^{3+}(氢氧化铝)吸附,对应效价小于等于460ng ED$_{50}$(半数有效剂量)。对2月龄至2岁年龄段内的幼儿使用时,每剂次剂量为0.25ml(3μg病毒蛋白)(表33.5)[313,314]。该疫苗是肌内注射。基

表33.5 Vero细胞JE灭活疫苗的推荐免疫程序

疫苗	基础免疫[a]	加强免疫[a]
成人和≥3岁儿童	第0天和第28天各接种0.5ml（常规程序）[b]；旅行前一周完成全部接种程序；18~65岁成人可按快速程序在第0天和第7天各接种0.5ml[c]	≥18岁：常规或快速接种程序完成1~2年后，在前往JE流行国家前接种0.5ml；3~17岁：是否需要加强接种以及时间点尚未确定
2~3岁儿童	第0天和第28天各接种0.25ml	是否需要加强接种以及时间点尚未确定

[a] 所有接种均为肌内注射；
[b] IXIARO产品特性摘要，http://www.ema.europa.eu/docs/en_GB/document_library/EPAR_-_Product_Information/human/000963/WC500037287.pdf；
[c] 快速接种程序在一些国家未被批准，如美国。

础免疫程序为2剂间隔28天。但间隔7天即给予第2剂的加速程序在血清保护率方面不劣于前述标准程序[312]。如果第二剂未及时接种，在首剂接种11个月后给予第二剂接种也可提供与标准的28天间隔程序相似的血清保护率[315]。单剂接种后的血清阳转率在第10天仅为21%~29%，第28天为40%~43%，但完成第二剂接种后7天即可达到97%[316]。因此，在完成第二剂疫苗接种前的保护效果是不确定的，应在启程前往JEV流行地区前7天完成整个接种程序。对于成年人，如果距离基础免疫已经过了12个月或更长时间，则应在可能再接触之前给予加强接种[315,317]。在接受加强接种6年后，96%的受试者仍然有血清保护[318]。对于重复加强的建议是这样的，如果距离首剂加强已超过10年，而又有暴露于JEV的潜在可能，就应该进行第二剂加强接种[395]。同样的，对于儿童，如果距离基础免疫已经过了12个月或更长时间，则应在潜在暴露之前给予加强接种。在接受加强2年后，100%的儿童仍然有血清保护[395]。

疫苗的稳定性

根据各地药监当局的批准，疫苗的有效期为18~24个月。在有效期末端，疫苗的免疫原性略有降低，但仍可以在93%的疫苗被受种者中产生血清阳转[319]。

JE减毒活疫苗

疫苗开发历史

已被放弃的初始途径

最初曾在不同的细胞培养系统上对野毒株进行系列传代，包括PHK、鸡胚细胞和小鼠胚胎皮肤细胞，以获得JE病毒减毒株[320-323]。在小鼠、地鼠、猪或三者的任何组合上观察到病毒神经毒性的丧失，提示减毒株在人类中安全使用的可能性。毒力降低可能同病毒与地鼠脑细胞受体结合的减少有关[324]。在中国，疫苗株的母本株SA14，是1954年在西安从三带喙库蚊的幼虫中分离到的（表33.6）。分离后在断奶小鼠中连续11次传代，病毒在36~37℃经PHK细胞连续传代100次后被减毒。在这个代次水平上，病毒对猴体的神经毒力已经丧失。随后进一步在鸡胚细胞上挑斑纯化和克隆，并通过身体和口服感染在小鼠和地鼠上交替传代，最终获得一株无神经毒力的病毒。根据已建立的判定神经毒力是否恢复的标准，可以判定SA14-5-3病毒株在乳鼠脑内传代后不再恢复神经毒力，并且在小鼠免疫-攻击试验中保持效力[325-334]。对3周龄小鼠皮下或脑腔直接接种SA14-5-3株病毒，都不会使小鼠致死。对猴体直接进行胸内和脊柱内接种也不会导致发病或死亡，而中枢神经系统的炎症也仅局限在接种部位周围。通过血管周围淋巴细胞和病灶单核细胞渗透来检测组织病理学改变，直接的神经元降解和坏死罕见。

表33.6 JE SA14-14-2病毒株的传代史[307]

方法	名称
从淡色库蚊幼虫中分离到母本JE病毒SA14，鼠脑中传代11次	SA14
病毒在原代地鼠肾（PHK）细胞上传代100次，三次挑斑纯化	SA14-12-17
两次挑斑纯化	SA14-17-4
1次鼠脾内传代（腹腔接种），四次挑斑纯化	SA14-9
1次鼠皮下传代（皮下接种），一次挑斑纯化	SA14-9-7
6次地鼠脾内传代（口服接种），2次挑斑纯化	SA14-5-3
5次乳鼠皮肤传代（皮下接种），2次挑斑纯化 在PHK或原代狗肾PDK细胞中扩增[334]	SA14-14-2

SA14-5-3在人体上是安全的，并在流行地区的临床研究中阳转率超过85%。但在非流行区，仅有61%的阳转率[325]。在中国南方进行的二十多万名儿童的免疫试验中显示了疫苗的安全性，并且5年的有效性为88%~96%。可是，在非流行区未感染黄病毒的个体上免疫原性较低，说明SA14-5-3可能与以前其他候选JE活疫苗一样，过度减毒了，不能在人体上均一地复制。为了增加免疫原性，SA14-5-3病毒株又在乳鼠上皮下注射传代5次，其中使用皮肤、皮下组织和外周淋巴结作为传代原料[307,326]。经过2次

在PHK细胞上的挑斑纯化,最终获得了SA14-14-2病毒。SA14-14-2株不仅保留了良好的减毒特性,而且可以使90%以上的未免疫小鼠、猪和人产生血清阳转[329,330]。对幼鼠脑内注射减毒活疫苗的反应是对昂贵的猴子试验的可靠替代方法[307,335]。

现有疫苗的描述和研发历史

对疫苗的开发历史、基因型和表型的属性已有描述[307]。在北京的中国药品和生物制品检定所(NICPBP)的工作人员操作了PHK细胞传代的SA14-14-2JE病毒,并发现其是安全的,对动物和人都具免疫原性(表33.6)。现场试验也证明了该疫苗的有效性,1988年在中国获得许可上市(详情参阅第6版此处)。减毒株SA14-14-2是依照经验通过在非神经组织传代而获得的,仅部分了解其减毒的分子生物学基础。与母本株SA14相比,SA14-14-2和另外2个源于减毒SA14-14-2衍生的疫苗株都存在7个氨基酸替换。其中4个位于膜蛋白(E138、E176、E315和E439)上,一个位于NS蛋白2B(NS2B63)上,一个位于NS3(NS3105)上,还有一个在NS4B(NS4B106)上[336-338]。这些突变非常稳定。当引入JE野毒株全基因组DNA(CDNA)感染性克隆中时,发现SA14-14-2株E蛋白E-138一个氨基酸的改变对鼠脑神经减毒是足够的。结构蛋白基因核酸序列显示,减毒株和母本株E蛋白区分别有8个不同的氨基酸突变。通过选择逃避中和突变株也可以获得减毒病毒。减毒与导致E蛋白氨基酸变化的一个碱基对的变异相关,并与早期的病毒-细胞相互作用造成的变异有关,但与病毒复制无关[339,340]。

在3周龄的小鼠和猴子上可证实SA14-14-2株神经毒力降低[307]。与母本SA14株相比,对断奶后小鼠皮下或脑内分别接种半数致死剂量(lethal doses,LD50)中位数在$10^{5.5}$~$10^{8.3}$ LD50/ml之间,SA14-14-2病毒不产生任何死亡,只有少数脑内接种的动物产生轻微症状。在猕猴丘脑内及椎管内接种不会产生任何临床疾病,只在黑质和颈髓内有轻微的炎症反应。小鼠比猴对脑内感染更敏感,有些小鼠在大脑皮质、海马体或基础神经有轻微的神经元病变[307]。与SA14母本病毒株引起的病理组织学病变相比,SA14-14-2病毒引起的炎症反应和神经元病变明显较轻。在5周龄小鼠脑内接种两种病毒,超微结构研究显示,母本病毒在大多数神经元可引起细胞病变变化,特别是在神经分泌系统中粗面内质网和高尔基体上;而与之相比,却无法证明疫苗株在上述组织中复制,所有神经元表现正常[332]。

利用10^7以上半数组织培养感染剂量(tissue culture infective doses,$TCID_{50}$)的病毒腹腔内或皮下接种无胸腺裸鼠,无异常死亡或组织病理学异常,也无法从其脑组织中分离到病毒[164]。虽然环磷酰胺可增加小鼠对JE病毒的易感性(对猴子也是这样),但环磷酰胺的免疫抑制作用并未导致接种SA14-14-2病毒的小鼠出现脑炎[165]。疫苗株也不会使脑腔内接种的断奶地鼠致死。而且疫苗株(PHK8)的表型特性(如小噬斑、减少的鼠神经毒力和遗传特性)在PHK细胞上继续培养传代10次后仍能保持稳定[307,333]。

在一项对19名从未接触过JEV的印度成年人进行的研究中,没有发现在SA 14-14-2 JE疫苗接种后14天内可能出现病毒血症的证据[341]。SA14-2-8株与SA14-14-2株关系密切,可以在胸内接种后的三带喙库蚊中很好地繁殖,但却无法被传播。在口服感染试验中,只有11%的蚊子因摄食疫苗病毒而感染,而100%的蚊子因摄食JE野毒株而感染[342]。病毒在蚊子中复制后,不会恢复为具有神经毒力的表现型[342]。蚊子胸腔注射SA14-14-2毒株,病毒可复制到与母本SA14病毒相似的滴度水平,但作者并没有测试疫苗病毒的传播性[343]。

成分

第6代次的数百支安瓿SA14-14-2毒种,保存在北京的NICPBP。冻干毒种(PHK5)被提供给生产研究所,并再传一代用作生产毒种(PHK6)。在成都和武汉生物制品研究所,PHK细胞从10~12天金黄地鼠种群中获得。目前《中华人民共和国药典》和WHO指南都规定了需用无特定病原体(specific pathogen free,SPF)的地鼠来进行原代细胞培养。在成都生物制品研究所已经建立起了SPF地鼠种群,并用于所有疫苗的生产[344]。当细胞长成单层后,接种病毒,并用含人血清蛋白、庆大霉素和卡那霉素的基本培养基培养。在78~96小时后,被感染细胞培养上清液中的病毒感染滴度达到大约$10^{7.2}$PFU/ml后,收集上清液,澄清过滤,并将液体疫苗冻干。用1%明胶和5%的蔗糖作为稳定剂。成品疫苗的主要成分是人血白蛋白、明胶、蔗糖、乳糖和尿素。接种时冻干疫苗用无菌注射用水(1人份/瓶)或PBS(5人份/瓶)复溶[287,345]。

复溶后的疫苗为透明橘红色或淡粉色液体。复溶后疫苗的滴度不低于$10^{5.7}$PFU。

疫苗生产

疫苗必须符合WHO规范和《中华人民共和国药典》中的标准,即对成年小鼠无神经毒力,在乳鼠脑内传代神经毒力稳定无逆转,无外源因子(包括逆转录病毒)[346]。在产品或疫苗原液中用高灵敏度的产品增强逆转录酶(product-enhanced reverse transcriptase, PERT)法检测不到任何逆转录酶活性。在产品细胞培养上使用人细胞系的共培养分析,这种分析方法可以增加随后 PERT 法检测出人细胞系交叉逆转录病毒感染的机会,没有在 PHK 细胞中产生任何逆转录酶活性。SA14-14-2 疫苗中不应发现任何病毒性鼠白血病相关病毒[347]。

生产厂家

疫苗由中国三家制造商生产:成都生物制品研究所(Chengdu Institute of Biological Products,CDIBP),兰州生物制品研究所(Lanzhou Institute of Biological Products,LIBP)和武汉生物制品研究所(Wuhan Institute of Biological Products,WIBP)(表 33.4)。1998 年 CDIBP 捐赠了 20 万剂疫苗给尼泊尔。2001年,CDIBP 成为中国第一个也是唯一向其他国家出口该疫苗的生产厂家,并开始向尼泊尔出口该疫苗。从那时起,CDIBP 于 2002 年在韩国和斯里兰卡、2006 年在印度、2007 年在泰国、2008 年在老挝、2009 年在朝鲜、2010 年在缅甸、2013 年在越南和马来西亚获得疫苗上市许可。在地方当局的批准下,柬埔寨的儿童也从 2009 年开始接种该疫苗。CDIBP 的疫苗以商品名 CD.JEVAX 或 RS.JEV 进行销售。截至 2015 年,CDIBP 是唯一完全符合 WHO 所有生产标准的 JE 减毒活疫苗生产厂家[287]。

疫苗剂型和联合使用

目前没有 JE 减毒活疫苗的联合疫苗。然而,SA 14-14-2 减毒活疫苗通常与含麻疹的疫苗同时接种,因为它们的接种时间相同。在菲律宾进行的一项随机试验中,8~10 月龄的儿童分别同时接种麻疹和 SA 14-14-2 JE 疫苗或相隔 1 个月接种,结果任一组的麻疹和 JE 血清保护率都很高,具有可比性,而且反应原性情况相似[348,349]。在斯里兰卡 9 个月大的婴儿中进行的一项单组研究中,也评估了麻疹和 SA 14-14-2 JE 疫苗联合接种的安全性和免疫原性,显示出良好的血清保护率,没有安全性问题[350]。

剂量及给药途径

SA 14-14-2 减毒活疫苗获得的 WHO 预认证,是用于 8 月龄及以上儿童的单剂次 0.5ml 接种。该疫苗经常用于 8、9 或 12 月龄大的儿童,以配合其他常规免疫接种,并尽早提供保护,同时避免来自被动获得的母传抗体的潜在干扰[349,350]。若疾病已流行,是否需要此时进行加强剂次接种尚未确定。在中国和印度,两剂免疫程序为疫苗接种提供了两次机会,旨在确保至少一剂疫苗的高覆盖率。而其他国家,常规使用两剂(如韩国、泰国)。

疫苗的稳定性

冻干疫苗的感染滴度在 37℃保存 7~10 天后没有明显改变。室温下为 4 个月,在 2~8℃滴度至少保持 1.5 年。用无菌生理盐水或注射用水复溶后的疫苗,在 23℃下,滴度可分别稳定 2~4 小时或 2 小时[345]。疫苗应在 2~8℃避光储存和运输,并应在滴度检测合格之日起 18 个月内使用。多人份疫苗在复溶后 6 小时内使用[287]。

SA14-14-2 活疫苗的表型和基因型特性在过去几十年里保持稳定[307]。

嵌合疫苗

疫苗开发史

嵌合 JE 疫苗由包含 NS 基因的 YF 17D 基因组和包含 prM 和 E 基因的 SA 14-14-2 基因组构建而成(图 33.16)。该产品是在圣路易斯大学发明的;由马萨诸塞州剑桥市的 Acambis 进一步开发;并授权法国里昂的赛诺菲巴斯德进行全球销售[351]。嵌合体由 DNA 构造,RNA 转录,并电穿孔转染 Vero 细胞。得到的感染性克隆具有 SA 14-14-2 的神经毒性特性,但在 Vero 细胞上表现出 17D 的生长特性[352,353]。研究显示嵌合病毒的减毒依赖于 JE 病毒 E 蛋白上 6 个氨基酸簇中至少三个氨基酸发生改变。已经证明 JE-CV 在恒河猴中具有免疫原性,并且可以保护其免受野生病毒株的脑内和鼻内攻击[354,355]。未发现嵌合体可通过蚊媒传播 JE 或 YF 病毒的[356]。

许多临床前研究表明,JE-CV 疫苗在小鼠和非人类灵长类动物模型中具有安全性,免疫原性和保护效果[335,352-354,357]。在一项成人(18 岁及以上)的临床试验中发现单次剂量的 IMOJEV 产生的血清转换率(~99%)与三剂 JE-VAX(~95%)相当,约 94% 的参与者在 14 天内发生血清阳转[358]。大多数受试者(10/12 自然感染和 11/12 YF 免疫 JE-CV 受试者)存在低水平的一过性的病毒血症,这和 YF 17D 诱导的病毒血症的大小和持续时间相似。在 100% 的 JE-CV 受试者中,包括所有 YF 免疫过受试者,在接种疫苗后 30 天,产生抗 JE(血清阳转)中和抗体;YF 免疫的受试者的 JE 中和抗体滴度高于未免过 YF 的受试者[359]。一项为期5年的随访研究发现,接受一剂疫苗接种的大约87%的受试者在6个月和5年后都可检测出的中和抗体;在第6个月加强接种一剂后,这个百分比增加到约96%[360]。以这个这个结果建立的模型预测疫苗"保护"可达10年[361]。在泰国、菲律宾和中国台湾地区,儿童临床试验(12~18岁或24个月龄)已经表明,单剂量接种引起大约95%的未免疫幼儿的血清阳转。在泰国的试验中,在182名未接受黄病毒免疫的儿童中,96%的受试者在28天内产生中和抗体滴度至1:10或更高,但15%的初次应答者在单剂量免疫后1年内的滴度低于1:10[364]。这种疫苗接种后没有出现严重的安全问题[358,360,363]。此外,给六种潜在的载体蚊子中口服喂养含有高滴度的JE-CV病毒的人工血液后,JE-CV病毒感染和复制的能力受到限制[366,365]。在中国台湾地区的一项多中心试验中,550名12~18月龄大的儿童间隔6周分别接JE-CV和减毒的MMR疫苗,或者同时接种这两种疫苗[366],所有组免疫应答均高于95%,并且在间隔接种疫苗的组中接种疫苗12个月后仍保持高水平,但在同时接种组中略有下降。

成分。该疫苗含有Vero细胞蛋白、甘露醇、乳糖、谷氨酸、氢氧化钾、组氨酸、人血清白蛋白、氯化钠和注射用水。不添加佐剂或抗微生物防腐剂。

疫苗的制造。疫苗在培养的Vero细胞中生长。

生产商。嵌合JE疫苗由Sanofi Pasteur生产,并在澳大利亚以IMOJEV许可。在泰国该疫苗由GPO-MBP从加工过的种子批制成,并以THAIJEV获得许可及销售。

可用的制剂,包括联合疫苗。没有联合疫苗。

剂量和接种途径。每剂(0.5ml)含有$10^{4.0-5.8}$PFU,皮下注射。在澳大利亚获得许可用于12个月龄以上的个人,并且通过了WHO组织预认证,用于9个月及以上年龄的儿童。

疫苗稳定性。疫苗储存在2~8℃,有效期为2年。

JE疫苗的免疫原性

不同地区或不同时间分离的JE病毒株的抗原性以及生物学特征之间存在较小的差异,例如细胞培养繁殖增长以及实验小鼠的神经毒力。然而,在人体致病性上未显示存在任何差异,并且不管是作为活病毒感染还是疫苗接种,没有证据显示对一种毒株的免疫应答对另一种毒株引起疾病没有抵抗力[130,367-370]。近年来,利用IgM-ELISA和IgG-ELISA、血凝抑制试验、补体结合试验和基于组织培养的中和试验对接种JE疫苗后产生的抗体进行检测。一般来说,中和抗体的滴度高于1:10被认为是有保护性的证据,或者是疫苗接种后血清阳转的证据[371]。对小鼠进行被动免疫使其中和抗体达到该水平可以使其抵抗10^5LD_{50}JE病毒株的攻击,10^5LD_{50}是蚊虫叮咬传播的典型剂量。通过对人体试验间接观察发现,免疫效力与这一抗体滴度标准相关[372]。蚀斑减少中和试验是最常使用的方法,在操作程序存在差异,如攻击病毒株的选择、细胞基质、外源补体的添加以及研究终点(在血清稀释检测中,蚀斑减少范围为50%~90%)的选择,都会影响试验的敏感性[373]。在一项评估中,美国CDC,日本国立卫生研究院(Japan's National Institute of Health)和耶鲁大学虫媒病毒研究单位(Yale Arbovirus Research Unit)三家实验室检测得到的中和抗体滴度高度相关(R.DeFraites,1998年未发表的数据)。但几家实验室在对WHO正在筹建的检测血清库中的血清作标准评估时并没有得到同样的结果[373]。保护性抗体的国际标准正在建立中[371]。

灭活鼠脑疫苗

抗体

在免疫了两针Nakayama毒株或北京-1毒株制备的疫苗的亚洲儿童当中,对各自同源疫苗株的中和抗体应答率可达94%~99%;但对异源株反应则较低[374-377]。初次免疫2针一年之后,疫苗受种者中和抗体检出率以及GMT快速下降,加强免疫之前,仅有78%~89%的Nakayama株疫苗受种者和88%~100%北京-1株疫苗受种者的中和抗体可以检测出。北京-1株疫苗受种者抗体持续性较好。在加强免疫之后(或第3针),抗体应答率全部高达100%。在亚洲JE疫苗免疫接种中,根据经验对免疫者进行的加强免疫,通常目的是让中和抗体滴度保持在可检测范围之内,而且理论上来说加强免疫总是要好一些,正如一项美国进行的鼠脑疫苗所证实的那样(图33.17)。但是在亚洲国家没有对加强免疫的效力进行相关的研究。事实上,没有对灭活疫苗的两剂或三剂加强免疫的长期效力进行检测。在韩国、日本和中国台湾地区,有证据表明未进行JE疫苗加强免疫的成人具有持久的保护力。这与中和抗体滴度水平非常低的受种者具有可靠的保护力是一致的。

亚洲地区疫苗免疫性的研究应根据疫苗免疫者的免疫背景进行解释。尽管一些研究是在非流行地

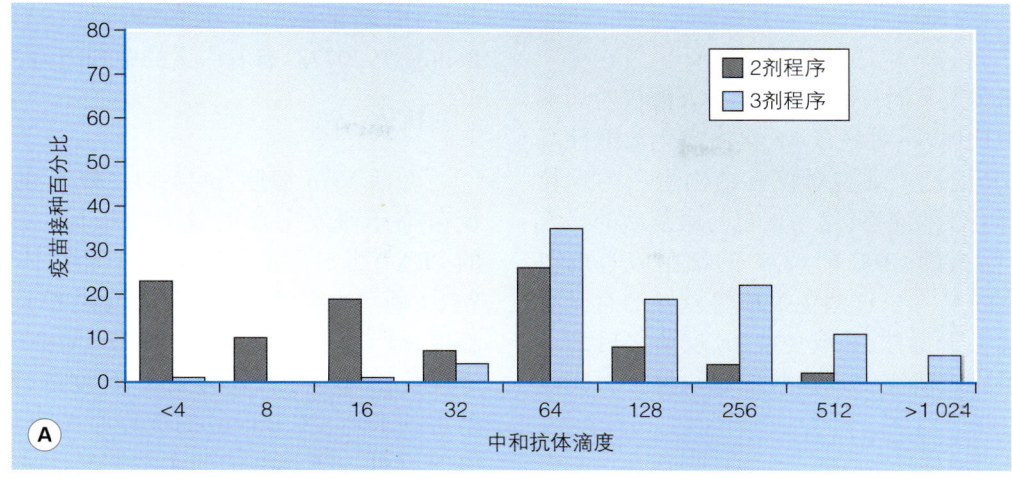

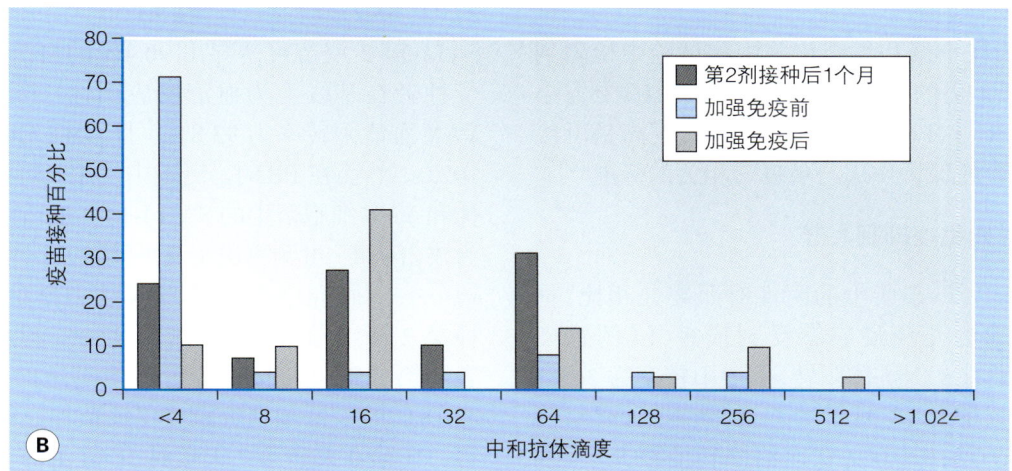

图33.17　**A.** 在美国公民中进行的乙型脑炎鼠脑灭活疫苗抗体应答试验。仅77%接受2针免疫者的血清阳转，而接受3针免疫者的血清阳转率为99%，且后者的抗体几何平均滴度也较高（28∶141）；**B.** 初次免疫接种后6~12个月，仅10%接受2针免疫者的中和抗体可维持在保护水平。加强免疫接种后产生大于90%的应答。
改编自POLAND JD, CROP CB, GRAVEN RB, et al. Evaluation of the potency and safety of inactivated Japanese encephalitis vaccine in US inhabitants. J Infect DIS, 1990, 161：878-882.

区和没有JE病毒抗体的研究对象中进行的；而在其他一些研究中，先前暴露于JE、登革热以及亚洲流行的其他黄病毒而未能检测出，可能会增强免疫接种后的抗体免疫应答水平，能产生明显更好的免疫反应。

在以前不可能感染其他黄病毒的个体中，2针免疫之后的血清阳转率和GMT值显著低于3针免疫后的结果[378-382]。2针灭活疫苗免疫6~12个月之后，90%受种者中和抗体滴度下降至1∶8以下。3针基础免疫的程序有更高的免疫原性，血清阳转率超过90%且有更高的中和抗体滴度[378-382]。对较长时间间隔的3针初免（0天、7天、30天）和短时间间隔的（0天、7天、14天）3针初次免疫比较发现，所有受种者血清阳转率相同，但较长时间（30天）间隔受种者的中和抗体滴度则明显偏高。尽管北京-1株疫苗的接种剂量稍低，但与Nakayama株疫苗相比，有更强的免疫原性，并且有更高的血清阳转率和更高的中和抗体滴度[383-385]。利用其他分离株对小鼠实施同样的免疫方案，结果发现，除了中国台湾地区分离株在中和抗体上表现出较大的差异[386]，其他检测结果大致相似。对毒株的中和抗体反应上差异的临床重要性尚不确定。比较单价的Nayakama株疫苗和包含北京-1株的双价疫苗的效力试验结果显示，两者效力相当[387]。疫苗的中和作用可能位于有效临界值之下，但仍是有保护性的。B细胞记忆、记忆抗体应答和T细胞记忆可能会对血清阴性的免疫者产生保护力，提供免疫原性的帮助以免在疾病再次暴发时受到感染。之前感染过登革热和其他黄病毒可能会增强对JE疫苗的免疫应答。

细胞应答

与康复期病人不同,灭活疫苗接种人群仅对病毒结构蛋白产生抗体,不对病毒 NS 蛋白产生放射性沉淀抗体[387]。其记忆 T 细胞对仅有结构蛋白的颗粒状病毒产生增生性的应答,这一点也与康复后的病人不同,康复后病人的 $CD4^+$ 和 $CD8^+$ 的细胞应答也包括了病毒 NS 蛋白[157]。这些免疫应答差异的意义尚不确定。对感染野毒株 JE 或免疫 JE 疫苗之后的细胞应答进行了比较研究发现这些应答与保护力或疾病结果没有关联。

保护力的关联因素

普遍认为在小鼠和组织培养中和试验中检测到中和抗体是保护力的关联物或者指标。WHO 专家小组确定 50%PRNT($PRNT_{50}$)滴度为 10 或更高是可接受的人类对 JE 的保护作用与免疫学相关的标准[371]。

特殊人群如免疫抑制人群

与感染 HIV 母亲所生的阴性对照婴儿相比,垂直感染 HIV 的婴儿免疫应答受到损害,14 例感染 HIV 的婴儿中有 5 例抗体阳转,血清阳转率为 36%;27 例对照儿童中有 18 例产生了 JE 抗体,血清阳转率为 67%($OR=0.3$;$P=0.06$),在血清阳转的婴儿中,感染 HIV 婴儿的 GMT 值也较低(15.1 vs 23.8;$P=0.17$)[388]。没有对 2 剂次初次免疫之后的免疫应答进行相关的研究。未对其他免疫系统受损情况下的免疫应答进行系统的研究[389]。

灭活 Vero 细胞疫苗

保护力的关联因素

接种灭活 Vero 细胞 SA14-14-2 疫苗后受种者体内出现高 PRNT 滴度水平,然后将高滴度的人体血清以被动免疫的方式转移给小鼠,使小鼠体内滴度水平在病毒攻击前达到 1:10 或更高,这样就能够抵御 SA14 和非基因型 3 JE 毒株 KE-093 的攻击[390]。10 只 ICR 雌鼠(6~7 周龄)对照组接种了 0.5ml 人类抗血清(腹腔内注射),17~18 小时后用致死剂量的 SA14 或 KE-093 毒株对小鼠进行腹腔内攻击。对攻击后的小鼠进行 20 天观察,并分别在攻击前和攻击后第 21 天抽取血液样本。攻击前体内 JE 中和抗体滴度为 10 或更高的小鼠在受到 KE-093 和 SA14 毒株攻击后的存活率分别为 86%(6/7) 和 100%(10/10)[390]。检测来自临床研究受试者的人类血清样本对 JE 毒株的中和作用,结果显示对 JE 各种毒株(SA14,Nakayama,Beijing,P-20778)有着广谱的中和能力[41,391,392]。

抗体

灭活 Vero 细胞 SA14-14-2 疫苗的免疫原性是疫苗临床研发中疫苗效力的指标。使用经过验证的 PRNT 测定疫苗免疫后的中和抗体应答,采用与 WHO 顾问小组建议的保护的免疫相关指标($PRNT_{50}$ 滴度≥1:10)。灭活 Vero 细胞 SA14-14-2 疫苗是基于疫苗相对实际有效的鼠脑 JE 疫苗(赛诺菲巴斯德销售的 JE-VAX,Biken)的免疫原性的非劣效性而获得的许可。两种疫苗的血清阳转率和 GMT 是可比的(表 33.7)[316,391,393]。在第 56 天,灭活 Vero 细胞 SA14-14-2 疫苗可诱导出 96.4% 的血清阳转率(所有受种者在基线上为血清反应阴性),与之比较的 JE-VAX 血清阳转率为 93.8%。且 GMT 分别为 243.6 和 102.0。然而在 $PRNT_{50}$ 测定中使用 SA14-14-2 JEV 毒株和 Vero 细胞衍生的 SA 14-14-2 疫苗的同源毒株作为攻击病毒,可测算出更高的滴度。

一项研究中和抗体反应动力学的研究发现接种第 2 剂疫苗后,可检测出 97.3% 的血清阳转率,表明第二剂疫苗接种后可产生迅速的加强免疫(图 33.18)[316]。一项研究调查了疫苗加速接种程序的应答。在第 0 天和第 7 天接种 JE 疫苗,同时在第 0 天、第 3 天和第 7 天接种狂犬病疫苗。JE 血清保护率在加速接种组不劣于按标准程序在第 0 天和第 28 天接受两剂疫苗人群组的血清保护率(99% vs 100%)。加速程序在末次主动免疫后第 7 天和第 28 天都会产生较高的 GMT 并可持续长达 12 个月后(图 33.19)[394,395]。

关键的儿科临床试验是在 2 个月至 17 岁的菲律宾儿童中进行[393,396]。在接受两次适龄剂量的儿童中,385 名儿童中的 384 名(100%)在第二剂接种后的 28 天进行了产生了血清保护(95% CI,96%-100%)。6 个月后 152 名 2 个月至 2 岁儿童中有 134 名(88%;95% CI,82%-92%),237 名 3~17 岁的儿童中有 224 名(95%;95% CI,91%-97%)受到血清保护。免疫原性研究还调查了从非流行地区前往流行地区的国家的一小群儿童。在 54 个 10 个月至 17 岁的儿童中(中位数,15 岁),血清保护率在第 56 天为 100%[393]。在印度的一项小型试验中,接受两剂疫苗接种后,23 名 1~2 岁的儿童中有 22 名(96%;95% CI,87%-100%)在 28 天时产生血清保护[313]。接受两剂疫苗的儿童组和接种过三剂灭活鼠脑源性 JE 疫苗(由韩国绿十字会制造)儿童组比较,检测到的血清保护率差异的无统计学意义。

表33.7 灭活Vero细胞SA14-14-2疫苗和鼠脑JE疫苗接种后血清阳转率和几何平均滴度,符合方案人群数据分析

血清阳转率[a]			
时间点	Vero细胞疫苗(N=365)SCR(n/N)(95% CI)	鼠脑疫苗(N=370)SCR(n/N)(95% CI)	率差(95% CI)
接种前筛查	0	0	
第56天[b]	96.4%(352、365)(94.0-97.9)	93.8%(347/370)(90.9-95.8)	2.6%(-0.5-6.0)[a]
抗体几何平均滴度			
	n(GMT)(95% CI)	n(GMT)(95% CI)	GMT比率估计量 N(95% CI)
接种前筛查	5.0[c](n=365)	5.0[c](n=370)	
第56天[b]	243.6(216.4-274.1)	364(102.0)　(90.3-115.2)	2.33(1.97-2.75)[d]

[a] 血清转换率(SCR):如果第56天SCR差异(Vero细胞减去小鼠脑)的双侧95% CI的下限大于-10%,则证明灭活的Vero细胞SA 14-14-2疫苗相比鼠脑灭活JE疫苗的非劣效性成立。
[b] 接种Vero细胞疫苗2剂及接种用于鼠脑源性疫苗后28天。
[c] 按照定义,在符合方案人群中接种前滴度为阴性且将值定为5。
[d] 抗体几何平均滴度(GMTs):如果GMT比率(Vero细胞/鼠脑)的双边下界在第56天大于1/1.5,通过与鼠脑疫苗比较,证明Vero细胞的GMT的非劣性。

注:JE:Japanese encephalitis.
数据来源于U.S. Food and Drug Administration(FDA) Approved Prescribing Information for IXIARO. 2015年8月修订。
http://www.fda.gov/downloads/BiologicsBloodVaccines/Vaccines/ApprovedProducts/UCM142569.pdf
以及TAUBER E, KOLLARITSCH H, KORINEK M, et al. Safety and immunogenicity of a Vero-cell-derived, inactivated Japanese encephalitis vaccine: a non-inferiority, phase Ⅲ, randomised controlled trial. Lancet, 2007, 370: 1847-1853.

特殊人群

灭活Vero细胞SA14-14-2疫苗的免疫原性还未在免疫功能缺陷的人群中进行研究。与年轻人相比,在200个老年人中(65岁或以上),疫苗的免疫原性较低,第一针接种后70天血清阳转率为65%,GMT为37[393]。

减毒活疫苗,SA14-14-2

抗体

在中国早期的研究中,对未免疫的1~12周岁儿童进行1剂免疫之后,其抗体应答率达到85%~100%,且应答梯度与逐步上升的疫苗稀释程度呈平行关系[307,329,330,397]。疫苗稀释后滴度低于$10^{5.7}$PFU/ml时,血清阳转率较低,该滴度已经被认定为疫苗感染性的最低标准。

最近在菲律宾、孟加拉国、泰国和韩国进行了更多的SA 14-14-2减毒活疫苗的临床试验。在菲律宾试验中,评估了8~10月龄儿童中的免疫原性,这些儿童被随机分组,在接种麻疹疫苗1个月之前、1个月之后或接种麻疹的同时分别接种一剂SA 14-14-2减毒活JE疫苗[348,349]。接种疫苗28天后,三组JE血清保护率分别为92.1%(81/88)、90.6%(163/180)和90.5%(201/222)。GMT分别为203、155和139。在孟加拉国的一项研究中,10至12个月大的婴儿(符合方案人群分析,N=727)随机分组,分别接种四个不同批次的疫苗,28天时的血清保护率达到80.2%到86.3%,GMTs从52.8到77.3不等[338]。在泰国的研究中,接种SA 14-14-2减毒活JE疫苗的9~18月龄的儿童作为对照组,28天时97.6%(122/125)的接种SA 14-14-2减毒活JE疫苗参与者发生血清阳转[364]。当在PRNT检测中使用SA 14-14-2 JEV时,GMT为171。在韩国的一项类似研究中,12至24个月龄儿童中,第28天,99.1%(116/117)发生血清阳转,GMT为579(PRNT测定中使用嵌合病毒)[399]。

细胞应答

与灭活的PHK细胞疫苗相比,对环磷酰胺抑制免疫的小鼠接种SA 14-14-2减毒活疫苗,诱导出细胞免疫显示出更高水平的保护(参见前面的讨论)[328,400]。

保护力的关联因素

尽管进行SA 14-14-2疫苗的早期研究时,保护的相关性尚未确定,但最近的研究使用了WHO推荐的$PRNT_{50}$滴度等于或大于10作为与保护相关的免疫学指标。这个建议可能不适用于对减毒病毒的免疫应答,因为检测到的有效率高于检测到的中和抗体应答。在使用亚洲各国50多年中收集到的各种JE毒株的攻击模型中,发现减毒疫苗是具有保护性的[328,370,400]。

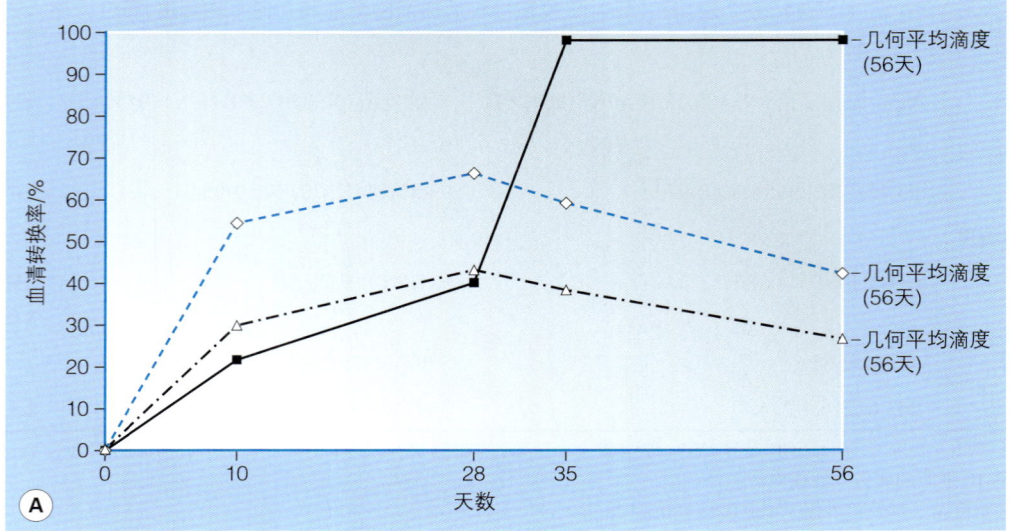

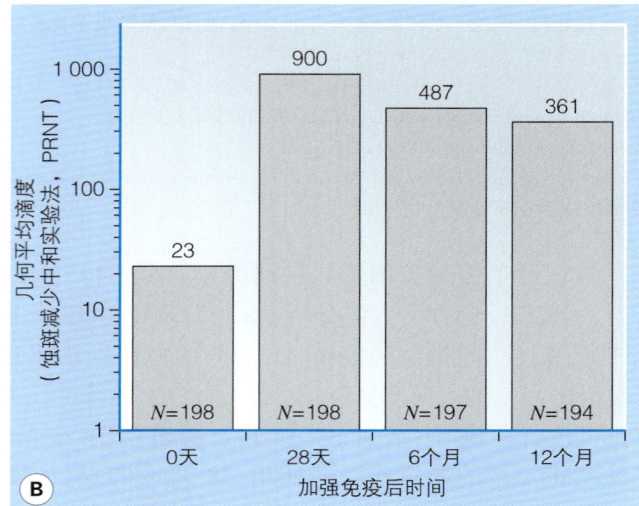

图 33.18　**A.** Vero 细胞疫苗，灭活 JE 疫苗（IXIARO）中和抗体应答的动力学。单高剂量（1×1.0ml），标准 2 剂（2×0.5ml）或单剂 IXIARO 疫苗（1×0.5ml）接种后第 10 天，第 28 天，第 35 天和第 56 天的抗体几何平均滴度（GMT）。

改编自 SCHELLER E, KLADE CS, WÖLF G, et al. Comparison of a single, high-dose vaccination regimen to the standard regimen for the investigational blind, controlled phase 3 study. Vaccine, 2009, 27: 2188-2193.

B. Vero 细胞，灭活 JE 疫苗（IXIARO）加强免疫后中和抗体持久性。Vero 细胞灭活疫苗单剂加强免疫后，0 天、1 天、6 天和 12 个月前，第一次初免后 15 个月，测得的中和抗体的 GMT。血清保护率（PRNT$_{50}$ 滴度，≥1 : 10）接种前为 69%。接种后 1 个月，血清保护率达 100%，6 个月和 12 个月之后血清保护率为 98.5%。PRNT 蚀斑减少中和检测。

改编自 Eder S, Dubischar-Kastner K, Firbas C, et al. Long term immunity following a booster dose of the inactivated Japanese Encephalitis vaccine IXIARO, IC51. Vaccine, 2011, 29: 2607-26121.

特殊人群

在免疫抑制患者中使用 SA 14-14-2 减毒活疫苗的数据很少。泰国的一项试验评估了一些完成同种异体造血干细胞移植 2 年或 2 年以上的患者，他们已停止免疫抑制治疗 6 个月或更长时间[401]。18 名在基线时没有血清保护的患者中，9 名（50%）在接种一剂疫苗 3 个月后血清阳转，但只有 6 名（33%）在 12 个月后仍然有血清保护。7 名（39%）接种两剂疫苗 3 个月后血清阳转（12 个月后仍全部维持血清保护），1 名（6%）接种 2 剂疫苗 12 个月后血清阳转，一例（6%）没有发展出保护水平血清抗体滴度。虽然这是一项

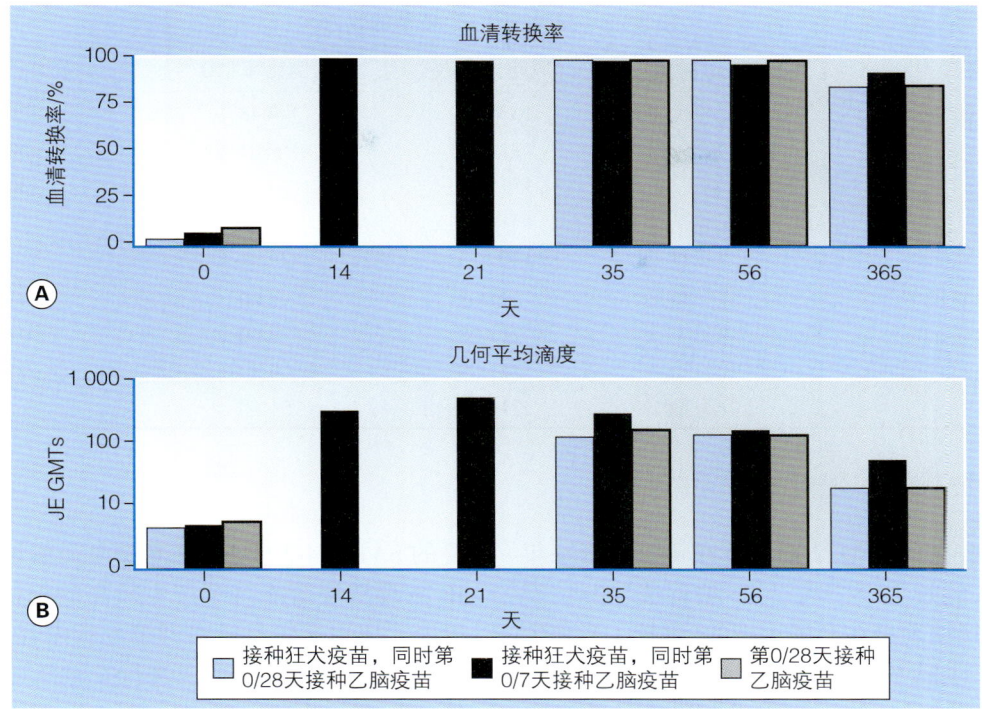

图 33.19 在给予灭活的 Vero 细胞 JE 疫苗（IXIARO）后 365 天的时间段内，乙型脑炎（JE）血清转换率（A）和几何平均滴度（B）。Vero 细胞疫苗在加速接种程序的第 0 天、第 7 天（在第 0 天、第 3 天和第 7 天同时接种纯化鸡胚细胞[PCEC]狂犬病疫苗）或在标准接种程序的第 0 天和第 28 天使用（第 0 天、第 7 天和第 28 天接种 PCEC 狂犬病疫苗）或仅在第 0 天、第 28 天单独接种。血清阳转定义为 $PRNT_{50}$ 滴度 ≥ 1 : 10。$PRNT_{50}$，50% 噬斑减少中和试验。(改编自 Jelinek T, Burchard GD, Dieckmann S, et al. Short-term immunogenicity and safety of an accelerated pre-exposure prophylaxis regimen with Japanese encephalitis vaccine in combination with a rabies vaccine: a phase III, multicenter, observer-blind study. J Travel Med, 2015, 22: 225-231; and IXIARO Summary of Product Characteristics, 文献来源于 http://www.ema.europa.eu/docs/en_GB/document_library/EPAR_-_Product_Information/human/000963/WC500037287.pcf.)

小型研究，但这些结果表明免疫抑制的儿童相比健康的儿童，其免疫应答较弱。没有在孕妇或哺乳期妇女中使用疫苗的数据。

嵌合疫苗

抗体

对 16~18 个月龄儿童接种单剂量嵌合 JE 疫苗，产生的针对 7 株基因型为 I 和 III 的 JEV 的中和抗体水平相似，在测量误差内[402]。

保护力的关联因素

一项 III 期研究招募了来自 10 个中心的 820 名参与者（美国和澳大利亚各有 5 个中心）。一半是随机接种嵌合 JE 疫苗，另一半是接种上市许可的鼠脑疫苗。94% 的参与者完成了试验。嵌合 JE 疫苗组中不良事件的发生率是可接受的，并且在第 60 天，JE 中和抗体应答是等效于或优于上市许可的鼠脑疫苗[358]。

免疫/保护期限

在随机对照 II 期试验的长期随访评估中，97.6%（95% *CI*, 93.3-98.8）的成人在接种单剂 IMOJEV 6 个月后显示出血清保护水平。在接种疫苗后 60 个月，86% 具有血清保护水平，但 5 年之后没有血清保护数据。

疫苗的效力和效果

鼠脑灭活疫苗

两项盲法、随机、安慰剂（破伤风类毒素）对照的现场试验对 Nakayama 株疫苗的效力进行了评估（表 33.8）。第一项研究中，于 1965 年在中国台湾地区现

表 33.8 鼠脑灭活 JE 疫苗的效力 *

国家	试验组	风险人群数	病例比率(10^{-6})	效力(%)(95% CI)
中国台湾地区,1965[343,345]	完整免疫	133 943	4.48	76(63-90)
	1 针	22 194	9.01	50(26-88)
	2 针	111 749	3.58	80(71-93)
	安慰剂	131 865	18.20	—
	未接种	140 514	24.91	—
泰国,1984—1985[328]	完整免疫	43 708	4.60	91(70-97)
	单价	21 628	4.60	91(54-98)
	二价	22 080	4.50	91(54-98)
	安慰剂	21 516	51.10	—

注:CI,置信区间

*2 剂次 Nakayama 株或二价 Nakayama/ 北京株鼠脑疫苗。

场检测了当前疫苗的原型,2 剂免疫在免疫后第一年疫苗达到 80% 的效力[403-405]。另一项盲法、随机、安慰剂对照的现场试验是在泰国进行的,比较了当前生产的单价 Nakayama 株疫苗和同时包含了北京 -1 株的双价疫苗特定制剂[282]。一周岁及以上的儿童接种 2 剂疫苗或安慰剂,间隔一周。经过两年观察,单价和双价疫苗效力等同,均为 91%。JE 疫苗接种组中登革热和登革出血热的发病率有所降低,但没有显著性的差异。

最近的两项病例对照研究评估了泰国和越南生产的鼠脑源灭活疫苗的有效性。在接受至少 1 次疫苗接种的 18 月龄至 5 岁的泰国儿童中,疫苗的有效率为 97.5%[390,406]。在越南儿童中,接种至少 3 剂疫苗的 15 岁以下儿童的疫苗接种的有效性为 92.9%[407]。

对猴子进行的试验研究和人群中和抗体研究表明,JE 免疫对西尼罗热病毒有交叉保护作用,由此建议对实验室工作人员进行 JE 疫苗免疫来预防西尼罗热病毒感染[151,408]。对美国 FortCollins,Colorado CDC 实验室工作人员进行了 JE 接种免疫,结果还是有一小部分工作人员感染了西尼罗热病毒,病情较轻[409]。

灭活 Vero 细胞疫苗

没有进行灭活 Vero 细胞 SA14-14-2 疫苗的效力和预防效果的直接检测,因为 WHO 顾问小组就新 JE 疫苗评估的免疫原性终点评估达成一致意见:用其他 JE 疫苗作为参比的效力研究由于过高的样本量无法实施[371]。但是作为效力指标的免疫原性已在鼠脑疫苗比较的试验中显示出非劣性(表 33.7)[391]。

减毒活疫苗

1988—1999 年在 1~10 岁儿童中进行了 5 次重要的 SA14-14-2 株 JE 疫苗效力观察试验,结果显示 JE 减毒活疫苗能持续产生较高的保护率,达到 98% 以上[410](更多信息请参考第 6 版内容)。由于同期灭活疫苗的广泛使用,所以进行安慰剂对照试验是不符伦理要求的。利用免疫原性终点对灭活疫苗进行了非劣效性试验(未发表)。

1993 年在四川对 15 岁以下儿童进行了病例对照试验,检测结果显示常规免疫 1 针剂 SA14-14-2 疫苗的有效保护率达 80%(95% CI,44%~93%),间隔一年后进行第 2 针剂免疫的有效保护率达 97.5%(95% CI,86%-99.6%)[411]。本次试验中并没有每一剂量的 PFU 值。1996 年以后,确定 PFU 剂量的方法才得以优化和标准化(2004 年与姚亚夫的个人沟通,2005 年与杨陵江的个人沟通)。此外,研究作者指出,程序质量未知,包括维持冷链和疫苗管理技术,这些因素可能会影响结果。1999 年在尼泊尔现场试验中,仅在 JE 暴发的前几天对 160 000 多名 1~15 周岁的儿童进行了 SA14-14-2JE 疫苗的接种,观察结果发现单剂量的 SA14-14-2JE 疫苗的有效保护率为 99.3%。在此次试验中每 0.5ml 的疫苗的 PFU 值为 $10^{5.8}$。在病例对照试验研究中,JE 病例都未接种疫苗,而年龄、性别相匹配对照组中将近 59% 接种疫苗[412]。疫苗免疫后第 2 年和第 5 年,单剂次 JE 疫苗对疾病的预防效力分别继续保持在 98% 和 95%[413,414]。该研究证明 SA14-14-2 疫苗将能有效地预防 JE 疾病。尽管大部分用于该现场试验的疫苗是供出口用的,且疫苗的包装为 1ml 注射器装量,但该研究清楚地表明,仅 1 剂次接种之后 SA14-14-2 疫苗就能产生很强的保护性。

随着 SA 14-14-2 疫苗在印度的广泛使用,两项病例对照研究测量了疫苗的有效性。在 1~15 岁儿童的一项研究中,大规模免疫接种后 6 个月的有效率为 94.5%[415]。在另一项研究中，作为常规免疫计划的一部分，在使用单剂量疫苗后检测疫苗有效性，在 24~54 个月大的儿童中，疫苗接种后 3 年内的疫苗有效率为 84%[416]。这些和来自中国的其他数据证明了 SA 14-14-2 疫苗单剂大规模预防性普种结合常规 EPI 婴儿接种的有效性，可减少 JE 的公共卫生负担。

嵌合疫苗

效力

由于有几种有效的 JE 疫苗可供使用，因此随机对照的疗效试验非常困难。因此，嵌合疫苗基于其诱导中和抗体的能力而被许可，是因为中和抗体与效力是可靠相关的。

免疫力和保护性的持续时间

灭活鼠脑疫苗

在亚洲开展疫苗诱导的免疫力持久性的研究是复杂的，因为该区域同时流行的黄病毒都可能加强和扩大 JE 病毒疫苗诱导的免疫性，如登革热病毒和西尼罗病毒的感染以及 JE 病毒的再次暴露都可以加强免疫反应[102,103,148-150]。即使存在这些潜在的加强免疫反应的因素，在亚洲和西方国家所进行的几项研究，也显示 2 剂基础免疫之后第 1 年出现了抗体水平的逐步下降[298,380]。在日本和中国台湾地区所做的具有代表性的血清学调查，也证明了儿童抗体水平的快速下降（详见之前的讨论）。在中国台湾地区进行的疫苗效力的现场观察试验得到了与此相似的结果：疫苗免疫之后的第 2 年，保护效力从 88% 降至 55%（95% CI，39%-75%）[404]。用 Nakayama 疫苗剂型在泰国所做的现场试验显示，在两年期间疫苗的效力一直存在，但没有进一步的调查数据。近期在中国台湾进行的回顾性研究估计，单剂 Nakayama 株灭活 JE 疫苗的效力为 86.7%[417]。但是，由于对照组的数据不是来源于个体接种记录，而是根据中国台湾的历史数据所推算的，因此该估计有很大的缺陷。另外，在三十年期间的疫苗效力仅是通过利用 1967 年这一年的 JE 病毒攻击率计算得来。因此，中国台湾地区 JE 感染率大幅度下降的原因很可能是过去的三十年里城市人口增多且稻谷栽种减少所致。

建议在流行地区 2 剂基础免疫之后进行加强免疫。实际上，在有过充分疫苗基础接种史的儿童中仍发现有 JE 病例[418]。加强免疫之后，在血清转阴的研究对象中，中和抗体滴度和记忆免疫应答都有显著的提高。对印度生产的 JE 疫苗进行的一个小规模研究发现，35 名疫苗受种者中有 34 名(97%)在 3 剂初次免疫之后 3 年内一直保持中和抗体，34 名保持中和抗体者中有 31 名(91%)可在 4.5 年内保持抗体水平，且 GMT 值分别为 71 和 32。但是，自然感染黄病毒对疫苗的加强免疫效果不能忽视[419]。在亚洲 JE 疫苗免疫接种中，根据经验对免疫者进行的加强免疫，通常目的是让中和抗体滴度恢复到可监测范围之内，而且理论上来说恢复越多越好，如图 33.17 所示。

黄病毒属病毒未免疫的美军士兵在 3 剂基础免疫之后，其具保护性的中和抗体滴度至少保持了一年（GMT=76）。与免疫后 3 个月观察到的滴度（GMT=78）相比，第 12 个月抗体滴度没有变化。在第 12 个月进行加强免疫，之后出现了强烈的记忆应答（GMT=1 117）。初次免疫之后对数量有限的疫苗接种个体进行了 3 年的观察，结果发现 17 名从未到过亚洲旅游、也没有进行加强免疫的接种了疫苗的人中有 16 名(94%)中和抗体水平一直保持在 1:10 以上，且他们的 GMT 值在第 6 个月和第 12 个月没有变化[381]。293 名实验室工作人员参与的大规模研究显示 50% 以上的受种者在免疫仅仅 2 年后中和抗体滴度降到 1:10 以下。作者也指出了抗体应答存在批与批之间的差异[420]。尽管观察表明第一次加强免疫不能晚于初次免疫之后 2~3 年，但是之后一直没有确立加强免疫的间隔时间。研究指出，不管接种多少剂灭活疫苗，抗体都会很快衰减。如果一个人的抗体水平不足以被检测，而被感染的蚊子叮咬后，B 细胞记忆应答可能出现，可以在 JEV 侵入 CNS 之前提高抗体至保护水平。

灭活 Vero 细胞疫苗

灭活 Vero 细胞 SA14-14-2 疫苗接种后抗体的持久性已经在非流行地区的三次成人试验中进行了调查研究，研究结果略有不同，即初次免疫之后的 12~15 个月时中和抗体滴度水平仍然保持在 1:10 以上的受种者比例在 58% 和 83% 之间（表 33.9）[315,316,392]。出现不同结果的原因无法完全解释，但是研究是在不同的地理区域进行的，既往 TBE 免疫率人群显示出更高的抗体持久性，这可能导致了不同结果[317]。

为了将中和抗体滴度长期维持在 1:10 或以上，需要进行灭活 Vero 细胞 SA14-14-2 疫苗的加强免疫。基于加强免疫的抗体和免疫原性的持久性的数据，ACIP 建议，如果有潜在的 JEV 暴露风险，在初

表33.9 2剂初免后抗灭活Vero细胞SA 14-14-2疫苗的中和抗体持久性

研究代码	第56天	第6个月	第12或15个月	第24个月	第36个月
血清保护率/%（血清阳转人数）					
IC51-303[392,393] (N=181)	99(179)	95(172)	83(151)	82(148)	85(129/152)
鼠脑疫苗组[392,393] (N=82)	98(80)	73(61)	未做	未做	未做
IC51-305[315] (N=116)	97(113)	83(96)	58(67)	48(56)	未做
IC51-311[317] (N=198)	97(192)	未做	69(137)(第15个月)	未做	未做
几何平均滴度（95% CI）					
IC51-303[392,393] (N=181)	311(269-359)	84(71-98)	41(34-49)	44(37-53)	44(n=152)(37-53)
鼠脑疫苗组[392,393] (N=82)	100(77-129)	35(25-46)	未做	未做	未做
IC51-305[315] (N=116)	219(180-267)	47(37-59)	18(14-23)	16(13-21)	未做
IC51-311[317] (N=198)	171(146-200)	未做	23(19-27)(第15个月)	未做	未做

注：血清阳转率和SPR，血清保护率（都解释为受种者$PRNT_{50}$≥1∶10的比例，PRNT，蚀斑减少中和试验）。

次免疫之后12个月进行加强免疫[421]。一项加强免疫研究中，198位受种者在初次免疫之后的15个月进行了灭活Vero细胞SA14-14-2疫苗的加强免疫。加强免疫具有良好的免疫原性并且产生了抗体达到GMT 900（相对于前加强免疫的滴度增加了40倍），加强免疫后第28天所有受种者的$PRNT_{50}$滴度都在1∶10或以上。该应答水平持续了至少一年，在加强免疫一年之后GMT为361，并且98.5%的受种者的$PRNT_{50}$滴度仍然在1∶10或以上（图33.18B）[317]。一项后续研究包括了原始198名研究参与者中的67名（34%）。加强接种后平均75.5个月时，64名受试者（96%）的中和抗体滴度仍等于或大于10，GMT为148[318]。在50岁及以上的6名受试者中，GMT为52（95% CI，10-269）低于那些小于50岁年龄组的GMT 165（95% CI，118-230）。在有和没有TBE或YF疫苗接种史的受试者中，GMT没有显著差异。在67名参与者中，17(25%)人在加强接种后曾经前往JE流行国家，对可能接触野生JEV的免疫反应的影响尚不清楚。加强剂量后抗体下降的模型表明平均保护期为14年（范围：2-25岁），并且估计75%的受试者将被保护至少10年。在另一项研究中，滴度降至1∶10以下的疫苗受种者在初次免疫后11个月（n=16）或23个月（n=24）给予加强剂量。无论加强免疫给药的时间如何，所有受试者在加强剂量后均发生血清阳转[315]。没有关于在初次免疫后超过23个月后进行加强免疫的免疫原性的数据。

关于儿童和生活在流行地区的个人的保护期限的数据有限。在菲律宾的一项研究中，给予两剂疫苗的2月龄大的婴儿和年龄小于17岁的儿童的血清保护率在基础免疫3年后为90%[396]。在基础免疫后2年，来自JE非流行国家的23名儿童（平均年龄：14.3岁；一名儿童在初次免疫时小于3岁）中的保护率为91.3%（21/23个受试者）[422]。

在菲律宾，对150名9月龄至17岁儿童的加强免疫的应答进行了研究。在基础免疫12个月后进行加强剂免疫导致GMT增加约40倍，最小的儿童中GMT最高。加强免疫后两年，血清保护率维持在100%。目前现有的对儿童加强免疫的建议与成人类似；也就是说，在基础免疫12个月或更长时间以后，可以在潜在的再次暴露之前进行加强免疫[395]。

减毒活疫苗

在尼泊尔的一项病例对照研究中，在2000年和2004年对1999年接种单剂量SA 14-14-2疫苗的人进行追踪。JE疫苗接种后12~15个月的保护效力为98.5%（95% CI，90.1%-99.2%），5年后维持在96.2%（95% CI，73.1%-99.9%）[413,414]。儿童仅接种1剂SA14-14-2JE疫苗的地区，11年持续下降的JE发病率，说明该疫苗和其他JE疫苗的效力远远超过了检出单剂量疫苗接种后循环中和抗体应答的能力。

在菲律宾进行了一项单剂量减毒SA 14-14-2疫苗接种儿童后3年的免疫原性追踪研究[396,423]。在8月龄接种疫苗的婴儿中，1年、2年和3年后的血清保护率分别为90%、81%和79%。在10月龄免疫的婴儿中，相应的血清保护率分别为86%、81%和82%。1年的结果与在泰国进行的JE疫苗免疫原性研究的结果一致，其中SA 14-14-2 JE疫苗给予研究对照组中的9~18月龄的125名儿童。接种疫苗后1年，87.5%接受单剂量SA 14-14-2疫苗的婴儿仍具有血清保护效价[364]。GMT在1~6个月之间下降，然后保持稳定直到第12个月。

嵌合疫苗

免疫/保护期限

在一项随机对照Ⅱ期试验的长期随访评估中，97.6%（95% *CI*，93.3-98.8）的个体在单剂给予IMOJEV 6个月后显示血清保护水平，疫苗接种后60个月血清保护率估计为86.8%[360]。没有5年以后的血清保护数据。

安全性（不良事件）

鼠脑JE灭活疫苗

一般不良事件

局部反应。接种鼠脑灭活疫苗后局部反应主要表现为局部触痛、发红或肿胀，约占20%。轻度全身副作用主要表现为头痛、低热、肌痛和肠胃道症状，占10%~30%（表33.10）[376,378,379,424-426]。

表33.10　鼠脑灭活JE疫苗不良反应报道

国家	个体	局部反应/%[a]	系统过敏症/%[b]	对照
泰国	490	<1	1.7~2.9	328
美国	59	18	9	321
美国	1 328	12	2	321
	526			320
第1针		20	5	
第2针		12	2	
第3针		11	1	
美国	3 573	23	10~13	323
泰国	448	2	1.3~1.8	328

[a] 局部压痛，发红，肿胀，瘙痒和麻木。
[b] 发热，头痛，不舒服倦怠，皮疹，发冷寒战，头晕，肌痛，恶心，呕吐，腹痛，腹泻，咽喉疼痛，视物模糊，唾液增多，味觉障碍，精神注意力不集中和情绪不稳定。

全身性超敏反应。以前疫苗相关的超敏反应不良事件未在亚洲国家报告，直至1989年后疫苗在澳大利亚以及一些欧洲国家和北美国家的旅游者广泛使用才引起关注[263,424-435]。超敏反应主要包括一般性荨麻疹、血管性水肿或两者皆有，对一些患者身体有潜在的生命威胁。总的来说，这些反应已经可以通过口服抗组胺和类激素来消除，但是一些顽固病例需要住院和注射类固醇进行治疗。曾报道过一例受种者死亡案例，一名男子出现几种超敏反应，且该男子也接种了鼠疫疫苗[263]。超敏反应涉及多个疫苗批次和不同的疫苗生产厂家[429]。通过回顾，发现在1945年冲绳的粗制鼠脑JE疫苗受种者也观察到了超敏副作用，包括荨麻疹、血管性水肿和中度的呼吸困难[265]。

延迟发生是超敏反应的一个重要特征，特别是在第2剂次加强免疫之后。在对美国14 249名海军进行的前瞻性研究中发现，接种和反应发生的间隔时间为第1剂次接种后的18~24小时，74%的不良反应都在48小时内[263,428]。在接种第2剂次后出现反应的人群中，接种到反应发生的间隔时间更长，中位值为96小时，发生的时间范围为20~336小时。对于初次免疫后没有出现任何不良反应者，而在接种第2剂次或第3剂次后出现的不良反应也进行了研究。在巢式病例对照研究中发现，有其他超敏反应史（如荨麻疹，OR=11.4（95%；CI，2.4-62.1）；过敏鼻炎（OR=9.2，95% CI，2.8-23.1）；哮喘，鼻炎或两者皆有（OR=6.5；95% CI，1.8-18.1）可以增加不良反应发生的概率[263]。另一个小规模的对照研究表明，饮酒和在1~9天前接种过其他疫苗也是不良反应的风险因素[433]。

依据确定的方法，不良事件的报道率有所不同。近期的前瞻性试验和回顾性试验发现，超敏反应的风险通常被定义为客观观察的荨麻疹或血管性神经水肿，在每10 000名疫苗受种者中有18到64名出现该不良反应[427,432,433,435,436]。韩国在1994年的JE疫苗接种中发生过两例过敏性休克死亡病例。在估计JE疫苗相关不良事件发病率的一项随访研究中，在1995年5月15日和6月30日期间接种的15 487例韩国儿童中，发生1例过敏性休克伴有晕厥和虚脱，3例全身性荨麻疹和3例严重的红斑。发生率为0.03%，低于成年旅行者，可能与个体差异或监测方法的敏感性有关（详见YMSohn1996年未发表的研究数据）。

在20世纪90年代，美国和日本的上市后监测报告的超敏反应率分别为每10万剂6.3次和0.8次[437]。在随后对1999—2009年提交给美国疫苗不良事件报告系统（VAERS）的报告进行的分析中，300个事件中的106个（35.3%）被分类为超敏反应，每分发10万剂发生8.4例[438]。

尽管超敏反应的发病原因还未明了，但在3名出现全身反应的日本儿童体内有抗明胶的IgE抗体，表明作为疫苗稳定剂的明胶也许是一个诱发抗原[439]。进一步的研究分析，发现有两种不良反应的表现形式：一类为荨麻疹和哮喘并发病人，与血清中出现的抗明胶 IgE 有关；另外一类血清中无抗明胶 IgE 为由其他机制引起的心血管衰竭症状[439]。免疫学研究显示出抗人血清白蛋白的 IgE 抗体的存在，人血清白蛋白作为稳定剂加入疫苗，由于灭活药剂 β-丙内酯而发生了化学改变[440]。在冲绳，鼠脑 JE 疫苗的受种者中出现的超敏反应主要归因于甲醛改变的蛋白。

罕见不良事件

从一开始，疫苗中的神经组织物质引起接种后的神经中枢副作用的可能性就受到关注[441]。生产过程中对鼠脑悬液进行纯化，且将 MBP 浓度控制在 2ng/ml 以下，低于豚鼠检测体系中认为可致脑炎的剂量。但是，没有其他急性播散性脑脊髓炎（ADEM）相关神经蛋白（如脂蛋白、髓磷脂少突细胞糖蛋白）测定结果的报告。对豚鼠和猕猴进行实验性接种，疫苗剂量是常规剂量的 50 倍并含有佐剂，未见脑髓炎的临床证据或组织病理学的证据[442-445]。

在 JE 疫苗通过美国审批之前，对近 20 000 名美国士兵进行免疫，受种者中发现一例因疫苗接种引起的吉兰-巴雷综合征病例。日本早期进行的一项观察疫苗相关的不良事件前瞻性研究，38 384 名研究对象接种粗制或纯化疫苗，在接种一个月后受种者中没有一例出现神经系统并发症[441]。1957—1996 年在乡村进行的神经性并发症观察试验中，发现了 26 名相关病例（麻疹、抽搐、脱髓鞘病、多神经炎），但是没有发病率和对照试验的结果。

1992 年，日本发生两例可能与疫苗接种相关的 ADEM，而促使在 162 家医疗机构进行调查以发现其他的病例[446]。22 年共发现了 5 例以上的病例，包括两例有 CSF 中 MBP 水平的升高[447]。不良反应发生人数的分子和总接种人数分母都没有严谨的定义，但作者估计，ADEM 的发生率不足百万分之一。据一次非相关的报道描述了 1994 年在韩国出现可能与疫苗接种有关的两例过敏性休克致死病例和 4 例 ADEM 病例（2 例致死）；1996 年又报告了一个致死病例。另一例急性脑炎致死病例为一名 15 岁女孩，分别在其发生昏迷和癫痫之前的第 4 周和第 2 周接种了第 9 针 JE 疫苗和汉坦病毒疫苗的第 3 剂次加强针（也是鼠脑疫苗）（YMSohn2002 年未发表的观察数据）。在丹麦，在 1995 年发现 1 例疫苗受种者发生 ADEM 之后，对国家的数据库进行了审核，发现在 1983 年和 1989 年也出现过 2 例类似的与疫苗可能相关的病例，都为成人[448]。确定与疫苗接种有关的 ADEM 的高发病率为 1/50 000~1/75 000。

在美国，1993—1998 年的上市后监测发现一名 55 岁男性在接种疫苗 17 天后出现吉兰-巴雷综合征。他还曾在 5 周前接种过狂犬病疫苗，并在发病前 1 周患有肠胃炎。另外，还报告了一例热性惊厥，报告的所有神经系统不良事件的报告率为每 10 万剂 0.2 次事件[437]。在 1999—2009 年期间，报告了 4 例与疫苗接种时间相关的神经系统不良事件，报告的疫苗相关发生率为每 10 万剂 0.3 例。这些事件包括贝尔麻痹、全身无力、共济失调和癫痫发作各一例[438]。在日本，1996 年 4 月至 1998 年 10 月报告了 17 例疫苗相关的神经系统疾病[437]。2005 年，日本政府撤回了对常规免疫接种灭活鼠脑源性 JE 疫苗的建议[285]。后来 Vero 细胞疫苗获得许可后，再次建议了常规免疫 JE 疫苗。

免疫抑制个体的不良事件

关于 JE 疫苗对免疫缺陷个体的安全性和有效性的信息数据较少。对各种慢性病儿童包括肿瘤病人进行的观察试验显示，鼠脑疫苗接种的免疫原性和反应原性与健康儿童相比没有任何的差异[389]。通过垂直传播感染 HIV 的婴儿对疫苗应答较低（详见早期的讨论），但是没有异常不良事件的记载[388]。

孕妇的不良事件

JE 疫苗对孕妇没有直接的副作用。目前，美国免疫规范顾问委员会（US, ACIP）认为，JE 疫苗对孕妇的安全性还不明确，因为疫苗接种对胎儿存在未确定的风险，所以一般不建议孕妇进行常规免疫。但是 ACIP 也建议，如果疾病的感染风险远远大于免疫的理论风险，到 JE 流行区旅游的孕妇应进行免疫。

接触传播

因为该疫苗是灭活疫苗，所以无接触传播风险。

灭活 Vero 细胞疫苗

一般不良事件

灭活 Vero 细胞 SA14-14-2 疫苗不良反应情况已经在一系列的上市前临床试验中进行了全面的描述，在这些试验中与含铝 PBS 的疫苗以及鼠脑灭活疫苗比较了出现的局部和全身安全性情况[391,449]。

局部反应。 灭活 Vero 细胞疫苗免疫后出现的局部反应表现与其他肌内注射类含铝赋形剂的疫苗接种后出现的局部反应一致。在几个研究中，局部反应主要表现为注射部位触痛和敏感，据报道 20%~30% 的疫苗和安慰剂受种者出现该局部反应

表 33.11 安全人口受种者[a]（持可评估日记录卡）接种灭活 Vero 细胞 SA 14-14-2 疫苗或对照疫苗[b]出现的接种部位不良反应

	发病率					
	第一剂接种后/%[c]		第二剂接种后/%[c]		第一或二剂接种期后/%[c]	
不良事件	Vero 细胞 JE 疫苗 (N=1 963[d])	对照疫苗 (N=645[d])	Vero 细胞 JE 疫苗 (N=1 951[d])	对照疫苗 (N=638[d])	Vero 细胞 JE 疫苗 (N=1 963[d])	对照疫苗 (N=645[d])
任何反应	48.5	47.7	32.6	32.2	55.4	56.2
痛	27.7	28.2	17.7	18.2	33.0	35.8
敏感	28.8	26.9	22.5	18.1	35.9	32.6
红疹	6.8	5.4	4.6	4.1	9.6	7.4
硬化	4.8	5.3	4.0	3.0	7.5	7.4
水肿	2.4	3.3	2.3	1.6	4.2	4.6
瘙痒	2.6	3.3	1.6	1.9	3.8	4.5

注：JE：乙脑。
[a] 每剂接种后 7 天观察接种部位反应。
[b] 对照疫苗是磷酸盐缓冲生理盐水和氢氧化铝。
[c] 百分数的分母基于可评估的日记录卡（记录每一人的症状和观察期）登记数（意思是任何一天所记录的出席 [输入 "yes"] 或全部缺席的 [输入 "no"]）。
[d] 每剂接种后退还日记录卡的受种者的人数。
来源：美国 FDA-批准了 IXIARO[390]和 Tauber 等[389]。

（表 33.11）。很少发现局部发红，肿胀，瘙痒以及硬化现象。灭活 Vero 细胞 SA14-14-2 疫苗接种后出现的局部反应大多数表现为轻度的和短暂的反应。与接种灭活鼠脑疫苗后出现的严重反应出现的频次 [9(21%)/421 vs 59(13.8%)/427(P<0.000 1)] 相比，灭活 Vero 细胞 SA14-14-2 疫苗的局部不良反应情况要好得多[391]。

一般全身性反应。据报道，灭活 Vero 细胞 SA14-14-2 疫苗临床试验中安慰剂和疫苗受种者出现的全身性反应绝大多数表现为头痛和肌痛（表 33.12）。其他大多数轻度全身性反应表现为发热、皮疹、恶心、呕吐、腹泻及疲乏。所有反应频次与对照疫苗（PBS+ 铝）的受种者出现的反应频次接近。

全身超敏反应。在临床试验中，在接种灭活 Vero 细胞 SA14-14-2 疫苗后，没有发现在灭活鼠脑疫苗接种后出现的严重全身超敏反应。一般与全身超敏反应相关的不良事件已经在临床试验的 Meta 分析中进行了研究，试验包括 3 558 名灭活 Vero 细胞 SA14-14-2 疫苗受种者，657 名对照疫苗（PBS+ 铝）受种者，435 名灭活鼠脑 JE 疫苗受种者[450]。这些不良反应在灭活 Vero 细胞 SA14-14-2 疫苗受种者（3.5%）和 PBS+ 铝对照疫苗受种者（3.7%）中出现频次相同。但是鼠脑 JE 疫苗不良反应的发生率高出很多（5.5%，灭活 Vero 细胞 SA14-14-2 疫苗和灭活鼠脑疫苗之间的不同，P=0.04）。3 558 例灭活 Vero 细胞 SA14-14-2 疫苗受种者中出现 4 例荨麻疹（2 例全身反应及 2 例从轻度到中度严重性局部反应），657 例 PBS+ 铝受种者中出现 1 例荨麻疹。所有不良反应都在接种后第 6~28 天出现。所有患者均完全恢复，其中 3 例病例未进行治疗，1 例进行了抗组胺＋皮质类固醇的治疗，1 例仅进行抗组胺治疗（都出现在灭活 Vero 细胞 SA14-14-2 疫苗接种组）。只有唯一 1 例 PBS+ 铝对照疫苗接种后出现的不良反应被调查员判定为可能与疫苗接种有关。2 例受试者第二针后没有出现反应。没有任何病例报告有血管性水肿[450]。

在菲律宾的一项开放标记的儿童试验中，195 名 2 至 11 个月大的婴儿被随机分配接受灭活的 Vero 细胞疫苗（N=131）或 7 价肺炎球菌结合疫苗（N=64）。另有 1 674 名 1 至 17 岁的儿童接受了灭活的 Vero 细胞疫苗（n=1 280）或甲型肝炎疫苗（n=394）。接受 JE 疫苗的儿童或相关对照疫苗的局部、全身、医学照料和严重不良事件的发生率相似。主要的局部反应是 1 岁以下儿童发红，大龄儿童疼痛和压痛。主要的全身反应是发热[341]。

罕见不良事件

一项上市后监测数据的评估审查了欧洲，澳大利亚和美国灭活的 Vero 细胞 SA 14-14-2 疫苗获得许可后 12 个月的不良事件报告。分析的数据包括消费者

表 33.12　接种 Vero 细胞 SA 14-14-2 疫苗或对照疫苗后[a] 安全人口一般系统性不良事件[b]

	发病率 (受种者/%)					
	第一次接种期间 (0~28 天)		第二次接种期间 (28~56 天)		第三次接种期间 (0~56 天)	
不良事件	Vero 细胞 JE 疫苗 (N=1 993[c])	对照疫苗 (N=657[c])	Vero 细胞 JE 疫苗 (N=1 968[c])	对照疫苗 (N=645[c])	Vero 细胞 JE 疫苗 (N=1 993[c])	对照疫苗 (N=657[c])
头痛[d]	21.6	20.2	13.4	13.0	27.9	26.2
肌痛[d]	13.3	12.9	5.6	5.3	15.6	15.5
疲劳[d]	8.6	8.7	5.2	5.9	11.3	11.7
感冒症状[d]	8.2	8.5	5.8	4.3	12.3	11.7
恶心[d]	4.7	5.3	2.6	3.7	6.6	7.5
鼻咽炎	2.3	1.8	2.6	2.3	4.7	4.0
发热[d]	1.9	2.1	1.5	1.7	3.2	3.0
鼻炎	1.0	0.8	0.5	0.6	1.4	1.4
上呼吸道感染	0.9	0.9	0.8	0.9	1.7	2.0
背痛	0.8	0.8	0.6	0.2	1.3	1.1
咽喉痛	0.8	0.9	1.0	0.5	1.6	1.4
皮疹[d]	0.8	0.8	0.7	0.8	1.3	1.5
腹泻	0.8	0.8	0.7	0.3	1.5	1.1
咳嗽	0.8	0.8	0.6	0.6	1.2	1.2
呕吐[d]	0.6	0.8	0.8	0.9	1.4	1.7

注: JE,乙脑。
[a] 在 IXIARO 组和对照组发病率≥1% 的不良事件。
[b] 对照疫苗是磷酸盐缓冲生理盐水和氢氧化铝。
[c] 安全人口(至少接种了 1 剂的受种者)中接种了各自的接种剂量的受种者人数。
[d] 这些症状记录在了受种者的日记录卡上。百分比包括接种后 7 天内发生的包含在记录卡上的未记录的时间。
来源: 美国 FDA- 批准了 IXIARO[390] 和 Tauber 等[389]。

报告、监管机构报告、欧洲药物警戒数据以及 VAERS 数据库的报告。总体而言,报告了 25 例不良药物反应(ADR),其中 13 例来自欧洲,6 例来自美国,6 例来自澳大利亚,转化为报告率为每分发 10 万剂发生 10.1 例。这些 ADR 中有 4 例(16%)是严重的(严重 ADR 报告率: 每 10 万剂 1.6 例)。严重的 ADR 都是明显的末端丛神经炎、脑膜炎(后来由当地监管部门降级为非严重的病例)、口咽痉挛和虹膜炎。没有报告过敏反应或血管性水肿的病例[451]。

第二篇综述分析了从 2009 年 5 月至 2012 年 4 月在美国疫苗获准上市后的 3 年内向 VAERS 报告的不良事件[452]。尽管事件发生在与疫苗接种的关联时间中,但通常无法评估 VAERS 报告的因果关系。因为监测期早于疫苗被许可用于儿童之前,所有报告均是关于 17 岁或以上的成年人,有些报告与上面多国监测报告的分析重复。在 3 年期间共报告了 42 个不良事件,相当于每分发 10 万剂的报告发生率为 15.2 个不良事件。在这 42 份报告中,有 12 例超敏反应不良事件,报告发生率为每 10 万剂 4.4 例,6 例神经系统不良事件,报告发生率为每 10 万剂量 2.2 例。在超敏反应事件中,4 例在 2 小时内发生(速发超敏反应事件),8 例发生在接种疫苗后 2 小时至 10 天(迟发型超敏反应事件)。在 6 个神经系统事件中,3 个被分类为中枢神经事件和 3 个外周神经事件。总体而言,最常报告的事件是 12 个超敏反应事件和 10 个发热报告,其中 3 个或更少病例报告伴有肌肉骨骼疼痛、局部反应、非特异性体感不适、皮疹和晕厥。总共有 27 例(64%)事件发生在第一剂后,10 例(24%)发生在第二剂后。在 17 例(40%)报告中灭活的 Vero 细胞疫苗是唯一接种的疫苗。五例事件(12%)被归类为严重,因为它们导致住院治疗(n=4)或"观察危及生命的疾病",报告发生率为每 10 万剂量 1.8 例。5 个严重不良事件包括 1 例速发超敏反应,1 例迟发型超敏反应,1 例阑尾炎,1 例脑脊髓炎和 1 例心肌炎。其中三名患者也被同时接种了其他疫苗,包括天花和炭疽疫苗(表 33.13)。总体而言,大多数

表 33.13　2009 年 5 月至 2012 年 4 月向美国疫苗不良事件报告系统报告的 IXIARO 接种后严重不良事件

时间类型	疫苗接种后天数	年龄/岁	性别	主要症状或状况	同时接种的疫苗
立即过敏	0	45	男	呼吸困难,喉咙闭合的感觉	MMR,HepA
迟发型超敏反应	2	56	男	呼吸困难,咳嗽	无
阑尾炎	5	40	男	腹痛	无
心肌心包炎	11	22	男	胸痛	Smallpox,Anthrax,Typh
中枢神经系统	39	20	男	脑脊髓炎	Smallpox,Typh,HepA/HepB

注:HepA:甲肝疫苗;HepB:乙肝疫苗;MMR:麻腮风疫苗;Typh:伤寒疫苗。

资料来源于 RABEIB,MILLER ER,FSCHER M,et al. Adverse events following vaccination with an inactivated, Vero cell culture-derived Japanese encephalitis vaccine in the United States,2009-2012. Vaccine,2015,33:708-712.

事件都不严重,对于已知特定事件的报告发生率没有超出预期率,也没有报告死亡事件。因此,这些来自上市后前 3 年的监测数据支持了许可前临床试验中记录的良好安全性特征。

免疫抑制个体的不良事件

有关灭活 Vero 细胞 SA14-14-2 疫苗的安全性还未在免疫抑制人群中进行研究。头 5 年的上市后数据未包含免疫抑制人群的不良事件报道。当然,担心疫苗可能会导致免疫抑制人群感染 JE 是不适用于灭活疫苗的。

孕妇的不良事件

灭活 Vero 细胞 SA14-14-2 疫苗为 B 级妊娠期用药(美国)。有关孕妇或哺乳期妇女使用疫苗的数据非常有限。在动物试验中,不明临床相关性的调查结果已经确定。在生育、产前/产后毒性研究试验中,未发现疫苗对生育、胎儿体重、存活以及后代发育产生任何影响。但是,在接种了 2 剂疫苗的受种者中发现了骨骼部分不完全性骨化的情况,但在接种了 3 剂疫苗的接种组未有发生。安全起见,按欧洲贴签,在怀孕或哺乳期间避免使用疫苗。审阅了 28 名在灭活 Vero 细胞 SA14-14-2 疫苗临床试验期间怀孕妇女的相关临床试验数据后,欧洲监管当局推断目前没有证据显示疫苗与不良妊娠结果有因果关系(Valneva 记录归档)。妇女怀孕期间接种疫苗的应向生产商汇报以便对孕妇和胎儿健康状况进行跟踪。进一步的数据资料将纳入疫苗安全性监测程序。

接触传播

因为疫苗为灭活疫苗,所以没有接触传播的风险。

JE 减毒活疫苗

一般不良事件

在亚洲,使用 JE 减毒活疫苗后获得的安全数据来自于在临床试验和上市后监测中超过 4 亿名儿童。在中国一项早期的安全性研究中,对 867 名儿童进行密切观察,发现接种后 21 天内发热温度在 37.6℃以上的病例少于受种者的 2%,并且发热发生时间分布在整个观察期间,在特定的潜伏期后发热情况减缓[453]。在同样的研究中,还观察了其他 588 512 名受种者的症状,0.05% 的受种者出现发热,0.01% 的受种者出现风疹,以及 0.003% 的受种者出现恶心、反胃。但是在缺乏对照组时,对这些不良事件发生率很难作出解读。

一项随机区组队列研究中,对 13 266 名疫苗受种者和 12 591 名未进行疫苗免疫的 1~2 岁的儿童进行了 30 天的前瞻性随访,以确定疫苗的安全性。两组中都未发现 JE 或脑膜炎,并且住院比例、突发疾病、持续 3 天的发热以及过敏性呼吸道及肠胃反应症状两组类似。基于研究发现,排除了在 1/3 400 以上疫苗接种相关脑炎的发生风险[454]。

在 2005—2006 年在菲律宾进行的一项随机试验中,100 名 8 月龄儿童中 27 名(27%)的 224 名 10 月龄儿童中 27 名(12%)的报告了局部反应[348]。大多数局部反应轻微而短暂。58% 和 39% 的儿童分别报告了全身反应。最常见的早期全身反应是烦躁和嗜睡。两组中 24% 和 25% 的婴儿在 7 天内报告出现发热,但没有 40℃ 或更高的发热。未报告严重不良事件。由于试验中没有安慰剂组,因此无法确定可归因于 SA 14-14-2 减毒活 JE 疫苗的全身事件的比例。在最近的其他四项研究中,患有局部反应的儿童比例在 1%~44% 之间[350,364,398,399]。在这些研究中,只有一项研究中有被认为与疫苗相关的严重不良事件报告。在韩国的一项研究中,有两名儿童的发热被归类为严重,因为事件导致孩子的住院治疗[399]。在同一项研究中,一名儿童患有荨麻疹,被研究人员认为与疫苗有关。

罕见不良事件

在 2009—2012 年期间在中国进行的全国上市后监测中,报告了与免疫接种暂时相关的 6 024 个不良事件,每分发 10 万剂发生 9.7 例。共发生 70 起严重事件,包括热性惊厥、血小板减少性紫癜和脊髓炎。在 9 例脑炎病例中,一例被认为可能与疫苗有关,而其他的被归类为偶合疾病。没有发现其他安全信号[341,455]。在印度大规模疫苗接种活动中,超过 930 万 1~15 岁儿童使用该疫苗后,报告了 65 例严重不良事件,大多数被认为与疫苗无关。确定了两组脑炎样综合征。WHO 疫苗安全全球咨询委员会(GACVS)审查了现有信息,并认为这些事件不太可能与疫苗有关。在其他情况下,GACVS 已经审查了减毒活 SA 14-14-2 JE 疫苗的数据并注意到其出色的安全性[341,456]。

免疫抑制者的不良事件

尽管试验数据表明,JE SA14-14-2 病毒对免疫抑制的动物可能不会有嗜神经组织性,但是没有获得免疫抑制个体疫苗安全性的数据,尤其是 HIV 感染者。不应对已知免疫抑制的人进行接种;相反,应使用灭活的 JE 疫苗。

孕妇的不良事件

没有对孕妇进行疫苗安全性的观察试验。理论上,JE 减毒活疫苗对孕妇有危险。如果必须对孕妇或免疫系统受损者进行 JE 疫苗免疫时,应使用可用的灭活疫苗而不是活疫苗。

接触传播

未有接触传播的报告。尚未较好地研究蚊虫媒介对疫苗病毒的传播。

嵌合疫苗

一般不良事件

常见的接种后症状包括疲倦、不适、注射部位疼痛、头痛和肌痛。不太常见的疫苗接种后不良事件包括注射部位发痒、关节疼痛、胃肠道症状、上呼吸道症状、皮疹和发热。

罕见不良事件

在疫苗的临床开发过程中报告了少量严重不良事件,包括高热[358]。在临床试验中未发现严重的超敏反应或神经系统不良事件。但是,由于已使用该疫苗的人群数量有限,因此不能排除罕见严重不良事件的可能性。需要从较大人群中收集的额外的上市后安全数据来全面评估此问题。

孕妇的不良事件

动物研究未表明对怀孕、胚胎-胎儿发育、分娩或产后发育的直接或间接有害影响。然而,与所有减毒活疫苗一样,妊娠构成禁忌证。

禁忌

嵌合 JE 疫苗禁止用于任何患有 HIV、先天性或获得性免疫缺陷的人,或对疫苗的任何成分有严重过敏反应史的人。如果有发热或急性疾病,必须推迟接种疫苗。不应对正在进行免疫抑制治疗的患者接种疫苗,例如正在接受 14 天或更长时间化疗或高剂量的全身性皮质类固醇治疗的患者。IMOJEV 不得用于孕妇或哺乳期妇女。

免疫抑制人群中的不良事件

没有报道,但疫苗不应在该组人群中使用。

接触传播

没有报道。

疫苗适应证(谁? 为什么?)

流行区域

在亚洲的一些乡村,JE 在地方性动物中循环传播,导致小年龄组儿童暴发的风险高。由于母体免疫力的不断下降,儿童的户外活动增加使其被感染蚊虫叮咬风险加大,以致感染风险急剧上升。在地方性动物疾病的环境中,在 15 岁时几乎都发生血清阳转,说明几乎所有人到此年龄已经暴露在感染环境中并且经历了无症状感染、轻微病症或临床疾病。WHO 建议 JE 疫苗接种应纳入所有公认 JE 为公共卫生优先事项的地区的国家免疫规划中,并指出即使 JE 确诊病例数较少,但如果该地区有适于 JEV 传播的环境,例如动物宿主的存在、支持传播的生态条件、以及与已知JEV传播的其他区域的接近,也应考虑接种疫苗[42]。对大部分地区而言,由于经济条件的原因,需要逐步实行国家JE疫苗免疫程序(最初是在疫源地和高地方性动物疾病传播地区)[457,458]。现行有效免疫策略的建议是通过一次覆盖所有高危年龄人群(通常是小于15岁的儿童)的普种,随后通过EPI推行常规免疫。尽管大部分JE免疫活动最初仅在有限的地区开展,随着监测系统的改进,免疫活动已经扩展到了整个国家[459,460]。重点指出的是:疫区和非疫区的免疫程序和加强免疫程序会有所不同。

尽管各个国家以及不同年份JE发病率不同,普遍的儿童免疫接种是可取的,因为即使在经济发达的国家,病毒传播也无法消除,并且在一生中感染疾病的累积风险证明广泛保护是合理的。这种持续存在的风险在日本横断面血清学研究中得到证实,2004—2008年期间在日本西部,该研究测量的NS1抗体的平均年感染率为1.8%,在2004—2006年期间在东京的平均年感染率为1.3%[285]。当仅包括未接种疫苗的人时,平均每年这两个地区的感染率均为2.6%[207,285,461]。事实上,当日本2005年暂时撤回其常规儿童免疫接种的建议时,2006年和2009年有两例未接种疫苗的儿童的JE报告[208]。导致疫情传播的情况无法预测,并且每隔一段时间,暴发可能导致大量病例,即使在城市地区也是如此。

侨民

有了安全有效的新型JE疫苗,建议所有主要居住地是JE流行地区的侨民接种疫苗[41,253,426,462]。侨民感染JE的风险是不同的,根据不同的情况而定,主要受以下因素影响:特定的居住位置、住房条件、活动性质以及不可预见的暴露于疾病高发区的概率(详见下面的"旅行者")。疾病感染风险因地域和国家的特殊性不同,即使在特定的地理位置病毒的传播每年也发生波动。图33.1和表33.14总结和推算了不同国家不同地区和不同季节的疾病暴发风险。病毒传播的形式也可能会发生变化,建议医生和旅行者向公共卫生组织询问这方面的数据和趋势。由于JE的报道率较低,所以很难对感染风险进行评估并且很难获得准确的数据。

旅行者

建议到亚洲的旅行者接种批准上市的JE疫苗,而不需要进行常规免疫。在美国,建议1周岁或以上人群在JE流行季节在有动物流行的环境停留1个月或以上时接种JE疫苗。这包括经常旅行者或外籍人士,他们将居住在城市地区,但在JE病毒传播的高风险期间可能会访问农村地区。疫苗应该考虑短期(<1个月)旅行者,如果他们有更高的JE病毒暴露风险,例如在农村地区户外度过大量时间,参加广泛的户外活动(例如露营、远足、钓鱼)或住在没有空调的住宿条件下[41,462]。

对于访问局限在城市地区和非流行季节的短期旅行者,不建议使用JE疫苗[463]。欧洲的建议因国家而异,其中一些国家(例如德国和法国)对于风险较高的旅行者,无论旅行时间长短,有宽泛的免疫接种建议,而一些国家则对长时间旅行者提出更具限制性的建议[465,466]。在许多亚洲国家,在流行地区使用疫苗会掩盖病毒活动,使得难以准确地确定风险。旅行者及其医生应权衡该地区的个人风险因素、疾病风险以及预期旅行的季节(图33.1,表33.3,表33.14)。高龄和怀孕可能会影响JE的风险和结果。因为其他虫媒疾病可能在同一地区传播,建议使用驱虫剂和其他保护措施。一般预防措施对于疫苗禁忌人群、短时间内离开而无法完成免疫接种的人,或由于对高风险区域的访问是短暂的或带有模棱两可的风险而不选择接种疫苗的旅行者尤其重要。疫苗接种的建议可能会因可用于旅行者的疫苗的成本和风险概况数据而变化。

实验室研究人员

已经发现22名实验室工作人员感染JE的病例,主要发生在使用JE病毒进行试验的环境[232,467]。病毒传播主要是经过接触皮肤或黏膜且也可能通过气溶胶传播,特别是在病毒纯化过程中配制高浓度病毒溶液时。免疫也许可以预防皮肤接触感染;但是还不清楚疫苗诱导的免疫力,特别是灭活疫苗诱导的免疫力是否能预防气溶胶的传播。所以建议所有可能暴露于病毒环境或致病毒株中的实验室研究人员进行JE疫苗的接种。根据对确定疫苗SA 14-14-2菌株减毒资料的审核,美国虫媒病毒实验室安全小组委员会,认识到经过免疫的工作人员可以在生物安全2级的工作环境下进行工作,对于减毒的黄热病病毒、胡宁病毒、裂谷热病毒、基孔肯亚病毒和委内瑞拉马脑炎病毒疫苗株,也是相似的建议[468]。

免疫禁忌证以及注意事项

对疫苗、明胶或其他啮齿目动物的产品,以及以前剂次的JE疫苗过敏的人群禁止使用鼠脑培养的JE疫苗。据以前报道,具有过敏条件的人(如哮喘、

表33.14 JE在不同国家、不同地区和不同季节的风险*

国家或地区	受影响地区/管辖区	传播季节	接种	备注
澳大利亚	外托雷斯海峡群岛	12~次年5月	（外托雷斯海峡群岛）目标人群接种	昆士兰北部大陆的1个人类病例报告
孟加拉国	可能广泛传播	整年都有病例出现，5月和11月为高峰期	未接种	哨点调查在Chittagong、Dhaka、Khulna、Rajshahi、Ranjpur和Sylhet地区发现病例
不丹	罕见报告	没有数据	未接种	病毒可能传播
文莱	罕见报告	推测整年传播	私人市场	病毒可能传播
柬埔寨	全国范围内地方性动物病	全年高峰季节在5~10月）	包括在扩大免疫规划（EPI）（国家以下一级）	哨点调查在23个省中的15个省发现病例
中国	除西藏、新疆和青海外，所有省份均有JE病例，香港病例罕见	中国北方：5~9月；中国南方：4~10月	在全部受影响的省份进行计划免疫	对仅去主要大城市的旅行者未推荐常规接种，在贵州、山西、四川、云南和重庆发病率最高
印度	除Dadra、Daman、Diu、Gujarat、Himachal、Jammu、Kashmir、Lakshadweep、Meghalaya、Nagar Haveli、Orissa、Punjab、Rajasthan和Sikkim所有邦都报告了JE病例	印度北部：7~12月，印度南部：在Goa为5~10月；Tamil Nadu：10月至次年1月；Karnataka：4~9月；Andhra Pradesh：9~11月	所有受感染的地区都实行了常规免疫	West Bengal、Bihar、Karnataka、Kerala、Tamil Nadu、Andhra Pradesh、Assam、Uttar Pradesh、Haryana和Goa报告率最高
印度尼西亚	推定在全国范围内流行	全年都有传播雨季高峰期11月至次年3月	未接种	哨点监测已在Bali、Kalimantan、Java、Nusa Tenggara、Papua和Sumatra发现病例
日本*	除Hokkaido之外，所有岛屿都是地方性动物病区域	除了Ryukyu(Okinawa)为4~10月，其他的都为6~10月	接种	对于仅到主要城市的旅行者未推荐免疫
朝鲜	推定在全国范围内流行	7~10月	疫苗普种	
韩国	全国范围都是地方性动物疾病区域	5~10月	接种	对于仅到主要城市的旅行者未推荐免疫
老挝	全国范围都是地方性动物疾病区域	6~9月	包括在扩大免疫规划（EPI）（国家以下一级）	
马来西亚	半岛所有的州和沙捞越州为地方性动物疾病区域	全年传播	国家以下一级的免疫计划	大多数人类病例来自Sarawak
缅甸	全国范围地方性动物疾病区域	5~10月	未接种	
尼泊尔	Terai为地方性动物疾病区域；加德满都和其他一些山区发现一些病例	7~10月	包括在扩大免疫规划（EPI）（国家以下一级）	最高的疾病发病率报告来自Western Terai地区对于那些在高海拔地区徒步旅行的人来说，不推荐常规接种疫苗

续表

国家或地区	受影响地区/管辖区	传播季节	接种	备注
巴基斯坦	可能巴基斯坦中部为地方性动物疾病区域	6月至次年1月	未接种	
巴布亚新几内亚	低水平传播	全年	未接种	
菲律宾	全国范围地方性动物疾病区域	全年传播,高峰期7~9月	未接种	
俄罗斯	远东地区为地方性动物疾病区域	7~9月	未接种	
新加坡	极少传播	全年	未接种	未推荐常规免疫
斯里兰卡	全国范围的地方性动物疾病区域	病例全年散布;高峰期为季风季节后	已纳入到常规免疫	在 Anuradhapura、Gampaha、Kurunegala、Plonnaruwa 和 Puttalam 地区人类病例报告率最高
中国台湾地区	全省范围内地方性动物疾病区域	5~10月	接种	对于仅到主要城市的旅行者未推荐免疫
泰国	全国地方性动物病区域	南方病例全年散布,北方多在4~9月	已纳入到EPI接种	
越南	全国地方性动物病区域	全年散布;高峰期为5~10月,特别是在北部	已纳入到EPI接种	最高的疾病发病率在北部省份
西太平洋	偶有散在病例	数据不足	未接种	未推荐免疫

注:EPI:计划免疫。
* 评估基于发表的报告,呈交 WHO 的报告以及个人沟通。因为病毒在人畜共患周期中传播,所以在实行有力的免疫程序的国家的病例报道不是感染风险的可靠的指标。更新的信息,参见美国 CDC-旅行者的健康(http://wwwnc.cdc.gov/travel)

过敏性鼻炎、药物过敏或膜翅目昆虫毒液过敏、食物过敏,特别是含有明胶的食品)对鼠脑疫苗的超敏反应更加普遍。如果向这些个体提供 JE 疫苗,应向其告知这些疫苗接种可能引起血管性水肿和荨麻疹的潜在风险。动物饲养员和某些实验室工作人员对老鼠尿液的蛋白超敏性很普遍。但是这些超敏是否会给 JE 疫苗受种者带来风险还不明确。在与接种可能有关 ADEM 的报道中,建议患过 ADEM、吉兰-巴雷综合征、多发硬化或其他脱髓鞘混乱的个体不得接种鼠脑培养的疫苗。灭活的 Vero 细胞疫苗的禁忌证是对疫苗中的某一成分(例如硫酸鱼精蛋白)发生过超敏反应,或对以前剂次的疫苗或另一种 JE 疫苗的过敏反应者。JE 活疫苗对发育中的胎儿构成理论风险,但妊娠的不良后果与 JE 疫苗没有直接关系。旅行者及其医生必须平衡评估妊娠期 JE 疫苗的理论风险与获得 JE 的潜在风险以及该疾病的不良后果。减毒活 SA 14-14-2 和嵌合 JE 疫苗不建议用于孕妇,并且对于免疫抑制的人,已知患有 HIV 的人和对任何疫苗成分严重过敏的个体也是禁忌的[287]。

JE 病毒感染和疾病的抗体介导的增强效应是一个理论上的风险(通过动物模型上抗体被动转移发现的)[276]。在灭活呼吸道合胞病毒或麻疹病毒免疫之后,抗体水平下降到保护临界值以下的受种者出现了类似的现象。通过对实验动物使用 JE 或墨累河流域 JE 的灭活 VS 减毒活疫苗,类似的现象也得到了论证[469,470]。抗体依赖增强效应也被视为是严重登革热病毒感染的致病机制。在细胞的发病机制中,最大的不同就是可以在大脑细胞感染 JE 病毒时阻止这种现象的发生(大脑细胞是病毒感染主要目标而不是巨噬细胞或肺皮膜细胞)[471]。

公共卫生考虑

疫苗接种的流行病学效果

JE 对卫生资源及受影响的社区有很大的影响。

JE 的频繁流行使得社会不得不采取措施来控制疾病，从而提供安全的生活环境。JE 疫苗接种是最有效且最可靠的控制 JE 流行暴发的唯一方法。JE 疫苗的广泛使用已经使 JE 发病率出现持续降低的趋势，同步发展的社会经济也可能有助于降低疾病的发病率。随着社会经济形势的发展，使很多发达的亚洲国家能够负担的起疫苗将其纳入接种计划。社会经济发展越好的国家，越早开始 JE 疫苗的普遍接种。不太富裕的国家正在进行补种。例如，在尼泊尔，2006 年启动了一项 JE 疫苗免疫接种计划，到 2009 年，已在 23 个地区开展了大规模疫苗接种活动。分析 2004—2009 年实验室确诊 JE 和临床 AES 病例的监测数据表明，在大规模疫苗接种后，JE 的发病率为 1.3/10 万，比没有疫苗接种情况下的预期值低 72%，估计有 891 例 JE 病例被预防。此外，AES 发病率降低了 58%，估计有 2 787 例 AES 病例被预防，这表明可能预防的疾病病例数是实验室证实的 JE 病例的三倍[458]。PATH 是一家总部在华盛顿州西雅图的非营利组织，由比尔 - 梅琳达·盖茨基金会资助。在 PATH 的帮助管理下，斯里兰卡现在使用 SA 14-14-2 JE 疫苗进行常规免疫，印度则大量进口疫苗以对抗疾病流行[350]。在泰国，对于蚊媒疾病的垂直控制程序从 1970 年开始实施，但该程序表明对疾病没有影响。随后该程序整合了对疫情暴发反应的关注增加，同样不会对疾病产生影响。1986 年，疫苗开始纳入该国风险最高的地区的常规免疫系统，随着免疫接种扩大到其他省份，这对疾病发病率产生了巨大影响（图 33.20）[21,472]。

来自中国的观察，也强化了免疫的影响。在中国北京和其他一些地区，由于保持了很高的 JE 免疫率，JE 疾病发病率明显下降并保持在较低水平（图 33.21）[2,16,473]。直到最近，虽然疫苗的覆盖率在中国经济发达地区达到了高水平，但是在许多贫穷的高风险农村地区一直保持在较低水平。由于政府部门没有将 JE 疫苗纳入儿童常规免疫规划当中，疫苗的价格成为疫苗免疫的主要障碍。但是，2008 年开始，JE 疫苗已正式纳入 JE 流行省份的 EPI 体系。

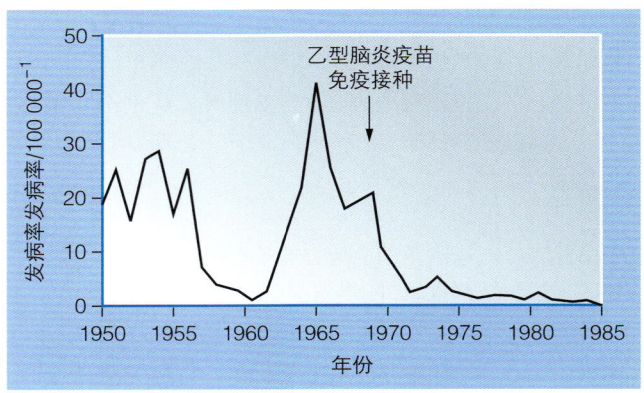

图 33.21　北京乙型脑炎发病率持续下降与 1950—1985 年大规模的免疫接种的联系。
改编自 GU PW, DING ZF. Inactivated Japanese encephalitis (JE) vaccine made from hamster cell culture (a review). JE HFRS Bull, 1987, 2: 15-26.

疾病控制策略

作为一种人畜共患病，有自然的病毒宿主，JE 无法完全根除。尽管其传播途径由于之前提到的因素而发生了改变，但是无法依靠这些单一的或联合的方法来降低疾病的发病率。因此最有效的途径就是接种疫苗。亚洲国家通过进行广泛的疫苗免疫成功地控制了 JE，这充分说明了疫苗的全面接种几乎能消除 JE 疾病[474]。

成本 - 效益信息

一些研究已经证明 JE 接种 SA 14-14-2 减毒活疫苗和鼠脑源灭活疫苗的经济效益[475-478]。影响计算的因素包括疫苗价格、疾病发病率、疫苗接种时程序的剂数和选择的疫苗接种策略等（强化免疫和 / 或常规免疫）。最近在中国贵州省进行的一项评估中，调查人员模拟了在常规 EPI 中使用减毒 SA 14-14-2 JE 疫苗的两剂量的接种程序，从出生到 65 岁的理论队列为 10 万人。选定的策略每年花费约 435 000 美元，预防 406 例 JE 病例，102 例死亡，122 例慢性残疾。

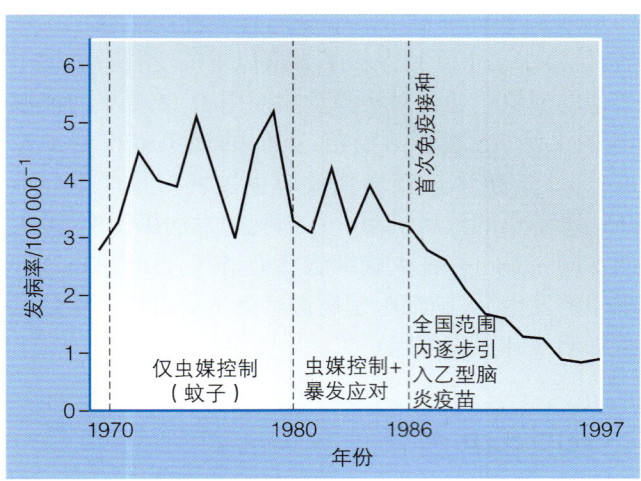

图 33.20　在泰国，控制媒介蚊虫的措施对乙型脑炎病例数没有影响，只是在引入乙型脑炎疫苗后，乙型脑炎罹患率才下降。

如果忽视未来的成本节约并且仅使用 EPI 计划成本，则该计划每个残疾调整生命年（DALY）将花费 95.50 美元，低于中国 2009 年人均国内生产总值 3 741 美元，使其成为具有成本效益的投资。考虑到未来的节约，在 EPI 中为一个 10 万人的队列使用 JE 疫苗将导致卫生系统节省 1 591 975 美元，从社会角度节省 11 570 989 美元[18]。柬埔寨、印度尼西亚和印度的其他评估同样发现，即使不节省成本，使用 SA 14-14-2 JE 疫苗的接种计划也具有成本效益[477-479]。

成都生物制品研究所与美国非营利组织 PATH 共同合作，扩大 JE 活疫苗在亚洲贫穷国家（GNP 不足 1 000 美元）的供应量，其价格非常低廉，每人份不足 1 美元。这种疫苗以较低的价格供应，可以增加整个亚洲 JE 疫苗的使用。

与流行性流行国家的人群不同，对所有旅行者进行普遍的 JE 疫苗接种并不具有成本效益。虽然没有进行评估，但考虑到亚洲的旅客人数众多（2015 年亚洲 JE 流行国家的旅客人数为 1.355 亿人次），大多数前往亚洲旅行者的 JE 风险极低（<1 例 /100 万旅客总体而言），由于 JE 疫苗的高成本（对于灭活的 Vero 细胞疫苗，两剂基础免疫需要 400 美元至 500 美元），对旅行者进行普遍接种并不符合成本效益。然而，对于选定的高风险旅行者和长住外籍人士，则成本效益计算方式发生显著变化。

根除或消除，是否可行

从自然界彻底消除 JE 是不可行的。通过对疾病高发地区进行 JE 疫苗的广泛接种，消除人类临床感染 JE 疾病是可行的。由于 JE 不能通过人 - 人传播而获得群体免疫，JE 疾病的预防需依赖于个人保护。

新的和未来的疫苗

有很多的 JE 疫苗正在研发之中，有的已经申请生产许可，其他正在申请。灭活 Vero 细胞疫苗已经由 Biken 和 Kaketsuken 获得许可供应日本国内市场。因为这些疫苗上市后数据信息有限，所以仅对此进行简要介绍。

灭活疫苗

几个组织已经以 Vero 细胞为基质生产出了实验性的全病毒体灭活疫苗[480-482]。采用细胞培养获得高滴度的病毒，从微载体连续收集病毒液，用甲醛进行灭活，再经过浓缩，生产出的新疫苗可以达到鼠脑 JE 灭活疫苗的保护效力的标准。INTERCELL 生物技术公司生产的疫苗已广泛地在全球各地获得了上市许可。其特性已经在之前的章节中进行了描述。

Biken 在日本 Osaka 大学的微生物疾病研究基金，已经生产出了以 Vero 细胞为基质、明矾配制的 Biken BK-VJE 疫苗，所用毒株为北京 1 株。通过使用波纹管系统注入 Vero 细胞病毒并进行批收获，达到了很高的病毒收率[482]。在无血清培养基中培养病毒，并且在灭活过程中，使用甘氨酸和山梨糖醇稳定剂[483]。2001 年进行的 I 期临床试验，采用 2 剂免疫，显示该疫苗有良好耐受性，仅有肝脏功能指标略高，所有血清阴性个体 JE 中和抗体阳转。2 剂免疫的 III 期临床试验，在 110 名黄病毒属病毒易感儿童中进行，100% 产生中和抗体，没有任何的不良事件。第二项 III 期开放性临床试验，之前接种过鼠脑灭活疫苗的儿童再接种 1 剂 BK-VJE 疫苗后，都显示了很高的中和抗体水平。该疫苗于 2009 年在日本取得上市许可[484,485]。该疫苗的免疫程序如下：3 岁及以上儿童肌内注射 0.5ml，3 岁以下儿童注射 0.25ml，注射 2 剂，分别于 1 周和 4 周接种。2 剂接种后大约 1 年再进行加强免疫。第 4 剂在 9~13 岁期间接种（2010 年与 I.Kurane 个人沟通）。

化学 - 血清 - 治疗研究所 Kaket-suken，是日本的一家鼠脑 JE 灭活疫苗生产厂家，已经生产出了一种以 Vero 细胞为基质培养纯化的无佐剂疫苗（Encevac），该疫苗的配制没有使用明胶和硫柳汞。每剂量成品中含有几个 pg 的 Vero 细胞 DNA 和蛋白浓缩物。I 期临床试验中，对 30 名易感的成人分别于 0 周、4 周和 6 个月进行了 3 次免疫，未出现任何严重的不良事件，且所有研究对象都产生了 JE 中和抗体。II 期临床，对 200 名 6~90 月龄的儿童进行了 3 剂免疫，血清阳转率 100%。在第 1 剂接种后，45% 的研究对象出现轻微的不良事件。2011 年，该公司在日本获得了上市许可[485]。同样地，以 Vero 细胞为基质培养的 JE 灭活疫苗，也已在中国的北京生物制品研究所有限责任公司、辽宁成大生物技术有限责任公司和印度的 Bharat Biotech 公司生产[486]。

澳大利亚和日本的一个合作小组在美国典型培养物保藏中心（ATCC）提供的 Vero 细胞中培育了北京 -1 JEV 毒株，这种细胞是在没有血清的微载体培养基中生长的[482,483]。这种病毒疫苗用福尔马林灭活并用 0.5% 甘油做稳定剂，相隔 1 周接种两剂，在免疫后小鼠身上，1 周后可产生抗几种基因型 I 和基因型 III JEV 的中和抗体。PRNT 检测显示与两剂标准鼠脑 JE-VAX 后接种后获得的抗体滴度相当。通过添加 δ 菊糖（一种基于多糖的佐剂（ADVAX））可进一步提高这种早期结果。以1周的间隔向小鼠给予两剂无佐剂和基于细胞培养的佐剂疫苗(JE-ADVAX)，并将中和抗体应答与用两剂对照疫苗免疫后获得的应答进行比较。添加δ菊糖的Vero细胞疫苗的小鼠中和抗体滴度比给细胞培养JE疫苗的小鼠高100倍。JE-ADVAX免疫后的小鼠可对JE Nakayama株致死性鼻内攻击产生保护，而用基于细胞培养或基于鼠脑的疫苗接种的小鼠则没有。用嵌合JE疫苗和许可的IXIARO(Jespect)疫苗接种的小鼠后产生的JE中和抗体反应与JE-ADVAX接种产生的反应相似[481]。小鼠中的类似免疫方案可产生针对西尼罗河病毒的致死攻击的保护，其具有归因于抗体的保护，并且可以通过记忆B淋巴细胞而非T细胞过继转移[487]。

痘病毒载体疫苗

复制缺陷的金丝雀痘病毒(ALVAC)及高度减毒的痘苗病毒(NYVAC)已用作载体转载PrM-E或PrM-E-NS1基因[488]。一些候选JE疫苗处于临床或临床前研究或研究的不同阶段[374,375]。重组候选疫苗的构建中，将四个JE病毒基因——prM、E、NS1及NS2a插入痘苗病毒(NYVAC)或金丝雀痘病毒(ALVAC)中，对此已进行了广泛的研究。两个重组体都表达了编码JE的结构基因和NS基因产物，能够在小鼠体内激发JE病毒保护性抗体；前一重组体2剂免疫后，可以保护恒河猴抗致死量病毒的攻击。在Ⅰ期临床试验中，重组疫苗在某种程度上比鼠脑疫苗更有反应原性，且安全。免疫2剂NYVAC-JE重组疫苗的免疫性几乎相当于鼠脑JE病毒免疫三次，但这种情况仅发生于未接种过牛痘疫苗的志愿者中。5个未接种过牛痘疫苗的受试者都产生了JE中和抗体，而5个接种过牛痘疫苗的受试者中均未出现JE中和抗体。10个ALVAC-JE受种者中仅观察到1人产生抗体应答[489]。尽管NYVAC-JE重组病毒经证实为安全的，并在未接种牛痘疫苗受种者体内是有效力的，但是在接种过牛痘疫苗的受种者体内不能复制的显著缺陷，使其应用受到限制。

其他基因工程构建疫苗

将特定的核苷酸置换体插入E基因便产生了神经减毒JE疫苗。来自cDNA的病毒体及病毒体亚单位保护小鼠在受到攻击时免遭死亡[490,491]。JE病毒亚单位蛋白可用多个表达系统生产，包括秋黏虫(spondoptera frugiperda)、大肠杆菌、酿酒酵母(Saccharomyces cerevisiae)和果蝇稳定转染细胞系(Drosophila Schneider 2)，在诱导小鼠产生免疫力及保护力方面取得了不同程度的成功，这取决于表达的抗原表位及其构像[491-495]。通过模拟病毒抗原表位的结构来识别抗原，这一历程可根据先前确定的单克隆抗体的特异性来筛选五肽文库而加快[496]。牛痘-JE病毒重组体可释放细胞外颗粒(extracellular particles, EP)，它由JE病毒的prM和E蛋白组成，与简单的肽相比，其结构更为自然[440]。当单独接种不含佐剂的该重组体后，EP可诱导免疫小鼠产生长效抗体及记忆T细胞。在其他表达系统中，包括甲病毒重组病毒中，也产生了包含JE病毒E蛋白的免疫原性亚病毒颗粒[498,499]。作为增强免疫原性的方法，对新的释放系统和佐剂进行了研究，目的是诱发Th1或Th2应答，或使免疫更为便捷(如，将鼠脑灭活疫苗包裹在乙交酯、丙交酯聚合体微滴中微胶囊化，聚合体微滴被设计在一个特定时间段降解)[500]。

通过去除病毒衣壳基因(C)，一种假性感染JEV疫苗(名为RepliVAX)已经研制而成。病毒可以在C蛋白表达细胞中进行增殖，从而形成与活病毒和NSI的分泌型结构相同的转染颗粒，但是，在普通细胞中，RepliVAX不能产生转染颗粒。在受到病毒致命攻击时，该疫苗对小鼠和地鼠具有保护力[501]。

亚单位疫苗

通过腺病毒结构表达包膜蛋白或DOMAIN Ⅲ的疫苗，以及分别通过杆状病毒、J12#26细胞、大肠杆菌或果蝇细胞表达的疫苗已经在小鼠上进行了试验[502-507]。

DNA疫苗

另一种方法正在探索之中，采用肌内注射或皮下注射裸DNA质粒，其在巨细胞病毒早期快速启动子的控制下编码病毒prM与E基因。利用JE质粒可保护小鼠免受各种野生型病毒的攻击[508-511]。在猪中，通过肌内注射免疫两次，即可产生高抗体滴度及对减毒活病毒攻击的高回忆应答[512]。另一种正在研发中的疫苗包含分泌信号基因序列，该基因序列通过组织纤溶酶原激活物与全长JE包膜蛋白基因或其片段的融合获得。用后面构建的分泌型E蛋白转染细胞，则在小鼠中可产生更好地对抗脑内攻击感染保护[513]。

（严龙　张磊　刘东磊）

本章相关参考资料可在"ExpertConsult.com"上查阅。

第 34 章 莱姆病疫苗

Allen C. Steere

1976 年莱姆病被描述为是在一个独立群体中出现的疾病,患病儿童集中在康涅狄格州的莱姆市,他们被认为患有幼年型类风湿关节炎[1]。这种疾病的病例聚集出现在乡村,且典型症状为渐进性皮肤损伤和游走性红斑,这些特征提示这种疾病是由节肢动物传播的。很快就明确了莱姆病是一种多系统的疾病,主要侵害皮肤、神经系统、心脏以及关节等部位[2]。对患有游走性红斑病人的流行病学调查研究表明硬蜱是传播本病的媒介[3]。

除了提供病因的线索之外,最初的渐进性皮肤损伤将在美国出现的莱姆病与 20 世纪早、中期在欧洲出现的某些综合征联系起来[4-6]。直到 1982,Burgdorfer 和 Barbour 从肩胛硬蜱中分离出来一种以前未被发现的螺旋体,现在命名为伯氏疏螺旋体(*Borrelia burgdorferi*),莱姆病才令人信服地与这些不同的症状联系到一起[7]。这种螺旋体随后在美国莱姆病患者体内[8,9]和在欧洲患有游走性红斑、脑膜多发性神经炎或肢端皮炎的患者体内被发现[10-12],另外,这些患者的免疫应答最终都指向这种微生物[8]。

随后,*B. burgdorferi sensu lato*(广义伯氏疏螺旋体)被分为 3 种基因群[13]。至今,所有北美菌株都属于第 1 群,*B. burgdorferi sensu stricto*(狭义伯氏疏螺旋体)。尽管三种致病群在欧洲都有发现,但分离的菌株大多属于第 2 群(*Borrelia garinii*,伽氏疏螺旋体)或第 3 群(*Borrelia afzelii*,阿弗西尼疏螺旋体);在亚洲只发现了第 2 群和第 3 群。

目前,莱姆病(或莱姆疏螺旋体病)是美国和欧洲最常见的虫媒疾病[14]。由于预防蜱叮咬的努力收效甚微,因此接种疫苗是预防这种疾病的一种有吸引力的策略。

临床表现

莱姆病分阶段发生,每个阶段表现不同。美国 70%-80% 的莱姆病患者,在感染初期在蜱叮咬部位出现典型的扩散性皮肤损伤、游走性红斑(第一阶段)[15-17]。经过 3~32 天潜伏期后,围绕叮咬部位形成红斑,并缓慢扩散(图 34.1)[18]。在数日到数周内,

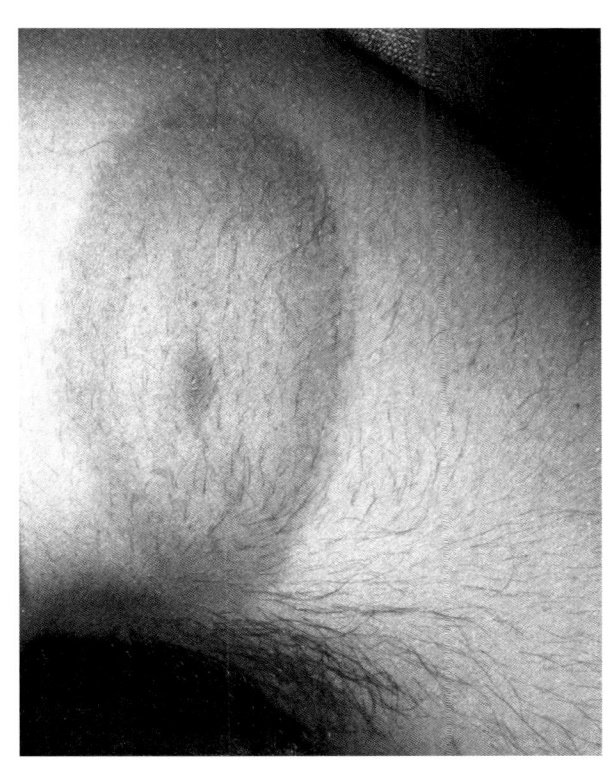

图 34.1 腋下附近的典型的游走性红斑皮肤损伤(直径 9cm)。皮损的特点是中央部分清除、外缘呈亮红色和靶点位于中心。(*Courtesy Dr. Vijay K. Sikand, East Lyne, CT.*)

美国伯氏疏螺旋体经常通过血行播散(第二阶段)。在此阶段,患者通常会有流感样症状,如不适乏力、头痛、颈痛、关节痛、肌肉痛、发热或局部淋巴结肿大。此外,可能形成与初始游走性红斑病变类似的继发环状皮肤病变。

几周内,在发病早期(播散性感染)或之后不久,大约有 15% 未治疗的患者会出现急性神经疏螺旋体病体征[19,20]。可能出现的临床表现有淋巴细胞性脑膜炎、轻微脑炎、脑神经炎(特别是单侧或双侧面神经麻痹)、运动或感觉神经根神经炎。在同一时期,大约 5% 未经治疗的患者发生急性心脏受累,最多见的表现为不同程度的房室传导阻滞[21,22]。即使不经治疗,这些症状也可在数周或数月内消失。发病后的数月(即第三阶段),在美国东北部大约 60% 未经治疗的患者开始出现少关节关节炎的间歇性发作,通常一次发

生在一个或几个大关节,特别是膝关节[23]。当出现关节炎时,感染似乎通常局限于受影响的关节,而全身症状轻微。关节滑膜组织显示滑膜肥大、血管增生和单核细胞明显浸润[24,25]。然而,即使在未经治疗的患者中,间歇性或持续性莱姆关节炎通常也可以在几年内痊愈。

疾病发作后数月至数年,通常在少关节炎后期,在美国高达5%的未治疗患者出现莱姆病的慢性神经系统表现[26],主要是轻度脑病[26,27]或轴索性多发性神经病[28,29]。在有脑病的患者中,通常可以通过抗体-捕获酶联免疫法检测到鞘内产生的抗螺旋体抗体[30],并且在有多发性神经病的患者中,肌电图通常显示为近端和远端神经节段的弥漫性受累[28,29]。世界各地莱姆病的总体情况大致相似,但是有区域性差异,主要是美洲和欧洲在发病方面有差异[31]。

一小部分莱姆病患者出现慢性疼痛、神经认知症状或疲劳症状,这些症状通常在发病时或者患病后不久出现[31]。与莱姆病相比,这些疼痛和疲劳综合征往往会产生更广泛和功能性丧失的症状,包括明显的疲劳、头痛、弥漫性肌肉骨骼疼痛和多关节僵硬、弥漫性感觉迟钝、注意力集中困难和睡眠障碍。这些症状通常被称为慢性莱姆病,但这些症状是非特异性的,其他传染性或非传染性疾病也可以引发同样的症状。事实上,现在诊断为慢性莱姆病的大部分患者都缺乏既往感染或现症感染伯氏疏螺旋体的证据[32]。

细菌学

包括伯氏疏螺旋体(*B. burgdorferi*)在内的疏螺旋体属(*Borrelia species*)的结构与所有螺旋体结构相似:原生质圆柱体被含有鞭毛的外周胞质包围,外周胞质依次又被外膜包裹(图34.2)[33]。伯氏疏螺旋体的基因组非常小(大约1.5Mb),由一个950kb的罕见的线性染色体以及9个环状和12个线性质粒组成[34,35]。*B. burgdorferi*基因组的显著特点是存在大量预测的或已知的脂蛋白基因序列,包括质粒编码的外膜蛋白(Osps)A~F。此外,在早期的播散性感染中,一种表面暴露的被命名为VlsE脂蛋白,经历了广泛的抗原变异[36]。伯氏疏螺旋体中唯一已知的毒力因子就是表面蛋白,这种表面蛋白可以使螺旋体附着于多种哺乳动物的细胞。

发病机制

为了维持其复杂的地方流行性循环,伯氏疏

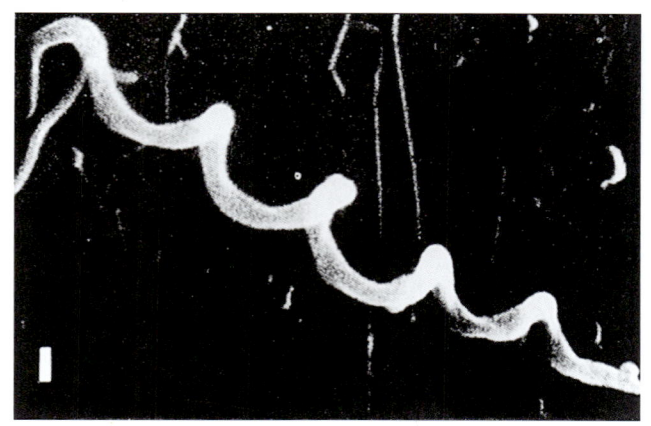

图34.2 莱姆病病原体伯氏疏螺旋体(*Borrelia burgdorferi*)的扫描电子显微镜照片。在疏螺旋体属中,伯氏疏螺旋体的长度最长(20~30μm),宽度最窄(0.2~0.3μm),并且鞭毛数目最少(7~11根)。

资料来源 JOHNSON RC, HYDE RW, RUMPEL CM. Taxonomy of the Lyme disease spirochetes. Yale J Biol Med, 1984, 57:529-537.

螺旋体必须适应蜱和哺乳动物宿主两种显著不同的生存环境[37]。在蜱的中肠内,螺旋体表达OspA和OspB[38]。当蜱吸血时,这两种蛋白质被下调,当螺旋体穿过蜱唾液腺到达哺乳动物宿主时,OspC被上调。在唾液腺里,OspC与一种蜱蛋白结合(Salp15,15kD的唾液蛋白),保护螺旋体免受宿主抗体介导的杀伤[39]。除此之外,某些伯氏疏螺旋体菌株具有获得补体调节因子功能的表面蛋白,该蛋白可以与补体因子H蛋白和H样蛋白1结合,从而使其免受补体介导的杀伤[40]。

伯氏疏螺旋体在进入皮肤后,通常首先在蜱叮咬的皮肤局部繁殖。数日后,螺旋体开始在皮肤内扩散,几天到几周的时间内,就可能扩散到多处。许多机制可能有助于散播。例如,OspC的序列在菌株间差异很大,某些型别,特别是OspC A型,其次是OspC I型,具有很强的引起炎症的潜能[41],且更常在血液中被检测到[42,43]。螺旋体表面与人纤溶酶原及其激活因子结合,可以促进其在皮肤和其他组织基质的扩散[44]。在扩散和归巢到特定部位的过程中,螺旋体附着于某些宿主的整合素[45]、基质糖胺聚糖[46]及细胞外基质蛋白上[47]。疏螺旋体的核心蛋白聚糖结合蛋白(Dbps)A和B[48]结合位于胶原纤维上的糖胺聚糖,这或许可以解释为什么疏螺旋体通常与心脏、神经系统、关节的细胞外基质的胶原纤维紧密结合。

先天性和适应性免疫应答,尤其是巨噬细胞和抗体介导的杀伤,是控制感染和清除螺旋体的最佳方法[49-52]。伯氏疏螺旋体特异辅助性Th 1细胞的主要作用是引发 T 细胞依赖的 B 细胞对伯氏疏螺旋体蛋白的应答[53]。此外,伯氏疏螺旋体有两种免疫原性糖脂[54],它们在一些早期感染的患者和几乎所有莱姆关节炎(疾病晚期表现)的患者中诱导免疫球蛋白(Ig)G 抗体应答[55]。这些应答的组合可产生针对螺旋体多种成分的抗体,通过调理作用和补体结合作用促进对螺旋体的杀伤[49]。尽管有先天性和适应性免疫应答,但螺旋体有时可能在选定的合适部位存活数年。在组织切片中,伯氏疏螺旋体仅在细胞外发现[56],尚未证实它能在细胞内长期存活。

诊断

伯氏疏螺旋体可以在 Barbour-Stoenner-Kelly (BSK)混合液体培养基中培养[8,9]。然而,除了欧洲的肢端皮炎(疾病晚期表现),只有发病早期采集的标本才能培养阳性,阳性培养的样本主要来自红斑移行病变的皮肤活检标本[57],较少来自血浆样本[58],只有偶尔来自脑膜炎患者的脑脊液样本[59]。在感染后期,聚合酶链式反应(PCR)检测可用来探测关节液中伯氏疏螺旋体 DNA[60,61]。然而,因为这个部位的伯氏疏螺旋体的 DNA 通常来源于濒死或者已经死亡的螺旋体,所以关节液的 PCR 检测不是活动性螺旋体感染的精确指标[62]。此外,PCR 检测疾病后期其他部位的样本,检测结果不常是阳性[63]。因此,莱姆病的诊断通常基于对典型临床表现的识别、疫区暴露情况,以及通过酶联免疫吸附试验(ELISA)和蛋白印迹试验[64]检测伯氏疏螺旋体抗体阳性(迁移性红斑患者除外),并根据疾病预防控制中心(CDC)的标准进行综合判定[65]。在欧洲,对抗体应答的扩展研究较少,没有一套适用于所有国家的统一标准,满足免疫印迹判定的高度敏感性和特异性[66]。

在感染的最初几周,当大多数患者出现游走性红斑时,血清学诊断试验不敏感,主要依赖于检测螺旋体 IgM 应答[67]。然而,在感染 4~8 周之后,在美国的绝大多数患者出现播散性感染时,机体针对螺旋体的 IgG 应答的敏感性和特异性都非常高,ELISA 和蛋白印迹双检测方法的敏感性和特异性在 95%~99% 之间[67]。阳性 IgG 印记需要以下 10 个条带中的至少五个有阳性反应(18、23、28、30、39、41、45、58、66 和 93kD)[65]。对于发病超过 4~8 周者,单独 IgM 抗体阳性可能是假阳性结果;因此这一免疫应答如果出现在感染 2 个月后,就不能用于支持莱姆病的诊断。一项新的血清学检测可能是有价值的,其使用伯氏疏螺旋体的 VlsE 脂蛋白的第六恒定区域中肽段进行 IgG ELISA 检测,因为它通常早于蛋白印迹试验中的 5 条 IgG 条带检出阳性[67,68]。但是,作为独立检测的 VlsE,其特异性不如标准的两级检测[68a]。另一种方法是使用两种酶联免疫分析法(EIA),例如先使用全超声 EIA 检测,而后用 VlsE C6 肽 EIA 检测,尽管这种方法没有 VlsE 自行检测一样的敏感性,但它保持了标准两级检测的特异性[68b]。

抗体滴度在进行抗生素治疗后会缓慢下降,但是 IgG 甚至 IgM 可能在使用抗生素治疗后多年都维持在一个较低的水平上[69]。此外,蛋白印迹法是一种非定量检测,治疗后变化不大。因此,目前的血清学试验只能证明暴露于螺旋体,但无法准确区分是过去感染还是活动性感染。另外,伯氏疏螺旋体可导致无症状感染。在 SmithKline Beecham 公司在美国进行的莱姆病疫苗试验中,大约 10% 的莱姆病患者通过蛋白印迹法证实了无症状的血清 IgG 阳转[70]。在这种情况下,莱姆病血清学的阳性结果可能会导致诊断混乱。

目前正在研究用于诊断的替代方法,例如测定代谢生物标志物[71]。

抗生素治疗和预防

莱姆病循证治疗方案已由美国传染病协会推荐出版发行(框 34.1)[72]。对于早期局限性或扩散性感染的 8 岁以上人群可服用多西环素(100mg,每日 2 次,连服 14~21 天),但孕妇除外[73,74]。阿莫西林(500mg,每日 3 次)可以作为儿童或孕妇备选治疗方案[73,74]。在对多西环素或阿莫西林过敏或其他禁忌证的情况下,头孢呋辛酯(500mg,每日 2 次),可以作为第三种替代性选择[75]。红霉素(250mg,每日 4 次)或者同类药物可以作为第四种选择,仅仅推荐用于不能服用多西环素、阿莫西林或头孢呋辛酯的患者[74]。

对于客观的神经系统异常的患者,最常用的是静脉注射头孢曲松(2g,每日一次)2~4 周[26,76,77]。头孢噻肟或青霉素 G 非肠道治疗可能是理想的替代疗法。4 周治疗后复发的证据很少。对于有高度房室结传导阻滞的患者,推荐把静脉给药至少作为治疗的一部分和进行心电监护,但是不必植入永久性心脏起搏器。

口服或静脉注射方案通常都对治疗莱姆关节炎有效,虽然一些患者需要静脉注射治疗才能成功治疗其关节炎[78,79]。然而,尽管采用口服或静脉注射抗生素治疗,美国还是有少数患者会持续出现增生性滑膜炎长达数月或甚至数年,即使口服抗生素 2 个月

框34.1 莱姆病抗生素治疗方案 ª

早期感染（局部或扩散）

成人
- 多西环素，100mg，口服，每日2次，服用14~21天
- 阿莫西林，500mg，口服，每日3次，服用14~21天
- 多西环素或阿莫西林过敏的替代方案：
  - 头孢呋辛酯，500mg，口服，每日2次，服用14~21天
  - 红霉素，250mg，口服，每日4次，服用14~21天

儿童（≤8岁）
- 阿莫西林，250mg，口服，每日3次；或每日50mg/kg，分3次口服，服用14~21天
- 青霉素过敏者的替代方案：
  - 头孢呋辛酯，125mg，口服，每日2次；或每日30mg/kg，分2次口服，服用14~21天
  - 红霉素，250mg，口服，每日3次；或每日30mg/kg，分3次口服，服用14~21天

神经系统异常（早期或晚期）

成人
- 头孢曲松钠，2g，静脉注射，每日1次，连续治疗14~28天
- 头孢噻肟，2g，静脉注射，每8小时1次，连续治疗14~28天
- 青霉素G钠，2 000万U，分6次静脉注射，每4小时1次，连续治疗14~28天
- 头孢曲松或青霉素过敏的替代方案：
  - 多西环素，100mg，口服，每日3次，服用30天；这个方案对晚期神经疏螺旋体病可能无效
  - 单纯的面神经麻痹：口服用药即可

儿童（≤8岁）
- 头孢曲松，75~100mg/kg（最高剂量：2g），静脉注射，每日1次，连续治疗14~28天
- 头孢噻肟，每日150mg/kg，分3~4次（最高剂量：6g），连续治疗14~28天
- 青霉素G钠，每日20万~40万U/kg，分6次，连续治疗14~28天

关节炎（间歇性或慢性）
- 上面列出的口服给药方案，服用30~60天或
- 上面列出的静脉注射给药方案，连续治疗14~28天

心脏异常
- 轻度房室传导阻滞：口服给药方案，同早期感染
- 重度房室传导阻滞（P-R间期>0.3s）：静脉注射方案和心电监护；一旦患者稳定下来，可以使用口服给药方案治疗

孕妇
- 针对疾病的表现采用标准的治疗方案；避免使用多西环素

ª 抗生素使用建议依据Wormser指南：WORMSER GP, DATTWYLER RJ, SHAPIRO ED, et al. The clinical assessment, treatment, and prevention of Lyme disease, human granulocytic anaplasmosis, and babesiosis; clinical practice guidelines by the Infectious Disease Society of America. *Clin Infect Dis*, 2006, 43:1089-1134.

或以上，或静脉注射抗生素1个月或以上，或是二者兼用。这种结果被认为与过度炎症反应[80]、免疫失调[81]和感染诱导的自身免疫有关[82,83]。对于使用抗生素治疗后仍然有持续性关节炎的患者，可以使用抗炎药、缓解病情抗风湿药或关节镜下滑膜切除术进行治疗。

在被蜱叮咬后是否需要用抗生素预防？研究发现，在被可识别的蜱叮咬后，莱姆病的发病率仅为1%[84]，可能因为对发生传播来说蜱附着至少24小时似乎是必不可少的[85]。因此，人们应该尽快清除附着的蜱，而无需采取其他措施。然而，如果蜱体内充满血液，就表明其已经附着了较长的时间，那么在叮咬后的72小时之内，单次使用200mg多西环素，通常可以预防莱姆病[86]。

五项双盲、安慰剂对照的额外抗生素治疗临床试验已经完成，研究对象是接受了莱姆病抗生素治疗标准疗程的患有疼痛、神经认知症状或疲劳症状的患者。没有一个试验显示额外口服或者静脉注射抗生素治疗有持续性的潜在好处，但是这些临床试验记录了潜在的严重不良反应，包括静脉注射导管相关感染和抗生素相关性结肠炎[87-89a]。

流行病学

发病率和流行数据

在美国莱姆病主要发生在3个疫区：东北部地区从缅因州到北卡罗来纳州，中西部地区的威斯康星州、明尼苏达州和密歇根州，以及程度较轻的西部地区，主要在加利福尼亚州北部[14,90]。在欧洲，报告的疾病发病率最高的是中欧和斯堪的纳维亚半岛，特别是德国、奥地利、斯洛文尼亚和瑞典[91]。这种感染也发生在俄罗斯、中国和日本。

自从1982年美国开始监测莱姆病以来，CDC接到的病例报告数显著增加（图34.3）。近几年，每年报告的莱姆病病例数超过30 000例，占美国病媒传播疾病的95%以上[14]。然而，美国CDC估算每年病例数至少是这个数字的10倍，或达到30万例或更多[92,93]。鹿是肩突硬蜱成虫的首选宿主，鹿的大量繁殖是20世纪后期美国东北部莱姆病出现流行的主要因素[49]。此外，引起美国东北部30%~50%感染的OspC A型和B型菌株[42,94,95]，在蜱间传播频率很高[96]，它们在自然界中的传播频率可能还会增加，这也可能是该地区莱姆病集中涌现的重要因素[97,98]。

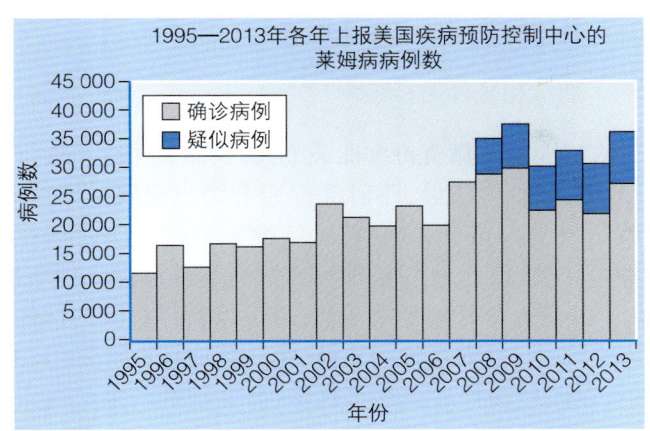

图 34.3 1995—2013 年各年上报美国疾病预防控制中心的莱姆病病例数。最近几年每年报告病例超过 30 000 例，但美国 CDC 估算每年病例数比这个数字高 10 倍，或达到 30 万例。资料来源：美国疾病预防控制中心 http://www.cdc.gov/lyme/stats/graphs.html。

莱姆病在不同的地理位置发生情况也不同。在美国东北部和中北部，肩突硬蜱的数量很多，伯氏疏螺旋体在未成熟的幼虫和若虫与白足鼠之间形成高效的传播循环[99]。在春末和夏季，这种循环导致若虫蜱的高感染率和人莱姆病高发[14]。在 SmithKline Beecham 公司莱姆病疫苗Ⅲ期临床试验中，来自高流行区的参与者的年发病率大于 1%，并且在一些地区，伯氏疏螺旋体抗体的血清阳性率高达 5%[100]。

在加利福尼亚州北部的西海岸，伯氏疏螺旋体的传播媒介在生态学上有很大不同，莱姆病的发病率很低[14]。在那里，疾病传播需两个相交的传播循环，一是黑足林鼠与不叮咬人类的刺须硬蜱之间的循环，另一个是黑足林鼠与叮咬人类的太平洋硬蜱之间的循环[101]。由于太平洋硬蜱若虫更喜欢叮咬蜥蜴，而蜥蜴对伯氏疏螺旋体不易感，因此只有极少的太平洋硬蜱在幼虫阶段吸食了感染的黑腿林鼠血液，才能将螺旋体传播给人类。

作为公共卫生问题的重要性

尽管莱姆病的发病区域高度集中，但某些地区，主要是美国东北部大部分地区都受到了极大的影响[14]。这些区域包括波士顿、纽约、费城、巴尔的摩和华盛顿特区附近的郊区，这些都是美国人口最稠密的地区[102]。此外，随着肩突硬蜱继续扩散，美国将会出现一些莱姆病新发地区。当前，主要预防手段包括穿防护服、使用蜱驱虫剂以及对被蜱叮咬后人员进行检查，但是效果有限[103,104]。因此疫苗接种对于预防莱姆病感染将是一种有吸引力的策略。

被动免疫

虽然使用莱姆疏螺旋体病患者的血清可以保护小鼠免受感染[105]，但被动免疫不是莱姆病保护性免疫的重要因素。螺旋体仅仅依靠蜱叮咬传播，尚未发现人与人之间的传播。大多数患者在保护性免疫出现之前已经出现症状达数月之久。

主动免疫

疫苗发展史

1986 年，约翰逊及其同事报道，使用福尔马林灭活的螺旋体全细胞裂解物，可以成功免疫叙利亚仓鼠，使其抵抗伯氏疏螺旋体同源菌株[106,107]。这一开创性研究表明通过接种疫苗来预防莱姆病是可行的。然而，菌株之间的交叉保护有限。采用欧洲株进行的免疫接种不能对美国株提供保护，反之亦然。更有甚者，仓鼠在接种东北海岸株后，并不能保护其不受西海岸株的感染。随后，一种添加了专有聚合物佐剂的全细胞灭活疫苗，称为伯氏疏螺旋体细菌素（Fort Doge Laboratories，多格堡，艾奥瓦州）和一种二价全细胞灭活疫苗（Solway Animal Health，门多塔海茨，明尼苏达州）在美国获得用于犬的预防接种的上市许可[108,109]。

1990 年在美国，Fikrig 及其同事报道，使用伯氏疏螺旋体的重组 OspA 蛋白免疫，可以保护小鼠免受多种螺旋体菌株的感染[110]。与此同时，德国的 Schaible 及其同事发现，注射抗 OspA 单克隆抗体可以在小鼠感染模型中起保护作用[111]。一种被命名为 LA-2 的构象表位位于 OspA 蛋白的 C 端，该表位诱导机体产生的高滴度抗体可以起到保护作用[112]。由于伯氏疏螺旋体主要在蜱的中肠内表达 OspA，因此在传播到人类宿主之前，螺旋体已经在蜱体内被杀灭[113]。利用蛋白质中的脂质成分进行免疫对诱导初级免疫反应具有重要意义[114]。除小鼠之外，在仓鼠[115]、狗[116]和猴子[117]中也显示出对 OspA 的保护性免疫。与使用全细胞裂解产物一样，当攻击所用菌株与蛋白质来源的菌株相同或亲缘关系相近时，使用 OspA 免疫具有高保护性[118,119]。然而，对亲缘关系较远的菌株的保护则很有限[118,120]。

与此同时，其他方式的疫苗也在研究。在一项研究中，一种表达了 OspA 脂蛋白的重组卡介苗疫苗可以保护鼠免受伯氏疏螺旋体的皮内攻击[121]。此外，针对伯氏疏螺旋体的其他外膜蛋白(包括OspB[122]、OspC[123]、OspF[124]和DbpA[125])的抗体在动物模型上可以提供一定程度的保护,但是都不能观察到像OspA那样完全保护(表34.1)。相反,对螺旋体OspE或其他鞭毛蛋白的抗体反应无法提供保护性免疫[122]。

表34.1 实验动物免受伯氏疏螺旋感染的保护力[a]

免疫	攻击	保护[b]
伯氏疏螺旋体	伯氏疏螺旋体	+++++
OspA	伯氏疏螺旋体	+++++
OspB	伯氏疏螺旋体	++++
OspC	伯氏疏螺旋体	+++
OspE	伯氏疏螺旋体	−
OspF	伯氏疏螺旋体	+
P35和P37	伯氏疏螺旋体	++++
鞭毛蛋白	伯氏疏螺旋体	−
P39	伯氏疏螺旋体	+
P66	伯氏疏螺旋体	+
DbpA	伯氏疏螺旋体	++

[a] 这些数据反映了作者对已发表研究的解释。
[b] 保护程度分级:从 − 到 +++++,− 表示无保护作用,+++++ 表示充分(几乎完全)保护。中间等级表示从轻微到中度的保护。
注:DbpA:核心蛋白多糖结合蛋白A;Osp:外膜蛋白。

早在20世纪90年代初,两家公司:Pasteur Mérieux Connaught(现为赛诺菲巴斯德)公司和SmithKline Beecham(现为葛兰素史克)公司,就开始研发供人类使用的重组OspA疫苗[126,127]。葛兰素史克生产的疫苗是一种添加了佐剂的重组OspA脂蛋白疫苗[127],而赛诺菲巴斯德生产的重组OspA脂蛋白疫苗不含佐剂[126]。1998年12月,葛兰素史克公司生产的莱姆病疫苗LYMErix获得许可并可上市销售至2002年2月。几篇关于莱姆病疫苗接种的评述文章已经发表[128-135]。

LYMErix疫苗

由葛兰素史克公司生产的LYMErix疫苗是将吸附在氢氧化铝佐剂的OspA脂蛋白,稀释在添加了苯氧乙醇(防腐剂)的磷酸盐缓冲液中(pH为6.5~7.1)[100,128]。LYMErix通过重组DNA技术生产,将狭义伯氏疏螺旋体(B. burgdorferi sensu stricto)的ZS7菌株的OspA基因插入到pOA15质粒载体上,并在大肠杆菌AR58菌株中表达[100,128]。生产的OspA脂蛋白是一个由257个氨基酸组成的单一多肽;在翻译后,脂质部分共价结合到多肽的N端。LYMErix没有与其他疫苗制备成联合疫苗。

剂量和接种途径

LYMErix每支0.5ml,含佐剂吸附的OspA脂蛋白30μg,肌内注射,注射部位通常为三角肌[100]。基础免疫推荐接种3剂:首次接种第1剂,1个月后接种第2剂,12个月后接种第3剂。不过,首次接种后2个月或6个月接种第3剂,也可以获得相同的抗体水平[136,137]。重要的一点是,第3剂应该在4月份注射,以便使接种者在5~7月份(肩突硬蜱若虫的探索期)获得最大限度的保护。

疫苗的稳定性

推荐将LYMErix置于2~8℃保存。在冷藏条件下,疫苗有效期为自生产日期起24个月。疫苗在室温下最多可以保存4天。一旦被冻结,疫苗要被废弃。

免疫效果

疫苗的免疫原性

抗体应答。莱姆病疫苗诱导产生针对OspA的IgG抗体应答,包括与蛋白质C末端的保护性构象表位LA-2的反应性[112]。由于疫苗的机制是抗体介导杀灭蜱体内的螺旋体[113],因此抗OspA抗体滴度是疫苗有效性的关键因素。LA-2-等效抗体的水平通过竞争性抑制酶免疫分析测定,其中小鼠单克隆抗体(也称为LA-2)竞争结合患者的LA-2-等效抗OspA抗体[111,128]。另一种方法是通过间接ELISA法测定全长OspA的IgG抗体滴度[138]。该方法不仅检测了OspA的保护性表位的抗体,还包括OspA的其他表位的抗体。鉴于此,全长抗OspA抗体水平在预测保护度方面不如LA-2-等效抗体水平准确。

SmithKline Beecham公司的Ⅲ期疫苗临床试验的免疫原性评价,在一个试验点的938名疫苗受试者中,95%受试者在第2个月,即接种第2剂后1个月,获得了100ng/ml或更高的LA-2-等效抗OspA抗体水平(图34.4)[100]。10个月后平均滴度显著下降。在第13个月,即接种第3剂后的1个月,观察到明显的记忆反应,99%受试者抗体水平达到100ng/ml或更高。在第20个月,平均滴度再次开始下降。因此,接种3剂后,大多数受试者都产生了高水平的LA-2-等效抗OspA抗体,但是抗体水平会迅速下降。

在疫苗研究中,7名受试者免疫后的抗体水平非中,疫苗诱导的细胞免疫被认为在螺旋体杀伤中不起直接作用。

保护的相关因素

在动物模型中,LA-2 等效抗体(亢 OspA 保护性表位的抗体)水平能够精确预测到被伯氏疏螺旋体感染的可能性[116]。在 SmithKline Beecham 公司Ⅲ期疫苗临床试验中,疫苗组中突破病例的抗体水平显著低于两个对照组(与每个对照组比较,$P<0.01$)(图 34.6)[100]。之后,使用 ELISA 方法检测了这些血清样本中抗全长 OspA 的 IgG 抗体滴度。在区分疫苗接种成功和接种失败时,以 700-1 400ELISA 单位(EL.U.)/ml 滴度为标准,敏感度可达 70%~95%[138]。接种 3 剂次后,90% 的接受检测的成人和 100% 的儿童抗体能够达到 1 400EL.U./ml[140]。

群体免疫。伯氏疏螺旋体是通过在蜱和老鼠之间的水平循环传播维持生存的[49];人类感染位于螺旋体生命周期的终末端。因此,在人群中进行群体免疫不会影响蜱的感染率或螺旋体感染的地方性流行周期。

疫苗效力

重组 OspA 疫苗的效力分别在两项Ⅲ期临床试验中进行了测定,一项是由 SmithKline Beecham[100]公司发起,另一项是由 Pasteur Mérieux Connaught[141]公司发起。SmithKline Beecham 公司的研究纳入 10 936 名研究对象,年龄在 15~70 岁,均生活在莱姆病流行的 10 个州。参与者在入组时、此后的 1 个月和 12 个月分别接种含佐剂的重组伯氏疏螺旋体 OspA 脂蛋白疫苗或安慰剂。对疑似莱姆病的受试者,进行皮肤损伤组织的培养,PCR 检测或血清学的检测,并且在进入研究后 12 个月和 20 个月,对所有受试者进行血清学检测,以发现无症状感染。

在第 1 年中,完成了 2 剂注射后,疫苗组中有 22 人、安慰剂组中有 43 人被确诊莱姆病($P=0.009$);疫苗效力的点估计值为 49%(95% CI,15%-69%)[100]。在第 2 年,第 3 剂注射后,16 名疫苗接种者和 66 名安慰剂接种者被确诊莱姆病($P<0.001$);疫苗效力的点估计值为 76%(95% CI,58%-86%)。除每年 1 例莱姆关节炎外,接种组所有确诊莱姆病的病例都表现为游走性红斑。而且,第 1 年出现的关节炎病例可能在入组前一年就感染了。在第 1 年中,疫苗组中的 2 例和安慰剂组中的 13 例出现了无症状伯氏疏螺旋体 IgG 抗体阳转($P=0.004$)。在第 2 年中,所有 15 例无症状抗体阳转均出现在安慰剂组中($P=0.001$)。因

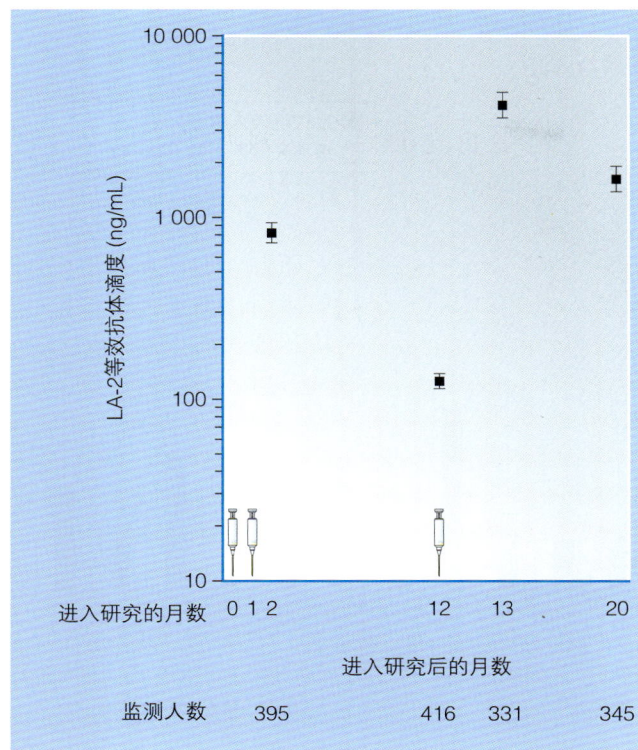

图 34.4 在一个研究现场的疫苗受种者对 OspA 保护性表位(LA-2- 等效抗体)的抗体水平。在第 2 个月,即第 2 剂接种后 1 个月,抗体几何平均滴度为 816ng/ml,10 个月后抗体滴度下降。在第 13 个月,即第 3 剂接种后 1 个月,可见明显的记忆反应,抗体几何平均滴度为 4 127ng/ml。在第 20 个月,抗体平均滴度再次下降,但仍高达 2 个月时抗体水平的 2 倍。图中的垂直条为 95% 可信区间。

资料来源:STEERE AC,SIKAND VK,MEURICE F,et al. Vaccination against Lyme disease with recombinant Borrelia burgdorferi outer-surface lipoprotein A with adjuvant. N Engl J Med,1998,339:209-215. Copyright Massachusetts Medical Society.

常低[139]。这些个体的巨噬细胞在 OspA 刺激后产生的肿瘤坏死因子 -α 和白细胞介素 -6 较少,Toll 样受体(TLR)-1 的表达低于正常细胞。脂蛋白识别需要 TLR1 和 TLR2,TLR1/2 信号通路的缺陷可能部分解释了 OspA 疫苗的低反应性。

细胞免疫应答。在 SmithKline Beecham 公司疫苗Ⅲ期临床试验中,对来自同一研究点的 41 名疫苗接种者和 44 名安慰剂接种者进行检测,测定接种者对全长 OspA 和 20 个重叠的 OspA 肽的 T 细胞增殖反应。虽然反应强度通常很低,但 41 名疫苗接种者对全长 OspA 和肽 8 的反应性比安慰剂组明显更高(图 34.5)。这种肽含有免疫显性 T 细胞表位,该表位可以被具有人白细胞抗原(HLA)-DRB1*0401 或其他相关等位基因的个体识别。尽管 T 辅助细胞应答可能引发 B 细胞产生抗 OspA 抗体,但至少在某些个体

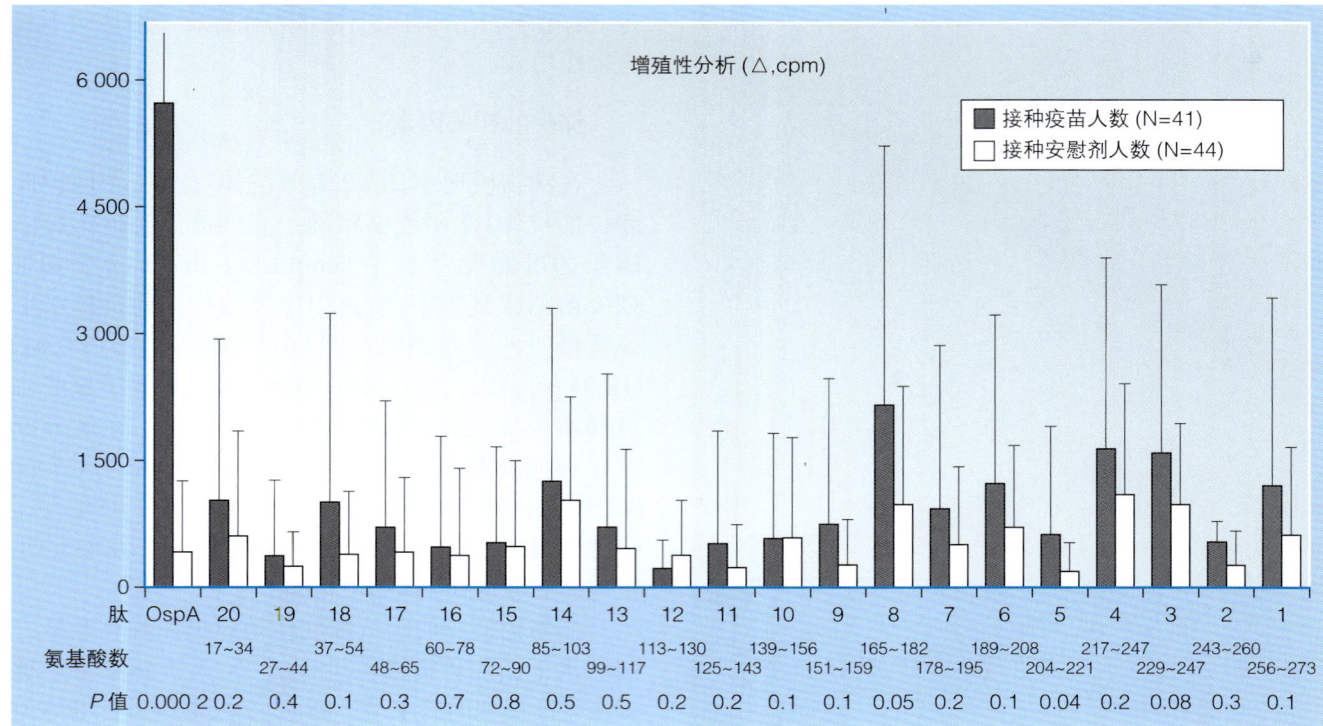

图34.5 在一个研究现场的41名疫苗受种者和44名安慰剂受种者对全长OspA及OspA的20个重叠肽的T细胞增殖反应。与安慰剂受种者相比,疫苗受种者对全长OspA和肽18、14、8、4、3和1表位的反应性更高。通过t检验,疫苗受种者与安慰剂受种者对全长OspA($P=0.0002$)和肽8($P=0.05$)的反应性有显著性差异。

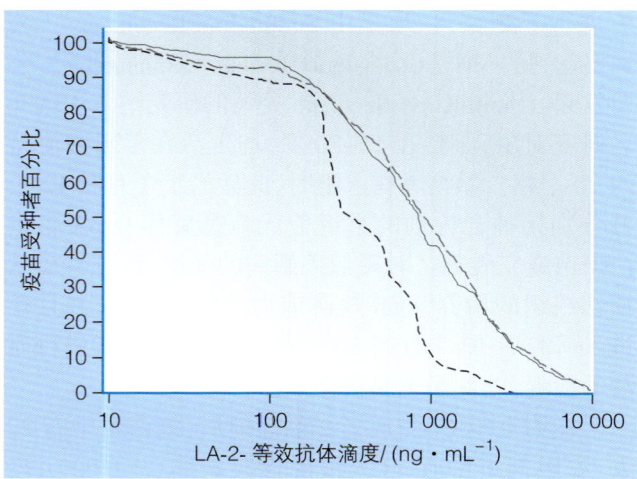

图34.6 在1个研究现场的3组受试者在疫苗接种后第二个月的LA-2-等效抗OspA抗体水平的逆向累积曲线(20名确诊为莱姆病突破病例的疫苗受种者、512名1年内未确诊莱姆病的疫苗受种者、395名疫苗受种者)。在第2个月,即第2剂接种后1个月,莱姆病突破病例受试者抗体滴度明显低于其他两组(各组的$P=0.01$)。
资料来源:Steere AC, Sikand VK, Meurice F, et al. Vaccination against Lyme disease with recombinant Borrelia burgdorferi outer-surface lipoprotein A with adjuvant. N Engl J Med, 1998, 339: 209-215. Copyright Mas-sachusetts Medical Society.

此,疫苗预防无症状感染的效力在第1年为83%,第2年为100%。

在SmithKline Beecham公司疫苗临床试验中,部分参与者未出现游走性红斑,而是出现一些非特异性的全身症状,同时伴有伯氏疏螺旋体超声粉碎抗原IgM或IgG抗体阳转,这被定义为疑似莱姆病[100]。具有该临床表现的参与者未能证实疫苗效力[100]。然而,在一项事后分析中,这些临床表现以及用更灵敏和更特异的VLSE C6肽ELISA测定IgG抗体阳转者被确诊为莱姆病,201例确诊莱姆病患者中有17%仅表现为非特异性系统症状,没有游走性红斑[16]。在这些患者中,疫苗效力与在那些有迁移性红斑患者中相似[142]。

在由Pasteur Mérieux Connaught公司发起的临床试验中[141],10 305名18岁及以上的受试者被招募。前2剂注射间隔1个月,部分参与者在首次接种后12个月加强1剂。主要终点是临床和血清学新确诊的莱姆病病例数。在接受了第3剂疫苗的3 475名受试者中,疫苗效力在第1年为68%,第2年为92%。因此,上述两项试验均证实,至少在一个蜱传播季节中,接种3剂重组OspA疫苗对预防莱姆病十分有效。

免疫保护的持久性

尽管接种 3 剂疫苗后,受种者通常都会对 OspA 的保护性表位产生高水平抗体,但抗体水平的下降也很迅速[100]。如果抗体保护水平被定为 1 400EL.U./ml,这一标准在区分疫苗接种成功和失败时具有 95% 敏感性[138],那么在接下来的一年,大多数受种者可能需要接种第 4 剂疫苗。虽然长期免疫原性研究尚未完成,但可以预期成年人每隔一年大概需要额外加强注射 1 剂以便维持这种抗体滴度。

暴露后预防与治疗性免疫接种

应用重组 OspA 疫苗不能进行暴露后预防或治疗性免疫接种。由于伯氏疏螺旋体在向人类宿主传播的过程中,OspA 脂蛋白表达下调[38],一旦螺旋体进入人类宿主,对该蛋白的抗体应答不能提供保护作用。然而,在美国东北部的莱姆关节炎患者中,OspA 似乎再次被上调,并且抗 OspA 抗体应答较常见[136a]。

安全性

常见的不良反应

在两项疫苗Ⅲ期临床试验中,最为常见的不良反应是接种部位的疼痛和压痛[100,141]。在 SmithKline Beecham 公司的Ⅲ期临床试验中,疫苗组中约 24% 的人感觉接种部位疼痛,安慰剂组中这个比例为 7%($P<0.001$)(表 34.2)[100]。此外,大约 3% 的疫苗接种者报告了肌痛、疼痛、发热和寒战等全身症状,这一比例明显高于安慰剂组。上述反应通常在接种后 48 小时内出现,中位持续时间 3 天。一般都是轻、中度反应,其严重程度通常不会随后续的接种而加重。在一个采集发热信息的现场,没有发热 39℃ 以上的报告。没有记录到超敏反应的发生。11% 的受试者有莱姆病史,2.3% 的受试者在入组时伯氏疏螺旋体血清阳性[100]。这些个体与其他接种对象接种疫苗后的安全性并无不同[100]。

同样,在一项对 4 087 名 4~18 岁儿童进行的 LYMErix 疫苗安全性和免疫原性的研究中,儿童通常比成人获得更高的 LA-2 等效抗体滴度,并且应答持续时间更长,这表明疫苗对儿童可能比成人更有效[140]。疫苗组有局部接种反应或全身反应的发生率为 20.4%,对照组仅为 5.9%($P=0.001$)。不过,大多数反应平均持续时间为 2~3 天,且全部为轻、中度反应。

罕见反应

在自然感染中,一小部分莱姆关节炎患者在抗生

表 34.2 与接种疫苗相关、可能相关和不相关的受试者症状发生率(总发生率≥1%)[a]

症状	疫苗组/%	安慰剂组/%	P 值
与疫苗相关或可能相关的症状			
局部症状(接种部位)			
疼痛	24.1	7.6	<0.001
发红	1.8	0.5	<0.001
肿胀	0.9	0.2	<0.001
全身症状			
早期(≤30 天)			
关节痛	3.9	3.5	0.34
头痛	3.0	2.5	0.14
肌肉痛	3.2	1.8	<0.001
疲劳	2.3	2.0	0.37
其他疼痛	2.0	1.4	0.01
流感样症状	2.0	1.1	<0.001
发热	2.0	0.8	<0.001
寒战	1.8	0.5	<0.001
上呼吸道感染	1.0	1.1	0.69
早期全身症状发生率总计	19.4	15.1	<0.001
晚期(>30 天)			
关节痛	1.3	1.2	0.54
关节痛发生率(早期和晚期)总计	4.1	3.4	0.06
与疫苗接种无关的症状			
早期	27.1	27.9	0.37
晚期	53.3	52.6	0.48

[a] 总计包含早期或晚期发生的,与疫苗接种相关或可能相关的全身反应,不仅仅包含发生率≥1% 的事件。

资料来源:STEERE AC,SIKAND VK,MEURICE F,et al. Vaccination against Lyme disease with recombinant Borrelia burgcorferi outer-surface lipoprotein A with adjuvant. N Engl J Med,1998,339:209-215,copyright Massachusetts Medical Society.

素治疗 2~3 个月后,仍出现持续数月或甚至数年的持续性滑膜炎,这种关节炎被称为抗生素难治性莱姆关节炎[143]。尽管在抗生素治疗前,伯氏疏螺旋体 DNA 的 PCR 结果通常是阳性的,但在经过上述疗程的抗生素治疗后,通常都会转阴[60];而且在经过抗生素治疗 12 个月或更长时间后,通过滑膜切除术获得的滑膜组织的 PCR 和培养结果均为阴性[62]。这些观察表明在几乎或完全根除关节内的伯氏疏螺旋体后,莱姆关节炎可能继续存在,这种症状的持续可能与感染诱导的自身免疫应答相关[144]。这种结果与结合伯氏疏螺旋体 $OspA_{163-175}$ 表位的 HLA-DR 分子(DRB1*0101、

DRB1*0102、DRB1*0401、DRB1*0402、DRB1*0404、DRB1*0405 和 DRB5*0101) 有关,[145],也与 T 细胞识别该表位有关[146-149]。人淋巴细胞功能相关抗原 (LFA)-1$\alpha_{L332-340}$ 与 $OspA_{163-175}$ 具有部分序列同源性,最初被认为是抗生素难治性莱姆关节炎自身抗原的候选抗原[147]。随后研究显示,LFA-1 并不是这种疾病的密切相关的自身抗原[150,151]。

然而,问题出现了,接种重组 OspA 是否可能使遗传学易感个体的莱姆关节炎恶化或诱发自身免疫性关节炎。不过,在疫苗Ⅲ期临床试验中,接种 OspA 与关节炎和神经系统异常无关,也与接种后 30 天或更久的后期症状无关[100,141]。尽管在 SmithKline Beecham 公司Ⅲ期疫苗临床试验中,有几名受试者出现了炎症性多发性关节炎,还有 3 名受试者出现了莱姆关节炎,但这些关节炎症状的受试者同时出现在疫苗组和安慰剂组当中。在 Pasteur Mérieux Connaught 公司的临床试验中,以前患有莱姆病关节炎的接种对象在接种后并没有患上关节炎[141]。此外,在另外一项对 30 名曾有莱姆病有既往莱姆关节炎病史的患者进行的独立研究中,这些患者在接种疫苗后,没有出现关节炎复发[152]。在一项关于儿童疫苗安全性和免疫原性的研究中,一名儿童在注射第 2 剂疫苗后出现了短暂的踝关节肿胀,这种可自行消退的症状没有在接种第 3 剂疫苗后出现[140]。不过,由于对莱姆病疫苗理论上存在导致关节炎的可能性的担忧挥之不去,因此接种莱姆病疫苗需要很谨慎,尤其对于那些患有关节炎的人。

与任何疫苗试验一样,罕见的不良反应可能无法通过比较疫苗组和安慰剂组的数据进行识别。因此,前面的问题依然存在:有没有可能接种 OspA 疫苗会诱发关节炎,只是发生频率低于疫苗临床试验的可探测水平? 在 2001 年报告的一个病例系列中,4 名患者在接种 OspA 疫苗后患上关节炎[153]。其中一名患者在免疫接种前很可能已感染了伯氏疏螺旋体,只是在接种数月后关节肿胀才变得明显。患者的关节炎应用抗生素治疗治愈。这一现象在 SmithKline Beecham 公司Ⅲ期临床试验的 3 名受试者中也观察到了,其中 2 名患者在疫苗组和 1 名患者在安慰剂组[100]。在注射第 3 剂疫苗后 3 个月,第 2 名患者出现中度膝关节积液,并持续数月。第 3 名在注射第 2 剂后 24 小时内出现手指和脚趾关节肿胀,其症状在接下来的 5 天内得以改善。最后 1 名患者在注射第 2 剂 24 小时后出现了多个近端指间关节滑膜炎,症状持续了大约 7 周。

2002 年,美国疾病控制预防中心(CDC)和食品药品监督管理局(FDA)公布了来源于其疫苗不良事件报告系统(VAERS)的有关莱姆病疫苗接种情况的报告。从 1998 年 12 月到 2000 年 8 月期间,即在疫苗获得许可的最初 19 个月内,大约分发了 140 万剂 LYMErix 疫苗,在此期间,VAERS 收到 905 例不良事件(0.06%)报告[154]。最常见的报告是发生在第 1 剂之后的关节痛(250 例)和肌痛(195 例)。其发生率与临床试验观察的结果一致。此外,有 59 人患上关节炎,34 人患上关节病,9 人患上类风湿关节炎,这些症状通常在接种第 2 剂或第 3 剂之后出现[154]。接种疫苗的关节炎的发病率被认为低于同期未接种疫苗的人群的关节炎预期背景发病率。对其中一部分患者进行 HLA-DR 特征分析和 OspA 免疫分析,结果并未提示这些症状是由疫苗诱导产生的[155]。

正如最近的一篇综述中所详细描述的一样[156],小鼠模型的最新研究表明,在基因易感人群体内 OspA 刺激一种特别强烈的辅助性 T 细胞 I 型(Th1)免疫应答[157],这可能成为受影响关节自身免疫反应的假定相关因素之一。但是,在这个小鼠模型中,接种 OspA 疫苗并不能诱发小鼠关节炎,而且在人类疫苗临床试验中,病例对照研究显示 OspA 疫苗接种组的关节炎发生率没有增加。因此,OspA 疫苗诱导的免疫应答不会发生自然感染引起的抗生素难治性莱姆关节炎。

免疫抑制人群

莱姆病疫苗没有在免疫抑制人群中进行临床试验,因此对于这类人群没有可获得的免疫效果的相关信息。

接触传播

由于莱姆病疫苗仅由重组 OspA 脂蛋白构成,所以没有接触传播的危险。

疫苗适应证

绝大多数伯氏疏螺旋体感染是由于在维修住宅、娱乐或休闲活动期间,暴露于住宅区周边感染的蜱所致[103]。因此,生活或工作在被大量滋生病媒蜱虫的树林或杂草丛生的灌木林所环绕居住区的人们有感染莱姆病的风险。然而,成本-效益分析得出结论,接种莱姆病疫苗只有对那些伯氏疏螺旋体感染的季节性概率大于 1% 的人群在经济上才具有吸引力[158-160]。虽然这些分析主要是用来制定公共卫生决策,但是居住在低风险地区的个体也可以自愿自费接种莱姆病疫苗。

美国疾病预防控制中心的免疫接种实施咨询委员会建议，年龄在 15~70 岁、在高风险地区居住或访问、频繁和长期暴露于肩突硬蜱的人群应该考虑接种疫苗[161]。对于极少或甚至不暴露于这种蜱的人群，不推荐接种疫苗。然而，由于当前没有疫苗，因此目前这种预防莱姆病的方法是不可能的。

禁忌证和注意事项

重组 OspA 疫苗仅在正常个体中进行了试验。因此，对于患有其他疾病的人群或孕妇没有疫苗接种安全性的数据。虽然对儿童的研究正在进行中，但这些疫苗直到退市，也未被批准用于儿童。

非免疫预防措施

预防莱姆病的保护性措施包括避免去蜱感染的区域、使用防护服、使用驱虫剂或杀螨剂、蜱虫检查以及改善住宅周边和住宅内的环境[103]。不过，这些预防措施并没有显示出降低了莱姆病的发病率[133]，这可能是因为人们很难在整个蜱传播季节坚持做好上述预防措施。

LYMErix 疫苗的退市

尽管美国食品药品监督管理局（FDA）于 1998 年底批准了首个新型重组莱姆病疫苗 LYMErix，但是在上市 3 年多后的 2002 年，由于媒体报道，对疫苗不良反应的担忧和销售额下滑，生产商自愿将其从市场上撤回。同时有多篇文章阐述了相关因素[162-166]。其中一些因素包括：在美国大多数地区莱姆病风险较低，制造商直接面向消费者的广告夸大了这些地区的风险，每年或每隔 1 年需要加强注射 1 剂，这与早期感染的抗生素治疗相比成本相对较高，而且理论上接种疫苗可能诱发自身免疫性关节炎，虽然这种情况很罕见并且从未被证实过。由于所有这些原因，公共卫生界对这种疫苗持不温不火的态度。最重要的是，最初支持该疫苗的莱姆病倡导团体成为了关键的反对者[166]。在大多数情况下，倡导团体由有其他疾病的患者组成，特别是有疼痛和疲劳综合征的患者[32]，但他们宣称疫苗接种使他们的"莱姆病"更加严重。荒谬的是，这种疫苗在科学研究中的成功被认为威胁到了他们的中心立场：即莱姆病是一种慢性的、多变的、难以治疗的疾病[166]。另一个问题是，由于该疫苗未被包括在疫苗伤害赔偿项目中，而导致该疫苗成为人身伤害律师的目标。在 1999 年 12 月，一家律师事务所提起了集体诉讼，然后个人诉讼开始泛滥[163]。在 2003 年 7 月，LYMErix 的制造商 GlaxoSmithKline 公司了结了这些集体诉讼[163]。最后的协议包括了超过 100 万美元的律师诉讼费，但不包括为疫苗"受害者"给予经济补偿。

前景展望

OspA 疫苗的全球应用

20 世纪 90 年代，OspA 莱姆病疫苗被研发出来，被视为第一代疫苗。未来疫苗的目标是能够提供长期的保护和针对不同伯氏疏螺旋体菌株提供广泛的保护。为欧洲开发莱姆病疫苗比为美国开发更难，因为在欧洲，所有三种致病的广义伯氏疏螺旋体都能引起感染。

最近，奥地利维也纳的 Baxter Healthcare 公司开发了一种含有三种重组 OspA 抗原的多价 OspA 莱姆疏螺旋体疫苗（mv rOspA LB 疫苗），该疫苗旨在提供针对世界各地几乎所有的人类疾病相关的广义伯氏疏螺旋体菌株的保护。在疫苗开发过程中，研究者应用了 OspA 保护性抗原表位的知识，将两种 OspA 抗原的保护特性融合进单个分子。此外，与人 LFA-1 具有部分序列同源性的伯氏疏螺旋体表位（OspA163-175）序列被来源于血清型 -2 的 OspA 分子的相对应的（非 hLFA-1）序列替换（图 34.7）。

在一项原理论证的研究中，一种重组的 OspA 蛋白包含两种不同 OspA 血清型（1 和 2）的保护组分，其诱导的抗体应答，可以保护小鼠免受多种伯氏疏螺旋体菌株感染，包括狭义伯氏疏螺旋体（*B.burgdorferi sensu stricto*，血清型 -1）或阿氏疏螺旋体（*B. afzelii*，OspA 血清型 -2）[167,168]，也包括伽氏疏螺旋体（*B. garinii*）、斯柏曼疏螺旋体（*Borrelia spielmanii*）、法雷斯疏螺旋体（*Borrelia valaisiana*）、卢西塔尼疏螺旋体（*Borrelia lusitaniae*）和日本疏螺旋体（*Borrelia japonica*）[169]，这也进一步表明该疫苗具有预防全球范围莱姆病的潜力。

在一项评估含佐剂和不含佐剂的 rav rOspA 莱姆疏螺旋体疫苗的安全性和免疫原性的 I/II 期临床试验中，30μg 剂量的含佐剂疫苗配方显示出良好的耐受性，并能在初始免疫 9~12 个月进行加强免疫后诱导出最高的抗体滴度[170]。尽管取得了这些有希望的结果，但是在 2014 年 Baxter Bioscience 公司终止了他们的莱姆病疫苗研究项目。

Valneva Austria GmbH 公司也研发了一种脂化的 OspA 疫苗。该疫苗包括三种蛋白质，每种蛋白质含有由两种 OspA 血清型的 C-末端一半连接形成的异源

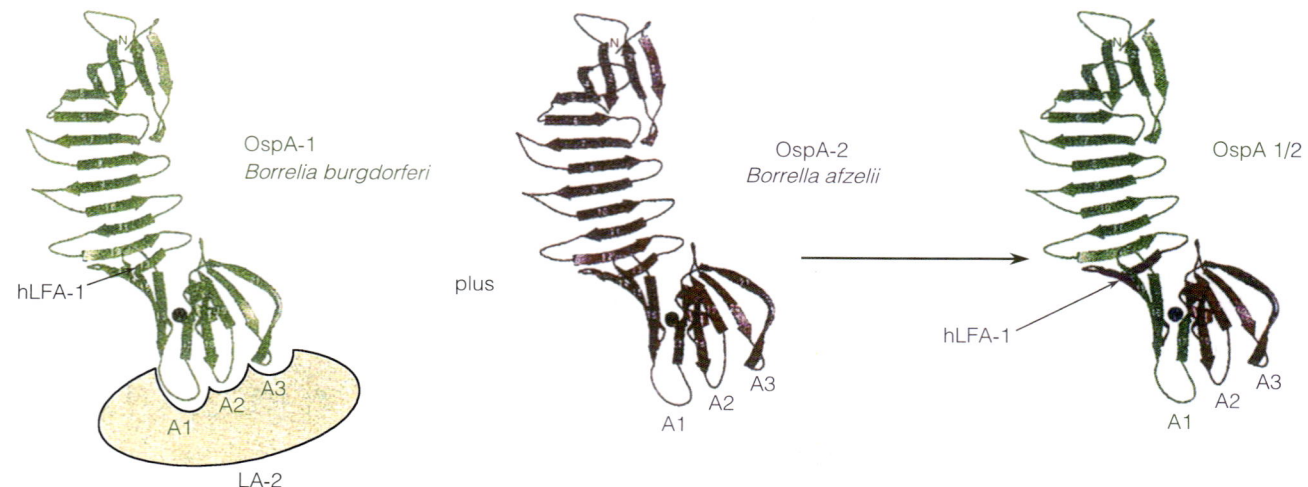

图 34.7 血清型 -1 OspA 序列的近端部分与血清型 -2 OspA 序列的远端部分融合。合成的复合分子包含保护性单克隆抗体 LA-2 所识别的三个暴露在表面的环中的第一个环。第二和第三个识别 LA-2 的环被来自血清型 -2 的 OspA 分子的等价序列所取代。血清型 -1 序列的位于 β- 折叠 13 的 HLFA-1 表位被来源于血清型 -2 序列 25 个氨基酸组成的序列所取代。

二聚体以及 N- 末端脂质部分[171]。三剂接种可保护小鼠免受表达 OspA 血清型 1、2 和 5 的螺旋体的感染。

其他改变的 OspA 蛋白

其他改变的 OspA 脂蛋白，作为候选疫苗，也一直处于研究中。在一项研究中，将 OspA 蛋白全部的 255 个氨基酸的胞外区嵌入乙型肝炎病毒衣壳蛋白的主要 B 细胞表位[172]。该融合蛋白诱导的对 LA-2 保护性表位的抗体应答，与重组脂蛋白 OspA 相似。在另一项研究中，研究者制造了一种 OspA 脂蛋白，包含 OspA 的 C 末端片段，但缺少 N- 末端约 45% 的氨基酸残基[173]。

人源 OspA 特异性单克隆抗体

另一种实验方法是注射人源化 OspA 特异性疏螺旋体杀菌性单克隆抗体，而不是通过注射 OspA 蛋白来诱导抗 OspA 抗体应答[173a]。在小鼠实施被动免疫接种后，再使用感染伯氏疏螺旋体的蜱对小鼠进行攻击，这些人源性单克隆抗体能够完全阻止这种螺旋体的传播。该方法尚未在人类受试者中进行测试，但如果成功，则可能需要每年在蜱传播季节之前注射抗 OspA 抗体。

OspC 候选疫苗

为了提供针对欧洲株的保护，维也纳的 Baxter Healthcare 公司最初研究了一种多价 OspC 疫苗。这种疫苗的潜在优点就是广义伯氏疏螺旋体（*B. burgdorferi sensu lato*）菌株在传播和进入哺乳动物宿主时表达 OspC 蛋白[174]。因此，宿主的免疫记忆反应也能够提供保护，而不是仅仅依靠通过维持高水平的抗 OspA 抗体的方式在蜱吸血时杀灭蜱体内的螺旋体。然而，OspC 的主要缺陷是，与 OspA 相比具有更大的变异性。该公司研制了一种 14 价的 OspC 疫苗，这种疫苗需要接种 3 剂，每剂 100μg 或 140μg。在 I 期临床试验时，遇到的主要问题是在注射部位出现疫苗诱发的红斑和肿胀，尤其是接种第 3 剂后，一半以上的受试者出现了这种不良反应。因此，这种方法被迫中止。随后，一个研究小组发现，只要 2 种 OspC 蛋白的组合就能鉴别所有产生 OspC 抗体的病人[175]。另外一个研究小组开发出一种以 OspC 为基础的四价重组嵌合疫苗，其含有由 OspC 的 A、B、K 和 D 型呈递的线性表位[176]。在接种该疫苗后，小鼠可产生针对上述各型 OspC 菌株的补体依赖性的杀菌抗体。

啮齿动物储存宿主的 OspA 免疫

在另一种正在研究新的方法中，研究者用 OspA 对伯氏疏螺旋体的储存宿主小鼠进行免疫接种。在一项研究中，肩突硬蜱若虫的首选宿主野生白足鼠（*Peromyscus leucopus*）被分为试验组和对照组，分别用重组 OspA 或阴性对照抗原进行皮下注射免疫[177]。在两项大规模实验中，作者估计约有 69% 的小鼠进行了不止一次的免疫，每个实验组中约有 55% 的小鼠血清抗 OspA 抗体阳转，然后蜱若虫的感染流行率下降了约 16%。在一项为期 5 年的前瞻性田野试验中，用 OspA 口服接种野生白足小鼠，在第 2 年时降低蜱若虫感染流行率 23%，在第 5 年时降低

76%[178]。同样,另一项研究预测,小鼠靶向疫苗可使蜱虫中的感染流行率降低56%[179]。然而,作者也提示有很多因素会影响单独使用小鼠靶向疫苗消除伯氏疏螺旋体的效果,特别是对不以小鼠作为储存宿主的疏螺旋体。他们建议通过联合使用杀螨剂来增加野生动物疫苗接种的影响。

使用多重伯氏疏螺旋体蛋白免疫

在小鼠模型中,抗OspA的抗体能对任何一种已知的伯氏疏螺旋体产生最好的保护性应答[122-125]。不过,在这些试验模型中,包括对OspB、OspC及DbpA免疫应答在内的其他免疫应答同样提供了针对人工培养的伯氏疏螺旋体的保护作用,同时对OspF、DbpB、BBK32的免疫应答也提供了部分保护作用[135]。尽管在早期感染阶段应用抗生素进行治疗患者中仍有可能出现再次感染,但是有莱姆病关节炎的莱姆病晚期患者至今没有观察到出现再次感染的情况,这表明在自然感染形成的长期免疫力可以由螺旋体蛋白的组合物的反应性诱导产生。

为了鉴别那些未知的外表面蛋白,一个研究小组对伯氏疏螺旋体的温度转换株和哺乳动物宿主适应株进行了全面的基因表达谱分析[180]。他们鉴别出7种非特异性的伯氏疏螺旋体外膜表面蛋白,而这7种蛋白均能诱导出杀菌性抗体应答。除此之外,还有两种已知的伯氏疏螺旋体的糖脂质抗原具有免疫原性[55,181],同时研究者已经鉴定出这两种抗原的ACG的抗原性表位[182]。然而,目前尚不清楚糖脂质抗原在莱姆病中是起辅助作用还是起到保护性免疫作用。

反向疫苗学

反向疫苗学通过计算机对已知的伯氏疏螺旋体的基因序列进行分析,从而确定候选疫苗靶标。随后,研究者将对这些筛选出的候选疫苗配制成初级免疫原,接着用其对幼鼠进行免疫,然后用活的传染性的伯氏疏螺旋体对幼鼠进行攻击,从而对候选疫苗进行评价[182a]。

蜱蛋白的免疫

肩突硬蜱,不仅可以传播莱姆病的病原体,同时也可以传播其他5种病原体。因此,干扰蜱吸血的宿主免疫应答不仅可以预防莱姆病,也可预防其他肩突硬蜱相关疾病。在过去的十年中,研究者已经确定了几种具有作为疫苗潜力的蜱源分子[183-185]。硬蜱唾液蛋白Salp15特异性结合伯氏疏螺旋体OspC蛋白上,从而保护螺旋体免受杀菌性抗体的攻击[39]。以Salp15作为候选疫苗,其产生的特异性抗体不仅可以中和该蛋白的免疫抑制作用,而且还可以结合覆盖在疏螺旋体表面的Salp15蛋白,从而增强吞噬细胞的免疫清除作用[186]。下一步,研究者使用腺病毒表达体系表达来源于肩突硬蜱的四种唾液蛋白(Salp15、Salp25A、Salp25D和Isac)[187]。在小鼠模型中,免疫接种这些蜱蛋白可以调节Th1反应和部分控制螺旋体的载量。另一种肩突硬蜱的蛋白,一种金属蛋白酶(MP1),通过噬菌体展示文库筛选的方式,被证实具有免疫原性[188]。在另一项研究中,与接种对照疫苗相比,接种一种表达subolesin基因(一种保守的蜱蛋白)的疫苗,可抑制52%蜱虫感染,并使存活的蜱中伯氏杆菌的携带量减少34%[189]。此外,针对蜱蛋白或螺旋体蛋白的疫苗接种并不相互排斥。在小鼠模型中,联合免疫Salp15和OspA比单独免疫任意一种能够更好地保护小鼠免受伯氏疏螺旋体的感染[186]。

总结

有效的人类疫苗对于莱姆病的预防非常有益[190],并且在20世纪90年代OspA疫苗的使用经验已经表明了这种方法的可行性。然而,鉴于90年代末引入OspA疫苗惨败的教训[165],新的莱姆病疫苗需要在安全性、有效性、成本和公众的接受程度方面达到高标准[190]。尽管如此,制药公司已经为美国市场开发出一种预防这种潜在严重感染的有效疫苗,但莱姆病倡导团体成功阻止了公众接种。这代表着美国预防该疾病工作的失败[165]。

(李晓梅 朱德武 杨北方 邓涛)

本章相关参考资料可在"ExpertConsult.com"上查阅。

第35章 疟疾疫苗

W. Ripley Ballou 和 Johan Vekemans

引言

人类疟疾是由5种疟原虫（Plasmodium）引起的：恶性疟原虫（P. falciparum）、间日疟原虫（P.vivax）、卵形疟原虫（P.ovale）、三日疟原虫（P.malariae）和诺氏疟原虫（P.knowlesi）。其生活史、寄生虫和宿主之间的相互作用决定了疾病的严重性和临床发病机制[1,2]。恶性疟原虫引起的疾病病死率最高，尤其是在幼儿中。间日疟原虫在肝细胞内发育休眠子的能力可引起临床复发，且使其地理分布最广[3]。疟疾可以发生在有感染能力的按蚊和易感宿主的任何环境中[3,4]。20世纪初，除南极洲之外，疟疾在每大洲都有流行。在20世纪50年代，美国、欧洲和澳大利亚使用杀虫剂和环境控制策略，控制了疟疾[1]。最近，包括环境控制、杀虫剂、蚊帐和化疗在内的一系列政策，使得一些国家疟疾报告发病率显著下降[5]。但是，尽管这样，安全有效的疫苗仍然是与疟疾斗争中的不可或缺的武器。

背景

所有疟原虫都有一个复杂的生活史，其开始于人类，雌蚊吸血时将子孢子注入皮下。子孢子进入血液和淋巴，迅速地转移到肝脏并入侵肝实质细胞，形成裂殖体，每个裂殖体最终产生成千上万个裂殖子。间日疟原虫可以留在肝脏中潜伏数月至数年，而后进入循环系统。一旦裂殖子在肝实质细胞中破裂并侵入循环的红细胞（RBC），即可出现明显的临床症状。在24~48小时后，每个裂殖子会分裂成8~10个新的裂殖子，能够穿透红细胞膜，感染其他红细胞。一些寄生虫发育成熟为具有繁殖功能的配子体，进入性繁殖阶段。按蚊吸血时吸入这些配子体后，会在按蚊体内发育成雄性或雌性配子，经过受精，形成动合子，并穿透肠上皮，形成卵囊。在接下来的2~3周，子孢子从卵囊中释放出来，并定位到按蚊的唾液腺，通过叮咬感染人体。

疟疾典型的体征和症状为间歇性发热、全身不适、头痛、畏光、肌肉疼痛、食欲减退、恶心和呕吐[6]。这些症状似乎与红细胞内部裂殖体在生成裂殖子时释放疟疾毒素，造成红细胞溶解的时间一致。重症病例多由恶性疟原虫引起，因为它感染红细胞后繁殖能力强，会对红细胞形成大面积的破坏，还因为成熟的、被裂殖体感染的红细胞能黏附、阻塞毛细血管壁[2,6]。严重的临床后遗症（如急性肾衰竭、贫血、低血糖、脑型疟疾和肺水肿）最常发生于未患过疟疾的人群，如儿童和旅行者等[7]。孕妇和发育中的胎儿也有发生重症疾病和后遗症的特殊风险，暗示可能存在独特的致病机制[8]。同时感染人免疫缺陷病毒（HIV）的人更易患严重疾病，特别是对儿童和未患过疟疾的成人[9]。

流行病学和疾病负担

由于获得诊断和治疗的机会、流行的疟原虫种类、病例定义和疟疾流行地区诊断特异程度低等因素的影响，疟疾的临床疾病负担难以准确量化[10,11]。全球每年有1.7亿~3.0亿临床病例，其中约25%是间日疟原虫引起的。2013年估计，每年由恶性疟原虫传播的疟疾引起的死亡人数在67 000~755 000之间[12]，其中多数为撒哈拉以南非洲地区的儿童。世界卫生组织于2008年定义诺氏疟原虫为第五种可能致命的寄生于人类体内的疟原虫[13]。南亚和东南亚地区旅游业和经济的蓬勃发展，可能会导致在当地人群和旅行者中疟疾病例数进一步增长。

过去10年，美国每年诊断为疟疾的病例数一直稳定在1 000~1 500例，大多数为旅行者和军事人员。美国很少有先天性、输血引起或当地感染的病例[14]，过去几十年中，欧洲输入性疟疾病例数不断的增长，而在中亚，当地疟疾传播已经被很大程度的阻断，塔吉克斯坦和土耳其在实现零疟疾病例方面取得了重要进展。

疫苗学

多数证据表明，人用疟疾疫苗是可行的。接种辐射减毒的子孢子，50%~90%的无免疫力的志愿者在12个月内再接触疟疾时可获得保护[16-18,18a]。因为这种模式要求每个志愿者在数月内要被约1 000只蚊子叮咬,因此这是一个不切实际的接种策略[19]。在疟疾流行国家居住20年,可获得自然免疫力[20,21]。一般情况下,这种免疫并不完善,会迅速衰退,免疫力似乎与暴露强度有关,而且主要会影响疾病的严重程度[22-25]。自然获得保护的免疫学相关指标尚未确定。

在恶性疟原虫的14个染色体上,约有5 000个开放读码结构[26-29]。在其复杂的生命周期中,疟疾寄生虫容易受到媒介和宿主免疫功能的影响,通过几个"生物瓶颈",寄生虫的数量就会受限,因此,从逻辑上来讲,这些瓶颈就成为疫苗研制中靶标。目前开发中的大多数候选疫苗重点放在寄生虫生命周期的一个阶段。虽然一些靶抗原可在生命周期的多个阶段表现出来[30-32],但是高效疫苗可能需要来自不同阶段有明确的抗原。

红外期疫苗

针对子孢子的疫苗旨在产生免疫反应中和子孢子,防止其入侵肝脏或阻止其在肝细胞中发育(图35.1)。啮齿类动物和猿类动物的模型研究证实体液免疫和细胞介导的细胞免疫有助于提供保护[33-37]。受辐射的子孢子攻击试验提示,CD4+细胞、CD8+细胞、自然杀伤T细胞和γδ T细胞均可抑制肝内裂殖生殖[38-40]。高效的红外期疫苗能够提供无虫免疫。从逻辑上来讲,在疟疾流行地区提供高效的红外期疫苗能够减少疟疾传播[41]。具有部分保护效力的红外期疫苗可以显著减少肝脏内裂殖子数量[42],就像其他有一定成效的疟疾干预措施(杀虫剂处理过的蚊帐,间歇性药物治疗)一样,能够产生巨大的公共卫生影响[43-45]。

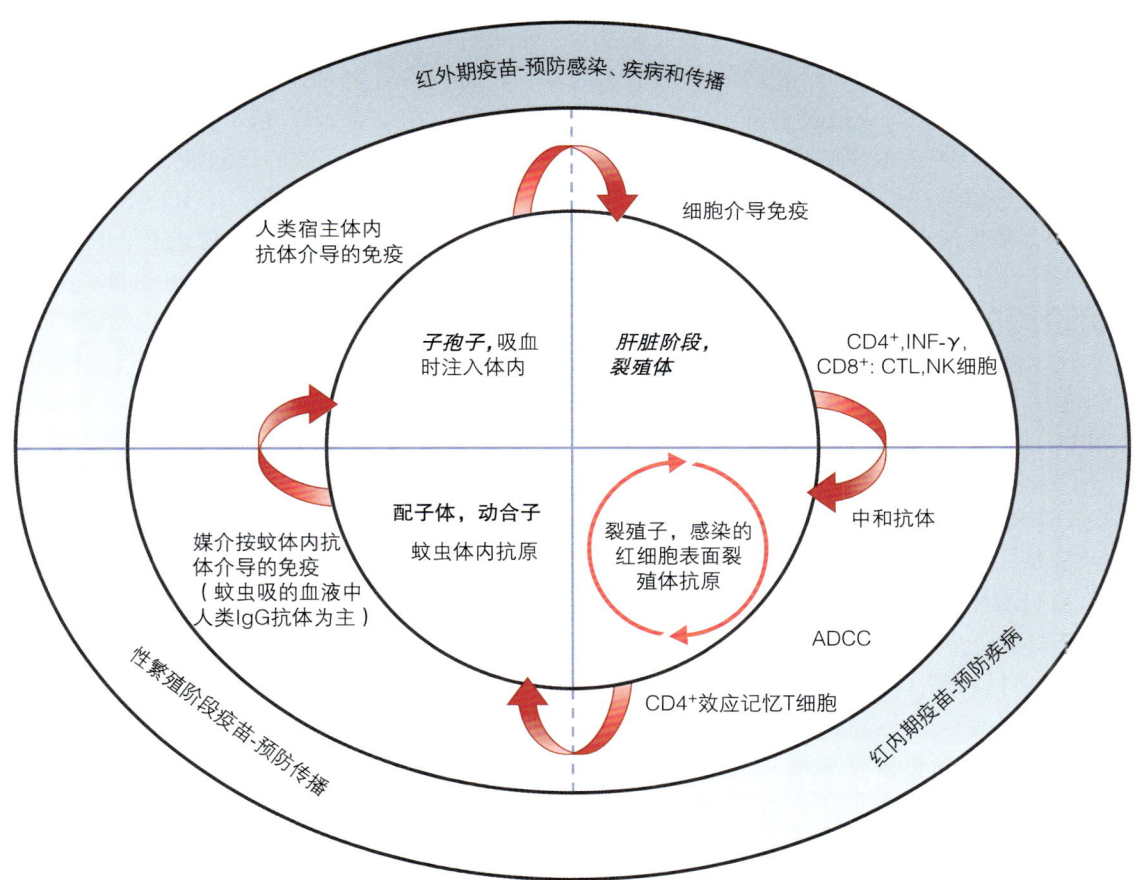

图35.1 内环突出了现在正在研发的疟疾疫苗针对的寄生虫生命周期的重要阶段,中间环显示的是为抵抗这些阶段而建立起保护性免疫,针对它们的免疫反应被认为最重要的环节。外环显示了正在研发的疟疾疫苗的主要种类以及其中一种高效疫苗可能对疟疾产生的潜在影响。用斜体字标示出的阶段代表寄生虫相对较少(<100)的生物瓶颈期,需针对此阶段打破其生命周期。以此作为对比,裂殖子/裂殖体在人类宿主体内可超过10^{12}个。

注:ADCC:抗体依赖性细胞毒性;Ag:抗原;CTL:细胞毒性T淋巴细胞;Ig:免疫球蛋白;IFN:干扰素;NK:自然杀伤细胞;RBC:红细胞。

红内期疫苗

裂殖子在肝细胞破裂后进入血液，在数秒钟内侵入红细胞。中和抗体可以在裂殖子入侵之前使其失活，或参与到抗体依赖的细胞毒效应机制来对抗那些表达在被裂殖体感染的红细胞的膜上的目标疟疾抗原[46-48]，但这些抗原大多数变异很大，并且/或者结构复杂，本阶段的大多数候选疫苗针对的只是一部分天然蛋白。啮齿动物模型提示 $CD4^+$ T 细胞、一氧化氮、γδT 细胞有助于控制红内期的疟原虫[49]，细胞介导免疫可能在人类自然获得性免疫中发挥作用[50,51]。本阶段的疫苗可通过限制被感染红细胞的数量来预防疾病，但是，针对群体中存在的大量抗原变异，产生足够广泛的免疫应答将颇具挑战性[52-54]。

有性繁殖期疫苗

阻断传播类的疫苗主要依靠蚊虫吸血时，也吸入抗体和补体。在蚊子体内，可以针对性阶段寄生虫表面抗原或中肠结合位点来阻断有感染性的子孢子的发育[55-57]。这类疫苗不会对免疫接种的个体起到预防疾病的作用，但可以防止疟疾的进一步传播[58,59]。如果有效的话，这种疫苗在低度到中度流行区用处较大，或可作为一个多价疫苗的重要组成部分。

研发后期阶段的疫苗

目前尚无注册的疟疾疫苗。然而，许多疟疾候选疫苗已进行临床前期的试验，或处于临床试验 I/II 期[60-63]，但只有一种疫苗处于后期研发阶段。RTS-S 临床试验合作公司在撒哈拉以南的非洲城市的 11 个试点完成了一个大规模的III期试验项目。通过欧洲医学会（EMA）第 58 条规定的程序，该项目向人用医药产品委员会（CHMP）提出了申请[64]。在 2015 年 7 月，该项目收到了 EMA 的正面意见，并且，WHO 建议其在 2016 年 1 月进行初步试用。在世界卫生组织的指导下，此项目旨在展示，通过现有的扩大免疫规划项目，为婴儿和幼儿接种 RTS-S 疫苗能够为预防临床疟疾包括重症疟疾提供显著持久的保护。

RTS,S 疫苗是葛兰素史克公司（GlaxoSmithKline），美国沃尔特·里德陆军研究所（WRAIR），适宜卫生技术组织（PATH）和若干其他学术合作者在一项时间跨度长达 20 多年的合作项目中研究发现和测试的[65]。该疫苗基于恶性疟原虫的环子孢子（CS）蛋白质，这种蛋白质是一种主要的子孢子表面蛋白质，其中包含 B 细胞和 T 细胞抗原决定簇[66]。当子孢子从蚊内被传递至哺乳动物宿主体内时，CS 蛋白质会经历重要的构象上的改变，使得子孢子黏附和入侵肝细胞[67]。RTS-S 疫苗中包含一种嵌合病毒样颗粒——表达中央区域和整个 C-末端侧翼区（氨基酸 207-395）的 19 个 NANP 重复序列，该表达产物能够融合到乙肝病毒表面抗原（HBsAg）[68]。该疫苗采用重组 DNA 技术发酵酿酒酵母菌生产的，整个生产工艺与商业 HBsAg 疫苗生产工艺相似。融合蛋白与 HBsAg 共同表达，产生了由 1/3CS-HBsAg 融合蛋白和 2/3HBsAg 组成的产物。

由 WRAIR 进行的一系列关键临床试验中包括一项针对疟疾子孢子的试验，证明了利用包含 Toll 样受体（TLR）-4 激动剂单磷酸酯 A 和纯化的皂苷衍生物 QS21（Quillaja sapanaria Molina, fraction 21; GSK 从 Antigenics 公司获得许可，Antigenics 公司是 Agenus 公司的全资子公司）的配方，可有效提高 RTS-S 疫苗的免疫效果[68-72]。在随后的II期临床研究中，对两种佐剂制剂进行了研究。在 AS02 中，将免疫刺激剂与一种油包水乳剂相结合；在 AS01 中，将免疫刺激剂与脂质体相结合[73]。基于优越的免疫原性、等效安全性和产生更好疗效的趋向性，最终在III期临床研究中选择了 AS01 配方[71,74-76]。RTS-S 疫苗能够诱导人体产生使人体免受疟疾子孢子感染的免疫反应。这些免疫反应包括高水平的抗 CS 抗体，这些抗体可以在体外抑制子孢子感染肝细胞。该疫苗还能诱导产生抗 CS 的细胞介导免疫，已经证明这种细胞免疫在若干动物模型中与保护作用有关[77-80]。该疫苗还诱导产生高水平的抗乙肝病毒表面抗原抗体。

RTS-S 疫苗在进行III期试验前，已经对 4 000 多名受试者进行了研究，包括未患过疟疾和患过疟疾的成人以及疟疾流行地区的婴幼儿。该疫苗普遍对所有年龄组有良好的耐受性和免疫原性。安全性亦在可接受范围内[68-71,74-76,81-91]。考虑到恶性疟疾作为目标的复杂性和 RTS-S 疫苗使用的新型佐剂技术，在非洲开展的临床II/III期项目非常复杂，在逐渐过渡到较小年龄组直到新生儿的过程中，进行了超过十几个的临床试验，旨在选择合适的疫苗剂量、疫苗配方、疫苗接种程序、评估疫苗安全性和免疫原性，最终将 6 周龄儿童作为扩大免疫规划项目的目标人群。该项目还通过特定的研究，证明 RTS-S 疫苗可以与其他常规扩大免疫规划项目疫苗同时接种，包括白喉、破伤风类毒素、全细胞百日咳（DTPw）、b 型流感嗜血杆菌（Hib）、乙型肝炎（HepB）、口服脊髓灰质炎、麻疹、轮状病毒、肺炎球菌结合物和黄热病，以及艾滋病毒感染儿童的疫苗。III期试验的中期和最终结果已经公布[64,92-94]。总体来说,8 922 名儿童和 6 537 名婴儿被纳入研究,随机地接种三剂 RTS-S 和一剂增强剂(R3R),或接种三剂 RTS-S 而不接种加强剂(R3C),或接种三剂对照疫苗并接种一剂对照疫苗作为加强剂(3C3)。儿童和婴儿的随访分别持续了大约 48 个月和 38 个月。这项试验是在蚊帐使用率高(约 80%)和其他阻断传播的设备覆盖率高的情况下进行。在研究的前 12 个月,接种对照疫苗的婴幼儿组疟疾的发病率为每人 0.03~4.27 次发作。由于密切监测和随时可获得的医疗护理,试验中全因死亡率较低(儿童 1.8%,婴儿 2.3%)。表 35.1 和表 35.2 总结了疫苗效力的数据。在前 18 个月,接种 RTS,S 疫苗使儿童病例数减少了一半,使婴儿病例数减少了四分之一。疫苗的效力随着时间的推移而减弱。在四年的随访中,在儿童身上,针对临床疟疾的疫苗效力:R3R 组 39%(95% CI,34-43),R3C 组分别为 26%(95% CI,21-31),提示增强剂有助于维持疫苗效力。在儿童中,四年研究期间,针对严重疟疾的疫苗效力也同样是

表 35.1 疫苗在首次接种年龄为 6~12 周龄婴儿中的效果

	针对临床疟疾的疫苗效力(95% CI)	针对严重疟疾的疫苗效力(95% CI)	针对需住院治疗疟疾的疫苗效力(95% CI)
从第 3 剂开始 >12 个月的随访(ATPa 队列,n=6 003)	33%(26-39)	37%(5-58)	32%(7-50)
从第 3 剂开始 >18 个月的随访(ATPa 队列,n=6 003)	27%(20-32)	15%(-20-39)	17%(-7-36)
只接种主要疫苗(ATPa 队列,n=5 997)			
从第 3 剂开始 >30 个月的随访	20%(13-27)	11%(-22-35)	10%(-15-30)
从第 3 剂开始 36 个月的随访b	18%(11-25)	13%(-17-35)	13%(-9-31)
接种主要疫苗和增强剂(ATPa 队列,n=5 997)			
从第 3 剂开始 >30 个月的随访	28%(22-34)	17%(-14-40)	25%(3-42)
从第 3 剂开始 36 个月的随访b	27%(21-32)	21%(-7-42)	27%(7-43)

a ATP 符合协议队列,所有儿童均遵照免疫规划。
b 从第三剂开始随访的时间的中位数。
注:Mosquirix 2015 产品信息可在以下网址查询 http://www.ema.europa.eu/ema/index.jsp?curl=pages/medicines/document_listing/document_listing_000395.jsp&mid=.

表 35.2 疫苗在首次接种年龄为 5~17 月龄儿童中的效果

	针对临床疟疾的疫苗效力(95% CI)	针对严重疟疾的疫苗效力(95% CI)	针对需住院治疗疟疾的疫苗效力(95% CI)
从第 3 剂开始 >12 个月的随访(ATPa 队列,n=6 880)	51%(47-55)	45%(22-60)	48%(35-59)
从第 3 剂开始 >18 个月的随访(ATPa 队列,n=6 885)	46%(42-49)	36%(15-51)	42%(29-52)
只接种主要疫苗(ATPa 队列,n=6 918)			
从第 3 剂开始 >30 个月的随访	34%(29-39)	2%(-28-25)	18%(1-32)
从第 3 剂开始 46 个月的随访b	26%(21-31)	-6%(-35-17)	12%(-5-26)
接种主要疫苗和增强剂(ATPa 队列,n=6 918)			
从第 3 剂开始 >30 个月的随访	46%(42-50)	32%(10-50)	40%(26-52)
从第 3 剂开始 46 个月的随访b	39%(34-43)	29%(6-46)	37%(24-49)

a ATP 符合协议队列,所有儿童均遵照免疫规划。
b 从第三剂开始随访的时间的中位数
注:Mosquirix 2015 产品信息可在以下网址查询 http://www.ema.europa.eu/ema/index.jsp?curl=pages/medicines/document_listing/document_listing_000395.jsp&mid=.

R3R组(29%,95% CI,6-46)高于R3C组(-6%,95% CI,-35.0-17)。实验还检测了针对继发性终点的其他类似的反映疫苗效力的情况,如严重疟疾贫血、因疟疾住院和试验期间需要输血,这些情况反映了RTS,S疫苗的对临床疟疾的总体影响。疫苗避免的病例数因暴露程度、年龄和是否使用增强剂而异。根据研究现场的情况,接种全程R3R疫苗后,每1 000名儿童(较大年龄)中有205~6 565例临床疟疾病例得以避免。尽管3级反应少见,在所有年龄组R3R增强剂的确比R3C和C3C的对照增强剂更具反应活性。各组间严重不良反应的发生率相似,但与接种对照疫苗组相比,接种RTS,S疫苗的儿童接种后发热癫痫的发作更为频繁。与对照组相比,作为严重不良事件报告的脑膜炎的发生率在接种了疫苗的儿童中较高,但在婴儿中并不高。这种不平衡可能是一种偶然,因为这些病例由不同病原体引起,聚集在若干个地点,与疫苗接种没有时间关联。这些现象会在疫苗注册上市后的研究中继续研究。

研发初期的疫苗

许多针对人体中寄生虫不同阶段的候选疫苗处于研发的初期阶段,有一些发展到临床试验阶段(图35.2)。基于佐剂组合、针对恶性疟原虫的无性

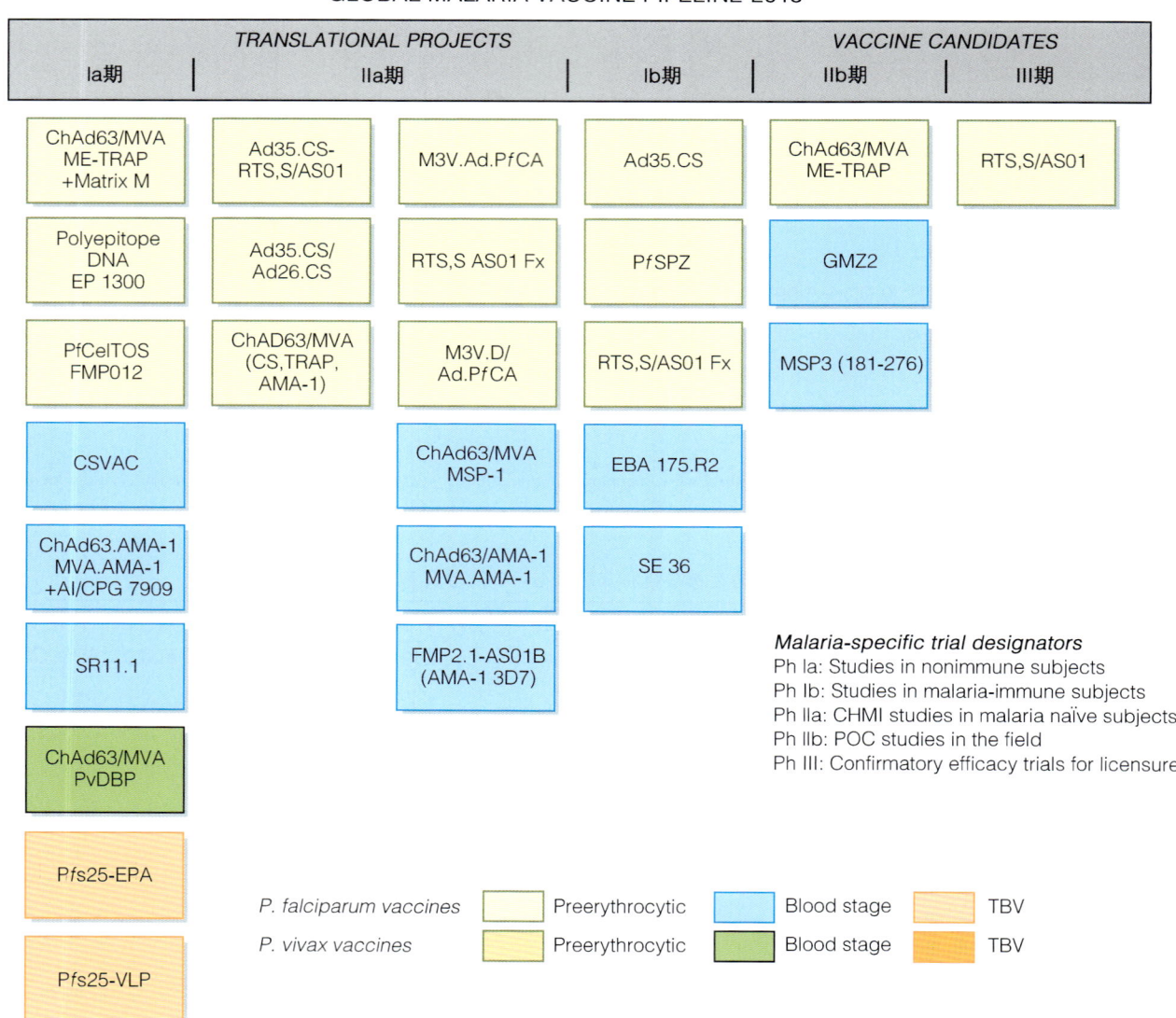

图35.2 目前全球正处于临床开发的疟疾疫苗运作概况。数字是按临床进展阶段组织的,颜色用以表示目标物种和靶向的生命周期阶段。注意在疟疾疫苗社区实验中常用试验名称(Ⅰa期、Ⅰb期、Ⅱa期、Ⅱb期)可能与用于其他疫苗开发项目的不同。
注:CHMI:控制性人类疟疾感染;POC:概念证明;TBV:传播阻断疫苗。
修改来自世界卫生组织。全球疟疾疫苗项目表:彩虹表。可在以下网址查询http://www.who.int/vaccine_research/links/Rainbow/en/index.html。

阶段的候选疫苗 MSP-1，AMA-1 和铝佐剂 GLURP+MSP-3（GMZ2）未能在Ⅱ期临床试验中表现出令人信服的疫苗效力[95-98,98a]。pfrh5 是一种"网织红细胞结合样"同源蛋白，有关此蛋白的临床前数据正在积累，其中包括对夜猴保护的数据[99]。对处于研发初期阶段的候选疟疾疫苗进行深入彻底的讨论超出这一章的范围，但世界卫生组织在网站定期更新有关这些疫苗的进展，这对跟踪疫苗相关进展很有用[100]。对于诱导产生细胞介导反应这一期望已促使许多研究者探索使用减毒重组活菌和病毒载体[62,101]。最近，一些初免-加强方案也在开发中[102-105]，其中最先进的一种方法是利用重组黑猩猩腺病毒63型载体表达多红外期抗原（ME-TRAP），而后利用改良安卡拉痘病毒（MVA）载体表达相同的抗原作为加强免疫[105]。挑战性试验研究证明该疫苗可诱导针对感染的部分保护，而且一个在肯尼亚成年人中的Ⅰb期研究在随访8周以后，出现了该疫苗预防感染的证据[106]。该研究目前正在非洲儿童中进行探索性临床现场试验。

针对间日疟原虫的疫苗也开始进入临床开发阶段[107-108]。这些疫苗针对在人体或动物模型发生恶性疟疾中出现同源保护的抗原，包括 MSP-1、CSP、TRAP、AMA-1 的间日疟原虫形态以及和 PVS25、PVS28 动合子抗原。此外，一些独特的间日疟原虫无性阶段抗原，包括 Duffy 结合蛋白，也受到了相当的关注[109]。由于间日疟原虫生命周期目前无法在实验室实现，开发疟原虫子孢子的攻击模式应用于疫苗攻击试验就变得复杂得多。间日疟疫苗正在取得进展，但临床间日疟复发是疫苗研究面临的尚未解决的难题[110,111]。

另一个创新型策略是依赖大规模的人工分离和纯化蚊子体内辐射减毒子孢子，并通过肌内或皮下注射进行免疫[112]。这种疫苗策略的基础是：经过辐射的蚊子叮咬后，大量感染疟疾的志愿者体内观察到了高水平的免疫保护，但寄希望于将这种方法转化，继而在人体上攻击试验上是非常困难的[113]。一项Ⅱa期的研究报告说，每次静脉注射135 000个孢子虫共五次注射保护了全部的6位志愿者抗实验性感染。在首次攻击后的第21周，这六名被保护的志愿者随后接受了重复的 CHMI，但疫苗效力下降到25%。另外，8名先前免疫的受试者中有8名在第一次 CHMI 时没有得到保护，在第二次也同样没有得到保护，表明暴露于疟原虫不足以促使机体免疫力达到预防疟疾的水平[114]。

在随后的一项随机试验中，研究了静脉注射高剂量辐照孢子虫的影响和保护的持久性，在此实验中，研究对象随机接种先前试验的2倍至3.3倍数量的子孢子，在3周内受到攻击；受到保护的人约12个月后加以再攻击[114a]。该疫苗累积效力约55%，与 Pf 特异性抗体相关的保护长达6个月，但此后水平下降。疫苗保护和外周循环的 CD4$^+$ 或 CD8$^+$ T 细胞数量之间无相关性。在非人灵长类动物中进行类似免疫程序的子研究中表明，观察到的长达12个月的保护可能是因为肝内驻留 CD8$^+$T 细胞无法在外周循环中检测到[114a]。

疫苗保护与抗疟疾抗原的抗体的产生和细胞反应的产生均有关。为消除对辐照衰减的要求，转基因减毒子孢子正在开发中，全寄生虫红内期疫苗也在研究中[62,115,116]，但这些策略在建立疟疾突破安全性和诱导足够免疫原性之间的平衡这一方面，面对更多的挑战。这些策略具有较强的实验性，在进行大规模生产、配方和投递上也存在很多障碍[117]。

在中期（5~10年），通过重复给药，使用更多的免疫原加强方案，或与其他疫苗联合，以相同的或其他的抗原为靶标，RTS,S 疫苗有望成为可行的疫苗[118]。在一套初免加强方案中将黑猩猩腺病毒63型（ChAd63）和改良安卡拉痘苗表达合成的红外期抗原 ME-TRAP 与 RTS,S/AS01B 一起使用，并用 CHMI 对这种方案安全性、免疫原性和疫苗效力进行了研究[118a]。两种方案均耐受性良好。其中联合方案（RTS-S/AS01B×3plus ChAd63/MVA ME-TRAP）保护了20名志愿者中的14名，RTS-S/AS01B 疫苗方案保护16名志愿者中的12名。6个月后受保护的志愿者再攻击实验中显示出持续高水平的保护作用（83%~88%）。再攻击时，保护作用与抗 CS 抗体有关，但与抗 CS 或抗 TRAP 的 T 细胞反应或抗 TRAP 抗体无关。最近研究发现一种免疫程序中初免后亲和力增加与临床疟疾低风险有关，说明这种免疫程序可能是一个很好的替代方案[119]。将接种三剂的 RTS-S/AS01B（RRR）的程序与先接种一剂表达 CS 蛋白的减毒人腺病毒35和以两剂 RTS-S/AS01B（ARR）进行加强的程序加以比较[119a]，两种方案都具有良好的耐受性和免疫原性，尽管 CHMI 中两者疫苗效力相似（ARR，44%；RRR，52%），但是两者的保护作用似乎是由不同的机制介导的，与 RRR 相比，ARR 程序诱导了大量的多功能性 CD4$^+$T 细胞，而 RRR 程序诱导了高水平的 CS 抗体。

在一项替代性 RTS-S 疫苗剂量方案中，第三剂疫苗被延迟并从0.5ml 降到0.1ml［delayed fractional third dose schedule（Fx）］，我们采用 CHMI，将该方案的安全性、免疫原性和有效性与标准的 C、1、2月足剂量接种程序（STD）进行了比较[119b]。Fx 程序回顾了里程碑式的 RTS-S/AS02A CHMI 实验[70]，这个实验首次显示出疫苗对抗子孢子攻击高水平效力（保护了 8 人中的 7 人，86% 的志愿者被保护），这种独特的免疫程序是由于考虑到其中一位志愿者接种了两剂疫苗后在其身上观察到的反应原性（严重的头痛和不适），这导致了该实验的暂停并把第三剂的量减少 80%。随后的实验中使用 STD 程序的安全性方面是令人放心的，而且 Fx 程序的高效力归因于小样本数。为了证明这不是偶然，30 名研究对象按照 Fx 程序接种 RTS,S/AS01B 疫苗并实施 CHMI，有 26 人（87%）得到保护，而按照 STD 接种者，有 26 人（63%）得到保护（$P=0.04$）。Fx 组的抗体效价比 STD 组略低，但在攻击实验当天，受保护个体的抗体对 CS 的亲和力高于未受保护个体。Fx 程序也明显增加了抗体体细胞的高度突变。6 个月后的小剂量第三剂对于效力的维持或再攻击时保护的恢复是非常有效的。

最后，一项全球性的科学努力正在推进，以探讨消除并最终消灭疟疾的关键问题。这样的对话引出了"疫苗阻断疟疾传播"（VIMT）的概念，其中可能包括在本章中描述的关于一个或多个寄生虫不同阶段的组成部分[120-122]。可能未来在疟疾疫苗研发很大一部分的资金投入将关注这一重要的长期的消除并最终消灭疟疾目标。疫苗的研发也将在这一框架中进行，并与其他新开发的方法手段相结合来确定自己的定位，从而支持消灭疟疾的议程。

（余文周　耿淑帆　郭盛琪　罗会明　刘大维　陈勇）

本章相关参考资料可在"ExpertConsult.com"上查阅。

第36章 母体免疫

Saad B. Omer 和 Denise J. Jamieson

为何需要进行母体免疫

"母体免疫"一词曾用于指对女性妊娠前、妊娠期内和妊娠后进行疫苗接种。本章我们用"母体免疫"特指女性在妊娠期内和/或产后不久接种疫苗。母体免疫可以使母亲受益，也可以使婴儿受益，或者使两者均受益。

有一些感染对孕妇的危害性尤为严重。虽然流感病毒、单纯疱疹病毒和戊型肝炎病毒等病毒感染并不会因为妊娠使得易感性增加，但与非妊娠女性相比，孕妇感染这些病毒后的不良结局更为严重。另一方面，妊娠可使女性更容易感染疟疾、李斯特菌病和（可能）HIV 等病原体。单就感染疟疾而言，妊娠与感染后更为严重的不良结局相关。

除了使孕妇受益外，母体免疫还可能影响儿童早期的发病率，甚至在某些情况下，影响儿童的死亡率。感染呼吸道合胞病毒（RSV）、流感病毒和百日咳等病原体会对婴幼儿产生不良结局。但通常不建议6月龄以下婴儿接种流感疫苗，在婴儿出生后的第一个月内，在这个最脆弱的时期也未开始接种百日咳疫苗。类似的，B族链球菌疫苗和流感疫苗可以对婴儿出生结局产生保护作用，如低出生体重、早产和小于胎龄儿等。

全球约有40%的儿童死亡发生在新生儿期，在降低全球儿童死亡率方面取得的进展主要在新生儿期之外。其中，许多儿童死亡是由感染所致，而这些感染可以通过现有的和研发中的针对母亲的疫苗来预防。

妊娠期免疫学

妊娠期在免疫学上的变化或许可以解释妊娠期针对一些感染的易感性和/或感染严重程度增加的原因。此外，理解这些免疫学改变可以为妊娠期接种疫苗后的免疫反应提供一些见解。虽然，有几项关于妊娠期免疫学变化的人体研究，但大多数的研究证据均源于动物模型。

通常妊娠被认为是一种免疫抑制状态，其生物学目的是通过避免其潜在的同种异体效应来保护胚胎/胎儿[1]。然而，新的证据表明这种传统认识可能太过于简单。例如，早在妊娠初期，约一半正常妊娠的母体内便可以检测到具有广泛功能的胎儿特异性细胞毒性T细胞，且这些细胞在怀孕期间不会被清除。这些证据证实，胎儿特异性的适应性细胞免疫反应是人类正常妊娠的一部分[2]。事实上，蜕膜细胞毒性 $CD8^+$ 淋巴细胞数量降低与先兆子痫的发生有关[3]。

妊娠期应当被视为一个动态变化的生理过程，在此过程中其免疫反应逐步发生变化而非全面被抑制[4]。在妊娠期内性激素的总体水平是上升的（图36.1）。由于妊娠期内大多数免疫反应的变化由性激素介导，因此，在妊娠的不同阶段免疫反应会有所不同。低水平的雌二醇与T辅助细胞（Th）-1型反应和更强的细胞介导免疫反应有关[4,5]。相反，高水平的雌二醇通常会增强Th2型免疫反应。孕酮水平增加与母体免疫反应的总体抑制有关。在妊娠期内，T淋巴细胞和B淋巴细胞的数量下降，从而导致Th1和Th2型反应的下降。相比之下，在妊娠中、晚期出现的吞噬活性、α-防御素表达及中性粒细胞、单核细胞和树突状细胞数量的保持甚至增加，代表了非特异免疫的增强。细胞免疫水平的改变可能是妊娠期内感染病原体后出现严重疾病的原因，如流感病毒，细胞免疫反应在抑制病毒复制方面具有十分重要的作用[6-8]。免疫系统其他方面的增强可能有助于解释为什么妊娠不会导致整体免疫系统的抑制，以及孕妇接种疫苗后如何能够产生足够的免疫反应。

与非妊娠女性相比，孕妇感染后可能出现更严重的临床结局，且在妊娠的不同阶段感染结局的严重程度会有所不同。例如，与妊娠早期相比，妊娠后期感染流感病毒会产生更为严重的结局[9-12]。相比之下，在妊娠前半期感染恶性疟原虫所致疟疾的严重程度高于妊娠后半期[13,14]。与妊娠阶段相关的感染结局的差异可能部分是由于控制不同病原体感染所牵涉的免疫反应类型不同，以及妊娠期免疫系统的逐渐变化所致[15]。例如，在妊娠早期受精卵着床和胎盘形成过程中，广泛的组织重塑与局部炎症反应有关。在

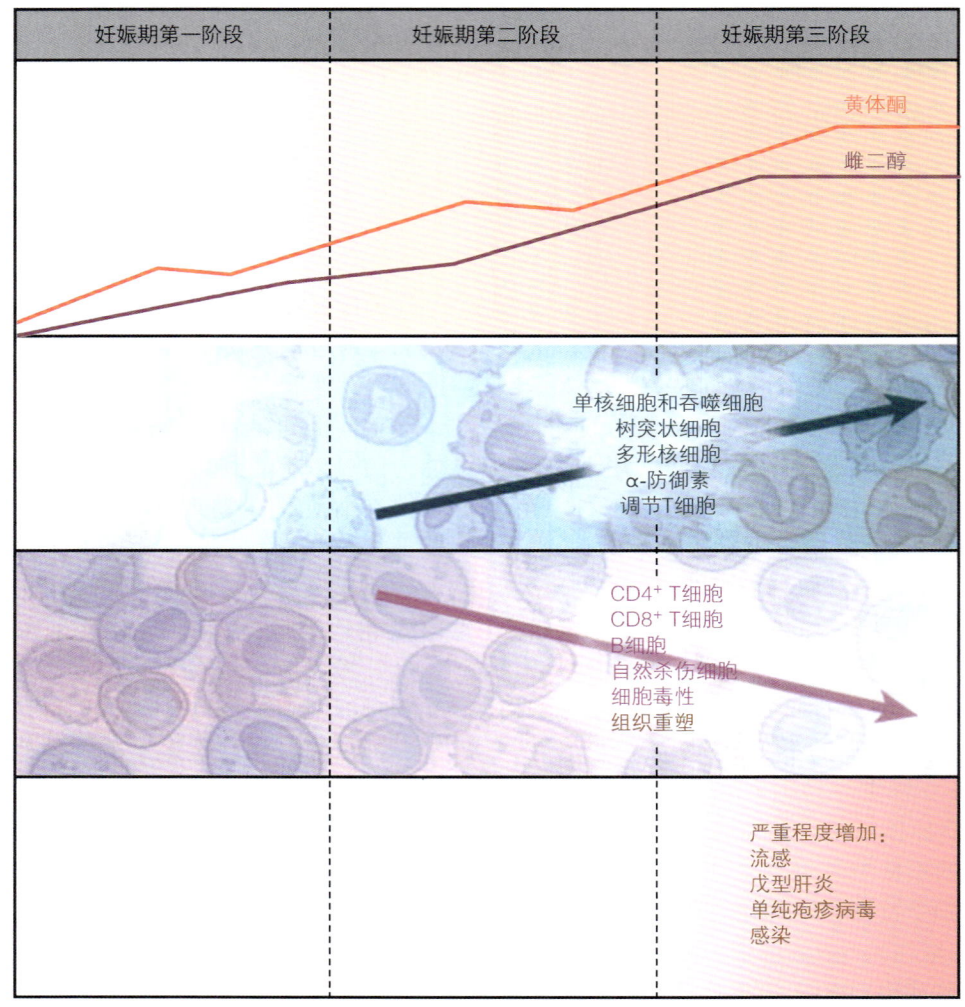

图 36.1 妊娠期的生理学和免疫学变化以及与感染严重程度的关系。
来自 KOURTIS AP, READ JS, JAMIESON DJ. Pregnancy and infection. N Engl J Med, 2014, 371 (11):1077.

妊娠后期,组织重塑显著减少和胎儿的快速生长,使得免疫反应向抗炎性环境转变以确保胎儿存活[15]。随着妊娠接近最后阶段,胎儿发育完成,子宫内重新出现炎症反应过程,从而引发与分娩有关的事件,如平滑肌的收缩。有一种假设认为,寄生虫感染(例如,恶性疟原虫感染所致疟疾)的结局严重程度增加可能是由于局部炎症因子 Th1 和 Th17 占主导的反应所致,这些反应与局部组织损伤的增强有关[15-19]。相反,妊娠后期流感病毒感染的严重程度增加可能反映了 Th1 型反应的降低[19]。

虽然,随着孕周的增加,母体 $CD4^+$、$CD8^+T$ 细胞和自然杀伤细胞数量总体下降,但非特异免疫系统随着妊娠进程要么保持稳定,要么得到增强。有学者提出,妊娠期内针对多种感染的易感性未发生明显改变,可能原因是 $CD4^+$ 和 $CD8^+T$ 细胞的减少所导致的病原体清除率降低可以通过非特异性免疫细胞的增加得到弥补[4]。

妊娠期疫苗的免疫应答

关于妊娠期针对疫苗免疫应答质量和强度方面的证据(通常以免疫原性指标测量),虽然不足但正在逐渐充实中。大多数的证据来源于流感灭活疫苗方面的研究。这些研究描绘了一幅复杂的图片:包括关于 1962—1963 季节性流感疫苗[20]、单价 A/New Jersey/8/76 流感疫苗[21] 和 2010—2012 季节性流感疫苗的研究,均报道孕妇与非妊娠女性接种流感疫苗后免疫反应相一致[22]。但是,其他研究报告孕妇接种流感疫苗后的免疫反应低于非妊娠女性[23-25]。类似的有黄热病疫苗,有证据表明由于妊娠期免疫反应降低导致黄热病疫苗的保护效力降低[26]。然而,其他一些研究报告了孕妇和非妊娠女性接种黄热病疫苗的免疫反应没有差异[27]。最近，Munoz 和其同事研究发现，孕妇接种百白破（Tdap）疫苗诱导产生的血清抗百日咳毒素、抗丝状血凝素、抗百日咳杆菌黏附素和抗菌毛 -2 型和 3 型抗体水平低于非妊娠女性[28]。

妊娠期疫苗接种的时间可能对疫苗免疫反应的质量产生影响。一项评估妊娠期接种 Tdap 疫苗后脐带血免疫球蛋白 IgG 质量的研究发现，妊娠第 27~30 周接种百日咳疫苗诱导产生的脐带血抗百日咳毒素抗体的亲和力高于妊娠第 31 周后接种 Tdap 疫苗组[29]。这一发现可能源于在妊娠期较早的时候接种疫苗使得母传抗体的亲和力可以在相对更长的时间内发展成熟，而非妊娠后期免疫反应差异所致[29]。另一方面，在比利时和越南进行的两项研究均未发现母体接种百日咳疫苗的孕周与脐带血中抗百日咳抗体亲和力间存在相关性[30]。这些母体免疫孕周与抗体亲和力间相关性研究的各种不同结果，可能是由于研究样本量较小、既往疾病和 / 或疫苗接种史、既往接种百日咳疫苗的成分不同（无细胞 vs 全细胞），以及研究人群和研究设计所带来的潜在差异[30]。此外，另一个规模相对较小的研究中，女性在妊娠期接种 Tdap 疫苗诱导产生的抗百日咳 IgG 抗体水平在产后第 9~15 个月出现显著下降[31]。

合并感染如 HIV 病毒和疟疾，也可能对妊娠期疫苗的免疫反应产生影响。在美国[32]和南非[33]，观察到 HIV 阳性孕妇接种季节性流感灭活疫苗产生的抗体水平低于 HIV 阳性的非妊娠女性。有趣的是，在南非研究中，有 HIV 暴露的婴儿出生时的抗体水平要低于 HIV 未暴露的婴儿，但出生 8 周后两者的抗体水平相接近[33]。此外，在南非，有研究观察到 HIV 感染的孕妇与 HIV 感染的非妊娠女性接种流感疫苗后的保护效力相似[34]，这些结果表明单独用抗体水平预测流感疫苗保护效力可能存在一定的局限性，尤其是在 HIV 感染的孕妇人群中。

胎盘转运

在出生时，新生儿和小婴儿的免疫系统功能尚不成熟。值得注意的是，并不是所有功能都不成熟，有些功能甚至在早产儿中都已发育成熟[35]。新生儿的抗体反应总体上有延迟，达到的峰值水平较低，且持续的时间较短[35]。此外，新生儿的补体系统中有几个成分含量较低[36]。新生儿的 CD4$^+$T 细胞降低了 Th1 的效应能力和产生记忆细胞的能力[37]。

胎盘的抗体转运功能为新生儿和幼儿免疫应答在某些方面的功能缺陷提供了补偿机制。通过合体滋养细胞的主动转运，母体 IgG 可以有效地通过胎盘转移，这种转运是由新生儿 Fc 受体（FcRns）所介导[35]。母体血液中物质转运至胎儿血液时会遇到两个细胞层：第一层由合胞体滋养细胞组成，即胎盘绒毛的多核细胞；第二层为胎儿毛细血管的内支细胞。此外，绒毛基质含有胎盘巨噬细胞（Hofbauer 细胞）和成纤维细胞，可能在结合和获取免疫复合物的过程中发挥作用[38]。

物质从母体向胎儿血液转运的过程可能涉及多种机制。分子量小于 500Da 的物质通过自由扩散穿过胎盘组织。非常大的分子如 IgG 抗体（大约 160kD）通过主动转运进行转运[35]。母体血液中的 IgG 抗体通过液相内吞作用被合体滋养细胞吸收，随后在内涵体酸性环境下与 FcRns 结合[39]。当结合 IgG 的内涵体穿过合体滋养细胞层到达细胞基底外侧，并暴露于中性 pH（即 pH=7.4）的条件下时，释放所结合的 IgG[40-42]。这种依赖于 pH 值的 IgG 转运机制使得抗体可以逆浓度梯度转运，并常常使得胎儿体内的母传抗体浓度高于母亲体内循环系统的抗体浓度。经合体滋养细胞的转运，IgG 通过胎儿毛细血管上皮后直接或经绒毛间质进入胎儿体内循环。

IgG 的母体 - 胎儿转运最早可在妊娠第 13 周开始。然而，在妊娠晚期的抗体转运量达到最大[43]。与其他类别的 IgG 相比，IgG$_1$ 能更有效地从母体转运到胎儿。被转运 IgG 的量取决于母体内的 IgG 水平、孕周、合并感染和（可能）营养因子。与足月婴儿相比，早产儿体内 IgG 滴度通常较低[44]。同样，低出生体重与母体 IgG 向婴儿转运减少有相关性[45]。然而，这种转运不受胎次、孕妇年龄、体重、身高和分娩方式的影响[46,47]。

针对多糖抗原和蛋白抗原的抗体在转运上可能存在差异。在一项孕妇分娩方式和脐带血样本的配对研究中，研究人员对 C 群脑膜炎奈瑟菌多糖、b 型流感嗜血杆菌（Hib）多糖、白喉毒素、破伤风毒素和百日咳杆菌多种抗原的特异性抗体进行检测[48]。该研究发现，母体和脐带血中针对多糖抗原的抗体浓度相同，但脐带血中针对蛋白抗原的抗体浓度比母体血液的抗体浓度高约 1.6 倍[48]。

感染"不相关的"病原体（非疫苗特异针对的病原体）可能潜在影响母体 - 胎儿抗体的转运。关于妊娠期疟疾感染对胎盘抗体转运影响的研究，主要集中在对抗麻疹和抗破伤风毒素抗体转运的影响，而研究结果大相径庭[49-59]。在接种破伤风疫苗的母亲中，妊娠期疟疾感染可导致婴儿破伤风抗体的减少[60,61]。与没有胎盘疟疾感染的新生儿相比，有确诊胎盘疟疾感染记录的新生儿破伤风抗体滴度降低48%[60]。然而,使用同一套样本检测的结果显示,妊娠期疟疾感染不引起新生儿麻疹抗体的减少[57]。巴布亚新几内亚的一项研究清楚地表明母亲患重症疟疾会干扰对破伤风抗体的胎盘转运[52]。但在马拉维和冈比亚的其他研究中,没有发现新生儿胎盘疟疾感染和破伤风抗体水平之间的关联[56]。不同的研究结果可能与当地重症疟疾患病率差异有关。尽管如此,对母体免疫进行评估时仍需要考虑这些因素。

HIV感染也可能减少麻疹和破伤风抗体的胎盘转运[60,63]。然而,感染对母体抗体转运的影响还需要进一步评估,特别是在非寄生虫感染的情况下。

婴儿体内母传抗体的动力学变化和衰减可能因抗体的来源而异。例如,与自然暴露产生的母传RSV抗体相比,接种疫苗诱导产生的母传抗体的半衰期相对更短[64-69]。此外,至少对于流感而言,母传抗体的半衰期取决于流感疫苗(灭活)含有的特异性病毒抗原(例如,H3N2 vs H1N1 vs B型流感)[70]。然而,目前有限的证据表明在不同研究人群/地理位置其抗体的衰减并无差异,但这一证据主要来自对麻疹抗体转运的评估,可能不适用于其他抗原[71]。

母传抗体,特别是在妊娠期疫苗接种诱导产生的抗体,可能会干扰婴儿对疫苗的免疫反应——特别是体液反应。母传抗体对婴儿的疫苗免疫反应的影响不仅因疫苗而异,而且还可能因人群的一些具体因素而异[72]。大多数关于母传抗体免疫抑制机制的证据不是从疫苗接种的研究中获得的(例如,从被动静脉注射免疫球蛋白的研究中)[15]。支持母传抗体抑制婴儿疫苗免疫应答的F(ab')2依赖机制的证据有:通过抗原掩蔽抑制B细胞对疫苗抗原表位的识别;中和病毒表位(活病毒疫苗);以及母传IgG介导的对疫苗抗原的调理、吞噬和清除作用[73-76]。此外,Fc依赖免疫抑制的假设也已经找到支持性证据:包括抑制婴儿的B细胞活化和抗体产生、FcR介导调理吞噬作用清除疫苗抗原、母传IgG导致婴儿内皮细胞或骨髓细胞FcRn饱和、加速疫苗诱导的婴儿IgG代谢分解,以及通过FcαRI和FcαμR摄取和吸收母传IgA来抑制婴儿的树突状细胞[15,76-84]。

妊娠期疫苗接种的临床问题

尽管在妊娠期内接种灭活疫苗是相当安全的,但在妊娠期和妊娠前4周内通常应避免接种活疫苗。对于许多活疫苗而言,疫苗接种风险通常是基于理论推测,而非有观察记录的风险。例如麻疹、腮腺炎和风疹疫苗(MMR)与胎儿感染、先天性异常或其他不良妊娠结局没有关联[85-88]。然而,接种天花活疫苗可能导致胎儿感染疫苗中的牛痘病毒,但是这种感染的风险很低。最近一项对全球文献进行系统综述的研究发现,1809—2014年期间仅报告了21例疑似病例[89]。

佐剂的添加可以增强免疫应答反应,一些含佐剂的疫苗可对具有抗原漂移特性的病毒提供更好的保护。铝盐已被用于各种疫苗,包括甲型肝炎、乙型肝炎和破伤风等疫苗。数据显示妊娠期可以放心接种含铝佐剂疫苗,不会增加不良妊娠结局的风险。较新的一些佐剂,如水包油乳剂(AS03、MF59)等,则被用于一些H1N1流感疫苗的制备中。在欧洲几个国家,孕妇接种了这些佐剂疫苗,未发现不良妊娠结局风险的增加[90]。硫柳汞是一种汞防腐剂,被用于一些疫苗的制备(在美国,硫柳汞已从大多数疫苗中去除)。尽管一种推测认为儿童接种含硫柳汞的疫苗与自闭症之间存在关联,但大量的流行病学调查并不支持这种关联[91]。此外,没有证据表明妊娠期内接种含硫柳汞的疫苗会对后代产生有害效应[92]。因此,美国免疫接种咨询委员会(ACIP)未建议孕妇避免接种含硫柳汞的疫苗。然而,大多数的疫苗都有不含硫柳汞的剂型提供,如季节性流感疫苗。

女性在妊娠期间接种疫苗可能出于多种原因。表36.1总结了关于妊娠期内接种疫苗的建议和理由。

目前,在美国和许多其他中、高收入国家,只有两种疫苗被推荐常规用于孕妇接种:季节性流感疫苗和Tdap疫苗,其中,一些低收入和中等收入国家将破伤风毒素或白喉和破伤风类毒素疫苗纳入免疫规划。即使是这些被推荐使用的疫苗,在美国,妊娠期的疫苗接种率仍然低得令人失望。尽管自2009年H1N1流感大流行以来,美国孕妇接种季节性流感疫苗的覆盖率持续上升,但在美国孕妇妊娠期流感疫苗接种率仍然保持在50%左右[104]。当医疗服务提供者特别推荐孕妇接种流感疫苗时,其接种率会有所升高。孕妇妊娠期接种Tdap疫苗的接种率就更低了[119]。

母体免疫对孕妇的益处

对那些孕妇更易感染或感染后更易发展为严重疾病的传染病来说,妊娠期接种疫苗尤其重要。目前已有证据表明妊娠期内的流感感染更为严重,流感疫苗的妊娠期接种是安全的,且可以降低孕妇患流感的风险[120-128]。因为孕妇、胎儿以及婴儿均可受益,所以季节性流感疫苗被推荐在妊娠期内常规接种。ACIP建议在流感流行季,任何妊娠阶段的孕妇或计划怀孕的女性均应尽早接种流感疫苗[129]。

第36章 母体免疫

表36.1 妊娠期疫苗接种的建议和理由

传染病/疫苗	建议	疫苗类型	理由及说明
炭疽			
吸附型炭疽疫苗（AVA）[93]	根据CDC的建议，不推荐孕妇预防性接种AVA。对于患吸入性炭疽风险高的孕妇，无论处于妊娠的哪个阶段，均建议进行暴露后疫苗接种	灭活型	虽然尚不清楚孕妇是否对炭疽更易感或更易发展成重症疾病，但妊娠期感染炭疽可导致孕妇和新生儿死亡。考虑到炭疽感染的严重性，孕妇暴露后预防应与一般人群相同，其中包括AVA疫苗接种。妊娠期炭疽疫苗接种的报告，大多来自于军队中的女性在不知道怀孕的情况下接种了部署安排的疫苗，但目前尚未发现与接种疫苗相关的孕妇或婴儿的安全性问题
B组链球菌病			
B族链球菌（GBS）疫苗[94-96]	无	灭活型	疫苗尚在研发中。GBS感染仍是造成婴儿发病和死亡的重要病原之一。虽然分娩时的预防性使用抗菌药物可以减少早期发病，但不能预防迟发性疾病（出生7天以后）。用GBS疫苗进行母体免疫可能降低婴儿和产妇（例如产后子宫内膜炎）的GBS疾病负担
流感嗜血杆菌			
b型流感嗜血杆菌（Hib）疫苗[97]	在发展中国家，Hib仍然是造成儿童脑膜炎的重要病原，母体免疫可以提供早期保护	灭活型	在美国，儿童Hib疫苗计划免疫的实施已经显著降低了Hib的发病率和死亡率，因此ACIP并没有针对Hib母体免疫的建议。然而，在Hib仍是儿童细菌性脑膜炎常见病原的地区，母体Hib疫苗免疫接种可以为18个月以下的尚未完成Hib全程免疫接种的儿童提供一些保护。已有数据提示妊娠晚期的孕妇接种Hib疫苗的安全性和免疫原性均较好
肝炎			
甲型肝炎疫苗（HAV）[98,99]	根据ACIP的建议，高风险的易感孕妇可在权衡潜在风险和受益后，决定是否接种HAV疫苗	灭活型	甲型肝炎的危险因素包括（但不限于）：慢性肝病、艾滋病病毒感染以及前往甲型肝炎疾病高发国家。如果孕妇有甲型肝炎病毒暴露，则应当接种HAV疫苗和免疫球蛋白。在疫苗不良事件报告系统（VAERS）中，接种HAV疫苗的孕妇或其所产婴儿中尚未发现安全性问题
乙型肝炎疫苗（HBV）[100]	高危易感孕妇可以接种HBV疫苗	重组型	乙型肝炎的危险因素包括（但不限于）：慢性肝病、HIV感染、多个性伴侣、注射吸毒、从事医疗卫生工作、慢性血液透析以及前往乙型肝炎疾病高发国家。推荐的免疫程序是第0天、第1个月和第6个月，但在妊娠期可以采用加快的免疫程序。已有的数据提示在接种HBV疫苗的孕妇或其所产婴儿中尚未发现安全性问题
甲、乙型肝炎联合疫苗[98-100]	高危易感孕妇可以接种疫苗	灭活型，重组型	在VAERS中，接种联合疫苗的孕妇或其所产婴儿中尚未发现安全性问题报告
人乳头瘤病毒			
人乳头瘤病毒（HPV）疫苗[101,102]	不推荐妊娠期接种	灭活型	虽然妊娠期接种尚未发现有害影响，但在妊娠期并不推荐接种HPV疫苗。如果已经开始接种HPV疫苗的女性发生妊娠，那么应该推迟后续HPV疫苗接种至妊娠结束。在临床试验数据、登记数据和VAERS中，均未发现因孕妇意外接种了二价或四价HPV疫苗而出现的产妇或胎儿的非预期不良结局

续表

传染病/疫苗	建议	疫苗类型	理由及说明
流感			
灭活流感疫苗[103]	根据 ACIP 的建议,在流感季节期间已经或将要怀孕的女性应尽早接种流感疫苗,无论在妊娠的哪个阶段。美国以外的一些国家,建议在妊娠早期之后再接种流感疫苗	灭活型	与非妊娠女性相比,孕妇感染流感更容易导致严重疾病和死亡。包括在孟加拉国和南非开展的随机对照试验在内的多项研究证明接种流感疫苗对孕妇及其所产婴儿是有益的。在美国,流感疫苗于 1960 年首次被推荐用于妊娠期接种,至今已有长期的安全性和有效性数据记录
流感减毒活疫苗(LAIV)[104]	根据 ACIP 的建议,不推荐在妊娠期接种 LAIV	活疫苗	活疫苗有可能会导致胎儿感染,通常应该避免在妊娠期内接种。根据 VAERS 数据,目前尚未发现孕妇因意外接种 LAIV 后导致的不良出生结局
流行性乙型脑炎			
乙型脑炎(JE)疫苗[105]	根据 ACIP 的建议,孕期内通常应该推迟接种 JE 疫苗。但在获益大于风险的情况下,如必须前往 JE 高风险地区的孕妇则应接种疫苗	灭活型	虽然对妊娠期乙型脑炎病毒感染知之甚少,但存在发生宫内传染的可能性。然而,即使在流行地区,乙型脑炎病毒感染也很少见
麻疹、腮腺炎和风疹			
麻疹-腮腺炎-风疹(MMR)疫苗[85,106]	根据 ACIP 的建议,不推荐在妊娠期内接种 MMR 疫苗	活疫苗	由于活疫苗在理论上存在风险,孕妇或计划妊娠的女性不应该接种 MMR 疫苗。建议女性在接种 MMR 疫苗后的 28 天内避免怀孕
脑膜炎球菌性疾病			
脑膜炎球菌多糖疫苗(MPSV4)[107]	根据 ACIP 的建议,如果需要,妊娠不应妨碍 MPSV4 疫苗接种	灭活型	四价脑膜炎球菌多糖疫苗(A、C、W、Y 四种血清型)于 1981 年在美国获得上市许可,MPSV4 疫苗可在一般人群广泛接种,除了对四价疫苗有禁忌证的人群和≥55 岁成人。目前在已接种过 MPSV4 疫苗的孕妇或其所产婴儿中尚未发现安全性问题
脑膜炎球菌疫苗(MenACWY)[107]	根据 ACIP 的建议,如果需要,妊娠不应妨碍接种 MPSV4 疫苗	灭活型	四价结合疫苗(A、C、W、Y 四种血清型)。根据 VAERS 的数据,在已接种过 MPSV4 疫苗的孕妇或其所产婴儿中尚未发现安全性问题
B 型脑膜炎球菌疫苗(Men B)	根据 ACIP 的建议,不推荐在妊娠期内接种	灭活型	B 群血清型疫苗。目前还没有任何随机对照临床试验以评估 MenB 疫苗在孕妇或哺乳期女性中的使用情况。孕妇和哺乳期女性应推迟接种 MenB 疫苗,除非是在患病风险增高,并且咨询保健医生认为接种疫苗是有益的情况下
肺炎球菌性疾病			
23 价肺炎球菌多糖疫苗(PPSV23)[108]	妊娠期通常不建议接种 PPSV23 疫苗,但对患病高风险的孕妇可以接种	灭活型	尽管 ACIP 声明目前没有足够的信息以作出疫苗接种建议,但 PPSV23 疫苗已有在妊娠中期和晚期使用,且没有明显的不良结局增加的风险。关于在妊娠早期接种 PPSV23 疫苗的信息更少。在一篇 Cochrane 综述中,总结了 6 项随机试验的结果,得到的结论是目前没有足够的证据证实妊娠期内接种 PPSV23 疫苗是否可以降低婴儿感染。具有接种疫苗适应证(例如患有无脾、人工耳蜗、肺气肿、慢性心脏病、慢性肝病)的女性应当在怀孕前接种 PPSV23 疫苗

续表

传染病/疫苗	建议	疫苗类型	理由及说明
13价肺炎结合疫苗(PCV13)[108]	如果具备妊娠期内接种疫苗来预防肺炎球菌疾病的指征,则应优先接种PPSV23疫苗	灭活型	结合疫苗。由于缺乏妊娠期内PCV13疫苗接种的信息,ACIP尚未发布妊娠期的接种建议。虽然没有人的妊娠期接种数据,但动物研究中尚未发现妊娠期内接种疫苗的不良反应。在育龄女性中PCV13疫苗的使用应受到限制
脊髓灰质炎病毒			
灭活脊髓灰质炎病毒疫苗(IPV)[109]	除非孕妇感染脊髓灰质炎的风险增加并需要立即提供保护,否则应避免在妊娠期内接种IPV疫苗	灭活型	脊髓灰质炎病毒病在许多国家已经被消除,包括美国,并且不再常规推荐IPV疫苗接种。可能的话,孕妇应避免前往脊髓灰质炎流行的国家。如果需要前往这些地区,她们应接种疫苗。IPV是美国唯一批准使用的脊髓灰质炎疫苗;脊髓灰质炎口服减毒活疫苗可在美国境外获得。在接种过脊髓灰质炎疫苗的孕妇或其所产婴儿中尚未发现安全性问题
狂犬病病毒			
狂犬病疫苗[110]	妊娠不是暴露后狂犬病疫苗接种的禁忌证。如果女性暴露的风险很高,可以考虑在暴露前接种疫苗	灭活型	妊娠期内接种狂犬病疫苗不会造成女性或其所产婴儿的不良事件风险增加。对于暴露后预防,可以同时接种免疫球蛋白
呼吸道合胞病毒			
呼吸道合胞病毒(RSV)疫苗[97]	无	灭活型(该产品正在考虑进行母体免疫)	尚在研发中。RSV是造成婴幼儿发病和死亡的重要病原。由于疫苗在婴儿中接种的免疫原性差,因此母体免疫可能是预防婴儿RSV的有效策略。在研的重组RSV融合蛋白纳米颗粒疫苗(RSV F疫苗)在一项在育龄女性中开展的Ⅱ期临床试验中表现出良好的免疫原性和安全性[111]
天花			
天花疫苗[89]	根据ACIP的建议,孕妇不应预防性接种天花疫苗。根据疾病预防控制中心(CDC)的建议,孕妇如果有天花暴露或患病高风险时,可以接种疫苗	活疫苗	尽管天花已经被消除了,但仍有担心它可能会被故意再次引入。孕妇感染天花会增加重症疾病和死亡的风险。妊娠期接种天花疫苗导致胎儿感染牛痘(疫苗含有活病毒)的情况可能发生但是罕见。妊娠期免疫接种的不良后果的总体风险很低,但妊娠早期接种可能导致先天性缺陷的风险略有增加[110-112]
破伤风、白喉和百日咳			
破伤风类毒素,减毒白喉类毒素和无细胞百日咳(Tdap)疫苗[112]	根据ACIP的建议,孕妇应在每次妊娠期间接种1针Tdap疫苗,最好在妊娠第27~36周之间	类毒素,灭活型	由于近期美国新生儿百日咳病例数的增加,ACIP建议在妊娠期内接种Tdap疫苗,以保护感染后最易患重症疾病且无法进行免疫接种的小婴儿。考虑到抗体水平的衰减,建议在每次妊娠接近分娩时接种该疫苗。在临近分娩时进行母体免疫可以为婴儿提供被动免疫
破伤风-白喉疫苗(Td)[112]	根据ACIP的建议,未接种过3针破伤风-白喉疫苗的孕妇应在妊娠期内完成3针次的疫苗接种,其中包括1针Tdap疫苗,理想接种时间是在妊娠第27~36周之间	类毒素	推荐的免疫程序为第0周、第4周以及第6~12个月。用Tdap疫苗替换1针次的Td疫苗

续表

传染病/疫苗	建议	疫苗类型	理由及说明
破伤风类毒素[113]	根据WHO建议,在产妇和新生儿破伤风病例存在的地区,未完成破伤风疫苗全程免疫的孕妇在妊娠期内应接种2针破伤风类毒素,随后的每次妊娠接种1针,最多可接种5针	类毒素	在一些发展中国家,主要是亚洲和非洲,破伤风大量增加了孕产妇和新生儿的死亡率,很大程度上是因为不洁的分娩方式,如脐带的护理。为降低死亡率,世界卫生组织实施了产妇和新生儿破伤风消除计划,以促进育龄女性包括孕妇的免疫接种
结核病			
卡介苗(BCG)[114]	根据ACIP的建议,不推荐妊娠期内接种	活疫苗	尽管尚未发现有害效应,但不建议在妊娠期内接种BCG疫苗
伤寒			
伤寒疫苗[115]	如果需要接种,在妊娠期内应接种灭活疫苗而非活疫苗	灭活型	尽管ACIP尚未发布指南,但妊娠期内应接种灭活疫苗而非活疫苗。可能的话,孕妇应避免前往伤寒疫区
伤寒口服疫苗[115]	妊娠期避免接种活疫苗	活疫苗	尽管ACIP尚未发布指南,但妊娠期内应接种灭活疫苗而非活疫苗
水痘			
水痘疫苗[116]	根据ACIP的建议,孕妇不应接种水痘疫苗	活疫苗	由于水痘疫苗是一种活疫苗,不应在妊娠期内接种。如果没有免疫力的孕妇暴露于水痘,应给予免疫球蛋白
带状疱疹疫苗[117]	根据ACIP的建议,带状疱疹疫苗不推荐妊娠期内接种	活疫苗	由于这种疫苗通常用于老年人(>60岁),孕妇不太可能需要接种。此外,带状疱疹疫苗是活疫苗,不应在妊娠期内接种。目前尚无该疫苗妊娠期内使用的安全性信息
黄热病			
黄热病疫苗(YF)[118]	根据ACIP的建议,妊娠期内疫苗接种应当警惕,但并非接种禁忌证;当暴露风险超过疫苗接种风险时,孕妇应当接种YF疫苗	活疫苗	如果孕妇将要前往黄热病流行国家,且因为疫苗接种风险可能超过其暴露风险而未接种YF疫苗,应发放医疗豁免以满足其出行要求

注:ACIP:美国免疫接种咨询委员会;CDC:美国疾病预防控制中心;VAERS:疫苗不良事件报告系统;WHO:世界卫生组织。
由美国疾病预防控制中心修订。资料来源:Pregnancy and Vaccination:Guidelines for Vaccinating Pregnant Women;ACIP:Guidance for Vaccine Recommendations in Pregnant and Breastfeeding Women. 2014. Available at http://www.cdc.gov/vaccines/pubs/preg-guide.htm;RASMUSSEN SA,WATSON AK,KENNEDY ED,et al. Vaccines and pregnancy:past,present,and future. Semin Fetal Neonatal Med,2014,19:161-169.

对于其他疫苗可预防性疾病,特别是活疫苗,疫苗接种的风险和受益可能难以评估。例如,黄热病是一种蚊媒疾病,可导致严重的疾病和死亡。ACIP建议人们在前往流行地区之前应接种黄热病毒活疫苗。由于一般不推荐孕妇接种活疫苗,因此孕妇应避免前往黄热病流行地区。但是,如果不可避免需要前往流行地区,那么孕妇接种黄热病毒疫苗应予以考虑而不被作为禁忌[118]。

天花和炭疽被视为潜在的生物恐怖战剂,可以被人为有意引入。对于这两种病原体,孕妇均存在感染所致严重疾病的风险。然而,鉴于对利益与风险的考虑,不建议在事前预防性接种疫苗。如果风险事件发生,对孕妇和非孕妇接种疫苗的建议是相同的[89,93]。

母体免疫对新生儿的益处

通过胎盘转运的母传抗体可以为胎儿和婴儿提供被动免疫,这些抗体可以保护胎儿在子宫内或分娩时免于被母体传染。此外,由于小婴儿接种疫苗后不能产生足够的免疫反应,持久的母传抗体可以为他们提供免疫保护直到其长大可以接种常规疫苗。

在世界范围内,新生儿破伤风一直是资源有限国家新生儿死亡的一个主要原因。在这些国家,无菌分娩和安全的脐带手术不能常规实施。世界卫生组织(WHO)于1974年首次推荐孕妇接种破伤风类毒素,以预防新生儿破伤风的发生。尽管有这样的建议,但在20世纪80年代,约只有四分之一符合条件的孕妇接种了推荐的两剂次破伤风类毒素,新生儿破伤风的疾病负担仍然很高。1990年,WHO启动了消除新生儿破伤风的计划,该计划强调了进行母体破伤风免疫的重要性。1999年,WHO将这一计划重新命名为孕产妇和新生儿破伤风消除计划,以强调孕产妇患破伤风的危害及其对孕产妇死亡率的影响。虽然这些努力已经取得了很大进展,但新生儿破伤风仍在全球范围内造成大量的新生儿死亡。除清洁分娩手术外,继续努力推动孕产妇免疫接种至关重要[113,130]。

在美国,Tdap疫苗被推荐用于临近分娩的孕妇接种,理想的免疫时间是妊娠第27~36周。由于婴儿患百日咳的发病和死亡风险最高,故建议将Tdap疫苗作为保护婴幼儿免于百日咳的一种策略。因为母传抗体的水平衰减迅速,选择这个理想的孕周时间接种是为了使被动免疫的效果最大化。2011年,ACIP开始推荐在妊娠期接种Tdap疫苗。2012年,ACIP更新了免疫接种指南增加了推荐每次妊娠时重新接种Tdap疫苗的内容[112]。虽然这是妊娠期特别推荐的两种疫苗之一,但在美国,妊娠期Tdap疫苗的接种率仍然很低[119,131]。

B族链球菌(GBS)是新生儿相关感染死亡的主要病因。尽管分娩时预防性使用抗生素使得由GBS引起的早发性新生儿败血症的发生率急剧下降,早发性疾病的发病率已经趋于稳定,但迟发性GBS疾病并未因产时预防而降低。因此,研究者们开始致力于研发安全有效的GBS疫苗,通过孕妇的免疫接种以保护其婴儿。自20世纪90年代以来,针对几种候选GBS多糖-蛋白结合疫苗的安全性和免疫原性研究一直在进行。目前,一种三价GBS多糖-蛋白结合疫苗正在欧洲、北美和非洲的孕妇中开展Ⅱ期临床试验[94,95,132]。

在全球范围内,RSV是造成病毒性急性下呼吸道疾病的最重要病因[133,134]。RSV在婴儿中具有特别高的疾病负担,使得该疾病成为母体免疫的潜在目标[135]。目前研究者们正在努力研发母体免疫的RSV疫苗。最近完成的一项RSV疫苗的Ⅱ期临床试验中,育龄女性接种重组RSV融合蛋白纳米颗粒疫苗(RSV F疫苗),显示出良好的免疫原性和安全性[111]。

母体免疫及其对出生结局的影响

有一些病原体,如流感和GBS等,被认为与不良出生结局的发生有关,包括流产、早产、低出生体重和小于胎龄儿[120,136-139]。流感对出生结局影响的最有力证据是来源于流感大流行,尽管这些证据在季节性流感中也存在[120,136,138,140-145]。这些证据中很大一部分来自于早在建立起流行病学证据质量评估的现代方法学之前进行的研究,因此很难用现代质量标准去衡量这些数据。然而,这些证据具有一致性,尤其是在大流行病的背景下,证据强烈提示妊娠期内流感感染与不良出生结局有关[120,136,140]。

病原体可能导致不良出生结局的潜在生物学机制包括局部/胎盘感染和全身性炎症[146]。无论引起炎症的原因是什么,炎症反应被认定在不良出生结局中起重要作用。例如,在多达40%的早产中,炎症可能都是其中的影响因素之一[145]。促炎症细胞因子的增加(和抗炎症细胞因子的减少)与生理级联反应有关,而生理级联反应最终导致前列腺素和基质金属蛋白酶等分娩递质水平的增加[147]。许多病毒和细菌病原体都可引起全身炎性细胞因子增加,并且在某些情况下引起早产。

由于流感一般不会直接造成胎盘或胎儿感染(仅有少数例外情况),孕妇感染流感后导致不良出生结局最可能机制便是通过炎症。另一方面,GBS感染可导致菌血症、绒毛膜羊膜炎或子宫内膜炎。这些感染可能导致自然流产、早产和死产。

不良出生结局,比如早产和低出生体重,在世界范围内引起了显著增高的发病率和死亡率。考虑到孕妇感染导致的不良结局,母体免疫可能成为减轻不良出生结局负担和后果的有效措施。

虽然尚无定论,但已有令人信服的证据表明孕妇接种流感疫苗可预防早产[138,148-153]、小于胎龄儿[138,145,148]和死产等后果[120,154]。尽管有三项流感母体免疫临床试验的公开数据,大部分的证据还是来自观察性研究。一般来说,在较大的观察性研究和流感病毒传播研究中所观察到的母体免疫流感疫苗对早产和死产等结局的保护作用都仅限于流感病毒流行季[138,148]。在孟加拉国进行的一项随机对照试验中,流感病毒的流行季内妊娠期母体免疫与小于胎龄儿比例的降低和平均出生体重增加相关[145]。相反,南非和马里的临床试验报告认为,孕流感疫苗接种对出生结局没有影响[34,154a],但这些公布的试验数据没有按流感流行时间分层。在尼泊尔进行的一项大型随机对照试验表明,与未接种流感疫苗的母亲的新生儿相比,在妊娠期内接种流感疫苗的母亲的新生儿中,低出生体重的新生儿减少了15%[155]。

在解读有关出生结局的临床试验结果时,应牢记一些注意事项[155a]。比如,尼泊尔的临床试验是独一无二的,因为这是唯一一项以出生结局作为(共同)主要终点的试验,除了以实验室确诊流感为评估指标外,其研究目的也包括了评估流感疫苗对低出生体重的影响,并在设计时便保证了足够的把握度[156]。这意味着该研究发生Ⅱ类错误的可能性很低,并且对出生结局的评估更加可靠。在测量出生体重时所用的单位是克而不是公斤,因此有更高的能力发现出生体重的差异。此外,尼泊尔试验中的孕妇在胎龄较小时接种了流感疫苗[156],这可能使胎儿受到保护的时间更长。与大多数其他地区相比,在流感流行季更长的这些地区,孕妇暴露于流感的比例也较高,因此母体流感疫苗免疫可能在减少不良分娩结局方面特别有效。同样,如果选择在妊娠晚期(例如,招募妊娠晚期的孕妇)或分娩时才首次估计胎龄,对胎龄的估计也可能是不准确的。在一项完成质量较好的马里临床试验中,采用的评估胎龄的主要方法是 New Ballard 评分,但其中大约13%的孕妇有超声检查资料。在这些有超声资料的孕妇亚组中,超声与基于 New Ballard 评分的胎龄估计值的相关性仅为0.4[154a]。

重要的是,在尼泊尔和孟加拉国地区进行试验中,新生儿的出生体重低于在南非和马里地区试验中的新生儿[156]。在这一试验中较低的基线出生体重可能提示母体流感疫苗免疫对新生儿出生结局的保护作用可能在脆弱人群中更加明显。

妊娠期意外接种疫苗

当孕妇无意中接种了一种并未推荐在妊娠期内接种的疫苗时该怎么办?这是一个常见的临床问题。这些意外暴露通常发生在妊娠早期、处于胎儿的器官形成期,且在孕妇意识到自己怀孕前。与疫苗在妊娠中晚期的使用相比,人们对许多疫苗在妊娠早期使用的安全性知之甚少,即使对于那些研究充分的疫苗亦是如此,如流感疫苗。由于孕妇通常被排除在上市前疫苗临床试验之外,那么上市后的监测就显得尤为重要,目前已有若干系统和注册处来监测妊娠期接种疫苗的安全性。为了能将孕妇纳入到将来的疫苗临床试验中,美国也正在进行一些努力[157]。

妊娠期疫苗接种的安全性

妊娠期接种疫苗的安全性应在考虑胚胎/胎儿发育的前提下加以概念化(表36.2)。根据与畸形发

表36.2 与妊娠期疫苗接种有关的孕龄分期

时期	孕龄 (距末次月经的周数)[a]	事件	潜在的致畸作用
着床前期	2~4周	受精、细胞分裂、囊胚形成、着床	大量细胞损伤→自然流产 或,少量细胞损伤→存活并无畸形
胚胎期	4~11周	器官形成	畸形、功能改变 器官出现重大缺陷: • 中枢神经系统:5周 • 心脏:5周 • 感觉器官(眼、耳):6周 • 四肢:6周 • 上颚:8周 • 牙齿:8周 • 生殖器:9周
胎儿期	11周至足月	生长、分化、成熟	小于胎龄儿/宫内生长受限、胎儿死亡、轻微畸形以及功能改变 器官易出现轻微缺陷的持续敏感期: • 中枢神经系统:到孕期结束 • 感觉器官:到孕期结束 • 上颚:至11周 • 牙齿:到孕期结束 • 生殖器:到孕期结束

[a] 孕龄,如上所示,具体参考距末次月经的时间。通常认为胚胎年龄比孕龄少2周。

根据 BEDNARCZYK RA,ADJAYE-GBEWONYO D,OMER SB. Safety of influenza immunization during pregnancy for the fetus and the neonate. Am J Obstet Gynecol. 2012;207:S38-S46;BUHIMSCHI CS,WEINER CP. Medications in pregnancy and lactation:part 1. Teratology. Obstet Gynecol,2009,113:166-188;and Hill MA. Early human development. Clin Obstet Gynecol,2007,50:2-9 修订.

生的相关性,胚胎和胎儿发育通常分为三个时期:着床前期、胚胎期和胎儿期。每个时期可能有不同的潜在不良反应风险。例如,着床前期(孕2~4周)的自然流产;胚胎期(孕4~11周)的器官畸形;以及胎儿期(孕11周至足月)的早产、死产、小于胎龄儿、功能性畸形等不良妊娠结局(表36.2)[158,159,160]。

在临床应用的母体免疫疫苗

流感疫苗

与未怀孕的女性相比,孕妇罹患流感后更易进展为重症疾病,甚至死亡,特别是在流感大流行期间[97]。由于活疫苗存在引起不良事件的理论风险,不推荐在妊娠期接种流感减毒活疫苗。1960年,美国在已有大量的安全性和有效性数据支持的条件下首次推荐孕妇接种灭活流感疫苗[103,158,161]。根据ACIP的建议,那些已经怀孕或打算在流感季节怀孕的女性应尽早在妊娠期内接种灭活流感疫苗,无论其处于妊娠期的哪个阶段[103]。美国之外的一些国家则推荐在度过妊娠早期后再进行流感疫苗接种。

已有包括随机对照临床试验在内的多项研究证明了接种流感疫苗对孕妇及其婴儿的益处。在孟加拉国开展的一项随机对照临床试验中,孕晚期接种流感疫苗使孕妇患流感样疾病的风险降低了约三分之一[162]。在该试验中,流感疫苗预防24周内婴儿罹患实验室确诊的流感的效力为63%[162]。同样,在南非开展的一项随机对照临床试验中,HIV阴性的孕妇在孕中或孕晚期接种灭活流感疫苗后,对其所产婴儿在24周内的保护效力约为50%[34]。在另一个纳入HIV阳性孕妇的平行队列中,该疫苗对孕妇保护效力为58%[34]。然而,该疫苗对HIV感染孕妇所产的婴儿的保护效力在统计学上未见显著差异,尽管该队列中有194个HIV阳性孕妇,但发现统计学差异的把握度仍十分有限。南非的这项研究还发现感染HIV女性的流感罹患率比未感染女性要高得多[34]。在马里开展的一项试验中,孕妇被随机分为两组,分别接种流感疫苗或脑膜炎球菌疫苗,结果表明孕期接种流感疫苗对预防6个月以内婴儿罹患流感的保护效力为33%。在尼泊尔开展的另一项随机试验中,与接种安慰剂的孕妇所产的婴儿相比,在孕17~34周接种流感疫苗的孕妇所产的婴儿流感的发病率降低了30%[155]。

是否推荐疫苗在临床上和公共卫生上采用母体免疫的一个重要的考虑因素就是其可对婴儿提供多长时间的保护。在孟加拉国的试验中,婴儿体内母传抗体的半衰期为6~7周[70]。在南非的试验中,疫苗只在婴儿出生后的8周内具有保护作用[162a]。而在马里的一项临床试验中,疫苗对4月龄内婴儿的保护效力达68%[156]。虽然在第5个月时疫苗的效力降至57%,但该疫苗在婴儿期的前6个月内仍能继续提供保护[156]。进一步更为详细的结果有待从尼泊尔、马里和南非开展的一项旨在评估灭活流感疫苗对孕妇及其所产婴儿的影响的流感疫苗母体免疫随机对照试验中获得[156]。

在建立流感疫苗母体免疫对孕妇及其所产婴儿的保护效力方面,随机对照试验是非常有用的。然而,临床试验的样本量从300至4 000不等,这些试验在确定母体免疫对于一些严重但相对罕见结局的影响的检验能力是有限的,比如住院等。幸运的是,最近有几项大规模的观察性研究评估了流感疫苗母体免疫对于严重结局的有效性。在美国开展的一项包括约25万名女性在内的研究发现,母体免疫可降低83%的实验室确诊的流感住院病例。类似地,澳大利亚西部的一系列研究发现,流感疫苗母体免疫使得婴儿急性呼吸道疾病住院率降低了25%,孕妇的急诊就诊率减少了81%,妊娠期住院率降低了65%[162b,162c]。

总的来说,妊娠期内接种(灭活)流感疫苗具有良好的安全性[103,122]。然而,大多数安全性数据来自于妊娠中期和晚期以及2009年大流行H1N1流感疫苗的研究。妊娠早期的安全性数据有限。在一项小规模的回顾性队列研究中纳入了439名妊娠早期接种流感疫苗孕妇,其所产的新生儿的严重畸形、死产和新生儿肺炎的发病风险没有增加;但这些妊娠早期接种流感疫苗孕妇所产新生儿的重症监护室入院风险却增加[125]。在一项纳入了约8 000名在妊娠早期接种流感疫苗的女性的大规模回顾性研究中,暂未发生死胎、新生儿死亡、早产、低出生体重或小于胎龄儿的风险增加[163]。

有大量且可靠的数据支持在妊娠中期和妊娠晚期进行母体免疫[103,122]。然而,由于妊娠早期的数据有限,以及迄今评价妊娠早期接种流感疫苗的安全性研究中存在不一致的结果,因此有必要对妊娠早期疫苗接种进行进一步的研究。但如果后续研究还是采用回顾性研究,那么与研究设计相关的其局限性仍存在(例如疫苗接种者与未接种者之间存在求医差异带来的混杂)。因此,将来应侧重于前瞻性研究。为了观察到妊娠早期发生的事件,这些研究可能要包括准备怀孕的育龄女性(例如在孕前咨询时)。

接种百日咳成分疫苗

在妊娠期进行母体免疫是预防婴幼儿罹患百日咳的一种潜在的策略，主要因为两方面：一是被动获得的母传抗百日咳抗体可以为婴幼儿提供直接保护；二是预防母亲罹患百日咳可以通过减少暴露机会从而间接保护她们的孩子。自2012年以来，英国卫生部和美国CDC均推荐：所有孕妇在每次妊娠的孕中期或晚期接种一剂无细胞百白破疫苗(Tdap)，无论其之前是否有Tdap接种史[164,165]。虽然Tdap已经在英国和美国以及阿根廷、巴西等一些其他国家被推荐用于孕妇，但是在百日咳负担严重得多的发展中国家的却仍未纳入常规产前保健。

由于目前还没有Tdap疫苗母体免疫的Ⅲ期试验，妊娠期接种Tdap的保护效力数据尚无法获得。然而，根据英国对疫苗保护效果的估计，在高收入国家，妊娠期接种百日咳疫苗对于预防婴儿早期百日咳有较高的保护效力。在英国，使用筛查法估计的母体接种百日咳疫苗的保护率为91%(95% CI,84-95)，而使用病例对照法估计的保护率为93%(95% CI,81-97)[166,167]。类似地，在美国进行的妊娠期接种Tdap的Ⅰ/Ⅱ期试验数据显示：在婴儿出生后的前2个月内，其抗百日咳抗体的浓度较高[168]。在越南开展的另一项小规模临床试验发现Tdap组婴儿在2月龄内的三种百日咳抗原的几何平均浓度(即百日咳类毒素、丝状血凝素和百日咳杆菌黏附素)均高于破伤风类毒素组[169]。

总的来说，妊娠期内接种百日咳疫苗的安全性数据是令人放心的。来自英国的百日咳疫苗母体免疫计划的数据没有在母亲或婴儿中发现任何安全问题。在一项利用疫苗安全数据链(VSD)计划来评估妊娠期接种Tdap的安全性的大规模研究中，接种疫苗与小于胎龄儿、早产和妊娠高血压疾病的风险增加无关[170]。然而，与未接种疫苗的孕妇相比，接种疫苗的孕妇被诊断为绒毛膜羊膜炎的比例升高了大约20%(5.5% vs 6.1%)。但这一发现的解读需要考虑一些背景。在美国，由于涉及诉讼问题，许多妊娠晚期发热被认为是绒毛膜羊膜炎而没有进一步的调查。事实上，在VSD研究中，病例回顾发现只有一半的绒毛膜羊膜炎病例有绒毛膜羊膜炎的临床表现[170]。此外，令人安心的是，在这项研究中并没有发现早产这一绒毛膜羊膜炎最显著的临床结局风险的增加[170]。

随着母体免疫平台的扩大，一个理论上的担忧是随着多种疫苗的同时接种，不良事件的数量可能会增加。令人欣慰的是，一项比较同时或依次接种Tdap和流感疫苗后孕妇不良事件发生情况的回顾性队列研究并未发现两组之间的差异[171]。另一项研究中，无论距上次接种含破伤风成分疫苗的时间，妊娠期接种Tdap的孕妇免后出现急性事件(发热、过敏、局部反应)和不良出生结局(小于胎龄儿、早产、低出生体重)等的发生率与未接种孕妇比并无差异[172]。同样，与孕期未接种Tdap的孕妇相比，在孕期接种Tdap的孕妇所产的婴儿发生小头畸形等结构性出生缺陷的风险并未增加[172a]。然而，与流感疫苗一样，百日咳疫苗的大部分安全性数据也来自于在妊娠中期和晚期的疫苗接种。

理论上，在妊娠中期进行百日咳疫苗母体免疫可能会导致婴儿在接种儿童剂次的百日咳疫苗后的免疫应答减弱。然而，母亲在妊娠期接种百日咳疫苗或在妊娠期或孕前发生百日咳感染导致的母传抗体的存在，是否使得婴儿对百日咳疫苗免疫应答减弱的相关研究中，发现的证据并不一致。20世纪90年代发表了多项评估在婴儿期接种(全细胞或无细胞)百日咳疫苗时，基线母传抗体的存在对婴儿免疫应答影响的研究[173-175]。由于开展这些研究时，百日咳疫苗尚未被推荐用于母体免疫，因此这些母传抗体是自然感染或儿童期免疫的结果。虽然这些研究结果存在较大的差异，但通常来说母传抗体使得婴儿对全细胞百白破疫苗(DTwP)免疫应答比对无细胞百白破疫苗(DTaP)的应答减弱更多[173-175]。

关于妊娠期内接种百日咳疫苗后婴儿对DTaP免疫应答减弱的数据有限，且尚无评估DTwP免疫应答减弱的研究发表。美国的一项研究发现，母亲在怀孕期间接种Tdap疫苗的婴儿在2、4和6月龄接种三剂DTaP后应答的百日咳抗体浓度降低了0.7~0.8倍[176]。然而，在推荐的第12~18月龄时进行百日咳疫苗加强免疫的免前和免后，母亲在怀孕期间接种Tdap疫苗组的儿童和未接种母亲的对照组儿童的抗百日咳的抗体水平是相近的[176]。一项在美国开展的百日咳疫苗母体免疫Ⅰ/Ⅱ期临床试验中，与妊娠期未接种百日咳疫苗的母亲所产的婴儿相比，疫苗接种组母亲的婴儿按初次免疫的免疫程序接种DTaP后的免疫应答较弱。然而，这一差异在12月龄加强免疫后就不存在了。英国的另一项研究表明，在完成了2-3-4月龄的DTaP初次免疫程序后，孕期接种百日咳疫苗的母亲所产的婴儿的抗百日咳抗体明显低于(0.51~0.67倍)未接种疫苗的母亲所产的婴儿[177]。在越南开展的一项妊娠期接种Tdap疫苗的小规模临床试验中，在按2-3-4月龄初次免疫程序完成婴儿无细胞百白破疫苗免疫的 1 个月后，评估了抗百日咳抗体的衰减情况。在该试验中，妊娠期接种 Tdap 组孕妇所产婴儿的抗百日咳抗体水平（但不包括抗百日咳毒素和抗丝状血凝素抗体）较低[169]。英国和越南的研究结果尤其重要，因为和大多数国家一样，英国和越南的婴儿在出生后的第二年不会接种百日咳疫苗的加强免疫。

由于目前尚无百日咳保护的免疫学替代终点，婴儿对 DTaP 免疫应答减弱的临床意义尚不确定。此外，有必要对在婴儿期接种 DTwP 的国家和按照 6、10、14 周免疫程序接种 DTwP 的国家中对婴儿免疫应答水平的衰减情况进行评估。

破伤风类毒素

破伤风是由破伤风杆菌产生的一种外毒素引起的一种以肌肉僵硬和痉挛为特征的致死性疾病[113]。孕产妇和新生儿破伤风与不洁分娩和不洁脐带护理等不卫生的分娩措施相关，是一些发展中国家孕产妇和新生儿死亡的常见原因[130]。1989 年，世界卫生大会启动了新生儿破伤风消除计划，后来将孕产妇破伤风也纳入到计划中并更名为孕产妇和新生儿破伤风消除计划[180]。该提议的目的是通过宣传清洁分娩和新生儿护理措施以及破伤风类毒素母体免疫的方法来消除孕产妇和新生儿破伤风。自该项目启动以来，世界范围内的新生儿死亡数已大幅下降，许多国家现已被认定消除新生儿破伤风（定义为每 1 000 名活产儿中少于 1 例新生儿破伤风）。除了保证安全的分娩和新生儿护理措施外，这一成就也与破伤风类毒素母体免疫有关。由于破伤风孢子在土壤中分布广泛，不可能从环境中完全消除它们。因此，继续对人群进行免疫接种十分重要，在多数情况下需要对妊娠期女性进行破伤风类毒素常规免疫。

在孕期接种破伤风类毒素疫苗是非常安全且有效的。接种破伤风类毒素疫苗的孕妇所产的新生儿通过母传抗体获得被动保护[181]。此外，通过广泛的疫苗接种计划，许多孕妇都已接种了破伤风类毒素疫苗，未出现任何安全问题。

由于最近出现的新生儿和婴幼儿百日咳病例，ACIP 近期开始推荐在妊娠期常规接种 Tdap[112]。在破伤风极为罕见的美国，预防破伤风只是一个小问题，而百日咳是一个目前需要关注的问题。

孕前和产后疫苗

在分娩住院期间的产后这段时间可能是接种疫苗一个理想时间，因为这时孕妇就在医院方便接种，且可以确定其未怀孕。例如，产前护理期间要对孕妇进行风疹免疫力的常规检查，通常易感的女性在出院前需要接种风疹疫苗。考虑到胚胎畸形的理论风险，接种疫苗的女性应在免后 28 天内（疫苗生产商建议 3 个月内）避免怀孕。在美国，建议先前未接种过 Tdap 的女性在分娩后立即接种 Tdap[12]。最近的麻疹暴发也强调了确保所有女性及时接种麻疹疫苗的重要性[106]。卫生保健工作者审核孕妇在孕前保健、孕期和产后的疫苗接种史的工作十分重要。此外，他们需要积极推荐疫苗并促进疫苗接种（例如，在他们的办公室提供疫苗接种）。

研究展望

母体免疫是一个新兴活跃的研究领域。在母体免疫研究方面，有几个问题特别值得注意。例如，一项研究不良事件定义的综述指出，在母体免疫的各项研究中[183]，对结局的定义（如死产等）存在很大差异，因此很难比较不同研究和人群的不良结局发生率。所以，有必要对结局的定义进行标准化。此外，母体疫苗对出生结局的影响可能是母体免疫最重要的公共卫生贡献之一。然而，很少有研究是专门设计且有足够的把握度来评估出生结局的影响，导致目前的研究证据主要是基于回顾性研究和临床试验的事后分析。考虑到母体疫苗对出生结局的潜在保护作用可能是通过减少感染实现的，因此在进行分析时，还需要考虑到个人或社区群体水平的感染情况。实际上，在不考虑感染的情况下评估疫苗对出生结局的保护作用并不恰当。此外，正如本章前一节所述，有必要开展更多的研究来评估妊娠早期母体免疫的安全性。

总而言之，母体免疫可以大幅降低母亲及婴儿的发病率和死亡率[155a,184]。然而，在考虑妊娠期母体免疫的临床及科学意义时，不要忘记妊娠期特有的免疫学变化。

（朱凤才　胡月梅　安志杰）

本章相关参考资料可在"ExpertConsult.com"上查阅。

第37章 麻疹疫苗

Peter M. Strebel、Mark J. Papania、Paul A. Gastañaduy 和 James L. Goodson

前言

有文字记载的麻疹历史可追溯到10世纪波斯医生 Rhazes（即 Abu Becr）的相关描述[1-3]。然而，早在7世纪，希伯来医生 Al Yehudi 等人就对麻疹的临床症状有所认识[2]。Rhazes 将麻疹命名为"hasbah"，在阿拉伯语中即为"出疹"[2]。"Rubeola"和"morbilli"是中世纪最早应用的两个描述性拉丁词语。后者是"morbus"一词的小写形式，表示"疾病"，当时限定指腹股沟淋巴结炎鼠疫；"morbilli"意思就是"一种轻微的疾病"。"麻疹"（measles）可能来源于"mesels"一词，这个词是"misellus"英语化之后的形式，反过来也是拉丁词"miser"的小写形式，意思是"令人痛苦的"，用来指各种出疹或疡。非特异性的麻风样溃烂曾经被错误地认为是一种拉丁语中称为"morbilli"的疾病，因此，"mesels"被等同于一种疾病，而非疾病引起的皮肤损伤者[3]。

Rhazes 应是最早将麻疹和天花区分开来的人[2,3]，并且他认为麻疹是一种比天花更令人畏惧的重病。尽管如此，Rhazes 等人仍然认为这两者可能是紧密相关的[3]。此外，Rhazes 虽然认识到了麻疹发病的季节性，但却并不认为这个病具传染性[2]。

17世纪初，人们对麻疹和天花区别的认识日渐清晰，而在1629年伦敦的年度死亡率清单中，麻疹和天花已作为两种疾病分开报告[3]。在此期间，Thomas Sydenham 清楚地描述了麻疹的临床特征，并且认为该病是传染性疾病[2-4]。然而，直到18世纪中期，在爱丁堡工作的苏格兰医生 Francis Home 才在尝试着预防这种疾病的过程中真正认识到该病是传染病[5]。人们对麻疹流行病学更深入的认识，则是源于丹麦的年轻医生 Peter Panum 在1846年对法罗群岛的一起麻疹流行进行的一次经典的调查[6]：他不仅证实了麻疹是一种传染病，还确定了从暴露至出疹有14天的间隔期，并且发现在老人和儿童中麻疹的病死率较高，人群感染后可获得终生免疫。

1911年，在麻疹病毒分离培养技术出现前，Goldberger 和 Anderson 通过用急性期病例的传染性标本使猴子患上了人类麻疹[7]，有力地证明了麻疹是由一种传染性病原体引起的。1954年，John E. Enders 和 Thomas C.Peebles 成功地在人和猴子的肾组织培养中分离到麻疹病毒[8]。将病毒接种到鸡胚[9]，并在鸡胚组织中培养[10]的实现，则为1963年疫苗的研发和上市铺平了道路[11-21]。

在美国[22-27]和其他一些国家[28-41]，为儿童广泛接种疫苗已经使得麻疹及其并发症的发病率大幅降低。由于麻疹发病率和死亡率的大幅下降，人们提出了全球消灭麻疹的目标[42-44]，并且认为这个目标是可行的[45-47]。天花是首个在全球消灭的传染病，作为曾与其相混淆的一种疾病，麻疹亦将最终被消灭。

背景

临床表现

一般临床表现

麻疹感染病例的临床症状通常在暴露于麻疹野病毒后10~14天的潜伏期后开始出现。一个系统综述回顾了8篇观察性研究中55例病例的数据，推测麻疹潜伏期的中位数是12.5天（95% CI：11.8天-13.2天）[48]。麻疹潜伏期因人群动力学、暴发疫情中病毒传播模式以及传播性质而异[49]。如感染源于皮肤或黏膜暴露，则潜伏期可缩短至2~4天。而部分个体病例的报告显示，出疹可发生在病毒暴露后21天以上[2,11,49-53]。因此，为了保证监测的高灵敏度，在流行病学调查、密切接触者的界定和用以指导控制措施的疫情趋势预测中，通常采用7~21天的疾病潜伏期[54]。由于麻疹的临床表现和症状与机体免疫应答相关，而细胞免疫缺陷的病人可能无免疫应答或应答延迟，因此免疫功能抑制病人的麻疹潜伏期可能会延长[55,56]。麻疹的前驱期主要表现为发热、全身乏力、结膜炎、鼻炎和支气管炎（如咳嗽），可持续2~4天。这些症候群与一般的上呼吸道感染类似。随后4天内，体温明显上升，最高可达到40.6℃。科氏斑是颊黏膜处出现的2~4mm的青白色斑点，通常出现在第

1颗或第2颗臼齿对应的颊黏膜内侧,被认为是麻疹特有的一种黏膜疹,在出疹前1~2天至出疹后1~2天出现[57-59]。70%以上的麻疹病例可出现科氏斑。由于科氏斑通常在出疹前出现,因此临床医生在体检时能够发现,随后即可进行麻疹的实验室快速诊断、早期治疗,实施防控措施和密切接触者的疫苗应急接种。病毒暴露14天后,病例出现红斑丘疹,从头部(脸、前额、发线、耳后和上颈部)经躯干至四肢,需3~4天。皮疹通常集中于面部和躯体上半部,压之退色。随后3~4天,皮疹按照出疹顺序开始消退,并遗留浅褐色色素沉着。

潜伏期末和出疹早期,可从病例的口腔液、鼻咽部和血液中分离到麻疹病毒[8,60]。虽然疹后4~7天可以从尿液中分离到病毒[61],但疹后2~3天血液中的病毒即被清除,同时体内出现抗体[62]。麻疹病例的传染期通常为疹前4天至疹后4天。

麻疹病毒感染可同时激活和抑制免疫系统[63-67]。对麻疹病人体内释放的细胞因子进行检测发现,$CD8^+$ T细胞和Ⅱ型$CD4^+$ T细胞被激活,前者对清除体内病毒起重要作用,后者可激活机体产生抗体。麻疹病毒感染可导致$CD4^+$淋巴细胞计数减少,该反应始自出疹前,并可持续1个月左右[68]。对冈比亚麻疹病例进行的一项研究显示,细胞免疫调节剂IL-12的水平显著降低,该结果显示麻疹病毒感染可抑制免疫系统[67]。在麻疹恢复期,机体内产生血清和分泌型抗体[62,69-77],并建立了细胞免疫[65,66,78-84]。虽然再次暴露麻疹病毒可发生亚临床感染,并可刺激体内抗体水平增高[70,72],但人们普遍认为自然感染麻疹病毒后产生的免疫力可持续终生[6,85]。

并发症

目前,许多研究均报道过麻疹的并发症[50,52,86-111]。麻疹疾病的严重程度、并发症发生率和临床结局因病例的年龄、既往健康和营养状况、已有的其他疾病、治疗条件和医疗水平而异。发达国家的医疗水平较高,最常报道的麻疹并发症主要有:中耳炎(7%~9%)、肺炎(1%~6%)、腹泻(8%)、感染后脑炎[(1~4)/(1 000~2 000)]、亚急性硬化性全脑炎[SSPE,1/(2 500~10 000)][112]和死亡[1/1 000~3/1 000][113]。并发症常见于发热持续至疹后1~2天的病例。5岁以下的儿童或20岁以上的成人发生重症并发症或死亡的风险增加[2,97,98,102,105]。肺炎占病例死亡原因的60%,多见于年龄较小的病例,而急性脑炎则更多地见于成人病例[97,105]。肺炎可表现为原发性病毒性肺炎(Hecht肺炎)或发生细菌重度感染(常见葡萄球菌、肺炎球菌或有荚膜的流感嗜血杆菌)。其他并发症包括:血小板减少症、喉气管支气管炎、口腔炎、肝炎、阑尾炎、回肠结肠炎、心包炎、心肌炎、肾小球肾炎、低钙血症、Stevens-Johnson综合征[50,52]。理论上麻疹病毒可引起免疫抑制,因此长久以来人们都基于临床观察认为麻疹可加重活动性肺结核和引起潜在的肺结核[114]。现在很多已发表的文章在研究麻疹引起肺结核并发症的概率,但结论并不一致[115-117]。

在发展中国家和医疗卫生条件不足的地区,麻疹严重威胁着儿童的健康,其病死率可达到2%~15%[2,50,52,110,118-133]。这些病人的皮疹较密集,而且经常是出血性的(黑麻疹),愈后有明显的皮肤脱屑现象。肺炎是麻疹最常见的重症并发症,也是导致病例死亡最重要的原因[134,135]。黏膜感染可导致胃炎和腹泻。由于急性期后,腹泻持续时间较长并可进一步加重机体既往的营养不良[106,136,137],因此常导致病例死亡。纵隔和皮下肺气肿、角膜炎、角膜溃疡、四肢皮肤坏疽也较常见。若维生素A缺乏和角膜炎同时存在,失明的概率大大增加[138-140]。继发细菌感染(常见葡萄球菌感染)可导致皮肤脓疮、疖肿、肺炎、骨髓炎和其他化脓性并发症。神经系统的并发症包括急性病毒或细菌性脑炎,发病率大约为每1 000例病例发生1~4例,常引起持久性脑损伤[3,56,113,141]。

麻疹病毒急性感染后,可在中枢神经系统组织中有缺陷型麻疹病毒的持续感染,从而引起SSPE。SSPE是一种退行性中枢神经系统疾病,其特征为行为异常、智力退化、精神和行为退化、癫痫和死亡[141-145]。SSPE的症状多出现在原发性病毒感染7年后。一旦症状出现,病人会出现进行性性格改变、阵挛型癫痫和行为能力丧失,最终陷入昏迷和死亡[146]。因为SSPE症状是非特异性的,而且在麻疹病毒感染后很长时间才出现[147],因此SSPE病例通常难以被发现,在资源匮乏的地区更是如此。全球SSPE发病水平尚无数据,以前估计每10万例麻疹病例中可出现1例SSPE病例,但实际发生率应更高。1989—1991年美国麻疹疫情出现反弹时,SSPE发病率为每10万例病例中发生22例[144]。1994—2001年德国报告的麻疹病例中,5岁以下儿童麻疹病例的SSPE估算发生率为1/1 700~1/3 300[112,144]。SSPE发生率因麻疹的地区流行特征而异,而小年龄儿童原发性麻疹病毒感染[141,148]的SSPE发生率较高[141,148]。SSPE报告病例中,男女比例为2:1~4:1[4,100,104,149]。麻疹病例的SSPE发病机制尚未明确,通常认为麻疹病毒在急性原发性麻疹感染期间进入脑,然后在神经系统潜伏下来并持续存在。病例血液和脑脊液有较高滴度的麻疹特异性抗体。使用电子显微镜或聚合酶链反应(PCR)可在被感染的脑组织中检测到麻疹病毒[150]。在 SSPE 病例的被感染脑组织中分离到的麻疹病毒中，M、H 或 F 基因发生了突变，使得病毒不能复制，也不能从宿主细胞膜中出芽释放，因而来自 SSPE 病例的麻疹病毒不具传染性[142,151]。

孕期麻疹病毒感染可增加孕妇、胎儿、新生儿的并发症，如流产、早产、新生儿低出生体重和孕妇死亡[152-156]。孕期免疫系统的生理耐受能增加女性的易感性，孕妇感染麻疹病毒后，更易进展到住院、肺炎和死亡的程度[25,26]。宫内暴露于麻疹病毒后，新生儿病例的潜伏期较短，症状轻重不一，严重可导致死亡[157,158]。目前孕期感染麻疹病毒引起新生儿先天缺陷的证据尚不充分[157,159]。

关于麻疹病例的其他并发症有很多探索性研究。比如，英国的一个调查组报道，麻疹野毒株或疫苗株感染可使胃肠道长期受累，从而造成克罗恩病或溃疡性结肠炎[160-163]。调查人员继续研究了发育异常和结肠淋巴结增生的儿童，通过反转录聚合酶链反应(RT-PCR)技术，在回肠末端的活检组织中发现了麻疹病毒存在的证据[164]。此次发现使人们猜测，接种麻腮风联合疫苗(MMR)可能导致肠炎，而且增加儿童自闭症的发生率。然而，后来其他研究人员使用类似或敏感性和特异性更高的实验方法均不能再现这个早期的实验结果[165,166]。随后的一些高质量的流行病学研究，也未发现麻疹疫苗和肠炎[167-169]或自闭症[169-171]有关。总之，目前的实验室和流行病学证据并不支持麻疹疫苗或含麻疹成分的疫苗可能导致或增加肠炎或自闭症风险的结论(见"不良反应")[172]。2010 年 Lancet 杂志撤销了导致该场争论的原始论文[173]。2011 年 1 月英国医学杂志刊登了一篇调查性综述，认为既往的医学数据被错误地抽出来，从而错误地牵连到了疫苗[174]。

麻疹被认为是一些其他疾病的病因之一。不同实验室研究了耳硬化症[175]和佩吉特患者[176]的受累组织，对病毒持久性存在的结论不尽一致。当前关于麻疹是否引起多发性硬化症的问题仍然缺乏结论性证据[177]。

其他临床症状

若患者既往体内有细胞免疫或麻疹抗体，前述的麻疹临床症状会发生改变[2,50,52]。对于体内有部分母传抗体的婴儿、暴露后为预防或减轻症状[72,178-181]而注射免疫球蛋白(IG)或接种疫苗的人、既往接种过疫苗并再次发生病毒暴露而出现免疫记忆反应的人群中，这种情况更为常见。这些人群会出现亚临床感染[182]或轻微的临床症状并产生持久的免疫力[181,183]。然而，如果免疫力不完全[184]，也会出现麻疹的第二次临床感染[52,185]。自然感染[186,187]或接种疫苗[187-196]后，再次感染发生典型或不典型麻疹的可能性很小。Schaffner 研究小组[186]报告了一例典型的轻型麻疹病例，该病人为 16 岁女孩，自述 8 年前患过麻疹。患者于疹后 2 天、23 天和 6 个月的血凝抑制抗体(HI)滴度依次为 1∶200、1∶1 600 和 1∶320。检测标本中抗体出现较早、滴度较高、无 IgM 抗体的特征均符合再次免疫反应。虽然感染后免疫水平的判定主要依赖抗体检测，但 T 淋巴细胞的记忆和其他功能也在机体免疫力中发挥重大作用。

免疫功能受抑制的患者(如恶性肿瘤、人类免疫缺陷病毒[HIV]感染者)感染麻疹后病程较长、病情较重且病死率较高[197-202]。患者可不出现皮疹[197,200-203]，其病情严重程度主要取决于细胞免疫受损情况[204-207]。患者可发生两种特别严重的并发症：急性进行性脑炎(麻疹包涵体脑炎)[103,208,209]和一种特异性的巨细胞肺炎(Hecht 肺炎)[197-199,210]。人类免疫缺陷病毒感染者(HIV)感染麻疹后症状更重。美国 HIV 感染的儿童罹患麻疹后的病死率可高达 50%[211]。

接种麻疹灭活疫苗后若暴露于野病毒，部分人群会出现非典型麻疹[50,52,185,187,212-224]。早期研究发现，非典型麻疹病例体内缺少针对病毒融合蛋白(F 蛋白)的抗体[141,224,225]，并且对麻疹病毒的细胞免疫反应增强[80,226]，病例体内麻疹特异性循环抗体水平极高[52,80,81,213,224]。在猴子中进行的研究显示，非典型麻疹由体内的抗原抗体免疫复合物引起[227]。甲醛灭活疫苗刺激产生的补体结合抗体，其亲和力低。暴露于野病毒后，机体通过免疫记忆产生不具保护性的补体结合抗体，导致免疫复合物沉积，发生非典型麻疹[228]。经过 1~2 周潜伏期，病人出现高热、头痛、腹痛、肌痛和咳嗽等前驱症状，随后的 2~3 天内，四肢出现少见的皮疹并向躯干蔓延。虽然皮疹也为红色的斑丘疹，但经常有瘀斑或呈泡状，并伴有水肿，可伴瘙痒症状。肝细胞酶水平有时显著升高。病人经常被误诊为洛基山斑疹热，并且需区别于脑膜炎球菌血症、过敏性紫癜和药物疹[50,52]。病例常发生结节状肺炎伴胸腔积液[221,229]。虽然病情可能发展为重度，但既往只报道了一例可能由非典型麻疹引起的死亡[230]。接种麻疹活疫苗后发生此病的报道极罕见[231,232]。非典型麻疹不具传染性[52,213,214]。一些对病例体液和细胞免疫进行的研究认为，非典型麻疹也可保护病例暴露麻疹病毒后免于发病[80,81,224]。人们可通过适量接种活疫苗预防此病的发生[80,81,233,234]。

病毒学

麻疹病毒是一种球形、非节段的、单股负链RNA病毒,直径为120~250nm[141,225,235]。在病毒学上属副黏病毒科麻疹病毒属,该属还包括家养犬的犬瘟热病毒、牛瘟热病毒、羊PPR病毒、海豹瘟热病毒和鲸目动物的头疱病毒。这些病毒都是亲淋巴的、具有显著的传染性、导致宿主机体发生强烈的免疫抑制反应和相关疾病,并具有高度的宿主特异性[236,237]。基因序列分析显示,麻疹病毒与其亲缘最近的牛瘟病毒的分化最早发生于第5个世纪,而这正是临床上最早有麻疹疾病症状记载的时间[238]。麻疹病毒的自然宿主只有人。在易感人群中,麻疹是最易传播的病毒之一。麻疹病毒由16kb基因组编码的8个蛋白组成:复制因子[多聚酶(L)和磷蛋白(P)]、结构蛋白[血凝糖蛋白(H)、融合蛋白(F)、核蛋白(N)和基质蛋白(M)]和两个功能不明确的附属蛋白(C和V)[225]。F蛋白和H蛋白是病毒抗原性最重要的两种蛋白,H蛋白使麻疹病毒通过与宿主细胞表面受体相结合的方式附着并进入宿主细胞,而F蛋白则可使病毒通过和宿主细胞膜发生融合的方式进入宿主细胞。

含有15 894个核苷酸的麻疹病毒原型株(Edmonston株)、绝大多数麻疹疫苗株[239-241]和越来越多的麻疹野毒株(包括一些从SSPE病例中分离到的毒株)[242-244]的全基因测序工作已经完成。虽然麻疹病毒只有一个血清型,但对N蛋白、H蛋白、P蛋白和M蛋白的基因序列分析显示其野病毒有多种不同的基因型[245-252]。这种序列的多样性使我们可以借助分子技术监测麻疹病毒的传播路径[253,254]。若将分子流行病学数据与传统的流行病学资料一起分析,就可提示或确定暴发来源,久而久之就可评价麻疹疫苗免疫规划的效果和麻疹消除进展[251]。例如,对美国1988—2000年分离到的野病毒进行的基因分析证实了麻疹病毒在美国的本土传播已被阻断[255]。而将其后在美国分离到的野病毒基因序列与其他国家进行对比分析,结果提示,美国2000年后出现的麻疹暴发均为境外输入麻疹病毒引起[253]。为了进一步扩大病毒监测范畴,世界卫生组织(WHO)推荐了一套标准的分析流程和系统命名法,并建立了全球的麻疹病毒序列数据库[256]。目前,WHO通过对N基因进行系统分析,确认了麻疹病毒的24种基因型(图37.1),并建立了一整套的参比序列[257]。2000年,WHO建立了全球麻疹和风疹网络实验室,标化了病例确诊和病毒鉴定流程。这个实验室网络是基于现有全球消灭脊灰的网络。该网络不断扩大,现在已包括WHO六个区的至少730个实验室[258]。虽然病毒监测工作仍待完善,但自2000年起,随着实验室检测能力和监测水平不断提高,麻疹病毒基因型的全球分布概况也日渐清晰[259]。随着全球消除麻疹工作的进展,麻疹野病毒的流行逐步减少。2005—2014年,已知的24种麻疹病毒基因型中有13种被监测到并报道[260]。病毒野毒株基因序列差异的生物学意义尚不清楚,但不同病毒株的传染性和毒力未见差异,且接种疫苗后产生的免疫力可预防所有野毒株感染。

临床标本中的麻疹病毒可培养,而经编码人类SLAM分子的质粒转染Vero细胞[261]形成的Vero/hSLAM细胞系培养的麻疹病毒最易分离到。Vero/hSLAM分离麻疹病毒的敏感性与以前使用的B95a细胞相当,而B95a细胞可同时感染Epstein-Barr(EB)病毒。此外,Vero/hSLAM细胞还对实验室改良的麻疹病毒(包括疫苗毒株)敏感[262]。对临床标本,如含漱液或咽拭子,还可利用分子技术进行麻疹病毒直接检测。这些分子技术正在被用于监测麻疹传播方式,在此类监测中不需要进行病毒培养。麻疹病毒经日光照射、加热和处于pH极值的环境中会迅速被灭活[141],但在-70℃下可长期保存。

在细胞培养中,病毒可引起两种不同的细胞病变[19,141,263,264]:第一种是形成多核合胞体(巨细胞),它包含了被融合细胞的多个细胞核。此种病变为受累组织(如皮肤、科氏斑)中的主要病理过程[265]。在淋巴组织中,这种巨细胞即指Warthin-Finkeldey细胞;在其他情况下,这种巨细胞被称之为上皮巨细胞[141]。这种细胞病变是野病毒特有的,而经传代的病毒引起的细胞病变还包括梭形细胞样变化。这个细胞病变的差异和其他因素(如可在鸡胚成纤维细胞中生长、噬斑现象、干扰素的生成和最佳生长温度)对区别野病毒和减毒疫苗病毒株非常有帮助[141,266-268]。

与预防相关的发病机制

截至目前,根据麻疹病毒致病机制的标准理论模型显示,易感者与麻疹病例接触后,传染过程为,病毒首先进入上呼吸道、鼻咽部或眼结膜上皮细胞[50,52,86-88,268-273]。但最近分子学研究发现,麻疹病毒治病过程中的最初感染实际上发生在下呼吸道。在这个部位,麻疹病毒可能首先进入肺泡巨噬细胞和上皮树突状细胞[273a]。病毒进入细胞后,病毒迅速蔓延至局部淋巴结,在淋巴系统中大范围复制并引起急性病毒血症和白细胞减少症。病毒血症期间,麻疹病毒

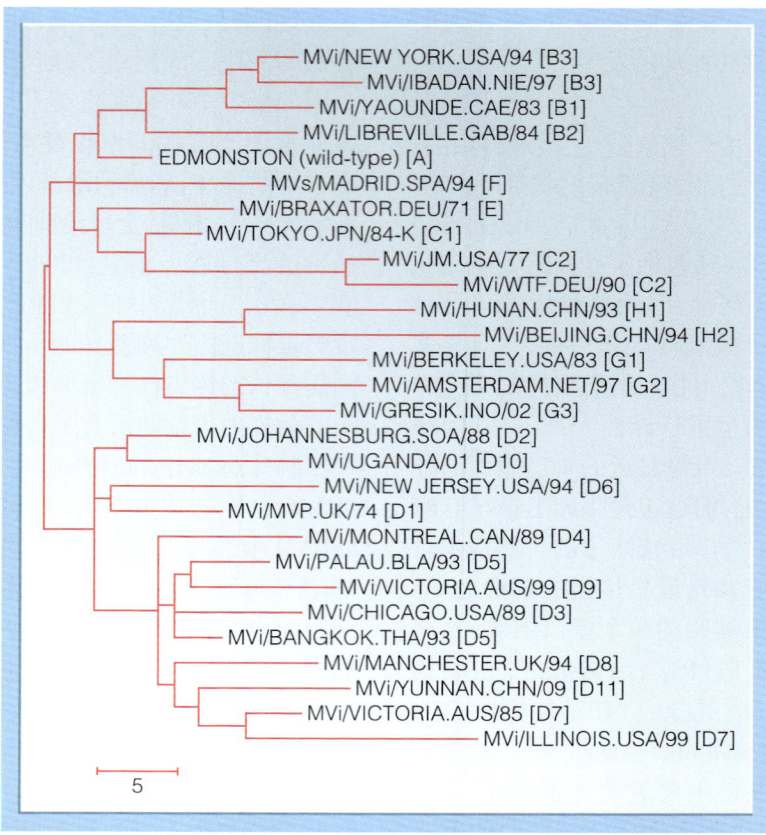

图 37.1　2015 年麻疹野毒株的基因变异。世界卫生组织(WHO)确认了麻疹野毒株的 24 种基因型(A、B1、B2、B3、C1、C2、D1、D2、D3、D4、D5、D6、D7、D8、D9、D10、D11、E、F、G1、G2、G3、H1 和 H2)。图中显示的是世界卫生组织的每种基因型参考毒株的 COOH 末端核蛋白中,基于编码 150 个氨基酸的 450 个核苷酸序列绘制的系统进化树。横坐标尺度与基因关联度成正比,左下角标尺显示的是 5 个基因长度。

通过被感染的免疫细胞(主要为 B 细胞、T 细胞和单核细胞)传播至全身各个器官,以及上呼吸道和鼻咽部上皮细胞[274]。病毒接触到上皮细胞后,即进入上呼吸道上皮细胞的基底外侧[275]。随后病毒通过穿过相邻上皮细胞间的小孔形成多核上皮巨细胞的方式,在细胞间传播。在潜伏期末期、前驱期和疹后第 1 天,可在鼻分泌物和眼结膜中观察到这种现象。被感染的上呼吸道黏膜脱落可引发咳嗽、打喷嚏方式产生呼吸道飞沫,预示着传染期的开始,而麻疹病毒也借此持续人际传播[276]。麻疹病毒传染期起自疹前 4 天,终至疹后 4 天,总共约 9 天。出疹是机体出现适应性免疫应答和自体内清除病毒的开始[277-279]。

目前麻疹病毒致病机制的模型主要基于对人类和动物的麻疹病毒基因型、结构、细胞受体和免疫学的研究结果。众所周知,麻疹病毒可侵犯树突细胞、上皮细胞、内皮细胞和血细胞,血细胞包括 B 细胞、T 细胞和单核细胞[280-282],但所有的麻疹病毒特异性的细胞受体尚不清楚。目前已知以下三种细胞受体与麻疹病毒的 H 糖蛋白有相互作用:①细胞膜辅酶因子蛋白或 CD46;②SLAM 或 CD150;③结合素-4,也称为类脊髓灰质炎受体-4(PVRL4)。CD46 是一种人补体调节蛋白,广泛存在于人体中,并由所有有核细胞(包括上皮细胞、内皮细胞和室管膜细胞)表达。CD46 可作为蛋白水解失活的辅酶因子、与麻疹病毒的血凝素结合[283],并可作为 CD4T 细胞的辅刺激分子[283,284]。一般来讲,CD46 是麻疹疫苗病毒株的重要细胞受体,但不是野毒株的细胞受体[285-287]。自然条件下麻疹病毒传播的 2 个受体分别是免疫细胞表达的 SLAM 和在极化上皮细胞中表达的结合素-4[288]。SLAM 是人和动物体内的跨膜受体,可能是麻疹病毒属的宿主-病毒特异性进化的主要决定因素[289]。人类 SLAM/CD150 是一种在包括活化的 T 淋巴细胞、B 淋巴细胞、单核细胞、不成熟的胸腺细胞和成熟的树突细胞在内的免疫系统细胞上表达的膜糖蛋白[290]。病毒进入细胞导致的原发性麻疹病毒感染发生在肺泡巨噬细胞和树突细胞。这两种细胞可以表达细胞特异性蛋白 SLAM/CD150。病毒在淋巴组织中的 SLAM 表达细胞中大幅繁殖后，被循环中的 SLAM 表达细胞输送至上皮细胞的基底层。SLAM/CD150 既可与麻疹疫苗株病毒结合，也可与麻疹野毒株结合[291]。结合素 -4 是上皮细胞表面的一种细胞受体，广泛存在于人类和动物体内，并对麻疹病毒在人群中通过上皮细胞的呼吸道快速传播起重要作用。在呼吸道的上皮细胞中，麻疹病毒利用黏着蛋白结合素 -4/ 复合物使病毒与细胞膜融合，被感染的细胞质通过融合打开的细胞膜小孔转移到其他柱状上皮细胞中，进而在气管和上呼吸道细胞中传播，最终通过咳嗽和打喷嚏方式使呼吸道飞沫中含有大量麻疹病毒[276]。因为麻疹疾病可累计多个器官，因此在麻疹病毒致病机制中还有其他的病毒受体。但目前这些受体及其作用机制尚不清楚。例如，CD147 可辅助病毒进入上皮细胞和神经元细胞中，因此有利于解释中枢神经系统并发症发生原因[273]。反向遗传学新技术和增加荧光蛋白表达的重组病毒株更大地促进了发病机制研究，并有了新的发现，如结合素 -4 可作为帮助病毒穿过上皮细胞并实现人际传播的受体。麻疹病毒的致病机制表明，阻断病毒的人际传播可通过以下途径实现：阻断病毒在最初感染部位的复制、防止疾病潜伏期中发生病毒血症、防止病毒侵入上呼吸道上皮细胞（因为这个过程中病毒不断从细胞脱落，持续传播）。第一个途径需要机体局部有分泌型 IgA 或有渗出的 IgG 抗体[292]；第二个途径需要体内有足够滴度的中和抗体。诱导中和抗体产生的免疫反应可阻断麻疹传播[178-182,268]。与免疫系统正常的儿童相比，原发性丙球蛋白缺乏症的儿童感染麻疹后，并不出现更严重的症状，但两种儿童都能在感染后获得持久免疫力[205,206]。以上结果提示麻疹病毒中和抗体可以防止病毒感染，而在感染发生后，细胞免疫可阻断感染。

诊断

咳嗽、鼻炎、结膜炎和畏光等前驱期症状 2~4 天后，发生急性皮疹和高热的儿童为麻疹疑似病例。目前，临床麻疹很难与其他发热出疹性疾病相鉴别，在麻疹发病率低的地区更是如此。支持麻疹诊断的临床症状主要有：科氏斑、持续 2~4 天且日益加重的前驱期症状、出疹顺序为自头部经躯干至四肢末端、出疹后发热程度减轻。麻疹流行区的医务人员可比非流行区医务人员更熟悉麻疹的临床特征。具有流行病学意义的临床病例判定标准为：出疹持续 3 天及以上、高热［38.4℃（101℉）］及以上，并出现咳嗽、结膜炎或鼻炎等症状[234]。该标准的临床诊断学意义较局限，主要因为此诊断至少需在出疹后 3 天才能得出。一些国家从流行病学角度采用了特异性较低的临床诊断标准，即病例出疹时间并非必须持续 3 天。当麻疹发病率较低时，实验室诊断对病例的最终确诊非常重要。其他疾病，如风疹、登革热、细小病毒 B19 感染、人类疱疹病毒 6 型感染和麻疹疫苗接种后反应，均满足这个临床诊断标准[293-295]。美国则建议临床医生对所有的麻疹疑似病例采一份血或其他标本进行实验室的最终诊断。

病毒分离、临床标本的直接细胞学检验或病毒抗原检测均可用于诊断麻疹[60,61,296-30]，但血标本中检测麻疹特异的 IgM 抗体仍是实验室最常用的检测方法。恢复期血清较急性期血清中的麻疹抗体水平显著增高也可用于诊断麻疹，但需采集双份血标本。RT-PCR 可检测病例尿液、血液、口腔液和鼻咽分泌物中的麻疹病毒 RNA[302-305]。由于麻疹是一种 RNA 病毒，因此在进行 PCR 分析前必须将 RNA 反转录成 DNA，使得麻疹病毒诊断的敏感性大大低于 DNA 病毒诊断[306]。

原发性急性感染病例通常在出疹前几天内血清中就可检测到抗体，大约 4 周抗体水平达峰值，随后虽有所下降但可持续终生（图 37.2）[50,52,69-72,307-309]。虽然病例体内产生了 IgG 和 IgM 两种抗体[310-313]，但 IgG 抗体于发病后长期存在，而 IgM 抗体仅在发病 6~8 周内可以检测到。病例体内还产生血清型和分泌型 IgA 抗体[75-77,314,315]。机体再次暴露病毒后通常

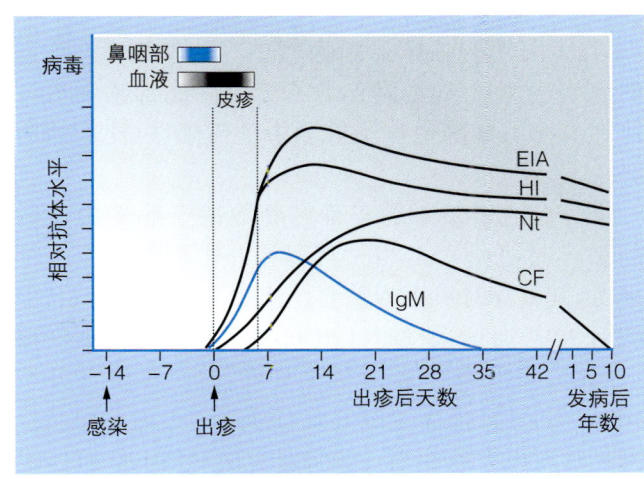

图 37.2 急性麻疹病毒感染的免疫反应机制图。
注：CF：补体结合试验；EIA：酶免疫测定；HI：血细胞凝集试验；IgM：免疫球蛋白 M；NT：中和抗体试验。

会产生一种典型的免疫记忆反应,此时 IgG 抗体水平迅速升高,而现有的血清学检测方法却检测不到 IgM 抗体[72,193,311,312]。即使再次暴露后能检测到 IgM 抗体,其与 IgG 的比值也低于首次感染的病例[316]。

既往人们一直使用补体结合实验(CF)、血凝抑制试验(HI)和中和试验(Nt)检测恢复期血清的 IgG 抗体水平是否较急性期有 4 倍增高[141]。然而,有结果显示 CF 的灵敏度不高[70-72,85,317],HI 和 Nt 技术也随时间有调整[318]。噬斑减少中和试验(PRNT)一直是评价其他快速检测和简便检测方法的金标准。然而此方法需要大量的时间和人员投入,因此通常只在专门的参比实验室和研究工作中使用[318]。荧光检测[319]和酶免疫测定法(EIAs),即通常所说的酶联免疫吸附试验(ELISA)[320-326]也可用于实验室检测。目前使用最多的方法是利用 EIA 检测麻疹 IgG 抗体,该方法较灵敏且易实施。很多研究都证实,对于急性麻疹的诊断,不仅 HI 和 Nt 抗体有很好的相关性[327],EIA 结果和其他血清学方法的检测结果也很一致[321,322,328]。EIA 主要是利用光密度值的变化原理检测麻疹 IgG,其结果不能直接转化为抗体浓度或滴度值。

目前,被推荐用于临床诊断病例的实验室确诊方法为:对临床首诊病例进行血清 IgM 抗体的酶免疫检测(EIA)[329]。IgM 抗体检测只需采集一次样本[315,325,326]。当前有许多商业试剂盒运用间接酶免疫检测法(在检测 IgM 抗体前去除 IgG 抗体)或抗体捕捉酶免疫检测技术(不用去除 IgG 抗体)进行检测。这些方法的灵敏度大致相同(83%~92%),特异度也相近(87%~100%)[330],然而,如果麻疹发病率较低(如 1%),这些方法的特异度的轻微降低,如自 99% 降至 95%,就可使其阳性预测值自 48% 降至 15%(即 IgM 阳性的临床诊断病例中,只有 15% 为真正的麻疹病例)。细小病毒 B19 或风疹病毒感染也可能在麻疹 IgM 酶免疫法检测中呈假阳性(比例约为 4%)[293,331]。

对血清学结果的正确解释取决于病例出疹后的采样时机是否恰当。当解释 IgM 阴性的检测结果时,其采样时机更为重要。例如一项研究显示,出疹后 72 小时内采样时,IgM 抗体捕捉法的灵敏度接近 80%,而出疹后 3~14 天采样时,其灵敏度可升至 100%[332]。其他商业试剂盒对疹后 3 天内的样品检测灵敏度也大致相当。如果对首次麻疹 IgM 抗体检测结果有质疑,就应采集病例恢复期的第 2 份标本进行 IgM 抗体检测,并测量其 IgG 抗体滴度相对于第 1 份标本的升高程度。有时,我们难以对检测结果进行解释,此时就需要参考其他精确信息,包括出疹时间、既往麻疹疫苗免疫史和样本采集情况。

目前有两种方法可替代采集静脉血进行检测:口腔含漱液和干血片检测法。英国和其他一些地区已研制出一种商业化基于酶免疫测定法的 IgM 检测,可用于检测口腔液中的麻疹 IgM 抗体,与血清 IgM 抗体检测结果相比,该方法的灵敏度和特异度为 92%~100%[333-335],而采集口腔液进行检测还有如下优点:不具损伤性,可用于风疹和腮腺炎的检测,现场不需要对标本进行处理,不需冷藏运输标本,不但可以检测麻疹 IgM 和 IgG 抗体,还可以通过检测麻疹病毒基因组来进行分子特征研究。此外,指血检测虽然也具有损伤性,但与抽血检测相比更易被家长接受[306]。利用滤纸采集血斑不需现场预处理,也不需用冷链运输样本,不仅可进行麻疹病毒基因组的分子特征分析,还可同时检测麻疹和风疹。此外,样本中被洗脱的血清成分还可用商业化的酶免疫分析技术进行检测,其灵敏度和特异度仅略有降低[336-339]。

治疗

许多药物,如干扰素[340,341]、胸腺体液因子[342]、胸腺刺激因子[343]、左旋咪唑[344]、利巴韦林[345]、免疫球蛋白[178]等均已用于治疗麻疹。虽然部分研究报告了病毒唑可以缩短病程[345],但上述药物仍未广泛用于治疗无并发症的麻疹病例。病毒唑和干扰素可能对治疗免疫功能受损的重度麻疹病例效果显著[346]。最近的研究发现有可能研制出抗病毒复合物专门用于治疗副黏病毒[347,348]。

由于抗病毒治疗并不广泛用于治疗麻疹,因此病例治疗主要采用支持性疗法,以及预防和治疗并发症和防治继发感染降低病死率。通过病例早发现和早治疗可以改善临床结局。已经证明,在发展中国家使用大剂量的维生素 A 能够降低小年龄麻疹住院病例的死亡率[349-353]。目前,WHO 建议急性麻疹的儿童病例每天口服维生素 A[354],每天 1 剂,连服 2 天,剂量为:12 月龄及以上的儿童服用 200 000IU;6~11 月龄儿童服用 100 000IU;6 月龄以下儿童服用 50 000IU。不仅在发展中国家,在美国的儿童麻疹病例中,也发现其血清维生素 A 水平较低,而那些重度病例的血清维生素 A 水平则更低[355-357]。美国儿科学会(AAP)推荐每天服用两剂维生素 A(共 200 000IU),连续 2 天,这可降低 2 岁以下儿童的病死率([RR=0.18; 95% *CI*, 0.03-0.61)和肺炎的病死率(RR=0.33; 95% *CI*, 0.08-0.92)。没有证据显示单剂次维生素 A 可降低儿童麻疹病例的病死率[233,358]。此外,对于免疫功能受损的儿童麻疹病例,如果出现维生素 A 缺乏的临床症状或来自麻疹病死率较高的地区,也应使用维生素 A[233]。虽然对于尚未并发肺炎、败血症或其他继发细菌性感染并发症的麻疹病例并不推荐使用抗生素[359],但是最近在几内亚比绍共和国进行的一项临床试验发现,对麻疹病例预防性地使用抗生素(复方磺胺甲噁唑)能降低肺炎和结膜炎的发生率,且病例体重增加的比例明显增高。该结果提示在经济收入较低的国家中,治疗麻疹时预防性地使用抗生素具有较好的效果[360]。

许多化学治疗药物已经用于治疗并发 SSPE 的麻疹病例,以起到治疗或缓解临床症状的作用[144,361-364]。这些药物中,对异丙肌苷和干扰素的研究最多[362-366];虽然不乏关于这些药物有效的证据,但仍缺少设立对照的研究。

流行病学

一般流行病学

在未实施免疫规划时,麻疹是一种普遍发生且具有高度传染性和季节性的疾病,每个人在青少年时期几乎都已患过麻疹[2,367-369]。而岛屿居民及其他处于相对隔离状态的人群,可以在长短不一的时期内保持不受感染的状态,但当出现病毒输入后,在前一次暴发中未发病的各个年龄组均会罹患麻疹[2,6,85,90,94,368]。因此,虽然病毒在小年龄儿童中的传播最多,但隔离环境下的麻疹暴发会累及许多大年龄人群。典型的例子就是 Panum 报告的法罗岛麻疹暴发[6],该岛 65 年前曾发生麻疹大流行,其中未发病的各年龄居民均在此次暴发中罹患麻疹。

麻疹病毒主要通过呼吸道飞沫实现人与人的传播[2,370-373]。病毒在前驱期的传染性最强[7,50,52,95],在易感家庭(和机构)接触者中的继发感染率较高,可达 90% 甚至以上[51,70,307,374-376]。通常麻疹的潜伏期为 14~15 天[375]。采用一个新估算方法得出,麻疹平均潜伏期为 11~12 天[49]。几乎所有的原发性感染(因有母传抗体或注射了免疫球蛋白而使临床症状减轻的病例除外)均呈临床显性感染[2]。目前尚无证据表明免疫人群暴露后可在无症状的状况下传播病毒[377,378],虽然易感的猴子也可患麻疹,但麻疹病毒没有动物宿主[2,50,141]。

多数发达国家在实施疫苗接种前,学龄儿童的麻疹发病率最高且在全部病例中的比例也最大[2,367]。然而,在人口密集的城区,学龄前儿童间的病毒传播具有更重要的意义[367]。虽然发达国家的麻疹病例会出现严重的并发症,但其发生率显著低于发展中国家。美国在 1963 年实施疫苗接种前,基本上每 2~3 年出现一次麻疹流行[2,379-381]。每年麻疹发病率在冬末春初达到高峰。5~9 岁儿童的发病率最高,占全部报告病例的 50% 以上(表 37.1)。95% 以上的病例为 15 岁以下儿童[2,367]。小于 1 岁的儿童病例和成人病例的病死率最高[97,98]。

麻疹病毒的传播力非常强,只要易感人群聚集到一定程度,即使人群易感率较低,麻疹也会流行[2],这也是麻疹疫苗常规接种实施前麻疹暴发主要在入伍新兵中发生的原因[382]。而在大部分学生已经接种了疫苗的高中和大学也会发生麻疹暴发,则证明了病毒能够感染尚存的少数易感人群[382-386]。

广泛实施麻疹疫苗接种前,发展中国家的平均发病年龄显著低于发达国家[2,118-125]。在非洲的一些地区,50% 以上的 2 岁儿童和全部 4 岁儿童均患过麻疹。营养不良和母传抗体的快速消失也许是发展中国家中有更多的幼儿在早期就对麻疹易感的原因[327,387-391],同时发展中国家的幼儿大多数在早期就暴露于社区环境中,导致感染麻疹病毒[118]。年龄较小的麻疹病例发生严重并发症和死亡的概率较大。此外,营养不良,尤其是维生素 A 缺乏,可导致细胞

表 37.1 麻疹报告病例的年龄分布和各年龄组的年平均发病率

年龄/岁	1960—1964[a]		1981—1988[b]		1989—1991[b]		1992—2000[b]		2001—2010[b]	
	百分比/%	发病率/100 000⁻¹	百分比/%	发病率/100 000⁻¹	百分比/%	发病率/100 000⁻¹	百分比/%	发病率/100 000⁻¹	百分比/%	发病率/100 000⁻¹
0~4	37.2	766.0	31.9	4.9	43.6	43.7	39.9	1.08	30.0	0.20
5~9	52.8	1 236.9	11.7	1.8	10.4	10.4	9.6	0.26	9.7	0.06
10~14	6.5	169.1	19.7	3.3	9.2	9.8	9.6	0.26	10.2	0.06
≥15	3.4	10.0	35.6	0.6	36.9	3.5	41.0	0.10	50.0	0.03

[a] 来源于疫苗接种前的 4 个报告地区:纽约市、哥伦比亚地区、伊利诺伊州和马萨诸塞州。
[b] 来源于全美数据。

免疫功能受损（体液免疫也可能受累），从而使发展中国家的重症麻疹发生率较高[126,392]。然而一些证据表明，与蛋白质-热量型营养不良相比，人口较拥挤使循环的病毒负荷增大，是发生重症麻疹的一个更重要的原因[393-395]。

公共卫生学意义

虽然一些地区取得了显著的麻疹防控效果[39,396]，在2000年，麻疹仍是儿童因疫苗可预防疾病而死亡的首要原因，其在5岁以下儿童死因中居第5位[397]。发展中国家发生的多数腹泻、呼吸系统疾病和失明均由麻疹引起[130,135,136]。通过大规模的疫苗接种和提高常规免疫接种率，全球因麻疹引起的估算死亡人数由2000年的546 800例下降到2014年的114 900例，下降了79%。据估计，麻疹疫苗接种避免了1.71亿麻疹死亡病例[398,399]。一项研究比较了全部5岁以下死亡儿童的死因中，麻疹构成比由1990年的大约7%降至2008年的1%，该年龄组儿童的总死亡人数下降原因中，麻疹占23%[400]。

美国在疫苗前时代每年大约报告500 000例麻疹病例，但实际上，每年4 000 000人群的出生队列均会被感染[401]。这些病例中预计有500例死亡，150 000例发生呼吸系统并发症，100 000例发生中耳炎，48 000例住院，7 000例有癫痫发作，4 000例发生脑炎（1/4病人会出现永久性脑损伤或耳聋）。美国一项基于2001年货币价值的经济分析显示，两剂次麻腮风疫苗接种程序的直接成本-效益比和社会成本-效益比分别为14.2和26.0[403]。虽然美国本土已经消除了麻疹，但输入病例仍导致了小规模但高负担的麻疹暴发。2011年，美国共调查处理了16起麻疹暴发疫情，共107例确诊病例，其公共卫生部门承担的全部经济负担为2 700 000~5 300 000美元[404]。

被动免疫

麻疹的被动免疫包括母传抗体通过胎盘传给新生儿，和将含有麻疹抗体的免疫球蛋白制剂应用于麻疹高危人群。

母传抗体的保护效果仅持续至新生儿出生后的前几个月，而这个时期的病毒感染后果最严重[70]。既往患过麻疹或接种过麻疹疫苗的女性，其体内的抗体通过怀孕期间的胎盘和分娩后的哺乳传给新生儿[405,406]。经胎盘获得的母传抗体对新生儿的保护效果持续时间从零（即无保护力，因为母亲对麻疹无免疫力）至出生后的15个月。经胎盘获得的母传抗体在新生儿体内持续时间及其对疫苗引发的机体免疫应答的影响，参见后续的"母传抗体和疫苗接种年龄"部分。已有免疫力的母体分泌的乳汁中含有麻疹抗体，这些抗体也包括分泌性IgA。体外实验结果显示这些抗体能够中和麻疹病毒[405,406]。目前，母乳中麻疹抗体的影响因素尚无定论。1980年代在非洲进行的2项研究中，1项显示住院的儿童中，母乳喂养的儿童麻疹病死率显著低于非母乳喂养的儿童，而另1项则未显示母乳喂养具有保护效果[407,408]。

接种免疫球蛋白获得麻疹抗体可为易感者提供短期保护。通过暴露前经常静脉滴注（IGIV）或皮下注射（IGSC）免疫球蛋白可使原发性体液免疫缺陷的病人免于感染麻疹和其他疾病。如果病毒暴露人群和高暴露风险人群有疫苗接种禁忌，或病毒暴露3天内未接种疫苗，可以肌内注射（IGIM）或静脉滴注的方式预防性接种免疫球蛋白（见"暴露后预防"和"免疫球蛋白使用"部分）[409]。

1926年，Zingher总结了以往预防麻疹的种种尝试，包括注射既往患过麻疹的人的全血、血清或血浆[410]。研究显示麻疹病毒暴露后，接种麻疹病人恢复期血制品的人罹患麻疹的风险显著下降。因此，19世纪20~30年代，恢复期血制品被广泛用于麻疹病毒的暴露后预防。19世纪40年代，Janeway报道在接触暴露后6天内注射了免疫球蛋白的4名麻疹病例的密切接触者，仅1人发生了轻型麻疹[179]。

目前，美国有多种免疫球蛋白制剂，包括IgIM、IgIV和IgSC。这些制剂是由大量献血者的血浆制备的。自然感染麻疹后，机体产生的抗体滴度高于疫苗接种诱导产生的抗体滴度。因此如果献血者体内的麻疹抗体是通过疫苗接种获得，则其免疫球蛋白制剂中的麻疹抗体滴度就低。一个系统综述的研究发现，免疫球蛋白可以降低麻疹发病风险。但是该研究引用的文献均为20世纪进行的研究，其献血者多通过自然感染获得了高低度的麻疹抗体[411]。日本的一项研究显示，如IgIM中麻疹抗体滴度较低，其对麻疹病毒的暴露后保护水平将下降[412]。Audet的研究显示，近年来美国IgIV制品中的麻疹病毒中和抗体水平呈下降趋势，这也与疫苗时代出生的献血者所占的比例呈上升趋势相关[413]。美国食品药品监督管理局（FDA）规定，所有免疫球蛋白制剂中的麻疹中和抗体水平必须达到美国标准规定的效能[414]。2007年，FDA血液制品专家委员会将IgIV和IgSC的批签发滴度标准效能要求从0.60降至0.48，而这两种制剂的接种剂量高于IgIM。IgIV和IgSC的新批效能标准来自于提供保护性麻疹抗体滴度的最少剂次和最低剂量要求[409,415]。

IgIM 的效能要求仍为 0.60 每标准批滴度。

历史上，IgIM 曾作为短期预防麻疹的一种血液制品[409]。1981 年研发的 IgIV 制剂主要用于原发性免疫缺陷病人预防常见传染病。虽然 IgIV 制剂的接种剂量大于 IgIM，但临床上使用 IgIV 仍有弊端：成本较高、接种过程中需要专业人员在特定的场所（如医院）对受种者进行观察。2006 年研发的 IgSC 制剂，其主要指征与 IgIV 相同，但接种 IgSC 制剂需要泵和专门的训练，同时为了使保护性抗体水平达到稳定状态，需要每周连续多次接种[409]。

主动免疫

疫苗株

起源与演变

1954 年，Enders 和 Peebles 在组织培养基中分离并传代了麻疹病毒[8]，其后很快就开展了疫苗研制、检测和注册申请[11-21]。以分离到病毒的年轻病例姓名命名的 Edmonston 株被广泛用于全世界已研制出的多种麻疹疫苗中（图 37.3）[416-433]。在目前知名的 Edmonston B 疫苗株生产过程中，Enders 等[12,19,268]将 Edmonston 株于 35~36℃ 下在原代肾细胞中传代 24 次，在原代人羊膜细胞中传代 28 次，使其适于在鸡胚组织中生长（经 6 次传代），然后在鸡胚细胞中进行传代。1963 年 3 月，这种减毒的 Edmonston B 疫苗和另一种在原代狗肾细胞中培养的 Edmonston B 病毒株在美国获得批准[434-436]。虽然接种 Edmonston B 疫苗后，发热[体温 39.4℃（103℉）以上]发生率较高（20%~40%），出疹率也较高（约 50%），但接种者一般状况良好。如果同时接种小剂量的免疫球蛋白（最终标准为 0.02ml/kg）可减少约 50% 的高热和出疹症状[307,419,422,423,434,435,437-442]。1963—1975 年间，美国约接种了 18 900 000 剂 Edmonston B 疫苗（表 37.2，图 37.4）。

灭活疫苗

1963 年，一种经甲醛灭活并以铝作为佐剂的 Edmonston 病毒株疫苗在美国获得审批，并一直使用至 1967 年（表 37.2 和图 37.4）。加拿大的部分省份也使用此疫苗。通常情况下，接种 3 剂次灭活疫苗或接

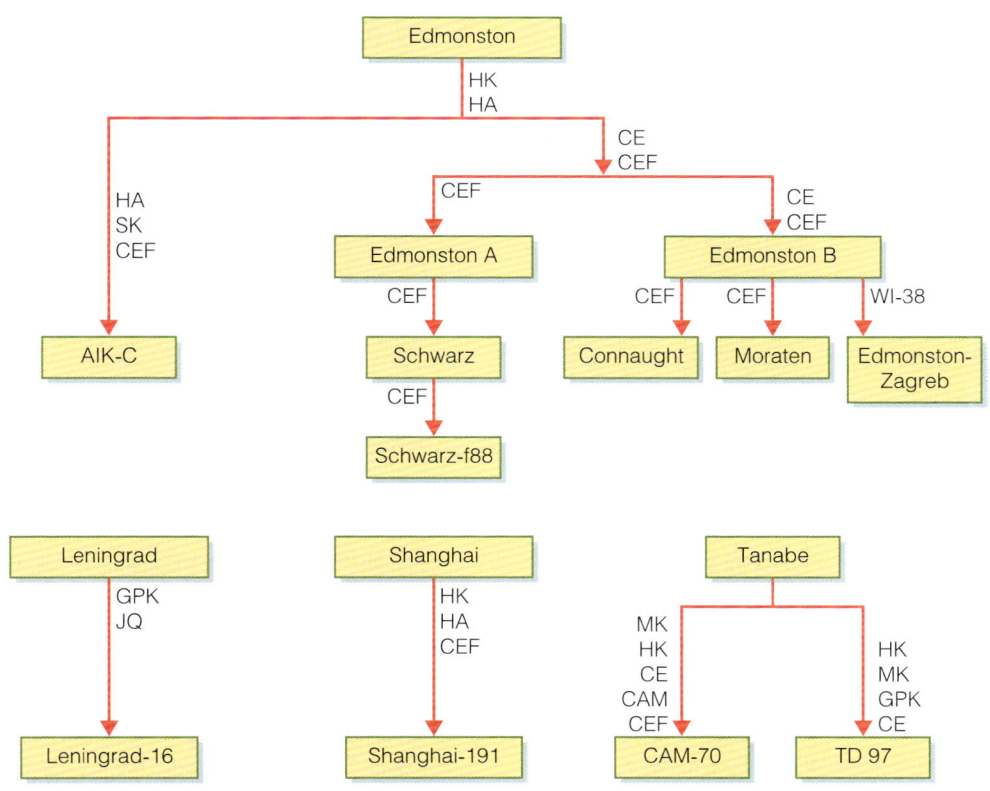

图 37.3 麻疹疫苗病毒株的减毒过程。病毒株在细胞培养中传代和减毒。

注：CAM：鸡绒毛尿囊膜；CE：鸡胚羊膜囊内腔；CEF：鸡胚成纤维细胞；GPK：豚鼠肾；HA：人羊膜；HK：人肾；JQ：日本鹌鹑；MK：猴肾；SK：羊肾；WI-38：人二倍体细胞系。

表 37.2　1963—2016 年美国麻疹疫苗生产和使用情况

疫苗	毒株	厂商	品牌	使用年份	使用剂次数
灭活疫苗	—	Lilly	Generic	1963—1967	1 800 000
		Pfizer	Pfizer-Vax, Measles-K		
减毒活疫苗	Edmonston B	Lederle	M-Vac	1963—1975	18 900 000
		Lilly	Generic		
		Merck	Rubeovax		
		Parke Davis	Generic		
		Pfizer	Pfizer-Vax, Measles-L		
		Philips Roxane	Generic		
进一步减毒活疫苗	Schwarz	Pitman MooreDow	Lirugen	1965—1976	>450 000 000
	Moraten	Merck	Attenuvax	1968—2016	

数据来源: HAYDEN GF. Measles vaccine failure: a survey of causes and means of prevention. Clin Pediatr, 1979, 18: 155-167.

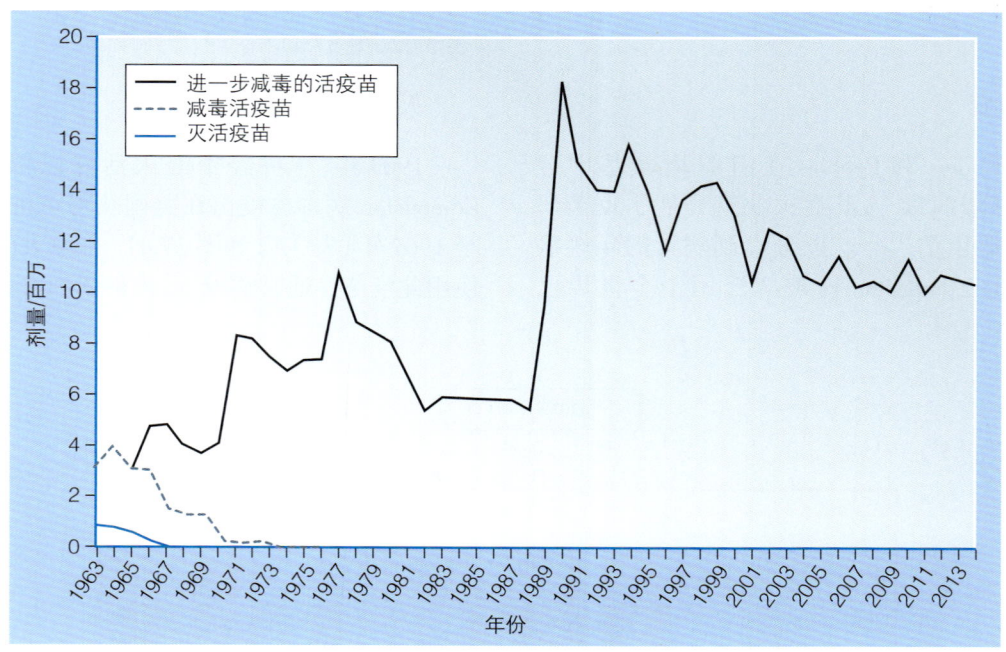

图 37.4　1963—2014 年美国各类麻疹疫苗的使用剂量。减毒活疫苗为 Edmonston B 株,进一步减毒活疫苗为 Schwarz 株及 Moraten 株的组合

种 2 剂次灭活疫苗后再接种 1 剂活疫苗,且各剂次间隔 1 个月,副作用较少[72,307,419,422,443-450]。由于灭活疫苗的免疫效果持续时间短且许多受种者易发生非典型麻疹症状,因此最终停用了灭活疫苗[451]。据估计,美国有 60 万~90 万人接种了 180 万剂麻疹灭活疫苗(表 37.2,图 37.4)[452]。

进一步减毒的活疫苗

目前许多进一步减毒的活疫苗已经研制完成并在全世界广泛应用(表 37.3,图 37.3)。这些疫苗中的多数源自 Edmonston 病毒株,在病毒分离的起源、细胞培养传代次数和温度、用于传代和生产病毒的培养细胞类型、传代中是否噬斑纯化等方面,不同的进一步减毒活疫苗均不相同[12,19,425,429,430,433,453]。虽然进一步减毒活疫苗的噬斑大小[425,454]、亚基因粒子[455]、温度敏感性[456],以及对移植了人类胸腺组织的重度免疫缺陷老鼠的致病性不同[457],但这些不同点的意义尚未明确。

由 Edmonston 株衍生的疫苗株中,F、H、N、M 基因的核苷酸序列分析结果仅有 0.6% 的变异[250]。目前,已对不同麻疹疫苗株进行了完整基因测序,并与 Edmonston 野毒株进行了比对。AIK-C、Moraten、Schwarz 和 Zagreb 均属 Edmonston 系,但 CAM-70、长春 47、列宁格勒-4 和沪 191 则来自于 4 种不同的野毒株[456,458]。然而，不论衍生自Edmonston株还是其他野毒株，所有的疫苗株都具有相同的基因型，即A基因型[250,259]。

目前已经有一些研究显示，H基因的核苷酸序列变异能够调节Moraten疫苗株的一些生物学特性[459]。对传代较少的Edmonston野毒株和5种Edmonston疫苗株的非编码区进行比较发现，两者的21个核苷酸位点不同。所有疫苗株中有5个核苷酸位点的变异相同。虽然通过比对这些疫苗和Edmonston野毒株的N、P、M、F、H和L基因的蛋白质编码核苷酸序列，找出了每个基因的氨基酸变异，但是两者的差异率合计不超过0.3%[240,241]。一些研究正在通过专门的遗传学系统描述编码区和非编码区基因序列差异对麻疹病毒减毒的影响[460]。

美国已批准了两种Edmonston株衍生的进一步减毒的麻疹活疫苗，即1965年审批的Schwarz株和1968年审批的Moraten株（表37.2和图37.3）。Schwarz疫苗株衍生自Edmonston病毒，并于32℃（89.6°F）下在鸡胚细胞中又多传代85次[461-464]。Moraten疫苗株也由Edmonston病毒在相同的温度下传代，但仅多传代40次[465]。与Edmonston B株疫苗相比，进一步减毒的疫苗副作用发生率和严重程度均显著降低[307,419,424,461-466]。进一步减毒的疫苗接种者中，仅5%~15%出现39.4℃以上的发热，仅3%~5%出现皮疹。若同时接种Schwarz疫苗株和小剂量特定滴度的免疫球蛋白（0.2ml）可进一步将高热和皮疹的发生率降至3%左右[307]。这些剂量的免疫球蛋白并不会影响血清阳转率，但抗体滴度的几何均值峰值却低于不接种免疫球蛋白者。因此，目前接种进一步减毒的疫苗，而不接种免疫球蛋白[467]。

目前Moraten疫苗（MMR中的Attenuvax，默克公司生产）是美国使用的唯一的麻疹疫苗；而许多其他的国家则主要使用Schwarz疫苗[428]。其他几种进一步减毒的麻疹疫苗，如AIK-C、Schwarz F88、CAM-70和TD97，也已经在日本研制成功并投入使用[429,430,433,453]。1967年俄罗斯引进了Smorodintsev生产的疫苗（列宁格勒-16株），该疫苗株也成为东欧使用的主要疫苗株[426]。CAM-70和TD97疫苗衍生自Tanabe病毒株[433,453]。这些疫苗及1965年中国开始使用的疫苗，均是较少的、非Edmonston病毒衍生的疫苗。

虽然多数麻疹疫苗毒株在鸡胚成纤维细胞中减毒和复制，然而目前仍有少数的疫苗株在人二倍体细胞中减毒。自1969年在前南斯拉夫广泛使用的Edmonston-Zagreb疫苗株就是Edmonston衍生株，而且还在WI-38细胞中进行再次传代[425]。目前一些

表37.3 麻疹疫苗厂家和疫苗株（更新至2015年）

厂家	疫苗株
Merck（美国）	Moraten
Sanofi Pasteur（法国）	Schwarz
GlaxoSmithKline（比利时）	Schwarz
Government Pharmaceutical Organization（泰国）	Schwarz
BioManguinhos（巴西）	Schwarz
Takeda Chemical Industries, Ltd（日本）	Schwarz F88
Serum Institute of India（印度）	Edmonston-Zagreb
Institute of Immunology（克罗地亚）	Edmonston-Zagreb
RResearch Foundation for Microbial Diseases of Osaka University（日本）	CAM-70
BioFarma（印度尼西亚）	CAM-70
KKitasato Pharmaceutical Industry（日本）	AIK-C[a]
The Razi State Serum Institute（伊朗）	AIK-HDC*/Schwarz
Moscow Plant of Biological Preparations（俄罗斯）	列宁格勒-16
Beijing Tiantan Institute of Biological Products（中国）	沪-191
Beijing Minhai Biotechnology Co., Ltd（中国）	长-47
Lanzhou Institute of Biological Products（中国）	沪-191
Shanghai Institute of Biological Products（中国）	沪-191
Wuhan Institute of Biological Products（中国）	沪-191
Changchun Qijian Biological Products（中国）	长-47

[a] AIK-C疫苗是利用人二倍体细胞生产的疫苗。

其他厂家仍在生产这种疫苗（表37.3）。伊朗[427,432]和中国[431]的一些其他疫苗株已经可以在MRC-5和R-17型人二倍体细胞中进行培养。

接种剂量和接种途径

根据美国目前的规定，麻疹疫苗过期前的组织培养感染剂量中位数（$TCID_{50}$）必须至少为1 000[468]，接种剂量为0.5ml。一些研究发现，为血清抗体阴性的儿童接种疫苗的最小剂量为20$TCID_{50}$，而其他研究显示的最小剂量更高一些[469-472]。商业疫苗制剂规定的最小剂量应能够弥补接种前因不正确地存放疫苗、疫苗溶解或暴露于阳光和高温等导致的病毒载量下降。

目前推荐的疫苗接种方法为皮下接种。虽然关于肌内注射的资料较少,但其与皮下接种同样有效[473]。一些对 Edmonston B 和进一步减毒疫苗的研究,也检测了其他接种方式,如通过鼻内和眼结膜接种的有效性[11,15,51,292,434,435,474-476]。多数结果不支持这些接种方式。与之相反,19 世纪 60 和 70 年代早期对喷雾式接种的评价结果令人振奋[476]。19 世纪 80 年代,一些学者已经开始研究喷雾式接种麻疹疫苗能否克服母传抗体的干扰作用而免疫年龄较小的婴儿[476-481]。其中,许多研究发现喷雾接种 Edmonston-Zagreb 疫苗株的免疫原性强于 Schwarz 疫苗株[482]。虽然一些研究报道,在年龄较小的婴儿中喷雾接种疫苗后的血清阳转率较高[477-479,481],但其他的研究却发现其效果不如皮下接种[480](参见"未来疫苗")。

最近,南非[483]和墨西哥[484]分别通过喷雾接种麻疹疫苗和麻风疫苗显著提高了学龄儿童的抗体水平。这些研究结果使人们想到,在人群大规模接种(特别是学龄儿童的接种)中,是否可以采用喷雾这一损伤较小的方式代替注射方式进行疫苗接种。随后一些研究显示,为 9 月龄儿童喷雾接种 Edmonston-Zagreb 疫苗株能激发原发性免疫反应[485]。然而,最近的一个随机临床试验发现,喷雾接种的疫苗具有免疫原性,但接种后的抗体阳转率低于皮下接种疫苗[486](参见"未来疫苗")。

麻疹、风疹、腮腺炎和水痘联合疫苗

美国接种的麻疹疫苗多为麻风腮联合减毒活疫苗,其中也包括减毒的风疹和流腮疫苗病毒株。1971年这种联合疫苗在美国获得了审批。这种疫苗包括 1 000 TCID$_{50}$ 以上的麻疹 Moraten 株、5 000 TCID$_{50}$ 以上的腮腺炎 Jeryl Lynn 株和 1 000 TCID$_{50}$ 以上的风疹 RA27/3 疫苗株。1979 年,风疹病毒的 RA27/3 疫苗株代替 HPV-77:DE-5 株,成为麻风腮疫苗中的风疹病毒成分。目前仅有 Merck 公司生产的麻风腮疫苗(M-M-RⅡ)获得审批。2005 年 9 月,由 Merck 公司生产的麻疹、风疹、腮腺炎和水痘的联合疫苗(MMRV)在美国获得审批[487]。这种四价疫苗中的麻疹、风疹和腮腺炎的疫苗病毒种类和滴度与麻风腮疫苗完全相同。而 MMRV 中水痘 Oka/Merck 病毒株的滴度却高于单价的水痘疫苗(见第 38 章"水痘疫苗")。

当其他的一些国家除为儿童接种麻疹疫苗之外,还接种风疹或腮腺炎疫苗时,联合疫苗就研发了[31-34,37,488]。如葛兰素史克生产的疫苗中同时含有 Schwarz 麻疹疫苗株、RIT4385 腮腺炎疫苗株(衍生自 Jeryl Lynn 株)和 RA27/3 风疹疫苗株。赛诺菲巴斯德生产的联合疫苗包括 Schwarz 麻疹疫苗株、Urabe 腮腺炎疫苗株和 RA27/3 风疹疫苗株。截至 2015 年,赛诺菲巴斯德(Swiftwater,PA)已停止生产由 Schwarz 麻疹疫苗株、Urabe 腮腺炎疫苗株和 RA27/3 风疹疫苗株的联合疫苗,并且将在 2017 年之前继续生产单价麻疹疫苗产品。日本目前正在使用几种联合疫苗,其中一种包含 AIK-C 麻疹病毒株、Hoshino 腮腺炎病毒株和 Takahashi 风疹病毒株[489]。另外两种联合疫苗也经过了审批,一种包含 CAM-70 麻疹病毒株,另一种包含 Schwarz F88 麻疹病毒株。现在日本已经不再生产含 Urabe 腮腺炎病毒株的麻风腮疫苗。目前,免疫学协会(Zagreb)[490]和印度血清学会(研发了 Leningrad-Zagreb 腮腺炎病毒株和 RA27/3 风疹病毒株)正在研制一种含 Edmonston-Zagreb 麻疹疫苗株的三价疫苗。印度血清学会还生产麻疹 - 风疹联合疫苗(Edmonston-Zagreb 麻疹病毒株和 RA27/3 风疹病毒株)。随着消除麻疹和消除风疹的进程,越来越多的发展中国家使用这种联合疫苗。

安全性和免疫原性的数据显示,麻风腮联合疫苗[488-505]是安全有效的。最初的研究还显示,与同时在两个不同部位分别接种 MMR 和水痘疫苗相比,接种麻风腮水痘联合疫苗具有相同的安全性和有效性[506-509]。然而,在为小年龄儿童接种第 1 剂时,目前的研究显示 MMRV 受种者的高热惊厥率[510,511]高于在两个不同部位分别同时接种 MMR 和水痘疫苗的受种者[511](见"不良反应"部分)。由于小年龄儿童接种第 1 剂 MMRV 后的高热惊厥率较高,美国免疫规划专家咨询委员会(ACIP)已经修订了 MMRV 使用的推荐意见(见"一般免疫接种指导指南")。

疫苗生产

Merck 公司疫苗的制备方法大致为我们提供了麻疹疫苗的生产信息[512]。虽然不同厂家疫苗的剂量、抗生素含量和其他的一些细节略有不同,但没有研究显示疫苗间的副作用或疫苗效果有显著差异。

疫苗病毒在原代鸡胚细胞中培养,经过一个最初的细胞生长期后,在培养基中注入进一步减毒的 Moraten 麻疹病毒株。32℃(89.6℉)下繁殖数天后,清洗细胞以去除胎牛血清,并用一种浓度为 50μg/ml 的新霉素、蔗糖、缓冲盐、氨基酸和人清蛋白的混合液替代原来的培养液。由于细胞处在恒定的温度下,含有病毒的上清液可从培养物中移出。病毒上清液被冷冻起来,直至对保留的部分进行病毒滴度检测。收获的病毒上清液如果有足量的病毒毒力和满意的检

测结果,就可将其融化、合并、抽样以检测其安全性、澄清、分装和再冻存。

原液疫苗通过了各项质控检测后,冻存的疫苗就被融化,分装至小瓶内,并进行冻干。使用时,需用厂家提供的液体(通常为蒸馏水)将疫苗复溶。由于含有防腐剂的复溶液会使疫苗中的病毒灭活,因此不推荐使用此种液体。每剂疫苗都含有约25μg的新霉素。疫苗中还加入山梨醇和水解明胶作为固化剂。当疫苗溶解于配套的复溶液时,疫苗是透明的并呈黄色。

1996年,有研究报道通过使用一种灵敏度较高的反转录酶活性检测新技术,几种在鸡胚成纤维细胞培养基中培养的疫苗含反转录酶,麻疹疫苗就属其中之一[513],其他实验室运用同样的检测方法也证实疫苗中存在反转录酶[514]。随后的研究也发现了这种反转录酶活性与内源性的禽逆转录酶病毒EAV-0[515]和禽白血病病毒ALV-E[516]有关。大量用于鉴定病毒传染性的方法尚未发现反转录酶活性与病毒传染性有关。一项对206名MMR疫苗接种者的研究也未发现有禽白血病病毒或内源性的禽逆转录酶病毒感染的证据[517]。上述结果和反转录酶病毒不能在不同种属间传播的事实[518]均证明接种疫苗没有危险。

疫苗稳定性

麻疹疫苗在-70~-20℃下非常稳定[519]。虽然麻疹疫苗在高温下会受到影响,但1979年引入的热稳定性更高的麻疹疫苗在常规条件下稳定性极大提高,这对发展中国家意义重大[520]。美国的疫苗生产商都必须确保疫苗在2~8℃条件下保存时,在其注明的有效期内滴度至少要达到1 000TCID$_{50}$。WHO也要求冻干的麻疹疫苗在37℃条件下暴露1周后,其滴度下降幅度不能超过1log$_{10}$,且滴度至少应达到1 000TCID$_{50}$[521]。

目前美国使用的疫苗在2~8℃条件下,若未经再溶解,其滴度最小可达1 000TCID$_{50}$,并可维持2年及以上。这种特性可以使疫苗在室温(20~25℃)下保持8个月,在37℃条件下保持4周。溶解后的疫苗于20~25℃下将在1小时内丧失50%的效力,于37℃下将在1小时内丧失全部的效力。此外,疫苗还对日光敏感,因此将疫苗保存在有色的小瓶内可减少其效力的损失。尽管疫苗的热稳定性显著提高,但仍需按照厂家的说明谨慎处置疫苗。

如包装内所述,Merck要求其生产的疫苗应在10℃以下运输或储存,在复溶疫苗前,应在2~8℃下避光保存。复溶后的疫苗(M、MR和MMR)应立即使用,如未在8小时内使用完毕,必须废弃。MMRV疫苗必须在平均温度≤-15℃条件下冻干保存。与其他含麻疹成分的疫苗不同,MMRV疫苗不能在冰箱内保存。一旦复溶,必须立刻使用以减少其效力的损失。如果未在30分钟内进行接种,疫苗必须废弃[487]。

免疫效果

免疫应答

疫苗接种后引起的免疫应答与自然感染过程基本类似。虽然与自然感染相比,接种疫苗后能更早几天引起机体免疫应答[11],但其免疫反应也包括体液免疫[21,72,75,77,307]、细胞免疫[81-83]和产生干扰素[522-524]三个方面。

由于没有标准化的细胞免疫检测方法,抗体检测仍是目前证实机体免疫力的最便利的实验检测方法。然而即使都是抗体检测,疫苗接种后的免疫水平检测结果也随着抗体检测方法灵敏度的不同而不同[70-72,85,317-323,525-533]。虽然HI、ELISA和CF检测到抗体表示机体有免疫力,但中和抗体才具有最重要的临床保护意义[2,70,85,327]。接种疫苗后,血清和鼻腔分泌物中均能检测到IgG、IgM和IgA抗体[75,77,311,313,534]。疫苗接种后2~6周内血清中就能检测到IgM抗体,其水平在3周左右达到最高,不久后就逐渐消失[311,313,535]。虽然血清中也可检测到少量的IgA抗体,但此抗体主要存在于鼻腔分泌物中[75,77]。血清中IgA和IgM抗体持续时间较短,IgG抗体却可持续数年。接种疫苗产生的抗体滴度确实随着时间而下降(自然感染引发的免疫也是如此),最终难以检测到[72,308,309,536-542]。一项2007年的研究显示,接种完第2剂疫苗10年后,所有受种者体内的麻疹抗体仍存在,血清抗体阴性率为0%。但是,抗体滴度下降表明对疫苗受种人群仍需关注日后疫苗的保护作用[542]。

接种疫苗产生的抗体滴度水平通常低于自然感染,但疫苗引发的免疫可因再次接种或暴露于野毒而得到强化,同理,自然感染后机体的免疫力也可在上述两种情形下得到加强[70,72,308,309,463,534,538,539]。因此,正如我们稍后详述的那样,免疫接种可像自然感染那样产生可靠的免疫力。

许多研究者已经描述了接种麻疹疫苗后机体产生抗体的过程[72,182,307-309]。Krugman和其同事利用抗体检测方法(CF、HI或Nt),发现抗体在接种后的12天(HI和Nt)至15天(CF)开始出现,并于接种后的21~28天达到峰值。虽然95%以上的易感者接种各种疫苗株后均能产生抗体,但CF滴度的几何均值却因疫苗株而异（表37.4）。在给儿童只接种 Edmonston B 疫苗、Edmonston B 疫苗和免疫球蛋白、Schwarz 疫苗、Schwarz 疫苗和免疫球蛋白后的1个月，抗体滴度的几何均数分别为1：208[182]、1：96、1：56、1：24~1：32[307]。33名儿童自然感染麻疹1个月后，抗体滴度为1：128[307]。Hilleman 等[465]还发现，当使用 HI 方法测定时，不同疫苗株引发的抗体滴度几何均值也不同（表37.5）。虽然各类疫苗接种者的血清抗体阳转率达98%以上，但 Edmonston B 疫苗受种者的 HI 抗体滴度几何均值最高，为1：25，而接种进一步减毒的疫苗，即 Schwarz 或 Moraten 疫苗的受种者抗体滴度几何均值较低，为1：16。尽管抗体滴度的几何均值不同，但接种这些疫苗仍能显著降低麻疹的发病率，而且保护作用并不随着时间而减弱[72,308,309]。

由于缺乏一套简便的体外检测方法，麻疹减毒活疫苗接种后机体的细胞免疫水平研究难度较大。自然感染过程中，细胞免疫的作用非常重要[65,204-207]，据

表37.4 仅接种麻疹疫苗、同时接种麻疹疫苗和免疫球蛋白21~28天后机体的免疫反应[a]

接种类型	总人数	血清阳转率/%	GMT[b]
Edmonston B 疫苗组			
只接种 Edmonston B 疫苗	171	96	—
	27[c]	—	1：208
同时接种免疫球蛋白，0.02ml/kg	185	99	1：96
进一步减毒的疫苗[d]			
只接种进一步减毒的疫苗	121	99	1：56
同时接种免疫球蛋白，共0.1ml	89	95	1：32
同时接种免疫球蛋白，共0.2ml	452	98	1：32
同时接种免疫球蛋白，0.02ml/kg	193	95	1：24

[a] 中和滴度1：400/0.1ml。
[b] 27名只接种 Edmonston B 疫苗的儿童中，接种后抗体滴度的几何均值（GMT）为1：208。
[c] 补体结合实验检测抗体滴度几何平均数。
[d] Schwarz 株。

资料来源：KRUGMAN S，GILES JP，JACOBS AM，et al. Studies with live attenuated measles-virus vaccine. Am J Dis Child 103：353-363，1962.
KRUGMAN S，GILES JP，JACOBS AM，et al. Studies with a further attenuated live measles-virus vaccine. Pediatrics 31：919-928，1963.
HILLEMAN MR，BUYNAK EB，WEIBEL RE，et al. Development and evaluation of the Moraten measles virus vaccine. JAMA 206：587-590，1968.

表37.5 接种减毒麻疹疫苗和进一步减毒麻疹疫苗28天后机体的免疫反应

疫苗	接种人数	血清阳转率/%	GMT[a]
Edmonston B[b]	258	99	1：25
Schwarz[c]	250	98	1：16
Moraten[c]	273	98	1：16

[a] 血凝抑制试验。
[b] 减毒疫苗。
[c] 进一步减毒疫苗。
注：GMT：抗体滴度几何均值。
资料来源：Hilleman MR，Buynak EB，Weibel RE，et al. Development and evaluation of the Moraten measles virus vaccine. JAMA 206：587-590，1968.

此判断免疫接种应能够刺激机体的细胞免疫[65,204-207]。接种减毒活疫苗后，机体产生的细胞免疫与自然感染相同，但水平低于后者[204-207,543]。例如，Gallagher 等[83]报道，9名麻疹自然感染病人的淋巴细胞均被激活，但16名疫苗接种者中，仅10人的淋巴细胞被激活。最近，Pabst 等[544]发现124名接种了首剂 MMR 的儿童中，体内抗体滴度与淋巴细胞增生显著相关。然而，秘鲁观察了55名9月龄儿童接种麻疹疫苗后的反应，结果显示93%产生了体液免疫，而仅23%产生了淋巴细胞增生[545]。Gans 及同事[546]研究了6月龄、9月龄和12月龄儿童接种麻疹疫苗后机体的免疫反应。他们发现与体液免疫的反应不同，即使体内存在被动抗体，T 细胞反应也会发生。暴发调查也显示，1周岁前接种疫苗是免疫失败的一个危险因素[547-550]，表明在年龄较小的儿童中，疫苗引发的细胞免疫反应也许不具保护作用。Ward 等[551]发现，再次接种疫苗后，发现其淋巴组织明显增生，即使在那些体内抗体滴度已经非常低的人群中，情况也是如此。表明野病毒感染和接种疫苗均可引发两个阶段的免疫反应，开始时短暂的生成白介素-2和γ干扰素，随后持续产生白介素4。第一阶段，$CD8^+T$ 细胞被激活，这对清除病毒十分重要；第二阶段，随着皮疹的出现，$CD4^+T$ 细胞被激活并参与抗体的产生[65]。上述细胞介导的免疫应答与1型辅助 T 细胞（Th1）逐渐转化为2型辅助 T 细胞（Th2）的过程一致[65]。

疫苗会抑制细胞介导的免疫反应（自然感染的情况与此相同）[114,543,552-556]，其在体外表现为淋巴细胞激活反应被抑制或各种抗原引发的皮肤迟发型超敏反应被抑制。Fireman 等[553]发现接种活疫苗后的4周内，细胞免疫功能被抑制。接种了灭活疫苗则不出现上述抑制现象。一项对孟加拉国婴儿的研究发现，接种疫苗后的6周内，针对念珠菌抗原的迟发型超敏反应程度显著减弱[557]。研究显示这种抑制作用主

要由于细胞免疫所必需的白介素12水平的下调[558]。虽然人们最初担心细胞免疫功能被暂时抑制或许对机体不利,尤其可能不利于那些未发现的肺结核病病人[115],但目前尚未见相关报道[558,559]。

有人认为,通过注射途径接种疫苗后出现皮疹可能与病毒血症相关。接种疫苗后T淋巴细胞和B淋巴细胞被激活也提示病毒血症的存在。目前有关疫苗接种后发生病毒血症的报道较少。早期犬细胞疫苗的研究人员在血液中分离到了疫苗病毒[434-436]。最近van Binnendijk等[560]在接种疫苗7~9天后的猴子身上分离到了Schwarz疫苗病毒株。目前尚无人类接种疫苗后从血液中分离到疫苗病毒株的报道[11-13,18,51]。Mitus及其助手[197]对一名易感的白血病病人进行了研究。该病人死于Edmonston B疫苗接种后的巨细胞肺炎。虽然他们确实在这个病人的咽喉和结膜处分离到了疫苗病毒,但他们未在病人血液中分离到病毒。上述现象说明疫苗接种后血液中的病毒含量很低。

由于野生型病毒较易传播,对易感人群进行的病毒学和临床研究都是在接种疫苗早期进行的[11,13-18,51,434,436]。这些研究未在疫苗接种者中发现排毒和传播他人的证据。对一个接种MMR疫苗12天后发热的3岁男孩进行研究发现,其咽拭子标本中分离到了麻疹疫苗病毒[561]。在一个接种疫苗后出现皮疹,但无发热的14月龄儿童中,利用PCR方法在其咽拭子和尿标本中检测到了麻疹疫苗病毒。这个例子提示皮下接种麻疹减毒活疫苗可使呼吸道分泌物中出现疫苗病毒。目前未见疫苗病毒在人际传播的报道。

再次接种疫苗后机体的反应

再次接种疫苗引发的机体免疫反应取决于首次接种疫苗的效果。对首次接种的疫苗未产生免疫反应的人群再次接种疫苗后会产生典型的原发性免疫反应,即抗体滴度显著增高并产生IgM抗体。如果为已经有一定免疫力的人再次接种疫苗,与首次接种相比,抗体水平会在接种后更短的时间里增高4倍或4倍以上,但不会出现临床感染症状[72,308,309,311,313,532,533,540,563]。再次接种后5~6天IgG抗体先出现,并于12天达到峰值;IgM抗体通常不会出现。与自然感染引发的免疫相同,上述现象正是免疫记忆反应的典型表现[310,312]。对于既往抗体滴度较低甚至难以检测到的人群,这种免疫增强效应更可能发生。然而,体内抗体水平较高的人群,就不会发生这种免疫增强效应[72,308,309,526,538-540,564]。Krugman等[72]报道,对血凝抑制抗体滴度为1:16或1:32的6名儿童再次接种疫苗,仅1名儿童出现了血凝抑制抗体滴度的显著升高;但为血凝抑制抗体滴度≤1:8的36名儿童再次接种疫苗,则有25名儿童出现了血凝抑制抗体滴度的显著升高。对既往接种过疫苗者,再次暴露于野病毒后,情况也类似。

抗体滴度增高只是暂时的,一些研究发现再次接种疫苗后的几个月至数年期间,抗体水平会逐渐回落至再次接种前的水平[546,565-567]。一项研究表明,为体内麻疹抗体水平较低的儿童再次接种疫苗6个月后,抗体滴度就开始下降,然而淋巴细胞增殖试验结果显示,再次接种疫苗后的细胞免疫却持续存在[551]。

并非只有疫苗引发的免疫才具有上述增强的现象。当既往患过麻疹的人再次暴露于麻疹病毒或接种疫苗时,这种免疫增强的现象也会发生,但发生的概率较小,因为自然感染麻疹后机体内的抗体滴度通常高于疫苗接种的情况[70,72]。Stokes等报告[70],12名自然感染获得免疫的受试者既往体内中和抗体滴度为1:2~1:8,当再暴露于麻疹野病毒后,6人体内中和抗体滴度显著升高。然而在22名既往抗体滴度为1:16~1:128的受试者中,体内抗体滴度均未见增高。上述结果显示,自然感染和疫苗接种后仍会发生病毒的亚临床再感染。

对再次接种疫苗引发的免疫应答进行研究显示[546,568-570],既往体内抗体检测不到的人群中,多数会对再次接种的疫苗产生免疫应答。12月龄后接种首剂疫苗的儿童中,95%以上会对再次接种疫苗产生免疫应答。

保护效果

保护效果的影响因素

检测麻疹疫苗个体免疫效果的最直接的方法,就是使接种组和对照组均暴露于麻疹野病毒并记录其临床表现。由于暴露于麻疹野病毒对人体有害,上述研究并未在人群中开展。用麻疹野病毒攻击动物的研究显示,与未接种疫苗的动物相比,接种疫苗能够显著缓解临床症状并减少病毒复制[571]。这些研究主要在以下几个方面评价新疫苗的效果:临床保护效果、病毒载量减少程度、体液和细胞免疫水平[571-573]。

由于麻疹的细胞免疫检测方法尚未被广泛应用,抗体滴度仍然是衡量保护效果最常用的指标(与保护力呈正相关)。虽然可使用接种疫苗后是否能检测到麻疹抗体来解释疫苗是否有保护性,但一些灵敏度更高的抗体检测方法[518]认为,低水平抗体[532]可能不具有保护性。

病毒暴露时机体的血小板减少中和抗体（PRN抗体）滴度是目前认为是最能反映麻疹免疫力的指标。在一项研究中，发生麻疹暴发疫情时，PRN抗体滴度≥120的学生均未罹患麻疹[574]。该项研究中，发生麻疹暴发前，9名学生的抗体滴度≤120，其中8人罹患典型的麻疹；而麻疹暴发前PRN抗体滴度大于120的71名学生均未罹患麻疹；11名学生暴露前的抗体PRN滴度为216~874，7人暴露后的抗体滴度呈4倍及以上增高；7名学生暴露前的PRN抗体滴度大于1052，暴露后抗体滴度均未呈4倍增高。该结果提示抗体滴度较高可保护机体免于感染和感染后发病。虽然很多抗体滴度较低的人群暴露于病毒后未发病，但现有的数据显示，这些低水平的抗体不足以起到完全的保护作用。

疫苗的保护效果，也可通过检测接种者再次接种疫苗时的免疫应答反应进行衡量[189,309,540,560,565,575,576]。此时通常会引起机体的记忆性免疫应答（见"再接种疫苗的免疫应答"）。

效力和效果

衡量麻疹疫苗保护效果的最常用方法，就是选择暴露概率相同的个体，比较疫苗接种组和未接种组的麻疹发病率。疫苗接种组的发病率较未接种组的下降幅度称为"疫苗效力"或"疫苗效果"[577,578]（参见第77章相关问题的详细论述，包括疫苗效果的公式和计算方法）。暴发疫情中，如果有疫苗接种史的人群比例较高，那么病例中有免疫史的比例也较大，由此得出的疫苗保护效果较低的结论可能是错误的[579,580]。如果疫苗效力和接种率均为90%，病例中接种过疫苗的比例可能为约50%[577]。如果疫苗接种率为95%，病例中接种过疫苗的比例就增加到60%。大多数现有的数据显示，美国一剂疫苗的保护效果为90%~95%或更高[581]，这与血清阳转率的数据一致。

接种麻疹疫苗后人群麻疹发病率的降低，是衡量麻疹疫苗群体保护效果的最常用指标。Krugman[307]和Baba等[582]发现，虽然周围社区的麻疹发病率较高，但在某机构的孩子中实施麻疹疫苗常规接种后，该机构中的麻疹就消除了。同样，在许多麻疹疫苗接种率较高的国家中，全国麻疹监测数据显示，自从麻疹疫苗在这些国家中通过审批并实施接种后，麻疹报告病例数显著下降，许多国家甚至已经消除了本土麻疹的传播[22-41]。更多关于麻疹疫苗对麻疹发病率影响的例子，参见本章后续"麻疹防控经验"和"各国消除麻疹"部分。

监测病毒传播率（即R值），是评价疫苗接种的群体效应的另一种方法。病毒基础传播率（R_0）是指单个麻疹病例在一个完全易感的人群中可感染其他人的总数。麻疹的传染力很强，其R_0为12~18[583]。有效传播率（R）考虑了人群免疫水平和影响基础传播率（R_0）的各个因素。在一个完全易感的人群中，$R=R_0$。其他情况下，R和R_0的差异则取决于人群免疫水平。当R>1时，疫情可由"一代"向"下一代"蔓延，从而形成流行。随着麻疹的流行，人群的免疫力逐渐增强，R值也降到1以下，各代病例的病例数逐代下降，最终流行终止。为了阻断麻疹的本土传播，就应使人群的免疫力达到较高水平，从而使R值一直小于1（第77章）。美国运用监测数据对麻疹病毒传播率R进行了评价，结果显示1992—1999年期间R值一直小于1[584]。在加拿大，对2002—2013年报告的麻疹病例数进行分析，得出R值为0.86（95% CI, 0.81-0.92），这也与其一直保持消除麻疹状况相一致[585]。

利用人群麻疹抗体水平的调查和人群免疫水平建模等方法，我们就可以评价人群麻疹免疫水平，而且也无须待发生暴发时才鉴别易感人群。虽然抗体水平是衡量麻疹免疫水平的一个非常有用的方法，但未检测到麻疹抗体的部分人群中，仍可能有细胞免疫而不发生麻疹。在1988—1994年的全国血清学调查中，Hutchins[586]发现美国6岁以上的人群中，仅7%无麻疹的IgG抗体。然而，1967—1976年间出生的人中，19%的血清IgG为阴性[586]。这个时期为美国刚实施麻疹疫苗接种早期，疫苗接种率不高，但麻疹发病率明显下降。因此，部分儿童未患过麻疹或接种过麻疹疫苗。这部分易感人群不是麻疹传播的重点，然而，这段时间出生的母亲对其孩子的母传抗体却因此受影响[586]。1999—2004年和2009—2010年美国进行的一项追踪调查显示，血清阳性率最低的人群正是实施麻疹疫苗接种早期，即1967—1976年间出生的人[587,588]。其他一些国家的血清学调查也发现出生在实施麻疹疫苗接种早期的人血清阳性率低[589,590]。血清学调查也被用于制定疫苗策略或评价其效果[591-593]。最近，在肯尼亚和埃塞俄比亚[594-596]，口腔含漱液也已用于评价人群IgG抗体水平，从而测量大规模免疫接种对人群免疫水平的影响。

数学模型可用来汇总和解释疫苗保护效果的影响因素：传播模式、疫苗接种率估算、麻疹抗体水平调查、原发性和继发性疫苗免疫失败的效果等[596-600]。

影响保护效果的宿主因素

接种麻疹疫苗后机体免疫水平和免疫持久性与疫苗和宿主两方面的诸多因素都有关[308,601]。在评价保护效果的影响因素时，很重要的一点就是区别原发性疫苗免疫失败和继发性疫苗免疫失败。前者指接种疫苗后，血清未出现阳转；后者指血清阳转后对机体的保护效果消失。

母传抗体和接种年龄

许多宿主因素都可导致原发性免疫失败，其中最重要也最明确的就是母传抗体。被动获得的麻疹抗体可在机体免疫应答完全建立前中和疫苗病毒，这种被动获得的抗体主要就是母传抗体、免疫球蛋白和其他血液制品。在评价麻疹减毒活疫苗在小年龄儿童中的免疫原性时，通过胎盘传递的母传抗体是一个非常重要的影响因素[327,602]。母亲乳汁中母传抗体对麻疹疫苗免疫应答的影响尚无定论。

Orenstein等认为[602]，免疫接种年龄的确定必须权衡2个因素：①血清阳转率较高时的最小免疫年龄；②最易患重症麻疹的年龄。权衡结果必须是疫苗的保护效果最好，同时推迟接种年龄后麻疹发病率和死亡率下降[327,379]。发展中国家中达到这个平衡的接种年龄要小于发达国家，原因是发展中国家的婴儿发生麻疹暴露的概率较大，并且儿童的母传抗体消失较早[603,604]。造成母传抗体的被动保护作用持续时间不同的原因为以下一些因素的差异：①母亲体内麻疹抗体水平；② IgG通过胎盘传送的效率；③婴儿体内母传抗体消失速度[327,605,606]。

早期对麻疹病毒活疫苗的临床观察发现，疫苗病毒在体内进行足量复制前，母传抗体就干扰了疫苗中和抗体的血清阳转[601]。现有的数据显示，母传抗体很少能持续至新生儿出生后7个月，如果满9月龄的儿童接种疫苗，机体就可产生足够的免疫应答[70,72,528,530,607]。若不足9月龄的儿童接种疫苗，血清抗体阳转率仅有60%~70%，而对于9月龄以上的儿童，血清抗体阳转率可达95%以上[21,602]。因此，1963年疫苗在美国通过审批时，建议的常规接种年龄就是9月龄[608]。

在疫苗通过审批后的最初几年里，研究显示许多婴儿体内的母传抗体可持续至出生后11个月[72,527,528,531]。据此，1岁前接种疫苗可增加原发性免疫失败的概率从而使接种者在病毒暴露后罹患麻疹[185,189,530,609-612]。因此，1965年疫苗的推荐接种年龄增至12月龄[467]。Krugman[613]的研究进一步证明了此项举措的重要性：123名9月龄的婴儿接种了Edmonston B疫苗和免疫球蛋白后，仅86%发生了血清阳转，而899名满12月龄接种疫苗的儿童中，97%发生了血清阳转。

1965年，有人建议如果儿童1岁前接种了疫苗应重新进行接种，理由是这些儿童中大部分仍是易感人群，再次接种疫苗后可引发较好的免疫应答。虽然许多研究都支持上述观点[540,609,610,614]，但仍有一些资料显示提前接种疫苗可能会改变机体再次接种疫苗后的免疫应答。Wilkins和Wehrle[530]首次对此进行了报道，研究中37名儿童在6~10月龄首次接种疫苗且未发生免疫应答，其中19人(51.4%)于再次接种疫苗8个月后，体内仍未检测到血凝抑制抗体(HI抗体)，但这37名儿童体内都可检测到中和抗体。同样，Linnemann等[615]发现，10月龄前接种疫苗的72名儿童中，29人(40.3%)再次接种疫苗后的平均4.8年内，血凝抑制抗体(HI抗体)呈阴性。与之相反，Lampe等[576]对满15月龄才开始接种疫苗的儿童和1岁前首次接种疫苗并再次接种疫苗的儿童进行比较，发现两组的血清阳转率无差异。Murphy等[616]采用EIA检测方法观察了302名提前接种疫苗后又再次接种疫苗的儿童和300名满15月龄才接种1剂疫苗的儿童，发现两组血清抗体阳性率均于接种疫苗6个月后达到较高水平(两组均为98%)，但前者的体内抗体滴度低于后者。这个结果与McGraw[473]的研究相同。

对免疫应答的改变描述最全面的当属Stetler等[533]。他们的研究显示，1岁前进行首次接种的儿童再次接种疫苗后血清仍会阳转。再次接种前体内无血凝抑制抗体(HI抗体)的121名儿童中，再次接种疫苗后，116人(95.9%)产生了HI抗体。8个月后，121人中，58人(47.9%)体内检测不到HI抗体，但利用细胞病变效应中和实验(CPEN)方法再次进行检测发现，120份血清中，仅5人(4.2%)的HI抗体呈阴性。对一些提前接种疫苗的人进行研究也发现，HI、EIA和CPEN的抗体检测中，为抗体均为阴性的63人再次接种疫苗后，仅14例(22.2%)的血清中可检测到IgM抗体，而随机选择的50名对照接种者中，37人(74.0%)的血清中可检测到IgM抗体。上述结果与Black等[575]的研究相同。

虽然提前接种的儿童再次接种后机体的免疫应答会发生一些改变，但评价再次接种疫苗的实际效果时，最可靠的指标仍是发病率。虽然再次接种不能提供100%的保护，但目前的研究显示它仍是有作用的[610,614]。Shasby等报告[609]，在一起暴发中，12月龄前接种一剂疫苗的73名儿童发病率为35.6%(26/73)，而12月龄后再次接种疫苗的55名儿童发病率仅为1.8%。Davis等也报告[614],一起暴发中,12月龄前首次接种疫苗后又再次接种疫苗的80名学生均未发病,与之相比,12月龄后接种2剂疫苗的学生发病率为1.4%(2/138),仅于12月龄后接种1剂疫苗的学生发病率为1.8%(21/1191),没接种过疫苗的学生发病率为57.1%(4/7)。Hutchins等[617]报告,6~11月龄接种1剂疫苗,12月龄后再接种1剂疫苗的保护率是99.5%。因此现有的数据显示,虽然1岁前接种疫苗的儿童再次接种疫苗时,免疫应答会发生改变,即抗体滴度较低,但其仍能起到很好的保护作用[618,619]。此结论十分有意义,我们推荐在一些暴发的情况和对国际旅行的儿童,应为美国的6月龄儿童接种疫苗,且以后还应接种第二剂[233,234]。

1976年,麻疹疫苗的建议接种年龄又发生了变化,即从12月龄推迟至15月龄,这是因为更新资料显示,儿童15月龄后接种疫苗更有可能产生持久性抗体,发生暴发时,其发病率低于15月龄前接种疫苗的儿童[602]。虽然也有一些研究得出了相反的结果,但疫苗接种后血清阳转率和抗体阳性率数据显示,通常情况下,12月龄接种疫苗的儿童中79%~89%体内可检测到抗体,而15月龄以上接种的儿童中87%~99%可检测到抗体[527-529,531,602,609,620-622]。同样,许多研究评估了接种和未接种疫苗儿童的麻疹感染风险,结果显示,12月龄接种疫苗的儿童麻疹发病率是12月龄后接种疫苗儿童的1.5-5.0倍[547-550,602,609,610]。

对脐带血和婴儿体内的麻疹抗体滴度进行检测,结果显示如果母亲因接种疫苗获得抗体,婴儿体内的母传抗体水平低于自然感染后的母亲所生婴儿[544,622-627]。多数出生于疫苗时代的母亲通过接种疫苗获得抗体,从而导致其体内抗体滴度低于自然感染者。同样,越来越多的出生于疫苗时代的母亲体内也许没有麻疹抗体,因为她们既往未患过麻疹,也未接种过疫苗。血清学调查显示,美国出生于1967—1976年的育龄期妇女中,19%的血清麻疹抗体为阴性[586,587]。血清麻疹抗体为阴性的母亲所生的婴儿缺乏母传抗体。2009年,美国所有生孩子的妇女中,99%以上是出生于1963年以后,而1963年正是麻疹疫苗通过审批的年份[628]。

出生于疫苗时代的母亲所生婴儿更易较早地成为麻疹易感者,也更易在早期即对疫苗产生免疫应答。通过对1992年美国的出生队列进行研究,Papania等[629]发现出生于疫苗时代的母亲所生的婴儿麻疹发病率是1963年以前出生的母亲所生婴儿的2.5倍以上。通过接种疫苗获得免疫力的母亲所生婴儿在12月龄接种疫苗时,血清阳转率更高[623-625]。由此,1994年美国将麻疹疫苗的接种年龄更改为12~15月龄[234]。

影响胎盘转运IgG抗体的因素也可影响婴儿体内抗体水平。通过一个主动转运机制,母亲的麻疹抗体经胎盘传给胎儿,从而导致胎儿体内抗体滴度高于母亲。由于上述转运机制主要发生在孕晚期,因此早产儿体内的抗体水平通常较低[630]。母亲的一些疾病,特别是HIV和疟疾,可降低胎盘转运母传抗体的效率,导致胎儿体内抗体滴度较低[631,632]。

由于发展中国家中的婴儿体内母传抗体消失较早,且由于麻疹流行强度较大,婴儿较早地暴露于麻疹病毒,因此WHO建议大多数发展中国家应将9月龄作为接种首剂麻疹疫苗的最佳年龄[633](见"适应证")。

对早期麻疹疫苗接种结果进行研究发现,6月龄接种疫苗的婴儿血清阳转率和抗体滴度几何均值均低于较大的婴儿或幼儿,甚至在那些没有母传抗体的6月龄婴儿中,情况也是如此。这就提示与年龄呈正相关的体液免疫系统成熟水平与母传抗体水平无关联[634]。与之相反,6、9、12月龄的儿童接种疫苗后,细胞免疫(如T细胞复制)水平大致相当,且与体内是否有被动的母传抗体无关。此外,6月龄或9月龄开始接种疫苗的婴儿在接种第2剂疫苗后,体液免疫和细胞免疫应答均增强。虽然6月龄接种1剂疫苗引发的细胞免疫本身不具有保护性,但它为第2剂疫苗引发的体液免疫打下了基础,因此均有重要的临床价值[635]。

并发的疾病和营养不良

理论上,人们担心并发其他疾病后机体产生的干扰素可能会干扰疫苗的免疫效果[539,636]。发展中国家和发达国家均对这个问题进行了大量的研究,产生了不一致的结果。发展中国家开展的两项研究显示,患病和未患病的儿童接种麻疹疫苗后血清阳转率无差异[390,637]。美国的一项小样本研究显示,患鼻液溢的儿童接种疫苗后血清阳转率为80%,而健康儿童则为98%[638]。随后美国和加拿大的一些研究表明,患上呼吸道感染或轻微疾病的儿童与健康儿童接种疫苗后血清阳转率相同[639-641]。一项研究分别给128名患轻微疾病的儿童和258名健康儿童接种MMR,健康儿童的血清阳转率为97%,患轻微疾病(多为上呼吸道感染[584])的儿童血清阳转率为99%[641],两组腮腺炎和风疹的抗体阳转率无差别。Wisconsin进行的一项研究发现,疫苗免疫失败与在呼吸系统感染的高发季节接种疫苗无关[642]。泰国进行的一项研究显示，9月龄接种疫苗的儿童接种后2周内如果有上呼吸道感染，其体内抗体滴度的几何均值较低[643]。但是，为患轻微疾病的儿童接种疫苗的益处，超过低血清阳转率导致的任何理论风险[644]。一些研究发现，营养不良的儿童接种疫苗后血清阳转率与营养良好的儿童相同[389,390,645,646]。

免疫抑制与HIV感染

对多数免疫功能受损病人来说，一般都不建议接种麻疹疫苗，因此，很少有研究报道这类病人接种疫苗后的免疫应答情况。然而，感染HIV儿童越多，其发生重症麻疹的可能性越大。同时由于这些儿童接种麻疹疫苗的不良反应有限，所以我们仍建议这些病人接种麻疹疫苗。美国的研究发现，感染HIV儿童对疫苗的应答较差，接种疫苗后抗体水平下降较快，再次接种后免疫应答较弱[200,647-650]。一些回顾性调查显示，24例[200]和37例[648]HIV感染患儿接种疫苗后，机体麻疹抗体检出率分别仅有3例（12%）和22例（59%）。一些前瞻性的研究发现，HIV感染患儿接种疫苗后，血清阳转率最低的为33%（13/39），最高的为60%（15/25）[211,647]。刚果共和国的研究显示，为9月龄的无症状HIV感染患儿接种疫苗后，血清阳转率为77%，而在有症状的HIV感染患儿中，该比例为36%[651]。非洲进行的另外两项研究显示，6月龄的HIV感染患儿接种疫苗后，血清阳转率为75%以上[652,653]。泰国的一项研究发现，HIV感染母亲所生的30名儿童中，满9月龄时，体内的母传抗体全部消失，接种疫苗12周后，HIV阳性儿童的血清阳转率和抗体滴度中位数低于HIV阴性的儿童[654]。津巴布韦最近进行的一项研究显示，HIV感染的患儿于9月龄接种疫苗后，88%患儿体内的抗体能达到保护水平，接种疫苗27个月后，存活的儿童中只有50%的体内抗体滴度维持在保护水平[644]。在免疫功能重度受损前，HIV感染的儿童于较小的年龄接种疫苗时能产生较好的免疫应答[655,656]。在撒哈拉以南的非洲地区，儿童HIV感染率最高，抗病毒治疗项目已经显著增加，更多HIV感染儿童能获得终身治疗。大剂量抗病毒治疗（HAART）能够帮助机体恢复免疫功能，此时再次接种含麻疹成分疫苗（MCV）可以保护这些儿童不患麻疹，并保证高水平的人群免疫力（见"HIV感染者"部分）[657]。

在儿童期接种了疫苗的成人感染HIV后，其体内麻疹抗体将一直维持在保护水平。美国已有研究显示，HIV感染的成人中，血清中的麻疹抗体阳性率很高[658]，甚至在免疫功能受损程度加重时，其抗体水平也一直保持稳定。一项研究中，HIV感染的麻疹抗体阴性的成人在HAART治疗期间接种疫苗后，能够对疫苗产生免疫应答，但抗体很快就消失了[659]。

补充维生素A

印度尼西亚的研究者发现，补充维生素A的儿童在6月龄接种疫苗后，血清阳转率低于未补充维生素A的同龄儿童[660]。随后在几内亚比绍共和国、印度和爪哇西部进行的研究发现，补充维生素A的儿童于9月龄接种疫苗后，血清阳性率与未补充维生素A的同龄儿童相同[661-663]。对印度营养不良的儿童进行的研究显示，服用维生素A的儿童接种疫苗后抗体滴度几何均值显著高于服用安慰剂的儿童[662]。一项多中心的大型临床试验证实，在出生后6周、10周和14周常规服用维生素A和9个月同时接种麻疹疫苗，是安全的[664]。对上述资料进行权衡后，最终结果还是支持WHO的建议，即在维生素A缺乏的国家，婴儿在接种麻疹疫苗的同时还应补充维生素A[665]。

其他宿主因素

即使接种了有效的疫苗，仍有2%~5%的接种者由于一些未知的原因未产生免疫应答[21,72,307]。Mayo诊所的一组调查人员研究了基因的作用，发现特定类型的人类白细胞抗原（HLA）与麻疹疫苗的免疫无应答或高应答有关[666]。一项对单卵和双卵双胞胎的研究发现，麻疹抗体水平具高度的遗传性，HLA的Ⅰ型和Ⅱ型等位基因纯合子与麻疹疫苗接种后的低免疫应答有关[667]。重要的是，不论纯合子是什么类型，接种两剂MMR疫苗后都会产生足够的抗体，并引发淋巴细胞增殖反应，这就提示接种第二剂疫苗能克服遗传原因导致的首剂疫苗免疫无应答[668]。

虽然年龄较小的儿童中也有特例[473,530,533,575]，但流行病学和血清学研究都显示，再次接种疫苗后机体的免疫应答率与接种首剂的情况一样高[532,540,568-570,609,610,629]。

影响保护效果的疫苗因素

疫苗抗原和疫苗株

虽然大多数研究显示，进一步减毒的麻疹疫苗对大年龄儿童有同样的免疫原性[465,477]，但也有报告显示，不同疫苗株对小年龄婴儿的免疫效果不同[478,480,669-673]。发展中国家中未到接种年龄（9月龄）儿童的麻疹高发病率和高死亡率[674,675]促进人们对小年龄儿童免疫策略的研究。19世纪80年代早期，Sabin

及其助手对喷雾接种的两种麻疹疫苗(Edmonston-Zagreb 株和 Schwarz 株)进行了研究[477,478],发现接种 Edmonston-Zagreb 疫苗株的血清阳转率高于接种 Schwarz 疫苗株,从而引发了人们对 Edmonston-Zagreb 疫苗株的关注。随后的一些研究发现,当采用注射方式时,在小年龄儿童中,Edmonston-Zagreb 疫苗株的免疫原性比 Schwarz 疫苗株强(见下述"疫苗剂量"段落)。人们还发现 AIK-C 疫苗株对小年龄儿童也有较高的免疫原性,某些研究中甚至高于 Schwarz 疫苗株和 Edmonston-Zagreb 疫苗株[676-678],其中的原因尚不清楚。

疫苗剂量

虽然小剂量的疫苗就能有效地免疫大年龄儿童,但研究显示,疫苗剂量仍是影响小年龄儿童免疫效果的重要因素[669,670,672]。在冈比亚进行的一项研究中,研究人员将 Edmonston-Zagreb 疫苗剂量从 10 000 增至 40 000 噬斑形成单位(PFU)后,4~6 月龄儿童免疫应答率由 73% 提高到了 100%[669]。在墨西哥,将疫苗剂量增加 100 倍后,接种 Schwarz 疫苗和 Edmonston-Zagreb 疫苗的 6 月龄儿童血清阳转率分别从 66% 和 92% 提高到了 91% 和 98%[670]。很明显,Schwarz 疫苗的增幅大于 Edmonston-Zagreb 疫苗。基于上述数据和人们对发展中国家 1 岁以内儿童免疫策略的关注,1990 年 WHO 建议,如果小年龄儿童的麻疹死亡率是某个地区的主要卫生问题,就应当为 6 月龄儿童接种较高剂量的 Edmonston-Zagreb 疫苗(起初为 >100 000PFU,后来为 >50 000PFU)[679]。然而,疫苗的供应问题,使得这种疫苗难以在大范围内使用。由于一些发展中国家中,接种高滴度疫苗的女童死亡率比接种标准剂量的女童高,因而在发展中国家对高剂量疫苗的安全性产生怀疑[678-682]。但在一些发达国家或婴儿死亡率低于 100/1 000 的地区,未发现接种高剂量疫苗后死亡率增加的问题[683]。目前并不推荐接种高滴度的麻疹疫苗[684]。

疫苗处置

不正确的疫苗处置可导致活疫苗的失效。不恰当地运输或存放疫苗也可导致活疫苗效力的损失[685,686]。虽然早已证明,接种无效疫苗与接种人群中的麻疹暴发有关,但自从 1979 年在疫苗中加入新型稳定剂后,上述情况的发生概率大大降低[471,519]。

免疫持久性

大多数的研究数据显示,为适当人群有效接种 1 剂活疫苗后,几乎所有接种者体内产生的抗体都具终生保护作用[687]。人们已经通过研究可测量抗体的持久性、接种者中麻疹病例的临床症状和血清反应、疫苗效果以及接种疫苗后的发病率来评估疫苗免疫的持久性。

虽然疫苗接种者体内抗体滴度低于自然感染者,但两者的差异似乎不会导致对麻疹保护水平的下降。对满 12 月龄接种疫苗的儿童进行血清学研究发现,虽然抗体滴度确实随时间而下降,但多数接种者体内仍能检测到抗体[72,308,309,525,526,529,532,534,536-538,542,688]。由于抗体滴度可以下降到某些检测方法难以检测到的水平,因此检测方法对于免疫状况的判定十分重要。此外,许多体内未能检测到抗体的个体,都在再次接种疫苗或暴露于野病毒后产生二次免疫应答,提示其免疫水平的持久性[316]。

Krugman[72,308,309]对某机构儿童的血清状况进行了 16 年的跟踪,70 名儿童接种了进一步减毒活疫苗 1 个月后,HI 抗体滴度的几何均值为 1:333,若未发生病毒暴露,则 13 年后降至 1:6[309](图 37.5)。其中 13% 的 HI 滴度为 1:4,10% 的 HI 滴度为 1:2,13% 检测不到抗体。与之相反,47 名自然感染的儿童体内 HI 抗体滴度的几何均值与接种疫苗 1 个月后的儿童大致相当,为 1:410,发病 16 年后,HI 抗体滴度几何均值为 1:22(图 37.7)。仅 4% 的儿童 HI 抗体滴度为 1:2,且所有儿童体内均能检测到抗体。一项对接种疫苗后 6~15 年的人群进行的研究中,16 人的血清 HI 抗体滴度为 <1:2~1:4,采用更灵敏的 PRNT 检测方法进行检测[318],PRNT 滴度为 1:4~1:46[309]。该研究还发现在一些 HI 抗体阴性的个体中,再次接种疫苗后体内出现典型的抗体加强反应。

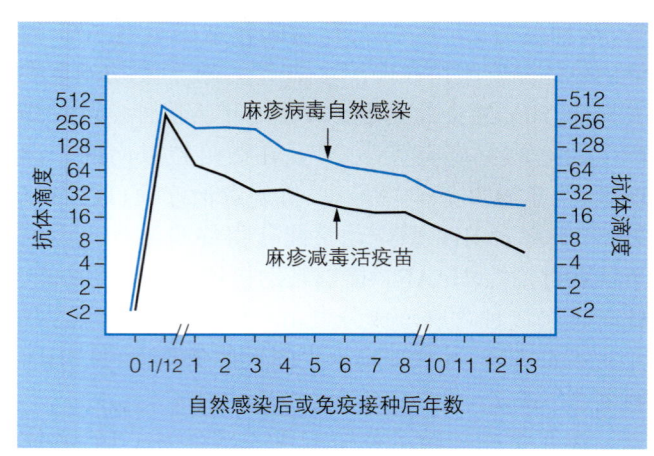

图 37.5 自然感染及用进一步减毒活疫苗免疫接种后的麻疹血凝抑制抗体几何平均滴度的变化(Courtesy S. Krugman.)

Dine 等[689]对 20 世纪 70 年代进行的一项疫苗试验研究中的已接种疫苗的人群进行了追踪随访。当时接种疫苗后血清 HI 抗体检测呈阳性的 56 人中,接种疫苗 26 年及以后的血清麻疹抗体仍可通过 PRN 方法检测到。92% 的 PRN 滴度高于 1:120,且最初 HI 滴度较低者其 PRN 滴度也较低。随访期间,所有被观察者都未再次接种疫苗,也未患过麻疹或发生病毒暴露。此项跟踪调查开始之前 12 年中,每年 Cincinnati(即研究地点)报告病例不足 5 例。因此,麻疹野病毒暴露引发的抗体滴度增高不太可能是多数研究对象抗体水平得以维持的一个重要原因。

血清学调查也可用于评价免疫持久性。但是,由于不了解接种疫苗时的血清阳转情况,因此我们不能确定血清抗体阴性的个体是由于原发性免疫失败还是继发性免疫失败。此外,检测方法的灵敏性也很重要。上述因素导致目前研究结果不一致。例如,Bass 等报告,40 名儿童接种疫苗 8 年后,73%(29 名)体内能检测到 HI 抗体,而 98%(39 名)能检测到中和抗体[526]。Orenstein 等观察的 1871 名高中生(10、11 和 12 年级学生)中,98.1% 是在满 14 月龄后接种了疫苗且未患过麻疹,86.9% 的 HI 检测阳性[505]。而 Albrecht 研究中,98.8% 的人 HI 检测和 PRNT 检测均为阳性[318]。Orenstein 等通过为 HI 抗体阴性的儿童接种疫苗的方法,进一步研究了 PRNT 检测的特异度。他们发现,16 名 PRNT 检测滴度低于 1:4 的儿童中,14 人(87.5%)可检测到 IgM,但 68 名 PRNT 阳性的人中,仅 1 人(1.5%)可检测到 IgM[532]。

虽然通常认为接种活疫苗后产生的免疫具有终身保护作用,但由于抗体水平下降导致的继发性疫免疫失败仍可发生。继发性免疫失败是指,接种了疫苗且产生了保护水平的抗体后,由于抗体水平随时间下降最终导致不具备保护水平时,而发生麻疹。继发性免疫失败的最直接证据就是,接种疫苗具免疫力后,仍发生麻疹[192,194,690]。而且也有报道,虽然未能检测到 IgM,但疫苗接种者中发生了实验室确诊麻疹或不典型麻疹病例,从而提示继发性的免疫失败[165-169,171]。虽然受 IgM 抗体检测方法灵敏度的限制,但继发性的免疫应答证明机体事先有一定的免疫力。上述研究也提示,临床再感染是轻微的,且多发生于 12 月龄前接种疫苗的人群中。加拿大的一项研究中,接种麻疹后再次发病的资料,其中接种麻疹苗且血清阳转的人中,5%(9/175)在接种后 10 年内发生麻疹。研究中,患麻疹的人既往接种疫苗后血清抗体滴度低于那些未患麻疹的人[192]。目前的实验室方法能检测麻疹病例急性起病时,发病前是否有免疫力。确诊病例无 IgM 抗体,出疹时有 IgG 抗体、中和抗体水平非常高且 IgG 抗体亲和力较高均证明病例既往有麻疹免疫力。接种过疫苗后产生免疫力,是继发性免疫失败的证据[184,187-191,193,691,692]。一些研究也显示,继发性免疫失败的病例症状较轻,多发生于 12 月龄前接种疫苗的人群。12 月龄及以上接种麻疹疫苗后的流行病学研究中,部分研究显示,与前期接种疫苗的人群相比,随着疫苗接种时间的延长,发病率略微增加。但是这些研究均未出现发病率呈显著增长的情况[548,609,610,612,626,693-695](表 37.6)。暴发疫情中,疫苗接种 15 年及以上者的发病率小于 5%,由此估算疫苗保护效果为 90%~95%,甚至更高。这些结果也与常规免疫中原发性免疫失败的发生率相一致,英国、美国和其他国家的研究并未发现接种疫苗后,继发性免疫失败随着时间而增加[385,687,688,696,697]。美国的麻疹发病率处于较低水平,没有证据显示既往接种过疫苗的人群的麻疹发病率呈上升趋势,因此免疫水平下降并不是一个公共卫生问题。虽然已经有研究报告了继发性免疫失败,但过去 50 年的血清和流行病学数据显示,疫苗可产生长久的免疫力。尽管如此,一些国家,包括中国,已经发现成人中的麻疹病毒传播增强。血清学研究显示,部分成人年龄组的麻疹抗体阳性率较低。未来针对不同疫苗的不同免疫程序,血清学中的麻疹易感者和麻疹病例中,确定免疫失败(原发性免疫失败或继发性免疫失败)者的比例将非常重要[698]。

联合疫苗和同时接种

麻疹活疫苗可以与其他疫苗,如黄热病疫苗、脊髓灰质炎疫苗、全细胞百白破疫苗(DTP)、流脑疫苗、乙肝疫苗和牛痘苗[496,499,503,699-708],同时接种或制成联合疫苗进行接种。一项研究曾报道,虽然有研究认为可同时接种 A 群流脑疫苗和麻疹疫苗[703],但一项研究显示,同时接和 A+C 群流脑疫苗和麻疹疫苗可干扰机体产生麻疹抗体[704]。

在发达国家,麻疹疫苗最常与风疹和腮腺炎疫苗制成联合疫苗(MMR),并作为儿童常规免疫疫苗进行接种[233,234]。将 MMR 疫苗替代单价麻疹疫苗进行接种,将美国麻疹疫苗接种的成本-效益比由 17.2:1 提高到了 21.3:1[404]。1996 年美国将水痘疫苗纳入儿童常规免疫,2005 年 MMRV 联合疫苗获得审批,2006 年 6 月 ACIP 建议常规接种第二剂水痘疫苗[709],因此,美国 2 剂麻疹疫苗都推荐使用 MMRV 疫苗。然而,由于第 1 剂 MMRV 疫苗的发热惊厥率较高,因此该剂通常为 MMR[510,511]。此外,易感成人也常接

表 37.6 麻疹疫苗免疫持久性的流行病学研究

研究	接种疫苗后的年发病率[a]			
	0~4 年	5~9 年	>10 年	≥15 年
Shasby 等[609,b]	9.4(3/32)[c]	6.9(7/101)	5.4(8/52)	—
Nkowane 等[610,d]	0(0/18)	1.1(1/21)	1.4(10/158)	—
Davis 等[614]	1.1(2/187)	1.7(11/661)	2.6(8/308)	0(0/35)
Marks 等[612,e]	4.0/1 000	4.2/1 000	5.4/1 000	11.7/1 000
Hutchins 等[693]	0(0/33)	0(0/143)	2.2(12/549)	3.1(6/192)
Robertson 等[956]	0(0/2)	1.4(1/74)	3.4(10/292)	0(0/3)
Guris 等[695]	11.8(2/17)	0(0/7)	—	18.2(2/11)
Lynn 等[694,f]	0(0/40)	0(0/46)	1.0(18/1803)	0.3(1/357)

[a] 除 Shasby、Nkowane 和 Davis 的研究(12 月龄后接种)外,均于满 15 月龄后接种一次疫苗。
[b] 接种疫苗后的年数:5~8 年和≥9 年。
[c] 病例数或观察对象总数。
[d] 源自 25% 的随机样本。
[e] 接种疫苗 0~3 年、4~6 年、7~9 年、10~12 年后每 1 000 人周的发病率依次为 2/499、6/1420、5/929、4/343。
[f] 接种疫苗后 0-4 年、5-8 年、≥9 年和 >15 年。

资料来源:MARKOWITZ LE,PREBLUD SR,FINE PE,et al. Duration of live measles vaccine-induced immunity. Pediatr Infect Dis J,1990,9:101-109.

种 MMR 疫苗。

许多研究均显示,不论疫苗的病毒株如何,将麻疹、风疹和腮腺炎抗原进行联合后,机体的血清阳转率与单独接种其中任何一种抗原成分的疫苗相同,且不增加对 3 种抗原均易感人群的异常反应发生率[488-505](表 37.7 和表 38.8)。而且,如果接种者事先已经对其中一种或几种抗原有免疫力(接种过相应的疫苗或有自然感染史),其疫苗相关的异常反应发生率也不增加[705,710-714]。虽然有研究直接将麻疹疫苗和 DTP 疫苗混合后接种[714],但这种做法不值得提倡。不同的疫苗应使用不同的注射器在不同部位进行接种[715]。

表 37.7 接种麻疹单苗、麻风腮联合疫苗、麻风腮水痘联合疫苗后机体的免疫反应

疫苗	总人数	麻疹		腮腺炎		风疹	
		%	GMT	%	GMT[a]	%	GMT
麻疹[b]	23	100	82	—	—	—	—
麻疹[b],腮腺炎[c],风疹(RA27/3)	91	96	89	90	31	100	301[d]
麻疹[b],腮腺炎[c],风疹(HPV-77:DE-5)	85	99	77	89	15	99	144[d]

疫苗	总人数	麻疹		腮腺炎		风疹		水痘	
		%	GMT[e]	%	GMT[e]	%	GMT[e]	%	GMT[f]
麻疹[b],腮腺炎[c],风疹[g],水痘[h]	2 331-2 532	97.1	2 985.0	96.0	95.9	98.8	89.2	93.5	17.9

[a] 间接免疫荧光检测的抗体滴度几何平均数。
[b] Moraten 株。
[c] Jeryl Lynn 株。
[d] 血凝抑制检测的抗体滴度几何平均数。
[e] 接种疫苗 6 周后采用酶联免疫荧光(ELISA)检测麻疹抗体(mIU/ml),腮腺炎抗体和风疹抗体。
[f] 接种疫苗 6 周后糖蛋白抗原 ELISA 检测,单位为毫升。
[g] RA27/3 株。
[h] Oka/Merck 株。
注:GMT:几何均值滴度。

资料来源:LERMAN SJ,BOLLINGER M,BRUNKEN JM. Clinical and serologic evaluation of measles,mumps,and rubella(HPV-77:DE-5 and RA27/3) virus vaccines singly and in combination. Pediatrics,1981,68:18-22(表的上部分);Lieberman JM,Williams WR,Miller JM,et al. The safety and immunogenicity of a quadrivalent measles,mumps,rubella and varicella vaccine in healthy children:a study of manufacturing consistency and persistence of antibody. Pediatr Infect Dis J,2006,25:615-622(表的下部分)。

表37.8 接种麻疹单苗、MMR和MMRV后发热和出疹的发生率[a]

疫苗	总人数	发热≥39.4℃/%	出疹/%
麻疹[b]	43	5	12
麻疹[b]，腮腺炎[c]，风疹（RA27/3）	141	11	20
麻疹[b]，腮腺炎[c]，风疹（HPV-77:DE-5）	142	8	17
安慰剂	42	0	9

资料来源：LERMAN SJ, BOLLINGER M, BRUNKEN JM. Clinical and serologic evaluation of measles, mumps, and rubella (HPV-77:DE5 and RA27/3) virus vaccines singly and in combination. Pediatrics, 1981, 68:18-22.

疫苗	发热≥38.9℃		出疹	
	总人数	%	总人数	%
麻疹[b]、腮腺炎[c]、风疹[d]和水痘[e]单独接种	982	33.1[f]	1 000	4.5
麻疹[b]、腮腺炎[c]、风疹[d]和水痘[e]	2 839	39.1[f]	2 877	5.7

[a] 疫苗接种后6周。
[b] Moraten株。
[c] Jeryl Lynn株。
[d] RA27/3株。
[e] Oka/Merck株。
[f] $P=0.001$。接种疫苗5~12天后发热率：MMR和水痘同时接种时为15.6%，接种MMRV时为22.8%（$P<0.001$）。

资料来源：LIEBERMANN JM, WILLIAMS WR, MILLER JM, et al. Pediatr Infect Dis J, 2006, 25:615-622.

许多学者都对水痘、麻疹、风疹和腮腺炎疫苗的联合接种进行了研究，即包括作为两种疫苗（水痘疫苗和MMR疫苗）分开接种和一种四价疫苗（MMRV）进行接种的情况[716,717]。虽然接种四价疫苗后，水痘抗体滴度较低，但4种抗原的血清阳转率均达到或超过了95%。第一剂疫苗接种6~8周后再接种第2剂MMRV后，四种抗原的血清阳转率均≥98%[506]。人们发现同时接种MMRV、Hib/HepB和DTaP后，机体也产生较好的免疫应答[507]。

暴露后预防

自然暴露前常规接种麻疹疫苗的保护效果最好。然而，麻疹易感人群发生暴露后，可接种麻疹疫苗或免疫球蛋白以获得部分保护。

接种疫苗

麻疹病毒暴露并不是麻疹疫苗接种的禁忌证。现有的数据显示，如果在暴露后72小时内接种麻疹减毒活疫苗，可预防麻疹或减轻症状[447,559,718]。即使接种疫苗对最初的病毒暴露未能产生保护作用，疫苗也能对随后的麻疹病毒暴露产生保护作用。因此，12月龄以上的儿童暴露于麻疹病毒后（如在日托机构、学校、大学、健康服务机构），如果没有禁忌证（见"接种注意事项和禁忌证"），大多数情况下接种疫苗是最常见的干预措施。6~11月龄儿童发生麻疹病毒暴露后72小时之内，应接种麻疹疫苗而不是免疫球蛋白。12月龄前接种疫苗的儿童，必须在满1周岁后再次接种第2剂，两剂MMR疫苗间应间隔至少28天（见"指征"）。

免疫球蛋白的使用

麻疹病毒暴露后的预防中，免疫球蛋白的使用剂量和方法应根据当地的麻疹流行病学、人群免疫水平和免疫球蛋白制剂的抗体水平。对于那些有疫苗接种禁忌或病毒暴露后72小时内未能接种疫苗的易感人群，美国推荐为其肌内注射（IGIM）或静脉注射人免疫球蛋白。英国的措施也是如此[719]。麻疹在前驱期就具有传染性，但常常在出疹后才被诊断出来。因此，许多暴露者往往是在暴露后72小时之后才被界定，这时接种麻疹疫苗已太晚，不能预防发病。如果在暴露后6天内使用，人免疫球蛋白可提供足够的麻疹抗体以预防麻疹或改善临床症状[179-181,410]。然而如果不发生轻型或典型的麻疹，免疫球蛋白的免疫效果短暂（持续3~4周）[179,410]。免疫球蛋白不应用于控制麻疹暴发。

暴露后预防性接种免疫球蛋白，对易发生麻疹并发症的麻疹暴露人群尤为重要（如不足12月龄的婴儿、孕妇、免疫功能受损人群）。由于捐赠者体内的抗体水平低于前疫苗时代，美国ACIP将病毒暴露后6天内的IGIM推荐接种剂量增加至0.5ml/kg。因为免疫球蛋白的最大使用剂量是15ml，因此体重超过30kg的人最终接种剂量小于推荐剂量，体内亢体水平将低于推荐水平[409]。IGIV 的推荐剂量是 400mg/kg。对麻疹病毒没有免疫力的人发生病毒暴露并接种了免疫球蛋白后，均应接种 MMR 疫苗。对于马上满 12 个月龄，且无接种禁忌的人群，MMR 疫苗应该于 IGIM 接种 6 个月以后或者 IGIV 接种 8 个月以后接种。如果母亲体内有麻疹抗体，多数不足 5~6 月龄的婴儿体内有母传抗体，其对麻疹通常有部分或完全的免疫力。然而如果母亲患麻疹，婴儿体内的母传抗体不足以起到保护作用，此时就应接受免疫球蛋白。此外，一些国家中，高达 19% 的育龄妇女体内不能检测到麻疹抗体[600,720]。这些妇女所生的婴儿在出生时就对麻疹易感。如果既往在满 12 月龄时接种过 1 剂或以上的麻疹疫苗且无免疫功能受损，发生病毒暴露后就不用接种人免疫球蛋白。

下列人群易发生重度麻疹和并发症，如果有病毒暴露，应接种免疫球蛋白：12 月龄以下儿童、无麻疹免疫力的孕妇、免疫功能重度受损人群。IGIM 接种还能试用于其他没有麻疹免疫力的人群。但那些暴露于病毒载量较大的环境、长期暴露、或与病例有密切接触的人群（家庭、托幼机构和教室）应优先接种。对于没有麻疹免疫力的暴露人群，如果时间允许，可以通过 IgG 抗体的实验室快速诊断，判断其免疫状态[409]。

婴儿易发生重度麻疹和并发症，如果母亲没有麻疹抗体或者抗体水平低，婴儿更容易感染麻疹，因此如果不足 12 月龄的婴儿发生了病毒暴露，应进行 IGIM 接种[409]。6~11 月龄的儿童可在暴露后 72 小时内接种 MMR 疫苗，而不是免疫球蛋白。

孕妇同样易发生重度麻疹和并发症[721,722]，因此如果孕妇没有麻疹免疫力，发生病毒暴露后应进行 IGIV 接种。IGIV 接种剂量应达到麻疹的保护抗体水平（400mg/kg）。

因为疫苗可能对重度免疫功能受损的患者无保护性，因此他们发生病毒暴露后，不论其免疫状况或疫苗接种史，均应进行 IGIV 接种。重度免疫功能受损的患者包括重度原发性免疫功能受损患者、接受骨髓移植且距离完成所有免疫抑制治疗不足 12 个月的患者、接受骨髓移植后发生排异反应、接受急性淋巴性白血病治疗且距离化疗完成时间不足 6 个月、AIDS 患者或发生重度免疫功能受损的 HIV 感染者。重度免疫功能受损的定义为 CD4 细胞不足 15%（适用于所有年龄段）或 CD4 计数不足 200 淋巴细胞 /mm^3（5 岁以上人群）以及自接受有效抗病毒治疗（ART）后未接种过 MMR 患者。一些专家认为还应该包括近期免疫系统状况不明或无麻疹免疫力的 HIV 感染者[409]。已进行 IGIV 接种的人群，在麻疹病毒暴露前 3 个月的接种剂量应至少达到 400mg/kg 才能有效预防麻疹。对于正在接受 IGSC 接种的患者，在麻疹病毒暴露前的连续 2 周内的接种剂量应至少达到 200mg/kg[409]。

疫苗安全性

接种进一步减毒的麻疹活疫苗（单价疫苗或联合疫苗）引起的不良反应一般较轻[722]。除超敏反应外，不良反应主要指较敏感的疫苗接种者在接种 6~12 天后发生的反应，此时疫苗中的活病毒复制达到高峰[307,419-424,461-464,488,489,492,495-503,705,715,723-733]。

近 5%~15% 的接种者接种疫苗后第 7~12 天出现 39.4℃以上的发热，持续 1~2 天。在一项双生子对照研究中，如果一个接种了 MMR，而另一个接种了安慰剂，明显增高的发热率几乎只发生于接种疫苗后 9~10 天[488,733]。

近 5% 的受种者在免后 7~10 天后出现持续 1~3 天的皮疹。接种麻疹疫苗后出现皮疹的原因较难确定，主要的原因是其他感染，如人类 6 型疱疹病毒和人类 19 型乳头瘤病毒感染，也可在小年龄人群中发生，且常与疫苗反应相混淆[294]。与 9~11 月龄接种 MMR 的儿童、12~14 月龄接种 MMR 的儿童相比，6~8 月龄接种 MMR 后的不良反应报告率较低，这也表明早期接种 MMR 会发生免疫耐受[733a]。

轻微疾病或低度发热患者也可接种 MMR，对于中重度发热者（包括未治疗的活动性肺结核），应推迟接种 MMR 直至康复。虽然目前没有报告显示正在接受肺结核治疗的患者接种 MMR 疫苗后导致病情加重，这些患者接种 MMR 或 MMRV 疫苗后的不良反应发生率也未增加，但理论上麻疹疫苗可以加重肺结核，因此未治疗的活动性肺结核病患者，应在抗结核治疗后才能接种 MMR 疫苗。尽管如此，接种 MMR 前，没必要检查受种者是否有结合感染。当为一名已处于自然感染潜伏期的病例接种疫苗时，如果未从尿液或呼吸道中分离到病毒，通常难以确定发热和出疹症状是由疫苗引起还是由非典型的麻疹发病引起。疫苗接种后 6 天内出现麻疹样症状通常是由野病毒感染或同时伴发的其他疾病引起，这主要是由于疫苗引起的麻疹样皮疹不太可能在这个阶段发生[488]。接种第 2 剂含麻疹成分的疫苗后，发热、皮疹和其他不良反应的发生率通常低于首次接种，原因是多数儿童已经通过接种第 1 剂疫苗而获得免疫力，从而阻止了再次接种疫苗后病毒的复制[724,725]。一项研究发现，10~12 岁儿童接种第 2 剂 MMR 疫苗后不良反应的发生率略高于 4~6 岁儿童[731]，这很可能与 10~12 岁儿童中易感人群比例较高和较大年龄儿童接种风疹疫苗后关节痛发生率较高有关[731]。10~12岁儿童接种疫苗1个月内因不良反应就诊率较低(归因危险度为1.7/1 000),不良反应主要为皮疹和关节疼痛。

美国的一项研究显示,接种首剂MMRV疫苗后5~12天,儿童的体温升高率较MMR和水痘疫苗分开接种的儿童略高,分别为27.7%和18.7%[732]。前者的麻疹样皮疹发生率也通常高于后者,分别为5.9%和1.9%[507]。一项多中心的研究发现,接种MMRV疫苗后5~12天的发热率高于MMR和水痘疫苗分开接种的情况(22.8% vs 15.6%),两组40℃以上发热率无显著性差异[508]。另一项德国进行的研究也显示,儿童接种MMRV疫苗15天内,发热(>37.5℃)率高于MMR和水痘疫苗分开接种的人群(67.7% vs 48.8%)。然而,>39℃的发热率在两组间差异无统计学意义[506,510,511]。当上述疫苗作为第2剂含麻疹成分的疫苗进行接种时,两组的发热率和出疹率是一样的[511,734-737]。

接种疫苗几天后,麻疹疫苗通常可引起血小板计数小幅下降,一些特发性血小板减少性紫癜(ITP)等罕见病与接种含麻疹成分的疫苗有关[738]。对12项研究综述发现,接种第1剂麻疹疫苗后,ITP发生率中位数为2.6/100 000。英国进行的两项研究报道,接种麻疹疫苗后,ITP的发生率增高,在疫苗接种后6周内发生率为1/25 000剂次[739]。疫苗安全数据链接项目发现,MMR引起的ITP发生率为1/40 000剂次[740]。ITP症状通常较轻且93%的儿童在6个月内会恢复,再发生的情况较少见。因此,虽然专家组建议,为出现血小板减少或患过ITP的儿童接种含麻疹疫苗时应小心,但对既往患过ITP的儿童进行的几项小规模研究并未发现这些儿童接种MMR后发生ITP复发[233,234,739,740]。

速发型超敏反应,包括荨麻疹和过敏反应等,较为罕见[741]。过敏反应的发生率为1/100万~3.5/100万剂次。其他速发型超敏反应发生率约为10/100万剂次[742]。麻疹疫苗的生产,是在鸡胚组织培养基中完成,因此,多年以来,人们担心给对鸡蛋过敏的儿童接种这种疫苗后会引起不良反应。然而,一些研究利用灵敏的检测方法检测后发现,没有证据显示麻疹疫苗中含有鸡蛋蛋白,虽然对鸡蛋过敏的儿童接种麻疹疫苗后,有很少的病例发生过敏反应,但是疫苗中引起这些过敏反应的过敏原仍未确定[743],许多接种含麻疹成分的疫苗后发生速发型超敏反应的儿童对凝胶这种稳定剂或新霉素敏感[744,745]。因此,接触鸡蛋会发生速发型超敏反应的儿童,接种麻疹疫苗是安全的,也不需要采取特殊的预防措施[744]。

发热惊厥是接种麻疹疫苗后最常报告的神经系统不良反应[268,726,729-733]。发热降低了惊厥反应的阈值,且发热惊厥不是中枢神经系统感染(CNS)或疾病的征兆。发热惊厥主要发生在2岁和3岁的儿童中,且不会引起长期的后遗症。接种MMR疫苗后的发热惊厥率为1/3 000~1/4 000剂[733,746],且主要发生在接种MMR疫苗6~14天后[510,511,726,733,747]。12~23月龄儿童接种第一剂MMRV疫苗后的发热率与分别接种MMR和水痘疫苗相比,前者约是后者的2倍。4~6岁儿童接种MMRV疫苗后,发热率则未见明显增高[748]。有惊厥史或惊厥家族史的儿童接种第1剂MMRV需谨慎,但对于接种MMR疫苗影响不大[749,750]。美国ACIP建议有惊厥史或惊厥家族史的儿童接种的第1剂麻疹疫苗应为MMR,因为他们接种MMRV的风险超过受益[722]。HIV感染者接种MMRV的可行性尚无报道,因此应接种MMR。麻疹疫苗接种者的发热率和发热惊厥率显著低于麻疹病例。

与接种麻疹单价疫苗相比,接种MMR疫苗未增加不良的神经系统疾病发病风险[733]。

众所周知,感染后脑炎是麻疹的一个并发症,但正常受种者接种进一步减毒的麻疹疫苗是否会引起脑炎仍未确定。在麻疹出疹期死亡的儿童中,脑组织中可检测到麻疹病毒,但感染后脑炎病例的中枢神经系统却很少能检测到麻疹病毒,这可能与髓磷脂蛋白引起的变异型免疫应答有关[234]。接种疫苗后脑炎发生率约为1/100万[751],低于普通人群中未接种儿童由于不明原因引起的脑炎基线发生率。接种疫苗5~15天后,脑炎的报告出现一个暂时的聚集性,此时也会发生疫苗相关的其他不良反应[714]。曾经有一项研究报道,某个接种了Edmonston B疫苗株的普通人脑脊液中分离到了疫苗病毒株[752]。神经病理学的研究证实,在免疫系统健全的人群中,疫苗株病毒不会引起脑炎。1979—1986年,美国共报告9例接种含麻疹成分疫苗后发生的脑炎病例,其间共接种了22 700 000剂含麻疹的疫苗,疫苗接种后脑炎发生率为1/250万(即0.4/100万)[713]。阿尔巴尼亚的一次大规模麻风疫苗接种中,共接种了867 000剂麻风疫苗,发生了2例脑炎病例[753]。此率低于同龄未接种疫苗儿童中由不明原因引起的重度神经系统疾病的发生率,提示脑炎病例可能为接种疫苗后的偶合病例[754]。芬兰和美国也未发现接种麻疹疫苗后导致脑炎发病率上升的证据[755,756]。英国的研究发现,接种麻疹疫苗6~11天内,重度神经系统疾病的发病率明显增加[757,758],但上述发病率的上升,部分是由发热惊厥引起。同时在一些病例中,还发现了其他已知的引起脑炎的病毒(单纯疱疹病毒,HHV-6 和 HHV-7)。1994 年英国医学委员会认为,尚无充分的证据支持或否定麻疹疫苗和脑炎或脑病的关联[738]。然而,1998 年 Weibel 等[758]的研究发现,接种 MMR 疫苗后 8~9 天,集中发生了 17 例脑病病例,但他们认为,与 23 年期间接种 MMR 疫苗的庞大儿童数相比,脑病只是一个极罕见的并发症(0.06/100 000 受种者)。即使麻疹疫苗可引发急性脑炎,自然感染麻疹病毒后脑炎的发病率至少是接种疫苗人群的 1 000 倍。

对接种麻疹疫苗后发生的其他疾病,如 Reye 综合征、动眼肌瘫痪、视神经炎、视网膜病、听力损伤、小脑共济失调、关节痛、关节炎和软组织损伤等,目前有一些病例报道,但没有证据证明二者有关联或因果关系[268,713,759-768]。接种麻疹疫苗也不增加吉兰-巴雷综合征的发病率[769,770]。在对 167 240 名儿童进行的一项队列研究中,接种麻疹疫苗的时机与发生哮喘无显著关联[771]。

亚急性硬化性全脑炎(SSPE)是中枢神经系统中持续存在的缺陷型麻疹病毒通过目前尚未明确的机制引起的疾病[147]。SSPE 患儿的免疫系统不能消除体内的麻疹病毒,且患儿也没有可解释上述现象的免疫缺陷[772]。由于一些 SSPE 病例接种过麻疹疫苗但无麻疹患病史,因此一些研究担心麻疹疫苗病毒株也可引起持久性的中枢神经系统感染[99,104,149,772]。然而,仔细调查后发现,有疫苗接种史但无患病史的 SSPE 病例既往患过麻疹样疾病,且/或发生过麻疹病毒暴露后被动接种了免疫球蛋白[739,773]。目前,对从 SSPE 病例(包括无麻疹患病史在内的病例)的脑组织中获得的病毒进行序列测定,结果显示,这些病毒均源自麻疹野病毒[143,144,774,775]。病例对照研究结果和广泛接种麻疹疫苗后 SSPE 与麻疹发病率显著同步下降的现象,表明接种麻疹疫苗可预防 SSPE 的发生(图 37.6)[147]。目前,尚不清楚麻疹病毒是否在免疫功能正常且未患 SSPE 的个体内持续存在[772]。一项研究中,接种麻疹疫苗或暴露于麻疹病毒 2 个月以后的人群体内常可检测到麻疹病毒 RNA 基因,而且一组研究人员发现,患麻疹后数年内,麻疹病毒核衣壳持续存在于各个组织中[776,777]。一位感染 HIV 病毒的静脉吸毒者发生了进行性的麻疹视网膜炎,30 岁时出现了进行性中枢神经系统病变,经诊断为 SSPE[778]。他的病情与免疫功能受损病例发生的麻疹脑炎类似。病例在 2 岁时患过麻疹,HIV 感染极有可能因其后来的静脉吸毒或性接触而引起。

HIV 感染或白血病等免疫功能受损的儿童中,发生的麻疹脑炎有时也被称为亚急性或包涵体麻疹脑炎,主要由进行性的麻疹病毒感染引起[779,780]。通常于患急性麻疹后 5 周至 6 个月内发病,脑组织和脑脊

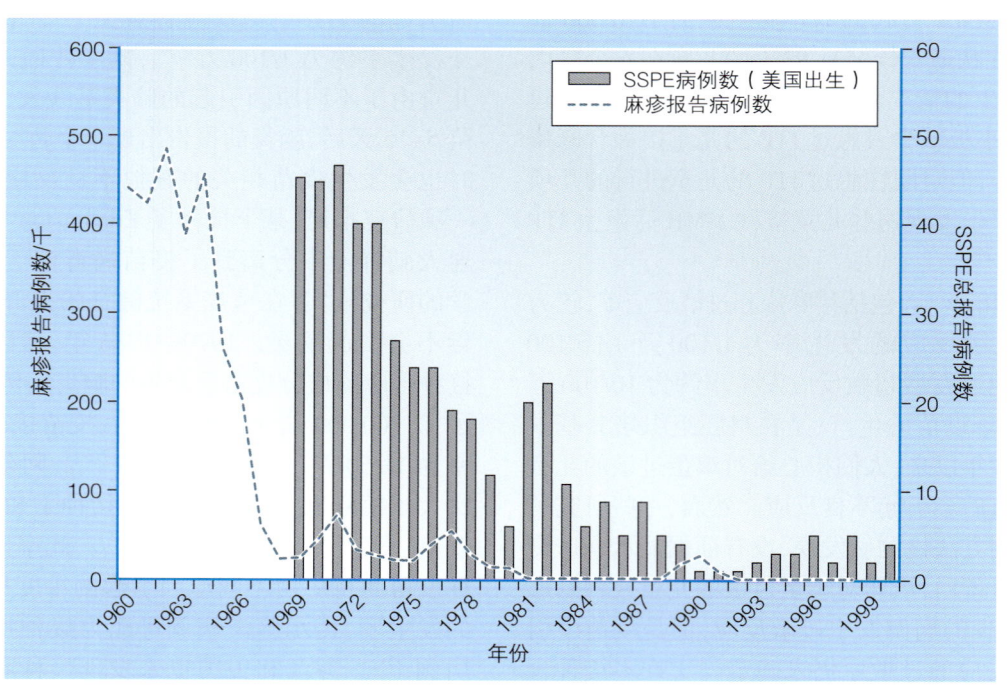

图 37.6 美国 1960—2000 年报告的麻疹病例及亚急性硬化性全脑炎(SSPE)病例。

资料来源:CAMPBELL H, ANDREWS N, BROWN KE, et al. Review of the effect of measles vaccination on the epidemiology of SSPE. Int J Epidemiol, 2007, 36: 1334-1348.

液标本中能检测到病毒。经证实，病例脑组织标本中分离到的病毒为麻疹野病毒[143,779]。一名患有尚未明确的免疫系统疾病的病人在 21 月龄时患上了这种疾病，在其脑组织中发现了麻疹疫苗病毒[781]。2011 年医学协会下了如下结论：有充分的证据表明，在明确有免疫功能受损的人群中，麻疹疫苗可引起包涵体麻疹脑炎（因为麻疹疫苗中有麻疹病毒成分）[773]。

重度免疫功能受损的病人中，麻疹疫苗病毒进行性复制的概率增加，发生包括致命性肺炎在内的重度并发症的可能性增大[782,783]。HIV 感染并不增加麻疹疫苗接种数周后不良反应的发生率（HIV 感染者的免疫反应相关内容见第 70 章）[784,785]。目前只详细报告了一例 HIV 感染者接种麻疹疫苗后发生重度并发症的例子。这名 20 岁的男子接种第 2 剂麻疹疫苗 9 个月后死于进行性肺炎，在其肺部发现了疫苗病毒[783,786]。一名 HIV 感染儿童于 15 月龄时接种了 MMR 疫苗，于 18 月龄时在脑组织标本中发现了典型的包涵体，但没有对病毒来源或种类进行特异的检测[779]。研究人员在 1 名 HIV 感染并伴血友病的 19 岁男子的核内包涵体中检测到了副黏病毒核衣壳，并且通过免疫组化染色法检测到了麻疹抗原，但研究人员未进行病毒的测序[780]，这名男子在 10 岁时接种了麻疹疫苗，此后一直到活组织检测期间从未发生过麻疹病毒暴露，其感染 HIV 病毒的年龄和随后暴露于麻疹病毒的年龄均未报道。WHO 建议为无症状的 HIV 感染儿童和 HIV 感染后出现免疫功能受损早期症状的人群接种麻疹疫苗，理由是 HIV 感染者患麻疹后易发生重度并发症[622,785]。美国作为麻疹发病率较低的国家，其专家委员会建议，禁止为重度免疫功能受损的人群接种麻疹疫苗。ACIP 建议为满 12 月龄、无麻疹、风疹和流行性腮腺炎免疫力且未发生重度免疫功能受损的 HIV 感染者接种 2 剂 MMR 疫苗[722]。无重度免疫功能受损的定义为：不满 5 岁的儿童在超过 6 个月的时间范围内，CD4 百分比均≥15%，或满 5 岁儿童在超过 6 个月的时间范围内，CD4 百分比均≥15% 且 CD4 计数一直超过 200 个 /mm³。如有仅满 5 岁儿童的 CD4 细胞计数或百分比，对是否有重度免疫功能受损的评价可以基于已有的 CD4 计数或百分比。如果对于不足 5 岁的儿童，无 CD4 百分比的数据，对是否有重度免疫功能受损的评价可基于当时的各年龄组儿童的 CD4 计数（6~12 月龄儿童的 CD4 计数标准为 >750 个 /mm³，1~5 岁儿童的 CD4 计数标准为 >500 个 /mm³）。ACIP 建议为新诊断为 HIV 感染、无麻疹、风疹或流行性腮腺炎免疫力、且无重度免疫功能受损的大年龄儿童和成人接种 2 剂 MMR 疫苗。重度免疫功能受损的定义为 CD4 百分比 <15%，或满 5 岁儿童的 CD4 计数 <200 个 /mm³ [722,787,788]。

专家委员会建议，骨髓移植 2 年后再接种麻疹疫苗，以待免疫系统完成重建过程[234]。然而，一项对 51 例病例进行的研究显示，骨髓移植 1 年后接种疫苗不增加不良反应的发生率[789]。

一些学者发现麻疹发病数年后，人体组织如脑组织、肺、大肠和骨骼等仍可检测到麻疹抗原或病毒基因[777]。研究学者认为，这些残留的病毒可引起所在器官的炎性疾病，如佩吉特氏病[176,790]、耳硬化症[175] 和肠炎[791]。然而，其他的学者并未在病例或痊愈后的人体组织中发现麻疹病毒或病毒基因[792,793]。曾经有一组研究学者认为，接种 MMR 疫苗可引发肠炎和自闭症，他们的结论并没有阐述研究的利益冲突。然而后来对原先 12 例病例的临床病历进行了研究，发现其数据作假，该文章也被撤销[791,794-797]。在自闭症的孩子体内发现长期存在的麻疹病毒基因片段的其他报道，是基于 PCR 的研究结果；这些 PCR 研究扩增了机体自身而不是麻疹病毒的基因片段[793]。美国国立医学研究所[172,798-802] 在进行了深入的文献综述后得出：目前的证据排除了 MMR 导致自闭症的假设。美国内科医师联合会（AAP）[792] 专家也支持上述结论。Cochrane 专家组进行的文献系统综述同样得出了相同的结论[803]。许多国家的专家委员会建议接种 MMR 以预防麻疹、风疹和腮腺炎[233,234]。

适应证

一般情况

麻疹疫苗免疫接种的目的就是为受种者提供终身的免疫力，并通过减小人群的易感性以阻断麻疹的传播，从而避免人们发生麻疹疾病的严重后果。人群中的麻疹易感者主要来自新出生的儿童，他们在不足 1 岁或 2 岁时，体内母传抗体完全消失，从而易患麻疹。母传抗体可干扰机体对麻疹活疫苗产生的免疫应答。因此，所有免疫规划工作的最重要环节，就是为适龄儿童及时接种首剂麻疹疫苗。疫苗的首剂接种时机，必须平衡母传抗体消失的儿童比例，以及能对疫苗产生免疫应答的年龄[602]。因此，不同国家规定的麻疹疫苗接种年龄也不同。

WHO 建议发生麻疹病毒持续传播的国家，麻疹疫苗的接种年龄为 9 月龄，因为这些地区 1 岁内儿童的麻疹死亡率较高[804]。在麻疹病毒传播较少的国家（即接近消除的国家），首剂麻疹疫苗的接种年龄应为 12 月龄，因为此时接种麻疹疫苗后血清抗体的阳转率较高[622,804,805]。2009年,WHO建议各国应接种2剂麻疹疫苗,第2剂麻疹疫苗接种可采用常规免疫或周期性强化免疫的形式,以达到较高接种率[622,804]。

目前,许多发达国家和发展中国家已经实施了麻疹疫苗的2剂常规接种。在发达国家,首剂麻疹疫苗接种年龄通常为刚满1岁,而第2剂麻疹疫苗的接种年龄则各不相同[30-33,409,622]。随后,我们将详细描述美国的麻疹疫苗接种程序。

主要原则

由于减少了接种次数和漏种概率,通常接种联合疫苗,如MMR,要优于分开接种相应成分的疫苗。ACIP、AAP、美国家庭医生协会(AAFP)建议,如儿童未对联合疫苗中任何一种抗原成分有禁忌,即可接种该疫苗[806,807]。目前,美国已没有含单独抗原成分的麻疹疫苗、风疹疫苗或腮腺炎疫苗。

对于适龄人群,MMR或MMRV疫苗可以同时与其他疫苗同时接种。理论上和实际操作均提示,MMR或MMRV疫苗与其他活疫苗或灭活疫苗在不同部位同时接种时,不影响机体的免疫应答,也不增加疫苗的不良反应发生率[409]。

联合的减毒活疫苗,麻疹、风疹、流行性腮腺炎和水痘疫苗(MMRV),于2005年在美国上市,在2006年被批准用于12月龄~12岁的儿童[487]。2010年5月,由于研究显示,首剂接种MMRV后的发热惊厥率是首剂在不同部位同时接种MMR和水痘疫苗的3倍[510,511,808],ACIP更新了其2006年对MMRV的接种建议[709]。常规接种首剂MMRV的年龄为12~15月龄;没有按照常规程序接种疫苗的儿童应在12岁前接种首剂MMRV。对于12~47月龄的儿童,首剂麻疹、风疹、流行性腮腺炎和水痘疫苗可用MMR和水痘疫苗联合接种的方式或直接接种MMRV的方式。接种人员打算接种MMRV时,应与儿童家长或监护人讨论两种接种方式的利弊。如果儿童家长或监护人不愿意接种MMRV,接种人员应为首剂次接种的儿童分开接种MMR和水痘疫苗。分开接种MMR和水痘疫苗避免了接种MMRV后较高的发热率和高热惊厥率。选择47月龄作为年龄界值是基于对发热惊厥的流行病学研究。接近97%的发热惊厥发生于47月龄或不足47月龄的儿童[510,511,808]。

虽然常规接种第2剂MMRV的建议年龄为4~6岁,但第2剂疫苗也可在4岁前接种,只要其与首剂疫苗间隔达3个月或以上即可。MMRV疫苗可为12月龄~12岁儿童接种。为15月龄~12岁接种第2剂MMRV,和为满48月龄接种首剂MMRV时,接种MMRV则优于分开接种MMR和水痘疫苗。为以前只接种了1剂疫苗的儿童、青少年和成人接种第2剂疫苗时,可采用强化免疫的形式开展[709]。

接种多剂活疫苗时应至少间隔1个月。12月龄~12岁儿童接种多剂含水痘的疫苗时应至少间隔3个月。同时接种最常用的活疫苗和灭活疫苗时,血清阳转率和不良反应发生率与将各疫苗分开接种的情况相同[806,809]。因此,虽然关于MMRV和无细胞百白破疫苗、灭活脊髓灰质炎病毒疫苗、肺炎球菌结合疫苗、流感疫苗、甲肝疫苗同时接种的资料有限,但12月龄~12岁的儿童可同时接种MMRV和所有其他规定的疫苗[487]。

目前,对麻疹有无免疫力的专门判定标准已经建立,并用于判定不同人群的免疫水平。在下述情况下,通常认为人们对麻疹有免疫力:按规定完成了疫苗接种并有接种记录;经实验室检测证实对麻疹有免疫力;经实验室诊断的麻疹病史;在1957年以前出生(1957年以前在美国出生的人基本上均患过麻疹),经医生诊断的麻疹病史不再作为有麻疹免疫力的证明[409,810]。

通常情况下,学龄前儿童和成人如果暴露于麻疹病毒的概率较小,则只接种1剂MMR就可产生足够的免疫力。2剂MMR主要适应于学龄儿童、高等教育机构的学生、医疗卫生人员和麻疹暴发单位的人群以及国际旅行者,原因是这些人群发生麻疹病毒暴露的概率较高。不同州的入学要求或政府规定对有麻疹免疫力的判断标准不同[233,409]。

疫苗接种凭证对保证每个人均按要求接种疫苗至关重要。是否接种了疫苗以及疫苗的接种时间均应记入医疗记录并永久保存。只有在纸质记录中记录了接种时间的疫苗剂次才能被认为是有效的。只有确实为人们接种了疫苗或亲眼看到纸质接种记录时,医务人员才可提供接种证明[233,409]。

由于麻疹疫苗对小年龄儿童的效力较低,因此美国将12月龄前接种的麻疹疫苗剂次视为无效接种。12月龄前接种麻疹疫苗的儿童应在12~15月龄时再次接种疫苗(还应满足最小28天的疫苗间隔),此时才被视为接种了1剂麻疹疫苗[233,409]。

常规接种程序

学龄前儿童。 所有的儿童都应在12~15月龄时接种首剂MMR或MMRV疫苗(表37.9)。发生了麻疹病毒暴露或易发生病毒暴露的儿童(如麻疹暴发或国际旅行)可在6月龄时接种MMR疫苗。

表37.9 美国麻疹疫苗免疫程序[a]

学龄前儿童	
常规免疫剂次	第1剂:12~15月龄 第2剂:4~6岁
特殊情况	
暴发或国家旅行前	第1剂:6月龄 第1剂重复接种:12月龄 第2剂:满13月龄[b]
HIV感染	第1剂:12月龄 第2剂:满13月龄[b,c]
学龄儿童和青少年	如果没有其他麻疹免疫力的证据,所有幼托儿童~12年级的儿童必须有2剂次MMR接种史[d]
成人	如果没有其他麻疹免疫力的证据[d],所有成人必须有至少1剂的MMR接种史
特殊情况	大学和其他研究机构的学生和职员,医务工作者,国际旅行人员,如果没有其他麻疹免疫力的证据,必须有2剂次麻疹疫苗接种史[d]

[a] 除有麻疹疫苗接种禁忌的人外。
[b] 距上剂疫苗至少间隔28天。
[c] 围生期HIV感染者,接受有效的抗病毒治疗(ART)前接种过疫苗,且两剂次MMR接种间隔符合要求的围生期HIV感染者,有效的ART治疗后,应再次接种。
[d] 1957年前出生的儿童父母或有医生诊断的麻疹病史或有经实验室检测的免疫力。

4~6岁儿童(即入托或入学前)应接种第2剂MMR或MMRV疫苗。ACIP、AAP和AAFP均采纳了此接种建议[233,409]。目前的资料显示:①接种第2剂疫苗的益处主要是减少接种第1剂疫苗后因原发性免疫失败而仍易感的人群比例;②免疫力的减弱并不是免疫失败的主要原因,其对麻疹病毒的传播影响较小;③麻疹抗体水平较低的儿童再次接种疫苗仅可产生一过性的抗体水平升高[192,566]。

对于满12月龄且发生了麻疹病毒暴露或易发生麻疹病毒暴露的儿童(如暴发或国际旅行),第2剂疫苗的接种应在首剂接种满28天后尽早进行,因为从原则上讲,不同的活疫苗若未同时接种,那么其接种间隔应至少为1个月[233,409]。对于含水痘成分的疫苗,则疫苗接种间隔应为3个月。

学龄儿童。 托幼机构至12年级的所有在校儿童如果没有接种禁忌,均应有2剂次的麻疹疫苗接种记录。如果儿童没有足够麻疹疫苗剂次的接种记录或其他被认可的免疫凭证,则应在接种了首剂MMR疫苗后才能入学。如果需要,第2剂MMR疫苗也应尽早接种,但不应早于首剂接种后28天。ACIP、AAP和AAFP建议,对11~12岁儿童的健康状况进行访视时可评价疫苗接种率,并为未接种2剂次疫苗的适龄儿童接种MMR疫苗[233]。截至2012—2013学年,所有州已经要求所有入学儿童和所有年级的学生都应有2剂次麻疹疫苗接种史[811]。2013—2014学年,全国托幼机构入学儿童的2剂次麻疹疫苗估算接种率为94.7%[812];各州的接种率在81.7%~99.7%之间[812]。然而,由于各州收集数据的方法不同,托幼机构的调查数据仍有局限。

高危人群的免疫接种

大学和其他高等教育机构。 高等教育机构发生病毒传播的概率较大,原因是这些机构易聚集大量的麻疹易感人群。大学入学时要求有麻疹免疫史,执行该项要求的校园发生麻疹暴发的概率显著降低[813]。因此,大学、职业技术学校和其他高等教育机构应要求所有的本科生和研究生在入学前有2剂MMR疫苗接种史或有其他被认可的免疫史。没有麻疹疫苗接种记录或其他免疫史的学生应当在入学时接种第1剂麻疹疫苗,并在4周后接种第2剂[233,409]。

暴发

学校或其他机构发生麻疹暴发时,1957年及以后出生的所有学生和职工均应有1岁及以后接种2剂含麻疹成分疫苗的接种记录[233,409]。没有上述记录或其他免疫证明的人均应再接种疫苗或停课直至最后1例病例出疹21天。接种过2剂疫苗的人或既往无免疫力但在疫情防控中接种了首剂疫苗的人可以即刻返回学校。如果麻疹暴发中,1岁内的儿童发生病毒暴露的概率增大,那么就应为满6月龄的儿童接种MMR疫苗。1岁内接种麻疹疫苗的儿童应在其满12月龄时再次接种疫苗(且距12月龄前接种的首剂疫苗至少间隔28天),其入学时还应再接种1剂。暴发时,还应为免疫功能受损的人群、易感的孕妇和不足12月龄但有麻疹病毒暴露的人群接种免疫球蛋白。但是,免疫球蛋白不能用于控制暴发疫情。同理,暴发时通常不推荐接种疫苗前进行血清学筛查,因为等待血清学检测结果会妨碍疫苗的快速接种,从而不利于控制疫情。

每一个麻疹疑似病例都应立即报告给当地的卫生部门。特别是如果发现的病例是社区中的首例病例时,应立即核实这例病例是否是麻疹病例。随后防控麻疹病毒蔓延的措施包括,立即为易发生病毒暴露或已经发生病毒暴露,且不能提供麻疹免疫史记录的人接种疫苗[233,409]。

如果医疗机构发生了麻疹暴发，则不管卫生人员的出生年份，医疗机构都应该为所有未接种疫苗的卫生人员接种 2 剂 MMR。而且所有 1957 年及以后出生且 1 岁后无 2 剂麻疹疫苗接种记录或其他免疫记录的人员都应尽快接种 1 剂 MMR 疫苗，并在 28 天后接种第 2 剂 MMR 疫苗。由于 1957 年前出生的医务工作者中，仅部分在医务工作中已经患过麻疹，因此在麻疹暴发时，也应为 1957 年前出生、实验室血清学检测无 IgG 抗体或无实验室诊断的麻疹病史、无疫苗接种史或接种史不全的人接种 2 剂次 MMR 疫苗[810]。病毒暴露后未接种疫苗，且无明确免疫史的医务工作人员，即使暴露后肌内接种过免疫球蛋白，均应在暴露后 5~21 天内避免与病人直接接触，并调离医疗机构。如果卫生人员发生麻疹，其出疹后 4 天及以后可以接触病人。既往接种过 1 剂疫苗的人员可以继续工作，但需接种第 2 剂疫苗[233,409]。

医务人员

在医疗机构工作的人的麻疹患病风险显著高于普通人群。1985—1989 年，医生和护士的麻疹发病率是其同龄非医务人员的 9 倍和 3 倍[814]。在 1993—2001 年间报告的 120 起麻疹暴发疫情中，医疗机构是最常发生麻疹暴发的机构，共报告麻疹暴发疫情 24 起[815]。麻疹消除后的 2001—2008 年，27 例报告病例来自医疗机构，占全美报告病例总数的 5%[816]。

由于医疗机构的工作人员患过麻疹或曾经将病毒传给病人或同事，ACIP 建议，1957 年及以后出生的医疗机构工作人员应提供 2 剂含麻疹成分疫苗的接种证明、实验室证据显示血清中含有麻疹 IgG 抗体（单份血标本的麻疹 IgG 抗体检测）、既往实验室出具的麻疹诊断证明（如血清标本麻疹 IgM 抗体阳性、或麻疹 IgG 抗体水平四倍增高或血清抗体阳转、或临床标本中检测到麻疹 RNA、或临床标本中分离到麻疹病毒）[810,817]。

2001—2008 年，上报至疾控中心（CDC）的医务工作人员麻疹病例中，12.5% 为 1957 年以前出生的人群[810]。由于 1957 年前出生的人也可患麻疹，因此，如果他们无 2 剂含麻疹成分疫苗的接种证明、实验室血清学未检测麻疹 IgG 抗体、无实验室确诊的麻疹病史、医疗机构也应考虑为其接种 2 剂 MMR 疫苗，且间隔适当[211,212]。麻疹暴发中，医疗机构应对 1957 年前出生、实验室血清学未检测麻疹 IgG 抗体、无实验室确诊的麻疹病史、且无疫苗接种史的工作人员接种 2 剂 MMR 疫苗[233,409]。麻疹暴发时这部分人群的疫苗接种建议与常规接种建议不同[810,817]。

接种麻疹和风疹疫苗前不用做血清学筛查，除非医疗机构认为其有成本效益[817,818]。对于明确有 2 剂 MMR 疫苗接种史或有其他明确麻疹免疫史的医务工作人员，通常不需做麻疹免疫力的血清学监测。

国际旅行者

包括欧洲和亚洲发达国家在内的许多国家均有麻疹流行。麻疹输入导致全世界各个国家均发生麻疹[816]。2011 年美国报告的 222 例麻疹病例中，200 例（90%）与输入有关。几乎一半的输入病例在欧洲被麻疹病毒感染[819]。2014 年 1~5 月美国报告的 288 例麻疹病例中，280 例（97%）与病毒输入有关，一半以上输入病例是自菲律宾返回的旅行者[820]。预防麻疹对计划国际旅行的人来说尤为重要。在他们离开美国前，满 12 月龄的儿童应有 2 剂的 MMR 疫苗接种史，且首剂在满 1 岁时接种，第 2 剂与第 1 剂至少间隔 28 天。6~11 月龄儿童应在出发前接种 1 剂 MMR 疫苗。12 月龄前就接种疫苗的儿童应在 12~15 月龄时再次接种疫苗（有麻疹流行的地区应在 12 月龄时接种）。第 2 剂疫苗应与第 1 剂至少间隔 28 天[233,409]。

由于成人患麻疹后并发症的发生概率较高，因此保护易感的成人也很重要。美国多数 1957 年前出生的人很可能已有免疫力。然而，1956 年后出生的国际旅行人员如果没有 2 剂次麻疹疫苗的接种记录、其他免疫证明或禁忌证，也应接种 2 剂麻疹疫苗，且 2 剂间至少间隔 28 天[233,409]。

HIV 感染者

HIV 感染者如果感染麻疹，其重度并发症的发生率较高[203,211]。对于尚未发生重度免疫功能受损的 HIV 感染者，没有证据表明接种麻疹疫苗后会增加重度或罕见不良反应的发生率[211,821]。因此所有无症状的 HIV 感染者，如果没有发生重度免疫功能受损且符合麻疹疫苗的接种适应证，均应接种 MMR 疫苗。HIV 感染且出现临床症状的病例，如果没有重度免疫功能受损，也应接种 MMR 疫苗[822]。无症状的 HIV 感染者在接种 MMR 疫苗或其他含麻疹成分的疫苗前不需进行实验室检测[233,409]。

由于随着 HIV 病情的进展，机体对疫苗的免疫应答逐渐减弱，因此在 HIV 感染早期接种疫苗才更有可能使机体产生免疫应答[655]。因此，HIV 感染的婴儿如果未出现重度免疫功能受损（定义见"不良反应"），应在满 1 岁后（如 12 月龄）尽早常规接种 MMR 疫苗[822]。首剂 MMR 疫苗接种 28 天（即 1 个月）后应尽早接种第 2 剂疫苗，而不要等到儿童入托或入学时再行接种。此外，如果没有重度免疫功能受损的 HIV 感染儿童若易发生麻疹病毒暴露（如暴发或国际旅行），应在其 6~11 月龄时接种 MMR 疫苗[233,409,622]，并在该剂含麻疹成分的疫苗接种 1 个月后、满 1 岁时尽快再接种 1 剂。第 2 剂疫苗接种 28 天后应尽早再接种第 3 剂 MMR 疫苗。刚被诊断为 HIV 感染的成人和满 12 月龄的儿童，如果没有明确的麻疹免疫力证明且未发生重度免疫功能受损，应在诊断后尽早接种 MMR 疫苗。

未发生重度免疫受损的围生期 HIV 感染者进行再次免疫

在开始有效 ART 治疗前接种过 MMR 的围生期 HIV 感染者，应被视为未免疫人群，应接种 2 剂次 MMR 疫苗，且剂次间隔应符合要求（如有效 ART 开始后接种第 1 剂，间隔 28 天及以后接种第 2 剂）。有效 ART 的定义为接受 ART 治疗达 6 个月及以上，5 岁以下儿童 CD4 比例≥15% 达 6 个月及以上；满 5 岁儿童的 CD4 比例≥15% 且 CD4 计数达 200 个/mm³ 达 6 个月及以上[233,409]。

免疫功能受损病人的密切接触

为了减少免疫功能受损病例（包括 HIV 感染者）的麻疹病毒暴露风险，所有家庭成员和其他密切接触者如果没有免疫功能受损、其他接种禁忌或其他麻疹免疫力证明都应接种 2 剂 MMR 疫苗[233,234]。没有证据显示，疫苗接种者可以将麻疹疫苗病毒传给周围接触他的人，从而提示免疫功能受损者发生疫苗病毒暴露的概率非常低。然而，由于接受造血细胞移植（HCT）人群的身体非常脆弱，接种疫苗后出现发热和/或出疹的疫苗受种者应在出现临床症状时禁止去 HCT 中心，并且在家庭内避免与接触 HCT 的人密切接触[823]。

化疗、器官移植和骨髓移植患者

当考虑进行肿瘤化疗或其他损伤机体免疫功能的治疗时，理想情况下，麻疹疫苗应至少在化学治疗或免疫抑制治疗开始 2 周前接种[822]。如果被诊断为白血病的患者无麻疹免疫力，则应在病情缓解时接种含麻疹的疫苗。免疫功能受损是麻疹疫苗接种的禁忌，因此，至少应在化疗结束 3 个月后才能接种麻疹疫苗[234]。免疫功能受损患者发生麻疹病毒暴露或易发生病毒暴露时，不论其既往免疫状况如何，均应接种免疫球蛋白（见"暴露后预防"）。接受造血干细胞移植的儿童和血清抗体阴性的成人，均应常规接种 MMR 疫苗。如果受者的免疫功能尚可，也未接受免疫抑制剂治疗或发生移植排斥反应，则可在移植手术 24 个月后接种首剂麻疹疫苗。首剂疫苗接种 6~12 个月后可接种第 2 剂疫苗[822-826]。HCT 患者应大约每 4~5 年接受一次常规检测，以保证其体内麻疹抗体水平，并依据个人情况评价其再次接种麻疹疫苗的必要性[823]。

根据早期接种程序接种疫苗人群的再接种

下列情况下应再接种活疫苗以预防发病或预防发生非典型麻疹：既往只接种过灭活疫苗；接种灭活疫苗 3 个月后接种活疫苗；1963—1967 年接种过疫苗但疫苗型别不详。既往接种疫苗型别不详的人也应再次接种疫苗，因为此期间内使用过 Edmonston B、灭活疫苗和进一步减毒活疫苗（见图 37.4）。正如前所述，已经有免疫力的人再接种疫苗并不会增加不良反应发生率。然而，接种过灭活疫苗的人再接种疫苗可引起局部反应，如疼痛、肿胀、红斑和局部淋巴结病变，这些反应约持续 1~2 天[80,81,213,214,727,728,827]，其在受种者中发生率为 4%~55%。更严重的反应也有报道，但罕见[81]。虽然再次接种疫苗不能完全预防非典型麻疹[220]，但目前的资料显示，其可明显降低非典型麻疹的发病率[80,81,224]。因此，再次接种疫苗对降低非典型麻疹的作用大大超过了不良反应的发生风险[234]。

将进一步减毒的活疫苗和免疫球蛋白同时接种并不能获得完全的免疫效果。这个结论主要基于：被动免疫的抗体可能会干扰血清阳转。虽然研究显示，小剂量的免疫球蛋白并不影响血清阳转[307]，但美国引入进一步减毒的麻疹疫苗后，并无资料显示通常情况下免疫球蛋白的使用剂量。而且不止一项研究显示当同时接种进一步减毒的疫苗和免疫球蛋白时，血清阳转率下降[609]。最后，也许最重要的是，如果接种记录中的疫苗剂次数不确定，则应进行疫苗的再次接种[550]。

注意事项和禁忌证

通常情况下，麻疹疫苗的禁忌证包括：中重症疾病、免疫功能受损、怀孕、有新霉素过敏史或有含麻疹成分疫苗的严重过敏史。接种免疫球蛋白（肌内注射、静脉注射或皮下注射）或其他血液制品后，如果患者未发生麻疹病毒暴露或不易发生病毒暴露，则应按照推荐的间隔延迟接种疫苗[409]。对于血小板减少症的病人，必须由临床医生决定是否为其接种疫苗，但最近的研究显示，接种疫苗引起血小板减少症复发的概率非常低[740,828]。轻度疾病、个人或家族的惊厥史,接受无免疫抑制作用的激素类药物治疗,对鸡蛋、鸡肉、鸡毛或青霉素过敏等均不是麻疹疫苗的接种禁忌。有麻疹疫苗接种禁忌证的人,如果发生了病毒暴露或易发生病毒暴露,应接种免疫球蛋白。遗憾的是,免疫球蛋白的保护效果持续时间较短(见"被动免疫")。为了减少疫苗接种禁忌人群的麻疹病毒暴露率,他们的家庭成员应有麻疹免疫力或接种过麻疹疫苗(如果没有禁忌证)。为了防止疫苗禁忌人群在医院内发生麻疹病毒暴露,所有的医务人员如果没有接种禁忌,均应有麻疹免疫力或接种过麻疹疫苗(见"疫苗适应证")。

伴或不伴发热的中重度疾病

急性中重症疾病(如高热、进行性神经系统疾病)病人不应接种含麻疹成分的疫苗。为了避免自身疾病与疫苗不良反应的混淆,应在急性重症疾病恢复后再接种麻疹疫苗。

由于误判麻疹疫苗的接种禁忌而拒绝接种是疫苗迟种或接种率低的主要原因。机体自身疾病较轻时,如轻度上呼吸道感染、中耳炎或腹泻[602],不论有无低热,均应及时接种麻疹疫苗。美国和其他国家进行的多项大规模研究显示,轻度疾病的患病儿童接种麻疹疫苗后血清阳转率与健康儿童相同。这些研究也显示,患病儿童接种麻疹疫苗后不良反应的发生率与健康儿童相同[409,639-641]。

结核

理论上,麻疹疫苗可加重肺结核,因此未经治疗的活动性肺结核病人应在进行抗结核治疗后再接种麻疹疫苗。上述结论主要基于人们的如下认识:麻疹可加重肺结核并且患麻疹和接种麻疹疫苗后的4~6周内,机体的迟发型超敏反应被抑制[552,554]。然而,1976年一篇文献综述探讨了麻疹对肺结核的影响,得出如下结论:没有足够的证据显示麻疹可加重肺结核[115]。一篇综述研究了韩国麻疹暴发后的结核发病率,发现后者并未明显增高[116]。20世纪60年代进行的几次小规模研究显示,对于正在接受抗结核治疗的儿童,麻疹疫苗并不加重结核病情[559,829,830]。然而,目前仍无数据显示麻疹疫苗对未经治疗的结核的影响。

接种麻疹疫苗时并非必须进行皮肤结核菌素试验。对于适宜进行皮肤结核菌素试验的患者,可在接种疫苗的同时进行该项检测。由于麻疹疫苗可暂时抑制结核菌素试验的反应[233,409],因此如果未能同时进行,最好在接种疫苗4~6周后再进行皮肤结核菌素试验。

免疫抑制

由于服用药物(如高剂量的类固醇、烷化剂和抗代谢药物)、接受放疗或有潜在的疾病(如先天性免疫功能受损、白血病、淋巴瘤、常见的恶性疾病等),可使免疫功能受抑,这些人不能接种麻疹病毒活疫苗(见"适应证")。虽然 HIV 感染所致的重度免疫功能受抑病例不能接种麻疹疫苗,但未出现重度免疫功能受抑的 HIV 感染者可接种麻疹疫苗。免疫功能受抑病例发生麻疹病毒暴露或易发生病毒暴露时,不论其既往的麻疹病史、疫苗接种史或血清检测结果如何,均应接种免疫球蛋白,因为他们患麻疹后发生并发症和死亡的概率较高(见"被动免疫")。免疫功能受抑的患者接种活疫苗后,病毒复制强度较强,时间较长,不良反应(如死亡)的发生率较高(见"不良反应")[779,781,786,831]。

系统的类固醇皮质激素治疗可导致免疫功能受抑。由于导致免疫功能受抑的类固醇药物最小治疗剂量和最短持续时间尚不明确,必须结合临床判断正在接受类固醇药物治疗的病人是否出现免疫功能受抑。许多研究人员认为,每天服用的类固醇等于或超过 2mg/(kg·d) 体重(或体重 >10kg 人的服用总剂量 ≥20mg/d)的泼尼松剂量,且持续 14 天及以上,可使机体免疫功能受抑,不宜接种麻疹疫苗[409]。患者正在服用免疫抑制剂量的类固醇药物时,不宜接种麻疹疫苗。类固醇药物治疗结束 1 个月后才可接种麻疹疫苗。接受局部的(如关节内、关节囊或腱部注射)或中低剂量的类固醇治疗或生理性类固醇替代治疗的病人可接种麻疹疫苗。接受高剂量类固醇治疗不足 14 天的病人可在治疗停止后立即接种麻疹疫苗。接受类固醇药物治疗并且临床或实验室检测表明机体免疫功能受抑的病人,以及患有抑制免疫功能疾病的病人不能接种麻疹疫苗[409,822]。

HIV 感染并伴有重度免疫功能受抑的患者由于易发生不良反应,对 MMR 疫苗免疫应答受损,以及美国麻疹发病率较低等原因,不宜接种 MMR 和其他含麻疹成分的疫苗[233,409,788]。一项研究报道了一个 HIV 感染伴重度免疫功能受损的病人接种麻疹疫苗后发生致死性肺炎的例子[786](见"不良反应")。现有的资料显示,HIV 感染但不伴有重度免疫功能受抑时,接种疫苗是安全的[211,652,653,788]。由于在美国和一些发展中国家中,HIV 感染者患麻疹时病情较重[832],因此无症状的 HIV 感染儿童和成人若没有麻疹免疫力,应常规接种麻疹疫苗。出现临床症状但不伴有重度免疫功能受抑的HIV感染者,也应考虑接种麻疹疫苗。有感染HIV病毒风险的无症状病人在接种疫苗前不需进行HIV病毒的筛查(见"适应证")[233,409,788]。

妊娠

理论上,包括麻疹疫苗在内,活病毒疫苗不应给孕妇接种。然而,与风疹和腮腺炎疫苗相反,尚没有证据表明麻疹疫苗病毒能通过胎盘感染胎儿。ACIP建议,对于易感的育龄妇女,在接种MMR疫苗前应询问起是否怀孕或打算怀孕。如果回答"是",则应推迟接种。如果回答"否",则可接种,并告知在疫苗接种后1个月内避免怀孕,因为理论上对胎儿有风险。

过敏

严重的速发型超敏反应(荨麻疹、血管神经性水肿、哮喘、低血压和休克)属接种麻疹疫苗引起的罕见重度并发症。1991—2000年,美国疫苗不良反应报告系统收到的可能的过敏反应的发生率为2/100万剂MMR[745]。美国疫苗安全信息链接项目,对参加健康维护组织的病人进行了详细研究,在848 945名MMR疫苗接种者中共发现了3例过敏性病例(2例在接种MMR疫苗的同时还接种了其他疫苗),由此计算MMR疫苗引起的过敏反应发生率为3.5/100万剂MMR[742,745]。在中国,该率为6.5/100万剂[833]。虽然美国没有报告过接种麻疹疫苗引起的过敏反应死亡病例,但过敏反应仍可危及生命。许多接种麻疹疫苗后发生过敏反应的病人在临床上都没有明显的危险因素。接种麻疹疫苗后如发生速型超敏反应,应立即采取充分的治疗措施(如注射肾上腺素),医务人员也应接受治疗过敏反应的专业训练[233]。

麻疹疫苗通常以水解明胶作为稳定剂。对明胶过敏被认为是接种MMR疫苗后发生过敏反应的一个主要原因[834-836]。研究显示,发生严重速发型超敏反应的病人体内抗明胶IgE和IgG水平较高,针对明胶的T细胞免疫应答水平也较高[834,835]。日本的一项研究发现,26例发生疫苗过敏反应的儿童中24例体内有抗明胶的IgE。只有2例在接种疫苗前就有明胶(食物中)的过敏史[836]。与之相反,美国的一项研究显示,22例对MMR疫苗重度过敏的儿童中,极少数(6例)体内有抗明胶的IgE抗体,且没有一人对食物中的明胶有过敏史[745]。既往对疫苗中任何成分(包括明胶)有严重过敏史,是疫苗接种禁忌[409]。

麻疹疫苗还含有微量的新霉素,因此有新霉素过敏史的人不应接种疫苗。然而,很少有人对局部或全身使用的新霉素有过敏反应,且过敏反应主要表现为迟发型或细胞介导的免疫应答(如接触性皮炎)。新霉素引起的接触性皮炎史,不是接种含MMR成分疫苗的接种禁忌[409]。

麻疹疫苗不含其他抗生素(如青霉素),因此青霉素过敏史不是麻疹疫苗的接种禁忌。

在美国获得审批的麻疹和流腮疫苗病毒株均在鸡胚成纤维细胞中培养。Fasano等[337]对美国目前审批通过的MMR疫苗进行了检测,发现其中的卵白蛋白交叉反应蛋白含量为每剂37pg。由于一些对鸡蛋过敏的儿童也曾在接种麻疹疫苗后发生过敏反应[838],以往有研究建议进行疫苗的皮肤测试,对食用鸡蛋后发生过敏反应的儿童进行脱敏治疗[839]。然而,在既往的两项研究中,对鸡蛋有重度过敏史的1 200多名儿童接种疫苗后都安然无恙[840,841]。而且人们认为,接种MMR后发生的罕见的重度过敏反应不是由于疫苗中的鸡蛋抗原引起,而是由于疫苗的其他成分(如明胶或新霉素[409])引起。因此对鸡蛋重度过敏的人不用再进行疫苗皮肤测试和脱敏治疗[233],对他们接种疫苗的谨慎程度可与其他人一样,即发生过敏反应后立即进行治疗。而且,对鸡蛋的过敏反应不太严重、对鸡肉或鸡毛过敏的人都可正常接种麻疹疫苗[233,409]。

接种免疫球蛋白和其他血液制品

由于被动免疫的抗体会干扰血清阳转,因此应在接种免疫球蛋白(肌内注射、静脉注射或皮下注射)或其他血液制品3~11个月后再接种疫苗,具体时间间隔还取决于血液制品的剂量[233,409,842]。此外,在可能的情况下,接种疫苗应至少在接种免疫球蛋白2周前进行。然而,在接种血液制品后的整个时间间隔期内,未接种疫苗的人可能不具有足够的免疫力。因此,如果病人重复暴露于麻疹病毒或易发生麻疹病毒暴露,则还需再接种免疫球蛋白或麻疹疫苗。如果麻疹疫苗的接种间隔早于规定的时间间隔,则该剂疫苗需重新接种(需距此剂至少间隔1个月且与血液制品的接种间隔符合规定时限)。

血小板减少症

Oski和Naiman[843]发现,接种Edmonston B疫苗后会出现血小板计数显著减少且无任何临床症状,一个典型的例子就是一名婴儿接种3剂疫苗后均发生血小板减少症。即使既往有麻疹免疫力,血小板减少仍会发生。目前使用的含麻疹的疫苗均与ITP

有关[738]。接种MMR疫苗后ITP的发生率增加,为3/10万~4/10万[844,845]。目前还没有单纯因麻疹疫苗引发ITP导致病例死亡的报告。

当前已报告了2例接种MMR疫苗后再次发病的ITP病例,他们在既往接种MMR疫苗时就发生了ITP[846,847]。其中1例病例为MMR疫苗导致的慢性ITP加重病例,该例病例为一名19岁的女性,2岁时接种风疹疫苗引发慢性ITP[848]。Miller和其同事[844]研究观察了21名在接种首剂MMR前就患有ITP的儿童病例,发现他们在接种疫苗后,均未再发生ITP。最近的一个综述研究了有ITP病史的131名儿童,他们接种MMR后均未导致ITP复发,其中26名儿童是在接种了首剂MMR疫苗后患上了ITP[739]。专家组建议,当为有血小板减少症儿童或有ITP病史的儿童接种含麻疹的疫苗时应格外谨慎,尤其是既往ITP病史与接种的麻疹疫苗相关时,更应如此[233,409]。免疫力的血清学检测对评价这些患者接种疫苗的风险和收益非常有帮助。

家庭或个人惊厥史

麻疹疫苗与其他致热原一样,可引起小龄儿童的高热惊厥。有个人或家庭惊厥史的儿童中,接种麻疹疫苗后发生高热惊厥的概率较没有个人或家庭惊厥史的儿童增大[781]。在丹麦开展的一项研究显示,在15~17月龄接种MMR的儿童中,接种后14天内的高热惊厥发生率为1.6‰,显著高于同年龄的其他儿童[749]。既往有高热惊厥史的儿童的兄弟姐妹,该率为4‰,而既往有高热惊厥史的儿童,该率为19.5‰。疫苗引起的高热惊厥并不增加癫痫或其他神经性疾病的发病率。为有个人或家庭惊厥史的儿童接种麻疹疫苗的好处远超过其带来的风险,因此这些儿童应该按照标准程序接种疫苗。他们的父母也应被告知疫苗接种的好处以及高热惊厥发生率会略微增加。12~23月龄儿童接种首剂MMRV后的高热惊厥率高于分别接种MMR和水痘疫苗的儿童[233],因此有高热惊厥史的儿童在接种首剂MMRV后应警惕,但接种首剂MMR则不然[233,409]。由于麻疹疫苗导致的发热发生于接种后6~12天,且发热的同时可伴有惊厥,因此难以用退热剂预防麻疹疫苗引起的高热惊厥。服用抗惊厥药物的患者应在接种麻疹疫苗后继续此项治疗[233,409]。

未来的疫苗

当前现有的麻疹疫苗是安全的、高效的,而且价格便宜,但它们也有不足,因此为了消除麻疹,研发其他替代的麻疹疫苗和新的接种方法仍是全球相关研究的重点[849]。虽然麻疹疫苗免疫原性较好,但其有效性仍因母传抗体而受限[850]。而且这些疫苗是冻干粉剂,在使用前需要在4~8℃条件下储存。接种前,冻干疫苗必须用同厂家提供的蒸馏水复溶,并由受训的医务人员使用注射器接种。由于可能受到的细菌污染,以及暴露于日光和高温后,减弱的疫苗效力,复溶6小时以后,疫苗必须废弃。目前发展中国家多使用多人份(如5人份,10人份)疫苗。接种者使用多人份疫苗时,多担心疫苗供应不足或浪费,从而错失接种时机。麻疹疫苗为皮下接种。针头刺穿皮肤会导致注射部位疼痛,影响了疫苗的接受度。疫苗复溶中的差错、没有严格遵守疫苗储存和处置要求会引起不必要的不良反应和死亡。当前麻疹疫苗的安全使用需要相当多的物质资源、受训的医务人员和冷链维护。逐户接种疫苗是消除天花和消灭脊灰的重要策略,麻疹疫苗接种的这些要求使这个策略难以实施。如果可以提供热稳定、储存和使用条件要求不高的麻疹疫苗[482],将会大大促进疫苗接种工作,尤其是偏远地区的疫苗接种。

对皮内接种的麻疹疫苗研究已经进行了数十年,该疫苗也可能是替代皮下接种麻疹疫苗的最佳选择。当前人们正在评价能否利用一次性的没有针头的注射器,或使用针头很小(也叫微针)的注射剂进行含麻疹的疫苗的皮肤接种[851,852]。新的溶解型的麻疹和麻风疫苗微针贴片是热稳定的,给棉鼠和恒河猴接种后具有充足的免疫原性[853,854]。微米量级的(500~800μm),水溶性的微针贴片内装疫苗干粉,可在皮肤中快速溶解。微针引起的疼痛小,甚至不引起疼痛,易使用和运输,储存和处置空间小。因为可以溶解在皮肤中,因此不需要再次复溶,不会重复使用,不会产生大量的垃圾。目前需要对MR疫苗微针贴片开展人群临床试验,以评价其安全性和免疫原性。

肺部接种麻疹疫苗的研究已经有30多年的历史。研究重点包括干粉制剂和喷雾制剂的疫苗,以及这些疫苗在人群和恒河猴中各种接种设备的研究。自2005年起,人们一直研发肺部接种的干粉型麻疹疫苗(MVDP)[855,856],这种疫苗在恒河猴中显示了较强的免疫原性,包括了血清抗体、T细胞免疫和病毒蛋白[857,858]。这种疫苗使用两个接种装置,最近在18~45岁的成年男性中开展了Ⅰ期随机对照临床试验。试验中无不良反应报告,具有较好的耐受性,产生了与皮下接种疫苗相同的血清学反应[858a]。

未来将在儿童中评估该疫苗的安全性和免疫原性。近年,麻疹疫苗的液体喷雾接种技术和免疫反应率已显著提升[859]。将 Edmonston-Zagreb 株疫苗作为第 2 剂麻疹疫苗,为较大年龄的儿童和成人进行喷雾接种可增强机体免疫应答,甚至超过了注射接种疫苗的效果。然而,喷雾接种 Schwarz 株疫苗的免疫应答率较低,因而不再使用[860]。喷雾接种技术可简化麻疹疫苗接种程序,就能像消灭脊髓灰质炎那样以社区为单位实施大规模儿童接种[502,861,862]。WHO、CDC 和美国红十字会已经设立了一项麻疹喷雾接种项目,以完成在发展中国家进行喷雾接种麻疹疫苗所必须的研究和审批要求[863]。虽然既往的研究显示在婴儿中进行麻疹疫苗的喷雾接种产生的免疫应答与注射接种相同,但最近的一项随机对照试验发现,其免疫原性劣于当前的注射型麻疹疫苗[482,861,863-865]。这项研究是一项随机、开放、对照型研究,研究中将单剂为 0.2ml 的复溶的麻疹疫苗,使用喷雾器雾化,并用一次性不透风的面罩对 9~11 月龄既往未接种过麻疹疫苗的健康儿童进行 30 秒的接种。喷雾器制成的喷雾直径中位数为 5.1μm。接种 91 天后,喷雾剂组中的 673 名(85.4%,673/788)婴儿、皮下接种组中的 754 名儿童(94.7%,754/796)血清抗体呈阳性,前组阳性率较后组低 9.3%(95% CI,6.4%-12.3%),未达到非劣性检验的阈值。这项研究中,无麻疹疫苗导致的重度不良反应发生,两组中的不良事件发生情况类似[864,865]。

为了有效免疫低龄婴儿,目前正在研究亚单位 DNA 和定向麻疹疫苗,这些疫苗在体内仍有母传抗体的低龄婴儿中也具有免疫原性[866-869]。一种能表达麻疹病毒血凝素和融合糖蛋白的 DNA 疫苗可在有麻疹免疫力的母鼠新生的小鼠中引发持久、高亲和力的中和抗体,尽管这些新生小鼠体内均有高水平的母传抗体[868,870]。对非典型麻疹的猴子模型进行研究发现,表达血凝素的 DNA 疫苗并不会引发非典型麻疹[228]。然而,一些疫苗成分却引发了机体产生低亲和力的抗体[869]。目前,口服接种麻疹疫苗已经形成理论并在动物模型中开展了研究。口服有肠衣包被的麻疹减毒活疫苗并不能在猴中产生免疫[871]。然而在老鼠中,口服一种含麻疹肽的小囊泡可引发细胞介导的免疫应答[872],且口服一种可表达麻疹核衣壳抗原的腺病毒既可使机体产生麻疹抗体,又可引发细胞毒 T 细胞的免疫应答[873]。

公共卫生学意义

疫苗接种的流行病学结果

麻疹是传染性最强的人类疾病之一,也是一种经典的儿童传染病。接种麻疹疫苗的目的是直接保护接种者免于发病,预防麻疹引起的死亡,并通过减少病毒传播间接保护未接种疫苗的人群[874]。在无疫苗时代,麻疹呈周期性流行,其流行的强度和频率取决于人口规模、个体间的接触率和通过出生和迁移导致的人群中易感者增加率[875]。20 世纪 40 年代,英国和威尔士每 2 年发生一次麻疹流行,流行自大城市开始(伦敦、曼彻斯特和利物浦),并向城镇和农村地区蔓延[39,876]。在城市中心,麻疹流行的间隔期病毒传播链一直存在,这些城市也成为麻疹病毒的储存库。在城镇和农村地区,流行结束后病毒传播链消失,需再次引入病毒才能发生麻疹的流行。麻疹的流行周期也可用有效复制率 R 来表示,其定义为人群中 1 例典型病例引发续发病例数的平均数(见第 77 章)[583,877,878]。当 R 小于 1 时,平均续发病例数小于 1 例,病例数开始下降。由于病毒传播的重要因素不同,人群内部和人群之间麻疹的 R 值不同,这些因素包括麻疹的人群易感性、人口密度、接触率、年龄结构、人群免疫力的异质性和迁移模式。

麻疹疫苗的使用使麻疹流行规模减小,流行间隔延长[874]。流行间隔延长也被称为"蜜月期"[879,880]。为连续出生队列中的小龄儿童接种疫苗可降低接种队列的麻疹发病率,各年龄组的麻疹发病率均下降(因为传播受阻),且发生麻疹暴发时,大龄儿童病例所占比例增加[385,880,881]。年龄较大的人群最常出现麻疹易感,原因是这些人在儿童期错过了自然感染,也错过了疫苗接种(未被程序覆盖)或未对疫苗产生免疫应答(原发性免疫失败)。0~5% 疫苗接种者的机体免疫力会逐渐减弱(继发性免疫失败),但在麻疹病毒传播中不起主要作用,也不会降低全人群的麻疹免疫水平[192,687,697]。

人群免疫力

由于后续出生队列的麻疹疫苗接种率较高,因此病毒传播明显减弱,未接种疫苗的人群麻疹发病率也下降。疫苗诱导免疫水平低于 100% 时,麻疹病毒传播就可被阻断[882-884]。根据数学模型推断,美国阻断麻疹病毒传播的群体免疫水平阈值为 92%~95%[584]。如果可以通过接种疫苗保持这样的群体免疫水平,就可消灭麻疹病毒在本土的传播，从而达到消除麻疹的目的。了解在一个年龄组中阻断麻疹病毒传播所需的最低疫苗接种率对确立消除麻疹的目标非常有帮助。1989—1991年美国麻疹疫情反弹，流行病学研究发现如果6岁以上儿童的人群免疫力为93%[885]，2岁儿童的麻疹疫苗接种率应达到80%以上才能阻断病毒在学龄儿童间的传播。WHO欧洲区域的年龄特异性的麻疹病毒传播率也存在类似差异，数学模型显示，所有年龄组的麻疹病毒易感率应低于6.4%。为了使传播率最高的年龄组中，也就是中学生和年轻人的感染率较低（5%），学龄前儿童（15%）和小学儿童（10%）的易感性就会较高[583]。

消除麻疹并不是指没有麻疹病例，因为自流行地区输入麻疹病例的可能性仍然存在。然而，输入病例引起的麻疹传播是很短暂的。消除麻疹的证实工作难度较大。De Serres等[584]建议使用输入病例所占的比例和暴发规模的分布两个指标监测麻疹的消除过程。这些监测参数可用于估计R值，即达到消除标准时，R值必须保持在1以下。当所有的麻疹病毒传播链均被阻断且监测系统运转良好的所有国家均达到消除麻疹的目标后，全球就达到了消灭麻疹的目标[54]。

发达国家的研究显示，儿童1岁以后接种单剂麻疹疫苗可使近95%的接种者产生免疫力[581]。由于5%的接种者会发生原发性免疫失败，若实施单剂疫苗的免疫策略，只有100%的人都接种疫苗才能达到95%的免疫水平。对首剂疫苗未产生免疫应答的人中，约95%可对第2剂疫苗产生免疫应答[568]，如果疫苗接种率较高，接种2剂疫苗后就可达到预定的群体免疫目标。

在发展中国家，新生儿的麻疹发病率和死亡率均较高，因此推荐为9月龄的儿童接种疫苗，此时母传抗体可能会干扰血清阳转[887]。研究显示，9月龄接种麻疹疫苗的血清阳转率中位数是85%（70%~98%）[888]，此时接种疫苗后仍易感的儿童（约15%）是血清阳转率为95%时的3倍。如果单剂麻疹疫苗的接种率为90%，血清阳转率为85%，则人群中77%的人获得了免疫。为了提高人群免疫水平，一些人建议，可在为较大年龄儿童进行常规卫生服务时，为其接种第2剂麻疹疫苗，此时血清阳转率为95%。然而，如果首剂接种者通过常规免疫接种第2剂麻疹疫苗，假使两剂疫苗的接种率均为90%，人群免疫水平仅升至90%，仍有10%为易感者。或者，如果在常规卫生服务人群和非常规卫生服务人群中均强化疫苗接种工作，许多从未接种过疫苗的儿童均能接种1剂疫苗，而既往有1剂接种史的儿童能接种第2剂疫苗，则人群免疫水平将显著提高。这就是第2次机会免疫策略[805]。例如，如果首剂接种者的第2剂疫苗接种率和无接种史的儿童的接种率均达到90%，人群免疫水平将升至95%以上。在一些预防服务可及性较差的国家中，第2剂麻疹疫苗的接种通常以全国强化免疫或大型接种活动的方式进行，因为这样可使更多无接种史的儿童接种疫苗。

非特异性效果

麻疹野病毒感染可抑制免疫系统，会导致其他病因引起的记忆应答消失，从而增加全因死亡率。一些免疫学研究在对人和猴子的观察中，发现麻疹疫苗除了预防麻疹外，还降低了死亡率[889-894]。Mina和其同事的最近一项研究显示，麻疹疫苗接种通过预防麻疹引起的对全身免疫系统的不良影响产生很多非特异性的益处，这反过来又会增加非麻疹传染病的病死率[895]。2014年4月，WHO免疫预防策略建议专家组做出了如下结论：现有证据显示麻疹疫苗可降低全死因死亡率，但证据较薄弱，不足以指导免疫策略[896]。

各国防控和消除麻疹的经验

发达国家

发达国家的经验表明广泛接种1剂麻疹疫苗就可减少病毒传播，但2剂疫苗的接种策略对消除本土麻疹是必不可少的[28,897-899]。许多国家都在实施1剂麻疹疫苗的接种程序后，又提供了第2次接种机会，原因是单剂疫苗接种率较高的情况下，仍可发生麻疹暴发（表37.10）。一些发达国家发现，救治患者和控制暴发疫情的成本超过了提供第2次疫苗接种机会的成本[900]。一些国家（如加拿大、英国、澳大利亚和新西兰）已经实施了2剂接种程序并开展了一次性、全国范围的疫苗接种活动以降低学龄儿童的易感率。其他的国家（如美国、芬兰和瑞典）则只实施了2剂次的常规免疫程序。

在1963年（疫苗审批）至2014年底，美国共配发并使用了超过4.5亿剂的麻疹活疫苗（图37.6），麻疹发病率和并发症发生率显著下降（图37.7），初步估计节省了数十亿美元[26,404]。在引入疫苗前的年代，美国每年发生约400万例麻疹病例，平均报告40万~50万例。2010年仅报告了64例确诊麻疹病例，其中56例（87.5%）与病毒输入有关。接种疫苗后比接种疫苗前病例减少了99.9%以上。SSPE的报告发病率也显著下降（图37.6）并在20世纪80年代末90

表 37.10　1963—2010 年部分国家麻疹疫苗免疫策略和扩大免疫规划的演变进程

国家	第 1 次机会 程序中第 1 剂		第 2 次机会 程序中第 2 剂		第 2 次机会 补充免疫	
	年份	推荐年龄	年份	推荐年龄	年份	年龄范围
美国	1963	9 月龄				
	1965	12 月龄				
	1976	15 月龄				
			1989	4~6 岁或 11~12 岁		
	1994	12~15 月龄				
			1999	4~6 岁		
加拿大	1963	9 月龄				
	1968	12 月龄				
			1996	18 月龄或 4~6 岁	1996	5~16 岁
英国	1968	12~23 月龄				
	1988	13~15 月龄				
			1996	入学前	1994	5~16 岁
					2013	10~16 岁
	2012	12~13 月龄	2012	3~5 岁		
巴西	1973	8 月龄				
	1976	7 月龄				
	1982	9 月龄	1992	12~15 月龄	1992	9 月龄至 14 岁
					1995	1~3 岁
					1997	6 月龄至 4 岁
					2000	1~4 岁
					2001—2002	12~29 岁女性
					2004	1~4 岁
					2008	20~39 岁
	2000	12 月龄	2004	4~6 岁		
中国	1978	8 月龄				
			1986	7 岁		
			2006	18~24 月龄		
					2010	8 月龄至 4 岁或 14 岁
WHO EPI	1983	9 月龄				
	1989	6 月龄				
	1991	9 月龄				
			2001	常规免疫或周期性补充免疫		
			2009	15~18 月龄(或入学)和/或周期性补充免疫		

注：WHO：世界卫生组织；EPI：扩大免疫规划。

年代初被真正消除。由于 1989—1991 年麻疹疫情出现反弹，20 世纪 90 年代末，每年均报告少量病例。

美国的麻疹消除工作共分三个阶段[22,23,883,901]（图 37.7）。第一阶段，1966 年对 12 月龄儿童实施单剂疫苗接种策略（表 37.8）；第二阶段，自 1978 年，由三部分组成：①通过单剂麻疹疫苗接种达到了较高的人群免疫水平；②疾病监测；③快速应对麻疹暴发[22,25]。为了达到较高的疫苗接种率，每个州都要求对入学儿童的接种证进行查验。查验的疫苗不仅包括麻疹疫苗还包括儿童接种的其他疫苗，并作为消除麻疹工作的主要产出。虽然美国并未持续阻断麻疹病毒的传播，但多数州都消除了麻疹，1980—1989

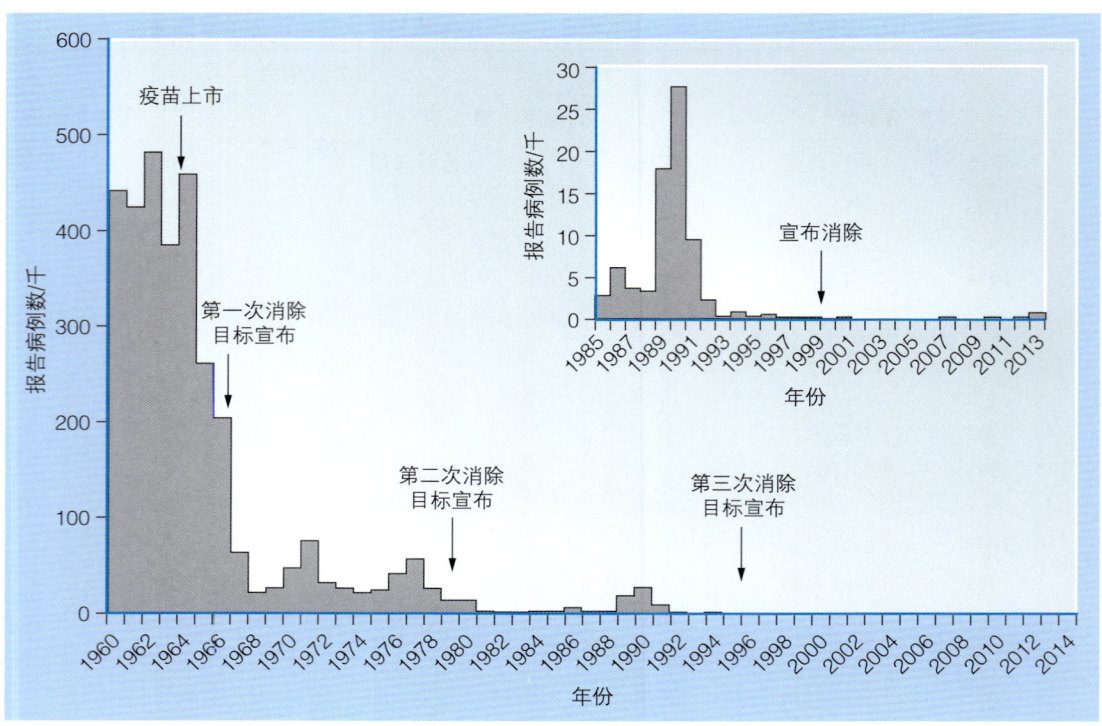

图 37.7　1960—2014 年美国报告的麻疹病例数

年的 10 年期间,54% 的州一直没有麻疹病例,只有 17 个州(0.5%)每年均有麻疹病例报告[902]。在此期间,学校中有接种史的学龄儿童和无接种史的学龄前儿童中仍发生麻疹暴发[383,550,610,614,693,903]。1989 年,美国在 4~6 岁或 11~12 岁儿童中实施第 2 剂麻疹疫苗的常规接种以解决学校麻疹暴发问题(表 37.10)。

20 世纪 80 年代,美国的麻疹发病率较低,但自 1989 年美国开始了 3 年的麻疹流行,期间共发生 55 000 例病例,其中 123 例死亡[904,905]。1989—1991 年美国的年均麻疹发病率为 7.4/10 万,而 1981—1988 年为 1.8/10 万。1989—1991 年间,所有年龄组的发病率均上升,然而上升幅度最大的是不足 1 岁和 1~4 岁的儿童,因而 5 岁以下的儿童病例所占比例将近 50%(表 37.1)。这次流行的主要原因是学龄前儿童的麻疹疫苗接种率较低,尤其在城市中心[906-909],该现象更为明显。此次流行同时也是整个西半球麻疹流行的一部分。

1993 年,美国开始了第三阶段的麻疹消除工作。除了前述的三项措施外,此次主要强调将学龄前儿童的疫苗接种率提高至 90% 以上,并要求所有的学龄儿童均接种第 2 剂麻疹疫苗[901]。为了实施这些措施,1994—2005 年,美国每年下发 1 000 万~1 600 万剂麻疹疫苗(图 37.4)。2000 年 3 月,美国 CDC 召集了一个专家组回顾全国的麻疹传播模式,主要包括:自 1997 年以来麻疹的年发病率小于 1/100 万[910];

1999—2001 年期间暴发了最大规模的麻疹疫情,共发生 15 例病例[815];输入病例的比例由 14%(1993—1996 年)提高到了 35%(1997—2001 年)[911];麻疹的群体免疫水平为 93%[912];自 1994 年起没有出现本土麻疹病毒基因型[255]。基于这些证据,专家组得出结论,美国已不存在本土麻疹病例[26,913]。2011 年美国 CDC 召开了第二次专家组会议,得出的结论是 2001—2011 年美国一直保持着消除本土麻疹病毒传播的成绩。专家组参考的资料包括美国麻疹发病率持续低于 1/100 万,88% 的病例为输入病例或输入相关病例,继续保持无本土麻疹病毒基因型,监测系统运转良好,人群免疫水平高。美国目前消除麻疹的策略中有 4 个组成部分,包括通过疫苗接种最大程度提高人群免疫水平,保证高质量的监测系统,快速应对暴发疫情,与其他国家联合实现全球控制麻疹。在最大程度提高人群免疫水平方面,2 个核心因素是提高学龄前儿童疫苗的及时接种率以及为所有学龄儿童接种第 2 剂麻疹疫苗[901]。1996—2013 年全国估算的 19~35 月龄的儿童的单剂 MMR 疫苗覆盖率始终保持在 90% 以上[914-917]。2014—2015 年报告托幼儿童疫苗接种率的 49 个州中,≥2 剂 MMR 接种率中位数为 94%[918]。2014 年全国调查估算的 13~17 岁青少年≥2 剂 MMR 接种率为 91%[919]。2008—2013 年的全国青少年免疫接种率调查分析的各年龄组麻疹疫苗接种数据证实了保持高疫苗接种率的重要性,该数据显示,美国儿童和青少年的麻疹易感率为12.5%[919a]。

美国维持麻疹消除的挑战包括:频繁的国际旅行、国际旅行较多的发达国家发生大规模麻疹暴发、还有大量美国居民因为个人宗教豁免而没有接种疫苗[920,921]。由于这些挑战的持续存在,2014年1月1日—5月23日,美国CDC共报告了288例麻疹确诊病例,超过了消除麻疹以来年报告病例数的峰值[820]。2014年全年的麻疹报告病例数增至667例,这也是自1996年以来年报告病例数最多的一年。有63例麻疹输入病例,其中7例为外国旅行者,56例为美国公民,后者还包括8例未免疫接种的婴儿。输入病例的增加反映出与美国有频繁国际旅行的国家的麻疹发病率上升。2014年几乎一半的美国输入麻疹病例来自菲律宾。2014年1~5月报告的288例麻疹病例中,多数未接种过疫苗(200例,69%)或疫苗接种史不详(58例,20%),30例(10%)接种过疫苗。195例美国公民病例未接种过疫苗,其中165例(85%)由于宗教、观念或个人原因拒绝接种疫苗,11例(6%)错过疫苗接种,10例(5%)未到疫苗接种年龄[820]。同样,2015年1月4日至4月2日,美国共报告了159例麻疹病例,其中70%的病例来自于加利福尼亚迪士尼主题公园的暴发疫情[921a]。与这起暴发疫情相关的110例加利福尼亚居民病例中,绝大多数未接种过疫苗(49例,45%)或疫苗接种史不详(47例,43%),14例(13%)接种过≥1剂含麻疹成分疫苗或IgG阳性[921b]。这起暴发蔓延至美国的7个州,墨西哥和加拿大,引起了媒体的高度关注,使得加利福尼亚立法机构立法,取消入学时的非医学原因(如观念、宗教信仰)的疫苗接种豁免权[921c]。调查和应对麻疹暴发耗时耗力,对当地卫生部门造成了巨大的经济负担。2011年共发生了16起麻疹暴发,地方和州卫生机构耗费了270万~530万美元[922]。

1963年加拿大将麻疹疫苗纳入免疫规划(表37.10)。虽然在20世纪80年代,单剂麻疹疫苗的接种率超过95%,麻疹暴发仍不断发生[28]。1995年,加拿大报告了2 362例麻疹病例(其中,1/3以上病例在西半球)。学校暴发病例中多数是有1剂含麻疹成分疫苗免疫史的在校学生。数学模型预测大规模的麻疹流行将会发生,一次全国范围的疫苗接种活动可避免麻疹的流行,其成本-效益为花费1美元可节省2.5美元[900]。基于上述分析结果,1996年春季,加拿大12个省中的11个省开展了大规模的学龄儿童麻风疫苗接种活动,接种率达到了90%以上。此外,为18月龄或4~6岁儿童接种第2剂疫苗也纳入了常规免疫接种程序(表37.10)。1998—2001年,加拿大阻断了本土的麻疹传播,仅发生了几起小规模暴发,且多由输入病例引起[28]。2007年,加拿大发生了一起持续25周的麻疹暴发,发生的94例病例均为无免疫史人群,且在无关联人群中散在分布[923]。加拿大的麻疹病毒基因型分析结果与流行病学调查结果相同,即麻疹病例均为输入的病毒引起[924]。2002—2013年加拿大麻疹流行病学分析显示,年输入病例数呈上升趋势。5条传播链共发生了30多例病例,但无一起输入疫情引起的传播持续时间能超过12个月,证实了2002—2013年间加拿大保持了消除麻疹的状态[585]。

1968年,英国将麻疹疫苗引入免疫规划对满1岁但不足2岁的儿童进行接种,但在20世纪70年代和80年代早期,麻疹疫苗接种率一直低于80%。1988年,MMR联合疫苗替代了麻疹疫苗,并用于13~15月龄儿童的接种(表37.10),接种率提高到了90%以上。1994年11月,英国和威尔士提供所有5~16岁儿童(不论既往免疫接种史如何)接种麻风疫苗,以避免此前预测即将到来的麻疹流行。这次接种活动共接种了620万名儿童,报告接种率为92%[898]。1995—2000年,共发生了594例确诊麻疹病例,其中212例(36%)为散发病例,382例(64%)为51起聚集性疫情相关病例。48例散发病例(23%)和51起聚集性疫情中的18起(35%)均为国外输入的病毒引起。此期间分离到了多种麻疹病毒基因型,散发病例和小规模聚集性暴发疫情的病毒基因型均与输入的病毒有关,从而符合了持续消除本土麻疹病毒传播的定义[898]。然而,1998年以来对疫苗安全性的潜在质疑,尤其是谣传MMR与自闭症相关(见"不良反应")导致了MMR接种率下降,并发生了许多大规模的暴发。2007年麻疹本土流行再次发生,其基因型以D4为主[925]。2013年,由于10~16岁儿童的麻疹确诊病例数的上升,英国国家卫生系统和公共卫生部门启动了一次全国的MMR免疫接种活动。这项活动将10~16岁儿童的MMR接种率提高到95%以上,使麻疹报告病例数大幅下降[926]。

其他发达国家也取得了很好的麻疹控制效果。1982年,芬兰在实施2剂疫苗接种策略的基础上开始了消除麻疹工作。其提高疫苗接种率的措施包括:大众宣传、建立登记系统以发现疫苗漏种者,以及加强常规外的疫苗接种工作。到1996年,两剂麻疹的接种率达95%以上,芬兰实现了麻疹消除[34,927]。瑞典也实施了2剂麻疹疫苗接种程序,并取得了同样的成果[32]。澳大利亚和韩国也通过建立2剂次常规免疫接种程序和1次性补充免疫实现了麻疹消除[928,929]。然而,其他发达国家(如意大利[930]、德国[931]、法国和瑞士[932])仍存在麻疹的流行,并经常发生大规模麻疹暴发,其部分原因是人们认为接种疫苗比患麻疹更危险[933]。

包括苏联在内的 WHO 欧洲区已经制定了 2015 年消除麻疹和风疹的策略和达到该目标所需的行动加速计划[933]。除了芬兰和瑞典,许多欧洲国家(如匈牙利、波兰、荷兰和斯洛文尼亚和俄罗斯[934])已经接近或达到了消除的目标。然而,对 2013 年欧洲报告的 31 520 例麻疹病例进行的回顾性流行病学分析发现,多数病例来自 9 个国家:格鲁吉亚(7 830 例)、德国(1 773 例)、意大利(2 216 例)、荷兰(2 499 例)、罗马尼亚(1 074 例)、俄罗斯(2 174 例)、乌克兰(3 308 例)、英联邦(1 900 例)。作者认为,WHO 欧洲区成员国家如果没有持久的政治承诺并加快行动,不太可能如期实现消除麻疹目标[935]。

不发达国家

自 20 世纪 70 年代末,扩大免疫规划(EPI)已经对不发达国家的免疫规划发展起到了重要作用。这些国家的麻疹疫苗接种率从 1981 年的 18% 提高到了 1990 年的 76%。据估计,单在 1995 年就避免了 170 万例麻疹死亡病例。20 世纪 90 年代,捐助者对 EPI 的支持大幅减少,麻疹疫苗接种率呈稳定或下降趋势,每年估计的麻疹死亡例数稳定在 100 万的水平[396]。

据估计,2000 年全世界共发生了 535 300~777 000 例麻疹死亡病例(占 5 570 万例总死亡病例的 1.4%)[397,398]。在 5 岁以下的儿童中,麻疹在主要死因中排第五位,这个年龄组发生的 1 090 万例死亡中,麻疹占 5.4%。麻疹死亡病例中的大多数(>95%)发生在不发达国家,原因是它们的麻疹疫苗接种率较低(如欠发达的常规公共卫生服务和未提供第 2 次麻疹疫苗接种机会)且病例的病死率较高。不发达国家的麻疹病死率高于发达国家,这主要与以下因素有关:发病年龄中位数较小、病毒暴露强度较大、继发感染率较高、营养不良尤其是维生素 A 缺乏。贫穷、拥挤的居住环境和家庭成员过多是导致此流行特征的潜在社会经济因素[887]。全球免疫规划已经将麻疹病死人数降至 2015 年的 134 000 例,并自 2000 年起预防了 2 030 万例死亡[936]。

20 世纪 80 年代晚期和 90 年代初期,不发达国家针对 9 月龄(WHO 建议的麻疹疫苗接种年龄)以下儿童发生重度麻疹病例问题提出了两种不同的策略(表 37.10)。第一,研发高滴度的麻疹疫苗(如 Edmonston-Zagreb 株麻疹疫苗)以克服 4~6 月龄接种时的母传抗体干扰。1989—1991 年间 WHO 推荐,在麻疹是 9 月龄以下儿童重要死因的国家中,可为 6 月龄儿童接种高滴度的 Edmonston-Zagreb 株麻疹疫苗[679],虽然高滴度的疫苗比标准滴度的疫苗有更强的免疫原性,但让人们没想到的是,高滴度的麻疹疫苗与过高的女婴迟发死亡率有关。因此,1992 年 WHO 撤回了对高滴度疫苗的推荐[684]。第二,研究发现兄长(或姐姐)经常是婴儿麻疹感染的来源,根据这个观察结果,泛美卫生组织[805]提出了相应的策略。1987 年,古巴率先提出,不论既往患病史和接种史,均在 9 月龄至 14 岁儿童中开展一次性全国范围的大型疫苗接种活动。这次强化免疫的目的,就是通过快速减少大年龄儿童的易感者比例,阻断麻疹病毒感染 9 月龄以下婴儿。这个方法被证实是非常有效的,并被纳入了泛美卫生组织提出的消除麻疹策略。

泛美卫生组织策略

1994 年,北美和南美国家的卫生部确立了到 2000 年底自西半球消除麻疹的目标。为了达到这个目标,PAHO 建立了一套策略,该策略由三个重要的免疫接种部分组成:①强化免疫:不论既往患病史和接种史,在 1~14 岁儿童中开展一次性大规模接种;②维持免疫:后续每个出生队列的疫苗接种率均达到 90% 以上;③后续强化免疫:不论既往患病史和接种史,每 3~5 年在 1~5 岁儿童中开展后续大规模强化免疫[805]。应在学龄前麻疹易感儿童的估计数量(由疫苗接种覆盖率和假定的疫苗有效性决定)达到出生队列的规模之前开展后续强化免疫。强化免疫后,多数国家将麻疹疫苗接种年龄延至 12 月龄以提高疫苗有效性。随着 2010 年在美洲区实现消除风疹的目标的建立,拉丁美洲国家开展了全国范围的麻风疫苗免疫接种活动,计划接种超过 4.5 亿名 39 岁及以下年龄组的女性和男性。在 PAHO 策略的基础上增加的这些"加快"行动使西半球在 2009 年消除了风疹,并加强了消除麻疹的工作[937]。除了免疫接种策略外,美洲的所有国家都对麻疹疑似病例建立了以病例为单位、同时开展实验室检测的监测系统[938]。

巴西在 1973 年建立了全国免疫规划,并对 8 月龄儿童实施麻疹疫苗常规接种[939]。1980—1981 年,巴西在疫苗接种率较低的地区开展疫苗接种活动,全国麻疹控制力度进一步加强。1976 年,麻疹疫苗接种的最小年龄变为 7 月龄,1982 年又变为 9 月龄。1992 年,该国确立了 2000 年消除麻疹的目标,并为 12~15 月龄儿童接种第 2 剂麻疹疫苗(表 37.10)。根据 1987 年巴拉那和圣保罗成功开展全州范围的大型免疫接种经验，1992年巴西开展了全国范围的强化免疫，共为9月龄至14岁儿童接种4 800万剂麻疹疫苗。1995年又在1~3岁儿童中开展了第一次全国性的后续强化免疫，圣保罗州未在其内。

1997年，经过4年的麻疹低发后，巴西的麻疹疫情出现了较大的反弹，共发生53 335例病例，其中61例死亡[939]。病毒传播主要集中在圣保罗州的城市地区，但随后蔓延至所有的州。各年龄组中发病率最高的是1岁以下年龄组（1577/10万），20~29岁青年（539/10万）和1~4岁儿童（205/10万）。全巴西的病例年龄分布特征基本一致：55%为20~29岁成人，该组成人于1968—1977年出生，此时免疫规划刚开始实施。1997年麻疹暴发中的病毒属D6基因型，这与1998年阿根廷和乌拉圭的麻疹暴发，1999—2001年智利、玻利维亚和多米尼加共和国的麻疹暴发相同[940]。

1997年巴西发生的麻疹疫情反弹使该国在同年对6月龄至4岁儿童开展了一次全国范围的后续强化免疫。2000年对1~4岁儿童又开展了第三次的后续强化免疫。经过两次后续强化免疫，巴西阻断了麻疹病毒的传播。2008年，作为消除风疹策略的一部分，巴西为20~39岁的女性和男性开展了一次全国性的MR疫苗强化免疫，使得截至2013年即消除了风疹又维持了麻疹消除状态[937]。

西半球PAHO策略的实施使麻疹报告病例数下降了99%以上，即由1990年的近25万例降至2014年的1 824例（图37.8）。美国麻疹的输入情况，也证实了PAHO策略的成功[911]。1990年为全地区麻疹反弹的高点，300例输入病例中242例来自拉丁美洲，与之相比，2004年的27例输入病例中，没有1例来自拉丁美洲[27]。2001年，海地和多米尼加共和国麻疹暴发疫情得以控制，从而结束了D6型麻疹病毒在西半球的传播。自2002年11月，随着委内瑞拉和哥伦比亚D9型麻疹病毒传播的阻断，西半球维持了12年无本土麻疹病例。然而，2013年3月巴西Pernambuco州发生了D8基因型麻疹病毒的输入，导致1 000多例麻疹病例的暴发。这起暴发蔓延到了相邻的Ceara州，并持续至2015年5月，使得美洲出现了麻疹病毒的本土传播。巴西实施了强化防控措施，成功阻断了麻疹病毒传播。2016年9月27日，PAHO宣布美洲所有国家均被证实消除了麻疹[940a]。

PAHO策略的成功使该策略得以在西半球以外的地区实施。非洲采取了PAHO策略以降低麻疹死亡率。1996—1999年，7个南非国家（南非、纳米比亚、津巴布韦、斯威士兰、马拉维、博茨瓦纳和莱索托）进行了麻疹疫苗的强化免疫，并建立了以病例为基础的麻疹监测系统[941]。这些国家报告的麻疹病例例数由1996年的5万多例降至1998—2008年的20~2 234例（图37.9）。然而，2009年起，南非的所有国家又出现大规模的疫情反弹，并在2010年达高峰，该年共报告14万多例麻疹病例和764例麻疹死亡病例[942,943]。疫情反弹的原因可能包括：常规免疫和强化免疫中因免疫接种率差异导致易感人群累积；1994年南非民主选举后，移民涌入增加。2011—2014年，南非麻疹报告发病率维持在低水平（图37.9）。

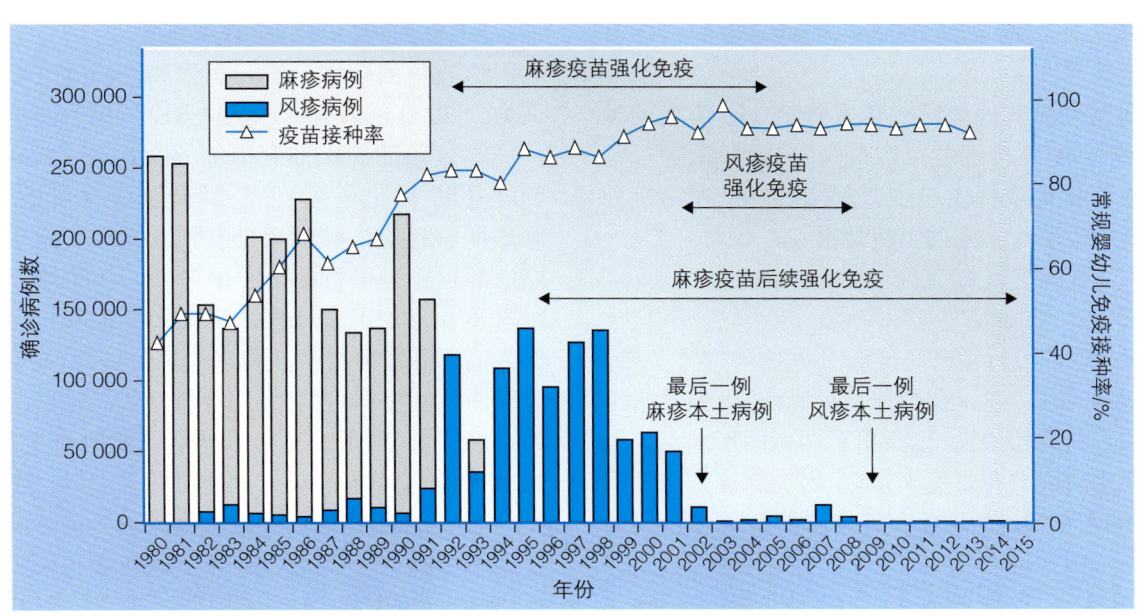

图37.8　1980—2015年6月拉丁美洲和加勒比海报告的麻疹病例数（泛美卫生组织家庭和社区卫生部免疫中心数据）

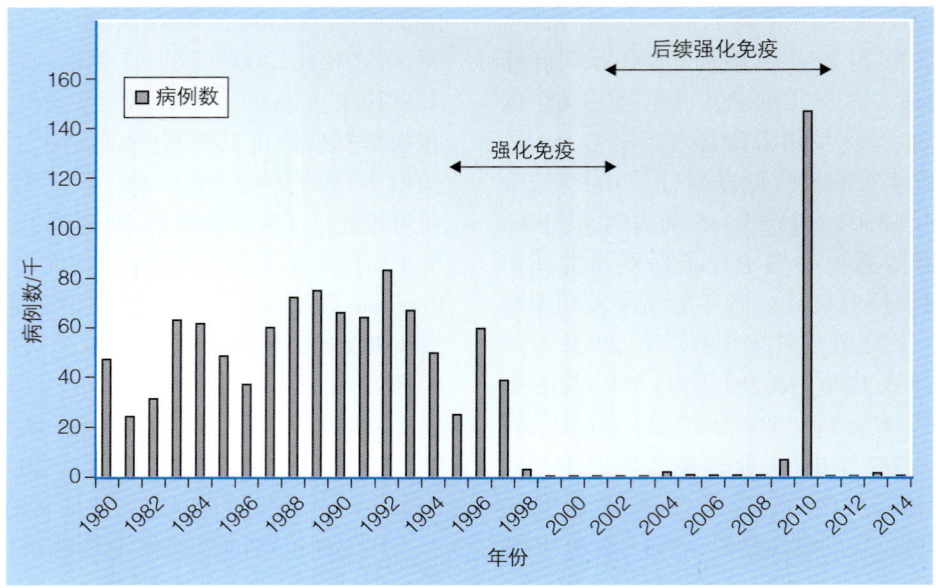

图 37.9 1980—2014 年 7 个南非国家报告的麻疹病例数（WHO 非洲地区办公室数据）

降低死亡率策略

2001 年 2 月，在美国红十字会组织的会议上成立了一个新的合作组织，目的是降低非洲的麻疹死亡率[944]。2000—2008 年底，全球通过强化免疫共为超过 6.5 亿名儿童接种了麻疹疫苗，而且全球 1 剂次麻疹疫苗的常规免疫接种率从 71% 升至 83%。这些加速控制措施使 2008 年底全世界麻疹死亡例数下降了 78%，从而超过了 2005 年减少 50% 的麻疹死亡的预定目标[945]。然而 2009—2014 年，这些措施进展缓慢，每年麻疹死亡例数一直保持在 10 万以上，乃至 2015 年全球麻疹死亡例数较 2000 年减少 95% 的目标没有如期达到[936]。

根据在世界其他地区成功实施 PAHO 策略的经验，不论国家的发达程度或常规免疫接种率，通过常规免疫或强化免疫提供至少 2 剂次的麻疹疫苗接种程序已经成为所有国家的卫生标准（表 37.10）[804]。

消灭麻疹

消灭麻疹的可行性已经讨论了许多年[42,44-46,946-948]。Hopkins 及同事[42]建议在全球消灭麻疹，他们既指出了麻疹和天花的相似性，也指出了两者的不同点。消灭麻疹将比消灭天花难度大得多，因为麻疹传染性较强，感染的年龄较小，并且麻疹疫苗的有效接种年龄较大[949]。

到 2014 年，所有的 6 个 WHO 地区均已经确立了消除麻疹的目标时间（美洲区为 2000 年；欧洲区和东地中海区最初为 2010 年，后修订为 2015 年；西太平洋区为 2012 年，非洲区和东南亚区为 2020 年）。2002 年 11 月，美洲区阻断了本土麻疹的传播，保持了 12 多年没有本土麻疹病例的成绩。从全球层面来看，下一个麻疹控制目标是到 2015 年将国家的麻疹疫苗接种率提升至 90% 以上，在地区水平提升至 80% 以上，将麻疹发病率降低至 5/100 万以下，并且在 2000 年的基础上将麻疹死亡例数降低 95%[950]。

2010 年 7 月，WHO 召开了一个全球技术咨询大会，以评价消灭麻疹的可行性[47]。与降低病死率的目标相比，消灭麻疹还需从生物、程序、疫苗供应、经济和卫生系统等方面进行广泛的评估。一项基于孟加拉国、巴西、哥伦比亚、埃塞俄比亚、塔吉克斯坦和乌干达收集的数据的流行病学和经济学方面的评估认为到 2020 年消灭麻疹是这 6 个国家乃至全球的最具成本效益的麻疹控制措施，在 2010—2050 年还需额外补贴 78 亿美元[951]。综合了所有信息后，认为麻疹能够且应该被消灭，同时 2020 年实现全球消灭麻疹的目标是可行的。2010 年 11 月，策略咨询专家组审核并讨论了全球技术咨询大会的报告。专家们认为消灭麻疹在技术上和生物学上是可行的，在确立全球消灭麻疹的日期前，应评价当前各地区消除麻疹的进展[952]。然而，自 2010 年后消除麻疹进展缓慢。2014 年全球疫苗行动计划年度报告认为，截至 2015 年欧洲区、东地中海区和西太区的地区消除麻疹工作进展不顺利[953]。2016 年，对全球麻疹和风疹策略计划（2012—2020 年）进行了中期评估[953a]，以找出地区消除麻疹工作进展缓慢的原因。评估结果认为，计划中的基本策略依据可靠，但要求实施力度大[953b]。不能全力推进策略工作的主要原因是不完整的国家主权,全球政治意愿不强,资源不足。报告建议将策略重点转向更多地依靠现有卫生服务进行2剂次含麻疹成分疫苗的接种(而不是补充免疫),用疾病发病率和流行病学作为工作进展的主要指标(而不是仅依靠疫苗接种率)。报告强调,消灭麻疹是最终的目标,但制定其实现日期还为时尚早,当前应向区域级消除麻疹的目标努力,以便能够在2020年前制定全球目标[953b]。

目前的数据显示,麻疹符合被消灭疾病的判定标准:①没有动物和环境宿主,人对病毒传播至关重要;②有准确的诊断检测方法;③麻疹疫苗和当前的免疫接种策略是有效的、安全的;④在一个较长时间内,在一个较大的地区(如全国范围)已经阻断了麻疹病毒的传播[46]。全球消灭麻疹的挑战主要包括:①城市化进程和人口密度的增加需要非常高的疫苗接种率;②战争和社会动荡;③国际旅游和被迫移民较频繁,易造成麻疹病毒输入;④HIV的流行降低了麻疹疫苗接种的效果,增加了麻疹病毒的传播[832]。其他潜在的阻碍因素包括政治意愿不足、不安全注射的风险、病毒可能在成人中持续传播,且成人病例比例不断增加。在实施长期免疫规划的国家(如西欧[935]和中国[954]),成人麻疹已成为消除麻疹的主要挑战,因为这些国家在免疫规划实施早期疫苗接种率较低。针对上述挑战,人们不断地进行研究[849],以改善麻疹的诊断检测方法(如干血片法[336,337]和含漱液[334]检测方法)、探索现有疫苗的其他接种方式(如喷雾接种[482-485])、采用无针头的喷射式注射器和微针贴片[853]以减少不安全接种的发生率、研制新疫苗以便能为有母传抗体的儿童接种("隐秘疫苗")[955]。此外,疾病监测策略,通过常规免疫和大规模接种提高接种率,以及项目监测也正在加强,以从目前现场开展的降低麻疹病死率和地区消除麻疹工作中吸取经验。上述措施使我们相信,未来全球消灭麻疹的目标一定会实现。

致谢

本章节最初由Stephen Preblud、Samuel Katz、Lauri Markowitz和Stephen Redd撰写。本章的大量内容源自他们既往的工作。

(马蕊　王慎玉　樊钒)

本章相关参考资料可在"ExpertConsult.com"上查阅。

第 38 章 脑膜炎球菌 ACWY 群结合疫苗

Lee H. Harrison、Dan M. Granoff 和 Andrew J. Pollard

脑膜炎球菌性疾病于 1805 年首次在瑞士日内瓦流行[1]，次年，被报道在美国马萨诸塞州 Medfield 流行[2]。直到 1944 年，该病的流行在美国才销声匿迹。在撒哈拉以南非洲地区，脑膜炎球菌性疾病的发现已经有一百多年的历史[3]。在 20 世纪早期，Simon Flexner[4]就描述了脊髓硬膜下注射脑膜炎球菌抗血清可降低脑膜炎球菌性疾病的死亡率。在过去的 15 年里，新型脑膜炎球菌疫苗的研发取得了巨大的进展，使得流行性脑膜炎的全球流行特征发生了巨大的改变。

脑膜炎球菌性疾病的病情进展很快，但随着抗生素的发现和使用，脑膜炎球菌感染病例的病死率由 70%~85% 降低至如今的 10%~15%[5]。该病在撒哈拉以南非洲地区每 5~10 年发生一次大的流行，发病率高达 1 000/10 万[3]。但在过去的数年间，脑膜炎球菌性疾病的流行状况发生了急剧改变，自 20 世纪 40 年代以来，该病在美国和欧洲未暴发疫情；并且在过去十年间，地域性流行性脑膜炎的发病率也已经下降至近 60 年来的最低水平。最近 15 年中，B 群脑膜炎球菌的感染在新西兰共发生了 5 000 多例，这表明脑膜炎球菌性疾病在工业化国家仍存在暴发流行的威胁。直到流行特异性的外膜囊疫苗的研制并大规模接种，该病的流行才得到了成功的控制。

背景

临床症状和体征

脑膜炎球菌性疾病的临床表现不典型，主要临床特征是发热、皮疹和脑膜炎。但初期的症状、体征很难与其他细菌性感染、立克次体或病毒性感染相区别[6,7]。事实上，很多脑膜炎球菌感染的严重病例初期常被误诊为病毒感染性疾病，这可能产生非常可怕的后果，因为病情可能在几小时内急剧恶化并危及病人生命[7]。

最常见的临床表现是急性细菌性脑膜炎[8]。青少年和成年人感染后常表现为突发的发热、头痛、畏光、肌肉酸痛，大约 20% 的病人发生抽搐，主要症状为意识改变（亢奋或是萎靡）。常见的体征是颈项强直，除此之外，婴儿则常表现为渐起的发热、拒食、嗜睡，而囟门鼓胀可能是中枢神经系统受累的主要体征。大多数病例还会在胸部、上臂和腋下出现典型的瘀斑和紫斑样皮疹[9]，也常见不伴随瘀斑的斑点样丘疹。

10%~20% 的病例发生严重的败血症或菌血症，出现大面积的紫癜性皮损；即使没有发生脑膜炎，脑膜炎双球菌也已在血液和其他各个器官中广为播散，发展为紫癜性皮损和败血症的征象和症状。患者病情进展迅速，表现为低血压、休克和多器官的衰竭。白细胞计数可能非常高，也可能正常或较低，但未成熟的粒细胞比例增加为其常见血象特征。死亡病例的尸检可见急性肾上腺出血，称为 Waterhouse-Friderichsen 综合征。

高达 15% 的脑膜炎球菌性疾病伴有肺炎，并常与 Y 群脑膜炎球菌相关[10]。在没有典型皮疹和菌血症的情况下，考虑到脑膜炎球菌是咽喉部的正常菌群，临床实验室即便是由病人的咽喉部检出了该菌也常会忽略不报，导致肺炎的病因未明。脑膜炎球菌性疾病不常见的临床表现包括心肌炎、心内膜炎、心包炎、关节炎、结膜炎、尿道炎、喉炎和子宫颈炎。在治疗后期，由于免疫复合物的形成，常发生关节炎或心包炎。大多数情况下，严重脑膜炎球菌菌血症的患者病死率可高达 40% 左右。但通常情况下，脑膜炎球菌感染病例的疾病过程不是突发性的。

脑膜炎球菌感染疾病的并发症

10%~20% 的脑膜炎球菌感染幸存者留有永久性的后遗症。在一项针对 146 名脑膜炎双球菌感染幸存儿童进行的多中心研究中，1 名儿童所有脚趾或四肢需要截肢；14 名儿童皮肤坏死，4 名儿童需要植皮；14 名儿童出现双侧（8 名儿童）或单侧（6 名儿童）耳聋；4 名儿童出现共济失调；3 名儿童出现偏瘫[7]。具有特定遗传多样性特征的患者，感染后发生死亡和幸存后留下永久性后遗症的风险显著增高（参见后续内容）[11]。如果病人仅发生脑膜炎，没有败血症，死亡的可能性很小，发生上述后遗症或死亡的概率不足

10%，但存在发生神经性听力障碍、轻中度的认知、智力障碍以及癫痫的可能性[12-17]。英国的一项儿童研究中，B群脑膜炎球菌性疾病组的发生重大残疾后遗症的比例大约为9%，远高于匹配对照组中的2%[17]。一般而言，脑膜炎球菌性脑膜炎引起的神经系统并发症、后遗症要低于流感嗜血杆菌、肺炎链球菌所致的神经系统后遗症的发生率[18-20]。

细菌学和分子流行病学

1887年，Weichselbaum首先从脑膜炎病人分离培养到脑膜炎奈瑟菌[21]，脑膜炎奈瑟菌是革兰氏阴性、有荚膜、氧化酶阳性的需氧双球菌，只对人体有影响[22]。在血琼脂培养基或Mueller-Hinton培养基上，5%~10% CO_2中生长良好。用Catlin-6培养基（固体）[23]对该菌进行鉴别，用Frantz培养基（液体）[24]作部分鉴别。根据该菌多糖的免疫化学特征，目前已鉴别至少有13个不同血清群的脑膜炎球菌[25,26]，其中具有夹膜血清群的A、B、C、W135、X和Y脑膜炎奈瑟菌几乎是导致所有病例的病原体[27,28]。

流行病学上根据该菌外膜蛋白（outer membrane proteins，OMP）PorB和PorA的免疫学反应，进一步分别对脑膜炎球菌进行血清型和血清亚型的分类[29-33]。目前命名法列出的荚膜群，外膜蛋白PorB血清型和PorA血清亚型，均可利用单个的菌落将其分开（例如B:4:P1.7,4）。例如：编码PorA表位的VR1(loop2)和VR2(loop4)基因区，位于前缀P1之后，表述时以逗号分开[34,35]。目前，已有市售的脑膜炎球菌分群、分型乃至亚型的试剂[36]，但使用还并不广泛。根据VR1和VR2基因序列，可将表型不能区分的PorA亚型进一步分为不同的变异菌株[37]。最近，另外一个OMP——FetA——一种肠杆菌素受体，被用作脑膜炎球菌分类依据[38-40]。脑膜炎球菌H因子（fH）结合蛋白基因的测序分析提供了其他脑膜炎球菌菌株分子进化[41,42]和流行病学信息[43]。根据脑膜炎球菌脂寡糖结构的不同还能分出不同的免疫表型[44]。

脑膜炎球菌对外源DNA有天然的转化适应，这提供了一个菌群间DNA平行交换的机制[45,46]。因此，与其他一些细菌种属相比，该菌有更多的群体共性结构[47]，并表明其可以交换编码关键抗原的基因，这些抗原物质既能作血清学鉴定之用，也能作为菌苗组分[40,48-50]，但该菌易于交换编码荚膜和外膜蛋白基因的特性可能引发毒性克隆造成疫苗逃逸[40,51,52]。

多位点序列分析（multilocus sequence typing，MLST）是分析此类遗传学关系的最常用方法。MLST法利用核苷酸序列分析，根据保守基因的序列多样性分析，可以对该菌进行更为准确的群、型鉴定[53,54]。尽管脑膜炎奈瑟菌具备通过基因水平转移获得DNA的能力，只有少数MLST定义的遗传谱系能够引起最具侵袭性的脑膜炎球菌病（IMD）[28]。这种矛盾的现象可以通过限制修饰系统的作用来解释，限制修饰系统对基因水平转移造成差分障碍并导致形成了现今的人口结构[55]。

全基因组测序正在取代传统的分子鉴定方法。脑膜炎球菌基因最显著特征之一是其数量巨大的重复序列和数以百计的易变基因片段[56]，这些特征是该菌抗原性变化和其表型适应性的重要原因。

诱发疾病和携带的危险因素

人的咽喉部是脑膜炎球菌的唯一正常定植处。这种微生物体通常是无害共生，并随着年龄、地域和时间的不同携带率也有所区别[57-61]。通常情况下，青少年及年轻成人的携带率是最高的[62-65]。通过吸入带菌者喷嚏微粒或通过亲吻等方式直接接触携带者的呼吸道分泌物，是该菌在人与人之间传播的主要途径。因此，呼吸道病毒感染[66-69]、吸烟[70-72]或暴露于室内火炉烟雾中[73]，光顾酒吧、舞厅以及暴饮暴食等行为都与脑膜炎球菌携带或疾病发病率有关[71,74-77]。这些行为方式和环境因素与脑膜炎球菌感染间的关系在于：无论病毒感染还是吸烟，或者处于空气污浊的环境中都会引起人呼吸道黏膜的改变，从而降低了人咽喉部的自净能力，有助于细菌在咽喉部、呼吸道黏膜上附着、繁殖。通过前述的传播途径，这些热闹的公共场所大大增加了该菌在人与人之间的传播。在英国，大学生[78]、住集体宿舍的新生[79]、与多个伴侣有亲密接吻者有更多的机会感染脑膜炎球菌性疾病或带菌。这些数据说明，行为才是该人群中携带脑膜炎球菌的主要决定因素，而并不是年龄或性别。然而，早产儿[78]及有人类免疫缺陷病毒（HIV）感染病史的患者出现脑膜炎球菌病的风险在不断升高，表明并发症也会对疾病的风险产生影响[80,81,81a]。

脑膜炎球菌的致病性

如上所述，侵袭性的脑膜炎球菌病主要由数量有限的高致病性株系导致[28,51]。而从通常带菌者所分离到的群系众多的菌株中，很多是极少致病的株系[60,82]。这些结果表明致病性脑膜炎球菌具有遗传学基础，例如：IMD多由有荚膜的菌株引起，而寄居菌株通常缺乏荚膜，这表明了荚膜在脑膜炎球菌致病性中的重要性[83,84]。

脑膜炎球菌附着在人的咽喉部黏膜细胞后，繁殖增生，成为带菌状态。在这一过程中，纤毛是重要的黏附因素，后续的紧密黏附则依靠两个不透明蛋白（Opa 和 Opc）、脂寡糖和细菌间纤毛-X 的相互作用[85-87]。球菌黏附于上皮细胞则需要 CD46[87] 及癌胚抗原受体（CEACAM）[88] 等特异性受体。黏附过程使细菌丢失了菌毛，也导致宿主细胞调整细胞结构，通过膜结合囊泡的方式使细菌被宿主细胞吞噬[85,89]。一旦宿主成为细菌携带状态，是否致病取决于入侵菌的毒力、宿主非特异免疫力[11]及功能性血清抗体存在与否[90]。菌体一旦进入血液，脾脏也是清除细菌的重要器官。切除脾脏的人和脾功能不好的人，会由于清除功能的缺陷更容易罹患严重的脑膜炎球菌[91]。

血清抗体诱导激活经典的补体系统活化途径，在对脑膜炎球菌的调理和溶菌过程中发挥重要作用。在缺乏抗脑膜炎球菌特异抗体的情况下，补体的调理和溶菌功能也可经旁路实现[92]。由于补体在宿主抵抗侵袭性脑膜炎球菌过程中具有重要作用，所以当补体 C3 或随后要激活的 C5-C9 成分缺乏或不足时，大大增加了罹患脑膜炎球菌性疾病的风险[93-100]。

宿主的 H 因子（fH）在补体的旁路激活通路中是重要的功能表达下调分子，脑膜炎球菌能特异地与宿主 fH 结合，降低补体的调理、溶菌功能，从而提高细菌抵抗宿主血清杀菌活性的能力[101,102]，全基因组研究发现补体因子 H（CFH）和 CFH- 相关蛋白 3 的多态性与脑膜炎球菌病的较低患病风险有关[103]。目前，两种用于预防 B 群脑膜炎球菌病的疫苗正在研制中，主要针对细菌表面结合了 fH 的脑膜炎球菌配体（简称 H 因子结合蛋白）。

脑膜炎球菌感染能迅速导致发生进行性皮下出血和皮肤坏死，进而发生弥散性血管内凝血和休克。在脑膜炎双球菌性疾病骤起、急速发病过程中发挥作用的诸多因素中，最重要的是细菌在血液循环中的快速繁殖，以囊泡形式释放大量富含内毒素的菌细胞外膜囊泡，导致血液循环中高水平的内毒素，细菌细胞膜成分和细菌 DNA[104]，这些成分激活单核细胞和巨噬细胞上的多种非特异性受体（Toll 受体）（见后续讨论），造成前炎性细胞因子的释放，启动活化纤溶和补体系统。内毒素（脂寡糖）是重要的致病性毒性分子[105]，其在循环中水平的高低与临床症状的严重程度和死亡率明显正相关[106]。

宿主的遗传因素

补体级联反应的激活以及补体与脑膜炎奈瑟菌表面的结合都是应对 IMD 患病的关键宿主防御方式。补体级联反应中蛋白质尤其是膜攻击复合物，如 C5、C6 或 C7 等的缺乏，长期以来被认为是感染 IMD 的一个重要的危险特性。英国的一项研究发现，在 297 名脑膜炎球菌病患者中，0.3% 被检查出补体缺陷[107]，其他小样本研究中未报到有补体缺陷病人。在一个以人口为基础的脑膜炎球菌病研究中，在进行补体缺陷筛查的 16 例患者中有 3 例（19%）补体水平低至 50 级（CH_{50}）[108-110]。另一项研究结果表明，补体缺乏的人感染脑膜炎球菌病的概率比一般人高出 1 000 倍[111]。在感染罕见荚膜组脑膜炎球菌的病人中，补体缺陷比例更高，达到 30% 以上[95,112]。补体缺陷病人在青少年期或成年期还会不断出现脑膜炎球菌病复发，这些人通常是因为感染荚膜群而发病，而一般人群中却很少引发疾病。因此，对于复发性脑膜炎球菌病患者以及因非常见荚膜群菌株感染发病的患者，应考虑补体不足的情况。C3 或 C4、备解素的血清水平不足，或 D 因子不足诱发补体旁路途径活化也与脑膜炎球菌病的风险增加有关[99,113]。甘露糖结合凝集素（MBL）[114-117]是血清中的成分，可以与脑膜炎球菌结合并参与补体级联反应的激活过程[111]。尽管数据相矛盾[78]，但据报道，对于 MBL 血清浓度较低[113]或多形性 MBL 血清浓度较低并伴有功能萎缩症状[115]的患者，其感染 IMD 的风险会增加[118,119]。因为甘露糖结合蛋白的多形性所占人口比例远大于补体不足所占人口比例，所以，甘露糖结合蛋白结构异常在人群对脑膜炎球菌性疾病的总体易感性方面发挥的作用，尤其是对于还没有对脑膜炎球菌产生特异性杀菌抗体的儿童和青少年显得极为重要。

Toll 样受体（TLRs）是天然免疫系统产生的，专门针对各种不同病原微生物分子的成分。TLR4 能与细菌脂多糖结合，负责宿主对革兰氏阴性菌感染的固有应答。据报道，TLR4 杂合的错义突变在脑膜炎球菌病人中的比例远高于总人口中的比例[120]。

据报道，各种其他遗传多样性可能增加脑膜炎球菌性疾病的严重程度，而不影响个体对疾病的易感性[11]。中性粒细胞上 IgG_2 或 IgG_3 的 Fc 段受体，被称为 Fcγ 受体 ⅡA（FcγR ⅡA），能够影响吞噬细胞从血流中清除被调理细菌的能力[121-123]。几项研究结果均发现 FcγR ⅡA 与 FcγR131 受体有关联，即，与 IgG_2 结合能力越差，罹患脑膜炎球菌性疾病的症状就越重[121-125]。据报道，白介素 -1（IL-1）基因家族中的某些多态性[126]、与 IL-10 高表达有关的基因型[127]或与瘤坏死因子 -α（TNF-α）产生异常的相关基因型[127,128]，以及有血管紧张素转换酶特异性等位基因能增加罹患严重脑膜炎球菌性疾病的危险性[129]。虽然这些关联中的大多数都是在小样本集的基础上确定的,并且需要进行独立确认实验,但根据目前积累的资料,由于遗传因素,基因类型不同导致的宿主反应性的变化,使得不同的健康个体暴露于脑膜炎球菌后,对该菌的易感性以及罹患疾病后所表现的临床症状都大不相同。综上所述,宿主 H 因子相关变异降低了脑膜炎球菌性疾病的风险[103]。

诊断

确诊脑膜炎球菌性病例,通常需经血、脑脊液(cerebrospinal fluid,CSF)或其他感染灶取样进行细菌培养。通过革兰氏染色,发现革兰氏阴性的双球菌,也是重要的确诊证据。乳胶凝集试验可用于检测血、脑脊液中的脑膜炎球菌荚膜多糖的存在,但容易导致假阴性结果。为了快速确定感染菌的荚膜种群,目前已建立了金颗粒免疫层析法,可迅速测定检测样品中可溶性的荚膜多糖物质以确定感染菌的种群[130]。这种检测方法对于快速确定诸如非洲的脑膜炎流行带等地区流行菌的群、型,以及为广泛的大规模预防接种选择适当的疫苗具有很重要的潜在价值。

由于抗生素的使用,细菌培养来诊断脑膜炎球菌病例的方法存在局限,通过检测正常无菌体液中脑膜炎球菌 DNA 的聚合酶链反应(PCR)分析可用于确诊脑膜炎球菌病例,特别适用于区分荚膜群 A、B、C、W、X、Y、Z 和 29E 群脑膜炎球菌[131-133]。

在欧洲,使用 PCR 技术可以检测大部分脑膜炎球菌病例,相反,在美国,PCR 的使用率较低。例如,在英国,有 55% 的病例是基于阳性 PCR 诊断的[134,135]。将 PCR 用于脑膜炎球菌疾病的诊断有双重好处:它可以更准确地反映疾病负担,并在更大范围内进行病例诊断。

治疗和预防

抗生素治疗

尽管许多抗菌药物对脑膜炎球菌疾病的治疗有效,但传统上认为一旦确定脑膜炎球菌疾病,静脉输注青霉素是首选治疗方法。尽管临床意义尚不明确,但某些来自美国的脑膜炎球菌分离株对青霉素具有中等敏感性(最低抑制浓度:0.1~1.0μg/ml)[9,136]。在比利时的研究发现,2011—2012 年间,对青霉素易感性下降的临床分离株的频率增加[137];在 2004 年、2008 年、2010 年和 2011 年来自美国 10 个主动细菌核心监测点的 466 个脑膜炎球菌分离株中,有 10.3% 的分离株对青霉素具有中等敏感性,0.6%(3 个分离株)对青霉素有耐药性,并且所有分离株都对头孢曲松敏感[138]。对青霉素的中等敏感性的临床意义尚不明确,但给药方便以及可及性高使得头孢曲松成为治疗脑膜炎球菌疾病的合理选择,即使已经确定了诊断。实际上,在美国很少使用青霉素,而在英国,头孢曲松是推荐的用于治疗脑膜炎球菌疾病的抗菌药物[138a]。对疑似患者尽早使用抗生素并关注其反复出现的病症有助于减低脑膜炎球菌性疾病的发病率和病患的死亡率[139,140]。由于脑膜炎球菌疾病的临床特征可能与其他细菌性病原体引起的细菌性脑膜炎或败血症重叠,这受患者的年龄、临床表现、接触史、脑脊液革兰氏染色或皮疹出血的结果及是否存在其他流行病学危险因素的影响,但在确诊之前,通常采用初步的经验性治疗[9]。对大多数全身性的脑膜炎球菌性感染,5~7 天的抗生素治疗就足够了。在抗生素来源有限的情况下,可考虑单剂注射氯霉素或者头孢曲松[141]。

其他治疗方法

暴发性紫癜的患者死亡率可高达 50%。紫癜症状是由于前炎性介质陡然地大量释放[142],导致休克及大、小血管内的广泛凝血等严重感染所致的过度免疫反应而致。

重症全身性脑膜炎球菌感染的一种疗法曾聚焦于活化蛋白 C(一种抑制过多血栓形成和血纤蛋白形成的内源性抗凝剂)[143,144]。尽管在一项临床试验的结果中,重组人活化蛋白 C 获得上市许可,但其他研究并未显示其对于延长生存期的效果,因此该药被撤出市场[144-147]。

有报道进行抗生素治疗前给予第 1 剂地塞米松,并连续给予 4 天地塞米松的治疗方案,能降低 b 型流感嗜血杆菌(Hib)性脑膜炎导致的神经感应性耳聋的发生率;在一项随机对照实验当中,成人细菌性脑膜炎使用地塞米松,与随机抽取的对照组比较,能降低死亡率。但有统计学意义的资料仅限于肺炎链球菌所致脑膜炎,对其他病原菌所致的脑膜炎,地塞米松的疗效还难以确定[148]。高剂量的糖皮质激素通常对治疗败血症休克无效。尽管低剂量的糖皮质激素经常被使用[149,150],最近一项随机对照研究(CORTICUS 实验)显示出糖皮质激素对降低患者发病 28 天后的死亡率并无益处(氢化可的松组 33%,安慰剂组 31%)。虽然接受皮质类固醇的患者休克持续的时间短一些,但是不良事件,包括败血症和败血症休克的发作都比对照组更频繁。Sprung 等推论出,对于大多数患败血症休克的患者,糖皮质激素的潜在益处并不高于不良风险[151]。

药物预防

与脑膜炎球菌性感染病人的密切接触,会极大地增加感染发病的机会。与病患同室居住者和通过与病人亲吻、共用餐具、眼镜等其他密切接触而暴露于病患口腔分泌物者以及一起接受日常护理的人,感染的可能性最大。一般来说医疗卫生工作者受染的概率不高,但进行口对口人工呼吸、气管插管而没有很好防护的卫生工作者受染的概率很高[152]。曾经报道过的无数有严重脑膜炎球菌病的患者都是微生物实验室的工作者,曾在开放环境中进行培养的主要工作者[153-155]。在一项 16 例实验室获得性病例的报告中,有 50% 是致命的[154]。密切接触者(患者)可用利福平、头孢曲松、环丙沙星作为预防性药物,这些药物能去除咽喉部克隆繁殖的奈瑟脑膜炎球菌菌落[5]。2008 年在北达科他州和明尼苏达州报道出现了氟喹诺酮类耐药株,这促使疾病预防控制中心(CDC)推荐在一些已确认有耐药性菌株的地区使用头孢曲松、利福平或阿奇霉素根除脑膜炎球菌的传播[156,157]。

应向家庭成员和有长期密切接触历史的其他人提供化学预防。在美国[5]建议对儿童日托接触者和工作人员进行预防,但在英国[158]未推行。患者发病后的第 1 周传染性最强,这期间和病人有密切接触者最易受感染,所以,对密切接触者的预防性给药宜早,最好在患者被确诊后 24 小时内进行[267]。青霉素治疗并不能可靠地消除鼻咽部寄居菌落。因此,也建议在那些经青霉素治疗的患者出院之时仍使用抗菌药物治疗以消除鼻咽部定植的菌落。此建议仅针对用青霉素单药治疗患者。那些曾经接种过脑膜炎疫苗的接触者仍然应该考虑用药物预防,因为早期疫苗失效或是血清抗体缺乏持久性等因素可能使接种过疫苗的人容易感染疾病。

还没有足够的资料表明在脑膜炎球菌性疾病暴发期间,大面积的人群预防性给药对降低发病率或者增加抗药菌株出现概率产生影响。当小范围以学校为单位的流行发生时,应考虑对所有人进行药物预防。进行大规模药物预防可能会对包括规模相对较小的人群与外界人群的接触有限,并且可以快速实现抗生素高覆盖率有所帮助。如果进行了抗生素治疗,则应同时对所有人给药。

流行病学

发病率及公共卫生负担

尽管脑膜炎球菌感染性疾病发生在世界上所有的国家,是一个全球性的疾病[28],但是因为在世界的很多地方对该病的监测不足,所以该病真正的疾病负担仍然未知[159-161]。这种流行病非常易变,具有动态性和流动性,并受自然变异和免疫政策的影响。此外,该病的变异本质上是膜菌群的变化。A 群脑膜炎球菌造成大规模流行的能力十分显著[3]。自第二次世界大战以来,A 群脑膜炎球菌感染的流行主要发生在发展中国家,大多数报道来自被称为"脑膜炎流行带"的撒哈拉以南非洲地区。在该地区,由于低成本的脑膜炎球菌 A 型结合疫苗(见下文)最近被广泛使用,很大程度上已预防了 A 群的流行[162]。荚膜 X 和 W 菌株现在也在非洲大量肆虐。过去很少在撒哈拉以南非洲暴发的 C 群也开始在尼日利亚和尼日尔出现[163-166]。

在 19 世纪 60 和 70 年代,据报道 A 群脑膜炎球菌疾病在中国、蒙古国和尼泊尔发病率很高。最近,在 2005 年,印度出现 A 群脑膜炎球菌疾病的大流行,2004 年和 2005 年菲律宾出现了 A 群脑膜炎球菌病的暴发,向世界卫生组织报告了 98 例病例(病死率 33%)[167]。

在欧洲,脑膜炎球菌病多为散发病例,而且主要是荚膜 B 群和 C 群脑膜炎球菌引起的。然而,欧洲的一些国家经历了由 Y 型和 W 型菌株引起的疾病增加。在 2007—2009 年期间,英格兰和威尔士由 Y 群毒株引起的浸润性脑膜炎球菌病例的比例从 3% 增加到 6%,这比过去的三十年要高[168]。其中近 40% 的患者患有基础疾病,65 岁及以上的患者中很大一部分患有肺炎,增加的病例中大部分属于 ST-23 克隆复合体的菌株。其他欧洲国家也报告了 Y 群疾病的增加[169]。每个国家脑膜炎疾病的负担有很大不同,并且在引入了 C 群脑膜炎球菌结合疫苗的国家发病率急剧下降。在使用细菌培养方式确诊病例的国家中,2012 年每 10 万人口中报告发病率最高的国家是立陶宛(1.8)、英国(1.4 例)和爱尔兰(1.3)[170]。荚膜群分布分别为 B 群(68%)、C 群(17%)、Y 群(8%) 和 W 群(4%)。

尽管欧洲由 W 群引起的脑膜炎球菌病相对较少,但自 2009 年以来,英国的 W 群疾病迅速增加,从2008—2009年的1.8%增加到2013—2014年的15%[171,172]，其增加是ST-11克隆复合株克隆扩增的结果。对全基因组测序数据的分析表明，该菌株不是Hajj克隆的后代，而是与在Haajj之前传播的ST-11 W群菌株相关[52,173]。对比观察显示，21世纪早期发生W群疾病有明显的增长[52]。由于感染增加，并且如下文进一步讨论的，英国在2015年8月发起了针对14~18岁儿童的四价MenACWY免疫运动[174]。

图38.1显示了1984—2014年期间美国脑膜炎球菌的年发病率[175]。自2000年以来，脑膜炎球菌的年发病率一直很低，2013年的发病率是0.14/10万[176,177]。发病率降低的原因是未知的，但可能与多种因素有关，包括主动和被动吸烟的减少，抗生素使用方式的改变，流感疫苗的使用增加，脑膜炎球菌携带的减少以及该人群所没有的强毒株缺乏新型抗原变异[178]。一项来自马里兰州的研究发现，1990年C群和Y群发病的增加与脑膜炎球菌关键的外膜蛋白抗原变迁有关[40]。从一个脑膜炎球菌荚膜组转换为另一个荚膜组与脑膜炎球菌病的全球趋势有关[52]。脑膜炎球菌病的流行病学是自然周期性的；未来发病率将如何变化尚不得而知。

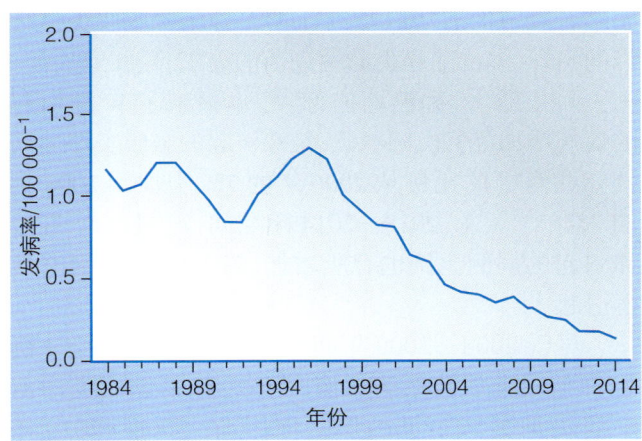

图38.1　1984—2014年脑膜炎球菌病的发病率。
资料来源：ADAMS DA, THOMAS KR, JAJOSKY RA, et al. Summary of notifiable diseases—United States, 2014. MMWR Morb Mortal Wkly Rep, 2016, 63: 1-152.

特定年龄段人群发病率，与人群总的免疫屏障水平和环境中流行菌株的毒性强弱有关。还未获得自然免疫力的婴幼儿发病率是最高的。据报道，在欧盟国家，2012年报告的1岁以下儿童和1~4岁儿童脑膜炎球菌疾病（主要是B组）的发病率分别为11.4/10万和3.7/10万[170]。同一时期，美国小于1岁、1岁和2~4岁年龄组儿童的脑膜炎球菌病发病率则低得多，分别为1.86/10万、0.41/10万和0.20/10万[179]。在美国和欧洲，青少年和年轻人中的发病率峰值已经随着时间的流逝而逐渐减少（美国的代表性数据显示在图38.2）[5]。

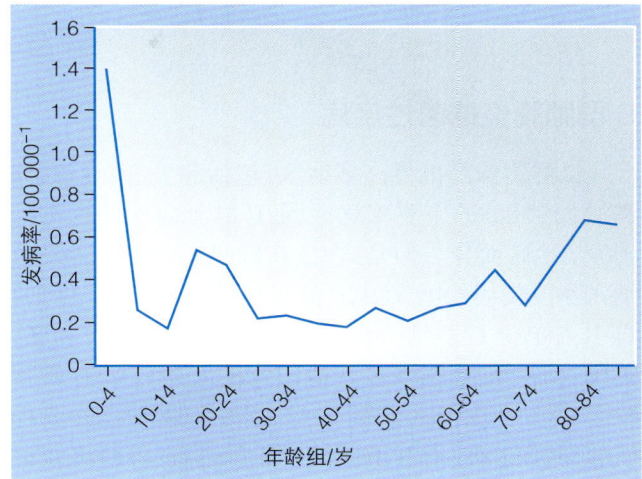

图38.2　2002—2011年美国各年龄段脑膜炎球菌病发病率。
资料来源：COHN AC, MACNEIL JR, CLARK TA, et al. Centers for Disease Control and Prevention. Prevention and control of meningococcal disease: recommendations of the Advisory Committee on Immunization Practices [ACIP] MMWR Recomm Rep, 2013, 62: 1-28.

在温带气候国家，脑膜炎球菌感染的发生率在冬季最高。这可能是与在冬季人们室内活动增多，缺乏通风或上呼吸道感染增加有关，所有这些因素都易于流行性脑膜炎球菌在人与人之间的传播，而增加感染和发病的机会。

A群脑膜炎球菌性疾病

直到如今，A群菌依然是在撒哈拉以南非洲地区脑膜炎流行带引起脑膜炎疾病并造成流行的主要菌群。从位于西海岸的塞内加尔的延伸带起到位于东海岸厄立特里亚[28,180]。这些菌株很少在美国和欧洲引起疾病[170,177,181]。但有一个例外就是俄罗斯，据报道，俄罗斯最近在2010年就报道了A群分离株占莫斯科分离株的大部分[182-184]。

在流行期间，撒哈拉以南非洲地区A群流脑的年发病率可超过1 000/10万，比美国目前的脑膜炎球菌病发病率高3 000倍。在非洲历史上，A群流行期间的病死率介于10%和15%之间[3]。随着最近引入的单价A群结合疫苗，A群脑膜炎疾病的发病率显著下降，如今主要是由W、X和最近的C群引起的[163,164]。为什么由这些荚膜群的菌株引起的疾病流行集中在撒哈拉以南地区,为什么流行多始于11~12月间的旱季,而在湿度增加、雨季来临的6~7月份戛然而止,这些问题目前还不得而知。环境、宿主以及微生物很可能起到一定的作用[185]。

B 群脑膜炎球菌性疾病

请参阅第39章。

C 群脑膜炎球菌性疾病

C 群菌株是世界许多地区(包括北美、南美、欧洲和澳大利亚)的主要疾病原因,C 群分离株的比例因国家/地区而异。但是,在已将脑膜炎球菌结合疫苗纳入免疫规划的国家中,C 群疾病已大大减少。例如,自引入单价 C 群结合疫苗以来,加拿大、澳大利亚、英国、荷兰和欧洲许多其他国家的 C 群疾病有所减少[186-191]。2012 年,欧洲 17% 的疾病是由 C 群菌株引起,其中 68% 由 B 群菌株引起。最近,巴西将 C 群结合疫苗纳入了儿童免疫规划疫苗,从而降低了 C 群疾病的发病率[192,193]。在美国,部分原因是青少年使用了四价结合疫苗,因此除了 W 群和 Y 群外,2012—2013 年间 11~19 岁人口中 C 群引起疾病的发病率仅为 0.05/10 万[194]。但是,在 2013 年,C 群菌株仍占约 30% 美国所有脑膜炎球菌疾病的总数[195]。

C 群脑膜炎球菌周期性地引起非洲脑膜炎疾病,但不是该区域疾病的主要原因。但是最近在尼日尔和尼日利亚发生了 C 群疾病的流行[163,164]。在美国和欧洲也有在男男同性恋人群中暴发 C 群脑膜炎球菌疾病的报道[196-202]。

Y 群脑膜炎球菌性疾病

感染 Y 群脑膜炎球菌后可以出现所有脑膜炎球菌感染性疾病的主要临床症状,但较之其他群型感染,Y 群菌患者更容易发生肺炎[168,203,204]。20 世纪 90 年代,美国 Y 群疾病的发生率处于增长趋势,到 1996 年占到分离菌株的 33%[205,206]。2013 年,美国约有 15% 的 IMD 是由 Y 群菌株引起的[195]。据报道,Y 群菌株在导致哥伦比亚、加拿大部分地区[207,208]、南非[209]、瑞典[210]和其他欧洲国家[211]脑膜炎中占据很大比例。尽管有研究表明 Y 群菌是带荚膜的分离株中最常见的菌株之一,但由 Y 群菌引发的疾病在世界上其他大部分地区相对少见,其原因尚不清楚[59,64,212-214]。

W 群脑膜炎球菌性疾病

2012 年,以前称为 W135 的术语被简称为 W 型[27]。直到 2000 年,W 株在世界范围内是一种相对罕见的侵袭性疾病病因,并且尚未引起暴发。直到 2000 年和 2001 年沙特阿拉伯报道,大量朝圣者聚集于非洲脑膜炎流行带的麦加,在朝圣者中发生 W 群菌引起的暴发流行[215-218]。一组基因型属于 ST-11 的 W 菌株是造成本次流行的元凶,这说明在某些点上,荚膜 C 群菌和荚膜 W 群菌间存在群型转换现象[52,219]。在其他非洲国家和全世界其他国家的脑膜炎疾病患者中也分离出了基因型 ST-11 的 W 菌株[220-223]。据报道,仅 2002 年一年间,在西非布基纳法索(Burkina Faso)就有 10 000 多例脑膜炎病例是由 W 菌群分离株引起[224,225]。一项使用全基因组测序对全球 1970—2013 年 W 分离株的研究表明,绝大多数复杂的 ST-11 基因型 W 分离株是由一个在荚膜操纵子中经历了水平基因转移的祖传菌株引起的[219]。到 2000 年,另一系列的水平基因转移事件包括:fH 结合蛋白导致了导致朝圣暴发和全球范围内继发疾病的毒株,但与朝圣暴发无关的 ST-11 基因型 W 菌株在全球 W ST-11 病例中占很大比例[52]。

目前,W 菌株在非洲脑膜炎流行带脑膜炎球菌病中占很大比例,例如,2014 年有 81% 的脑膜炎球菌病例是由 W 菌株引起[226]。随着 A 群单价脑膜炎球菌结合疫苗的成功以及最近非 A 群菌株脑膜炎流行带的出现,多价脑膜炎球菌疫苗的需求日益凸显。

阿根廷[227]和巴西南部[228]也报道了 W 株引起的疾病增加,例如,阿根廷 W 株引起的脑膜炎球菌病例在儿童中的比例从 2006 年的 7% 增加到 2008 年的 28%[229]。在 2013—2014 年期间,英国由 W 群菌株引起的病例比例也有所增加,约 15% 的病例由 W 群引起[171]。

尽管 2008—2009 年间佛罗里达州出现了 14 例 W 群脑膜炎球菌疾病病例[230],但 W 群脑膜炎球菌疾病仍是美国罕见的疾病原因:在 2006—2010 年间,美国脑膜炎球菌感染中 3% 在是由 W 群菌株引起的[181]。

脑膜炎球菌的免疫

自然获得性体液免疫及其与保护的相关性

血清抗脑膜炎球菌抗体通过活化补体介导系统而杀菌,经其调理作用增强吞噬细胞的吞噬作用去除细菌,从而起到抗菌保护作用[231]。自然获得的血清抗体可因无症状的脑膜炎病原菌、非病原菌[232-234]或乳糖奈瑟球菌[62,235-237]的鼻咽携带状态而获得。由大肠杆菌或短小芽孢杆菌胃肠定植刺激产生的抗荚膜抗体的交叉反应多糖也可能发挥作用[238-240]。

大量数据表明,患有 SBA 的人可以预防进展中的脑膜炎球菌病(见下文)[241]。

被动免疫

给幼鼠使用抗体可以为幼鼠提供被动保护,阻止脑膜炎球菌菌血症的发生[242-252]。但是,由于某些补体下调蛋白,如特异性 fH,被动免疫对幼鼠菌血症保护效力的研究可能存在一定程度的高估(参见下文)。

主动免疫后的免疫力

疫苗免疫原性及免疫记忆的检测方法

血清抗体。抗原 - 结合试验可以用于评估脑膜炎球菌疫苗的免疫原性[253,254]。一些研究显示 2μg/ml 或者更高的抗荚膜抗体浓度能够有效地对抗脑膜炎球菌疾病[255,256]。然而,抗原 - 结合试验(比如酶联免疫吸附试验)的结果并不能始终将杀菌与非杀菌抗荚膜抗体区分[243,244,254,257-259]。因此,脑膜炎球菌疫苗免疫原性的血清学评估依赖于补体介导的血清杀菌活性的检测。这种方法操作如下:加热供血清以灭活内源性补体,被检测的血清经稀释后与细菌和外源性补体源培养 60 分钟。试验结果显示稀释后的血清能够杀灭 50% 的细菌。Goldschneider 等[90]的开创性研究证明,使用内源性补体(人源性供试血清的一种经固定的稀释液,未经过加热处理,用来保存内源性补体)后,自然获得的血清杀菌活性与抗脑膜炎球菌病之间具有相关性。多年来,由于在没有抗体情况下,难以获得合适的正常人体血清作为补体来源,因此试验中使用乳兔血清用作外源性补体以检测疫苗诱导的杀菌活性[258,260]。滴度检测中,使用兔补体检测比用比人补体检测能够获得更高的效价[261]。其中一个原因是人源性血清中含有补体下调蛋白,例如能够结合细菌的种属特异性的 fH 因子[101,102]。缺乏了 fH 的结合作用,脑膜炎球菌更容易受到补体介导的杀菌活性的影响。

免疫记忆性 B 细胞。在没有 T 细胞辅助的情况下(所谓的 T 细胞非依赖性抗原),未结合多糖可以引发血清抗体应答[262,263]。载体蛋白结合多糖赋予了多糖 T 细胞依赖性。多糖 - 蛋白结合疫苗的免疫学标志是能使记忆性 B 细胞再次暴露于多糖时增强抗体应答的能力。在实践中,通过测量血清抗体对非结合多糖疫苗"探针"的反应来评估结合疫苗诱导的免疫记忆。一项研究理论认为,对初次免疫未使用结合疫苗的受试者,使用降低的免疫剂量(低至 1μg)可能更有利于区分没有因结合疫苗而受到抗原刺激的受试者中的记忆性抗体免疫应答和抗体应答[264]。

结合疫苗在其后遇到脑膜炎球菌时启动抗体记忆性免疫应答的能力被认为是那些血清抗体浓度已降至保护水平以下的病人的第二大重要的保护机制[265]。然而,功能性抗体的持久性是 MenC 结合疫苗效力的决定因素,并会使人对抗体记忆应答独自抵御 C 群脑膜炎球菌病的能力产生怀疑[266]。记忆性抗体应答不能单独提供保护并不奇怪,因为早先的研究表明最少要 5~7 天才能引起血清群记忆性抗体应答[264]而大多数脑膜炎球菌疾病在暴露脑膜炎球菌后几天内发病[90,267,268]。

记忆性 B 细胞的诱导伴随着亲和力的成熟,这反映了 T 细胞对 B 细胞抗体可变区基因引起体细胞突变的影响[269]。记忆性 B 细胞克隆与突变抗体的结合位点导致了抗体亲和力与初次免疫产生的抗体亲和力相比增加。表 38.1 中显示了接种过疫苗的儿童体内抗 C 群和 W135 群荚膜抗体亲和力成熟的一个例子。随访 6 个月后,1 剂脑膜炎球菌结合疫苗引发了抗荚膜抗体的亲和力显著增加,1 剂非结合多糖疫苗则没有。因此,如果不用多糖探针来评估抗原特异性 B 细胞记忆的诱导,那么可能就用测量亲和力作为相关方法[270-272]。其他相关方法包括二次接种结合疫苗引发的增强抗体应答的证实(已经在 C 群、Y 群和 W 群四价青少年脑膜炎球菌结合疫苗中证实,见后续讨论)[273]和接种后抗原特异性外周血记忆性 B 细胞应答的检测[274,275]。这三种方法没有一种对伴随避免 C 群,或者可能的 Y 群和 W135 群多糖激发的抗体应答低下和免疫记忆丧失有危险性。

保护效果相关因素。自 20 世纪初首次观察到部分病例脑膜炎球菌对血清敏感,而另一些病例对血清具有抗药性,并且某些人的血清具有比其他人的血清更强的杀菌活性[276],目前公认对脑膜炎球菌的免疫力可以用在体外杀死脑膜炎奈瑟氏球菌所需的血清滴度来描述。流行病学队列研究[90]和疫苗评价研究[260]为常规使用血清杀菌试验作为保护相关因素提供了支持。在广泛使用的测定试验中,确定了在热灭活的测试血清和外源补体来源(通常是人或兔)存在下培养脑膜炎球菌的存活率。

图 38.3A 和图 38.3B 显示了在兔补体和不同稀释度的测试血清培养下的 C 群菌株存活率,供试血清取自接种脑膜炎球菌多糖疫苗一个月后的两个儿童。在没有添加人源性 fH 时,细菌被兔补体及血清稀释

表 38.1　与接种年龄和疫苗相关的抗体亲和力

疫苗	年龄组	平均亲和力常数(nM^{-1})±2SE		
		接种前	接种1个月后	接种6个月后
抗C群抗体				
MPSV4	成人	15±3	26±4	ND
MPSV4	3岁	ND	16±2	17±2
MCV4-DT	2岁	ND	22±3	28±3
抗W135群抗体				
MPSV4	3岁	ND	23±2	21±2
MCV4-DT	2岁	ND	27±3	31±4

注：ND：未测。
疫苗：MPSV4，四价脑膜炎球菌多糖疫苗；MCV4-DT，四价脑膜炎球菌结合疫苗（每个群多糖分别与白喉类毒素蛋白结合）（表38.3）。接种后1个月和6个月，MCV4-DT组的抗体平均亲和力高于MPSV4组（抗C群荚膜，$P=0.002$；抗W135群荚膜，$P<0.02$）。对于MCV4-DT组，接种6个月后与接种1个月后抗体平均亲和力增加且具有显著的统计学差异（抗C群抗体，$P<0.001$；抗W135群抗体，$P<0.05$），而MPSV4组则没有统计学差异。
资料来源：GRANOFF DM, MORGAN A, WELSCH JA. Immunogenicity of an investigational quadrivalent Neisseria meningitidis -diphtheria toxoid conjugate vaccine in 2-year-old children. Vaccine, 2005, 23: 4307-4314.

度为1：800的抗体杀灭（以菌落形成单元的时间为0，培养1小时后，细菌的存活率小于50%）。添加浓度为25μg/ml的人源性fH后，该因子能够通过结合细菌从而下调补体的活化，进而使细菌免于被杀灭[277]。而阴性对照补体蛋白（C1酯酶抑制因子）的添加则对细菌的存活没有任何影响。野生型乳鼠天然的fH没有结合到脑膜炎奈瑟菌中，因此能够相对地抵抗由很多致病性的B群脑膜炎奈瑟菌菌株引起的疾病。通过人源性fH处理的大鼠会成为易感个体[277]。人源性fH的转基因乳鼠同样对脑膜炎球菌血症高度易感，而对照组的同窝野生型乳鼠则能够清除菌血症（图38.3C）。综上所述，这些数据阐明了一个机制，脑膜炎球菌能够特异性地对人引起疾病。

对于B群脑膜炎球菌菌株，目前普遍认为只有人源性补体杀菌抗体试验才能可靠地预测是否对该疾病具有保护性[241]。截至2012年，兔补体试验仍然是欧洲在批准预防A、C、Y或者W群荚膜菌株的多糖-蛋白结合疫苗时所要考察的依据。也是在印度获得用于非洲的新型A群结合疫苗许可而进行疫苗效能推断的基础（见后续讨论）[278-279]。对于C群菌株，用兔补体只有滴度达到1：128的测定结果才能确保相当于用人补体测定1：4的滴度[261]。从英国特定年龄组疫苗免疫效力评价得出：接种C群结合疫苗后，用兔补体法测定，滴度不小于1：8曾被推定为保护阈值水平[265,280]。美国在对用于青少年的四价脑膜炎球菌多糖结合疫苗进行评估时，疫苗效力推断的基础是兔补体滴度达到1：128（MCV4-DT，见后续讨论）。由于脑膜炎球菌仅在人类中引发疾病，脑膜炎奈瑟菌的结合补体下调分子有精密的人类种属特异性，以及用兔补体测定的细菌抗体滴度与推断疫苗效力之间关联的不确定性，美国食品和药品监督管理总局要求在颁发应用于婴幼儿和儿童的新型脑膜炎球菌结合疫苗许可证时，要有使用人补体进行的检测中获得的数据。

脑膜炎球菌疫苗的研发历史

40年前，军队已经首先开始常规接种疫苗用以预防流行性脑膜炎。早期开发的疫苗是全菌体灭活疫苗[281-283]。在1900—1940年期间，曾做过几次临床研究，多因监控不力，不能得出说明该疫苗是否具有保护性免疫作用的结论[284]。最终，该制品由于接种反应过大而终止开发研究。20世纪30年代成功开发破伤风和白喉类毒素后，人们曾尝试用含灭活外毒素的脑膜炎球菌培养过滤物作为疫苗[285,286]。这种制品被证明具有免疫原性，但它含有荚膜多糖抗原、外膜蛋白以及外毒素等多种污染了抗原成分。在使用抗生素治疗和继发病例预防取得早期成功之后（尤其是磺胺类药物的开发），人们极为乐观，一度减缓了开发脑膜炎球菌疫苗的迫切性。直到20世纪60年代初，抗磺胺的脑膜炎菌株大量出现，脑膜炎疾病成为了越战新兵中的严重问题，这才重新燃起了人们开发脑膜炎球菌疫苗的热情[287,288]。

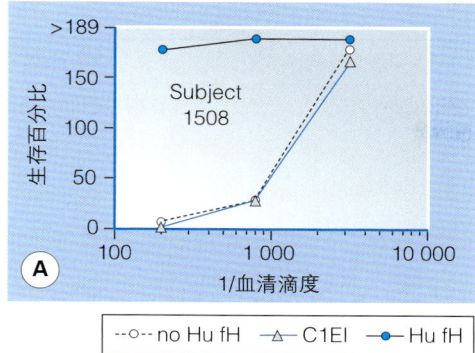
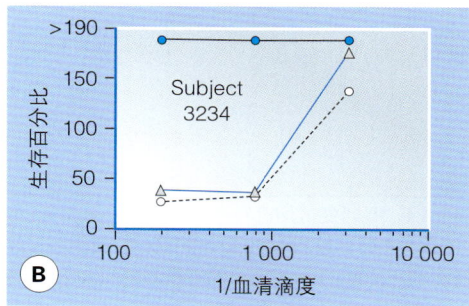
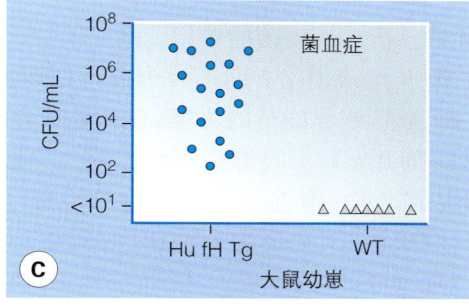

图38.3 加入 fH 因子对脑膜炎球菌存活的影响。A 和 B：当与兔补体及接种过脑膜炎球菌多糖疫苗儿童的血清样本稀释液共同培养时 C 群脑膜炎球菌菌株 4242 的存活率。白圈，未加入人 fH 因子；灰三角，加入阴性对照补体蛋白，25μg/ml 的 C1 酯酶抑制因子；蓝圈，加入 25μg/ml 人 fH 因子[277]。C. 大鼠幼崽腹膜注射 B 群脑膜炎球菌菌株 H44/76（每只注射约 1 000CFU）18 小时后引起的菌血症。蓝圈，含人 fH 的转基因大鼠((Hu fH Tg)，其血清中含 100~500μg/ml 人 fH 因子；灰三角，野生型（WT）同窝鼠对照（含人 fH 因子 <1）。
资料来源 VU D, SHAUGHNESSY J, LEWIS LA, et al. Enhanced bacteremia in human factor H transgenic rats infected by Neisseria meningitidis Infect Immun, 2012, 80: 643-650.

在 20 世纪 40 年代初，Scherp 和 Rake[289]就曾描述过，用群特异性荚膜多糖免疫的马血清能保护小鼠免于致死剂量的脑膜炎球菌攻击，但纯的荚膜多糖却不能诱导人产生抗体应答[290,291]。回顾发现，多糖疫苗对人体免疫原性差是因为多糖分子小，后来的研究证明只有高分子量的多糖抗原才能诱导人体产生足够的抗体应答[292,293]。20 世纪 60 年代末，在沃尔特里德陆军研究所工作的 Gotschlich 及同事[294,295]开发了另一种用于纯化安全且具有免疫原性的高分子量的脑膜炎球菌多糖的方法。如下文所述，多糖疫苗的主要缺陷是不能诱导 T 细胞依赖性的免疫，表现为疫苗对年幼儿童的免疫效果差，以及多糖疫苗不能诱导长期的免疫记忆[264,296,297]。多糖与蛋白载体分子的化学结合后的结合物可以诱导 T 细胞依赖性免疫应答[298]。20 世纪 80 年代，这一机制首先通过 b 型流感嗜血杆菌多糖结合疫苗在人体中得到了印证[299-301]，进而，为脑膜炎球菌 A 群（N-乙酰甘露糖胺-1-磷酸）和 C 群（α2-9-N-乙酰神经氨酸[NANA]）多糖[302]、C 群多糖[303-306]及 A、C、W 群（NANA 与半乳糖共聚物）和 Y 群（NANA 与葡萄糖的共聚物）相继研究开发了相似的结合疫苗[246,259,307-310]。这些疫苗能诱导产生高滴度血清杀菌抗体，并能诱导产生记忆性免疫应答。继 1999 年下半年，单价的 C 群结合疫苗在英国成功使用后，现已在其他欧洲国家、加拿大和澳大利亚广泛应用。

2015 年 8 月，两种四价 A、C、W 和 Y 群脑膜炎球菌多糖-蛋白结合疫苗在美国注册并被推荐为青少年和年轻成人常规免疫接种疫苗[311]。含有 C 和 Y 荚膜以及 Hib 的结合疫苗已获准用于婴儿和学步儿童。最近，已批准了两种预防 B 型荚膜病的疫苗（参见第 39 章）。

脑膜炎球菌多糖疫苗

由于脑膜炎球菌多糖疫苗的免疫学劣势而迅速被结合疫苗替代。尽管脑膜炎球菌多糖疫苗的安全性较高，并且在较大的儿童和成年人中具有较好的免疫原性和有效性，但是多糖疫苗相对于脑膜炎球菌多糖蛋白结合疫苗具有很大的局限性。它们在婴儿中的免疫原性较差，不提供加强应答，不能显著减少脑膜炎球菌的咽部定植，因此不提供群体保护，并且可以诱发免疫反应不足的现象。尽管如此，脑膜炎球菌多糖疫苗在美国和其他地区有时仍可用于暴发控制[312]，然而，多糖疫苗很可能最终会被逐步淘汰。表 38.2 列出了当前批准上市的多糖疫苗。有关此主题的全面介绍，请参见第 6 版中的本章[313]。

表38.2 脑膜炎球菌多糖疫苗[a]

制造商	疫苗	活性成分	其他辅料	稀释剂
赛诺菲巴斯德（Sanofi Pasteur）	Mengivac	A群多糖 C群多糖	乳糖（2mg）	磷酸盐缓冲盐溶液
	Menomune	A群多糖 C群多糖 W135群多糖 Y群多糖	乳糖（2.5~5.0mg） 氯化钠（4.25~4.75mg）	无热源水
葛兰素史克（GSK）	AC Vax	A群多糖 C群多糖	乳糖（12.6mg）	生理盐水
	ACWY Vax	A群多糖 C群多糖 W135群多糖 Y群多糖	乳糖（12.6mg）	生理盐水

[a] 二价、三价和四价脑膜炎球菌多糖疫苗在文中分别表示为MPSV2、MPSV3和MPSV4。所列疫苗均已在欧洲注册。Menomune为美国和加拿大所用疫苗，而在其他国家以Menomune.A/C/Y/W135商品名销售。所有疫苗所含各群型荚膜多糖均为50μg，冻干制剂，使用前需经无防腐剂的稀释液溶解。多剂次制品瓶Menomune的稀释液中含有1∶10 000的硫柳汞作为防腐剂。注意：二价疫苗虽然在欧洲仍为合法注册疫苗，但已不再使用。

脑膜炎球菌多糖 - 蛋白结合疫苗

非洲脑膜炎球菌结合疫苗

目前，撒哈拉以南的非洲仅有两种可用的脑膜炎球菌疫苗：二价A+C群和三价A+C+W群多糖疫苗（MPSV2和MPSV3），这两种疫苗对婴儿的免疫原性欠佳，并且在感染的定植和传播中只有短暂的效果（如有）。由于这些原因，脑膜炎球菌疫苗在非洲主要是用于应对疾病的流行，这样的策略在物流方面面临着很大的挑战。虽然与世界卫生组织和疾病预防控制中心合作制定了应急预案[314]，但由于疾病监测或物流的局限性，实施经常受到推迟。一项研究估计显示，即使在最佳的情况下，与疫情暴发有关的病例中，只有不到60%的病例是在疫情被确认后通过实施接种得到预防的[314]。因此，需要一种改进的脑膜炎球菌疫苗。

在撒哈拉以南的非洲，大多数脑膜炎球菌疫情是由荚膜A群菌株引起的。到了20世纪90年代后期，三家疫苗生产商已经为英国研制出C群脑膜炎球菌结合疫苗。在此之前的十年中，英国大约出现了10 000例C群脑膜炎球菌病病例，造成了1 000人死亡[315]。这意味着撒哈拉以南非洲地区开发A群脑膜炎球菌结合疫苗几乎毫无商业利益可言。虽然在同一时期该地出现了超过70万例病例和10万人死亡[3]。但是该地区的某些国家仍是世界上最贫穷的国家，无法承担购买疫苗的费用。

在1999年，WHO资助了一个可行性研究，探索开发一种A群结合疫苗的方案，以使该疫苗可以在非洲以每剂0.5美元的价格出售[316,317]。研究结果为成功申请比尔 - 梅琳达·盖茨基金会经费打下了基础。在2001年，该基金会为WHO和健康适用技术项目（Program for Appropriate Technology in Health）提供7 000万美元，用于开发A群脑膜炎球菌结合疫苗，以消除非洲的A群流行[316]。虽然人们一直担心W135群荚膜菌有可能会引起流行[225,318-320]。但在过去100年间，撒哈拉以南非洲地区超过90%的流行性脑膜炎球菌病例是由A群荚膜菌株引起的。A群疾病的高流行率以及开发二价A群、W135群结合疫苗的更大技术挑战、更高成本和更长周期使得第一步开发A群单价疫苗更具有可行性。

美国食品药品监督管理局（FDA）生物制品评价与研究中心的科学家开发出了一种新型结合化学反应——A型多糖醛和破伤风类毒素酰肼的还原胺化反应[321]。该技术被转让给了印度一家疫苗制造商——印度血清研究所[322]。撒哈拉以南非洲广泛的疫苗测试为其安全性、免疫原性和生产一致性提供了保证[323]。2010年，印度食品与药品监督管理局授予MenAfriVac（MenA-TT结合疫苗）向非洲国家出口疫苗的市场权利。作为全国性示范项目的一部分，布基纳法索、马里和尼日尔于2010年12月引入了针对1~29岁人群的群体免疫接种[324]。到2015年，在非洲脑膜炎带的17个国家/地区超过2.17亿1~29

岁人群已经接种了 MenA-TT 疫苗（包含 10μg MenA polysaccharide）[325]。希望通过对这一人群的广泛接种能给 1 岁以下未接种疫苗的儿童提供群体保护，并消除 A 群脑膜炎球菌疾病的蔓延。实际上，MenA-TT 使得非洲乡村的 A 群携带大幅下降，表明了该疫苗的群体保护。[326,327]。在完成此次大规模预防接种后，下一步工作的重点将是在整个婴儿期为之后出生的人群提供保护。推荐两个策略，一个针对 MenA 覆盖率高的国家，另一个面向 MenA 覆盖率低的国家（接种率低于60%）[328]。在覆盖率高的国家，应在 9~18 个月龄时单剂接种。对于 2 岁以下的儿童，可以使用小剂量疫苗（5μg MenA 多糖）。在低覆盖率国家，建议定期进行单剂量强化接种。

广泛使用 A 群结合疫苗以来，出现的一个主要问题是有其他血清群流脑如 C、W 或 X 群荚膜群流脑的出现[190,225,318,329-331]。X 群流脑在北美和欧洲极其少见，因此现在还没有可用于预防 X 群流脑的疫苗[332]。为了预防 W 群流脑，在工业化国家可以使用四价（A、C、Y 和 W）结合疫苗（见之前的讨论），但这些疫苗价格贵，在撒哈拉以南的非洲并不适用。有一种三价 MPSV3 疫苗在非洲适用，由 WHO 留作备用，以应对 C 和 W 荚膜群流脑，但如前所述，这种疫苗策略有很多局限性。目前正致力于生产低成本（可能）替代单价疫苗的五价 MenACWXY 结合疫苗。

单价荚膜 C 群结合疫苗

成分

目前在欧洲国家、澳大利亚、巴西和加拿大有三种 C 群结合疫苗获准上市（表 38.3）；两种基于衍生自 C 群荚膜多糖的寡糖，C 群荚膜多糖液结合到白喉毒素的无毒突变体 CRM_{197} 上；第三种疫苗由结合到破

表 38.3 脑膜炎球菌结合疫苗

制造商	疫苗	其他名称	每剂有效成分	佐剂	其他成分	规格类型
辉瑞	Meningitec	P-MenC-CRM	10μg 氧乙酰基 C 群低聚糖与 11~25μg CRM197 结合	$AlPO_4$	NaCl	单剂量，悬液
辉瑞（以前是百特生物）	NeisVac	MenC-TT	10μg 脱氧乙酰基 C 群寡糖与 10~20μg 破伤风类毒素结合	$Al(OH)_3$	NaCl	单剂量，预充注射器
葛兰素史克疫苗（以前是诺华疫苗）	Menjugate	G-MenC-CRM	10μg 氧乙酰基 C 群低聚糖与 11~25μg CRM197 结合	$Al(OH)_3$	甘露醇，PBS	单剂量，冻干剂，溶解于稀释液
葛兰素史克疫苗（以前是诺华疫苗）	Menveo	MCV4-CRM	C、Y 和 W135 群各 5μg 寡糖和 10μg A 群糖结合到与 33~64μg CRM197	无	蔗糖，磷酸二氢钾，磷酸二氢钠一水合物，磷酸二钠无水物，NaCl	A 群为单剂量冻干剂，其他三群为单剂量混合液体
赛诺菲巴斯德	Menactra	MCV4-DT	A、C、Y 和 W135 群各 4μg 结合至约 48μg 白喉类毒素的多糖	无	NaCl	单剂量，预充注射器
辉瑞（以前是葛兰素史克）	Nimenrix	MCV4-TT	A、C、Y 和 W 群多糖中的每一种均含 5μg 多糖结合到 44μg 的破伤风类毒素	无	蔗糖和苯丁胺醇	液体单剂量
葛兰素史克疫苗	Menitorix	Hib-MenC	5μg Hib 多糖和 5μg C 群多糖分别结合到 17.5μg 破伤风类毒素	无	Tris，蔗糖，NaCl	单剂量，冻干剂，预充注射器
葛兰素史克疫苗	MenHibrixa[a]	Hib-MenCY-TT	将 5μg C 群多糖与 5μg 破伤风类毒素结合，将 5μg Y 组多糖与 6.5μg 破伤风类毒素结合，以及 2.5μg Hib 多糖与 6.25μg 破伤风类结合	无	蔗糖和苯丁胺醇	单剂量，配有预充稀释液的注射器

[a] 葛兰素史克（GlaxoSmithKline）宣布，该疫苗将于 2017 年 2 月 28 日停产。

伤风类毒素上的脱氧乙酰化 C 群多糖组成。虽然这些疫苗使用不同的 O- 乙酰化糖类，但是，无论试验中的供试菌株自然地表达 O- 乙酰化还是脱氧乙酰化 C 群荚膜，所有这三种疫苗在婴幼儿中均具有免疫原性，并诱导出可增强的脑膜炎球菌血清杀菌抗体应答。

Meningitec（辉瑞公司，在本文中称为 P-MenC-CRM）的制备过程为：使用高碘酸钠对照处理 C 群多糖，随后从高分子量糖分离产生寡糖，并通过还原胺化结合到 CRM197 上进行制备。Menjugate（葛兰素史克（GlaxoSmithKline）疫苗，最近从诺华疫苗与诊断事业部购入，在本文中称为 G-MenC-CRM）由 C 群多糖制备得到，C 群多糖在低 pH 下部分水解，并在通过己二酸的双 N- 羟基琥珀酰亚胺酯结合到 CRM197 上之前进行大小分级分离[302]。在 NeisVac-C（辉瑞，最近从百特公司购入，在本文中称为 MenC-TT）的制备中，C 群多糖首先使用氢氧化钠脱去乙酰基，但是，由于 N- 乙酰基团是引发保护性抗体的抗原表型，所以，使用乙酸酐重新乙酰化氨基基团[333]。随后使用高碘酸钠进行有限的解聚，并进行大小分级分离，通过还原胺化将脱氧乙酰化寡糖直接结合到破伤风类毒素上。所有三种疫苗的单剂量剂型中均不含有防腐剂。

C 群结合疫苗在推荐储存温度（2~8℃）下是稳定的。有关结合疫苗在较高温度下存储或经受反复冻融循环的研究表明，寡糖链和载体蛋白的结构稳定性与疫苗的结合化学性或配方有关[334]。然而，只有当疫苗处于更极端的情况下导致释放大量游离糖时，小鼠接种疫苗后的免疫原性才会受到影响[335]。

免疫原性

单价 C 群脑膜炎球菌多糖 - 蛋白结合疫苗获得上市许可前的研究证实了它们在所有年龄组中的安全性和免疫原性。在婴幼儿中，结合疫苗比多糖疫苗引发更高的抗体应答，并且由结合疫苗诱发的抗体具有更高的杀菌活性[304,306,356,357]。

与年龄相关的免疫原性

脑膜炎球菌疾病的保护性标志是 SBA。大量证据表明，所有 3 种 C 群结合疫苗对半岁以下婴儿接种 2~3 次后，均能产生较高的免疫原性，且会诱导产生血清杀菌抗体[304,306,336,338]。在大多数研究中，接种 MenC-TT 的婴幼儿免疫应答最强[336,338,339]。在这些早期研究中，C 群结合疫苗均与含有白喉和破伤风类毒素以及全细胞百日咳的联合疫苗（DTwP）同时接种。此后，在大多数工业国家中，无细胞百日咳联合疫苗在很大程度上取代了 DTwP 疫苗，并且肺炎球菌多糖 - 蛋白结合疫苗也已引入婴儿接种程序。这些变化有可能会增强或削弱机体对脑膜炎球菌结合疫苗的抗体应答。

英国的一项研究比较了在 2 月龄和 3 月龄与无细胞百日咳联合疫苗（DTaP$_5$/IPV/Hib-TT，Pediacel，Sanofi Pasteur 公司）和 7 价肺炎球菌结合疫苗（PCV7）（Prevnar，辉瑞公司）在不同部位接种时，3 种 MenC 结合疫苗的血清抗体应答[340]。在 2 月龄接种第一剂疫苗后，MenC-TT 疫苗与其他两种 MenC-CRM 白喉类毒素疫苗相比可引起更强的血清杀菌抗体应答（比较各自的阴影条，图 38.4A）。在接种第二剂疫苗 1 个月后（图 38.4A，无阴影条），接种 G-MenC-CRM 疫苗（1∶682）的人群具有最高的血清杀菌 GMT，之后是 MenC-TT（1∶437）和 P-MenC-CRM（1∶229；P<0.02）疫苗。在之前的一项与 DTaP$_5$/IPV/Hib-TT 疫苗联合接种的研究中，MenC-TT 结合疫苗同样在 2 月龄接种第一剂后引起较强的血清杀菌抗体应答，但在 3、4 月龄接种第二、第三剂后，G-MenC-CRM 疫苗的反应明显更强[341]。

在 2 月龄时接种第一剂疫苗后 MenC-TT 结合疫苗的 C 群抗体应答更强，而在接种第二、第三剂疫苗后 G-MenC-CRM 疫苗的反应更强的原因尚不清楚。当与 DTaP 疫苗联合接种时，接种第一剂 MenC-TT 疫苗后可能会引起机体对破伤风类毒素结合疫苗载体蛋白的抗原决定基或非抗原决定基的抑制，这种反应抑制了机体对接种第二剂疫苗的抗荚膜抗体应答。这种机制可以解释为什么在学龄前儿童和 / 或青少年中，与 DT 或 Td 同时接种 MenC-TT 或在接种 MenC-TT 前 1 个月接种 DT 或 Td，百特疫苗会产生更低的血清杀菌抗体应答[342-344]。由于大多数的受试者都获得了公认的具有保护性的抗体滴度（即使使用兔补体测定；见前面的讨论），所以这些较低的血清杀菌抗体应答的临床相关性尚不清楚。有两项研究表明，同时接种载体蛋白均为 CRM$_{197}$ 的脑膜炎球菌和肺炎球菌结合疫苗或作为联合疫苗接种时可能发生免疫干扰现象[345,346]。在 2、3、4 月龄接种 P-MenC-CRM 疫苗的同时接种 9 价肺炎球菌多糖 -CRM$_{197}$ 结合疫苗的婴幼儿中，其脑膜炎球菌杀菌抗体 GMT 为 1∶291（95% CI，208-407）[345]。这种应答显著低于前面提到的单独接种 P-MenC-CRM 的儿童中的 GMT。在另一项研究中，相比于接种 P-MenC-CRM 的对照婴幼儿的反应，接种由辉瑞公司制备的以 CRM$_{197}$ 为载体的试验性肺炎球菌 - 脑膜炎球菌结合联合疫苗的婴幼儿，其脑膜炎球菌杀菌抗体应答出现下降（GMT 分别为 1∶179 和 1∶808）[346]。

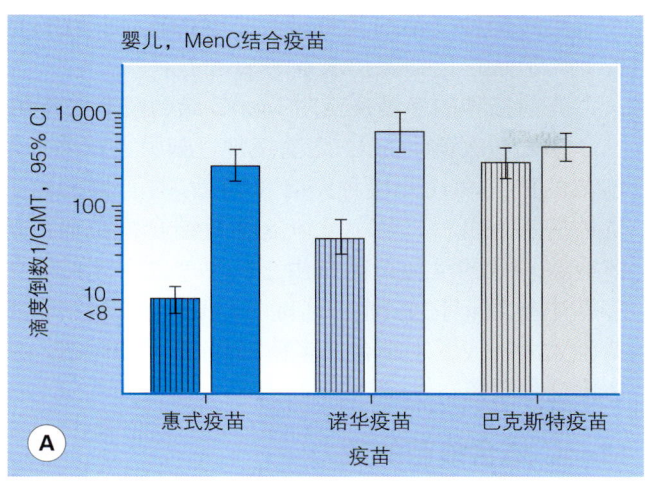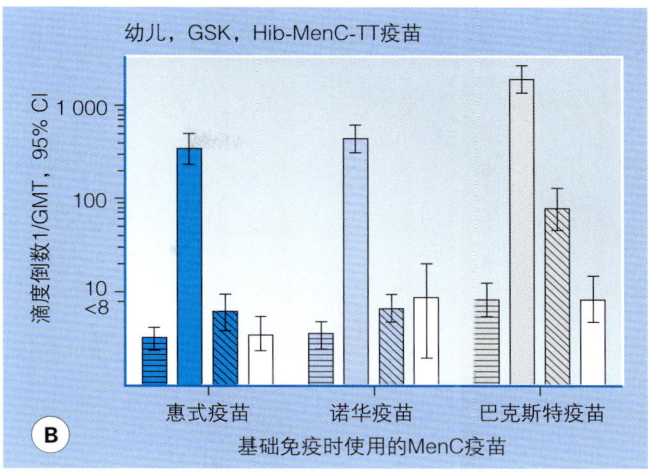

图38.4 婴儿接种MenC结合疫苗的血清杀菌抗体应答反应(兔补体)。
A. 2月龄接种第一剂1个月后的抗体滴度(竖线填充柱)以及3月龄接种第二剂1个月后的抗体滴度(实心柱)[339]。B. 在12~15月龄时接种Hib-MenC-TT疫苗作为加强免疫前(横线填充柱)后的血清杀菌抗体滴度,及其与在2~4月龄时接种MenC疫苗的关系。实心柱:加强免疫1个月后的滴度;斜线填充柱:24月龄时的滴度;空心柱:36月龄时的滴度[352]。
注:CI:置信区间;GSK:葛兰素史克。

抗荚膜抗体的血清动力学和持久性

对大多数成人,C群结合疫苗接种后,在7~10天内产生的血清杀菌抗体达到保护性水平[347]。2~4周抗体滴度达到峰值,持续时间超过一年[348]。大多数接种G-MenC-CRM结合疫苗的青少年在随访3.7年[268]或5年后仍有保护性水平的血清杀菌滴度[349]。血清抗体持久性似乎与年龄呈负相关[262],因为在英国的全国性MenC补种项目中,大多数6~12岁儿童(平均接种年龄为6.8岁)均出现了免疫力减弱的情况[350]。同样,在2~8岁时接种MenC疫苗的澳大利亚儿童中,只有44%的孩子具有足够的血清学保护,平均为8.2年[351]。如下面所述,婴幼儿的血清杀菌抗体水平在免疫接种后下降得更快。

英国在MenC补种活动结束后,将MenC结合疫苗纳入了婴儿的常规免疫接种规划(即从2月龄或3月龄开始,连续接种3个月,每次接种一剂)。婴儿按此程序接种后,其血清杀菌滴度在1年后下降至保护水平以下(图38.4B,水平阴影柱形条),在1~2岁之间的幼儿中出现了疫苗效价较低的证据[266]。为延长保护滴度的持续时间,英国为12~14月龄的幼儿引入了C群脑膜炎球菌和Hib破伤风类毒素结合的联合疫苗(Menitorix,GlaxoSmithKline,表38.2)作为加强免疫。加强免疫一个月后,所有先前接种过MenC结合疫苗的儿童均出现了较高的血清杀菌抗体滴度(图38.4B,实心柱形条)[352]。但是,在24月龄(图38.4斜线阴影柱形条)或36月龄(图38.4实心柱形条)时,大多数儿童的血清滴度已降至保护性水平以下。在另一项研究中,婴儿分别在2、3、4月龄时接种G-MenC-CRM结合疫苗,并在12月龄时使用MCV4-CRM进行了加强免疫。在40~60月龄时,59%的幼儿具有可抵抗C群脑膜炎球菌的血清杀菌抗体[353]。

最近的数据评估了在英国一针Hib-MenC加强免疫后不同结合疫苗(G-MenC-CRM或MenC-TT)或初始免疫的剂数(0、1或2剂)对保护滴度持续性的影响,再次发现与MenC-CRM启动相比,MenC-TT启动提高了抗体的持久性。特别值得注意的是,与两剂初诊MenC-CRM相比,一剂初诊MenC-CRM导致对Hib-MenC有更好地加强免疫反应(图38.5)[354]。有趣的是,婴儿Hib-MenC剂量使用一或两次初免剂量后至2岁的抗体持久性与未使用任何MenC-CRM初免剂量时相同[354]。

免疫记忆

MenC结合疫苗在再次接触这种多糖抗原时能够激发人体产生抗荚膜抗体的记忆性应答(婴儿[304,306,338]、幼儿[303]和成人[255])。在其他研究中,相比先前接种高剂量或多剂次结合抗原的婴幼儿,接种低剂量[356,357]或少剂次[269,338]或者低剂量少剂次A+C群脑膜炎球菌多糖结合抗原的婴儿,再次接触到荚膜多糖抗原时产生了更强的抗体记忆性抗体应答。同样,接种过婴儿Hib-MenC-TT后接种一剂次MenC-CRM将比两剂次MenC-CRM产生更强的抗体记忆性抗体应答[354]。接种每剂含高量的多糖抗原的结合疫苗,

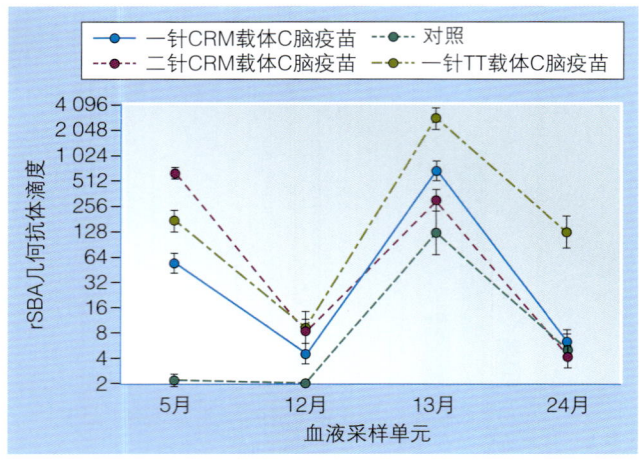

图38.5 根据 MenC 的初免(G-MenC-CRM 或 MenC-TT)程序和12月龄加强免疫 Hib-MenC(意向性分析人群)的荚膜 C 群脑膜炎球菌(MenC)兔血清杀菌抗体(rSBA)在5月、12月、13月和24月时的几何抗体滴度(和95%置信区间)

注:Hib:b 型流感嗜血杆菌。

资料来源:PACE D, KHATAMI A, MCKENNA J, et al. Immunogenicity of reduced dose priming schedules of serogroup C meningococcal conjugate vaccine followed by booster at 12 months in infants: open label randomised controlled trial. BMJ, 2015, 350: h1554.

或多剂次或多糖抗原含量高多剂次接种该疫苗,在接种1个月后机体会产生更高的血清杀菌抗体滴度并维持更长时间但记忆性应答更弱[356]。因此,在选择结合疫苗的最佳抗原剂量和接种针次时,更需要考虑预防脑膜炎球菌疾病所需的更高的血清抗体浓度,其次是强的抗体记忆性应答。英国婴幼儿在接种疫苗1~4年后疫苗效力的下降为这一观点提供依据[266],当时接种疫苗的儿童可产生强的抗体记忆性应答[271],但缺乏达到保护水平的 SBA 抗体。

先前接种的多糖疫苗对 MenC 结合疫苗的作用

相比初次免疫的人,之前接种过脑膜炎球菌多糖疫苗的成人和幼儿接种结合疫苗后,对 C 群的血清抗体应答较低[303,347,355,358]。这些对结合疫苗血清抗体应答较低的反应可能是由于耗尽暴露于未结合的多糖中导致记忆 B 细胞的凋亡。但是,由于结合疫苗已大大替代了未结合的多糖,因此在此不再进一步考虑这种现象。

MenC 结合疫苗的效力

在英国和威尔士,C 群脑膜炎球菌疾病的发病率在1994—1998年期间显著升高[359]。因此对脑膜炎球菌疾病的监测加强,1998—1999年(7月1日到6月31日),C 群脑膜炎流行病病例总数估计为1 500例(图38.6,左图),死亡人数至少为150人。从1999年11月开始,英国实施了针对所有19岁以下(后来扩展到24岁以下)的个人的 C 群结合疫苗接种,此过程需要12个月才能完成。给1~18岁的人接种单剂,而婴儿则分别在2、3和4月龄时与其他常规免疫疫苗一起接种三剂 C 群结合疫苗,针对5至11月龄的婴儿接种两剂。

在引入 C 群疫苗接种后的12~18个月内,接种免疫的人群中由 C 群脑膜炎球菌所引起的病例数和死亡人数明显下降[266,315,360,361]。在引入疫苗10年后,英国人群(包括24岁以上未接种疫苗的人群)的 C 群脑膜炎球菌疾病已基本消除(图38.6,右图)。

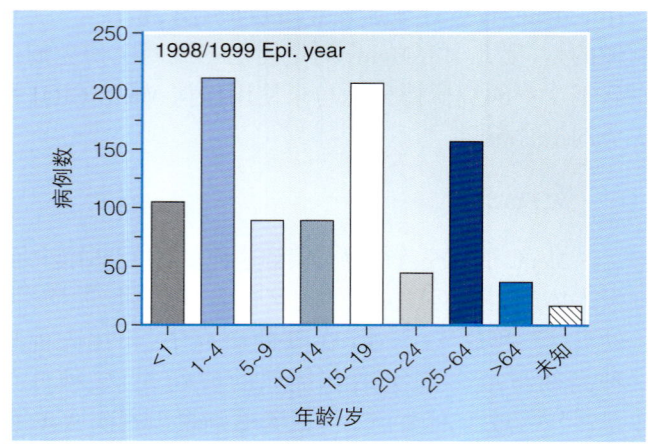
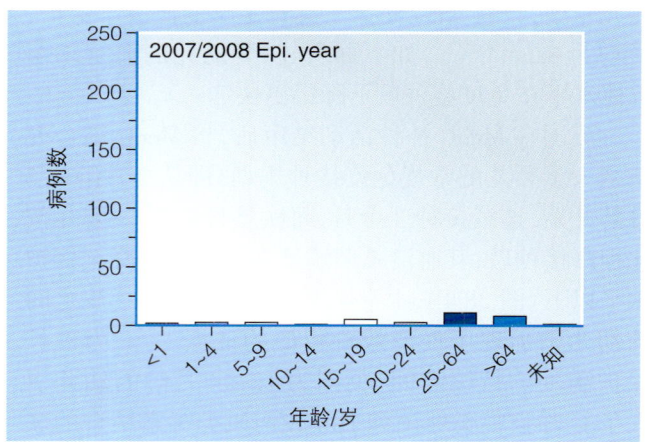

图38.6 英国加强监测得到的不同年龄段人群的 C 群脑膜炎球菌疾病病例。左图:1998年7月至1999年6月间,在引入 MenC 结合疫苗前的病例数;右图:2007年7月至2008年6月间,在英国使用该疫苗10年后的病例数。

资料来源:Helen Campbell, UK Health Protection Agency, Centre for Infections. CAMPBELL H, ANDREWS N, BORROW R, et al. Updated postlicensure surveillance of the meningococcal C conjugate vaccine in England and Wales: effectiveness, validation of serological correlates of protection, and modeling predictions of the duration of herd immunity. Clin Vaccine Immunol, 2010, 17: 840-847.

在接种疫苗后第 1 年中，所有接种人群的疫苗效力的正式估值约为 90% 或以上。但在接种疫苗后 1~4 年内，所有年龄组的疫苗效力均有所下降[266]。在 2、3 和 4 月龄接种的婴儿组疫苗的作用降低极为明显[-81%（95% CI,-7 430%~71%）]，而在接种 1 剂疫苗的青少年作用下降不明显[90%（95% CI,77%~96%）]。在接种疫苗后 1~4 年内，接种 1 剂疫苗的幼儿的疫苗效力下降至 61%（95% CI,-327%~94%）[266]。为了应对婴儿中疫苗效力的下降，2006 年 9 月，英国将婴幼儿 MenC 疫苗的常规接种程序更改为 3、4 和 12 月龄，最后一剂与 Hib-MenC 疫苗一起接种[266]。根据 2000—2009 年中期的数据，婴幼儿接种疫苗后 1 年内的疫苗效力估计为 97%（95% CI,91%~99%），1 年以上的疫苗效力约为 68%（95% CI,-63%~90%）[188]。

在 2000—2003 年间，在英格兰和威尔士 C 群结合疫苗的报告接种失败病例数（以人数计）为 53 例[361]。在这些接种的人里未发现患有免疫缺陷的证据；病死率（7.5%）与同一出生队列中未接种疫苗人群的病死率（10.4%）接近。在这些接种的人中，处于疾病恢复期的血清杀菌抗体滴度和处于急性期的血清抗体的亲和力指数均明显高于未接种疫苗病例的相关数据（SBA 滴度高出 5.7 倍，P=0.03；亲和力指数高出 2.9 倍，P=0.01）。与此相似，这些接种的人中的回忆性抗体应答同样也高于未接种疫苗病例。这些观察结果表明，C 群脑膜炎结合疫苗虽然诱导了免疫启动（记忆），但是在接种了疫苗的人群中还是出现了 C 群脑膜炎疾病[361]。

C 群脑膜炎结合疫苗在其他多个国家（包括西班牙、荷兰和加拿大）的补种项目，也积累了很多的效力数据。这些国家采用不同的免疫程序均报告疫苗有高效力，但随着时间的推移效力有所下降[362-364]。免疫接种的婴幼儿疫苗效力下降与疫苗接种后血清杀菌抗体滴度迅速下降一致（图 38.4）。对幼儿广泛进行了加强免疫，期望抗体进而保护效力在接种后的 12 月可以持续存在于儿童早期。然而，越来越多的证据表明，加强免疫后血清抗体的持久性较差[354]，与 MenC-TT 相比，MenC-CRM 疫苗的这种情况更为严重，观察到的针对疾病的保护作用可能主要是通过减少 C 群脑膜炎球菌的携带者而获得群体保护来实现的。因此，英国计划的重点现在已转向维持群体保护，而不是提高出生后前几年的抗体水平。此外，2013 年英国婴儿免疫程序更改为 3 月龄和 12 月龄，并在青春期早期提供了第二剂 MenC 加强免疫[365]。2015 年，随着 MenW 病例的增加，青少年的 MenC 剂被 MCV4 取代。2016 年，大多数青少年已经获得免疫和

群体免疫的保护，就降低了 3 月龄的 MenC 剂量[366]。同样，许多其他已建立婴幼儿免疫计划的国家和地区都引入了对青少年进行 MenC 或 MenACWY 疫苗加强免疫或计划引入。

MenC 结合疫苗对菌株携带和群体保护的作用

为了测定 C 群结合疫苗接种对降低脑膜炎球菌携带的效力，1999 年在接种 C 群多糖结合疫苗之前[367]，英国对 15 106 名 15~19 岁龄学生作了咽拭子检测。疫苗接种后（单剂），2000 年和 2001 年又分别作了 18 095 名和 19 710 名适龄学生的咽拭子检测。结果表明接种疫苗 1 年后，C 群荚膜脑膜炎菌株的携带率下降了 66%，2 年后达到 75%。但没有证据表明其他荚膜群的菌株携带率有所下降或增加[59]。与这些数据一致的是，在未接种疫苗人群中，C 群脑膜炎疾病发病率同样下降了 66%[368]。因此，虽然在最小年龄组人群中接种疫苗 1 年后的效果相对有限，但在过去十五年中（图 38.9），英国还是基本根除了 C 群脑膜炎疾病[188]。对于接种个体来说，可能直接保护在快速控制疾病方面很重要，但随着抗体水平在小年龄组下降，疫苗所致的群体保护可以通过减少定植进而减少高毒力的 C 群菌株的循环来持续控制疾病。最近的数据表明，即使在接种疫苗 15 年后，C 群膜脑膜炎球菌的目前携带率仍然非常低[369,370]。在其他国家也有 C 群结合疫苗的群体保护的记录[371,372]。

虽然英国的 C 群脑膜炎疾病的发病率和 B 群脑膜炎球菌携带率仍然较低，但英国人群对 C 群脑膜炎球菌的血清抗体水平却有所减退[262,373]。因此，如果有高致病力的 C 群菌株克隆被引入，将会有大量的易感人群面临潜在的致病风险。但是，如上所述，从 2013 年开始增加 MenC 青少年加强免疫，并从 2015 年开始在 14~18 岁的年轻人中开展 MenACWY 补种计划，这应该会增强青少年的免疫力并维持群体保护，因为在这个年龄段中观察到抗体持续存在。

在英国接种 C 群多糖结合疫苗前，已有人担忧接种对脑膜炎球菌所引起的免疫压力可能会造成由 C 群向 B 群的变迁[374]。美国已对 B 群和 C 群菌间荚膜间变迁进行了研究[51,181,375]。法国报道的分离株的荚膜由 C 群 ST-11 株变迁到 B 群 ST-11 株，并保存毒性[376]。到目前为止，没有证据表明英国 B 群脑膜炎疾病的增加是由荚膜间变迁引起的，确实，过去十年来 B 群荚膜病的发病率实际上有所下降[377]。也没有证据表明，英国分离出的携带菌株间存在荚膜群变迁/替换[59]。相比之下，自西班牙接种 C 群结合疫苗以来，纳瓦拉的 ST-11 B 血清群疾病有所增加，

但没有充分的证据说明这是由接种疫苗导致的[378]。类似地，ST-11 W 克隆 2009 年在英国出现，似乎与拉丁美洲的 MenC 疫苗项目无关[174]。

MenC 结合疫苗的安全性

从多糖结合疫苗在英国注册前的安全性研究中看出，接种疫苗后的前 3 天内，轻至中度一过性头痛是最常见的报道，是发生率最高（12%）的不良反应事件。初中学生较小学生发生率更高，女生较男生更易发生。注射部位的局部反应通常有疼痛、触痛和偶见发红。这些局部轻、中度反应一般在接种后第 3 天最重，通常在 1 天后消退。白喉或白喉-破伤风联合疫苗加强免疫后，比 C 群多糖结合疫苗引起的局部反应的发生率更高。接种前已存在的过敏反应似乎不影响疫苗的反应原性[379]。疫苗注册后被动监测显示，通过相关卫生机构报给英国药品管理局/药品安全委员会的疫苗不良事件报告，反映出英国实施 C 群结合疫苗免疫计划以来，前 10 个月中，每接种 2875 剂 C 群流脑多糖结合疫苗，有 1 例不良事件发生[380]。几乎所有不良事件包括一过性头痛、发热、头晕或局部反应罕见水平，报告发病率为 1/50 万剂。尽管新鉴定了 C 群结合疫苗接种后的几种反应（即所有年龄组中均有发生的头痛、恶心、呕吐、腹痛和精神萎靡），但这些反应通常不严重，一般认为，接种 C 群多糖结合疫苗的获益处远远高于其带来的风险。

英国在大范围补种单价 C 群多糖结合疫苗的过程中，成百上千万剂疫苗接种后，也曾有 5 例格吉兰-巴雷综合征（GBS）病例的报道。英国健康保护署认为 GBS 病例数低于预计的人群基础发病率。

多价脑膜炎球菌结合疫苗

成分

截至 2015 年 9 月，美国已批准了三种脑膜炎球菌结合疫苗（表 38.3）。一种是 Hib-脑膜炎球菌 C 和 Y 结合的疫苗（MenHibrix, GlaxoSmithKline, 在本文中称为 Hib-MenCY）[381-383]，另外两种是四价结合疫苗：Menactra（Sanofi Pasteur; 称为 MCV4-DT）[384-386]。但是，葛兰素史克公司最近宣布将不再提供 Hib-MenCY。一种或这两种四价疫苗也已经在加拿大、欧洲以及拉丁美洲，中东和亚洲的某些国家/地区注册。第三种四价结合疫苗称为 Nimenrix（最近由辉瑞疫苗从葛兰素史克（GlaxoSmithKline）购得，在本文中称为 MCV4-TT）已在欧洲、加拿大和澳大利亚进行了注册，并且正在其他多个国家进行审查或注册。Hib 结合疫苗和 C 群脑膜炎球菌结合疫苗的联合疫苗（Menitorix, 由 GlaxoSmithKline 生产，在本文中称为 Hib-MenC）已在欧洲和澳大利亚上市。这些疫苗均不含佐剂或防腐剂。MCV4-DT 的制造是通过对 A、C、Y 及 W 群多糖进行受控的限定性解聚，然后通过含二酰肼的连接分子衍化而来。衍化的多糖与白喉类毒素的羧基独立结合。这种 4 价疫苗每剂 0.5ml，磷酸盐缓冲生理盐水中含有上述 4 种多糖各 4μg，并含有 48μg 的白喉类毒素，不含防腐剂（表38.2）[309]。该疫苗目前有 0.5ml 单剂量西林瓶装和单剂量预灌装注射器包装，单剂量西林瓶装带有干天然橡胶瓶塞。

MCV4-CRM 则是通过水解、分选和还原胺化制备出每个多糖的寡糖，并通过共价键连接到 CRM_{197}。每剂含 C 群、Y 群、W 群荚膜寡糖各 5μg，A 群荚膜寡糖 10μg，以及 33~64μg 的 CRM197。该疫苗为单剂量西林瓶装，所含 A 群成分为冻干粉，另一单剂量西林瓶含有其他三种成分的液体。在接种前用 C 群、Y 群、W 群液体结合疫苗将 A 群成分复溶。

MCV4-TT 是在通过羧基基团激活（MenA 和 MenC）与 TT 结合或分选后，通过分选，氰酸酯形成和使用间隔基将寡糖衍生化，然后通过分选进行结合来制备结合物。氰酸酯基（MenY 和 MenW）。一剂含有 5μg 的每种寡糖，它们与总剂量为 44μg 的破伤风类毒素结合[387]。MCV4-TT 以冻干粉末的形式存在于单剂量小瓶中，用盐水配制。

制备 Hib-MenC 或 Hib-MenCY 是通过 Hib 多糖经 ADH 衍化，然后通过碳二亚胺（EDC）介导的缩合反应与破伤风载体蛋白连接。脑膜炎球菌多糖则是经过氰基化活化后直接与破伤风载体蛋白的氨基相连。单剂 Hib-MenC 疫苗含 Hib 多糖各 5μg、脑膜炎球菌 C 群多糖 5μg 和破伤风类毒素 17.5μg[388]。总剂量为单剂量小瓶，其中包含疫苗粉末，将其与预装注射器中提供的 0.5ml 盐水溶液混合。一剂 Hib-MenCY 包含 2.5μg 的 Hib 多糖，5μg 的 C 和 Y 群多糖，总剂量约为 18μg 的破伤风类毒素，以冻干形式制成冻干产品[389]。

免疫原性

MCV4-DT

MCV4-DT 诱导青少年产生的血清杀菌抗体应答与美国已批准的脑膜炎球菌 4 价多糖疫苗（MPSV4）相比并不逊色[310]。在 2~11 岁儿童中，这种结合疫苗诱导产生的血清杀菌抗体应答较高[309]。对于分别在2、4、6月龄接种3剂次MCV4-DT的婴儿,在第三次接种后1个月时的血清杀菌抗体应答比那些接种3剂单价C群结合疫苗的婴儿低50倍[390]。因此,一般认为使用这一程序接种MCV4-DT不能使婴儿获得充分免疫。另一方面,12~23月龄的幼儿间隔2个月接种两剂MCV4-DT后,C群、Y群和W群菌产生的几何平均血清杀菌抗体为1:300~1:400,对于A群菌荚膜,则为1:3 000[391]。在其他研究中,曾对1 128名儿童进行两剂次接种,接种时间分别为9月龄和12月龄。第一剂单独接种,第二剂或单独接种,或与麻疹、腮腺炎、风疹和水痘同时接种,或与7价肺炎球菌结合疫苗(PCV7)同时接种。血清杀菌抗体(SBA)滴度(人补体)不低于1:8的儿童所占比例分别为:A群90.5%~95.6%,C群97.8%~100%,Y群95.1%~96.4%,W群81.2%~86.4%。尽管95%置信区间有重合,但联合接种MCV4-DT和PCV7的儿童抗体滴度要低于单独接种MCV4-DT疫苗的儿童。另外,在联合接种MCV4-DT和PCV7疫苗的儿童中,肺炎球菌血清型4、6B和18C的IgG几何平均滴度也未能达到非劣标准。尽管美国已于2010年用PCV13取代了PCV7常规免疫接种婴儿,但仍未见MCV4-DT与PCV13联合使用的相关数据。

也有证据表明MV4-DT和Daptacel(白喉和破伤风类毒素和细胞百日咳疫苗,DTaP,赛诺菲巴斯德)之间存在免疫干扰。在4~6岁的儿童中,对脑脊髓灰质炎球菌荚膜的四个组中的每一个抗体反应均未达到DTaP后30天接受MCV-DT的儿童的非劣效性标准。同时给予MCV4-DT和DTaP时未观察到这种现象[392a]。

这些免疫原性和安全性结果构成了在加拿大和美国获得MCV4-DT许可的基础。

MCV4-CRM

为申请新型MCV4-CRM结合疫苗,将其与已获批的MCV4-DT结合疫苗的免疫原性进行了对比。在一项对2907名2~10岁的儿童进行的随机试验中,在接种1剂MCV4-DT或MCV4-CRM疫苗1个月后对比血清几何平均倒数滴度(人补体),抗A、C群荚膜多糖两组结果相近,而抗W、Y群荚膜多糖方面,则是MCV-CRM免疫接种组中相对高出约2倍。图38.7A(2~5岁)和B(6~10岁)展示了免疫接种1个月后获得保护性抗体滴度的儿童比例。在两个年龄组中,MCV4-CRM结合疫苗都达到了针对C、Y、W135群荚膜的预定非劣效标准,但对A群荚膜的反应则未达到非劣效标准。在另一项研究中,在11~18岁年龄组中对MCV4-CRM和MCV4-DT的免疫原性进行了评估;结果显示,接种两种疫苗后均能达到四种荚膜多糖的非劣效标准(图38.7C)[370]。在免疫接种28天后,通过抗A、W、Y群荚膜多糖的血清杀菌抗体的反向累积分布曲线,观察到两组间的显著差异,结果有利于MCV4-CRM,而抗C群荚膜多糖的血清杀菌抗体则符合非劣效标准(图38.8)。

从2月龄开始,以多种程序接种MCV4-CRM后均可在婴儿中产生较高的免疫力[396]。图38.9总结了按2、4、6月龄接种程序进行免疫接种后的血清杀菌抗体水平(人补体)。抗体滴度在接种第3剂1个月后达到峰值,在免疫接种6个月后(12月龄时)降低近10倍。在12月龄时进行加强免疫可诱导产生

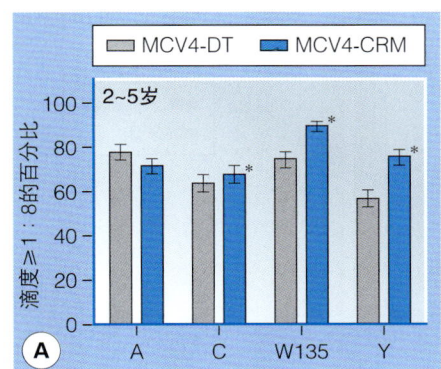
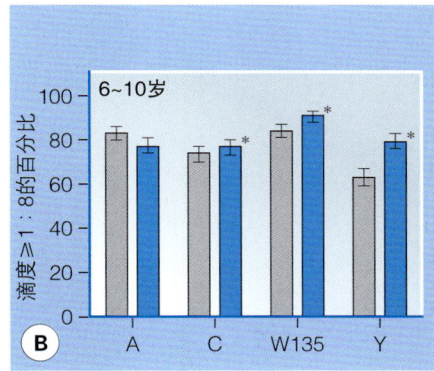
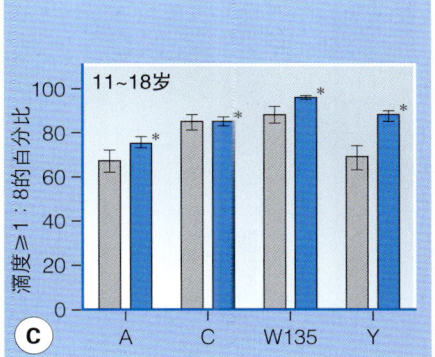

图38.7 接种一剂四价脑膜炎球菌结合疫苗28天后的血清杀菌抗体应答。A和B的数据来自2~10岁儿童的随机研究[393]。C的数据来自11~18岁青少年的随机研究[395]。柱线代表产生保护性抗体的个体的百分比(采用人补体测定滴度为1:8)。误差线代表95%置信区间。*表示新的MCV4-CRM疫苗抗体应答不低于MCV4-DT疫苗。对于A群来说,在2~5岁及6~10岁的儿童身上,新疫苗并没有达到预期的优势。对于W135群和Y群,新疫苗在三个年龄段均表现出更优的抗体反应($P<0.05$)。

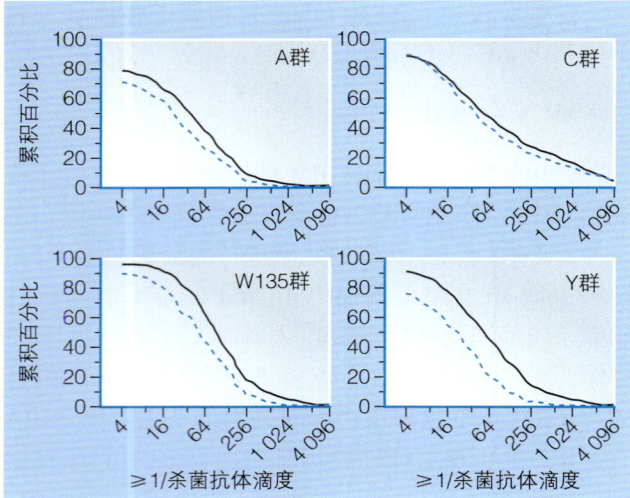

图 38.8 青少年接种 MCV4-DT 或 MCV4-CRM28 天后的血清杀菌抗体滴度(人补体)的倒数的累积分布。MCV4-CRM 疫苗的 A、W135 和 Y 群的抗体应答要更高一些。
资料来源:JACKSON LA,BAXTER R,REISINGER K,et al,V59P13 Study Group. Phase Ⅲ comparison of an investigational quadrivalent meningococcal conjugate vaccine with the licensed meningococcal ACWY conjugate vaccine in adolescents. Clin Infect Dis,2009,49:e1-e10.

对四种荚膜多糖菌株的高血清杀菌滴度(图 38.9B)。

幼儿接种 MCV4-CRM 后同样可产生较高的免疫力[397]。在 12 月龄和 18 月龄时分别接种一剂后,所有的接种人群对 C 群、W 群及 Y 群脑膜炎球菌产生了达到或超过 1:8 的保护性杀菌抗体滴度,只有 84% 的人群对 A 群脑膜炎球菌产生了保护性杀菌抗体滴度[397]。接种第二剂后 C 群滴度比在 12 月龄接种第一剂后高 10 倍以上。

MCV4-TT

截至 2016 年 12 月,该疫苗尚未在美国获得批准。最近的一项系统评价评估了 MCV4-TT 的免疫原性,并发现该疫苗并不劣于许可的四价脑膜炎球菌多糖疫苗。与 MCV4-CRM 相比,没有达到预期保护阈值以上的个体比例差异很大,但 A、W 和 Y 的 MCV4-TT 的 GMT 通常较高,特别是在幼儿中[398]。

仅在一项研究中比较了 MCV4-TT 和 MCV4-DT 的免疫原性,在这个研究中,MCV4-TT 非劣效于 MCV4-DT,有 51.0%~82.5% 的青少年和年轻成人对含有四种荚膜多糖的菌株免疫接种反应升高(定义为人 SBA[hSBA]滴度在基线抗体阴性中至少有 1:8 和基线抗体阳性中至少有 4 倍升高)[399]。韩国的一项研究也记录了 79% 到 99% 的青少年对 MCV4-TT 的反应 hSBA 响应为 1:4 或更高[400]。

在英国进行的一项研究中,比较了在童年时期用三种单价 C 群结合疫苗中的一种作为初次免疫的青少年中 MCV4-TT 加强免疫与 MCV4-CRM 加强免疫的比较。两种加强疫苗均诱导强烈的 MenC 兔血清杀菌抗体(rSBA)反应,在 1 个月时高于假定的保护阈值 100%,9 个月后 96%。总体而言,在使用任何 MenC 疫苗初次免疫并 MCV4-CRM 加强免疫后反应最高,但在用 MenC-TT 初次免疫和 MCV4-TT 加强免疫的情况下,免后的反应最强[401]。

在年龄较小的儿童(9~12 个月龄)中,接种一针 MCV4-TT 疫苗有 50%~94% 的婴儿和两针 MCV4-TT 疫苗有 88%~100% 的婴儿对 hSBA 的反应为 1:8 或更大。荚膜组 A 群的一剂和两剂组的抗体应答均下

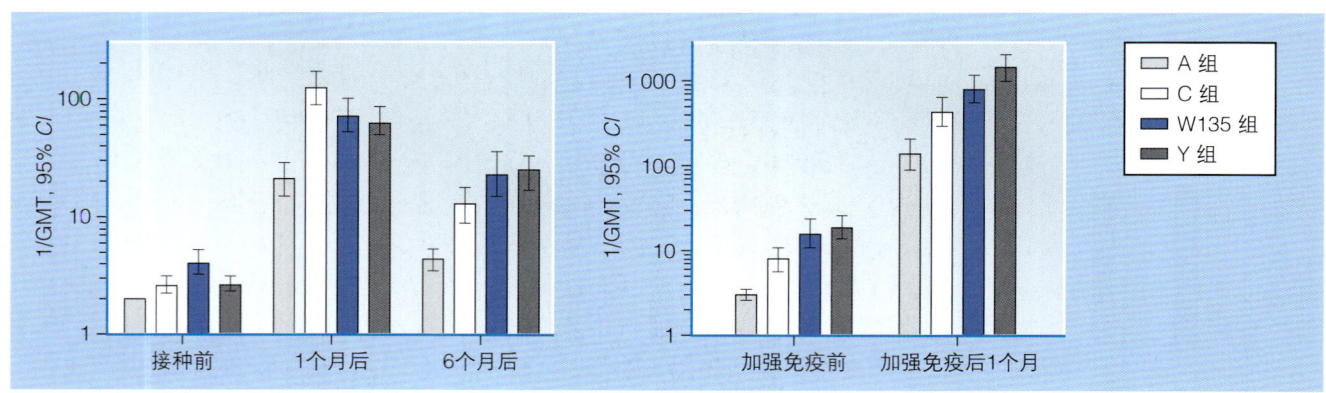

图 38.9 在 2、4、6 月龄儿童(作为基础免疫)及 12 月龄儿童(作为加强免疫)接种 MCV4-CRM 后的血清杀菌抗体应答(人补体)。左图:接种前及接种第三剂后 1 个月和 6 个月后的几何平均滴度(GMT)倒数。右图:12 月龄儿童加强免疫前和加强免疫后 1 个月时的抗体滴度倒数。注意:右图中加强免疫前的柱线图与左图免疫后 6 个月时的柱线图是一样的,只是右侧的 Y 轴刻度拉大了。
注:CI:置信区间。
资料来源:SNAPE MD,PERRETT KP,FORD KJ,et al. Immunogenicity of a tetravalent meningococcal glycoconjugate vaccine in infants:a randomized controlled trial. JAMA,2008,299:173-184.

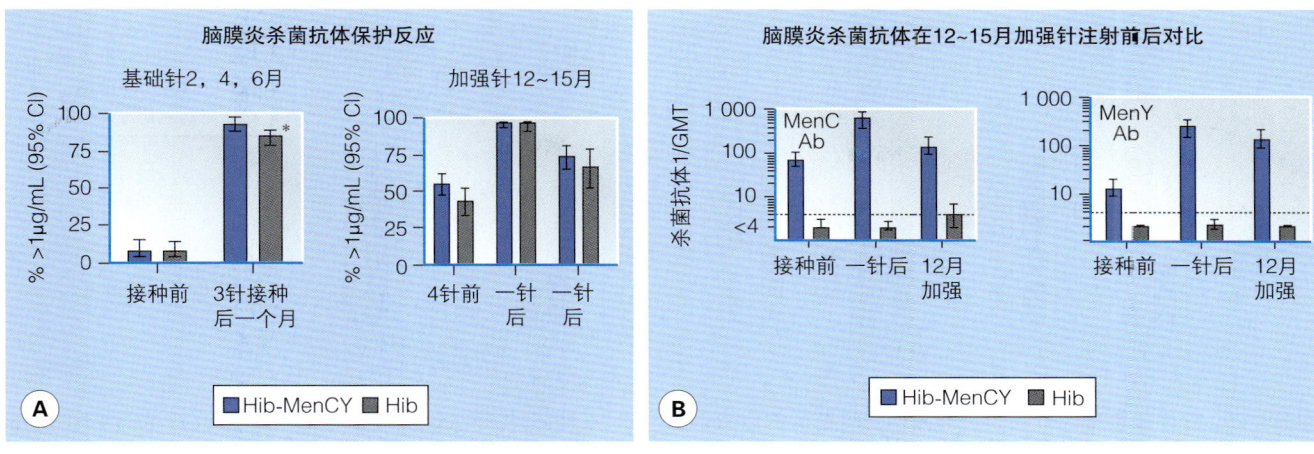

图 38.10 在 12~15 月龄儿童中，脑膜炎杀菌抗体在 Hib-MenCY 免疫前后（A 前和 B 后）GMT 有 4 倍增长。
资料源自：MARSHALL GS, MARCHANT CD, BLATTER M, et al. Immune response and one-year antibody persistence after a fourth dose of a novel Haemophilus influenzae type b and Neisseria meningitidis serogroups C and Y-tetanus toxoid conjugate vaccine (HibMenCY) at 12 to 15 months of age. Pediatr Infect Dis J, 2010, 29: 469-471.

降，并且显著降低（分别为 20.6% 和 25.9%）[402]。

Hib-MenC and Hib-MenCY

包括英国在内的多个国家／地区中，Hib-MenC 疫苗用作婴儿期初次免疫接种单价 MenC 疫苗幼儿期的加强免疫，并且具有高度免疫原性。尽管制造商最近宣布将停止使用 Hib-MenCY 疫苗，但美国已批准从 6 周龄至 8 周龄开始可用该疫苗进行初次免疫和加强免疫。在一项针对 Hib-MenC 的研究中，95.6% 在幼儿期初次免疫接种 MenC-CRM 并加强免疫接种 Hib-MenC 的人的 rSBA 1:8 或更高[403]。有趣的是，在以 Hib-MenCY 初次免疫的组中，反应更强（99% 的人 rSBA≥1:8）。

Hib-MenCY 在婴幼儿中具有高度免疫原性。例如，在 2、4、6 月龄接种和 12 到 18 月龄之间加强免疫的免疫程序中，Hib-MenCY 的 Hib 应答高于 Hib-TT，并且 95% 以上的幼儿的抗体滴度高于血清保护性阈值。还对该疫苗进行了一个 2、3、4 和 12 月龄免疫程序的研究，结果发现该疫苗可诱导产生针对这三种疫苗成分的强烈抗体反应[404]。对幼儿采用抗多核糖基核糖醇磷酸浓度≥0.15μg/ml 的加强免疫后的抗体持久性研究长达 1 年，MenC 和 Y 的 hSBA 分别以 100%、96.6% 和 83.8% 的比率大于 1:8（图 38.11）[382]。

四价脑膜炎球菌结合疫苗接种后血清抗体的持久性

血清样本来自一群 3 年前接种过 MCV4-DT 的青少年[310]。尽管与刚接种疫苗一个月后的峰值杀菌抗体滴度相比较，3 年后的杀菌滴度有所下降，但是仍有 95%（A 群）、71%（C 群）、85%（W 群）和 96%（Y 群）的人群杀菌滴度为 1:128（乳兔血清替代）或者更高。对接种疫苗 3 年后的血清样本使用人补体进行分析，使用不小于 1:4 作为保护性杀菌抗体滴度（图 38.11，右图）的阈值[245]。与从前面的研究中所得出的结论一致，使用人补体测定的血清样品具有保护性滴度的百分比比用兔补体测定的要低；用人补体测定时，大部分受试者对于 C 群和 W 脑膜炎球菌缺乏保护性抗体滴度，有 42% 的受试者对 Y 群脑膜炎球菌缺乏保护性滴度（没有测量 A 群脑膜炎球菌的滴度）。在另一项研究中，对在 5 年前（即 2~10 岁时）接种过 MCV4-DT 的 108 名儿童进行血清检测，结果发现，仍有 55% 和 94% 人群对抗荚膜 C 群和 Y 群的 SBA 滴度（乳兔补体）高于 1:128[405]。

第三个研究比较了青少年接种 MCV4-CRM 或 MCV4-DT 22 个月后的血清抗体持久性（图 38.11，左图）[406]。接种两种疫苗的受试者对 A 群脑膜炎球菌具有保护性血清杀菌滴度的比例是 36% 比 25%（MCV4-CRM 更高），C 群是 62% vs 58%，W 群是 84% vs 74%，Y 群是 67% vs 54%。对 A 群、Y 群以及 W 群脑膜炎球菌血清杀菌滴度的差异具有统计学意义（对于每种荚膜群 $P<0.05$）。尽管这些差异的临床和公共卫生重要性仍然未知，但是 MCV4-CRM 组中 Y 群 SBA 保持更长的持续性意味着针对 Y 群菌株具有更持久的防护作用，而这种菌株所引起的病例在美国脑膜炎球菌疾病的病例中所占比例接近三分之一。总体来说，抗体持久性的数据也表明，青少年接种这两种疫苗后的保护性血清滴度也会逐渐下降。同时鉴于在美国接种 MCV4-DT 疫苗的青少年中，疫苗效力

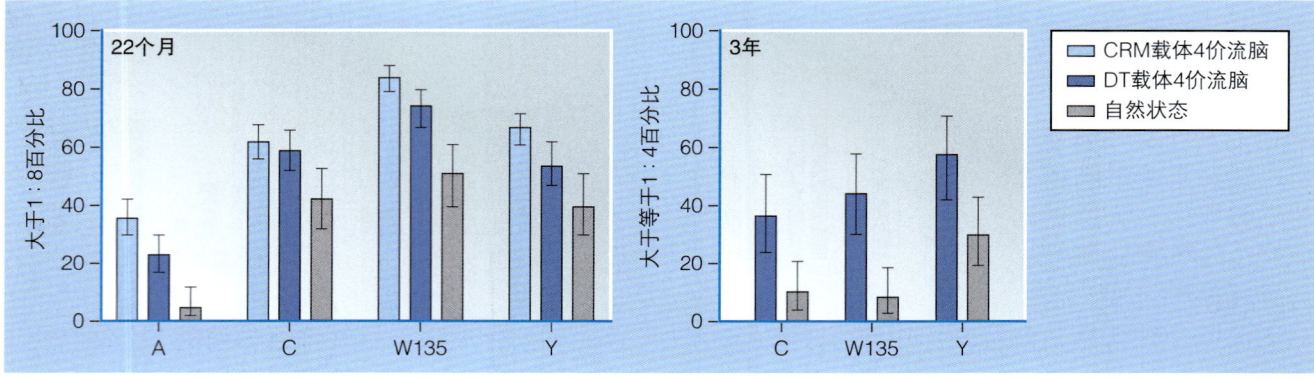

图 38.11 青少年接种四价脑膜炎球菌结合疫苗后的血清杀菌抗体（人补体）的持久性。接种 MCV4-CRM 或者 MCV4-DT 疫苗的受试者 22 个月后的跟踪结果[406]（左图）及接种 MCV4-DT 疫苗 3 年后的跟踪结果[246]。在接种后 22 个月时，MCV4-CRM 组的抗体滴度均大于 MCV4-DT 组（对于 4 个荚膜群，均 $P<0.05$）。在每个研究中，阴性对照组受试者的采血时间与试验组受试者相同。

随着时间的推移逐渐下降，因此美国免疫实践咨询委员会（ACIP）在 2010 年建议新增 MCV4-DT 或者 MCV4-CRM 的加强剂量（表 38.4，也可以参见建议部分）[407]。

目前，在美国，大多数使用 MCV4-CRM 者均为青少年，而最近的数据解决了最初接种 MCV4-DT 或 MCV-CRM 在青少年时期加强免疫后的持久性问题。MCV4-CRM 加强免疫后两年，有 77%~100% 的

表 38.4 美国上市的脑膜炎球菌结合疫苗的使用建议 [a]

风险人群	基础免疫	加强免疫
对患脑膜炎球菌病的没有较高风险的 11~18 岁健康人群进行常规免疫	一剂 MCV4-CRM 或 MCV4-DT，最好在 11~12 岁时接种	如果在 11~12 岁进行基础免疫，则在 16 岁时进行加强免疫；如果在 13~15 岁进行基础免疫，则在 16~18 岁时进行加强免疫；如果在 16 岁或 16 岁以后进行基础免疫，则不再需要进行加强免疫
患有补体成分缺乏症的 2~23 月龄的人[b]，人类免疫缺陷病毒感染，先天性或功能性无脾患者或接触风险增加[c]	MCV4-CRM 分别在 2、4、6、12~15 月龄或（仅当年龄大于 9 月龄时）MCV4-DT 在 9 和 12 月龄时（在该年龄组中，MCV4-DT 禁忌证为无精子症和人类免疫缺陷病毒感染[d,e]	在 <7 岁时免疫的人在 3 年后加强免疫；在 ≥7 岁时免疫的人在 5 年后加强免疫；如果风险持续存在，则每 5 年加强免疫一次
≥24 月龄的患者有补体成分缺乏症[b]，人类免疫缺陷病毒感染或先天性或功能性无脾患者	相隔 8~12 周的 2 剂 MCV4-CRM 或 MCV4-DT[e,f]	在 <7 岁时免疫的人在 3 年后加强免疫；在 ≥7 岁时免疫人在 5 年后加强免疫；如果风险持续存在，则每 5 年加强免疫一次
年龄从 24 月龄至 55 岁的人群暴露风险增加[c]	相隔 8~12 周的 2 剂 MCV4-CRM 或 MCV4-DT	在 9 月龄至 6 岁免疫的人和仍处于增加暴露风险中的人，在 3 年后加强免疫；在 7 岁或以上接受免疫的所有人，在 5 年后加强免疫
	1 剂 MCV4-CRM 或 MCV4-DT[e,f]	在 <7 岁时接受了免疫接种的人和仍处于增加暴露风险中的人，在 3 年后加强免疫；≥7 岁接受免疫的所有人在 5 年后加强免疫；如果风险持续存在，则每 5 年加强免疫一次

[a] 请参阅 http://www.cdc.gov/mmwr/preview/mmwrhtml/rr6202a1.htm，http://www.cdc.gov/mmwr/preview/mmwrhtml/mm6324a2.htm 和 http://www.cdc.gov/mmwr/volumes/65/wr/mm6543a3.htm ACIP 当前的建议。
[b] 例如补体 C5-C9，备解素，或 D 因子。
[c] 例如经常研究脑膜炎球菌的微生物学家或者在疫情暴发地区的游客或者居民。
[d] 在这种情况下是禁止接种 MCV4-DT 的，因为会对肺炎球菌结合疫苗造成免疫干扰。
[e] MCV4-DT，应在 DTaP 之前或同时接种。此建议基于新证据：表明在 DTaP 后 30 天给予 MCV4-DT 时，对所有四个脑膜炎球菌荚膜组的 hSBA 反应均不符合非劣效性标准。
[f] 如果使用 MCV4-DT，应在所有肺炎球菌结合疫苗接种后至少 4 周接种。

注：根据 ACIP 的建议修改。

人的 hSBA 为 1∶8 或更高[408]。类似地，在接种一剂 MenACYW-TT 疫苗（尚未获得 FDA 批准）3.5 年后进行的一项研究中，所有志愿者中一小部分青少年的 rSBA 保持在 1∶8 或更高[409]。

低龄儿童接种 MCV4-DT 的血清抗体持久性数据有限。在一项研究中，2 岁到 11 岁的儿童接种了一剂 MCV4-DT 或者 MPSV4 疫苗，然后随访 6 个月。在 1 个月到 6 个月的随访期中，两个疫苗组的血清杀菌滴度均出现下降，但是在 MPSV4 疫苗组的滴度下降更快[309]。当用人补体对 6 个月的随访血清样本进行重复测试时[243]，结果证实 MPSV4 疫苗组免疫力下降得更快。在第二项研究中，对在两岁时接种过 MCV4-DT 疫苗的儿童平均 2.4 年后进行血清样本检测[307]。接种疫苗组血清杀菌滴度（人补体）仍为 1∶4 或者更高的儿童比例分别是 15%（A 群）、33%（Y 群）、以及 45%（W 群）。对于未接种疫苗的儿童的百分率相对更低（分别为 2.5%、15% 及 17.5%）。在另一个不同的分析中，相比较于未接种疫苗的儿童，接种 MCV4-DT 疫苗的儿童在接种后的 2 年至 3 年时间内通过结合试验测得的 C 群血清抗体浓度仍然保持高水平，但是 C 群血清杀菌滴度能达到 1∶4 或者更高水平的人在两组中都罕见（分别是 14.6% 和 6.4%，$P=0.3$）[259]。在接种疫苗的儿童中，一些血清样本的血清杀菌滴度小于 1∶4，却能在乳鼠模型中对 C 群菌血症给予被动保护作用。这些结果难以解释，因为最新的研究显示，由于 fH 分子不能与脑膜炎球菌结合，所以脑膜炎奈瑟菌上的补体激活不被大鼠 fH 下向调节[277]。因此，相对于人补体，这些细菌更容易被与大鼠补体相互作用的抗体清除掉。因此，没有人 fH 下的鼠菌血症模型的被动保护结果可能高估对人的保护作用。

在接种 3 或 4 剂 MCV4-CRM 后的婴儿，抗体在 5 岁时减弱，因此在针对不同的菌株 9%~69% 接种三剂后的 hSBA 为 1∶8 或更高，而 11%~85% 接种 4 剂后的 hSBA 为 1∶8 或更高，对 W 群的反应最佳[353]。对 2~10 岁的 MCV4-CRM 儿童免疫接种 5 年后评估了抗体的持久性，发现大约有一半的人对 C、Y 和 W 群保持"保护性"抗体水平，但对 A 群的持久性很差[410]。

在 12~23 月龄的幼儿中，MCV4-TT 具有高度免疫原性，且不逊于 MenC-CRM，至少 90% 的幼儿在接种疫苗后 3 年内 rSBA 效价保持 1∶8 或更高。但是，在这项研究中，也检测了 hSBA 并显示对荚膜 A 群有明显的减弱（只有 21% 的人在 3 岁时其 hSBA 维持在 1∶4 或更高）[411]。

上文在"Hib-MenC 和 Hib-MenCY"下讨论了 Hib-MenC 疫苗后抗体的持久性。

由 MCV4 疫苗引起的免疫记忆和先前接种 MPSV4 疫苗的影响

与第一次接种 MCV4-DT 疫苗的受试者相比，基础免疫 MCV4-DT 疫苗三年后加强免疫 MCV4-DT 疫苗的青少年，会产生更高的针对 C 群、Y 群以及 W 群的荚膜抗体应答（图 38.12）。与此相反，对于那些先前接种过一剂 MPSV4 疫苗的青少年，给他们接种一剂 MCV4-DT 疫苗后，会比第一次接种 MCV4-DT 疫苗的青少年产生更低的血清杀菌抗体应答（图 38.13）。这种由接种多糖疫苗所引起的抗体低反应性对所有 4 种荚膜型的血清抗体应答均有影响，但是对 C 群的影响最大。然而，对于四个荚膜组，所有先前接种过多糖疫苗并在之后接种了 MCV4-DT 疫苗的受试者均产生了 1∶128 或者更高的滴度（兔补体），

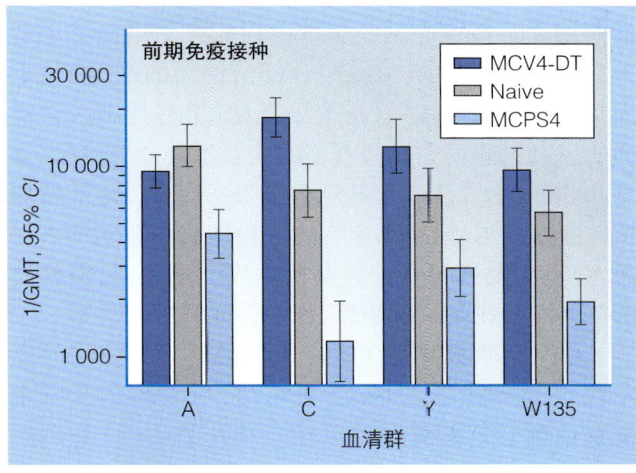

图 38.12　青少年接种四价脑膜炎球菌结合疫苗（MCV4-DT）8 天后的血清杀菌抗体滴度与之前免疫接种情况的关系。三年前，受试者在一项疫苗随机试验中接种了 MCV4-DT 或者四价脑膜炎球菌多糖疫苗（MPSV4）。新招募的未接种该疫苗的空白对照组也接种了一剂脑膜炎球菌结合疫苗 MCV4。与第一次接种 MCV4-DT 疫苗的受试者相比，第二次接种 MCV4-DT 疫苗的受试者会针对 C 群、Y 群以及 W135 群多糖产生更高的几何平均滴度。（$P<0.05$；此为首次接种启动免疫的证据）。相对于那些第一次接种 MCV4-DT 疫苗的青少年，那些先前接种过一剂 MPSV4 疫苗的青少年接种一剂 MCV4-DT 疫苗后，对四种荚膜群多糖均产生了更低的血清杀菌抗体应答（$P<0.05$；此为接种多糖疫苗产生抗体低反应性的证据）。
注：CI：置信区间。
资料来源：Keyserling H，Papa T，Koranyi K，et al. Safety，immunogenicity，and immune memory of a novel meningococcal [groups A，C，Y，and W-135] polysaccharide diphtheria toxoid conjugate vaccine [MCV-4] in healthy adolescents. Arch Pediatr Adolesc Med，2005，159：907-913.

足以对受种者起保护作用。

先前接种 MCV4-CRM 的青少年对 MCV4-CRM 加强免疫反应强于未接种疫苗的青少年和先前接种四价多糖疫苗的青少年,这表明有记忆反应[412]。

对曾经在 2 月龄、4 月龄或 2、4、6 月龄接种过 MCV4-CRM 疫苗的婴儿,在他们 12 月龄时接种一剂降低剂量的 MPSV4,以评估免疫记忆效应[396]。在他们中能够对多糖抗原形成人补体血清杀菌滴度四倍增高的比例范围是 65%(C 群)~95%(W 群和 Y 群)。这种应答比例显著高于那些初次接受免疫接种在历史对照的受试者,这些对照受试者在 1~2 岁接种多糖疫苗后只能产生最低限度的或者检测不到的杀菌抗体应答。

特定高危人群基础免疫接种 2 剂程序的原理

在美国,人们认为对 2 岁以上儿童接种一剂 MCV4-DT 或者 MCV4-CRM 疫苗就足以产生保护性的抗体应答。最近,一种 2 剂基础免疫的接种程序被推荐用于某些伴有脑膜炎球菌疾病风险增高的患者人群("美国脑膜炎球菌结合疫苗使用的推荐"见下面)。这个 2 剂程序的基本原理是:①有特定医学疾病的患者对脑膜炎球菌疫苗的应答不佳;②有证据显示,间隔两个月接种 2 剂疫苗作为基础免疫能够增加抗体应答。另外,虽然患有后天补体成分缺陷的人对于 MPSV4 疫苗的应答与有补体成分人一样,但是血清抗体滴度在补体缺陷患者中下降得更快[413,414]。

在对无脾患者进行的一项研究中,在接种任意一种 C 群脑膜炎球菌结合疫苗后,约 20% 的受试者没有达到公认的保护性杀菌抗体应答,并且他们的 GMTs 低于有脾对照组 10 倍(158 vs 1448)[415]。先天性或功能性无脾患者的抗体应答低于创伤性无脾的患者。在接种第一剂后没有达到杀菌抗体 1:16 或更高滴度的 23 人中,61% 的人在接种第二剂后达到了 1:16 或更高的滴度。这些数据表明两剂程序优于一剂程序。

在感染 HIV 的青少年中,进行了一项有关脑膜炎球菌结合疫苗的研究,接种疫苗后分别有 86%、55%、73% 和 72% 的患者针对 A、C、Y 和 W 群荚膜产生了 1:128 或更高水平的血清杀菌抗体滴度(用兔补体)[416]。较低的 $CD4^+$ 淋巴细胞比例和较高的 HIV 病毒负荷与对疫苗的较弱应答无关[417]。

MCV4-DT 注册使用后的效果

2014 年,美国 13~17 岁人群的 MCV4-DT 疫苗接种率估计为 79%,尽管有地区差异较大[418]。当时美国脑膜炎球菌性疾病的历史低发病率进而病例数少使得评估 MCV4-DT 的效果很有挑战性。但是,近期有几项研究,采用了不同的方法来评估 MCV4-DT 的疫苗效果。在一项研究中,对 MCV4-DT 疫苗接种失败进行了监测,并在预期疫苗失败数量以及估计的疫苗接种率的基础上建立了疫苗的效果模型[419]。此分析表明,该疫苗在接种 3~4 年内的效果为 80%~85%,这与脑膜炎球菌多糖疫苗的效果相似。

在一项病例对照疫苗效果研究中,疫苗接种后的 0~8 年,总的疫苗效果(所有的荚膜群)估计为 69%(95% CI,51%-80%)。随着时间的推移,该疫苗的总体效果有减弱的迹象,接种后第一年疫苗效果估计为 79%(49%~91%),接种后 1~3 年估计为 69%(44%~83%),接种后 3~8 年估计为 61%(25%~79%)。这些结果与血清杀菌滴度的衰减趋势相一致,并为加强免疫提供证据支持(见前文的论述及图 38.11)

基于美国对占其总人口 13% 的地区人群进行的脑膜炎球菌性疾病的主动监测[420],11~17 岁人群中由 C 群、Y 群或 W 群荚膜所引起的 IMD 发病率从 2006 年间的 0.37/10 万人下降至 2013 年间的 0.1/10 万人。发病率在其他年龄组变化较小(图 38.13)。

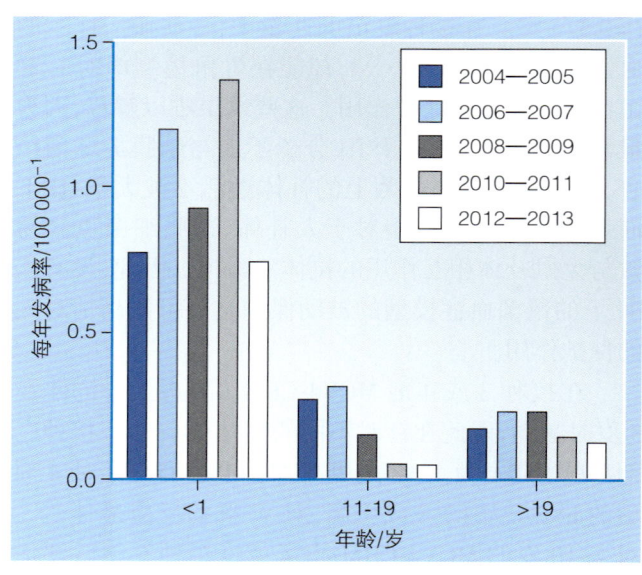

图 38.13　2004—2013 年美国各年龄组脑膜炎 C、Y、W 群的发病率。

尽管通过此生态分析无法确定因果关系,但这些数据结合疫苗效力数据表明了 MCV4-DT 疫苗对免疫人群具有选择性,并且该疫苗对未接种人群缺少群体保护,尽管这可能是因为一开始的覆盖率低。此外,没有关于 MCV4-DT 对疫苗荚膜组的咽部携带的影响的数据。由于 MCV4-CRM 于 2010 年在美国注册,因此暂时还没有关于其注册后效果的数据。但是，在拉丁美洲和英国使用四价结合疫苗来控制近期暴发的 ST-11 荚膜 W 群脑膜炎球菌病将在适当时候提供证据。

MCV4-DT 和 MCV4-CRM 能提供明确的特异性荚膜群保护，但这两种疫苗中均不包括荚膜 B 群。有一种担忧是，不能覆盖所有的致病菌株的疫苗的广泛应用可能会造成荚膜变迁，及随后通过有毒性的疫苗-荚膜群菌株（如 C、Y 或 W）克隆扩增成为非疫苗荚膜群菌株（如 B 群）。为了评估美国脑膜炎球菌人群的结构，在 2005 年 MCV4-DT 上市之前，美国对在 2000—2005 年来自全美 ABC 中心的分离株进行了一项研究[51]。包含在此研究中的 1160 个分离株里，其中 1.5%B 群分离株、12.9% C 群分离株以及 0.9% Y 群分离株，均显示出了荚膜变迁的迹象。例如，分别有一个和四个分离株表达为 B 群荚膜多糖，且属于 11 或 103 序列类型，它们都是强致病力的脑膜炎球菌系列，通常表达 C 群荚膜[51]。该研究于 2015 年的更新尚未发现疫苗引起人群变化的新证据[181]。值得注意的是，尽管直到 2015 年美国才引入 B 群疫苗，但美国荚膜 B 群脑膜炎球菌病的发生率自从 1990 年代开始显著下降。

MCV4 疫苗的安全性

在 MCV4-DT 疫苗注册前研究中，对 7000 人接种观察研究的结果显示，疫苗安全且耐受性良好[310,384]。在随机研究中，与 MPSV4 接种相比，接种 MCV4-DT 后出现发热（温度≥38℃）的比例更高（在接种的未成年人群中分别为 5.1% vs 3.0%，在成人中为 1.5% vs 0.5%）。低于 5% 的接种 MCV4-DT 或 MPSV4 的人群出现了严重的全身性反应（高热、头痛、疲劳、萎靡不振、畏寒或需要卧床休息的关节痛；或厌食（连续三餐未进食）；3 次以上的呕吐；5 次以上的腹泻；或皮疹的出现或突然发作）。与在 MPSV4 疫苗组所观察到的发生率相比，接种 MCV4-DT 后的各种严重反应的发生率符合预定的非劣效性标准。

MCV4-DT 疫苗注册前研究也表明，局部反应比在接种 MPSV4 的人群中更为普遍，这可能是由于在结合疫苗中含有白喉类毒素作为载体蛋白所造成的影响。因此，16.7% 的 MCV4-DT 组青少年和 3.9% 的 MPSV4 组受试者报告注射部位中度疼痛[310]，且分别有 2.5% 和 0.7% 的受试者出现中度肿胀。剧烈的疼痛（不能移动手臂）和注射部位严重肿胀（>2 英寸）在 MCV4-DT 组中的发生率为 0.7% 和在 MPSV4 组中的发生率为 0%。这些局部反应基本上均在 48~72 小时之内缓解。接种 MCV4-DT 的青少年局部反应发生频率与在接种 Td（白喉和破伤风类毒素-成人）的同年龄组中所观察到的发生频率一致。MCV4-DT 免疫接种成年人中的各局部反应发生率低于青少年中的水平，与成年人伤寒接种后所观察到的反应相似。

MCV4-DT 疫苗注册前研究也表明，将 MCV4-CRM 的安全性和耐受性与 MCV4-DT 进行了比较。2~5 岁年龄组中，两种疫苗的局部反应相似（如红斑分别为 27% vs 25%，疼痛分别为 23% vs 35%）[393]。全身反应也相似（如易激怒分别为 21% vs 22%）。在相同的研究中，6~10 岁人群接种两种疫苗的不良反应也没有明显区别。在另一项研究中，11~18 岁人群对 MCV4-DT 和 MCV4-CRM 的耐受性相似，例如，分别有 70% 和 64% 的受试者报告了轻度至中度的征集性反应[396]。接种单剂 MCV4-CRM 或 MPSV4 后的耐受性也相仿，局部反应报告率分别为 63%~71% vs 60%~62%，全身反应为 44%~56% vs 46%~59%[421]。

2005 年 MCV4-DT 获准上市使用后不久，疫苗接种不良事件报告系统（Vaccine Adverse Event Reporting System，VAERS）。接到了接种 MCV4-DT 疫苗后 2~4 周发生 GBS 病例的报告[422]。MPSV4 或白喉类毒素是 MCV4-DT 疫苗的两个主要成分，接种后没有观察到 GBS 发生率增加，也没有在其他结合疫苗中观察到 GBS 发生率的增加。为了明确 MCV4-DT 接种与 GBS 之间的关联，随后进行了几项研究。对疫苗安全数据系统的数据进行的一项审查显示，在 889684 剂次的 MCV4-DT 接种之后没有出现 GBS 病例。但是单凭此研究来测定接种疫苗后增加发病的风险（如有），其统计的效能有限。另一项研究估计了在 MCV4-DT 接种后 6 周的 GBS 风险，并将其与在其他时间接种和对未接种过 MCV4-DT 的人群相比较[423]。有总计约 5000 万的成员参与了五项健康计划。GBS 病例通过索赔数据进行识别，并通过病历审查进行证实。共确定了 99 个 GBS 病例，并观察了超过 140 万次的 MCV4-DT 免疫接种，但在 MCV4-DT 免疫接种之后的 6 周内，没有 GBS 病例出现。95% CI 的上限是 1.5 个病例/100 万剂次 MCV4-DT 接种。总体上，这些研究不能证明 MCV4-DT 免疫接种会带来 GBS 增加的风险。基于这些数据，2010 年 6 月 23 日，ACIP 去除了有关 GBS 风险和此疫苗的预警性说明，并且此后没有出现新的安全问题。

在获得 MCV4-CRM 的许可期间已经开发了安全性数据，并且没有从试验中识别到任何非预期的不良事件信号。一项涉及 7700 多名婴儿的研究发现，调整研究中心后，MCV4-CRM 的安全性非劣效于常规疫苗[424]。

推荐在美国使用脑膜炎球菌疫苗的建议

免疫咨询委员会（ACIP）发布了关于脑膜炎球菌疫苗使用的建议[425-427a]。结合疫苗被认为优于非结合多糖疫苗，因为结合疫苗能够诱导出至少相等或更高的免疫原性，可以用于婴儿早期，并且可以作为免疫初始激发加强免疫的抗体应答。此外，尽管在美国注册登记的脑膜炎球菌结合疫苗没有证明文件，但总的来说，通过降低咽部携带，结合疫苗（特别是荚膜 C 群和 A 群脑膜炎球菌结合疫苗）可诱发群体保护作用。相反，脑膜炎球菌多糖疫苗对于脑膜炎球菌携带者的影响较小，且会引发对后续接种的低反应性。结合疫苗而非多糖疫苗在减少脑膜炎球菌携带方面具有实质性作用的原因是与结合疫苗相关的 T 细胞帮助可产生更高水平的抗体，其抗体亲和力高于与多糖疫苗相关的抗体。因此，除了特定的情形，例如对于 55 岁或以上年龄的人，有关使用脑膜炎球菌结合疫苗的数据不足，与非结合多糖疫苗相比，结合疫苗更可取。也就是说，对于 55 岁及以上的人群，可以考虑超说明书使用脑膜炎球菌结合疫苗。

常规免疫

对于常规免疫而言，ACIP 推荐所有 11~18 岁人群接种 MCV4-DT 或 MCV4-CRM，并且最好在 11~12 岁开始免疫接种（表 38.4）。对于在 11~12 岁进行接种的儿童，推荐在 16 岁加强免疫（至少 3 年后）。建议仅 16 岁以上的人接种单剂次，不建议 19 岁以上的人进行常规疫苗接种。此建议是基于青少年中脑膜炎球菌性疾病风险的增加，以及本文所描述的，随着时间的推移，存在血清抗体水平和疫苗效力降低的迹象[427]。在美国其他年龄段，不建议进行常规疫苗接种。

FDA 批准 MCV4-CRM 和 Hib-MenCY 用于 6 至 8 周龄的婴儿。但是，截至 2015 年 9 月，ACIP 不推荐将这些疫苗用于 11 岁之前的常规免疫，尽管 1 岁以下儿童的疾病发病率比青少年高 7 倍以上（图 38.14）。

ACIP 不建议从 2 月龄时开始常规接种 MCV4 的原因包括：疾病负担轻，大多数婴儿疾病是由 B 型荚膜菌株引起的，疫苗价格昂贵，并且担心无法接受在已经烦琐复杂的婴幼儿免疫接种程序中再额外接种疫苗[428]。

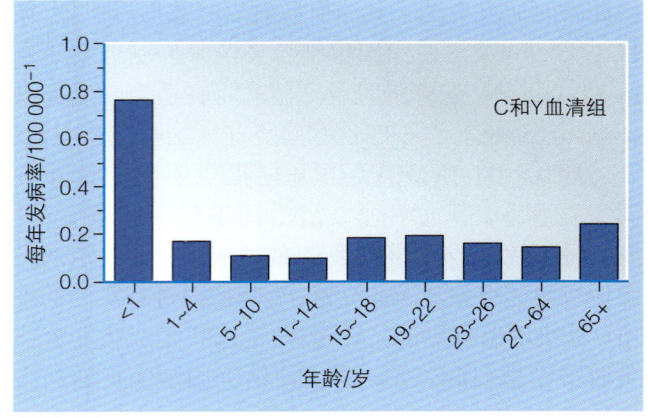

图 38.14 美国 2005—2012 年脑膜炎疾病发病率。
资料来源：Centers for Disease Control and Prevention. Advisory Committee on Immunization Practices Meeting, October 2014.

年龄在 2 月龄至 55 岁之间患病风险增加的人群

2~23 月龄

对于已知有脑膜炎球菌病风险增加的婴儿，建议在 2、4、6 和 12 月龄时接种四剂 MCV4-CRM[426]。MCV4-CRM 是在 9 月龄以下的婴儿中唯一获得许可的四价疫苗，因此在 7~23 月龄的婴儿组中应接种两剂的 MCV4-CRM（第二剂应当婴儿大于 12 月龄且第一剂接种后的 3 个月）。MCV4-DT 也可用作 9 月龄以上婴儿的替代品。

如果已在 2~13 月龄时接种 MCV4-DT 或 MCV4-CRM 或 Hib-MenCY 作为基础免疫，则应在 3 年后接种四价疫苗进行第一次加强免疫，随后每 5 年一次加强免疫。

有功能性或解剖性无脾的婴幼儿应接种 MCV4-CRM 或等到 2 岁才接种 MCV4-DT，因为 MCV4-DT 可能会干扰 PCV13-CRM 反应。

24 月龄到 55 岁

建议患有补体缺陷，有功能性或解剖性无脾的人以及有其他免疫指征之一的 HIV 感染者，接种两剂的 MC4-DT 或 MCV4-CRM 作为基础免疫程序（相隔 8 周）（即，不建议在 HIV 感染者中常规免疫）。对于前往流行性或高流行性脑膜炎球菌病地区，居住在宿舍（不超过 22 岁）的大学新生，日常与脑膜炎奈瑟菌接触和暴发期间的微生物工作者，建议使用单剂量的 MCV4。对于那些具有持续疾病风险的人，在 3 岁（在 7 岁以下时进行基础免疫）或 5 年（7 岁以上儿童和成人进行基础免疫的人群）后接种一剂加强免疫。建议每5年一次加强免疫。

55岁以上人群

目前还没有关于四价脑膜炎球菌结合疫苗在55岁以上人群中使用情况的数据。当55岁以上人群需要使用脑膜炎球菌疫苗时，ACIP推荐使用MPSV4，尽管MCV4的免疫学优势使该建议显得相当保守。如果没有多糖疫苗，或者由于持续存在的风险可能需要重复接种疫苗，可以考虑超出说明书使用任何一种结合疫苗。

控制暴发的大规模接种规划

脑膜炎球菌性疾病已在机构和社区中发生过暴发。当3个月内有3例或3例以上病例发生且在经常联系或住在同一地区但没有密切接触的人群中原发疾病罹患率10/100 000以上时CDC将其定义为暴发[5]。任何一种四价脑膜炎球菌疫苗（9月龄以上的MCV4-DT或2月龄到55岁之间的MCV4-CRM）均可用于控制带有疫苗可预防的荚膜群的高毒株引起的暴发[384]。由于之前提到的原因，优先选一种结合疫苗。

注意事项和禁忌证

妊娠期间接种过MCV4的妇女或她们的新生婴儿在临床上没有发现重大的不良事件。因此，MCV4疫苗如有需要，可以在妊期使用[427,433-435]。在患有轻微的急性疾病甚至是低热期间，也可以接种脑膜炎球菌疫苗，但在中重度疾病的患者中应推迟接种。脑膜炎球菌结合疫苗可以安全地用于免疫功能低下的人群。已知对任何疫苗成分过敏者不得接种疫苗。

已在青少年中将脑膜炎球菌结合疫苗和其他疫苗共同接种，包括无细胞百日咳疫苗、人乳头状瘤病毒疫苗和流感疫。在青少年中同时接种MCV4-DT疫苗和成人白破疫苗（dT），以及在成人中同时接种MCV4-DT疫苗和伤寒疫苗（Vi多糖）是安全的并可产生免疫原性，在幼儿中与麻疹-腮腺炎-风疹-水痘（MMRV）并用也是如此[394,438,439]。针对婴儿的研究还表明，在欧洲常规接种疫苗时，MCV4-CRM安全且具有免疫原性。通常情况下，多糖-蛋白疫苗与减毒活病毒疫苗或纯化的亚单位疫苗同时接种是安全有效的。鉴于接种疫苗后有晕厥的风险，尤其是在青少年中[440]，因此ACIP建议接种疫苗后观察患者15分钟[441]。

对Hib-MenCY与婴儿常规免疫一起接种进行了研究，其中包括婴儿的DTaP-HepB-IPV和肺炎球菌结合疫苗以及幼儿中的麻疹，腮腺炎，风疹（MMR）和肺炎球菌结合疫苗，并且在可接受的范围[442,443]。

脑膜炎球菌疫苗在加拿大的应用

目前有两种脑膜炎球菌多糖疫苗（MPSV4和MPSV2［荚膜A群和C群］，均称为（Menomune）和五种脑膜炎球菌结合疫苗获准在加拿大上市使用[444]：结合疫苗产品包括MCV4-DT和MCV4-CRM（Menactra和Menveo），以及三种单价C群脑膜炎球菌结合疫苗（P-MenC-CRM，G-MenC-CRM和MenC-TT，详见前面部分）。2001年，加拿大国家免疫接种咨询委员会（NACI）建议为婴儿、4岁以内儿童、青少年和年轻成人常规接种C群脑膜炎球菌结合疫苗[159,445]。2010年，NACI建议青年早期使用四价结合疫苗代替单价C群结合疫苗。此外，NACI建议2~55岁高危人群使用四价结合疫苗。NACI只是一个咨询机构，在加拿大，接种疫苗的具体政策由各省制定。例如，自2011年6月起，亚伯达省建议在2、4和12月龄分别为婴幼儿常规接种一剂单价C群脑膜炎球菌结合疫苗；不列颠哥伦比亚省建议在2月龄和12月龄时为婴幼儿各接种一剂疫苗；安大略、萨斯喀彻温和魁北克省建议在12月龄时接种一剂疫苗。加拿大不同的接种程序可在网上找到[444]。

所有省份都建议在青春期加强免疫一剂的C群结合疫苗，但在某些省份接种MCV4，在其他省份接种单价疫苗。接种年龄也各不相同。

脑膜炎球菌疫苗在欧洲的接种政策

1999—2006年，为应对C群脑膜炎球菌疾病较高的流行率，多个欧洲国家（比利时、冰岛、爱尔兰、荷兰、西班牙和英国）将C型脑膜炎球菌结合疫苗纳入国家免疫规划。英国最初的接种程序是对2、3和4月龄的婴儿进行疫苗接种。由于按照该程序接种后，疫苗的效力在婴儿接种疫苗1年后大幅下降，所以英国在2006年改变了接种程序，在12月龄时增加一剂加强免疫（3、4和12月龄）。2013年降低了4个月的剂量，取而代之的是青少年时期一剂MenC的加强免疫，以维持群体免疫力。后者于2015年更改为MCV4，并于2016年降低了3个月的MenC剂量，因此最终免疫程序开始于12月龄（如Hib-MenC-TT），随后是青春期的MCV4（请参阅下文）。

在一些欧洲国家，1999—2006年期间，由于脑膜炎球菌疾病的发病率较低且较稳定（≈0.2/100 000）[446]，

表38.5 部分欧洲国家的脑膜炎球菌疫苗接种程序[a]

国家	免疫程序	初次的 MenC 补种
奥地利	在 12~14 月龄接种 MenC 和在 12 岁接种 MCV4	
比利时	在 15 月龄接种 MenC	1~5 岁 /1~18 岁；区域差异
捷克共和国	在 2~5 月龄内分 3 剂接种 MenB 疫苗，在 12 月龄时加强免疫。在 13~15 岁时接种两剂 MenB。1~2 岁和 13~15 岁一剂 MCV4	
法国	在 12~24 月龄接种 MenC	补种到 24 岁
德国	在 12~24 月龄之间接种 MenC	建议在 17 岁以下未接种疫苗的人群中使用
希腊	在 2、4 和 15~18 月龄接种 MenC，在 11 月龄接种 MCV4	
冰岛	在 6 和 8 月龄接种 MenC	到 20 岁
意大利	在 12~15 月龄接种 MenC	
爱尔兰	在 4 和 12 月龄和 12~13 岁接种 MenC	到 23 岁
荷兰	在 14 月龄接种 MenC	1~19 岁
葡萄牙	在 12 月龄接种 MenC	到 18 岁
西班牙	在 2 和 12 月龄和 12 岁接种 MenC	<6 岁；区域差异
英国	在 12 月龄接种 MenC，在 13/14 岁接种 MCV4。在 2、4 和 12 月龄接种 MenB	1999 年 MenC<18 岁；扩大到 24 岁。2015 年发起的 MCV4 补种在 14~18 岁

[a] 在欧洲多个国家/地区建议常规接种 MenC 结合疫苗，在英国 12 月龄时接种 Hib-MenC。现在，在英国推荐使用 MenB 和 MCV4，并且在其他地方也正在考虑使用 MenB 和 MCV4。
见 http://vaccine-schedule.ecdc.europa.eu/Pages/Scheduler.aspx 和 http://www.szu.cz/uploads/IMO/Recommendation_for_vaccination_IMD.pdf

最初没有常规使用 C 群脑膜炎球菌结合疫苗，但现在该疫苗已经成为其常规使用疫苗（2006 年在德国、葡萄牙和瑞士，2009 年在法国，见表 38.5）。虽然接种后已观察到出现血清杀菌抗体滴度下降[349,352,373]，但疫苗的效果仍然很高[188,314]，尽管在英国，正在考虑或已经在许多国家采用了青春期加强免疫来保持疫苗的有效性。可以是单价 C 群结合疫苗或四价产物，并且青少年是否需要再次接种以保持疫苗的效果仍然是一个悬而未决的问题，有待通过持续的监控来解答。

MCV4-CRM 和 MCV4-TT 于近期在欧洲获得了注册许可。但由于该地区由荚膜 A 群、W 群或 Y 群引起的脑膜炎球菌病发病率低，因此在欧洲使用四价结合疫苗的建议有限。为应对英国 W 群疾病病例数明显增加的情况，2015 年引入了一剂青春期 MCV4 的常规接种，以及 14~18 岁的青少年补种项目。

为非洲开发的 A 群脑膜炎球菌结合疫苗

到 2010 年为止，撒哈拉以南非洲地区唯一可用的脑膜炎球菌疫苗是二价 A 群和 C 群、三价 A 群、C 群以及 W 群多糖疫苗（MPSV2 和 MPSV3）。这些疫苗在疾病风险最大的婴儿中免疫原性差，并且在感染的定植和传播中只有短暂的效果（如有）。由于这些原因，脑膜炎球菌疫苗在非洲主要是用于应对疾病的流行，这样的策略在物流方面面临着很大的挑战。虽然与世界卫生组织和疾病预防控制中心合作制订了应急预案[314]，但由于疾病监测或物流的局限性，实施经常受到推迟。一项研究估计显示，即使在最佳的情况下，与疫情暴发有关的病例中，只有不到 60% 的病例是在疫情被确认后通过实施接种得到预防的[314]。因此需要一种改进的脑膜炎球菌疫苗。

在撒哈拉以南非洲，大多数脑膜炎球菌疫情是由荚膜 A 群菌株引起的。到了 20 世纪 90 年代后期，三家疫苗生产商已经为英国研制出 C 群脑膜炎球菌结合疫苗。在此之前的十年中，英国大约出现了 10 000 例 C 群脑膜炎球菌病病例，造成了 1 000 人死亡[315]。为撒哈拉以南非洲地区开发 A 群脑膜炎球菌结合疫苗几乎毫无商业利益可言。虽然在同一时期该地出现了超过 70 万个病例和 10 万人死亡[3]，但是这个地区的某些国家仍是世界上最贫穷的国家，无法承担购买疫苗的费用。

在 1999 年，WHO 资助了一个可行性研究，探索开发一种 A 群结合疫苗的方案,以使该疫苗可以在非洲以每剂 0.5 美元的价格出售[316,317]。研究结果为成功申请比尔-梅琳达·盖茨基金会经费打下了基础。在 2001 年,该基金会为 WHO 和健康适用技术项目(Program for Appropriate Technology in Health)提供 7 000 万美元,用于开发 A 群脑膜炎球菌结合疫苗,以消除非洲的 A 群流行[316]。虽然人们一直担心 W135 群荚膜菌有可能会引起流行[225,318-320],但在过去 100 年间,撒哈拉以南非洲地区超过 90% 的流行性脑膜炎球菌病例是由 A 群荚膜菌株引起的。A 群疾病的高流行率以及开发二价 A 群、W 群结合疫苗的更大技术挑战、更高成本和更长周期使得开发 A 群单价疫苗作为第一步更具有可行性。

美国食品药品监督管理局(FDA)生物制品评价与研究中心的科学家开发出了一种新型结合化学反应——A 型多糖醛和破伤风类毒素酰肼的还原胺化反应[321]。该技术被转让给了印度一家疫苗制造商——印度血清研究所[322]。撒哈拉以南非洲广泛的疫苗测试为其安全性、免疫原性和生产一致性提供了保证[323]。2010 年,印度食品与药品监督管理局授予 MenAfriVac(MenA-TT 结合疫苗)向非洲国家出口疫苗的市场权利。作为全国性示范项目的一部分,布基纳法索、马里和尼日尔于 2010 年 12 月引入了针对 1 至 29 岁人群的群体免疫接种[324]。到 2015 年,在非洲脑膜炎带的 17 个国家/地区超过 2.17 亿 1~29 岁人群已经接种了 MenA-TT 疫苗(包含 10μg MenA polysaccharide)[325]。希望通过对这一人群的广泛接种能给一岁以下未接种疫苗的儿童提供群体保护,并消除 A 群脑膜炎球菌疾病的蔓延。实际上,MenA-TT 导致非洲乡村的 A 群运送大幅下降,这表明这种疫苗对牛群的保护很重要[326]。在完成此次大规模预防接种后,下一步工作的重点将是在整个婴儿期为之后出生的人群提供保护。推荐两个策略,一个针对 MenA 覆盖率高的国家,另一个面向 MenA 覆盖率低的国家(接种率低于 60%)[328]。在覆盖率高的国家,应在 9~18 个月大时单剂接种。对于 2 岁以下的儿童,可以使用小剂量疫苗(5μg MenA 多糖)。在低覆盖率国家,建议定期进行单剂量运动。

广泛使用 A 群结合疫苗以来,出现的一个主要问题是有其他血清群疾病如 C、W 或 X 群荚膜群疾病的出现[225,318,329-331]。X 群疾病在北美和欧洲极其少见,因此现在还没有可用于预防 X 群疾病的疫苗[332]。为了预防 W 群疾病,在工业化国家可以使用 4 价(A、C、Y 和 W)结合疫苗(见之前的讨论),但这些疫苗价格贵,在撒哈拉以南的非洲并不适用。有一种三价 MPSV3 疫苗在非洲适用,由 WHO 留作备用,以应对 C 和 W 荚膜群流行病,但如前所述,这种疫苗策略有很多局限性。目前正在进行生产低成本(可能)替代单价疫苗的五价 MenACWXY 结合疫苗的工作。

致谢

本章包含了由 Martha Lepow、Bradly Perkins、Patricia Hughes 和 Jan Poolman 撰写的一些材料,这些在第 3 版疫苗中出现的脑膜炎球菌疫苗一章的作者。Ian Feavers,第 4 版中该章的作者;Ray Borrow,第 5 版中出现的这一章的作者;Steve Pelton 是第 5 版中该章的作者。

这项工作得到了美国国立卫生研究院(NIH)国家过敏和传染病研究所的 R01 AI046464 和 R01 AI114701(D.M.G.)的部分支持。

(陈直平 吕华坤 李艺星)

本章相关参考资料可在"ExpertConsult.com"上查阅。

第 39 章 脑膜炎球菌 B 群疫苗

Dan M. Granoff、Andrew J. Pollard 和 Lee H. Harrison

B 群脑膜炎球菌的传播方式、细菌学、发病机制、诊断和治疗方法与其他菌群引起的脑膜炎球菌性疾病无法区分,这已在第 38 章进行讨论。如下所述,由于 B 群脑膜炎球菌荚膜多糖是一种自身抗原,且免疫原性较差,所以 B 群脑膜炎球菌多糖结合疫苗被证实存在疑问。新型 B 群脑膜炎球菌疫苗中使用新的蛋白抗原,具有与多糖抗原不同的免疫原性和作用机制。因此,本章节会分别介绍这些 B 群脑膜炎球菌疫苗。

传统上将脑膜炎球菌表达的不同荚膜多糖按血清学分类定义为"血清群"。近年来,参与荚膜合成的 DNA 序列中的特定基因正在取代血清学方法来定义荚膜多糖分离物[1-3]。因此,"血清群"已不再适用于描述菌株的多糖荚膜。本章节将使用"B 荚膜群"或"B 群"替代"B 血清群"。

B 群脑膜炎球菌的疾病负担

在某些已经成功实施 C 群脑膜炎球菌疫苗接种的欧洲国家,B 群脑膜炎球菌导致的疾病在脑膜炎球菌散发病例中占比高达 90%。2013 年美国约三分之一的脑膜炎球菌病例由 B 群引起[4]。与 A 群的流行情况相比,B 群的流行总体初始更慢,发病率较低,但持续时间更长,有时可长达 10 年或更久。B 群引起的疾病也与高毒菌株的出现相关。

如第 38 章所述,脑膜炎球菌按多位点序列类型(ST)和荚膜群组、血清型(PorB)和血清亚型(PorA)进行分类。其命名规则依次列出了荚膜群组、PorB 血清型和 PorA 血清亚型,并以冒号分隔(例如,B:4:P1.7,4)。编码 PorA 表位抗原的 VR1(loop 2)和 VR2(loop 4)依次列在前缀 P1.x 之后,以逗号分隔。例如,在 20 世纪 70 年代,导致发病率上升的 ST-32 B 群菌株在挪威记录为(B:15:P1.7,16),在西班牙记录为(B:4:P1.19,15)[5]。在 20 世纪 80 年代,ST-32 B 群菌株(B:4:P1.19,15)在古巴严重流行,此株在 20 世纪 80 年代末传播到巴西圣保罗[5]。20 世纪 90 年代,加拿大定发现了来源于这一基因复合体的 B 群脑膜炎球菌(B:15:P1.7,16),随后此株导致了美国俄勒冈州和华盛顿州的发病率显著上升[6]。在俄勒冈州的流脑暴发中,虽然发病率在 1994—1996 年才达到峰值,但该致病脑膜炎球菌菌株仍是引起当地发病的重要原因[7,8]。有趣的是,俄勒冈州的菌株在全美各地均有发病,但仅在俄勒冈州造成发病率的大幅上升[9]。

新西兰自 1991 年起经历了一次 B 群脑膜炎球菌病的流行[10]。这次流行是由 B:4:P1.7-2,4 与 ST-41/44 的复合菌株引起[11]。一种菌株特异性的外膜囊泡(OMV)疫苗研发成功,并于 2004 年 7 月在新西兰开展大规模人群接种[12-15],最终控制了疫情的流行。

在过去的几年里,美国大学相关的流脑暴发疫情的流行病学特征发生了变化。在青少年常规接种四价脑膜炎球菌疫苗之前,大多数高校中的暴发疫情是由 C 群菌株引起的,但现在主要由 B 群菌株引起(表 39.1)。从 2008 年到 2016 年,美国大学校园至少有 10 起 B 群菌株引起的暴发疫情发生,规模分别为 2~13 例病例[17-22]。为应对最近的疫情暴发,已经使用了一种或两种近期获批上市的 B 群脑膜炎球菌疫苗开展预防接种。

B 群脑膜炎球菌性疾病的最重要的流行病学特征之一在于它是造成婴儿患病的主要原因[23]。第二个重要特征是不同国家的 B 群菌株发病率可能各不相同,而原因未知。例如,英国婴儿的发病率约比美国婴儿高出 20 倍(图 39.1)。最近 B 群流脑疫苗在欧洲等地获批用于婴儿,意味着这种发生在婴儿中的疾病现在可以使用疫苗进行预防。然而,在美国,两种获批上市的 B 群脑膜炎球菌疫苗仅被批准用于 10~25 岁的人群[19]。目前,美国唯一正在研发的用于预防婴儿 B 群脑膜炎球菌性疾病的疫苗是可预防 A、B、C、W、Y 群的五价疫苗[24-26],但近几年内不太可能投入使用。

表 39.1 2008—2016 年美国大学发生的 B 群脑膜炎球菌暴发疫情

机构	时间段	病例数（死亡数）	检测菌株数	多点位分子标记 ST/CC	是否开展群体接种？
Ohio University[218]	2018 年 1 月—2010 年 11 月	13(1)	2	ST-269/CC269	否
University of Pennsylvania	2009 年 2—3 月	4	4	ST-283/CC269	否
Lehigh University, PA	2011 年 11 月	2	2	ST-1624/CC167	否
Princeton University, NJ[18,22,123]	2013 年 3 月—2014 年 3 月	9(1)[b]	8	ST-409/CC41/44	是
University of California, Santa Barbara[123]	2013 年 11 月—2015 年 5 月	6[a]	4	ST-32/CC32	是
University of Oregon	2015 年 1—5 月	7(1)	6	ST-32/CC32	是
Providence College, RI[17]	2015 年 1—2 月	2	2	ST-9069 (no assigned CC)	是
Santa Clara University, CA[20]	2016 年 1—2 月	3	2	New ST/CC11	是
Rutgers University, NJ[21]	2016 年 3—4 月	2	2	ST-11/CC32	是
University of Wisconsin	2016 年 10 月	2	2	ST-11556/CC32	是
Oregon State University	2016 年 11 月	2	2	Multilocus ST/CC, ST-32/CC32	否

[a] 包括 1 例病例为 2015 年 5 月到访该校的该校学生的女朋友
[b] 死亡病例发生于一名感染了流行菌株的 Drexel 大学学生，他曾与一名有免疫史的 Princeton 大学学生密切接触（http://www.bt.cdc.gov/HAN/han00357.asp）。
注：CC：clonal complex，克隆复合体；ST：sequence type，序列类型。

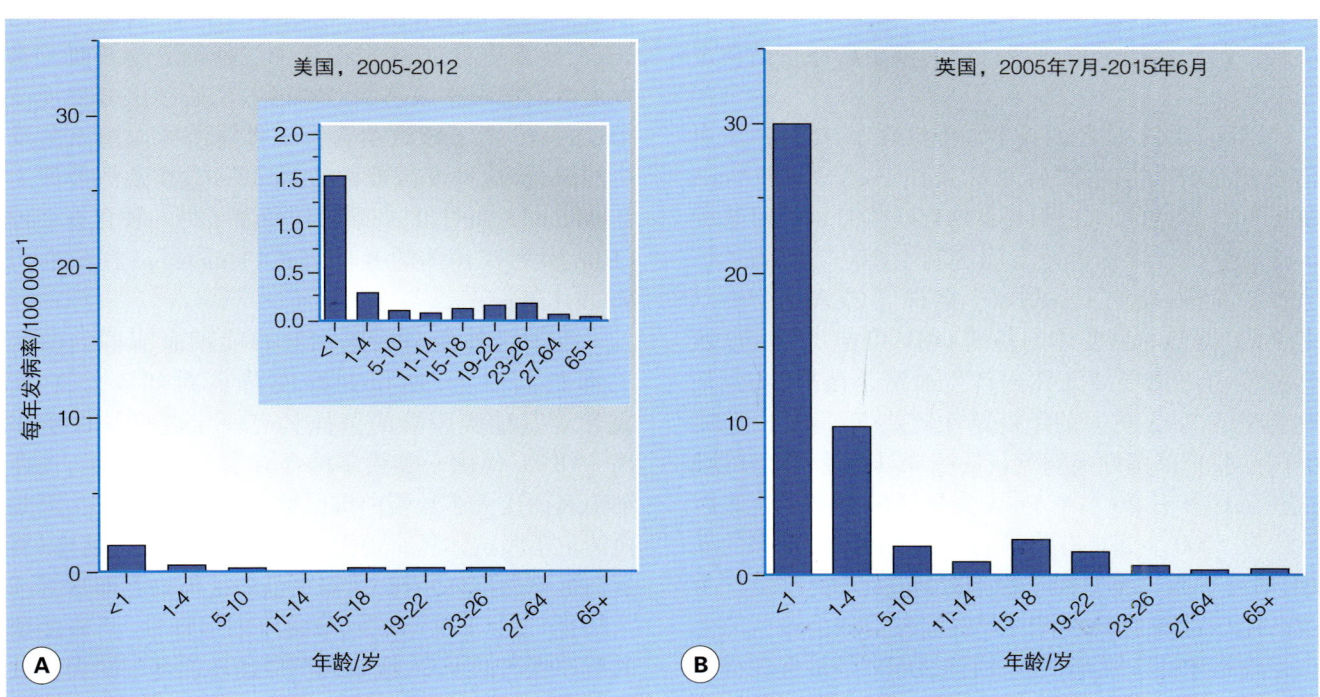

图 39.1 2005—2012 年美国（A）和 2005 年 6 月至 2015 年 6 月英国（B）B 群脑膜炎球菌性疾病的年龄发病率。美国的数据来自美国疾病预防控制中心，改编自 2014 年 10 月 30 日美国免疫实践咨询委员会的报告（J. MacNeil）。英国的数据来自英国公共卫生。

B 群疫苗的研发历史

B 群荚膜多糖可与人体组织中的甲烷硅基化蛋白质发生交叉反应[27]。这种多糖即使与载体蛋白结合，免疫原性也不好[28]。此外，由于疫苗可诱导高滴度的针对 B 群多糖抗体具有自身反应性，因而也存在潜在的安全隐患。这些顾虑促使研究人员开始对非荚膜抗原进行研究，尤其是外膜蛋白[29,30]。非荚膜抗原可以充分暴露在脑膜炎球菌表面而使得保护性抗体易于接近的想法起初引起了争议。

25 年前，几个研究组使用 OMV 疫苗开展的开创性研究获得的数据充分表明，蛋白抗原可以诱导保护性抗体[31-33]。OMV 需要使用洗涤剂进行处理来提取脂多糖并降低内毒素活性。OMV 疫苗似乎是安全有效的[34]。最初的 OMV 研究发现，接种 2 剂疫苗足以诱导血清杀菌抗体，保护大年龄儿童和成人[31]。不过，20 世纪 90 年代初期在巴西开展的一项病例对照研究发现它对 24 月龄以下的婴幼儿没有保护效力[35]，这个结果抑制了近十年来人们对 OMV 疫苗的研发热情。1999 年 Tappero 和他的同事发表了一项对未来影响深远的研究结果，他们证明了 3 剂次 OMV 疫苗免疫能诱导 1 岁以下的婴儿产生血清杀菌抗体反应[36]。这一发现为针对发病率最高的年龄组人群研发可用的蛋白抗原疫苗奠定了基础。

然而，OMV 疫苗的一个局限性在于，婴儿产生血清杀菌抗体反应主要针对孔蛋白 PorA[36]，但 PorA 抗原性是多变的[37]。因此，OMV 疫苗需要针对某种 B 群主要流行毒株进行专门定制生产。随后为了扩大保护范围，使用了一种以上菌株[38]或表达一种以上 PorA 类型的突变体制备的 OMV 疫苗[39-41]。虽然这些疫苗可诱导婴儿体内产生血清杀菌抗体，但某些类型的 PorA 抗原的免疫原性较差[42]。此外，造成美国脑膜炎球菌性疾病流行的菌株具有遗传多样性，这些菌株具有 20 多个 PorA 变异区域类型。这些因素以及 2000 年起更有前景的重组蛋白抗原技术的发现，最终导致大多数经洗涤剂处理的 OMV 疫苗作为唯一用于预防当地发病的 B 群脑膜炎球菌疫苗的上市申请被中止。然而，如下所述，OMV 是最近获得许可的 B 群脑膜炎球菌疫苗之一。从 OMV 疫苗的临床试验可以获得的重要经验是，基于蛋白抗原的疫苗可以预防有荚膜的脑膜炎球菌引起的疾病，并且 B 群疫苗效力与血清杀菌抗体的活性有关[43,44]。

20 世纪 90 年代，几种具有前景的重组脑膜球菌蛋白疫苗被发现，它们可以在小鼠中诱导广泛的血清杀菌抗体反应[34]。其中包括奈瑟球菌属的表面蛋白 A（NspA）[30,45,46]和转铁蛋白结合蛋白（TbpB）[47-49]。然而，在 I 期临床试验中，这些重组蛋白疫苗没有能诱导人体产生血清杀菌抗体反应[50,51]。随后研究证实 NspA 可以特异性地结合人类补体因子 H（FH）[52]，并且 TbpB 可以特异性地结合人类转铁蛋白[53]。人体对这些疫苗不能产生血清杀菌抗体反应可能部分是由于疫苗抗原与宿主蛋白结合所致。例如，含有人类 FH 的转基因小鼠接种 NspA 疫苗后发生的血清杀菌抗体反应弱于 FH 不与 NspA 结合的野生型小鼠[54]。此外，相较于使用能够与猪转铁蛋白结合的 TbpB 疫苗免疫而言，对猪使用突变的副猪嗜血杆菌 TbpB 疫苗免疫后，由于抗原与猪转铁蛋白结合减少，可诱导更强的 T 细胞和 B 细胞反应，从而可以提供更强的抗感染的保护[55]。如下所述，也有来自人类 FH 转基因小鼠[56-60]和灵长类动物婴儿模型[61-63]的数据显示，人类 FH 与 H 因子结合蛋白（FHbp，两种获批的 B 群疫苗中的抗原；见下文）的结合削弱了保护性抗体反应。这些数据表明，宿主蛋白与疫苗抗原的结合会降低保护性抗体反应。

2000 年，首个脑膜炎球菌基因组的完整 DNA 序列被明确[64]，并被用来鉴定大量新型脑膜炎球菌蛋白抗原的候选疫苗[29]。在随后的十年里，诺华公司［现葛兰素史克（GSK）］将其中三种抗原与新西兰暴发疫情的菌株中获得的 OMV 结合，研制出 B 群疫苗（Bexsero）。由于该疫苗含有 4 种能诱导血清杀菌反应的成分，这种疫苗被称为 MenB-4C（在欧洲被称为 4C-MenB）。在美国，辉瑞公司研发了另一种含有 2 种 FHbp 序列变异体的 B 群疫苗（Trumenba；在此称为 MenB-FHbp）。

由于这些蛋白抗原在所有荚膜血清群的菌株中都是共有的，所以 B 群疫苗也对如 A、C、Y、W 或 X 等其他荚膜群的菌株具有一定的交叉保护作用[8,65-67]。但由于荚膜多糖含有多个重复表位，且在细菌表面比大多数蛋白抗原数量多且易于接近，因此血清抗荚膜抗体具有更强的补体介导的杀菌活性（与蛋白抗原的抗体相比，只需更低的抗体浓度即具有杀菌活性）。由于抗原的氨基酸序列多样性，某些菌株的抗原表达低[68-70]，或编码抗原的功能基因缺失或截断[71-74]，导致并非所有的脑膜炎球菌菌株都对蛋白抗原疫苗诱导的抗体敏感。此外，B 群疫苗降低病原携带的能力弱于结合疫苗[75]，因此 B 群疫苗的群体免疫效果相比结合疫苗较差[76]。因此，B 群蛋白疫苗虽然对其他荚膜群菌株的可以有一些补充保护作用，但不太可能取代多糖结合疫苗用于预防由非 B 群菌株引起的疾病。

疫苗组分

MenB-4C

MenB-4C 疫苗含有三种与 NZ98/254 株 OMV 结合的重组蛋白：FHbp B 亚族（与 GNA 2019 的融合蛋白）、奈瑟菌属肝素结合抗原（NHba，与 GNA 1030 的融合蛋白）和奈瑟菌属黏附素 A（NadA）（图 39.2）。每 0.5ml 中含有 3 种重组蛋白各 50μg 和 25μg 的 OMV。抗原吸附于 0.519mg Al³⁺（以氢氧化铝的形式）（表 39.2）。MenB-4C 于 2013 年在欧洲获得许可，并被批准用于 2 月龄至 55 岁的人群[77,78]。疫苗随后在加拿大、澳大利亚和包括美国在内的其他超过 34 个国家获得许可。在美国，MenB-4C 被批准用于 10~25 岁的人群。

MenB-FHbp

MenB-FHbp 含有 2 个脂化重组 FHbp 序列变体，每个亚组 1 个[79,80]。每 0.5ml 中含有 FHbp 序列变异体各 60μg（共 120μg 蛋白质）（见表 39.2）。抗原吸附于 0.25mg Al³⁺（以磷酸铝的形式）。在美国，MenB-FHbp 疫苗被批准用于 10~25 岁人群。

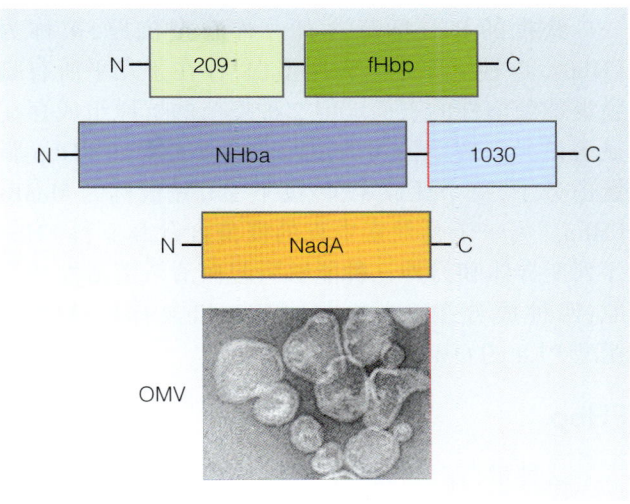

图 39.2 脑膜炎球菌 MenB-4C 疫苗种含有的 3 种重组蛋白和外膜囊泡（OMVs）示意图。其中两个组分是融合蛋白（GNA2091 与 FHbp 融合，NHba 与 GNA1030 融合）。第三个组分是重组 NadA。N 和 C 分别指蛋白质的氨基末端和羧基末端。这三种重组蛋白与经洗涤剂萃取的含有 PorA P1.4 的 B 群 NZ98/254 菌株制成的 OMV 疫苗结合。

修改自 GRANOFF DM. Review of meningococcal group B vaccines. Clin Infect Dis, 2010, 50 (Suppl 2): S54-S65.

表 39.2 获得许可的 B 群疫苗组分

MenB-4C 疫苗 （Bexsero, GSK）	每 0.5ml 抗原含量	MenB-FHbp 疫苗 （Trumenba, Pfizer）	每 0.5ml 抗原含量
抗原		抗原	
重组 GNA2091-FHbp（B 亚族）融合蛋白[a]	50μg	重组 FHbp（亚族 A）[b]	60μg
重组 NHba-GNA130 融合蛋白	50μg	重组 FHbp（亚族 B）[c]	60μg
重组 NadA	50μg		
OMV（菌株 NZ98/254, PorA P1.4）	25μg		
其他		其他	
铝	0.519mg Al³⁺（以氢氧化铝的形式）	铝	0.25mg Al³⁺（以氢氧化铝的形式）
蔗糖	10mg	聚山梨糖醇 80（FS80）	0.18mg
组氨酸	0.776mg	组氨酸缓冲液	10mmol
NaCl	3.125mg	NaCl	无报告
pH	6.4~6.7	pH	6.0

[a] FHbp peptide ID 1 如 http://pubmlst.org/neisseria/fHbp/ 公共数据库所述，其序列变异体在分型系统中被列入变量组 1[81]。
[b] FHbp ID 45（辉瑞公司使用氨基酸序列变体分类方法将其称为 A05（98））。
[c] FHbp ID 55（辉瑞公司将其称为 B01；同上）。

B 群疫苗抗原的发现及其特征

获批的 B 群疫苗含有一种新型抗原,被称为 FHbp。这种抗原是一种脂蛋白,存在于几乎所有脑膜炎球菌菌株的表面。但 2 种疫苗的抗原组成存在显著差异。辉瑞公司的疫苗包含 2 种重组 FHbp 脂蛋白分子,每个亚族 1 个(见下文),并被称为 MenB-FHbp。另一个葛兰素史克的疫苗含有 B 亚科 FHbp 序列变异体和另外三种能够引起血清杀菌活性的抗原(四种成分:FHbp、NadA、NHba 和含有 PorA 血清亚型 P1.4 的 OMVs,详见下文)。

FHbp

这种蛋白由意大利锡耶纳的科学家利用基因挖掘技术首次发现,被命名为"基因组衍生的奈瑟菌抗原 1870"或"GNA1870"。位于纽约的惠氏疫苗公司(现辉瑞公司)的研究者利用生化和免疫学方法独自发现了相同的抗原,并称之为"脂蛋白 2086"或"LP2086"[82]。随后 Sanjay Ram 和其同事发现,这种蛋白能与一种名为 H 因子(FH)的人蛋白结合,这种因子可以抑制补体激活(特别是旁路途径)[83]。该结合被证实对于人类和一些非人灵长类动物 FH 具有特异性[84-86],它使脑膜炎球菌能在非免疫血清中存活(图 39.3)。大鼠 FH 不与脑膜炎球菌结合,20% 的非免疫幼鼠血清可以在 60 分钟内杀灭细菌[87]。然而,仅 3μg/ml 的人 FH 就足以抑制小鼠的旁路途径并"拯救"细菌(人血清中 FH 的浓度范围通常为 200~600μg/ml)[88]。这些数据解释了脑膜炎球菌只能自然感染人类的一个原因;在人体中,FH 与细菌的结合使其能够逃避宿主的防御机制。一项全人类基因组相关研究表明,宿主对脑膜炎球菌疾病的易感性与 FH 区的变异有关[89]。由于 FH 与 GNA1870/LP2086 结合对于病原逃避补体具有重要作用,因此将抗原的多个名称统一为 FHbp[83]。

FH 分子包含 20 个结构域[88,90]。每个结构域包含大约 60 个氨基酸,如同绳子上的一系列单个串珠。域 1 到 4 负责抑制补体激活,域 6 和 7 包含与 FHbp 相互作用的氨基酸残基[91-93]。在 FH 域 6 和 7 的复合物中的 FHbp 结构如图 39.4 所示。FHbp 分子包含两个反向平行 β-桶形结构域[94]。FHbp 中与 FH 相互作用的氨基酸残基位于分子的 N 末端和 C 末端,似乎是诱导杀菌抗 FHbp 抗体的最重要的表位[61,95]。在 FH 不与疫苗抗原结合的免疫小鼠中,血清抗-FHbp 抗体直接作用于位于 FH 结合位点的抗原表位,从而

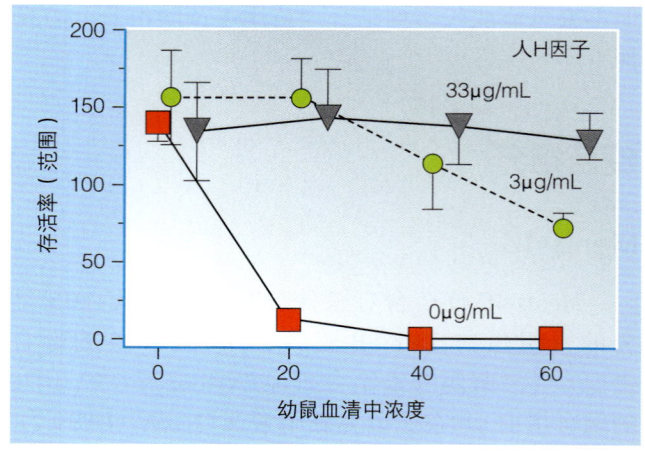

图 39.3 人 H 因子对幼鼠血清中 B 群脑膜炎奈瑟菌菌株 H44/76 存活的影响。
数据来自 GRANOFF DM, WELSCH JA, RAM S. Binding of complement factor H (fH) to Neisseria meningitidis is specific for human fH and inhibits complement activation by rat and rabbit sera. Infect Immun, 2009, 77: 764-769.

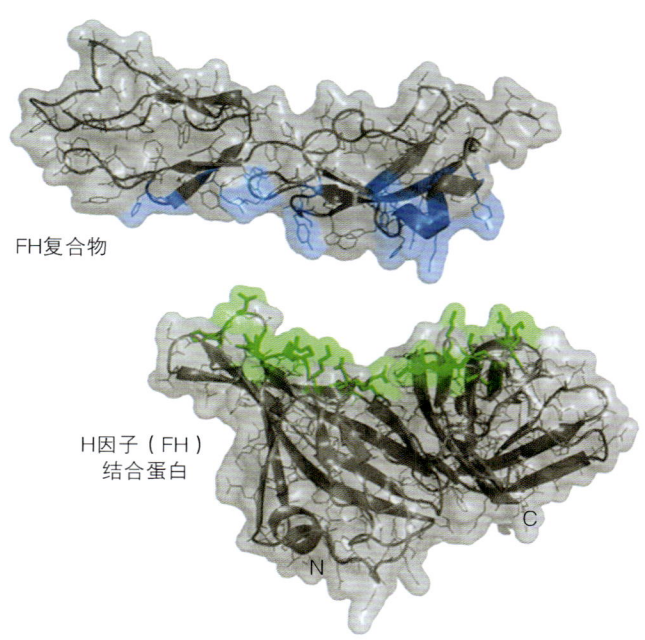

图 39.4 人 FH 片段复合物中 H 因子(FH)结合蛋白(FHbp) 的结构(6、7 结构域)。
数据来自 SCHNEIDER MC, PROSSER BE, CAESAR JJ, et al. Neisseria meningitidis recruits factor H using protein mimicry of host carbohydrates. Nature, 2009, 458: 890-893.

实现抗体对 FH 结合的阻断[60]。FH 结合的越少,对补体的抑制作用越小,细菌对补体介导的杀菌活性越敏感[96,97]。人类和其他灵长类动物经疫苗免疫后,FH 与 FHbp 疫苗抗原的结合似乎遮蔽了这些表位,从而导致产生的抗 FHbp 抗体主要作用于 FH 结合区以外的表位。这导致抗体不会阻断 FH 结合[61,62,98]。

截至 2016 年 10 月，在公共数据库[99]中有超过 970 个不同的 FHbp 氨基酸序列变体（肽等位基因）被发现，并被分配了单独的 FHbp 肽编码（ID）。根据氨基酸序列的相似性，这些变异体可分为三个变异组（1、2 或 3）[81]或两个亚族（A 和 B）[100]。变异组 1 对应于亚族 B，变异组 2 和 3 对应于亚族 A。在一个亚族中，FHbp 氨基酸序列同源性在 88% 到 99% 之间。在不同的亚族之间，序列同源性约为 60%。虽然存在例外[101]，但通常情况下，针对 A 亚族 FHbp 的抗体对表达 A 亚族 FHbp 的菌株具有更强的杀菌活性，对于表达 B 亚族 FHbp 的菌株来说反之亦然[81,82,102]。由于变异组 2 和 3（A 亚族）中 FHbp 序列变异体间存在氨基酸相关性和广泛的交叉反应性[72,102]，本章使用亚族分型。

MenB-FHbp 包含两种脂化重组 FHbp 序列变异体，每个亚族一种。脂化被认为能起到类似佐剂的作用，可以增加免疫原性[82,103]。该疫苗中的 A 亚族 FHbp 序列变异体是 ID45（辉瑞公司称为 A05），B 亚族变异体是 ID55（也称为 B01）（图 39.5）。MenB-4C 包含未被脂化的 B 亚族 FHbp 变异体（ID1）和能够诱导血清杀菌活性的三种其他抗原（图 39.2）。MenB-4C 中的 FHbp 抗原是一种融合蛋白，与另一种叫作 GNA 2091 的抗原融合[104]。起初认为 GNA 2091 与 FHbp 结合可以促进疫苗保护效果。随后发现抗原定位在外膜的周质侧[105]，并且无法诱导血清杀菌活性。生产厂家认为 GNA 2091 是 MenB-4C 疫苗中的"辅助蛋白"，在 FHbp 融合蛋白中 GNA 2091 的存在可增加 FHbp 的稳定性和免疫原性[106]。

FHbp 疫苗在小鼠、兔和非人灵长类动物模型中可诱导广泛的血清杀菌抗体应答[62,69,81,82,102,107]。两家生产厂家都提出，如果疫苗的 FHbp 亚族（或变异组）能够与菌株匹配，并且菌株抗原表达高于某一阈值，那么可以认为该分离物被疫苗覆盖[69,70]。然而，实际情况可能更微妙[68,107,108]。例如，在一个亚族中，具有不同 FHbp 氨基酸序列变异体的突变体其易感性可能相差 10 倍或更大（例如，将使用 MenB-4C 进行免疫的恒河猴的效价（通过含 FHbp ID 1 的菌株测得）与含 FHbp ID 4、13 或 15 的菌株的效价进行比较；图 39.5）[62]。ID22 突变的 A 亚族虽然与 MenB-4C 中的 FHbp 亚族 B 抗原不匹配，但 MenB-4C 对其也存在一些意想不到的交叉反应性杀菌活性。图 39.6 显示了减少菌株抗原表达对使用重组 FHbp 疫苗 ID 1（与测试菌株中的 FHbp 相匹配的）进行免疫的小鼠的血清杀菌活性降低影响[66]。值得关注的是，许多致病性野生型脑膜炎球菌菌株与本研究中使用的突变体具有相似性从而降低了 50% 的 FHbp 表

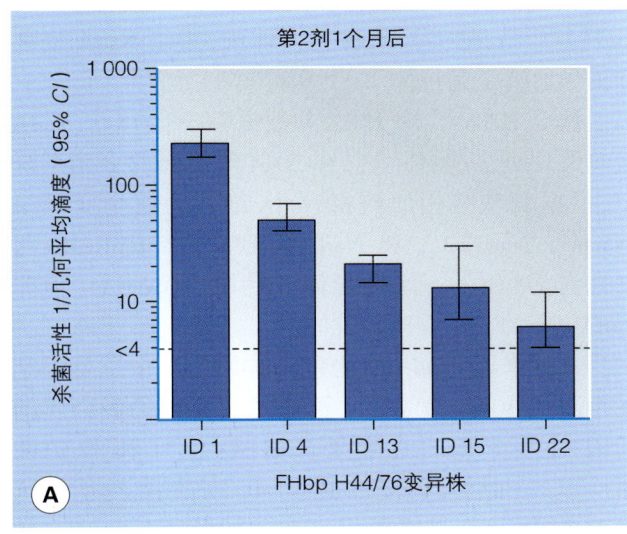
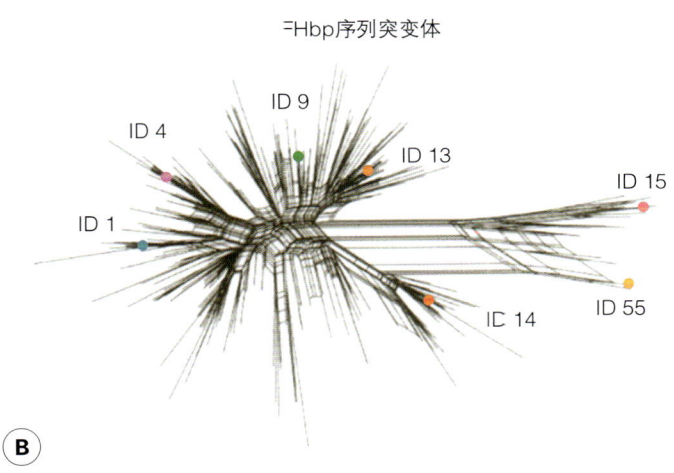

图 39.5 接种两剂 MenB-4C 的幼猴血清中 FHbp 氨基酸序列变异（肽 ID）与抗 FHbp 杀菌活性的关系。
A. 杀菌活性。H44/76 是 MenB-4C 诱导的抗 FHbp 杀菌活性的指示菌株。具有不同 FHbp 序列变异的突变体有相似的 FHbp 表达。FHbp ID 1、4、13 和 15 属于亚族 B，ID22 属于亚族 A。B. 裂树分析显示亚族 B 中不同 FHbp 氨基酸序列突变体之间的关系。MenB-4C FHbp 疫苗抗原是亚族 B ID 1（最左边）。MenB-FHbp 亚族 B 抗原是 ID 55（最右边）。（A，图表通过已发表的数据中 FH 与 FHbp 高度结合的恒河猴的数据进行绘制。）
数据来自 GRANOFF DM, COSTA I, KONAR M, et al. Binding of complement Factor H (FH) decreases protective anti-FH binding protein antibody responses of infant rhesus macaques immunized with a meningococcal serogroup B vaccine. J Infect Dis. 2015;212:784-792.

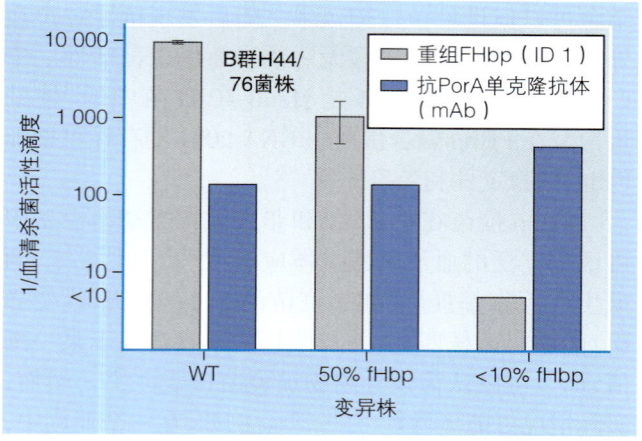

图39.6 表达FHbp的菌株对使用重组FHbp（ID 1）免疫的小鼠对于补体介导的抗FHbp血清杀菌活性的易感性的影响。野生型（WT）菌株H44/76天然高表达FHbp。FHbp低表达的H44/76的等位基因突变体表现出对血清抗FHbp抗体的抵抗增加（灰条），但抗PorA单克隆抗体（mAb）并没有相关表现（蓝条）。用人补体法测定滴度。
数据来自PAJON R, FERGUS AM, KOEBERLING O, et al. Meningococcal factor H binding proteins in epidemic strains from Africa: implications for vaccine development. PLoS Negl Trop Dis, 2011, 5:e1302.

达[66,66,69,70,98,109]。抗FHbp杀菌活性的天然耐药性也可通过FH与另外两种脑膜炎球菌FH配体（NspA和一种叫作PorB的孔蛋白）的结合来调节，从而抑制补体[110]。这些实验结果突显了预测FHbp疫苗产生的抗体的菌株覆盖率所存在的挑战。

能分离鉴定出因缺乏FHbp基因或存在移码突变而不表达功能性FHbp的侵袭性脑膜炎球菌的情况非常罕见（~1:1 000）[71]。这些分离株表达其他FH配体，如NspA或PorB，并对抗FHbp杀菌活性完全耐药[111]。目前还不清楚广泛接种FHbp疫苗是否会导致FHbp-null菌株的出现。

H因子与FHbp疫苗的结合对免疫原性的影响

脑膜炎球菌FHbp疫苗的临床试验早在发现这种蛋白能与人类和一些非人灵长类动物的FH特异性结合之前就已经开始了[83]。如上所述，人血清中存在高浓度的FH（300~600μg/ml）。由于小鼠或兔的FH不与FHbp结合，因此在早期的动物实验中没有评估FH与疫苗抗原结合对免疫原性的影响。在含有人FH转基因的小鼠模型中，研究了FH与FHbp疫苗结合对免疫原性的影响[56,57,58,59,62]。对照组小鼠FH无法与疫苗结合，能够与人FH结合的FHbp疫苗免疫组所诱导的血清杀菌抗体反应比对照组低4~8倍[59,60]。这些发现推进了关于在非人灵长类动物模型中FH结合对FHbp免疫原性影响的研究，它与人体免疫的相关性要高于小鼠模型。由于FH的多态性（两种氨基酸），一些恒河猴具有与FHbp弱结合的FH，而其他动物具有与FHbp高亲和力的FH[86]。具有高FH结合表型的恒河猴对MenB-4C产生的抗FHbp血清杀菌滴度低于那些FH与FHbp疫苗抗原低亲和力的动物[62]。与此相反，针对MenB-4C疫苗中检测到的其他两种不与FH结合的抗原（NadA和PorA P1.4），两组的血清杀菌抗体应答相似[62]。最近，一种含有两个氨基酸置换导致与FH结合降低的重组FHbp疫苗在幼猴中诱导的血清杀菌抗体应答相较于使用野生型重组FHbp疫苗的对照组高出15倍[61]。也有证据表明，FHbp突变株疫苗诱导了针对FH结合位点内FHbp表位的抗FHbp抗体谱，这导致其相较于对照组疫苗诱导的抗体有更大的保护活性，后者以FH结合位点外的FHbp表位为靶点。

奈瑟菌黏附素A

MenB-4C含有B亚族FHbp抗原。含有A亚族FHbp的脑膜炎球菌疫苗的菌株覆盖率在很大程度上取决于其他三种疫苗抗原诱导的保护性抗体。其中之一是NadA，由基因组挖掘发现的并被命名为GNA1994的一种脂质化外膜蛋白[73]，NadA在外膜中以同源三聚体的形式存在，与自转运黏附素家族结构相似，可促进奈瑟菌黏附于上皮细胞（因此称为NadA）[112]。在实验动物和人体中，重组NadA疫苗能诱导血清杀菌抗体[73,113-115]。

截至2016年10月，公共数据库中有78个NadA氨基酸序列变异体[116]。在2014年更新的分型系统中，根据氨基酸相似性将NadA细分为三个变异组（NadA-1、NadA-2/3和NadA-4/5）[117]。MenB-4C含有来自2/3组的一个变异体，能引起对NadA-1但非NadA-4/5的交叉反应性抗体。

总的来说，NadA作为疫苗抗原的一个重要限制在于只有30%~40%的B群菌株具有编码蛋白质的基因（主要是来自克隆复合物STs 8、11和32的菌株）[8,118]。此外，在接种MenB-4C疫苗后，可能使抗NadA抗体起到最重要保护作用的分离株（FHbp亚族A的分离株，不存在于疫苗中）很少具有NadA基因（6%~19%）[8,72]。NadA的表达水平也主要由转录调控因子NadR（奈瑟菌黏附素A调控因子）控制[119]。NadA的表达在许多菌株中被NadR抑制，这可能导致对抗NadA血清杀菌活性的降低[120]。实验显示唾液中的某些小分子可以通过阻碍NadR的抑制作用从而诱导NadA的表达。在人全血感染的体外模型,脑膜炎球菌不激活编码 NadA 的基因[121]。然而,NadA 在人类患者中的表达足以在恢复期血清中诱导产生抗 NadA 抗体[122]。总之,MenB-4C 可诱导某些 NadA 阳性脑膜炎球菌菌株的抗 NadA 杀菌活性(如菌株 5/99,该菌株天然具有较高的 NadA 表达,并且被生产厂家用于评估抗 NadA 血清杀菌反应)[113-115]。然而,在用于检测杀菌活性的体外生长条件下,许多 NadA 基因阳性菌株的蛋白质表达较低,并且在成人中有些 NadA 阳性菌株对 MenB-4C 诱导的血清杀菌活性相对耐药(见下文)[21,123]。因此,确定抗 NadA 抗体对评价 MenB-4C 疫苗菌株覆盖的实际作用仍然具有挑战性。

奈瑟菌肝素结合抗原

NHba 是通过基因组挖掘技术发现并被命名为 GNA2132 的一种表面暴露的脂蛋白[124]。随后发现该蛋白在体外可与肝素结合,这与人血清中无包膜的脑膜炎球菌的存活增加有关[125]。虽然其与肝素结合作为脑膜炎奈瑟菌与宿主聚阴离子相互作用的替代物的作用及其发病机制尚未明确,但还是将该蛋白质的名称改为 NHba 来反映其与肝素结合的功能。截至 2016 年 10 月,公共数据库中有 677 个 NHba 氨基酸序列变异体[126]。迄今为止,由于各氨基酸序列变异体与抗原交叉反应性之间缺乏明确的相关关系,因此这些变体尚未被归类至相关家族。为了分类,每个 NHba 序列变异体都被指定了特定的肽 ID。MenB-4C 含有 NHba 肽 2,它是具有第二抗原 GNA 1030 的融合蛋白的一部分(图 39.2)。GNA1030 最初被认为可与 NHba 结合从而促进疫苗产生保护作用。但随后研究发现,GNA1030 是泛醌-8 结合蛋白[127],不能诱导产生血清杀菌活性。与 GNA 2091(FHbp 融合蛋白中的第二抗原)的情况一样,生产厂家认为 GNA 1030 是 NHba 抗原中的"辅助蛋白"。NHba 融合蛋白表达了在天然 NHba 中发现的预期表位并且看起来是稳定的[128]。

界定 NHba 在 MenB-4C 覆盖范围中的作用一直具有挑战性。在某些菌株中,一种内源性蛋白酶-NalP 可切割 NHba,其释放出一个 C 端 22kD 片段,该片段可能含有抗 NHba 抗体识别的表位[125]。同时还发现 NHba 被人乳铁蛋白的蛋白酶活性切割。尽管研究人员的结论认为 NHba 的蛋白水解切割不影响抗 NHba 杀菌反应,但该活性是用兔补体法测定的[125]。由于兔 FH 不与脑膜炎球菌结合,因此不会抑制补体的抗 NHb 活化,这会导致用人补体法测定的杀菌活性虚高[84]。早期使用含弗氏佐剂的重组 NHba 疫苗免疫小鼠的研究显示,用兔补体测定血清抗 NHba 抗体大部分具有杀菌活性(仅有两种选择的菌株被人补体杀灭)[124]。在 MenB-4C 疫苗应用后,疫苗生产厂家也难以找到合适的脑膜炎球菌菌株来测定抗 NHba 特异性血清杀菌活性。因此,在早期的 MenB-4C 疫苗对人体免疫原性的研究中未测定抗 NHba 杀菌活性[113-115,129-132]。此外,MenB-4C 疫苗在美国上市申请的资料中也未包括抗 NHba 杀菌活性[133]。

在最近的一项研究中,Rossi 等[123]研究了 MenB-4C 诱导的血清杀菌活性对美国大学校园两起不同暴发疫情的 B 血清群菌株的影响。这两个暴发疫情菌株都对 MenB-4C 免疫的恒河猴或人体的血清杀菌活性敏感。该结果是基于两个菌株中的两种疫苗抗原-B 亚族 FHbp 和 NHba 的高表达以及其中一个菌株中第三种疫苗抗原-NadA 的中度表达来预测的。然而,免后血清中抗 FHbp 抗体的消耗殆尽导致了所有疫苗诱导的杀菌活性丧失。因此,尽管在 FHbp 吸附的血清中有菌株 NHbp 表达和高滴度的抗 NTba 抗体,但用人补体法无法检测到抗 NHba 杀菌活性。这种耐药的基础尚不清楚,需要进一步研究。这些数据,以及近期关于成人 MenB-4C 免疫后某些表达 NHba 但与 MenB-4C 的其他三种抗原不匹配的菌株的有限血清杀菌反应的数据[21],突显了使用抗 NHba 抗体预测 MenB-4C 诱导保护作用的难度。

外膜囊泡

OMV 疫苗多年来用于控制荚膜 B 群的暴发,且具有一定的安全性[134-136]和有效性[16,31,137,138]。其主要的不足是婴幼儿产生的血清杀菌抗体反应主要针对一种名为 PorA 的孔蛋白[36],这种蛋白的抗原性多变[139]。PorA 的多变性限制了 OMV 疫苗用于预防由具有多个 PorA 可变区 ST 的抗原性多样性菌株引起的地方性 B 群脑膜炎球菌疾病的效用。MenB-4C 中的 OMV 由菌株 NZ98/254 制备,其含有 PorA 血清亚型 P1.4(血清学定义)或可变区(VR2)ST,1.4。这种含 OMV 组分的疫苗在新西兰被独立用于 6 周龄至 20 岁年龄组人群(MeNZB,凯龙疫苗),以控制荚膜 B 群的长期流行[138]。最初,OMV 疫苗要接种 3 剂次,每剂次间隔 2 个月。对于在 6~8 周龄接种首剂的婴儿,应于 2 岁时接种加强剂次,从而实现更持久的血清杀菌反应。该疫苗安全有效,对与疫苗中 P1.4 PorA 抗原相同的脑膜炎球菌的杀菌活性最强[140]。据估算,疫苗的总体有效性在 68%~73% 之间[137,138]。2008 年 6 月,由于疾病发病率的下降、疫苗接种对发病率下降的贡献存在争议[141,142]以及该策略的实施成本等因素,新西兰已经停止常规接种 OMV 疫苗。将新西兰使用的 OMV 疫苗组分添加到 MenB-4C 的三种重组蛋白抗原中以提供一些抗 PorA 成分,更重要的是,可作为增强重组蛋白抗原免疫原性的佐剂[143]。

免疫原性

B 型脑膜炎球菌性疾病在全球的低发病率阻碍了开展新型 B 群疫苗是否能降低脑膜炎球菌发病率的随机对照试验。取而代之的是通过血清杀菌抗体反应推断疫苗的有效性。由于技术原因(血清量少,人体补体数量有限,以及菌株在性能测定上存在差异),两家生产厂家统一测试了三种或四种所选菌株的血清杀菌活性。因为在不同研究中使用的终点不一致,因此对发表数据的解释也具有挑战性(即免后滴度倒数≥4、≥5、≥8、≥1:16;或较免前滴度出现4倍及以上升高),或复合终点(即有多少个体对所有检测的菌株或抗原都产生了抗体)。

MenB-4C

为了评价特异性抗原血清杀菌抗体应答,生产厂家选择了与 MenB-4C 中能诱导杀菌抗体应答的 4 种抗原中的 3 种不匹配的菌株作为参比(指示)菌株。这些菌株还具有目标抗原的高表达性,对靶抗原抗体的杀菌活性敏感,并对其他三种不匹配的疫苗抗原抗体耐药。如下所述,这些参比菌株相较于许多野生型致病菌株对 MenB-4C 诱导的血清杀菌抗体更敏感[21]。然而,结合参比菌株的数据、致病分离株的抗原表达和交叉反应性数据(见下文),以及血清抗体活性与其他致病分离株进行比较的数据,这些结果均对疫苗的免疫原性和潜在的菌株覆盖率提供了重要的信息。

在婴儿中的免疫原性

两项在婴儿中开展的研究中,分别研究了 MenB-4C 的三种重组抗原在加入 OMV 组分(MenB-4C)或不加入 OMV 组分(MenB-3C)时的免疫原性[114,115]。在一项研究中,婴儿在 6~8 月龄初始免疫间隔 2 个月接种两剂疫苗,12 月龄给予加强剂次[114]。在第二项研究中,婴儿在 2、4、6 月龄分别接种一剂,于 12 月龄给予加强剂次[115]。三种试验菌株用于测定对 NZ98/254(PorA),5/99(NadA) 和 H44/76(FHbp) 的特异性抗原的杀菌反应。研究期间,尚未获得第四抗原 NHba 的合适测试菌株(参见上文的 NHba 抗原部分)。同时针对来自英国的四种致病菌株的血清杀菌反应也进行了测定。仅 MenB-4C 能对大部分的菌株诱导血清杀菌抗体反应,而 MenB-3C 不行。因此,疫苗的保护得益于添加由 OMV 组分诱导的额外的 PorA 特异性血清杀菌抗体(可能还有由少量 OMV 抗原诱导的其他抗体),以及 OMV 对增强重组蛋白引起的抗体应答的佐剂效应,这也与后续的研究结果一致[143]。

婴儿在 2、4 和 6 月龄接种三剂 MenB-4C,并且在 12 月龄接种第四剂加强免疫的血清杀菌抗体反应如图 39.7 和 39.8 所示。超过 90% 的婴儿对三种参比菌株(H44/76、NZ98/254 和 5/99;见图 39.7)产生了≥1:4 的保护性滴度。在 12 月龄加强免疫后,大多数婴儿也对四种致病试验分离株中的三种(MO1-1、MO1-2 和 MO1-3)产生了保护性抗体,尽管相应的几何平均滴度低于参比菌株(图 39.8)。在较大规模的 IIb 或 III 期研究中,绝大多数接种两剂或三剂 MenB-4C 的婴幼儿也对三种抗原特异性参比菌株产生了保护性应答[113,144]。然而,这些较大规模的研究并未包括其他致病菌株,这些菌株通常比参比指示菌株对 MenB-4C 的杀菌抗体更耐药(图 39.10)。

最近的一项研究是在儿童 12、18 或 24 月龄时接种一剂 MenB-4C 进行加强免疫。这些儿童先前在 2、3 和 4 月龄,或 2、4 和 6 月龄接种了三剂疫苗[145]。在 12 月龄后加强免疫,95% 的儿童产生的针对 FHbp、NadA 和 PorA P1.4 这三种指示菌株的抗体滴度均≥1:5。

另一项研究对于在 2、4、6 和 12 月龄接种了 MenB-4C 的婴儿,在 40 月龄时测定血清杀菌活性的持久性[146]。将结果与同龄未接种 MenB-4C 疫苗的对照组儿童的血清滴度进行比较(图 39.9)。40 月龄时,MenB-4C 免疫组对于两种指示菌株 -5/99(NadA) 和 NZ98/254(PorA P1.4) 以及一种致病菌株(MOO-5) 的血清杀菌抗体滴度≥1:4 的儿童比例高于对照组。对于其他的五种测试菌株,具有保护性滴度的儿童比例在接种组和未接种组中相似。

为了延长保护时间,两项研究分别观察了在 2、4、6 和 12 月龄(n=16)[147] 或 6、8 和 12 月龄(n=11~12)[148] 接种过 MenB-4C 疫苗的儿童在 40 月龄时进行加强免疫后的效果。在受试者 60 月龄时,对 FHbp、NadA 或 NHba 这三种 B 群指示菌株的血清滴度≥1:4 的比例为 44%~100%。对于指示菌株 PorA,在 2 月龄和 6 月龄初始接种四剂次疫苗的儿童中分别有 69%[147] 和 17%[148] 血清抗体度≥1:4。抗 PorA 的结果不一致的原因尚不清楚。此外,在这些研究中,生产厂家最近选择菌株 M10713 来测定特异性抗 NHba 杀菌

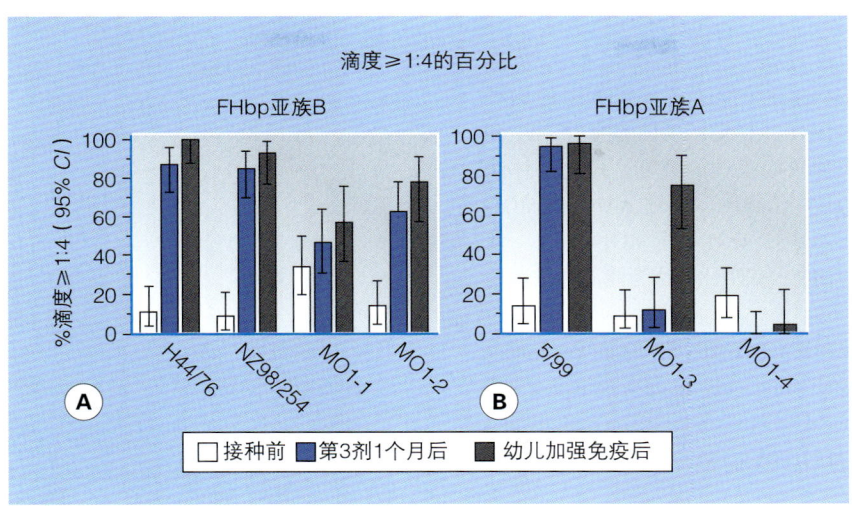

图 39.7 在 2、4 和 6 月龄接种 MenB-4C 并在 12 月龄加强免疫的婴儿的血清杀菌抗体反应:滴度≥1:4 杀菌抗体滴度用接种 1 个月后的血清人补体法来测定。

A. 包含来自亚族 B 的 H 因子结合蛋白(FHbp)的 B 群菌株。H44/76 含有 FHbp ID1,与疫苗中的 FHbp 相匹配。其他菌株具有的 FHbp 子变体。NZ98/254 是用于制备疫苗的外膜囊泡(OMV)并表达 PorA1.7-2,4 的菌株。命名为 MO1-1 和 MO1-2 的菌株分别指 MO1 240101 和 MOO 242922(MO1-2 也包含 PorA1.7-2,4,与 OMV 疫苗相匹配)。**B.** 包含来自亚族 A 的 FHbp 的 B 群菌株,并不是疫苗的成分。5/99 菌株被用来测定 NadA。命名为 MO1-3 和 MO1-4 的菌株分别指 MO1 240364 和 MO1 240355。

注:*CI*:置信区间。

数据来自 FINDLOW J,BORROW R,SNAPE MD,et al. Multicenter,open-label,randomized phase Ⅱ controlled trial of an investigational recombinant meningococcal serogroup B vaccine with and without outer membrane vesicles,administered in infancy. Clin Infect Dis,2010,51:1127-1137.

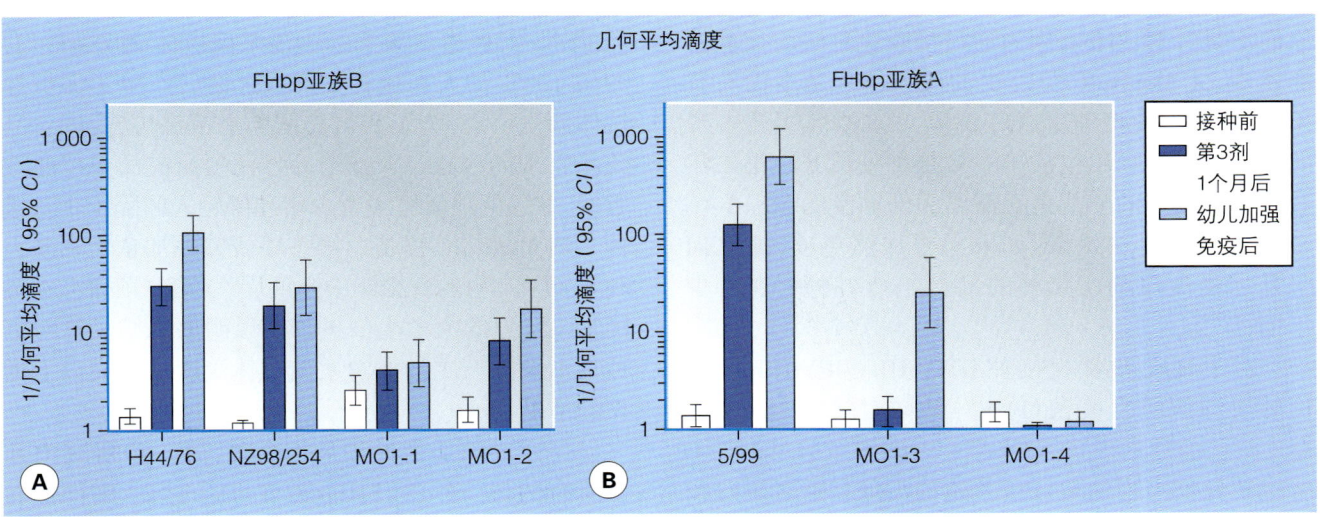

图 39.8 在 2、4 和 6 月龄接种 MenB-4C 并在 12 月龄加强免疫的婴儿的血清杀菌抗体反应:几何平均滴度。时间点和菌株名称如图 39.7 所述。

注:*CI*:置信区间。

数据来自 FINDLOW J,BORROW R,SNAPE MD,et al. Multicenter,open-label,randomized phase Ⅱ controlled trial of an investigational recombinant meningococcal serogroup B vaccine with and without outer membrane vesicles,administered in infancy. Clin Infect Dis,2010,51:1127-1137.

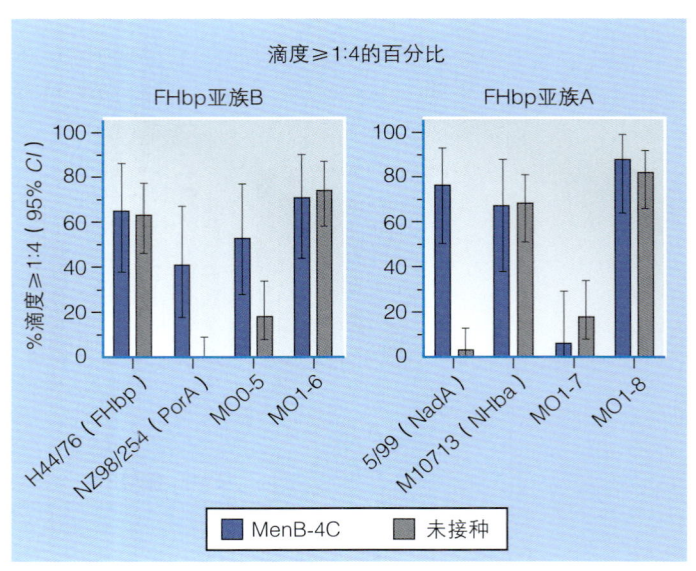

图39.9 在2、4、6和12月龄接种MenB-4C的儿童在40月龄时血清杀菌抗体的持续性。显示了英国的四种指示菌株，5/99（NadA）、M10713（NHba）、H44/76（PorA）和NZ98/254（PorA）以及四种致病菌株的数据。用人补体法测定滴度。菌株MO1-7指M01-240355，MO-8指MO1-240364，MOO-5指MOO-242922，MO1-6指MO1-24101。菌株MO1-07与MenB-4C中的所有四种被认为能诱导杀菌反应的抗原不匹配。

数据来自SNAPE MD, SAROEY P, JOHN TM, et al. Persistence of bactericidal antibodies following early infant vaccination with a serogroup B meningococcal vaccine and immunogenicity of a preschool booster dose. CMAJ, 2013, 185: E715-E724.

反应。然而，对于疫苗免疫儿童中NHba的抗体持久性的结果解读存在混杂因素（两项研究中滴度≥1∶4的比例分别为45%和88%），因为大多数60月龄未接种MenB-4C的儿童体内都存在自然免疫获得的杀菌活性（67%和83%）。在其他两项研究中，该菌株也被自然免疫获得的血清杀菌抗体杀灭（18%的未接种MenB-4C的婴儿在12月龄时的滴度≥1∶4[144]，68%的儿童在40月龄时的滴度≥1∶4[146]；见图39.9）。该菌株自然免疫获得的杀菌抗体可能是直接针对抗原而不是针对NHba，因为通过酶联免疫吸附试验检测发现，无MenB-4C免疫史的成人体内基本没有抗NHba的血清免疫球蛋白G抗体。总之，需要进一步的研究来确定在出生后第一年接种疫苗并在第二年进行加强免疫的婴儿是否需要额外剂次的MenB-4C来维持疫苗保护效果；如果需要加强免疫，那么何时是加强免疫剂次接种的最佳年龄（例如，在青少年期）[149]。

对于婴儿在常规接种DTaP-HBV-IPV/Hib及七价肺炎球菌结合疫苗（PCV7）时同时接种MenB-4C有支持性的数据[113]。似乎唯一有证据显示MenB-4C干扰其免疫应答的是百日咳鲍特氏菌黏附素蛋白和PCV7中的肺炎球菌血清型6B抗原，其影响免疫应答轻微减弱而未达到预定的95%的界值。另一项研究[144]则为MenB-4C与DTaP-HBV-IPV/Hib同时接种提供了支持性的数据，对于白喉和破伤风类毒素、Hib多糖、乙型肝炎病毒、百日咳毒素、丝状血凝素抗原、黏附素以及1型和3型脊髓灰质炎病毒，同时接种均能产生免疫应答。对于2型脊髓灰质炎病毒，中和抗体滴度≥1∶8的儿童比例略有下降，未达到预定的95%的界值（MenB-4C和常规疫苗同时接种时比例为88%，95% *CI*, 84%-92%；仅接种常规疫苗时比例为94%，95% *CI*, 90%-97%）。这些免疫应答轻微减弱的情况可能不太具有临床意义。

在青少年和成人中的免疫原性

在智利开展的一项研究中，1 631名青少年接种了1剂MenB-4C，其中92%~97%的人对NadA、PorA和FHbp三种指示菌株的血清杀菌抗体滴度≥1∶4，99%~100%的人在接种2剂或3剂后产生了保护性抗体滴度[130]。为了获得美国的上市许可，美国食品药品管理局（FDA）审查了另外两项研究的免疫原性数据，在这两项研究中青少年和年轻人间隔1个月接种2剂MenB-4C疫苗。第一项研究在加拿大和澳大利亚11~17岁的青少年中开展[131]。第二项研究在英国18~24岁的大学生中进行。说明书总结了针对三种指示菌株产生的血清杀菌抗体滴度4倍或以上增长的结果。

在完成第2剂接种后1个月，第一项研究中几乎所有的青少年对FHbp或NadA的指示菌株都有应答（98%和99%），但对PorA菌株的应答率较低（39%）。第二项研究中对上述三各菌株的应答率分别为78%、94%和67%。图39.10A将第一项研究和第二项研究的数据与另外第三项研究进行了比较，这项研究给20名来自英国或北加利福尼亚州的21~44岁的成人接种了MenB-4C疫苗[21]。针对这三种指示菌株，上述三项研究的结果相似。第三项研究还包括了具有遗传多样性的临床分离株,这些菌株比参比菌株的耐药性更强;仅25%到45%的受试者对6株具有FHbp亚族A序列变异的测试菌株(图39.10C)或3株具有FHbp亚族B序列变异的测试菌株(均来自美国大学暴发疫情或魁北克的高流行性菌株[150];图39.10D)的血清杀菌滴度呈≥4倍升高。总体来说,这些数据表明,临床分离出的FHbp氨基酸序列变异株与疫苗中ID 1不同(图39.10B),从而使得对MenB-4C诱导的杀菌活性的耐药强于参比菌株。

≥4倍的杀菌反应要求免疫后最低的血清滴度达1:16。因此,免后1个月未达到抗体滴度呈4倍以上增高者体内可能有≥1:4的保护性血清抗体滴度[见图39.10E,显示12名受试者在接种第2剂后对魁北克菌株的抗体滴度水平(2013)]。然而,在免后4~6个月,大多数随访受试者的血清滴度下降到1:4以下。因此,一个有效的模型是,免后1个月滴度≥1:4的受试者百分比可能与短期保护有关,尤其是在免后1个月时滴度相对较低的情况下;而滴度呈4倍以上增高的百分比则表示对疫苗的反应更强烈,可能会预示更长期的保护。

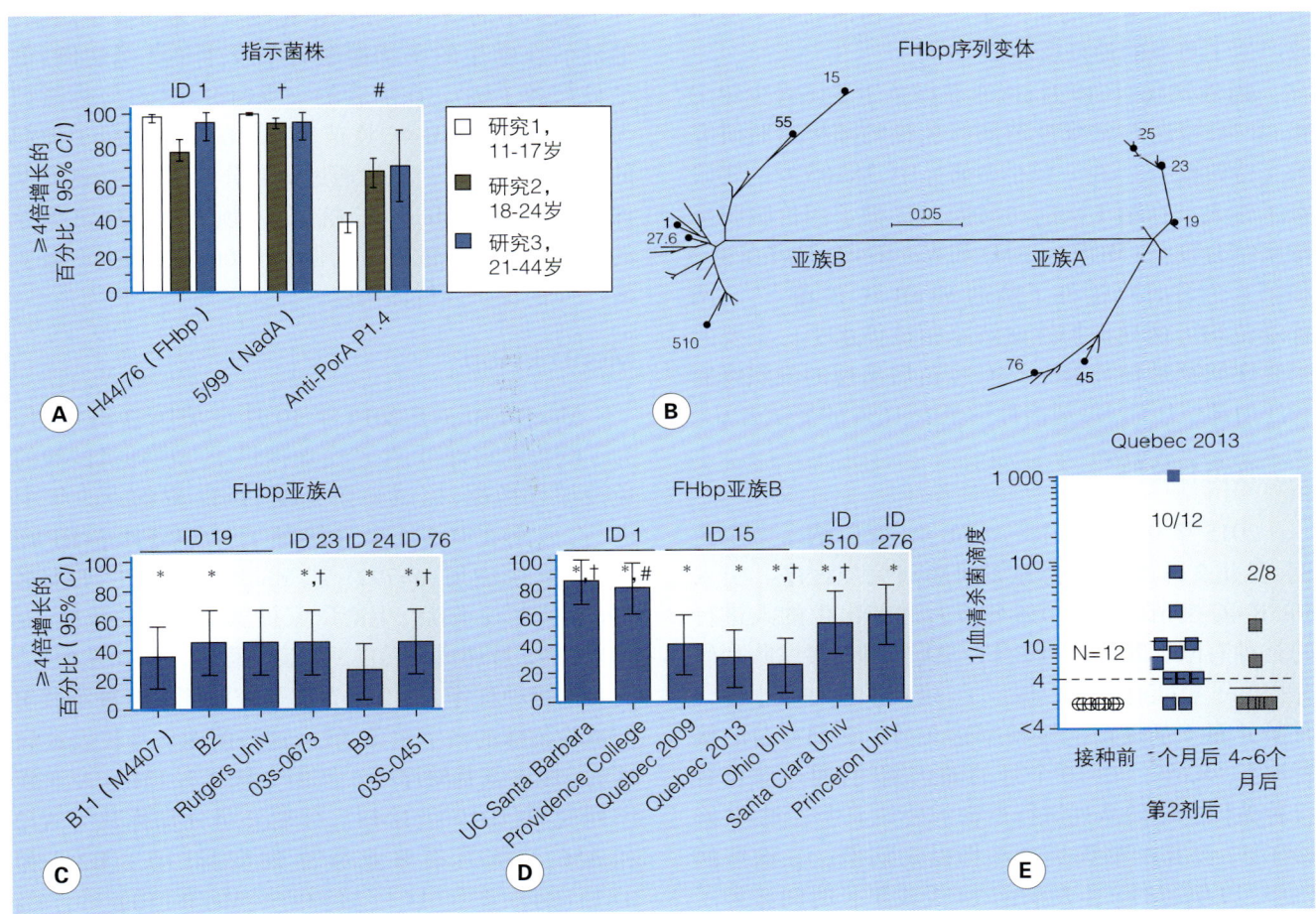

图39.10 青少年和成人接种MenB-4C疫苗的血清杀菌反应。受试者接种2剂MenB-4C疫苗,间隔1~2个月。A,C-D,与相应的免疫前滴度相比,接种第2剂1个月后血清杀菌抗体滴度4倍或以上增长的受试者比例。A. 用于推断抗原特异性杀菌活性的参考指示菌株(即,每种菌株与报告能诱导杀菌活性的四种MenB-4C抗原中的三种不匹配)。研究1和2,数据来自美国食品和药品管理局MenB-4C包装说明书(2015年10月);研究3,来自已发表的数据。[21] 菌株表达MenB-4C抗原由*(NHba),†(NadA)或#(PorA P1.4)指定。B. FHbp序列变体。菌株FHbp氨基酸序列变体的无根最大似然谱图。[21] ID 1代表MenB-4C中FHbp的序列。比例尺表示5%的氨基酸序列变异。C-D. 针对6个FHbp亚族A测试菌株和7个FHbp亚族B测试菌株测量的血清杀菌反应。[21] C,Rutgers大学分离株与报告能诱导血清杀菌活性的所有四种MenB-4C抗原均不匹配。E. 针对魁北克2013年分离菌株(代表引起高度流行性疾病的菌株)测定的血清杀菌滴度<1:4的12名受试者的血清杀菌抗体滴度。虽然≥4倍的反应率低。D,接种2剂后1个月,12名受试者中有10名具有≥1:4的保护性滴度,在大多数受试者中未持续4~6个月。

数据来自GIUNTINI S,LUJAN E,GABINI MM,et al. Serum bactericidal antibody responses of adults immunized with the MenB-4C vaccine against genetically diverse serogroup B meningococci. Clin Vaccine Immunol,2016,24:e00430-16. 经美国微生物学会许可重印。

智利对青少年接种 MenB-4C 疫苗后 18~24 个月血清中杀菌活性的持久性开展了研究[129]。接种 1 剂疫苗的受试者，在 18~24 个月之后，对于三种指示菌株的血清杀菌效价≥1：4 的比例为 62%~73%。对于接种了 2~3 剂疫苗的受试者，该比例是 75%~93%，而对于未接种过 MenB-4C 疫苗的对照组青少年，该比例是 25%~50%。该研究仅评价了指示参考菌株；如果对更多的临床分离株进行测试，在不同随访时间点受保护的受试者的比例可能会更低。另外，在智利接种了 MenB-4C 疫苗的青少年的抗体反应似乎高于来自美国或欧洲的疫苗免疫青少年，这可能反映了智利由于脑膜炎奈瑟菌的自然暴露或生物体的交叉反应而产生了更强的免疫反应。

截至 2016 年 10 月，尚未获得关于美国青少年中 MenB-4C 疫苗与常规疫苗同时免疫的随机对照研究的支持数据[19]。在一项小型研究中，18~65 岁的实验室工作人员在第 1 次随访时同时接种了四价脑膜炎球菌结合疫苗（MCV4-CRM）和 MenB-4C，然后在第 3 和第 6 个月时再接种了两剂 MenB-4C 疫苗[151]。两种疫苗均可诱导保护性血清杀菌抗体水平。主要的耐受性问题是接种 MenB-4C 疫苗后出现的剧烈疼痛和注射部位压痛（每剂接种后至少 16% 的受试者）。

疫苗有效性

2015 年 9 月，英国将 MenB-4C 疫苗纳入常规免疫，婴儿 2 月龄开始实施 2 剂基础免疫程序。引入 MenB-4C 疫苗时，对 2015 年 5 月之前出生的人进行的补种有限。2016 年 10 月，一项全国观察性队列研究提供了短期有效性数据[152]。疫苗的接种率很高，6 月龄儿童 1 剂疫苗的接种率达 95.5%，2 剂疫苗的接种率达 88.6%。在 10 个月的随访期间，通过对符合接种条件的年龄队列进行严密的公共卫生监测，共确诊了 37 例 B 群脑膜炎球菌性疾病病例。在这些病例中，29 例（78%）在发病前 14 天或更长时间接种了至少一剂疫苗，8 例（21.6%）接种了两剂。使用筛选法，考虑到英国婴儿的疫苗接种率，两剂疫苗对所有 B 群脑膜炎球菌疾病的保护效力为 82.9%（95% CI，24.1%-95.2%）。此外，符合接种条件的队列中的病例数比疫苗引入前 4 年同年龄组的平均病例数低 50%。总之，这些结果为两剂疫苗的短期保护提供了明确的证据。

与所有观察性研究设计的情况一样，不能排除残留混杂的可能性。此外，英国研究中病例数较少，由此导致疫苗保护效力的点估计值具有较宽的 95% 可信区间。而且，该研究没有涉及保护持久性，这点很重要因为抗体滴度可能会迅速衰减。作者也没有提供关于疫苗抗原的菌株数据（部分原因是大多数病例只通过聚合酶链式反应进行确诊）。因此，无法得知在病例中致病菌株所表达的抗原是否与疫苗中的抗原相匹配。

2013—2014 年，普林斯顿大学和加州大学圣巴巴拉分校（UCSB）的大学生中发生了两起无流行病学关联的 B 群脑膜炎球菌疾病暴发疫情[18,153]。当时，美国 B 群脑膜炎球菌疫苗还没有上市，FDA 授权使用在欧洲获批的 MenB-4C 疫苗来控制疫情。普林斯顿大学约 8 000 名学生和 UCSB 逾 10 000 名学生接种了至少一剂疫苗。在疫苗免疫者中未再发生病例，但随后在学生的密切接触者中发生了 2 例病例（每个校园各 1 例）。在随后的一项研究中，对普林斯顿大学的一组 MenB-4C 疫苗免疫后的学生测量了他们的血清杀菌反应。虽然通过抗原分型，普林斯顿暴发株表达了两种 MenB-4C 抗原，并预测其对疫苗诱导的血清杀菌抗体敏感[123]，但只有 66% 的学生产生了≥1：4 的保护性抗体滴度[22]。

MenB-FHbp

MenB-FHbp 于 2015 年 10 月在美国获得许可。为了获得上市许可，生产企业提供了一项随机试验的免疫原性数据，该试验在美国 11~17 岁的青少年中进行，分别在 0、2、6 个月接种了 MenB-FHbp+HPV4 疫苗（单独注射；n=792），或 MenB-FHbp+ 生理盐水（n=788）[154]。随后，生产厂家提供了补充的数据，支持"0、1~2、6 个月"的 3 剂接种程序，或"0、6 个月"的 2 剂接种程序[155,156]。这些研究检测了 4 种荚膜 B 群试验菌株的血清杀菌活性，这些菌株含有代表致病株的 FHbp 氨基酸序列。其中 2 株具有 FHbp A 亚族序列变异（ID19 和 ID187，辉瑞公司分别称其为 A22 和 A56），2 株具有 B 亚族序列变异[ID 1（B24）和 ID 15（B44）；图 39.11]。接种两剂 MenB-FHbp 后，74% 和 93% 的受试者对两种 A 亚族 FHbp 分离株产生了 4 倍或更高的杀菌抗体滴度，47% 和 63% 的受试者对两种 B 亚族 FHbp 分离株产生了 4 倍或更高的杀菌抗体滴度（见图 39.11）。接种 3 剂次后，对 A 亚族产生免疫应答者的百分比分别为 86% 和 95%，对 B 亚族产生免疫应答者的百分比分别为 81% 和 85%。在同时注射生理盐水或接种 HPV4 疫苗的受试者中，也观察到了相似的应答率。

在另一项研究中，来自捷克、丹麦、芬兰、德国、波兰、西班牙和瑞典的 1713 名 11 至 18 岁的健康青少年随机采用五种不同免疫程序接种了 MenB-FHbp

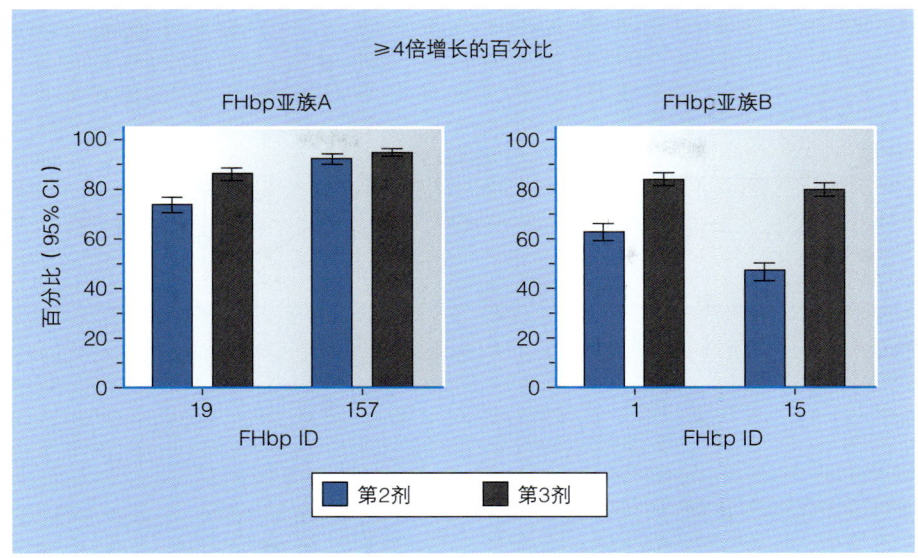

图 39.11 青少年用 MenB-FHbp 疫苗免疫的血清杀菌反应。
11~17 岁的青少年在 0、2 和 6 个月时接种 3 剂 MenB-FHbp。数据来自 788 名受试者,其中一组接种 MenB-FHbp,另一组注射生理盐水,在接种第 2 或第 3 剂后 1 个月获得的血清中杀菌抗体滴度相较于免疫前相应的抗体滴度增加 4 倍或以上的受试者的百分比。四种 B 群参考测试菌株具有不同的 FHbp 氨基酸序列变体(ID)。A 亚族菌株具有 ID 19 或 187(辉瑞分别称之为 A22 和 A56),并且 B 亚族菌株具有 FHbp ID 1(B24)或 ID15(B44;见图 39.10B)。数据来自 group 2(MenB-FHbp/saline)from the Trumenba U.S package insert(2015 年 10 月)。

疫苗(0、1 和 6;0、2 和 6 月;0 和 2 月;0 和 4 月;0 和 6 月)[157]。试验测定了四种对照菌株的血清杀菌反应。接种第三剂一个月后,在"0、1 和 6 月"或"0、2 和 6 月"免疫程序的受试者中,四种菌株的血清杀菌抗体滴度≥1:8(用于定义保护水平的阈值)的百分比差异均无统计学意义:即 92%~95%(ID 19),99%(ID187),88%~89%(ID 1)和 86%~89%(ID 15)。各菌株相应的几何平均滴度也无显著差异。对于 2 剂次免疫程序,接种间隔越长,应答率越高。3 剂次免疫程序的应答率最高而且抗体的几何平均滴度也较高,特别是对 B 亚族菌株。但是间隔 5 个月以上接种 2 剂次 MenB-FHbp 的免疫程序,也可以产生与 0、1~2 和 6 个月的 3 剂免疫程序相似免疫水平。这些结果为 FDA 在 2016 年 10 月同时批准 3 剂和 2 剂免疫程序提供了依据,要求 2 剂免疫程序需间隔至少 5 个月。

最近一项研究调查了使用 MenB-FHbp 免疫的青少年和青年对 27 种遗传多样性菌株的血清杀菌体反应[171a]。在接种两剂疫苗一个月后,根据不同的毒株,32%~96% 的受试者产生的抗体滴度被认为具有保护作用;接种三剂后相应百分比可达到 56% 至 100%。

2016 年 10 月还发表了青少年以 0、2 和 6 月的程序接种三剂 MenB-FHbp 后血清抗体持久性的数据[158]。研究将疫苗具有保护性的标准定义为血清杀菌抗体滴度大于或等于定量下限值(LLOQ),即对含有 FHbp ID 19(A22)菌株的 LLOQ 为 1:16,其他三种检测菌株的 LLOQ 为 1:8。接种三剂 MenB-FHbp 1 个月后(距基线 7 个月),93%~100% 的受试者的滴度高于 LLOQ,6 个月后(距基线 12 个月;图 39.12),针对三种测试菌株(ID 19、ID 187 和 ID 1)滴度高于 LLOQ 的比例降至 57%~89%,针对第四种测试菌株(ID 15)的这一比例降至约 40%。距基线 12 个月起,经过 54 个月的随访,抗体滴度似乎趋向稳定。这些数据表明,青少年可能需要第四剂的加强免疫来维持免疫力。

美国青少年中,有数据支持 MenB-FHbp 可以与 4 价 HPV(Gardasil,Merck)[159]、MCV-4-DT(Menactra,Sanofi Pasteur)[160]、Tdap(Adacel,Sanofi Pasteur)[160]、或 dTaP/IPV(Repevax,Sanofi Pasteur)[161] 同时接种[19]。除 4 价 HPV 疫苗中的 HPV 18 型抗原,在接种第三剂后未达到非劣效标准以外,脑膜炎球菌抗体反应或同时接种的疫苗抗原的反应均未受到干扰。

疫苗的效力

目前还没有关于 MenB-FHbp 对于预防疾病或减少口咽部定植效果的有效数据。

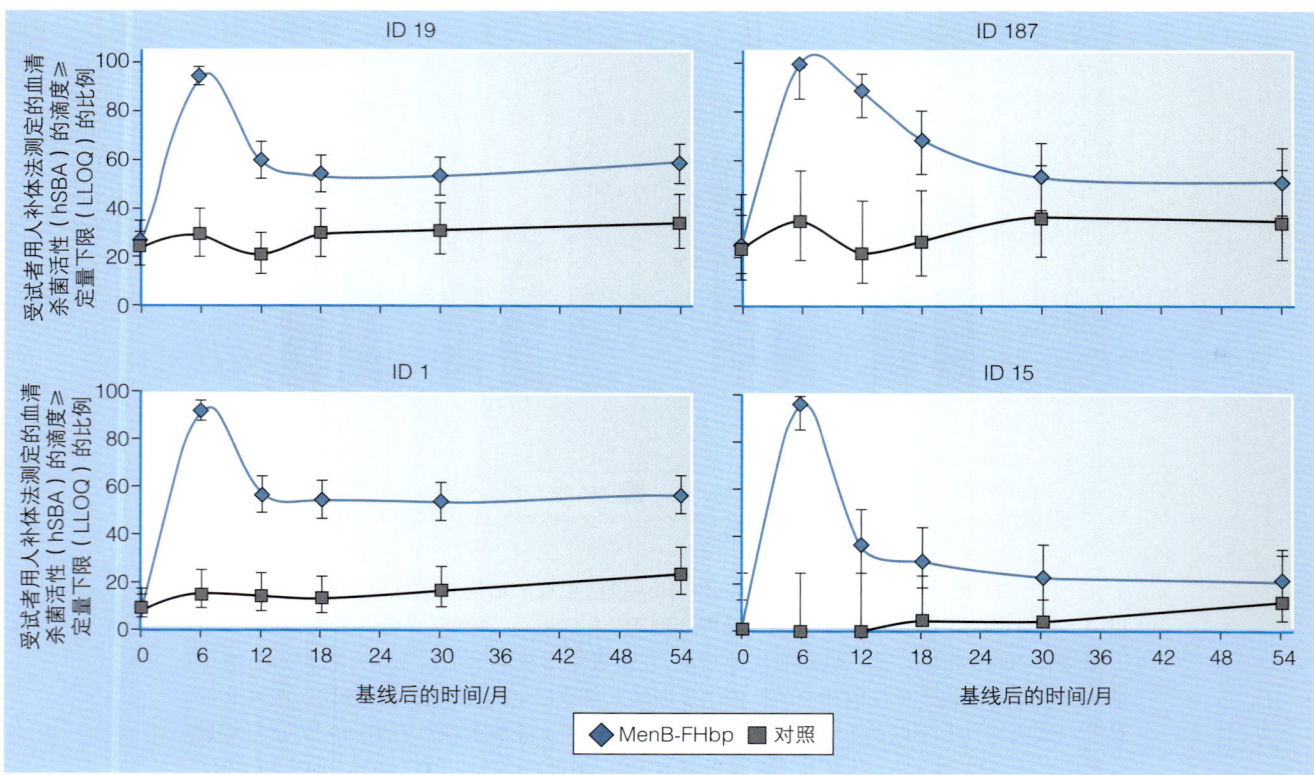

图 39.12 接种 MenB-FHbp 的青少年的血清杀菌抗体的持久性。受试者在 0、2 和 6 个月接种 3 剂 MenB-FHbp 或对照疫苗（甲型肝炎疫苗）。在接种第 3 剂之前和之后的 1 个月（距基线 7 个月）以及距基线 12、18、30 和 56 个月采集血清标本。误差线，95%的置信区间。LLOQ，定量下限，对于 FHbp ID19 的菌株为 1∶16（辉瑞公司的分类为 A22），对于 ID 187（A56）、ID 1（B24）或 ID 15（B44）的菌株为 1∶8。hSBA，用人补体法测定的血清杀菌活性。

数据来自 MARSHALL HS，RICHMOND PC，BEESLAAR J，et al. Meningococcal serogroup B-specifc responses after vaccination with bivalent rLP2086：4 year follow-up of a randomised，single-blind，placebocontrolled，phase 2 trial. Lancet Infect Dis，2017，17：58-67.

预测致病菌株疫苗覆盖率的替代方法

检测三种或四种"指示"菌株的血清杀菌力数据可为不同疫苗抗原诱导抗体的功能活性提供有用信息。然而，致病毒株中包含的疫苗抗原可能在不同的地理区域和同一区域内随时间而变化[162]。此外，与指示菌株相比，致病菌株往往具有较低的抗原表达能力和/或与疫苗抗原的序列差异较大。甚至 FHbp 氨基酸序列出现适度分化（图 39.5）[62,68]或表达量下降（图 39.6）[66,67,163]，也会增加对抗 FHbp 杀菌活性的耐药（已经在接种 MenB-4C 的成人中得到验证）（图 39.10C-D）。

为了估计 MenB-4C 菌株的覆盖率，生产厂家开发了脑膜炎球菌抗原分型系统（MATS），该系统使用聚合酶链反应来确定菌株 PorA VR ST，并使用酶联免疫吸附试验来测定其他三种 MenB-4C 抗原（NHba、NadA 和 FHbp）的菌株表达和交叉反应活性[70]。最初的研究表明，带有 P1.4 PorA VR ST（存在于疫苗中）的菌株，或具有其他三种疫苗抗原中任何一种的一定阈值表达的菌株，具有 80% 或更高的概率对抗 MenB-4C 杀菌活性敏感[70]。从最初的研究开始，许多研究者已经使用 MATS 收集来自不同人群的致病荚膜 B 群菌株[164-170]。在一项研究中，根据 MATS 的结果预计，2007—2008 年从英格兰和威尔士、法国、德国、意大利或挪威收集的 1 052 例 B 群菌株中有 78% 可能会被疫苗杀灭[168]。通过实验验证这一说法，研究人员将 MATS 结果与婴儿和青少年疫苗免后的混合血清中的杀菌活性进行了比较。报告显示，MATS 结果的准确率为 78%，阳性预测值为 96%[171]。其他研究认为，MATS 是疫苗覆盖率的一个"保守"的预测因子[165,171]。然而，这些研究使用了疫苗免疫后受试者的混合血清，这可能不能可靠地反映来自个体受试者血清中的抗体活性，因为缺乏杀菌活性的个体血清中的抗体在混合时可能具有协同杀菌活性[95,101,163]。虽然有支持使用混合血清的数据报道[172]，而且更多的数据可能证实 MATS 的结果可以预测疫苗的覆盖率，但抗体针对单个 MenB-4C 抗原的杀菌作用可能比

MATS 的整体分析结果所提示的更为复杂。对 NHba 或 NadA 的抗体尤其如此,抗原表达高的菌株可能对抗 NHba 杀菌活性具有耐药性[21,101,123](图 39.10D)。因此,并非所有 MenB-4C 的抗原都有相同的诱导血清杀菌抗体的能力;需要进一步的研究来证实这一假设,即通过 MATS 测定的三种抗原中任何一种的抗原特异性阈值均表明该菌株被 MenB-4C 覆盖的可能性很高。

为了预测 MenB-FHbp 的覆盖范围,生产厂家提供的数据显示,免疫后的人类血清可以将受检 45 株 B 群分离株中的 36 株(80%)杀死,FHbp 的表达水平是其中最好的预测因子,因为能通过使用具有广泛活性的抗 FHbp 单克隆抗体的流式细胞术测得[69]。与 MATS 不同的是,流式试验只测量菌株的表达(因为据报道,使用的抗 FHbp 单克隆抗体具有广泛的交叉反应活性),而 MATS 使用的多克隆兔抗血清对相应的疫苗抗原比对具有氨基酸序列差异的抗原更有亲和力。因此,还需要进行更多的研究以确定在不考虑与疫苗抗原交叉反应的情况下,单独测量菌株 FHbp 的表达是否能够准确地指导预测 MenB-FHbp 疫苗的菌株覆盖率。

综上所述,MATS 或流式细胞仪检测菌株 FHbp 表达等检测方法最终可能被证明对估计不同地理区域的疫苗覆盖率有效。然而,这些检测方法仍然只是杀菌活性检测的替代方法,后者与保护效果有关。虽然来自婴儿的可用血清量确实限制了可检测杀菌活性的菌株数量,但对青少年和成人来说,检测抗原特异性指示菌株和代表性致病菌株的试验,均可作为制定公共卫生建议的依据。在美国,作为疫苗获批的加速审批程序的一部分,两家生产厂家都承诺在疫苗获得许可后进行研究,以证实 B 群疫苗可诱导针对多种 B 群脑膜炎球菌流行病学相关菌株的血清杀菌抗体。然而,最终这两种新疫苗带来的真正影响只能通过认真执行的上市后疫苗有效性研究以及其他观察性研究来确定,例如最近英国报道的通过给婴儿接种两剂次 MenB-4C 来观察疫苗对预防疾病的效力研究[152]。

接种疫苗对定植的影响

获批的脑膜炎球菌疫苗可诱导血清杀菌活性,从而保护个体免于罹患侵袭性疾病。疫苗还可以防止无症状情况下病原菌在咽部定植,减少病原菌的暴露,降低未接种疫苗个体的发病率,从而提供群体保护[76,173]。目前关于针对蛋白抗原的疫苗对于菌群携带的效果尚不清晰。Read 和同事们研究了英国

18~24 岁成年人接种 MenB-4C 疫苗对口咽部定植的影响[75]。研究中,2 954 名受试者被随机分配至三组:间隔 1 个月接种两剂次 MenB-4C,接种两剂次乙型脑炎疫苗(阴性对照),或接种一剂次 MCV4-CRM 后接种一剂次安慰剂。受试者在接种疫苗前和接种 1 年内的 5 个时间点进行口咽部细菌培养。在接种第 2 剂后 1 个月(主要终点),三组脑膜炎球菌携带率无显著差异。然而,接种第 2 剂后 3~11 个月期间,接种 MenB-4C 疫苗对降低任何脑膜炎球菌菌株的带菌率具有显著效果(带菌率降低 18%,95% CI,3-31)。一般而言,接种疫苗不会降低那些已经有病原菌定植人群的带菌率,疫苗免疫主要对新近感染菌株的携带有影响。在接种第 2 剂后 3~11 个月期间,相比于对照组[50 of 674(7%)],接种 MenB-4C 疫苗组中 B 群脑膜炎球菌的近期感染率更低(34/628[5%])。但是由于 MenB-4C 疫苗接种组在第 2 剂接种后 1~2 个月期间的新近感染率更高[21 of 659([3%])]高于对照组[13/699(2%)],导致这一趋势被抵消,即时此时本应是疫苗诱导的免疫力最强的时候。对接种第 2 剂后 2~11 个月随访期间 B 群脑膜炎球菌新发感染率的所有数据进行分析,结果显示,MenB-4C 疫苗对减少 B 群脑膜炎球菌定植似乎没有太大作用。然而,由于研究设计中的一些因素可能会影响作者发现疫苗对细菌携带的作用(如果存在的话),因此这个问题还没有定论。其中可能的影响因素包括脑膜炎球菌基线携带率高(30%);纳入了刚进入学校的学生,此时脑膜炎球菌的携带率相对较高(这可能导致对照组获得自然免疫),在 11 个月的随访中,接种疫苗组和对照组的感染率均逐渐降低等。这些因素中的一个或多个可能导致本研究中 MenB-4C 疫苗对 C、Y 或 W 群菌株的携带率降低的作用相对较弱(降低 36%;95% CI,16-52)。有关 MenB-4C 疫苗是否可以提供群体保护、是否对菌株变异及携带具有潜在影响需要在上市后监测研究中进一步确认[174]。

疫苗安全性和耐受性

MenB-4C 疫苗

MenB-4C 含有 B 组菌株 NZ98/254 的 OMV,在新西兰作为独立疫苗使用。虽然超过 300 万剂的 OMV 疫苗在新西兰 20 岁以下的人群中进行了安全接种[134-136],但与疫苗相关的局部反应和全身反应(如发热、易怒和嗜睡)的发生率很高[140]。然而,并非所有对 MenB-4C 的反应都应归因于 OMV 成分,因为仅

给婴儿接种不含OMV的重组蛋白也会引起较高的局部和全身反应发生率(尽管低于接种MenB-4C引起的反应)[115]。

欧盟对婴幼儿接种MenB-4C疫苗的安全性进行了随机性研究,共涉及4 843名受试者。其中一项研究,1 885名婴儿被随机分配在3组,一组于2、4、6月龄同时接种MenB-4C疫苗和常规疫苗;一组于2、4、6月龄接种MenB-4C疫苗并在3、5、7月龄接种常规疫苗;一组仅于2、3、4月龄接种常规疫苗[113]。与其他常规疫苗(如DTaP、Hib、乙肝和肺炎球菌结合疫苗)同时接种时,发热高于39℃、严重易怒、严重哭泣的发生率更高(图39.13),但反应的严重程度或频率并未随MenB-4C疫苗后续剂次的接种而增加。在该研究中,报告了两例川崎病,其中一例被独立专家组认为可能与MenB-4C疫苗接种有关。

在另一项大规模Ⅲ期研究中,也获得了与MenB-4C疫苗接种可能相关的不良反应数据。该研究对象分为3组,包括于2、4、6月龄时同时接种MenB-4C疫苗和常规疫苗(n=2 481),同时接种MCV-CRM和常规疫苗组(n=659),或单独接种常规疫苗(n=659)[144]。三组均收集了耐受性分析的相关数据。在7天的观察中,观察到MenB-4C疫苗注射部位常见的局部反应发生率相对较高,如压痛(87%)或红斑(93%),而对照组MCV-CRM疫苗注射部分发生压痛或红斑的概率分别为54%和53%。此外,接种MenB-4C疫苗发生严重压痛的概率为29%,而接种MVC-CRM的压痛发生率仅为5%。MenB-4C疫苗与常规疫苗同时接种,最常见的全身反应是发热,在第1天最为常见,通常发热在第3天消退(图39.14)。接种MenB-4C疫苗组较高的发热率导致受试者使用更多解热剂(MenB-4C疫苗与常规疫苗同时接种组93%,仅接种常规疫苗组71%,常规疫苗加MVC-CRM疫苗组66%)。MenB-4C疫苗接种组中其他全身反应,如易怒(93%),嗜睡(87%),或食欲不振(72%)的发生率也略高于对照组。

在该研究中,MenB-4C联合常规免疫组的2 480名婴儿在接种疫苗后3周、7周和14周发生了2例川崎病确诊病例和1例未确诊病例。在接种了常规疫苗的1 149名对照组婴儿中,包括同时接种MCV-CRM和未种MCV-CRM儿童,在第23周发生1例确诊病例(罹患率分别为0.12%和0.08%)。MenB-4C疫苗接种组中的川崎病病例、以及Gossger等人[113]早期研究的一例病例是与MenB-4C疫苗接种有关,以及在魁北克[175]发生的一例病例,均因样本量太小而无法确定MenB-4C疫苗接种与川崎病发病风险之间的关系。然而,这些案例强调了开展疫苗上市后监测时对川崎病发生风险开展研究的必要性。

为了在美国获批,开展了涉及3 058名10~26岁的青少年和成年人接种MenB-4C疫苗安全性的对照试验[133]。正如在接种疫苗的婴儿中观察到的那样,注射部位疼痛和红斑等局部反应的发生率高,但青少年和年轻人的全身副反应发生率似乎低于接种疫苗的婴儿。

在3 058名免疫后的青少年和年轻人中,发生了5例严重的不良事件(SAE),被认为与接种MenB-4C疫苗有关或可能相关,包括震颤(n=1)、呼吸困难(n=1)、急性甲状腺炎(n=1)和青少年关节炎(n=2)[19]。疫苗组SAE总体发生率与对照组基本相似。此外,为了控制发生在美国两所大学[18]和发生在魁北克[19]的B群流脑暴发疫情,超过59 000人接种MenB-4C疫苗,研究人员收集了该人群疫苗免疫后30天内的SAE数据。三例SAEs被认为与接种疫苗有关或可能有关,包括:横纹肌溶解(n=1)、接种疫苗后30分钟

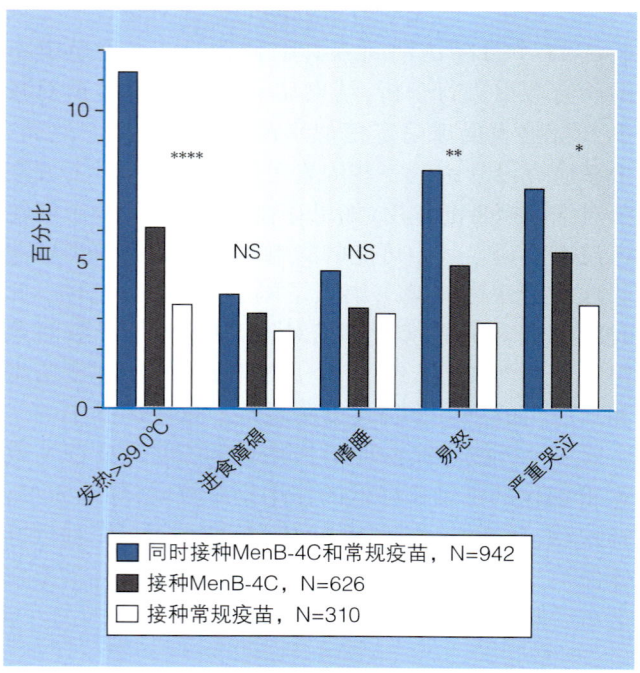

图39.13 婴儿在2月龄接种MenB-4C疫苗后7天内观察到的严重的全身反应。"严重"定义为:进食障碍(儿童两次以上不进食)、嗜睡(儿童大部分时间处于睡眠状态,难以唤醒)、易怒(儿童无法得到安慰)、异常哭泣(高声尖叫,不像儿童正常哭泣,持续≥3小时)。
*$P<0.05$;**$P<0.01$;***$P<0.001$
数据来自GOSSGER N,SNAPE MD,YU LM,et al. Immunogenicity and tolerability of recombinant serogroup B meningococcal vaccine administered with or without routine infant vaccinations according to different immunization schedules:a randomized controlled trial. JAMA,2012,307:573-582.

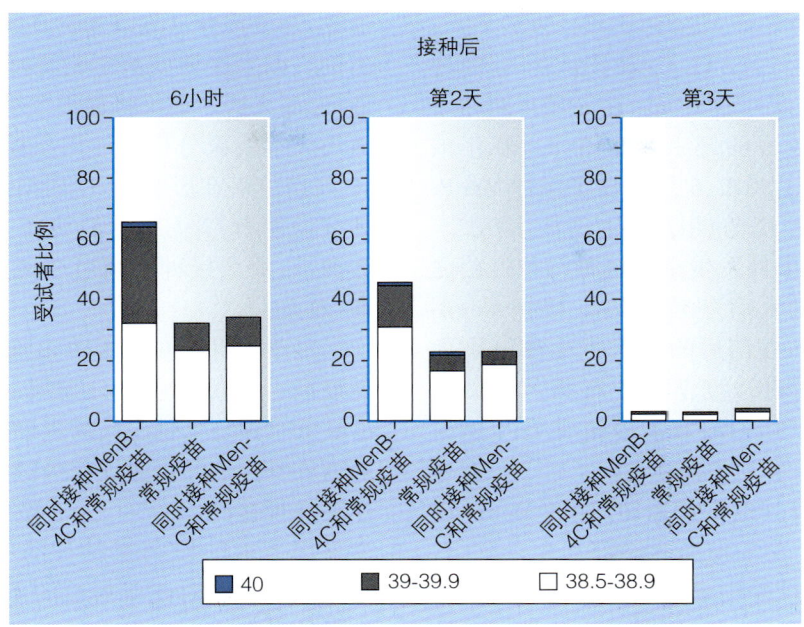

图 39.14 在 2、4 和 6 月龄接种了 MenB-4C 疫苗的婴儿在接种后 3 天内出现发热。三剂的合并数据。
数据来自 VESIKARI T, et al, and Group EUMBIVS. Immunogenicity and safety of an investigational multicomponent, recombinant, meningococcal serogroup B vaccine [4CMenB] administered concomitantly with routine infant and child vaccinations: results of two randomised trials. Lancet, 2013, 381: 825-835.

内的过敏反应（n=1）和发热（n=1），所有这些症状最终都得到了恢复。

第三项研究中，为了应对加拿大大学内发生的一起流脑暴发疫情，2 967 人接种了 MenB-4C 疫苗，研究人员对不良事件发生情况进行了调查，30% 的学生参与了调查，结果与此前在青年人中疫苗免疫后所观察到的情况一致。没有与接种疫苗有关的住院报告。

MenB-FHbp

一项在婴儿中开展的关于 MenB-FHbp 疫苗的研究由于发热的发生率较高而被提前终止[177]。疫苗生产厂家立即终止了对该疫苗在婴儿和幼童中使用的上市申请。MenB-FHbp 疫苗中的两种重组 FHbp 都是脂质化抗原，这可能是增强该疫苗免疫原性的原因。

在以 10~26 岁青少年和青年人为研究对象的对照试验中，研究人员观察了 4 282 名受试者接种 MenB-FHbp 疫苗后的安全性[178]。最常见的不良反应是在注射部位的不同程度的疼痛（93%），乏力（64%），头痛（57%），肌肉痛（41%），寒战（30%），和关节痛（22%）。大部分不良反应都是轻中度且暂时性的反应，发生率仅比 FDA 批准的其他类似疫苗（如 HPV）略高一些。接种 MenB-FHbp 疫苗后会发生影响日常活动的"严重"不良反应较为罕见。青少年接种第一剂 MenB-FHbp 疫苗后，注射部位严重疼痛（8.2%）或

有超过 10cm 的红肿（2.2%）的发生率高于注射生理盐水的对照组（分别为 0.2% 和 0%）。发生严重全身反应如头痛（1.4%），乏力（4.3%），寒战（1.3%），广泛肌痛（3.1%）或关节痛（0.9%）并不常见，但仍超过了接种 HPV 疫苗的对照组中严重全身反应的发生率（图 39.15）。MenB-FHbp 疫苗组接种后续剂次时此类反应的发生率有降低的趋势。

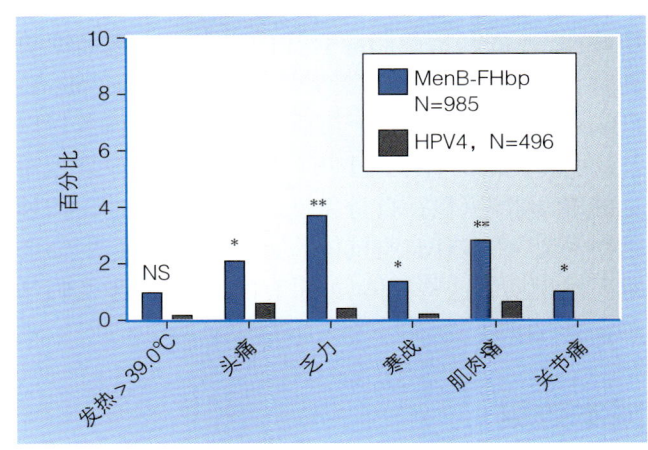

图 39.15 在 11~17 岁的青少年中接种第 1 剂 MenB-FHbp 疫苗 7 天内发生的严重全身反应。
数据显示，受试者被随机分配接种 MenB-FHbp 或接种作为对照的人乳头瘤病毒疫苗（HPV4）。"严重"反应被定义为"会影响日常活动"。
* 费希尔精确检验 $P<0.05$；** $P<0.01$.
数据来自 the Trumenba US package insert [2015 年 10 月]。

在前面总结的四项临床试验中（一项已发表[179]），2 557 名受试者中发生的 SAE 均未被认为与接种 MenB-FHbp 疫苗相关或可能相关。在一项Ⅲ期临床试验中，5 712 名 10-25 岁的健康青少年和青壮年被随机分配（2∶1），分别以 0、2、6 月的程序接种 MenB-FHbp 疫苗或接种对照疫苗（甲肝/生理盐水）[180]。需要接受治疗的不良事件发生率在接种两种疫苗之间并无差异（每剂次发生率为 5%~7%）。接种 MenB-FHbp 疫苗和接种对照疫苗后的 SAE 发生率分别为 1.6% 和 2.5%。MenB-FHbp 疫苗组中有两名受试者发生的 SAE 被认为与 MenB-FHbp 疫苗有关，1 例为中性粒细胞减少，另 1 例为过敏反应。

总的来说，相比较其他常用疫苗，接种 MenB-4C 或 MenB-FHbp 疫苗会发生较高的局部和全身反应。上市前和上市后临床试验中未监测到与两者相关的额外 SAE。婴儿中发生的川崎病以及青少年和青壮年中发生的过敏反应可能是例外。

理论上使用某一种与宿主蛋白结合的抗原进行免疫，其安全风险在于将宿主暴露于抗原注射后所形成的免疫复合物中的新抗原，这可能会诱导自身抗体的产生。在接种 MenB-4C 疫苗的人 FH 转基因小鼠和恒河猴中，少数动物产生了针对 FH 的血清自身抗体[60,61]。在小鼠中，只有 IgM 抗体，而在恒河猴中，抗体的出现似乎是短暂的（接种 2 剂后能检测到，但接种 3 剂后无法检测到）。

在 4%~5% 的健康成人中可检测到血清抗 FH 抗体[181]。然而，抗 FH 抗体似乎直接参与了非典型溶血综合征的发病机制[182-188]，并被发现在患有 C3 肾小球病、狼疮和抗磷脂综合征的患者中出现频率更高且抗体滴度更高[182-185,188-190]。MenB-4C 或 MenB-FHbp 疫苗的上市前和上市后研究的设计、样本量以及这两种疫苗的有限的上市后使用经验，对于发现罕见的不良事件（包括自身免疫病）是不充分的。两种动物模型中抗 FH 自身抗体的实验"信号"表明，需要对人体免疫后这些抗体（如果有的话）的产生及临床意义进行研究。

成本效果

一项在荷兰人中开展的成本效果分析中显示，在目前低水平发病的情况下，婴儿在 2、3、4 和 11 月龄常规接种 4 剂 MenB-4C 疫苗不太可能具有成本效果，除非 B 群流脑的发病率增加，或疫苗价格大幅降低至 40 欧元以下[191]。在德国[192]、法国[193]和意大利[194]，开展的类似研究得出结论，由于目前 B 群流脑的发病率很低，开展普种只能以非常高的总成本预防非常少的病例。如果接种疫苗不能同时降低脑膜炎球菌的携带率，那么这一结论将显得尤为正确。在英国开展的两项成本效果分析中使用了模型来研究引入 MenB-4C 疫苗的潜在影响，并得出结论认为，如果疫苗价格具有竞争力，并且对于青少年来说，接种疫苗可以降低携带，那么接种疫苗可以减轻疾病负担并具有成本-效益[195,196]。

鉴于婴儿中的疾病负担较高，英国疫苗接种和免疫联合委员会（JCVI）建议，由于只有当疫苗价格足够低时预防罕见疾病的规划才会具有成本效益，如果能从疫苗生产企业处获得低价，那么可以在婴儿中开展常规接种[197,198]。为了提高成本-效益，JCVI 建议采用 2、4 和 12 月龄接种的 3 剂的免疫程序，而非欧盟批准的针对此年龄组的 4 剂的程序。根据一些有限的已发表和未发表的接种第 2 剂以后的研究数据，他们认为，此程序已具备足够的免疫原性[197]。为了进一步降低成本，JCVI 建议去掉一剂在 3 月龄时接种的 C 群流脑结合疫苗，这是由于在英国 C 群的低发病率和群体免疫效应，减少一剂结合疫苗对于 C 群发病率的影响微乎其微（见第 38 章）[197]。

在美国，作为对青少年和青壮年接种 B 群流脑疫苗的建议内容的一部分，免疫咨询委员会（ACIP）发布了初步的成本效果分析结果[199]。由于发病率低，即使乐观估计，15 年后疫苗保护效力下降，在 16 岁或 18 岁时开展常规接种也并不具有成本效益（即每个质量调整生命年花费 370 万~410 万美元）。

接种建议

欧盟批准婴儿在 6 周龄到 5 月龄接种 3 剂 MenB-4C 疫苗，每剂间隔 2 个月，第 4 剂（加强）在 1 岁接种。对于 6~11 月龄的婴儿，批准接种 2 剂，第 3 剂（加强）在 1 岁接种。对于 55 岁以下的青少年和成人，批准接种 2 剂，间隔至少 1 个月。截至 2017 年 1 月 1 日，MenB-FHbp 疫苗尚未获得欧盟的上市许可。在英国，为了提高成本效益，JCVI 推荐婴儿在 2、4 和 12 月龄接种 3 剂 MenB-4C 疫苗的免疫程序，于 2015 年 10 月起实施。如上所述，初步数据表明 2 剂基础免疫的程序可以提供高水平的短期保护[152]。

自 2017 年 1 月 1 日起，MenB-4C 疫苗在英国以及德国、爱尔兰、意大利、波兰和捷克共和国的部分地区被推荐使用[200]。然而，除英国外，这项举措在欧盟尚未全面实施（私立机构除外），原因包括近期 B 群流脑发病率下降，缺乏接种疫苗能产生群体免疫的证据，以及对于纳入免疫规划的高成本的担忧[191,195,196,198]。在英格兰，B 群流脑在不满 1 岁的婴儿中的年发病率（30/100 000；图 39.1）是 15~18 岁的青少年（2.3/100 000）的 13 倍。关于接种 MenB-4C 疫苗是否会产生群体免疫仍然存在争议，且在青少年中的发病率较低，不推荐 MenB-4C 疫苗用于青少年的常规免疫，因为经济学模型表明，如果没有产生群体免疫的额外优势，疫苗免疫就不符合成本效果。

在美国，有两种 B 群流脑疫苗经 FDA 批准用于 10~25 岁的人群。迄今为止，尚无直接比较 MenB-4C 和 MenB-FHbp 疫苗的免疫原性或耐受性的研究。在独立的研究中，局部和全身反应的报告发生率相似。对于 MenB-4C 疫苗，推荐接种 2 剂，间隔至少 1 个月。对于 MenB-FHbp 疫苗，推荐在 0、2 和 6 月龄接种 3 剂，或 0 和 6 月龄接种 2 剂。鉴于两种疫苗的成分存在较大差异，不推荐互相替换；因此，建议全程使用同一疫苗完成所有剂次接种。ACIP 对两种 B 群流脑疫苗给予了同等推荐，但使用不同的免疫程序不同。

ACIP 建议对感染 B 群流脑风险较高的人群进行疫苗接种[19]。这些人应接种 2 剂 MenB-4 疫苗，间隔至少 1~2 个月，或者以 0、1~2 和 6 个月的程序接种 3 剂 MenB-FHbp 疫苗。高风险人群包括职业暴露者（如暴露于脑膜炎球菌的微生物学家）或暴露于 B 群流脑暴发疫情的人群，或有功能性或解剖性无脾或补体缺陷病的患者。后者包括使用依库珠单抗（Soliris）治疗非典型溶血性尿毒症综合征或阵发性睡眠性血红蛋白尿的患者，因为该药物抑制了补体终末途径并增加了奈瑟菌感染的风险，包括侵袭性脑膜炎球菌疾病[201-204]。由于在 25 岁以上人群中使用不同的 B 群流脑疫苗的安全性理论上不存在差异，ACIP 建议对感染 B 群流脑风险较高的人群进行标示外接种，以涵盖 25 岁以上的人群[19]。ACIP 对于高风险人群的 B 群流脑疫苗的接种推荐属于 A 类（即，适用于所有无接种禁忌的高风险人群）。

某些高风险人群推荐接种流脑多糖-蛋白结合疫苗，但并不推荐接种 B 群流脑疫苗，比如在流脑高度流行或到流行国家旅行或居住的人（除非已知该流行菌株为 B 群），或者住在宿舍的大一新生、新兵、所有青少年或 10 岁以下的儿童，即使他们患有潜在的补体缺陷病或脾功能受损（如镰状细胞病）。然而，鉴于 10 岁以下患有补体缺陷病或脾功能受损的儿童感染侵袭性脑膜炎球菌疾病的风险较高，医生可能会考虑超说明书使用 MenB-4C 疫苗，该疫苗在欧洲、加拿大和澳大利亚被获批用于 6 周龄的婴儿。在这些儿童中，接种疫苗的潜在好处似乎超过了任何理论风险。

ACIP 还建议 16 到 23 岁的普通青少年和成人接种 B 群流脑疫苗，以对大部分 B 群菌株引起的疾病提供短期保护[199]。首选的接种年龄为 16~18 岁，因为大多数青少年和青壮年病例发生在 15 岁以后（图 39.1B）。对于该年龄组中的低风险人群，可以接种 2 剂任意一种疫苗，间隔 6 个月。对于 MenB-4C 疫苗，最短间隔为 1 个月；对于 MenB-FHbp 疫苗，最短间隔为 5 个月。对于间隔 1~4 个月接种了 2 剂 MenB-FHbp 疫苗的人，应在接种第 2 剂后至少间隔 4 个月接种第 3 剂。对于一般人群中的青少年和青壮年，B 群流脑疫苗的接种推荐属于 B 类（需要医生做出针对个体的临床决策）[199]。

注意事项和禁忌

已知对疫苗的任何成分过敏或既往接种后发生过严重反应者，禁用 MenB-4C 和 Men3-FHbp 疫苗。尚无关于孕妇接种这两种疫苗的安全性数据。因此，孕妇慎用且仅在确实有必要时使用。尚无关于疫苗是否经母乳分泌的数据。虽然并非接种禁忌，但应考虑哺乳期妇女接种时疫苗经乳汁分泌的可能性。MenB-FHbp 疫苗预充注射器的盖子上含有乳胶，可能导致敏感人群发生过敏反应。

公共卫生前景

英国针对 1 岁以下的婴儿常规接种 MenB-4C 疫苗用于预防 B 群流脑，1 岁以下是感染该疾病风险最高的年龄段（图 39.1）。虽然尚不清楚在学龄期是否需要开展加强免疫以维持对该人群的保护[149]，在婴儿中接种比在青少年中接种更具成本效益，尤其对于尚未证实能产生群体免疫的疫苗来说。

美国 B 群流脑的总体发病率远低于英国，同时，美国的 B 群流脑疫苗仅获批用于 10~25 岁的人群，该年龄组的发病率较 1 岁以下儿童发病率低 10 倍。因此，2009—2013 年期间，美国 18~23 岁人群中发生了 36 例流脑病例和 5 例死亡，年发病率为 0.14/100 000[205]。假设 B 群流脑疫苗的效力为 75% 或更高，在接种的第一年，每 100 万受种者中大约可以预防 1 例流脑病例。如果接种疫苗可以产生群体免疫，并且/或者提供保护的期限远超过 1 年（如超过 15 年后开始下降）那么可以预防的病例数会更多[199]。

在美国，接种一个 100 万的队列所需的成本大约为 4.02 亿美元，其中包括疫苗采购、接种实施以及疫苗损耗的花费[205]。成本中应包含接种后发生不良事件的处理成本。在一个接种 3 剂 MenB-FHbp 疫苗的青少年队列中观察到，每剂疫苗接种后 7 天内报告的"严重"反应的发生率为（图 39.15）100 万人中约 31 000 人报告严重头痛，51 000 人报告严重疲劳，38 000 人报告严重肌痛，12 000 人报告严重关节痛，超过了在 HPV4 疫苗接种者中观察到的上述反应的数量（严重反应被定义为影响日常活动）。简单来说，目前在美国，由于 B 群流脑的疾病负担在青少年和青年中非常轻，在接种 B 群流脑疫苗的第一年里，预防一例病例或一例死亡的成本是很高的，并且该疫苗的反应原性相当大。然而，导致 ACIP 将 B 群流脑疫苗的接种推荐定为 B 类而非 A 类的主要影响因素，包括该疾病在普通人群中的疾病负担较低，关于该疫苗仍有尚未解决的科学问题（包括保护期限），以及该疫苗纳入免疫规划的成本较高[199,206]。如果出现了更多关于该类疫苗以及美国脑膜炎球菌疾病流行病学的可用数据，ACIP 将重新审视目前的建议。

新一代 B 群流脑疫苗

MenB-4C 与 MCV4-CRM 的结合

在美国，MenB-4C 疫苗无法在婴儿中使用。疫苗生产厂家宣布将 B 群流脑疫苗的抗原与 MCV4-CRM 相结合，研制在婴儿中使用的"广谱"流脑疫苗的计划[207]。基于在青少年中使用的免疫原性和安全性数据，定义这种结合疫苗的最佳配方的研究结果是很有前景的[24-26]。与单独使用 MCV4-CRM 相比，所有的在研究中检测的 MenB/MCV4-CRM 的组合，针对血清群 A、C、W 和 Y 的血清杀菌抗体应答均更高。含有 OMV 的两种疫苗似乎能引起最高的血清杀菌抗体应答，而没有任何明确的安全性问题。将这些研究扩展到婴儿中将会具有一定挑战；因此，在美国能够给婴儿接种可以预防 B 群流脑的疫苗尚需要数年时间。

改善 FHbp 的免疫原性

像 FHbp 的章节中所述，在注射 FHbp 后，抗原可与人 FH 形成复合物。来自人 FH 转基因小鼠和非人灵长类动物婴儿模型的数据表明，FH 与 FHbp 的结合可能通过覆盖重要抗原表位而降低了血清杀菌抗体应答[59,60,62]。此外，置换了 1~2 个氨基酸的突变的 FHbp 抗原降低了与 FH 的结合度，相较于与人 FH 结合的对照组 FHbp 疫苗，在人 FH 转基因小鼠和猕猴幼猴模型中诱导了更高的血清杀菌抗体应答[56,58,59,208,209]。从理论上讲，突变的 FHbp 抗原也可能更安全，因为它诱导人 FH 自身抗体的风险较低[219]。

天然外膜小泡疫苗

传统的 OMV 疫苗如 MenB-4C 疫苗中的 OMV 成分，使用洗涤剂进行处理以提取内毒素并增加疫苗的耐受性。该处理过程中还提取了所需的脂蛋白抗原，如 FHbp 或 NHba。为了增加抗-FHbp 抗体的应答，使用改造为过表达 FHbp 的突变脑膜炎球菌菌株制备了天然 OMV（NOMV）疫苗（未经洗涤剂处理的）[210]。引入脂多糖生物合成中的第二个突变（敲除 LpxL1 基因）以减弱内毒素活性[211,212]，避免了使用洗涤剂处理 OMV 的需要。在小鼠中，来自具有过表达 FHbp 的 LpxL1 KO 突变体的天然（未经清洁剂处理的）OMV 疫苗，相较于对照组的重组 FHbp 疫苗或来自野生菌株的经洗涤剂处理的 OMV 疫苗，能诱导更广泛的血清杀菌抗体应答[212-214]。根据吸收研究，突变的天然 OMV 疫苗诱导的主要血清杀菌抗体是直接针对 PorA 和 FHbp 的。具有过表达的 FHbp、敲除 LpxL1 的突变体的天然 OMV 疫苗也在非人灵长类动物婴儿模型中诱导了广泛的保护性血清抗体，该模型相较于小鼠模型可能更有利于预测在人体中的抗体应答[215]。制备 NOMV 疫苗的方法同样适用于具有低 FH 结合度的突变 FHbp 抗原。在人 FH 转基因小鼠中，具有过表达突变 FHbp 的 NOMV 疫苗相较于结合人 FH 的过表达 FHbp 的对照组 NOMV 疫苗能诱导更高的血清抗-FHbp 杀菌抗体应答[58]。在人 FH 转基因小鼠中，NOMV 疫苗也能诱导比 MenB-4C 疫苗更高和更广泛的血清杀菌应答[216]，并且在人 CEACAM1 转基因小鼠中，产生针对鼻咽部脑膜炎球菌定植的保护[217]。

（孙晓东　郑徽）

本章相关参考资料可在"ExpertConsult.com"上查阅。

第40章 流行性腮腺炎疫苗

Steven A. Rubin

疾病历史

公元前5世纪，Hippocrates在其著作《流行病》第一册中首次描述了腮腺炎的临床症状：一侧或双侧耳肿胀，偶尔伴随有一侧或双侧睾丸肿痛，并且指出腮腺炎症和睾丸炎是感染这种疾病的特征。1790年，爱丁堡皇家协会的Hamilton的报告[1]中指出一些腮腺炎患者会表现出中枢神经系统（central nervous system，CNS）病症，报告中还包括了对CNS症状的描述。腮腺炎一词的起源难以获知，可能与某些旧式英语词汇如"grimace""grin""mumble"有关。腮腺炎曾经被看作一种在儿童中普遍存在的疾病，在未将腮腺炎疫苗纳入国家免疫规划的国家中，该疾病仍一直存在。在腮腺炎疫苗广泛使用的国家中，该病已基本被消除，但尽管已经接种了疫苗，疫情仍然会有零星散发，有时还会大暴发。

腮腺炎疾病的重要性

腮腺炎通常是一种急性非烈性传染病。常见症状为睾丸炎和腮腺炎，也可伴有更严重的并发症。在美国腮腺炎疫苗使用之前，腮腺炎是病毒性脑膜炎和突发性耳聋的主要诱因[2,3]。腮腺炎具有高度传染性，在腮腺炎疫苗使用之前的年代，有证据表明几乎所有人在15岁前都感染过此病[4-6]。

尽管在历史上，腮腺炎是一种儿童疾病，但在战争年代，腮腺炎是一种臭名昭著的军队传染病。一战期间，腮腺炎是导致美军在法国缺席的主要原因，因腮腺炎而造成的平均年住院率为5.58%（病例数为230 356例）[7]。Gordon在1949年向军方的报告中说"腮腺炎并非过程良性的小恙，而是与许多可怕疾病并列在一起的"[8]。腮腺炎也是美国南北战争[9]和第二次世界大战期间[10]引起联邦士兵感染的主要病因，曾在军队[11-13]及普通人群中持续蔓延。

基于对2009年的相关数据分析，周及其同事估测，腮腺炎疫苗至少帮助美国节省了23.7亿美元的社会成本[14]。

背景

临床症状和并发症

表40.1总结了腮腺炎的临床表现。在不同的研究中，基于年龄分组、性别、疫苗接种情况以及诊断依据的不同，临床表现和症状持续时间都有很大的差异。患者并发症中成年的发生率高于儿童，生殖系统并发症（如睾丸炎、卵巢炎和乳腺炎）男性和女性的发生率相当，但神经系统并发症的发病率男性至少是女性的三倍[15-17]。最常见的症状是唾腺肿胀，通常表现为腮腺肿胀，这也被作为腮腺炎临床诊断依据。腮腺肿胀表现为单侧（图40.1）或双侧，以双侧更为常见。腮腺炎的潜伏期平均为16~18天[18,19]，感染早期患者可出现持续数日的非特异性症状，如发热，头疼，不适，肌肉痛和厌食。发热通常持续1~5天，但腮腺肿胀症状可持续10天或更长时间。

虽然腮腺炎的临床诊断很少有肾炎这一指标，但如果将病毒尿液作为肾感染的一个指标，那么肾损伤是腮腺炎发病中的常见症状。Utz和他的同事在72%的腮腺炎患者的尿液中发现了无症状的腮腺炎病毒排出[20]。在医疗中心所收治的军事人员病毒尿液中也得到了相似的结果[21]。在所有病例中，有超过三分之一的患者伴有肾功能异常，但是肾脏的特异性症状却很少见[21,22]。

在青春期后的男性患者中，超过三分之一的病例伴有睾丸发炎，特别是单侧发炎的症状[5,23,24]。有过双侧睾丸发炎，生殖力低下和睾丸衰竭的报道，但是这些极为罕见的，并且不孕不育症状很少出现[25]。有过关于腮腺炎可能会增加患睾丸癌风险的报道，但未被证实[26-28]。

5%~30%的女性患者伴有卵巢炎和乳腺炎并发症[5,29,30]。有人提出卵巢炎会引起不孕症，但没有被证实[31]。

基于对临床病例的严格评估，CNS异常的发病率在1%~62%之间。进行常规的腰椎穿刺诊断后，发现超过半数的腮腺炎患者脑脊液（cerebrospinal fluid，

表 40.1 腮腺炎主要临床表现[a]

表征	出现频率 /%			病例数
	平均值	范围	90% CI	
腺体表征				
腮腺炎	97	83~100	96~99	40
下颌腺和/或舌下腺炎	20	1~53	8~32	8
附睾炎 睾丸炎[b]	13	1~31	10~15	40
卵巢炎	4	<1~17	1~7	9
乳腺炎[c]	10	<1~31	2~18	6
胰腺炎	4	<1~27	2~7	18
神经系统表征				
脑膜炎[d]	5	<1~17	3~7	27
脑炎	0.5	<1~2	0.1~1	8
其他				
心肌炎[e]	6	1~15	2~10	5
肾炎	0.4	<1~1	0~1	2
耳聋(暂时性或永久性)	2	<1~7	<1~4	7

[a] 以"腮腺炎"和"暴发"或"流行"或"并发症"为检索项在 PubMed 数据库中进行检索,可检索到已发表的一系列关于腮腺炎暴发流行的研究性文章。仅选择报道的病例数超过 20 例的文章进行数据分析。
[b] 男性病例 12 岁及以上。
[c] 女性病例 12 岁及以上。
[d] 定义为剧烈头痛和颈项强直。
[e] 以心电图异常进行判定。
注:CI:置信区间。

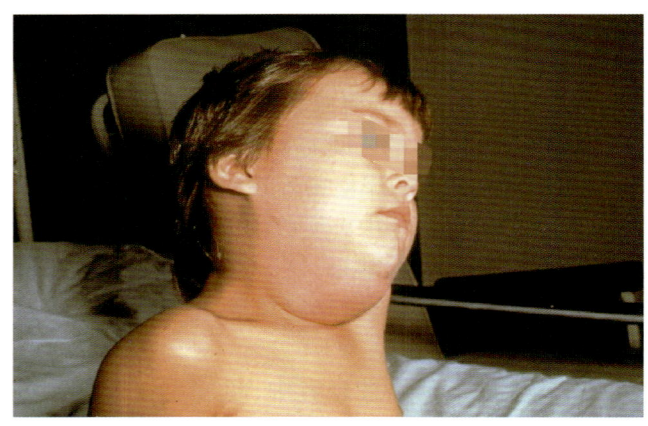

图 40.1 单侧腮腺炎儿童(由疾病预防控制中心提供)

CSF)中的淋巴细胞增多,表明这些腮腺炎患者可能伴有脑膜炎并发症[32,33],但是临床诊断中这一比例只有 5%。脑炎是更加可怕的并发症,约 0.5% 的确诊的腮腺炎患者会伴有脑炎,而这造成了绝大多数的死亡病例[15,16,34]。神经系统症状通常比腮腺发炎症状早 4~5 天出现,但可以发生在明显可见的唾腺肿胀之前或期间。

约有 4% 的患者伴有轻微的胰腺炎[29,35]。在某些疫情暴发时,有过这一比例显著升高的报道,然而这些报道的发病率很可能被高估,因为这些诊断通常只是基于血清淀粉酶的检测结果,而没有结合相应的临床症状[36]。

其他的小概率并发症包括:心内膜弹力纤维增生[37,38]、小脑性共济失调[39,40]、横贯性脊髓炎[41,42]、脑积水[43,44]、关节炎[45,46]、自身免疫性溶血性贫血[47,48]、甲状腺炎[49,50]、血小板减少[51,52]和听觉受损。典型的听觉受损并发症是单侧的并且是暂时性的[53-55],但是突发性永久性耳聋的发生率约为 1/20 000[56,57]。

非特异性呼吸症状已被归于腮腺炎的并发症,但是现阶段并不清楚此症状是由病毒引起的抑或只是巧合[58,59]。

根据对纵向研究或疫情暴发中血清阳转率的评估,发现受感染人群中有 20%~40% 为无症状感染[5,58,60]。亚临床型腮腺炎的高感染率是 1947 年由 Helen 和他的同事在小规模实验中得到的。实验起初对 15 名血清阴性的儿童口服接种高剂量的腮腺炎活毒,阳转率为 100%,但有 7 名儿童(47%)无明显的腮腺炎特异性症状[19]。

病毒学

Granata[61]通过在兔子身上的试验,在1908年首次提出了腮腺炎的病毒病原学,Nicolle和Conseil[62]在1913年,Gordon[63]在1914年分别在猴体上也进行了同样的研究。在这之后的1935年,Johnson和Goodpasture进行了一项著名的研究,他们通过对某一研究者邻居家孩子患病研究,证实了腮腺炎是由病毒引起的,这一结果完全符合科赫法则[64]。

腮腺炎病毒为一种有包膜的负链RNA病毒,是副黏病毒科腮腺炎病毒属(Rubulavirus)的一个成员。全基因组由15 384个核苷酸组成,编码七个基因:核蛋白(N)、V、基质蛋白(M)、融合蛋白(F)、小疏水蛋白(SH)、血凝素-神经氨酸酶蛋白(HN)、大蛋白(L)。除V基因外,每个基因编码单个蛋白质,V基因另外通过共转录插入非模板化的鸟嘌呤碱基编码磷蛋白(P)和I蛋白[65,66]。

N蛋白包裹病毒RNA以形成核糖核蛋白,它是RNA合成的模板,RNA的合成由RNA依赖性RNA聚合酶完成,该聚合酶是由P和L蛋白组成的复合物[67]。病毒包膜是来源于宿主细胞的脂质双层结构,M蛋白位于其内表面,HN和F蛋白在其外表面。M蛋白通过形成连接核糖核蛋白的N蛋白与胞质尾区的HN和F蛋白之间的桥梁,然后以出芽的方式参与病毒蛋白的组装[68,69]。HN蛋白在病毒与宿主细胞表面受体吸附、唾液酸以及新合成病毒从宿主细胞释放中发挥作用[70,71]。HN蛋白和F蛋白协同诱导病毒包膜与宿主细胞膜的融合并诱导细胞与细胞的融合[72,73]。非结构性V蛋白通过阻断干扰素(IFN)信号传导并限制IFN合成来规避IFN介导的抗病毒反应[74,75]。与V蛋白一样,SH蛋白也可协助逃避宿主抗病毒反应,但它是通过阻断肿瘤坏死因子-α介导的凋亡信号传导途径而实现的[76]。通过重组病毒拯救技术证明这些蛋白质都不是病毒复制所必需的[77,78]。推断的I蛋白在病毒复制和感染中的作用尚不清楚。

只有针对融合蛋白F和血凝素-神经氨酸酶蛋白HN的抗体具有中和活性,在体外可中和病毒,在体内可提供保护作用[79-82]。

尽管腮腺炎病毒被认为只有一种血清型,然而有证据表明,在中和抗体水平较低的人群中,毒株之间的抗原性差异可能导致异源毒株[83-89]在中和抗体水平较低的人群中感染(见"免疫失败的风险因素和近期疫情暴发")。

与预防相关的发病机制

根据对相关呼吸道病毒发病机制的了解,推测腮腺炎病毒最初在上呼吸道感染并繁殖,然后扩散到淋巴结并通过病毒血症传播。鉴于各种急性炎症的反应存在,感染后毫无疑问会伴随病毒血症的发生;然而,暴露后病毒复制的主要部位尚未得到证实,并且很少在血液中检测到病毒[90-92]。

报告的症状和实验室检查结果表明,腺体组织(腮腺、睾丸、乳房和胰腺)和CNS是腮腺炎病毒扩散最常见的部位。如果将病毒尿症作为肾脏感染的指征,则肾脏的感染也是很常见的。

病毒最早在暴露后的11天从唾液中出现,这大约在症状出现(即腮腺炎)的前一周[19,93]。病毒尿可以在病程的前5天被检测出来,并且可以持续14天[21,22,94]。唾液中病毒出现的过程似乎不受感染者的身体状况[95]或症状严重程度的影响,无症状感染也是一样[19]。唾液中病毒的消失与唾液中病毒特异性的IgA和IgM局部出现有关,通常在症状出现的几天内产生[96,97]。在症状出现的第5天以后,仍有不到15%的患者病毒还会继续出现在唾液中[95]。

较复杂的并发症,如肾炎和睾丸炎的发病机制尚不确定。肾炎可能是病毒直接感染肾脏或免疫复合物肾小球肾炎引起的。虽然已检查的病理学标本数量有限,但有证据表明免疫复合物沉积可能在一些病例中起作用[22]。在肾活检或坏死的罕见病例中,发现有粘连的肾包膜、肾包膜腔内上皮细胞、间质单核细胞浸润、水肿和局灶性肾小管上皮细胞损伤[98,99]。

根据从精液和睾丸中检测到的病毒来看,睾丸炎被认为是病毒直接入侵的结果[100,101],但有些病例被推测是由免疫介导的病理反应引起的[102]。

腮腺炎感染CNS的发病机制几乎完全是基于使用该病毒的适应株在仓鼠上进行的研究所获取的[103-105]。根据这些研究,病毒是通过脉络膜和室管膜上皮细胞的静脉血管进入CNS的。一旦被感染,这些细胞就会成为继续产生和释放病毒的仓库,病毒可以更深地渗透到脑实质中,导致脑炎和许多神经系统并发症(参见上文"临床描述和并发症")。

腮腺炎病毒引起的耳聋可能是病毒通过颈部淋巴结逆行渗透到淋巴管周围液体,导致耳蜗感染[109]。尽管淋巴管与脑脊液相通,但在伴有CNS并发症的人群中,耳聋的发生率并不高,这表明腮腺炎的耳聋并非CNS感染的并发症。该病毒造成皮质损伤较为常见,耳蜗和耳蜗覆膜功能减退在一些研究中曾被报道,但在其他研究中没有报道[106,107,110,113]。由病毒感染的间接影响（如免疫介导的损伤）引起的听力损失也有报道[111]。

传播方式

Johnson 和 Goodpasture[64]以及 Henle 和其同事[19]的证据表明，病毒可通过鼻腔或口腔黏膜传播给人类，这表明自然感染是通过飞沫传播的。腮腺炎病毒可通过胎盘屏障传播并感染胎儿，但这种情况报道非常少[114,115]。

潜伏期通常是在症状出现前 16~18 天，但考虑到病毒在症状出现前 1 周就在唾液中出现，在腮腺炎疫苗使用前进行的流行病学调查显示大多数传播发生在症状出现之前或症状出现的前几天的结果也并不为奇[6]。这也强调了通过病例隔离防止病毒的传播是非常困难的。

诊断

腮腺炎的诊断通常是以腮腺炎疾病的临床症状为依据；由于包括甲型流感病毒、柯萨奇病毒、副流感病毒 1、2 和 3、EB 病毒和腺病毒在内的其他病毒可诱发腮腺炎，因此，当疾病发病率比较低时，实验室检测对病例确诊至关重要[116,117,117a]。

在疫苗广泛使用之前，实验室病例的诊断相对简单，通过证明 IgM 抗体存在或者患者恢复期血清 IgG 抗体水平较急性期（暴露前期）显著升高即可确诊。然而，在疫苗接种率高的地区，大多数病例可能发生在疫苗接种者中，在他们体内由于 IgM 抗体不是再次免疫记忆反应的主要组成部分，可能检测不到 IgM 抗体。虽然 IgM 抗体在未接受疫苗接种的人群中很容易检测到，但在接种两剂疫苗的人群中，IgM 的检出率仅为 15% 或更低[118-120]。此外，疫苗接种者中 IgG 水平可能已经很高，也无法表现出 IgG 效价显著增加的特征。在实验室检测的大量报道病例研究表明，只有不到 10% 的病例能得到血清学诊断的证实[116,121,122]。

考虑到血清学检测方法存在的问题，逆转录聚合酶链反应（RT-PCR）的方法正越来越广泛地应用于病例诊断中。病毒培养法若不结合免疫荧光技术就缺乏特异性，因而也不广泛使用了。此外，大量研究发现 RT-PCR 方法在检测腮腺炎病毒方面与病毒培养技术一样灵敏，从而进一步降低了病毒培养法使用的必要性[85,118,123,124]。

通过 RT-PCR 和使用口腔液标本（口腔拭子、咽喉拭子或唾液）培养，病毒很容易被检测到。病毒可在 CSF 中检测到，偶尔也可在尿液中检测到，在血液中很少检测到。RT-PCR 病毒检测成功与否取决于样本采集的时间、样本处理、目标基因以及可能的疫苗接种状况。Cusi 和他的同事从约 85% 的可能未接种过腮腺炎疫苗儿童发病当天采集的咽拭子中，鉴定出腮腺炎病毒 RNA[125]。相似的结果在其他仅接种了一剂次疫苗患儿咽拭子样本的检测结果中被报道[85,126]，但接种了两剂疫苗的患儿样本腮腺炎病毒 RNA 检出率仅为 30%[118,127]。如果在症状出现后不久就采集了拭子样本，RT-PCR 检出的阳性率总体来说会更高，特别是在有疫苗接种史的病例中。Rota 和同事研究发现，在有一剂或两剂腮腺炎疫苗接种史的人群中，在症状出现后 3 天或 3 天以上收集的 28 个样本中有 6 个样本的 RT-PCR 阳性，阳性率为 21%，而在症状出现后 2 天内收集的 152 个样本中有 103 个样本的 RT-PCR 阳性，阳性率为 68%[128]。这种差异在未接种疫苗的人群（症状出现后 2 天内样本阳性率为 55%，出现症状后三天以上样本阳性率为 50%）并不明显，这可能表明疫苗接种者病毒在体内存在的持续时间较短，尽管最近的一项研究发现，病毒在唾液中持续存在的时间或唾液中病毒浓度在接种过疫苗和未接种过疫苗的人群之间不存在差异[128a]。

治疗

腮腺炎通常是一种自愈性疾病。治疗方法以对症治疗为主，如使用止痛剂和冷敷受感染区域（如腮腺和睾丸）。一些研究表明，皮下注射 IFN-α2B 有助于缩短腮腺炎和睾丸炎的病程，并保护该器官及其功能[129,130]，但其他研究对其安全性和有效性提出了质疑[131,132]。标准的免疫球蛋白或 γ 球蛋白制剂并非有效的治疗方式[60,133]。

流行病学

发病率和患病率

在美国使用腮腺炎疫苗前，学龄儿童常患腮腺炎。在 1960—1964 年，美国公共卫生服务机构进行的一项病例研究报告表明，在美国一些选定的地区，15 岁以下孩子的病例占 92%[134]。在同时期进行的其他研究发现，超过一半的病例为 5~9 岁的儿童，大约四分之一病例为 0~4 岁的儿童[135,136]。这些数据与来自于世界其他区域疫苗使用前的血清学研究数据一致。圣卢西亚的一个血清流行病调查显示,70%的儿童在4岁时血清抗体呈阳性[137]。在荷兰,疾病高发人群为4~6岁儿童,在英国和西班牙为5~7岁的儿童[138,139]。

表40.2显示了在疫苗使用前多个国家的年发病率,平均发病率约为每10万人口300例,但这些仅是被动报道的。正如一些前瞻性研究所表明的那样,普通人群的实际年发病率可能更高[59,135,140]。据估计,仅仅有不到三分之一的腮腺炎病例被报道[58]。

在大多数国家未接种疫苗的青少年血清抗体阳性率很高,这表明学龄儿童的感染率很高。六个欧洲国家(丹麦、英国、法国、德国、意大利和荷兰)的综合回顾性分析显示:除了法国,其余国家的发病率与疫苗覆盖率总体上成反比关系。疫苗覆盖率在幼儿中升高,但在青少年中降低时,会导致腮腺炎的发病率升高[141]。

霍普-辛普森的家庭接触感染研究表明,腮腺炎的传染性比麻疹和水痘弱[18]。麻疹,水痘,腮腺炎,对于小于15岁的孩子接触家庭易感者二代感染的发病率分别为76%、61%、31%。毫无疑问,某些调查结果的差异是由于腮腺炎隐性感染率较高造成的,但感染者的平均年龄较高也说明腮腺炎病毒的传染性较弱[142]。

很多流行病学报告显示腮腺炎大约每3年流行一次[138,143,144],Barskey和同事们统计了在预防接种普及后美国报告的腮腺炎病例数(图40.2)。在温带地区,腮腺炎发病呈季节性,春冬季高发,夏季最低。而热带地区则无季节性差异。

自1989年以来,美国预防接种咨询委员会(ACIP)推荐所有儿童接种两剂麻疹疫苗[145]。因为在美国麻疹疫苗通常以推荐的MMR(麻疹、腮腺炎和风疹三价联合疫苗)的形式接种,执行这项建议意味着大多数儿童接受两剂腮腺炎疫苗。图40.3显示了美国实施两剂疫苗接种计划对发病率的影响。尽管发病率显著减少,但即使在全程接种疫苗的人群中,仍会有腮腺炎暴发流行,这意味着使用现有疫苗和疫苗接种计划完全消除腮腺炎的流行是不可行的(见下文"保护效果和免疫的持久性")。

监测

为了分子流行病学研究和监测腮腺炎病毒在全球的分布情况,分离毒株的基因型通过病毒SH基因序列的测序来确定,该基因是腮腺炎病毒基因中变异性最大的基因。迄今已有12种基因型被确定,命名为A~N,不包括被错误命名的基因型E和M[146]。基因型间核苷酸变异范围为3.8%~19%[146-148]。某些基

表40.2 使用腮腺炎在接种疫苗前后世界卫生组织欧洲区国家和两个国家未接种腮腺炎疫苗国家报道的腮腺炎平均年发病率

国家	年度	免疫前年均发病率(每10万人)	年度	免疫后年均发病率(每10万人)	发病率降低
两剂免疫程序					
丹麦	1977—1979	726	1993—1995	1	>99
克芬兰		226		<1	>99
挪威		371		11	97
斯洛文尼亚		410		4	>99
瑞典		435		<1	>99
一剂免疫程序					
亚美尼亚	1983—1985	280	1993—1995	16	94
克罗地亚		101		12	88
英格兰和威尔士		40		5	88
以色列		102		10	90
拉脱维亚		141		3	98
未免疫腮腺炎疫苗					
波兰	1983—1985	415	1993—1995	361	—
罗马尼亚		242		217	—

摘自 GALAZKA AM, ROBERTSON SE, KRAIGHER A. Mumps vaccine: a global review. Bull World Health Orgam, 1999, 77: 5.

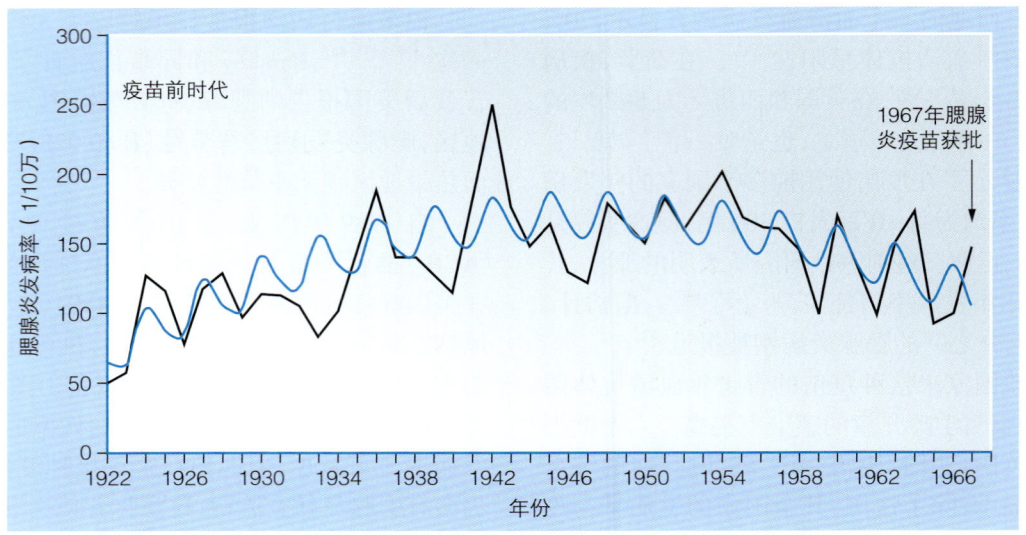

图40.2 1922—1967年疫苗接种前期美国腮腺炎发病人数。黑线表示每年报告发病人数,蓝线表示以3年为周期的长期流行趋势。
数据来源 BARSKEY A,GLASSER JW,LEBARON CW. Mumps resurgences in the United States:a historical perspective on unexpected elements. Vaccine,2009,27:6186-6195. 经授权。

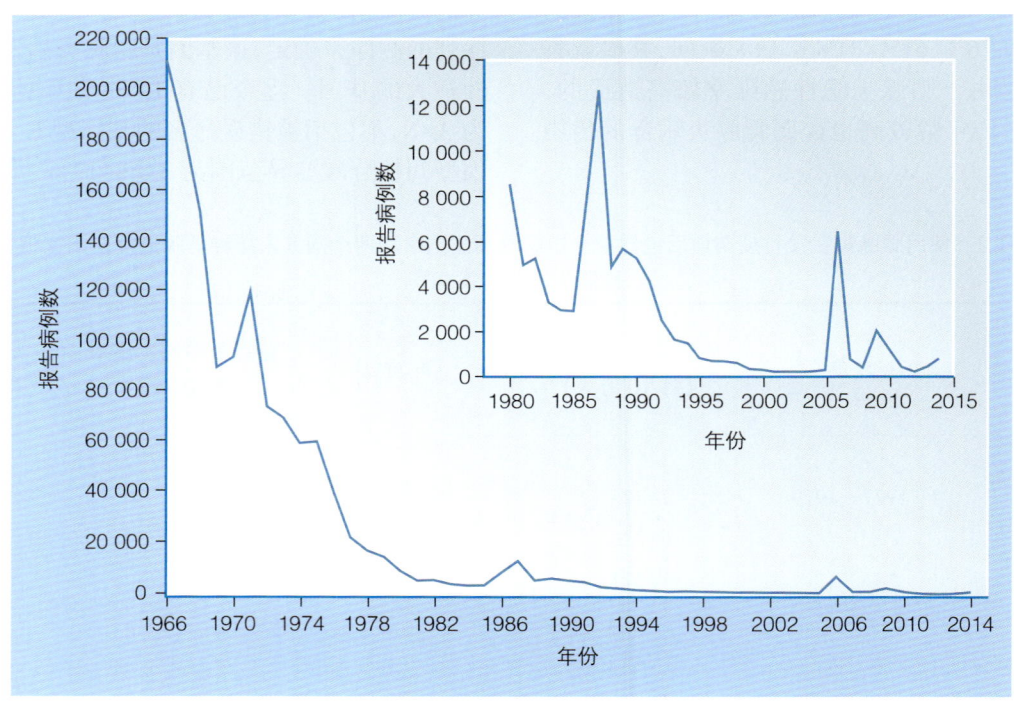

图40.3 1966—2014年期间美国每10万人中报道的腮腺炎发病人数,2014年的数据是临时的。
数据源自 National Notifiable Diseases Surveillance System, Centers for Disease Control and Prevention.

因型在一些地区占据主导地位,但是这种趋势并不具有显著性的临床意义,在一个地区多种基因型同时存在的情况并不罕见[149,150]。截至撰写本章节时,造成绝大多数疫情的毒株都是腮腺炎病毒G型基因组成员。从历史上看,这种基因型主要在西半球被发现,但是现在它已经遍及全球。有些基因型相比其他更具有致病性[151-153],但是存在争议[154-156]。

高风险群体

高风险群体包括国际旅行者、大学生和其他人员——高中生、军事人员,以及1957年之后出生的医护人员。

感染的携带者

虽然通过实验证明,许多哺乳动物都能感染腮腺炎病毒,人类是唯一天然宿主,也是唯一传染源。在蝙蝠中发现了一种与腮腺炎病毒具有很高(>90%)序列同源性的病毒,而且已确定它与人类腮腺炎病毒同种,但尚且不清楚此种病毒能否传播给人类[156a]。

重大的公共卫生意义

在广泛使用含有腮腺炎病毒的疫苗之前,年发病率为(100~1 000)/10万,到了青春期,几乎每个人都有先前感染过腮腺炎病毒的血清学表现。腮腺炎在高密度、频繁接触的人群(如学校和军队)中是一个严重的问题。在一篇1968年的社论中围绕是否有必要推广腮腺炎疫苗进行了讨论,佐治亚州公共卫生部首席流行病学家说,"没什么可以比得上腮腺炎所造成的学生连续缺勤和一整年休学"[157]。军队的问题在之前讨论过(见"为什么疾病很重要")。在未接种疫苗的情况下,疾病所造成的负担是很惊人的,门诊病人的直接花费,住院的就诊和疫情暴发的控制费用,误工天数所造成的生产力损失,包括为患病儿童和家庭成员提供照顾。周和他的同事统计2009年在美国推行的预防接种疫苗减少了约超过230万例腮腺炎病例,相当于节省直接成本超过14亿美元,社会成本超过23亿美元[14]。有趣的是,在20世纪60年代末,是否定期接种腮腺炎疫苗是一个备受争议的话题,一些人认为腮腺炎一般是良性的疾病,使用活病毒疫苗有潜在危害,可能会致敏和致癌,尤其是幼儿使用时[157-159]。现在看来这些担忧毫无意义。

被动免疫

普通的免疫球蛋白或γ球蛋白制剂对病毒感染后预防腮腺炎或其并发症没有明显效果[60,133]。腮腺炎病毒特异性免疫球蛋白制剂在预防方面具有一些效果,但只有在疫情暴发的早期使用[133]或症状出现后不久使用[160]。尽管如此,腮腺炎特异性免疫球蛋白对公共卫生的价值有限不足以用于常规使用。自20世纪80年代以来[161],该产品一直没有在美国获得使用许可。

据观察使用特异性腮腺炎免疫球蛋白与母传抗体对保护婴儿的作用是一致的[6,162]。在出生的头三个月母传抗体的保护最为有效,超过3个月之后,只有一小部分婴儿仍然有母传抗体[163-165]。这与麻疹相关文献报道的一致,疫苗诱导的母传抗体会比自然感染的母传抗体衰减得更快。然而,这种现象似乎没有麻疹那么显著。在一项研究中,自然免疫的妇女的孩子腮腺炎抗体下降的平均时间为3.8个月,而接种疫苗妇女的孩子为2.4个月($P=0.025$)[150]。

主动免疫

疫苗发展史

在1945年Karl Habel从鸡胚中培养出腮腺炎病毒(同年Levens和Enders也报道了此事[166])之后,1946年他又在美国公共卫生署制造出第一支实验灭活疫苗并在佛罗里达州沼泽区甘蔗种植园的2 825名西印第安工人身上进行了效力测试[167]。1 344名疫苗接种者在接种后3~16周内共出现了40名病例,同期1 481名未接种者中出现了106名病例,在该时间段,疫苗的保护效力为58%。尽管灭活疫苗有一定保护效果,但由于这种免疫保护持续期短,因此在20世纪50年代美国和其他地区的人们放弃了灭活疫苗转而支持当时正在研发的减毒活疫苗[168,169]。

20世纪50年代的苏联[170,171]和60年代的美国[172]分别研制出第一支腮腺炎减毒活疫苗并常规使用,随后,大多数发达国家的公共健康卫生实践中采用含腮腺炎疫苗的麻疹-腮腺炎-风疹三联疫苗(MMR)免疫方案。随着疫苗的逐渐应用,尽管不像对抗麻疹和风疹那样成功,但对控制腮腺炎这种疾病已经有了极好的效果。安全问题也影响到某些腮腺炎疫苗毒株的应用。

近些年所有的腮腺炎疫苗采用的都是活病毒(表40.3)。多个制造商用来生产疫苗的毒株在安全性和效力上存在微小的差异。这些毒株已经适应了鸡胚和多种细胞类型,图40.4列出了一些著名的毒株它们在减毒过程中的传代史。

1956年由苏联生产的腮腺炎病毒Leningrad-3疫苗首次广泛应用。该疫苗由腮腺炎患儿的唾液和CSF中分离的五种野生型毒株培育获得[173]。每个毒株都在受精的鸡蛋中进行传代然后被收集起来用于进一步的传代来生产疫苗。1961年毒株在豚鼠肾细胞和鹌鹑胚胎成纤维细胞中进行传代,最后在豚鼠肾细胞中获得疫苗产品[171,174]。

1965年生产出了腮腺炎病毒Jeryl Lynn(JL)疫苗株,该疫苗株是从默克公司该产品负责人Maurice Hilleman女儿Jeryl Lynn Hilleman的喉部分离出来的,通过在受精的鸡胚和鸡胚细胞中来进行减毒培养[175]。该疫苗于1967年获得上市许可,并且是美

表40.3 腮腺炎疫苗株

病毒株	生产商	细胞基质[a]	主要使用区域
Jeryl Lynn or Jeryl Lynn-derived	Merck/Aventis Pasteur MSD（MMR II in United States；MMR-Vax in European Union；ProQuad）	CWE	全球
	GlaxoSmithKline（RIT 4385，Priorix，Priorix-Tetra）	CWE	全球
	Netherlands Vaccine Institute（BMR vaccin）CWE	CWE	荷兰
	NetherlandsSevapharma Inc（Pavivac，Trivivac）	CK	捷克斯洛伐克
	Institute of Biological Products，Shanghai，Beijing，and Lanzhou，China（S79）	CWE	中国
Urabe AM9	Sanofi-Pasteur（Trimovax，Imovax mumps）	EHE	全球
	GlaxoSmithKline[b]（Pariorix，Pluserix，Trivirix）	CEF	欧洲,加拿大
	Novartis Vaccines and Diagnostics[b]（Vaxipar，Morupar）	CEF	意大利,南美洲
	Biken[b]	CEF	日本
Leningrad-Zagred	Institute of Immunology of Zagreb	CEF	印度,南美洲
	Serum Institute of India（Tresivac）	CEF	东欧
Leningrad-3	Moscow State Facility for Bacteria Preparation	JQE	俄罗斯
Rubini	Berna Biotech[b]（Triviraten）	HDC	欧洲
Hoshino	Kitasato Institute（trivalent MPR）	CEF	日本,韩国
Torii	Takeda Chemicals	CEF	日本
NK-M46	Chiba Serum Institute	CEF	日本
S-12	Razi State Serum & Vaccine Institute	HDC	伊朗
	Berna Biotek（BBM-18），in development	HDC	欧洲
Sofia-6	Center for Infectious and Parasitic Diseases[b]	GPK	保加利亚

[a] 疫苗生产水平所用细胞基质。
[b] 已停产。
注：CEF：鸡胚成纤维细胞；CWE：完整鸡胚；CK：狗肾细胞；EHE：鸡胚蛋；GPK：豚鼠肾；HDC：人二倍体细胞；JQE：日本鹌鹑胚

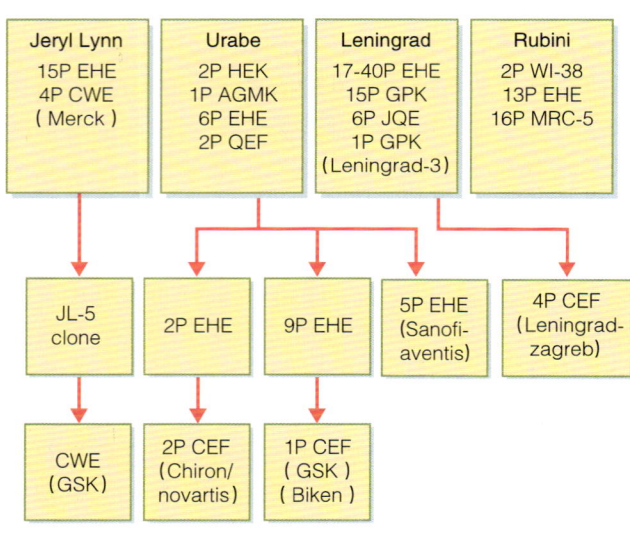

图40.4 一些腮腺炎病毒疫苗株的减毒过程（葛兰素史克公司）。
注：AGMK：非洲青猴肾；CEF：鸡胚成纤维细胞；CWE：完整鸡胚；EHE：鸡胚蛋；GPK：豚鼠肾；GSK：葛兰素史克；HEK：人胚胎肾；JQE：日本鹌鹑胚；MRC-5：人二倍体成纤维细胞MRC-5；QEF：鹌鹑胚成纤维细胞；WI-38：人二倍体成纤维细胞WI-38。

国唯一批准使用的腮腺炎疫苗。该疫苗也在全世界广泛使用。该疫苗被证明含有两种不同但基因相关的病毒，分别为JL-major（有时文献中称作JL-1或者JL-5）和JL-minor（有时文献中称作JL-2），大约以5∶1的比例存在[176]。这两种病毒有414位核苷酸不同（占总核苷酸序列的3%），由此导致编码的87个氨基酸残基的差异[177]。葛兰素史克（当时叫Smith-Kline Beecham Biologicals）从默克公司的一瓶JL疫苗中克隆分离出了JL-major，并将其在鸡胚成纤维细胞中传代两次获得了一种被称为RIT-4385的毒株，该毒株被用来生产他们的含腮腺炎病毒疫苗的MMR三联疫苗Priorix[178]。根据疫苗批准前后的经验来看，两种疫苗具有相似的安全性和免疫原性[179-185]。其他基于JL的疫苗也被生产出来，但使用更加局限（详见"疫苗和生产商说明书"）。

Urabe Am9、Leningrad-Zagreb和Leningrad-3也被证明含有变异株，但是变异程度不如JL，它们并不是不同的毒株，而是由负链RNA形成的相似株[186]。来自两家生产商的 Urabe Am9 疫苗已经被证明至少含有两种以 1:3 比例存在的重要的变异株[161,187]。在 Leningrad-Zagreb 疫苗[188]和 Leningrad-3 疫苗[189,190]中也发现了两个重要的变异株,但变种株的临床意义目前还不明确。

日本 Biken 研究所从一位名叫 Urabe 的儿童的唾液中分离出一株 Urabe Am9 毒株[191]。该病毒在原代人胚胎肾细胞中分离,在原代绿猴肾细胞中传代,随后在发育鸡胚的羊膜腔中传代,然后将病毒在鹌鹑胚胎成纤维细胞中噬斑纯化。选择其中一个纯化克隆(9号克隆),然后在发育鸡胚的羊膜腔中传代来制备 Urabe Am9 疫苗[192]。

通过 Leningrad-3 毒株在鸡胚成纤维细胞中的有限传代来制备 Leningrad-3 疫苗[174]。

Rubini 腮腺炎疫苗病毒株来源于 1974 年瑞士 Carlo Rubini 的病例尿液中分离出的病毒株[193]。该分离株在 WI-38 人二倍体细胞培养中传代,然后在受精鸡胚中传代,再适应人二倍体细胞系 MRC-5,该细胞系也是该疫苗生产的细胞基质[193]。有趣的是,对 SH 基因的序列分析表明,Rubini 疫苗株在核苷酸水平上与 1945 年在美国制备的组织适应性培养的 Enders 株 99% 序列同源[88,194],并且与 1987 年至 1992 年在德国分离的野生型毒株也高度同源[195]。如后文所述,该产品几乎没有保护作用,2001 年世界卫生组织(WHO)建议不要使用该产品[80],该产品已不再生产。

由于野生型腮腺炎病毒具有高度的神经毒性,因此国家监管机构要求对候选腮腺炎疫苗进行临床前神经系统安全性检测。历史上,这种检测是在旧大陆猴(猕猴科)身上进行的,并且是基于对腮腺炎病毒特异性神经病理学(脑室周围炎症和神经元坏死)在脑内接种后的评估。然而,1999 年进行的两项独立研究表明,猴子的神经毒力安全性测试结果与疫苗病毒对人体的神经毒力相关性较差[142,196]。因此,某些腮腺炎疫苗即使通过了猴神经毒力安全性试验仍可以在接种者体内产生无菌性脑膜炎(见"罕见反应")。另一方面,相对于自然感染后无菌性脑膜炎发病率,疫苗导致的无菌性脑膜炎只是一小部分,同时与已知有脑膜炎风险的疾病相比,由疫苗导致的无菌性脑膜炎相对较为温和,这表明通过猴神经毒力安全性实验的疫苗株神经毒力已经明显减弱。虽然科学家进行了许多研究试图确定与腮腺炎病毒神经毒力相关的特定分子,但目前仍未找到可以广泛区分疫苗株毒力的特定分子。几个研究小组已经确定了许多减毒株和 Urabe Am9 疫苗变异毒株之间的遗传差异,但是不清楚这些病毒中哪一种或其组合对毒力减弱有何影响[197-200]。对其他腮腺炎病毒株的研究也得到了类似的结论[154,155,201]。其他人没有去证明可能影响毒力减弱的点突变,而是构建了一些腮腺炎病毒,通过阻止特定基因的转录,例如 V 基因[73]或缺乏特定基因开放阅读框,例如 SH 基因[77]。这两例研究性重组病毒的毒力减弱都是在动物研究中得到证实,同时病毒在体外也具有复制的能力。这种疫苗设计的方法是否合理还需要对其他的野生型临床分离株进一步研究。

疫苗的使用

1967 年腮腺炎疫苗在美国首次获得上市许可,并自 1971 年开始以 MMR 疫苗的形式进行接种[202]。1971 年 ACIP 首次推荐将单剂 MMR 纳入国家免疫计划,随后于 1989 年改为两剂接种[145]。截至 2015 年 2 月,194 个 WHO 成员国有 120 个国家(61.9%)至少接种一剂含腮腺炎的疫苗,在这 120 个国家中有 109 家接种两剂。表 40.4 给出了部分国家的腮腺炎疫苗使用情况。

在美国,两剂 MMR 疫苗接种时间分别为 12~15 月龄和 4~6 岁,第二剂可以在 4 岁前接种,与第一剂之间至少间隔 4 周。考虑到国际旅行,ACIP 推荐从美国出发前,应对 6~11 月龄婴儿进行接种,在至少 4 周后,也就是 12~15 月龄进行第二剂接种[203]。对于年龄大点的孩子,推荐出发前于 12 月龄或 12 月龄以后接种第一剂,至少 4 周后接种第二剂。

在其他国家第一剂接种时间一般为 12~18 月龄,但第二剂的接种时间不同,从与第一次接种间隔 1 个月到间隔 10~12 年,第二剂接种时间的影响不明确。LeBaron 及其同事进行了一项研究:受试儿童分别在 4 岁和 7 岁时接种第二剂 MMRⅡ三联疫苗,并在 17 岁时进行中和抗体检测,发现两组受试者中和抗体水平相当,结果表明推迟接种第二剂疫苗并无优势[204]。

在大多数国家 MMR 并非强制接种,因此腮腺炎病毒血清阳性率在不同国家之间差别较大。在美国入学前需要接种疫苗(见下文"公共卫生考虑"),疫苗的接种率相对较高。2015—2016 学年(最新数据),两剂 MMR 疫苗在学前班儿童的覆盖率为 94.6%[205],13~17 岁的青少年为 90.7%[206]。疫苗在其他许多国家接种率也较高,包括芬兰、瑞典、荷兰、丹麦和比利时[141,207-209]。在一些据称疫苗高覆盖率的国家中,血清阳转率却低于预期,这表明疫苗覆盖率与血清阳转率并不一致[141,210-212]。

表 40.4　一些国家 MMR 联合疫苗的免疫接种方案

国家	MMR 联合疫苗引入时间		目前推荐的免疫计划	
	一剂接种计划	两剂接种计划	第一剂接种年龄	第二剂接种年龄
澳大利亚	1981	1994	12 月龄	18 月龄
比利时	1981	1995	12 月龄	10~13 岁
巴西	1992	2003	12 月龄	15 岁
加拿大	1975	1996	12 月龄	18 月龄或 4~6 岁
中国	2007	—	18~24 月龄	
克罗地亚	1976	1994	1 岁	7 岁
捷克共和国	1987	1987	15 月龄	2 岁
丹麦	1987	1987	15 月龄	4 岁
埃及	1999	1999	12 月龄	18 月龄
芬兰	1982	1982	12~18 月龄	6 岁
法国	1986	1996	1 岁	6 岁
德国	1976	1991	11~14 月龄	15~23 月龄
爱尔兰	1988	1992	12~15 月龄	4~5 岁
以色列	1984	1988	12 月龄	6 岁
意大利	1982	1999	13~15 月龄	5~6 岁
北马其顿共和国	1983	1997	13 月龄	7 岁
摩尔多瓦共和国	1983	2002	1 岁	6~7 岁
荷兰	1987	1987	14 月龄	9 岁
葡萄牙	1987	1990	12 月龄	5~6 岁
俄罗斯	1981	1987	12 月龄	6 岁
西班牙	1980	1988	12 月龄	3~4 岁
瑞典	1982	1982	18 月龄	6~8 岁
瑞士	1982	1996	12 月龄	15~24 月龄
英国	1988	1994	12~13 月龄	3~5 岁
美国	1971	1989	12~15 月龄	4~6 岁

源自：World Health Organization. WHO Vaccine-Preventable Diseases：Monitoring System. 2016 Global Summary. For a complete list of vaccination schedules by country，see http://apps.who.int/immunization_monitoring/globalsummary/schedules.

疫苗和生产厂家概述

剂量、免疫途径和组分

目前所有腮腺炎疫苗都是冻干粉剂，用无菌水复溶后皮下接种。默克公司生产的 JL 株腮腺炎疫苗以 MMR 三联疫苗形式"MMR Ⅱ"接种（有些国家是 MMR-Vax），或者以麻疹、腮腺炎、风疹、水痘四联疫苗（MMRV）"ProQuad"形式接种，两种联合疫苗都不含防腐剂。而以 Jeryl Lynn 株生产的单价疫苗（腮腺炎减毒活疫苗，Mumpsvax）和二联疫苗（麻疹和腮腺炎联合减毒活疫苗，M-M-Vax）已在 2009 年停止使用。每 0.5ml 剂量的 MMR Ⅱ 和 ProQurd 含腮腺炎活病毒分别不低于 12 500 和 20 000 半数组织培养感染剂量（$TCID_{50}$）。两种疫苗都以蔗糖、磷酸盐、谷氨酸、明胶和白蛋白为稳定剂，每剂疫苗新霉素含量少于 25μg。

默克的 JL 疫苗株也被其他公司用于生产各自的疫苗，GSK 公司（更名为 SmithKline Beecham 生物制品公司）在 1998 年通过有限稀释法在鸡胚上进行了数次的传代培养，分离获得了种子病毒，建立了新的疫苗株，命名为 RIT-4385[179]，自此与麻疹和风疹疫苗株一起被用于生产 MMR 三联疫苗 Priorix，或者加入水痘疫苗生产 MMRV 四联疫苗 Priorix-Tetra。中国上海、北京、兰州生物制品研究所在 1979 年获得 JL 疫苗株，在鸡胚细胞上进行 3 次传代，建立了 S79 株，被用于生产单价疫苗、麻疹腮腺炎二联疫苗、或者 MMR 疫苗[213]。捷克公司 Sevapharma 用 JL 疫苗株在原代犬类肾细胞上传代，建立了 Pavivac 株。S79 株和 Pavivac 株均未在生产地以外的地区被广泛使用。

每 0.5ml 剂量的 GSK Priorix 和 Priorix-Tetra 含腮腺炎活病毒分别不低于 5 000 和 25 000 半数组织培养感染剂量(TCID$_{50}$)。疫苗以山梨醇和甘露醇作为稳定剂，含新霉素但不含明胶。有报道称 Urabe AM9 株引起了无菌性脑膜炎，因此 Priorix 和 Priorix-Tetra 疫苗取代了已停产的、以腮腺炎病毒 Urabe AM9 株生产的单价疫苗(Pariorix)和三联疫苗(Trivirix 和 Pluserix)(见"罕见反应")。Biken 研究所和诺华公司利用 Urabe AM9 株生产的腮腺炎疫苗也已停产，目前只有赛诺菲巴斯德还生产包含 Urabe AM9 株的腮腺炎疫苗，每 0.5ml 剂量的疫苗含腮腺炎活病毒不低于 5 000 TCID$_{50}$。表 40.3 列举了不同生产厂家的腮腺炎疫苗商品名。

瑞士血清和疫苗研究所(后更名为 Berna 生物技术公司，即现在的 Crucell 公司)利用腮腺炎病毒 Rubini 株生产了 MMR 三联疫苗。由于免疫效果较差，而被停止使用。其每 0.5ml 剂量的疫苗含腮腺炎活病毒不低于 5 000 TCID$_{50}$。

萨格勒布免疫研究所和印度血清研究所利用腮腺炎病毒 Leningrad-Zagreb 株生产腮腺炎疫苗，并与麻疹和风疹疫苗一起制备成三联疫苗 Tresivac。每 0.5ml 剂量的疫苗含腮腺炎活病毒不低于 5 000 TCID$_{50}$。

表 40.3 中列出的许多其他疫苗株均使用有限，通常只是在一个国家销售[214]，在此不做进一步的描述。

腮腺炎疫苗常规给药途径为皮下注射。大多数儿童疫苗(灭活疫苗)都采用难度较小的肌内注射方式，因为肌内注射操作相对简单。包含腮腺炎疫苗的联合疫苗偶尔也会以肌内注射的方式接种。但研究表明，不管是以肌内注射还是皮下注射的方式接种腮腺炎疫苗，刺激产生的抗体水平相似[215,216]。

以喷雾方式接种腮腺炎疫苗还未获监管机构批准。研究报道鼻内给药能在小鼠体内诱生中和抗体[217]。而且，与经皮下注射疫苗的对照组相比，经喷雾方式接种的受试者血清中酶联免疫吸附试验检测的腮腺炎病毒 IgG 水平相当或者更高[218,219]。目前还需要在血清阴性儿童中积累相关研究数据。

腮腺炎联合疫苗

表 40.3 列举的几乎所有 MMR 三联疫苗中都包含风疹病毒 RA27/3 株，而麻疹和腮腺炎病毒株却不相同。MMRⅡ三联疫苗包含麻疹病毒 Moraten 株和腮腺炎病毒 Jeryl Lynn 株。Trimovax、Priorix 和 Trivivac 三联疫苗包含相同的麻疹病毒 Schwarz 株，而腮腺炎病毒却不同，分别为 Urabe AM9、RIT4385 和 Jeryl Lynn 株。Tresivac 三联疫苗包含麻疹病毒 Edmonston-Zagred 株和腮腺炎病毒 Leningrad-Zagred 株。ProQuad 和 Priorix-Tetra 四联疫苗的三种病毒株与 MMRⅡ、Priorix 三联疫苗相同，但增加了水痘病毒 OKA 株。上海生物制品研究所、北京生物制品研究所、兰州生物制品研究所用基于 JL 的 S79 株与国产的麻疹病毒疫苗上海 191 株(S191)或列 4 衍生的长春 47(C47)株生产二价疫苗[220]，也用 S79 株与国产的风疹疫苗 BRD-Ⅱ株或 RA27/3 株生产 MMR 三联疫苗[221]。

一般来说，就疫苗引起的机体免疫反应而言，接种联合疫苗与在不同部位或不同时间单独接种麻疹、腮腺炎、风疹和水痘疫苗是类似的。但是，也有证据表明：与接种 ProQuad 和 Priorix-Tetra 四联疫苗相比，同时在不同部位接种 MMR 三联疫苗和水痘疫苗后机体腮腺炎血清阳转率更高。Goh 和同事们在对 9 月龄腮腺炎血清阴性儿童进行的一次开放、随机和对照研究中发现：同时接种 Priorix 三联疫苗和水痘疫苗后，118 名受试者中腮腺炎血清阳转率为 92%；而接种 Priorix-Tetra 四联疫苗后，133 名受试者中腮腺炎血清阳转率为 85%。然而，在接种第二针相应疫苗的两个月后，两组受试者中腮腺炎血清阳转率均达到 100%[222]。在其他的研究中，接种 MMRV 四联疫苗后腮腺炎血清阳转率与不同部位同时接种 MMR 和水痘疫苗相比，也只是稍微降低，差异无统计学意义[223-225]。

在安全性方面，接种联合疫苗除了出现发热和发热性惊厥的比率略高外，其他方面与同时在不同部位接种两种疫苗类似。与同时在不同部位初次接种 MMRⅡ三联疫苗和水痘疫苗相比，这些副反应在 12~23 月龄的儿童中接种 ProQuad 四联疫苗时更为常见[226]。因此，建议 12~47 月龄的儿童，初次接种 M-M-RⅡ三联疫苗和水痘疫苗，4~6 岁的儿童第二剂时接种 ProQuad 四联疫苗[227,228]。

与其他疫苗同时接种

MMR 可以与白喉和破伤风类毒素、无细胞或全细胞百日咳疫苗(DTP/DTaP)、口服或灭活脊髓灰质炎疫苗、b 型流感嗜血杆菌结合疫苗、乙肝疫苗、水痘疫苗、流感减毒活疫苗同时使用,但不影响抗体反应,也不增加严重的不良反应发生率[84,229-232]。MMR应该在其他活病毒疫苗接种前或接种后一个月进行接种。

疫苗稳定性

如按照生产厂家的说明书储存和运输,大多数冻干的腮腺炎疫苗在18~24个月内是稳定的。超过规定的储存温度或时间,滴度可能下降到规定值以下。MMR Ⅱ疫苗必须在-50~8℃的环境下避光保存。当疫苗复溶成液态时,其必须保存在2~8℃范围内,且必须在8小时内使用。ProQuad可以以两种形态存在,一种必须保存在-50~-15℃,而复溶的液体在2~8℃下可以保存72小时。复溶的疫苗可以在室温下避光保存30分钟,而后必须丢弃。

疫苗的免疫原性

抗体反应

IgM可在接种疫苗后的几天之内检测到,之后两周可检测到IgG和中和抗体,且均在接种后1~3个月达到峰值[233,234]。接种疫苗6周后,IgM降到极低的水平[235],而IgG却可以维持数十年,尽管有报道称几年后腮腺炎病毒特异性抗体便完全消失(见下面的"抗体的维持")。之前接种过疫苗或曾自然感染者再次感染腮腺炎野病毒,可能检测不到IgM抗体(见上面的"诊断")。

病毒特异性抗体IgM和IgG通常用直接或间接的ELISA法检测,而不用繁琐的抗体中和试验。但是由于ELISA法中,中和抗体和非中和抗体均可产生阳性结果,由于免疫可诱导产生病毒中和抗体和非中和抗体,那么ELISA在评估免疫时就会产生假阳性[236-238]。例如在没有明显中和抗体存在的情况下,ELISA法也检测出阳转[239]。另一方面,病毒中和抗体试验的结果也很难去解释,因为缺乏一种已建立的中和抗体效价的标准,该标准可作为具有免疫保护的标志(见下面的"保护相关关系")。抗体定量的一些老方法,比如补体固定、血凝抑制也不再使用。

免疫接种诱生中和抗体的水平比自然感染产生的中和抗体的水平低[172,240-243]。1965年费城进行了一项Jeryl Lynn株上市前的免疫原性研究,以血吸附法检测效价,儿童接种疫苗6~8周后平均中和抗体效价是1:9,而自然感染后平均抗体效价是1:60[172]。令人印象深刻的是,初次检测腮腺炎中和抗体阴性的儿童接种疫苗后,其血清阳转率达到98.1%(355/362)[172]。其他研究亦报道了相似的结果[233,244-246]。在美国儿童中进行的临床试验结果显示:血清阴性的6 283个儿童接种疫苗后,有97%产生了中和抗体[172]。同时在注射了含JL疫苗株的三联苗MMR Ⅱ、含JL衍生毒株RIT-483的Priorix后观察到相似的腮腺炎病毒抗体阳转率。同样的阳转率在大多数的腮腺炎病毒疫苗中也观察到,如Urabe Am9疫苗株[248,249]、Leningrad-Zagreb疫苗株[174]、Leningrad-3疫苗株[174]和Hoshino疫苗株[214]。

然而,与免疫原性很好的疫苗相比,其他腮腺炎疫苗的阳转率明显偏低。如在MMR Ⅱ(JL)、Pluserix(Urabe Am9)和Triviraten(Rubini)的三联苗对比中,ELISA检测的阳转率分别为96.5%、100%和38%[250]。随后,在西班牙Cadiz对接种MMR Ⅱ(JL)和Triviraten后18个月的受试者进行了试验,研究结果进一步证实了这些数据。接种MMR Ⅱ的阳转率为97%,接种Triviraten疫苗阳转率仅为39%[181]。大量研究报道显示,Triviraten疫苗中腮腺炎病毒Rubini株的免疫有效性较差,最终停止使用该疫苗(见"保护效果及免疫持久性")。有趣的是,尽管ELISA检测的Rubini疫苗的阳转率仅有38%,但作者指出通过免疫荧光法和蚀斑中和法补充检测,其阳转率提高到了93.4%[250]。至于如此高的阳转率有多少归功于蚀斑中和法,作者并未进行说明,但根据提供的数据,平均抗体效价仅为2.6,接近检测限。另一个例子是在原代犬肾细胞中生产的Pavivac JL疫苗。与默克和葛兰素史克生产的JL疫苗一贯的高阳转率(>95%)相比,Pavivac JL的阳转率为75%~82%,明显低得多[240,250a]。

与麻疹疫苗抗体、风疹疫苗抗体相比较,腮腺炎疫苗产生的抗体亲和力相对较低[251],这可能与其在MMR三组分中有效性最低有关。然而,目前还没有关于IgG亲和力与保护力相关性的研究。

影响血清阳转率的因素

轻型发病不会影响腮腺炎疫苗接种后的血清阳转率或抗体反应的强度[252]。不考虑母传抗体存在的情况下,6月龄及以下婴幼儿接种腮腺炎疫苗可能会导致免疫接种失败,这说明年幼群组的体液免疫存在自身缺陷。在一项婴幼儿接种呈阴性血清的研究中,Buynak和同事指出小于6月龄的婴儿中有50%发生阳转,而在6~11月龄的婴儿中阳转率达到了95%[253]。在另一个缺乏母传抗体的婴儿研究中,Gans和同事指出9、12月龄的婴儿阳转率分别为

91%和93%,6月龄的阳转率仅为74%[254]。6月龄和12月龄血清阳转率不同、中和抗体平均效价不同(GMT分别是18和51)都是具有统计学意义的。虽然该研究和其他研究均表明9、12和15月龄婴幼儿接种含腮腺炎的疫苗后血清阳转率无显著性差异,但12和15月龄的抗体GMT水平要高于9月龄[254-257]。总之,这些研究表明12月龄及以上婴幼儿的抗体反应要优于更小的婴幼儿。

血清阳转率在成人和儿童中相似,虽然在不同的研究中数据可能存在差异。一项疫苗上市前免疫原性的研究结果显示,20名血清阴性成年人免疫接种后有95%产生了中和抗体[258]。单价Jeryl Lynn疫苗上市前成年人免疫接种的研究结果显示,163名易感者(132名男性,31名女性)中血清阳转率达93%[246]。但是,Christenson和Bottiger研究却发现,血清阴性的12岁青少年接种MMR II疫苗后,只有80%出现阳转;而18月龄婴幼儿中有92%出现阳转[259]。

腮腺炎疫苗初次免疫接种失败的发生率大约为5%[260],然而很多人在初次接种后未发生免疫应答,再次接种后会出现阳转[261,262]。在一些罕见例子中,腮腺炎疫苗无法诱导机体产生免疫应答可能跟某种单倍型的HLA、细胞因子或细胞因子受体单核苷酸多态性有关[263-265]。对麻疹疫苗先天性无应答的人群似乎比腮腺炎疫苗还要常见,因为与腮腺炎疫苗的无应答相关的HLA型较少[265],且这些"应答因素"对腮腺炎病毒(38.8%)的遗传性比麻疹病毒的(88.5%)低[263]。

细胞免疫应答

免疫接种后细胞免疫应答的范围和强度与自然感染后的差不多,并持续数十年。Jokinen和同事们发现50名疫苗接种者在时隔21年后再次接种MMR II疫苗,有49人出现了腮腺炎病毒特异性淋巴细胞的增殖反应,而其中14名(28%)接种者中没有检测到中和抗体[266]。淋巴组织增生反应中产生的IFN-γ和白细胞介素-10水平与自然感染者组成的对照组中检测到的水平一样高。同时,还通过非随机化队列研究,评估了10名自然感染成人和10名至少在10年前接种第二剂MMR II疫苗者的细胞免疫应答情况。研究中,对80%自然感染者和70%疫苗接种者的腮腺炎病毒T细胞免疫反应作了评估,两组人员中IFN-γ产生量一样[267]。Vandermeulen及其同事报告了类似的结果,但仅适用于抗体滴度相对较高的人[268]。研究中还发现,尽管在24名具有高抗体滴度的受试者中有19名(79%)出现了淋巴细胞增殖,但24名具有低抗体滴度的受试者中只有13名(54%)表现出淋巴细胞增殖反应。具有低抗体滴度的受试者的刺激指数大约为高抗体滴度受试者的一半,表明腮腺炎疫苗接种后抗体水平与细胞介导的免疫反应具有一定相关性。

接种疫苗后,体液免疫反应易受疫苗接种者的年龄(参见"影响因素")并随时间而下降(参见"抗体的持久性"),细胞免疫反应似乎更独立而不受这些因素的影响[254,266]。

与自然感染一样,疫苗介导的细胞免疫应答在保护机体免受再次感染或减轻疾病程度中的作用目前尚不清楚(参见"保护的相关性")。有趣的是,接种一剂和两剂MMR II疫苗后淋巴细胞增殖反应水平与接种一剂和两剂Triviraten疫苗相似[269]。考虑到Triviraten疫苗事实上几乎不具备保护作用(参见"现场使用的有效性和免疫持续时间"),免疫接种后腮腺炎病毒特异性细胞免疫应答的强度并不能预示疫苗的有效性、持久性及相应的保护作用。

关于B细胞对感染的反应的研究是有限的,这值得更多关注。特别是根据Latner及其同事的数据表明,与麻疹和风疹特异性记忆B细胞数量相比,MMR疫苗接种诱导腮腺炎病毒特异性记忆B细胞数量明显减少[270],而来自Kontio及其同事的数据表明,腮腺炎抗体(疫苗或野生型病毒诱导的)的亲和力低于麻疹和风疹抗体[251]。这两项观察结果都可能表明腮腺炎病毒特异性B细胞亲和力成熟过程中存在一些不足,这可能是影响疫苗效力的一个因素(参见"疫苗失效和近期暴发的风险因素")。

保护的相关性

中和抗体的存在与保护有关;然而,大量的例子又显示具有保护作用的中和抗体滴度还需研究。例如,在疫苗使用前进行的研究发现中和抗体滴度在1:4到1:8的范围内就具有免疫保护作用[237,271-273];然而许多具有更高滴度中和抗体的人也患腮腺炎。在对2006年美国腮腺炎暴发期间MMR II疫苗接种者的研究发现,中和抗体达到1:30或更高才具有保护作用,然而,患者的抗体滴度和暴露但未患病者的抗体滴度重合,这并没有一个明确的临界点可以区分两组人群的抗体滴度的差异[275]。在一项2014年的回顾性研究中,比较在疫情暴发前两个荷兰大学城的学生患者与暴露后没有患病者的腮腺炎特异性IgG抗体水平,研究发现在暴发前患者中的IgG浓度显著性低于暴露后没有患病者($P=0.005$),但是无法确定产生免疫保护作用的血清型临界值[276]。

最近,在荷兰进行了一项针对疫情暴发前学生血清的回顾性研究,这些学生后期均为暴露人群,与后期未感染者相比,后期感染者疫情暴发前针对疫苗病毒株(JL)和两个野生型病毒株(包括从疫情中分离出来的一种毒株)的中和抗体滴度更低些。然而,在病毒感染组和未感染组中两者的抗体效价范围有一个完全重合的区域[276a]。在这项研究和其他研究中,并没有发现腮腺炎病毒特异性IgG抗体水平或者细胞介导的免疫反应和保护机制之间存在关联[266,268,277-279]。这些数据表明,体液免疫之外的免疫反应可能在保护机体中发挥重要作用。这种免疫调节可能包括抗体依赖性细胞介导的细胞毒性作用(ADCC)、补体依赖性裂解作用,和抗体Fc段介导的吞噬作用。但是在体外识别并量化这些抗体是一项挑战性的工作,类似的研究很少进行[278a,278b]。

免疫功能不全人群

对免疫缺陷人群接种腮腺炎疫苗的免疫原性研究结果各不相同,但总的来说,对该群体接种疫苗确有好处。研究表明,腮腺炎病毒血清抗体阴性儿童患者,完成骨髓移植后2~3年内接种MMR Ⅱ,其血清阳转率为37%~80%[280-282]。在一项接受维持性血液透析的肾病晚期儿童接种MMR Ⅱ研究中,10名儿童中有5名血清阳转[283]。血清抗体阴性的肝移植患者再次接种腮腺炎疫苗,血清阳转率100%,但是在7个月的随访中,抗体滴度下降到非常低的水平[284]。上述研究中没有发生与疫苗有关的不良事件;尽管如此,MMR疫苗仍然禁止用于有严重免疫抑制、接受化疗或长期接受免疫抑制治疗的人群(时间≥2周,每日≥20泼尼松或同等剂量)[285]。

对于无症状的HIV感染者和有症状但非严重免疫缺陷者,应考虑接种MMR疫苗[285,286]。感染艾滋病毒儿童的疫苗接种计划为间隔1个月接种两剂MMR疫苗。

大多数接受高活性抗反转录病毒治疗(HAART)的儿童在接种腮腺炎疫苗后发生血清阳转,尽管这种反应可能是短暂的。在接受HAART治疗的29名腮腺炎病毒血清抗体阴性的HIV感染儿童中,69%的儿童在接种MMR疫苗4周后发生血清阳转,但24周后发生血清阳转的儿童,约有一半的抗体水平非常低或无抗体。在这项研究中,麻疹和风疹病毒的血清阳转率要高很多,从接种疫苗4周的90%~100%到接种24周的80%[287]。没有接种疫苗导致的严重不良反应。这些数据表明,应该考虑对接受免疫恢复治疗的HIV感染儿童再次接种MMR疫苗。

对于包含水痘成分的疫苗产品(如ProQuad、Priorix-Tetra),没有安全数据表明可用于HIV感染的儿童,因此,这些疫苗目前不建议在该人群中使用[285]。

有效性和保护性

在对照临床试验中的有效性

关于JL株疫苗的两项上市前的临床试验研究表明,单剂疫苗对腮腺炎的预防效果可达95%或更高。第一项临床试验于1965—1967年在费城进行,对象是上幼儿园的儿童及其兄弟姐妹[172,288]。入组的867名儿童,在20个月的随访中记录了398名(174名接种者;224名对照者)儿童有腮腺炎暴露史。接种疫苗组发生腮腺炎5例,对照组为133例,总体防护率为95.2%(95% CI,88%-98%)。从不同接触分组(家庭与教室)和接种疫苗至接触病毒的间隔时间分析(0~10个月与11~20个月),其保护率从91.7%到95.9%不等。

第二个临床试验是1966—1967年对北卡罗来纳州福赛斯县44所学校的儿童进行的一项双盲安慰剂对照腮腺炎疫苗研究[245]。疫苗接种后的30~180天,接种疫苗的2 965儿童中有5名儿童感染腮腺炎,对照组中的316名儿童有13例感染腮腺炎,疫苗保护率为96%(95% CI,88%-99%)。

Smorodintsev和他的同事报道了关于Leningrad-3株疫苗在3.5~6岁的儿童中进行的一个小规模的临床试验[171]。在85名接种疫苗的儿童中有两名发生腮腺炎,而对照组108名儿童中有42名,疫苗的保护率为94%(95% CI,76%-98%)。随后的有效性研究保护率为91%~99%,但不清楚未接种疫苗的对照组是否是随机选择的[289]。

关于其他腮腺炎疫苗株的临床试验保护效果缺乏文献报道。

临床实践中的有效性和免疫持久性

临床使用表明,单剂JL株腮腺炎疫苗的有效性约为77%,两剂疫苗的有效性约为85%,但各研究之间的评估差异很大(表40.5)。这些研究结果明显低于临床试验中确定的有效性,这可能和临床试验中对病例的判断标准不一致、监测不足导致的病例确定不全以及接种状况判断不准确等问题因素有关。此外,临床试验主要对几年内接种疫苗的免疫效果进行评估,而疫苗上市后使用研究往往涉及接种疫苗后很长时间的免疫效果,这使免疫效果是否下降成为研究中的一个变量。

虽然两剂 MMR 疫苗接种计划的目的是使错过第一剂免疫或对第一剂没有免疫应答的小部分人群再次获得免疫机会,但很明显,两剂比单剂量疫苗免疫更有效($P=0.018$ Mann-Whitney 测试(表 40.5)JL株数据)。尽管如此,该有效性水平似乎不足以预防暴发,美国的暴发就是很明显的例子,在疫情暴发时,96%~100%的病例有两剂 MMR Ⅱ 疫苗接种

表 40.5 目前有关腮腺炎疫苗临床研究的效力和有效性数据

研究人群	年份	疫苗株[a]	保护效力/%	95% CI/%	参考文献
保护效力临床研究					
美国费城	1965—1967	JL	95	88-98	288
美国北卡罗来纳州	1966—1967	JL	96	88-99	245
俄罗斯	1970	L-3	91-99	NA	289
暴发性研究					
美国纽约	1973	JL	79	53-91	445
南斯拉夫	1974	L-Z	97-100	NA	446
加拿大	1977	JL	75	49-87	447
美国俄亥俄州	1981	JL	81	71-88	243
美国俄亥俄州	1982	JL	85	39-94	297
美国新泽西州	1983	JL	91	77-93	448
美国田纳西州	1986	JL	78	64-87	334
俄罗斯	1987	L-3	96	NA	449
美国堪萨斯州	1988—1989	JL	83	57-94	394
美国得克萨斯州	1990	JL	82	77-86	335
瑞士	1991	R	22	−10-45	450
		U	93	53-99	
瑞士	1992—1993	R	33	−77-75	450
瑞士	1993—1996	JL	61	0-85	451
		U	73	42-88	
		R	6	−45-40	
瑞士	1994	JL	65	11-86	452
		U	76	36-91	
		R	12	−102-62	
法国	1995	U	76	66-83	453
英国	1996	JL	68	24-86	454
葡萄牙	1996—1997	U	70	25-88	455
		R	1	−108-53	
加拿大	1997	JL	80	29-96	456
美国纽约	1997—1998	JL	81	46-93	457
瑞士	1998	JL	78	64-82	458
		U	87	76-94	
		R	−4	−218-15	
新加坡	1988	R	0	NA	459
英国	1988—1999	JL	64	40-78	460
			88	62-96	
西班牙	1998—1999	R	0	NA	461

续表

研究人群	年份	疫苗株[a]	保护效力/%	95% CI/%	参考文献
西班牙	1998—1999	R	40	−66-78	461
新加坡	1999	R	−55	−122-9	462
		JL	81	58-91	
		U	54	−16-82	
瑞士	1999—2000	JL	70	50-80	463
		R	30	−30-60	
瑞典	2004	JL	65	NA	464
		JL(2剂)	91	NA	
英国	2004—2005	JL	88	83-91	330
		JL(2剂)	95	93-96	
中国	2004—2005	JL	86	77-92	465
美国纽约	2005	JL	80	42-93	298
		JL(2剂)	92	83-96	
美国艾奥瓦州	2006	JL	84	48-95	291
		JL(2剂)	79	0-97	
		JL(2剂)	88	63-96	
西班牙	2006—2008	JL	66	25-85	329
		JL(2剂)	83	54-94	
荷兰	2008	JL	92	83-96	466
		JL(2剂)	93	85-97	
美国纽约	2009—2010	JL	83	37-95	467
		JL(2剂)	86.3	63-95	
法国	2013	JL	49	NA	332a
		JL(2剂)	55	NA	

[a] 除非特别说明,否则需一次性给药。

注:CI:置信区间;JL:Jeryl Lynn;L-Z:Leningrad-Zagreb;NA:不可用;R:Rubini;U:Urabe Am9。

史[118,290,291,291a]。其他国家也报告了高有效性两剂接种人群中腮腺炎的暴发[35,292-296]。然而,这并不意味着疫苗没有益处。这些暴发疫情的数据表明,接种腮腺炎疫苗在很大程度上有效地控制了暴发的规模。研究表明,疫苗的有效性为80%[291],显示出接种疫苗的巨大益处。值得注意的是,在疫情暴发时这些人群的发病率很低,从2%到8%不等,而在腮腺炎疫苗普及之前,未接种疫苗的人群的发病率为25%~49%[6,18,297]。在纽约参加夏令营的儿童中进行的一项回顾性队列研究表明,在研究对象中,96%有至少一剂、91%有两剂MMR疫苗接种史[298]。研究对象中接种两剂、一剂和零剂量疫苗的人群中腮腺炎的发病率分别为3.6%、8.7%和42.9%。

不同腮腺炎疫苗的有效性不同,但总的来说,除Rubini疫苗几乎没有效果外,其他疫苗株效果相似。根据表40.5提供的数据,相比单剂量JL株的有效率为77%,单剂量Urabe株疫苗有效率为76%。Demicheli及其同事估计,至少一剂对JL株MMR疫苗的有效率为69%~81%,对Urabe AM9株MMR疫苗的有效率为70%~75%[299]。其他腮腺炎疫苗株使用有限,研究较少,其有效性很难确定。

对临床表现的影响

大量研究表明,腮腺炎疫苗的接种缩短了腮腺炎及并发症的病程,减轻了并发症的严重程度。从2009年到2010年纽约地区腮腺炎暴发的数据中发现,在12岁或以上的男性病例中,接种两剂MMR疫苗的患者的睾丸炎发生率为4%,相比未接种疫苗的患者为11%($P=0.04$)[300]。在荷兰和中国台湾腮腺炎暴发的流行病学研究中也观察到了类似的情况,并且还发现疫苗接种与降低总体并发症和住院治疗的风险之间存在关联[295,301]。

更多的数据表明,与接种一剂者相比,接种两剂疫苗者中感染腮腺炎出现并发症较少且不太严重。

表 40.6　2002 年 4 月 1 日至 2006 年 3 月 31 日英格兰和威尔士接种疫苗与腮腺炎并发症之间的关系
（根据年龄和性别进行调整）

并发症	疫苗剂量	% 病例数（总病例数）	未校正比值比（95% CI）	校正比值比（95% CI）
留院观察	0	3.8%（8 298）	1	1
	1	1.9%（6 312）	0.50（0.40-0.61）	0.54（0.43-0.68）
	2	1.4%（914）	0.36（0.21-0.64）	0.45（0.25-0.80）
睾丸炎	0	7.8%（4 574）	1	1
	1	3.8%（3 241）	0.44（0.36-0.55）	0.72（0.56-0.93）
脑膜炎	0	0.5%（8 298）	1	1
	1	0.2%（6312）	0.31（0.16-0.62）	0.28（0.14-0.56）
	2	0.1%（914）	0.22（0.03-1.57）	0.17（0.02-1.26）
胰腺炎	0	0.3%（8 298）	1	1
	1	0.2%（6 312）	0.61（0.31-1.20）	0.95（0.41-2.19）
	2	0%（914）	（0-1.34）	—

注：CI：置信区间。
摘自 YUNG C，ANDREWS N，BUKASA A，et al. Mumps complications and effects of mumps vaccination，England and Wales，2002-2006. Emerg Infect Dis，2011，17：661-667.

根据 2005 年上半年捷克共和国报告的近 6 000 例腮腺炎病例的研究，与接种两剂者相比，接种一剂和未接种疫苗人群的出现并发症风险度分别为 6.6 和 7.9 [35]。在 2007—2012 年间捷克共和国报告的腮腺炎病例的分析中，与接种一剂者相比，接种两剂疫苗人群的针对特定并发症的有效性更为明显 [301a]。在对 2002—2006 年发生在英格兰和威尔士的一系列腮腺炎暴发流行调查中，与未接种过疫苗者相比，接种一剂和接种两剂的患者在住院、患睾丸炎和脑膜炎等并发症的比率分别下降了 50%、56%、69% 和 64%、83%、78% [302]。

Yung 及其同事分析了英格兰和威尔士 2002—2006 年间报告的腮腺炎病例的数据 [302]。这些数据显示，接种一剂和接种两剂疫苗者住院、患睾丸炎、脑膜炎和胰腺炎的比率显著低于未接种疫苗的人群，与接种一剂相比接种两剂疫苗具有更大的作用（表 40.6）。然而，一些研究没有发现疫苗接种状态与并发症的患病率或严重程度呈显著性相关 [29,303]。

群体免疫（社区保护）

大规模疫苗接种对腮腺炎发病率潜在影响的数学模型预测，为了消除腮腺炎病毒在西半球的传播，两岁儿童的疫苗接种覆盖率必须达到 85%~90% [138,304]。实际上，许多国家高水平的两剂 MMR 疫苗免疫覆盖率产生了良好的预防效果，腮腺炎发病率急剧下降，甚至接近消除的程度（表 40.2），但并未完全消除。在美国，到 1996 年，91% 的 19~35 个月大的儿童至少接受过一剂 MMR Ⅱ [305]。这一数字在过去 20 年中保持相对不变，仅 2015 年略微上升至 91.9% [305a]。幼儿园的疫苗接种率更高，根据 2015—2016 学年的数据，两剂 MMR 疫苗中位覆盖率为 94.6%，与去年相比没有变化 [205]。根据 2015 年全国免疫调查 - 青少年（NIS-Teen），预测 13~17 岁青少年的两剂 MMR 疫苗覆盖率为 90.7%，同样与上一年相比没有变化 [206]。尽管达到了数学预测的消除病毒传播的门槛，大的暴发仍在继续发生，包括疫苗覆盖率达到或接近 100% 的地方 [118,290,291a]。这些数据表明，在某些条件下，如病毒感染力很高并且群体免疫力下降，疾病可以战胜群体免疫（见下文"疫苗接种失败和近期疾病暴发的风险因素"）。许多研究数据表明，散布的野生型腮腺炎病毒可以从接种疫苗的个体传播给同样接种过疫苗的密切接触者 [118,290,306]。根据血清学研究，Dittrich 及其同事估计，在疫苗接种者中有一个临床腮腺炎病例，就至少有三个无症状感染者 [307]。因此，在疫情暴发中，无症状感染者对疾病传播的作用可能很大。

认识到疫苗接种不会产生完全持久的免疫力是非常重要的。从腮腺炎再感染 [307a,307b] 的数据和再次接种对抗体水平的显著增强作用可以看出这一点，这表明疫苗株的病毒在早前接种过疫苗的个体中具有一定的复制能力。重要的是，尽管发现接种疫苗后几年内感染腮腺炎儿童的唾液中病毒载量低于未接种疫苗的 [306]，但在接种疫苗后更长时间的人群中没有观察到这种差异 [128a]。这些数据进一步引起人们对疫苗预防腮腺炎病毒传播的长期有效性的关注。

疫苗病毒的传播

在费城进行的 JL 株腮腺炎疫苗上市前的临床免疫原性研究中发现,365 名儿童,他们在教室或家庭密切接触过已接种疫苗的孩子,均未出现血清抗体阳转,这表明在该环境下,疫苗病毒不会排出或者不具有传染性[172]。随后的研究未能发现疫苗病毒传播给易感的密切接触人群的证据,包括疫苗接种者的血液、尿液或唾液中没有病毒的迹象[233,308]。但是,鉴于 JL 疫苗株可以在一小部分疫苗接种者中引起腮腺炎[248,309-311],推测 JL 株可以存在于疫苗接种者唾液中。

对于其他疫苗,疫苗病毒携带和传播的证据更为清楚。采用 RT-PCR 法对接种疫苗 2~3 周后的腮腺炎患儿咽拭子进行检测,可检测到 Urabe AM9、Miyahara、Hoshino、Leningrad-3 和 Leningrad-Zagreb 疫苗株的 RNA 基因组。这也证明 Urabe AM9、Leningrad-3 和 Leningrad-Zagreb 疫苗株可以水平传播[312-318]。在 Leningrad Zagreb 疫苗水平传播的情况下,腮腺炎症状出现在与接种者密切接触 4~6 周后,这与疫苗接种后 2~4 周的疫苗病毒排毒期以及紧接着的 2~4 周的潜伏期相吻合。然而,这些似乎较为罕见的,和自然感染引起的并发症相比,症状较轻且时间短暂。

免疫和保护作用时间

抗体持久性

抗体持久性的研究结果有很多,可以确定的是抗体水平随着接种时间而下降,有些甚至下降到检测限以下。抗体水平的下降是否意味着免疫保护的下降一直是一个有争论的话题,但可能如此。

第一个评价儿童接种单价 Jeryl Lynn 株疫苗的保护效率的临床血清学研究表明,免疫后腮腺炎中和抗体水平持续了至少 12 年,但 GMT 在此时期间内降了 27%,尽管在随访期内有些由于再次感染引起抗体水平的增高[319-321]。这种纵向研究也证明:随着时间的推移,接种疫苗后的抗体水平始终低于临床感染腮腺炎后的抗体水平(表 40.7)。在一项纵向血清学研究中,分两次采集 87 名儿童的血清样本,第一次是在首次接种 MMR I 疫苗后的 2~5 年时间内,第二次是在免疫第二剂疫苗后第 10 年,结果发现在第一个时间节点所有儿童血清中都能检出中和抗体,而在第二个时间节点除一名儿童外其余均可检出血清中和抗体,但抗体的 GMT 值却下降了近 50%[322]。Date 和同事[323]以及 LeBaron 和同事[204]在幼儿组、中学生组和大学生组的实验中,在相似时间间隔后也观察到了 50% 的中和抗体 GMT 值的下降。在三组实验中,中和抗体的低水平比例随着免疫时间逐渐上升。

表 40.7 临床腮腺炎或接种 Jeryl Lynn 株疫苗后血清阳性儿童的腮腺炎中和抗体的持续性

时间	腮腺炎中和抗体几何平均效价	
	疫苗组(34 名儿童)	临床腮腺炎组(36 名儿童)
1 月	10.1	62.8
1 年	12.8	27.6
2 年	11.9	42.1
4 年	11.8	34.5
7 年	10.3	18.6
9.5 年	12.5	24.4

有研究表明抗体滴度可下降至检测不到的水平。在一项研究中,12~18 个月的婴幼儿在免疫单一剂量的疫苗后,4 年后检测发现,19% 的 MMR II 接种者和 13%~16% 的 MMR-Urabe AM9 接种者缺乏腮腺炎病毒中和抗体[324]。Boulianne 和同事们[325]报道了类似的结果,免疫后的时间间隔越长,腮腺炎血清抗体阴性率越高。Broliden 和同事们报道,接种一剂 MMR II 疫苗免疫者中,27% 在 10 年后出现抗腮腺炎病毒血清中和抗体缺失[326]。在另一项不同的研究中对于免疫两剂 MMR II 的接种者,在接种第二剂 15 年后,也具有相似的血清阴性比率(ELISA 法,26%)[327]。然而,在上述大部分研究中,由于没有及时测定接种后血清抗体的基础水平,所以无法确定这部分血清抗体阴性人群早期有多少血清抗体阳性。在一项研究中儿童接种疫苗后的连续采血,Davidkin 和同事用 ELISA 法检测发现,接种人群中血清阳性的比例从接种后第 3 个月的 86% 降至 1 年后的 73%[262]。在第一剂免疫后 4 年再次接种,血清阳转率升至 95%,4 年后又会下降到 86%。相似的规律也出现在 6 周岁接种第一剂,4~5 年后再接种第二剂的儿童中[262]。

免疫失败的风险因素和近期疫情暴发

原发性免疫失败的可能性不大,临床试验的数据显示,超过 95% 的疫苗接种者在一次接种后发生血清阳转,两次接种后几乎 100% 出现血清阳转[260]。此外,如果原发性免疫失败导致疫情暴发,最可能受影响的是年龄更小的儿童。这与目前观察到的在接种疫苗的人群中暴发腮腺炎的流行病学特征相反,那里的病例主要是一些18~25岁的年轻人[295]。近期的疫情是在两剂疫苗高覆盖率的情况下发生的,因此接种失败或两剂 MMR 疫苗程序只接种了一剂等情况并不是导致疫情暴发的可能原因。

许多研究将接种疫苗后的时间确定为危险因素[36,290,328-331]。在比利时进行的一项腮腺炎暴发的回顾性研究表明,至少接种一剂 MMR 疫苗的人群,接种疫苗第一年后,患腮腺炎的概率每年增加27%(图40.5)[332]。在对2013年法国多起腮腺炎暴发进行评估和计算的结果表明,对于有至少一剂 MMR 疫苗接种的人群,自疫苗接种以后,每增加一年,患腮腺炎的发生概率就增加7%。在对有两剂 MMR 疫苗接种史的人群的分组分析发现,腮腺炎的发病概率每年增加10%[332a]。虽然尚未探讨导致这些比例差异的因素,但数据的预测表明,接种疫苗后的时间是获得性感染的一个危险因素,在疫苗有效性研究中也观察到这种现象。对英国一次大规模腮腺炎暴发的分析显示,一剂疫苗的保护效力从疫苗接种后的96%下降到10年后的66%[330]。一项涉及每组469人的配对病例对照研究报告了类似的结果,在接种了一剂疫苗后,疫苗的保护效力逐步下降。从接种后1年的98.5%(95% CI,95%-100%)到接种疫苗后12年的53.0%(95% CI,32%-66%)(图40.6)。有许多其他例子表明,疫苗效力随免疫后时间延迟而下降[36,330,331],这也与疫苗接种后观察到的腮腺炎病毒中和抗体水平下降

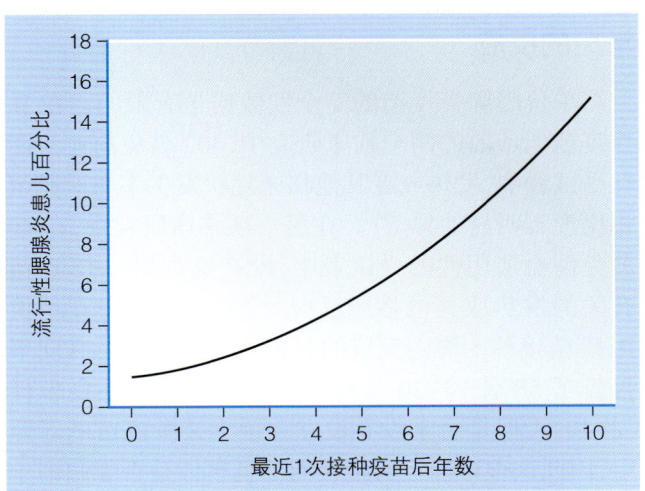

图40.5 逻辑回归分析接种疫苗后患腮腺炎儿童的百分比随时间变化关系。
引自 VANDERMEULEN, et al. Outbreak of mumps in a vaccinated child population: a question of vaccine failure? Vaccine, 2004(22): 2713-2716.

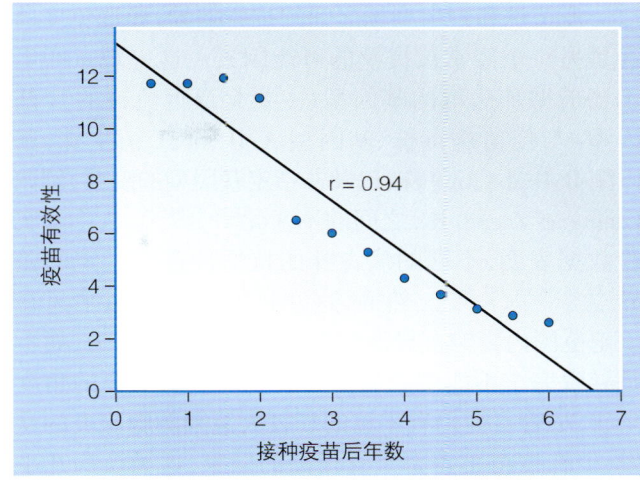

图40.6 单剂疫苗(Jeryl Lynn-derived S79 strain)接种免疫后为期12年的有效性下降的考察。
引自 FU C, LIANG J, WANG M. Matched case-control study of effectiveness of live, attenuated S79 mumps virus vaccine against clinical mumps. Clin Vaccine Immunol, 2008, 15: 1425-1428.

相吻合(见上文"抗体持久性"),人们很容易将这两种现象联系起来。然而,并不是所有的研究都发现接种疫苗后的时间是一个危险因素[20,243,298,333-336],值得一提的是免疫力减弱本身不足以引发腮腺炎疫情的暴发,否则腮腺炎暴发将持续不断,而不是零星发生的。

腮腺炎免疫力下降的原因尚不清楚。一种可能性是疫苗接种成功地减少了疾病自然流行导致加强免疫的机会。然而,这引发了一个问题:为什么不是所有疫苗都存在这种普遍现象?例如,麻疹暴发似乎只影响那些在大范围接种过疫苗人群中孤立的未接种疫苗的人群[337]。这与腮腺炎的情况有很大的不同,在腮腺炎暴发时,病例中接种者比例很高。Lantner 及其同事的一项研究提供了一条线索,他们的研究显示,与麻疹和风疹相比,先前接种 MMR 的人外周血单个核细胞中腮腺炎病毒特异性记忆 B 细胞的水平非常低[270]。自然感染后所诱导的抗体分泌细胞水平也明显高于疫苗接种后,这表明疫苗接种者的 B 细胞免疫应答不佳可能是病毒疫苗株的问题,而不是腮腺炎病毒本身的问题;然而,这种差异也可能只是不同的感染途径的结果(接种疫苗为皮下注射,在自然感染的情况下为口腔感染)。一个相关的研究发现,在电子显微镜中观察到在病毒 JL 株 HN 蛋白某些位置的某些氨基酸是特异性的,他们会影响 B 细胞表位和 $CD4^+$ T 辅助细胞诱导的对野生型病毒的记忆性免疫应答能力[338]。这两种观察都需要进一步研究。

疫苗株和野生型株之间的抗原差异，导致免疫逃逸是另一个经常被提及的可能因素。这一观点产生于当前循环病毒的基因型（主要是最近流行的 G 基因型）与疫苗病毒株（基因型 A：JL 和 JL 衍生株；基因型 B：Urabe Am9 株；以及非指定基因型的疫苗，例如 Leningrad Zagreb 株）之间的不匹配[35,36,84,292,339-343]。实验数据表明，不同的病毒株的抗原性存在一定的差异[84,85,88,89,152,344]。然而，这些抗原性差异似乎只在一定范围内影响抗异源病毒株抗体的相对效力，而不是导致完全不能中和病毒[322,345,345a]。从历史的角度来看，尽管目前仍有零星的和较大范围的腮腺炎的暴发，但在疫苗覆盖率一直很高的国家，这种疾病几乎已被消灭[346-349]。这一成就是在面对大量不同基因型的野生型腮腺炎病毒的持续循环和输入的情况下取得的，这表明，流行株与疫苗株之间抗原性的差异并不是一个关键因素。

无论怎么样的潜在的免疫失败，环境因素似乎是一个不利的因素。那些高传染性的环境，如学院和大学校园，学生们之间长时间密切接触。最近对纽约和新泽西犹太东正教学校暴发的一系列腮腺炎的调查表明，教室腮腺炎的罹患率和每天与同学密切接触的时间和数量有关（$P<0.05$）[350]。尽管两剂 MMR 疫苗的覆盖率常常超过 90%，但在所调查的一些班级中，罹患率高达 42%。在对同一系列突发事件的多个研究中，学生之间长时间的密切接触也被认为是一个危险因素[300]。这两项研究的作者都假设，在这种环境中，足够高的暴露，足以战胜疫苗诱导的保护。值得注意的是，社区中接触不密切的非东正教人士被传染的情况并不多见，即便传染也无法持续下去。

值得注意的是，即使在高免疫覆盖率的人群中暴发疫情，疫苗保护率仍是很高（见上文"临床实践中的有效性和免疫持久性"）的。当疫情发生在高接种人群中，而且疫苗的效力达不到 100%（几乎总是如此）时，病例可能在疫苗接种人群中发生。一般媒体常常忽略这一点，他们往往不考虑受影响人群中接种疫苗和未接种疫苗的人群患病的百分比。

暴露后预防

疫苗被用于腮腺炎的暴露后预防，但其有效性尚不清楚。在 1986 年田纳西州一所高中的一次疫情暴发中，在 178 名可能未接种疫苗的学生中有 53 名接受了 MMR 接种。在接受暴露后预防的 53 名学生中，有 15 名（28.3%）患上了腮腺炎，而未接受暴露后预防的 125 名学生中，有 51 名（40.8%）患上了腮腺炎[334]。在 2009 年纽约社区疫情暴发期间进行的另一项研究中，家庭接触者在家庭指示病例接触的五天内接受了 MMR 接种。通过比较以 MMR 疫苗作为第三剂接种的 28 人和接受过两次 MMR 接种但未接受暴露后预防的 77 人的腮腺炎罹患率，暴露后预防组无一病例发生，而未接种第三剂组有 4 例（5.2%）[351]。两项研究均未进行统计学分析。

虽然 MMR 没有专门作为一种暴露后预防措施，但在关岛[352]、纽约[353]和伊利诺伊州[291a]学校疫情中，MMR 接种被作为一种控制措施。在这些疫情暴发区，MMR 被用作第三剂。在关岛的研究中，接受干预的学生腮腺炎罹患率比未接受干预的学生降低了 62.5%，但由于病例数量较少，无法确定统计学意义。在纽约的研究中，干预后腮腺炎的罹患率下降了 97.4%，但干预是在疫情开始下降后才开始的，所以很难评估干预的效果。在伊利诺伊州腮腺炎暴发期间，接种第三剂疫苗后，罹患率也急剧下降，但与之前的例子一样，尚不清楚病例减少是否是干预的结果。虽然缺乏明确数据支持使用含腮腺炎的疫苗控制疫情的有效性，但现有数据并不反对使用此类疫苗。基于美国使用第三剂 MMR 疫苗作为疫情控制措施的经验，在 2013 年，法国卫生局（法国公共卫生最高理事会）建议，在涉及学校和其他半封闭人群的疫情暴发中，对最后一次接种疫苗超过 10 年的个人使用第三剂 MMR[345a]。

安全性

常见的反应

单价腮腺炎疫苗的安全性数据是有限的。在 JL 株疫苗上市前的两个临床研究中，402 名免前血清阴性受试者中，发热或者其他临床症状发生率与对照组相比没有明显差异[354]。在另一项临床研究中，在 49 名免前血清阴性的受试者中，没有观察到与 JL 疫苗有关的发热或其他临床反应[246]。根据父母在单价 JL 疫苗接种 3 周内完成的日记卡，Vesikari 及其同事报告了 58 名 14~20 月龄婴儿的一些一般不良事件（表 40.8），但是由于没有设立一个未接种疫苗的对照组，因此这很难确定所报告的不良事件是否能归因于疫苗接种[355]。

大多数 JL 疫苗株的安全数据来自对二价或三价麻疹和风疹联合疫苗的研究，这使腮腺炎联合疫苗的不良反应评估更为复杂。然而，这些疫苗报告的不良反应事件发生率都非常低，这证明了它们安全性良

表40.8 两项不同的研究中14~20月龄婴儿接种不同疫苗后三周内发生不良反应比例

报道事件	研究A：单价疫苗		研究B：与麻疹联合二价疫苗	
	Jeryl Lynn (n=58)	Urabe Am9 (n=58)	Jeryl Lynn-Moraten (n=85)	Urabe Am9-Schwarz (n=108)
发热(>37.5℃)	13(22.4%)	12(20.7%)	47(55.3%)	72(66.7%)
暴躁	18(31.0%)	8(13.8%)[a]	46(54.1%)	74(68.5%)[a]
皮疹	4(6.9%)	2(3.4%)	23(27.1%)	33(30.6%)
咳嗽	8(13.8%)	4(6.9%)	25(29.4%)	37(34.3%)
呕吐	3(5.2%)	6(10.3%)	4(4.7%)	19(17.6%)[a]
腹泻	5(8.6%)	4(6.9%)	16(18.8%)	19(17.6%)
结膜炎	2(3.4%)	2(3.4%)	8(9.4%)	19(17.6%)
淋巴结病	2(3.4%)	0	2(2.4%)	16(4.8%)[a]
局部反应	2(3.4%)	3(5.2%)	1(1.2%)	9(8.3%)[a]
无症状	29(50%)	36(62.1%)	19(27.4%)	10(9.3%)[a]

[a] 与同一研究中其他治疗组比较，差异有统计学意义。
资料源自：DOS SANTOS BA, RANIERI TS, BERCINI M.An evaluation of the adverse reaction potential of three measles-mumps-rubella combination vaccines. Rev Panam Salud Publica,2002,12:240-246.
VESIKARI T, ANDRE FE, SIMOEN E, et al:Comparison of the Urabe Am9-Schwarz and Jeryl Lynn-Moraten combinations of mumps-measles vaccines in young children. Acta Paediatr Scand, 1983, 72:41-46.

好。Lievano及其同事对MMRⅡ上市后监测安全性数据进行回顾，在1978—2010年期间总共使用了5.75多亿剂MMRⅡ，每100万剂的不良事件发生数量为30.5例[356]。每百万剂疫苗中最常报告的不良反应事件是发热(5.49)、皮疹(4.63)、注射部位反应(2.19)、发热性痉挛(1.34)、晕厥(0.85)和关节炎(0.67)。在比较MMRⅡ和Priorix（包含JL株衍生的RIT-4 385株）的安全性时，除了局部注射部位疼痛、发红和肿胀这些症状在Priorix疫苗接种者中较少发生外[179,357-359]，两者无其他差异。

其他疫苗安全性的数据更为有限。在对116名14~20月龄婴儿随机接种单价JL或Urabe Am9疫苗的对比试验中[311]，观察到的不良反应之间没有显著差异(表40.8)。表40.8还汇总了与Moraten或Schwarz两种病毒株的麻疹疫苗涉及的二联疫苗的研究结果[360]。这项研究的统计结果显示，接种了含Urabe Am9腮腺炎疫苗株联合疫苗的受试者躁动、呕吐、淋巴结病和局部反应的发生率更高。这些差异是由腮腺炎病毒株引起的还是由不同麻疹病毒株引起的尚不清楚。Popow-Kraupp及其同事进行了一项前瞻性随机临床试验，对400名9月龄至4.5岁的儿童进行了相同的二联疫苗安全性的比较，但没有发现安全性方面的差异[248]。

Dos Santos及其同事进行了一项随机、双盲、安慰剂对照试验，比较了10 142名6~12岁儿童接种含JL株、Urabe Am9株和Leningrad-Zagreb株腮腺炎病毒株的MMR疫苗的安全性[311]。这些数据汇总在表40.9中。Leningrad-Zagreb株疫苗接种者的发热发生率明显高于Urabe Am9株或JL株疫苗接种者，Urabe Am9和JL株疫苗接种者之间无显著差异。与JL株疫苗接种者相比，Leningrad-Zagreb株疫苗接种者恶心、咳嗽、淋巴结病和腮腺炎的发生率也有统计学意义上的增加。三种产品的局部反应性相似，除了注射部位发红，Leningrad-Zagreb株疫苗的注射部位发红的发生率为1%，比JL株(0.5%)和Urabe Am9株(0.5%)疫苗更高。

其他腮腺炎病毒株相关的局部和全身常见反应的比较资料仍缺失。

罕见反应

腮腺炎疫苗罕见的不良反应有腮腺炎、无菌性脑膜炎、睾丸炎和胰腺炎。其中，无菌性脑膜炎最受关注，并导致部分腮腺炎疫苗的停用。无菌性脑膜炎并发症的发病率差异很大，甚至在对同一疫苗株的不同研究之间也是如此，这可能是由于检测方法学上的差异影响了脑膜炎并发症的检出率，接种后发生脑膜炎

表40.9　比较不同MMP配方在6~12岁儿童中随机、双盲、安慰剂对照试验数据

	MMR II (n=2 216)	Trimovax (n=2 179)	Tresivac (n=2 226)	Controls (n=3 521)
腮腺炎疫苗组分	Jeryl Lynn	Urabe Am9	Len.-Zagreb	Unvaccinated
麻疹疫苗组分	Moraten	Schwarz	Edm.-Zagreb	Unvaccinated
风疹疫苗组分	Wister RA 27/3	Wister RA 27/3	Wister RA 27/3	Unvaccinated
头痛	8.4%	8.9%	9.1%	2.2%
发热 (37.5℃)	4.7%	4.2%	5.5%[a]	1.5%
眩晕	1.6%	1.3%	1.3%	0.3%
恶心	1.2%	1.7%[b]	1.7%[a]	0.3%
呕吐	1.0%	1.1%	1.3%	0.4%
咳嗽	0.8%	1.0%	1.4%[a]	0.4%
鼻炎	0.6%	0.8%	0.9%	0.3%
结膜炎	0.1%	0.3%[b]	0.2%	0.1%
关节症状	0.4%	0.3%	0.4%	0
皮疹	0.4%	0.7%	0.5%	0.1%
淋巴结病	0.7%	1.0%	2.2%[a]	0.3%
腮腺炎	0.5%	1.3%[b]	3.1%[a]	0.2%

[a] $P<0.001$ between Tresivac and MMR II and between Tresivac and Trimovax。
[b] $P<0.001$ between Trimovax and MMR II。
注：Edm.：Edmonston；Len.：Leningrad。
数据来自SANTOS BA, RANIERI TS, BERCINI M, et al. An evaluation of the adverse reaction potential of three measles-mumps-rubella combination vaccines. Rev Panam Salud Publica, 2002, 12: 240-246.

并发症也可能由野生型腮腺炎病毒或其他病毒感染引起。报道显示，含有Urabe AM9株的疫苗引起无菌性脑膜炎发病率的范围十分广泛，从1例/336剂到1例/295 000剂（表40.10）。有数据显示疫苗引起并发症的概率可能和制造商相关[187]，除了制造商的不同外，研究规模、监测的方式（主动与被动）、内部或外部标准（特别是在比较接受一剂免疫和两剂的免疫人群中）、疫苗相关的无菌性脑膜炎的界定以及调查人群中无菌性脑膜炎发病率的不同都会导致报告的发病率存在巨大的差异。由于Urabe AM9疫苗株具有导致脑膜炎的潜在风险，20世纪90年代一些国家已经停止使用含有此病毒株的MMR疫苗，取而代之的是JL株（MMR II）和JL衍生株RIT4385（Priorix）疫苗。在日本，腮腺炎疫苗作为国家计划免疫的一部分，被停止使用且一直没有重新启用。在日本接种腮腺炎疫苗是自愿的，尽管接种腮腺炎疫苗存在患无菌性脑膜炎的风险，但事实上自然感染腮腺炎引起无菌性脑膜炎的发病率要比使用日本生产的疫苗要高出25倍[361]。在2005年的年度评估中，当时仅有不到25%的3~5周岁儿童接种腮腺炎疫苗，据估算，每年报告的腮腺炎病例超过1 000 000例[361,362]。

报道称，无菌性脑膜炎与含有Leningrad-Zagreb[363,364]、Hoshino[365-367]、Torrii[365,367]、Miyahara[361]、NK-M46[368]、Leningrad-3[369,370]和Sofia-6[371]毒株的疫苗有关。在巴西和克罗地亚开展的MMR疫苗（Leningrad-Zagreb株）大规模免疫接种中，无菌性脑膜炎的发病率分别在1/3 390和1/2 020[363,364]，然而，在巴哈马群岛的疫苗接种中出现了截然不同的结果，那里每10万剂疫苗中报告的病例不足1例[372]。在埃及开展的疫苗上市后的安全性研究中，接受Leningrad-Zagreb株疫苗免疫的453 119人中没有发现一个病例[373]。然而，正如"疫苗病毒的传播"一节中所讨论的，Leningrad-Zagreb株疫苗病毒RNA是从接种Leningrad-Zagreb株疫苗后发生脑膜炎的病人体内分离出的，因此，这可判定这种疫苗株会引发脑膜炎。

与此不同的是，接种JL株疫苗后引起脑膜炎并发症的报道罕见，估计发生率在1/1 800 000，与普通

第 40 章 流行性腮腺炎疫苗

表 40.10 接种含不同 Urabe AM9 株的 MMR 后无菌性脑膜炎的发病率

生产厂家（研究）	国家	发病率（N）	研究及监测方法
赛诺菲巴斯德			
Rebiere and Galy-Eyraud[606]	法国（1991—1993）	1/28 400（1/65 750）[a]	回顾性监测法：标记重捕法
Joinville-Bera 等[607]	法国（1989—1992）	1/121 951	回顾性监测法：回顾性监测法；被动监测；经实验室证实 54 个病例中有 4 例患者其脑脊液腮腺炎病毒呈阳性
Dos Santos 等[444]	巴西（1996）	0/2 179	在 6~12 周岁儿童中的随机双盲临床试验
葛兰素史克			
Furesz 等[608]	加拿大（1986—1990）	1/62 000	回顾性监测法：病毒学监测证实有 8 例发病者
Dourado 等[609]	巴西（1997）	1/14 000（452 344）	前瞻性监测法：对因无菌性脑炎而入院的病人进行被动监测。每接种 452 344 剂疫苗就有 32 例发病
Miller 等[292]	英国（1991—1992）	1/12 400（49 585）	回顾性监测法：对 12-23 月龄的脑膜炎患儿的住院记录进行计算机化分析；5 个病例被证实。
赛诺菲巴斯德或葛兰素史克[b]			
Miller 等[493]	英国（1990—1991）	1/11 000（78 300）	回顾性监测法：对接种 MMR 疫苗 15-35 天后发生无菌性或病毒性脑膜炎的儿童的脑脊液进行监测；13 个病例中有 4 例病毒呈阳性
Farrington 等[610]	英国（1988—1993）	1/15 000（77 200）	回顾性监测法：将病人的出院记录和疫苗接种史联合起来进行分析
日本卫生福利部或 Biken			
Fujinaga 等[611]	日本（1989）	1/336（11 750）1/904 经实验室证实	回顾性监测法：被动监测，35 个病例被证实
Sugiura 和 Yamada[612]	日本（1989）	1/6 564（630 157）	回顾性监测法：由临床医生进行监测；证实有 96 例患者病毒呈阳性
Ueda 等[407]	日本（1990—1993）	1/905（5 430）	前瞻性监测法：由家长进行主动监测，6 个病例被证实
Ueda 等[407]	日本（1990—1993）	0/566（566）	前瞻性监测法：由家长进行主动监测，医师证实
非特定的生产厂家			
Maguire 等[613]	英国（1990—1991）	1/69 000（估计 1 650 000）	前瞻性监测法：由临床医生进行被动监测并尽快进行实验室或临床验证。注射 1 000 000 剂量后有 14.5 例发病
Colville 等[402]	英国（1988—1991）	1/3 800 剂	回顾性监测法：在小范围的接种人群中发现 6 例，并经病毒学检测证实
Al Mazrou 等[614]	沙特阿拉伯（2000）	1/295 000（估计两百万）	前瞻性监测法：补充接种加强免疫后的动态监测；6 个病例被证实

[a] 运用标记重补法对大约 116 例免疫后无菌性脑膜炎病例得到 1/28 400 的比例。实际观察到的病例数为 46 例，并且没有实施病毒分离。用观察到的数字计算的结果是 1：65 750。

[b] 研究时，赛诺菲巴斯德或葛兰素史克都被获准使用 Urabe AM9 疫苗株，不能在免疫后无菌性脑膜炎与特定疫苗之间关联。

人群中的发病率无显著差异[309,374,375]。在一项病例对照临床研究中，没有证实接种 MMR Ⅱ 疫苗是致无菌性脑膜炎而住院的危险因素[376]。所以，尚不能判定 JL 株和无菌性脑膜炎之间存在因果关系。同样，无菌性脑膜炎也没有与 RIT-4385 毒株相关的报道。

在评估并发症的重要性时，必须要考虑到自然感染腮腺炎所引起脑膜炎的发生率，保守的估计在 1%~10% 之间[377]。假设与疫苗相关的脑膜炎发病率是 1/10 000，同时每年腮腺炎的发病率为 1% 以上，那么接种疫苗要明显好于不接种。涉及 14 000 000 多名儿童的对 64 个 MMR 疫苗安全和有效性的评估研究可以得到同样的结论[299]。

跟无菌性脑膜炎一样，腮腺炎是野生型腮腺炎病毒感染的常见并发症，因此，腮腺炎疫苗接种后会发生腮腺炎应该不足为奇。JL 株疫苗接种后引发腮腺炎已有报道，尽管这种并发症的发生率差异很大，从 9 万剂中 1 例[309]（根据一些医生的自发报道）到 1.6% 不等（一项前瞻性、随机分组的临床试验，涉及 9 个月至 4.5 岁的儿童）[248]。在相同的前瞻性随机临床试验中，Urabe Am9 株疫苗的腮腺炎发生率为 2.0%，与 JL 株疫苗腮腺炎发生率无统计学差异。然而，这些试验缺少未接种疫苗的对照组；因此，不能排除某些腮腺炎病例可能是由于研究人群中同时发生的野生型感染导致的，或者感染其他可能引起腮腺炎的病毒，特别是甲型流感病毒（见"诊断"）。在 Dos Santos 包含未接种疫苗对照组的研究中（表 40.9），3.1% 的 MMR-Leningrad-Zagreb 株疫苗接种者发生腮腺炎，1.3% 的 MMR-Urabe Am9 株疫苗接种者发生腮腺炎，0.5% 的 MMR-JL 株疫苗接种者发生腮腺炎。未接种疫苗的对照组发病率为 0.2%。

腮腺炎疫苗相关的其他罕见并发症包括睾丸炎[102,378,379]、胰腺炎[380,381]，可能还有耳聋[382]，尽管后者极为罕见。接种疫苗后脑炎的发生率与正常人群的背景发生率相当；在美国，每接种 100 万剂活疫苗中，仅有 0.4 例脑炎病例。

以鸡胚为基质制备的腮腺炎疫苗，其卵清蛋白会引起少数严重的过敏反应。某些疫苗中的明胶成分会引起急性过敏反应[383]。

免疫抑制

免疫抑制人群接种腮腺炎疫苗的注意事项，是基于非常有限的数据或病例证据，以及活病毒相关的生物学理论。不推荐将 MMR 和 MMRV 疫苗用于原发性或获得性免疫缺陷（包括艾滋病或与 HIV 感染有关的严重免疫抑制）的人群，以及患有白血病、淋巴瘤、影响骨髓或淋巴系统的其他恶性肿瘤的人群。这些疫苗也不应用于接受全身免疫抑制治疗的人群，包括糖皮质激素使用量≥2mg/kg 或泼尼松≥20mg/d，以及相似剂量用药 2 周以上、体重超过 10kg 的人群[384]。对于无严重免疫抑制、无症状的 HIV 感染者，建议使用 MMR 而非 MMRV 疫苗。

妊娠期

孕妇或计划怀孕的妇女不应接种 MMR 疫苗，因为在理论上疫苗对胎儿存在风险。计划怀孕的妇女若已了接种疫苗，应建议其在接种疫苗后 28 天内避免怀孕。怀孕期间意外接种 MMR 疫苗不应被视为终止妊娠的指征。接触怀孕家庭且符合条件的人员可接种该疫苗。

接触者感染

目前还没有关于含 JL 株疫苗接种者向易感接触者传播腮腺炎病毒的报道。Urabe Am9、Leningrad-3 和 Leningrad-Zagreb 疫苗株的水平传播虽然罕见，但已得到证实[313,315-318]。在这种情况下，接种疫苗后 4~6 周内其密切接触者出现腮腺炎症状，接种者在疫苗接种后 2~4 周有疫苗病毒排出，这与疫苗病毒 2~4 周的潜伏期一致（参见"疫苗病毒排泄"）。

接种适应证

在美国，ACIP 建议为所有儿童、某些高风险青少年及成人群体提供两剂 MMR Ⅱ 疫苗，后者包括国际旅行者、就读大学或其他高等教育机构的人员及在医疗机构工作的人员[349]。也可用 ProQuad 替代 MMR Ⅱ，但使用有一些限制（参见上文"疫苗使用"和下文的"禁忌证和注意事项"）。

一般来说，在 1 岁及之后有腮腺炎减毒活疫苗接种记录的人群、有实验室数据证明对腮腺炎有免疫力的人群、有医生诊断的腮腺炎患病记录的人群、或者在 1957 年之前出生的人群（在腮腺炎暴发时，对 1957 年以前出生的人应考虑接种腮腺炎疫苗），可以被认为是对腮腺炎病毒有免疫力的人群。

2009 年 6 月 24 日，ACIP 修改了人群是否对腮腺炎有免疫力的判定标准，包括已经接种两剂腮腺炎减毒活疫苗、实验室检测证明具有免疫力或被证明患过腮腺炎的人群。1957 年以前出生且未接种腮腺炎疫苗人群，如无实验室证据证明患过腮腺炎，应考虑以适当的间隔接种两剂疫苗[385]。

接种疫苗前没必要对腮腺炎的易感性进行实验室检测[349]。已经免疫过的人群再接种疫苗不会增加不良反应的风险。在某些情况下，MMR Ⅱ疫苗已经用于第3剂接种(参见上文"暴露后预防"和"治疗")。在第3剂接种中，只有极少数轻度不良事件被报道，这些不良反应与接种一次或接种两次后的发生率无显著差异[352,386]。有接受两剂MMR Ⅱ接种史的血清阴性者在第3次接种后迅速发生血清抗体阳转[323]。

禁忌证和预防措施

大多数腮腺炎疫苗是在鸡胚细胞中培养生产的，含有少量卵清蛋白。但是，对鸡蛋过敏的人接种疫苗后发生严重过敏反应的风险极低，这表明对鸡蛋过敏不是接种该疫苗的禁忌证。因此通过皮肤检测鉴定识别出鸡蛋过敏的儿童是没有价值的[387-389]。

有明胶过敏史的接种者在接种MMR Ⅱ或ProQuad疫苗时应小心，可以考虑进行明胶敏感性皮肤检测，但尚无具体检测方案[349]。新霉素过敏史的人群不应接种该疫苗；而新霉素接触性皮炎史不是该疫苗接种的禁忌证。在美国和其他大多数国家使用的腮腺炎疫苗不含青霉素。

接种含腮腺炎的疫苗至少2周后才能使用免疫球蛋白，或使用免疫球蛋白后3个月才能接种疫苗，尽管联合用药的研究数据未发现两者相互干扰，人们还是担心被动获得的抗体可能干扰疫苗的免疫反应[253]。

给孕妇接种含有腮腺炎疫苗在理论上存在导致胎儿感染的风险，所以孕妇不应接种含有腮腺炎的疫苗。同样，接种腮腺炎疫苗的妇女应在接种疫苗后1个月内避免怀孕[285]。

有严重发热的患者康复前一般不宜接种疫苗。轻微疾病不应推迟疫苗接种。

联合疫苗中麻疹病毒疫苗成分可能暂时抑制结核菌素反应[285]，因此结核菌素测试应在接种前或接种4~6周后进行。

未经治疗的活动性肺结核、血小板减少、血小板减少性紫癜病史是MMR Ⅱ或Proquad疫苗接种的禁忌证。一般认为接种MMR疫苗的受益大于接种疫苗后导致血小板减少症复发或恶化的风险。但是，若在疫苗接种后不久发生血小板减少，应考虑停止继续接种MMR Ⅱ或Proquad疫苗[285]。

获得性免疫缺陷或免疫抑制的患者（例如，白血病、淋巴瘤、全身恶性肿瘤或服用皮质类固醇、烷基化药物、抗代谢产物或辐射疗法的患者）不应接种MMR Ⅱ或Proquad疫苗。但感染艾滋病毒的儿童是一个例外，推荐对无严重免疫抑制反应、无症状HIV感染者以及具有麻疹接种免疫适应证的人群接种MMR Ⅱ疫苗。随着HIV的发展，HIV感染者对疫苗的免疫应答会降低，因此，无严重免疫抑制反应的HIV感染患儿通常应该在12月龄时常规接种MMR Ⅱ，并在1个月后进行第2剂接种[349]。目前，还没有关于ProQuad疫苗在HIV感染儿童中安全性、免疫原性或有效性的数据，所以这种疫苗还不能在此类人群中使用[285]。

至少3个月内未接受化疗的缓解期的白血病患者和接受短期（少于2周）类固醇治疗的患者可以接种腮腺炎疫苗[349]。对于正在接受免疫抑制治疗的接受器官移植者来说，接种MMR Ⅱ或ProQuad疫苗的安全性和有效性数据十分有限；由于MMR Ⅱ或ProQuad疫苗预防的疾病如腮腺炎和水痘发病率较低，而且群体免疫使麻疹和风疹接触感染风险较低，此类人群应避免接种MMR Ⅱ或ProQuad疫苗。然而，在疾病暴发流行时免疫接种是可取的[390]。对于已经完成免疫抑制治疗具有免疫能力的人群，可以推荐其使用MMR Ⅱ或ProQuad疫苗[285]。

公共卫生考虑

疫苗接种的流行病学影响

美国

在美国，1977年ACIP建议将MMR纳入国家免疫规划，5年内腮腺炎病报告例数从18.5万多例下降至不足5 000例。在1989年执行2剂免疫方案之后的几年里，病例数进一步减少（表40.3）。自1991年以来，腮腺炎病例数大幅下降，说明2剂MMR Ⅱ的免疫方案较好地实施了。1999—2005年期间，每年报道病例少于400个，期间恰逢1998年，ACIP建议美国所有的州立即采取行动，实施MMR疫苗两剂接种规划。到2001年时，从幼儿园到12年级的孩子都接种了两剂MMR疫苗[349]。根据2015—2016学年的数据（撰写本章时提供的最新数据），美国幼儿园儿童MMR疫苗两剂接种率的中位数为94.6%，13~17岁青少年中为90.7%（见"疫苗使用"）。

疫苗广泛应用前，腮腺炎多发于5~9周岁的儿童。随着疫苗的广泛使用，腮腺炎感染人群的平均年龄逐渐升高，导致报告病例中15岁及以上的比例增加。在1967—1971年期间，报告的病例中只有8%属于这一年龄组；而 1987—1992 年期间，这一比例超过了 33%[392,393]。该变化是实施免疫规划后预期的结果，即通过对学龄前儿童实施计划免疫以阻断腮腺炎病毒的传播；麻疹和风疹的发病情况也出现了类似的变化。美国曾延迟将腮腺炎疫苗纳入儿童常规免疫规划之中。从 1967 年美国许可使用这一单价疫苗到 1977 年该疫苗被纳入儿童常规免疫疫苗历时 10 年（作为 MMR 的一部分），1967—1977 出生（即在 1987 年 10~20 岁的人）的孩子在学龄前期和学龄期暴露于野生型腮腺炎病毒的概率显著降低，尽管接种腮腺炎疫苗的机会不确定。年龄大一点的儿童和青少年流动性增加，加大了该年龄段中易感人群感染腮腺炎病毒的机会。这可能解释了 1986—1987 年间腮腺炎死灰复燃的原因，报告的病例分别为 7 790 例和 12 848 例（图 40.3）。许多是发生在高中[334]、大学[394,395]和工作场所[396]。从 1999 年开始，腮腺炎的病例数再次下降。到了 1992 年，发病率最高的年龄段为 5~9 周岁。即使在这个年龄段中，发病数也在下降，可能是因为在校园中持续实行的两剂免疫方案的结果。在美国，发病最高年龄段一直维持在 5~9 周岁年龄段，直到 2006 年腮腺炎在多处暴发流行，发病最高年龄段再次上移（图 40.7）[397,398]。然而，与 1986—1987 年的腮腺炎暴发流行不同，2006 年的腮腺炎暴发流行并非因为没有进行免疫接种，而是在多处疾病流行中几乎所有的病例都曾接种过两剂疫苗，并且他们所在的地区都是免疫覆盖率较高的区域。在 2006 年以后的几年中，疾病高发的年龄段又回到了较小的

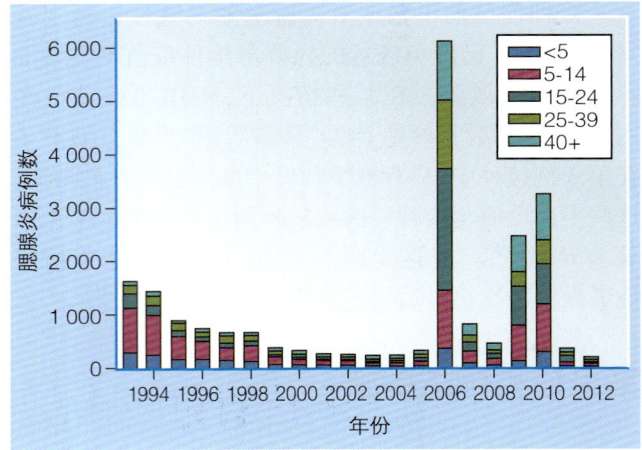

图 40.7 按年龄组分段报告的腮腺炎病例数，美国，1993—2012。每一年里已知年龄病例的年龄分布适用于未知年龄病例。数据来源于美国国家法定疾病监测系统，美国疾病预防控制中心。

年龄段[399,400]。直到最近，2009—2010 年在纽约和新泽西发生的疾病流行，大部分病例为青少年，而他们中的许多人曾经接种过两剂疫苗[391]。在高免疫覆盖人群中，青少年的发病率占主导地位已成为全球性的特点（见"疫苗失败的危险因素和近期疾病暴发"）。尽管如此，与免疫规划实施前相比，腮腺炎的暴发是相对罕见的；因此，无论疫情暴发的原因是什么，其影响都很小，这也体现了腮腺炎疫苗的持续有效性。

在 1975—1984 年期间，几乎每 5 000 例腮腺炎的病人中就有 1 人死亡，每 500 例中有 1 人因腮腺炎引发脑炎（图 40.8）。1984 年以来，由于报告的病例数量

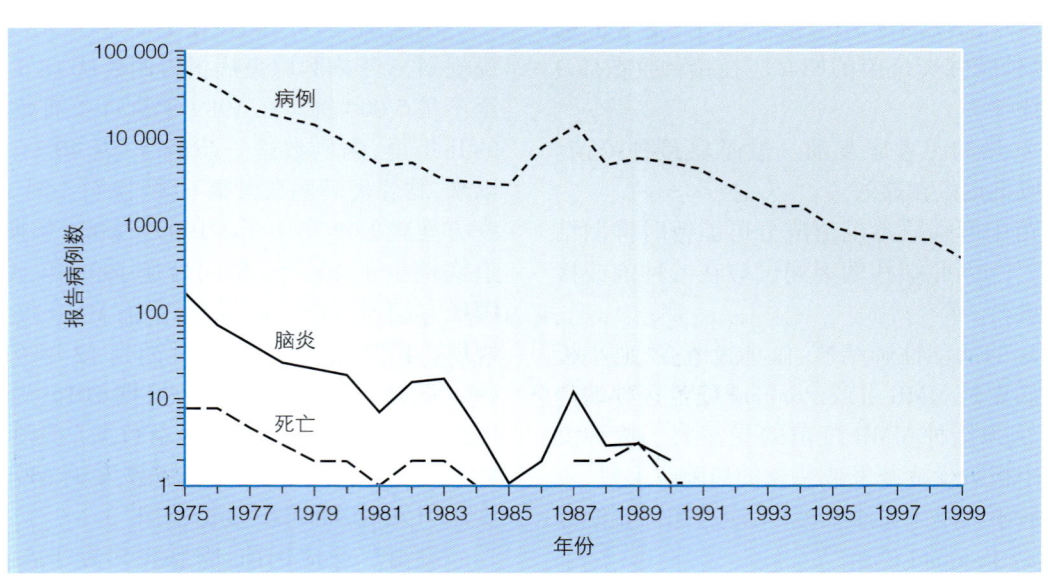

图 40.8 美国 1975—1999 年腮腺炎及腮腺炎性脑炎报告病例数以及因腮腺炎死亡数。自 1990 年以来，每年有两例或更少的死亡报告，大多数可能与腮腺炎无关。1990 后没有关于腮腺炎脑炎的资料数据来源于美国国家法定疾病监测系统，美国疾病预防控制中心。

减小,这些比例波动更大,而且在美国从 1995 年起,腮腺炎引发的脑炎不再是必须报告的疾病[401]。由于对腮腺炎和腮腺炎引发的脑炎的报告不足,这些数字可能会高估腮腺炎的死亡率并低估腮腺炎脑炎的发病率。事实上,在使用腮腺炎疫苗之前,腮腺炎是在发达国家中引起儿童脑炎最常见的原因。腮腺炎疫苗的常规接种使腮腺炎脑炎发病率大大降低[15,402]。2006 年,美国多个州暴发了大规模的腮腺炎疾病流行,在 1 327 例可获得其临床资料的病人中,只有 4 例并发了腮腺炎脑炎,发病率为 0.3%,与 1984 年以前报道的发病率相当[403]。

美国以外的国家

虽然几乎所有的发达国家都在使用含腮腺炎的疫苗,但在其中一些国家中,腮腺炎不是法定报告传染病,且疫苗接种也采取自愿的原则。但是,疫苗的使用均产生了重要的影响,当地疾病的发病率通常下降了 90% 以上[174,209,336,404-408]。然而,几乎所有曾经控制腮腺炎疾病流行的国家腮腺炎均有卷土重来的趋势。这种曾经是儿童易感的传染病,现在却在青年中发生[35,36,292,348,409-413]。在这些疾病的流行中,抗体水平的下降被认为是主要因素。但不同于美国,其病例往往发生在接受全程免疫的人群中;而在另外一些国家中,可能因为其他的原因引起疾病流行。

例如,在捷克共和国的一次腮腺炎流行期间,公共健康权威机构报告显示 MMR 疫苗的免疫覆盖率为 97%。然而,这和血清学调查的结果不相符,调查发现,1~15 周岁的人群抗体阳性率在 70%~86% 之间[35,414]。相似的情况出现在奥地利,尽管该国于 1974 年起实施一剂免疫方案,1994 年起开始两剂免疫,但在近期的疾病流行中,有将近一半的病例以前没有接种过疫苗[410],说明推荐的免疫方案没有有效实施。在丹麦,疾病发病率增加了 10 倍,从 2003 年每 10 万人不到 0.1 例增加到 2013 年的每 10 万人将近 1 例,这主要是由于青年没有常规接种腮腺炎疫苗,年长后抗体水平下降[415]。在中国,腮腺炎疫苗于 2007 年被纳入国家常规免疫计划,18~24 个月龄的儿童开始使用单剂量接种;但最新的出版报道称仍没有明确的证据表明疾病发病率下降了[416]。

在以色列和西班牙,数据显示人口统计的变化会引起腮腺炎流行病学的改变。对以色列军队中新兵的腮腺炎抗体进行评估发现,血清抗体的阳性率从 1987 年的 94% 降至 1999 年的 83%[417]。移民是血清抗体阳性率随时间推移下降的一个因素。相似的情况也出现在西班牙加泰罗尼亚,该地区 2006—2007 年腮腺炎发病率升高的部分原因是移民的免疫覆盖率较低,腮腺炎在移民中的发病率比当地人高出 6 倍[336]。

在前南斯拉夫的马其顿和摩尔多瓦,由于免疫接种程序原因[36,412],部分人群错过了免疫时机而没有接种或没全程接种疫苗,导致最近腮腺炎流行,病例数与 1986 年和 1987 年在美国发生的疾病流行相当。错过了接种机会也是腮腺炎在英国再次流行的主要原因,该国于 1988 年开始对 12~15 月龄的儿童进行常规 MMR 疫苗接种,1996 年对 3.5~5 周岁儿童进行第二剂免疫。疫苗的接种迅速影响了腮腺炎发病率,从报告的病例数上可以反映出来:1989—1991 年,下降了 85%,并维持该发病率直到 2002 年(图 40.9)。哨点监测报告显示,下降最显著的人群为 0~14 岁的儿童。1996 年,一剂疫苗免疫覆盖率在 24 月龄儿童中为 91%[418]。这种低发病率趋势在 2004—2005 年突然改变,报告有超过 70 000 个病例(大多数是 15~24 周岁)[413,419-421]。这起暴发与 1994 年在 5~16 周岁的人群中启动了麻疹的强化免疫导致 MMR 疫苗短缺有关。在这次强化免疫活动中,使用了麻疹风疹二联疫苗以替代 MMR 疫苗[421],导致大量 1978—1989 年出生的儿童错过了接种腮腺炎疫苗的机会。事实上,腮腺炎在 1983—1986 年出生的人群中发生率最高[419]。尤其是在 2004 年的暴发流行中,腮腺炎患者中估计只有 2.4% 的人在适龄时按照规程接种了两剂 MMR 疫苗[413]。数据表明,在 2004 年的疾病流行中只有 3.3% 的患者曾经接种过两剂腮腺炎疫苗,另外 30% 的患者仅接种过一剂[413]。虽然腮腺炎发病数在下降,但仍处于高位,2010 年和 2014 年期

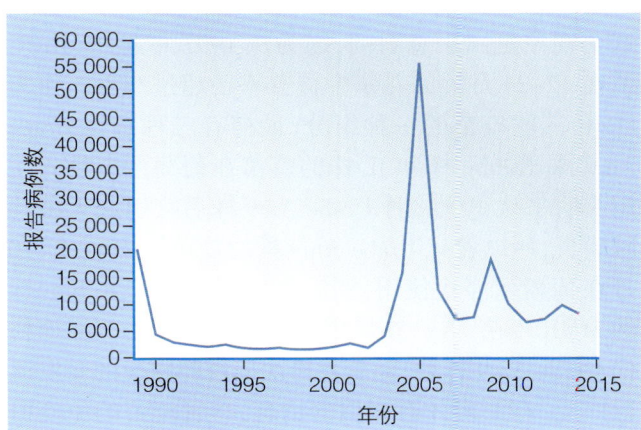

图 40.9 英格兰和威尔士报告的腮腺炎病例数,1989—2014 年。来自英格兰公共卫生部.研究与分析:应呈报疾病.历史年度总数,2016。

可查询:https://www.gov.uk/government/publications/notifiable-diseases-historic-annual-totals

间每年平均有 8 600 个病例[541],这与 1998 年公开发表的报告称 MMR 疫苗与自闭症存在关联导致 MMR 疫苗免疫覆盖率下降有关[422]。由于科学与伦理行为不当的原因[423],该报告于 2010 年被撤销。而随后的研究也没有发现免疫接种和自闭症有联系的相关证据[424-428],但是已经造成了一定的损失。截至 2004 年,一剂 MMR 疫苗的免疫覆盖率在英格兰的大部分地区已降至 86%,而在伦敦则降到 80% 以下[429]。随后,免疫覆盖率又有所提高。截至 2016 年的第二季度,一剂 MMR 疫苗在英格兰 2 周岁儿童中的覆盖率约为 91.4%,在伦敦为 84.4%,并且到 5 周岁时,两剂疫苗的覆盖率在英格兰估计有 87.5%,在伦敦为 80.2%[430]。

这种情况在芬兰对比明显,截至 1986 年有超过 95% 的适龄儿童进行了免疫接种[431]。截至 1994 年,实验室确诊的病例只有不到 30 例,并且数据表明这些病例可能来自于外部输入[432]。截至 1997 年,芬兰本土已经消除了腮腺炎,只有少量的外来输入病例存在[347]。1997—2010 年之间,在芬兰只有 37 个病例出现,尽管每年平均有 500 万旅行者到访[207]。根据世卫组织公布的数据,在 2014 年以及 2015 年芬兰未报告腮腺炎病例。在 2013 年,仅报告了 1 例[432a]。芬兰实施两剂 MMR 疫苗接种规划所取得的成功,成为其他希望消除麻疹、风疹和腮腺炎疾病国家的典范[433]。

在其他国家,发现疫苗本身也会间接导致腮腺炎的再次流行。在葡萄牙,1987 年开始进行常规的免疫接种,在 1994 年出现大量的病例。在 1996 年的前 8 个月,报告了 7 620 个病例。虽然发病率在所有的年龄段中都有所增长,但 1~4 周岁年龄段尤其突出。这个现象是出乎意料的,因为从 1991 年起,MMR 疫苗在 12~24 月龄的儿童中覆盖率已超过 90%。作为 MMR 三联疫苗的一种组分,最初有三种毒株 Urabe Am9 株、Rubini 株和 JL 株的疫苗在葡萄牙中投入使用。后来认识到接种 Urabe Am9 株后会引起无菌性脑膜炎,所以含有 Urabe Am9 株的疫苗于 1992 年 10 月在葡萄牙停止使用,到后来使用的只有 Rubini 株的 MMR 疫苗[434]。在使用了效果较差的 Rubini 株替代 Urabe Am9 株后,随后就再次出现腮腺炎的暴发流行[434]。在西班牙有相似的情况,尽管疫苗的免疫覆盖率为 96%,但据估计腮腺炎疫苗的总体保护率仅为 79%,且在仅使用 Rubini 株疫苗的地区保护率最低[435]。

瑞士于 1971 年首次投入使用 JL 株腮腺炎疫苗(以 MMRⅡ疫苗接种),而含 Urabe Am9 株的 MMR 疫苗是在 1983 年投入使用的。1985 年瑞士公众健康专家建议在儿童中进行常规免疫接种。含 Rubini 株的 MMR 疫苗于 1986 年开始投入使用,占使用量一半以上。一个内科医生网站的报告表明,腮腺炎病例于 1991 年开始增加。腮腺炎病例的增加涉及到所有年龄组,以 5~9 岁的儿童尤为显著。1993—1994 年期间,59% 的报告病例发生于以前接种过疫苗的儿童。相比之下,该比例在 1986—1987 年期间只有 9%[436]。一项于 1991—1992 年期间进行的血清学调查表明,幼儿对腮腺炎的免疫反应滞后于麻疹和风疹,这也反映出 Rubini 株的免疫原性相对较弱[437]。

WHO 在 2015 年从其会员国累计收到了 384 195 例腮腺炎报告,和前两年相比减少了 24%,但在过去的 15 年中,总体上的病例数没有明显的变化(图 40.10)。因为许多会员国没有实行腮腺炎疫苗免疫,也没有报告任何病例,这些数目被严重低估了[438]。

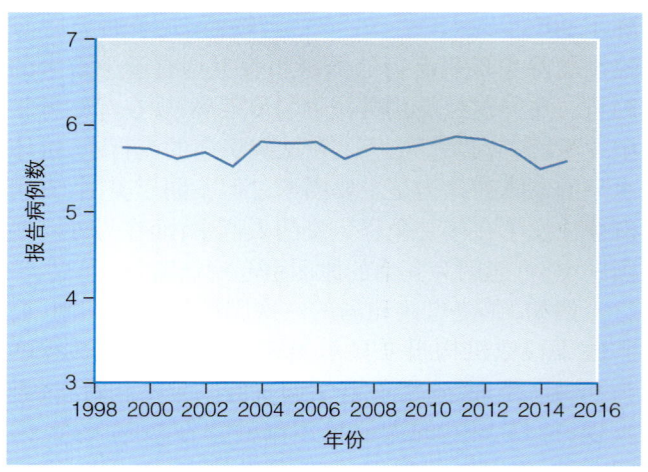

图 40.10　1999—2015 年期间,世界卫生组织成员国向其报告了腮腺炎病例
来源于世界卫生组织. 世卫组织疫苗可预防疾病:监测系统 2016 年全球总结。
可查询 http://apps.who.int/immunization_monitoring/globalsummary/timeseries/tsincidencemumps.html

成本 - 效益信息

成本 - 效益分析表明,每花费 1 美元用于接种单价腮腺炎疫苗或 MMR 疫苗,可节省 7~14 美元[439,440]。美国疾病控制和预防中心(CDC)未公开发表的数据显示了相似的成本 - 效益比:接种单价腮腺炎疫苗的直接成本为 6.1 美元,直接和间接成本为 13.0 美元,接种 MMR 疫苗的直接成本为 16.3 美元,直接和间接成本为 21.3 美元。周和他的同事估计,通过接种腮腺炎疫苗每年可以减少超过 15 亿美元的医疗费用,相当于平均每年每预防一例病例可节省 3614 美元[441]。

该疾病的控制策略和根除的可能性

为了控制腮腺炎的传播，美国 CDC 和美国儿科学会建议腮腺炎患者在出现腮腺炎症状后 5 天内采用标准隔离措施和防止飞沫传播的措施[442]。美国 CDC 建议在暴发疫情的学校里，未接种疫苗的学生只有在接种疫苗后，才能重新入校。接种过一剂疫苗的学生应接种第二剂疫苗后才允许上学。因医疗、宗教或其他原因而没有接种腮腺炎疫苗的学生，只有在最后一名腮腺炎患者发病间隔 26 天后，才允许回到受疫情影响的学校[349]。

进一步研究发现，根据目前的接种计划，两剂腮腺炎疫苗所提供的保护范围有多大和持续时间有多久是一个关键问题。自 1967 年该疫苗在美国获得许可以来，广泛使用腮腺炎减毒活疫苗已使腮腺炎发病率显著下降，但世界范围内广泛接种疫苗人群中仍有腮腺炎持续暴发，这表明，无论疫苗覆盖范围如何，腮腺炎仍有可能继续流行。有研究表明，约 95% 的儿童接种第一剂腮腺炎疫苗后有病毒中和抗体反应，没有中和抗体反应的儿童在接受第二剂疫苗后几乎都会发生血清阳转[260]。然而，正如本章所回顾的，有相当一部分疫苗接种者出现血清转阴或随着时间的推移抗体滴度明显下降（见上文"抗体的持久性"）。而且，腮腺炎疫苗的保护效力似乎也随着接种后时间的推移而减弱（见上文"疫苗失效的危险因素和最近暴发疫情"）。这些发现提示抗体水平会逐渐下降。在病毒中和抗体水平较低的情况下，疫苗株与当代循环病毒之间的抗原差异可能比以往所认知的更为重要。总之，这些研究表明，在青春期之后，要起到免疫效果可能要使用额外剂次的疫苗。使用 MMR 疫苗作为控制校内疫情暴发措施的研究提示，增加额外剂次疫苗具有潜在的有效性（见上文"暴露后预防"）。虽然在这些研究中，接受干预的学生的腮腺炎罹患率大幅下降，但由于研究局限以及疫情开始下降后再进行干预，无法得出科学结论。尽管如此，在暴发期间接种额外剂次的疫苗是明智的。这一观点得到了 Fiebelkorn 及其同事报告的 685 名非暴发期年轻人接种第 3 剂腮腺炎疫苗后检测免疫原性数据的支持[443]。这项研究表明，在接种第 3 剂疫苗一个月后，病毒中和抗体 GMT 水平显著增加。然而，在疫苗接种后 1 年，GMT 下降到接近基线的水平，这表明第 3 剂疫苗产生的保护效果较短，该结果无法证明改变目前的麻疹、腮腺炎和风疹三价疫苗（MMR）常规使用计划是合理的，且未进行其他免疫功能改善的生物学指标的检测，例如更高的 B 细胞的记忆功能或更高的抗体亲和力。

未来疫苗

尽管疫苗覆盖率很高，但在过去十年仍有腮腺炎的流行，人们建议改变当前的疫苗接种程序或开发新的、更有效的疫苗。如上文"该疾病的控制策略和根除的可能性"所述，评估了从 2 剂次到 3 剂次的 MMR 疫苗的使用效果，但结果不能充分说明疫苗接种程序的改变或其他的变化会提高疫苗的长期有效性。这使得开发新疫苗成为提高疫苗效力的唯一可行途径。然而，要研究出理想的疫苗，前提是要知道为什么现有的疫苗不能产生长久的免疫力，以及要找出疫苗效力可靠的检测指标，但到现在为止，问题还没弄清楚。在对影响腮腺炎疫苗免疫应答的动力学、稳定性和免疫持续性以及如何可靠地检测这些指标尚不清楚的情况下，新疫苗的效果几乎不会比现有疫苗更好。

有人认为，问题的关键在于疫苗基因型与循环病毒基因型不匹配；而且，疫苗的安全性、有效性以及病毒分子流行病学的变化需要在规定时间内临床试验数据的支持，因此，彻底弄清疫苗与循环毒株的基因型匹配是很困难的。此外，如上文"疫苗失效的危险因素和最近暴发疫情"中所述，将疫苗病毒和循环病毒基因型之间的差异与疫苗失败联系起来的数据是不可信的，特别是得出相反结果的数据，这些数据包括实验室数据[322,345]和经验数据，例如，美国和其他国家的疾病发病率下降了 90% 以上，这与广泛使用的基因型 A 的 JL 株腮腺炎疫苗有关，事实上，野生型腮腺炎病毒株有多种不同的基因型[444]。

改进疫苗的最佳途径来自于对疫苗接种后 B 细胞应答的研究。接种腮腺炎疫苗后细胞分泌的病毒特异性抗体水平明显低于自然感染引起的，而且在 MMR 疫苗免疫后，机体产生的腮腺炎病毒特异性记忆 B 细胞比麻疹和风疹特异性记忆 B 细胞要少得多[270]。此外，MMR 疫苗诱导的腮腺炎抗体的亲和力远低于同一受试者产生麻疹和风疹抗体的亲和力[251]。这些问题是腮腺炎病毒所特有的，还是由于特殊的疫苗病毒株产生的，尚不清楚。然而，最近一项关于抗体亲和力的研究数据显示，疫苗接种与自然感染两组人群的抗体亲和力均较低，这表明无论何种腮腺炎病毒毒株（野生型与疫苗型），在初次接触后都不会产生高亲和力抗体[444a]。另一方面，利用软件预测 B 细胞线性表位和主要组织相容性复合体结合亲和力的免疫信息学研究表明,产生低的抗体亲和力和 B 细胞记忆可能是 JL 株腮腺炎病毒疫苗所特有的[338]。这些数据来自于单一的小型研究,还需要进一步的调查,但确实为该领域未来的工作提供了一些指导。

但总的来说,尽管腮腺炎疫苗的效果还不甚理想,但不可否认的是,大量的数据表明现有疫苗是非常有效的,在所有严格接种含腮腺炎疫苗的国家消除这种曾经普遍存在的疾病是完全有可能的。

(喻刚 郭长福 陈晓琦 刘东磊)

本章相关参考资料可在"ExpertConsult.com"上查阅。

第 41 章 非传染性疾病疫苗

Aadil El-Turabi 和 Martin F. Bachmann

概述

本章概述了慢性和非传染性疾病疫苗研发方面的挑战和最新进展。由于版面有限，不可能对该领域进行详尽的说明。因此，我们以面临的挑战和基于疫苗的解决方法为例提出几个主题。另外，还有大量以T细胞为基础的癌症疫苗的文献，在第 13 章进行了更全面的讨论。

很多慢性病的发病率随着年龄的增长和长寿人口数量的增加而增加，这给医疗系统带来了运营和财务的压力。患者一生中服用的所有药物中，90% 以上是在生命的最后 10 年服用的。一些估计表明，令人吃惊的是，生命的最后一年将花费人一生总医疗费用的三分之一[1-3]。

前言

在新纪元的第一个百年，大规模的全球人口变化正在给负责维护人民健康和幸福的专业人员带来重大挑战。通过疫苗和抗生素对抗曾经流行一时的全球传染病取得的众多成就，使得在过去 10 年中，工业化国家人民的预期寿命估计净增加了大约 30 岁[4,5]。确实，全球社会的"成熟"是一个巨大的成就，如今，人们的寿命比前几代人更长，健康水平也更高（世界卫生组织引用的一项全球数据显示，与 50 年前相比，人类的平均预期寿命增加了 20 年）[6]。人口结构的变化为利用大量老年人的经验、专业能力和创造力的机会方面提供了巨大的社会和经济效益。然而，由于老年人的治疗和护理的医疗费用较高，并且很可能会不断增加，人口变化在带来效益的同时也带来了老年人的护理困难。此外，长期以来在全球范围内被忽视的慢性病的流行已经迅速成为主要问题，由其造成的死亡占全球死亡人数的 48%[7]。尽管现有的知识和具有成本-效益的措施可以解决大部分问题，但仍有许多尚未解决的医学挑战需要新的治疗方法。

一个重要的目标必须是通过鼓励养成良好的习惯（如：适度运动和合理营养）来保持健康、预防疾病，并在疾病恶化之前及早干预疾病的进程。当然，前提是在我们有尽早发现疾病的方法、有效的医疗干预手段以及对高风险人群的可及性（依从性和成本均可满足）。疫苗已在预防传染病方面取得了巨大成功，因此，在对抗非传染性疾病方面重复这一举措的目标是有先例的。

针对自身蛋白质的单克隆抗体已经为多种慢性疾病提供了所需的缓解和改善生活的治疗方法[8-12]。目前这些单抗包括抗肿瘤坏死因子（TNF）药物，如用于风湿性关节炎、强直性脊柱炎和克罗恩病的阿达木单抗（Humira）、赛妥珠单抗（Cimzia）、依那西普（Enbrel）、高利单抗（Simponi）和英夫利昔单抗（Remicade）。这些产品在广泛应用于临床实践前，已在临床前和临床疗效试验中经过广泛评估[9-12]。通过对内在抗体-靶组织间相互作用固有的高度特异性，这些治疗方法提供了快速的治疗效果，但价格昂贵，需要的剂量大，注射次数多。此外，当受者对治疗药物[8,13,14]产生免疫反应时，可能出现二次治疗失败，因此开发替代疗法十分必要。

主动免疫替代被动免疫的可能性是一个有吸引力的议题，为改善患者依从性（较少的注射次数）、减少二次失败的风险（如诱导免疫系统产生抗体应答）和降低成本（小剂量和具有成本效益的疫苗生产）提供了可能[15,16]。然而，诱导安全有效的对抗自身抗原的免疫应答是一项极其重要的任务。

克服免疫系统的安全性机制——无反应性和耐受性

一般来说，即使辅以佐剂，自身抗原一般也不会诱发针对自身的抗体应答，因为免疫系统一系列的调控位点的产生，可避免自身反应性应答的发生。抗自身免疫应答可以被不同的机制所抑制，包括自身反应淋巴细胞的清理（细胞清除）、无反应性（功能性无应答）或缺乏刺激（存在于外周的免疫活性淋巴细胞未被刺激，因为在正常免疫环境下，它们不会接触到自身抗原）[17,18]。这种自身抗原无应答反应，通常指免疫耐受，可以发生在 T 和/或 B 细胞水平。自身反应性T细胞在胸腺中被有效地清除或抑制,而B细胞耐受性的诱导主要发生在骨髓。此外,B细胞和T细胞耐受性的诱导也发生在外周血。清除外周血B细胞的一个关键点和B细胞受体(BCR)相交联。因此,B细胞特异性高表达膜蛋白可以被特异性地有效清除,同时,特定的可溶性抗原B细胞通常可以逃避阴性选择而保留在循环中[19]。相反,由于大多数抗原的表达发生在胸腺中,可溶性抗原也向胸腺传递,所以T细胞,尤其是辅助性T细胞(Th细胞)耐受性的获得,是一个更加有效的过程。因此,虽然大多数自身反应性T细胞被清除,但是却存在大量分泌自身抗原的正常B细胞群。重要的是,由于初始B细胞很大程度上需要在T细胞的帮助下才能完成增殖、同型转换并分化为长寿浆细胞的过程,所以自身反应性T细胞的清除或抑制就足以避免自身特异性B细胞应答,并保持B细胞无应答的状态。然而,抗原在弗氏完全佐剂等强效佐剂作用下,低亲和力的自身反应性T细胞可以逃避胸腺和外周系统的耐受机制,从而被激活[20]。绕过或规避T细胞的耐受性应该是诱导抗自身抗原抗体的一种选择。这最好通过融合强大的外来T细胞表位抗原或更加有效地将抗原共价结合到外来载体分子来实现。

B细胞应答的诱导

B细胞产生长效应答需要两个信号,即BCR活化和抗原特异性Th细胞的激活。通过共价结合到抗原的载体分子,表达该抗原特异性BCR的B细胞将获得特异性载体T的辅助(图41.1)[21]。成功用于许可上市的多糖蛋白结合疫苗的载体分子来源于病原体的蛋白质,如白喉类毒素(DT)、破伤风类毒素(TT)、B群脑膜炎双球菌外膜蛋白C(OMPC)或流感嗜血杆菌蛋白D。其他已通过了临床测试的载体包括毒素B、铜绿假单胞菌外蛋白A和钥孔血蓝蛋白(KLH)。已建立良好的病毒样颗粒(VLP)系统(如乙型肝炎疫苗和人乳头瘤病毒疫苗)可诱导极佳的免疫应答,并提高了对寻找异源抗原产生应答的方法的关注。VLP具有全病毒颗粒的许多共同特点,但无传染性。其颗粒的性质、高度有序的重复结构以及Th细胞表位,都使其具有非常好的免疫原性[22-24]。

因此,VLP作为一个对抗非传染性疾病疫苗的平台引起了人们的关注[25-29]。在GMP条件下,用大肠埃希氏菌(E. coli)培养可以大量获得噬菌体Qβ来源的VLP,已作为免疫性载体在人和动物上进行了广泛的测试[21-29]。使用化学异源双功能交联剂[30,31],抗

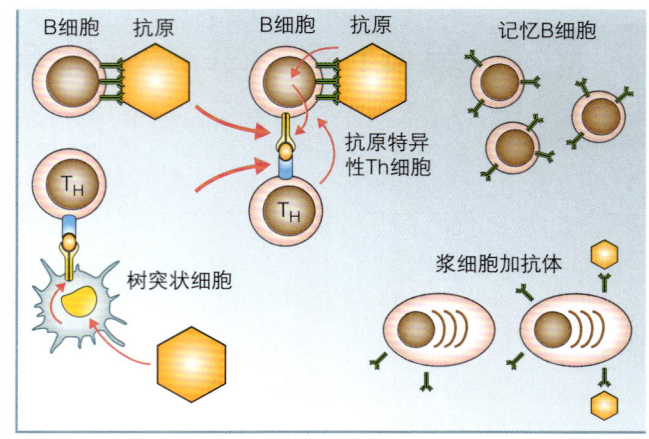

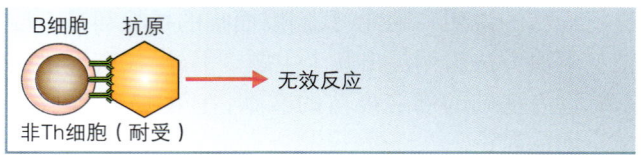

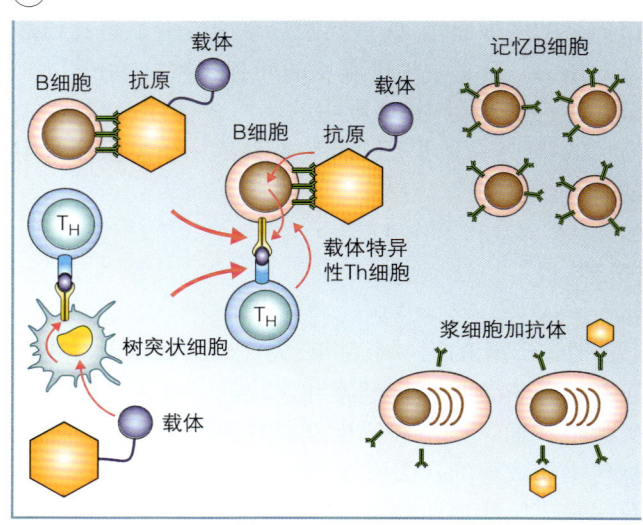

图41.1 B细胞和T_H细胞如何协同作用以及避免T_H细胞耐受。**A.** 外来抗原免疫后,与特异性B细胞结合抗原,诱导初始激活信号。此外,B细胞内吞抗原并在其主要组织相容性复合体(MHC)Ⅱ类分子显示抗原衍生肽。B细胞通常不能够激活幼稚T_H细胞,树突状细胞是T细胞活化的重要中间体。树突状细胞也对抗原进行处理并提呈相关的MHC Ⅱ类分子。与B细胞相比,树突状细胞触发激活幼稚T_H细胞,这些活化T_H细胞识别B细胞表面的抗原衍生肽,实现T细胞和B细胞的成功协同:B细胞增殖,产生抗体并进行同种型转换。**B.** 由于免疫耐受,T_H细胞缺失,抗体应答仍为无效反应。**C.** 自身抗原耦合一个外源蛋白或肽载体有可能避免T_H细胞耐受。B细胞特异性自身抗原能够将抗原连接到载体,并将载体衍生肽提呈在其MHC Ⅱ类分子上。由于没有T_H细胞耐受的载体蛋白质,针对自身分子应答的常规抗体将升高

资料来源:BACHMANN MF, DYER MR.Therapeutic vaccination for chronic diseases:a new class of drugs in sight. Nat Rev Drug Discov, 2004, 3:81-88.

原可以定向结合到该载体表面,并将该抗原以高度有序的方式呈递给B细胞。结果表明,BCR被高效交联并诱导有效免疫应答[32]。而且 E. coli 的宿主RNA是一种强效的TLR7/8拮抗剂,在 E. coli 的自我组装过程中,该RNA包装成VLP,使其具有类似于佐剂的功能,可以增强B细胞的应答和诱导抗体类别转换[33]。鉴于这些特点,在各种临床前[34-42]和临床研究中[25-27,43],噬菌体VLP已被成功地用作载体,用以诱导针对自身抗原和半抗原的有效免疫应答[23-26]。这些靶标包括如肿瘤坏死因子、白介素-1β、血管紧张素Ⅱ和β淀粉样蛋白等。

关于长效应答和一般安全性问题的思考

维持针对特定靶标的高抗体滴度可以通过每年加强免疫得以实现。相比之下,持续接触病原体可以加强对传统疫苗的记忆应答。罹患慢性病或药品成瘾患者并没有接触有免疫原性的抗原,这是因为在缺乏特异性Th(在接种时已由载体投递)的情况下,B细胞可发现自身抗原[18,20]。因此,可能需要定期加强免疫来维持治疗水平的抗体滴度[44]。从安全方面讲,在缺少持续加强免疫的情况下,抗体应答的衰减也有好处,尤其当疫苗是针对自身抗原的时候。在这种情况下,可能并不期望或需要终生的免疫反应,在健康状况改善或出现抗体介导不良事件发生的情况下可停止治疗。

对B细胞疫苗,可观察到不同的不良事件,需要谨慎评估。毒性反应可能增高,需要在临床前模型和早期临床试验中通过特殊靶标的方式详细解决[44]。这些不良事件包括与可溶性靶标分子结合而产生免疫复合物,或与机体组织表达的自身抗原结合,随后通过抗体依赖效应细胞的激活而诱导局部炎症的发生。因此,并不是所有的抗原都能成为疫苗的合适靶点。一般来说,相较于大量蛋白,少量蛋白所导致的问题可能更少,因为其相互作用的机会减少、只能形成少量的免疫复合物。因缺乏抗体依赖性细胞毒性,可溶性蛋白优于膜结合靶标,而抗体依赖性细胞毒性可能仅见于膜蛋白[21]。此外,许多膜蛋白是受体,并且抗体对于涉及的受体可能有拮抗性(防止与配体结合)或激动性(通过交联激活受体)。这是有问题的,因为实际上是不可能排除因免疫接种途径诱导而产生的非预期激动抗体[44-47]。最后,也必须考虑与靶标分子中和有关的安全问题。这些问题在使用特殊靶标的单克隆抗体(mAbs)、诱饵受体或受体拮抗剂的研究中得到了有效解决[44-46]。通过评估罕见的人类靶分子缺陷或动物模型中获取关于靶分子的遗传或生理缺陷的临床表现,也可以获得有价值的信息[41,48-52]。

用于治疗性B细胞疫苗中的靶标分子

免疫药物针对分泌型抗原具有更好的安全性[29],与此相一致的是,大多数用于人类的治疗性疫苗已经将这类分子作为靶标。同时,18种自身抗原已经成为针对人类不同适应证(表41.1)的31种不同疫苗的靶标。许多分子也成为小分子药物或生物制药的靶标,并且这些已确认成为适当的治疗靶标。

表 41.1　用于临床试验的针对自身抗原的B细胞疫苗

靶标	适应证	疫苗	抗原	研究机构
$A\beta_{1-40/42}$	阿尔茨海默病	AN1792	$A\beta_{1-42}$	Wyeth/Elan
		ACC-001	$A\beta_{1-7}$-CRM197	Wyeth/Pfizer;Elan/Janssen
		CAD106	$A\beta_{1-6}$-Qb	Novartis/Cytos Biotechnology
		V950	$A\beta_{Nterm}$-OMPC(?)	Merck Co
		AD01,AD02	Affitope $A\beta_{1-6}$-KLH	AFFiRis/GlaxoSmithKline
		UB311	$A\beta_{1-14}$ fused to UBITh	United Biomedical
		AC-24	$A\beta_{1-14}$/liposome	AC Immune
Tau	阿尔茨海默病、多系统萎缩	ACI-35	Phospho-tau	AC Immune/Janssen
	阿尔茨海默病	AADvac1	Tau-peptide-KLH	Axon Neuroscience
Alpha synuclein	帕金森病、多系统萎缩	PD01A	α-syn peptide	AFFiRiS
		PD03A	α-syn peptide	AFFiRiS

续表

靶标	适应证	疫苗	抗原	研究机构
Angiotensin I/II	高血压	AngQb	AngⅡ-Qb	Cytos Biotechnology
		PMD3117	AngI-KLH	Protherics
Renin			Hog renin	Academic Groups
CETP	高血脂	CETi	CETP$^{aa461-/476}$ fused to TT$^{aa830-843}$	Avant
hCG	避孕	HSD-hCG	b-HCG-TT	Indian government
FSH		oFSH	Ovin FSH	Indian government
GnRH		LH-RH-DT	GnRH-DT	Academic group
	前列腺癌	D17DT	GnRH-DT	Aphton
EGF	非小细胞肺癌	SAI-EGF	hEGF-TT (inactive.)	Micomet/Cancer Vax
HER2	乳腺癌	Her2AutoVac	Truncated HER2 fused to TT epitopes	Pharmexa
Gastrin	胰腺癌	G17DT/Insegnia	Gastrin 17^{aa1-9}-DT	Aphton
Mucin	癌症	Theratope/STn-KLH	Sialosyl-Tn-KLH	Oncothyreon/Merck KGaD
Ghrelin	肥胖	GhrQb	Ghrelin^{aa1-8}-Qb	Cytos Biotechnology
IgE	过敏性哮喘	RP 01	CH2-CH3-CH4 of IgE*	Resistentia
IL-1β	2型糖尿病	IL-1βQb	IL-1b mutein-Qb	Cytos Biotechnology
IFN-α	艾滋病	i-IFN-α	IFN-α (inactive.)	University of Milan
	系统性红斑狼疮	IFN-K	rIFN-α-KLH (inactive.)	Neovacs
TNF-α	类风湿关节炎	TNF-α-kinoid	rTNF-α-KLH (inactive.)	Neovacs
	克罗恩病	TNF-α-kinoid	rTNF-α-KLH (inactive.)	Neovacs
	恶病质	TNFAutoVac	TNF-α with internal TT T-cell epitopes	Pharmexa
	银屑病	TNFQb	TNF pep.-Qb	Cytos

注:Aβ:淀粉样蛋白-β;CETP:胆固醇酯转移蛋白;CRM:交叉反应突变体;EGF:表皮生长因子;FSH:促卵泡激素;GnRH:促性腺激素释放激素;HER:人表皮生长因子受体;hCG:人绒毛膜促性腺激素;IFN:干扰素;Ig:免疫球蛋白;IL:白介素;KLH:钥孔血蓝蛋白;MSA:多系统萎缩症;NSC:非小细胞;OMPC:外膜蛋白C;rIFN:重组干扰素;rTNF:重组肿瘤坏死因子;TNF:肿瘤坏死因子;TT:破伤风类毒素。

预防痴呆的疫苗方法

目前急需解决人群中痴呆发病率不断上升的问题。绝大多数痴呆病例与年龄的增长有关。出生率的下降和预期寿命的增加正在提高人口平均年龄,这一事实在发达国家具有特别重要的意义(例如,2007年英国65岁以上的人群数量首次超过了不足16岁的人群数量)[53]。作为一种全球趋势,与痴呆症相关的医疗成本对家庭和政府都意味着巨大的社会和经济压力。目前,只可用对症治疗,但是关于预防、减轻或延缓老年痴呆症发生的治疗策略正在广泛地探索[54]。

虽然认知障碍的程度从轻微到严重不等,但普遍认为神经退行性疾病是最严重的,广泛认为是由于错误折叠/聚集的蛋白在大脑中扩散导致的[55]。

阿尔茨海默病是导致痴呆的一个主要原因

由于患阿尔茨海默病(AD)的风险随着年龄的增长呈现指数型增长,AD现已成为导致痴呆的一个主要原因。在60岁时约有5%的人受到影响,而在85岁时超过50%的人患有痴呆。根据阿尔茨海默病协会[56]的信息,AD和痴呆目前影响全球4700万人,其中超过500万人为美国人,预计到2050年,这一数字将增长两倍。目前对治疗费用的估计令人震惊,特别是护理费用。仅在美国就花费了大约2000亿美元[56,57]。最有希望的治疗理念之一是针对淀粉样蛋白斑块的主动或被动免疫[48]。

AD的主要病理特征是由淀粉样蛋白-β(Aβ$_{1-40}$、Aβ$_{1-42}$)形成的斑块、淀粉样前体蛋白(APP)的裂解产物以及其他蛋白(如tau蛋白)聚集形成的神经元纤维缠结。对能加剧淀粉样蛋白沉积并与早发家族性

AD[49]相关的APP、早老素1的基因突变的生化和遗传研究，强烈支持了Aβ对疾病进展起着核心作用的观点。

1999年，Schenk及其同事等[50]报道，在APP转基因小鼠中主动Aβ免疫疗法可减少Aβ病理改变。在这些研究中，使用与强力佐剂结合的聚集性Aβ多肽进行免疫，导致斑块减少[50]，并能改善脑功能[58]。这一发现在几个主动和被动免疫的转基因AD模型中得到了证实[59]。鉴于这些结果，Elan/Wyeth发起了多项关于使用QS21佐剂的$Aβ_{1-42}$（AN1792）疫苗的临床研究。在I期试验中，在一半以上的AD治疗患者中发现了Aβ-特异性抗体，且无明显的不良事件发生[60]。

随后，在对372名AD患者疗效评估的II期临床试验中，对AN1792/QS21疫苗进行了测试。然而，当6%的疫苗受试者发生无菌性脑膜脑炎后，导致试验被过早停止[61,62]。随后的分析显示，副作用与抗体滴度之间并没有关系[63-65]。此外，在一个患者大脑中发现了浸润性T细胞，强烈提示Aβ-特异性T细胞是观察到的副作用的原因[66,67]。考虑到这种疫苗不含外来Th细胞肽段，诱导IgG反应必须依赖阻断自身耐受以诱导$Aβ_{1-42}$-特异性$CD4^+$辅助性T细胞（见图41.1），在一些患者中这可能触发了脑膜脑炎。这最有可能通过强力佐剂QS21聚合纤维性$Aβ_{1-42}$形成的结合物所致。引人注目的是，在II期临床试验的抗体应答水平最高的个体，在一些测试中其认知功能较对照组表现出明显减慢的下降，尽管观察到AN1792存在严重的安全性问题，这种疫苗仍提供了抗Aβ主动免疫可以提供某些利于AD治疗的一些临床证据[61-68]。重要的是，这些研究强调了必须避免抗原T细胞应答以及设计避免诱导针对Aβ的T细胞免疫力的后续方法。

第二代疫苗的特点是用N-端较短的Aβ多肽与外来载体蛋白结合，为高效诱导IgG抗体应答而不触发由不同种类的抗原特异性T细胞应答引起的细胞毒性作用提供补偿T辅助的功能。AN1792随访项目使用一种由Aβ的N-末端7个氨基酸组成的疫苗，即ACC-001，而该Aβ与白喉毒素交叉反应突变体（CRM 197）蛋白载体共价结合。虽然这种氨基酸短于T细胞表位的最小长度，但在转基因小鼠中诱导了较强的$Aβ_{1-42}$特异性抗体应答，以防止斑块沉积，并改善认知功能。几项涉及ACC-001的临床试验已经结束，尽管结果有限。在一项研究中，以三个不同剂量（3μg、10μg、30μg）重复注射ACC-001，无论是否添加佐剂（QS21），均具有安全性，且耐受性良好[69]。此外，值得注意的是，为了产生高效价应答，需要加入QS21佐剂。无论这三个ACC-001剂量如何，均观察到持续的高效价抗Aβ IgG应答[69]。然而，该公司已终止了此项研究[70]，或许是由不满意的效果导致[69,71]。

诺华公司采用Cytos生物技术公司授权的VLP技术，已研制成功一种针对Aβ的AD的候选疫苗。这种疫苗即CAD106，是由$Aβ_{1-6}$肽段共价结合噬菌体Qβ病毒样颗粒（QB）[71]。几项临床前研究显示，在缺乏佐剂情况下，该疫苗在小鼠、家兔和猴中诱导了高水平的抗体应答，但未诱导出Aβ-特异性T细胞。使用CAD106免疫，可在APP23和APP24转基因小鼠模型中预防皮质淀粉样蛋白斑块沉积。此外，在伴有大脑晚期病理特征的衰老小鼠中，免疫接种进一步减少了淀粉样蛋白的沉积[72]。这种化合物在人体的第一个研究报告提示，该疫苗在大多数的患者中耐受性良好，并诱导Aβ-特异性免疫应答，且未引发脑膜脑炎[73-75]。诺华公司正在计划对无症状患者进行一项新的治疗研究[CAD106和β位点淀粉样前体蛋白裂解酶（BACE）抑制剂]，希望能推迟痴呆的发作。抑制BACE1可以减少导致AD病理学的斑块的主要成分$Aβ_{1-42}$的产生[76]。

默克公司也在测试一种由N-末端的Aβ多肽共价结合OMPC（V950）制备的疫苗。在多阶段I期临床试验中，在加和不加ISCOMATRIX的铝佐剂的情况下增加V950的剂量的试验正在进行。AC-24（AC免疫公司）和UB-311（美国生物医学公司）两种疫苗已取得临床前研究结果[77,78]，正在进行早期临床试验。AC-24包含嵌入脂质体表面的$Aβ_{1-15}$，UB-311包含$Aβ_{1-14}$共价结合UBITh肽，并使用矿物盐佐剂。

AFFiRiS公司的AD项目，已被葛兰素史克公司收购，正在探索模拟Aβ的N-末端的短肽作为免疫原，以避免诱导自身反应性T细胞。其中两种AFFITOPEs疫苗（AD01、AD02）也明显表现出良好的临床前结果[79]，随后的人体I期试验的安全性和耐受性良好，但抗体应答相关报告仍未发表[80,81]。AD02已进入II期临床试验，其目标是确定药物的最佳剂量。对于之前的特殊疫苗（AD01、AD02），这些AFFITOPEs（不受其他组织的专利保护，因此具有开发另外一种Aβ特定疫苗的自由）的附加价值需要进一步探讨，似乎已停止研究。

对Aβ的mAb被动免疫疗法现已进入三期临床试验后期阶段，且近期人源化基于mAbs的免疫药物，分别针对Aβ的N段和中间区域的bapineuzumab[82]和solanezumab[83]，未能满足其增强认知、提高日常生活活动的主要实验终点[82-84]。2012年8月,强生公司决定停止临床开发bapineuzumab[85],因为轻度至中度AD患者试验结果可能呈阴性,且淀粉样蛋白病理学进展太快。然而,对solanezumab III期数据的再次分析显示,研究对轻度AD患者组具有潜在的临床益处。目前正在进行另一项三期的研究已证实这些结果(ClinicalTrials.gov NCT01900665,estimated primary completion October 2016,study completion October 2018)[86]。

Biogen最近在Ib期的研究中观察到,在前瞻性定义的(早期AD)患者群体中使用他们的aducanumab(BIIB037)单抗,具有统计学上显著的认知优势。此外,正电子发射断层扫描(PET)显示,淀粉样蛋白是迄今为止所见最大的减少,研究人员还观察到时间和剂量依赖的效应[87,88]。

从本质上说,我们可以从到目前为止大量的临床试验(表41.2)中了解到:①抗体的质量和数量都是至关重要的;②患者病情不应该进展,或许由斑块形成造成的损害不太可能逆转。似乎预防斑块的形成要比去除已有的斑块容易得多,如果没有再生的解决方案,就会产生"脑洞"的问题。由于抗体与斑块的相互作用可能产生疑似副作用,因此早期免疫似乎是最佳做法[89]。

AD疫苗临床开发的一个关键进展是能够使用PET与特定配体成像大脑,如(11)C-标记的匹兹堡化合物b〔(11)C-PIB〕,以具体地可视化阿尔茨海默病斑块[90,91]。(11)C-PIB是一种识别Aβ斑块的放射性追踪物质,因此可以用来捕捉生存患者的图像(不是尸检诊断的金标准)。这种成像技术提供了识别早期患者的机会,这时发病机制仍有可能被逆转。通过这项技术证实,家族性AD患者在出现症状之前已有斑块沉积[90-92]。在单克隆抗体治疗的患者中,PET成像显示斑块原位负荷降低,可以作为疗效的替代指标[87-91]。进一步对影像学技术的有效性和安全性进行临床验证,并确定该病的其他生物标志物或遗传标志物,将有助于预防性的疫苗对中老年人在抗击这一毁灭性疾病方面的影响评估。

鉴于单抗和疫苗试验的综合结果,仍在探索其他替代方法。已经探索到包括微管相关蛋白tau蛋白在内的其他靶点。错误折叠和过度磷酸化的tau蛋白聚集物延伸到神经纤维缠结,除了斑块以外,这也是AD的病理特征。此外,tau蛋白与Aβ和其他蛋白质聚集进入斑块和病变的不溶性杂质中。前面聚集物中小的可移动的tau蛋白被假设可以在神经元之间传播与tau蛋白的相关的病症。在使用磷酸化tau多肽免疫的转基因小鼠[94,95]中,已报道了不溶性tau蛋白的减少和行为表现的改善[94-98]。最近,鉴定出了致病性tau蛋白相互作用的结构性决定因素,并提供了有关可能损害聚合的表位的数据。在AD实验小鼠模型中,使用KLH-偶联tau蛋白肽疫苗可显著降低病理性过磷酸化tau蛋白的发生率[99-101]。轴突神经科学SE组最近完成了KLH-偶联tau蛋白肽疫苗(NCT1850238)的临床试验,报道了良好的安全性结果[100,101]。正计划对tau免疫治疗(AADvac1)进行II期研究。

此外,AC Immune和Janssen已经签署了一项协议,将ACI-35用于II期临床研究中,用于产生针对致病性错误折叠和磷酸化tau蛋白的抗体。在早期的临床前测试中,该疫苗刺激了对致病性tau蛋白具有高度特异性的抗体应答,从而降低了错误折叠和磷酸化tau蛋白的水平,并改善了小鼠模型的认知临床参数。ACI-35具有T细胞非依赖性的作用机制和良好的安全性概况[102,103]。

这些方法在解决神经退行性疾病中,旨在分别效仿现今和先前的成功的抗Aβ策略、避免失败的策略。此外,Aβ主动免疫导致Aβ的清除但并没有阻止tau蛋白的病理学改变或神经学退化,促使产生了一旦已经出现tau-调控的神经退化时使用Aβ靶向治疗可能为时已晚的担心。Tau蛋白的定向治疗可能会绕过这些限制。尽管临床研究进展迅速,但免疫疗法能否在可接受的风险与效益比下减缓或逆转疾病进展仍是关键问题。

帕金森病

帕金森病(PD)是一种发病率仅次于AD的神经退行性疾病,其临床表现为特征性运动障碍、相关认知障碍和进行性残疾。据估计,全世界约有700万~1000万PD患者,其中约1%的患者年龄在60岁以上[104-106]。目前治疗帕金森病多使用左旋多巴(多巴胺前体)和其他多巴胺兴奋剂,可以有效地控制疾病的早期运动症状。然而,随着疾病的发展,多巴胺神经元丢失,药物效用逐渐降低。目前还没有其他替代的治疗方法。两项主要神经病理学发现指出,PD患者中脑特别是黑质致密部的多巴胺能神经元的丢失,与路易小体和营养障碍性神经突一起,聚集形成α-突触核蛋白(α-syn)。路易小体中纤维化α-syn的异常累积和家族型PD中α-syn基因突变,使得产生了α-syn在PD中起到核心作用的假说。α-syn的积累与多巴胺能神经元的丢失和后续的运动功能的下降有关,这使其成为PD诊断方法的一个高度相关的分子靶标[107,108]。

第41章 非传染性疾病疫苗　777

表41.2 针对阿尔茨海默病的B细胞疫苗临床试验[a]

疫苗名称	阶段	干预分组	接种方案（月/途径）	免疫原性、安全性和耐受性指标	例数	试验注册号及完成时间
AN1792	I	QS21（50,100μg）AN-1792（50,225μg）+ QS21（50,100μg）	0,1,3,6,16/肌注		80	未注册
	II	Placebo AN-1792 + QS21	0,1,3,6,9,12/肌注	认知和记忆试验效果评估	375	00021723_Term.
ACC-001	II	Placebo（PBS & QS21）ACC-001（3**,10,30μg）	0,1,3,6,12/肌注		120	00479557_03/2013 00498602_03/2012
		ACC-001（3,10,30μg）+ QS21（50μg）	0,3,6,9,12/肌注	基线变化评定量表：ADAS-Cog, DAD, NTB MMSE scores	40	00752232_09/2012
		QS21 ACC-001（3,10,30μg）+ QS21（50μg）	0,1,3,6,12/肌注	基线变化评定量表：ADAS-Cog, DAD, NTB MMSE scores	32	00959192_01/2013
		PBS ACC-001（3,10,30μg）+ QS21（50μg）	不详	有效性,淀粉样蛋白PET成像,疾病生物标志物,认知和功能差异	108	01284387_08_2014
		ACC-001（3,10,30μg）+ QS21（50μg）	0,1,3,6,12,18/i.m.	有效性,淀粉样蛋白PET成像,疾病生物标志物,认知和功能差异（主要针对早期AD）	108	01227564_09/2014
		ACC-001（3,10,30μg）+ QS21（50μg）	0,6,12,18/肌注	基线变化评定量表：ADAS-Cog, DAD, NTB and MMSE scores	120	00955409_11/2014 01238991_09/2014
CAD106	I	安慰剂, CAD106（50μg）CAD106（150μg）	0,1.5,4.5, 0.5,1.5	认知和功能评价	67 160	00960531_09/2014 00411580_03/2008
	II	安慰剂, CAD106	重复皮下注射		60	00795418_11/2010 00956410b
		安慰剂（Ad1（md）或 Ad2（md））CAD106 150μg + Ad1 & Ad2（ld & md）CAD106 450μg + Ad1 or Ad2（ld & md）	重复肌注	生物标志变化：$A\beta_{1,40/42}$,总tau蛋白,脑脊液磷酸化tau蛋白	31 27 120	00733863_02/2010 01023685b I01097096_12/2012
V950	I	安慰剂（IM:0 or 16μg）V950（0.5 & 50μg）+ IM（0,16,47 & 94μg）铝佐剂	0,2,6/肌注（n=124）		124	00464334_02/2012

续表

疫苗名称	阶段	干预分组	接种方案（月/途径）	免疫原性、安全性和耐受性指标	例数	试验注册号及完成时间
AD01	I	AD01 AD01 + Alum	0,1,2,3/皮下	探索性临床疗效分析	24	00495417_08/2009 00711139[b],01225809[b]
AD02	I	AD02 AD02 + Alum 加强（不详）	0,1,2,3/皮下 n.d.	认知效果（ADAS-Cog）和功能（ADCSADL）差异、电脑认知测试、痴呆评估量表（CDR-sb），行为及生物标志物等	24	00633841_09/2009 01093664[b] 0711321[b]
AD02	II	安慰剂 AD02（3 种不同剂量）		认知效果（ADAS-Cog）和功能（ADCSADL）差异、电脑认知测试、痴呆评估量表（CDR-sb），行为及生物标志物等	420	01117818_10/2012
UB311	I	UB311	0,1,3/肌注	探索性疗效分析	18	00965588_12/2010 01189084[b]
AC-24	I/II	安慰剂/AC-24，3 种不同剂量（不详）	（n.d.）	探索性临床结局分析	不详	未注册

[a] 所有研究（如无其他说明）均在轻度到中度 AD 患者中开展，并观察疫苗的免疫原性、安全性、耐受性和不同的探索性重要结局。

[b] 拓展性研究。

注：Aβ：淀粉样蛋白-β；AD1：佐剂 1；AD2：佐剂 2；AD：阿尔茨海默病；ADAS-Cog：阿尔茨海默病评估评价量表，认知评价量表；ADCS-ADL：阿尔茨海默病评估评价量表 - 日常生活能力；DAD：痴呆症诊断性评估；IM：肌内注射；ld：低剂量；md：中等剂量；MMSE：简易智能精神状态评价量表；MRI：磁共振成像；NPI：神经精神库存激越子量表；NTB：神经心理测试组合；PET：正电子发射断层扫描；SC：皮下注射。

与 AD 类似,研究人员已经确定了移动的致病性蛋白簇,包括小低聚物形式的天然或错误折叠的 α-syn [108]。体外研究证实,这些可移动的致病性蛋白结构簇以聚集表型的形式传播,并伴有相关的神经毒性 [109,110]。颅内拦截异常(低聚物的)形式的 α-syn 的潜能可提供治疗。在体外和动物模型中,可以通过阻止这些分子的吸收来防止 α-突触核蛋白病 [111,112]。

在一项小鼠模型中,针对 α-syn 主动免疫改善了 PD [112] 的退行性病理改变,为帕金森疫苗(PD01A)一期试验铺平了道路。初步报告表明,疫苗是安全的 [NCT01568099],观察性 Ib 期试验和后续研究(包括加强免疫)正在进行中。此外,加佐剂疫苗的另一个Ⅰ期(PD03A)研究正在进行中 [NCT02267434]。

tau 蛋白存在协同参与导致 PD 的潜在可能性。报告指出,tau 可以启动 α-syn 聚合并与神经毒性有关,这与 AD 中 Aβ 的作用类似。在体外已有报道潜在的异质性蛋白质影响 α-syn 聚合,对 AD、tau 蛋白病和如亨廷顿病等其他易于聚集性发生的神经退行性疾病(包括亨廷顿蛋白的聚合)具有交叉预防作用的药物,或许对 PD 和其他 α-syn 蛋白病也有益处(反之亦然) [113,114]。

药物成瘾疫苗

发展中国家扩大工业活动正在刺激经济繁荣。现今,全球的趋势是越来越少的农村化人口和越来越多地城市化人口。久坐不动的生活方式、加工食品(高糖、高脂肪)的可获得性提高,以及烟酒消费量的增加,都导致了肥胖和其他包括高血压、卒中和 2 型糖尿病在内的健康相关的并发症的发生。

由于行为改变可能很难实施,因此戒烟、控制肥胖和人口控制的疫苗方法非常有吸引力(表 41.1)。如免疫疗法在糖尿病管理中的潜在应用(本章稍后讨论) [115,116]。针对非感染性疾病的 B 细胞疫苗可分为针对自身免疫性疾病 [40-42]、过敏(见下文)和药物滥用三种方法 [26,43]。针对药物滥用的疫苗旨在诱导抗体与血液中的药物结合,阻止大脑中的正强化作用。特别是戒烟疫苗被广泛研究,主要通过两种疫苗:Nabi 与葛兰素史克(GlaxoSmithKline)共同研发的尼古丁-外蛋白 A 偶联物(NicVax)和 Cytos Biotechnology 与诺华研发的尼古丁-Qb 偶联物(NicQb 或 Nic002)。在一项使用 NicQb 的Ⅱ期研究(Cytos 的 NCT00369616)中,与安慰剂受者相比,最高抗体滴度水平的受种者从第 2 个月到第 6 个月期间持续戒烟人数显著增加 [43]。然而,在诺华随后进行的一项研究(NCT00736047)中,减少吸烟的主要终点(定义为第 8~12 周持续戒断的程度与安慰剂相比的差异)并没有达到,因此终止了该计划 [117]。

同样,Nabi 生物制药公司生产的第二种疫苗 NicVax 报告说,与安慰剂相比,抗体反应最高水平的人(抗体效价最高的前 30% 的人)在第 19~26 周期间,持续戒烟的人数显著增加 [118]。该疫苗在另外两个Ⅲ期试验(NCT01178346 和 NCT01102114)中进行了测试,减少吸烟的结果为阴性,因此 Nabi 停止了该疫苗的进一步开发,这再次凸显了戒烟的困难。虽然早期的疗效试验看起来很有希望,但在较长时间内诱导高亲和力的抗体滴度是一个挑战。尽管面临这些挑战,辉瑞最近启动了一个新的戒烟疫苗项目,其重点是诱导高亲和力抗体。

1 型糖尿病和耐受疫苗

以前称为"胰岛素依赖型糖尿病"的 1 型糖尿病(T1D)是一种由分泌胰岛素的 β 细胞缺失引起的胰岛慢性自身免疫性疾病。自身免疫是 T1D 的主要机制,同时也涉及遗传易感性和环境触发因素。遗传数据表明,胰岛素基因和某些信号转导基因(PTPN22)以及一些免疫相关基因[如人类白细胞抗原(HLA)、IL-2Ra 和细胞毒性 T 淋巴细胞抗原(CTLA)-4]也与 T1D 易感性相关。已有流行病学和其他研究涉及环境触发因素,如微生物等,特别是肠道病毒 [119-123]。相反地,其他微生物,如卡介菌(BCG)疫苗似乎起到保护作用。普遍认为,及时发现和干预可以最大限度地提高成功干预以及预防疾病的机会。血清自身抗体既是有效的生物标志物,也是代谢的中间产物和调节 T 细胞群的物质 [124]。

下面实例重点说明当前关注的环境诱因预防性试验。2015 年,美国食品药品管理局批准了一项试验性新药(IND)申请,用于治疗 T1D 的卡介苗试验。该试验的基本原理是诱导 TNF 水平升高,从而破坏自身反应性 T 细胞,该 T 细胞是可以靶向破坏胰腺的胰岛素分泌细胞。随着证实疫苗安全性的概念验证Ⅰ期研究的完成 [125],目前正在进行Ⅱ期研究 [126]。

其他基于疫苗的方法使用了合成的控制释放生物材料。在双组份系统中,包括用于封装变性胰岛素的聚酯(丙交酯)(PLGA)微粒子,在第二组份中作为疫苗佐剂的多肽水凝胶(PuraMatrix)包含炎性细胞因子、粒细胞-巨噬细胞集落刺激因子和 Toll 样受体 9 激动剂,磷酸胞嘧啶鸟嘌呤 ODN1826(CpG) [127]。体内试验表明,与对照组全部患有糖尿病的小鼠相比,这种双组分疫苗只能提供适度的保护[40%的NOD（非肥胖糖尿病）小鼠][127]。体外分析表明，CpG可刺激IL-10的产生，提示其可能的抗炎作用机制。在小鼠皮下注射三次后1周，对形成的肉芽肿进行组织学分析表明存在广泛的免疫细胞。这种局部浸润为免疫细胞培养所必需的细胞间相互作用创造了条件[127]。

另一种正在开发并进行临床试验的T1D疫苗是使用胰岛素原肽（PI C19-A3）的MonoPepT1De试验，该试验正在新近诊断的1型糖尿病患者中进行评估。2015年初完成了该疫苗的Ⅰb期多中心研究（胰岛素原[PI]肽免疫治疗新发1型糖尿病的Ⅰb期研究-nct01536431）。其主要试验终点是新发T1D患者的PIC19-A3的安全性，次要试验终点是评估刺激C-肽的产生、HbA$_{1c}$（糖化血红蛋白）水平、血糖波动均数、生活质量评分和胰岛细胞自身抗体β-细胞特异性免疫反应的生物标记[128]。

从上面的例子可以看出，这些试验的科学基本原理是相当不明确的，所以这些产品要获得许可仍有许多挑战。

2型糖尿病和B细胞疫苗

与T1D不同的是，对2型糖尿病（T2D），胰岛细胞仍在发挥作用，但机体对胰岛素的作用产生抵抗，或胰腺不能产生足够的供应，或两者兼有。T2D的一个显著特点是淀粉样沉积的多肽来源于β细胞的胰岛淀粉样多肽（也称为胰淀素）。胰淀素通常与胰岛素结合，调节胰高血糖素分泌和胃排空（食欲），并显示出物理化学特性，使其能够聚集和形成淀粉样纤维。因此，通过接种疫苗消除淀粉样蛋白沉积（聚集淀粉样蛋白）[129]的潜在策略可能与改善胰岛素的生产有关，类似于处理AD[130]中的聚集蛋白的策略。此外，抗炎策略已应用于T2D[131]。基于全长的细胞因子化学耦合噬菌体Qbeta VLP，针对IL-1β使用主动免疫疗法的一项临床前实验，已证实可以在体内中和IL-1β。被免疫的动物可以耐受疫苗，并在类风湿关节炎、多发性硬化症和2型糖尿病的实验模型中呈现出疾病病情的减轻[41,131]。Cytos已经完成了CYT013-IL1bQb（NCT00924105）的Ⅰ期、Ⅱa期试验。通过引入单个基因突变，疫苗的安全性和耐受性随后得到了提高，该突变显著降低了细胞因子抗原的生物活性。2型糖尿病患者队列在Ⅰ/Ⅱ期研究中，免疫接种的疫苗剂量（10~900μg）和频率（2~8次注射）范围较宽。结果显示，疫苗耐受性良好，仅注射一到两次疫苗后即可在大多数患者中观察到IL-1β-特异性抗体应答。与之形成鲜明对比的是，需注射五次或六次后才能观察到（MF Bachmann，未发表）IL-1β-中和反应（表明高亲和力抗体）。但是这些中和抗体一旦诱导成功便会长期存在，并在几个月后缓慢下降（长达40周的观察）。还需要进一步研究（尚未得出结论）是否有可能通过添加佐剂或使用更高的疫苗剂量来加速中和抗体的产生[15]。

高血压

持续性高血压是导致具有潜在致命后果的冠心病和中风发生的最大危险因素。作为关键的血压调节因子，血管紧张素Ⅱ（Ang Ⅱ）是许多有效的抗高血压药物的治疗靶标，这些药物包括血管紧张素转换酶抑制剂和阻断血管紧张素Ⅰ型受体的药物。尽管具有有效的治疗方法，但患者依从性很低，在美国只有30%~50%的高血压患者服药治疗[132,133]。这些无症状患病情况的存在使得患者很难坚持治疗[134]。旨在诱导针对Ang Ⅱ的长效抗体应答的主动免疫是一种具有吸引力的替代疗法。对使用一种含有靶蛋白[血管紧张素Ⅰ（Ang Ⅰ）]与载体蛋白KLH偶联疫苗的大鼠进行评估显示血压降低。但后续的临床研究（由Protherics进行）并没有达到预期的降压终点效果[135]，可能是因为人类的体液应答不够理想。第二项对自发性高血压大鼠的疫苗研究使用了VLP Qb与AngⅡ化学偶联为一个VLP。观察到血管特异性IgG抗体水平升高，血压有所改善。随后的Ⅰ期研究证实了此项研究的安全性[25]，且抗体水平在注射后两周达到峰值，并在几个月内下降到背景水平。该疫苗的有效性随后在一项多中心、双盲、安慰剂对照的Ⅱ期研究中对72名轻度至中度高血压患者进行了验证[27]。分别于0、4和12周皮下注射由佐剂（氢氧化铝）配制为低、高两剂（100μg、300μg）疫苗，在预防接种前和接种3次后24小时内测量动态血压。与基线和安慰剂组的血压水平相比，高剂量（300μg）组显著降低了血压水平；降压效果与Ang Ⅱ的小分子抑制剂反应相似。与安慰剂组相比，日间收缩压和舒张压分别降低了9mmHg和4mmHg，晨起血压也得到了降低。

为进一步提高AngQb的效力，在其他一项Ⅱ期临床研究（NCT00701649和NCT00710372）中，对使用高剂量（达900μg）增加接种频次（两周注射一次）的效力进行了评估，结果这个新方案诱导了更高的抗体滴度，但对血压的控制效果逊于先前的研究。效力降低与该方案诱导的抗体亲和力下降有关[27]，这说明抗体的亲和力和含量同等重要。

总之，针对血管紧张素Ⅱ的主动免疫能降低部分高血压患者的血压。但还需要进一步优化才能实现抗体亲和力和含量的适当平衡（Cytos Biotechnology Ag，未发表）。

抗细胞因子疫苗

随着针对 TNF-α、IL-12、IL-17 等不同细胞因子的 mAb 疗法的不断成功，一些治疗性疫苗接种策略已经应用于该类分子。使用单克隆抗体靶向 TNF 的治疗方法已在多种炎症性疾病中证明有效，包括类风湿关节炎、幼年特发性关节炎、强直性脊柱炎、银屑病、克罗恩病和溃疡性结肠炎[8-11,136,137]。然而，长期使用抗肿瘤坏死因子单抗的患者往往会产生治疗耐药性（继发性失败）。此外，还有多次注射的给药方案烦琐且很昂贵。

肿瘤坏死因子

一些针对 TNF 的疫苗试验已经进行，但在公共领域报道得很少。2014 年，Neovacs 公司报告了 TNF-Kinoid 在类风湿关节炎领域一项涉及 140 名患者的随机、双盲、安慰剂对照、多中心 Ⅱb 期临床试验（NCT01040715）结果。共同的试验终点是基于类风湿关节炎的症状评分（DAS28-CRP 和 ACR20 评分）。该研究证实了该产品的安全性和耐受性，除 1 人外，其他所有受种者的抗 TNF 结合抗体水平均显著升高。然而，患者没有产生中和抗体，临床症状评分也没有改善。进一步的数据分析正在进行中[138]。

Cytos 报告了其第一代 TNF 多肽 QB 疫苗用于银屑病治疗的免疫应答及临床疗效[139]。基于多肽疫苗诱导产生针对多肽的强效抗体，但对可溶性 TNF 的功能活性较低[140]。目前正考虑进一步研发全蛋白质疫苗。最终，Pharmexa 公司研究了一种 TNF 蛋白疫苗，该疫苗含有人破伤风类毒素衍生的 T 细胞表位。尽管对人有免疫原性，但诱导的抗体只能识别部分变性的 TNF，这种疫苗的研发终被放弃[141]。

需要对这些研究进一步分析并进行更大规模的安慰剂对照研究，以确定疫苗诱导抗体的方案是否能够胜过现有的 mAb 疗法。

白介素-17

抗 TNF 免疫治疗的另一个问题是它可能增加潜在感染的易感性（如结核病和其他机会性和肿瘤性疾病）。

这促进了寻找干预的替代点。一个很有吸引力且非常成功的例子是针对中度至重度银屑病患者的炎性细胞因子 IL-17A。银屑病是一种慢性炎症性皮肤病，导致细胞分化不良，角质细胞过度增生。皮肤上鳞状斑块和发红（红斑）的严重程度变化可从轻度的局部小斑块（病变）到覆盖全身，在某些情况下还可导致关节炎症（约 25% 的银屑病患者发展为银屑病关节炎）。IL-17 由效应 T 辅助细胞的一个亚类 Th17 细胞产生。在银屑病病变区，活化的抗原递呈细胞产生 IL-23，刺激 Th17 细胞释放 IL-17。角质细胞通过上调促炎趋化因子对 IL-17 产生应答，将 T 细胞、中性粒细胞和单核细胞吸引到病变处。IL-17 还可诱导成纤维细胞产生 IL-6，从而刺激幼稚 Th 细胞向 Th17 细胞分化，进一步产生 IL-17，从而形成一个潜在的、正向炎症反馈回路[142]。

由于 IL-17 在银屑病炎症免疫反应中起着关键作用，抗 IL-17 单克隆抗体已被证明具有调节炎症反应的作用[90]。靶向 IL-17 的单克隆抗体正在进行 Ⅲ 期试验，并与已获许可的抗 IL-12p4C（优特克单抗）和伊纳西普靶向 TNF 进行比较[136,143-145]。2015 年初，诺华的 AIN457，也被称为苏金单抗（Cosentyx），成为市场上第一个被批准的抗 IL-17A 单克隆抗体，并被推荐用于中重度银屑病的"一线"治疗。

通过自然发生基因突变 IL-17 的个体（缺乏功能性 IL-17F，IL-17 受体拮抗剂 IL-17RA 或下游衔接蛋白 ACT1）[51]可了解中和 IL-17 的安全性，这些人容易患局部皮肤轻度感染，但不易患全身性细菌感染、肺结核或其他分枝杆菌感染、病毒感染、异常微生物，且不增加癌症的风险[51,52]。

基于 IL-17 的疫苗在小鼠身上的临床前试验显示出很强的中和抗体滴度，并对类风湿关节炎和多发性硬化症的诱导具有保护作用[38]。

这些令人鼓舞的结果已促使 Ⅱ 期临床研究正在进行。应该进一步研究更具成本-效益的疫苗方法（例如基于 VLPs）来补充甚至替代银屑病和其他疾病中 IL-17 的生物制剂。

结论

在过去的 10 年里，在将疫苗的概念引入针对现代社会中威胁健康的重大慢性病方面做出了巨大努力。我们对免疫学认知的提高以及重组技术的发展，已经使科学家们能够将自身分子作为这种成功治疗方法的靶标，而这些分子一旦过量产生，在疾病病因中起到核心作用。然而，这些方法都没有转化为市场产品，全面探索这种治疗理念仍面临进一步挑战。

在这种情况下，重要的是要记住，中和并抑制自身抗原或药物滥用所需的抗体量和亲和力，应高于免于抗病毒感染所需的几个数量级[44]。因此，为了确保治疗效果,主要的挑战仍然是诱导足够量的和适当亲和力的抗体。许多抗体应答的具体需求将会依据具体靶标确定,且会受到使用不同佐剂、疫苗载体及接种方案的影响。

在寻求神经退行性疾病的主动免疫策略时,一个考虑的关键因素是老年人的免疫应答相对于年轻人的自然局限性。最后,一个普遍的主题是桥接现有动物模型中临床前数据的关联性,并扩展动物模型以总结正在研究的人类疾病的机制。

(李克莉　黄仕和)

本章相关参考资料可在"ExpertConsult.com"上查阅。

第42章 诺如病毒疫苗

Jacob F. Kocher、Kari Debbink、Lisa C. Lindesmith、Rachel L. Graham、Hugues Bogaerts、Robert R. Goodwin 和 Ralph S. Baric

在轮状病毒疫苗广泛接种的国家,诺如病毒(norovirus,NoV)已成为急性非细菌性胃肠炎的首要病原体[1-5]。全球约有18%的急性肠胃炎是NoV感染相关[6]。美国每年NoV引起的肠胃炎病例约2100万,其中40万急诊就诊,7.1万住院治疗,800人死亡,减少5000个质量调整生命年(quality adjusted life years,QALY)[7-9]。发展中国家NoV感染情况更为严重,约5%的儿童腹泻病例中可检测到该病毒,每年导致约20万儿童死亡[10,11]。此外,NoV感染也是引起个人和团体旅行腹泻的重要因素之一[12,13],游轮上NoV暴发经常引发关注,但在美国这仅占全部NoV暴发疫情的1%[14]。欧盟国家中,预计每年因NoV导致的5岁以下儿童病例数高达570万,其中门诊病例80万,住院病例5.3万,约102人死亡。当前欧盟国家中NoV感染引起的疾病负担已达到轮状病毒疫苗使用前的同等水平,而随着轮状病毒疫苗的逐步推广,NoV相关疾病负担或将更加突显[15]。数据模型预测,疫苗的使用将使每年的病毒相关病例减少220万,同时减少约21亿美元的经济负担[16]。

经济方面,NoV相关胃肠炎产生的医疗费用高达2.84亿~3.55亿美元[9,17],为美国和欧盟带来的总经济负担分别为20亿~50亿美元[8,16]和40亿美元[16],仅次于非伤寒沙门氏菌、弯曲杆菌、单核增生李斯特菌和刚地弓形虫[8]。尽管当前认为NoV感染相关病例仍被低估[18],但已知和预测数据均表明,NoV感染和相关胃肠炎已引起巨大的疾病负担和经济负担。NoV被称为"完美的人类病原体",具有感染性强、快速进化逃逸、高度易感性等特征,且现阶段尚无针对性的治疗药物。综合考虑上述因素,疫苗研发是防控诺如病毒所致相关疾病最有效的手段和措施[19]。

诺如病毒

诺如病毒最早发现于1972年,分离于1968年美国俄亥俄州诺瓦镇暴发的腹泻疫情患者粪便(又称为"诺瓦克病毒")[20]。该病毒属杯状病毒科(Caliciviridae),诺如病毒属(Norovirus),为无包膜单股正链RNA病毒。根据基因特征,可分为6个基因群(genogroups,GⅠ-GⅥ),每个基因群进一步分为多个基因型(genotypes,图42.1A)。感染人类的基因群包括GⅠ、GⅡ和GⅣ,其中GⅠ和GⅡ为主要基因群。此外,GⅡ和GⅣ群还可分别感染猪和狗,因而可能存在人畜共患病传播途径[21],已有报道人体内可检测到犬类诺如病毒抗体,但仍需科学研究加以证实[22]。

诺如病毒基因组全长约7.5~8.0kb,包裹于正二十面体衣壳中。基因组包括三个开放阅读框(Open Reading Frames,ORFs),5′末端是VPg蛋白形成的帽子结构,3′末端有多聚腺苷酸尾(poly A)。ORF1编码非结构聚蛋白;ORF2和ORF3编码结构蛋白,分别为主要衣壳蛋白VP1和次要衣壳蛋白VP2;90个VP1二聚体可组装成二十面体颗粒结构[23];VP2可增加衣壳稳定性,并有助于VP1的表达[24-26]。VP1单体由两个区域构成,分别为壳区(Shell,S区)和突起区(Protruding,P区),二者之间由较短的铰链区连接[27]。P区进一步分为高度保守的P1亚结构域和高度变异的P2亚结构域[27,28]。P2结构域能够通过序列变异调控毒株的受体结合能力和病毒抗原性[29-31]。

诺如病毒的传播和疾病

诺如病毒主要经粪口途径传播[32],也可通过其他方式传播,如呕吐物的气溶胶[33,34]、被污染的食物、水[14,35]及其他污染物,这是因为诺如病毒可在污染物表面存活几周[36],甚至可以在水中存活2年以上[37]。化学消毒是病毒传播循环中唯一可行的干预措施,但已有研究表明包括酒精洗手液在内的传统消毒措施对诺如病毒基本无效[38]。

诺如病毒具有极强的感染能力,18个病毒即可导致感染,而每克粪便中可能含有多达50亿有效感染剂量[39]。由于其高度易感性,养老院、游轮和军营[7]等半封闭的人群聚集场所极易发生NcV感染,是疫情暴发的主要场所。NoV已成为美国和欧洲常见的医院感染致病原[15,40,41]。此外,高达30%的感染者

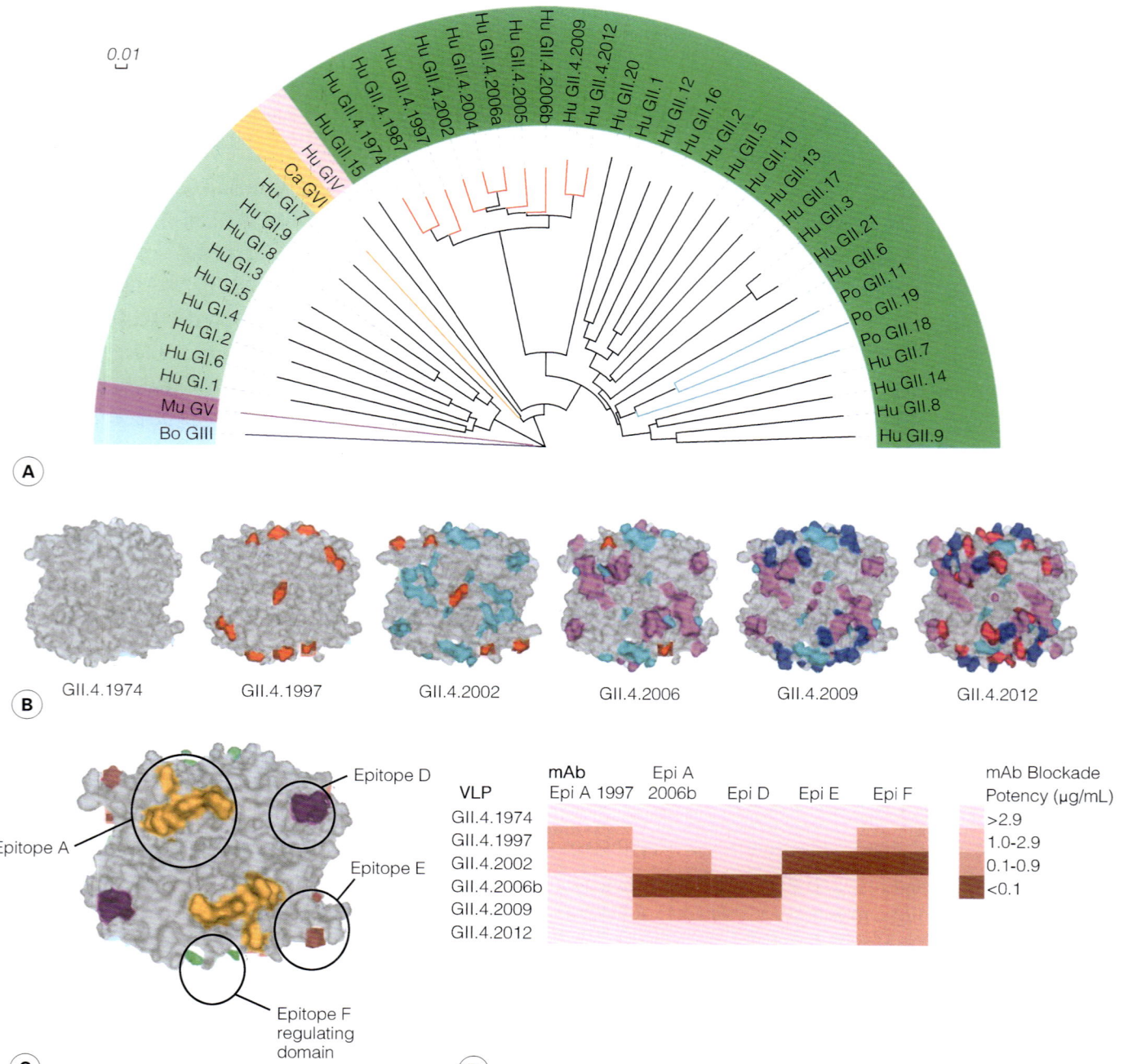

图42.1 全球主要GⅡ.4型诺如病毒(NoV)流行株及其特征。

A. NoV主要衣壳蛋白基因的系统发生树；B. GⅡ.4的P蛋白二聚体随时间变化结构模型；颜色标注表示与GⅡ.4-1974相比，各毒株氨基酸序列的变化。红色(GⅡ.4-1992)，蓝绿色(GⅡ.4-2002)，粉色(GⅡ.4-2006)，蓝色(GⅡ.4-2009)，深粉红色(GⅡ.4-2012)；C. 已证实的GⅡ.4中和表位区域；GⅡ.4-2012 P二聚体标注非保守中和表位(A、D、E)和保守中和表位(F，抗体结合基序 NERK)；D. 中和表位序列的变化对阻断抗体效力的影响。各GⅡ.4流行株类病毒颗粒(VLP)对不同单克隆抗体的阻断效价，对应颜色从效价最低(浅色)到最高(深色)；单抗识别的表位：GⅡ.4-1997的表位A、GⅡ.4-2006b表位A、表位D、表位E和表位F。

注：BO：牛；Ca：犬；Epi：表位；Hu：人；Mu：小鼠；Po：猪。

表现为无症状感染,这种隐性感染在病毒传播和暴发中的作用尚无定论[42,43]。

诺如病毒胃肠炎通常被称为"胃肠道流感";因其流行具有季节性(北半球冬季更易发病),也被称为"冬季呕吐病"[44]。病毒感染的潜伏期约为24小时[45],大多数患者症状持续时间为24~72小时[46]。最常见的症状包括恶心、(喷射性)呕吐和腹泻,或可伴有腹部痉挛、发热、头痛和脱水[32,47]。与细菌性胃肠炎相比,NoV相关胃肠炎的呕吐症状持续时间更长,而且呕吐频率更高[48,49]。只有约10%的诺如病毒肠胃炎患者会寻求医疗服务,包括住院治疗,口服补液或静脉输液治疗脱水。NoV感染也可能是心脏和肾脏患者预后不佳的重要因素之一[50]。

一项对65岁及以上人群中诺如病毒相关疾病、住院和死亡情况的系统研究综述中发现,疾病严重程度的主要影响因素包括患者年龄、并发症、GⅡ.4基因型NoV感染。随着社会老龄化程度加剧,对养老机构护理服务的需求也相应增加,由NoV引起的疾病负担也将愈发严重。尽管NoV感染主要表现为自限性疾病,但在免疫功能低下人群中可发展成慢性感染[51-56],导致持续的临床症状和排毒期延长[50]。有研究指出,坏死性小肠结肠炎和感染后肠易激综合征这两种罕见病可能与NoV感染有关[57-60],但尚未建立因果关系。

组织血型抗原

组织血型抗原(histo-blood group antigens,HBGA)是诺如病毒感染的宿主受体或重要协同因子[61-63]。HBGA是一个多聚糖类家族,根据末端糖基类型可分为:分泌型(H)抗原、Lewis(Le)抗原、A或B抗原。分泌型个体中,HBGA分布于红细胞和黏膜上皮细胞表面,也可以以游离的形式存在于黏膜分泌物中;非分泌型个体中,只表达和分泌HBGA的前体[64]。HBGA的糖基类型与诺如病毒易感性相关,因而NoV与HBGA的结合具有基因型特异性以及流行株特异性[65-71]。有假说认为,个体HBGA表型差异引起的NoV结合模式和感染滴度差别,可能调控人类群体的感染模式。其支持性论据包括,B抗原表达的个体更不易被GI.1型NoV感染[63],而分泌型抗原表达的个体更易感某些NoV基因型,包括最广泛流行的GⅡ.4型。一项厄瓜多尔的儿童出生队列研究表明,非分泌型婴儿与分泌型婴儿表现了相似的疾病特征,但致病的NoV基因型不同。这表明尽管非分泌型可能会降低NoV感染的风险,但它并不能对所有诺如病毒产生保护[63,72-75]。

疫苗开发面临的挑战

开发安全、有效和可及的诺如病毒疫苗仍面临诸多挑战。一个主要原因在于现阶段仍缺乏稳定、有效的细胞培养体系和小动物模型用于NoV疫苗研究。尽管细胞体外培养系统方面的研究取得了一些进展,但病毒在这些体系中的复制能力仍然有限。早期研究表明NoV可以与肠道菌群相互作用[76,77],鼠诺如病毒可以感染免疫细胞[78,79]。基于上述研究,Jones等[80]尝试在B细胞中加入肠道细菌,体外培养人诺如病毒(human norovirus,HuNoV)。将GⅡ.4.Sydney株接种B细胞,病毒基因组拷贝数和病毒蛋白表达量增加了25倍。NoV可以在肠上皮细胞和B细胞共培养的Transwell小室内增殖;但只有肠上皮细胞时,则无法增殖。NoV培养液经过滤后感染细胞,病毒复制能力降低,但向培养基中加入合成的H-HBGA或加入表达H-HBGA的细菌时,病毒复制能力恢复,与未过滤的NoV相似[80]。这些结果提示当NoV在体外感染免疫细胞时,共生的肠道菌群可能扮演了辅助因子的作用,协助病毒黏附并进入细胞。尽管上述研究结果极具启发意义,但尚未被重现或证实,同时仍存在其他的局限性,如病毒复制滴度低、病毒复制能力与体内感染的相关性尚未阐明。未来研究需要开发更多有效的HuNoV细胞培养系统。

除细胞培养系统,已有多种动物模型用于HuNoV复制研究和疫苗开发。Rag-γc基因敲除小鼠经腹腔注射GⅡ.4型NoV,脾和肝脏巨噬细胞中可观察到病毒滴度的增加,并检测到病毒蛋白的表达[81]。这些数据表明该小鼠模型或许可以作为一个切入点,用于NoV的批量培养,进而研制减毒或灭活疫苗。但该模型仍存在一些局限性,如动物仅能通过口服-腹腔或腹腔注射的方式接种病毒,且无明显的临床症状,仅能发展成亚临床感染;此外,试验用小鼠为免疫缺陷型,限制了其在疫苗保护效力等适应性免疫评价方面的应用。故此该模型不适宜作为NoV病原学或疾病研究的优选模型。有研究者以无菌猪作为动物模型评估候选疫苗,但HuNoV在无菌猪中复制能力有限[82,83]。黑猩猩在接种GI.1型NoV后,虽未见胃肠炎相关临床症状,但却表现出了与人类相似的排毒现象和免疫学反应[84]。上述两种动物模型均需要病毒在体的内适应性进化过程,增强其复制能力及致病性,从而建立能够引起明显临床表型的动物感染模型。

诺如病毒免疫机制

诺如病毒感染后诱导的免疫应答机制研究对疫苗研发至关重要。以往普遍认为机体自然感染 NoV 可以产生针对感染毒株的短期免疫保护[85,86]。2003 年首次报道了 NoV 长期免疫效应,生物信息学建模预测其免疫保护力可持续 4~8 年[63,87]。这些保护性免疫应答具有基因型特异性,因此其他基因群或同一基因群内其他基因型病毒反复感染的情况非常常见[88-91]。这一特征也使在季节交替时很容易出现新的 NoV 流行株[92]。更为重要的是,与其他 RNA 病毒类似,既往暴露可能会使疫苗接种后产生的免疫应答偏向于曾感染过的 NoV 毒株,从而对既往感染的 NoV 具有免疫保护效果[74,75,93,94]。

从 NoV 感染情况和人体挑战试验中已经确认了数个免疫保护相关因素(表 42.1),黏膜 IgA 反应和遗传抗性是最早确认的相关性因素[63,95]。另有多项研究致力于 GⅠ.1 和 GⅡ.4 型 NoV 感染和疾病的保护性免疫应答机制。在未接种疫苗的个体中,唾液 IgA、血清 IgA 和 IgG 记忆 B 细胞等均与预防病毒感染和发病有一定相关性[96,97]。2002 年首次报道,无论是自然感染 NoV,还是 NoV 疫苗接种,所产生的 IgG 和 IgA 抗体均为潜在中和抗体,能够阻断病毒衣壳蛋白与 HBGA 受体(阻断抗体)的结合[31,98-101]。此后开展的人类感染 GⅡ.4-2009 NoV[102]研究,以及人类和黑猩猩感染 GⅠ.1 NoV 研究[84,97,103-105],进一步证实了阻断抗体能够保护人体免于 NoV 感染。在另一项无菌猪感染 GⅡ.4.2006b NoV 的研究中,结果显示感染前的肠道调节性 T 细胞水平与感染后抗体保护成负相关[106]。上述数据为诺如病毒疫苗研发奠定了基础。

诺如病毒具有高变异性,使其能够逃避宿主免疫应答和群体免疫[107],这一特性增加了疫苗研发的难度。全球 60%~90% 的 NoV 暴发疫情与 GⅡ.4 NoV 相关[108],该基因型每 2~4 年就会出现新的流行株[31,109]。多种机制可导致新流行株的出现,如准种和基因重组等。准种是在病毒复制过程中,因其 RNA 依赖的 RNA 聚合酶缺乏校正功能产生核苷酸错配而形成。NoV 衣壳蛋白的 P2 结构域高度变异,区域内抗体中和/阻断表位核苷酸序列变化导致了病毒的抗原变异和免疫逃逸,抗原表位 A[110-112]是最主要的变异位点。免疫缺陷者中,NoV 的持续感染或慢性感染过程中也可能产生并进化病毒准种[113-118]。越来越多的证据表明,导致大流行的新毒株源自免疫缺陷者,而非人畜间的传播[119]。图 42.1B 显示了几个连续流行期 GⅡ.4 NoV 流行株中 P 结构域的进化过程,这些序列的变化与阻断抗体(替代性中和抗体)表位变化相关(图 42.1C),从而使人体阻断性单抗对病毒不产生免疫反应,进而出现新的 GⅡ.4 流行株。图 42.1D 显示了不同 NoV 类病毒颗粒(Virus-like particles,VLP)与一组阻断性单抗的反应活性,证实了随着时间的推移,GⅡ.4 VLP 与阻断性单抗反应活性的降低与 GⅡ.4 流行株 P2 区域序列的变化密切相关。而预测为针对 GⅡ.4 保守性中和表位(F)而产生的单抗与 1987 年以来的各流行株之间均具有较高的结合活性,提示其作为广泛保护性 NoV 疫苗的潜在靶点[120]。

疫苗的研发

NoV 疫苗研发一直备受关注,尤其在病毒体外持续增殖方面。至今仍无适宜的细胞培养体系,增加了 NoV 减毒或灭活疫苗的研制成本,也严重阻碍了相应疫苗开发进程。目前 NoV 疫苗的研发主要聚焦于重

表 42.1 诺如病毒感染和疾病发生的相关检测及参考文献

物种	挑战毒株	相关检测	感染	症状	参考文献
人	GⅠ.1	唾液 IgA	×	×	63,96
	GⅠ.1	记忆性 IgG		×	96
	GⅠ.1	阻断抗体滴度	×	×	104,105
	GⅠ.1	血凝抑制	×	×	163
	GⅡ.4	阻断抗体滴度	×	×	97,102
	GⅡ.4	血清 Ig		×	97
猩猩	GⅠ.1	阻断抗体滴度	×		84,103
无菌猪	GⅡ.4 2006b	十二指肠 Tregs		×	106

注:Ig:免疫球蛋白;Tregs:调节性 T 细胞。

组衣壳亚单位疫苗，包括 VLP 和 P 颗粒，这两种重组颗粒分别由病毒的全长衣壳蛋白和 P 结构域组成。VLP 与天然病毒衣壳相似，直径约为 38nm[121]，P 颗粒的直径仅为 20nm[122]。由于不含有病毒基因组，两种蛋白疫苗均无复制能力。此外，病毒载体也可应用于 NoV-VLP 的制备和外源蛋白呈递[123]。本文撰稿时，已有若干 NoV VLP 疫苗进入临床研究阶段，但 P 颗粒和载体 VLP 疫苗尚处于临床前研究阶段。

类病毒颗粒

1992 年研究者首次在体外重组表达诺如病毒结构蛋白，并获得自行装配类似于天然病毒的类病毒颗粒（Virus-like particles, VLP）[121]。VLP 作为天然病毒的替代品，已广泛应用于 NoV 相关的各研究领域。VLP 的制备是通过将全长衣壳蛋白 VP1（包括 S 和 P 结构域）组装入重组表达载体，用于 VLP 制备的表达系统包括杆状病毒[121]、甲病毒[124]、酵母[125]、番茄[126,127]、土豆[128]和烟草[129,130]。近年，在规模化生产中，NoV VLP 的产量和纯度提高方面取得了较大进展[131-133]，已有几种采用不同的免疫途径、不同 VLP 组分的人 NoV VLP 候选疫苗进入临床研究阶段。

目前诺如病毒候选疫苗的研究主要集中于 VLP 疫苗，已有多个来源于不同毒株的 NoV VLP 疫苗进入临床，早期临床研究主要包括不同疫苗抗原配伍和不同的接种途径研究。其中，由 LigoCyte 公司（现为武田制药）研发的 GⅠ.1 NoV VLP 疫苗以单磷酸脂蛋白（Monophosphoryl lipoprotein, MPL）和壳聚糖为佐剂，采用鼻内免疫的方式接种成年志愿者（疫苗组 47 人，安慰剂组 43 人）。结果显示，疫苗能够减少 NoV 相关胃肠炎的发病率（疫苗组和安慰剂组分别为 37% 和 69%），以及减少病毒感染率（疫苗组和安慰剂分别为 61% 和 82%）[105]。同时，诱导产生特异性 IgA 抗体分泌细胞、血清特异性 IgG 和 IgA、病毒特异性记忆 B 淋巴细胞[134,135]。唯一报道的不良反应为鼻内免疫引起的受试者鼻分泌物增加和鼻塞[105]。尽管 NoV VLP 疫苗的临床研究显示了较好的应用前景，但也证实单价疫苗无法产生对于其他 NoV 基因群的广谱免疫应答[71,91,117,136]。NoV 抗原的多样性以及复杂的血清学模式，使具有广泛保护性 NoV 疫苗的研发至关重要[75,98]。

诺如病毒疫苗研发面临的挑战包括：既往病毒暴露史对疫苗免疫效果的影响，病毒抗原的多样性，以及对于病毒快速进化趋势的预测。克服这些瓶颈的策略之一是采用类似于季节性流感的应对方式，即根据每年预测的新流行株制备相应疫苗；然而这种方式需要监管机构的配合，才能保障疫苗研制和推广的及时性。另一种策略是扩大疫苗诱导的免疫保护范围（图 42.2），使其对不包含在疫苗组分中的毒株产生交叉免疫保护。实现该策略可行的方案包括：①鸡尾酒法，即含有多种基因型组分的多价 VLP 疫苗（图 42.2）[98,137-139]；②嵌合 VLP 疫苗，在一个 VLP 上同时展示多个毒株的（图 42.2B）抗原表位[138-140]，或展示衣壳蛋白具有广泛保护性的保守中和表位区（图 42.2C）[120,141]。到目前为止，多价和嵌合疫苗研发策略仅用于 VLP 疫苗。

嵌合疫苗和多价疫苗在小鼠[140]和兔[138]中均表现了较好的免疫原性和交叉反应性。在一项 NoV VLP 疫苗研究中，研究者构建了融合三个 NoV 流行株同源序列的嵌合 VLP（GⅡ.4-2002 Houston、GⅡ.4-2006a Yerseke 和 GⅡ.4-2006b Den Haag），50μg VLP 抗原蛋白加入铝佐剂，两针次皮内注射免疫新西兰白兔，可以诱导 GⅡ.4 特异性和非特异性体液免疫[138]。另一项类似研究中，以 GⅡ.4-1987、GⅡ.4-2002 和 GⅡ.4-2006b 为母本株的嵌合 VLP 两针次免疫小鼠，结果表明，嵌合 VLP 诱导的 HBGA 阻断抗体水平显著增加，并且与各母本株单独免疫或多价 VLP 免疫的抗体滴度相当[140]。

嵌合疫苗和多价疫苗在临床试验中也显示了良好的免疫原性[93,139,142]。在一项剂量递增的 Ⅰ 期临床研究中，54 名 18~49 岁的成人志愿者肌内注射的方式接种以昆虫细胞/杆状病毒为表达系统，MPL 和铝为佐剂的双价（GⅠ.1 和 GⅡ.4 嵌合 VLP）NoV VLP 疫苗。免后最常见的不良反应是注射部位疼痛和按压痛[139]。初免后，可以观察到外周血单核细胞中黏膜归巢浆母细胞、IgA 抗体分泌细胞数量提升和血清抗体分泌增加[139,142]。在 GⅠ.1 和 GⅡ.4 VLP 含量均为 50μg 的剂量组，免疫后 GⅠ.1 和 GⅡ.4 特异性抗体水平分别增加了 118 倍和 49 倍[139]。同时，在受试者体内诱导了较强的 GⅠ 和 GⅡ 基因群阻断抗体，对于接种前并未在人群中流行的两种 GⅡ.4 NoV 新毒株也具有阻断效果[93]。更重要的是，免前预存的阻断抗体似乎并不影响疫苗免疫应答，而且激发了对于该研究中最古老毒株 GⅡ.4 1997 NoV 的免疫记忆[93]。另一方面，第二针次的加强免疫并没有进一步升高抗体滴度，也没有提高对于早期毒株的免疫应答；推测受试者免前存在自然感染，疫苗的初免激发了免疫记忆。

随后开展的一项人体挑战临床试验中，成年志愿者口服 GⅡ.4-2003 Farmington Hills 株 NoV，以方案中设定标准为判定依据，与安慰剂组（n=48 人）相比，疫

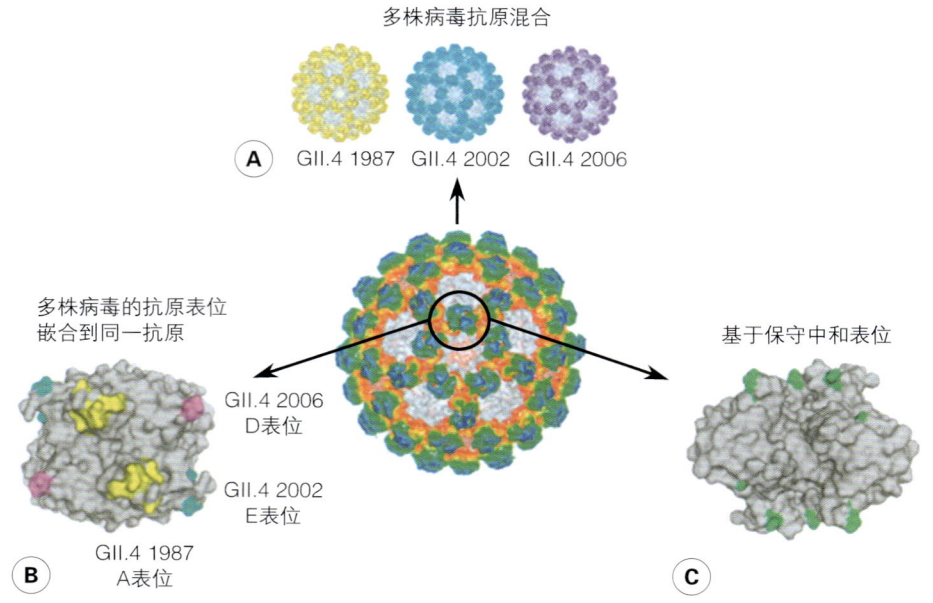

图 42.2　诱导广泛 GⅡ.4 阻断抗体的免疫策略。
三种策略均能够激发针对多个 GⅡ.4 毒株的阻断抗体，包括未纳入疫苗组分的 GⅡ.4 毒株：①多组分抗原(**A**)；②嵌合抗原，包多个 GⅡ.4 毒株的阻断表位(顶端标示 P 二聚体)(**B**)；③以保守中和表位为靶标(箭头指向为 P 二聚体，绿色标示 F 表位)(**C**)。

苗组(n=50)病毒感染率并没有明显下降；但如果采用改进的 Vesikari 评分标准判定，疫苗组显著降低了疾病的严重程度[73]。与轮状病毒疫苗一致，疫苗对重症急性胃肠炎具有更好的保护效果[73]。NoV 疫苗接种对公众健康的潜在利益包括减轻感染者的疾病症状，缩短排毒持续时间和减少排毒量[73]。由于安慰剂组具有较低的发病率，使这些临床数据的分析更加复杂；此结果也可能是由于志愿者体内的预存抗体对口服病毒具有一定的保护作用。因此，需要在没有预存免疫保护的前提下，进一步证实疫苗对流行毒株的预防效果。

载体类病毒颗粒

通过载体在体外表达 VP1 蛋白也可以制备 NoV VLP。已应用的的载体包括甲病毒[98,123,124]、腺病毒[143,144]、水泡性口炎病毒(vesicular stomatitis virus, VSV)[145,146]和新城疫病毒(Newcastle disease virus, NDV)[147]。与 VLP 疫苗相似，VLP 载体疫苗可能只需要接种一次就能诱导充分的免疫反应。然而，体内存在的针对载体骨架的预存抗体可能会抑制宿主的免疫应答，如腺病毒载体或 VSV[146,147]。此外，包括甲病毒和 NDV 在内的其他载体存在生物安全和人体安全性问题，这可能会限制其后续的发展和应用。上述载体疫苗尚需在动物攻毒保护试验和临床研究中进一步评价。

最早应用的 VLP 病毒载体递送系统是委内瑞拉马脑炎病毒复制子(Venezuelan equine encephalitis virus replicons, VRP) 和腺病毒[98,123,143,144]。相比于口服，皮内接种 VRP-VLP NoV 疫苗可诱导小鼠产生更强的同型和异型免疫应答[98,123]。BALB/c 小鼠鼻内三次接种 GⅡ.4-Lordsdale NoV 腺病毒载体疫苗，可诱导产生特异性体液免疫，以及平衡的 T 辅助细胞(Th1/Th2)应答和 IFN-γ[144]。初免时使用腺病毒或甲病毒载体 VLP，加强免疫时使用传统 VLP 可进一步增强上述免疫应答[123,143]。此外，多价 VRP-VLP NoV 疫苗是首个能够对疫苗组分中不涵盖 NoV 毒株产生阻断抗体的疫苗品种[98]。近期，研究者开发了以 VSV 和 NDV 为病毒载体的 NoV 疫苗，并开展了一系列探索性研究[145-147]，重组表达的 VSV-VP1 和 NDV-VP1 均可诱导小鼠产生免疫应答，包括血清 IgG、粪便 IgA 表达和 T 细胞增殖[146,147]，同时脾脏中观察到 T 细胞分泌细胞因子[147]。然而，VSV 骨架蛋白可抑制小鼠体重增加，需要与热激蛋白 70 共表达才能减弱该现象[145]。VLP 载体疫苗已经初步展示出较好的免疫效果，但能否有效抵御 NoV 的人体挑战尚待评估。

P 颗粒

P 颗粒由辛辛那提儿童医院医学研究中心于 2004 年首次研制[148]，采用大肠杆菌表达系统重组表达了 VP1 蛋白的 P 结构域，体外包装成一种亚病毒颗粒。这种颗粒保留了病毒的受体结合能力，但由于缺乏 S 结构域，无法形成类似于天然结构的 VLP[149]。P 颗粒由 12 个 P 二聚体构成，能够结合 HBGA[150]。小鼠接种 GⅡ.4-VA387 P 颗粒后，可以诱导产生特异性抗体，阻断 VLP 与 HBGA 的结合[122]，提示 P 颗粒可作为 NoV 候选疫苗。

迄今为止，基于 P 颗粒的候选疫苗已经以小鼠和猪为动物模型开展了多项临床前研究[106]。小鼠体内研究显示，P 颗粒和 VLP 免疫效果存在差异[151,152]，这可能是由于这两项研究中使用了不同的制剂，同时提示，不同的 P 蛋白多聚体形式对免疫原性可能有一定的影响[152-154]。在一项无菌猪攻毒保护研究中，分别使用 100μg/剂的 VA387 VLP 或 P 颗粒为候选疫苗，均以壳聚糖和 MPL 为佐剂，鼻腔免疫三针次后使用 GⅡ.4 2006b NoV 株攻毒，两组动物显示了相似的交叉保护效果[106,155]。P 颗粒虽不能通过分泌干扰素-γ 激活 T 细胞，但在攻毒试验中，相比 VLP，P 颗粒激发了更强的 CD4$^+$ T 细胞增殖，并通过干扰素-γ 促进了肠道内 CD8$^+$ T 细胞增殖[106]。P 颗粒已显示出良好的免疫原性，有望成为一种新的重组蛋白疫苗策略。然而，尚未在小鼠之外的动物模型中评价 P 颗粒的体液免疫效果。此外，P 颗粒与几种针对表位 A 的单克隆抗体均不产生结合[141]，表明其呈现的抗体表位可能与天然病毒及 VLP 有所差异。

嵌合疫苗

VLP 和 P 颗粒均已应用于多种病毒病原体的疫苗研发，开展了多项临床前研究。鉴于疫苗生产成本等因素，理想的疫苗方案是能够同时对多种病原具有免疫保护效果，目前已有多个多联多价疫苗应用于儿童。NoV 的 P 颗粒可作为载体，在 P 结构域插入其他病毒序列呈递外源蛋白；而基于 VLP 的结合疫苗已应用于鸡尾酒疗法。

诺如病毒嵌合疫苗始于 2011 年，首先开发的是流感病毒疫苗和轮状病毒疫苗[156-158]。"VLP 鸡尾酒"组分包括 GⅡ.4 和 GⅠ.3 型 NoV VLP，以及重组轮状病毒 VP6。该候选疫苗免疫动物，可同时诱导针对这两种病毒的交叉反应抗体[156,159]。NoV GⅡ.4-VA387 P-颗粒是结合疫苗应用最广泛的技术平台[157,158,160-162]，基于该平台研制的候选疫苗可诱导小鼠产生针对诺如病毒、流感病毒、轮状病毒和戊型肝炎病毒的特异性抗体和 T 细胞免疫应答[157,158,160-162]，在小鼠的流感病毒攻毒试验中也显示了较强的保护效果[161,162]。上述嵌合疫苗展示了较好的应用前景，但均未评价对于 NoV 感染的预防效果，其有效性仍需在更多的动物模型或临床试验中进一步评估。

未来的疫苗

诺如病毒已成为急性胃肠炎的首要病原体，在世界范围内成为日益增长的主要经济负担。病毒进化和免疫机制方面的基础研究进展，将为新型流行毒株的确认、群体免疫逃逸机制的探究，以及潜在保护性表位的识别等提供新的评价标准、有效抗体和 VLP。从 NoV 疫苗研发进程来看，稳定的细胞培养体系和小动物模型的匮乏阻碍了疫苗的开发。近期相关的研究进展有望突破这一瓶颈，但尚需进一步改进，从而更充分阐明未来疫苗和治疗干预措施的效果。重组衣壳蛋白，特别是重组 VLP 的应用，目前已经取得了较好的进展。VLP 能够较好地模拟天然病毒颗粒结构，从而激发宿主免疫。在两项人体挑战试验中，采用两种不同的免疫途径接种 Norwalk-来源的 VLP 和多价 VLP，均获得了较好的免疫效果，为疫苗保护效力的评价提供了可行的免疫方案。

重组蛋白诱导的免疫原性不仅局限于母本毒株，还可以通过交叉反应对多种诺如病毒基因型以及不同流行株产生免疫保护。近期研发的诺如病毒疫苗，无论单一型别还是多型别嵌合组成 VLP，都能够对多个毒株提供广泛的免疫保护。这些疫苗研发策略为预防 NoV 大范围流行和防范新流行株奠定了基础。该研究也提示，可以尝试以衣壳保守区域作为靶标开展广谱嵌合或多价疫苗的研发。尽管诺如病毒疫苗开发方面已经取得了较大进展，然而，仍有诸多问题有待突破。病毒细胞培养条件的优化和适宜小动物模型的建立是提高 NoV 相关疾病和免疫学机制认识的关键。在上述领域完善之前，临床研究是探索有效免疫保护和疫苗设计相关性的唯一途径。过去的十五年中，在 NoV 分子进化、流行病学、分子生物学方面的认识均已取得飞跃式发展。这些研究领域的实质性成果，不仅有助于了解病毒致病机制，更重要的是可以有效控制全球范围内日益严重的诺如疾病负担。

附录

在提交本章内容后，Ettayebi 等人[164]报道了人类肠道干细胞分化的非转化型肠道细胞培养系统，该系统可实现多种人类诺如病毒毒株的体外培养[164]。研究发现，在该系统中诺如病毒的增殖具有毒株特异性，以及分泌依赖性；同时系统中加入胆汁可以使病毒更高效地复制。此外，人类血清中存在的诺如病毒抗体可以阻断 VLP 与寡糖的结合，从而抑制病毒复制。这些发现为诺如病毒减毒活疫苗和灭活疫苗的开发提供了前景。

Acknowledgment

This work was supported by grants from the National Institutes of Health, Allergy and Infectious Diseases [R56 AI 106006 and U19 AI109761 CETR].

（张靖　李启明　吕敏）

本章相关参考资料可在"ExpertConsult.com"上查阅。

第 43 章 寄生虫病疫苗

Peter J. Hotez 和 Jeffrey M. Bethony

蠕虫及单细胞真核生物(原虫)导致的寄生虫病是热带地区资源贫乏国家的主要疾病之一。若以伤残调整寿命年(DALY,因早死所致的寿命损失年和疾病所致伤残引起的健康寿命损失年)为指标来衡量疾病负担,则寄生虫病所致的疾病负担高达 1.16 亿 DALY,远远超过腹泻病、下呼吸道感染或 HIV/AIDS[1,2]。研发寄生虫病疫苗的许多关键问题仍然停留在实验室阶段。目前除极少数病原外,大多数寄生虫病原体尚不能进行体外培养;还没有合适的动物模型能供其完成复杂的生命周期。因此,很难得到足够量的病原体样本以制备减毒或灭活疫苗,许多病毒和细菌也是如此。

在过去的十年里,学术、个人及政府实验室的研究人员开始将现代生物技术应用于寄生虫病研究,大多数既往被忽视、但具有全球公共卫生重要性的寄生虫病的基因组工程已完成[3,4],随着蛋白组学、转录组学和代谢组学研究(OMICs,多组学研究)越来越多地聚焦于人寄生虫或者适于寄生虫培养的动物模型[5-7]。但由于多种原因,许多 OMICs 成果尚不能实际应用于疫苗研制。首先是多数寄生虫的基因组不能像细菌基因组一样运用反向疫苗学的方法,主要是由于缺少能够同时表达数百种适当折叠抗原的简化真核表达系统[8];其次是缺乏适合的疫苗测试实验动物模型[8,9];最后是开发作为人用热带病疫苗的保护性抗原的商业价值并不乐观[9,10]。

另外在过去的十年里,如比尔-梅琳达·盖茨基金会等私人慈善资金,联合一些欧洲政府,包括欧盟的资助,推动了产品开发公私合作伙伴关系(Product Development Public Private Partnerships,PD-PPP),又称作产品开发公私合作伙伴关系(Producct Developoment Partnerships,PDP)的建立[10],给寄生虫病疫苗生产和临床评价工作注入了新的活力。除疟疾疫苗外(参见本书第 35 章),现有 5 种人用疫苗已进入或即将进入临床试验阶段,分别针对的是 4 种蠕虫病(钩虫病和 3 种血吸虫病)以及几种原虫病(利什曼病)(表 43.1)。从第一代的利什曼病减毒活疫苗到第二代的利什曼病灭活疫苗经过了一段较长的历史[11,12]。此外,部分兽用疫苗也在研制中。兽用疫苗一旦投入使用,可切断寄生虫病从畜到人的传播过程,例如牛用血吸虫病疫苗、猪用囊尾蚴病疫苗、犬用棘球蚴病疫苗以及犬用利什曼病疫苗等。

蠕虫病疫苗

蠕虫是人类感染最普遍的病原体之一[13,14]。目前全球范围内蛔虫、鞭虫及钩虫(美洲板口线虫和十二指肠线虫)的感染者人数分别约为 8.19 亿、4.65 亿及 4.39 亿[2],另外还有约 2.52 亿甚至更多的人感染了吸虫,特别是血吸虫(以曼氏血吸虫、日本血吸虫和埃及血吸虫为主),尽管如此,由于多种原因吸虫感染人数是被低估的[15]。同时,全球范围内,线虫和吸虫等蠕虫可引起将近 1 000 万 DALA[2]。在许多发展中国家,土传线虫病和血吸虫病的感染率在儿童、青少年中最高。体内虫载量高的慢性感染儿童,其体格、智力及认知能力的发育都大受影响[14]。此外,钩虫病和血吸虫病会对孕妇和胎儿造成严重危害,是孕产期死亡、低出生体重和早产的重要病因[16]。

目前,世界上应用最广的土传线虫病和血吸虫病预防治疗药物是阿苯达唑或甲苯咪唑,此外吡喹酮也用于治疗血吸虫病,给药频率通常为一年一次或一年两次。由于土传线虫病和血吸虫病主要感染学龄期儿童,故预防性服用抗蠕虫药物通常作为学校卫生和学校健康教育的工作[14]。虽然这两种药物对于现症感染疗效理想,但多数儿童在治愈后几个月内又会再次感染[17]。这使得药物预防措施在寄生虫病学校防控工作中的作用有限,且已经不断有证据提示,药物使用过于频繁会引起抗药性,从而削弱药效[18]。此外,已有研究表明单剂量甲苯达唑用来治疗钩虫病和鞭虫病明显无效[19]。最新的专家调查表明单独的大量使用药物根除土传线虫病或血吸虫病的效果不理想[20]。

因此,研发蠕虫病疫苗成为了控制或根除蠕虫病的备选方案。接种蠕虫病疫苗的目的与接种传统的病毒病疫苗、细菌病疫苗有所不同,用特定的抗原免疫接种并不能诱导产生针对复杂多细胞病原体的无虫免疫,因为多数蠕虫在宿主体内有几个发育阶段。

表 43.1 研发中的人用抗寄生虫病疫苗

疾病	针对的寄生虫	疫苗	主要抗原/佐剂	临床试验发起者/牵头组织（PDP）
蠕虫病	美洲板口线虫	人用钩虫病疫苗	Na-GST-1（24-kD 重组谷胱甘肽 S-转移酶） Na-APR-1（重组灭活天冬氨酸蛋白酶） 氢氧化铝 ±GLA 或其他免疫增强剂	萨宾疫苗研究所 HOOKVAC 联盟
血吸虫病	埃及血吸虫	Bilhvax	Sh28 GST（28-kD 重组谷胱甘肽 S-转移酶） 明矾配方	巴斯德研究所和法国国家健康与医学研究院
	曼氏血吸虫	Sm-TSP-2 血吸虫疫苗	Sm-TSP-2（9-kD 重组四旋蛋白） 氢氧化铝 ±GLA	萨宾疫苗研究所
	曼氏血吸虫	Sm-14 血吸虫疫苗	Sm-14（14-kD 重组脂肪酸结合蛋白）	奥斯瓦尔多克鲁斯基金会（Fiocruz）
利什曼病	利什曼原虫	Leish-111f+MPL，或者重组抗原组合物	利什曼重组多聚蛋白质 MPL	传染病研究所
	利什曼原虫	LEISHDNAVAX 疫苗	T 细胞表位富集的 DNA 疫苗	伦敦卫生与热带医学院牵头的欧洲合作联盟
	利什曼原虫	腺病毒介导的利什曼疫苗	亲水性酰化表面蛋白（HASPB）和动基体膜蛋白 11（KMP11）	欧洲合作联盟
查加斯病	克氏锥虫	重组蛋白查加斯疫苗	Tc24+ 第二抗原 + GLA 乳剂或 E6020	萨宾疫苗研究所与墨西哥合作联盟，由卡洛斯·斯利姆健康研究所牵头，传染病研究所和伊丽莎白有限公司参与

注：APR：重组天冬氨酸蛋白酶（控释制剂）；GLA：吡喃葡萄糖基脂佐剂；GST：谷胱甘肽 S-转移酶；IDRI：传染病研究所（华盛顿西雅图）；INSERM：法国国家健康与医学研究院；MPL：单磷酰脂；PDP：产品开发公私合作伙伴关系。

因而，最重要的目标是使体内虫载量降到发病阈值以下，接种疫苗目的是预防疾病，而不是防止感染。举例而言，接种钩虫病疫苗的目标是为了减少体内的钩虫数，避免出现明显的肠出血症状和贫血[21]；接种血吸虫病疫苗的目的是减少血吸虫卵在体内沉积，进而在肝脏、肠道和膀胱形成肉芽肿[22]。还有另一种抗寄生虫免疫方法，就是直接阻断寄生虫病的病理过程：在钩虫病中，是通过阻断钩虫产生的毒力因子的作用来减少失血；在血吸虫病中，是通过阻断雌虫产卵沉积，以避免出现虫卵肉芽肿[22]。因此，驱虫免疫接种可能不会单独使用，常与其他防治措施如上文所述传统的药物疗法联合使用[23]。

钩虫病疫苗

人感染钩虫病是造成发展中国家儿童贫血症和营养不良的首要病因[24]，尤其在撒哈拉沙漠以南非洲、亚洲以及美洲的热带地区[14]。就全球而言，引起钩虫病的主要是美洲板口线虫，此外多数是十二指肠钩虫所致。钩虫的感染过程为：三期钩蚴钻入皮肤感染人体，通过肠外循环进入血液循环，到达心肺。幼虫在肺部可引起轻度的局限性肺炎；幼虫沿气管上行进入咽部，通过咳嗽排出人体或经吞咽进入小肠。幼虫在小肠蜕皮两次发育成熟为成虫，附着在小肠壁上，引起失血。与其他的土源线虫病不同，钩虫在儿童和成人（包括孕妇）都有高的虫载量[24]，因此儿科驱虫不会对成年人群产生影响或减少感染的传播。

早期的观察发现反复人体感染小剂量的活体犬钩虫三期钩蚴（third-stage infective larvae，L3）可抵御其后钩虫的攻击，这也成为制备钩虫病疫苗的初始依据[25]。接种此类疫苗的效果可通过钩虫感染者的体内虫载量、虫体大小以及虫体的繁殖力（以粪便中虫卵数）下降来衡量。虽不能达到无虫免疫，但其保护系数亦达 60%~70%。随后发现如果首先经过电离辐射处理，可在短期内加大活体三期钩蚴的注射量。这成为商业用电离辐射减毒 L3 疫苗的研发基础。给实验狗接种两个剂量的减毒活疫苗，效力可达到 90%。20 世纪 70 年代，犬用钩虫病疫苗在美国东部地区上市，但作为一种商业兽用药物，其在销售上未能取得成功[25]。

鉴于灭活和减毒 L3 活钩蚴疫苗均不能用于人体，人用钩虫病疫苗的研发目标为鉴别、分离、克隆、表达和检测 L3 钩蚴的能够减轻钩虫病负载的有效抗原成分[26-32]。这些研究发现一类有前景的抗原，即 L3 钩虫分泌蛋白（Ancylostoma-Secreted Proteins，ASPs），它由宿主刺激的 L3 释放，含有与昆虫毒素的主要抗原同源的氨基酸序列[27,28]。在临床前的动物实验中发现，与射线照射的减毒 L3 钩蚴疫苗有关联的 ASP-2 是优势抗原[26,29,30]，能抵御其他动物钩虫的攻击[29-31]。在酵母系统中表达的美洲板口线虫 ASP-2（Na-ASP-2）被选定进一步开发，并进行了小量试制[30]。这一研究由美国华盛顿特区的萨宾疫苗研究所进行。用铝胶（Alhydrogel®）作为佐剂配制的 Na-ASP-2 钩虫病疫苗已获准在美国开展 I 期临床试验，以检验其安全性和免疫原性。对无钩虫病感染的成年健康志愿者的研究表明该疫苗的安全性和免疫原性较好[32]，但接下来在巴西的钩虫病疫区开展的临床试验表明这种疫苗能导致部分慢性感染患者出现全身性荨麻疹，这部分慢性感染患者在疫苗接种前有高的 IgE（针对钩虫分泌性抗原等幼虫抗原）滴度[33]。从安全性考虑，由于同意研发另一种不同抗原，幼虫抗原项目已被停止[21,22]。

萨宾疫苗研究所选用了另一种方法研发的钩虫病疫苗，其利用了钩虫成虫会吸血这一特性[21,22,24]。最近发现钩虫消化血红蛋白所必需的几种蛋白水解酶，均排行在钩虫胃肠道的刷毛边层膜上[34]。接种含有天冬氨酸蛋白酶 APR-1 的疫苗（在此指血红蛋白酶），可以降低攻击性感染后狗体内的钩虫载量、产卵力及狗的失血量[35]。通过定向诱变，美洲板口线虫的灭活血红蛋白酶（Na-APR-1）也可诱导多种钩虫中和抗体，保护狗免于多种钩虫感染[36]。此外，来自美洲板口线虫独有的谷胱甘肽 S-转移酶展示出独有的血红素或结合血红素功能，这被认为是寄生虫血红素分解必需的，酵母表达的重组谷胱甘肽 S-转移酶（Na-GST-1）在实验动物模型中有极高的保护作用[21,22,37,38]。在美国、巴西的非蠕虫疫区和美洲板口线虫疫区的 I 期研究表明，加有氢氧化铝佐剂的谷胱甘肽 S-转移酶（Na-GST-1）是安全和有免疫原性的。加有氢氧化铝佐剂的谷胱甘肽 S-转移酶（Na-GST-1）在第三剂接种 30 天后显示是安全的（未出版）。

这些研究为一个同时注射两种抗原的成人钩虫病疫苗研究项目提供了科学依据。通过欧盟委员会支持下的新 HOOCVAC 合作联盟，这两种剂型的疫苗也都将在中非西部（加蓬）进行 I 期临床试验。最终的钩虫病疫苗极有可能是含有 Na-ASP-2 和 Na-GST-1 的复合疫苗，用铝胶配制[可能的又一种免疫佐剂如同 Toll 样受体兴奋剂，又称作吡喃葡萄糖基脂佐剂（GLA）]，并且在学龄前儿童与学龄儿童中既可与免疫规划疫苗也可与驱虫药物联合使用[21,22]。一项成本效益研究证实了钩虫病疫苗的潜在经济价值[39]。

血吸虫病疫苗

血吸虫是一种通过钉螺和水传播的寄生性吸虫目扁形动物。疫区主要为淡水水网地区，例如埃及的尼罗河支流以及中国的洞庭湖和鄱阳湖地区[40,41]，非洲感染人数最多。保守估计非洲可能有 40 亿病例[15]，其中约 2/3 由埃及血吸虫导致，也是泌尿生殖器官血吸虫的病因，1/3 由曼氏血吸虫引起，是肠血吸虫的病因[42]。非洲血吸虫病例数占全世界的 90% 以上，其余大多数病例在巴西和美洲的其他地区，主要由曼氏血吸虫引起，或位于中东地区，主要由埃及血吸虫和曼氏血吸虫引起，其中约 1% 病例分布在东亚，由日本血吸虫混合感染引起（通常为日本血吸虫和湄公血吸虫混合感染）[40]。人类血吸虫主要根据寄生钉螺的类型、在人体内的寄生场所以及虫卵的形态进行分类。日本血吸虫混合感染多以家畜为贮存宿主（如猪、牛、水牛等）。清水中的钉螺为中间宿主。血吸虫毛蚴在钉螺中完成无性繁殖过程，并释放出大量的、具有感染性的尾蚴进入水中（图 43.1）。尾蚴经皮肤侵入人体，脱去尾部成为童虫，用数周的时间在人体内移行，经由门静脉系统到达肝脏。童虫在门静脉系统内发育为雌雄成虫，配对迁移，最终到达肠系膜（曼氏血吸虫和日本血吸虫混合感染）或膀胱静脉（埃及血吸虫）。雌雄成虫合抱后产卵，虫卵通过粪便或尿液排出体外，在淡水中孵化。血吸虫对人体最大的损害来自未能排出体外的虫卵。被门脉循环清除的虫卵沉积在宿主的肠壁、膀胱壁和肝脏等处，可形成虫卵肉芽肿和纤维化病变。曼氏血吸虫或日本血吸虫感染者，其肝脏易发生 Symmer 干线型纤维化病变，造成门静脉高压和肝脾肿大。膀胱壁的埃及血吸虫虫卵肉芽肿易造成血尿、阻塞型尿路病变，导致慢性尿路感染、肾盂积水乃至肾衰[40]。埃及血吸虫卵引起的膀胱慢性纤维化也与膀胱鳞状细胞癌有关[43]；埃及血吸虫虫卵也造成子宫和子宫颈肉芽肿，进而导致女性生殖系统血吸虫病，这已成为非洲 HIV/AIDS 最重要的危险因素之一[44]。此外，慢性血吸虫感染还会造成诸如贫血、慢性疼痛、营养不良、生长迟缓、认知能力发育不足等多种后遗症，对儿童的影响尤其严重。而当前对血吸虫病严重性的认识还远远不足，尤其在疫区更是如此[45]。

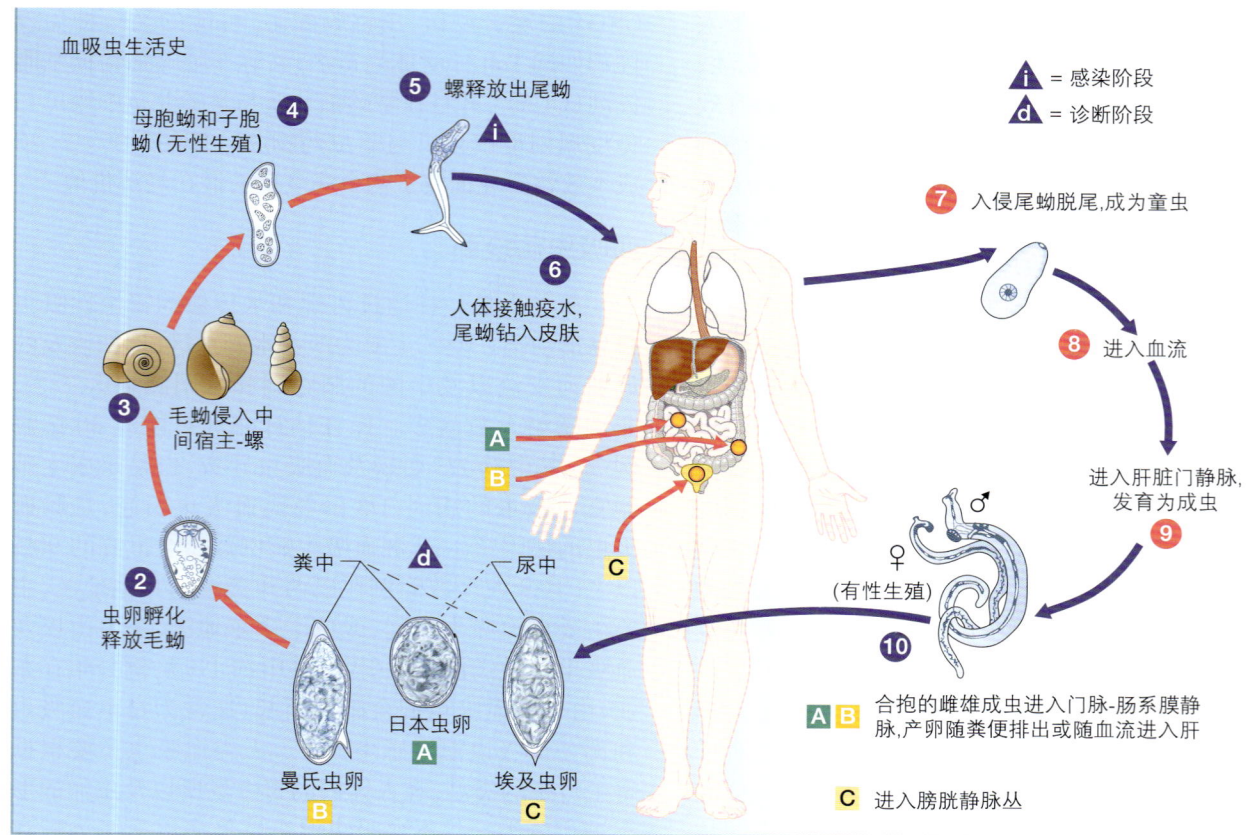

图 43.1　人类血吸虫的生命周期

图片来自 Public Health Image Library of the Centers for Disease Control and Prevention, http://phil.cdc.gov/phil/details.asp? pid=3417.

血吸虫病疫苗的研发有多个方向。如同其他类似研究一样，到目前为止给老鼠注射射线辐射减毒尾蚴疫苗可起到很好的保护效果。Wilson 和 Couslon 发现[46]T 辅助细胞分化产生的 Th1/Th2 细胞在射线辐射减毒疫苗模型中发挥了很大的作用。这两个主要细胞因子的合成与细胞免疫(Th1)或体液免疫(Th2)的诱导有关，这样就为慢性血吸虫感染时的免疫反应是单独调节而且常常是相互调节提供了一个可能的解释。T 辅助细胞的分化以及 T 调节细胞、Th3/Tr1(下调 IL-10 和转化生长因子-β)的作用，共同构建成射线辐射减毒疫苗模型的作用机制框架。已有研究证实，条件合适时，射线辐射减毒疫苗能诱发出有部分保护作用的 Th1 和/或 Th2 反应。且针对不同时期的虫体(幼虫及成虫)和不同的宿主部位(皮肤、肺脏、肠系膜)的免疫应答，相互之间可能会有相加乃至协同保护作用。但 Wilson 和 Couslon 也指出，射线辐射减毒疫苗诱发的各种机体免疫反应也有可能是相互排斥的，在这种情况下，应选择能发挥最大保护性的免疫应答。

射线辐射减毒疫苗研制的下一个重要攻关项目应该是如何鉴定和克隆出介导 Th1、Th2 免疫应答的有关抗原[46]。研究者需要解决的问题是：如何组合配制相关的抗原，通过两种不同的或序贯的免疫程序，来诱导机体产生期望的应答。简而言之，射线辐射减毒疫苗的模式提供了这样的可能性，即通过调控细胞因子的环境，可以达到使免疫反应向保护方向发展的目的。更确切地说，如果射线辐射减毒疫苗能够诱导机体的 Th 细胞反应顺利转变为 Th1 或 Th2 应答，就可以如期产生保护作用[46]。

血吸虫童虫被认为是最有希望的抗原来源。但如果只接种童虫表面抗原，疫苗的保护效力(以体内虫载量或产卵数清除率来衡量)不到 40%[47]。而接种幼虫和成虫共有的某些抗原，如肌凝蛋白(63kD)、副肌球蛋白(97kD)、磷酸丙糖异构酶(28kD)、谷胱甘肽 S-转移酶(GSTs,26kD、28kD)、脂肪酸结合蛋白(14kD)以及一种 23kD 的表面蛋白，则可以获得更强的保护性。目前研发的血吸虫疫苗主要针对曼氏血吸虫和日本血吸虫，但由于亚洲地区血吸虫病的流行与宿主动物如黄牛、水牛、猪等密切相关，故兽用血吸虫病疫苗也很有现实意义，中国目前正在上述保虫宿主中开展日本血吸虫传播阻断性疫苗研究[47]。目前正在进行重组抗原疫苗辅以各种佐剂的试验，佐剂有弗氏完全佐剂、明矾、皂素、BCG、Quil A 和百日咳杆菌。鉴于 IFN-γ 和 Th1 细胞在保护性应答过程中可能发挥的作用,也有研究在探讨如何调控接种时的机体细胞因子水平。在用 IL-12 作为 DNA 疫苗佐剂的方面已取得了一定进展[41,47]。对血吸虫童虫抗原的分子学研究还有很多未知之处,但最新研究表明,副肌球蛋白在虫体寄生宿主的过程中可能发挥了 Fc 受体的作用,吸附宿主的免疫球蛋白,使虫体免受宿主的免疫攻击。因此,如能诱发机体的抗副肌球蛋白反应,则可中断血吸虫在宿主体内的免疫逃逸机制[48]。

血吸虫病疫苗的另一个研究方向是降低雌虫的产卵能力,以减少虫卵对宿主脏器的损害。有报道称 26kD 和 28kD 的 GST 疫苗已在小鼠、灵长类动物以及大型贮存宿主(猪、水牛)等动物模型中获得了成功[47,49]。如果此类疫苗可以减少雌虫产卵量,则能有效阻断日本血吸虫的传播链[47]。此外,人体内虫卵的沉积和肉芽肿的形成可以通过免疫治疗来调控,因为围绕虫卵的肉芽肿形成主要取决于细胞因子,包括肿瘤坏死因子和 Th2 相关的细胞因子。

20 世纪 90 年代后期,世界卫生组织(World Health Organization, WHO)热带病研究及培训特别项目(Programme for Research and Training in Tropical Diseases, WHO/TDR)启动了对 6 种曼氏血吸虫病疫苗候选分子的鼠类试验。

1. 28kD 谷胱甘肽 S 转移酶(GST)(如上所述)[49,50];
2. 97kD 副肌球蛋白[51];
3. 62kD IrV-5 辐射幼虫疫苗抗原[52],一种提取自 200kDa、与人肌凝蛋白具有广义同源性的蛋白;
4. 28kD 磷酸丙糖异构酶(TPI)[53];
5. 23kD 整膜抗原(Sm-23),与 CD9、TAPA-1 属同一超蛋白家族,在造血细胞中率先发现[54];
6. 14kD 脂肪酸结合蛋白,其对肝片吸虫有交叉免疫保护作用[55]。

虽然迄今为止,尚无疫苗达到 WHO/TDR 规定的保护力达 40% 或与对照组相比有效减少体内虫载量的标准[56],但有关的临床或动物试验仍在继续进行中。

就目前进入临床试验的疫苗而言,一种具有跨膜性的曼氏血吸虫表面蛋白(四旋蛋白,又称 Sm-TSP-2)在鼠模型中被证实可以减少 60%~70% 的体内虫载量,在具有自然免疫力的人体内可被特异 IgG1、IgG3 抗体选择性识别,但在巴西疫区的慢性感染患者体内却未能发现该蛋白[57]。此外,用双链 RNA 编码的 Sm-TSP-2 治疗,血吸虫外皮被破坏并出现空泡,在老鼠体内不能充分发育[58]。胞外域已成功在酵母中表达,在萨宾疫苗研究所的资助下,含佐剂的 Sm-TSP-2 肠道血吸虫疫苗正在巴西进行临床试验(或许吡喃葡萄糖基脂佐剂 GLA 作为又一种免疫刺激剂)[22]。一种跨膜和膜表面抗原目前也在进行一期临床试验,比如脂肪酸结合蛋白 Sm-14[59]。

为预防泌尿生殖系统血吸虫病,法国里尔的巴斯德研究所按照 cGMP 的要求,利用酵母系统表达了埃及血吸虫(Sh28 GST)的 28kD GST 疫苗,并已开始进行临床试验[49]。选择 Sh28 GST 是根据以下的试验结果:Sm28 GST 对灵长类有保护作用[49],而接种 Sh28 GST 的埃及血吸虫感染者则产生了 IgG3 抗体,且排虫卵量的减少与感染者的年龄相关[60]。对志愿者间隔 28 天连续 2 次皮下注射接种 100μg 重组 Sh28 GST 铝佐剂疫苗后,未发现明显毒副作用,产生的抗体可以中和 GST 酶活性[49,61]。目前 Bilhvax 疫苗正在撒哈拉以南非洲地区的患者中进行临床有效性试验,并探索其与吡喹酮合用是否会有协同作用。除了目前正在进行临床试验的候选疫苗外,Sm-p80(曼氏血吸虫钙蛋白酶的大的亚单位)也在狒狒中进行扩展的临床前试验,已经表明对埃及血吸虫病有交叉保护作用[62,63]。

绦虫幼虫疫苗:囊尾蚴病和棘球蚴病

猪肉绦虫(Taenia solium)是重要的人畜共患寄生虫。人作为中间宿主,被感染后可发展为脑囊虫病。由于猪囊尾蚴从猪到人的传播可以被阻断,因此脑囊虫病被认为是可根除的疾病,也引来越来越多的关注。给猪接种疫苗是有效手段之一,借此打破猪肉绦虫的生命周期,以达到消灭传染源的目的。试验了数种阻断猪肉绦虫传播的兽用疫苗,其中最有希望的是重组六钩蚴抗原[64]。这也被用于研发成人细粒棘球绦虫犬用疫苗,以阻断绦虫病的传播和预防棘球蚴[64]。

原虫病疫苗

除了疟疾(参见第 35 章)之外,主要的寄生原虫感染包括媒介传播的动植体目原虫感染,其导致利什曼病、查加斯病和非洲锥虫病,引起近 500 万 DALY 和 7 万人死亡,此外由肠道原虫感染所致隐孢子虫病和阿米巴病引起约 1000 万 DALY 和 15 万死亡[1,2,65]。贾第鞭毛虫病是另一种重要的肠道原虫感染,但 2010 年出版的全球疾病负担报告中没有其疾病负担的估计。弓形体病也是同样的情况。就人用寄生虫疫苗来说,只有利什曼病疫苗取得突破进入临床研究[66]。

人们也热衷于研发犬用利什曼病疫苗以预防由犬到人传播[67]。

利什曼病和美洲锥虫病疫苗

利什曼原虫是一类有鞭毛体的动基体目原生动物的原虫类寄生虫,通过雌性白蛉叮咬感染宿主动物而传播。人类利什曼病有3种类型:皮肤利什曼病、黏膜利什曼病以及内脏利什曼病。西半球(主要在中美和南美地区)的皮肤利什曼病和黏膜利什曼病病原为墨西哥利什曼原虫(L. mexicana)和巴西利什曼原虫(L. braziliensis)。东半球(主要在印度、中亚、非洲的部分地区以及中东)的皮肤利什曼病病原为热带利什曼原虫(L. tropica)和硕大利什曼原虫(L. major)。近来受战乱影响,叙利亚由热带利什曼原虫引起的内脏利什曼病估计超过10万例,内脏利什曼病又名黑热病,是由杜氏利什曼原虫(L. donovani)引起的一种疾病,主要分布在印度、孟加拉国、尼泊尔、非洲东部及中国;婴儿利什曼原虫(L. infantum)主要分布在中亚、北非以及南欧地区;恰氏利什曼原虫(L. chagasi)主要分布在拉丁美洲。目前许多研究者,而不是绝大多数,认为婴儿利什曼原虫与恰氏利什曼原虫为同一物种,且有时统称为"恰氏婴儿利什曼原虫"。杜氏利什曼原虫还是主要的免疫缺陷患者机会感染病原之一。最新的估计,每年造成约20万~40万内脏利什曼病患者、70万~120万皮肤利什曼病患者,共有1 000万利什曼病患者存活[2,68]。

在古代的中东及中亚地区曾经采用将活的利什曼原虫注入人体内,以使机体产生保护力。此方法的出现年代或许与牛痘接种相近。具体的实施方法是用沾有利什曼原虫活体的锐器刺伤皮肤,人为造成皮损。另一个替代办法是手臂或身体其他部位故意暴露于白蛉的叮咬[11]。随后通常会出现轻度症状,即在非暴露部位(一般是手臂或臀部)出现直径1~2cm的瘢痕,3~4个月后即可痊愈。如果成功,便可以避免在面部出现足以毁容的利什曼病瘢痕("德里疮"或"东方疮")。利什曼原虫免疫策略在以色列(希伯来大学的Saul Adler)和苏联进一步发展[12]。这样的疫苗在乌兹别克斯坦注册[11]。20世纪80年代两伊战争期间,"利什曼接种"作为一种公共卫生手段被大规模使用,先后接种了约200万人[69]。但随后伊朗发现,超过3%的接种者瘢痕持续时间长达一年,某些时候甚至在使用抗虫药物治疗后仍然迁延不愈,因此该项目被叫停[69]。到目前为止,利什曼原虫疫苗被证实是唯一有效的人用疫苗[12]。几种减毒活的硕大利什曼原虫也被作为有潜力疫苗进行研发[12]。

如何标准化疫苗的毒力,避免出现严重的、持久的损伤(瘢痕)是优化利什曼病疫苗接种和相关研究的重要问题,尤其是对HIV/AIDS和其他免疫缺陷个体[12]。

20世纪90年代早期,伊朗启动了研发安全利什曼病疫苗的项目。Hessarak的Razi疫苗和血清制品研究所生产的第一代疫苗含有灭活利什曼原虫,使用的细胞库来自战时曾经用过的硕大利什曼原虫株。首先用高压蒸汽杀灭硕大利什曼原虫,再佐以BCG。在3 637名学龄儿童中进行了一项随机双盲实验[69],试验组单次接种疫苗,对照组只接种BCG,既往曾有过皮肤利什曼病史和皮肤抗原试验阳性者被排除。试验结果证明了该疫苗是安全的,接种后的短时期内BCG可能提供了一部分保护作用,但在6个月随访期内总体有效性并不明显。一般认为在疫苗接种后一段时间内,BCG也有一定的保护作用。研究还发现,疫苗对男童的保护性强于女童,其原因可能在于当地的着装等习俗,使得男童比女童暴露于白蛉叮咬的风险更大[69]。基于上述研究结果,目前正在开展进一步试验,以评价多次接种以铝和IL-12为佐剂的灭活利什曼原虫疫苗的有效性。苏丹正在开展杜氏利什曼原虫灭活疫苗的有效性研究。在南美,巴西的BIORAS公司、委内瑞拉的生物医学研究所正在分别研制灭活亚马逊利什曼原虫和墨西哥利什曼原虫疫苗。之后BIORAS公司被收购,利什曼原虫疫苗项目停止[66]。Coler等人[70]总结了针对各类利什曼原虫在内的多项疫苗临床试验研究结果发现,所有这些疫苗对皮肤利什曼病的总体有效性为0~75%,而对内脏利什曼病则仅为6%左右。厄瓜多尔和哥伦比亚的Ⅲ期临床试验显示亚马孙利什曼原虫疫苗安全但无效[12]。meta分析得出的结论是灭活的全寄生虫疫苗并不能有效预防人感染利什曼病[71]。

早先基于整个机体的利什曼原虫疫苗研究激励了一些实验室投入到二代疫苗即重组亚单位抗原研究。通过抗原表面定位、T细胞克隆识别以及病人血清免疫筛选等方法,已确定了一些抗原[66,70]。部分候选抗原在鼠模型中已初见成效,尤其是佐以IL-12或其他Th1免疫应答的协同因子时。在某些条件下,由质粒DNA编码的此类抗原构成的疫苗(不管是单独还是联合使用)都能诱导出更为有效和持久的免疫应答。

位于华盛顿州西雅图的传染病研究所(Infectious Disease Research Institute, IDRI)在人用利什曼病疫苗研制领域取得的进展最大。IDRI研究组已经研发出几个领先的候选疫苗目前正在美国、拉丁美洲(包括巴西、哥伦比亚和秘鲁)和印度进行临床试验[66],硕大利什曼原虫 TSA、LmSTI1 和 LeIF3 种重要的候选抗原组成的多聚蛋白质疫苗已经在进行范围最大的临床试验。内脏利什曼原虫的 Leish-111f 疫苗和甾醇 C-24 甲基转移酶佐剂也均在研发中[72,73]。多个候选犬用疫苗正在研发中,以预防从犬到人的传播。由英国约克大学、德国柏林洪堡大学和罗伯特科赫研究所组成的研究小组正在平行研发源于腺病毒的由 HASPB 和 KMP11 两种抗原组成的内脏利什曼病疫苗,目前在进行一期临床试验[74],同时通过欧盟合伙人联盟正在研发 T 细胞表位富集的多抗原 DNA 疫苗[75]。最终,白蛉唾液腺蛋白传播阻断疫苗的研发取得了成功[76-78]。萨宾疫苗研究所正在以这些候选抗原研发最有潜在成本效益的皮肤利什曼病疫苗[79]。

查加斯病疫苗(美洲锥虫病疫苗)

查加斯病(美洲锥虫病是由克氏锥虫引起的),与利什曼原虫病相似,是又一种动质体目原生动物,有巨大的公共卫生和经济学意义。估计美洲有 750 万人感染,这也是心肌病的主要原因[2],美国能发生传播的地区输入性感染成千上万[80]。在西班牙、欧洲南部、澳大利亚和日本也出现了几千个输入性病例。近来成本效益分析显示美洲锥虫病疫苗具有实质的经济利益[81]。同样引人注意的是正在进行的建模研究显示治疗性疫苗用于查加斯病患者可预防或延缓查加斯心肌病,既具成本效益也能节约成本[82]。几种作为预防和治疗美洲锥虫病的候选疫苗,包括 DNA 疫苗、重组蛋白与某些肽和碳水化合物,正研发中[83-86],但还没有哪一个疫苗成功进入临床试验。在小鼠中,保护性免疫与克氏锥虫特定抗原的 Th1 免疫应答相关。因为目前用来延迟或预防查加斯心肌病的可用药物疗效不确定,所以迫切需要新方法,包括激发美洲锥虫病特异性 Th1 免疫的免疫疗法或治疗性疫苗[87]。萨宾疫苗研究所与墨西哥财团合作,包括斯利姆健康研究所、西南电子能医学研究所和日本株式会社正在研发治疗性疫苗[87]。

阿米巴病疫苗

溶组织内阿米巴原虫感染肠道和肝脏所引起的阿米巴病是中低收入国家最主要的一种被忽视的热带病。误食包囊是主要的感染人的途径,之后滋养体脱囊逸出引起发病。阿米巴原虫能分泌蛋白酶和透明质酸酶破坏肠壁,造成黏膜溃疡,从而导致阿米巴性结肠炎。滋养体可通过门静脉系统侵入肝脏。天然和重组的寄生虫半乳糖凝集素都能产生很好的免疫效果,保护沙鼠等实验动物免于感染[88]。其他的候选疫苗,包括富丝氨酸蛋白和 29kD 还原酶抗原,也有不错的效果[88]。但至今,尚未启动任何人用阿米巴疫苗试验[88]。除了阿米巴病疫苗,也有研究人员正在研究相关疫苗以预防自由生活阿米巴引起的原发性阿米巴脑炎疫苗。编码 13kD 重组阿米巴伪足蛋白的 nfa 基因是有前景的疫苗候选分子[89]。

弓形虫病疫苗

弓形虫病是人类最常见的感染性寄生虫病之一,据估计有 60 亿人感染过刚地弓形虫[90]。目前,虽然缺乏全球人类刚地弓形虫病疾病负担的真实数据[2],但美国南部可能是全球患病率和发病率最高的地区[90]。在美国每年约 100 万新发感染,导致约 2 万人视网膜感染和 750 人死亡[90]。几个研究小组已在研发人用弓形虫病疫苗。与利什曼原虫和克氏锥虫一样,刚地弓形虫是胞内寄生虫,主要是直接激发 Th1 免疫应答和产生长效 IFN-γ(能产生 $CD8^+$ T 细胞)[91]。

几种疫苗在临床前的动物实验中均有效。这些疫苗包括表达刚地弓形虫抗原的病毒载体和结构[92]、DNA 疫苗[93]、减毒活疫苗[94]、带有佐剂的激发 Th1 免疫应答的重组抗原[94]。已有人提议阻断猫和家畜等人畜共患宿主传播弓形虫[94-97]。迫切需要更好地制定弓形虫病疫苗的产品简介,这涉及几方面:预防先天性感染和为免疫功能低下的个体生产治疗性疫苗、在主要候选抗原方面保持一致、如何更好地克服人免疫应答的遗传限制[97,98]。人用疫苗研发尚未进入临床试验阶段。

(马建新　宫玉琪　吴丹)

本章相关参考资料可在"ExpertCcnsult.com"上查阅。

第44章 百日咳疫苗

Kathryn M. Edwards 和 Michael D. Decker

疾病史

百日咳（whooping cough）是由百日咳鲍特菌、一种革兰氏阴性细菌引起的呼吸道传染病，主要表现为迁延数周的咳嗽，以吸气性"尾声"结束的、剧烈阵发性痉挛性咳嗽是其特征性表现。如果不接种疫苗，大多数儿童均会罹患百日咳。Guillaume De Baillou最早记载了1578年夏天，发生在巴黎的一起百日咳暴发疫情[1]。这起疫情主要侵袭婴幼儿，出现了许多死亡病例。16世纪初，在英国被称作"chyne-cough"的疾病可能就是百日咳，1701年的伦敦死亡列表（London Bills of Mortality）中也出现过术语"whooping cough"和"chincough"[2]。1906年，Jules Bordet和Octave Gengou首次培养出百日咳的病原体，此后不久最初的疫苗就出现了[3]。

疾病的重要性

尽管所有年龄组都可能感染百日咳，但婴儿感染最危险，因为多数住院和死亡的百日咳病例都是婴儿。在全细胞百日咳疫苗广泛应用之前，美国每年报告百日咳270 000例，其中死亡约10 000例[4]。20世纪40年代，儿童普遍接种全细胞百日咳疫苗后，百日咳发病数明显下降，1976年达最低点，共报告1 010例[5]。但此后又逐渐回升，2012年报告了48 000多例，为1959年以来的最高点[6-10]。但是，百日咳病例经常被漏诊，所以实际的发病数可能远远大于报告病例数。就全球而言，百日咳仍是一个重要的公共卫生问题。据世界卫生组织（World Health Organization，WHO）估计，尽管普遍实施免疫规划，2008年全球约有16 000 000例百日咳病例（95%发生在发展中国家），导致约195 000例儿童死亡[11]。在最近的WHO立场文件中，WHO估计百日咳仍会造成5岁以下儿童死亡约63 000例[11a]。两个预测是基于许多假设，但均表明百日咳仍是儿童的重要死因之一。

背景

临床表现

婴幼儿

百日咳的潜伏期一般为7~10天（范围：4~21天），初始症状与轻微的上呼吸道感染（卡他期）难以区分。整个病程通常伴有轻微的发热。最初为间歇性咳嗽，1~2周内可发展成阵发性痉挛性咳嗽。痉咳的发作频次和程度逐渐加重，随后会逐渐减轻，持续时间2~6周，有时会更长。

痉咳期，在一连串不间断的咳嗽后常会出现特征性尾声，它是由于通过狭窄的声门拼命吸气所导致。小婴儿很少出现特征性尾声。痉咳时可能有发绀，随后也可能出现呕吐。发作过后，儿童常常精疲力竭，几分钟之内痉咳还可能接连发生。痉咳间期，儿童嬉戏如常，表现完全正常。痉咳可由进食、哭笑以及其他刺激诱发，通常夜间更重。

疑似百日咳的婴儿在确诊前可作为门诊病例管理，但发作时需要临床医生在场以防出现呼吸暂停或呼吸停止。百日咳恢复过程是逐步的，痉咳频率逐渐减少，程度趋缓，尾声消失。非痉挛性咳嗽可以持续数周，如并发病毒感染可能诱发痉咳再次出现。

在没有疫苗的时期，大多数儿童呈现典型发病过程；有些儿童没有百日咳病史，却对百日咳有免疫力或感染百日咳的血清学证据，这都提示有轻型的、不典型病例存在[12,13]。所有无免疫史的儿童，如因咳嗽或下呼吸道疾病住院，均应考虑百日咳[14]。

1990年10月至1996年9月，德国在百日咳疫苗临床试验期间，开展了通过主动监测了解婴儿和儿童百日咳病例临床症状的大型研究[13]。2 592例病例（年龄为6天~41岁）分离出百日咳鲍特菌，其中50.7%为女性。无百日咳疫苗接种史的病例中，90.2%有痉咳，78.9%有尾声，53.3%出现过咳嗽后呕吐。发热不常见，体温≥38℃的病例仅占5.7%。无接种史儿童出现白细胞和淋巴细胞升高是百日咳的特征表现,其超过年龄特异性均值的比例分别为71.9%和75.9%。

在加利福尼亚,Winter和同事研究了53名年龄小于120天婴儿百日咳病例的致死风险因素,按年龄、居住县和最接近的症状出现时间匹配了183名非死亡、住院百日咳病例[15]。结果显示,死亡病例的出生体重更低、孕龄更小、咳嗽开始年龄更小、白细胞和淋巴细胞计数更高。死亡病例很少使用大环内酯类抗生素,更多使用类固醇或一氧化氮,更易进展为肺动脉高压、癫痫、脑炎和肺炎。另外,死亡病例发生交换输血、体外膜氧合和插管的频率显著升高。在多因素分析中,白细胞计数峰值、出生体重、插管和使用一氧化氮是死亡的预测因子。这一章强调了早期识别小婴儿百日咳病例以及使用抗生素治疗对于预防百日咳导致死亡的重要性。

青少年和成人

在广泛接种百日咳疫苗前,通常认为只有幼儿易患百日咳。现在了解到,百日咳在儿童中普遍存在,所以青少年和成人有足够的暴露机会,即可以通过亚临床感染来维持他们的免疫力。此外,青少年和成年人百日咳病例常不出现尾声,从而难以正确诊断。加拿大的一项大型研究强调了青少年和成人百日咳的临床特点[16]。女性占报告病例的71%,这可能与她们经常接触儿童有关。近60%的青少年和成人报告曾经接种过百日咳疫苗,不到10%的人有自然感染史。百日咳确诊病例咳嗽持续时间为56天(中位数),剧烈咳嗽43天。46%的研究对象有呕吐,84%有夜间咳嗽,14%咳嗽后30秒出现过呼吸暂停。成人发生肺炎等并发症的比例高于青少年。

德国在百日咳疫苗临床试验主动监测期间开展家庭接触研究,呈现了成人百日咳的症状和体征[17,18]。在79名有症状的百日咳成人中,34%(27例)像儿童一样被诊断为百日咳;91%(72例)有咳嗽,80%(63例)咳嗽持续时间超过21天,0.01%(1例)咳嗽持续8个月[18]。有持续性痉咳的占63%(50例),因咳嗽影响睡眠的占52%(41例),有咳嗽后呕吐的占42%(33例),有尾声的占8%(6例)。成人咳痰通常为"玻璃状、黏液痰"。30%(24例)有身体不适,15%(12例)有关节疼痛。14%(11例)的病例曾出现面色潮红和出汗,每天数次,每次1~2分钟,持续2~8周。此外,对经培养确诊的儿童病例开展家庭研究和血清流行率研究均发现,无症状感染在青少年和成人中是常见的[19-21]。

并发症和后遗症

婴儿和儿童

在前面引用的德国研究中还提到,婴儿和儿童主要并发症的总发生率为5.8%,<6月龄婴儿的并发症发生率为23.8%[13]。主要并发症一般可分为肺部的、神经系统的和营养性的三类,其中肺部并发症最为常见[13]。

肺部并发症。大多数典型的百日咳病例都会出现一定程度的肺不张或支气管肺炎。病理学上肺炎有间质性和肺泡性两种,渗出物以单核细胞为主[22]。肺炎可能损害呼吸功能,甚至导致死亡。15例婴儿尸检报告了坏死性细支气管炎、肺泡内出血和纤维素性水肿[23]。观察到白细胞明显增多,多数切片显示有大量白细胞在小的肺动脉、静脉和淋巴管内聚集。免疫组织化学染色显示在气管、支气管和细支气管纤毛细胞外以及肺泡巨噬细胞、纤毛上皮细胞内都存在大量的百日咳鲍特菌。尽管其中一些病例报告了合并其他细菌或病毒感染,但无论是否合并感染,呼吸道的主要组织病理学改变没有差异。这些观察提示多数百日咳相关的肺炎是由百日咳鲍特菌引起的。另外,对肺动脉高压有了进一步认识,它是一种不明原因的幼婴百日咳并发症[24-32]。合并肺动脉高压的、小于6周龄婴儿死亡率最高。

一项研究分析了来自25个学术中心感染百日咳并进入重症监护病房儿童的数据。确诊病例127例,中位年龄为49天,83%(105例)的病例不满3个月。55名病例(43%)需要机械通气,12名病例(9.4%)在初次住院期间死亡。16例(12.5%)患者发现肺动脉高压,死亡病例中肺动脉高压的比例是75%,而存活病例是6%($P<0.001$)。在需要机械通气($P<0.001$)、肺动脉高压($P<0.001$)和非存活者($P<0.001$)中,白细胞计数的中位数明显偏高。存活者和非存活者的年龄、性别和免疫状况没有差别。14例(11%)患者接受了白细胞介素治疗[交换输血(12例)、白血病(1例)、两者兼而有之(1例)];但对生存并无明显益处[35]。有肺炎或肺部并发症的儿童治愈后,一般不会造成永久性的肺损伤[34]。

神经系统并发症。急性百日咳脑病一般发生在痉咳期,以惊厥和意识丧失为特征,通常是由痉咳引起的缺氧和颅内出血导致。加拿大的百日咳婴儿住院病例中,21%的死亡病例出现过惊厥,而存活病列没有[35]。丹麦的一项研究发现,10岁组百日咳住院病例发生癫痫的风险增加了1.7倍[36]。可利用的百日咳脑病发病数据非常有限,以人群为基础的研究估计百日咳脑病的发生率为(8~80)/10万[37,38]。根据美国疾病预防控制中心(CDC)的数据,小于12月龄的、百日咳住院病例的脑病发生率约为0.4%[39]。在患百日咳脑病的儿童中,约1/3死于急性发病,1/3存活但留有永久性脑损伤,1/3康复且无明显神经系统后遗症[40]。

营养性和其他较轻的并发症。 反复呕吐导致的营养不良也是一个问题。在发展中国家,患百日咳的营养不良儿童无法摄入足够的热量已成为特别严重的问题[41,42]。百日咳的轻微并发症包括结膜下出血和痉咳引发的鼻出血、面部水肿以及在痉咳时伸舌头导致的舌系带溃疡。化脓性中耳炎也经常发生,但通常是由上呼吸道细菌引起的,而非百日咳鲍特菌引起的。

青少年和成人

有研究显示79例成人百日咳病例中,18例(23%)出现了并发症[18]。并发症包括中耳炎(4例)、肺炎(2例)、尿失禁(3例)、肋骨骨折(1例)以及体重骤降(1例)。马萨诸塞州电话调查了314名青少年和203名成人实验室确诊百日咳病例,发现100%的患者报告有咳嗽,其中青少年和成年人出现痉咳的比例分别为74%和84%,报告有睡眠问题的青少年和成年人分别占74%和84%,有呕吐的分别占56%和54%,报告尿失禁的分别占3%和28%,有体重减轻的均占33%,报告肋骨骨折的分别占1%和4%,有意识丧失的分别占1%和6%[43]。其他的成人百日咳并发症还包括偏头痛[44]、颈动脉夹层[45]、剧咳后晕厥[46]和记忆缺失[47,48]。百日咳导致青少年和成人死亡的案例很少见,但也有报告[7,49,50]。

细菌学

百日咳鲍特菌是百日咳的致病因子,它是一种短小的、多形的、革兰氏阴性细菌。早在19世纪末期,就从染色的、百日咳患儿的呼吸道分泌物病理标本中发现了该病原体[51],但直到1906年Bordet和Gengou才培养出百日咳杆菌[3]。最初使用的培养基被称为Bordet-Gengou培养基,尽管很多实验室已经使用更加复杂的合成培养基来培养这一培养困难的病原体,现在仍有一些临床实验室在使用Bordet-Gengou培养基。百日咳鲍特菌的抗原概括见表44.1。

副百日咳鲍特菌(*Bordetella parapertussis*)和支气管败血性鲍特菌(*Bordetella bronchiseptica*)是鲍特菌属中另外2种病原体。前者能引起人类类百日咳综合征,通常没有百日咳严重。后者能引起家畜呼吸系统疾病(如,狗咳嗽)。这三种微生物在遗传学上非常接近,有证据表明百日咳鲍特菌是由支气管败血性鲍特菌的古老种系进化而来[52,53]。鲍特菌属中仅百日咳鲍特菌能产生百日咳毒素(PT)。副百日咳鲍特菌和支气管败血性鲍特菌的染色体携带有PT基因位点,但由于缺少启动子,转录处于静止状态[54,55]。有人认为16世纪前缺乏百日咳的相关记载,可能是由于5个世纪前百日咳鲍特菌才由动物开始适应人类[52]。然而,百日咳鲍特菌与人类的关系可能比以往假设得更久远[56]。

1995年,首次描述了另一种鲍特菌,即霍姆鲍特菌(*Bordetella holmesii*),它与菌血症、脑膜炎、心内膜炎、心包炎、肺炎、关节炎和类百日咳的呼吸系统疾病相关,主要感染无脾和免疫抑制的病人[57-62]。由于常规的百日咳诊断检测不具种特异性,霍姆鲍特菌感染常被误认为是由百日咳的病原体——百日咳鲍特菌感染所致。尽管没有报道过霍姆鲍特菌感染的死亡病例,但是既往健康个体也会因感染此病原体而导致侵袭性继发感染,最终导致严重疾病。抗生素治疗可能存在问题,因为霍姆鲍特菌对大环内酯类抗生素(经验上用来治疗百日咳)和第三代头孢类抗生素(常用于治疗侵袭性肺部感染)不敏感。霍姆鲍特菌正在适应人类,其毒性可能会增加,因此需要建立更好的诊断检测方法和流行病学监测[63]。

表44.1 百日咳鲍特菌的主要成分

成分	生物学活性
百日咳毒素[a]	分泌性外毒素,有组胺致敏性,可引起淋巴细胞增多,激活胰岛细胞和增强免疫反应
丝状血凝素[b]	参与黏附呼吸道纤毛上皮细胞
菌毛[b]	参与黏附呼吸道纤毛上皮细胞
百日咳黏附素[b]	外膜蛋白,可增强对呼吸道纤毛上皮细胞的黏附作用
腺苷酸环化酶	抑制吞噬功能
气管细胞毒素	导致纤毛停滞和气管黏膜细胞病变
皮肤坏死毒素或不耐热毒素	导致动物皮肤坏死和血管收缩
BrkA	外膜蛋白,介导黏附和抗补体作用
内毒素	引起动物发热和局部反应,对人类可能也有类似作用

[a] 现有的无细胞百日咳疫苗均含有的灭活成分。
[b] 现有的、某些无细胞百日咳疫苗含有的灭活成分。

欣茨鲍特菌（Bordetella hinzii），是家禽呼吸道疾病的病原体，曾从艾滋病患者的血液和囊性纤维化患者的呼吸道分泌物中分离得到[64-66]。

微生物的主要成分

百日咳毒素。 PT 是百日咳鲍特菌的主要致病因子，通常认为在诱导临床免疫方面起着重要作用。PT 是由 S1~S5 五个不同亚单位组成的寡聚结构，结构上属 A-B 类细菌毒素。S1 成分（A 单体）催化三磷酸鸟苷（GTP）-结合调控蛋白的二磷酸腺苷（ADP）核糖基化，而 GTP 结合调控蛋白与真核细胞的信号转导有关。百日咳毒素 A 单体具有百日咳毒素的大部分已知生物学活性，包括促进淋巴细胞增多、激活胰岛细胞[67]、增强组胺敏感性、引起中国仓鼠卵巢细胞聚集以及热不稳定的辅助功能。环状结构的 B 寡聚体由 S2、S3 和 S5 和 2 个 S4 组成。S5 用来连接 S2-S4 和 S3-S4 两个二聚体[68]。B 寡聚体的主要作用是辅助 PT 黏附于呼吸道纤毛细胞[69,70]。A 单体的酶活性依赖于完整的 PT 分子[67,71]。不同血清型的百日咳鲍特菌产生的 PT 具有单一的生物学和血清学特性[72]。虽然对百日咳的致病机制还不完全清楚，但 PT 似乎在致病方面起着几个重要作用。首先，它促进百日咳鲍特菌黏附于呼吸道纤毛上皮细胞；其次，它可能与细胞毒性有关；最后，通过抑制中性粒细胞和单核细胞移动、延迟特异性免疫应答，增强了病原体在呼吸道的定植能力[73]。可见，百日咳鲍特菌在引发急性感染、延长传染期，甚至是应对抗体方面已进化出了一套策略[74-76]。但是，给成年志愿者静脉注射一定量的活性 PT 并没有产生不良反应[77]。

PT 的免疫原性强。PT 抗体与百日咳的临床免疫力有关，很多研究者都认为 PT 抗体是最重要的保护性抗体[78]。在实验室用百日咳活菌进行脑内攻击（小鼠保护试验）或气雾攻击，证明 PT 抗体可以保护小鼠[67,79]。用 PT 亚单位主动免疫或用单克隆抗体被动免疫小鼠的研究结果提示，暴露于完整分子时才能获得最佳保护效果[67,70,71,80]。无细胞百日咳疫苗中加入的是经化学或遗传学方法灭活（脱毒）的 PT。最近发表的论文提示，与遗传法脱毒相比，化学脱毒改变了 PT 的三级和四级结构，从而改变了构象表位。脱毒方法可能影响免后的、可识别的临床表位相关血清抗体水平，这具有潜在的临床意义[81]。

许多研究者已经记录了 PT 和启动子区域等位基因的改变情况，特别是与疫苗（包括无细胞和全细胞疫苗）中等位基因相比较大的改变[82-87]，但是没有令人信服的证据表明这些变化降低了疫苗的有效性。

丝状血凝素。 丝状血凝素（FHA）是一种发卡形的大分子，它是由 367kD 的前体经两端修饰、水解后形成的 220kD 成熟蛋白。体外试验显示 FHA 是一种黏附素，有 4 个独立的黏附区域，易与单核细胞、巨噬细胞、呼吸道纤毛上皮细胞和非纤毛上皮细胞结合[88]。数据表明 FHA 也可能有免疫调节功能。FHA 与巨噬细胞受体相互作用，通过 IL-10 依赖机制抑制了促炎性细胞因子 IL-12，进而抑制保护性的辅助性 T1（Th1）细胞功能，使病原体持续存在[89]。FHA 还能促进人体单核细胞和呼吸道上皮细胞的炎症反应和凋亡[90]。在体外试验中，缺乏 FHA 的突变微生物黏附力较弱[88,91,92]。FHA 免疫小鼠可以抵御致死性的、呼吸道攻击，但不能抵御脑内攻击[79,93]。FHA 是一种强免疫原，在自然感染和接种后均可产生血清 FHA 抗体。一篇综述强调，FHA 和菌毛（FIM）在两方面起着关键作用，一是黏附呼吸道上皮，一是自然感染时通过调节宿主免疫应答使病原体在下呼吸道持续存在[94]。

菌毛和凝集原。 FIM 是鲍特菌属微生物表达的丝状、多聚蛋白的细胞表面结构。临床菌株中最常见的两个菌毛血清型是血清 2 型和血清 3 型。菌毛抗体与百日咳鲍特菌细胞的凝集具有血清型特异性，2 型和 3 型 FIM 被认为是重要的凝集原[95]。但是，其他表面抗原包括脂多糖和黏附素的抗体也是凝集素。因此认为术语 FIM 和凝集原含义不同，也就不能互换使用。鲍特氏菌细胞膜上有 10 种以上的凝集原，3 种鲍特菌包含的凝集原各不相同。发现的百日咳鲍特菌凝集原有 8 种，其中 6 种是特有的，仅有凝集原 1、2、3 被认为在发病机制和免疫应答过程起重要作用。

基于凝集反应的百日咳鲍特菌血清分型在血清流行病学研究中是很有用的，最近 2 型、3 型 FIM 单克隆抗体已用于血清分型[96]。体内试验显示，FIM 阴性的百日咳鲍特菌菌株在小鼠鼻咽部和气管部位没有增殖能力[97]。支气管败血性鲍特菌菌株没有 FIM，虽然 FHA 和其他黏附素的表达没有改变，却不能在动物气管中增殖[98]。自然感染或接种疫苗后，几乎都会检测到血清 FIM 抗体。目前，越来越多的证据表明了 FIM 抗体在临床免疫力方面的作用。比如，当疫苗的凝集原与百日咳鲍特菌流行株不匹配时，全细胞百日咳疫苗的效力就会受到影响[99]。体外试验证据表明，连续培养会使百日咳鲍特菌的血清型发生改变[100]。

还有证据表明，百日咳在发展过程中血清型发生了转换[101]。英国的血清流行病学数据显示，1941—

1953年期间百日咳鲍特菌循环株中包含凝集原1、2和3。但是到1968年,75%的分离菌株中仅含凝集原1和3[102]。有数据(但不是证据)提示,这一变化可能是由于使用了凝集原3含量相对较低的疫苗所致[101,103,104]。在这段时间,使用一种含有较多凝集原3的疫苗比其他疫苗预防百日咳更有效。随后工艺改进,在疫苗中加入更多的凝集原3使疫苗效力增强了[101]。当然,不同血清型的百日咳菌株的其他抗原也可能不同,但是不同血清型百日咳鲍特菌的PT生物学活性似乎并无差异[72]。

家庭接触研究[105]、小鼠模型研究[106]和体外试验[107]等结果显示,菌毛蛋白(FIM)抗体与预防百日咳发病密切相关。证据表明凝集原在诱导百日咳临床免疫力中起着一定作用,因此WHO建议全细胞百日咳疫苗包含2型和3型FIM[108,109]。

黏附素。黏附素(pertactin,PRN),69kD蛋白,它是一种在外膜经蛋白水解而成的表面蛋白[110]。副百日咳鲍特菌和支气管败血性鲍特菌均能产生类似蛋白[111]。PRN被认为是一种非菌毛凝集原,通过 arg-gly-asp 序列结合[111-113]并进入[114]真核细胞参与黏附。PRN免疫原性强,自然感染和接种含该蛋白的疫苗后均能产生PRN抗体[115,116]。小鼠被动免疫PRN抗体后,对百日咳鲍特菌毒力株的致死性气雾攻击的抵抗能力强[117]。但是,脑内小鼠保护试验显示,PRN必须与FHA一起免疫小鼠才具有保护性[111]。

荷兰的研究显示,PRN(和PT)分子存在遗传变异,循环株会随时间发生变异,但社区使用的疫苗株不会[118]。随后的小鼠模型研究表明,荷兰的全细胞百日咳疫苗对某些PRN变异菌株的有效性低于其他疫苗。相反地,法国的研究指出,尽管Sanofi Pasteur的多个批次的全细胞冻干疫苗是从1984年开始保存基因组的,但是它们仍能表达主要的毒素和黏附素[119]。该研究者的另一研究还证实,这些批次疫苗对小鼠具有强的免疫原性[120]。其他地区还研究了选择压力是否可能引起PRN分子变异,最终导致疫苗有效性降低[121,122]。瑞典的研究评估了1970—2003年的百日咳菌株,没有发现细菌多态性会降低接种疫苗的有效性[123]。2007年,在广泛使用无细胞百日咳疫苗的法国首次发现不表达PT或PRN的百日咳分离株。删除整个 ptx 基因位点、在 prn 基因插入IS481或是删除部分 prn 基因均会导致不表达。在动物和体外模型中发现这些分离株的致病性较低[124]。

最近有研究对2008—2010年澳大利亚4个州的百日咳暴发疫情中分离到的百日咳鲍特菌菌株进行评估。194株病原体通过单核苷酸多态性分析、多位点可变重复序列分析和 $fim3$、prn 和 $ptxP$ 基因序列分析进行了分型。澳大利亚结果表明,选择压力增加有利于现用无细胞百日咳疫苗中不包含的等位基因[87]。澳大利亚的另一份报告发现,2008—2012年采集的320株百日咳鲍特菌分离株中的96株(30%)没有表达PRN。PRN的灭活方法有裂解IS481和IS1002、变异同聚体域和删除PRN基因等。这些发现表明,缺失PRN的百日咳鲍特菌是多次、独立出现的,而不是单个PRN阴性克隆扩增的结果。这种模式与百日咳鲍特菌为应对疫苗选择压力不断进化相一致[125]。

其他国家的研究也表明,使用含有PRN的无细胞百日咳疫苗的国家,缺失PRN的百日咳鲍特菌株流行率高[82,83,126-129]。小鼠实验室研究表明,PRN阴性分离株比阳性分离株的感染持续时间更长,这可能为PRN阴性菌株提供了一个选择优势。

一项最新研究评估了6个欧洲国家的PRN阴性分离株。2007—2009年很少分离到PRN阴性菌株,2010—2012年荷兰和瑞典的流行率上升。缺失PRN的分离株在基因上是多样化的,使PRN基因失活的突变是不同的,这表明PRN缺失与选择压力正向相关[127]。

在美国,PRN阴性百日咳鲍特菌的流行率急剧上升。对暴发和监测中分离的1 300株菌株进行筛选,确认了306株PRN阴性菌株;这些分离株有的是既往在1935—2009年期间采集分离到的,有的是在2010年加利福尼亚百日咳暴发、2010—2012年美国的常规监测以及2012年华盛顿的百日咳暴发中分离到的。2012年,PRN缺失分离株的流行率上升了50%以上。对PRN缺失分离株的序列分析揭示了PRN基因中的不同类型突变,包括两种缺失、单核苷酸取代产生终止密码子、启动子序列倒置以及单核苷酸插入导致移码突变[128]。自2012年起,PRN缺失百日咳菌株的流行率持续上升,2011年5月至2013年2月从美国8个州采集的753株分离株中有640株(85%)为PRN阴性。感染PRN阳性菌株的病例明显更年幼(更可能是婴幼儿),更多报告呼吸暂停,更可能住院治疗(在PRN阳性的病例中是6%,而在缺乏PRN的病例中是3%)。在患者中,至少接种过一剂百日咳疫苗者,感染缺乏PRN的百日咳鲍特菌的概率是未接种者的两倍[调整后 $OR=2.2$;95% CI,1.3-4.0]。相应地,对于至少1岁的病例,经调整后的 OR 增加到2.7(95% CI,1.2-6.1)[129]。综上所述,这些数据表明PRN缺失可能具有选择优势,但同时也可能降低了临床严重性。

人们一直担心,含有 PRN 的无细胞百日咳疫苗可能降低对缺失 PRN 菌株的有效性。但是,美国 CDC 最新的疫苗有效性数据发现,无细胞百日咳疫苗对 PRN(-)和 PRN(+)菌株的有效性并无显著性差异[130]。应该注意的是,这些数据是在美国获得的,当地儿童接种含有 PT、FHA 和 PRN 或含有 PT、FHA、PRN 和 FIM2~3 的无细胞百日咳疫苗。在使用不同的、含有较少百日咳抗原成分疫苗的国家可能得到不同的结果。截至 2016 年,所有上市的无细胞百日咳疫苗都含有以上所述成分(PT、FHA、PRN 和 FIM)中的 1 种或多种,没有一种疫苗含有下文所述的任一成分。

腺苷酸环化酶。腺苷酸环化酶毒素(adenylate cyclase toxin,ACT)是一种带有不同功能区的大分子,包括腺苷酸环化酶和溶血素,可使含血固体培养基上的百日咳鲍特菌菌落周围发生溶血。所有百日咳鲍特菌的毒力株均含有这种毒素,它是一种前毒素单体,被分解成活性分子后,可协助病原体进入真核细胞。一旦进入细胞,它就被钙调蛋白激活,催化产生大量环腺苷酸(AMP)。纯化的腺苷酸环化酶在体内和体外通过抑制单核细胞和中性粒细胞的趋化性、化学发光性和超氧阴离子的产生,促进吞噬细胞内的 ATP 转化为 cAMP,导致 cAMP 过度堆积和吞噬细胞功能障碍[55,131]。研究表明巨噬细胞的细胞毒性也可能是细胞凋亡诱导的,而不仅仅是 cAMP 堆积导致[132]。与野毒型病原体相比,体内试验显示突变的腺苷酸环化酶不会导致致死性的感染。这些发现表明,腺苷酸环化酶在感染过程中起着抗炎和抗吞噬因子的作用。在气溶胶感染小鼠模型中,PT 和腺苷酸环化酶是两个最重要的毒力因子[133]。

腺苷酸环化酶具有免疫原性[134]。脑内攻击和气雾攻击小鼠模型表明,早期使用腺苷酸环化酶主动免疫的保护效果与全细胞疫苗相似[135]。另外,这些模型显示腺苷酸环化酶抗体还有干扰微生物增殖的作用[135]。最近,Mills 和同事也指出,腺苷酸环化酶通过激活 NALP3(NACHT-LRR-PYD 结构域蛋白 3)炎性体,促进内生的 IL-1β 合成,从而使 T 细胞向 Th17 亚型分化,最终促进细菌从呼吸道的清除[136]。

由于蛋白质稳定性问题和加入益处的不确定性,目前所有的无细胞百日咳疫苗中均不含有 ACT。Wang 和同事研究 ACT 免疫小鼠发现,大多数产生的特异性抗体都与 C 端的重复毒素(RTX)区结合。RTX 区免疫小鼠血清的中和活性与 ACT 免疫小鼠相似[137],表明 RTX 可能替代整个 ACT 分子成为疫苗候选成分。

气管细胞毒素。鲍特菌属体产生的毒力因子中,只有气管细胞毒素(tracheal cytotoxin)可以麻痹和破坏呼吸道纤毛上皮,导致出现百日咳的特征性表现。气管细胞毒素是从百日咳鲍特菌细胞壁肽聚糖中释放的一个片段[138-139]。在气管组织和细胞培养中进行体外活性研究,发现其可引起线粒体肿胀、破坏细胞间的紧密连接、挤压纤毛上皮细胞,但很少或者不损害非纤毛细胞[55]。也有证据表明,细胞病理学变化是由于气管细胞毒素增加了一氧化氮的生成,后者进入纤毛细胞导致细胞死亡。

不耐热毒素。不耐热毒素(heat-labile toxin)因其在 56℃失活而得名,由于它对实验动物的作用,也被称为皮肤坏死或小鼠致死毒素[140]。所有具备毒力的鲍特菌属细菌均能产生不耐热毒素。它存在于百日咳鲍特菌细胞内,通过菌体细胞破裂而释放。注射毒素到动物体内可引起血管收缩,这是造成皮肤损害的原因[141]。静脉注射该毒素可导致小鼠死亡。不耐热毒素在百日咳发病中的作用(如果有的话)尚不清楚。在体外试验中,尚未发现对细胞有特定的作用。不耐热毒素是一种弱的免疫原,其抗体在动物攻击试验中没有保护作用,没有不耐热毒素也不会降低感染百日咳小鼠的死亡率[133]。

BrkA。BrkA(鲍特菌属抗杀伤性基因位点,frame A)是百日咳鲍特菌的另一种外膜蛋白,结构与 PRN 相似,保护细菌免于经典途径的、依赖补体介导的杀伤作用[142-143]。高度流行的百日咳鲍特菌临床分离株普遍可以表达 BrkA,BrkA 抗体可增强对百日咳鲍特菌的杀伤作用[144]。虽然在细菌急性增殖期对补体敏感性增加似乎标志着病原体的清除,但经典途径激活补体是需要抗体参与的。首次感染后需要一段时间才能产生抗体,在杀伤作用发生前抗体快速增长。与首次感染相反,如果由于自然感染或接种疫苗已经产生抗体,二次应答可快速发生进而发挥杀伤作用。这可以解释既往有接种史或自然感染史者,其百日咳临床表现通常较轻[145]。单独用 BrkA 免疫小鼠不能保护其抵抗百日咳鲍特菌的攻击。但是,PT、FHA 和 BrkA 联合疫苗的保护性与 PT、FHA 和 PRN 联合疫苗类似。PRN 与 BrkA 结构类似,小鼠模型显示,它们与其他百日咳抗原联合免疫的保护作用相当[146]。

内毒素。百日咳鲍特菌的内毒素或脂多糖具有其他革兰氏阴性细菌内毒素的活性,但其在发病机制或恢复过程中的作用还不清楚[147]。在小鼠模型中,不能产生完整内毒素的病原体,其呼吸道定植能力下降[148];脂多糖的单克隆抗体具有保护作用[149]。全细胞百日咳疫苗中的内毒素可导致速发型全身和局部不良反应[150]。

发病机制

目前对百日咳鲍特菌抗原成分和作用的了解，使我们能够对百日咳发病机制建立合理假设[55,151,152]。百日咳鲍特菌突破上呼吸道的黏膜免疫屏障，可导致健康个体发病。几种黏附素使这些病原体对纤毛细胞有着明显的趋向性和很强的附着力。PT和FHA是重要的黏附蛋白，但是菌毛蛋白、PRN和BrkA也同样参与这一黏附过程[88,91,110,152-154]。这一病原体可以被上皮细胞内化，但一般不会穿透黏膜细胞或是进入血液；其产生的毒素进入血液可引起全身反应。

PT、腺苷酸环化酶和BrkA可以显著影响宿主免疫功能[131,142,153,155]。腺苷酸环化酶可以诱导产生高水平的cAMP，干扰多种免疫系统细胞的功能；PT抑制吞噬细胞的趋化性，使其不能进入炎症位点；BrkA可以保护细菌免于受到经典途径激活补体造成的攻击[142]。气管上皮损伤是百日咳的特征性损害，可能与气管细胞毒素和不耐热毒素有关[139,140]。百日咳临床表现持续存在，可能是由于它几乎能够干扰免疫系统的各个方面，从抑制补体和吞噬细胞介导杀伤作用到抑制T细胞和B细胞应答[156,157]。

尽管这些可以解释百日咳的呼吸道表现，但是使临床表现加重的百日咳脑病的发病机制仍不清楚[158]。可能的致病机制有严重痉咳继发的急性缺氧、代谢紊乱、低血糖、轻微的颅内出血[158]，或是对大脑的直接毒性作用[159]。

动物模型

建立准确模拟人类疾病的动物模型是研究百日咳发病机制的最大挑战之一。大多数实验动物不会咳嗽，也不会自然感染百日咳鲍特菌。但是，可用的基因不同的小鼠品系和小鼠特异性试剂较多，使小鼠成为一种常用的模型。虽然小鼠模型不能模拟典型的百日咳表现，但它们提供了了解几种毒力因子重要性、各种宿主免疫因子在控制感染方面的作用以及疫苗可能效力的宝贵机会[160,161]。早期对小鼠呼吸道感染模型的研究表明，仅靠体液免疫对于抗百日咳鲍特菌感染是不够的，还需要T细胞的免疫应答[162]。利用敲除γ干扰素（IFN-γ）受体、IL-4或免疫球蛋白重链基因的小鼠，Mills和他的同事证明了在细菌清除过程中必须有抗体参与，以及IFN-γ在既往感染或全细胞百日咳疫苗接种后的免疫过程中起关键作用[160]。被动免疫实验表明，接种无细胞百日咳疫苗后的早期保护作用是通过多种保护性抗原的相应抗体来介导的。相反，与无细胞疫苗相比，既往感染或接种全细胞百日咳疫苗提供了更完全的保护，反映在对Th1细胞的诱导上。

乳猪也被用来模拟婴儿百日咳。将百日咳鲍特菌接种到它们的肺部，会引起低热、轻度咳嗽、淋巴细胞增多和肺炎[163]。给小猪被动注射抗体预防百日咳，就是为了模拟母传抗体在疾病预防中的作用[164,165]。

啮齿动物、兔子和猪不是百日咳鲍特菌或副百日咳鲍特菌的天然宿主，但它们经常感染支气管败血性鲍特菌。因为这三个亚种之间有着密切的系统进化关系，并保留了许多已知的毒性因子。有几个研究小组利用天然的支气管败血性鲍特菌感染这些动物，以研究三种微生物共同的发病机制[166,167]。这些模型揭示了几种保守的毒力因子和调控因子的作用，也表明几个因子的功能在百日咳鲍特菌和支气管败血性鲍特菌之间是类似的[157,168-170]。

在模拟人类百日咳方面最令人兴奋的是狒狒（Papio anubis）模型的发展[171]。将百日咳鲍特菌接种到断奶狒狒的鼻咽部，会引起低热、阵发性咳嗽、淋巴细胞增多，可诱导特异性PT抗体，并预防随后的百日咳感染。这一模型还促进了直接接触或气溶胶传播的百日咳研究[172,173]。接种了无细胞百日咳疫苗[一半是Daptacel（疫苗商品名），一半是Infanrix（疫苗商品名）]的狒狒，在随后的百日咳鲍特菌感染中免于发病，但仍能将疾病传染给关在附近的易感狒狒（图44.1）[173]。这些研究清楚地表明，无细胞百日咳（aP）疫苗可以预防发病，但不能防止细菌的定植或传染给其他狒狒，也就是说，接种了aP疫苗的无症状感染者同样可以将百日咳传染给易感的婴儿和儿童。这一模型对于进一步研究传播和发病机制、测试新疫苗和治疗药物具有极大价值。此外，还建议谨慎地开展人类百日咳感染研究，以进一步了解百日咳的发病机制和aP疫苗的保护效果[165]。

传播模型和携带者

当空气中的细菌到达易感宿主的纤毛上皮时传播就发生了。传统上认为只是有症状的病人可以传播，而不是慢性携带者[174]。但已发现无发病者的家庭内传播[21]，狒狒模型表明无症状动物能有效地传播、感染。长期密切接触人群的暴发报告证明，在人类同样可以出现类似传播，报告发现敏感的聚合酶链反应（PCR）明显地提高了病例的发现率，但PCR发现的许多"病例"都接种了疫苗，而且没有典型的百

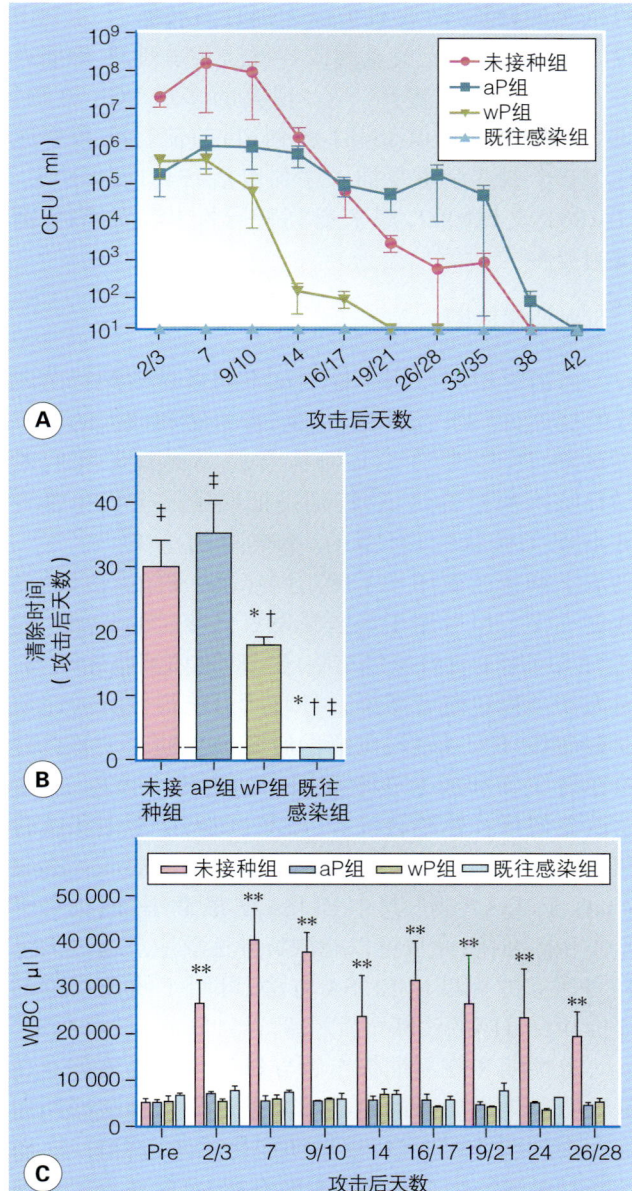

图 44.1 接种或康复后的狒狒对感染定植和淋巴细胞增多的影响。用百日咳鲍特菌感染未免疫动物、无细胞百日咳(aP)-接种动物(一半是 Daptacel,一半是 Infanrix)、全细胞百日咳(wP)-接种动物和既往感染的(康复的[conv.])动物(n=3~4 只/组)。**A.** 通过以下指标监测定植情况:定量每毫升双周鼻咽冲洗液中的百日咳鲍特菌的 cfu 数,检测限为 10 菌落-形成单位(CFU)/ml。对于每只动物的清除时间定义为鼻咽洗液中没有发现百日咳鲍特菌 CFU 的第一天。**B.** 显示各组的平均清除时间(n=3 只/组)。因为在康复动物没有发现百日咳鲍特菌,所以平均清除时间被定义为采样的第一天(第 2 天,用虚线表示)。* $P<0.05$,未免疫组;† $P<0.05$,aP 组;‡ $P<0.05$,wP 组。**C.** 显示各组动物感染前后的平均循环白细胞计数(n=3~4 只/组)。** $P<0.01$,与同组感染前相比。
摘自 WARFEL JM, ZIMMERMAN LI, MERKEL TJ. Acellular pertussis vaccines protect against disease but fail to prevent infection and transmission in a nonhuman primate model. Proc Natl Acad Sci USA, 2014, 111: 787-792.

日咳症状、很少被诊断。一起暴发疫情的作者得出结论,"PCR 阳性结果可能只是反映了百日咳鲍特菌在鼻咽部的短暂携带[175]"。在以色列二兵的暴发疫情中,20% 的病例没有症状或曾有症状但现在健康的人 PCR 呈百日咳鲍特菌阳性[176]。

Zhang 和同事在中国四个省份进行了一项横断面研究,涉及 629 名 7~15 岁的小学生。这项研究是在暑假期间进行的,被调查的地区都没有报告过百日咳暴发,所有参与者均没有症状。在 629 名参与者中,2 人(0.3%)为百日咳鲍特菌培养阳性,30 人(4.8%)为 PCR 阳性;在副百日咳鲍特菌检测中,相应的结果分别为 1 人(0.2%)和 13 人(2.1%);未检测到霍姆鲍特菌[177]。如果不对百日咳鲍特菌携带的发生率、流行率或者持续时间进行进一步研究,那么这些结果在多大程度上可以扩展到其他人群尚不清楚。但是,这些以及其他[178,179]研究表明,与传统观念相反,百日咳鲍特菌携带者可能存在,并在传播上发挥重要作用,就像狒狒模型表明的一样。

诊断

传染病的病原体一般可通过培养、抗原或核酸检测以及免疫反应检测来确定。即使使用了所有方法,确诊百日咳鲍特菌感染仍是临床医生面临的最困难的诊断问题之一,尤其是既往接种过的青少年和成人。在疾病早期常通过培养或 PCR 检测百日咳病原体,但那时的症状与普通感冒类似(除非暴发不可能采集标本)。当咳嗽严重到怀疑百日咳时,鼻咽部的病原体数量常已下降到培养和非 PCR 抗原检测不太可能呈阳性的程度。PCR 在发病后几周仍可进行检测,但低拷贝数的检测结果可能是疫苗株或其他菌株对环境污染造成的假阳性[180]。

细菌学诊断

培养。 在有症状病例的鼻咽部样本中培养出百日咳鲍特菌是最令人信服的诊断依据,培养仍然是实验室诊断的金标准[181,182]。在有百日咳操作经验的实验室,将发病早期采集的鼻咽部吸取物立即接种于新鲜培养基上,能最大限度地分离出该病原体。但这些条件很难同时满足,即使在最优的情况下,由于苛刻的培养条件和消失较早等原因,经常不能培养出病原体[183-187]。

因为很多呼吸道细菌均可以在人类鼻咽部定植,使用含有氯唑西林(cloxacillin)和头孢菌素(cephalexin)等抗生素的选择性培养基抑制正常菌群,可以提高百日咳培养分离率[185]。两种培养基专门用于百日咳培养：一种是含有去纤维蛋白的马血和氯唑西林的 Bordet-Gengou 培养基，另一种是含炭琼脂、去纤维蛋白的马血和头孢菌素的 Regan-Lowe 培养基。后一种培养基可能有更好的分离率[188]，但另一些研究发现两种培养基无差异[185]。在病床边或诊所直接将标本涂平板可以提高阳性培养物的分离率，如果接种后 72 小时内涂平板可以使用 Regan-Lowe 转运培养基[187]。

有证据表明鼻咽吸取物的分离率优于鼻咽拭子，涤纶拭子优于藻酸钙拭子，因为后者会抑制 PCR 检测，且棉拭子对细菌来说是有毒的[182]。接种后培养 7 天及以上可以增加分离率。正如所指出的那样，"尽管培养是百日咳诊断的金标准，但即使在最优技术条件下，其诊断灵敏度也是不够的[182]。"

前期使用红霉素（erythromycin）或磺胺甲噁唑（sulfamethoxazole）治疗会降低培养阳性率。与未接种的对照组比，接种组的培养阳性率较低，而且分离率与年龄的增加呈负相关[189]，这使曾全程接种的、青少年和成人百日咳病例的诊断更加复杂了。

抗原检测：直接荧光抗体试验和聚合酶链反应。抗原检测具有明显的优点，其检测不需要活的病原体，在疾病后期和抗生素治疗时仍可检测。最初的抗原检测采用直接荧光抗体（direct fluorescent antibody，DFA）试验，有经验的实验室的特异度高达 99.6%，但与培养相比灵敏度仅为 61%[182,185,186,190-192]。由于高灵敏度和特异性的 PCR 检测的发展，DFA 检测已被淘汰。

PCR 方法用于检测呼吸道分泌物中的鲍特菌属细菌的特定基因序列[185,186,193-199]。尽管需要采取严格措施避免交叉污染，但由于 PCR 是快速、高灵敏度和特异性的诊断方法，它已经成为实验室法检测百日咳的标准方法，且可以在抗生素使用后[200]或培养检出时限后几周，检测出百日咳鲍特菌。但是，PCR 的使用必须辅之以严格的质量评估方案，同时需要对疑似暴发开展适当的流行病学调查，并通过培养确认部分样本来支持[201]。造成假阳性结果的因素包括：采样、转运、检测技术差，环境被细菌 DNA（包括周围疫苗的使用）污染，目标基因选择不当[175,180,197-199,202-206]。可见，疾病诊断应基于适当的临床病例定义[207]，而不仅仅是基于 PCR 阳性，这一点很重要。

现在已经发展了很多 PCR 检测方法，这个领域的持续快速发展使我们在此对该方法进行深入评价是不恰当的。但是，一些原则是可以界定的。尽管婴儿培养标本首选鼻咽吸取物，但是对于较大儿童、青少年和成人 PCR 检测而言，涤纶或人造纤维鼻咽拭子同样适用，而且可以无保存液转运[199]。PCR 检测通常针对特定的基因或各种插入序列，目标插入序列通常灵敏度更高[199]。现有的多重 PCR 检测，通用目标基因只有 IS481 序列；目前流行病和临床常用 2 个或 3 个重复插入序列包括 IS481，pIS1001，hIS1001 或 IS1002，用来提高特异性和鉴别鲍特菌属的亚种[199,203,204]。

血清学诊断

血清学检测可用于检测抗不同百日咳鲍特菌成分的抗体，已被广泛用于儿童、青少年和成人的百日咳诊断[182,185,190,208-210]。血清学检测提升了我们对百日咳疾病谱的认识，特别是证明了非全程免疫者可出现无症状的、轻型的、不典型的感染[21,211-213]。血清学调查已被用于了解不同年龄人群的百日咳自然史[214-223]，也可用于地区暴发百日咳时的监测[224]。它们还可用于百日咳疫苗临床试验中监测临床结局，因为非全程免疫者感染百日咳后可能很少有或完全没有症状[189]。最后，血清学研究也有助于了解百日咳在青少年和成人咳嗽病因中的占比[225,226]。血清学试验包括补体结合试验、凝集试验、毒素中和试验和酶联免疫吸附试验（enzyme-linked immunosorbent assays，ELISA）[185]，其中 ELISA 法最常用，该法易于操作和标准化，而且可以检测特异性反应。通过大量努力建立的标准化 ELISA 方法，可用于候选疫苗的评价和百日咳的诊断[227-233]。

急性期和恢复期标本特异性抗体水平显著升高是证明感染最确凿的血清学证据。但百日咳诊断面临一个问题，就是在病程早期往往不考虑百日咳，而诊断时血清抗体水平已经大幅升高，这就减少了发现急性期和恢复期血清抗体水平显著升高的可能。实际上，有研究显示培养确诊的百日咳也可能出现"急性期"和恢复期抗体 4 倍下降[210]。为解决标本采集时间问题，采用了一种单一样本结果与预先指定阈值比较的新方法[211-214,234-238]。阈值通常由未患百日咳的对照人群血清确定，设为超过对照人群均数的某个值（常选 2 倍或 3 倍标准差）。这一方法已被一些研究[211-214]和公共卫生项目采用[222,234,235]。多年来，马萨诸塞州公共卫生实验室提出了单一样本百日咳血清检测方法，使用特定的临界值（cutoff value）诊断青少年和成人百日咳[234]；美国 CDC 指出"美国 CDC 和 FDA（U.S. Food and Drug Administration）已经开发了一种对于确诊非常有用的血清学检测方法，尤其适合在疑似暴发期间。美国许多州的公共卫生实验室都将这种检测方法列入百日咳检测方案[235]。"

为了使血清学检测标准化,WHO 提供了一个人类百日咳血清学参比试剂,全球的许多百日咳实验室都在使用[232]。有报告建议,对于单一标本检测,PT-IgG 抗体在 40 IU/ml 以下不是近期感染指标,而 100 IU/ml 以上可以作为近期感染指标[239,240]。主要检测 PT-IgG 抗体,当 IgG 结果可疑(IgG >40 IU/ml 和 <100 IU/ml)时附加检测 PT-IgA。2010 年的一项研究发现,商业检测质量参差不齐,需要进一步标准化[241]。据报道,2015 年美国两个商业实验室和 CDC 实验室、美国公共卫生实验室和 CDC 实验室之间为此达成一致[242-244]。

病例定义包括临床、实验室和流行病学标准,这些标准的选择会显著影响百日咳确诊人数,进而影响对百日咳流行程度的评估。Senzilet 和同事[16]的研究阐明了实验室标准的影响,他们在加拿大 8 个省的 9 个卫生单位登记了 12 岁及以上、咳嗽持续 1~8 周的患者。仅有 2 例培养阳性,3 例 PCR 阳性。血清学检测显示,急性期和恢复期样本 4 倍增长的有 7 例,但单一样本抗体滴度超过 99.99% 对照人群的有 36 例,超过对照组 3 倍标准差的有 84 例。如表 44.2 所示,计算得出的该人群百日咳流行率在很大程度上依赖于病例定义[16]。有文献全面回顾了病例定义的复杂性[244]。

在百日咳疫苗现场研究中,血清学检测存在一些问题。鉴于不同的效力研究采用不同的血清学方法,直接比较这些研究结果时应该慎重[245]。血清学诊断的另一个问题是,它适合于未免疫的对照人群,因为接种也可以引起抗体水平升高,所以近期接种可能混淆结果。在这种情况下,可以检测疫苗中的未包含抗原的抗体,如果存在这样的抗原和检测方法。这一方法特别适合瑞典的单价 PT 疫苗效力试验,检测其他抗原的抗体水平可以评估单价疫苗受试者是否感染百日咳[246]。

抗生素治疗和预防

目前已有百日咳的治疗和暴露后预防(PEP)指南[247,248]。这些指南的主要原则是,在疾病早期使用大环内酯类药物(macrolides),以减少症状的持续时间和严重程度、降低传染性以及死亡风险;正确使用抗菌药物进行暴露后预防,可以清除有症状或无症状感染者鼻咽部的百日咳鲍特菌[4,15,247-256]。虽然,多数患者不经治疗也能在咳嗽后 3~4 周内自行清除百日咳鲍特菌,但未治疗和未接种的婴儿可能在 6 周甚至更长的时间内培养呈现阳性[257,258,258a]。红霉素(erythromycin)是一种大环内酯类抗生素,最初用于治疗和预防百日咳,但它有令人不快的胃肠副作用,已经被副作用较小的阿奇霉素所取代[259-261]。对于治疗和暴露后预防,标准疗法是为期 5 天的阿奇霉素治疗[247,248,262]。对于不耐受大环内酯类抗生素和 2 月龄以上者,使用复方磺胺甲噁唑(trimethoprim-sulfamethoxazole)替代。

在婴儿中,红霉素有引起婴儿肥厚性幽门狭窄(IHPS)的风险,阿奇霉素也有类似风险[263-265]。一项使用军事卫生系统数据库的研究中,对 2001—2012 年期间出生婴儿的医疗记录进行了 IHPS 筛查,这些婴儿在出生后 90 天内作为门诊病人口服过红霉素或阿奇霉素。在接受治疗的 1 074 236 名儿童中,有 2 466 名儿童患上了 IHPS。出生后 14 天内口服红霉素或阿奇霉素后患 IHPS 的调整 *OR* 分别为 13.3(95% *CI*,6.80-25.9) 和 8.26(95% *CI*,2.62-26.0);出生 15~42 天口服者的调整 *OR* 分别为 4.10(95% *CI*,1.69-9.91) 和 2.98(95% *CI*,1.24-7.20)。对于出生 43~90 天的口服者,没有发现这两种抗生素与 IHPS 有关联[265]。因此,接受大环内酯类药物治疗的所有不满 1 月龄的婴儿(以及相当年龄的早产儿),应从开始治疗到完成后的一个月进行 IHPS 监测[248]。

表 44.2　长时间咳嗽(7~56 天)的青少年和成人[a] 按不同实验室确诊标准分类的结果

病例定义	标准	阳性数/检测数	流行率(%,95% *CI*)	平均年龄(岁,范围)
1	百日咳鲍特菌培养阳性	2/440	0.5(0.1-1.8)	18.4(12.6-24.1)
2	PCR 检测阳性	3/314	1.0(0.2-3.0)	24.0(12.6-37.8)
3	抗体滴度 4 倍增长	7/393	1.8(0.8-3.8)	28.1(12.3-70.6)
4	抗体滴度高于 99.99% 对照人群	36/440	8.3(5.9-11.2)	36.6(14.1-69.4)
5	抗体滴度高于对照组 GMT3 倍标准差	84/440	19.1(15.6-23.0)	39.0(12.3-87.7)

[a] 包括所有至少采集了一种生物学标本的研究对象。
注:*CI*:可信区间;GMT:几何平均滴度;PCR:聚合酶链反应;SD:标准差。
摘自 SENZILET LD,HALPERIN SA,SPIKA JS,et al. Pertussis is a frequent cause of prolonged cough illness in adults and adolescents. Clin Infect Dis,2001,32:1691-1697.

是否给予PEP应根据病人的传染性、暴露持续时间和强度、暴露者的百日咳结果以及与严重百日咳高危人群（如小婴儿）接触的可能性来确定。在指示病例咳嗽21天内对无症状的家庭接触者进行PEP，可以预防有症状感染。有症状的接触者应该按百日咳治疗。处于暴露环境中的人也应给予PEP，包括12个月以下的婴儿或怀孕7~9个月的孕妇。最近的成本效益分析表明，与不干预相比PEP是一种具有成本效益的策略，它在接触者管理中发挥着重要作用[266]。从医疗支付方的角度来看，阿奇霉素治疗在所有年龄组的疗效都是最好的，对婴儿来说也是成本最低的策略；因此，阿奇霉素治疗被推荐为接触人群的最佳治疗方法[266]。

关于大环内酯类药物，尤其是红霉素的使用，最后一个关注的就是抗生素耐药性问题。1994年，亚利桑那州首次发现红霉素耐药性[267]。之后，又有发现红霉素、甚至阿奇霉素耐药的报告，且分离株出现了新的突变[268-273]。有些地区的耐药性很高，中国西安的研究者发现，16株分离菌株中有14株的最低抑菌浓度大于256μg/ml[273]。但是，在欧洲和北美耐药性仍然很少见[274,275]。

总而言之，大环内酯类药物被推荐用于家庭和其他密切接触者的治疗和PEP（无论其接种状况如何），以及已知或可能有百日咳暴露的医务人员[276-278]。预防用药可以降低、但不能消除百日咳的发病风险[279,280]。在首个继发病例出现之前对家庭成员预防用药更有效[280]。小于7岁的病例和未全程接种疫苗的接触者应在学校、日间护理和其他类似场所之外隔离，直到他们预防服药或治疗至少5天后[276]。

流行病学

百日咳是一种流行性疾病，每2~5年（一般为3~4年）出现一次流行高峰[6,281-283]。没有一致的季节模式[282-288]。百日咳通过咳嗽或打喷嚏产生的大量呼吸道飞沫传播，通过空气飞沫核和污染物表面或灰尘中的病原体间接传播的情况非常少见。患者在卡他期和痉咳早期传染性最强。百日咳传染性非常强，易感的家庭接触者发病率高达90%，学校接触的发病率在50%~80%之间。百日咳可发生在任何年龄，婴儿在出生后数周或数月内容易感染百日咳，这时的死亡率也最高。多年来，一直认为百日咳发病后会终生免疫。在广泛接种前，百日咳发病的年龄分布也支持这一观点，约20%的百日咳病例发生在小于1岁的婴儿，约60%的病例发生在1~4岁儿童[286]。个案资料显示，在疫苗前时代存在百日咳二次发病现象，例如老年人暴露于孙辈病例后，但这些病例很少被描述，也没有完整的记录[289]。最新的数据显示，百日咳二次发病并不少见[290,291]。

儿童广泛接种百日咳疫苗后发病率下降，但最初似乎并没有改变百日咳的流行周期[281,284,292]，这表明接种对传播的影响不大[285,293]。但是，最新的完整数据分析显示，在全细胞百日咳疫苗使用期间，英国的流行间期延长了，这与传播的减少相一致[294]。瑞典使用无细胞百日咳疫苗减少了百日咳的传播[295]，但随后的数据却显示情况并非如此[296]，这或许反映了全国实施有效的婴儿疫苗接种之后，疾病普遍流行阶段与平稳后几年的流行病学模式不同。但明显的是，尽管儿童普遍接种疫苗，百日咳仍然在社区中流行。

百日咳的发病情况

美国和加拿大

在美国，百日咳曾是婴儿和儿童发病、死亡的主要原因。20世纪20年代（百日咳成为报告传染病）到20世纪40年代初，每年报告115 000~270 000例百日咳，其中死亡5 000~10 000例，儿童感染百日咳很普遍，但只有较严重的病例才会报告。这些数字表明，百日咳的发病率和死亡率分别约为150/10万和6/10万[4]。由于百日咳疫苗在婴儿和儿童中的普遍使用，百日咳发病率明显下降（图44.2）[4,282]。到20世纪70年代，年报告发病率已下降了99%，1976年百日咳报告病例数最少，报告了1 010例。20世纪80年代，报告病例数开始回升。1983年、1986年、1990年、1993年、1996年、2002年、2004年、2010年和2012年，美国百日咳发病出现周期性高峰，且峰值逐渐升高[10]。2012年报告的病例总数为48 277例；2013年为28 639例，2014年为32 971例，2015年为18 166例（非最终数据）[10]。2012年的病例数是1955年以来报告最多的，包括20例死亡病例，其中大多数为小于3月龄的婴儿。婴儿的发病率最高，7~10岁儿童发病率居第二位，13~14岁青少年的发病率也有所上升。

不同年龄组发病率图清晰表明，几十年来几种模式相继出现（图44.3）。如前所述，在常规疫苗接种之前，几乎所有报告的病例都是婴儿和幼儿。从2002年开始，青少年（11~19岁）病例数显著增加，为此制订了青少年Tdap加强接种方案[7]，随后青少年百日咳发病率相应下降[10]。但是，7~10岁儿童的病例数

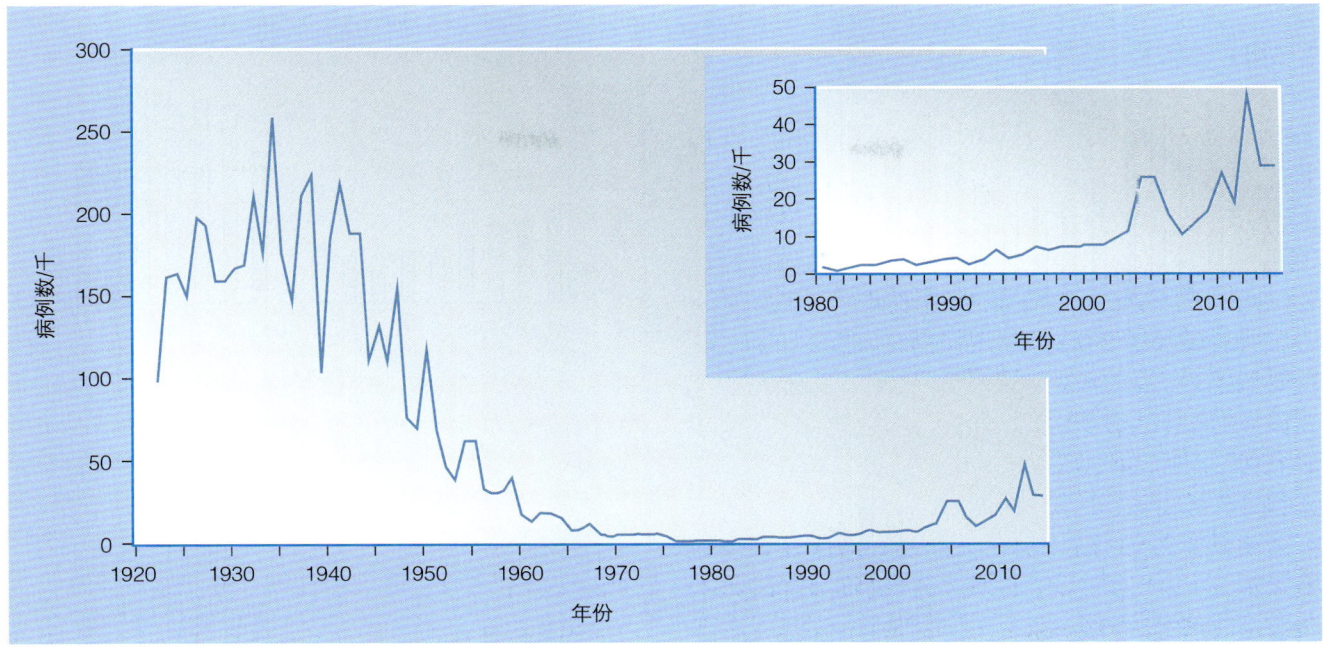

图44.2 1922—2014年美国每年报告的百日咳病例数

1922—1996年数据来自W. Orenstein, personal communication, Centers for Disease Control and Prevention；随后年份数据来自the respective issues of Final Report of Notifiable Diseases, published annually in Morbidity and Mortality Weekly Report [see also www.cdc.gov].

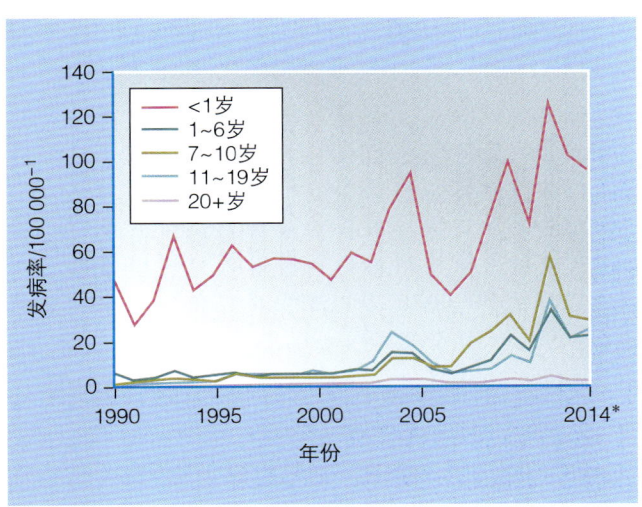

图44.3 1990—2014年美国报告百日咳年龄别发病情况

解释见正文

*2014年数据非最终数据

摘自LIANG JL. "Cocooning" and Tdap vaccination, Advisory Committee on Immunization Practices, Atlanta, GA, June 25, 2015. 数据来源：CDC, National Notifiable Diseases Surveillance System and Supplemental Pertussis Surveillance System. Available from http://www.cdc.gov/vaccines/acip/meetings/meetings-info.html.

在此后几年开始增加。图44.4显示2002—2009年，美国不同年龄儿童的百日咳病例数；从2005年开始，在6~11岁年龄组可以看到"行进队列"效应，即每一出生队列或每一年龄组的病例数均呈现随年龄增长而递增的现象。例如，2005年7岁儿童，2006年、2007年、2008年分别为8岁、9岁、10岁，这一出生队列儿童的病例数（图中紫红色柱子）随着年龄增长而增加。2009年，他们中的许多人在11岁接种了青少年剂量的Tdap疫苗，这一队列的病例数就下降了；此外，如果我们每年观察既定的年龄（例如，8岁），我们就会发现该年龄下一年龄组的病例数会更高。在对婴儿期接种百日咳疫苗的每一队列进行年龄组别发病率评估时，发现全部使用aP疫苗的第一个队列呈现从7岁开始百日咳病例数随年龄增长（7~11岁）而增加（图44.4）。大量研究证明，在仅接种过无细胞疫苗的队列中，百日咳发病率从7岁开始增加，而且与前一个队列（接种了一剂或多剂全细胞百日咳疫苗）相比，加强的青少年型Tdap疫苗效力在这一队列中下降得更快[297-310]。

婴儿的百日咳年龄别发病率依然是最高的，如前所述，婴儿的发病或死亡风险最大。虽然美国免疫实践咨询委员会（ACIP）推荐所有孕妇在怀孕7~9个月时接种Tdap[311,312]，但这一推荐的实施时间尚不足以显示对最小年龄儿童发病率的影响（图44.3）。

近年来，美国百日咳发病增加，表现为疫情病例数的升高和更大规模、更频繁地暴发。自2010年以来多个州都报告了大规模暴发，包括2010年和2014

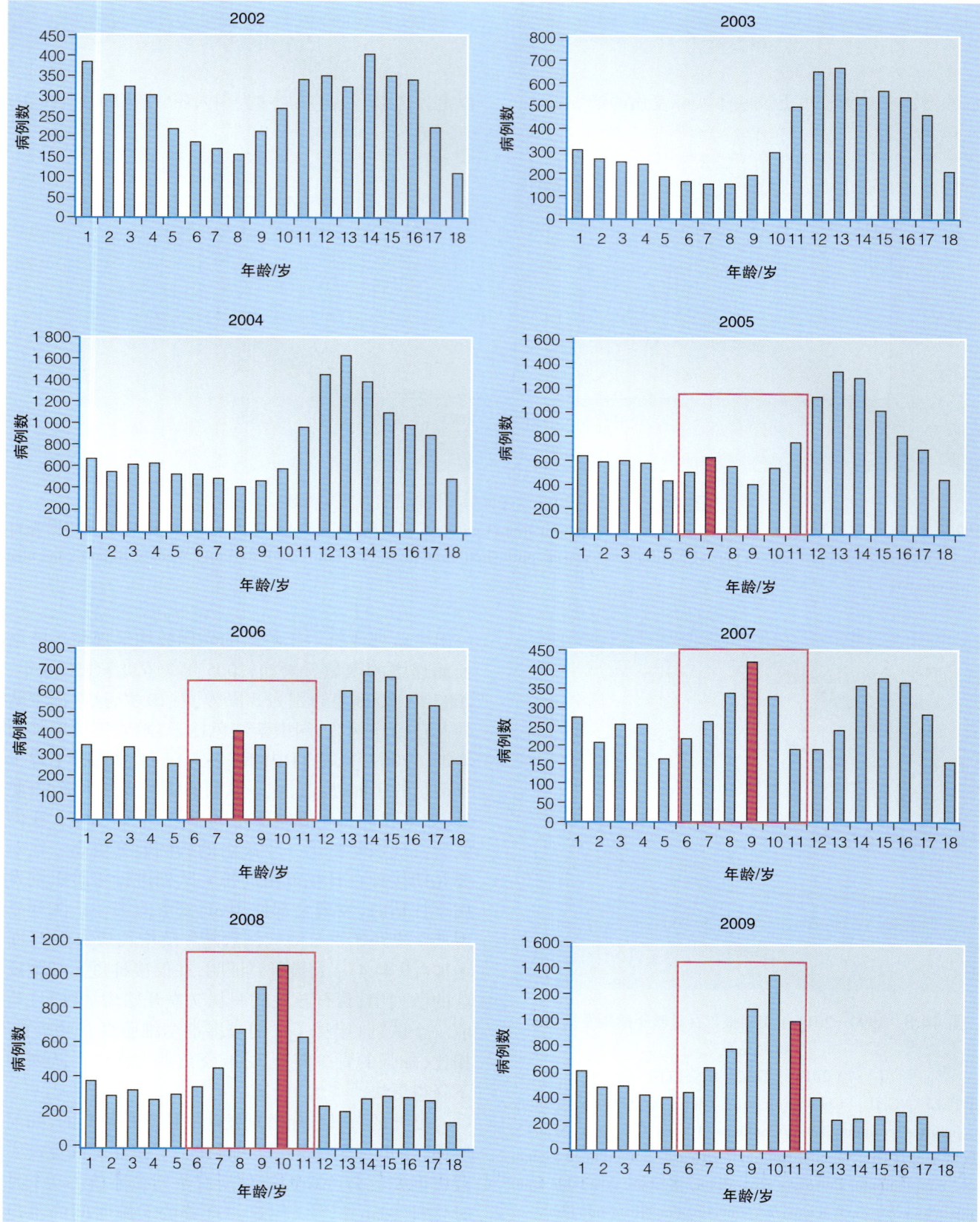

图 44.4 2002—2009 年年龄别百日咳发病数。紫红色柱子表示 2015 年 7 岁的队列。"行进队列"效应始见于 2005 年的 6~11 岁人群,每一出生队列和每一年龄的病例数都呈现随年龄增长而递增现象

摘自 Clark T, Pertussis epidemiology and vaccination in the United States, Advisory Committee on Immunization Practices, Atlanta, GA, February 22, 2012. Available from http://www.cdc.gov/vaccines/acip/meetings/meetings-info.html.

年在加利福尼亚州(图 44.5)[313,314],2012 年在明尼苏达州[303],2012 年在俄勒冈州[304],2011 年在华盛顿[301,315]和 2012 年在威斯康星州[299]。百日咳病例数的增加在多大程度上反映了实际发病的增加,还是临床认识和识别能力的提高、诊断方法更敏感(如,PCR 的使用)以及报告水平的提升[283,316-318],人们对此一直存在着很大的争议。虽然,认识和诊断水平的提升明显促进了报告病例数的激增,但这些因素显然不足以解释行进队列效应和年龄别发病率随时间的变化(见图 44.3 和图 44.4),以及大规模暴发的显著增加。有人关注拒绝接种疫苗的影响,因为这种做法在某些社区和学校更为普遍,并可能导致百日咳暴发的发生和发展[319]。

加拿大百日咳的流行病学特征与美国有所不同,部分原因可能是所用疫苗和人口特征不同。据了解,20 世纪 80 年代和 90 年代初,加拿大百日咳的发病增加是由于全细胞疫苗的保护效果比以前想象的要低[192,224,320-322]。20 世纪 90 年代初,在欧洲进行的百日咳疫苗效力试验为这一说法提供了支持,该研究发现接种三剂美国全细胞疫苗的效力是足够的[323],但其他全细胞疫苗的效力却相当低[324,325]。这些结果与 1992—1994 年美国的监测数据一致。美国的监测数据显示,三剂全细胞百日咳疫苗的效力为 64%,四剂及以上为 82%[326]。在加拿大引入 aP 疫苗后,百日咳的发病率大幅下降,并保持相对较低的水平,直到 2012 年出现百日咳发病率上升和区域性暴发[327-329]。所有年龄组的发病率均有上升,其中小于 1 岁和 10~14 岁年龄组最高[327]。15~19 岁组发病率增长不多,这可能与加拿大推荐 14~16 岁接种 Tdap 有关。

欧洲

百日咳监测的系统和流程在整个欧洲各不相同,尽管欧洲疾病预防控制中心(ECDC)正在致力于将百日咳监测的实验室流程标准化[330]。因为监测范围从被动报告到哨点系统、再到实验室监测,病例定义有不经实验室确认的临床诊断,有经 PCR 确认的、符合临床定义的病例,所以病例数和发病率都无法在各国之间进行比较,此处不作阐述。

20 世纪 90 年代,大多数欧洲国家用 aP 疫苗替代了全细胞疫苗,许多人注意到近年来百日咳报告有所

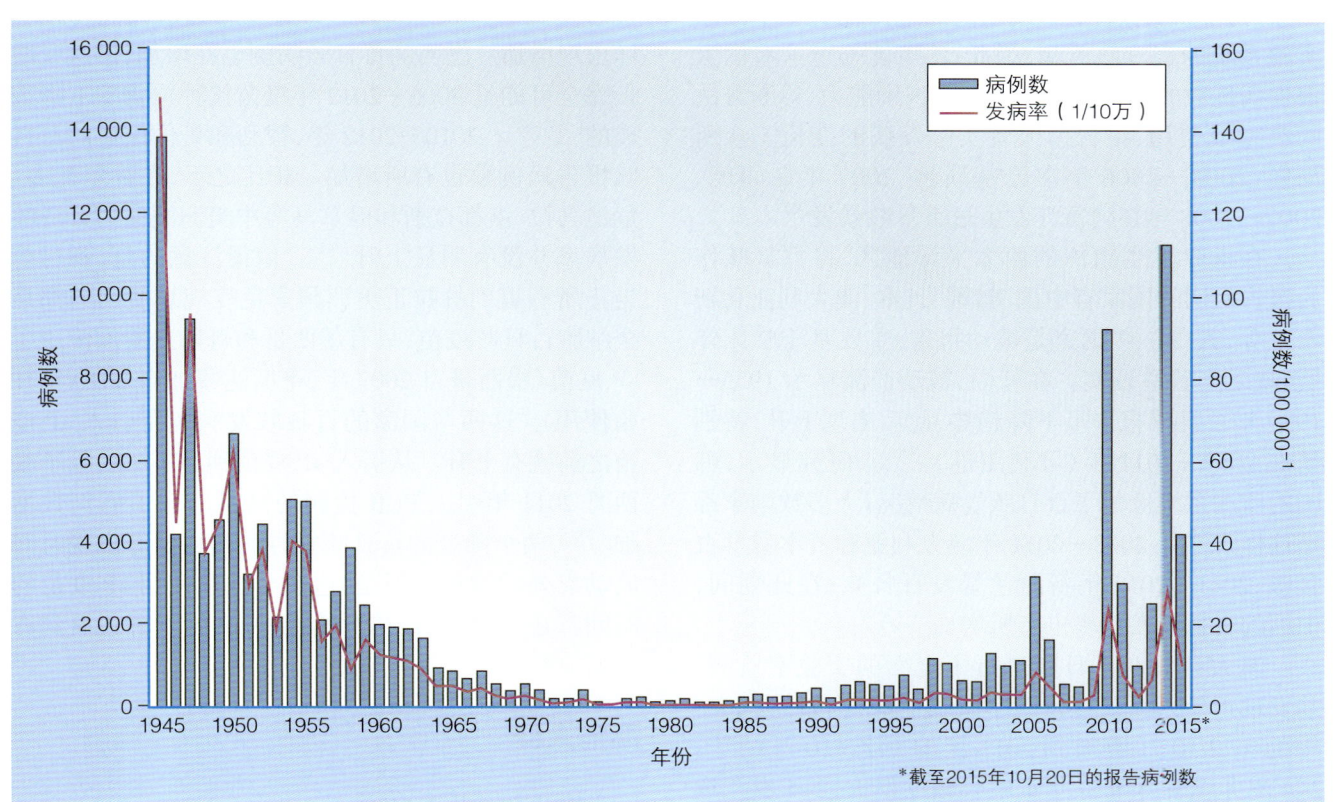

图 44.5 1945—2015 年(到 2015 年 10 月 20 日)加利福尼亚州百日咳报告病例数和发病率。
注:CDPH:加利福尼亚州公共卫生部门

摘自 California Department of Public Health, Pertussis Report, October 20, 2015. Available at: http://www.cdph.ca.gov/programs/immunize/Documents/Pertussis%20report%202015-10-20.pdf.

增加[331-335]。2011年ECDC指出,2008年百日咳报告首次增加,其后的2012年报告百日咳病例数高达2011年的两倍[334,336]。在幼儿和青少年中增加最为显著。值得注意的是,2012年波兰百日咳发病率的上升幅度高于其他使用无细胞疫苗的国家,波兰是欧洲仅有的一个仍在使用全细胞疫苗的国家。2012年英国和荷兰都暴发了百日咳;英国百日咳发病增加了10倍,2012年4月宣布全国暴发百日咳疫情。疾病负担尤其是青少年和小婴儿疾病负担的增加,促使英国于2012年9月在全国范围启动了母亲接种计划[332]。

非洲、亚洲和拉丁美洲

在北美、欧洲和澳大利亚之外,其他国家百日咳监测更加不同[337]。全球百日咳发病和死亡负担最重的可能是中、低收入国家,但由于缺乏监测数据,建议使用一个系统的评估工具来推测这些国家的百日咳负担和趋势[338]。据WHO估计,2013年百日咳造成约63 000名5岁以下儿童死亡,但同时指出"鉴于缺乏可靠的监测数据,特别是来自发展中国家的数据,这些估计数字存在相当大的不确定性"[11a]。除少数国家外,非洲、东地中海或东南亚地区没有一个国家实施系统的百日咳监测;因此,不可能知道这些国家报告病例数的变化是否基于疾病识别能力、诊断方法的类型或使用、报告率或者实际发病的变化。众所周知,2004—2006年在巴基斯坦、2007年在印度、2007—2008年在阿富汗发生过百日咳暴发[337]。

在世界卫生组织的西太平洋地区,将百日咳作为报告疾病的国家有中国、韩国、日本、澳大利亚和新西兰等;其中一些国家是被动报告,主要基于临床怀疑、缺乏实验室证实。在韩国,被动监测显示1955—1999年百日咳报告呈下降趋势,此后出现上升,特别是在2009—2011年(可利用的)[340]。研究显示,韩国的监测系统低估了百日咳发病情况(大多数国家都是这样)[341]。2008—2011年澳大利亚和日本暴发百日咳,2011—2013年新西兰暴发百日咳;在此期间,中国的百日咳发病率也有所增加[337]。

澳大利亚对百日咳进行了全面的实验室监测,并发现近年来百日咳发病率大幅上升(例如,从2006年的47.2/10万增加到2011年的173.3/10万)[342]。2~4岁儿童和6~9岁儿童增长幅度最大,2~4岁儿童发病率增加可能与2003年停止18月龄接种有关,6~9岁的儿童发病率增加可能与无细胞疫苗全程接种的保护效果维持时间较短有关[342,343]。难以评估改进的实验室方法对病例数增加的影响。在病例数增加了约80 000例的同时,PCR发现的病例数也增加了约80 000[318],这表明PCR的阳性结果可能增加了百日咳病例的报告,而这些病例以前是不会被计算在内的。

百日咳在拉丁美洲是国家要求上报的疾病,尽管监测是被动的,但大多数国家都提供实验室支持(培养和PCR)。各国监测系统的敏感性是不同的和不确定的。在20世纪的最后几十年里,疫苗的覆盖率有了很大的提高,百日咳报告发病率也有了相应的下降[344,345]。然而,在21世纪的最初十年里,百日咳病例数在许多拉丁美洲国家开始上升,包括阿根廷、巴西、智利、哥伦比亚、哥斯达黎加和墨西哥[345-349]。大多数国家承认他们的百日咳监测有不足,并正在努力改善监测工作[345,349]。最初使用PCR方法的是阿根廷和哥斯达黎加,现在大多数拉丁美洲国家都在使用。世界其他地区开展PCR检测的同时,百日咳报告病例数也激增,拉丁美洲也一样。但是,检测的改进并不能完全解释过去十年拉丁美洲百日咳报告病例增加的原因。例如,2002—2005年,阿根廷的百日咳发病率从0.7/10万增加到5.7/10万,其中一半是在2004年底引入PCR方法之前报告的[347];到2011年,报告发病率为8.3/10万[337],青少年和成人同婴儿一样出现增加。巴西的百日咳病例也在增加,但这一增长完全可能是2006—2012年疫苗接种覆盖率下降造成的[345,346]。2010—2012年,智利和哥伦比亚的百日咳报告病例数也有所增加。相比之下,在萨尔瓦多、危地马拉、洪都拉斯和巴拿马等中美洲国家的百日咳发病率并没有明显上升[345]。值得注意的是,到目前为止所有提到的拉丁美洲国家免疫规划使用的都是全细胞百日咳疫苗;只有墨西哥和哥斯达黎加使用了aP疫苗(墨西哥自2007年、哥斯达黎加自2010年开始使用)。这两个国家的百日咳发病率在引入aP疫苗之前就有上升。从引入aP疫苗到2014年,除了墨西哥2011年引入PCR检测的同时出现了病例数增加[345],两个国家的百日咳报告病例数没有出现时间波动以外的增加。但是,这两个国家使用aP疫苗的时间都还不够长,最初开始接种aP的人群还没到青春期前期。

高危人群

婴儿和幼儿百日咳

所有人都可能患百日咳,但婴儿的发病率最高,而且大多数的住院和死亡病例是婴儿。在美国,超过80%的婴儿百日咳病例是小于2月龄的,需要住院治疗[350]。2009—2014年美国有81例百日咳死亡病例，其中61例（75%）为小于3月龄婴儿，2例为3~11月龄婴儿，4例为1~4岁儿童，6例（10%）为55岁或以上者[351-354]。与年龄大的病例相比，婴儿更有可能出现之前所述的并发症。实际上，所有百日咳疫苗接种规划的首要目标可以说就是预防婴儿发病。

学校儿童、青少年和成人百日咳

在实施百日咳疫苗接种前，人们认为百日咳仅仅是一种婴幼儿疾病，感染可产生持久的、也许是终生的免疫。这些错误的理解可能是由于百日咳鲍特菌在社区中的传播很普遍的，几乎所有人在婴儿或儿童时期都被感染过，并在此后由于亚临床感染而定期加强。在长期实施百日咳疫苗免疫规划的国家，百日咳的年龄分布有明显变化。例如，1990—1993年，44%的美国病例是1岁以下的儿童，22%是1~4岁的儿童，10%是5~9岁的儿童，24%是10岁及以上人群[326]。此后，在20世纪90年代末和21世纪初，青少年的发病率不成比例地增加。2000年，11~19岁年龄组的报告率高于1~6岁或7~10岁儿童[350]。1~19岁年龄组百日咳的年发病率从2001年的5.5/10万增加到2002年的6.7/10万和2003年的10.9/10万[288]。其中部分增长可能是由于逐渐认识到百日咳是导致青少年和成年人持续咳嗽的原因，以及使用血清学方法诊断青少年和成人的百日咳。20世纪90年代初美国、澳大利亚、加拿大和德国的研究表明，百日咳在成年人中很常见[18,212,222,237,290,355-358]。在澳大利亚慢性咳嗽调查的218名成年人中，有近期百日咳感染血清学证据的占26%[357]，在大学诊所就诊的至少咳嗽6天的学生中是26%[212]，在芝加哥诊所就诊的不明原因咳嗽的成年人中是26%[355]，在田纳西州纳什维尔急诊治疗的、咳嗽持续2周及以上的成年人中是21%[357]。在加州的一个大型医疗保健计划中，12.4%的慢性咳嗽成年患者有近期百日咳感染的血清学证据[358]，年发病率为176/10万，高于疫苗前时代美国每年的百日咳报告发病率（157/10万）。在442名加拿大咳嗽病持续7天以上的青少年和成人中，近20%为实验室确诊或疑似百日咳病例[16]。这些报告强调，慢性咳嗽可能是青少年和成年人百日咳的唯一表现，这一年龄组百日咳确诊往往依据血清学或PCR检测，很少通过病原体培养[357]。青少年和成人百日咳报告增加既见于接种全细胞疫苗人群，也见于未接种人群，可能是由于诊断意识增强、报告水平提高以及诊断方法的改进和使用所导致。然而，最重要的可能是自然感染或接种疫苗诱导的免疫力的衰减，加上接种儿童中百日咳发病降低，减少了通过偶然暴露于感染儿童从而自然加强免疫力的机会。

1996年对600名1~65岁的健康人群进行血清调查，进一步了解了高接种率人群的百日咳流行病学特征[214]。4~6岁组儿童出现一个预期的PT和FHA滴度峰，这反映了百日咳疫苗加强接种的作用，但在13~17岁组出现第二个更高的峰，表明在青少年时期自然暴露百日咳是很常见的。其他国家也有类似发现[215-219]。

20世纪90年代末开展的Tdap疫苗多中心随机双盲实验，提供了更多的数据[226]。在该研究中，2 781名15~65岁的健康受试者接种了Tdap疫苗或甲型肝炎疫苗（对照组），然后对他们进行了2年半的咳嗽疾病监测。在1 390个对照人群中，1 284（92%）人至少出现过一次持续5天或更长时间咳嗽。采用培养、PCR和血清学方法，对照组有9例（0.65%）诊断为百日咳鲍特菌感染。根据这些数据，对照组的百日咳发病率为368/10万人年；据此推算，每年15岁及以上人群大约有100万例百日咳病例[226]。

由于青少年百日咳病例的持续增加，美国和其他国家启动了青少年Tdap疫苗接种计划，初步看是成功的[359]。然而，正如前面所讨论的，2010—2014年度美国疫情出现了一种新的、意想不到的流行病学模式，即7~10岁学龄期儿童百日咳发病率逐步上升，同时青少年接种的Tdap疫苗的保护时间明显缩短[350]。美国CDC"2014年百日咳监测报告"[360]显示，按年龄划分的报告病例比例和发病率（在括号内）分别为：小于6月龄，占报告病例数的10.4%（发病率：150.9/10万）；6~11月龄，2.8%（发病率：40.4/10万）；1~6岁，18.7%（发病率：22.2/10万）；7~10岁，16.9%（发病率：29.5/10万）；11~19岁，33.0%（发病率：25.1/10万）；20岁以上，17.8%（发病率：2.2/10万）[354]。如上所述，澳大利亚等国家也出现了这种模式，主要是因为使用aP疫苗进行基础和加强免疫的人群进入了青春前期和青春期。

但是，不仅仅可能是无细胞疫苗接种后的保护期缩短，接种全细胞疫苗或甚至自然感染得到的保护可能也没有传统认为的持久。例如，Kayina和他的同事发现，在乌干达婴儿期接种了三剂全细胞疫苗的儿童，5岁及之后的百日咳发病大幅上升[351]。

传染源

百日咳鲍特菌通过呼吸道飞沫实现从人到人的直接传播，而人类是唯一的天然宿主；目前还不清楚污染物在传播中的意义。无症状的成年人经常被认为是易感染儿童的传染源[355,362-368]。在一份报告中，4名儿童确诊病例及其18名家庭成员被检测出百日咳鲍特菌感染。在接触者中，百日咳的罹患率为83%，但有免疫史的接触者中三分之二是无症状的[21]。有症状感染者表现为较高的PT抗体应答，无症状感染者为较高的FHA抗体应答。这些数据表明，百日咳疫苗接种对于避免发病的作用大于避免感染，这一结果与前面引用的狒狒数据一致。

一项国际研究对实验室确诊的婴儿百日咳病例及其家庭接触者和非家庭接触者进行PCR和血清学检测，初步分析发现95例婴儿中48%有传染源，在敏感性分析中则高达78%。传染源为父母的占55%，其次是兄弟姐妹(16%)、叔叔婶婶(10%)、朋友或堂兄弟姐妹(10%)、祖父母(6%)和兼职照料者(2%)[366]。美国CDC在几个州进行的百日咳加强监测研究(1999—2002年)发现，有264例婴儿查出传染来源，32%是母亲，43%是其他家庭成员。传染源的年龄分布为，0~4岁占17%，5~9岁占7%，10~19岁占20%，20~29岁占21%，30岁及以上占35%[364]。在2015年，美国CDC更新了这些数据，报告涵盖了2006—2013年[365]。在569名确定传染来源的婴儿中，母亲占21%，父亲占10%，兄弟姐妹占36%。在2008年之前，母亲为主要传染源，此后为兄弟姐妹。这些数据反映了7~10岁儿童百日咳发病率的上升，并与上述狒狒数据所支持的假设一致，即基础和加强免疫接种无细胞疫苗的儿童可以免于发病，但不能阻止病原体定植并可能导致传播。

百日咳作为全球性公共卫生问题的重要性

尽管全球实施免疫规划，百日咳仍然在全球流行。在许多国家，病例数虽然远低于疫苗接种前时代，但仍在上升，这进一步加重了百日咳的人力负担和经济负担。美国2000年的一项研究对纽约蒙特罗县69个感染家庭进行了评估，估计百日咳的经济负担为每个家庭2 115美元[369]。另一项研究估计，在没有疫苗接种规划的情况下，德国1~6岁儿童的百日咳医疗费用每年将近9亿马克(1994年价格)[370]。在发展中国家，更大的负担是人力负担，而不是经济负担。Crowcroft和他的同事们估计，2000年全球百日咳导致的残疾调整生命年的损失(1 270万)超过了其他疾病，如肺癌(1 140万)和脑膜炎(580万)[371]。1992年WHO扩大免疫计划(EPI)收集的数据显示，20世纪80年代，发展中国家每年出生约1.1亿儿童，其中有85万在五岁之前死于百日咳。1994年，WHO估计4 000万例百日咳感染导致500万例肺炎，36万人死亡(比以前估计的减少了近60%)，5万名留有长期神经系统并发症(包括永久性脑损伤)[372]。2002年，WHO估计百日咳病例为4 500万例，儿童死亡人数为301 408人[371]。2008年WHO的最新估计表明，全世界约有1 600万例百日咳病例，其中95%在发展中国家，约有195 000名儿童死于这一疾病，这反映出免疫规划的发展以及百日咳负担在持续减轻[11]。

被动免疫

母传抗体

PT和FHA抗体容易通过胎盘，婴儿的血清抗体浓度与母体相当或更高[373-375]。母传抗体的半衰期约为6周，不同抗体滴度到4月龄都会消失[376,377]。尽管胎盘可有效传递抗体，但如果孕前或孕期未加强接种百日咳疫苗，母亲的抗体水平往往会低，而且婴儿血清中的母体抗体会迅速衰减，最终导致婴儿体内基本没有保护性抗体[378]。当母亲的抗体水平较高时，强的胎盘传递抗体能力为新生儿和婴儿提供了预防百日咳的可能性[371]。

20世纪早期首次对提高母亲抗体水平的想法进行了探索，在怀孕7~9个月时主动免疫百日咳疫苗[379-382]。观察到母亲和新生儿的抗体滴度均升高了，且均无不良事件报告。但高的婴儿体内母传抗体水平会抑制随后的白喉、破伤风和全细胞百白破疫苗(DTwP)的基础免疫应答，这在当时导致了母亲拒绝接种。与此相反，生态学研究未见母亲抗体滴度低则婴儿aP疫苗的抗体应答高[283,290](但即使是这些研究中母亲抗体水平很高，也明显低于孕期接种疫苗的妇女的抗体水平)。

下面在"孕期接种"中详细讨论了孕妇主动免疫预防新生儿百日咳方面的研究进展。

治疗

在百日咳疫苗广泛使用和发现有效抗生素前，使用全血清被动免疫用以预防疾病传播给暴露的易感者或是缩短百日咳患者的病程[384]。大多数关于暴露人群预防效果的研究都没有设置对照，少数几个包含对照的研究得出的保护率高达40%[22,78,384]。

随后血清免疫球蛋白纯化方法的发展，使得以IgG为主要成分的高效价百日咳免疫球蛋白的可以商业化生产。虽然这种制剂被广泛应用于预防和治疗，但对照研究表明其并无效果，因此停止生产[385,386]。之后，Sato和同事证明PT单克隆和多克隆抗体均可提高乳鼠在百日咳鲍特菌气雾攻击后的存活率[79]。成人接种低反应性的aP疫苗后可产生高滴度的免疫球蛋白,这之后重新评估了免疫球蛋白在治疗中使用。1991年,Granstrom和同事实施了一项百日咳免疫球蛋白的双盲、随机、安慰剂对照临床试验,所用的免疫球蛋白来自接种了含PT或PT+FHA组分aP疫苗的成人[387]。与安慰剂对照组比,百日咳免疫球蛋白组的痉咳持续时间明显缩短(8.7天 vs 20.6天,$P=0.004\,1$)。马萨诸塞州生物实验室使用接种了单价PT疫苗的成人血清制备的百日咳免疫球蛋白。在百日咳气雾攻击小鼠模型中进行了初步评价,随后在婴儿进行了I期临床试验。该产品的多中心、随机、安慰剂对照临床试验,24个月内入组了25名婴儿百日咳住院病例,后来由于产品到期又无替代的新产品而终止试验。所有婴儿均耐受且该产品无安全性问题,但免疫球蛋白组和安慰剂组在改善症状方面(数和率)并无差异[388]。最近,对几种可以识别保护性PT表位的单克隆抗体进行了研究,这些单克隆抗体在动物模型中的研究表明,它们可能具有治疗作用[81,389]。

主动免疫

历史

1906年,人工培养基分离和增殖了百日咳鲍特菌,促进了百日咳疫苗的研制。最初的疫苗研发都是经验性的,但对病原体不同生长阶段的深入了解,促使疫苗生产方法的改进,最终制备了可标准化、批量化生产的全细胞百日咳疫苗。1914年全细胞百日咳疫苗在美国首次获得许可,并于1948年与白喉和破伤风类毒素制成联合疫苗。这些疫苗被推荐并广泛用于美国儿童的常规免疫接种。在20世纪80年代和90年代,对百日咳病原体成分及其生物学作用的深入了解,促进了aP疫苗的研发,这主要是因为全细胞百日咳疫苗接种后报告的局部和全身不良事件引起关注。1996年,低反应性的aP疫苗获得许可并推荐用于婴儿常规免疫,现已成为美国唯一获得许可的百日咳疫苗[5]。

全细胞百日咳疫苗的研发

全细胞百日咳疫苗是灭活的百日咳鲍特菌的悬浮液。在Faroe岛百日咳流行期间进行的第一次全细胞百日咳疫苗临床试验,证明了疫苗的效力[390]。20世纪30年代,为改进百日咳疫苗而采取的措施包括增加疫苗中细菌含量、使用标准的培养基、"温和"的灭活方法及采用新鲜的、快速生长的第一相菌株作为接种物等[51,78]。

在早期,百日咳疫苗研发和评价中遇到的主要障碍是,除临床试验外缺乏其他评估疫苗效力的适宜方法。第二次世界大战后,Kendrick设计了小鼠保护试验,在百日咳疫苗免疫小鼠后用活的百日咳鲍特菌进行脑内攻击。这一试验也被称为Kendrick试验,其可重复测定(与人类保护效力相关的)疫苗效力,这种方法被沿用多年,直到无细胞疫苗引入需要新的标准[391-393]。美国生产的全细胞百日咳疫苗由于生产工艺有些不同,免疫应答水平也有所不同[51,321]。在美国,儿童一直接种与白喉、破伤风类毒素联合的全细胞百日咳疫苗。该疫苗使用铝盐作为吸附剂,增强了免疫原性,同时降低了反应性。

无细胞百日咳疫苗的研发

由于全细胞百日咳疫苗接种后常常出现局部反应,虽然轻微、却令人有所负担,也会发生不常见、但较严重的全身反应,再加上公众对接种后严重反应的忧虑,人们开始寻求新的、反应小的百日咳疫苗。对百日咳鲍特菌生物学特性的深入了解,以及在致病和诱导临床免疫方面发挥重要作用的各个病原体成分的成功分离,促进了新疫苗的问世。Sato和同事在日本研发了第一个纯化成分的(无细胞)百日咳疫苗[394]。最初的无细胞疫苗主要由FHA组成,同时含有少量灭活的PT,有时还有菌毛蛋白和PRN,这种疫苗被称为Takeda类疫苗(以起源的日本制造商命名)。该类疫苗很快就被含等量PT和FHA的另一类无细胞疫苗(以起源的日本制造商命名为Biken类疫苗)所取代。在日本,无细胞疫苗的许可标准包括对小鼠的低毒性和效力证明,即对儿童的全身和局部反应较少,且产生的抗体水平不低于全细胞疫苗。在无细胞百日咳疫苗应用后,家庭接触研究和百日咳监测数据都提供了明显的有效性证据。自1981年以来,日本一直使用aP疫苗且非常有效[394-402]。

日本取得令人鼓舞的成果促进了其他工业化国家开始对日本的无细胞百日咳疫苗进行评价,并研发出了新的无细胞疫苗。近二十多种aP疫苗被研发,并进行了免疫原性和反应性评估,一些还进行了效力和安全性的现场试验。这些疫苗在菌株来源、成分数量、每种成分含量、纯化方法、毒素灭活方法、佐剂和辅料都各不同(见表44.3和表44.4)[403]。遗憾的是,由于没有简单地评价百日咳疫苗保护效果的方法,很难确定无细胞疫苗各抗原成分的最优组成。小

表 44.3 所列无细胞百日咳疫苗[a]的主要特征

生产商或代理商	疫苗[b]	MAPT 中评估的疫苗	每剂中百日咳抗原量 /μg				白喉类毒素[c]	破伤风类毒素[c]
			PT	FHA	PRN	FIM		
Sanofi Pasteur(加拿大)[d]	*Tripacel*; *Daptacel*	是	10	5	3	5	15	5
Sanofi Pasteur(加拿大)[d]	HCPDT(包含在 Pentacel/Pediacel 中)	否	20	20	3	5	15	5
Sanofi Pasteur(法国)	*Triavax*; *Triaxim*	是	25	25	—	—	15	5
Sanofi Pasteur(美国)	*Tripedia*	是	23.4	23.4	—	—	6.7	5
Baxter Laboratories	*Certiva*	否	40	—	—	—	15	6
Chiron Vaccines	*Acelluvax*	是	5	2.5	2.5	—	25	10
GlaxoSmithKline	*Infanrix*	是	25	25	8	—	25	10
Japan National Institutes of Health	JNIH-6[e]	否	23.4	23.4	—	—	—	—
Japan National Institutes of Health	JNIH-7	否	37.7	—	—	—	—	—
SmithKline Beecham Biologicals	SKB-2	是	25	25	—	—	25	10
Wyeth Pharmaceuticals	*Acel-Imune*[f]	是	3.5	35	2	0.8	9	5

[a] 不同地区上市的疫苗成分可能不同,需要时可咨询当地供应商。有些产品已不再使用但仍包括在内,因为了解其成分对认识效力试验的结果是重要的。

[b] 除后面所列均为商品名(如有多个名字选最常见的商品名):HCPDT 是 1993 年 Stockholm 试验中评价的 Tripacel 的"混合"成分疫苗(其他仅使用在联合疫苗中);JNIH-6 和 JNIH-7 是 1986 年瑞典试验使用的无细胞疫苗;SKB-2 是 1992 年 Stockholm 试验中评价的试验用 2 组分 DTaP 疫苗。

[c] 按絮凝单位限量 / 剂计量。

[d] FIM 成分是 FIM-2 和 FIM-3 的混合物。在 MAPT 中,PT 为 10μg,FHA 为 5μg。

[e] 一种 Biken 疫苗,与 Tripedia 类似。

[f] 含约 40μg(但不大于 60μg)百日咳抗原蛋白,由 ~86%FHA、~8%PT、~4%PRN 和 ~2%FIM-2 组成。

注:FHA:丝状血凝素;FIM:菌毛蛋白;HCPDT:百日咳 - 白喉 - 破伤风混合成分疫苗;MAPT:多中心无细胞百日咳试验;PRN:黏附素;PT:百日咳毒素。

表 44.4 所列无细胞百日咳疫苗[a]的其他特征

生产商或代理商	疫苗[b]	脱毒方法	铝 /mg	稀释剂	防腐剂	痕量成分
Sanofi Pasteur(加拿大)	*Tripacel*; *Daptacel*	戊二醛	0.33[c]	PBS	苯氧乙醇	戊二醛,PS
Sanofi Pasteur(加拿大)	HCPDT	戊二醛	0.33[c]	PBS	苯氧乙醇	戊二醛,PS
Sanofi Pasteur(法国)	*Triavax*; *Triaxim*	戊二醛	0.30[d]	N/A	硫柳汞	N/A
Sanofi Pasteur(美国)	*Tripedia*	甲醛	0.17[e]	PBS	无	甲醛,明胶,PS
Baxter Laboratories	*Certiva*	H₂O₂	0.50[d]	PBS	硫柳汞	无
Chiron Vaccines	*Acelluvax*[f]	基因	1.0[d]	N/A	硫柳汞	N/A
GlaxoSmithKline	*Infanrix*	甲醛[g]	0.625[d,g]	生理盐水	苯氧乙醇	甲醛,PS
Japan National Institutes of Health	JNIH-6	甲醛	0.08	PBS	硫柳汞	甲醛
Japan National Institutes of Health	JNIH-7	甲醛	0.075	PBS	硫柳汞	甲醛
SmithKline Beecham Biologicals	SKB-2	甲醛	0.50[d]	生理盐水	苯氧乙醇	甲醛,PS
Wyeth Pharmaceuticals	*Acel-Imune*	甲醛	0.23[h]	PBS	硫柳汞	甲醛,明胶,PS

[a] 不同地区上市的疫苗成分可能不同,需要时可咨询当地供应商。铝含量是每剂中的量。有些产品已不再使用但仍包括在内,因为了解其成分对认识效力试验的结果是重要的。

[b] 除后面所列均为商品名(如有多个名字选最常见的商品名):HCPDT 是 1993 年 Stockholm 试验中评价的 Tripacel 的"混合"成分疫苗(其他仅使用在联合疫苗中);JNIH-6 和 JNIH-7 是 1986 年瑞典试验使用的无细胞疫苗;SKB-2 是 1992 年 Stockholm 试验中评价的试验用 2 组分 DTaP 疫苗。

[c] 磷酸铝。

[d] 氢氧化铝。

[e] 硫酸铝。

[f] 百日咳成分采用甲醛作为稳定剂。在 MAPT 中铝含量为 0.35mg。

[g] PT 成分采用甲醛和戊二醛脱毒。在 MAPT 中铝含量为 0.50mg。

[h] 氢氧化铝和磷酸铝的混合物。

注:HCPDT:百日咳 - 白喉 - 破伤风的混研成分疫苗;MAPT:多中心无细胞百日咳试验;N/A:无可用的数据;PBS:磷酸盐缓冲生理盐水;PS:聚山梨醇酯-80;PT:百日咳毒素。

鼠脑内保护试验结果与全细胞疫苗的临床保护效果的相关性好,但该试验不能预测 aP 疫苗的效力[283]。Guiso 和其同事发现,小鼠鼻内攻击模型结果与选择的 aP 疫苗保护效果相关[404],表明这类试验可能用于候选疫苗的临床前评价。由于小鼠脑内保护试验不能有效评价 aP 疫苗的保护效果,所以使用 ELISA 法测定小鼠的 PT(加 FHA、PRN、菌毛蛋白,视情况而定)抗体应答水平,来评估美国生产的各个批次疫苗的效价。尽管一直在探索与人类免疫相关的评价方法,但正如本章下文所述,这些努力只取得了部分成功。在美国、加拿大和澳大利亚、欧洲大部分地区以及一些亚洲和拉丁美洲市场,aP 疫苗已经完全取代了全细胞百日咳产品(表 44.5)。

疫苗生产商

在过去 20 年里,疫苗产业经历了巨大的变革,不管是历史悠久的公司还是新创立的生物技术公司都被后续的公司收购或合并。这些变化使疫苗命名出现了问题。对于目前市场上销售的疫苗,即使是在描述前身公司完成的研究,我们都使用目前生产厂家的名称。对于具有历史意义的产品,即使该公司现在是由后续公司拥有或以后续公司的名称经营,我们仍使用生产这些产品的公司名称。为了进一步方便读者,表 44.6 列出了目前的主要疫苗厂商以及前身、组成或收购公司的名称。

全球现有的全细胞百日咳疫苗制品

尽管有无细胞疫苗,但全细胞疫苗仍然是全球最广泛用于婴幼儿接种的疫苗。全细胞疫苗普遍有效,生产成本相对较低,许多地区都是在当地生产的。但是,WHO 的 EPI 项目持续推荐以及 WHO 对几种 DTwP/b 型流感嗜血杆菌(Hib)/乙型肝炎(HB)疫苗的预认证,使此类联合疫苗在 EPI 国家得到广泛使用,其中大部分是在亚洲生产的(见第 15 章)。

每个国家必须根据现行推荐(见下文)、本国国情以及全细胞和无细胞疫苗的成本、相对效力和不良反应发生率来制定百日咳免疫策略。

全球现有的无细胞百日咳疫苗制品

现有的 aP 疫苗有白喉、破伤风、无细胞百日咳(DTaP)疫苗、Tdap 疫苗和在这些疫苗基础上添加其他抗原的多组分联合疫苗。第 15 章讨论了多组分联合疫苗,本章详细介绍了 DTaP 和 Tdap 疫苗的基本情况。本节讨论的疫苗是 2016 年初全球在市场上销售的疫苗。在某些国家或地区,这些疫苗的商品名可能与此处提供的名称不同,必要时应咨询当地供应商。

成分和稳定性、储存和管理、剂量和接种途径

表 44.3 和表 44.4 详细列出了目前市面上的或历史上重要的 DTaP 疫苗的组成和关键特征。除非另有说明,所列的疫苗均应在 2~8℃冷藏,不能冷冻。每种疫苗的标准剂量为 0.5ml,在大腿前外侧(婴儿和幼儿)或三角肌(年龄较大的接种者)肌内注射。为了减少不良反应而减小注射剂量是不恰当的。

供儿童使用的制品(6 周龄至 7 岁)

Sanofi Pasteur 的 Daptacel、Pentacel 和 Pediacel Daptacel 是由 Sanofi Pasteur(加拿大,多伦多)生产的 DTaP 疫苗在美国的商品名。这一 aP 疫苗大约包含 $10\mu g$ PT、$5\mu g$ FHA、$3\mu g$ PRN 以及 $5\mu g$ 混合的 FIM-2 和 FIM-3。Daptacel 不含硫柳汞,以单剂量小瓶供应。Daptacel 在许多国家以各种不同的名称(Tripacel、Triacel 或 Pertacel)销售。该疫苗的一个含 $20\mu g$ PT、$20\mu g$ FHA、$3\mu g$ PRN 和 $5\mu g$ 混合 FIM-2 和 FIM-3 的品种,也被用于与灭活脊髓灰质炎疫苗(IPV)和 HB 制成联合疫苗,销售的商品名为 Pentacel(液体 DTaP-IPV 与冻干 HiB 重组疫苗)和 Pediacel(一种完全的液体疫苗)。

MCM Vaccine Co. 的 DTaP/IPV/Hib/HB 这种由 Merk 和 Sanofi Pasteur 合资生产的新的全液体疫苗,包含 $20\mu g$ PT、$20\mu g$ FHA、$3\mu g$ PRN、$5\mu g$ 混合的 FIM-2 和 FIM-3,以及 Sanofi Pasteur 的 IPV 和 Merk 的 Hib 和 HB(第 15 章)。

GlaxoSmithKline 的 Infanrix Infanrix 是 GlaxoSmithKline Biologicals(比利时,里克森萨特)生产的 DTaP 疫苗。这种 aP 疫苗包含不少于 $25\mu g$ 的 PT、$25\mu g$ FHA 和 $8\mu g$ PRN 成分。该疫苗不含硫柳汞,以单剂量的玻璃小瓶或预充式注射器供应。Infanrix 在许多国家都有销售,常与 Hib、HB 或 IPV 制成联合疫苗(例如,Infanrix Tetra、Infanrix Penta、Infanrix Hexa;见第 15 章)。在美国,这种 Infanrix、HB、IPV 的联合疫苗在销售时被称为 Pediarix。

Sanofi Pasteur 的 Triavax Triavax 为 Sanofi Pasteur SA(法国,里昂)生产,大约含有 $25\mu g$ PT 和 $25\mu g$ FHA。在很多国家,这种疫苗不是单独的 DTaP,而是与 Hib、HB、IPV 等制成联合疫苗销售(例如,Tetraxim、Pentaxim 或 Hexaxim;见第 15 章)。

表 44.5 2015 年 6 月[a] 所列国家推荐的百日咳免疫程序

国家	基础免疫程序	儿童加强免疫	青少年-成人 Tdap[b]	孕妇 Tdap[c]
全球:多数非洲、中东和亚洲国家(除了这里所列国家之外)				
EPI 项目	3 剂 DTwP(多是 DTwP-Hib-HB)	有些:DTwP 在 18 月龄到 4 岁		
北美				
加拿大	2、4、6 月龄:DTaP(联苗)	18 月龄:DTaP(联苗);4~6 岁:TdaP-IPV 或 DTaP-IPV	14~16 岁	最好≥26 周;暴发或无前剂 Tdap 时鼓励接种
美国	2、4、6 月龄:DTaP(单独或联苗)	15~18 月龄和 4~6 岁:DTaP(单独或联苗)	11~12 岁(如未种,可接种 1 剂)	每一孕妇 27~36 孕周
墨西哥	2、4、6 月龄:DTwP-IPV-Hib	15~18 月龄:DTwP-IPV-Hib 2 岁和 4 岁:DTwP		是
欧洲				
奥地利	3、5、12 月龄:DTaP-IPV-Hib-HB	7~10 岁:DTaP-IPV	18~60 岁每 10 年,之后每 5 年	
比利时	2、3、4 月龄:DTaP-IPV-Hib-HB	15 月龄:DTaP-IPV-Hib-HB 5~7 岁:DTaP-IPV	14~16 岁;所有成人 1 剂	每一孕妇 24~32 孕周
捷克共和国	9、13、17 周龄:DTaP-IPV-Hib-HB	18 月龄:-HB 5 岁:DTaP	10 岁:DTaP-IPV-Hib;成人 1 剂 Tdap	
丹麦	3、5、12 月龄:DTaP 联苗	5 岁:DTaP-IPV 或 Tdap		
芬兰	3、5、12 月龄:DTaP-IPV-Hib	4 岁:DTaP-IPV	14~15 岁:TdaP	
法国	2、4、11 月龄:DTaP-IPV-Hib-HB	6 岁:DTaP-IPV	11~13 和 25 岁:Tdap-IPV	
德国	2、3、4 月龄:DTaP 联苗	11~14 月龄:DTaP 联苗 5~6 岁:Tdap	9~17 岁:Tdap-IPV;成人 1 剂 Tdap	
希腊	2、4、6 月龄:DTaP 联苗	15~18 月龄:DTaP 联苗 4~6 岁:DTaP 或 Tdap	11~12 岁:Tdap 或 Tdap-IPV;成人 1 剂 Tdap	
匈牙利	2、3、4 月龄:DTaP-IPV-Hib	18 月龄:DTaP-IPV-Hib 6 岁:DTaP-IPV	11 岁	
冰岛	3、5、12 月龄:DTaP-IPV-Hib	4~5 岁:DTaP-IPV	14 岁	
爱尔兰	2、4、6 月龄:DTaP-IPV-Hib-HB	4~5 岁:DTaP-IPV	11~14 岁	每一孕妇 27~36 孕周
以色列	2、4、6 月龄:DTaP-IPV-Hib	12 月龄:DTaP-IPV-Hib;7 岁:DTaP-IPV	14 岁	每一孕妇 27~36 孕周
意大利	3、5~6、11~13 月龄:DTaP 联苗	5~6 岁:DTaP-IPV	基础免疫后 10 年	
卢森堡	2、3 月龄:DTaP-IPV-Hib-HB;4 月龄:DTaP-IPV-Hib	13 月龄:DTaP-IPV-Hib-HB 5~6 岁:DTaP-IPV	15~16 岁和之后每 10 年:Tdap-IPV	
荷兰	2、3、4 月龄:DTaP-IPV-Hib-HB	11 月龄:DTaP-IPV-Hib-HB 4 岁:DTaP-IPV		
挪威	3、5、11~12 月龄:DTaP-IPV-Hib	6~8 岁:DTaP-IPV	15 岁	
波兰	7~8 周、3~4 月,5~ 月龄:DTwP(风险人群 DTaP)	16~18 月龄:DTwP 6 岁:Tdap		
葡萄牙	2、4、6 月龄:DTaP-IPV-Hib	18 月龄:DTaP-Hib 5~6 岁:DTaP-IPV		

续表

国家	基础免疫程序	儿童加强免疫	青少年-成人Tdap[b]	孕妇Tdap[c]
俄罗斯	3、4.5、6月龄:DTwP	18月龄:DTwP		
斯洛伐克	2、4、10月龄:DTaP-IPV-Hib-HB	5岁:DTaP-IPV	12岁:Tdap-IPV	
西班牙	2、6月龄:DTaP-IPV-Hib-HB 4月龄:DTaP-IPV-Hib	18月龄:DTaP-IPV-Hib 6岁:Tdap	13岁以上每10年:Tdap	地方流行时
瑞典	3、5、12月龄:DTaPlm	5~6岁:DTaP-IPV	10~16岁	
瑞士	2、4、6月龄:DTaP-IPV-Hib	15~24月龄:DTaP-IPV-Hib 4~7岁:DTaP-IPV	11~15岁 25~29岁	
英国	2、3、4月龄:DTaP-IPV-Hib	3~5岁:DTaP-IPV		每一孕妇28~32孕周
中、南美洲（多数国家与以下某一程序相似就未列出）				
阿根廷	2、4、6月龄:DTwP-Hib-HB	15~18月龄:DTwP-Hib 6岁:DTwP	11岁	孕妇26孕周
巴西	2、4、6月龄:DTwP-Hib-HB	15月龄:DTwP-Hib-HB 4~6岁:DTwP		每一孕妇
智利	2、4、6月龄:DTwP-Hib-HB	18月龄:DTwP-Hib-HB 6岁:Tdap	13岁	
哥伦比亚	2、4、6月龄:DTwP-Hib-HB	18月龄和5岁:DTwP		每一孕妇21孕周
萨尔瓦多	2、4、6月龄:DTwP-Hib-HB	15月龄:DTwP-Hib-HB 4岁:DTwP		每一孕妇
尼加拉瓜	2、4、6月龄:DTwP-Hib-HB	18月龄和6岁:DTwP		
巴拿马	2、4、6月龄:DTwP-IPV-Hib-HB	15~18月龄:DTwP-Hib-HB 4岁:DTwP	10岁	每一孕妇怀孕7~9个月
秘鲁	3、4、6月龄:DTwP-Hib-HB	18月龄和4岁:DTwP		
乌拉圭	2、4、6月龄:DTwP-Hib-HB	15月龄:DTwP-Hib-HB 5岁:DTwP	12岁	每一孕妇
亚洲（多数国家或地区遵循EPI免疫程序就未列出）				
澳大利亚	2、4、6月龄:DTaP-IPV-Hib-HB	18月龄:DTaP 4岁:DTaP-IPV	10~15岁	每一孕妇
中国	3、4、5月龄:DTaP	18~24月龄:DTaP		
印度尼西亚	2、3、4月龄:DTwP或DTwP-HB			
日本	3、4、5~11月龄:DTaP	18月龄:DTaP		
韩国	2、4、6月龄:DTaP	15~18月龄和4~6岁:DTaP	11~12岁	
马来西亚	2、3、5月龄:DTaP-IPV-Hib	18月龄:DTwP-IPV-Hib		
新西兰	6周、3、5月龄:DTaP-IPV-Hib-HB	4岁:DTaP-IPV	11岁:Tdap	
中国台湾	2、4、6月龄:DTaP-IPV-Hib	18月龄:DTaP-IPV-Hib 5岁:Tdap-IPV		
泰国	2、4、6月龄:DTwP-HB	18~24月龄和4~5岁:DTwP		

[a] 多个来源汇编而成。在许多国家,全细胞百日咳疫苗产品被用于国家或公共免疫规划(见上表),而无细胞疫苗产品常用于私立诊所。在这些国家,私立诊所的推荐程序主要依据美国或西欧免疫程序。截至2015年6月,WHO提供全球免疫程序和覆盖率的电子表格分别在 http://www.who.int/entity/immunization/monitoring_surveillance/data/schedule_data.xls? ua=1 和 http://www.who.int/entity/immunization/monitoring_surveillance/data/coverage_estimates_series.xls。欧洲CDC在线提供的欧洲免疫程序在 http://vaccine-schedule.ecdc.europa.eu/Pages/Schedu.er.aspx(点击查询条件)。

[b] 基于成本的考虑,多数国家或地区只推荐青少年和成人(孕妇除外)接种1剂Tdap。但是,多数医生在破伤风、白喉或百日咳加强免疫时都选择了接种Tdap。

[c] 只在有孕妇接种具体推荐时才在本栏中记录。

注:DTaP:白喉、破伤风类毒素和无细胞百日咳疫苗;DTwP:白喉、破伤风类毒素和全细胞百日咳疫苗;EPI:扩大免疫规划;HB:乙型肝炎疫苗;Hib:b型流感嗜血杆菌疫苗;IPV:灭活脊灰疫苗;Tdap:破伤风类毒素、减量的白喉类毒素和无细胞百日咳疫苗。

表 44.6　目前的主要疫苗生产商及其合并、收购或组成公司

2015 年 6 月的名称	前身、合并、收购或组成公司或名称
AstraZeneca	MedImmune
CSL	Novartis (influenza assets only)
GlaxoSmithKline	Glaxo; Glaxo Welcome; RIT (Recherche et Industrie Thérapeutiques); SmithKline Beecham; SmithKline-RIT; Welcome. Acquired Novartis Vaccines (except influenza assets) in 2015, thus acquiring Behring; Biocine; Chiron Vaccines; Evans Vaccines; Medeva Vaccines; Powderject Vaccines; Sclavo; Zhejiang Tianyuan Bio-Pharmaceutical Co., Ltd
Johnson & Johnson	Acquired Crucell NV in 2011, thus acquiring Berna Biotech; Berna Products; Rhein Biotech; SBL Vaccin AB; Swiss Serum and Vaccine Institute (SSVI)
Merck & Co	Schering-Plough; Organon
Sanofi Pasteur	Aventis Pasteur; Connaught Laboratories; Pasteur Merieux; Pasteur Merieux Connaught; Acambis (including Berna Products; OraVax; Peptide Therapeutics); Shantha Biotechnics; VaxDesign
Pfizer	Baxter International (meningococcal serogroup C and tickborne encephalitis vaccines); Redvax GmbH; Wyeth Pharmaceuticals, including American Home Products; Lederle Laboratories; Praxis; Wyeth-Ayerst Laboratories; Wyeth Lederle; Wyeth Vaccines
Serum Institute of India	Bilthoven Biologicals (formerly, Dutch Vaccine Institute)

供青少年和成人使用的制品

以下疫苗是为青少年和成人研制的,但有些国家或地区也允许用于完成基础免疫的儿童进行学龄前加强免疫(如 4~6 岁)。

Sanofi Pasteur 的 Adacel　Adacel(欧洲市场上被称为 Covaxis)是 Sanofi Pasteur 生产的青少年和成人型五联 aP 疫苗。除了 PT(2.5μg)和白喉类毒素(2 lf,絮凝单位限值)减量外,Adacel 的其他成分与 Daptacel(Tripacel) 相同。Adacel 在大多数国家被许可用于 4 岁及以上的人群(在美国为 10~64 岁人群),不含硫柳汞,以单剂量小瓶供应。该产品与 IPV 的联合疫苗销售时被称为 Repevax。

GlaxoSmithKline 的 Boostrix　Boostrix 是 GlaxoSmithKline 生产的青少年和成人型 3 组分 aP 疫苗。与 Infanrix 不同的是,PT(8μg)、FHA(8μg)、PRN(2.5μg)、白喉类毒素(2.5 lf)、破伤风类毒素(5 lf)和佐剂(<0.39mg 铝)含量均有所下降。Boostrix 在大多数国家被许可用于 4 岁及以上的人群(美国为 10 岁及以上的人群)。美国以外地区,与 IPV 的联合疫苗被称为 Boostrix-IPV。

其他无细胞百日咳制品　在 20 世纪 80 年代和 90 年代,又研发了几种 aP 疫苗,但没有获得许可,一些曾经获得许可的疫苗已经从市场上撤出。感兴趣的读者请参阅第三版本章节内容[405]深入了解。亚洲的生产商已经为当地市场开发了各种 aP 疫苗。例如,在中国至少有五种获得许可的、本地生产的 aP 疫苗,以及来自 GlaxoSmithKline 和 Sanofi Pasteur 的疫苗[406]。一些亚洲的 aP 疫苗最终可供出口(可能作为联合疫苗的组成部分;见第 15 章)。

免疫程序偏离

出于多种原因,应避免偏离现行的疫苗免疫程序。现行的免疫程序是与国家疾病流行状况最适合的免疫程序,有相关的安全性和有效性数据。早于建议时间接种,可能降低有效性或是增加不良事件风险。晚于建议时间接种,会增加接种疫苗前的感染风险。但是,接种间隔的延长不会影响任何百日咳疫苗的最终免疫应答。无论间隔时间如何,都没有必要重新开始接种。不应给予非全程免疫,没有证据表明这样做可以降低严重不良事件发生率,而且还可能损害效力。

疫苗互换性

目前关于在免疫程序中更换 DTaP 疫苗品牌影响的资料较少,但是理论上抗原成分改变可能降低有效性。美国 ACIP 和美国儿科学协会传染病委员会(Red Book Committee)表示最好使用同一品牌的 DTaP 疫苗完成免疫程序中的所有剂次。但建议也指出,如果不清楚以前接种的疫苗品牌或无法得到同一品牌疫苗,可使用获得许可的其他品牌疫苗完成免疫程序。此外,一项已发表的研究评价了在基础免疫程

序中由 Tripedia 的 DTaP 疫苗变为 Infanrix 的影响，没有发现在安全性或免疫原性上有不利影响[407]。实际上，由于公共配送系统的周期变化、人群的流动性、疫苗供应商的改变、疫苗短期供应不足等因素，不同 aP 疫苗替代使用已经司空见惯。

与其他疫苗联合接种

当儿童年龄和既往接种状态符合要求时，DTwP 和 DTaP 或含有这些成分的联合疫苗可常规与其他疫苗联合接种，但要使用不同注射器在不同部位进行接种。多数研究显示联合接种后不良反应发生率仅稍高于单独接种时反应最高的疫苗[408-410]。接种联合疫苗可以减少不良反应（见第 15 章）和接种针次数。尽管接种联合疫苗或与一种或多种其他疫苗联合接种时，偶尔会出现百日咳抗原免疫原性降低的情况，但无资料显示联合接种其他疫苗会降低百日咳疫苗的效力。由于全细胞百日咳疫苗中含有佐剂，所以无细胞百日咳疫苗替代全细胞百日咳疫苗会减弱某些联合接种疫苗的免疫应答（见第 15 章），但没有证据表明疫苗效力受损。

免疫效果：全细胞百日咳疫苗

尽管在欧洲的效力试验中，某些全细胞百日咳疫苗的效力相当低[411,412]，但多数专家认为广泛接种全细胞疫苗带来了巨大益处[252,413,414]。这些益处包括，实施全细胞疫苗接种后百日咳发病率和死亡率快速下降；在全细胞百日咳疫苗接种中断、接种率下降或疫苗无效的国家出现百日咳再现；百日咳罹患率与儿童接种率呈负相关；在百日咳流行时，有免疫史儿童的罹患率均低于无免疫史儿童。

全细胞疫苗的免疫应答

体液免疫

WHO 的数据显示，64% 的国家在公共卫生项目中使用含有全细胞百日咳(wP)的疫苗，其中非洲地区 96% 的国家、东南亚地区的所有国家，他们多使用五价的 DTwP-HB-Hib 疫苗。尽管世界上多数儿童都接种了当地生产的 wP 疫苗，但很少有数据比较其安全性、免疫原性和有效性。大多数专家推测，鉴于疫苗生产各个方面的标准化，以及所有获得许可的疫苗都通过了小鼠脑内攻击试验（20 世纪 40 年代首次引入），所有全细胞疫苗都应非常相似，即一种疫苗与另一种疫苗的免疫原性和有效性基本相同。但后来发现美国和加拿大不同生产商的 wP 疫苗的免疫应答有显著差异，可见所有的全细胞疫苗并不相同[321,415,416]。欧洲的 aP 疫苗效力试验发现，几种不同全细胞疫苗的效力相差很大。某些国家生产的 wP 疫苗的有效性可能不如其他国家，这将对全球百日咳疾病负担产生影响。

全细胞百日咳疫苗另一值得关注的问题是，母传抗体水平高对婴儿免疫应答的负面影响。现已证实婴儿对全细胞疫苗的初次抗体应答水平依赖于免疫前的（胎传）PT 抗体水平，较高的母传循环抗体水平与较低的免后抗体水平明显相关[376]。与之相反，接种含 PT 和 FHA 各 12.5μg 的无细胞疫苗诱导的 PT 抗体水平高于全细胞疫苗，而且不会受到免前抗体水平影响[376]。目前，发展中国家还没有开展母传抗体对幼儿基础免疫接种本地生产的全细胞疫苗免疫应答影响的研究。在发展中国家，如果要给母亲接种 Tdap 疫苗，而婴儿出生后又要进行基础免疫接种 wP 疫苗，就需要开展类似研究。

已多次证明 wP 疫苗接种可诱导体液免疫应答，正如下面所详述，免疫应答衰减迅速，且不能提供持久的保护。尽管我们对百日咳鲍特菌免疫应答有了进一步了解，但仍没有发现明确与百日咳免疫保护相关的抗原。

全细胞疫苗的临床对照试验

临床对照试验证明，大多数 wP 疫苗接种者可以预防百日咳发病。Faroe 岛的两起百日咳疫情首次提供了令人信服的证据[390]。这些研究显示百日咳疫苗不仅能预防发病，还能减轻疾病严重程度。虽然早期疫苗的研究结果不一致[22,252,414,417]，但是在小鼠脑内攻击试验[413]使疫苗标准化后，临床试验表明效力是一致的[413,418,419]。

近年来，一些 aP 疫苗的现场试验（见下文"1992—1997 年的效力试验"）中都使用 wP 疫苗作对照，这为研究传统的全细胞疫苗效力提供了宝贵数据。如前所述，这些研究表明全细胞疫苗的效力差别很大。随后评价了接种 3 剂次疫苗的效力，在研究中尽可能保持病例定义一致。由于这些研究没有做到完全盲法和随机性，所以评估结果可能偏倚。在 Mainz[420] 和 Munich[421] 的研究中，德国产的 Behringwerke 疫苗保护率分别为 98% 和 96%；在德国 Erlangen 的现场试验中，美国产的 Wyeth-Lederle 全细胞疫苗保护率为 83%[323,422]；塞内加尔的临床试验显示法国产的 Sanofi Pasteur 全细胞疫苗保护率为 96%[423]。在这些现场试验中，全细胞疫苗都比无细胞疫苗更有效。

明显不同的是,美国产 Connaught 全细胞百日咳疫苗接种 3 剂后的保护率非常低,在瑞典为 48%,在意大利为 36%[324,325]。在瑞典的研究中,接种 3 剂后 6 个月内的保护率为 74%,但随后迅速下降[324]。1989—1990 年英国百日咳的全国调查显示,Wellcome 全细胞疫苗(在 3、5、10 月龄接种)在流行期和非流行期的保护率分别为 87% 和 93%[424]。疫苗效力虽然随年龄的增长而下降,但直到 8 岁仍维持较高水平。1994 年再次进行调查以了解加速的免疫程序,即在 2、3、4 月龄进行基础免疫且无后续加强免疫,是否会改变疫苗效力。结果发现疫苗效力并无改变,对 6 月龄至 5 岁受试者的总保护率为 94%[425]。这一加速的免疫程序还降低了不良反应发生率[426]。

全细胞疫苗有效性的其他证据

发病率和死亡率的长期变化趋势

毫无疑问,发达国家广泛使用 wP 疫苗后百日咳报告病例数显著下降[252,284,292,427]。但同样明显的是,在疫苗出现之前某些国家的百日咳死亡率就在下降[252,414,428,429]。这可能与社会经济发展、营养改善以及并发感染导致百日咳死亡率的减少有关。

中断百日咳免疫的影响

三个发达国家发生减少或停止疫苗接种的意外事件,其结果有力证明了百日咳疫苗的作用。1950 年日本开始广泛使用百日咳疫苗,随后几年报告病例数和死亡数明显下降[284,430]。但自 1975 年开始,与幼儿接种 wP 疫苗有关的不良事件导致了对疫苗的抵制,之后百日咳重新开始流行。在此期间,数百名儿童死于百日咳[284]。英格兰和威尔士也发生过关于疫苗不良事件负面事件。20 世纪 70 年代中期,疫苗接种率从 75% 下降到近 25%,随后发生了大规模的百日咳疫情,导致了大量儿童死亡[292,431]。高免疫覆盖率人群出现了百日咳暴发提示所用疫苗效力不高,所以 1979 年瑞典暂停使用了百日咳疫苗。1980—1985 年,瑞典百日咳发病率上升了 4 倍多,随后几年还发生了几起大的暴发疫情[432,433]。瑞典在完成无细胞疫苗临床试验后将其纳入常规免疫程序,之后百日咳发病率再次下降[434]。

接种和未接种社区的百日咳发病率

研究发现百日咳报告发病率与疫苗接种率成反比,进一步证实了 wP 疫苗的效力。英格兰和威尔士的研究发现,在 aP 替代 wP 疫苗之前,百日咳疫苗接种率低(<30%)的社区儿童百日咳报告发病率(59%)高于接种率高(>50%)的社区;而接种率处于两者之间的社区儿童,其发病率处于中等水平[435]。人群密集度和社会阶层等社区差异不能解释上述结果;实际上,在调整了这两个社会指标后免疫状况与百日咳疾病负担的负相关性更强了。自 20 世纪 40 年代末以来,美国婴儿已经常规接种百日咳疫苗,国家监测数据显示百日咳发病率降低了 95% 以上;1992—1994 年的监测数据显示接种 3 剂和 ≥4 剂 wP 疫苗者的保护率分别为 64% 和 82%[326]。

暴发期间免疫和未免疫儿童的百日咳罹患率

在百日咳社区暴发中,比较免疫儿童与未免疫或部分免疫儿童的罹患率,进一步证明了 wP 疫苗的效力[292,436]。虽然确诊和分析方法各有不同,但多数研究显示在暴发期间 80%~90% 接种 3 剂及以上 wP 疫苗的儿童未发病,部分免疫可提供部分保护[436]。尽管小婴儿和儿童常常免疫史不全或无免疫史,但接种 wP 疫苗的感染者,临床表现较轻、且并发症极少[437,438]。塞内加尔的研究也证明,接种过 wP 疫苗儿童中的百日咳突破病例,其疾病严重程度和传染性均低于未免疫儿童[439,440]。

免疫后的群体免疫力

wP 疫苗并非 100% 有效,但广泛接种国家的百日咳报告发病率和死亡率几乎可以忽略不计。有意思的是,监测统计和研究表明,百日咳是青少年和成人持续性咳嗽的常见病因,这提示百日咳鲍特菌仍然在这些国家普遍存在[212,214,234,356-358]。数学模拟了在疫苗保护率为 85% 时普遍接种对降低发病的影响,发现其结果低估了发病下降的程度[441]。尽管如社会和经济变化等因素很可能也在起作用,但最可能的解释是群体免疫力;这是一个复杂的现象,在不同的传染病中各不相同,且难以精确测量[442](见第 77 章)。群体免疫力无疑解释了百日咳每 3 或 4 年暴发一次的周期;一次暴发后,易感人群比例需要几年才能累积到足以引发新一轮传播的水平。研究表明,生活在有大量未免疫儿童社区中的免疫儿童百日咳发病率也较高,这为群体免疫力的作用提供了进一步证据[443]。最近,Rohani 和同事表明,在英格兰和威尔士实施全细胞疫苗接种后,百日咳流行间期延长,这证明了全细胞疫苗减少了传播,增强了群体免疫能力[444]。此外,Broutin 和同事分析了多个国家的发病率数据,发现在 wP 疫苗接种项目开始后,流行间期增加了 1.3 年[445]。这些研究和其他研究提供了强有力的证据,表明全细胞疫苗接种不仅可以减少发病,也可以通过群体免疫力减少传播[444-446]。

全细胞疫苗的免疫持久性

一些研究评价了全细胞疫苗保护效果的持续时间。追踪时间最长的研究显示,6~12年后疫苗的保护率下降了50%[447-449]。这些数据与前面引用的发病和血清调查数据一致,即13~17岁人群的百日咳发病率有一个升高,他们距最后一次接种的间隔为7~12年[214]。疫苗保护效果的持续时间可能受到多种因素影响,如wP疫苗品种、接种剂次数、免疫程序以及能够刺激既往免疫人群产生回忆应答的百日咳鲍特菌水平。

全细胞疫苗的不良事件

虽然全细胞疫苗可以有效降低百日咳的发病率和死亡率,但长期以来它一直被认为是反应最高的疫苗之一。常见的反应虽轻微却有一定负担,偶见的反应虽然持续时间短但令人担忧,罕见的不良反应较严重,通常是自限性的。一段时间内,曾高度怀疑全细胞疫苗可能与脑病或婴儿猝死综合征(sudden infant death syndrome,SIDS)等严重疾病因果相关,但几项严谨的流行病学研究在很大程度上消除了这些担忧[450-452]。此外,一些接种wP疫苗后出现惊厥的儿童被确定为Dravet综合征,这使对接种疫苗后脑病有了新的认识。Dravet综合征是一种癫痫性脑病,与SCN1A(神经性钠通道α1亚基)的突变有关,以婴儿期惊厥发作和发育迟缓为特点。一项加州卫生系统的研究发现,在活产儿中致病突变的发生率为1/20 000(95% CI,1/9 600~1/45 700)[453]。几项调查发现,一些以前被诊断为wP疫苗引起的脑病患者实际是SCN1A发生了变异[454,455]。

在20世纪70年代初期,wP疫苗接种后的不良事件开始引起公众和医生的关注,特别是在广泛接种疫苗并已消除大多数疾病的国家。年轻父母和医生不了解百日咳既往的发病和死亡状况,所以与疫苗相关的不良事件在他们眼中被放大。由于百日咳疫苗的所谓"危险"受到广泛关注,加上一些国家发病率下降以及人们对疫苗效力的怀疑,这些国家几乎放弃了使用wP疫苗。因此,出现了百日咳再现[284,292,432]。在美国,尽管公众普遍存在疑虑,但严格的入学接种法规使接种率得以保持。但是,由于疫苗造成的所谓人身伤害而产生的数百万美元的诉讼费用,导致一些生产商停止了百日咳疫苗的生产。

因果关系的确定或排除都是十分困难的,特别是严重的事件。尽管最初绝大多数都是个案或基于不合理的假设确立的因果关系,但都引发了公众的强烈关注,同时也促进了改进疫苗的研究。wP疫苗与致死或致残事件的关系是难以评价的,因为这些事件是罕见的,婴儿接种疫苗的年龄也正是脑病、婴儿性痉挛、神经系统疾患和SIDS的高发年龄,另外这些疾病可能另有原因,而且绝对的不相关从来就不可能被证实。因为未考虑疾病的本底发生率、病例定义标准以及分母的不确定性,早期对不良事件发生率的估计是不准确的。20世纪80年代,严格的流行病学或干预性研究大大提高了对wP疫苗接种后不良事件的发生率和发生谱的认识。其中许多研究,特别是与严重不良事件相关的评价都由美国国家科学院医学研究所(Institute of Medicine,IOM)的一个专门委员会进行的[450-452]。虽然这些评估消除了医疗保健人员和家长的疑虑,但反应少的aP疫苗研发成功还是取代了全细胞疫苗,这结束了发达国家对全细胞疫苗不良事件的长期争论。发展中国家仍在广泛使用wP疫苗,似乎并未关注不良事件。

由于版面限制以及多数发达国家使用无细胞疫苗替代了全细胞疫苗,我们减少了关于全细胞疫苗不良事件关键研究和结论的描述。如果读者有兴趣的话可以查阅本文的早期版本[405,456,457]。

非致死性、非致残性的反应

一般反应 约有一半的DTwP接种者会出现轻微的局部反应,包括注射部位局部出现的红、肿和疼痛。DTwP的反应发生率比DT(儿童型白喉和破伤风类毒素)高5倍[458-461]。类似地,DTwP疫苗接种后发热、易怒、嗜睡等轻微全身反应的发生率也比DT高[458-461]。接种wP疫苗后,约有50%儿童会出现轻微发热,仅有不到1%的儿童体温会达到40.5℃[458-462]。

多中心的、无细胞百日咳疫苗临床试验(Multicenter acellular pertussis trial,MAPT,见下文)发现,62%的全细胞疫苗受试者出现过嗜睡,而无细胞疫苗为43%[462],这表明嗜睡至少在一定程度上是DTwP疫苗的影响。有些儿童曾报告出现不寻常的尖声哭闹。有些在接种全细胞疫苗后,出现持续几个小时或更长时间的过度哭闹。这种连续的、无法抚慰的哭闹一般是在接种后12小时内发生。在Cody和同事的研究中[461],DTwP组和DT组均出现持续1小时或以上的哭闹,但DTwP组的发生率至少比DT组高4倍。在持续哭闹的儿童中,表现为尖声哭闹或异乎寻常哭闹者占3.5%[460-462]。

不同批次[463]和不同生产商的疫苗,其一般反应发生率和严重程度有所不同。疫苗免疫程序也可能影响不良反应的发生率和严重程度。1990年,英国DTwP疫苗的接种程序由3、5、10月龄调整到2、3、4月龄。新的程序与接种后发热和注射部位发红的明显减少相关[426]。英国实施加速的免疫程序后,全细胞疫苗的反应率与几种无细胞疫苗的反应率并无明显差异[426]。

反应率也会随之前接种DTwP的次数不同而不同。在Cody和同事的研究中,局部反应发生率随着连续接种剂次数(包括学龄前加强剂次)的增加而升高[460,461,463]。直到18月龄加强免疫发热都会随着接种剂次数的增加而增加,但在学龄前4~6岁的加强免疫时却是降低的。与此相反,第一次接种常常发生持续的、无法抚慰的哭闹,但随后很少发生。在MAPT中,全细胞疫苗对照组的发热率和严重程度会随着基础免疫接种次数的增加而增加[462,464]。局部发红轻微增加,而疼痛、烦躁不安、食欲减退、呕吐发生率和退热药的使用率并未随接种次数的增加而明显上升或减少,但嗜睡有所减少[462]。一般来说,儿童接种wP疫苗后曾出现过局部或全身反应,其后接种再次发生相同反应的可能性增大[465]。

罕见的反应 DTwP疫苗与热性惊厥相关,在Cody等的临床试验中发生率为0.06%;有个人或家族抽搐史的儿童,接种DTwP疫苗后的惊厥发生率增高[461,465-472]。尽管单纯的热性抽搐令人痛苦,但通常认为是良性的[473],没有证据表明接种DTwP疫苗后的惊厥会引发持续性的癫痫[474]。

DTwP疫苗的另一令人担忧但不常见的反应是奇怪的类休克状态,被称为低反应低张力状态(hypotonic-hyporesponsive episode,HHE),通常在接种后12小时内发生,可持续数小时但最终会缓解[475]。HHE发生后既未观察到死亡也无不良后果。在Cody和同事的研究中,HHE的发生率为0.06%[461,463]。目前这一反应的发生机制尚不清楚,HHE在其他疫苗也有报告,如aP疫苗,后文详述。

据称由全细胞百日咳疫苗引起的严重反应

脑病 急性脑病是wP疫苗最严重的反应。1976—1979年英国开展了全国儿童脑病研究,探讨了接种DTwP疫苗后脑病出现的频率是否高于预期。11名研究对象在wP接种后18个月仍残留神经系统后遗症,以此估计急性脑病残留永久性脑损伤的发生率为1/310 000针次(95% CI,1/54 000-1/5 310 000针次),此数据被广泛引用。但随后的调查对这11名病例中的大部分诊断提出了质疑[476-478]。通过10年的随访发现,无论是否与DTwP疫苗接种存在时间关联,急性神经系统疾病患者的死亡或其他后遗症的发生率都是相似的[479]。

美国儿童脑病研究的结果经历了全面的分析、再分析、质疑和争论[478-484]。但这些的研究都没有证实百日咳疫苗和永久性神经系统损伤存在因果关联。美国的几项随后研究也没有证明接种wP疫苗与导致大脑损伤的急性脑病相关[468,472]。1994年,美国医学研究所(Institute of Medicine,IOM)得出结论"综合证据,DTwP疫苗和接种7天内发生严重急性神经系统疾病儿童的慢性神经系统障碍之间存在因果关系"[451]。但IOM不能确定wP疫苗是否增加了患慢性神经系统疾病儿童的数量,或者仅是一个诱发事件,这些儿童的慢性神经系统障碍是由潜在的脑部异常或代谢异常导致[485,486]。2015年美国国家疫苗伤害补偿计划报告中,对1995—2005年期间、据称由接种引起的2岁以下儿童惊厥或脑病的相关医疗记录进行了审查,共审查了165个有足够临床资料的索赔个案。大多数的索赔都与wP疫苗有关,而且许多所谓的疫苗伤害儿童既往都有神经系统异常或神经发育异常,提示是遗传性癫痫。作者建议对所有接种疫苗后出现癫痫和脑病的儿童进行基因分型[485]。

婴儿痉挛 婴儿痉挛的发生率大约为40/10万婴儿[487],其与wP疫苗接种存在时间关联[488]。婴儿痉挛主要发生在2~8月龄,所以关联可能是偶然建立的。四项研究结果表明,DTwP疫苗导致婴儿痉挛是没有根据的[282,477,489-491]。

婴儿猝死综合征(SIDS) 由于SIDS最常发生在6月龄之内[492],有些儿童在接种DTwP疫苗后1天或2天出现SIDS可能只是偶然关联。几个早期的报告显示SIDS病例聚集出现在DTwP疫苗接种后几天[493-497],但随后的研究未证明SIDS和接种DTwP疫苗存在因果关联[22,498-505]。IOM专门小组在仔细回顾所有研究后,也得出不存在因果关联的结论[450,506]。

其他严重情况 IOM专门小组审查了DTwP疫苗与各种综合征关联的证据,表44.7概括了他们的结论[451,507]。

表44.7 医学研究所(IOM)关于DTwP疫苗与严重不良事件因果关系的结论

事件	结论
证据证明因果关联	过敏反应
	持续的或不可抚慰的哭闹

续表

事件	结论
证据与因果关联一致	热性惊厥
	急性脑病
	低反应-低张力状态
证据不足以证明因果关联	无热惊厥
	脑电图高峰节律紊乱
	婴儿痉挛
	雷氏综合征
	婴儿猝死综合征
证据不足以得出结论	无菌性脑膜炎
	慢性神经系统损伤
	癫痫
	多形性红斑或其他皮疹
	吉兰-巴雷综合征
	溶血性贫血
	青少年糖尿病
	学习或注意力障碍
	外周性单神经病
	血小板减少症
没有可利用的证据	自闭症

数据来自 HOWSON CP, HOWE CJ, FINEBERG HV, eds. Adverse Effects of Pertussis and Rubella Vaccines: a Report of the Committee to Review the Adverse Consequences of Pertussis and Rubella Vaccines. Washington, DC: National Academy Press, National Academy of Sciences, 1991; HOWSON CP, FINEBERG HV. Adverse events following pertussis and rubella vaccines: summary of a report of the Institute of Medicine. JAMA, 1992, 267: 392-396; HOWSON CP, FINEBERG HV. The ricochet of magic bullets: summary of the Institute of Medicine report, adverse effects of pertussis and rubella vaccines. Pediatrics, 1992, 89: 318-324.

美国国家儿童疫苗伤害法

所谓疫苗伤害的诉讼不断增加以及数家 DTwP 生产商撤出疫苗市场，促使美国国会在 1986 年通过了《国家儿童疫苗伤害法》，为接种后特定时间内发生的某些不良事件提供赔偿。1995 年，根据 IOM 委员会的报告对程序规则进行了修订[450,506]。aP 疫苗替代 wP 疫苗显著降低了与百日咳疫苗存在时间关联的不良反应发生率[507]，含百日咳成分疫苗的伤害索赔事件也相应下降了[485]。最近来自疫苗伤害补偿计划的文件表明，与 aP 疫苗相比，接种 wP 之后惊厥和脑病的发生率要高得多[485]。

免疫效果：无细胞百日咳疫苗

无细胞疫苗的免疫应答

体液免疫

目前已发表有大量评价 aP 疫苗免疫原性和安全性的研究。但由于研究设计、研究人群和血清学检测方法的不同，很难比较这些研究的结果。为了横向比较并为效力试验选择候选疫苗，1991—1992 年美国国家变态反应与传染病研究所（National Institute of Allergy and Infectious Diseases, NIAID）资助了在 6 个疫苗和治疗评价小组开展的多中心无细胞百日咳疫苗临床试验（Multi center acellular pertussis test, MAPT）。MAPT 评价的疫苗包括 13 种无细胞疫苗和 2 种全细胞疫苗，除一种无细胞疫苗外其他疫苗均进入了随后的疫苗效力试验。虽然这一种疫苗没有进入 MAPT，但随后疫苗和治疗评价小组采用 MAPT 的研究设计、工作流程和数据表格对该疫苗进行了评估，血清学检测也由 MAPT 参比实验室完成。本文介绍了该研究与 MAPT 的免疫原性和安全性结果，可以对这些疫苗进行最全面的比较。

MAPT 入组的健康婴儿在 2、4、6 月龄随机接种一种研究疫苗（表 44.8）。两种 wP 疫苗被评估，一种由 Lederle 实验室（参照或对照疫苗）提供，一种由马萨诸塞州公共卫生生物实验室提供。在初次免疫前和接种第 3 剂疫苗一个月后采集血清。血清学检测包括 ELISA 法检测 PT、FHA、PRN 和菌毛蛋白抗体、中国仓鼠卵巢细胞毒素中和和凝集试验以及白喉和破伤风抗毒素水平测定[403]。

每种疫苗均能诱导产生针对抗原成分的较高水平的抗体，大部分都达到或超过对照组全细胞疫苗的抗体水平（见表 44.8）[403]。但是不同无细胞疫苗免后的抗体水平有很大差异。PRN 和菌毛蛋白抗体水平与疫苗中的抗原含量相关，而 FHA 抗体水平在一定程度上相关，PT 免后抗体水平与疫苗中抗原含量不相关，表明生产工艺对疫苗中 PT 的免疫原性相当重要。如表 44.8 所示，含有重组基因修饰 PT 的两种疫苗诱导的抗体应答最高[12]。对于所有包含的抗原组分，没有一种无细胞疫苗的免疫原性是最强或最弱的。

MAPT 研究不包括随后在欧洲疫苗效力试验中使用的 Connaught 的 wP 疫苗，后来证明这种疫苗比无细胞疫苗的效力还低，而且免疫效果差[509]。

表44.8　多中心无细胞百日咳疫苗临床试验和随访试验[a]中第3剂接种后1个月的抗体水平

生产商或代理商	疫苗[b]	2、4、6月龄接种后的几何平均抗体水平(95% CI)			
		PT	FHA	PRN	FIM
Sanofi Pasteur(加拿大)	*Tripacel*	36(32~41)	37(32~42)	114(93~139)	240(204~282)
Sanofi Pasteur(加拿大)	CLL-3F₂	38(33~44)	36(31~41)	3.4(3.1~3.6)	230(183~290)
Sanofi Pasteur(法国)	*Triavax*	68(60~76)	143(126~161)	3.3(3.1~3.6)	1.9(1.6~2.1)
Sanofi Pasteur(美国)	*Tripedia*	127(111~144)	84(73~95)	3.5(3.2~3.9)	2.0(1.7~2.3)
Baxter Laboratories	*Certiva*	54(41~71)	1.1(1.0~1.2)	N/A	N/A
Biocine Sclavo	BSc-1[c]	180(163~200)	1.2(1.1~1.4)	3.4(3.1~3.7)	1.8(1.7~2.0)
Chiron Vaccines	*Acelluvax*[c]	99(87~113)	21(18~25)	65(53~79)	1.9(1.7~2.1)
GlaxoSmithKline	*Infanrix*	54(46~64)	103(88~120)	185(148~231)	1.9(1.7~2.2)
Massachusetts Public Health Biologic Labs	SSVI-1	99(87~111)	1.2(1.1~1.3)	3.4(3.1~3.6)	2.1(1.8~2.4)
Michigan Department of Public Health	Mich-2	66(59~75)	237(213~265)	3.2(3.0~3.4)	2.0(1.8~2.3)
SmithKline Beecham Biologicals	SKB-2	104(94~116)	110(99~122)	3.3(3.1~3.5)	1.9(1.7~2.1)
Speywood(Porton)Pharmaceuticals	Por-3F₂	29(25~33)	20(17~23)	3.0(3.0~3.1)	361(303~430)
Wyeth Lederle Vaccines and Pediatrics	LPB-3P	39(32~48)	144(127~163)	128(109~150)	19(13~27)
Wyeth Pharmaceuticals	*Acel-Imune*	14(12~17)	49(45~54)	54(47~62)	51(41~63)
Wyeth Lederle Vaccines and Pediatrics	Whole-cell	67(54~83)	3.0(2.7~3.4)	63(54~74)	191(161~227)

[a] Certiva的结果来自于MAPT完成后的1个MAPT研究中心开展的独立研究,使用MAPT研究设计、工作流程和数据表格;血清由MAPT参比实验室检测。
[b] 对于没有商品名的疫苗,其名称表示疫苗来源和组成成分[403]。对于有品牌的产品,许可疫苗的组成成分可能与MAPT评估的疫苗不同。
[c] 含有基因脱毒的PT成分。

注:CI:可信区间;FHA:丝状血凝素;FIM:菌毛蛋白;MAPT:多中心无细胞百日咳试验;N/A:无可用的数据;PRN:百日咳鲍特菌黏附素;PT:百日咳毒素。

摘自 EDWARDS KM,MEADE BD,DECKER MD,et al. Comparison of 13 acellular pertussis vaccines:overview and serologic response. Pediatrics,1995,96:548-557.

细胞免疫

20世纪90年代,在意大利和瑞典实施的aP疫苗临床试验中评估了T细胞对aP疫苗抗原的免疫应答[324,325]。这些研究证明,婴儿接种aP后强烈地诱导了T细胞免疫应答,T细胞免疫比血清抗体持续时间更长,且T细胞应答可被自然感染加强[510-514]。这些人类的T细胞研究证实了在小鼠模型中得到的类似结果[89]。wP疫苗的免疫应答与自然感染产生的应答更为类似,自然感染和wP疫苗都能引起Th1型免疫应答。对aP疫苗的免疫应答主要是Th2型免疫应答[511,513,515-518]。最近的一项研究使用Tdap对DTwP或DTaP接种者进行加强免疫,证明Th1或Th2型应答在基础免疫之后都没随着Tdap的加强而改变[518a]。

在意大利aP疫苗效力试验中,评估了一小队列儿童的体液和细胞免疫(CMI)应答。随着时间的推移,PT-IgG明显下降,而对同一抗原的CMI应答在接种42个月后仍可见显著的增加[514,519]。芬兰的Tran Minh和Edelman在青少年加强免疫aP后的1个月和3年评估了百日咳特异性T细胞应答,发现在加强后5年CMI应答仍持续升高[520,521]。

Sharma和Pichichero报告,DTaP诱导婴儿的CD4⁺T细胞在功能和表型上都不同于成人[522]。Smits和同事还证明,wP或aP基础免疫的儿童对百日咳抗原的T细胞增殖应答是相似的,尽管使用wP基础免疫的儿童在研究时距最后一剂加强的时间要长得多;而且,与aP初免儿童细胞相比,更多wP初免儿童可检测到细胞因子应答[523]。这一研究表明,使用wP初免比aP初免诱导的免疫应答更持久。

最近,出现了更复杂的情况,正如Fedele和同事在一篇优秀的综述中所总结的那样,两种aP疫苗初免后5年近三分之一接种者的T细胞应答仍然很强,无论是增殖性还是IFN-γ阳性的CD4⁺T细胞。Schure和同事表明,wP初免儿童进行加强免疫后细胞因子的产生有所增加,而aP初免儿童未见[525]。这些调查人员还报告,9岁的儿童在学龄前加强5年后再次加强aP疫苗,T细胞应答未见增加[526]。舒尔和同事认为,在 4 岁加强后的 5 年中,其 T 细胞应答可能由于自然感染社区中循环的百日咳鲍特菌所增强,这也就解释了虽然初免诱导的抗体和 T 细胞应答都明显衰减、但 aP 疫苗接种者保护效果仍持续存在的原因[524]。Fedele 和同事推测,20 世纪 90 年代中期欧洲引入的 aP 疫苗的免疫持久性在最初被高估了,主要是由于百日咳鲍特菌自然流行率高导致的无症状感染自然加强所致。现在,随着高收入国家百日咳鲍特菌流行率的降低以及高的疫苗覆盖率,T 细胞应答不能得到加强,百日咳就再次出现了。

在过去的几年里,由于动物模型的研究进展,对百日咳鲍特菌的 T 细胞免疫应答的了解更加深入了。特别是,百日咳鲍特菌的小鼠感染模型清晰地表明,在自然感染或 wP 疫苗接种后 Th1 和 Th17 辅助 T 细胞在预防百日咳方面共同发挥了作用[161]。与此相反,aP 疫苗诱导了 Th2 和 Th17 应答,但 Th2 似乎并没有显著改善保护效果[527]。最近来自百日咳狒狒模型的证据显示,aP 疫苗免疫诱导的免疫保护能力严重不足。在这个模型中,wP 疫苗免疫诱导的免疫应答可以预防发病并加强感染后的清除作用,尽管效果不如既往的自然百日咳感染[173]。相比之下,aP 疫苗接种后的免疫应答可以预防发病,但不能防止百日咳感染或传染给其他狒狒。对于狒狒和人类,目前还没有确凿证据表明,aP 疫苗不能预防随后的感染是由于未诱导出适当的细胞免疫应答,但小鼠的数据就是如此。

由于人类的免疫学数据有限,应利用包括系统生物学方法在内的现有技术开展进一步研究,比较接种 DTwP 和 DTaP 儿童的免疫应答,以建立保护的交互作用模型,并利用新一代 RNA 测序技术来明确 wP 或 aP 免疫后的短期转录应答的差异,这些差异可能有助于了解长期保护的差异[528]。

保护性免疫

监管部门依靠临床试验终点来确定疫苗的有效性,但如果不能确定保护性应答水平(例如,免疫学方法)就不能准确地预测随后生产疫苗的有效性。确定保护性应答水平对所有疫苗都是重要的,但对于 aP 疫苗尤为需要,因为旧的确定疫苗效价的"金标准"——小鼠脑内保护试验不能准确预测 aP 疫苗的效价。常常通过随机、安慰剂对照效力试验来确定保护性应答水平,在试验中只有接种后达到特定的免后应答水平才可预防疾病发生。英国早期研究显示,全细胞疫苗接种后血清中可测出的凝集素滴度与百日咳的保护力相关[393,529]。1986—1987 年瑞典的效力试验评估了日本生产的 1 或 2 组分的 aP 疫苗,其中一个研究目标就是确定与保护相关的血清学滴度。但是,令人沮丧的是,免后的 PT 和 FHA 抗体水平与临床保护作用不相关。这一结果的可能解释如下[530]:由于缺乏免后抗体衰减的动力学数据,免后抗体水平并不能预测暴露时的抗体水平;抗体检测可能测定了错误的表位;或者起保护作用的可能不是血清抗体,而是细胞免疫或黏膜免疫。

在 20 世纪 90 年代中期,欧洲开展了几项 aP 疫苗效力试验研究确定与保护相关的免疫水平。1992 年,斯德哥尔摩效力试验中进行了一项巢式家庭研究,研究疫苗有 DT(安慰剂)、美国的 DTwP 疫苗、2 组分无细胞疫苗和 5 组分无细胞疫苗。在 209 名家庭暴露儿童中,选取暴露前 4 个月内采集的 1 岁和 2.5 岁血清标本,或是第 3 剂疫苗接种至少 6 个月后的急性期血清作为暴露前血清标本[105]。研究结果显示,与 DT 安慰剂对照组相比,家庭暴露后预防典型百日咳的疫苗效力,5 组分无细胞疫苗为 75%,2 组分疫苗为 42%,美国许可的全细胞疫苗为 29%(由于家庭暴露的性质和强度明显不同,故家庭接触研究估计的疫苗效力不同于前瞻性随机试验)。Logistic 回归分析显示,暴露前血清中 PRN、FIM-2/FIM-3 和 PT 的 IgG 抗体水平与临床保护作用的相关性有统计学意义。作者选取 5U/ml 作为分析阈值,当研究对象 PT 抗体水平超过阈值而 FIM 和 PRN 抗体水平低于阈值时,计算的疫苗效力为 46%;PT 和 FIM 抗体水平都超过阈值者的疫苗效力为 72%;PT 和 PRN 抗体均超过阈值者为 75%;三种抗体水平都超过阈值者为 85%。作者得出结论,在瑞典效力试验中的多组分百日咳疫苗效力高,其诱导的 PRN 和 FIM-2/FIM-3 抗体水平高于同一试验评估的另外几种不太有效的疫苗,PRN、FIM-2/FIM-3、PT 抗体水平可作为多组分无细胞百日咳疫苗和全细胞疫苗保护性的替代指标。

德国 Erlangen 进行的随机对照现场试验中,对另一种美国许可的 DTwP 疫苗和一种 4 组分无细胞疫苗进行了临床试验[323,531]。在接种第 3 剂和第 4 剂疫苗后采集血清,DT 疫苗受试者也在同样时间内采集。另外,每间隔大约 3 个月还随机采集每一疫苗组受试者的血清标本以建立抗体动力学曲线。这样就可以估计家庭暴露时的 PT、FHA、PRN 和 FIM-2 的特异性抗体水平。家庭暴露时非病例组估算的 PT、FHA、PRN 和 FIM-2 抗体的几何平均滴度高于病例组($P<0.07$ 或更低)。多变量分类树分析显示,只有 PRN 和 PT 抗体水平与保护性有统计学相关。不考虑 PT 水平,估算 PRN 值≤7 酶联免疫吸附测定单位(EU)/ml 时感染概

率为 67%。PRN 值≥7EU/ml 且 PT 值≥66EU/ml 的研究对象均未被感染，而 PRN≥7EU/ml 但 PT≤66EU/ml 的研究对象的预计感染概率为 31%。Logistic 回归分析也发现 PRN 值的高低与家庭暴露后是否发病相关。在 PRN、PT、FIM-2 抗体同时存在时，FHA 抗体的存在对保护性没有帮助。

两项研究结果的相似性是值得关注的，但需要注意的是这些研究没有评估一个有效的单组分或 2 组分 aP 疫苗；研究结果能说明所评估的疫苗与保护性的关系，但不能推广到所有 aP 疫苗。Hewlett 和 Halperin[532]在其论文后的评论中提到"对这些数据过度解释要冒很大风险，一定要尽量避免"。他们提醒，在 Göteborg 试验中证明仅含 PT 组分的疫苗是有效的，而试验显示 PRN 和菌毛蛋白对保护性不是必需的[532]。

自 20 世纪 90 年代欧洲开展百日咳疫苗效力研究以来，对百日咳鲍特菌的免疫应答机制有了进一步认识，但没有确定百日咳保护相关的明确免疫应答水平。血清抗体滴度是重要的，但不足以代表保护相关的应答[105,531]，而且母亲在怀孕期间接种疫苗已经证明可以保护新生儿，这一事实令人信服地证明仅有 IgG 抗体也能提供保护。也有证据表明黏膜抗体在百日咳免疫力方面起着作用[533]。此外，感染或接种 wP 或 aP 疫苗后的血清抗体衰减速度要比保护作用下降得快[514,517,534]，而且细胞免疫应答似乎在保护方面是重要的。所有这些发现都表明，T 细胞应答在保护中发挥着作用，因此应进一步研究其与保护的相关性。

无细胞疫苗的临床对照试验

1985—1993 年在欧洲和非洲实施了 9 项 aP 疫苗的大型效力试验，现有的结果都来自上述研究。这些效力试验在研究类型、研究人群、百日咳和其他疾病在社区的流行情况、免疫剂次数、免疫接种时间、试验或对照组疫苗的选择、监测方法、病例的定义以及病例定义依据的实验室方法等方面存在不同。这些差异将影响对试验结果的解释，所以应避免简单、直接地进行效力结果比较。

这些研究是几十年前进行的，今天很难或不可能复制它们，因此，它们将成为关于 wP 或 aP 疫苗在 wP 初免或自然感染人群中的绝对或相对效能方面最好的、可利用的信息。在评价这些效力试验时，有几个独立的目标：正确定位所评价疫苗在现有疫苗中的位置，推断不同疫苗特性对效力的影响，判断不同研究设计对疫苗评价的影响。一项研究对于完成某一目标是困难的，但对其他目标可能是有用的。百日咳疫苗免疫规划的目标在效力评估方面也发挥作用。如果社会目标重点放在预防严重疾病的发生，那么研究能否发现轻症病例（或确定预防轻症的效力）并不重要。但是，如果目的是预防百日咳感染，那么就必须能够发现轻型病例，即使这类病例可能比典型的百日咳更难诊断。在一定程度上，疫苗可以减轻症状但并不一定可以预防发病，所以病例定义的选择可能对疫苗效力和收益的解释产生重要影响。

1986 年瑞典效力试验

第一次大规模的无细胞疫苗临床效力试验于 1986 年在瑞典的 Stockholm 实施，由于 1979 年当地中断了百日咳常规免疫，导致百日咳重新开始流行[432]。这项随机、双盲、安慰剂对照试验（表 44.9）评估了含有 PT 和 FHA 各 23.4μg 的 Biken 疫苗（即 JNIH-6，见表 44.3 和表 44.4）[433,538]和一种日本国家卫生疫苗研究所为此次研究专门制备的含 PT 37.7μg 的单组分疫苗（JNIH-7）[433,538]，该试验以疫苗稀释液作为安慰剂[189]，未设全细胞疫苗对照组。接种程序为 2 剂次，入组的婴儿在 5~11 月龄接种第 1 剂，并在 8~12 周后接种第 2 剂。

PT 抗体应答是剂量依赖性的，接种单价疫苗的儿童抗体水平较高；FHA 抗体仅在两价疫苗组中有升高。两种疫苗的效力均低于预期（表 44.10 和表 44.11），当病例定义为培养阳性而不考虑持续时间的咳嗽时，2 组分疫苗保护率为 69%，单组分疫苗为 54%[189]。

在监测期间，4 名接种者（1 名 JNIH-7 和 3 名 JNIH-6 受试者）死于细菌感染[538]。回顾调查因感染住院的病例，并未发现各研究组之间存在差异。免前和免后血清免疫球蛋白分析未发现异常，接种第 2 剂后 2~4 个月受试者样本的白细胞计数也未发现异常。

1989 年 1 月，瑞典国家细菌实验室撤回无细胞疫苗的许可申请，主要是认为无细胞疫苗的效力比全细胞疫苗低，以及与严重细菌感染导致的死亡相关。该实验室倡议开展无细胞和全细胞疫苗直接比较的研究[545]。

实验动物数据显示 PT 可能会增加动物对细菌感染的易感性[546]，出于对安全性的关注和考虑实施了相关研究；如果有结论的话，就是接种百日咳疫苗后可以降低严重侵袭性细菌感染的风险[547-549]，而且不会增加轻微感染的危险[548]。日本的实验数据显示，无细胞疫苗不会增加感染的风险[550]。可见，4 例死亡病例似乎是偶合事件，与疫苗接种无因果关联。

第 44 章 百日咳疫苗 829

表 44.9　9 项无细胞百日咳疫苗效力试验回顾

地点、开始年份、参考文献	研究分组和被评估的疫苗			接种年龄	持续时间[b]	监测		有关研究设计的注释
	无细胞疫苗[a]	全细胞疫苗	安慰剂			主动	被动	

随机、全盲、有对照比较研究

地点、开始年份、参考文献	无细胞疫苗[a]	全细胞疫苗	安慰剂	接种年龄	持续时间[b]	主动	被动	有关研究设计的注释
Stockholm, 1986[535]	JNIH-6, JNIH-7	无	稀释液	5~11 月龄，间隔 8~12 周再接种	15 个月[c]	每月电话随访	要求父母报告	缺少全细胞疫苗对照影响结果比较，婴儿 2 剂程序相对较晚，难与其他试验比较，后未分析表明疫苗组与安慰剂组培养、血清学检测敏感性不同。
Stockholm, 1992[324]	SKB-2 Tripacel[e]	Connaught[d]	DT	2,4,6 月龄	23.3 个月 23.8 个月	每 6~8 周电话随访	要求父母报告	1992 年斯德哥尔摩试验和意大利试验基准试验，即前瞻性、完全随机和育法试验，均设有全细胞苗和安慰剂 (DT) 对照组。每项研究评价 2 种候选无细胞疫苗，使用相同的免疫程序以及近似的病例定义和诊断标准。
Italy, 1992[325]	Infanrix, Acelluvax	Connaught[d]	DT	2,4,6 月龄	17 个月	每月电话随访	要求父母报告	
Stockholm, 1993[536]	SKB-2 Acelluvax HCPDT[e]	Wellcome	无	88% 在 3,5,12 月龄；12% 在 2,4,6 月龄	7.2 个月 21.5 个月 21.5 个月	5,12,18 月龄诊所随访	每日核查培养报告	未设安慰剂对照组，故未计算绝对效力。影响同其他试验进行比较。自 1992 年斯德哥尔摩试验以来，加拿大康纳公司 5 组分疫苗构成有所改变，难于进一步比较；但推测 Acelluvax 可与意大利现场用疫苗比较。

随机、全盲、对照研究

地点、开始年份、参考文献	无细胞疫苗[a]	全细胞疫苗	安慰剂	接种年龄	持续时间[b]	主动	被动	有关研究设计的注释
Göteborg (Sweden), 1991[246]	Certiva	无	DT	3,5,12 月龄	17.5 月	每月电话随访	要求父母报告	接种程序以及无细胞疫苗对照组影响与其他研究比较。

其他研究

地点、开始年份、参考文献	无细胞疫苗[a]	全细胞疫苗	安慰剂	接种年龄	持续时间[b]	主动	被动	有关研究设计的注释
Senegal, 1990[423]	Triavax	Pasteur Merieux	DT	2,4,6 月龄	21 个月	每周工作人员现场随访	无	前瞻性，双盲，随机研究比较 DTaP 和 DTP 相对危险度。绝对效力来自病例对照研究，非随机接种 DT 或不接种组，因而家长接触最初的病例定义完成人组的现场工作人员也可能是非盲的。调查医生据称是盲法的。

续表

地点，开始年份，参考文献	研究分组和被评估的疫苗			接种年龄	监测			有关研究设计的注释
	无细胞疫苗[a]	全细胞疫苗	安慰剂		持续时间[b]	主动	被动	
Erlangen (Germany), 1991[323]	Acel-Imune	Lederle[d]	DT	3,5,7,17月龄	25.6个月	每2周电话随访	要求父母向PMD报告	前瞻性，双盲，随机试验比较DTaP与DTP的相对危险度。绝对效力基于与非随机接种DT组的比较。家长是非盲的，偶而调查者也是非盲的。
Mainz (Germany), 1992[420]	Infanrix	Behringwerke 或 SmithKline Beecham	DT	3,4,5月龄	23个月	无	医生联系父母后报告	家庭接触研究，疫苗分配不随机，家长和医生负责病例入组的医生是非盲的，中心的病例调查者据称是盲法的。
Munich, 1993[421,537]	Tripedia	Behringwerke	DT	3,5,7月龄	N/A	无	医生联系父母后报告	非随机性研究（疫苗由家长选择），非盲的（家长和调查者均了解疫苗接种情况）的病例对照研究。

[a] 没有商品名的给出描述性名称。详见表44.3和表44.4。
[b] 监测平均持续时间。从最后一剂（Stockholm 1992，Stockholm 1993）或最后一剂后28~30天（Stockholm 1986，Italy，Göteborg，Senegal，Mainz）或最后一剂DTaP后14天（Erlangen）到受试者作为病例的入组。
[c] 无盲，被动监测，增加上每6个月邮件随访父母以及对报告给国家细菌实验室培养阳性病例的随访，又延长3年。
[d] 美国许可的全细胞疫苗。
[e] Tripacel是类似的，除了Tripacel含10μg PT和5μg FHA，而HCPDT含20μg。

注：DT：白喉和破伤风类毒素；DTaP：DT和无细胞百日咳的联合疫苗；DTP：DT和全细胞百日咳成分疫苗；HCPDT：百日咳-白喉-破伤风混合成分疫苗；N/A：无可用的数据；PMD：私人医生。

表44.10 9项无细胞百日咳疫苗效力试验结果（基于更接近WHO的病例定义）[a]

研究	病例定义[b]	疫苗[c]（成分数量）	病例数	效力（95% CI）		注释
				绝对效力（%）	相对危险度	
随机，全盲，对照的比较研究						
Stockholm, 1986[535]	≥21天咳嗽+1天至少痉咳≥9次+培养阳性	JNIH-6（2）	10	81（61~90）	—	培养敏感性差异，缺乏血清学或流行病学联系标准可能出现估计值过高的偏倚
		JNIH-7（1）	12	75（53~87）	—	
Stockholm, 1992[324]	≥21天痉咳，加任意项：培养阳性，且经SA或PCR确认；PT或FHA IgG 2倍升高；或与培养阳性病例有流行病学联系	SKB-2（2）	159	59（5~66）	0.83（0.66~1.1）相对DTP	由于DTP效力非常低，相对危险度难与其他研究比较
		Tripacel[d]（4）	59	85（81~89）	0.29（0.21~0.40）相对DTP	
		Connaught DTP	148	48（3~58）	—	

第 44 章 百日咳疫苗   831

续表

研究	病例定义[b]	疫苗[c]（成分数量）	病例数	效力 (95% CI) 绝对效力 (%)	相对危险度	注释
Italy,1992[325]	≥21天痉咳，加任意项：培养阳性，SA 或 PCR 确诊；CHO 4 倍或 PT 或 FHA IgA 或 IgG 2 倍升高；没有流行病学联系的标准	Infanrix(3)	37	84(76~89)	0.25(0.17~0.36)相对 DTP	由于 DTP 效力非常低，相对危险度难与其他研究比较
		Acelluvax(3)	36	84(76~90)	0.25(0.17~0.36)相对 DTP	
		Connaught DTP	141	36(14~52)	—	
Stockholm,1993[536]	≥21天痉咳加培养阳性（没有确认信息）；没有血清学或流行病学联系的标准	HCPDT[d](4)	13	—	0.85(0.41~1.79)相对 DTP	与同一研究所用 Welcome DTP 比较（见表44.10）。Acelluvax，与来自 Italy 的疫苗一样，提供了与 Italy 研究（以及 Stockholm 1992）的联系
		Acelluvax(3)	21	—	1.38(0.71~2.69)相对 DTP[e]	
		SKB-2(2)	99	—	2.3(1.5~3.5)相对 DTP	
		HCPDT[d](4)	38	—	0.62(0.31~1.2)相对 Acelluvax	
		SKB-2(2)	99	—	2.0(1.4~2.8)相对 Acelluvax[e]	

随机，全盲，对照研究

研究	病例定义[b]	疫苗[c]（成分数量）	病例数	绝对效力 (%)	相对危险度	注释
Göteborg,1991[246]	≥21天痉咳加任意项：培养阳性；经 PCR SA 确认；PT 或 FHA IgG 3 倍升高确认；流行病学联系	Certiva(1)	72	71(63~78)	—	疫苗中不含 FHA 提高了血清学标准的敏感性，提高了估计的准确性

其他研究

研究	病例定义[b]	疫苗[c]（成分数量）	病例数	绝对效力 (%)	相对危险度	注释
Senegal,1990[423]	≥21天痉咳加任意项：培养阳性且经 DIF SA 确认；PT 或 FHA IgG 2 倍升高；流行病学联系	Triavax(2)	24	74(51~86)	2.42(1.4~4.3)相对 DTP	病例数少，因而可信限宽。非盲法的 DT 组可能出现过高估计绝对效力的偏倚
		PMC-Fr DTP	7	92(81~97)	—	
Erlangen,1991[323]	≥21天咳嗽伴痉咳，尾声或呕吐，加确认信息[f]	Acel-Imune(4)	≤45	78(60~88)	1.5(0.7~3.4)相对 DTP[258]	非盲 DT 组，病例确认不完善可能出现过高估计绝对效力的偏倚
		Lederle DTP	≤18	93(83~97)	—	
Mainz,1992[420]	21天痉咳加任意项：培养阳性且被 DIF 或 SA 确认；PT 或 FHA IgG 或 IgA 2 倍升高	Infanrix(3)	7	89(77~95)	4.7(0.6~37.3)相对 DTP	病例数少，因而可信限宽。当 DTP 结果接近 100%，应注意相对危险度的误差估量
		Behring,SKB DTP	1	98(83~100)	—	

续表

研究	病例定义[b]	疫苗[c]（成分数量）	病例数	效力 (95% CI) 绝对效力 (%)	相对危险度	注释
Munich, 1993 [421,537]	21天痉咳加任意项：培养阳性且经SA确认；流行病学联系；没有血清学标准	Tripedia (2)	4	93 (63~99)[g]	2.0 (N/A) 相对DTP	病例数少，因而可信限宽。缺少血清学标准，未采用盲法和随机原则可使效力估计出现过高的偏倚
	Behring DTP		1	96 (71~100)	—	

[a] 结果为婴儿完成基础免疫（3剂）后数据，不包括所有加强剂次的影响。有些结果通过参考文献数据重新计算而来；这些结果是原始的、未调整的效力。空白处为无数据或无可用数据。WHO的加注明：所有培养物均为鼻咽样本；仅当培养（和PCR，如果有）百日咳鲍特菌阴性时，FHA升高才被认为具有诊断价值；"流行病学联系"表示与培养确认（PCR确认, Senegal）病例在发病前后28天内有接触（对于Erlangen或Munich，没有说明时间限制）。所示标准是最接近WHO的病例定义；不同的标准可能被用作替代的病例定义。

[b] 没有商品名的使用描述性名。连字符前的字母表示来源，连字符后数字符表示成分种类。所有单成分疫苗均含PT，所有2组分疫苗含PT和FHA，3组分疫苗包含PT, FHA以及PRN或FIM中的任意一种（分别以字母P或F标明）。4组分疫苗含PT, FHA, PRN或FIM。"F2"表示包含2种菌毛蛋白。详见表44.3和表44.4。

[c] Tripacel和HCPDT是类似的，除了Tripacel含10μg PT和5μg FHA, 而HCPDT各含20μg。

[d] 从第1剂到第3剂后不久，SKB-2受试者是非盲的，加强免疫使用另一种疫苗。

[e] 确认标准：培养阳性/研究最后1年用PCR确认；"显著的"PT的IgG或IgA水平；或与培养确认病例有家庭接触。"显著的"血清学结果定义为恢复期与急性期的抗体水平比值，超过随机选择的大致在同时期的免疫后人群比值分布的第95.99或99.9百分位数。百分位数界限的选择由增长的抗体比值数量和种类而确定。效力比值调整了单个成人家庭中所有成人和所有未免疫的家庭；其他发表的效力估计值[323]有使用FHA, PRN或FIM的IgG或IgA水平或AGG 4倍升高，但没有进行上述调整。

[f] 不同于FDA批准的疫苗说明书中报告的效力，后者使用最初的病例定义（任何≥21天的咳嗽）而不是WHO的定义。

[g] 不同于中国仓鼠卵巢细胞试验。

注：CHO：中国仓鼠卵巢细胞试验；CI：可信区间；DIF：直接免疫荧光法；DTP：白喉和破伤风类毒素与全细胞百日咳联合疫苗；epi link：流行病学联系；FHA：丝状血凝素；FIM：菌毛蛋白；HCPDT：混合的百日咳 - 白喉 - 破伤风疫苗；N/A：无可用的数据或应用不适用；PCR：聚合酶链反应；PMC-Fr：法国巴斯德 - 梅里厄 - 康纳特公司；PRN：黏附素；PT：百日咳毒素；SA：玻片凝集试验；SKB：史克必成公司；WHO：世界卫生组织。

表 44.11 基于不同病例定义或监测时间[a]的 9 项无细胞百日咳疫苗效力试验结果

研究	疫苗[b]	病例定义[c]	效力(95% CI) 绝对效力(%)	相对危险度
随机、全盲、对照、比较研究				
Stockholm, 1986	JNIH-6, JNIH-7	所有≥1 天的咳嗽 + 培养阳性[189]	69(47-82),54(26-72)	—
		同样;但包括从第 1 剂开始的病例[189]	65(44-78),53(28-69)	—
		同样;但仅为第 1 剂后 60 天内病例[535]	41(0-79),42(0-79)	—
		≥1 天的咳嗽伴痉咳(定义见表 44.10)[539]	16(3-27),5(−10,17)	—
		≥1 天的咳嗽伴痉咳 +≥1 天的尾声[539]	39(16-56),51(30-65)	—
		≥1 天的咳嗽伴痉咳 + 培养[539]	75(54-86),60(33-76)	—
		≥1 天的咳嗽伴痉咳 + 尾声 + 培养[539]	85(67-94),89(72-96)	—
		≥21 天的咳嗽伴痉咳[539]	41(23-55),27(6-43)	—
		≥21 天的咳嗽伴痉咳 + 尾声[539]	60(37-75),62(39-76)	—
		≥21 天的咳嗽伴痉咳 + 培养[539]	81(61-90),75(53-87)	—
		≥21 天的咳嗽伴痉咳 + 尾声 + 培养[539]	84(63-93),90(73-97)	—
		≥28 天的咳嗽伴痉咳 + 尾声 + 培养[539]	82(57-92),100("…")	—
		延长被动监测 3 年:培养阳性[433]	77(65-85),65(50-75)	—
		延长 3 年:≥30 天的咳嗽 + 培养阳性[433]	92(84-96),79(67-87)	—
		延长 3 年:≥9 次痉咳 / 天 + 培养阳性[433]	89(76-97),82(67-90)	—
Stockholm, 1992	SKB-2, *Tripacel*	表 44.10 中确认的、≥21 天的痉咳[324]	59(51-66),85(81-89)	0.83(0.66-1.1),0.29(0.21-0.40) 相对 DTP
		同样;但包括从第 1 剂开始的病例[324]	59(51-66),84(80-88)	0.83(0.66-1.1),0.30(0.22-0.42) 相对 DTP
		表 44.10 中确认的、所有≥1 天的咳嗽[324]	42(33-51),78(73-82)	—
		表 44.10 中确认的、所有≥21 天的咳嗽[540]	54(46-62),81(76-85)	—
Italy	*Infanrix*, *Acelluvax*	≥21 天的痉咳 + 培养阳性[325]	85(N/A),87(N/A)	—
		表 44.10 中确认的、≥21 天的痉咳[325]	84(76-89),84(76-90)	0.25(0.17-0.36),0.25(0.17-0.36) 相对 DTP
		同样;但包括从第 1 剂开始的病例[325]	82(73-87),84(76-89)	0.28(0.20-0.39),0.25(0.17-0.36) 相对 DTP
		同样;但为第 1 剂后 30 天到第 3 剂后 29 天[325]	19(0-84),83(0-98)	0.49(0.17-1.44),0.10(0.01-0.79) 相对 DTP
		以上确认的、所有≥7 天的咳嗽[325]	71(60-78),71(61-79)	0.38(0.30-0.49),0.38(0.29-0.48) 相对 DTP
		以上确认的、所有≥21 天的咳嗽[325]	79(70-85),77(68-84)	0.29(0.21-0.39),0.31(0.24-0.42) 相对 DTP
Stockholm, 1993	HCPTD, *Acelluvax*	培养阳性伴或不伴(±)咳嗽[536]	—	1.40(0.78-2.52),2.55(1.50-4.33) 相对 DTP
		≥21 天的痉咳 + 培养阳性[536]	—	0.85(0.41-1.79),1.38(0.71-2.69) 相对 DTP
		培养阳性,± 咳嗽;从第 1 剂开始的病例[536]	—	1.25(0.90-1.75),1.84(1.36-2.51) 相对 DTP
		≥21 天的痉咳 + 培养阳性;从第 1 剂开始的病例[536]	—	1.25(0.82-1.89),1.65(1.12-2.45) 相对 DTP
		同样,但为第 1 剂到第 2 剂之间的病例[541]	—	1.49(0.80-2.77),1.42(0.76-2.65) 相对 DTP

研究	疫苗[b]	病例定义[c]	效力(95% CI) 绝对效力(%)	效力(95% CI) 相对危险度
		同样,但为第 2 剂到第 3 剂之间的病例[536]	—	1.42(0.54-3.74),3.14(1.34-7.34) 相对 DTP
随机、全盲、对照研究				
Göteborg	Certiva	表 44.10 中确认的、所有≥7 天的咳嗽[246]	54(43-63)	—
		Göteborg 标准确认的、所有≥7 天的咳嗽[246]	62(51-70)	—
		表 44.10 中确认的、所有≥21 天的咳嗽[246]	63(52-71)	—
		Göteborg 标准确认的、所有≥21 天的咳嗽[246]	69(60-77)	—
		Göteborg 标准确认的、≥21 天的痉咳[246]	77(69-83)	—
		同样;第 2 剂后 30 天到第 3 剂后 29 天[542]	39(0-66)	—
		表 44.10 中确认的、≥21 天的痉咳[246]	71(63-78)	—
		同样;第 1 剂到第 2 剂后 29 天[246]	≤16(0-≤64)	—
		同样;第 2 剂后 30 天到第 3 剂后 29 天[246]	55(12-78)	—
		同样;第 3 剂后 18.5~24.5 个月[543]	77(65-85)	—
其他研究				
Senegal	Triavax	表 44.10 中确认的、所有≥21 天的咳嗽[423]	31(7-49)	1.54(1.23-1.94) 相对 DTP
		同样,+PCR 确认的流行病学联系病例[423]	53(23-71)	1.87(1.38-2.52) 相对 DTP
		表 44.10 中确认的、≥8 天的痉咳[544]	—	3.26(2.08-5.10) 相对 DTP
		表 44.10 中确认的、≥21 天的痉咳[423]	74(51-86)	2.42(1.35-4.34) 相对 DTP
		同样,+PCR 确认的流行病学联系病例[423]	85(66-93)	2.80(1.36-5.74) 相对 DTP
Erlangen	Acel-Imune	表 44.10 中确认的、所有≥7 天的咳嗽[323]	62(38-77)[d]	3.1(N/A) 相对 DTP
		表 44.10 中确认的、≥21 天的痉咳[323]	78(60-88)	1.5(0.7-3.4) 相对 DTP
Mainz	Infanrix	≥1 天的痉咳[420]	64(51-73)	—
		表 44.10 中确认的、≥7 天的痉咳[420]	81(68-89)	—
		确认的或未确认的、≥21 天的痉咳[420]	83(71-90)	—
		表 44.10 中确认的、≥21 天的痉咳[420]	89(77-95)	4.7(0.6-37.3) 相对 DTP
Munich	Tripedia	表 44.10 中确认的、所有≥21 天的咳嗽[421]	80(63-89)[e]	4.0(N/A) 相对 DTP
		表 44.10 中确认的、≥21 天的痉咳[421]	93(63-99)	2.0(N/A) 相对 DTP

[a] 结果为完成婴儿基础免疫程序(3 剂,除 1986 年 Stockholm 为 2 剂)后数据;所有加强剂次的影响未包括在内。有些结果通过参考文献数据重新计算而来;这些结果是原始的、未调整的效力。可信限下限低于 0 则显示 0。空白处为无数据或不适用。WHO 病例的定义为≥21 天的痉挛性咳嗽且经细菌学、血清学或流行病学确认是由百日咳鲍特菌引起。详见表 44.9、表 44.10,包括每一研究的确认方法。

[b] 没有商品名的给出描述性名称。连字符前的字母表示来源,连字符后数字符表示成分编号和种类。所有单组分疫苗均含 PT,所有 2 组分疫苗均为 PT 和 FHA,3 组分疫苗含 PT、FHA 以及 PRN 或 FIM 中的任意一种(分别以字母 P 或 F 标明),4 组分疫苗含 PT、FHA、PRN 和 FIM。"F2"表示包含 2 种菌毛蛋白。详见表 44.3 和表 44.4。

[c] 最接近 WHO 的病例定义(≥21 天的痉咳,且经培养、血清学或与培养确诊病例有流行病学联系等确认)用粗体显示,详见表 44.10。Göteborg 标准:培养阳性,或单一恢复期标本 PT 和 FHA IgG 均≥6 000,或 2 个主要标准,或 1 个主要标准和 1 个次要标准。主要标准:PT 或 FHA IgG 3 倍增长;与百日咳确诊病例有家庭接触。次要标准:PT 或 FHA IgA 或 IgM 3 倍改变;PCR 阳性。除非特殊说明,受试者作为病例入组的起始时间分别为是 DTaP(见表 44.10 免疫程序)最后 1 剂(Stockholm 1992,Stockholm 1993)、最后 1 剂后 28~30 天(Stockholm 1986,Italy,Göteborg,Senegal,Mainz)或最后 1 剂后 14 天(Erlangen)。

[d] 未调整单身成人家庭和所有同胞均未免疫的家庭的情况(见表 44.10)。

[e] 这一结果基于最初的病例定义而非 WHO 的定义,是 FDA 批准的疫苗说明书中报告的结果。

注:CI:可信区间;DTP:白喉和破伤风毒素与全细胞百日咳联合疫苗;epi link:流行病学联系;FDA:美国食品药品监督局;FHA:丝状血凝素;FIM:菌毛蛋白;HCPDT:百日咳-白喉-破伤风混合成分疫苗;N/A:无可用的数据;PCR:聚合酶链反应;PRN:黏附素;PT:百日咳毒素;WHO:世界卫生组织。

后续随访和分析 随后按照不同病例定义和确认标准进行的评估显示,以培养阳性且持续至少21天的痉咳作为病例定义,2组分疫苗和单组分疫苗的保护率分别为81%和75%[539]。病例定义对疫苗效力评估的影响非常大,以单组分疫苗为例,疫苗保护率从5%(病例定义为持续至少1天的痉咳)到100%(病例定义为培养阳性,且持续至少28天的痉咳或至少1天的尾声)[539]。

研究还发现,既往接种百日咳疫苗降低了百日咳病例培养阳性或抗体水平明显上升的可能。因此,与疫苗组相比,安慰剂组中的百日咳感染者更易被诊断,这会导致过高地估计疫苗效力。

虽然1986年瑞典试验的最初结果显示,单组分和2组分疫苗的效力无实质性差别,但长期随访资料显示2组分疫苗更为有效(图44.6)[433]。主动监测15个月后的研究是非盲法的,随后又增加了3年的被动监测。在被动监测期间,按照不同病例定义2组分疫苗保护率在77%~92%之间,单组分疫苗在65%~82%之间(见表44.11)[433]。aP疫苗的临床保护效果至少可以维持4年[433]。

与2组分疫苗相比,单组分疫苗的PT含量增加50%以上,且在预防严重百日咳方面似乎更有效。当病例定义为伴有尾声的病例时,单组分疫苗的效力超过2组分疫苗(见表44.11),当病例定义为持续至少28天的咳嗽且伴有尾声时,两种疫苗效力差异有统计学意义[539]。另一方面,2组分疫苗在预防轻中度病例(如持续时间较短的咳嗽或不伴尾声的病例)效果更好[433,521,535,551]。可见,抗原的选择和抗原含量均可影响疫苗的效力。

最初效力试验结果[189]给人的印象是,无细胞疫苗的效力远远低于全细胞疫苗[189,433,535]。这使日本成为唯一一个许可使用无细胞疫苗的国家。然而,随后研究结果显示采用标准的3剂免疫程序时无细胞疫苗效力可能更高。重要的是,设立全细胞疫苗对照组可能显著改变关于这些疫苗相对效力的结论。

世界卫生组织的百日咳病例定义 1986年瑞典试验中不同百日咳病例定义对疫苗效力评估有强烈影响,为了对正在研制的新型无细胞疫苗进行效果评估,1991年1月WHO召集百日咳专家制定了用于临床试验的、统一的百日咳病例定义。WHO给出的病例定义为确认由百日咳鲍特菌引起的、持续至少21天的痉挛性咳嗽。这里所说的确认是基于实验室结果(如百日咳鲍特菌培养阳性或PT、FHA、FIM-2或FIM-3的IgG或IgA等特异性抗体显著升高)或是存在流行病学联系(如在发病前后28天内与实验室确诊病例有家庭接触)[552]。专家一致认为未来实验室的发展将为细菌学或血清学确诊提供更多的方法(如PCR、PRN抗体检测)。

虽然WHO的病例定义在提高后续现场试验的可比性方面起到重要作用,但我们仍要认识到它的局限性。首先,这一病例定义改进但并未消除试验中各组发现百日咳的灵敏性差异的问题。免疫组病例的培养阳性率比未免疫组低,且与疫苗效力成反比[324,540,543,551,553]。因此,与免疫组相比,未免疫组中的真正由百日咳所致的咳嗽病例更可能被培养确认,这一差异会使免疫组中实际病例数有不同程度降低,导致错误地估计疫苗效力。类似地,由于效力较差疫苗免疫组经培养确认了更多的病例,这必将夸大较差疫苗和较好疫苗间的效力差异。接种高免疫原性疫苗后,受试者的百日咳抗体水平已经明显升高,所以与接种不含该抗原(或该抗原免疫原性差)的疫苗受试者相比,感染后出现抗体滴度4倍增长(或其他诊断标准)的可能性相对较小[543,551]。比较两种疫苗时,如果一种可诱导检测的抗体,另一种不能,这将造成有利于可诱导该抗体疫苗的诊断偏倚。如果两种疫苗都含有被讨论的抗原,则偏倚将有利于免疫原性较高的疫苗。

其次,以"持续至少21天的痉挛性咳嗽"为病例定义将导致许多实验室确诊病例排除在效力计算之外[433,539,554]。与对照组相比,轻型病例在免疫组更加

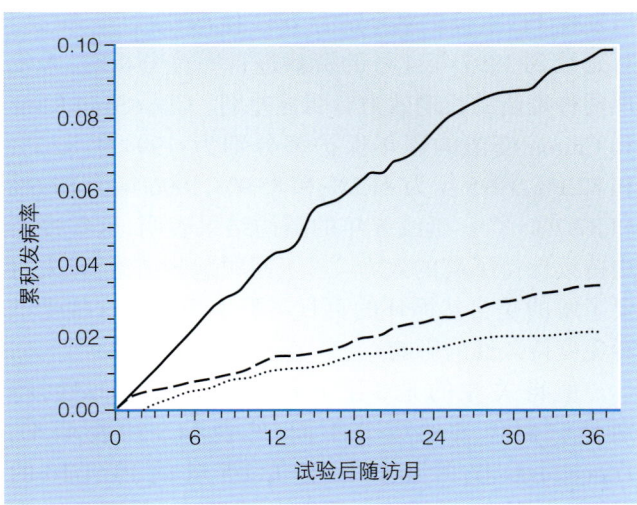

图44.6 试验后非盲法随访期间经培养确认的百日咳累积发病率曲线。安慰剂组(实线)、单组分(JNIH-7)疫苗组(虚线)及两组分(JNIH-6)疫苗组(点线);非盲法随访的时间为1987年8月27日~1990年9月9日。
摘自 STORSAETER J, OLIN P. Relative efficacy of two acellular pertussis vaccines during three years of passive surveillance. Vaccine, 1992, 10:142-144.

常见,这可能会高估疫苗效力,从而缩小了疫苗间的效力差异。但如果研究目的在于评估疫苗预防典型百日咳的效力,而非轻型病例,那这就不是弊病了。

最后,病例定义允许使用多种血清学检测进行确认,而未来也同样会使用其他血清学或细菌学检测方法来检测百日咳鲍特菌。尽管这种灵活性值得赞同,但不同实验室的确诊方法必然造成病例确诊灵敏性和特异性的差异,虽然这些研究均使用 WHO 的病例定义,但仍各具特点。所以,读者必须始终仔细考量每项试验所使用的检测方法。

1992—1997 年的效力试验

在 1986 年瑞典临床试验后,全球继续致力于研发新的 aP 疫苗,1990—1993 年就开展了 8 项疫苗效力试验(见表 44.9)。4 项为前瞻性、随机、全盲试验,其中 3 项设置了全细胞疫苗对照组,并逐一评估了几个候选的无细胞疫苗。其他 4 项试验使用了不同的研究设计,每项试验只评估了 1 种疫苗,研究设计也不同;所有试验均设置了安慰剂(DT 疫苗或非疫苗)组,但这些试验都不是随机、全盲的。

表 44.10 和表 44.11 总结了所有 9 项效力试验的主要特征。表 44.10 列出了我们认为病例定义最接近 WHO 标准的试验结果,表 44.11 列出了采用其他病例定义或监测间隔的试验结果。对于没有设置安慰剂(如 DT)组的研究,只能计算相对危险度(与同一试验中的 DTwP 疫苗相比计算出来的)。但在解释相对危险度时要特别谨慎,只有在参比疫苗(如 DTwP)是同一疫苗时才能直接横向比较各试验的结果。遗憾的是,未设安慰剂对照组的研究使用的 DTwP 疫苗也不同,因此只能在评价多个无细胞疫苗的研究中比较相对危险度。

1992—1993 年瑞典和意大利 根据疫苗的安全性、免疫原性和纯度评价,从 MAPT 的 13 种无细胞疫苗中选择了 4 种,用于瑞典和意大利进行的、NIAID 资助的两项效力试验[324,325]。这两项研究设计严格,可作为其他研究比较的基准。两项研究都是前瞻性、双盲、随机且均设置了安慰剂(DT)和全细胞疫苗对照组的试验。而且使用非常接近的试验方案、血清检测方法和病例定义,但意大利的病例定义不包括有流行病学联系的病例,且未像瑞典那样常规收集暴露前血清。婴儿在 2、4、6 月龄进行接种,不进行加强免疫。每项研究都逐一比较了两种候选无细胞疫苗。对照组均使用 Connaught 实验室生产并在美国获得许可的全细胞疫苗,不巧的是,在 AMPT 中未使用这种 wP 疫苗。

在瑞典研究(以下称为 1992 年斯德哥尔摩)的主要随访期间,符合基本病例定义的百日咳患者有 737 例。SmithKline Beecham 的二价疫苗(SKB-2)保护率为 59%,Aventis Pasteur 的 5 组分疫苗(Tripacel)保护率为 85%,Connaught 的全细胞疫苗保护率为 48%(见表 44.10)[324]。在 2 年随访期间,5 组分疫苗效力继续保持,而全细胞疫苗效力明显下降。

2 组分疫苗的效力比预期的要差很多。使用最相近的病例定义时,类似疫苗 JNIH-6 在 1986 年试验中的保护率为 81%。值得注意的是,SmithKline Beecham 的二价疫苗在瑞典试验中诱导的 PT 抗体水平显著低于 MAPT 试验中的结果[555],研究者[324]和其他回顾者[555]推测,1992 年斯德哥尔摩研究结果可能在一定程度上只代表那个批次疫苗的特性。

以实验室确认且持续至少 1 天的咳嗽为病例定义时,5 组分疫苗保护率为 78%,表明疫苗对轻型或不典型百日咳有一定的保护力。与之不同,2 组分疫苗和 Connaught 的全细胞疫苗在相同的病例定义下,保护率分别为 42% 和 41%[324]。

在意大利试验的主要随访期间,符合基本病例定义的百日咳患者有 288 例。GlaxoSmithKline(Infanrix)和 Chiron(Triacelluvax)的 3 组分无细胞疫苗保护率均为 84%;Connaught 的全细胞疫苗保护率为 36%[325]。其后继续监测揭盲的研究队列,在延长随访的最初 9 个月中,两种疫苗效力差异明显:GlaxoSmithKline 疫苗组发现 36 名病例,而 Chiron 疫苗组发现 18 例(保护率分别为 78% 和 89%)[495]。但是,对延续到 1997 年 4 月的资料进行完整分析时,未发现两种疫苗的长期效力有明显差别。GlaxoSmithKline 和 Chiron 疫苗的逐年保护率分别为:1994 年 82.7% 和 82.1%,1995 年为 81.5% 和 85.9%,1996 年为 87.6% 和 87.7%[556]。延续 6 年的随访结果表明,这些疫苗均持续保持了高的效力[557]。(回顾这些结论,让人想要了解的是自然循环的百日咳野生菌株对这些受试者免疫持久性的影响)

值得关注的是 3 组分疫苗效力的相似性,特别是它们包含的成分不同(见表 44.3 和表 44.4)。Triacelluvax 仅含 Infanrix 疫苗 1/5 量的 PT、1/10 的 FHA、1/3 的 PRN(但 PT 采用基因脱毒,而不是有毒性的天然蛋白,在 MAPT 试验中这种重组的 PT 诱导了相当强的免疫应答)。加拿大 5 组分疫苗(Tripacel)的 PT、FHA 和 PRN 含量远低于 Infanrix 的一半,但包含了 FIM-2 和 FIM-3。这些结果有力表明 aP 疫苗效力主要受抗原的种类和特性影响。

1993—1996 年瑞典 在 1992 年斯德哥尔摩试

验接种完成后(但监测完成前),瑞典研究者开始了另一项NIAID资助的前瞻性、随机、双盲实验(以下称为1993年斯德哥尔摩试验),该试验比较了4种疫苗:①1992年斯德哥尔摩评估的SmithKline Beecham的2组分疫苗;②加拿大Sanofi Pasteur的5组分疫苗(混合的百日咳、白喉、破伤风疫苗,HCPDT),与1992年斯德哥尔摩评估的Tripacel类似,但这种疫苗增加了PT和FHA的含量;③意大利评估的Chiron的3组分无细胞疫苗(Triacelluvax);④一种不同的、在英国使用的Medeva Wellcome全细胞疫苗(现在由Evans Medical生产)[536]。由于1992年斯德哥尔摩试验已证明了aP疫苗的安全性和有效性,1993年斯德哥尔摩试验就未设安慰剂组。瑞典25个县中的22个实施了此项研究,试验随机入组的82 892名儿童分别在3、5和12月龄(瑞典的DT免疫程序)进行了接种;主要采取被动监测,百日咳病例的检出比例明显低于1992年。1992年斯德哥尔摩研究发现2组分疫苗效力明显低于其他疫苗,就及早终止了SmithKline Beecham的2组分疫苗组的监测,而改用加拿大5组分无细胞疫苗接种。

表44.10和表44.11列出了评估疫苗的相对效力(由于未设安慰剂对照组,无法计算疫苗的绝对效力)。当病例定义为培养阳性且持续至少21天的痉咳时,与全细胞疫苗相比,5组分和3组分疫苗的相对危险度分别为0.85和1.38。在第2剂(5月龄)和第3剂(12月龄)接种之间发生百日咳的相对危险度(与全细胞疫苗比较),5组分疫苗为1.42,3组分疫苗为3.13,2组分疫苗为7.81。2组分疫苗的效力与其他三种的效力明显不同。

1993年斯德哥尔摩研究提供了重要的新数据,但一些因素的存在使其结果难以与其他试验直接比较。如前所述,由于未设安慰剂对照组,无法计算疫苗绝对效力。其他任何研究都没有使用过Wellcome的全细胞疫苗。所评估的加拿大Aventis Pasteur的5组分疫苗是为联合疫苗研发的"混合"成分疫苗,与"经典"成分相比包含了2倍的PT和4倍的FHA。1992年试验使用的SmithKline Beecham 2组分疫苗,在第二个斯德哥尔摩试验早期被终止使用。因而Chiron的3组分疫苗成为与以往试验的唯一联系。

1992年斯德哥尔摩和1992年意大利试验(见表44.10)的结果显示,Infanrix、Tri Acelluvax和经典(CLL-4F$_2$)成分的Tripacel疫苗表现出相同的效力。在1993年斯德哥尔摩试验中,与Tri Acelluvax相比,改变成分的Tripacel(混合成分或HCPDT)发生典型百日咳的相对危险度为0.62(95% CI,0.28-1.29)。当病例定义包括百日咳轻症和重症病例时,混合的5组分疫苗效力与全细胞疫苗相同,但要明显优于Tri Acelluvax[558]。综上所述,这些研究提示混合成分的Tripacel疫苗效力优于经典配方,相应地,在疫苗中增加PT和FHA的含量可以增强疫苗效力。值得注意的是,在1992年[540]和1993年[543]斯德哥尔摩试验中一小部分受试者的血清学检测发现,1993年使用的混合成分疫苗诱导的FHA抗体水平显著高于1992年使用的经典成分疫苗。1992年和1993年试验中使用批次的SmithKline Beecham二价疫苗抗体应答水平没有差别。

瑞典哥德堡 1991年9月至1994年7月,在美国国家儿童健康与人类发展研究所(National Institute of Child Health and Human Development,NICHD)资助下,瑞典哥德堡实施了一项随机、双盲、安慰剂对照试验。这项试验评估了单组分(仅含PT类毒素)无细胞疫苗(Certiva),该疫苗由NICHD研发、北美疫苗公司(North American Vaccine)生产[246]。儿童在3、5和12月龄接种DTaP或DT疫苗,未设全细胞疫苗对照组。

在接种第3剂(12月龄)后30天到研究结束期间,72名DTaP疫苗和240名DT疫苗受试者符合WHO的病例定义,疫苗效力为71%。依据不同严格程度的病例定义进行评估,疫苗效力在54%~77%之间。一项百日咳家庭暴露的巢式研究发现,接种2剂疫苗后的保护率为66%,3剂疫苗后为75%[559]。在研究揭盲后继续监测的6个月期间,即接种第3剂后平均18.5~24.5个月,全部队列的保护率为77%,巢式家庭接触研究的保护率为76%[543]。

因为该疫苗仅含PT类毒素,所以血清FHA抗体的升高是指示可疑百日咳病例的无偏性指标。因此与含FHA的疫苗相比,该疫苗受试者中的百日咳病例更容易被确认。与该疫苗比较时,其他疫苗可能由于病例确诊率低而过高地估计了这些疫苗的效力。

唯一在3、5和12月龄接种的效力试验为1993年的斯德哥尔摩试验。但研究结果难以与其他试验比较,因为没有共同评估的无细胞疫苗,1993年斯德哥尔摩试验未设DT组,而哥德堡研究未设全细胞疫苗组。

与DT组相比,DTaP组接种后随访2年未见保护效果降低[543]。随后在哥德堡地区大规模接种PT类毒素疫苗,明显地降低了各个年龄组的百日咳鲍特菌的分离率和住院病例数[295]。但是,1999年下半年Greater Göteborg地区百日咳回升,2004年达到高峰(见后文"无细胞疫苗的免疫持久性")[560,561]。瑞典最近的一份监测报告(主要反映了多成分 aP 疫苗的使用情况)表明,2003—2012 年期间,未接种疫苗的婴儿中百日咳的发病率有所下降($P<0.001$),表明对于未到接种月龄和大于 3 月龄婴儿要么是自然循环的百日咳鲍特菌减少,要么是群体免疫的结果。这一年龄组的住院率也有所下降($P<0.001$)。1998—2012 年期间,70% 的病例是小于 3 月龄的婴儿病例,因百日咳造成呼吸暂停的病例需住院治疗的占 99%。未接种疫苗的 3~5 月龄婴儿的住院时间中位数为 7 天,接种疫苗者为 4 天[562]。

德国慕尼黑　1993 年 2 月至 1995 年 5 月,Sanofi Pasteur 公司资助的一项非盲法、非随机、病例对照研究在 63 家德国儿科诊所实施[421]。根据父母的选择,受试儿童在 3、5、7 月龄接种 Aventis Pasteur-Biken 的 2 组分 DTaP 疫苗(Tripedia)、Behringwerke 的 DTwP 疫苗、DT 疫苗中的一种,或是未接种疫苗。

所有咳嗽 7 天及以上或有可疑百日咳暴露史的 2~24 月龄婴儿,在参与研究的儿科医生处就诊时均采集了鼻咽分泌物标本进行培养(不论这些儿童是否是受试者)。符合条件的儿童共计 11 237 名,其中 3 245 名儿童属于前瞻性、疫苗效力研究队列。对于培养阳性和持续咳嗽至少 21 天的儿童病例,每名匹配了 4 名对照病例,要求来自同一诊所,且在病例在 30 天内出生。将相关的临床资料、人口学数据以及接种资料均纳入条件 Logistic 回归分析,在控制混杂因素下计算百日咳发生的 OR 值。

87 名受试者符合持续至少 21 天的痉咳且培养阳性或与实验室确诊病例有家庭接触的病例定义,这些病例共匹配了 344 名对照受试者。81 名病例和 186 名对照未接种过百日咳疫苗,4 名病例和 55 名对照接种过 3 剂 DTaP 疫苗;1 名病例和 61 名对照接种了 3 剂 DTwP 疫苗。DTwP 和 DTaP 疫苗调整后的保护率分别为 96% 和 93%[421]。

此项研究不是随机和全盲法的,导致存在一些问题。虽然效力评估时在病例组和对照组中调整了识别的风险因素,但无法确定或调整未识别的偏倚或混杂。这一分析基于比较两组中接种疫苗的比例,试验组纳入是百日咳疑似病例,对照组则是通过系统的方法选择。与接种儿童相比,如果未接种儿童更可能因疑似咳嗽就诊,则他们在病例组(而非对照组)中的比例就会过高,导致过高地估计 DTaP 和 DTwP 疫苗的效力。令人安慰的是,前瞻队列中 76% 的培养样本都来自于接种过 DTaP 的婴儿,而队列中 75% 的研究对象接种过 DTaP,表明所有偏倚都可以忽略。我们知道接种过疫苗的儿童患百日咳表现也会较轻,因此这些儿童就诊采样的可能性也小。因为病例依据培养确认,这也可能增加诊断偏倚的风险(就像 1986 年瑞典试验后所描述的)。

这些因素再加上发现的病例较少,所以我们应该慎重解释 Munich 试验效力的点值估计。但令人放心的是,Munich 和 Mainz 研究都使用相同的全细胞疫苗作对照,对全细胞疫苗效力的估计是相似的。

Munich 研究者继续随访研究队列直到 2001 年底。在 1997—2001 年,也就是接种第 4 剂百日咳疫苗(15~24 月龄接种)后的 2~6 年,Tripedia 和 Behring 全细胞疫苗预防典型百日咳(定义为持续至少 21 天的痉咳)的总保护率分别为 93%(95% CI,79%-98%)和 96%(95% CI,76%-99%),调整各种混杂因素后的保护率分别为 96%(95% CI,85%-99%)和 97%(95% CI,81%-99.6%)。未接种 4 剂疫苗者的保护率明显较低:接种 3 剂或少于 3 剂 Tripedia 疫苗的保护率和调整保护率分别为 82%(95% CI,7%-96%)和 83%(95% CI,-5%-97%)。当病例定义为轻症百日咳(所有持续至少 7 天的咳嗽)时,接种 4 剂 Tripedia 和 Behring 全细胞疫苗的调整保护率分别为 71%(95% CI,45%-84%)和 80%(95% CI,40%-93%)。(需要注意的是,由于监测方法和灵敏性的差异非常大,不应将各效力试验的长期随访结果与原试验的结果直接比较)

德国埃朗根　1991 年 5 月至 1994 年 12 月,在德国埃朗根实施了一项前瞻性、随机、双盲临床试验,研究中比较了资助者 Wyeth-Lederle 生产的 2 种疫苗:Lederle-Takeda 的 4 组分 DTaP(Acel-Imune)疫苗和 MAPT 中作为对照的美国 DTwP 疫苗[323,422]。受试者在 3、5、7 和 17 月龄接种疫苗。父母拒绝接种百日咳疫苗的儿童作为对照组,在 3、5 和 17 月龄接种德国的 DT 疫苗,用于估计绝对效力。

该研究病例定义为持续至少 21 天的咳嗽伴痉咳、尾声或咳嗽后呕吐,且培养阳性、血清学阳性或与培养阳性确诊病例有家庭接触的病例,接种 3 剂后 DTaP 和 DTwP 疫苗的保护率分别为 78% 和 93%[323](试验发表的报告在摘要中的 DTaP 疫苗效力为 83%,这一数字反映的是第 4 剂加强剂次的效果,不能与其他试验数据比较)。如美国 FDA 批准的 Acel-Imune 说明书中报告的一样,相对于 DTwP 疫苗,接种 DTaP 疫苗后发生百日咳的相对危险度为 1.5[422]。整个试验中的巢式家庭接触研究得出的保护率与队列研究的结果类似[563]。

虽然此项研究也是采用非盲法、非随机安慰剂对照的设计来估计绝对效力,但研究者为了减少潜在偏倚采用主动监测(每 2 周电话随访 1 次)来发现可能病例。随访分析将参与调查的当地医生按照他们病人中接受过百日咳调查的比例分成3组[564],这对所有效力研究均有启发作用。当病例定义为实验室确诊的、且持续至少7天的咳嗽时,搜索病例主动性高的医生组的DTaP疫苗保护率仅为40%,而主动性中等和较低组的保护率分别为78%和75%。这一结果并不令人惊讶,搜索病例主动性较低的医生只会发现症状明显(即更严重)的病例,而早就了解当使用关注严重病例的病例定义时,百日咳疫苗的效力也相应较高。此项研究表明了在诊断主动性方面相当细微的差异可能显著改变对效力的估计,从而混淆了对不同研究结果的比较。

Lederle-Takeda 无细胞疫苗是一种4组分疫苗,但成分以FHA为主(86%,约35μg),PT、菌毛蛋白或PRN含量非常少,这体现在它的组成成分(见表44.3)和免疫原性(见表44.8)上。该疫苗的效力似乎低于意大利评估的3组分疫苗(虽然95% CI 有重叠)。如果是这样,就进一步表明疫苗各个成分的含量与成分的数量在决定疫苗效力方面同样重要。

研究揭盲后,医生和约1/3研究参与者的家长同意参加半年一次的关于咳嗽和百日咳的问卷调查。1995—2000年的监测显示,与DT疫苗组相比,DTaP和DTwP疫苗组的保护效果均未下降[565]。

塞内加尔 Niakhar 1990—1994年,在塞内加尔实施了前瞻性、随机、双盲研究,比较了研究资助方 Aventis Pasteur 生产的2组分DTaP疫苗(Triavax)和同一公司在欧洲的DTwP疫苗,采用的免疫程序为2、4、6月龄接种[423]。通过巢式病例接触研究评价了疫苗的绝对效力,也就是比较研究对象和同一村庄居住、家庭背景类似的非研究对象暴露于指示病例后的百日咳发病率,非研究对象接种过DT疫苗或未接种疫苗。按照基本的百日咳病例定义即持续至少21天的咳嗽(见表44.10),DTaP组和DTwP组各监测发现病例197名和123名,DTaP组发生百日咳的相对危险度是DTwP组的1.54倍。当病例定义由咳嗽改为痉咳(WHO的定义)时,两组病例数分别减少到41例和16例,DTaP组与DTwP组相比的相对危险度为2.42。年龄分层分析时,按照基本的病例定义,小于18月龄儿童接种DTaP组与DTwP组相比的相对危险度为1.16,大于18月龄儿童为1.76,说明DTaP组保护效果比DTwP组下降得更快。

病例接触研究包括有百日咳暴露史的DTaP受试者197名、DTwP受试者190名和无免疫史儿童17名,其中符合WHO病例定义的分别有24例、7例和8例,估计DTaP和DTwP疫苗的绝对效力分别为74%和92%。由于病例数少,估计值的可信区间比较宽(DTaP和DTwP的95% CI 分别为51%-86%和81%-97%)。另外,虽然现场监测人员和医生不知道随机入组儿童的接种状态,但家长对儿童是否接种很清楚,这就可能增加未接种组的病例检出。由于这两项原因,相对危险度可能比绝对效力的估计值更可靠。

调查人员的初步报告显示,DTaP和DTwP疫苗保护率分别为85%~86%和95%~96%[566],某些早期的评论引用了这些数据[567,568]。但是这些较高的保护率是依据比WHO更严格的病例定义得来的,该定义要求有流行病学联系并被PCR确认。

德国美因兹 1992年10月至1994年9月,德国6个地区实施了一项前瞻性的家庭接触研究,在这项研究中22 505名儿童接种了研究资助方 GlaxoSmithKline 生产的、既往安全性和免疫原性试验评价过的3组分aP疫苗(Infanrix)。当地的其他儿童未接种百日咳疫苗,或是按照标准的德国免疫程序在3、4、5月龄接种了Behringwerke的全细胞疫苗。通过百日咳被动监测发现有百日咳指示病例且至少有1名6~47月龄的、可以评估的接触者家庭。前瞻性监测共发现360名符合条件的家庭接触者,其中104名被确认为百日咳续发病例(定义为持续至少21天的痉咳且培养或血清学确认感染百日咳鲍特菌)。173名未免疫儿童中确诊96名,112名DTaP疫苗受试者中确诊7名,75名DTwP疫苗受试者中确诊1名。DTaP和Behringwerke的DTwP疫苗的效力估计值分别为89%和98%[421]。

采用家庭接触研究设计在很大程度上避免了由于未使用盲法和随机原则进行研究分组而引起的、潜在的确认偏倚,因为盲法的、现场调查员会认真询问有百日咳指示病例家庭成员。此次研究中Infanrix的保护率(89%)高于更为严格的、前瞻性的意大利试验(84%),最简单的解释就是此项研究中病例数较少,从而降低了估计值的精确度,表现在其可信区间较宽(95% CI,77%-95%)。

效力试验的结论

虽然效力试验和其他研究极大丰富了对百日咳疫苗的了解,但仍有很多重要问题尚未解决。虽然尝试将各关键变量标准化,但仍没有两项研究是完全可比的。如图44.7中所示,效力评估不仅受病例定义影响(病例定义越严格保护率越高),而且不同疫苗的效力随病例定义改变而变化的程度也有很大差异。此外,还没有直接比较过多组分疫苗与在该疫苗基础

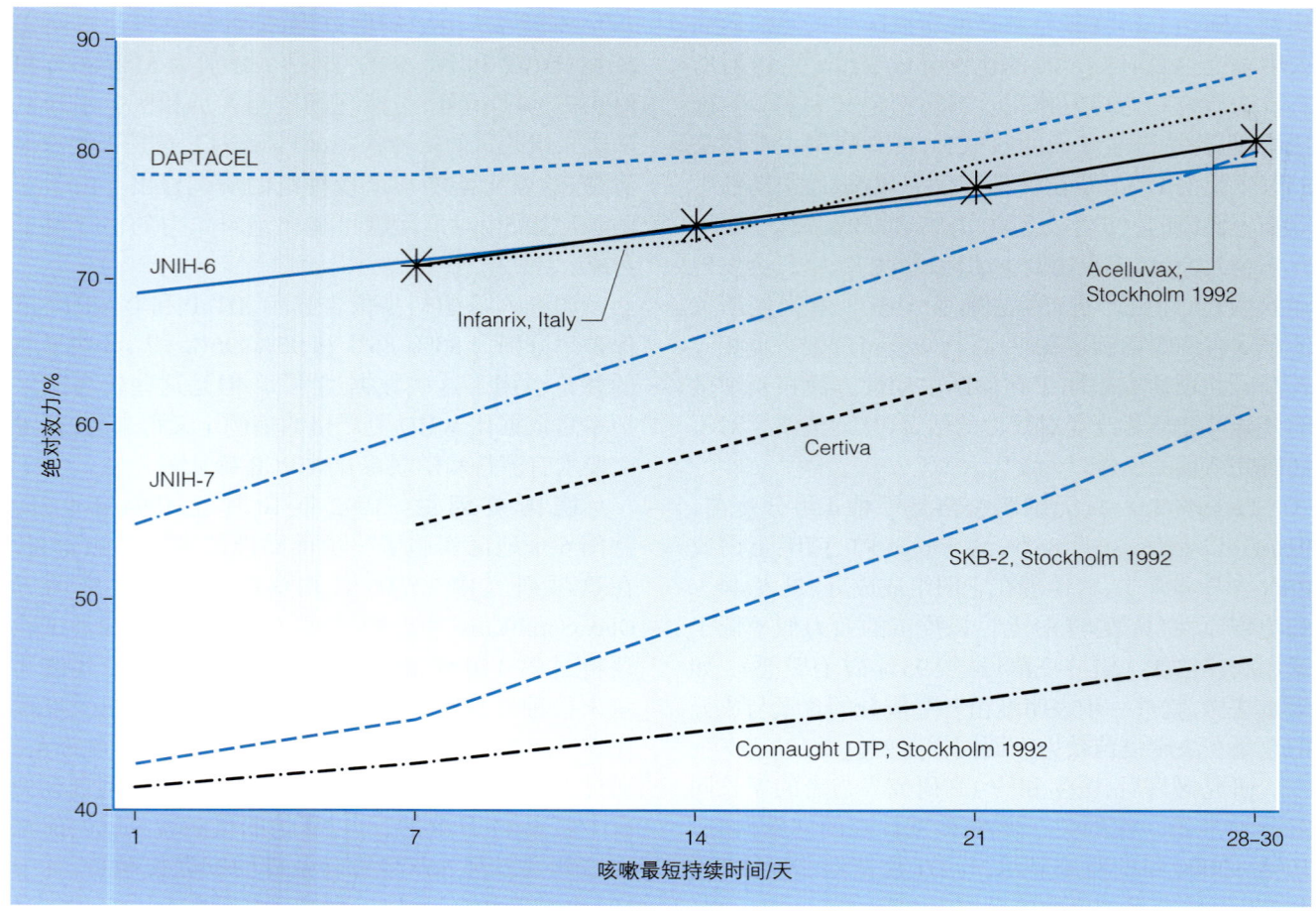

图 44.7 效力与咳嗽最短持续时间(病例定义)的关系。
按照不同咳嗽持续时间且培养阳性的病例定义,在前瞻性、随机分组试验(试验名称见表 44.3)中评价的百日咳疫苗效力。斜率为 0(水平线)表示对轻症及重症病例的保护效果相同,斜率较陡表示对轻症病例的保护弱于重症病例。由于评估源于不同的独立研究,所以不能比较实际估计值,只能比较斜率(Michael Decker,已授权)。

上改变成分或各成分含量疫苗的研究。由于联合疫苗的发展趋势、消除硫柳汞使用的努力以及疫苗行业的不断整合,广泛使用的 aP 疫苗仅有 3 种:法国的 2 组分疫苗、比利时 3 组分疫苗和加拿大的 5 组分疫苗。美国国家监测数据明确显示,对于接种免疫程序疫苗年龄段的儿童,每种疫苗对百日咳都有很好的控制效果[123,569]。

保护的启动和免疫程序的影响 第 1 剂疫苗接种可产生一些保护效果(可能为 15%~20%),第 2 剂接种后效果明显增强(表 44.12)。重新分析 1993 年斯德哥尔摩试验报告数据显示,接种第 2 剂后百日咳的发病率明显低于第 1 剂,接种第 3 剂后发病率进一步降低(表 44.12)[541]。

总的来说,接种 3 剂疫苗似乎是获得良好保护所必需的,但大部分疫苗和免疫程序为了增强效果都在 15 月龄时加强 1 剂。不同免疫程序之间的差别不大,比如在 2、4、6 月龄,3、5、7 月龄甚或 2、3、4 月龄接种(除非母亲接种 Tdap)。与预期一样,3、5、12 月龄接种的免疫程序在儿童半岁到 1 岁时保护效果差,但以后的保护效果较好。

效力试验结束后,瑞典在全国范围实施 aP 疫苗接种,随着时间推移,其他国家也开始使用各类的 aP 疫苗。Gustafsson 和同事报告了全国百日咳监测 7 年的随访结果。2001—2004 年,未免疫人群百日咳发病率每年为 225/10 万,接种 1 剂(3 月龄)者为 212/10 万,接种 2 剂(5 月龄)者为 31/10 万,接种 3 剂(12 月龄)者为 19/10 万。这些研究还发现,6 岁以上儿童的确诊百日咳发病率不断上升,提示应在 5~7 岁之间加强接种 1 剂疫苗[570]。最近来自瑞典哥德堡和斯德哥尔摩的报告都支持这些结论[560,561,570]。

疫苗的选择 如果可以自由选择疫苗供应商,我们建议考虑 5 项因素(有些可能不适用于所有情况):疫苗效力、不良反应发生率、价格、便利性(如疫苗如何供应)和服务(如供应的可靠性、培训材料的提供

表44.12 1992年Stockholm效力试验中不同剂次的百日咳发病率（每百万天的风险）

间隔	SKB-2	Acelluvax	HCPDT	Evans-Medeva MCV
初次分析（随访从研究开始直至1996年10月）				
第1剂到第3剂	N/A	8.1	6.7	4.4
第3剂到研究结束（~21月龄）	N/A	1.8	1.1	1.3
二次分析（随访从研究开始直至1995年7月28日，SKB-2组用HCPDT疫苗再次免疫）				
第1剂到第2剂	19.6	16.0	16.9	11.3
第2剂到第3剂	14.3	5.8	2.6	1.8
第3剂到早期终止（~7月龄）	4.2	1.3	1.0	0.5

注：HCPDT：百日咳-白喉-破伤风的混合成分疫苗；SKB：SmithKline Beecham；WCV：全细胞疫苗。
数据摘自 OLIN P, GUSTAFSSON L, RASMUSSEN F, et al. Efficacy Trial of Acellular Pertussis Vaccines: Technical Report Trial Ⅱ, with Preplanned Analysis of Efficacy, Immunogenicity and Safety. Stockholm, Sweden: Swedish Institute for Infectious Disease Control, 1997.

等）。可以指定每一因素的相对权重，并根据评价结果作出选择。

无细胞疫苗的免疫持久性 1986年瑞典效力试验的长期随访数据显示，在接种后第4年末JNIH-6和JNIH-7疫苗效力没有出现任何下降（尽管明确的是JNIH-6疫苗效力较好）[433]。1992年斯德哥尔摩试验随访的2年期间，Aventis Pasteur的5组分疫苗效力保持在80%以上，而对照的全细胞疫苗则出现急剧下降[324]。Gustafsson和同事也报告，在Stockholm试验接种aP疫苗6年内，百日咳的发病率一直;保持在较低水平[570]。在意大利试验延长随访的6年期间，Chiron和GlaxoSmithKline的3组分疫苗都能充分保持一定的疫苗效力[325,556]。在Göteborg试验中，接种3剂Certiva疫苗后的保护效果至少持续2年未改变，但是1999年末百日咳发病上升，到2004年达到高峰[560,561]。Erlangen研究对象随访6年显示，Lederle-Takeda的DTaP和Lederle的DTwP疫苗保护效力都没有降低。Munich研究对象随访5年结果显示，Aventis Pasteur的Biken疫苗也有持续的保护效果。由于这些研究都是在百日咳发生率高的地区进行的，因此不能排除无症状感染的潜在加强作用。

当瑞典7、8岁儿童的百日咳发病率上升时[570]，建议在5~6岁时加强免疫。此外，2008年11月在斯德哥尔摩举办的一个国际研讨会上讨论了在加强监测项目中监测到的aP疫苗的长期效果[560,561]。瑞典的经验清晰表明，aP疫苗是有效的，但是由于免疫力衰减需要进行加强免疫。

在哥德堡地区使用单价PT疫苗的后续研究表明，1999年底百日咳再次出现，2004年达到高峰，随后2005—2006年在6岁和10岁儿童接种加强剂次后发病率有所下降。百日咳在所有年龄组均呈流行状态，发病率最高的是小于12月龄的婴儿。多数百日咳感染者在大规模免疫计划中接种了3剂PT疫苗，并且距接种最后一剂单价PT疫苗平均时间为5年。总计发现128例住院病例，其中106例婴儿。作者得出结论，哥德堡地区未曾消除百日咳，需要加强免疫来避免接种后抗体的衰减[461,560]。目前，瑞典常规建议在5~6岁和14~16岁的时候加强免疫百日咳疫苗。

在仅接种aP疫苗的日本，有报告显示从2002年起成人百日咳发病率逐渐升高，大学校园、高中和工作单位均有暴发疫情发生[571-573]。另外，2009年小于1岁的婴儿和成人发病率均有升高[574]。目前日本的免疫程序为在基础免疫3剂完成6个月后进行加强免疫。但是，在青少年或成人还没有加强免疫。

自2010年以来，澳大利亚和美国暴发了多次百日咳疫情。在过去半个多世纪，这些暴发导致了大量的百日咳病例，而且许多病例发生在年龄较大的儿童和青少年中，他们正是第一批仅接种aP疫苗的人群。虽然许多人指出百日咳报告意识的提升和更敏感的百日咳诊断方法的使用发挥了潜在作用，但"行进队列"效应等流行病学特征表明从DTwP到DTaP的转变起了主要作用。

在2009—2011年澳大利亚百日咳暴发期间，5岁和14岁组儿童百日咳发病率较高[575]。在昆士兰州，6~11岁的儿童百日咳报告发病率最高，高于婴儿报告的发病率[576]。为了评估这一变化的原因，Sheridan和同事在昆士兰州1998年出生队列婴儿中比较了基础免疫接种的百日咳疫苗，这一群体基础免疫使用的是DTwP或DTaP疫苗[577]。1998年出生、且在区域接种管理部门进行登记的儿童共计58 233名。其中,40 694人(69.9%)在出生第一年至少接种了三剂百日咳疫苗。在1999—2011年期间,该组共报告了267例百日咳病例。基础免疫接种3剂DTaP儿童的百日咳发病率高于接种3剂DTwP的儿童。基础免疫混合使用DTwP和DTaP疫苗的儿童中,第1剂接种DTaP的儿童百日咳发病率最高;第1剂接种DTwP的儿童,其发病率介于纯DTwP组和纯DTaP组之间。这一差异对基础免疫的影响持续了十多年[577]。

在美国,加利福尼亚州、威斯康星州、俄勒冈州和华盛顿也有暴发疫情报告,7~10岁儿童的病例数量不断增加,其中许多人全程接种的是含aP成分疫苗[313,316,578,579]。2012年期间,美国报告的百日咳病例近50 000例,是1957年以来发病数最高的一年[10]。婴儿的报告发病率最高,其次是7~10岁儿童,然后是青少年。

在北加州的凯撒健康计划(Kaiser Permanente)对接种了DTaP疫苗的儿童进行了病例对照研究,将PCR确认百日咳病例与两组对照进行了比较,一组对照PCR阴性人群,一组是严格匹配的健康计划中的普通人群[580]。277名4~12岁的PCR阳性儿童,与3 318名PCR阴性对照和6 086名匹配对照进行了比较。PCR阳性儿童比PCR阴性对照组($P<0.001$)或匹配对照组($P=0.005$)更早接种第5剂DTaP疫苗。这些数据表明,在第5剂DTaP后,患百日咳的风险每年平均增加42%。

在加州2010年疫情暴发疫情中,Misegades和同事将682个4~10岁疑似、可能或证实的百日咳病例与2016年对照比较发现,推荐的5剂次aP疫苗的有效率为88.7%(95% CI,79.4%-93.8%)。接种5剂后效力会随着时间的推移而下降,由一年内的98.1%下降到5年或更长时间后的71.2%[581]。

Witt和同事研究了北加州的kaiser venente的数据,以确定既往接种含wP成分疫苗是否比接种含aP疫苗更具保护性[305]。他们的数据显示,全程均接种aP疫苗者的百日咳发病风险要高得多,这一作用在接种第六剂aP疫苗后有所减弱。此外,接种一剂或多剂wP疫苗显著提高了随后剂次aP疫苗的免疫持久性。他们得出的结论是:"全程接种无细胞百日咳疫苗的有效性和持久性明显低于至少接种过一剂传统全细胞疫苗者"。这些发现与澳大利亚的结果惊人相似,澳大利亚发现第一批使用aP疫苗完成基础和加强免疫的人群,其百日咳报告率很高。还必须指出,这些暴发是在疫苗覆盖率高的情况下发生的。2013年澳大利亚有92%的5岁儿童接种了4剂含百日咳成分疫苗[582],2012年美国有83%的19~35月龄儿童接种了4剂含百日咳成分疫苗[583]。最近,Klein等[583a]分析了2010—2015年大型综合医疗系统的数据,此期间发生了两次大规模百日咳暴发。通过比较接种和未接种Tdap疫苗的青少年的百日咳发病率,发现Tdap的有效性从接种疫苗后第一年的69%下降到接种疫苗后4年或更长时间的9%。

无细胞疫苗的不良事件

大量研究评估了婴儿和儿童接种无细胞疫苗的安全性和免疫原性[584-590],均发现无细胞疫苗的不良反应发生率低于全细胞疫苗。虽然多数试验没有直接比较不同无细胞疫苗之间的不良反应发生率,但MAPT评估了13种无细胞疫苗和2种全细胞疫苗,为这些疫苗一般反应发生情况提供了最好比较[462]。各种效力试验对大量婴儿进行了严重不良事件监测,提供了更准确的罕见事件发生率数据,对MAPT数据进行了补充。

一般不良事件:可比较的率 除了一种与Certiva类似的、由北美疫苗公司生产的单组分PT疫苗外,MAPT的效力试验几乎包括了所有无细胞疫苗。幸运的是,随后在MAPT的1个研究点采用MAPT试验方案对这一疫苗进行了评价,这使该疫苗可以与其他疫苗直接比较(表44.13)。不同无细胞疫苗的红、肿、痛、呕吐发生率存在显著差异,但在易激惹、嗜睡、食欲减退的发生或退热药使用方面无显著差异[462]。没有一种无细胞疫苗的反应发生始终是最高或最低的。除呕吐外,所有无细胞疫苗的反应发生率和严重程度都显著低于对照组的全细胞疫苗。

一般和严重不良事件:来自效力试验的数据 表44.14总结了效力试验的不良反应数据。不同研究的病例定义和方法可能不同,应当谨慎比较各试验的发生率。同时也应注意表44.14中所列为按疫苗剂次数的反应发生率,而在后面段落中所列的是按受试者的发生率(除非所有儿童在所有剂次的某一反应发生率都相同,否则两种方法将得出不同的发生率)。只有现有产品可以提供详细信息,读者如果想了解其他产品信息可参阅第4版本文内容[457]。

Infanrix(GlaxoSmithKline)

在意大利试验中,DTwP疫苗受试者的不良事件发生率显著高于DTaP或DT疫苗。DTwP疫苗受试者出现达≥40.5℃发热的比例为6.8%,Infanrix疫苗为0.8%,Tri Acelluvax疫苗为1.1%,DT疫苗为1.3%;≥3小时哭闹发生比例分别为11.5%、1.9%、1.3%和

第44章 百日咳疫苗

表44.13 多中心无细胞百日咳疫苗临床试验和后续随访的不良反应结果[a]

2,4或6月龄接种后直至第3天晚上报告的反应发生率

生产商或代理商	疫苗[b]	发热/℃ 37.8~38.3	发热/℃ >38.4	红/mm 1~20	红/mm >20	肿/mm 1~20	肿/mm >20	疼痛[c]	易激惹[d]	嗜睡	食欲减退	呕吐	粗略平均发生率[e]	超过MAPT中DTaP平均发生率的反应数[f]
Sanofi Pasteur(加拿大)	Tripacel	29.2%	3.6%	32.8%	3.6%	21.9%	4.4%	5.1%	18.2%	42.3%	19.0%	12.4%	17.5%	6
Sanofi Pasteur(加拿大)	3-组分	22.4%	3.2%	44.0%	2.4%	22.4%	8.0%	12.0%	21.6%	45.6%	27.2%	21.6%	20.9%	8
Sanofi Pasteur(法国)	Triavax	24.1%	4.6%	42.9%	4.5%	28.6%	5.3%	8.3%	12.0%	42.1%	20.3%	7.5%	18.2%	7
Sanofi Pasteur(美国)	Tripedia	19.3%	5.2%	27.4%	5.2%	16.3%	3.7%	9.6%	19.3%	41.5%	22.2%	7.4%	16.1%	5
Baxter Laboratories	Certiva	20.0%	2.5%	20.0%	2.5%	7.5%	2.5%	7.5%	22.5%	30.0%	20.0%	2.5%	12.5%	2
Biocine Sclavo	1-组分	18.6%	3.6%	28.3%	5.3%	24.8%	3.5%	3.6%	20.4%	52.2%	25.7%	17.7%	18.5%	6
Chiron Vaccines	Acelluvax	19.0%	1.6%	29.4%	1.6%	17.5%	2.4%	1.6%	16.7%	41.3%	19.0%	9.5%	14.5%	0
GlaxoSmithKline	Infanrix	28.3%	3.3%	35.0%	4.2%	24.2%	5.8%	10.8%	15.0%	46.7%	19.2%	12.5%	18.6%	7
Massachusetts Public Health Biologic Labs	1-组分	21.2%	4.1%	36.3%	1.4%	21.9%	6.2%	8.2%	16.4%	48.6%	22.6%	14.4%	18.3%	8
Michigan Department of Public Health	2-组分	22.1%	2.2%	30.1%	5.9%	19.1%	3.7%	13.2%	16.2%	46.3%	23.5%	14.0%	17.8%	5
SmithKline Beecham Biologicals	2-组分	18.8%	3.1%	31.3%	2.1%	23.4%	4.2%	6.2%	17.2%	37.0%	17.7%	10.9%	15.6%	2
Speywood (Porton) Pharmaceuticals	3-组分	17.6%	5.0%	36.1%	2.5%	21.0%	4.2%	4.2%	24.4%	45.4%	18.5%	10.9%	17.3%	5
Wyeth Lederle Vaccines and Pediatrics	3-组分	16.0%	5.9%	15.1%	2.5%	10.9%	0.8%	5.9%	12.6%	29.4%	22.7%	12.6%	12.2%	2
Wyeth Pharmaceuticals	Acel-Imune	16.6%	3.2%	23.5%	2.8%	12.4%	3.2%	3.7%	14.3%	40.6%	24.9%	13.4%	14.4%	2
MAPT中所有DTaP疫苗的平均发生率	—	20.8%	3.7%	31.4%	3.3%	20.1%	4.2%	6.9%	17.1%	42.7%	21.7%	12.6%	16.8%	5
Wyeth Lederle Vaccines and Pediatrics	全细胞	44.5%	15.9%	56.3%	16.4%	38.5%	22.4%	40.2%	41.5%	62.0%	35.0%	13.7%	—	—

[a] Certiva 的结果来自 MAPT 完成后由研究中心实施的一项独立研究,使用 MAPT 的研究方案、流程和数据表格。
[b] 对于没有商品名的疫苗,此处为百日咳疫苗的成分数。对于有品牌的产品,需注意许可疫苗的组成成分可能与 MAPT 评估的疫苗不同。详见表44.3 和脚注。
[c] 中度(哭闹或不让触模),严重(移动腿时哭闹)。
[d] 中度(特续较长时间的哭闹和拒绝玩耍),严重(持续哭闹且不可托慰)。
[e] 该值为左面列出的11个特定反应发生率不加权的半均值。
[f] 11个特定反应中,发生率超过 MAPT 评估的所有 DTaP 疫苗平均发生率(见本表倒数第二行)的反应数。虽然未对差异性大小进行加权,但这也提供了一个有用的、粗略的总体比较。

注:DTaP:白喉、破伤风和无细胞百日咳疫苗;MAPT:多中心无细胞百日咳疫苗临床试验。

摘自 DECKER MD, EDWARDS KM, STEINHOFF MC, et al. Comparison of 13 acellular pertussis vaccines: adverse reactions. Pediatrics, 1995, 96:557-566.

表 44.14 基础免疫后的主要不良反应发生率（每千剂）：数据来自 1992—1997 年的效力试验[a]

产品	试验	疫苗	剂次	高热[b]	HHE	持续哭闹[c]	惊厥[d]
Acel-Imune	Erlangen[323]	DTaP	16 644	0.06	0	2.0[e]	0.06
		DTP	16 424	0.19	0.06	8.8[e]	0.18
Tripedia	Munich[421]	DTaP	41 615	N/A[f]	0.05	0.12	0.02
Infanrix	Italy[325]	DTaP	13 761	0.36	0	0.44	0.07
		DTP	13 520	2.4	0.67	4.0	0.22
		DT	4 540	0.44	0.44	0	0
Acelluvax	Italy[325]	DTaP	13 713	0.29	0.07	0.66	0
		DTP	13 520	2.4	0.67	4.0	0.22
		DT	4 540	0.44	0.44	0	0
	Stockholm 1993[536]	DTaP	61 219	0.24	0.26	N/A	0.03
		DTP	60 792	0.61	0.56	N/A	0.21
Certiva	Göteborg[246]	DTaP	5 124	2.6	0	0[e]	0.4
		DT	5 130	1.9	0	0[e]	0
Tripacel	Stockholm 1992[324,540]	DTaP	7 699	0.26	0.13	0.9	0
		DTP	6 143	4.4	0.81	4.8	0.16
		DT	7 667	0.39	0	0.52	0.26
HCPDT	Stockholm 1993[536]	DTaP	61 220	0.11	0.47	N/A	0.06
		DTP	60 792	0.61	0.55	N/A	0.21
Triavax	Senegal[423]	DTaP	6 881	N/A	0	0	0.29
		DTP	6 595	N/A	0	1.2	0.39

[a] 需注意的是不同试验监测持续时间和不良反应定义可能不同。因此，同一试验内的比较比不同试验之间的比较更合理。
[b] 除了 Erlangen 为体温≥40.5℃外，其余均为≥40℃；Munich 的"发热"发生率是 2.8/1 000，但"发热"未分级。
[c] 除了 Erlangen 和 Göteborg 未明确持续时间外，其余为持续≥3 小时。
[d] 接种 48 小时之内。
注：DT：白喉和破伤风类毒素疫苗；DTaP：DT 与无细胞百日咳的联合疫苗；DTP：DT 与全细胞百日咳的联合疫苗；HHE：低反应-低张力状态；N/A：无可利用的数据。

0%；HHE 发生比例分别为 1.7%、0.2%、0% 和 1.3%[591]。1 名 Infanrix 和 3 名 DTwP 疫苗受试者在接种 48 小时内发生了惊厥。

Triavax（Sanofi Pasteur，法国）

在塞内加尔的效力研究中，约 2 200 名儿童接种了 Triavax 和法国 Sanofi Pasteur 全细胞疫苗。全细胞疫苗受试者中持续哭闹的发生更常见（8 例与 0 例）。每组中都有 2 名受试者在接种 48 小时内出现热性惊厥。未观察到 HHE 或过敏反应。在此试验前的预试验中，全细胞疫苗受试者出现发热、哭闹和局部反应的比例明显高于无细胞疫苗[423]。

Daptacel（Tripacel）（Sanofi Pasteur，加拿大）

在 1992 年斯德哥尔摩研究中，2 552 名儿童接种了 Tripacel 的经典成分（CLL-4F₂）疫苗，其中 1 人（0.04%）出现 HHE，还有 1 人由于明确的局部反应而退出研究[324]。7 人出现抽搐，但无一例在接种 48 小时内发生，因果联系的可能性不大。1993 年斯德哥尔摩研究中，17 686 名儿童接种了 Tripacel 的混合成分（HCPDT）疫苗，其中 0.04% 的人出现≥40℃发热，0.02% 的人在接种 48 小时内出现抽搐[536]。HCPDT 组发生轻微局部或全身反应的比例显著低于全细胞疫苗组。1993 年斯德哥尔摩研究中，研究者特别关注 HHE 的发生，所以此项研究中疫苗 HHE 的发生率高于其他研究的同种或类似疫苗。1993 年斯德哥尔摩研究中 Tripacel（混合成分）疫苗的 HHE 发生率为 0.47/1 000，1992 年斯德哥尔摩研究中 Tripacel（经典成分）疫苗的 HHE 发生率为 0.13/1 000；而 1992 年斯德哥尔摩研究中 Tri Acelluvax 的 HHE 发生率为

0.26/1 000，1992 年意大利研究中为 0.07/1 000。

Tripedia（Sanofi Pasteur，美国）

在慕尼黑试验中，12 514 名儿童接种了 Tripedia 疫苗，其中 2.2% 的受试者发生了疫苗相关的不良事件：其中发热占 0.9%，局部反应占 0.4%，异常哭闹占 0.3%，易怒占 0.3%，嗜睡占 0.2%，超过 3 小时的哭闹占 0.04%，HHE 占 0.02%，热性惊厥占 0.01%[289,421]。10 名接种过 Tripedia 疫苗的儿童出现培养确认的、侵袭性的细菌感染，但疾病发生率并未显著高于对照组。

严重不良事件：国家监测数据 利用日本疫苗补偿系统的索赔支付数据，比较了全细胞疫苗与无细胞疫苗、3 月龄起始免疫与 2 岁起始免疫的严重神经系统反应和死亡发生率[397,398,592]。全细胞疫苗接种年龄由 3 月龄推迟到 2 岁的变化与补偿的神经系统不良事件和死亡下降显著相关；无细胞疫苗替换全细胞疫苗使之进一步下降。数据明确显示，1989 年开始在 3 月龄接种无细胞疫苗后严重不良事件发生率一直保持在低水平。与之前使用全细胞疫苗的 11 年相比，使用无细胞疫苗的 13 年期间严重神经系统事件和死亡数量下降至 1/8 以下。

加拿大在全细胞百日咳疫苗转换为无细胞疫苗的前后几年中，Alberta 省的公共卫生系统提供了全部预防接种服务，并对接种后的不良事件进行了统一监测。1997 年 7 月 1 日前，该省使用的是 5 价的 DTwP-IPV-Hib 联合疫苗，7 月 1 日起使用的是 DTaP-IPV-Hib 联合疫苗，这一联合疫苗（Pentacel）是基于 1993 年斯德哥尔摩评估的 Tripacel 的 HCPDT 成分。转换到无细胞联合疫苗后，40℃以上发热减少了 89%，异常哭闹减少了 82%，HHE 减少了 74%[593]。这些结果被 Scheifele 和 Halperin 确认，他们对全加拿大的三级保健儿科中心的急诊就诊和住院数据进行分析，发现全细胞疫苗转换成无细胞联合疫苗后，热性惊厥减少了 86%，HHE 减少了 75%[594]。

美国 CDC 和 FDA 负责的美国疫苗不良事件报告系统（VAERS）也报告了类似的数据，但不显著[595]。1991—1993 年，免疫程序中的第 4 剂和第 5 剂 DTaP 疫苗后的不良事件报告率显著低于 DTwP 疫苗。这些事件包括发热（1.9/10 万剂与 7.5/10 万剂）、惊厥（0.5/10 万剂与 1.7/10 万剂）和住院（0.2/10 万剂与 0.9/10 万剂），DTaP 和 DTwP 疫苗每 10 万剂中分别累计发生 2.9 例和 9.8 例[596]。接种 DTwP 疫苗后报告 3 例脑病，而 DTaP 疫苗无报告病例。在一随访报告中，1995 年 1 月 1 日（当时只使用全细胞疫苗）至 1998 年 7 月 30 日（主要使用无细胞疫苗），VAERS 报告的与百日咳疫苗相关的病例数呈逐年稳步下降趋势，从 1995 年的 2 071 例下降至 1998 年上半年的 491 例[597]。另一随后报告表明，根据 1997—2006 年参与疫苗安全性数据链项目的 7 个健康管理组织的数据，惊厥与婴幼儿接种 DTaP 疫苗缺少关联性[598]。

最后，2015 年美国国家疫苗伤害赔偿报告表明，1995—2005 年期间大多数接种疫苗后的惊厥事件或脑病的索赔都与 DTwP 接种有关。此外，许多所谓的被疫苗伤害儿童既往都存在神经系统或神经发育异常[485,486,599]。这些数据也证明了接种无细胞疫苗使安全性得到改善。

完成基础免疫儿童使用无细胞疫苗加强的安全性 MAPT 的后续研究评估了 15~20 月龄接种第 4 剂无细胞疫苗的安全性和免疫原性，被评估儿童已在 2、4、6 月龄完成 aP 或 wP 疫苗的基础免疫[600]。儿童连续接种 4 剂无细胞疫苗后，出现发热、注射部位红、肿、痛的频率较基础免疫高。基础免疫接种无细胞疫苗者，加强剂次接种无细胞疫苗后发生局部红肿的频率显著高于使用全细胞疫苗基础免疫者。但儿童连续接种 4 剂全细胞疫苗后，易激惹、红、肿、痛的发生率显著高于第 4 剂使用无细胞疫苗的两组。1 293 名被评估儿童中均未出现惊厥、HHE 或 >40.6℃ 的发热。仍需要注意的是，使用 DTaP 疫苗完成基础免疫的儿童，接种第 4 剂无细胞疫苗后出现几例整个肢体肿的病例。

德国报告了 1997 年第 4 剂接种一个 3 组分 DTaP 疫苗后发生整个肢体肿的情况[601]。在主动收集不良事件的儿童中，整个大腿肿的发生率为 2.4%，而未进行专门随访儿童的报告率仅为 0.5%。鉴于此报告，Rennels 和同事对 MAPT 中第 4 剂 DTaP 疫苗接种后发生整个肢体肿的病例进行了评价[602]。虽然 MAPT 没有征集大面积肿反应，也未开展前瞻性研究，但参加 MAPT 的家长填写了日志卡，其中就包括值得关注的其他反应情况。1 015 名儿童基础免疫和加强免疫均接种了同一 DTaP 疫苗，其中 20 名儿童家长（2%）描述儿童接种第 4 剂后出现整个大腿肿。相反，基础免疫使用 DTwP 疫苗、加强免疫使用 DTaP 疫苗的 246 名儿童没有报告整个大腿肿的情况。全细胞基础免疫组和无细胞基础免疫组的发生率具有统计学意义（$P=0.02$）。一个有趣的发现是，父母报告发生整个肢体肿的儿童中，尽管肿的面积大，但 40% 的儿童父母判定为不痛，40% 的儿童父母判定为不红。白喉类毒素的含量是疫苗成分中唯一与第 4 剂接种后出现整个大腿肿相关的（$P=0.02$）。为确定肿是否由 Arthus 反应所引起，评估了肢体肿的病例及其 3 名对照的百日咳类毒素、白喉类毒素和破伤风类毒素的抗体水平。病例组和对照组免疫前、免后抗体滴度分布未见差异,但此研究样本量较小。与之相反,一项大型研究中接种第 5 剂 Tripedia 疫苗后发现,免前较高的抗体滴度与较高的大面积局部反应发生率相关[603]。因此,有证据表明加强免疫前高水平的 IgG 抗体可能在大面积肢体肿方面起着重要作用,并可能与过高的抗原含量相关。

对 MAPT 入组的儿童在第 5 剂 DTaP 疫苗后继续进行研究[604]。由于最初入组时间与第 5 剂接种已经间隔 5 年,很多入组儿童已不在当地。接种 5 剂同一 DTaP 疫苗的 121 名儿童中,未报告整个上臂肿的病例,而 146 名混合接种 DTaP 疫苗的儿童中有 4 名儿童出现(2.7%)($P=0.13$)。对于第 5 剂后出现肿的儿童,父母一般是在接种后第 1 天和第 2 天发现肿,第 4 天可缓解,无后遗症。

Rennels 和同事重新分析 MAPT 研究中第 4 剂和第 5 剂的数据发现,各种 DTaP 疫苗中铝含量与大面积肿的发生率之间无关联[605]。进一步回顾大面积肿的相关文献发现,日本[606]和瑞典[607]的早期 DTaP 疫苗研究中也有散在报告。当时给出的解释是,那时的接种途径是深部皮下注射而非肌内注射。另一报告也支持这一发现,针头长度较短与局部反应的增加相关[608]。但在 MAPT 研究中,由富有经验的护士负责肌内注射,12 种 DTaP 疫苗(含 1~5 种百日咳抗原)中有 9 种疫苗出现了大面积肿反应[602]。

在 4~6 岁儿童接种 DTaP-IPV 和 Tdap 疫苗(组成类似,除 PT、白喉类毒素和 IPV 含量外)的随机、盲法研究中,Scheifele 和同事发现 Tdap 疫苗组中严重接种局部反应和疼痛的发生率降低 1/2~2/3[609]。发生大面积局部反应的儿童,可能免前 PT、PRN 或白喉类毒素抗体水平就相对较高。Knuf 和同事也有过类似发现,即 2 岁加强接种抗原含量较低的 DTaP 疫苗儿童,其局部反应也有所减少[610]。

Rennels 和同事入组了在接种第 4 剂 DTaP 后出现大面积肿反应的儿童,评估了在第 5 剂 DTaP 接种后是否出现了严重局部反应[611]。在接种 4 剂后有 20 名儿童出现大面积局部反应,仅有 4 人表现为整个上臂肿,7 人在 5 剂后出现超过 5 厘米的肿。这些反应可以良好耐受,并可再次接种。

不良事件小结 几乎所有研究都发现,无细胞疫苗接种后的轻微局部反应和全身反应通常比全细胞疫苗要低。虽然接种无细胞疫苗后仍有 HHE 和惊厥发生,但发生率低于全细胞疫苗。

大型效力试验也不能确定罕见不良反应发生率,这需要通过疫苗上市后监测来确定。当然,无论接种疫苗与否,与接种有时间关联而非因果关联的不良事件,将继续以其自身的本底发生率发生。在使用无细胞疫苗进行基础和加强免疫的儿童中,反应率会随着加强剂次的增加而上升,但仍会低于使用全细胞疫苗进行基础和加强免疫的儿童。

青少年和成人免疫

多种 aP 疫苗完成了青少年和成人免疫效果评价,表明其是安全有效的[460,612-616]。如前所述,各地区批准使用的青少年和成人型 Tdap 疫苗有 4 种,商品名分别为 Adacel、Boostrix、Covaxis 和 Repevax(与 IPV 联合的)。许多国家咨询机构都推荐普及青少年加强免疫疫苗,并用 Tdap 替代 Td 给成人加强免疫。与婴儿有密切接触的青少年和成人,包括父母以及其他家庭成员、医务工作者和日间护理人员也推荐接种 Tdap。在某些地区,Tdap 疫苗被许可或推荐替代 4~6 岁的 DTaP 加强免疫。

青少年和成人的免疫原性

由美国国家卫生研究院(NIH)赞助的多中心试验评估了 5 种不同特点的 aP 疫苗(Certiva 的变体、Tri Acelluvax、Infanrix、Acel-Imune 和由马萨诸塞州公共卫生生物实验室提供的 PT-FHA 疫苗)在成人中的免疫原性[616,617]。这些研究和其他研究表明,即使剂量大大低于标准儿童剂量,无细胞疫苗在成人的免疫原性也非常好,且没有发现白喉或破伤风抗体应答受到干扰。在 NIH 的剂量分析研究中,所有疫苗组中已知百日咳疫苗抗原的血清抗体水平均随着剂量的增加而增加[616,617]。几个疫苗发现了疫苗中未知抗原的抗体水平显著上升,提示疫苗含有痕量的该抗原,由于在儿童期接种过全细胞疫苗,所以成人期接种激发了回忆应答。对 65 岁以上成年人进行的免疫原性研究发现,单独接种或与流感疫苗、脑膜炎结合疫苗联合接种时,Tdap 具有免疫原性[618,619]。

青少年和成人的效力

APERT 试验是 NIH 资助的一项研究,目的是评价青少年和成人接种 aP 疫苗的效力[226]。这一前瞻性试验在美国 8 个中心实施,随机为 2 781 名 15~65 岁健康受试者接种 aP 疫苗(去除 Td 成分的 Boostrix)或甲型肝炎疫苗。两年中,每两周电话主动随访 1 次受试者的百日咳发病情况(累计监测超过 58 000 人月)。按常规间隔采集血清标本;对于所有持续至少 5 天的咳嗽病人,采集鼻咽部吸取物进行培养和

PCR 检测。

aP 疫苗耐受性良好，轻微的局部和全身不良反应发生率不超过 5%。研究组和对照组的严重不良事件发生率无差别，且其中未发生与疫苗相关的事件。女性局部反应发生率高于男性。

持续至少 5 天的咳嗽发生相当普遍（每 2 人年中至少发生 1 次），且所有研究组的发生率相近。每年随访 1 000 病例（patient-years）可发现 4 例确诊百日咳病例，15~30 岁组发病率最高，咳嗽持续时间也最长。按照实验室证据的级别（培养阳性、PCR 或急性期 - 恢复期百日咳特异性抗体升高）评价了不同的病例定义。aP 疫苗组的百日咳发病率显著低于对照组，疫苗效力的点估计值为 92%（95% CI，32%-99%）。APERT 试验的百日咳发病率与其他成人百日咳研究类似（见前面流行病学部分），表明美国青少年和成人百日咳每年发病数在 1 000 000~1 500 000 例之间[226]。

在美国 Virgin 群岛的一所学校暴发百日咳时，评估了 Tdap 的有效性。499 名学生中有 51 例确诊或可能百日咳病例，罹患率为 10%。发病集中在 6~12 年级，10 年级的罹患率（38%）最高。266 名 11 岁学生的接种数据显示，31 人（12%）接种了 Tdap。未接种疫苗的学生中有 41 例（18%）为确诊或可能百日咳病例，而接种疫苗的学生中有 2 例（6%），相对风险为 2.9，疫苗有效性为 65.6%（95% CI，35.8%~91.3%）。这项研究表明，Tdap 可以预防百日咳，但要实现疫苗规划的所有目标，还需要提高疫苗覆盖率[620]。

2005 年，澳大利亚在 12~19 岁的高中生中评估了 3 组分 Tdap 的有效性[297]。在接种 Tdap 疫苗 2 年后进行的疫苗有效性评估，病例为实验室确诊报告病例，对潜在的混淆因素进行了调整，结果显示疫苗的有效性为 85.4%（95% CI，83.0-87.5%）。几乎所有学生在儿童时期都部分或全程接种了 DTwP 疫苗。

凯撒健康计划还对 2006 年 1 月至 2011 年 12 月期间、经 PCR 确认的≥11 岁的百日咳病例进行了病例对照研究。Tdap 疫苗接种率在 PCR 阳性病例组中为 24.0%，在 PCR 阴性对照组中为 31.9%；与 PCR 阴性对照组相比，经调整的 Tdap 疫苗保护率估计为 53.0%（95% CI，41.9%-62.0%），与北加州凯撒健康计划的对照组相比为 64.0%（95% CI，55.5%-70.9%）。

可见，Tdap 疫苗的效力已经被证明，建议对青少年和成人常规进行加强免疫（见下文；也见下文关于衰减保护的讨论）。医务人员、儿童保育员、儿童（特别是新生儿）家庭中的青少年和成年人以及孕妇是高度优先的接种目标群体[621,622]。

"Cocooning"

"Cocooning"（茧）是指为产后母亲以及其他婴儿密切接触者加强免疫 Tdap 疫苗，这已被提出作为预防婴儿疾病的一种方法，并得到许多国家咨询小组的推荐[623-626]。然而，"Cocooning" 接种的实施是很困难的[623a]。负责新生儿医疗的人员不能或不愿意为不是其病人的人提供疫苗接种。如下文所述，即使努力克服这些障碍，结果仍可能令人失望。有数据表明，接种 aP 的狒狒如果感染百日咳鲍特菌，虽然可以不发病，但仍能将百日咳传染给易感的狒狒，这可能意味着受疫苗保护的家庭成员仍可作为婴儿感染的传播者。但即使这样，"Cocooning" 接种对于减少婴儿暴露于咳嗽家庭成员的风险还是有好处的。

一些已公布的研究对其作用进行了评估。在澳大利亚新南威尔士，评估百日咳流行期间 "Cocooning" 接种项目作用的研究发现，"Cocooning" 接种将 4 个月以下婴儿患百日咳的风险降低了 51%（95% CI，10%-73%）[627]。2011—2012 年澳大利亚百日咳暴发期间进行的一项研究未能证明 "Cocooning" 接种给婴儿带来的好处[628]。瑞士巴塞尔的一项研究发现，尽管开展了积极的健康教育，仍有 93% 的家庭未完成 "Cocooning" 接种，大多数家庭中只有不到 50% 的婴儿密切接触者接种了百日咳疫苗[629]。Healy 和同事评估了得克萨斯州休斯敦的一家大都会医院的 "茧" 接种项目的作用，发现产后免疫和 "Cocooning" 接种并不能减少小于 6 月龄婴儿的百日咳发病[630]。

孕期免疫

"Cocooning" 接种实施的困难进一步激发了人们对孕期接种百日咳疫苗的兴趣，而妊娠从来都是 Tdap 或 Td 疫苗的禁忌证。妊娠期间接种 Tdap 疫苗的研究表明，婴儿受益于经胎盘传递的高水平母体抗体，在免疫程序开始前的高风险期母传抗体可为婴儿提供保护。母亲在孕期接种 Tdap 疫苗，在一定程度上会降低婴儿对第 1 剂和第 2 剂 DTaP 疫苗的免疫应答，但对第 3 剂和第 4 剂的影响较小，甚至可能没有，详情如下。

一项关于母亲在孕期接种 Tdap 疫苗的研究，采集了孕妇血和新生儿出生时的脐带血。孕期接种 Tdap 疫苗的母亲，其新生儿血中白喉抗毒素（$P<0.001$）、破伤风抗毒素（$P=0.004$）和 PT（$P<0.001$）、FHA（$P=0.002$）、PRN（$P<0.001$）和 FIM-2/3（$P<0.001$）抗体的浓度明显高于未接种母亲的新生儿[631]。

NIH在孕妇中开展了一项双盲、随机、阳性对照的百日咳疫苗接种试验,获得了母亲和婴儿的抗体滴度,证明疫苗接种对母亲和婴儿是安全的,且孕期接种对婴儿DTaP基础免疫应答影响相对较小[632]。加拿大也实施了类似的孕妇百日咳疫苗接种试验,初步结果也令人鼓舞[633]。根据上述数据和婴儿百日咳发病情况,2011年ACIP建议所有孕妇接种Tdap疫苗。

在建议所有孕妇每次怀孕期间接种Tdap后,为了评估威斯康星州孕妇的疫苗接种情况,对约49%的在威斯康星州出生婴儿的健康保险索赔数据进行了分析[634]。孕期接种Tdap疫苗的妇女比例从2013年1月分娩妇女的13.8%(其中63.1%的妇女在分娩前2~13周接种了Tdap疫苗)上升到2014年3月分娩妇女的51.0%(其中90.9%的妇女在分娩前2~13周接种了Tdap疫苗)。

由于大规模百日咳暴发并导致多名婴儿死亡,2012年10月英国实施了全国孕妇Tdap疫苗接种项目。为了评估有效性,收集了2008年1月1日至2013年9月30日期间实验室确诊的和住院的百日咳病例情况[635]。如果分析仅限于小于2月龄儿童,疫苗的有效性为90%(95% CI,82%-95%)。作者得出结论,对婴儿的保护可能得益于被动抗体和母亲百日咳暴露减少两方面。此外,一项独立的病例对照研究确定,孕妇接种百日咳疫苗对于预防小于8周龄婴儿百日咳感染的有效性为93%(95% CI,81%-97%)[636]。Winter等[637a]发现,对于预防小于8周龄新生儿百日咳来说,在妊娠7~9个月接种的有效性为85%,比产后接种更有效。此外,在感染百日咳的婴儿中,如果母亲孕期接种过疫苗,住院率明显降低,住院时间也大大缩短[637b]。

青少年和成人的不良反应

NIH资助的一项多中心试验,评价了成人接种5种不同剂量的aP疫苗(改变的Certiva、Tri Acelluvax、Infanrix、Acel-Imune和马萨诸塞州公共卫生生物学实验室提供的PT-FHA疫苗)的免疫原性和安全性[617]。尽管随着剂量的增加,某些受试者的局部反应发生率增加,注射局部不适时间延长,但对所有疫苗都有良好的耐受性。这一研究记录了迟发或两阶段反应,但一般不严重,以前的研究也有记录。在更高剂量组和含较多抗原成分疫苗组,迟发反应发生率较高。

大规模临床试验显示,Tdap疫苗的反应发生情况与Td疫苗类似;换而言之,在Td疫苗中增加纯化的aP成分,并没有增加不良反应的发生。两阶段或迟发反应不常见,严重的局部反应也是罕见的或未发现[637-639]。但值得注意的是,这些研究的受试者或是使用全细胞疫苗完成基础免疫,或是至多接种过2剂无细胞疫苗的青少年和成人。有研究评估了已接种过5剂含aP成分疫苗的青少年接种Tdap疫苗的安全性。与前几剂相比,接种第6剂后出现痛(63.6%)、红(51.7%)和肿(41.4%)的频率更高。相反,仅有3名青少年接种部位出现严重的肿,即肿>100mm、臂围增加>50mm或影响日常活动,但均无后遗症[640]。

加拿大爱德华王子岛省实施了一项大规模研究,探讨了接种白喉、破伤风或百日咳疫苗后接种Tdap疫苗的最小安全间隔问题[641]。所有同意参与研究的3~12年级(除前一年接种过疫苗的10年级外)的7 156名学龄儿童接种了Tdap疫苗,并将反应情况按与前剂间隔时间进行比较(范围从18个月到>10年,后者作为比较组)。与最后一剂Td疫苗间隔不同时间的不良反应发生情况无差异,但前剂接种DTaP疫苗组的红和肿的发生数比仅接种DTwP疫苗组略有增加。

另一报告医院暴发的研究也确认了这些发现,该医院4 000多名医务工作者接种了Tdap疫苗,其中一半人完成了安全性调查[642]。既往接种含破伤风成分疫苗不到2年者接种Tdap疫苗后的不良反应发生率并不显著高于2年及以上者。作者认为,Td/破伤风类毒素与单一剂次的Tdap疫苗之间的较短间隔是安全的。

一项大型安全性研究即北加州凯撒长期医疗保健计划(Kaiser Permanente Health Care Plan)登记了13 427名10~18岁青少年,他们按照常规医疗保健要求接种了Tdap疫苗。接种Tdap疫苗未增加需就诊的神经系统反应(OR=0.962;95% CI,0.533-1.733)或过敏反应(OR=1.091;95% CI,0.441-2.729)。与配对的既往接种Td疫苗者比较,接种Tdap疫苗未增加新发慢性疾病(OR=0.634;95% CI,0.475-0.840),未报告死亡病例[643]。

美国CDC资助的疫苗安全数据网(Vaccine Safety Datalink)报告的一项大型研究,逐周监测了2005—2008年10~64岁人群接种Tdap疫苗的安全性。根据既往研究和生物学知识选择脑病-脑炎-脑膜炎、麻痹综合征、惊厥、脑神经紊乱和吉兰-巴雷综合征作为研究结局。接种Tdap疫苗的风险并不显著高于Td疫苗,再次证明对于上述研究结局,Tdap疫苗与Td疫苗的安全性类似[644]。

一项在美国7个大型健康维护组织进行的疫苗安全数据链研究评估了65岁及以上人群接种Tdap的安全性。虽然与其他时期相比,在接种Tdap之后的前6天,出现需就诊的炎症或过敏性事件的风险略有增加,但这并不比接种Td之后更常见[645]。

孕期接种Tdap的安全性

在推荐孕妇常规接种Tdap疫苗后,美国CDC进行了持续的合作研究以评估孕期接种Tdap对母亲及其后代的健康是否有不利影响。2015年中期,美国CDC报告"多方面的监测数据支持Tdap在孕期的安全性[646]。"加利福尼亚的疫苗安全数据库评估了孕妇在孕期接种Tdap疫苗是否增加了不良产科事件或不良分娩结果的风险[647]。在2010年1月1日至2012年11月15日期间,123 494名单胎活产儿的妈妈中有26 229名妇女在怀孕期间接种了Tdap疫苗,97 265人未接种。在孕期接种Tdap并没有增加妊娠高血压、早产或小于胎龄儿的风险,但观察到绒膜羊膜炎的发病率略有增加。这一发现尚未在其他研究中得到确认。

在实施常规孕期接种后,英国提供了更全面的、孕期接种Tdap疫苗安全性的数据[648]。在一项观察研究中,20 074名孕妇(中位年龄,30岁)接种了百日咳疫苗,并匹配既往未接种过疫苗者为对照。没有证据表明,在与怀孕有关的、预先确定的大量不良事件清单中,没有一项事件的风险有所增加。尤其是,没有增加死产风险的证据。虽然这些安全数据令人安心,但安全评估仍将继续进行。

疫苗的适应证、推荐和覆盖率

婴儿和儿童免疫

DTaP疫苗,单独提供或作为联合疫苗的一部分,在北美、欧洲(波兰除外)、一些亚洲和拉丁美洲国家已经完全取代了DTwP疫苗,并在世界各地的私立诊所常规使用。非洲、亚洲大部分国家和许多拉美国家仍然使用DTwP联合疫苗。表44.5提供了世界许多国家的百日咳免疫程序。

2015年9月WHO的百日咳指南文件建议,目前免疫规划使用wP疫苗的国家应继续使用wP疫苗进行基础免疫,因为监测和建模数据表明,使用aP疫苗可能导致几年后百日咳再现,而这种再现可能会增加未到接种月龄婴儿的死亡风险。WHO进一步建议,只有确保并维持在国家免疫规划中加入定期的加强剂次或孕妇免疫剂次,才可考虑将婴儿基础免疫由wP转换为aP疫苗[11a]。

美国和加拿大

在美国和加拿大,除非有明确禁忌之外(见下文"禁忌证和慎用证"),所有婴儿应该在2、4、6月龄和15~18月龄接种百日咳疫苗(在加拿大首选18月龄)。并在4~6岁加强一剂(美国是DTaP,加拿大是DTaP或Tdap)[5,649]。第4剂应与第3剂至少间隔6个月,在12月龄尽早接种。婴儿接种时点由出生年龄确定,不考虑是否早产[408,650]。中断接种程序的儿童,不需要重复接种已完成的疫苗剂次,但应尽早恢复接种。含DTaP和其他抗原成分的联合疫苗详见第15章。

欧洲

欧洲使用的疫苗免疫程序与其他国家类似。大多数国家推荐在生命的前6个月接种三剂DTaP联合疫苗,然后在出生后第二年加强。"斯堪的纳维亚免疫程序"推荐在3、5和12月龄接种,第二年不加强。西欧的大多数国家推荐在4~7岁加强免疫,而东欧的大多数国家不这样推荐[651]。

亚洲、非洲和拉丁美洲

截至2016年,在WHO的西太平洋和东南亚地区的国家中,澳大利亚、文莱、中国、日本、马来西亚、马绍尔群岛、密克罗尼西亚、新西兰、纽埃、帕劳、韩国和新加坡等国家单独或联合接种DTaP疫苗;这些地区的其他国家都在使用全细胞疫苗,主要是DTwP-Hib-HB联合疫苗。所有国家在出生后的前6个月接种3剂,但只有少数国家在出生后第二年加强一剂含百日咳成分疫苗。仅有澳大利亚、印度、韩国和一些海洋共和国在4~6岁加强免疫。

在WHO非洲地区,只有毛里求斯和南非使用aP疫苗。每个国家在出生后的前6个月接种3剂疫苗(大多数EPI都是6、10、14周的程序)。只有阿尔及利亚、佛得角、赤道几内亚、冈比亚、毛里求斯、南非和津巴布韦在出生后的第二年加强免疫,没有国家在4~6岁加强。

在拉丁美洲,阿根廷(但只用于早产儿)、巴哈马、哥斯达黎加、墨西哥和巴拿马的公共项目使用DTaP联合疫苗。每个国家在出生后的前6个月(多数在2、4、6月龄)接种三剂疫苗。除伯利兹和海地以外的国家都在第二年加强;除了安提瓜和巴布达、智利、古巴、厄瓜多尔、格林纳达、圣卢西亚、圣文森特和格林纳达以外的国家都在4~6岁(多明尼卡在3岁)加强免疫。

儿童 3 剂 DTwP 或 DtaP 疫苗的接种率

WHO 在 http://www.who.int/immunization/monitoring_surveillance/data/en/ 提供了估计的疫苗覆盖率。这些估计数来自各国提交的报告、WHO 管理人员的估计数和文献。对于有完善的监测系统的国家，WHO 的数据与其他可利用的估计数据密切相关。但是，对于接种和监测项目不太健全的国家，WHO 的数据可能是过于乐观的报告。

WHO 报告，2014 年美洲大多数国家 DTP3 的覆盖率≥90%，但危地马拉、海地和委内瑞拉的覆盖率低于 80%。在欧洲，除 5 个国家外，其他国家的覆盖率都≥90%；只有乌克兰(78%)低于 80%。在西太平洋地区，大约一半国家的覆盖率为 90%；菲律宾和四个小岛屿国家的覆盖率低于 80%。在东地中海和东南亚地区，大约一半的国家的覆盖率≥85%，但伊拉克、巴基斯坦、索马里和叙利亚低于 75%。最后，非洲大多数国家的覆盖率在 65%~85% 之间，但中非共和国、乍得、赤道几内亚和南苏丹的覆盖率低于 50%。

青少年和成人免疫

Tdap 疫苗是专门为青少年和成人研发的百日咳疫苗，现在广泛用于：①青少年免疫，以应对许多国家该年龄组出现的百日咳风险增加问题；② 4~6 岁儿童的学龄前加强免疫，替代 DTaP 疫苗以减少不良事件；③怀孕 7~9 个月接种，增加母传抗体水平，降低新生儿百日咳发病风险；④ 7 岁及以上的、无百日咳疫苗接种史或由于医疗、职业或其他特点易患百日咳的高危人群；⑤高危人群的密切接触者，包括医务人员和婴儿的预期接触者；⑥任何希望替代 Td 疫苗、增加百日咳保护的人群。

美国和加拿大

1999 年，纽芬兰和拉布拉多实施了一项以学校为基础的项目，在 9 年级接种 Tdap 疫苗[652]。2003 年，加拿大国家免疫咨询委员会(NACI)推荐，在青少年加强免疫中使用 Tdap 替代 Td，所有青少年和成人都应该接种一剂 Tdap，以代替 Td[653]。ACIP 在 2005 年提出了类似的推荐[7]，并逐步将推荐扩大到医务人员、与婴儿有密切接触的人、产后妇女、老年人等群体[9,311,623,654]。在 2011 年，ACIP 推荐以前没有接种过 Tdap 的孕期妇女接种 Tdap 疫苗[655]，在 2012 年推荐所有孕妇在怀孕 7~9 个月接种 Tdap 疫苗[656]。NACI 不推荐在孕期普遍接种 Tdap，但推荐所有怀孕 26 周以上、从未接种过 Tdap 或有百日咳暴发风险的妇女接种 Tdap[649]。

目前，ACIP 推荐为以下人群提供单一剂次的 Tdap：所有 11 岁及以上人群；所有怀孕的妇女，在怀孕 7~9 个月尽早接种；为破伤风和白喉免疫史不详或不全的、7 岁及以上人群开始或完成百日咳基础免疫程序[657,657a]。2014 年，88% 的 13~17 岁青少年接种了 Tdap[658]。除了青少年在 14~16 岁接种、4~6 岁可选择 Tdap 替代 DTaP 以及孕期推荐外，NACI 的推荐是相同的[659]。对于 Tdap 疫苗，ACIP 和 NACI 都仅有孕期接种推荐。但是，这些推荐是基于经济考虑而不是任何实际的禁忌，所以许多从业者选择在需要接种 Td 时使用 Tdap[660]。

欧洲

2002 年，奥地利免疫常设委员会关注到青少年和成年人百日咳发病率不断上升，遂呼吁在 7 岁、14~15 岁及此后每 10 年常规接种 Tdap。截至 2015 年，该推荐已改为在 7~9 岁、13 岁、18~60 岁之间的每 10 年、65 岁以上的每 5 年接种一剂 Tdap。这是目前最广泛推荐的 Tdap 免疫程序；一些西欧国家推荐在青春期接种一剂，在成年再接种一剂，但大多数只推荐其中一种，多数东欧国家没有青少年或成人的 Tdap 推荐[651]。截至 2015 年 9 月，比利时、爱尔兰、以色列和英国推荐在孕期接种疫苗，其他几个国家也在考虑中。

亚洲、非洲和拉丁美洲

截至 2015 年 9 月，在东南亚或 WHO 非洲区的所有国家都未推荐 Tdap 用于产妇以外的人群接种。鉴于 2015 年 9 月 WHO 推荐，"孕妇接种疫苗可能是预防未到接种月龄婴儿发病的最具成本效益的补充策略，而且似乎比茧接种更为有效和有益[11a]"，印度和泰国推荐孕期接种 Tdap，其他地方也在考虑中。

在西太平洋地区，澳大利亚、中国香港、马绍尔群岛、密克罗尼西亚、新西兰、帕劳、韩国和新加坡推荐在青春期早期接种 Tdap，澳大利亚、菲律宾、韩国、中国台湾和新西兰推荐在孕期接种 Tdap。

在拉丁美洲，阿根廷、巴哈马(也是每 10 年一次)、智利、巴拿马和乌拉圭推荐接种青少年型 Tdap。在阿根廷、巴西、哥伦比亚、哥斯达黎加、萨尔瓦多、墨西哥、巴拿马、巴拉圭、苏里南和乌拉圭，推荐孕期接种 Tdap。Tdap 的其他推荐包括：医务人员(阿根廷)；育龄妇女(哥斯达黎加)；高危人群和医务人员(巴拿马)；高危人群(巴拉圭)。

暴发疫情中疫苗的使用：儿童

百日咳暴露后免疫并不能预防暴露带来的风险，但暴发疫情中暴露持续存在，应积极搜索免疫史不全的儿童予以适当接种。婴儿可能需要快速的免疫程序，如在 4、8 和 12 周接种[276]。在暴发期间，如儿童已按免疫程序完成百日咳免疫，没有证据表明还需要接种补充剂次的百日咳疫苗，而且 ACIP 不推荐在暴发期间为已经全程免疫者补充接种百日咳疫苗。这种方法隐含假定已经在前 6~10 年内接种过 DTaP 或 Tdap，但这个条件会随着时间的推移而改变。因此，当地的公共卫生当局在暴发期间需要考虑自身的具体情况，并可能推荐前剂 Tdap 过于久远者再次接种 Tdap。此外，对于免疫功能或心肺功能存在问题的儿童，如果接种利益超过不良反应发生风险，可以考虑补充免疫。

禁忌证和慎用证

大多数婴儿和儿童

在旧版建议中，百日咳接种的禁忌证和慎用证来源于对 wP 疫苗的担忧，而最近 aP 疫苗的数据并不支持这些建议。目前，真正的百日咳疫苗禁忌证仅有 2 个，即接种含百日咳成分疫苗后出现的过敏反应和脑病[248,458]。

接种 DTaP 或 DTwP 疫苗后立即发生的过敏反应，由于不能确定是由哪种成分导致，所以它是继续接种含白喉、破伤风或百日咳（无细胞或全细胞）任意一种成分疫苗的禁忌证。由于破伤风免疫的重要性，可转至变态反应科进行破伤风类毒素脱敏治疗。若在接种 DTwP 或 DTaP 疫苗 7 天内发生急性脑病，且无其他明确原因时，应禁止再次接种百日咳疫苗。免疫程序中的剩余剂次可使用 DT 疫苗完成接种，但最好将接种推迟到患者神经系统状况恢复后[248,458]。

接种百日咳疫苗需考虑以下慎用证，而非禁忌证：接种百日咳疫苗后 48 小时内体温≥40.5℃，且无其他明确原因；接种后 48 小时内出现虚脱或休克样状态（HHE）；接种后 48 小时内出现持续≥3 小时不可抚慰的哭闹；接种 3 天内发生伴或不伴发热的惊厥。判断是否继续接种百日咳疫苗，应针对每一个体进行利益与风险评估[248,458]。与接种全细胞疫苗相比，接种无细胞疫苗的风险相当低，应当接种百日咳疫苗。

有惊厥、疫苗不良反应或疫苗过敏等家族史，并不是接种 DTwP 或 DTaP 疫苗的禁忌证。儿童患有伴或不伴发热的中、重度急性疾病时，都应暂时推迟接种，并于痊愈后尽快接种。对于免疫功能受损或正在接受免疫抑制治疗的儿童，可以进行 DTwP 或 DTaP 疫苗接种。如果患儿免疫抑制治疗将在近期结束，为获得更好的免疫应答，应将疫苗接种推迟到治疗结束后 1 个月进行。

患神经系统疾病的儿童

正如前文关于全细胞疫苗不良反应事件的讨论，百日咳疫苗可能会诱发热性惊厥，也可能使潜在的神经系统疾患提前发生，但一般不会引发或加重慢性神经系统疾病。神经系统受损的儿童需要（实际上可能更需要）预防百日咳，因此所有减少百日咳接种的决定都应慎重考虑风险和利益，特别是在百日咳发病率增加时[248,458]。对患有神经系统疾患的婴儿，适当的做法是推迟百日咳疫苗接种，直到彻底了解他们的状况，但接种仍需再次慎重考虑。出生后的 6 个月是百日咳发病的高危年龄段，而其后热性惊厥的发生率也较高，这两个因素都要求遵循标准的基础免疫程序。

有惊厥史的儿童，应当推迟百日咳疫苗接种直至惊厥原因明确且所有必要治疗确定后。与百日咳疫苗无关的热性惊厥不是后续接种的禁忌证，也不属于惊厥家族史[458]。应考虑在接种时和之后 24 小时内每 4 小时给予对乙酰氨基酚，每次 15mg/kg，以减少与接种相关的发热风险[458]。

对预防性使用解热药物进行了评估，以确定这些药物是否降低了儿童疫苗接种后发热，以及是否影响疫苗的免疫应答。在预防性对乙酰氨基酚（扑热息痛）组中，至少服过一次药，发热≥38℃的儿童所占百分比明显低于无治疗组。在对所有 10 种血清型肺炎疫苗、蛋白质 D、磷酸聚核糖体、白喉、破伤风和 PRN 基础免疫后，预防性扑热息痛组的抗体几何平均滴度明显低于未治疗组。加强后，破伤风、蛋白 D 和除 19F 外的其他血清型肺炎疫苗抗体的几何平均滴度在预防性扑热息痛组仍较低。作者建议："尽管接种疫苗时使用预防性解热药物可以显著减少发热反应，但也会降低对几种疫苗抗原的抗体应答，因此不应常规推荐[459]。"

DTaP 疫苗的错误禁忌证

一些情况曾被误认为是 DTaP 疫苗的禁忌证，比如注射部位红、肿、痛，据此推迟接种是不恰当的；体温<40.5℃的发热；轻微的急性疾病，甚至包括腹泻或低热；正接受抗生素治疗；近期传染病暴露史；早产

儿;个人或家族过敏史;婴儿猝死综合征(SIDS)、抽搐或百日咳疫苗接种后不良事件等家族史[458]。曾感染过百日咳不是接种禁忌证。如果既往疾病实际不是百日咳,继续接种将会提供保护。

青少年和成人

对于青少年和成人,Tdap 疫苗唯一的禁忌证是对疫苗某成分的严重过敏史和接种百日咳疫苗 7 内发生的、无其他明确病因的脑病史。慎用证包括疫苗相关病史,如 Arthus 反应、吉兰 - 巴雷综合征或进行性神经反应,这些情况应从个体角度考虑风险和收益。

儿童型疫苗的其他反应,包括高热、晕厥、惊厥、HHE 和严重局部反应都不是禁忌证和慎用证,既往百日咳患病史也不是。

公共卫生方面的考虑

疾病控制策略

百日咳的控制策略只有一项就是接种疫苗。究竟接种哪一类疫苗呢? 许多 wP 和 aP 疫苗已在效力试验中得到评估。究竟接种哪些疫苗呢?

北美和欧洲广泛使用无细胞疫苗,已经大部分或完全替代了全细胞疫苗。尽管疫苗覆盖率高,但在美国和其他发达国家百日咳是目前唯一的、发病率仍在上升的疫苗可预防疾病。现行推荐青少年和成人开展扩大的 Tdap 疫苗加强免疫,但对百日咳的控制效果还不清楚。大多数国家使用的是多价联合疫苗(见第 15 章)。

在北美和欧洲以外的地区,许多国家私立诊所使用无细胞疫苗(通常是联合疫苗),但很少有国家将其列入国家免疫程序。当比较无细胞和全细胞疫苗的成本、效力和不良反应时,这些国家只能根据自己实际权衡考虑。许多国家认为现在使用的全细胞疫苗成本低、效果好,如果公众对这一疫苗的接受度高就不会更换。然而,随着现有联合疫苗种类的增加,作出类似决定可能变得更复杂(见第 15 章)。

根除或消除

人类是百日咳鲍特菌的唯一宿主,不清楚是否存在慢性携带者。原则上,百日咳可以被根除。无细胞疫苗适合在任何年龄组使用,但广泛使用是否可以中断百日咳在一个地区的传播还有待观察。全球根除百日咳尽管可能,但肯定是在许多年以后。

未来的疫苗

在过去的十年里,为了更好地控制百日咳人们提出了不同的措施。这些措施包括恢复使用全细胞疫苗,在当前的无细胞疫苗中添加新的百日咳抗原,在当前的疫苗中添加佐剂以及研发活的、减毒的百日咳疫苗。这些新的选择还尚未产生一种新的许可百日咳疫苗,但各种努力将被简要回顾。

含佐剂的疫苗

目前许可的 DTaP 疫苗含有铝佐剂,这可引发强烈的 Th2 型免疫应答。然而,发现强的 Th1 应答似乎在清除百日咳鲍特菌的过程中发挥了关键作用,因此有人提出将新型佐剂与 DTaP 结合,以引发更侧重 Th1 的应答[661,662]。加拿大的一项研究在小鼠模型测试了不同佐剂[含有百日咳类毒素、胞嘧啶磷酸鸟嘌呤(CpG)寡氧核苷酸和合成的天然防御调节肽的聚磷苯微粒子]对百日咳免疫应答的影响,发现巨噬细胞中的促炎细胞因子水平显著升高[663]。小鼠攻击研究表明,与不含佐剂疫苗制品相比,含佐剂疫苗的细菌载量要低得多(其他评估的佐剂包括 MF 59、单磷酰脂 A 和其他 Toll 样受体以及免疫学分子)[663-665]。

Gracia 和同事在小鼠模型评估了与基因脱毒 PT 结合的佐剂,如 CpG 寡氧核苷酸、聚磷酰胺和阳离子天然防御调节肽[662]。佐剂诱导血清抗体滴度升高,持续时间超过 22 个月[662]。英国研究人员证明,CpG 寡氧核苷酸单独或与氢氧化铝结合,能增强体液免疫和 T 细胞应答[666]。

另一份报告显示,添加 CpG 寡核苷酸可以消除母传抗体对婴儿 PT 免疫应答的抑制作用,表明新型疫苗佐剂可以提高保护能力[667]。

最后,一个澳大利亚小组评估了含 PT 和 IgA 的纳米颗粒制品的免疫增强能力,与传统的铝佐剂制品相比,该制品诱导出的血清抗体滴度明显更高。作者得出结论,该制品作为一种鼻喷疫苗具有潜在的应用价值[668,669]。

迄今为止,在人类尚未开展在现有的 DTaP 疫苗中添加新型佐剂的效果研究,但发现新型佐剂具有增强免疫应答的能力。

新的抗原成分

阿根廷的调查人员评估了作为疫苗候选抗原的、两种独特的百日咳蛋白(IRP1-3 和 AfuA)。这些表面暴露的、高免疫原性的百日咳蛋白参与铁的吸收,可在生理条件下表达。与不含这些蛋白质的疫苗相比,包含 IRP1-3 和重组 AfuA 的实验疫苗能增强小鼠对百日咳攻击的防护能力,这表明它们可能是好的疫苗候选抗原[670,671]。

腺苷环化酶被认为是另一种可能被添加到 aP 疫苗中的抗原。该抗原的小鼠模型研究表明,重组的、缺乏酶活性的腺苷环化酶增强了抵抗鼻内接种百日咳鲍特菌的保护能力,同时引发了对百日咳鲍特菌抗原的 Th1 和 Th2 免疫应答[672]。

另一个有趣的方法是使用含有天然细菌表面抗原(如 PRN 和 PT)的外膜囊泡[673]。Roberts 和同事在小鼠模型中发现,鼻内或腹膜内接种来源于百日咳鲍特菌的外膜囊泡,可诱导抵抗百日咳攻击的保护[674]。

De Gouw 和同事评估了百日咳鲍特菌菌膜产生的外膜蛋白[675]。研究发现,一种名为鲍特菌属中间蛋白 A(BipA)的蛋白质是最丰富的表面暴露蛋白,而且百日咳患者的康复血清中存在 BipA 抗体。小鼠接种重组 BipA 产生调理抗体,可显著减少细菌在小鼠肺部的定植。

许多专家已经注意到基因脱毒 PT 的优点,比如在意大利效力试验中评估的三组分疫苗 Acelluvax,它很可能被纳入新研发的 aP 疫苗当中。Robbins 和同事提出了一种新的疫苗,可以将基因脱毒 PT 与一种鲍特菌属低聚糖结合,从而提供更持久的保护[676]。

脱毒或减毒的百日咳疫苗

通过基因修饰使百日咳鲍特菌失活或消除某些毒性成分,此疫苗的免疫效果接近 wP 疫苗、同时安全性与 aP 疫苗相似[677,678]。目前最先进的候选疫苗是一种被称为 BPZE1 的减毒百日咳疫苗,这一方法可能比现有的、注射的灭活疫苗更具优点。首先,鼻腔接种由于避免注射更易被幼儿接受,尽管破伤风和白喉类毒素仍需要注射。其次,黏膜接种可刺激局部免疫,进而抵御鼻咽部感染百日咳病原体[667]。在小鼠模型中,BPZE1 刺激的抗体应答与两次 aP 注射接种相当[679]。这一模型发现,介导的保护与抗体、Th1 和 Th17CD4$^+$ 细胞有关,但与 CD8$^+$T 细胞无关[680]。这种疫苗也能保护小鼠抵抗支气管败血性鲍特菌的攻击,其作用机制与百日咳相似[681]。减毒菌株接种后 1 年对小鼠仍具保护作用,表明减毒疫苗诱导了持久的抗体应答[682]。最后,小鼠在鼻内初始和加强接种 BPZE1 后注射 aP,可以增强 Th1-Th17 应答并在重复接种 aP 后保持强的应答[683]。减毒菌株在人类的研究已经开始[684,685]。I 期研究发现,36 名成人鼻内接种 BPZE1,其中 7 名定植成功,并有良好的细胞免疫应答。II 期临床试验正在进行中[685]。

(刘方 王珊 张建 孔维)

本章相关参考资料可在"ExpertConsult.com"上查阅。

第45章 鼠疫疫苗

E. Diane Williamson 和 Petra C.F. Oyston

在过去的两千年中,鼠疫杆菌造成社会和经济破坏的规模之大,是其他传染病或武装冲突所无法比拟的。有可靠资料记载的第一次鼠疫大流行,起源于中部非洲的查士丁尼瘟疫(公元542—750年),并席卷整个地中海盆地。第二次鼠疫大流行,是14世纪中叶开始发生于欧亚边界的黑死病,估计导致欧洲2 500万人死亡(占当时欧洲人口的25%~30%)。黑死病在欧亚大陆持续传播了几个世纪,而在1665年发生的伦敦大瘟疫,是其最严重的一次暴发。第三次鼠疫大流行始于19世纪中叶的中国,并向东、西蔓延,仅在印度就造成1 000万人死亡。资料显示:在这三次席卷欧洲的鼠疫大流行中[2],造成近2亿人死亡[1]。鼠疫主要有腺鼠疫和肺鼠疫("黑死病")两种类型。腺鼠疫主要是通过跳蚤(通常是鼠蚤,印度鼠蚤[2])的叮咬完成细菌从啮齿动物到人类的传播过程。而人类与感染大鼠的密切接触,无疑是造成传播的主要原因。在某些情况下,鼠疫杆菌经血行传播到肺部可导致继发性肺鼠疫,然后通过人与人之间呼吸道飞沫传播,可导致原发性肺鼠疫迅速蔓延[3]。肺鼠疫是最可怕的临床类型,如果不予以治疗,病死率接近100%[4,5]。最近的一份研究报告显示,引起鼠疫的细菌的存活年代比之前人们估计的更加久远[6]。研究者鉴定出了这种保存于琥珀中的跳蚤的口器和肠道中的、在形态学上类似于鼠疫杆菌的细菌,并将年代追溯到了2 000万年前。如果这种细菌确实是鼠疫杆菌,那么它们可能是啮齿动物寄生虫体内的已经灭绝的古老菌株,因为基因组数据表明鼠疫杆菌的"跳蚤-动物-人类"传播链在大约2万年前就已经演化形成了。瓦格纳及其同事找到了查士丁尼瘟疫的两名受害者的牙齿,并将获得的DNA序列与第二次和第三次大流行的130多种鼠疫杆菌的数据库进行了比较[7]。这项研究证实了基因组序列的差异,表明从啮齿动物传播到人类的鼠疫杆菌是鼠疫杆菌的一个谱系,与大约800年后引起黑死病的鼠疫杆菌谱系无关。

后来由于一些未知原因,城市内鼠疫病例急剧减少。但20世纪90年代世界卫生组织(World Health Organization, WHO)指出,当前鼠疫仍然是一个重要的公共卫生问题,特别是在非洲、亚洲和南美洲[8,9]。例如在2005年,刚果北部的一个钻石矿内肺鼠疫暴发,在矿工中引起114例确诊病例,其中54例死亡[10]。此次暴发由于矿工慌忙逃离该地区,造成人群疏散而使暴发得到遏制[10]。2005—2009年,16个国家向WHO报告了超过12 500例鼠疫病例,病死率达6.7%[11]。绝大多数病例(>97%)来自8个非洲国家,而亚洲和美洲的病例均不超过150例,分别有23例和6例的死亡病例。2009年,美国报告了27例鼠疫病例,其中5例死亡;中国青海省发生了一起与旱獭狩猎季节相关的鼠疫暴发,共报告了12例肺鼠疫,其中3例死亡[11]。2010年,秘鲁报告了超过30例鼠疫,其中主要是腺鼠疫,还有一些肺鼠疫和败血症鼠疫[12]。在2010年1月1日至2015年12月21日期间,报告了3 248例人类鼠疫病例,其中584例死亡[12a]。截至2016年2月,鼠疫流行最多的三个国家分别是马达加斯加、刚果民主共和国和秘鲁[12a]。2014年,马达加斯加报告了119例鼠疫,至少有40人死亡[13]。

2015年,美国的鼠疫发病率出现明显升高。亚利桑那州、加利福尼亚州、科罗拉多州共报告了11例鼠疫病例。佐治亚州、新墨西哥州和俄勒冈州有三人死亡[14]。这些病例多数为腺鼠疫,主要是由于被跳蚤叮咬所致,而这些跳蚤叮咬感染鼠疫的野生动物后感染。

因此,甚至在21世纪,鼠疫仍然在环境适宜的地区偶然发生。在世界上鼠疫流行地区,对高危人群以及从事鼠疫研究和诊断人员接种疫苗可以预防鼠疫。

背景

临床表现

腺鼠疫

腺鼠疫通常由叮咬过受感染啮齿动物的跳蚤传播给人类。在某些情况下,腺鼠疫也可能通过在处理感染物时,伤口直接接触感染物而传播[4]。感染者在2~6天内出现发热、头痛和寒战[15];病变偶可发生于鼠疫杆菌侵入部位。腺鼠疫的典型特征是腹股沟淋巴结炎,淋巴结肿大、有压痛,称为 buboes,这个词来源于希腊语 bubon,意思是腹股沟淋巴结(炎)。腺鼠疫淋巴结炎常累及引流下肢原发感染灶淋巴的腹股沟淋巴结和股淋巴结[4]。菌血症在腺鼠疫患者中很常见,血培养计数通常从少于 10 个到 $4×10^7$ 个菌落形成单位(CFU)/ml[4]。严重的菌血症往往伴有胃肠道症状诸如恶心、呕吐、腹痛和腹泻[4]。在疾病早期应用抗生素,如链霉素、庆大霉素、四环素、氯霉素或喹诺酮治疗,通常可以快速治愈[16]。

败血症鼠疫

原发性败血症鼠疫病人的典型临床表现是急性中毒症状,血流中有大量的鼠疫杆菌,没有可识别的感染解剖部位,如外周淋巴结炎[16]。此病的临床表现与其他革兰阴性菌引起的败血症相似,具有发热、寒战、头痛、乏力和胃肠道紊乱等症状。若不进行积极治疗,全身炎症反应将引起可危及生命的并发症,如弥散性血管内凝血和出血,成人呼吸窘迫综合征、休克和器官衰竭。由于缺乏局部体征,原发性败血症鼠疫的诊断常不及时,从而导致较高的病死率,总病死率为 20%~40%。

肺鼠疫

几乎所有未经治疗的鼠疫病例中,肺组织都可出现感染病灶,从而有可能发展为继发性肺鼠疫。然而,大多数此类病人不会发展成为具有传染性的鼠疫肺炎[15]。当呼吸暴露后的肺泡有病菌定植时,病例出现化脓性肺炎,发展到晚期伴有咳嗽、咳痰、痰液稀薄带血,并有很强的传染性。肺鼠疫被认为是最可怕的鼠疫临床类型,因为鼠疫杆菌可以通过咳出的飞沫在人与人之间传播[17]。一系列动物(豚鼠、狐猴和灵长类动物)实验已经证实了对照动物与具有肺炎症状的感染动物接触后,存在发生交叉感染的可能性[18-22]。更重要的是,对马达加斯加岛肺鼠疫暴发的分析表明,有充足的证据支持人与人之间经空气传播感染的可能性[23]。此次暴发中有 4 个病例是由于都接触了 1 例继发性肺鼠疫病例而发病的,而后将病菌传播给另外 11 人并造成发病,其中 1 人又造成 2 人感染[23]。该暴发共造成 18 人感染肺鼠疫,其中 8 人死亡。

现有的证据表明,易感者吸入含有鼠疫杆菌飞沫 1~3 天内,即可导致肺鼠疫的发生[15]。肺鼠疫在人群中传播迅速,而潜伏期相对较短,使得疾病控制较为困难,并且在肺部症状出现后抗生素治疗可能无效[4,15,16]。目前,原发性肺鼠疫已不多见;在美国,近年来报告的个别病例有兽医和家里养猫的人,他们由于接触患肺鼠疫的宠物[4,5],或者接触了受感染的野生动物而得病。然而,肺鼠疫在人群中快速的传播能力已经得到证实(例如 2005 年刚果北部钻石矿发生的鼠疫暴发[9],以及 2010 年发生在秘鲁的鼠疫暴发[12])。

细菌学

鼠疫病原体是鼠疫杆菌(Y. pestis),为革兰阴性菌,属肠杆菌科。这种细菌能在 4~40℃温度下生长,需要 L-异亮氨酸、L-缬氨酸、L-蛋氨酸、L-苯丙氨酸和甘氨酸等营养。鼠疫杆菌按转化硝酸盐到亚硝酸盐和发酵甘油的能力被分为三个生物群(orientalis、mediaevalis 和 antigua);而这三个生物群在动物模型中显示出相似的毒性[4]。耶尔森菌属还包括小肠结肠炎耶尔森菌(Y. enterocolitica)和假结核耶尔森菌(Y. pseudotuberculosis),这两种都是人类的病原体,但很少会致死[1,16]。较新的研究表明,在 1 500 年前到 20 000 年前[24],鼠疫杆菌由假结核耶尔森菌(可能为血清型 1b)进化而来。最近,研究人员以 CO92 作为参考,试图用黑死病患者牙齿分离出的 DNA 重建中世纪鼠疫杆菌的基因序列,但没有发现鼠疫杆菌的中世纪株和当代株(CO92)间的主要遗传差异,尚不能明确可能存在于古代株但随后丢失的基因区域[25]。被称为 Pestordes 株的中间形式已被确认。基因序列分析表明,Pestordes 株不包含与鼠疫杆菌相关的完整质粒,这些质粒出现在假结核耶尔森菌的染色体位点上,却没有出现在鼠疫杆菌上[26-28]。Pestoides 株引起的感染是致命的,特别是通过气溶胶途径感染[29,30],但通过全身途径感染时致病力会减弱[30]。Pestoides 株是在大鼠、小鼠、仓鼠和沙鼠的超家族 Muroidea 鼠科啮齿动物中循环的地方性菌株[31]。

鼠疫杆菌的进化过程中,有一系列肠道存活所需基因的失活,并获得了新的毒力基因[32]。获得的毒力基因似乎主要位于两个质粒上。鼠疫杆菌和假结核耶尔森菌都拥有携带一个Ⅲ型分泌系统操纵子的被称为 pYV 的 7 万碱基(70kb)毒力质粒[33,34]。鼠疫杆菌具有另外两个独特的质粒,9.5kb 的鼠疫杆菌素质粒(pPCP1)和 100~110kb 的 pFra 质粒[1]。pPCP1 上的 pla 基因编码表面限制蛋白酶/纤溶酶原激活物),有很强的纤溶活性(图 45.1)[1]。最近,pPCP1 质粒被用于鉴定鼠疫杆菌从假结核耶尔森菌的进化时间[35]。虽然最古老的 Pestoides 菌株(E 和 F)不具有 pPCP1 质粒,但后来出现的 Angola 和 Pestoides A 菌株确实具备 pPCP1 质粒。此外,Pla 蛋白的后期

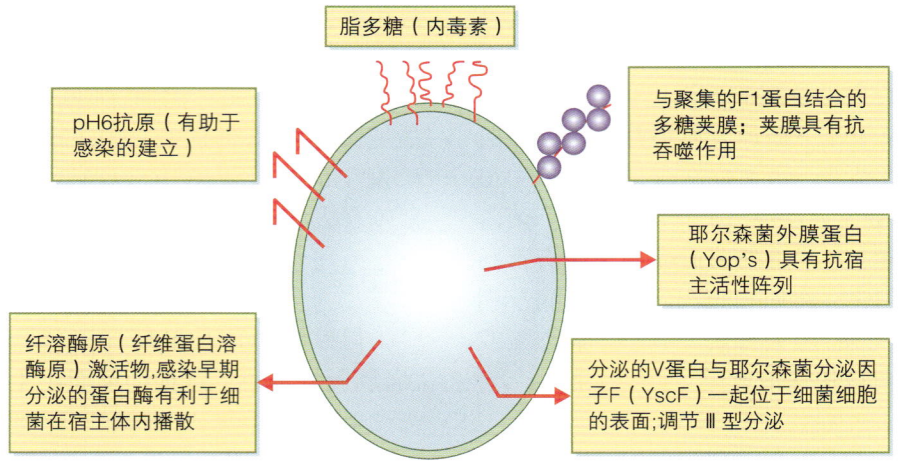

图45.1 鼠疫耶尔森菌的毒力基因

序列变化优化了菌株在体内传播功能,但Angola和Pestoides A菌株的Pla蛋白并不具备这一变化,这也表明鼠疫杆菌在从假结核耶尔森菌进化的早期,也就是在它完全适应由跳蚤进行传播的方式之前就获得了pPCP1基因。pFra质粒与一些伤寒沙门菌株Typhi拥有的pHCM2质粒显示出广泛的序列同源性[36]。但是,一些pFra的片段似乎只存在于鼠疫杆菌,其中一个包含caf操纵子的片段能在37℃时诱导荚膜产生[37]。

发病机制

鼠疫具有复杂的传播方式,在节肢动物和哺乳动物宿主之间循环。鼠疫主要的哺乳动物宿主是啮齿动物,人类只是机会性宿主。为了适应这种传播方式,鼠疫杆菌不得不进化形成复杂的方式以确保其能从被感染的哺乳动物传送到跳蚤,然后再从跳蚤传送到一个新的宿主。大鼠跳蚤(*Xenopsylla cheopis*)吸取含细菌的鼠血后,细菌大量繁殖形成菌栓堵塞前肠,氯化血红素贮存系统被认为在这个堵塞的形成中发挥了重要作用[38]。鼠疫杆菌的突变体由于缺乏氯化血红素贮存基因位点,导致鼠疫杆菌可在跳蚤中肠内长期感染但不能在前肠定殖,从而阻碍了鼠疫杆菌在跳蚤体内的有效传播[38]。堵塞阻碍吸入的血液被消化,当进一步吸血时,病菌随吸进的血液反流回动物体内[39]。在上述过程中,病原体导致哺乳动物宿主和跳蚤双双死亡。被感染的哺乳动物必须具有高水平的败血症才能感染跳蚤,并且跳蚤能够高效地传播才能感染哺乳动物[40]。然而,在人类与啮齿动物密切接触的情况下,或者由于采取疾病或啮齿动物控制措施使啮齿动物群体缩减,人类及其他温血哺乳动物会成为替代宿主。在这方面,鼠疫杆菌由于是专性寄生菌而不同于其他致病性耶尔森菌。它在野生啮齿动物种群中循环,通常在鼠科和松鼠科动物中引起致死性疾病,在沙鼠科和跳鼠科动物中,例如跳鼠,引起亚临床感染[41]。其他可被感染的宿主有草原犬鼠、野兔和猫,包括家猫[4]。

因此,人类通常由于被感染的跳蚤叮咬而染病。跳蚤叮咬一口就可使宿主感染多达24 000个细菌[4]。然而,单独的"阻塞"跳蚤模型无法解释鼠疫流行期间的传播速度,并且没有被菌栓阻塞的跳蚤也能通过所谓的早期传播过程传播疾病[42]。这使得跳蚤在最后一次吸血后,可以在更短的时间内将细菌传播给宿主,从而在低跳蚤负担的森林中传播,或者人蚤种群(*Pulex irritans*)占主导地位的情况下形成地方性流行。到目前为止,只有三个因素被证实在将鼠疫杆菌从跳蚤传染给哺乳动物的过程中是必不可少的:鼠毒素、胞外多糖和脂多糖核心修饰基因。鼠毒素具有磷脂酶D活性,这对鼠疫杆菌在跳蚤肠道中的生存是必不可少的[43],而胞外多糖和脂多糖修饰是形成生物膜和堵塞跳蚤前肠所必需的[38,44]。然而,在对跳蚤肠道中的鼠疫杆菌进行逆转录分析时发现了一系列基因,这些基因的表达意味着细菌对反流进入的新宿主的固有免疫抵抗力增强了,例如表达杀虫剂样毒素的yit和yip基因[45]。

鼠疫杆菌感染新宿主后,很容易被多形核白细胞或单核细胞吞噬。但是,细菌在跳蚤体内被吞噬的水平要显著低于体外,这表明跳蚤体内复杂的致病方式对发病机制非常重要[45]。在感染的早期阶段,抗吞噬作用的Ⅲ型分泌系统尚未被诱导,此时杀虫样毒素是抗吞噬作用的关键。

一个颇有争议的证据显示,普遍存在于单核-巨噬细胞和树突状细胞而非多形核细胞(如中性粒细胞)上的趋化因子受体 Ccr5[46-48]可促进吞噬作用。Ccr5 在鼠疫发病机制中的具体作用尚未确定,虽然在体外细菌摄取研究中可能有致病作用,但在 Ccr5 敲除小鼠体内易感性研究中不太可能致病,即使 Ccr5 是 CD4 的辅助受体能促进人类免疫缺陷病毒进入宿主细胞[46-48]。

多形核白细胞内的鼠疫杆菌可被杀灭,但在单核细胞中的细菌可存活,并表达多种毒力决定因子,细菌得以生长,最终从单核细胞中释出[49]。其中有一种毒力决定因子是 pH6 抗原,它是一种纤丝黏附素,在低 pH(如 pH 为 4.5)条件下诱导生成[50],能够增强对吞噬作用的抗性[51]。F1 荚膜在防止进一步被吞噬中起到关键作用[52]。尽管不产生急性症状,但不能产生 F1 抗原的鼠疫杆菌变异株仍可导致小鼠发病[53]。这表明,编码 F1 抗原的基因位点能够增强跳蚤体内细菌的传染性[54],虽然这一点尚未经过实验所证实。

主要的抗吞噬作用是通过诱导位于巨大毒力质粒上的Ⅲ型分泌系统实现的。Ⅲ型系统的效应器被称为耶尔森菌外膜蛋白(Yersinia outer membrane proteins, Yops),它被分泌到宿主靶细胞上,使得宿主靶细胞被吞噬细胞杀灭。许多耶尔森菌外膜蛋白的功能都出色地表现在分泌系统中,Ⅲ型分泌系统就是一个范例[33]。例如,YopE 蛋白是在接触细菌后转移到宿主细胞中的细胞毒素[55];YopH 蛋白是一种酪氨酸磷酸酶,具有抗吞噬细胞活性[55]。Ⅲ型系统 V 抗原成分在疾病的发病机制中起多种作用。首先,它出现在注入体(injectisome)末端,后者释放 Yops 进入宿主细胞中[56]。另外,V 抗原通过下调 γ 干扰素和肿瘤坏死因子-α 的产生在宿主中起局部免疫调节作用[57,58]。

从感染部位播散的另一个主要的致病因素是纤溶酶原活化因子(Plasminogen activator, PLa)。PLa 是位于外膜的蛋白酶,能分解宿主体内结缔组织形成的物理屏障,因此 Pla 对于鼠疫杆菌在跳蚤叮咬部位的感染中是非常重要的。这促进了缺乏 O 抗原的脂多糖"粗糙"表型的选择[59,60]。虽然粗糙的脂多糖在革兰氏阴性细菌中很少见,但它具有 Pla 的功能。另一方面,O 抗原的强制表达阻断了 PLa 的活性,并且因此导致经皮和经呼吸道感染衰减[61,62],但是对静脉接种感染没有影响[63]。PLA 干扰抗原呈递细胞上的 DEC-205 受体以促进摄取,并且这种播散似乎只发生在吞噬之后[62]。

细菌开始由原发感染部位播散到区域淋巴结。在淋巴结内,细菌进一步生长,并伴随显著的炎症反应,导致淋巴结肿大和腹股沟淋巴结炎形成。发生腹股沟淋巴结炎时,由于在淋巴结高度表达的Ⅲ型分泌系统,大多数细菌位于细胞外[54]。在腹股沟淋巴结炎中的增殖能力需要高效的铁采集系统。鼠疫杆菌具有 10 个铁采集系统,这显然对腹股沟淋巴结炎的发生具有积极作用[54]。

细菌最后通过淋巴系统播散,进入血流,侵入肺部组织,发展为肺鼠疫。如不予治疗,肺鼠疫将会诱导宿主发生严重的败血症并导致感染性休克,而这将是致命的。然而,导致宿主死亡的确切机制尚未确定,虽然在其他革兰氏阴性菌败血病中,一氧化氮合酶的全身诱导反应可能是终端事件[64]。

虽然鼠疫杆菌的色素沉着阴性菌株通常是无毒或减毒的,但是最近一名实验室工作人员的死亡个案提示菌株存在恢复毒力的风险。该实验室工作人员接触了减毒的色素沉着鼠疫杆菌实验室菌株 KIM 后,在不知不觉中得了血色素沉着症。这个人病情恶化并死于鼠疫,或许是因为他自身缺乏血红素所致[65]。

疾病和保护作用的模型

鼠疫杆菌可以导致多种实验动物发病[4],包括小鼠、挪威棕鼠[66]、豚鼠和灵长类动物[67]。另外,许多物种如黑足雪貂[68]和草原犬鼠[59]等非实验物种都曾进行主动免疫研究。大部分实验研究都是以小鼠作为动物模型进行的。但是,由于小鼠对鼠外毒素的易感性,在小鼠模型中不能如实地模拟人类疾病[70]。尽管这种限制可以通过豚鼠模型解决,但是豚鼠中疾病的迁延性[71]表明,小鼠模型是动物宿主感染的较好指示物。从小鼠和豚鼠的比较研究得出的结论是,小鼠更适宜于评价鼠疫疫苗[72],并且这一物种已经获得美国公共卫生署批准用于鼠疫疫苗试验。通过皮下途径注入鼠疫杆菌[半数致死量(median lethal dose, LD_{50}),1~2 CFU[73]引起的疾病可模拟腺鼠疫,而让小鼠吸入含菌气雾可导致肺鼠疫(LD_{50}:2×10^4 CFU[74])。较早的灭活全细胞(Killed Whole Cell, KWC)疫苗的效果通过测量免疫小鼠、豚鼠、猴子或人类的血清被动保护幼稚鼠抵抗鼠疫杆菌的能力,即鼠保护指数(mouse protection index, MPI)[75]进行评价。一项以小鼠模型主动免疫+细菌攻击试验为基础的效价试验,用于下一代亚单位鼠疫疫苗临床批签发的效力测试。

鼠疫的诊断

需要实验室检验支持鼠疫的临床诊断。细菌学诊断通常根据淋巴结抽取液、痰或血样分析。最直接的分析方法是革兰氏染色或Wyson染色后在显微镜下进行涂片观察[76,77]。鼠疫杆菌染色后呈革兰氏阴性小杆菌,具有特征性两极染色(安全别针外观)。在刚果红琼脂培养基上培养,最适生长温度为26~28℃,会培养出所谓的牛眼菌落,其中央是红色,边缘为白色[77]。但是培养方法过于缓慢(通常需要48小时),在疾病快速发展的情况(尤其是肺鼠疫)下,在获得检验结果前应该进行假定诊断。

鼠疫杆菌确认试验有很多方法,包括针对荚膜F1抗原的荧光抗体法、被动血凝试验、聚合酶链反应和酶联免疫测定(enzyme-linked immunosorbent assay,ELISA)[73,78-80]。这些检测可以对腹股沟淋巴结抽取液等样本做出快速诊断[78]。可喜的是,免疫金层析试纸条可用于对腹股沟淋巴结抽取液、血清或尿样直接分析[81]。这些检测方法已经在鼠疫流行国家推广,从而评估其在鼠疫快速检测中的作用[82]。在实验室外和病人床前这种检测都可以对鼠疫进行快速诊断。

以抗微生物制剂进行治疗和预防

鼠疫治疗的成功取决于疾病早期及时开始治疗。在腺鼠疫病例中,用抗生素治疗的病死率一般低于5%。与此相反,对败血症鼠疫或肺鼠疫,由于其病情发展迅速,早期不易诊断,使得成功治疗较为困难。

许多抗生素,包括链霉素(streptomycin)、四环素(tetracycline)和环丙沙星(ciprofloxacin)被美国食品药品管理局(Food and Drug Administration,FDA)批准用于治疗鼠疫[76,83]。静脉注射氯霉素(chloramphenicol)是治疗鼠疫脑膜炎的首选,因为它能够透过血脑屏障[76,83]。然而,替代品包括含或不含多西环素的链霉素(或庆大霉素),或氟喹诺酮类如环丙沙星或左氧氟沙星[84-87]。氟喹诺酮类的环丙沙星和左氧氟沙星已获FDA批准用于治疗吸入性鼠疫[88]。

治疗过程中,所有的抗生素都应持续为期10天的疗程。在小鼠试验中,小鼠通过空气感染鼠疫杆菌后的24小时内给予抗生素是治疗成功的关键[83]。

腺鼠疫病人的病情可在2~3天内见到改善,但腹股沟淋巴结炎症状还要持续数周。最近在马达加斯加的一例腺鼠疫病例中分离出一个鼠疫杆菌菌株出现质粒介导的对四环素、链霉素、氯霉素、磺胺类药物的耐药性[89]。抗生素对病人治疗无效,这提醒临床医生考虑鼠疫杆菌出现耐药菌株的可能性。

鼠疫患者的家庭成员和其他密切接触者应从最后暴露日期算起监测至少7天。监测对象在7天内应适当使用抗生素预防,尤其是接触肺鼠疫者。预防性使用抗生素时,即使在此前已经接种过KWC疫苗,但可能暴露于含有鼠疫杆菌的空气[5]的个体也要服药,因为这种类型的疫苗预防肺鼠疫的能力有限[90]。

流行病学

鼠疫的地方性疫源地主要位于世界上的半干旱地区,主要疫源地集中在美国西南部、苏联、南美洲、南非和亚洲。毫无疑问,这些地区都是世界上报告鼠疫发病率最高的地域。每年全世界报告数千病例[91],病死率为5%~15%[8,9]。在上述地区,鼠疫已被WHO归类为再发疾病。在美国,每年平均有18例病例报告,病死率可达1/7。20世纪90年代,鼠疫的发病率明显增加,但是发病率的增加可能是由更有效的诊断和病例报告方式引起。全球鼠疫发病率的最新统计数据提示该病可在流行地区突然再度出现[11]。一起严重的鼠疫暴发就发生于1994年的印度苏拉特。这次暴发中病例的血清学检测结果表明,876例被诊为疑似鼠疫,其中54例死亡[4,92]。然而,在过去的几十年,世界上主要的鼠疫高发区已经从亚洲转到了非洲[10],在那里许多国家都有鼠疫流行[93]。截至2016年2月,鼠疫流行最多的三个国家分别是马达加斯加、刚果民主共和国和秘鲁[12a]。1980年,在坦桑尼亚东北部发生了一起鼠疫暴发[94],截至2004年共发病超过7 000例,其中主要为腺鼠疫。这一数字也表明了该国的鼠疫疫情旷日持久。一份关于1986—2002年坦桑尼亚东北部鼠疫疫情的报告指出,10~14岁儿童感染鼠疫的风险是成年人的两倍,并且女性的发病率高于男性[93]。在肯尼亚和莫桑比克暴发的鼠疫疫情中也是女性的发病率高于男性[95],但是在马达加斯加暴发的鼠疫疫情却相反,成年男性的发病率较高[96]。目前还不清楚究竟是性别对鼠疫的易感性有影响,还是社会、职业或环境危险因素作用的结果更多一些。在坦桑尼亚,鼠疫的暴发似乎与雨季有关,而在马达加斯加,鼠疫病例却常发生在凉爽的旱季[93]。在美国,鼠疫的流行病学的新趋势与居住在以前包含地方性动物病疫源地的农村地区有关[4]。在这些地区,人类处于暴露在跳蚤叮咬或与野生啮齿动物及其他动物密切接触的风险中。

用于生物恐怖制剂的可能性

最近,由于鼠疫杆菌可能被生物战或恐怖分子利用,鼠疫疫苗引起了广泛的关注。这可能是因为鼠疫杆菌可以通过空气播散导致肺鼠疫[76]。1970年WHO的一份报告表明[97],在最坏的情况下,在一个

500万人口的城市上空释放50kg鼠疫杆菌将会导致15万人感染鼠疫,其中3.6万人会死亡。被释放的细菌能够持续保持活力1小时。这样故意释放的鼠疫杆菌引起的疾病,将出现在暴露后1~6天内,大多数在2~4天内[76]。初始症状与其他严重的呼吸系统疾病相似[76],因此难以作出早期诊断和适当治疗。鼠疫杆菌袭击的指标包括聚集性病例的出现、地区中啮齿动物死亡、在不存在已知的危险因素和疾病的鼠疫非流行区出现人群发病率增加[76]。这种生物武器的攻击,具有不可预测性和从指示病例引起流行的可能性,这使得疫苗和免疫预防制剂显得更加重要。本章稍后将对此进行讨论。

被动免疫

早期研究表明,从接种过F1抗原或KWC疫苗的志愿者体内提取的血清,用于小鼠被动免疫,使小鼠可以抵抗100LD$_{50}$的鼠疫杆菌注射攻击[98,99]。较新的研究发现,抗血清或抗F1和V抗原的单克隆抗体[100]对小鼠的被动免疫可以抵抗鼠疫杆菌的注射攻击,这表明暴露后免疫预防的可能性,但目前尚无获准使用的鼠疫免疫预防或治疗。

主动免疫

全细胞死疫苗

从1897年Waldemar Haffkine自身接种实验疫苗后,灭活鼠疫杆菌被用作疫苗。1946年,美国首先生产人用KWC疫苗(陆军疫苗)。美国药典(United States Pharmacopoeia, USP)鼠疫疫苗用鼠疫杆菌毒力株195/P生产,这使鼠疫疫苗有了改进[103]。在20世纪90年代,只有几个供应商提供KWC疫苗。美国药典鼠疫疫苗含有甲醛灭活的细菌,以前由Cutter药厂生产,1994年后由Greer药厂生产,但1999年停产。直到2005年11月,另一种由澳大利亚联邦血清实验室(Common-wealth Serum Laboratories, CLS)[104]生产的KWC疫苗在澳大利亚获准临床使用。这种疫苗含有高温灭活的细菌(鼠疫杆菌195/P株),细菌悬浮在含0.5%(W/V)苯酚的盐水中,制成浓度为3×10^9/ml的灭活菌体悬浮液。在初次免疫程序中,疫苗通过皮下注入,成人接种2剂,每剂0.5ml,间隔1~4周,儿童的免疫程序有修改(表45.1)。推荐每6个月加强接种一剂。虽然后文讨论的重组亚单位疫苗已进入研究性新药阶段,但是现在还没有获准广泛使用的鼠疫疫苗。

表45.1 联邦血清实验室灭活全细胞疫苗的免疫程序和剂量

受种者年龄	接种剂量/ml			
	第一次剂量	第二次剂量	第三次剂量	加强剂量
6月龄至2岁	0.1	0.1^a	0.1^a	0.1^b
3~6岁	0.2	0.2^a	0.2^a	0.2^b
7~11岁	0.3	0.3^a	0.3^a	0.3^b
>12岁	0.5	0.5^a	—	0.3^c

^{a} 前一剂后1~4周。
^{b} 第3剂后6个月。
^{c} 第2剂后间隔6个月,当对以前剂次的疫苗有反应时,剂量可以减少为皮内注射0.1ml。

减毒活疫苗

1895年,Yersin生产了第一代用于实验疫苗的减毒活鼠疫杆菌疫苗,但由于担心毒力回复而没有被用于人类。1926年,在马达加斯加一名腺鼠疫患者体内分离到了EV株,并开发成为EV76株。这种菌株在体外传代6年后才被证实毒力发生了衰减[105]。EV76株及其衍生物已被用于人类的预防接种,尤其是在苏联和法国的殖民地。导致EV76株减毒的遗传缺损尚未确定,但是已知这一菌株是色素形成(pimentation, pgm)变异株,能阻止细菌同化氯化血红素[4],并导致细菌表面特性改变[38]。在20世纪30年代,开发了其他活疫苗株,其中包括Tjiwidej株[106]。Tjiwidej株的衰减是由于V抗原表达缺失造成的[107]。它被用于马达加斯加和爪哇的有限的现场试验[105]。然而,由于这些菌株存在毒力回复的风险以及引起疾病的严重性,目前活疫苗尚未在市场上供应,也未获准用于人类[105]。

疫苗的安全性也进行了评估。接种EV株可引起局部肿胀、高达15cm直径的红斑及发热伴头痛、虚弱和不适等接种反应,有些严重的反应可能需要住院治疗。虽然接种这些菌株可以预防腺鼠疫和肺鼠疫,但上述接种反应却使其得不偿失。

亚单位疫苗

目前,由提纯的重组蛋白组成的疫苗已处于研发后期,为下一代鼠疫疫苗的代表。这种疫苗是由重组F1蛋白和V蛋白组成以铝为佐剂的液体疫苗,已经成功进行了Ⅱ期临床试验。F1蛋白和V蛋白是由亲代菌株自然产生的毒力因子。而且在良好生产规范的条件下,该蛋白被克隆,并在无害的大肠埃希菌中表达[108-111],提纯后由铝吸附。由此产生的疫苗的安全性和免疫原性已在145个临床试验志愿者中得到验证。这种疫苗的变种也在筛选和发展中,其原理是F1的C羧基端的基因融合到V的N羧基端产生重组融合蛋白(rF1/V)[112]。与KWC疫苗相比,亚单位疫苗的主要优势是免疫程序简化,并能快速引起保护性免疫,降低反应原性。这种亚单位疫苗制剂灵活,可以通过非侵入性途径给药。迄今为止,口服的rF1和rV亚单位疫苗在小鼠模型中有大约60%的针对鼠疫杆菌的防护[113]。

疫苗接种的结果

免疫应答

对KWC疫苗的免疫应答主要针对F1抗原,因为在这些疫苗中V抗原含量较低或检测不到[114]。在动物模型中,用被动血凝试验测定的F1抗体滴度与对鼠疫的防御作用相关[115]。在$1×10^3$~$5×10^5$CFU的鼠疫杆菌攻击时,F1抗体的被动血凝滴度为128的动物有90%存活,而滴度是32~64或16的动物的存活率分别为46%和6%。免疫后的动物[75]或人[116]的血清用于被动免疫的研究表明,F1抗体被动血凝滴度为1:128以上具有保护作用。然而,公认的证明疫苗有效性的实验包括小鼠血清的被动免疫和可接受的MPI。对Greer药厂疫苗的研究表明,55%~58%的个体在接种2剂疫苗后能产生抗体应答,并有可接受的MPI[5];然而,即使接种了多剂疫苗(平均5剂),还是有8%的人没有产生任何抗体应答。

在下一代疫苗中,F1和V抗原结合的原理是诱导免疫应答以对抗自然感染期间由这些抗原构成的主要毒力机制。来自动物模型[114]和临床试验[117]的证据表明,两种抗原都有免疫原性并且它们之间具有协同作用。候选疫苗中以铝吸附的F1和V抗原的重组基因融合物(rF1/V)为主[112]。早期发表的工作概述了重组F1和V抗原的组合,并被铝吸附(rF1+rV)[114]。下文中将会进行介绍。

临床免疫原性

超过400名健康志愿者参与的rF1-V疫苗的免疫原性研究表明,疫苗具有良好的安全性和免疫原性[18]。rF1-V疫苗的免疫原性可以通过测定抗体滴度和抗体功能进行评价,这需要在幼稚动物接受细菌攻击前把免疫血清被动转移到它们体内[119]。类似的,由32名健康志愿者参加的Ⅱ期安全性和免疫原性试验对rF1+rV疫苗的免疫应答进行了评价[117]。第一个试验的数据已经发表。数据显示,除最低剂量组的1名志愿者仅对rF1有应答外,所有观察对象在初免后都产生了F1和V的血清特异性免疫球蛋白G(immunoglobulin,IgG),IgG在加强接种(21天)后达到顶峰[117]。针对V抗原中保护性B细胞表位的小鼠抗V抗原单克隆抗体(monoclonal antibodies,mAb)的识别,以及把抗体被动转移到小鼠体内能可靠地防御活菌攻击,都有助于功能性抗体的评价[117]。研究发现,人类抗体(以及参考猕猴抗体)在体外能与单克隆抗体(mAb)竞争结合rV,通过被动转移也能保护幼鼠[117]。这表明对保护性B细胞表位的识别存在于小鼠、猕猴和人中。志愿者针对rV的总IgG和竞争结合rV的IgG滴度在21天和28天有显著相关性($P<0.001$)[117]。人免疫血清中的免疫保护力被动转移到小鼠体内,使用回归分析确定抗rF1和rV的IgG滴度在21天($P<0.001$)和28天($P<0.03$)也均有显著相关性[117](图45.2)。因此,在未来的临床试验中,具有潜在保护作用的血清学免疫相关标志被证实可以用作rF1/V疫苗的保护替代标志物,但不能用在传统的3期效力试验中[119]。动物模型显示,依赖于细胞介导免疫(cell-mediated immunity,CMI)机制诱导的保护替代标志物是必须的[67,120],但是,由于需要的新鲜全血样本难以获得,所以大型试验中很难测定细胞介导免疫。疫苗受试者血液样品的流式细胞检测分析显示,细胞活化的标志物没有显著变化,但流式细胞术技术可以很好地提高检测灵敏度,使其成为监测细胞介导免疫发展的可行方法[117]。

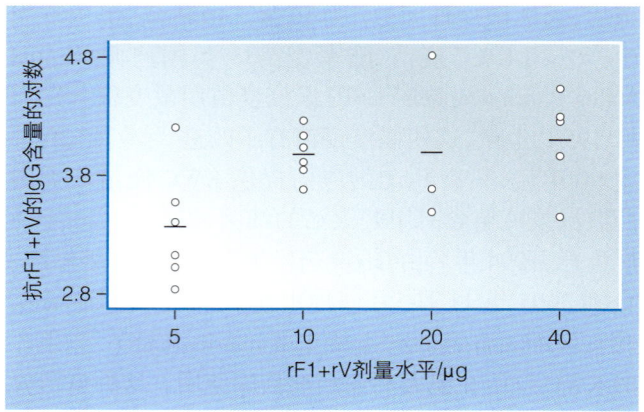

图45.2 rF1+rV疫苗的剂量与其Ⅰ期临床试验中应答水平的关系。志愿者初次免疫接种1剂并在21天加强1剂。在21天(加强接种前)至70天期间,免疫球蛋白G(IgG)应答采用抗rF1及rV的IgG的对数(log10)应答曲线下面积的和来衡量
摘自 Williamson ED, Flick-Smith HC, LeButt CS, et al. Human immune response to a plague vaccine comprising recombinant F1 and rV antigens. Infect Immun, 2005, 73:3598-3608.

综合临床和非临床数据

没有一种已研发的鼠疫疫苗开展过随机临床对照现场研究[121]。虽然临床对照研究是可取的,但由于鼠疫病例散在发生,发病率较低,使得这类研究难以实施。因此,疫苗有效性的证据只能依据于多个动物实验的综合研究结果,例如疫苗在人体中诱发的抗体可以被动保护动物的证据,以及零星的资料,例如从越南获得的数据。从1961年到1971年,越南成千上万的平民感染鼠疫(333例/10^6人年),但同期在越南接种过KWC疫苗的美国军队中鼠疫的发病率却很低[122](共8例病例,发病率为1例/10^6人年[5,122])。虽然鼠疫发病率的差异可能是因为这些人群暴露于鼠疫杆菌的程度不同,但值得注意的是,许多军事人员同样发生了由鼠蚤传播的斑疹伤寒[5]。此外,血清学研究表明,一些免疫个体暴露于鼠疫杆菌后发生亚临床感染[102]。KWC疫苗对防御肺鼠疫的有效性还存在疑问,然而,已经有在接种疫苗人群中发生肺鼠疫的报告[97,123]。

因此对鼠疫这样的疾病,临床现场试验相当困难,并且效力实验既不实际,也不可行。唯一的办法是通过比较临床研究和非临床研究得到的免疫学结果来预测其有效性,特别是后者,因为它可以衡量保护效果,导出保护作用的免疫相关标志(图45.3)。这些数据显示,替代标志物可以从临床研究中获得,这表明疫苗接种者产生了保护性免疫[124]。在下一节中,我们将回顾亚单位疫苗在相关动物模型中效力的非临床研究证据。

非临床研究保护效力的结果

在鼠科动物模型中,接种两剂KWC疫苗能可靠地防御5 000LD_{50}鼠疫杆菌的皮下攻击,部分防御50 000LD_{50}的鼠疫杆菌的皮下攻击(存活率为60%)[73]。大不相同的是,接种过两剂KWC疫苗的小鼠受到大约18LD_{50}的鼠疫杆菌经空气途径攻击后全部死亡[90]。虽然仅仅这些数据未必说明灭活疫苗在防御人肺鼠疫的不足之处,但上述研究有全面的证据表明,KWC疫苗防御腺鼠疫的效力优于防御肺鼠疫的效力。然而,所有这些研究都是使用鼠疫杆菌F1+株进行的。这种疫苗防御自然感染中很少见的鼠疫杆菌F1-株的功效,还没有经过充分测试。

对小鼠免疫接种EV76减毒活疫苗株,可以诱导小鼠防御鼠疫杆菌毒力株的皮下和吸入攻击[73]。在这方面,这种疫苗性能优于KWC疫苗(表45.2)。与KWC疫苗相比,活疫苗有增强的保护作用,这归因于以下三个因素。首先,KWC疫苗不包含可检出水平的V抗原[114],并且,无体外淋巴组织增生性记忆应答或在KWC疫苗接种者体内检测不到V抗原的IgG[125]。第二,对细菌采用化学或加热灭活的方法,会导致其表面组分如F1抗原的结构变化[74];第三,小鼠对EV76疫苗的局部应答还表明会发生有限的局部感染,并因此延长对抗原补体的暴露时间。减毒活疫苗诱发的免疫应答可能比KWC疫苗诱发得更可靠。

表45.2 灭活疫苗、EV76疫苗、F1+√抗原亚单位疫苗对鼠疫杆菌GB株的保护作用

疫苗	对鼠疫杆菌(LD_{50})攻击的保护作用(存活率)	
	皮下途径	吸入途径
对照	0(10^1)[a]	0(10^2~10^3)[b]
KWC疫苗	60(2×10^6)[a]	80(19)[d]
EV76	100(2×10^9)[a]	100(150)[c]
F1+V	100(2×10^9)[a]	100(10^2~10^4)[b,d]

[a] 在BALB/c小鼠中测试[104]。
[b] 在BALB/c、CBA、C57Bl6、CB6F1小鼠中测试[121]。
[c] 通过鼻内途径在Porton远系小鼠中测试[9]。
[d] 在Porton远系小鼠中测试[115]。
EV76,鼠疫杆菌减毒活疫苗株;F1+V,含有鼠疫杆菌F1和V抗原的亚单位疫苗。

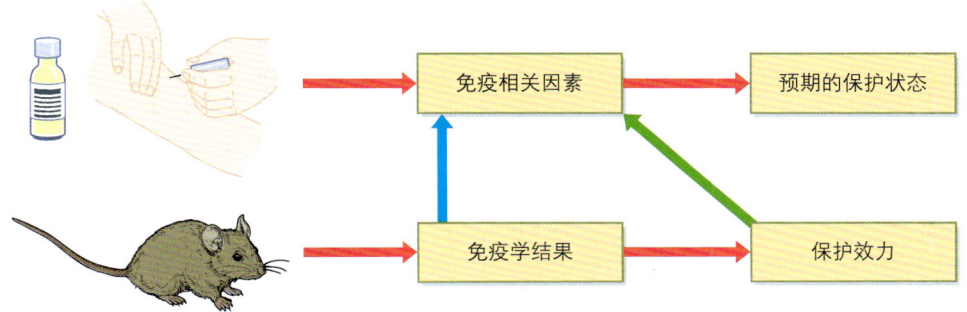

图45.3 影响保护作用免疫相关因素的临床和非临床研究

大量工作已经在小鼠[126]、豚鼠[71]和恒河猴[127-132]模型中展开,通过这些工作,提出了免疫相关机制。虽然中和抗体滴度能防御暴露,但显然,细胞介导免疫是充分保护和最终从宿主清除细菌的关键。

使用明矾为佐剂,用天然 F1 或 rF1 抗原通过腹腔或肌肉途径免疫小鼠,诱导的免疫应答能保护小鼠抵抗 10^5CFU 的鼠疫杆菌毒力株的皮下攻击[74,114]。虽然 F1 抗原诱导的免疫应答也能抵抗 $100LD_{50}$ 鼠疫杆菌 F1+ 株的吸入攻击[74],但是有人担心,仅基于 F1 抗原的疫苗不能防御天然存在的有毒力的鼠疫杆菌 F1– 株,(尽管只报道这样一个天然存在的菌株)。小鼠注射以明矾为佐剂的 V 抗原产生的免疫保护作用能抵抗 $4×10^6$CFU 的鼠疫杆菌的皮下攻击[108]。与 F1 抗原相比,V 抗原的明显优势是能诱导对有毒力的鼠疫杆菌 F1– 株的免疫防御,有报道称其能防御 $1000LD_{50}$ 及以上的鼠疫杆菌 F1+ 株或 F1– 株的吸入攻击[133]。为了抵抗有毒力的鼠疫杆菌 F1– 株,重组截短的 V 蛋白(rV10,缺少残基 271~300)已经在小鼠、大鼠、豚鼠和非人灵长类动物中测试并证明其可以预防肺鼠疫[134]。在小鼠模型中,用 80μgF1+80μgV 亚单位的组合诱导快速的保护性免疫可以在免疫后 1 天内实现对 $100LD_{50}$ 的鼠疫杆菌 KIM 的保护,而暴露后免疫提供部分保护[135]。

F1 和 V 抗原免疫的小鼠不能抵抗大剂量(例如 10^9CFU)鼠疫杆菌的皮下攻击[114]。然而,腹腔免疫多剂 F1 和 V 抗原混合剂后能防御这种攻击[114]。该联合疫苗还能保护小鼠抵抗 $100LD_{50}$ 鼠疫杆菌的吸入攻击(表 45.2),这表明该疫苗能保护人类抵御肺鼠疫[90]。这种亚单位联合疫苗的优势不仅能增强抗病水平,还能同时产生保护作用抵抗鼠疫杆菌 F1+ 株和 F1– 株。

一项使用 4 种不同的单体型和两种性别的小鼠的系统研究显示,所有小鼠都对 rF1 和 rV 抗原免疫产生高滴度抗体应答[136]。对两种抗原的应答受到蛋白质构象的影响[110,137],rF1 与 rV 最适宜的比例是 rF1 超过 rV 摩尔的两倍[138]。当 F1 抗原的 C 端与 V 抗原的 N 端基因融合时,小鼠对这些抗原也能产生抗体应答[112]。

rF1+rV 疫苗也已成功地用于免疫豚鼠和灵长类动物。豚鼠体内抗 rF1+rV 的抗体滴度也与保护作用相关,并且,豚鼠体内的特异性抗体(IgG)被动转移到幼鼠体内可保护后者对抗鼠疫杆菌攻击[71]。用 rF1 和 rV 抗原免疫的食蟹猴产生高滴度的特异性抗体,可以同 V 型特异性和保护性单克隆抗体 7.3 竞争与 V 抗体结合,并被动保护幼鼠对抗细菌攻击[127];它还可用作人类血清被动转移的阳性参照[117]。一项较新的研究表明,铝吸附的 rF1+rV 或 rF1/V 抗体免疫食蟹猴,可完全保护他们在吸入鼠疫杆菌后不发生肺鼠疫[128,130,131]。

保护性免疫机制

在过去几年里,rF1+rV 疫苗诱导保护性免疫的机制,已经成为大量研究调查的主题。F1 荚膜被认为能够通过防止补体介导的调理作用来抑制对细菌的吞噬作用[52,139]。另外,诱导的抗 F1 抗原的抗体可能调理细菌,并促进抗体依赖性细胞毒性作用。有些接种过疫苗的动物也确实显现出能带菌,甚至是 F1-突变株[74]。在诱导高滴度的抗 F1 抗体方面,KWC 疫苗不如纯化的 F1 抗原有效[74,114]。抗 V 抗原的抗体在对鼠疫的防御中也很重要,V 抗原免疫接种可恢复宿主产生肿瘤坏死因子 -α(TNF-α)和 γ 干扰素(INF-γ)的能力[58]。因此,V 抗原能使宿主产生正常的炎症反应,从而使宿主的吞噬细胞能清除受 F1 抗体调理的细菌。此外,V 抗原组成Ⅲ型系统的注入体的一部分[56],并暴露于细菌表面[140],这使得其在细胞外有充足的时间成为预防接种产生的或被动转移的抗体靶[100-102]。抗 V 抗原抗体通过鼠疫杆菌进入宿主细胞抑制 Yop's 移动[141],这种抑制依赖于抗体与细菌细胞表面的结合,这归功于直接促进多形核白细胞(polymorphonuclear leucocytes,PMNL)对鼠疫杆菌的吞噬作用[141]。虽然小鼠模型中对鼠疫的防御作用已被证明与抗亚单位的特异性 IgG 滴度(具体地说,对这种铝吸附疫苗应答产生的小鼠 IgG1 亚类)有关[138],但毫无疑问,rF1+V 蛋白免疫后的保护机制也涉及 T 细胞记忆,这已在小鼠模型中证实[125,138,142]。在小鼠中,对铝吸附的 F1+V 疫苗的 T 细胞应答偏向于辅助性 T 细胞 2 型(T-helper cell type 2,Th2),这种应答具有高度保护性。然而,最近的研究表明,虽然把在 Ribi 佐剂系统中配制的 F1+V 蛋白接种到 IL4T 小鼠(白介素 -4 受体基因敲除)诱导以 Th1 型为主的应答,但是它们的抗血清被动转移到 B 细胞缺陷、不能产生内在抗体的小鼠,能完全保护后者抵抗活菌攻击[143]。此外,在 stat4 信号通路定向基因缺失(防止 IL12 信号与 stat4 受体连接)和消除 Th1 型应答,将导致保护作用减弱,而具有 stat6 信号通路定向基因缺失的和没有 Th2 型活动的小鼠能充分防御活菌攻击[144]。因此,抗体主要对细胞外感染有高度防御作用,但细胞介导的免疫[145]以及独特平衡的 Th1/Th2 型细胞活动[144],提供了最佳的保护策略。最新的研究数据支持这一观点。最新的数据表明,在受到细菌攻击前接种 rF1/V 疫苗但缺少 TNF-α 和 IFN-γ 的小鼠,其存活率比只接种疫苗的对照低很多[120],这就说明 Th1 细胞因子在免疫保护形成的过程中起了关键作用[146,147]。

保护作用的相互关系和替代标志物的效力

总之,rF1/V 疫苗保护作用的相互关系依赖于不能独立运行的抗体介导和细胞机制。从疫苗接种和感染的非临床模型得到的对机制的认识,能够对潜在效力的替代标志物进行鉴定[148]。替代标志物的测定可以包括:体外抑制假结核耶尔森氏菌的细胞毒性构建表达鼠疫杆菌 V 抗原[149];将人类免疫血清被动转移到幼小动物模型中[117];使用离体的外周血单核细胞,和在例如酶联免疫斑点或类似形式中的次级回忆应答,对细胞介导免疫进行评估。判定预防鼠疫的统计学上有效的免疫相关指标,并使用这些来建立替代标志物的许多工作正在进行中。随着对鼠疫杆菌致病性的分子基础,以及先天性和适应性免疫反应机制的了解越来越多,在这方面将获得更多的进步,这将加快下一代疫苗的开发。

疫苗使用适应证

可能接触鼠疫杆菌毒力菌株的工作人员(例如,研究人员和实验室工作人员),或在鼠疫流行地区经常接触鼠疫的野生动物宿主及跳蚤的人群,应当接种疫苗。在流行地区工作的人员(如应急工作人员、军事人员、野外工作人员和农业顾问)也可以考虑接种,特别是在有可能暴露于剧烈的地壳局部运动引起的动物鼠疫时[5];但接种鼠疫疫苗不是前往流行国家的法定要求。在鼠疫流行区接种疫苗也不是一种常规规定,因为鼠疫的发病率较低,并且大多数情况下都是腺鼠疫,应用抗生素可以治愈。以前可用的 KWC 疫苗由于需要几个月时间才能诱导保护性免疫力,因此在控制散发的鼠疫流行方面效果有限。但是,新的 rF1/V 疫苗诱导免疫应答较快,一旦获准使用,在其他措施不能控制并经常有强烈鼠疫活动的地区,在本土人群中使用是可行的。此外,获得使用许可的亚单位鼠疫疫苗还可以阻止鼠疫杆菌被用作潜在的生物武器。虽然抗生素也可能防御鼠疫,但是抗生素的库存量是否足以在长时间内供大量人群使用,尚不清楚。此外,在大量人群中长期使用广谱抗生素的适宜性也受到关注。一般认为在数量相对较少的人群中使用抗生素有明显的效用,而对整个人群来说接种疫苗更适宜。目前,如果没有任何迹象表明疾病迫近,似乎不大可能对全体人群进行常规的、大规模的疫苗接种。但是,如果疫苗要为居民提供保护,则需要在短时间内提供疫苗并诱导快速的保护性免疫应答。

暴露后预防

以前,许可使用的 KWC 疫苗不适于暴露后使用,因为需要数月才能完成基础免疫程序。即使在暴露后使用能较快诱导免疫力的 rF1/V 疫苗,也无法充分、快速地保护被感染的、没有免疫力的个体。在可能接触鼠疫杆菌的情况下,就要考虑使用抗生素,即使已经完成全部 KWC 疫苗接种程序的个体也要使用,因为这种疫苗对肺鼠疫的防御作用较弱。在暴露后情况下,被动免疫治疗将很有发展前景。

注意事项和禁忌证

KWC 疫苗不能用于对任何疫苗成分(例如牛肉蛋白质、大豆、酪蛋白、亚硫酸盐、酚或甲醛)有过敏史的个体。KWC 疫苗在未满 18 岁的未成年人或孕妇中的安全性和有效性还不清楚,rF1/V 疫苗也同样如此。

免疫持久性

探讨 KWC 疫苗免疫接种后的免疫力持续时间的研究很少。不过,一般认为免疫力是短暂的,所以间隔 6 个月要进行加强免疫以确保保护性应答的持久性。一剂 EV76 株衍生的减毒活疫苗可以预防腺鼠疫和肺鼠疫长达一年之久[150]。非临床数据表明,在小鼠模型中使用 rF1+rV 组合疫苗单次免疫后,可诱导长达 9 个月的免疫[125]。观察发现,使用 rF1+rV 疫苗免疫后的食蟹猴体内的能够与单克隆抗体 7.3 竞争结合 V 抗原的有效 IgG 滴度可维持 1 年以上[127]。确定免疫方案和加强免疫需求时,需要在 rF1-V 疫苗免疫持久性研究中开展类似的监测。

安全性

已知 KWC 疫苗对人体有反应原性[151,152]。Cutter 疫苗制造商报告,约 10% 的接种者发生身体不适、头痛、局部红斑、硬结、或轻度淋巴结肿大等反应;其他研究人员也报道过这些副作用的发生率[105]。Greer 疫苗制造商提供的数据表明超过 10% 的接种者出现副作用。KWC 疫苗接种引起的过敏反应,主要表现为荨麻疹,但鲜有发生[151]。一项研究发现,先前接种过 EV 活疫苗者副作用发生频率较高[105]。

在一篇关于减毒活疫苗如 EV76 疫苗使用的综述中,Meyer 和同事报道在苏联进行的一项研究中,有 20% 的接种者出现发热、头痛、乏力和不适。较常见的是接种部位周围红晕,其直径可达 15cm。有些严重的全身反应需要住院治疗。减少副作用发生率的许多努力均未成功,包括通过不同途径接种疫苗,如划痕法、吸入途径甚至眼内途径[153]。同样令人关注的是,发现 EV76 株能够导致一些动物疾病。Russell 和他的同事报道,小鼠接受鼠疫杆菌 EV76 株免疫后引起严重副作用,偶尔(约 1%)可致死[73],据报道疫苗可在非洲绿猴中引起致死性感染[153]。

相比之下,在首次报告的、32 个健康志愿者进行的临床 I 期试验中,rF1+rV 被证明是安全的,耐受性良好[117]。对 4 个剂量水平进行了评估,并没有疫苗引起严重或剧烈不良事件的报道。rF1/V 疫苗进一步的临床试验正在较大的人群中研究其安全性和免疫原性,并通过保护的替代标志物来预测其效力[119]。

未来发展

随着 KWC 疫苗的停产,最有可能作为替代的中间形式是可注射的重组 F1 和 V 抗原亚单位疫苗,可望诱导产生更迅速和更全面的免疫力。确实,这种亚单位疫苗可能是第一种非活菌疫苗,可用以防御鼠疫的最危险类型——肺鼠疫。目前正在开发一种可注射的、铝吸附的制剂,而另一种可供选择的重组融合蛋白制剂可能具有自我给药或黏膜给药的潜力。许多关于 F1 和 V 抗原的微囊制剂以及微囊化疫苗黏膜免疫以达到保护性免疫的研究已经开展[142,154]。

聚合物囊包裹不但可给予接种途径更大的灵活性,而且有利于增强疫苗的稳定性,并消除对冷链存储的需求。现在已经进行了许多改进来优化这些配方,既可将已混合的抗原一起微囊化,又可分别微囊化后再混合。每种情况下亚单位疫苗都保留免疫原性[155]和保护功效[137,156]。进一步的改进包括稳定性、疏水性聚合物的取代和控制粒子的大小及装载方法[126]。目前已研发了适用于鼻腔或胃肠外接种的微球制剂,在小鼠模型中,间隔给两次[157]或只给一次[158]就能完全对抗鼠疫杆菌吸入攻击。脂质体包封的鼠疫亚单位疫苗提供了另一种黏膜免疫途径[154]。此外,一种 rF1/V 喷雾干粉制剂已被证实对小鼠经皮或肌肉给药可获得高度的免疫原性[159]。通过先进的透皮贴剂给药是可行的[160],并将提供一种替代的非侵入性的方法来接种的 rF1 和 rV 亚单位疫苗[161]。

口服鼠疫疫苗的最有前途的方法是使用表达 caf 操纵子的鼠伤寒沙门菌,该法能诱导高水平的保护作用,防御鼠疫杆菌皮下攻击[162,163]。

其他亚单位

研究人员在识别其他保护亚单位蛋白方面已经做了很多努力,但直到最近还没有成功。耶尔森氏菌分泌蛋白 F(Yersinia secretory protein F,YscF)与 V 抗原构成 III 型系统的注入体,经小鼠体内试验证实,YscF 的免疫作用可防御鼠疫[164]。另外,给小鼠接种含有 Yops B、D 和 E 的 Yop 转位复合物的疫苗可以预防感染 F1- 鼠疫杆菌[165]。因此,将 YscF 添加到未来的亚单位疫苗配方里,能够极大地增强疫苗的保护效果。

另外,一项较新的研究表明,缺乏 Lcr 质粒的假结核耶尔森氏菌能够防御鼠疫,这表明除了 F1 抗原及 III 型系统成分,还存在其他保护性抗原[166]。

减毒活疫苗

尽管 EV76 活疫苗的使用可导致不可接受的局部和全身副作用[153],但它能诱导对鼠疫的抵抗作用,这促使了一些发展合理的鼠疫杆菌减毒株疫苗的研究。实现这一目标的工作基于对其他革兰氏阴性病原菌的发现,即通过在细菌生长、毒力或宿主中生存所必需的基因中引入突变,可使这些细菌减毒,并且减毒突变的性质可影响这些疫苗的免疫原性和反应原性。已经构建并测试了具有 $aroA$[167]、$phoP$[168,169] 或 $htrA$[170] 基因突变的鼠疫杆菌菌株,但在小鼠体内仅有轻微减毒,不适用于研制人用减毒活疫苗。

然而 dam 基因的突变导致鼠疫杆菌减毒 2 000 倍,并且在小鼠暴露于亚致死剂量的突变株后能抵抗此后有充分毒力的鼠疫杆菌攻击[171]。更给人深刻印象的是,被认为对不良环境的应答有缺陷的鼠疫杆菌 pcm 突变株,在小鼠中毒力减弱 10^7 倍[172]。pcm 突变株免疫后诱导的免疫应答优于 EV76 疫苗,这表明它可能替代 EV76 成为一种安全有效的疫苗。对鼠疫杆菌基因组测序已确定了一系列可能使减毒活疫苗失活的其他基因[32]。例如,基因编码的脂蛋白(lipoprotein,lpp)以及参与了脂多糖(lpxM)修饰的酰基转移酶已被证明突变时会减毒[150,173]。为了确保减毒活疫苗的安全性,需要在独立的路径发生多重突变来降低毒力回复的风险。多重减毒突变的影响很难预测,因为多重突变可能导致过度减毒,这将影响诱导产生足够的保护性免疫应答。

另一种策略是使用一个具有较低毒力的密切相关的物种,并利用交叉免疫。例如,假结核耶尔森氏菌的减毒突变体能够诱导抵抗鼠疫杆菌的强烈的保护性免疫反应[174]。缺乏高致病岛的自然产生的减毒株、假结核耶尔森氏菌超抗原和Ⅳ型菌毛也同样能够诱导抵抗鼠疫的保护性反应[175]。使用毒力较低的菌株除了可以减少风险之外，还具有口服给药后能够诱导免疫的优点，这表明无针疫苗是可以实现的。

（崔树峰　温宁）

本章相关参考资料可在"ExpertConsult.com"上查阅。

第46章 肺炎球菌结合疫苗和肺炎球菌常见蛋白疫苗

Keith P. Klugman、Ron Dagan、Richard Malley 和 Cynthia G.Whitney

前言

1929年 Avery 与 Goebel 首先证明了荚膜多糖结合蛋白质后呈现出免疫原性[1],60年后,20世纪90年代b型流感嗜血杆菌(Hib)结合疫苗效果的证明(见第23章),催生了2000年的一项杰出公共卫生干预措施—用肺炎球菌多糖结合疫苗预防婴幼儿肺炎球菌疾病。急性呼吸道感染是全球婴幼儿的主要死因,据估计2013年约935 000名(不确定区间,817 000~1 057 000)5岁以下儿童因急性呼吸道感染死亡[2]。另一项研究表明,2013年5岁以下儿童下呼吸道感染造成的5岁以下儿童的死亡人数与上述结果相似(905 100,95%不确定区间,797 900~1 015 900)[3]。虽然导致婴儿死亡的首要病因仍是肺炎,但2000—2013年,儿童肺炎死亡数随肺炎、腹泻和麻疹的降低减少近一半[2]。2015年的一项研究表明下呼吸道感染造成5岁以下儿童死亡人数为703 900(95%不确定区间,651 000~763 000)。虽然抗生素使用的增加可能起了主要作用,但Hib和肺炎球菌结合疫苗(PCVs)的使用也产生了重大影响[3a]。用先进方法分析发达国家和发展中国家肺炎球菌结合疫苗临床试验效力数据,可估算2013年肺炎球菌造成5岁以下儿童因死亡264 000人(可能范围,155 700~365 800)。然而,由于PCV抗肺炎球菌肺炎的有效性可能不及抗侵袭性疾病的有效性,相关计算可能低估了肺炎球菌造成的死亡人数[3]。2015年的一项研究结合该因素修正估算5岁以下儿童因肺炎球菌肺炎死亡393 000人,可能范围为228 400~532 300[3a]。

本章回顾比肺炎球菌多糖疫苗(PPV)覆盖面渐广、效果更强的肺炎球菌多糖-蛋白结合物、分离肺炎球菌蛋白与全菌体肺炎球菌疫苗的发展历程。肺炎球菌结合疫苗在这些技术路线中最为先进;在多个国家进行的大规模、随机临床试验证实了其抗侵袭性疾病[4-11]与中耳炎的有效性[11-13]。多数发达国家已普及肺炎球菌结合疫苗,截至2015年底,73个全球疫苗和免疫联盟(GAVI)合格发展中国家中超过50国引入该疫苗。肺炎球菌结合疫苗的总体有效性很大程度上体现在疫苗株血清型抗原的作用,降低了疫苗株血清型肺炎球菌的社区传播。在美国,婴幼儿免疫接种几乎消除了儿童和成人中疫苗株血清型肺炎球菌疾病[14,15],且医院内减少的非菌血症性肺炎病例中90%以上归因于幼儿接种疫苗形成的成人群体保护作用[16]。同时,因疫苗保护作用很大程度上局限于特定的疫苗血清型,疫苗效果会因宿主携带非疫苗血清型病菌的更替及更替血清型菌致病力的变化而减弱。在发展中国家也观察到PCV的群体免疫作用[17]。第一项老人群体随机临床试验证明了PCV抗疫苗血清型肺炎球菌所致菌血症和非菌血症肺炎的效果[18]。肺炎球菌蛋白疫苗的开发仍处于早期阶段,其他技术路线,如针对T细胞免疫开发的疫苗,包括灭活全细胞疫苗,均处于临床前研究或早期临床研究阶段。一种联合了肺炎球菌多糖结合物和非结合肺炎球菌蛋白的疫苗已于2015年完成了Ⅳ期临床试验。该疫苗显示安全且具有免疫原性,但蛋白对于肺炎球菌的携带没有影响[18a]。

发病机制

除大型类人猿外[19],人类是肺炎球菌的唯一自然宿主。然而,其他哺乳类动物,如宠物(如马、狗、猫、豚鼠)、动物园观赏动物(如海豚)及实验动物(如小鼠和大鼠)[20]可通过饲养其的带菌饲养员传播获得肺炎球菌病原体。肺炎球菌寄居于人鼻咽部,并从该部位通过呼吸道飞沫传给他人。大多数情况下,鼻咽部肺炎球菌未清除前为无症状携带状态。携带时间与年龄和血清型有关[21-23],某些情况下,通常感染后不久,肺炎球菌可从局部扩散至周围引起黏膜病变,如到达中耳(引起中耳炎)、鼻窦(引起鼻窦炎)或肺部(引起肺炎)。此外,肺炎球菌可引起死亡率相当高的全身性感染,包括菌血症和脑膜炎,以及较少见的关节、骨骼和软组织感染。

肺炎球菌荚膜多糖是肺炎链球菌最重要的毒力因子[24,25],虽然不是唯一的[26]。荚膜多糖通过屏蔽抗体和补体等机制,显著增强了肺炎球菌的抗吞噬作用。在动物模型中,荚膜可促进细菌对上皮细胞的黏附作用。缺乏荚膜的肺炎球菌菌株可引起结膜炎[27],却很少从侵袭性疾病病例中分离出来。肺炎球菌毒力部分取决于几类血清型特异性特征,如荚膜多糖的化学组成和分子大小[23,28]。不同血清型肺炎球菌毒力随其荚膜激活补体经典和旁路途径、沉积并降解其上补体成分、抗吞噬作用不同而变化[29,30],且其诱导抗体的能力也不同。动物模型及肺炎球菌结合疫苗临床试验充分证明肺炎球菌荚膜多糖抗体是保护性抗体[31,32]。

背景

读者可参看第47章,该章对肺炎球菌疾病的临床和细菌学进行了讨论。

流行病学

肺炎球菌结合疫苗应用前的儿童肺炎球菌感染

美国引入7价肺炎球菌结合疫苗(PCV7)前,肺炎球菌每年导致约17 000例小于5岁儿童罹患侵袭性肺炎球菌疾病、700例脑膜炎和200例患儿死亡[33]。6~11月龄儿童侵袭性肺炎球菌疾病年发病率最高,为235/10万[33],2~4岁降为35.2/10万,5~17岁青少年发病率最低(3.9/10万)[34]。加拿大报道各年龄段发病率与美国相似,但最年幼儿童发病率相对较低,而6~17月龄发病高峰到161.2/10万[35]。

欧洲7月龄到1岁幼儿感染程度最高,2岁以下儿童次之,之后一直到十几岁稳步下降[36,37]。但测得欧洲肺炎球菌感染发病率一般比美国低很多[38]。如在英格兰和威尔士,20世纪90年代末6~11月龄婴儿侵袭性肺炎球菌疾病发病率为35.8/10万[39],而美国为235/10万。芬兰2岁以下儿童侵袭性肺炎球菌疾病发病率为45.3/10万[37],认为此差异主要源于美国常对门诊病人进行血培养检测,而欧洲常仅对住院病人进行血培养[40]。

幼儿无病灶菌血症比稍高龄者更常见[33,36,37,41],占美国幼儿侵袭性肺炎球菌疾病的60%~70%[33,42,43]。肺炎和脑膜炎是常见程度仅次于菌血症的侵袭性疾病,但确诊脑膜炎病死率保持最高[36,41,44]。美国引入Hib疫苗后Hib疾病大幅下降,肺炎球菌成为细菌性脑膜炎和隐性菌血症的首要病因[45,46]。随着儿童年龄增长,肺炎球菌所致脑膜炎和无病灶菌血症比例有所降低,而肺炎比例则有所增加[42,44,47,48]。

美国使用PCV前因急性中耳炎(acute otitis media,AOM)就诊年人次约1 500万[49],年费用估计为50亿美元[45]。肺炎球菌感染是最常报告的中耳炎病因,公开数据显示,18%~55%中耳炎患者的中耳液中检出肺炎球菌病原体[51-54]。

以下人群肺炎球菌疾病负担最重且接种普通肺炎球菌多糖疫苗(pneumococcal polysaccharide vaccine,PPV)免疫原性最差:2岁以下儿童;老人(≥65岁);免疫功能不足者,包括HIV感染者和恶性肿瘤患者;患有功能性或解剖位无脾者、慢性心血管疾病、肺病或肝病者疾病负担也很沉重[33,55-57]。无潜在疾病个体中,2岁以下儿童对肺炎球菌感染最为脆弱。有证据表明在诸如日托中心之类的公共拥挤场所,感染肺炎球菌风险会进一步增加[43,58]。

少数种族群体儿童肺炎球菌感染率与一般人群差异很大:PCV7疫苗上市前,美国2岁以下幼儿侵袭性肺炎球菌疾病总发病率为167例/10万人年,同龄黑人幼儿发病率为400例/10万人年,阿拉斯加土著幼儿发病率为624例/10万人年,美国原住民幼儿总发病率高达2 396例/10万人年(表46.1)[33],但纳瓦霍人幼儿发病率已降低[47]。亚裔、黑人和西班牙裔儿童肺炎球菌性肺炎风险也比白人儿童高[59]。与美国相似,澳大利亚土著人群也具有较高的肺炎球菌疾病发病率;2岁以下土著儿童侵袭性肺炎球菌疾病发病率为2 053例/10万人年[60],而澳大利亚非土著儿童的发病率介于欧洲和美国之间[61]。以色列少数民族人群包括贝都因人的肺炎球菌感染率也较高,但差异没有澳大利亚和美国间明显[62]。此差异可能与社会经济基础相关,由于以色列少数族群并非单一种

表46.1 引入肺炎球菌结合疫苗前美国各年龄段、各种族儿童侵袭性肺炎球菌疾病发病率

年龄/岁	发病率(例/10万人年)			
	所有种族	黑种人	阿拉斯加土著人	印第安土著人(纳瓦霍族人或阿帕契族人)
<2	167	400	624	2 396
2~4	36	116[a]	98[b]	227[b]
5~9	6	9	23	54
10~19	3	5	5	35

[a] 年龄为2~3岁。
[b] 年龄为2~5岁。
资料来源:ADVISORY COMMITTEE ON IMMUNIZATION PRACTICES. Preventing pneumococcal disease among infants and young children. Recommendations of the Advisory Committee on Immunization Practices (ACIP). MMWR Morb Mortal Recomm Rep, 2000, 49 (RR-9): 1-35.

族群体,相比多数犹太人口,有出生率高、生活条件拥挤、受教育机会少以及社会经济地位低的特点[62,63]。

男孩比女孩更易感染肺炎球菌[47,63-66],且肺炎球菌感染发病通常有季节高峰,冬天感染的可能性更大[48,62]。据报新近感染流感病毒以及其他呼吸道病毒是发生严重肺炎球菌性肺炎[67]和侵袭性疾病[68]的危险因素。新近耳部感染提示中耳是肺炎球菌侵袭的一个重要路径,缺少母乳喂养也与儿童侵袭性肺炎球菌疾病发病率增加相关[43]。

接受耳蜗移植儿童发生肺炎球菌性脑膜炎的风险比一般儿童约高 40 倍[69]。用特制隔垫(specific spacer,已停用)及与脑脊液漏相关中耳畸形儿童风险最高。丹麦一项研究表明未行耳蜗移植耳聋儿童患脑膜炎的风险较听力正常儿童增加了 5 倍[70]。

因肺炎球菌疾病感染死亡婴幼儿病例大多发生在发展中国家[71]。在发展中国家,肺炎球菌携带状态常在 2 月龄以内发生(相反,美国儿童在平均 6 月龄时才携带首个菌株)[72],发展中国家幼儿 6 月龄前患侵袭性疾病的比例比发达国家大[73-75],且 3 周龄以内的新生儿感染并不少见[74]。

包括 HIV 感染、恶性肿瘤、无脾或原发性免疫缺陷所致免疫系统受损均为肺炎球菌疾病的一个主要危险因素。HIV 感染者肺炎球菌感染率通常高出一般人群 100 倍以上[76-78],而脑膜炎或复发性细菌脓毒症可能是 AIDS 儿童患者的首发症状[79-80]。据报感染儿童中耳炎发病率通常为未感染者的 3 倍多[81]。在美国,3 岁以下感染 HIV 儿童侵袭性肺炎球菌疾病发病率是同龄 HIV 阴性儿童的 12.86 倍[71];而 5 岁以下感染 HIV 儿童侵袭性肺炎球菌疾病发病率是同龄 HIV 阴性儿童的 2.8 倍。引入高效抗反转录病毒疗法(HAART)降低了 HIV 感染儿童与成人的肺炎球菌感染发病率,但其发病率依然高于未感染 HIV 者[57,82-86]。

在南非未引入抗反转录病毒疗法和 PCV 前,HIV 感染儿童肺炎球菌菌血症发病率为 HIV 阴性儿童的 36.9 倍[85]。1987—1997 年期间肺炎球菌菌血症发病率随 HIV 感染率的增加而加倍[86]。除肺炎在 HIV 感染儿童中更常见外,HIV 阳性和阴性人群的疾病谱大体相同。

导致功能性无脾的镰状细胞病和其他血红蛋白病患者,其患严重肺炎球菌感染的风险也有所增加[87-89]。在未进行免疫接种时,镰状细胞病患儿侵袭性肺炎球菌疾病发病率比同龄健康儿童高 30~100 倍。即使接种了 PCV 和 PPV,5 岁以内镰状细胞病患儿侵袭性肺炎球菌疾病发病率仍比未患镰状细胞病的儿童高出 10 倍[90,91],镰状细胞病[92]或其他解剖位或功能性无脾症儿童[92]病死率比脾功能正常儿童要高得多。

肾病综合征患儿也更易患肺炎球菌疾病,大多数感染发生在肾病出现后头 2 年内。在肾病综合征患儿中,肺炎球菌导致了 50%~60% 的脓毒症和腹膜炎[93]。骨髓移植患者也比普通人群更易患肺炎球菌疾病[94],部分是因患者调理吞噬功能受损及 T 细胞和 B 细胞损耗而丧失了既往免疫产生的保护作用[95];此外,实体器官移植也会带来相对较高的侵袭性肺炎球菌疾病风险[96]。需关注的是,霍奇金病(Hodgkin disease)患者成功治愈后感染肺炎球菌风险长时间增高[97]。

血清型分布

肺炎球菌有 40 个血清群,由 97 个血清型组成[98]。在这个数目众多的血清型中,相对较少的若干血清型导致了全球绝大多数婴幼儿侵袭性疾病[99](见图 46.1)。

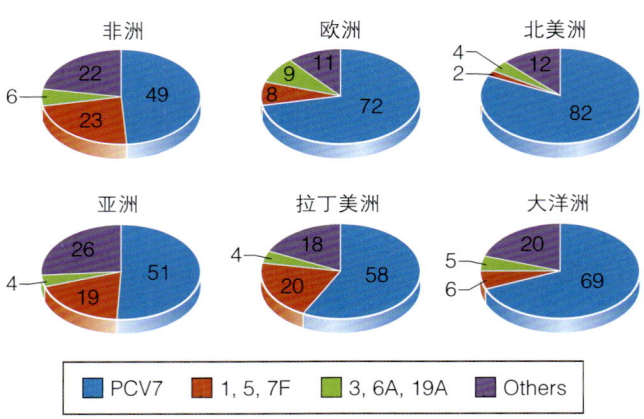

图 46.1 引起 5 岁以下儿童侵袭性肺炎球菌病的系统性血清型评价:肺炎球菌血清型全球项目
资料来源:JOHNSON HL, DELORIA-KNOLL M, LEVINE OS, et al. Systematic evaluation of serotypes causing invasive pneumococcal disease among children under five: the pneumococcal global serotype project. PLoS Med, 2010, 7: e1000348.

候选结合疫苗依致病肺炎球菌血清型相对百分比设计。迄今已批准含 7、10 和 13 个血清型多糖的肺炎球菌结合疫苗。七价疫苗(PCV7)率先于 2000 年获批上市,由辉瑞以沛儿[Prev(e)nar]的商品名销售。葛兰素史克的 10 价疫苗(PCV10,商品名为 Synflorix)在除美国外的多国获批。2010 年,13 价疫苗(PCV13,Prevenar13,辉瑞公司)在美国获批并取代了 PCV7。表 46.5(见后文)列出各疫苗所含血清型。

尽管尚不能获知某些地域的血清型全貌，但近期一篇系统综述总结了引入肺炎球菌结合疫苗前 5 岁以下儿童的相关信息[99]。该综述包括 169 项研究的最终分析，代表 70 个国家及 60 090 株分离株。根据这项分析，血清型 14、6B、1、23F、5 和 19F，依次是全球最为常见的无菌部位分离株。但致病血清型分布随地理区域、年龄和临床表现不同而异。在 PCV7 应用前，7 价疫苗对应血清群肺炎球菌导致美国和加拿大约 80% 的幼儿和其他地区 50% 或以上的侵袭性肺炎球菌疾病，10 价和 13 价疫苗株覆盖各地 70% 以上侵袭性菌株。血清型 6A 导致相当部分的肺炎球菌疾病，但血清群内的交叉反应赋予 7 价和 10 价疫苗中 6B 以保护作用[100-103]。

发展中国家血清型 1 和 5 比发达国家常见，但近十年血清型 1 所致疾病在西欧有所上升，且在美国犹他州儿童中也发现了血清型 1[104,105]。血培养的不同操作也可能影响对血清型分布的观察：高致病血清型更易导致需住院的严重疾病，只对住院患者进行血培养的地区流行应更高。血清型 1、5 和 7 就可能属于这种情况，这些血清型在美国和欧洲的分离率相同（都很低），但最常见的血清型（14、6、19、18、23、9 和 4）在美国使用 PCV 前却有很高的检出率[40]。例如，在应用肺炎球菌结合疫苗前，血清型 1 在西欧导致了 5% 的侵袭性肺炎球菌疾病，在美国只导致了 0.5% 的侵袭性肺炎球菌疾病，但每个地区血清型 1 疾病的发病率大约为 0.9/10 万人年[40]，这种情况表明血清群 1、5 和 7 在两个地区导致了严重而非轻度疾病，且支持某些血清群具有很高自身毒力的观点[40]。这一点可在一定程度上解释发展中国家血清型 1 和 5 的高检出率，发展中国家像欧洲一样很少对门诊患者进行血培养。

血清型分布随年龄变化。与年龄较大儿童和成人相比，导致幼儿疾病的血清型谱较窄[106,107]。在全球大多数地区，3 个血清型导致了 50% 的幼儿侵袭性肺炎球菌疾病，而 4~5 个血清型导致了 50% 的大龄儿童和成人侵袭性肺炎球菌疾病[102]。血清型 1、5 和 18C 导致了儿童大部分侵袭性肺炎球菌疾病[42,63,108-110]。

除随年龄变化外，某些血清群与特定临床症状的关联性可能更大，但临床上未见任一特征血清型侵袭一处特定部位，且几乎所有血清型都能侵袭多处部位[106]。特别要注意的是，年龄和疾病部位可能不是相互独立的，比如：幼儿比较大龄儿童更易患脑膜炎，因而从幼儿脑脊液（cerebrospinal fluid, CSF）分离出血清型比大龄儿童更多见。通常情况下，从脑脊液中更容易分离出血清群 6、10 和 23，而从血样中更容易分离出血清群 1、4 和 14[106,111]。重症肺炎与血清型 1 和 3 相关性更高，尽管肺炎及这些血清型在较大龄儿童中比幼儿更常见[112]。血清型 19F、23F、14 和 6B 是常从急性中耳炎（AOM）儿童分离出 6 株血清型中总有的 4 株，虽然这些型别在各项研究所得到的相对频度不同。在某些地区，血清型 3 也是常见的 AOM 分离株血清型，但其他地区的情况则不是这样[48,66,113-116]。

抗生素耐药

抗生素耐药也随年龄、种族和地理区域不同而变化。从全球来看，北欧的挪威、瑞典、丹麦、荷兰和瑞士的抗生素耐药率始终较低。相反，法国、西班牙、中国香港、新加坡和南非的抗生素耐药率很高[117]。美国南部田纳西和佐治亚州各州发现耐药株的频度比各地高[118,119]。自 20 世纪 90 年代以来，随抗生素高使用率，耐药菌株在 5 岁以下儿童中出现的比率最高[118,119]。2000 年后，在使用 PCV7 的国家，如美国[119,120]，对多种抗生素耐药的非疫苗血清型 19A 株菌增多，而且在未用 PCV7 的国家也有此状况[121]。耐药性增加与所用抗生素的数量和类型有关[119,122,123]。最可能成为耐药株的血清型（6A、6B、9V、14、19A、19F 和 23F）[119,121,124]是最常携带且最可能导致 AOM 的血清型。中耳液和鼻窦分离株的耐药率高于正常情况下无菌部位的分离株[125]。其原因可能是这些血清型肺炎球菌暴露于抗生素的程度比导致侵袭性疾病的血清型高，前者的携带期更长而且频繁使用抗生素治疗 AOM。PCV7 疫苗株含耐药率最高血清型或同一血清群中另一血清型情况下，使用 PCV7 疫苗减少了耐药株的传播，从而降低了美国和发展中国家耐药肺炎球菌感染儿童与老人所致疾病[17,126]。

疫苗研发历史和疫苗配方

过去 25 年中，已经多项临床试验检验了几种肺炎球菌结合疫苗配方；这些疫苗含不同的血清型多糖抗原及载体蛋白（见表 46.5）。

当前已上市疫苗及处于临床研发阶段的候选疫苗含 7~15 种血清型的肺炎球菌多糖抗原，少于 PPV 所含的 23 个血清型。虽然结合疫苗中所含多糖种类越多越好，但实行起来有技术上的挑战性。此外，或需限制疫苗配方中载体蛋白总量，过多载体蛋白会削弱对多糖抗原的免疫应答[127-129]。多国在含 10 种血清型基础上增加疫苗血清型覆盖率带给幼儿的获益增势则降低；然而，10个血清型别的选择可能随血清型分布和时间而改变。

Prevnar13（辉瑞），13价肺炎球菌疫苗，是1、3、4、5、6A、6B、7F、9V、14、18C、19A、19F和23F血清型肺炎球菌荚膜抗原糖分别结合无毒性白喉CRM_{197}蛋白的无菌悬混液。各血清型肺炎球菌在大豆胨培养基中培养。各型多糖通过离心、沉淀、超滤和柱层析进行纯化。肺炎球菌多糖经化学活化、还原胺化直接结合CRM_{197}蛋白载体形成糖-蛋白结合物。CRM_{197}是白喉毒素的无毒突变体，从酪蛋白氨基酸和酵母浸出粉培养基培养的C7（β197）株白喉杆菌分离，以超滤、硫酸铵沉淀及离子交换层析法纯化。各型糖结合物经超滤和柱层析纯化，再分析糖/蛋白比、分子大小、游离糖及游离蛋白含量。合并各型糖结合物制备Prevnar 13。制成疫苗的效力由各糖抗原量和单价糖结合物中糖/蛋白比决定。每剂0.5ml的疫苗中含肺炎球菌6B型寡糖4.4μg，其余各型寡糖各2.2μg，34μg CRM_{197}载体蛋白，100μg聚山梨酯80，295μg作为缓冲剂的琥珀酸盐与含125μg铝的磷酸铝佐剂[130]。

第一个获准上市的PCV7来自Wyeth公司，该疫苗也采用CRM_{197}载体，含各型糖各2μg。若干临床试验中测试过的肺炎球菌结合疫苗已终止开发。Merck公司开发的一种7价疫苗所含多糖血清型和Wyeth公司产品相同，结合脑膜炎奈瑟菌的修饰外膜蛋白（outer membrane protein，OMP）。Wyeth生产过一种与CRM_{197}结合的9价疫苗，该疫苗在PCV7的基础上增加了1型和5型多糖各2μg。Sanofi Pasteur公司研发过一种11价疫苗，在9价基础上增加了血清型3和7F，该疫苗（Pnc D/T）中部分血清型（3、6B、14和18C）糖结合白喉类毒素，其他血清型（1、4、5、7F、9V、19F和23F）糖结合破伤风类毒素。已经通过动物研究检验的其他载体蛋白包括牛血清白蛋白、人免疫球蛋白G（IgG）、补体C3d、钥孔蛾血蓝蛋白、沙门氏菌鞭毛蛋白、百日咳类毒素和肺炎球菌溶血素类毒素[131-134]。每种疫苗制剂的结合化学以及生产方案都不相同。

GlaxoSmithKline公司设计了一种11价疫苗，其中，有8种血清型（1、4、5、6B、7F、9V、14和23F）各1μg糖结合不可分型流感嗜血杆菌蛋白D（每剂疫苗含9~16μg），18C和19F型糖分别结合破伤风类毒素（5~10μg）和白喉类毒素（3~6μg）。各结合物吸附至0.5mg磷酸铝上。此疫苗可预防肺炎球菌和流感嗜血杆菌所致中耳炎。但一项临床试验证明，该疫苗中的3型糖结合物对AOM没有保护作用[12]。因此，GlaxoSmithKline继续对一种10价疫苗进行临床研发，这种疫苗除有7价疫苗的血清型结合物，还含有血清型1、5和7F。这种10价疫苗（PCV10，以Synflorix作为商品名进行销售）在全球多国批准上市，并获世界卫生组织（WHO）预认证。此款疫苗在美国未获销售许可，但在加拿大魁北克使用了一段时间。Merck在研15价疫苗已完成成人和幼儿的I期临床试验。该疫苗在婴幼儿中与PCV13比较免疫原性的II期临床试验已完成，已报告在猕猴幼崽实验中有免疫原性[135]。这种疫苗也与CRM_{197}结合，除了13价疫苗中的血清型，另含血清型22F和33F糖结合物。该疫苗含6B型糖4μg、他型糖各2μg，以磷酸铝作为佐剂。该疫苗目前正进行制剂再研究。

印度血清研究所一款与CRM_{197}结合的10价PCV在印度和冈比亚开展人体试验。该疫苗含发展中国家重要血清型糖抗原，包括1、3、5、6A、6B、7F、14、19A、19F和23F。印度Panacea公司有一进入临床试验疫苗，该疫苗多糖与CRM_{197}结合，血清型与GlaxoSmithKline的PCV10相同，而韩国的SK Chemicals也在人体试验中测试多款CRM_{197}结合苗。在古巴，包含血清型1和5的七价PCV已进入临床试验[136]。

免疫原性

免疫原性检测

对众多荚膜包被的细菌病原体，抗荚膜多糖抗体有抗病保护作用。在肺炎球菌感染中，抗体含量较低人群（如婴儿、老人、丙种球蛋白缺乏症患者及骨髓移植愈后患者）严重肺炎球菌感染发病率增加，间接证明抗荚膜多糖抗体对荚膜细菌导致的疾病具有保护作用。被动给予抗体能预防中耳炎或侵袭性肺炎球菌疾病研究直接证明了抗荚膜抗体的保护作用[137,138]。此外，诱发抗肺炎球菌荚膜多糖抗体的疫苗也能预防侵袭性肺炎球菌感染（见第47章）。

定量评价疫苗诱发抗体功能的两种最重要血清学方法为定量测定IgG的酶免疫测定法（enzyme immunoassay，EIA）及抗体调理吞噬活性测定法（opsonophagocytic activity，OPA）。EIA法已经广泛验证[140]，抗体含量和抗侵袭性肺炎球菌疾病有效性间的关联性也已证实[141,142]，且已完成实验室间分析方法的标准化[143]。OPA法提供抗体功能活性的重要信息，一直是加强标准化工作的焦点[144]。

其他如抗体同种型和亚类分析、亲和力和血清型交叉反应性测定等，可提供疫苗免疫机制的定性信息，但这些方法尚未标准化，其预测保护效果的价值仍需评估和/或验证。通过证明诱导免疫记忆及分析接种后细胞和黏膜免疫应答可获得更多疫苗免疫应答特征的相关信息。此外，还能通过动物模型攻击试验获得免疫性有关的重要信息。

酶联免疫分析法

放射免疫分析法（radioimmunoassay，RIA）和 EIA 法已用于评价肺炎球菌疫苗免疫应答，两种方法都可测定抗体与肺炎球菌多糖抗原的结合情况，但 RIA 技术已不再使用。即便对大量样本，EIA 法也是一种敏感、方便而快捷的测定法。可用一种参考血清测定 IgA、IgM 和 IgG 同种型[145]及 IgG 亚类[146]含量。美国食品药品管理局（FDA）已能提供由混合人血清制备的参考血清（89SF）。最近 FDA 新制备了一批混合血清（007Sp）并经 WHO 验证，替代 89SF 作为肺炎球菌参考标准[143]。

当前所有 EIA 方案都有去除抗 C-多糖抗体的吸收步骤[140,147-149]，这些抗体的存在是 RIA 的主要局限性。但是，最近已知 EIA 法也在一定程度上有相似问题，某些血清中所含多反应性抗体能识别不同血清型肺炎球菌多糖[147,150,151]。自然获得抗体者血清中这类抗体尤其普遍，但接种肺炎球菌疫苗者血清中较少。这些抗体极可能是直接作用于分析所用肺炎球菌多糖制剂中抗原的杂质，也可能直接作用于多糖抗原中的多反应性表位。用不相关血清型（如血清型 22F）的可溶性多糖抑制抗体结合，能去除这些多反应性抗体，提高特异性[147]并增加抗荚膜多糖抗体含量和 OPA 间的线性相关性[147,152]。后 EIA 方法纳入 22F 型中和步骤。该变化造成是否需调整保护作用阈值的困惑（后文讨论）。Merck 用血清型 25 和 72 多糖预吸附开发电化学发光检测技术，使其含血清型 22F 的在研 15 价疫苗临床血清检测更加复杂[153]。

在婴儿早期产生的 IgG 抗体应答主要为 IgG$_1$ 亚类。出生后第 2 年进行加强 PCV 剂次接种后，婴儿也开始产生 IgG$_2$ 抗体，成人对肺炎球菌多糖疫苗和结合疫苗的应答均主要为 IgG$_2$ 亚类[146,154-156]。发现成人用肺炎球菌多糖疫苗和不同肺炎球菌结合疫苗接种后，部分人诱发 IgG$_1$:IgG$_2$ 比率有一定差异[155]。婴儿 T 细胞依赖免疫应答和抗体功能活性评估结果的相关性有待阐明。

亲和力

抗体亲和力是指抗体与抗原复合物结合的强度。几种方法可用于测定抗体与不同类型的抗原之间的相对亲和力[157-162]。在 EIA 技术中，降低游离抗原含量可抑制其与包被抗原竞争性地结合抗体，或更常用解离剂，如硫氰酸盐、尿素或二乙胺来从抗原上洗脱抗体。硫氰酸阴离子及尿素主要通过破坏疏水键来干扰抗体-抗原的结合；二乙胺是一种蛋白变性剂。已建立基于肺炎球菌 EIA 及用硫氰酸钠的两种亲和力分析法。由于洗脱分析试验的依据为低亲和力抗体-抗原复合体的解离，所以能按亲和力对抗体评级。

婴儿接种肺炎球菌结合疫苗基础免疫后至加强免疫前诱发抗体的亲和力增强，且随时间推移进一步增强[157,163,164]。Hib 结合疫苗的使用经验表明，抗体亲和力测定在评价诱导免疫记忆时也有作用[160]。

调理吞噬活性

鉴于调理素依赖吞噬作用是宿主抗肺炎球菌的主要防御机制，已建立多种测定抗肺炎球菌抗体 OPA 的技术[152,165-167]。因 EIA 所测抗体中相当部分无功能活性，测量 OPA 的目的是评估抗体功能而非仅检测抗体量。在动物模型中观察到，相比 EIA 测定 IgG 抗体浓度，OPA 与保护作用间相关性更好，支持 OPA 的可能改良应用[168,169]。人体试验中，用 OPA 重新分析芬兰中耳炎临床试验的血清，发现 OPA 滴度预测了实际观察到的血清型 19A 的低效性，而酶联免疫吸附试验（ELISA）滴度则不能[170]。有重要意义的是，7 价疫苗对 19A 的 IgG 应答交叉反应与抗侵袭性肺炎球菌疾病的保护无相关性，明显缺乏 OPA 活性[171]。此外，相比婴儿和儿童，年龄较大成人 EIA 结果可能仅有有限的关联性，其非功能性抗荚膜抗体通常更多。近年来对 OPA 重要性的认识有所增加，其为评价肺炎球菌结合疫苗免疫应答功能活性的主要测定方法，且 OPA 应答是新肺炎球菌结合疫苗注册的基本要素。

经典 OPA 是一种测定调理吞噬作用降低半数以上活菌量血清滴度的方法。早期研究以人多形核白细胞作为效应细胞，但近期检测已改用可培养的吞噬细胞（如 HL-60 或 NB-4 细胞）。Romero-Steiner 等为肺炎球菌抗体建立了 OPA 分析法[165]，该法用家兔补体，吞噬细胞用 HL-60 细胞。此法已成为其他分析法的比较参照法。其他 OPA 技术，包括放射性核素、流式细胞检测、显微镜观察及存活性（或杀菌性）试验也已测试。以效应细胞测定杀菌效果的 OPA 杀菌法的生物学相关性最强[152,172]。相比流式细胞 OPA 检测法，也有更多调理吞噬杀菌式验验证和效果相信息。一般各技术所测结果相关性良好,六家实验室对一方法的评估显示实验室间一致性可接受[144]。

随着对高通量和自动分析需求的增长,已开发数种多路复合OPA分析法。已验证的Romero-Steiner分析法用荧光染料能同时定量测定7个血清型的杀菌情况[173]。另一种方法以荧光标记细菌或乳胶粒,通过流式细胞仪测定吞噬作用[166];还已开发一种用细菌或不同多糖包被胶微球测定3~4个不同血清型的多路复合吞噬作用的方法[174]。另外一种基于型调理吞噬杀菌试验开发的多路复合OPA分析法,使用了对临床非相关抗生素耐药的肺炎球菌株。[173,175-177]

免疫血清中的IgG EIA抗体浓度和OPA结果间相关性较强[156,165,178,179],但这种相关性在低抗体浓度时较弱[155,168,178,180]。通常接种肺炎球菌结合疫苗的婴儿抗体浓度和OPA间相关性较好[31,154],但未接种儿童和成人中相关性较弱[155,181,182]。EIA和OPA检测疫苗血清型结果间相关性高,但如6A和19A交叉反应血清型的相关性则弱[183]。相关性较差的原因之一是标准EIA所检抗体不具有功能活性[150,181,184]。

如下文所述,最近采用一种间接队列方法来尝试确定OPA和保护效果间的总相关性[142]。然而,保护效果相关血清型特异OPA值变化过大,无法确定该值。

免疫记忆

传统意义上免疫记忆的特点是幼稚个体(如婴儿)经基础免疫,再次免疫诱生出IgG抗体或抗体亲和力成熟。对于疫苗评价,证明免疫记忆的最简单方法是加强免疫后抗体含量的增加及IgG主导的抗体应答[185]。接种同样疫苗后,有基础免疫个体的免疫记忆抗体几何平均浓度(geometric mean concentration,GMC)升幅远高于无基础免疫的同龄个体[184,186-191]。

抗体亲和力的成熟以及OPA的增加也在肺炎球菌疫苗研究中进行了评估[160,179]。儿童接种肺炎球菌结合疫苗加强针后抗体亲和力增加,而接种多糖疫苗加强针则不然[157,192]。这表明结合疫苗能够激发T细胞应答,但T细胞非依赖性的多糖疫苗只能激发已有的记忆性B细胞[155,189,192]。

多糖疫苗加强接种后的抗体应答通常高于结合疫苗加强接种后的抗体应答[193,194],这种情况是否有临床益处尚不明。理论上结合疫苗加强免疫后能刺激B记忆细胞高亲和力克隆的产生和扩增,而多糖疫苗加强后可能损耗记忆细胞库[195]。然而,接种多糖疫苗儿童长期(5年)随访未显示出对PCV的应答或多糖特异性记忆B细胞库减少[195a]。比较成人接种多糖疫苗和结合疫苗后记忆B细胞得出支持此想法的证据[196]。故有用结合苗加强免疫可证明免疫持久性重要意义的观点,尽管尚无最终结论。注意多糖疫苗加强接种可能与反应原性更明显相关同样重要[193]。

幼儿24月龄时加强接种PCV或PPV的免疫应答相当强,加强接种后7~10天(但不是4天)抗荚膜抗体GMC的增加就说明了这一点,但条件是接受过肺炎球菌结合疫苗的基础免疫[187,188,197]。对基础免疫接种PCV13和PCV10婴儿12月龄时加强接种同款疫苗发现,PCV13对两苗多数共有血清型的记忆B细胞应答优于PCV10[198]。这一观察结果的相关临床意义,如对肺炎球菌携带或疫苗保护期限的影响尚未确定。健康成人免疫激发不很典型[134,199],可能是成人通常通过携带细菌或其他交叉反应性抗原而接触过此抗原而启动了免疫。此外,HIV感染者[200,201]、骨髓移植者[97,202]以及镰状细胞贫血患者[87]也可见某些免疫启动的征象。

肺炎结合疫苗是否诱导黏膜记忆仍需要检验。在英国的一项研究中,接种PCV7组抗肺炎球菌血清型特异性唾液IgA浓度仅稍高于未接种对照组,但用多糖疫苗加强免疫后黏膜抗体明显增加[203]。对非结合疫苗血清型,多糖疫苗加强接种后型特异性抗体的平均增加倍数较低,说明结合疫苗已经启动了儿童的记忆应答[203]。但是,另两项研究发现接受结合疫苗基础免疫及出生后第2年首次接种肺炎球菌疫苗儿童唾液抗体应答无明显差别[184,204]。芬兰中耳炎疫苗有效性试验的随访数据表明,PCV7诱发抗疫苗血清型的唾液IgG和IgA免疫应答,但到4~5岁时,接种组及未接疫苗对照组的IgA浓度大体相当[205],很可能源于肺炎球菌反复定植的自然刺激。

疫苗诱导免疫记忆在抗肺炎球菌疾病保护中是否起重要作用仍存争议。婴儿Hib免疫经验说明,除良好群体免疫效果外,基础免疫可能已提供了某些抗病保护,尽管抗体浓度低,但低龄幼儿依然获得保护[206]。然而,英国流感嗜血杆菌疫苗接种经验表明,有疫苗前自然[207]暴露于流感嗜血杆菌和流感嗜血杆菌结合疫苗[208,209]基础免疫诱导免疫启动与记忆可能不足以防病。1999—2003年间观察到Hib疫苗免疫失败增加,用含无细胞百日咳疫苗组分的Hib结合疫苗且未加强接种,这种疫苗诱导基础免疫良好,但免疫原性较低[210,211]。相反,在采用这种新疫苗但还加强接种的国家,失败例数未增加。与此相仿,英国C群脑膜炎球菌结合疫苗研究表明,疫苗接种

1年后的有效性较低,提示所启动基础免疫反应和记忆反应可能不足以防止侵袭性疾病[212]。非洲PCV9试验中,其抗1型肺炎球菌疾病无效可能也反映出基础免疫接种后2岁不加强免疫方案失败[213]。因观察到经基础免疫者存在暴露后抗体延迟应答,记忆免疫应答可能不够快,无法预防定植鼻咽后能快速侵入血流的菌株。因此,免疫记忆抗侵袭性细菌性疾病的长期保护作用仍存争议[209]。

动物模型

除体外试验外,还用小鼠、大鼠、栗鼠或幼猴建立了各种动物模型研究肺炎球菌结合疫苗和新蛋白疫苗的免疫原性和效力[214-223]。在各项免疫原性研究中,动物接种试验性疫苗前后取血,获得各项分析用血清或细胞[217-219,221,224]。动物模型也可用来评价抗体功能[168,214,220,225-227]。动物被动或主动免疫后用肺炎球菌攻击以确定疫苗的保护效力[214-216,224]。

很多不同的肺炎球菌株可用于定植和攻击研究,但不同血清型鼻咽部定植及侵袭性疾病致病力在动物模型上有明显差异。尝试多种攻击途径模拟人染病机制,包括鼻咽部定植、急性中耳炎、菌血症、肺炎和脑膜炎。鼻咽部定植中,接种临床分离株可形成数天到数周的持续定植。用相同攻击方式对麻醉小鼠接种更大剂量(50μl或更多),小鼠吸入接种菌引发肺部感染,且依菌株不同或导致败血症(特别可用的血清型减少)。成、幼小鼠和大鼠已用于被动保护模型研究,以确定人抗肺炎球菌抗体抗菌血症、脑膜炎或死亡的保护力[168,169,224,228-230]。

此外,应特别提及人主动暴露于肺炎球菌的模型,可评估抗定植或暴露应答相关的免疫应答[231,232]。该模式证明健康成人建立定植所需鼻腔接种量[50%定植剂量估计为10^3~10^4克隆形成单位(CFU)],确定定植时长(范围0~122天),并分析了对携带单一肺炎球菌的黏膜和全身体液免疫应答。这种研究可能对未来疫苗靶向携带菌相关测试中特别有用。实际上,该模型已用于评估PCV13抗携带菌的保护作用[233],且在撰写本章时正用于评估Genocea Biosciences开发的蛋白质候选肺炎球菌疫苗。

婴儿和幼儿

婴儿是肺炎球菌结合疫苗的主要目标人群,因此多数临床试验也重点观察各候选疫苗在婴儿中的免疫原性和安全性。已开展各剂量方案试验,并系统回顾了现有文献中不同免疫程序免疫原性、效力和有效性[234]。尽管研究过婴儿出生时就接种PCV的激进免疫程序[235-237],但还未批准。被动获得母源抗体似干扰婴儿早期对首剂结合疫苗的应答,尽管无母传抗体干扰全程免疫后任何血清型的证据[238]。扩大免疫规划(expanded programme on immunization,EPI)推荐免疫程序中,婴儿在6、10和14周龄时接种肺炎球菌结合疫苗。研究最广泛的免疫程序为2、3和4月龄或2、4和6月龄时进行3剂基础免疫接种,出生后第2年内加强接种1剂。还研究了在2、4和12月龄或3、5和11~12月龄接种的减剂次方案。虽然最初认为结合疫苗诱导最佳免疫应答需接种3剂[235,239],但某些研究表明,至少因带菌启动免疫且携带高载量肺炎球菌而早期激发免疫系统(这种情况很常见)情况下,接种1剂PCV疫苗足以诱导适度免疫应答[240-242]。不同免疫程序间的直接比较很少,但大体上可得到几个结论:①剂次间短间隔接种(如1个月)常比长间隔接种(如2个月)的抗体应答弱[243];②比较2剂与3剂程序加强免疫前的免疫原性,某些血清型(尤其是6B和23F型)减剂方案的免疫原性明显更低[234,242-249];③虽然婴儿接种单剂即有免疫原性,但各血清型免疫效果仍不如两剂或三剂免疫程序[242]。就此而言,进一步评估抗体特性和记忆细胞诱导,及确定最佳接种年龄应予关注[250,251]。虽然多数早期免疫原性数据源于7价和9价结合CRM_{197}的疫苗(PCV7和PCV9),其他早期PCV(结合白喉类毒素、破伤风类毒素、OMPC)的数据也已可得。近来,为注册开展的流感嗜血杆菌蛋白D载体(PHiD-CV,PCV10)研究和13价CRM_{197}载体结合疫苗研究数据提示,其诱导婴幼儿抗体应答某种程度上低于PCV7(表46.2)[4,12,13,171,194,252-260]。因此,PCV10或PCV13增加血清型诱导免疫应答谱更宽,但与PCV7共有7种血清型的免疫应答略弱。

通常情况下,PCV基础免疫后抗荚膜抗体GMC比接种前增加5~10倍,所达到的抗体浓度通常只维持短短的数月,在出生后第二年内逐渐降至接近接种前水平。然而,接种过任何肺炎球菌结合疫苗的婴幼儿出生后第2年内接种一剂肺炎球菌疫苗(多糖疫苗或结合疫苗)常使抗体浓度增加约10倍。阐述免疫原性结果常用的方法为反向累积分布曲线(图46.2)或辐射图(图46.3)。表46.2为选自关键试验[引入PCV7后新疫苗(PCV10和PCV13相关)效力试验或为注册用试验]代表性基础免疫后免疫原性数据汇总。

对足月婴儿和早产婴儿,选择2和4月龄、3和5月龄、4和6月龄时接种2剂PCV7进行基础免疫,在11~12月龄加强接种一剂诱导免疫应答和免疫记

表 46.2 肺炎球菌结合疫苗基础免疫末剂接种 1 月后的抗体浓度（GMCs, μg/ml）

公司	疫苗	地区/人群	样本量	程序	1	3	4	5	6B	7F	9V	14	18C	19F	23F	6A	19A	Ref
Wyeth/Pfizer	PCV7	美国	88	2,4,6月			1.46		4.70		1.99	4.60	2.16	1.39	1.88	—	—	247
Wyeth/Pfize	PCV7	美国	75	2,4,6月			1.34		2.14		1.23	5.04	1.88	1.52	1.20	—	—	4
Wyeth/Pfize	PCV7	芬兰	57	2,4,6月			1.70		2.00		2.50	6.30	3.60	3.30	2.50	—	—	13
Wyeth/Pfize	PCV7	纳瓦霍和阿帕契族,美国	223	6周~7月龄3剂			3.21		8.25		2.47	6.81	2.60	2.74	2.59	—	—	—[a]
Wyeth/Pfize	PCV7	以色列	715-782	2,4,6月	0.02	0.04	2.02	0.23	2.30	0.05	1.44	6.46	1.47	2.23	1.57	0.36	0.70	255
Wyeth/Pfize	PCV9	南非[b]	63	6,10,14周	7.55		4.09	5.79	1.76		3.35	3.62	4.55	6.02	3.15	—	—	234
Wyeth/Pfize	PCV9	南非[c]	30	6,10,14周	3.45		2.77	3.32	1.21		2.36	2.23	1.87	3.59	1.78	—	—	234
Wyeth/Pfize	PCV9	冈比亚	217	2,3,4月	6.94		4.90	5.84	4.93		4.07	4.45	4.89	2.91	2.85	—	—	248
Merck	PncOMPC	芬兰	376	2,4,6月			3.45		0.35		1.79	3.23	1.02	3.19	0.67	—	—	190
GSK	PncPD	捷克	140	3,4,5月	1.58	3.78	2.16	1.92	0.62	2.34	1.60	3.00	1.49	2.60	0.90	—	—	12
GSK	PCV10	芬兰法国波兰	1 107	2,3,4月	1.05		1.45	1.70	0.33	1.72	1.32	2.90	1.66	1.84	0.53	—	—	249
GSK	PCV10	德国波兰西班牙	173	2,4,6月	1.00		1.70	1.69	0.71	2.25	1.58	3.76	2.34	3.81	0.96	—	—	250
GSK	PCV10	菲律宾	285	6,10,14周	3.23		4.96	4.87	1.19	4.84	4.04	6.45	11.56	10.46	2.23	—	—	251
Wyeth/Pfize	PCV13	美国	252	2,4,6月	2.03	0.49	1.31	1.73	2.10	2.57	0.98	4.74	1.37	1.85	1.33	2.19	2.07	166
Wyeth/Pfize	PCV13	美国	258-264	3,5月	2.30	1.15	2.38	1.27	0.41	2.06	1.68	2.84	1.72	3.42	0.61	1.17	2.87	252
Wyeth/Pfize	PCV13	德国	285	2,3,4月	1.83	1.55	2.18	1.31	0.98	2.59	1.65	4.14	1.94	1.73	1.26	1.33	3.26	253
Wyeth/Pfize	PCV13	英国	107	2,4月	1.69	0.63	1.37	0.95	0.26	2.14	0.87	1.83	1.37	2.38	0.53	0.86	1.90	254
Wyeth/Pfize	PCV13	以色列	741-765	2,4,6月	2.08	0.97	2.16	1.38	2.26	3.34	1.40	5.72	1.49	2.90	1.13	2.53	1.81	255

[a] KL O'Brien, 个人交流。
[b] HIV 阴性儿童。
[c] HIV 感染儿童。

注：—: 提示疫苗不含该血清型抗原；GMCs: 几何平均浓度；GSK: 葛兰素史克必成；HIV: 人免疫缺陷病毒；Ref: 参考文献。数据来自关键试验（效力试验或引进 PCV7 后为新疫苗注册用试验）。研究在不同人群，不同时段进行，不同实验室检测抗体，因此不能直接比较不同研究数据。

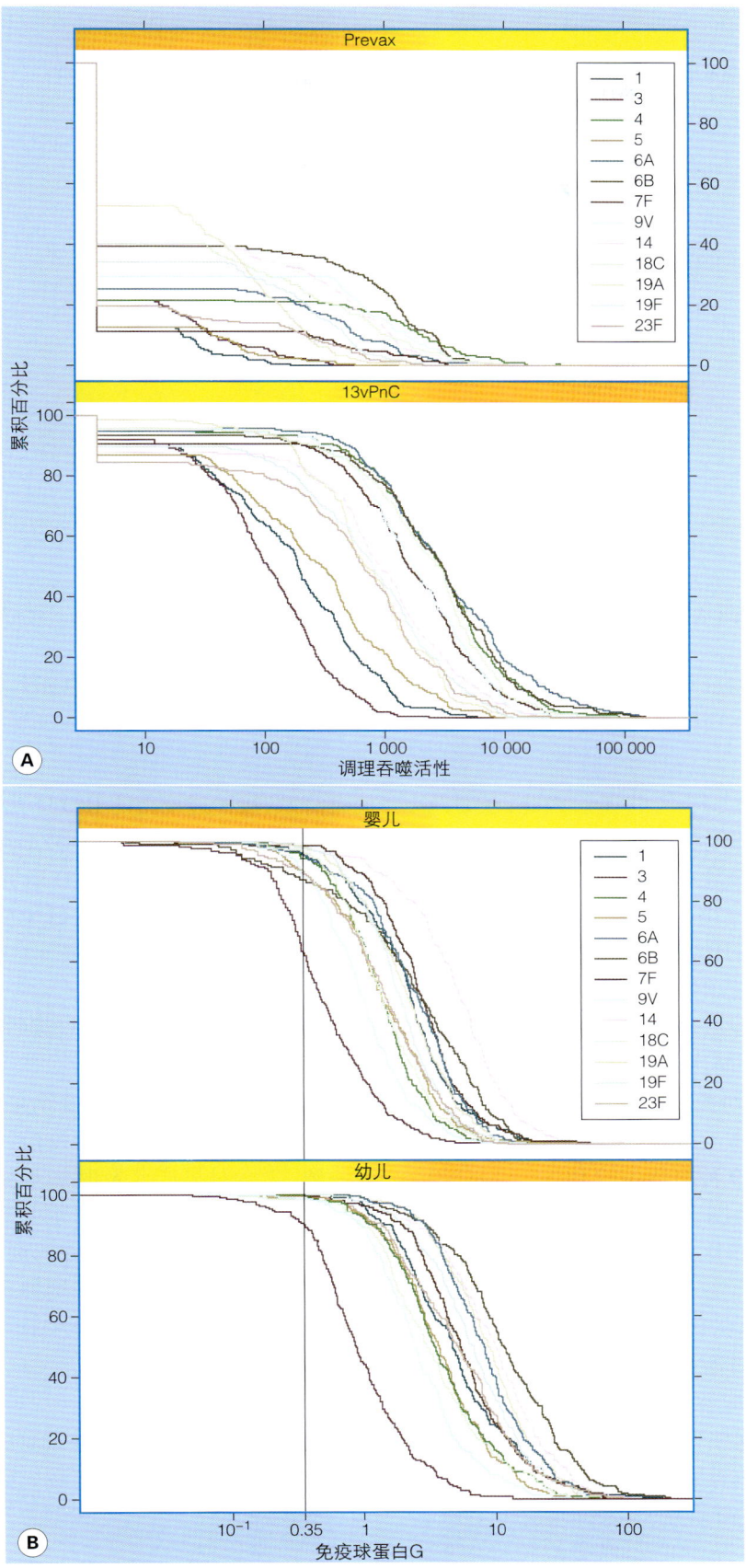

图 46.2 接种 13 价肺炎疫苗后抗体浓度的反向累积分布曲线
A. 成人接种单剂 PVC13 前后的 OPA 值;B. 婴幼儿基础免疫后 IgG 水平;
(*Pfizer* 惠准)

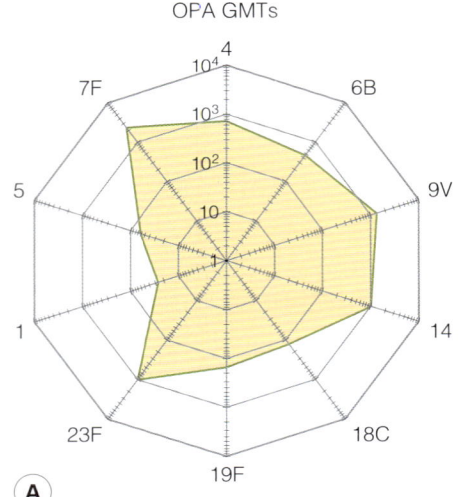
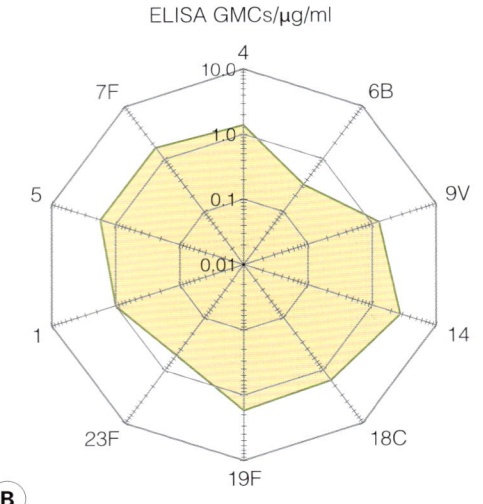

图 46.3 按 2-3-4 月龄免疫程序,在芬兰、法国和德国进行的十价肺炎球菌结合疫苗与六联疫苗同时接种研究的辐射图。
注:ELISA:酶联免疫吸附试验;GMC:几何平均浓度;GMT:几何平均滴度;OPA:调理吞噬活性
资料来源:VESIKARI T,WYSOCKI J,CHEVALLIER B,et al. Pediatr Infect Dis J,2009,28(4 suppl):S66-S76.

忆与标准四剂程序相仿[242,244-250,261-263]。因此,在婴儿期经两剂基础免疫后,即使免疫原性最弱的血清型,再加强接种一剂可显著强化免疫应答,使许多国家采用婴儿两剂基础加一次强化、而非最初注册的婴儿三剂基础免疫加一剂强化的免疫程序。WHO 现已建议将 EPI 免疫方案中两剂基础免疫加一剂加强免疫程序作为经典三剂基础免疫程序的替代选项[264]。

除免疫程序和接种剂次外,目标人群的特征也会影响免疫应答。各项研究的疫苗免疫程序及进行血清分析的实验室运作常不一致,难以直接进行比较研究结果。对含 7 种或 9 种血清型的 PCV7 和 PCV9 疫苗开展相似比较,在美国、芬兰和南非进行临床研究评估发现,疫苗在南非比在芬兰和美国的免疫原性更高[4,265-267]。

PCV 免疫原性和保护效果与地理区域明确相关,但其程度随血清型有所不同[268,269]。亚洲、非洲和拉丁美洲儿童的抗体应答明显高于欧洲和北美儿童[269]。多因素可导致这些差异,如儿童鼻咽微生物组的差异、孕妇破伤风类毒素基础免疫效应、早期肺炎球菌携带、伴随接种疫苗差异、及人群间遗传差异。在早期 Hib 结合疫苗研究中也发现类似免疫应答差异。

对未接种和接种 PCV 的侵袭性肺炎球菌疾病(IPD)患儿的 IgG 进行检测对比分析[270],发现相比其他血清型,接种过疫苗的 IPD 患儿抗感染血清型肺炎球菌的抗体不太可能高过 0.35μg/ml。尽管疾病复发罕见(0.2%),但证实这些 IPD 患儿随后接种 PCV 时对曾感染血清型肺炎球菌呈低免疫应答[270]。

早产儿

尽管早产儿 PCV 的免疫原性在低于足月婴儿,但早产儿应答似令人满意[252,261,271-273]。美国免疫规范咨询委员会(ACIP)在其指导文件中建议早产儿依实际年龄接种肺炎球菌结合疫苗,与足月儿接种时间表一致[274]。对早产儿及时加强接种 PCV13 可能特别重要[268,273-276]。早产儿对加强针的反应取决于基础免疫剂数;基础免疫仅接种两剂的婴儿血清保护率在基础免疫后低于基础免疫接种三剂的婴儿,但加强免疫后却有更高的血清保护水平[276a]。

新生儿免疫接种

新生儿接种 PCV 不会导致对后续接种的耐受[277]且基础免疫后的免疫反应与较大婴儿接种 PCV 后相似[277]或略低[238]。

母体免疫对婴儿接种疫苗免疫原性的影响

在一项孕妇接种 PCV9 的随机临床试验中,怀孕第 30~35 周接种疫苗,婴儿脐带血中血清型特异性

IgG 相比安慰剂对照组显著升高[278]。婴儿在 2、4、6 和 12 月龄接种 PCV7。在 7 月龄时，与母亲接种安慰剂婴儿比，母亲接种过 PCV 的婴儿 PCV7 三剂基础免疫后各血清型 IgG 应答显著降低。12 月龄接种 PCV7 后 1 个月观察到强劲的 PCV7 加强免疫应答。相比安慰剂对照组母亲所生婴儿，母亲接种过疫苗的婴儿抗血清型 6B、18C、19F 和 23F 的 IgG 保持较低平均水平。这些数据提示高水平被动获得母传抗体抑制了婴儿对这些血清型的基础免疫应答。与安慰剂对照组婴儿比，婴儿对 1 型和 5 型（未予婴儿免疫）的免疫应答在 6~13 个月龄间保持升高状态。母亲孕期接种破伤风、白喉和百日咳（Tdap）疫苗的婴儿与母亲未接种 Tdap 疫苗的婴儿相比，对基于 CRM 载体蛋白的 PCV 结合疫苗免疫应答降低[279]。

大龄儿童、成人和老人

接种过 2 剂 PCV 的一岁儿童和接种过 1 剂 PCV7 的大龄儿童，多数血清型 GMC 值与北加利福尼亚凯撒恒健保健医疗组织（Northern California Kaiser Permanente，NCKP）的疫苗有效性研究中接受 3 剂结合疫苗婴儿的免疫应答大体相当[4]。基于这些数据，美国官方正式推荐在 2、4、6 和 12~15 月龄时接种 PCV7。对 12~23 月龄儿童，建议采用 2 剂免疫程序（间隔时间至少为 2 个月），而对 24 月龄至 9 岁的儿童，认为接种 1 剂疫苗就已足够。PCV13 基础免疫也推荐采用类似的免疫程序[274]。建议对所有 2~59 月龄儿童和患某些疾病的 60~71 月龄婴儿进行接种（见表 46.3）。建议已接种 1 剂或多剂 PCV7 的儿童用 PCV13 完成全程免疫。建议完成 4 次 PCV7 接种的儿童在 14~59 月龄补充接种一剂 PCV13。对患某些疾病儿童，建议最高至 71 月龄补充接种 1 剂 PCV13（PPV23 的推荐接种范围仍适用完成 PCV13 全程接种的 2~18 岁青少儿）[274]。对先前未接种 PCV7 的稍大婴儿，建议 7~11 月龄者按 3 剂 PCV13 程序接种，前两剂间隔至少 4 周，其后两剂间隔至少 8 周，12~15 月龄接种第三剂。12~23 月龄儿童应用 2 次接种程序，两次接种至少间隔 8 周。24 月龄及其以上儿童应用 1 次接种程序，或如患某些疾病者见表 46.3 与表 46.4）接种 2 次，间隔不少于 8 周[274]。2013 年 2 月，ACIP 建议对近期未接种过 PCV13，患有免疫功能紊乱、功能性或解剖位无脾、脑脊液渗漏或植入人工耳蜗的 6~18 岁青少年，无论之前是否接种过 PCV7 或 PPV23，都应常规接种 PCV13[280]。建议是先接种 1 剂 PCV13，8 周或更长时间后再接种 1 剂 PPV23。对解剖位和功能性无脾、HIV 感染或其他免疫受损儿童，建议接种第一剂 PPV23 后 5 年再接种一剂 PPV23。如果这些孩子以前接受过一剂或更多剂 PPV23，则应在接种末次 PPV23 后 8 周或更长时间接种 1 剂 PCV13。这些是在对免疫功能正常和免疫功能低下的 6~18 岁青少年的免疫原性研究基础上做出的建议[281-285]。

迄今为止，有证据表明用于成人的肺炎球菌结合疫苗免疫原性优于 PPV 疫苗，尽管相关证据并不一致[286]。早期各项研究中，一种 5 价 PCV 疫苗诱发某些血清型（6B、18C 和 23F）的免疫应答优于 PPV，但对其他血清型（14 和 19F）则不然[33,198]。更近的研究中，PCV7 和 PCV13 产生的 IgG 和调理吞噬应答类似或高于 PPV 的应答[287-291]。Jackson 和同事的一项剂量研究中[287]，注射 1ml 剂量（两倍婴儿剂量，即 6B8µg，其余血清型 4µg）证明增强了免疫应答，但 2ml 剂量（四倍婴儿剂量）未见进一步免疫学优势。阿拉斯加土著中，PCV 未 PPV 比诱导更高的 IgG 和调理吞噬应答，先于 PPV 接种也无益处[292]。也有一些证据表明，抗白喉抗体基线水平与 PCV7 免疫应答程度相关：成人中白喉抗体水平越高，对结合疫苗的应答越强[293]。成人反复接种 PCV 诱导的免疫原性似与首剂相当[288,290]。成人接种 PPV 半年或一年后对 PCV 的应答水平较未接种 PPV 者低[288,294]。成人接种结合疫苗与多糖疫苗的顺序似很重要，先接种结合疫苗后接种多糖疫苗有加强免疫应答效应，而先接种多糖疫苗导致 PCV 免疫应答降低[288,294-296]。

因多数成人体内已有抗肺炎球菌多糖和载体蛋白的抗体，第 1 剂结合疫苗接种实际上起了加强免疫的作用。

婴儿接种疫苗后肺炎球菌抗体亲和力明显成熟，成人接种前存在的成熟抗体仅使抗体亲和力适度增加。一项不同肺炎球菌结合物的研究中，成人抗体亲和力指数稳定，而儿童随 PCV 基础和加强免疫后亲和力明显增加[155]。其他一些报道已注意到老年受试者接种 PPV 后[297]，或较年轻成人接种 PPV 或 PncD/T 后无抗体亲和力成熟现象[298]。

尽管慢性阻塞性肺疾病患者和健康成人对 PncT 结合疫苗及多糖疫苗的 IgG 和 OPA 应答大体相同[299]，但肺炎痊愈患者中，PCV7 免后 6 个月的抗体持久性要比 PPV23 好。这项研究还发现，PCV 和 PPV 组合程序效用不大[300]。慢性阻塞性肺疾病患者中，与接种 PPV23 者比，接种 PCV7 后 1~2 年除 19F 外，两款疫苗共有各型功能活性持久性更佳[301]。在住院体弱老人中开展单用 1 剂 PPV23、接种 PCV7 半年后再接种 PPV23 的一年期研究中，也显示联合接

表46.3 身体状况、接种PCV13[a]或PPSV23[b]适应证以及2~18岁儿童再接种[c]

高危人群	医疗状况	PCV13 推荐	PPSV23 推荐	PPSV23 首剂5年后补种
免疫功能正常群体	慢性心脏病[d]	×	×	
	慢性肺部疾病[e]	×	×	
	糖尿病	×	×	
	脑脊液漏出	×	×	
	人工耳蜗移植	×	×	
	酗酒	×	×	
	慢性肝病	×	×	
	吸烟	×	×	
先天无脾或者脾功能缺陷儿童	镰状细胞病/其他血红蛋白病	×	×	×
	先天性或后天性无脾	×	×	×
免疫缺陷儿童	先天性或获得性免疫缺陷[f]	×	×	×
	HIV感染	×	×	×
	慢性肾衰竭	×	×	×
	肾病综合征	×	×	×
	白血病	×	×	×
	淋巴瘤	×	×	×
	霍奇金病	×	×	×
	广义恶性肿瘤	×	×	×
	医源性免疫抑制[g]	×	×	×
	器官移植	×	×	×
	多发性骨髓瘤	×	×	×

[a] 13价肺炎球菌结合疫苗。
[b] 23价肺炎球菌多糖疫苗。
[c] 自2010年以来,建议所有5岁以下的健康儿童接种PCV13;不建议2岁以下的健康儿童接种PPV23。
[d] 包括充血性心力衰竭和心肌病。
[e] 包括慢性阻塞性肺疾病,肺气肿和哮喘。
[f] B-体液或者T淋巴细胞缺陷;C1,C2,C3,C4缺陷;吞噬性紊乱(慢性肉芽肿疾病除外)。
[g] 需要用免疫抑制药物治疗的疾病,包括长期全身性类固醇皮质激素和放射治疗。
资料来源:Advisory Committee on Immunization Practices,2010,2013. FRENCK R,THOMPSON A,SENDERS S,et al. 13-Valent pneumococcal conjugate vaccine in older children and adolescents either previously immunized with or naïve to 7-valent pneumococcal conjugate vaccine. Pediatr Infect Dis J,2014,33(2):183-189.

表46.4 根据PCV接种历史和年龄所推荐采用的对24月龄以下儿童接种PCV13疫苗的免疫程序

年龄	接种历史:PCV7总数量和/或之前接种的PCV13剂量	推荐PCV13程序[a]
2~6月龄	0剂	3剂,间隔8周;12~15月龄第4剂
	1剂	2剂,间隔8周;12~15月龄第4剂
	2剂	1剂,最近1剂8周后;12~15周第4剂
7~11月龄	0剂	2剂,间隔8周;12~15月龄第3剂
	7月龄之前1剂或2剂	7~11月龄1剂,12~15月龄第2剂,8周后
12~23月龄	0剂	2剂,间隔≥8周
	12月龄前1剂	2剂,间隔≥8周
	≥12月1剂	1剂,最近1剂≥8周后[b]
	12月前2或3剂	1剂,最近1剂≥8周后[b]
	PCV7的4剂或者其他适宜年龄,完整PCV7程序	补救1剂最近1剂≥8周后

[a] 接种剂次最小间隔时间是8周(1岁以下儿童最小间隔时间是4周)。
[b] (12月龄前接种过2或3剂PCV7疫苗,12月龄以上至少接种1剂PCV13疫苗)的12~23月龄儿童未接种过PCV13疫苗。
PCV7:7价肺炎球菌多糖结合疫苗。
资料来源:Advisory Committee on Immunization Practices,United States,2010. FRENCK R,THOMPSON A,SENDERS S,et al. 13-Valent pneumococcal conjugate vaccine in older children and adolescents either previously immunized with or naïve to 7-valent pneumococcal conjugate vaccine. Pediatr Infect Dis J,2014,33(2):183-189.

种组 OPA 的持久性更好，但联合接种组中因 PPV23 接种后时间较短成为分析数据的混杂干扰因素[302]。这些资料表明，对免疫功能正常成人，PCV 可能优于 PPV，尤其体现在抗体应答持续时间和对再接种的应答方面。因此一种价数与 PPV23 相当的肺炎球菌结合疫苗将有突出优势，但因前述原因会有技术和成本问题。

免疫受损个体

由于在免疫受损个体中缺乏免疫原性数据，具有正常免疫功能群体的免疫原性阈值也被用于免疫受损的群体。

HIV 在一项对不同人群中 HIV 阳性儿童应用肺炎球菌结合疫苗的研究中发现，儿童的免疫状况（通过 CD4 细胞计数测定）以及当前病毒载量会影响免疫应答[303]。晚期 HIV 感染儿童对 PCV 疫苗前两次接种后的应答虽然很有限，但却高于同样情形下类似人群接种多糖疫苗后的抗体浓度[304,305]。HIV 感染幼儿接种 3 剂 PCV7 后可显示出免疫原性，病情较轻的儿童趋向于具有更好的应答[253,304]。在 CD4 细胞百分比大于 25 的感染 HIV 的婴儿中，尽管功能性的应答反应可能在那些接受抗反转录病毒治疗的病人中会更好一点，但对 IgG 反应没有影响[306]。然而，相对于未暴露和未感染 HIV 的婴儿接受 PCV 后，OPA 功能性应答水平还是较低。在暴露于但未感染艾滋病毒的儿童体内，抗体的质量也可能有一些功能缺陷[306]。一项研究表明 HIV 感染儿童需要 1 剂以上结合疫苗来激发免疫记忆（表46.3）[304]。在给 HIV 感染并接受 HAART 治疗的儿童连续接种两剂 PCV 及一剂 PPV 后，他们中的大多数仍可以保留免疫记忆[307]。

在乌干达的一项研究中[308]，感染 HIV 的成年人接受 2 剂 PCV7 疫苗接种，接种后抗体浓度直接与 CD4 细胞计数相关，特别是在第 2 剂之后，而且之前接种过 PPV 也不会影响对结合疫苗的免疫应答。类似地，给先前接种过 PPV23 的感染 HIV 成年人接种 PCV13，不管之前接种了几次 PPV，都有显著的免疫应答[309]。在另一项对感染 HIV 的马拉维成年人进行的研究中，PCV7 疫苗能够使感染 HIV 受试者及非 HIV 感染受试者诱发产生类似的全身性免疫应答以及黏膜免疫应答，但是继续接种第 2 剂结合疫苗接种并没有任何额外受益[310]。通过 OPA 测定显示抗体具有功能活性[311]。免疫前补充锌或维生素 A 并不能够改变 HIV 阳性成年人的免疫应答[312]。CD4 计数介于 200~500/μl 之间且病毒载量小于 10 000 个病毒 /ml 的感染艾滋病毒的成人当中，PCV 作为初次免疫可增加对后续接种 PPV 产生的反应滴度和持续时间[313]。此外，对 Th1 淋巴细胞增生起作用的 CRM 载体也与这种免疫应答增强有关[314]。相反，感染 HIV 的成人中，接种 PPV 后再接种 PCV 比那些随机接受第 2 剂 PPV 可产生更高的 IgG 反应。但在抗体反应持续时间方面的差异是有限的，接种疫苗后 6 个月后两组间 IgG 反应无差异[315]。白人与黑人受试者中，疫苗反应没有显示出种族差异[316]。相比于接种 PPV，接受抗反转录病毒治疗的 HIV 感染成人在接种 PCV 后所诱导的抗体水平更高、持续时间更长[317]。

其他免疫受损状况 与没有镰状细胞且未接种 PCV7 疫苗的空白对照组婴儿对比，接种 PCV7 疫苗能够使患镰状细胞病婴儿血清抗体浓度显著增加[90]。对年龄较大的患镰状细胞病儿童，2 剂结合疫苗和随后的 1 剂 PPV 加强免疫接种组的 GMC 和 OPA 滴度水平都高于仅接种单剂 PFV 组[87]。共济失调 - 毛细血管扩张患者的 T 细胞和 B 细胞计数通常都较低，而且肺炎球菌抗体浓度也较低。在这些人群中如果在 1 剂结合疫苗后再接种 1 剂多糖疫苗，则对 PPV 表现出加强免疫应答，但抗体浓度低于对照组[318,319]。

先前已接种 PPV23 的患有 β- 地中海贫血的无脾脏患者具有显著的 B 记忆细胞应答，可以产生 IgG，但不产生 IgM。然而，特别值得关注的是，这些患者接种 PCV13 后，B 细胞应答水平与先前接种 PPV23 的剂数以及距离最后一次接种 PPV 的时间成反比，这一现象与 PPV23 将现有 B 细胞用于产生抗体，但同时也耗尽了 B 细胞记忆库的观点一致[320]。另外两项研究观察了接受过霍奇金病治疗的患者对 PncOMPC 的免疫应答。研究发现虽然对单剂 7 价 PncOMPC 疫苗的应答低于多糖疫苗[97]，但该结合疫苗似乎对此类人群也同样能够诱发免疫启动[201]。慢性淋巴细胞性白血病成人患者中，在开始进行化疗而引发低丙种球蛋白血症前仍然有 40% 的病例可以检测到对 PCV 的应答[321]。

异体或自体干细胞移植的成年人在接种三剂 PCV7 疫苗后具有抗体应答[322]。移植前对捐献者进行免疫接种（或在干细胞收集前对患者进行免疫接种）能够增强移植前的抗体应答[323,324]，移植后再次接种可诱导机体对 PCV7 免疫应答大于 80%[325]。异基因骨髓移植成人受试者中，对 PCV 和 PPV 的应答普遍较差，但 PCV 诱导可检测到的抗体反应周期比 PPV 诱导的长[326]。虽然在移植后 3 个月与移植后 9 个月进行 PCV 接种所得到的免疫原性一样，但是在移植后 24 个月后检测到早期接种抗体水平要更低，这支持对移植后等待 6~9 个月接种 PCV 疫苗的建议[327]。目前的指南建议在移植后 6~9 个月接种 3~4 剂的 PCV，接种间隔为 1 个月，之后再接种一剂 PPV[328]。

在小儿实体器官移植受者中，先接种两剂 PCV7，然后一剂 PPV，可以增加肺炎球菌抗体浓度。在对该群小儿接种首剂结合疫苗后免疫应答明显，但无论是第 2 剂结合疫苗或随后的 1 剂多糖疫苗都不能够进一步提高抗体浓度，这表明在短期间隔内增加接种 PCV 或 PPV 都不会增加显著的益处。但是，实体器官移植患者的最终抗体应答明显低于对照组[329]。对肾移植患者，PCV7 的免疫原性略高于 PPV，OPA 应答则没有差别[330]抗体水平也在 3 年后显著减弱；在这段时间内，PCV 与 PPV 相比，患者免疫原性的持久性也没有增加[331]。在肝移植患者，PCV 基础免疫 - 加强策略并不比 PPV 单独接种的免疫原性更强[332]。不同类型的器官移植后，免疫应答上可能存在一定的异质性，这是因为心脏移植后多剂量的 PCV 和初免 - 加强策略可增加心脏移植后的免疫原性[333]。

免疫力持续时间

研究者在对 2、4、6 月龄南非婴儿进行 PCV9 基础免疫后，在随后一年里未进行加强接种。但在进行 5.3 年以上的随访后发现，针对 7 价疫苗血清型的抗体与对照组相比仍维持较高水平[334]。根据血清型的不同，对照组中有 44%~95% 的个体抗体含量大于 0.35μg/ml（见后文"影响保护的相关因素"）。抗体滴度最低的是 4 型，特别是那些 1~2 岁之间未接受强化免疫的儿童，这提示机体对罕见携带的血清型（如血清型 1、4 和 5）的长期免疫原性仍存在问题。即使是感染艾滋病毒的儿童，接种 5.3 年后检测到的抗体滴度也比未接种疫苗的艾滋病病毒感染对照组儿童抗体滴度要高，但抗体浓度大于 0.35μg/ml 的儿童所占的比例比无 HIV 感染儿童低，介乎 19%~81%[334]。

影响结合疫苗免疫原性的因素

疫苗组分

结合疫苗的免疫原性取决于其化学特性[336-338]。在肺炎球菌结合疫苗中，多糖的免疫原性比寡糖大[189,339,340]。影响免疫原性的其他因素包括载体蛋白的固有特性、多糖和蛋白载体之间的化学连接[341,342]、多糖和蛋白结合后表位的构象变化[327,335]、抗原结构组成部分的可呈现性[337,339]、疫苗中存在的游离多糖或载体蛋白[343,344]以及糖与蛋白的比率[345]。

机体对结合疫苗所含的不同血清型荚膜多糖所产生的抗体反应存在明显差异[13,197,252,267,345,346]。在芬兰儿童中进行的研究显示，不同疫苗的 6B 型所产生的 IgG 应答强度类似，但对其他血清型则存在很大的差异，特别是 14 型和 19F 型[347]。通常情况下，婴儿对 6B 型和 23F 型免疫原性较弱，但即使在未检测到较高的 19F OPA 滴度的情况下，对 19F 型诱发的抗体浓度却相对较高。经常在接种 3 型和 18C 型首剂之后就显示良好的免疫原性，但 3 型加强免疫后抗体却不尽理想。婴幼儿经单剂量接种后，抗 -6B 的 IgG 无明显增加，即便是接种两剂，其效果仍显著劣效于接种三剂[242-244]。首剂接种后对 4 型有明显的免疫应答，第 2 剂之后免疫应答也有所增加，但第 3 剂之后则没有进一步增加。19F 型在第 2 剂之后可诱发抗体应答，但第 3 剂却无法增加平均抗体浓度。

4 价 PncT 和 PncD 疫苗（每种多糖为 1μg、3μg 或 10μg）的剂量 - 反应评价结果已发表。PncT 疫苗在基础免疫后没有观察到剂量依赖性，但在加强免疫时最低剂量结合疫苗组却激发出了最高的加强反应应答[182]。相反，最高剂量的 PncD 在基础免疫后所诱发的免疫应答最强，但和 PncT 疫苗一样，加强免疫时最低剂量组却产生了最高的加强免疫应答[191]。采用流感嗜血杆菌蛋白 D 的四价肺炎球菌结合疫苗进行三个剂量（每种多糖都按 0.1μg、1.0μg 和 10.0μg）的测试，0.1μg 剂量的明显优于 10μg 剂量的。14 型的免疫应答强度随多糖含量增加而增强；19F 型，1.0μg 和 10.0μg 剂量的免疫应答强度相同，但都强于 0.1μg 剂量[348]。因此，不同类型 PCV 的剂量反应并不总是可预测的，它取决于不同的载体蛋白和血清型。

每种血清型的最佳载体可能会有所不同。迄今为止，只在白喉和破伤风载体之间进行了直接比较。3、9V 和 14 型多糖与白喉类毒素结合用于婴儿时能够诱发较好的免疫应答，而 4 型多糖与破伤风类毒素结合能够诱发较强的免疫应答[266,349]。6B、18C、19F 和 23F 型的免疫原性没有载体特异性差异。此外，结合疫苗诱发黏膜免疫应答的能力也不相同：虽然以白喉类毒素为载体的结合疫苗所诱发的黏膜免疫应答较好，但以破伤风类毒素为载体的结合疫苗似乎更能够有效地诱发全身性免疫应答[184]。

载体蛋白的免疫原性有助于提高结合疫苗的免疫原性。使用载体蛋白进行早期免疫能够加强随后接种结合疫苗对多糖的免疫应答[344,350-352]。在菲律宾进行的一项研究中[240]，9 月龄婴儿接种 1 剂或 3

剂 PCV11（载体蛋白为白喉类毒素和破伤风类毒素）后的抗体浓度大体相同[240]，对此结果最合理的解释是之前使用过百白破疫苗（DTP）进行了载体激发，所以即使疫苗接种剂次少，但也有较好的免疫原性及持久的抗体水平。T 细胞对载体蛋白的免疫性在对多糖的免疫应答中很重要，但 B 细胞对载体蛋白的免疫性却是不利的，因为 B 细胞产生抗载体蛋白的抗体可能不利于对多糖免疫应答的诱发[353,354]。当多糖和蛋白特异性 B 细胞在竞争夺取载体蛋白结合物的情况下，大量抗载体蛋白的抗体可能抑制对多糖的免疫应答[343,344,352,354-356]。这个结果支持将抗原数量最小化，而且也支持混合载体蛋白的肺炎球菌结合疫苗的研发。

除了两种单价 Hib 疫苗外，所有市售结合苗产品均含有铝佐剂，铝佐剂使免疫系统偏向 T 辅助细胞 2 型（Th2）反应并增强免疫应答。芬兰和以色列研究显示，在 PncT/PncD 疫苗中加入氢氧化铝佐剂能够提高 IgG 应答以及抗体的功能活性[357]。

表 46.5 描述了至今批准上市的 3 种 PCV 的组成。

和其他疫苗同时接种

PCV 和 Hib 结合疫苗在婴幼儿中的高免疫覆盖率，使其部分具备了与其他常规疫苗共同接种或混合接种的能力，包括其他结合疫苗。然而，结合疫苗可诱导机体对联合接种的抗原体液免疫产生免疫干扰（加强或降低）[355,356]。两种常见的干扰机制是：①载体诱导的表位抑制，首先接种肺炎结合疫苗会产生对载体（结合蛋白）的预存免疫力，随后会抑制对连接有相同载体蛋白半抗原/糖类的免疫反应；②旁观者干扰，接种含有给定结合蛋白的疫苗组合会诱导干扰，该干扰蔓延至疫苗组合中其他抗原组分[355]。

免疫增强作用公认为最典型的案例是使用破伤风类毒素（TT）作为载体蛋白的结合疫苗与 Hib-TT 共同接种。当 Hib-TT 与 C 群脑膜炎球菌 TT 结合物（MenC-TT）或蛋白 D 肺炎球菌结合疫苗共同接种时，抗 -PRP（polyribosylribitolphosphate，多聚磷酸核糖基核糖醇）抗体浓度增加[358-363]。而相反地，当与过量 TT 共同接种时则通过表位抑制效应，使肺炎球菌多糖和 MenC-TT 的免疫反应减弱[364,365]。免疫增强机制也有助于增加对以白喉类毒素突变体（CRM_{197}）为载体蛋白疫苗的免疫反应。一般来说，CRM_{197} 和 TT 当作载体时，比 DT 能诱导更高的抗多糖免疫应答，Hib-TT/CRM 与 Hib-DT[366] 和脑膜炎球菌 ACWY-TT/CRM 与 ACWY-DT 之间的比较可证实该观点[366-368]。然而，与 TT 不同的是 DT/CRM_{197} 结合物需要通过 DT/CRM_{197} 促发或联合用药来增强 T 细胞效应，进而使免疫反应最大化[241]。

使用 CRM_{197} 载体的结合疫苗，虽然不太可能像 TT 或 DT 通过载体诱导的表位抑制而减弱对多糖的免疫反应，却更有可能通过其他尚不清楚的机制诱发干扰，即所谓旁观者干扰机制[355,356]。这种现象将影响疫苗与以 CRM_{197} 为载体蛋白的结合疫苗的联合使用，例如 Hib-TT 和乙肝疫苗特别容易受到这种干扰。旁观者效应可能由 DT 和 CRM_{197} 共用的 T 细胞机制介导，并将这种干扰蔓延到其他共同接种的抗原。

通常免疫干扰是可以观察到的，特别是联合接种疫苗时含有结合疫苗组分。结合疫苗与含无细胞百日咳疫苗组分的联合疫苗（即 DTaF 疫苗）同时接种，

表 46.5 目前上市的 3 种肺炎球菌结合疫苗※

疫苗	商品名	多糖含量（μg）和蛋白													佐剂
		1	3	4	5	6A	6B	7F	9V	14	18C	19A	19F	23F	
PCV7	Prevnar/Prevenar	(-)	(-)	2.0	(-)	(-)	4.0	2.0	2.0	2.0	2.0	(-)	2.0	2.0	磷酸铝
PCV13	Prevnar13/Prevenar13	2.2	2.2	2.2	2.2	4.4	2.2	2.2	2.2	2.2	2.2	2.2	2.2	2.2	磷酸铝
PHiD-CV（血清型 1,4,5,6B,9V,14,23F 结合到未分型流感嗜血杆菌衍生蛋白 D；结合到破伤风类毒素的血清型 18C；结合到白喉类毒素血清型 19F）	Synflorix	1.0	(-)	3.0	1.0	(-)	1.0	1.0	1.0	1.0	3.0	(-)	3.0	1.0	磷酸铝

※上市提供商品专论信息

与其和含全细胞百日咳组分的联合疫苗(即 DTwP 疫苗)同时接种相比,免疫干扰表现最为显著[355,356,364]。PncD/T 和 DTwP 同时接种时,PncD/T 对幼儿具有免疫原性[269,369]。但是,当同时接种的疫苗为 DTaP 时,可观察到与 TT 结合的肺炎球菌多糖的基础免疫原性有所降低[364],而相同疫苗中与白喉类毒素结合的肺炎球菌多糖的基础免疫原性未观察到类似的降低。这种现象归因于免疫原性和载体蛋白量,以及整个百日咳疫苗的佐剂效应等因素之间相当复杂的平衡受到干扰[364],当全细胞百日咳疫苗转换为无细胞百日咳疫苗时,该干扰效应被消除。此研究结果的发现使赛诺菲巴斯德公司决定放弃 PncD/T 疫苗的开发。

CRM_{197} 结合疫苗与 DTaP 和 Hib-TT 疫苗组合接种与无 CRM197 疫苗组合接种的对比研究结果表明,抗 PRP 免疫应答减弱,该实例的结果见表 46.6。与此相反,Hib-TT 与不包含 CRM_{197} 的结合疫苗同时接种时,抗 PRP 的免疫反应不受影响或增强[358-362]。

除了将 PCV 接种纳入到婴儿免疫接种计划中所产生的潜在干扰,肺炎球菌疫苗中越来越多的 DT 或 TT 的成分的免疫原性效应也要考虑在内,特别是引入含有更多结合多糖的超广谱 PCV 时。PCV13-CRM(34μg CRM_{197})与 PCV7-CRM(20μg CRM_{197})的头对头对比研究显示,接种三剂疫苗后,二者重叠的至少四种血清型的抗肺炎球菌抗体的 GMC 降低,特别是血清型 6B[258,259,370]。当 PCV7-CRM 与四价脑膜炎球菌-CRM 结合疫苗(Menactra,脑膜炎球菌 A、C、Y、W135 群多糖与 DT 结合)同时接种时,与仅接受 PCV7 CRM 注射的受试者组相比,所有肺炎球菌七价多糖抗原的免疫应答均显著降低(FDA 统计评估报告 BLA125084/395)。这些结果提示 CRM_{197} 作为载体引起了对肺炎球菌免疫应答的剂量依赖性表位抑制。该抑制免疫反应的各种机制还未得到解释。表 46.7 描述了一些观察到的与结合疫苗相关的免疫干扰现象。

除了在婴儿中同时接种多种疫苗的所产生的复杂干扰以外,最近观察到一些同期应用的药物如对乙酰氨基酚同样能显著干扰对 PCV、Hib 和百白破疫苗的免疫应答[371]。

随着含 CRM_{197} 新结合疫苗的应用,有必要对载体诱导的表位抑制,或旁观者干扰机制所带来的潜在干扰效应进行进一步评估。然而,虽然免疫干扰的现象在婴儿组合接种疫苗时非常普遍,但很少引起临床上的重视。在使用免疫原性较低的联合疫苗及其与其他疫苗组合接种的情况下,加强其剂量在临床上显

表 46.6 CRM_{197} 旁观者干扰作用对联合注射 Hib-TT 的影响

疫苗	免疫程序 (月龄)	参与人员数量	抗 PRP 反应 a (μg·mL^{-1})		参考文献
			%≥0.15	GMC(95% CI)	
DTaP5-IPV-Hib-TT	2,4,6	324	97.9	4.86(4.21-5.62)	362
DTaP5-IPV-Hib-TT+MenC-TT	2,3,4	53	94.2	5.17(3.53-7.58)	350
DTaP5-IPV-Hib-TT+MenC-CRM	2,3,4	50	87.6	2.17(1.34-3.53)	350
DTaP5-IPV-Hib-TT+MenC-CRM+PCV7[b]	2,3 或 2,4	126	89	1.75(1.29-2.38)	351
DTaP5-IPV-Hib-TT+MenC-CRM+PCV77[c]	2,3 或 2,4	126	85	1.76(1.29-2.39)	351
DTaP5-IPV-Hib-TT+MenC-CRM+PCV7	2,3,4	53	85	0.77(0.51-1.16)	363
DTaP5-IPV/Hib-TT+PCV7	2,3,4	248	91	1.38(1.14-1.66)	364
DTaP3-HBV-IPV/Hib-TT	2,3,4	138	95.7	2.27(1.78-2.90)	365
DTaP3-HBV-IPV/Hib-TT+PCV10	2,3,4	542	97.4	2.13(1.93-2.36)	354
DTaP3-HBV-IPV/Hib-TT+PCV	2,3,4	141	93.6	1.59(1.23-2.05)	365
DTaP3-HBV-IPV/Hib-TT+PCV7	2,3,4	178	97.2	1.18(0.97-1.42)	354
DTaP3-IPV/Hib-TT+PCV7	2,3,4	242	80.8	0.59(0.49-0.71)	364
DTaP3-IPV-HBV/Hib-TT+PCV13	2,3,4	285	89.5	1.23(1.03-1.46)	253

[a] 酶联免疫吸附剂试剂检测抗 PRP。
[b] Wyeth 制造。
[c] Novartis 制造。

注:CRM:结合疫苗中的载体蛋白;DTaP:无细胞百日咳-白喉-破伤风疫苗;DTaP3:3 组分无细胞百日咳-白喉-破伤风疫苗;DTaP5:5 组分无细胞百日咳-白喉-破伤风疫苗;GMC:几何平均浓度;HBV:乙型肝炎病毒;Hib:b 型嗜血流感杆菌;IPV:灭活脊髓灰质炎病毒;PCV:肺炎球菌结合疫苗;PRP:多聚磷酸核糖基核糖醇;TT:破伤风类毒素。

表 46.7 儿童接种结合疫苗后的免疫干扰现象和建议机制

DTP 疫苗	同时接种的结合疫苗	直接效应	机制	参考文献
DTaP3,DTaP5	Hib-TT+MenC-TT	↑PRP	通过 TT 增强	350
DTaP3	Hib-TT+PCV10	↑PRP	通过 TT 增强或中立	354
DTaP3	Hib-TT+PCV7	↓PRP	旁观者干扰	227,354,365
DTaP3	PCV7	↑Pn	通过 DT 增强	258,354
DTaP3	PCV13	↓Pn	载体诱导的表位抑制	252,253,366
DTaP5	PCV-TT+MenC-TT	↓Pn ↓MenC	载体诱导的表位抑制	128,344,356
DTaP5	Hib-TT+MenC-CRM	↓PRP	旁观者干扰	348,350
DTaP5	Hib-TT+PCV7+MenC-CRM	↓↓PRP ↓Pn ↓MenC	旁观者干扰	237,362
DTaP2	PCV7	↓HBs(不确定)	旁观者干扰	347
DTwP	PCV9-MenC-CRM	↓MenC	载体诱导的表位抑制	367
(-)	MenA,C,Y,W-135-DT+PCV7	↓MenA ↓MenB ↓MenY ↓MenW-135 ↓Pnc	载体诱导的表位抑制	FDA 统计评估以及 BLA125084/395 评估

注:CRM:结合疫苗中的蛋白载体;DTaP2,DTaP3 or DTaP5 分别代表 2、3、5 组分无细胞百日咳-白喉-破伤风疫苗;DTwP:白喉-破伤风-全细胞百日咳疫苗;HBs:乙肝病毒表面抗体;Hib:b 型嗜血流感杆菌;MenC:C 群脑膜炎球菌 C;PCV:肺炎球菌结合疫苗;Pn:肺炎球菌多糖;PRP:多聚磷酸核糖基核糖醇;TT:破伤风类毒素。

得尤为重要。在上市后的监测研究和英国的公共卫生过往经验中,突出了在儿童在接种 Hib 疫苗第二年需要加强免疫的重要性[372]。然而,是否定组合接种疫苗产生的载体诱导表位抑制效应或旁观者效应所带来的影响或是坚持临床上的加强免疫策略还并没有做深入的研究。

影响保护的相关因素

探索相关标志所面临的挑战

如何确定肺炎球菌疾病起保护作用的血清学相关标志或替代标志是非常复杂的过程。首先,即使特异性抗体水平在特定情况下是一种适当的替代标志[185,373],但是不同血清型以及相关疾病情况下所产生的抗体水平也可能不同;其次,对免疫应答抗体滴度只进行定量评价并不够,分析时还应该进行抗体质量特性测定[347,374-375];最后,还必须考虑免疫记忆的影响因素,因为即使产生非常微弱的抗体应答水平,之后也可能诱发免疫记忆[160,209,376,377]。

一般来讲,通过对比疫苗效力值和抗体 GMC 值等方法,来评价免疫原性和对疾病预防效果之间的关联性。确定保护水平的另一种方法是将研究人群中不同亚组的发病率和抗体浓度等信息加以综合分析。同时,也应该在个体水平上通过收集接种疫苗后罹患肺炎球菌感染儿童的纵向时间轴随访数据对比来确定保护作用相关标志。此外,还应该通过比较同组受试者抗体浓度和保护作用的估算值等横向交叉信息来确定人群保护作用相关标志。

最近发表的两篇综述阐述了保护作用相关标志确定的原则和方法以及在肺炎球菌结合疫苗注册中的使用情况。其中一篇综述由 WHO 专家编写[185],另一篇由 FDA 和美国国立卫生研究院的科学家编写[378]。由于 OPA 测定是一种具有许多潜在变量的生物测定法,一种普遍稳定且可接受的测量 OPA 抗体滴度的方法实际上是不可能实现的。此外,OPA 测定的不仅是 IgG,还会受高 IgM 水平的影响。另一方面,在许多研究中,当婴儿和幼儿在接种 PCV 后进行生物学检测时,通过 ELISA 测量的血清型特异性抗多糖 IgG 浓度与 OPA 滴度之间的相关性良好,仅有少数例外(例如,血清型 19F 免疫后获得的抗 19A ELISA 抗体可能会显著增加,但 19A 的 OPA 滴度却通常不会增加)。

血清学相关标志

一旦有效的疫苗已批准并广泛投入使用,就很难再进行对照研究来证明新疫苗针对肺炎球菌疾病的临床保护效力。在这种情况下,免疫原性与保护作用之间的相关性对预测新疫苗的效力显得至关重要。[141]

基于此目的,对侵袭性肺炎球菌疾病(IPD)效力有关的免疫原性指标常被作为非劣效性指标。但是,根据血清学标准来确定非劣效性正变得困难,因为目前还未达成非常明确的非劣效性模型定论——是采用疫苗抗体浓度还是抗体滴度来衡量疫苗的有效性。

肺炎球菌疾病是多方面的。侵袭性肺炎球菌疾病是PCV首要针对的目标,疫苗对IPD的功效被认为是计算或假设血清学相关标志的金标准。然而,肺炎球菌疾病的最常见表现不是侵袭性肺炎球菌病,而是黏膜感染,例如肺炎或中耳炎。此外,鼻咽部带菌是肺炎球菌播散以及菌体抗生素耐药性发展的主要临床表现。即使获得了IPD效力的血清学指标值,其也不能精确预测疫苗对预防黏膜感染的效力。PCV的有效性在很大程度上取决于是否能减少肺炎球菌的携带和抑制传播;所以,能预测IPD保护的相关因素可能也无法准确地预测疫苗整体的有效性。

抗体临界值浓度可被用来预测疫苗是否具有保护作用有两个假设:第一个假设为疫苗基础免疫后的抗体浓度能够预示保护作用;第二个假设为疾病风险和抗体浓度之间的关系可按阶梯法而不是按连续函数来描述。但是实际上,以上任何一个假设都不能够完全成立。当前疫苗抗原的多样性以及新疫苗配方含有额外抗原,导致很难对已经上市的产品进行对比研究,而这也加大了决策过程的复杂性[185]。人们建议根据各血清型的流行病学数据和临床重要程度数据来确定一个加权平均值,来进行血清学评级,并由此来解决多个免疫终点之间的比较的问题[379]。这个结果是基于以下三个效力研究得到的混合模型:美国北加利福尼亚凯撒恒健保健医疗组织(NCKP)PCV7研究[4]、美洲印第安人PCV7研究[5]和南非PCV9研究[7]。这三个研究显示的疫苗效力分别97.3%、78.8%和90%,PCV7血清型有保护效应的最低浓度估计分别为0.2μg/ml、1.0μg/ml和0.68μg/ml,汇总统计后保护性抗体浓度为0.35μg/ml[141,379]。随后冈比亚的一项PCV9对照研究显示,该疫苗对IPD有效率为86%,保护性抗体的浓度估计为1.20μg/ml。对三个高危人群(美国印第安人,南非,和冈比亚)的研究表明,这些人可能比加州婴儿需要更高的抗体水平才能实现对IPD的同等保护效果,而相比预防没有固定病灶的菌血症婴儿也需要更多抗体来预防IPD中脑膜炎和肺炎[141]。实验室的差异和不同的分析方法使得到保护性抗体水平浓度临界值存在一定的分歧。因此,一些人使用0.35μg/ml,另一些人使用0.20μg/ml作为临界值[380]。最近,在英格兰和威尔士,间接队列方法已被用于预防IPD血清特异性标志抗体临界值的开发。这项工作表明,PCV7的合计保护阈值为0.6μg/ml,PCV13的为0.8μg/ml,但是其中3型的保护阈值为2.8μg/ml,因为在这个阈值以下PCV13中3型的保护效力并不显著。这些数据还表明血清型6B和23F的保护阈值低于0.35μg/ml,分别为0.16μg/ml和0.2μg/ml。最后,OPA值在不同的血清型之间变化很大,所以没有尝试使用OPA来确定合计血清标志保护效果。

含有PCV7以外血清型的新肺炎球菌结合疫苗报批的可行方法如下:对于7个共有血清型,可以通过与已上市的PCV7疫苗进行非劣效性研究来确定其有效性。而对于PCV13新增的6个血清型,可通过将已上市疫苗产品中产生最低抗体临界值的血清型(通常为6B血清型)作为参比组,并与之进行对比,以确定各血清型中高于新疫苗和已上市疫苗抗体临界值的比例。对新的6个新增血清型而言,如果差值的95% *CI* 的最低值大于−0.10%,则说明该血清型达到非劣效标准[379]。

保护性抗体水平最适用于描述人群,而不是个体。因此,如果一个群体中,很大比例的个体获得的抗荚膜抗体浓度在保护阈值以上,那可以预测该人群对IPD的预防水平很高。对于特定的个体,与肺炎球菌接触的结果可能会有所不同,这取决于宿主和病原等多个因素[141]。

如上所述,黏膜感染和带菌状态的情况与侵袭性肺炎球菌疾病(IPD)并不相同。一些研究表明,基础免疫后,预防急性中耳炎和带菌状态比预防IPD需要更高的抗体浓度。已经使用通用线性模型来研究接种后5个月内血清型6B、19F和23F抗体浓度与相应血清型导致急性中耳炎风险之间的关联性[31]。血清型23F的关联性最为明显,而血清型19F的关联性最差。血清型6B即使是低浓度GMC(0.5μg/ml)也预示50%的疫苗效力;血清型23F达到相同效力所需要GMC值达到2μg/ml。血清型19F所得到的研究结果表明可能需要很高的浓度(GMC>10μg/ml)来达到保护效力。因此,结果表明不同血清型的情况不同,这也阻碍了对所有血清型的保护设定一个统一的血清学相关标志。此外,预防急性中耳炎所需要的浓度可能高于IPD所需要的浓度。

现已明确证实,与预防急性中耳炎类似,预防带菌状态比预防IPD需要更高的抗体浓度。此外,完全保护所需的抗体浓度可能高于目前PCV疫苗接种后达到的浓度[32,381]。此外,还观察到不同血清型之间保护性的差异与抗体浓度有关。

迄今为止,尚未有任何研究能够证明抗体浓度与预防肺炎或其他下呼吸道感染存在任何相关性。与预防疫苗型 IPD 相比[18]，PCV13 在成人中对疫苗型非菌血症肺炎球菌肺炎的效力较低，这也表明 $0.35\mu g/ml$ 的临界值可能太低而无法预测对非菌血症肺炎球菌肺炎的保护效力。

综上所述，虽然评价对 IPD 是否具有保护效果的相关标准已经获得，并用于肺炎球菌结合疫苗的审批，但许多问题仍然存在。在本文撰写之际，还没被确定与大部分的肺炎球菌疾病负担相关的黏膜病和带菌状态的相关评价标准。此外，应用 PCV 后的效果很大程度上依赖疫苗血清型肺炎球菌携带和传播的降低而提供的间接保护，但预测这种效果的相关因素未曾知晓。但是，这可能预示着如果基础免疫后功能性抗体的浓度越高，而随之黏膜病与带菌状态减少得就越多，从而也使得人群通过群体免疫获得更高更快的人群保护效果。

黏膜抗体应答

尽管人们普遍认为，黏膜部位的宿主防御有助于保护机体，但一直难以确定黏膜抗体在预防肺炎球菌侵袭性疾病和/或定植中的相对重要性。尽管如此，黏膜免疫分析一直是了解结合疫苗提供保护效果的研究重点[382]，同时也被用于评估基于蛋白质或全细胞疫苗的保护效力（见"人类经历自然或疫苗衍生肺炎球菌蛋白抗原"章节）。黏膜抗体应答可以通过测量黏膜和分泌物抗荚膜抗体或者非荚膜抗体，或通过描述淋巴组织或外周血中特异性抗体分泌细胞（ASC）等来分析。

酶联免疫吸附测定法可应用到黏膜分泌物和唾液中抗肺炎球菌抗体的测定。有两个特定的问题呈现在我们面前：一个是样品中含有的酶降解作用所造成的不稳定性，特别是在唾液中；另一种是广泛的个体差异和样品稀释幅度的未知性。第一个问题可以通过使用酶抑制剂及将样本存储在 -70℃ 得到解决，第二个问题可通过样品中特异性抗体的浓度与总抗体浓度相关联得到解决。

肠道外接种的肺炎球菌荚膜疫苗，不管多糖还是结合的，均可诱导黏膜抗体应答。无论结合疫苗或多糖疫苗，初次接种后唾液中血清型特异性抗体很少发现，但在强化接种后很常见[184,204,383-385]。唾液中检测到的 IgG 抗体认为来源于血清，血清中高浓度的 IgG 抗体渗入黏膜分泌物，该观点可以由血清和唾液中 IgG 浓度的相关性来支持。

由于 B 细胞随淋巴和血液循环流动并返回至外周组织，而储存于黏膜部位的细胞，也可在归巢到不同部位之前的有限时间内，出现在外周血中。这些抗原特异性的抗体分泌细胞（ASC）的状态可在接触抗原后，在外周血中用酶联免疫斑点法（ELISPOT）测量，并且认为该反应的程度可反映黏膜部位的免疫应答程度[386-391]。

通过酶联免疫斑点实验检测到的高数量分泌 IgA 的 ASC，被认为是肺炎球菌疫苗肠道外接种后反映黏膜 IgA 应答的指标。对胃肠外蛋白质疫苗的免疫应答通常是通过分泌 IgG 细胞主导[390]，而对多糖抗原免疫应答是由产生 IgA 细胞主导[390-392]。对结合到载体蛋白上的多糖，ASC 免疫应答中产生的 IgA/IgG 的比率，会向典型的 T-细胞依赖性抗原应答模型转变[386,392]。对 PPV 疫苗的应答由分泌 IgA 的 ASC 主导[388]，但接种结合疫苗后，分泌 IgG 的 ASC 反应更强[216,389]。在幼儿，对 PncT 和 PncD 疫苗的 ASC 反应比成人对结合疫苗的 ASC 反应弱，但与成人对 PPV 的 ASC 反应程度基本持平。在幼儿，ASC 的反应显然是由分泌 IgA 的细胞主导[388]。

细胞应答

一般认为，与多糖疫苗相比，结合疫苗的免疫原性增高是由于载体蛋白的存在，从而导致 $CD4^+$ 淋巴细胞的参与。这类细胞应答通过用多糖及结合疫苗的蛋白质成分刺激后，淋巴细胞增殖水平和各种细胞因子（如 γ 干扰素和各种白介素）的产生来进行测定[346,393]。正如以前所预期的那样，这些研究表明结合疫苗能诱导对载体蛋白的免疫增殖和细胞因子反应，但对多糖成分并没有类似反应。

细胞成分的重要性已在动物实验和近期的人体研究中得以阐明。在接种结合疫苗的小鼠中，可以观察到年龄相关的 Th2 型细胞因子应答；在新生小鼠中，针对只有多糖的免疫应答不足似乎与针对载体所产生的特异性 IL-5 缺少有关。这些结果表明，接种肺炎球菌结合疫苗可诱导载体特异性 T 细胞的应答，这种应答随年龄增加而加强，并可决定针对多糖成分的抗体反应水平[394]。巴布亚新几内亚的一项随机对照试验表明，新生小鼠接种 7 价结合疫苗后可启动对蛋白载体的 T 细胞应答和促进 T 细胞向 Th2 分化[236]。

与此同时，结合人类和动物模型中的有关数据，可以为一种抗体非依赖性 T 细胞应答的存在提供支持，该应答可介导对肺炎球菌定植的抑制。在患有慢性阻塞性肺疾的成人中，自然获得与疫苗诱导的肺炎球菌抗原（荚膜和非荚膜）抗体不能预测对肺炎球菌定植的抵抗力，提示有其他机制的存在[395]。在小鼠中,黏膜暴露于活的或死的无荚膜全细胞肺炎球菌疫苗后获得的对细菌定植的抑制作用[396]呈现非抗体依赖性和CD4+ T细胞依赖性。缺乏抗体、IFN-γ或IL-4编码基因的小鼠,可保持由全细胞疫苗诱导的抑制定植功能,但用中和性抗CD4抗体处理过的或先天缺乏IL-17A受体的小鼠则不能免于暴露的危害。解释这种现象可能的原因是,出现了可产生CD4+ Th17的IL-17A效应细胞[397,398],该细胞以前已经证实与对病原体如白色念珠球菌[399],百日咳杆菌[400],结核分枝杆菌[401]和金黄色葡萄球菌[402,403]的免疫有关。由于STAT3基因突变,在常染色体显性高IgE综合征(Job's syndrome)的患者中不存在记忆CD4+ Th17细胞[404]。与小鼠的试验数据一致,常染色体显性高IgE综合征(Job's syndrome)的患者存在念珠菌,葡萄球菌和肺炎球菌感染的高风险[405,406]。可能的保护机制涉及IL-17A、IL-22及其他相关的细胞因子,这些细胞因子可招募和激活中性粒细胞至感染部位,增强对病原体的清除[407]。在小鼠中证明的这些细胞应答机制,是否也介导人体对肺炎球菌定植的抑制,还有待证实。然而,值得注意的是,在人体中已经证明,确实存在对肺炎球菌抗原的全身和黏膜IL-17A的免疫反应[397,408]。

接种程序

肺炎球菌结合疫苗(PCV)的接种程序备受争议,产生分歧的因素涉及免疫原性、载体的影响、和预防IPD、肺炎和中耳炎的有效性,已在本章各标题中论述。在美国已批准上市的PCV临床试验采用的是"3+1"的金标准程序(在婴儿期接种3次,一般每次接种间隔2个月,在1~2岁之间进行一次强化接种)[4,5]。目前有一种称为"2+1"程序(在婴儿时接种2次,间隔两个或两个月以上,第3次接种在1~2岁之间)可减少接种剂次,目前该接种程序已经得到广泛研究以确定其有效性。但需要提醒的是采用2+1的程序在群体保护作用建立之前,6~12月龄之间的儿童可能会有一段时间对某些血清型的易感性增加,如6B型。还提出了"2+1"程序的一个修正方案(在婴儿时接种2次,9月龄时接种加强剂),以便符合世界卫生组织(WHO)婴儿EPI程序。此外,经2次在非洲的大型效力试验测试也确定了"3+0"的接种程序方案。在南非进行的研究中,3次接种时间分别是出生后6、10、14周;在冈比亚的研究中,由于接种的延迟,3次接种在出生后2、4和6个月[6,7]。然而在血清型1引起疾病负担显著的国家,推广缩短的"3+0"接种受到限制:在非洲一项采用该接种程序进行的随机临床研究发现,并没有在18个月龄后找到对血清型1有保护作用的证据[213]。这一发现导致非洲引入了一个6周,14周,加上9月龄(修改2+1)的接种计划。因为引入了这一接种计划,南非的血清型1有所下降(2岁以下婴儿为57%,25~44岁成人为33%)[17],但鉴于血清型1的流行性质,在9个月或9个月后使用加强剂的对血清型1长期有效性的确切数据仍在调查中。对2012年编制的关于接种计划的数据进行的系统评价发现,一般而言,在确定具有高覆盖率的疫苗接种计划的情况下,三剂量和四剂量的接种计划对于携带,侵入性疾病和肺炎具有的效果相当[409-411]。

效力和有效性

侵袭性疾病

迄今为止,已经有几项研究证实了肺炎球菌结合疫苗预防侵袭性疾病的效力。在PCV7疫苗注册前,在南加州NCKP医学中心进行的双盲研究中,37 868名婴儿被随机分配到肺炎球菌结合疫苗组或接种C群脑膜炎球菌结合疫苗对照组[4]。在2、4、6和12~15月龄时接种研究疫苗以及其他儿童常规免疫疫苗,主要结果测定为疫苗所覆盖血清型肺炎球菌所致侵袭性疾病的发病率。侵袭性疾病纳入主要效力分析的条件是由疫苗血清型引起的、第3剂疫苗接种后14天以上发生、且发生于受试者中。小于16月龄的儿童在接种3剂以上疫苗后可认为已经完成基础免疫;16月龄以上的儿童在接种第4剂疫苗后可认为完成基础免疫。除依照原方案分析外,还进行了意向性处理(intent-to-treat,ITT)分析,包括随机分组后所发生的、由任何肺炎球菌血清型导致的所有侵袭性疾病,而忽略疫苗接种情况。

对符合方案数据分析,可观察到研究人群有40例侵袭性肺炎球菌疾病,其中39例来自对照组,即疫苗有效性为97%(95% CI,83%-100%,$P<0.0001$;见表46.8)。该免疫失败儿童已经接受4剂疫苗,但发生了由血清型19F导致的菌血症性肺炎。在ITT分析中,有52例疫苗血清型侵袭性肺炎球菌疾病,其中疫苗组3例,疫苗有效性为94%。这3例免疫失败病例包括:上述的1个病例;一名儿童在接种后发生血清型19F感染,后进展为白血病,并因此接受免疫抑制化疗;一名未全程接种儿童在单剂疫苗接种后317天出现了6B型感染。4种疫苗血清型特异性有效性点估计值为85%(血清型19F)和100%(血清型14、18C和23F)。

上市前研究没有证据表明非疫苗血清型导致疾病的风险会有所增加。研究期间有9例由非疫苗血清型导致的侵袭性肺炎球菌疾病,其中对照组6例,试验组儿童有3例。潜在交叉反应性血清型只导致1名接种儿童感染。总体来看,在包括疫苗和非疫苗血清型导致疾病的ITT分析中,至少接受了1剂结合疫苗接种儿童的侵袭性肺炎球菌疾病负担降低89.1%。

在NCKP研究中,还分别分析了PCV7疫苗在出生体重低婴儿和早产婴儿中的效力[271]。出生体重低的早产婴儿以及正常体重的足月儿疫苗采用相同的免疫程序。出生体重低相对于正常出生体重婴儿发生侵袭性肺炎球菌疾病的相对危险度为2.6,早产婴儿相对于足月婴儿发生侵袭性肺炎球菌疾病的相对危险度为1.6。该研究中,对照组有6名出生体重低婴儿以及9名早产儿发生侵袭性肺炎球菌疾病。

1997年4月到2000年10月,在纳瓦霍和白山阿帕契族儿童中开展了一项基于社区的随机对照效力试验[55],这里的儿童侵袭性肺炎球菌疾病发病率在全球是最高的。和NCKP研究一样,此研究所使用的对照疫苗为脑膜炎球菌疫苗。对入选此项研究的5 792名2岁以下儿童进行了一次符合方案集分析。对照组发生8例疫苗血清型侵袭性疾病,PCV7组发生2例,疫苗有效性为76.8%(95% CI, –9.4%-95.1%)。在ITT分析中,对照组有11例疫苗血清型疾病,PCV7组有2例,疫苗效力为82.6%(95% CI, 21.4%-96.1%)。当PCV7在美国获准上市时,该研究提前终止,使得统计效力低于预期统计效力。但是,这些效力估计值证明该疫苗即便用于高危人群时也具有明显益处。

在南非感染和未感染HIV的儿童中进行的一项大型随机双盲研究证实了PCV9疫苗效力,该疫苗除含有7价疫苗血清型外,还含有血清型1和型5[77]。39 836名儿童在大约6、10和14周龄时接种研究疫苗或安慰剂,对受试者进行随访,直到完成全程免疫的HIV阴性儿童发生15例疫苗血清型侵袭性肺炎球菌疾病。从符合方案集数据分析来看,此疫苗具有很高效力:其中血清型侵袭性肺炎球菌疾病13例发生在安慰剂组,2例发生在接种PCV7组,效力为85%(95% CI, 32%-98%)。ITT分析所得到的疫苗效力(83%; 95% CI, 39%-97%; P=0.003)与符合方案集分析结果大体相同。该疫苗在HIV感染儿童中的效力较低,对疫苗血清型肺炎球菌疾病的效力为(65%; 95% CI, 24%-86%; P=0.006),所有儿童中对任何血清型肺炎球菌疾病的效力为50%(95% CI, 23%-68%),对HIV阳性儿童效力为53%(95% CI, 21%-73%)。耐抗生素肺炎球菌导致的侵袭性肺炎球菌疾病发病率降低了56%(95% CI, 21%-77%),HIV感染儿童的降低最为明显,但与HIV阴性儿童相比仍然具有较高的耐药菌株感染发生率。6.16年的随访后的远期疗效进一步分析,可见有效率仍然可以保持在77.8%(95% CI, 34%-93%),但在艾滋病毒感染的儿童中,有效率从65%下降到39%(95% CI, –8%-65%)。然而,疫苗整体保留了对血清型6A的防护疗效,即使在感染艾滋病毒的儿童,这种保护也是明确的(疫苗效力79%, 95% CI, 39%-93%)[334]。

冈比亚的一项大型、随机和双盲研究证实了9价疫苗对侵袭性肺炎球菌疾病的有效性[6]。6周龄到1岁婴儿接种3剂研究疫苗或安慰剂,同时接种疫苗为白喉、百日咳和破伤风DPT/Hib、乙肝疫苗和口服脊髓灰质炎疫苗。疫苗抵御疫苗血清型侵袭性肺炎球菌疾病效力为77%(95% CI, 51%-90%),对疫苗血清型脑膜炎或脓毒症的抵御效力为92%(95% CI, 44%-100%);对所有血清型侵袭性肺炎球菌疾病的抵御效力为50%(95% CI, 21%-69%),病例的绝对降低值大约为2例/1 000儿童年。虽然疫苗血清相关型导致的侵袭性肺炎球菌疾病有所减少,而非疫苗血清型导致的疾病相对增加,但这些差异并不明显。在安慰剂组,疫苗血清型导致了65%的侵袭性肺炎球菌疾病,而7价疫苗所含血清型导致了48%的侵袭性肺炎球菌疾病。

芬兰的一项大型双盲群随机试验证实了PCV10结合疫苗对侵袭性肺病(IPD)的功效。入选的47 369名小于19月龄儿童分为78组。在低于7月龄的儿童中,26组对照组的儿童接受了乙肝疫苗作为对照。其中共有12例由疫苗类型导致的IPD,疫苗类型所致IPD临床发病率56.4/100 000名儿童。在52组(总数为30 528名)接种PCV10的孩子中,26组接受"3+1"方案的疫苗接种者中无一例患IPD;26组接受"2+1"程序(3、5及12月龄)的疫苗接种者中仅1例患血清型7F所致疾病。唯一的失败病例发生于接种第一剂疫苗后仅12天。这些数据结果表明"3+1"程序的疫苗效力为100%(95% CI, 83%-100%)。ITT分析所得到的"2+1"程序疫苗效力为92%(95% CI, 58%-100%)[412]。

肺炎和其他呼吸道感染

几项侵袭性肺炎球菌疾病研究也观察了疫苗对肺炎的效力(参见表46.8)。在NCKP研究中,肺炎是次要观察终点。NCKP研究中,肺炎病例认定为:门

表 46.8　PCV 疫苗预防侵袭性肺炎球菌疾病效力以及预防肺炎效力

研究	效力评估 /%	95% CI	注解
接种方案			
南非,3+0,HIV 感染儿童,接种方案,延长随访时间	28	−22-58	PCV9
由 10 价疫苗血清型引起的侵袭性疾病,芬兰 2+1,改良的接种方案	92	58-100	PCV10
芬兰 3+1,改良的接种方案	100	83-100	PCV10
拉丁美洲,每个方案	100	74-100	PCV10
任何血清型引发的侵袭性疾病			
NCKP 3+1	89	75-95	PCV7
接种方案			
冈比亚 3+1	45	19-62	PCV9
纳瓦霍和阿帕契族 3+1	46	−6-73	PCV7
南非 3+0	35	−31-68	PCV9
HIV 阴性儿童			
接种方案,持续随访			
接种方案			
南非 3+0	46	19-64	PCV9
HIV 感染儿童			
芬兰 2+1 以及 3+1 结合,改良的接种方案	93	75-99	PCV10
拉丁美洲,3+1 每个方案	65	11-86	PCV10
放射技术诊断的肺炎			
NCKP 3+1	26	7-40	PCV7
冈比亚 3+0	37	27-45	PCV9
每个方案			
南非 3+0	20	3-35	PCV9
HIV 阴性儿童接种方案			
纳瓦霍和阿帕契族 3+1	−21	−62-9	PCV7
接种方案			
菲律宾 3+0	23	−1-41	11-valent PncD/T
每个方案			
拉丁美洲 3+1	23	9-36	PCV10

注:CI:置信区间;HIV:人类免疫缺陷病毒。

数据来自:KLUGMAN KP,CUTTS F,ADEGBOLA RA,et al. Meta-analysis of the efficacy of conjugate vaccines against invasive pneumococcal disease. In:Siber GR,Klugman KP,Makela PH,eds. Pneumococcal Vaccines. Washington,DC:American Society for Microbiology Press,2008,317-326.

MADHI SA,KLUGMAN KP. Efficacy and safety of conjugate pneumococcal vaccine in the prevention of pneumonia. In:Siber GR,Klugman KP,Makela PH,eds. Pneumococcal Vaccines. Washington,DC:American Society for Microbiology Press,2008,327-337.

LUCERO MG,NOHYNEK H,WILLIAMS G,et al. Efficacy of an 11-valent pneumococcal conjugate vaccine against radiologically confirmed pneumonia among children less than 2 years of age in the Philippines:a randomized,double-blind,placebo-controlled trial. Pediatr Infect Dis J,2009,28:455-462.

PALMU AA,JOKINEN J,BORYS D,et al. Effectiveness of the ten-valent pneumococcal Haemophilus influenzae protein D conjugate vaccine (PHiD-CV10) against invasive pneumococcal disease:a cluster randomised trial. Lancet,2013,381:214-222.

TREGNAGHI MW,SÁEZ-LLORENS X,LÓPEZ P,et al. Efficacy of pneumococcal nontypable Haemophilus influenzae protein D conjugate vaccine (PHiD-CV) in young Latin American children:A double-blind randomized controlled trial. PLoS Med,2014,11:e1001657.

诊及急诊或住院诊断的肺炎、支气管肺炎或病毒性肺炎。根据研究点放射科医师的说明，结合疫苗能够明显地降低肺炎发作次数，胸片阳性率为8.3/1 000人年，所估计的疫苗效力为17.7%（95% CI，4.8-28.9；P=0.01）[59]。根据WHO 2001年制定的胸片标准（为了流行病学目的对放射诊断进行标准化）重新评价了此研究所得到的X射线照片[413]，在2 841套X射线照片中，根据WHO的胸片标准对其中2 446套X射线照片进行了数字化和标准化，标准化处理后将疫苗效力的估计值提高到25.5%（95% CI，6.5%-40.7%；P=0.011）[8]。

在南非PCV9试验中[77]，当把疫苗在非HIV感染儿童中减少X射线确诊肺炎作为一个主要的临床终点时，进行意向性处理分析的效力为20%（95% CI，2%-25%；P=0.03），而在所有接受免疫的儿童中的效力为25%（95% CI，4%-41%）。另外，该降低不受Hib疫苗的任何影响，因为所有受试者均接种了Hib疫苗。对HIV感染儿童中，疫苗效力无统计学意义（13%；95% CI，-7%-29%，P=0.19），但是接下来的分析显示疫苗预防的肺炎中只有39%包括在X射线确诊作为终判的部分中。在一项不包括细支气管炎在内的临床肺炎意向性处理分析中，疫苗在感染HIV的儿童中的效力保持在15%，但是因为符合标准的儿童很多（379名注射疫苗者vs 446名对照者），保护率的差异有显著性（95% CI，5%-24%；P=0.004）[414]。

冈比亚PCV9研究中的首要指标也为肺炎[6]。肺炎的放射学定义为X射线照片上有致密或稀疏阴影，占据部分或全部肺脏，或侧面胸腔有积液（或同时存在这两种症状），临床上定义为14天内咳嗽或呼吸困难并发呼吸加快或胸壁凹陷病史。总体而言，疫苗能够使放射学诊断肺炎的首次发作次数降低37%（95% CI，27%-45%），使临床诊断肺炎的首次发作次数降低7%（95% CI，1%-12%）。既定方案分析的结果显示，放射学诊断肺炎的绝对降低值为每1 000儿童年减少15例（95% CI，10-19），比侵袭性肺炎球菌疾病的绝对降低值（大约2例/1 000儿童年）高出了7倍多，表明此人群预防性肺炎的疾病负担很高。此外，疫苗能够使幼儿死亡率下降16%，表明肺炎球菌性肺炎和菌血症导致大量死亡。

除肺炎外，PCV9还能减少其他呼吸道感染。在以色列12~35月龄入托儿童研究中[415]，接种疫苗儿童上呼吸道感染（包括鼻溢、咽炎和鼻窦炎）的相对危险度为0.85（95% CI，0.76-0.96，P=0.009），下呼吸道感染（包括支气管、咳嗽、哮喘以及肺炎）的相对危险度为0.84（95% CI，0.72-0.98，P=0.024）。此疫苗预防以上感染的有效性表明，肺炎球菌在经常伴有病毒感染的疾病中具有重要作用。来自南非一项大型效力试验[416,417]的证据可以证明以上结论，接种PCV9可明显降低培养确诊的病毒性肺炎发生风险至22%~58%，该效力取决于致病病毒，因肺炎球菌合并感染会影响大多数病毒性肺炎发病机制。肺炎结合疫苗可降低45%因流感住院治疗的患者，由于流感后再发生肺炎球菌肺炎的死亡率很高，提示PCV在流感大流行时具有保护患者的潜力[418]。对南非效力试验数据的再分析显示患有菌培养确诊的肺结核的儿童也可能有患肺炎球菌性肺炎的高风险，PCV9价疫苗也可以对此进行预防[418]。在西班牙PCV7疗效的病例对照研究中，在PCV7受试者中发现了与2009年大流行性流感相关的住院治疗的病例减少48%（95% CI，1%-76%）。在下一个年份，本来预计会有广泛群体保护，但没有进一步的证据证明PCV7对预防流感入院有效[419]。对南非试验数据的另一个次级分析表明，患有培养证实结核病的儿童患肺炎球菌肺炎的风险增加，而这也是PCV9疫苗预防的疾病[420]。

赛诺菲巴斯德疫苗公司研发的11价肺炎球菌结合疫苗采用的蛋白载体是破伤风类毒素和白喉类毒素，该疫苗还未批准上市且正在菲律宾保和县进行一项12 191名儿童参与的安慰剂对比试验，这也是迄今为止在亚洲进行的唯一肺炎球菌结合疫苗随机试验。疫苗对经X射线确诊，完全免疫接种儿童的效力为23%在（3次免疫，每次至少间隔1个月，6周至6月龄）（95% CI，-1%-41%，P=0.06）。第一年有明显的保护作用（34%；95% CI，5%-54%；P=0.02），但是第二年没有明显的保护作用（3%；95% CI，-44%-34%；P=0.88）[9]。该研究的二次空间分析显示，当儿童与基层医院的距离从不到1.5公里增加到8.5公里时，疫苗效率从-14%（-13%~38%）增加到55%（11%~79%）。表明较少获得医疗保健的人群，经X射线确诊患肺炎比例增加，而且也更加明确在接受治疗较差的地区获得良好的PCV覆盖率可以最大限度地提高接种计划效益[421]。

结合到蛋白D的PCV10疫苗在阿根廷、哥伦比亚和巴拿马进行临床试验，结果表明，根据WHO定义的肺炎的效力，采用意向性分析时效力为23.4%（95% CI，9%-36%），在完全免疫接种的人群中效力为26%（95% CI，8%-40%）[11]。

急性中耳炎

肺炎球菌以及不可分型流感嗜血杆菌（NTHi）是AOM最常见的细菌性致病原。在20%~60%患者的中耳渗出液中分离出肺炎球菌[51,52,422]。通过挑选7~13种常见血清型,可覆盖大约50%到超过90%的AOM肺炎球菌血清型分离物[422]。因此,理论上肺炎球菌疫苗可以覆盖10%~50%以上的AOM病例。但是因为一些负面的因素有时候会影响疫苗对于AOM的效果。

PCV的大规模效力试验在三个地点进行,每处都有不同的设计,因此很多结果不具可比性。其中一项试验是北加利福尼亚凯撒恒健保健医疗组织(Northern California Kaiser Permanente,NCKP)应用PCV7-CRM结合疫苗进行的[4,423],第二项试验是在芬兰应用PCV7-CRM和PCV7-OMPC这两种疫苗进行的(FinOM临床研究)[13,194],第三项试验是应用PCV11蛋白D结合疫苗(PHiD-CV)在捷克进行的(肺炎球菌性中耳炎效力研究,POET)[12]。三项试验均为随机双盲对照试验,其中一组不接种任何PCV。在三项试验中,PCV试验组的健康婴儿在6月龄以内和第二年早期(即:2、4、6和12月龄或者2、4、5和12~15月龄)共接受4剂PCV接种。

NCKP试验中对婴儿在8月龄至3.5周岁期间进行随访。虽然这项试验并非主要研究AOM,但是关于AOM随访的电子数据可以用来评价PCV7-CRM对于AOM的效果。而芬兰和捷克的试验主要是来研究PCV对AOM的效果。芬兰的研究对儿童随访至24月龄并且将AOM的诊断标准化如下:AOM的定义是鼓膜在颜色、位置或活动性方面明显异常,提示中耳积液;加上以下至少一种急性感染症状或体征:发热、耳痛、烦躁、腹泻、呕吐、不是由外耳炎引起的急性耳漏,以及呼吸道感染的其他症状。芬兰的研究稍显复杂,因为一组接种PCV7-CRM,另一组接种PCV7-OMPC,第三组不接种PCV(对照组)。而且,接种PCV7-OMPC的组在3次PCV7-OMPC接种后进一步随机接种第4次PCV7-OMPC或者23价(PS-23)多糖疫苗作为加强剂[13,194]。捷克的研究对儿童随访持续到24~27月龄。AOM的诊断是标准化的,但由于建议父母在儿童生病、耳痛或者自发耳漏的时候去咨询儿科医生,所以对于在捷克采取的随访研究有些被动。此外,被定义为病例的触发因素是在将儿童转诊至耳鼻喉科医生后进行鼓室穿刺术。因此,该研究(POET)组人群中满是些复杂、严重、复发或无反应性中耳炎(OM)。这一点很重要,因为复杂的OM是OM的后期或末期形式,无法与AOM进行比较。相比之下,加利福尼亚和芬兰的所有OM病例,大多数都不复杂。因此捷克研究的结果不能与前两者的结果进行比较[424]。

NCKP和芬兰的研究显示PCV7-CRM疫苗可以减少全病因AOM发生率约6%(95% CI,-4%-16%)至7%(95% CI,4%-9%)(见表46.9)。但是PCV7-OMPC未减少全病因AOM发生率。

这项富含复杂OM病例的POET研究显示,AOM发生率总体减少了34%。各研究中疫苗血清型中耳炎(鼓膜穿刺术或者自发性耳漏确诊)的减少率为56%~67%。PCV7-CRM和PHiD-CV也降低了交叉反应性血清型6A引起的急性中耳炎,而PCV7-OMPC无此交叉保护作用,PCV11没有定论。在芬兰的研究中,PCV7-CRM和PCV7-OMPC的使用与非疫苗肺炎球菌血清型,卡他莫拉菌和流感嗜血杆菌引发的AOM发生率较高有关。捷克的研究中未显现这一现象,不可分型流感嗜血杆菌引发的AOM下降了35%,非疫苗肺炎球菌血清型引起的AOM没有增加[12]。在复发性OM中,PCV7-CRM的效力约为9%[4,13],而在NCKP研究中,有20.1%(95% CI,1.5-34.2)[4]的显著降低,在芬兰的研究中,频繁复发减少了39%[425]。PCV7-CRM的最大影响见于慢性中耳积液,这是一种慢性OM,需要插入耳部通风管[379]。在后续研究中[426],对PCV7-CRM和PCV7-OMPC在2~13周岁的鼓膜置管患者中的有效性进行了评估。PCV-CRM显示减少34%(95% CI,1%-52%),而PCV7-OMPC仅减少6%(95% CI,-28%-31%)。5岁以后,没有一种疫苗显示出更多的效力,但PCV7-CRM的效力可持续至13岁。PCV11-蛋白D对所有复发性AOM病例的效力为56%,但由于样本量不足,这一发现无统计学意义。由于使用了与流感嗜血杆菌蛋白D结合的PCV,或者由于不同的研究设计(可能捕获更多的慢性病例),尚不清楚这项POET研究结果(包括降低了流感嗜血杆菌OM病例、培养阴性病例以及复发病例)是否与其他研究结果不同。PCV11-蛋白D疫苗不能预防由3型引起的OM,这就是以蛋白D为载体蛋白的肺炎球菌结合疫苗的配方改变为10价而不是11价的原因。最近,在巴拿马研究了PCV10疫苗(类似于PCV11,但具有与CRM_{197}结合的两种血清型,不存在3型抗原)的功效。这项双盲、安慰剂对照研究存在一些方法学问题,例如可用于分析的极小概率事件,OM发病于相对较晚的年龄,以及相对较高的培养阴性病例比例,这表明与POET研究一样,复杂OM病例的比例较高。在这些限制的背景下,该研究表明PCV10对肺炎球菌AOM的效力为56%(95% CI,22%-75%),对全因AOM的效力为19%(95% CI,4%-31%),可能由于主要是复杂OM病例,与PCV11处于同一数量级。

表46.9 疫苗广泛应用前对于中耳炎效力的随机双盲研究

引用次数	地点	疫苗种类	研究对象	疫苗血清型的减少 (95% CI)	肺炎球菌性AOM的减少 (95% CI)	各原因AOM的减少 (95% CI)	交叉反应 (95% CI)	非疫苗血清型 (95% CI)	复发性AOM	备注
4	加利福尼亚	PCV7	健康婴儿	67% (P=0.077):PP; 65% (P=0.035):ITT	ND	ND	ND	ND	9% (3-15):PP; 9% (4-14):ITT	
13	芬兰	PCV7	健康婴儿	57% (44-67):PP; 54% (41-64):ITT	34% (21,45):PP	6% (-4-16):PP	51% (27-67):PP	-33% (-80-1):PP	16% (-6-35):PP; 9% (-12-27):ITT	
420	加利福尼亚	PCV7	健康婴儿	ND	ND	7% (4-9):PP; 6% (4-8):ITT	ND	ND	ND	
190	芬兰	PCV7	健康婴儿	56% (44-66):PP	25% (11,37):PP	-1% (-12-10):PP	5% (-47-25):PP	27% (-70-6)	ND	
12	捷克	PCV11-蛋白D	健康婴儿	58% (41-69):PP	52% (37-63):PP	34% (21-44):PP	66% (22-85):PP	9% (-64-49):PP	56% (-2-8):PP	对接受鼓膜穿刺术的儿童进行检测得出的结果
11	巴拿马	PCV10	婴儿	70 (30-87) ITT	56% (22-75) ITT	19 (4-31) ITT	29 (-124-76)	15 (-154-71)	ND	少量病例分析。可能涉及到芥膜OM病例更多
422	以色列	PCV9	日托幼儿	ND	ND	17% (-2-33):ITT	ND	ND	ND	
423	荷兰	PCV7	患复发性AOM的幼儿和年幼儿童	52% (P=-0.21)	34% (P=0.02):PP	-29% (-62-2):PP; -25% (-57-1):ITT	ND	21% (P=0.44):PP	ND	
424	比利时	PCV7	患复发性AOM的幼儿和年幼儿童	ND	ND	-16% (-96-3):PP	ND	ND	ND	

注:AOM:急性中耳炎;CI:置信区间;ITT:治疗意向;ND:未检测出;PCV:肺炎球菌结合疫苗;PP:每方案。

美国还在贫穷和免疫受损的纳瓦霍人和白山阿帕奇人群中进行了一次试验研究[427]。在这项双盲研究中，婴儿随机接受 PCV7-CRM 疫苗或者 C 群脑膜炎球菌 -CRM 疫苗。该项研究的方法学不能由此研究得出有统计学意义的结论，但是它的发现支持了前面三个大规模研究涉及 PCV7-CRM 疫苗的结论。意向性处理的效力结果为：全因中耳炎为 −3.3%（95% CI, −21.4-12.0），严重状况导致的就诊次数为 13.7%（95% CI, −3.4-49.5），气管插入率为 22.2%（95% CI, −215.7-83.0）。因此，尽管研究结果无统计学上的意义，但是此研究中出现的对严重中耳炎具有高效力的趋势仍然存在，如之前所述的研究。而且，从自发性耳漏提取物中培养分离出 11 株疫苗血清型肺炎球菌，其中 8 个分离株出现在对照组中（64% 效力，95% CI, −34%-90%），与之前的研究中观察到的结果一致。因此，当这五项研究相结合时得出，肺炎球菌结合疫苗对全因 OM 病例仅有中等效力，而对更复杂的 OM 有较高的效力。

瑞典另一项相对较小的研究为这一观点提供了支持。试验分析了 96 名 6 月龄之前发生过 AOM 的儿童（意味着复发性 OM 和复杂 OM 的高风险）[428]。受试者以非盲法随机接种 PCV7（n=46）或不接种疫苗（n=50）。这些儿童被密切地关注。共记录了 363 个 OM 病例。在接种 PCV7 的受试者中，OM 的发生率降低了 26%（P=0.03），因疑似 OM 引起的急诊就诊减少了 36%（P=0.01），需要鼓膜置管的儿童比例下降了 50%（P=0.02）。这些发现支持上述 PCV7 对复杂和慢性 OM 比简单 AOM 有更高效力。

在幼儿中还进行了 3 次上市前效力试验。第一次为随机双盲研究，在以色列日托中心的幼儿中进行，参与者分别接种 PCV9 疫苗或脑膜炎球菌 C-CRM 结合疫苗（12~17 月龄的受试者共接种 2 剂疫苗，18~35 月龄幼儿接种 1 剂疫苗），在随后的 2 年研究期间对每位儿童进行 18 次随访（完成接种后的第一年内每个月进行 1 次随访，第二年每 2~3 个月进行一次随访）[14]。幼儿父母填写关于 AOM 以及呼吸道感染的调查问卷。虽然研究中未对 AOM 的诊断进行标准化，但是双盲的处理保证了在研究中对两个组进行比较。PCV9 疫苗的接种者患病状况的数量下降了 17%（95% CI, −2%-33%；P=0.078），AOM 患者使用抗生素治疗时间下降了 20%（95% CI, 14%-26%；P<0.001）[415]。另外两项试验对荷兰和比利时的幼儿和幼童（1~7 岁）进行了研究，这些受试者在登记之前均有 2 个或多于 2 个的 AOM 症状的病史（在参加实验前已患有复杂 OM）[429,430]。受试者双盲随机接种 PCV7-CRM（1~2 岁儿童 2 剂，3~7 岁儿童 1 剂，6~7 个月后接种 PPV23 加强免疫）或者甲肝和乙肝疫苗。家庭医生或者专家对出现症状的儿童进行 24 周随访。在两项研究中，PCV7-CRM 疫苗未使全因 AOM 病例数减少，但可降低肺炎球菌性 AOM 病例数[429]。荷兰的研究中 AOM 减少了 33%，其中疫苗血清型引起的 AOM 减少了 56%，非疫苗血清型减少了 17%。但是由于样本数量太少所以这些结果无统计学意义。三项关于幼儿研究的结果显示 PCV 疫苗对于儿童预防 AOM 有效，特别是在日托出勤等风险较高的人群中，但是当已经患有复发性 AOM 时，PCV 可能对疾病哪怕是积液发展都无效[431]。

为预防婴儿 6 月龄之内出现 OM 的临床就诊情况，对怀孕 30~35 周的孕妇进行了单剂 PCV9 接种试验。婴儿在 2、4 和 6 月龄时也接种 PCV7。如上所述，这些婴儿中 PCV7 的免疫原性降低，安慰剂组中 89% 的婴儿在 6 个月中没有临床诊断的 AOM，而试验组同期只有 74% 的接种疫苗婴儿没有临床诊断的 AOM（P =0.03）。因此，与母亲接种 PCV 相关地更高 OM，作者将其归因于与对照组相比，母亲接种 PCV 的婴儿获得的 PCV 免疫原性较低，后者也接种了 PCV7，但其母亲没有接种 PCV9[278]。

PCV 疫苗接种后很难评估 AOM 负担减轻情况，有以下几个原因。首先，并不是只有肺炎球菌能够引发 AOM，而且在很多病例中都不施行鼓膜穿刺术。因此，肺炎球菌性 AOM 的减少率在很多的研究中都不能进行评价。其次，现今医生的技术很难诊断 AOM，在临床上过度诊断或误诊都很常见。第三，鼓膜穿刺术仍不是日常诊断程序，通常是有选择性进行（如治疗无反应 AOM 或者复杂性 AOM）。另一方面，通过减少疫苗血清型携带（群体保护）的间接保护可能对疾病的减少产生积极影响，因为减少社区中疫苗血清型的循环意味着减少疫苗血清型的早期暴露，使得即使尚未达到 PCV 疫苗接种年龄的婴儿也能预防[432,433]。预防早期中耳炎可能会减少由此产生的复发和复杂的 OM[434]。

由于 AOM 可能是轻度甚至无症状且诊断困难，因此在疫苗接种后评估真正的 OM 发病率是不切实际的。因此，关于接种 PCV 后对 OM 的影响研究几乎主要检查 OM 的复杂病例（复发，无反应，自发引流或慢性代表主要为 AOM 的后遗症），或仅仅测量由 OM 或 OM 相关的发病率引起的就诊（例如，耳鼻喉科医生就诊，鼓膜置管，听力测试）这些比较容易检测的项目。如上所述，在此背景下，重要的是在注册前临床研究中，PCV 对复杂和慢性 OM 的效力 / 有效性范围10%~39%（比全因AOM更容易在PCV接种后监测），相对于全因OM发病率（-1%~7%）有更高的效力。

在接种PCV7后，几项针对OM的研究报道了疫苗血清型引起的疾病比例下降，非疫苗血清型和非肺炎球菌性OM（即流感嗜血杆菌和卡他莫拉菌）的比例上升以及抗生素耐药肺炎球菌性AOM的下降[51,435-439]。但是由于疫苗血清型肺炎球菌比例降低，也可以观察到这些比例的增加，这些研究无法恰当地真实记录疫苗对OM发病率的影响[438,439]。另外美国一项全国性的研究表示2002—2003年（PCV7-CRM疫苗引进2~3年后）以中耳炎门诊就诊的2岁以下儿童就诊率下降了20%[440,441]。对于一些高危人群，如美国印第安人和阿拉斯加本土居民，收集到的数据则相对不具备统计学意义[331]。在美国，尽管有较大的变量，但复杂中耳炎的检测数据比预防接种期间有明显的下降。另一项对于两个新生儿队列研究结果显示使用PCV7-CRM后，常见型AOM在田纳西州下降了17%，在纽约州北部下降了28%[442]。一项关于2岁以下儿童（多于500 000人年数）的研究结果显示有关AOM的看病率下降了42.7%，抗生素开药率下降了41.9%[443]。

PCV7疫苗引进到其他国家比美国晚了几年，但是其他国家的研究结果支持美国使用PCV7疫苗后的研究结果。加拿大的一项研究报道称5岁以下儿童接种PCV7疫苗3年后中耳炎发生下降了13.2%[444]。2003年意大利利古里亚地区2岁以下儿童接种PCV7疫苗后，与AOM相关的住院率下降了38%[445]。在澳大利亚，1岁以下儿童、1岁儿童以及2岁儿童常规接种PCV7疫苗后，施行伴通气管插入的鼓膜切开术的比例分别下降了23%、16%和6%[446]。在法国，接种PCV7以后，在OM期间PCV7血清型的携带量（间接测量PCV7对OM的影响）在第1年和第3年分别减少了16%和35%[439]。在希腊，在PCV7引入后的3~5年，每10 000个儿科急诊室就诊的总次数减少了38%，这主要是由于肺炎球菌病例下降（48%），所有结果均极具有统计学意义，P值低于0.001[447]。一项研究包括参与挪威母婴队列研究的儿童，在1999—2008年期间招募孕妇并使用AOM等孕产妇报告，显示在12个月龄之前接受三次或更多次PCV7接种的儿童，其OM调整后的相对风险为0.86（95% CI，0.81-0.91）[448]。在12~18个月之间，AOM的相对风险为0.86（95% CI，0.81-0.91），18~36个月的相对风险为0.92（95% CI，0.90-0.94）。因此，越来越多的证据显示广泛接种PCV7疫苗可以降低AOM的疾病风险，这个结论至少在生活于发达国家人群中成立。

尽管PCV7疫苗有很显著的成效，但是目前仍然存在一些突出的问题和不确定的因素。首先，OM的替代性疾病的程度尚未确定。大量报道指向了至少两种在使用PCV7接种前OM重要的血清型：19A和3[422,432,433,435,438,449-451]。此外，在PCV7使用的十年期间，血清型19A变得更具多重耐药性。因为双重压力，血清型19A显著增加似乎是合理的。第一个是PCV7的"疫苗压力"，通过减少19A与PCV7血清型的竞争；第二个是"抗生素压力"促进耐药和多重耐药血清型19A的传播。这些情况再加上血清型19A的相对高毒性，使其成为引入PCV7后引起OM最明显的原因之一（特别是复杂OM及其并发症，乳突炎）[432,433,438,449,451-457]。

PCV7被更广谱的PCV13取代。后者对OM的重要性在于它含有OM中常见的另外三种血清型（血清型3、6A和19A）。血清型6A和19A是PCV7作用后OM中最常见的，尽管血清型6A减少但未被PCV7消除。此外，这些血清型通常是抗生素多重耐药的。来自美国，法国和以色列的以下研究表明，PCV13的附加作用超出了PCV7。

有一项研究在大型的健康管理计划中，分析了美国在PCV时代（2001—2011年）6岁以下儿童与OM相关的医疗保健使用趋势[458]。该研究观察到2001—2011年OM相关病例整体呈下降趋势。2010—2011年2岁以下儿童的就诊率显著下降，与PCV13的接种相吻合。这些早期接种PCV13后预计的结果得到了法国的研究结果的支持[459]，其中确定了OM发作期间的肺炎球菌携带（作为肺炎球菌OM效应的间接测量）。该研究是在PCV7和PCV13（2010年10月至2011年3月）之间的过渡期间进行的，由58名儿科医生在2~24月龄的儿童中获得了943例鼻咽培养物。在这些儿童中，69%接种了一次或多次PCV13。在PCV13受试者中，总的肺炎球菌携带率和新增血清型携带率的PCV13血清型低于PCV7受体（总携带率分别为54%和65%，P=0.002；新增型携带率分别为10%和21.1%，P<0.001）。对于单一血清型19A、7F和6C（在PCV13中与6A交叉反应）发现明显更低的携带率。第三项基于人群的前瞻性研究以主要是患有复杂OM以色列受试儿童的中耳液体培养物进行[460]。独特的研究设计允许纵向评估所研究的各种条件基于人群的发生率。该研究在PCV7（2004—2008年）引入前5年开始，描述了PCV7（2010—2011年）和PCV13（2012—2013年）对整体OM，肺炎球菌OM

和血清型特异性肺炎球菌 OM 的初始影响。与前 PCV 期相比,由 PCV7 血清型 +6A 引起的 OM 减少了 73%,但这与其他 PCV13 血清型(1、3、5、7F 和 19A)增加 25% 相关($P<0.001$)。然而,在引入 PCV13 后,与前 PCV 期相比,PCV7+6A 和其他 PCV13 疾病的发生率分别下降了 96% 和 85%($P<0.001$)。在 PCV7 期间,整体肺炎球菌 OM 率下降了 31%,在 PCV13 期间下降了 77%($P<0.001$)。中耳液体培养的全因 OM 减少的是 60%($P<0.001$)[460,461]。随着早期 PCV13 引入后的数据积累,很明显 PCV13 在对 OM 的影响中比 PCV7 增加,特别是在测量复杂的 OM 时。

如本章前面所述,PCV 对简单 AOM 的效力明显低于复合 OM,表现为复发/无反应、自发引流和慢性 OM(通过对鼓膜置管的影响测量)。目前认识到早期发生的 OM 最常由肺炎球菌引起,而复杂的 OM,尤其是慢性,不仅仅是肺炎球菌,而是以 NTHi 为主要病原体的、生物膜的混合感染[462,463]。这也许可以解释为什么早期接种 PCV 通过预防早期肺炎球菌疾病导致继发感染(其中 NTHi 和其他可能的细菌数量超过肺炎链球菌),可以成功地减少复杂 OM 包括慢性 OM 的发生,这些情况很少由疫苗血清型引起[462]。来自荷兰和比利时的研究[429,431]表明,在复发性 OM 确定后,PCV7 不能减少进一步的疾病,为这一想法提供了支持。此外,蛋白质 -D 缀合的 PCV11(POET 研究)[12]对流感嗜血杆菌引起的中耳炎有作用,可能是由于大多数受试儿童患有复杂 OM,进行过早期接种和预防原发性肺炎球菌感染。最近发布的 PCV7 接种后观察也支持这一观点。在希腊,测量了由于自发耳漏而进入诊所的就诊量(每 10 000 次全培养就诊率)[447]。比较了前 PCV7(2000—2003 年)和 PCV7 后(2005—2008 年)的年份。全因 OM 减少为 38%,肺炎球菌引发的 OM 减少为 48%,流感嗜血杆菌引发的 OM 也减少了 20%(所有 $P<0.001$)。

在以色列南部,一项基于人口的前瞻性观察性研究,通过从 PCV 前(2004—2008 年)和 PCV7 以及 PCV13 引入后的取得的中耳液中,比较 OM 病例的发病率[460,461]。在 PCV7 引入的第四年之后(以及被 PCV13 取代后的 2.5 年),发病率降低为:整体 OM,60%(95% CI,55%-64%);PCV13 血清型 OM,93%(95% CI,55%-64%);非 PCV7 疫苗血清型,14%(95% CI,-41%-11%);全肺炎球菌 OM,77%(95% CI,70%-82%);NTHi OM,63%(95% CI,55%-64%);虽然这些是比较疫苗引入前后的观察性研究,但有力地支持了这一观点:早期肺炎球菌疫苗,通过减少早期肺炎球菌 OM,包括那些由疫苗血清型肺炎球菌引起的,来预防全因性复杂 OM。需要更长时间的随访和更多的观察来确认这些重要的早期发现。

对带菌率的影响

肺炎球菌结合疫苗对肺炎球菌定植的直接效果

1996 年报道在以色列进行了一项研究证实 PCV 可以降低疫苗血清型的带菌率[464]。该研究对 12、15 或 18 月龄的儿童在接种 1 剂 7 价 PCV-OMPC、2 剂 7 价 PCV-OMPC 疫苗及单剂 PPV23 疫苗后的带菌率进行比较。初始接种后 1 年,PPV23 疫苗组的带菌率仍没有变化,但两个 PCV-OMPC7 组的疫苗血清型带菌率则明显降低。疫苗接种 1 年后观察到非疫苗血清型带菌率上升。这项研究结果和冈比亚的类似[465],易推论出疫苗可以降低疫苗血清型带菌率,升高非疫苗血清型带菌率(替代现象)。该研究也支持之前观察到的结果:非结合多糖疫苗不能降低带菌率[466]。一些临床试验应用多种结合疫苗在不同地点和不同时间对各年龄组进行试验也验证了这个结论。一些代表性的研究见表 46.10[254,265,465,467,468]。这些研究总体观察得出疫苗血清型带菌率下降(有时只是在免疫加强后才能观察到),而非疫苗血清型上升,因此总体带菌率变化不显著或者有轻微下降。

20 世纪 90 年代,一些研究应用 PCV7 或者 PCV9 在幼儿中进行试验。在一系列以以色列[32,469,470]托儿所中幼儿为对象的研究中,与接种 C 群脑膜炎球菌结合疫苗的对照组相比,接种 PCV9 疫苗的幼儿疫苗血清型(以及血清型 6A)带菌率下降。与此同时,非疫苗血清型也有显著上升。但未发现对于带菌持续时间的影响。疫苗对于带菌率的作用持续接种后随访的 2 年。针对带菌率上升的血清型 6A、6B、9V、14 和 23F 的特定血清型的保护得到了证实[27]。在荷兰和比利时[429,430]在 1~7 岁患复发性 AOM 的儿童接种 PCV7 疫苗后进行 PPV23 加强接种后,疫苗血清型带菌率显著下降,非疫苗血清型带菌率上升。

以色列的一项研究评估了与 PCV7 相比 PCV13 可能进一步减少携带率[471]。在这项随机双盲研究中,在 2、4、6 和 12 月龄时,881 名儿童接种了 PCV13,873 名儿童接种了 PCV7(按照方案分析),在 2 月龄、4 月龄、6 月龄、7 月龄、12 月龄、13 月龄、18 月龄和 24 月龄时获得鼻咽培养物。在 7 和 12 月龄时抽血。PCV13 新增血清型累计携带率降低 43%(95% CI,44%-51%),包括 1、3、5、6A/6C、7F 或 19A:PCV7 组为 21.8%,PCV13 组为 38.4%。血清型 5 样本数不足以用于评估,并且对于血清型 3 没有观察到携带率减

第46章 肺炎球菌结合疫苗和肺炎球菌常见蛋白疫苗

表46.10 PCV对婴儿带菌率影响的早期临床试验

地点	疫苗种类	接种时间	评价（之后最主要月份）	受试儿童数 疫苗组	受试儿童数 对照组	疫苗血清型带菌率/% 疫苗组	疫苗血清型带菌率/% 对照组	P值	非疫苗血清型带菌率/% 疫苗组	非疫苗血清型带菌率/% 对照组	P值	备注
以色列	464 PnTT4	第2,4,6,12个月*	第1,6,7个月一起评价	25	25	10	27	0.014	无清晰模式		(—)	含6A疫苗血清型
以色列	464 PnDT4	第2,4,6,12个月*	第1,6,7个月一起评价	25	25	5	27	0.001	无清晰模式		(—)	含6A疫苗血清型
美国	468 PCV7	第2,4,6,12个月	第1个月	54	31	11	7	NS	17	11	NS	
			6	54	31	17	18	NS	17	11	NS	
			7	54	31	10	21	NS	10	7	NS	
冈比亚	254 PCV9	第2,3个月	第1个月	102	100	54	64	NS	45	33	NS	
		第4个月	第5个月	102	100	61	74	NS	28	16	NS	
南非	265 PCV9	第6,10,14周	第1个月	242	239	18	36	0.001	36	25	0.007	
			第6个月	242	239	没有差别			没有差别			
冈比亚	465 PCVCRM5	第2,3,4,18个月*	第20个月	26	160	50	90	<0.001	77	43	NS	
		第2,3,18个月*	第20个月	30	160	67	90	0.002	43	43	NS	
捷克斯洛伐克	12 PCV-蛋白D-10	第3,4,5,12个月	第10~13个月	177	175	6	11	NS	7	8	NS	

*PPV23加强免疫。
PnTT4:结合破伤风类毒素的4价肺炎球菌疫苗（血清型6B、14、19F、23F）。
PnDT4:结合白喉类毒素的4价肺炎球菌疫苗（血清型6B、14、19F、23F）。
PCVCRM5:结合CRM197的4价肺炎球菌疫苗（血清型6B、14、18C、19F、23F）。
NS:不显著。

少。当评估具有普遍性时,可以看到类似的结果。对于不包括 19F 的 PCV7/PCV13 共有血清型,发现两组之间的携带率没有显著差异。因此,PCV13 对减少疫苗接种者中疫苗血清型肺炎球菌携带率方面显示出更广泛的优势。

重要的一点是确定疫苗接种后抗体浓度(血清型特异性的)是否与疫苗血清型鼻咽部携带相关。在以色列幼儿接种 PCV9[27] 和美国印第安婴幼接种 PCV7[343] 的两项研究表明血清型特异性抗荚膜 IgG 与鼻咽部携带肺炎球菌血清型的风险之间呈现负相关性。作为比较 PCV13 与 PCV7 对肺炎球菌携带率的影响的研究的一部分[462],对 1 410~1 530 血清样品进行了另外的分析,以研究鼻咽部携带与血清 IgG 浓度之间的潜在相关性[461]。PCV7/PCV13 在 2 月龄、4 月龄、6 月龄和 12 月龄时接种。在 3 剂量接种后测量 IgG 浓度,并在 7、12、13、18 和 24 月龄时取鼻咽培养物。所有研究的血清型新的携带率随 IgG 浓度的增加而降低(对于 6A、14、23F,$P<0.001$;对于 6B,$P=0.010$;对于 19F,$P=0.089$)。例如,对于血清型 6B,如果抗体浓度为 $0.35\mu g/ml$,则在 2 岁前携带 6B 的儿童的比例为 9.1%(95% CI,6.4%-12.8%);$2.54\mu g/ml$(50% 分位抗体浓度)和 $10.15\mu g/ml$(90% 分位抗体浓度)的 6B 携带率分别为 5.8%(95% CI,4.7%-7.2%)和 4.2%(95% CI,2.9%-10.2%)。19F 血清型为 $0.35\mu g/ml$、50% 分位抗体浓度($2.74\mu g/ml$)和 90% 分位抗体浓度($7.37\mu g/ml$)的携带率数据分别为 14.0%(95% CI,9.4%-20.3%)、10.0%(95% CI,8.6%-11.7%)和 8.5%(95% CI,6.5%-11.0%)。在这项研究中,涉及 2 种人群:贝都因和犹太婴儿。贝都因婴儿的肺炎球菌携带率明显高于犹太婴儿,但不同种族的免疫反应相似,对大多数血清型的不同种族群体中的反应是相似的:即通过 IgG 浓度的增加,所研究的血清型的携带率降低。因此,针对携带疫苗血清肺炎球菌的功效与通过 PCV 接种实现的血清型特异性抗多糖抗体浓度呈负相关。

近来,各种国际计划倾向于减少疫苗接种剂次(与婴儿期 3 剂接种,第二年接种 1 剂加强的金标准相比),较低剂次接种仍然存在很多担忧,因为疫苗接种后抗体浓度和鼻咽部肺炎球菌疫苗血清型携带率呈负相关。已进行了几项试验来评估这一结果[246,409]。进行了四项研究,对比了减少剂量方案与标准给药方案。斐济岛和以色列的两项随机研究将 PCV7 疫苗和不接种疫苗进行对比试验。斐济进行的试验中,比较了不接种 PCV7 或接种 1 剂 PCV7(6 周龄);或 2 剂(6、14 周龄);或 3 剂(6、10、14 周龄),以及在 12 月龄接种或不接种 PPV23 加强剂[472]。在 9 月龄时,发现两剂剂量组和三剂剂量组之间疫苗血清型携带率的显著差异:三剂剂量组的疫苗血清型携带率显著降低(比例[OR] 0.30;95% CI,0.09-0.9)。在 6 月龄,12 月龄和 17 月龄时,两剂和三剂组之间的 VT 携带率没有显著差异。17 月龄时,接种 PPV23 加强剂,没有测出对疫苗血清型携带有影响。在冈比亚进行的另一项研究比较了接种一剂(2 月龄),两剂(2 月龄和 3 月龄)和三剂 PCV7(2、3 和 4 月龄);所有儿童在 10 月龄时接种了 PPV23 加强剂[473]。在 11 月龄时,接种三剂 PCV7 的组与接种两剂 PCV7 的组相比,疫苗血清型携带率处于显著减少的临界(10.0% 对 16.7%,$P=0.056$)。然而,在 5 月龄和 15 月龄时,接受两剂或三剂的儿童疫苗血清型携带没有显著差异。在以色列用 PCV7 进行的第三项研究比较了 3+1 接种程序(2、4、6 12 月龄)和 2+1 接种程序(4、6 和 12 月龄),0+2 接种程序(12 和 18 月龄)和 3+0 接种程序(2 个月,4 个月和 6 个月)[474,475]。7~12 月龄之间(接种加强剂之前),与 2+1 组相比,3+1 组的平均疫苗血清型携带率显著降低(22.6% vs 28.4%,$P=0.089$)。0+2 组在儿童接种疫苗之前,7~12 月龄的平均疫苗血清型携带率为 35.2%,显著高于 3+1 组的携带率($P<0.001$)。在 13~18 月龄(接种加强剂后)和 19~30 月龄之间,3+1 组和 2+1 组具有相同的疫苗血清型携带率,但两组的疫苗血清型携带率均显著低于 0+2 组。当比较 3+1 和 3+0 程序时,在 13 月龄时,所有 GMC 在 3+0 组显著低于 3+1 组($P<0.001$)。在 1 岁时,两组中疫苗血清型的携带相似,但低于未接种疫苗的对照组($P<0.001$)(在 12 月龄时接种最终剂的 0+2)。从 12 月龄到 30 月龄,尽管 3+0 组没有加强剂,3+1 组的 GMC 显著升高,但两组间的携带率没有差异。在荷兰进行的第四项研究,对比了在 2、4 月龄接种 PCV7(2+0)和在 2、4 和 11 月龄接种(2+1),以及未接种的对照组[475,476]。在 12、18 和 24 月龄时,2+0 和 2+1 程序的儿童,疫苗血清型携带率明显低于未接种疫苗的对照组。尽管 18 月龄时 2+1 组儿童(16%)的疫苗血清型携带率明显低于 2+0 组的(24%,$P=0.01$),但 24 月龄时两组携带率无差异。

关于预防带菌的持续时间问题仍未完全解决。在英国进行了一项研究,以评估婴儿接种 PCV7 疫苗后鼻咽部疫苗血清型带菌率降低是否持续到 2 岁以上。该研究是在 2~5 岁儿童中进行的非盲法对照,实验组儿童均在婴儿期间接种 3 剂 PCV7 疫苗,13 月龄时接受 PPV23 加强免疫,对照组儿童未接种疫苗。在夏季和冬季收集鼻咽培养物。夏季疫苗组和对照组疫苗疫苗血清型鼻咽部带菌率分别为 10.0% 和

13.5%，而在冬季这一比例分别为 30.0% 和 31.5%。因此在这个年龄，接种组和对照组的疫苗血清型带菌率（或全部肺炎球菌）无显著差别。然而，PPV23 作为 PCV 的加强剂的效果没有进行评估。南非一项研究对接种 3 剂 PCV-CRM9（6、10、14 周龄）或安慰剂的长期带菌率进行了评估。在试验期间接受三剂研究疫苗的儿童的随机子集以对研究人员不知情的方式参加长期携带率的研究。结果发现在 5.3 岁时，PCV9 疫苗便不再降低鼻咽部疫苗血清型带菌率。此外，艾滋病毒感染的儿童肺炎球菌定植率为 71.6%，高于 HIV 阴性者肺炎球菌定植率（50.9%）。在参与一项随机区组试验的 1~7 岁美国印第安儿童中进行了一项嵌套试验，该试验显示接种 PCV7 疫苗 27 个月后带菌率为 10.3%，低于对照组的 17.1%（$P=0.01$）[477]。因此，在完成 PCV 疫苗完整免疫程序一段时间（2~3 年）会收到预防携带的效果，但需要更多的研究加以证实。

PCV 疫苗对于带菌率的影响有可能是通过防止携带、抗体对带菌密度的降低或者诱发黏膜记忆 B 细胞等进行介导调节的[478]。在小鼠体内，携带的时间可能是非抗体依赖性的，由 Th17 细胞介导的免疫过程。[408]

因此，PCV7 的直接影响，是疫苗血清型带菌率的下降，而非疫苗血清型带菌率上升（替换）。这个现象非常重要，一方面疫苗能带来对疫苗血清型疾病的群体免疫力，但另一方面会潜在出现替代性疾病，效果程度依赖于疫苗接种覆盖率。PCV 对携带率影响的未来研究将包括 PCV 对鼻咽微生物组的影响的更广泛分析。PCV 影响的初始数据表明，鼻咽微生物组的细菌多样性短期增加，对包括其他链球菌，嗜血杆菌，葡萄球菌和厌氧菌在内的很多种类有影响[479]。

PCV 疫苗对于肺炎球菌定植的间接影响

接种疫苗引起的在鼻咽部菌群中疫苗血清型的减少以及非疫苗血清型的替代并不孤立存在[466]。肺炎球菌稳定存在于流动人口中，高频率地传播和感染，特别是在年幼的儿童中间。以色列一系列的研究首先证实了疫苗对肺炎球菌传播的影响，这些日托中心的受试者接种疫苗后减少了他们年幼的兄弟姐妹中的疫苗血清型肺炎球菌携带[470,480]。

在纳瓦霍人和阿帕契族人居住地进行了一次接种 PCV7 疫苗的随机区组实验[481]。疫苗组儿童疫苗血清型带菌率显著低于安慰剂组受试者[481]。此外，即使接种疫苗的儿童是疫苗血清型的携带者，疫苗血清型的携带密度比对照疫苗组要低（$OR=0.61$；95% CI, 0.38-0.99）[482]。与接种对照疫苗的家庭相比，接种 PCV7 疫苗者家庭中的成人和未接种 PCV 的小于 5 岁儿童更不易携带疫苗血清型（成人 $OR=0.57$；95% CI, 0.33-0.99），儿童 OR 为 0.57（95% CI, 0.26-0.98），而在 5~17 岁儿童中未见到这种效应。非疫苗血清型带菌率的上升将疫苗血清型带菌率的下降抵消了。在成年人中，与试验中肺炎球菌疫苗血清型定植但接受 PCV7 疫苗的一起生活的家庭成员与参与试验接种对照疫苗受试者的家庭成员相比，接种 PCV7 的更不易携带同一血清型（$OR=0.34$；95% CI, 0.11-0.99），这表明即使在携带有疫苗血清型的情况下，接种 PCV7 疫苗的儿童比未接种疫苗的儿童更不具有感染性。

冈比亚的一项初步研究发现[483]，与接种安慰剂的兄弟姐妹相比，接种 PCV9 的年幼兄弟姐妹中疫苗相关血清型的携带没有减少，并且非疫苗血清型携带没有增加（疫苗血清型相对风险 0.95，95% CI 0.78-1.16），疫苗型减少血清型 RR 0.97（95% CI 0.73-1.29），非疫苗血清型 RR 1.03（95% CI, 0.87-1.22）。然而，冈比亚的一个随访性研究发现儿童接种 PCV7 疫苗之后可以达到成人群体免疫的效果[484]。当为成人接种 PCV 疫苗时，疫苗血清型携带有一个显著的，但有限的额外影响，并且没有关于成人接种有助于保护人群的数据。开始接种 PCV 疫苗一段时间后，一种新的免疫后菌群类型在人群中流行，并且从接种疫苗年龄组蔓延至更小的婴儿和成人。在美国引入 PCV7 后，第一个关于疫苗对人群水平间接影响的报道来自马萨诸塞州和阿拉斯加[485-487]。

对其他发达国家的研究显示在引入 PCV7 后，5 岁以下儿童中疫苗血清型带菌率下降，非疫苗血清型带菌率上升[488-493]。此外，在南非婴儿体内接种 PCV7 后，观察到感染 HIV 和未感染 HIV 的成年人中，均具有对肺炎球菌感染的群体保护作用[494]。同样，也有关于新生儿和婴儿年龄不足以接种疫苗中的疫苗血清型携带率减少的案例被报告[495]。此外，在疫苗接种年龄但未接种疫苗的儿童中也表现出类似的趋势[492]。PCV13 在美国上市后，在 PCV13 的覆盖率为 65%~75%，显示出针对六个新增血清型的显著群体保护作用[496]。由于在发达国家和发展中国家都使用了 PCV10，因此在未接种疫苗的个体中对肺炎球菌携带的群体保护已有记录[497-499]。然而，在 PCV7 对降低疫苗血清型的间接作用的报告也会同时报告非疫苗血清型的上升。诱导群体保护所需婴儿接种 PCV 覆盖率可能因所使用的疫苗，接种的剂数以及社区中的传播模式而异。对于 PCV13，来自马萨诸塞州的数据显示，使用 3+1 接种程序，当儿童完全接种覆盖率达到75%时,出现了群体免疫力(定义为未免疫儿童的PCV13型携带显著下降),而当完全接种覆盖率达到58%时,纳瓦霍人的携带率有相同的下降趋势。

血清型作为替代定植者主要代表疫苗接种前该区域的非疫苗血清型,包括血清型/群3、11A、15(A、B和C)、35B,以及疫苗相关血清型19A[120,488,489,491]。现在,PCV13和PCV10都在全球范围内推广,还有待观察哪些额外的非疫苗血清型或克隆将在全球范围内发展和传播。

接种程序对肺炎球菌疫苗有效性的影响

两种市售的结合疫苗PCV10和PCV13在美国,欧洲和其他地方以4剂免疫程序获准上市,4剂程序包括3剂基础免疫和约1岁时的第4剂加强接种[130,500]。在欧洲以及日益更多的地方批准了PCV13和PCV10的免疫程序为2剂基础免疫和1岁时的1剂加强接种,接种该疫苗已经成为常规免疫计划的一部分。这两个结合疫苗均已通过世界卫生组织预认证,可以在发展中国家使用。早先世界卫生组织建议使用无加强免疫的三剂程序,并将其作为扩大免疫规划的标准程序[264]。最近,世卫组织增加了一项关于两剂基础免疫加上一剂加强剂的替代接种程序[501]。

在实施过程中,各地采用的常规免疫程序不尽相同。在美国和加拿大的大部分省份,婴儿接受4剂免疫程序,即在2、4、6和12~15月龄时接种,这个程序与美国疫苗试验使用的程序一样[4,5]。在其他的程序设置中使用过三剂疫苗,有的是在6月龄之前接种3剂,无后续加强(如澳大利亚);有的是在6月龄之前接种2剂,1岁以后1剂加强(如加拿大的魁北克省,许多拉美和欧洲国家)。在非洲使用的6、10和14周龄接种的3剂免疫程序(如卢旺达),或使用在6周龄、14周龄和9月龄时接种的3剂免疫程序(如南非)。

疫苗预防疾病的最佳剂量和免疫次数仍不明确,不同的免疫程序可能会造成一定的差异[502]。有数据显示在最早使用疫苗的国家不同的免疫程序都呈现了大量疾病减少的情况。非洲临床试验使用的在6、10和14周龄接种3剂疫苗的程序显示有效,除外血清型1[6,7]。澳大利亚使用不含强化接种的2、4、6月龄免疫程序,显示出能够借群体免疫效应迅速减少幼儿及成人的侵袭性疾病[503]。同样,美国和加拿大的4剂量免疫程序使疾病持续快速减少[14,504],并且在加拿大魁北克省[505]和英国[506]使用"2+1"免疫程序(2剂基础免疫和1剂加强)后儿童肺炎住院率有了显著下降。由于这些最初的国家项目包括通过强化免疫运动向所有2岁以下的儿童提供疫苗,这可能有助于迅速降低疾病负担,所以很难辨别推荐免疫程序的真实效果。关于发展中国家环境中不同接种程序的有效性的数据正在变得可用,包括在南非按照6周和10周接种,9月龄[17]时接种加强剂的接种程序下,HIV感染和未感染儿童的肺炎球菌侵袭性疾病迅速减少;在巴西按照3剂基础免疫和1剂加强免疫的接种程序,其肺炎住院率迅速下降[507]。

美国引入7价结合疫苗后不久的几项免疫原性对比研究中发现2剂和3剂基础免疫程序的差异尽管很小,但仍具有统计学上的显著性。一项有关接种疫苗后的儿童中发生侵袭性疾病的研究中,发现在仅接种1剂或2剂的儿童与接种3剂基础免疫或4剂全程免疫的儿童中,血清型6B的发病人数很不一致[508]。一项有关下呼吸道感染的研究发现,2002年出生的儿童中,与接种2剂基础免疫的儿童相比,接种3剂基础免疫的儿童住院率减少7.8/1 000儿童,门诊减少57/1 000儿童;2002年出生的儿童加强免疫后和2003年出生儿童的任何时期的住院率无差异;研究发现随着接种疫苗儿童数量的增加,群体免疫效应影响的人会很可观[509]。其他的一些研究,包括在美国开展的一项包含大型病例作为对照组的研究,均发现了加强免疫的益处。在这项研究中,与不接种疫苗相比,多种免疫程序都可以预防侵袭性疾病,但是3剂基础免疫加12月龄后1剂加强免疫程序的效果显著超过无加强的3剂免疫程序[103]。对文献的系统评价发现三剂量和四剂量程序之间的免疫原性存在一些差异,但在常规程序中的有效性差异很小,尽管几乎没有疫苗头对头的临床数据可用于研究[234]。

安全性

2岁以下儿童

很多研究对2岁以下儿童接种肺炎球菌结合疫苗的安全性进行了深入的评估,这主要是由于关键的注册临床研究是在该年龄段进行的。7价结合疫苗的局部反应,如肿胀、发红、硬结并不少见,但通常轻微且具有自限性。接种13价疫苗的局部反应与7价疫苗的相似[370],但是10价疫苗的局部反应比7价疫苗的高[510]。

婴儿接种肺炎球菌结合疫苗比对照组更易出现发热现象[4,271,339,370,511]。接种肺炎球菌结合疫苗后的发热率（>38℃）差别很大，与接种PCV7相比，接种PCV13、PCV10发热率较高[378,511]。与平时相比，接种疫苗后一般全身症状，如烦躁不安、嗜睡、异常哭闹出现的较多，这些在3种获批的结合疫苗[378,510,512]接种后均可观察到，但症状通常为轻度。其他可能由结合疫苗引起的事件包括荨麻疹、皮疹、过度哭闹、低张力-低反应性发作、发绀和一过性粒细胞减少症[13,236,267,513]。

在PCV7的NCKP有效性试验中[4]，使用住院和急诊数据库评价接种疫苗后需要治疗的不常见事件的发生频度。按92个诊断类别对接种后住院事件发生率进行了30天随访，对急诊室观察到的病例进行了60天随访。通过检查表和(或)与父母联系，对严重、意外或可能由研究疫苗导致的不良事件进行随访，只观察到发热性惊厥和选择性住院具有明显差别，PCV7组需要住院治疗的发热性惊厥比对照组常见，但只局限于那些同时接受DTwP的受试者；PCV7组与合用DTaP疫苗的对照组相比，婴儿惊厥的发生率没有差异。疫苗接种后3天内未有发热性惊厥的集中出现，而且此项研究中惊厥发生率低于以往DTwP接种后所观察到的发生率[33]。婴儿猝死综合征(sudden infant death syndrome, SIDS)发生率与历史数据所估算的发生率大体相似或更低。对照组选择性住院(包括通气性耳管置放)较为常见[4]。对门诊患者的临床访视的选择类别进行了分析，结果发现对照组惊厥病例数总体明显多于PCV7组，未发现任何惊厥亚类具有组间差异，未发现与疫苗相关的时间上呈聚集性的惊厥。同样，南非试验的受试者中虽然存在过量的一般性惊厥，但划分为"非特定型"惊厥的较少且总计惊厥次数并不多[7]。记录的PCV9接种者的气道过度反应性疾病和哮喘的发生率超过79%($P=0.009$)，但与接种疫苗无时间上的明显关联[77]。在冈比亚的9价疫苗试验和凯撒健康计划和纳瓦霍的7价疫苗试验中均没有发现这个现象[514]。

在南非、冈比亚和菲律宾的试验中均出现了第1剂疫苗接种后第1周气道反应性相关门诊和住院数量PCV组高于对照组的现象[6,7,9]，但是NCKP[4]和纳瓦霍[5]的试验中没有记录该现象。

在美国，根据向疫苗不良事件报告系统(vaccine adverse event reporting system, VAERS)报告的病例专门对惊厥进行了分析。VAERS是不良事件报告的一个数据库，所报告的不良事件可能与疫苗接种有关。报告来源为生产商、卫生保健工作者和患者，因此在对其进行说明时要非常小心。Wise及其同事[515]报告了在7价疫苗上市后最初2年内提交给VAERS的数据，在此期间美国大约接种了3 150万剂疫苗。在17岁以下儿童接种PCV7后3个月的4 154例报告中，惊厥报告393例，其中159例为严重事件(包括3例死亡)。其中单独接种PCV7(未同时接种其他疫苗)的儿童报告中有57例惊厥(14.5%)，其中15例为严重惊厥(9.4%)。从获得的最初98例惊厥报告病例的详细病历和随访资料显示，79例(80.6%)在惊厥发生时还同时有发热症状或者有惊厥病史，3名死亡儿童具有原因不明的惊厥，其中1名儿童以前诊断为运动迟缓性疾病，另外2名死亡儿童为异卵双胞胎。

根据VAERS数据库的4 154例报告，不良事件发生率为13.2/10万。严重不良事件占14.6%(n=608，包括117例死亡)，与其他疫苗所报告的14.2%的严重不良事件的发生率相符[516]。大多数报告为临床试验中已经观察到的轻度不良事件。23例不良事件报告中，疫苗再次接种出现的事件与前一剂接种后所出现的事件相同，表明疫苗与事件之间存在因果关系。这些事件包括：7例发热、烦躁不安或其他非特异性症状；4例呼吸道症状；4例长时间或异常哭闹；3例胃肠功能障碍；2例可能为过敏反应；2例惊厥；1例脱发。此外，还有14例过敏反应报告，78例可能为血小板减少症(12例血小板计数低于20 000/mm^3)和6例血清病。对于每类症状，对有些但不是全部病例进行了解释。在117例死亡事件中，73例(62.4%)没有确定死因，但其中59例可划分为SIDS或疑似SIDS。在死因明确的44例死亡事件中，7例可归因于肺炎球菌感染(其中6例接种了疫苗，但未完成全程免疫)。

最近，当2010—2011年三价流感疫苗和PCV13一起给6个月至2岁的儿童接种时，美国的疫苗安全性数据链中报告了过量的热性惊厥，美国CDC估计每10万名同时接种两种疫苗的儿童惊厥发作超过60次，惊厥发作通常发生在免疫接种的第二天[517]。

年龄较大儿童和成年人

在美国和其他一些国家，建议对未接种肺炎球菌疫苗的23月龄以下的健康儿童进行补种[33]，未接种疫苗或对PPV接种没有免疫应答的年龄较大儿童中进行接种仍对其他疾病有很好的预防效果。对西班牙儿童进行的研究表明，115名儿童在24~36月龄之间接种单剂疫苗后[518]，32%~40%的受种者出现了红晕、硬结和触痛等局部反应，其中大约有1/3的局部反应程度较重，但多数在接种后3天内消退，8名儿童(7%)在接种后 72 小时内出现≥38℃发热,该发生率低于较小儿童的相应发生率[4,236,513]。

2~18 岁儿童最常见的不良反应为注射部位疼痛,有 20%~56% 的患者出现该反应[293,519],但结合疫苗组与对照组之间没有明显差别。通过深部肌内注射疫苗可能会降低局部反应发生率和严重性[275],将铝佐剂从疫苗中清除似乎也能降低幼儿局部反应发生率[275],但对于成年人则会增加局部反应发生率[520]。重复剂量并不会增加反应原性[519,521]。与结合疫苗相比,PPV 疫苗接种后发热较为常见,但超过 38℃的发热在两种疫苗接种后都不常见[64,324,519]。

在既往接种过 PPV 疫苗的老年人中研究了不同剂量的 PCV7 疫苗的安全性[288,522]。PCV7 剂量的增加与局部和全身性不良事件的增加有关。在全身性症状中,只有全身性肌肉酸痛在低剂量和高剂量之间有明显差异。局部肿胀、疼痛和运动受限都随着 PCV7 剂量的增加而明显增加。但与 PPV 相比,PCV7 接种后较少出现此类症状。早期研究[133,199]发现,用于老年人时 PPV 和 PCV7 所导致的症状没有明显区别,但用于较年轻的成年人时,与 PPV 相比,PCV7 接种后所出现的疼痛和头痛症状较多[199]。13 价结合疫苗已在成人中进行了评估,成年人接种后发热并不常见,最常见的反应是轻微局部触痛[289]。Ⅲ期临床试验得出了这些早期数据:尽管轻微的全身和局部不良事件增加,PCV 受试者没有过多的严重不良事件,并且没有与疫苗接种相关的严重不良事件[18]。4.9% 的疫苗接种者出现任何局部发红现象超过对照组($P<0.001$)3.7%,中度发红(5~10cm)发生率为 1.7%,比对照组高出 1.4%($P=0.007$)。6.8% 的接种者出现任何局部肿胀现象,超过对照组 5.6%($P<0.001$),中度肿胀(5~10cm)发生率为 2.6%,超过对照组 2%($P<0.001$)。局部疼痛常见发生率为 36.1%,超过对照组 30%($P<0.001$),中度疼痛(干扰活动)发生率为 7.7%,超过对照组 7.1%($P<0.001$)。在 14.1% 的接种者中发现了一些限制手臂运动的现象,比对照组多出 10.9%($P<0.001$),但是中度限制活动,定义为无法将手臂抬高到头部以上但能够将其抬高到肩膀以上,发生率不太常见为 1.7%,比对照组高出 1.2%($P<0.02$)。就轻度或中度的全身性不良事件而言,任何发热现象发生率为 2.9%,超过对照组 1.7%($P=0.02$)。出现疲劳现象过少(3.9%,$P=0.03$)和少量皮疹现象(2.5%,$P<0.001$)。足以干扰活动的新的全身性肌肉疼痛发生在 5.9% 的接种者中,超过对照组 3.1%($P<0.001$)[18]。

特殊人群

几项研究评价了疫苗在免疫缺陷儿童中的反应原性。对儿童 HIV 感染者的研究显示,PCV7 组不良反应并不明显多于对照疫苗组[511]。首剂和第 2 剂 PCV7 后出现至少为中重度肿胀、发红、疼痛、发热和烦躁的情况明显比注射相应剂次安慰剂后更常见[(发生率分别为 56.7% vs 20.0%($P=0.02$)和 53.3% vs 13.3%($P=0.01$)]。在 30 名随机接受 PCV7 的 HIV 阳性儿童中,3 名儿童发生严重反应(严重硬结、红斑和下肢运动受限;下肢运动受限以及高声哭闹;发热 39.9℃)。在随机分配到安慰剂组的 15 名 HIV 阳性儿童中,1 名儿童发热 39.5℃,4 名有严重症状的儿童都有 HIV 相关疾病的基础症状。在一项对 HIV 阳性和 HIV 阴性儿童(年龄大于 2 岁)进行的 5 价 PCV 早期研究中[305],只观察到了轻度不良反应。

镰状细胞病患儿和没有镰状细胞病儿童中的 PCV7 反应原性没有差别[87,90],然而,接受 3 剂 PCV7 基础免疫程序的镰状细胞病患儿对 PPV 的加强剂次接种反应略强于在 12 月时接受单剂接种的患儿[110]。与对照组健康儿童相比,实体器官移植儿童注射部位疼痛较少,但两组都未出现严重不良事件[313]。

与接种对照脑膜炎球菌结合疫苗的早产婴儿相比,接种 PCV7 疫苗的早产婴儿所出现的反应包括 38℃以上发热、注射部位肿胀、触痛、烦躁、食欲减退、呕吐、腹泻和荨麻疹较为常见[276]。但是,这些反应并没有严重到妨碍对早产婴儿接种 PCV7。一项小规模研究[261]发现,早产婴儿和足月婴儿的局部和全身反应没有明显区别(在出生后 3、5 和 11 个月时进行接种),但两组在第 3 剂(加强剂次)后不良事件少于前 2 剂。最近在 100 名早产儿和 100 名足月新生儿中进行的 PCV13 安全性和免疫原性研究发现,两组患者的安全性相似[273]。

关于怀孕期间接种 PCV 安全性的数据很少。然而,在一项试验中,74 名孕妇接种 PCV9 的耐受性良好[278]。

公共卫生需考虑的因素

疫苗接种的流行病学效果

5 岁以下儿童接种的效果

在美国,越来越多的证据表明 PCV 疫苗会对侵袭性肺炎球菌疾病具有深远的影响,美国是第一个将

PCV 疫苗纳入常规儿童免疫程序的国家。2000 年引入疫苗后的效果很快就展现了出来。在一项对需要住院的侵袭性肺炎球菌疾病患儿进行的多中心研究中,研究者观察到 2002 年由疫苗血清型导致的儿童(小于 2 岁)病例数比 1994—2000 年平均病例数减少 77%[523]。对 NCKP 研究人群进行的监测并未发现 2002 年 4 月到 2003 年 3 月间疫苗血清型导致的小于 1 岁儿童侵袭性疾病病例,而疫苗注册前的病例发生率为 51~98 例/10 万人年[524]。根据美国疾病预防控制中心(Centers for Disease Control and Prevention,CDC)主动细菌核心监测系统(Active Bacterial Core Surveillance,ABCs)数据,至 2003 年小于 5 岁儿童总侵袭性疾病(由疫苗血清型和非疫苗血清型导致疾病)发生率比疫苗注册前降低了 75%,ABCs 系统是一个基于人群的、在八个州对大约 2 000 万人口进行侵袭性肺炎球菌疾病监测的系统。所有血清型所导致的疾病发病率从 1998—1999 年的 96.7/10 万降低到 2003 年的 23.9/10 万;2010 年引入 PCV13 后,所有血清型疾病降至 20/10 万以下(如图 46.4)[525]。2004—2007 年之间,小于 5 岁儿童总体疾病率一直很稳定(23.6 例/100 000 人,2007 年);PCV7 血清型导致的疾病非常罕见(0.4 例/1 000 000 人,2007 年),非疫苗血清型 19A 引发的疾病有所上升,致使 2004—2007 年间总体疾病率未发生变化[14]。2010 年,美国免疫计划从 PCV7 变为 PCV13,在 2012 年 7 月至 2013 年 6 月期间,PCV13 血清型引起的 5 岁以下儿童总侵袭性疾病和新增血清型引起的侵袭性疾病的发病率与假定继续使用 PCV7 相比分别下降了 64%(95% CI,59%-68%)和 93%(95% CI,91%-94%)[487]。

在儿童中使用结合疫苗也降低了不同种族以及宗教团体间患侵袭性肺炎球菌疾病危险性的差异。根据 ABCs 数据,在 1998—2002 年,小于 2 岁白人儿童侵袭性疾病发病率总体降低了 77%,在相同时期内黑人儿童侵袭性疾病发病率降低了 89%,小于 2 岁黑人儿童侵袭性疾病发病率在接种前为白人儿童的 3.3 倍,2002 年降低到白人儿童的 1.6 倍[526]。1995—1997 年居住在美国西南部地区的纳瓦霍人 1 岁以下儿童和 1~2 岁儿童疫苗血清型疾病发病率分别为 210 例/10 万、263 例/10 万;2004—2006 年在这个年龄组未出现疫苗血清型病例[527]。另外,引入疫苗后非疫苗血清型引发疾病发病率没有显著变化。在阿拉斯加州,CDC 北极研究项目发现阿拉斯加土著人群由疫苗血清型导致的疾病明显降低[486]。在引入疫苗之后,小于 2 岁的阿拉斯加土著儿童疫苗血清型侵袭性疾病降低了 91%(从 275/10 万降低到 25/10 万),而相同年龄非土著儿童降低了 80%(从 101/10 万降低到 20/10 万),消除了疫苗血清型导致的疾病差距。在这第一个报道之后观察到非疫苗血清型疾病在阿拉斯加州土著居民(主要是农村 Yukon-Kuskokwim 地区的居民)却有所增加,这也降低了肺炎球菌疫苗在该人群中应用所带来的整体益处[528]。

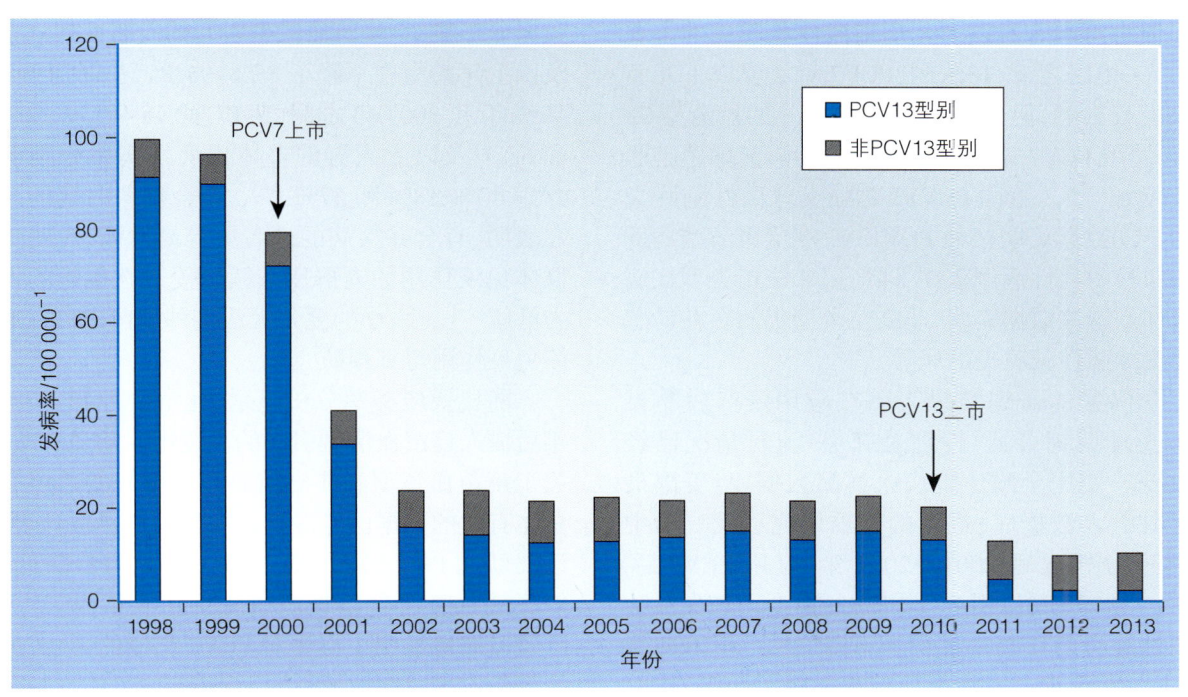

图 46.4　1998—2013 年 5 岁以下儿童疫苗相应血清型侵袭性肺炎球菌疾病总发病率

当前从美国以外得到了疫苗影响的大量数据。加拿大12个中心[IMPACT（患者的事件管理,以治疗为中心的行动）计划]的监测显示5岁以下儿童总病例下降了56%（2000年269例至2007年119例）,其中5岁以下儿童PCV7血清型病例降低了92%[503]。在澳大利亚,侵袭性疾病发病率在2002—2007年间下降了74%（98.1/10万~25.1/10万）；非土著儿童发病率（84.7/10万~19.5/10万）比土著儿童发病率（129.1/10万~82.3/10万）下降更为显著[529]。在欧洲,引入疫苗后最初几年的研究结果也正在对几个国家公开,并且总体上研究结果和其他一些地区相似[530],尽管在一些背景下,1型疾病的出现部分抵消了接种PCV7造成的降低[531]。英国研究显示出对PCV13整体侵袭性疾病的有效性和四种疫苗抗原的血清型特异性有效性,包括前两次基础免疫剂量的84%有效性或针对血清型1的加强剂量[142]。英格兰和威尔士PCV13影响的纵向数据显示所有年龄段的所有IPD均降低,包括对血清型3的影响,尽管间接队列研究中发现对血清型3没有影响[142,532]。现在可以获得的数据表明,在发展中国家,PCV各疫苗可以减少侵袭性疾病,包括PCV7和PCV13对南非侵袭性疾病的影响[17]。在以色列,PCV7对IPD的影响在脓毒症和脑膜炎比肺炎更明显,IPD中的肺炎病例仅在PCV13的其他血清型提供保护后才会降低[534]。

虽然越来越多的国家报告PCV对IPD的影响,但PCV对肺炎球菌性脑膜炎的具体影响尚不清楚。由PCV7引起的肺炎球菌性脑膜炎的减少导致B组链球菌成为美国5岁以下儿童细菌性脑膜炎的主要原因[535]。相比之下,在法国,PCV7对2岁以下儿童的脑膜炎有影响,但由于PCV13中另外的血清型7F和19A,使用PCV7期间2~5岁儿童的肺炎球菌脑膜炎却有增加[536]。美国PCV13对肺炎球菌性脑膜炎影响的早期数据表明接种PCV13后疫苗血清型病例和头孢曲松耐药性病例正在下降,但非疫苗类型疾病正在增加。这些数据表明,非疫苗类型仍然存在易感患者肺炎球菌性脑膜炎的风险[536a]。

多个国家的研究结果表明在应用疫苗后非侵袭性肺炎球菌综合征（特别是肺炎）流行情况已经有所改变。使用全国住院病人样品数据库（美国最大的住院病人数据库）进行的一项研究以及一项中断性时序分析发现2001—2004年（应用PCV7后）与1997—1999年（应用PCV7前）儿童全因肺炎及肺炎球菌性肺炎的住院率都明显下降[537]。到2004年底,小于2岁儿童全因肺炎住院率下降了39%,住院次数下降了506次/10万名儿童,每年预防肺炎住院次数大约为41 000次；小于2岁儿童肺炎球菌性肺炎住院率（占病例的2%）下降了65%,每10万名儿童每年降低了大约17次住院。在澳大利亚,在7价肺炎球菌结合疫苗得到国际资助后的30个月里2岁以下和2~4岁儿童医院诊断肺炎分别下降了38%（95% CI,36%-40%）和29%（26%-31%）,这表明在这30个月期间减少了4 700次肺炎导致的住院[538]。同样,在加拿大魁北克省5岁以下儿童使用7价疫苗后的15个月里,2岁以下儿童大叶性肺炎的住院次数减少69.4%,各原因肺炎住院次数减少8.2%[505]。引入肺炎球菌结合苗后的早期数据显示疫苗对预防肺炎有效,包括PCV10引入后巴西肺炎住院率降低[507],美国引入PCV13也观察到同样的现象[539]。

间接效果

全球越来越多的研究表明,群体免疫作用是肺炎球菌结合疫苗对公共卫生的一个重要益处。第一篇关于群体效应的报道最早来自疫苗在美国批准上市后在NCKP研究人群中得到的数据,该人群疾病发病率的降低大于已经接种儿童的百分数[540]。截至2001年早期,只有34%的5岁以下的儿童接种一剂或多剂结合疫苗,14%的儿童完成了全程免疫。尽管此接种率较低,但疫苗血清型导致的此年龄组疾病已经从基线的42/10万~60/10万下降到18/10万。

在美国,婴儿疫苗接种对5岁及以上人群的IPD的间接影响在2000—2013年期间得到了明确证实,在此期间,IPD发生率减半（图46.5）。2007年CDC数据分析显示,疫苗血清型引起的侵袭性疾病在5岁及以上年龄组中下降了87%~94%[14]。在1998/1999基线年和2007年之间,5~17岁、18~49岁、50~64岁和65岁及以上人群的整体疾病发病率分别下降了43%、40%、18%和37%[14]。结合疫苗时代的一项研究表明,有合并疾病的患者更容易发病,表明受益于群体免疫作用的人群比继续患侵袭性疾病的人群更为健康[541]。太小的婴儿无法接种疫苗也可以通过群体免疫作用得到预防[542]。

随机效应荟萃分析显示,儿童接种PCV7疫苗2年后成人疫苗血清型引起的侵袭性疾病显著减少,但关于疫苗血清型和非疫苗血清型引起的总疾病是否总体有益的数据已经混杂在一起。这点估计表明,预计婴幼儿PCV引入2年后成人的总IPD降低,但置信区间（CI）已包括疫苗引入后1~6年内[543]。虽然已经可靠地证明了群体对PCV7类型的影响,但成人的替代疾病因为地域不同而不同,这可能反映了患有合并症的成人患有非疫苗血清型的疾病风险。在一

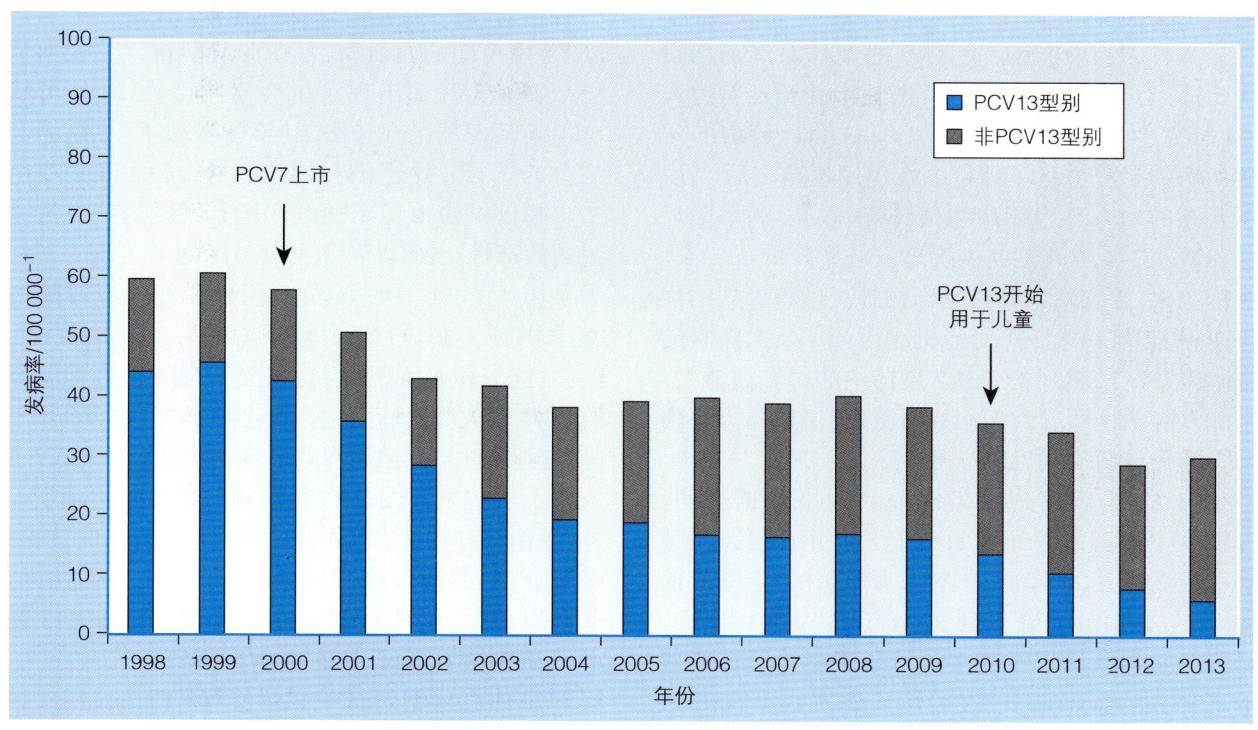

图 46.5　成人 >18 岁的侵袭性肺炎球菌疾病发病率，1998—2013 年活性细菌核心监测显示 PCV13 和非 PCV13 血清型

些研究中，对于儿童接种肺炎球菌结合疫苗后成人总体疾病率未下降，是由于结合疫苗血清型引起的侵袭性疾病的百分比基线低，例如在阿拉斯加本土和纳瓦霍成人中所见[486,527]以及在加拿大非疫苗血清型引发的疾病大暴发[544]。在英格兰和威尔士，最初怀疑所有年龄段的 IPD 总体影响，随着 IPD 的基线测量值在 PCV 前增加，针对病例确定进行调整的模型显示，和 PCV7 前基线对比（15.63/10 万 vs 6.85/10 万；IRR=0.44；95% CI，0.43-0.47），PCV13 后 IPD 的总数降低了 56%[532]。美国的一项研究首次记录了预防老年人非菌血症肺炎的显著群体效应[16]。在这项使用大数据库的研究中，研究人员发现 65 岁及以上的成年人中非菌血症肺炎住院率下降了 54%（95% CI，53%-56%）。研究中的模型估计 2000—2006 年期间肺炎球菌肺炎住院治疗总数减少 788 838（95% CI，695 406-875 476），其中 90% 的住院率和死亡率降低归因于 18 岁及以上成人的群体效应。澳大利亚已经记录了成人全因肺炎住院治疗的减少，但在 2 岁时没有给婴儿加强接种[538]。在美国实施 3+1 免疫接种计划后，PCV7 引入十年后已确认有显著的肺炎住院减少，估计每年住院治疗减少 168 000 人[545]。在美国，PCV13 后已证实肺炎球菌的肺炎住院率进一步显著降低[546]。

耐药效应

通过几种机制广泛使用新型肺炎球菌结合疫苗可能会对耐抗生素肺炎球菌产生影响。疫苗中包含的血清型引起了大部分由耐药菌株引起的疾病[547]，因此，疫苗血清型导致感染的减少应该会降低耐药肺炎球菌感染的病例数[7]。此外，疫苗会降低肺炎球菌在鼻咽部的带菌率[465,470]，从而能够降低疫苗血清型菌株暴露于抗生素的选择性压力的机会。如果该疫苗能够减少疫苗血清型菌株从接种儿童传播给其他人，则对人群某个亚群进行接种可能会降低耐药菌株所导致感染病例总数[548]。最终，疫苗接种通过预防感染也可降低抗生素需求，主要在呼吸道感染方面[412,415,423,549,550,550a]以及抗生素使用所带来的选择压力。另一方面，非疫苗血清型带菌暴露于这些抗生素获得了选择性压力，且残余病例的出现是由非疫苗血清型菌所致。总之，耐药负担减少了，但是随着时间推移，耐药菌株的比例可能随时间推移发展到与之前的比例相同或更高[547]。

美国使用 PCV 后最初的报告证明耐药菌株在儿童和成人中占的比例降低[126]。在北加州，2000 年，所有年龄组，15% 的导致疾病的肺炎球菌分离株[最小抑菌浓度（MIC 值）大于或等于 2μg/ml]对青霉素不敏感，而在 2003 年只有 5% 的菌株对青霉素耐药。疫苗应用前有 28.9% 的菌株对红霉素(erythromycin)具有耐药性，疫苗应用后有 15% 的菌株对红霉素具有耐药性[4]。Stephens 等人[548]对佐治亚州亚特兰大 ABCs 研究中心的耐大环内酯(macrolide)药物的侵袭性疾病的趋势进行了评价。在应用疫苗之后，2 岁以下儿童的耐大环内酯药物菌株疾病的发病率明显降低(82%)，2~4 岁儿童此类疾病发病率降低了 71%。在亚特兰大，导致耐大环内酯药物肺炎球菌疾病的优势克隆菌株为 14 型，其耐药机制由 mefE(大环内酯外排基因)介导，是 7 价 PCV7 疫苗中的一个血清型。由于此克隆菌株所导致疾病有所减少，所以耐大环内酯药物肺炎球菌疾病也明显减少。

来自 ABCs 新出现传染病项目网络数据表明，由青霉素不敏感菌株导致的小于 5 岁儿童侵袭性肺炎球菌疾病发病率降低了 78%，从应用结合疫苗前 1999 年的 33.8/10 万降低到 2004 年的 7.5/10 万[126]。青霉素不敏感菌株以及对多种抗生素耐药菌株所导致的老年人(大于 65 岁)侵袭性疾病发病率在 1999 年达到峰值 16.4/10 万，随后降低到 2004 年的 8.4/10 万，降低了 49%，耐药效果在 2 岁以下儿童最显著(图 46.4)。随着疫苗型肺炎球菌不敏感菌株的发病开始从社区消失，儿童中由残存的耐药菌株引起疾病的比例开始上升[126]。

在阿拉斯加，耐青霉素、耐复方磺胺甲𫫇唑、耐红霉素以及多重耐药菌株所导致的 5 岁以内儿童疾病发病率有所降低，这与疫苗血清型菌株所导致的疾病减少相符[486]。对阿拉斯加幼儿进行的带菌率研究表明耐复方磺胺甲𫫇唑菌株的儿童带菌率在应用疫苗后有所降低，但青霉素耐药菌株的带菌率没有受到明显影响[486,487]。

在一项多地点研究中，疫苗血清型肺炎球菌菌株导致的 OM 儿童的比例从 1999 年的 76% 降低到 2002 年的 52%，但耐青霉素分离株的比例并没有变化[435]。

PCV7 引进之后美国和其他地区耐药菌株比例下降趋势的反转与一小部分耐抗生素非疫苗血清型的出现有关。在美国最主要的血清型是 19A，从 1998 年的 0.8 例/10 万人上升到 2003 年的 2.5 例/10 万人[120]。美国血清型 19A 的出现与全球性克隆荚膜从 19F 转换为 19A 有关，获得了 ermB 基因而不是 mefA，从而获得高度红霉素耐药性，此外还具有高度 β-内酰胺类抗生素耐药性，包括三代注射用头孢菌素类，如头孢曲松[120]。唯一可以用来治疗由这些耐药菌株引发的中耳炎的口服药是氟喹诺酮[433]。在其他地区，如法国和西班牙[552-554]，PCV7 使用后多重耐药血清型 19A 也是个难题。在美国，其他不包括在 PCV7 疫苗中的血清型，包括血清型 6C[555]及血清型 15A、23A、35B 都出现了抗生素耐药性[556]。虽然耐抗生素肺炎球菌在过去 50 年就出现了(不依赖 PCV 疫苗的选择)，并且仍有持续趋势，接种 PCV 疫苗儿童鼻咽部携带血清型的改变也有助于这些血清型的耐药性选择。2010 年引入 PCV13 对减少这一趋势产生了重大影响。Dagan 及其同事在一项双盲随机研究中比较了 PCV13 和 PCV7 对 6A、19F 和 19A 的耐药性，这三种血清型抗生素耐药率都高。在婴儿期和幼儿期，对大环内酯类、克林霉素、四环素和多药不易感肺炎球菌，PCV13 给药导致携带率明显低于 PCV7[557]。这预示着抗生素耐药肺炎球菌引起的疾病减少。此外，无论接种情况，还预测了所有年龄段的间接保护。事实上，早在 PCV13 引入后 3 年内，在美国，法国，南非和以色列，就观察到由抗生素耐药的 PCV13 新增血清型肺炎球菌引起的疾病减少[15,17,439,558,559]。观察到每种血清型对抗生素敏感性增加的趋势，包括 PCV13 和非 PCV13 血清型[559,560]。

血清型替代

目前肺炎球菌结合疫苗只对 97 个肺炎球菌血清型中有限的多个血清型具有预防作用。带菌率研究表明，免疫接种能够降低社区儿童疫苗血清型肺炎球菌带菌率[485-487,561]。儿童非疫苗血清型带菌率的增加意味着这些血清型可能会传播给其他人，而且与常规使用结合疫苗之前相比，可能更会导致肺炎球菌疾病。疫苗血清型疾病的减少同时伴随着非疫苗血清型导致疾病的增加，这种情况称为"替代疾病"。替代疾病发生概率很可能部分取决于非疫苗血清型导致疾病的能力；有关侵袭性疾病的研究分析了带菌状态和侵袭性疾病的血清型分布，这些研究表明某些血清型与其他血清型相比更容易导致侵袭性疾病[562]。

替代疾病的最早证据来自芬兰一项评价两种结合疫苗预防 2 岁以内儿童急性中耳炎(AOM)的临床试验。首次分析中对 7 价 PCV 疫苗进行了评价，并与接受乙肝疫苗的对照组进行了比较，接受肺炎球菌结合疫苗的儿童疫苗血清型中耳炎病例数比对照组少 57%，交叉反应性血清型导致的病例数比对照组少 51%，同时其他非疫苗血清型肺炎球菌导致的病例数增加了 33%，流感嗜血杆菌导致的病例数也增加了 11%[13]。对 7 价 PncOMPC 疫苗的有效性进行分析，该疫苗对疫苗血清型导致中耳炎的有效性(56%)和 PCV7 的(57%)大体相同[195]。由非疫苗血清型肺炎球菌和流感嗜血杆菌导致的中耳炎病例数在肺炎球菌疫苗组(分别为 121 例和 315 例)比对照组(分别为 95 例和 287 例)多,但组间差异不具有统计学意义。宾夕法尼亚州也观察到导致中耳炎的肺炎球菌血清型的替代现象,与未接种结合疫苗儿童相比(非疫苗血清型急性中耳炎的比例为 21%),在 2001 年至少接受 2 剂肺炎球菌结合疫苗的儿童更可能患非疫苗血清型导致的急性中耳炎(发生比例为 47%)[537]。

儿童侵袭性疾病替代的首次报告来自一项在八个研究中心进行的研究,该项研究对美国小于 2 岁儿童侵袭性疾病住院率进行了监测[523]。观察到 2002 年疫苗血清型疾病与基线(1994—2000 年)相比降低了 77%,同时还发现非疫苗血清型疾病增加了 66%。非疫苗血清型 15 和 33 分离株的增加最为明显。在犹他州,观察到在一个大型卫生保健系统的儿童中,血清群 3 导致的病例数有所增加,而且与疫苗应用前各年度相比,2001—2003 年间脓胸和严重侵袭性疾病都有所增加[105]。

从 CDC 的 ABCs 项目来源的数据表明,非疫苗血清型导致的 5 岁以内儿童侵袭性疾病病例数在 1998/1999 年到 2007 年间增加了 128%[14]。该大样本调查显示,导致儿童替代疾病的主要血清型为 19A;19A 在结构上与 19F 有一定的相似性,但 PCV7 并不能因此对其具有交叉保护作用[563]。比较结合疫苗应用前后肺炎球菌血清型的基因分析发现,19A 增加的主要原因是在美国最为流行的 19A 克隆菌株正成为一种较为常见的致病菌,其他原因还包括有荚膜血清型 19A 的新克隆菌株的出现,这些新克隆菌株以前被确认为疫苗血清型[563]。此次分析表明肺炎球菌可能为了适应疫苗的使用正通过不断获得基因物质而改变荚膜的血清类型。

阿拉斯加土著儿童监测数据表明,该人群与其他人群相比可能更容易发生替代疾病。最近的数据显示,自阿拉斯加土著居民中年龄小于 2 岁儿童普遍应用 PCV7 疫苗 2 年后的 2003 年起,非疫苗血清型疾病就开始增加。在 2004—2006 年间,非疫苗血清型导致 2 岁内儿童侵袭性疾病发病率从基线(1995—2000 年)水平 95/10 万增加到 229/10 万,这明显地降低了 PCV7 的总体效果[564]。相反,替代疾病在非土著阿拉斯加人中并不明显,环境、社会经济或遗传因素可用来解释所观察到的某些组间差异。替代疾病对于其他本土人群,如澳大利亚土著居民[565]和美国西南部坚守的纳瓦霍人[527],并不是一个问题。虽然阿拉斯加土著儿童是全球所报告的疾病发病率最高的人群,但该人群总量很小,所以只能根据较少的病例数来计算疾病发病率。因此,需要收集更多的数据来确定此人群情况。

有证据表明非疫苗血清型更可能在免疫系统障碍的个体引起疾病。在马萨诸塞州使用 PCV13 后,患有合并症的儿童更有可能感染非疫苗血清型,这些患有合并症的儿童更有可能住院治疗[566]。非疫苗血清型增加最为明显的证据来源于为 HIV 感染或患艾滋病的 18~64 岁成年人接种疫苗之后的发病资料[567]。在此极度高危人群中,侵袭性肺炎球菌疾病(所有血清型)的总发病率在 1998/1999 年和 2007 年间降低了 25%。总体降低情况取决于以下两个方面:7 个疫苗血清型导致的疾病降低了 88%,非疫苗血清型导致的疾病增加了 60%。这与未患 HIV 感染或艾滋病的 18~64 岁健康成年人疫苗血清型疾病的降低百分数(91%)相似,但该人群的非疫苗血清型疾病小幅度增加(28%)。

2010 年 7 月,世界卫生组织召集专家讨论替代疾病的问题,并且评价了来源于已接种结合疫苗国家侵袭性疾病趋势的数据[568]。对来自澳大利亚、加拿大、英国、威尔士、南非和美国,包括来自本土和非本土人群的最新数据进行了评估。这些数据是通过不同规模、方法、背景发病率、疫苗血清型引起的侵袭性疾病接种前比例、接种程序和对年龄较大儿童的补种计划等系统收集的。在每一个设置中,儿童均能从引入疫苗接种获得整体益处;儿童侵袭性肺炎球菌性疾病总体发生率在引入疫苗之后下降。在每种情况下,总体下降均是疫苗血清型疾病大幅下降的结果,一些数据集(不是所有数据集)中出现的较小的增加也是结合疫苗血清型以外的疾病上升的结果。非疫苗血清型疾病的增加常见于大部分住院病例中。在所有设置中,整体间接效应在年长儿童和成人中未出现。在一些地区,结合疫苗引入后整体发病率下降,所有地区均观察到了疫苗血清型侵袭性疾病的下降,但是非疫苗血清型多样性增加未引起变化。只在一个地区引起侵袭性肺炎球菌疾病总体发病率上升。回顾这些数据后,与会人员总结疫苗 - 诱导血清型替代可能解释非 PCV 血清型疾病的增加,但是其他因素,如人群免疫、疾病当今趋势和监测系统敏感性变化,也可能导致观察到的现象。大会认为仍无法确认疫苗 - 诱导替代疾病与观察到的和其他因素有关的非疫苗血清型疾病趋势的相关内容,随着新的结合疫苗逐渐使用,需要对更多的数据进行研究。一项使用 21 个数据集(主要来自高收入人群)的后续分析,发现发生了替代性疾病,但在引入 PCV7 后,幼儿的总体好处很快就被发现,并且在疫苗引入后长达 7 年;成年人也有了收益,但相对于儿童的收益,这种收益不那么一致[543]。来自英格兰和威尔士的第一次PCV13长期观察结果显示,所有年龄段的IPD总体减少,已确定在多个年龄组中替代非PCV13血清型,但早期影响是在5岁以下的儿童,该年龄组PCV13血清型病例的减少在2015年基本完成,因此强调该年龄组的持续替代。任何年龄组显著增加的血清型是8、10A、12F、15A和24F[532]。

疾病控制策略

肺炎球菌性疾病是全球性的流行病。几乎所有儿童都可能一次或多次患肺炎球菌引起的轻度感染,严重感染通常只是散发,在时间和空间上不会集中暴发。因此,把肺炎球菌结合疫苗纳入儿童常规免疫很可能是控制肺炎球菌疾病的最佳策略。

2000年是7价肺炎球菌结合疫苗PCV7获得生产许可的第1年,美国在所有小于2岁的儿童中开始应用这种肺炎球菌结合疫苗[569]。从2006年开始,随着疫苗供应扩大,很多国家开始引进7价PCV7疫苗。随着PCV10和PCV13批准上市,2009年末国家项目中由使用7价PCV疫苗转向使用PCV10和PCV13疫苗,并在新的补种规划中采用较新的疫苗[570]。到2014年9月,已有110个国家将肺炎球菌结合疫苗纳入婴儿免疫计划的常规接种。截至2014年12月,44个低收入国家,使用了一项名为推进市场的承诺(the Advance Market Commitment)特殊捐赠项目资金,引入了PCV10或PCV13[571]。

严重肺炎球菌疾病的暴发包括菌血症、败血症和肺炎在内的疾病均可出现。大部分暴发出现在封闭区域长时间接触,如监狱、长期看护机构、托儿所以及流浪避难所[572]。在这些背景下,控制措施包括改善感染控制同时进行免疫接种,根据涉及到的血清型和成员年龄,接种结合疫苗或者23价多糖疫苗可能是合适的。使用抗生素进行预防可能有效,也要基于引起暴发菌株敏感性和自然环境以及病例时间是否提示(当疫苗发挥效应时)危险人群需要保护。由于抗生素的广泛使用导致耐药菌株的循环,所以要谨慎使用抗生素进行预防[551]。在一些暴发中,一种病毒协同因子的出现可能提示一些其他预防措施可能是有用的,如使用流感疫苗。

成人肺炎球菌结合疫苗免疫

在本文编写时,在美国成人接种PCV13疫苗已被推荐用于具有潜在免疫缺陷的成年人,并且最近被美国ACIP推荐用于所有65岁或65岁以上的成年人[573]。关于结合疫苗在成人的免疫原性方面的优势以及其与PPV疫苗对比的潜在效应有很多争论[286]。荷兰一项大型随机双盲实验(CAPITA实验)不久将报告结果,可能会提供关于PCV疫苗对成人效应的数据[18]。该试验在荷兰进行,84 496名65岁及以上的成年人随机接受单次肌内注射,接种和婴儿接种的PCV13相同的剂量或接种安慰剂。排除有免疫功能低下症状的患者,并且按方案分析排除了在试验期间发生免疫功能不全疾病的患者。通过来自无菌部位的菌株培养或尿液中血清型特异性抗原的检测来评估疫苗血清型疾病[574]。X射线证实由疫苗血清型引起的社区获得性肺炎发生在49名接种者和90名安慰剂接受者中,疫苗效力为45.6%(95% CI,22%-63%)。对IPD的效力为75%(7例 vs 28例;95% CI,41%-91%)。在改良的ITT分析中对X射线证实的肺炎的总体影响是适度的,并且在PCV13疫苗接种者和对照中没有显著差异(5.1%;95% CI,-5%-14%)。在荷兰,用PCV7和PCV10对婴儿进行免疫接种可能会减少X射线证实的疫苗血清型对成人肺炎的影响,这与对肺炎的总体影响较小是一致的。对死亡率没有影响。在补充分析中,对于年龄超过85岁的患者(6名接种者与3名对照组)的疫苗血清型社区获得性肺炎的主要终点没有影响;在试验期间发生免疫缺陷的患者也没有影响(14名接种者与11名对照者)。就血清型特异性保护而言,对于血清型3、7F和19A的保护效果最好(疫苗接种者和对照组之间的51个病例的总体差异,36个属于这三种血清型)。如上文"安全性"部分所述,疫苗组中有更多的局部反应,但没有过多的严重不良事件。数据表明,PCV可预防65~85岁健康人的非菌血症肺炎,但当儿童在同一社区接受PCV时,对全因社区获得性肺炎的效力有限。疫苗血清型IPD的影响程度与接种PCV的婴儿相似(75%),但数据表明PCV对疫苗血清型非菌血症肺炎的影响小于对IPD的影响(本研究中45% vs 75%)。

有数据支持PCV对之前已经感染过IPD的HIV成人中的IPD有预防功效[575]。在美国,在成人PCV免疫后,PCV7血清型作为IPD的病因几乎消失,所以婴儿的PCV13免疫对美国成人PCV13免疫的可预防疾病负担的影响可能是有时间限制的。因此,对成人使用的建议有时间限制,一旦明确了疫苗可预防疾病,预计将于2018年进行审查。尽管早期报告显示在美国引入PCV7后血清型19A和7F(两种最常见的血清型)的成人发病率下降,PCV13对六种新增血清型的群体保护的影响需要进一步研究[15]。目前对于在美国或其他接近消除这些血清型的国家的易感成人中外来携带PCV13血清型的风险知之甚少。易感人群到这些血清型仍然普遍存在的国家旅行的风险也未得到评估。这些因素需要在围绕成人PCV13疫苗的许可证决定及其潜在的使用适应证中加以考虑。

成本-效益信息

最初引入结合疫苗的时候，人们认为它的价格很高，尽管从那时起，更高价格的其他疫苗，如HPV疫苗，已经引入。在发展中国家，与其他EPI疫苗相比，该疫苗的单位成本仍然很高，因此只有来自全球疫苗免疫联盟（Global Alliance for Vaccines Immunization，GAVI）和其他计划的补贴才能保证该疫苗的在发展中国家的使用。

疫苗的成本-效益取决于很多因素，包括疾病发病率、疫苗有效性、群体免疫作用、疾病后遗症、疫苗接种剂次数以及每剂成本。当更多人了解疫苗有效性或群体免疫作用或医疗保健标准提高时，在价格变动时任何这些因素都可能会随着时间的推移而发生变化。因此，分析时所使用的时间和空间特异性变量将限制成本-效益的任何决定。此外，还有与肺炎球菌疾病有关的重要非医学成本，最明显的非医学成本是照料患儿的父母由于占用工作时间所消耗的成本[576]。

2000年，Lieu等人[576]最先使用来自NCKP随机试验的数据以及专家小组的建议分析了7价肺炎球菌结合疫苗的潜在成本-效益[576]。成本-效益分析的依据为"疫苗接种"和"未接种"的比较，分析时假定健康婴儿使用4剂常规免疫程序，而且对年龄大于2岁的儿童进行1剂疫苗追加免疫。此外，所作出的保守假设为接种后婴儿肺炎球菌疾病只在第5个生日前才会有所减少，而且对儿童进行免疫接种不会对未接种人员产生保护作用（即无群体免疫作用）。从社会角度来看，在每剂疫苗的成本低于46美元的情况下，对健康婴儿进行免疫接种可节约开支。从卫生保健费用支付人角度来看，每剂疫苗的成本在18美元以下时，则会有净节省款项。

最新的研究对结合疫苗在美国最初5年常规使用情况的成本-效益进行了分析，结果表明实际成本效益好于预期，原因是未接种儿童和成人疾病发病率也有所下降[577]。最近的分析模型没有考虑群体免疫作用，通过该模型来对结合疫苗进行了评价，结合疫苗在使用的最初5年内直接避免了38 000例侵袭性疾病，每个生命年节约费用为12 000美元。如果考虑了未接种者侵袭性疾病的减少，则疫苗能够防止107 000例侵袭性疾病，所节约成本为7 800美元/生命年。其他国家也进行了相似的分析，得出了相似的结果[578,579]。发展中国家PCV疫苗成本-效益的分析提示该疫苗可以大幅降低死亡率，每剂价格在1~5美元时可以得到很高的成本-效益[580]。

最近对GSK生产的PCV10疫苗作用与PCV7疫苗作用进行对比分析[581,582]。该分析认为PCV10较PCV7对于侵袭性疾病有更高的作用。预防不可分型流感嗜血杆菌的作用显著提高了该疫苗对于中耳炎的效用。不可分型流感嗜血杆菌是发达国家中耳炎的主要诱因，因此该疫苗对于中耳炎的作用是儿童疫苗成本节约最重要的决定因素。另外一项研究比较了PCV13与PCV10和PCV7的作用，预计PCV13疫苗成本更低效益更大[583]。然而，该研究没有考虑到10价PHiD-CV疫苗对于不可分型流感嗜血杆菌引起的中耳炎的潜在作用。事实上，13价或者10价疫苗是否成本-效益大取决于13价疫苗（与PHiD-CV疫苗对不可分型流感嗜血杆菌的作用比较）提供的其他血清型覆盖率相对重要性。因此，现在对这些疫苗进行评价还为时尚早。

目前，筹措资金来支付将新疫苗（包括肺炎球菌结合疫苗）引入发展中国家的费用正在努力之中。一项2004—2014年在发展中国家进行儿童免疫接种所需融资需求的评估分析中，为最贫穷国家提供免疫接种的总费用大约为140亿~170亿美元，这些费用将被用于逐步推广使用新疫苗。在此费用金额中，疫苗相关成本费用（71亿~93亿美元）所占比例最大，其中一组新疫苗（包括肺炎球菌结合疫苗）的费用为43亿~65亿美元。这些估计值是有资格获得GAVI支持的所有75个国家的估计值，所涵盖疫苗包括现有优先考虑的疫苗（白喉/破伤风/百日咳疫苗、乙肝疫苗、Hib疫苗和黄热病疫苗）以及在2004—2014年可能获得的新疫苗（A和C群脑膜炎球菌疫苗、轮状病毒疫苗、人乳头瘤病毒疫苗、疟疾疫苗、肺炎球菌疫苗和结核病疫苗）[584]。这些计划持续下去取决于发展中国家承担购买结合疫苗的责任以及生产商向这些国家提供可接受价格疫苗的能力。

未来疫苗

与结合疫苗有关的问题

尽管肺炎球菌结合疫苗有很好的安全性记录，而且其对侵袭性感染的有效性已经得到证实，但仍然有几方面的限制性问题。其中一个问题是，结合疫苗只对表达疫苗所含有的多糖荚膜的肺炎球菌感染具有保护作用。当前临床使用和研发的疫苗配方涵盖了在儿童中流行的 75%~90% 菌株[38,40,99,106,112]。然而这个数字在某些地区或用于其他年龄组时还较低。另外一个潜在问题是，非疫苗血清型替代疾病的可能性会削弱疫苗血清型疾病的减少所观察到的总效益[585]。第三个问题是，结合疫苗生产的复杂性。这种复杂性导致了只有非常少的公司能够生产此种结合疫苗，这种疫苗的价格会比其他疫苗高。

为了提高并加强结合疫苗的免疫原性，已经通过动物实验来检测结合疫苗中的新组分以及新佐剂[32,569-586,587]。此外，还评价了新的接种途径：结果发现使用各种佐剂进行鼻腔接种能够在小鼠中诱发很强的血清和黏膜抗体应答，并能保护小鼠抵抗致死性感染[214,586,587]。即使这些策略能够绕开结合疫苗的某些问题，但仍然不能解决疫苗覆盖率、替代疾病或疫苗生产复杂性的问题。因此，其他类型的免疫原(包括肺炎球菌全菌体疫苗、DNA 疫苗和蛋白抗原)正作为新肺炎球菌候选疫苗来进行评价。已经证明一种全菌体疫苗用于小鼠模型时很有效[569]，在健康的美国成年志愿者中成功完成了 I 期临床试验，并正在肯尼亚成人和幼儿进行 II 期临床试验。但是，肺炎球菌 DNA 疫苗的研发工作仍然受到限制，如在人体中与裸 DNA 有关的免疫原性问题。以下将更详细地对此种疫苗进行讨论。

蛋白质抗原

蛋白质为基础的疫苗因为以下几个原因而具有吸引力。蛋白质成分具有 T 细胞依赖性，此类疫苗用于婴儿和老年人时都会具有免疫原性，而且如果此类蛋白质在所有肺炎球菌菌株中高度保守，那么从理论角度讲该类疫苗的覆盖率也大于结合疫苗。此类疫苗对定植更强的预防保护作用及避免血清型替代现象也是其潜在优势。此外，此类疫苗所含组分少于多价结合疫苗，其生产也较为简单，使得在全球广泛使用这种疫苗成为可能。

多种肺炎球菌的蛋白质已经过作为候选疫苗可能性评估。虽然凡事都有例外，这些候选蛋白质往往有几个共同的特点：对细菌毒性的突出贡献，在所有或大多数已测序的肺炎球菌菌株中的保守性，与人类蛋白质少有同源性。通常情况下，候选抗原作为免疫原在啮齿动物模型中用于侵入性疾病或定植，或两者兼有的研究时，也展示出了振奋人心的数据。这些蛋白质经过了单独研究、与其他候选蛋白结合研究，或者有时作为肺炎球菌结合蛋白的载体蛋白。下面提供了一些示例，并已进行审核[588]。

肺炎球菌表面蛋白 A (pneumococcal surface protein A，PspA)是一种存在于不同肺炎球菌菌株中的表面蛋白，分子量介于 67~99kD 之间。肺炎球菌的表面都有这种蛋白质，在动物模型中是肺炎球菌充分发挥毒力所必需的蛋白质[589,590]。从血清学来看，这种蛋白质是具有高度变异性的分子，而且 PspA 基因的结构为嵌合体[591]。PspA 所表现出来的高度变异性表明这种表面蛋白质作为宿主防御天然靶标的重要性。根据核苷酸和氨基酸序列相关性，可将不同的 PspA 分子分成 3 个家族，这些家族又可进一步分为不同进化支[591]。到目前为止，已分型的 98% 以上 PspA 分子属于第 1 和第 2 家族。

由于 PspA 蛋白的变异性，潜在的基于 PspA 的疫苗可能需要含有超过一种肺炎球菌菌株的 PspAs，或者基于该分子的保守区域以预防所有肺炎球菌[592]。

对 PspA 的作用机制已进行了仔细的研究。PspA 的 N-端区域作用为乳铁蛋白的特定受体。通过与乳铁蛋白的结合，肺炎球菌能够干扰宿主的免疫功能[593]。据报告，PspA 还能够抑制由肺炎球菌引发的补体激活。PspA 对补体激活的干扰有助于肺炎球菌的存活以及对宿主的侵袭。

PspA 具有免疫原性，而且能够在小鼠中诱发抗肺炎球菌感染的保护性免疫作用[594-598]。在对小鼠进行鼻腔免疫之后，它能够预防肺炎球菌携带状态和随后的侵袭性疾病[599]。动物模型已经表明 PspA 能够诱发对异型菌株的交叉保护作用[590,596,598]。此外，I 期疫苗试验的人体抗血清能够保护小鼠抵抗不同 PspA 型的肺炎球菌菌株攻击[600]。然而，由于担心与人类心肌肌球蛋白具有低序列同源性并且可能产生心脏病或自身免疫的领域，PspA 疫苗的进一步开发已经停止[601]。肺炎球菌表面蛋白 C (pneumococcal surface protein C，PspC)在肺炎球菌发病机制中具有重要作用，其作用相当于一种黏附素[602]。它还能与可溶性宿主因子如分泌成分、补体 C3 成分以及补体因子 H 结合[603-606]。大约 75% 的肺炎球菌菌株中都有这种蛋白的基因。

PspC 是十二种肺炎球菌胆碱结合蛋白(CBP)中的一种，其通过与细胞壁的磷酸胆碱非共价结合而附着于细菌表面。这些 CBP 还包括 PspA、CbpA(C3 结合蛋白 A)、SpsA(肺炎球菌分泌型 IgA 结合蛋白)、Hic(补体的因子 H 结合抑制剂)和 LytA(主要的肺炎球菌自溶素)[602,603,607,608]。序列分析表明，PspC、CbpA、Hic、PbpA 以及 SpsA 是相同 CBP 的变异体[609]。

当在小鼠模型中用作一种免疫原时[610],PspC可以防止表达PspA和PspC的肺炎球菌菌株以及仅表达PspA的肺炎球菌菌株的攻击,表明具有交叉保护[609]。

肺炎球菌胆碱结合蛋白A(PcpA)是一种细菌表面抗原,被认为在肺炎球菌对肺上皮细胞的黏附中发挥作用[611]。在败血症和肺炎的小鼠模型中用PcpA免疫是有保护性的。它被认为是三价肺炎球菌蛋白疫苗的一个组成部分,如下所述。

肺炎球菌表面黏附素A(pneumococcal surface adhesin,PsaA)是一种分子量为37kD的表面脂蛋白,为肺炎球菌毒力的必要成分。最初认为,PsaA是一种肺炎球菌黏附素。但是,基因组序列比较[612]和对PsaA晶体结构的研究[613]表明,它是ATP结合盒型(ABC型)通透酶膜传输系统的一个组成部分。PsaA负责将Mn^{2+}(可能还包括Zn^{2+})转移到细菌内[614]。肺炎球菌基因组内有此类金属转运器的许多基因。某些蛋白质诸如Adc和PsaA对于肺炎球菌的毒力特别重要,可能是未来评估中的重要候选[614]。

因此,在PsaA突变体中观察到的宿主黏附丧失可能间接证明PsaA似乎通过影响肺炎球菌表面CBPs的表达而在黏附中起调节作用,缺乏psa操纵子的突变体显示完全缺乏PsaC/CbpA[615]。有人认为PsaA可能在调节氧化应激反应酶的表达和细胞内氧化还原稳态中起重要作用[616]。

在动物模型中,已经证明PsaA具有免疫原性和对侵袭性肺炎球菌疾病的防御作用[617-619]。在鼻腔内给予PsaA能高度有效地防御小鼠鼻咽部带菌状态;但是,经其他蛋白实验证实,PsaA和其他蛋白联合使用比单独使用PsaA更为有效[620]。

肺炎球菌溶血素(pneomolysin,Ply)是一种由所有临床肺炎球菌分离株产生的53kD的细胞内毒素。此毒素的几个特性可能形成毒力:Ply通过降低趋化性、吞噬作用以及呼吸爆发来抑制中性粒细胞的杀菌作用[621]。它还能抑制淋巴细胞对有丝分裂原的增殖应答、各类Ig的合成[622]以及人体呼吸道上皮细胞的纤毛运动[623,624]。Ply能够导致肺泡上皮细胞的紧密连接发生分离[625]。Ply能激活经典补体途径,从而损耗补体。补体的激活可能会促使肺炎球菌规避调理吞噬作用,而调理吞噬作用是将肺炎球菌从肺部清除的重要机制[626]。肺炎球菌也诱导真核细胞中Toll样受体4-依赖的炎症反应和细胞凋亡[627]。各个特性在发病机制中的作用尚不清楚;苏格兰曾发现可引起侵袭性疾病的血清型1菌株表达非溶血性肺炎球菌溶血素[628]。

在动物模型中的证实,Ply阴性的突变株比野生菌株毒力弱一些[629]。使用Ply进行免疫接种能够延长小鼠在不同血清型的肺炎球菌感染后的存活时间[630-632]。与使用任何一种抗原进行接种的情况相比,使用复方肺炎球菌毒力蛋白(包括Ply)对小鼠进行免疫接种后小鼠存活时间显著延长[619]。Ply类毒素或Ply与肺炎球菌荚膜多糖相结合的重组体证明,应用肺炎球菌蛋白载体的结合疫苗比使用非肺炎球菌蛋白的结合疫苗可能诱导更广泛的保护性免疫力[131,211,212,633,634]。肺炎球菌溶血素类毒素和肺炎球菌蛋白的融合体与多糖结合后所得的疫苗也被证实对肺炎球菌所致疾病及其定植有更强的抵抗力[635]。如下所述,含有脱毒Ply的疫苗目前正在进行临床试验[636-638]。

神经氨酸酶(NanA和NanB)能够分解来自宿主糖脂和神经节苷脂唾液酸残基,从而对宿主组织造成损伤的。通过此作用可发现协助肺炎球菌黏附和侵袭的肺炎球菌黏附素的新受体[639]。NanA是一种与细胞表面相关的酶,这种酶具有肺炎球菌所有临床分离株产生的唾液酸酶活性[640,641]。通过分解来自宿主细胞表面的各类糖蛋白、糖脂和低聚糖的末端唾液酸残基,NanA能够对宿主造成很大的损害[642]。现已证实,NanA在肺炎球菌携带状态和AOM中起一定作用。推测NanA能够通过降低黏液的黏度[642]或通过为肺炎球菌的黏附暴露新宿主细胞受体[643-645]来增强肺炎球菌的定居。NanA可促进对脑上皮细胞的侵袭[646,647]。使用纯NanA进行免疫接种能够使小鼠在一定程度上防御有毒力肺炎球菌攻击[648]。在灰鼠模型中,使用NanA进行免疫接种能够明显地降低鼻咽部肺炎球菌定居以及渗液性中耳炎的发病率[649]。

最近报道的一组肺炎球菌候选疫苗是肺炎球菌组氨酸三联体蛋白,含有类似的表面暴露蛋白,能保护小鼠抵抗致死性肺炎球菌感染。该蛋白家族具有在蛋白中保守的重复数次的组氨酸三联体基序(HxxHxH)为此确定了不同的名称。这些蛋白已被命名为Php家族(肺炎球菌组氨酸蛋白;PhpA、PhpB、PhpC)[650]、Pht家族(肺炎球菌组氨酸三联体;PhtA、PhtB、PhtD和PhtE)[651]以及BVH3和BVH11族系[652]。

在动物模型中Pht/Php/BVH家族蛋白具有免疫原性,能防御肺炎球菌攻击。使用PhtA(BVH11-3)、PhtB/PhpA(BVH11)或PhtD(BVH11-2)对小鼠进行免疫接种对侵袭性肺炎球菌疾病具有预防作用[651]。使用重组PhpA蛋白对小鼠进行免疫接种能够明显地降低鼻咽部定植,而且能够在肺炎球菌鼻腔内攻击后防止小鼠发生菌血症和死亡[650]。另一项研究报告,使用重组蛋白 BVH3 和 BVH11 对小鼠进行免疫接种能够防御实验性肺炎球菌性脓毒症和肺炎球菌性肺炎[653]。最近的研究显示,自然产生的人抗 PhtD 抗体转至小鼠体内可保护小鼠免于致死性鼻腔感染[654]。如下所述,已经在人类中研究了含有 PhtD 的疫苗,其在成人和幼儿中具有良好的安全性[636-638]。

肺炎球菌中编码菌毛样结构的跳跃基因的发现和小鼠模型中菌毛的毒力的作用的展示使得人们将菌毛抗原列为候选疫苗[655,656]。在肺炎球菌中,菌毛由两个基因片段编码(菌毛片段 1 和片段 2),这两个片段仅存在于肺炎球菌株的一个亚群中。在多种模型中,片段 1 突变可使细菌毒力降低。菌毛是其致炎结构,但所致炎症增强还是减弱细菌定植或侵袭能力尚待研究[656]。

已发现,1 型菌毛与特定血清型有关,并且与基因型密切相关[657]。在美国应用结合疫苗后,1 型菌毛在临床分离株的流行率急剧下降,[658]但是在马萨诸塞州,其流行率在 7 年内反弹至 PCV7 应用前的水平[659]。

接种构成 1 型菌毛的三种结构蛋白(由 rrgA、rrgB 和 rrgC 编码)的小鼠可免于含菌毛的细菌株导致的侵袭性疾病[660]。含菌毛型肺炎球菌的发病率很低,可能会限制这些抗原的使用。但是它们可以在多组分疫苗中与更保守的肺炎球菌蛋白联合使用[661]。

最近描述了两项抗原发现的进展状况。在其中一项研究中,研究者从蛋白库中筛选出免疫原的靶点。这项成果用来鉴定由 IPD 恢复期病人血清中的抗体所识别的抗原[662],此两种抗原被鉴定:"B 组链球菌的细胞壁分离所需的蛋白"(PcsB)和丝氨酸/苏氨酸蛋白激酶(StkP)。另一项研究利用蛋白组学方法鉴定暴露于肺炎球菌的鼠类或人类血液中 CD4+Th17 细胞所识别的抗原。这些鉴定出的靶点与抗体介导方法选出的靶点不同,并且其预防细菌定植作用呈现出 CD4+T 细胞核 IL-17A 依赖性[408]。

天然的或疫苗衍生的肺炎球菌蛋白抗原的人体应用经验

过去 5 年关于肺炎球菌蛋白用于人体(包括儿童)时产生的抗体有大量的报道[663-672]。肺炎球菌性 AOM 患儿的 PsaA 抗体浓度低于非肺炎球菌性 AOM 患儿[664],而且肺炎球菌携带者的抗体浓度也低于非携带者[663]。同样,与非肺炎球菌侵袭性感染的儿童相比,侵袭性肺炎球菌感染的儿童其 PspA 抗体浓度也相对较低[668]。唾液抗 PspA IgA 抗体(而非血清 IgG 抗体)的存在会降低随后 6 个月内发生肺炎球菌性中耳炎的风险[673]。可观察到肺炎球菌性肺炎的成年人患者的抗 PsaA 和抗 Ply 抗体浓度有所增加,而有菌血症性肺炎的患者的抗 PsaA 和抗 Ply 抗体浓度的增加更为明显。另一方面,只有 15% 的芬兰侵袭性肺炎球菌疾病患儿的抗 PspA 抗体浓度增加了 2 倍。虽然在一定程度上抗 Ply 抗会降低肺炎球菌带菌率,但对菲律宾儿童进行的研究并不支持天然免疫力能防御中耳炎的观点[674]。

研究发现成年人能够自然产生抗 PhtA 和 PhtB 的抗体[653]。同样,接触肺炎球菌也会在婴儿体内诱发天然抗体[675]。在肺炎球菌性菌血症患者的康复期血清中可以检测到抗 PhtA 和 PhtD 的抗体[651]。

McCool 等人[231]所提供的证据表明,以 PspA 可变末端区域为靶点的血清 IgG 和 / 或分泌 IgA 与降低携带的可能性有关,而且在试验中对成年人的鼻咽部定植会诱发血清抗 PspA 和 CbpA 的 IgG 抗体[232]。芬兰研究者曾指出,较高的血清抗 PsaA 抗体浓度预示着鼻咽部定植的儿童(年龄大于 9 月龄)发生中耳炎的风险较低,但对于较年幼的婴儿则预示发生后续中耳炎的可能性较大[664]。在一项英国研究中,与鼻咽部定植儿童相比,接受增殖腺切除术的儿童(培养物为阴性)的血清抗 CbpA 和抗 Ply 抗体浓度以及唾液 IgG 抗体浓度较高[676]。

对于这些抗体能否预防儿童肺炎球菌的定植还是仅仅与抗菌定植相关的问题仍未解决。如上述,老鼠和人类数据提示以下可能性:针对肺炎球菌抗原的 CD4+ T 细胞(独立于抗体)提供对定植的抗性[397,398]。对比没有定植的儿童,有肺炎球菌定植的儿童在手术时腺样细胞对肺炎球菌溶血素有较低的 CD4+ T 细胞增殖反应[677]。研究还表明,瑞典和孟加拉国的儿童很容易对肺炎球菌蛋白产生 Th17 反应[678]。

虽然对该领域的研究持续了几十年,但是关于人体肺炎球菌蛋白的临床试验很少,至今出版报道的很罕见。一项 I 期临床试验证实 PspA 疫苗(一个重组家族 PspA 蛋白)是安全的,诱导接种疫苗的志愿者体内产生持续的抗体[679,680]。将这些抗体转入免疫缺陷的小鼠体内,能预防表达家族 1 和家族 2PspAs 的肺炎球菌。如上所述,含有 PcpA,脱毒 Ply 和 PhtD 的联合疫苗的临床试验已在成人和幼儿中进行[636-638,680]迄今为止具有良好的安全性。目前葛兰素史克公司、健康适当技术计划(PATH)冈比亚医学研究委员会和伦敦卫生和热带医学学院正在合作研究 PhtD 和 Ply 联合 PCV 疫苗的应用。冈比亚的这项联合 PCV+ 蛋白疫苗候选物的 II 期临床研究是安全以及具有免疫原性的,但没有蛋白质对肺炎球菌携带的影响[18a]。

在Ⅰ期临床试验中评估了由两种脂蛋白（SP_2108和SP_0148）和功能未知的蛋白质（SP_1912）组成的基于蛋白质的候选肺炎球菌疫苗。基于对来自免疫小鼠或成人志愿者的Th17应答的蛋白质组学分析，Genocea生物医学公司与PATH和波士顿儿童医院合作鉴定了这些蛋白质[408,681]。这三种蛋白质的组合引发了强烈的Th17反应和对定植小鼠的TH17依赖性保护[408]。激活Toll样受体2的两种脂蛋白上的脂质基序似乎对小鼠模型中的最佳免疫原性和保护至关重要[682]。在这些研究之后，将三种蛋白质的脂质化形式，在双盲试验中配制在氢氧化铝上，并在剂量增加的Ⅰ期临床试验中有成功的评估。该疫苗在2a期临床试验中对健康成人进行挑战，以评估疫苗对肺炎球菌定植的频率，程度和持续时间的影响，但没有明显的结果，迄今尚未公布。

灭活全细胞疫苗

通常，由于肺炎链球菌的不同毒力因子可能在肺炎球菌定植和/或感染的不同阶段起作用，因此用蛋白质组合进行免疫可能是最好的方法。该想法的延伸涉及使用灭活的全细胞肺炎球菌疫苗的可能性，其中将立即出现大量肺炎球菌抗原。使用这种类型策略的许多试验已发表的报告可以追溯到1911年[683]，对这些研究的荟萃分析表明了这种方法的有效性[683]。从那时起，小鼠试验证明，使用各种途径（鼻内、口服、舌下、经皮、皮下和肌内）和佐剂（通过黏膜途径的肠毒素，肠毒素突变体，或无毒亚单位或Toll样受体激动剂，和通过肠胃外途径的氢氧化铝），用灭活全细胞肺炎球菌进行免疫接种，提供了针对鼻咽部定植（通过$CD4^+$ T细胞）和侵袭性疾病（通过抗体）的强力且可再现的保护[684]。用GMP级灭活全细胞疫苗与氢氧化铝佐剂一起肠胃外给药可使小鼠模型获得对携带或吸入性肺炎/败血症的保护[224]。在美国，该疫苗采用三个不同浓度在健康成年志愿者进行了Ⅰ期临床试验，对该疫苗的安全性和免疫原性进行了研究。疫苗耐受良好并诱导了抗体和Th17反应。使用免疫前和免疫后的血清对小鼠进行的被动转移实验显示疫苗对3型侵袭性疾病和败血症可诱导保护作用[685]。在这些有希望的结果之后，肯尼亚开始进行年龄降级Ⅰ/Ⅱ临床研究，除了安全性和免疫原性结果外，还评估全细胞灭活肺炎球菌疫苗对幼儿肺炎球菌携带的潜在影响。虽然疫苗的最终目标是婴儿，但是对幼儿减少携带率或携带时间的早期迹象将是非常有可能的。同时，重要的是要认识到这种疫苗的进一步开发需要更直接地评估针对肺炎球菌疾病的效力。需要考虑几个问题，例如对感兴趣结果的仔细定义（肺炎、败血症、脑膜炎），评估全细胞疫苗与PCV进行比较临床试验的伦理因素，以及试验的设定（对已接种PCV的人群还是未接种PCV的儿童人群）。

组合策略

因为未建立对全细胞疫苗和基于蛋白质疫苗的保护相关性指标，以上的考虑将决定全细胞和基于蛋白质的肺炎球菌疫苗的任何关键临床试验的可行性和规模。这些候选疫苗的开发很可能需要在婴儿和儿童中进行大型双盲随机临床试验，得到具有精确定义的疾病发病率结果。对试验规模的估计取决于试验人群是否接种过PCV，以及这两组人群在试验中是否均将接种PCV。

作为替代方法，已考虑将保守的肺炎球菌蛋白作为多糖蛋白复合物的组分。特别地，Plys和PspA已在小鼠中被评估为各种结合疫苗中的潜在载体蛋白，获得了积极的结果[216,634,686]。与蛋白质载体为无关蛋白质（如CRM_{197}、白喉或TT）的传统结合物相比，这些策略可提供更广泛的对肺炎球菌的覆盖率，但这仍然有非常复杂和昂贵的生产过程，可能会限制它们在发展中国家的应用。还要考虑通过化学结合多种多糖可能破坏蛋白质抗原表位的可能性。

为了解决这些问题，已经研究了以更有效和更简单的方式将多糖与蛋白质结合的替代策略。Liquidia科技将其粒子复制非润湿模板（PRINT）技术描述为形成基于纳米粒子的虚拟结合疫苗的工具[687]，并在啮齿动物和兔子中启动了该疫苗的临床前评估。已经提出的另一种方法为：利用生物素化的多糖和根瘤菌亲和素蛋白（rhizavidin）-融合的肺炎球菌蛋白质之间的亲和相互作用，形成多糖-蛋白质大分子复合物[688]。这些构建体的制造是高效的，并且比化学偶联的多糖-蛋白质疫苗简单得多，这可能为发展中国家提供重要的便利。对这些亲和复合物中的多糖的免疫应答是$CD4^+$ T细胞依赖性的，以及可产生增强抗体应答和抗体亲和力成熟。此外，可产生对蛋白质的抗体和$CD4^+$ Th17反应，因此分别提高了广泛性，血清型非依赖性抗体和Th17介导的针对侵袭性疾病和定植保护的可能性。MAPS（多抗原呈递系统）技术由波士顿儿童医院授权给一家生物技术公司（Affinivax，Cambridge，MA），为发展中国家和发达国家开发肺炎球菌结合新型疫苗。特别是，制造和测试低成本多价肺炎球菌疫苗的项目得到了比尔及梅林达·盖茨基金会和 PATH 的支持。基于 MAPS 的多价肺炎球菌结合疫苗的临床试验计划于 2017 年开始。

结论

自从对儿童推出以来，肺炎球菌结合疫苗已经对由于疫苗血清型引起的侵袭性疾病和肺炎提供显著保护。通过婴儿和幼儿的免疫接种引起的群体保护，这些益处已扩展到所有年龄组。疾病的减少为使用这些疫苗的人群提供了显著的公共卫生福利，并且优先考虑其他人群，特别是在亚洲接种肺炎球菌结合疫苗。这些益处超出了先前已知的肺炎球菌疾病带来的负担，可以预防先前可疑但未测量的继发性肺炎球菌感染，使得由流感病毒、呼吸道全胞病毒和其他共病原体引起的复杂性疾病被预防。同时，疫苗的有限血清型覆盖范围可导致非疫苗血清型替代性疾病发生。在大多数情况下，替换的程度有限，但需要继续监测。这些疫苗中血清型的进一步扩展一方面是单独考虑基于蛋白质的疫苗，另一方面是考虑肺炎球菌蛋白质作为肺炎球菌结合苗的辅助，这些新疫苗已完成动物临床前研究，现在正在进行人体临床试验。

（黄镇　杨红涛　张晓姝）

本章相关参考资料可在"ExpertConsult.com"上查阅。

第47章 肺炎球菌多糖疫苗

John D. Grabenstein 和 Daniel M. Musher

19世纪末期以来,肺炎链球菌(*Streptococcus pneumoniae*)和肺炎球菌感染研究在控制传染病的基础学科发展中具有核心作用[1-7]。1881年,Sternberg和Pasteur几乎同时率先在实验室分离并培养出这种微生物。此后10年间,证实肺炎球菌是大叶性肺炎的主要病因。20世纪初,对体液免疫预防传染病的重要性有所认知,这在很大程度上是对肺炎链球菌研究的结果,开始认识抗血清和疫苗的潜在保护作用。

1911年对全菌体粗制肺炎球菌疫苗开展了首次大规模临床试验评价,当时尚不了解血清特异性免疫的重要性[7]。此后数十年里,科学家们发现了肺炎球菌荚膜多糖血清型特异性抗体的重要作用,着手研发有效的多价肺炎球菌多糖疫苗(PPSV)。

PPSV在2岁以下婴幼儿中的免疫原性较弱,而该人群侵袭性肺炎球菌病(IPD)发病率通常最高。为增强婴幼儿对荚膜多糖的免疫应答,参照研制b型流感嗜血杆菌疫苗模式,研制出肺炎球菌荚膜多糖与某种蛋白质载体结合的疫苗—肺炎球菌结合疫苗(PCV)。用含7种常见肺炎球菌血清型结合荚膜多糖的肺炎球菌疫苗(7价肺炎球菌结合疫苗,PCV7)接种未满周岁幼儿,证明预防由相应型别(疫苗型)肺炎球菌感染引起的IPD高度有效[8,9]。由于肺炎球菌结合疫苗还可刺激黏膜免疫和防止鼻咽定植,广泛使用PCV7也可为未接种儿童及成人提供实质性保护,这一现象称为间接(也称为群体或社区)效应[10-13]。通过对另6种结合多糖的评估,2010年美国批准13价肺炎球菌结合疫苗(PVC13)用于儿童免疫,取代了PCV7。2011年和2012年,多国批准PCV13用于成人。

承袭本书前几版,多价肺炎球菌结合疫苗(PCV)在第46章另章讨论。PCV在全球范围内推荐用于儿童常规免疫。故该章含对儿童肺炎球菌感染的讨论。本章专注于非结合PPSV的使用及其对成人肺炎球菌感染的影响,而PCV对儿童的流行病学效应影响了23价肺炎球菌多糖疫苗(PPSV23)的使用,在此做简要论述。

背景

临床肺炎球菌感染

肺炎链球菌是一种定植于人鼻咽部的共生菌,也是一系列感染的主因,人体功能正常时定植无症状。该菌可从鼻咽部直接传播或侵袭正常无菌体液造成感染(前者如肺炎、中耳炎、鼻窦炎,后者如菌血症、化脓性关节炎)。直接或经血传播引发可脑膜炎和自发性细菌性腹膜炎。IPD定义为在正常无菌处如血液、脑脊液、胸膜液或关节液中分离出肺炎链球菌。

细菌学和发病机制

Fränkel 1886年命名的肺炎球菌(*Pneumococcus*)最初由Sternberg和Pasteur观察到[1]。因其形态特征于1920年更名为肺炎双球菌(*Diplococcus pneumoniae*)。由于与其他链球菌有很多相似之处,1974年再次更名为肺炎链球菌(*Streptococcus pneumoniae*)。

1944年,Avery、Mac-Leod和McCatty用肺炎球菌证实DNA是促使肺炎球菌从粗糙株型(无荚膜)变为光滑株型(有荚膜)的遗传转化活性物质,为现代分子生物学的基石之一[15-17]。肺炎球菌其他生物学标志,如型特异性和抗生素耐药性等可遗传转移。

肺炎球菌是一种对营养要求较奇刻的兼性厌氧微生物,在肉汤培养中呈短链状生长,在显微镜下表现为矛头状革兰氏阳性双球菌或链球菌(图47.1)。生长需要过氧化氢原来消化细菌产生的过氧化氢,向培养基中加入红细胞获得酶原。在血琼脂上,菌落形成典型的α(绿色)溶血环,借此可以区分肺炎链球菌与A群链球菌(β-溶血),但不能与α-溶血(草绿色)链球菌相区别。肺炎链球菌通过两种关键反应与其他α-溶血性链球菌相区别:奥普托欣敏感性和脱氧胆酸盐(胆汁)溶解性。与其他大多数链球菌不同,肺炎链球菌受奥普托欣抑制并可被胆盐溶解。然而,有些肺炎球菌分离株对奥普托欣耐药[18]。因此常认为菌落在胆汁中的溶解性在常规诊断中有决定性意义。

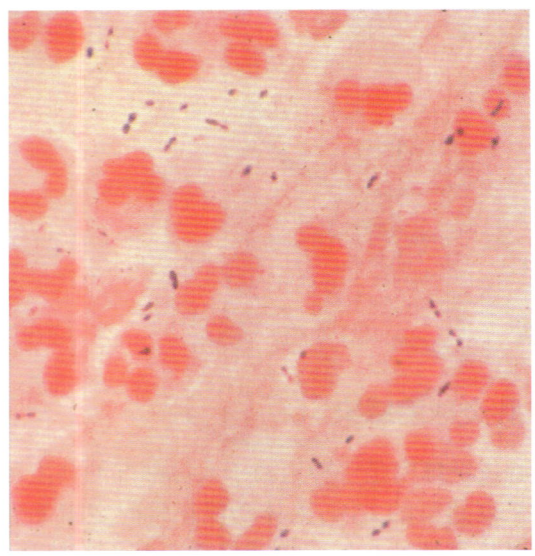

图47.1 革兰氏染色痰标本的显微镜照片（×440），显示蛋白背景、多形核细胞以及革兰氏阳性略微拉长的单个或成对的球菌。培养产物以肺炎链球菌为主。（Daniel M. Musher 供图）

荚膜多糖

细胞表面的荚膜多糖（图47.2）是肺炎链球菌的主要毒力因子[19-22]。荚膜通过阻止补体C3b介导对菌细胞的调理作用而干扰吞噬功能。抗荚膜多糖抗体有保护作用。依荚膜抗原差异已鉴别出90多种肺炎球菌血清型。现有肺炎球菌疫苗是从特定血清型肺炎球菌提取的多种荚膜多糖抗原混合制剂；选择基于特定荚膜多糖在目标人群的致病频率。

用多克隆兔抗血清作荚膜肿胀试验是鉴别血清型的经典方法。然而，荚膜肿胀试验灵敏度不足以区分结构差异微小的血清型，并且最近已用分子技术鉴别新的肺炎球菌血清型，如荚膜肿胀试验就不能区分6C与6A血清型肺炎球菌[22a]。

各分离株肺炎链球菌的细胞壁基础骨架为肽聚糖，以共价键结合细胞壁外层的磷壁酸[19,20,23]。C多糖在刺激与肺炎球菌感染相关的炎症反应中起主要

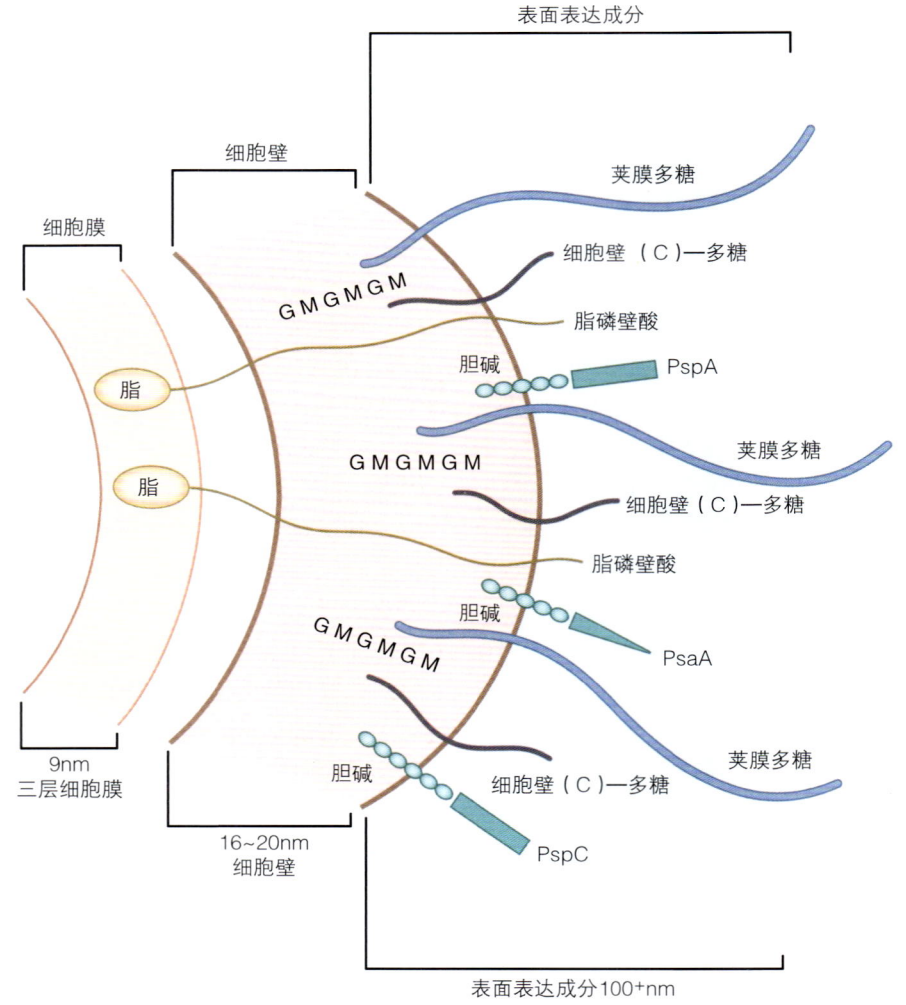

图47.2 肺炎链球菌细胞膜、细胞壁及荚膜示意图，着重显示起毒性作用或可能起毒性作用的成分。
注：PsaA：肺炎球菌表面黏附素A；PspA：肺炎球菌表面蛋白A；PspC：肺炎球菌表面蛋白C。
改编自 BRILE DE, et al. PspA and PspC: Their potential for use as pneumococcal vaccines. Microb Drug Resist, 1997, 3, 401-408.

作用[24,25]。它在炎性反应初期与人血清中特定的β球蛋白（C反应蛋白）反应，激活补体旁路。抗C多糖抗体出现在生命早期，在大多数儿童和成人体内可检测到，但该抗体不能预防肺炎球菌感染[26]。

根据功能基因组的分析，估计肺炎球菌含有500多种表面蛋白。一些蛋白在肺炎球菌感染致病机制中的作用研究已很透彻。这些蛋白质，如肺炎球菌溶血素（非表面蛋白，为一种已知毒力因子）[19,21]、肺炎球菌表面蛋白A（PspA）、肺炎球菌表面蛋白C（PspC）、肺炎球菌表面抗原A（PsaA）、神经氨酸酶类和组氨酸三联体蛋白，是新一代蛋白疫苗的靶标。这类疫苗的潜在优势包括对不同荚膜血清型的交叉保护作用更大。更多这类毒力蛋白的信息和目前肺炎球菌蛋白疫苗的研发情况详见第46章。

诊断

从血液或其他正常无菌部位（如脑脊液、胸腔液或关节液）分离出肺炎球菌即确诊IPD。非侵袭性肺炎球菌感染（如非菌血症性肺炎球菌肺炎）的诊断更加复杂。约75%的肺炎球菌肺炎病例与可测菌血症无关。有肺炎症状疑似肺炎球菌肺炎病人痰中以革兰氏染色和培养法检出肺炎链球菌有助于诊断。然而，痰诊断试验有很大的局限性。至少40%的患者住院治疗期间可采痰标本量不足，且一旦用抗生素治疗超过18个小时，痰样革兰氏染色和培养法检测肺炎球菌的诊断率会低于25%[27,28]。

快速免疫层析法可有效检出尿液中的肺炎链球菌细胞壁多糖，有菌血症的肺炎球菌肺炎患者检出率为60%~80%，血培养阴性的肺炎球菌肺炎患者检出率为50%~60%[29-31]。在成人中几乎没有假阳性。因儿童细菌定植载量较高、易现假阳性，该法检测儿童结果可靠性弱[32-35]。该法也获准检测脑脊液，以快速诊断肺炎球菌性脑膜炎，其敏感性至少达到95%，特异性达100%[36-38]。该法还用于检测胸腔液标本[39-41]、支气管肺泡洗液标本（效果受鼻腔定植菌污染限制）[42]及血培养[43]中的肺炎链球菌抗原。

诊断肺炎球菌感染的最新方法是使用核酸扩增技术[44]。尽管基于聚合酶链反应（PCR）的检测方法高度灵敏，但用于检测呼吸道样本中的肺炎链球菌因基因靶点的非特异性而受限，有些基因靶点可能存在于他种菌，如定植口咽部的假肺炎链球菌[45]和非肺炎球菌属的草绿色链球菌，造成假阳性检测结果。更重要的是，该法更可检测到无症状的肺炎球菌定植，因此阳性结果并不能确定肺炎球菌感染[46-54]。前者可借肺炎链球菌中仅有的基因靶点来解决[55]。后者可用实时荧光定量PCR法避免肺炎球菌少量定植造成的假阳性结果[56,57]。PCR检测脑膜炎患者脑脊液样本中的肺炎球菌具有高度敏感性和特异性[58,59]。

治疗和耐药性

肺炎链球菌对青霉素的敏感性取决于感染部位，特别要考虑是否存在中枢神经系统感染[60]。若无脑膜炎，敏感株可被2μg/ml［最低抑菌浓度（MIC）］以下的青霉素抑制。MIC为2μg/ml的菌株称为中度敏感，而MIC大于4μg/ml的菌株则为耐药。对中枢神经系统（CNS）感染，肺炎球菌MIC等于或低于0.06μg/ml称为敏感，MIC等于或高于0.12μg/ml为耐药，尽管如此定义可被认为过于严苛。目前，在非中枢神经系统感染病例中，95%以上的肺炎球菌分离株为敏感株[61]。在脑膜炎病例中，有10%~15%的肺炎球菌分离株对青霉素耐药。因此，已知由肺炎链球菌所致中枢神经系统之外的感染可用非口服青霉素治疗。还可用其他推荐的适用抗生素治疗。

肺炎球菌感染的流行病学

侵袭性肺炎球菌疾病

与许多其他感染性疾病一样，IPD在处于年龄两端的人群中发病率最高。2013年，美国疾病预防控制中心（CDC）活性细菌核心监测（ABC）项目估计美国各年龄段人群IPD的发病率（每10万人）：1岁以下儿童为15.2，1岁为15.1，2~4岁为6.9，5~17岁为1.6，18~34岁为2.8，35~49岁为8.0，50~64岁为17.2，65岁以上为30.2（图47.3）[13,62]。2013年，65岁及以上人群IPD的病死率为14%，相比之下5岁以下儿童IPD的病死率仅1.6%。估计美国每年发生33 500例IPD病例，死亡3 500例。肺炎伴有菌血症占IPD病例的大部分（67%）。无局部病灶的菌血症和脑膜炎分别占IPD病例的19%和6%。

尽管IPD在一年的12个月都有发生，但冬季成年人发病率升高。此季节性变化与同样在冬季更常见的病毒性呼吸道感染密切相关。儿童在学校期间暴露于呼吸道病毒和细菌很可能是感染的一个主要因素。这种升高并不能明确归因于较低的环境温度或空气污染。一些因素如宿主易感性的光照周期依赖性变化也可能有关[63,64]。尽管多数IPD属社区感染，但部分为院内感染所致。芬兰一项基于人群的研究报告：医源性肺炎球菌菌血症占住院肺炎球菌菌血症病例的10%[65]。多项报告肺炎球菌病暴发大多发生于聚集式生活或工作环境场所[66-69]。

肺炎球菌性肺炎

在前抗生素时代,95%的肺炎病例由肺炎链球菌引起。这一数字稳步下降,最近的研究表明,肺炎住院患者中约8%~10%由肺炎链球菌引起。在大多数成人住院社区获得性肺炎(CAP)的病因学研究中,肺炎链球菌居细菌病因之首[72-105]。但50%或更多的CAP患者中病原体未鉴别。

评估美国老年人肺炎球菌病的临床和经济负担,从发表的研究中分析美国50岁以上人群CAP(含门诊和住院)的疾病负担,假设肺炎链球菌引起其中30%的病例。该研究估计美国50岁以上人群中,每年由肺炎球菌引起50万例非菌血症性肺炎球菌肺炎(另有29 500例IPD),按2004—2007年投入计,每年直接成本为37亿美元[106]。该模型所含估值与美国近几项研究发现的CAP肺炎球菌病因估值较低不一致,因此限制了其估值的有效性[70,71,107]。美国和某些发达国家近期CAP病原学数据表明,10%到15%的病例可能由肺炎球菌引起[70,71,107]。减少吸烟、老年人和儿童中分别扩大使用PPSV23和PCV降低了发病和疾病负担,但其他未确定因素似也有作用。

肺炎球菌疾病的危险因素

位于年龄两端的人群对肺炎链球菌特别易感,见图47.3。

一些种族和族裔群体危险性较大。美国的几项研究表明,黑人的IPD发病率远高于白人[108-117]。甚至美国亚利桑那州山阿帕契族人[118,119]、阿拉斯加土著人群[120-123]和澳大利亚土著人群[124-127]中侵袭性疾病发病率更高的报告。这种族群易染病体质的生物学解释有待阐明,但除遗传所致易感性外,环境因素也可能起作用(如拥挤、暴露于呼吸道刺激物)。拥挤、体力透支和压力过重是成人肺炎球菌性肺炎暴发的重要因素[66-69]。这些情况,加上营养不良和一般健康状况不佳,可解释因犯中的疾病暴发。部分上述因素再加上年迈,造成养老院老人肺炎球菌性肺炎的暴发。

吸烟是成人发生IPD的一个强烈的独立危险因素。对18~64岁免疫功能正常成人的一项病例对照研究发现,吸烟和被动吸烟人群比从不吸烟且不被动吸烟人群发生IPD的风险分别高4倍和2.5倍[114]。慢性肺病(如慢性阻塞性肺疾病、肺气肿和哮喘)患者风险增高。通过破坏肺的清除功能(可能通过增加细菌对上皮细胞的黏附),流感病毒对发生肺炎球菌

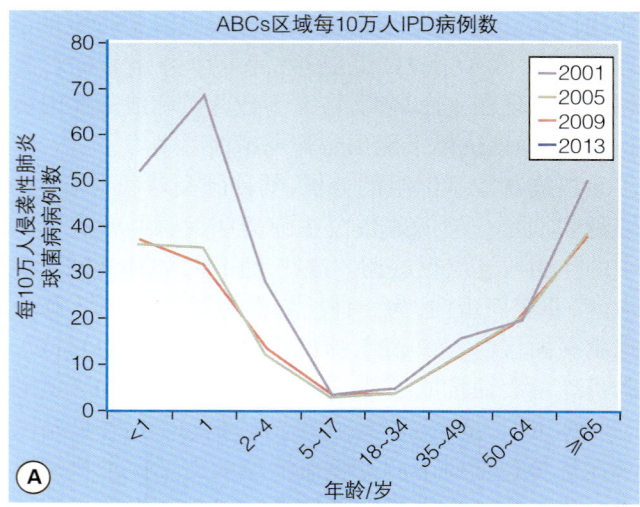

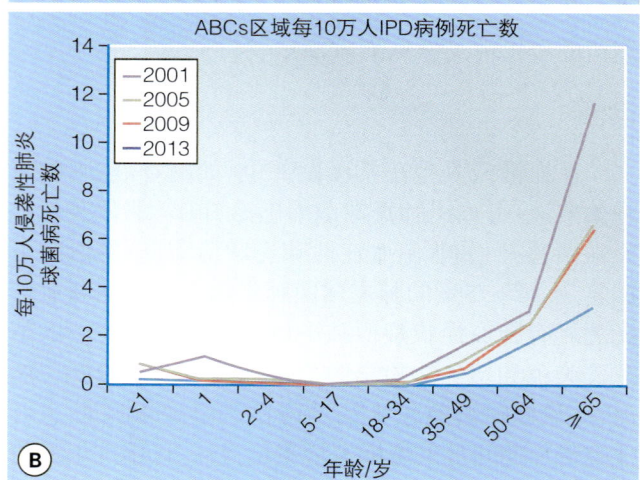

图47.3 A和B,代表活性细菌核心监测(ABCs)区域中,特定年份各年龄队列中任一血清型细菌所致侵袭性肺炎球菌病(IPD)的发病率和病死率。1997年数据未在此图显示,因极值会使其他年度的下降难以展示。1997年尚无7价肺炎球菌结合疫苗(PCV7)时,每10万人中IPD发病数为143例,其中1岁儿童<1 179例,65岁以上人群为62例。1岁以下、1岁和65岁以上人群每10万人IPD病死数分别为4.0、0.9和11例。PCV7和13价肺炎球菌结合疫苗(PCV13)分别于2000年和2010年获准用于儿童

改编自系列年度报告:Centers for Disease Control and Prevention. Active Bacterial Core surveillance(ABCs) Surveillance Reports, Emerging Infections Program Network, Streptococcus pneumoniae, 1997,2001,2005,2009 and 2013. 网址:http://www.cdc.gov/abcs/reports-findings/surv-reports.hl.

性肺炎有很强的促进作用;其他上呼吸道和下呼吸道病毒也可能有同样作用,但程度较轻。

损害机体对新抗原产生抗体反应能力的疾病使机体对IPD特别易感。研究最为透彻的是多发性骨髓瘤、淋巴瘤、霍奇金病和HIV感染者,乃至艾滋病(AIDS)发病前。尚无抗人类免疫缺陷病毒(HIV)

疗法前时，HIV/AIDS人群的IPD年龄调整发病率比非HIV感染人群高数百倍，每年每10万人中达500例[113,128]。器官移植受者发生IPD的风险也很高，IPD发病率为每年146例/10万[128,129]。风险最高的是肝移植受者(354/10万)和肺移植受者(239/10万)[130-133]。免疫功能受损人群接种肺炎球菌疫苗后产生抗体能否持久至关重要(见下文和第69章)。

干扰多形核吞噬细胞功能的情况也与IPD风险增加有关，糖尿病、慢性肾衰竭和肝硬化即为实例。两种特殊情况也须关注：鉴于脾脏在清除血中未调理细菌的核心作用，其功能异常人群发生肺炎链球菌严重感染的危险增大；慢性脑脊液漏或人工电子耳蜗植入者患肺炎球菌性脑膜炎的风险大大增加[134-138]。腹水者易患肺炎链球菌性腹膜炎。酗酒者和有心脏瓣膜损伤者易患肺炎链球菌性心内膜炎。

免疫功能低者染肺炎球菌病风险升高程度明显大于其他慢性病。例如，2000年健康成人中每10万人年有IPD 9例，相比之下在患糖尿病成人中为51例，有慢性肺病成人中为63例，患慢性心脏病成人中为94例，成年酗酒者为100例。在免疫力受损的成人中疾病的发病率更高，患实体肿瘤的成人为300例，有HIV/AIDS的成人为423例，有血液系统肿瘤的成人为503例。在后一组人群中，另一项研究发现患多发性骨髓瘤的成人似乎发病风险特别高[116,128]。

感染源：携带者状态

人类鼻咽部是肺炎链球菌的唯一天然寄居处。定植人类鼻咽上皮是肺炎球菌感染致病的第一步[139,140]。携带状态研究为评估鼻咽部肺炎链球菌基线血清型提供依据，为确定疫苗组成、监测抗生素治疗和疫苗接种的生物学压力所致血清型变化提供信息。值得注意的是，无症状定植是一种使儿童和成人产生抗体的主动免疫过程[141,142]。如果宿主处于健康状态，能产生抗体(或接种疫苗后已有抗体)就不易患病。相反，若宿主虚弱、肺清除功能差或不能产生抗体，则更易发病。

定植研究一致表明儿童携带率较成年人高很多[23,143-161]。形成携带状态后，儿童携带时间也比成年人长，肺炎链球菌可以通过儿童引入家庭并传染给其他家庭成员[161]。在成人中，某些特定人群包括艾滋病患者、军训人员、吸烟者和阿拉斯加土著人群的携带率可能较高[155-159]，但在老年人中较低[162]。

尽管多价肺炎球菌多糖疫苗(PPSV)预防肺炎球菌定植的有效性未获广泛认可，但密集群体中成人疫苗接种者鼻咽部各疫苗株血清型特异性细菌携带率显著下降。在美国陆军技校的一项研究发现，4价肺炎球菌多糖疫苗(PPSV4)使疫苗血清型特异性肺炎球菌携带率减少55%(由3.3%降至1.8%，$P<0.0$)[163]。Klugman等人计算出，南非金矿工人接种6价肺炎球菌多糖疫苗(PPSV6)者定植菌携带率降低70%(从23%到7%，$P<0.001$)，接种13价肺炎球菌多糖疫苗(PPSV13)降低65%(51%-18%，$P=0.005$)[164]。

儿童接种肺炎球菌结合疫苗的流行病学影响

美国自2000年应用PCV7以来，接种者疫苗株血清型菌所致IPD几近绝迹。更重要的是，作为疫苗接种的间接效果，未接种PCV7儿童和成人因疫苗株血清型菌导致的侵袭性疾病减少98%以上[10-13,165-167]。未接种疫苗成年人中的降幅较接种疫苗的儿童延迟了数年，最终降幅相似。其他婴幼儿中常规接种肺炎球菌结合疫苗(PCV)国家亦有这种下降报道，包括拿大、英国、以色列、德国和法国[62,168-171]。因PCV13含之前PCV7没有的六种新血清型肺炎球菌抗原，美国自2010年在儿童中广泛使用PCV13到2013年，IPD发病率从58%降到72%[13]。最终结果是使成人中7种和后来的13种疫苗株血清型菌所致发病率和占比下降，导致非PCV13疫苗株血清型的肺炎球菌成为优势流行株[168]。

被动免疫

由于发现从肺炎球菌感染中恢复的家兔对再感染具有免疫力，1886年Fränkel证实存在体液免疫[172]。1891年，Georg和Felix Klemperer报道，反复接种灭活的肺炎球菌可保护家兔不受肺炎链球菌的感染，而将接种家兔血清(体液物质)转到未接种家兔体内可使后者获得免疫力[4-7,173]。这些早期研究者根据缺乏交叉保护的现象发现至少存在两种不同的肺炎链球菌"类型"。据此认为他们是血清疗法的发现者。

Cecil、Finland和其他研究者在20世纪20年代末和30年代探索了型特异性血清疗法治疗肺炎球菌感染的价值[7,174,175]。有抗生素前这些产品一直广泛用于治疗。

美国市售静脉注射人免疫球蛋白制剂有不同含量的抗肺炎球菌荚膜多糖抗体[7,176-178]。原发性或其他情况免疫缺陷疾病患者长期输注静脉注射免疫球蛋白预防荚膜细菌感染。

主动免疫

早期进展

20 世纪 10 年代,Maynard[179]、Wright[180]、Cecil、Austin[181] 及 Lister[182] 实施了一系列研究,以揭示重复接种灭活肺炎球菌可防止非洲矿工或美国士兵患肺炎球菌性肺炎。在这些研究中,全菌体肺炎球菌疫苗减少了 50%~80% 肺炎球菌肺炎的发生[179-182],尽管有样本量较小或缺乏合适对照组等方法学问题使一些结果的解释存在局限性[163,183-186]。有趣的是,最近对 1918 年流感大流行期间全菌体灭活疫苗试验数据进行重新分析显示,含有肺炎球菌的全菌体疫苗可能降低了大流行性流感患者患肺炎和死亡的风险[186]。

20 世纪 20 年代,Heidelberger 和 Avery 的研究表明体液保护主要来自于针对肺炎球菌荚膜多糖的抗体[187]。20 世纪 30 年代,Felton 分离出荚膜用作疫苗[188]。Smillie 使用 Felton 的多糖制剂终止了一家州立医院肺炎球菌肺炎的暴发[189]。

肺炎球菌多糖疫苗的早期对照研究

证实荚膜多糖抗体具有保护作用后,疫苗接种试验便随之开始。始于 1937 年的两项独立研究中,Kaufman 和同事对 14 500 名老年人进行了随机分组,其中一半接种针对 1、2、3 血清型肺炎球菌的多糖疫苗,另一半接种安慰剂[190]。他们评估了全因肺炎和死亡,在当时当地 90% 到 95% 的肺炎由肺炎链球菌引起,其中大部分是 1 型、2 型和或 3 型。第一项研究中观察到肺炎病例减少了 76%(约 3 500 名受试者)。在第二项研究中(约 11 000 名受试者),47% 的患者年龄在 70 岁及以上,接种疫苗使肺炎的发病率降低了 72%。

在 20 世纪 30 年代,Felton 和同事对 18 000 名美国平民保护团志愿者进行了 PPSV 的对照研究,结果显示肺炎发病率降低了 59%~89%(降低水平的不同可能反映了不同血清型肺炎球菌流行的地域性差异)[191,192]。

第二次世界大战期间,美国军队在 17 000 名士兵中对含肺炎球菌 1、2、5 和 7 血清型多糖抗原的四价 PPSV 进行了对照研究,结果显示由 2 型和 7 型肺炎链球菌所致肺炎显著减少(93% 及 100%),5 型引发肺炎减少 75%(小量病例,$P>0.15$)。显示 1 型肺炎球菌所致疾病减少的病例不足。研究者还监测了非疫苗株的 4 型和 12 型肺炎链球菌引起的肺炎,发现未受影响[163]。基于此项工作结果,两种六价疫苗于 1946 年在美国上市,但几年内就自动退出市场,主要是因医生对一种其认为青霉素能成功治愈的疾病的预防疫苗缺乏兴趣。

1964 年,Austrian and Gold[193] 明确指出,尽管抗生素治疗有效,肺炎球菌感染仍具致命性。Austrian 再次致力于开发现代肺炎球菌荚膜多糖疫苗。此后 10 年内,一项在南非金矿工人中进行的贯序队列临床试验证实了 PPSV 的型特异性效力[194,195]。1977 年,一种 2 岁及以上人群适用的十四价荚膜多糖疫苗在美国批准上市,1983 年被目前使用的 23 价疫苗替代。

现代肺炎球菌多糖疫苗的发展

Smit 及其同事用六价和十二价 PPSV 在南非年轻金矿工人中开展了两项疫苗试验(见表 47.1)[194,195]。经 X 线诊断及血液培养确认,接种疫苗与患疫苗型肺炎球菌肺炎风险的显著下降相关,估计六价疫苗效力为 76%,十二价疫苗为 92%。Austrian 报道了另三项在南非金矿工人中进行的六价或十三价疫苗的评估试验结果[194],在一篇综合三项 PPSV 试验的分析中报告疫苗型肺炎球菌菌血症风险降低 82%。

20 世纪 70 年代,一项对新研制十四价多糖肺炎疫苗的随机、双盲、安慰剂对照大规模临床试验在巴布亚新几内亚进行[196]。参与研究者是住通风不良的长屋且呼吸道感染频繁的农村高地人。共有 11 958 名 10 岁及以上者入组并随访了 3 年。疫苗型肺炎球菌(从血液培养物或肺吸出物分离)所致下呼吸道疾病风险降低了 86%(见表 47.1)。

南非的试验结果为 1977 年 PPSV14 在美国获准上市提供了主要依据。这些试验证明了在肺炎球菌感染高风险的成人中,疫苗预防肺炎球菌肺炎和菌血症效力的一致性。自 20 世纪 70 年代中期以来,在美国、欧洲和日本的成人中进行了多项 PPSV 随机试验,继而产品配方重新调整,增加成年人最常见的血清型多糖抗原以扩大其可预防肺炎球菌血清型谱,1983 年 23 价肺炎球菌多糖疫苗(PPSV23)问世。

解释肺炎球菌疫苗试验结果须考虑试验设计是否恰当、研究结果评估、确定肺炎病因的方法及样本量大小是否足以检出疾病风险降低的临床意义。关于样本量大小,Fedson 和 Liss[207] 评估了 2004 年前美欧发表的各项试验,以确定其检测全因肺炎风险降低的统计功效。这些试验人年观察量不足,不能以统计功效达到 80% 测出 15% 或更高的全因肺炎风险降低率。

表 47.1 1970 年以来报告成人肺炎球菌多糖疫苗效力随机临床试验评估,排除 HIV 感染人群

参考文献,疫苗价数	研究人群	结果	VE[a]/%	95% CI	事件数/接种疫苗人数	事件数/未接种疫苗人数
Smit[194],1977 六价	南非金矿工人	疫苗型肺炎球菌肺炎	76	53-88	9/983	78/2 036
		全因肺炎	37	9-56	37/983	121/2 036
		支气管炎	8	-17-28	84/983	190/2 036
Smit[194],1977 十二价	南非金矿工人	疫苗型肺炎球菌肺炎	92	38-99	1/540	25/1 135
		全因肺炎	32	-42-68	9/540	28/1 135
		支气管炎	42	-7-68	13/540	47/1 135
Austrian[195],1976 六或十三价	南非金矿工人	疫苗型肺炎和/或疫苗型菌血症	79	65-87	17/1 493	160/3 002
Riley[196],1977 十四价	巴布亚新几内亚高地人,≥10 岁	全因死亡率	21	1-37	133/5 946	170/6 012
		呼吸疾病死亡率	27	0-46	68/5 946	94/6 012
		肺炎死亡,不伴慢性肺部疾病	43	6-66	23/5 946	41/6 012
		全因肺炎	26	-13-52	36/2 713	48/2 660
		咳嗽	19	-3-36	114/2 713	138/2 660
		咳嗽,血培养或肺吸出物分离出肺炎球菌	86	48-97	2/2 714	14/2 660
Austrian[197],1980[b] 十二价	美国北卡罗来纳州罗利市 Dorothea Dix 精神病医院的住院患者	全因肺炎	-22	-49-0	154/607	144/693
	美国旧金山 Kaiser Perma-nente 健康计划基金会≥45 岁会员	疫苗型菌血症	100	P=0.06	0/6 782	4/6 818
		疫苗型肺炎	15	-47-51	24/6 782	28/6 818
		非疫苗型感染	-15	-135-44	16/6 782	14/6 818
		全因肺炎	2	-16-7	268/6 782	274/6 818
Gaillat[198],1985[c] 十四价	法国 48 家长期护理机构入驻者	全因肺炎	79	53-91	7/937	27/749
Simberkoff[199],1986 十四价	美国退伍军人,免疫系统正常,≥55 岁或伴有肾脏、肝脏、心脏或肺部疾病、酒精中毒或糖尿病	肺炎球菌肺炎或支气管炎	-15	-48-11	43/1 145	28/1 150
		肺炎球菌肺炎	-0.8	-29-43	17/1 145	16/1 150
		全因肺炎	-39	-110-8	56/1 145	41/1 150
		全因死亡率	-28	-57-5	211/1 145	171/1 150
Koivula[200],1997 十四价	芬兰一小城市≥60 岁居民	全因肺炎	-17	-66-17	69/1 364	64/1 473
		肺炎球菌肺炎	15	-43-50	26/1 364	33/1 473
Örtqvist[201],1998 二十三价	瑞典 50~85 岁免疫系统正常、既往因社区获得性肺炎住院的出院患者	全因肺炎	-20	-72-11	63/339	57/352
		肺炎球菌肺炎	-28	-150-34	19/339	16/352
		全因死亡率	-5	-88-38	29/339	28/352
		疫苗型菌血症肺炎	79	-77-98	1/339	5/352
Honkanen[202],1999 二十三价	芬兰北部年龄≥65 岁人群	全因肺炎	-20	-50-10	145/13 980	116/12 945
		肺炎球菌肺炎	-20	-90-20	52/13 980	40/12 945
		疫苗型菌血症	60	-40-90	2/13 980	5/12 945

续表

参考文献，疫苗价数	研究人群	结果	VE[a]/%	95% CI	事件数/接种疫苗人数	事件数/未接种疫苗人数
Alfageme[203]，2006 二十三价	西班牙塞维利亚61~73岁免疫系统正常COPD患者	肺炎球菌感染或未知原因所致社区获得性肺炎	24	−24-54	25/298	33/298
		肺炎球菌肺炎	100	P=0.06	0/298	5/298
		非肺炎球菌病原体所致社区获得性肺炎	−7	−62-0.01	8/298	1/298
		所有社区获得性肺炎	3	−52-38	33/298	34/298
Furumoto[204] 2008 二十三价	日本40~80岁慢性肺病患者	肺炎	0	−105-52	13/87	12/80
		急性肺病加重	30	9-46	42/87	55/80
Maruyama[205] 2010 二十三价	日本养老院居民	全因肺炎	45	22-61	63/502	104/504
		肺炎球菌性肺炎	64	32-81	14/502	37/504
Kawakami[206] 2010 二十三价	日本65岁以上人群	全因肺炎	25	−18-53	67/391	81/391
		全因肺炎住院	27	−16-56	60/391	76/391

[a] VE是根据公式VE=1−疫苗接种组与未接种组的疾病相对危险计算。VE为负值表明接种疫苗者风险高于未接种者；VE为零表明接种和未接种疫苗者间的风险无差异；VE为正表明接种疫苗者风险低于未接种疫苗者。如果VE值置信区间跨0，即从负延伸到正，或包含0，则VE估计值无统计学意义。

[b] 研究结果引自BROOME CV. Efficacy of pneumococcal polysaccharide vaccines. Rev Infect Dis，1981，3（Suppl）：S82-S96.

[c] 研究结果引自FEDSON DS，LISS C. Precise answers to the wrong question：prospective clinical trials and the meta-analyses of pneumococcal vaccine in elderly and high-risk adults. Vaccine，2004，22：927-946.

注：CI：置信区间；COPD：慢性阻塞性肺疾病；VE：疫苗效力。

23价肺炎球菌多糖疫苗配方

目前使用的23价疫苗（PPSV23）含有以下血清型纯化肺炎球菌荚膜多糖各25μg：1、2、3、4、5、6B、7F、8、9N、9V、10A、11A、12F、14、15B、17F、18C、19A、19F、20、22F、23F和33F[14]。疫苗血清型的选择主要依据20世纪70年代末和80年代初导致全球IPD病例的菌株分布[208,209]。美国引入儿童用PCV7前，这23种血清型囊括了85%以上引起美国成人IPD的菌株[165,168]。由于引入PCV7和之后PCV13，以及由此产生的间接保护作用，PPSV23所含血清型菌株导致老年人IPD发病率下降[11,13,168]。2013年，PPSV23所含血清型肺炎球菌引发美国65岁及以上成人约67%的IPD病例，而PCV13血清型菌导致约23%的成人IPD病例[13,168]。

生产厂家和疫苗商品名

目前有三个疫苗生产厂商生产PPSV23。纽莫法23（Pneumovax23，美国默沙东，Merck）和优博23（Pneumo23，法国赛诺菲巴斯德公司，Sanofi Pasteur）在加拿大和欧洲均有销售。成都生物制品研究所为中国生产一种无品牌疫苗。在美国，仅有纽莫法23上市销售。这些疫苗的多糖溶于等渗盐水中，加有苯酚（0.25%，纽莫法23）或硫柳汞（0.01%，优博23）作为防腐剂，不含佐剂。同时测定单价多糖分子大小与抗原性一致性的技术有助于确保疫苗批间的均一性[210]。

剂量与接种途径

PPSV23应以单剂0.5ml量肌内或皮下注射[14]。一般认为肌内注射引起注射部位反应较轻，常作为优选接种途径，不允许皮内接种。流感疫苗常与PPSV23在不同部位同时接种[211]。PPSV23与带状疱疹疫苗（Zostavax）同时接种对PPSV23的免疫应答无不良影响。但一项研究显示，与单独接种带状疱疹疫苗相比，同时接种PPSV23和带状疱疹活疫苗（Zostavax，Merck）后抗水痘-带状疱疹病毒的抗体水平显著降低，但两组研究对象的基线值不同[212]。虽有一项观察性研究报告，同时接种Zostavax和

PPSV23 者发生带状疱疹的风险与只接种前者相比并无差异[213]，美国 Zostavax 说明书建议两种疫苗接种时间至少间隔 4 周。

PPSV23 储存于 2~8℃且不冻结，可稳定保存 24 个月。

23 价肺炎球菌多糖疫苗的免疫原性

评估抗体反应的实验室方法

两种试验用于评估肺炎球菌疫苗的抗体反应。酶联免疫吸附试验（ELISA）测定肺炎球菌荚膜多糖血清抗体量，不能测定其功能；调理吞噬试验（OPA）测定血清抗体体外调理肺炎球菌被人多形核白细胞摄取的程度，因此认为是功能检测。由于 ELISA 所测为血清型特异性抗肺炎球菌总抗体水平，包括功能性和非功能性抗体，因此 ELISA 抗体浓度与功能性抗体活性不一定相符[214]。检测所用荚膜多糖抗原均混有各肺炎球菌常见的残留细胞壁多糖，而多数人无论是否接种过疫苗均有抗细胞壁多糖抗体。近年来用细胞壁多糖吸附血清样本以去除非血清型特异性交叉反应抗体[215]。即使去除了抗细胞壁多糖抗体，ELISA 仍可检测到相当数量无关表位的抗体[215-219]。异种 22F 型肺炎球菌多糖也用于吸附这些共同表位的抗体[220,221]。选用血清型 22F 是因荚膜多糖易得，且在当时认为不太可能纳入以后的结合疫苗中。除 22F 型荚膜多糖外，其他选项包括用 25 和 72 血清型多糖进行吸附[222,223]。在大多数[220,224-226]（并非所有[216]）研究中，这种吸附提高了 ELISA 所测免疫球蛋白（Ig）水平与调理吞噬滴度的相关性。

以 ELISA 研究亲和力可进一步了解抗体功能状态[214]。在这些研究中，将不同浓度的硫氰酸钠加入 ELISA 试板孔中。若低浓度硫氰酸钠降低了 ELISA 检出的抗体量，判定为非亲和性抗体；低亲和力抗体与低 OPA 活性及型特异性肺炎链球菌攻击小鼠的低保护效果相关。

相关保护因素

最初显示 OPA 较 ELISA 的保护相关性更好的研究以小鼠为对象，试验中先用不同浓度的抗体预处理小鼠，再用相应血清型的肺炎链球菌攻击[214]。对确定儿童中保护相关因素的重视促进了新组分肺炎球菌疫苗的评估和注册。

世界卫生组织（WHO）工作组根据三项婴儿 PCV 临床效力试验数据提出了 0.35μg/ml 的婴儿保护水平阈值。这些试验中的检测用肺炎球菌 C 多糖而非肺炎链球菌 22F 型荚膜吸附血清[227]。注意 0.35μg/ml 阈值被主观赋值于各荚膜型，但各血清型间很可能有实质性差别。自然感染获得的抗体与接种 PPSV23 后产生的抗体保护效果是否处于同等水平尚不清楚。

需注意对这些儿童相关因素的认识基于不同血清型的综合表现；如数据充足，各血清型都可能有特定的儿童保护值和置信区间。另外，这些数据来自年幼儿童随机疫苗试验（通常未接触过肺炎链球菌），与成年人和老年人的保护作用可能并不一致。成年人和老年人的基线抗体水平通常高于年幼儿童的保护阈值。没有发表的随机对照试验数据确定疫苗效力与成人保护作用相关。因此，虽然 ELISA 和 OPA 的结果可确定成年人接种后免疫应答的相对强度，但是这些标志不能确定个人对肺炎球菌感染有抵抗力或易感。

在成人中的免疫原性

免疫功能正常的成人接种 PPSV23 诱导免疫应答，ELISA、OPA 所测血清型特异性抗荚膜抗体水平及功能活性显著增高[214,224-248]。免疫应答的强弱各血清型之间有所不同，个体之间也有很大差异。某些个体差异可能由遗传因素造成[249-253]。

免疫应答强度随着年龄增长而下降。多项比较年轻人和老年人 ELISA IgG 抗体反应的研究报告显示，老年组接种后一般抗体几何平均滴度（GMT）较低，但差异多不明显[225,231,233,238,239]。相反，老人接种疫苗后 OPA 滴度通常明显低于年轻人（见图 47.4）[214,242,254,255]。老年人 OPA 滴度较低似与 IgG 抗体对肺炎球菌多糖亲和力较低相关，与肺炎球菌攻击注射有成人被动抗体小鼠后、年长组抗体保护效果较差的实验有一致关系[214]，老年人接种疫苗后血清型特异性 IgM 抗体浓度较低可能是部分原因[255,256]，吸附去除 IgM 抗体后，年轻组与老年组 OPA 滴度的差异消失[255]。与年轻人相比，老年人接种疫苗也表现出 B 细胞克隆扩增减少情况[256,257]。

在一项住院成人的随机临床试验中，比较只接种 PPSV23 与先后接种 PCV7 和 PPSV23 两种接种方案，未见两组抗体水平有明显差异[258]。该研究用验证衰减指数分层，可见抗体浓度点估值越低则衰减水平越高，尽管置信区间较宽导致差异无统计学意义。

通常，对免疫功能正常的慢性病患者（如心脏病、肺病或糖尿病），用 ELISA 测得 PPSV23 诱导免疫应答水平与同年龄段的健康对照者相当[259-263]。慢性

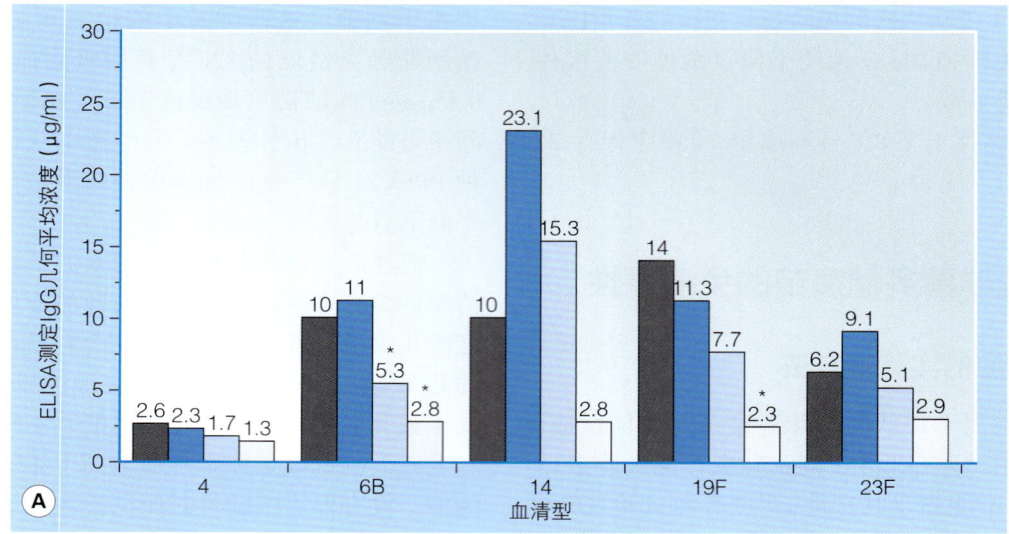
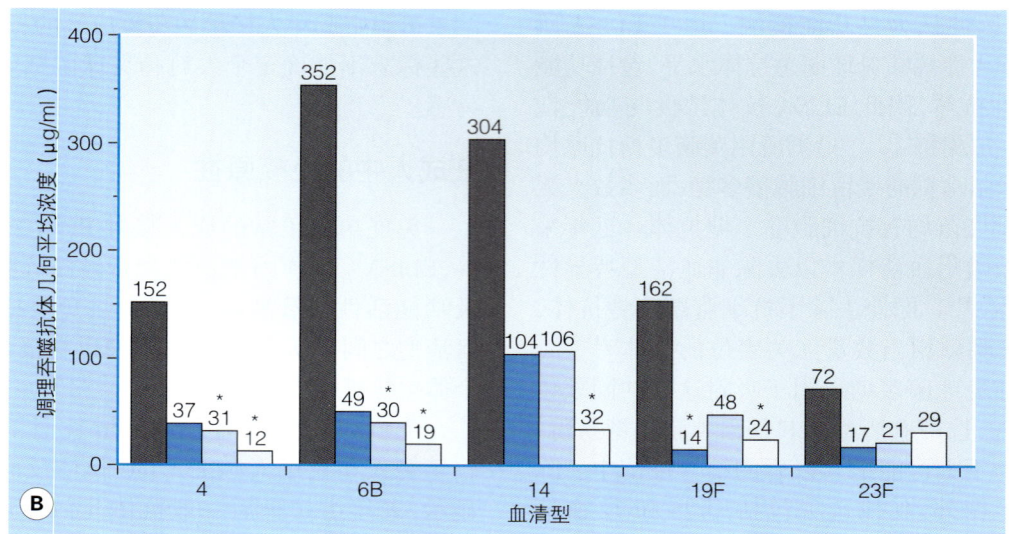

图47.4 年轻和老年人血清型特异性酶联免疫吸附试验(ELISA)免疫球蛋白(Ig)G几何平均浓度和调理吞噬抗体几何平均滴度的比较。
A. 接种PPSV23后用ELISA法测定的肺炎球菌荚膜多糖特异性血清IgG抗体的几何平均浓度(GMC,μg/ml),年轻对照受试者(22~46岁;n=12;灰色柱)和老年组(63~79岁;n=10,深蓝柱;80~89岁;n=22,浅蓝色柱;≥90岁;n=14,白色柱)。**B.** 接种疫苗后年轻对照受试者和老年受试者的几何平均调理吞噬滴度(GMT血清稀释倍数倒数),图例与 **A** 图同。星号代表与年轻对照受试者相比具有显著性差异($P<0.05$),经Wilcoxon样本检验。
数据来自 ROMERO-STEINER S,MUSHER DM,CETRON MS,et al. Reduction in functional antibody activity against Streptococcus pneumoniae in vaccinated elderly individuals highly correlates with decreased IgG antibody avidity. Clin Infect Dis,1999,29:281-288.

肺病患者口服或吸入类固醇药物似不影响接种疫苗的免疫应答[262]。慢性酒精中毒和肝硬化患者通常可对PPSV23产生抗体应答[263,264]。血清维生素B_{12}水平低的老年人可能对PPSV23的抗体应答较低[265]。

在儿童中的免疫原性

肺炎球菌荚膜多糖是T细胞非依赖性抗原;因此,传统上认为在婴幼儿中免疫原性大多很弱。虽然高免疫原性血清型,如3型多糖能在3月龄婴儿中诱导产生抗体[266],但2岁以下儿童对大多数其他肺炎球菌荚膜多糖的抗体应答通常很弱[208,266-272]。一项斐济儿童接种PPSV23的研究表明,12月龄儿童能对多糖抗原产生适度免疫应答,但应答程度因血清型的不同而有很大差异[268]。2岁及以上儿童接种

PPSV23 后抗体产生良好[270,273-276]，且应答反应随年龄增长到 5~8 岁持续增强[274]。如下文所述，婴幼儿初次接种用 PCV13；但建议 IPD 风险较高的 2 岁及以上儿童接种一剂 PPSV23，以获得其另有血清型抗原的保护。

在免疫缺陷人群中的免疫原性

下文描述免疫缺陷人群对 PPSV23 的免疫反应。PPSV23 与 PCV13 在这些患者中的序贯应用将在后文疫苗接种政策和建议章节中讨论。

HIV 感染

大量研究评估了 PPSV23 在 HIV 感染者中的免疫原性[277-295]。ELISA 或 OPA 检测均表明，未经高活性抗反转录病毒治疗（HAART）的 HIV 感染者对 PPSV23 的应答较健康对照受试者差[214,277-293]。这些研究中，HIV 感染组接种后的抗体水平与接种时的 CD4+T 细胞计数并不持续相关[283,284,286,288,289,291-293,296]。接种后 HIV 感染者和未感染者抗体水平下降的速度大致相同，但因 HIV 感染者的抗体峰值水平较低，会更快下降到不可测水平。

经抗反转录病毒疗法（HAART）保持或重建免疫功能可能与抗体反应改善相关[297]，但也有不同结果的报道[291,298,299]。

HAART 问世前已证实感染 HIV 的儿童对 PPSV23 的免疫反应较差[300]。有 HAART 后的一项研究记录该法治疗改善了疫苗的应答，但仍低于健康对照受试者[277]。在该研究中，HIV 感染儿童中较好的抗体应答与疫苗接种时 CD4 计数较高相关。Rodriguez-Barradas 及其同事发现，在 CD4 细胞计数为 200 或更高的 HIV 感染者中，推迟到接受 HAART 治疗 6 个月或更长时间接种 PPSV23 未改善应答，并可能导致错过免疫接种的时机[301]。

造血干细胞移植

在造血干细胞移植受者中，对 PPSV23 的抗体应答随移植后时间的推移而改善[302-304]，因此，过去推荐造血干细胞移植 12 个月后开始接种 PPSV23 疫苗，12 个月后再次接种。然而，这种方式对增强 PPSV23 疫苗的抗体反应作用有限[304-307]，尤其是在糖皮质激素治疗移植物抗宿主病的患者中[308]，在 12 个月后再次接种并未改善[309]。

实体器官移植

实体器官移植受者可对 PPSV23 产生应答[310-313]，但相比正常对照受试者，免疫应答的强度较低[314]，持续时间较短[264]，接种后抗体水平迅速下降[315]。2 年后复种诱导抗体水平适度升高，但大多达不到前次接种时的水平[316]。在一项成人肾移植受者的随机试验中，PCV 的调理吞噬抗体应答与 PPSV23 相当[313]。疫苗接种 3 年后，PCV7 和 PPSV23 组血清型特异性抗体滴度较接种后 8 周时的滴度均显著下降，但两组的抗体浓度相当[317]。

肾脏疾病

患肾病综合征的儿童[275,318]、有其他慢性肾脏疾病的儿童和成人及透析患者一般对 PPSV23 应答充分[319]。然而，其中大多数患者抗体水平迅速下降[318,320]。尚不确定这种下降在多大程度上反映了抗体合成不良或抗体在尿液中的流失。一年后复种疫苗的肾脏疾病患者约有一半抗体应答良好，但抗体水平在接下来的几个月里迅速下降[319]。

血液系统肿瘤

几种因素影响血液系统肿瘤患者（如慢性淋巴细胞性白血病、霍奇金病和多发性骨髓瘤）对 PPSV23 的免疫应答。这些因素包括疾病所处的阶段、是否施行脾切除术、既往放疗和化疗的程度，及治疗完成与疫苗接种间隔的时间[321]（另见第 69 章）。

即便未经化疗也少有慢性淋巴细胞性白血病患者对肺炎球菌疫苗产生应答[322,323]。能够产生应答的患者一般都未到疾病晚期，且 IgG、IgG_2 和 IgG_4 水平较高[323]。使用粒细胞-巨噬细胞克隆刺激因子不能改善该人群对 PPSV23 的免疫应答[324]。正在接受维持化疗的急性白血病患儿抗体应答差[325]。相反，一项小型研究发现，处于缓解期 2 年或更长时间的患者对 PPSV23 疫苗接种反应良好[326]。

霍奇金病患者治疗于始前接种 PPSV23，ELSA 检测其接种后的抗体水平与健康接种者相当[327,328]。一旦治疗开始，疫苗接种后的抗体应答便会降低[329]。治疗结束后，抗体应答可能低于未接受治疗的对照组。首剂 PPSV23 无应答患者往往数月后再次接种亦无应答[330]。这些发现提示霍奇金病患者应在确诊后和治疗前尽早接种疫苗[14,331-333]。

多发性骨髓瘤或 Waldenström 巨球蛋白血症患者在疫苗接种前有低水平的肺炎球菌抗体。疫苗接种后抗体应答差，但有些患者对个别血清型肺炎球菌有应答[331-336]。应答能力与疾病严重程度或化疗时间无关，且抗体水平一般不能维持。

功能性或解剖位无脾症

脾切除术后患者对 PPSV23 的抗体反应各不相同,这主要是因为一些患者免疫功能低下,而其他患者无免疫功能低下情况。免疫功能正常成年人因创伤脾切除后接种 PPSV23 的抗体应答与健康对照者相似[337-340]。脾切除创伤患者术后 14 天或更晚接种疫苗的调理吞噬抗体滴度明显高于术后 1 或 7 天接种[338]。但术后 28 天接种和术后 14 天接种抗体滴度没有差异[337,341]。因血液病而切除脾患者反应更多变[257,327,328],疫苗接种后抗体水平可能迅速下降,而对首针无免疫应答者对再次接种的应答可能也很差[342]。

其他情况

在一项小型研究中,实体瘤患者对疫苗接种的抗体反应与健康对照者相似[343]。人类嗜 T 淋巴细胞病毒Ⅱ型感染者对 PPSV23 接种的应答在强度、质量和功能活性上均与健康成年人相当[344]。

系统性红斑狼疮[345-347]、类风湿关节炎[346]、Felty 综合征[348]和乳糜泻[349]患者感染肺炎球菌的风险增高。系统性红斑狼疮或类风湿关节炎患者对 PPSP23 的应答可能比健康人弱[346,350],乳糜泻患者似应答正常[349]。

在风湿性疾病(如类风湿关节炎、强直性脊柱炎或银屑病关节炎)患者中,用抗肿瘤坏死因子治疗(如阿达木单抗、依那西普、英夫利西单抗)似不会损害机体对 PPSV23 的抗体应答,但甲氨蝶呤治疗(无论是否给予抗肿瘤坏死因子治疗)可削弱这种应答[351-358]。其他用于治疗风湿的免疫调节剂也可影响对 PPSV23 的免疫应答。健康志愿者接受一剂阿巴西普(一种选择性共刺激调节剂,能抑制 CD28 依赖的 T 细胞活化)降低其对 PPSV23 的免疫应答[359]。同样,针对 CD20⁺ B 细胞的单克隆抗体利妥昔单抗降低类风湿性关节炎患者对 PPSV23 的免疫应答[358,360]。综上结果表明,如果可能,风湿病患者应在用抑制免疫应答药物(如甲氨蝶呤、阿巴他西普、利妥昔单抗)治疗前接种 PPSV23。

在一项前瞻性试验中,未经免疫抑制治疗的炎症性肠病患者对 PPSV23 的免疫应答与健康对照组同样良好[361]。接受抗肿瘤坏死因子和免疫调节剂(如 6-巯基嘌呤、硫唑嘌呤或甲氨蝶呤)治疗患者对疫苗接种的应答较弱。在一项糖皮质激素和其他传统替代治疗泛垂体功能低下成年人的小型研究中,发现与同龄健康对照组相比,该人群对 PPSV23 的反应较低[362]。

肺炎球菌多糖疫苗的效力

表 47.1[194,195,197-206]和表 47.2[363-386]分别总结了当代 PPSV 效力和有效性随机临床试验和观察性研究的关键参数。表 47.3 侧重于评估肺炎球菌性肺炎的研究[372,377,386,390-395],其中许多研究在区分菌血症性(侵袭性)和非菌血症性(非侵袭性)肺炎球菌性肺炎的诊断工具问世前完成。Cochrane 协作组(Cochrane Collaboration)对截至 2013 年的 25 项评估各款 PPSVs 预防肺炎球菌病效力的随机临床试验(RCTs)和观察研究结果进行荟萃分析[396],由于早期研究中肺炎链球菌是肺炎的主要病因,并且菌血症(现在大约占肺炎球菌肺炎的 25%)通常不做血培养诊断,这些研究中部分代表数据既涉及全因肺炎,也关乎肺炎球菌肺炎,乃至疫苗型特异性肺炎球菌肺炎。疫苗型分析与所研究的特定疫苗的价(疫苗株血清型)相匹配。

最近《考克蓝回顾》(*Cochrane Review*)系统分析的主要结果包括 IPD 和全因肺炎[396]。IPD 分析包括 11 项 RCTs(共有 18 634 名接种者和 17 855 名对照),其优势比(*OR*)为 0.26(95% *CI*,0.14-0.45),相当于疫苗的保护效果为 74%。7 项观察研究的相应 OR 值为 0.48(95% *CI*,0.37-0.61),对应效力为 52%。全因肺炎分析纳入 16 项 RCT(共有 22 643 名接种者和 25 091 名对照),相关 *OR* 值为 0.72(95% *CI*,0.56-0.93),相当于疫苗的保护效果为 28%,但有统计学差异。选择的次要结果包括以下内容:

- 疫苗型肺炎球菌所致 IPD(疫苗型 IPD):5 项 RCTs(13 889 名接种者和 17 334 名对照),*OR* 值为 0.18(95% *CI*,0.10-0.31)。
- 确诊疫苗型肺炎球菌肺炎(经临床和影像学检查确认,从通常无菌的部位分离到肺炎链球菌):4 项 RCT(15 583 名接种者和 14 978 名对照),*OR* 值为 0.13(95% *CI*,0.05-0.38)。
- 推测疫苗型肺炎球菌肺炎(经临床和影像学检查确认,从痰样或鼻拭子分离出肺炎链球菌):5 项 RCT(8 755 名接种者和 9 813 名对照),*OR* 值为 0.27(95% *CI*,0.08-0.87)。

以下进一步描述 2013 年已发表数据 Cochrane 荟萃分析的若干精选研究实例。

美国一项退伍军人管理局合作研究中(见表 47.1),2 295 名免疫功能正常的退伍军人,因年龄(≥55 岁)和/或患慢性心、肺、肾或肝脏疾病,和/

表 47.2　肺炎球菌多糖疫苗对非 HIV 感染人群抗侵袭性肺炎球菌病效力的观察性研究

参考文献	设计	研究人群	亚组	侵袭性肺炎球菌病病例数	VE/%	95% CI
Shapiro[363],1984	病例对照	在康涅狄格州耶鲁-纽黑文医院具肺炎球菌疫苗接种适应证的住院成年人	全部	90	67	13-87
			免疫功能不全者	20	0	-1 228-93
Bolan[364],1986	间接队列	菌株提交 CDC	全部	1 887	64	47-76
			65+ 岁患糖尿病、心脏病、肺病或无潜在疾病者	199	61	53-80
Forrester[365],1987	病例对照		全部	89	-34	-176-35
	间接队列	丹佛退伍军人管理局医院住院≥55 岁		89	-21	-221-55
Sims[366],1988	病例对照	宾夕法尼亚州 5 所医院≥55 岁免疫功能正常住院者	全部	122	70	36-86
Shapiro[367],1991	病例对照	康涅狄格州 11 所医院符合肺炎球菌疫苗接种适应证的住院成年人	全部	983	56	42-67
			免疫功能正常者	808	61	47-72
	间接队列		免疫功能不全者	175	21	-55-60
			全部	932	48	3-72
Butler[368],1993	间接队列	美国,≥5 岁者	全部	2 837	57	45-66
			≥65 岁免疫功能正常者	525	75	57-85
			脾切除,镰状细胞病患者除外	166	77	14-95
Farr[369],1995	病例对照	弗吉尼亚州弗吉尼亚大学卫生科学中心具肺炎球菌疫苗接种适应证≥2 岁住院者	全部	85	81	34-94
Fiore[370],1999	间接队列	美国 2~5 岁慢性病患儿 a	全部	173	63	8-85
			镰状细胞病	46	62	-294-98
			其他慢性病	127	84	40-96
Benin[371],2003	病例对照	具疫苗接种适应证≥18 岁纳瓦霍人	全部	108	26	-29-58
	间接队列	年龄≥18 岁纳瓦霍人	全部	278	35	-33-69
Jackson[372],2003	队列	华盛顿州健康计划≥65 岁社区成员	全部	61	44	7-67
			免疫功能正常者	39	54	13-76
			免疫功能不全者	22	22	-87-68
Hedlund[373],2003	队列	1998 年秋季受邀接种流感和肺炎球菌疫苗的 65 岁及以上瑞典斯德哥尔摩县居民	全部	40	48	3-72
Adamkiewice[374],2003	间接队列	美国 8 个中心 <18 岁的镰状细胞病患者	全部	79	64	-6-88
Andrews[375],2004	间接队列	澳大利亚维多利亚,≥65 岁者	全部	98	79	-14-96

续表

参考文献	设计	研究人群	亚组	侵袭性肺炎球菌病病例数	VE/%	95% CI
Dominguez[376],2005	病例对照	西班牙加泰隆12所医院≥65岁住院者	全部	149	70	48-82
			免疫功能正常者	103	76	51-88
			免疫功能不全者	31	50	−44-82
Vila-Córcoles[377],2006	队列	西班牙加泰隆≥65岁社区居民	全部	22	40	−165-78
Singleton[378],2007	间接队列	阿拉斯加土著成年人	全部	300	75	27-91
			20~39岁	111	100	78-100
			40~54岁	86	73	<0-96
			≥55岁	103	<0	<0-78
Bliss[379],2007	间接队列	≥18岁怀特山阿帕切族成年人	全部	92	68	3-90
			无酒精中毒人群	NR	96	47-100
			有酒精中毒人群	NR	25	−241-82
Mooney[380],2008	筛选方法	苏格兰≥65岁人群[b]	全部	135	62	45-73
Vila-Córcoles[381],2009	病例对照	西班牙加泰隆≥50岁社区居民	全部	94	66	34-83
Moberley[382],2010	筛选方法	澳大利亚北部地区15~49岁本土成年人	全部	385	3	−43-35
	间接队列		全部	342	57	15~78
Vila-Córcoles[383],2010	病例对照	西班牙加泰隆年龄≥60岁社区居民	全部	88	66	37-82
Rudnick[387],2011	队列	多伦多和皮尔市城市人群	全部≥65岁	2 464	69	33-85
			患有慢性病的成人	NR	52	34-65
Andrews[388],2012	筛选方法	英格兰和威尔士≥65岁社区居民	全部,接种时间<2年	47	48[c]	32-60
			全部,接种时间2~5年	58	21[c]	3-36
Menzies[384],2014	筛选方法	澳大利亚≥65岁社区居民	全部	1 415	61	55-67
Gutiérrez Rodríguez[389],2014	筛选方法	西班牙马德里≥60岁社区居民	全部	588	73	59-82
	间接队列		全部	588	45	23-60
Leventer-Roberts[385],2015	病例对照	以色列Clalit健康服务受益人	全部	212	42	19-59
Tsai[386],2015	队列	中国台湾地区"健康保险研究数据库"	全部≥75岁者	57	76	54-88

[a] 慢性病包括镰状细胞病、恶性肿瘤、白血病、肾病综合征、艾滋病病毒感染、器官移植、脑脊液漏、先天性异常、脾功能不全和使用免疫抑制剂者。
[b] 脾功能不全、血液恶性肿瘤和非血液恶性肿瘤的化疗患者除外。
[c] 在65~74岁人群中发现效力值更高。出版物中报道了其他亚组的分析。
注:CI:置信区间;NR:未报道。

表 47.3 非护理机构居家老人 23 价肺炎球菌多糖疫苗抗肺炎效力的队列研究

参考文献	老年人	随访/人年	结局	事件数量	接种和结局风险的相关性（相对危险度，95% CI）	
					调整年龄和性别	调整年龄、性别和人群特征
Nichol[390],1999	明尼苏达州 HMO 的 1 898 名成员，基线年诊断为 COPD	未报告	住院诊断为肺炎或流感	174	NR	0.57(0.38-0.84)
			全因死亡率	275	NR	0.71(0.56-0.91)
Jackson[372],2003	华盛顿某 HMO 的 47 365 名成员	127 180	门诊和住院社区获得性肺炎	4 489	NR	1.07(0.99~1.14)
			住院社区获得性肺炎	1 428	1.21(1.08-1.35)	1.14(1.02-1.28)
			全因死亡率	5 690	0.88(0.84-0.93)	0.96(0.91-1.02)
Vila-Córcoles[377],2006	西班牙加泰罗尼亚省塔拉戈纳市 8 所初级保健中心 11 241 名老年人	33 905	门诊住院社区获得性肺炎	473	1.03(0.86-1.24)	0.79(0.64-0.98)
			住院社区获得性肺炎	355	0.96(0.78-1.19)	0.74(0.59-0.92)
			全因死亡率	1 497	0.83(0.75-0.92)	0.97(0.86-1.09)
			肺炎死亡率	60	0.55(0.33-0.91)	0.41(0.23-0.72)
Skull[391],2007[a]	澳大利亚维多利亚地区住院老人，包括 1 952 例病例和 2 927 例队列成员	不适用	住院诊断肺炎	1 952	NR	1.01(0.87-1.16)
Rodriguez-Barradas[392],2008	5 个地点进行的退伍老兵队列研究 934 例参与者	未报告	门诊或住院诊断为肺炎或 ICD(第 9 版)中的肺炎球菌病	12	NR	0.85(0.25-2.95)
Ochoa-Gondar[393],2008	西班牙加泰罗尼亚省塔拉戈纳市 8 家初级保健中心诊断为慢性呼吸道疾病的 1 298 名老年人	3 676	门诊或住院社区获得性肺炎	171	0.93(0.68-1.28)	0.77(0.56-1.07)
			住院社区获得性肺炎	137	0.87(0.61-1.23)	0.70(0.48-1.00)
			全因死亡率	275	1.22(0.92-1.62)	1.20(0.91-1.59)
Gillbertson[394],2011	118 533 名血液透析患者	未报告	住院诊断肺炎	NR	NR	≈0.95(不显著)[b]
			全因死亡率	NR	NR	0.94(0.90~0.98)
Ochoa-Gondar[395],2014	西班牙塔拉戈纳≥60 岁社区居民	76 033	非菌血症性肺炎球菌社区获得性肺炎	72	1.10(0.69-1.77)	0.52(0.29-0.92)
			合并菌血症性和非菌血症性肺炎球菌性社区获得性肺炎	84	0.97(0.63-1.50)	0.49(0.29-0.84)
Tsai[386],2015	中国台湾地区"健康保险研究数据库"	未报告	肺炎住院，≥75 岁成人	57	60	59-61

[a] 病例队列研究设计。
[b] 外推数据。
注：COPD：慢性阻塞性肺疾病；HMO：健康维持组织；ICD：国际疾病分类；NR：未报告。

或糖尿病或酒精中毒定义为高危人群,随机接种PPSV14或安慰剂[199]。每组仅发生一例疫苗型侵袭性肺炎球菌感染。两组间疑似肺炎球菌肺炎(定义为影像学确诊并从痰中分离出肺炎球菌)发生率亦均衡,但两个队列既往肺炎球菌感染史基线并不均衡。

芬兰两项临床试验[202,203]和瑞典一项临床试验[201]评估了PPSV23预防全因肺炎和肺炎球菌肺炎的效力,后者的诊断主要依据循环免疫复合物中肺炎球菌溶血素抗体的血清学检测结果。这些研究显示肺炎球菌疫苗无保护作用,但疾病转归数量很少,肺炎总体发病率远高于预期肺炎球菌肺炎发病率,随后证明诊断肺炎球菌肺炎的方法无效[397]。其中一项仅限于有肺炎病史人群的研究中,共诊断出6例菌血症性肺炎球菌肺炎,其中5例在安慰剂组,结果为风险降低了79%($P=0.2$)。

最近在日本养老院居民(平均年龄:85岁)中进行了一项随机、安慰剂对照、观察盲试验[205]。这项研究的重点是肺炎球菌肺炎,定义为从血液、胸膜液或痰中分离出肺炎链球菌,或BinaxNOW尿抗原检测呈阳性。肺炎球菌肺炎在安慰剂组和PPSV23组发生率为32/1 000、12/1 000人年($P<0.001$)。肺炎球菌肺炎病死率安慰剂组显著高于PPSV23组[35.1%(13/37)相对0(0/14)],$P<0.01$。安慰剂组和PPSV23组受试者未患肺炎球菌肺炎的Kaplan-Meier生存曲线危险比为0.368(95% CI,0.199-0.680)。

由于过去50年中肺炎链球菌所致肺炎发病率稳步下降,近来研究全因肺炎对了解肺炎球菌疫苗作用已不大。如美国国防部最近对15.3万名军训人员进行PPSV23的RCT研究中以全因肺炎作为主要终点之一[398],研究中疫苗组与对照组肺炎球菌性肺炎病例为零。作者的结论是,发现在这种环境下PPSV23缺乏有效性,但更合理的说法应该是,PPSV23是在肺炎链球菌疾病不常见的环境下使用的,因此得不出PPSV23有效性的结论。他们得出的PPSV23不适用于新兵的结论可能是正确的,因该人群中肺炎球菌性肺炎明显罕见,而不是因为疫苗效果不好。

疫苗效果的其他观察证据

病例对照和其他类型的观察研究普遍表明PPSVs接种免疫能力正常的成年人可有效预防肺炎球菌肺炎或IPD(见表47.2),与RCTs的结果相似。在2013年的Cochrane荟萃分析中,汇总研究中疫苗型IPD的OR为0.45(95% CI,0.38-0.54)。

一项西班牙病例对照研究以影像学加血或痰培养中分离出肺炎球菌、或BinaxNOW肺炎球菌抗原检测阳性确诊肺炎球菌性肺炎成年患者[383]。PPSV23接种与疫苗血清型菌所致肺炎球菌菌血症风险的显著降低相关(OR:0.24;95% CI,0.09-0.66)(见表47.2)。

一些研究用间接队列法评估疫苗效果[364,378,379,382],该法设计中仅评估IPD病例,不设非感染者对照组。通过比较接种和未接种疫苗组IPD患者中肺炎球菌血清型的分布评估疫苗效果。健康者数据不应该影响结局;然而,该方法要求待接种人群中疫苗型和非疫苗型肺炎球菌致病的比例相似[399,400]。如Broome和同事用这种方法发现,预防疫苗型菌致IPD的效力为64%,但预防非疫苗型菌致IPD无效[399]。三项同时用间接队列和病例对照法的研究中[365,367,371]两种方法的研究结果相似。

一项大型间接队列研究中,纳入2 837例≥5岁且从血液或脑脊液中分离出肺炎球菌者,患者来自加入CDC监测系统的58家医院[368]。疫苗总效力估计为57%(95% CI,45%-66%)。亚组分析显示,在患有糖尿病、冠状动脉疾病、充血性心力衰竭、慢性肺疾病和解剖位无脾的人群中疫苗效力相似,但在酒精中毒或肝硬化人群中则不同。在更小的解剖位无脾亚组人群中接种疫苗与IPD发病风险显著降低相关,但在患有镰状细胞病、慢性肾衰竭、免疫球蛋白缺乏症、白血病/淋巴瘤或多发性骨髓瘤人群中则不同,由此产生一个重大问题:PPSV在免疫功能不全人群中是否有效。

在几项研究中对因肺炎住院的成年患者进行了评估,以确认接种PPSV23和预后结局(如死亡率)的相关性[394,401-404]。四项研究报道:接种PPSV23的患者较未接种者不易发生死亡、入重症监护室或延长住院时间等情况[394,401-403],但应考虑基础健康状况成为混杂因素的可能性[405]。两项研究发现接种疫苗和出院后生存期长短不相关[402,404]。

对华盛顿州西部一家健康维护机构登记老年人的回顾性队列研究显示,接种PPSV23与肺炎球菌菌血症风险降低44%相关(见表47.2)。2013年发表一项西班牙塔拉戈纳市大型非随机队列研究结果[395]:队列成员随访76 033人年,含接种疫苗29 065人年。经多变量调整,5年内接种PPSV23与菌血症性肺炎球菌性CAP(社区获得性肺炎)($HR=0.38$;95% CI,0.09-1.68)、非菌血症性CAP($HR=0.52$;95% CI,0.29-0.92)和全肺炎球菌性CAP($HR=0.49$;95% CI,0.29-0.84)的发病风险降低相关。

23价肺炎球菌多糖疫苗在免疫功能不全人群中的效力

免疫功能不全者患IPD的风险升高不成比例，多数情况是因其对任何疫苗产生抗体的能力下降。免疫功能不全者接种PPSVs的效力或免疫原性通常低于正常对照组。在大多数关于免疫功能不全者的研究中，接种PPSV23与IPD发病风险降低不相关。发现显著降低的一项研究将免疫功能不全亚组定义为患有免疫缺陷、无脾、实体器官或血液系统癌症、慢性肾病或长期接受皮质类固醇治疗人群[384]。几乎所有IPD患者因患有实体瘤（未分阶段）或非透析依赖的慢性肾衰竭而符合免疫功能不全的定义。在假定的免疫功能不全组（未确诊），PPSV23疫苗效力估计为71%（24%~89%）。

一项在2~25岁镰状细胞病患者中进行的非随机、非盲法研究中，对68例接种8价肺炎球菌多糖疫苗（PPSV8）的患者和非同期招募的106例未接种患者进行了对照评估。两年随访中未免疫患者中发生8例肺炎球菌菌血症，而接种者中无一例发生，证明接种疫苗具有保护作用[406]。

表47.4总结了已发表非随机研究中PPSV23对HIV感染者的效力结果[392,407-419]。有些研究规模非常小[413,414]，包括仅有7或12个肺炎球菌的结果。其余研究评估了多种结局，包括IPD和非侵袭性肺炎球菌感染。

四项研究评估了HIV感染人群中IPD（或肺炎球菌菌血症）的结局[410,415,416,418]，两项研究发现接种PPSV23与IPD风险无关[416,418]；一项研究发现接种疫苗人群比未接种人群发生肺炎球菌菌血症的风险显著降低[415]；一项研究发现白人接种疫苗与IPD的发病风险降低相关，黑人无此情况[410]。

Gebo和Dworkin的研究发现，疫苗接种的有益效果仅限于接种时CD4计数较高（≥200或≥500）的亚组人群[407,411]。相反，近期Penaranda的研究发现，疫苗接种者感染肺炎球菌的风险显著降低，包括CD4计数低于200者[417]，该研究的不足之处在于，病例组中接种状态规定为肺炎球菌病发病前接种疫苗，而对照组中则定义为研究期间任意时间接种疫苗，可能造成对照组中疫苗接种率较高的假象，进而高估疫苗的免疫效果。French和同事发现PPSV23对乌干达艾滋病晚期且未治疗HIV感染的患者无益[420,421]。

这些发现一方面令人沮丧：那些亟须接种肺炎球菌疫苗的人群最不可能获得该疫苗的保护。另一方面，抗体反应大幅降低者——如多发性骨髓瘤、霍奇金病、淋巴瘤和未经治疗的艾滋病患者——对疫苗接种反应不佳，这并不令人意外。从临床观点出发，这样的人中确有部分会有反应，但无法预测具体人并推荐接种PPSV23[14,331-333]。

PPSV23与心肌梗死或中风的相关风险

肺炎球菌性肺炎可诱发急性心肌缺血情况[422,423]，因而肺炎球菌疫苗接种可间接降低心肌梗死的发生率。

评价PPSV23接种和心血管事件（如心肌梗死）发病风险相关性的研究结论不同，部分研究发现接种PPSV23与心肌梗死或中风发病风险无关[424-426]。其他研究发现确有保护作用[427,428]。11项研究的荟萃分析计算了PPSV23对所有心血管事件的保护作用（$RR=0.86$; 95% CI, 0.76-0.97），但不针对特定事件[429]。该分析发现对老年人和心血管疾病风险较高者的保护作用更为显著。另一项由Ren同事进行的荟萃分析发现，65岁及以上人群急性冠脉综合征发病风险降低（$OR=0.83$; 95% CI, 0.71-0.97），但中风发病风险未降低（$OR=0.96$; 95% CI, 0.87-1.05）[430]。

儿童疫苗评价

免疫功能正常儿童临床试验

20世纪80年代，多项随机对照试验评估了8价和14价肺炎球菌多糖疫苗（PPSVs）预防6岁以下儿童中耳炎的效果，现因有多价肺炎球菌结合疫苗（PCVs）可用，已取代PPSVs接种健康儿童[431-440]。澳大利亚一项随机、盲法试验显示，两岁以下儿童患急性中耳炎的风险无差异（$RR=1.01$; 95% CI, 0.81-1.25），24月龄以上儿童患病风险可能有降低的趋势（$RR=0.83$; 95% CI, 0.69-1.01）[431]。这些接种PPSV试验的荟萃分析未发现跨全年龄组的整体效果及24月龄以下儿童患中耳炎风险降低的证据，但汇总分析24月龄以上儿童显示有疫苗效果显著的证据（$RR=0.78$; 95% CI, 0.63-0.97）[439]。

在巴布亚新几内亚儿童中，PPSV与急性下呼吸道感染导致的死亡风险降低相关[441-443]。一项临床试验报告：7 000多名4月龄至5岁儿童以个体或以村为群体随机接种PPSV14或PPSV23或安慰剂，接种疫苗使急性下呼吸道感染死亡率总体降低了59%（95% CI, 19%-79%），在2岁或更小时接种疫苗的儿童中下降了50%（95% CI, 1%-75%）。

表47.4 HIV 感染成人中 23 价肺炎球菌多糖疫苗有效性的观察性研究

参考文献	研究人群	研究时期/年	研究设计	结局	事件数[a]	亚组	接种组与未接种组的相对危险	95% CI
Gebo[407],1996	马里兰州巴尔的摩门诊患者队列	1990—1994	病例对照研究	侵袭性肺炎球菌疾病(42%)或呼吸道分泌物中分离出肺炎球菌	85	疫苗接种时 CD4[+]>200	0.22	0.05-0.98
Guerrero[408],1999	加利福尼亚州洛杉矶门诊患者	1990—1998	病例对照研究	全因肺炎	127	全部	0.31	0.16-0.62
						疫苗接种时 CD4[+]<100	0.36	0.16-0.84
						疫苗接种时 CD4[+] 100-199	0.23	0.08-0.67
						疫苗接种时 CD4[+]>200	0.22	0.09-0.54
Navin[409],2000	佐治亚州亚特兰大住院患者	1994—1996	病例对照研究	全因肺炎	211	全部	0.68	0.41-1.15
Breiman[410],2000	加利福尼亚州旧金山和佐治亚州亚特兰大住院患者	1992—1995	病例对照研究	侵袭性肺炎球菌疾病	176	白种人	0.24	0.09-0.65
						黑种人	0.76	0.39-1.50
Dworkin[411],2001	美国成人和青少年疾病谱项目队列	1990—1998	队列研究	肺炎球菌感染	585	疫苗接种时 CD4[+]<200	1.0	0.7-1.4
						疫苗接种时 CD4[+]200-500	1.0	0.8-1.4
						疫苗接种时 CD4[+]≥500	0.5	0.3-0.9
Lindenburg[412],2001	阿姆斯特丹48名随访期间血清HIV阳转的注射吸毒成瘾者	1994—1998	队列研究	全因肺炎	65	全部	1.01	0.53-1.91
Hung[413],2004	台湾305例同意和203例不同意接种PPSV23的确诊患者分组前瞻性观察	2000—2002	队列研究	肺炎球菌感染	7	全部	0.08	0.01-0.73
Lopez-Palomo[414],2004	西班牙加的斯300例门诊患者队列	1997—2000	队列研究	肺炎球菌肺炎	12	全部	0.28[b]	0.07-1.06
Grau[415],2005	西班牙巴塞罗那门诊患者队列	1997—2002	病例对照研究	肺炎球菌菌血症	122	全部	0.39	0.15-0.97
Barry[416],2006	马里兰州巴尔的摩门诊患者队列	1990—2003	病例对照研究	肺炎球菌菌血症	67	疫苗接种时 CD4[+]<300	0.7	0.4-1.3
						疫苗接种时 CD4[+]>300	0.8	0.4-1.7

续表

参考文献	研究人群	研究时期/年	研究设计	结局	事件数[a]	亚组	接种组与未接种组的相对危险	95% CI
Penaranda[417],2007	西班牙住院患者	1995—2005	病例对照研究	肺炎球菌感染	184	全部	0.39	0.24-0.65
					69	疫苗接种时 $CD4^+<200$	0.15	0.04-0.50[c]
					95	疫苗接种时 $CD4^+\geq 200$	0.55	0.31-0.99
Veras[418],2007	巴西住院和门诊患者	2000—2004	病例对照研究	侵袭性肺炎球菌疾病	79		0.82	0.38-1.77
RodriguezBarradas[392], 2008	5中心退伍老兵队列研究的692例参与者	2001—2004	队列研究	全因肺炎	85	全部	0.65	0.42-1.00
Teshale[419],2008	成年人/青少年HIV疾病谱(ASD)项目中的成年人	1996—2003	队列研究	全因肺炎	4 135	全部	0.8	0.8-0.9

[a] 事件数 = 病例对照研究中的病例数。
[b] 疫苗接种时,50例(31%)患者 $CD4^+T$ 细胞计数 $<200/ml$。
[c] 这些数字代表作者对发表报告中置信区间的修正。

注:CI:置信区间;PPSV:肺炎球菌多糖疫苗。

镰状细胞病儿童中的临床试验

一项评估镰状细胞病患接种肺炎球菌多糖疫苗预防肺炎球菌感染效力的随机试验[444],未发现保护作用[445]。多数研究对象小于2岁,因此研究结果不能推及年龄较大的儿童,在年龄较大儿童中疫苗可能有较强的免疫原性。

一项在2~25岁镰状细胞病患者中进行的非随机、非盲法研究中,对68名接种PPSV8的患者和非同期入组的106名未接种对照组患者进行评估。在2年随访期内,8例未接种疫苗的患者发生肺炎球菌菌血症,而接种者无一例发生,证明疫苗具有保护作用[406]。

儿童中疫苗效果的观察性研究

两项观察肺炎球菌疫苗预防IPD效力的研究包括儿童和成人[368,369],但两项研究均未提供18岁以下人群的亚组分析结果。另两项间接队列研究仅包括儿童,评估了在PCV应用之前,镰状细胞病儿童接种23价肺炎球菌多糖疫苗预防侵袭性肺炎球菌感染的效力,得出了不同的结果(见表47.2)。

第一项是Fiore及其同事对国家监测系统数据进行的间接队列分析[370],患视为有肺炎球菌感染危险因素的慢性疾病,且1984—1996年间从血液或脑脊液中分离出肺炎球菌的2~5岁儿童纳入研究。173名入研究的儿童中,46名患有镰状细胞病,在该亚组中未显示疫苗的有效性。然而,在未患镰状细胞病的亚组儿童中观察到IPD的风险显著降低了84%,这些儿童大多数(62%)患有恶性肿瘤、肾病综合征、HIV感染或实施了器官移植。

第二项研究与地区性儿童镰状细胞病项目的多中心研究联合进行,只纳入患有镰状细胞病的儿童,报告称既往接种肺炎球菌疫苗与IPD风险无显著关联[374]。然而,另一项分析将接种疫苗的儿童定义为在过去3年内接种过PPSV23的儿童,该组与未接种疫苗和3年前或更早前接种疫苗的儿童并组比较,发现疫苗效力估测值为80%(95% CI,40%-94%)。

无脾者的疫苗评价

一项观察性研究和一项生态学研究提供了解剖位无脾者接种PPSV有效的证据。Butler及同事开展的间接队列研究中[368],无脾者中的疫苗效力为77%(95% CI,14%-95%)。未报告患者的特征,如脾切除术指征、脾切除时间、既往肺炎球菌疫苗接种次数、末次疫苗接种至研究结束的时间。丹麦的一项评估发现,1979—1987年PPSV常规使用期间,292名脾切除儿童中无一例肺炎球菌菌血症病例,而PPSV应用之前1969—1978年,脾切儿童中每1 000人年有6例肺炎球菌菌血症病例发生[446]。无法确定推荐用抗生素预防对丹麦的研究发现可能产生的影响。

疫苗效果的持久性

一项康涅狄格州11家主要医院所有报告IPD患者的病例对照研究中，包括免疫功能正常和不全的各年龄段成年人，Shapiro和同事发现PPSV23的效力为56%。55岁以下成年人中，接种后3年内、3-5年和5年以上，疫苗的效力分别为93%、89%和85%，但最初效力随年龄增长而下降，随接种疫苗后时间的延长更快下降[367]。74~85岁人群接种后前3年疫苗有效，对于更年长者的保护效果在统计学不显著。这种研究可能受所谓"健康使用者效应"影响，在这种效应中，接种疫苗者与未接种者比，更有可能更好地照顾其健康需求或获得医疗服务。

Butler及同事开展了一项间接队列研究，对免疫效果持久性给出了相反的结论[368]：研究对象是5岁及以上人群（中位数年龄，50~57岁；见表47.2），多数年龄在50岁以上，接种后5-8年疫苗效力为71%（95% CI，24-89%），9年以上效力为80%（95% CI，16%-95%）。在65岁及以上人群中进行的一项队列研究显示[372]，接种5年内疫苗的效力为48%（95% CI，6%-71%）；5~7年为36%（95% CI，-41%-71%）；7年以上为42%（95% CI，-70%-80%）（作者未发表数据）。Bolan和同事得出了与Butler相似的结论[364]。

关于保护作用能否持续5年以上，其他研究获得不同结果[378,395]。尚需更多证据推断PPSV23临床保护作用的持久性。了解保护作用的持久性能为制订PPSV23复种间隔政策提供循证建议。

疫苗复种效果。两项发表研究评估了疫苗复种的效果。一项对阿拉斯加原住民成年人的研究中，用间接队列法确定疫苗有效性的点估计值，PPSV23首针接种后为73%（95% CI，19%-92%），复种后为74%（95% CI，<0-94%）[378]。在纳瓦霍成年人的病例对照研究中，比较接种两剂或以上PPSV23与未接种人群中IPD的发病风险[371]，复种疫苗将IPD风险降低了40%，但无统计学意义（95% CI，-27%-72%）。该研究中未显示PPSV23的总有效性，复种后疫苗有效性评估与包括初免或复种人群间无显著差异。

免疫功能正常成人中抗体持久性。老人首剂PPSV23诱导的抗荚膜抗体水平在接种后一年内显著下降[236,242,447]，但经5年或10年观察，平均水平仍高于基线（图47.5）[245]。与之相仿，成人接种PPSV23后功能性抗体水平同期内持续高于未接种者[247]。个别研究的结果相反，这些研究涉及人群含活动能力受限成人或有混杂宿主因素[247]。初次接种或复种前的循环抗体水平与疫苗接种后抗体水平升高呈负相关[247]。

免疫功能正常成年人对复种的免疫应答。PPSV23诱导T细胞非依赖性免疫应答，因而疫苗复种后无经典的回忆反应或加强应答。事实上，1950年Heidelberger观察到，健康年轻人短期内反复接种疫苗会引起低应答——相对于早期免疫的一种较低反应。目前，这种短时间间隔低反应性的确切机制仍不清楚，但在小鼠中，用3型肺炎链球菌荚膜多糖再次攻击引起的无应答归因于抑制性T细胞的活性，这种活性在初免后保持不同的时段[448]。

老人初次接种PPSV23几年后再次接种明显提高抗荚膜抗体水平[225,241,244-246,447,449-454]。通过几种方法对首次接种和再次接种肺炎球菌多糖疫苗产生的免疫反应的相对强弱进行了评估。一项比较所有复种人群和同期首次接种人群免疫后抗体反应研究的综述报告：间隔5年或更长时间复种者保持高水平抗体应答并有统计学意义[247]。

一组189名60~64岁的受试者，入组时接种首剂PPSV23，约3.5年后接种第二剂[455]，每剂接种后1个月检测PPSV23所含12种血清型OPA的GMTs，接种第二剂后有8种血清型的GMTs明显低于第一剂。与此相反，Musher及同事为一小组肺炎球菌性肺炎愈后患者复种了疫苗[454]，结果是前一年内接种过疫苗者对复种全无反应，首次接种后满1~5年者复种后抗体反应较弱，但5年前或更早接种首次PPSV23者复种，其抗体反应强度与首次接种后的反应相当。

一项对50岁及以上成人接种首剂或第二剂PPSV23后的大型随访研究（n=981）发现，3-5年内接种过疫苗者接种后30天IgG水平往往低于首次接种，但差异不大且一般没有统计学意义[244]。抗体水平随着时间的推移而下降，在研究中接种疫苗5年后，首次接种组和复种组人群抗体的几何平均浓度相似（两者的浓度仍高于基线）。一项子研究采用OPA法对120名65岁及以上受试者的样本进行了检测，得出了相似的结果[225]。当对本研究扩展至评估PPSV23首剂接种10年后的抗体反应，未发现IgG反应减弱（见图47.4）[245]。

一项主要针对阿拉斯加/美洲原住老年人的大型研究发现，通过ELISA或OPA试验检测到的抗体水平，在接种第一剂PPSV23后（n=123）与第二剂后（n=121）或第三剂、第四剂后（n=71）相似（与前一剂PPSV23至少间隔6年）[246]。综上所述，这些研究表

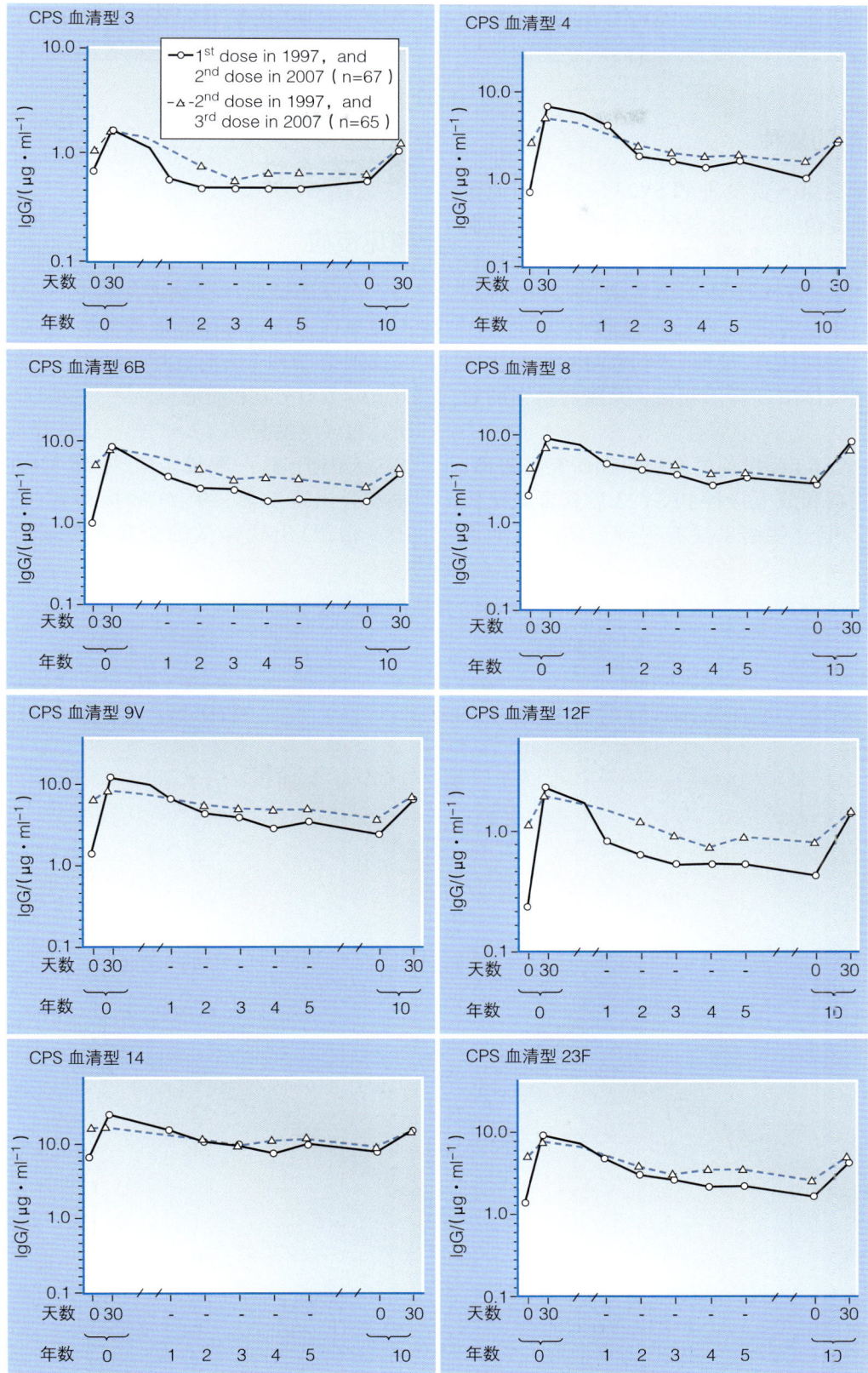

图47.5 酶联免疫吸附试验(ELISA)测定肺炎球菌多糖免疫球蛋白G(IgG)的几何平均浓度(GMCs)。最初方案只要求每年收集首剂接种者的血液样本。从第2年开始执行修正后的方案,允许每年收集第二剂接种者的血液样本。

注:CPS:荚膜多糖。

数据来自 MUSHER DM, MANOFF SB, MCFETRIDGE RD, et al. Antibody persistence 10 years after 1st and 2nd doses of 23-valent pneumococcal polysaccharide vaccine, and immunogenicity and safety of 2nd and 3rd doses in older adults. Hum Vaccin, 2011, 7:919-928.

明,间隔 5 年或更长时间复种 PPSV23,在刺激 IgG 反应方面是有效的,与首次接种疫苗后观察到的反应类似。

HIV 感染人群的复种

评估 HIV 感染人群复种 PPSV23 应答的研究很少。首次接种疫苗 3~8 年后复种可显著提高相应血清型特异性 IgG 浓度[290,456],尽管抗体反应可能比首次接种后弱[290]。首次接种无应答者,6~24 个月后复种不刺激抗体应答[457]。在接种过 PPSV23 的 HIV 感染成人中,几年后依次接种三剂 PCV13,每剂次后 PCV13 疫苗型抗体浓度峰值相似 - 无逐剂增强的效果[458]。

尽管在 HAART 问世前的两项早期研究报告称,HIV 感染的儿童和成人接种 PPSV23 后病毒载量短暂增高[459,460],但这些结果没有得到证实。后期许多研究表明,接受 HAART 治疗的 HIV 感染人群接种 PPSV23 后,病毒载量未增加,亦无不良 HIV 结局[290,291,456,461-464]。

疫苗安全性

常见反应

在临床试验中受试者接种 PPSV23 后最常见的不良事件为注射部位疼痛或酸痛(60%)、注射部位肿胀或硬结(20%)、头痛(18%)、注射部位红疹(16%)、乏力或疲劳(13%)和肌痛(12%)。一项以成人为对象的研究报告详情见表 47.5[245]。这些反应常在接种后 2~3 天内消退,一般较轻微,不到 3% 的 PPSV23 接种者会出现发热,约 1/3 的接种者(与安慰剂组的 10% 相比)出现轻微的全身不良反应(如疲劳、肌

表 47.5　不同剂次 PPSV23 接种者局部和全身副反应发生率

副反应	初期研究		扩展研究	
	PPSV23 首剂,%(N=72)	PPSV23 第二剂,%(N=71)	PPSV23 第二剂,%(N=71)	PPSV23 第三剂,%(N=71)
局部副反应件				
全部	68	92	62	83
疼痛	63	86	62	73
肿胀	19	56	20	38
红疹	10	55	20	28
严重疼痛	1	8	6	4
严重肿胀	1	20	4	4
严重红疹	1	20	3	1
全身副作用				
全部	44	45	46	55
疲劳	11	24	27	38
肌痛	8	24	24	30
头痛	17	15	18	28
发冷	1	6	1	10
体温≥37.8℃	0	1	0	6
严重疲劳	1	4	0	3
严重肌肉痛	1	4	0	1
严重头痛	0	4	0	3
寒战	0	0	0	0

注:注射部位严重疼痛和严重全身不良事件,定义为不能工作或不能进行正常活动。
严重肿胀或发红 = 最大直径≥4 英寸。
N:随访人数;PPSV23:二十三价肺炎球菌多糖疫苗。
数据来自 MUSHER DM, MANOFF SB, MCFETRIDGE RD, et al. Antibody persistence 10 years after 1st and 2nd doses of 23-valent pneumococcal polysaccharide vaccine, and immunogenicity and safety of 2nd and 3rd doses in older adults. Hum Vaccin, 2011, 7:919-928.

肉疼痛、发冷），约 20% 的老人会出现这种反应，与疫苗相关的严重全身不良事件发生率低于 5%，包括肌痛（2%）、疲劳（1%）和头痛（1%）。另一项研究发现，成人接种第一、二、三或四剂 PPSV23 后有类似反应（表 47.6）。[246] 儿童接种 PPSV23 后的安全性与成人相仿[275,300]。

罕见反应

有两篇关于接种 PPSV23 后发生明显过敏反应的报告发表：第一篇报道一名 2 岁非特应性男孩，患有小肠和肝脏疾病，正在等待肝移植，接种疫苗后立即出现支气管痉挛和皮肤及喉部水肿，经适当治疗后痊愈[465]，诊断评估证实有肺炎球菌多糖特异性 IgE 抗体；第二篇报道一名 1 岁前接种了 3 剂 7 价 PCV 的 3 岁女孩，3 岁时接种 PPSV23 几分钟内发生严重的过敏反应[466]。

复种的安全性

20 世纪 80 年代初期，由于担心注射部位的反应，认为复种疫苗是禁忌[467]。20 世纪 70 年代的两项研究引发了上述担忧，研究报告称，健康成人在首次接种疫苗后两年内复种，其局部注射部位反应的频率和严重程度高于预期[468,469]。其他报告记录了健康成人和儿童首次接种后 3 或 4 年内复种发生肢体肿胀和其他较严重局部反应情形[470,471]。

这些最初政策限制已随时间推移取消。近几项研究表明，老年人间隔 5~10 年复种疫苗常与注射部位反应的发生频率较高相关，但通常耐受性较好（实例见表 47.6）[245,447,449-451,472-474]。将这些包括临床试验和大型关联数据库研究汇总为一篇综述[247]：在不同接种剂次间相隔较短、抗体水平较高人群中观察到这类注射部位反应。尽管多数研究报告 PPSV23 复种后注射部位反应（如疼痛、肿胀、发红）比首次接种后更常见，但此类反应强度通常为轻到中度，并在 5 天内消退[247]。

两项回顾性研究发表的既有数据表明，接种第三剂 PPSV23 与成年人中需就医的副反应风险增加无关[475,476]。

23 价肺炎球菌多糖疫苗的适应证

在美国和数十个其他国家，美国食品药品管理局（FDA）和其他国家的监管机构规定用 PPSV23 帮助 50 岁或以上人群及 2 岁以上肺炎球菌病风险增高者（慢性健康状况不良者最常见）预防肺炎球菌病。

表 47.6　55~74 岁人群 PPSV23 接种后 4 天内报告副作用经历

副反应经历	第 1 组（PPSV23 首剂），n（%）（N=121）	第 2 组（PPSV23 第二剂），n（%）（N=119）	第 3 组（PPSV23 第三或第四剂），n（%）（N=69）	P 值[a]，第 1 组与其他组比较
体温 ≥37.5℃	4（3）	7（6）	3（4）	0.472（0.577）
关节痛	24（20）	45（38）	23（33）	0.004（0.003）[b]
寒战	7（6）	15（13）	9（13）	0.099（0.072）
疲惫	20（17）	35（29）	18（26）	0.019（0.027）[b]
头痛	11（9）	30（25）	9（13）	0.014（0.011）[b]
发红，全部	22（18）	24（20）	15（22）	0.433（0.685）
发红，≥4cm	1（1）	3（3）	4（6）	0.133（0.155）
肿胀，全部	21（17）	36（30）	23（33）	0.006（0.009）[b]
肿胀，≥4cm	2（2）	3（3）	2（3）	0.701（0.709）
手臂严重酸痛[c]	2（2）	2（2）	3（4）	0.829（0.709）
手臂活动中度受限[d]	5（4）	15（13）	9（13）	0.025（0.015）[b]

[a] Mantel-Haenszel P 值，种族调整（未调整 P 值）。
[b] 有统计学差异。
[c] 完全阻碍正常活动的酸痛。
[d] 手臂上举不能超过肩部。
注：N：每组完成副反应问卷人数。
数据来自 HAMMITT LL, BULKOW LR, SINGLETON RJ, et al. Repeat revaccination with 23-valent pneumococcal polysaccharide vaccine among adults aged 55-74 years living in Alaska: no evidence of hyporesponsiveness. Vaccine, 2011, 29: 2287-2295.

在美国的一般性建议

成年人

在美国,免疫实施咨询委员会(ACIP)建议将PPSV23作为19~64岁免疫功能正常的IPD或其后果风险增高者唯一适用的肺炎球菌疫苗(表47.7)[14,331-333]。适用对象包括患有慢性心脏病(含充血性心力衰竭和心肌病,但排除高血压)、慢性肺病(包括哮喘、肺气肿和慢性阻塞性肺疾病)、糖尿病、酒精中毒或慢性肝脏疾病患者及吸烟者。

目前[491],CDC建议在免疫功能不全的成人和65岁或以上老人中采用先PCV13后PPSV23的联合免疫程序[14,331,492]。如某人患有脑脊液漏、人工电子耳蜗植入、镰状细胞病、其他血红蛋白病、先天或后天无脾(即功能性或解剖位无脾)、先天性或获得性免疫缺陷[包括B或T淋巴细胞缺陷,补体缺陷(尤其是C1,C2,C3和C4缺陷)和吞噬细胞功能障碍[不包括慢性肉芽肿性疾病)]、HIV感染、慢性肾衰竭、肾病综合征、白血病、淋巴瘤、霍奇金病、全身性恶性肿瘤、医源性免疫抑制(包括糖皮质激素或辐射)、实体器官移植或多发性骨髓瘤,则其免疫功能不健全。

从2008年起,不再推荐65岁以下美洲或阿拉斯加健康原住民常规使用PPSV23。先前推荐2~64岁美洲或阿拉斯加原住民常规使用PPSV23,做此改变是认识到一项事实:即虽然此人群IPD发病率高得不成比例,但疾病负担主要集中在有PPSV23接种指征的人群[123,493]。然而,在特殊情况下,公共卫生当局可建议住在IPD高发风险地区的50~64岁美洲或阿拉斯加原住民接种PPSV23。

儿童和青少年

根据ACIP和美国儿科学会目前的建议,美国19岁以下、患有与IPD发病风险增加相关疾病的儿童应先后接种PCV13和PPSV23[332,494]。符合儿童补充接种PPSV23建议的条件有慢性心脏病、慢性肺病(包括哮喘)、糖尿病、脑脊液漏、耳蜗植入、酒精中毒、镰状细胞病、其他血红蛋白病、先天性或获得性无脾和免疫功能不全[332,136,494]。短时间隔内接种过PPSV23与PCV免疫应答降低有关[241,455];因此,所有推荐的PCV13剂次应在PPSV23之前接种,且接种PCV13最后一剂次后至少8周才能接种PPSV23。

不推荐美洲或阿拉斯加原住民儿童常规使用PPSV23。但特殊情况下,公共卫生当局可推荐IPD风险高发地区居住的24~59月龄美洲或阿拉斯加原住民儿童接种PCV13后再接种PPSV23[493]。

美国儿童、青少年和成年人的推荐免疫程序每年更新一次,可查询CDC网站(http://www.cdc.gov/vaccines)。

复种

建议有过初次免疫的某些特定人群,如65岁以下免疫功能不全者,用PPSV23再次接种。对于患有慢性肾衰竭或肾病综合征、功能性或解剖位无脾(如镰

表47.7 部分国家政府资助成人肺炎球菌疫苗接种建议

国家或地区	≥60岁或≥65岁人群	患特定慢性疾病的成人,<65岁	有免疫抑制的成人	参考文献(年份)
澳大利亚	PPSV23	PPSV23	PPSV23	477(2015)
加拿大	PPSV23	PPSV23	先PCV13,后PPSV23	478,479(2015)
德国	PPSV23	PPSV23或PCV13	先PCV13,后PPSV23	480(2014)
法国	—	PPSV23	先PCV13,后PPSV23	481(2015)
以色列	PPSV23	PPSV23	先PCV13,后PPSV23	482(2015)
日本	PPSV23	PPSV23:60-64岁	60~64岁人群:PPSV23	483(2015)
韩国	PPSV23	PPSV23	PPSV23	484,485(2013)
墨西哥	PPSV23	PPSV23	PPSV23	486(2013)
荷兰	—	PPSV23:无脾	—	487(2012)
瑞典	PPSV23	PPSV23	PPSV23	488(1994)
中国台湾	≥75岁:PPSV23			489(2013)
英国	PPSV23	PPSV23	先PCV13,后PPSV23	490(2014)
美国	先PCV13,后PPSV23	PPSV23	先PCV13,后PPSV23	14,331-333(2014)

注:PCV13:十三价肺炎球菌结合疫苗;PPSV23:二十三价肺炎球菌多糖疫苗。

状细胞病或脾切除术)或其他免疫功能受损的儿童和65岁以下成人,建议5年后复种一剂[14,331,332,247]。一些专家建议脾切除患者每6~7年复种一次。

特殊危险群体的疫苗接种

功能性或解剖位无脾人群

建议2岁及以上的无脾患者继PCV13后接种PPSV23。计划进行择期脾切除术的患者应在术前至少两周接种指定疫苗,儿童可用苗包括PCV13和PPSV23。急诊脾切除术后,可早至术后1天开始接种肺炎球菌疫苗,但推迟至术后14天接种可能更有益。

人工耳蜗植入人群

2002年,FDA收到人工耳蜗植入者发生细菌性脑膜炎的报告[495]。随后对美国4 264名6岁前植入耳蜗的儿童进行了一项调查,发现该人群肺炎球菌性脑膜炎发病率比美国普通儿童群体高出30多倍[138]。植入带电极定位器耳蜗患者发生脑膜炎的风险明显增高,估计该装置引起耳蜗植入者约50%的细菌性脑膜炎病例。一项随访研究发现,儿童植入带定位器耳蜗24个月后发生细菌性脑膜炎的风险仍较高,而植入不带定位器耳蜗的儿童中未见风险持续增加[496]。2002年带电极定位器的耳蜗被主动召回且不再使用。

由于植入人工耳蜗使肺炎球菌性脑膜炎发病风险增加,所有植入人工耳蜗者都应按高危人群免疫程序接种适合年龄的肺炎球菌疫苗PCV13和PPSV23[332,136]。PPSV23的接种应与最后一剂PCV13间隔至少8周。为最大获益计,应在植入术前至少2周完成PCV13和PPSV23的接种。

HIV感染人群

在美国,HIV感染者应先接种PCV13,6~12个月后再接种PPSV23[14,331,332]。这种方案得到美国传染病学会的支持[333]。CD4细胞计数大于200的患者,即使已开始抗反转录病毒治疗(HAART),等6~9个月的治疗后再接种似无益处[301]。美国传染性疾病协会建议PPSV23首剂接种5年后再接种第二剂。

其他免疫功能不全人群

由于免疫功能不全者患病风险增加,故推荐其接种肺炎球菌疫苗,尽管疾病或治疗使这类患者中的许多人无法从疫苗接种中充分受益[116,331-333]。考虑接受免疫抑制治疗者应在治疗开始前至少2周接种疫苗,如未能做到,应在治疗结束后3个月接种疫苗,因化疗或放疗中或结束后不久,接种疫苗产生的抗体反应较弱。

其他国家的建议

到目前为止,对19~64岁因健康状况易感染肺炎球菌的成人,包括美国在内的多数工业化国家仍将PPSV23作为唯一推荐的肺炎球菌疫苗(见表47.8)[331-333,477-490]。若干国家对免疫功能不全的成年人采用先PCV13再PPSV23的联合方案,但法国和荷兰只推荐高风险成年人接种疫苗,而不推荐65岁及以上健康成人接种。英国1992年实施了只针对风险群体的政策,2003年将推荐范围扩大到所有65岁及以上的成年人,后又纳入了焊工[490]。表47.8显示,很少有国家采纳由政府发起对65岁或以上的人群依次使用PCV13和PPSV23的建议。虽然其他国家卫生当局照例不公布其决策理由,但通常认为儿童PCV规划对成人的间接影响足以减轻肺炎球菌病负担,因此更倾向于单独推荐接种PPSV23这一覆盖更多血清型的产品,几项卫生经济模型对此有所诠释[497,498]。

禁忌证和预防措施

除已知对疫苗成分过敏或既往接种发生过严重反应外,PPSV23接种无任何禁忌证。

公共卫生方面的考虑

美国非护理机构65岁及以上成人肺炎球菌疫苗接种率实现90%曾为《健康公民2000》和《健康公民2010》的目标,现在是《健康公民2020》的目标(http://www.healthypeople.gov)。《健康公民2020》中关于肺炎球菌疫苗接种的目标还包括,在非护理机构19-64岁的高危成人中实现60%的接种率,在护理机构18岁及以上成人中实现90%的接种率。在所有推荐的群体中,实际疫苗接种率仍远低于目标。

美国非护理机构65岁及以上成人中,PPSV23的接种率从1989年的14%上升到2002年的60%,此后一直稳定在此一水平上下[499]。非西班牙裔黑人和西班牙裔美国人的疫苗接种率一直明显低于非西班牙裔白人。PPSV23覆盖率的种族差异也存在于养老院居民中[500]。

因潜在疾病推荐疫苗接种方案的年轻成人中PPSV23的接种率明显较低。2012年,国家健康访谈调查估计，19~64 岁有一种或以上相关健康问题的人群中，只有 20% 的人接种了 PPSV23[499]。

由于提高 PPSV23 接种率是一项重要的公共卫生目标，因此对旨在提高接种率的干预措施进行循证评估有相关意义[501,502]。ACIP 和社区预防服务工作组建议在住院病人和门诊都采用常规程序，以提高肺炎球菌疫苗覆盖率。在州法律允许的情况下，常规程序授权护士和药剂师根据机构或医生批准的程序接种疫苗，无须医生检查或开具医嘱[503]。

工作组发现了即使单独实施"供应-提醒"(provider-remider) 的干预措施也能提高疫苗接种率目标的证据。该措施用于通知接种实施者到期需接种特定疫苗的具体客户的疫苗接种管理人员。工作组还建议结合其他干预措施来提高疫苗接种率。这些措施包括一种或多种干预，通过一种或多种基于供应者或系统的干预措施，增加获得疫苗接种服务的机会（例如，扩大医疗或其他环境中疫苗的可及性，或降低自费成本)，和/或通过一种或多种干预措施提高客户或社区对目标疫苗接种服务的需求。这样的例子包括对疫苗接种提供者的评估和反馈、提供者的教育、客户提醒、基于临床的教育、社区教育以及要求将疫苗接种或其他免疫证明文件作为上学、居住或就业条件的政策或法律法规[501]。

致谢

我们感谢本章早期版本的作者，包括 Lisa A. Jackson、Kathleen M. Neuzil、David S. Fedson 和 Juhani Eskola，以及评论家审校人 Eddy A. Bresnitz、Melvin A. Kohn 和 Susan B. Manoff。

（赵玉良　王伟成　袁敏学）

本章相关参考资料可在"ExpertConsult.com"上查阅。

第48章 脊髓灰质炎灭活疫苗

Emmanuel Vidor

历史介绍

自Louis Pasteur成功研制狂犬病疫苗以来，从没有一种疫苗能像脊髓灰质炎病毒灭活疫苗（inactivated poliovirus vaccine，IPV）的研发和测试那样激起公众对疫苗的兴趣；自爱因斯坦以来，也没有哪位科学家能像该疫苗的研发者——Jonas Sal一样受到公众的力捧。出现这种现象的原因有以下几点：脊髓灰质炎作为一种流行病，发病率逐步升高；此病臭名昭著（这种状况因美国前总统富兰克林·罗斯福身患麻痹而加剧）；美国"10美分行动"基金会（March of Dimes foundation）加大研发投入以引起公众关注；数十万美国儿童参与的临床研究证明了IPV的有效性。该项试验由美国小儿麻痹基金会（National Foundation for Infantile Paralysis）发起，由Thomas Francis组织实施。这次试验是疫苗学领域的标志性事件，并且成为日后许多有效性试验的模板[1-5]。该研究于1954年4月开始，1955年4月12日宣告成功[5]。随后，IPV疫苗快速获得批准，并迅速、广泛地在许多国家采用。

尽管，在20世纪60年代早期，除部分北欧国家外，口服脊髓灰质炎减毒疫苗（oral poliovirus vaccine，OPV）使IPV黯然失色。随着IPV生产工艺的改进和产能的提高、出色的安全性记录、根除野生脊髓灰质炎病毒的重大进展，以及人们认识到与OPV相关的安全性问题（散发的疫苗相关麻痹性脊髓灰质炎（vaccine-associated paralytic poliomyelitis，VAPP）病例和循环疫苗衍生病毒（circulating vaccine-derived poliovirus，cVDPV）的暴发），要求最终停止使用OPV，IPV在问世60多年后重获新生。由于IPV不存在这些安全性问题，在OPV从常规使用移除后，IPV可提供安全的保护阻止脊髓灰质的再现[6]。

脊髓灰质炎病毒引起的疾病是一种古老的疾病。公元前1403年至公元前1365年间，著名的埃及石柱上曾出现一名腿部弛缓性麻痹的男子。然而，可能是由于在母体抗体的保护下没有普遍感染，直到19世纪才出现散发病例的描述。19世纪初，欧洲出现了小规模脊髓灰质炎的暴发，大多数病例出现在乡村地区的婴幼儿中。1870年Jean-Martin Charcot观察到病毒感染患者脊髓灰质病理改变；1890年，Oscar Medin报道了一次在瑞典的脊髓灰质炎病毒疫情的大规模暴发及随后的局部地区的病毒流行暴发。19世纪末，美国出现了脊髓灰质炎流行的报道，1916年在美国东北部出现的脊髓灰质炎病毒流行导致数千名儿童麻痹。庆幸的是，1908年Karl Landsteiner和Eric Popper分离得到了脊髓灰质炎病毒，从此开始了对这种病原体的科学研究[7]。

以下关键发现推动了IPV研制：

1. Bodian，Burnet等人明确脊髓灰质炎病毒有3种血清型[8]；
2. 确定麻痹前会出现脊髓灰质炎病毒血症[9]；
3. 证实中和抗体可以中和病毒，产生保护，预防该疾病[10]；
4. Enders等人证明脊灰病毒可通过体外细胞培养进行增殖[11]。

Salk刚刚成功研制出一种灭活流感疫苗，并在处理脊髓灰质炎病毒方面富有经验。上述研究成果促使他开始致力于IPV的研发。他研究了采用转瓶工艺在猴睾丸和猴肾细胞中大量培养、增殖脊灰病毒，以及福尔马林灭活动力学。Salk得出结论，如果过滤能去除病毒聚集团，则脊髓灰质炎病毒可以一个恒定的一级速率被灭活，足够长时间的灭活可以完全杀死病毒。1954年，由Thomas Francis等人在多伦多Connaught实验室制备了3价疫苗用于有效性研究。尽管该疫苗确实存在一些缺陷[12]，但现场研究不容置疑地证明了IPV的保护效果。1955年，几个IPV生产商在美国获得批准并上市了他们的产品[13]。很快，不同的国家根据相同的原理相继推出了其他的IPV疫苗[14-16]。在Cutter事件中（参见后面"不良事件"一节），疫苗中残留的活病毒导致IPV接种者出现瘫痪。Cutter事件说明了在病毒灭活过程中过滤去除病毒颗粒聚集的重要性，但该事件并没有终止IPV的使用。

多年后，两项重要的研究提高了IPV的质量。第一项是荷兰的Van Wezel开发出了最佳脊灰病毒生产用细胞基质——猴肾细胞筛选技术、微载体高密度细胞培养技术以及病毒浓缩技术[17]。第二项进展是法国里昂 Mérieux 研究所(现在的赛诺菲巴斯德)的 Montagno 等人将连续传代的非洲绿猴肾细胞(命名为 Vero 细胞)用于脊髓灰质炎病毒的生产[18]。利用上述研究成果生产出的 IPV 即为增强型 IPV(eIPV),这是本章的主题。由于现在使用的所有 IPV 均为增强型,在此 IPV 用于指增强型 IPV 疫苗。(本章中,cIPV 指使用野毒株制备的传统 IPV(conventional IPV),sIPV 指使用 Sabin 株脊髓灰质炎毒株制备的 Sabin IPV,以示区分。当涉及适用于两种类型 IPV 的声明时,将使用 IPV)

关于脊髓灰质炎的介绍,以及病毒学、病理学和流行病学,将在第 49 章讨论。需要特别指出的是,脊髓灰质炎病毒包含四种衣壳蛋白,标记为 VP1-VP4(图 48.1)。前 3 个排列在表面,构成对称的二十面体,VP4 是内部蛋白[19]。5 个抗原位点,位于 VP1-VP3 上 1、2a、2b、3 和 4 的抗原表位是主要的中和抗原位点。不同的血清型和不同毒株间抗原表位有所不同,精确的抗原立体结构图有助于识别关键免疫目标[20]。

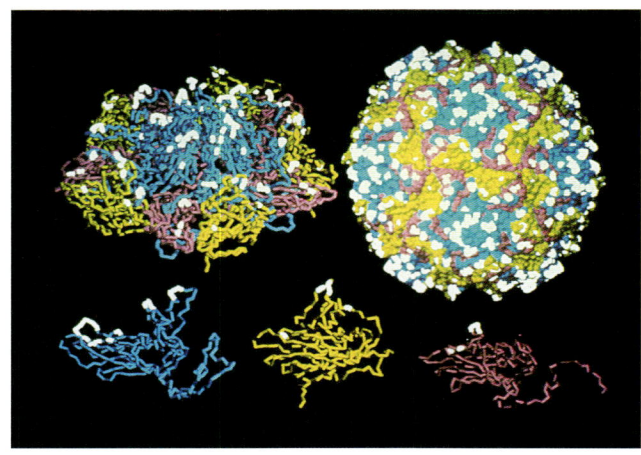

图 48.1 脊髓灰质炎病毒的抗原位点:病毒结构中突出的白色表示病毒抗原位点(右上),每一个核衣壳亚单位由 5 个拷贝组成五聚体(左上),及其各主要核衣壳蛋白 VP1、VP2 和 VP3(下方自左至右)。VP1,蓝色;VP2,黄色;VP3,红色。(由 James Hogle 和 Arthur Olson 提供)。

被动免疫

一项人 γ 球蛋白的临床试验证实了病毒血症在该病发病机制中的重要性,也证明了抗体具有保护作用。这项试验于 1952 年由 Hammon 等人组织实施[10],招募了超过 5.4 万名儿童,其中一半儿童注射 γ 球蛋白,一半儿童注射明胶。在注射后第 2 周至第 8 周,麻痹型脊髓灰质炎病例减少了约 80%。不幸的是,虽然在此项研究使用了大剂量的 γ 球蛋白(0.3ml/kg),但其保护效果短暂(8 周),这使得 γ 球蛋白仅用于家庭接触者,并不适用于公共卫生健康策略。通过胎盘传递的母传抗体也有保护效果,但其半衰期只有 28 天(参见"母传抗体和新生儿免疫的影响")。

主动免疫

一般概念

IPV 是 3 个型别脊髓灰质炎病毒组成的混合物,通过收获细胞上清液、经纯化及福尔马林灭活制备而成(历史上巴黎巴斯德研究所的 Lepine 利用福尔马林和 β-丙内酯共同灭活制备 IPV 疫苗[21])。第一代 IPV 在原代恒河猴肾细胞中培养制备,但是这种方法存在猿猴病毒的所有问题,即猿猴病毒可能在细胞基质中潜伏或复制。Salk 以及大多数生产厂家所采用的脊灰病毒毒株是野毒株,包括 Mahoney 株(Ⅰ型;丹麦一厂家至今仍在使用 Brunenders 株)、MEF-1 株(Ⅱ型)和 Saukett 株(Ⅲ型)。最近几年,一些厂商研发并生产了 Sabin 株脊髓灰质炎灭活疫苗(sIPV)(参见后续"使用 Sabin 株生产的 IPV"章节)。

尽管 Francis 的临床试验结果显示了 IPV 疫苗的有效性(参见后文"IPV 疫苗有效性及相关保护性"),但是 Cutter 事件(参见后文"不良反应事件")导致该疫苗生产工艺变更,降低了早期 IPV 疫苗的免疫原性[22]。20 世纪 50 年代末,接种疫苗的儿童罹患麻痹型脊髓灰质炎的现象再次发生,削弱了 IPV 的可靠性[23]。

幸运的是,在 20 世纪 70 年代的一些技术进步使 IPV 得以复兴,虽然其基本原理与第一代疫苗相似,但有 3 个重要方面的区别:

1. 培养毒种的细胞基质包括连续传代的人二倍体细胞株,或者连续传代的非洲绿猴肾(Vero)细胞系,而不是来自捕获或繁殖的猴子的一级、二级或三级细胞培养物;

2. 在大型生物反应器中使用微载体培养细胞,以扩大细胞密度;

3. 灭活前浓缩收获的病毒,以增加最终的抗原含量。

图 48.2 列出了 IPV 的生产步骤[24-30]。生产用细

第 48 章 脊髓灰质炎灭活疫苗　941

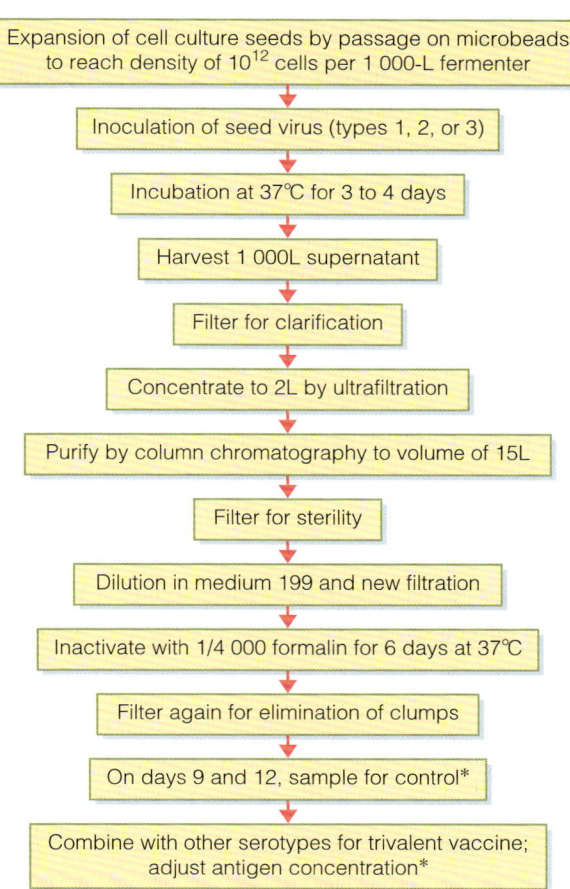

图 48.2　增效灭活脊髓灰质炎病毒疫苗的生产过程
＊为监控灭活效果至少采集相当于 1 500 人份剂量。

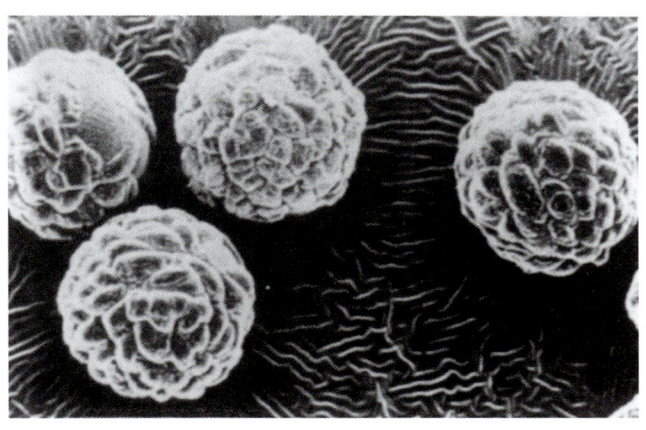

图 48.3　培养时生长在微载体上的非洲绿猴肾（Vero）细胞。（由 Dr. B. Montagnon, Institut Mérieux, Lyon 提供）

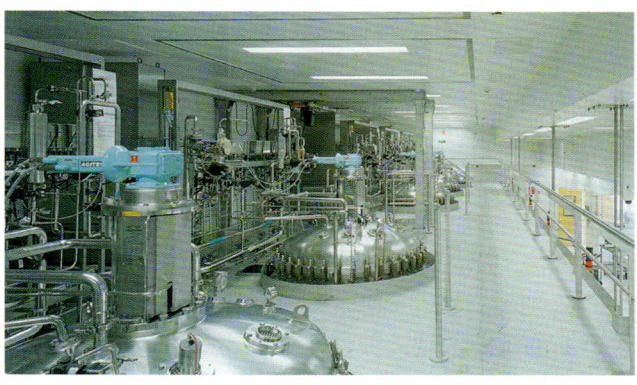

图 48.4　1 500L 容量的生物反应器，其中生长的细胞用于病毒培养。（向里昂赛诺菲·巴斯德致谢）

胞由工作细胞库在大型生物反应器中（见图 48.4）的微载体（见图 48.3）上进行培养，待细胞生长、扩增至高密度后，去除生长培养基、洗涤细胞，并接种 3 种脊髓灰质炎病毒型别中的一种；接种后置于 37℃ 培养 72~96 小时，细胞因病毒复制而裂解，收集上清液；澄清后，病毒经超滤浓缩 500 倍；通过分子排阻和离子交换层析去除细胞蛋白和 DNA，并浓缩病毒得到纯化液。此时，每人用剂量中的 DNA 含量不得超过 10pg，该水平对接种者不会造成危害[31]。浓缩纯化的病毒中加入福尔马林，于 37℃ 孵育 12 天进行灭活。通过残余活病毒的抽样检测证实，4 天即可基本完成病毒灭活。病毒灭活过程中，避免病毒聚团和维持中性 pH 十分重要。灭活过程中增加一步过滤可以去除聚集成团的病毒[32]。在无血清条件下使用 Vero 细胞[33,34]或采用其他细胞系[35,36]培养脊髓灰质炎病毒，可提高产量从而降低生产成本。每种血清型的单价终产物需要进行残余感染性试验，其结果必须为阴性。三种单价灭活的病毒原液混合成标准化的抗原含量的三价抗原原液，以浓缩形式储存，直至配置成最终疫苗。

终产品中以及中间品中的三种型别的脊髓灰质炎病毒含量用 D 抗原（D-Ag）单位表示（D 抗原仅由完整的病毒颗粒表达）。历史上使用凝胶扩散法测定 D 抗原含量（在凝胶扩散试验中 100 个单位 D 抗原被任意地定义为能够诱导 22mm 直径沉淀圆[37]，并且在增效 IPV 的历史试验中显示了与免疫应答相关[38]），但现在使用酶联免疫吸附法（ELISA）测定。对三价抗原原液的检测构成了产品体外效力（抗原性）的测定，并且是最终疫苗制剂的基础。每种产品的 I、II、III 型脊灰病毒 D 抗原的特定含量，取决于疫苗（常规灭活脊灰疫苗 cIPV 或 sIPV）生产用毒株类型，检测使用的参考品，以及 ELISA 试验中光密度值的数据处理算法（多元或线性回归方法）。IPV 的 D 抗原含量的测定、标准化和规范是非常重要的问题，并且随着 sIPV 的出现而变得更加复杂。世界卫生组织（WHO）已经制定了 IPV 疫苗国际参考品[39,40]，并对测定 D 抗原含量的 ELISA 方法提出了改良建议[41]。ELISA 检测的关键参数包括：①捕获抗原的抗体性质

(多克隆或单克隆,及其特异性);②用于抗原检测的抗体性质(多克隆或单克隆,及其特异性);③结果计算方法(S形曲线法、平行线法或四参数曲线法);④实验用抗原参考品的性质。此外,一些试剂可能会检测到脊灰C抗原(与非感染病毒有关)的存在,由此可能会错误地高估疫苗中D抗原的含量,也就是最终产品可能弱效,导致免疫原性降低。因此,考虑到D抗原检测的可变性,通过报告的D抗原含量比较各种产品的推断的免疫原性可能并不是准确的(参见以下部分)[42,43]。

IPV的免疫原性(体内效力)可通过猴、大鼠、豚鼠、小鼠或者鸡等动物模型的免疫应答来测定。在某些国家,大鼠模型仍用于过程控制或放行实验。由于中和抗体检测方法的差异使得不同IPV效价的对比分析更加复杂。总之,通过ELISA测量的抗原含量预测大鼠的免疫原性尚不明确[39],而且通过动物模型观察到的免疫原性与人体观察到的免疫原性之间的关系也并不那么直接。

所有这些参数都是IPV疫苗接种者预期的临床保护作用的替代指标。为了更准确地预测IPV的保护效果,研究者已经评估了一些新的效力检测方法,例如采用CD-155脊髓灰质炎病毒受体转基因小鼠[44,45]。可以用IPV免疫这些小鼠,然后用脊髓灰质炎病毒攻击以评估是否预防麻痹。

使用Sabin株生产的IPV

一些研究评价了sIPV和cIPV在生物化学方面的差异,特别是甲醛灭活对脊髓灰质炎病毒抗原结构的影响[46,47]。通过酶联免疫吸附法(ELISA)的单克隆抗体反应结果表明,甲醛灭活会破坏脊髓灰质炎病毒的部分抗原位点[48,49]。根据D抗原实验的特性(试剂等)测定病毒灭活后的效价时,可能检测不到这些位点的改变[50,51]。由于基因组的差异,Sabin株呈现的表位与野毒株呈现的表位不同,因此对福尔马林灭活的敏感性也各不相同。一项研究表明[48],福尔马林可以破坏Sabin株Ⅰ型脊髓灰质炎病毒的抗原位点1,但是不会破坏MahoneyⅠ型野毒株病毒表面的同一抗原位点。其结果是sIPV和cIPV在抗原性上确实存在差异[48,52],因此,二者诱导的抗体成分也可能不同[53,54]。在一项由美国FDA应用脊灰病毒受体转基因小鼠模型开展的研究中,日本脊髓灰质炎研究所(JPRI)制备的Ⅱ型sIPV激发的抗MEF-1中和中体水平比抗Ⅱ型Sabin中和抗体低5倍,并且在攻毒试验后,激发的保护作用(20%~100%麻痹,取决于剂量和免疫方案)低于MEF-1株制备的Ⅱ型cIPV(0%~20%麻痹,取决于剂量和免疫方案)[45]。之前在Ⅲ型sIPV中也观察到类似的研究结果[39],而Ⅰ型sIPV中并没有发现上述现象[51]。尚不清楚cIPV与sIPV诱导的对麻痹的保护作用差异在人体内是否具有临床意义。

回顾历史,20世纪80年代中期,JPRI[55,56]和美国Lederle实验室[57]率先开始研究sIPV,荷兰RIVM(Rijksinstituut voor Volksgezondheid en Milieu)紧随其后[50]。此外,自2004年以来,WHO帮助制造商开发sIPV,推动IPV接种领域的新研究者的出现。sIPV的一个主要优势是能够向发展中国家的制造商开放其生产。从一个拥有良好卫生和卫生条件的发达国家的制造厂中泄漏野生型脊灰病毒不会产生与拥挤和卫生条件差的发展中国家相同的后果。这就是为什么发展中国家的制造商不能使用野生脊髓灰质炎病毒生产IPV。然而,Sabin毒株的泄漏不会产生野毒株泄漏的后果。因此,发展中国家的制造商可以在自己的国家生产疫苗,并可潜在地降低价格。WHO的战略是帮助现有的OPV制造商扩大和改造他们的生产设施,使他们能够生产sIPV。为实现这一目标,WHO依靠Intravacc(前身RIVM)进行技术转让[58]。

几个组织不依赖WHO独立开发了sIPV。自20世纪80年代中期以来,在日本进行的JPRI倡议已经在2012年获得了Bike和Kaketsuken生产的两种白喉、破伤风和无细胞百日咳(DTaP)-IPV产品的许可证[59,60]。此外,JPRI声称正在与越南的Polyvac和印度尼西亚的Biofarma开展技术转让活动。中国医学科学院医学生物学研究所(昆明所)开发了一种sIPV单苗[61,62],该产品在中国获得许可,目前正在研究更复杂的联合疫苗[63]。最后,Intravacc(前身RIVM)在WHO的赞助下开发了一个可进行技术转让的sIPV技术平台[64-69],并致力于优化上游(细胞培养密度、病毒培养步骤、无血清培养基)和下游(澄清、纯化、灭活)过程,以提高总产量。几家公司已经获得了WHO的支持,并声明正在参与此类开发[69a]。

用其他脊灰毒株生产的IPV

在低成本和更安全(从生产角度)IPV疫苗的开发范围内[70],一些团体正在开发可用于疫苗生产的新的脊髓灰质炎病毒株种子[71-73]。专注于研发更稳定的减毒株,例如通过操纵病毒基因组的5'非编码区、增加聚合酶复制保真度,或通过密码子去优化。一些团体甚至试图开发非传染性种子毒株。

含佐剂的 IPV

自开展与矿物油和氧化铝盐的相关开创性工作以来，佐剂对 IPV 抗原免疫原性的积极作用已为人所知[74,75]。后来，通过几种含 IPV 的全细胞百日咳（wP）联合疫苗也表明了钙铝盐的作用[76]。从那时起，通过几项随机对照试验（randomized controlled trials, RCTs）已经在很大程度上证明，与单独的 IPV 疫苗相比，在含 IPV 的以白喉、破伤风和百日咳（DTP）为基础的联合疫苗（含有铝盐作为佐剂）中 IPV 抗原的免疫原性得到增强[77-83]。这在婴儿基础免疫后特别明显，RCT 确实显示联合疫苗的几何平均滴度（GMT）大约高两倍。因此，在含铝盐佐剂的 IPV 疫苗中降低抗原量可能产生相同的免疫反应。这是一些团体遵循的途径[84]（由 Statens Seruminstitut 发起的两项临床试验正在丹麦和多米尼加共和国进行）。

此外，为减少 IPV 抗原用量以降低成本和/或诱导更好的黏膜免疫，新的佐剂正在考虑用于 IPV[85]。几项使用 cIPV 或 sIPV 抗原开展的临床前研究表明，几种新的佐剂[基于角鲨烯或水包油乳剂添加或不加 Toll 样受体激动剂，聚合物，壳聚糖，甲病毒，胞嘧啶磷酸鸟嘌呤寡脱氧核苷酸，阳离子脂质体，皂苷，脂多糖衍生物，双突变体不稳定毒素（dmLT）]可降低所需的抗原量，实现期望的免疫应答和/或产生更高分泌性免疫球蛋白 A 水平的应答[67,86-93]。一项超前的方法，一些临床前研究模型中正在考虑将 IPV 抗原与 dmLT 佐剂一起纳入热敏感凝胶中，从而实现舌下免疫[94]。

除免疫抗原外的疫苗其他成分

生产过程中使用链霉素（streptomycin）、新霉素（neomycin）和多黏菌素 B（polymyxin B）控制细菌污染，但这些抗生素在纯化阶段大部分被去除。许多制造商致力于在病毒培养步骤中去除这些抗生素；然而，多黏菌素 B 的使用确实对病毒复制的质量有一定的影响。在终产品中，这些抗生素会有痕量残留。当 IPV 作为多价联合疫苗的成分时，IPV 抗原原液及其他成分的质量对成品疫苗的性能、效力和稳定性极其重要[95]。

硫柳汞不能用于保存含有 IPV 的疫苗的多剂量产品，因为它会破坏脊髓灰质炎抗原[96]，但残留的福尔马林和 2-苯氧乙醇可以保存最终产品。最近更新的 WHO 多剂量小瓶政策规定，IPV 的多剂量包装（2 剂、5 剂或 10 剂）可在首次使用后 28 天内使用，前提是它们根据良好的疫苗接种规范进行处理，并在 2~8℃的温度下存储。与之前的政策要求在单次疫苗接种后处置疫苗相比，此政策纳入几种 IPV 产品的许可标签后将限制现场的产品浪费。

稳定性

IPV 可在 2~8℃稳定保存 3 年。正如预期的那样，它的热稳定性随高温偏移的水平和持续时间而变化。在 37℃下，根据病毒类型，在几天内观察到效力丧失。市场中使用的大多数多剂量产品都配备了能够测量累积温度暴露的疫苗瓶监测器。冷冻会降低 IPV 的体外效价，应当避免。

IPV 抗原和可用疫苗的生产商

截至 2016 年中期，目前在上市疫苗中使用的 IPV 抗原原液（药物原料）生产商（见表 48.1）。从用工作病毒种子批量生产疫苗抗原，到终产品通过所有相关（内部和外部）控制实验室为特定市场完成批签发，需要 18~36 个月。2014 年，IPV 抗原原液的全球生产能力估计足以让 2016 年产生 2 亿~3 亿剂最终产品。随着传统制造商的持续产能扩大以及最近新的参与者的进入，IPV 疫苗的全球年度生产能力将进一步提高。

所有可用的 IPV 都含有 Ⅰ、Ⅱ 和 Ⅲ 型的灭活病毒，包括单苗和三联疫苗（Td-IPV），四联疫苗（DTaP-IPV 和 Tdap-IPV），五联疫苗（DTaP-IPV-Hib 和 DTaP-IPV-HB）和六联疫苗（DTaP-IPV-HB-Hib）（另见第 15 章）。在全世界范围内，这些疫苗用于婴幼儿基础免疫和/或在入学时儿童的加强免疫，以及青少年和成人。这些疫苗中的一些还用于未免疫、免疫史不详或不完全免疫的人群（通常是青少年或成人）的接种。在一些国家，由国家制造商使用从其他制造商进口的 IPV 抗原原液配制、分装、贴签、包装和签发的 IPV 单苗已获得许可或正在研发中。

大多数 IPV 单苗都经过 WHO 预认证，并且符合最近更新的建议，以确保脊髓灰质炎疫苗（灭活）的质量、安全性和有效性[98]。其中一些疫苗的生产符合第 3 版全球行动计划（GAP Ⅲ）关于在特定型别野生脊髓灰质炎病毒消灭和逐步停止常规 OPV 使用后，最大限度地降低脊髓灰质炎病毒设施相关风险的要求[99]。所有制造商接受这些要求的可行性（和时间）是激烈讨论的焦点，以及从 2016 年 4 月开始，这些要求推至 Ⅱ 型 Sabin 株的操作应与野毒株一样在 BSL3+ 环境中操作病毒，这增加了 Sabin 株 IPV 制造商或开发商的复杂性。

表48.1 上市疫苗中灭活脊灰抗原原液的生产商（至2015年中期）

生产厂商	生产地	细胞递质	脊灰病毒毒株
Bilthoven Biologicals（印度血清研究所）	荷兰	Vero	Mahoney, MEF-1, Saukett
葛兰素史克（GSK）	比利时	Vero	Mahoney, MEF-1, Saukett
日本脊髓灰质炎研究所（JPRI）	日本	Vero	Sabin 1, Sabin 2, Sabin 3
昆明所	中国	Vero	Sabin 1, Sabin 2, Sabin 3
诺华（GSK）	意大利	Vero	Mahoney, MEF-1, Saukett
赛诺菲巴斯德（SP）	法国	Vero	Mahoney, MEF-1, Saukett
赛诺菲巴斯德（SP）	加拿大	MRC-5	Mahoney, MEF-1, Saukett
国家血清研究所（SSI）	丹麦	Vero	Brunhilde, MEF-1, Saukett

历史上，cIPV曾与全细胞百日咳、白喉和破伤风类毒素联合疫苗（DTwP）联合使用。第一批联合疫苗于1964年在法国和英国获得许可，但今天已没有含DTwP-cIPV的联合疫苗。一些制造商已着手（重新）开发含IPV抗原组分基于wP的六价联合疫苗[100,101]。有一个技术挑战就是如何处理疫苗制剂中残留的硫柳汞（与非IPV抗原有关）、福尔马林和2-苯氧乙醇（与IPV抗原有关）对脊灰和百日咳组分造成的双向有害影响。

剂量反应、剂量及接种途径

Salk证实cIPV的免疫应答与抗原量直接相关[102]。所有现有cIPV的抗原含量来源于1977—1979年在婴儿中进行的多剂量应答临床研究[38,103,104]，该研究的目的是确定IPV抗原与其他疫苗抗原（D、T和wP，这些疫苗为婴儿在该年龄常规接种疫苗）联合免疫2剂后，能够产生有效保护的最佳D抗原含量。Jonas Salk和Charles Mérieux实施了一项对非洲人群更有利的cIPV免疫策略，通过相对拉大两次接种的时间间隔，能够消除脊髓灰质炎母传抗体对免疫应答造成的负面影响。这些临床研究最终确定目前的cIPV制剂中含Ⅰ、Ⅱ、Ⅲ型脊灰病毒分别为40U、8U和32U（与通过多重回归D抗原ELISA对单价抗原原液进行测量得到的制剂目标对应）。这些试验表明，40:8:32 D抗原单位的制剂在两个连续基础剂量组成的免疫程序中具有免疫原性，在最后一次婴儿基础免疫后至少6个月加强剂以产生持久免疫[105]。值得注意的是，一些历史研究记录了首剂cIPV接种后诱导抗体水平的能力[38]，并在随后在塞内加尔WPV1脊髓灰质炎暴发期间确证一剂疫苗临床效力为36%（95% CI，0%-67%）（见后文"IPV对急性弛缓性麻痹的效力和免疫保护相关性"）[106,107]。两项关于高效价单价Ⅱ型cIPV（含32 D抗原单位，与三价IPV中标准8个D抗原单位相比）的临床试验已经实施，以探索这种疫苗是否具有更高的免疫原性。在Ⅱ型脊灰病毒重现时，特别是计划将常规使用的OPV从含有2型的三价口服脊髓灰质炎病毒疫苗（tOPV）转换为二价口服脊髓灰质炎病毒疫苗（$bOPV_{1\&3}$）后，是否可快速关闭群体可能存在的2型免疫缺口[108,109]。

目前，在许多国家中存在多种婴儿/幼儿/学龄前儿童基础免疫方案（见表48.2）。事实上，所有全程IPV接种的国家都依赖含IPV的联合疫苗。关于学龄前免疫后的补充加强问题稍后论述（见后述"免疫持久性"）。在部分国家，随着常规IPV免疫接种的实施，还组织实施OPV的强化免疫接种（见后文"IPV免疫计划的结果"）。完全未接种过的青少年和成人的理想接种剂量为3剂cIPV。前2剂接种可间隔1个月，最好是2个月，6~12个月后免疫第3剂。紧急情况下可以提前接种第3剂，但获得的抗体滴度低于前者。接种过IPV的青少年或成人，若其上次接种时间在10~20年以前，仅需加强免疫1剂即可恢复高滴度抗体水平[110,111]。在免疫历史不详的成人中，间隔1个月接种2剂任何一种含IPV的联合疫苗，足以诱导机体产生很高的血清保护力，并有持久循环抗体存在[112,113]。

IPV既可皮下注射也可肌内注射，且尚无肌内注射和皮下注射的IPV的免疫原性RCTs相关报道。但是由于IPV越来越频繁地用于以DTP为基础含IPV的联合疫苗（也许还包含b型流感嗜血杆菌和乙肝抗原），为了最大限度地减少局部不良反应，IPV通常采用肌内注射途径，即使单独使用也不例外。

表48.2 各国婴儿/幼儿/儿童基础免疫IPV推荐时间表[a]

接种程序	年龄	国家
3+1+0	3月龄、4月龄、5月龄和18月龄	日本
	2月龄、4月龄、6月龄和18月龄	西班牙
	3月龄、4/5月龄、6月龄和12/24月龄	斯洛文尼亚
	2月龄、4月龄、6月龄和15月龄	乌拉圭
	2月龄、3月龄、5月龄和18月龄	马来西亚[b]
3+0+1	2月龄、4月龄、6月龄和4周岁	澳大利亚
	2月龄、4月龄、6月龄和4~6周岁	希腊、韩国、美国[c]
	2月龄、4月龄、6月龄和4~5周岁	爱尔兰
	6周龄、3月龄、5月龄和4周岁	新西兰
	2月龄、4月龄、6月龄和5~6周岁	葡萄牙
	2月龄、3月龄、4月龄和3周岁	英国
2+1+1	2月龄、4月龄、12~18月龄和4~6周岁	希腊、韩国、美国[c]
	3月龄、5月龄、12月龄和7~9周岁	奥地利
	3月龄、5月龄、12月龄和5周岁	丹麦
	3月龄、5月龄、12月龄和4周岁	芬兰
	2月龄、4月龄、11月龄和6周岁	法国
	3月龄、5月龄、12月龄和14周岁	冰岛
	3月龄、5~6月龄、11~13月龄和5~6周岁	冰岛
	3月龄、5月龄、12月龄和7周岁	挪威
	3月龄、5月龄、12月龄和5~6周岁	瑞典
	2~3月龄、4~5月龄、10~11月龄和5周岁	斯洛伐克
	2月龄、4月龄、11月龄和6周岁	罗马尼亚
3+1+1	3月龄、4月龄、5月龄、18月龄和5~7周岁	比利时
	2月龄、3月龄、4月龄、16月龄和6周岁	保加利亚
	2月龄、4月龄、6月龄、18月龄和4~6周岁	加拿大
	2月龄、4月龄、6月龄、12~23月龄和6~7周岁	克罗地亚
	2月龄、4月龄、6月龄、15~18月龄和4~6周岁	塞浦路斯
	2月龄、3月龄、4月龄、10月龄和10~11周岁	捷克共和国
	3月龄、4~5月龄、6月龄、24月龄和6~7周岁	爱沙尼亚
	2月龄、3月龄、4月龄、11~14月龄和9~17周岁	德国
	2月龄、3月龄、4月龄、18月龄和6周岁	匈牙利
	2月龄、4月龄、6月龄、12月龄和7周岁	以色列
	2月龄、4月龄、6月龄、12~15月龄和7周岁	拉脱维亚
	2月龄、4月龄、6月龄、15~23月龄和4~7周岁	列支敦士登
	2月龄、4月龄、6月龄、18月龄和6~7周岁	立陶宛
	2月龄、3月龄、4月龄、13月龄和5~6周岁	卢森堡
	2月龄、3月龄、4月龄、18月龄和16周岁	马耳他
	2月龄、3月龄、4月龄、11月龄和4周岁	荷兰
	2月龄、4月龄、6月龄、15~24月龄和4~7周岁	瑞士

[a] 截至2012年5月,参见 http://www.who.int/immunization/monitoring_surveillance/data/en/ 和 http://vaccine-schedule.ecdc.europa.eu/Pages/Scheduler.aspx
[b] 在儿童7周岁时,推荐OPV用于入学加强免疫。
[c] 官方建议是在6~18个月之间的任何时间给予第三剂,因此属于"2+1+1"或"3+0+1"时间表。考虑"3+1+1"时间表是可以接受的。

免疫效果

免疫应答的检测方法

虽然许多方法可以测定血清中的抗脊髓灰质炎病毒抗体,但是只有脊灰病毒中和抗体与临床保护性最为相关[114]。尽管已经探索了针对 cIPV 细胞介导的免疫应答,但尚未用于常规检测,也未被国家监管机构采用。通过淋巴细胞增殖试验和流式细胞术已经显示疫苗接种后血液中存在特异性 T 细胞[115,116]。随后将讨论 IPV 诱导的黏膜免疫和保护的检测(参见"由 IPV 诱导的黏膜免疫/保护")。

IPV 是抗原灭活疫苗,因此,免疫应答取决于抗原浓度、免疫次数(基础免疫)、免疫间隔、初免年龄(疫苗接种时应考虑脊灰病毒母传抗体对免疫应答的抑制作用),以及使用的含 IPV 的产品类型(未添加佐剂的单苗与添加佐剂的 IPV 联合疫苗)。评估一组个体接种疫苗获得的免疫反应时,使用几个参数来表示脊灰病毒中和抗体的水平:几何平均滴度(GMT)(与 GMTs 相比,有时使用中位数滴度(median titers)会得到不同的结果);疫苗接种后中和抗体滴度≥1:8(被视为产生相关保护的血清学指标)的受试者的百分比(历史上曾使用≥1:4作为阳性界值),这个指标通常被称为血清保护率(seroprotection rate);考虑或不考虑母传抗体衰减,疫苗接种后与接种前的中和抗体滴度呈现 4 倍或以上增长的受试者的百分比,通常被称为血清阳转率(seroconversion)。如果不考虑母传抗体衰减,血清阳转率可能会低于产生明显免疫应答个体的实际比例。众所周知,母传抗体会抑制 IPV 的免疫应答[117]。当母传抗体消失时,中和抗体≥1:8 的受试者百分比可能是评价 IPV 免疫后产生保护性免疫应答的最佳方法。

绝大多数实验室采用中和抗体法评价疫苗的免疫原性[118]。分析方法各不相同,但用于增殖目标病毒的细胞特性(HEp-2 或 Vero)、病毒接种量、细胞培养前血清病毒相互作用的时间和温度、血清检测时的系列稀释度以及试验用病毒株的特性(Sabin 株或野毒株)对实验都非常敏感[119,120]。此外,试验结果判定的方式(细胞病变或代谢抑制)对实验也有影响。科学家曾做过很多尝试标化分析方法[121,122],但尚无广泛接受的国际标准品用于实验分析[123]。在某些试验条件下,使用野毒株检测 cIPV 免疫的受试者血清获得的中和抗体滴度高于使用 Sabin 株检测的结果[119,120]。由于标准化研究中缺乏血清特征的描述,使得评价异常困难。有一些研究采用 FDA 提供的从免疫的猴子身上获得的 3 价血清参考品—IIA4,而其他试验建议采用在英国提供的来源于可能接种过 OPV 或自然感染的人群的血清库。正如"使用 Sabin 株生产的 IPV"中提到,显而易见的是接种 sIPV 的受试者展示的中和抗体决定簇(抗原结合位点)与接种 cIPV 的受试者中和抗体决定簇不同,并且检测系统中使用的病毒株特性可能对这些受试者体内的中和抗体的总水平检测造成影响。与 cIPV 相关的所有标志性的历史性研究[68-70],均是基于野毒株的中和抗体检测。在一些重要试验中使用的毒株类型,以及实验室操作野毒株的风险,尤其在无脊灰地区或低中收入国家中,这些指导的确实使得大部分实验室转而使用 Sabin 株用于中和抗体检测。在比较不同临床试验数据,尤其是 sIPV 的临床数据时,应充分考虑这一参数。正在开启一些治疗潜力[124-127]的可中和脊灰病毒的人或黑猩猩-人单克隆抗体的研发,以及脊灰病毒表位抗体相互作用[128]的三维图谱将为这一问题提供更多信息。

传统灭活脊灰疫苗(cIPV)的免疫原性

过去 35 年,开展了很多 1 岁以内接种 2 剂或 3 剂含 cIPV 联合疫苗的研究和临床试验。这些研究使用了不同剂型的 cIPV、研究设计和免疫程序,并在不同的民族生态状况的国家进行。很多涉及这些研究的综述已经发表[129-131]。例如,30 个研究组的数据汇总见表 48.3,在这些研究中有 4 500 多名受试者接种了含 cIPV 的联合疫苗,通常在 2 月龄和 4 月龄接种 2 剂疫苗作为基础免疫。完成两剂免疫后,Ⅰ型脊髓灰质炎病毒的血清保护率范围为 89%~100%,Ⅱ型为 92%~100%,Ⅲ型为 70%~100%。表 48.3 也总结了接种 3 剂疫苗后的免疫应答。接种 3 剂疫苗后的血清保护率明显优于 2 剂,尤其是按照 2-4-6 月龄的免疫程序接种时最为明显。尽管 3-4-5 月龄与 2-3-4 月龄的免疫程序均可产生良好的免疫应答,但与 2-4-6 月龄的免疫程序相比免疫应答较低,尤其在 GMTs 方面。为了在发展中国家实现快速保护,疫苗按 6-10-14 周的程序接种,由于开始免疫的年龄较早,而且间隔时间较短,这种程序对各种抗原的免疫反应不是最佳的。自 WHO 发起最初的研究以来[132-134],许多关于不同含 cIPV 的联合疫苗的研究已在广泛流行病学背景下开展。其中许多研究是在 OPV 为常规疫苗的国家进行的,因此可能通过直接接触 OPV 或 OPV 接种者,IPV 接种者已暴露于 Sabin 株脊髓灰质炎病毒,见表 48.4(赛诺菲巴斯德,研究编号 HIT40498,

表48.3 1岁以内接种2剂或3剂cIPV后1个月的免疫原性总结

接种程序	末次接种后1个月						研究组数	大致人数
	Ⅰ型		Ⅱ型		Ⅲ型			
	血清阳性率/%	GMT*	血清阳性率/%	GMT*	血清阳性率/%	GMT*		
2-4月龄	89~100	17~355	92~100	17~709	70~100	50~1 200	30	4 500
2-4,12-18月龄	94~100	495~2 629	98~100	1 518~6 637	97~100	1 256~4 332	10	2 000
2-4-6月龄	96~100	143~2 459	96~100	78~2 597	95~100	187~3 010	48	6 000
3-4-5月龄	85~100	110~475	98~100	92~944	86~100	89~1 244	8	500
2-3-4月龄	93~100	143~595	89~100	91~561	95~100	221~1 493	18	2 200

注:IPV:灭活脊髓灰质炎病毒疫苗;GMT:抗体几何平均滴度。

数据来源:VIDOR E,MESCHIEVITZ C,PLOTKIN SA. Fifteen years of experience with Vero-produced enhanced potency inactivated poliovirus vaccine. Pediatr Infect Dis J,1997.

表48.4 按6-10-16周龄程序接种含IPV的疫苗后受试者抗脊灰病毒抗体GMT和血清阳转率或血清阳性率(抗体滴度≥1∶8)

研究	参考文献	3剂后脊灰病毒抗体			研究	参考文献	3剂后脊灰病毒抗体		
		Ⅰ型	Ⅱ型	Ⅲ型			Ⅰ型	Ⅱ型	Ⅲ型
阿曼,1990—1992	132-134				南非,2001[c]				
所用疫苗		DTwP-IPV			所用疫苗		DTaP-IPV-HepB-Hib		
GMT		447	447	447	GMT		1 226	1 226	1 226
阳转率		88%	88%	88%	NA≥1∶4比例		100%	100%	100%
冈比亚,1990—1991	132-134				菲律宾,2003	137			
所用疫苗		DTwP-IPV			所用疫苗		DTaP-IPV/Hib		
GMT		79	144	241	GMT		533	789	1 968
阳转率		81%	82%	98%	阳转率		100%	100%	100%
泰国,1991—1992	132-134				波多黎各,2003	138			
所用疫苗		DTwP-IPV			所用疫苗		IPV		
GMT		49	68	136	GMT		222	147	724
阳转率		66%	63%	92%	阳转率		85.8%	86.2%	96.9%
南非,1998[a]					南非,2005	139			
所用疫苗		DTwP-IPV/Hib			所用疫苗		DTwP-IPV/Hib		
GMT		116	93	166	GMT		1 453	1 699	2 395
NA≥1∶8比例		99.2%	99.2%	99.2%	NA≥1∶8比例		100%	100%	100%
菲律宾,2000[b]					印度,2006	140			
所用疫苗		DTwP-IPV/Hib			所用疫苗		DTwP-IPV/Hib		
GMT		863	768	901	GMT		440	458	1 510
NA≥1∶8比例		100%	100%	100%	NA≥1∶8比例		100%	99.1%	100%
摩尔达维亚,1998	135				南非,2006	141			
所用疫苗		DTwP-IPV-HepB			所用疫苗		DTaP-IPV-HepB-Hib		
GMT		535	154	731	GMT		579	620	975
NA≥1∶8比例		98.7%	98%	98.7%	NA≥1∶8比例		100%	98.5%	100%
摩尔达维亚,1998	135				菲律宾,2008	142			
所用疫苗		DTwP-IPV/Hib			所用疫苗		IPV		
GMT		170	88	544	GMT		585	795	774
NA≥1∶8比例		99.3%	97.2%	100%	阳转率		98.2%	98.2%	100%
古巴,2001	258								
所用疫苗		DTwP-IPV/Hib							
GMT		304	304	858					
阳转率		94%	83%	100%					

[a] 赛诺菲巴斯德。研究编号 HIT40498;未发表,档案数据。

[b] 赛诺菲巴斯德。研究编号 EUV07199/HE9810;未发表,档案数据。

[c] 赛诺菲巴斯德。研究编号 A3R25 和 A3R38;未发表,档案数据。

注:DTaP:无细胞百白破联合疫苗;GMT:抗体几何平均滴度;HepB:乙肝疫苗;Hib:b型流血嗜血杆菌疫苗;IPV:灭活脊灰病毒疫苗;NA:中和抗体。

EUV07199/HE9810,和 A3R25、A3R38;未发表,档案数据)[132-142]。研究结果表明,免疫接种完成后实现了较高血清保护率。然而,据报道,血清阳转率变化较大,可能是因为在一些研究中观察到高水平的母传抗体。在南非的一项研究中(Sanofi Pasteur,研究 A3R25 和 A3R38;未发表,存档数据),在婴儿期给予三剂含 cIPV 的六价联合疫苗后,17 月龄时检测抗体,注意到对第四剂具有良好的记忆反应的抗体持久性。在 17 月龄时,抗Ⅰ、Ⅱ、Ⅲ型脊灰病毒中和抗体≥1:8 的儿童比例仍分别能达到 100%、99.5% 和 97.8%,以及从加强免疫前到加强免疫后观察到他们的 GMT 增长 40 到 56 倍。另一项研究中也观察到相似的结果[142]。在不再使用 OPV 的波多黎各开展的一项研究直接比较 2-4-6 月龄和扩大免疫规划(EPI)免疫程序[138]。按照 2-4-6 月龄程序接种后,脊灰病毒Ⅰ、Ⅱ、Ⅲ型血清阳转率分别为 100%、100% 和 99%,而按照 EPI 程序接种后,它们分别为 85.8%、86.2% 和 96.9%。总体而言,数据清楚地表明 cIPV 在 EPI 程序中具有免疫原性,尽管实现的抗体滴度和血清阳转率可能低于大年龄婴儿接种时,在发展中国家按 EPI 程序接种,cIPV 的体液免疫原性优于 OPV。在出生 6 个月以内完成接种 2 剂或 3 剂疫苗后,抗体水平会下降,但在第二年进行第一次加强免疫之前,接种者通常会维持抗体保护滴度,并且第三剂或第四剂接种会有显著的记忆反应。表 48.5 列示了 5 项在美国开展的临床研究[143-149]。第二剂疫苗接种后,虽然抗体滴度通常低于 1:100,几乎所有的婴儿都能达到血清保护。尚未发现种族背景在 IPV 的免疫原性中有临床相关作用。

表 48.5 IPV 单独免疫或者 IPV/OPV 序贯免疫程序的研究

研究者及参考文献	人数[c]	既定年龄免疫接种(月龄)				指示毒株中和抗体≥1:8 的百分率(几何平均滴度)											
		2	4	6	12-18	第 2 剂后			第 3 剂后[a]			加强免疫前			加强免疫后[b]		
						Ⅰ型	Ⅱ型	Ⅲ型	Ⅰ型	Ⅱ型	Ⅲ型	Ⅰ型	Ⅱ型	Ⅲ型	Ⅰ型	Ⅱ型	Ⅲ型
Faden 等[143,144]	116	IPV	IPV		IPV	96 (184)	100 (631)	96 (634)				90 (61)	96 (135)	92 (102)	96 (1 954)	100 (5 835)	100 (5 187)
	34	IPV	IPV		OPV	100 (283)	100 (481)	100 (1 132)				100 (128)	100 (334)	100 (151)	100 (3 044)	100 (10 693)	100 (2 347)
Blatter 和 Starr[145]	94	IPV	IPV		IPV	97 (44)	96 (105)	95 (83)				92 (22)	95 (42)	87 (23)	100 (2 070)	100 (3 419)	100 (1 968)
	68	IPV	IPV		IPV	98 (88)	100 (256)	98 (162)				100 (41)	100 (71)	93 (35)	100 (2 029)	100 (4 388)	100 (2 580)
Halsey 等[146]	75	IPV	IPV		OPV	94 (28)	98 (91)	96 (63)				85 (18)	96 (47)	81 (20)	100 (1 568)	100 (7 199)	96 (297)
	99	IPV	IPV		OPV	99 (90)	99 (120)	95 (126)				98 (47)	96 (61)	88 (29)	100 (1 765)	100 (7 516)	99 (709)
Onorato 等[147]	87	IPV	IPV	IPV	OPV	97 (74)	98 (82)	100 (110)	100 (463)	100 (652)	100 (605)	100 (72)	100 (98)	100 (91)	100 (2 141)	100 (7 169)	100 (1 824)
	331	IPV	IPV		IPV	99	99	99							99	100	100
Modin 等[148]	332	IPV	IPV		IPV	99	100	100							100	100	100
	101	IPV	IPV		IPV	97	92	78							100	100	100
AsturiasE 等[149]	113	IPV	IPV	IPV		100 (1 011)	99 (517)	99 (859)	100 (2 542)	100 (2 675)	100 (3 248)						
	920	IPV	IPV	OPV		99 (1 284)	100 (798)	99 (1 089)	100 (1 821)	100 (4 294)	100 (2 828)						
	101	OPV	OPV	OPV		97 (575)	100 (1 641)	94 (350)	99 (685)	100 (1 768)	98 (415)						

[a] 婴儿;
[b] 根据接种计划,第 3 剂或第 4 剂加强免疫;
[c] 试验开始时参与人数。
注:IPV:灭活脊髓灰质炎病毒疫苗;OPV:口服脊髓灰质炎减毒活疫苗。

接种首剂含 cIPV 的疫苗后,就能检测到免疫应答[150,151,152]。依据方案设计,可观察到高达 50% 的血清阳转率(脊灰病毒Ⅰ、Ⅱ、Ⅲ型血清阳转率分别为 33%、41% 和 47%,高年龄组血清阳转率更好)。当采用接种血清阴性个体在接种后第 7 天检测到中和抗体作为激发的定义时,尚未阳转的个体可能已经被激发,并且,一项临床研究揭示高达 90% 的未阳转的接种者被激发[153]。相关总结见后文"IPV 预防急性弛缓性麻痹及相关免疫保护效力"。在塞内加尔开展一项病例对照研究中,免疫 1 剂疫苗后可针对Ⅰ型脊髓灰质炎病毒产生有限的临床效力(36%,95% *CI*,0%-67%),这说明血清阳转与免疫保护最相关,而不是激发。然而,相反,在 VAPP 困扰的匈牙利实施 1 剂 IPV 和 OPV 的序贯免疫后,消除了 VAPP,表明激发可以提供针对麻痹的临床保护[154]。这些数据对于目前 WHO 为发展中国家开发负担得起的 IPV 解决方案所做的努力非常重要(见后文"IPV 在消灭脊灰中的基本原理和作用")。

综合所有因素,数据清晰地表明,当应用于婴儿基础免疫程序时,影响 IPV 抗原的免疫原性的因素包括基础免疫接种剂次、首剂疫苗接种时间、剂次间隔、母传抗体以及以联合疫苗的形式使用 IPV。

Sabin 株 IPV 的免疫原性

由于在用于配制和批签发的体外(通过 ELISA 测定 D 抗原)和体内(动物免疫原性)效力检测不同,不能直接比较 sIPVs 和 cIPV 的相对 D 抗原含量[39,40,42,43,50,155,156]。只能按照产品总结 sIPV 的临床评价结果。

美国 Lederle 公司的 Murph 等人[57]使用原代猴肾细胞制造了一种 sIPV,每 0.5ml 含有Ⅰ、Ⅱ和Ⅲ型脊髓灰质炎病毒 D 抗原单位分别为 20-12.5-35DU。1986 年进行的一项研究包括 18 名血清阳性成人接种了含有 10-6.25-17.5U 的 D 抗原单位,20-12.5-35U 的 D 抗原单位,或 40-25-70DU 的 D 抗原单位的疫苗,9 名血清阴性成人接受了一剂 20-12.5-35U 的 D-抗原单位疫苗。在血清阳性成人中,三种疫苗制剂可增强血清中和抗体水平,且显示出显著的剂量效应。在血清阴性的成人中,观察到对三种脊髓灰质炎病毒的免疫应答。该项研究的缺点是所有受试者都曾在婴儿期接种过 OPV 或 cIPV,没有对脊灰抗原免疫空白的受试者。

在 20 世纪 90 年代早期,JPRI 完成了两项 sIPV 单苗的早期临床试验。Ⅰ期临床在成人和 3~90 月龄的婴幼儿中实施[156]。每剂疫苗中Ⅰ、Ⅱ和Ⅲ型脊髓灰质炎病毒 D 抗原含量分别为 30-30-50DU。在第 1 项试验中,10 名血清阳性的成年受试者皮下接种 2 剂疫苗,间隔 4 周,安全性非常好。接种第 2 剂疫苗后 2 周(针对 Sabin 株和野毒株),抗体检测结果显示所有志愿者的中和抗体应答水平较高。在第 2 项试验中,采用相同的免疫程序接种了 108 名婴儿(3~90 月龄)。除 40% 受试者免前血清中的Ⅱ型脊髓灰质炎病毒呈血清学阳性外,大部分婴儿的免前血清呈阴性(滴度 <1:4)。接种第 2 剂疫苗 2 周后,免疫原性检测结果显示所有接种者的Ⅰ型、Ⅲ型病毒中和抗体应答水平较高,但Ⅱ型病毒较低。抗同型 Sabin 株血清中和抗体 GMT,Ⅰ、Ⅱ、Ⅲ型分别约为 2 000、300 和 500。抗野毒株的血清阴性滴度比同型 Sabin 株低为 1.3~4 倍。之后,JPRI 在 2002 年终止了 sIPV 单苗的开发。基于从老鼠和猴体获得的新的免疫原性数据,JPRI 启动了重新配制 sIPV 的相关研究,最终将 D 抗原含量调整为 1.5-50-50DU/剂。JPRI 与几家日本 DTaP 制造商签署了抗原供应协议,Biken 和 Kaketsuken 借此在日本开发两种类似的 DTaP-sIPV 联合疫苗,依据Ⅱ期和Ⅲ期试验结果,两个产品于 2012 年获批上市[157]。结果显示,婴幼儿在 3~8 月龄完成三剂基础免疫(每剂间隔 1 个月)后 Sabin 株中和抗体阳性率为 100%,并且具有持久的抗体水平。当对野毒株进行评估时,97.4%~100% 血清抗体水平 >1:8,但是抗体 GMTs 低于 Sabin 株抗体检测,其中Ⅰ型低 10~20 倍,Ⅱ型低 2 倍,Ⅲ型低 1.5 倍[158,159]。

昆明所开展了多剂量 sIPV 在成人、儿童和婴儿的多阶段的Ⅰ期临床试验,其中含有Ⅰ、Ⅱ和Ⅲ型脊髓灰质炎病毒分别为 15-16-22.5U 到 45-64-67.5U,具有良好的免疫原性和剂量反应效应[160]。在该研究之后,在婴儿中进行剂量反应(三个剂量)与 OPV 和 cIPV 比较的Ⅱ期临床研究[161]。然后,该中国疫苗选择 30-32-45D 抗原单位进行与 cIPV 对比的Ⅲ期临床研究[162]。该疫苗于 2015 年初在中国获批上市。Ⅱ期临床受试者血清针对一组毒株(Mahoney、MEF-1、Saukett、Sabin、近期分离的野毒株以及近期中国分离的 VDPVs)的交叉中和试验表明,sIPV 组受试者针对非 Sabin 株的中和抗体水平低于 cIPV 受试者。然而,超过 95% 的疫苗接种者能够在两种检测(针对 Sabin 株和针对野毒株)中产生高于临床保护水平(≥1:8)的抗体水平(昆明所,个人交流,2014)。

Intravacc(前身 RIVM)通过探索几种无佐剂和铝佐剂 sIPV 疫苗的剂量反应效应,启动了一项临床项目。在波兰和古巴的成人中完成了Ⅰ期临床试验[163,164],使用的疫苗包括 sIPV 单苗(每剂含 20-32-64 D 抗原单位）、含铝佐剂的 sIPV 单苗和 cIPV。此外，在波兰的婴儿中完成了剂量递增的Ⅱa 期试验，使用的疫苗包括三种配方的含铝佐剂 sIPV 或三种配方的无佐剂 sIPV 单苗（六臂）与对照 cIPV 单苗[165]。所有结果均显示产品安全性良好，不同制剂诱导针对 Sabin 毒株的中和抗体（针对野毒株的预期水平较低）的能力具有剂量反应效应和中等佐剂效应。

如前所述（见"使用 Sabin 株生产的 IPV"），sIPV 不同于 cIPV。由于用于疫苗制备的脊髓灰质炎病毒株之间的生物化学差异，sIPV 向免疫系统呈递的中和表位集合不同于 cIPV 呈递的中和表位。因此，导致疫苗接种者血清中不同的抗体群体，反过来，当疫苗接种者免疫后会遇到多样的病毒（野毒株、VDPV 和类 Sabin 株）时，可能表现出不同的中和特征（针对不同野毒株中和抗体滴度的差异高于血清阴性个体比例的差异）。目前尚不清楚是否可通过改变 sIPV 中含有的抗原量，克服这些差异，或者这些差异是否与临床相关。一些人认为，只要早期的中和野毒株个体比例足够高，接种后抗体水平无关紧要。2010 年，在刚果 - 布拉柴维尔暴发的脊髓灰质炎疫情[166]，其中突变的Ⅰ型脊髓灰质炎病毒在 OPV 接种疫苗的人中引起疾病，表明"异型免疫力"差，不过，这与随后的 OPV 强化免疫活动清除这一疫情的事实相矛盾。这些观察结果从监管角度提出了问题[167]。持续记录已上市 sIPV 的免疫能力并确保人体中的抗体应答对所有类型的毒株具有广泛交叉反应至关重要。此外，相对于 cIPV 的保护，已上市 sIPV 的肠道和口腔黏膜保护水平尚无文献记载。

母传抗体和新生儿接种的影响

许多研究记录，婴儿基础免疫时的母传脊髓灰质炎病毒抗体会减弱 cIPV 基础免疫抗体应答水平，并且降低血清阳转率[132,133,168-174]。这在全程免疫后的血清抗体阳转率上相比血清保护水平更为明显。在 1 岁以最佳间隔接种三剂 IPV 可以使这一影响最小化。

新生儿的 cIPV 接种已进行了多次评估[175]。Swartz 及其同事表明，在出生时给予单剂量的 cIPV 可激发婴儿对 6 个月时给予的第二剂的均一反应[176]。出生时同时接种 cIPV 和乙型肝炎疫苗的以色列婴儿在 1 月龄和 3 月龄时的抗Ⅱ型和Ⅲ型脊髓灰质炎病毒的平均抗体水平高于 2 月龄时接种 cIPV 的婴儿，但两组接种一剂额外的 cIPV 和两剂 OPV 后，这种差异在 7 月龄时消失[172]。Hovi 等人[177]的确发现，在巴基斯坦，出生时接种 1 剂 IPV 的婴儿在 8、12 和 16 周龄时接种 3 剂 OPV 激发了更高的抗体滴度。

Linder 等人[168]也记录了，在以色列的早产儿在 2 月龄时接种 cIPV 的免疫原性，无论是否在 5~10 日龄内接种 1 剂 cIPV[178]。出生后 2 周内接种 cIPV 的婴儿，在 2 月龄时接种 1 剂 cIPV 后 1 个月，抗Ⅰ型、Ⅱ型和Ⅲ型脊灰病毒中和抗体的滴度≥1∶8 的比例分别为 100%、100% 和 97.9%，而先前未接种 IPV 的婴儿则分别为 96%、100%、71%。

Jain 等人[179]记录在印度新生儿中单纯按 0、6 和 10 周龄程序接种 IPV 可以产生免疫原性，并且证明此免疫程序（针对 3 个型别脊灰病毒的血清阳转率均达到 80%）的血清阳转率高于在出生时使用 OPV 并以 cIPV 或 OPV 为补充（针对 3 个脊灰病毒抗体的血清阳转率分别为 72% 和 72%）的 EPI 的免疫程序（6、10 和 14 周龄）。因此，所有这些数据确实表明，出生时的 cIPV 似乎可以激发免疫系统，而且这些数据与 cIPV-OPV 序贯免疫程序试验结果一致（参见后文"IPV 和 OPV 的混合/序贯免疫程序的免疫原性"）。

皮内注射 IPV 的免疫原性

Salk 最先发表了 IPV 抗原皮内注射的研究报告[180,181]。这些研究表明，在儿童和成人中皮内注射 0.1ml 液体配方的 Salk IPV 具有免疫原性。1955 年第一批商业化的 cIPV 上市不久，一些国家在当时为最大限度的利用有限数量的疫苗，按照免疫程序进行了 cIPV 皮内注射（曼托技术，Mantoux），获得很好的结果[182-188]。20 世纪 90 年代早期，John 的研究团队在印度应用新型 cIPV 开展了三项成功的验证试验。结果证明，在人体中采用皮内注射时，1/5 的肌内注射量即可产生免疫原性，但没有一项针对全量肌内注射的研究是随机完成的[189-191]。

在 WHO 努力推动更加可负担的 IPV 的背景下[192]，以及临床前研究的支持下，已经开展了几项按照不同婴幼儿基础免疫程序（全程 IPV 或 OPV-IPV 序贯程序）通过针头或通过一种正在开发的盒式喷射器（DCJIs）皮下注射 cIPV 的研究，剂量为 0.1ml，相当于常规肌内注射剂量的 1/5。

WHO 在古巴[193,194]和阿曼发起了两项 RCT 试验[195]，其中两种不同的 cIPV 按照 6-10-14 周龄和 2-4-6 月龄的基础免疫程序接种。疫苗经 DCJI 注射器（Bioject 出品的 Biojector 2000 注射器，为皮内注射定制）经皮内注射或采用常规注射器和针头进行肌内注射。主要研究目标是皮内注射组的抗脊髓灰质炎病毒的血清阳转率非劣效于肌内注射组（非劣效性界值 20%）。两项试验均证明了临床相关的免疫原性，但是采用 6-10-14 周龄免疫程序产生的应答水平低于2-4-6月龄免疫程序。在阿曼进行的研究中，7月龄婴儿采用单价Ⅰ型OPV进行试验，7天后，皮下注射组和肌内注射组的排毒率分别为74.8%和63.1%。在菲律宾实施的第三个随机对照试验，应用曼托皮内注射技术，采用6-10-14周龄免疫程序对两种免疫途径进行比较[142]，结果证明接种3剂疫苗后皮内注射组的血清保护率非劣效性于肌内注射组（非劣效界值5%），但是GMTs低于肌内注射组。

古巴的一项研究[153]评价了使用DCJI（Pharmajet）皮内注射两次连续0.1ml cIPV是否能提供与按照4~8月龄程序肌内接种两剂0.5ml cIPV相当的血清阳转。在接种第一剂和第二剂研究疫苗后评估每组中的血清阳转，以及在接种第一剂cIPV后引发免疫应答的受试者比例。结果显示，第一剂部分剂量和全剂量cIPV接种后血清阳转率高，皮内组的中位数滴度显著较低，超过90%受试者的第一剂后没有血清阳转的引发证据。通过任一途径接种第二剂cIPV后，关闭了剩余的血清转换间隙，并具有高抗体滴度，尽管通过肌内途径接种的儿童的抗体滴度更高。

印度（莫拉达巴德区）实施的一项研究[196]结果显示，应用定制的DCJI（Pharmajet）进行cIPV皮内接种，产生的免疫应答水平较低。这项研究设计了多个剂量组，多次接种单价Ⅰ型OPV和三价OPV（tOPV）的6~9月龄婴儿，通过肌内注射途径随机接种两种不同的cIPV疫苗中的一种，并通过皮内注射途径接种1剂cIPV（1/5肌肉接种量）或一种Ⅰ型单价OPV（二选一）。由于受试者免前血清中的3个脊灰病毒抗体水平非常高，而且，怀疑注射器未能将全部的0.1ml疫苗通过皮内注射途径注入接种者体内，因此，该研究未能证实皮内注射微量cIPV与肌内注射全量cIPV具有相同的免疫原性，但该项研究充分证明了皮内注射途径具有无可争辩的加强效果。

古巴的一项研究[197]中已按常规古巴免疫程序接种过两剂tOPV的12~20月龄幼儿中评价一种cIPV的四种皮下注射方式（针头、两种不同的正在开发的DCJIs或一种已建立的DCJI）和肌内注射。结果显示，接种后21天所有组血清保护率相似且非常高，但是与肌内注射组相比，四个皮内接种组的抗体中位数和加强免疫应答较低。

最终，在荷兰按照全程cIPV激发的成人（"3+1+1+1"程序）的数据[198]，其中cIPV经皮内（DCJI）或肌内注射。在第28天，皮内组的平均抗体水平低于肌内注射的全剂量组。在HIV感染的大多数OPV引发的成人中，通过微针装置皮内注射或肌内注射全剂量cIPV，可获得相似的加强应答，其中皮内注射剂量为肌内注射剂量的40%[199]。

WHO、适宜卫生技术规划组织（Programs for Appropriate Technology in Health，PATH）和比尔-梅琳达盖茨基金会支持的其他方法，旨在开发空心微针或可溶解微针透皮贴剂，并涂以冻干和稳定的IPV抗原[200,201]。几个小组已经开始微针贴片的开发工作[202-204]。

总之，正如最近所回顾的[205]，对皮内注射cIPV的研究提供了证据，表明这一途径具有免疫原性，但比常规肌内注射的免疫原性略低。此外，由于皮内针与DCJI皮内给药存在差异，还需进一步优化剂量和开发工业化的DCJI皮内给药方式。使皮内IPV程序可行的一个关键因素是开发和认证符合人体工程学和高注射质量的DCJI[206]。这是因为经皮内针和注射器皮下给药可能很难在现场进行；因此，有一种设备来确保通过适当的皮内接种使所需的抗原被充分运送到适当的部位。目前还没有明确的皮内给药许可途径，包括国家监管机构将需要哪些关于安全性和免疫原性的数据。此外，这一许可途径将意味着批准的疫苗制造商和批准的设备制造商之间建立伙伴关系，以汇集特定的应用文件，支持按照规定的程序使用规定的皮内设备接种指定的IPV。最终，还要证明这种方法真正具备可负担性优势。

部分剂量和供应短缺

由于目前IPV供应不足（见前文"灭活脊髓灰质炎疫苗抗原和现有疫苗的生产商"和后文"IPV在根除脊髓灰质炎中的原理和作用"），WHO最近在其建议中纳入了通过皮内（ID）途径使用部分剂量作为肌肉内（IM）途径的替代方法[206a,206b]。目前设想，当环境样本中分离到VDPV2或cVDPV2[206c]，并且IPV的现有数量不足以确保纳入IPV的所有国家的每个儿童至少有一剂肌内注射剂量时，常规免疫活动或强化免疫就可采用这种方式。几项试验表明，无论婴儿接种过tOPV还是bOPV，连续两剂部分剂量（ID）IPV与一剂完全（IM）IPV相比，效果都很好。两剂部分剂量IPV（全剂量的1/5）接种后，Ⅱ型血清转化，抗体水平、和激发相似，不是更好[153,193,195,206d,206e]。这些数据将有助于疫苗接种推荐机构提出这种IPV的替代使用方法，以最大限度地利用现有的数量有限的IPV。

IPV在早产儿和免疫缺陷个体中的免疫原性

通常产后接种疫苗时，早产似乎不会降低对含

cIPV 疫苗的免疫应答。除非患有慢性疾病[211]，所有早产儿接种 3 剂 IPV 后均诱导产生中和抗体，但滴度可能会低于同期足月婴儿[116,178,207-210]。

即使在推荐使用 OPV 的国家，IPV 也是免疫缺陷患者的指定疫苗，因此 IPV 在这些受试者中的免疫原性是一个重要问题。感染人类免疫缺陷病毒（HIV）的儿童在婴儿早期免疫 2 剂 cIPV 后免疫应答相当好，可能归因于他们的免疫系统很大程度上完好无损[212]。在 OPV 免疫过的 HIV 感染的成人中加强免疫一剂也观察到相同的结果[199]。然而在成人血友病患者中，尽管接种 cIPV 后都产生了一定程度的应答，但是 HIV 阳性还是对抗体水平产生了负效应[213]。慢性肾透析患者中血清阳转率也达到或者超过了 90%[214]。接受骨髓移植的患者中，移植后再次免疫通常可以成功地产生抗体，但至少需要 2 剂，通常是 3 剂疫苗[215,216]。跟踪 134 例干细胞移植患者移植 12 个月后免疫 3 剂 IPV 的病例，发现抗 I 型、II 型和 III 型抗体的血清保护率分别为 94%、94% 和 90%。长期具有移植物或自身有病的患者，其免疫持久性较差[217]。总而言之，上述结果证明 IPV 在许多免疫功能低下者中具有免疫原性。

IPV 和 OPV 混合或序贯免疫程序的免疫原性

当考虑 IPV 和 OPV 的混合／序贯程序时，必须仔细区分正在考虑的免疫程序：两种疫苗在接种过程中同时接种一次或多次时，采用 IPV-OPV 序贯程序、OPV-IPV 序贯程序以及 IPV/OPV 混合／联合程序。此外，随着最近新 OPV（$bOPV_{1\&3}$、mOPV1 和 mOPV3）的许可，必须考虑这些试验中使用的 OPV 类型。已经完成的许多试验记录了这些不同类型的 IPV/OPV 免疫方案，关键结果如下，按程序逐一列出。所有这些试验都是使用 cIPV 进行的，由于目前还没有关于 sIPV 序贯免疫性能的数据。此外，许多这些试验调查了 OPV 免疫／挑战接种后，脊髓灰质炎病毒排泄率、强度、持续时间和遗传学。（见下文"IPV 诱导的黏膜免疫和保护"）

cIPV-OPV 序贯免疫程序临床试验

自 1986 年以来，在巴西、中国、法国、危地马拉、墨西哥、英国和美国等国家和地区开展的许多临床试验记录了接种 1 剂或 2 剂 cIPV 后再接种 1 剂或 2 剂 tOPV 组成的 cIPV-tOPV 序贯免疫程序，涉及多个含 cIPV 的疫苗（包括单苗或 wP/aP（无细胞百日咳）联合疫苗（赛诺菲巴斯德，研究编号 HE9812 和 IPV33-EXT，未发表，数据文件）[143,144,146,148,149,207,218-231]。

这些试验都是 cIPV-tOPV 序贯免疫程序与 cIPV 免疫程序和／或 tOPV 免疫程序比较的非随机开放研究或 RCTs。研究结果表明，与单纯使用 tOPV 免疫程序相比，在开始时引入至少一剂 cIPV 可提高基础免疫后血清抗体水平，并可诱导一定程度的肠黏膜保护（见后文"IPV 诱导的黏膜免疫和保护"）。从 1997 年到 1999 年，美国依靠的是一种 cIPV-tOPV 序贯免疫程序，其中在 2 月龄和 4 月龄接种两剂 cIPV，随后在 6~18 个月龄服用两剂 tOPV 然后在入学的时候再服用一剂。表 48.5 总结了这种序贯免疫程序具有极佳的免疫原性[143-149]。以色列和丹麦也曾使用过这种序贯免疫程序，也有成功的结果。以色列采用了两种免疫程序：2、4、6 和 12 月龄接种 cIPV 和 7 和 13 月龄服用 tOPV，或 2、4 和 12 月龄接种 cIPV 和 4、6 和 12 月龄服用 tOPV。尽管广泛使用了 tOPV，但加沙地带的脊髓灰质炎仍然持续存在，这促使当局改用混合序贯免疫程序，从而导致分离的野毒株迅速降低[232]。英国的一项研究表明，由一剂 cIPV 和两剂 tOPV 组成的序贯免疫程序在免疫原性方面具有优势[222]。

罗马尼亚也特别采用了这种序贯免疫程序，因为同时进行肌内注射引起的 VAPP 发生率异常高[233]。在一段有限的时间内，罗马尼亚一个省的婴儿在 2、3 和 4 月龄接种 cIPV，并在 4 和 9 月龄服用 tOPV[234]。这种免疫程序耐受性好，免疫原性强。该区域随后没有发生脊髓灰质炎病例，但参与的儿童太少，无法就预防 VAPP 得出结论。

在智利完成的一项关于 $bOPV_{1\&3}$ 的试验[235]，比较了在 8、16 和 24 周龄按照 3 剂 cIPV 或两种 cIPV-$bOPV_{1\&3}$ 序贯免疫程序（cIPV-cIPV-$bOPV_{1\&3}$ 或 cIPV-$bOPV_{1\&3}$-$bOPV_{1\&3}$）接种后的体液免疫和肠道免疫。所有受试者在 28 周龄进行 $mOPV_2$ 攻毒试验。在第 28 周，接种 3 剂或 2 剂 cIPV 后，所有组中受试者 I 型和 III 型血清阳转超过 98%，II 型血清转化超过 96%。有趣的是，cIPV-$bOPV_{1\&3}$-$bOPV_{1\&3}$ 序贯组中 2 型血清阳转率达到 77.6%。更重要的是，该组中在 28 周龄对 2 型无应答的受试者，在 mOPV2 攻毒后 1 周内 2/3 发生了阳转，表明启动了针对 2 型的应答，cIPV-$bOPV_{1\&3}$-$bOPV_{1\&3}$ 序贯免疫程序提供了 92% 的 2 型保护／启动率。不出所料，母传抗体明显干扰免疫应答。该试验一项关键观察结果是，$bOPV_{1\&3}$ 似乎能够加强针对 2 型的抗体水平，以及肠道免疫水平（可以通过检测 $mOPV_2$ 挑战后 II 型排毒），表明 $bOPV_{1\&3}$ 中的两个血清型在单剂 cIPV 激发的受试者中对 II 型有交叉（异型）加强作用。

在 OPV 之前接种 cIPV 序贯免疫程序的一个关

键优势是解决 VAPP 风险,因为现在已经有充分的文献证明,使用 cIPV 开始脊髓灰质炎免疫接种可以消除与第一剂 OPV 相关的 VAPP 的发生。这在美国[236]和匈牙利[154]已经证明是一项非常成功的战略。从 1992 年到 2006 年,匈牙利已从连续三次年度 mOPV 强化运动转变为 1 剂 cIPV+tOPV 的序贯程序,并且完全终止了 VAPP。

在 bOPV$_{1\&3}$ 将是唯一使用的 OPV 疫苗的情况下,这种免疫程序可能是有利的,确保在这些社区再次出现Ⅱ型脊髓灰质炎病毒时,在人群中具有尽可能高的抗Ⅱ型脊髓灰质炎免疫将是至关重要的。

OPV-cIPV 序贯免疫程序临床试验

当第一次研究时,这种序贯免疫程序的目的是弥补热带地区对 tOPV 应答不足造成的免疫缺口。在象牙海岸开展的试验中[237],服用三剂 tOPV 后接种一剂 cIPV 或 tOPV。在服用第三次 tOPV 后仍呈血清阴性的 9 月龄儿童接种 1 剂 cIPV 后 1 型、2 型和 3 型脊髓灰质炎血清阳转率分别为 81%、100% 和 67%。而相应的 tOPV 接种后血清阳转率分别为 14%、27% 和 5%。

另一项研究[238],在阿曼对已接种过 5 剂 OPV 的 9 月龄婴儿,免疫 cIPV 和三种不同的 OPV(单价Ⅲ型 OPV 和 2 个生产商的 tOPV)进行加强免疫效果的比较。补种 cIPV 后免疫原性很好,且Ⅲ型脊灰病毒的抗体水平高于 OPV 疫苗。另外,在 15 月龄时接种单价Ⅲ型 OPV 疫苗进行攻毒试验,以评价黏膜免疫水平。总体而言,13.2% 的婴儿排出了Ⅲ型病毒,但各研究组Ⅲ型病毒排毒率并无显著性差异。

最近,在印度实施了一项研究,对免疫过多剂 tOPV 和单价Ⅰ型 OPV 的 6~9 月龄婴儿免疫一剂 cIPV,Ⅱ型和Ⅲ型血清学反应为阴性的儿童几乎 100% 实现阳转[196]。此外,根据 OPV 攻毒后粪便排出量减少的记录,该剂 cIPV 与显著提高肠道免疫力有关(见后文"IPV 诱导的黏膜免疫和保护")。

荷兰的研究结果显示,免疫过 OPV 的人群再次免疫 cIPV 能够刺激全身和唾液的 IgA 免疫应答。反之,仅免疫过 cIPV 的人群无法产生唾液 IgA 免疫应答[239]。

John 评估了 cIPV 在增强接种过 tOPV 的 1~4 岁印度儿童的体液免疫以及肠道免疫方面的效果[240]。这一补充剂量的 cIPV 具有良好的免疫原性,与 bOPV$_{1\&3}$ 攻毒剂量用于肠道免疫评估相比,可显著提高这三种脊髓灰质炎的抗体。在印度[241]、孟加拉国[242]、巴基斯坦[243]、尼日利亚[243a]和拉丁美洲[244]的接种过 tOPV 或 bOPV$_{1\&3}$ 婴儿中完成的平行试验中,也得到了类似的观察结果。

总之,所有研究清晰地表明,在接种过 OPV 的受试者接种 1 剂 cIPV,与接种 1 剂 OPV 相比,可明显加强体液免疫,更重要的是,加强肠道免疫(见后文"IPV 诱导的黏膜免疫和保护")。有趣的是,最近用 bOPV$_{1\&3}$ 启动 OPV 的试验获得的结果似乎表明,bOPV$_{1\&3}$ 诱导了交叉(异型)启动,1 剂 cIPV 加强能够达到针对 2 型脊髓灰质炎病毒的大量体液(和肠道,见下文)应答。这些观察确实证实了 WHO 在脊髓灰质炎终末阶段战略中推荐的当前立场是明智的[6]。

IPV-OPV 混合/联合免疫程序试验

如前所述,WHO 研究[132-134],比较了 4 剂 OPV、3 剂 IPV 以及 4 剂 OPV 和 3 剂 IPV 序贯免疫接种的情况。OPV-IPV 混合/联合免疫组的血清阳转率和几何平均滴度(GMT)是最高的。此外,3 组儿童均接种 1 剂 OPV 进行攻毒试验,序贯免疫组的排毒率与 OPV 组一样低,这证实了肠道免疫的存在。

在巴基斯坦开展了随机试验中,婴儿分别在 6、10 和 14 周龄时接种 tOPV、或接种 tOPV 和 cIPV;或 tOPV 免疫组在 14 周龄时接种 1 剂 cIPV。tOPV 和 cIPV 同时接种组的Ⅰ、Ⅲ型病毒的免疫应答水平(24 周血清阳性率)较好,Ⅰ型分别为 97% 和 89%,Ⅲ型分别为 98% 和 92%;但 14 周龄免疫 cIPV 后并没有提高 tOPV 接种组的免疫应答(Ⅰ、Ⅱ、Ⅲ型血清阳性率分别为 91% vs 89%,98% vs 96% 和 95% vs 92%)[245]。

IPV 诱导的黏膜免疫和保护

当分析 IPV 提供的黏膜免疫和保护时,重要的是区分靶体部位(鼻咽部还是肠道)、采用的免疫程序(单独 IPV、序贯还是混合/联合),以及检测效果的特性(黏膜表面脊灰病毒中和抗体的存在,或随后暴露于脊髓灰质炎病毒后脊髓灰质炎病毒的排毒量、持续时间和强度)。此外,如前所述,以下所有数据都是使用 cIPV 完成的,因为目前还没有关于 sIPV 在黏膜免疫/保护方面表现的数据。

早期发现,接种 cIPV 疫苗的人在攻毒试验后可在粪便和鼻咽分泌物中排出脊髓灰质炎病毒[246-249],相较于 OPV 而言,当时认为这是一个重要的缺陷。时间冲淡了这一观点,特别是越来越多的观察显示,攻毒试验后 IPV 所诱导的鼻咽黏膜免疫抑制了病毒排出。猴体试验表明，cIPV 接种者抑制脊髓灰质炎病毒的咽部排出情况，等同于甚至高于 tOPV 接种者[250-252]。随后，Marine 等[253]追踪暴露于天然 I 型野毒株的家庭，发现由 cIPV 诱生的低水平循环中和抗体可以阻止咽部感染，而高水平抗体可以减少肠道感染（表 48.6）。通过测量分泌物中分泌性 IgA 或 IgG 的水平可以看出，单纯使用 cIPV 方案诱导的鼻咽免疫水平可能低于单纯使用 OPV 方案诱导的鼻咽免疫水平。然而，以对 OPV 病毒攻毒的抵抗力来衡量，鼻咽癌免疫似乎与 OPV 诱导的免疫相当。许多数据来自 Ogra，他发现 OPV 免疫者在鼻咽部，有时也在十二指肠部产生脊髓灰质炎病毒特异性分泌型 IgA，而 IPV 免疫者的分泌量较低[143,144,254,255]。三剂 cIPV、tOPV 或 cIPV-tOPV 序贯免疫后鼻咽和全身抗体应答见表 48.7，单独 tOPV 接种后鼻咽部抗体水平最高。另一项研究报道，IPV 和 OPV 免疫者的咽部和粪便标本中的分泌型 IgA 的水平相当[147]。在许多情况下，早产儿和足月婴儿在免疫后都能产生鼻咽 IgA[256]。因此，流行病学研究表明，人际传播的主要方式为口-口传播（相对于粪-口途径而言），单独 cIPV 免疫程序能有效地终止病毒传播。

关于 cIPV 诱导的肠道免疫（和保护）问题，情况比较复杂。确实，无论是通过检测分泌 IgA 和转录 IgG，还是通过对攻毒的抵抗力（流行、持续时间和病毒排出的强度）来衡量，单独 cIPV 免疫程序产生的免疫似乎不如单独 tOPV 免疫程序；然而，单独 cIPV 和单独 tOPV 免疫程序间的差异是可变的，似乎受多种因素的影响。毫无疑问，cIPV 疫苗接种者可在感染野生型或 Sabin 病毒后排泄脊髓灰质炎病毒。在一项研究中，单独 cIPV 免疫的芬兰婴儿接受了 30 万中位数组织培养感染剂量（$TCID_{50}$）进行攻毒后，有 93% 的免疫者从粪便中排出了 III 型病毒，但研究未设对照组[257]。脊髓灰质炎病毒排毒的中位数区间是 35~42 天，病毒排出的峰值滴度为 $10^{5.6} TCID_{50}/g$[169]。在另一项研究中，完成三剂 cIPV 或 tOPV 免疫的儿童接受两种不同效力的 mOPV1 攻毒试验[147]。结果表明，尽管两组中很少有受试者从咽部排出病毒，但 tOPV 组的肠道排毒率明显较低（高滴度攻毒结果分别为 82% 和 31%，低滴度攻毒结果分别为 46% 和 18%），见表 48.8。最近美国完成了一项研究，其优点是设有不接种疫苗的对照组。该研究中，免疫 2 剂 cIPV 或 tOPV 后再免疫 1 剂 tOPV[223]，随后测定粪便排毒量，再与首次使用 OPV 的试验组进行对比，结果见表 48.9。实验结果与以前的研究结果一致，在脊髓灰质炎病毒的排出量和持续时间上，cIPV 免疫者明显低于未免疫者，但高于 tOPV 免疫者。最近在古巴开展了一项按照 EPI 程序接种 cIPV 的研究，结果表明，tOPV 攻毒后 1 周，病毒分离率为 94%，任何一型的病毒平均滴度的对数值（log10）为 3.46。进行攻毒后，对免疫 cIPV 的儿童排出病毒的滴度比未免疫首次接种 tOPV 的儿童低约为 0.5 个对数（log）[258]。许多其他研究证明，与未接种疫苗的对照组（首次 OPV 接种者）相比，完成 cIPV 免疫后脊髓灰质炎病毒的流行率较低，持续时间可能较短，且脊髓灰质炎病毒的脱落强度较低[195,224,226]。

表 48.6 儿童中 I 型脊髓灰质炎病毒野毒株排出率
（根据疫苗诱生的血清中和抗体水平）

抗体滴度	感染后特定时间的排出率 /%			
	1~2 周		3~4 周	5~6 周
	P	S	S	S
<8	75	93	82	60
8~64	38	97	81	54
>64	25	88	59	28

注：P：咽部样本；S：粪便样本。
资料来源：MARINE WM, CHIN TDY, GRAVELLE CRCR. Limitation of fecal and pharyngeal poliovirus excretion in Salk-vaccinated children. Am J Hyg, 1962, 76: 173-195.

表 48.7 三剂 IPV、OPV 或序贯免疫程序后儿童血清中和抗体或者鼻咽部 IgA 抗体水平

	OPV-OPV-OPV			IPV-IPV-IPV			IPV-IPV-OPV		
	I 型	II 型	III 型	I 型	II 型	III 型	I 型	II 型	III 型
血清中和抗体 /%	100	100	100	96	100	100	100	100	100
阳性 GMT	1 470	3 578	1 522	1 954	5 835	5 187	3 044	10 693	2 348
鼻咽部 sIgA 抗体 /%	100	100	100	89	91	89	75	81	81
阳性 GMT	69	97	129	24	25	31	19	22	23

注：GMT：几何平均滴度；IPV：灭活脊髓灰质炎病毒疫苗；OPV：口服脊髓灰质炎病毒疫苗；sIgA：分泌型免疫球蛋白 A。
资料来源：FADEN H, MODLIN JF, THOMS ML, et al. Comparative evaluation of immunization with live attenuated and enhanced-potency inactivated trivalent poliovirus vaccines in childhood: systemic and local immune responses. J Infect Dis, 1990, 162: 1291-1297.

表 48.8　I 型 OPV 攻毒后 IPV 或 OPV 接种者粪便或咽部脊髓灰质炎病毒的分离情况

攻毒剂量	咽部分离的数量 /%		粪便分离的数量 /%	
	IPV	OPV	IPV	OPV
高（560,000-600,000 TCID$_{50}$）	1/45（2）	3/45（7）	37/45（82）	14/45（31）
低（500-800 TCID$_{50}$）	0/48（0）	0/34（0）	22/48（46）	6/34（18）
总计	1/93（1）	3/79（4）	59/93（63）	20/79（25）

注：IPV：灭活脊髓灰质炎病毒疫苗；OPV：口服脊髓灰质炎减毒活疫苗；TCID$_{50}$：半数组织培养感染剂量。
资料来源：ONORATO IM, MODLIN JF, MCBEAN AM, et al. Mucosal immunity induced by enhanced-potency inactivated and oral polio vaccines. J Infect Dis, 1991, 163: 1-6.

表 48.9　IPV 接种者、OPV 接种者或未免疫的婴儿接种 tOPV 后粪便中任意型别病毒排出情况

接种情况	tOPV 攻毒后 1 周		tOPV 攻毒后 3 周		
	人数	PCR 阳性率 %（CI）	人数	PCR 阳性率 %（CI）	几何平均复制数（CI）[a]
未免疫	48	92（80-98）	48	81（67-91）	627（398-987）
2 剂 tOPV	41	22（11-38）	42	5（1-16）	NA
2 剂 cIPV	142	76（61-88）	38	37（22-54）	155（53-456）

[a]：阳性粪便中。
注：CI：置信区间；cIPV：传统灭活脊髓灰质炎疫苗；IPV：灭活脊髓灰质炎疫苗；OPV：口服脊髓灰质炎减毒活疫苗；PCR：多聚酶链式反应；tOPV：三价口服脊髓灰质炎减毒活疫苗。
改编自 LAASSRI M, LOTTENBACH K, BELSHE R, et al. Effect of different vaccination schedules on excretion of oral poliovirus vaccine strains. J Infect Dis, 2005, 192: 2092-2098.

在上述两项两剂 tOPV-cIPV 序贯免疫程序的研究中[240,241]，使用 bOPV$_{1\&3}$ 作为攻毒疫苗，评价 tOPV 激发时 cIPV 加强免疫对肠道免疫和保护的质量。结果清楚地表明，与仅接种 tOPV 疫苗的受试者相比，补充剂量的 cIPV 增强了对 I 型和 III 型的肠道免疫，其排毒更少（在流行、持续时间和强度方面）。在孟加拉国进行的一项平行试验中也得到了类似的观察结果[242]。

随着最近 bOPV$_{1\&3}$ 的引入，已经获得有关 cIPV-bOPV$_{1\&3}$ 序贯免疫程序中针对 II 型脊灰病毒肠道免疫和保护的质量方面的数据。在上面提到的智利的研究中[235]，与单纯的 cIPV 方案相比，序贯方案导致 II 型排毒发生率较低，再次说明了 bOPV$_{1\&3}$ 在之前提到的一剂或两剂 cIPV 启动的受试者中有针对 II 型的异型（交叉）加强作用。此外，几项研究已经评估了在 bOPV$_{1\&3}$-cIPV 序贯免疫程序后 cIPV 加强针对 II 型脊灰病毒的肠道免疫效应[244]。结果证实，bOPV$_{1\&3}$ 在体液和黏膜免疫方面可诱导针对 II 型病毒的异型（交叉）启动效应，并且可被 cIPV 增强。

最后，研究还检验了先前 cIPV 诱导免疫对肠道中 tOPV 病毒突变谱的影响[259-261]。该现象称为毒力回复，是减毒脊髓灰质炎病毒复制过程中的常见特点，病毒在人体内出现与减毒位点相关的突变，从而恢复到强毒基因型。虽然有迹象表明先免疫 IPV 会增加突变的可能性[224,225]，但相对较大规模的研究却没有发现 cIPV 组和 tOPV 组排出的病毒在突变方面有显著性差异[262]。在英国 tOPV-cIPV 序贯免疫程序研究中，对分离到的病毒样本进行的另一项分析[222]，发现 cIPV 免疫者或者 tOPV 免疫者发生毒力回复的速度比未接种的婴儿快，这提示我们病毒试图在抗体存在的情况下增加其适应性[226,227]。

是什么使仅接种 cIPV 疫苗的人在攻毒时排泄较少的脊髓灰质炎病毒？Hovi[169]研究了 cIPV 疫苗接种者肠道中 IgA 的产生情况，发现在接种者受到 tOPV 的挑战之前，IgA 很少。在以色列，检测肠道 IgA 与减少病毒排泄之间、血清抗体效价与预防排泄之间存在相关性[263]。最近的一项研究确实表明，到第 7 天在粪便中出现具有中和活性的 IgA 与停止病毒排出有关，而先前的 cIPV 接种能够使受试者对脊髓灰质炎病毒的挑战作出早期应答[264]。此外，一些关于循环产生抗体的 B 细胞的初步数据表明，这可能是预测黏膜免疫的一个有用的标记。在一项试验中，婴儿在 6、10、14 周龄接种 bOPV$_{1\&3}$，然后 14 周龄接种 1 剂 IPV[244]，攻毒后 2 型脊灰病毒脱落与血清 2 型脊灰病毒中和抗体和黏膜 2 型脊灰病毒中和抗体呈负相关[264b]。高血清中和抗体是否与肠道保护相关仍存在争议，数据也相互矛盾。

总而言之，关于 cIPV 是否能够在攻毒后自行限制肠道脊髓灰质炎病毒排泄量 / 或其持续时间或强度的累积证据并不确定[265,266]。假设确实如此，在脊髓灰质炎病毒以粪口为主的传播方式下，评估这种

特性在社区水平的流行病学影响，以估计 IPV 对群体保护的潜力是非常困难的[267]。在阿根廷科尔多瓦市，cIPV 的应用大大减少了 OPV 株的循环；虽然在污水中仍然偶尔检测到 Sabin 病毒，其中一些已恢复到更神经毒性的表型，但没有检测到循环 VDPVs（cVDPVs）[268]。一项研究表明，补充免疫后 10 周可以在接种 cIPV 的婴儿中分离到回复突变的或未突变的 Sabin 病毒株，而且至少 13 周可以从污水中分离到[269]。最近在以色列发生的事件中[270-272]，长达 14 个月从环境样本中经常且广泛地分离到 1 型脊髓灰质炎野病毒，这清晰地表明仅用 IPV 程序不能防止野生型脊髓灰质炎病毒地持续循环（2005—2013 年连续 9 个年度出生队列的累积数据）；在受到脊髓灰质炎病毒输入影响的接种良好的以色列社区中没有出现麻痹病例。虽然 IPV 可能不足以防止野生脊髓灰质炎病毒的持续传播，但它可能足以防止 Sabin 病毒的持续传播，因为 Sabin 病毒的感染力低于野生病毒。因此，IPV 可能降低 cVDPV 出现的可能性。印度尼西亚日惹省的经验是有趣的，该省于 1997 年改用全 cIPV 程序，尽管周围有使用 OPV 的人群和严密监测，但在 5 年内没有发现 cVDPV[273]。

IPV 针对急性弛缓性麻痹的效力及免疫相关保护作用

Francis 等人在最初的现场试验中，明确证实了早期生产的 cIPV 的临床疗效[1-5]。在该试验中，大约 40 万名儿童随机接种了疫苗或者安慰剂；另外 20 万名儿童接种疫苗之后与未接种的儿童共同进行观察。疫苗接种组中有 71 例患上了麻痹型脊髓灰质炎，而对照组中则有 445 例。在设有安慰剂对照的试验当中，安慰剂组有 70 例患上了麻痹型脊髓灰质炎，而疫苗接种组有 11 例。由此计算疫苗抗麻痹型脊髓灰质炎的效力为 80%~90%，对所有类别的脊髓灰质炎的效力为 60%~70%。IPV 的效力在多种情况下得到了肯定。Melnick 等人[274]通过休斯敦的 2 次流行计算出脊髓灰质炎的效力为 96%。在塞内加尔科尔达（Kolda）地区接种 2 剂 DTwP-cIPV，在后来发生的 I 型脊髓灰质炎病毒暴发时可起到保护作用。根据病例-对照分析，I 剂疫苗的效力为 36%（95% CI，0%-67%），2 剂为 89%（95% CI，62%-97%）[106,107]。印度北部阿科特（Arcot）地区开展的另一项研究中，John[211]对 1 个接种 OPV 的地区和另 2 个接种 IPV 的地区进行了比较，在接种 OPV 的地区，免疫覆盖率由 85% 提高至 90%，接种 IPV 的地区由 75% 提高至 80%。病例对照分析显示 IPV 的效力为 92%，OPV 为 66%。在加拿大引入 IPV 期间，经计算疫苗效力达到 90% 以上[276]。

纵观 cIPV 联合疫苗的注册申请，尽管滴度为 1：4 时也具有保护力，但所有国家的监管机构认为中和抗体滴度在 1：8 以上即是有临床保护[114,277]。同样的阈值是否适用于含 sIPV 疫苗的问题仍然存在争议（见前文"使用 Sabin 株生产的 IPV"和"Sabin 株 IPV 的免疫原性"）。

群体保护

美国使用经验是 cIPV 群体保护效果的最好证据。美国于 1955 年开始常规使用 cIPV，并于 1962 年由 OPV 取代 cIPV。在 1955—1962 年间，麻痹型或非麻痹型脊髓灰质炎的病例数急剧下降（图 48.5）。监测到的总病例数的下降程度超出了以儿童接种率为基础的预期值[278]。许多特殊地区发表的数据也提示脊灰病例实现远超预期降低[279]。群体免疫的第 2 个实例来自荷兰，尽管其他人群已常规接种 cIPV，但一个广泛分布于全国的宗教团体拒绝接种疫苗。在这个宗教团体中暴发了 2 次脊髓灰质炎，第 1 次在 1978 年由 I 型病毒引起（110 例），第 2 次在 1992—1993 年间由 III 型病毒引起（71 例）。尽管病毒在该社群中广泛流行，但其他荷兰人中仅发生 1 例脊髓灰质炎病例。大约 40 万名不属于该宗教团体的未免疫者也没有被感染[280-285]。这种致命的病毒也蔓延到了北美类似的宗教团体中，但仅在 1978 年暴发时有脊髓灰质炎病例出现[286-288]。Oostvogel 等[224]开展的研究中，分析了 1992—1993 年荷兰疫情暴发时一所学校受到病毒侵袭时的传播情况。最近的证据显示在未免疫疫苗的儿童中，感染 III 型病毒的比例为 59.5%，接种过疫苗的儿童中感染比例为 22.2%。群体保护的证据主要来自于脊髓灰质炎病毒以口-口传播为人际传播主要方式的群体。在以粪-口途径作为脊髓灰质炎病毒主要传播途径的群体接种 cIPV 能否引起群体保护尚不清楚。（见前文"IPV 诱导的黏膜免疫和保护"）。

免疫持久性

已开展的多项研究中，婴儿采用不同的免疫方案接种含有 cIPV 的联合疫苗后，无论是否用 IPV 联合疫苗进行加强免疫，都可在 1~2 岁间和/或学龄前评估抗体的持久性。绝大多数研究按照临床研究方案在不同时间免疫正在研究或已批准的 cIPV 联合疫苗，目的是评价 IPV 诱导的早期应答。该研究按照所使用的 cIPV 疫苗类型进行分组，再根据主要系列方案分为亚组。

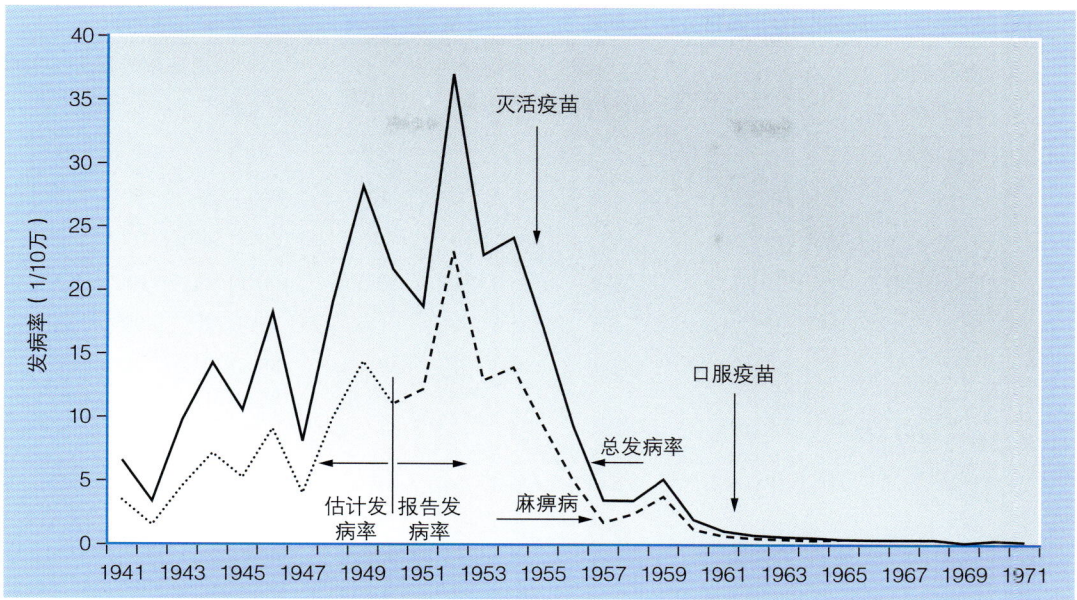

图 48.5 美国脊髓灰质炎发病率。1961—1962 年间引入 OPV。虚线表示仅麻痹型脊髓灰质炎发病率；实线表示麻痹型和非麻痹型脊髓灰质炎发病率

资料来源：Centers for Disease Control and Prevention (CDC). Immunization Against Disease-1972. Atlanta, GA: CDC, 1973.

第一组数据包含采用较早期的 cIPV 联合疫苗的研究。这些低效力的疫苗含有的抗原量低于现在所使用的疫苗配方。Bottiger[290]评估，30 名儿童在 9 月龄和 10 月龄的免疫 2 剂 cIPV，并于 2 岁时加强免疫。10 岁时检测抗体水平（距最后一次接种 8 年后），100% 的儿童依旧对 3 个脊灰病毒血清型具有抗体保护力（≥1∶4）。此外，同一项研究中，Bottiger 评估了 220 名瑞典儿童的免疫持久性，于 9 月龄、10 月龄和 2 岁免疫 3 剂低剂量 IPV 疫苗，之后在 6 周岁进行第二剂加强免疫，在 18 岁时（距最后一次接种 12 年后），100% 的儿童依然对 3 个脊灰病毒血清型具有抗体保护力（≥1∶4）。在 6 岁加强免疫之后的前 3 年，抗体滴度与随后的 9 年（每年减少 0.05~0.10 个对数倍数）相比降幅明显（每年减少 0.13~0.22 个对数倍数）。在瑞典组织的另外一项研究[291]，评估了 2 个不同的免疫接种程序。所有受试者接种早期低剂量（D 抗原配比为 20-4-16）的 IPV 联合疫苗，疫苗其他成分分别为百白破和 Hib。其中一组有 103 名儿童，采用瑞典常规免疫程序，在 3、5、12 月龄接种；另一组有 118 名儿童，采用 2、4、6 和 15 月龄的免疫程序进行接种。4 岁时，按照 3、5、12 月龄接种的儿童，以及按照 2、4、6 和 15 月龄接种儿童中，分别有 93%~100% 和 96%~100% 的儿童对 3 个脊灰病毒血清型具有抗体保护力（≥1∶4）。在 6 岁加强免疫之后的前 3 年，抗体滴度与随后的 9 年（每年减少 0.05~0.10 个对数倍数）相比降幅明显（每年减少 0.13~0.22 个对数倍数）。在瑞典实施的另外一项研究评估了 2 个不同的免疫接种程序。所有受试者接种早期低剂量（D 抗原配比为 20-4-16）的 cIPV 联合疫苗，疫苗其他成分分别为百白破和 Hib。其中一组有 103 名儿童，采用瑞典常规免疫程序，在 3、5、12 月龄接种；另一组有 118 名儿童，采用 2、4、6 和 15 月龄的免疫程序进行接种。4 岁时，按照 3、5、12 月龄接种的儿童，以及按照 2、4、6 和 15 月龄接种儿童中，分别有 93%~100% 和 96%~100% 的儿童对 3 个脊灰病毒血清型具有抗体保护力（≥1∶4）。

第二组数据使用新型 cIPV 联合疫苗，根据婴幼儿采用的接种程序设多个试验组。即婴儿期免疫 2 剂，1~2 岁间再免疫 1 剂（2+1）；婴儿期免疫 3 剂，1~2 岁间不再加强免疫（3+0），或者婴儿期免疫 3 剂（6-10-14 周龄，2-3-4 月龄和 2-4-6 月龄），1-2 岁间加强免疫一次（3+1）。结果总结见表 48.10[229,262,292-301]。数据显示，抗脊髓灰质炎病毒抗体只维持到学龄前，因此所有人群均在学龄前接种含 cIPV 联合疫苗用作加强免疫。未接种 cIPV 联合疫苗进行加强免疫的人群，学龄前采用不同免疫程序获得的数据无效。综上所述，所有研究结果显示，在学龄前按照 3+1、2+1 和 3+0 免疫程序接种后，脊髓灰质炎病毒中和抗体持久性均较好，但完整免疫程序（3+1）接种后获得的抗体滴度略高。在所有的评价试验中，最后一剂疫苗免疫后

表 48.10 多种婴幼儿基础免疫后到学龄前的抗体长期持久性

研究	初始免疫时间（月龄）	基础免疫用疫苗	采血年龄/岁	血清阳性标准	样本量	血清阳转率 %（GMT）		
						Ⅰ型	Ⅱ型	Ⅲ型
婴儿采用 2+1 基础免疫程序								
Murdin 等[262]	2、4、18	单独 IPV	4~6	≥1:8	147	97%(426)	99%(722)	94%(276)
Faden 等[229]	2、4、12	单独 IPV	5	≥1:10	27	100%(200)	100%(398)	100%(251)
Swartz 等[292]	2、3.5、10	DTwP-IPV	4~5	≥1:4	约50	100%(NA)	100%(NA)	100%(NA)
Carlsson 等[293]	3、5、12	DTwP-IPV/Hib	5.5	≥1:4	112	95%(72)	99%(133)	97%(98)
Black 等[294]	2、4、6	单独 IPV	4~6	≥1:8	837~841	88%(32)	92%(40)	85%(38)
	2、4、18				260~262	85%(31)	87%(35)	85%(38)
婴儿采用 3+0 基础免疫程序								
Kitchin 等[295]	2、3、4	DTaP-IPV-Hib	3.5~4.5	≥1:8	77	89%(37)	85%(52)	92%(47)
Guerra 等[296]	2、4、6	单独 IPV	4~5	≥1:8	249	96%(63)	99%(84)	95%(61)
婴儿采用 3+1 基础免疫程序								
Langue 等[297]	2、3、4、14-16	DTwP-IPV/Hib 和 DTaP-IPV/Hib	5~6	≥1:5	162	94%(72)	96%(85)	99%(187)
Mallet 等[298]	2、3、4 或 2、4、6；12-16	DTaP-IPV/Hib	5~6	≥1:5	234	94%(58)	96%(78)	96%(123)
Carlsson 等[293]	2、4、6、13	DTaP-IPV/Hib	5.5	≥1:4	116	97%(92)	100%(125)	100%(202)
Danjou 等[299]	2、3、4、16-18	DTwP-IPV	4~7	≥1:5	131	95%(88)	95%(72)	97%(121)
	2、3、4、16-18	DTaP-IPV/Hib	4~7	≥1:5	130	95%(86)	97%(94)	99%(109)
Gadjos 等[300]	2、3、4、16-18	DTaP-IPV/Hib	5.8~7	≥1:8	383	92%(87)	96%(109)	96%(136)
	2、3、4、16-18	DTaP-IPV/Hib	5.8~7	≥1:8	375	88%(67)	93%(83)	92%(99)
赛诺菲巴斯德 A3R22[a]	2、3、4 或 2、4、6、15-17	DTaP-IPV-HepB-Hib	5~6	≥1:8	166	93%(91)	98%(115)	94%(138)
Guerra 等[296]	2、4、6、15	DTaP-IPV/Hib	4~5	≥1:8	76~77	95%(172)	99%(265)	97%(284)
赛诺菲巴斯德 TD517[b]	2、4、6、15	DTaP-IPV/Hib	4~5	≥1:8	114	98%(157)	100%(226)	94%(170)
					106	92%(120)	99%(242)	95%(143)
	2、4、6 或 2、4、15	单独 IPV			328	99%(130)	99%(151)	95%(122)
					320	98%(134)	99%(152)	94%(111)
Zinke 等[301]	2、3、4 或 3、4、5、12-23	DTaP-IPV-HepB/Hib	4~6	≥1:8	174~185	>95%(87)	>95%(84)	97.2%(158)
			7~9		144~148	91%(52)	91%(44)	97.2%(96)

[a] 和 [b] 未赛诺菲巴斯德公司未发表的档案数据。

注：DTaP：白喉、破伤风和百日咳疫苗；GMT：几何平均抗体滴度；HepB：乙肝疫苗；Hib：b 型流感嗜血杆菌疫苗；IPV：灭活脊髓灰质炎病毒疫苗；NA：无数据。

的前 2 年，抗体滴度大幅下降（3 个血清型中，每个血清型每年下降 0.45~0.60 个对数），但随后几年趋于平稳。有证据显示，婴幼儿按照不同的免疫程序接种后，于学龄前完成加强免疫后 1 个月，产生了高滴度的回忆应答[294,295,297-300]。目前还没有关于 sIPV 诱导的脊髓灰质炎病毒中和抗体持久性的数据发表。

基于瑞典早期的历史数据，如果做不到终身保护，也期望长期保护。是否需要额外的加强免疫以延长免疫持久性尚存争议[302]，但一些国家建议在学龄期之后进行加强免疫。作为第一个在 20 世纪 80 年代中期开始实施常规和独家使用现代含 cIPV 疫苗计划的国家，尚未有研究评估脊髓灰质炎病毒中和抗体在儿童完全基础免疫之后的持久性。因此，按该程序接种的人已三十多岁。然而，一些国家建议入学年龄后增加剂次，见表 48.2。经许可用于青少年和成人并用于加强免疫的含有 IPV 的疫苗（IPV、Td-IPV 和 Tdap-IPV）的可用性促进了这种加强策略的实施。研究表明，含 cIPV 疫苗的 1 剂加强（第三次加强）免疫在全程 IPV 程序（3+1+1 基础免疫，11~14 岁青少年时期加强）中诱导的抗体可维持至少 10 年[303]。

Salk 认为,免疫记忆可通过 IPV 的基础免疫建立,不需要进一步的免疫接种[304-306]。他指出,尽管未免疫的受试者对单剂的 cIPV 的应答很低,但免疫的个体,甚至那些最初接种小剂量的 cIPV,也会产生记忆反应。在他看来,接种疫苗的人会产生类似感染的应答,从而预防病毒血症和疾病。Swartz[176]的研究表明,如果在出生时给予 1 剂 cIPV,新生儿在 6 个月大时就能对 cIPV 产生记忆反应。相反,从一组接种过 cIPV 且血清呈阴性的大龄人群经 tOPV 攻毒后,只有三分之一的人有记忆性血清抗体应答,这表明有免疫记忆[307]。

有一个折中的建议,即在学龄前完成 4~5 剂含 cIPV 疫苗的接种,例如,当前美国采用的免疫程序是 2、4、6~18 月龄以及 4~6 岁时接种(2+1+1 或 3+0+1);英国采用的免疫程序是 2、3、4 月龄以及 3~6 岁时接种(3+0+1)(英国建议 13~18 月龄时接种第 5 剂)。欧洲其他一些国家采用 2、4、6、15~18 月龄以及 4 至 6 岁的免疫程序。尚无按照 WHO 推荐程序(例如,6、10、14 周龄接种 OPV,同时在 14 周龄接种 IPV)接种 1 剂 IPV 后循环抗体免疫持久性以及肠道免疫消退两个方面的数据[308]。随着从 tOPV 到 bOPV 的转换,单剂 IPV 将是该免疫程序中儿童接触Ⅱ型抗原的唯一一次。

不良反应

"Cutter 事件"可能是疫苗安全领域的一个独特事件,在 IPV 的历史上也肯定如此。1995 年 4~6 月,IPV 在美国获批后不久,因接种 Cutter 实验室生产的疫苗而导致 204 人发生了Ⅰ型脊髓灰质炎疫苗相关病例[309,310]。流行病学分析后,确定有 60 例疫苗接种者和 89 名家庭密切接触者因 2 个批次的疫苗引起疫苗相关病例,这些疫苗中的感染性病毒未被完全灭活。大约有 7 万名儿童接种了这 2 个批次的疫苗,其中一半接种者的Ⅰ型病毒抗血清可能是阴性。病毒学研究表明接种儿童中有 10%~25% 的人发生了感染,并且发现每 100~600 例感染者中出现 1 例瘫痪病例。肇事批次的疫苗全部都通过了放行试验,包括猴体神经毒力试验和组织培养感染性试验,但是同法生产的其他批次疫苗却没有通过检测。由此提出必须有所有批次产品通过安全试验的规定。Cutter 事件归因于缺乏 IPV 生产经验的厂家疏于常规监控所致,在疫苗安全性方面这一事件始终是个教训[311]。自从 Cutter 事件以及为此设立了相应安全控制措施以来,再没有发现 IPV 生产中存在的缺陷。自现代 IPVs 最初上市以来,主要生产商生产的超过十亿剂 IPV 投入使用后,没有发生后续的脊髓灰质炎或其他的严重不良反应[130,262]。

IPV 是耐受性非常好的疫苗。婴儿肌内注射 IPV 单苗时,有 0.5%~1.5% 的婴儿出现注射部位红斑,3%~11% 的婴儿出现硬结,14%~29% 的婴儿有触痛[312]。IPV 与其他疫苗联合接种后,如与 DTwP/DTaP 联合(添加或不添加乙肝和 Hib),与单独使用这些疫苗相比,似乎没有出现更多的反应[130,262]。含 cIPV 的疫苗几乎已在所有国家获批上市,据估计 2014 年有 3 000 万~4 000 万新生儿,约 2 000 万学龄儿童、青少年、成人接种至少 1 剂含 cIPV 的疫苗。总体而言,报告给生产商的不良反应事件一直很低,所报告的反应类型基本一致,也并未集中于某个单一类型。美国疾病预防控制中心(CDC)回顾了疫苗不良反应报告系统(VAERS)的数据库于 1991—1998 年间收集并汇总的与 cIPV 相关的不良反应[313],没有迹象表明有因果相关的严重不良事件。在皮下注射 IPV 时[314],也同皮下注射其他灭活疫苗一样,注射部位的局部反应发生率略高于肌内注射途径[315]。在含 IPV 疫苗方面积累的药物警戒经验也未显示有可归因于 IPV 的非预期反应。

最后,由于较早版本的 cIPV 受到猴源性肾细胞所携带的一种猿类病毒 40(SV40)的污染,引起了人们对安全性的关注。在脊髓灰质炎疫苗于 1963 年被清除病毒之前,在接触过脊髓灰质炎疫苗的个体中,此类疫苗可能与随后发生的发生间皮瘤、脑瘤和非霍奇金淋巴瘤有关[316-319]。对于较老的 OPV 也有类似的担忧。尽管迄今流行病学研究结果呈阴性,但关于人类暴露于 SV40 的临床意义仍存在一些争议[320,321]。

IPV 使用建议

婴幼儿

IPV 全程免疫程序已被所有发达国家和越来越多的中等收入国家纳入公众常规免疫计划,见表 48.2。此外,越来越多的中等收入国家建议要么对所有 5 岁以下的儿童实施 IPV 程序,辅以在国家免疫日(National Immunization Days,NIDs)每年组织 1 次或 2 次 OPV 接种(例如墨西哥),要么采用 IPV-OPV 序贯程序(例如俄罗斯、巴西、马来西亚和以色列),或 IPV/OPV 混合/联合接种程序,其中两种疫苗在接种过程中同时接种一次或多次(如南非)。预计不久将有更多的国家(印度、中国、印度尼西亚等)采用其中一种免疫方案。目前在这些国家实施的免疫方案的多样性是由国家特定基本免疫规划的潜在差异以及野生病毒和疫苗脊髓灰质炎病毒的潜在风险所驱动的。考虑的关键因素包括流行病学(VAPP发病率、脊髓灰质炎病毒输入风险水平)、社会学(缺乏对VAPP风险的接受)、常规免疫规划的执行情况、国家制造商的存在、疫苗采购和药物经济学。

由于WHO和全球根除脊髓灰质炎行动(GPEI)利益攸关方最近通过了脊髓灰质炎终末阶段战略的修订版[6],所有剩余使用OPV的国家(主要是低收入国家)将IPV纳入常规免疫计划(截至2016年底,其中大约一半,即风险最大的国家,至少引入了一剂IPV,其余国家可能在稍后引入IPV,其方式将根据供应的可及性和采用部分剂量IPV的意愿而定)。目前的建议是,在进行第三次常规DTP访视时应至少接种一剂IPV,并应同时接种其第三剂OPV(在出生时接种OPV的国家中为第四剂OPV)。这种按OPV-IPV序贯免疫方案的主要理念是确保婴儿群体获得最低水平的2型脊髓灰质炎病毒免疫,因为tOPV已被bOPV$_{1\&3}$取代。没有IPV,如果2型脊髓灰质炎病毒(野生型或VDPV)在其社区中再次出现,这些群体可能很脆弱(见第49章)。此外,正如上面总结的(见"IPV和OPV混合/序贯免疫程序的免疫原性"和"IPV诱导的黏膜免疫和保护"),预计这剂IPV将增强由先前使用tOPV或bOPV$_{1\&3}$诱导的脊髓灰质炎病毒肠道免疫。而且,在这种背景下,在一些bOPV$_{1\&3}$-IPV序贯免疫研究中观察到的针对2型脊灰病毒的潜在异型(交叉)启动效应尤其相关[244]。

截至2016年底,约177个国家推荐将含有IPV的疫苗用于婴儿针对脊髓灰质炎的常规接种[322](出版时,国家数量可能超过这个数字),希望到2018年,所有国家都能实现IPV的引入。几个因素正在推动这种引入的步伐,随着生产能力的逐步提高,新的含有IPV的产品的开发,以及野生脊髓灰质炎病毒的成功根除,一旦停止使用所有OPV,最终世界将进入全IPV程序。

儿童

在常规公共儿童免疫规划中依赖IPV程序的国家(见表48.2),入学(或儿童后期,如英国)加强免疫建议作为该程序的最后一剂。有几个国家推荐在青少年时期进行后续加强(奥地利、法国、荷兰、加拿大、英国、希腊)[323,324]。对于以前未经免疫、免疫历史不详或免疫不完全的儿童,准备去脊髓灰质炎流行地区或疫区,需要快速保护的,推荐的免疫程序为:间隔1个月免疫2剂,6个月后再加强1剂(或者,如果时间紧迫,至少1个月后加强)。

成人

在常规公共儿童免疫规划中依赖IPV程序的几乎所有国家(见表48.2),不推荐成人或年长者常规接种。仅很少的国家推荐这种常规加强策略(澳大利亚、法国和希腊)[323,324]。对于以前未经免疫、免疫历史不详或免疫不完全的成人,准备去脊髓灰质炎流行地区或疫区,需要快速保护的,应该经常接种IPV,因为接种OPV之后的VAPP在成年期更常见。除了IPV单苗之外,许多国家还开发和批准了包括低剂量白喉和破伤风类毒素在内的含IPV的联合疫苗(有些还包括低剂量aP抗原)[325-329]。与儿童类似,在这种情况下,建议间隔1个月服用两剂,6个月后再服用一剂(如果时间紧迫,至少1个月后服用)。根据疫苗接种史,在某些情况下,一剂疫苗可能足以充分增强免疫应答。许多免疫政策推荐机构正在定期更新与前往脊髓灰质炎流行区或疫区有关的建议,WHO也采取了类似的行动[330]。原则上,建议以前未接种疫苗的成年人在接触正在排泄Sabin株脊灰病毒的儿童时[331],和已完全免疫但正在前往野生脊髓灰质炎病毒感染地区的成年人时接种一剂IPV[332]。此外,WHO最近修订了其国际旅行建议,规定从"最近的脊髓灰质炎输出国"旅行的人应在出发前至少4周和出发前不超过12个月接种1剂IPV或OPV[333]。

高风险人群

从事脊髓灰质炎野毒株研究的实验室人员应该预先接受全程免疫。卫生保健工作者也应该接受免疫,因为他们有可能接触到野病毒或疫苗接种者排出的毒力恢复病毒。对患有先天性或获得性免疫缺陷的患者,包括HIV感染者,鉴于其接种OPV后面临可能感染VAPP的风险,因此对该人群普遍推荐使用IPV[334]。免疫抑制患者的家庭接触者应该接种IPV而不是OPV,以避免疫苗来源的病毒传播给免疫抑制患者。接受全身性甾类激素治疗或者化疗的病人也适用此原则。

IPV的禁忌证

IPV禁忌证包括曾经对IPV发生过严重不良反应,或已知或已诊断对链霉素、新霉素或者多黏菌素B有过敏反应。在现实生活中,这种情况极其罕见。怀孕或哺乳都不是禁忌。

与其他疫苗同时使用

IPV 与 DTwP/DTaP、Hib 或者乙肝疫苗联合使用时没有发现相互干扰作用。20 世纪 80 年代中期到 20 世纪 90 年代中期,法国和加拿大使用 DTwP-IPV 和 DTwP-IPV/Hib 联合疫苗,自 90 年代中期以来,美国、加拿大、欧洲及其他地区使用以 DTaP-IPV 为基础、联合了乙肝疫苗和/或 Hib 的联合疫苗,这都为 IPV 联合疫苗的使用积累了非常丰富的经验(见第 15 章)。联合疫苗中,IPV 能够与 DTwP、DTaP、Hib 和乙肝疫苗相互兼容,尽管所有药物的化学特性各不相同,但抗原混合的比例是关键因素。接种人员不得临时混合两种不同的液体成品疫苗。如前所述(见前文"IPV 抗原和可用疫苗的生产商"),几种含有 IPV 以 DTwP 为基础的六价联合疫苗正在研发[70,100,101],一个技术挑战就是如何处理疫苗制剂中残留的硫柳汞(与非 IPV 抗原有关)、福尔马林和 2-苯氧乙醇(与 IPV 抗原有关)对脊灰和百日咳组分造成的双向有害影响。

公共健康考虑

IPV 免疫规划的结果

欧洲和加拿大将 IPV 纳入国家免疫规划的时间最久。从 20 世纪 50 年代中期起,有些国家使用 IPV 单苗,有些国家把 IPV 作为 IPV-OPV 序贯免疫程序的一部分[131,262,335]。下面几节将回顾这些经验。应当指出,在以下列出的许多国家,越来越多和相当大比例的脊髓灰质炎免疫是在私营部门进行的,而且含有 IPV 的疫苗是该部门使用的唯一产品(主要是出于避免 VAPP 风险的愿望)。

欧洲地区

该区域很多国家很早就采用 IPV 进行免疫。瑞典从 1957 年开始使用 IPV[336],1989 年由增效 IPV 取代了早期疫苗,1962 年结束了脊髓灰质炎病毒野毒株在本土的流行[337]。尽管后来在一个未接受免疫的宗教群体中发生了暴发,但并未散播至更广的人群中[285]。

同样,IPV 在芬兰也使用多年,起初使用第一代疫苗,1985 年改为增效 IPV。自 IPV 使用以来,唯一的一次脊髓灰质炎暴发发生于 1984—1985 年,出现 10 例病例[338-340]。当时芬兰使用的第一代 IPV 中Ⅲ型病毒效价很低,只有 60% 接种者产生了中和抗体。而且,暴发前疫苗覆盖率下降至 80%。调查结果显示,引入的Ⅲ型脊髓灰质炎野毒株也许来自于土耳其,其基因序列与用于疫苗生产的 saukett 株明显不同,因此无法中和。为了矫正Ⅲ型应答的特异性[257],研发了一种胰蛋白酶处理疫苗,但实验结果显示并未提高该疫苗的免疫原性。为了终止暴发,芬兰使用了 tOPV,此后再次使用 IPV,但改用增效 IPV。这种增效 IPV 针对芬兰已突变的毒株也可以产生中和抗体[337]。

丹麦于 1968 年开始使用序贯免疫程序。1970 年丹麦儿童开始在 5、6 和 15 月龄时接种 cIPV,随后在 2、3、4 岁时接种 OPV。1969 年、1976 年、1980 年和 1986 年各诊断出 1 例脊髓灰质炎病例,后两例为输入性病例。自 1968 年开始,污水样本中再没有发现野病毒。毫无疑问,丹麦所有人群的血清免疫力几乎为 100%[341]。接种 2 剂或多剂 IPV 的 150 万丹麦人口中未出现 VAPP 病例。1997 年,丹麦改为全程使用 IPV 的免疫程序。

20 世纪 70 年代末,荷兰研发成功了增效 IPV[342]。自应用 DTwP-cIPV 联合疫苗、或者最近上市的 DTaP-cIPV 疫苗以来,荷兰已阻断了脊髓灰质炎病毒的传播。常规血清调查显示,Ⅰ型、Ⅱ型和Ⅲ型脊髓灰质炎病毒的血清阳性率很高[343,344]。

冰岛自 1956 年使用 cIPV 免疫后,1960 年消除了脊髓灰质炎[337]。

挪威于 20 世纪 50 年代末开始使用 IPV 免疫,但 1965 年转而使用 OPV。更换疫苗后,出现 6 例 VAPP,其中 5 例未曾接种,第 6 例 10 年前接种过 cIPV(L. Flagstrud 和 H.Nokleby,个人通讯)。由于大多数人群以前接种过 cIPV,似乎先前的 IPV 免疫已经完全阻断了 VAPP。1979 年挪威又改为使用 cIPV 免疫,此后仅报道过 1 例海外输入性小儿麻痹症病例[337]。

法国或许是一个很好的例子,经常受到脊髓灰质炎病毒输入的影响,仅通过接种 cIPV 就将该病控制在一定范围内。法国于 1956 年开始使用 IPV 免疫,但 1965 年推荐 OPV 用于免疫。在 1983 年推荐使用增效 IPV 之前,OPV 和 IPV 都可用于免疫。使用 OPV 免疫期间出现了 VAPP 偶发病例,但 1986 年后再未发现[278-280]。最后 1 例野毒型脊髓灰质炎病例报道于 1989 年,自 1989 年后也再未从下水道中发现本土野病毒。而从 2000 年到 2010 年,已零星发现输入性类 Sabin 病毒[345]。

随着五价 DTaP-IPV 联合疫苗的批准上市及推荐使用,英国于 2004 年开始从 OPV 转为 IPV 进行免疫。

俄罗斯于2009年采用IPV，最初在3月龄、4.5月龄和6月龄接种cIPV，随后在18月龄、20月龄和14岁接种OPV。在2010年乌兹别克斯坦发生野生1型脊髓灰质炎病毒暴发[346]之后，俄罗斯在2011年决定用OPV替代6月龄的cIPV。

很多其他的欧洲国家采用全程IPV免疫程序。此外，随着含有IPV的五价和六价联合疫苗使用得越来越广泛，更多的国家也倾向于改用IPV进行免疫。

所有其他欧洲国家都使用以DTaP为基础的五价和六价联合疫苗的全程cIPV免疫方案。

美洲地区

自1955年实施免疫以来，加拿大各省使用cIPV、OPV或者cIPV-OPV序贯免疫程序进行免疫，其中加拿大人口最多的安大略省，其使用经验最为丰富。从1997年开始，通过含有cIPV的以DTaP为基础的五价和六价联合疫苗的应用，所有省份都应使用全程cIPV免疫程序。最后1例脊髓灰质炎本土病例发生于1998年，且与病毒输入有关。1979年和1992年从荷兰输入的脊髓灰质炎病毒，以及1996年从印度次大陆输入的病毒都没有在本土引起广泛的传播[276,347]。移民人口最多且最大的安大略省，病毒输入情况最为严重，但是在使用OPV的省份也有脊髓灰质炎野病毒的输入。无论何种情况，野病毒都仅限于未接种疫苗的移民群体和宗教信徒，普通人群未受影响。

在美国，早期使用的是前面已经讨论过的第一代IPV疫苗（见群体免疫）。尽管该疫苗没有完全应用，但从1955年启用至1961年停用，脊髓灰质炎的发病率下降了95%（见图48.5）。由于仍然存在一些病例，且大部分病例发生在IPV免疫者中，这削弱了疫苗接种者对IPV的信心，导致其被OPV所替代[262]。美国最后1批由野病毒引起的本土麻痹型脊髓灰质炎病例发生于1979年，该批病例来自宾夕法尼亚州（Pennsylvania）、密苏里州（Missouri）、艾奥瓦州（Iowa）和威斯康星州（Wisconsin）未接种的阿门宗派（Amish）儿童。美国脊髓灰质炎免疫政策的演变总结于表48.11。疫苗使用意向渐渐从OPV转向了cIPV，但更倾向于使用联合疫苗。尽管当时含有cIPV的联合疫苗尚未获批，但在美国，cIPV作为序贯免疫程序的一部分，以增效IPV的形式于1997年重新用于常规免疫，该序贯免疫程序包括2、4月龄时接种2剂cIPV，然后在12~18月龄和4~6岁时再接种2剂tOPV[348]。1997年，VAPP病例立即下降到3例，

表48.11　美国关于脊髓灰质炎疫苗免疫策略的演变

1955年	IPV历史性地获得批准
1961年	脊髓灰质炎暴发显示了IPV的部分有效性；流行病学数据显示IPV并不能完全阻止脊髓灰质炎病毒的传播
1963年	tOPV获得批准，取代IPV成为推荐用疫苗
1964年	医师委员会（Surgeon General's committee）得出结论，1961—1964年间发生了57例VAPP（1955年首次认识到毒力回复）
1970年	RIVM的VanWezel和Cohen优化了IPV的生产工艺
1977年	IOM的报告推荐儿童使用OPV，成人使用IPV
1978年	Mérieux研究所开发了Vero细胞生产IPV的技术，从此不再需要猴肾细胞
1988年	IOM推荐继续使用OPV直至可以提供IPV联合疫苗，或其覆盖率达到90%
1995年	IOM专题讨论会推荐使用IPV
1997年	ACIP采纳序贯免疫程序
1999年	ACIP推荐序贯免疫程序或全程IPV免疫程序，不推荐仅采用OPV用于免疫
2000年	推荐全程IPV免疫程序

注：ACIP：美国免疫顾问委员会（Advisory Committee on Immunization Practices）；IOM：（美国国家科学院）医学研究所（Institute of Medicine）；IPV：灭活脊髓灰质炎病毒疫苗；OPV：口服脊髓灰质炎减毒活疫苗；RIVM：荷兰国立卫生研究院（Rijksinstituut Voor Volksgezondheid en Milien）；VAPP：疫苗相关麻痹型脊髓灰质炎（vaccine-associated paralytic poliomyelitis）。

1998年1例。儿童中出现的所有病例都是因为医生选择了tOPV而非推荐的cIPV启动免疫[236]。3年后，即2000年，美国选择了全程cIPV免疫方案[331]。美国再次使用IPV的主要原因是意识到脊髓灰质炎正在从世界上消失，而OPV相关的麻痹型病例平均每年总计发生8例[334,349,350]。2006年，在邻近墨西哥边境的城镇进行的一项研究表明，尽管有高水平的脊髓灰质炎病毒输入，接种过cIPV的美国婴儿并未感染Sabin株病毒[351]。在转而使用IPV之前，因为免疫单价cIPV需要增加注射次数，有人担心可能会因此降低免疫接种率。然而此种情况并未出现，从序贯免疫到全程实施IPV免疫都没有影响到免疫接种率[352-354]。

墨西哥（自2007年以来）和哥斯达黎加（自2010年以来）依靠全程cIPV免疫程序，以DTaP-IPV/Hib五联疫苗的形式，随后在墨西哥所有6月龄至5岁的儿童（已接种过两剂或以上IPV）每年继续接种两次OPV。在墨西哥，2009年5月的一年两次OPV国家免疫日后监测循环Sabin病毒和VDPVs的研究结果显示，在NID后5~8周分离到Sabin病毒（如预期），

而同时也分离到了 1 和 2 型 VDPV（可能来自以前的 NIDs）[355]。2009 年常规免疫规划（四个样本城市覆盖率分别为 71%、73%、78% 和 95%）和 2009-10 OPV NIDs（四个样本城市覆盖率分别为 57%、65%、93% 和 80%）的未达到最佳覆盖率可能是支持这些 VDPVs 出现的因素。

巴西于 1960 年采用 OPV，并逐步部署常规和高覆盖率免疫计划。此外，在 1980 年代初设立了每两年一次的 OPV NID，这导致了野生脊髓灰质炎病毒传播的终止，最后一例野生型 AFP 病例于 1989 年发现。2012 年，巴西以按 cIPV-OPV 序贯免疫方案（2 月龄和 4 月龄接种 IPV，6 月龄和 15 月龄时服用 OPV）的形式改用 cIPV，并对所有 6 月龄至 5 岁的儿童每年补种 OPV NID[356]。此举主要是为了控制 VAPP 风险。

地中海东部地区

以色列曾使用 2 种脊髓灰质炎疫苗预防脊灰。在最初的低效力 IPV 的短暂经验之后[16]，以色列于 1960 年开始常规的 tOPV 疫苗接种。在犹太和阿拉伯儿童中，疫苗接种覆盖率都很高。尽管如此，犹太人中一直有脊髓灰质炎散发，加沙及西岸地区也持续出现小规模流行[357-359]。鉴于 tOPV 未能完全控制脊髓灰质炎，以色列于 1978 年开始使用混合/联合免疫程序：1、2.5、4、5.5 和 12 月龄时接种 tOPV，2.5 和 4 月龄时接种 cIPV（DTwP-IPV 疫苗）。20 世纪 80 年代期间，以色列本土没有病例报道，只有巴勒斯坦地区出现散发病例[357,358]，总体情况良好。直到 1988 年以色列出现了 15 例 I 型脊髓灰质炎病例[359]，这些病例仅局限在使用 cIPV 为婴儿免疫的两个区中的一个。尽管对此次流行的分析一直存有争议，但可以清楚地看到以色列青少年对 tOPV 的抗体应答欠佳，由此导致了保护力水平偏低。相反，野病毒可能已经在仅免疫 cIPV 的婴儿中传播，继而扩散到他们的父母。针对此次流行采取的措施包括 tOPV 大规模群体接种，以及制定了采用 3 剂 DTwP-cIPV 进行常规免疫，同时辅以 4 剂 OPV 进行免疫的方案[359]。1988 年后，尽管邻国约旦于 1991—1992 年间出现了脊髓灰质炎暴发并导致野病毒传播至加沙地区[360]，但以色列境内再未出现过脊髓灰质炎病例的报道。2005 年，以色列开始采用全程 cIPV 免疫程序（3+1+1）。最近，2013 年 2 月至 2014 年 3 月发生的 1 型野生脊髓灰质炎病毒沉默循环事件[270-272]，说明了在脊髓灰质炎病毒传播能力高的社区实施全程 cIPV 免疫程序的局限性（见"IPV 诱导的黏膜免疫和保护"）[361]。为了消灭这种循环，以色列在进行了 IPV 和 bOPV$_{1\&3}$ 补充免疫活动之后，修改了其免疫方案，在 6 月龄和 18 月龄增加了 bOPV$_{1\&3}$ 接种。

西太平洋地区

马来西亚于 2008 年在 8 个省改用 cIPV，然后在 2010 年在全国推广。免疫方案为 3+1 的全程 cIPV 程序，随后在入学年龄（7 岁）以 OPV 加强。截至 2012 年底，尚未从 AFP 病例中分离出脊髓灰质炎病毒，从环境样本中分离出少量 Sabin 样脊髓灰质炎病毒（且未检出 VDPVs）[362]。

一种具有成本-效益的含 cIPV 的 aP 联合疫苗可用后，澳大利亚在 2005 年决定改用全程 cIPV 的免疫方案[363,364]。

新西兰在 2002 年改用全程 cIPV 的免疫方案后，非常迅速地清除了排出类似 Sabin 病毒的婴儿，而且这些病毒在 4 个月内在环境样本中消失。此外，尽管再次出现从使用 OPV 的国家输入类 Sabin 病毒的分离事件，但没有出现 VDPV[365]。

日本在对历史 IPV 进行了非常短暂和有限的使用之后，从 1961 年到 2012 年 9 月，一直依赖 OPV。由野生脊髓灰质炎病毒引起的 AFP 病例于 1980 年消失；所有剩余病例均为 VAPP，并以每 140 万 OPV 接种者中发生 1 例的发生率继续出现。这种情况逐渐削弱了公众对疫苗的接受程度，在 2012 年春季左右，婴儿一年两次两剂 tOPV 免疫程序的疫苗接种覆盖率降至 67.2% 的低点。两种 DTaP-sIPV 产品在 2012 年下半年获得批准（见前文"使用 Sabin 株生产的 IPV"），以及已经获批的 cIPV（2012 年初），日本在 2012 年 9 月改用 3+1 的全程 IPV 免疫程序。从那时起，环境监测证实了 Sabin 病毒的消失[366-368]。

东南亚地区

在印度尼西亚日惹省，从 2007 年 9 月开始采用了全程 IPV 免疫程序，在 2、3、4 和 9 月龄接种。调查显示，疫苗接种覆盖率没有从原先的 95% 以上水平下降。流行病学调查显示，接受三剂或以上 cIPV 的受试者 100% 具有较高的血清保护水平。最后，转换为 cIPV 后，在污水样本中只分离到几次类 Sabin 脊髓灰质炎病毒（5% 的样本，与引入 cIPV 前的 58% 相比），没有检测到 VDPV[273]。正如所料，这个演示项目显示了环境中类 sabin 病毒的快速消除，唯一的来源是仍然使用 tOPV 的周围地区。在 5 年的监测期间，没有 VDPV 显示出高疫苗接种率的极端重要性。因此，该省采用了一种全程 IPV 免疫程序后，印度尼西亚即将在全国范围内部署这种免疫程序。

非洲地区

南非共和国于 2009 年在其常规免疫规划中引入了 cIPV[369]，目前正在采用一种独特的免疫方案，包括出生时服用 tOPV，6 周龄时接种 tOPV 和 cIPV，10 周龄、14 周龄和 18 月龄接种 cIPV。cIPV 以 DTaP-IPV/Hib 五价联合疫苗的形式接种。此外，针对所有 5 岁以下儿童接种疫苗，每三年进行一次 tOPV 国家强化免疫，而不考虑之前的免疫状况。

2013 年，发源于尼日利亚的 1 型野生脊髓灰质炎病毒在非洲之角暴发生，这促使肯尼亚在 10 万多名 5 岁以下难民中开展 cIPV 和 tOPV 的接种运动，以应对疫情。调查显示，使用两种疫苗实现了 90% 以上的覆盖率。调查显示，两种疫苗均可实现 90% 以上的覆盖率。该项目表明，IPV 和 OPV 均可用于大规模运动，在实际的现场环境中均可获得两种疫苗的高覆盖率[370]。

IPV 在脊髓灰质炎根除行动中扮演的角色

自 20 世纪 60 年代初以来，关于应选择哪种脊髓灰质炎疫苗作为婴儿常规免疫——OPV 或 OPV，一直存在争议。这引起了相当大的争论[335,371-375]。然而，现在人们认识到，这两种疫苗对于实现和维持根除都是必要的[6,376-379]。迄今的数据和经验表明，IPV 可以多种形式支持根除，而根除受到以下所述众多具体因素的影响[380,381]。甚至在最近修订的战略之前，WHO 就指出[6]，"在消灭前期间，国家对疫苗的选择和免疫程序必须包括 OPV 或 IPV，或两者的联合，并应基于对野生脊髓灰质炎病毒输入的可能性和后果的评估。[382]" 然而，很明显，在根除脊髓灰质炎病毒的传播之后，必须停止使用 OPV。

对于野生脊髓灰质炎病毒仍然流行的 3 个国家和众多有高输入和重新建立传播风险的国家，特别是人口拥挤和卫生条件差有利于病毒的粪-口传播的国家来说，OPV 是至关重要的。这是因为 OPV 比 IPV 诱导更高水平的肠道免疫。然而，IPV 可以发挥重要作用，因为即使在发展中国家，使用比 OPV 更少剂次，IPV 也能诱导高水平的个人保护，并通过绕过肠道来克服 OPV 缺陷，其可能在发展中国家中阻碍 OPV 血清阳转。IPV 还可加强未发生血清阳转的 OPV 疫苗接种者的肠道和体液免疫，特别是在 $bOPV_{1\&3}$ 接种后针对Ⅱ型病毒的免疫。因此，继 OPV 后的 IPV 对 OPV 引起的全身和黏膜免疫均有增强作用，可以提高针对目前流行的野生型病毒的保护。

IPV 在预防 VAPP 以及 VDPV 的出现和传播方面也可发挥重要作用。由于 cVDPV 可被认为是 OPV 使用不佳的并发症，因此在使用 OPV 的地方，只有两种可能完全缓解这一风险：要么完全消除使用任何形式的 OPV，要么在所有人群、亚人群和地理区域实现极高的疫苗接种覆盖率。这可能是一种不合理的期望；只要使用 OPV，就有可能产生更多的 cVDPV。此外，即使 OPV 具有良好的和普遍的覆盖，VAPP 也会出现。消除 VAPP，是许多国家已采用以(一剂或两剂)IPV 启动脊髓灰质炎免疫方案的一个关键驱动因素。因为当免疫程序中继续使用 OPV 时，这是唯一消除 VAPP 风险的方法[154,236]。孕妇体内脊髓灰质炎病毒抗体的流行程度(反映了过去脊髓灰质炎病毒在社区内传播的动态)也是一个考虑因素，以确定使用 IPV 的最佳时机，并在免疫程序中只使用有限的剂次(例如，一剂)最大限度地发挥其免疫原性的好处。免疫计划中拟使用的含 IPV 疫苗的性质也是一个重要因素，由于一些国家可能决定转向含 aP 的疫苗，因此可能决定依赖 DTaP-IPV 联合疫苗，以简化其常规国家免疫规划的物流和规划。国家制造商是否从事 OPV 和/或含 IPV 产品(特别是 Sabin IPV)的生产，仍然是选择使用的产品的一个重要推动力。最后，基于若干潜在战略的成本效益评估的药物经济学考虑是许多国家的主要驱动力。用于儿童基金会或其他类型的大量公共市场的一剂 OPV 成本约为 0.15 美元。一剂 IPV 单苗的费用在很大程度上取决于市场的类型(疫苗和免疫全球联盟(GAVI)资助的儿童基金会采购；国家资助的直接采购；私营)以及所使用疫苗的类型(和包装)，由于这些市场的财政状况极为多样化，因此无法提供准确数字。为使 IPV 在所有以前由于价格考虑而无法使用 IPV 的国家都能负担得起并加以推广，已经建立了若干筹资机制和分级定价办法。作为一般规则，产品成本取决于含 IPV 疫苗的类型(单苗或 aP 联合疫苗)、包装的类型(预罐冲，每瓶 1/2/5 或 10 人份)、执行制造业务(抗原、配置、灌装和包装)的国家以及体量。虽然任何含 IPV 疫苗的单剂价格都高于 OPV，但在决定使用哪种疫苗时，也必须考虑到 VAPP 和 VDPV 的人力和财政成本、OPV 的高损耗以及冻存成本。对总体供给量的变化及其对价格动态的影响进行了评价，并建立了几种药物经济模型[383-391]。如前几节所述，在其全球根除脊髓灰质炎战略计划(2013—2018 年)的范围内[392,393]，WHO 及其所有利益相关方正致力于促进研究和发展活动，以寻找负担得起的更好的 IPV 解决方案。到目前为止，唯一具体和可用的选择是由两家制造商开发的Sabin IPV，但由于其规模和生产地点，目前还不完全清楚它们是否真正使IPV更"便宜"（见前文"使用Sabin株生产的IPV"）。

表48.12总结了上面列出的每种主要免疫方案的优缺点。从本质上讲，使用IPV的关键论点是其安全性（如果开始使用，无VAPP；如果单独使用，则不存在诱导VDPVs的风险）、可预测且一致的体液反应，以及可其纳入联合疫苗的可能性。使用OPV的关键论点是，诱导更好的黏膜肠免疫，易于给大量人群使用，以及对常规免疫规划未触及的接触者进行间接接种的可能性。在免疫程序中使用这两种产品（无论顺序如何）的理由是，当首剂使用IPV时（取决于第一次OPV接种时间），可融合每种疫苗的免疫原性优势，从而VAPP风险更低或为零（在第48章中详细讨论）。

在世卫组织6个区域中有4个区域已停止流行野生脊髓灰质炎病毒的传播，而Ⅰ型野生脊髓灰质炎病毒似乎是在3个现存流行国家（尼日利亚、巴基斯坦和阿富汗）仍在传播的唯一血清型病毒。截至2016年底的数据确实清楚地表明，野生脊髓灰质炎病毒的传播处于有史以来的最低水平[394]。毫无疑问，OPV是许多发展中国家成功根除脊髓灰质炎努力的主要驱动力，自1988年全球根除脊髓灰质炎行动开始以来，已使病例减少99%以上。同样不容置疑的是，因为OPV本身可以引起疾病，无论是VAPP还是cVDPVs，全程OPV免疫程序的困难和局限永远无法实现彻底和持续根除脊髓灰质炎病毒引起的疾病。经过多年的辩论，WHO及其利益攸关方已认识到这一点。只要使用OPV，VAPP仍将是一个负担[395]，VDPV将成为根除的真正威胁[396]。WHO的既定战略是，一旦全球消灭野生脊髓灰质炎病毒得到证实，就停止使用任何形式的OPV。从tOPV到bOPV的成功转换是实现根除OPV使用的第一步。在这一里程碑之后，IPV将继续在生产IPV的国家使用，而且也很可能向希望使用IPV的其他国家提供IPV。将停止使用IPV的国家面临的风险是可能迟些认识到脊髓灰质炎病毒卷土重来[397,398]。由于很多的感染是亚临床的，到确认AFP病例时，它们非常难以控

表48.12　全程OPV免疫、全程IPV免疫或者序贯免疫程序的优势与劣势

特性	OPV程序	IPV程序	IPV-OPV序贯程序	OPV-IPV序贯程序	混合免疫程序
VAPP	首次免疫后每25万～80万例出现1例*	无病例	估计VAPP病例降低了50%~75%	与OPV程序一致	VAPP的风险与方案中IPV使用时间相关
VDPV	风险与常规免疫执行情况有关	无风险	风险与常规免疫执行情况有关	风险与常规免疫执行情况有关	风险与常规免疫执行情况有关
安全性（除了VAPP和VDPV）	非常好	非常好	非常好	非常好	非常好
全身免疫	在某些情况中，剂量反应是可变的	好	好	好	好
肠道免疫	金标准	远低于OPV，但与未接种疫苗的传播影响变量相比，感染后缩短排毒时间，且降低滴度	金标准	IPV可增强OPV诱导的肠道免疫	金标准，IPV可增强OPV诱导的肠道免疫
咽部免疫	非常好	非常好	非常好	非常好	非常好
预防AFP	非常好	非常好	非常好	非常好	非常好
接触者传播和再次接种	是	否	是	是	是
额外注射	无	如果IPV为单价疫苗，则需要	如果IPV为单价疫苗，则需要	如果IPV为单价疫苗，则需要	如果IPV为单价疫苗，则需要
依从性降低	无	单价疫苗可能出现	单价疫苗可能出现	单价疫苗可能出现	单价疫苗可能出现

注：AFP：急性弛缓性麻痹；IPV：灭活脊髓灰质炎病毒疫苗；OPV：口服脊髓灰质炎减毒活疫苗；VAPP：疫苗相关麻痹性脊髓灰质炎；VDPV：疫苗衍生脊髓灰质炎病毒。

制,特别是在所有脊髓灰质炎免疫接种停止后出生的人群的潜在群体免疫力较低的情况下。不依赖 IPV 的战略包括简单地观察脊髓灰质炎病毒在环境中的循环以及在没有接种疫苗的情况下脊髓灰质炎病毒导致瘫痪的病例,然后在发现病毒时使用暴发型单价 OPV 来遏制病毒[399]。在这方面,众所周知的免疫缺陷个体长期排泄与免疫缺陷有关的 VDPVs 的情况[400]引起了人们的关注,即在未来几年内,这些个体可能在人群中重新散播病毒。此外,还必须考虑故意使用来自合成病毒基因组的感染性病毒作为生物武器的理论风险[401-403]。因此,今天不可能说是否(以及何时和为什么)将停止 IPV 的使用。最新全球消灭脊灰终末阶段战略计划(2013—2018 年)指出"认识到与最终停止 bOPV 相关的风险可能与停止 OPV2 相关的风险类似,因此建议这些国家计划在 bOPV 停止后至少 5 年内在其免疫规划中继续实施至少一剂 IPV"[392]。随着 WHO 新战略的实施,全世界都在更广泛地使用 IPV[404-406],同时面临着巨大的挑战[407]。公司有多种动机生产更多的 IPV 和开发针对脊髓灰质炎免疫的新方法。对成本更清晰地反应是,由于分别接种的额外费用,IPV 不应作为单独的疫苗使用,而应作为联合疫苗的一部分[408]。目前已有以 DTaP 为基础的含 IPV 的联合疫苗,但是对于低收入国家来说,尚缺少一种廉价的以 DTP 为基础的五联疫苗或六联疫苗。如前所述(见前文"IPV 抗原和可用疫苗的生产商"),正在进行几项研究。IPV 诞生 60 年后[409],已经积累了多种含有 IPV 疫苗的经验。针对特定国家和世界的适当 IPV 政策,应由国家和全球目标以及社会价值、流行病学特征和其他考虑因素驱动[410]。在这方面,许多国家采用了 IPV,但在免疫方案方面采用了不同的方法,每一种方法都适应于采用国的具体情况和目标。毫无疑问,IPV 仍将是对抗脊髓灰质炎病毒和脊髓灰质炎病毒引起的瘫痪的一种工具。

致谢

非常感谢 Stanley Plotkin 向我介绍了脊髓灰质病毒和脊髓灰质炎免疫的迷人世界。这一章不能不提到他在以前所有版本中所作的重要贡献。此外,这一章献给 Charles Mérieux 博士,他是梅里乌斯研究所(赛诺菲·巴斯德的关键根源)的富有远见的创始人,他在 20 世纪 70 年代末为现代 IPVs 的复兴发挥了先锋和指导性作用。

(杨云凯　张瑜翠　李英丽)

本章相关参考资料可在"ExpertConsult.com"上查阅。